WIESEL 骨科手术学
手腕肘外科

Operative Techniques in Hand, Wrist, and Elbow Surgery
2nd Edition

WIESEL 骨科手术学

Operative Techniques Surgery, 2nd Edition

总主编·Sam W. Wiesel ｜ 总主译·张长青 ｜ 总主审·曾炳芳

WIESEL 骨科手术学·足踝外科
主编·Mark E. Easley
主译·施忠民 ｜ 梅国华 ｜ 顾文奇

WIESEL 骨科手术学·小儿骨科
主编·John M. Flynn ｜ Wudbhav N. Sankar
主译·张长青 ｜ 陈博昌

WIESEL 骨科手术学·创伤外科
主编·Paul Tornetta Ⅲ
主译·李晓林 ｜ 孙玉强 ｜ 罗从风

WIESEL 骨科手术学·肩肘外科
主编·Gerald R. Williams Jr. ｜ Matthew L. Ramsey ｜ Brent B. Wiesel
主译·张长青 ｜ 张伟 ｜ 陈云丰

WIESEL 骨科手术学·运动医学
主编·Mark D. Miller
主译·赵金忠

WIESEL 骨科手术学·关节重建外科
主编·Javad Parvizi ｜ Richard H. Rothman
主译·张先龙 ｜ 盛加根 ｜ 沈灏

WIESEL 骨科手术学·手腕肘外科
主编·Thomas R. Hunt Ⅲ
副主编·Brian D. Adams
主译·柴益民

WIESEL 骨科手术学·脊柱外科
主编·John M. Rhee ｜ Scott D. Boden
主译·张长青 ｜ 徐建广

WIESEL 骨科手术学·骨肿瘤外科
主编·Martin M. Malawer ｜ James C. Wittig ｜ Jacob Bickels
主译·董扬

总主编
Sam W. Wiesel

总主译 张长青 | 总主审 曾炳芳

WIESEL 骨科手术学

手腕肘外科

Operative Techniques in Hand, Wrist, and Elbow Surgery
—— 2nd Edition ——

主 编
Thomas R. Hunt III

主 译
柴益民

上海科学技术出版社

Wolters Kluwer

图书在版编目（CIP）数据

WIESEL骨科手术学. 手腕肘外科 /（美）山姆·威塞尔（Sam W. Wiesel）总主编；张长青总主译. -- 上海：上海科学技术出版社，2022.1
 书名原文：Operative Techniques in Hand, Wrist, and Elbow Surgery, 2nd edition
 ISBN 978-7-5478-5537-9

Ⅰ. ①W… Ⅱ. ①山… ②张… Ⅲ. ①手－外科手术②腕关节－外科手术③肘关节－外科手术 Ⅳ. ①R68

中国版本图书馆CIP数据核字（2021）第242586号

This is a translation of Operative Techniques in Hand, Wrist, and Elbow Surgery, 2nd edition by Thomas R. Hunt Ⅲ, Brian D. Adams; Sam W. Wiesel, editor-in-chief.
Wolters Kluwer Health did not participate in the translation of this title and therefore it does not take any responsibility for the inaccuracy or errors of this translation.
Published by arrangement with Wolters Kluwer Health Inc., USA.

本书提供了药物的适应证、不良反应以及剂量用法的准确资料，但这些信息可能会发生变化，故强烈建议读者查阅书中所提药物的制造商提供的产品说明书。本书力求提供准确的信息以及已被广泛接受的技术和方法。但是，作者、编辑和出版者不保证书中的信息完全没有任何错误；对于因使用本书中的资料而造成的直接或间接的损害也不负有任何责任。

上海市版权局著作权合同登记号　图字：09-2017-456号

WIESEL骨科手术学·手腕肘外科
　总主编　Sam W. Wiesel
　主　编　Thomas R. Hunt Ⅲ　｜　副主编　Brian D. Adams
　总主译　张长青
　总主审　曾炳芳
　主　译　柴益民

上海世纪出版（集团）有限公司
上海科学技术出版社　　出版、发行
（上海市闵行区号景路159弄A座9F-10F）
邮政编码201101　www.sstp.cn
浙江新华印刷技术有限公司印刷
开本889×1194　1/16　印张90.5
字数2 800千字
2022年1月第1版　2022年1月第1次印刷
ISBN 978-7-5478-5537-9/R·2416
定价：798.00元

本书如有缺页、错装或坏损等严重质量问题，请向工厂联系调换

内容提要

美国著名出版公司 Lippincott Williams & Wilkins 2011年推出骨科手术学巨著 *Operative Techniques in Orthopaedic Surgery*，上海科学技术出版社于2013年引进并出版其中文版，此番再次引进第二版。第二版在保持原有学科框架的基础上，对临床骨科各亚学科的各项手术技术进行了更新和补充，正文内容扩充了3500多面、800多万字，细分为足踝外科、小儿骨科、创伤外科、肩肘外科、运动医学、关节重建外科、手腕肘外科、脊柱外科、骨肿瘤外科9个分册。同时，第二版传承了第一版诸多先进的编写理念，以大量的手术实例图片配合简明、精练的文字，一步步（step-by-step）向读者阐明怎样做手术（how-to-do），版式新颖，图文并茂；在手术原则和技术细节方面言简意赅，没有长篇赘述，而是使用项目符号引领，方便读者阅读和查找；每项手术操作结束后都有高度概括的"要点与失误防范"，系作者多年临床经验的高度浓缩，也是本书的精华所在。本套书内容全面、系统，实用性强，适合各级临床骨科医生及研究生阅读使用。

本套书包括9个分册：

足踝外科· 手术技术涵盖足踝部创伤、骨病、矫形和运动损伤，从常见疾病手术到复杂重建手术的指征、手术相关解剖、手术切口选择、手术技巧及术后处理等，全方位阐释相关手术技术的要点和诀窍，并按手术步骤提供高清图示。

小儿骨科· 论述儿童创伤、先天性和发育性肢体畸形疾患的诊断与治疗，详细阐述了临床适用的各种手术操作程序、手术技术要点、使用的材料、常见手术陷阱及相关并发症等。

创伤外科· 详细阐述四肢与骨盆创伤及并发症与后遗症的手术方式，包括骨折的内固定与外固定术、关节融合术、关节置换术、跟腱修补技术、骨折畸形愈合的矫正、骨筋膜室综合征切开术等。

肩肘外科· 论述肩肘关节创伤、运动损伤及关节相关疾患的诊断与治疗，详细阐述临床适用的各种手术操作程序、手术技术要点、使用的材料、常见手术陷阱及相关并发症等。

运动医学 · 全面介绍肩、肘、髋、膝等关节运动损伤的解剖基础、发病机制、诊断与治疗，重点论述关节镜在治疗肩、肘、髋、膝等关节运动损伤中的临床应用。

关节重建外科 · 论述常见髋关节和膝关节疾病的发病机制、诊断与鉴别诊断、相关应用解剖，常用保髋、保膝手术的适应证及手术技术，髋、膝关节置换术的手术原则与技术细节，术后常见并发症的处理，以及复杂髋、膝关节翻修手术中常用的重建技术。

手腕肘外科 · 论述手、腕、肘部疾病的手术方式，包括骨折脱位、关节不稳定、肌腱神经血管损伤病变、关节炎、感染、挛缩、热损伤、软组织缺损、肿瘤及先天性疾病等。

脊柱外科 · 以颈椎和胸腰椎各种术式为主线，论述脊柱退变、创伤、畸形、肿瘤及小儿脊柱相关疾患的诊断与治疗，详细阐述了临床适用的各种手术操作程序、手术技术要点、使用的材料、常见手术陷阱及相关并发症等。

骨肿瘤外科 · 论述了所有肢体、骨盆和肩胛带肿瘤，以及腹部和躯干部位骨与软组织肿瘤的流行病学、临床症状、影像学特征、病理学、治疗方案、手术方法和注意事项等。

献　词

献给我亲爱的妻子 Teri 及 4 个聪明的孩子 Thomas, William, Caitlin 和 Christopher。感谢他们的爱和理解，尤其是他们带来的无尽的欢笑和乐趣！

—TRH

译者名单

总主译
张长青

总主审
曾炳芳

执行秘书
陈 醇

手腕肘外科 · 译者名单

主 译
柴益民

副主译
康庆林　郑宪友　韩 培　孙鲁源　丁 坚

参译人员
(以姓氏笔画为序)

王虹舒　朱 昱　刘衔哲　孙 一　孙蕴初
李原歌　汪文博　沈君劼　宋文奇　陈 华
洪成旻　贾亚超　章 程　梁 博

学术秘书
徐 佳　贾亚超

编者名单

主编

Thomas R. Hunt III, MD, DSc
Professor and Chairman
Wilhelmina Arnold Barnhart Endowed Chair
Joseph Barnhart Department of Orthopedic Surgery
Baylor College of Medicine
Houston, Texas

副主编

Brian D. Adams, MD
Professor
Joseph Barnhart Department of Orthopedic Surgery
Baylor College of Medicine
Houston, Texas

With select chapters from:

Sports Medicine edited by
Mark D. Miller, MD

Shoulder and Elbow edited by
Gerald R. Williams, Jr., MD
Matthew L. Ramsey, MD
Brent B. Wiesel, MD

Pediatrics edited by
John M. Flynn, MD
Wudbhav N. Sankar, MD

Oncology edited by
Martin M. Malawer, MD, FACS
James C. Wittig, MD
Jacob Bickels, MD

总主编

Sam W. Wiesel, MD
Chairman and Professor
Department of Orthopaedic Surgery
Georgetown University Medical School
Washington, DC

编著者

Joseph A. Abboud, MD
Associate Professor
Thomas Jefferson University Hospital
Rothman Institute
Philadelphia, Pennsylvania

Joshua M. Abzug, MD
Assistant Professor
Department of Orthopaedics
University of Maryland School of Medicine
Baltimore, Maryland

Brian D. Adams, MD
Professor
Joseph Barnhart Department of Orthopedic Surgery
Baylor College of Medicine
Houston, Texas

Laith M. Al-Shihabi, MD
Resident
Department of Orthopedic Surgery
Rush University Medical Center
Chicago, Illinois

Owen L. Ala, MD
Orthopedic Surgeon
Orthopedic Physicians Anchorage
Anchorage, Alaska

Christopher H. Allan, MD
Associate Professor
Hand and Microsurgery
Department of Orthopaedics
Harborview Medical Center
University of Washington School of Medicine
Seattle, Washington

Aymeric André, MD
Resident
Department of Plastic Surgery
University Hospital Rangueil
Paul-Sabatier University
Toulouse, France

Harikrishna Ankem, MBBS, MS (Ortho), DNB(Orth), MRCS(Edin, UK)
Consultant Shoulder and Elbow Surgeon
Apollo Health City
Hyderabad, India

Edward A. Athanasian, MD
Associate Attending Orthopaedic Surgeon
Chief of the Hand and Upper Extremity Service
Hospital for Special Surgery
Associate Professor of Clinical Orthopaedic Surgery
Weill Cornell Medical College
New York, New York

Cameron T. Atkinson, MD
Orthopedic Hand Surgeon
Arlington Orthopedic Associates, P.A.
Arlington, Texas

Luke S. Austin, MD
Assistant Professor of Orthopaedic Surgery
Thomas Jefferson University Hospital
Rothman Institute
Philadelphia, Pennsylvania

Mark N. Awantang, MD
Hand Surgeon
Upper Extremity and General Orthopedic Surgery
Southern Orthopedic Specialists, P.A.
Panama City, Florida

Alejandro Badia, MD, FACS
Hand and Upper Extremity Surgeon
Badia Hand to Shoulder Center
Doral, Florida
Chief of Hand Surgery
Baptist Hospital
Miami, Florida

Donald S. Bae, MD
Associate Professor
Department of Orthopaedic Surgery
Harvard Medical School
Attending Physician
Department of Orthopedic Surgery
Boston Children's Hospital
Boston, Massachusetts

Carla Baldrighi, MD
Department of Reconstructive Microsurgery
Ospedale CTO
Azienda Ospedaliero-Universitaria Careggi
Florence, Italy

Keith D. Baldwin, MD, MSPT, MPH
Assistant Professor
Neuromuscular Orthopedic and Orthopedic Trauma
Division of Orthopedics
The Children's Hospital of Philadelphia
Philadelphia, Pennsylvania

Mark E. Baratz, MD
Orthopaedic Surgeon
Department of Orthopaedic Surgery
University of Pittsburgh Medical Center
Pittsburgh, Pennsylvania

Asheesh Bedi, MD
Harold and Helen W. Gehring Early Career
Professor of Orthopaedic Surgery
Assistant Professor of Sports Medicine and Shoulder Surgery
Department of Orthopaedic Surgery
University of Michigan
Ann Arbor, Michigan

Michael S. Bednar, MD
Professor
Chief, Division of Hand Surgery
Department of Orthopaedic Surgery & Rehabilitation
Loyola University, Stritch School of Medicine
Maywood, Illinois

Pedro K. Beredjiklian, MD
Associate Professor of Orthopaedic Surgery
Thomas Jefferson University Hospital
Chief of Hand Surgery
Rothman Institute
Philadelphia, Pennsylvania

Jacob Bickels, MD
The National Unit of Orthopedic Oncology
Tel-Aviv Sourasky Medical Center
Professor of Orthopedic Surgery
Sackler Faculty of Medicine
Tel-Aviv University
Tel-Aviv, Israel

Randy R. Bindra, FRCS
Professor of Orthopaedic Surgery
Griffith University and Gold Coast University Hospital
Southport, Australia

Philip E. Blazar, MD
Associate Professor of Orthopedic
Surgery
Brigham and Women's Hospital
Harvard Medical School
Boston, Massachusetts

Nicolas Bonnevialle, MD
Clinical Assistant in Orthopedic
Surgery
Department of Orthopedics and
Traumatology
University Hospital Purpan
Paul-Sabatier University
Toulouse, France

Martin I. Boyer, MD FRCS(c)
Carol B. and Jerome T. Loeb Professor
Department of Orthopaedic Surgery
Washington University School of
Medicine
St. Louis, Missouri

David J. Bozentka, MD
Chief of Hand Surgery
Associate Professor
Department of Orthopaedic Surgery
Perelman School of Medicine at the
University of Pennsylvania
Philadelphia, Pennsylvania

Jay T. Bridgeman, MD, DDS
Adjunct Clinical Professor
University of Missouri Health System
School of Medicine
Columbia, Missouri

John S. Bucchieri, MD
Lake Orthopaedic Associates
Willoughby, Ohio

Jeffrey E. Budoff, MD
Director, Orthopaedic Hand and Upper
Extremity Service
Houston Veterans Administration
Medical Center
Southwest Orthopaedic Group
Houston, Texas

Reuben A. Bueno, Jr., MD
Associate Professor of Plastic Surgery
Department of Plastic Surgery
Vanderbilt University Medical Center
Nashville, Tennessee

Ryan Calfee, MD, MSc
Associate Professor
Department of Orthopaedic Surgery
Washington University School of
Medicine
St. Louis, Missouri

John T. Capo, MD
Professor
Department of Orthopaedics
Director of Research
Division of Hand Surgery
NYU Langone Medical Center
Hospital for Joint Diseases
New York, New York
Chief of Hand Surgery
Jersey City Medical Center
Jersey City, New Jersey

Robert Carrigan, MD
Assistant Professor of Clinical
Orthopaedic Surgery
Perelman School of Medicine at the
University of Pennsylvania
Attending Orthopaedic Surgeon
Division of Orthopedics
The Children's Hospital of
Philadelphia
Philadelphia, Pennsylvania

Charles Cassidy, MD
Orthopaedist in Chief
Associate Professor
Chairman
Tufts University School of Medicine
Boston, Massachusetts

Andrea Celli, MD
Department of Orthopaedic Surgery
Shoulder and Elbow Unit
Hesperia Hospital
Modena, Italy

Nilesh M. Chaudhari, MD
Assistant Professor
Codirector of Hand and Upper
Extremity
Fellowship Program
University of Alabama at Birmingham
Birmingham, Alabama

Emilie Cheung, MD
Associate Professor of Orthopaedic
Surgery
Stanford University Medical Center
Stanford, California

Andrew Chin, MD, FRCS
Consultant Hand Surgeon
Hand Surgery Unit
Singapore General Hospital
Singapore

Paul D. Choi, MD
Assistant Professor
Department of Orthopaedic Surgery
University of Southern California
Faculty
Children's Orthopaedic Center
Children's Hospital Los Angeles
Los Angeles, California

Joshua Choo, MD
Resident
Plastic and Reconstructive Surgery
Department of Surgery
University of Louisville School of
Medicine
Louisville, Kentucky

Kevin C. Chung, MD, MS
Assistant Dean for Instructional
Faculty
Professor
Department of Surgery
University of Michigan Medical
School
Ann Arbor, Michigan

Michael Ciccotti, MD
The Everett J. and Marian Gordon

Professor of Orthopaedic Surgery
Chief, Division of Sports Medicine
Director, Sports Medicine Fellowship and Research
Department of Orthopaedic Surgery
Rothman Institute
Sidney Kimmel Medical College at Thomas Jefferson University
Head Team Physician, Philadelphia Phillies and Saint Joseph's University
Senior Medical Consultant, Philadelphia 76ers
Philadelphia, Pennsylvania

Jason M. Clark
University of Southern Florida

Mark S. Cohen, MD
Professor
Director, Hand and Elbow Section
Director, Orthopaedic Education
Department of Orthopaedic Surgery
Rush University Medical Center
Chicago, IL

Patrick Cole, MD
Orthopedic Hand Fellow
Department of Orthopedic Surgery
Baylor College of Medicine
Houston, Texas

Evan D. Collins, MD
Orthopedic Surgeon
Houston Methodist Hospital
Vice Chairman
Houston Methodist Center for Performing Arts Medicine
Houston, Texas

Garet Comer, MD
Department of Orthopaedic Surgery
Stanford University Medical Center
Palo Alto, California

Patrick M. Connor, MD
OrthoCarolina
Sports Medicine Center - Charlotte
Charlotte, North Carolina

John E. Conway, MD
Private Practice
Fort Worth, Texas

Roger Cornwall, MD
Associate Professor
Department of Orthopaedic Surgery
University of Cincinnati College of Medicine
Clinical Director of Pediatric Orthopaedics
Department of Orthopaedic Surgery
Cincinnati Children's Hospital Medical Center
Cincinnati, Ohio

Alex Cowey, MRCS, FRCS(T&O), HandDipSurg
Consultant Orthopaedic and Hand Surgeon
Department of Orthopaedics
The Royal United Hospital
Bath, United Kingdom

Andrew W. Cross, MD, DVM
The Hand Center
Greenville Health System
Greenville, South Carolina

Randall W. Culp, MD
Professor of Orthopaedics, Hand & Microsurgery
The Philadelphia Hand Center
Thomas Jefferson University Hospital
Philadelphia, Pennsylvania

Catherine M. Curtin, MD
Associate Professor
Department of Plastic Surgery
Palo Alto Veterans Hospital
Palo Alto, CA

John R. Dawson, MD
Assistant Professor
Chief of Orthopedics, Ben Taub General Hospital
Joseph Barnhart Department of Orthopedic Surgery
Baylor College of Medicine
Houston, Texas

Jorge I. de la Torre, MD, FACS
Professor and Chief
Division of Plastic Surgery
University of Alabama at Birmingham
Birmingham, Alabama

Niloofar Dehghan, MD
Department of Orthopaedic Surgery
St. Michael's Hospital
University of Toronto
Toronto, Ontario, Canada

Rafael J. Diaz-Garcia, MD
Attending Surgeon
Department of Surgery
Allegheny Health Network
Clinical Assistant Professor
Department of Plastic Surgery
University of Pittsburgh School of Medicine
Pittsburgh, Pennsylvania

Brandon P. Donnelly, MD
Hand Surgery Fellow
The Philadelphia Hand Center
Thomas Jefferson University Hospital
Philadelphia, Pennsylvania

Christopher Doumas, MD
Orthopaedic Surgeon
Hand & Upper Extremity Surgery
University Orthopaedic Associates
Somerset, New Jersey

Christopher J. Dy, MD
Resident Physician
Department of Orthopaedic Surgery
Hospital for Special Surgery
New York, New York

Thomas Ebinger, MD
Hand, Wrist, and Elbow Specialist
Steindler Orthopedic Clinic
Iowa City, Iowa

J. Ollie Edmunds, Jr., MD
Professor of Orthopaedics
Director of Hand and Upper Extremity Service
Chief of Orthopaedic Surgery at Charity Hospital
New Orleans, Louisiana

John C. Elfar, MD
Assistant Professor
Department of Orthopaedic Surgery
University of Rochester Medical Center
Rochester, New York

Jennifer Etcheson, BS, MS
Medical Student
Dartmouth Medical School
Hanover, New Hampshire

Peter J. Evans, MD
Director
Upper Extremity Center
Department of Orthopaedic Surgery
Cleveland Clinic
Cleveland, Ohio

Marybeth Ezaki, MD
Professor of Orthopaedic Surgery
Department of Orthopaedic Surgery
UT Southwestern Medical Center
Director of Hand Surgery
Texas Scottish Rite Hospital for Children
Dallas, Texas

Paul Feldon, MD
Associate Clinical Professor of Orthopaedic Surgery
Tufts University School of Medicine
Boston, MA

John J. Fernandez, MD
Assistant Professor
Rush University Medical Center
Chicago, Illinois

Diego Fernandez, MD
Specialist in Orthopaedic Surgery and Surgery of the Hand (FMH)
Department of Orthopaedic Surgery
Lindenhof Hospital
Bern, Switzerland

Angel Ferreres, MD
Codirector of the Fellowship in Hand Surgery of the University of Barcelona
Full-time Consultant
Hand and Upper Extremity Surgery
Institut Kaplan
Barcelona, Spain

Rimma Finkel, MD
Private Practice
Chandler, Arizona

John M. Flynn, MD
Chief of Orthopedic Surgery
The Children's Hospital of Philadelphia
Professor of Orthopaedic Surgery
Perelman School of Medicine at the University of Pennsylvania
Philadelphia, Pennsylvania

Christopher L. Forthman, MD
Consultant
Curtis National Hand Center
Staff
Johns Hopkins Medical Institutions
Baltimore, Maryland

Jeffrey B. Friedrich, MD, FACS
Associate Professor of Surgery and Orthopedics
University of Washington
Seattle, Washington

Sam Fuller, MD
Resident
Department of Surgery
Section of Plastic and Reconstructive Surgery
University of Chicago Medical Center
Chicago, Illinois

Marc García-Elías, MD, PhD
Consultant in Hand Surgery
Institut Kaplan
Barcelona, Spain

William B. Geissler, MD
Alan E. Freeland Chair of Hand Surgery
Professor and Chief
Division of Hand and Upper Extremity Surgery
Chief, Section of Arthroscopic Surgery and Sports Medicine
Director, Hand and Upper Extremity Fellowship
Department of Orthopaedic Surgery and Rehabilitation
The University of Mississippi Medical Center
Jackson, Mississippi

Harris Gellman, MD
Voluntary Clinical Professor
Departments of Plastic and Orthopaedic Surgery
University of Miami
Coral Springs, Florida

Filippos S. Giannoulis, MD, PhD
Hand Surgery-Upper Limb and Microsurgery Department
Kat Hospital
Athens, Greece

Grey Giddins, FRCS (Orth)
Consultant
Orthopaedic and Hand Surgeon
Visiting Professor
University of Bath
Bath, United Kingdom

Steven Z. Glickel, MD
Director of Hand Surgery
St. Luke's-Roosevelt Hospital Center
Director
The CV Starr Hand Surgery Center
Clinical Professor of Orthopaedic Surgery
Icahn School of Medicine at Mount Sinai
New York, New York

Charles A. Goldfarb, MD
Professor of Orthopaedic Surgery
Department of Orthopaedic Surgery
Washington University School of Medicine
St. Louis, Missouri

Mark Goleski, MD
Fellow
Division of Cardiovascular Medicine
Keck School of Medicine of the University of Southern California
Los Angeles, California

Peter Goljan, MD
Clinical Research Fellow
The Philadelphia Hand Center
Philadelphia, Pennsylvania

Christopher R. Goll, MD
Chief
Hand Surgery Division
Southeast Orthopedic Specialists
Jacksonville, Florida

Christine M. Goodbody, MD
The Children's Hospital of Philadelphia
Perelman School of Medicine at the University of Pennsylvania
Philadelphia, Pennsylvania

Adam M. Goodyear, MD
Orthopedic Surgeon
Department of Orthopedic Surgery
The University of Kansas Medical Center
Kansas City, Kansas

Yair Gortzak, MD
Head of the Orthopedic Oncology Clinic
Tel Aviv Sourasky Medical Center
Tel Aviv, Israel

Thomas J. Graham, MD
Chief Innovation Officer
Justice Family Chair in Medical Innovations
Vice Chair, Department of Orthopaedic Surgery
Cleveland Clinic
Cleveland, Ohio

Jennifer Green, MD
Orthopaedic Surgeon
Department of Orthopaedics
Hand and Upper Extremity Surgery
Mount Auburn Hospital
Cambridge, Massachusetts

Jeffrey A. Greenberg, MD, MS
Physician
Indiana Hand to Shoulder Center
Indianapolis, Indiana

Eyal Gur, MD
Director, Unit of Microsurgery
Head, Department of Reconstructive and Aesthetic Surgery
Department of Plastic Surgery
Tel Aviv Sourasky Medical Center
Senior Lecturer
Sackler School of Medicine, Tel Aviv University
Tel Aviv, Israel

Yung Han, MD
Orthopaedic Surgeon
Kerlan-Jobe Orthopaedic Clinic
Los Angeles, California

Douglas P. Hanel, MD
Professor of Orthopaedics and Sports Medicine
University of Washington
Head, Pediatric Hand Surgery Program
Children's Hospital Medical Center
Seattle, Washington

Scott L. Hansen, MD
Associate Professor of Surgery
Departments of Surgery and Orthopaedic Surgery
Chief, Hand and Microvascular Surgery
University of California, San Francisco
Chief, Plastic and Reconstructive Surgery
San Francisco General Hospital
San Francisco, California

Colin Harris, MD
Orthopedic Spine Surgeon
Syracuse Orthopedic Specialists Spine Center
Syracuse, New York

Robert U. Hartzler, MD, MS
Orthopaedic Surgeon
Shoulder and Elbow Surgery
The San Antonio Orthopaedic Group
San Antonio, Texas

George Frederick Hatch III, MD
Assistant Professor of Orthopaedic Surgery
Department of Orthopaedic Surgery
Keck School of Medicine of the University of Southern California
Los Angeles, California

Kathryn A. Heim, MD
Orthopedic Hand and Upper Extremity Surgeon
Holy Cross Medical Group
Fort Lauderdale, Florida

Carlos Heras-Palou, MD, FRCS(Trau&Orth)
Pulvertaft Hand Centre
Royal Derby Hospital
Derby, England

Levi Hinkelman, MD
Orthopedic Surgery Resident
Grand Rapids Medical Education Partners
Michigan State University College of Human Medicine
Grand Rapids, Michigan

K. J. Hippensteel, MD, LT, MC, USNR
Orthopaedic Surgery Resident
Department of Orthopaedic Surgery
Washington University in St. Louis
St. Louis, Missouri

Matthew E. Hiro, MD
Assistant Professor of Plastic Surgery
Department of Surgery
Emory University School of Medicine
Atlanta, Georgia

Eric P. Hofmeister, MD, CAPT, MC, USN
Associate Professor
Uniformed Services University of the Health Sciences
Naval Medical Center San Diego
San Diego, California

Harry A. Hoyen, MD
Associate Professor
Department of Orthopaedic Surgery
MetroHealth Medical Center
Case Western Reserve University
Cleveland, Ohio

Thomas B. Hughes, MD
Clinical Associate Professor of Orthopaedic Surgery
Department of Orthopaedic Surgery
University of Pittsburgh Medical Center
Pittsburgh, Pennsylvania

Thomas R. Hunt III, MD, DSc
Professor and Chairman
Wilhelmina Arnold Barnhart Endowed Chair
Joseph Barnhart Department of Orthopedic Surgery
Baylor College of Medicine
Houston, Texas

Asif M. Ilyas, MD, FACS
Program Director of Hand and Upper Extremity Surgery Fellowship
Rothman Institute
Associate Professor of Orthopaedic Surgery
Thomas Jefferson University
Philadelphia, Pennsylvania

Joseph E. Imbriglia, MD
Chairman, Hand & UpperEx Center
Clinical Professor of Orthopaedic Surgery
Department of Orthopaedic Surgery
Director of the Hand and Upper Extremity Fellowship Program
University of Pittsburgh School of Medicine
Pittsburgh, Pennsylvania

Matthew Iorio, MD
Hand Surgeon
Division of Plastic and Reconstructive Surgery
Department of Orthopaedics
Harvard Medical School
Beth Israel Deaconess Medical Center
Boston, Massachusetts

John M. Itamura, MD
Associate Professor
Clinical Professor of Orthopaedic Surgery
Keck School of Medicine of the University of Southern California
Orthopaedic Surgeon
Kerlan-Jobe Orthopaedic Clinic
Los Angeles California

Peter J.L. Jebson, MD
Associate Professor
Michigan State College of Human Medicine
Clinical Instructor
Grand Rapids Medical Education Partners
Department of Orthopaedic Surgery
Spectrum Health Medical Group
Grand Rapids, Michigan

Nelson L. Jenkins, MD
Plastic Surgeon
Cleveland Plastic and Hand Surgery
Shelby, North Carolina

Christopher M. Jones, MD
Assistant Professor of Orthopaedics
Jefferson Medical College,
Thomas Jefferson University
Rothman Institute
Philadelphia, Pennsylvania

Marci D. Jones, MD
Associate Professor
Department of Orthopedics
University of Massachusetts Medical School
Worcester, Massachusetts

Neil F. Jones, MD
Professor of Orthopedic Surgery
Director, UC Irvine Hand Center
Irvine, California

Abhishek Julka, MD
Faculty
University of Wisconsin School of Medicine and Public Health
Madison, Wisconsin

Jesse B. Jupiter, MD
Hansjorg Wyss/AO Professor of Orthopaedic Surgery
Harvard Medical School
Massachusetts General Hospital
Boston, Massachusetts

Michael Kalisvaart, MD
Fellow
Orthopaedic Sports Medicine
Stanford University
Redwood City, California

Check C. Kam, MD
Hand Surgeon
South Florida Orthopaedics & Sports Medicine
Stuart, Florida

Srinath Kamineni, MBBCH, BSc, FRCS, FRCS-Orth1Tr
Elbow and Shoulder Specialist
Department of Orthopaedic Surgery and Sports Medicine
University of Kentucky
Elbow Shoulder Research Centre
Lexington, Kentucky

Morton Kasdan, MD
Clinical Professor
Division of Plastic and Reconstructive Surgery
Department of Surgery
University of Louisville School of Medicine
Louisville, Kentucky

Leonid I. Katolik, MD
Orthopaedic Surgeon
The Philadelphia Hand Center
Jefferson Medical College,
Thomas Jefferson University
Philadelphia, Pennsylvania

Yoav Kaufman, MD
Medical Resident
Plastic Surgery Division
Baylor College of Medicine
Houston, Texas

Mohamed Khalid, MD
Fellow, UAB Hand and Upper Extremity Fellowship
Department of Orthopaedic Surgery
University of Alabama at Birmingham
Birmingham, Alabama

Prakash Khanchandani, MD
Additional Senior Consultant
Department of Orthopaedics
Sri Sathya Sai Institute of Higher Medical Sciences
Prasanthigram, Puttaparthi, India

Thomas R. Kiefhaber, MD
Hand Surgery Specialists
Cincinnati, Ohio

Nayoung Kim, BS
Research Fellow
The Rothman Institute Hand and Wrist Research
Philadelphia, Pennsylvania

Richard Y. Kim, MD
Director of Hand Surgery
Departments of Plastic &
Reconstructive
Surgery and Orthopaedic Surgery
Hackensack University Medical Center
Hackensack, New Jersey

Hervey L. Kimball III, MD, MS
Assistant Clinical Professor
Orthopaedic Surgery
Tufts University School of Medicine
New England Baptist Hospital
Boston, Massachusetts

Elizabeth King, MD
Resident Surgeon
Department of Orthopaedic Surgery
University of Michigan
Ann Arbor, Michigan

Graham J. W. King, MD, MSc, FRCSC
Director, Roth | McFarlane Hand and Upper Limb Centre
Chief of Surgery, St. Joseph's Health Centre
Professor of Orthopaedic Surgery and Biomedical Engineering
Western University
London, Ontario, Canada

Melissa A. Klausmeyer, MD
Assistant Professor
Surgery-Plastic & Recon Surgery, Orthopedics
University of Colorado School of Medicine
Aurora, Colorado

Kyle P. Kokko, MD, PhD
Assistant Professor
Department of Orthopaedics
Medical University of South Carolina
Charleston, South Carolina

Yehuda Kollender, MD
Department Director
Attending Surgeon, National Unit of Orthopedic Oncology
Tel Aviv Sourasky Medical Center
Senior Lecturer
Sackler School of Medicine,
Tel Aviv University
Tel Aviv, Israel

Thomas J. Kovack, DO
Orthopedic Surgeon
OhioHealth Orthopedic Surgeons
Hilliard, Ohio

Scott H. Kozin, MD
Chief of Staff
Shriners Hospitals for Children—Philadelphia
Clinical Professor
Department of Orthopaedic Surgery
Temple University School of Medicine
Philadelphia, Pennsylvania

Mark A. Krahe, DO
Professor of Orthopaedic Surgery
Hamot Hospital
Erie, Pennsylvania

Leo T. Kroonen, MD
Orthopaedic Surgeon
Department of Orthopaedic Surgery
Kaiser Permanente
San Diego, California

Kate Kuhlman-Wood, MD
Hand Fellow
Division of Plastic Surgery
Department of Orthopedic Surgery
Baylor College of Medicine
Houston, Texas

Amy L. Ladd, MD
Professor (MCL) of Orthopedic Surgery
Stanford University School of Medicine
Stanford, California

Jeffrey Lawton, MD
Associate Professor
Chief, Division of Elbow, Hand and Microsurgery
Department of Orthopaedic Surgery
University of Michigan

Ann Arbor, Michigan

Byung J. Lee, MD
Orthopedic Surgeon
Irving Orthopedics and Sports Medicine
Irving, Texas

L. Scott Levin, MD FACS
Paul B. Magnuson Professor and Chairman of the Department of Orthopaedic Surgery
Professor of Surgery (Plastic Surgery)
Perelman School of Medicine at the University of Pennsylvania
Philadelphia, Pennsylvania

Fred Liss, MD
Hand and Wrist Surgeon
Rothman Institute
Thomas Jefferson University
Philadelphia, Pennsylvania

Bryan J. Loeffler, MD
OrthoCarolina
Hand Center - Charlotte
Charlotte, North Carolina

Joseph M. Lombardi, MD
Department of Orthopedic Surgery
New York Presbyterian Hospital
Columbia University Medical Center
New York, New York

James N. Long, MD
Plastic Surgeon
Department of Plastic Surgery
The Kirklin Clinic of UAB Hospital
Birmingham, Alabama

Dean Louis, MD
Professor Emeritus (Surgery)
University of Michigan
Consultant
Ann Arbor Veterans Hospital
Ann Arbor, Michigan

John D. Lubahn, MD
Orthopaedic Surgeon
Department of Orthopaedic Surgery
Hand Microsurgery & Reconstructive Orthopaedics, LLP
Erie, Pennsylvania

David M. Lutton, MD
Orthopaedic Surgeon
Washington Circle Orthopaedic Associates, P.C.
Washington, DC

David H. MacDonald, DO, FAOAO
Hand and Upper Extremity Specialist
Hughston Clinic, P.C.
Columbus, GA
Program Director
Jack Hughston Memorial Hospital Orthopaedic Residency
Phenix City, Alabama

Anna-Lena Makowski, Histotechnologist, HTL
Miami International Hand Surgical Services
North Miami Beach, Florida

Martin M. Malawer, MD, FACS
Director of Orthopedic Oncology
Professor, Orthopedic Surgery
George Washington University School of Medicine
Professor (Clinical Scholar) of Orthopedics and Professor of Pediatrics (Hematology and Oncology)
Georgetown University School of Medicine
Washington, District of Columbia
Consultant, Pediatric and Surgery Branch
National Cancer Institute
National Institutes of Health
Bethesda, Maryland

Kevin J. Malone, MD
Assistant Professor
Department of Orthopaedic Surgery
MetroHealth Medical Center
Case Western Reserve University School of Medicine
Cleveland, Ohio

Pierre Mansat, MD, PhD
Professor of Orthopedics
Toulouse Medical School
University Hospital of Toulouse
Department of Orthopedics and Traumatology
Pierre Paul Riquet Hospital
Toulouse, France

Alexander M. Marcus, MD
Orthopedic Associates of Central Jersey, PA
Edison, New Jersey

Andrew D. Markiewitz, MD, MBA
Hand Surgery Specialist
Trihealth Orthopedic and Spine Institute
Cincinnati, Ohio

Paul A. Martineau, MD, FRCSC
Assistant Professor
Section of Sport Medicine
Section of Upper Extremity Surgery
Department of Orthopaedic Surgery
McGill University Health Center
Montreal, Quebec, Canada

Jun Y. Matsui, MD
Hand and Upper Extremity Surgery
Department of Orthopaedic Surgery
Kaiser Permanente
San Leandro, California

Evan McGlinn, BS
Section of Plastic Surgery
University of Michigan Health System
Ann Arbor, Michigan

Michael D. McKee, MD, FRCS(c)
Professor
Upper Extremity Reconstructive Service
Department of Surgery
Division of Orthopaedics
St. Michael's Hospital and the University of Toronto

Toronto, Ontario, Canada

Kenneth R. Means, Jr., MD
Director, Clinical Research
Curtis National Hand Center
MedStar Union Memorial Hospital
Baltimore, Maryland

Robert J. Medoff, MD
Associate Clinical Professor
John A. Burns School of Medicine
University of Hawai'i at Mānoa
Honolulu, Hawaii

Charles T. Mehlman, DO, MPH
Professor, Pediatric Orthopaedics
University of Cincinnati College of Medicine Director
Pediatric Musculoskeletal Outcomes Research
Pediatric Orthopaedic Resident Education
Cincinnati Children's Hospital Medical Center
Cincinnati, Ohio

Chris Mellano, MD
Clinical Fellow
Department of Sports Medicine
Rush University Medical Center
Chicago, Illinois

Greg Merrell, MD,
Physician
Indiana Hand to Shoulder Center
Clinical Assistant Professor
Department Orthopaedic Surgery
Indiana University
Indianapolis, Indiana

Raymond J. Metz, Jr., MD
Orthopedic Hand Surgeon
CORE Orthopedics and Sports Medicine
Elk Grove Village, Illinois

Frederick N. Meyer, MD
Professor and Chairman
Department of Orthopaedic Surgery
University of South Alabama College of Medicine
Mobile, Alabama

Alex M. Meyers, MD
Orthopaedic Surgeon
Reconstructive Hand to Shoulder of Indiana
Carmel, Indiana

Mark A. Mighell, MD
Instructor of Surgery
Uniformed School of Health Sciences
Bethesda, Maryland
Associate Professor
Department of Orthopaedic Surgery
University of South Florida
Florida Orthopaedic Institute
Tampa, Florida

Alexander D. Mih, MD
Associate Professor of Orthopaedic Surgery
Indiana University School of Medicine
Staff Surgeon
Indiana Hand to Shoulder Center
Indianapolis, Indiana

Joshua T. Mitgang, MD
Orthopedic Surgeon
Orlin & Cohen Orthopedic Group
Lynbrook, New York

Nathan A. Monaco, MD
Resident
Department of Orthopaedic Surgery
UPMC Hamot
Erie, Pennsylvania

Bruce A. Monaghan, MD
Chief, Section of Orthopaedics
Vice Chairman, Department of Surgery
Inspira Health Network
Woodbury, New Jersey

Bernard F. Morrey, MD
Professor and Emeritus Chair
Department of Orthopedic Surgery
Mayo Clinic
Rochester, Minnesota
Professor of Orthopedics
The University of Texas Health Science
Center at San Antonio
San Antonio, Texas

Chaitanya S. Mudgal, MD
Program Director
Hand Surgery Fellowship Program
Hand & Upper Extremity Orthopaedic Surgeon
Assistant Professor of Orthopaedic Surgery
Harvard Medical School
Boston, Massachusetts

Michael T. Mulligan, MD
Assistant Professor
Associate Residency Program Director
Division of Orthopaedic Surgery
Albany Medical College
Albany, New York

Peter M. Murray, MD
Professor of Orthopaedic Surgery
Mayo Clinic
Jacksonville, Florida

Anand M. Murthi, MD
Chief, Shoulder and Elbow Surgery
Attending Orthopaedic Surgeon
Department of Orthopaedics & Sports Medicine
MedStar Union Memorial Hospital
Baltimore, Maryland

Sameer Nagda, MD
Assistant Professor of Clinical Orthopaedic Surgery
Georgetown University School of Medicine
Washington, DC
Sports Medicine and Shoulder Specialist
The Anderson Orthopaedic Clinic
Arlington, VA

Mitchell E. Nahra, MD
Lake Orthopaedic Associates, Inc.
Lake Health Medical Center
Willoughby, Ohio

Sanjiv Naidu, MD, PhD
Pinnacle Hand Center
Mechanicsburg, Pennsylvania

Brian Najarian, MD
Associate Clinical Professor
Department of Orthopaedic Surgery
St. John Providence Hospital & Medical Center
Southfield, Michigan

Michael N. Nakashian, MD
Orthopedic Surgeon
Brielle Orthopedics
Brick, New Jersey

David Netscher, MD
Clinical Professor
Department of Orthopedic Surgery
Division of Plastic Surgery
Baylor College of Medicine
Houston, Texas
Adjunct Professor of Clinical Surgery
Weill Cornell Medical College
New York, New York

José M. Nolla, MD
Orthopaedic Surgeon
Kelsey-Seybold Clinic
Houston, Texas

Matt Noyes, MD, PT
Shoulder/Elbow Service
Department of Orthopaedic Surgery
Western Reserve Hospital
Cuyahoga Falls, Ohio

Michael J. O'Brien, MD
Assistant Professor
Department of Orthopaedics
Tulane University School of Medicine
New Orleans, Louisiana

Nikhil Oak, MD
Resident Surgeon
Department of Orthopaedic Surgery
University of Michigan Health and Hospital Systems
Ann Arbor, Michigan

Scott N. Oishi, MD
Associate Professor
Department of Plastic Surgery
Department of Orthopaedic Surgery
UT Southwestern Medical Center
Head Surgeon
Hand Surgery Department
Texas Scottish Rite Hospital for Children
Dallas, Texas

A. Lee Osterman, MD
Professor of Hand and Orthopaedic Surgery
Thomas Jefferson University
Orthopaedic Surgeon
The Philadelphia Hand Center
Philadelphia, Pennsylvania

Meredith N. Osterman, MD
Orthopaedic Surgeon
The Philadelphia Hand Center
Philadelphia, Pennsylvania

E. Anne Ouellette, MD
Hand Surgeon
Ouellette Group Physicians
Mount Sinai Medical Center
Miami Beach, Florida

Patrick Owens, MD
Assistant Professor of Clinical Orthopaedics
Hand and Upper Extremity Surgery
University of Miami Leonard M. School of Medicine
Miami, Florida

Loukia K. Papatheodorou, MD, PhD
Orthopaedic Surgeon
University of Pittsburgh Medical Center
Orthopaedic Specialists - UPMC
Pittsburgh, Pennsylvania

Bradford O. Parsons, MD
Associate Professor
Department of Orthopaedics
Mount Sinai Hospital
New York, New York

Alexander H. Payatakes, MD
Assistant Professor
Penn State Hershey Bone and Joint Institute
Hershey, Pennsylvania

Sebastian C. Peers, MD
Orthopedic Fellow
Cleveland Clinic
Cleveland, Ohio

Jason Petrungaro, MD
Plastic Surgeon
Petrungaro Plastic Surgery
Munster, Indiana

Craig S. Phillips, MD
Hand and Upper Extremity Surgery
Microvascular Surgery
Illinois Bone & Joint Institute
Fellowship Director
Hand and Upper Extremity Surgery
NorthShore University Health System
Associate Editor

The Journal of Hand Surgery
Clinical Assistant Professor of Surgery
Department of Surgery
Section of Orthopaedic Surgery
The University of Chicago Pritzker School of Medicine
Chicago, Illinois

Kristan A. Pierz, MD
Assistant Professor
Department of Pediatric Orthopaedics

Medical Director, Center for Motion Analysis
Connecticut Children's Medical Center
Hartford, Connecticut

Samantha L. Piper, MD
Assistant Professor
Hand, Elbow and Upper Extremity
Department of Orthopaedic Surgery
University of California, San Francisco
San Francisco, California

Vimala Ramachandran, MD
Northern Arizona Orthopaedics
Flagstaff, Arizona

Rey N. Ramirez, MD
Orthopaedic Surgeon
Hand Microsurgery & Reconstructive Orthopaedics, LLP
Erie Shriners Ambulatory Surgery Center and Outpatient Specialty Care Center
Erie, Pennsylvania

Matthew L. Ramsey, MD
Professor and Vice Chairman of Orthopaedic Surgery
Sidney Kimmel College of Medicine at Thomas Jefferson University
Chief, Shoulder and Elbow Service
Rothman Institute
Philadelphia, Pennsylvania

Ghazi Rayan, MD
Clinical Professor of Orthopedic Surgery
Adjunct Professor of Anatomy/Cell Biology University of Oklahoma
Director of Oklahoma Hand Surgery Fellowship Program
Chair, Department of Hand Surgery
INTEGRIS Baptist Medical Center
Oklahoma City, Oklahoma

Lee M. Reichel, MD
Assistant Professor
Joseph Barnhart Department of Orthopedic Surgery
Baylor College of Medicine
Houston, Texa

Ross J. Richer, MD
Orthopaedic Specialty Group
Fairfield, Connecticut

David Ring, MD, PhD
Chief of Hand Surgery
Massachusetts General Hospital
Professor of Orthopaedic Surgery
Harvard Medical School
Boston, Massachusetts

Kyle P. Ritter, MD
Orthopedic Surgeon
Hendricks Orthopedics and Sports Medicine
Danville, Indiana

Michael Rivlin, MD
Orthopaedic Surgeon
Department of Orthopaedic Surgery
Thomas Jefferson University Hospital
Rothman Institute
Philadelphia, Pennsylvania

Marco Rizzo, MD
Professor of Orthopedics
Department of Orthopedic Surgery
Mayo Clinic
Rochester, Minnesota

Susanne Roberts, MD
Orthopaedic Surgery Resident
Harvard Combined Orthopaedic Residency Program
Massachusetts General Hospital
Boston, Massachusetts

Matthew J. Robon, MD
Orthopaedic Surgeon
Proliance Orthopaedics and Sports Medicine
Bellevue, Washington

Anthony A. Romeo, MD
Professor
Departments of Orthopedic Surgery
Program Director
Shoulder and Elbow Fellowship
Section Head, Shoulder and Elbow Surgery
Division of Sports Medicine
Rush University Medical Center
Team Physician, Chicago White Sox and Bulls Chief Medical Editor,
Orthopedics Today
Chicago, Illinois

Yishai Rosenblatt, MD
Head of the Elbow Service
The Unit of Hand Surgery, Division of Orthopaedic Surgery
Tel-Aviv Sourasky Medical Center
Tel Aviv, Israel

Melvin P. Rosenwasser, MD
Carroll Professor of Orthopedic Surgery
Columbia University Medical Center
Director Hand and Microsurgery
Director of Orthopedic Trauma
New York Presbyterian Hospital
New York, New York

Marc Safran, MD
Professor
Department of Orthopaedic Surgery
Stanford University
Redwood City, California

Jason C. Saillant, MD
Orthopaedic Surgeon
The Philadelphia Hand Center
Philadelphia, Pennsylvania

Rodrigo Santamarina, MD
Assistant Professor
Department of Surgery
University of Massachusetts Medical School
Pittsfield, Massachusetts

Keith A. Segalman, MD
CNHC Faculty
Curtis National Hand Center
Baltimore, Maryland

Apurva S. Shah, MD
Assistant Professor
Department of Orthopaedics and Rehabilitation
University of Iowa
University of Iowa Hospitals & Clinics
Iowa City, Iowa

David B. Shapiro, MD
Department of Orthopaedic Surgery
Cleveland Clinic
Cleveland, Ohio

Joseph M. Sherrill, MD
Orthopaedic Surgeon
Sherrill Orthopedics Sports and Hand Center
Birmingham, Alabama

Eon K. Shin, MD
Assistant Professor
Department of Orthopaedic Surgery
Thomas Jefferson University Hospital
Philadelphia, Pennsylvania

Alexander Y. Shin, MD
Professor and Consultant
Department of Orthopedic Surgery
Division of Hand Surgery
Mayo Clinic
Rochester, MN

David L. Skaggs, MD
Professor
Department of Orthopaedic Surgery
Keck School of Medicine of the University of Southern California
Chief of Orthopaedic Surgery
Department of Orthopaedic Surgery
Children's Hospital Los Angeles
Los Angeles, California

Emily Slate, MD
Hand Surgery Fellow
The Philadelphia Hand Center
Philadelphia, Pennsylvania

Robert R. Slater, Jr., MD, FACS
Clinical Professor
Department of Orthopaedic Surgery
University of California, Davis
Folsom, California

David J. Slutsky, MD
Hand Surgeon
The Hand and Wrist Institute
Associate Professor
Department of Orthopedics
Harbor-UCLA Medical Center
Torrance, California

Brian G. Smith, MD
Professor
Department of Orthopedics
Yale University
Director
Pediatric Orthopedics
Yale-New Haven Children's Hospital
New Haven, Connecticut

Joaquin Sanchez-Sotelo, MD, PhD
Consultant and Professor of Orthopedic Surgery
Director, Shoulder and Elbow Fellowship
Vice Chair, Adult Reconstruction
Mayo Clinic
Rochester, Minnesota

Dean G. Sotereanos, MD
Clinical Professor of Orthopaedic Surgery
University of Pittsburgh School of Medicine
Orthopaedic Specialists - UPMC
Pittsburgh, Pennsylvania

Vikram Sathyendra, MD
Orthopaedic Surgeon
Steel Valley Orthopaedics and Sports Medicine
Jefferson Hills, Pennsylvania

Felix H. Savoie III, MD
Professor of Clinical Orthopaedics
Chief of Sports Medicine
Tulane University School of Medicine
New Orleans, Louisiana

Edwin E. Spencer, Jr., MD
Attending Surgeon
Shoulder and Elbow Center
Knoxville Orthopaedic Clinic
Knoxville, Tennessee

Robert J. Strauch, MD
Professor of Clinical Orthopaedic Surgery
Columbia University Medical Center
New York, New York

Philipp N. Streubel, MD
Assistant Professor
Hand and Upper Extremity Surgery
Shoulder and Elbow Surgery
Department of Orthopaedic Surgery and Rehabilitation
University of Nebraska College of Medicine
Omaha, Nebraska

Robert M. Szabo, MD, MPH
Professor of Orthopaedics and Plastic Surgery
Chief, Hand and Upper Extremity Service
Department of Orthopaedic Surgery
University of California Davis School of Medicine
Sacramento, California

Jane S. Tan, MD
Orthopaedic Surgeon
Resurgens Orthopaedics
Covington, Georgia

John S. Taras, MD
Associate Professor
Department of Orthopaedic Surgery
Thomas Jefferson University
Chief of the Division of Hand Surgery
Drexel University College of Medicine/Hahnemann Hospital
Philadelphia, Pennsylvania

Andrew L. Terrono, MD
Chief of Hand Surgery
New England Baptist Hospital

Clinical Professor of Orthopedic Surgery
Tufts University School of Medicine
Boston, Massachusetts

Joseph J. Thoder, MD
Orthopaedic Surgery and Sports Medicine
John W. Lachman Professor
Program Director, Hand Surgery
Temple University School of Medicine
Philadelphia, Pennsylvania

Beverlie L. Ting, MD
Department of Orthopedic Surgery
Brigham and Women's Hospital
Boston, Massachusetts

E. Bruce Toby, MD
Professor
Peltier/Reckling Chair of Orthopedic Surgery
Department of Orthopedic Surgery
University of Kansas Medical Center
Kansas City, Kansas

Matthew M. Tomaino, MD, MBA
Tomaino Orthopaedic Care for Shoulder, Hand, and Elbow
Rochester, New York

Rick Tosti, MD
Resident
Temple University School of Medicine
Philadelphia, Pennsylvania

Richard L. Uhl, MD
Professor of Surgery
Division of Orthopaedic Surgery
Albany Medical Center
Albany, New York

Thomas F. Varecka, MD
Assistant Professor of Orthopaedic Surgery
University of Minnesota
Director, Hand and Microsurgery
Hennepin County Medical Center
Minneapolis, Minnesota

Luis O. Vásconez, MD, FACS
Program Director
Fellowship Program
University of Alabama at Birmingham
Birmingham, Alabama

Carley Vuillermin, MBSS, FRACS
Orthopedic Surgery Department
Boston Children's Hospital
Boston, Massachusetts

Eric R. Wagner, MD
Department of Orthopedic Surgery
Mayo Clinic
Rochester, Minnesota

Thanapong Waitayawinyu, MD
Associate Professor
Nonthavej Hospital
Nonthaburi, Thailand

Jennifer Waljee, MD, MS
Assistant Professor of Surgery
Section of Plastic Surgery
Department of Surgery
University of Michigan
Ann Arbor, Michigan

John J. Walsh IV, MD
Professor and Chairman
Department of Orthopaedics
University of South Carolina School of Medicine
Columbia, South Carolina

Lance G. Warhold, MD
Division Director
Hand and Upper Extremity Surgery
Department of Orthopaedic Surgery
Dartmouth-Hitchcock Medical Center
Associate Professor of Orthopaedic Surgery
Geisel School of Medicine at Dartmouth
Hanover, New Hampshire

Peter M. Waters, MD
John E. Hall Professor
Department of Orthopaedic Surgery
Harvard Medical School
Surgeon-in-Chief
Department of Orthopedic Surgery
Boston Children's Hospital
Boston, Massachusetts

Barrett Weiss, AB
Brown University
Providence, Rhode Island

Arnold-Peter Weiss, MD
R. Scot Sellers Scholar of Hand Surgery
Vice Chairman and Professor
Department of Orthopaedics
Warren Alpert Medical School of Brown University
Providence, Rhode Island

James A. Wilkerson, MD
Orthopaedic Surgeon
OA Centers for Orthopaedics
Portland, Maine

Gerald R. Williams, Jr., MD
John M. Fenlin, Jr., MD, Professor of Shoulder and Elbow Surgery
Department of Orthopaedic Surgery
Rothman Institute
Sidney Kimmel Medical College at Thomas Jefferson University
Philadelphia, Pennsylvania

Rafael M. M. Williams, MD
Wilson, Wyoming

Chris J. Williamson, MD
Orthopaedic Surgeon
Department of Orthopaedic Surgery
Einstein Medical Center
Philadelphia, Pennsylvania

Andrew Wong, MD
Assistant Clinical Professor
Loma Linda University Medical Center
Loma Linda, California
Orthopaedic Surgeon
Arrowhead Orthopaedics

Riverside, California

Robert W. Wysocki, MD
Assistant Professor
Department of Orthopedic Surgery
Rush University Medical Center
Chicago, Illinois

Jeffrey Yao, MD
Associate Professor of Orthopaedic
Surgery and Surgery
Robert A. Chase Hand and
Upper Limb Center
Stanford University Medical Center
Redwood City, California

Ravit Yanko-Arzi, MD
Attending Surgeon
Department of Plastic Surgery
Tel Aviv Sourasky Medical Center
Tel Aviv, Israel

Arik Zaretski, MD
Head of the Micro-Surgery Division
of the Plastic Surgery Department
Tel Aviv Ichilov Hospital
Tel Aviv Sourasky Medical Center
Tel Aviv, Israel

Benjamin S. Zellner, MD, BA
Medical Resident
Orthopedic Surgery
Baylor College of Medicine

Houston, Texas

David S. Zelouf, MD
Assistant Professor
Thomas Jefferson University Hospital
Orthopaedic Surgeon
The Philadelphia Hand Center
Philadelphia, Pennsylvania

Elvin G. Zook, MD
Professor Emeritus
Division of Plastic Surgery
Department of Surgery
Southern Illinois University School
of Medicine
Springfield, Illinois

中文版前言

《WIESEL骨科手术学》是一部比肩世界骨科学巨著《坎贝尔骨科学》的扛鼎之作，在国内外都有巨大的影响力。2010年前后，上海科学技术出版社引进《WIESEL骨科手术学》英文版第一版，我组织我科有经验的专家和骨干医生，开始了该书的翻译工作。2013年该书中文版在大陆地区出版和发行，受到国内广大骨科医生的欢迎，已成为骨科医生最重要的手术学参考工具书之一。我自己也将该书作为案头书，遇到有困惑的手术，就翻开看一看，我感觉该书的实用性与其他骨科学术著作相比有明显优势。

近十年是中国骨科学发展最迅猛的时期，一大批年轻骨科医生在实践中成长，技术水平有非常大的提高，一些亚专业技术也逐渐发展至国际领先水平。然而也必须看到，我国骨科的临床水平还存在着巨大的不平衡，各级医院临床医生的技术能力还有较大差距，所以在学习国际先进技术的同时，加强临床规范，依然任重道远。

正如Sam W. Wiesel教授所言，每位手术者计划开展一项手术时，都需思考三个主要问题：为何要做该手术？何时是最佳手术时机？采用哪些手术技巧比较合适？作为一位从事骨科专业学术研究和临床工作三十多年的老医生，我依然在临床一线耕耘，能够充分理解学无止境的道理，每次手术对我来说都是一次学习之旅。面对患者，我们必须认真思考：需要手术治疗吗？采用哪些手术方法或技巧更合适呢？

在当前，如何把握手术指征、减少非必要手术，是我们需要直面和解决的问题。同时，不断提升手术的精确性，提高手术的技巧，让手术更加完美，这也是骨科医生追求的目标。

希望该套书中文版的出版，能助力提高中国骨科医生技术水平。也希望中国骨科医生研发新技术，为骨科事业的发展提供中国的解决方案。

张长青

2021年8月

英文版前言（第二版）

修订 *Operative Techniques in Orthopaedic Surgery* 的宗旨一如既往：希望能够紧密结合临床，深度呈现"如何做好"骨科手术的步骤与各项细节。

尽管外科医生知道"为什么"和"何时"做手术，但本书中每个手术章节的前面，都对此有提纲挈领的阐述。

第二版九个分册的内容和图表都经仔细审阅并更新过。每个分册主编添加了一些手术章节，且内容更加侧重于手术操作，更便于获取和检索。

每位分册主编和章节编者都是其所在学术领域的知名专家，他们不惜耗费大量的时间和精力编写本书。我为能和这些了不起的专家共事而备受鼓舞，并为能参与这项有意义的工作而感到荣幸之至。

我还要感谢 Wolters Kluwer 出版公司的所有员工。Dave Murphy 对初版和新版都提出了很多中肯的建议，让我获益匪浅。我同时还要感谢 Bob Hurley，他是本书第一版的大力推动者，对本书再版依然给予了大力支持。

最后，特别感谢 Brian Brown，本套书新任的文字编辑，非常有幸能和他共事，本书的出版离不开他出色的工作。

Sam W. Wiesel，MD
2015年2月2日

英文版前言（第一版）

每位手术者在计划进行手术时，都必然要思考三个主要的问题：为何要做这个手术（目的），根据疾病的进程何时最适合手术（时机），以及要采用哪些手术技术（技巧）。本书以一种细致和分步讲述的风格，详细介绍了绝大多数骨科手术的具体技巧。至于手术的目的和时机，在每一种手术的开篇部分以提要的形式进行简述。当然，所有手术者都应充分理解有关手术目的和时机的基本原则，并针对具体的病例选择恰当的手术。本书的重点是回顾和阐明所要开展的手术的具体步骤。

《WIESEL骨科手术学》有别于其他学术专著的特点在于让人一目了然，每种手术既以系统的统一格式进行描述，又充分体现每位作者的原创性和特色。一旦开卷，读者可以尽览各种手术的各个重要步骤。

本书共分为九个部分：运动医学，骨盆与下肢创伤，成人重建外科，小儿骨科，骨肿瘤外科，手、腕和前臂，肩肘外科，足踝外科，以及脊柱外科。每个部分均由本专业学科领域享有盛誉且临床经验丰富的专家负责编纂。他们力邀学界精英参与每一章的编写并负责最终的审校，为此耗费了巨大心力。我一直为身处如此完美和才华横溢的团队中而备受鼓舞，并为能参与如此有益的工作而深感荣幸。

最后，我想感谢为本书的出版作出卓越贡献的每个人。特别感谢Dovetail Content Solutions公司的Grace Caputo以及Lippincott Williams & Wilkins公司的Dave Murphy和Eileen Wolfberg，感谢他们在本书成书过程中的无私参与和帮助指导。最后要感谢Lippincott Williams & Wilkins公司的Bob Hurley，他富有效率的工作使本书原稿定稿后得以在第一时间出版发行。

Sam W. Wiesel，MD
2010年1月1日

手腕肘外科·英文版序（第二版）

自从60年前瑞典的 Erik Moberg 和英国的 Guy Pulvertaft 开创性地探索手外科技术以来，手、腕和肘部相关疾病诊断和治疗技术的发展速度令人惊叹。多年来，众多精心设计的解剖学、生物力学、创伤学和临床研究为该领域积累了巨大的理论储备。手、腕、肘外科的医生面临的挑战是如何安全、统一地将掌握的理论融入急诊室、临床等日常实践中。

《WIESEL 骨科手术学·手腕肘外科》为我们提供了一个知识体系来应对这一挑战！该书内容由全球知名专家提交并由 Thomas R. Hunt Ⅲ 教授主编，内容缜密而又实用。该书将有助于医生掌握最新、最有效的手、腕和肘部的手术方法。它为外科医生在该解剖区域内进行特定手术操作提供精确的指导。附带说明文字的临床图片和彩色插图联合对开放、关节镜、显微外科等手术操作的逐步阐述，以方便读者记忆的条目化的方式呈现，使该书成为临床医生快速回顾治疗选择并做出决策的关键参考。关于"要点与失误防范"的表格突出显示每章非常有价值之处。通过提高对关键内容和潜在问题认识的表格总结，帮助外科医生让各项操作变得更为高效，避免在术中犯错。

非常荣幸也很高兴向全世界的手、腕、肘外科医生介绍这本书！这是一本信息丰富的、特别系统全面的教科书，将会为无数外科医生和相关人员提供非常有价值的参考！它将使那些在培训中的医生的学习曲线不那么陡峭，它将成为相关人员参考和灵感的来源。Hunt 教授承担了这项艰巨的任务，他对这个复杂领域的贡献值得赞扬！我相信，《WIESEL 骨科手术学·手腕肘外科》将成为所有对治疗手、腕、肘部相关疾病感兴趣的医生的"必备"教科书。

Tommy Lindau, MD, PhD

手腕肘外科·英文版序（第一版）

手仅次于大脑，是人类最大的财富，也是人类手工劳动进化的结果。

—Sterling Bunnell

我很荣幸为Thomas R. Hunt主编的《WIESEL骨科手术学·手腕肘外科》撰写序。

首先，我很自豪，就如同一位父亲承认自己儿子的成就。Tom是我和Bill Bora在宾夕法尼亚大学的助手。他对学习手、腕、肘外科的热情自然转化为对教授这门学科的奉献。担任伯明翰阿拉巴马大学骨科主席兼手外科主任证实了他在这方面的才能。主编本书需要协调来自世界各地超过175位作者。编撰这些外科学知识并不是一件容易的事，从中凝聚出一篇连贯而有价值的文章需要一位导师关注成千上万的细节。恭喜你，Tom，你拥有的不止于此。其次，我很自豪能够和众多作者一起，书写包含从手到肘的各种手术操作的章节。无论是新手实习医生还是资深的从业人员，这本书对于手外科医生都是实用的指南和宝贵的参考。不仅有对传统标准的领悟，还为新的和不断变化的手部疾病提供解决方案。每一章都有详细的策略和技巧以增强读者的信心。

我特别喜欢的是大多数章节强调解剖学，因为这里描述的高度技术性的操作需要对上肢解剖学有深入的了解。在14世纪，Guy de Chauliac曾抱怨道："一个不懂解剖学的外科医生在雕刻身体，就像盲人在雕刻木头一样。"7个世纪后，这项工作平息了这种抱怨。书中的每个操作都有一个详细的手术解剖，描述清晰的手术指征和关键步骤，确保手术成功。本书允许使用它的手外科医生为他们的患者提供专业的治疗。拥有一本这样的书就足够了。

A. Lee Osterman, MD

手腕肘外科·英文版前言

在本书中，你将发现由该领域众多专家撰写的关于治疗儿童和成人大多数手、腕和肘部疾病有效手术操作的详细阐述。本分册共155章，主要根据病理类型、患者年龄和解剖部位分为14篇。每一章都提供了必不可少的解剖学、发病机制、自然病史、体检和放射学检查以及非手术治疗内容。然而，大部分内容致力于为读者提供详细的分步操作指南，并辅以精心选择的临床图片和彩色示意图。本章最后简要列出了关键的操作要点和注意事项，以及对术后康复和患者预期结果的讨论。参考文献仅限于与所讨论的疾病和治疗直接相关的文献。

本书中提供的实践建议和专家意见对广大读者来说是一个宝贵的资源，它主要是针对骨科、整形外科和普通外科医师及学生编写的。这些章节内容简洁、重点突出、操作描述精确，使其成为准备特定病例时的重要参考用书。本书所描述的手术操作并非出于历史兴趣，而是由专家根据其丰富经验和对患者治疗结局的评估而选择的。

这里看到的最终版本是无数人努力的最终结果。首先也是最重要的是，作者慷慨地奉献了他们的时间和专业知识来制作这些章节。Brian Adams博士，一位杰出的作者，作为本分册的副主编花费了大量的时间。才华横溢的编辑团队和绘图师不知疲倦地、耐心地协助众多作者，组织所有章节中的文件、图片和表格，最终完成任务。最后，主编Sam Wiesel博士和副主编Brian Brown先生提供了使本书和本系列其他作品最终出版所必需的远见和支持。

Thomas R. Hunt Ⅲ

目 录

第1篇 解剖和手术入路 ANATOMY AND APPROACHES

第1章　前臂、腕和手的解剖与手术入路　*1*
　　　　Anatomy and Surgical Approaches of the Forearm, Wrist, and Hand

第2章　肘关节手术入路　*11*
　　　　Surgical Approaches to the Elbow

第3章　腕关节镜：术前准备及手术技术　*23*
　　　　Arthroscopy of the Wrist: Preparation and Techniques

第4章　肘关节镜：基础　*35*
　　　　Elbow Arthroscopy: The Basics

第2篇 儿童肘部和前臂骨折及脱位 PEDIATRIC ELBOW AND FOREARM FRACTURES AND DISLOCATIONS

第5章　闭合复位经皮穿针治疗肱骨髁上骨折　*45*
　　　　Closed Reduction and Percutaneous Pinning of Supracondylar Fractures of the Humerus

第6章　切开复位治疗肱骨髁上骨折　*53*
　　　　Open Reduction of Supracondylar Fractures of the Humerus

第7章　切开复位内固定治疗肱骨内上髁骨折　*57*
　　　　Open Reduction and Internal Fixation of Fractures of the Medial Epicondyle

第8章　切开复位内固定治疗肱骨外髁骨折　*62*
　　　　Open Reduction and Internal Fixation of Displaced Lateral Condyle Fractures of the Humerus

第9章　切开复位内固定治疗儿童肱骨髁T形骨折　*69*
　　　　Open Reduction and Internal Fixation of Pediatric T-Condylar Fractures

第 10 章　闭合、经皮、髓内钉和切开复位治疗桡骨头、颈部骨折　*79*
Closed, Percutaneous, Intramedullary, and Open Reduction of Radial Head and Neck Fractures

第 11 章　陈旧性孟氏病变的重建　*92*
Reconstruction for Missed Monteggia Lesion

第 12 章　前臂骨干骨折的髓内固定技术　*104*
Intramedullary Fixation of Forearm Shaft Fractures

第 3 篇　肘关节骨折及脱位 ELBOW FRACTURES AND DISLOCATIONS

第 13 章　简单肘关节脱位的处理　*114*
Management of Simple Elbow Dislocation

第 14 章　软骨损伤和剥脱性骨软骨炎的关节镜治疗　*122*
Arthroscopic Treatment of Chondral Injuries and Osteochondritis Dissecans

第 15 章　肱骨髁上和肱骨髁间骨折的切开复位内固定　*133*
Open Reduction and Internal Fixation of Supracondylar and Intercondylar Fractures

第 16 章　单纯肱骨小头和肱骨小头－滑车剪切型骨折的切开复位内固定　*142*
Open Reduction and Internal Fixation of Capitellum and Capitellar-Trochlear Shear Fractures

第 17 章　急性创伤后肘关节置换　*150*
Elbow Replacement for Acute Trauma

第 18 章　桡骨头和桡骨颈骨折的切开复位内固定　*163*
Open Reduction and Internal Fixation of Radial Head and Neck Fractures

第 19 章　桡骨头置换　*174*
Radial Head Replacement

第 20 章　尺骨近端骨折的切开复位内固定　*185*
Open Reduction and Internal Fixation of Fractures of the Proximal Ulna

第 21 章　骨折－脱位合并复杂肘关节不稳的切开复位内固定治疗　*195*
Open Reduction and Internal Fixation of Fracture-Dislocations of the Elbow with Complex Instability

第 4 篇　前臂及腕部骨折脱位 FOREARM AND WRIST FRACTURES AND DISLOCATIONS

第 22 章　切开复位内固定治疗前臂骨干骨折　*205*
Open Reduction and Internal Fixation of Diaphyseal Forearm Fractures

第23章　截骨矫形术治疗桡骨和尺骨干畸形愈合　*217*
Corrective Osteotomy for Radius and Ulna Diaphyseal Malunions

第24章　手术治疗桡骨和尺骨干骨折不愈合　*224*
Operative Treatment of Radius and Ulna Diaphyseal Nonunions

第25章　切开复位内固定治疗尺骨茎突、头部及干骺端骨折　*231*
Open Reduction and Internal Fixation of Ulnar Styloid, Head, and Metadiaphyseal Fractures

第26章　盖氏骨折中下尺桡关节的复位与固定　*242*
Reduction and Stabilization of the Distal Radioulnar Joint Following Galeazzi Fractures

第27章　单纯克氏针或联合应用外固定支架治疗桡骨远端骨折　*252*
K-Wire Fixation of Distal Radius Fractures With and Without External Fixation

第28章　关节镜下复位固定治疗桡骨远端及尺骨茎突骨折　*262*
Arthroscopic Reduction and Fixation of Distal Radius and Ulnar Styloid Fractures

第29章　桡骨远端骨折特殊骨块的固定　*274*
Fragment-Specific Fixation of Distal Radius Fractures

第30章　髓内装置及背侧钢板固定桡骨远端骨折　*293*
Intramedullary and Dorsal Plate Fixation of Distal Radius Fractures

第31章　掌侧钢板固定桡骨远端骨折　*302*
Volar Plating of Distal Radius Fractures

第32章　桥接钢板固定桡骨远端骨折　*315*
Bridge Plating of Distal Radius Fractures

第33章　截骨矫正术治疗桡骨远端畸形愈合　*322*
Corrective Osteotomy for Distal Radius Malunion

第5篇　腕骨骨折及缺血性坏死 CARPAL FRACTURES AND AVASCULAR NECROSIS

第34章　经皮内固定治疗急性舟骨骨折　*332*
Percutaneous Fixation of Acute Scaphoid Fractures

第35章　切开复位内固定治疗舟骨骨折　*339*
Open Reduction and Internal Fixation of Scaphoid Fractures

第36章　掌侧楔形植骨内固定治疗舟骨骨不连　*348*
Volar Wedge Bone Grafting and Internal Fixation of Scaphoid Nonunions

第37章　带血管蒂骨块移植治疗缺血性舟骨骨不连　*355*
Vascularized Bone Grafting of Avascular Scaphoid Nonunions

第38章　舟骨部分切除术治疗舟骨骨不连　*361*
Partial Scaphoid Excision of Scaphoid Nonunions

第39章　腕骨骨折的手术治疗（舟骨除外）　*368*
　　　　Surgical Treatment of Carpal Bone Fractures Excluding the Scaphoid

第40章　桡骨截骨治疗Kienböck病　*380*
　　　　Osteotomy of the Radius for Treatment of Kienböck Disease

第41章　带血管蒂骨瓣移植及头状骨短缩治疗Kienböck病　*391*
　　　　Vascularized Bone Grafting and Capitate Shortening Osteotomy for Treatment of Kienböck Disease

第6篇　手部骨折与脱位 HAND FRACTURES AND DISLOCATIONS

第42章　拇指腕掌关节不稳的韧带重建　*399*
　　　　Ligament Stabilization of the Unstable Thumb Carpometacarpal Joint

第43章　拇指腕掌关节骨折的手术治疗　*407*
　　　　Operative Treatment of Thumb Carpometacarpal Joint Fractures

第44章　拇指掌指关节脱位和慢性掌侧不稳定　*418*
　　　　Dislocations and Chronic Volar Instability of the Thumb Metacarpophalangeal Joint

第45章　急性拇指掌指关节桡侧和尺侧副韧带撕裂的关节镜下和切开一期修复　*430*
　　　　Arthroscopic and Open Primary Repair of Acute Thumb Metacarpophalangeal Joint Radial and Ulnar Collateral Ligament Disruptions

第46章　慢性拇指掌指关节桡、尺侧不稳的重建　*437*
　　　　Reconstruction of Chronic Radial and Ulnar Instability of the Thumb Metacarpophalangeal Joint

第47章　腕掌关节骨折脱位的手术治疗　*447*
　　　　Operative Treatment of Finger Carpometacarpal Joint Fracture-Dislocations

第48章　掌骨骨折的手术治疗　*455*
　　　　Operative Treatment of Metacarpal Fractures

第49章　指骨关节外骨折的手术治疗　*471*
　　　　Operative Treatment of Extra-articular Phalangeal Fractures

第50章　指骨髁骨折的切开复位内固定　*486*
　　　　Open Reduction and Internal Fixation of Phalangeal Condylar Fractures

第51章　近侧指间关节骨折-脱位的背侧阻挡钉固定　*498*
　　　　Dorsal Block Pinning of Proximal Interphalangeal Joint Fracture-Dislocations

第52章　近侧指间关节骨折-脱位的外固定治疗　*505*
　　　　Dynamic External Fixation of Proximal Interphalangeal Joint Fracture-Dislocations

第53章　近侧指间关节骨折-脱位的切开复位内固定　*515*
　　　　Open Reduction and Internal Fixation of Proximal Interphalangeal Joint Fracture-Dislocations

第54章　掌板成形术　*526*
　　　　Volar Plate Arthroplasty

- 第55章 不稳定性近侧指间关节背侧骨折－脱位的自体半钩骨移植重建 *532*
  Hemi-Hamate Autograft Reconstruction of Unstable Dorsal Proximal Interphalangeal Joint Fracture-Dislocations

- 第56章 远侧指间关节骨折－脱位的手术治疗 *541*
  Operative Treatment of Distal Interphalangeal Joint Fracture-Dislocations

- 第57章 掌指骨畸形愈合的截骨矫形 *549*
  Corrective Osteotomy for Metacarpal and Phalangeal Malunion

第7篇 关节不稳定 INSTABILITY

- 第58章 肘关节外侧副韧带重建 *557*
  Lateral Collateral Ligament Reconstruction of the Elbow

- 第59章 肘关节尺侧副韧带重建 *566*
  Ulnar Collateral Ligament Reconstruction of the Elbow

- 第60章 前臂骨间韧带重建 *573*
  Reconstruction for Interosseous Ligament Disruption

- 第61章 桡腕关节骨折脱位 *579*
  Radiocarpal Fracture-Dislocations

- 第62章 小弓和大弓损伤的手术治疗 *589*
  Operative Treatment of Lesser and Greater Arc Injuries

- 第63章 三角纤维软骨复合体的关节镜下修复和切开修复术 *597*
  Arthroscopic and Open Triangular Fibrocartilage Complex Repair

- 第64章 远端桡尺关节和尺腕关节关节外重建技术 *606*
  Extra-articular Reconstructive Techniques for the Distal Radioulnar and Ulnocarpal Joints

- 第65章 下尺桡关节韧带重建 *616*
  Distal Radioulnar Ligament Reconstruction

- 第66章 关节镜下桡腕背侧韧带的修复 *623*
  Arthroscopic Dorsal Radiocarpal Ligament Repair

- 第67章 关节镜下舟月和月三角韧带损伤的评估与治疗 *628*
  Arthroscopic Evaluation and Treatment of Scapholunate and Lunotriquetral Ligament Disruptions

- 第68章 舟月韧带的切开修复和加固 *638*
  Open Scapholunate Ligament Repair and Augmentation

- 第69章 关节囊固定术治疗舟月不稳 *644*
  Capsulodesis for Treatment of Scapholunate Instability

第70章 肌腱固定术治疗舟月不稳 *653*
Tenodesis for Treatment of Scapholunate Instability

第71章 舟骨和月骨的复位内固定治疗舟月不稳 *663*
Reduction and Association of the Scaphoid and the Lunate for Scapholunate Instability

第72章 月三角韧带的修复和加固 *670*
Lunotriquetral Ligament Repair and Augmentation

第8篇 肌腱损伤与疾病 TENDON INJURIES AND DISORDERS

第73章 肱骨外上髁炎的开放手术与关节镜治疗 *683*
Open and Arthroscopic Treatment of Lateral Epicondylitis

第74章 肱骨内上髁炎的开放手术治疗 *689*
Open Treatment of Medial Epicondylitis

第75章 肱二头肌远端肌腱断裂：一期与择期修复，单切口与双切口技术 *694*
Distal Biceps Tendon Disruptions: Acute and Delayed Reconstruction and One- and Two-Incision Techniques

第76章 肱三头肌腱断裂 *700*
Triceps Tendon Ruptures

第77章 尺侧腕伸肌腱半脱位的手术治疗 *716*
Surgical Treatment for Extensor Carpi Ulnaris Subluxation

第78章 急性指屈肌腱断裂的修复 *724*
Repair of Acute Digital Flexor Tendon Disruptions

第79章 指屈肌腱损伤和修复后的肌腱粘连松解术 *730*
Tenolysis Following Injury and Repair of Digital Flexor Tendons

第80章 指屈肌腱的二期重建 *743*
Staged Digital Flexor Tendon Reconstruction

第81章 手、腕部及前臂创伤性伸肌腱断裂的修复 *751*
Repair Following Traumatic Extensor Tendon Disruption in the Hand, Wrist, and Forearm

第82章 创伤性伸肌腱断裂的肌腱转位和移植修复术 *762*
Tendon Transfer and Grafting for Traumatic Extensor Tendon Disruption

第83章 伸肌腱置中术治疗创伤性掌指关节半脱位 *770*
Extensor Tendon Centralization Following Traumatic Subluxation at the Metacarpophalangeal Joint

第84章 屈肌腱和伸肌腱的腱鞘滑膜切除术 *779*
Flexor and Extensor Tenosynovectomy

第85章 肌腱转位治疗类风湿性疾病 *785*
Tedon Transfers Used for Treatment of Rheumatoid Disorders

第86章　伴或不伴指浅屈肌腱尺侧束切除的A1滑车松解术治疗扳机指　*800*
A1 Pulley Release for Trigger Finger With and Without Flexor Digitorum Superficialis Ulnar Slip Excision

第87章　鹅颈与钮孔状畸形的手术修复　*808*
Operative Reconstruction of Boutonnière and Swan-Neck Deformities

第9篇　神经损伤与卡压 NERVE INJURY AND COMPRESSION

第88章　手、腕及前臂神经完全离断后的一期修复和神经移植　*824*
Primary Repair and Nerve Grafting Following Complete Nerve Transection in the Hand, Wrist, and Forearm

第89章　神经连续性损伤的外科治疗　*834*
Surgical Treatment of Nerve Injuries in Continuity

第90章　肘管综合征的手术治疗　*841*
Surgical Treatment of Cubital Tunnel Syndrome

第91章　Guyon管尺神经减压术　*849*
Decompression of the Ulnar Nerve at Guyon Canal

第92章　肌腱转位治疗尺神经麻痹　*855*
Tendon Transfers for Ulnar Nerve Palsy

第93章　旋前圆肌与骨间前综合征的减压术　*862*
Decompression of Pronator and Anterior Interosseous Syndromes

第94章　腕管综合征的松解：内镜、开放手术与翻修　*868*
Carpal Tunnel Release: Endoscopic, Open, and Revision

第95章　肌腱转位治疗正中神经麻痹　*878*
Tendon Transfers for Median Nerve Palsy

第96章　桡神经减压　*887*
Radial Nerve Decompression

第97章　肌腱转位治疗桡神经麻痹　*893*
Tendon Transfers for Radial Nerve Palsy

第10篇　关节炎 ARTHRITIS

第98章　肘关节滑膜切除术　*901*
Synovectomy of the Elbow

第99章　肱尺关节成形术（Outerbridge-Kashiwagi）　*910*
Ulnohumeral（Outerbridge-Kashiwagi）Arthroplasty

第100章　全肘关节置换治疗类风湿关节炎　917
Total Elbow Arthroplasty for Rheumatoid Arthritis

第101章　全肘关节置换治疗原发性骨性关节炎　933
Total Elbow Arthroplasty for Primary Osteoarthritis

第102章　手术治疗肘关节创伤后遗症：间置式关节成形术　940
Surgical Management of Traumatic Conditions of the Elbow: Interposition Arthroplasty

第103章　关节置换治疗肘部创伤后遗症　947
Arthroplasty for Posttraumatic Conditions of the Elbow

第104章　肘关节融合术　958
Elbow Arthrodesis

第105章　腕部去神经支配术　963
Wrist Denervation

第106章　开放式和关节镜下桡骨茎突切除术　967
Open and Arthroscopic Radial Styloidectomy

第107章　近排腕骨切除术　975
Proximal Row Carpectomy

第108章　腕关节部分融合术　982
Limited Wrist Arthrodesis

第109章　全腕关节融合术　992
Complete Wrist Arthrodesis

第110章　腕关节置换术　998
Wrist Implant Arthroplasty

第111章　远侧桡尺关节切除成形术　1007
Resection Arthroplasty of the Distal Radioulnar Joint

第112章　Sauvé-Kapandji手术治疗远侧桡尺关节炎　1016
Sauvé-Kapandji Procedure for Distal Radioulnar Joint Arthritis

第113章　尺骨头置换术　1025
Ulnar Head Implant Arthroplasty

第114章　关节镜下三角纤维软骨复合体清理术和尺骨短缩术　1036
Arthroscopically Assisted Triangular Fibrocartilage Complex Débridement and Ulnar Shortening

第115章　尺骨短缩截骨术　1045
Ulnar Shortening Osteotomy

第116章　拇指掌骨背伸截骨术　1056
Thumb Metacarpal Extension Osteotomy

第117章　拇指腕掌关节融合术　1060
Thumb Carpometacarpal Arthrodesis

第118章　拇指腕掌关节切除成形术　*1068*
Thumb Carpometacarpal Joint Resection Arthroplasty

第119章　拇指腕掌关节置换术和表面置换术　*1077*
Thumb Carpometacarpal Joint Implant and Resurfacing Arthroplasty

第120章　掌指关节滑膜切除术和伸肌腱置中术在炎性关节炎患者中的应用　*1084*
Metacarpophalangeal Joint Synovectomy and Extensor Tendon Centralization in the Inflammatory Arthritis Patient

第121章　近侧指间关节和掌指关节的硅胶假体置换术　*1091*
Proximal Interphalangeal and Metacarpophalangeal Joint Silicone Implant Arthroplasty

第122章　近侧指间关节和掌指关节表面置换术　*1099*
Proximal Interphalangeal and Metacarpophalangeal Joint Surface Replacement Arthroplasty

第123章　指间关节及掌指关节融合术　*1107*
Distal Interphalangeal, Proximal Interphalangeal, and Metacarpophalangeal Joint Arthrodesis

第11篇　筋膜室综合征、血管性疾病与感染 COMPARTMENT SYNDROME, VASCULAR DISORDERS, AND INFECTION

第124章　前臂、手部及手指筋膜室综合征的外科减压术　*1121*
Surgical Decompression of the Forearm, Hand, and Digits for Compartment Syndrome

第125章　手部注射伤的手术治疗　*1129*
Surgical Treatment of Injection Injuries in the Hand

第126章　断指再植　*1136*
Revascularization and Replantation of the Digits

第127章　手部血管痉挛及血管闭塞性疾病的手术治疗　*1148*
Surgical Treatment of Vasospastic and Vaso-occlusive Diseases of the Hand

第128章　手部深部间隙感染的外科治疗　*1154*
Surgical Treatment of Deep Space Infections of the Hand

第129章　急、慢性甲沟炎和指头炎的手术治疗　*1159*
Surgical Treatment of Acute and Chronic Paronychia and Felons

第130章　手和腕部化脓性关节炎的外科治疗　*1165*
Surgical Treatment of Septic Arthritis in the Hand and Wrist

第12篇 挛缩、热损伤与组织缺损 CONTRACTURES, THERMAL INJURIES, AND TISSUE LOSS

第131章 关节镜治疗肘关节活动功能丧失 *1172*
Arthroscopic Treatment of Elbow Loss of Motion

第132章 肘关节囊外挛缩的外侧柱松解 *1182*
Lateral Columnar Release for Extracapsular Elbow Contracture

第133章 关节外挛缩松解：内侧过顶入路 *1189*
Extrinsic Contracture Release: Medial Over-the-Top Approach

第134章 创伤后掌指关节和近侧指间关节挛缩松解术 *1197*
Release of Posttraumatic Metacarpophalangeal and Proximal Interphalangeal Joint Contractures

第135章 针式腱膜切开术及胶原蛋白酶注射治疗掌腱膜挛缩症（Dupuytren病）*1208*
Needle Aponeurotomy and Collagenase Injection for Treatment of Dupuytren Disease

第136章 掌腱膜挛缩症（Dupuytren病）的手术治疗 *1223*
Surgical Treatment of Dupuytren Disease

第137章 上肢远端热损伤的外科处理 *1234*
Surgical Treatment of Thermal Injuries of the Upper Extremity

第138章 甲床的修复、重建和切除 *1242*
Nail Matrix Repair, Reconstruction, and Ablation

第139章 指尖离断伤的软组织覆盖 *1250*
Soft Tissue Coverage of Fingertip Amputations

第140章 上肢远端皮肤移植和皮肤移植替代物 *1261*
Skin Grafts and Skin Graft Substitutes in the Distal Upper Extremity

第141章 旋转皮瓣和带蒂皮瓣覆盖上肢远端缺损 *1271*
Rotational and Pedicle Flaps for Coverage of Distal Upper Extremity Injuries

第142章 带血管游离腓骨移植治疗节段性骨缺损 *1282*
The Use of Free Vascularized Fibular Grafts for Reconstruction of Segmental Bone Defects

第13篇 肿瘤 TUMORS

第143章 手部血管瘤的手术治疗 *1292*
Surgical Treatment of Vascular Tumors of the Hand

第144章 手部鳞状细胞癌和黑色素瘤 *1306*
Squamous Cell Carcinoma and Melanoma of the Hand

第 145 章 腱鞘囊肿及相关肿瘤的开放手术和关节镜下切除术 *1311*
Open and Arthroscopic Excision of Ganglion Cysts and Related Tumors

第 146 章 上肢远端神经肿瘤的手术治疗 *1323*
Surgical Treatment of Nerve Tumors in the Distal Upper Extremity

第 147 章 上肢远端内生软骨瘤、骨囊肿及巨细胞瘤的治疗 *1330*
Treatment of Enchondroma, Bone Cyst, and Giant Cell Tumor of the Distal Upper Extremity

第 148 章 肘上截肢术和肘下截肢术 *1336*
Above-Elbow and Below-Elbow Amputations

第 14 篇 前臂、腕和手部先天性疾病 CONGENITAL FOREARM, WRIST, AND HAND DISORDERS

第 149 章 前臂截骨治疗遗传性多发外生骨疣 *1343*
Forearm Osteotomy for Multiple Hereditary Exostoses

第 150 章 桡骨发育不良的重建 *1350*
Radial Dysplasia Reconstruction

第 151 章 轴前与轴后多指畸形 *1356*
Preaxial and Postaxial Polydactyly

第 152 章 脑瘫患者掌心拇指畸形的矫正 *1361*
Correction of Thumb-in-Palm Deformity in Cerebral Palsy

第 153 章 单纯并指畸形的松解 *1369*
Release of Simple Syndactyly

第 154 章 羊膜束带综合征 *1377*
Amniotic Band Syndrome

第 155 章 斜指畸形 *1384*
Clinodactyly

手腕肘外科体格检查表 *1387*
Exam Table for Hand, Wrist, and Elbow Surgery

索引 *1401*
Index

第1章 前臂、腕和手的解剖与手术入路
Anatomy and Surgical Approaches of the Forearm, Wrist, and Hand

Melissa A. Klausmeyer, Asif M. Ilyas, and Chaitanya S. Mudgal

定义

- 安全的手术分离、暴露需要掌握充分的解剖知识。手、腕和前臂的手术入路尤其如此。
- 手术入路成功的关键点是利用神经之间的界面。
  - 这些界面位于肌肉之间,而肌肉受不同的神经支配。
  - 允许广泛松解和暴露,而不会出现肌肉失神经现象。
- 不同于手,腕和前臂具有独特的复杂关系,这不仅表现在被肌肉覆盖的骨骼,同时还表现在其附属的解剖结构,包括肌腱、血管和神经之间的紧密相连和微妙平衡。
  - 选择性地做切口不应横穿皱褶(肘前窝、手腕或手指的皱褶),以避免瘢痕挛缩。
  - 如有必要,横切肢体或锯齿形切口,以避免垂直穿过皱褶。

解剖

- 手、腕和前臂的解剖错综复杂,本章讨论的解剖主要集中在手和前臂的间室及其与手术入路的关系(表1)。

手术治疗

- 手、腕和前臂的所有手术方法都应基于对浅表和深层解剖结构、神经血管界面的充分理解和对手术技巧的熟练掌握。
- 计划手术切口前必须分辨可靠的体表标志。

术前计划

- 术前1日,必须要安排好手术器械、缝线、显微镜、透视机、内植物和助手。
- 必须复习局部解剖、X线模板、手术入路、手术流程及备选方案等。

体位

- 绝大部分手腕和前臂手术都可以让患者仰卧,患肢外展于手术台上,主刀和助手坐位施术。
- 手术台必须安全稳定,有充分的空间允许患肢与术者肘部和前臂的放置,最大限度降低术者疲劳,提高稳定性。
- 凳子必须稳定舒适,高度调节到让膝髋保持同一水平、双足平放于地面。
- 灯光在手术桌上方以一定角度照射术野,避免从主刀或者助手背后照射,防止术野中有阴影。
- 在上肢外科学中,经常需要显微放大镜以保证视野清晰。
- 建议使用气囊止血带(有菌、无菌皆可),保持术野无血,所有解剖结构清晰可辨。

入路

- 手、腕和前臂有许多入路,最佳入路是解剖结构暴露清晰,并可直达手术区域。
- 手术入路应该根据手术指征选择。

表1 手和前臂的间隔

间隔	起点	附着点	神经支配
大鱼际肌			
拇短展肌	大多角骨/舟状骨	拇指桡侧基底	正中神经(回返运动支)
拇短屈肌	大多角骨	拇指基底部	正中神经(回返运动支)
拇对掌肌	大多角骨	拇指桡侧基底	正中神经(回返运动支)
内收肌			
拇内收肌	头状骨/第3掌骨	拇指尺侧基底	尺神经
小鱼际肌			
小指展肌	豌豆骨	小指尺侧基底	尺神经
小指短屈肌	钩骨钩	小指基底	尺神经
小指对掌肌	钩骨钩	小指尺侧基底	尺神经
骨间肌			
背侧骨间肌(4)	第2、3、4、5掌骨	指骨的桡侧或尺侧基底	尺神经
掌侧骨间肌(3)	第2、4、5掌骨	指骨的桡侧或尺侧基底	尺神经
腕管			
指深屈肌,浅层肌腱,拇长肌腱,正中神经	钩骨钩	舟状骨结节	
前臂掌侧浅层解剖			
旋前圆肌	肱骨内上髁	桡骨的中1/3	正中神经
桡侧腕屈肌	肱骨内上髁	第2掌骨基底	正中神经
掌长肌	肱骨内上髁	掌腱膜	正中神经
尺侧腕屈肌	肱骨内上髁	豌豆骨/第5掌骨基底	正中神经
指浅屈肌	肱骨内上髁	第2、3、4、5掌骨基底	正中神经
前臂深层解剖			
指深屈肌	尺骨/骨间膜	第2、3、4、5指骨基底	第2、3指骨基底——正中神经骨间分支 第4、5指骨基底——尺神经
拇长屈肌	桡骨近端1/3	拇指基底	正中神经骨间分支
旋前方肌	尺骨近端1/3	桡骨近端1/3	正中神经骨间分支
前臂背侧解剖			
拇长展肌	桡骨背侧中1/3	第1掌骨桡侧基底	桡神经(骨间分支)
拇短伸肌	桡骨背侧中1/3	拇指背侧基底	桡神经(骨间分支)
拇长伸肌	尺骨背侧	拇指远节指骨背侧基底	桡神经(骨间分支)
指总伸肌	外上髁	第2、3、4、5指骨背侧基底	桡神经(骨间分支)
示指伸肌	尺骨背侧	第2指骨背侧基底	桡神经(骨间分支)
小指伸肌	外上髁	第5指骨背侧基底	桡神经(骨间分支)
尺侧腕伸肌	外上髁	第5掌骨背侧基底	桡神经(骨间分支)
旋后肌	外上髁	桡骨远端1/3	桡神经(骨间分支)
前臂后外侧			
肱桡肌	肱骨外上髁	桡骨远端茎突	桡神经
桡侧腕伸肌	肱骨外上髁	第2掌骨背侧基底	桡神经
桡侧腕短伸肌	肱骨外上髁	第3掌骨背侧基底	桡神经(骨间分支)

手的皮肤切口

- 手术切口必须先用消毒的记号笔标注在皮肤上，以确定位置是否合适、多重切口的皮肤桥是否充分，并且可作为闭合切口的辅助指示。
- 手掌切口可以沿着手部皮肤纹路进行，但是由于皮下组织菲薄，要避免在较深的掌纹做切口，因为潮湿容易引起切口浸渍，同时切口的皮缘也不容易对合。
- 应该避免做垂直于掌侧屈指横纹的切口，防止瘢痕形成和继发皮肤挛缩，引起活动受限和功能损害（技术图1A、B）。
- 手背皮肤切口可以做得小一点，因为手背皮肤较松，容易推动（技术图1C）。
  - 只要皮肤桥保持充分，垂直、水平或者弧形切口都是可行的。
- 手指可以从背侧、掌侧或者侧方进入。
  - 背侧切口可以是垂直的或弧形的。
  - 掌侧切口最好用Z形切口，以一定的角度在皱褶的侧方跨过。
  - 侧方切口最好位于光滑和皱褶皮肤的交界处，注意位于屈肌腱鞘平面的神经血管束。神经血管束与掌侧瓣一起牵向掌侧，或者留在原位，在其浅表解剖。

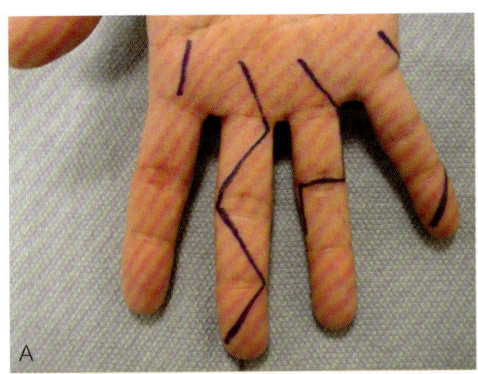
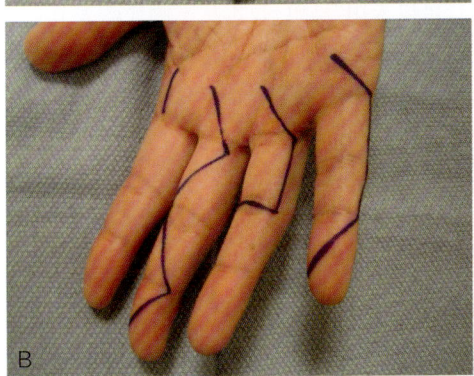
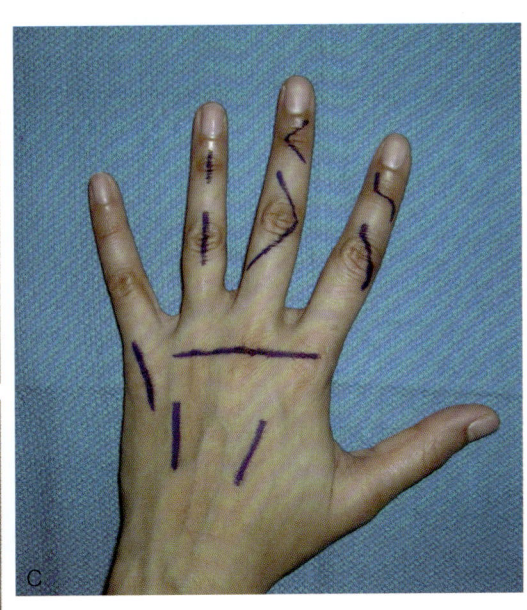

技术图1　手和指的掌侧（A、B）和背侧（C）切口示例。

甲床的手术入路

- 钝性拔除甲床和甲上皮之间的甲板。
- 甲上皮两侧做纵行切口可显露近端甲床及甲母质。

指间关节的手术入路

- 可以采用背侧直切口或各种各样的弧形切口，包括S形或V形（技术图2A）。
- 远侧指间关节的切口必须注意甲床的生发基质，它位于伸肌腱止点远侧1 mm处。
- 在近侧指间关节的皮肤切口处无神经血管之间的平面，应该直接显露伸指肌腱（技术图2B）。

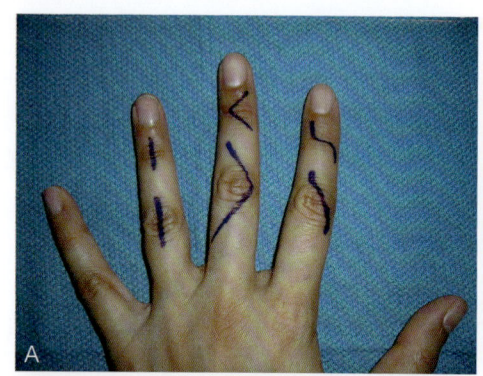
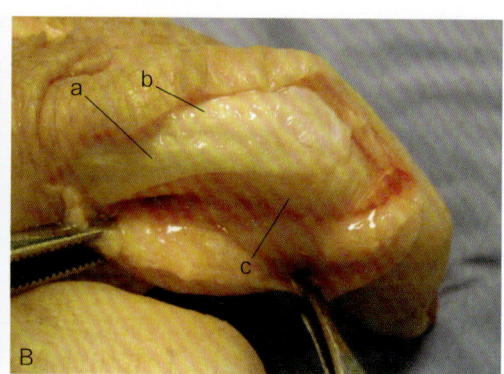
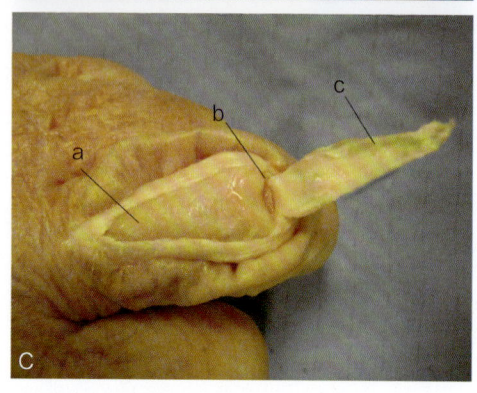

技术图2　A. 近侧指间关节和远侧指间关节背侧皮肤切口示例。B. 近侧指间关节的伸指装置。a，侧束；b，伸指装置；c，近侧指间关节。C. 用一个基底在远侧的V形瓣，掀起伸指装置暴露近侧指间关节。a，近节指骨；b，近侧指间关节；c，翻开的伸指肌腱瓣。

- 根据中节指骨上中央束止点的完整性来决定近侧指间关节的显露方式。远侧不切断中央束，并且通过两侧的外侧束保持伸指的连续性非常重要（技术图2C）。
- 显露此关节可以采用三种方式：
  - 游离外侧束，向背侧轻轻牵开，从外侧进入关节。
  - 如果需要更充分的暴露，可以平行于伸指肌腱切开外侧束，以后再行修复。
  - 最后，为了最大限度显露关节，以远端作为基底做V形瓣切开伸指装置，牵开，以后再行修复（Chamay入路）。

- 可以采用"鸟枪"技术从掌侧显露关节。
  - Z形切口暴露关节表面的腱鞘。
  - 纵行分离腱鞘及滑车（C1、A3和C2），不要分离A2和A4滑车。
  - 向两侧牵开屈肌腱。
  - 充分分离指浅屈肌有助于牵开指深屈肌腱，使关节显露更加容易。
  - 纵行从掌板上分离侧副韧带。
  - 过伸关节以暴露关节面[3]。

掌指关节的手术入路

- 掌指关节屈曲时可以看到伸肌腱和关节的尖端，即掌骨头。
- 在掌指关节背侧中央做直切口。
  - 如果需要暴露几个掌指关节，可以做一个横切口跨越数个关节（技术图3A）。
- 伸指肌群应该直接暴露。根据暴露关节的不同，应该辨别和保护尺神经或桡神经的感觉支（技术图3B）。
- 显露此关节可以采用三种方式：

- 掌指关节周围有矢状束带环绕，将其游离并向远端牵开，暴露掌指关节背侧关节囊。
  - 这一技术最好用于关节囊切开术或者关节囊切除术。
- 如果需要进一步暴露关节，可以从中央切开伸指肌群，并且纵行穿过伸肌腱的基底，掌指关节就立刻在肌腱的深面完全显露出来。
  - 这个技术可以保持伸指肌群的平衡，并防止术后的半脱位和手指侧偏。

第1章 前臂、腕和手的解剖与手术入路

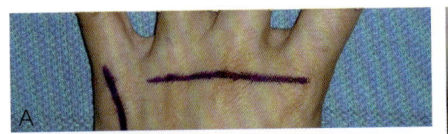
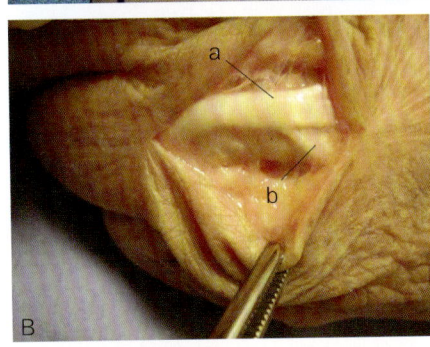
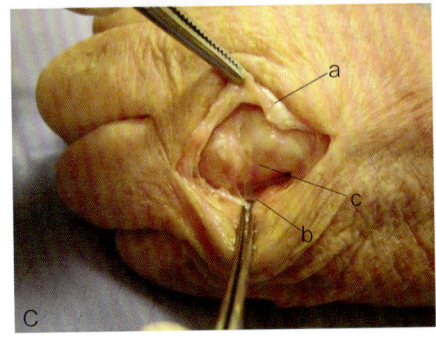
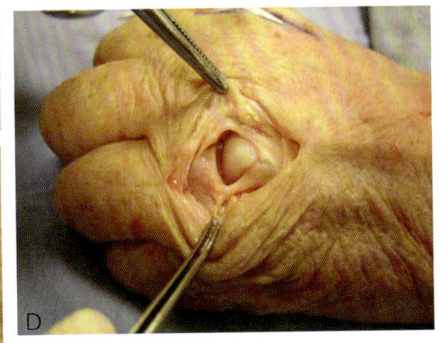

技术图3 A．掌指关节皮肤切口示例。在每个关节上均可以做一个纵行直切口，但如需同时暴露多个关节，则可采取一个横行直切口。B．掌指关节上方的伸指肌群。a，伸肌腱；b，尺侧矢状束。C．沿着伸指肌群切开尺侧矢状束，显露掌指关节。a，伸肌腱；b，牵开的尺侧矢状束；c，掌指关节。D．在侧副韧带背侧切开关节囊。

- 靠近近侧指间关节水平切勿劈开伸指肌腱，避免损伤中央束。
○ 沿着尺侧矢状束与肌腱平行切开伸指肌群。
- 避免松解桡侧矢状束，以防止手术后肌腱尺侧半脱位。
- 这一技术也可以充分暴露掌指关节和侧副韧带，但是有术后肌腱半脱位或手指侧偏的风险（技术图3C、D）。

掌骨的手术入路

- 触摸皮下的掌骨，辨别出掌骨上的伸肌腱。
- 在掌骨背侧做纵行直切口，如果有1个以上的掌骨需要手术，在相邻的掌骨之间做切口（技术图4）。在相邻掌骨之间而不是掌骨上方切开可以减少切口与下方指伸肌腱之间的瘢痕粘连。
- 必须辨别并保护好上面的伸肌腱。
- 联合腱会跨越某些区域，同时连接两根肌腱，应尽可能予以保留；如果不能保留，应该松解予以标记，以便缝合伤口前予以修复。
- 掌骨两侧都有骨间背侧肌附着。
- 沿着暴露出来的掌骨背侧嵴纵行切开骨膜，在骨膜下将骨间背侧肌向内、外两侧牵开。

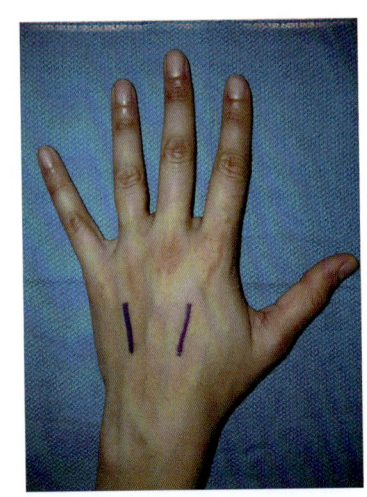

技术图4 用于进入多个掌骨的手术切口。

腕管手术入路

- 腕管是一个封闭的骨-纤维隧道,包含9根屈肌腱和正中神经。其边界包括腕横韧带(顶部)、腕骨(底部)、钩骨钩(尺侧壁)和舟骨(桡侧壁)。
  - 腕管的近侧边界在远侧腕横纹水平。
- 在桡侧的大鱼际隆起和尺侧的小鱼际隆起之间找到鱼际间凹陷(技术图5A)。
- 沿着手的尺侧基底部触及钩骨钩和豌豆骨。
- 确定Kaplan基线,估计腕横韧带的远端[5]。Kaplan基线从第1指骨基底开始(拇指外展于掌骨平面时)平行于近侧掌横纹止于钩骨。
- 根据术者的喜好,腕管的切口有多种方式,从有限制切口(技术图5B)到可延伸切口。
- 切口始于鱼际间凹陷中央,并向第3指方向延伸,这样可以避免损伤正中神经和尺神经的掌侧皮支[9]。
- 神经间平面位于尺神经和正中神经掌侧皮支之间。
- 沿着皮肤切口切开皮下脂肪,皮下脂肪深面是纵向排列的掌浅筋膜(技术图5C)。
  - 沿着切口切开这层浅筋膜。
  - 避免将皮瓣牵向桡侧或尺侧,以防止皮瓣坏死和防止正中神经和尺神经的掌侧皮支损伤。
- 掌浅筋膜的深层是厚厚的腕横韧带。
  - 同样沿着皮肤切口切开腕横韧带,注意保护其深面的正中神经和正中神经返支。这个返支可能穿过,也可能横跨腕横韧带(技术图5D)。
- 在腕横韧带的远端,确认韧带的远、近端都被切开。
  - 远端切开的标志是看到所谓的"哨兵"脂肪垫,它有一种显著区别于普通皮下脂肪的黄色。
  - 近侧切开的标志是用视觉和触觉来确认,一般在腕横韧带与前臂深筋膜交汇处,正好处于远侧腕横纹水平。

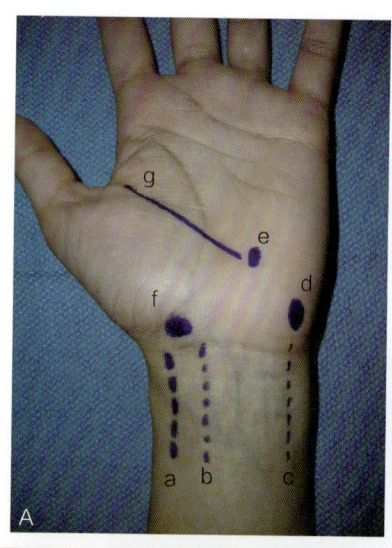 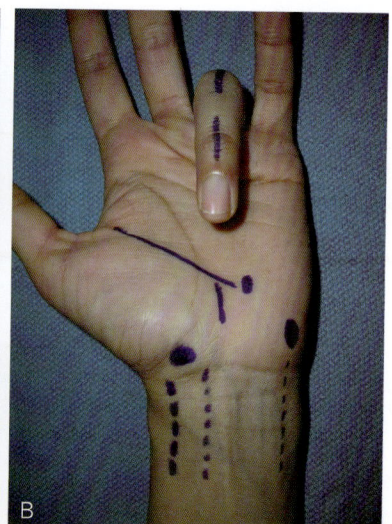
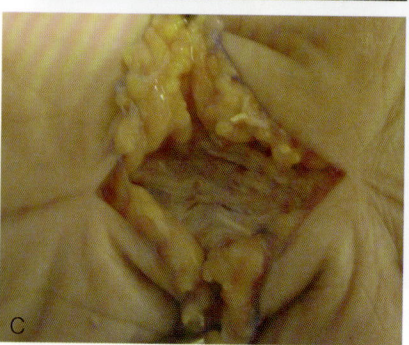 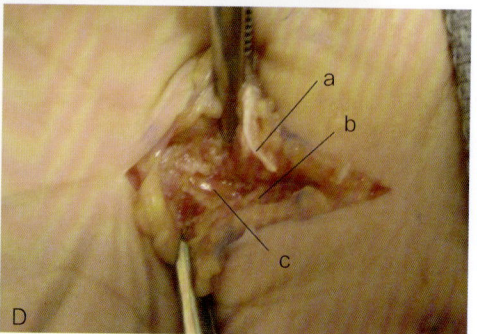

技术图5 A. 手掌的表面解剖。a,桡动脉;b,桡侧腕屈肌腱;c,尺侧腕屈肌腱;d,豌豆骨;e,钩骨;f,舟骨的远端;g,Kaplan基线。B. 有限制的腕管入路切口。C. 手的掌浅筋膜。D. 部分切开腕横韧带,正中神经位于其深面。a,牵开的掌浅筋膜;b,部分切开的腕横韧带;c,正中神经。

Guyon 管手术入路

- Guyon 管是一个封闭的骨-纤维隧道,位于手部的尺侧基底。尺神经、血管由此通过,支配和供应手内在肌。
  - 其边界包括腕掌韧带(顶)、腕横韧带(底)、豌豆骨(尺侧壁)和钩骨钩(桡侧壁)。
- 触及豌豆骨,其位于手部尺侧基底的皮下,刚好在屈腕横纹与尺侧腕屈肌腱交点的远侧(技术图 5A)。
- 触及钩骨钩,其位于豌豆骨远侧及桡侧各 2 cm 处。
  - 手部外形较大或小鱼际肌比较发达的患者,可能难以摸到钩骨。
- 触及尺侧腕屈肌腱,它沿着前臂尺侧走行,跨越屈腕横纹止于豌豆骨。
- 在豌豆骨和钩骨之间做 Z 字或弧形切口,并向近侧延伸(技术图 6A)。
  - 避免纵行跨越屈腕横纹,沿着尺侧腕屈肌腱的桡侧向近端延伸切口(技术图 6B)。
- 在屈腕横纹的近侧找到尺侧腕屈肌腱,沿其桡侧松解筋膜,并向尺侧牵开。尺动脉和尺神经就位于尺侧腕屈肌腱的深面和桡侧,尺神经较尺动脉表浅且偏尺侧。
- 尺动脉和尺神经伴行,向远端进入手部。
  - 在手部,尺侧腕屈肌腱止于豌豆骨,尺动脉和尺神经则进入腕掌韧带的深面。
- 松解腕掌韧带的桡侧直达豌豆骨,切开 Guyon 管的顶壁对尺动脉和神经减压。在 Guyon 管内,尺神经分成运动支和感觉支。其中运动支进入弓形纤维的深面,此纤维是由起源于钩骨钩的小鱼际肌形成(技术图 6C)。
- Guyon 管内的尺神经血管结构的解剖变异程度比较高。由于 Guyon 管本身进入小鱼际肌下面的弓形纤维的深面,所以对它的松解不仅应包括管的顶部,也应包括管的远端[6]。

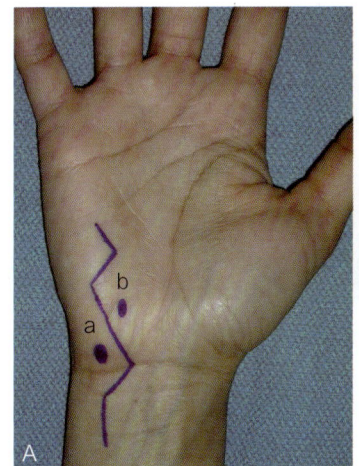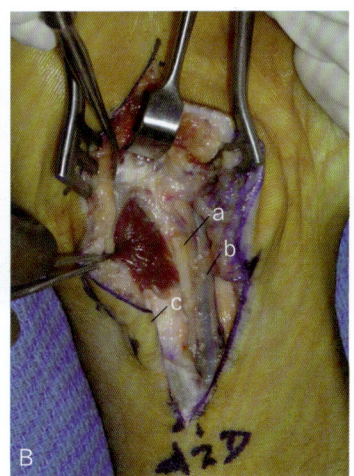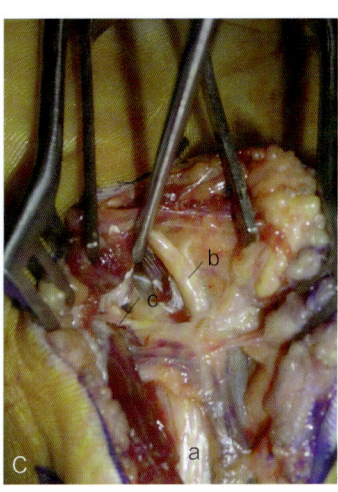

技术图 6 A. Guyon 管入路的表面解剖和切口。a,豌豆骨;b,钩骨。B. 切开掌腕韧带后位于手部尺侧基底的尺神经血管结构。a,尺神经;b,尺动脉和静脉;c,豌豆骨上的小鱼际肌起点。C. 尺神经运动支上覆由小鱼际肌形成的弓形纤维。a,尺神经;b,尺神经感觉支;c,尺神经运动支。

桡骨掌侧的手术入路

- 在屈腕横纹的远侧找到桡侧腕屈肌腱,其在皮下向近端走行(技术图 7A)。该肌腱大约在前臂中段移行为肌腹。
- 找到肱桡肌,其起点位于肱骨外上髁,是前臂外侧最表浅的肌肉。在桡骨的桡侧有较宽的止点。
- 找到肱二头肌腱,其在跨越肘关节前方时变宽、绷紧,并在肱桡肌的内侧止于桡骨。
- 在腕部找到桡动脉,其位于桡侧腕屈肌腱和肱桡肌腱之间。
- 前臂旋后,在屈腕横纹的近侧做切口,紧贴桡侧腕屈肌腱桡侧与肌腱平行向近侧延长。

- 切口可延长到肱二头肌腱外侧，直达屈肘横纹的远侧。
- 切口可以按照技术图7A所示的虚线延长。
- 切口长度取决于需要暴露的骨骼范围。
- 按照Henry的描述[4]，远侧的神经间平面位于桡侧腕屈肌（正中神经）和肱桡肌（桡神经）之间，近侧则位于旋前圆肌（正中神经）和肱桡肌（桡神经）之间。
  - 远侧的分离间隙应在桡侧腕屈肌和肱桡肌之间（技术图7B）。
  - 桡动脉刚好位于肱桡肌腱的尺侧，在前臂中段位于肱桡肌的深面。
  - 分离时不能向桡侧腕屈肌的尺侧偏移，因为正中神经就走行于桡侧腕屈肌腱的深面和尺侧。
  - 桡神经浅感觉支在前臂中段，桡骨茎突近端8～10cm处穿出肱桡肌，伴随肌腱向远端走行[1]。此神经在腕关节的近侧分支。
  - 近侧的分离间隙应在旋前圆肌和肱桡肌之间。
- Henry掌侧入路可由经桡侧腕屈肌入路来代替。
  - 该入路直接在桡侧腕屈肌腱上做切口。
  - 沿肌腱走向锐性切开桡侧腕屈肌腱鞘。最好从桡侧半打开桡侧腕屈肌腱鞘，以避免损伤正中神经掌皮支。这是因为正中神经掌皮支在远侧腕横纹近侧5cm水平发出后与桡侧腕屈肌伴行。
  - 将肌腱牵向尺侧，锐性切开腱鞘底部，直接进入深层的屈指肌腱和旋前方肌之间的前臂掌侧间隙（Parona间隙）[7]。
- 桡骨表面覆盖着前臂掌侧的深层肌肉。远端是旋前方肌和拇长屈肌（技术图7C）。前臂中1/3覆盖着桡侧腕屈肌和旋前圆肌。
- 沿着桡骨的桡掌侧面松解这些肌肉，从骨膜下剥离并向尺侧牵开，从而暴露桡骨。
- 近侧，旋后肌覆盖着桡骨。骨间背侧神经穿过旋后肌进入前臂背侧。
- 为了暴露桡骨近端，前臂需要充分旋后，沿着桡骨的尺侧缘松解旋后肌并向桡侧牵开。前臂必须保持充分旋后，以保护骨间背侧神经。

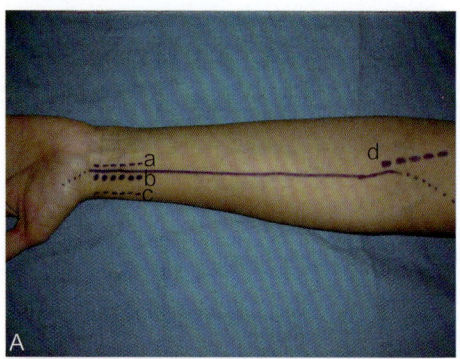
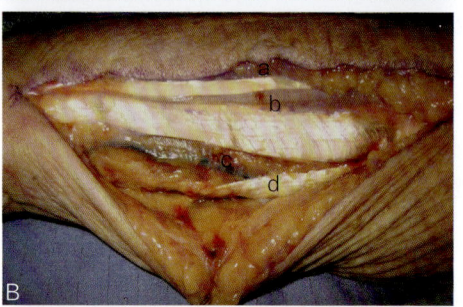
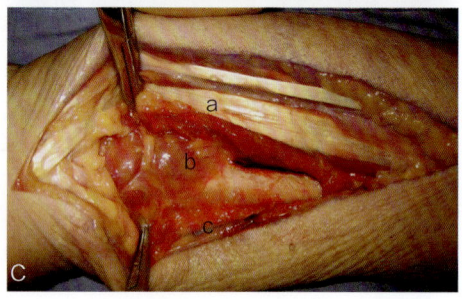

技术图7　A. 前臂掌侧表面解剖和切口。a，桡侧腕屈肌腱；b，桡动脉；c，肱桡肌腱；d，肱二头肌腱。B. 桡骨掌侧浅层暴露显示掌长肌腱（a）及桡侧腕屈肌腱（b）与肱桡肌腱（d）之间的神经间平面。c，桡动脉。C. 桡骨远端掌侧的深层暴露显示覆盖在桡骨远端的旋前方肌（b）。a，桡侧腕屈肌腱；c，桡动脉。

桡骨背侧入路

- 在桡骨远端的桡背侧找到Lister结节，这是桡骨远端背侧最明显的骨性突起，拇长伸肌腱在其周围绕过（技术图8A）。
- 辨别前臂外侧间室的3块肌肉，它由肱桡肌和桡侧腕长、短伸肌组成[4]。
- 辨别肱骨外上髁，它是肘外侧在桡骨头的近端最易触摸到的骨性突起。

- 前臂旋前位，切口起于Lister结节，可沿前臂外侧间室的内侧缘向肱骨外上髁方向做延长。
  - 找到桡骨远端及Lister结节（技术图8A）。
  - 在桡骨远端背侧，该骨性标志尤其显著，同时拇长伸肌在其尺侧走行。
- 按照Thompson的描述，远端的神经间平面位于桡侧腕短伸肌（桡神经、骨间背侧神经或两者）和拇长伸肌（骨间背侧神经）之间[8]。
  - 近端的神经间平面位于桡侧腕短伸肌（桡神经，不一致的神经支配）和指总伸肌（骨间背侧神经）之间。
- 暴露远端时，应在桡侧腕短伸肌和拇长伸肌之间的间隙做分离，Lister结节位于此间隙（技术图8B）。
- 暴露近端时，通过突出的拇长展肌和拇短伸肌来辨别及分离位于桡侧腕短伸肌和指总伸肌之间的间隙（技术图8C）。
- 桡骨远端正好位于指伸肌腱的深面。
  - 暴露桡骨远端时，应将伸肌支持带及拇长伸肌腱鞘打开，并向桡侧牵开肌腱。
  - 纵行切开拇长伸肌腱鞘的底部，在骨膜下水平牵开伸肌腱。将桡侧腕长、短伸肌牵向桡侧，指伸肌牵向尺侧。
- 在近侧，拇长展肌和拇短伸肌覆盖桡骨的中1/3。
  - 沿着这些肌肉的桡侧缘松解以暴露桡骨，同时为避免失神经支配，应将这些肌肉向尺侧牵开。
  - 近侧1/3的桡骨被旋后肌覆盖，骨间背侧神经走行于旋后肌及其两头之间。
- 为暴露桡骨近端背侧，在将旋后肌自桡骨剥离前，应首先暴露及保护骨间背侧神经。
  - 首先，在旋后肌两头之间的出口处找到该神经。
  - 神经向近侧穿过旋后肌浅头，此时应注意保护所有的神经分支。
  - 一旦神经的整个行程确认后，沿着桡侧边缘松解旋后肌，并向尺侧牵开。

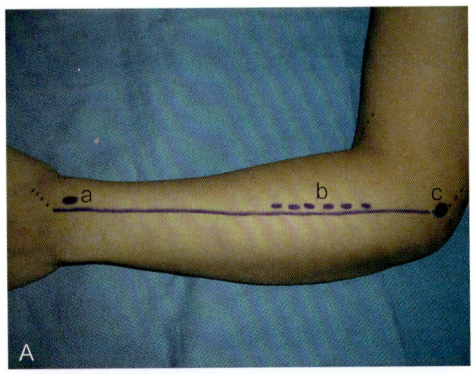
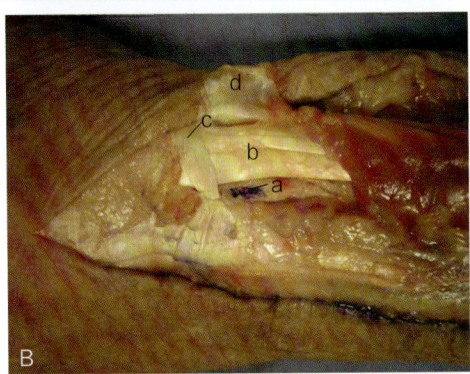
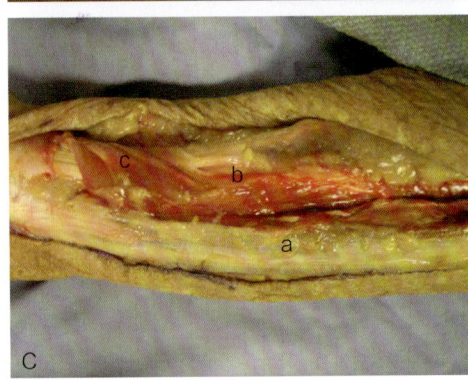

技术图8　A. 前臂背侧的表面解剖和切口。a，Lister结节；b，前臂外侧间室的尺侧缘；c，外上髁。B. 桡骨远端背侧浅层的暴露。a，Lister结节；b，桡侧腕长、腕短伸肌腱；c，拇长伸肌腱；d，牵开的伸肌支持带。C. 前臂背侧的肌肉。a，指总伸肌；b，桡侧腕短伸肌；c，拇长展肌及拇短伸肌。

尺骨手术入路

- 在前臂中立位时确定远端的尺骨头及茎突（技术图9）。
- 确定尺骨的皮下缘。
- 确定近端的尺骨鹰嘴尖端。
- 前臂中立位，切口从尺骨茎突近侧尺骨头水平开始，沿着皮下的尺骨缘向近端朝向鹰嘴延长。切口长度取决于需要暴露的骨骼范围。
- 远侧，神经间平面位于尺侧腕屈肌（尺神经）和尺侧腕伸肌（骨间背侧神经）之间。
  - 近端在鹰嘴水平，神经间平面位于尺侧腕屈肌（尺神经）和肘肌（桡神经）之间。

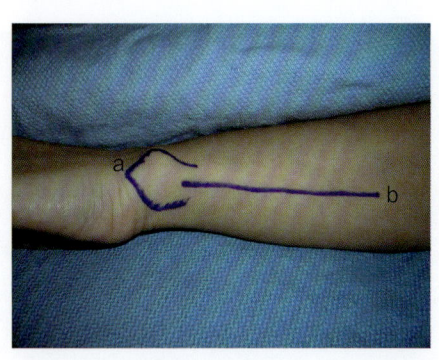

技术图9　尺骨干的表面解剖和切口。a，尺骨头及茎突；b，尺骨的皮下缘。

- 在前臂远侧，沿着尺骨的皮下缘在尺侧腕屈肌和尺侧腕伸肌之间的间隙做分离。
  - 骨膜下剥离，分别向掌侧和背侧牵开尺侧腕屈肌和尺侧腕伸肌。
- 尺动脉和尺神经走行于尺侧腕屈肌的深面及桡侧。骨膜下仔细地剥离尺侧腕屈肌以保护尺神经。
- 尺神经的背侧支从豌豆骨近侧8 cm处发出，穿过尺骨的皮下缘，向背侧走行到豌豆骨近侧5 cm处[2]。
- 前臂近侧，分离的间隙仍位于沿着尺骨的皮下缘。
- 尺骨近端是肱三头肌腱的止点。
- 当深层剥离暴露尺骨近端时，沿着肌纤维的走向切开肱三头肌腱，骨膜下剥离并向内外侧牵开，以保持肱三头肌腱的完整性。
- 尺神经从肱骨内上髁周围通过，进入尺侧腕屈肌两头之间。
- 在暴露尺骨最近端和内侧部分之前，应游离并保护好尺神经，然后骨膜下剥离尺侧腕屈肌。

要点与失误防范

指间关节入路（近侧和远侧）	• 保护远端指骨底部的生发基质和末端肌腱。 • 保护中指骨底部的中心滑动。
掌指关节入路	• 必要时，松开关节处的尺侧矢状束。避免松开桡侧矢状束。
腕管入路	• 以鱼际隆起切口为中心，保护正中神经和尺神经掌皮支在皮下组织中的分支。 • 对正中神经回返运动支保持警惕。
桡骨掌侧入路	• 解剖不应从尺侧打开桡侧腕屈肌，以保护正中神经及其皮支。
桡骨背侧入路	• 骨间后神经末端与第4掌骨背侧成一直线，易于去神经支配以减轻术后疼痛。

（章程　译，孙一　审校）

参考文献

[1] Abrams RA, Brown RA, Botte MJ. The superficial branch of the radial nerve: an anatomic study with surgical implications. J Hand Surg Am 1992;17(6):1037-1041.

[2] Botte MJ, Cohen MS, Lavernia CJ, et al. The dorsal branch of the ulnar nerve: an anatomic study. J Hand Surg Am 1990;15(4):603-607.

[3] Eaton RG, Malerich MM. Volar plate arthroplasty of the proximal interphalangeal joint: a review of ten years' experience. J Hand Surg Am 1980;5(3):260-268.

[4] Henry AK. Extensile Exposure, ed 2. Edinburgh: E&S Livingstone,1966.

[5] Kaplan EB. Functional and Surgical Anatomy of the Hand, ed 2. Philadelphia: JB Lippincott, 1965.

[6] Konig PS, Hage JJ, Bloem JJ, et al. Variations of the ulnar nerve and ulnar artery in Guyon's canal: a cadaveric study. J Hand Surg Am 1994;19(4):617-622.

[7] Parona F. Dell'oncotomia negli accessi profundi diffuse dell' avambracchio. Annali Universali di Medicina e Chirurgia Milano, 1876.

[8] Thompson JE. Anatomical methods of approach in operations on the long bones of the extremities. Ann Surg 1918;68(3):309-329.

[9] Watchmaker GP, Weber D, Mackinnon SE. Avoidance of transaction of the palmar cutaneous branch of the median nerve in carpal tunnel release. J Hand Surg Am 1996;21(4):644-650.

第2章 肘关节手术入路
Surgical Approaches to the Elbow

Luke S. Austin, Joseph A. Abboud, Matthew L. Ramsey, and Gerald R. Williams, Jr.

肘关节手术入路

- 肘关节手术入路分为后、内、外三种。根据手术中遇到的深部结构来定义这些手术入路(表1)。
- 通常,这些手术入路可以通过一个内侧或外侧皮肤切口或一个更灵活的后切口来完成。

肘关节后方入路

- 切断鹰嘴上的肱三头肌附着点是不明智的,因为牢固的修复很困难,在康复过程中可能再次断裂。当今有四种后路显露方式:
  - 肱三头肌劈开入路。
  - 肱三头肌翻转入路。
  - 保留肱三头肌的手术入路。
  - 鹰嘴截骨术。

肱三头肌劈开入路

后方肱三头肌劈开手术入路(Campbell)

- 在操作中需小心,保留内侧部分肱三头肌扩张部,因为其与前臂筋膜相连,下续尺侧腕屈肌。
- 在外侧,肘肌和肱三头肌是固定的,因此损伤机会小。

适应证

- 全肘关节置换术。
- 肱骨远端骨折。
- 游离体取出术。
- 关节囊切除术。
- 关节后方入路处理僵硬、败血症、滑膜切除以及桡尺关节成形。

手术步骤

- 皮肤切口开始于肱三头肌的正中线,关节线上约10 cm;向外或向内跨过鹰嘴尖,继续向远端延长,到近端尺骨的皮下边界的外侧缘5~6 cm(图1A)。
- 肱三头肌显露到尺骨近端4 cm。
- 经肱三头肌筋膜和肌腱的中线切口,向远端延长,跨过鹰嘴尖上的肱三头肌腱的止点,向下到达尺骨的皮下骨嵴(图1B)。
- 纵向劈开肱三头肌腱,显露肱骨远端。
- 然后在骨膜下向外侧剥离肘肌。
- 同样尺侧腕屈肌向内侧剥离,松解鹰嘴上的肱三头肌止点时需小心,保留伸肌装置,因为它延续到前臂内外侧的筋膜或肌肉上(图1C)。
- 注意肘管内的尺神经,并注意保护。
- 闭合肱三头肌筋膜时,只需缝合鹰嘴近端部分。止点处需要用缝线穿过尺骨缝合到鹰嘴上。
- 逐层缝合关闭切口。

肱三头肌劈开、肌腱翻转术(Van Gorder)

- 早期有关这种技术的描述有多种版本。
- 如果术中需要,可以延长肱三头肌。
- 由于肱三头肌翻转技术的出现,该技术基本已废弃。

表1 适应证、推荐和替代手术方法

适应证	推荐手术方法	替代手术方法
全肘关节置换	Bryan-Morrey, extended Kocher	Gschwend等, Campbell和Wadswort
软组织重建	Global	Kocher, Bryan-Morrey和Hotchkiss
T形髁间骨折	MacAusland和Chevron鹰嘴截骨术	Alonso-Llames
肱骨小头骨折	Kaplan延长的外侧入路	Kocher(Kaplan)
冠突骨折	Taylor和Scham	Hotchkiss
肱骨关节外骨折	Alonso-Llames	Bryan-Morrey, Campbell
孟氏骨折脱位	Gordon	Boyd
桡尺关节融合切除术	Kocher或Gordon	Boyd或Henry

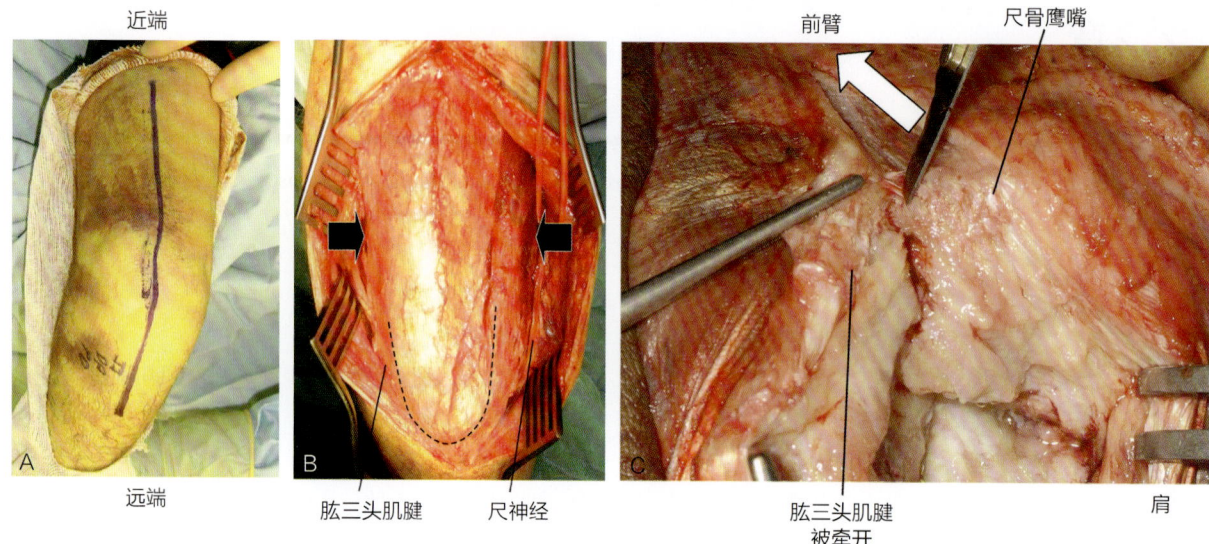

图1　A. 后三头肌切开入路。B. 内侧和外侧的皮瓣被抬高，允许完全进入三头肌肌腱。尺神经在内侧缘有一血管环，并被其隔离。C. 肱三头肌的插入从尺骨鹰嘴由内侧向外侧抬高（A的版权：Asif M.Ilyas MD, and Jesse B.Jupiter, MD；B、C的版权：Srinath Kamineni, MD）。

适应证
- 和前面提到的中线劈开手术适应证一样。

手术步骤
- 后正中线手术切口，起于鹰嘴近端10 cm，向远端延伸到在肘肌和尺侧腕屈肌之间，尺骨的皮下边界。
- 沿着尺骨上的肌腱止点方向显露肱三头肌筋膜和腱膜。
- 肌腱由近到远从肌肉上切开并翻转，游离深部肌纤维，同时保留鹰嘴上腱性附着点（图2）。
- 在中线上劈开肱三头肌，骨膜下显露肱骨远端。
- 骨膜和肱三头肌向上剥离到鹰嘴窝近端约5 cm，暴露肘关节后方。
- 如果需要较大的显露，骨膜下切开延长到关节水平，从而显露肱骨内、外髁。
- 必须辨认尺神经并加以保护。
- 通过这些步骤，如果挛缩的肘关节得到矫正，肘关节能最大限度屈曲。
- 缝合时肌腱可向远端滑移，近端肌肉和肌腱重新获得固定。
- 肱三头肌远端部分缝合到肱三头肌扩展的筋膜，然后逐层缝合。

肱三头肌翻转入路
- 保护肱三头肌装置与肘肌的连续性，单纯从一侧或另一侧开始。
- 三种手术入路曾论述过保留肱三头肌肌肉和前臂远端肌群筋膜的连续性，来显露整个关节。

Bryan-Morrey后内侧肱三头肌翻转入路
- 旨在保留肱三头肌与肘肌的连续性。

适应证
- 全肘关节置换术。
- 肘关节间置成形术。

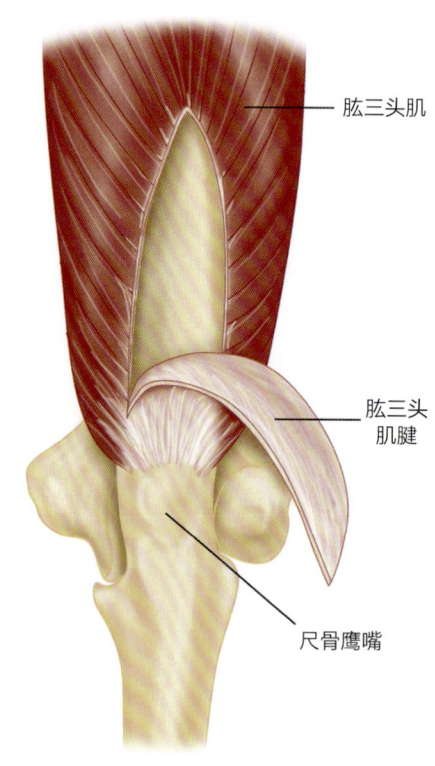

图2　三头肌劈开，肌腱翻转术。肌腱从肌肉向近端至远端方向翻转。

- 肘关节脱位。
- 肱骨远端骨折。
- 滑膜疾病。
- 感染。

手术步骤

- 中线偏内侧后方直切口，距离鹰嘴尖近端9 cm，远端8 cm（图3A）。
- 在肱三头肌的内侧头边缘找到尺神经，根据手术要求加以保护，或小心地游离至第1运动分支，然后移向前侧。
- 从后关节囊松解肱三头肌内侧头。
- 在肘肌和尺侧腕屈肌间的前臂筋膜向远侧做一约6 cm切口。
- 肱三头肌和肘肌由内到外剥离下来形成整体肌瓣，显露鹰嘴和尺骨骨嵴（图3B）。需要肘关节屈曲20°～30°，此时肌肉松弛，利于分离。
- 侧副韧带根据显露的需要从肱骨上松解下来（图3C）。
  - 如果需要保留肘关节稳定性，在手术结束时，这些韧带需要保留或解剖修补。
  - 如果做铰链全肘关节置换手术，就没有必要保留或修补侧副韧带。
- 可以减少肱三头肌在尺骨上的附着，肱三头肌翻转术时通常无须钻孔。
  - 为了防止出现这种情况，肌瓣可以牵起作为骨膜瓣（参阅下文"骨肘肌瓣入路"）。
  - 用小骨刀分离骨瓣。
  - 向外侧牵开骨瓣，将肘肌在肱骨远端的起点松解，将其整体翻转到肱骨外髁上。
  - 此时能看到桡骨头。
- 鹰嘴尖切除以利于暴露滑车。

骨肘肌瓣入路

- 此入路便于延伸切口，保证鹰嘴上附着点有可靠的愈合。
- 该术式仅暴露尺神经，而Mayo术式需将神经移位。

适应证

- 这种肱三头肌切断翻转与Bryan-Morrey肱三头肌翻转术的入路相似。
- 常用于关节置换术或肱骨远端骨折。

手术步骤

- 在鹰嘴尖近端9 cm、远端8 cm，做偏内侧的后方直切口。
- 找到并保护尺神经，不要转位。
- 通过截骨将肱三头肌在尺骨上附着点带薄层骨片剥离。
  - 这是与Bryan-Morrey术式最根本的不同。

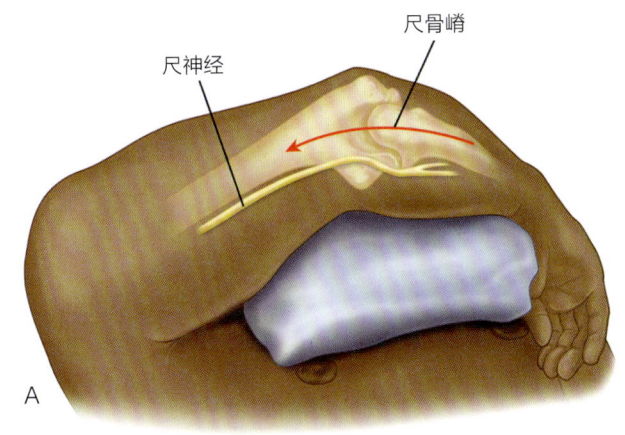

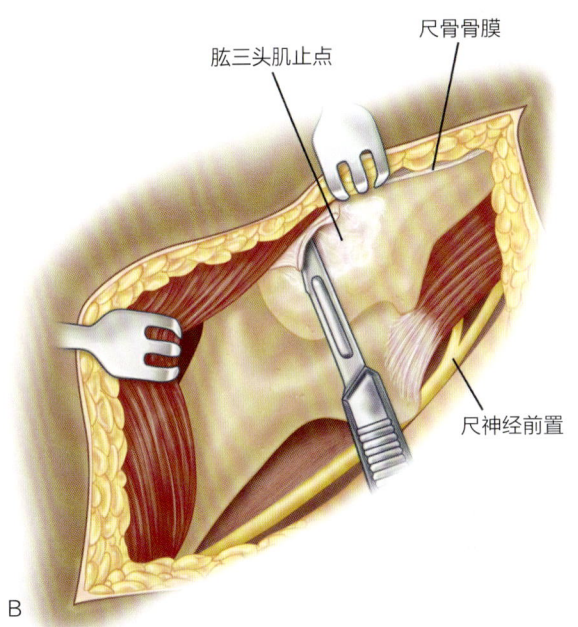

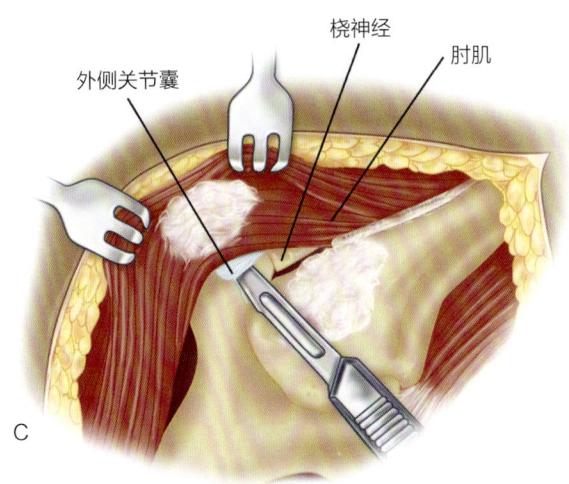

图3 Bryan-Morrey后入路。A. 后皮肤直切口。B. 尺神经向前移位。三头肌内侧缘被识别并松解，前臂表面筋膜被锐性切开，以允许筋膜和骨膜从尺骨近端翻转。C. 伸肌装置已从侧面翻转，侧副韧带也已松解。

- 把肱三头肌内侧部延续到肘肌的部分，一起从尺骨上剥离下来（图4A、B）。
- 根据病变的位置或稳定性需要，侧副韧带可保留或者松解。
- 术后用不可吸收性缝合线通过骨洞将骨块缝合到原来骨床上（图4C）。
- 间断缝合修复伸肌装置远端。

Kocher后外侧延长入路行肱三头肌翻转手术

适应证
- 关节成形术。
- 关节僵硬。
- 肱骨远端骨折。
- 滑膜切除术。
- 桡骨头切除术。
- 感染。

手术步骤
- Kocher手术的延长入路。
- 切口从关节近端8 cm开始，从髁上嵴后方，向远端延长，跨过肘肌与尺侧腕屈肌间的Kocher间隙，距鹰嘴尖远端6 cm。
- 近端找到肱三头肌，从肱桡肌和桡侧腕长伸肌沿肌间隔到关节囊水平游离肱三头肌。
- 在远端确认尺侧腕屈肌与肘肌的肌间隙。
- 将肱三头肌连同肘肌一起翻转。从外上髁到肘肌水平锐性分离肱三头肌骨性附着。
- 保留肱三头肌在鹰嘴尖上的附着。
- 外侧侧副韧带复合体从肱骨上剥离。
- 通过内翻使关节脱位。如果进一步显露，可以切开前侧和后侧的关节囊。
- 常规逐层缝合，桡侧副韧带缝合到外上髁的预置骨洞中。

Mayo改良的Kocher延长手术入路
- Kocher延长手术入路和Mayo改良的Kocher延长手术入路都比基本Kocher手术入路提供了更大显露。

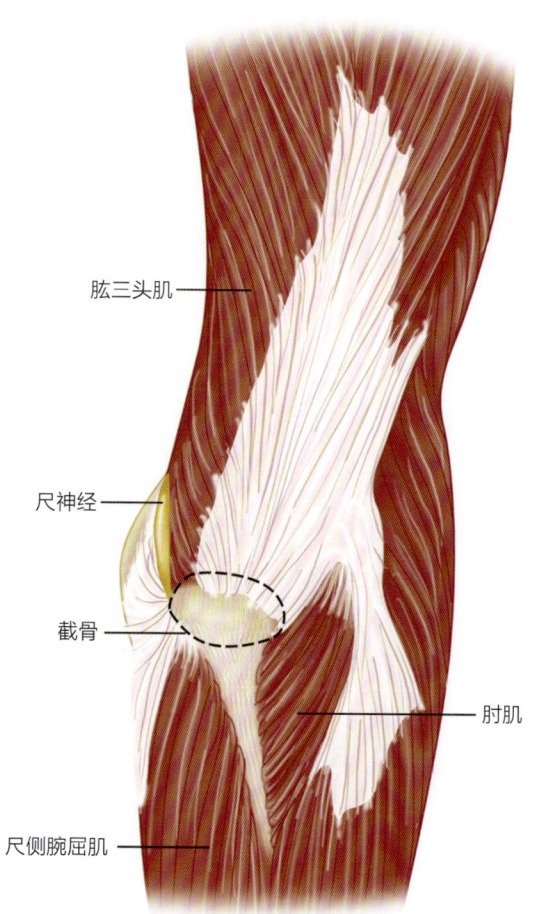

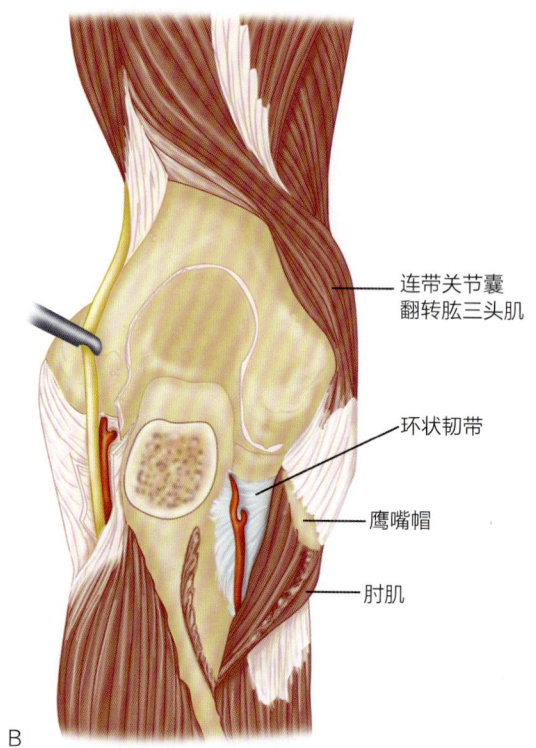

图4　右肘后视图显示尺骨鹰嘴尖端外侧有一个直的筋膜切口。A. 尺神经已被识别和保护。B. 尺骨鹰嘴已被截骨，三头肌从内侧到外侧，与肘关节和前臂筋膜连续。

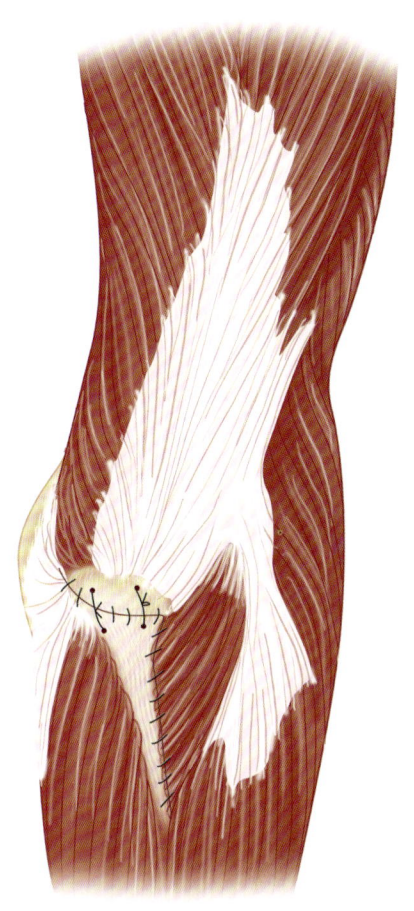

图4（续） C. 通过骨缝和远端伸肌机制的缝合是通过中断缝合完成的。

适应证
- 僵硬关节的松解。
- 关节成形术。
- 关节置换术。

手术步骤
- 改良的Kocher延长手术入路包括从鹰嘴尖上锐性分离并翻转肘肌与肱三头肌扩大部。
- 伸肌装置（保证肱三头肌与肘肌的连续性）可由外向内翻转。
- 如果向外延长切口，尺神经需要松解或转位。
- 肱三头肌重新固定的方法在Mayo手术入路中有过描述。

保留肱三头肌手术入路

后方保留肱三头肌手术方法
- 因肱三头肌未从鹰嘴尖上切断，术后可迅速康复训练。

适应证
- 肿瘤切除。
- 肱骨骨不连切除后的关节重建。
- 关节置换术。

手术步骤
- 鹰嘴尖偏内侧做后方切口。
- 向内侧、外侧牵开切口皮瓣。
- 找到尺神经，并移向前方。
- 沿肱三头肌内、外侧缘逐步向远端游离，到尺骨上的附着（图5）。
- 肱骨远端骨折固定时：
  - 在肱骨远端松解部分屈肌群和伸肌群起点，来显露髁上区，便于钢板固定。
- 肘关节置换术或肿瘤切除术时：
  - 需要把屈肌群和伸肌群起点从内、外髁上完全切断，切开侧副韧带和关节囊，肱骨远端离断。
  - 沿肱三头肌外侧缘，通过缺损处来显露肱骨远端（图6）。
  - 向后旋转前臂来显露尺骨。
  - 插入假体后，完成关节置换。
- 这种术式不需要闭合或修复伸肌装置。

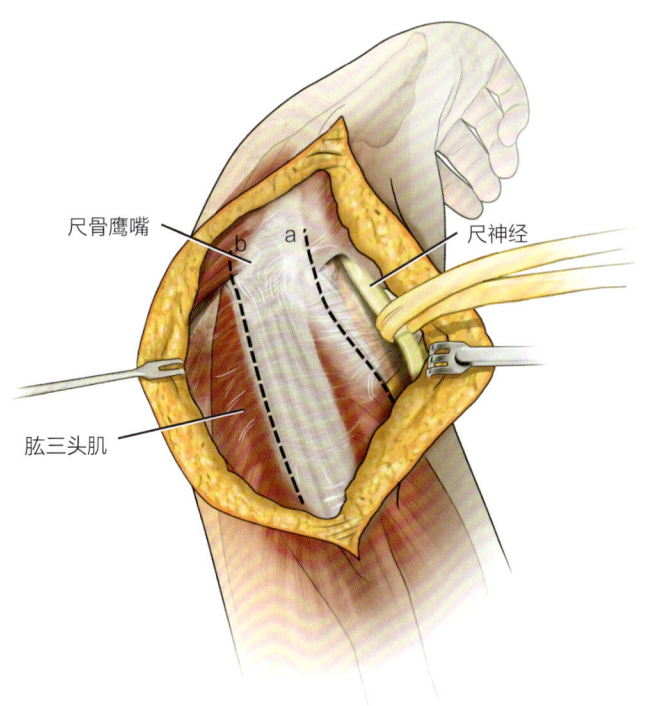

图5 后三头肌保留入路。内侧起始于尺骨鹰嘴和尺骨腕外肌之间，在肱三头肌和肌内隔之间向上延伸。尺神经应向前移位（a）。外侧起始于尺骨鹰嘴和肘关节之间的远端，向上延伸，分裂三头肌外侧头（b）。

鹰嘴截骨术

- 经骨的手术入路是当今最常用的手术显露方法，尤其是肱骨远端骨折。斜行截骨术基本已经被抛弃，而横行截骨术基本被Chevron所取代。

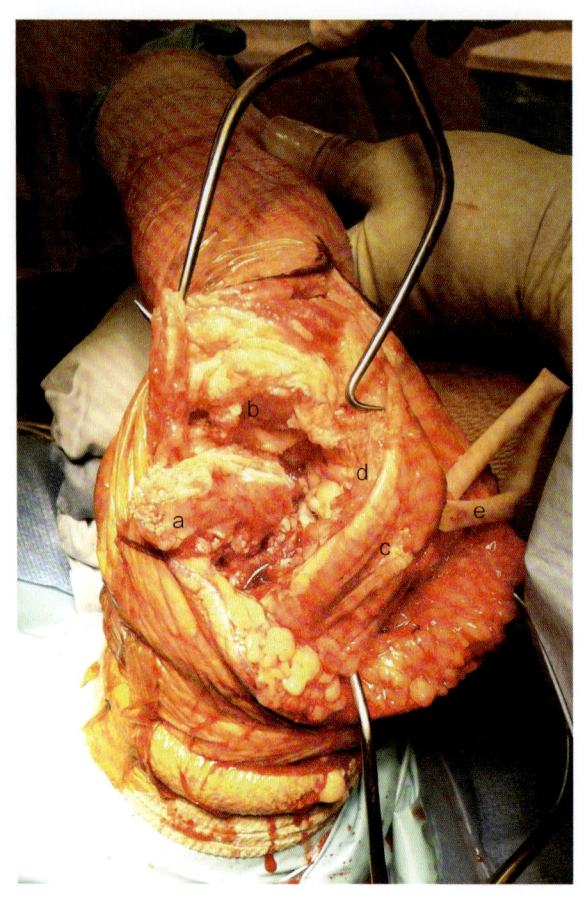

图6 肱骨远端通过侧窗暴露。a，肱骨远端；b，桡骨头；c，三头肌肌腱；d，尺骨鹰嘴；e，尺神经周围放置penrose引流管。

Chevron鹰嘴截骨术

- MacAusland首先报道这项关节内截骨术，最初应用于强直关节。
- 此种术式已经被用来桡骨头切除及滑膜切除，用来或被改良治疗T形或Y形的髁上骨折。
- 与横行截骨术比较，Chevron截骨术增加了旋转稳定性。

适应证

- 僵硬关节的治疗。
- T形或Y形肱骨髁骨折的治疗。

手术步骤

- 做鹰嘴尖偏内侧的后方切口。
- 向内、外侧牵开切口皮瓣。
- 找到尺神经并向前方移位。
- 找到肱三头肌内、外侧缘，向远端游离到在尺骨上的附着。
- 用薄摆锯完成Chevron或V形截骨术，但不要穿透软骨下骨。用骨刀完成截骨术，做成不规则面，相互交错，增加了稳定性（图7A、B）。
- 把肱三头肌腱与截下来的鹰嘴牵向近端，屈曲肘关节暴露关节（图7C）。
- 有时为了更好地暴露，需要松解内侧或外侧副韧带。
  - 这些韧带术后要进行修补。
- 完成主要操作后，鹰嘴尖通过张力带或钢板进行固定。

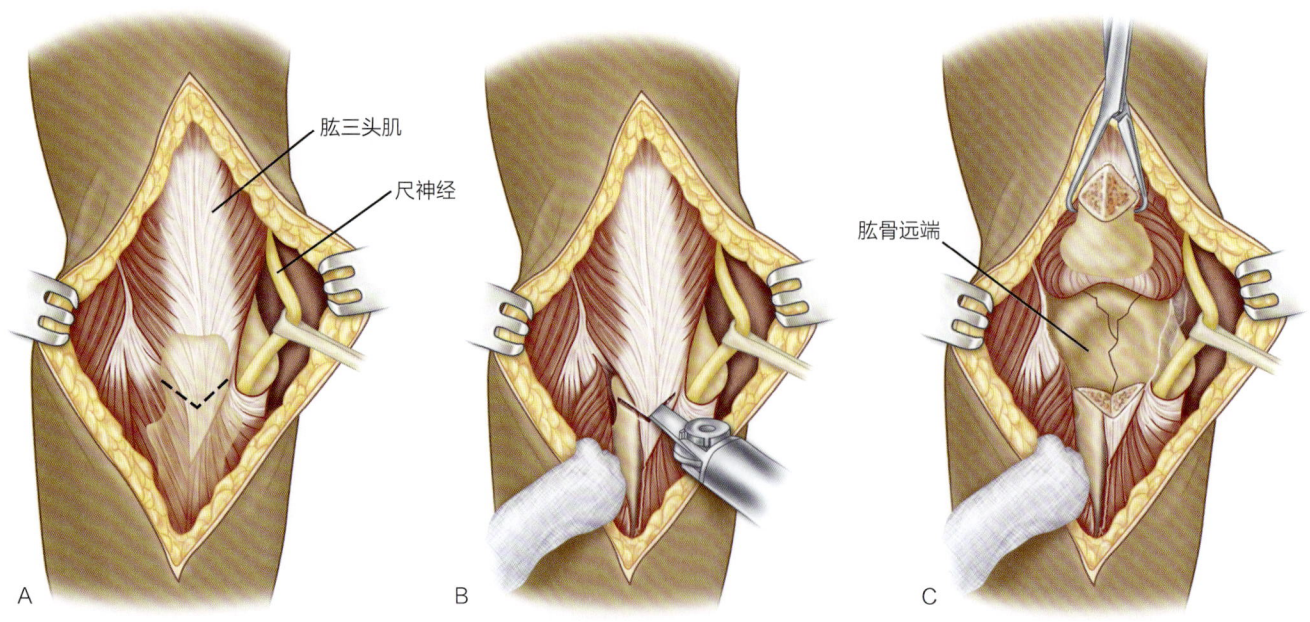

图7 鹰嘴截骨术。A．三头肌从内侧和外侧释放，而尺神经受到保护。B．一个带有远端止点三头肌的Chevron截骨术是用摆动锯开始的。C．尺骨鹰嘴截骨术和三头肌肌腱的近端部分向后缩回，露出肘关节。

要点与失误防范

尺神经	• 在肘部后路入路时,必须识别和保护尺神经。
桡神经	• 当桡神经近端暴露距离外侧上髁超过10 cm时,桡神经处于危险状态。
三头肌功能不全	• 三头肌功能不全通常是由于固定失败(肌腱或截骨术)。实施三叉肌入路是预防这种并发症的最佳方法。

肘关节外侧手术入路

- 肘关节外侧暴露广泛用于多种肘关节疾病。根据间隙深浅进行不同程度的暴露。
- 任何关节外侧或桡骨近端暴露术式,术者必须注意桡神经的骨间后侧分支或回返支的完整性。

肘关节前外侧手术入路(Kaplan)

适应证

- 前关节囊松解术。
- 骨间后神经探查术。
- 肱骨小头/外侧柱骨折的治疗。

手术步骤

- 深间隔位于指总伸肌和桡侧腕长伸肌间(很容易找到肌间隔,此处血管沿指总伸肌前缘穿过)。
- 纵行切开指总伸肌和桡侧腕长伸肌之间的筋膜(随着解剖的深入,穿过桡侧腕长伸肌,可看到桡侧腕短伸肌)。
- 向深部分离桡侧腕短伸肌,可以看到旋后肌的横向纤维,并有骨间后神经伴行。骨间后神经决定了向远端暴露的范围。前臂旋前可将桡神经移出术野。
  - 如果需要,向近端剥离,将桡侧腕长伸肌、桡侧腕短伸肌和肱桡肌从肱骨外侧髁上嵴前方切断,暴露关节囊前方。

改良的远端Kocher手术入路

适应证

- 尺侧副韧带重建术。

手术步骤

- 皮肤切口起自肱骨外上髁近端,沿肘肌和尺侧腕伸肌的筋膜方向倾斜延长约6 cm(图8A)。
- 切开肘肌和尺侧腕伸肌之间的Kocher间隙(图8B)。
- 切开间隙后可以见到外侧关节囊。

- 然后将肘肌翻转到关节囊后方,显露远端尺骨旋后肌嵴。
- 尺侧腕伸肌和伸肌总腱从外上髁上切断,向前翻转,暴露外侧关节囊。桡神经在此术区是安全的,因为它被尺侧腕伸肌和指总伸肌保护着(图8C)。
- 在关节囊上做纵切口来暴露肱桡关节。

Boyd(后外侧)手术入路

- 骨膜下分离近端尺、桡骨可能导致尺桡骨融合。

适应证

- Monteggia骨折-脱位。
- 桡骨头骨折。
- 尺桡骨融合术。

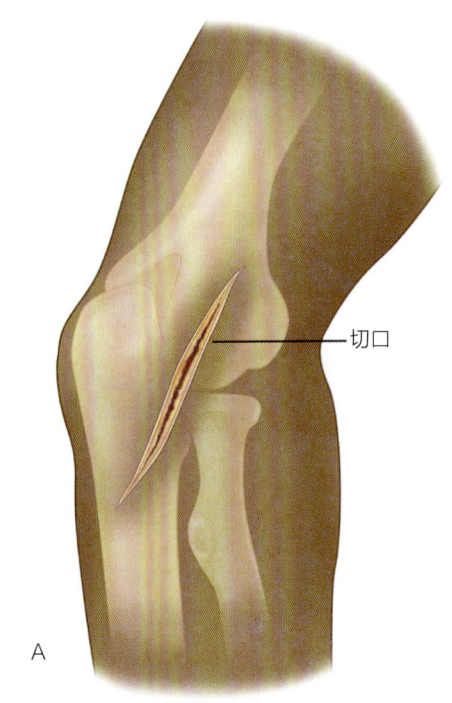

图8 远端Kocher入路。A. 切口开始于髁上嵴上方外侧上髁上方2~3 cm处,并向远端和后部延伸约4 cm。

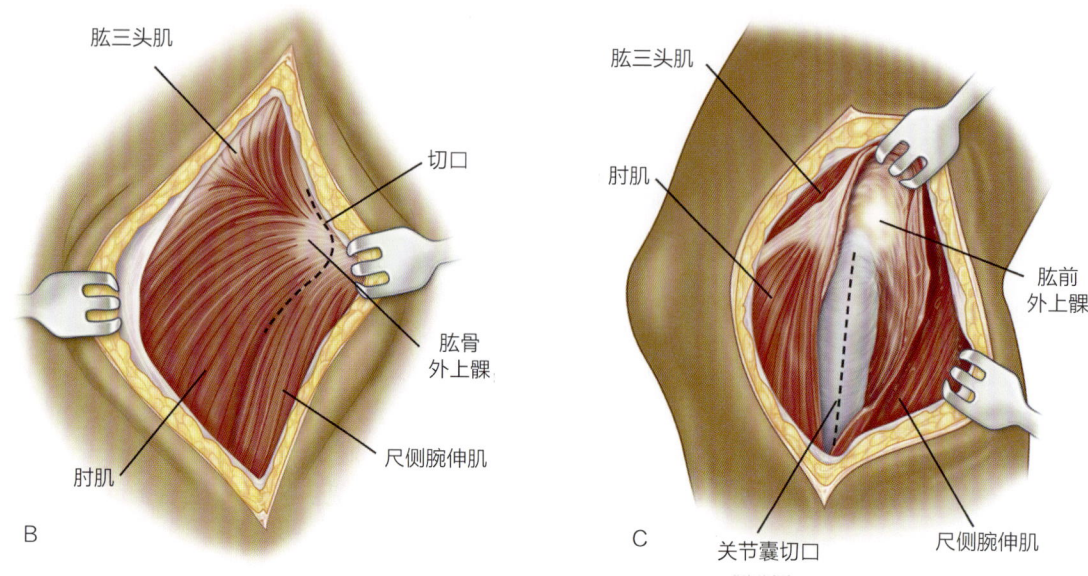

图8（续） B. 确定肘关节与尺侧腕伸肌之间的间隔。C. 进一步打开这个间隔显示关节囊。

手术步骤

- 手术切口起自外上髁后方，肱三头肌腱的外侧，向远处延长到鹰嘴尖外侧，再向下到尺骨边缘。
- 将肘肌和旋后肌从尺骨骨嵴上剥离（肘肌和旋后肌）（图9A、B）。
- 牵拉肘肌和旋后肌，显露桡骨头和颈表面的关节囊。
- 旋后肌能保护骨间后神经。

- 外侧关节囊包含着尺侧副韧带，切开会出现后外侧旋转不稳定。
- 为了显露桡骨干，手术切口沿着尺骨皮下骨嵴方向延长，分离尺骨外侧肌肉（包含尺侧腕伸肌、拇长展肌和拇长伸肌）。
- 结扎骨间后动脉和骨间动脉返支进行止血。

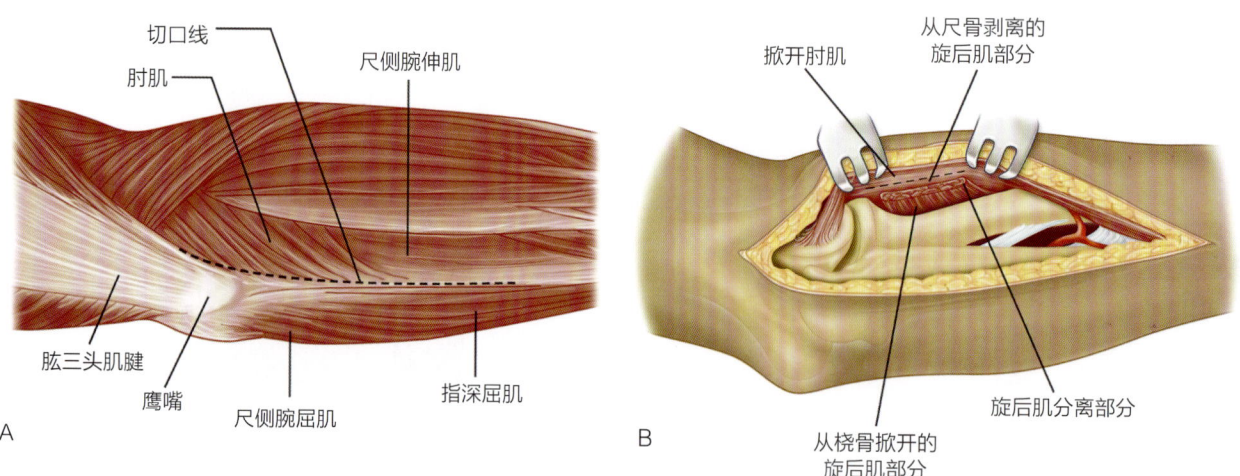

图9 Boyd手术方法。A. 切口从肱三头肌外侧缘开始，在上髁上方2~3 cm处，并向远端延伸至尺骨外侧皮下缘，经尺骨鹰嘴尖6~8 cm。肘关节的尺侧止点和旋后肌的起点在骨膜下抬高。骨膜下回流包括拇长展肌、尺侧腕伸肌和拇长伸肌。旋后肌起始于尺骨旋后肌嵴处，整个肌群呈放射状回缩，暴露桡肱关节。B. 旋后肌保护骨间后神经。

要点与失误防范

骨间背侧神经	• 采用外侧入路时应避免向远端延伸切口。前臂旋前有助于保护该神经。采用Kaplan入路时损伤风险最大。
外侧尺副韧带	• 经过外侧关节囊的切口可能会损伤外侧尺副韧带,导致后外侧旋转不稳定。

肘关节内侧手术入路

- 肘关节内侧手术入路适应证相对较少,已被关节镜手术方法所代替。
- 最有意义的内侧手术入路由Hotchkiss描述,这种延长入路灵活性较大,尤其是用于冠突暴露和挛缩关节的松解。

延长的内侧过顶手术入路

- 很好地暴露前内侧和后内侧肘关节。
- 这种入路不适于肘关节外侧异位骨化的切除。
- 不适合桡骨头手术。

适应证

- 冠突骨折的治疗。
- 挛缩关节松解术(需要探查尺神经)。
- 前方或后方进入关节。
- 可改成Bryan-Morrey的肱三头肌翻转显露。

手术步骤

- 浅层解剖。
  - 皮肤切口只需落在正后切口和中线偏内切口之间(图10A)。
  - 游离皮肤皮下组织。
  - 确认肱骨内上髁嵴、内侧肌间隔、旋前肌及屈肌群起点和尺神经。

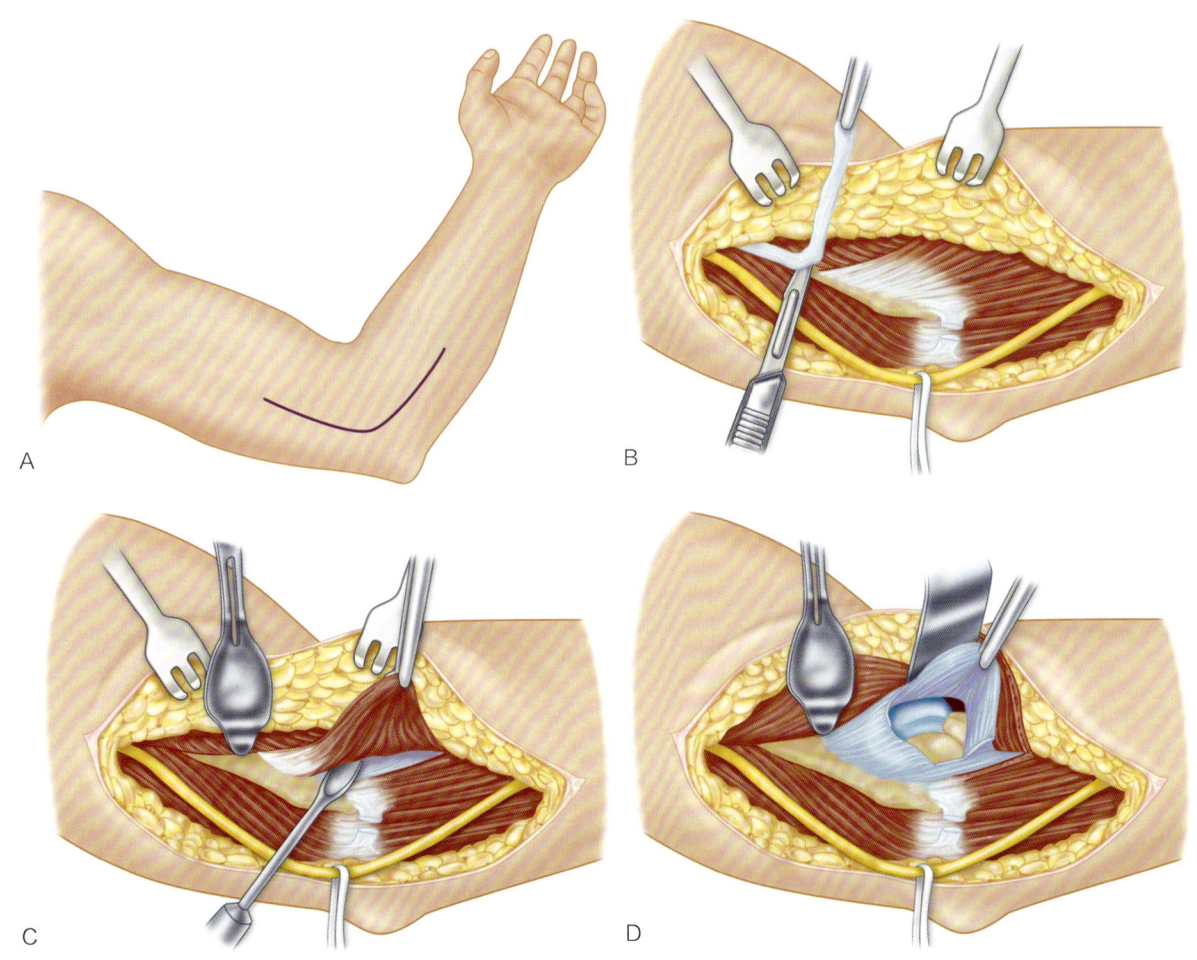

图10 A. 沿中线的内侧皮肤切口。B. 内侧肌间隔(浅蓝色)从内侧上髁至近端5 cm处切除。尺神经用缝合环标记。C、D. 如果需要伸展暴露,整个外旋前肌群从内侧上髁抬高。

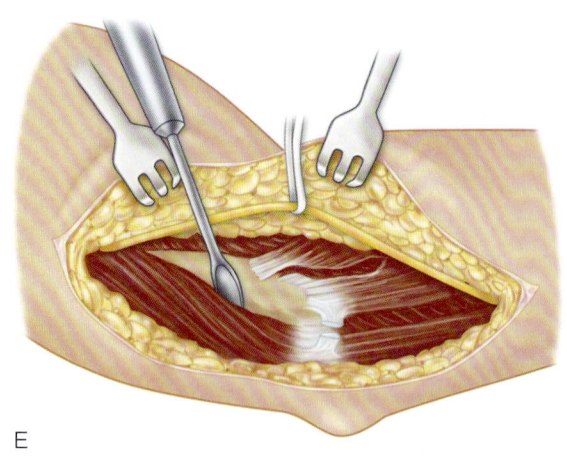

图10（续） E. 如果发生包膜挛缩，可以迅速切除包膜。

- 前方沿筋膜上方（而不是皮下组织）显露到间隔；辨认前臂内侧皮神经，予以保护。
- 找到尺神经。如果患者曾做过手术，在远端显露前，需先在更近端找到尺神经。
  - 如果曾做尺神经前置术，手术之前应该将它游离。
- 向外侧松解皮下组织，找到屈肌群和旋前肌肌束起点，而前臂内侧皮神经位于这层皮下组织瓣中。
- 内侧肌间隔把肘关节分为前、后两个间室。将内侧肌间隔在内上髁近端5 cm处切断（图10B）。
- 保护尺神经，电灼肌间隔底部的静脉血管。
- 前方深部解剖。
  - 确认屈肌群和旋前肌肌束的起点，从内上髁处部分或完全切断。
    - 如果扩大显露，将其全部从内上髁附着处切断（图10C、D）。
    - 如果延长少许，可顺纤维将其分离，保留髁上1.5 cm长的尺侧腕屈肌附着处。
    - 肌肉剥离时，髁上嵴处可保留少许纤维组织袖，以便缝合时重新修复。
  - 屈肌群和旋前肌肌束的附着点向深部松解到骨面，但要在关节囊的浅表。当这个层面完成后，可以在深面找到肱肌。
  - 辨认沿髁上嵴走行的肱肌。在保证它与屈肌-旋前肌群的连续性情况下一起松解。
  - 将肌肉拉向前方，从关节囊和远端肱骨前面将其剥离。
  - 在骨膜下剥离肱肌，以保护在肱肌表面走行的正中神经和肱动、静脉。
  - 向外侧、远端切开关节囊，将其与肱肌分离。
  - 对于关节挛缩，分离关节囊与肱肌和肱桡肌后，可以锐性切开关节囊（图10E）。
- 深部后方关节囊的显露。
  - 向远端游离尺神经，以便其前置；向远端松解到第1运动分支，使它在前方进入尺侧腕屈肌时不至于呈锐角。
  - 运用Cobb剥离子，从后方把肱三头肌从肱骨远端剥离。
  - 从近到远剥离，将后关节囊与肱三头肌分开。
- 关闭切口。
  - 把屈肌群和旋前肌肌束的附着点重新缝合到内上髁嵴。
  - 用筋膜悬吊来移位尺神经，以防止向后半脱位。

要点与失误防范

尺神经	• 在整个手术中必须暴露和隔离尺神经。
正中神经和肱动脉	• 当暴露在肱骨前部或旋前圆肌内侧时，这些结构处于危险之中。
前臂内侧皮神经	• 该神经应仅在筋膜表面识别并加以保护，以防止损伤和可能的神经瘤形成。

肘关节前方入路

- 由于容易损伤肱动脉和正中神经,所以不推荐使用肘关节前方入路。
- Henry 描述的延长入路,与 Fiolle 和 Delmas 改良入路,被公认为是最有用的前方关节入路。Darrach 描述的小改良 Henry 入路,其前外侧暴露有限。

改良的 Henry 前方手术入路

适应证

- 前方移位骨折碎片。
- 该区域肿瘤切除术。
- 重新将肱二头肌腱固定在桡骨粗隆上。
- 神经卡压综合征探查。
- 关节挛缩前方关节囊松解。

手术步骤

- 切口从肘关节屈肌褶皱近端 5 cm 开始,沿着肱桡肌的前缘向远端延长。
- 到屈肌褶皱时转向内侧,避免直角跨过,再横向延长到肱二头肌腱,然后向远端延长跨过前臂内侧掌面(图11A)。
- 向远端切开肱桡肌和旋前圆肌之间的筋膜。
- 确认外侧肱桡肌及内侧肱二头肌和肱肌之间的间隙,从近端进入间隙,轻柔钝性剥离,显露肱桡肌内侧表面的桡神经(图11B)。
- 注意避免损伤桡神经的浅表感觉分支。
  - 因为桡神经向外侧发出分支,牵拉肱桡肌是安全的。
  - 在肘关节水平,向外侧牵拉肱桡肌,向内侧牵拉旋前圆肌,可在肱二头肌内侧看到桡动脉,向中线偏外侧方向发出肌肉分支和返支。
- 结扎肌支,扩大显露时结扎返支。
- 骨间后神经穿行于旋后肌,向远端前臂背侧走行。
- 继续向远端分离,暴露旋后肌,它覆盖于桡骨近端和关节囊前外方(图11C)。

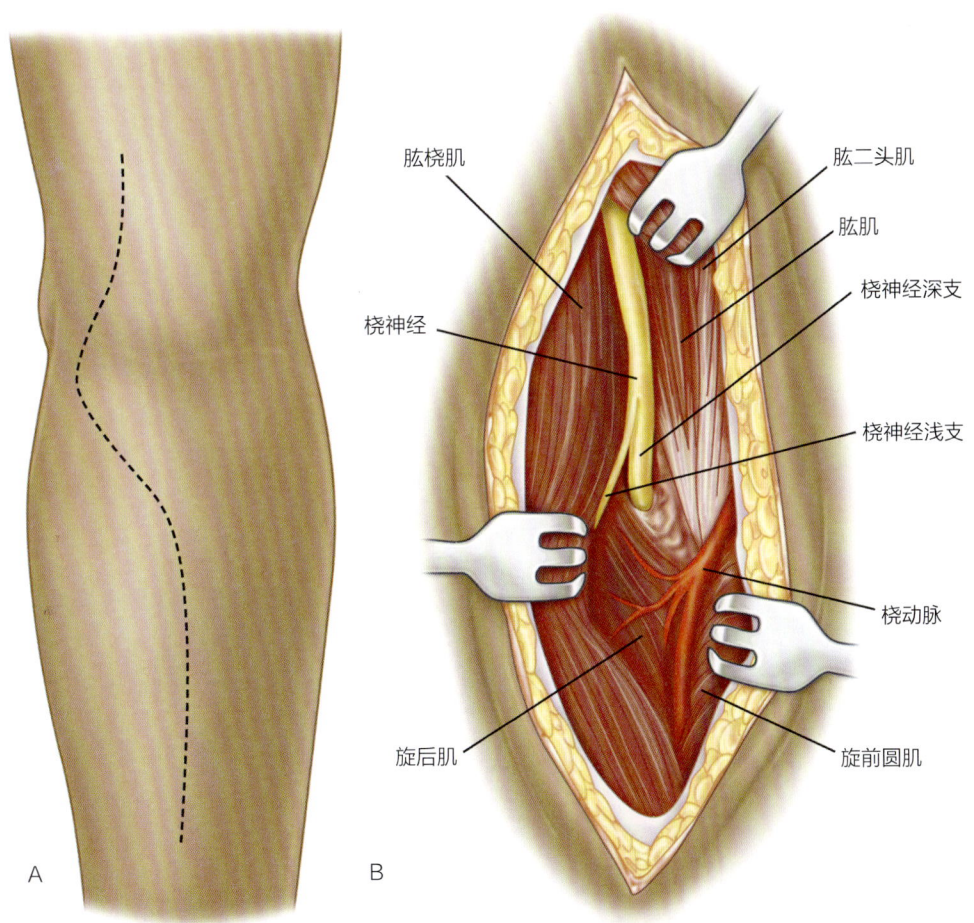

图 11 前 Henry 入路。A. 在肱二头肌肌腱外侧缘,在肘部折痕近端5 cm 处切开。它横向延伸穿过关节线,弯曲到前臂内侧。确定肱桡肌、肱骨近端与创面远端肱二头肌肌腱、旋前圆肌之间的距离,保护和牵拉桡神经及肱骨。B. 旋后肌从桡骨前部释放,即完全旋后。

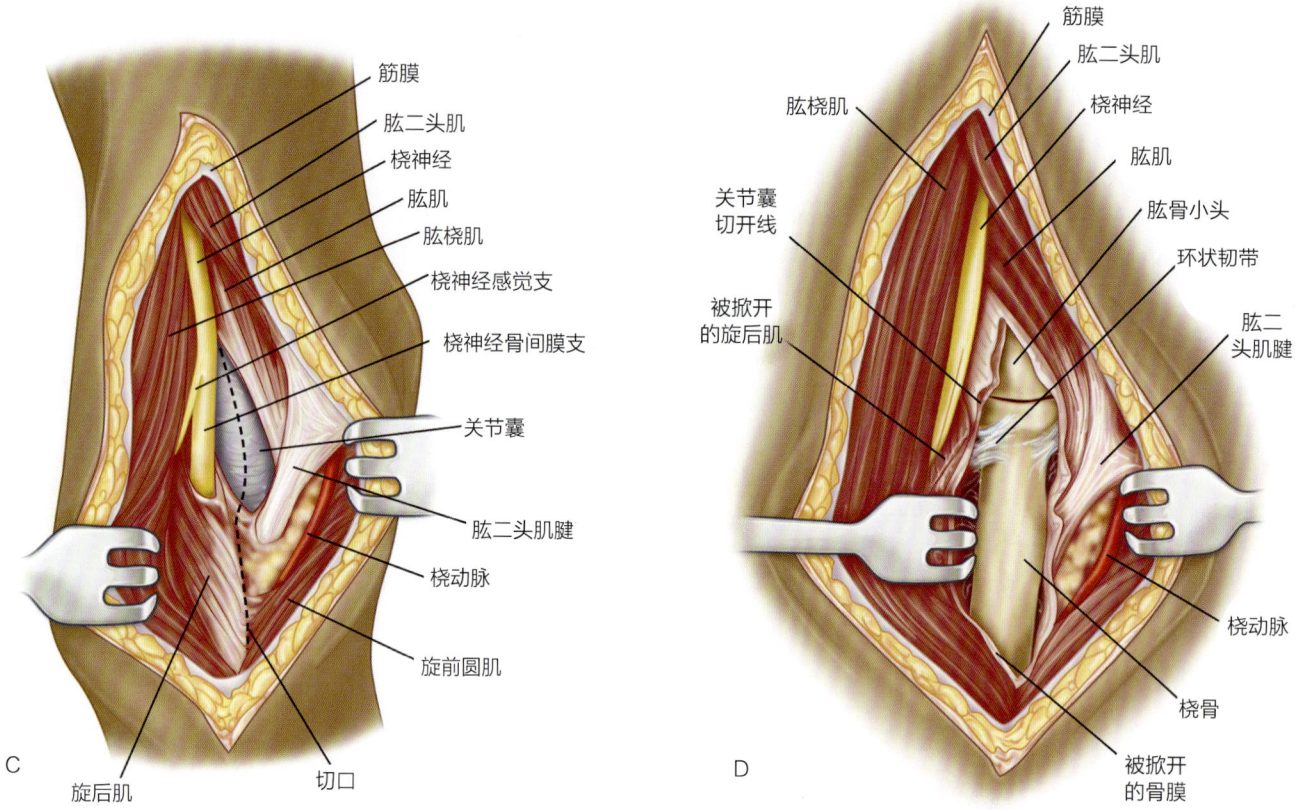

图 11（续） C. 桡动脉的桡侧返支及其肌支在需要更广泛暴露的情况下被识别和结扎。肱二头肌肌腱沿肱肌向内侧牵拉。D. 现在可以打开这个间隔暴露肘关节前部。

- 桡骨前面与旋后肌远端分散附着众多肌肉，包括旋前圆肌腱性止点、指浅屈肌和拇长屈肌的起点。
- 确认肱肌后进行剥离，牵向内侧显露近端关节囊。
- 如果向远侧显露，要极度旋后前臂。显露桡骨近端上的旋后肌。
  - 旋后肌附着点切断，骨膜下剥离旋后肌，并牵向外侧（图 11D）。

- 旋后肌保护着桡神经骨间深支，应避免过度牵拉。
- 显露桡骨近端及肱骨小头。
- 可能需要向近端和远端进一步显露；如果已经找到桡神经，则可以避免近端显露。
- 骨间后神经远端被旋后肌保护，如需扩大显露，要找到桡动脉并予以保护。

要点与失误防范

桡神经和骨间后神经	桡神经位于肱桡肌下方，骨间后神经分支于桡骨头的远端，并在桡骨颈外侧走行。过度牵拉或牵开器放置不当可能损伤神经。
桡返动脉	如果需要远端暴露，应结扎桡动脉返支。

（章程 译，孙一 审校）

第3章 腕关节镜：术前准备及手术技术
Arthroscopy of the Wrist: Preparation and Techniques

David J. Slutsky

背景

- 自从有腕关节镜以来，该项技术一直在不断地发展。由于腕背侧相对神经血管结构较少，而且大多数医生熟悉桡腕关节背侧入路，所以起初入路都是从背侧进入，查看腕关节。
- 解剖学研究使人们对骨间韧带和腕关节运动学有了更深入的了解，从而促进了腕关节镜的发展。
- 医生不断超越极限，发展新技术以改进腕关节疾病的治疗，催生了许多辅助入路。

解剖

- 腕关节镜的标准入口为背侧入口（图1A～C）。部分原因是腕关节背侧神经血管结构较少，还因为发展之初强调对腕掌关节韧带的保护。进入桡腕关节背侧入口的命名同腕背侧伸肌间室的肌腱有关。
  - 1-2入口位于包含拇短伸肌和拇长展肌的第1伸肌间室与包含桡侧腕短、长伸肌的第2伸肌间室之间（图1D）。
  - 3-4入口位于包含拇长伸肌腱的第3伸肌间室与包含指总伸肌腱的第4伸肌间室之间。
  - 4-5入口位于指总伸肌腱和小指伸肌腱之间。
  - 6桡侧入口位于尺侧腕伸肌腱的桡侧；6尺侧入口位于尺侧腕伸肌腱的尺侧。
- 腕中关节可通过2个入口进行检查，以实现腕关节镜和器械的三角测量。
  - 腕中关节桡侧入口位于3-4入口以远1 cm，其桡侧是桡侧腕短伸肌，尺侧是指总伸肌。
  - 腕中关节尺侧入口同样地位于4-5入口以远1～2 cm，入口两侧分别是指总伸肌和小指伸肌。
- 三角骨-钩骨入口在尺侧腕伸肌的尺侧，三角骨-钩骨关节平面进入腕中关节。这个入点位于腕中关节尺侧入口的远端尺侧。这个入口很有可能损伤尺神经的背侧皮支（图2A）。

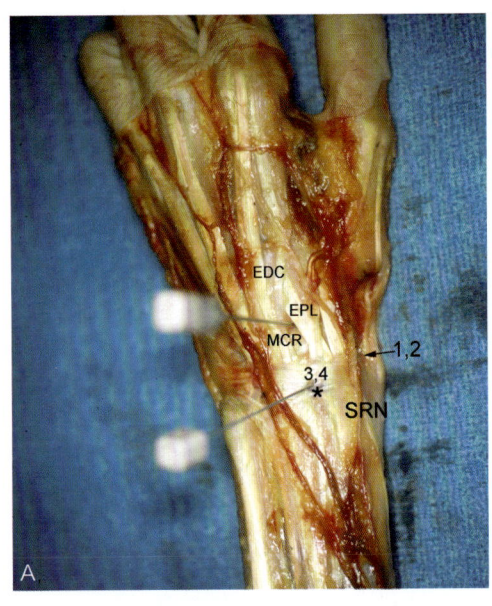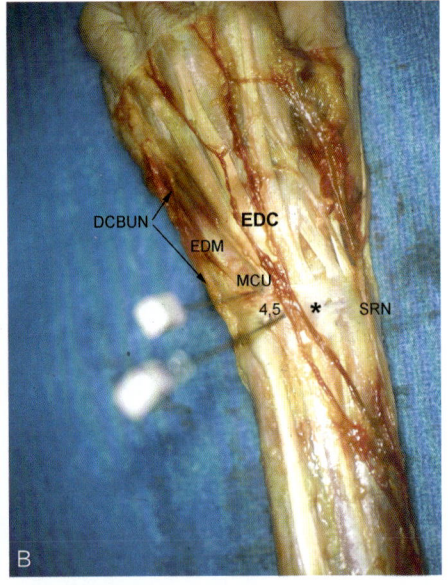

图1 远端入口解剖。A. 左腕背侧的尸体解剖展示了背桡侧入口的相对位置关系。EDC，指总伸肌；EPL，拇长伸肌；SRN，桡神经浅支；*，Lister结节。B. 背尺侧各入口的相对位置。EDM，小指伸肌；DCBUN，尺神经背侧皮支。

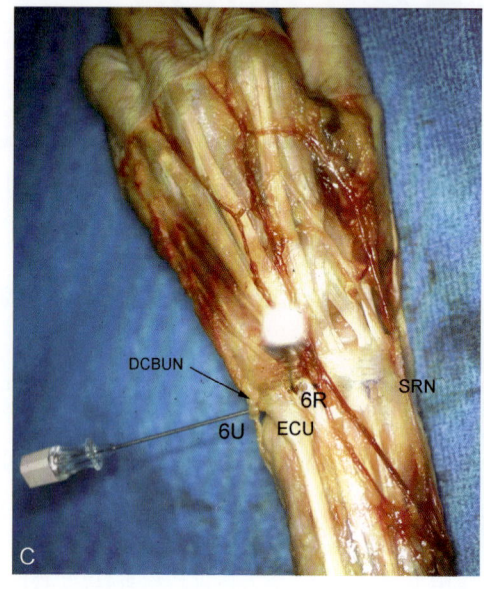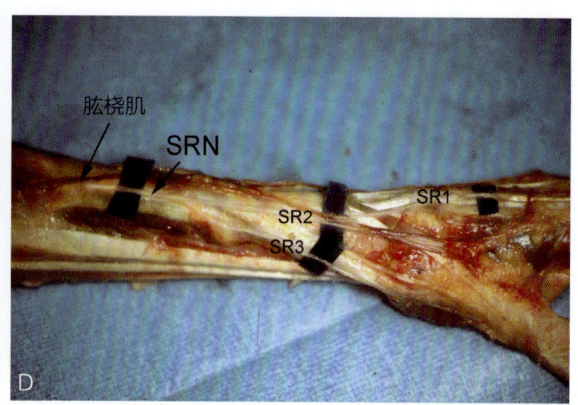

图1（续） C. 6桡侧和6尺侧入口位置。ECU，尺侧腕伸肌。D. 桡神经浅支的分支（SRN）。SR1，背侧小分支；SR2，背侧大分支；SR3，主要掌侧分支（经允许引自 Slutsky DJ. Wrist arthroscopy partals. In: Slutsky DJ, Nagle DJ, eds. Techniques in Hand and Wrist Arthroscopy. Philadelphia: Elsevier, 2007）。

- 桡尺关节背侧入口位于尺侧腕伸肌和小指伸肌肌腱之间。尺神经背侧皮支的横支是贴近桡尺关节背侧入口的唯一感觉神经，位于入口远端平均17.5 mm（10～20 mm）处（图2B、C）。
- 可以采用2个掌侧入口进入桡腕关节。
  - 掌桡侧入口在近侧腕横纹水平通过桡侧腕屈肌腱鞘底进入[4,7,9]。
    - 解剖学研究发现有一个可以避开所有神经血管结构的安全区，相当于桡侧腕屈肌腱的宽度加上周围各方向上至少3 mm的宽度。
    - 腕中关节的掌侧可以通过掌侧腕中关节桡侧入口进入。可以采用相同的皮肤切口，但关节囊穿刺点在远端约1 cm处。
  - 掌尺侧入口位于近侧腕横纹水平屈肌腱的尺骨缘下面[6]。
- 远侧桡尺关节的掌侧部分可以采用与远侧桡尺关节掌侧入口相同的皮肤切口进入，但是远侧桡尺关节掌侧入口的关节囊入口位于尺腕关节入口点近端5 mm至1 cm处（图2D、E）。

非手术治疗

- 一般情况下，作为一种诊断技术，腕关节镜对于长期腕部疼痛且保守治疗无效的所有患者都是必要的：
  - 使用非类固醇类抗炎药和改变活动方式。
  - 可的松注射。

- 腕关节镜可作为治疗急性桡骨远端骨折、舟骨骨折或不同分期的腕骨退行性病变的一种辅助手段。

适应证

- 标准背侧入口的适应证与腕关节镜的适应证互相交叉，很大程度上取决于要治疗的疾病。
  - 典型的腕关节镜检查包括3-4入口、4-5入口以及6桡侧入口和6尺侧入口的不同组合。
  - 对于桡腕关节的桡侧，3-4入口和4-5入口是主要的观察入口和器械置入口。
  - 4-5入口和6桡侧入口可以用来进入尺腕关节。
  - 6尺侧入口通常用作于出水。
- 对于背侧桡腕韧带和舟月骨间韧带掌侧部分的评估需要掌侧桡侧入口。掌侧桡侧入口通过提供背侧边缘骨块的清楚图像有助于在关节镜下复位桡骨远端的关节内骨折。
- 对于月三角韧带掌侧撕裂的观察和清理需要经掌侧尺侧入口进行。也有助于背侧三角纤维软骨复合体撕裂的修复或清理，因为4-5入口和6桡侧入口太近，使器械操作很困难。
- 对于舟月和月三角不稳的诊断需要通过腕中关节背侧入口进行腕中关节镜检查。
  - Geissler及其同事[2]报道的分级评分对不稳定程度的分级提供了一种方法，并且提供了相应的治疗策略。
  - 腕中关节镜同样适用于钩骨近端软骨病变的评估和

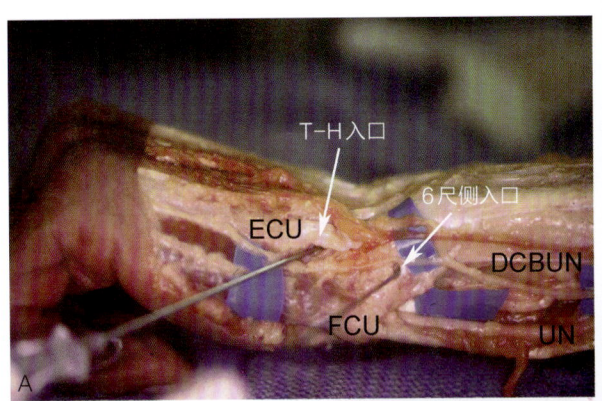
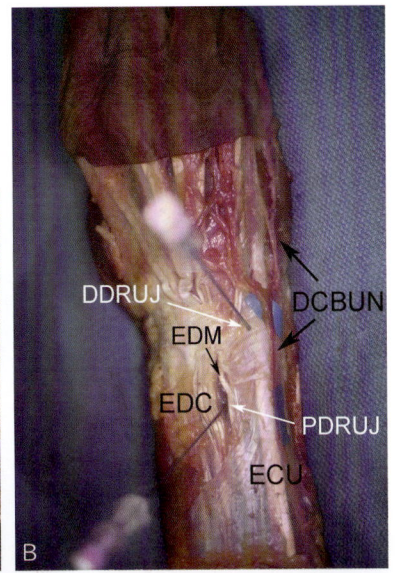
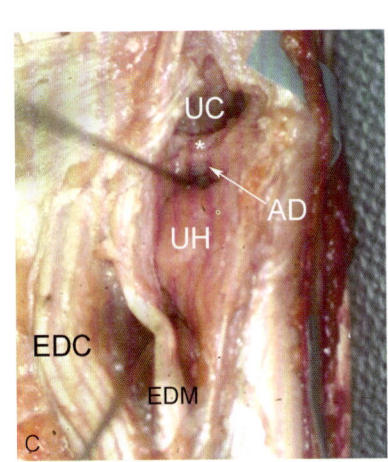
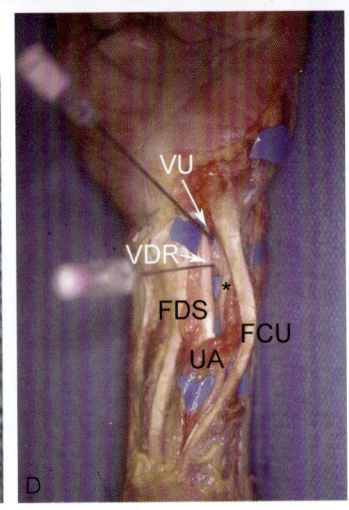
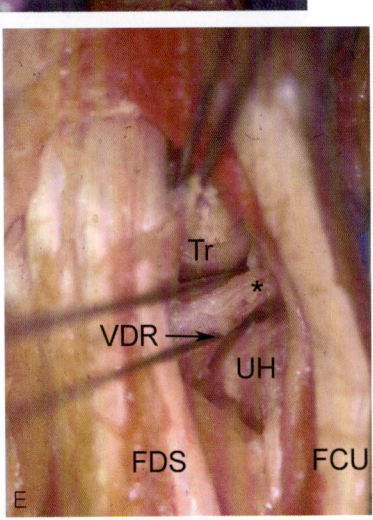

图2　A. 左腕的尺侧部分展示了三角骨-钩骨（T-H）入口和6尺侧入口的相对位置。DCBUN，尺神经背侧皮支；UN，尺神经。B、C. 远侧桡尺关节（DRUJ）背侧入口解剖。B. 远侧桡尺关节掌侧（PDRUJ）和背侧（DDRUJ）入口的相对位置。C. 背侧关节囊切除后的特写，指针的位置显示出背侧桡尺韧带的相互关系（*）。AD，关节盘；UC，腕尺关节；UH，尺骨头。D、E. 远侧桡尺关节掌侧入口。D. 左腕的掌侧部分显示尺骨掌侧（VU）和远侧桡尺关节掌侧入口与尺神经（*）和尺动脉（UA）的关系。FDS，指浅屈肌；FCU，尺侧腕屈肌。E. 掌侧关节囊去除后的特写显示了掌侧桡尺韧带的相互关系（*）。Tr，三角骨；UH，尺骨头（经允许引自Slutsky DJ. Wrist arthroscopy partals. In: Slutsky DJ, Nagle DJ, eds. Techniques in Hand and Wrist Arthroscopy. Philadelphia: Elsevier, 2007）。

治疗。
- 三角骨-钩骨关节也可以通过另一个专门的腕中入口进行评估[1]。
- 对于缺血坏死或骨软骨损伤的病例，掌侧腕中关节桡侧入口有时候可作为辅助入口，观察头状骨和钩骨的掌侧情况。
  - 该入口有助于观察头-钩骨间韧带的掌面，这对于减少平移非常重要。另外，对于腕横弓的稳定性提供了重要作用。
- 远侧桡尺关节掌侧入口有助于对三角纤维软骨复合体中心凹附着部的评估，通常需要切开关节囊。
  - 如果怀疑有三角纤维软骨复合体周围撕脱，即使通过标准的腕尺侧入口未看到任何三角纤维软骨复合体的撕裂，也可以应用这个入口。
- 远侧桡尺关节背侧入口可以联合远侧桡尺关节掌侧入口更全面地评估尺骨头关节软骨和乙状切迹的状况，也可以置入器械。
- 需要用腕关节镜治疗的疾病越来越多。许多关节镜操作目前很常见，同时还有一些操作等待临床验证。表1提供了一个标准操作规程的清单。

表 1　腕关节镜手术

腱鞘囊肿切除术：掌侧和背侧
腕关节挛缩松解术
关节镜下滑膜切除术
退行性关节炎分期（舟月进行性塌陷或舟骨骨不连进行性塌陷，Kienböck病）
桡骨茎突切除术
钩骨近端切除术
桡腕背侧韧带修复术
腕关节不稳的评估与治疗：舟月、月三角、腕中
三角纤维软骨修复与清理
关节镜下 Wafer 术
关节镜下桡骨远端骨折复位内固定术
关节镜引导下舟状骨折固定术

禁忌证

- 背侧或掌侧入口的禁忌证包括明显的肿胀，会使表面解剖变形；较大的关节囊撕裂，可能会导致冲洗液外渗、神经血管损伤、出血疾病或感染。
- 对局部解剖不熟悉是相对禁忌证。

手术治疗

- 要用一个系统的方法来观察腕关节，这一点非常有用。
- 标准检查应该看到的结构包括桡骨关节面、近端舟骨、月骨和三角骨、舟月骨间韧带和月三角骨间韧带的掌侧和背侧、桡舟头韧带、桡月长韧带、桡月短韧带、尺月韧带、尺三角韧带、关节盘、三角纤维软骨复合体桡侧和周围的附着点。
- 许多手术都可以不用输液，这样可以最大限度地减少肿胀和液体外渗。间歇冲洗，用 10 mL 注射器连接到关节镜下入路，然后用全半径切除器可以帮助清理视野。
- 笔者的经验是，首先建立背侧入口，然后从掌侧的桡侧入口开始行关节镜检查，可以看到掌侧舟月骨间韧带和背侧桡腕韧带，降低背侧关节囊结构的医源性损伤。
- 对于腕关节尺侧痛的患者，采用掌侧的尺侧入口评估掌侧月三角骨间韧带和背侧桡尺韧带、尺侧腕伸肌腱鞘下方的结构，以及三角纤维软骨复合体的桡侧止点。
  - 将关节镜从 3-4 入口置入，其后可联合 4-5 入口和 6 桡侧入口。6 尺侧入口最常用作出水孔，但当进行掌侧月三角骨间韧带撕裂清创时也可置入器械。
- 然后进行腕中关节镜检查，探测舟月骨间韧带和月三角骨间韧带关节腔的稳定性，同时探测头钩骨间韧带，发现头状骨和钩骨近端的软骨病变以及游离体。
  - 有些专用入口，如远侧桡尺关节的背侧和掌侧入口，以及 1-2 入口根据需要时也会被用到。

术前计划

- 使用 2.7 mm、30°角附带摄像机的镜头。
  - 表 2 展示了理想状态下通过 2.7 mm 关节镜头看到的有代表性的视野[1,3]。
  - 1.9 mm 镜头有时非常有好处，特别在评估远侧桡尺关节时。
- 需要 3 mm 的探钩触诊腕内结构。
- 采用电动刨刀或透热单元如 Orater 探头（Smith & Nephew, NY）进行清创。
- 辅助设备大多是根据操作而定。
  - 需要 2.9 mm 和 3.5 mm 动力磨钻进行切骨。
  - 有很多商业可获得的缝合修补工具盒，包括 Linvatec（Conmed Linvatec Corporation, Largo, FL）三角纤维软骨复合体修补工具盒。采用 Tuohy 针也能够帮助韧带修复，这种针在任何麻醉车里一般都能够得到。

体位

- 患者仰卧，患肢外展置于臂桌上。
- 止血带尽可能位于上臂近端。
- 牵引是有帮助的：
  - 用一个肩关节控制器控制肩关节，用 5～10 磅（2.27～4.54 kg）沙袋进行前臂悬吊。
  - 也可以用商用牵引塔，如 Linvatec 塔（ConMed Linvatec Corporation, Utica, NY）或 ARC 牵引塔（Arc Surgical LLC, Hillsboro, OR）。
- 对于背侧入口，术者面对腕关节背侧，坐在患者头侧。对于掌侧入口，术者面对手掌，坐在患者的腋区。

入路

- 通过触摸和确定解剖标志，将一个 22 号针头插入关节腔建立入口。然后注入 5 mL 生理盐水。注射器能回抽生理盐水，说明针头在关节腔内。
- 切口要浅，避免损伤感觉神经分支和肌腱。用蚊式钳或小弯剪分离软组织。用蚊式钳或小弯剪穿透背侧关节囊，以便让仪器进入关节腔。
- 应用钝性套管引入关节镜套管，置关节镜和进水。
- 常规从 6 尺侧入口插入 18 号针头用作出水孔。
- 滑膜炎、骨折、韧带撕裂和腕关节僵硬可能会限制视野，需要采用更多入口充分评估整个关节。

表2　分区视野

入口	桡侧	中间	掌侧	背侧/远端	尺侧
1-2	舟骨,月骨窝,桡骨背缘	舟状骨近端和桡侧,近端月骨	RSC, LRL, SRL模糊视野	DRCL模糊视野	TFCC难辨
3-4	舟骨,月骨窝,桡骨掌侧缘	舟骨近端,月骨	RSC, RSL, LRL, ULL	DRCL嵌入背侧SLIL模糊视野	TFCC桡侧附着点,中央盘,尺侧附着点,PRUL, DRUL, PTO, PSR
4-5	月骨窝,桡骨掌侧缘	近端月骨,三角骨,LTIL的背侧和膜部	RSL,LRL,ULL	难辨	TFCC桡侧附着点,中央盘,尺侧附着点,PRUL, DRUL, PTO, PSR
6R	难辨	近端月骨,三角骨,LTIL的背侧和膜部	ULL, ULT	难辨	TFCC桡侧附着点,中央盘,尺侧附着点,PRUL, DRUL, PTO, PSR
6U	乙状切迹	三角骨近端,LTIL膜部	ULL, ULT的模糊视野	视野模糊	TFCC桡侧附着点模糊可见,中央盘,尺侧附着点,PRUL, DRUL
掌桡入口	舟状骨和月骨窝,桡骨背侧缘	舟状骨和月骨窝,桡骨背侧缘	桡侧韧带	近端头骨,CHIL,近端钩骨	LTIL关节,部分三角骨
腕中入口	舟三角关节,舟骨远极	SLIL关节,远端舟骨,近端月骨	掌侧韧带	近端头骨,CHIL,近端钩骨	LTIL关节,三角骨
尺桡关节背远侧入口	乙状切迹,TFCC桡侧附着	尺骨小头	掌侧尺桡韧带	关节盘近端表面	深部DRUL的有限视野
尺桡关节掌远侧入口	乙状切迹,TFCC桡侧附着	尺骨小头	背侧尺桡韧带	关节盘近端表面	TFCC深部纤维的中央窝附着

注:RSC,桡骨头韧带;LRL,长桡月韧带;SRL,短桡月韧带;DRCL,桡腕背侧韧带;TFCC,三角形纤维软骨复合体;SLIL,骨间头月韧带;RSL,腕桡月韧带;ULL,尺骨韧带;PRUL,掌侧桡尺韧带;DRUL,桡尺骨背侧韧带;PTO,豆三角韧带;PSR,韧带前隐窝;LTIL,尺骨间韧带;ULT,尺骨尺侧韧带;CHIL,头腕韧带(经允许引自Slutsky DJ. Wrist arthroscopy portals. In: Slutsky DJ, Nagle DJ, eds. Techniques in Hand and Wrist Arthroscopy. Philadelphia: Elsevier, 2007)。

3-4入口

- 拇长伸肌和指总伸肌之间月骨上凹刚好位于Lister结节以远,与第2指蹼在一直线上。
- 用一枚22号针头掌倾10°,与桡骨掌倾角一致插入,确定桡腕关节。
- 桡头月韧带的血管丛直接对着这个入口(技术图1A)。桡头月韧带表面是舟月骨间韧带的膜部。
- 将关节镜向背侧旋转,同时朝向尺骨方向,插入背侧关节囊常常可以看到舟月骨间韧带的背侧。这是背侧神经节的总起点。
- 桡头月韧带和桡月长韧带位于入口桡侧,从4-5入口可以用探钩触及(技术图1B)。
- 月三角骨间韧带、三角纤维软骨复合体和尺月韧带位于入口尺侧。

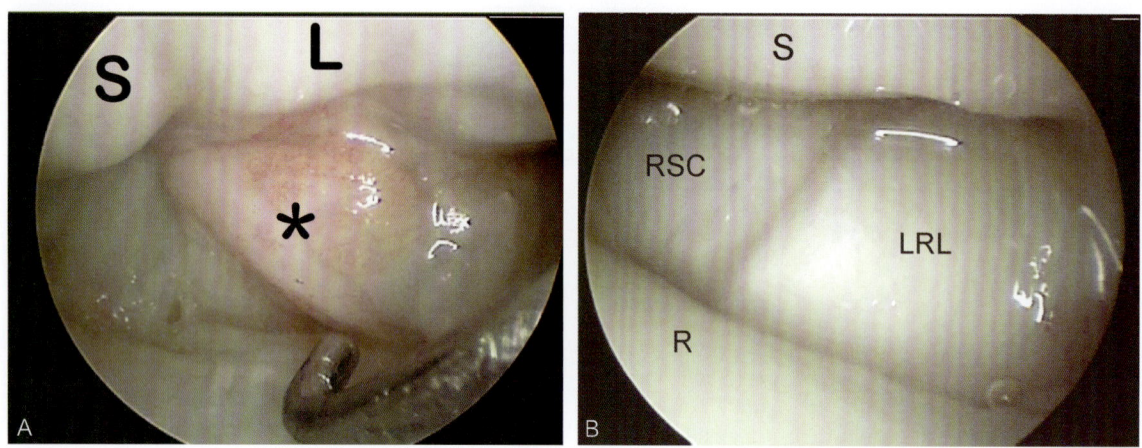

技术图1　A. 从3-4入口看到的桡侧半月韧带（星号）。S，舟骨；L，月骨。B. 桡骨头（RSC）和长桡月韧带（LRL）从3-4入口的视图。S，舟状骨；R，桡骨。

4-5入口

- 在指总伸肌和小指伸肌之间，与第4掌骨方向一致，用22号针头确定4-5入口间隙。
- 因为桡骨远端正常的尺倾角，4-5入口位于3-4入口的略近端，距离尺侧大约1 cm。
- 因为月三角骨间韧带直接位于入口的前方，置入关节镜时必须小心谨慎。
- 当向桡侧移动关节镜时会碰到月骨的尺侧半，在上面和尺骨方向能看到三角骨的斜面。
- 从这个入口可以斜着看到月三角骨间韧带，如果不用探钩，很难区分腕骨，除非有撕裂（技术图2A）。
- 在关节远端，可以看到尺月韧带和尺三角韧带。
- 近端，三角纤维软骨复合体的桡侧止点与桡骨乙状切迹混在一起，但是可以从3-4或6桡侧入口用探钩检查。
- 三角纤维软骨复合体的周围止点斜向上进入尺侧关节囊。三角纤维软骨复合体周围撕裂常常位于尺侧或背侧。
- 掌侧桡尺韧带可以被探及和看到（特别是撕裂时），但是背侧桡尺韧带很难看到。
- 豆三角凹陷有时可通过一小簇突出的滑膜来确定，用探钩可看到豌豆骨的关节面（技术图2B）。

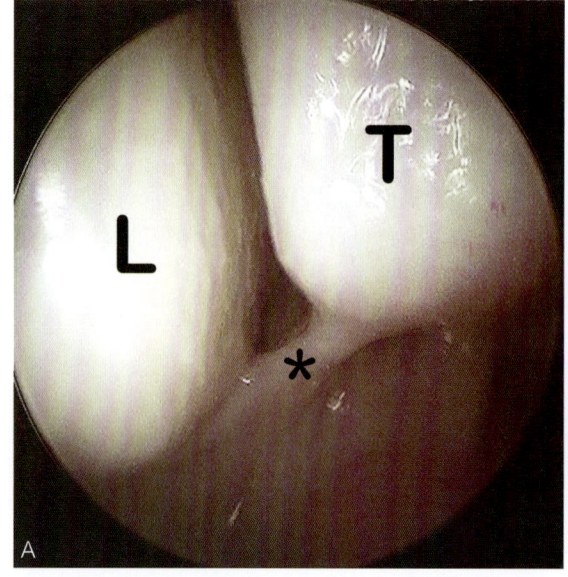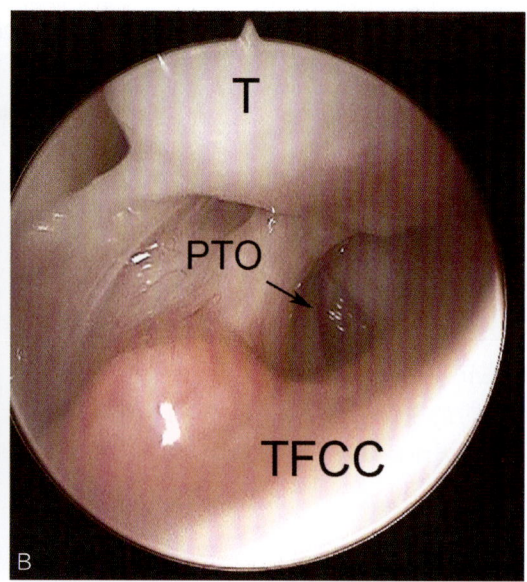

技术图2　A. 从6桡侧入口看到的一个月三角韧带撕裂（星号）。L，月骨；T，三角骨。B. 6桡侧入口中的PTO视野。T，三角骨；TFCC，三角纤维软骨。

6桡侧和6尺侧入口

- 6桡侧入口位于尺侧腕伸肌腱的桡侧，就在尺骨头以远。
  - 关节镜应该向近侧成10°角，以避免撞击三角骨。三角纤维软骨复合体正好位于入口的下面。
- 月三角骨间韧带位于桡侧和表浅处，然而尺侧关节囊紧靠关节镜。
- 6尺侧入口位于尺侧腕伸肌腱的尺侧。针头向远端成角，向腕关节尺侧偏斜有助于避免刺入三角骨。
  - 这个入口可以用来观察三角纤维软骨复合体背侧边缘，或者掌侧月三角骨间韧带清创时用于置入器械。

1-2入口

- 在鼻烟窝处触摸和标出相关标志，包括桡骨茎突的远端边缘、拇长展肌、拇短伸肌和拇长伸肌腱，在鼻烟窝处有桡动脉。
- 为了减少桡神经浅支和桡动脉损伤的风险，1-2入口距离第1伸肌间室背侧一定不要超过4.5 mm，离桡骨茎突4.5 mm以内（技术图3）[10]。
- 将钝头的套管针和套管在偏尺侧处插入腕关节，以减少舟骨近端的损伤。

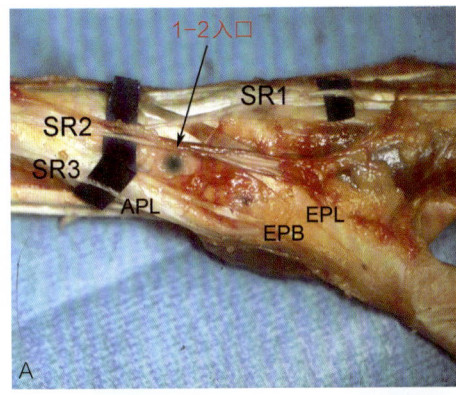

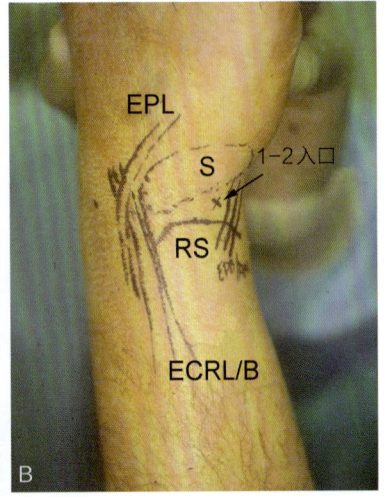

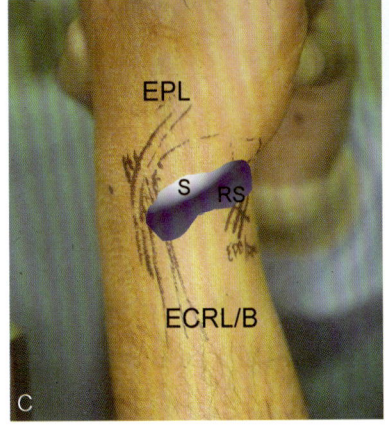

技术图3 1-2入口的解剖标志。A. 尸体解剖显示了1-2入口的位置。SR，桡神经浅支；EPL，拇长伸肌；EPB，拇短伸肌；APL，拇长展肌。B. 1-2入口的表面标志。S，舟骨；ECRL/B，桡侧腕长（短）伸肌；RS，桡骨茎突。C. 重叠的关节间视野（经允许引自 Slutsky DJ, Nagle DJ, ed. Techniques in Hand and Wrist Arthroscopy. Philadelphia; Elsevier, 2007）。

腕中桡侧入口

- 腕中桡侧入口位于3-4入口远端1 cm处。
- 屈曲腕关节，用拇指用力压，有助于确定舟骨远极与头状骨近端之间的软点。
- 舟骨-大多角骨-小多角骨关节位于桡侧，将镜头向背侧旋转就可以看到。
- 舟月关节可以在近端和尺侧看到；可以探查关节的稳定性和台阶。再往尺侧，可以看到月三角关节。
- 移动关节镜可以更好地看到头状骨与钩骨近侧面，以及头钩骨间韧带。
- 桡舟头韧带的延续部分形成弓状韧带的桡侧缘（即舟头韧带），有时通过腕中间隙可以看到。

腕中尺侧入口

- 腕中尺侧入口位于4-5入口远端1 cm、尺侧1.5 cm,略靠近腕中桡侧入口的近侧,与第4掌骨在一条直线上。
- 入点位于月骨、三角骨、钩骨和头状骨交界处,月骨关节面为Ⅰ型,在月三角关节正上方是Ⅱ型月骨关节面[11]。
  - 这个入口为月三角关节提供了很好的视野。
- 在正前方,可以看到弓状韧带的尺侧缘(即三角-钩-头韧带)(技术图4),因为斜行跨越三角骨,跨过钩骨的近侧角到达头状骨颈部的掌侧。
  - 这对于腕中关节的稳定性非常重要。
  - 通常在舟骨和月骨的远端关节面之间有一个非常小的台阶。
  - 牵引加上镜头直接施压可以使腕关节失去对线。

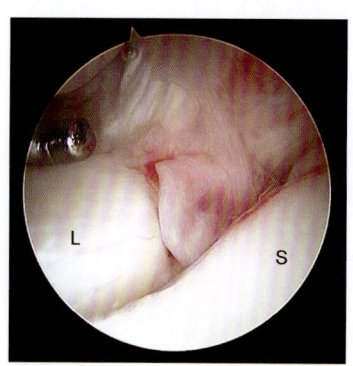

技术图4　掌桡侧腕中入口下弓状韧带。S,舟状骨;L,月骨。

- 腕中尺侧入口时应该放松牵引,可以看到舟月关节,然而,月三角关节应该从腕中桡侧入口观察。

掌桡侧入口

- 在桡侧腕屈肌腱上近侧腕横纹处做一2 cm横行或纵行切口。这个入口是用常规的方式建立的(技术图5)。
- 没有必要具体确定相邻的神经血管结构,只要贴着解剖标志就可以避免损伤结构。
- 从3-4入口置入探钩,用来评估舟月骨间韧带和背侧桡腕韧带的掌侧部分。
- 从掌桡侧入口看到的沟间嵴,位于舟骨与月骨窝之间,是非常有用的解剖标志。
  - 背侧桡腕韧带的桡侧起点刚好位于这一解剖标志的尺侧,在月骨的近端。

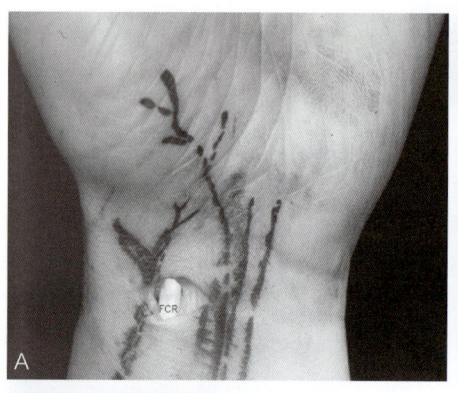
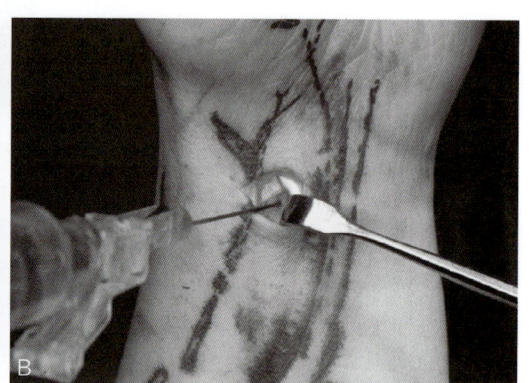
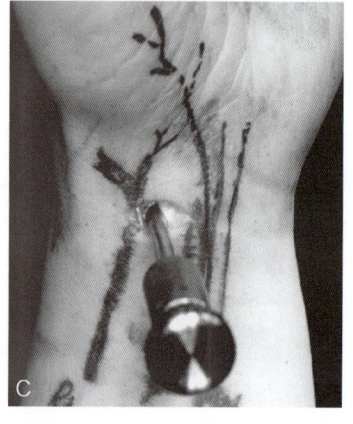

技术图5　掌桡侧入口技术。A. 掌桡侧入口的皮肤切口。FCR,桡侧腕屈肌腱。B. 生理盐水注入桡腕关节。C. FCR腱鞘下方的插入通道(经允许引自Slutsky DJ. Volar portals in wrist arthroscopy. J Am Soc Surg Hand 2002; 2: 225-232)。

掌桡侧腕中入口

- 腕中关节的掌侧可以通过与掌桡侧入口相同的皮肤切口进入。
- 掌桡侧腕中入口是将套管向远端1 cm，同桡腕部位尺侧区域成5°角进入关节囊。
- 可以从腕中桡侧入口置入探钩检查背侧。
- 舟月骨间韧带掌侧撕裂，可以看到完整的背侧纤维和头状骨的掌面。

掌尺侧入口

- 以近侧腕横纹为中心沿指浅屈肌腱的尺侧缘做2 cm长纵行切口，建立掌尺侧入口（技术图6）。
- 将肌腱牵向桡侧，用22号针头确定桡腕关节腔。
- 小心确定屈肌腱尺侧缘下方的入口，并将肌腱牵向桡侧以避免损伤尺神经和尺动脉。
- 正中神经可以靠中间的屈肌腱来保护。
- 在入口的略远端和桡侧常常可以看到月三角骨间韧带的掌侧部分。
- 可以通过6桡侧或6尺侧入口置入探钩。

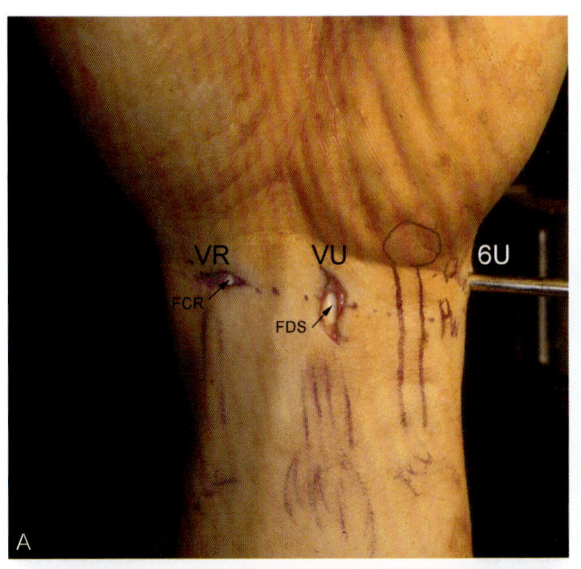
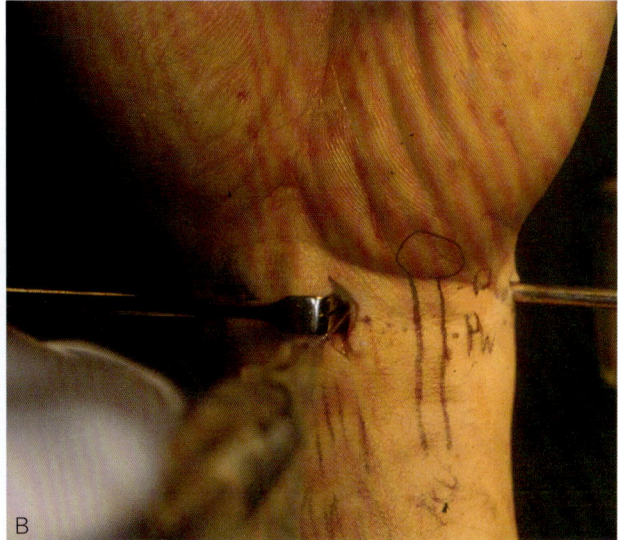
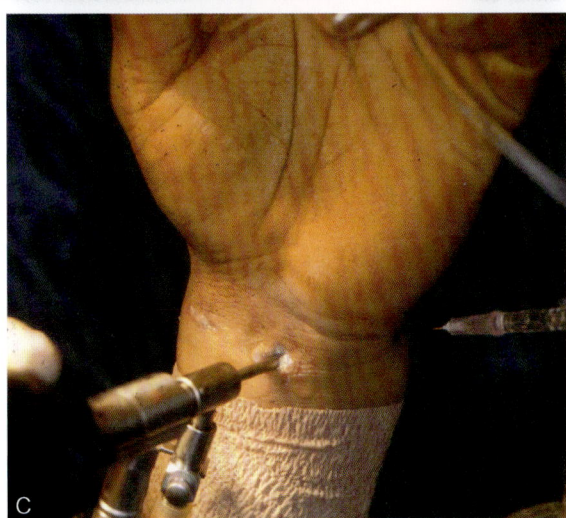

技术图6 掌尺侧入口技术。A. 掌尺侧入口的皮肤切口。FCR，桡侧腕屈肌腱；FDS，指浅屈肌腱。B. 牵开FDS，在桡腕关节注入生理盐水。C. 套管通过FDS深面插入关节囊（经允许引自 Slutsky DJ. The use of a volar ulnar portal in wrist arthroscopy. Arthroscopy 2004; 20: 158-163）。

远侧桡尺关节入口

远侧桡尺关节掌侧入口

- 远侧桡尺关节掌侧入口可以通过掌尺侧皮肤切口进入（技术图7A~E）。
  - 将22号针头向近端成45°角进入关节。
    - 将针头或套管留在腕尺关节内做参考非常有用。
  - 另外,可以从远侧桡尺关节入口远端置入探钩,进一步通过掌侧切口来作为入路,将套管旋入[5]。
- 起初,空间看上去非常有限,但是灌水3~5分钟后,关节间隙扩大,视野改善。
- 通过背侧远端的远侧桡尺关节入口置入3 mm探钩进行检查。
  - 必要时可以用磨钻或热探头来替代。
- 直视中心凹附着点,避免该结构的意外损伤。
- 可以从上面看到关节盘。
- 通过这个入口可以发现三角纤维软骨复合体近侧面的撕裂,这种撕裂常常是由于严重的轴向受力而导致的。
- 尺骨头的穹形顶位于下面。

- 从远侧桡尺关节背侧入口的远端置入探钩,穿过远侧桡尺关节背侧关节囊,可以检查三角纤维软骨复合体乙状切迹的止点。
- 可以看到背侧桡尺韧带的深部止点,因其止于关节盘中央凹。
- 在理想的病例中,可以看到背侧桡尺韧带、尺侧副韧带和掌侧桡尺韧带的联合腱。

远侧桡尺关节背侧入口

- 可以通过近端和远端入口评估远侧桡尺关节的背侧。
- 远侧桡尺关节近端入口位于关节的腋部,刚好位于乙状切迹和尺骨干骺端扩大部的近端。
  - 这个入口易于穿透,开始置入套管时应该防止软骨损伤。
  - 将前臂旋后,使背侧关节囊松弛,将尺骨头移向掌侧,将中央盘从尺骨头推向远端。
  - 将牵引的力量减少至1~2磅(0.45~0.91 kg),降低轴向牵引产生的压力,允许尺骨与乙状切迹之间获得更好的视野。

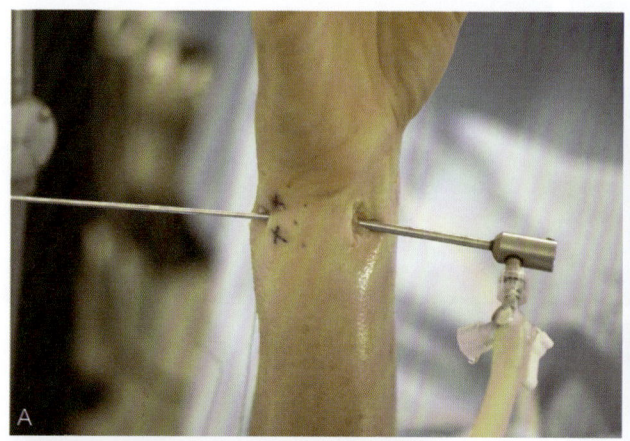
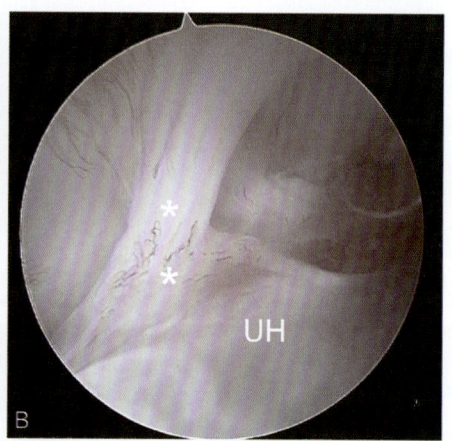
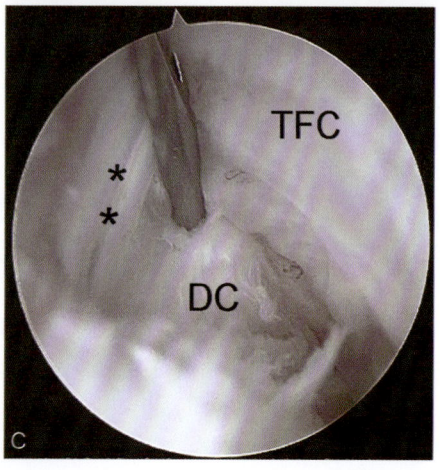

技术图7 A. 从掌侧下尺桡关节入口插入关节镜套管,6R入口插入钩状探针。B. 从掌侧尺桡骨远端入口观察凹部韧带附着点。UH,尺骨头。C. 观察三角纤维软骨(TFC)底面。使用22号针头绷紧凹部韧带。DC,背侧关节囊。

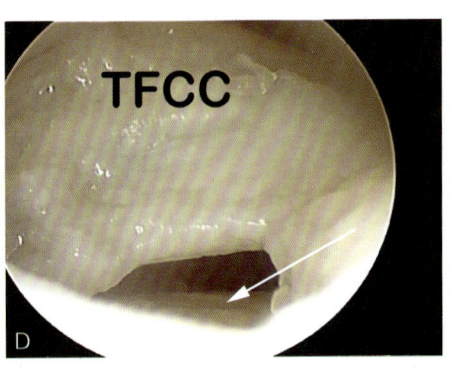 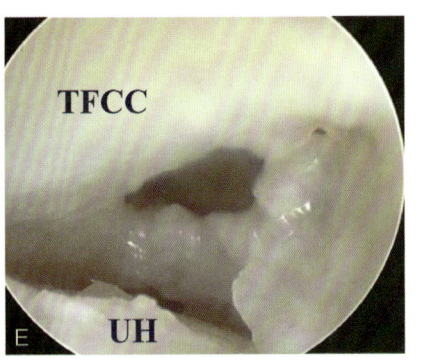

技术图7（续） D. 经4-5入口观察桡侧TFC撕裂。注意尺骨头暴露（箭头）。TFCC，三角纤维软骨复合体。E. 经掌侧尺桡骨远端入口观察同一TFC撕裂。UH，尺骨头。

- 在尺骨颈处向关节腔水平插入22号针头。
  - 透视有利于针头的定位。
- 在远端6~8 mm用22号针头确认远端远侧桡尺关节背侧入口，刚好位于6桡侧入口近端。
  - 这个入口可用作出水口或器械插入口。
  - 该入口位于尺骨头顶部，三角纤维软骨复合体的下方，如果尺骨有明显变异的话，这个入口操作起来比较困难。
- 前臂中立位时，三角纤维软骨复合体的张力最小，这对于观察尺骨头的关节顶、三角纤维软骨复合体下面和近端桡尺韧带从乙状切迹附着点到尺骨中央凹的止点是一个较好的位置。
- 因为关节镜从背侧进入，所以背侧桡尺韧带的行程无法看到，只能看到中心凹的附着点。
- 这个入口可以看到乙状切迹的近端软骨和尺骨颈关节面。

要点与失误防范

- 使用浅皮肤切口。
- 使用伤口扩散技术保护周围的感觉神经。
- 如果套管针不易插入，重新定位以避免软骨损伤。
- 手腕牵引力在手术过程中经常减弱，应根据需要进行调整，以避免刮伤关节面。
- 使用标准的方法学确保了完整和彻底的检查。

术后处理

- 患者康复取决于所实施的具体操作。
- 诊断性关节镜检查后，无论清创与否均需夹板固定4~7日。
- 4~7日后鼓励患者主动活动腕关节，允许日常活动，随后逐渐增加活动。
- 如果进行了韧带修复或三角纤维软骨复合体修复或有骨间穿针，则根据需要调整康复方案，通常会在腕关节活动之前制动一段时间。

并发症

- 大多数与使用背部入口有关的并发症是损伤桡神经浅支的感觉支和尺神经背侧皮支。
  - 掌桡侧入口有损伤尺神经掌皮支的风险，桡侧腕屈肌腱定位标志可减少这种风险。
  - 当采用掌尺侧入口时，没有真正的神经间平面。因此，尺神经掌侧皮支的感觉支或Henle神经总是存在风险，所以主要实施适当的切口扩展技术。
  - 过分牵拉或手术入口不当也可能伤及尺神经血管束。
- 最常见的并发症有静脉出血、腕关节活动度丧失（尤其是前臂旋后受限）、渗液和感染。
  - 仔细手术操作，根据需要积极地康复以及术后早期经常随访可以减少并发症的发生。

（章程 译，孙一 审校）

参考文献

[1] Berger RA. Arthroscopic anatomy of the wrist and distal radioulnar joint. Hand Clin 1999;15(3):393-413.

[2] Geissler WB, Freeland AE, Savoie FH, et al. Intracarpal soft-tissue lesions associated with an intra-articular fracture of the distal end of the radius. J Bone Joint Surg Am 1996;78(3):357-365.

[3] Slutsky DJ. Arthroscopy portals: volar and dorsal. In: Budoff J, Slade JF, Trumble TE, eds. Master's Techniques in Wrist and Elbow Arthroscopy. Chicago: American Society for Surgery of the Hand, 2006.

[4] Slutsky DJ. Clinical applications of volar portals in wrist arthroscopy. Tech Hand Up Extrem Surg 2004;8(4):229-238.

[5] Slutsky DJ. Distal radioulnar joint arthroscopy and the volar ulnar portal. Tech Hand Up Extrem Surg 2007;11:38-44.

[6] Slutsky DJ. Management of dorsoradiocarpal ligament repairs. J Am Soc Surg Hand 2005;5:167-174.

[7] Slutsky DJ. Volar portals in wrist arthroscopy. J Am Soc Surg Hand 2002;2:225-232.

[8] Slutsky DJ. Wrist arthroscopy portals. In: Slutsky DJ, Nagel DJ, eds. Techniques in Hand and Wrist Arthroscopy. Philadelphia: Elsevier, 2007.

[9] Slutsky DJ. Wrist arthroscopy through a volar radial portal. Arthroscopy 2002;18:624-630.

[10] Steinberg BD, Plancher KD, Idler RS. Percutaneous Kirschner wire fixation through the snuff box: an anatomic study. J Hand Surg Am 1995;20:57-62.

[11] Viegas SF. Midcarpal arthroscopy: anatomy and portals. Hand Clin 1994;10(4):577-587.

第4章 肘关节镜：基础
Elbow Arthroscopy: The Basics

John E. Conway

定义

- 肘关节镜手术是用关节镜探查肘关节的内部情况并对其进行诊断性或治疗性的微创技术。
- 肘关节镜发展至今已能对10余种复杂的肘关节疾患予以确切治疗。
- 虽然对肘关节周围的血管神经解剖已经有了深入的认识，但是相较于其他关节，在建立通向肘关节必要的手术入路时，仍然有较高的损伤血管神经的风险[4,6,7,14]。
- 这种治疗方法的安全运用需要术者掌握扎实的相关解剖知识，具备相关手术技巧的培训和操作经验，以及术者对自我技术水平的客观评估。

解剖

- 肘关节镜损伤血管神经的风险相对较高，牢固掌握肘关节的三维解剖结构对于关节镜手术是否安全和成功十分重要（图1）[1,3,5-8,10-12,15]。
- Miller等[8]发现肘关节在屈曲90°向关节腔灌注后，骨与神经的距离会有所增大，其中正中神经的平均距离为12 mm，桡神经为6 mm，尺神经为1 mm。
  - 关节内灌注后，关节囊与神经的距离改变很小，而当肘关节伸直时，灌注水后的保护效果将会消失。
- Miller等[8]还发现肘关节在屈曲90°并向关节腔灌注水后，正中神经、桡神经与关节囊的距离均<6 mm，桡神经比正中神经更接近关节囊，仅约3 mm，尺神经则基本上紧靠着关节囊。
  - 其他文献也表明桡神经近端和关节囊十分接近，因此在建立入路和关节囊切除时存在较大的损伤风险[2,3,6,8,12]。
- Stothers等[11]强调在建立入路时保持肘关节屈曲非常重要，当肘关节伸直时，外侧入路与神经的距离平均减少3.5~5.1 mm，内侧则减少1.4~5.6 mm。
  - 对于前内侧远端入路而言，肘关节伸直时，鞘管与桡神经的平均距离是1.4 mm（0~4 mm），屈曲时则为4.9 mm（2~10 mm）。
- Field等[3]比较了3种前外侧入路，发现它们与桡神经的距离有显著的统计学差异，越近侧的入路越安全。

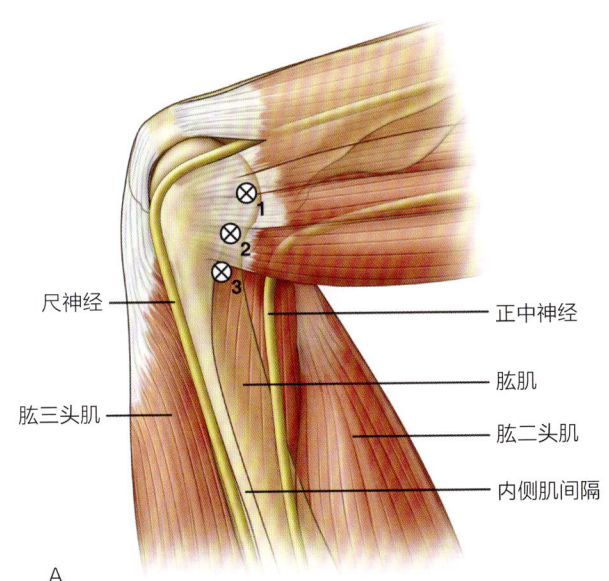 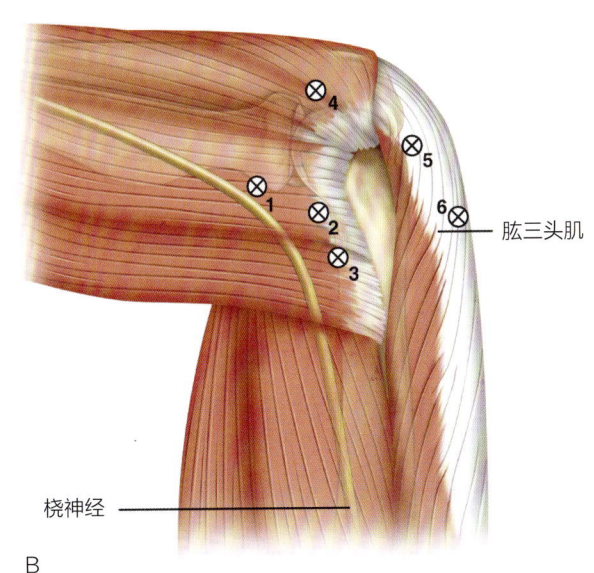

图1　A. 肘关节内侧观和各关节镜入路的相对解剖关系。图中1：标准前内侧入路；2：前内侧中间入路；3：前内侧近端入路。B. 肘关节外侧及后侧观和各关节镜入路的相对解剖关系。图中1：前外侧远端入路；2：前外侧中间入路；3：前外侧近端入路；4：正后外侧入路；5：后外侧入路；6：后侧中央入路。

- 解剖学研究就保证神经血管的安全提出以下3条原则：
  - 肘关节屈曲90°时建立入路较伸直位安全[11]。
  - 建立入路前最大限度地扩张关节腔比建立入路时再行扩张更为安全，因为前者能增大入路与神经间的距离[3,5,6,11]。
  - 越近侧的肘关节前侧入路越比远侧的入路安全，因为越靠近侧，神经与入路的距离越远。

病史和体格检查

- 本章不就特定疾病进行讨论，仅对有关基本理念做一概述，提出各种不同肘关节疾病手术治疗方法中可以应用的原则。
- 全面回顾大量肘关节的临床检查方法超出本章的内容范围，故不做赘述。

影像学和其他诊断性检查

- 常规的肘关节术前X线片包括侧位片、标准的正位片；肘关节活动度减少、无法完全伸直时，需要加拍包括肱骨远端和前臂近端的正位片。
- 其他的X线片包括肘管位片、后侧撞击位片、肱骨小头位片和桡骨头位片。
  - 肘管位片即肘关节极度屈曲位的肱骨前后位片，它能够提供肱骨内上髁和肘管的清晰影像。
  - 后侧撞击位片是肘关节极度屈曲位时的肱骨前后位片，但肱骨还需外旋45°。它能更好地显示出尺骨鹰嘴尖部的后内侧边缘和肱骨内上髁的突起。
  - 肱骨小头位片即肘关节屈曲45°时尺骨的前后位片，它能够提供肱骨头的切线位影像，用于评估肱骨头骨软骨剥脱损伤。
  - 桡骨头位片是肘关节屈曲90°时的斜位片，射线斜向穿过尺骨和桡骨头之间。它能够提供桡骨头和上尺桡关节间隙的清晰图像。
- 如果关节镜下挛缩松解可能需要切除关节内部分骨块时，CT也常被认为有用，尽管对此仍有争议。
- 高磁场下高空间分辨率的薄层MRI能够反映肘关节周围结构的各种细节；而使用生理盐水或者钆进行MR造影，则能够更好地观察关节内结构，例如游离体。

手术治疗

- 肘关节镜手术指征包括化脓性关节炎、外侧滑膜皱襞综合征、关节内感染、关节内游离体、滑膜炎、骨软骨剥脱(OCD)、关节退变、后侧撞击、创伤性关节炎、滑车软骨软化、关节纤维化、肱骨外上髁炎、关节挛缩、后外侧旋转不稳和鹰嘴滑囊炎等疾病的诊断和治疗。
- 这些疾病的治疗方法包括诊断性关节镜探查、关节内游离体清除、滑膜活检、部分或完全的滑膜切除、滑膜皱襞切除、桡侧腕短伸肌腱清理术、关节囊松解、关节囊切开、关节囊切除、骨赘切除、肱尺关节成形、粘连松解、软骨成形术、软骨微骨折术、OCD损伤的经皮钻孔和固定、肱骨小头的骨软骨移植、桡骨头切除术、骨折内固定术、尺侧副韧带外侧束折叠术、尺神经减压术、鹰嘴滑囊清理和切除术。
- 肘关节镜手术的相对禁忌证包括：近期的关节或软组织感染、发育畸形、既往创伤或手术所致的肘关节神经血管、骨组织或软组织结构的解剖位置改变、广泛的关节囊外异位骨化、复杂性区域性疼痛综合征以及各种影响肘关节囊扩张的疾病。
- 在建立前内侧入路前，既往有尺神经移位手术史的患者通常需要暴露尺神经。

术前计划

- 与所有医学疾病一样，详细完整的病史及检查中所获得的信息，对于准确诊断的重要性无论怎么强调都不过分。
- 普通的X线片也是必要的，有些学者认为CT和MRI对术前评估的作用不大。
  - 相比之下，关节内、外骨赘的准确位置，关节囊的厚度，OCD损伤部位的软骨完整性，是否存在应力性骨折及X线片上无法看到的游离体等，是少数需要X线以外的影像学检查的特例。
- 术者需要考虑关节镜手术时与关节镜操作技术的相关问题、患者的体位以及在术中需要变换体位的可能性。
- 应考虑到钻孔、克氏针固定或其他内固定时可能需要使用透视。
- 除了标准的关节镜器械配置以外，术前计划时还应该考虑到诸如挛缩松解时需要用到的拉钩和特殊咬钳，以及用于治疗OCD损伤或骨折所需的小骨块固定器械。
- 肘关节镜可采用全身或局部麻醉。
  - 全身麻醉由于能够使肌肉完全松弛，故使用较为广泛。在住院期间，如拟对挛缩松解患者反复进行手法松解或需持续被动活动(CPM)操练时，可采用局部阻滞麻醉。
  - 如果术前采用局部阻滞麻醉，多数手术医生愿意术后等在复苏室内，观察患者的神经血管功能，直至完全恢复。
  - 有文献推荐在挛缩松解术后局部留置麻醉阻滞，但并非所有的医学中心乐于采用此项技术或对此有所经验。在患者住院期间反复使用局部阻滞麻醉似乎和前者具有同样的效果。

- 在麻醉注射过程中辅以超声技术能够降低局麻相关并发症的发生率。

体位

- 肘关节镜术可采用4种体位：仰卧立臂、仰卧悬吊、侧卧位和俯卧位。
  - 目前较为常用的是后两种体位，但是仰卧位也有其优势。例如，当习惯采用俯卧位的术者选择关节镜和切开联合手术时，为了避免再次调整体位，可能会选择仰卧交叉体位。
- 仰卧立臂体位。
  - 使用这种体位进行关节镜手术时，需要借助一种手臂固定装置，助手也可以起到相同的作用（图2A）。
  - 使用这种体位时，肘关节的固定不能达到很好的稳定性，因此进行复杂的操作难度较大且增加了损伤的风险。
  - 无论操作是否复杂，仰卧交叉体位都是一种安全有效的体位，并且可以中转为开放交叉入路或开放外展体位。
- 仰卧悬吊体位。
  - 这种体位需要运用牵引装置以悬吊患肢。装置的抓持部位在手或腕，使用置于示指或中指的手指夹套也能起到很好的作用（图2B）。
  - 采用此体位时，肘关节不会固定在杆子或垫子上，所以肘关节可以进行较大范围的活动。
  - 此体位有2个潜在缺陷：关节镜易从可自由摆动的肘关节中脱出；关节后室操作时，关节镜处于与地面垂直的位置。
- 侧卧位。
  - 此体位和肩关节手术时基本一致，不同点在于患肢无须悬吊于和手术床相连的水平柱子上（图2C）。
  - 此体位相对于仰卧位的优势在于上臂静止时创建了一个稳定的操作平台。此体位可以通过同一个入路进入关节前室和后室。
  - 若患者的呼吸道存在问题，则此体位相对于俯卧位优势就更为明显。如果患者体重较重或者肺容量较小，采用俯卧位是令人担忧的，而采用侧卧位可能更合适。

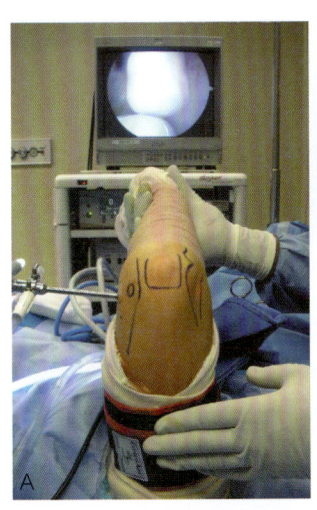 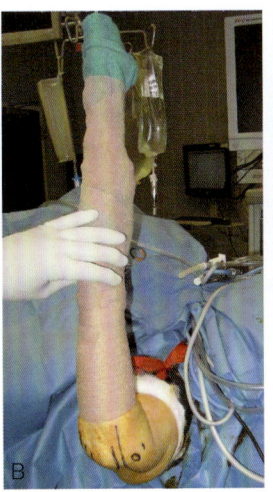 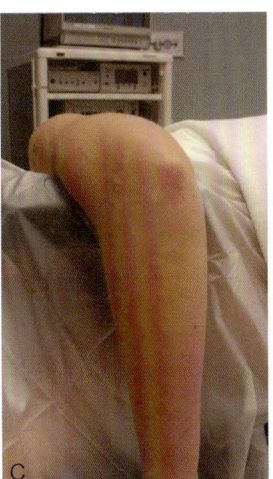 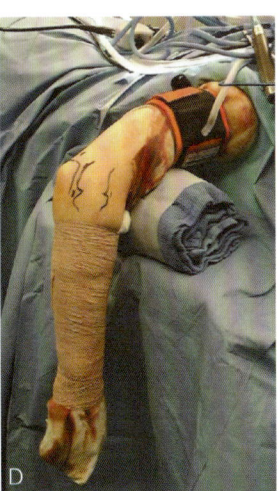

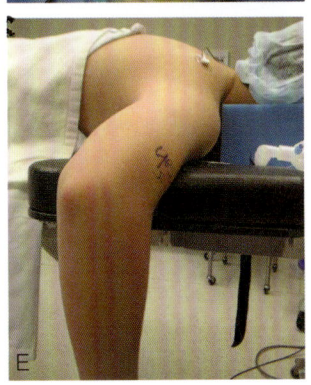

图2 体位。A. 仰卧立臂体位，左肘铺单后，关节镜头置于前内侧近端入路，监视器上显示有一游离体。B. 仰卧悬吊体位，左肘铺单后，置于示指或中指的手指夹套被覆无菌巾。C. 侧卧位的左肘。D. 俯卧位，右肘铺单后，患肢置于与手术床相连的搁板上，上臂下垫有毛巾卷。E. 右肘铺单后置于搁板上。

- 此体位的缺点：对于一些矮小患者如OCD损伤的体育运动员，侧卧位下关节镜操作会比较困难。
- 俯卧位。
  - 许多术者喜欢使用俯卧位，该体位能够提供良好的稳定性以及便于操作(图2D)。但必须注意避免一些并发症。
  - 呼吸道要保证通畅，脸部要垫以护垫。
  - 胸部和腹部应垫高以减少呼吸的气道压力。
  - 膝关节处垫以护垫并抬高双足。
  - 健肢被放置于有衬垫的搁板上，注意避免尺神经损伤，患肢上臂置于一个沿着手术床沿安放的铺有衬垫的短搁板并使前臂自由悬垂(图2E)。
  - 确认四肢的脉搏情况。
  - 铺单完成后，将一个毛巾卷安放于上臂的下方，使上臂和躯体处于同一水平面而且肘关节屈曲至90°。

入路

- 第1个关节镜入路应建立在关节的前侧，除非所有的手术操作只需通过后侧入路进行。一方面，肘关节前室可能存在隐匿疾患，另一方面，对关节全面的诊断评估需要前侧入路。
- 前侧入路应首先建立在内侧或外侧仍然存在争议，通常是由术者倾向和疾病诊断来决定。但是，无论哪个入路都可能有争议[1,9,14]。
- 通过由外而内或者由内而外的方法建立第2个前侧入路。笔者倾向先建立内侧入路，然后通过由外而内的方法建立外侧入路。
- 器械。
  - 标准4 mm 30°关节镜头可用于所有的肘关节镜手术。偶尔4 mm 70°镜头和2.7 mm镜头也能对手术有所助益。关节镜头端通常维持在进入关节囊几毫米的位置，因此无侧方出水口的关节镜鞘管更受欢迎，因为它能减少灌注水外渗至关节囊外的软组织中去。
  - 必要的器械包括18号腰椎穿刺针、止血钳、各种交换棒以及标准和小号刨削刀(图3A、B)。
  - 最近出现一些特殊的器械包括弯的和直的关节镜拉钩、刮匙和骨刀。手动咬钳是被设计用来更安全地切除前关节囊的，它在挛缩松解手术中十分有用(图3C)。

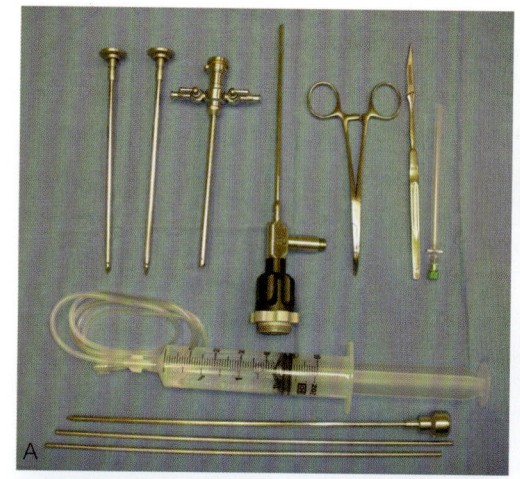

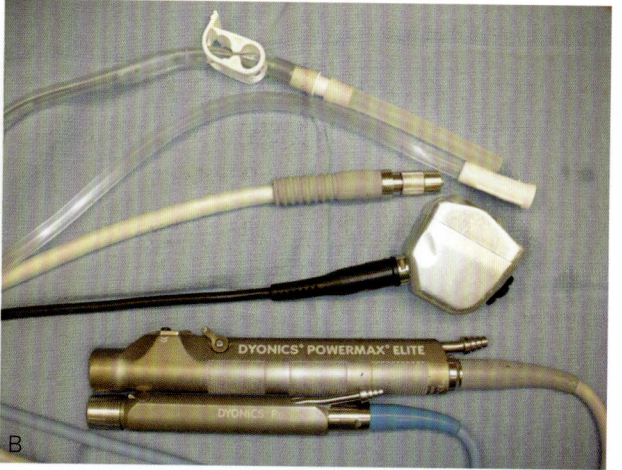

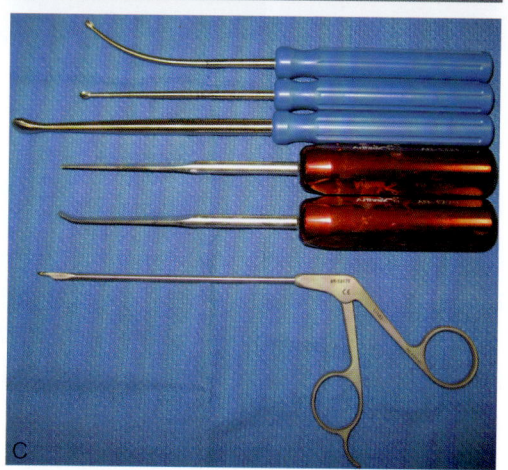

图3 A、B. 图示肘关节镜手术中的基本器械。A. 一个标准的4 mm 30°关节镜头，附锐性和钝性内芯的关节镜鞘管、18号腰椎穿刺针、含有60 mL生理盐水的大号注射器，以及连接管、止血钳、交换棒。B. 标准刨削刀、小号刨削刀、关节镜摄像头、光缆、入水管、吸引管。C. 肘关节镜特殊器械：手动咬钳、弯的和直的关节镜拉钩、刮匙和骨刀。

肢体准备

- 取仰卧立臂体位并铺单及标出入路位置。
- 全麻起效后,将患侧的肩部置于手术床的边缘,暴露整个患肢并根据术者的要求进行调整。
  - 肩膀和整个肢体都要消毒铺巾,无菌止血带要尽可能地靠近端放置。
- 肢体驱血后,止血带加压,使用弹力绑带由远及近绑紧前臂至桡骨头以远处。
  - 弹性绑带可以限制灌注水外渗到皮下组织和前臂肌肉间室,从而降低骨筋膜室综合征发生的风险。
- 标记肘关节解剖标志及关节镜入路位置。
- 建立入路前,用18号腰椎穿刺针自后外侧的"软点"位置注入生理盐水使关节充盈(技术图1)。
  - "软点"位于由鹰嘴尖、肱骨外上髁隆起和桡骨头的外侧缘所构成的三角形区域的中心。
- 60 mL注射器的通路装置在初始入路时能维持关节囊的充盈且不会影响手术者的操作。

建立入路的顺序

- 前侧还是后侧。
  - 决定建立入路顺序的最重要因素是神经血管损伤的风险。
  - 建立后侧入路会引起软组织肿胀,关节的充盈度丢失,使得正中神经和桡神经更靠近前侧入路的位置。
  - 多数术者选择先建立前侧入路。
- 内侧还是外侧。
  - 这个顺序由术者的喜好和疾患的治疗需求所决定。

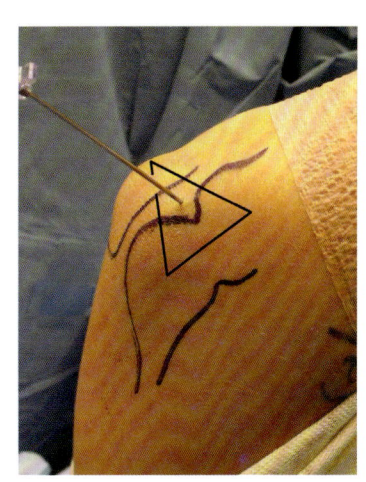

技术图1 取仰卧交叉体位。左肘关节用18号腰椎穿刺针自后外侧的"软点"位置注入生理盐水使关节充盈。"软点"位于由鹰嘴尖、肱骨外上髁隆起和桡骨头的外侧缘所构成的三角形区域的中心。

- 前内侧入路,鞘管到神经的距离平均为23 mm[5],而前外侧远端入路平均为3 mm[5],前外侧近端入路平均为14.2 mm[3]。
- 前内侧入路的神经与鞘管距离比前外侧入路的要大很多,因此有人称手术时先做内侧入路进入关节更安全。
- 内侧入路建立后,可以用18号腰椎穿刺针通过由外而内技术[11,12]或使用交换棒通过由内而外技术建立外侧入路[5]。
  - 这两种方法都是相对安全的技术,但是由外而内技术能够更好地控制进入关节的角度,以及更方便进入肱骨的前侧。

前内侧入路

- 有3种前内侧入路:标准、中间和近端(技术图2A)。
- 前臂内侧皮神经是损伤风险最大的神经。建立入路做皮肤切口时,避免深及皮下组织能降低这种风险[6]。
- 使用钝性止血钳分离屈肌筋膜,能够使皮神经远离入路处,被看作额外的保护措施。
  - 肘关节内侧有多达6条皮神经分支穿过,平均至少有1条分支距离入路1 mm以内(0~5 mm)(技术图2B)。
- 建立内侧入路时,正中神经和肱动脉都有被损伤的风险。
  - 继续使用血管钳分离到内侧关节囊处(技术图2C),插入带有钝性内芯的关节镜鞘管,最后使用锐性内芯突破关节囊,这样能够保证操作的安全性并避免穿到关节囊外。
  - 有学者认为锐性内芯在肘关节镜手术中没有用处;然而,使用钝性的内芯往往会穿到关节囊的侧方甚至是关节囊之外。改良的锐性内芯其顶端被轻度钝化,这样既能够保证安全性,又能增强有效性。

前外侧入路

- Andrews和Carson[2]描述的前内侧标准入路位于肱骨内上髁前方2 cm、远端2 cm。他们描述此入路处正中神经到鞘管的距离是6 mm。
  - 此入路正好穿过屈肌群如桡侧腕屈肌及旋前肌的共同起点。
  - 有些患者中,此入路会穿过肱肌的内侧缘。

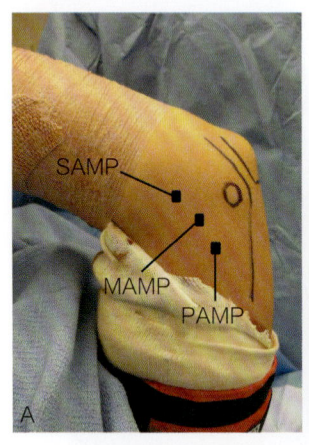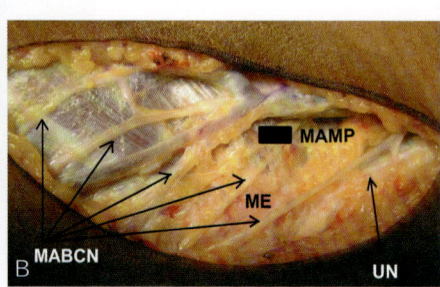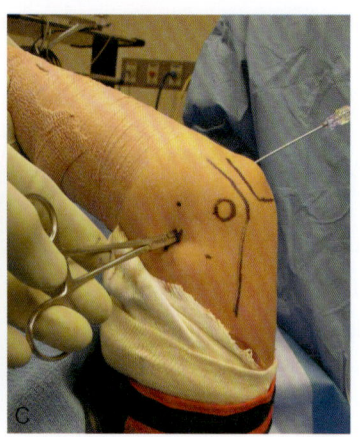

技术图2　A. 取仰卧交叉体位的左肘关节内侧面，图示为前内侧标准入路（SAMP）、前内侧中间入路（MAMP）和前内侧近端入路（PAMP）。B. 肘关节内侧观显示前臂内侧皮神经（MABCN）的多条分支。图中，ME：肱骨内上髁；UN：尺神经。C. 止血钳经由皮肤钝性分离皮下组织、筋膜和肌肉直至内侧关节囊，以建立前内侧入路。

- Lynch等[6]认为在肘关节充盈屈曲90°时，此入路距离正中神经14 mm。Stothers等[11,12]认为正中神经到鞘管的距离只有7 mm（5～13 mm），肱动脉到鞘管的距离为15 mm（8～20 mm）。
- 前内侧标准入路可以通过由内而外或由外而内的技术建立。一些学者建议由外而内并辅以交换棒技术会更为安全。
- 尽管通过这个入路能够很好地观察肘关节的前外侧部分，但是目前这个入路主要用来作为关节囊牵开的辅助入路。

前内侧近端入路

- 前内侧近端入路由Poehling等[10]提出，它位于肱骨内上髁近端2 cm，正好在内侧肌间隔的前方。
  - 有学者随后将这个入路描述为内侧肌间隔前方约2 cm处[9]。
- 建立此入路前必须先确认肌间隔和尺神经的位置，以确保其路径在肌间隔的前方。
- 置于肱骨前方的关节镜鞘管需要注意避免损伤正中神经[10]。
- 在这个位置，肘关节充盈并屈曲90°位后，入路距正中神经为12.4 mm（7～20 mm），距肱动脉18 mm，距尺神经12 mm（7～18 mm），距前臂内侧皮神经2.3 mm（0～9 mm）。
- 此入路同样能观察肘关节的外侧结构，与前内侧标准入路比较，其对上方关节囊结构、肱骨小头和肱桡关节的观察视野较为有限[11,12]。

前内侧中间入路

- Lindenfeld等[5]对前内侧近端入路做了改良，使其位于肱骨内上髁近端1 cm、前方1 cm处。
- 此入路向肢体远端指向肘关节的中心位置，同时保留了前内侧近端入路位置的保护作用，与正中神经的距离为22 mm。

前外侧入路

- 与前臂内侧皮神经相比，前臂后侧皮神经的前侧分支穿过肘关节的外侧，在建立入路时更容易受到损伤。限制皮肤切开的深度以及使用关节镜照射出其分支的轮廓走行能够提供有效的保护。
- 前外侧入路共有3种：远端、中间和近端（技术图3A）。

前外侧远端入路

- Andrews和Carson[2]率先描述前外侧入路并建议将其定位于肱骨外上髁远端3 cm、前方1 cm。他们的研究表明在肘关节屈曲90°位时，关节镜鞘管与桡神经的平均距离为7 mm。
- 有报道称神经与鞘管的距离更短，平均只有3～4.9 mm[5,11,12]，在伸直位为1.4 mm。
  - Field等[3]对尸体标本研究后证明，根据Andrews和Carson给出的数据建议所建立的入路位于桡骨头附近或在桡骨头的正上方，而对于年龄较小的患者，依照他们的数据结果所建立的入路则位于桡骨头远端。
- 为了减少桡神经损伤的风险，应该通过解剖标志而非测量数据来确定入路位置，从而确保入路位于桡骨头的近端[3]。

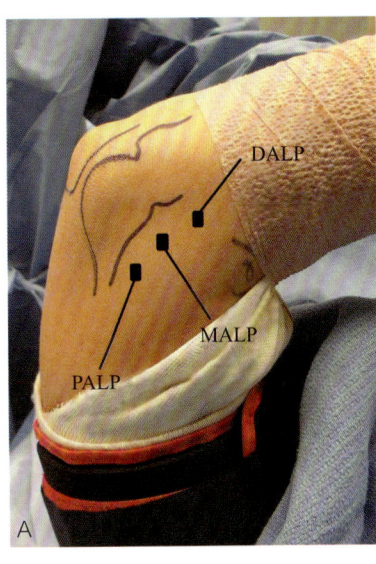
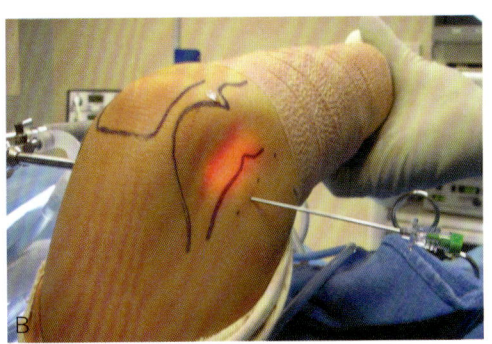

技术图3　A. 取仰卧交叉体位的左肘关节外侧面观，图示前外侧远端（DALP）、中间（MALP）和近端入路（PALP）的位置。B. 图示左肘的外侧面，通过由外而内技术建立前内侧中间入路，使用腰椎穿刺针使进入关节更为顺畅。

- 考虑到安全性，这个入路相对于更靠近端的入路而言使用得较少，主要用于使用钝性拉钩。
- 由外而内技术不仅是有效的，而且也可能是最为安全的。
  - 肘关节屈曲至90°，前臂轻度旋后，关节充盈完全后，用18号腰椎穿刺针于桡骨头前方进针，针头向近端指向肱桡关节的中心（技术图3B）。
  - 用止血钳分离至并穿透关节囊，再引入一把钝头拉钩牵开前侧关节囊。
  - 关节镜头和操作器械经由更靠近端的入路进入。
- 对肘关节的研究显示，前臂后侧皮神经的前侧分支平均距离入路7.6 mm（0~20 mm），神经直接接触鞘管的占43%[11]。

前外侧中间入路

- 与前外侧远端入路相比，前外侧中间入路更安全、更常用。
- Field 等[3] 比较前外侧远端、中间和近端入路，发现入路越靠近近端，神经越是远离鞘管，且有统计学差异。他们指出前外侧中间入路的位置位于肱骨外上髁隆起部的前方1 cm处，正好在肱桡关节前缘的稍近端。
- 屈肘90°时，肘关节没有扩张时，桡神经到鞘管的距离平均为9.8 mm，扩张后为10.9 mm。这几乎是远端入路中的2倍。
- 建立这个入路时使用由内而外或者由外而内技术是有效且安全的。通过这个入路能够很好地观察肘关节内侧，并且对肱桡关节前方做清理十分有用。

前外侧近端入路

- Stothers 等[11,12] 将前外侧近端入路的位置描述为肱骨外上髁隆起部的前方1~2 cm处，该入路的路径沿着肱骨前侧的表面。鞘管直接指向肘关节的中心，穿过肱桡肌、肱肌和桡侧腕伸肌，然后穿过关节囊。
- 一些研究表明，肘关节屈曲90°并充盈后桡神经到鞘管的距离平均为9.9~14.2 mm[3,11]。比起中间或者远端入路而言，前外侧近端入路的神经与鞘管距离显著增大，有显著统计学差异。
- 前臂后侧皮神经的前侧分支距离此入路平均为6.1 mm，套管内芯有29%的可能性直接接触到神经。
- 前外侧近端入路可以在前内侧入路之前或之后建立，由外而内技术最受推崇。
- 尽管3种前外侧入路观察关节前内侧结构的视野相近，但是前外侧近端入路一向被认为能够提供更好的评估，尤其是在观察肱桡关节时[11,12,15]。

双前外侧入路

- 当尺骨神经已经被前置至无论是肌下或皮下位置，前内侧入口的建立都可以在入口放置前通过触诊或解剖神经来完成；但是，有时，使用两个前外侧入口会更安全和有效。
- 如前所述，第一个入口在中间侧入口位置创建。
- 中前外侧入路建立后，建立前外侧近端入路，可以采用70°角关节镜辅助确定入路位置。

单入口双套管前外侧入路

- 很快可以采用单入口双套管器械，通过7 mm入口插入镜头等设备及刨刀。
- 单入口双套管入路可避免双前外侧入口的需要。

后侧入路

- 与前侧入路相比,所有的后侧入路都相对比较安全[11](技术图4A)。
- 前臂后侧皮神经在肘后外侧有损伤风险,有文章报道桡神经的肘肌支受到损伤。
- 对任何后侧入路而言,尺神经都是最为接近的主要神经。它距离后侧正中入路不超过15~25 mm[11]。
  - 关节挛缩松解需要切除后内侧关节囊时,尺神经会有损伤的风险。即使安全地进行了神经周围的关节囊切除术,术前肘关节屈曲<110°的患者,重新恢复肘关节屈曲功能时仍可能会导致尺神经的牵拉损伤。
  - 这种情况下,建议做神经移位术。
- 肘关节在屈曲45°~90°时建立后侧入路[11,12]。
  - 一般建议屈曲角度较小,这样能够减少后侧组织的张力,张开鹰嘴窝,更方便到达内侧和外侧隐窝。

后侧中间入路

- 后侧中间入路也称为直接后侧入路,许多报道中多有描述,通常位于鹰嘴突近端2~4 cm水平的肱骨内外髁连线中点位置。
- 通常是最早建立的后侧入路,它能够提供对鹰嘴窝、鹰嘴尖、滑车后方和内侧隐窝的良好视野。对外侧隐窝、滑车中份以及肱桡关节也能提供不错的视野。
- 尽管尺神经与鞘管的距离一直被认为>15 mm[11],但是在建立此入路时仍然应该触及并标记出尺神经的走行。
- 在建立前侧入路时,并不建议锐性切开以及使用锐性的套管内芯,但11号刀片可以安全地用于建立后侧中间入路并可能减少对肱三头肌腱的损伤。
  - 首先使用18号腰椎穿刺针来确定鹰嘴窝的位置,然后朝着鹰嘴窝的中心处并顺着肌腱腱纤维的方向插入刀片。
  - 对于关节纤维化的患者,使用锐性的套管内芯建立入路可能更容易。
- 有些患者的鹰嘴窝为洞孔样,在建立此入路时应该小心。
  - 通过这种洞孔结构可以形成到达肘关节前室的穿肱骨通路。
  - 对于没有这种孔的患者,要建立前侧通路,可以使用小号钻孔器和开窗技术。
  - 但是,只推荐那些对肘关节镜有丰富经验的术者使用后侧中间入路来建立前室视野。

单入口双套管后中央入路

- 单入口双套管入路将允许处理后室病变,如后侧撞击、滑车软骨软化和剥脱,而无须创建后外侧入口。
- 由于后外侧入口是最有可能瘘的入口,而且愈合最慢,因此不需要后外侧入口[4],可以使患者更快地恢复到无限制的活动状态。

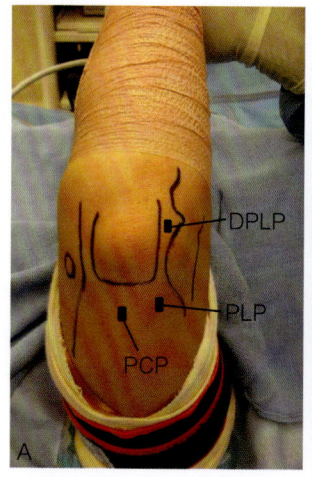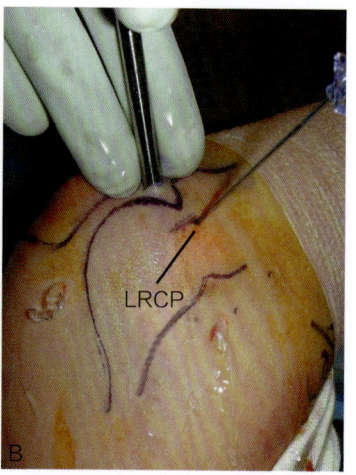

技术图4 A. 仰卧位左肘后表面。显示后中央、后外侧和直接后外侧入路的位置。B. 左肘后外侧面,关节镜下直接后外侧入路,用18号腰椎穿刺针确定直达桡骨头入路的合适位置。

后外侧入路

- Andrews 和 Carson[2]描述的后外侧入路位于鹰嘴水平以近 3 cm 的肱三头肌肌腱外侧缘。
- 往更远端，在后外侧近端入路和软点之间建立任意辅助入路都是安全的[1,12]。辅助入路的具体位置可根据操作示意图决定。
  - 对肘关节后内侧区间做手术操作时，入路越偏近端，操作间隙和视野范围越大。
  - 相反，入路越偏远端，操作范围越容易被局限在后外侧的关节隐窝内。
- 使用 18 号腰椎穿刺针来确定鹰嘴窝和外侧间沟的位置。
  - 镜头停留于鹰嘴窝并朝向肱骨外侧柱以避免视野受到肘后脂肪垫的干扰。
- 如镜头位置正确，此入路可清晰观察鹰嘴窝、鹰嘴尖、肱骨滑车的中段与后段、内外侧隐窝和肱桡关节的后段。
- 第二个更近端的后外侧入路可用于弯曲牵开器。

正后外侧入路

- 正后外侧入路主要用于在建立前侧入路前使关节内注水扩张。这个入路的位置是在由肱骨外上髁隆起、尺骨鹰嘴尖和桡骨头构成的三角形的中心（技术图1）。
- 和中外侧入路、背外侧入路以及更常用的"软点"入路一样，正后外侧入路穿过肘肌并能提供肱桡关节处最好的视野。

双套管后外侧入口

- 单入口双套管可用于所有后外侧入口，或其他仅单个入口可用的情况下。

外侧肱桡关节入路

- O'Driscoll 和 Morrey[9]描述了标准的中外侧入路，也称为外侧肱桡关节入路，并且提出由于空间有限，这个入路的建立比较困难。
- 如果在治疗肱骨小头骨软骨剥脱和肱桡关节软骨损伤时需使用到小号电动刨削刀时，可以很好地利用这个入路。
- 使用 18 号腰椎穿刺针来确定合适的入路位置（技术图 4B）。

远端后外侧入路

- van den Ende 等[13]描述的远端后外侧入口称为远端尺侧入口。
- 这个入口提供了一种更直接的垂直方法，可用于微骨折软骨成形术、骨软骨碎片固定和骨软骨移植植入。

要点与失误防范

术前准备	• 外科医生应熟悉肘关节的结构和神经血管解剖。 • 外科医生应在其经验范围内工作，并承认其局限性。 • 必须制订经过充分考虑的手术计划。
神经血管风险	• 在开始之前，应熟悉所有骨性标志和入路。 • 减少皮肤切口深度。 • 在形成前入口之前，肘关节用液体最大限度地扩张。 • 在放置镜头前和囊膜切除期间，肘关节保持在 90°。 • 更多的近端入口区应用于前入口。 • 必须确认内侧肌间隔膜的位置，同时外科医生必须保持形成前内侧近端入路。 • 在滑膜切除术和囊膜切除术中，牵开器用于可视化和保护。 • 机械切除关节囊时应避免吸引。 • 先前的外伤或手术可能会改变神经血管结构的位置。 • 尺神经半脱位可使神经直接位于近端内侧入路下方。 • 局麻术后很难评估由直接血管损伤或筋膜室综合征引起的血运障碍。
液体管理和组织肿胀	• 通过关节镜末端的鞘管限制液体渗出到软组织中，低压重力输液，前臂加压包裹。

术后处理

- 使用普通缝线关闭切口。
- 皮下滑膜瘘和皮肤滑膜瘘已有描述,最常见于后外侧入路处,多沿着肱三头肌腱的外侧缘[4]。
  - 对肱三头肌外侧筋膜用可吸收线缝合,皮肤用褥式缝合可以将并发症的风险降至最低。
- 除非有特殊禁忌,一般情况下肘关节用夹板固定于接近完全伸直位以便减少肘关节肿胀。
- 手臂抬高过夜,第2日去除夹板。
- 情况允许下,尽快开始主动和被动的活动度练习。
- 如果进行了挛缩松解手术,第2日一早应该进行腋窝处的局部麻醉。
  - 肘关节先轻柔地进行全幅度的活动,然后再进行连续的被动活动。
- 根据松解的程度、关节肿胀的程度以及疼痛程度来决定患者的住院天数(1~3日)。
- 术后可以使用支具和理疗来促进活动度的恢复。

并发症

- 肘关节镜手术后的神经系统并发症的发生率为0~14%[4]。
  - 桡神经、尺神经和正中神经都有报道发生一过性的、不完全和完全性永久性神经麻痹,包括医源性的神经损伤。
- Kelly等[4]回顾性研究了473例肘关节镜手术,并发症发生率为7%。
  - 一过性的神经失用症是最常见的较轻的并发症,包括桡神经、尺神经、骨间后神经、骨间前神经和前臂内侧皮神经的麻痹。
    - 风险因素包括自身免疫性疾病、挛缩、关节囊切除以及止血带时间过长。
- 前外侧和中间外侧入路处引流不畅是最常见的较轻的并发症,据报道其发生率为5%。
- 0.8%的患者发生深部感染。所有的这些病例都在手术最后予关节内注射皮质类固醇。
- 术后有1.6%的患者出现关节轻度挛缩[1,4]。

(章程 译,孙一 审校)

参考文献

[1] Abboud JA, Ricchetti ET, Tjoumakaris F, et al. Elbow arthroscopy: basic setup and portal placement. J Am Acad Orthop Surg 2006;14:312-318.

[2] Andrews JR, Carson WG. Arthroscopy of the elbow. Arthroscopy 1985;1:97-107.

[3] Field LD, Altchek DW, Warren RF, et al. Arthroscopic anatomy of the lateral elbow: a comparison of three portals. Arthroscopy 1994;10:602-607.

[4] Kelly EW, Morrey BF, O'Driscoll SW. Complications of elbow arthroscopy. J Bone Joint Surg Am 2001;83A:25-34.

[5] Lindenfeld TN. Medial approach in elbow arthroscopy. Am J Sports Med 1990;18:413-417.

[6] Lynch GJ, Myers JF, Whipple TL, et al. Neurovascular anatomy and elbow arthroscopy: inherent risks. Arthroscopy 1986;2:191-197.

[7] Marshall PD, Fairclough JA, Johnson SR, et al. Avoiding nerve damage during elbow arthroscopy. J Bone Joint Surg Br 1993;75B:129-131.

[8] Miller CD, Jobe CM, Wright MH. Neuroanatomy in elbow arthroscopy. J Shoulder Elbow Surg 1995;4:168-174.

[9] O'Driscoll SW, Morrey BF. Arthroscopy of the elbow: diagnostic and therapeutic benefits and hazards. J Bone Joint Surg Am 1992;74A:84-94.

[10] Poehling GG, Whipple TL, Sisco L, et al. Elbow arthroscopy, a new technique. Arthroscopy 1989;5:222-281.

[11] Stothers K, Day B, Regan W. Arthroscopy of the elbow: anatomy, portal sites, and a description of the proximal lateral portal. Arthroscopy 1995;11:449-457.

[12] Stothers K, Day B, Regan W. Arthroscopic anatomy of the elbow: an anatomical study and description of a new portal. Arthroscopy 1993;9:362-363.

[13] van den Ende KI, McIntosh AL, Adams JE, et al. Osteochondritis dissecans of the capitellum: a review of the literature and a distal ulnar porta. Arthroscopy 2011;27(1):122-128.

[14] Verhaar J, van Mameren H, Brandsma A. Risks of neurovascular injury in elbow arthroscopy: starting anteriomedially or anteriolaterally? Arthroscopy 1991;7:287-290.

[15] Woods GW. Elbow arthroscopy. Clin Sports Med 1987;6:557-564.

第5章 闭合复位经皮穿针治疗肱骨髁上骨折
Closed Reduction and Percutaneous Pinning of Supracondylar Fractures of the Humerus

Paul D. Choi and David L. Skaggs

定义

- 肱骨髁上骨折是儿童常见的损伤。肘部损伤住院患儿中，67%是肱骨髁上骨折，它占所有儿童骨折的3%～17%[7,10,11]。估计年发病率为177.3/100 000[9]。
- 好发年龄在5～7岁。
- 该损伤多由肘部外伤引起，最常见外伤类型为高处跌落（70%）或运动相关损伤。
- 绝大多数的肱骨髁上骨折是伸直型损伤（98%）[1]，也可发生屈曲型损伤。
- 开放性损伤约占1%。复合骨折，多累及桡骨远端、舟骨和肱骨近端，约占1%。可同时合并神经血管损伤，神经损伤发生率为11%，血管损伤发生率可高达20%[1,2,10]。伸直型肱骨髁上骨折中，最容易出现骨间前神经损伤。

解剖

- 大多数伸直型肱骨髁上骨折的前方骨膜受到破坏。
  - 当骨折伴后内侧移位时，外侧骨膜亦受损。
    - 因此，当骨折伴后内侧移位时，前臂旋前会有助于复位（图1）。
  - 当骨折伴后外侧移位时，内侧骨膜亦受损。
    - 因此，当骨折伴后外侧移位时，前臂旋后通常会有助于复位。
- 骨折移位方向可提示哪组神经血管会受到肱骨干骺断端刺伤的危险（图2）。
  - 骨折远端向内侧移位者存在桡神经受损风险。
  - 骨折远端向外侧移位者存在正中神经和肱动脉受损风险。
- 尺神经走行于内上髁后侧的肘管内。当发生屈曲型骨折或经内侧穿针经固定骨折时特别容易损伤该神经。
  - 当肘关节屈曲时，尺神经向前移位。因此，当经内侧穿针固定骨折时，肘关节应适当伸展。

发病机制

- 肱骨髁上骨折通常是由于摔倒时肘关节充分伸直手臂外展撑地造成。
- 导致肱骨髁上好发骨折的主要因素是肱骨远端髁上区域非常薄弱。
  - 摔倒肘关节完全伸直时，尺骨鹰嘴在其窝内起到杠杆支点的作用。
  - 关节囊附着于尺骨鹰嘴窝远侧、骺板的近侧，将过伸应力传导至此区域，导致骨折。
- 当肘关节充分伸直、肘内关节紧密扣锁时，弯曲应力量集中至肱骨远端区域。
- 韧带过度松弛导致肘关节过伸，可能是该损伤类型的主要因素。

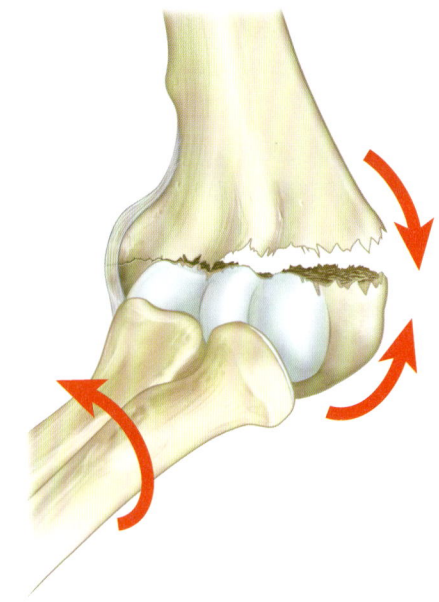

图1 复位向后内侧移位的肱骨髁上骨折。前臂旋后将闭合骨折张口，有助于复位。

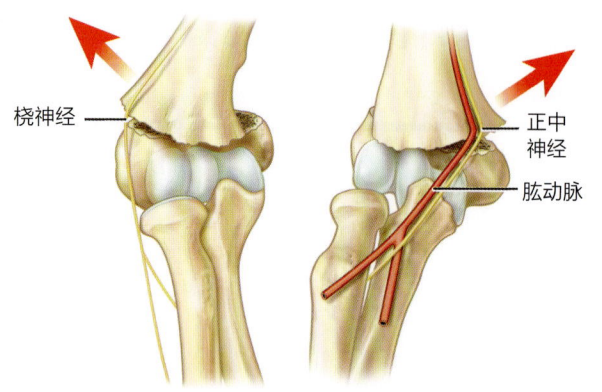

图2 神经血管结构的相邻关系。当骨折发生后内侧移位时，近侧的干骺端断端刺向外侧可危及桡神经。而当向后外侧移位时，断端刺向内侧，危及正中神经和肱血管。

自然病程

- 肱骨远端骺板对肱骨整体生长影响甚微（占肱骨的20%），因此，肱骨髁上骨折的再塑形能力有限。接近解剖学的复位对治疗该部位骨折非常重要。
- 绝大多数肱骨髁上骨折是不稳定的（除了伸直Ⅰ型），因此通常需要石膏固定或最好是手术固定。

病史和体格检查

- 评估肘部损伤儿童必须包括全面的检查，以发现合并损伤（特别是肱骨近端和桡骨远端区域）和神经血管损伤。
- 体格检查时可能发现肿胀、触痛、瘀斑和畸形。当肱骨骨折近侧尖端刺穿肱肌和前侧筋膜进入皮下组织时，可能会出现"皱褶"征。
- 患肢的血管神经检查非常重要。体检步骤包括：
  - 评估尺神经潜在损伤。检查手指内收外展（骨间肌）力量、小指掌侧的感觉。
  - 评估桡神经潜在损伤。检查手指、手腕和拇指伸展（指总伸肌、示指固有伸肌、桡侧腕长/短伸肌、尺侧腕伸肌和拇长伸肌）力量。检查第1指蹼背侧的感觉。
  - 评估正中神经潜在损伤。检查大鱼际的力量（拇短屈肌、拇短展肌、拇对掌肌），检查示指掌侧感觉。
  - 评估骨间前侧神经潜在损伤。检查示指远侧指间关节屈曲（示指指深屈肌）和拇指指间关节屈曲（拇长屈肌）力量。
- 精确评估受累肢体的血管也很关键。进行的检查包括：
  - 桡骨远端脉搏触诊。
  - 灌注的一般评估：毛细血管填充、皮肤温度和颜色。
  - 多普勒超声和脉搏血氧饱和度评估效果仍不明。
  - 术前血管造影通常是不必要的。

影像学和其他诊断性检查

- 初步检查应包括肘部前后位、侧位片，必要时摄斜位片。
- 有时摄健侧肘关节对比照片有助于诊断。
  - 脂肪垫征：特别是在后侧，表示关节内积液并可提示肱骨髁上骨折（53%的概率）（图3A）[10]。
  - 前后位上Baumann角和携物角相关，应在70°～78°范围或与对侧角度相等（图3B）。
  - 外侧位上，肱骨前缘线（沿肱骨前侧画线）应分割肱骨小头（图3C）。
    – 这条线在大多数4岁以上的健康儿童。
    – 对于4岁以下的儿童，这条线可能跨越肱骨小头前1/3[1]。
- 最常用的骨折分型是基于影像学表现的Gartland分型：
  - 伸直Ⅰ型：无移位。
  - 伸直Ⅱ型：肱骨小头移位至肱骨前缘线后侧伴不同程度的后伸和成角；肱骨后侧皮质完整。
  - 伸直Ⅲ型：完全移位，没有骨皮质连续。
  - 有更多的多方向不稳定的Ⅳ型骨折最近被描述过。这些骨折由于骨膜铰链完全丧失而导致屈曲和伸展。
  - 屈曲型。

鉴别诊断

- 其他肘部骨折（除了肱骨髁上区域）。
  - 肘部Salter-Harris骨折。
- 牵拉肘。
- 感染。

非手术治疗

- 最新的美国骨科医师学会（AAOS）临床实践指南推荐采用非手术制动治疗符合以下条件的无移位骨折（Ⅰ型）[4,9]：
  - 侧位片上肱骨前缘线切割肱骨小头。
  - Baumann角＞10°或者与对侧相同。
  - 鹰嘴窝和内外侧皮质完整。
- 非手术治疗包括肘关节制动和屈曲不超过90°的石膏或夹板固定。
  - 随肘关节逐渐屈曲，肱动脉逐渐受压，医生必须确认远端桡动脉搏动存在且远端灌注充足。

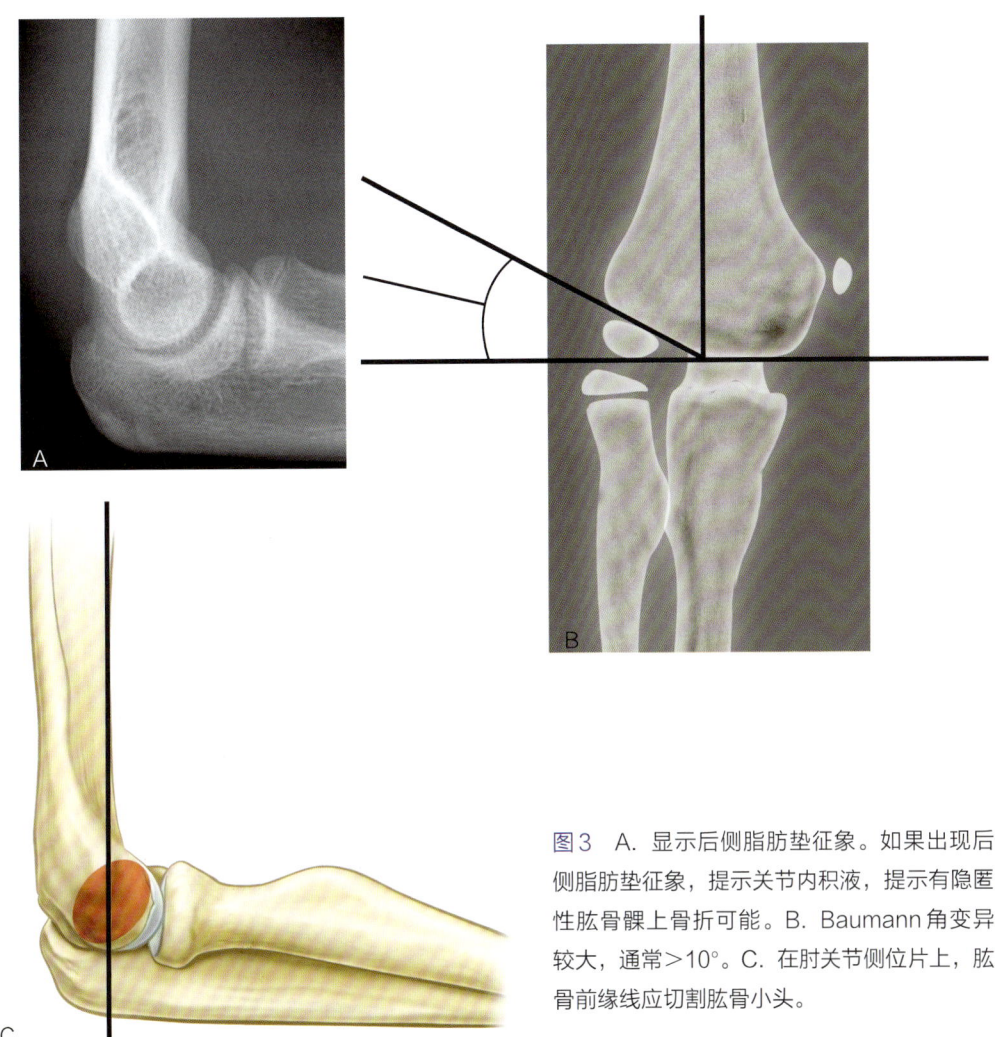

图3 A. 显示后侧脂肪垫征象。如果出现后侧脂肪垫征象,提示关节内积液,提示有隐匿性肱骨髁上骨折可能。B. Baumann 角变异较大,通常＞10°。C. 在肘关节侧位片上,肱骨前缘线应切割肱骨小头。

手术治疗

- 经皮穿针固定的两个主要方式是经外侧穿针固定和交叉穿针固定技术[9]。
- 经皮穿刺针固定的两个主要选择是侧入针和交叉针技术。
- 大多数骨折可通过经外侧穿针技术得到成功固定[5,9,12]。
  - 对Ⅱ型骨折通常2根钢针已足够,Ⅲ型骨折建议使用3根钢针。
- 生物力学研究已经证实经外侧穿针固定和交叉穿针固定的稳定性相当。
- 经外侧穿针固定技术的优势在于医源性神经损伤的风险很小。当经内侧穿针时存在尺神经损伤风险(5%～6%)。
- 如果在术中经外侧入路植入3根钢针后骨折仍然不够稳定,可采用交叉钢针固定技术。

术前计划

- 移位的肱骨髁上骨折(包括 Gartland Ⅱ、Ⅲ型)需要复位,通常可通过闭合方法进行复位。最好的固定方式是经皮穿针固定。
- 肱骨髁上骨折切开复位指征较为有限,仅包括开放性损伤、无法闭合复位和在经闭合复位满意后仍存在持续性血管危象者。
  - 对于存在血运受损或正中神经损伤的移位型肱骨髁上骨折,可以考虑切开复位及早期肘窝探查,因为有研究报道此处骨折部位血管和(或)神经卡压的风险较高[6]。
- 复读所有摄片。对合并其他骨折,特别是前臂骨折,需保持高度警惕,一旦存在,并发骨筋膜室综合征的风险会增加。

- 术前进行完整的神经血管检查并做记录。
- 检查对侧手臂,并记录对侧手臂的提携角。
- 手术时机尚存在争议。近期的回顾性研究提示对于绝大多数的肱骨髁上骨折可适当延迟进行手术[1,3,8]。
- 标识"红旗"的骨折(例如,严重的肿胀以及神经体征,尤其是血管危象或合并前臂骨折)需要紧急处理。
  - 明显肿胀。
  - 肘部前皮肤皱褶或瘀斑。
  - 神经或血管损害(除了孤立的骨间前神经损伤)。
  - 对骨筋膜室综合征的关注[坚固的隔室,镇痛需求增加,焦虑增加,前臂骨折("活动肘")]。

体位

- 患者仰卧于手术床。
- 骨折的肘部放置于可透线侧附台上(图4A)。应将肘关节尽可能远地放置于侧附台上,便于透视到肘关节和肱骨远端。对较小的儿童,需要将他们的头和肩膀也置于侧附台上。
  - 透视机的宽大的终端有时可作为手术桌。
  - 在严重不稳定骨折的病例中,用透视机终端做手术桌并不合适。因为透视肘关节前后位和侧位时需要旋转手臂,而这样会使骨折复位丢失。
  - 透视机放在医生的对侧以方便观看(图4B)。

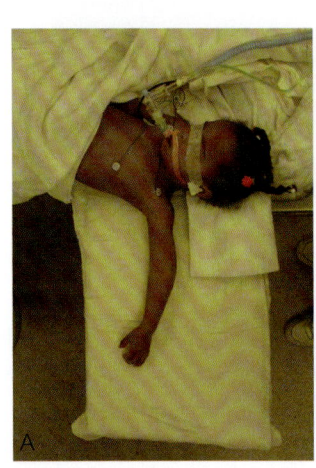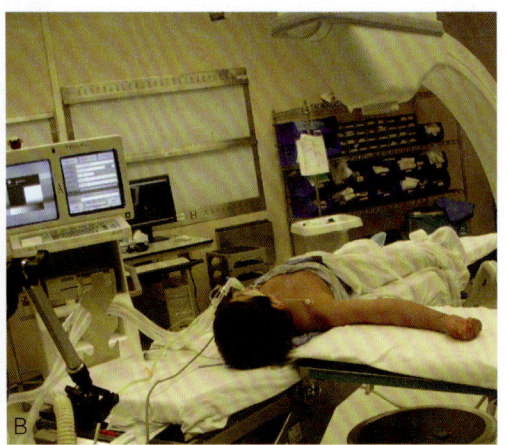

图4　A. 患者体位。患肘放置在可透视搁手板上。在较小的儿童,为了能透视整个肘和肱骨远端,小孩的头部和肩部可能都需要放置在搁手板上。B. 将透视机放置在手术床的对侧有助于医生在手术操作过程中更容易观看透视影像。

闭合复位

- 将肘关节屈曲20°～30°牵引(技术图1A)以防止近侧骨折断端顶起前方的神经血管结构。
- 对于严重移位的骨折,近侧骨折断端陷入肱桡肌内,可使用"挤奶手法"(技术图1B)。
  - 将骨折表面软组织由近向远推挤。
- 一旦长度恢复,在前后位摄片上内外侧柱恢复对线。
  - 恢复内外翻角度和力线。
  - 同时纠正内外侧移位。
- 对于大多数骨折(例如伸直型),下一步做屈曲复位法(技术图1C)。
  - 将肘关节逐渐屈曲,同时用双手拇指对鹰嘴(和肱骨远侧髁)施以向前的压力。
- 透视复位满意后,肘关节保持过度屈曲,透视下评估复位状况。
- 如果能达到以下标准,复位满意。
  - 肱骨前缘线切割肱骨小头。
  - Baumann角＞10°或与对侧相仿。
  - 斜位片提示内外侧柱完整。
- 有后内侧骨折移位时将前臂旋前。
- 有后外侧骨折移位时将前臂旋后。
- 对于不稳定骨折,拍肘部侧位片时,应将透视机而不是手臂旋转(技术图1D)。

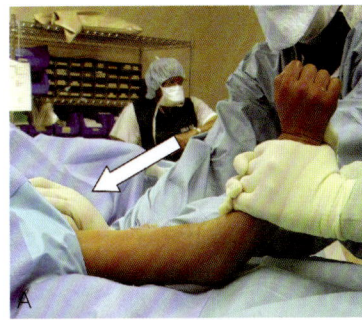
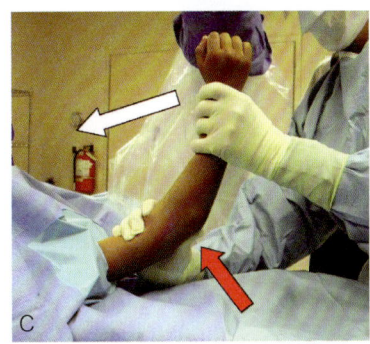
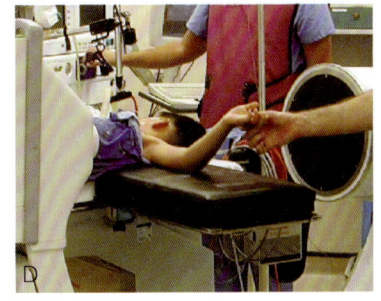
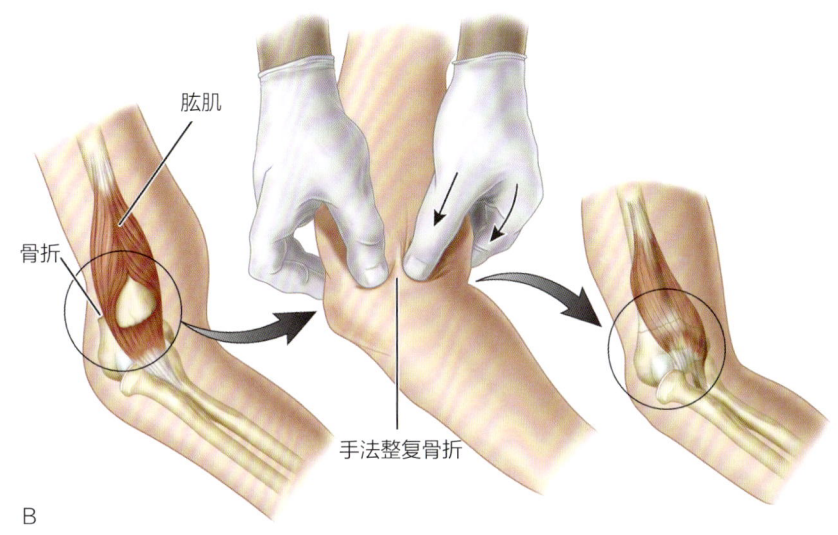

技术图1　A. 复位。屈肘20°～30°牵引，助手在腋窝处施加对抗牵引。B. 如果骨折复位困难，近端骨块可能嵌顿在肱肌。可使用"挤奶手法"将骨折断端同其前方的软组织分离。C. 在拇指向前推挤鹰嘴时，屈曲肘关节。D. 对于不稳定的骨折，应旋转透视机而非手臂来摄肘部侧位片。

经外侧穿针固定技术

- 一旦复位满意后，可经皮置入克氏针固定骨折。
  - 通常使用1.6 mm光滑的克氏针。
  - 根据儿童不同体型，选用更细或更粗的克氏针。
- 经外侧穿针固定技术的目标是尽可能分散地经骨折端置入钢针固定并兼顾内外侧柱的稳定性（技术图2A～C）。
  - 钢针方向可呈放射状或平行。
  - 应跨越远近端足量的骨质。
  - 钢针可跨过鹰嘴窝。
- 一般来说，对Ⅱ型骨折使用2根钢针已足够，对Ⅲ型骨折建议使用3根钢针。
- 克氏针应顶在外侧髁上，但不用刺穿皮肤（技术图2D）。
  - 在前后位透视下选择进针点。
  - 用手握住克氏针，便于控制。
- 一旦对进针点和方向满意后，克氏针顶穿皮肤植入软骨。
  - 远端肱骨髁的软骨起到针垫的作用。
- 确保前后位和侧位透视进针点及针道轨迹满意后，继续进针直至贯穿两层皮质。
- 当确定了令人满意的起始点和轨迹后，用钻头推进销钉，直到至少2个皮质接合。
- 此时，再次评估复位情况。
  - 在前后位、侧位和两个斜位上复位必须满意。
  - 旋转肘部以透视内外侧柱的侧位像。
- 追加置入钢针（技术图2E～H）。
- 在前后位和侧位动态透视肘关节被施压后的情况。
- 一旦骨折复位满意，固定牢靠后，再次评估血管情况。
- 当上述步骤完成后，折弯钢针，距皮肤1～2 cm处剪断。

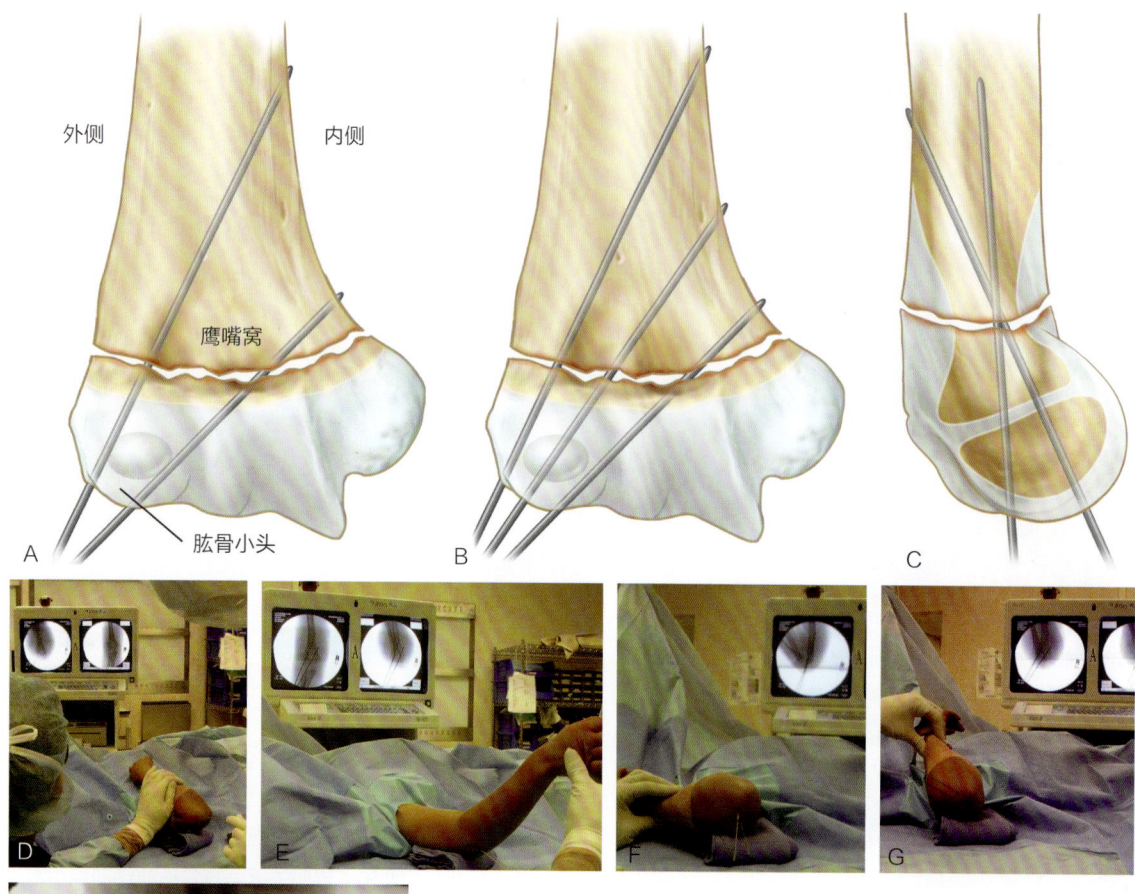

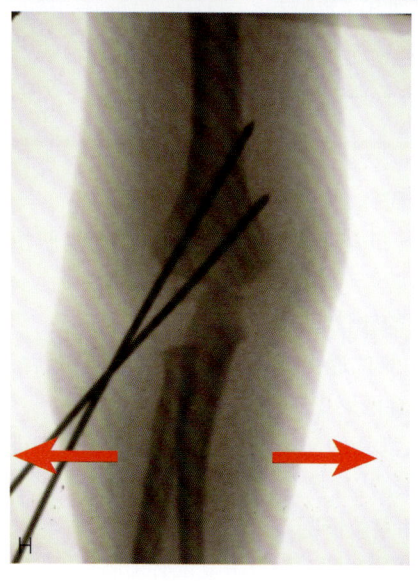

技术图2　A～C. 经外侧穿针固定技术：最佳的钢针布局。钢针应分散分布于骨折线上以稳固内外侧柱。A. 2根针的最佳布局（前后位像）。B. 3根针的最佳布局（前后位像）。C. 钢针的合理布局（侧位像）。D. 徒手握针。一旦透视下确认进针点和针道轨迹，钢针顶穿皮肤并穿入软骨。E、F. 前后位和侧位评价冠状面对线。G. 可使用内外侧旋转斜位评估内外柱。H. 施压骨折。在实时透视下向骨折端施加应力以确认其足够稳定。

交叉钢针固定技术

- 如果经外侧入路钢针固定后骨折仍无法得到稳定或医生更喜欢内外侧入路钢针固定时，可选用该技术。
- 首先置入外侧钢针；之后在置入内侧钢针时可允许肘关节伸展。
  - 肘关节逐渐屈曲时，尺神经向前移位，因此，当屈肘90°或更多是经内侧入路置入钢针时，尺神经有受损危险。
- 在置入外侧钢针后，将肘关节伸展至屈曲20°～30°（技术图3A）。
- 在内上髁表面做一小切口。
- 钝性分离至内上髁。
- 将钢针抵在内上髁上（技术图3B）。

- 通过透视确认钢针的进针点和轨迹。
- 当确认进针点及针的轨迹满意后,继续进针直至贯穿两层皮质(技术图3C、D)。必须穿住内侧柱。
  - 理想状况下,钢针应在骨折处与其他钢针最大限度地分开。
- 对复位和骨折固定的评估与经外侧穿针后评估相同。同样评价血管状况。

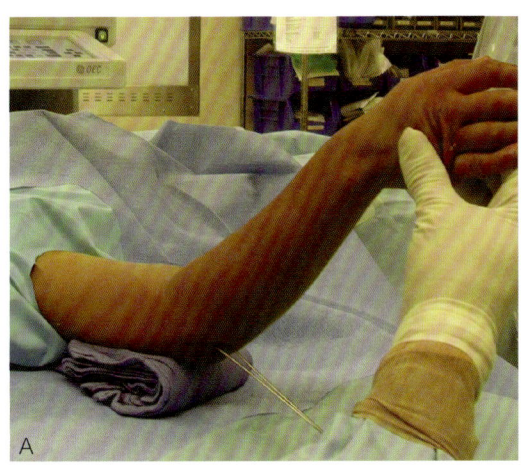
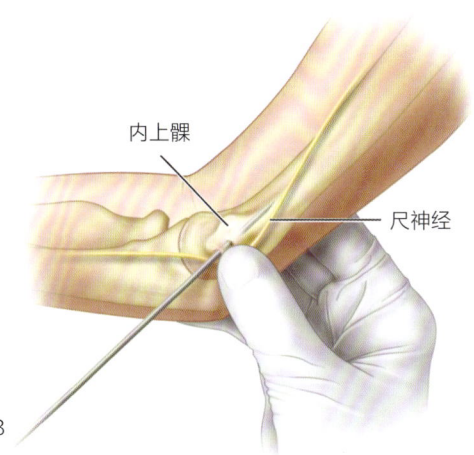
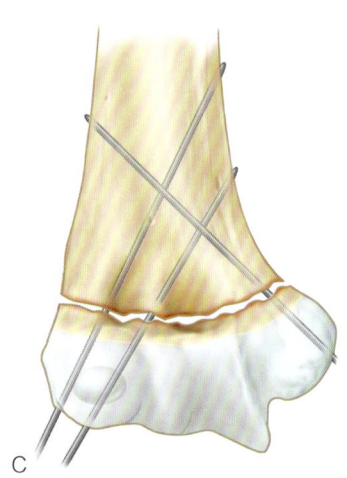
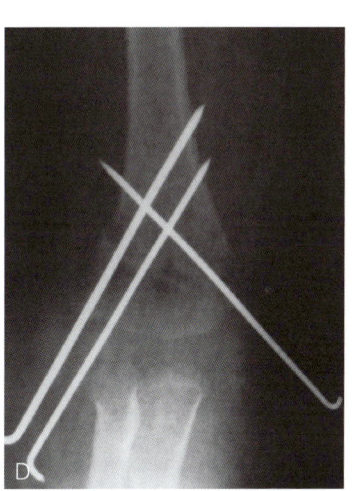

技术图3　交叉钢针固定技术。A. 为最大限度降低医源性尺神经损伤的风险,在经内侧插入钢针前伸肘至屈曲20°~30°。B. 进针点在内上髁。C、D. 内侧钢针应穿住内侧柱和至少两层皮质。

要点与失误防范

临床症状	• 术前应进行彻底的神经和血管检查并记录在案。 • 外科医生应寻找"红旗",如瘀斑、过度肿胀、皮肤皱褶,以及合并骨折,可能是急诊复位的指征。
适应证	• 非移位(Ⅰ型)骨折可采用夹板或石膏固定进行非手术治疗。 • 伴有内侧粉碎或嵌塞的骨折应手术治疗,以避免肘内翻。 • 移位骨折需要复位(通常闭合)和手术固定(通常经皮固定)。
复位	• 在20°~30°的自由度范围内对肘关节施加牵引力。
外侧钉置入	• 目标是在骨折部位最大限度地分离钉,以接合内侧柱和外侧柱。 • 对于Ⅱ型骨折,2枚钉通常足够;对于Ⅲ型骨折,使用第3枚钉进行额外固定。
内侧钉置入	• 首先插入导针,以便肘关节可以伸展到20°~30°的弯曲度,允许更安全地插入内侧钉。

术后处理

- 手臂制动,最好固定在屈肘45°~60°管型石膏中(有时可用夹板)。
  - 由于骨折复位是依赖钢针而不是石膏维持,常用作其他骨折固定的屈肘90°位会增加骨筋膜室综合征的危险,不宜在此采用。
  - 在上石膏之前,将无菌泡沫直接涂在皮肤上以避免术后肢体肿胀。
- 手臂制动3~4周,术后1周和3周(或4周)时复查前后位和侧位摄片做评估。
- 术后3~4周拔出钢针。
- 钢针拔出和解除制动后,即开始做关节活动度功能锻炼。
- 术后6~8周恢复全部活动。

预后

- AAOS报道了改善的结果(放射学临床、功能学),闭合复位和经皮穿针固定治疗大多数移位的肱骨髁上骨折(2型,3型,屈曲型)[4,9]。

- 多个研究报道了侧入钉技术的安全性[4,5,9,12,13]。
  - 侧入和交叉针技术之间的复位损失无明显差异。
  - 射线照相结果无明显差异(Baumann角度,Baumann角度变化)。
  - 侧入技术医源性神经损伤(尺神经)的风险显著降低。
- 研究表明,在适当的患者中一些髁上骨折的治疗可能会延迟,而不会增加明显的风险。

并发症

- 肘关节僵硬。
- 感染。
- 血管损伤。
- 神经损伤。
- 畸形愈合。
- 骨不愈合。
- 缺血坏死。
- 骨化性肌炎。

(章程 译,孙一 审校)

参考文献

[1] Abzug JM, Herman MJ. Management of supracondylar humerus fractures in children: current concepts. J Am Acad Orthop Surg 2012;20(2):69-77.

[2] Franklin CC, Skaggs DL. Approach to the pediatric supracondylar humeral fracture with neurovascular compromise. Instr Course Lect 2013;62:429-433.

[3] Gupta N, Kay RM, Leitch K, et al. Effect of surgical delay on perioperative complications and need for open reduction in supracondylar humerus fractures in children. J Pediatr Orthop 2004;24(3):245-248.

[4] Howard A, Mulpuri K, Abel MF, et al. The treatment of pediatric supracondylar humerus fractures. J Am Acad Orthop Surg 2012;20(5):320-327.

[5] Kocher MS, Kasser JR, Waters PM, et al. Lateral entry compared with medial and lateral entry pin fixation for completely displaced supracondylar humeral fractures in children. A randomized clinical trial. J Bone Joint Surg Am 2007;89(4):706-712.

[6] Mangat KS, Martin AG, Bache CE. The "pulseless pink" hand after supracondylar fracture of the humerus in children: the predictive value of nerve palsy. J Bone Joint Surg Br 2009;91(11):1521-1525.

[7] Mangwani J, Nadarajah R, Paterson JM. Supracondylar humeral fractures in children: ten years' experience in a teaching hospital. J Bone Joint Surg Br 2006;88(3):362-365.

[8] Mehlman CT, Strub WM, Roy DR, et al. The effect of surgical timing on the perioperative complications of treatment of supracondylar humeral fractures in children. J Bone Joint Surg Am 2001;83-A(3):323-327.

[9] Mulpuri K, Wilkins K. The treatment of displaced supracondylar humerus fractures: evidence-based guideline. J Pediatr Orthop 2012;32(suppl 2):S143-S152.

[10] Omid R, Choi PD, Skaggs DL. Supracondylar humeral fractures in children. J Bone Joint Surg Am 2008;90(5):1121-1132.

[11] Otsuka NY, Kasser JR. Supracondylar fractures of the humerus in children. J Am Acad Orthop Surg 1997;5(1):19-26.

[12] Skaggs DL, Cluck MW, Mostofi A, et al. Lateral-entry pin fixation in the management of supracondylar fractures in children. J Bone Joint Surg Am 2004;86-A(4):702-707.

[13] Woratanarat P, Angsanuntsukh C, Rattanasiri S, et al. Meta-analysis of pinning in supracondylar fracture of the humerus in children. J Orthop Trauma 2012;26(1):48-53.

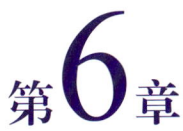

第6章 切开复位治疗肱骨髁上骨折
Open Reduction of Supracondylar Fractures of the Humerus

Christine M. Goodbody and John M. Flynn

定义
- 需要切开复位的肱骨髁上骨折是指不能通过闭合复位和经皮穿针固定来治疗的情况。

解剖
- 切开复位所需考虑的神经血管解剖包括:
  - 尺神经从内侧上髁后方穿过。
  - 桡神经从后向前走行,鹰嘴窝上方。
  - 肱动脉和正中神经通过肘前窝,因为骨折移位通常处于皮下前面,皮肤切开时他们会存在危险。

病史和体格检查
- 患者病史与闭合方法治疗的肱骨髁上骨折相同。
- 必须做仔细的神经血管方面的检查。

手术治疗
- 肱骨髁上骨折切开治疗手术指征包括开放性骨折、难以闭合复位的骨折和骨折并发血供障碍虽经闭合复位仍无法恢复手部血液循环的骨折。
- 关于手术干预的时机仍有争议,许多医生首选立即闭合复位穿针固定或切开复位固定治疗。但一些新近发表的文章报道,相比之下,延时治疗的并发症发生率没有显著增加[2,3]。

术前计划
- 对于严重骨折的儿童,麻醉诱导后立即尝试暂时性骨折复位是有帮助的。
- 在将骨折从肱肌的夹持中挤出后,进行标准的复位动作使远端骨块复位,使其大致排列整齐。
- 尽管不应花费时间精确复位(在准备和悬垂过程中可能会丢失),此严重骨折经诱导后可暂时复位,提醒手术组可能需要切开复位,有时间收集设备(如无菌止血带)并获得、放置透光表,以便于切开复位。

体位
- 患者仰卧于手术床上。另需要一个搁手台。
- 消毒铺巾后在儿童上臂上空气止血带。
- 医生必须确认在钢针固定骨折时,透视机可以方便地推入和移出手术区域。

入路
- 一般而言,经肘窝的前方横行切口是最实用且美观的。
- 如果需要显露更多的话,可以根据骨折移位方向向内或向外延长切口,但很少需要这样做。
- 向骨折远端移位的相反方向延长切口有助于去除阻碍复位的软组织。
- 如果怀疑神经血管损伤,前侧入路显露最好。
- 如果复位困难,提示骨折近端刺破肱肌并发生扣锁。此时,还是前侧入路显露复位最好。

经前路切开复位

切口与解剖
- 患者经消毒铺巾后，将上臂止血带充气。
- 经肘前窝做一横行切口（技术图1A）。钝性分离皮下和脂肪组织。必须非常小心地解剖，神经血管束可能会移位到非解剖位置。它们有可能就在皮下，在解剖之初即有损伤危险（技术图1B）。
- 一直解剖至显露干骺端尖端，它上面附着有少量组织和部分撕裂的肱肌（技术图1C）。
- 如果先前未发现的话，神经血管束就应该位于此处。通常在沿干骺端尖端前方解剖时发现神经血管束。即使没有发生血供障碍，这一步仍然不能省略。一旦找到血管，应将其牵离该区域。

骨折复位
- 勾勒出骨折远端的轮廓是该操作最难的部分。它位于后外侧，骨膜折叠在其表面（技术图2）。
- 用一止血钳触及骨折端，钳住骨膜的断端，用剪刀适当延长骨膜"钮孔状裂孔"的大小使骨折远端游离。将骨折远端移至前侧，使其从肱肌破孔退出，回到肱肌后侧，与干部骨折复位。
- 或者，医生用拇指按住近端骨折端，向后推挤的同时，助手保持肘关节屈曲90°持续牵引前臂[1]。可用一骨膜剥离器撬拨帮助复位。

钢针固定
- 一旦骨折复位，可使用光滑克氏针固定。这与闭合复位经皮穿针固定技术相同。

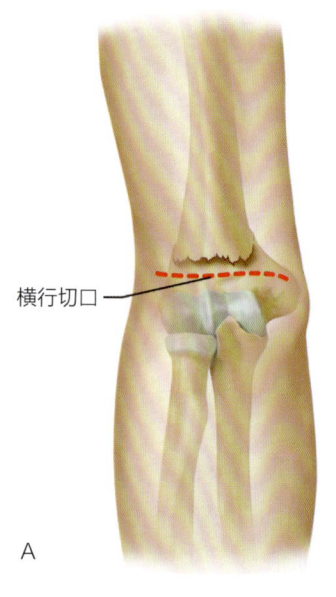
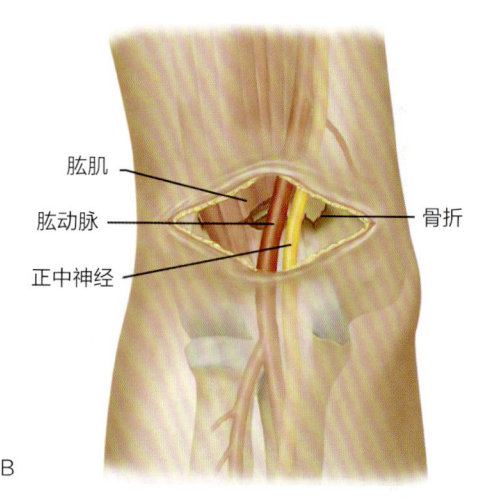
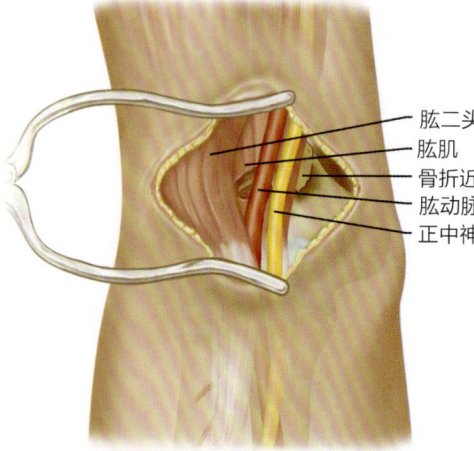

技术图1 A. 做横行切口治疗髁上骨折。B. 切开皮下和脂肪组织。C. 进一步深入显露骨折部位。

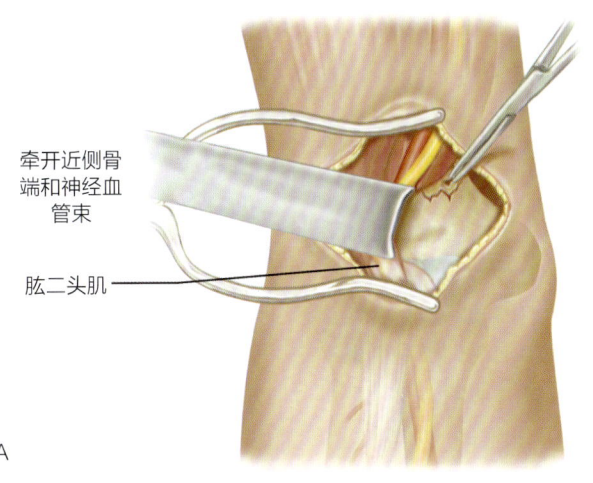
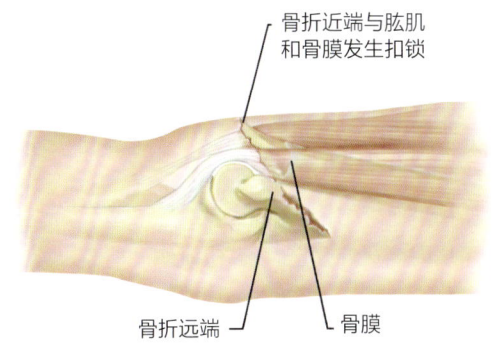

技术图2　A. 牵开近端骨块使远端骨折块显露。B. 骨折部位的矢状面图像显示骨折近端被卡在肌肉骨膜的破孔中。

- 如同第5章所述的3根由外侧进针的呈放射状固定的钢针。
- 或者，可分别经内侧和外侧进针采取交叉固定的方式。最理想的情况是，内、外侧钢针在骨折近侧交叉。医生必须确定骨折远端的内外侧柱都被钢针穿住了。
- 医生通过透视确认钢针的位置和骨折复位的状况。如果位置都满意，折弯钢针尾端，剪断并留于皮外。一旦骨折愈合，可在门诊办公室非常容易地抽出钢针。
- 使用可吸收线缝合伤口。

要点与失误防范

适应证	• 开放复位的主要适应证是骨折部位的插入组织，防止闭合复位和血管损伤，闭合复位和经皮穿刺钉不能改善这种情况。
神经血管结构	• 神经血管束可位于手术野内的任何地方，即使有也必须加以鉴别，不能怠慢。
骨折复位	• 远端的碎片常能触诊到但看不见，因为它被上覆的骨膜所掩盖。外科医生应通过骨膜扩大切口，以获得更好的视觉效果。
骨折固定	• 如果使用3枚侧钉，则应在断裂处最大限度地放射状固定。收敛管脚不稳定。如果使用了内侧和外侧针，外科医生应该接合远端骨折片的内侧柱和外侧柱。

术后处理

- 消毒敷料敷贴切口。
- 用三溴酚铋纱片条包绕钢针尾端，疏松地包裹。
- 前臂中立位，屈肘60°~90°支具固定。
- 患者需收住入院观察一宿。通常次日起使用屈曲约80°的长臂石膏管型固定。术后3~4周取钢针时拆除石膏。
  - 儿童髁上骨折可靠愈合3周，但当使用切开复位时，可能会再推迟1周愈合。做X线检查是明智的。在受伤3周后，虽然已经脱臼，但固定针仍然在。如果骨折未完全愈合，则应为建议延长1周。
- 随后2周，患肘用前臂吊带悬吊，并可不时脱出吊带，开始做轻柔的关节活动度锻炼。
- 孩子可开始正常活动手臂。
- 通常不需要正规的理疗。

预后

- 普遍认同即时复位和固定肱骨髁上骨折能获得更好的疗效并减少并发症[4,5]。
- 术后复位丢失不常见[7]。但是，经切开复位的肱骨髁上骨折患儿通常比闭合穿针需要较长时间恢复肘关节活动度。在术后初期就要交代家长关节僵硬时间较长的情况。
- 一项2001年所做的研究，观察862例经切开复位治疗的肱骨髁上骨折至伤后5.8个月，发现疗效优异者占55%，良好者占24%，一般者占9%，差者占12%[6]。

并发症

- 创伤或手术均可导致并发症。
- 围手术期使用抗生素可降低感染风险。
- 医源性血管神经损伤。
  - 确认神经血管结构非常重要。
  - 采用从内侧穿针固定时,容易损伤尺神经。
- 骨筋膜室综合征。
  - 术后儿童需留院观察一宿,医生应确保反复多次检查神经血管情况。
  - 骨筋膜室综合征的早期表现通常是进行性疼痛加重或需要加大镇痛药量。
  - 受伤后立即出现手部缺血症状的儿童是高危患者。
  - 正中神经损伤的儿童因感觉缺失通常不会主诉疼痛。
- 活动度丢失。
  - 虽然少见,但有报道存在一定程度的不能完全伸直的情况。
  - 若骨愈合时存在过度向后成角,可导致一定程度的屈曲受限。
- 肘内、外翻。
  - 肘内翻很不美观。
  - 外翻畸形可造成部分肘伸展受限并可导致迟发性尺神经麻痹。
- 骨化性肌炎少见,往往会在1~2年后缓解。

(章程 译,孙一 审校)

参考文献

[1] Ay S, Akinci M, Kamiloglu S, et al. Open reduction of displaced supracondylar humeral fractures through the anterior cubital approach. J Pediatr Orthop 2005;25:149-153.

[2] Leet AI, Frisancho J, Ebramzadeh E. Delayed treatment of type 3 supracondylar humerus fractures in children. J Pediatr Orthop 2002;22:203-207.

[3] Mehlman CT, Strub WM, Roy DR, et al. The effect of surgical timing on the perioperative complications of treatment of supracondylar humeral fractures in children. J Bone Joint Surg Am 2001;83-A(3):323-327.

[4] Morrisy RT, Weinstein SL. Open reduction of supracondylar fractures of the humerus. In: Atlas of Pediatric Orthopaedic Surgery, ed 3. Philadelphia: Lippincott Williams & Wilkins, 2001: 63-67.

[5] Otsuka NY, Kasser JR. Supracondylar fractures of the humerus in children. J Am Acad Orthop Surg 1997;5:19-26.

[6] Reitman RD, Waters P, Millis M. Open reduction and internal fixation for supracondylar humerus fractures in children. J Pediatr Orthop 2001;21:157-161.

[7] Sankar WN, Hebela NM, Skaggs DL, et al. Loss of pin fixation in displaced supracondylar humeral fractures in children: causes and prevention. J Bone Joint Surg Am 2007;89(4):713-717.

第 7 章 切开复位内固定治疗肱骨内上髁骨折
Open Reduction and Internal Fixation of Fractures of the Medial Epicondyle

Brian G. Smith and Kristan A. Pierz

定义
- 累及肘关节内侧的外伤可导致内上髁骨折,系肱骨内上髁骨骺的损伤。

解剖
- 肱骨内上髁骨折累及位于肘关节的后内侧的内上髁骨骺。
- 屈曲-旋前肌群起自该骨骺,包括掌长肌、桡侧和尺侧腕屈肌、指浅屈肌、一部分旋前圆肌和尺侧副韧带(图1)[3]。

发病机制
- 肘关节内侧受到直接暴力可能导致内上髁骨折,但较少见。
- 更为常见的是摔倒时前臂过伸支撑使得附着在内上髁的肌肉收缩产生张力导致内上髁的撕脱骨折。肘关节常合并内上髁骨折,但可能在外伤当时即自动复位(图2)。
- 相当大的力量作用于手臂才可导致肘关节脱位和尺侧副韧带的断裂。该韧带起着稳定肘关节的主要作用,它能撕脱内上髁,此骨骺有时可嵌顿在肘关节内[3]。
- 过度使用肘关节可能导致慢性应力损伤或骨骺炎,例如"小团体肘"。

自然病程
- 肱骨内上髁的治疗结果取决于骨折的移位大小和患者对肘关节功能的要求。
- 一般而言,微小的移位骨折经非手术治疗可得到良好的治疗效果,尤其是当患者并非运动员或骨折发生在非优势侧。
- 未经治疗的移位骨折可能会引发慢性肘内侧不稳定,甚至发生反复的肘关节脱位。
  - 投掷类运动员的运动能力将受到明显损害[9]。

病史和体格检查
- 对于任何肘关节损伤,必须探求其损伤机制,特别关注摔倒的细节。虽然在儿童,这些可能很难获得,但其周围常会有目击者。内上髁骨折通常由摔跤致伤。
- 体格检查时最重要的是检查神经血管情况和评估肘关节的稳定性。判断肘关节的稳定性包括根据临床评估和影像学证据以确定肘关节是否存在脱位。

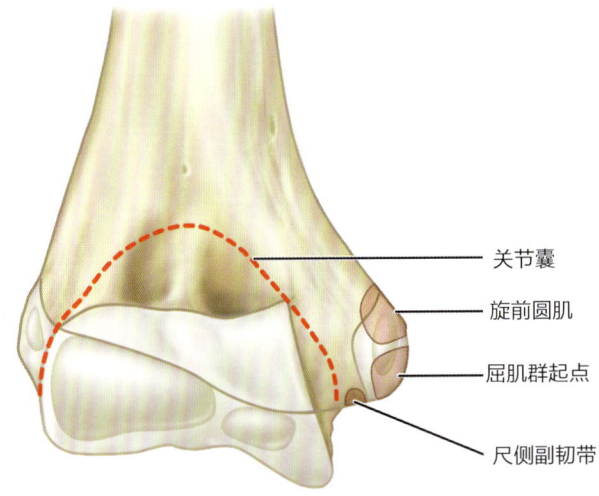

图1 肱骨内上髁的解剖学标志以及肌肉韧带附着区。

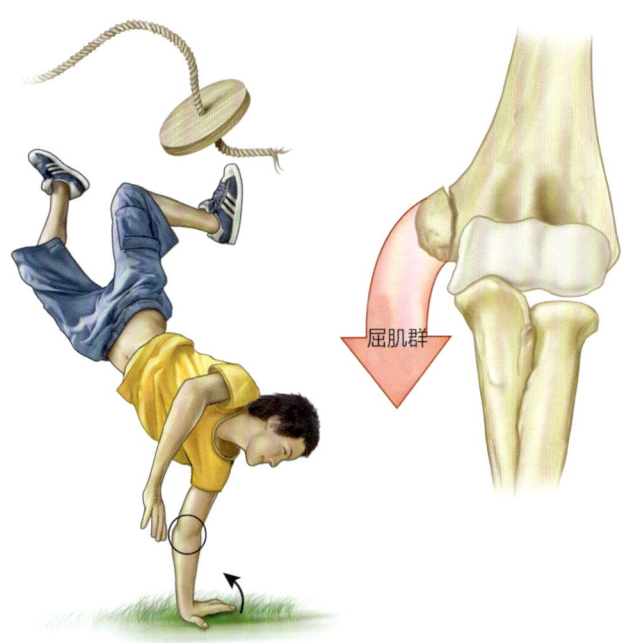

图2 常见的损伤机制:摔倒时前臂过伸导致内上髁的撕脱或推挤损伤。

- 评价肘内侧的稳定性对于决定治疗方案非常重要。
- 被动外翻应力试验可确认肘关节内侧稳定性。持续的肘内侧不稳定导致运动员或重体力劳动者出现明显的肘关节功能障碍。X线检查可证实内上髁骨折块移位增大。

影像学和其他诊断性检查

- 诊断内上髁骨折需要摄标准的肘关节前后位（AP）和侧位片，而斜位片有助于更好地看到位于肱骨远端的后内侧的内上髁。
- 生长板增宽可能是仅有的损伤征象，所以健侧对比照片有助于评估骨折移位的程度。
- 如果肘关节摄片发现内上髁缺失而怀疑嵌顿于关节内时，个别病例可能需要行关节造影、CT或MRI检查。

鉴别诊断

- 内髁骨折。
- 髁上骨折。
- 肘关节脱位。

非手术治疗

- 自1950年起，Smith成为一名采用非手术治疗这种损伤的坚决的拥护者。他指出该骨折主要累及骨骺而不是骺板，因此并不影响未来的骨生长。他还在文章中提出复位不佳甚至骨折不愈合并不一定导致肘关节功能和力量差[3]。
- 在瑞典，所有此种损伤的患者均接受非手术治疗。最近那里的一项研究显示，96%的患者预后优良。超过60%的患者获得纤维骨愈合无骨不连[3]。
- 有两项研究比较了手术与非手术治疗的效果。Bede等[1]发现非手术治疗效果优于手术治疗。
  - Farsetti及同事[5]报道了采用非手术治疗和切开复位克氏针固定（ORIF）治疗移位骨折，显示了相同的结果。
- 内上髁骨折的非手术治疗指征包括对肘关节无过高运动要求的患者，和绝大部分非主利肘骨折的患者。
- 非手术治疗包括夹板固定5～7日或待至软组织肿胀消退，然后尽早开始进行早期主动的关节活动度锻炼。
  - 肘关节活动度恢复较慢者可进行理疗，但应避免被动牵伸，因它可导致更大的损伤。

手术治疗

- 绝对手术指征。
  - 内上髁骨折块嵌顿在肘关节者。
  - 肘关节脱位合并尺神经损伤。
- 相对指征。
  - 对功能要求高的肘关节脱位患者。
  - 对功能要求高的肘内侧不稳定的移位骨折患者。

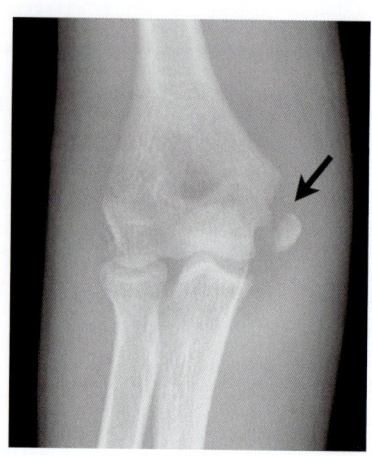

图3　受伤当时的X线片，肱骨内上髁骨折移位至关节旁。

术前计划

- 术前仔细查看影像学资料，评估肘关节的复位情况和内上髁骨折的移位程度（图3）。近来有基于CT扫描的研究提出，单纯X线检查可能会低估内上髁骨折的移位程度[4]。
- 全面评估上肢的神经血管状况，特别注意对尺神经的检查。
- 通常在镇静或麻醉下行外翻应力试验评估肘内侧不稳定。

体位

- 患者仰卧于手术床上，肩外展90°，上肢置于透射线的手外科桌上。外旋上臂以便显示肘关节内侧（图4）。
- 对于较小的儿童，可根据医生的喜好将C臂机的接收器座当作手术台。
- 主刀医生应位于患者的腋窝侧进行手术。
  - 患者的另一种定位方法建议：将患者置于俯卧位，肩关节内旋，是放松外旋前旋肌群和促进骨折处复位的一种方法[6]。

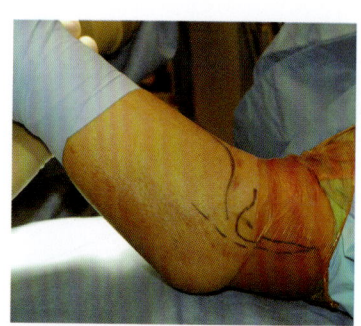

图4　前臂放置的位置和显露内侧髁的入路。尺神经走向已标记。

切开复位中空加压螺钉内固定

- 上臂止血带驱血充气后，以内上髁为中心做一长约4 cm的皮肤切口（技术图1A）。在移位骨折中，不需要太多解剖，骨折块就在皮下。
- 应显露并保护好尺神经。大多数专家并不推荐常规做神经松解或转位。
- 显露骨折并清理机化的血肿（技术图1B）。
- 使用巾钳复位骨折，屈肘并旋前前臂有助于复位骨折。
- 有些医生建议刮除骨骺软骨以加速骨折愈合。如果没有这样做，骨折愈合后依然是骨骺。这个技巧对于那些渴望尽快恢复运动的投掷类运动员而言特别有利。
- 使用1～2根4.0 mm空心钉导针固定骨折。也可以使用18号针头替代第2根导针[7]。
- 另一种放置钉的方法是从在内侧上髁骨折碎片的内部，切开钉在骨折边缘形成一个斜边，并将其用作杠杆，帮助将碎片还原回肱骨干骺端并将其钻入原位[7]。一些外科医生甚至会预先钻入肱骨干骺端，以使骨折复位更容易。
- 透视检查骨折的复位和导针的位置。
- 用作进一步扩孔的导针不应进入鹰嘴窝。在钻孔和置入螺钉时，第2根导针为骨折端提供旋转稳定性。
- 选用合适长度的螺钉经导针拧入，固定骨折。
  ○ 为了使固定的表面积增宽和避免钉头下沉，可使用1枚垫圈。
- 术中摄肘关节前后位和侧位片以确认骨折复位和内固定位置满意（技术图1C～G）。
- 在关闭切口前，必须检查肘关节的稳定性并确保能满幅度活动。
- 标准缝合切口，石膏或夹板固定于屈肘90°。

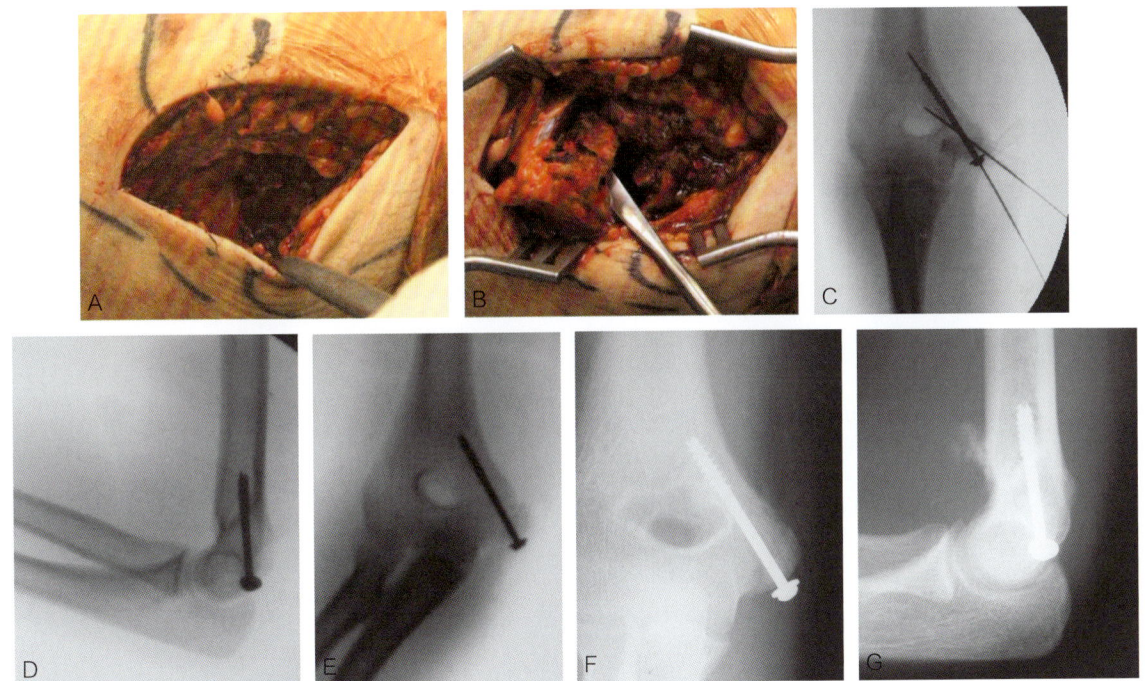

技术图1　A. 做一切口，显露尺神经。B. 松解骨折块周围。C. 透视显示2根导针横跨骨折块并获得旋转稳定性。D、E. 透视显示加压螺钉固定。F、G. X线提示骨折愈合。侧位片提示前方有异位骨化形成。

缝合或克氏针固定

- 如果内上髁骨折过于粉碎,对要求高的或伴肘内侧不稳定者,可使用缝线缝合修复。
- 该方法是将腱性组织缝合并缝合到内上髁撕脱骨折断面附近的骨膜上。
- 如果骨折过于粉碎或骨折块太小而不能应用螺钉,则可以选择应用克氏针固定(技术图2)。

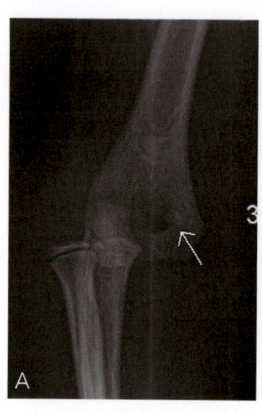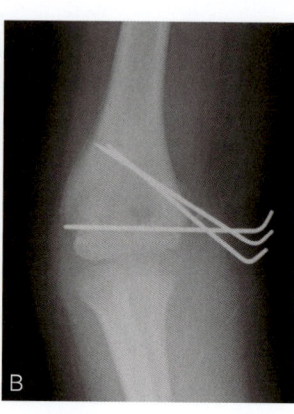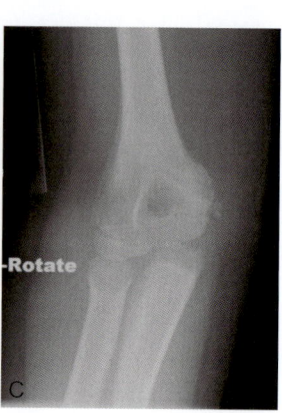

技术图2 A. 一名近8岁男孩的前后位射线照片,该男孩患有肘关节骨折脱位和移位的内侧上髁骨折;箭头识别骨折碎片。B. 因为体积小,对于骨折片,选择克氏针固定。C. 随访射线照片,术后7周(版权:Felicity Fishman, MD)。

从肘关节中分离内上髁:Roberts 技术

- 将前臂旋后,对肘关节施以外翻应力。
- 将腕和手指背屈。
- 当上述动作做到位后,骨折块应能从关节内抽出。
- 该技术在受伤后24小时内、肌肉尚未发生痉挛时非常有效[3]。

要点与失误防范

术后关节僵硬	内侧上髁骨折碎片应尽可能用空心螺钉固定,而不是用销钉固定。有刚性固定装置,允许早期运动。鼓励肘关节尽快活动。
注意点	外科医生必须注意放射检查中出现内上髁缺失:它可能在关节里。
伸直活动丧失	外科医生必须在影像学上证明内固定不在鹰嘴窝内,否则会阻碍肘关节的伸展。

术后处理

- 切开复位术后,根据内上髁骨折的类型和固定稳定性决定术后治疗。
- 对于切开复位螺钉固定术后患者,建议屈曲50°~60°夹板固定3~5日,而后开始早期主动活动范围锻炼。
- 一些作者建议术后佩戴一种既能避免外翻应力又能允许全幅度屈伸的可卸式支具4周[2]。
- 在最近一组使用螺钉固定治疗此类损伤的年轻运动员资料中,术后5~8周开始脱离支具做活动范围锻炼。第8周开始允许参加非冲撞类的体育锻炼。术后12周可恢复所有活动[2]。

预后

- 8名接受切开复位螺钉固定治疗的青少年运动员患者获得了优异的疗效,没有残留外翻不稳定,能够恢复所有运动。1例患者丢失5°过伸,其他患者恢复至原有运动范围[2]。
- 另一组资料中,手术治疗23例患者中有21例恢复至原有运动幅度,而非手术治疗20例患者中仅有14例恢复至原有运动幅度[10]。
- 最近的一组手术治疗早期活动的资料中,25例骨折移位的患者均得到优良的治疗效果[9]。
- 同样,另一项对竞技运动员的研究发现,20名患者中有6名患者接受了非手术治疗,14名接受了手术治疗。所有运动员都能回归他们的运动[7,8]。

并发症

- 漏诊嵌顿于关节内的内上髁骨折。
- 尺神经功能丧失。
- 关节活动范围丢失。
- 骨不连。
- 骨化性肌炎。

(章程 译,孙一 审校)

参考文献

[1] Bede WB, Lefebvre AR, Rosman MA. Fractures of the medial humeral epicondyle in children. Can J Surg 1975;18:137-142.

[2] Case SL, Hennrikus WL. Surgical treatment of displaced medial epicondyle fractures in adolescent athletes. Am J Sports Med 1997;25:682-686.

[3] Chambers HG, Wilkins KE. Medial apophyseal fractures. In: Rockwood CA, Wilkins KE, Beaty JH, eds. Fractures in Children, ed 6. Philadelphia: Lippincott-Raven, 1996:800-819.

[4] Edmonds EW. How displaced are "nondisplaced" fractures of the medial humeral epicondyle in children? Results of a three-dimensional computed tomography analysis. J Bone Joint Surg Am 2010;92(17):2785-2791.

[5] Farsetti P, Potenza V, Caterini R, et al. Long-term results of treatment of fractures of the medial humeral epicondyle in children. J Bone Joint Surg Am 2001;83-A(9):1299-1305.

[6] Glotzbecker MP, Shore B, Matheney T, et al. Alternative technique for open reduction and fixation of displaced pediatric medial epicondyle fractures. J Child Orthop 2012;6:105-109.

[7] Gottschalk HP, Eisner E, Hosalkar, HS. Medial epicondyle fractures in the pediatric population. J Am Acad Orthop Surg 2012;20:223-232.

[8] Lawrence JT, Patel NM, Macknin MD, et al. Return to competitive sports after medial epicondyle fractures in adolescent athletes. Am J Sports Med 2013;41:1152-1157.

[9] Lee HH, Shen HC, Chang JH, et al. Operative treatment of displaced medial epicondyle fractures in children and adolescents. J Shoulder Elbow Surg 2005;14:178-185.

[10] Wilson NI, Ingram R, Rymaszewski L, et al. Treatment of fractures of the medial epicondyle of the humerus. Injury 1988;19:342-344.

第8章 切开复位内固定治疗肱骨外髁骨折

Open Reduction and Internal Fixation of Displaced Lateral Condyle Fractures of the Humerus

Kristan A. Pierz and Brian G. Smith

定义

- 肱骨外髁骨折是指肱骨远端外侧部分骨折,可累及以下任一或所有部位:干骺端、骺板、骨骺和关节面。
- 肱骨外髁骨折占儿童肘部骨折的10%~15%,其发生率仅次于肱骨髁上骨折,排第2位[6]。
- 无移位骨折块可能附着于关节软骨,因而比移位骨折更加稳定。

解剖

- 肱骨外髁骨折近侧总是从干骺端后外侧起始,而后顺着生长板的延伸,最后通过或绕过肱骨小头骨化中心进入肘关节。
- 关节软骨可以不受累及。
- 桡侧腕长、短伸肌和外侧副韧带往往仍然附着在远端骨块上。
- 若伴有严重的移位,肘关节前后关节囊会撕裂。
- Milch[11]依据远侧骨折线的位置将肱骨外髁骨折分类(图1)。
  - Milch Ⅰ型(较少见):骨折劈裂干骺端和骺板并通过肱骨小头骨化中心。
  - Milch Ⅱ型(较常见):骨折劈裂干骺端和骺板,在肱骨小头骨化中心内侧通过未骨化的滑车。骨折移位的滑车嵴连同前臂向外侧移位,增加了该类型的不稳定性。
- 因部分肱骨远端骨骺尚未骨化,很难采用Salter-Harris分类体系来为外髁骨折进行分型。
  - 起自干骺端经过骺板和肱骨小头骨化中心的骨折(Milch Ⅰ型)等同于Salter-Harris Ⅳ型骨折。
  - 起自干骺端经过骺板,于肱骨小头骨化中心内侧通过非骨化的滑车的骨折(Milch Ⅱ型)可能在影像学上与Salter-Harris Ⅱ型骨折相似,但由于其累及关节软骨,应等同于Salter-Harris Ⅲ、Ⅳ型骨折。
- 根据移位程度的不同,另有度量等级分类法[8,13]。
  - Ⅰ度:骨折累及干骺端和骺板,但未损伤关节软骨,故能限制其移位。
  - Ⅱ度:骨折通过关节面,但移位程度小。
  - Ⅲ度:骨折通过干骺端、骺板和关节面,通常伴有远端骨折块旋转(图2)。

发病机制

- 典型的外髁骨折发病机制是摔倒时手臂外展伸直位撑地致伤。
- 肘伸展时前臂旋后内收可导致外髁撕脱骨折。
- 轴向与外翻应力负荷可导致外髁骨折。
- 外髁骨折通常是一种单一损伤,但也可合并肘关节半脱位、桡骨头或尺骨鹰嘴骨折。

自然病程

- 肱骨外髁骨折的自然病程取决于骨折初始移位的情况以及骺板的生长潜力[5]。
- 完全没有移位的骨折无论何种治疗均可自愈。
- 如果关节软骨断裂或存在严重的软组织损伤,无移位骨折经过一段时间可发生移位。
- 可能由于干骺端血循环差,骨折端被滑液浸泡,受附着肌肉牵拉,即使无移位,骨折也可出现延迟愈合。

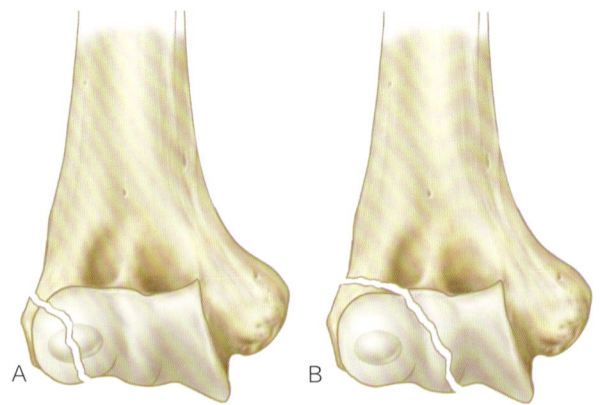

图1 根据外髁骨折的部位而做的Milch分型。A. Ⅰ型骨折线贯穿肱骨小头骨化中心。B. Ⅱ型骨折线经过肱骨小头骨化中心内侧进入滑车沟。

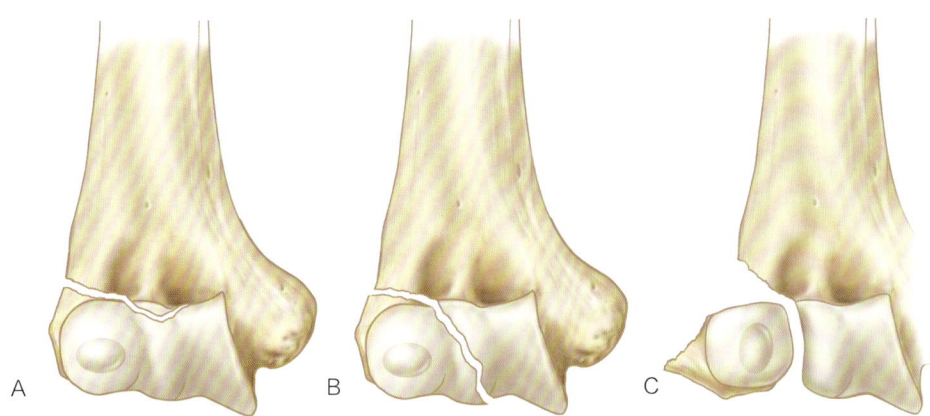

图2 外髁骨折的度量等级分型基于骨折的移位程度。A. Ⅰ度没有移位,不累及关节面。B. Ⅱ度骨折累及关节但移位很少（0～2 mm）。C. Ⅲ度移位＞2 mm 且可伴有旋转。

- 接近解剖对位的骨折愈合可获得优异的功能和外形结果。
- 外髁骨折合并骺板外侧早闭可导致肘外翻畸形和迟发型尺神经麻痹。
- 外髁骨折合并骺板中央早闭可导致"鱼尾"状畸形,这主要是由于内外侧骺板持续性生长而中间部分生长受限所致。

病史和体格检查

- 多数患者自诉摔倒致伤,或手臂外展伸直位撑地或从某高处坠落,导致肘关节疼痛和活动障碍。
- 很难从小孩子处获得完整病史,故需询问家长或看护者。
- 体检时,医生需耐心,小孩子可能很害怕,医生需让孩子指出疼痛部位,该部位应最后检查,以此来建立患者的信任感,并排除其他合并损伤。
- 医生需仔细查找肘关节周围明显畸形、肿胀、瘀斑和开放伤口的情况。
- 医生需仔细检查脉搏和毛细血管充盈情况。
- 需与健侧比较评价感觉情况。不要用手指挠一下并问孩子"你感觉如何？"医生应该触摸双手的相同部位,并问"感觉一样还是不一样？"
- 在整个接诊的过程中,通过观察患儿的自发运动来评估运动功能。当医生要求时,胆小的孩子可能会拒绝活动,但如果家长或同胞要求的话,倒能使其展示自主活动。在体检过程中,保持轻松玩乐的氛围非常有帮助。例如,当要检查尺神经功能时,可要求5岁的孩子表示他（她）有多大,比要求其伸展手指更有效。
- 在触诊肘关节前,先触诊腕和肩关节。
- 用一根手指触诊鹰嘴、内上髁、肱骨后侧、外侧髁和桡骨头来确定损伤部位,如有捻发音,提示存在骨折移位和不稳定。
- 内翻应力试验时活动增加提示骨折不稳定。由于会引起疼痛,孩子清醒的时候很少能做此试验。该试验常在手术中使用,而不用于术前诊断。

影像学和其他诊断性检查

- 对疑似肱骨外髁骨折需摄前后位、侧位及内斜位片（图3A～C）。
- 内、外翻应力摄片可提示骨折的稳定性。由于孩子清醒时通常无法忍受这类摄片,所以很少能在手术室之外进行。
- 对没有移位或极小移位的骨折,可使用MRI来检查关节面是否断裂[7]（图3D）。
  ○ 然而,此检查昂贵,很少需要为决定是否手术而做,且在检查过程中经常需对孩子施行镇静,因此并非常规使用。
- 关节造影可提供外髁骨折时关节面平整性的细节,不过它通常用于术中评估[10]（图3E）。

鉴别诊断

- 挫伤。
- 外侧副韧带牵拉或扭伤。
- 桡骨头或颈部骨折。
- 肱骨髁上骨折。
- 经骺板骨折。
- 内髁骨折。
- 尺骨近端或孟氏骨折。
- 肘关节脱位。
- 虐童伤。

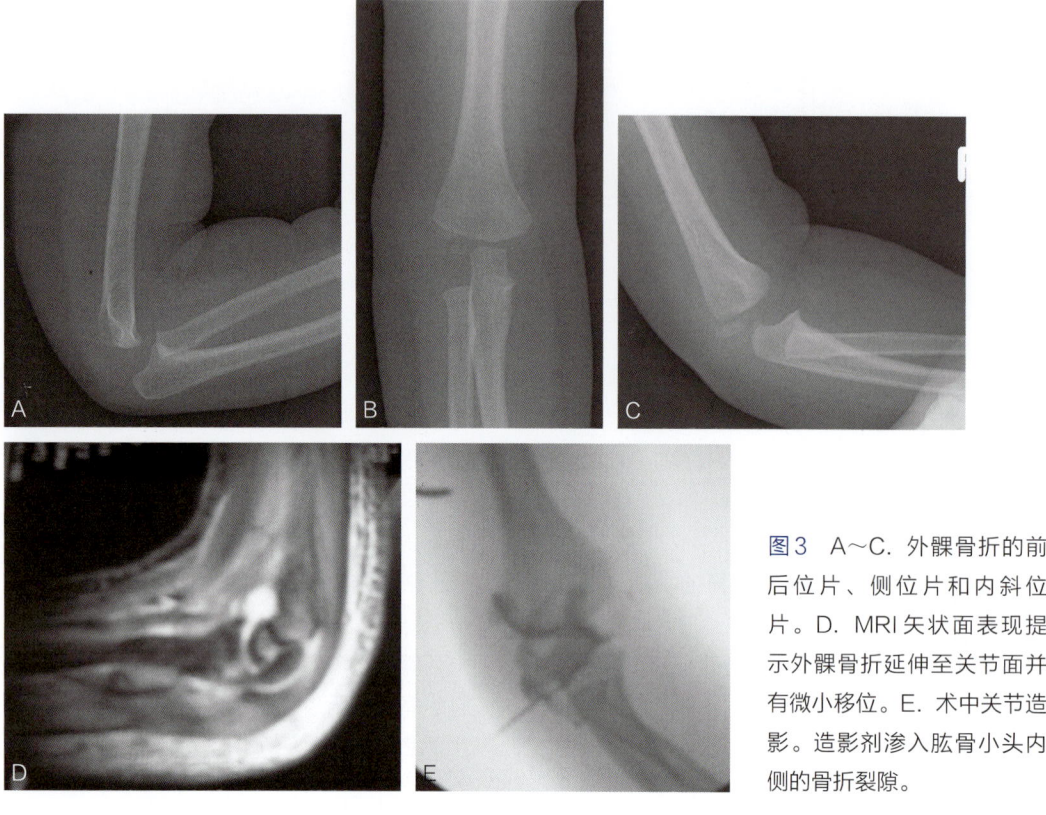

图3 A~C. 外髁骨折的前后位片、侧位片和内斜位片。D. MRI 矢状面表现提示外髁骨折延伸至关节面并有微小移位。E. 术中关节造影。造影剂渗入肱骨小头内侧的骨折裂隙。

非手术治疗

- 没有移位或移位<2 mm 的肱骨外髁骨折可使用非手术治疗。
- 使用90°屈肘位长臂石膏固定上肢，前臂处于中立位。
  - 石膏管型不宜过重或过短，否则易下滑，增加迟发移位的风险。
- 3~5 日后应复片排除进一步移位可能。
- 如果发生移位，有手术指征。
- 如果骨折没有移位，则维持长臂石膏托1周，然后再复片。
  - 如果骨折仍没有移位，则继续石膏固定3~4周或直到骨折有愈合的放射学表现。
- 骨折可能会延迟愈合，需要固定长达12周。骨折块血运差或被关节液浸泡时可导致此现象发生。

手术治疗

- 外伤当时或者在保守治疗的早期，外髁骨折移位>2 mm 或存在旋转移位者建议手术治疗。
- 当极小移位的骨折经关节摄片证实关节面平整时，可采用闭合经皮克氏针固定技术治疗。
- 移位骨折需要进行开放手术治疗。

术前计划

- 术前仔细检查神经血管状况并记录。值得庆幸的是，单纯的外髁骨折不像髁上骨折那样，极少合并神经血管损伤。
- 肘关节前后位、侧位及内斜位摄片足以用来决定是否手术。
  - 移位>2 mm 者需要手术干预。
- 在2个或2个以上位置摄片上存在移位者需要开放手术治疗。
- 在1个位置摄片上存在移位者提示骨折块靠关节软骨相连，可通过经皮穿针技术治疗。
- 临界性骨折移位(2~3 mm)者在麻醉下行应力位摄片或关节造影可指导治疗。

体位

- 患儿全麻后，仰卧于手术床上。
- 孩子应靠手术床边放置，便于术中透视手术肢体(图4)。

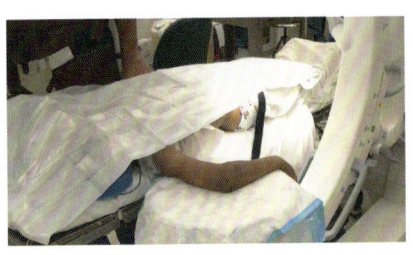

图4 将患儿靠床边放置以便于透视。透视机的基部可作为搁手台。

- 需小心操作,以免孩子的头从手术台边垂落。在头下放一个泡沫圈有助于保持头部稳定。
- 标准透视机的接收终端可作为搁置患肢的手术台。将透视机从床脚移向头侧可腾出空间使术者和助手能触及周关节的外侧。
  - 或者,可使用手外科侧附台,铺巾后将透视机推近。
- 消毒铺巾后推荐使用消毒止血带便于充分显露肘关节。

闭合复位经皮穿针固定

- 对极小移位的骨折(2~4 mm)可采用此技术。
- 需要在麻醉下做内翻应力摄片和关节摄片,评估骨折稳定性。
- 推荐使用2根交叉的光滑钢针。虽然使用0.062 in (1.57 mm)的克氏针通常足够了,但对稍大的孩子,还可使用5/64 in(1.98 mm)斯氏针。
- 第1根针经皮从外髁远端穿入,固定到干骺端。
  - 钢针必须从远端外侧向近端内侧,穿透内侧皮质。
- 第2根针的植入方法相同,在骨折部位2针分开。
  - 增加2根针之间的距离有助于提高骨折端的稳定性[2](技术图1A)。
- 为了使钢针分开程度满意,钢针可交叉在肱骨小头骨化中心(技术图1B、C)。
- 有时,需要用第3根针固定。如果置入2根针后透视下做内翻应力试验,骨折端仍有活动,则需要增加1根。
- 钢针于皮肤外剪断弯曲90°。
- 在皮肤与钢针剪断缘之间可放置一个消毒圈。这有助于防止在术后肿胀期,钢针末端进入皮肤。

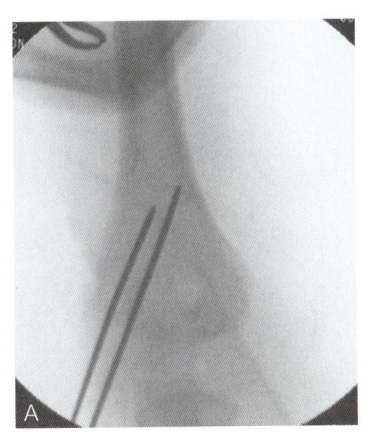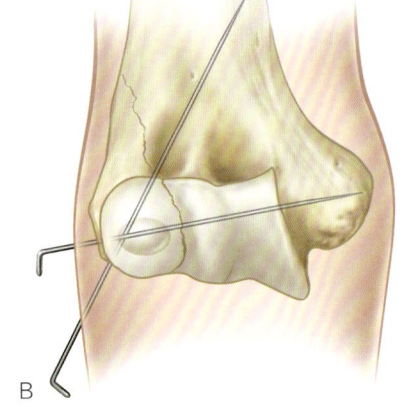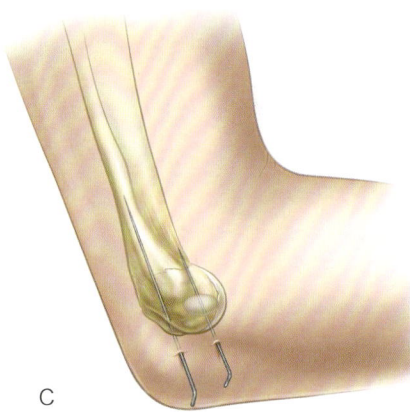

技术图1 A. 术中透视显示2根经皮克氏针固定外髁骨折。B、C. 采用2根交叉克氏针治疗后的前后位和侧位像。

切开复位内固定术

- 不稳定骨折通常需要开放手术,包括移位骨折以及早期随访期间发生移位的骨折[9]。可以尝试采用闭合方法治疗移位骨折,如果不能消除移位,则应该转为开放复位[14]。

暴露

- 采用外侧Kocher入路,但沿肱桡肌的分叉点直接显露外髁的解剖方法更方便。
- 做一个5~6 cm长的弧形切口,其在肘关节近端占切口的2/3,远端占1/3(技术图2A)。

- 经肱桡肌和肱三头肌间隙进入,显露肱骨外髁。肘关节前关节面可由近至远切开并牵拉开肘窝前方软组织来显露[15]。
  - 虽然骨折部位血肿增加区分肌肉层次的难度,通过肱桡肌腱膜破裂处可找到骨折端。
- 尽可能在前方进行解剖显露。当位于肱骨远端前方的软组织被游离后,应注意避免从骨折后方再剥离任何软组织,因为这里存在有滋养外髁的血供[18](技术图2B)。
- 当肱骨滑车或骨折内侧可从前方看见时,显露完毕。

复位骨折

- 骨折复位的目标是恢复关节面平整没有台阶。
- 使用Zenker牵开器或类似器械提起前方软组织,直视下检查关节面。
  - Zenker牵开器狭窄且成角,有助于提起并牵开前方软组织,不会过度增加软组织的张力(技术图3A)。
  - 用小手指或拉钩可伸进肘前关节内,触摸滑车-小头交界部。
  - 此时,普通的餐叉也是有用的器械。
- 将外侧刺条向后掰弯,使叉子变窄,使中间的叉刺可伸进小伤口。
- 可用中间的叉刺固定住骨折远端,然后将其去旋转并推顶到位。
  - 叉刺间的间隙正好给置入克氏针留出了空间(技术图3B)。
  - 或者,可使用1根克氏针插入远端骨折块作为杠杆帮助骨折复位。

固定

- 一旦骨折复位后,将1根光滑的克氏针经骨折远端的干骺端部,贯穿骨折,穿入骨折近端的内侧皮质。
- 第2根克氏针(或是原来当杠杆的克氏针)可继续进针通过骨折穿入内侧皮质。
- 剪断固定针并将皮肤外部分折弯90°,以便于术后4周(根据X线片上愈合情况,通常术后3～6周)门诊拆除[3,17]。
  - 或者,可将钢针剪得很短,折弯后埋在皮下。这样可降低钉道感染的风险,但这样需要日后进手术室取

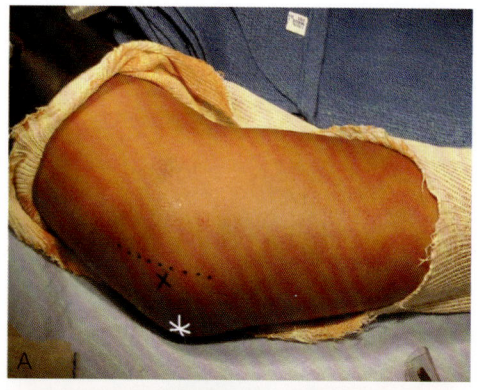

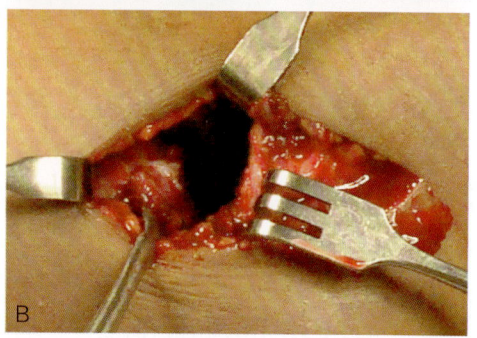

技术图2 A. 虚线标记的是Kocher外侧切口。外髁用X标记。鹰嘴用*标记。B. 经前侧解剖显露关节面。

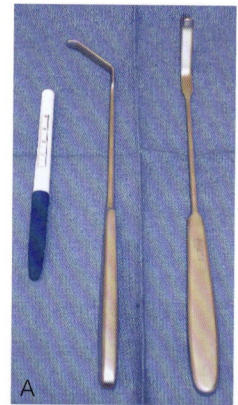

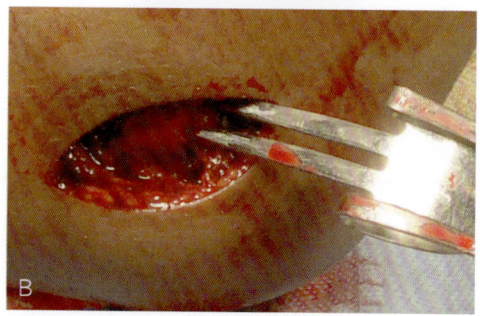

技术图3 A. Zenker牵开器狭窄且成角,很适合牵开前侧软组织。此处用钢笔做尺寸对照。B. 消毒餐叉可当作有用的复位工具。

- 出钢针(技术图4)。
- 如果钢针剪断折弯后放置在皮肤外侧者,钢针最好是经切口后侧独立穿刺口置入。
  - 如果钢针必须经切口放置,在缝合伤口前将它剪短,而后再将后侧皮肤往前提,覆盖尖锐的钢针末端。
- 增加钢针在骨折端的间距能提高抗旋转能力。
  - 近年来,生物可吸收内植物已被尝试,但长期效果有限[16]。
- 在年龄较大的且干骺端骨块较大的患儿中,还可使用加压螺钉替代钢针做固定。
  - 骨折愈合后,凸起的螺钉头会产生不适症状,还需要返回手术室取出。
  - 加压螺纹拧过未成熟的软骨可阻碍较小幼儿的骨生长。
- 故此技术常被用于骨折延迟愈合或骨不连的治疗。
- 在多数病例,可使用缝线缝合外侧骨膜。这样可减少骨刺形成的可能,增加稳定和加速愈合。

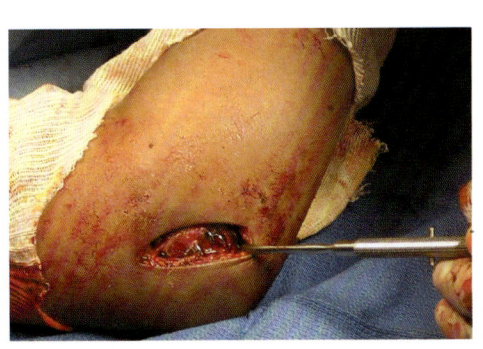

技术图4 复位和穿针固定后,克氏针可剪短后折弯。这里是要把它们埋于皮下。

要点与失误防范

非手术管理	• 应在3~5日内获得后续射线照片。 • 任何复位丧失都表明不稳定,提示需要手术干预。
术后骨刺	• 术后常形成后部或后外侧干骺端骨刺。侧位片上最为明显。骨性突起可引起肘内翻的临床表现。幸运的是,往往会随着时间的推移而改善,很少需要干预。首先提醒父母这种情况可以减轻以后的焦虑。
术后肿胀	• 将毛毡放在切口上,将克氏针的末端弯曲到皮肤上,降低皮肤肿胀或在石膏中受挤压的风险。 • 双石膏可降低术后筋膜室综合征的风险。
延迟愈合和骨不连	• 这在非手术治疗的骨折中更常见。 • 可能需要延长石膏治疗至12周。 • 如果骨折不能愈合,可能需要切开复位植骨。
肘外翻及迟发尺神经麻痹	• 随着内侧持续生长,外侧肢体过早闭合可能导致逐渐畸形。 • 解剖复位降低风险。 • 后续射线照片可显示畸形。 • 神经症状可能需要数年时间才能出现;因此,应向患者提供有关尺神经牵张的症状和体征。
肘内翻	• 非手术治疗的不稳定骨折可使肘关节近侧移位,使肘关节移位变为内翻姿势。 • 早期仔细随访,并对不稳定骨折进行分析,可防止这种情况发生。

术后处理

- 将上肢用长臂石膏固定在肘关节屈曲90°,前臂处于中立或轻度旋前位。
- 如果肿胀明显,应在手术室时即劈开石膏,在1周后再在外面缠绕些石膏绷带。
- 术后1周时随访摄片,检查是否存在复位丢失。
- 通常在4周后拔除钢针。
  - 对于拔除钢针的确切时间存在争议。尽管有些报道显示骨折在3周时即可获得足够的愈合,但一般需要4~6周。何时取出钢针需根据早期骨痂形成的影像学证据来决定。
- 在钢针取出后应鼓励患者进行早期主动轻柔的关节活动。
- 对于那些依从性较差、活动不能自控的孩子,可做脱卸式支具后托以限制活动。
- 患儿很少需要接受理疗或职业治疗,但在那些关节活动度没有进展的患儿可推荐做上述治疗。

预后

- 那些迅速接受治疗的和骨折愈合在解剖位置且没有并发日后生长停止的患儿可期望获得优异(90%)的功能和关节活动度。有10%在伤后1~2年时会丢失轻微的关节伸展度（10°～15°）[17]。
- 关节软骨移位骨折的并发症发生的概率是完整关节面骨折的3倍[19]。
- 尚缺乏长期随访患儿至成人的疗效研究。
- 在骨折后3周或更晚接受切开复位的患儿发生下列并发症的危险性较大：关节活动度丢失（约34°）、骺板早闭、外翻畸形、迟发性尺神经麻痹和缺血性坏死，因此强调早期治疗的必要性[8]。

并发症

- 可并发针道感染，但往往在钢针拔除和口服抗生素后缓解。
- 术后经常在干骺端后侧或后外侧形成骨刺，通常在侧位像上显示得最清楚（图5）。骨刺大小与最初骨折移位情况相关[12]。所幸的是，骨刺随时间推移有自行消退的倾向，并且很少产生症状；因此，通常不需要治疗。
- 非手术治疗的患者发生骨折延迟愈合和骨不连比手术治疗的患者更常见。
- 骨折畸形愈合可发生在非手术治疗的不稳定骨折者或那些并发骨骺早闭者。
- 骨缺血性坏死更常见于接受手术治疗的患者，可能是由于过度的后方剥离破坏了骨骺的血液供应。
- 迟发性尺神经麻痹可随着外翻畸形进行性加重而缓慢发展，而外翻畸形是由于骨骺早闭或骨不连所导致。

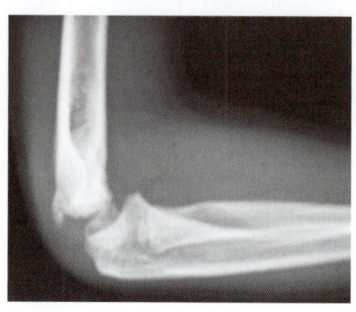

图5　侧位片显示术后骨刺从干骺端后侧长出。

（章程　译，孙一　审校）

参考文献

[1] Bhandari M, Tornetta P, Swiontkowski MF. Displaced lateral condyle fractures of the distal humerus. J Orthop Trauma 2003; 17:306-308.

[2] Bloom T, Chen LY, Sabharwal S. Biomechanical analysis of lateral humeral condyle fracture pinning. J Pediatr Orthop 2011; 31:130-137.

[3] Cardona JI, Riddle E, Kumar SJ. Displaced fractures of the lateral humeral condyle: criteria for implant removal. J Pediatr Orthop 2002;22:194-197.

[4] Das De S, Bae DS, Waters PM. Displaced humeral lateral condyle fractures in children: should we bury the pins? J Pediatr Orthop 2012;32:573-578.

[5] Flynn JC, Richards JF Jr, Saltzman RI. Prevention and treatment of nonunion of slightly displaced fractures of the lateral humeral condyle in children. An end-result study. J Bone Joint Surg Am 1975;57(8):1087-1092.

[6] Gorgola GR. Pediatric humeral condyle fractures. Hand Clin 2006;22:77-85.

[7] Horn BD, Herman MJ, Crisci K, et al. Fractures of the lateral humeral condyle: role of the articular hinge in fracture stability. J Pediatr Orthop 2002;22:8-11.

[8] Jakob R, Fowles JV, Rang M, et al. Observations concerning fractures of the lateral humeral condyle in children. J Bone Joint Surg Br 1975;57:430-436.

[9] Launay F, Leet AI, Jacopin S, et al. Lateral humeral condyle fractures in children: a comparison of two approaches to treatment. J Pediatr Orthop 2004;24:385-391.

[10] Marzo JM, D'Amato C, Strong M, et al. Usefulness and accuracy of arthrography in management of lateral humeral condyle fractures in children. J Pediatr Orthop 1990;10:317-321.

[11] Milch H. Fractures and fracture-dislocations of the humeral condyles. J Trauma 1964;4:592-607.

[12] Pribaz JR, Bernthal NM, Wong TC, et al. Lateral spurring (overgrowth) after pediatric lateral condyle fractres. J Pediatr Orthop 2012;32:456-460.

[13] Rutherford A. Fractures of the lateral humeral condyle in children. J Bone Joint Surg Am 1985;67:851-856.

[14] Song KS, Kang CH, Min BW, et al. Closed reduction and internal fixation of displaced unstable lateral condylar fractures of the humerus in children. J Bone Joint Surg Am 2008;90:2673-2681.

[15] Sullivan JA. Fractures of the lateral condyle of the humerus. J Am Acad Orthop Surg 2006;14:58-62.

[16] Takada N, Otsuka T, Suzuki H, et al. Pediatric displaced fractures of the lateral condyle of the humerus treated using high strength, bioactive, bioresorbable F-u-HA/PLLA pins: a case report of 8 patients with at least 3 years of follow-up. J Orthop Trauma 2013; 27(5):281-284.

[17] Thomas DP, Howard AW, Cole WG, et al. Three weeks of Kirschner wire fixation for displaced lateral condylar fractures of the humerus in children. J Pediatr Orthop 2001;21:565-569.

[18] Wattenbarger JM, Gerardi J, Johnston CE. Late open reduction internal fixation of lateral condyle fractures. J Pediatr Orthop 2002;22:394-398.

[19] Weiss JM, Graves S, Yang S, et al. A new classification system predictive of complications in surgically treated pediatric humeral lateral condyle fractures. J Pediatr Orthop 2009;29:602-605.

第9章　切开复位内固定治疗儿童肱骨髁T形骨折
Open Reduction and Internal Fixation of Pediatric T-Condylar Fractures

Keith D. Baldwin and John M. Flynn

定义

- 在儿童和青少年中,肱骨远端的T形肱骨髁上骨折比较少见。据认为它们占所有小儿肘部骨折的2%[5]。
- 该机制与儿童髁上骨折相似,但具有更高的损伤能量机制[6]。
- 鹰嘴在过度伸展时起杠杆作用,并在鹰嘴窝的中心形成Y形或T形骨折。
- 这些骨折不可能比成人骨折更为粉碎。
- 在年幼的儿童中,闭合复位和固定通常可以被接受,尽管通常不像标准的肱骨髁上骨折那样简单(图1)。

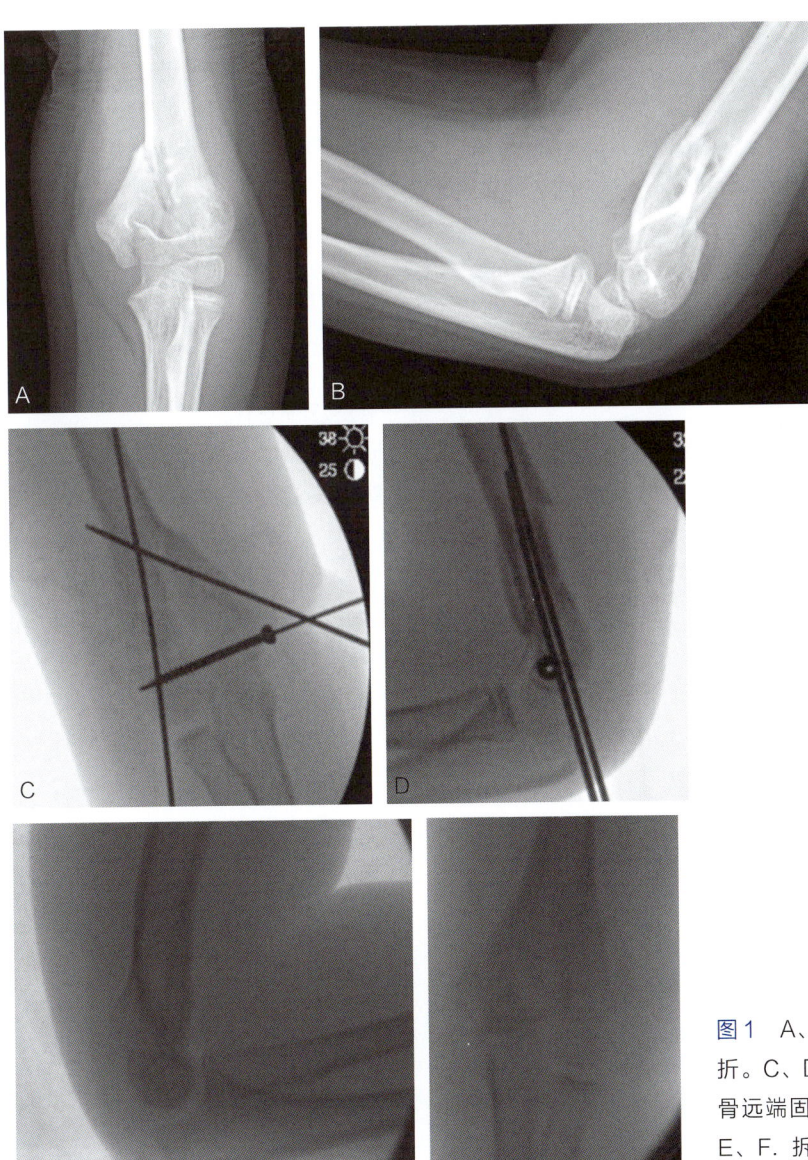

图1　A、B. 一名8岁男孩,肱骨髁T形骨折。C、D. 通过髁间螺钉压缩和克氏针将肱骨远端固定到骨干上的微创开放复位固定。E、F. 拆除硬件后,患者的活动范围为0~140°,没有疼痛。

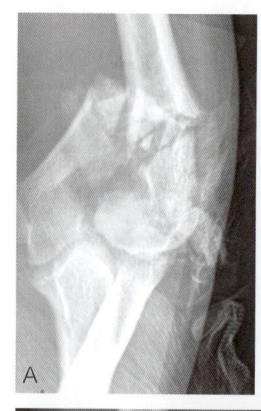
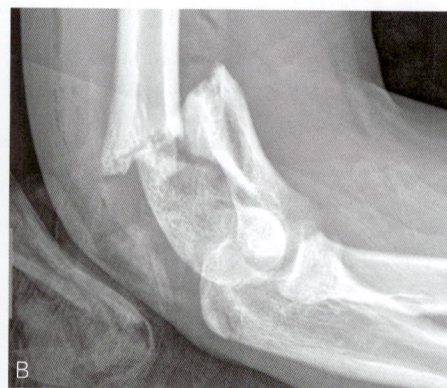
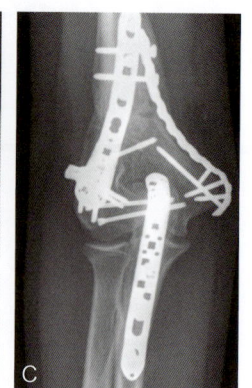
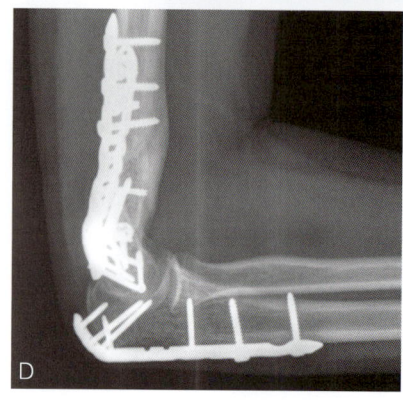

图2 A、B. 一名15岁的男孩，患有ⅢA型开放性肱骨远端粉碎性T形肱骨髁上骨折。C、D. 切开复位并用鹰嘴截骨术进行内固定后3个月。运动范围为0～140°，无疼痛。

- 年龄较大的儿童和青少年通常需要采用切开复位的方式。
- 窝内粉碎可能需要鹰嘴截骨术（图2）。
- 通常，小儿骨折比成人骨折的粉碎少，并且可能不需要完全截骨。
  - 在三头肌和尺骨骨膜从尺骨向内抬高以暴露远端肱骨而不进行截骨术的情况下，使用Morrey滑动方法[3]。
  - 最初被描述为在全肘置换为抢救手术的情况下避免鹰嘴截骨术。
  - 由于骨折不那么粉碎，因此在青少年中很有用，但是希望对关节进行出色的可视化以提供解剖学上的复位和肘部功能的恢复。

解剖

- 肱骨远端是一个复杂的关节。
- 肱尺关节是在这种类型的骨折中需要重建的关节。有时，粉碎性肱骨小头骨折也会损坏肱骨小头关节（图3A）。
- 其余肢体应仔细检查。手腕骨折并存会增加筋膜室综合征和其他软组织并发症的风险（图3B）。
- 从概念上讲，肱骨远端是一种铰链，其包含由中间铰链连接的内侧柱和外侧柱，这就形成了一个"稳定三角"。必须重建它才能成功固定肱骨髁部骨折[2]。无论固定策略如何，都必须遵循这个概念（图4）。

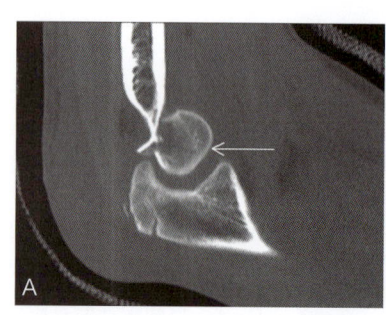
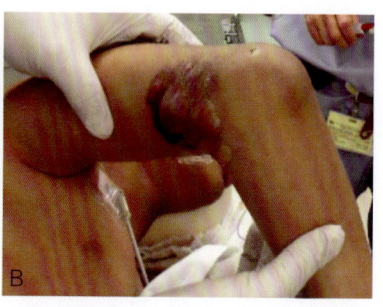

图3 A. 一名13岁男孩，肱骨髁状突T形骨折，伴肱骨头骨折。B. 严重软组织损伤致骨折水疱。

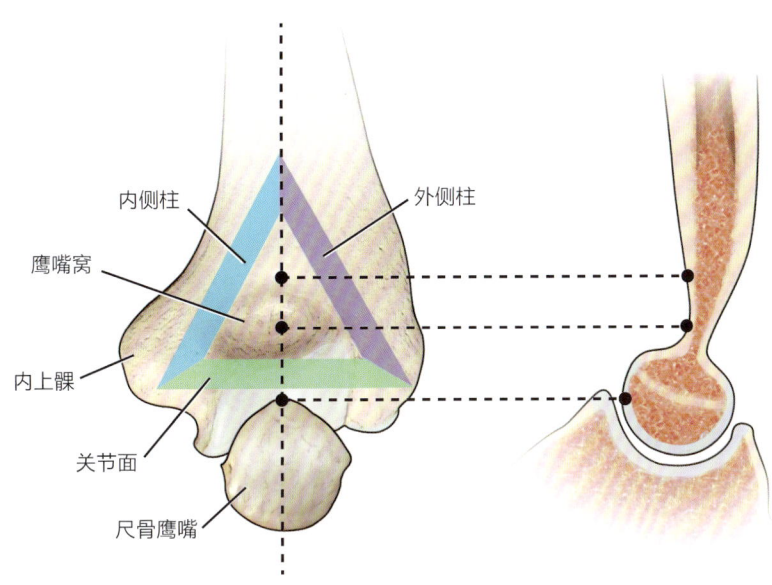

图4 三角形的稳定性概念。肱骨远端的机械特性基于稳定性三角形,包括内侧柱和外侧柱以及关节表面[经允许引自 Bonczar MR, Rikli D, Ring D. Distal humerus 13- C1 open reduction; perpendicular (biplanar) plating. AO Foundation Website. Available at: http://bit.ly/1wEegQS. Published June 21, 2007. Accessed November 1, 2013]。

- 在后内侧,尺神经穿过肱骨远端的一个叫作肘管的凹槽。神经必须沿着三头肌的内侧边缘暴露到第一运动支,该运动支穿过尺侧腕屈肌。
- 三头肌覆盖肱骨远端并在鹰嘴突附着到尺骨近端。
- 肘部伸直,尺骨鹰嘴使肱骨远端关节面视野不清。
- 要使用 Morrey 滑轨显示骨折线,必须将肘部弯曲 90°以上。
- 同样重要的是,远端骨折块通常会随着尖端向前旋转,这在复位关节表面时需牢记。

发病机制

- 损伤机制是鹰嘴的半月形切迹或冠状突的直接影响。这两种结构中的任何一种都可能楔入滑车,导致髁的裂开。
- 这种情况最常见于肘部屈曲暴力。

自然史

- 未解剖复位骨折的自然史以僵硬、内翻畸形愈合和慢性肘关节功能障碍为特征。

病史和体格检查

- 损伤的机制是很重要的,较高的能量损伤意味着筋膜室综合征的风险增加。
- 应仔细检查神经血管,特别注意正中神经、尺神经和桡神经。
- 应检查四肢是否有开放性伤口。高能T形肱骨髁上骨折常为开放性损伤。

影像学和其他诊断性检查

- 如果对诊断有疑问,高质量的前后位(AP)内外斜位摄片可能会有用。
- 尽管儿童和青少年通常难以忍受牵引力,但对于存在缩短的骨折,牵引下摄片通常很有用。
- 计算机断层扫描(CT)可能有用,但在关节平面内或垂直于关节平面(正常正位面和侧位面)的冠状面和矢状面重建必须提供;否则,获得的信息将难以评估。
- 如果没有获得高质量的成像,可能会错过冠状位骨折块(图3A)。

鉴别诊断

- 儿童和青少年T形肱骨髁上骨折必须与肱骨远端其他骨折区别开来,因为治疗方法不同。
- 一般来说,高质量的影像学检查不足以做出这种诊断。
- 如果对诊断有疑问,或者在X线片上怀疑有冠状骨块,CT或牵引摄片可能有帮助。

非手术管理

- 最初的治疗包括充分的体格检查后用的石膏。
- 如果损伤是开放性的,应在确定损伤后立即静脉注射(IV)第一代头孢菌素。如果存在过度污染、粉碎或软组织损伤,也建议静脉注射庆大霉素。
- 非手术治疗的价值是有限的,除了基线检查时上肢无功能的患者。

手术治疗

- 开放性损伤应在24小时内手术治疗；闭合性损伤可半选择性治疗。
- 注意桡骨远端；肱骨远端、桡骨远端和(或)尺骨均受影响的"漂浮肘"并不少见。这些损伤应尽早确定，因为它们有增加的室间隔综合征风险。
- 软组织包膜是一个重要的考虑因素。可能出现骨折水疱(图3B)，这可能会损害无菌和手术结局。
- 绝大多数T形肱骨髁上骨折需要手术治疗。
- 对于年幼的孩子，可能会采用经皮或微型复位方法。
- 在年龄较大的儿童和青少年中，后入路可直接显示骨折块，并进行解剖复位和固定。

术前计划

- 手术前必须进行高质量的AP和侧位片检查。
- 内侧斜位和外侧斜位可能有助于鉴别柱状粉碎。
- CT扫描有助于冠状面骨折的鉴别。
- 固定方法应根据患者年龄、移位程度和粉碎量选择。
  - 准备不同品牌的肱骨远端固定钢板以满足双柱固定或"90:90"垂直固定。

体位

- 笔者偏好侧卧体位。
- 患者仰卧插管，然后将其翻转至沙袋的侧面位置。
- 外踝和下颌头的骨性突起被小心地填充。两条腿之间放一只枕头。
- 将患者置于侧卧位，然后放一卷腋窝卷。
- 对侧手臂在肩部和肘部弯曲90°，放置在臂板上，臂板

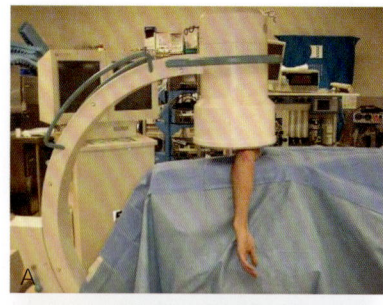
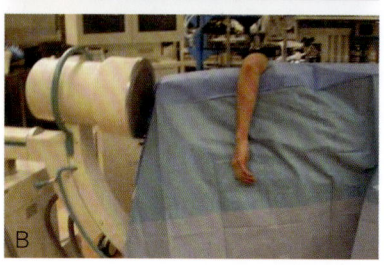

图5　A、B. 肱骨远端骨折患者的术中体位（版权：Samir Mehta, MD）。

旋转使其与床平齐。然后将该臂固定到臂板上。
- 手术臂放置在辐射防护臂板或油漆辊上，使肘部弯曲90°(图5)。
- C臂机的引入是为了确保正位和侧位X线足够。
- 然后放置手臂，并将其无菌覆盖。
- 如果需要，可以使用无菌止血带。
- 手臂下面放置收集袋以收纳术区血液及冲洗液。
- Bovie和吸盘也放在这个袋子里使用。

入路

- 如下文所述，使用后切口。

暴露

- 对于高度粉碎性骨折，鹰嘴截骨术被推荐用于全关节可视化和粉碎性骨折的复位。

- 采用一个长的后中线切口，皮肤切口围绕尺骨鹰嘴内侧弯曲，然后沿着尺骨后缘进行。切口位于鹰嘴远端约7 cm、鹰嘴近端约9 cm。
- 然后进行深层解剖，直到确定筋膜。

Morrey 滑移

- 然后筋膜被分离，在靠近三头肌内侧头的神经周围脂肪中识别尺神经。然后从肘管中分离尺神经，并从远端追踪至其第一运动支。
- 识别尺神经后，前臂上筋膜切开至切口远端。尺骨内侧骨膜在鹰嘴尖端下方6 cm处被切开(技术图1A)。

- 将筋膜与骨膜作为一个整体予以保留，并从骨膜下水平从骨上剥离(技术图1B)。
- 在三头肌插入处，Sharpey纤维将三头肌连接到鹰嘴(技术图1C)。Morrey技术的一个改进是，在这一点上，一小块骨头与骨膜套分离，以便骨与骨之间的愈合，并且不会有完全断开肌腱的风险(技术图1D)。

- 如果不使用骨薄片技术，手臂应该伸展到20°～30°，以缓解紧张，并允许整个三头肌机制与骨膜套安全释放。
- 三头肌松解后，骨膜/筋膜套的其余部分向侧面滑动。
- 这样可以可视化肘关节。如果因桡骨头粉碎而需要暴露桡骨头，可以从尺骨外侧剥离肘后肌。如果关节暴露不足，鹰嘴尖端也可以切除（技术图1E）。

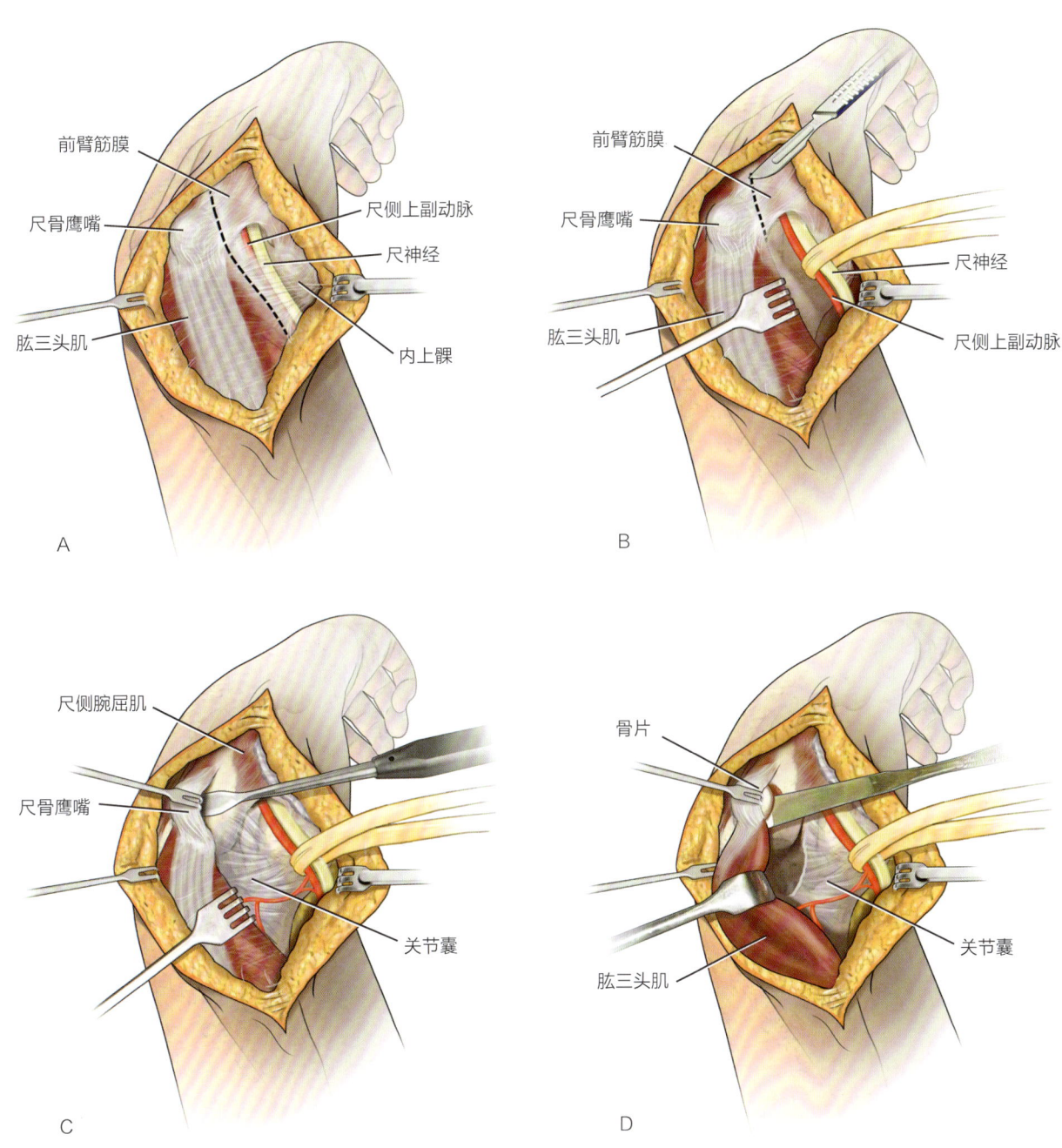

技术图1　A. 表面暴露。B. 肱骨肱三头肌抬高。C. 产生内侧骨膜瓣。D. Morrey滑片技术与骨晶片。

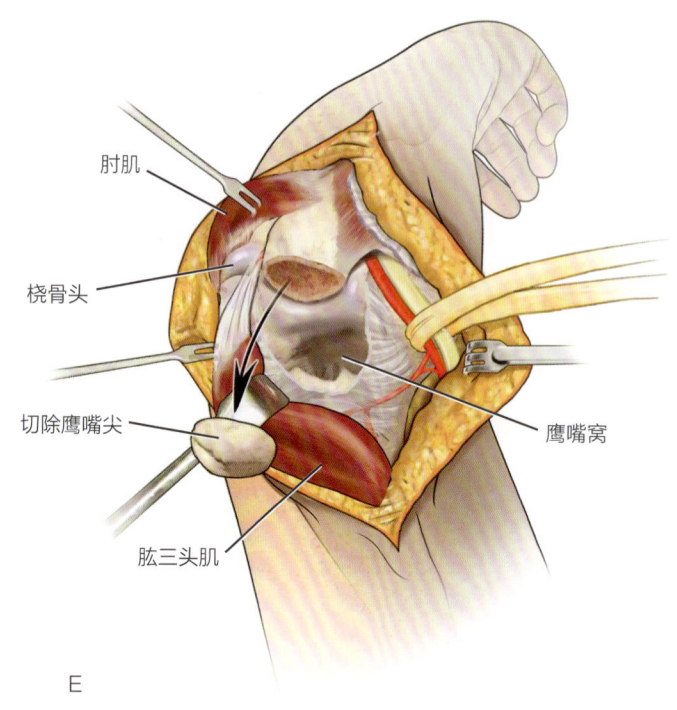

技术图1（续） E. 如果需要更多的关节可视化，鹰嘴尖端可以切除。此外，在冠状面骨折的情况下，如果需要接近桡骨头，可以在骨膜下重建肘关节［经允许引自Bryan RS, Morrey BF. Extensive posterior exposure of the elbow: a triceps-sparing approach. Clin Orthop Relat Res 1982;（166）:188-192］。

复位固定

- 关节复位必须首先完成。在青少年T形肱骨髁上骨折中，有3个大的骨折块：内侧髁、外侧髁和骨干。偶尔会出现冠状分裂或粉碎。有时需要鹰嘴截骨术。
- 髁突倾向于在轴向面上朝着中线彼此旋转（技术图2A）。一个大的复位夹可以放在每个上髁，并用于减少和压缩髁。然后用克氏针暂时固定髁突。
- 如果存在粉碎性骨折，通常关节是暂时性地从前到后重建的[4]。
- 然后将轴还原为现在完整且临时固定的接头。关节通常是平的，相对于轴向前平移。远端手臂向后移动，肘部弯曲并伸展，直到获得解剖复位。
- 使用5/64或7/32克氏针交叉固定，避免干扰钢板固定（青少年通常采用双钢板固定）。当临时固定到位时，选择最适合患者骨骼的内侧和外侧钢板。
- 值得注意的是，已有多个厂家提供2.7 mm预塑形钢板，可满足骨骼较小患者对更小尺寸钢板的需求。
- 钢板暂时固定在一个远端螺钉孔（传统上是从远端到近端的2号孔）的骨头上。然后将近端螺钉放置在钢板较近端部分的槽孔中，但未完全拧紧（技术图2B）。
- 在这一点上获得透视照片，以确保临时还原是足够的。
- 然后用一个大的骨夹来压缩钢板之间的骨头（即从内侧板到外侧板）。
- 然后使用锁定塔放置2枚远端螺钉（1枚内侧和1枚外侧）。这些螺钉应该与另一根骨柱接合。
- 随后，用一把大夹钳将近端螺钉与髁状突压在一起（技术图2C、D）。
- 然后放置剩余的远端锁定螺钉。
- 移除临时固定后，获得最终的术中图像增强照片。

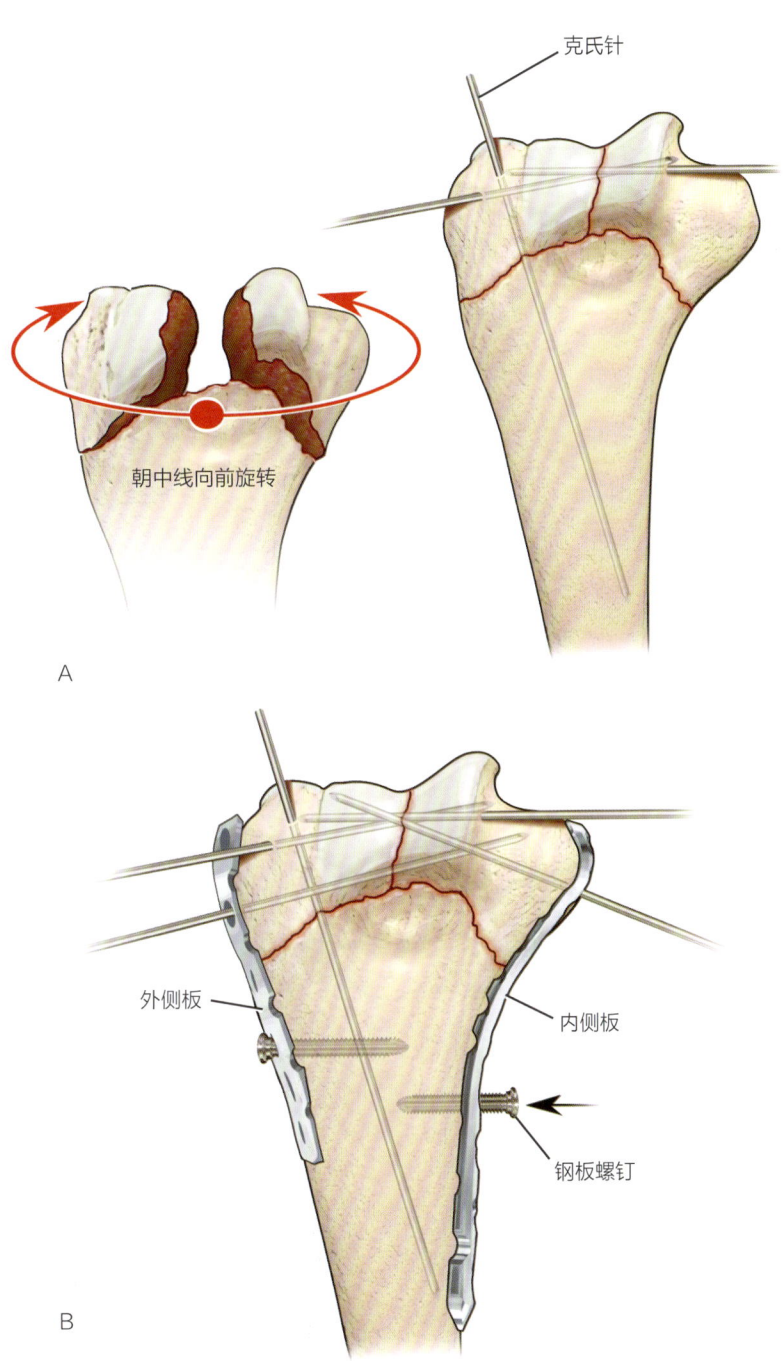

技术图2　A. 碎片倾向于朝中线前旋转。B. 钢板暂时用克氏针和骨干螺钉固定。

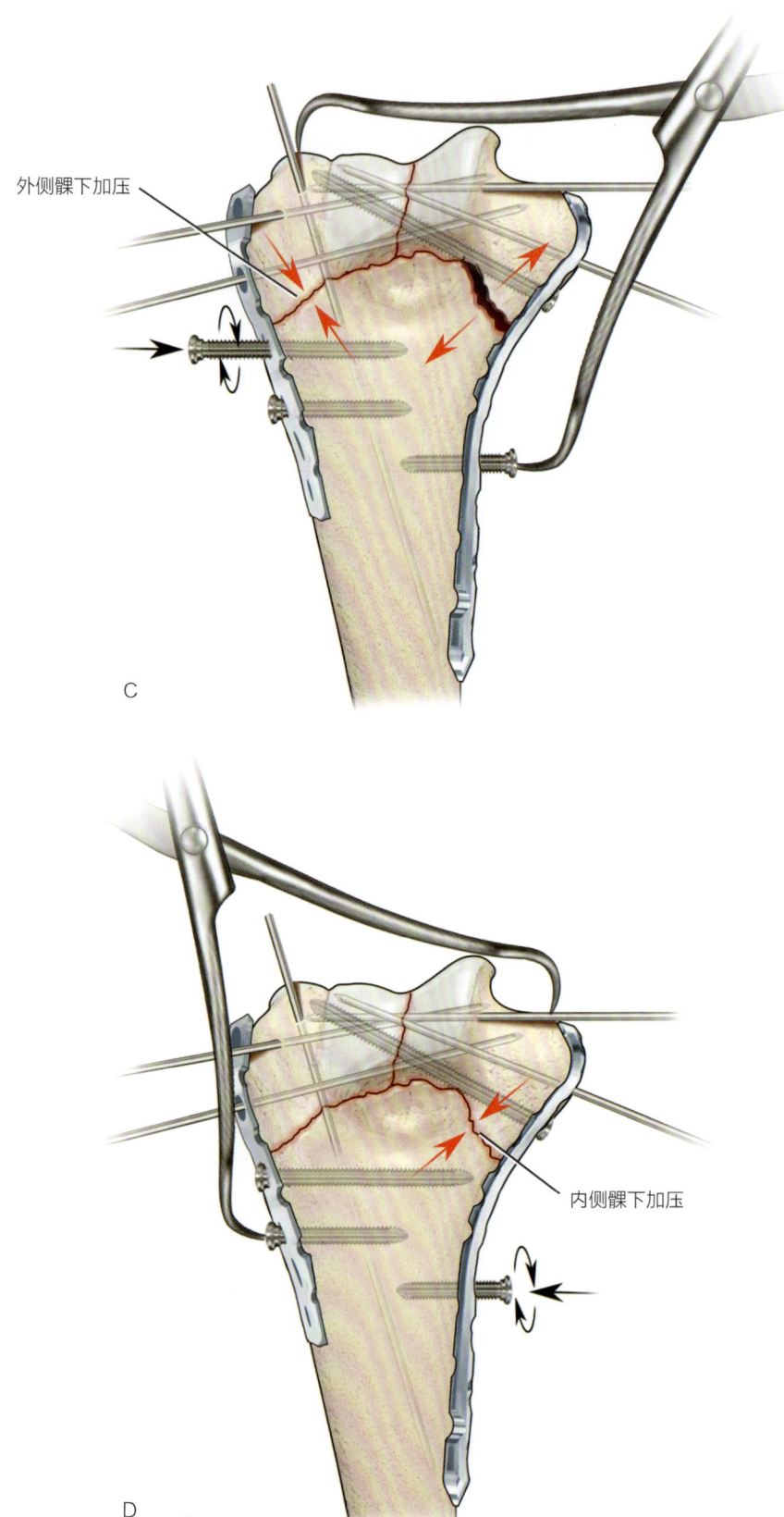

技术图2（续） 髁上压缩首先从外侧完成（C），然后是内侧（D）（经允许引自 O'Driscoll SW. Green's Operative Hand Surgery, ed 4. New York: Churchill Livingstone, 1999:339）。

缝合

- 手术术野用3 L生理盐水仔细冲洗。
- 如果使用骨薄片技术,晶片将在解剖学上用重的、经骨的不可吸收缝线重建。如果采用仰卧位,三头肌通过经骨缝修复至骨骼上(技术图3)。
- 尺神经通常不会移位,除非钢板压迫神经。
- 筋膜/骨膜层用重的Vicryl缝线小心地修复。
- 常规放置Jackson-Pratt引流。
- 然后使用2-0 Vicryl皮下松解缝合。
- 最后,如果切口复杂,使用尼龙缝线简单缝合关闭切口;对于简单及松弛的切口,可以采用可吸收缝线简单缝合,虽然要告知患者可吸收缝线需要数月才能吸收脱落。

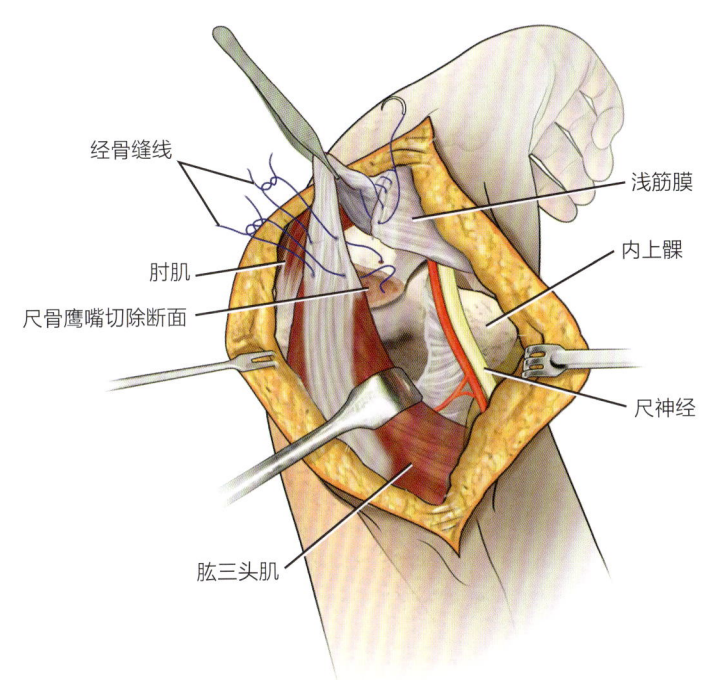

技术图3 经骨缝合法修复鹰嘴三头肌。然后修复筋膜/骨膜单位的缺损[经允许引自Bryan RS, Morrey BF. Extensive posterior exposure of the elbow: a triceps-sparing approach. Clin Orthop Relat Res 1982;(166):188-192]。

要点与失误防范

骨折可视化	• C臂机应在术前准备好,以确保术中获得影像。在这方面,辐射防护板非常有用。
术前计划	• 术前CT扫描或牵引X线片有助于评估粉碎程度或冠状裂骨折线的存在,这可能妨碍手术时的复位。
复位	• 关节块应首先重建;在青少年中,粉碎性骨折通常比成人少,因此该块通常可以重建为一个大片段。骨折块复位后,关节块可复位至骨干段。
防止僵硬	• 手术的目的是提供一个足够稳定的结构,使得立即运动或至少在3周内运动成为可能。通常,青少年不适合保守治疗方案,经常随访是必要的,以防止肘关节僵硬或需要关节松解。考虑术后持续被动运动(CPM)。应该告诉患者通常可行10°的伸直活动。
缝合	• 建议用皮钉或尼龙针缝合;每隔10~14日取出1次。这将允许早期活动的伤口护理。
随访	• 每周随访1次,持续4~6周进行活动度检查。多张X线片是不必要的,但监测早期活动度是必要的。

术后处理

- 在大约70°的平面上放置一个垫好的后夹板，并使用吊带。
- 观察患者24~48小时；当每轮记录的引流量少于20 mL时，就可拔掉引流管。
- 在开放性骨折中，抗生素使用48小时。闭合性骨折24小时后停止使用抗生素。
- 患者回家时，使用后侧夹板固定，每天临时去除夹板进行5次主动及主动辅助的关节活动（每节重复30次）。也可在此时淋浴。
- 患者2周后复查伤口。
- 在6周时，所有的固定装置都被移除，患者开始在家进行低负荷的长期伸展运动和正式的物理治疗。
- 在3个月内，或在达到最大运动范围（或完全运动范围）并通过物理治疗使患者能够活动之前，不得进行任何健身或运动。

预后

- Re等[6]报道了一系列儿童和青少年肱骨髁骨折，并报道了Bernard Morrey入路比传统的三头肌劈开入路有更好的运动效果。该研究组还报道了早期运动比延迟运动能产生更好的最终反应和更早的功能性运动范围。
- Beck等[1]报道26例儿童青少年T形肱骨髁上骨折的手术治疗。大约1/3的患者在最后的随访中肘部僵硬。早期的运动范围导致了早期的运动恢复。

并发症

- 僵硬在T形肱骨髁上骨折中很常见；通过足够的稳定来允许早期活动可以预防僵硬。
- 钢板引起的不适较常见；对于青少年患者，笔者通常不取出内固定，除非患者存在不适。
- 感染在开放性损伤中更为常见，但仍相对罕见。
- 神经损伤通常是神经性失用症，在3~6个月内自然消退。

（章程 译，孙一 审校）

参考文献

[1] Beck NA, Ganley TJ, McKay S, et al. T-condylar fractures of the distal humerus in children: does early motion affect final range of motion? J Child Orthop 2014;8:161-165.

[2] Bonczar MR, Rikli D, Ring D. Distal humerus 13-C1 Open reduction; perpendicular (biplanar) plating. AO Foundation Web site. Available at: http://bit.ly/1wEegQS. Published June 21, 2007. Accessed November 11, 2013.

[3] Bryan RS, Morrey BF. Extensive posterior exposure of the elbow. A triceps-sparing approach. Clin Orthop Relat Res 1982;(166):188-192.

[4] Green DP, Hotchkiss RN, Pederson WC; Dr. D. Sergeant Pepper Memorial Fund. Green's Operative Hand Surgery, ed 4. New York: Churchill Livingstone, 1999.

[5] Maylahn DJ, Fahey JJ. Fractures of the elbow in children: review of three hundred consecutive cases. J Am Med Assoc 1958;166:220-228.

[6] Re PR, Waters PM, Hresko T. T-condylar fractures of the distal humerus in children and adolescents. J Pediatr Orthop 1999;19:313-318.

第10章 闭合、经皮、髓内钉和切开复位治疗桡骨头、颈部骨折

Closed, Percutaneous, Intramedullary, and Open Reduction of Radial Head and Neck Fractures

Roger Cornwall

定义

- 桡骨颈骨折是发生在桡骨粗隆近端的关节外骨折。
- 桡骨颈骨折在9~12岁儿童中最常见,占儿童肘部骨折的14%[17]。发生骺板损伤类型通常是Salter-Harris Ⅰ型或Ⅱ型(图1),也可出现Salter-Harris Ⅲ型、Ⅳ型损伤。或者,骨折常常位于骺板外的干骺端[1,33]。
- 与骨骼发育成熟者相比,骺板尚未关闭的青少年较少发生桡骨头关节内骨折(7% vs.52%)[18]。
- 桡骨头、颈部骨折的Wilkins分型是根据损伤机制和骨折类型,明确地说是根据骨折是否累及骺板或关节面[34]:
  - Ⅰ型:外翻损伤。
    - A:骺板损伤——Salter-Harris Ⅰ型或Ⅱ型。
    - B:关节内——Salter-Harris Ⅲ型或Ⅳ型。
    - C:干骺端骨折。
  - Ⅱ型:肘关节脱位。
    - D:骨折发生于脱位时。
    - E:骨折发生于复位时。
- 桡骨颈骨折的O'Brien分型和Judet分型是根据成角的程度进行的。
  - O'Brien分型[22]。
    - Ⅰ型:<30°。
    - Ⅱ型:30°~60°。
    - Ⅲ型:>60°。
  - Judet分型[14](图2)。
    - Ⅰ型:没有移位。
    - Ⅱ型:<30°。
    - Ⅲ型:30°~60°。
    - Ⅳa型:60°~80°。
    - Ⅳb型:>80°。

解剖

- 桡骨头与肱骨小头和尺骨的桡切迹共同组成关节。桡骨颈位于关节外,前后位(AP)摄片成角15°,侧位摄片成角5°。桡骨头骨化中心约在4岁时出现。
- 桡骨近端骨骺骨化(桡骨头)4岁时发生,此时桡骨头和颈已经成了成人的样子。桡骨近端闭合:女生14岁,男生17岁。
- 桡尺近侧关节由环状韧带和侧副韧带共同维持稳定。
- 桡骨颈无肌肉附着,由邻近的骨膜提供血液供应。
- 桡神经在外髁水平分出桡神经浅支和骨间后神经。骨间后神经在桡骨头颈部的前方向远端走行,进入距桡骨头远侧2.6 cm的Frohse弓状缘(图3),潜行于距桡骨头以远6.7 cm的旋后肌的浅、深层肌纤维间[5]。桡返动脉起自桡动脉,与桡神经行径相反,于旋后肌前内侧面走向外侧髁。

发病机制

- 最常见的桡骨颈骨折的机制是摔倒时手臂过伸撑地,外翻和轴向应力作用于肘部。该机制导致外侧压缩和内侧牵拉损伤。桡骨头的成角大小取决于在发生撞击时前臂所在的旋前或旋后位置[12]。
- 另一个损伤机制是肘关节脱位。骨折可伴随脱位发生(桡骨头在前),也可在复位时发生(桡骨头在后)[12]。
- 桡骨颈骨折患者中,30%~50%合并其他损伤,例如内侧副韧带撕裂或隐性肘关节脱位[28]。

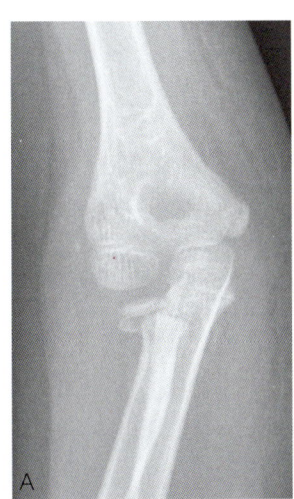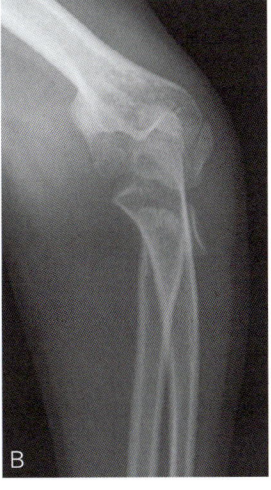

图1 移位的桡骨颈骨折。A. Salter-Harris Ⅱ型。B. Salter-Harris Ⅰ型。

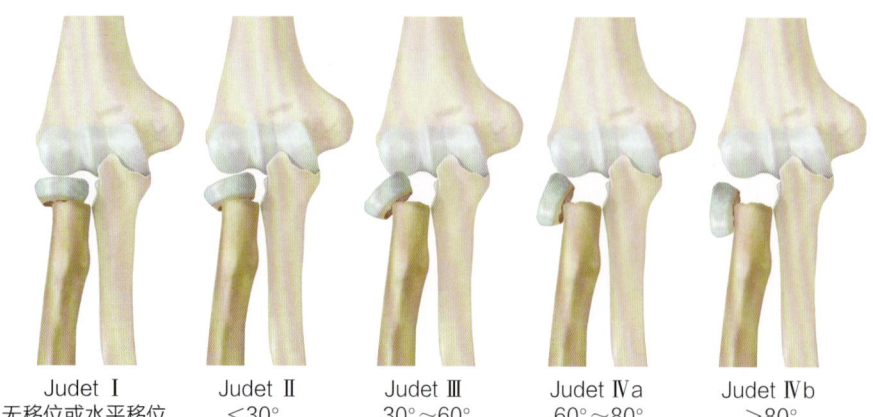

Judet I	Judet II	Judet III	Judet IVa	Judet IVb
无移位或水平移位	<30°	30°～60°	60°～80°	>80°

图2　儿童桡骨颈骨折的Judet分型。

- 后移位的桡骨颈骨折可能发生在肘关节后脱位的自发复位[11]。
- 或者，未识别（未移位）的桡动脉颈在肘关节后脱位的手法复位过程中，骨折可以向后移位。在复位动作中，如果肘关节屈曲，肱骨远端（外侧髁）撞击桡骨头，使其从干骺端向后敲出（图4）。
- 反复的外翻应力负荷可导致桡骨头、颈部慢性应力骨折，如过头顶的投掷。

自然病程

- 桡骨颈骨折的预后取决于损伤的能量、移位的大小和是否合并其他损伤。
- 大多数桡动脉颈骨折移位或未移位。这些伤口愈合得很好。
- 角度或平移程度越大，桡骨头关节关系的破坏越大，这可能与旋前和旋后的范围有关[3]。
- 可接受角度的上限（0～60°）不清楚，可能与年龄有关[24]。大多数人认为角度小于30°不太可能引起临床上（功能上）明显的运动丧失。
- 其他已报道的结局包括桡骨头缺血性坏死、异位骨化、尺桡骨融合及骨骺早闭，可能会引起疼痛、骨擦音、外翻畸形及关节僵硬[3,13,24,26,27]。
  - 这些结果可能与年龄、严重程度移位、出现相关伤害或延迟治疗有关。
- 其中一些可能是治疗的并发症（复位不良、开放治疗或内固定），而不是自然病程。
- 总的来说，据报道，儿童桡骨颈骨折不良结果高达15%～33%[7,10,13,27,30]。

病史和体格检查

- 阐明损伤机制对于真正理解骨折的特点、指导治疗非常重要。高能量损伤通常会合并其他损伤。在就诊前已经复位的肘关节脱位并非少见，因此询问患者和家人在发生损伤时是否观察到明显的肢体畸形有助于明确损伤程度。
- 仔细触诊肘关节的每一个解剖区域，找到压痛最厉害的部位，有助于诊断骨折和其他合并损伤。合并损伤包括内侧副韧带撕裂、内上髁骨折、尺骨骨折和肱骨髁上骨折。神经检查评估桡神经、正中神经和尺神经的运动感觉功能。
- 评估肘关节的稳定性和活动范围有助于决定是否需要治疗。
  - 外翻不稳定提示桡骨颈不稳定骨折合并肘内侧损伤。
  - 前臂旋转受到阻碍，特别在旋前时，通常是因为桡尺关节的匹配度受到破坏，提示需要复位。
  - 肘关节稳定和活动范围评估需要在关节内注射麻醉药物或在麻醉下进行。

影像学和其他诊断性检查

- 肘关节前后位、侧位片和斜位片（图5A、B）可很好地显示桡骨颈骨折。然而由于标准位摄片往往拍不到真实的成角平面，故在X线片上，骨折成角程度可能被低估。

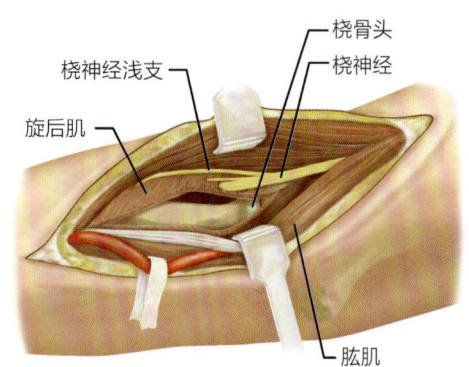

图3　骨间后神经走行于桡骨头颈的掌侧，距桡骨头关节面以远约2.6 cm处进入Frohse弓状缘。

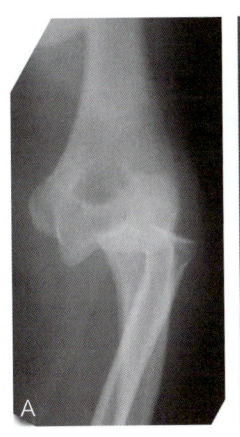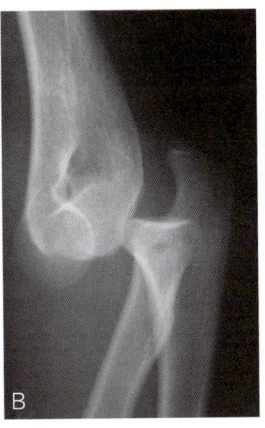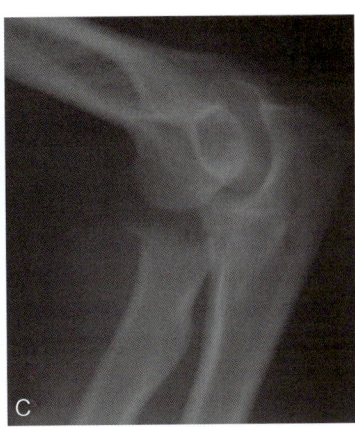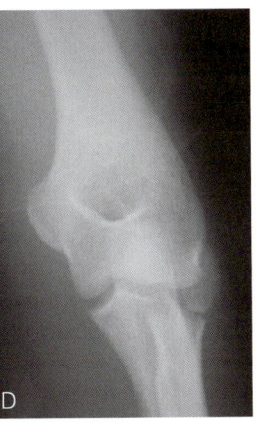

图4 肘关节后脱位复位过程中产生的后移位桡骨颈骨折。A、B. 肘关节脱位的正位和侧位图。C. 肘关节复位后,桡骨头在侧视图上不再可见。D. 在正侧位片中很明显看出移位的桡骨头骨折。

- 临床医生应仔细排除相关损伤,如尺骨鹰嘴骨折(关节内)(图5C、D),尺骨近端、内侧上髁或外侧髁或肘关节脱位。
- 在肘关节后脱位中,临床医生应仔细检查桡骨颈是否存在隐匿性骨折,在复位过程中有可能移位。
- 桡骨颈骨折可在骨化前发生,桡骨头平面无明显骨折痕迹。
  - 超声、磁共振成像(MRI)(图5E)、关节造影(图5F、G)有助于诊断年轻患者桡骨颈骨折以及评估非骨化桡骨头。
  - 术中监测确认复位情况时,使用关节摄影术有助于确定尚未骨化桡骨头的轮廓。

鉴别诊断

- 通过合适的摄片,很容易诊断桡骨颈骨折。但是必须确诊是否存在下列合并损伤:
  - 内侧副韧带撕裂。
  - 内上髁骨折。
  - 鹰嘴骨折。
  - Ⅳ型孟氏骨折。

非手术治疗

- 非手术治疗的目的是获得并维持适配性良好的关节并恢复肘关节在各个平面的活动度。多数人认为30°以内的成角和3 mm的移位即为可接受。尽管对确切的数值仍有争议,有文献报道的可接受的成角范围在20°~60°[1,3,15,21,26,30-34]。
  - 有两件事可部分解释所存在的争议:
    - 影像学测量的精确性可变化,取决于放射线是否与真正骨折平面相垂直。

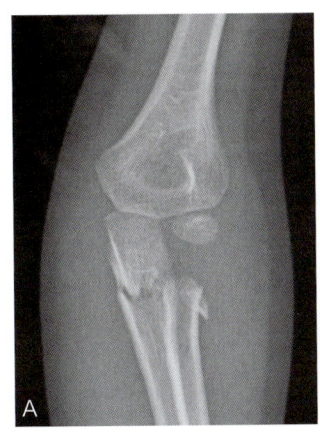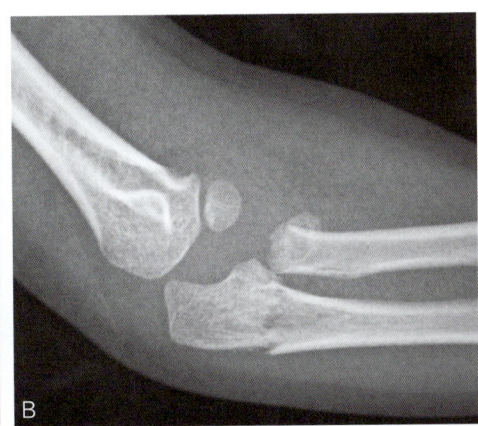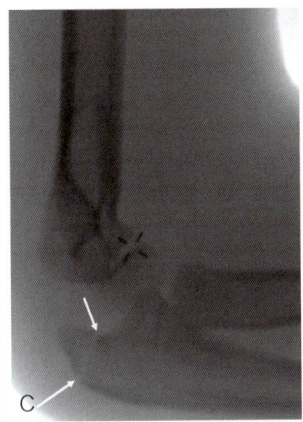

图5 A、B. 一名桡骨头尚未骨化的3岁儿童的正位和侧位X线片显示尺骨和桡骨颈骨折。然而在X线片上很难辨别成角度数。MRI对于评价桡骨头未骨化儿童桡骨颈骨折有帮助。C. 同一名患者的MRI影像清晰提示桡骨颈60°成角而X线片却未能显示。

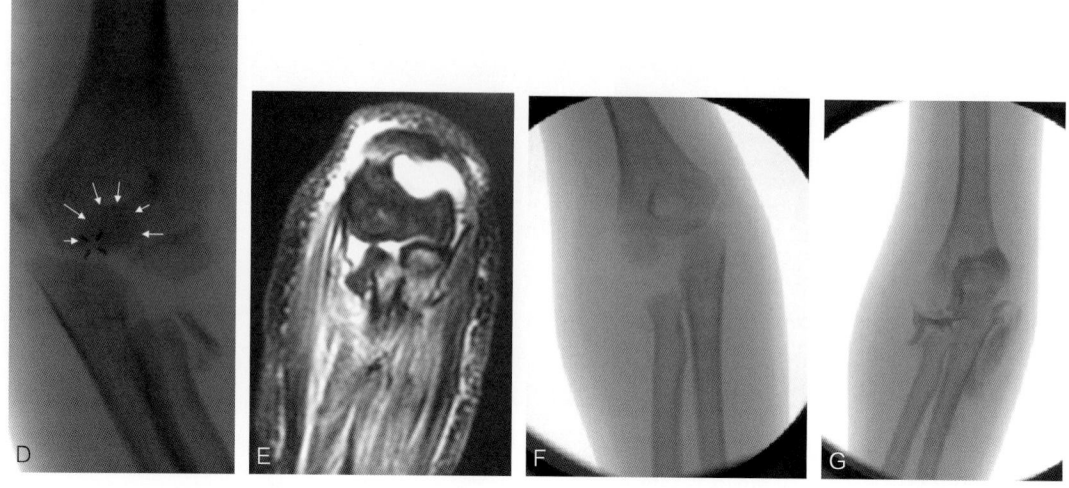

图5（续） D. 正位片显示鹰嘴近端骨折块（箭头）显著移位。E. 图A和图B中患者的MRI图片显示桡骨颈60°成角畸形，而X线片未显示。F、G. 关节摄影术显示桡骨颈90°移位，而X线片未显示。关节摄影术也有助于术中监测确认复位情况。

- 同样存在25°成角的骨折，根据不同的成角方向，可对桡尺关节面的适配度存在不同影响。
  - 因此，决定是否治疗是根据成角对功能的影响，而非特定的度数。不管X线片上存在多少成角，任何阻碍旋前或旋后的骨折必须复位。
- 随着骨骼的成熟、再塑形潜力的下降，可接受的残余成角也逐渐变小（15°～20°）[9,32]。
- 如果成角＞30°或者移位＞3 mm或者存在关节活动障碍者，建议闭合复位。复位必须在急诊室或者手术室，于镇静状态下进行。后者的优势在于如果闭合复位失败，即可进行经皮复位，这在严重移位患者中更为可能。
- 制动的性质和时间取决于骨折的类型、稳定性和骨骼的成熟度。例如，17岁没有移位的桡骨颈骨折具自控力的患者可使用吊带固定并早期开始活动。然而，骺板骨折者、需复位的骨折及年幼患儿需要石膏制动3周。
  - 当缺乏临床和影像学的愈合征象时，石膏固定可延长2周，然后再次随访评估骨愈合情况。

手术治疗

- 如果闭合复位失败，下一步进行经皮复位技术。使用斯氏针推顶或撬拨技术，这将在本章技术部分详细描述。
- 尽可能地尝试使用闭合或经皮复位技术进行复位，因为切开复位导致的并发症如缺血坏死、异位骨化、骨不连等的发生率明显增高[3,21,36]。
- 与肘关节脱位相关的明显游移的骨折块常需要切开复位，然而大多数成角的桡骨头骨折可通过闭合与经皮复位技术得到复位。

术前计划

- 在推入手术室之前，必须掌握肘和前臂的影像学资料，并对所有损伤都做出诊断。
- 由于每个骨折对不同的复位技术有着不同的效果，因此熟悉所有在本章技术部分描述的闭合和经皮复位技术是非常有用的。
- 告知家属和手术室的工作人员，为了使骨折复位，可能需要运用从闭合到切开的一系列技术。这样做可消除任何可导致感到意外的因素。医生应该确保有钛制弹性钉、克氏针和斯氏针可供使用。
- 在麻醉下评估肘关节的活动度和稳定性。在复位前，透视下将前臂旋前或旋后以了解最大成角平面（图6）。
- 不同的闭合或经皮复位技术组成了复位阶梯，将在本章技术部分详述。与整形科医生所谓的修复阶梯相似。这些技术可分步骤使用或联合运用。

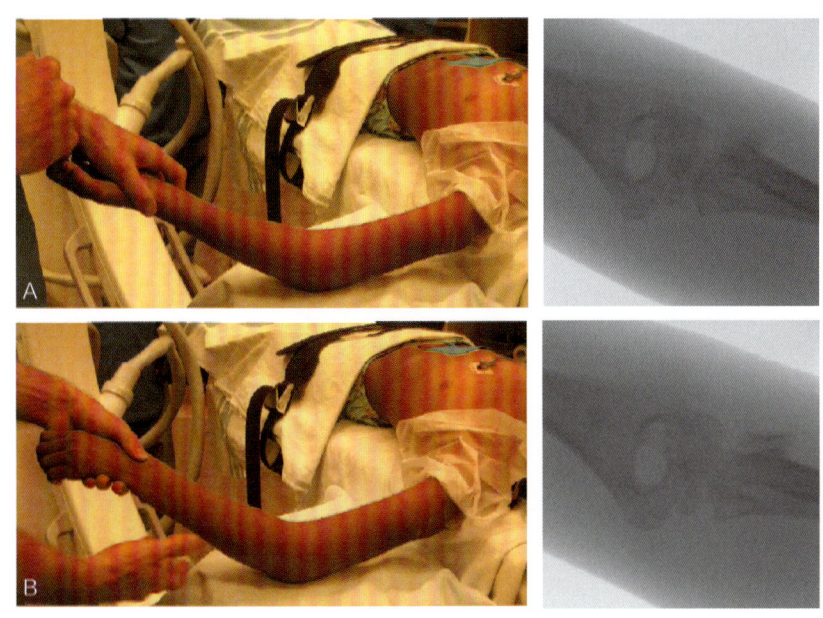

图6 在旋后（A）到旋前（B）过程中实时透视可发现最大成角移位。在该病例中，旋前50°时可见最大成角。

体位

- 患者仰卧于手术床。肘关节放置于C臂机，手臂放置在C臂机的接收器上（图7）。
- 监视器放在手术床的对侧以方便观看。
- 此外，也可以采用仰卧位，将患肢放在透光的搁手台上，影像增强器与手术桌平行，术中可以调整C臂机进行正位及侧位透视。

入路

- 对于严重移位游走的骨折块，可使用后外侧Kocher入路行切开复位。该入路将在本章技术部分详述。

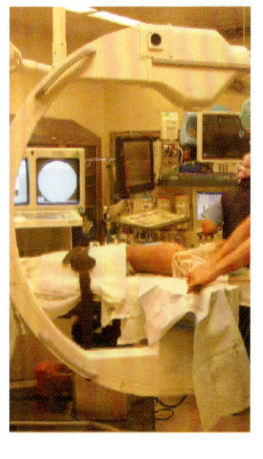

图7 消毒铺巾后，使用C臂机当手术台。监视器放置在手术床的对侧，便于观察。

闭合复位

Israeli或Kaufman技术

- Kaufman等[15]描述了一种将肘关节屈曲90°进行闭合复位的技术。
- 透视确定最大成角时的前臂位置（图6）。
- 用一只手控制前臂旋转，另一只手的拇指向桡骨头施加外侧压力（技术图1A～C）。
- 复位后评估骨折的稳定性和活动度（技术图1D～G）。

Patterson技术

- 将肘关节伸直前臂旋后，助手向肘关节施以内翻力，主治医生从外侧指压复位骨折（技术图2）。
- 这种方法的缺点在于需要一名熟悉此技术的助手对抗牵引并施以内翻应力，另外，在此体位难以触及桡骨头。

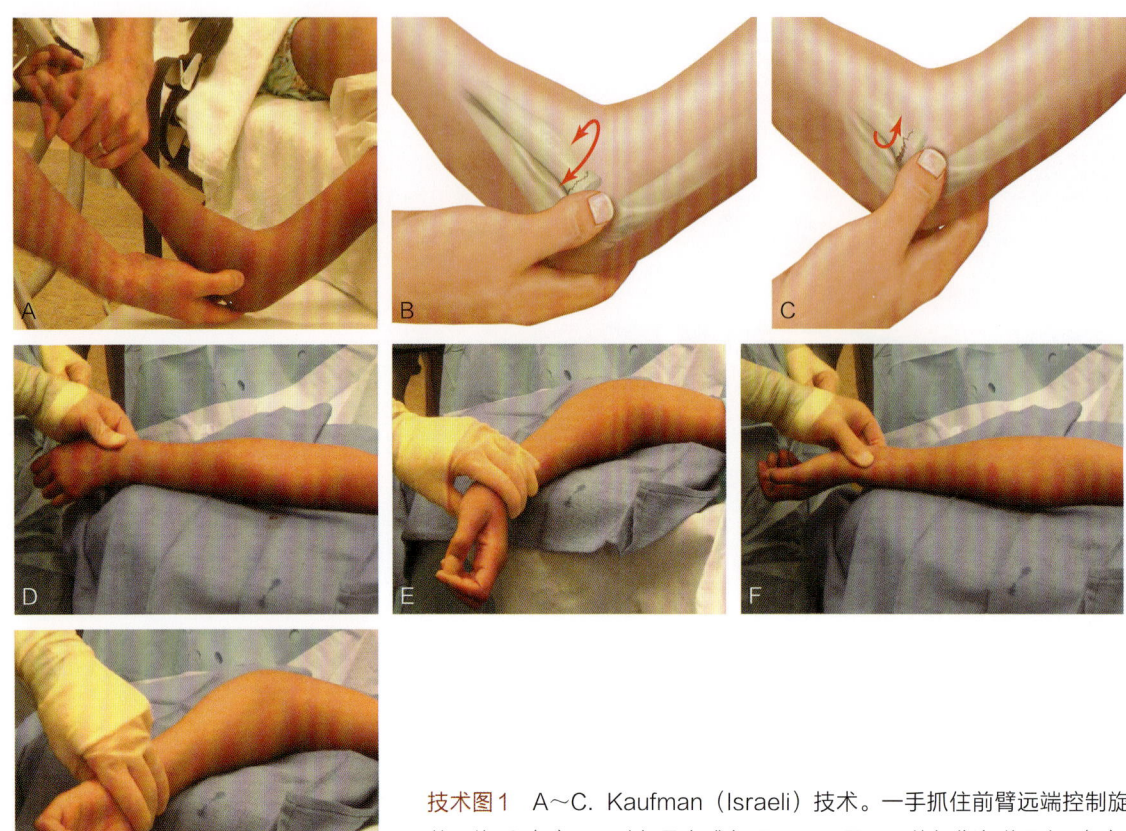

技术图1　A～C. Kaufman（Israeli）技术。一手抓住前臂远端控制旋前和旋后（A），同时在最大成角平面，用另一手的拇指复位骨折（B），由远至近推挤桡骨头（C）。D～G. 复位后，分别在伸肘位和屈肘90°位评估复位的稳定性和活动度（旋前-旋后）。

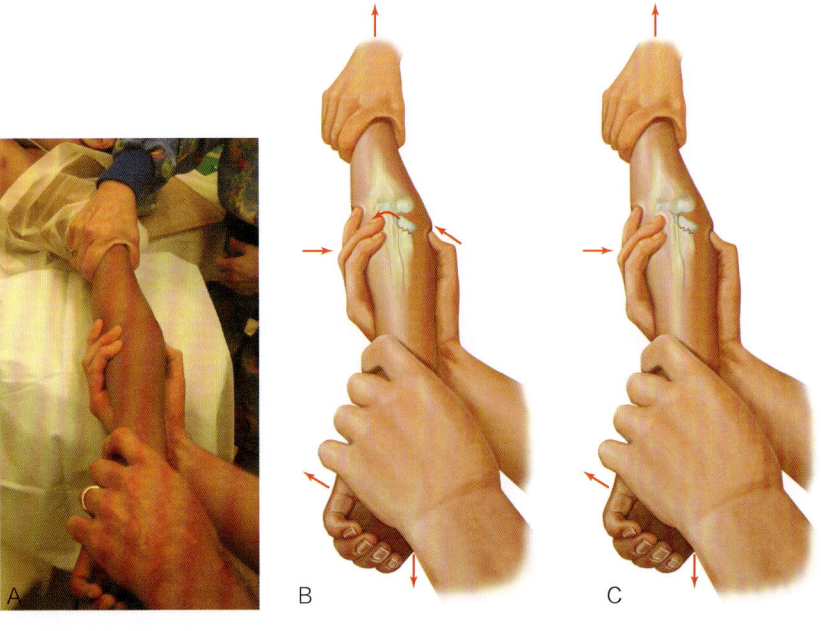

技术图2　Patterson技术。A. 助手协助将肘关节伸直，施加内翻应力，同时使得前臂旋后。B、C. 拇指按压桡骨头取得复位。

克氏针或斯氏针的经皮复位

- 如果闭合复位失败，可使用克氏针或斯氏针直接推顶或撬拨桡骨头至解剖位置。
- 主治医生必须意识到骨间后神经走行于桡骨头掌侧朝向远端。前臂旋前或使用后外侧入路可保护此桡神经分支（技术图3）。
- 透视下旋转前臂以便确定最大成角畸形平面。

"推顶"技术

- 经 2 mm 的切口，将一根 0.062 in（1.57 mm）或更粗的克氏针的钝头由骨折远侧、尺骨外侧缘旁插入（技术图4A、B）。
- 透视引导下，钢针顶着近端骨折块的后外侧面，将桡骨头推回原来位置（技术图4C、D）。
- 轴向牵引和旋转前臂能使嵌插的骨折端分离，有助于复位。

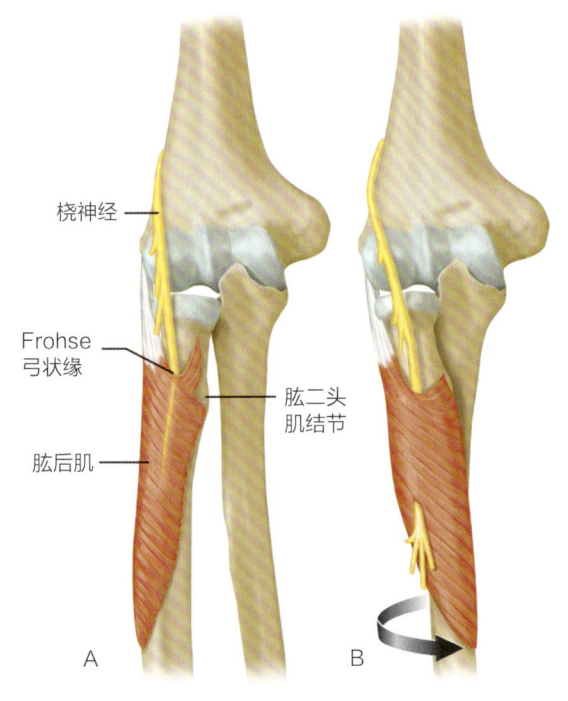

技术图3 前臂旋前时骨间后神经移向掌侧和内侧。使它远离在经皮或切开复位桡骨头、颈骨折时的手术区域。

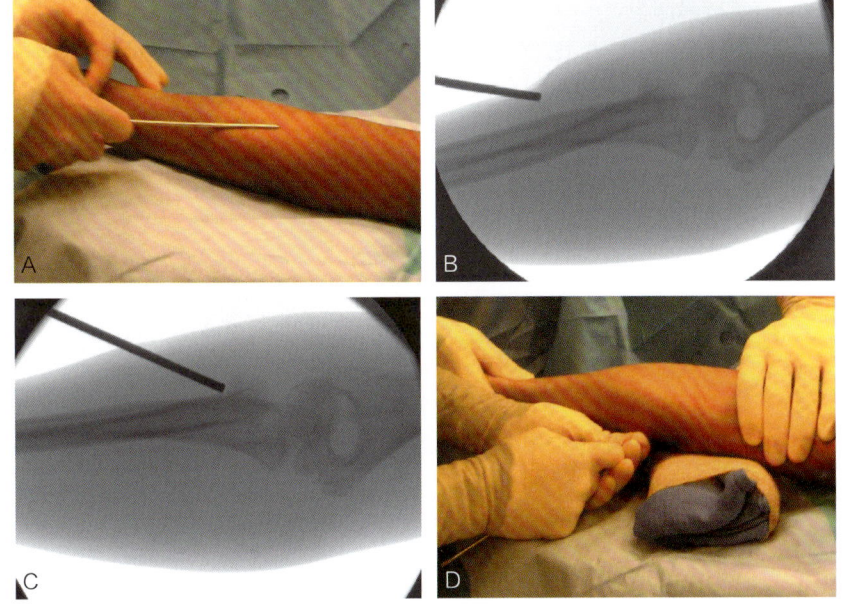

技术图4 桡骨颈骨折经皮复位的推顶技术。A、B. 借助透视来设计推针路线。钢针经后外侧插入，避开位于前侧的骨间后神经。C、D. 透视引导下，将桡骨头骨块推顶复位。

"撬拨"技术

- 另一种方法是,钢针(或是Freer骨膜剥离器)可用作一根杠杆,钢针的皮肤入口应更靠近骨折水平(技术图5A)。
- 将钢针穿过皮肤后,即向远侧倾斜钢针(使皮肤获得张力),逆行插向骨折部。
- 而后穿透深部软组织,进入骨折断端(技术图5B),向近侧撬拨近端骨折块纠正成角畸形,同时通过外侧指压纠正骨折侧移。在使用撬拨技术中,应使紧张的皮肤松弛,这样会使复位更容易些(技术图5C)。
  - 如果在撬拨技术中,改经远侧皮肤进针,复位操作时会使皮肤绷紧,最终增加复位难度。
- 经皮复位后,必须评估各个平面骨折的稳定性。如果不稳定,建议使用钢针固定骨折。

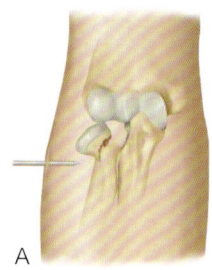 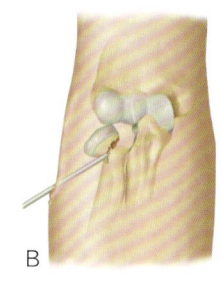 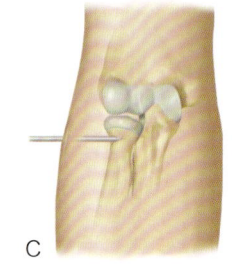

技术图5 撬拨技术。A. 在骨折水平经皮插入钢针。B. 将钢针推向远侧,在靠近骺板侧的骨折前,绷紧皮肤。C. 撬拨骨块复位,使皮肤所积蓄的张力有助于复位。

闭合性髓内复位固定术(Metaizeau技术)

介绍

- Metaizeau描述了髓内复位和固定移位桡骨颈骨折的治疗技术[9],已经被广泛采用[4,6,8,16,20,23,25,29]。
- 桡骨头的髓内操作可通过弹性钛钉或足够长的克氏针(尖端弯曲约30°)完成。
- 弹性钉或克氏针的直径通常为2 mm。2.5 mm的钉子可能适合一些年龄较大的儿童10年以上。弯曲的针尖可以另外弯曲。
- 髓内钉的入钉点可以是桡骨上的桡骨或背侧部位,如桡骨干骨折可折叠髓内钉所述。在背侧,第二和第三伸肌隔室之间的Lister结节近端进入。在这些隔间里,通过避免肌腱的回缩,可以可靠地识别这些间隔间的裸露皮质区。另一种桡骨入路位置在离身体近1.5~2 cm处,注意避免损伤桡神经的感觉支(技术图6)。无论采用何种入路,均需使用锥子钻入皮质,注意不要穿透桡骨对侧皮质。

复位骨块

- 弹性钉固定在T形柄上,并在透视引导下通过髓腔向近端推进(技术图7A~C)。
  - 前臂旋转,直到看到最大变形平面。
- 将弯曲的指甲尖或克氏针指向移位的近端骨块,并轻轻穿过骨折处,直到尖端与骨骺碎片接合而不穿透关节面(技术图7D~F)。
- 获取前后位和侧位片,以确认骨骺碎片中钉尖的位置。

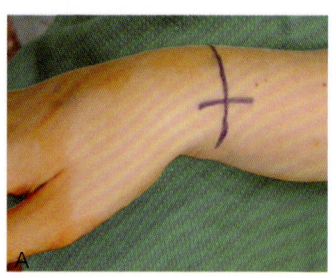 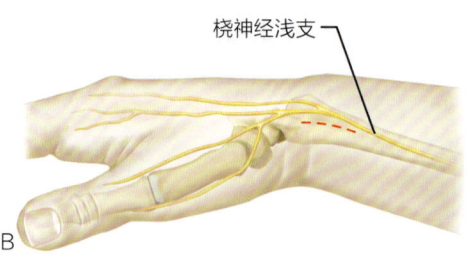 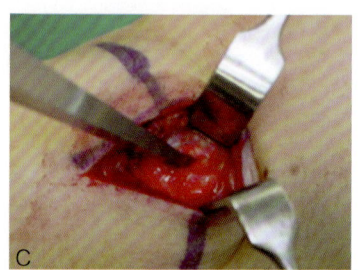

技术图6 A~F. 中心髓内复位技术中弹性钉的桡侧入口点。A. 切口围绕桡骨远端。B. 手术应避免桡神经浅支损伤。C. 入口位于桡骨远端骨骺近侧1.5 cm处。

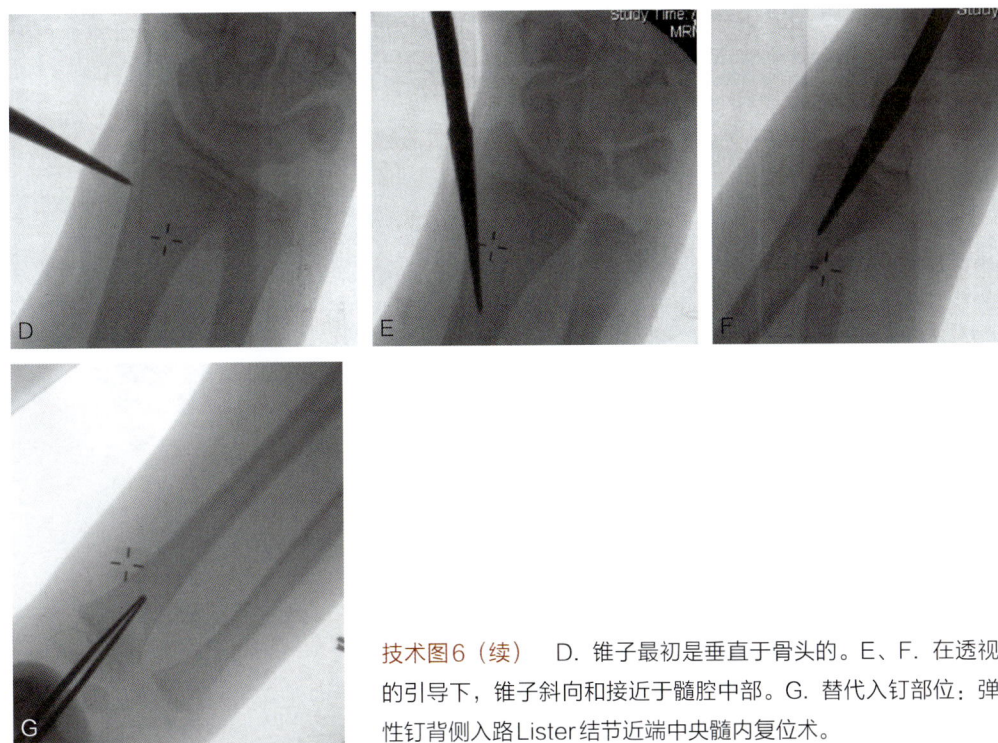

技术图6（续） D. 锥子最初是垂直于骨头的。E、F. 在透视的引导下，锥子斜向和接近于髓腔中部。G. 替代入钉部位：弹性钉背侧入路Lister结节近端中央髓内复位术。

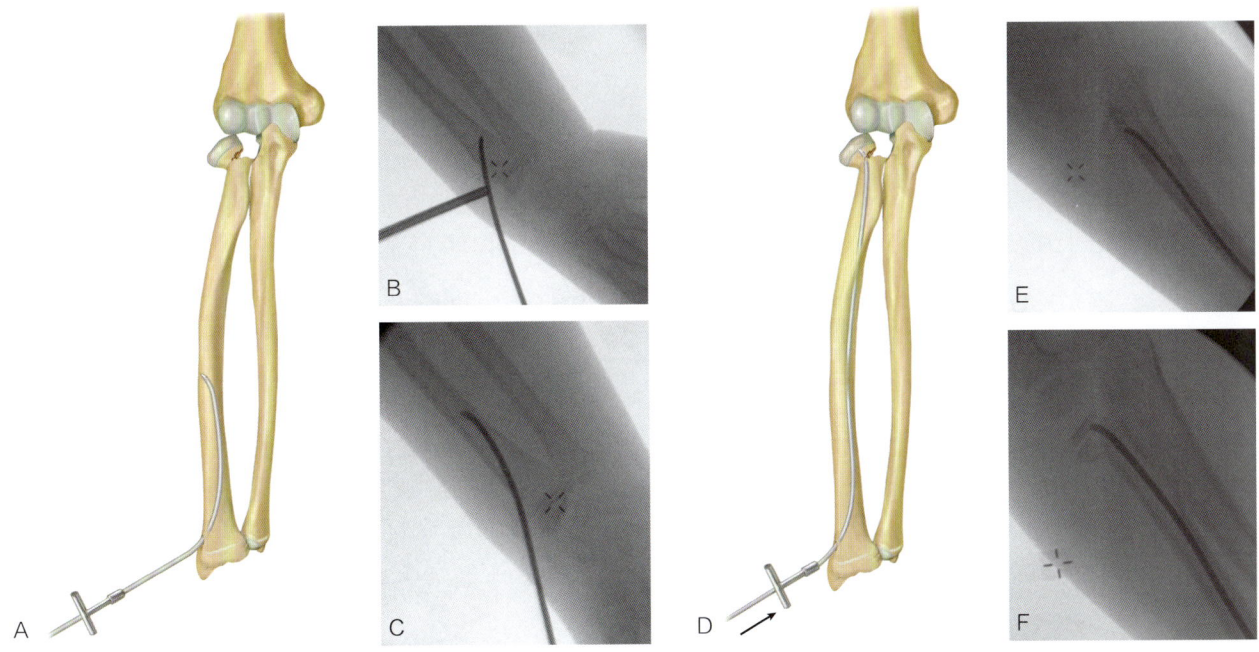

技术图7 带弹性钉的Metaizeau闭合髓内复位固定技术。A~C. 弹性钉经髓管近端推进。D~F. 弯曲的尖端指向并伸入移位的骨骺碎片。

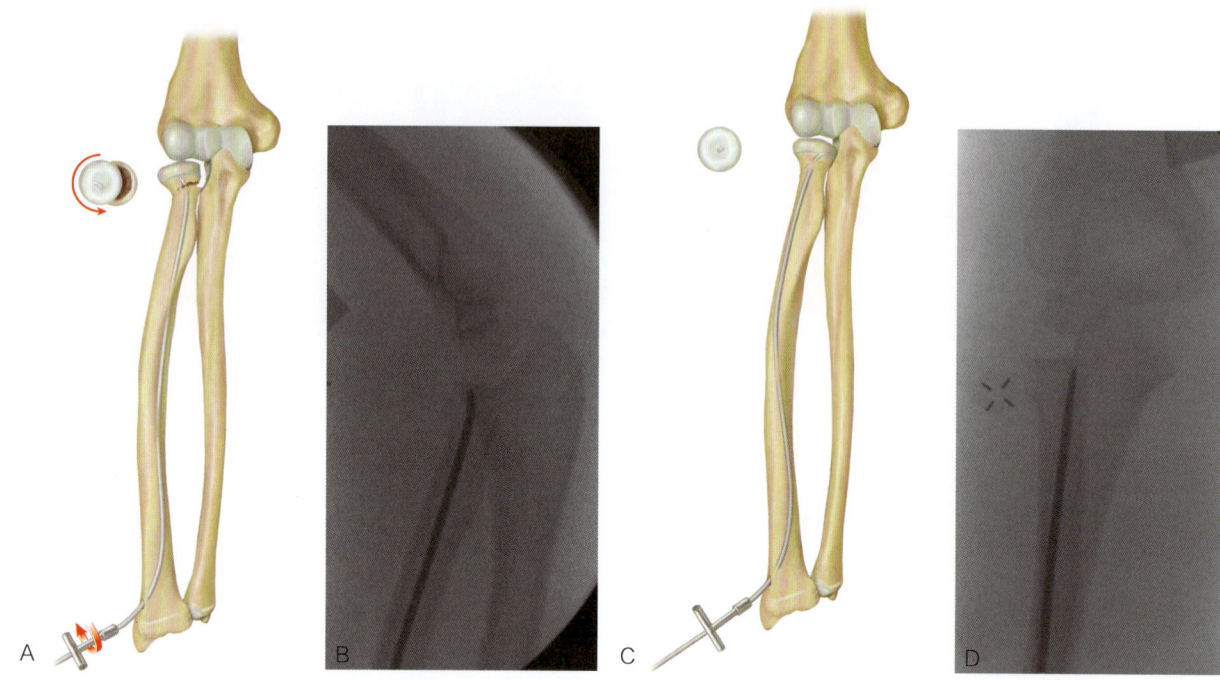

技术图8　A～D. 弹性钉前后旋转以复位桡骨头。

旋转骨折端至复位

- 使用弹性钉尖部抬高近侧骨折端至外侧髁以复位。
- 随后使用T形扳手向前内侧旋转弹性钉或克氏针，以复位移位的桡骨头骨折至正常位置（技术图8）。
  - 如果干骺端向前外侧移位，向后内侧旋转弹性钉。
- 完整的骨膜可以防止骨折端过度向内矫正。

完成操作

- 提前或同时进行闭合复位有助于上述操作的完成。桡骨颈粉碎严重时，前文所述经皮技术有助于髓内复位（技术图9A）。
- 弹性钉尖部到达干骺端且复位满意后，评估固定的稳固性，将弹性钉留在原位。
- 在入口骨外1 cm处剪断弹性钉（技术图9B）。
- 如果采用背侧入路，可以将弹性钉向背侧折弯90°，在拇长伸肌腱平面剪断弹性钉，确保弹性钉不会磨损肌腱（技术图9C）。

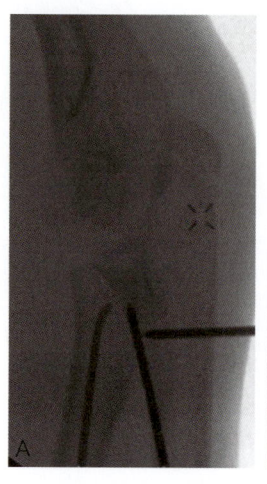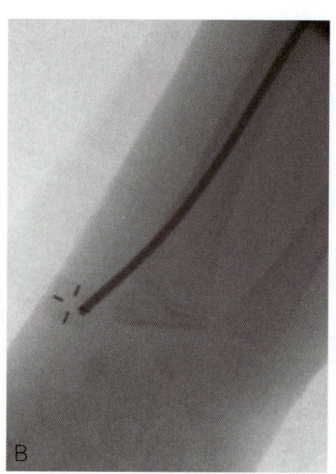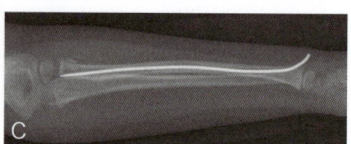

技术图9　A. 采用经皮螺钉复位技术有助于髓内复位。B. 钉子的末端离开了入口，以便于移除。C. 如果使用背部入口点，则针末端修剪至肌腱水平以上防止破裂。

切开复位

- 使用Kocher后外侧入路显露桡骨头。将前臂旋前可使骨间后神经移向前内侧,远离手术区域。
- 以桡骨头后外侧面为中心,做一长约5 cm的皮肤切口(技术图10A)。经肘肌(桡神经支配)和尺侧腕伸肌(骨间后神经支配)间隙进入(技术图10B)。
- 纵行切开关节囊,除非关节囊因创伤而撕裂(技术图10C)。
- 直视下或透视下,找到并复位近端骨折块。如果环状韧带损伤,应做修补。
- 偶尔,骨折向前内侧显著移位,需要显露更大范围才能找到骨折块。这种情况下,建议使用延长入路,同时正式从近侧解剖确认桡神经和骨间后神经。
- 如果需要切开复位骨折,建议采用内固定。
  - 最近一篇有关桡骨颈骨不连的回顾性文献指出,骨不连通常与内植物移位或过早拔钉导致的早期固定失效有关[33]。
  - 内固定方式包括钢针斜穿桡骨头呈"冰激凌蛋筒"状穿过安全区,也可使用可吸收钉,或使用可吸收线沿桡骨干骺端行间断环行缝合固定桡骨头[2]。对于骨成熟的儿童,可使用无头螺钉或T形钢板固定于安全区。
  - 尽管很少有必要采用,Leung和Tse介绍了适合骨骺开放的在骺板处使用外侧小钢板支撑的技术。它使用2 mm螺钉固定于桡骨颈远端,近端不使用螺钉,仅提供支撑,防止桡骨头外侧脱位[19]。
  - 还有报道做贯穿肱骨小头钢针固定,但它对远端固定较弱,还可发生肱桡关节钢针断裂的并发症[3]。

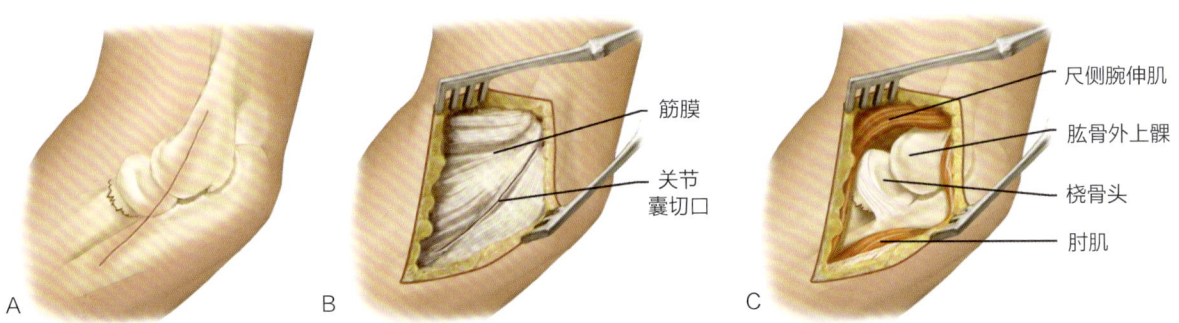

技术图10 A. 肘关节Kocher后外侧入路经肘肌和尺侧腕伸肌间隙进入。B. 纵行切开关节囊。C. 除非还存在向内或向后移位,不然在显露后即可看到桡骨头骨块。

要点与失误防范

适应证	• 术者应与患者家属详细沟通,并提醒手术室工作人员术中的复位阶梯及可能用到的技术。
手术技巧	• 尽管经皮穿刺复位是一个繁琐且耗时的过程,但应尽可能避免切开复位。 • 当经皮Steinmann针复位不成功时,使用更自由的升降器作为鞋钉的迷你开放式入路有时可以复位碎片。 • 对于髓内复位和固定,在桡侧入路中,外科医生应避免损伤桡神经的感觉支。如果采用背侧入路,则将弹性钉从Lister结节处弯曲,并在伸肌腱背侧上方修剪,以免擦伤肌腱。 • 如果需要开放式复位,则必须进行调整。 • 避免采用经过关节的螺钉,因为上述螺钉可能会在关节部位断裂。 • 儿童禁止桡骨头切除术,因为肘外翻畸形、前臂纵向不稳定、生长过度发生率高。
影像	• 完成复位后,外科医生应验证活动范围的改善,并确保复位是对准的真实变化,而不仅仅是从角度最大的平面取出的射线照片。 • 外科医生应注意桡骨头复位过程中桡骨头位置的颠倒,并应确保在X线片上桡骨头已适当缩小,且未倾斜180°[35]。
随访	• 骨折愈合的临床或影像学征象应在拔钉固定前出现。对于不稳定、高能量损伤,钉固定或固定时间应较长。

术后处理

- 复位后,屈肘90°,前臂于最稳定的旋转位置上固定3周。
- 术后由于肿胀暂用夹板固定,1周后改石膏管型固定。
- 随访时应拆掉石膏进行临床和影像学检查。如果骨愈合尚不充分(在大龄高能量损伤的儿童多见),石膏(或钢针)继续固定2周,之后再次评估骨愈合情况。
- 如果使用钢针固定,肘关节制动直至取出钢针。
- 当石膏拆除后,逐渐进行活动度锻炼。

预后

- 许多病例组研究显示76%～94%桡骨颈骨折的儿童获得优良的治疗结果[1,3,26,28,30]。
  - 预后较好的相关因素包括:小年龄(<10岁),单纯的低能量损伤,闭合复位,早期治疗,最初成角<30°或者最初移位<3 mm,以及复位达到上述讨论的标准[3,21,28]。
- 6%～30%患者结果较差,如出现活动受限,通常出现在严重移位的桡骨颈骨折。
  - 预后差的风险因素包括:严重移位、合并损伤、延迟治疗、复位差、大龄、骨折需要切开复位内固定或者骺板未闭的关节内骨折[18,21,26,28,33,36]。
  - 切开复位导致治疗结果差可能存在部分选择偏差,需要切开复位的患者往往是合并高能量损伤伴有血管和软组织损伤。

并发症

- 关节适配性丢失、纤维粘连、桡骨头过度生长导致肘关节活动受限。按发生率下降顺序排列分别是:旋前、旋后、伸直和屈曲[28]。
- 由于血管增生刺激骺板生长,20%～40%的患者出现桡骨头过度生长。可出现骺板早闭,但少有症状,但它使肘外翻加重。骨折在骨化中心出现前发生时,骨化中心可延迟出现。
- 10%～20%的患者出现桡骨头缺血坏死[3,21]。其中70%的患者为切开复位者[3]。
- 桡骨颈骨不连罕见,但是也有报道,常与过早固定失效相关[33]。
- 0～10%的患者出现创伤后桡尺关节骨性连接[3,21,26],通常与切开复位、广泛解剖、残余移位、合并尺骨骨折相关。骨桥切除术技术要求高,成功率变化大。
- 异位骨化(6%～25%病例)[3,21]可表现为旋后肌发生骨化性肌炎或关节囊内骨化,这些很少需要手术治疗。

(章程 译,孙一 审校)

参考文献

[1] Bernstein SM, McKeever P, Bernstein L. Percutaneous reduction of displaced radial neck fractures in children. J Pediatr Orthop 1993;13:85-88.

[2] Chotel F, Vallese P, Parot R, et al. Complete dislocation of the radial head following fracture of the radial neck in children: the Jeffery type II lesion. J Pediatr Orthop B 2004;13:268-274.

[3] D'Souza S, Vaishya R, Klenerman L. Management of radial neck fractures in children: a retrospective analysis of one hundred patients. J Pediatr Orthop 1993;13:232-238.

[4] Eberl R, Singer G, Fruhmann J, et al. Intramedullary nailing for the treatment of dislocated pediatric radial neck fractures. Eur J Pediatr Surg 2010;20:250-252.

[5] Ebraheim NA, Jin F, Pulisetti D, et al. Quantitative anatomical study of the posterior interosseous nerve. Am J Orthop 2000;29: 702-704.

[6] Endele SM, Wirth T, Eberhardt O, et al. The treatment of radial neck fractures in children according to Metaizeau. J Pediatr Orthop B 2010;19:246-255.

[7] Fowles JV, Kassab MT. Observations concerning radial neck fractures in children. J Pediatr Orthop 1986;6:51-57.

[8] González-Herranz P, Alvarez-Romera A, Burgos J, et al. Displaced radial neck fractures in children treated by closed intramedullary pinning (Metaizeau technique). J Pediatr Orthop 1997;17:325-331.

[9] Green NE. Fractures and dislocations of the elbow. In: Green NE, Swiontkowski MF, eds. Skeletal Trauma in Children. Philadelphia: Saunders, 2003.

[10] Henrikson B. Isolated fractures of the proximal end of the radius in children epidemiology, treatment and prognosis. Acta Orthop Scand 1969;40:246-260.

[11] Jeffery CC. Fractures of the head of the radius in children. J Bone Joint Surg Br 1950;32-B:314-324.

[12] Jeffery CC. Fractures of the neck of the radius in children. Mechanism of causation. J Bone Joint Surg Br 1972;54:717-719.

[13] Jones ER, Esah M. Displaced fractures of the neck of the radius in children. J Bone Joint Surg Br 1971;53:429-439.

[14] Judet H, Judet J. Fractures et Orthopedique de L'enfant. Paris: Maloine, 1974.

[15] Kaufman B, Rinott MG, Tanzman M. Closed reduction of fractures of the proximal radius in children. J Bone Joint Surg Br 1989;71:66-67.

[16] Klitscher D, Richter S, Bodenschatz K, et al. Evaluation of severely displaced radial neck fractures in children treated with elastic stable intramedullary nailing. J Pediatr Orthop 2009;29:698-703.

[17] Landin LA, Danielsson LG. Elbow fractures in children. An epidemiological analysis of 589 cases. Acta Orthop Scand 1986;

57:309-312.
[18] Leung AG, Peterson HA. Fractures of the proximal radial head and neck in children with emphasis on those that involve the articular cartilage. J Pediatr Orthop 2000;20:7-14.
[19] Leung KS, Tse PY. A new method of fixing radial neck fractures: brief report. J Bone Joint Surg Br 1989;71:326-327.
[20] Metaizeau JP, Lascombes P, Lemelle JL, et al. Reduction and fixation of displaced radial neck fractures by closed intramedullary pinning. J Pediatr Orthop 1993;13:355-360.
[21] Newman JH. Displaced radial neck fractures in children. Injury 1977;9:114-121.
[22] O'Brien PI. Injuries involving the proximal radial epiphysis. Clin Orthop Relat Res 1965;41:51-58.
[23] Prathapkumar KR, Garg NK, Bruce CE. Elastic stable intramedullary nail fixation for severely displaced fractures of the neck of the radius in children. J Bone Joint Surg Br 2006;88:358-361.
[24] Radomisli TE, Rosen AL. Controversies regarding radial neck fractures in children. Clin Orthop Relat Res 1998;(353):30-39.
[25] Schmittenbecher PP, Haevernick B, Herold A, et al. Treatment decision, method of osteosynthesis, and outcome in radial neck fractures in children: a multicenter study. J Pediatr Orthop 2005;25:45-50.
[26] Steele JA, Graham HK. Angulated radial neck fractures in children. A prospective study of percutaneous reduction. J Bone Joint Surg Br 1992;74:760-764.
[27] Steinberg EL, Golomb D, Salama R, et al. Radial head and neck fractures in children. J Pediatr Orthop 1988;8:35-40.
[28] Tibone JE, Stoltz M. Fractures of the radial head and neck in children. J Bone Joint Surg Am 1981;63:100-106.
[29] Ugutmen E, Ozkan K, Ozkan FU, et al. Reduction and fixation of radius neck fractures in children with intramedullary pin. J Pediatr Orthop B 2010;19:289-293.
[30] Vahvanen V, Gripenberg L. Fracture of the radial neck in children. A long-term follow-up study of 43 cases. Acta Orthop Scand 1978;49:32-38.
[31] Vocke AK, Von Laer L. Displaced fractures of the radial neck in children: long-term results and prognosis of conservative treatment. J Pediatr Orthop B 1998;7:217-222.
[32] Waters PM. Injuries of the shoulder, elbow and forearm. In: Abel MF, ed. Orthopaedic Knowledge Update: Pediatrics 3. Rosemont, IL: American Academy of Orthopaedic Surgeons, 2006.
[33] Waters PM, Stewart SL. Radial neck fracture nonunion in children. J Pediatr Orthop 2001;21:570-576.
[34] Wilkins KE. Fractures of the neck and head of the radius. In: Rockwood CA, Wilkins KE, King RE, eds. Fractures in Children. Philadelphia: Lippincott, 1984.
[35] Wood SK. Reversal of the radial head during reduction of fracture of the neck of the radius in children. J Bone Joint Surg Br 1969;51:707-710.
[36] Zimmerman RM, Kalish LA, Hresko MT, et al. Surgical management of pediatric radial neck fractures. J Bone Joint Surg Am 2013;95:1825-1832.

第 11 章 陈旧性孟氏病变的重建
Reconstruction for Missed Monteggia Lesion

Apurva S. Shah and Peter M. Waters

定义

- 孟氏骨折脱位是一种罕见的复杂的外伤性上肢损伤，由尺骨骨折伴近端桡尺关节分离和桡骨头关节脱位所致。这些损伤通常影响4~10岁的患者[19]。
- 急性孟氏骨折脱位的诊断常常被熟练的放射科医生、急诊室医生、儿科医生和骨科医生漏掉[4,21]。
- 迟发表现为先前未发现的桡骨头外伤性脱位。
  - 对于桡骨头看似孤立性脱位的儿童，前臂X线片的检查经常显示尺骨的塑性变形或骨折不愈合(图1)。结合这些影像学检查，可以诊断为慢性孟氏骨折脱位或慢性孟氏病变，而不是先天性桡骨头脱位[4]。
- 慢性孟氏病变患者可以在不同的时间点进行评估[21]。
  - 在某些儿童中，因误诊，孤立性尺骨骨折开始治疗数周后才发现桡骨头脱位。
  - 在其他患者中，由于疼痛、运动丧失和(或)外翻受限，在受伤后数月至数年内可能无法确诊。
- 即使在损伤后几周，孟氏损伤的治疗也比急性识别和治疗复杂得多[21]。
  - 尽管如此，由于疼痛、运动受限和功能性残疾，大多数慢性孟氏病变患者接受外科治疗。

解剖

- 了解桡骨头关节和桡尺近端关节的解剖结构对了解安全、恰当地治疗慢性孟氏病变至关重要。
- 骨结构、关节轮廓和关节周围韧带都有助于桡骨头的稳定性以及桡骨头和近端桡尺关节的一致性。
- 桡骨头呈不对称的圆柱形，中部有凹面，以适应其与肱骨小头的连接。
  - 桡骨头同样与尺骨小乙状切迹或桡切迹形成关节。复杂的关节结构使前臂可以同时进行屈伸和旋转运动。

- 在前臂旋转时，环状韧带是桡骨头的主要稳定结构。环状韧带起始于尺骨近端的乙状切迹的前缘，在插入或邻近乙状切迹的后缘之前环绕桡骨颈(图2)[16]。
  - 环状韧带占骨环的80%[16]。
  - 环状韧带是Y形外侧韧带复合体的一个组成部分，维持桡骨头与尺桡关节近端的尺骨连接(图3)。

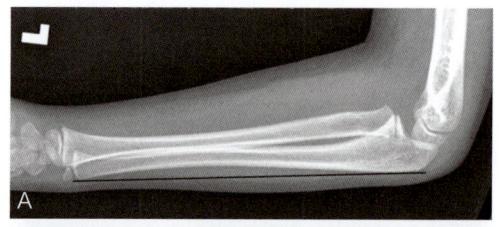
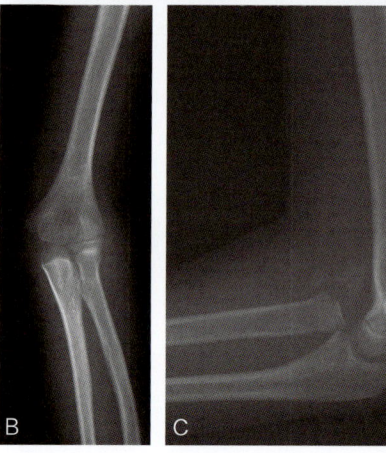
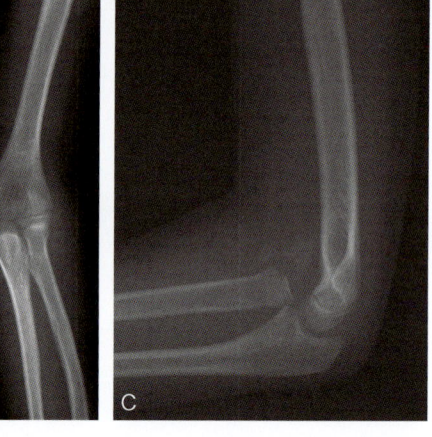

图1 7岁女孩外伤后5周肘关节疼痛和运动障碍的慢性孟氏病变。A. 前臂侧位片显示尺骨弓线异常，或尺骨偏离其通常笔直的背缘，提示有塑性变形，同时发现桡骨头前脱位。这些发现在急诊室没有检测到，那里没有专门的肘部检查，孩子被诊断为肘部扭伤。B. 伤后5周的AP肘片显示正常的桡肱小头线，其特征性的钙化覆盖在肱桡关节的侧面。从AP看来，急性或慢性Bado I型孟氏病变的桡肱小头线通常是正常的。C. 伤后5周肘关节侧位片显示桡骨头线断裂，桡骨头前移位。移位的环状韧带和肘关节前囊钙化，可被误认为是异位骨化。

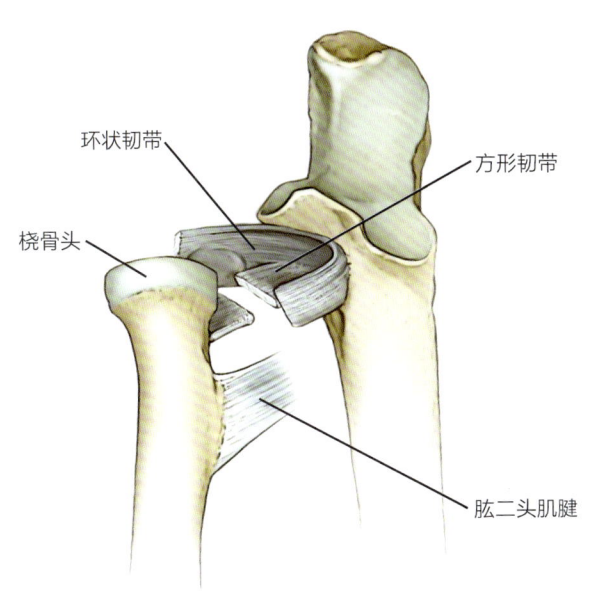

图2 近端桡尺关节韧带解剖。在前臂旋转时,环状韧带是桡骨头的主要稳定器。在旋后位,紧缩环状韧带及方形韧带,增加近侧桡尺关节的稳定性。

- 由于桡骨头不是完全圆柱形的,因此在前臂旋后和旋前时发现环状韧带是紧张的[16]。
- 方形韧带位于环状韧带的远端,连接尺骨近端和桡骨颈(图2)。
  - 方形韧带的前部比后部更强壮和致密,而中部相对较薄。
  - 前部分在最大旋后时稳定近侧尺桡关节,后部分在最大旋前时稳定关节[24]。
- 斜索是一个小而不一致的纤维束,起源于尺骨外侧,在乙状切迹的远端,插入桡骨肱二头肌粗隆的远端[27]。斜索在旋后逐渐收紧,也稳定了近端尺桡关节。这种结构被认为与临床无关[27]。

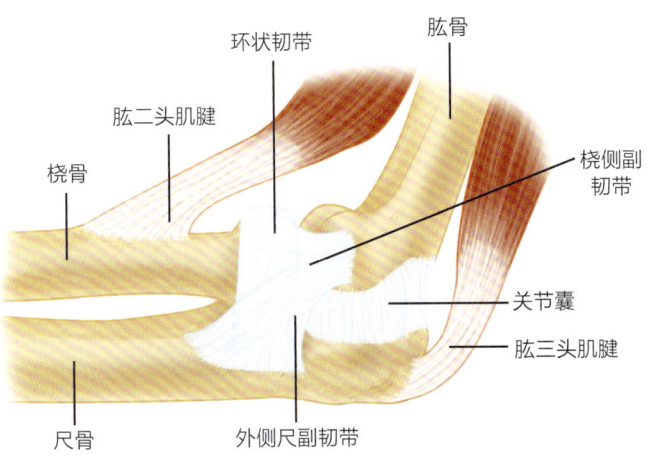

图3 肘关节Y形外侧韧带复合体由桡侧副韧带、尺侧副韧带和环状韧带组成。

- 桡骨头最稳定,前臂处于旋后位置[24]。虽然骨性结构对近端桡尺关节的固有稳定性很小,但桡骨头的椭圆形有助于韧带功能的发挥。前臂旋后时,桡骨头长轴垂直于乙状切迹,使环状韧带和方韧带前段收紧(图4)。
- 骨间后神经穿过Frohse弓和旋后肌(图5)。骨间后神经靠近桡骨头和桡骨头颈部,使神经在重建慢性孟氏病变时易受损伤。骨间后神经常附着于慢性脱位的桡骨头、颈,很少夹在桡骨头关节内[21]。重建过程中神经的识别对避免医源性损伤至关重要。

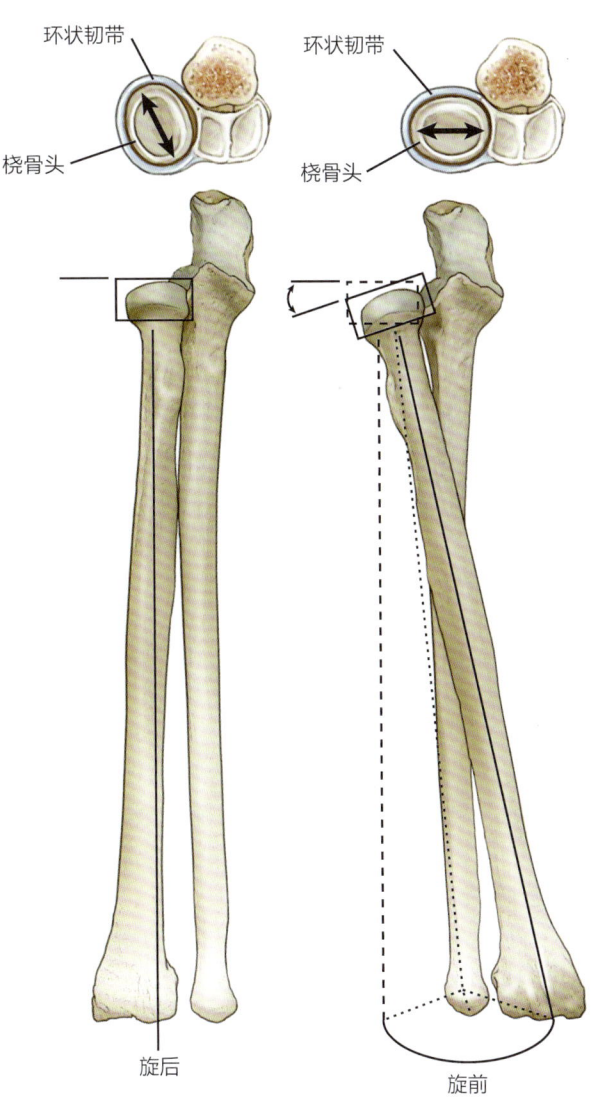

图4 桡骨头最稳定,前臂处于旋后位置。桡骨头呈椭圆形,由环状韧带稳定在桡尺关节近端。前臂旋后时,桡骨头长轴垂直于乙状切迹,使环状韧带和方形韧带前段收紧,稳定性最大。

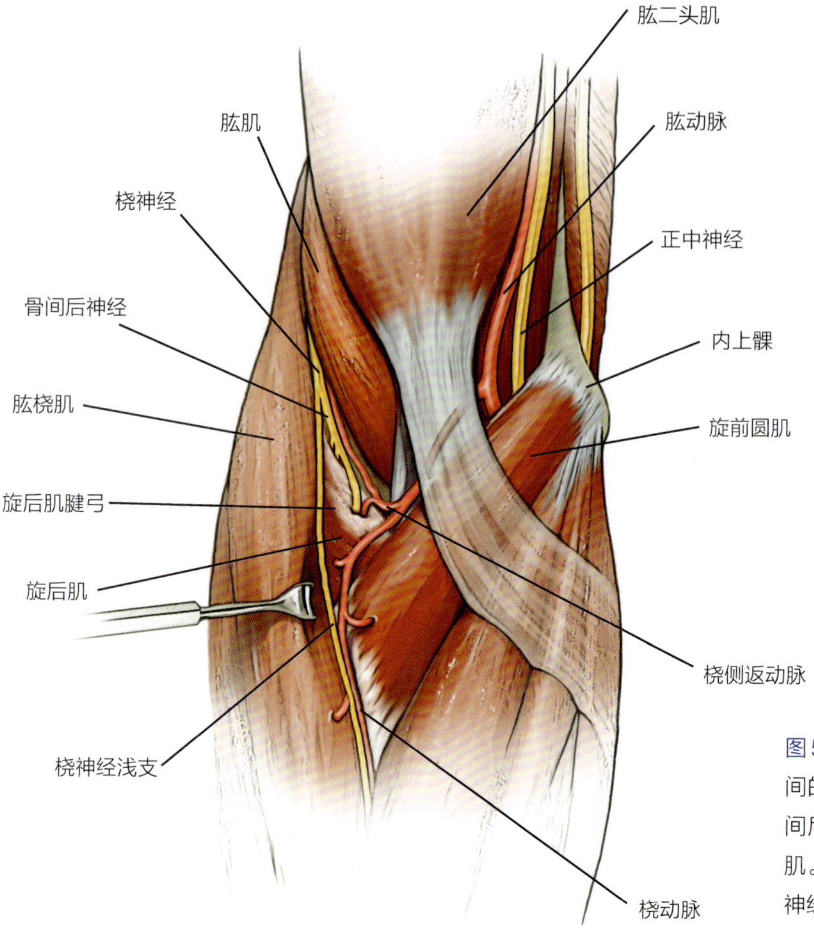

图5 前肘示意图。桡神经在肱桡肌和肱肌之间的肘部上方出现。桡神经分为感觉上支和骨间后支。骨间后神经穿过Frohse弓下和旋后肌。骨间后神经靠近桡骨头和桡骨头颈部，使神经在重建慢性孟氏病变时易受损伤。

发病机制

- 儿童孟氏骨折脱位有多种类型。
- Bado对孟氏病变的分类是公认的，除了对各种孟氏病变的描述（图6）外，已经进行了最小的修改[1]。该方案基于桡骨头脱位和尺骨骨折角度的方向。
  - Bado Ⅰ型病变表现为桡骨头前脱位，伴有尺骨干尖骨折或塑性变形。这种模式在儿童中最常见，约占所有损伤的70%～75%[19]。
    - Ⅰ型病变可继发于直接打击、过度旋前或过度伸展。
    - 最常见的机制是落在伸直的手肘上，迫使肘部最大限度地伸展，前臂相对内旋。由于旋前环状韧带和方形韧带松弛，桡骨头稳定性脆弱，前弯力加肱二头肌反射性收缩导致桡骨头前脱位。由于持续的弯曲力矩，尺骨前部皮质发生塑性变形或张力衰竭。

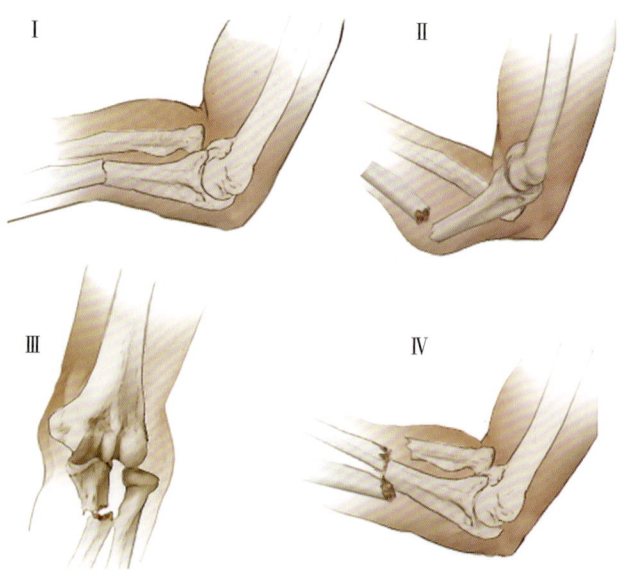

图6 基于桡骨头脱位和尺骨骨折方向的孟氏骨折脱位Bado分类示意图。Ⅰ型，前脱位，是儿童最常见的类型。Ⅱ型为后脱位。Ⅲ型，侧脱位，是儿童第二常见的孟氏病变。Ⅳ型为前脱位伴桡骨干骨折，位于相关尺骨骨折的远端。

- Bado Ⅱ型病变是指桡骨头后脱位或后外侧脱位伴尺骨干或干骺端骨折后方骨折。这是成年人最常见的模式，但约占儿童孟氏病变的5%[19]。
- Bado Ⅲ型病变表现为桡骨头外侧脱位，并伴有尺骨近端的一个尖外侧（内翻）骨折。这是儿童第二常见的孟氏病变，约占所有儿童损伤的30%[19]。
- Bado Ⅳ型病变以桡骨头前脱位、桡骨和尺骨骨折为特征。Ⅳ型病变在儿童中很少见。
- 有资历的医生往往也会错过对孟氏骨折脱位的初步诊断[4,21]，因为儿童尺骨愈合迅速，因此孟氏慢性病变可在3～4周内进展。由于Bado Ⅰ型病变的发生率高，儿童慢性孟氏病变多表现为桡骨头前脱位和尺前尖骨折畸形愈合或塑性变形[13,21]。
- 急性孟氏病变尺骨骨折的次优治疗也可导致未识别或晚期桡骨头半脱位或脱位，导致慢性孟氏病变[19]。
  - 一般情况下，只有塑性和青枝尺骨骨折应采用闭合复位和石膏治疗。所有完全性骨折均应手术治疗，以避免晚期不稳定[20]。
  - 横断或短斜尺骨骨折应采用髓内针固定治疗，长斜或粉碎性骨折应采用切开复位钢板固定治疗[20]。
  - 在尺骨骨折复位后，务必获得专门的肘关节X线片以评估桡骨头复位的一致性。
- 慢性孟氏病变可导致大量功能丧失，在手术决策和处理方面远比急性损伤复杂[21]。

自然病程

- 关于慢性孟氏骨折脱位的初步报道表明，未经治疗的病变的自然病史没有问题。在这些报道中，晚期手术重建的结果是复杂的瘢痕、关节炎和运动丧失。由于这些原因，经典的治疗方法是忽视，必要时在骨骼发育成熟时切除桡骨头。
- 最新的数据表明，大多数慢性孟氏病变是不能长期耐受的[6,21]。即使最初的症状很轻，患者也会出现疼痛、关节病和运动障碍、功能损害、进行性肘外翻和晚期神经病变[2,6,21]。肘关节屈曲和前臂旋前功能的丧失是可能发生的[21]。这个问题的最佳治疗方法是保持预防性。
- 据报道，在慢性孟氏病变的背景下，肘部外翻和桡骨头脱位继发尺神经、正中神经和骨间后神经麻痹[3,11]。

病史和体格检查

- 大多数以慢性孟氏病变为表现的患者都有明显的外伤史。创伤性发作通常涉及巨大的力量，其特点是摔倒、肘部伸直、前臂旋前。
  - 外伤史有助于区分外伤性桡骨头脱位和先天性桡骨头脱位。
  - 4岁以下儿童因轻微创伤而有急性肘关节疼痛和暂时性运动障碍的病史，应立即考虑桡骨头半脱位或牵拉肘。X线片显示桡骨头排列整齐，无尺骨骨折或畸形。有牵拉肘的儿童通常在闭合复位后能迅速缓解不适和恢复运动。
- 应明确损伤的时间和先前医疗的性质。在损伤后2周内出现的患者可能仍然是急性孟氏骨折脱位标准治疗策略的候选者。
- 体格检查可显示肘外翻，以及前臂旋转和肘关节屈曲的丧失。应进行神经功能测试。
  - 检查时可发现肘窝前充盈。这相当于桡骨头的明显前脱位。前臂旋转时，应触碰脱臼的桡骨头关节，以检查是否有骨折或其他肘关节病的征象。
  - 应评估肘部提携角。正常儿童的背角随年龄增长而增加，男性平均为9.3°，女性平均为11.5°[7]。7例慢性孟氏病变患者经常表现为肘外翻，背角可超过30°[21]。对于一些患者和家庭来说，这是一个重要的美学问题。
  - 肘关节运动和前臂旋转应准确评估。正常的肘关节运动因儿童而异，平均4°过度伸展至145°弯曲[7]。肘关节运动丧失是常见的，尤其是在慢性Bado Ⅰ型孟氏病变中，桡骨头前脱位导致其紧靠肱骨[21]。大多数慢性Bado Ⅰ型病变患者的肘关节活动度有限，平均为110°[13]。肘关节活动度终末可能伴有明显的不适。前臂旋转丧失，特别是旋前功能丧失也很常见[21]，许多患有慢性孟氏症的儿童表现为桡腕和腕中代偿性旋转，这可能会影响对前臂真正旋转的评估。为了仔细追踪真实的前臂旋转，检查者必须评估桡骨茎突相对于尺骨轴的旋转。
  - 应进行详细的神经学检查以评估周围神经功能，包括尺神经、正中神经和骨间后神经（见本书末尾的检查表）。在5岁以上的合作儿童中，可以用轻触主观评估敏感性，也可以用两点辨识觉。测试手和手腕的力量。
- 对于迟发性尺神经麻痹，患者可能在小指掌侧（自主区）表现出敏感性降低。患者还可能表现为固有性肌肉萎缩、小指环和指环的抓取、指外展力量减弱、Froment阳性征或Wartenberg阳性征[3]。
- 迟发性骨间后神经麻痹的患者会表现出掌指关节伸展和拇指后伸无力[11]。由于桡侧腕长伸肌受桡神经支配，患者可能会表现出腕伸肌保留，并有桡侧偏的倾向。第一背侧区域的感觉通常是正常的。

影像学和其他诊断性检查

- 疑似慢性孟氏病变的标准评估包括前臂和肘部的前后位（AP）和侧位片。
  - 尺骨的任何破坏，包括轻微的尺骨弯曲，都应该提醒临床医生仔细检查桡骨头关节（图1A）。如前所述，桡骨头半脱位或脱位在急性期常被忽略，特别是尺骨塑性变形或青枝骨折时[4]。
  - 前臂X线片不能代替专门的肘关节X线片，因为它试图精确地描述桡骨头的排列。
- 应仔细检查前后位和肘部侧位片上的肱桡关节排列。
  - 在慢性Bado Ⅰ型孟氏病变中，尽管在侧位片上显示桡骨头的明显前移（图1C），但AP片上的肱桡关节排列可能看起来正常（图1B）。
  - 在慢性Bado Ⅲ型孟氏病变中，尽管AP片显示桡骨头有明显的侧向或前外侧移位，但侧位片上的肱桡关节排列可能正常。
  - 通过在侧位片（图7）和正位片上标记桡骨头线，可以评估桡骨头的排列。在95%的正常肘关节中，通过桡颈中心和头部的线穿过小头部[15]。然而，与早期的报道相比，肱桡小头线与小头部中间1/3的位置不可靠，测量结果可能受到临床医生偏见、患者年龄和前臂旋转的影响[15]。因此，桡肱小头线的断裂提示桡骨头半脱位或脱位，但不是病理学上的。对侧位片通常是比较有用的。尽管有局限性，但桡肱小头线应作为评估桡肱小头线对准的工具。如果怀疑有轻微的桡肱小头半脱位，应进行磁共振成像（MRI）以显示软骨关节的一致性。
- 对于慢性孟氏病变的晚期表现，应在X线片上评估桡骨头和小头的一致性，如有必要，还应进行MRI检查。如果桡骨头不在中央凹陷或头盖部不规则凸出，手术复位可能无法实现关节的一致性。

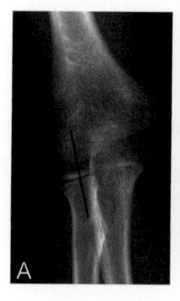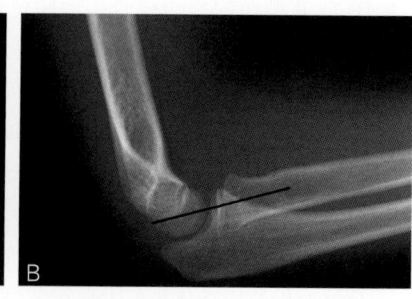

图7 在正常肘关节中，桡肱小头线通常将肱桡关节平分。肱桡小头线的断裂与桡骨头半脱位或脱位有关，但由于正常儿童群体的变化，对孟氏病变不具诊断价值。A. 一名7岁女孩的肘关节X线片显示正常的肱桡小头线。B. 7岁女孩肘侧位片显示正常的肱桡小头线。

- 肘关节X线片可显示移位的环状韧带或前肘关节囊钙化，可被误解为异位骨化（图1）。这种钙化可能出现在最初创伤后的几周内，其存在并不是外科重建的禁忌证。
- 区分外伤性和先天性桡骨头脱位是很困难的（图8）。当X线片上桡肱小头线排列明显中断时，检查桡骨头和小头的形状是很重要的。小头发育不全和桡骨头凸出畸形通常是先天性桡骨头脱位的表现。先天性桡骨头脱位可与尺骨发育不良、桡尺关节炎和包括髌骨症候群在内的多种综合征相关。先天性桡骨头脱位通常是后位的，可能是双侧的。如果没有外伤史或所描述的外伤力似乎很小，则应考虑先天性病因。桡骨头的慢性前脱位最常与创伤性病因有关。

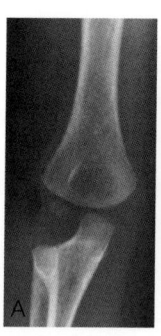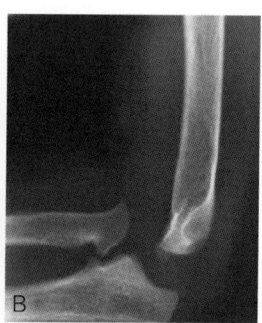

图8 前臂旋转受限的7岁男孩桡骨头先天性脱位。A. AP片显示桡肱小头线异常。B. 肘关节侧位片也显示桡骨头前脱位的桡肱小头线异常。桡骨头发育不良和肱骨小头发育不全与先天性病因一致，尽管外伤后桡骨头前部脱位更常见（经允许引自Shah AS, Waters PM. Monteggia fracture-dislocation in children. In: Rockwood and Wilkin's Fractures in Children, ed 8. Philadelphia: Lippincott Williams & Wilkins. In press）。

鉴别诊断

- 先天性桡骨头脱位(图8)。
- 牵拉肘(肘关节拉伤,桡骨头半脱位)。
- 孤立性创伤性桡骨头脱位。
- 创伤性肘关节脱位。

非手术治疗

- 慢性孟氏病变的重建指征在文献中没有很好的定义。
- 无症状儿童可考虑非手术治疗,但建议每年进行临床和放射学随访。
- 慢性孟氏重建有重要的禁忌证。一些外科医生主张将患者年龄(12岁以前)或受伤时间(3岁)作为外科考虑的判别因素[10,17],但更重要的是要考虑桡骨头和小头的形态[18,22,25]。在老年患者或更多慢性病变中,MRI可进一步显示软骨质量和潜在的关节一致性。桡骨头肿大或畸形、小头部肿胀或关节炎的患者不适合重建[10,22,25]。在这些患者中,如果疼痛无法通过非手术手段解决,但确实使患者面临手腕疼痛或进行性肘外翻的风险,则可以考虑桡骨头切除。

手术治疗

- 目前,关于慢性孟氏病变的治疗,仅有有限的证据和有争议的回顾性文献。关于慢性孟氏病变治疗的证据仅限于小型单中心回顾性病例系列。
- 除非对桡骨头或小头的形态有顾虑,否则我们认为有症状的慢性孟氏病变患者是手术重建的指征。
- 慢性孟氏病变患者的外科重建描述包括单独的环状韧带修复或重建[2,8,12,13,21,22]、单独的尺骨截骨术[5,9,10,12,14,21,23]、联合的尺骨截骨术和环状韧带修复/重建[8,12-14,17,21,22,25,28]以及桡骨截骨术[12,13,25]。每种手术技术的相对优点尚未得到很好的阐明,按患者和病变分类可能会有所不同。然而,几乎每一个系列都提倡在重建慢性孟氏病变时进行尺骨截骨术。主要的争论围绕着是否应该在尺骨截骨术之外进行环状韧带重建。
- 在慢性孟氏骨折脱位的情况下,桡骨头切开复位和环状韧带重建的技术是由Bell-Tawse提出的[2],该技术采用Boyd入路对慢性孟氏损伤进行桡骨头切开复位,并通过翻转三头肌条重建环状韧带筋膜。
- 我们手术治疗慢性孟氏病变的整体方法包括尺骨切开加钢板固定、桡骨头关节切开复位、环状韧带修复或重建。
  - 为了避免骨间后神经损伤和骨筋膜室综合征的潜在并发症,重建是通过一个可扩展的后入路进行的,该手术允许识别和保护骨间后神经和预防性前臂筋膜切开术。
- 有一些外科医生主张单用尺骨关节外截骨,包括尺骨外或髓内固定。

术前计划

- 桡骨头和小头细胞的形态应在X线片上进行评估,如有必要,应在MRI上进行评估,以确定桡骨头的凹陷性和近端桡尺关节和桡骨头关节的可复位性。重建要求桡骨头关节面正常凹面,肱桡关节面正常凸。3岁以上儿童桡骨头脱位的三维成像可显示桡骨头弯曲,甚至形成穹窿状畸形[18]。还可观察到相应的乙状切迹弯曲[18]。
- 术前应测量并记录肘屈伸和前臂旋前。

体位

- 全身麻醉比局部阻滞更适合于术后评估周围神经功能和室间隔综合征。
- 患者仰卧在手术台上,肘部、前臂和手伸到手术台上。包括腋窝在内的整个上肢都应包括在手术区内。
- 无菌气动止血带用于最大限度地接近上臂,这是扩大手术入路所必需的。

入路

- 两种手术间隔中的一种,Boyd(后侧)或Kocher(后外侧)可用于桡骨头关节切开复位和环状韧带的修复或重建(图9)。
  - 两种入路均可沿尺骨皮下缘向远端延伸,尺侧腕屈肌和腕伸肌之间的间隙可显露尺骨。

- 如果需要重建环状韧带的话，这两种方法都可以向下延长，以帮助识别桡神经并暴露三头肌筋膜。
- 肘部的Boyd或可伸展的后入路需要肘和尺骨之间的间隙，并能很好地显示桡骨头关节。
- 肘关节的Kocher或后入路在肘关节和尺侧腕伸肌之间发育。

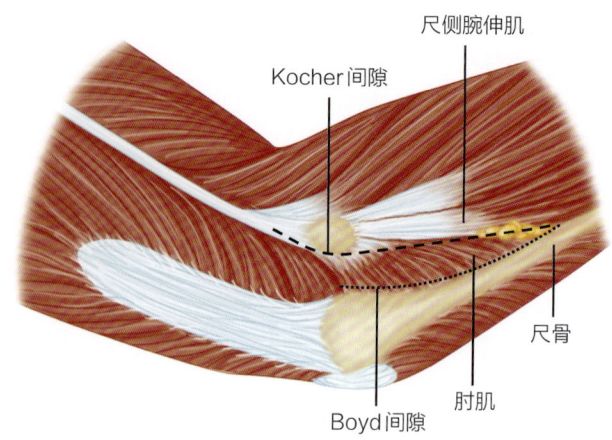

图9　Boyd入路和Kocher入路的手术间隔。

伸展后外侧入路

- 计划一个延伸的曲线后外侧切口（技术图1A）。
- 切口的中部允许通过Kocher间隔进入桡骨头关节，Kocher间隔被定义为肘关节和尺侧腕伸肌之间的间隔。
- 切口可向近端延伸，以便识别和减压桡神经，并在环状韧带重建需要时切除三头肌筋膜。
- 在尺骨切开楔形截骨术中，切口可向尺骨皮下缘远端延伸。尺骨暴露在尺侧腕伸肌和尺侧腕屈肌之间。
- 最初，只有切口的近端和中部被打开。
  - 桡神经应在肱桡肌和肱肌之间识别，并可在其分为感觉和运动（骨间后）分支时进行远端追踪（技术图1B）。
  - 如前所述，骨后内神经可以附着在肘前关节囊上，该囊本身被移位的桡骨头扭曲。
  - 识别骨间后神经可以在关节复位和环状韧带修复/重建过程中起到保护作用。
- 在切口的中部，肘关节和尺侧腕伸肌之间的间隙被扩大（技术图1C）。
  - 如有必要，可将伸肌-旋后肌肌肉从前外侧上髁和外侧髁上嵴作为一个软组织套提出来。
  - 标记缝线的放置将有助于在闭合过程中对伸肌-旋后肌的起源进行解剖学修复。
  - 肘关节囊在尺侧副韧带的前方切开，以保持外侧韧带复合体的完整性和尺肱骨的稳定性。

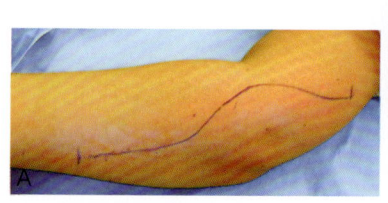 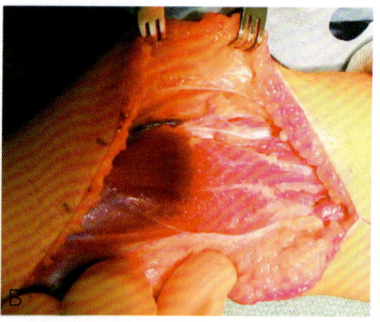 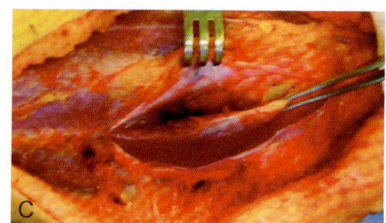

技术图1　外科暴露重建慢性孟氏病变。A. 肘部的曲线后外侧入路是计划好的。必要时使用切口的近端和远端。B. 骨间后神经应在其与桡神经的分叉处识别，并在远端追踪。在桡骨头复位术中，应小心地将骨间后神经从肘关节前囊剥离，以避免医源性损伤。C. 肘关节和尺侧腕伸肌之间的间隙用来进入桡骨头关节（经允许引自© COSF, Boston. From Flynn J, ed. Pediatric Hand and Upper Limb Surgery. Philadelphia: Lippincott Williams & Wilkins, 2012）。

桡骨头关节切开复位术

- 肱桡关节的检查最初被纤维化和滑膜炎所掩盖。桡骨头典型的前脱位,前囊壁和环状韧带阻塞复位。
- 清除肱桡关节部位的脂肪垫及滑膜组织以显露桡骨头、环状韧带和肱骨小头(技术图2)。同样需要彻底清理小乙状切迹以复位近侧桡尺关节。彻底清创对于该部位的复位及稳定性至关重要。
- 在关节置换术中,必须保护骨间后神经。
- 环状韧带虽然简单,但通常可以辨认出来。环状韧带的中心孔可能不容易辨认,但仔细解剖和扩张其孔可以重建其典型的环形。
  - 扩张是通过使径向小切口从中心向周围延伸来完成的。
  - 在这个阶段,必须决定是否可以挽救固有的环状韧带。固有韧带通常可用。
- 如果环状韧带不能在桡骨头上方复位,则可沿其后止点(在或邻近小乙状切迹的后缘)切开韧带,并在桡骨头复位后修复。
  - 必要时,用2-0涤纶编织缝线通过尺骨骨膜隧道修复环状韧带。
- 如果环状韧带可以挽救,则用荧光显微镜评估桡骨头的复位情况。
- 如果肱桡关节有解剖恢复,单用环状韧带修复(或重建)可能是最有效的。
  - 这是非常不寻常的,而且通常需要尺骨截骨术。
- 如果环状韧带不能挽救,其残余部分将被迅速切除,以准备随后的环状韧带重建,通常用三头肌条或伸肌-旋后肌筋膜。

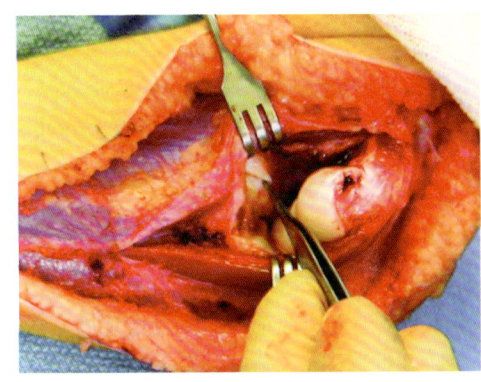

技术图2 确定了错位的桡骨头和塌陷的环状韧带(经允许引自 © COSF, Boston. From Flynn J, ed. Pediatric Hand and Upper Limb Surgery. Philadelphia: Lippincott Williams & Wilkins, 2012)。

尺骨截骨术

- 一般来说,单纯的环状韧带修复或重建并不能由于伴随的尺侧畸形愈合所产生的变形力而导致一致、稳定的桡骨头复位。
- 尺骨切开楔形截骨术通常是必需的。有些外科医生只采用尺骨截骨进行关节外重建,而不另行桡骨头关节切开复位或环状韧带重建。
- 尺骨暴露在尺侧腕伸肌-尺侧腕屈肌肌间隙。尺骨截骨术计划在畸形愈合的顶点(技术图3A)。
  - 当尺骨损伤以塑性变形为特征时,可在近端和尾端截骨,以更有效地纠正桡骨头排列不良。
  - 透视用于定位预定截骨术的位置,并获得骨膜下暴露。
- 使用摆锯截骨,保留对侧皮质。大量生理盐水冲洗以降低热损伤。使用撑开钳撑开形成开口。建议适当过度矫正尺骨以避免后期桡骨头脱位[14]。
- 肱桡关节临时针固定可以帮助确定开放楔形截骨术的大小。在这项技术中,桡骨头和近端桡尺关节在解剖上被缩小。一根平滑的1.2~1.6 mm克氏针暂时穿过肱桡关节以稳定复位。
  - 桡骨头的解剖复位允许尺骨截骨术打开必要的量来维持复位。
- 当桡骨头解剖复位时,尺骨截骨术用适当轮廓的钢板和螺钉固定暂时稳定(技术图3B)。我们通常在年轻患者中使用1/3的双层管状钢板,在较大患者中使用3.5 mm的动态加压钢板(Synthes, West Chester, PA)。
  - 其他选择包括外部固定或髓内固定。

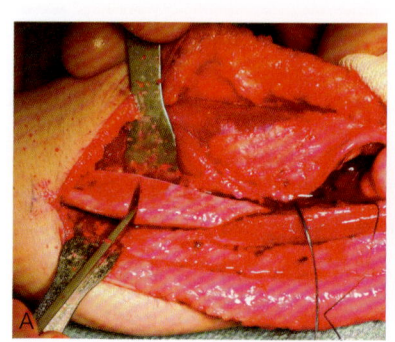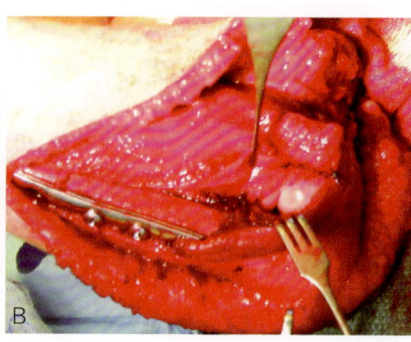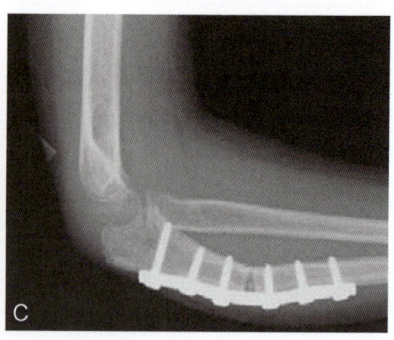

技术图3　尺骨截骨术。A. 尺骨截骨术是在畸形愈合的顶点使用振荡锯。B. 尺骨截骨术使用适当的轮廓钢板和螺钉固定起稳定作用。在较年幼的儿童中，使用双层1/3管形板，如本例所示。C. 尺骨截骨术的两侧应获得4～6个皮质。尺骨矫形过度，如图所示，有助于避免桡骨头晚期半脱位（© COSF, Boston。A、B图的版权经允许引自Flynn J, ed. Pediatic Hand and Upper Limb Surgery. Philadelphia: Lippincott Williams & Wilkins, 2012; C图的版权经允许引自Shah AS, Waters PM. Monteggia fracture-dislocation in children. In: Rockwood and Wilkin's Fractures in Children, ed 8. Philadelphra: Lippincott Williams & Wilkins. In press）。

- 将临时克氏针取出。在直接可视化和透视下进行进一步的测试，以确定选择正确的截骨术角度和程度来维持桡骨头和近端桡尺关节的对齐。
  - 如果正确，则完成定位。应在截骨术部位的近端和远端形成4～6个皮质(技术图3C)。
- 如果在畸形愈合处，增生的骨质和骨膜骨可以在截骨术完成后用于局部移植。骨膜修复是为了加速骨愈合。
- 如前所述，钢板和螺钉固定的替代方法是外固定[5,9]。外固定可用于急性开放楔形截骨术[9]或逐渐延长和成角[5]。

环状韧带重建

- 我们认为环状韧带的修复或重建是必要的。这包括缝合修复尺骨近端减少的环状韧带，或者，如果环状韧带修复不可行，使用局部筋膜重建。
  - 虽然这得到了许多外科医生的支持，但一些研究者报道了孤立尺骨截骨术的成功。不存在充分的证据表明这两种方法都有明显的优势。
- 三头肌筋膜条可用于环状韧带重建。在保持与鹰嘴的连接同时，一条8 cm长的三头肌中央筋膜以近端到远端的方式从肌肉上抬起，一直到桡骨颈的水平。伸肌-旋后肌筋膜可作为替代。
- 仔细解剖是必要的，以避免无意中切断三头肌筋膜鹰嘴隆起。
- 然后，筋膜条绕过桡骨颈，重建环状韧带。
- 重建的韧带可以穿过尺骨上的钻孔，也可以用编织的2-0聚酯缝线重新固定到尺骨骨膜上。
  - 通常，骨膜修复术对幼儿来说是非常有效的。
- Seel和Peterson主张[22]在尺骨近端在乙状切迹的前后缘钻两个交叉孔。尽管这一过程增加了技术难度，但由此产生的重建可能会阻止Bell-Tawse技术产生更大的后向力(技术图4)[2,22]。
  - 为了便于使用Seel和Peterson技术重建环状韧带，我们建议暂时缝合三头肌筋膜，并使用钢丝环缝合。
- 应避免重建过度张力，以防止桡骨颈在长期内的凹陷。

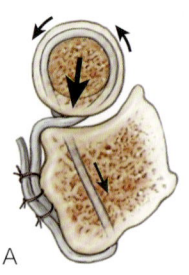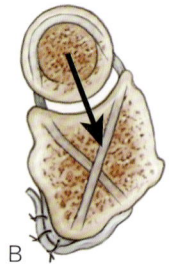

技术图4　环状韧带重建技术示意图。A. Bell-Tawse重建导致后向力[2]。B. Seel和Peterson提出的技术。在这项技术中，在小乙状切迹的前后缘形成交叉钻孔。重建结果可以提高桡骨头的稳定性[22]（经允许引自Seel MJ, Peterson HA. Management of chronic posttraumatic radial head dislocation in children. J Pediatr Orthop 1999;19:306-312）。

预防性前臂筋膜切开术

- 在直视下,对掌侧和背侧筋膜室进行有限的预防性筋膜切开,以减少术后筋膜室综合征的风险。
- 预防性筋膜切开术具有促进骨膜闭合的次要优点。

复位和伤口闭合的最终评估

- 应获得最终的正交透视图像,以验证桡骨头和近端桡尺关节的稳定复位。
- 如果尺骨截骨和环状韧带修复/重建正确,则很少需要持续的桡骨头关节钢丝固定。
  - 根据我们的经验,这在慢性孟氏病变的翻修重建中有时是必要的,因为重建选择更为有限。
  - 在这种情况下,必须使用尺寸足够大的钢丝,以避免疲劳和断裂。与往常一样,应使用光滑的钢丝,以避免生长板损伤。通常在术后3~4周取出钢丝。
- 在桡骨头复位、环状韧带修复或重建、尺骨截骨后,进行分层伤口闭合术。覆盖尺骨的骨膜被修复以加速骨愈合。
- 关节囊被修复,伸肌-旋后肌起点重新连接到肱骨外侧上髁和外侧髁上嵴。肌间间隙被重建,伤口闭合前放置Jackson-Pratt引流管。

要点与失误防范

桡骨头先天性脱位与外伤性脱位的鉴别	• 肱骨小头发育不全和桡骨头畸形提示先天性桡骨头脱位。
避免室间隔综合征	• 避免术前局部阻滞,以监测重建后的儿童。 • 可进行预防性掌侧和前臂背侧筋膜切开术,以降低术后室间隔综合征的风险。 • 如果担心止血,伤口应通过引流管。
骨间后神经的保护	• 当计划长期病变的关节内重建或术前存在桡神经病变时,桡神经应在肱桡-肱间隔识别,然后随着其分支进入桡浅神经和骨间后神经进行远端追踪。 • 骨间后神经可附着于关节囊,移位的桡骨头或嵌顿于桡骨头关节处。术中仔细识别和保护骨间后神经有助于避免重建过程中的医源性损伤。
桡骨头晚期半脱位	• 提倡环状韧带重建和尺骨截骨术相结合。 • 完成尺骨截骨术后,首先设置桡骨头对线是有帮助的,因为这决定了维持稳定复位所需的尺骨矫正量。 • 为了稳定地降低桡骨头,通常需要尺骨矫形过度。 • 术中仔细检查复位情况,不要接受细微的错位。 • 术后2~6周应连续拍摄X线片,以便早期发现意外的复位丢失。
尺骨不连	• 如果使用振动锯进行截骨术,应进行大量冲洗,以尽量减少热坏死。 • 为了避免固定损失,钢板固定是强制性的。 • 截骨术完成后,可将畸形愈合处的增生骨质和骨膜用作局部骨移植。 • 如有需要,将异体骨加入截骨部位。

术后处理

- 伤口闭合后,应用双长臂石膏,通常肘部在80°～90°弯曲,前臂在60°～90°旋后,以最大限度地稳定桡骨头和近端桡尺关节。
- 所有的儿童都应该在夜间入院进行疼痛控制和神经血管监测。
- 手术重建后4～6周停止石膏固定,儿童用长臂保护夹板再固定3～4周。取出夹板进行主动运动,特别是前臂旋转,非常重要。正式康复开始,预计6个月后恢复最大。肘部弯曲和伸展比前臂旋转更快。

预后

- 慢性孟氏病变重建后的预后数据仅限于小型回顾性病例系列。大多数报道缺乏长期的后续行动,也没有报道经验证的功能性成果措施。
- Nakamura等[17]报道了22例接受尺骨截骨和环状韧带重建术的儿童的长期临床和影像学结果,平均随访84个月。
  - 近80%的患者桡骨头保持稳定,约20%的患者桡骨头半脱位(但并非完全脱位),这是文献报道的其他结果的代表[8,12,21,25]。
  - 术后功能转归(Mayo肘关节功能指数)得到可靠改善,绝大多数患者的转归良好(22例中的19例)或良好(22例中的2例)。
  - 肘关节平均弯曲度从124°提高到138°。术后前臂内旋平均超过65°。肘关节运动的改善是可靠的,其他研究者也描述了类似的结果。前臂部分旋转,特别是旋前功能丧失是可以预料的[8,12,13,21,23]。
- 慢性孟氏重建术的并发症率很高,包括桡骨头半脱位、桡骨颈凹陷、骨关节炎、尺骨延迟愈合、尺骨不连、骨筋膜室综合征、周围神经损伤和僵硬等[17,21]。
- 对于12岁以下或受伤3年以内的儿童,可以更可靠地获得良好的结果[17]。

并发症

- 肘或前臂运动受限,特别是内旋。
- 可能发生术后室间隔综合征。建议围手术期常规神经血管监测,以便早期发现。疼痛与检查不成比例或麻醉需求增加代表室间隔综合征的早期症状,应立即进行评估。预防性前臂筋膜切开术被提倡以减少风险。
- 重建后可发生骨间后神经麻痹。如果在手术中发现并保护了神经,建议进行预期治疗。连续的临床检查将显示一个前进的Tinel征和运动功能的逐步恢复。术后6个月临床恢复不明显是手术探查的相对指征。
- 尺神经麻痹可发生与尺骨广泛切口延长有关,可能是一个减压的迹象。
- 桡骨头复发性半脱位或脱位确实发生,并否定了手术重建的最初目的。这不是针对外行的操作。
- 如果环状韧带重建太紧,会增加桡骨颈凹陷的风险[17]。
- 尺骨不连可能发生。不完全铰链式截骨术、补充性植骨、稳定固定和骨膜修复可降低风险。

(章程 译,孙一 审校)

参考文献

[1] Bado JL. The Monteggia lesion. Clin Orthop Relat Res 1967;50: 71-86.

[2] Bell Tawse AJ. The treatment of malunited anterior Monteggia fractures in children. J Bone Joint Surg Br 1965;47:718-723.

[3] Chen WS. Late neuropathy in chronic dislocation of the radial head. Report of two cases. Acta Orthop Scand 1992;63:343-344.

[4] Dormans JP, Rang M. The problem of Monteggia fracture-dislocations in children. Orthop Clin North Am 1990;21:251-256.

[5] Exner GU. Missed chronic anterior Monteggia lesion. Closed reduction by gradual lengthening and angulation of the ulna. J Bone Joint Surg Br 2001;83:547-550.

[6] Fahey JJ. Fractures of the elbow in children. Instr Course Lect 1960;17:13-46.

[7] Golden DW, Jhee JT, Gilpin SP, et al. Elbow range of motion and clinical carrying angle in a healthy pediatric population. J Pediatr Orthop B 2007;16:144-149.

[8] Gyr BM, Stevens PM, Smith JT. Chronic Monteggia fractures in children: outcome after treatment with the Bell-Tawse procedure. J Pediatr Orthop B 2004;13:402-406.

[9] Hasler CC, Von Laer L, Hell AK. Open reduction, ulnar osteotomy and external fixation for chronic anterior dislocation of the head of the radius. J Bone Joint Surg Br 2005;87:88-94.

[10] Hirayama T, Takemitsu Y, Yagihara K, et al. Operation for chronic dislocation of the radial head in children. Reduction by osteotomy of the ulna. J Bone Joint Surg Br 1987;69:639-642.

[11] Holst-Nielsen F, Jensen V. Tardy posterior interosseous nerve palsy as a result of an unreduced radial head dislocation in Monteggia fractures: a report of two cases. J Hand Surg Am 1984; 9:572-575.

[12] Horii E, Nakamura R, Koh S, et al. Surgical treatment for chronic radial head dislocation. J Bone Joint Surg Am 2002;84-A(7): 1183-1188.

[13] Hui JH, Sulaiman AR, Lee HC, et al. Open reduction and annular ligament reconstruction with fascia of the forearm in chronic

monteggia lesions in children. J Pediatr Orthop 2005;25:501-506.

[14] Inoue G, Shionoya K. Corrective ulnar osteotomy for malunited anterior Monteggia lesions in children. 12 patients followed for 1-12 years. Acta Orthop Scand 1998;69:73-76.

[15] Kunkel S, Cornwall R, Little K, et al. Limitations of the radiocapitellar line for assessment of pediatric elbow radiographs. J Pediatr Orthop 2011;31:628-632.

[16] Martin BF. The annular ligament of the superior radio-ulnar joint. J Anat 1958;92:473-482.

[17] Nakamura K, Hirachi K, Uchiyama S, et al. Long-term clinical and radiographic outcomes after open reduction for missed Monteggia fracture-dislocations in children. J Bone Joint Surg Am 2009;91:1394-1404.

[18] Oka K, Murase T, Moritomo H, et al. Morphologic evaluation of chronic radial head dislocation: three-dimensional and quantitative analyses. Clin Orthop Relat Res 2010;468:2410-2418.

[19] Ramski DE, Hennrikus WP, Bae DS, et al. Pediatric Monteggia fractures: a multicenter examination of treatment strategy and early clinical and radiographic results. J Pediatr Orthop 2015;35(2):115-120.

[20] Ring D, Waters PM. Operative fixation of Monteggia fractures in children. J Bone Joint Surg Br 1996;78:734-739.

[21] Rodgers WB, Waters PM, Hall JE. Chronic Monteggia lesions in children. Complications and results of reconstruction. J Bone Joint Surg Am 1996;78:1322-1329.

[22] Seel MJ, Peterson HA. Management of chronic posttraumatic radial head dislocation in children. J Pediatr Orthop 1999;19:306-312.

[23] Song KS, Ramnani K, Bae KC, et al. Indirect reduction of the radial head in children with chronic Monteggia lesions. J Orthop Trauma 2012;26:597-601.

[24] Spinner M, Kaplan EB. The quadrate ligament of the elbow—its relationship to the stability of the proximal radio-ulnar joint. Acta Orthop Scand 1970;41:632-647.

[25] Stoll TM, Willis RB, Paterson DC. Treatment of the missed Monteggia fracture in the child. J Bone Joint Surg Br 1992;74:436-440.

[26] Tompkins DG. The anterior Monteggia fracture: observations on etiology and treatment. J Bone Joint Surg Am 1971;53:1109-1114.

[27] Tubbs RS, O'Neil JT Jr, Key CD, et al. The oblique cord of the forearm in man. Clin Anat 2007;20:411-415.

[28] Wang MN, Chang WN. Chronic posttraumatic anterior dislocation of the radial head in children: thirteen cases treated by open reduction, ulnar osteotomy, and annular ligament reconstruction through a Boyd incision. J Orthop Trauma 2006;20:1-5.

第12章 前臂骨干骨折的髓内固定技术
Intramedullary Fixation of Forearm Shaft Fractures

Charles T. Mehlman

定义

- 前臂骨干骨折是儿童第三大常见骨折[5]。
- 大多数儿童前臂骨折（尤其是常见的青枝骨折类型），闭合复位治疗能获得成功[4]。
- 对于8～10岁及更大龄的骨干完全骨折的儿童，由于可接受移位的限度（成角、旋转及侧移）越来越严格，故需要手术干预的可能性逐渐增加[1,13]。

解剖

- 前臂是由一个基本无滑膜内衬的、高活动度（近180°）的双-骨关节构成。在前臂充分旋后位摄前后位（AP）X线片，桡骨呈弧形离开相对笔直的尺骨，而在侧位X线片上，两骨均笔直。
- 解剖学上，桡骨干起自Lister结节最近端（大概是在远侧干骺端-骨干交界处）到肱二头肌附着的结节的近侧基底部。尺骨干的界定也对应于桡骨上的这些标志点（图1）[11,13]。
- 在正常情况下，桡骨茎突与肱二头肌结节的方位差略<180°，而尺骨茎突与冠状突之间的方位差非常接近180°。
- 传统上把前臂骨干骨折分为远1/3（旋前方肌区）、中1/3（旋前圆肌区）、近1/3（肱二头肌和旋后肌区）。这些解剖关系揭示了骨折的前臂所受的致畸应力（图2）。

发病机制

- 前臂骨干骨折最常发生在摔倒时手臂外展撑地，通常累及双骨。向前摔倒时前臂倾向处于旋前位，向后摔倒前臂则处于旋后位。
- 当发现前臂单骨骨干骨折时要高度怀疑存在盖氏骨折或孟氏骨折可能（参见第11章）。
- 当损伤机制中几乎无旋转暴力时造成的前臂骨折往往在同一水平，而当存在较大旋转暴力时，骨折处于不同水平。

自然病程

- 已有充分证据显示年龄<8～10岁的儿童的前臂骨干再塑形潜力显著。
- 小儿的前臂骨干成角骨折，可通过三种机制自发矫正和改善对线：
  - 当骨正常生长时邻近骺板长出笔直的新骨。
  - 骺板的方向会遵循Hueter-Volkman定律做调整[12]。
  - 真正的骨干再塑形遵循Wolf定律[15]。

病史和体格检查

- 医生需尽可能地收集与受伤相关的情况（例如，玩滑板时从游乐场的底部和顶部阶梯摔倒的受伤情况是截然不同的）。
- 医生必须确认除了前臂区域外，患者是否尚有其他部位的疼痛主诉（例如，腕部或肘部触痛）。对察觉的任何存在畸形或触痛的部位必须摄片。
- 医生必须追问患者及家属任何骨折或骨病既往史。
- 检查患儿前臂皮肤，必须排除开放性骨折可能。任何伤口，无论是多么微小或浅表，都必须仔细评估。自微小可疑伤口中持续出血或冒血应考虑开放性骨折。
- 受伤时所处的环境对开放性骨折的处理有着特殊的意义。例如，发生在农场里的损伤，其治疗方案可能会有所不同。
- 当存在多发伤或高能量损伤时必须进行骨科专科筛查以排除其他肢体和脊柱的创伤。
- 必须检查肱、桡、尺动脉搏动以及评估末梢毛细血管充盈状况。
- 感觉检查必须包括正中、尺、桡神经感觉分布区的轻触觉（如有必要可进行针刺检查）。较大年龄的儿童可检查两点辨别觉。

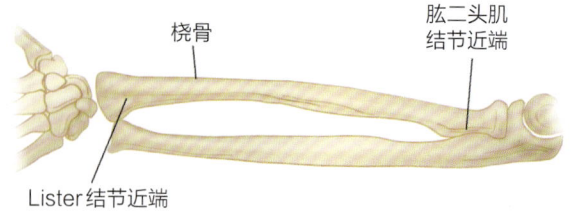

图1 桡骨干起自Lister结节最近端至肱二头肌结节近侧基底部。尺骨干的界定也对应于桡骨上的这些标志点。

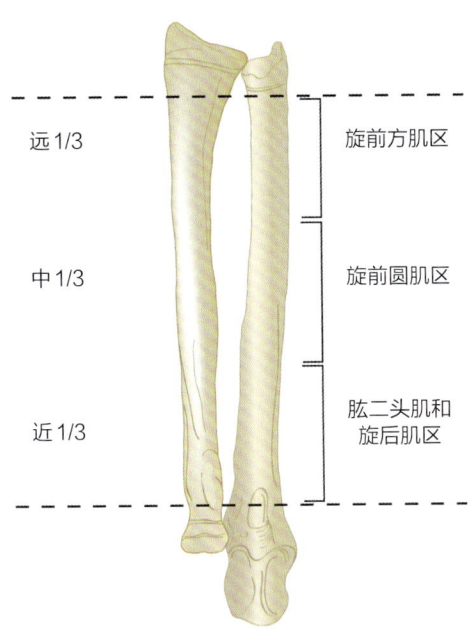

图 2　前臂骨干骨折可分为远 1/3（旋前方肌区）、中 1/3（旋前圆肌区）、近 1/3（肱二头肌和旋后肌区）。

- 只需要检查拇指活动即可了解所用 3 根主要神经的运动功能：通过拇长伸肌功能评价桡神经，通过拇收肌功能评价尺神经，通过拇对掌肌功能评价正中神经。
- 骨折肢体周围神经评估可使用"石头—剪刀—布"法。
  - 桡神经检查（实际是前臂骨间后神经）使用"布"法，即伸指与伸腕能超过腕关节中立位水平。其感觉神经绝对分布区是在拇指与示指背侧指蹼。当手术暴露桡骨近端骨折时容易发生医源性神经损伤。
  - 尺神经检查使用"剪刀"法：内收拇指和外展其余手指，显示环、小指指深屈肌功能。其感觉神经绝对分布区位于小指远节掌侧。尺神经损伤是前臂骨干内固定术后最常见的医源性神经损伤。
  - 正中神经检查使用"石头"法，其神经绝对分布区位于示指远节掌侧。无论是闭合或开放前臂骨折，正中神经是最易损伤的神经。
- 骨间前神经检查使用"okay"手势，屈曲示指远节和拇指指间关节能显示指深屈肌和拇长屈肌功能。它仅是一运动支（它不支配皮肤感觉，只支配关节）。有报道继发于敷料包扎过紧以及尺骨近端骨折的此神经单独麻痹。

影像学和其他诊断性检查

- 前后位及侧位 X 线片（两标准位像）可包括整个桡骨和尺骨，对正确诊断小儿前臂干骨折至关重要（图 3）。若怀疑桡尺远、近侧关节损伤（孟氏或盖氏损伤），有必要加拍腕、肘部 X 线片。

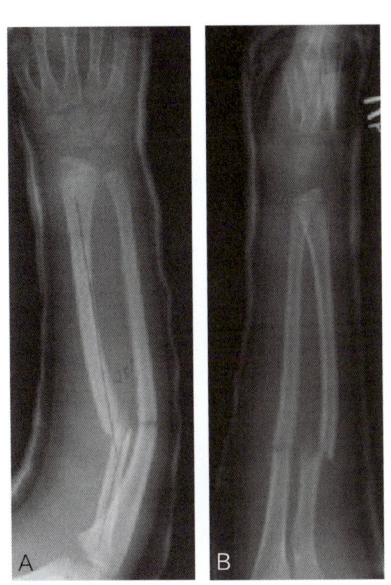

图 3　一名前臂骨干骨折的 9 岁 11 个月男孩的前后位（A）和侧位（B）片。

- 如果在两张前臂标准位像上均可见到骨折成角，那么骨折实际成角度数将超过单张图像所测得的值（图 4）。
- 影像学可作为前臂骨折实用分类的依据，"2 根骨，3 个水平，4 种骨折类型"（表 1）。这与用骨间质、肿瘤边界等术语描述骨肿瘤相类似。

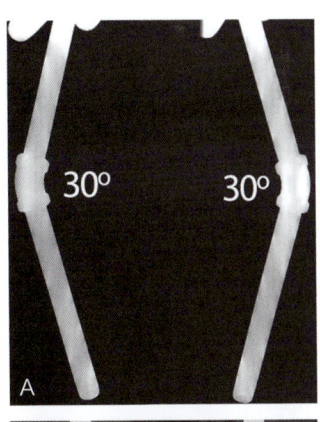

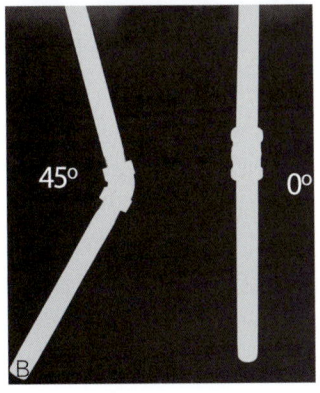

图 4　A. 一根呈 45° 角铁管处非成角平面时的前后位和侧位像。B. 同一铁管的真正前后位和侧位像。

表1　前臂骨干骨折的实用分类

骨折成分：尺桡骨双骨折为主,亦可见尺骨或桡骨单骨折
- 桡骨
- 尺骨

骨折部位：骨折部位影响手术或保守治疗方案的制订
- 远1/3
- 中1/3
- 近1/3

骨折类型：骨折类型影响手术或保守治疗方案的制订
- 弓形骨折(也叫塑性变形)
- 青枝骨折
- 完全骨折
- 粉碎性骨折

鉴别诊断

- 盖氏损伤(合并桡尺远侧关节分离)。
- 孟氏损伤(合并桡尺近侧关节脱位)。
- 合并肱骨远端骨折(例如,肱骨髁上骨折,或称为漂浮肘)。
- 开放性骨折(医生必须觉察到小的、看似无害的伤口)。
- 骨筋膜室综合征(在漂浮肘或在反复间接复位的难复性骨折情况下更为常见)[3]。

非手术治疗

- 大多数儿童前臂骨折可使用非手术(闭合)方法来治疗[4]。
- 非手术的骨折处理方法需要医生熟知解剖学知识、掌握复位技巧、了解骨再塑形潜力和软组织特性。
- 青枝骨折具有一定内在稳定性;因此并不推荐将其完全折断。Davis和Green[7]报道青枝骨折有10%的复位丢失率,而完全骨折有25%的复位丢失率。
- 青枝骨折可伴有不同程度的旋转畸形,因此当适当矫正前臂旋转时,成角畸形可同时缩小。
- 掌侧成角的青枝骨折是一种旋后损伤,复位时需要适度旋前以获得复位。
- 背侧成角的青枝骨折是一种旋前损伤,复位时需要适度旋后以获得复位。
- 传统的指套牵引复位技术或许是治疗完全性前臂双骨折的最好方法。同时必须根据骨折的不同平面,选择一个相对中立的、旋前的或旋后的位置做前臂复位固定。
- Price等[14]建议旋转畸形估测值不宜>45°。虽然目前还没有精确的标准,必须记住所谓在前后位X线片上恢复适量的桡骨弧度和骨间间隔的概念。
- 所有前臂骨干骨折在早期均需要长臂石膏固定,因如此既能适当地控制前臂旋前 – 旋后活动,又能遵循跨骨折上下关节固定这一骨科定律。肘上固定还有一个好处在于它可限制活动,对于那些喜欢运动的患者,它可帮助维持满意的复位。

手术治疗

- 弹性髓内钉治疗儿童前臂骨干骨折侧重于移位的完全性骨折,其中很多此类骨折可能存在小的粉碎性骨折(蝶形骨片通常小于骨干直径的25%)。
- 当闭合复位治疗不能取得或者维持骨折复位在可接受的限度内,有手术治疗指征。
- 当年龄<8~10岁的儿童发生完全性骨折,并伴有远1/3至少20°成角或中1/3至少15°成角或近1/3成角10°时,必须权衡进一步行骨折整复和手术内固定的风险与收益[8,17]。
- 与较小的成角相关联的明显前臂畸形(如同在骨科医生和家长讨论时所定义的那样),也可在某些儿童积极采用手术干预。
- 对于年龄>8~10岁的儿童发生完全性骨折时,必须确保在任意平面的成角畸形均<10°[8,17]。当就继续采用石膏固定还是弹性髓内钉固定进行决策时,应该考虑包括骨间距消失以及旋转对线不良(很难精确评估)等方面。
- 一些作者曾提及儿童前臂骨干骨折的单骨固定,但由于会增加骨折再移位风险而不提倡[6]。

术前计划

- 依据解剖部分提到的方法评估尺桡骨的旋转对线。若经过判断,旋转对线不良>45°,必须给予足够的重视。
- 测量尺骨(通常在远1/3)和桡骨(通常在中段)髓腔最窄部位的直径,以选择合适直径的髓内钉。经常采用直径2 mm或更细的髓内钉,尺桡骨采用直径相同的髓内钉。宁可选择过细的髓内钉而不选太粗的,因为相比之下,太粗的髓内钉所造成的影响更坏。
- 仔细评估已有的或即将造成的碎骨块。如果骨折过于粉碎,医生或可选用钢板替代髓内钉固定1或2根骨干。
- 评估前臂的软组织条件是非常重要的。当前臂水肿皮肤张力高时,必须高度怀疑存在骨筋膜室综合征,外科医生应当准备酌情测量骨筋膜室压力。

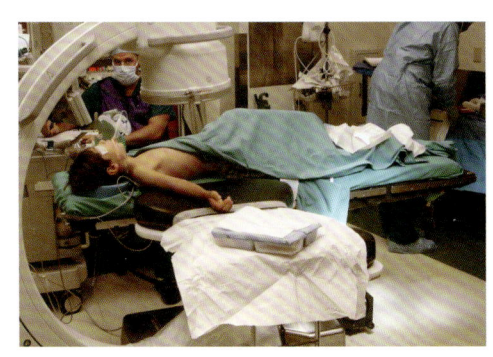

图5 笔者所希望的手术室布置，患肢置于透射线的搁手台上，C臂机放置在合适的位置。

体位

- 患者仰卧于手术床，患侧前臂伸展放置于稳固的侧附台上，以方便术中透视整个前臂（图5）。
- 一般来说，便携式透视仪的监视器应放在靠近手术床的末端，与成像仪相对（C臂）。
- 在消毒铺巾前，将未消毒的止血带绕置在上臂（靠近腋窝），通常先不充气。
- 仔细消毒患肢后铺巾，保证第一层是无菌的（例如，蓝色塑料U形铺巾）。C臂机也需要用C臂消毒塑料铺巾和附加的无菌围帘保护（通常是半张消毒单）。若没有无菌围帘保护，在一些特定的患肢体位和手术操作时会过于靠近有菌区。

入路

- 通常使用避开骺板的经第1伸肌腱鞘底部作为桡骨的进针点（也可经第2、3伸肌腱鞘间的Lister结节近侧基底进针）。
- 尺骨近侧避开骨骺的进针部位是经肘肌的起点尺骨鹰嘴后外侧嵴旁。避免从鹰嘴尖端进针，因为它无谓地损伤了骨骺生长板，钉尾在此区常导致鹰嘴滑囊炎疼痛。
- 完全性双骨折时，考虑其复位更为困难，通常先处理桡骨。
- 在手术中不需要使用电动工器。主要器械包括尖头锥和可把持住弹性钉并可进行必要旋转的T形手柄（图6）。

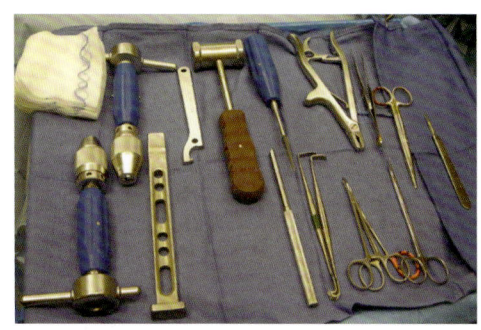

图6 采用髓内钉治疗儿童前臂骨折的主要工具。

桡骨远端进针点（避开骺板）

- C臂机引导下，避开骺板在第1伸肌腱鞘表面皮肤做切口（技术图1A）。
- 避免损伤桡神经浅支。切开第1伸肌腱鞘一小段。
- 牵开并保护好第1伸肌腱鞘内肌腱，然后使用尖头锥顶住桡骨远端（技术图1B）。

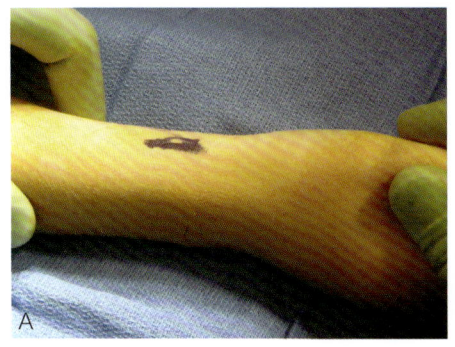
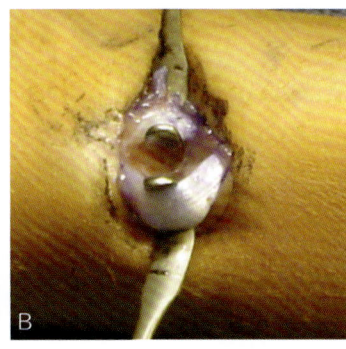

技术图1 修复图3所示患儿的前臂骨折。A. 在透视下做避开骺板的皮肤切口。B. 手术医生必须确认并保护拇长展肌和拇短伸肌。

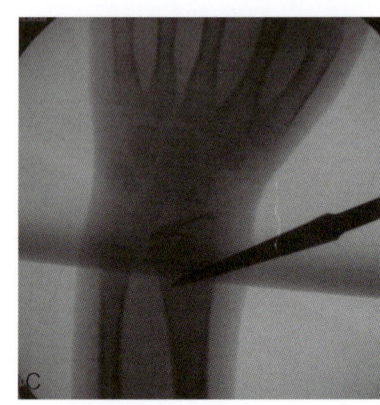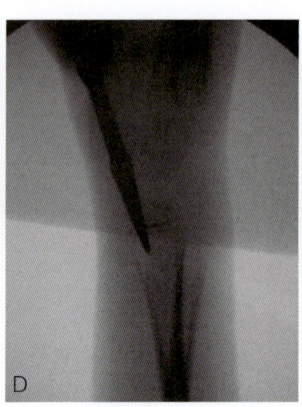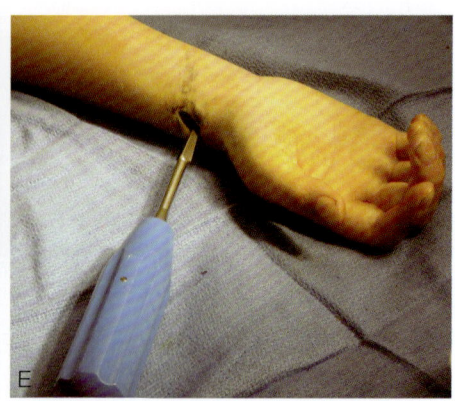

技术图1（续）　C、D. 通过前后位和侧位透视证实进针点满意。E. 轻度倾斜并插入固定的尖头锥。

- 透视确认进针点满意后，左右半圈法旋入（不是满圈转入）即可获得满意的桡骨远端入口。可使用双柄尖头钻技术。
- 通过尖头锥顶在桡骨对侧皮质时的阻挡感和前后位及侧位透视证实尖头锥位置满意（技术图1C～E）。
- 在置入桡骨弹性钉前，尖头锥暂时留置在骨髓腔内。这样，医生正确判断进针点位置和髓内钉插入的角度能有助于快速连贯地退出尖头锥，插入髓内钉头端。

桡骨的复位和髓内钉置入

- 桡骨弹性钉适度预弯以使其重建桡骨弧。钉的折弯应该是逐渐的、圆滑的和足够的。不应看到钉子急剧折弯的痕迹（技术图2A～C）。
- 应能直视髓内钉进入桡骨远端进针点，钉子在髓腔内通过时的感觉是种特有的触觉反馈"搔刮感"。进针过程也可通过透视确认（技术图2D）。
- 轻柔地将桡骨髓内钉推进到达骨折水平。通过沿肢体长轴的牵引和在前后位上利用可透光工具如聚乙烯Meyerding锤的挤压作用来获得复位（技术图2E）。
- 通过旋转髓内钉使它能更好地通过骨折部位（技术图2F～H），而后继续深入骨折近端合适的深度（技术图2I）。

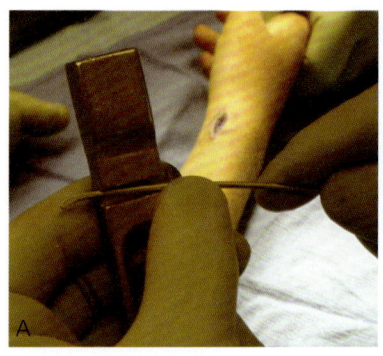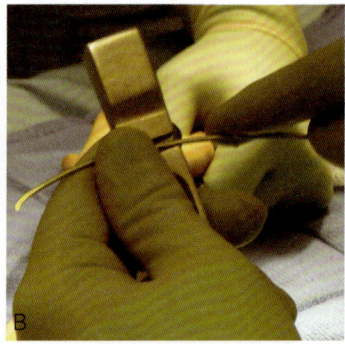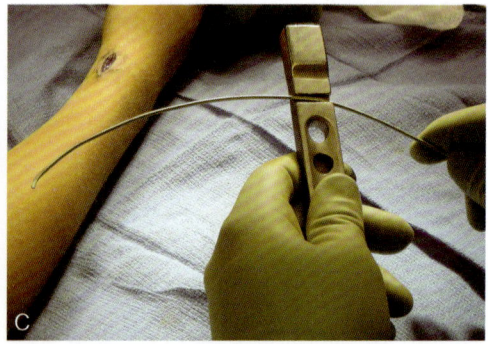

技术图2　插入桡骨钉。A. 轻度预弯桡骨钉的远侧是重要的，由于过度折弯会增加内植物的实际直径并可导致钉子嵌顿在髓腔内。B. "隧道折弯器"是个能将弹性钉适当预弯的实用工具。C. 预弯后弹性钉的顶部必须设置在使桡骨恢复适当的弧度（位于桡骨中点的稍远侧）。

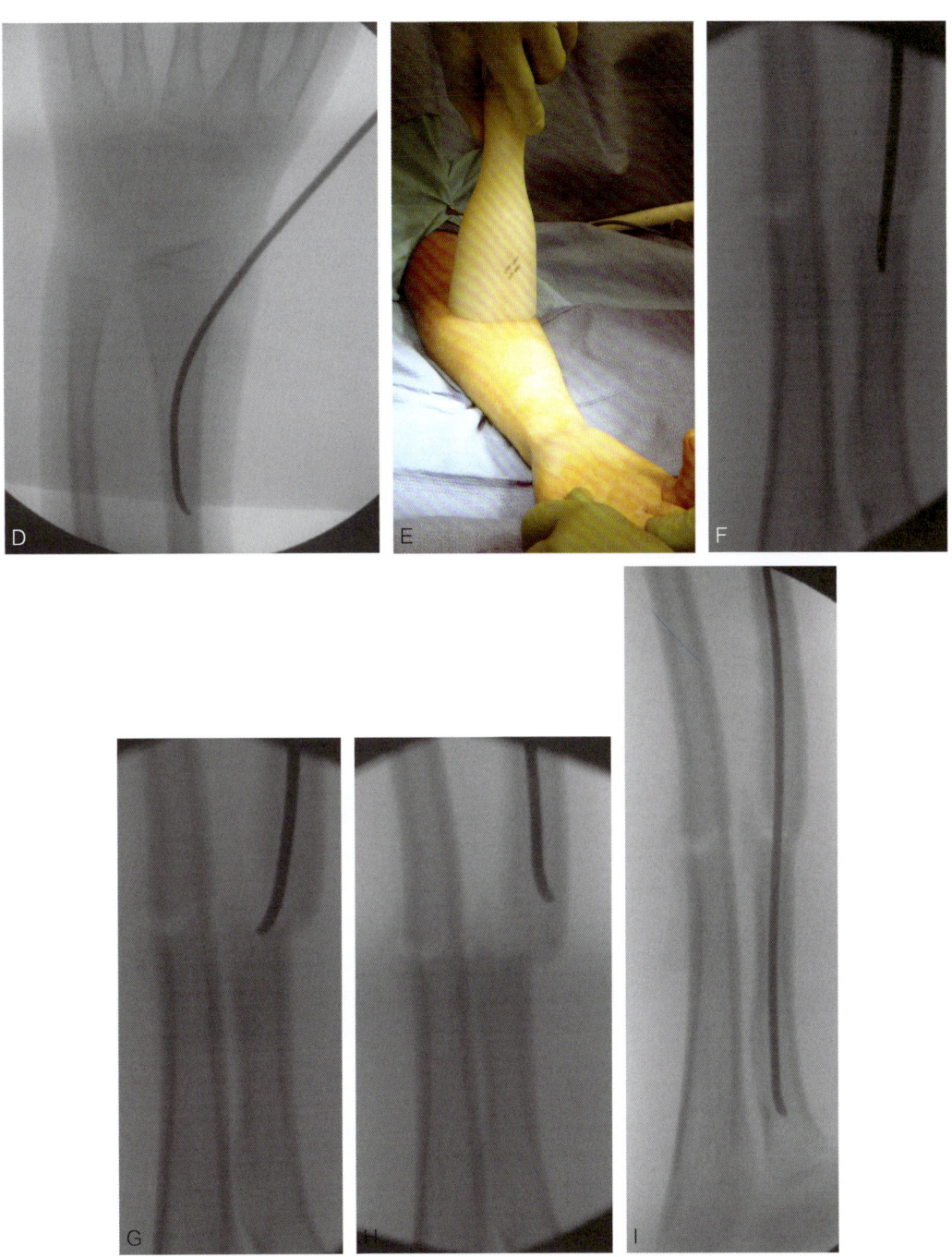

技术图2（续） D. 在直视下，用手将预弯好的髓内钉插入先前开启的进针孔。术者用手力将髓内钉推进到尽可能远处，能感到有明显髓腔触觉反馈（"搔刮感"）。注意在整个操作过程中始终把髓内钉抛物线的头端朝向桡侧。E. 助手将患肢适度地轴向牵引并用聚乙烯Meyerding锤的宽平的一面施加整复力。F. 握住T形手柄或类似夹钉器，尽可能"只用手力"不用锤子，把髓内钉在髓腔内推进到其弯头（"犬牙"）接近骨折部位。G. 当"犬牙"跨越骨折部位时，靠旋转弹性钉进入近侧髓腔。此时，巧劲远胜于蛮力。H. 一旦经透视证实髓内钉进入近侧骨段髓腔，把髓内钉旋转至"进针时的轨迹"方向。I. 当髓内钉推进到桡骨颈部时，旋转钉子以重新塑造桡骨弧。在C臂透视下观察桡骨弧的恢复相当显著。若髓内钉能在推进过程中保持其预弯的形态，需把髓内钉旋转180°以使"犬牙"朝向尺侧。如果在此位置不能呈现完美的桡骨弧，术者需要借助实时C臂透视以确定能恢复桡骨弧的髓内钉旋转幅度。

尺骨近端入口点（骨骺保护下的）

- 进针点在尺骨近端皮下外侧缘，触摸皮肤但不要用尖头锥刺透（技术图3A）。
- 一旦透视确认正确进针点，用尖头锥经皮做个尺骨近端通髓腔的进针孔（技术图3B）。
- 将一枚经稍稍预弯（即近乎笔直）的弹性钉插入尺骨近端髓腔（技术图3C）。
- 透视证实髓内钉在尺骨近端髓腔内位置满意（技术图3D）。

尺骨的复位和髓内钉置入

- 尺骨复位和髓内钉穿过骨折部位置入技术与桡骨的相同。如果需要切开复位，可以使用简单的Müller（AO-型）尺骨入路（经尺侧腕伸肌与尺侧腕屈肌间隙）。
- 剪断尺骨髓内钉多余部使其埋于皮下但又不容易触及。

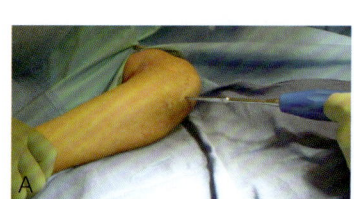
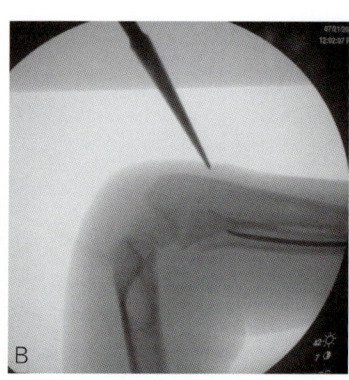
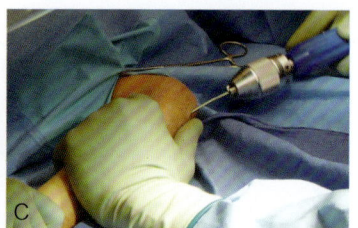
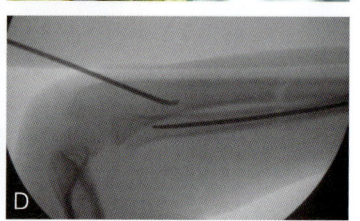

技术图3 插入尺骨钉。A. 在桡骨进针点表面做切口对保护神经肌腱很重要。与桡骨所不同的是，尺骨进针点是选择经皮在肘肌起始部（位于鹰嘴骨骺的远侧，尺骨嵴的外侧）。B. 需要用透视确认尖头锥的插入点及其方向。经肘肌进针优于经鹰嘴顶点的理由有二：它既能避免无谓地损伤骨骺，又能降低钉尾形成巨大疼痛的鹰嘴滑囊。C. 由于尺骨相对于桡骨基本是笔直的，故尺骨髓内钉预弯得非常轻柔。当用手将尺骨钉插入进钉孔后，用持钉手柄将其推进。注意采用屈肘90°和肩外展90°体位进针。D. 除了在进针结束时无须做大幅度的旋针操作之外，尺骨进针采用相同的技术。

桡侧髓内钉的最终旋转和剪断

- 旋转经预弯的桡骨钉来恢复桡骨干的生理解剖弧。在数秒的实时透视下，可以观察到显著的复位过程。
- 手术结束前必须拍摄前臂全长X线片，确认桡骨茎突与桡骨粗隆之间、尺骨茎突与冠状突之间处于可接受的旋转关系。
- 剪断桡骨钉时需小心。如果钉太短，取钉会比较困难，腕背伸肌腱鞘内的肌腱靠近锋利的钉尾非常危险。因此，多余钉体必须在肌腱浅表剪断并置于皮下。

关闭切口、包扎、夹板固定和术后护理

- 桡骨进针点切口使用可吸收线做皮下和皮内缝合，无菌皮肤贴黏合伤口。避免损伤桡神经浅支的分支（技术图4A、B）。
- 使用稀三溴酚铋溶液涂抹、消毒纱布和薄膜包扎手术区域（技术图4C～E）。
- 可以通过使用可卸式前臂支具来增加患者的舒适度（技术图4F）。

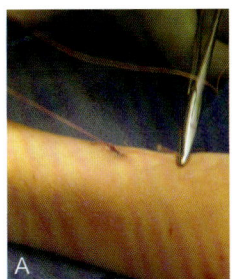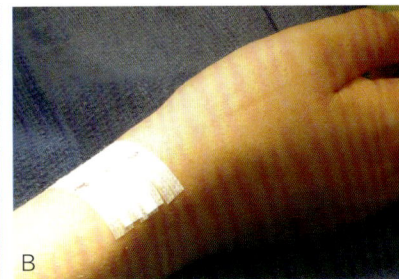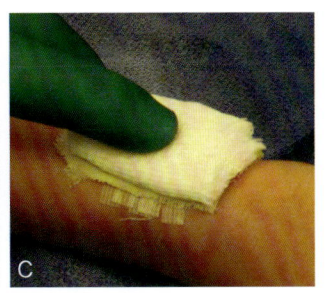
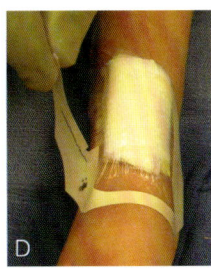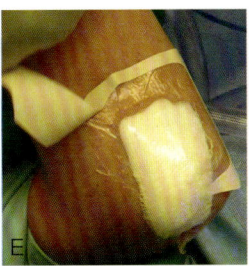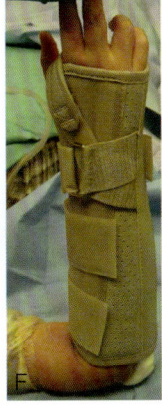

技术图4 笔者所偏好的缝合、敷料和外固定技术。A. 数针间断用可吸收线（通常是3-0 Vicryl）做皮下和皮内缝合桡侧切口。用无菌皮肤贴在最后黏合伤口（B），然后用稀三溴酚铋溶液涂抹、消毒纱布（C）和薄膜（D）封闭手术区域。E. 尺骨近侧进针点同样采用稀三溴酚铋溶液、消毒纱布和薄膜封闭手术区域。F. 术后戴上可脱卸Velcro前臂骨折支具。

要点与失误防范

先复位与固定哪根骨	一旦其中一根骨头获得成功的间接复位和固定，对于第二根骨头实现同样的效果将会更加困难。因此，桡骨应该首先固定，因为它"更深"。然后，如果需要，暴露靠近皮下的尺骨就会相对容易。
突出骨头外部的髓内钉应该留多长	如果太长，靠近髓内钉锋利边缘的软组织就有危险。如果太短，将会给取钉造成不必要的困难。
在什么情况下应该放弃对闭合复位的努力尝试而转为有限切口的切开复位	作者使用"三振出局"规则（在横穿骨折部位处3次小幅度进针）或"11分钟规则"。一旦超出其中1个或2个规则，作者将病例转换为开放复位。记住，前臂骨筋膜室综合征可归因于间接复位的过度尝试。
如果一枚髓内钉在穿过骨折部位后似乎发生了嵌顿，该怎么办	在造成新的粉碎或骨折分离之前，外科医生应取出当前髓内钉并换成直径更小的髓内钉。分离的骨折端将会导致骨不连的发生。
如果术中无菌透视显示前臂的1根或2根骨旋转不良怎么办	外科医生应该把有问题的髓内钉适当后退，看看是否可以通过旋转前臂和操纵T形手柄来改善骨折端的旋转对位。然后外科医生重新推进髓内钉使所获对位得以保持。如果这不起作用，外科医生应该考虑换一枚直径更小的髓内钉，因为当前髓内钉对对位的干扰可能太大。
什么时候可以去除弹性髓内钉	该项技术的创立者建议在术后6个月左右拔除髓内针。前臂骨干骨折是所有儿童骨折中再骨折发生率最高的（约12%）。

术后处理

- 除了开放性骨折外，只要绝对排除术后出现肿胀或骨筋膜室综合征可能，弹性钉治疗前臂骨干骨折可作为一项门诊手术。
- 通常术前合理静脉使用抗生素（在手术切口前2小时内）一剂即可，术后可继续口服数个剂量的预防性抗生素。
- 允许患者即刻开始肘部和手部主动活动。不必过分担心弹性钉固定后的旋转稳定性，无须术后做长臂石膏固定。
- 由于无须拆线，术后4~6周时门诊随访（图7A、B）。
- 本技术的首创者建议术后6个月拔出髓内钉（图7C、D）。

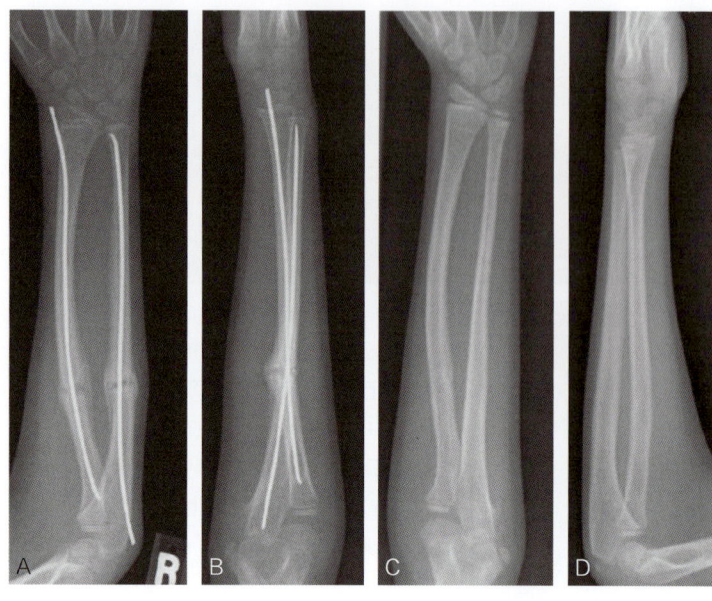

图7　图3及所有技术图所示患者术后4周（A、B）和1年（C、D）的前后位和侧位X线片。

预后

- 目前尚无随机对照临床试验比较弹性髓内钉治疗前臂骨干骨折与持续石膏固定治疗的效果。
- 一篇系统性综述回顾了英文文献中比较弹性钉和石膏治疗前臂骨干骨折的疗效的报道，发现前者的前臂僵硬发生率明显降低（石膏治疗者有25%而弹性钉治疗者仅5%）。但弹性钉出现轻度并发症的概率（21%）要高于石膏组（6%）[13]。
- 迄今发表的最大一组使用弹性钉治疗儿童前臂骨干骨折的文献显示，在平均3.5年的随访中，有92%的患者获得全幅度活动的优异结果[10]。

并发症

- 弹性钉治疗后至少有2%的感觉麻痹（通常是桡神经浅支）发生率。这类感觉缺失绝大多数是暂时性的，经过数周至数月可缓解。这条神经的分支走行于第一、第二和第三伸肌间腱鞘（图8）[2]。
- 弹性钉治疗儿童前臂骨干骨折发生深部感染的概率<0.5%，而钢板治疗同类型骨折出现骨髓炎概率达5%[13]。
- 有多名作者报道伸肌腱损伤（尤其是拇长伸肌腱），损伤可发生在插入、取出弹性钉时或肌腱反复在锋利的钉尾缘滑动时（逐步把肌腱锯断）。桡骨进针点经过第1伸肌腱鞘底部，可最大限度减少该并发症的发生（相对在第2和第3伸肌腱鞘间进针）[9,16]。
- 临床上合并同侧肱骨骨折的前臂骨干骨折（漂浮肘）时，发生骨筋膜室综合征的概率高达33%。当手术时间较长（大约2小时），有报道7.5%的患者并发骨筋膜室综合征[18]。
- 自从采用弹性钉治疗儿童前臂骨干骨折后，出现延迟

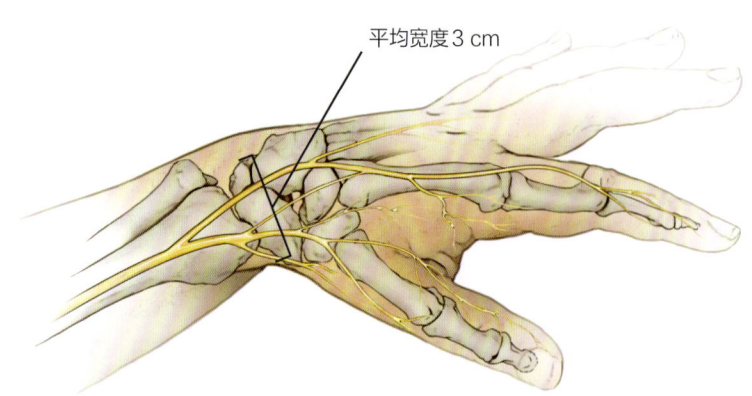

图8　第1～3伸肌间室区域桡神经浅支解剖结构。

愈合或骨不连者非常罕见。一旦出现上述情况，通常有以下原因：如技术错误（例如，髓内固定物太粗使得尺骨断端分离）、感染或者合并有神经纤维瘤病。

- 弹性钉治疗儿童前臂骨干骨折后随访发现长期前臂僵直（丧失超过20°的旋前或旋后度数）的概率＜5%[1]。

（梁博 译，章程 审校）

参考文献

[1] Antabak A, Luetic T, Ivo S, et al. Treatment outcomes of both-bone diaphyseal paediatric forearm fractures. Injury 2013;44 (suppl 3):S11-S15.

[2] Auerbach DM, Collins ED, Kunkle KL, et al. The radial sensory nerve. An anatomic study. Clin Orthop Rel Res 1994;(308):241-249.

[3] Blackman AJ, Wall LB, Keeler KA, et al. Acute compartment syndrome after intramedullary nailing of isolated radius and ulna fractures in children. J Pediatr Orthop 2014;34(1):50-54.

[4] Bowman EN, Mehlman CT, Lindsell CJ, et al. Nonoperative treatment of both-bone forearm shaft fractures in children: predictors of early radiographic failure. J Pediatr Orthop 2011;31:23-32.

[5] Cheng JC, Ng BK, Ying SY, et al. A 10-year study of the changes in the pattern and treatment of 6,493 fractures. J Pediatr Orthop 1999;19:344-350.

[6] Colaris J, Reijman M, Allerma JH, et al. Single-bone intramedullary fixation of unstable both-bone diaphyseal forearm fractures in children leads to increased re-displacement: a multicenter randomized controlled trial. Arch Orthop Trauma Surg 2013;133: 1079-1087.

[7] Davis DR, Green DP. Forearm fractures in children: pitfalls and complications. Clin Orthop Relat Res 1976;(120):172-183.

[8] Johari AN, Sinha M. Remodeling of forearm fractures in children. J Pediatr Orthop B 1999;8:84-87.

[9] Kravel T, Sher-Lurie N, Ganel A. Extensor pollicis longus rupture after fixation of radius and ulna fracture with titanium elastic nail (TEN) in a child: a case report. J Trauma 2007;63:1169-1170.

[10] Lascombes P, Prevot J, Ligier JN, et al. Elastic stable intramedullary nailing in forearm shaft fractures in children: 85 cases. J Pediatr Orthop 1990;10:167-171.

[11] Mehlman CT. Fractures of the forearm, wrist, and hand. Orthopaedic Knowledge Update 9. Rosemont, IL: AAOS, 2008.

[12] Mehlman CT, Araghi A, Roy DR. Hyphenated history: the Hueter-Volkmann law. Am J Orthop 1997;26:798-800.

[13] Mehlman CT, Wall EJ. Injuries to the shafts of the radius and ulna. In: Beaty JH, Kasser JR, eds. Rockwood and Wilkins' Fractures in Children, ed 6. Philadelphia: Lippincott Williams & Wilkins, 2006:399-441.

[14] Price CT, Scott DS, Kurzner ME, et al. Malunited forearm fractures in children. J Pediatr Orthop 1990;10:705-712.

[15] Schock CC. The crooked straight: distal radial remodeling. J Ark Med Soc 1987;84:97-100.

[16] Sproule JA, Roche SJ, Murthy EG. Attritional rupture of extensor pollicis longus tendon: a rare complication following elastic stable intramedullary nailing of a paediatric radial fracture. Hand Surg 2011;16:69-72.

[17] Younger AS, Tredwell SJ, Mackenzie WG, et al. Accurate prediction of outcome after pediatric forearm fracture. J Pediatr Orthop 1994;14:200-206.

[18] Yuan PS, Pring ME, Gaynor TP, et al. Compartment syndrome following fixation of pediatric forearm fractures. J Pediatr Orthop 2004;24:370-375.

第13章 简单肘关节脱位的处理
Management of Simple Elbow Dislocation

Bradford O. Parsons and David M. Lutton

定义

- 简单肘关节脱位是指无合并骨折的肱尺关节脱位。
- 复杂性关节不稳是指存在骨折而引发的骨折脱位。
- 肘关节是第二常见的大关节脱位(指骨脱位不在此类)。

病理解剖

- 肘关节的稳定性取决于骨与韧带两者的解剖结构。
- 通常来说,肘关节有3个主要稳定装置[9,12]:
  - 肱尺关节的骨性结构,包括尺骨冠突、尺骨半月切迹以及肱骨滑车。
  - 内侧副韧带前束(aMCL)对抗外翻应力。aMCL起于肱骨内侧髁的前下部,止于尺骨冠突的前内缘。
  - 外侧尺副韧带(LUCL)对抗内翻应力。LUCL起于外侧肱骨髁上等长点上,跨越桡骨头下方止于尺骨旋后肌嵴[8]。与aMCL不同的是,LUCL起于肘关节旋转中心部位,这对于LUCL重建非常重要。
- 次要稳定结构包括桡骨头和动力性限制结构,如前臂的屈肌和伸肌。
  - 当肘部伸展时,前关节囊对内翻稳定性的贡献约为15%[9]。
  - 桡骨头在aMCL完整的情况下不拮抗生理性外翻应力;但是在aMCL缺乏的情况下,它起着主要作用。
- O'Driscoll描述了"残疾环"这个术语来描述导致尺肱骨脱位的一系列病理事件。
  - 简单的肘关节脱位起始于LUCL损伤,随后向内进展出现前后关节囊的撕裂。这会使尺骨落位于肱骨远端,造成骨与软组织损伤导致关节脱位[13](图1A)。
    - 大多数创伤性LUCL损伤导致韧带自肱骨外侧的撕脱(图1B)。
  - 当暴力自外侧向内侧持续延伸,整个关节、前后关节囊及最后受累的MCL可能会撕裂。然而,理论上肱尺关节脱位有可能使LUCL撕裂而MCL得以保存[12]。
- O'Driscoll[12]提出"后外侧旋转不稳(PLRI)"的概念,用以描述这一会导致肱尺关节脱位的病理改变。
- 骨折可能与关节脱位同时存在,发生复杂脱位时关节复发性不稳定的风险显著增加。伴随肘关节脱位的常见骨折包括桡骨头或桡骨颈骨折以及冠突骨折,当然其他肘关节相关的骨折也能见到。
  - 桡骨头骨折一般在X线片中就能清楚显示。
  - 冠突骨折可能骨折块较小,斑片状的冠突骨折常常也是严重损伤的标志(如恐怖三联征),不能低估其重要性。
  - 最近提出一种肘关节不稳的变异体——后内侧旋转不稳(PMRI),是LUCL损伤及冠突内侧面骨折导致的结果。这种不稳往往不合并桡骨头骨折,X线片上显示为轻微损伤,CT扫描可显示骨折细节,若怀疑,应尽可能完成CT检查(图1C~E)[2,11]。

病因学和分类

- 多数肘关节脱位为伸直位跌倒所致。
- 外翻、伸直、旋后和轴向应力均可导致尺骨旋离肱骨、外前侧软组织撕裂,以及肘关节脱位。
- 简单脱位依据尺骨相对于肱骨移位的方向来分类,后外侧脱位最为常见。
  - 较少的类型有前侧、内侧及外侧脱位。

病史和体格检查

- 病史主要是了解受伤时间、损伤机制、脱位频率和之前的治疗。
- 不同于肩关节脱位,简单肘关节脱位如得到妥善处理,很少会再度脱位。
  - 复发性脱位多与合并骨折相关(如恐怖三联征)。
  - 陈旧不稳尽管在美国极少,但的确偶有发生,常常需做重建手术或关节置换。闭合治疗对此类患者往往无效。
- 医源性LUCL损伤(如网球肘松解术或桡骨头骨折处理过程中)是导致PLRI的复发原因之一。然而,这类患者常抱怨活动时半脱位产生轻微的外侧肘关节疼痛,如扶椅站立时,但很少发生脱位。

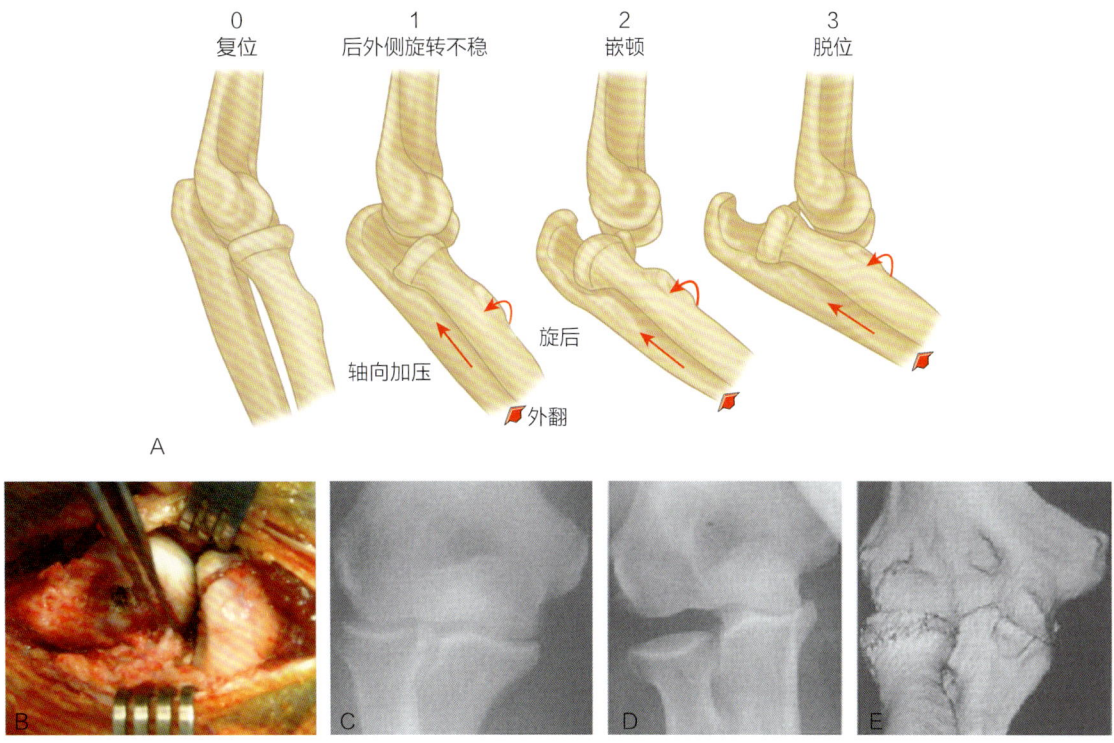

图1 A. 随着软组织损伤的加重，PLRI具有典型的进展过程，从肘关节冠突卡停在滑车下至完全脱位。B. 创伤性肘关节脱位患者术中照片显示LUCL起点撕脱伤。LUCL及伸肌起点撕脱成一层，由手术镊夹持。C～E. PMRI是肘关节不稳的一种变异体，肘关节脱位导致LUCL损伤，冠突内侧面发生嵌插骨折。C、D. 这种损伤中，桡骨头往往完整，难以借助X线片判断损伤的严重程度。CT扫描能够更好地显示骨折情况。E. CT三维重建上可以看到压缩骨折（A图经允许引自O'Driscoll SW, Morrey BF, Korinek S, et al. Elbow subluxation and dislocation: a spectrum of instability. Clin Orthop Relat Res 1982;280:194; C～E的版权: Mayo Foundation, Rochester, MN）。

- 损伤时查体需关注神经血管。
  - 神经损伤可发生在关节脱位后，治疗脱位前，必须全面完善患肢的神经检查。
    - 大多数神经损伤为神经失用症，可自行消退。
    - 最常累及的神经是尺神经、正中神经，桡神经也会累及[14]。
- 脱位的肘关节具有明显的畸形，肘关节常处于内翻前臂旋后位。
- 初步复位后，神经血管状况需再次评估。很少复位后发生神经功能障碍，一旦发生，往往是手术探查嵌压神经的指征。
- 关节的稳定性根据可获得的伸展度，相关的旋前、旋后及稳定性。
  - 患者处于麻醉状态时检查肘关节活动度有利于评估关节的稳定性。麻醉下的查体也可指导治疗方案。
  - 通过轴移操作检验外侧软组织应力，可在麻醉和透视下进行[12]（图2）。
    - 这项检查用以评估后外侧不稳的程度，并帮助决定治疗方案。
- 内侧瘀斑可能是aMCL损伤的迹象，通常在脱位MCL损伤后3～5日时明显。

影像学和其他诊断性检查

- 复位前后评估骨折及复位状况均需拍标准的肘关节正侧位片。
  - 评估肱骨滑车－尺骨切迹和肱骨小头－桡骨头之间的契合度。
  - 注意肱尺关节轻度扩展（Drop征）或桡骨头相对肱骨小头向后移位。
- 关节复位后外翻应力位片可以帮助证实aMCL损伤。
  - 肘关节屈曲30°且前臂旋前时，外翻应力下透视观察内侧肱尺关节与休息位相比是否张开。
- 内翻应力位片往往帮助不大。
- 怀疑有骨折时，CT扫描和三维重建都应完成，有助于PMRI类型或微小冠突骨折的证实，以确定是否存在手术治疗的指征。

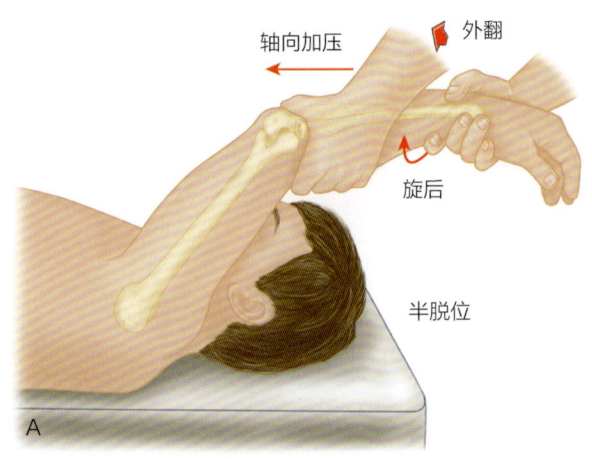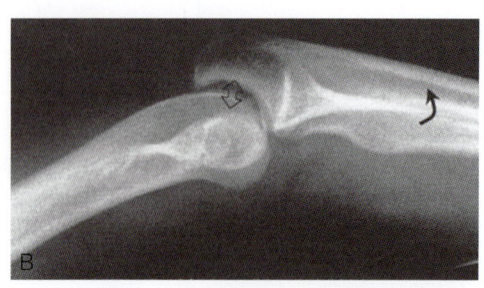

图2 A. 进行外侧轴移试验时，患肢举过头，施以旋后外翻及轴向压力，随着肘关节屈曲、关节复位，常伴有复位响动。B. 透视下操作时可以发现桡骨头相对于肱骨小头半脱位，与PLRI一致 [B图经允许引自O'Driscoll SW, Bell DF, Morrey BF. Posterolateral rotatory instability of the elbow. J Bone Joint Surg Am 1991;73（3）:440-446]。

- 在处理简单脱位时往往并不需要MRI检查，如果怀疑MCL的完整性，MRI可以帮助显示其完整与否。

非手术治疗

- 大多数简单脱位，视麻醉下复位后检查关节的稳定程度，可以采用非手术治疗如夹板或支具固定[12]。
- 一旦复位，肘关节的稳定度可在前臂中立位屈伸关节来评估。
  - 若肘关节在屈伸活动时均处于稳定状态，则采用夹板或支具固定，3~5日后开始功能锻炼。
  - 如屈曲<30°时就发生不稳，则于前臂旋前位再次评估关节的稳定性。
    - 如旋前位稳定，可采用铰链式支具维持旋前位固定，3~5日后在支具保护下活动锻炼。
- 肘关节在屈曲<30°和前臂旋前半脱位时（透视下确认），应使用支具做短期的固定，然后再用铰链支具固定以控制旋转和阻止伸直。
- 若关节即使在屈曲30°及旋前位时仍不稳，则常应采用手术治疗。
- 铰链式支具需固定6周，其间在保持关节稳定的状态下可逐渐增加伸直和旋转度数。
  - 固定的前4~6周，每周需拍片确认关节对位情况。
  - 固定6周后支具不再持续使用，如存在屈曲挛缩则应做最后的拉伸以获得活动度。

手术治疗

适应证

- 手术适应证：关节处于旋前位屈曲>30°时仍不稳定；保守治疗过程中再次发生脱位合并骨折的关节脱位（复杂性脱位）。
- 治疗简单脱位要求修复或重建损伤后导致不稳的韧带结构。就定义而言，简单脱位不合并骨折。
- 应用常规入路修复韧带以重建关节的稳定性。LUCL损伤被认为是导致简单脱位的主要因素，因而需要首先解决。
- LUCL通常脱位时自起点撕脱，因此急性损伤后常可修复。
  - 可根据术者的习惯采用肱骨隧道或锚钉固定。
  - 急性损伤时很少需要重建LUCL，但陈旧性不稳定则往往需要。重建时常采用自体移植物（掌长肌、股薄肌腱）或异体肌腱。
    - 重建或修复LUCL常已恢复关节的稳定，即使存在MCL损伤，桡骨头的存在也可作为次主要的稳定结构对抗外翻应力。
- LUCL重建后关节持续不稳极为少见，常见于骨折脱位或慢性不稳定病例。
  - 若存在持续不稳，则应做MCL修补或重建。术后可采用外固定支架进行保护。

术前计划

- 计划应包括重建LUCL所可能使用的自体或异体移植物的肌腱。
  - 若切取自体韧带，需备韧带剥离器。
  - 异体韧带笔者常规采用半腱肌腱。
- 需备铰链式外固定支架。很少有病例在完成韧带修复或重建后仍不稳，此时需采用铰链式外固定支架。

- 2.0~3.2 mm 的钻头、打磨头用于建立 LUCL 修补或重建所需的骨隧道。
  - 另外，一些术者习惯使用锚钉做撕脱韧带修补，也应预备。
- 透视设施用于确认复位和安置铰链式外固定支架螺钉。
- 若需在肱骨近端安置外固定支架螺钉，应备消毒止血带。

体位

- 患者应仰卧位，上肢置于可透视手术桌。
- 患侧肩胛下可安置衬垫帮助上臂的放置。
- 铺巾后保证上臂完全处于手术视野中。
- 如果自体腘绳肌腱用于 LUCL 重建，供侧腿应释放出来，并在同侧骨盆下放置衬垫以利于显露。

LUCL 修复

手术入路和关节切开术

- 手术过程应用止血带。
- 麻醉后透视下进一步检查以更加准确地评估关节不稳定类型。
- 两种不同入路处理关节不稳。
- 后正中入路可以同时顾及内外侧，因此属于扩大切开入路方式。
  - 另外，可采用以外上髁为中心的"柱"的入路（技术图 1A）。如需显露内侧，也可以选择以内上髁为中心的"柱"的入路。
  - 两种入路均有优点，目前没有证据显示哪种入路更好。
    - 对于简单脱位，笔者常规采用外侧柱入路。
- 皮肤切开后，深筋膜水平做前后游离两侧皮瓣。
- 外侧软组织常自外上髁撕脱而使关节暴露。然而有时候伸肌起点是完整的，但有潜在的韧带损伤。
  - 如伸肌腱完好，常可采用尺侧腕伸肌与肘肌间隙的 Kocher 入路 LUCL 直接位于两肌腱下方。通过深筋膜的脂肪带确认之间的间隙（技术图 1B）。
- 随后肘关节可通过切开沿外侧柱的关节囊显露，按尺侧腕伸肌与肘肌间隙的方向自近侧向桡骨颈延长（经旋后肌和下方的关节囊）。
  - 骨间后神经（PIN）有损伤的风险，故前臂应始终处于旋前位。
- 探查肱桡关节和冠突是否存在骨折，以及是否有软组织位于关节中。
- 关节清理完毕后透视确认是否能够得到同心圆复位。

韧带修复

- 确认 LUCL 起点。
  - 通常 LUCL 自肱骨小头的等长点上撕脱，起点常看到为深层关节囊上的折叠组织（技术图 2A）。
- 自 LUCL 起点以不可吸收 2 号缝线沿韧带的前后做 Krachow 锁定缝合。一旦起点放置到位，缝线与韧带保持张力，确认尺骨止点处损伤与否。
  - 常见的错误是缝合于撕脱浅表软组织的近侧起点，这不是 LUCL 的起点而是伸肌腱的起点。

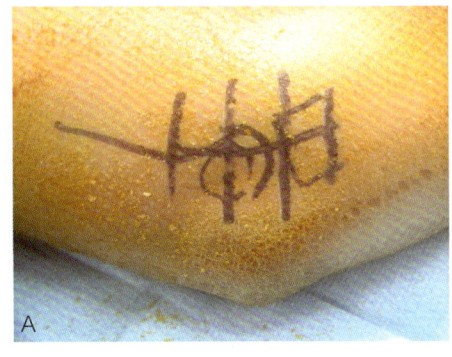 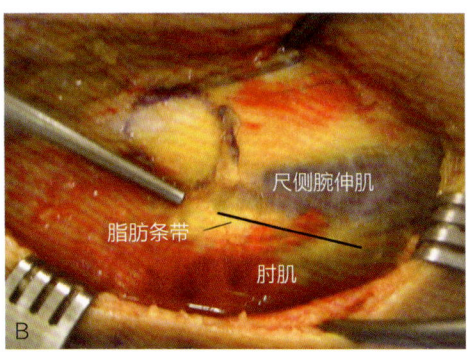

技术图 1 A. 外侧柱皮肤切口。外侧切口以外侧髁及肱桡关节为中心。在简单脱位中，由于 LUCL 破裂被认为是主要损伤因素，外侧切口通常作为主要切口。B. 通过 ECU 及肘后肌之间的深部间隙暴露肘关节。此处筋膜中有条状脂肪，可用以确定该间隙的位置。注意不要损伤 LUCL，LUCL 在筋膜及肘后肌深部横贯该间隙。

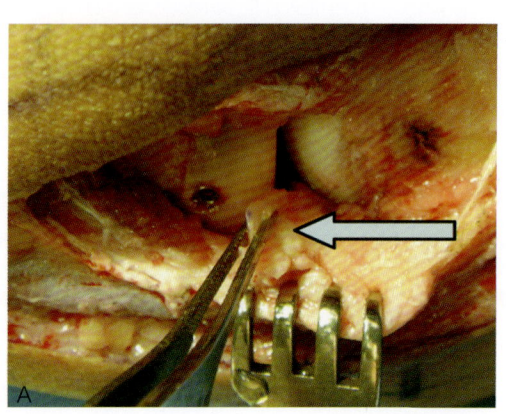
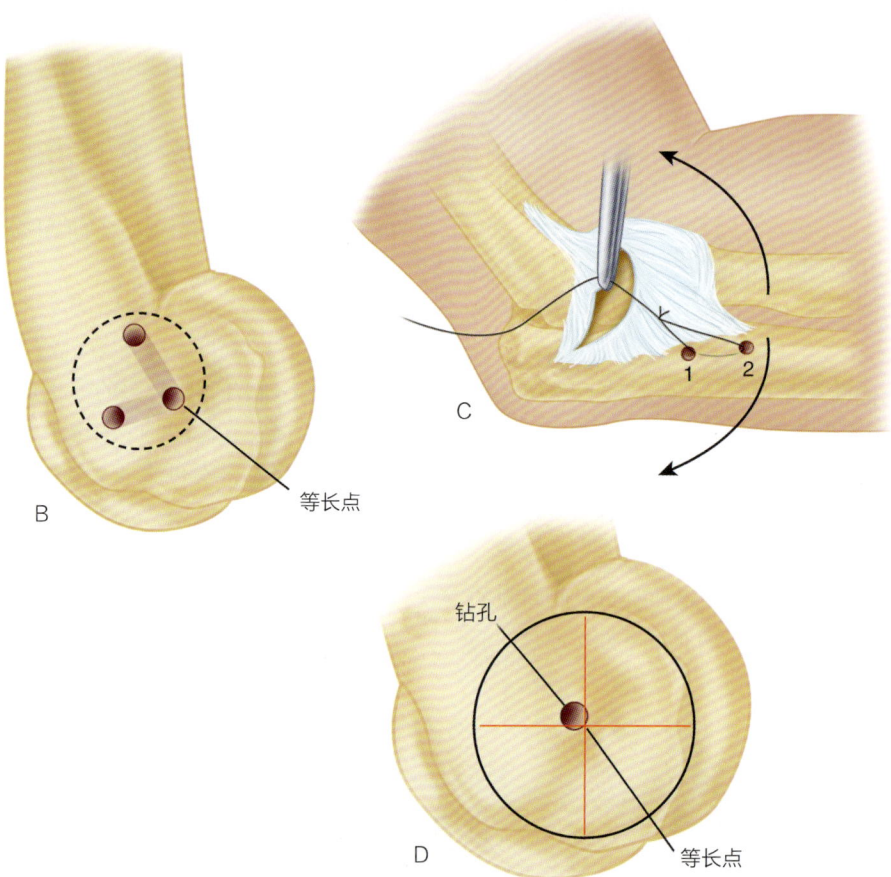

技术图2　A. 关节脱位时，LUCL的起点通常撕脱，关节囊内面的组织即为撕脱的LUCL的起点。B. 关节等长点位于肱骨小头的旋转中心。C. 使用预先留置在韧带残余部分上的缝线确认能够达到等长重建。D. 需要注意的是肱骨隧道的最前端应位于等长点。肱骨隧道的2个出口分别位于肱骨外侧髁上缘的前、后（B）。

- 肱骨远端等长点的确认是在肱骨小头的中心，而不是外上髁（技术图2B、C）。
  - 钳夹缝线头于等长点，通过屈伸肘关节来确认位置是否正确。
- 2.0 mm钻头做骨隧道。
- 等长点应位于骨隧道的前方，而不是骨隧道的中心，微小的移位即可导致LUCL松弛（技术图2D）。
- 2.0 mm钻头做2个骨隧道出口（Y形），分别位于外侧柱的前、后，与等长点骨隧道相连通。
- 骨隧道完成后即将缝线线头穿过。

- 透视确认关节为同心圆复位后,肘关节于中立位屈曲30°。将缝线打结。
- 活动肘关节确认稳定与否,注意桡骨头与肱骨小头关节位置,若后移则提示LUCL松弛或非等长点修复。
- 若肘关节在活动弧保持稳定,即用0号不可吸收缝线间断缝合伸肌腱起点,依层缝合皮肤皮下组织。

LUCL 重建

- LUCL损伤后偶有难以修复时(医源性损伤所致的PLRI比初次发生的关节不稳更多见),或再次复位后关节不稳复发以及陈旧性不稳时,则需要重建。
- 常需使用自体掌长肌、股薄肌或异体肌腱。
- 术前需确定是切取自体肌腱还是使用异体肌腱,并与患者沟通。笔者常规使用异体肌腱做重建,除非患者选择自体肌腱移植。

骨隧道的准备

- 笔者采用"对接"技术,类似于MCL重建技术[1]做LUCL重建。
- LUCL的止点为尺骨旋后肌嵴,重建的第一步即于旋后肌骨嵴做尺骨隧道。
- 从尺骨后缘向桡骨头剥离旋后肌起点以暴露旋后肌嵴。
  - 前臂处于旋前位以防止骨间后神经损伤。
- 一旦骨嵴暴露,用3~4 mm钻头于桡骨头水平做2个间距为1 cm的骨隧道,注意用小的刮匙和尖钻将两孔连接以免其顶壁骨折(技术图3)。
- 当尺骨隧道完成,便使用缝线贯通隧道,采用类似LUCL修复技术,确认肱骨上LUCL起点的等长点。
- 确认肱骨上的等长点后,采用类似前文描述的修复LUCL技术做肱骨骨隧道。
  - 等长点隧道的深度应达1 cm,以确保移植物进入骨隧道对接。
  - 再者,对接隧道可使用3~4 mm钻头扩宽使其可容纳移植物的两端。
  - 重要的是对接口的前侧和近侧需扩大,因为隧道的后侧壁必须处于等长点。

移植物准备

- 移植物一端修整用2号不可吸收缝线做Krachow法缝合。
- 移植物通过预置的引导线穿过尺骨隧道。
- 随后移植物通过锁定缝合线牵引落位于肱骨起点,完成关节复位。
- 拉紧移植物,确认处于未固定移植物通过等长点的位置,并做标记,从而确定了移植物的最终长度。
  - 注意确保移植物合适的张力和长度。移植物完全落位后,标记其与肱骨隧道口的接触点,保证移植物与骨隧道有重叠接触的节段,并且使重建后韧带松弛的可能降到最低。
- 做过标记的一端用同另一端一样的方式做修整和缝合。

最后的重建

- 一旦移植物已安置,准备最后的拉紧固定,如果可能,将关节囊和残余的LUCL修补至肱骨,以确定重建是在关节囊外完成。
- 移植物的两端均穿过等长点的韧带止点肱骨隧道出口。
  - 移植物一端的锁定缝线两头穿出肱骨近侧的骨隧道,另一端穿过次近的隧道。

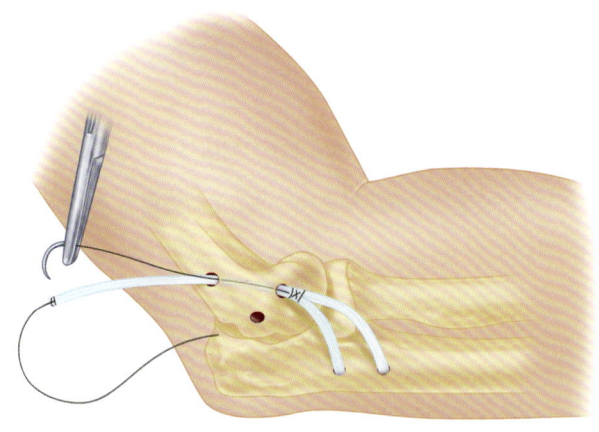

技术图3 LUCL的止点位于尺骨旋后肌嵴。于桡骨头水平在尺骨旋后肌嵴做尺骨隧道用以重建。尺骨隧道2个出口相连,间距为1 cm。

- 关节复位移植物做最后的拉紧确保无松弛,移植物的两端也均落位于肱骨隧道中。
- 两端的锁定缝合线于肱骨的外侧柱上相互打结,肘关节处于同心圆复位,屈曲30°。中立位旋转。
- 活动肘关节评估关节稳定性。如关节稳定,不可吸收缝线间断缝合伸肌腱而不做其他重建,关闭切口。

铰链式外固定支架固定

- 陈旧性不稳、骨折脱位或极少的一些简单脱位用LUCL修补或重建后仍不稳定时,可采用铰链式外固定支架固定。
- 清理阻止复位的软组织,得到同心圆复位,即可安置外固定支架。
- 所有的铰链式肘关节支架均需围绕肘关节旋转轴,以保证活动度,并保持同心圆复位。
  - 绝大多数外固定支架器械围绕旋转轴定位针设计,定位针安置于旋转轴的中心。
  - 旋转轴的中心,外侧为肱骨小头中心点和内侧为内上髁前下的肱骨滑车弯曲弧的中心(技术图4)。
  - 旋转轴定位针即通过内、外两点平行于关节面,经透视确认位置。
- 安置定位针,确认肘关节为同心圆复位后打入肱骨和尺骨的支架螺钉。
- 一旦安置好外固定支架,尝试肘关节活动弧度并确定关节处于复位状态。
- 外固定支架使用6~8周。
- 注意支架螺钉护理以免发生钉道的感染和松动。

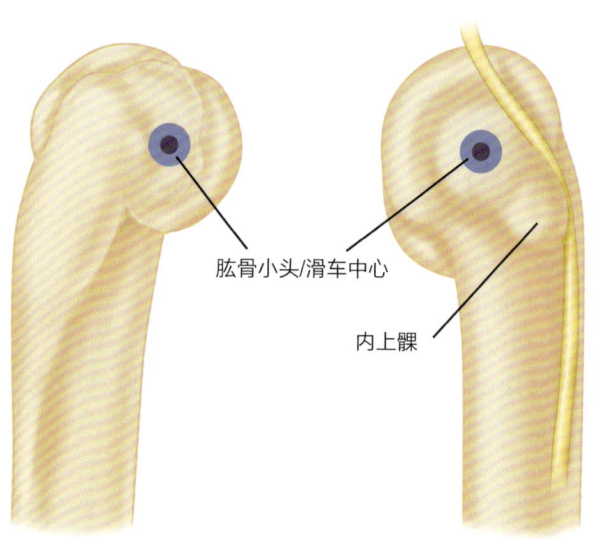

技术图4 肘关节的旋转中心经过肱骨小头中心及内上髁前下方,沿旋转中心置入铰链外固定的轴心半钉。

要点与失误防范

- 大多数肘关节简单脱位中LUCL撕脱是主要的韧带损伤。
- 若桡骨头和冠突完好(如简单脱位),MCL很少需要做修补或重建,因为修复外侧韧带复合体后,桡骨头可作为次主要的稳定结构。
- LUCL起点可通过关节囊折叠卷曲的组织来辨认,这是修补缝合的位点,而不是浅层的伸肌腱起点。
- LUCL的等长点为肱骨头的中心,应投影在外侧柱上,修补或重建需修复在该点以保证韧带等长重建。
- 修补或重建时肱骨骨隧道应位于等长点的前下。
- 陈旧性或复发性肘关节脱位,可能需要铰链式外固定支架固定。
- 所有铰链式支架围绕肘关节旋转轴设计,该轴为外侧肱骨小头中心点和内侧为内上髁前下的肱骨滑车屈曲弧的中心连线。
- 关节僵硬是肘关节脱位最常见的后遗症。因此,在软组织和皮肤愈合允许的条件下应尽早进行肘关节活动度训练,同时避免内、外翻应力。

术后处理

- 术后复位稳定无外固定支架固定时,可于屈曲位外固定3~5日,以保证切口的愈合。
- 然后开始进行屈伸旋转的活动度的训练,避免内外翻应力。
  - Orthosis的铰链式支具可以帮助保护修补或重建的韧带。
- 主、被动活动持续6周后,开始逐步进行力量训练。
- 残余的挛缩伸直受限可以通过静态固定和拉伸处理。
- 大多数患者术后4~6个月恢复正常活动。

预后

- 大多数文献报道的是闭合复位治疗简单脱位。
  - Mehlhoff及其同事[7]报道了52例简单脱位,大多数患者基本恢复正常肘关节功能。固定时间长,特别是超过3周较容易发生永久性的伸直受限。
  - Eygendaal及其同事[3]报道50例闭合治疗的简单脱位有类似结果。62%患者肘关节功能优良,24例(48%)存在5°~10°的伸直受限。
- 一些报道评估了采用手术治疗创伤性脱位复发不稳的PLRI病例系列。
  - Nestor及其同事[10]报道11例复发不稳的PLRI病例,进行了LUCL修复或重建。10例(91%)保持了稳定性,7例(64%)具有很好的结果。
  - 近期,Sanchez-Sotelo及其同事[15]报道44例复发不稳的PLRI病例(9例为简单脱位复发)。32例(75%)Mayo评分为优。
  - Lee和Teo[5]发现,在慢性PLRI患者中,重建比修复可提供更可预测的结果。

并发症

- 关节僵硬[3,7]。
- 异位骨化[6]。
- 神经血管损伤[14]。
- 复发关节不稳[3,7]。
- 骨筋膜室综合征。
- 血肿和感染。

(梁博 译,章程 审校)

参考文献

[1] Dodson CC, Thomas A, Dines JS, et al. Medial ulnar collateral ligament reconstruction of the elbow in throwing athletes. Am J Sports Med 2006;34:1926-1932.

[2] Doornberg JN, Ring DC. Fracture of the anteromedial facet of the coronoid process. J Bone Joint Surg Am 2006;88(10): 2216-2224.

[3] Eygendaal D, Verdegaal SH, Obermann WR, et al. Posterolateral dislocation of the elbow joint. Relationship to medial instability. J Bone Joint Surg Am 2000;82(4):555-560.

[4] Jupiter JB, Ring D. Treatment of unreduced elbow dislocations with hinged external fixation. J Bone Joint Surg Am 2002;84-A(9): 1630-1635.

[5] Lee BP, Teo LH. Surgical reconstruction for posterolateral rotatory instability of the elbow. J Shoulder Elbow Surg 2003;12: 476-479.

[6] Linscheid RL, Wheeler DK. Elbow dislocations. JAMA 1965; 194: 1171-1176.

[7] Mehlhoff TL, Noble PC, Bennett JB, et al. Simple dislocation of the elbow in the adult. Results after closed treatment. J Bone Joint Surg Am 1988;70(2):244-249.

[8] Morrey BF, An KN. Functional anatomy of the ligaments of the elbow. Clin Orthop Relat Res 1985;(201):84-90.

[9] Morrey BF, Tanaka S, An KN. Valgus stability of the elbow. A definition of primary and secondary constraints. Clin Orthop Relat Res 1991;(265):187-195.

[10] Nestor BJ, O'Driscoll SW, Morrey BF. Ligamentous reconstruction for posterolateral rotatory instability of the elbow. J Bone Joint Surg Am 1992;74(8):1235-1241.

[11] O'Driscoll SW. Acute, recurrent, and chronic elbow instabilities. In: Norris TR, ed. Orthopaedic Knowledge Update: Shoulder and Elbow 2. Rosemont: American Academy of Orthopaedic Surgeons, 2002:313-323.

[12] O'Driscoll SW, Bell DF, Morrey BF. Posterolateral rotatory instability of the elbow. J Bone Joint Surg Am 1991;73(3):440-446.

[13] O'Driscoll SW, Morrey BF, Korinek S, et al. Elbow subluxation and dislocation. A spectrum of instability. Clin Orthop Relat Res 1992;(280):186-197.

[14] Rana NA, Kenwright J, Taylor RG, et al. Complete lesion of the median nerve associated with dislocation of the elbow joint. Acta Orthop Scand 1974;45:365-369.

[15] Sanchez-Sotelo J, Morrey BF, O'Driscoll SW. Ligamentous repair and reconstruction for posterolateral rotatory instability of the elbow. J Bone Joint Surg Br 2005;87(1):54-61.

[16] Tan V, Daluiski A, Capo J, et al. Hinged elbow external fixators: indications and uses. J Am Acad Orthop Surg 2005;13:503-514.

第14章 软骨损伤和剥脱性骨软骨炎的关节镜治疗

Arthroscopic Treatment of Chondral Injuries and Osteochondritis Dissecans

Marc Safran and Michael Kalisvaart

定义

- 剥脱性骨软骨炎（OCD）是一种累及软骨下骨及其血供的骨软骨病，它可发生于青少年骨骼中的各个不同关节。
- 膝关节是OCD最常发生的关节，但也可发生于肘关节的几个部位，包括桡骨头、肱骨滑车和肱骨小头（此为肘关节内最常见的发病部位）。
- 软骨下骨的损伤会导致覆盖其上的关节软骨失去结构性的支撑，从而引起关节软骨以及更深层骨质的变性和碎裂，常会伴有游离体形成。
- OCD中软骨下骨的组织病理学表现为骨坏死。
- 关节软骨损伤可能发生在肘关节的任何部位，尤其是受到创伤之后。非关节炎性软骨损伤比较常见的发生部位包括桡骨头和肱骨小头。

解剖

骨解剖

- 肘关节的解剖结构允许其具有两种形式的复杂活动：伸屈和旋转。
- 肘关节内的肱尺关节几乎就是一个完全的铰链关节，其固定的旋转轴通过肱骨外上髁和肱骨内上髁的稍前下方的连线。这一匹配良好的铰链关节不允许其具有任何其他轴向的运动。
- 桡骨与尺骨近端以及肱骨远端的圆形肱骨小头同时相关节。肱桡关节和近端尺桡关节允许旋前 – 旋后动作（图1A）。肱尺关节则允许肘关节做伸屈活动。
- 肱尺关节有11°～16°的外翻。这导致关节外侧柱（肱桡关节）在轴向负荷上受到更大的压应力。

韧带解剖

- 肘关节的韧带主要由桡侧副韧带复合体和尺侧副韧带复合体组成。
  - 外侧或桡侧副韧带复合体提供内翻稳定性。这组韧带在运动员中很少受到牵拉损伤。
  - 尺侧或内侧副韧带复合体由3条韧带组成：前斜束、后斜束和横束。
- 尺侧副韧带复合体，尤其是前斜束韧带，是对抗诸如投掷活动时外翻应力的最主要解剖结构，而肱桡关节则是其次的对抗结构（图1B）。

骨内血管的解剖结构

- 肘关节的肱骨外侧髁在生长发育期有2条营养血管。
- 每条血管都延伸至肱骨滑车的外侧面，一条从近端进入关节软骨，另一条则从后外方由关节囊的起始部进入。

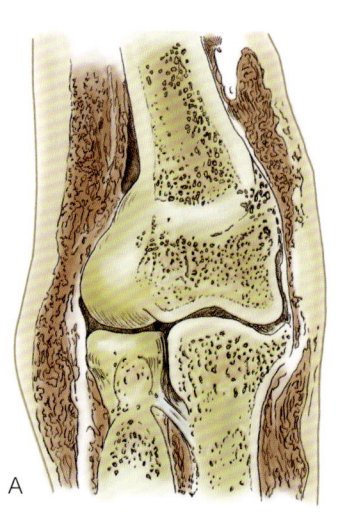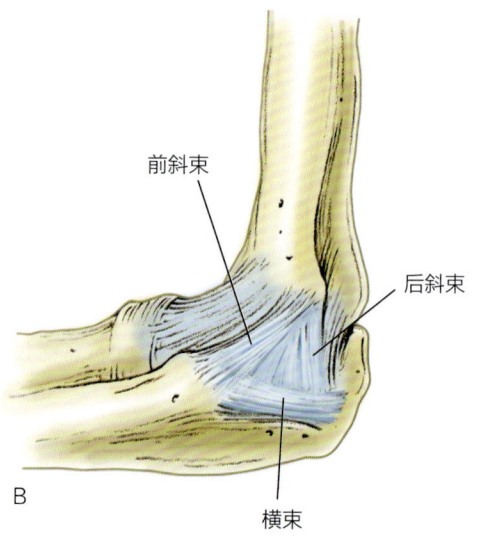

图1 A. 肘关节的剖面图显示圆形凸起的肱骨小头及与其相匹配凹陷的桡骨头。B. 肘关节内侧韧带复合体的解剖。尺侧副韧带复合体由3条韧带组成：前斜束、后斜束和横束。

- 尽管2条血管间相互交通，但并不与干骺端的脉管系统相交通。肘关节生长发育期中快速生长的肱骨小头骨骺的血供获自1条或2条独立穿越软骨骺并从骨骺后方进入的血管。
- 这些血管的作用类似于穿过软骨骺到达肱骨小头的终末动脉。
- 长到约19岁时，干骺端的血管相互吻合成为肱骨小头主要血供，因此这个区域具有血管损伤的风险。

发病机制

- OCD的发病原因尚不明确且有争议。
- OCD主要影响青少年的优势肢体，11～16岁期间开始出现症状。
- 多数病例见于反复经受肘关节外翻应力和关节外侧压应力的高强度运动员中（如过头顶投掷运动员、体操运动员和举重运动员）。
- 通常损伤只影响到部分的肱骨小头。
- 遗传因素、创伤以及局部缺血被认为是发病原因。
- 多数学者认为，其基本机制是具有遗传倾向的患者在肘关节发育中因反复轻微创伤引起的血供减少，导致了血管受损。
- 肱骨小头的硬度比桡骨头低。
- 反复轻微创伤，诸如肘关节伸直时的轴向负荷或关节因反复投掷所承受的外翻应力，会导致肱桡关节处受力增加。
  - 这些外力造成的反复轻微创伤可能会造成肱骨小头软骨下骨的强度减弱，从而引起疲劳骨折。
  - 软骨下骨结构的进一步削弱会导致骨修复失败以及部分骨质因缺乏血供而发生骨吸收。这与损伤灶周围常见的特征性的骨质疏松现象完全一致。
  - 发生变化后的软骨下骨结构无法再支撑覆盖其上的关节软骨，使得关节软骨对于剪切应力的承受力减弱并最终导致其发生碎裂。
- 反复的轻微创伤会造成肱骨小头处的终末动脉的脆弱血供进一步受损，最终引起OCD。
- 尽管有文献报道存在易发生OCD的遗传体质，但是目前并没有让人信服的科学证据能够证明OCD是一种会遗传的疾病。但此病在某些个体比较容易发生，这或许是有一定的基因基础。

自然病程

- 肱骨小头OCD的自然病史无法预知。没有可靠的标准可以用来预测哪些损伤会发生软骨崩裂并遗留关节病变，哪些会自行愈合而不遗留任何后遗症。
- 如果自行愈合，通常发生在骨骺闭合时。
- 如果愈合没有发生，损伤部位已失去软骨下骨支撑的关节面在经受反复的轻微创伤和剪切应力后，会出现进一步的软骨下骨塌陷和形变，以及关节软骨的受损、破裂和游离体形成等其他关节病变。
- 在重度病例中，退化性改变和关节活动度减少可能会进一步发展。

病史和体格检查

- 典型的OCD患者是肘关节经受反复外翻应力和外侧压应力的青少年运动员（如过头顶投掷运动员、体操运动员、举重运动员）。
  - 患者的主诉通常是优势肢体的肘关节外侧出现隐约发作且无法精确定位的进行性疼痛。
  - 患病关节有一定的屈曲挛缩。
- 投掷运动员会提及投掷距离减少或投掷速度减慢，或者两者兼有。
- 前兆性疼痛并不总是出现。
- 通常，疼痛症状活动加重，休息后有所减轻。
- 在一些软骨碎片不稳定或已变为游离体的重度病例中，可能会出现肘关节交锁、弹响或卡夹等症状。
- 体检方法。
  - 检查时，对肱桡关节进行柔和触诊，有时会有捻发音。
  - 关节积液意味着关节内激惹，关节内可能存在着不稳定的OCD损伤或者游离体。
  - 触诊关节后外侧沟（软点）可能会感受到膨出。
  - 活动度测试时可能出现捻发音。
  - 常见伸直缺失10°～20°，也可出现屈曲和前臂旋转的轻度缺失。内旋活动度丢失并不常见。
  - 激发试验包括"肱桡关节活动受压试验"，它是在肘关节完全伸直位时做前臂旋前、旋后动作从而复制出相应症状。
- 检查者可通过挤牛奶、改良挤牛奶、外翻应力和活动外翻应力试验等方法排除那些由于尺侧副韧带功能不全而造成的肱桡关节过度负荷。

影像学和其他诊断性检查

- OCD的影像诊断性检查首推X线片：前后位、侧位、斜位，尤其肘关节屈曲45°前后位片，能较好地观察到关节内的病损。
- X线片可以显示肱骨小头的典型表现：骨密度下降所致的异常透光（图2A）或骨质疏松（图2B），并能显示出关节表面不规则或变平。

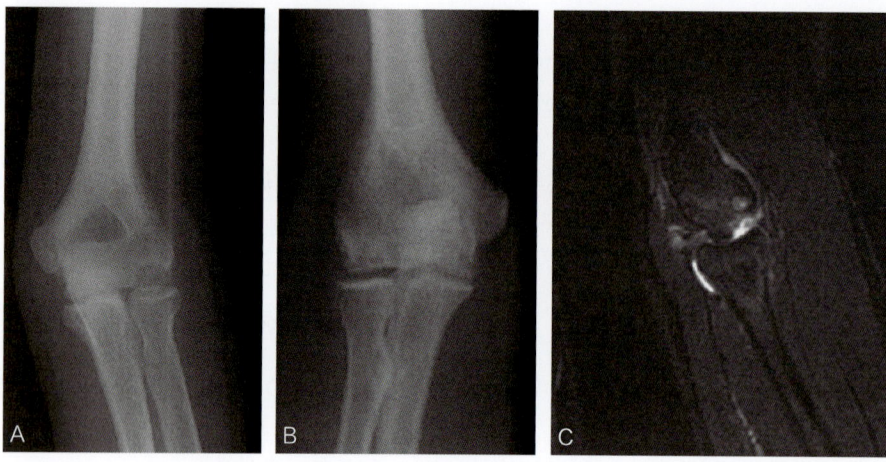

图2 A. 一名15岁棒球运动员（投手）优势手的肘关节X线片，显示肱骨小头骨剥脱性骨软骨炎（OCD），骨床的缺损和硬化清晰可见。B. 一名罹患OCD的15岁体操运动员的肘关节斜位片，肱骨小头的骨软骨损伤表现为局部的骨质疏松。C. 一名棒球运动员的肘关节MRI，OCD损伤表现为表面的关节软骨缺损和游离体形成。

- 损伤最常见的表现为局部可透光的环形病灶合并周围骨质硬化带，以及肱骨小头前外份的骨质疏松。
- 但X线片无法显示骨软骨的早期损伤，对单纯软骨损伤的诊断价值不大。
- 重度病例可见软骨表面塌陷、游离体形成、软骨下骨囊肿形成、桡骨头增大以及骨赘形成等现象。
- 对OCD的进一步影像学诊断包括磁共振成像（MRI），有时也可采用超声或骨显像。
- MRI对评估OCD软骨表面的完整性、诊断早期OCD及明确游离体等尤为有效（图2C）。
- 是否需要增强的磁共振成像仍存在争议。这项技术对关节软骨的状况以及明确游离体仍可能提供有价值的信息。
- 骨显像对判断OCD损伤局部的成骨细胞活性和局部血流的增加十分敏感。但是特异性较差，诊断价值有限。
- CT能明确骨性结构情况和游离体。
- 超声有助于评估肱骨小头损伤，包括疾病早期变化，但是操作技术要求较高。

鉴别诊断

- Panner病。
- 感染。
- 肱骨外上髁炎。
- 肱骨外上髁骨软骨炎。
- 桡骨头骨软骨病。
- 桡骨头或桡骨颈骨折。
- 尺侧副韧带损伤所致的肱桡关节过度负荷或关节软骨软化。
- 肘关节后外侧旋转不稳。

非手术治疗

- 选择非手术或手术治疗取决于患者年龄、症状、病灶大小、损伤分期等情况，特别是软骨表面的完整程度。
- 肘关节OCD的治疗目标是避免病损发展、骨软骨分离以及关节软骨的退变。
- 年轻（骨骺未闭）运动员如果关节软骨完整无剥离，最好采用保守治疗：包括休息、限制活动、冰敷以及口服非甾体抗炎药，特别当骨扫描显示有成骨活动时。
- 限制活动包括避免患肢投掷动作和支撑动作。
- 短期制动（<2~3周，根据症状）亦可考虑使用。
- 10~12周后，复查系列X线片以监控恢复情况。
- 活动限制至X线片有再血管化和愈合迹象为止。
- OCD的X线片表现会持续数年，保守治疗后运动员是否能够恢复体育运动，其主要依据是症状是否改善。
- 多数患者能在6个月后完全恢复运动。

手术治疗

- 手术指征包括经保守治疗无效、关节内游离体形成并引起症状、关节软骨骨折、骨软骨损伤伴有软骨剥脱移位，以及骨扫描无浓聚表现。
- 术者需对病损范围、剥脱软骨的移位程度和再生潜力评估，并由此决定术中清除剥脱软骨或手术原位修复固定。
- 多数剥脱软骨无法固定回原位，多在清理关节时予以清除。
- 关节镜下行软骨打磨成形或软骨下骨钻孔可以促进愈合。
- 尽管几乎所有患者的症状会有所改善,但仍有半数左右患者会遗留有慢性疼痛或活动受限。
- 一般而言,多数运动员无法恢复至原先的运动水平。
- 对于关节软骨完整、病损稳定患者,手术指征依据X线显示病损进行性发展,或经6个月的非手术治疗后症状无明显改善。
  - 关节镜检查、清理、钻孔或微骨折是治疗OCD最常用的手术选择。
- 对于稳定性差的病损,如关节软骨的碎裂、软骨下骨的塌陷或游离体形成,则需要手术治疗。
  - 这些软骨损伤常为瓣样损伤,在X线片上多有比较严重的特征性表现(边界清楚的软骨碎片,同时周边有骨硬化)。
  - 对于单个软骨碎片究竟是做清除或是复位(开放手术或关节镜下)固定尚有争论。多数学者建议对于剥脱移位的软骨片应予以切除,再行钻孔或微骨折术。
- 术前重点关注:病损的范围和碎片完整性(即再生力)、病损部位软骨下骨的结构及骨床的条件、关节面潜在的解剖再生能力,以及准备固定应采取的方法。
- 内固定可采用金属螺钉、可吸收螺钉或针、普通克氏针、骨钉或动力性骑缝钉。
- 已有报道采用自身或异体的骨软骨柱移植治疗较严重病损,但此项技术经验尚属有限,目前建议治疗病损主要针对肘关节外侧柱区域。

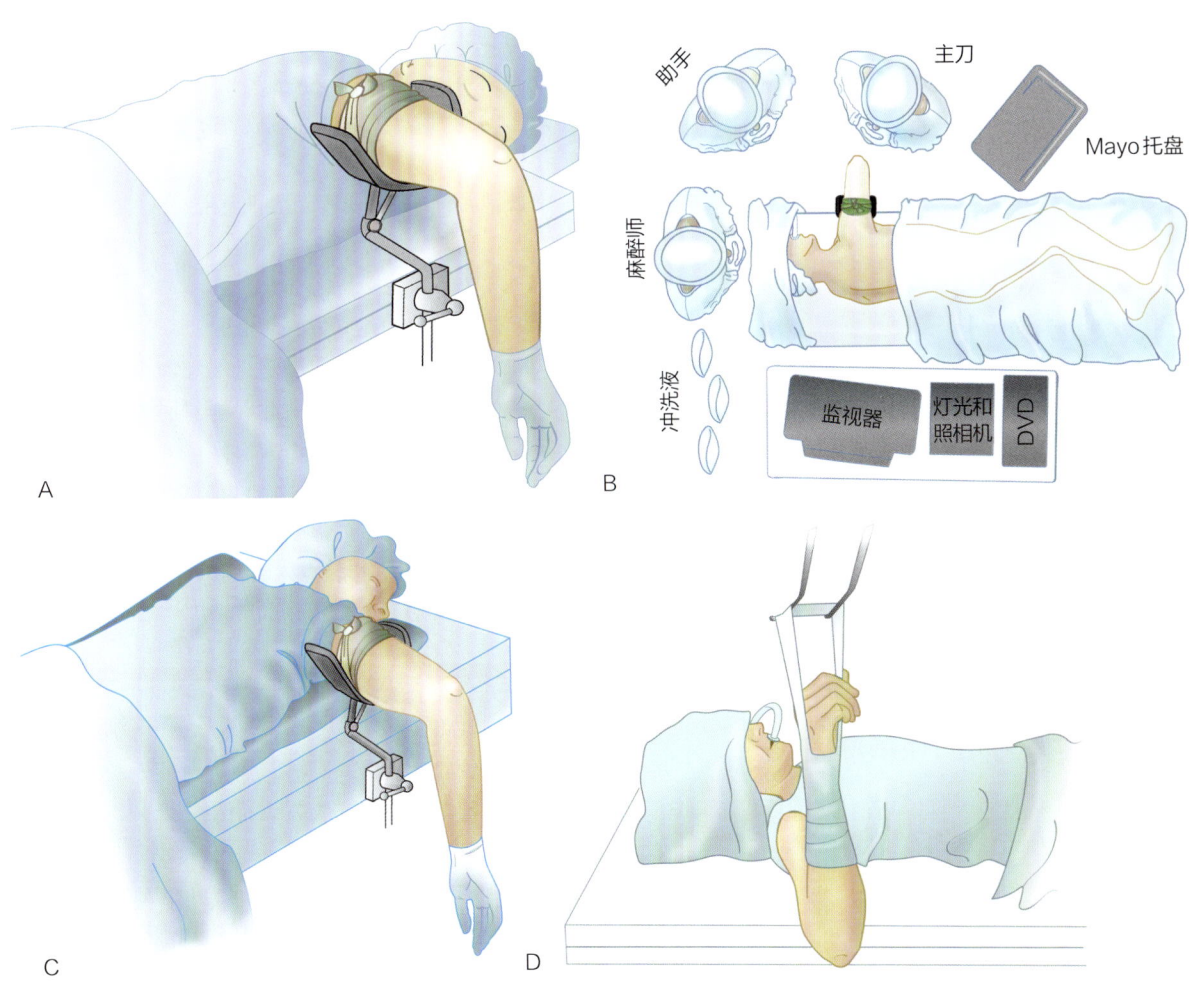

图3 A. 取侧卧位的肘关节术,患肢已安置止血带。B. 侧卧位术中手术室的布置。C. 患者可取俯卧位。这是较为常用的体位,特别有利于后室的操作,手术室的布置和术者的术中取位与侧卧位相同。D. 患者取仰卧位,有时术者较喜欢这个体位,因为可以比较容易地转为开放性手术,也易于麻醉,但该体位的后室操作相当困难。

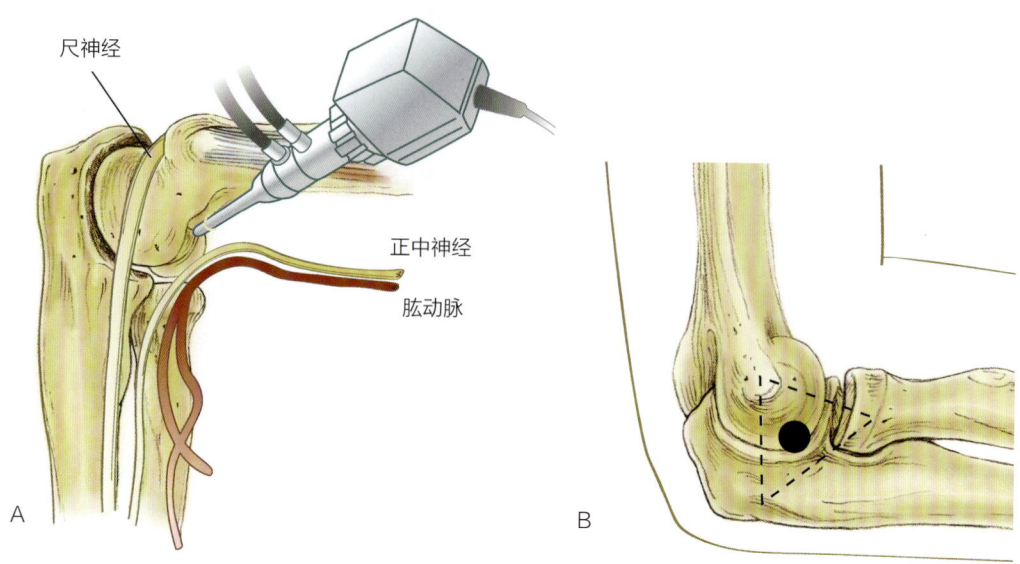

图4 A. 肘关节术中经由前内侧近端入路直接观察肱骨小头前份和桡骨头。B. 外侧"软点"入路位置。

术前计划

- 术前MRI检查，同时拍摄对侧肢体，有助于明确关节软骨的完整性，从而决定是否做清理术、游离体清除，是否需钻孔亦或是采用其他更复杂技术，如复位内固定或软骨移植。
  - 关节MRI还能明确游离体的数量和位置（如肘关节前室或后室）（图2C）。
- 复习所有的影像学资料。
- 麻醉下检视患肘活动度和韧带稳定性，特别是外翻松弛，对运动员而言，尺侧副韧带的损伤会增加肱桡关节的负荷。

体位

- 肘关节镜术可以取仰卧位、侧卧位或俯卧位（图3）。
- 多数倾向俯卧位，易于操作肘关节进入，减少仰卧位肘关节镜术手指牵引装置，降低无菌术野出现干扰导致的感染风险。
- 患者的胸、膝、足、踝部都应放置软垫。
- 手臂置于持臂架上。
- 上肢消毒铺单后，安置无菌止血带。

入路

- 手术最初入路的建立方法。
  - 采用前内侧近端、前外侧近端和两个后侧入路做肘关节镜诊断性检查，由此保证对肘关节有个整体的评估，且不会遗漏任何游离体。
- 经由前内侧近端入路（图4A）可以观察肱骨小头，观察的同时使肘关节做全幅度的屈伸活动。
- 外侧入路（有时称作软点入路）用于直接进入肱桡关节，并由此对OCD和软骨损伤的程度进一步明确（图4B）。

关节镜下清理和游离体清除

- 肘关节镜术可以取俯卧位（笔者喜欢的体位）、侧卧位或仰卧位，经内侧近端入路查视肱骨小头。
- 必须全关节探查寻找游离体。
  - 前内侧近端入路。
  - 前外侧近端入路。
  - 后正中入路。
  - 后外侧入路。
  - 外侧入路。
- 游离体经常隐藏于：
  - 桡尺近侧关节前方或关节间沟内。
  - 尺骨鹰嘴窝或后侧室的间沟内，特别是外侧沟。
- 经前内侧入路查视肱骨小头时，可经前外侧近端入路行器械（包括刨削刀、打磨头、抓钳和刮匙等）操作。
- 屈伸肘关节以帮助完整查视肱骨小头。
- 经由前侧入路清除游离体和软骨碎片（技术图1A、B）。
- 更换镜头至后侧入路并寻找游离体。

- 外侧入路(软点入路)用于全面评估肱骨小头。
  - 此入路的必要性在于可由此对软骨损伤的程度做出充分的评价,并对已脱落的软骨碎片做彻底清除。
- 经由此入路常能成功找到游离体。
- 游离体和剥脱的软骨碎屑或碎片以刨削刀、刮匙、抓钳和咬骨钳予以清除(技术图1C)。

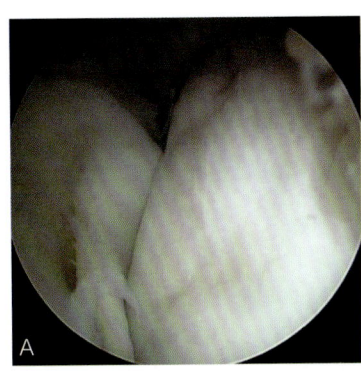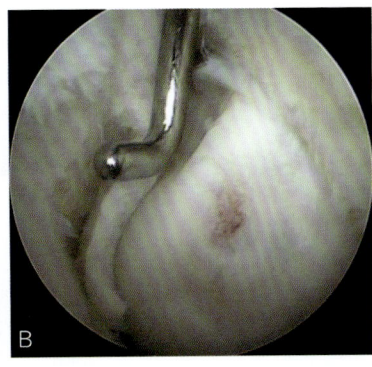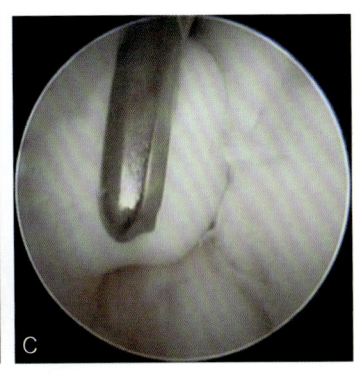

技术图1　肱骨小头的剥脱性骨软骨炎。A. 经由前内侧近端入路可见肱骨小头的软骨呈皮瓣样剥脱（左侧），以及轻度变形的桡骨头（右侧）。B. 为同一患者的肱骨小头,探钩示皮瓣样软骨剥脱。C. 由外侧入路作为观察入路,用抓钳清除游离体。

微骨折和关节打磨成形

- 如果OCD碎片游离无法原位固定,则采用微骨折和关节打磨成形技术以期刺激原病损部位的纤维软骨生长。
- 刺激纤维软骨重建的原理基于来自骨髓的多能干细胞长入局部的血凝块。
- 根据治疗膝关节软骨损伤的经验,彻底清除不稳定和受损软骨,保护病损部位的软骨下骨,才能获得满意的疗效。
- 肘关节镜术可以取俯卧位(笔者喜欢的体位)、侧卧位或仰卧位,采用内侧近端入路观察肱骨小头。
- 探查肘关节需要4个标准入路,同时加做外侧入路寻找游离体。
- 经前内侧入路查视肱骨小头时,可经前外侧近端入路行器械(包括刨削刀、打磨头、抓钳和刮匙等)操作。
- 屈伸肘关节以帮助完整查视肱骨小头。
- 以刨削刀和打磨头或刮匙和咬骨钳等手动器械清理病损区的骨质。
- 再将关节镜头转至后侧入路以寻找游离体。
- 外侧入路(软点入路)用于全面评估肱骨小头。
  - 此入路便于充分评估病损的程度并清除游离软骨；同时保证微骨折操作时器械的准确方向。
- 打磨成形经前外侧入路或外侧入路完成,使用高速刨削刀或打磨头。
- 对慢性软骨损伤,关节打磨成形去除硬化的软骨,将软骨下骨轻轻磨去一层,直至局部病损区渗血,此项技术的关键在于勿磨去过多的骨松质。
- 如果OCD仅是软骨层膨起而表面完整,则将软骨去除,骨床打磨至出血即可。
- 如果OCD或软骨损伤出现骨床裸露,则可采用微骨折技术或钻孔技术使之出血。
- 微骨折技术理论上比钻孔技术丢失更少的骨组织,不会产生热伤害。
- 微骨折技术在骨床上每隔3～4 mm用骨锥锥入骨质约4 mm深,钻孔技术则使用0.062 in(1.57 mm)的克氏针(技术图2)。
- 如果前外侧或外侧入路无法保证微骨折或钻孔的方向,则根据解剖情况,用腰椎穿刺针由外向内做一个入路。

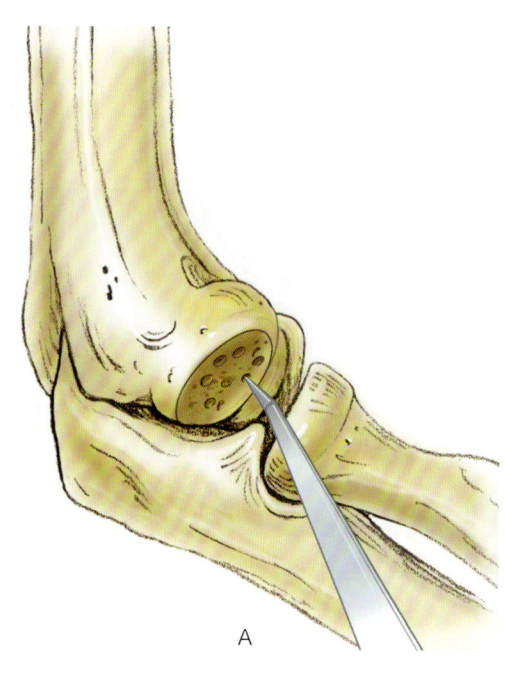

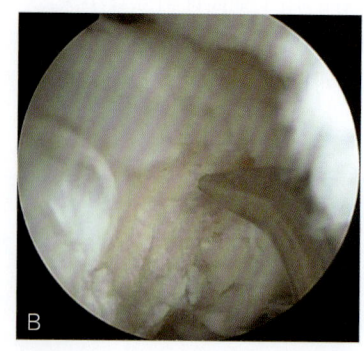

技术图2　A. 微骨折技术治疗肱骨小头病变，在其上每隔约4 mm做4 mm深的小孔。B. 以外侧入路作为观察入路所摄的术中照片，骨剥脱性骨软骨炎区的硬化软骨已被去除，在病损区边缘用微骨折技术以骨锥打孔。

钻孔技术治疗表面完整的OCD损伤

- 如果OCD损伤其表面的软骨层完整，则可采用钻孔技术促进其愈合，尽管在多数情况下并不需要如此。
- 有些医生为了避免损伤关节软骨采用由外向内技术，有些则在关节内透过关节软骨钻孔，关键在于尽量避免损伤OCD膨起的软骨。
- 肘关节镜术可以取俯卧位(笔者喜欢的体位)、侧卧位或仰卧位经由内侧近端入路查视肱骨小头。
  - 探查肘关节需要4个标准入路，同时加做外侧入路寻找游离体。
- 经由前内侧入路查视肱骨小头时，可经前外侧近端入路行器械(包括刨削刀、打磨头、抓钳和刮匙等)操作。
- 屈伸肘关节以帮助完整查视肱骨小头。
- 再更换镜头至后侧入路寻找游离体。
- 外侧入路(软点入路)用于全面评估肱骨小头。
- 如果OCD损伤表现为关节软骨完整、软骨下骨软化、软骨纤维化、软骨变性，依靠直视判断或以探钩触诊(技术图3)判断，还可以用镜下视诊判断。
- 钻孔需穿透软骨和硬化的软骨下骨以期促进愈合。

- 尽可能少地穿透完整的关节软骨，但软骨下骨板的钻孔数应数倍于软骨上的钻孔数。
  - 为此，应通过单个(或数个)软骨孔，依靠调整钻头的不同方向来对软骨下骨钻孔。
- 钻孔可采用1.6 mm克氏针。
- 如果前外侧或外侧入路无法使微骨折或钻孔器械获得满意的方向，则根据解剖情况，用腰椎穿刺针由外向内加做一个入路。

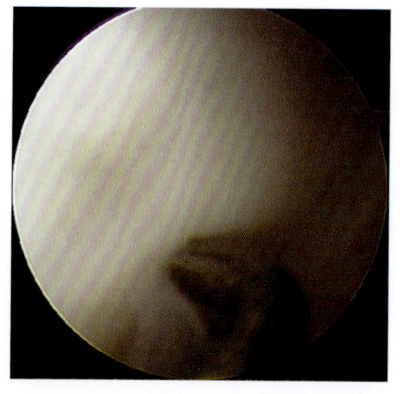

技术图3　从外侧入路观察关节软骨完整的剥脱性骨软骨炎。由于缺少软骨下骨的支撑，探钩触及软骨可致其形变。

钻孔技术治疗关节软骨完整的OCD损伤：由外向内技术

- 对于关节软骨完整的OCD损伤，钻孔技术可促进其愈合。
- 为避免损伤关节软骨，有些术者采用由外向内技术，而有些则在关节内透过关节软骨钻孔，关键在于避免损伤OCD膨起的软骨。
- 肘关节镜术可以取俯卧位（笔者喜欢的体位）、侧卧位或仰卧位经由内侧近端入路查视肱骨小头。
  - 全面探查肘关节需要4个标准入路，同时加外侧入路寻找游离体。
- 经前内侧入路查视肱骨小头时，可经前外侧近端入路行器械（包括刨削刀、打磨头、抓钳和刮匙等）操作。
- 屈伸肘关节以完整查视肱骨小头。
- 再将关节镜换至后侧入路以寻找游离体。
- 外侧入路（软点入路）用于全面评估肱骨小头。
- 如果OCD损伤表现为关节软骨完整，软骨下骨软化、软骨纤维化、软骨变性，可以依靠直视判断或以探钩触诊（技术图3）判断，还可以用镜下视诊判断。
- 使用透视以明确病损情况。
- 采用前交叉韧带重建术胫骨定位器或后交叉韧带重建术股骨定位器以帮助钻孔从关节外向病损区方向瞄准。
- 根据病损的位置，从肱骨外上髁的近端偏前或肱骨远端后方进入钻孔。
- 在关节外钻孔打入点需做一小切口，并钝性分离皮下组织。
- 钻孔使用1.6 mm克氏针，钻孔时镜下监测以避免损伤软骨。
- 克氏针应多向钻孔以促进病损的愈合。

内固定

- OCD的软骨碎片未完全游离、游离但形状完整，且软骨下带较多量的骨质，应考虑将其复位。
- 原则是固定软骨到骨床，促进病损愈合。
- 肘关节镜术可以取俯卧位（笔者喜欢该体位）、侧卧位或仰卧位经由内侧近端入路查视肱骨小头。
- 如果部分游离的软骨块需要内固定，则可能需要关节切开。此时患者取侧卧位使手术更易操作。
- 全面探查肘关节需要4个标准入路，同时加做外侧入路寻找游离体。
- 经由前内侧入路查视肱骨小头时，可经前外侧近端入路行器械（包括刨削刀、打磨头、抓钳和刮匙等）操作。
- 屈伸肘关节以帮助完整查视肱骨小头。
- 游离体和剥脱的软骨碎屑或碎片以刨削刀、刮匙、抓钳和咬骨钳予以清除。
- 再将关节镜头换至后侧入路以寻找游离体。
- 外侧入路（软点入路）用于全面评估肱骨小头。
  - 此入路的必要性在于可由此对软骨损伤的程度做出充分的评价，并对已脱落的软骨碎片做彻底清除。
- 将皮瓣样软骨块或游离软骨块拨开，清理其下的硬化骨和纤维组织（技术图4A），对骨床仍需钻孔以促进愈合。
- 打磨成形主要经前外侧或外侧入路完成，使用高速刨削刀或打磨头或克氏针完成，避免打磨丢失过多骨质。
- 将软骨块复位至原骨床。
- 可用螺纹克氏针或普通克氏针做逆行固定，克氏针可以从肱骨外上髁部打出并最终移除（技术图4B、C）。
  - 克氏针尾端埋于关节软骨下以防止其贯穿关节。
- 可选择生物可吸收钉作为内固定（技术图4D）。
- 有些术者用金属螺钉内固定。这些钉或是没有螺钉头的螺钉，可以埋于关节软骨下；如果普通螺钉加压固定，日后需取出。
- 如果前外侧或外侧入路无法使微骨折或钻孔器械获得满意的方向，可以根据解剖情况，用腰椎穿刺针用外向内技术加做一个入路。
- 行关节清理或内固定可能需要关节切开。

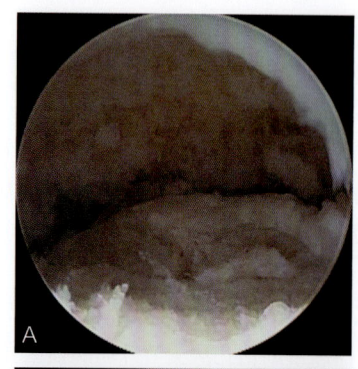
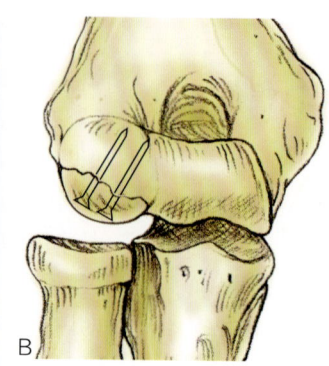
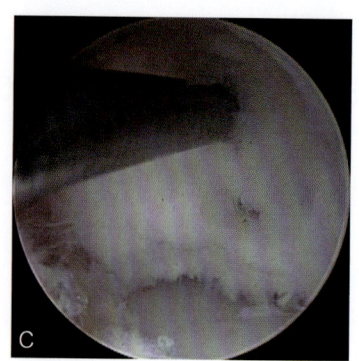
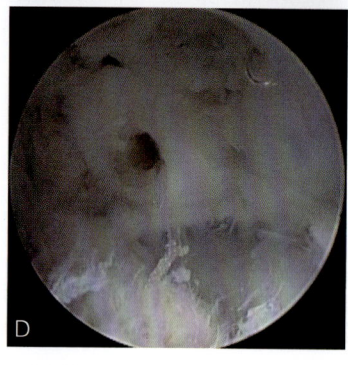

技术图4　肱骨小头的剥脱性骨软骨炎。A. 图上方为肱骨缺损部，图下方示骨软骨碎片像暗门一样被打开。将纤维组织清理（已完成）并做好骨软骨碎片固定的准备。B. 克氏针或螺钉做内固定的示意图。C. 碎片已复位，并以克氏针做临时固定。D. 以可吸收钉固定已复位的骨软骨碎片（共用了3枚可吸收钉固定此碎片）。

骨软骨自体移植

- 如果OCD碎片游离无法复位固定，病损区表现为"火山口"样骨软骨缺损灶，尤其累及外侧柱时，则考虑采用自体的骨软骨栓移植以减轻病灶边缘软骨的压负荷，并恢复关节外侧柱的支撑。
- 骨软骨栓取自膝关节移植至肱骨小头。
- 肘关节镜术可以取俯卧位（笔者喜欢该体位）、侧卧位或仰卧位，经内侧近端入路查视肱骨小头。由于骨软骨栓的置入需要做关节切开，其取材取自膝关节，故仰卧位最为多用。
- 全面探查肘关节需要4个标准入路，同时加做外侧入路寻找游离体。
- 经由前内侧入路查视肱骨小头时，可经前外侧近端入路行器械（包括刨削刀、打磨头、抓钳和刮匙等）操作。
- 屈伸肘关节以帮助完整查视肱骨小头。
- 可能需要做后侧入路或外侧入路。
- 肘关节前方做切口，由指总伸肌和桡侧腕长短伸肌之间的间隙进入，暴露肘关节的前关节囊，并将其切除。
- 在肘关节伸直位，在其后方做纵行切口，分离肘后肌和后关节囊，暴露OCD损伤。
  ○ 取后外侧Kocher入路由肘肌和尺侧腕伸肌之间的间隙进入，避免损伤外侧副韧带复合体，由此入路可显露后肱桡关节。
- 采用适宜的软骨移植器械。
- 评估损伤大小，明确需采集软骨的大小和数量，不必100%覆盖病损面积。
- 用软骨移植系统内的钻磨工具，在病灶建立准备置入骨栓的受植孔。
- 一般情况下，由于病损区骨床硬化，使用移植钻磨工具建立受植孔非常困难，可使用空心钻完成。
- 在置入骨栓前，在孔洞底部钻孔以刺激骨髓进而促进骨愈合。
- 膝关节镜术或做切开，在膝关节髁间凹或股骨外髁边缘非负重区采集骨栓，骨软骨栓的长度约为10 mm。
- 采用这些技术的报道数量很少，其中一部分是用3.5 mm的多骨栓移植法，部分使用单骨软骨栓移植法。
- 受植孔的深度可使用测深器或标尺测量。
- 骨软骨栓的长度需与受植孔的深度相匹配。
- 骨栓的软骨面需与周围的正常软骨平齐。
- 完全覆盖病损区不可能，覆盖区达到80%~90%已经可以接受。

要点与失误防范

神经损伤	• 腕关节镜治疗OCD或其他疾病的最大风险是神经损伤。掌握肘部神经解剖特别是入路周围的解剖具有重要意义。最安全的方法是优先使用近端内侧入路及近端外侧入路。扩张关节、使用由外向内技术、皮肤切开后只使用钝性器械均有助于减轻医源性神经损伤。
外侧入路	• 熟悉外侧入路对于诊治肱骨小头软骨及骨软骨病变非常重要。外侧入路对桡骨头及肱骨小头的显示效果最佳。部分OCD中的游离体仅能通过外侧入路观察到。不采用外侧入路无法达到最佳的效果。
中转开放手术	• 有时,滑膜炎或缺少操作空间使病变的显露变得非常困难。此外,关节镜下骨病变部位可能比较困难。如果显露或固定存在困难,中转为开放手术的标准应该降低。具体标准要根据术者操作关节镜的经验和熟练程度。

术后锻炼

- 肘关节清理或关节镜下游离体清除术后:
  - 鼓励患者早期做活动度锻炼以避免关节活动度丢失。早期目标还包括减轻肿胀、疼痛以及肌肉萎缩。
  - 恢复完全的关节活动度且软组织肿胀消退后,功能锻炼的重点除关节的活动度训练外再增加肌力训练和关节的耐力训练。以上锻炼方案常于术后2周开始。
  - 术后4周,运动员可恢复功能性训练,进一步恢复力量、耐力和灵活度。但是有学者认为OCD患者若伴有软骨缺损病灶,不应再从事体育运动,因为肘关节有关节退变风险。
- 若术中在病损区钻孔治疗,则患者应延迟恢复运动直至术后3~6个月,且需要在X线片上可见软骨表面完整或有明确愈合的证据。
- 做微骨折或内固定术后:
  - 仍然鼓励做活动度训练,但部分临床医生将患者的肘关节保持内翻位并置于可屈伸铰链支具中,以减轻肱桡关节的应力。
  - 部分临床医生认为还需加用CPM锻炼,能更好地营养软骨,避免微骨折血凝块或内固定后的软骨表面因愈合所致的关节粘连。在这类锻炼计划中,术后最初6周内不做肌力训练。
  - 恢复体操或投掷运动被延至术后6个月后。
- 自体软骨移植术后:
  - 术后2周内石膏或支具制动关节。
  - 术后第3周开始活动度锻炼。
  - 术后3个月开始肘关节和前臂的力量训练。术后6个月开始投掷训练,术后10~12个月恢复正常训练。

预后

- 由于缺乏公认的分类系统,报道病例数有限,以及发病年龄、症状、病损区的大小、部位、关节稳定性及病损潜在再生能力等多方面的差异性,文献对OCD保守治疗或手术治疗的随访结果很难比较和分析。而且,对明确诊断的影像学方法、手术技术和随访时间等方面也存在着很大的不同。
- 文献中比较统一的是需要术后限制患者(即便治疗相当成功)肱桡关节的高应力负荷,以免良好的短期治疗效果再次恶化。所以,建议大多数棒球投手改打其他位置,建议体操运动员不宜继续参加高水平的竞赛。
- 对OCD的保守治疗效果并不都能取得令人满意的效果。
- Takahara等[6,7]研究结果显示对早期OCD的保守治疗做了平均5.2年的随访,半数以上的患者活动时仍有疼痛,低于半数的病灶在X线片上显示有所改善。
- 手术治疗也并不都能取得良好的治疗效果。
- Bauer等[1]的研究是肘关节OCD治疗文献报道中随访时间最长的,其对31位肱骨小头OCD患者(其中23人做了病灶清理或游离体摘除)随访了23年。结果显示,大多数患者有活动度的丢失(屈曲度平均丢失9°,伸直2°,旋前6°),且活动时仍有疼痛。影像学显示61%的患者有肘关节退化性改变;58%的桡骨头见骨性增大。
- McManama等[4]的结果共包括14位肱桡关节OCD损伤的青少年患者,经由外侧入路做了病灶清理术,平均随访2年。虽然文中并未对病灶大小做出说明,但93%的患者获得了优良的治疗效果。
- Jackson等[3]治疗了罹患OCD的10名女性体操运动员,对其做软骨刮除、钻孔以及游离体清除术,其后平均随访3年。结果显示所有患者症状减轻,但仅有1名患者重返竞技场,且运动时仍伴有不适感。在随访终末期时伸肘度丢失9°,此结果与其他文献报道基本一致。
- Ruch等[5]对12名OCD青少年患者做关节镜下清理术,并平均随访3.2年。肘关节屈曲挛缩平均改善13°(术前23°至术后10°)。所有患者X线片显示有肱骨小头的重塑改变,但大约有42%的患者合并有桡骨头增大。92%的患者对治疗效果相当满意,没有遗留任何症状。但值得注意的是,5名患者(42%)的外侧关节囊可见三角形的撕脱碎片(在X线片上可见,但关节镜下未

- 见),这种情况被认为与治疗结果不佳在统计学意义上有显著的相关性。
- Baumgarten等[2]研究治疗罹患OCD的16名患者(17个肘关节),术后平均随访4年(24~75个月)。结果表明肘关节屈曲挛缩平均改善14°,大约24%的患者仍有疼痛症状,9名棒球投手中的7名(78%)和5名体操运动员中的4名(80%)重返运动赛场,无患者发展成关节退变性疾病。

并发症

- 手术治疗OCD的并发症并不包括屈曲挛缩、肘关节疼痛、骨关节炎和无法回复至原运动水平。
- 非手术治疗肘关节游离体可能使病情严重。
- 手术治疗,特别是关节镜手术,有神经损伤的风险,其主要原因是神经组织距离关节镜手术常用入路十分接近。

(梁博 译,章程 审校)

参考文献

[1] Bauer M, Jonsson K, Josefsson PO, et al. Osteochondritis dissecans of the elbow: a long-term follow-up study. Clin Orthop Relat Res 1992;284:156-160.

[2] Baumgarten TE, Andrews JR, Satterwhite YE. The arthroscopic classification and treatment of osteochondritis dissecans of the capitellum. Am J Sports Med 1998;26:520-523.

[3] Jackson D, Silvino N, Reimen P. Osteochondritis in the female gymnast's elbow. Arthroscopy 1989;5:129-136.

[4] McManama GB Jr, Micheli LJ, Berry MV, et al. The surgical treatment of osteochondritis of the capitellum. Am J Sports Med 1985;13:11-21.

[5] Ruch DS, Cory JW, Poehling GG. The arthroscopic management of osteochondritis dissecans of the adolescent elbow. Arthroscopy 1998;14:797-803.

[6] Takahara M, Ogino T, Fukushima S, et al. Nonoperative treatment of osteochondritis dissecans of the humeral capitellum. Am J Sports Med 1999;27:728-732.

[7] Takahara M, Ogino T, Sasaki I, et al. Long-term outcome of osteochondritis dissecans of the humeral capitellum. Clin Orthop Relat Res 1999;363:108-115.

第15章 肱骨髁上和肱骨髁间骨折的切开复位内固定

Open Reduction and Internal Fixation of Supracondylar and Intercondylar Fractures

Joaquin Sanchez-Sotelo

病史和体格检查

- 肱骨远端骨折常见于2个年龄段：
  - 高能量损伤的年轻患者。
  - 骨量减少的老年患者。
- 肱骨髁上骨折和肱骨髁间骨折的主要特点是骨折粉碎，增加了内固定的难度。
- 对病情初步评估的目的在于：
  - 了解骨折分型。
  - 明确外伤前患者是否已有肘关节疾病或不适。
  - 明确相关软组织损伤的范围（尤其是开放骨折）。
  - 鉴别相关的骨骼肌或血管神经损伤。

影像学和其他诊断性检查

- 首先拍摄肘关节的正侧位X线片，仔细阅片，明确骨折线分布和骨折粉碎的范围及程度。检查尺桡骨近端相关损伤同样重要。
  - 由于肱骨远端几何外形复杂，骨折块重叠，因此单凭X线片难以全面了解骨折的类型（图1A、B）。
- CT平扫和三维重建很有必要，尤其对于一些比较复杂的病例。便于术者在固定时寻找特定的骨折块，从而有利于准确的骨折复位（图1C、D）。
- 麻醉下术前于手术室牵引状态下摄片是有益的，尤其是CT。

手术治疗

- 内固定是大部分肱骨远端骨折的治疗选择。
- 目前的内固定技术立足于以下几个方面：
  - 内固定的使用更注重改善内植物整体的力学稳定性。
  - 关节周围预弯（解剖型）接骨板的使用。
  - 接骨板上锁定螺钉的使用。
- 对于既往存在肘关节病变的老年患者及骨质疏松的低位粉碎性骨折患者，可以考虑肘关节置换[12,14]。然而，即使低位的经肱骨髁骨折，内固定同样能够取得成功[18]。
- 内固定技术的应用目的是使内植物整体达到足够的稳定性，术后肘关节可以在无辅助装置保护下立即活动而无须担心骨折移位[12,14]。遵循以下原则，大多数肱骨远端骨折，即便骨折更复杂也能达到上述效果（图2）：
  - 用作内固定的接骨板如图使用，以达到肱骨远端骨折块的最佳固定。

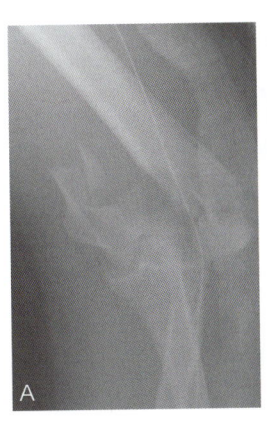
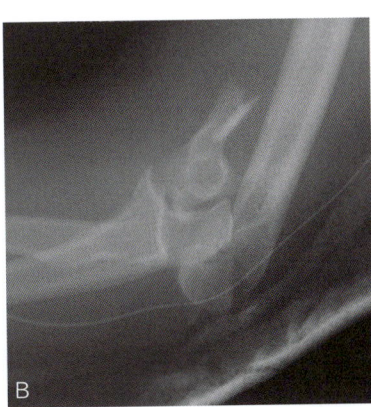
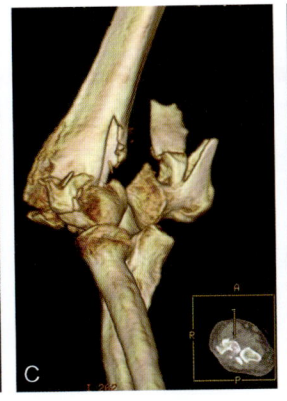
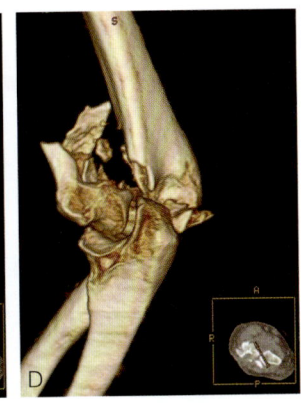

图1 A、B. 正侧位X线片显示累及肱骨远端关节面的肱骨髁间粉碎骨折，由于肱骨远端复杂的几何外形和粉碎骨折，以及骨折块的重叠，因此很难完全理解骨折的复杂程度。C、D. 应用CT平扫和三维重建有助于理解骨折的形态，并对手术中骨折块的位置和形态做出预判。

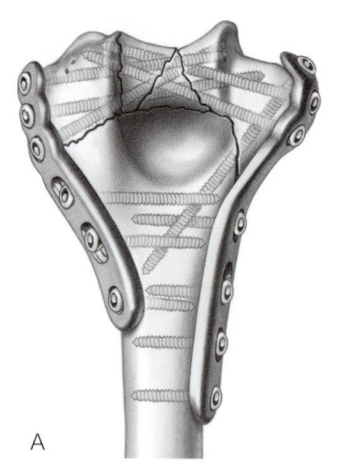
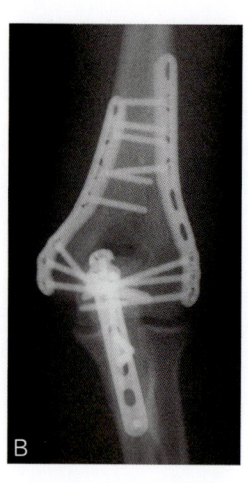

图2 A. 使用2块内、外侧平行接骨板可以达到肱骨远端骨折块的最佳固定，增加肱骨髁上平面的稳定性。B. 术后肘关节正位X线片显示肱骨远端复杂骨折得到了解剖复位，并采用本章节所述原则和技术获得稳定的内固定。尺骨鹰嘴截骨后用接骨板做复位固定（A的版权：Mayo Clinic）。

- 远端螺钉的固定提供了肱骨髁上平面的稳定性，要真正做到骨折块间的加压。

入路

- 做到满意的复位和固定的前提是适当的手术显露。
- 尺神经的处理存在争议。一些术者建议常规皮下转位，而另一些倾向于在术后将神经留在原处。无论采用何种处理方法，许多患者术后会出现暂时或永久的尺神经病变，多为感觉敏感。因此，术前沟通非常重要。
- 大部分骨折需要术中对伸肘装置做游离，可经尺骨鹰嘴截骨，肱三头肌翻转或肱三头肌劈开显露。
- 偶尔一些简单骨折可以经肱三头肌两侧显露并操作，而不需要干扰伸肘装置。

- 经尺骨鹰嘴截骨是大多数肱骨远端骨折内固定手术的首选入路[13]。
  - 优点。
    - 提供最佳的手术显露。
    - 通过截骨面的骨性愈合，减少了术后肱三头肌伸肘功能障碍的可能。
  - 缺点。
    - 并发症：骨不连，关节内粘连。
    - 内植物可能需要取出。
    - 不利于术中改行肘关节置换。
    - 可能减弱肘肌。
    - 无法将尺骨近端作为判断复位和活动的参考。
- 经肱三头肌翻转和劈开入路[9]可以保留尺骨的完整性。
  - 避免尺骨鹰嘴截骨相关的并发症。
  - 便于术中改行全肘关节置换。
  - 可利用尺骨近端作为模板，评估肱骨远端关节面复位。
  - 可以在骨折固定后评估肘关节伸直功能的不足，尤其对于需要干骺端缩短的骨折病例非常有用。
- 经肱三头肌两侧入路[1]。
  - 目的和指征。
    - 目的是为骨折固定提供合适的显露，同时避免干扰伸肘装置。
    - 该入路仅用于非常简单的骨折类型[如关节外或简单的肱骨远端关节内骨折（AO/OTA分型的A型、C1型和C2型）]，或者当考虑到肘关节置换时。
  - 优点。
    - 该入路避免了与伸肘装置相关的并发症发生。
    - 术后不需要保护或限制肘关节活动。
    - 减少手术时间。
  - 缺点。
    - 该入路只能有限地显露肱骨远端关节面。

手术入路

经尺骨鹰嘴截骨入路

- 楔形截骨提供了更好的稳定性（技术图1A）。
- 楔形截骨远端顶点要位于尺骨鹰嘴关节面裸区的中央。
- 用电刀沿着截骨平面外侧缘分离肘肌。
  - 或者将肘肌在截骨远端的附着部分游离，向近端尺骨附着部分翻转，从而减少肘肌的损伤[2]。
- 先用薄的摆锯截骨。使用厚锯片会去除过多骨量，固定鹰嘴截骨部位时难以实现骨块间加压，从而增加鹰嘴截骨部位骨不连的风险。
- 最后用骨刀完成截骨。
  - 降低对尺骨近端和肱骨远端关节面的损伤风险。
  - 造成了截骨面相对的不规则，增加了复位的准确性。
- 截骨后牵开以显露手术区（技术图1B）。
- 固定（技术图1C）。
  - 一些生物力学研究发现，联合使用1枚直径7.3 mm的骨松质螺钉和张力带要优于单独1枚螺钉或克氏针加张力带固定；而其他研究发现没有区别。

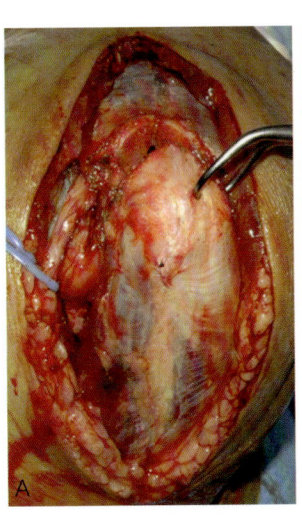 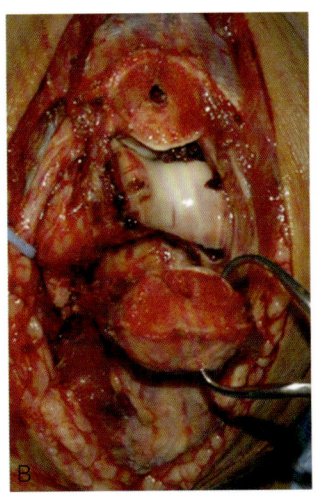 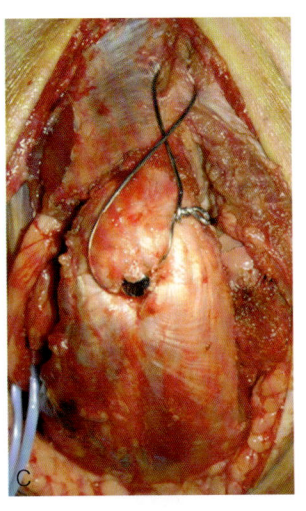

技术图1 经尺骨鹰嘴截骨入路提供了肱骨远端骨折固定的最佳显露。A. 先用微型摆锯做初步的楔形截骨,最后用骨刀凿断关节面。如果考虑截骨后用螺钉固定,则在截骨前要先钻孔并攻丝。B. 将截骨后近端骨块连同肱三头肌翻开,可以充分显露关节面和肱骨远端内外侧。C. 尺骨鹰嘴截骨后可以用1枚骨松质螺钉和张力带、克氏针张力带,或接骨板固定。

- 笔者首选克氏针加张力带固定的方法。
- 若计划用螺钉固定,在截骨前要完成钻孔和攻丝。
- 钢板固定能够改善固定效果,但增加了切口并发症的风险。
- 开发髓内固定锁钉远近两端很有意义,既有稳定和髓内固定的优势,又可以降低伤口并发症并避免痛苦的内固定取出。

经肱三头肌翻转和劈开入路

- Bryan-Morrey 经肱三头肌入路(技术图2)。
  - 沿上臂内侧肌间隔游离肱三头肌。
  - 沿尺侧腕伸肌外侧切开前臂的筋膜和骨膜。
  - 由内向外游离肱三头肌、前臂筋膜和肘肌,保持相互间的连续性。
  - 必须保护好内侧副韧带的前束和外侧尺副韧带,避免术后肘关节不稳定。
- Mayo 改良的 Kocher 扩大入路。
  - 沿上臂外侧肌间隔及肱骨干后缘游离肱三头肌。
  - 由外向内游离肱三头肌和肘肌,并保持两者的连续性。
  - 如前所述,必须保护好内侧副韧带的前束和外侧尺副韧带,避免术后肘关节不稳定。

肱三头肌两侧入路

- 沿内、外侧肌间隔游离肱三头肌。

- 外侧的游离可以延伸至肘肌前方(技术图3)。
- 关节囊切开要在内侧副韧带和外侧副韧带复合体的后方。

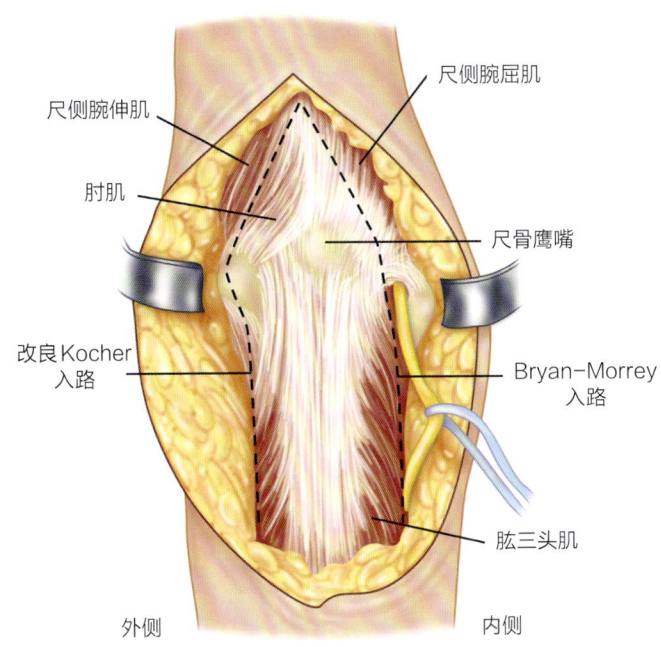

技术图2 伸肘装置(例如肱三头肌、肘肌和前臂筋膜)经尺骨骨膜下完整地游离,可以由内向外分离(Bryan-Morrey入路)或由外向内分离(Mayo改良的Kocher扩大入路)。

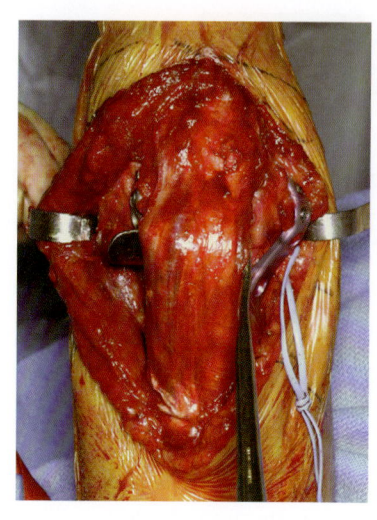

技术图3 骨折没有或很少累及肱骨远端关节面时，内固定手术可以经肱三头肌两侧完成。如图所示，伸肘装置基本保持完好。

内固定

实用技巧

- 肱骨远端骨折块（关节骨块）的螺钉置入要遵循以下原则：
  - 所有螺钉都要尽可能经接骨板置入。
  - 每一枚螺钉尽量长达对侧柱，与对侧接骨板固定的骨折块相连接。
  - 用尽可能多的螺钉固定远端骨折块。
  - 每一枚螺钉的选用要尽可能长。
  - 每一枚螺钉要连接尽可能多的关节骨块。
  - 所有螺钉在远端骨折块内互相交错固定，将内外侧柱牢固地相互连接，形成类似弓状或圆拱形的结构。
- 使用接骨板内固定。
  - 接骨板的应用要同时在内、外侧柱的肱骨髁上水平达到加压作用。
  - 接骨板要有足够的强度和硬度，以免骨折愈合之前在肱骨髁上水平发生断裂和折弯。

关节面的临时整复和接骨板的放置

- 关节面骨块的解剖复位。
  - 尺骨近端和桡骨头可被用作复位模板。
- 仔细地评估旋转对位。
- 用光滑的克氏针临时维持复位（技术图4A）。

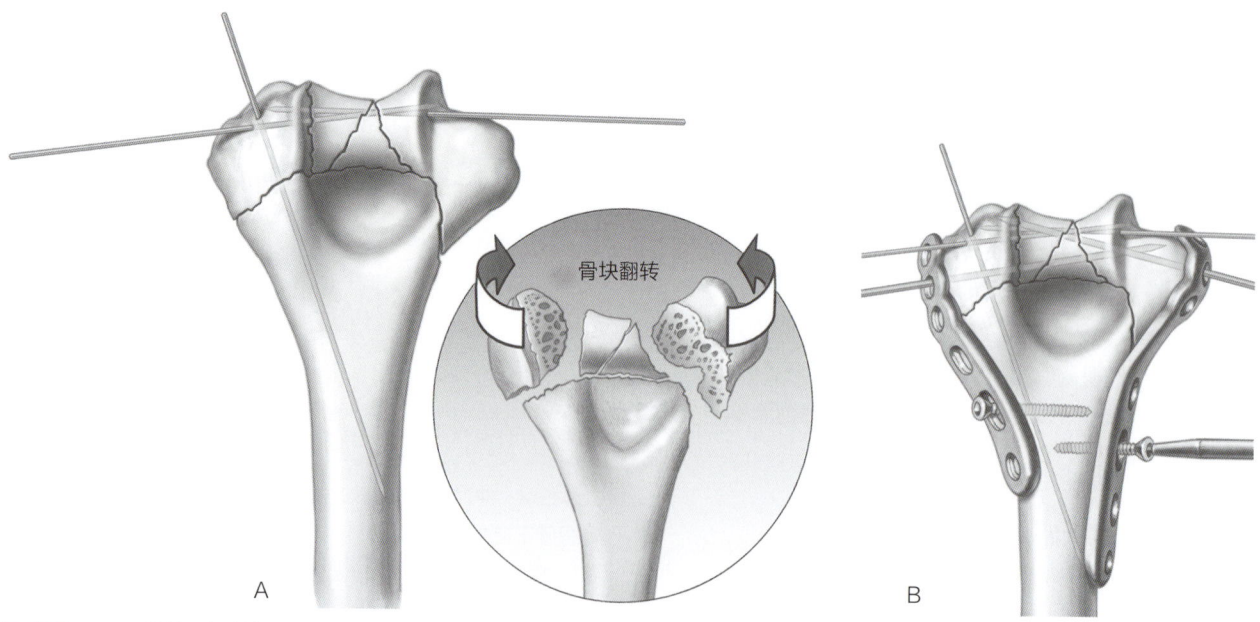

技术图4 A. 关节面解剖复位后用细克氏针维持，不影响接骨板和螺钉的应用。B. 内侧和外侧接骨板远端分别经直径2 mm的克氏针（随后用螺钉替代）做临时固定，近端2枚螺钉通过椭圆形滑动孔可对接骨板位置做微调（版权：Mayo Clinic）。

- 分别经内上髁和外上髁用2根直径2 mm的光滑克氏针交叉固定，便于接骨板的临时安放，克氏针随后可用螺钉更换固定。
- 小骨折块的最终固定可用细螺纹的克氏针和可吸收钉。
- 内外侧接骨板放置时，远端螺孔分别套入内外上髁的克氏针（技术图4B）。
- 分别用1枚皮质骨螺钉松松地拧入内外侧接骨板的滑动孔中，维持接骨板的位置不动；在滑动孔中拧入这些螺钉有利于随后接骨板位置的调整。

关节骨块和肱骨远端的固定
- 内外侧接骨板远端要分别钻入2枚或以上螺钉。如前所述，螺钉要尽量长，固定到对侧柱。
  - 钻入螺钉前，若关节面未粉碎，用一把大的点式复位钳对关节面骨折加压复位。
- 肱骨远端2根直径2 mm的光滑克氏针取出后，不需要再钻孔而可以直接拧入螺钉，这样可以避免钻头碰撞其他螺钉时的意外断裂。通常这些最后拧入的螺钉与先前拧入肱骨远端的螺钉互相交错，这就增加了内固定整体的稳定性（技术图5）。

肱骨髁上的骨块间加压和接骨板近端部分的固定
- 将一侧接骨板上的近端螺钉稍退出，用一把大的点式复位钳分别夹持同侧远端和对侧近端，在髁上水平予以最大限度的加压。随后将先前退出的螺钉拧紧维持该侧骨块间加压（技术图6A、B）。

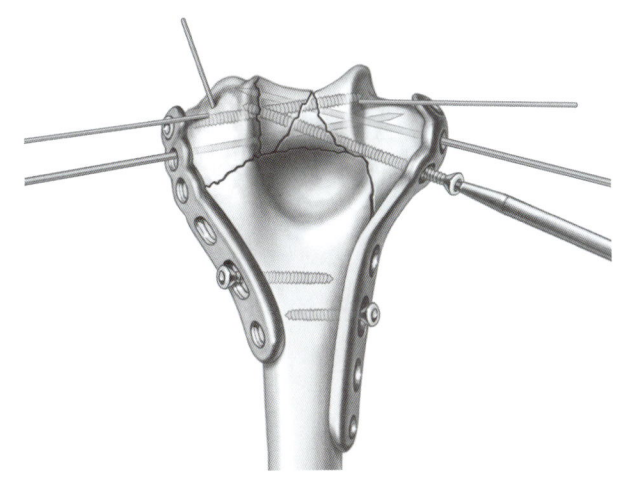

技术图5　用多枚长螺钉经接骨板拧入远端的骨块，以达到接骨板远端最大的锚着力。从内外侧方向打入的螺钉互相交错，形成一种内交锁结构，增加了骨折固定的稳定性（版权：Mayo Clinic）。

- 对侧采用同样方法操作。
- 然后拧入其余的骨干部螺钉，使曲度较小的接骨板与其下方骨面紧密贴合，同时螺钉的偏心拧入导致进一步的加压作用（技术图6C）。
- 小的后方骨折块可以用带螺纹的克氏针或可吸收钉固定。
- 取出临时固定的克氏针。
- 充分活动肘关节，关节活动要顺滑。若伸直受限，可考虑截除部分尺骨鹰嘴的近端顶。

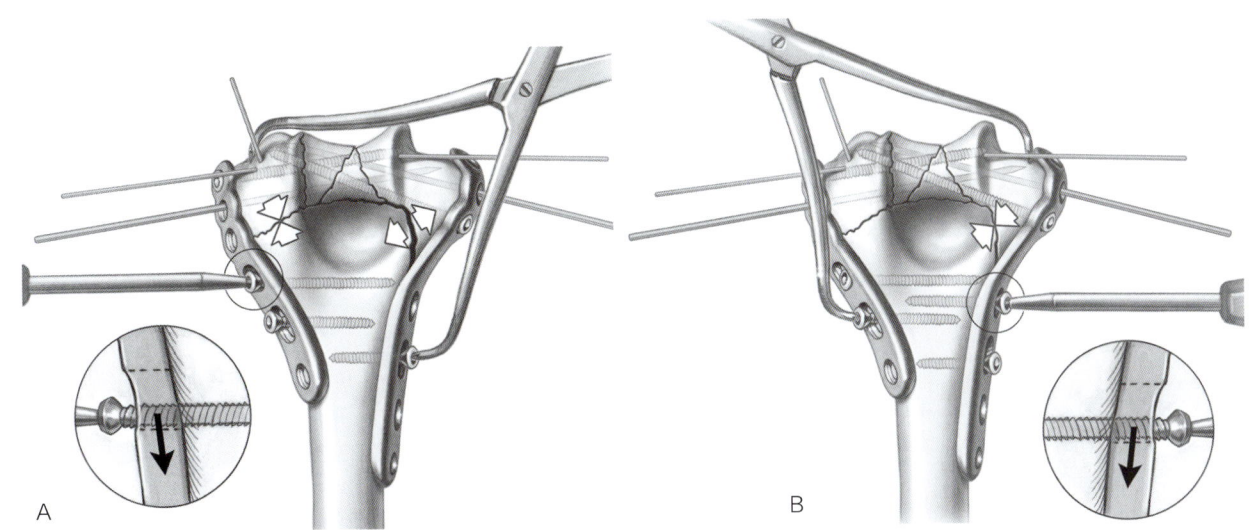

技术图6　A、B. 点式复位钳的应用、螺钉在偏心位加压方式的拧入，以及接骨板的轻微预塑形，最终形成了在肱骨髁上水平的骨折间加压作用。外侧柱和内侧柱使用同样的技术操作。

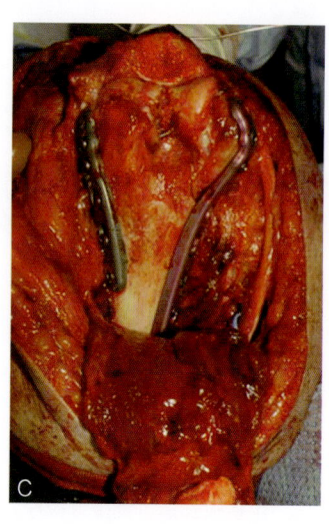

技术图6（续） C. 肱骨远端复杂骨折的内固定（A、B的版权：Mayo Clinic）。

肱骨髁上骨缩短

- 若肱骨髁上骨折粉碎（或骨丢失），只有将肱骨缩短形成合适的骨断端接触即非解剖性复位，才能在髁上水平应用加压技术（技术图7A、B）。
  - 肱骨短缩范围可在数毫米到2 cm，此时对伸肘力量的削弱很小[10]。
- 修整近端骨干的断面，直至确认与远端骨块形成合适的骨断端接触。
- 远端的骨块凑向近侧前方。骨块的前移给予桡骨头和尺骨冠突屈曲的空间，这是非常必要的。
- 使用先前介绍的技术将骨折固定在理想的位置。
- 将肱骨远端后方的骨面修整成一个新的深而宽的鹰嘴窝（技术图7C），否则伸肘将受到限制。

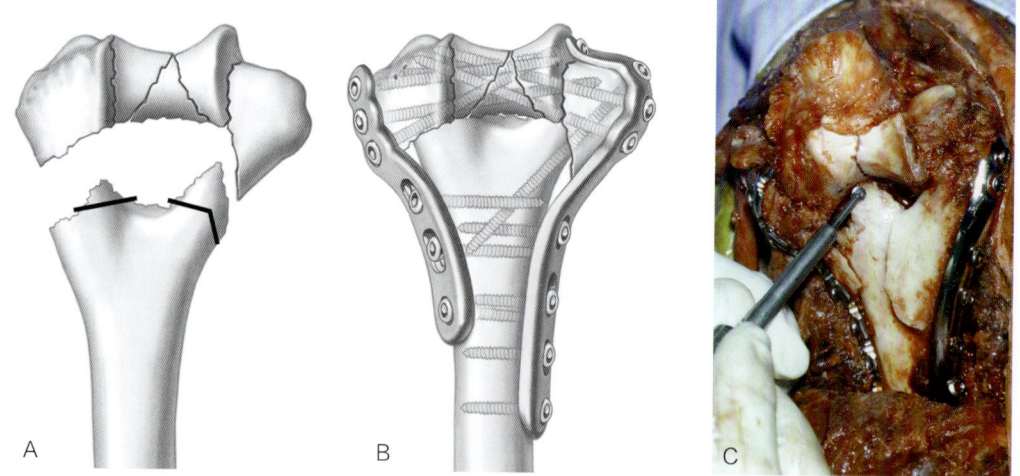

技术图7 对于肱骨髁上严重粉碎的骨折，要优先考虑骨块间适当的接触和加压，而不是强求解剖复位。通过对近端骨折面的骨性突起做修剪，肱骨全长可以缩短数毫米至2 cm（A）。将远端骨块凑向近侧前方，在非解剖位置予以固定（B）。C. 用牙科磨钻在近端骨块的后方重建一个新的鹰嘴窝（A、B的版权：Mayo Clinic）。

要点与失误防范

经尺骨鹰嘴截骨入路	• 楔形截骨的顶点靠远端。 • 使用薄的摆锯截骨，可以减少骨量丢失。 • 若考虑截骨后用接骨板固定，截骨前就要在接骨板螺钉孔位置预先钻孔，便于手术结束时截骨部位的固定。 • 类似地，若考虑用张力带结合髓腔内螺钉固定，则在螺钉钻入部位预先钻孔。
经肱三头肌翻转和劈开入路	• 骨膜下分离保留全层伸肘装置是非常关键的，有助于保持原位缝合后的愈合强度。 • 伸肘装置的缝合要在原来的解剖位置。 • 使用粗的不可吸收缝线[no. 5 Ethibond (Ethicon, Inc., Somerville, NIJ) 或 no. 2 钢丝缝线（Arthrex, Inc., Naples, FL）]经骨缝合。 • 6周内禁止对伸肘动作的拮抗。
经肱三头肌两侧入路	• 游离肱三头肌时，首先切开其深部的肘关节内外侧关节囊。 • 切除后关节囊和脂肪垫，以扩大显露。

术后处理

- 切口缝合后，用厚的敷料覆盖而不能加压包扎，石膏前托固定肘关节于伸直位，整个上肢要适当抬高。
  - 对于肿胀严重、开放性骨折或软组织条件不佳的患者，可以考虑使用切口性或标准负压辅助伤口关闭装置。
- 根据软组织损伤程度制订锻炼计划。通常在术后第1或第2日开始活动，但对于开放骨折或严重的软组织损伤可能需要延迟数日。
- 大多数患者需要在内固定术后第1周或第2周做持续被动活动，部分患者可能需要更长时间的被动操练。
- 术后当肘关节活动度达不到预期效果时，用可调节固定的屈伸支具辅助锻炼。
- 对异位骨化风险较高的患者，可考虑口服消炎痛或对骨折部位软组织做单次剂量的放疗。这也适用于那些合并头颅或脊柱外伤及短期内需多次手术的患者。骨折或尺骨鹰嘴部位处理不当会增加骨不连的发生率。

预后

- 使用现有内固定技术治疗肱骨远端骨折的结果见表1。
  - 对不同研究的结果很难做评价，因为其中损伤的严重程度无法相互比较，且术后活动度的测量精确性可能不同。
- 内固定技术的发展减少了内固定失效和骨不连的发生率，但肘关节活动度仍不能完全恢复。此外，其他并发症仍旧相对常见[8]，详见下文。

并发症

- 感染。
- 骨不连。
- 肘关节僵硬，伴有或不伴有异位骨化。
- 需要移除用来固定尺骨鹰嘴截骨的内植物。
- 肘关节创伤性关节炎或局部缺血坏死。
- 后期行关节成形或人工关节置换术。

（梁博 译，章程 审校）

表 1 肱骨远端骨折内固定治疗结果

研究	例数	平均年龄（范围）(岁)	随访(月)	骨折分型(例数)(AO分型)	开放性	平均关节活动度(范围)	总体结果	并发症(例数)	再次手术(例数)
Jupiter 等[5]	34	57(17~79)	70(25~139)	C1(13) C2(2) C3(19)	14(41%)	76°，至少30~120	79%满意	骨不连(2) 再骨折(1) 尺骨鹰嘴骨不连(2) Ⅱ期HO(1) 尺神经病变(4) 正中神经病变(1)	取出内固定(24) 关节囊切除术(3) HO清除(1) 神经减压(4)
Henley 等[14]	33	32(15~61)	18.3	C1(23) C2(8) C3(2)	14(42%)	平均伸肘，19；平均屈肘，126	92%满意*（仅25例患者接受评估）	内固定失效(5) 感染(2) 尺骨鹰嘴骨不连(2) Ⅱ期HO(2)	再次ORIF(2) 张力带去除(6) 尺骨鹰嘴截骨再次ORIF(2)
Sanders 等[17]	17	51(12~85)	>24	C1(4) C2(3) C3(10)	7(41%)	108(55~140)	76%满意*	延迟愈合(2) 感染(2) 肺栓塞(1) 尺神经病变(1)	取内固定(3) 尺神经减压(1)
McKee 等（闭合性骨折）[7]	25	47(19~85)	37(18~75)	C(25)	无	108(55~140)	平均DASH:20 (0~55)	尺神经炎(3) 暂时性桡神经麻痹(1) 骨不连(1) 畸形愈合(1)	张力带去除(3) 再次ORIF(1) 肘关节松解(2)
McKee 等（开放性骨折）[6]	26	44(17~78)	51(10~141)	C1(5) C2(13) C3(8)	100%	97(55~140)	平均DASH:23.7 (0~57.5) 60%满意 MEPS	感染性骨不连(1) 延迟愈合(4) 暂时性桡神经麻痹(1)	再次ORIF(3)
Pajarinen 等[11]	21	44(16~81)	24(10~41)	C1(6) C2(12) C3(3)	5(24%)	107(98~116)	56%满意 OTA	深部感染(1) 骨不连(2) 创伤性神经损伤(3) 尺骨鹰嘴骨不连(1)	再次ORIF(2)
Goffton 等[3]	23	53(16~80)	45(14~89)	C1(3) C2(11) C3(9)	7(30%)	122(伸肘丢失，19±12；屈肘，142±6)	平均DASH:12 (0~38) 主观满意度:93% 87%满意 MEPS	深部感染(1) 尺骨鹰嘴骨不连(2) Ⅱ期HO(3) 无菌性坏死(1) 反射性交感神经萎缩(1) 肱骨小头骨不连(1)	尺骨鹰嘴截骨再次ORIF(2) 肘关节松解(3) 肱骨小头ORIF(1)
Soon 等[19]	15	43(21~80)	12(2~27)	B(3) C1(4) C2(4) C3(4)	无	109(45~145)	86%满意 MEPS	暂时性尺神经炎(2) 内固定失效(3) 骨不连(1)	肘关节置换(1) 再次ORIF(3) 肘关节手法治疗或松解(4)
Sanchez-Sotelo 等[15]	32	58(16~99)	24(12~60)	A3(3) C2(4) C3(25)	13(44%)	平均伸肘：26(0~55) 平均屈肘：124(80~150)	83%满意 MEPS	延迟愈合(1) 尺神经病变(6) Ⅱ期HO(5) 感染(1)	伤口清除闭合(4) 植骨(1) HO清理(1) HO清理及关节零张成形术(1) 肱三头肌重建(1)

注：ROM，关节活动度；Ⅱ期HO，限制关节活动的异位骨化；ORIF，切开复位内固定术；TBW，张力带固定；DASH，臂、肩、手功能障碍评分；MEPS，Mayo肘关节功能评分；OTA，创伤骨科学会。
*根据Jupiter分级系统。

参考文献

[1] Alonso-Llames M. Bilaterotricipital approach to the elbow. Its application in the osteosynthesis of supracondylar fractures of the humerus in children. Acta Orthop Scand 1972;43:479-490.

[2] Athwal GS, Rispoli DM, Steinmann SP. The anconeus flap transolecranon approach to the distal humerus. J Orthop Trauma 2006;20: 282-285.

[3] Gofton WT, Macdermid JC, Patterson SD, et al. Functional outcome of AO type C distal humeral fractures. J Hand Surg Am 2003;28:294-308.

[4] Henley MB, Bone LB, Parker B. Operative management of intra-articular fractures of the distal humerus. J Orthop Trauma 1987;1: 24-35.

[5] Jupiter JB, Neff U, Holzach P, et al. Intercondylar fractures of the humerus. An operative approach. J Bone Joint Surg Am 1985;67: 226-239.

[6] McKee MD, Kim J, Kebaish K, et al. Functional outcome after open supracondylar fractures of the humerus. The effect of the surgical approach. J Bone Joint Surg Br 2000;82(5):646-651.

[7] McKee MD, Wilson TL, Winston L, et al. Functional outcome following surgical treatment of intra-articular distal humeral fractures through a posterior approach. J Bone Joint Surg Am 2000;82-A(12): 1701-1707.

[8] Lawrence TM, Ahmadi S, Morrey BF, et al. Wound complications after distal humerus fracture fixation: incidence, risk factors and outcome. J Shoulder Elbow Surg 2014;23(2):258-264.

[9] Morrey BF. Anatomy and surgical approaches. In: Morrey BF, ed. Joint Replacement Arthroplasty. Philadelphia: Churchill-Livingstone, 2003:269-285.

[10] O'Driscoll SW, Sanchez-Sotelo J, Torchia ME. Management of the smashed distal humerus. Orthop Clin North Am 2002;33:19-33.

[11] Pajarinen J, Björkenheim JM. Operative treatment of type C intercondylar fractures of the distal humerus: results after a mean follow-up of 2 years in a series of 18 patients. J Shoulder Elbow Surg 2002;11:48-52.

[12] Popovic D, King GJ. Fragility fractures of the distal humerus: what is the optimal treatment? J Bone Joint Surg Br 2012 94(1): 16-22.

[13] Ring D, Gulotta L, Chin K, et al. Olecranon osteotomy for exposure of fractures and nonunions of the distal humerus. J Orthop Trauma 2004;18:446-449.

[14] Sanchez-Sotelo J. Distal humeral fractures: role of internal fixation and elbow arthroplasty. J Bone Joint Surg Am 2012;94 (6):555-568.

[15] Sanchez-Sotelo J, Torchia ME, O'Driscoll SW. Complex distal humeral fractures: internal fixation with a principle-based parallel-plate technique. J Bone Joint Surg Am 2007;89(5):961-969.

[16] Sanchez-Sotelo J, Torchia ME, O'Driscoll SW. Principle-based internal fixation of distal humerus fractures. Tech Hand Upper Extremity Surg 2001;5:179-187.

[17] Sanders RA, Raney EM, Pipkin S. Operative treatment of bicondylar intraarticular fractures of the distal humerus. Orthopedics 1992;15: 159-163.

[18] Simone JP, Streubel PN, Sanchez-Sotelo J, et al. Low transcondylar fractures of the distal humerus: results of open reduction and internal fixation. J Shoulder Elbow Surg 2014;23(4):573-578.

[19] Soon JL, Chan BK, Low CO. Surgical fixation of intra-articular fractures of the distal humerus in adults. Injury 2004;35:44-54.

第16章 单纯肱骨小头和肱骨小头－滑车剪切型骨折的切开复位内固定

Open Reduction and Internal Fixation of Capitellum and Capitellar-Trochlear Shear Fractures

Asif M. Ilyas, Michael Rivlin, and Jesse B. Jupiter

定义

- 肱骨小头骨折比较少见，其发生率在所有肘关节骨折中不到1%，占肱骨远端骨折的6%[4]。
- 常合并桡骨头骨折和肘关节后脱位。
- 常合并桡骨头骨折和肘关节后脱位。Bryan和Morrey[4]曾对肱骨小头骨折做出分型，而后由Mckee做了改良。
  - 1型：肱骨小头完全骨折[14]。
  - 2型：贴近肱骨小头关节面的软骨下骨折[29]。
  - 3型：肱骨小头粉碎性骨折[2]。
  - 4型：肱骨远端冠状面剪切骨折，肱骨小头连同部分滑车形成完整骨折块[21]（图1）。
- 后来学者们逐步认识到单纯肱骨小头骨折很少见，多由肱骨远端冠状面骨折所累及，因此Ring等[25]提出一种新的分型方法。新分型包括5个解剖结构，其中1型关节损伤包含肱骨小头及肱骨小头－滑车剪切型骨折（图2）。
  - 1型：肱骨小头和滑车外侧面。
  - 2型：肱骨外上髁。
  - 3型：外侧柱后方。
  - 4型：滑车后方。
  - 5型：肱骨内上髁。
- 近来，Dubberley及其同事[8]基于影像学并考虑后侧粉碎性骨折，提出一种新的分型方法。
  - 1型：肱骨小头骨折（累及或不累及滑车边缘）。
  - 2型：肱骨小头和滑车骨折，骨折块未分离。
  - 3型：肱骨小头和滑车骨折，骨折块分离。
  - A型：肱骨髁后部无粉碎性骨折。
  - B型：肱骨髁后部粉碎性骨折。

解剖

- 肱骨干延伸至远端时，内、外侧髁向两侧增宽形成内、外侧柱，中间部分即为滑车。外侧柱前方有关节软骨覆盖，形成肱骨小头。在肱骨下端，连同内、外侧髁形成三角形。
- 肱骨小头是肘关节第1个骨化的骨骺中心。

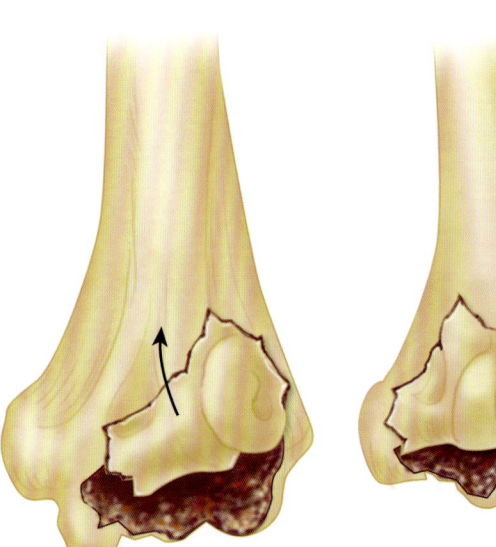

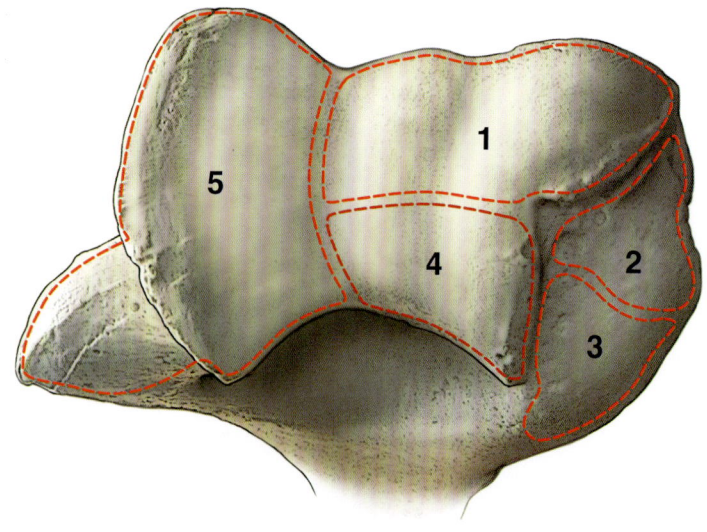

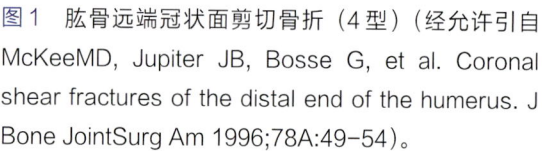

图1 肱骨远端冠状面剪切骨折（4型）（经允许引自 McKee MD, Jupiter JB, Bosse G, et al. Coronal shear fractures of the distal end of the humerus. J Bone Joint Surg Am 1996;78A:49-54）。

图2 1型肱骨远端关节骨折包含肱骨小头及肱骨小头－滑车剪切型骨折[经允许引自 Ring D, Jupiter JB, Gulotta L. Articular fractures of the distal part of the humerus. J Bone Joint Surg Am 2003;85-A（2）:232-238]。

- 前方有关节面覆盖而后方没有。
- 肱骨小头指向肱骨远端前方，与肱骨纵轴呈30°前倾。
- 桡骨头在肘关节屈曲时与肱骨小头前方关节面相接触，而在肘关节伸直时与其下方关节面接触。
- 肘关节外侧副韧带止于肱骨小头外侧缘附近。
- 肱骨小头的血供来源于其后方，由肱深动脉的桡侧副动脉和桡返动脉形成的外侧动脉弓供应[30]。

发病机制

- 肱骨小头骨折常见于跌倒时前臂或手掌撑地，暴力传递至桡骨头并与肱骨小头发生碰撞。
- 肱骨小头－滑车剪切骨折是在肘关节半伸直状态下，由桡骨头撞击肱骨远端外侧柱形成剪切力所致。
- 在屈肘时肱桡关节的碰撞产生大小不同的骨折块，在桡骨窝（正常肱骨小头上方的凹陷）内向上向前移位[8]。

自然病程

- 肱骨小头骨折绝大多数发生在成年患者，不发生于儿童。因为该年龄段肱骨小头大部分仍是软骨，类似的损伤仅造成肱骨髁上骨折或外髁骨折。
- 女性患者更多见，与女性肘关节提携角更大有关。
- 未处理的移位骨折可能会因为机械阻挡和潜在的纵向不稳定导致进行性活动范围丢失，因为关节不匹配而导致创伤性关节炎，最终预后较差。
- 如果关节面骨折粉碎或者累及后柱，肱骨小头骨折和滑车骨折后容易出现骨不连。

病史和体格检查

- 肱骨小头骨折的症状与桡骨头骨折相似，包括肘关节外侧肿胀疼痛、关节活动时疼痛。
- 常见肘关节屈伸活动受限，可伴有骨擦音和疼痛，前臂旋转活动可能有不同程度受限。
- 肱骨小头骨折合并桡骨头骨折和肘关节韧带损伤的概率较高[22]。
- 同时检查肩部和腕部，排除其他部位损伤。

影像学和其他诊断性检查

- 标准的X线片检查对于准确地评估肱骨小头骨折是不够的。
- 肘关节侧位片是初步评估肱骨小头骨折的最佳检查。
- 正位片显示骨折并不确定，因为肱骨小头骨折并不影响远端骨皮质的轮廓。
- 肱桡关节位片有助于明确肱骨小头骨折，该位置由外侧斜行投照摄片，X线球管呈45°指向背侧，避免了尺骨近端与桡骨近端、肱骨远端连接部分的重叠显影[13]。
  - 1型骨折的显影中，骨折块关节面略向上翻转，呈半月形，在多数病例中远离桡骨头关节面。
  - 2型骨折的诊断更困难，重点在于关节骨块软骨下骨的多少。有时候该类型骨折可能被认为是肘关节上方游离体。
  - 3型骨折可以显示粉碎骨折的严重程度。
  - 冠状面剪切骨折可以看到侧位片上特征性的"双弧"征（图3A）。
- 所有的病例都要做CT扫描，可以清晰地显示出骨折的类型。
  - 肘关节CT扫描要做矢状面和横切面，层厚1～2 mm。
- 如果有条件的话，要做三维CT图像重建，可以详细了解骨折的形态，有助于理解骨折的解剖定位和分型（图3B、C）。

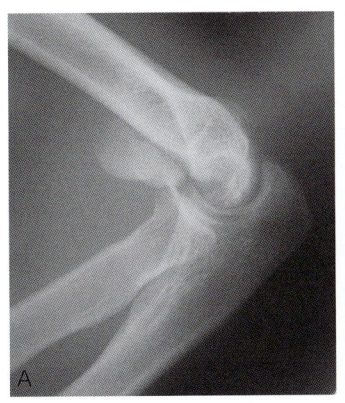 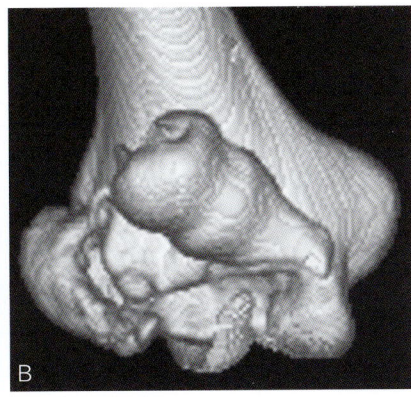 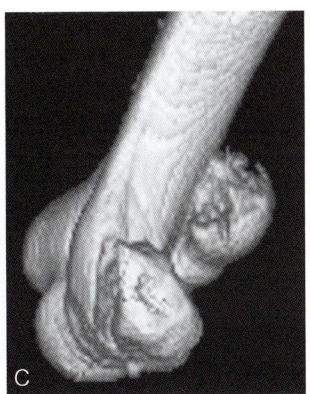

图3　A. 冠状面剪切骨折的侧位X线片上可见特征性的"双弧"征。B、C. 肱骨远端冠状面剪切骨折的三维CT重建图像。

鉴别诊断

- 桡骨头骨折。
- 肱骨远端外侧髁骨折。
- 肘关节脱位。

非手术治疗

- 对于肱骨小头和肱骨小头-滑车剪切型骨折,作者建议手术治疗。
- 确定的非移位和单纯的肱骨小头骨折可以用支具固定3周,然后在保护下活动。笔者建议其余类型的肱骨小头骨折图像重建。
- 曾经有文献报道的闭合复位技术要慎用,而且一定要达到完全的解剖复位[5,23]。
- 肱骨小头-滑车剪切骨折因其固有的不稳定性和关节面的不规整,故不能采用保守治疗。

手术治疗

- 手术目的是恢复解剖关系并固定骨折,从而能够早期无阻碍活动。
- 远期目标是解除疼痛、避免肘关节僵硬、恢复最大活动度。
- 肱骨小头骨折并不常见,既往文献报道的病例数都不多,但介绍的治疗方法却多种多样。
  - 治疗方法包括闭合复位[5,23]、手术切除[1,10,20]、切开复位内固定,还有人工关节置换[6,11]。
- 随着对小骨块固定和关节面整复技术的提高,目前主要应用手术切开复位内固定。
  - 切开复位内固定的优点是恢复解剖关系和力学稳定性。
  - 缺点是可能出现肘关节僵硬和内固定失效。
- 对于老年肱骨远端关节内复杂骨折的患者,笔者考虑人工全肘关节置换[15,17]。
  - 优点是能够早期康复和活动。
  - 缺点是肘关节功能部分受限。

术前计划

- 在手术开始前,CT扫描有助于全面了解骨折的形态及其定位,尽量做三维图像重建。
- 手术时机的选择很重要,要在新生骨开始形成之前,局部肿胀消退之后,最好在2周内手术。
- 确认需要的内植物和器械都已备齐。
- 骨折的复位和固定要用到克氏针、关节面螺钉或埋头螺钉,以及固定小骨块的AO螺钉。
- 其他可选用的内固定器械包括外侧柱关节周围锁定板。
- 术中使用C臂机确认骨折复位情况和内固定物放置的位置。

体位

- 对于需要充分软组织松解患者,建议采用全身麻醉。
- 多采用仰卧体位,上肢置于可透光的搁手台,便于采用外侧入路。
- 如果计划采用后侧入路,可以考虑侧卧或俯卧位,用一个软垫子置于肘关节前方作为支撑。

入路

- 选用外侧或后侧正中切口。
- 外侧切口能够直接显露肘关节外侧入路。
- 后侧切口同样能够显露外侧入路的间隙,必要时同时便于显露后侧及内侧入路。
- 外侧入路可以通过不同的间隙显露,包括Kocher、Hotchkiss及Wagner入路。
  - 笔者建议采用Wagner入路,经桡侧腕长伸肌(ECRL)和伸指总肌(EDC)间隙显露,既能方便显露肱桡关节前外侧,又可保护外侧副韧带复合体的止点。
  - 需要扩大显露时,可以使用手术刀从后方锐性离断外侧副韧带复合体或者连同附着的部分外上髁一同分离,以便于后期缝合锚钉修复或内固定。
- 此外,也可采用Kocher入路,经尺侧腕伸肌(ECU)和肘肌间隙显露,这样既可显露肱骨小头,又可以更好地保护骨间后神经。
- 许多病例中,关节囊已经撕裂。术中可以经该处显露骨折,从而避免额外的软组织的损伤。

肱骨小头骨折

暴露

- 切口近端从外上髁近侧 2 cm 开始，延伸至桡骨颈远侧 3~4 cm。
- 如果没有大的软组织或关节囊缺损，推荐采用外侧 Wagner 入路，经 ECRL 和 EDC 间隙显露。
- 从外上髁锐性切断指总伸肌的起点并向前牵开，可以显露肘关节前外侧。
  - 肱骨小头骨折往往向前方或近端移位。
  - 注意避免向近端过度游离，以免损伤肱肌和肱桡肌之间的桡神经。
  - 注意避免向远端过度游离，限制对桡骨颈的分离，以免损伤骨间背神经。此外，前臂应该保持旋前，桡骨颈前方不应放置牵开器。
- 外侧韧带复合体多见从肱骨侧撕脱，可能连带部分外上髁骨皮质。
  - 术中可利用该韧带撕裂扩大显露。在内翻应力下，凭借内侧副韧带的铰链样作用可以增加外侧间隙的显露。
- 肱骨小头骨折块通常向前方及近端移位（技术图1）。
- 骨折块通常没有软组织附着，因此过度操作容易导致骨折块移位至关节外。因此，操作中应该避免骨折块移出手术视野。

复位和固定

- 骨折块直视下复位，用复位钳把持，用直径1.2 mm的克氏针临时固定。此外，空心钉的导针也可用于临时固定。
- 内固定的选择包括：①无头加压螺钉从前后方或后方固定。②骨松质螺钉从后固定。③后外侧柱锁定钢板固定。④以上内固定器械任意组合。
- 无头加压螺钉具有导针引导下置入、骨折直接复位及最大限度加压的优势。同理，无头加压螺钉特别适用于骨折块的软骨下骨量较少时，如2型和骨折块较小的1型骨折（技术图2A）。然而从前方置入无头加压螺钉可能比较困难，因为前方有较多的软组织及完整的外侧副韧带复合体。另外，通过后方置入无头加压螺钉更加方便（技术图2B）。然而，从后方置入可能达不到足够的加压效果，还有造成骨折块分离的风险。
- 当骨折块软骨下骨量较多时，如1型骨折，最佳方案是使用骨松质螺钉。但是在理论上，沿外侧柱向后继续剥离可能增加骨坏死的风险（技术图2C）。笔者建议使用部分螺纹空心螺钉以实现最佳的骨折复位、螺钉置入及骨折块加压。
- 应用关节周围锁定钢板或联合应用无头加压螺钉能够增加固定的稳定性（技术图2D）。这种方案需要更大的后方分离，理论上会增加骨坏死的风险。但是，对于后

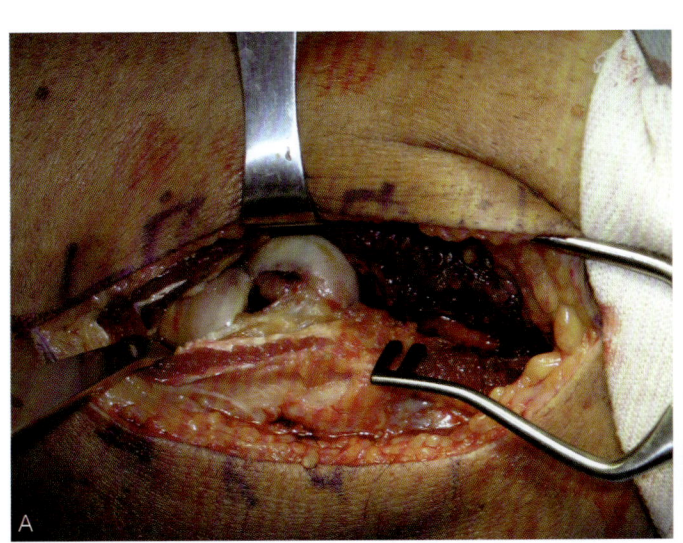
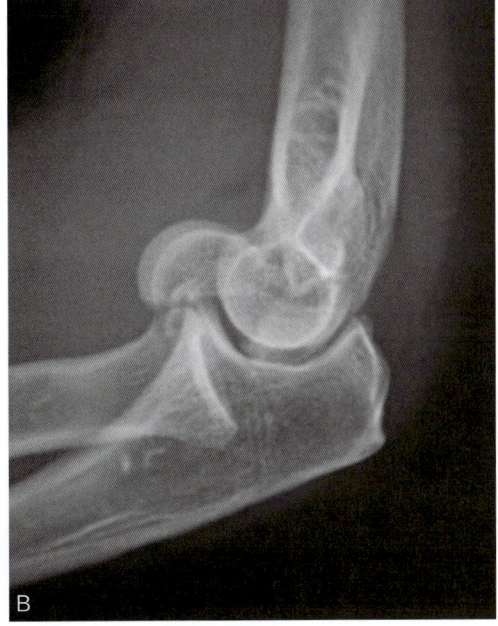

技术图1 A、B. 肱骨小头骨折块通常向前方及近端移位，且无软组织附着。

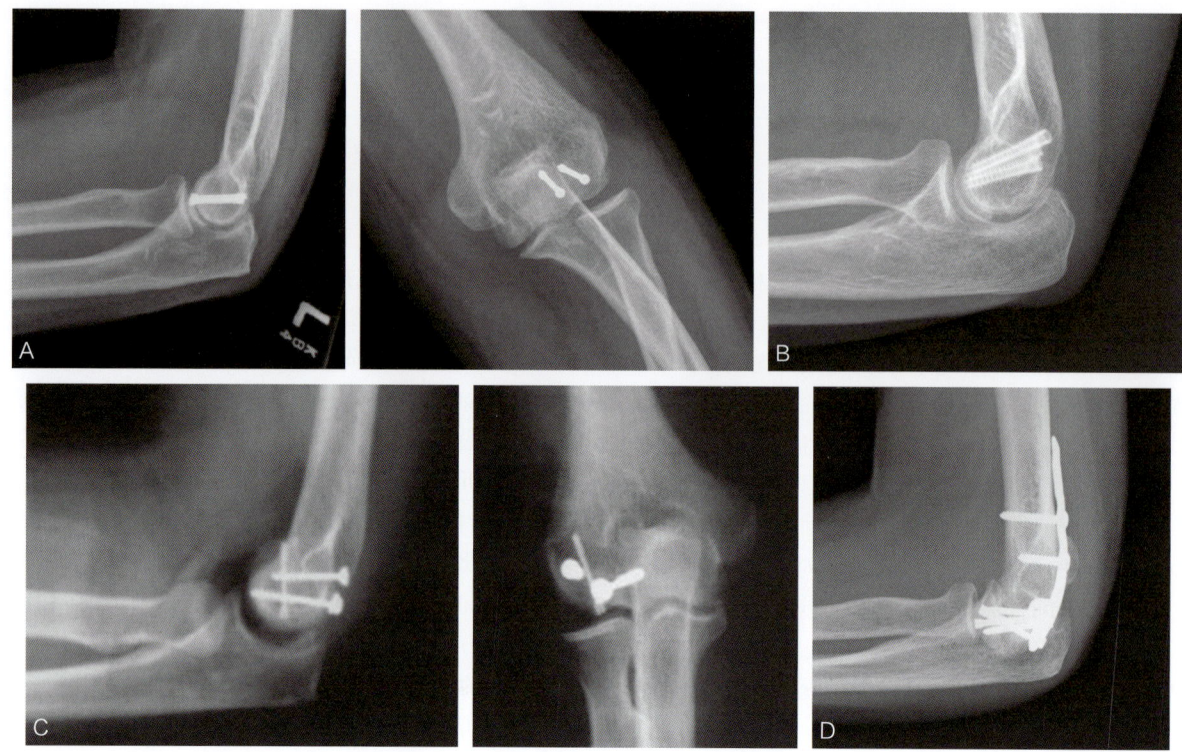

技术图2　肱骨小头骨折内固定选择包括以下几种。A. 经前方置入无头加压螺钉。B. 经后方置入无头加压螺钉。C. 联合应用经前方置入的无头加压螺钉及经后方置入的骨松质螺钉。D. 应用经前方置入无头加压螺钉及后方关节周围锁定钢板复合固定。

- 方皮质粉碎性骨折患者,使用后外侧钢板可以提高后侧稳定性。
- 当2型骨折的骨折块很小,仅有薄薄的一层关节面时,或3型骨折粉碎无法完全内固定时,建议切除该骨。
- 骨折的复位和内固定的放置一定要通过C臂机再次确认。
- 术中还要确认肘关节屈伸和前臂旋转活动时均无机械性阻碍。
- 若发现外侧副韧带撕裂,应用钻孔结合不可吸收缝线或锚钉缝合在外上髁起点作为修补。
- 关闭关节囊。
- 放松对伸肌起点的牵引,缝合至周围软组织。

肱骨小头－滑车剪切骨折

暴露

- 应该采用后正中切口,通过外侧入路显露肘关节。
  - 后方切口可以提供广泛显露,肘关节双侧入路,必要时便于截骨(技术图3A)。
- 推荐采用外侧Wagner入路,经ECRL和EDC间隙显露。
- 从外上髁锐性切断指总伸肌的起点并向前牵开,可以显露肘关节前外侧。有时,可发现撕裂的关节囊,可用于手术显露(技术图3B)。
- 肱骨小头－滑车剪切骨折往往向前方及近端移位。
  - 注意避免向近端过度游离,以免损伤肱肌和肱桡肌之间的桡神经。
  - 注意避免向远端过度游离,限制对桡骨颈的分离,以免损伤骨间背神经。此外,前臂应该保持旋前,桡骨颈前方不应放置牵开器。
- 外侧韧带复合体多见从肱骨侧撕脱,可能连带部分外上髁骨皮质。
  - 术中可利用该韧带撕裂扩大显露。在内翻应力下,凭借内侧副韧带的铰链样作用可以增加外侧间隙的显露。
  - 也可以通过外侧髁截骨增加手术显露,同时保留外侧副韧带复合体的完整性。
  - 此外,尺骨鹰嘴截骨可以扩大显露,有利于内侧和后方骨折的内固定操作。
- 此时,骨折块应当完全显露。骨折块最多见向近侧移位和内旋(技术图3C)。

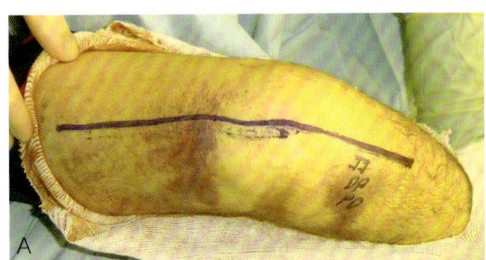
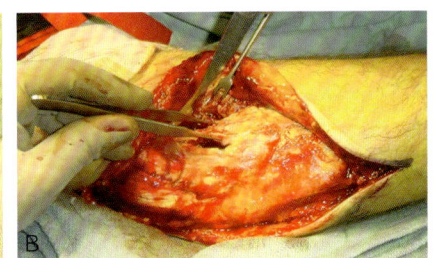
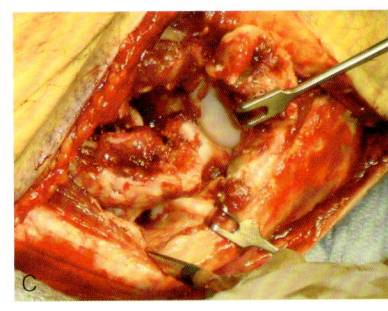
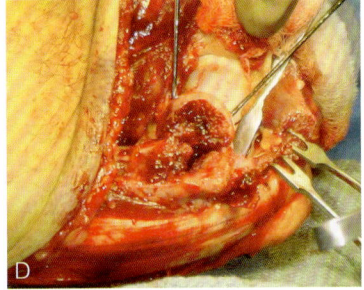

技术图3　A. 用于肱骨小头-滑车剪切骨折的后正中切口。B. 肘关节外侧入路深部，应用关节囊裂口显露肱桡关节。C. 骨折块倾向于向近端移位并内旋。注意外上髁撕脱，牵开撕脱的外上髁可扩大显露。D. 骨折复位后使用1.2 mm克氏针临时固定。

复位和内固定

- 骨折块直视下复位，用复位钳把持，用直径1.2 mm的克氏针临时固定（技术图3D）。
- 无法达到解剖复位时提示可能存在骨折块嵌塞，可以单独或联合应用撬拨技术和植骨。
- 内固定的选择包括：①无头加压螺钉从前后方或后方固定。②骨松质螺钉从后固定。③后外侧柱锁定钢板固定。④以上内固定器械任意组合。
- 无头加压螺钉具有导针引导下置入、骨折直接复位及最大限度加压的优势（技术图4A）。同理，无头加压螺钉特别适用于骨折块的软骨下骨量较少时，如2型和骨折块较小的1型骨折。
- 当骨折块软骨下骨量较多时，如1型骨折，最佳方案是使用骨松质螺钉。但是在理论上，沿外侧柱向后继续剥离可能增加骨坏死的风险。笔者建议使用部分螺纹空心螺钉以实现最佳的骨折复位、螺钉置入及骨折块加压。
- 应用关节周围锁定钢板或联合应用无头加压螺钉能够增加固定的稳定性（技术图4B）。这种方案需要更大的后方分离，理论上会增加骨坏死的风险。但是，对于后方皮质压缩或粉碎性骨折患者，使用后外侧钢板可以提高后侧稳定性。
- 骨折的复位和内固定的放置一定要通过C臂机再次确认。
- 术中还要确认肘关节屈伸和前臂旋转活动时均无机械性阻碍。
- 若外上髁撕裂或截骨离断，均应使用张力带技术或接骨板螺钉技术来修复。
- 关闭关节囊。
- 将切开的肌间隙及游离的伸肌起点缝合至周围软组织。

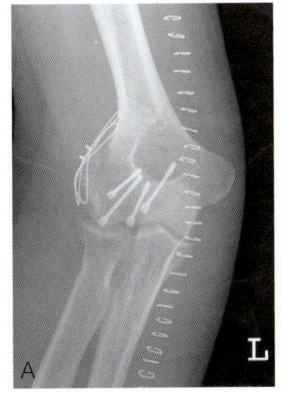
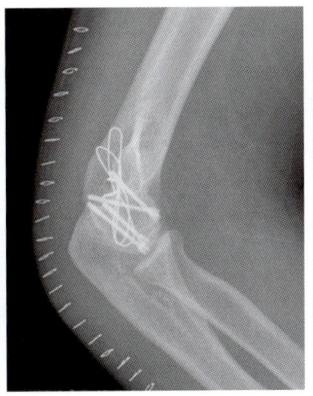
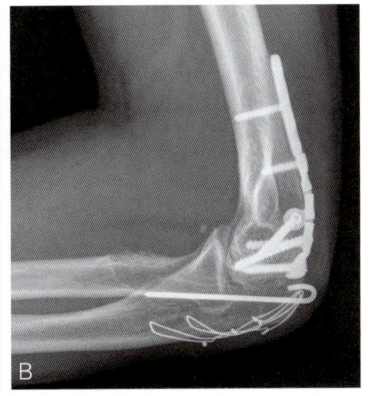

技术图4　A. 术后X线片显示张力带修复外上髁及多个无头加压螺钉从前方固定肱骨小头-滑车剪切骨折。B. 尺骨鹰嘴截骨辅助下，在肱骨远端后外侧安装关节周围锁钉钢板治疗肱骨小头-滑车剪切骨折。

要点与失误防范

诊断	• 仔细辨认合并损伤如肘脱位、桡骨头骨折或韧带损伤不稳定。
影像学	• X线片提供的信息不足,要常规行CT扫描。 • 尽可能做三维图像重建。
保守治疗	• 要谨慎选择非手术治疗。骨折的复位既要符合解剖学标准,也要达到稳定性要求,否则会导致肘关节疼痛伴活动受限。 • 对于肱骨小头-滑车剪切骨折的病例,笔者建议手术治疗。
手术治疗	• 外上髁截骨可以增加显露。 • 后方切口可以提供肘关节双侧入路,必要时便于尺骨鹰嘴截骨。 • 骨折不能解剖复位提示外侧柱可能有骨折嵌塞,需要撬拨复位或骨移植。 • 骨折粉碎不能解剖对位的粉碎时,首先考虑将其切除,而不是在非解剖结构上对位并最终畸形愈合。 • 合并的骨折或韧带损伤要在术中同时处理,以求获得最佳康复结果。
术后处理	• 追求坚强内固定,以利于肘关节早期活动。 • 肘关节骨折后常见异位骨化发生,可用非类固醇类消炎药预防治疗。

术后处理

- 如果内固定足够牢靠,术后可以立即活动肘关节。
- 如果内固定不稳定,先用支具或石膏固定肘关节3～4周,然后开始主动或辅助下的功能锻炼。对于复杂关节骨折或存在严重韧带损伤患者,一些术者主张采用铰链式外固定支架治疗[12]。

预后

- 首先来看1型和2型肱骨小头骨折的预后,许多小样本研究显示,采用Herbert钉从前向后固定可以获得良好疗效[7,16,18,24]。
- 最近,Mahirogullari等[19]报道了用Herbert钉治疗11例1型肱骨小头骨折的结果,其中8例评价为优,3例为良。作者建议要从后向前固定至少2枚Herbert钉。
- 4型肱骨小头-滑车剪切骨折的临床随访报道较少。McKee等[21]最早描述该种骨折类型并报道6例患者。
  - 所有病例都采用扩大的外侧Kocher入路,Herbert钉由前向后内固定。结果优良,肘关节平均活动范围15°～141°,前臂旋前83°,旋后84°。
- Ring和Jupiter随访了21例用Herbert钉内固定治疗肱骨远端关节内骨折的病例,结果4例优秀,12例良,5例中。
  - 所有骨折均愈合,平均活动范围达到96°。未发现肱尺关节不稳、关节炎或骨坏死。
- 作者强调了恰当评估这些骨折的重要性,一些通常以为是肱骨小头骨折的病例,实际上往往是复杂的肱骨远端关节内骨折[25]。

- Dubberley等[8]报道28例患者,对4型骨折做了进一步分型。随访结果显示,肘关节屈伸范围较健侧减少25°,旋前旋后较健侧减少4°。
  - 2例粉碎性骨折患者转为全肘关节置换。
  - 内固定方法包括Herbert螺钉、骨松质螺钉、可吸收钉及克氏针辅助固定。
- Ruchelsman及其同事[26,27]报道16例内固定治疗患者。
- 所有患者旋转恢复正常,2例患者肘关节屈伸受限。
- 作者报道15例患者结果为优或良,1例患者为中。
- 作者未发现粉碎性桡骨头骨折与更差的治疗结果相关。
- Sen及其同事[28]报道内固定治疗单独滑车骨折的小样本病例。
- 粉碎性骨折(Dubberley B型)患者术后结果相对较差,常见缺血性坏死、退行性关节炎及异位骨化[9]。

并发症

- 肱骨小头骨折最常见的并发症是肘关节活动受限并遗留疼痛。前者多表现为屈伸活动受限。
- 骨折内固定术后常见尺神经病变,部分学者推荐术中常规尺神经减压[25]。对于肱骨小头-滑车剪切骨折尤为重要,因为在肘关节内侧安装铰链会增加尺神经压迫的风险。
- 骨坏死可能因早期骨折移位或手术显露所引起。肱骨小头的血供是由后向前,可能被手术分离所损伤。
  - 在内固定术后出现骨坏死症状的患者中,若局部未出现再血管化,则有二期切除坏死骨块的指征。
- 当闭合复位或切开复位对位不理想时,患者再次就诊往往已出现畸形愈合。此时，关节活动受限，需要做局部骨块的切除和软组织松解。
- 骨不连有可能发生，虽然这并不常见。究其原因，最可能的是复位不当或骨折块的再血管化不足。

（梁博 译，章程 审校）

参考文献

[1] Alvarez E, Patel M, Nimberg P, et al. Fractures of the capitulum humeri. J Bone Joint Surg Am 1975;57(8):1093-1096.

[2] Broberg MA, Morrey BF. Results of delayed excision of the radial head after fracture. J Bone Joint Surg Am 1986;68(5):669-674.

[3] Brouwer KM, Jupiter JB, Ring D. Nonunion of operatively treated capitellum and trochlear fractures. J Hand Surg Am 2011; 36(5): 804-807.

[4] Bryan RS, Morrey BF. Fractures of the distal humerus. In: Morrey BF, ed. The Elbow and Its Disorders. Philadelphia: WB Saunders, 1985:302-399.

[5] Christopher F, Bushnell L. Conservative treatment of fractures of the capitellum. J Bone Joint Surg 1935;17:489-492.

[6] Cobb TK, Morrey BF. Total elbow arthroplasty as primary treatment for distal humerus fractures in elderly patients. J Bone Joint Surg Am 1997;79(6):826-832.

[7] Collert S. Surgical management of fracture of the capitulum humeri. Acta Orthop Scand 1977;48:603-606.

[8] Dubberley JH, Faber KJ, Macdermid JC, et al. Outcome after open reduction and internal fixation of capitellar and trochlear fractures. J Bone Joint Surg Am 2006;88(1):46-54.

[9] Durakbasa MO, Gumussuyu G, Gungor M, et al. Distal humeral coronal plane fractures: management, complications and outcome. J Shoulder Elbow Surg 2013;22(4):560-566.

[10] Fowles JV, Kassab MT. Fracture of the capitulum humeri. Treatment by excision. J Bone Joint Surg Am 1975;56(4):794-798.

[11] Garcia JA, Mykula R, Stanley D. Complex fractures of the distal humerus in the elderly. The role of total elbow replacement as primary treatment. J Bone Joint Surg Br 2002;84(6):812-816.

[12] Giannicola G, Sacchetti FM, Greco A, et al. Open reduction and internal fixation combined with hinged elbow fixator in capitellum and trochlea fractures. Acta Orthop 2010;81(2):228-233.

[13] Greenspan A, Norman A. The radial head, capitellum view: useful technique in elbow trauma. AJR Am J Roentgenol 1982; 138:1186-1188.

[14] Hahn NF. Fall von einer besonderes Varietat der Frakturen des Ellenbogens. Z Wund Geburt 1853;6:185.

[15] Kamineni S, Morrey BF. Distal humeral fractures treated with noncustom total elbow replacement. Surgical technique. J Bone Joint Surg Am 2005;87(suppl 1)(pt 1):41-50.

[16] Lansinger O, Mare K. Fracture of the capitulum humeri. Acta Orthop Scand 1981;52:39-44.

[17] Lee JJ, Lawton JN. Coronal shear fractures of the distal humerus. J Hand Surg Am 2012;37(11):2412-2417.

[18] Liberman N, Katz T, Howard CV, et al. Fixation of capitellar fractures with Herbert screws. Arch Orthop Trauma Surg 1991; 110:155-157.

[19] Mahirogullari M, Kiral A, Solakoglu C, et al. Treatment of fractures of the humeral capitellum using Herbert screws. J Hand Surg Br 2006;31:320-325.

[20] Mazel MS. Fracture of the capitellum. J Bone Joint Surg 1935; 17: 483-488.

[21] McKee MD, Jupiter JB, Bamberger HB. Coronal shear fractures of the distal end of the humerus. J Bone Joint Surg Am 1996;78 (1):49-54.

[22] Milch H. Fractures and fracture-dislocations of the humeral condyles. J Trauma 1964;13:882-886.

[23] Ochner RS, Bloom H, Palumbo RC, et al. Closed reduction of coronal fractures of the capitellum. J Trauma 1996;40:199-203.

[24] Richards RR, Khoury GW, Burke FD, et al. Internal fixation of capitellar fractures using Herbert screw: a report of four cases. Can J Surg 1987;30:188-191.

[25] Ring D, Jupiter JB, Gulotta L. Articular fractures of the distal part of the humerus. J Bone Joint Surg Am 2003;85-A(2):232-238.

[26] Ruchelsman DE, Tejwani NC, Kwon YW, et al. Open reduction and internal fixation of capitellar fractures with headless screws. J Bone Joint Surg Am 2008;90(6):1321-1329.

[27] Ruchelsman DE, Tejwani NC, Kwon YW, et al. Open reduction and internal fixation of capitellar fractures with headless screws. Surgical technique. J Bone Joint Surg Am 2009;91(suppl 2, pt 1): 38-49.

[28] Sen RK, Tripathy SK, Goyal T, et al. Coronal shear fracture of the humeral trochlea. J Orthop Surg 2013;21(1):82-86.

[29] Steinthal D. Die isolirte Fraktur der eminentia Capetala in Ellengogelenk. Zentralk Chir 1898;15:17.

[30] Yamaguchi K, Sweet FA, Bindra R, et al. The extraosseous and intraosseous arterial anatomy of the adult elbow. J Bone Joint Surg Am 1997;79(11):1653-1662.

第17章 急性创伤后肘关节置换
Elbow Replacement for Acute Trauma

Srinath Kamineni and Harikrishna Ankem

定义

- 大多数肘关节粉碎性骨折常伴有严重的软组织损伤。与骨折相比,软组织条件重要性有过之而无不及。
- 治疗急性肘关节骨折的重点在于评估是否所有的骨折块都可以解剖复位并可靠固定。
- 只有当切开复位内固定无法获得预期的术后功能时,才考虑一期肘关节置换。
- 大样本研究显示,在骨折急性期采用肘关节置换仅限于对于生活质量要求不高或者严重骨质疏松的老年患者。

解剖

- 肘部的骨性结构包括肱骨远端、尺骨近端以及桡骨近端。
- 重要的软组织稳定结构包括内侧和外侧韧带复合体、周围肌肉,特别是肱肌、屈肌总腱、伸肌总腱以及肱三头肌。
- 尺神经紧沿着肱骨内上髁经近侧Struthers腱弓下行进入尺管。

发病机制

- 肘关节损伤常由直接暴力导致,例如坠落过程中直接撞击肘部。
- 了解骨折的暴力能量大小有助于评估并发伤的可能性。
- 低能量损伤即可导致老年患者或者骨质疏松患者粉碎性骨折,此类患者肱肌及肱三头肌的损伤较为常见,对将来的功能恢复有影响。
- 肱骨内髁骨折移位后导致尺神经卡压,因此有可能累及尺神经,导致周围神经损伤。肱骨远端粉碎骨折导致尺神经撕裂比较罕见。

自然病程

- 大部分肱骨远端骨折无论采用手术切开复位内固定或者保守治疗均可治疗。具有挑战性的类型主要是累及关节面的粉碎骨折。虽然年轻患者(小于65岁)一般不考虑全关节置换术,但部分关节置换术正逐渐成为一种成熟的治疗选择[22]。
- 常伴发直接或间接的软组织并发症,包括神经血管卡压[8,12]、肌肉撕裂导致的骨化性肌炎[12,18,23],以及软组织挛缩导致关节僵硬等。
- 尽管有证据表明,即使采取适当的切开复位内固定方法治疗累及关节面的肱骨远端粉碎骨折,亦不能降低术后创伤性关节炎的发生率[13]。然而不管如何,切开复位内固定仍然是处理的首要原则。

病史和体格检查

- 骨折存在时,查体必须轻柔(图1)。粗暴地检查可能会导致粉碎骨折患者的血管神经受损。
- 肘关节的完整检查包括合并伤的评估,先远离肘部检查,最后检查肘部。应该从周围逐渐移向肘关节,例如从肩或腕关节逐渐移向肘关节。
- 下列合并伤需要重视:
  - 桡骨远端骨折,舟状骨骨折大多数损伤原因为坠落伤,此时手腕常呈伸展位,因此暴力先由腕部传递至舟状骨和桡骨远端。需对桡骨远端、"鼻烟窝"直接触诊判断是否有相应骨折,另外舟骨结节压痛尺桡骨向背侧移位也提示舟状骨骨折。

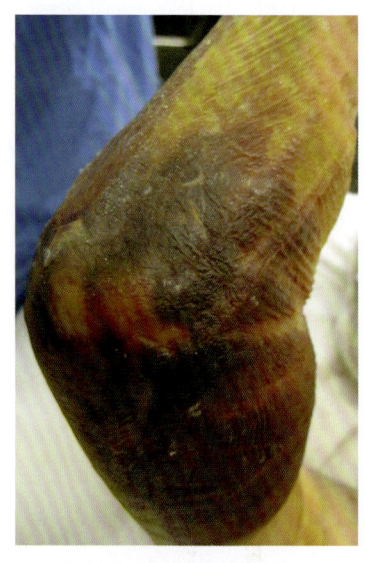

图1 肘关节骨折时表现为肿胀及瘀斑。

- 桡尺远侧关节脱位旋前旋后时由掌侧和背侧检查尺骨茎突,桡尺远侧关节脱位时此处检查常有压痛,同时旋前位时尺骨茎突会明显弹出。
- 骨折累及肘关节以远,检查者需沿着尺骨皮下缘,自腕关节至尺骨鹰嘴检查尺骨干。
- 骨间膜损伤:触压尺桡骨间隙的骨间膜检查方法并不是很灵敏,伴有 Essex-Lopresti 损伤时仍有临床意义,可提示进一步影像学检查。如伴有 Essex-Lopresti 损伤时,将会影响肘关节置换时内植物的选择(带有桡骨头的假体),但其病因仍无很好的阐述。

影像学和其他诊断性检查

- X 线片,需包括肘关节、腕关节及肩关节正侧位(图 2)。摄片时,为了减轻患者痛苦,可予以石膏固定。
- X 线可直观反映骨折的粉碎程度,并能提示骨质疏松的情况。
- 当患侧 X 线发现尺骨茎突有移位时,与正常侧的腕关节 X 线比较可以反映骨间膜的损伤情况。
- 使用 X 线体层摄影可以进一步反映骨折的特点,但是 CT 更为直观。利用后者,术者可获得三维重建的影像,从而为手术计划的制订提供帮助。
- 体检时如发现神经损伤,需仔细判断其累及范围。

鉴别诊断

- 骨不连。
- 韧带损伤。
- 骨折 – 脱位。

非手术治疗

- Eastwood[7] 描述了一种加压塑形的方法,即"骨袋",是可以治疗粉碎骨折的保守疗法。
- 仅在老年患者或肘功能要求极低的体弱患者,通过随后的康复训练(吊带支持),可获得低标准但尚可接受的结果。
- 此类治疗对于稳定性和力量有要求的年轻患者不能获得满意的疗效。

手术治疗

切开复位内固定术

- 已经广泛使用切开复位内固定术治疗肱骨远端粉碎骨折。
- 年轻患者粉碎骨折切开复位内固定手术治疗后效果显著[19,24]。然而老年及骨质疏松患者达到良好效果的病例极少[13]。
- 大部分老年患者切开复位内固定的治疗效果差强人意[19]。
- 一项老年患者中切开复位内固定与一期全肘关节置换的疗效比较显示,经 2 年随访,全肘关节置换组患者疗效均为非常好或好,且无需要翻修的病例。而内固定组患者中有 3 例较差的结果需再次接受全肘关节置换手术[10]。

肘关节置换

- 当肱骨远端骨折无法重建时,可选择关节置换。
- 一期肘关节置换的预后明显好于切开复位内固定失败后不得不进行的肘关节置换[9]。
- 有大批研究支持特定患者肱骨远端粉碎骨折后的一期肘关节置换[6,9,16]。
- 老年及生活质量要求较低的患者如遭遇无法重建的肱骨远端粉碎骨折,传统上更多地采用全肘关节置换术。

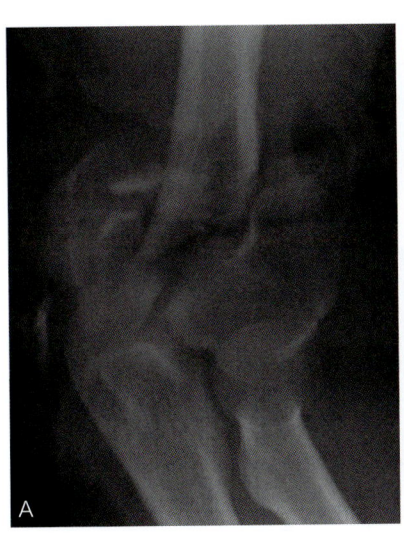 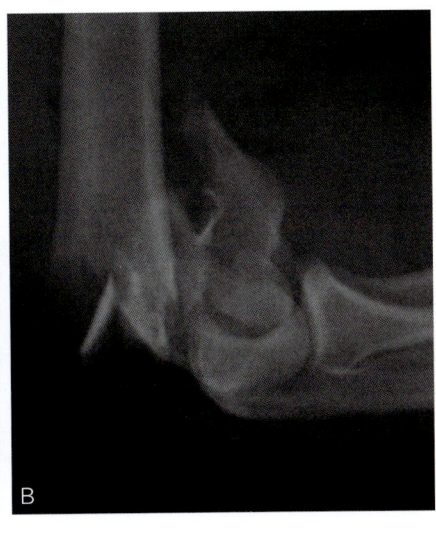

图2 A、B. 标准的 X 线正、侧位片。

- 目前更为革新的方法是置换肱骨远端(半关节置换)，但保留桡骨头和尺骨近端[20]。但此项术式尚未得到FDA批准，仍处于试验阶段，因此并非常规选择，特别是因为肘关节局部解剖多变且相互契合良好，与适用于急性骨折的多种内植物难匹配。然而，在美国之外，此类手术及内植物仍是治疗急性骨折的一种可供选择的方法。

适应证和禁忌证(全肘关节置换术)
- 一期全肘关节置换的适应证。
  - 无法重建的肱骨远端粉碎骨折。
  - 老年患者。
  - 生活质量要求较低的患者。
  - 尺骨软骨质量差或损伤。
- 一期肘关节置换的绝对禁忌证(全肘或半肘)。
  - 感染(显性)。
  - 缺乏软组织覆盖(皮肤、肌肉)。
- 一期肘关节置换的相对禁忌证。
  - 远离手术部位的感染。
  - 污染性伤口。
  - 累及屈肘肌肉的神经损伤。

适应证和禁忌证(肱骨远端半肘关节置换术)
- 一期半肘关节置换的适应证。
  - 无法重建的肱骨远端骨折(C3型)。
  - 无法重建的肱骨小头并肱骨滑车骨折。
  - 尺骨软骨保存完好。
  - 低位肱骨髁T形骨折。
    - 年轻患者。
    - 活动较多的患者。
  - 侧副韧带完整或可修复(可能要求内外侧髁上柱的重建)。
  - 桡骨头完整或可修复。
- 一期半肘关节置换的禁忌证。
  - 无法重建的内侧或外侧柱。
  - 尺骨大乙状切迹软骨损伤。
  - 尺骨骨质疏松(相对的)。

术前计划
- 拍摄肘关节标准正侧位X线片。
- 如有可解剖复位骨折的疑问，需进行CT扫描评估粉碎程度及骨折线走行。
- 评估肱骨干骨质缺失对于手术计划及内植物设计很重要。如骨干部分缺失多于髁部关节处的骨块，则需选用恢复肱骨长度的假体。如果肱骨干缺失较少，主要累及关节面，则可选用半关节置换或滑车表面置换。但前者假体的使用会被认为超说明书应用或试验性治疗。
- 肱骨干长度短缩2 cm内是可以接受的，可使用标准型假体。
- 肱骨干长度短缩超过2 cm，则可选用设计带有延长前端突起的假体，以恢复肱骨长度。
- 术者需测量肱骨及尺骨的髓腔直径。用以判断是否需要特小型假体。
- 术前患肢的神经血管状况需仔细检查并记录。

体位
- 根据术者的习惯及入路要求，有2种体位。
  - 仰卧位：患肢可自由摆放，术中上肢垫高，置于胸前，避免压迫气管，由助手固定。此种体位主刀医师立于患肢侧(图3A)。
  - 侧卧位：患肢固定于托架上。可减轻助手的负担，但患肢的自由度下降。此种体位主刀医师立于健肢一侧(图3B)。

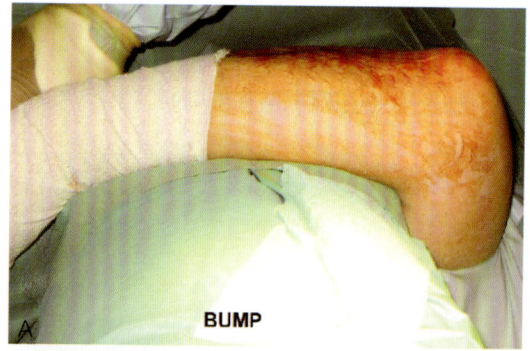

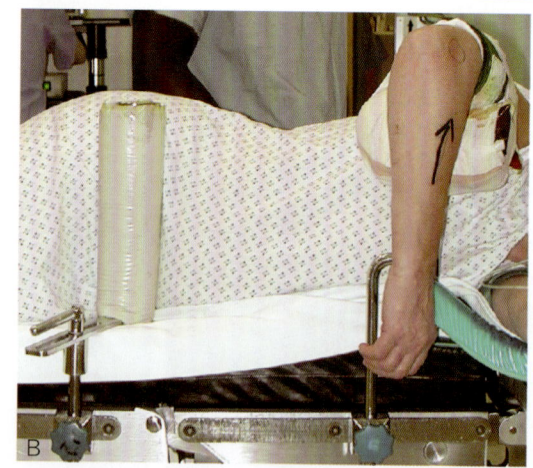

图3　A. 患者置于仰卧位，肘置于胸前，巾单卷支撑，助手协助稳定肘关节。手术医生必须注意其颈部及麻醉设施。B. 患者取外侧卧位，肘部托架支撑。

手术入路

- 一期肘关节置换入路基本可分为2种：
  - 保留肱三头肌入路（如Alonso-Llames入路、三头肌旁入路）。
  - 劈肱三头肌入路（如Bryan-Morrey入路）。
- 2种入路均需仔细处理肱三头肌，特别是老年或者类风湿关节炎患者，肱三头肌腱较细，需用小曲度的解剖刀自尺骨鹰嘴表面保持刀片与骨–腱界面垂直剥离肌腱。

切口与显露

- 后正中皮肤切口，略带弧度，绕过鹰嘴顶部区域（技术图1A）。切口起自鹰嘴尖部近端5 cm，止于鹰嘴尖部以远5 cm处。
- 向内外侧全层分离皮瓣（技术图1B），直至暴露肱三头肌的内外侧边缘（技术图1C、D）。
- 在切口内侧，游离并松解尺神经，并用纱带标记好（不要夹上止血钳，防止止血钳的重量牵拉）（技术图1E）。
- 保护好尺神经，显露肱骨内髁骨折块，完整地切断内侧副韧带，清除骨块上的软组织后取出（技术图1F）。

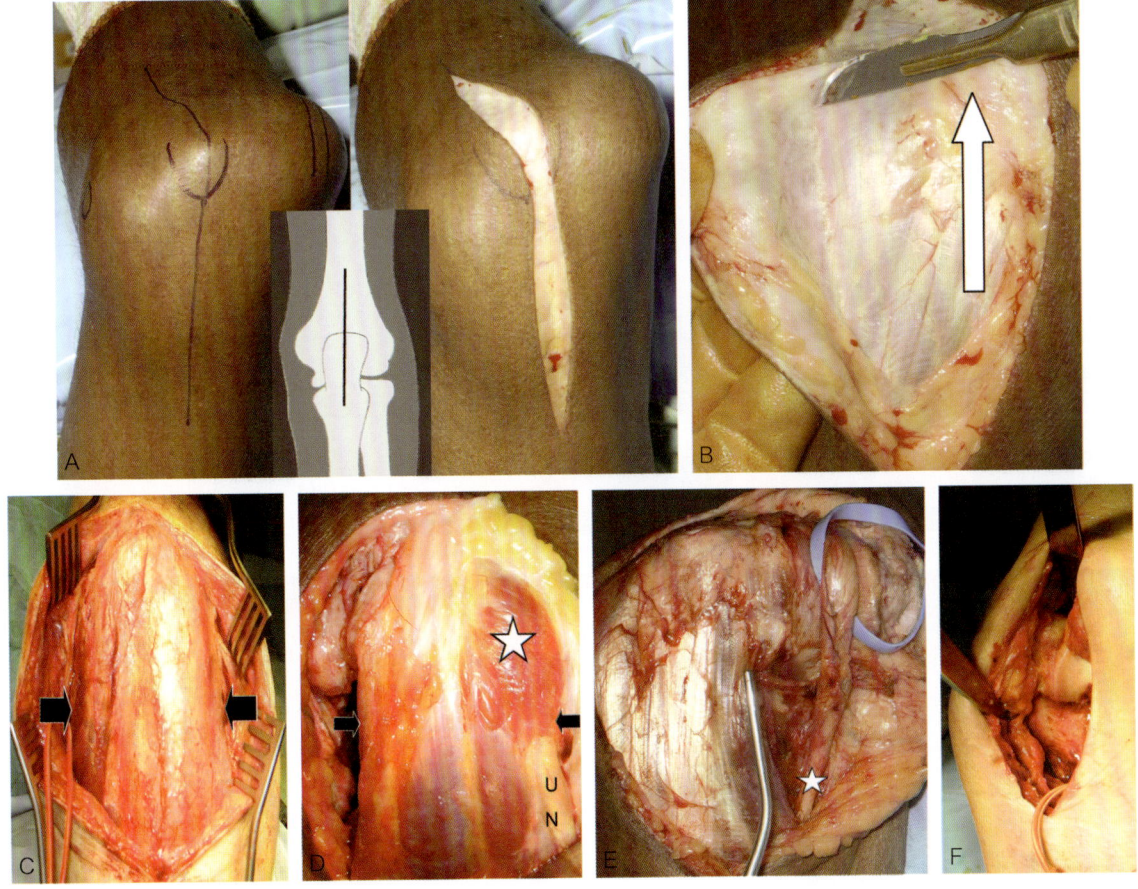

技术图1 A. 后正中皮肤切口，略带弧度，绕过鹰嘴顶部区域。B. 向内外侧全层分离皮瓣。C. 暴露肱三头肌的内外侧边缘（箭头处）。D. 尺神经（UN）旁可见肘肌（星号）。E. 血管套标记好尺神经，不要夹上止血钳。F. 清除骨块上的软组织后取出肱骨内髁骨块，尺神经在无张力下小心牵开。

肱三头肌处理

保留肱三头肌

- 将尺神经小心牵向内侧,使用骨膜剥离器在肱三头肌内侧与肱骨后方之间钝性分离,直至肱三头肌于尺骨鹰嘴处的附着点。随后分离肱三头肌外侧部分,直至外侧肌间隙。使用剥离器抬起肱三头肌,由近及远进行钝性分离(技术图2A)。
- 分离外侧肱三头肌-外侧肌间隙直至肱三头肌于尺骨鹰嘴处的附着点。从外侧骨折块上清理伸肌总腱及外侧副韧带复合体。清除完附着的软组织后,去除外侧骨折块(技术图2B)。
  - 处理外侧部分时,可显露桡骨头并充分切除,防止与假体撞击。
  - 在肱骨干外侧区域,掀开前方的肱肌2～3 cm。
  - 考虑半肘关节置换术时也可以在尺骨鹰嘴截骨后翻转肱三头肌。该方法相对简单,但是需要钢板螺钉固定截骨部位。

改良Bryan-Morrey入路

- 保留肱三头肌的显露方法在假体植入时显露较困难,因此另一种入路方法是自尺骨鹰嘴表面由内向外剥离肱三头肌腱,改善显露(技术图3)。
- 于肱三头肌内侧边缘游离尺神经,并用血管套保护,然后将神经前置于皮下袋口中。
- 于尺骨表面剥离肱三头肌缘剥离肱骨内髁表面的肱三头肌,切断内侧副韧带。清除内髁骨折块上的软组织后,在肱三头肌及轻柔牵向内侧的尺神经间取出。

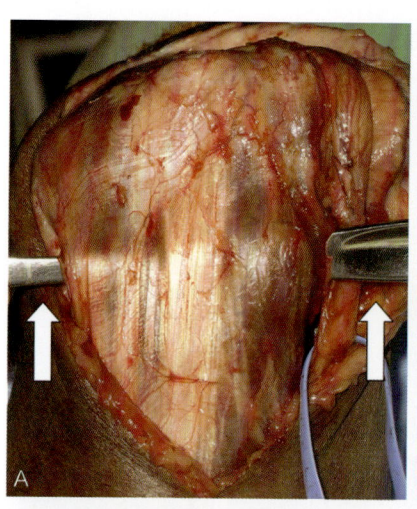
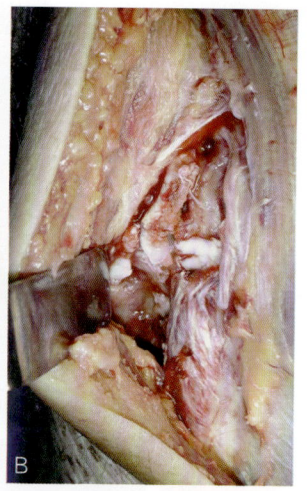

技术图2 A. 肱三头肌与肱骨后缘之间插入剥离器,通过远近侧滑动剥离器进行分离,直至肱三头肌止点。B. 肱三头肌外侧通道已打开,外侧骨块被取出。

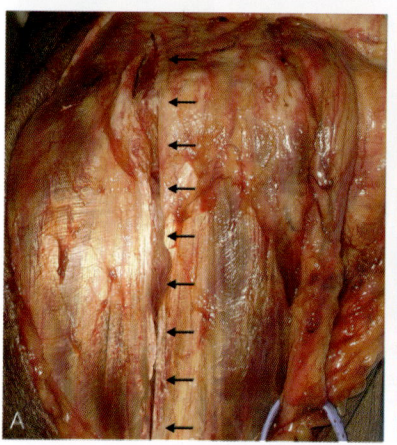
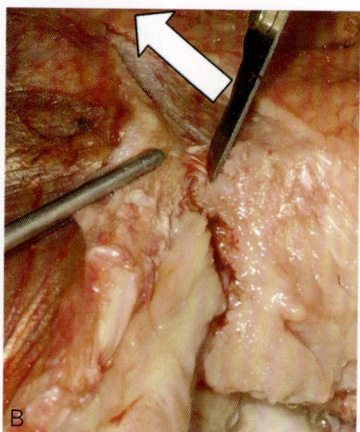
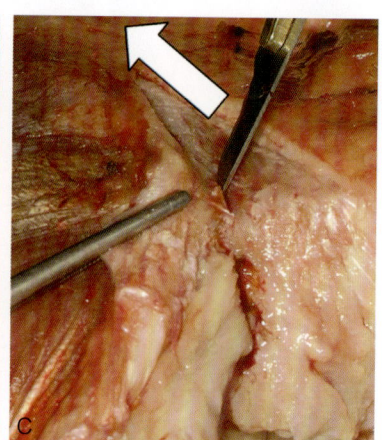

技术图3 A. 沿肱三头肌腱纤维走行方向从中央处劈开,从鹰嘴处剥离后显露尺骨。B、C. 自尺骨表面用解剖刀锐性剥离穿通纤维,保持刀片平行骨面,直接于骨的接触处将穿通纤维从尺骨上分离。

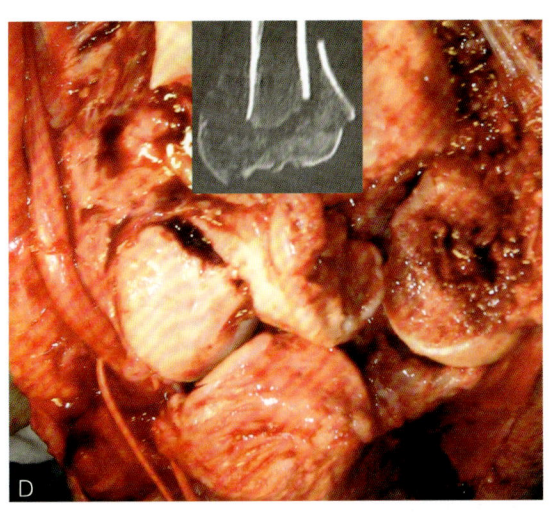

- 由尺骨的皮下缘区分肘肌及尺侧腕屈肌之间的间隙。
- 于鹰嘴表面锐性分离肱三头肌腱，注意剥离穿通纤维，保证皮瓣厚度。要进一步扩大显露可通过尺骨表面剥离肘肌，但要求保留远侧的附着。
- 此时肱三头肌已翻转至外侧，切断外侧副韧带及伸肌总腱后取出肱骨外侧髁骨块。

技术图3（续） D. 一例骨质疏松的老年女性粉碎性肱骨远端骨折患者，CT显示关节面粉碎。此视野即通过劈开的肱三头肌。

骨处理

- 辨认鹰嘴窝（如有部分存在）。此处为Coonrad-Morrey假体前侧突起基底安装落位点的解剖标志（技术图4A）。如粉碎严重，无法辨认鹰嘴窝，可选用前侧突起延长的肱骨假体。
- 松解前关节囊以及肱骨远端前侧的所有软组织，此处提供前方植骨块安置的部位。
- 肱骨远端后方假体系统提供的平坦面靠近肱骨远端的旋转轴（技术图4B）。利用工具进行肱骨髓腔开口并处理髓腔。
- 去除鹰嘴尖端后处理尺骨髓腔，髓腔自冠突底部开口进入（技术图4C、D）。
- 冠突底部开口后利用磨钻扩大入口，以便假体组件的顺利插入。没有皮质邻接，否则可能导致偏心插入（技术图4E）。
- 处理骨髓腔时，需平行于尺骨皮下骨缘，以保证正确插入假体的路径平行髓腔。可能需要切除部分尺骨大乙状切迹。
- 咬除冠突尖部，防止安装假体后屈曲的终末段与假体撞击（技术图4F、G）。
- 桡尺近侧关节无病变时不需要切除桡骨头（技术图4H）。
- 肱骨远端半肘关节置换（DHH）时，骨处理的重点在内外侧柱。如果不完整，可以尝试使用克氏针临时固定重建，随后应用钢针、张力带或钢板螺钉进行最终的固定（技术图4I～N）。使用无前翼的假体时，保留重建内外侧柱尤其重要。

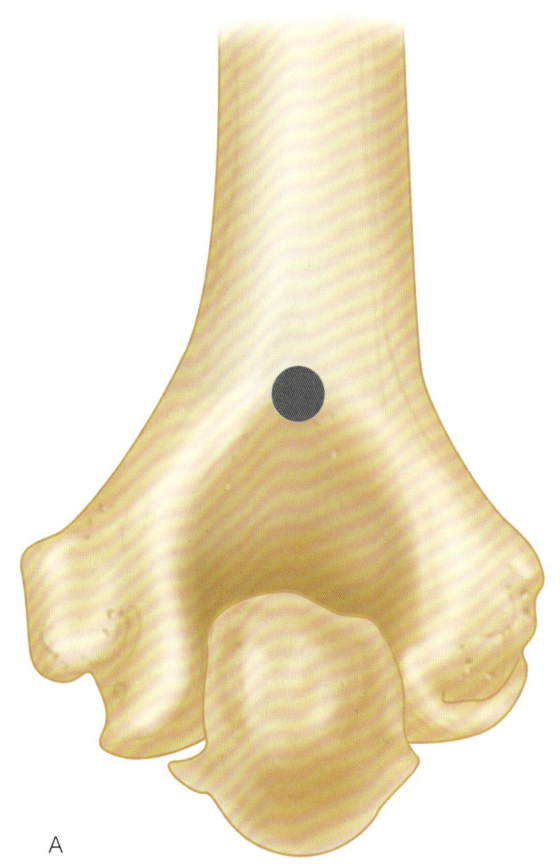

技术图4 A. 肱骨假体的插入点位于鹰嘴窝的顶点，利用磨钻开口后处理肱骨骨髓腔。

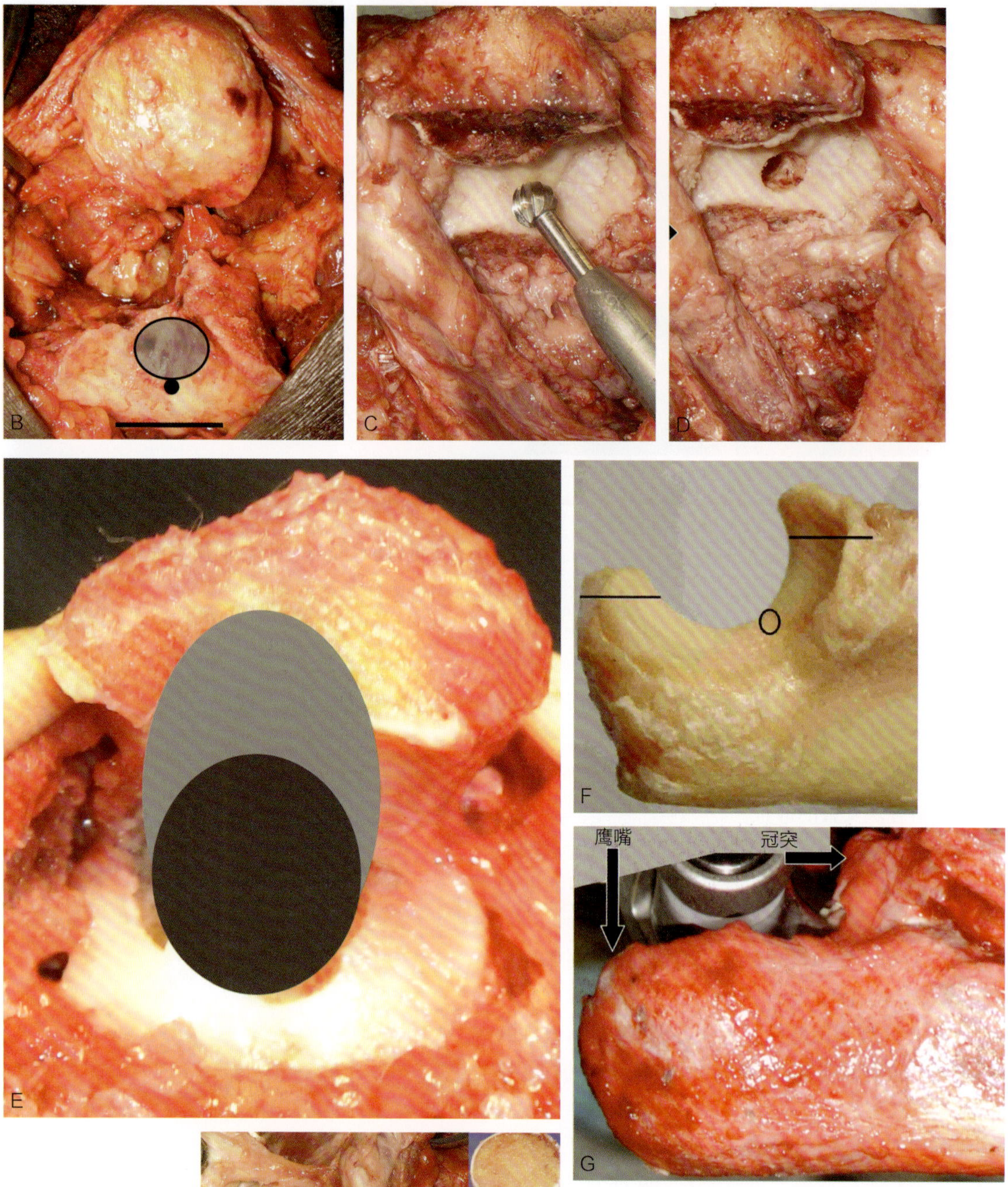

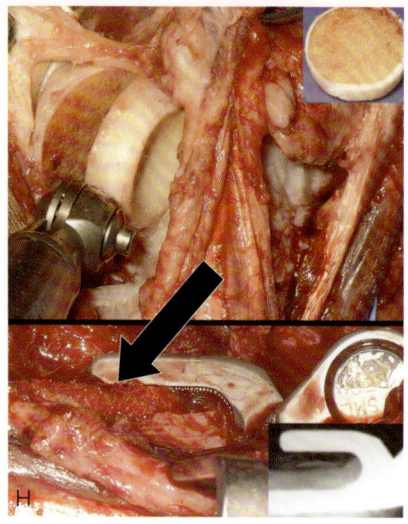

技术图 4（续） B. 肱骨远端后方的平坦面被确认，且组件与之相齐。C、D. 处理尺骨骨髓腔，首先使用磨钻或钻头在冠突底部开口。E. 利用磨钻在尺骨后部（灰色新月形）扩大入口准备尺骨假体隧道（黑色圆圈）。F、G. 咬除冠突尖部，防止安装假体后屈曲的终末段与假体撞击。图示尺骨鹰嘴切除及尺骨假体插入点。H. 切除的部分桡骨头可用于植骨，置于肱骨假体前翼下方。

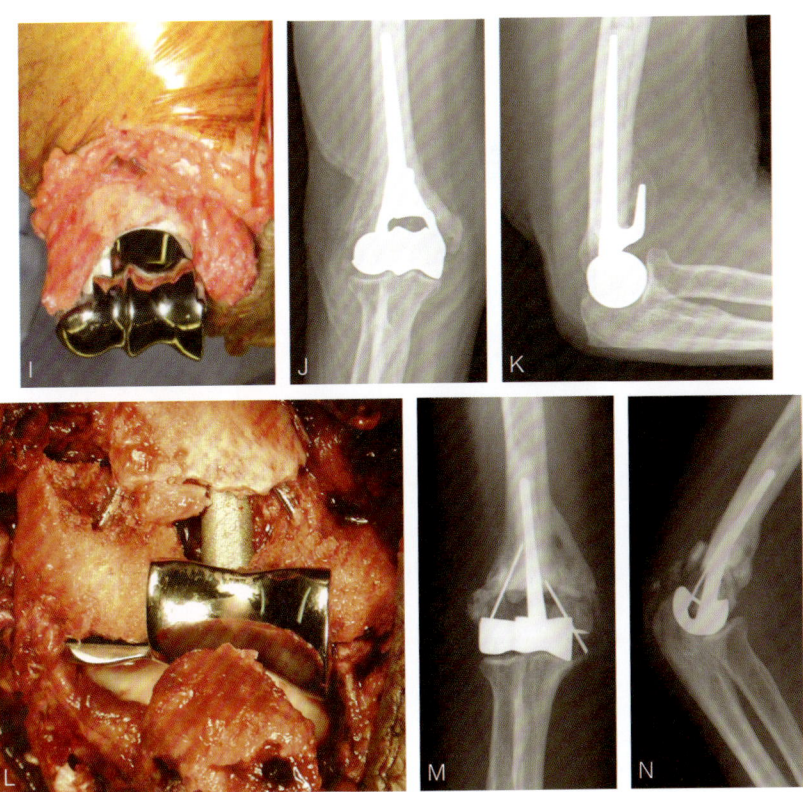

技术图 4（续）　I～K. Latitude 肱骨远端半肘关节置换术（DHH）。I. 肱骨内外侧柱完整，可见血管阻断带标记尺神经。J. 正位 X 线片显示假体与尺骨大乙状切迹及桡骨头匹配良好。K. 侧位 X 线片显示肱桡关节对线良好，假体前翼骨整合良好。L～N. Sorbie 肱骨远端半肘关节置换术（DHH）。L. 假体植入前使用克氏针重建骨折的内外侧柱。M. 正位 X 线片显示假体位置良好，内外侧柱骨折已愈合。N. 侧位 X 线片显示肱桡关节对线良好，肘后损伤的肱三头肌中发生移位骨化。

假体植入和组配

- 髓腔的准备包括冲洗枪脉冲冲洗髓腔，置入骨水泥栓等处理结束后（技术图 5A），可植入关节假体（技术图 5B、C）。
- 肱骨假体植入。
  - 当骨的损失在鹰嘴窝或鹰嘴窝以下水平时，可使用标准型假体，当损失的肱骨近于鹰嘴窝（>2 cm）时，则需选用加长型假体恢复肱骨长度。
  - 准备楔形骨块，用以植入肱骨前面及肱骨假体前翼之间。
  - 肱骨髓腔内注入抗生素骨水泥。
  - 当插入肱骨组件时，利用楔形状骨块植入肱骨前面及肱骨假体前翼之间，骨块最终固定应当与骨水泥硬化相协同。
  - 利用肱骨后侧的平坦面控制假体的方向。
  - 仔细安装肱骨假体直至前方突起与骨皮质契合。
- 尺骨假体植入。
  - 髓腔内注入抗生素骨水泥。
  - 植入过程中注意旋转轴线和关节面的匹配。
- DHH。
  - 植入 DHH 时应注意平衡软组织，确保肱桡关节匹配。修复或重建内外侧静力稳定结构。

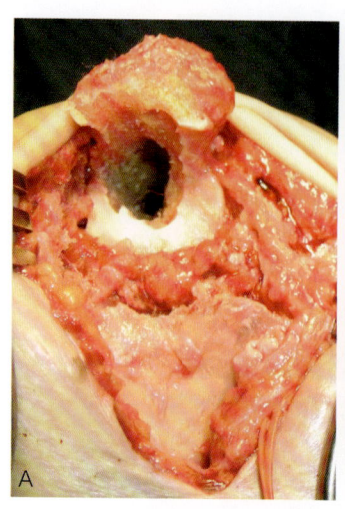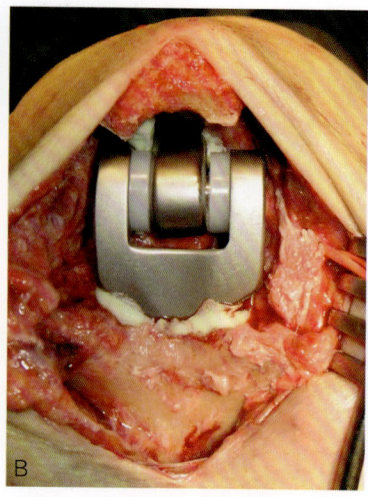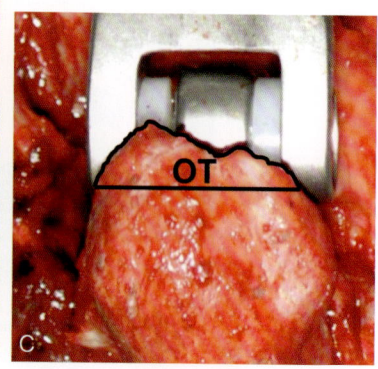

技术图5　A. 假体植入前的骨表面，碎骨块已去除。B. 铰链型 Coonrad-Morrey 假体已原位固定并装配。C. 如肘关节伸直时最终阶段尺骨鹰嘴尖部与假体有撞击，可切除鹰嘴尖部（OT），但要避免切除肱三头肌附着部。

重建肱三头肌

- 使用不可吸收粗线采取锁边方法（例如 Krakow 法）缝合重建肱三头肌（技术图 6A、B）。
- 注意锁边时不要带入较多的肌纤维。
- 肱三头肌腱需缝回尺骨鹰嘴的背侧面而不是尖部（技术图 6C、D）。缝线在尺骨鹰嘴上来回穿入起始于背侧面两侧的骨隧道（斜交叉）固定（技术图 6E）。
- 避免在尺骨近端中线上打结，防止造成术后疼痛和再次拆除线结。可将线结置于肘肌下方。
- 打结时肘关节屈曲 30°～45°，绷紧肌腱。
- 再用可吸收线加强缝合肱三头肌腱于其附着区（技术图 6F）。

技术图6　A、B. 锁边缝合可促进对肱三头肌的把持，以重建肱三头肌于尺骨鹰嘴上止点。A. 肌腱两侧运用锁边缝合的示例。B. 通过一根连续锁边缝线将劈开肌腱两侧锁边缝合在一起。再通过一根反向的锁边缝线加强。

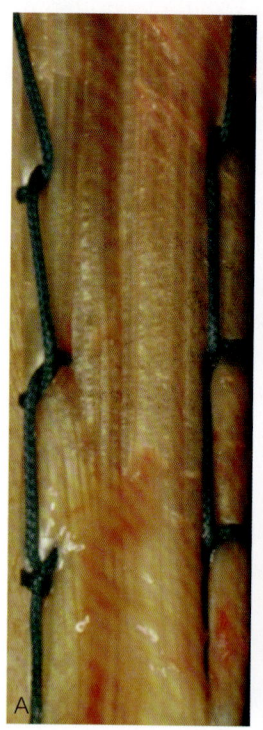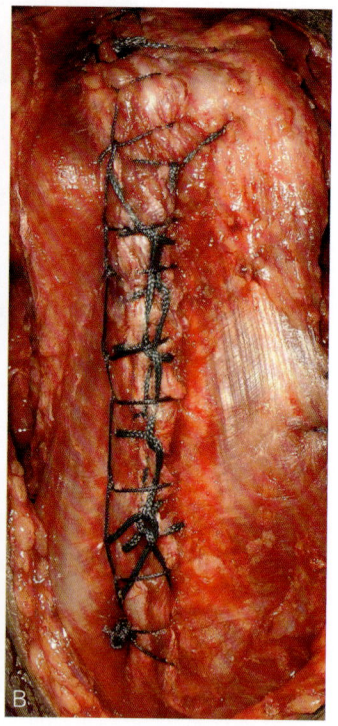

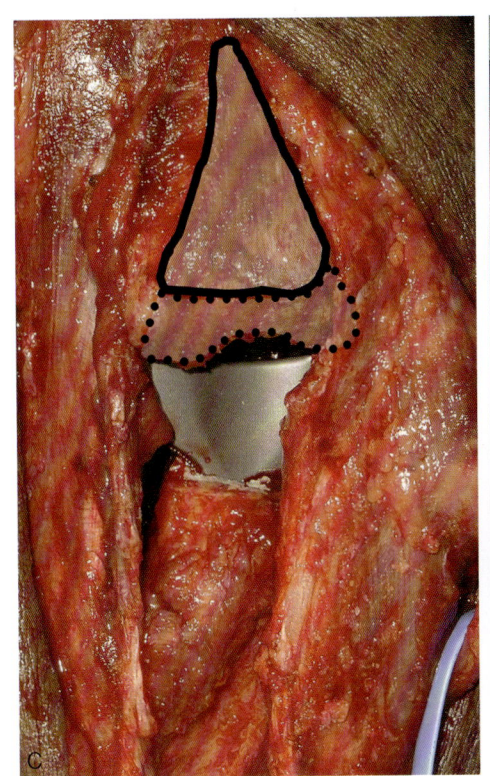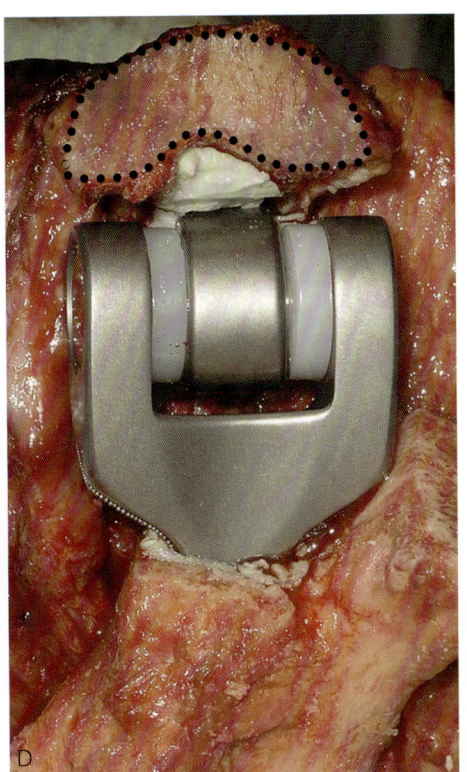

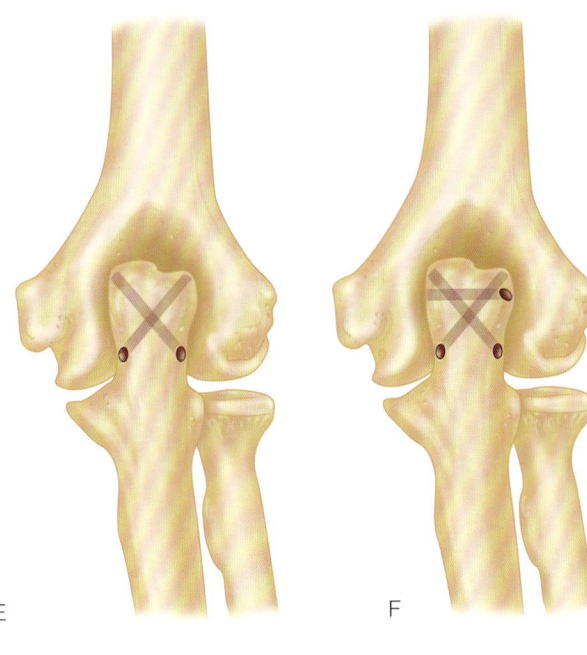

技术图6（续） C、D. 肱三头肌腱需缝回尺骨鹰嘴的背侧面而不是尖部，鹰嘴尖为防止对假体后部的阻碍已被切除。E. 为确定肱三头肌附着于足印区，用交叉钻孔的方式获得直径为1.5～2.0 mm的骨孔。F. 再用可吸收线加强肱三头肌腱与尺骨的接触，从而促进愈合的可能。

缝合伤口

- 尺神经置入皮下袋口前置。
- 可吸收线缝合肱三头肌与伸肌及屈肌复合体，不能缝得太紧，以免限制活动。
- 术者习惯选择使用皮下放置引流。然而，没有文献证明引流对于血肿的形成有预防作用。

要点与失误防范

适应证	• 需完整了解病史及仔细体检,尤其需关注骨密度和愈合趋势。 • 需注意肘、腕、肩的并发病变。
计划	• 患者有充分的骨量且对肘关节功能要求较高时需尝试骨折接骨术。 • 对于老年及生活质量要求较低的患者,以及考虑术中接骨的可能性不大时,则倾向一期肘关节置换。
显露	• 寻找并保护尺神经非常重要。仔细游离肘管部位尺神经可以避免后续操作中尺神经损伤的风险。 • 如果需要从尺骨附着处剥离肱三头肌(Bryan-Morrey 入路),需注意标记附着点并进行解剖重建。 • 在保留三头肌入路中,必须小心保留肱三头肌尺骨鹰嘴附着处。
探查	• 年轻患者要彻底检视尺骨及桡骨关节面,判断是否可行半关节置换。 • 术中需检视尺神经及周围肌肉(特别是肱三头肌和肱肌)的状况,对于预后的评估有利,可帮助解释神经功能的改变和肌无力状态,也帮助判断骨化性肌炎、关节僵硬是否发生。
骨准备	• 如内外侧柱完整,全肘关节置换术中应保留伸肌及屈肌总腱的附着部位。
内植物	• 在计划内植物长度时,医生应注意肱肌和肱三头肌的张力;肱肌和肱三头肌需一定张力以保持良好功能。张力过大肘关节可能会僵硬;反之则无力。 • 半关节置换术——根据患者的具体情况选择合适的假体。例如,对于活动要求高的年轻患者,未来可能进行全肘关节置换,因此需要选择可转换的假体。 • 半关节置换术——试模后透射检查,避免选用的假体不合适。 • 如果采用尺骨截骨入路进行 DHH,预先选择钢板并在尺骨上钻孔,可以节约手术时间。
缝合伤口	• 为避免深部感染,不应使用引流,但需注意血肿形成,术后的前12小时需适度加压包扎以防血肿形成,次日减少包扎。
康复	• 由于肱三头肌的再附着,应避免过度的康复训练,以免影响其止点的愈合,以及以后可能发生的止点撕脱和伸肌无力。

术后处理

- 术后24～48小时内使用掌侧石膏或支具伸直位固定肘关节。这样可以减轻手术切口和肱三头肌缝合部位的张力。
- 肘部置于枕头上抬高或吊带抬高,防止水肿。
- 需避免非类固醇类抗炎药对组织愈合的不良反应(骨愈合,骨-肌腱愈合)。这一点对于依赖肌腱愈合的半关节置换术尤为重要。
- 术后第2日拆去包扎,依从性好的患者可开始轻度主动重力对抗屈曲和被动重力辅助下伸直训练。
- 使用夹板固定肘关节于屈曲90°保护肱三头肌修复及伤口。
- 5周后可超过90°屈曲。这样可以保证肱三头肌有足够的时间与尺骨粘连愈合。太早的过度屈曲将导致肱三头肌腱撕裂。肱三头肌对抗重力活动也起始于术后5周。
- 对于肘关节置换患者,需反复强调避免:限制肘部回旋运动,反复举起超过2磅(0.91 kg)的重量及单次举起超过10磅(4.54 kg)的重量。
- 半关节置换术与全肘关节置换术的术后护理不同。对于稳定的患者,术后即刻开始主动助力活动,避免被动活动。对于内外侧柱固定患者,术后2周晚上夹板制动,白天可以间断屈曲90°。术后6周,指导患者开始少量肘部力量训练。

并发症

- 肱三头肌撕裂。
- 僵硬。
  - 假体过长。
  - 肱三头肌再附着时缝合过紧。
  - 肱三头肌与伸屈肌缝合过紧。
  - 软组织松解不够。

- 撞击。
  - 桡骨头与肱骨假体撞击。
  - 尺骨冠突与肱骨假体撞击。
  - 尺骨鹰嘴与肱骨后方撞击。
- 深静脉血栓。
- 感染。
- 假体周围骨折。
  - 骨质疏松。
  - 假体-髓腔尺寸不匹配。
  - 假体-髓腔曲度不匹配。
  - 尺骨假体开口不准确。
- 尺神经病变及损伤。

预后

全肘关节置换术

- Cobb和Morrey[6]报道一组急性肱骨远端骨折后肘关节置换的患者,平均年龄72岁,平均随访时间3.3年,其中15例疗效非常好,5例为好。
- Ray等[21]报道一组患者,平均年龄81岁,平均随访时间2~4年,其中5例疗效非常好,2例为好。
- Gambirasio等[11]报道一组10例老年骨质疏松关节内骨折患者均获得非常好的疗效。
- Frankle等[10]比较了一组超过65岁的患者,分别采用切开复位内固定或者一期肘关节置换治疗肱骨远端粉碎骨折,结果切开复位内固定组有8例疗效非常好,12例为好,1例一般,3例较差,需再次手术关节置换。而关节置换组11例为非常好,1例为好。
- Kamineni和Morrey[15]报道一组急性肱骨远端骨折的患者,共49例,平均年龄67岁,平均随访时间7年,其平均Mayo肘关节评分为93分(满分100分),平均肘关节活动范围为107°。
- Lee等[17]报道一组行肘关节置换的急性肱骨远端骨折患者,共7例,平均年龄73岁,平均随访时间25个月,平均肘关节活动范围89°,平均Mayo肘关节评分为94分(满分100分)。
- Abbas等[1]报道一组行肘关节置换的复杂关节内骨折患者,共23例,平均年龄75岁,平均随访时间6年,平均MEPS评分为93分(满分100分),平均肘关节活动范围93°。

肱骨远端半关节置换术

- Smith和Hughes[22]报道一组26例患者(平均年龄62岁,29~92岁),4例患者转为全肘关节置换术。
- Hughes等[14]回顾了早期结果并制订了包含该技术的治疗肱骨远端骨折的框架。
  - 共30例不可重建肱骨远端骨折或内固定失败患者(平均年龄65岁,29~91岁)接受DHH治疗。
  - 其中6例患者采用肱三头肌保留入路,24例患者采用尺骨鹰嘴截骨入路。14例患者采用Sorbie Questor假体(Wright Medical Technology, Arlington, TN),另外16例患者采用Latitude假体(Tornier Inc., Minneapolis,MN)。
  - 平均随访25个月(3~88个月),随访指标包括美国肩肘外科医师学会(ASES)肘关节评分系统、Mayo肘关节评分指数(MEPI)及放射学检查。
  - 随访28例患者,平均屈曲畸形28°,屈曲128°,旋转165°,平均ASES 83,MEPI 77,满意度8/10。一期置换者效果优于内容固定失败后置换者。16例(53%)患者接受再次手术。2例患者因为假体周围骨折和无菌性假体松动于术后16个月和53个月翻修为铰链假体,12例患者取出固定物,4例接受神经相关手术。
  - 这是关于DHH的病例数最多的报道。尽管技术要求高,复杂DHH的早期效果较好。本系列患者中,40%患者取出金属固定物,12%出现有症状的假体松动,8%患者侧柱不愈合。一期置换且采用尺骨鹰嘴截骨者能获得更好的结果。
- Burkhart等[5]报道10例女性患者(平均75岁,一期置换8例,内固定失败后置换2例),平均随访12个月,9例效果优良,1例效果一般。肘关节平均屈伸17°~124°,旋转80°。没有发生需要再次手术的并发症。
- Adolfsson和Nestorson[3]报道8例男性患者,平均年龄79岁,根据Mayo肘关节评分全部获得优良结果。平均随访时间4年,肘关节屈伸活动范围31°~126°。影像学检查发现尺骨磨损,1例患者术后3年发生假体周围骨折。
- Argintar等[4]报道10例使用Tornier Latitude假体进行半关节置换的患者,短期随访获得良好到优秀的治疗结果。与其他半关节置换系统不同,Latitude系统功能多样,有不同长度的柄和前翼,最重要的是可以转换为铰链或非铰链全肘关节置换。
- Kudo假体系统同样展示出良好的短期临床效果。Adolfsson和Hammer[2]回顾性分析4例半肘关节置换患者。平均随访时间10个月,伸肘平均20°,屈肘平均126°,旋转78°。根据Mayo评分,3例患者效果优秀,1例患者效果良好。Adolfsson和Nestorson[3]报道了一项随访时间更长的研究,平均随访4.5年,8例肱骨远端半关节置换患者肘关节屈伸31°~126°。5例患者效果优秀,1例患者效果良好。

结论

- 全肘关节置换术是治疗急性不可重建肱骨远端骨折的一种可靠方法,能够有效缓解疼痛,提供满足低运动需求的肘关节功能。DHH适用于年轻、运动需求更高的患者,但是目前尚缺乏经验,应谨慎选用。

(梁博 译,章程 审校)

参考文献

[1] Abbas GA, Chutter GSJ, Williams JR. Retrospective review of primary total elbow replacement (TER) for osteoporotic fractures of distal humerus in the elderly over 10-year period. Injury Extra 2010;41:160.

[2] Adolfsson L, Hammer R. Elbow hemiarthroplasty for acute reconstruction of intraarticular distal humerus fractures: a preliminary report involving 4 patients. Acta Orthop 2006;77:785-787.

[3] Adolfsson L, Nestorson J. The Kudo humeral component as primary hemiarthroplasty in distal humeral fractures. J Shoulder Elbow Surg 2012;21:451-455.

[4] Argintar E, Berry M, Narvy SJ, et al. Hemiarthroplasty for the treatment of distal humerus fractures: short-term clinical results. Orthopedics 2012;35:1042-1045.

[5] Burkhart KJ, Nijs S, Mattyasovszky SG, et al. Distal humerus hemiarthroplasty of the elbow for comminuted distal humeral fractures in the elderly patient. J Trauma 2011;71:635-642.

[6] Cobb TK, Morrey BF. Total elbow arthroplasty as primary treatment for distal humeral fractures in elderly patients. J Bone Joint Surg Am 1997;79:826-832.

[7] Eastwood WJ. The T-shaped fracture of the lower end of the humerus. J Bone Joint Surg 1937;19:364-369.

[8] Faierman E, Wang J, Jupiter JB. Secondary ulnar nerve palsy in adults after elbow trauma: a report of two cases. J Hand Surg Am 2001;26:675-678.

[9] Frankle MA, Herscovici D Jr, DiPasquale TG, et al. A comparison of open reduction and internal fixation and primary total elbow arthroplasty in the treatment of intraarticular fractures of the distal humerus in women older than 65 years. J Shoulder Elbow Surg 1999;9:455.

[10] Frankle MA, Herscovici D Jr, DiPasquale TG, et al. A comparison of open reduction and internal fixation and primary total elbow arthroplasty in the treatment of intraarticular distal humerus fractures in women older than age 65. J Orthop Trauma 2003;17:473-480.

[11] Gambirasio R, Riand N, Stern R, et al. Total elbow replacement for complex fractures of the distal humerus. An option for the elderly patient. J Bone Joint Surg Br 2001;83:974-978.

[12] Holmes JC, Skolnick MD, Hall JE. Untreated median-nerve entrapment in bone after fracture of the distal end of the humerus: postmortem findings after forty-seven years. J Bone Joint Surg Am 1979;61:309-310.

[13] Huang TL, Chiu FY, Chuang TY, et al. The results of open reduction and internal fixation in elderly patients with severe fractures of the distal humerus: a critical analysis of the results. J Trauma 2005;58: 62-69.

[14] Hughes J, Malone AA, Zarkadas P, et al. Distal humeral hemiarthroplasty (DHH) for intra-articular distal humeral fractures. J Bone Joint Surg Br 2012;94-B:162.

[15] Kamineni S, Morrey BF. Distal humeral fractures treated with noncustom total elbow replacement. J Bone Joint Surg Am 2004; 86-A(5):940-947.

[16] Kamineni S, Morrey BF. Distal humeral fractures treated with noncustom total elbow replacement. Surgical technique. J Bone Joint Surg Am 2005;87(suppl 1):41-50.

[17] Lee KT, Lai CH, Singh S. Results of total elbow arthroplasty in the treatment of distal humerus fractures in elderly Asian patients. J Trauma 2006;61:889-892.

[18] Mohan K. Myositis ossificans traumatica of the elbow. Int Surg 1972;57:475-478.

[19] Pajarinen J, Bjorkenheim JM. Operative treatment of type C intercondylar fractures of the distal humerus: results after a mean follow-up of 2 years in a series of 18 patients. J Shoulder Elbow Surg 2002;11: 48-52.

[20] Parsons M, O'Brien R, Hughes J. Elbow hemiarthroplasty for acute and salvage reconstruction of intra-articular distal humerus fractures. Tech Shoulder Elbow Surg 2005;6:87-97.

[21] Ray PS, Kakarlapudi K, Rajsekhar C, et al. Total elbow arthroplasty as primary treatment for distal humeral fractures in elderly patients. Injury 2000;31:687-692.

[22] Smith GC, Hughes JS. Unreconstructable acute distal humeral fractures and their sequelae treated with distal humeral hemiarthroplasty: a two-year to eleven-year. J Shoulder Elbow Surg 2013;22:1710-1723.

[23] Thompson HC III, Garcia A. Myositis ossificans: aftermath of elbow injuries. Clin Orthop Relat Res 1967;50:129-134.

[24] Zhao J, Wang X, Zhang Q. Surgical treatment of comminuted intraarticular fractures of the distal humerus with double tension band osteosynthesis. Orthopedics 2000;23:449-452.

第 18 章 桡骨头和桡骨颈骨折的切开复位内固定
Open Reduction and Internal Fixation of Radial Head and Neck Fractures

Yung Han, George Frederick Hatch III, and John M. Itamura

定义

- 桡骨头和颈部骨折是成人肘部骨折中最常见的,约占整个肘部骨折的 33%。
- 桡骨头和颈部骨折可以单独存在,也可合并骨、骨软骨和(或)韧带损伤。
- 根据损伤的类型,治疗(包括保守治疗、切开复位内固定、骨折块切除、桡骨头切除或桡骨头置换)的目的是恢复肘与前臂的运动或运动和稳定。本章的主要目的是介绍治疗决策原则及切开复位内固定治疗桡骨头和颈部骨折的手术技术。

解剖和生物力学

- 桡骨头是完全的关节内结构,参与 2 个关节活动:①肱桡关节。②近侧尺桡关节(PRUJ)。
  - 肱桡关节的鞍形关节面支持屈伸及前臂旋转。
  - PRUJ 由环状韧带包绕,允许桡骨头在近端尺骨的小乙状切迹内旋转。
    - 内植物必须安放在桡尺近侧关节以外的一个 90°扇形区域(即所谓的"安全区"),以避免旋前旋后过程中的机械阻挡(图 1)[7]。
- 桡骨头的形状变异较大,从近似圆到椭圆,就连桡骨头和桡骨颈的偏心距都不尽相同[14]。
- 桡骨头的血供较差,主要来自"安全区"的桡返动脉单个分支直接供应,少量来自桡返动脉和骨间返动脉分支,在桡骨颈的部位供应桡骨头(图 2)[26]。
- 内侧副韧带的前束是对抗外翻应力的主要结构。桡骨头是次要稳定结构,在生理状态下承担着 30%拮抗外翻应力的作用。因此,要注意在如下情况合并内侧副韧带撕裂时的处理:
  - 若桡骨头骨折无法修复时,需要做人工假体置换。因为桡骨头生物力学的重要性,不能做单纯切除。
  - 早期活动时使用铰链式肘关节活动支具,要注意外翻应力对整复后的桡骨头的损伤。
- 桡骨头同时起着传递轴向负荷的作用,承受着由腕关节传递至肘关节的 60%的负荷[21]。这也是 Essex-Lopresti 损伤中前臂骨间膜撕裂的主要原因[9]。在上述情况下切除桡骨头将导致尺桡骨之间的纵向不稳定,桡骨向近端移位并可能发生尺腕关节撞击征。

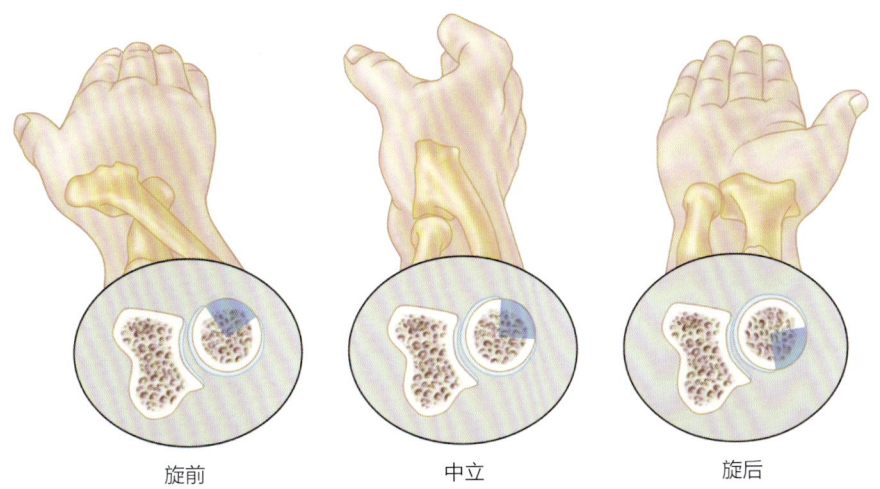

图 1　"安全区"是指桡骨头在前臂完全旋前和旋后过程中不参与桡尺近侧关节的部分,呈约 90°的弧形区域。腕关节中立位时,安全区位于前外侧。

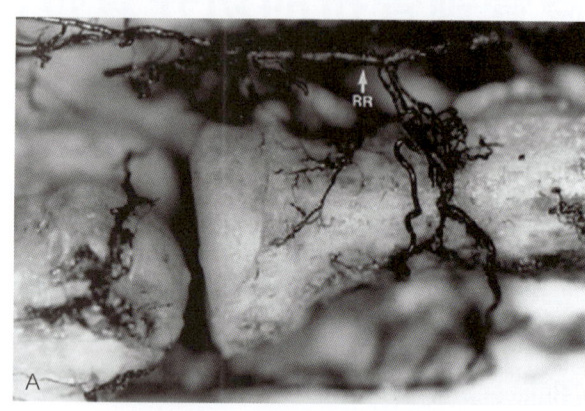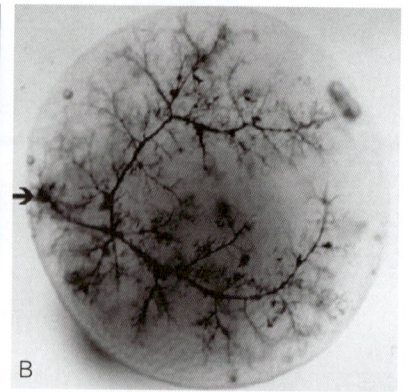

图2　A. 桡返动脉（桡动脉分支）是桡骨头的主要血供来源。B. 绝大多数尸体标本的解剖研究显示，桡返动脉的分支在桡骨头安全区内穿入供应骨髓腔［经允许引自Yamaguchi K, Sweet FA, Bindra R, et al. The extraosseous and intraosseous arterial anatomy of the adult elbow. J Bone Joint Surg Am 1997;79（11）:1653-1662］。

发病机制

- 桡骨头骨折由创伤导致。患者在跌倒手撑地时，前臂旋前位肘关节伸直产生外翻或轴向应力，致使桡骨头和肱骨小头发生撞击，前者因骨质相对较疏松而发生骨折[2]。

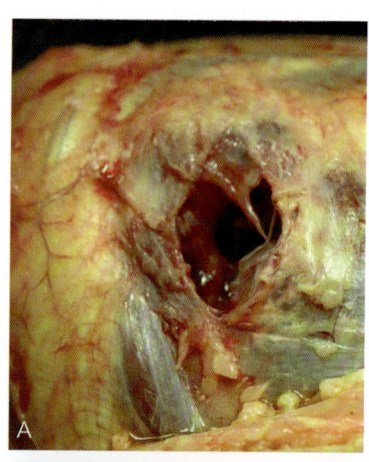

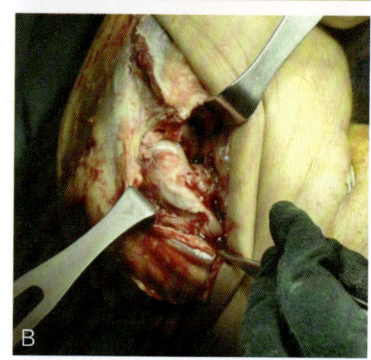

图3　不稳定桡骨头骨折合并的软组织损伤。典型照片显示（A）大的关节囊破裂和（B）从外上髁撕脱的外侧副韧带及伸肌总腱。

- 无移位或微移位骨折并不常合并伴发损伤。然而，移位、粉碎性或不稳定骨折多伴有软组织损伤（图3），可能导致大量并发症包括疼痛、关节炎、关节不稳和关节功能障碍。
  - 桡骨头骨折可能合并肱骨小头软骨缺损、肱骨小头骨挫伤和（或）后脱位。
- 轴向的暴力负荷也会导致前臂骨间膜撕裂，尺桡骨纵向不稳定伴桡尺远侧关节脱位（DRUJ）（Essex-Lopresti骨折）。桡骨颈嵌塞或桡骨头压缩性骨折时应该高度怀疑合并骨间膜及DRUJ损伤（图4）。
- "恐怖三联征"是肘关节外翻位的暴力损伤，包括内侧副韧带和外侧尺副韧带的撕裂、桡骨头和尺骨冠突的骨折。
- 桡骨头骨折可能合并尺骨近端骨折（孟氏骨折）（图5）。

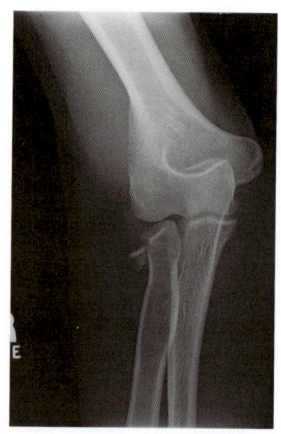

图4　前后位X线片显示桡骨头压缩性骨折伴桡骨颈嵌塞。此类骨折应高度怀疑Essex-Lopresti骨折。推荐进行桡骨头置换。如果选择切开复位内固定，应该稳定远侧尺桡关节以防止不稳定。

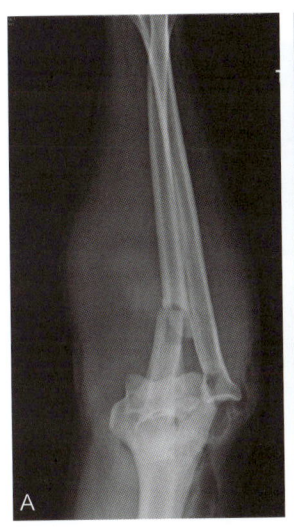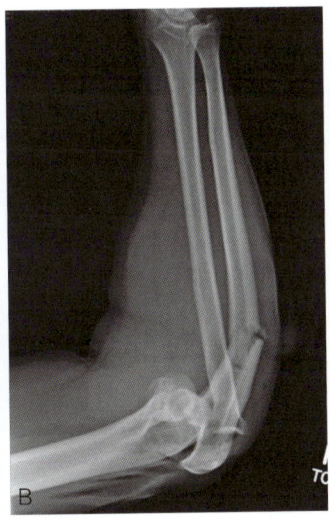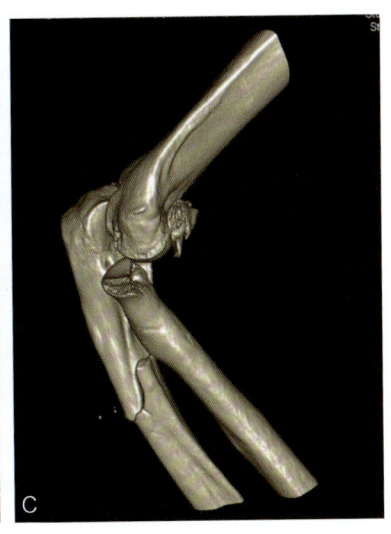

图5　A、B. 前后位及侧位X线片显示Ⅱ型孟氏骨折－桡骨头后脱位或骨折，尺骨近端骨折向后成角。C. CT扫描能够清晰显示桡骨头嵌插型骨折，X线片上可能不显示。

自然病程

- 最初的Mason分型已先后历经Johnson和Morrey改良，Hotchkiss提出现有的骨折分型为骨折治疗提供指导。但观察者和观察者间的可靠性都较差（图6）[9]。

Ⅰ型骨折

- 骨折没有移位，查体时旋前或旋后均无机械阻挡。
- 约占桡骨头骨折的82%[18]。
- 保守治疗往往能够达到优或良的结果，关节活动度丢失及关节炎轻微[1,3,8,12]。
- 关节囊挛缩导致的僵硬是导致结果不佳的主要原因，可通过物理治疗解决。

Ⅱ型骨折

- Ⅱ型骨折边缘骨块有移位，妨碍前臂正常旋转。根据Broberg和Morrey[6]，骨折块应该超过关节面的30%，移位大于或等于2 mm。在此笔者仅指骨折有3块或3块以下的关节面骨块，符合可以手术复位并在固定后能确定取得良好疗效的那些骨折。
- 约占桡骨头骨折的14%[18]。
- 既往的标准治疗方案为保守治疗或桡骨头切除术[13,19,20,23]，然而随着知识的积累和技术的进步，最佳治疗方案的争议更大了。
- 通常把骨折块移位超过2 mm作为切开复位内固定术的适应证，但有研究证实保守治疗移位2～5 mm的骨折能够获得良好的结果[1,12]。
- 机械阻挡是唯一明确的手术适应证。
- 一项近来的荟萃分析[16]显示保守治疗及切开复位内固定术治疗Ⅱ型骨折的成功率分别为80%和93%。然而，作者认为当前证据不足以明确最佳治疗方案。
- 桡骨头切除术或关节置换术可用于治疗桡骨头骨折保守治疗出现的并发症，如痛性咔嗒声、骨不连及关节炎。但肘关节功能改善有限。有报道显示，术后15年随访23%的病例疗效一般或较差[5]。

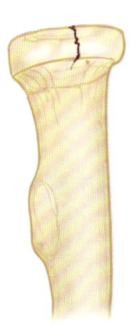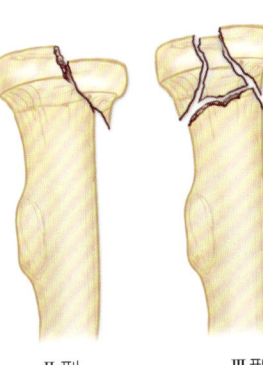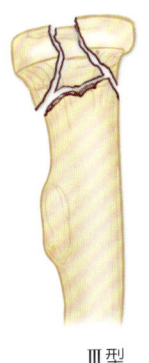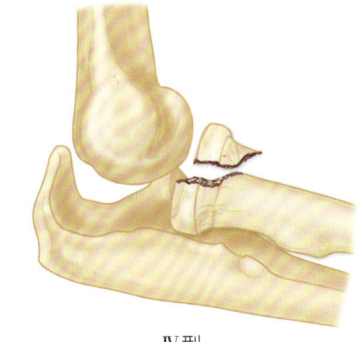

Ⅰ型　　Ⅱ型　　Ⅲ型　　Ⅳ型　　图6　桡骨头骨折的改良Mason分型。

- 桡骨头骨折保守治疗失败后行桡骨头切除术对肘关节功能改善不大。术后15年随访23%的病例疗效一般或较差[5]。其他研究提示一期或延迟切除桡骨头的结果并无明显差异[11]。

Ⅲ型骨折
- 粉碎性或塌陷的关节面(图4),最佳治疗是假体置换。
- 约占桡骨头骨折的3%[18]。
- 对于无法达到满意复位固定的骨折或粉碎性骨折,可以考虑桡骨头切除或置换术。粉碎性骨折关节面骨折块超过3块时内固定治疗结果往往较差[22]。
- 对于合并内侧副韧带损伤、尺骨冠突骨折或前臂骨间膜损伤的病例,桡骨头切除的疗效较差。
- 对于活动功能要求低、预期寿命短、存在感染且经透视检查后已排除肘关节不稳定的患者,可以考虑行桡骨头切除术。
- 桡骨头切除后,75%的病例肘关节在影像学上出现退行性改变,如囊性变、骨硬化或骨刺形成,但往往没有临床症状。
- 术后常见腕关节尺骨变异增加,肘关节提携角增大,力量减弱10%~20%。
- 桡骨头置换术能够恢复接近正常的肱桡关节接触,对抗外翻及后方不稳定。此外,还可以对抗轴向应力时桡骨向近端移位。并且可以促进 MCL、骨间韧带及 DRUJ 的愈合。

Ⅳ型骨折
- 桡骨头骨折合并肘关节不稳定,任何时候都不能在早期切除桡骨头。
- 约占桡骨头骨折的1%[18]。
- 治疗措施包括立即复位肘关节,治疗桡骨头骨折及合并的其他骨折。无论采用内固定或关节置换,术后必须满足即刻承受负荷。如果桡骨头可以修复,同时修复撕裂的韧带并可考虑安装铰链式外固定支架保护桡骨头。除此之外,有研究报道通过桡骨头置换术可以获得满意的治疗效果,无须修复损伤的韧带[10]。

病史和体格检查
病史
- 典型的病史包括跌倒时手撑地,肘关节外侧肿胀疼痛且活动受限。
- 确定受伤机制有助于判断是否存在肘部合并伤或肩、手部损伤。
- 检查者要注意患者的活动能力和职业特点。

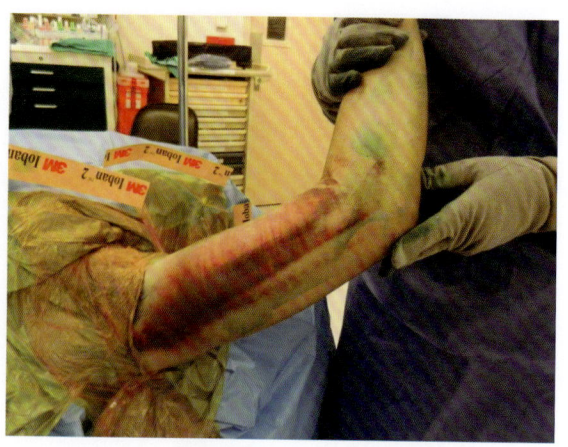

图7 内侧副韧带损伤伴内侧皮肤广泛瘀斑。

体格检查
- 体格检查需要注意是否累及周围的神经血管。检查肘关节上(肩)下(手)部位。观察内侧皮肤是否有瘀斑(图7),瘀斑可能提示内侧副韧带损伤。
  - 仔细检查肘关节,触诊部位应包括肱骨内外上髁、尺骨鹰嘴、桡尺远侧关节和桡骨头,同时检查前臂骨间膜和桡尺远侧关节以排除隐性尺桡骨纵向不稳定。
  - 内外翻应力试验,可同时摄片观察,可以分别提示外侧尺副韧带和内侧副韧带前束的损伤。
- 检查关节活动范围和做应力试验对于制订恰当的治疗方案是非常重要的,若能在良好的麻醉下正确地操作,可能就不需要进一步的摄片。不做这些检查,将导致对合并损伤的漏诊,其治疗方案也将不完善。
  - 急诊情况下,先吸出血肿,然后向肘关节内注入 5 mL 局麻药可以达到良好的麻醉效果,然后在透视下检查肘关节。注射部位可以选择传统的后外侧或后方鹰嘴窝(图8)[25]。机械阻挡是手术干预的一个适应证。
  - 如果有明确手术指征的,这些检查要在术中进行。患者和术者都要事先做好准备,手术方案可能会根据术中检查结果而改变。
  - 正常的活动范围是屈伸0°~145°,旋后85°,旋前80°。检查者要注意肘关节活动时是否有骨性阻挡。

诊断性检查
X线检查
- 常规摄肘关节正侧位和斜位片,但往往不能准确地判断关节面的塌陷和骨折的粉碎程度。
  - 前臂中立位,球管向头侧倾斜45°,可以较好地显示肱桡关节的关节面。
  - 帆船征提示可能存在隐匿的桡骨颈骨折。

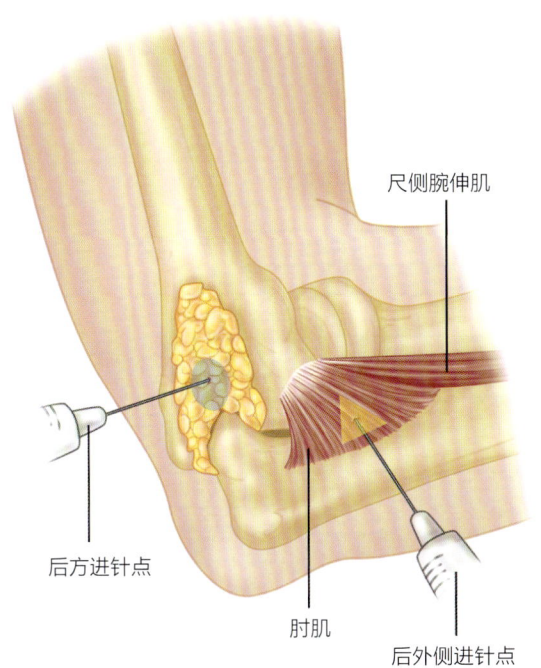

图8 肘关节穿刺可以经后方或后外侧操作,均十分有效,具体可视软组织损伤情况而定。

○ 若体检发现腕关节或前臂压痛,检查者要注意加摄双侧腕关节正位片,以排除 Essex-Lopresti 损伤。双腕关节正位片可以一起拍摄,以减少射线暴露(图9)。

磁共振成像

- 除外体格检查,磁共振成像(MRI)是评估肘关节合并损伤如侧副韧带撕裂、软骨缺损及关节游离体[15]的有效方法。但不建议常规使用。MRI上发现的大多数合并损伤并无明显临床意义[15,17]。

计算机断层扫描

- 如果决定手术,笔者常规进行计算机断层扫描(CT),能够更好地了解骨折类型,便于制订术前计划,最终提高手术效率,减少术中意外。相比常规CT扫描,三维重建能够提供更加深入的信息。

鉴别诊断

- 单纯肘关节脱位。
- 肱骨远端骨折。
- 尺骨鹰嘴骨折。
- 肘关节感染。

非手术治疗

- 治疗桡骨头骨折的标准治疗方案见图10。
- 对于无移位的桡骨头骨折,用颈腕带悬吊固定,急性疼痛缓解后即开始活动肘关节。这种治疗方法通常能获得优良的疗效。
- 骨折移位<2 mm,或很少累及桡骨头关节面,以及肘关节活动没有阻碍时,也可以选择非手术治疗。
  ○ 用石膏或支具固定7日,炎症期后逐渐开始活动。
- 目前笔者对于骨折移位超过2 mm时的处理,是通过透视下检查肘关节活动是否有阻碍。
  ○ 若能同时保持至少50°的旋前和旋后,笔者建议采用保守治疗。

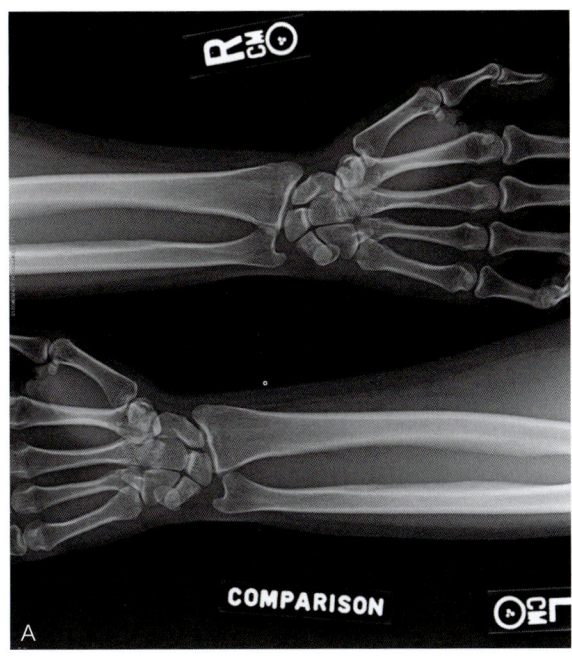

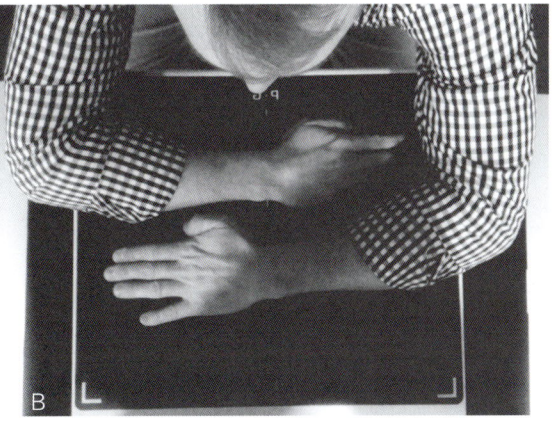

图9 A. 一例阳性双侧DRUJ对比X线片显示无损伤左侧DRUJ尺骨负变异,损伤右侧DRUJ尺骨中性变异,提示骨间膜损伤。该患者右侧桡骨头骨折,桡骨相对尺骨向近侧移位(Essex-Lopresti骨折)。B. 摄片时双肩屈曲90°,双肘屈曲90°,前臂旋前90°。

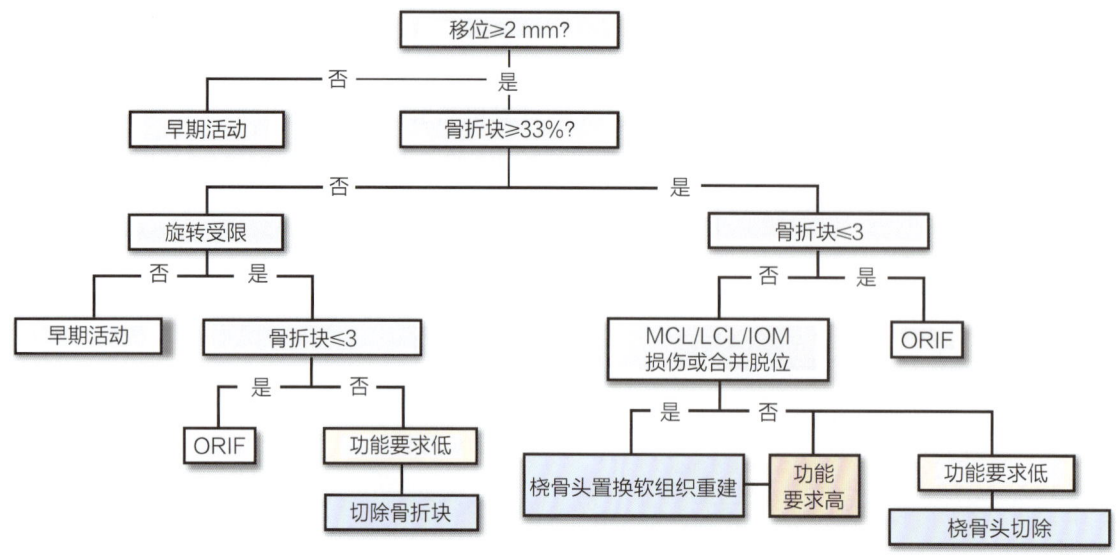

图10 所示为治疗桡骨头骨折的标准方案。

- 若在活动中有阻碍或关节不稳定,可以在考虑患者因素和关节稳定程度的基础上,选用桡骨头切除、复位内固定或人工假体置换。
- 最近有文献报道,49名桡骨头骨折累及关节面超过30%或移位在2~5 mm的患者采用了类似上述的保守治疗,长期随访结果显示,81%的患者没有不适主诉,肘关节活动较健侧受限不明显,仅1名患者主诉有持续疼痛[1]。

手术治疗

术前计划

- 在决定治疗方案之前,一定要回顾一遍影像学资料,尤其是主诉和查体,还有在透视下的体格检查。
  - 关节不稳定或合并其他骨折时,需要扩大入路显露。

体位

- 患者的体位视其手术入路和手术者的习惯而定。
  - 笔者习惯让患者仰卧位,患肢搁在胸前的软垫被牵向对侧,便于显露肘关节后外侧。
  - 上臂采用高位止血带。

入路

- 后外侧(Kocher)入路是治疗肱骨头骨折的传统入路。

笔者更喜欢一种改良的Wrightington入路[24],即改良的后侧(Boyd)入路[4],经尺骨和肘肌间显露(图11)。主要原因为:

- 能够更好地显露桡骨头及桡骨颈,这对于切开复位内固定术非常重要。
- 这是唯一一种能同时显露近侧尺桡关节、肱桡关节和肱尺关节的入路。如果需要中转关节置换,该入路所能提供的关节暴露对于假体尺寸的选择也是必需的。
- 该入路可延长切口,允许术者处理合并的韧带损伤,且神经瘤形成和神经损伤的风险更低。

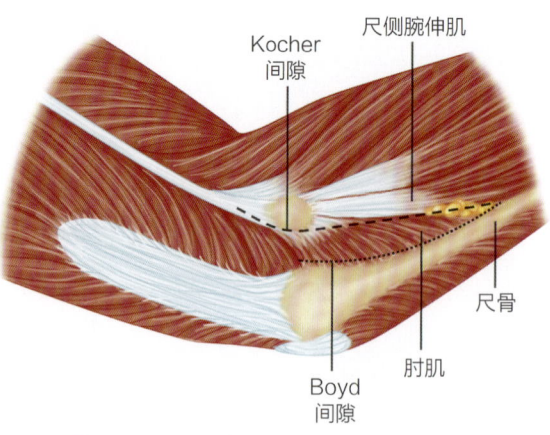

图11 Boyd入路和Kocher入路的手术间隙。

Kocher 入路

- 传统的后外侧（Kocher）入路经肘肌和尺侧伸腕肌间隙显露，切口隐蔽美观，且不损及外侧尺副韧带。
  - 笔者建议不采用驱血，这样可以显示静脉的穿支，有助于辨认上述的间隙。
- 在肘关节后外侧做 5 cm 长的斜行切口，由外上髁斜行向下，远端止于鹰嘴下 3 横指沿桡骨颈处（技术图 1A）。
- 桡骨头和肱骨外上髁可以在体表摸到，筋膜沿皮肤切口方向切开。
- Kocher 间隙远端有一些小的静脉穿支作为标识，间隙下可以直接显露关节囊和外侧韧带复合体（技术图 1B）。
- 肘肌向后牵开，尺侧伸腕肌起始部分向前牵开，在外侧尺副韧带前方斜行切开关节囊（技术图 1C、D）。
- 环状韧带的近端缘也可以分离并做标记，注意不要过于向远端操作，以免损伤骨间后神经。

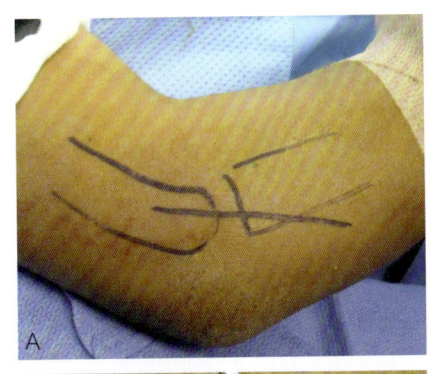
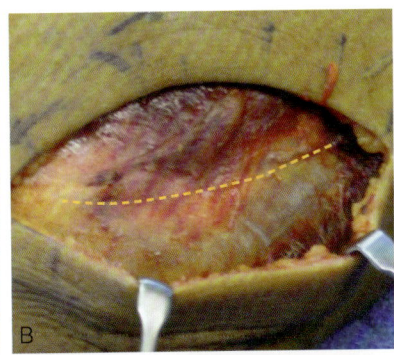
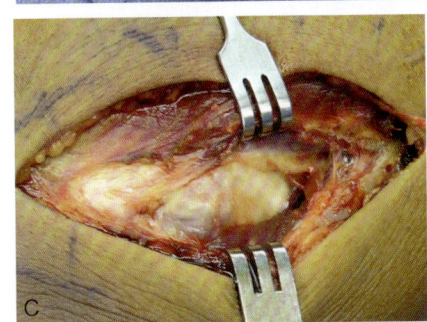
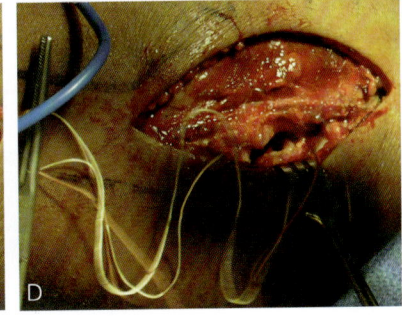

技术图 1　Kocher 入路。A. 皮肤切口从外上髁的后外侧向远端，止于桡骨近端的后方。B. 皮下全层游离，显示筋膜下肘肌和尺侧伸腕肌的间隙。C. 纵行切开筋膜，直接分离肌肉组织，显露肘关节外侧关节囊。D. 纵行切开关节囊，筋膜用 8 字缝合法标记便于后期原位缝合修补。

改良 Wrightington 入路

- 沿尺骨鹰嘴外侧做一个 8 cm 长的纵行直切口（技术图 2A）。
- 在深筋膜层面钝性分离皮肤全层。
- 沿尺骨和肘肌间隙纵行切开深筋膜（技术图 2B）。
- 将肘肌沿尺骨游离，从近端向远端提起以保护远端的血管分支，采用钝性分离，注意勿损及关节囊和外侧尺副韧带（技术图 2C）。
- 锐性切断外侧尺副韧带和环状韧带复合体，附着于尺骨嵴（亦为旋后肌附着部位）的部分用缝线做标记。桡骨头及其朝向肱骨小头的关节面可以清晰显露（技术图 2D）。
- 在桡骨头整复或置换术后，用锚钉带线缝合修复上述韧带。

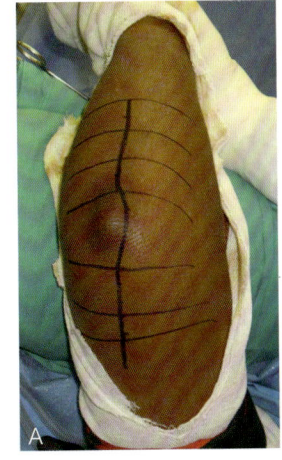

技术图 2　改良 Wrightington 入路。A. 沿尺骨和肘肌间隙做一个 8 cm 长的纵行直切口，起自尺骨鹰嘴远端 4 指宽，止于鹰嘴近端 2 cm。

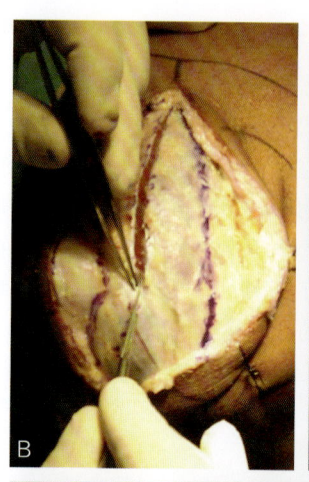
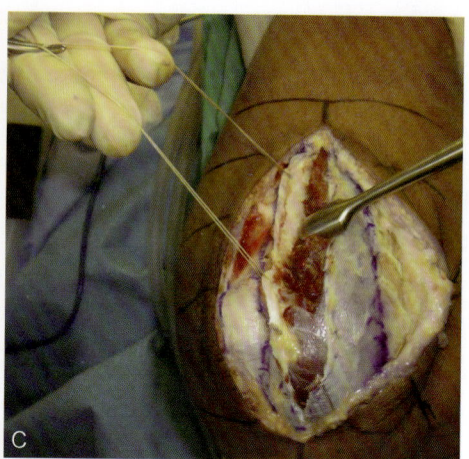
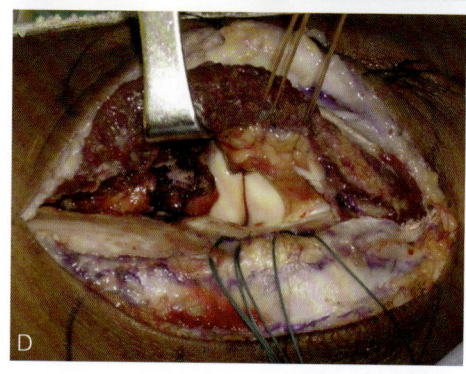

技术图2（续） B. 锐性切开尺骨和肘肌间隙，避免损伤骨膜或肌肉组织，减少桡尺近侧关节骨性连接的可能。C. 肘肌下钝性分离并牵开非常重要，可以避免损伤关节囊和外侧韧带复合体。D. 手术显露时，标记关节囊和外侧韧带复合体，有利于手术结束时用锚钉带线缝合修复。

骨折的探查和复位前的准备

- 现在可以看到骨折，通过使桡骨头向后半脱位可以全方位查看骨折（技术图3）。
- 伤口冲洗并去除游离体。
- 旋转前臂，可以看清整个桡骨头环状边缘的骨折情况，并确认内植物放置的安全区。
- 若此时发现骨折粉碎（超过3块）或嵌插严重伴远侧尺桡关节损伤，笔者选择人工桡骨头置换。

技术图3 经改良Wrightington入路，通过使桡骨头向后半脱位可以全方位查看桡骨头及骨折。

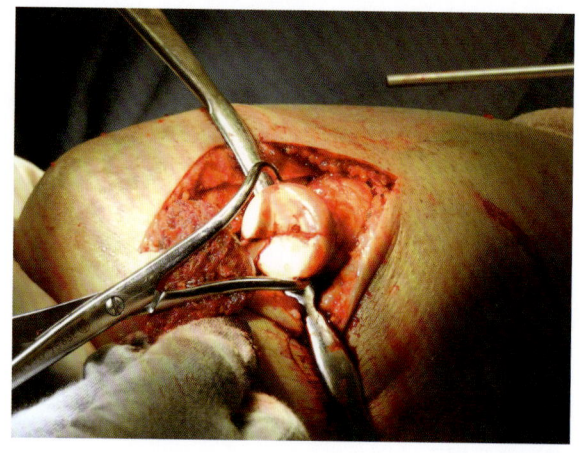

复位和临时固定

- 所有的关节面塌陷都要撬顶复位，空缺处用外上髁的骨松质填充植骨。
- 夹持骨折块临时复位，并用克氏针避开内植物放置部位做临时固定。
- 安全区内也适于放置临时的内固定。

内固定

- 最终的内固定有多种选择[7]：
  - AO公司直径2.0 mm或2.7 mm的骨皮质螺钉1枚或2枚，垂直于骨折线做埋头固定。
  - 微型接骨板。
  - 小无头螺钉。
  - 聚乙醇酸钉。
  - 聚左旋乳酸螺钉。
  - 小螺纹针。
- 笔者通常用2枚无头可吸收空心螺钉(Acumed, Hillsboro, Oregon)平行固定治疗单纯桡骨头骨折(技术图4)。对于累及桡骨颈的骨折，通常采用AO公司直径2.0 mm或2.7 mm的微型接骨板在安全区内做固定。

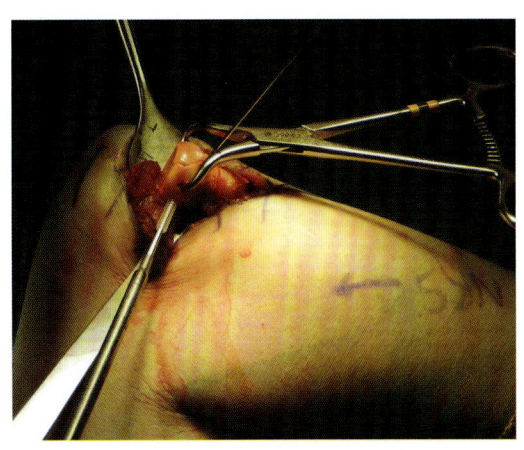

技术图4 把持钳维持位置，使用直径1.5 mm的克氏针避开内植物放置部位做临时固定。使用2枚无头可吸收空心螺钉进行最终固定。

切口关闭

- 环状韧带或外侧尺副韧带的游离或损伤都必须原位缝合。骨嵴上钻孔缝合是大家公认的有效方法，但目前许多学者都采用锚钉带线缝合的方法并证明有效。
- 皮肤常规缝合，按照术中情况决定是否放置引流。

要点与失误防范

骨间后神经的保护	• 在后外侧入路时，前臂旋前可以使骨间后神经前移，从而避开手术区域。 • 要在骨膜下游离显露桡骨近端。
粉碎骨折	• 骨折粉碎时，笔者倾向采用桡骨头切除或假体置换。
透视	• 消毒手术前，要准备好透视机，以便在麻醉后透视下检查肘关节。
内固定器械	• 人工桡骨头置换作为术前备选方案之一，要事先向患者阐明其利弊，并准备好相关消毒器械，以备术中发现骨折粉碎时选用。 • 担心肘关节可能不稳定时，要在术前准备铰链式外固定架。
透视检查	• 透视下对肘关节全面的检查是制订适当治疗方案的最重要因素。透视肘关节的侧位时，笔者建议肩关节外旋，上臂外展，将肘关节置于影像增强仪上。

术后处理

- 肘关节支具固定7～10日。
- 术后即刻、2周、6周及3个月分别拍摄X线片明确有无骨折异位(图12)。
- 只要患者耐受疼痛，鼓励尽早地主动活动。早期若患者没有取得预期疗效，可以考虑在专业医生指导下康复锻炼。
- 若合并有其他损伤，可能需要在康复锻炼时增加一些活动限制。
- 术后2周开始肘关节负重较轻的日常活动，术后6周逐渐增加肘关节持重。

预后

- 影响切开复位内固定疗效的因素包括患者因素，如骨折分型、吸烟史、治疗依从性和心理预期，以及手术和康复过程。
  - 对于不复杂的骨折，可望达到90%以上的满意疗效。
  - 并发症及其相关的再次治疗最常见于被漏诊的肘关节不稳定和其他合并损伤。

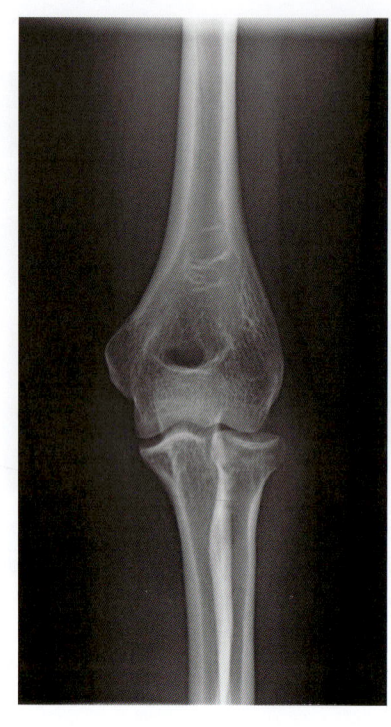
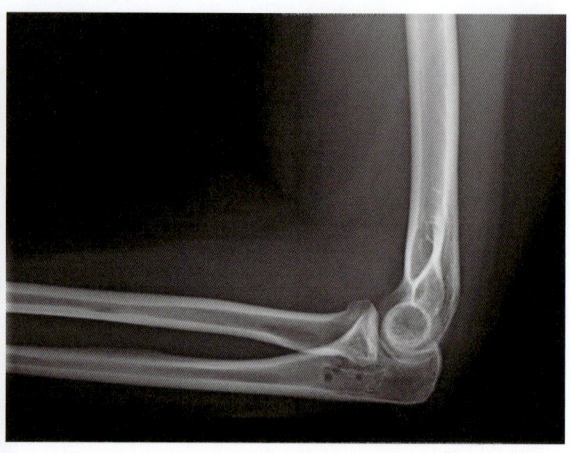

图12　术后X线片显示桡骨头骨折解剖复位。无头空心钉在X线下不显影。旋后肌骨嵴处可见用于修复环状韧带及外侧尺副韧带的锚钉孔。

并发症

- 肘关节僵硬最常见,最明显的是肘关节伸直和前臂旋前旋后受限。
- 肱桡关节和桡尺近侧关节的关节炎。
- 异位骨化。
- 内固定不适,往往需要在后期取出(图13)。
- 感染。
- 初期和后期的肘关节不稳定,缘于当时对合并损伤的忽视或治疗失败。
- 缺血性坏死的发生率大约为10%,在骨折有移位时发生率明显增加。在桡返动脉分支穿入的安全区放置内植物时,即有可能导致发生,通常没有明显的临床症状。
- 复位丢失。
- 骨不连(图14)。

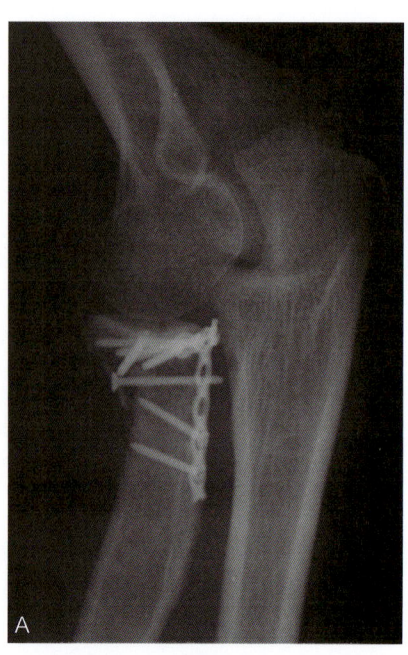
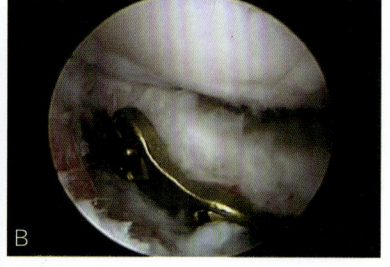

图13　A. 斜位X线片显示内固定限制前臂旋转。B. 关节镜下可见内固定撞击近侧尺桡关节。

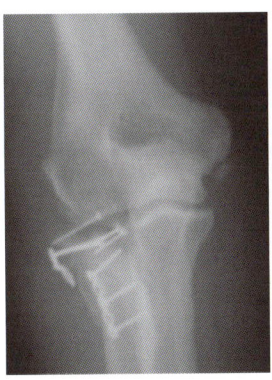
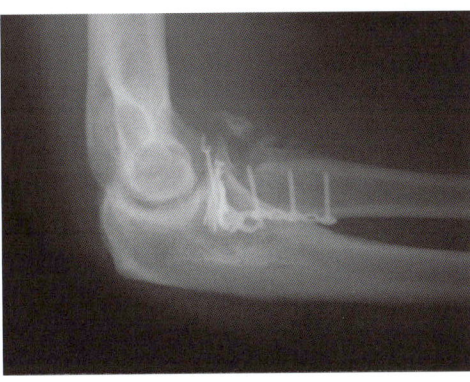

图14 X线片显示桡骨颈骨折切开复位内固定后发生骨不连及骨坏死。

（梁博 译，章程 审校）

参考文献

[1] Akesson T, Herbertsson P, Josefsson PO, et al. Primary nonoperative treatment of moderately displaced two-part fractures of the radial head. J Bone Joint Surg Am 2006;88(9):1909-1914.

[2] Amis AA, Miller JH. The mechanisms of elbow fractures: an investigation using impact tests in vitro. Injury 1995;26:163-168.

[3] Antuna SA, Sánchez-Márquez JM, Barco R. Long-term results of radial head resection following isolated radial head fractures in patients younger than forty years old. J Bone Joint Surg Am 2010; 92:558-566.

[4] Boyd HB. Surgical exposure of the ulna and proximal third of the radius through one incision. Surg Gynecol Obstet 1940;71:86-88.

[5] Broberg MA, Morrey BF. Results of delayed excision of the radial head after fracture. J Bone Joint Surg Am 1986;68(5):669-674.

[6] Broberg MA, Morrey BF. Results of treatment of fracture-elbow dislocations of the elbow and intraarticular fractures. Clin Orthop Relat Res 1989;246:126-130.

[7] Caputo AE, Mazzocca AD, Sontoro VM. The nonarticulating portion of the radial head: anatomic and clinical correlations for internal fixation. J Hand Surg Am 1998;23(6):1082-1090.

[8] Esser RD, Davis S, Taavao T. Fractures of the radial head treated by internal fixation: late results in 26 cases. J Orthop Trauma 1995;9: 318-323.

[9] Essex-Lopresti P. Fractures of the radial head with distal radioulnar dislocation. J Bone Joint Surg Br 1951;33(2):244-250.

[10] Harrington IJ, Tountas AA. Replacement of the radial head in the treatment of unstable elbow fractures. Injury 1981;12(5):405-412.

[11] Herbertsson P, Josefsson PO, Hasserius R, et al. Fractures of the radial head and neck treated with radial head excision. J Bone Joint Surg Am 2004;86-A(9):1925-1930.

[12] Herbertsson P, Josefsson PO, Hasserius R, et al. Uncomplicated Mason type-II and III fractures of the radial head and neck in adults. A long-term follow-up study. J Bone Joint Surg Am 2004; 86-A(3):569-574.

[13] Hotchkiss RN. Fractures and dislocations of the elbow. In: Rockwood CA Jr, Green DP, eds. Fractures in Adults, ed 4. Philadelphia: Lippincott-Raven, 1996:929-1024.

[14] Itamura JM, Roidis NT, Chong AK, et al. Computed tomography study of radial head morphology. J Shoulder Elbow Surg 2008; 17(2):347-354.

[15] Itamura J, Roidis N, Mirzayan R, et al. Radial head fractures: MRI evaluation of associated injuries. J Shoulder Elbow Surg 2005;14(4): 421-424.

[16] Kaas L, Struijs PA, Ring D, et al. Treatment of Mason type II radial head fractures without associated fractures or elbow dislocation: a systematic review. J Hand Surg Am 2012;37(7):1416-1421.

[17] Kaas L, van Riet RP, Turkenburg JL, et al. Magnetic resonance imaging in radial head fractures: most associated injuries are not clinically relevant. J Shoulder Elbow Surg 2011;20(8):1282-1288.

[18] Kovar FM, Jaindl M, Thalhammer G, et al. Incidence and analysis of radial head and neck fractures. World J Orthop 2013;4(2):80-84.

[19] McKee MD, Jupiter JB. Trauma to the adult elbow and fractures of the distal humerus. In: Browner BD, Jupiter JR, Levine AM, et al, eds. Skeletal Trauma, ed 2. Philadelphia: WB Saunders, 1998: 1455-1522.

[20] Morrey BF. Radial head fracture. In: Morrey BF, ed. The Elbow and Its Disorders, ed 3. Philadelphia: WB Saunders, 2000:341-364.

[21] Morrey BF, An KN, Stormont TJ. Force transmission through the radial head. J Bone Joint Surg Am 1988;70(2):250-256.

[22] Ring D, Quintero J, Jupiter JB. Open reduction and internal fixation of fractures of the radial head. J Bone Joint Surg Am 2002; 84-A(10):1811-1815.

[23] Roidis NT, Papadakis SA, Rigopoulos N, et al. Current concepts and controversies in the management of radial head fractures. Orthopedics 2006;29(10):904-916.

[24] Stanley JK, Penn DS, Wasseem M. Exposure of the head of the radius using the Wrightington approach. J Bone Joint Surg Br 2006; 88(9):1178-1182.

[25] Tang CW, Skaggs DL, Kay RM. Elbow aspiration and arthrogram: an alternative method. Am J Orthop 2001;30:256.

[26] Yamaguchi K, Sweet FA, Bindra R, et al. The extraosseous and intraosseous arterial anatomy of the adult elbow. J Bone Joint Surg Am 1997;79(11):1653-1662.

第19章 桡骨头置换
Radial Head Replacement

Yishai Rosenblatt and Graham J. W. King

定义

- 桡骨头骨折是肘关节最常见的骨折，通常用非手术治疗或切开复位内固定[12]。
- 桡骨头置换的手术指征是无法重建的移位的桡骨头骨折，伴有肘关节脱位，已知的或疑似的内侧副韧带、外侧副韧带或骨间膜撕裂[26]。
- 大多数的桡骨头粉碎骨折合并有韧带损伤，因此对于急性外伤后桡骨头骨折，很少单纯切除而不做假体置换。
- 生物力学研究显示，桡骨头切除后改变了肘关节的运动和稳定性，即便是侧副韧带均完整也受影响[24]，但用金属桡骨头置换则改善较明显[6,31,39]。
- 桡骨头置换也适用于治疗诸如桡骨头骨不连或畸形愈合引起的创伤后病变，还包括桡骨头切除后的肘关节不稳定[41]。

解剖

- 桡骨头表面中央凹陷的盘状关节面和球状的肱骨小头相连接，关节面侧缘和尺骨近端桡切迹相连接。
- 桡骨头的盘状关节面呈椭圆形，且在大小和外形上变异较大，其中心也不同程度地偏离桡骨颈的轴线[44]。
- 桡骨头和桡骨颈的髓腔大小无明显相关，要事先用模具试出最佳匹配的尺寸[30]。
- 肘关节的稳定在于关节面的匹配、关节囊和韧带的完整，以及肌力的平衡。
- 桡骨头是很重要的外翻稳定性结构，尤其是在内侧副韧带功能不全的情况下，因为后者在外翻过程中起着初始稳定的作用。
- 桡骨头也是重要的前臂纵向稳定结构，并通过外侧副韧带的紧张对抗内翻和后外侧旋转不稳定[25]。
- 外侧尺副韧带对抗内翻和后外侧旋转不稳定，是肘关节重要的关节稳定结构之一[37]，在桡骨头置换术后要注意保留其完整或进行修复（图1）。
- 桡骨头承担了肘关节60%的负荷[19]。

发病机制

- 移位的桡骨头骨折大多是跌倒时伸肘撑地损伤导致的。
- 纵向的、外翻位或后外侧旋转时的暴力传递，都是导致骨折的可能因素。
- 内、外侧副韧带或骨间膜损伤大多伴有桡骨头粉碎性移位骨折，且无法行内固定治疗[9]。
- 更严重的损伤，可能导致肘关节脱位，前臂以及冠突、鹰嘴或肱骨小头骨折，关节稳定性进一步降低。

自然病程

- 许多长期随访的研究显示，桡骨头切除后虽然在临床出现关节炎症状的比例有较大差异，但在影像学上显示关节炎征象的概率都增加[7,22,23]。
- 生物力学研究显示，桡骨头切除后肘关节的活动、前臂负荷的传递和关节的稳定性都有改变[6,24]，可能会导致肱尺关节软骨过早磨损并因关节炎继发肘关节疼痛。

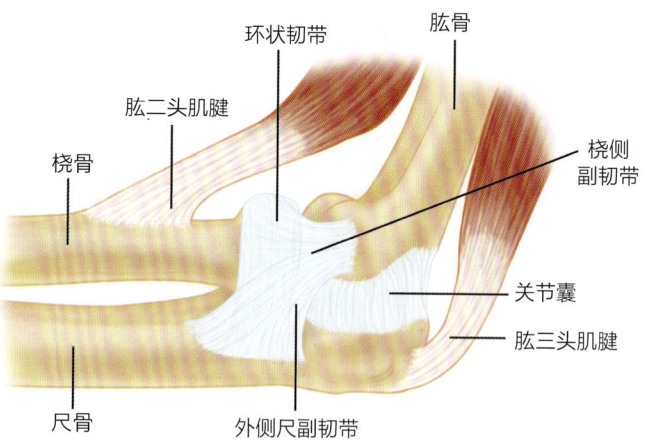

图1 肘关节外侧韧带包括外侧尺副韧带、桡侧副韧带和环状韧带，外侧尺副韧带是重要的稳定结构，可以对抗肘关节内翻和后外侧不稳定，在桡骨头置换术时要注意保护或修复。

- 肘关节侧副韧带完好时，桡骨头金属假体置换可以恢复类似正常关节的活动和稳定性，大多数患者的中期随访可以获得良好的临床和影像学结果，然而长期随访的结果尚缺乏[6]。

病史和体格检查

- 损伤机制中典型的是跌倒时手撑地所致。
- 患者主诉是疼痛和肘关节或前臂活动受限。
- 要了解既往是否有前臂和腕关节疼痛史。
- 查体可能发现肘关节内侧和前臂局部瘀斑，若合并脱位，可看到肘关节明显畸形。
- 仔细地检查触摸桡骨头、肘关节内外侧副韧带、前臂骨间膜和桡尺远侧关节，局部的压痛提示相应结构紊乱的可能。
- 由于骨折常合并肩、前臂、腕关节和手部外伤，因此上述部位要仔细检查。
- 评估肘关节活动度，包括前臂旋转和肘关节屈伸，要注意触诊时的"咔嗒"感或"咔嗒"声。
- 肘关节屈伸不完全通常由于急性骨折时关节腔积血所导致，而前臂旋转受限最常见的原因是外伤时机械卡压。
- 要仔细地评估越过肘关节的3束重要血管神经。
- 检查者要注意观察肘关节局部或广泛的肿胀。肿胀提示了关节内骨折导致的关节腔积血。
- 检查者要与健侧比较肘关节主动和被动活动范围，活动受限可能由于关节腔血肿或骨折块的机械卡压。关节内注射局麻药有助于鉴别关节活动受限的原因是机械阻碍或疼痛限制。
- 做应力试验仔细检查内外翻不稳定。检查者可以感觉到内外侧间隙的变化，阳性体征提示内外侧副韧带的损伤。通常，在局麻或全身麻醉条件下才能检查出阳性体征。如果未在麻醉下检查，很容易漏诊。
- 要做外侧轴移试验，存在恐惧感或在肱尺、肱桡关节复位时感觉到弹响，往往提示肘关节后外侧旋转不稳定。

影像学和其他诊断性检查

- 肘关节前后位、侧位和以肱桡关节为投照中心的斜位X线片，通常足以用来诊断和治疗桡骨头骨折。
- 腕关节不适或桡骨头粉碎骨折的患者，由于合并骨间膜损伤的风险较高，要检查旋前位时双侧腕关节的正位X线片，用来评估尺骨差异[9]。
- 轴位、冠状位CT和三维重建有助于术前计划的制订，帮助术者预判移位的桡骨头骨折是否能采用切开复位内固定来修复，以及桡骨头置换的可能。

鉴别诊断

- 急性桡骨头骨折。
- 肘关节其他部位的骨折或脱位（如髁上骨折、肱骨小头骨折、冠突骨折及关节面骨软骨折）。
- 桡骨头骨不连或畸形愈合，创伤性关节炎。
- 先天性桡骨头脱位。
- 前臂或肘关节不稳定。
- 肱骨外上髁炎。
- 类风湿关节炎或骨关节炎。
- 滑膜炎，炎症性或传染性。
- 肿瘤。

非手术治疗

- 文献中对桡骨头骨折的手术指征并不明确。骨折块大小、数量、骨折移位程度以及骨的质量，都是制订最佳治疗方案的影响因素。
- 无移位或骨块很小（<33%桡骨头），很少移位（<2 mm）可以早期活动，大多数患者都能获得非常满意的疗效[21]。
- 在选择非手术还是手术治疗时，合并损伤和活动时出现机械阻碍都是重要的考虑因素。

手术治疗

- 移位较小的骨折会导致活动受限和伴有疼痛的弹响，若骨折块大小（典型的是<桡骨头直径的25%），或骨量太少无法行内固定时，可以单纯做骨折块的切除。
- 更大的移位骨折，通常采用切开复位内固定方法，大多数患者疗效良好[35,46]。
- 移位的桡骨头骨折，若严重粉碎无法解剖复位并坚强内固定，或是骨块较大无法切除时（骨折块面积在1/4~1/3），要考虑做桡骨头切除，伴或不伴人工假体置换[1,27]。
- 已经明确的或疑似合并肘关节或前臂韧带损伤的患者，不适宜做桡骨头切除，要行桡骨头置换手术（图2）[29]。
- 决定骨折是否能修复主要依赖于三大因素：术者（如临床经验）、患者（如骨质疏松）、骨折本身（如骨折块的数量和大小、粉碎程度及合并的软组织损伤），治疗方案的最终决定往往是在手术当时。
- 其他桡骨头置换手术的指征包括，桡骨头骨不连或畸形愈合，前臂或肘关节不稳定（如Essex-Lopresti损伤）的初次治疗或后期补救处理，类风湿关节炎或骨关节炎、肿瘤。

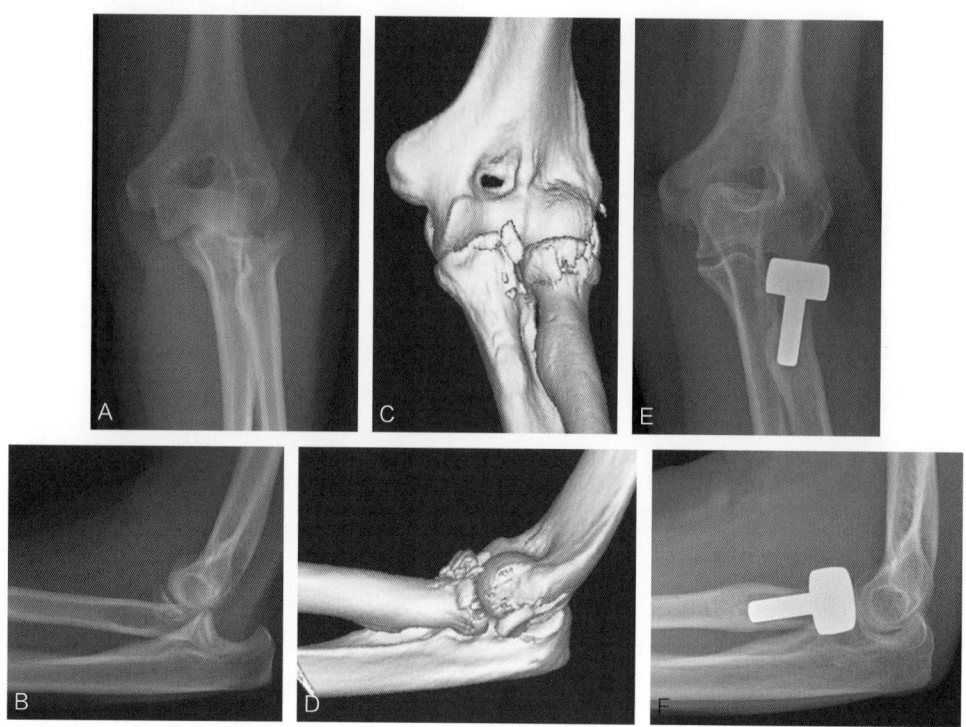

图2　A、B. 患者女性，54岁，肘关节正侧位X线片显示肘关节后外侧脱位、桡骨头粉碎骨折及尺骨冠突骨折，即"恐怖三联征"。C、D. 术前CT三维重建图像显示，桡骨头粉碎性骨折，尺骨冠突骨折块较小且未移位。E、F. 桡骨头置换（Evolve, Wright Medical Technology, Arlington, TN）并行外侧副韧带修补术后的肘关节正侧位X线片。手术结束前手法检查肘关节稳定，未进一步做内侧副韧带修复及冠突内固定，后期随访功能良好。

术前计划

- 目前临床可用的器械包括填充性内植物、骨长入式柄、单体和双极器械、金属和热解炭关节表面。
- 大多数假体具有轴对称性环形设计，然而目前有一种具有更加符合解剖的非轴对称性椭圆形外形[33,40,47]。
- 硅橡胶的桡骨头假体对于肘关节轴向或外翻的稳定性较差，而且很容易并发假体磨损、碎裂及碎屑引起的滑膜反应，最终导致整个肘关节的损伤。因此，临床医生已逐渐转向使用金属假体[18]。
- 相对于既往的一体式假体，目前大多数金属假体的柄和头可以拆卸，且有不同尺寸的桡骨头供装配，可以更好地匹配原有桡骨头和桡骨颈的大小[17,28,30]。
- 假体的准确尺寸和精确置入很关键，不仅要与肱骨小头相匹配，而且要避免旋转中心偏离影响前臂旋转活动，否则可能导致肱骨小头关节面因承受额外的剪切应力而使软骨过度磨损，同时在假体柄部与骨界面因负荷增加而出现松动[15]。
- 二期的桡骨头置换手术前，要采用模板对健侧桡骨头X线片进行测量，但对急性骨折后的置换手术不适用，因为术中切除的桡骨头可以直接测量。

体位

- 患者于手术台呈仰卧位，同侧肩胛下放置沙袋帮助患肢跨越胸前。
- 也可以采用健侧卧位，患肢用托架抬高，或者仰卧位上肢置于手外科操作台[5]。
- 术前预防性使用抗生素。
- 采用全麻或区域神经阻滞麻醉。
- 使用消毒止血带。

手术入路

- 采用后正中切口，越过鹰嘴顶端时稍偏外侧（技术图1A）。
- 切口外侧在深筋膜上游离全厚筋膜皮瓣并提起，该扩大入路可以减少对前臂皮神经的损伤，并能显露桡骨头、尺骨冠突和内外侧副韧带，有利于治疗更复杂的损伤（技术图1B）[11,38]。
- 也可以采用外侧皮肤切口，以肱骨外上髁为中心，斜形跨过桡骨头（技术图1A）。

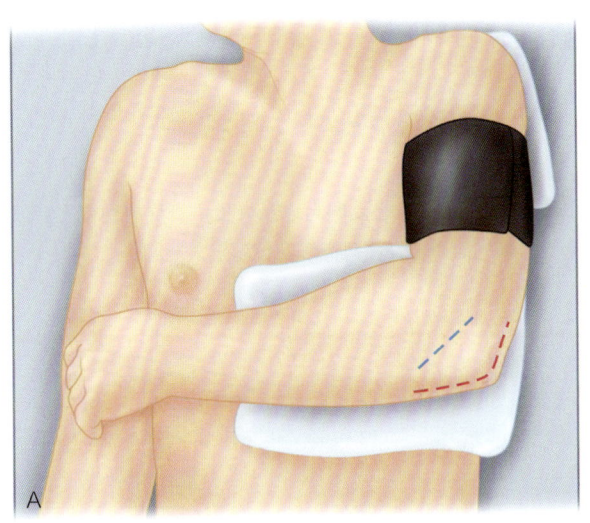
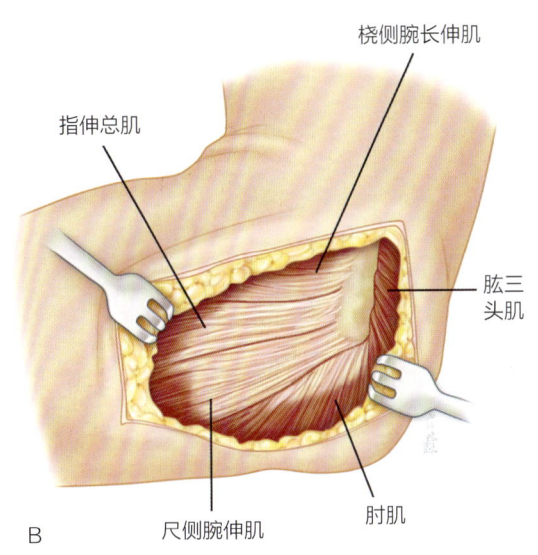

技术图1 A. 患者仰卧于手术台上，患侧肩胛下垫沙袋，患肢放在胸前。后侧切口用红色标记。也可以采用外侧皮肤切口，以肱骨外上髁为中心，斜行跨过桡骨头，外侧切口用蓝色标记。B. 采用后正中切口，越过鹰嘴顶端时稍偏外侧，切口外侧在深筋膜上游离全厚筋膜皮瓣并提起。扩大入路可以显露肘关节内外侧，或更复杂的损伤，并减少皮神经损伤的可能。

指伸总肌劈开入路

- 术中确认指伸总肌。
  - 体表标志是外上髁与腕背Lister结节的连线。
- 沿桡骨头中间部分纵向劈开指伸总肌，切开近端深部的桡侧副韧带和环状韧带（技术图2A）。
  - 要在外侧尺副韧带前缘切开，避免出现肘关节后外侧不稳定（图1）。
  - 手术显露过程中保持前臂旋前，使骨间后神经处于较远端且较外侧[10]。
- 若需进一步显露：
  - 可以从外上髁剥离桡侧副韧带及浅层的伸肌群的起点，并将其向前方掀起扩大显露（技术图2B）。
  - 必要时可以考虑游离外侧副韧带的后侧部分，但在手术结束前一定要仔细修复，以防出现肘关节内翻及后外侧旋转不稳定[13]。

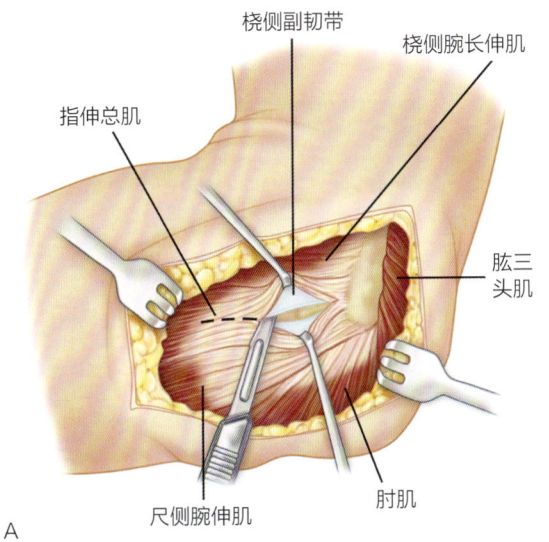

技术图2 A. 沿桡骨头中间部分纵向劈开指伸总肌，切开近端深部的桡侧副韧带和环状韧带。前臂旋前以保护骨间后神经。

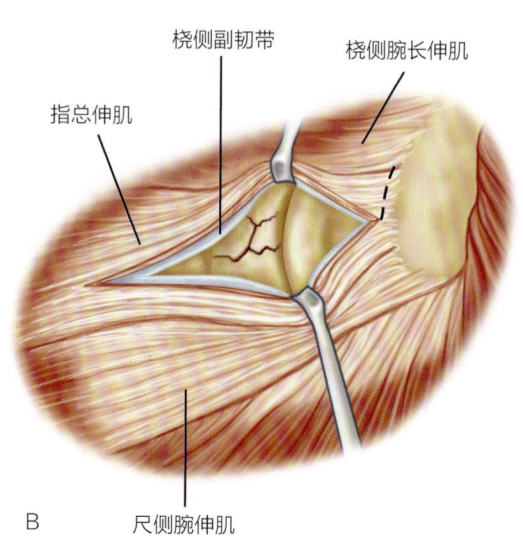

技术图2（续） B. 必要时可以从外上髁剥离桡侧副韧带及浅层的伸肌群的起点，并将其向前方掀起扩大显露。

桡骨头和桡骨颈的处理

- 清除桡骨头所有骨折块，桡骨颈尽量保留以辨认髓腔方向，便于桡骨头假体的顺利插入。
  - 使用影像增强仪确认骨折块全部清除。
- 术中评估肱骨小头软骨损伤或骨软骨骨折的情况。
- 桡骨头的大小可以有几种方法测量：
  - 将切除的桡骨头骨折块拼凑还原，以此为模板测量得出假体的精确尺寸（技术图3A～C）。
  - 桡骨头假体的直径要参照关节面的盘状外缘部分，通常是被切除桡骨头的外径减去2 mm。
- 若桡骨头早已被切除，可以拍摄健侧桡骨头的X线片并测量，从而决定假体的适当直径和高度。
- 若测量结果与现有假体不能完全匹配，要选用直径和高度均小一号的假体。
- 用Hohmann拉钩小心地置于近端桡骨颈的后方，将桡骨颈撬向外侧（技术图3D）。
  - 在桡骨颈前方避免使用拉钩，以防骨间后神经受压损伤。
- 使用手动扩髓器扩大桡骨颈髓腔直至骨皮质。
  - 插入比扩髓器小一号的试模假体以达到松的适配。

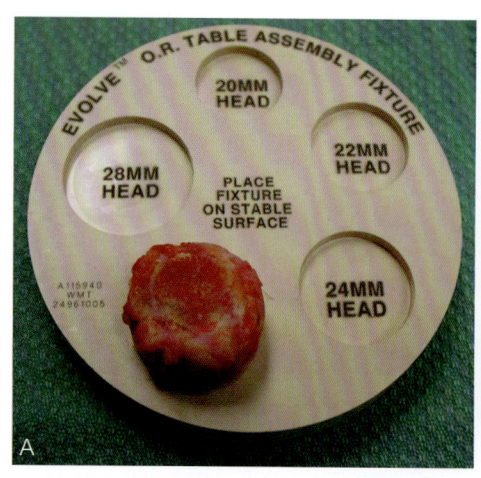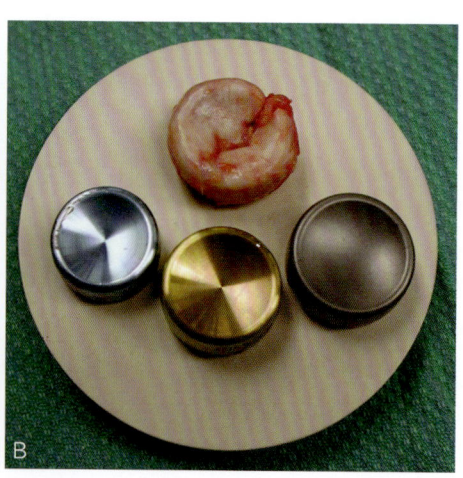

技术图3 被切除的桡骨头骨块在测量模板上拼装还原（A），有助于精确地测量假体直径（B）和高度（C），并确认所有骨折块均已清除出体外。

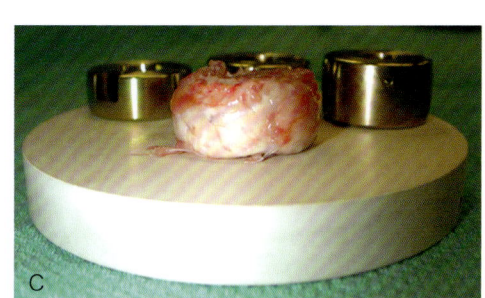
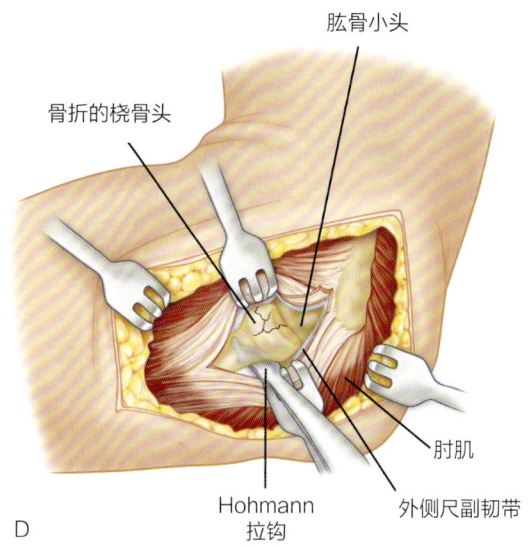

技术图3（续） D. 用Hohmann拉钩小心地置于近端桡骨颈的后方，将桡骨颈撬向外侧。桡骨颈前方避免使用拉钩，以防骨间后神经受压损伤。

桡骨头置换

- 装上桡骨头的试模，通过直视下观察和术中透视来评估假体的直径、高度、运动情况和匹配程度。
  - 桡骨头假体要与尺骨桡切迹在同一水平形成关节活动，透视下位于尺骨冠突远端1～2 mm（技术图4A）。
  - 在透视下分别与健侧腕关节和肘关节比较桡尺远侧关节的形态、尺骨差异、肱尺关节内外侧间隙的差异。
- 桡骨头假体太厚可能使肱桡关节过度紧张，要注意避免这种情况发生，以减少因肱骨小头过度受压引起的软骨磨损。肱尺关节外侧间隙增宽提示外侧假体过大[4,16]。
  - 一些由模块组装和双极头的假体，可以先安装假体的柄部，然后装上假体的头部，这样的操作可以减少手术的显露范围（技术图4B）。
- 若前臂旋转时假体和肱骨小头不匹配，要更换较小的试模柄，确认假体在环状韧带限制下活动，且与肱骨小头活动时匹配，不受桡骨干近侧部分干扰。

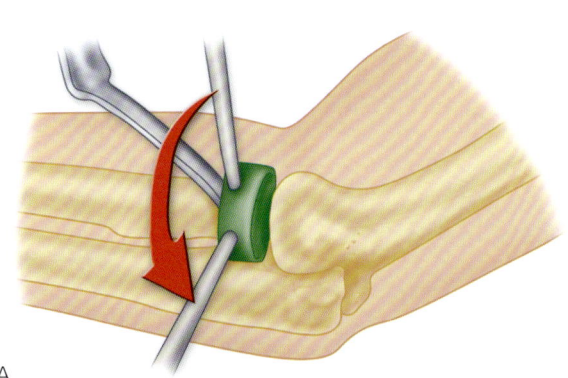
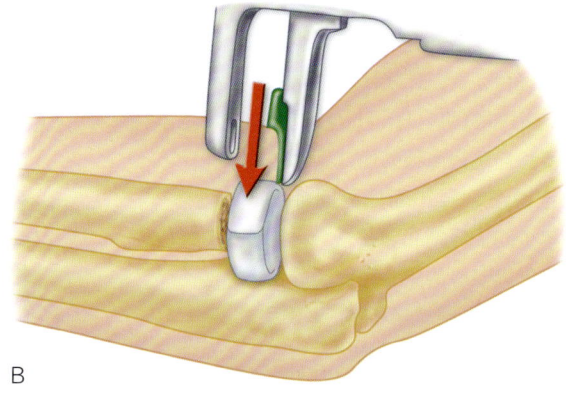

技术图4 A. 试模柄已插入，再装上桡骨头的试模，通过直视下观察和术中透视来评估假体的直径、高度、运动情况和匹配程度。B. 一些由模块组装和双极头的假体，可以先安装假体的柄部，然后装上假体的头部，这样的操作可减少手术显露范围。

外侧软组织缝合

- 桡骨头置换术后,离断的外侧副韧带和部分伸肌起点缝回肱骨外上髁。
- 若外侧副韧带后半部分依然附着在外上髁,其前半部分(包括环状韧带)和部分伸肌起点可以用可吸收线与外侧副韧带后半部分间断缝合(技术图5A)。
- 若外侧副韧带和伸肌起点因外伤或手术显露完全游离,要用带线锚钉或钻骨洞用不可吸收缝线缝合修复至外上髁。
- 单个的锚钉钻孔要在外侧的运动轴心(肱骨小头外侧弧形关节缘的中心),钻洞缝合要分别在外上髁骨嵴的前侧和后侧。
- 采用Krackow缝合技术可以牢固地把持外侧副韧带和伸肌总腱筋膜(技术图5B~D)。
- 韧带缝线穿过肱骨远端的骨洞,前臂旋前位抽紧缝线再打结,注意防止肘关节内翻(技术图5E)。
- 线结留在外上髁骨嵴的前侧或后侧,避免突起于皮下。

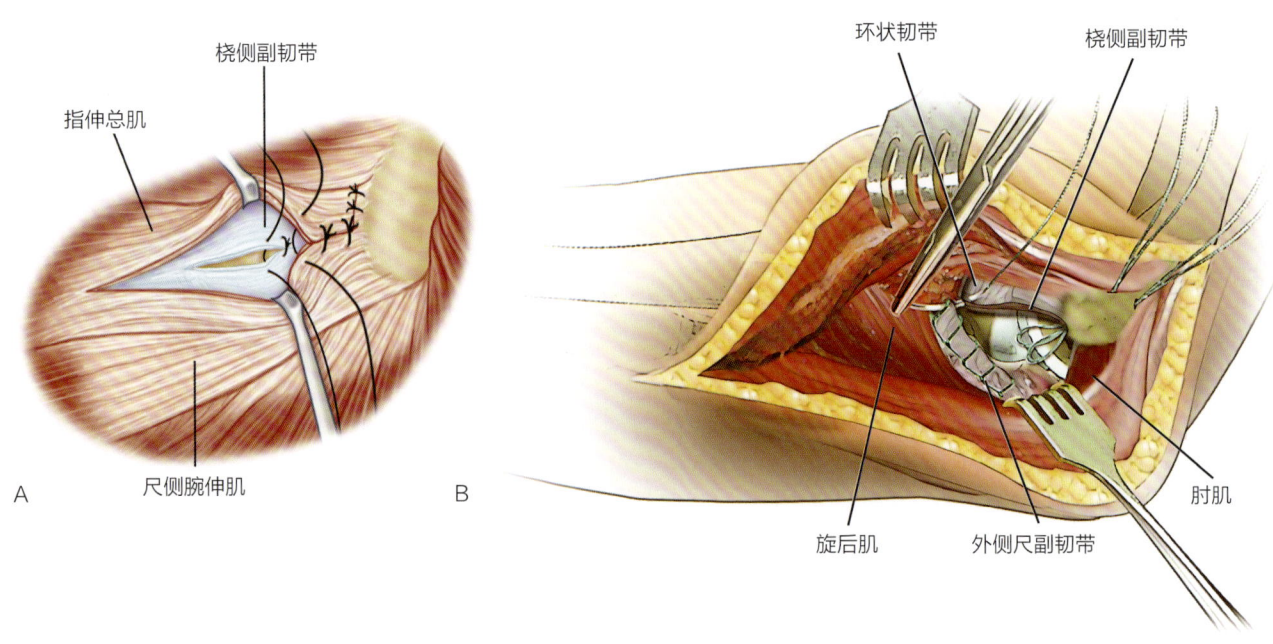

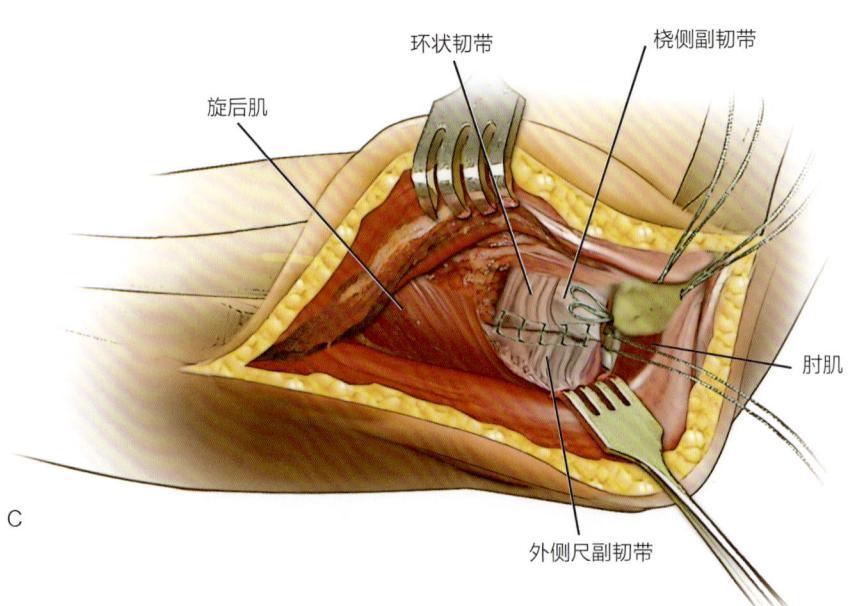

技术图5 A. 若外侧副韧带后半部分依然附着在外上髁,其前半部分(包括环状韧带)和部分伸肌起点可以用可吸收线与外侧副韧带后半部分间断缝合。ACU,尺侧腕伸肌;EDC,指伸总肌。B~D. 若外侧副韧带和伸肌起点因外伤或手术显露完全游离,要牢固地缝回外上髁。单个的锚钉钻孔要在肱骨小头外侧弧形关节缘的中心,钻洞缝合要分别在外上髁骨嵴的前侧和后侧,应用Krackow缝合技术可以牢固地把持外侧副韧带(B)和环状韧带(C)。

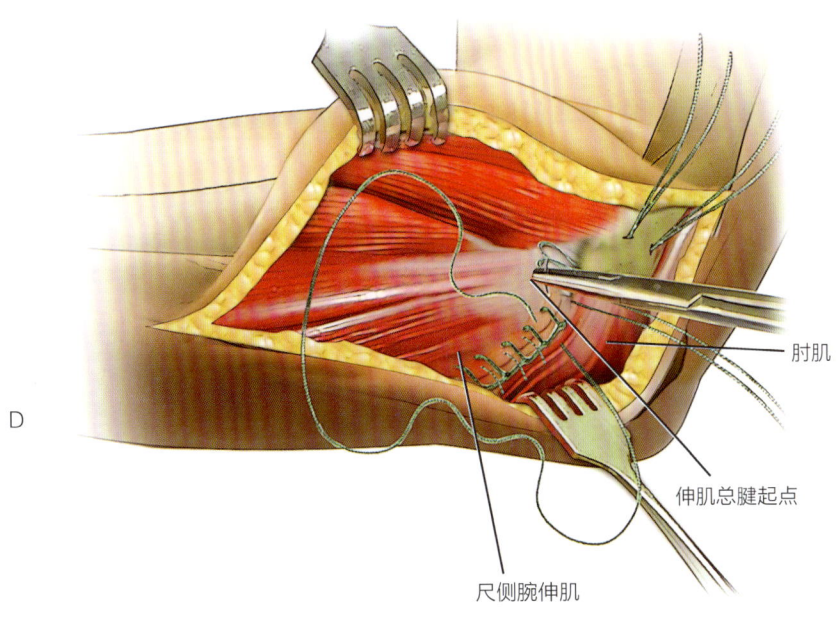

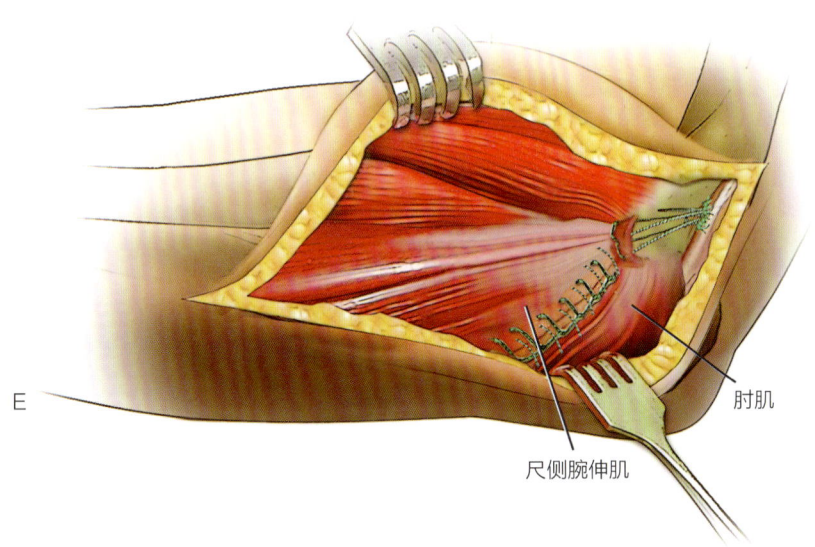

技术图5（续） D. 第2根缝线采用类似技术缝合伸肌总腱的筋膜。E. 韧带缝线穿过肱骨远端的骨洞，前臂旋前位抽紧缝线，注意防止肘关节内翻，最后在外上髁骨嵴的前后打结。

手术完成

- 桡骨头假体置换及外侧软组织缝合关闭后，肘关节要限制在一定的屈伸活动范围内，同时仔细评估前臂旋前中立、旋后位时的关节稳定性[5]。
- 若外侧韧带缺损，术后建议前臂旋前位[13]，若内侧韧带缺损，建议前臂旋后位[2]，若双侧韧带损伤，术后中立位放置。
- 对于合并肘关节脱位患者，若屈曲40°以上即出现半脱位，则还要修补内侧副韧带和旋前圆肌起点。
- 切口关闭前放止血带并止血。

Kocher 入路

- 桡骨头的显露也可以经尺侧腕伸肌和肘肌之间的 Kocher 间隙入路[32]。
- 在筋膜表面，可以通过其下方两侧肌纤维不同的走向和小血管穿支来辨认 Kocher 间隙（技术图6）。
- 小心保护外侧尺副韧带的完整，该结构在切开关节囊分离显露深部组织时容易受损。

技术图6　尺侧腕伸肌被牵向前方，关节囊沿桡骨头中间部分纵行切开。小心保护外侧尺副韧带的完整，该结构在切开关节囊分离显露深部组织时容易受损。

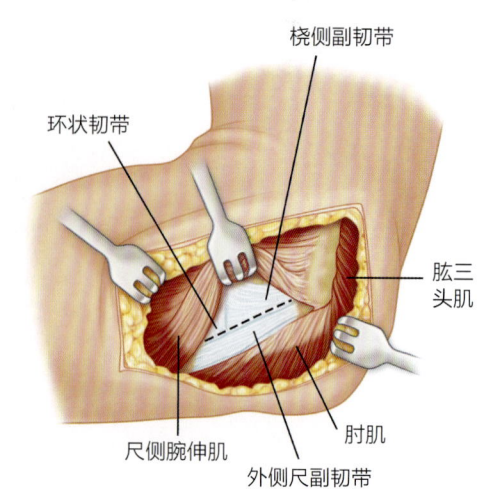

要点与失误防范

手术指征	• 移位的但无法重建的桡骨头骨折，合并或可能合并内、外侧副韧带或骨间膜损伤。
技术要点	• 二期的桡骨头置换手术前，要采用模板对健侧桡骨头 X 线片进行测量。 • 在外侧尺副韧带前缘切开关节囊，避免出现肘关节后外侧旋转不稳定。 • 桡骨头假体的大小要参照切除骨块的关节面盘状外缘的直径和高度。 • 假体直径通常是被切除桡骨头的外径减去 2 mm。 • 桡骨头关节面高度要平桡尺近侧关节。 • 若桡骨头假体与肱骨小头活动时不匹配，要更换小一号的柄。 • 若被切除桡骨头测量结果与现有假体不能完全匹配，通常选用小一号的假体。 • 术中透视评估肱桡关节和桡尺远节关节的结构，防止出现桡骨过长。
失误防范	• Hohmann 拉钩不能用于桡骨颈前方，术中保持前臂旋前，避免骨间后神经损伤。 • 手术者要注意不能选用过大过厚的桡骨头假体，以免出现肱骨小头磨损和疼痛。肱骨小头和桡骨颈之间的间隙不能作为假体厚度的参考，因为在外伤或手术显露时，外侧软组织往往不完整。

术后处理

- 肘关节周围韧带稳定时，用石膏前托固定于伸直位，患肢抬高 24~48 小时，有利于消肿及减少后侧切口的张力，可以有效避免屈曲挛缩的发生。
- 若韧带修复组织明显薄弱，或手术结束前肘关节仍有部分不稳定，术后先用支具固定肘关节于屈曲 60°~90° 以维持稳定。
- 围手术期抗生素使用持续到术后 24 小时。
- 建议桡骨头置换的患者口服吲哚美辛 3 周，每日 3 次，每次 25 mg，有助于消肿和减少术后疼痛，并有可能减少异位骨化的发生。
- 吲哚美辛不能用于老年患者和既往有消化道溃疡、哮喘、明确过敏史的患者，以及其他对抗炎类药物有禁忌的患者。
- 对于外侧尺副韧带没有损伤的单纯桡骨头置换手术，术后次日即可开始主动活动肘关节。
  - 康复锻炼的间隙，可以用颈腕吊带维持肘关节屈曲 90° 位。
  - 没有合并韧带撕裂的患者可在晚上使用间断增加伸直角度的支具，连续 12 周。随着伸肘功能的改善，伸直角度可每周增加。
  - 合并肘关节脱位或遗留关节不稳定的患者，术后 6 周使用伸直支具。
- 合并其他骨折、脱位或韧带损伤的患者，术后第 1 日开始适当范围的主动屈伸活动。
  - 前臂主动的旋转活动要在肘关节屈曲时进行，此时于韧带修复后张力小。
  - 肘关节伸直时，前臂要放置在适当的体位：若外侧韧带不完整，前臂旋前[13]；若内侧韧带不完整，前臂旋后[2]；内外侧韧带均受损，前臂中立位。
  - 使用肘关节固定支具 3~6 周，屈肘 90°，前臂固定在适当的旋转位置。
- 6 周内禁止被动拉伸肘关节，以减少异位骨化的发生。

- 一旦韧带损伤及合并的骨折初步愈合，就可以开始主动拉伸肘关节，通常在术后8周。

预后

- 硅橡胶桡骨头假体置换，最初有许多成功的报道[8,42]，但后期出现肘关节不稳、关节炎、内植物周围骨折，以及硅橡胶碎屑导致的滑膜炎[45]，因而目前不再是主流选择。
- 金属桡骨头假体置换的短期和中期随访结果令人鼓舞，但迄今文献中缺乏对假体松动、肱骨小头的磨损和关节炎的长期随访报道[14,17]。
- 肘关节韧带完整时，金属桡骨头假体置换可以恢复肘关节运动和与健侧类似的稳定性。不仅如此，当肘关节韧带和软组织撕裂时，金属假体可以恢复肘关节稳定性，仅遗留轻度的力量和活动范围受限。
- 早期手术（伤后10日内）可能获得更好的结果[3,34]。
- More等[36]报道了25例采用金属桡骨头假体置换术后平均随访39个月。结果17例优良，5例可，3例差。
  - 当桡骨头骨折合并肘关节脱位、内侧副韧带撕裂、冠突骨折或尺骨近端骨折时，金属桡骨头假体置换恢复了肘关节的稳定性。
  - 会遗留轻度的力量和活动范围受限，但没有患者要求取出假体。
- Grewal等[17]报道应用松弛压配柄的组配式单极桡骨头假体置换术治疗不可重建桡骨头骨折26例，随访2年，获得了较高的满意率。
- Zunkiewicz等[47]报道了29例行松弛型柄双极桡骨头假体置换手术的患者，平均随访34个月，获得较好的功能结果。该假体能够有效恢复桡骨头粉碎性骨折及外翻不稳定患者肘关节稳定性及功能。
- Flinkkilä等[15]报道应用压配式桡骨头假体治疗急性不稳定性肘关节损伤后失败率高及早期假体松动，术后11个月随访，37例患者中12例出现影像学假体松动，其中9例需要取出松动假体。
- Harrington等[20]报道了20例行金属桡骨头假体置换手术的患者，平均随访12年，结果16例优良，4例可或差。
- 桡骨头假体的设计、测量和置入技术的改良，将进一步改善不能重建的桡骨头骨折的临床治疗效果。

并发症

- 骨间后神经损伤，可能在桡骨隆突以远分离组织时受损，或是在桡骨颈远端使用前方拉钩牵拉压迫所致。
- 感染。
- 活动受限，主要是完全伸直受限，可能由于关节囊挛缩、异位骨化、骨或软骨碎块残留所致。
- 假体松动或聚乙烯磨损[15,43]。
- 假体过长导致的肱骨小头磨损和疼痛。
- 复杂性区域疼痛综合征。
- 韧带修补不完全或失败导致的肘关节不稳定或反复脱位。
- 肱骨小头的骨关节炎，可能由于外伤当时肱骨小头软骨损伤、手术操作中的擦伤、持续的肘关节不稳定、桡骨头假体过厚导致的局部负荷增加。

（梁博 译，章程 审校）

参考文献

[1] Antuna SA, Sánchez-Márquez JM, Barco R. Long-term results of radial head resection following isolated radial head fractures in patients younger than forty years old. J Bone Joint Surg Am 2010; 92(3):558-566.

[2] Armstrong AD, Dunning CE, Faber KJ, et al. Rehabilitation of the medial collateral ligament-deficient elbow: an in vitro biomechanical study. J Hand Surg Am 2000;25(6):1051-1057.

[3] Ashwood N, Bain GI, Unni R. Management of Mason type-III radial head fractures with a titanium prosthesis, ligament repair, and early mobilization. J Bone Joint Surg Am 2004;86-A(2):274-280.

[4] Athwal GS, Rouleau DM, MacDermid JC, et al. Contralateral elbow radiographs can reliably diagnose radial head implant overlengthening. J Bone Joint Surg Am 2011;93(14):1339-1346.

[5] Bain GI, Ashwood N, Baird R, et al. Management of Mason type III radial head fractures with a titanium prosthesis, ligament repair, and early mobilization. J Bone Joint Surg Am 2005;87(suppl, 1 pt 1):136-147.

[6] Beingessner DM, Dunning CE, Gordon KD, et al. The effect of radial head excision and arthroplasty on elbow kinematics and stability. J Bone Joint Surg Am 2004;86-A(8):1730-1739.

[7] Boulas HJ, Morrey BF. Biomechanical evaluation of the elbow following radial head fracture. Comparison of open reduction and internal fixation versus excision, silastic replacement, and non-operative management. Chir Main 1998;17:314-320.

[8] Carn RM, Medige J, Curtain D, et al. Silicone rubber replacement of the severely fractured radial head. Clin Orthop Relat Res 1986;(209):259-269.

[9] Davidson PA, Moseley JB Jr, Tullos HS. Radial head fracture. A potentially complex injury. Clin Orthop Relat Res 1993;(297):224-230.

[10] Diliberti T, Botte MJ, Abrams RA. Anatomical considerations regarding the posterior interosseous nerve during posterolateral approaches to the proximal part of the radius. J Bone Joint Surg Am 2000;82(6):809-813.

[11] Dowdy PA, Bain GI, King GJ, et al. The midline posterior elbow

[12] Duckworth AD, Clement ND, Jenkins PJ, et al. The epidemiology of radial head and neck fractures. J Hand Surg Am 2012;37(1):112-119.

[13] Dunning CE, Zarzour ZD, Patterson SD, et al. Muscle forces and pronation stabilize the lateral ligament deficient elbow. Clin Orthop Relat Res 2001;(388):118-124.

[14] El Sallakh S. Radial head replacement for radial head fractures. J Orthop Trauma 2013;27:e137-e140.

[15] Flinkkilä T, Kaisto T, Sirniö K, et al. Short- to mid-term results of metallic press-fit radial head arthroplasty in unstable injuries of the elbow. J Bone Joint Surg Br 2012;94(6):805-810.

[16] Frank SG, Grewal R, Johnson J, et al. Determination of correct implant size in radial head arthroplasty to avoid overlengthening. J Bone Joint Surg Am 2009;91(7):1738-1746.

[17] Grewal R, MacDermid JC, Faber KJ, et al. Comminuted radial head fractures treated with a modular metallic radial head arthroplasty. Study of outcomes. J Bone Joint Surg Am 2006;88(10):2192-2200.

[18] Gupta GG, Lucas G, Hahn DL. Biomechanical and computer analysis of radial head prostheses. J Shoulder Elbow Surg 1997;6:37-48.

[19] Halls AA, Travill A. Transmission of pressures across the elbow joint. Anat Rec 1964;150:243-247.

[20] Harrington IJ, Sekyi-Otu A, Barrington TW, et al. The functional outcome with metallic radial head implants in the treatment of unstable elbow fractures: a long-term review. J Trauma 2001;50:46-52.

[21] Herbertsson P, Josefsson PO, Hasserius R, et al. Displaced Mason type I fractures of the radial head and neck in adults: a fifteen- to thirty-three-year follow-up study. J Shoulder Elbow Surg 2005;14:73-77.

[22] Ikeda M, Oka Y. Function after early radial head resection for fracture: a retrospective evaluation of 15 patients followed for 3-18 years. Acta Orthop Scand 2000;71:191-194.

[23] Janssen RP, Vegter J. Resection of the radial head after Mason type-III fracture of the elbow: follow-up at 16 to 30 years. J Bone Joint Surg Br 1998;80(2):231-233.

[24] Jensen SL, Olsen BS, Søjberg JO. Elbow joint kinematics after excision of the radial head. J Shoulder Elbow Surg 1999;8:238-241.

[25] Johnson JA, Beingessner DM, Gordon KD, et al. Kinematics and stability of the fractured and implant-reconstructed radial head. J Shoulder Elbow Surg 2005;14:195S-201S.

[26] Johnston GW. A follow-up of one hundred cases of fracture of the head of the radius with a review of the literature. Ulster Med J 1962;31:51-56.

[27] Karlsson MK, Herbertsson P, Nordqvist A, et al. Long-term outcome of displaced radial neck fractures in adulthood: 16-21 year follow-up of 5 patients treated with radial head excision. Acta Orthop 2009;80:368-370.

[28] King GJ. Management of radial head fractures with implant arthroplasty. J Am Soc Surg Hand 2004;4:11-26.

[29] King GJ, Patterson SD. Metallic radial head arthroplasty. Tech Hand Up Extrem Surg 2001;5:196-203.

[30] King GJ, Zarzour ZD, Patterson SD, et al. An anthropometric study of the radial head: implications in the design of a prosthesis. J Arthroplasty 2001;16:112-116.

[31] King GJ, Zarzour ZD, Rath DA, et al. Metallic radial head arthroplasty improves valgus stability of the elbow. Clin Orthop Relat Res 1999;(368):114-125.

[32] Kocher T. Textbook of Operative Surgery. London: Adam and Charles Black, 1911.

[33] Lamas C, Castellanos J, Proubasta I, et al. Comminuted radial head fractures treated with pyrocarbon prosthetic replacement. Hand 2011;6:27-33.

[34] Lapner M, King GJ. Radial head fractures. J Bone Joint Surg Am 2013;95(12):1136-1143.

[35] Lindenhovius AL, Felsch Q, Doornberg JN, et al. Open reduction and internal fixation compared with excision for unstable displaced fractures of the radial head. J Hand Surg Am 2007;32(5):630-636.

[36] Moro JK, Werier J, MacDermid JC, et al. Arthroplasty with a metal radial head for unreconstructible fractures of the radial head. J Bone Joint Surg Am 2001;83-A(8):1201-1211.

[37] Morrey BF, An KN. Articular and ligamentous contributions to the stability of the elbow joint. Am J Sports Med 1983;11:315-319.

[38] Patterson SD, Bain GI, Mehta JA. Surgical approaches to the elbow. Clin Orthop Relat Res 2000;(370):19-33.

[39] Pomianowski S, Morrey BF, Neale PG, et al. Contribution of monoblock and bipolar radial head prostheses to valgus stability of the elbow. J Bone Joint Surg Am 2001;83-A(12):1829-1834.

[40] Sarris IK, Kyrkos MJ, Galanis NN, et al. Radial head replacement with the MoPyC pyrocarbon prosthesis. J Shoulder Elbow Surg 2012;21:1222-1228.

[41] Shore BJ, Mozzon JB, MacDermid JC, et al. Chronic posttraumatic elbow disorders treated with metallic radial head arthroplasty. J Bone Joint Surg Am 2008;90(2):271-280.

[42] Swanson AB, Jaeger SH, La Rochelle D. Comminuted fractures of the radial head. The role of silicone-implant replacement arthroplasty. J Bone Joint Surg Am 1981;63(7):1039-1049.

[43] van Riet RP, Sanchez-Sotelo J, Morrey BF. Failure of metal radial head replacement. J Bone Joint Surg Br 2010;92(5):661-667.

[44] van Riet RP, Van Glabbeek F, Neale PG, et al. The noncircular shape of the radial head. J Hand Surg Am 2003;28(6):972-978.

[45] Vanderwilde RS, Morrey BF, Melberg MW, et al. Inflammatory arthritis after failure of silicone rubber replacement of the radial head. J Bone Joint Surg Br 1994;76(1):78-81.

[46] Zarattini G, Galli S, Marchese M, et al. The surgical treatment of isolated mason type 2 fractures of the radial head in adults: comparison between radial head resection and open reduction and internal fixation. J Orthop Trauma 2012;26:229-235.

[47] Zunkiewicz MR, Clemente JS, Miller MC, et al. Radial head replacement with a bipolar system: a minimum 2-year follow-up. J Shoulder Elbow Surg 2012;21:98-104.

第20章 尺骨近端骨折的切开复位内固定
Open Reduction and Internal Fixation of Fractures of the Proximal Ulna

David Ring

定义

- 尺骨鹰嘴骨折较常见,大部分都有移位,大部分都需手术治疗。
- Mayo分型对几种重要的骨折类型的特点都做了描述,包括移位、粉碎、关节脱位(图1)[6]。
- 尺骨鹰嘴骨折脱位包括前脱位(经尺骨鹰嘴)、后脱位(孟氏骨折最常见的脱位[3])[2,3,9,10]。
- 孟氏骨折最适用于干骺端或近端尺骨骨折合并近侧尺桡关节脱位。
- 孟氏骨折的Bado分型及II型骨折的Jupiter亚分类见表1。
- 成人类孟氏骨折。
  - 根据Bado分型系统,类孟氏骨折的致病机制有多种。
  - 类孟氏骨折并不全属于传统的孟氏骨折,因为并不一定合并有肱桡关节脱位。因此,有争议认为类孟氏骨折并不等同于孟氏骨折。
  - 仅I型及II型损伤中可能出现类骨折。

解剖

- 尺骨近端的半月切迹由冠突和鹰嘴组成,提供了围绕肱骨滑车的将近180°的活动范围。
- 冠突和鹰嘴关节面之间有一条横行的非关节面的骨嵴,该处是骨折常发部位,并不要求完全的解剖复位。
- 宽厚的肱三头肌腱止于尺骨鹰嘴的尖部,可用于加强微小、骨质疏松、粉碎骨折块的固定,在放置钢板时可将其纵行切开。
- 尺桡关节在远侧由三角纤维软骨复合体(TFCC)稳定,在前臂中部由骨间韧带稳定,在近侧尺桡关节由环状韧带稳定。尺骨骨折伴近侧尺桡关节脱位会破坏环状韧带,但其他稳定结构一般无破坏。
- 在前臂真性孟氏骨折(骨折–脱位)中,桡骨头从近侧尺桡关节中向前外侧脱位。

发病机制

- 尺骨鹰嘴骨折大部分是由于肘部的直接暴力打击造成的。

自然病程

- 稳定无移位或仅有轻度移位的骨折较少见。大部分骨折移位较明显,通过手术治疗可有良好的预后。
- 偶尔有简单骨折轻微移位的患者,未经过手术治疗,预后有轻微的屈曲挛缩及伸肘无力,无关节炎和疼痛或仅有轻微疼痛。
- 相比之下,治疗完全或不恰当的尺骨鹰嘴骨折脱位常会发生严重的关节炎,以及在重力作用下发生前臂成角畸形。

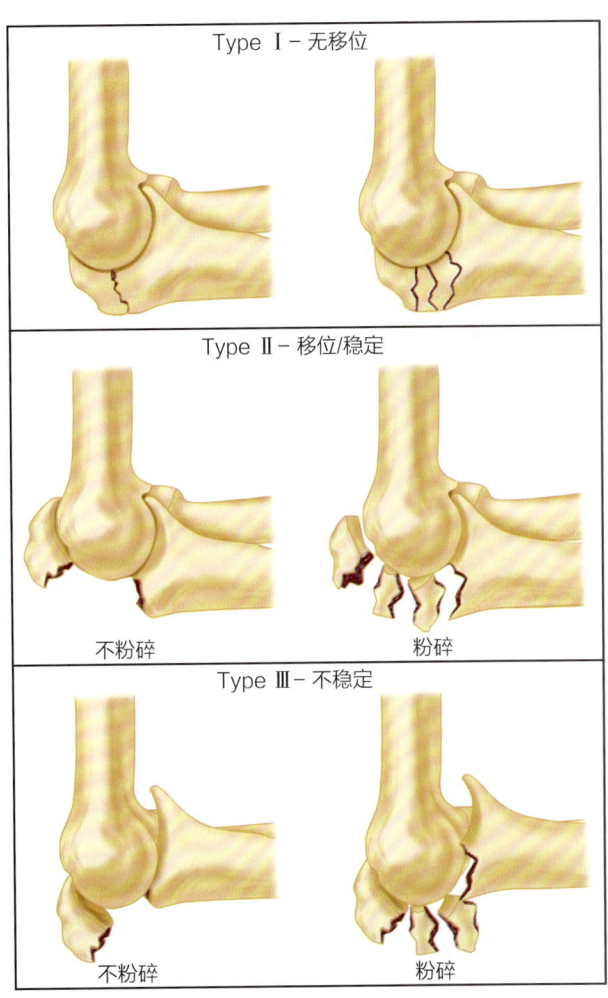

图1 尺骨鹰嘴骨折Mayo分型基于影响治疗决策的因素:移位、粉碎、关节脱位或半脱位。

表1 孟氏骨折的Bado分型及Ⅱ型骨折的Jupiter亚分类

类型	描述	示意图
Ⅰ	桡骨头前脱位伴向前成角的尺骨干骨折（最常见类型）	
Ⅱ	桡骨头后侧或后外侧脱位伴向后成角的尺骨干骨折	
ⅡA	尺骨滑车切迹部位骨折（累及鹰嘴远端及冠突的尺骨骨折）	
ⅡB	冠突以远的干骺端-骨干结合处骨折	
ⅡC	尺骨干骨折	
ⅡD	1个以上部位粉碎性骨折	

续表

类型	描述	示意图
Ⅲ	桡骨头外侧或前外侧脱位伴尺骨干骺端骨折	
Ⅳ	桡骨头前脱位伴尺桡骨近1/3同水平双骨折	

注：经允许引自 Bado J. The Monteggia lesion. Clin Orthop Relat Res 1967;50:717; Jupiter JB, Leibovic SJ, Ribbans W, et al. The posterior Monteggia lesion. J Orthop Trauma 1991;5:395-402。

- 复杂损伤即使通过十分顺利的手术治疗，仍有发生关节僵硬、异位骨化、关节炎、骨折不愈合的风险。

病史和体格检查

- 掌握患者的基本信息（年龄、性别、身体状况）和受伤过程，并制订合理的治疗方案。
- 首先必须评估导致该损伤的各种因素，包括危及生命的因素以及其他状况。
- 其次必须详细检查是否有其他部位的骨折，尤其是同侧前臂。
- 必须详细检查骨折部位的皮肤损伤情况。
- 详细检查脉搏的搏动情况、毛细血管再灌注情况，必要时可以做 Allen 试验。
- 注意周围神经是否损伤。
- 高能量损伤的患者，尤其是同时合并有同侧腕部或前臂损伤有发生骨筋膜室综合征的风险，如果体格检查提示或者不确定是否发生该综合征（由于患者的精神状态干扰），可以通过测试骨筋膜室的压力来进行判断。

影像学和其他诊断性检查

- 肘关节正侧位 X 线片用于初步诊断。
- 复位后以及临时固定后的 X 线片及斜位片也有临床价值。
- CT 可以更详细地描述骨折脱位情况，尤其是 CT 三维重建，可以明确尺骨冠突和桡骨头是否损伤。

鉴别诊断

- 肘关节脱位。
- Essex-Lopresti 骨折脱位［骨间膜破裂和（或）三角纤维软骨复合体损伤，常合并桡骨头骨折］。
- 肘关节骨折脱位（恐怖三联征）。
- 肱骨远端骨折。

非手术治疗

- 将肘关节于90°的位置固定，适用于尺骨鹰嘴移位＜2 mm 的骨折。
- 固定4周后进行肘关节主动的屈伸功能锻炼可有利于骨折愈合和功能恢复。

手术治疗

- 大部分尺骨鹰嘴骨折需要手术治疗。
- 横断非粉碎性且无骨折脱位的可用张力带钢丝固定[4,8]。
- 粉碎性骨折伴脱位可在尺骨背侧放置钢板，用螺钉进行固定[1-3]。
- 治疗骨折脱位时必须注意尺骨冠突、桡骨头、侧副韧带是否损伤[2,9-11]。
- 对于前臂骨折脱位（前外侧孟氏损伤），尺骨解剖复位后钢板螺钉固定[10]。肱桡关节对线不良提示残留尺骨成角畸形。

术前计划

- 根据 X 线片和 CT 制订治疗方案。
- 术前通过模板手术的术中摄片可有助于注意细节，术者可熟悉解剖，预估可能出现的问题并准备好所有手术所需的设备及耗材。

体位

- 大部分患者可采用侧卧位,将患肘置于托架上。
- 少数骨折伴脱位的患者,需要从正中及外侧切口进入,可用仰卧位,将手臂放于支撑台上。
- 消毒铺巾后将无菌止血带系于上臂近端。

入路

- 常用肘后方切口入路。

张力带钢丝固定

切开复位克氏针固定

- 充分清理骨折断端和关节腔的积血和凝血块,有助于骨块复位。
- 有限剥离骨折端的骨膜,将有利于直视下复位。
- 使用大号复位钳将骨折端复位(技术图1A、B),必要时可在背侧骨皮质钻孔以更利于骨的复位。
- 使用2根直径为1.0 mm的克氏针固定骨折端(技术图1C)。
- 近端骨折块的进针点可稍倾斜,易于穿透远端对侧冠突骨皮质,防止克氏针松动。
- 远端穿透骨皮质少许,近端在骨表面留有5～10 mm的针尾,以便使用钢丝环形绑扎。

钢丝

- 在尺骨干近端平坦部位钻一直径为2.0 mm的孔。
- 使用第2根钢丝时第2孔应再往远端1.0 cm。
- 可选择使用一根18号的钢丝环形绑扎。笔者倾向于选择2根22号的不锈钢钢丝,可以减小钢丝打结造成的隆起。必要时可用大号针帮助钢丝从孔中穿过(技术图2A)。
- 使用2根张力带钢丝穿过钻孔后在尺骨背侧面做8字状,在肱三头肌腱深面固定于克氏针与尺骨近端之间(技术图2B)。

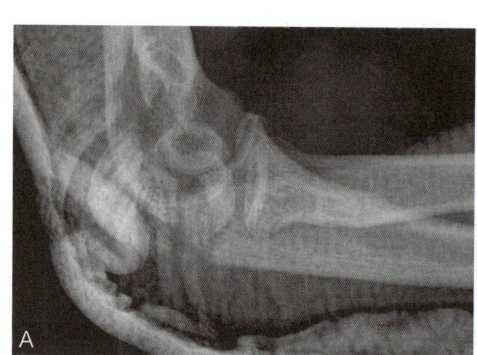
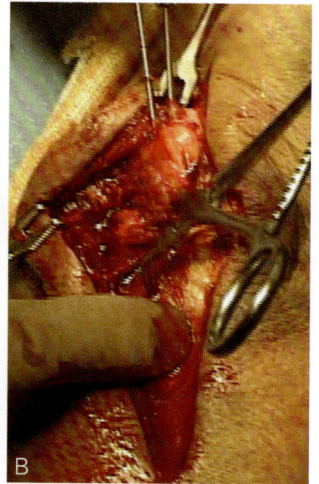
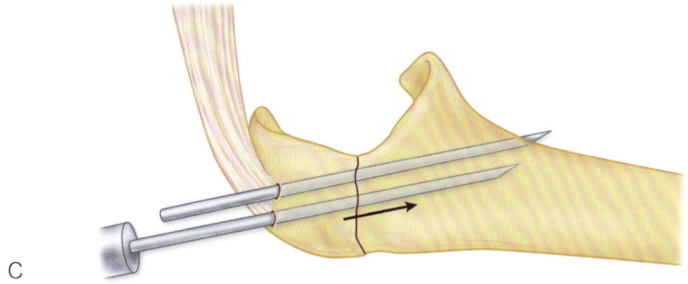

技术图1 A. 石膏固定状态下的肘关节侧位片显示鹰嘴简单横断型骨折。B. 切开复位用复位钳帮助复位。C. 2根1.0 mm克氏针斜向打入骨折端穿过对侧尺骨干骨皮质(A、B的版权: David Ring, MD)。

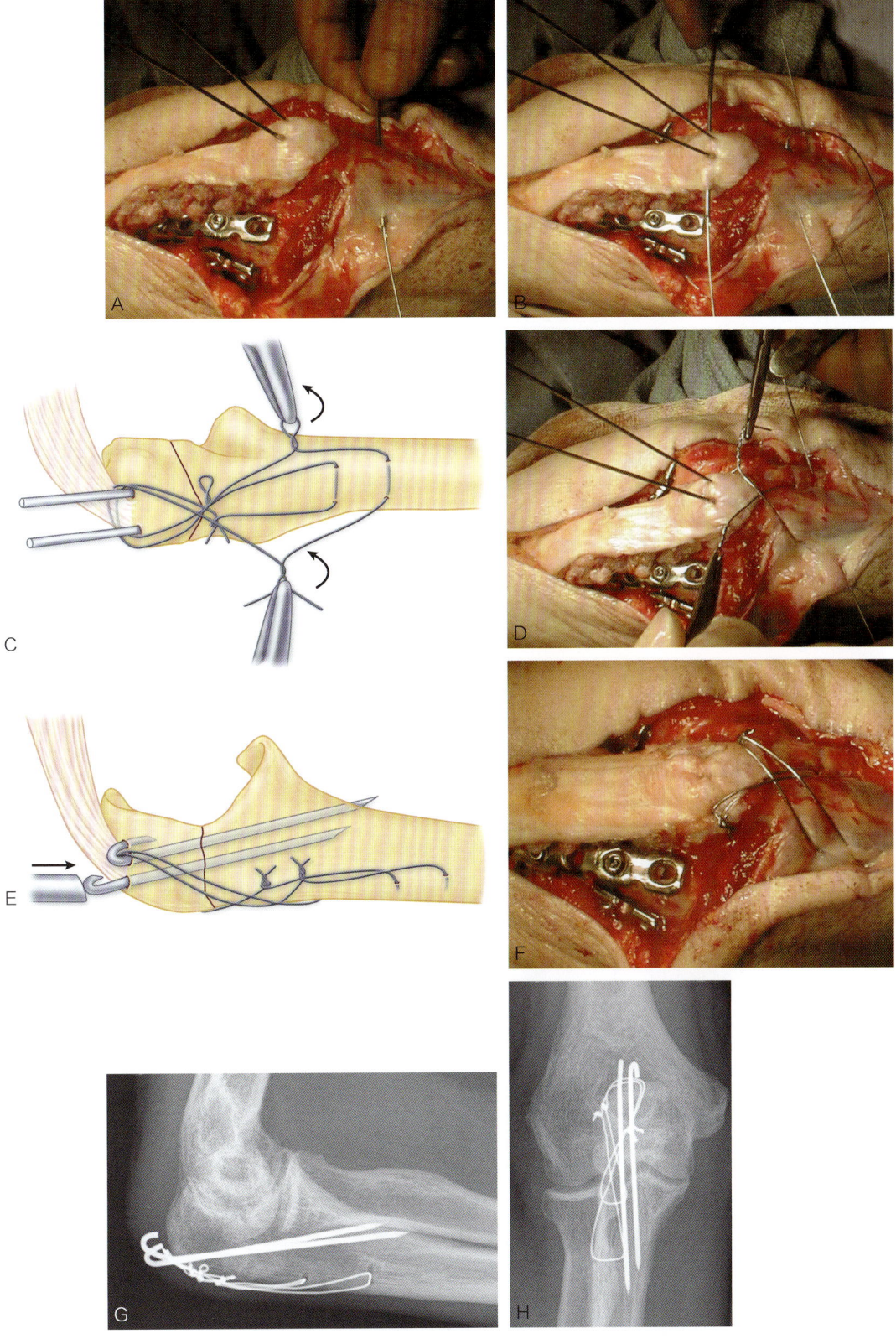

技术图2　A. 使用2根22 G不锈钢张力带钢丝8字形穿过尺骨上的孔。B. 2根张力带钢丝在肱三头肌止点打结。C、D. 拉紧两侧钢丝。钢丝贴紧即可避免过度收紧。尝试收紧可能会使钢丝断裂。E. 克氏针近端尾端折弯180°并敲入鹰嘴，埋于肱三头肌腱深面。F. 固定后很少发生骨折块的再移位。G、H. 张力带钢丝固定足以维持肘关节的正常活动（A、B、D、F～H的版权：David Ring, MD）。

- 每根钢丝都要用持针器在内外侧拉紧打结(技术图2C、D)。
- 该步骤仅收紧钢丝,不要绷紧,以防钢丝断裂。
  - 钢丝收紧打结的部位应尽量选择不会造成隆起的部位。
- 钢丝结应经过处理埋于软组织下面。
- 克氏针尾端折弯180°并处理。
- 可用骨拨将克氏针尾端敲入尺骨鹰嘴,埋于肱三头肌腱深面(技术图2E~H)。

鹰嘴骨折钢板螺钉固定

- 将钢板塑形使之与鹰嘴帖服,或者使用已经塑形的钢板(技术图3A~C)。
- 通过直钢板仅仅可以用2~3枚螺钉固定干骺端。
- 将钢板折弯塑形与鹰嘴帖服,可以在近端骨折块多打一枚螺钉。在最近端可以选用长螺钉,穿过骨折线达到远端骨折端。某些病例中,这些螺钉可以达到远端骨折端的骨皮质。
- 塑形钢板近端可放置于肱三头肌腱的止点上方,或者将肱三头肌腱纵行劈开,将钢板直接放于骨质上方。如果鹰嘴骨折块是较小的、粉碎的,或者患者骨质疏松,可另外再用钢丝绕过肱三头肌腱止点与干骺端的螺钉做8字环扎。
- 钢板在远端可直接放置于尺骨干。只需将肌肉劈开,将钢板放置于尺骨干即可,并不需要剥离尺骨内、外侧的肌肉和骨膜。
- 术中并不需要解剖复位所有的骨折块,只需恢复冠突和鹰嘴关节面平整,维持正常力线即可,避免过度剥离其余骨折块的软组织。这些骨折块起桥接作用。
- 保留软组织情况下很少需要植骨。
- 如果鹰嘴骨折块是较小的、粉碎的,或者患者骨质疏松,可用钢丝绕过肱三头肌腱加强固定(技术图3D)。
- 钢板和螺钉用于维持关节面平整,起桥接作用即可。

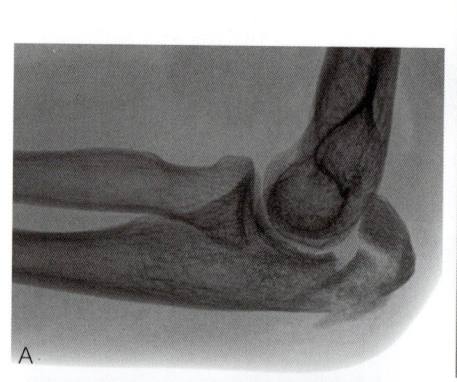
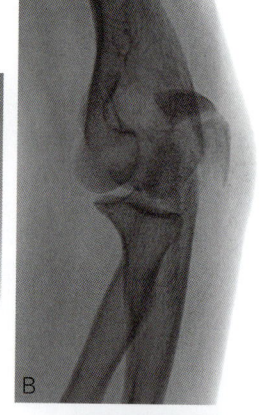
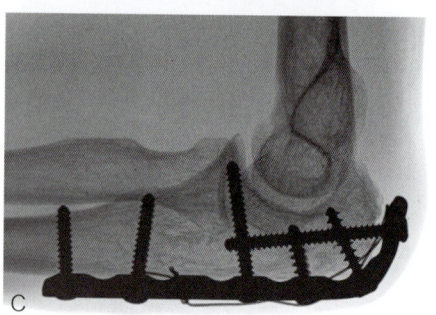
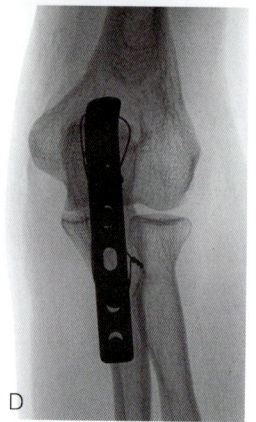

技术图3 A. X线侧位片显示鹰嘴粉碎性骨折,近端鹰嘴较小骨折块。B. X线斜位片显示骨折为粉碎性。C. 选择3.5 mm LC-DCP钢板置于尺骨背侧。D. 鹰嘴骨折块较小、粉碎或者骨质疏松情况下,可用22 G钢丝绕过肱三头肌腱加强固定(版权:David Ring, MD)。

骨折伴脱位钢板及螺钉固定

术中暴露

- 鹰嘴骨折伴脱位术中,可通过鹰嘴骨折的手术入路观察桡骨头和冠突是否有损伤(技术图4A)。
  - 术中通过有限切开游离,可类似鹰嘴骨折块截骨,暴露肱尺关节显露冠突。
- 若背侧入路不能充分暴露桡骨头,可通过肌间隔(例如:Kocher或Kaplan间隔)做肱三头肌腱外侧皮瓣。
- 若背侧入路不能充分暴露冠突,可另做肘内侧或外侧入路。
  - 前内侧冠突骨折,可选择通过尺侧腕屈肌两头,或从更前侧的屈肌与旋前圆肌之间劈开,或将屈肌群从背侧向掌侧剥离以暴露骨折端。
- 外侧副韧带损伤常伴有肱骨外上髁撕脱骨折,可用锚钉固定修补韧带。
- 冠突骨折通常可通过鹰嘴骨折的入路暴露并直接固定(技术图4B、C)。

固定

- 用克氏针将骨折块固定于尺骨干骺端或者尺骨干做临时固定,若尺骨近端骨折较粉碎,可直接将其固定于肱骨滑车。
- 若尺骨近端骨折较粉碎,骨撑开牵引器也是一个选择(临时外固定支架;技术图5A)。
  - 外固定支架,临时外固定支架中一根钢针将尺骨近端骨折块与肱骨滑车固定,另一根钢针固定于远端尺骨,通过两钢针之间的牵引,骨折通常可间接复位。
  - 通常在透视下通过螺钉完成最终的固定。
- 尺骨近端骨折块较粉碎时可通过钢板置入螺钉。
- 若有冠突骨折,通常需要内侧放入第2块板。
- 粉碎性冠突骨折无法固定时,可用铰链、外固定支架、钢针固定肱尺关节加以保护,这需要结合术中器械和术者经验。
- 用较长的塑形钢板帖服尺骨鹰嘴放置(技术图5B)。
  - 常需要很长的钢板(12孔和16孔),尤其是在骨折块较粉碎或者骨质较差的情况下。
- 若鹰嘴骨折为粉碎性,或者骨质疏松,仅仅用钢板螺钉可能不足以提供牢靠的固定。
  - 在此情况下,可通过肱三头肌腱止点处用钢丝固定鹰嘴骨折块(技术图5C)。

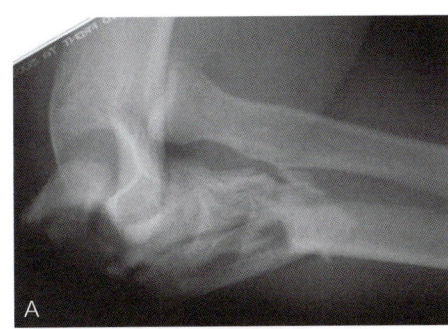
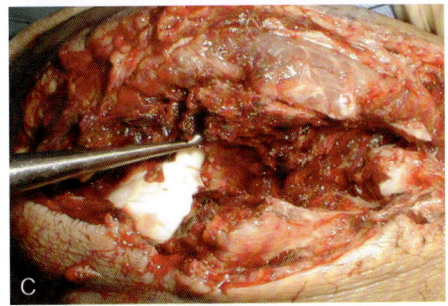
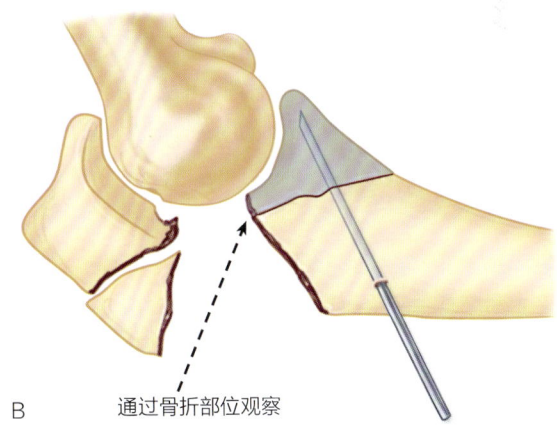

技术图4 A. 一例肘关节骨折伴前脱位患者。侧位X线片提示尺骨滑车切迹较大骨折块,冠突骨折,肘关节前脱位。B、C. 此例患者冠突骨折块和背侧干骺端的骨折块相连,有利于复位固定(A、C的版权:David Ring, MD)。

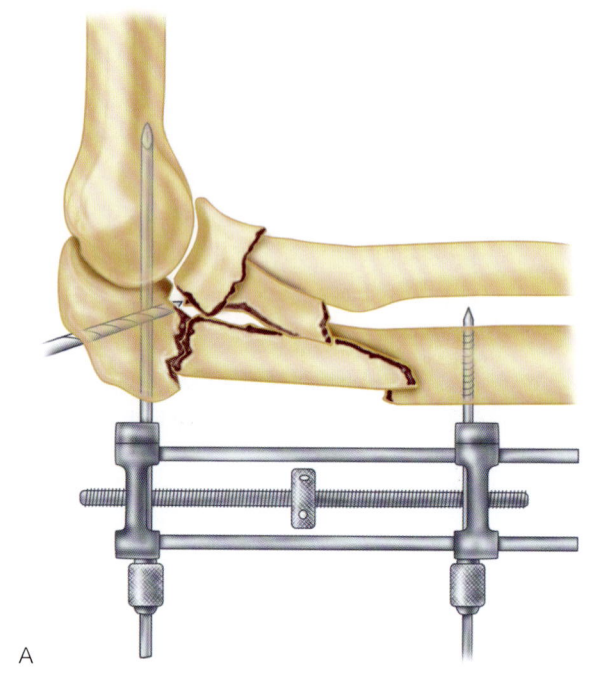
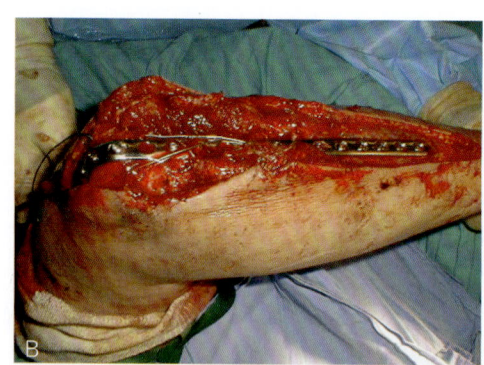
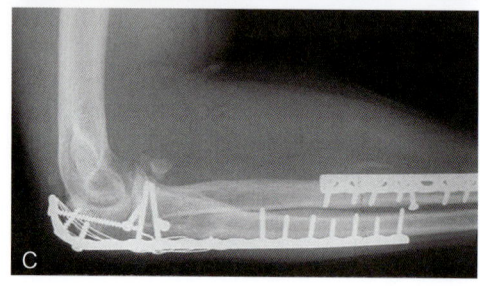

技术图5　A. 临时外固定支架适用于骨干粉碎性骨折。B. 选用多孔3.5 mm LC-DCP钢板进行固定，22号钢丝可用来加强鹰嘴骨折块的固定。C. 延伸至骨干的粉碎性骨折在桥接钢板的作用间接愈合，肘关节滑车切迹恢复，功能良好（B、C的版权：David Ring, MD）。

前外侧孟氏骨折

术中暴露

- 做背侧切口沿尺骨干一侧分离肌肉，保留骨膜，然后小心分离对侧肌肉，从而暴露尺骨（技术图6）。
- 通常不需要显露肱桡关节及近侧尺桡关节。肱桡关节及近侧尺桡关节对线不良通常提示残留尺骨畸形。必要时可以参照桡骨头骨折暴露关节。

固定

- 复位肱桡关节及近侧尺桡关节。
- 复位尺骨骨折，使用3.5 mm LC-DCP钢板或类似器械临时固定。
- 如果骨折部位有碎块，复位后可以应用外固定器（笔者采用）临时固定，或者在临时固定尺骨骨折时临时固定肱桡关节（笔者未采用）。
- 在钢板的骨折远、近端分别拧入2枚螺钉，然后使用影像增强器检查肘关节不同屈伸及旋转位置下肱桡关节及近侧尺桡关节的对线情况。

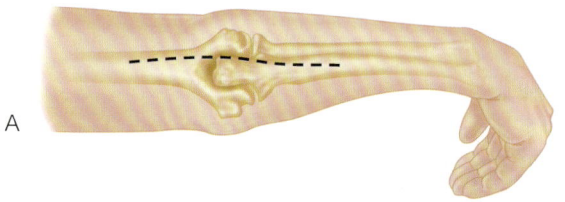
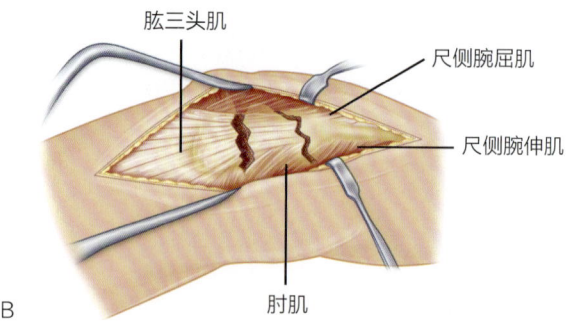

技术图6　A. 尺骨鹰嘴外侧缘的后正中切口。B. 深部间隙利用肘肌和尺侧腕屈肌的神经间平面。

- 如果对线不佳,需要重新固定尺骨。
- 术后尺骨长度不合适会导致持久的桡骨头脱位(技术图7)。
- 仅在术者100%确信尺骨完全复位的情况下打开肱桡关节。环状韧带移位很少见。

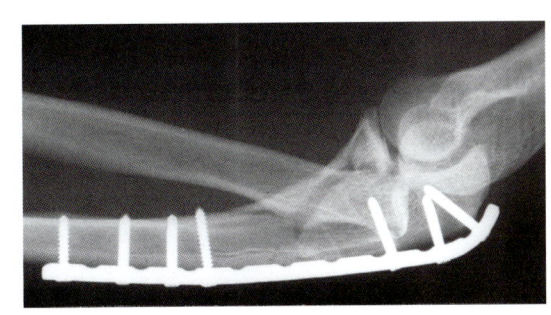

技术图7 尺骨畸形愈合向背侧成角,导致桡骨头半脱位。

要点与失误防范

鹰嘴固定物隆起	2根22号钢丝固定收紧打结比1根粗钢丝的收紧打结造成的隆起要小。克氏针尾端应置于肱三头肌腱深面,埋入鹰嘴,减少隆起,防止松动移位[5,8]。
滑车切迹缩短	粉碎性骨折时不能单独使用张力带钢丝固定。当张力带钢丝固定完整的关节面时方可有效地吸收关节活动时的压力。
钢板松动	将钢板置于尺骨背侧与鹰嘴帖服,在不同的位置垂直钢板置入足够的螺钉,尽量避免将钢板置于内侧或外侧[10,11]。
近端(鹰嘴)骨折块固定失败	骨折块较小、粉碎、骨质疏松时避免单独使用螺钉固定,需从肱三头肌腱止点处穿入钢丝额外固定。
遗漏多发伤	必须注意是否存在肘关节半脱位或脱位、桡骨头骨折、冠突骨折以及外侧副韧带损伤,一旦确诊,必须做相应的治疗。鹰嘴和尺骨近端通常使用钢板固定。

术后处理

- 骨折复位可、关节面平整的患者(大部分患者)术后数日即可开始主动功能锻炼,或在重力辅助下进行屈肘练习。
- 若有外侧副韧带损伤并进行修复,必须告知患者术后1个月内患肢不能做肩外展的动作。
- 若内植固定物较薄弱,在开始功能锻炼之前1个月可以使用小夹板额外固定。

预后

- 简单骨折发生骨不愈合概率甚微,早期可由于患者依从性差而出现固定失败[6]。
- 术后发生张力带钢丝松动、克氏针退出的情况少见,但是仍有少数患者因此需要二次手术取出内固定[8]。
- Macko和Szabo指出鹰嘴骨折张力带钢丝固定术后发生内固定相关问题是由于最初内植物隆起所致,而不是内固定移动[5]。
- 总而言之,二次手术取出内固定并不是不合理,这并不被认为是并发症的一种。
- 一些外科医生认为简单骨折也可考虑使用钢板及螺钉[1]。然而钢板也可能引起并发症,若鹰嘴骨折块只能置入有限的少数几枚螺钉,利用软组织附着加强固定比将钢板直接置于骨面有更好的效果,尤其是在骨折块粉碎、骨质疏松的情况下。
- 治疗粉碎性尺骨骨折时若将钢板置于尺骨内侧或外侧,常可引起固定失败、畸形愈合、骨不愈合[10,11]。
- 尽管背侧钢板效果更好,但是患者在复杂骨折术后肘关节功能恢复也会受影响。

并发症

- 内植物松动。
- 内植物断裂。
- 骨不愈合。
- 畸形愈合。
- 肘关节不稳。
- 创伤性关节炎。

（梁博 译，章程 审校）

参考文献

[1] Bailey CS, MacDermid J, Patterson SD, et al. Outcome of plate fixation of olecranon fractures. J Orthop Trauma 2001;15:542-548.

[2] Doornberg J, Ring D, Jupiter JB. Effective treatment of fracture-dislocations of the olecranon requires a stable trochlear notch. Clin Orthop Relat Res 2004;(429):292-300.

[3] Jupiter JB, Leibovic SJ, Ribbans W, et al. The posterior Monteggia lesion. J Orthop Trauma 1991;5:395-402.

[4] Karlsson M, Hasserius R, Besjakov J, et al. Comparison of tensionband and figure-of-eight wiring techniques for treatment of olecranon fractures. J Shoulder Elbow Surg 2002;11:377-382.

[5] Macko D, Szabo RM. Complications of tension-band wiring of olecranon fractures. J Bone Joint Surg Am 1985;67(9):1396-1401.

[6] Morrey BF. Current concepts in the treatment of fractures of the radial head, the olecranon, and the coronoid. J Bone Joint Surg Am 1995;77A:316-327.

[7] O'Driscoll SW, Jupiter JB, Cohen M, et al. Difficult elbow fractures: pearls and pitfalls. Instruct Course Lect 2003;52:113-134.

[8] Ring D, Gulotta L, Chin K, et al. Olecranon osteotomy for exposure of fractures and nonunions of the distal humerus. J Orthop Trauma 2004;18:446-449.

[9] Ring D, Jupiter JB, Sanders RW, et al. Transolecranon fracture-dislocation of the elbow. J Orthop Trauma 1997;11:545-550.

[10] Ring D, Jupiter JB, Simpson NS. Monteggia fractures in adults. J Bone Joint Surg Am 1998;80(12):1733-1744.

[11] Ring D, Tavakolian J, Kloen P, et al. Loss of alignment after surgical treatment of posterior Monteggia fractures: salvage with dorsal contoured plating. J Hand Surg Am 2004;29(4):694-702.

第21章 骨折－脱位合并复杂肘关节不稳的切开复位内固定治疗

Open Reduction and Internal Fixation of Fracture-Dislocations of the Elbow with Complex Instability

Niloofar Dehghan and Michael D. McKee

定义

- 简单脱位多数可以通过复位、短期外固定及早期功能锻炼的闭合方式得到满意治疗。
- 肘关节骨折脱位往往需要手术干预，处理较为棘手。
- 肘关节骨折脱位常常累及的骨折部位是桡骨头和冠突，两者同时骨折合并脱位则称为"恐怖三联征"。
- 肘关节骨折脱位的处理原则是通过重建骨与韧带限制性结构为肘关节提供充分的稳定，以便在避免不稳复发的前提下早期（术后2周内）活动。
- 若不能达到上述目的，会导致关节不稳的复发，或延长固定后产生严重的关节僵硬。

解剖

- 后外侧肘关节脱位涉及内、外侧韧带的断裂。
- 内侧副韧带（MCL）是对抗外翻应力的主要稳定结构（图1）。
- 外侧副韧带（LCL）是防止后外侧旋转不稳的主要稳定结构。大多数是从肱骨外上髁撕脱而留下特征性的裸露骨面。韧带从中部断裂较为少见[7]。作为外侧稳定结构次要部分，伸肌腱起点和后外侧关节囊也可能损伤。
- 桡骨头骨折按Mason分型：
  - Ⅰ型：极少移位，小块的或边缘骨折。
  - Ⅱ型：边缘骨折存在移位。
  - Ⅲ型：粉碎的桡骨头和桡骨颈骨折[5]。
  - Ⅳ型：桡骨头骨折合并肘关节脱位（Johnson改进）。
- 冠突骨折按Regan和Morrey分型[11]（图2）：
  - Ⅰ型：冠突尖部骨折（不是撕脱性骨折）。
  - Ⅱ型：骨折块＜冠突的50%。
  - Ⅲ型：骨折块＞冠突的50%。

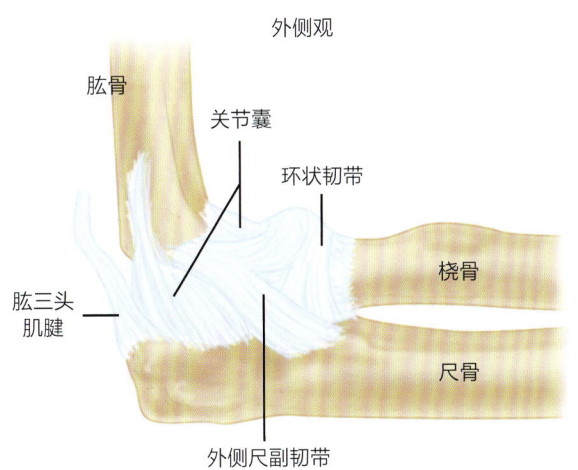

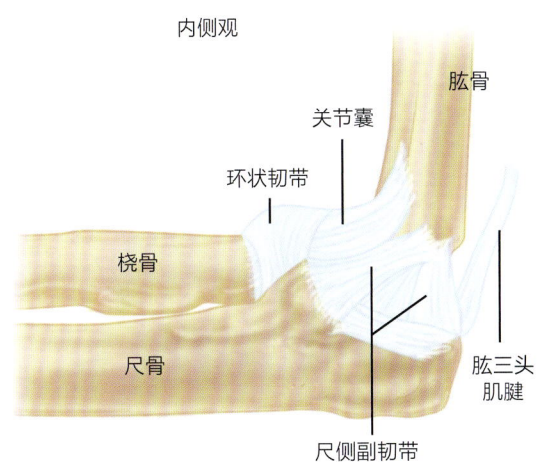

图1 肘关节内、外侧副韧带复合体。图中标示了其肱骨远端和近侧尺骨的起止点。

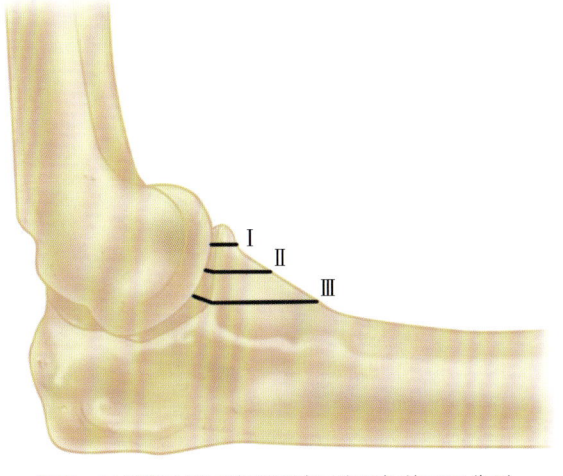

图2 肘关节外侧示意图描述冠突骨折的不同分型。

- MCL的止点位于冠突的基底，Ⅲ型骨折可能会累及其止点[1]。
- 冠突前内侧面骨折具有本质上的不同，由内翻力量引起[3]。
  ○ 冠突内侧面对肘关节内翻稳定性非常重要，其远端为高耸结节，即MCL的止点。
  ○ 前内侧面骨折会导致内翻时后内侧不稳定，常见LCL（来自内翻力）损伤。
  ○ 此类骨折不稳定，通常最好使用内侧支撑钢板进行切开复位内固定（图3）。

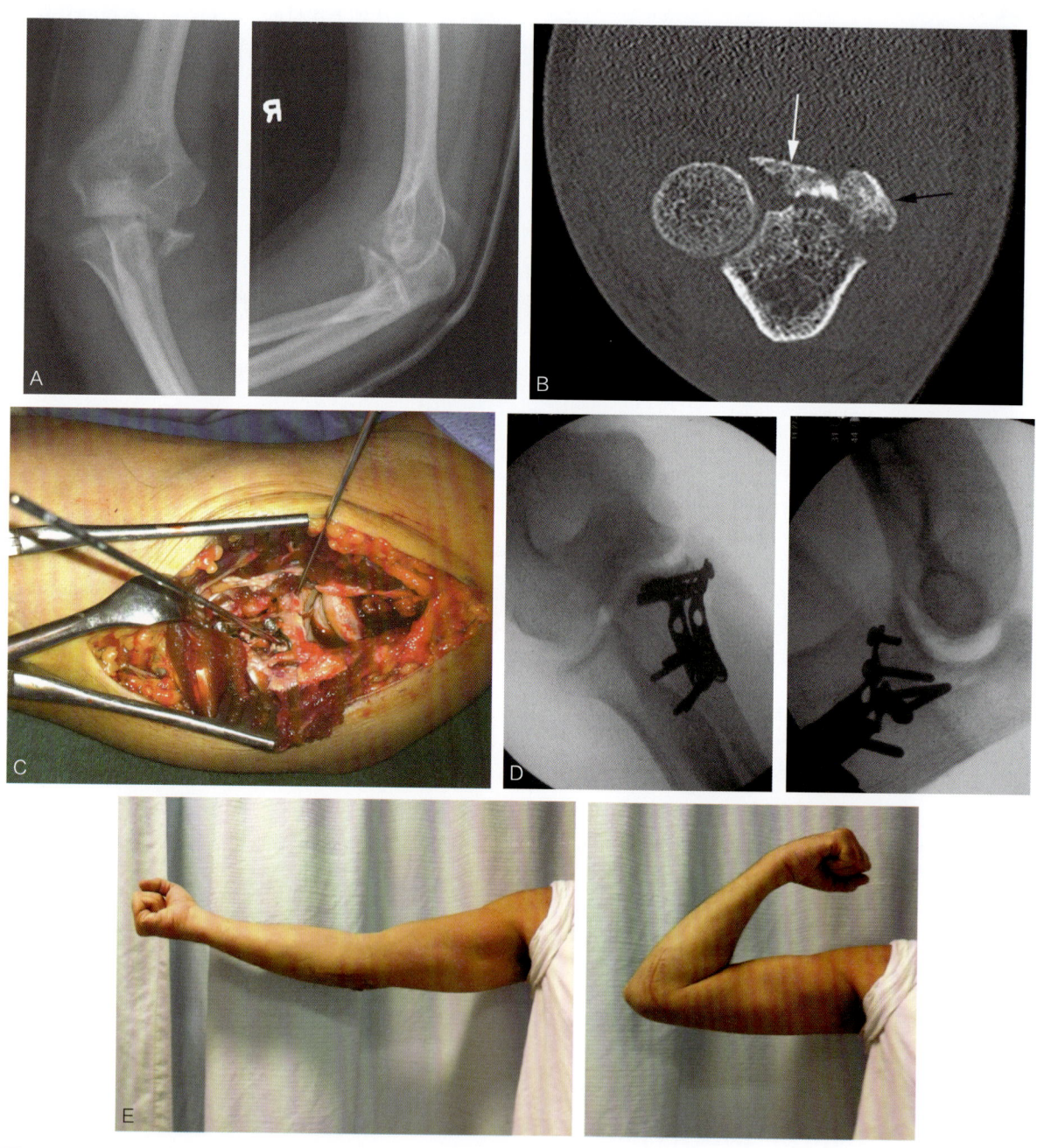

图3　冠突前内侧面骨折。A. X线片显示冠突前内侧面及尖部骨折。正位片可见内翻不稳定。B. CT扫描可以清楚显示冠突前内侧面（黑色箭头）及尖部（白色箭头）。C. 术中照片，前内侧面骨折复位后使用支撑钢板螺钉固定。冠突尖部复位后使用克氏针临时固定，随后使用钢板固定。D. 术后X线片显示使用2块钢板分别固定冠突前内侧面及尖部骨折。E. 术后外观照片显示内侧切口及良好的关节活动度。

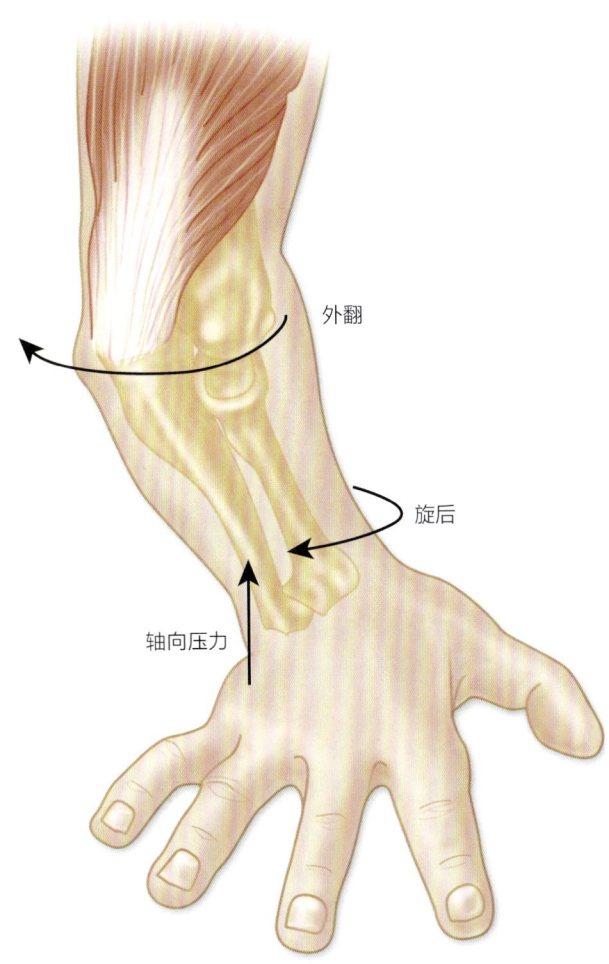

图4 肘关节骨折脱位的典型机制，注意肘关节上的作用力。

发病机制

- 肘关节骨折脱位发生于跌倒后伸直位手撑地，或高处摔落、交通事故及其他高能量损伤（图4）。
- 典型的损伤机制是过伸外翻应力作用于旋前位的手臂。

自然病程

- 合并冠突和桡骨头骨折的肘关节脱位自然发展的后果较差。闭合治疗的方式常导致脱位、半脱位的再发生。
- 桡骨头骨折单纯切除桡骨头术后常会再度不稳，具有较高的失败率。
- 复发性不稳定、关节炎及严重的关节僵硬会导致较差的功能结果[12]。

病史和体格检查

- 肘关节骨折脱位为急性与创伤性的，病史应该一目了然。
- 在高能量损伤中，这种损伤并非不常见，因此，在其他骨骼肌肉系统和全身性细致查看过程中需要评估肘关节的关节应力。
- 患肢周围神经及血管功能检查及记录非常重要，复位前后均需检查。

影像学和其他诊断性检查

- 闭合复位前与复位后均应该拍摄高质量的前后位（AP）和侧位X线片。
  - 闭合复位后外固定材料可能会影响骨折细节结构的显示。
- 如果有任何证据显示前臂和腕部存在与肘部外伤相关的疼痛，这些部位也应该摄片检查。
- CT扫描与三维重建有助于理解骨折情况（特别是桡骨头及冠突）及制订治疗计划（图5）。

鉴别诊断

- 不伴有肘关节脱位的桡骨头或桡骨颈骨折。
- 冠突骨折合并后内侧不稳。这是由内翻应力所致合并LCL断裂的损伤。桡骨头未骨折使得诊断较为困难。

非手术治疗

- 初步治疗包括闭合复位石膏托固定，拍片确认复位状况（图6）。
- 如果骨或软组织损伤，使得复位难以维持，则不必重复尝试闭合复位。这被认为会引发异位骨化。
- 很少有能够通过保守治疗而达到治疗要求的情况，几乎所有病例均符合手术指征。

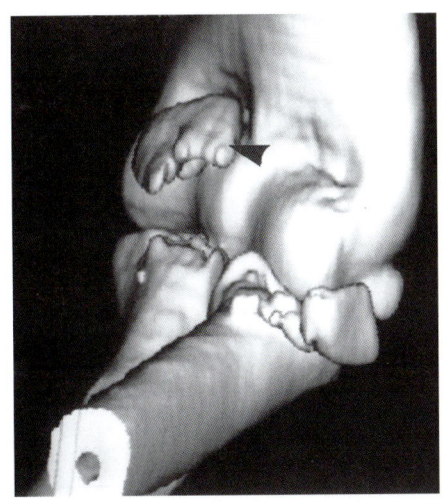

图5 三维CT重建显示"恐怖三联征"。箭头标示肘前大的冠突骨折块（经允许引自Pugh DMW, Wild LM, Schemitsch EH, et al. Standard surgical protocol to treat elbow dislocations with radial head and coronoid fractures. J Bone Joint Surg Am 2004;86A:1122-1130）。

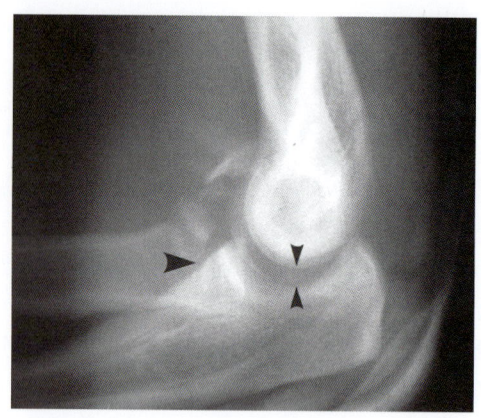

图6 X线片显示闭合复位后非同心圆复位。小箭头显示肱尺关节非同心圆复位（经允许引自 Pugh DMW, Wild LM, Schemitsch EH, et al. Standard surgical protocol to treat elbow dislocations with radial head and coronoid fractures. J Bone Joint Surg Am 2004;86A:1122-1130）。

手术治疗

- 手术目的是获得并维持肱尺关节和肱桡关节稳定的复位，以便肘关节在屈伸30°～130°活动范围内能够早期功能锻炼。早期锻炼（术后2周内）是避免关节僵硬及相应功能障碍的关键。
- 合并桡骨头和冠突骨折肘关节脱位的处理应依据已建立的治疗规划（表1），治疗结果可信[10]。
- 桡骨头是对抗肘关节外翻应力和后侧不稳的重要次级结构[9]。
  - 桡骨头也是前臂向近侧移位的长轴向稳定结构。
  - 若骨折，则必须固定或行桡骨头置换，切除常会导致不稳的复发及难以接受的结果[12]。

术前计划

- 手术前术者必须确认合适的器具和内植入材料已准备好。

表1 合并桡骨头及冠突骨折的肘关节脱位的治疗方案

步骤	操作
1	固定冠突骨折
2	固定桡骨头骨折或桡骨头置换
3	修复外侧副韧带
4	前臂充分旋前，在肘关节屈伸30°～130°范围内评估肘关节稳定性
5	如果肘关节不稳定，考虑修复内侧副韧带
6	如果失败，应用铰链式外固定支架维持关节复位并允许早期关节活动

- 冠突尖部骨折可以用大小合适的空心钉固定。小骨折块（如1型）不适合螺钉固定，可以经前关节囊缝合固定骨折块。对于大的骨折块如前内侧面骨折块，应该使用钢板螺钉支撑固定。
- 桡骨头及桡骨颈骨折可用螺钉或小的钢板螺钉固定。笔者常采用埋头的Herbert钉固定桡骨头关节面骨折块。
- 如果桡骨头骨折粉碎，骨折块数目超过3，术者必须做好关节置换的准备。如果骨折无法复位固定，应备用金属组配式桡骨头假体。
- 术中影像学有助于手术完成，离开手术室前应摄片确认肘关节同心圆复位和内固定安置正确。
- 极少有韧带和骨折修复后仍存在肘关节稳定性不足而需要可活动的铰链式外固定支架固定的情况。
  - 这是一项专业性很强的技术操作，并非所有医生均适合。
  - 无法应用动态外固定器时，可以采用静态外固定支具，在上肢手术医生的指导下进一步处理。

体位

- 绝大多数情况下，患者全麻下置于仰卧位。
  - 患肢安置于手术桌上，消毒铺巾前上臂安放止血带（图7）。
- 另外，患者也可采取侧卧位，患肢用安放软垫的撑垫支持。
  - 若需用铰链式外固定支架，可采用此体位。
  - 该体位可以采用后正中切口，分离全层皮瓣后显露内、外两侧。

入路

- 外侧入路是治疗此类损伤的基本入路，可以同时顾及冠突、桡骨头及LCL。患者处于仰卧位，患肢处于手术桌上，采用直的外侧切口。

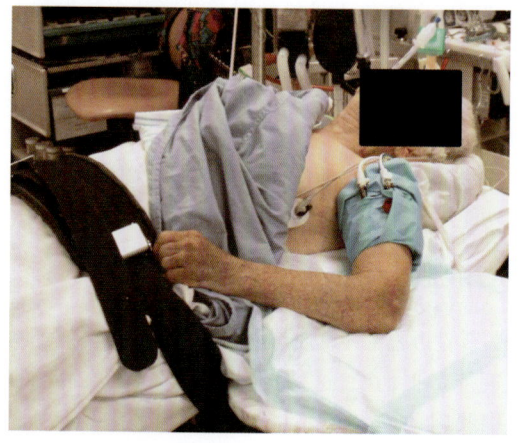

图7 患者体位为仰卧位，患肢置于手术桌上。

- 体表标志和皮肤切口见图8A。
- 经典入路采用肘肌和尺侧腕伸肌之间的Kocher间隙。然而,术者也可利用损伤时产生的创伤界面来显露肘关节。
- 典型的LCL损伤可见LCL自肱骨远端撕脱而留下裸露的骨面(图8B)[10]。
- 一些患者由于MCL损伤重建或冠突骨折内固定而需要做内侧入路。可于内侧做第2个切口完成。
  - 内侧入路易致尺神经损伤,应做显露和保护。一般自屈肌总腱起点远侧向肱骨内上髁劈开以显露冠突侧。
- 另外也可选择后侧入路,自筋膜水平向内、外侧游离做全厚皮瓣同时显露内外侧。
  - 该入路患者可采用侧卧位或仰卧位,患肢跨越胸前。

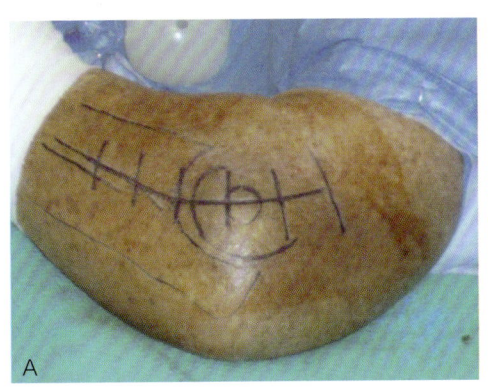 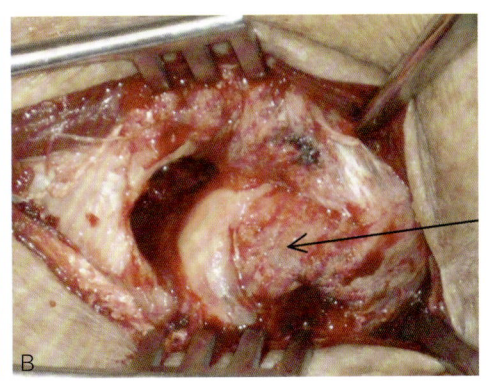

图8 A. 皮肤切口标志线,骨性标志被标示,外侧皮肤切口用分割线标出。B. 撕脱的外侧副韧带,箭头标示的肱骨远端外侧的裸区正是外侧副韧带复合体的撕脱处。

外侧的显露

- 沿肱骨髁上外侧缘做切口,在外上髁处弧向桡骨头和桡骨颈。
- 在筋膜水平做全厚皮瓣,并安置自动撑开器(技术图1)。
- 沿纤维走向劈开伸肌腱起点。
- 利用损伤时产生的创伤性离断界面。
  - 多数情况下LCL已自其肱骨远端起点撕脱,留下裸露的骨面,2/3患者的伸肌腱起点也同时撕脱[9]。
- 按由深到浅的顺序完成重建(如首先修复冠突,然后修复桡骨头,最后修复LCL)。
- 如果准备行桡骨头置换,切除桡骨头能够很好地显露冠突外侧。
- 如果桡骨头是做内固定的,固定前移开游离骨块以显露冠突外侧。

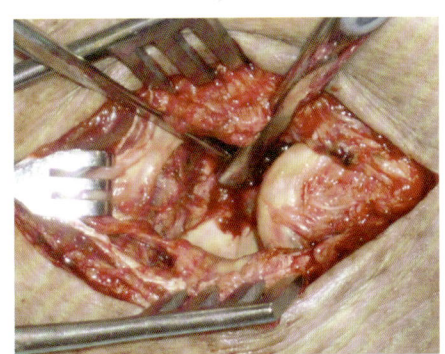

技术图1 外侧入路。本例桡骨颈骨折,桡骨头已去除,为冠突提供了很好的手术视野。该冠突骨折为Ⅰ型。

冠突骨折的内固定

Ⅰ型冠突骨折

- 对于Ⅰ型骨折,笔者建议使用不可吸收缝线紧贴骨块穿过前关节囊缝合固定(技术图2)。
- 尺骨背侧做2个独立小切口,通过切口从尺骨背侧向冠突尖部钻孔。使用克氏针或细钻头钻孔。可使用前交叉韧带导向器辅助钻孔。
- 缝线穿过关节囊后,其两端自钻孔牵出,拉紧关节囊在尺骨背侧打结固定骨折块。

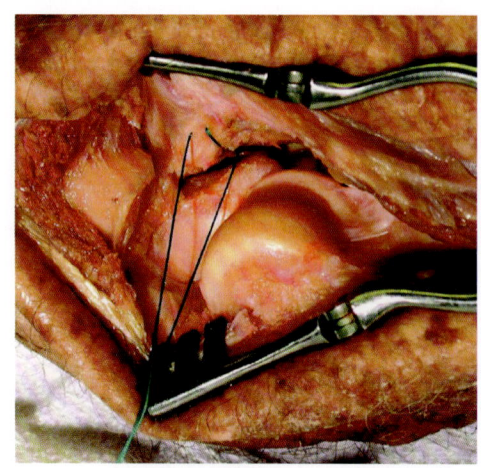 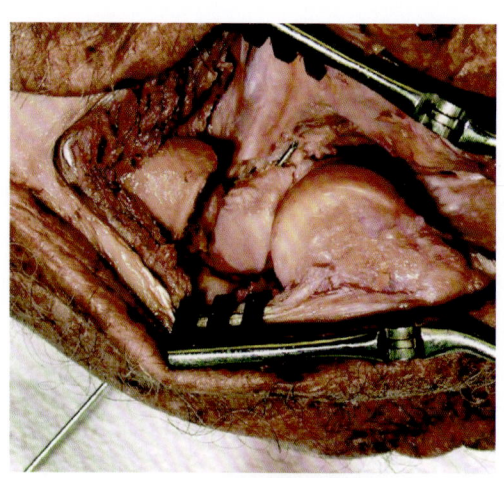

技术图2　Ⅰ型冠突骨折的缝合固定。缝线在冠突前方穿过前关节囊并贯穿至尺骨背侧打结固定。冠突骨折块太小，无法用螺钉固定时适用这种方法［经允许引自McKee MD, Pugh DM, Wild LM,et al. Standard surgical protocol to treat elbow dislocation with radial head and coronoid fractures. J Bone Joint Surg Am 2005;87（suppl 1,pt 1）：22-32］。

技术图3　冠突骨折用克氏针维持复位固定（经允许引自McKee MD, Pugh DM, Wild LM, et al. Standard surgical protocol to treat elbow dislocation with radialhead and coronoid fractures. J Bone Joint Surg Am 2005;87A:22-32）。

- 可以使用带针眼的克氏针、Keith针或缝线针辅助缝线两端穿过钻孔。

Ⅱ型和Ⅲ型冠突骨折

- Ⅱ型和Ⅲ型冠突骨折可用1枚或2枚空心钉固定。一般情况下也可用半螺纹骨松质螺钉固定。
- 清理骨折端以便能够解剖复位，自尺骨背侧穿过导针以确保空心钉吃住骨块。
  - 导针退回直至刚好埋入骨面，复位骨折块。
- 使用锐口牙刮匙等尖的器械固定复位骨折块，经过骨折线置入钢针固定骨折块（技术图3）。如果空间足够，置入第2根钢针。
- 1或2根导针打入妥当后，常规操作拧入空心钉或骨松质螺钉。特别注意的是螺钉拧入前骨折块需攻丝来固定。
- 粉碎性冠突骨折往往难以处理，通常仅固定带关节软骨的最大骨折块。
- 在桡骨头完整的病例中，可能无法使用螺钉固定或难以显露，此时可以选择内侧入路，如下所述。

内侧入路行冠突骨折内固定

- 对于因桡骨头完整而无法进行手术固定的Ⅱ型和Ⅲ型冠突骨折，可以选用内侧入路。
- 内侧入路可用于手术固定冠突前内侧面骨折。
  - 这些骨折应该经内侧入路使用钢板螺钉固定。钢板沿冠突前部支撑固定防止骨块移位。
- 内侧入路如下所述。
  - 沿髁上嵴做内侧切口。
  - 寻找并保护尺神经。
  - 劈开屈肌总腱起点暴露尺骨近端冠突。
  - 从内侧，使用小钢板进行支撑固定或对粉碎性骨折进行弹性固定。

桡骨头和桡骨颈骨折

- 冠突损伤治疗完毕后方可处理桡骨头骨折。因为完成桡骨头骨折内固定或置换后，通过外侧入路难以充分显露冠突。
- 是否固定桡骨头骨折主要取决于骨折的形态。如果骨折不是严重粉碎，如桡骨头为2～3个骨折块，一般可以完成复位固定。
  - 如果骨折过于粉碎，或关节面损毁，则需要做置换。
- 可以通过延长Kocher入路，显露桡骨头和桡骨颈以满足复位固定。

- 骨间后神经在显露远侧桡骨颈时容易损伤。前臂完全旋前位可以使该神经与术区的距离最大。如果内固定预计延伸至桡骨颈,可以分离骨间后神经并进行保护。

桡骨头骨折内固定
- 对于桡骨头骨折块,可用点式复位钳复位于未损伤的部分。
- 笔者常用Herbert钉固定骨折块,可先用2 mm克氏针临时固定,再用Herbert钉替换。也可以使用类似的埋头小螺钉或无头加压螺钉。
  - 如果螺钉穿越关节软骨,则钉尾必须埋头。
- 桡骨颈骨折一旦复位,可用克氏针临时固定。
- 可用小的T形钢板固定在"安全区"做牢靠的固定(技术图4)。
  - 当暴露桡骨颈远侧及安置钢板远端时,注意不要损伤骨间后神经。
- 如果桡骨头不能完成复位固定,则予置换(详见下文)。

桡骨头置换
- 必须使用金属材质的假体,因为硅胶假体不能满足生物力学和生物相容性的要求[8]。
- 必须选用组配式假体,根据桡骨头的直径和厚度选择不同型号的假体柄。
- 清除所有的桡骨头骨折块并保留。如果需要,使用摆锯切除桡骨颈水平的近侧部分。
- 扩髓器依次扩大桡骨近端的髓腔直至骨皮质。
- 桡骨头的大小必须合适,防止选用过大的桡骨头假体。
  - 桡骨头的大小可以用切除的骨块做比对来判断。必须测量切除桡骨头的直径和厚度。一般而言,选择尺寸稍小的桡骨头假体(直径及厚度),以免置换后肘关节被过度填塞。
  - 查看桡尺近侧关节来判断假体大小是否合适。以小乙状切迹作为参考,桡骨头近端距离冠突应在1 mm之内。超出则会导致关节过度填塞[2]。
  - 术后拍摄双侧肘关节X线片,比较内外侧肱尺关节。内侧肱尺关节间隙增大高度提示桡骨假体过长[4]。
  - 用假体试模插入后测试肘关节的稳定和活动度。关节的伸屈和前臂的旋转均应测试。关节僵硬及活动度差可能由关节过度填塞引起。如果存在不稳定,需要检查其他肘关节稳定装置,如LCL及冠突(参考后续持续不稳定部分)。避免使用大尺寸假体来获取关节稳定。
- 如果假体大小合适,即做最终安置(技术图5)。

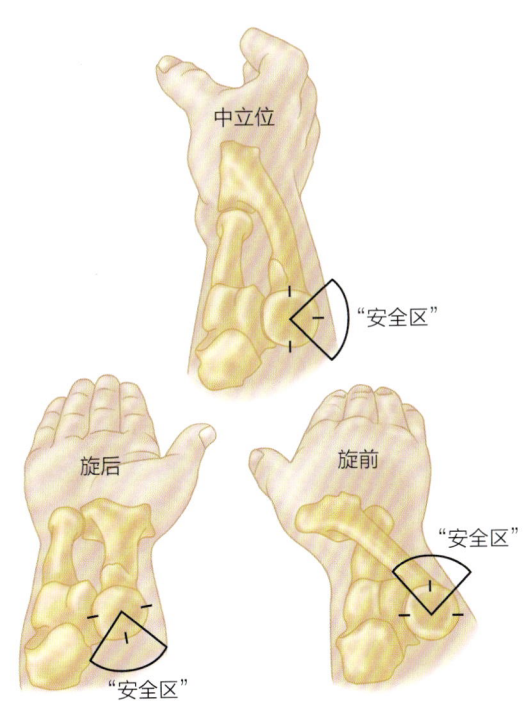

技术图4 桡骨颈骨折钢板安置的"安全区"。标示的90°活动弧在前臂的旋转活动中始终不与尺骨近端存在关节。钢板安置在此区域不会干扰前臂的旋转。

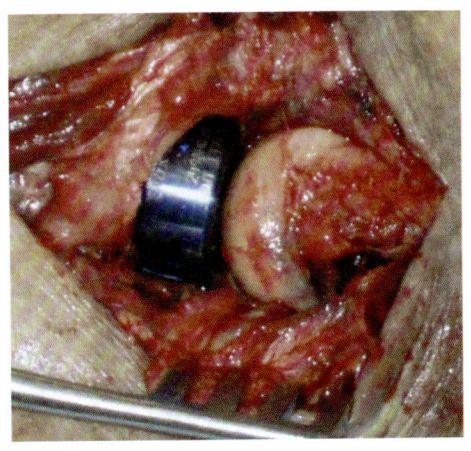

技术图5 桡骨头的假体。合适大小的假体已插入。在前臂完全旋前状态下保持复位。注意其与肱骨头的解剖力线。

修复外侧副韧带复合体

- 修复外侧副韧带复合体对于重新建立肘关节的稳定至关重要(技术图6A)。
- 外侧副韧带复合体常自肱骨远端撕脱,其肱骨解剖止点位于外上髁略偏后处,肱骨小头弧的中心。
- LCL与浅层的伸肌腱起点不连续,LCL自外上髁止于尺骨旋后肌骨嵴(技术图6B)。
- 用2号线编织,不可吸收缝线做修补。
- 韧带可通过肱骨骨隧道或锚钉修补于其起点。笔者喜欢骨隧道方法修补。
- 可用钻头、克氏针或巾钳在肱骨远端外上髁上方外侧缘做骨孔。
- 缝线穿过骨孔和LCL止点,拉紧后打结。
- 至少2股,最好使用3股缝线通过骨孔(技术图6C)。
  - 确保肘关节处于屈曲90°,前臂旋前位。
  - 缝合更浅表的伸肌腱起点。
- 缝线缝合打结后依层关闭外侧切口。

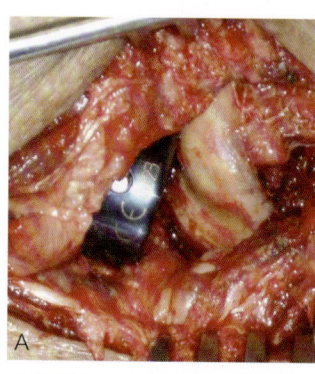 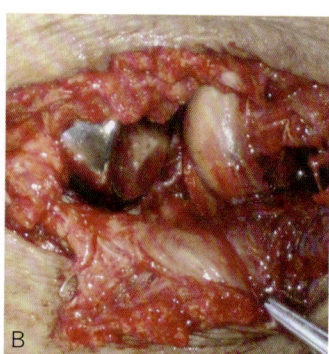 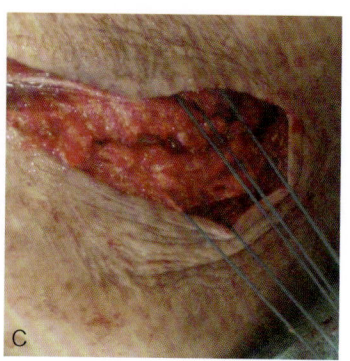

技术图6 A. 肘关节不稳与LCL损伤有关。未修补LCL,前臂旋后位时桡骨头向后外侧半脱位。注意桡骨头与肱骨小头力线不正常。B. LCL被血管钳提起。在这种肘关节急性损伤时,LCL结构明确易于辨认。C. 穿出的缝线做LCL修补。

持续性肘关节不稳

- 有时经外侧入路修复冠突、桡骨头和LCL后,并没有充分恢复肘关节的稳定性,进行早期关节活动就可能引发肘关节不稳。
- 这时需进一步采取措施以达到稳定。
- 如果已通过外侧入路完成冠突和桡骨头骨折内固定,通过独立的内侧切口修复MCL是一种选择。
- 肘关节内侧深部入路可能会损伤尺神经,因此术中必须辨认并保护尺神经。
- MCL常自中段断裂,缝合效果常难以满意。急性损伤情况下并不建议移植肌腱替代MCL。
- 如果肘关节稳定性仍不满意,应用铰链式外固定支架固定是最后的选择[6]。
  - 如果未准备铰链式外固定支架,或术者不熟悉其操作,可用静态外固定架保持肘关节的复位状态。

铰链式外固定支架

- 因为对肘关节稳定结构及其修复的认识更加深入,铰链式外固定支架的应用并不常见。
- 使用铰链式外固定支架第1步即插入通过肘关节旋转中心的导针。
- 内上髁做小切口保护尺神经,自内上髁向肱骨小头方向入针。
- 后侧做两小切口,钝性分离肱三头肌,经此切口于肘关节近侧肱骨上打入2枚半钉。
- 经皮于尺骨背侧缘插入2枚半钉。
- 导针安置好后,肘关节保持复位状态,安装支架。
- 铰链可沿肘关节两侧的导针滑动,肘关节远近侧安装3/4环。
- 连接螺钉与支架,锁紧各个元件。
- 确认肘关节在30°~130°活动弧中始终处于复位状态。前臂处于旋前位以保护修复的LCL。
- 术后早期支架固定于屈曲90°。
- 完成所有操作前手术室中拍摄X线片。

要点与失误防范

适应证	• 合并冠突和桡骨头骨折的肘关节脱位必须认定为复杂肘关节脱位,通常需要手术治疗。
治疗目的	• 获得具有足够稳定的同心圆复位,以便能够早期活动,并避免肘关节持续不稳、肘关节僵硬及关节炎。
冠突骨折	• 冠突骨折的修复需要技术要求,也是成功治疗所必需的。
桡骨头骨折	• 如果需要,术者应准备可调式金属假体的桡骨头进行置换。 • 单纯切除桡骨头是不可取的。
外侧韧带	• 外侧韧带的修补在承担关节稳定以便早期活动并防止后外侧旋转不稳中起重要作用。
物理治疗	• 需要强调的是患者需要积极进行康复训练,这会很大程度上影响最终的结果。 • 避免制动超过2周。

术后处理

- 损伤的肘关节安置于软垫保护的支具上,肘关节处于90°,前臂充分旋前,予前臂吊带以使患者舒适。
- 在手术室拍摄前后位和侧位X线片,以确定关节同心圆复位,置入的固定物位置正确。
- 患者通常需住院一晚,以便接受充分镇痛和预防性抗生素治疗。
- 除非患者同时存在颅脑损伤,笔者不常规进行预防异位骨化的治疗。若有,吲哚美辛(消炎痛)25 mg每日3次口服,同时予以细胞保护类药品3周。
- 患者7~10日回访予拆线。一般同时去除外固定。
  - 理疗师的监督下即可进行关节活动度练习。
  - 以屈曲90°为起始,进行30°~130°活动范围主动、辅助主动活动以及前臂旋转。
  - 为方便损伤肘关节的卫生护理和物理治疗,可制作轻便休息用的肘关节支具。
- 患者于术后4、8和12周进行临床随访拍片,之后延长随访间隔时间,笔者一般随访至2年。
  - 4周后患者允许非限制性活动锻炼,8周后进行非限制性伸展锻炼。
  - 证据显示骨折愈合时间一般在术后6~8周。
  - 患者在随访1年内不存在平台期,可表现为活动度改善缓慢或不满意。

预后

- 遵循概况中所述的肘关节骨折脱位治疗方案进行治疗,术后患者应能恢复满意的功能结果。
- Pugh等[10]报道了利用上述方案治疗的36例患者随访34个月的结果。
  - 平均屈伸活动度112°,旋转度136°。
  - Mayo肘关节评分结果为优的患者15例,良为13例,可为7例,差1例。
  - 8例患者因有并发症而需要二次手术。

并发症

- 最常见的并发症是肘关节僵硬,关节活动度无法满足功能需求。
  - 可以接受的活动度为30°~130°。
- 术后1年关节活动度进入平台期,当患者不满意其活动度且屈伸活动度<100°时,可以考虑做手术松解,同时取出内固定。
  - 通过外侧入路进行前侧和后侧关节囊切开松解,并且麻醉下手法松解。
  - 为促进关节活动度,可减小桡骨头假体的尺寸,而非简单取出。外侧副韧带复合体应该保留。
  - 这一操作在笔者的病例系列中约占11%[10]。
- 肘关节周围的骨性融合可能是导致前臂旋转不能的另外因素。
  - 可以计划切除骨性连接以促进活动度。
  - 术前CT扫描可以明确手术区域,切除骨性连接有一定技术要求。
- 修复后可能发生浅表和深部感染,立即使用抗生素,若无明显效果,应及时清创灌洗。
- 尽管实施了最大努力的修复,肘关节持续性不稳仍偶尔发生。
- 创伤性关节炎可能会成为一个长期困扰的问题。

(梁博 译,章程 审校)

参考文献

[1] Cage DJ, Abrams RA, Callahan JJ, et al. Soft tissue attachments of the ulnar coronoid process. An anatomic study with radiographic correlation. Clin Orthop Relat Res 1995;(320):154-158.

[2] Doornberg JN, Linzel DS, Zurakowski D, et al. Reference points for radial head prosthesis size. J Hand Surg 2006;31(1):53-57.

[3] Doornberg JN, Ring DC. Fracture of the anteromedial facet of the coronoid process. J Bone Joint Surg Am 2006;88(10):2216-2224.

[4] Frank SG, Grewal R, Johnson J, et al. Determination of correct implant size in radial head arthroplasty to avoid overlengthening. J Bone Joint Surg Am 2009;91:1738-1746.

[5] Mason ML. Some observations on fractures of the head of the radius with a review of one hundred cases. Br J Surg 1954;42:123-132.

[6] McKee MD, Bowden SH, King GJ, et al. Management of recurrent, complex instability of the elbow with a hinged external fixator. J Bone Joint Surg Br 1998;80(6):1031-1036.

[7] McKee MD, Schemitsch EH, Sala MJ, et al. The pathoanatomy of lateral ligamentous disruption in complex elbow instability. J Shoulder Elbow Surg 2003;12:391-396.

[8] Moro JK, Werier J, MacDermid JC, et al. Arthroplasty with a metal radial head for unreconstructable fractures of the radial head. J Bone Joint Surg Am 2001;83-A(8):1201-1211.

[9] Morrey BF, Tanaka S, An KN. Valgus stability of the elbow. A definition of primary and secondary constraints. Clin Orthop Relat Res 1991;(265):187-195.

[10] Pugh DM, Wild LM, Schemitsch EH, et al. Standard surgical protocol to treat elbow dislocations with radial head and coronoid fractures. J Bone Joint Surg Am 2004;86A:1122-1130.

[11] Regan W, Morrey B. Fractures of the coronoid process of the ulna. J Bone Joint Surg Am 1989;71:1248-1254.

[12] Ring D, Jupiter JB, Zilberfarb J. Posterior dislocation of the elbow with fractures of the radial head and coronoid. J Bone Joint Surg Am 2002;84-A(4):547-551.

第22章 切开复位内固定治疗前臂骨干骨折
Open Reduction and Internal Fixation of Diaphyseal Forearm Fractures

Lee M. Reichel and John R. Dawson

定义

- 前臂骨干骨折包括单根骨折或尺桡骨复合骨折(双骨折),发生在肘关节和腕关节之间。
- 术前、术中及术后评估远侧桡尺关节及肱桡关节非常重要,以免漏诊盖氏或孟氏损伤。
- 应该根据患者年龄、骨折部位及骨折类型确定固定方案。
- 骨骼长度及力线恢复后稳定固定能够获得非常好的功能及骨愈合。

解剖

- 术者需要详细掌握神经、血管及肌肉解剖情况。神经解剖非常重要,因为前臂神经损伤很少能够完全恢复。神经损伤导致暂时或永久的手部运动及感觉障碍。
- 损伤。
  - 桡神经、骨间后神经(PIN)、正中神经、骨间前神经(AIN)及尺神经损伤均可能发生,尽管发生率并不高。术前评估神经损伤情况最好采用静态两点判别觉。运动功能检查的困难程度仅次于疼痛的检查。如果术前怀疑神经损伤,术中必须在损伤部位探查该神经。尽管大多数情况下神经连续性完好,术者必须做好骨折固定后神经缝合或神经移植修复的准备。
  - 除非术前已经损伤,很少发生桡神经、正中神经或尺神经损伤。如果发现上述损伤,术者应该警惕手术操作是否错误。
  - 骨折可能伴有严重的肌肉损伤。除非拇长屈肌损伤或失去功能,一般临床意义不大。术前很难与AIN不完全损伤相鉴别。
- 桡骨入路(图1)。
  - 共有5块肌肉覆盖桡骨(旋后肌、指浅屈肌、旋前圆肌、拇长屈肌及旋前方肌)。当软组织损伤严重时,术者可以通过肌肉组织大小、纤维排列方向及肌腱止点(特别是旋前圆肌)进行分辨。无论是桡骨掌侧或后侧入路,旋后肌对于保护PIN都非常重要。其肌纤维呈斜行,而屈肌和伸肌纤维呈纵行。
  - 在掌侧及前方入路中,经常会碰到前臂外侧皮神经、桡神经浅支、AIN及PIN。皮肤切开后钝性分离皮下脂肪组织时可能会碰到前臂外侧皮神经。在前臂近端,桡神经浅支位于肱桡肌深面。避免在此处应用自动拉钩。
  - 在所有桡骨前路中,均会碰到桡动脉。在前臂近端1/3位于肱桡肌深面,在前臂中部位于桡侧腕屈肌与肱桡肌之间的筋膜下。在非常靠近近端的掌侧入路中,位于二头肌结节附近,可以看到桡动脉返支等。
  - 前臂掌侧及背侧有许多大的浅静脉,可能会导致大量出血。大的浅静脉出血需要结扎止血。
  - 在桡骨背侧及后侧入路中,会遇到PIN,也可能遇到桡神经浅支。
- 尺骨入路(图1)。
  - 最常碰见尺神经背侧皮支,于尺骨茎突以远在皮下由掌侧移行至背侧。个别变异情况下,可能从更近端越过尺骨。因此,在前臂远1/3,钝性分离皮下脂肪组织是预防意外神经损伤的最安全办法。
  - 尺骨前部位于皮下,骨膜下分离能够提供充分的暴露。尺骨掌侧和背侧边界分别为尺侧腕屈肌和桡侧腕屈肌。这些肌肉在尺骨中1/3汇合,仅需表浅的肌肉间分离即可暴露尺骨干。
- 固定。
  - 在前侧及后侧入路中,AIN及PIN均距离桡骨数毫米。复位或固定骨折时不恰当地使用复位钳可能会损伤上述神经。此外,应该避免在桡骨尺侧缘进行电灼。如果损伤骨间前血管导致出血,止血前应与骨间前神经分离。使用电凝或小血管钳止血。

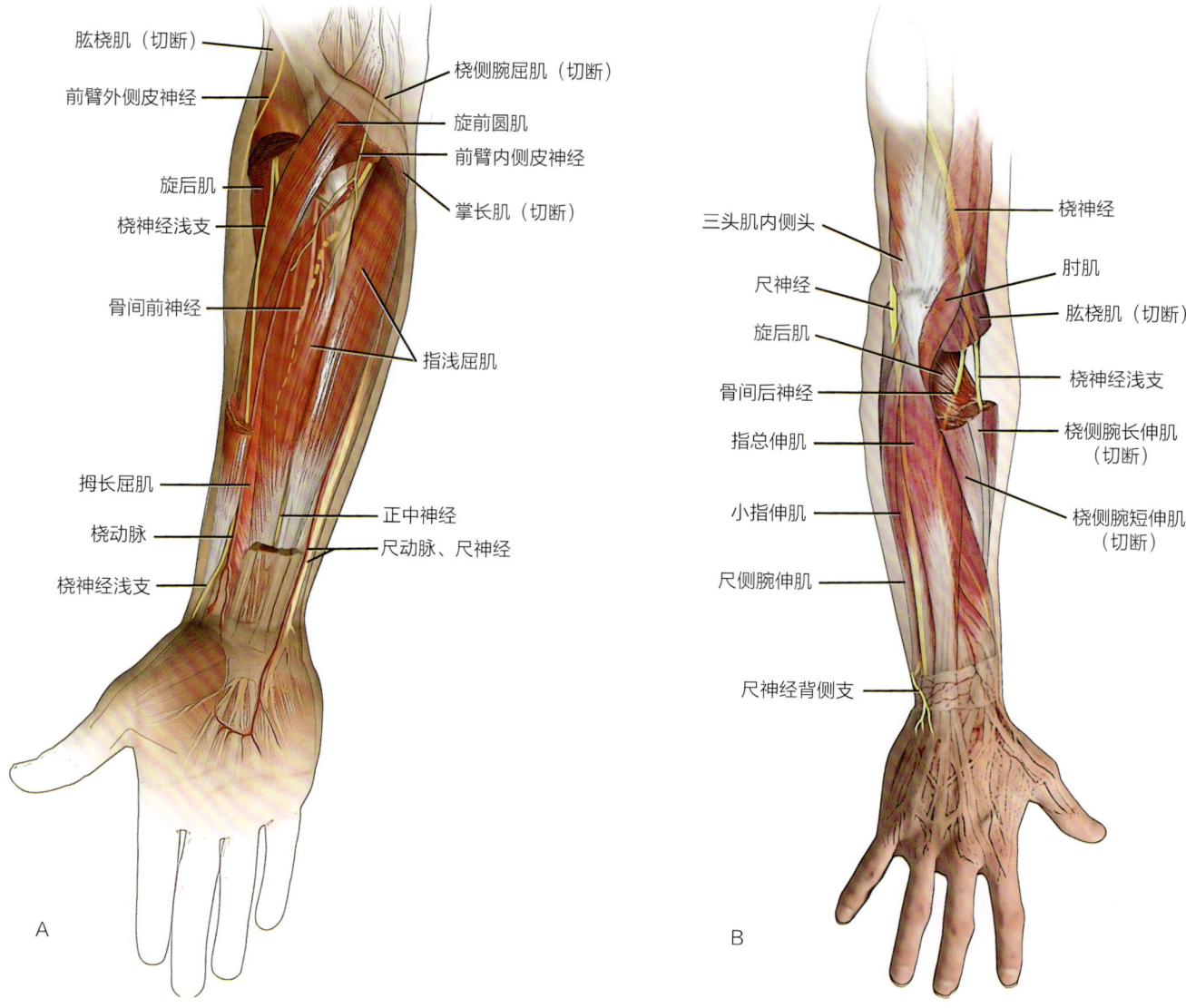

图1 前臂肌肉及神经血管解剖。A. 在前臂掌侧入路中，可能会碰到桡动脉、桡神经浅支、骨间前神经及骨间后神经。详细掌握上述神经血管的位置并能熟练鉴定对于避免术中意外损伤非常重要，特别是上述神经血管位置被损伤所干扰。B. 背侧入路必须识别近端的骨间背侧神经和远端的桡神经浅支。在尺骨远端1/3，可能碰到变异的尺神经背侧感觉支。

- 骨骼形态。
  - 桡骨形态复杂，具有桡骨弓和矢状弓。桡骨弓的弧度大约为10°，位于冠状面骨干中部，而矢状弓有大约5°的弧度，位于桡骨近端1/3[9]。放置在桡骨前方近端的钢板需要匹配矢状弓。解剖板可以匹配桡骨弓。
  - 尺骨一般在矢状面上平直，在冠状面弯曲（除了尺骨近端，在有些患者尺骨鹰嘴轻微向后成角）[8]。在前臂的中间和远端1/3，钢板可以固定在尺骨前方或后方，以避免内固定激惹。在近端尺骨干骨折，钢板放置在皮下面可避免钢板匹配尺骨冠状弓，但可能会增加内固定激惹症状。这样放置还有助于对抗肘关节屈伸产生的应力。

发病机制

- 直接创伤（直接撞击、枪伤）。
- 间接创伤（车祸伤、高处跌落）。
- 前臂双骨折的合并伤发生率较高。一系列来自某区域创伤中心的87例患者中，40%为多发伤（25%有头部闭合伤，26%合并同一肢体其他损伤）[3]。

自然病程

- 闭合治疗桡骨骨折或前臂双骨折的结果往往难以接受[1]。
- 使用3.5 mm加压钢板内固定是治疗桡骨及尺骨骨折的标准方法，能够获得良好的功能结果及超过95%的愈合率[3]。
- 旋转功能的恢复需要良好的骨骼长度及对线[11]。

病史和体格检查

- 首先评估危及生命的合并伤。
- 如果前臂损伤严重，留待最后检查，以免漏诊。
- 首先评估颈、肩等远离损伤的部位。对于清醒配合的患者，全面触诊骨性结构，确定影像学检查方案。对于昏迷或不配合患者，影像学检查要全面。
- 触诊桡骨头、肘关节侧副韧带、尺桡骨远端及三角纤维软骨复合体非常重要，以免漏诊软组织损伤、孟氏或盖氏损伤。如果怀疑韧带或肌腱损伤但关节稳定，建议行磁共振(MRI)扫描以明确诊断，并在有指征时有助于早期治疗。
- 尺桡骨双骨折往往有明显的外观畸形。单纯尺或桡骨骨折容易漏诊，特别是在多发伤、气管插管或无法交流的患者。
- 整体观察并触诊筋膜室以判断有无筋膜室综合征非常重要。去除所有的敷料及夹板以进行全面检查。检查有无筋膜室综合征的症状和体征并记录，即便为阴性。
- 神经血管检查至少应该包括尺、桡动脉搏动及正中神经、桡神经和尺神经的感觉运动功能。同样应该记录AIN的术前功能。

影像学和其他诊断性检查

- 对于前臂、腕和肘，拍摄正侧位X线片基本能满足要求。
- 在腕关节及肘关节X线片上自习检查DRUJ和肱桡关节。
- 对于粉碎性骨折患者，拍摄对侧未损伤前臂及腕部X线片有助于确定患者骨性对线情况及尺骨变异。

鉴别诊断

- 桡骨干骨折伴DRUJ损伤(盖氏骨折)。
- 尺骨骨折合并肱桡关节脱位(孟氏骨折)。
- 筋膜室综合征。

非手术治疗

- 非手术治疗仅适用于不合并近侧尺桡关节(PRUJ)或DRUJ损伤的尺骨中、远1/3骨折。尺骨近端骨折极少保守治疗。
  - 一般骨折端对位超过50%，成角小于15°适合保守治疗。
  - 尺骨远端骨折可以使用支具或石膏固定。骨干中部骨折可使用Munster石膏或支具固定。
  - 制动直至疼痛自行消退，患者能够耐受活动。临床及影像学检查证实骨折愈合后可以开始负重。早期活动可以促进骨折愈合[2]。
- 极少数情况下，稳定无移位的桡骨单骨折可以使用石膏或功能支具固定，功能支具允许肘关节屈伸，但不能旋转。
- 伤后8~10周可望达到影像学愈合。

手术治疗

- 治疗的两个主要目标是骨折愈合及功能恢复。手术的根本目标是恢复长度及对线并稳定固定。
- 入路。
  - 尺桡骨分别使用不同的入路以降低骨融合的风险。
  - 经前侧或后侧入路进行桡骨固定。前路固定能够降低但并不能消除内固定激惹。前路固定中、远1/3骨折比较简单，固定近侧1/3骨折比较困难。既往推荐后侧入路固定桡骨中1/3骨折，但极少采用。后侧入路有助于暴露桡骨近端，但需细心保护PIN。
  - 全部尺骨可通过皮下入路显露。钢板可放置于皮下、尺骨前面或背面。
- 内固定。
  - 根据骨折粉碎程度确定双骨折的固定顺序。应该先暴露、固定粉碎程度较小的骨折，从而可以恢复前臂的长度，并且有利于判断更粉碎骨骼的长度。
  - 一般在伸直位固定桡骨，肘关节屈曲90°固定尺骨。因此，如果情况允许，先固定桡骨可以使屈肘固定尺骨时前臂相对稳定。
  - 使用3.5 mm加压钢板并在骨折近端和远端提供6层皮质固定是标准治疗方案。可以选择直钢板或解剖学钢板，使用锁定或非锁定螺钉。粉碎性骨折可以使用桥接钢板。解剖型钢板有助于恢复桡骨弓。
  - 骨质疏松者使用锁定螺钉。

- 存在骨缺损或一侧骨折块太短无法提供6层皮质固定时也可选用锁定钢板。
- 注意尺桡骨钢板螺钉不能影响近侧及远侧尺桡关节活动。锁定单皮质螺钉可用于避免螺钉穿透关节面。邻近近侧及远侧尺桡关节的螺钉应在连续透视下置入。此外，术后检查前臂旋前旋后情况确保无钢板撞击。
- 植骨。
  - 是否植骨存在争议。骨折块粉碎且缺少血供可能是植骨的指征[6,7]。
- 伤口关闭。
  - 松开止血带，彻底止血。
  - 仅缝合皮肤及皮下组织，不缝合筋膜。
  - 如果水肿严重导致缝合过紧，可不缝合皮肤。通常在术后72小时关闭伤口。
  - 使用松软敷料避免环绕包扎过紧，以防止筋膜室综合征。
- 特殊情况。
  - 如果患者出现筋膜室综合征的症状和体征，应尽快在手术室进行前臂筋膜切开减压术，至少切开前臂及腕管。通常，通过单个掌侧切口的筋膜切开术释放浅筋膜和深筋膜结构足以降低前臂间室压力。掌侧筋膜切开术后仔细评估前臂外侧间室、背侧间室及手间室非常重要。如果存在疑惑，应立即行筋膜切开术减压。
  - 当存在大段骨缺损时，桥接钢板有助于将前臂骨骼保持在适当的长度。考虑使用不锈钢板而不是钛板，因为它们的力量更大。
    - 考虑到进一步的重建，应该尽量减少组织分离。如果要进行血管蒂骨移植，减少不必要的血管分离以保护受区血管。

术前计划

- 术前，手术医生应该确定手术入路及所需内固定器械。
- 入路。
  - 桡骨中、远1/3通过掌侧入路固定。
  - 桡骨近1/3可通过掌侧或后侧入路固定。需要显露桡骨颈时使用背侧入路。
- 内固定。
  - 根据骨折部位、类型、骨缺损、骨质量、患者依从性及患者体型决定桡骨骨折固定器械。
  - 对于尺骨近端骨折，近侧骨折段往往只能固定2枚螺钉。桡骨近端邻近桡骨粗隆多为骨松质，限制螺钉固定效果。因此，如果近侧骨折端固定螺钉数量有限，使用锁定钢板螺钉能够获得更稳定可靠的固定效果。如果钢板放置在桡骨前部，必须在尺骨和二头肌腱之间评估前臂旋前时有无钢板撞击。如果在旋前时触及哐当感，需要修正钢板位置，但这比较困难。
  - 对于简单的骨干中部骨折，使用3.5 mm加压钢板并在骨折近端和远端提供6层皮质固定能够满足要求。通常选用7孔钢板，中间一孔空对骨折部位（除非通过此孔置入骨块间螺钉）。
  - 桡骨远1/3骨折可以使用长的掌侧关节周围锁定板。小的3.5 mm加压钢板可以塑形匹配桡骨前干骺端弧度。此外，桡骨远端螺钉固定效果较差，使用锁定螺钉能够改善固定效果。

体位

- 患者仰卧位，患肢置于透光手术台。上臂置以未消毒的止血带。如果考虑自体骨移植，手术野应该包括同侧髂前上棘。

入路

- 对于桡骨骨折，可以采用由Henry[5]描述的桡骨前侧入路或Thompson[10]描述的后侧入路。
- 所有桡骨骨折，除了累及桡骨颈及桡骨头的，均可使用掌侧入路固定。选择固定桡骨近端骨折时需要考虑以下因素：
  - 桡骨近端骨折时，掌侧入路的深度大于后侧入路，可能会限制显露。
  - 掌侧入路经过屈肌之间，特别是在肱骨内侧及二头肌在桡骨粗隆的止点。这限制了软组织移动度，可能会限制显露。
  - 大的血管结构及静脉丛使掌侧入路广泛暴露更加困难。
  - 发现并保护PIN后，后侧入路能够充分显露桡骨张力侧。不幸的是，在桡骨近端骨折中PIN越过桡骨，使钢板放置更加困难，后期如果需要取出内固定，也具有挑战性。

桡骨前路手术

- 抬高肢体或使用弹性绷带包扎驱血后安装止血带。
- 以骨折为中心标记皮肤切口，从肱二头肌腱外侧缘至桡骨茎突，根据骨折粉碎情况确定切口长度，一般约为前臂的1/3(技术图1A)。
- 切开皮肤，向下钝性分离直至筋膜层，找到并保护前臂外侧皮神经(技术图1B)(笔者通常使用手术刀切开皮肤浅层，使用针头切开皮肤真皮层，这样有助于皮肤层面止血)。
  - 术后如果遇到前臂外侧皮神经的小分支可以切断、分离并保护其主干。
- 必要时使用海绵擦除筋膜上的深部脂肪。
- 使用手术剪切开分离深筋膜。
- 找到并保护桡动脉及其伴随静脉。在前臂近1/3，桡动脉位于肱桡肌腹深部，靠近前臂中线。
- 电凝处理通往肱桡肌的穿支血管后游离桡动脉至内侧。
- 在前臂中1/3，桡动脉位置表浅，从肱桡肌与桡侧腕屈肌间隙穿出后位于深筋膜下脂肪组织中(技术图1C)。同理向内侧游离桡动脉。
- 在前臂远1/3，有时可以向外侧游离桡动脉，在前臂更远端，可以经桡侧腕屈肌底部显露，这样可以完全避开桡动脉。
- 在前臂近端，肌肉包膜较深，沿肱桡肌内侧缘进行分离。
- 识别桡神经浅支，注意不要将拉钩直接放在神经上。
- 旋后肌通过其斜形肌纤维来识别，手术医生必须注意PIN从内侧到远外侧与筋膜及肌纤维成90°角。
  - 桡骨骨折时，很难通过有效的前臂旋后保护PIN。
  - 如果在旋后肌远端进行暴露，使用复位钳固定于骨头上，助手帮助使桡骨近端旋后，这样允许术者使用剥离器或手术刀从内侧到外侧分离肌肉，同时保持PIN位于外侧避免损伤。
  - 也可以分离PIN，尽管并不是必需的。
- 分离至肱二头肌止点附近时，会有少量透明黏稠液体从肱二头肌滑囊中流出。这有助于手术医生判断位置。此处的近端，通常有许多血管丛不要破坏。必要时，可以使用钝性拉钩整体牵开。

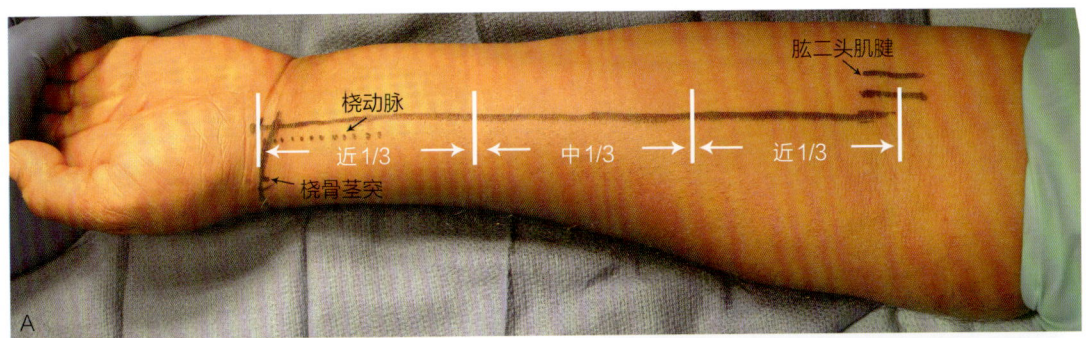

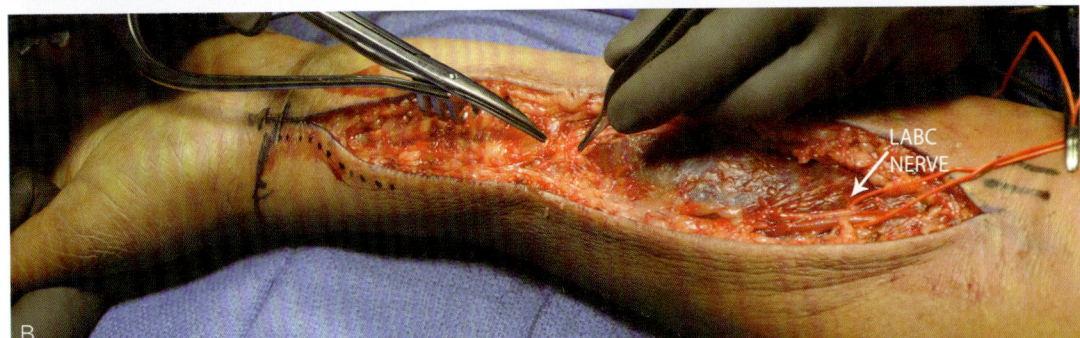

技术图1 桡骨前侧入路。A. 将前臂分为3段，必须注意每一段都有独特的解剖结构。切口可以从肱二头肌腱延伸至桡骨茎突。远侧1/3骨折可以通过桡侧腕屈肌（FCR）底部暴露。B. 钝性分离浅层组织，找到并保护前臂外侧皮神经（LABC）。

- 继续分离桡骨中下1/3的外侧缘。旋后肌处分离桡骨内侧缘时注意保护PIN。
  - 在桡骨中1/3，可以自外向内锐性分离指深屈肌及旋前圆肌。
  - 旋前圆肌可以Z字延长或在骨膜下平面从附着处剥离。如果仅需少量暴露，可以在肌纤维与肌腱结合处切断少许，保留肌腱完整。如果从桡骨上剥离，可以缝回至钢板上（技术图1D）。需要充分显露时，笔者选择后者。
  - 桡骨远端，使用手术刀自外向内将拇长屈肌及旋前方肌从桡骨上分离。
- 随后进行骨折固定，如下所述（技术图1G）。
- 去除止血带。如果使用双极电凝细心分离，去除止血带后出血不多。
- 不关闭深筋膜，必要时使用可吸收线间断缝合皮下组织，随后使用3-0尼龙线缝合皮肤。

技术图1（续） C. 在桡骨中段1/3，桡动脉（Rad. Art）及伴随静脉从肱桡肌（Br）及桡侧腕屈肌（FCR）中穿出。浅驱血有助于识别血管结构。骨前侧入路，在Br及RCR之间可见桡神经浅支（SRN）。D. 上图示旋前圆肌（P.T.）的桡骨止点。中图示经过钢板孔的钻孔及用以修复P.T.的桡骨部位（下图）。E. 节段性桡骨骨折、AIN及紧挨近侧骨折段的血管。

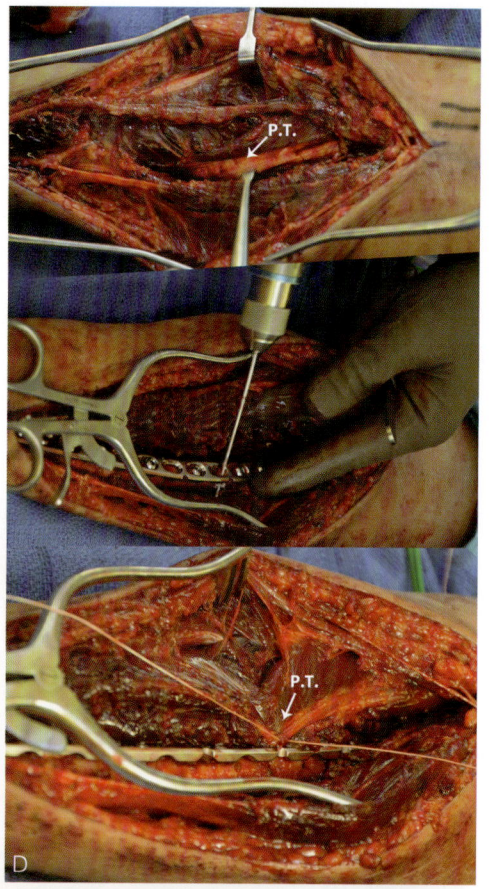
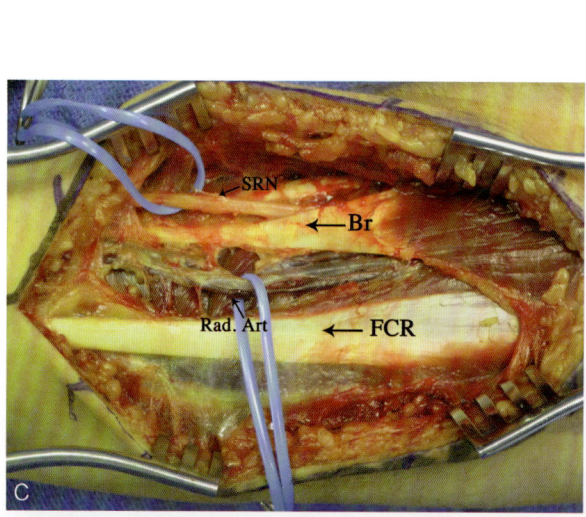
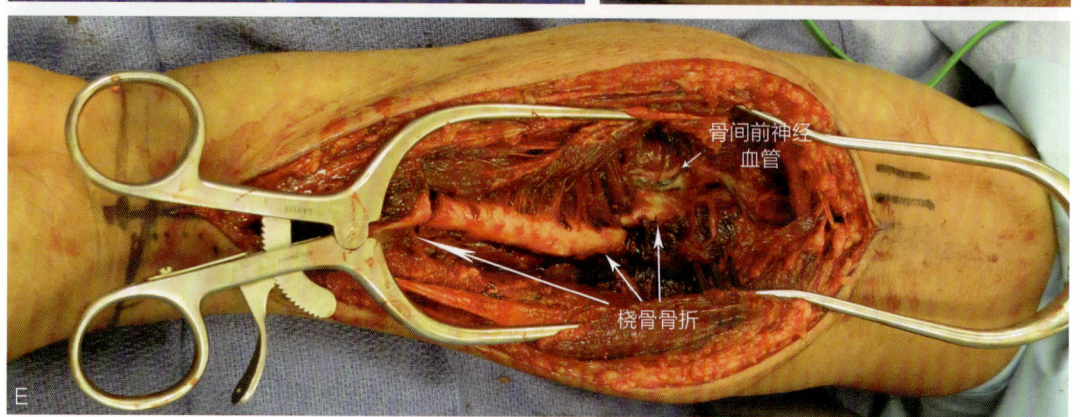

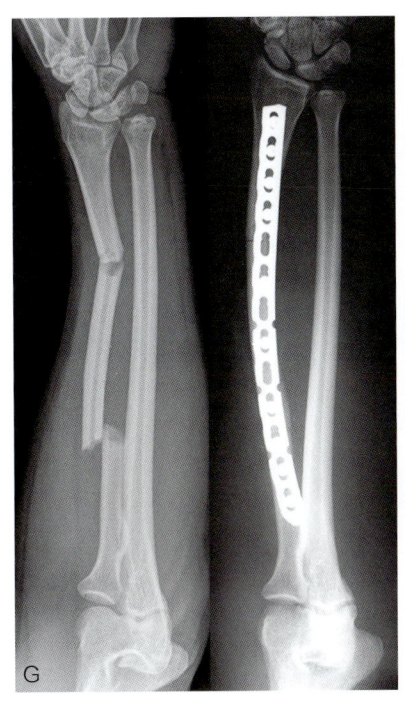
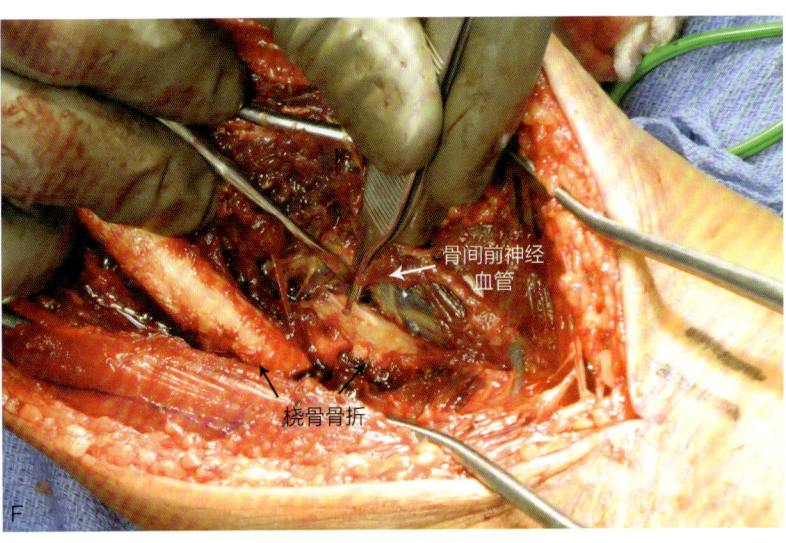

技术图1（续） F. 使用骨膜剥离器牵开血管以显露骨折。G. 使用解剖型钢板固定桡骨骨折并恢复桡骨弓。

桡骨后路手术

- 后侧入路适用于近侧及中间1/3桡骨干骨折。下文将介绍近侧及中间1/3桡骨全长的充分显露。
- 从桡骨外上髁到Lister结节，以骨折部位为中心标记皮肤切口。
  - 切口以骨折为中心，长度约为前臂的1/3（技术图2A）。
  - 钝性分离至深筋膜，掀起小的筋膜皮瓣。使用针尖式电凝处理相应的筋膜皮肤穿支血管。
  - 近端间隙位于桡侧腕短伸肌和白色较厚的指总伸肌腱之间（技术图2B）。
  - 找到指总伸肌的腱性起点非常重要，因为肘关节外侧副韧带复合体的桡侧部分位于其深面。
  - 在白色较厚腱束的前方切开筋膜，使用骨膜剥离器分离肌间隔中的肌纤维。
  - 使用剪刀从远到近小心剪开筋膜深层显露旋后肌，根据肌纤维由近端后侧转至远端前侧的变化予以识别（技术图2C）。
  - PIN以与旋后肌纤维几乎垂直的角度进入旋后肌。使用钝的牵开器提起桡侧腕伸肌及肱桡肌，一般可以看到PIN穿入旋后肌。
  - 也可以在远端找到PIN并向近端追踪（技术图2D、E）。
- 在桡骨中1/3，找到拇长展肌和拇短伸肌并锐性分离以暴露。

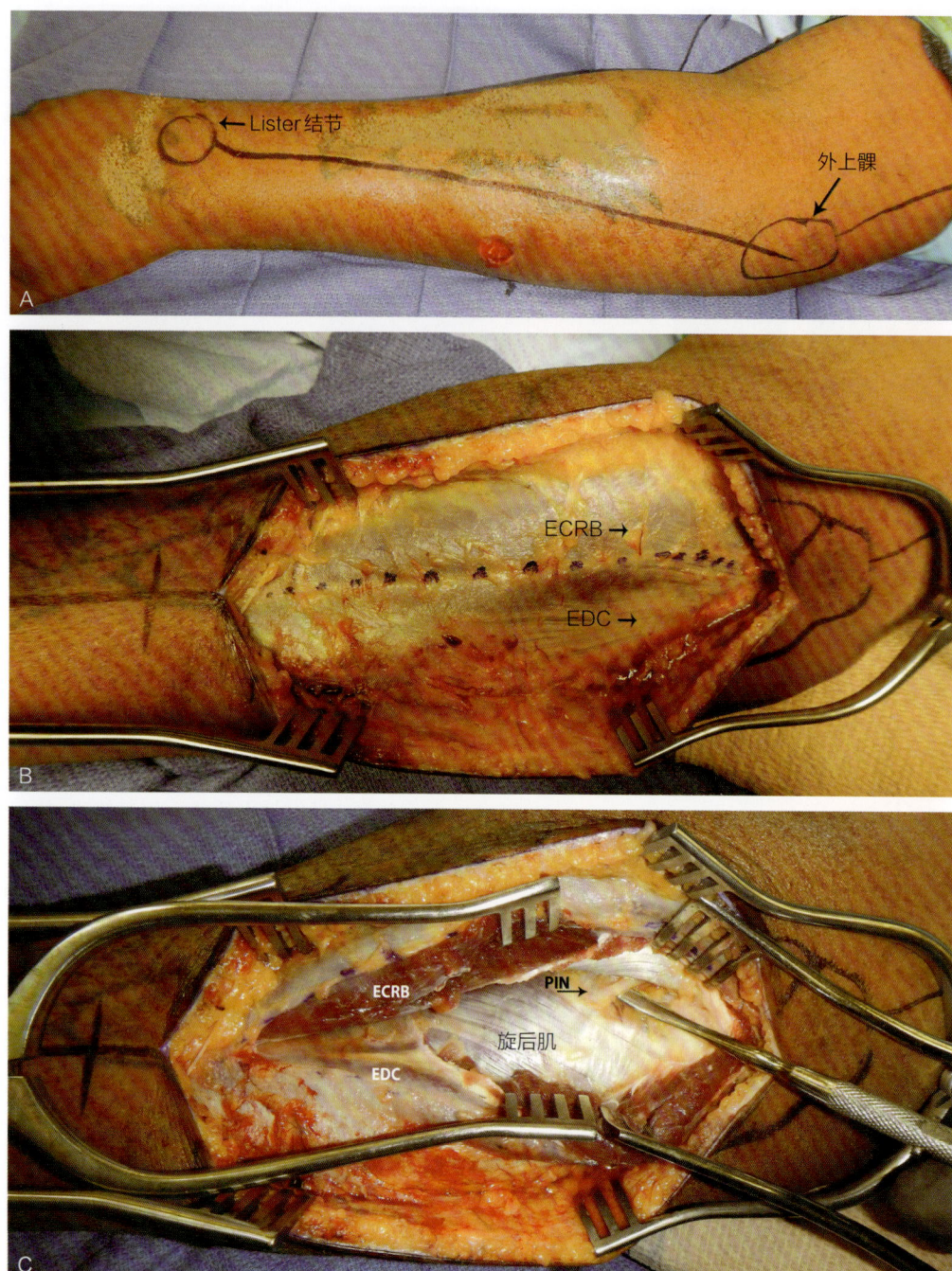

技术图2 桡骨后侧入路。A. 可延伸切口（从桡骨外上髁到Lister结节）。B. 近侧间隙位于指总伸肌（EDC）和桡侧腕短伸肌（ECRB）之间。C. ECRB和EDC的深筋膜已分离，可见斜行的旋后肌纤维。骨间后神经（PIN）垂直旋后肌的纤维进入旋后肌。

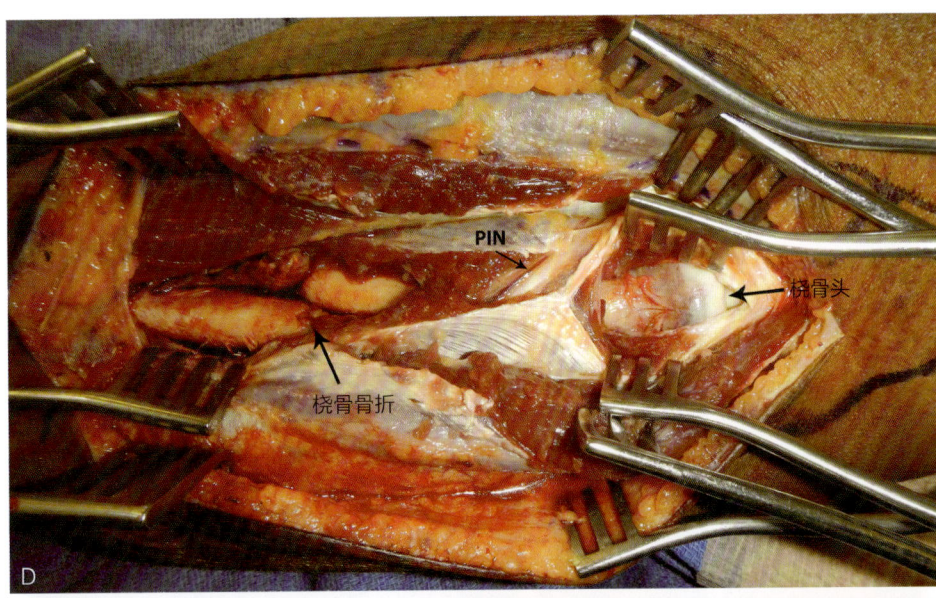

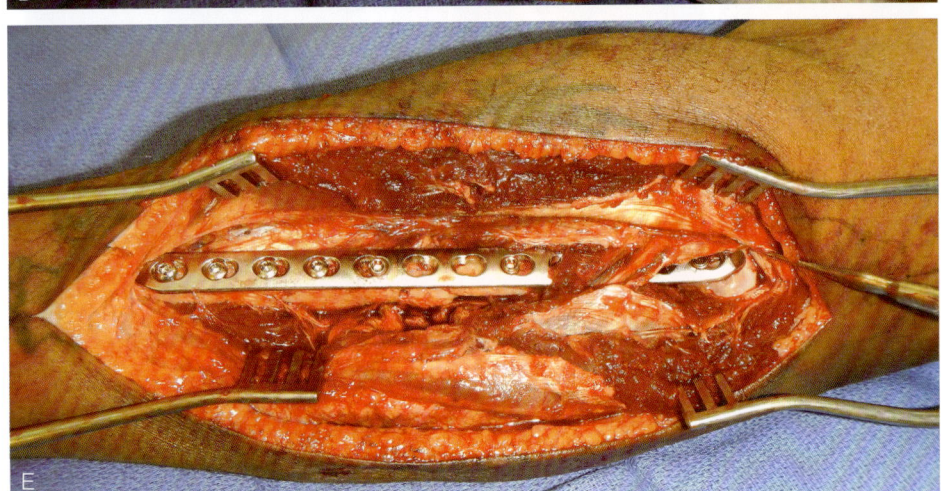

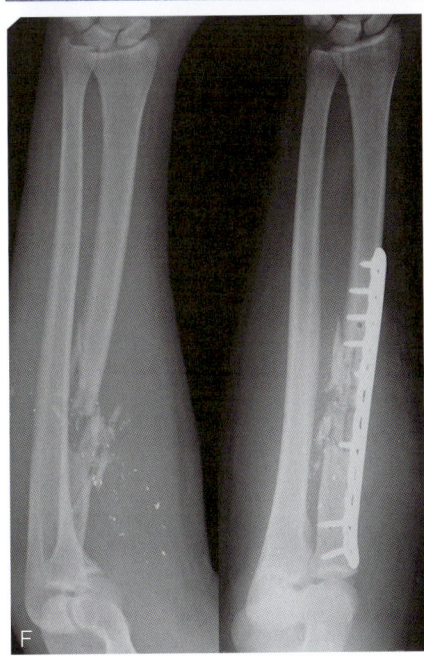

技术图2（续） D. 切断部分旋后肌显露PIN。可以看见近端的桡骨头和远端的桡骨骨折。E. 尺骨近端已放置3.5 mm锁定加压钢板。该患者中，近端仅可置入2枚螺钉，因此选择使用锁定螺钉。F. 术前及术后X线片显示钢板桥接固定桡骨近端粉碎性骨折。放置钢板时要避免在前臂旋转时发生撞击。按照笔者的经验，该患者发生感染或骨不连的风险较高。考虑到感染风险，没有进行植骨。

尺骨入路

- 从尺骨鹰嘴到尺骨茎突标记切口。
- 切开皮肤后,钝性分离直至显露尺骨干(技术图3A)。
- 在尺骨远端1/3,注意不要损伤尺神经背侧皮支,通常在尺骨茎突以远的皮下组织中斜行以近端掌侧到远端背侧的方式移行至手背部。极少情况下,从更近端越过尺骨。
- 找到尺骨后锐性暴露复位固定所需尺骨部分(技术图3B、C)。

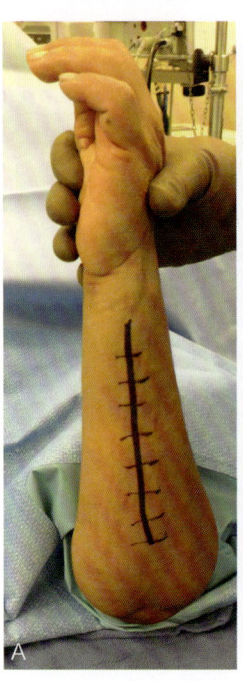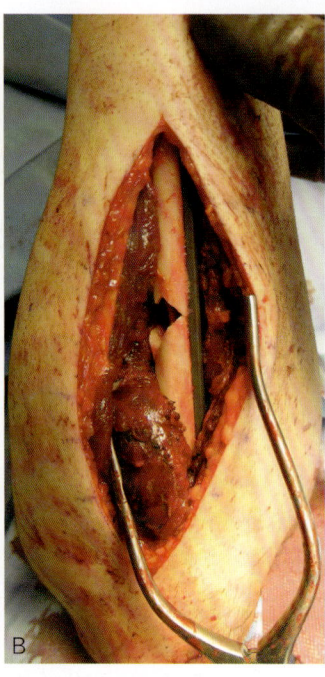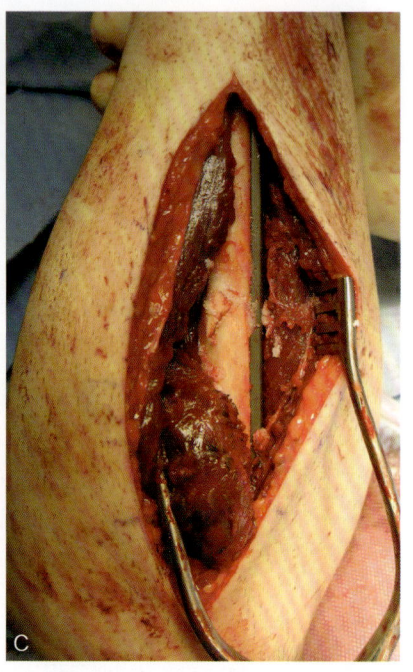

技术图3 尺骨入路。A. 沿尺骨皮下边界标记切口。B. 使用掌侧钢板的切开复位内固定术治疗带蝶形骨块的尺骨粉碎性骨折。C. 蝶形骨块及自体骨填充骨缺损部位(对于此类骨折笔者建议自体骨移植,必要时闭合骨折可进行植骨)。

骨折复位

- 对于横形或短斜形骨折,钢板先放置在远侧骨折端,固定远端及近侧孔。
  - 然后复位近侧骨折段,复位钳维持位置,常规置入加压螺钉。
  - 使用7孔3.5 mm加压钢板,中间孔对准骨折部位,远近两侧分别非锁定固定6层骨皮质。
  - 可以考虑轻度弯曲钢板,以加压钢板对侧骨折部位。
- 对于带蝶形骨块的横形骨折,笔者建议单独应用一枚螺钉在钢板外固定蝶形骨折块。可以选用2.4 mm皮质螺钉。
  - 一般不采用拉力技术,除非骨折块足够大能够置入2枚螺钉。使用点式复位钳维持复位,置入双皮质螺钉。复位钳加压状态下双皮质螺钉固定对于小骨块的固定效果优于拉力螺钉。如果尝试拉力螺钉失败,通常无法再固定蝶形骨块。
  - 这可以将三部分骨折转变为两部分骨折。随后的固定如前所述,不同的是避免过度加压以免蝶形骨块移位。
  - 按照笔者的经验,即使无血供的蝶形骨块,只要固定良好也能愈合。
- 对于粉碎性骨折使用解剖型钢板桥接固定。
- 同样,确定钢板位置后先固定钢板一侧。助手牵引下透视,确定合适的长度后固定钢板的另一侧。
  - 如果牵引及固定太麻烦,也可在固定远端骨折时使用1.6 mm或2.0 mm不锈钢针固定DRUJ以维持尺骨变异。

- 拍摄健侧前臂旋后位前臂全长及腕关节X线片对于确定正确的骨长度非常重要(如果术前未摄片,可以使用术中健侧前臂及腕部透射片)。
- 对于远端骨折可以选用长的解剖型钢板,特别是对于骨量差的患者,可以选择更长的钢板。
  - 如果使用3.5 mm掌侧加压钢板,钢板远端应进行塑形。
  - 远端为骨松质,建议选用骨松质螺钉以增强固定力。
- 尺骨近端骨折钢板一般放置在皮下面,尽管可能出现内固定激惹。
  - 皮下面矢状弓较小,且能更好对抗肘关节屈伸时的成角应力。
- 对于中、远1/3骨折,钢板可以放置在前方或后方。
- 同样,先固定短的一侧骨折段。随后复位骨折并加压固定另一侧骨折段。
- 对于远1/3尺骨骨折,复合钢板(3.5 mm动力加压管状钢板,远1/3为管状)有助于平衡骨折固定与内固定物突出的问题。对于更加远端的尺骨骨折,可以使用2.5 mm或更大的手部组配式锁定钢板进行90-90固定。
- 当使用更长的钢板固定时(类似桥接固定或存在蝶形骨折块),必须注意恢复尺骨弓以恢复正常的前臂旋转。
  - 这需要对钢板塑形或选择解剖板。

要点与失误防范

筋膜室综合征	• 骨折后数日内进行内固定或局部肿胀严重时严格避免局部麻醉,以免掩盖筋膜室综合征。 • 不要缝合深筋膜。术前讨论开放皮肤切口至术后2~3日延迟缝合的情况。 • 如果发生筋膜室综合征立即行筋膜切开术。缝合尺侧切口,前臂掌侧切口延迟缝合。
浅驱血	• 浅驱血有助于术中游离或电凝血管,避免术后出血(技术图1C、E)。
横形骨折	• 难以使用复位钳保持复位状态:先固定一侧钢板离骨折最远孔及最近孔螺钉,复位骨折完成随后的加压固定。
蝶形骨折块的斜行骨折	• 先将蝶形骨折块与一侧骨折端固定,将三部分骨折转变为两部分骨折。如果骨块间螺钉最好与钢板放置在一侧,从钢板孔中置入骨块间螺钉,避免干扰钢板放置。
粉碎性骨折	• 拍摄对侧X线片,对比两侧力线及尺骨变异。强烈建议使用解剖型钢板有助于骨折复位及恢复桡骨弓。
骨质疏松骨折	• 建议使用更长的钢板,加压后尽量选择锁定螺钉固定。
后路恢复桡骨弓	• 后路手术如果需要解剖型钢板,借助解剖型前侧钢板将直的加压钢板塑形已获得良好的弓。

术后处理

- 大量敷料包扎后,环形石膏疏松固定,腕吊带抬高患肢。
- 鼓励患者主动活动肩、肘、前臂、腕及手部。医生指导下进行前臂旋前旋后活动,该功能最难恢复。
- 对于疼痛耐受差的患者,使用后方夹板固定前臂于中立位,确保手指可以自由活动。术后第一次随访,停止所有的制动。
- 患者自行锻炼功能无恢复时,建议在医生指导下进行锻炼。

预后

- Anderson及其同事[1]报道使用加压钢板治疗106例双骨折,获得了极好的骨愈合率,腕肘活动丧失小于10°,前臂旋转小于25%,54%患者的最终结果为优[1]。Chapman及其同事[3]使用同样的方法治疗双骨折,优秀率86%。

- 近来，Goldfarb及其同事[4]使用上肢功能评分（DASH）及肌肉骨骼功能评分（MFA）评价3.5 mm加压钢板治疗前臂双骨折的临床功能效果。
  - 他们发现与对侧相比，术后旋前显著受限。
  - 此外，还发现当前臂及腕活动受限时，功能评分显著下降。基于DASH及MFA的总体评分为良[4]。

并发症

- 大宗研究显示前臂骨折术后感染的发生率大约为2%[3]。
- 其他术后并发症包括间室综合征、神经损伤、尺桡骨骨连接、内固定失效及内固定激惹。使用4.5 mm加压钢板，内固定取出后再骨折的发生率增加[3]。
- 简单的桡骨和尺骨骨折中，骨不连少见。存在骨缺损者术后可能发生骨不连，需要密切随访。戒烟及改善代谢情况能减少骨不连发生。
- 桡骨旋转畸形愈合会明显限制前臂旋转，且难以矫正。
- 桡骨干骨折内固定中，桡神经麻痹或功能障碍并不罕见。可能与前路手术中过度牵拉有关，往往自行恢复。
- 沿桡骨尺侧缘应用于单极电凝时可能产生医源性AIN损伤，应该使用双极电凝。
  - 使用复位钳钳夹桡骨时，如果没有仔细紧贴桡骨，也可能会导致AIN损伤。
- 在桡骨近端掌侧放置钢板可能会撞击桡骨、尺骨或肱二头肌肌腱。通过术中旋转试验可以发现。
  - 不幸的是由于近端骨量有限，重新放置钢板可能无法实现。这种情况下，应该计划后期取出内固定。
- 当使用远端关节周围钢板特别是长钢板时，钢板需紧贴骨面，避免激惹屈肌腱。
- 去除止血带，彻底止血。
  - 尽管深筋膜未缝合，皮下静脉出血也可能会导致筋膜室综合征。

（梁博 译，章程 审校）

参考文献

[1] Anderson LD, Sisk TD, Tooms RE, et al. Compression-plate fixation in acute diaphyseal fractures of the radius and ulna. J Bone Joint Surg Am 1975;57(3):287-297.

[2] Cai XZ, Yan SG, Giddins G. A systematic review of the non-operative treatment of nightstick fractures of the ulna. J Bone Joint Surg Br 2013;95-B(7):952-959.

[3] Chapman MW, Gordon JE, Zissimos AG. Compression-plate fixation of acute fractures of the diaphysis of the radius and ulna. J Bone Joint Surg Am 1989;71(2):159-169.

[4] Goldfarb CA, Ricci WM, Tull F, et al. Functional outcome after fracture of both bones of the forearm. J Bone Joint Surg Br 2005;87(3):374-379.

[5] Henry AK. Extensile Exposure, ed 2. Baltimore: Williams & Wilkins, 1970.

[6] Moed BR, Kellam JF, Foster RJ, et al. Immediate internal fixation of open fractures of the diaphysis of the forearm. J Bone Joint Surg Am 1986;68(7):1008-1017.

[7] Ring D, Rhim R, Carpenter C, et al. Comminuted diaphyseal fractures of the radius and ulna: does bone grafting affect nonunion rate? J Trauma 2005;59:438-441.

[8] Rouleau DM, Faber KJ, Athwal GS. The proximal ulna dorsal angulation: a radiographic study. J Shoulder Elbow Surg 2010;19(1):26-30.

[9] Rupasinghe SL, Poon PC. Radius morphology and its effects on rotation with contoured and noncontoured plating of the proximal radius. J Shoulder Elbow Surg 2012;21:568-573.

[10] Thompson JE. Anatomical methods of approach in operations on the long bones of the extremities. Ann Surg 1918;68:309-329.

[11] Trousdale RT, Linscheid RL. Operative treatment of malunited fractures of the forearm. J Bone Joint Surg Am 1995;77(6):894-902.

第23章 截骨矫形术治疗桡骨和尺骨干畸形愈合
Corrective Osteotomy for Radius and Ulna Diaphyseal Malunions

Vimala Ramachandran and Thomas F. Varecka

定义

- 桡骨或尺骨干骨折畸形愈合可以导致腕关节或肘关节疼痛、活动障碍、力量丧失和不稳。
- 在许多研究中已经证明旋转不良、成角（伴桡骨和尺骨之间骨间膜变窄）、短缩和桡骨弓丧失导致功能降低[4,5,9,10,12]。
- 尽管远侧桡尺关节最常受到前臂畸形愈合的影响，但是有报道长期畸形愈合也会引起近侧桡尺关节炎[11]。

解剖

- 前臂可看作是一个环，通过近侧桡尺关节、骨间膜和远侧桡尺关节彼此相连（图1）。
- 通过骨间膜从桡骨远端到尺骨近端发生力的传递。
- 桡骨。
  - 旋后位时桡骨与尺骨平行。旋前时，桡骨围绕尺骨进行旋转，尺骨在整个前臂旋转过程中保持位置不变。
  - 桡骨干横截面呈三角形，顶点朝向骨间膜附着处。
  - 包含3个面：前、外侧和后面。
  - 桡骨干有轻度弯曲：掌侧面凹，背侧及外侧面凸[1]。
  - Schemitsch和Richards[9]给出的公式可个体化地定位桡骨顶点和确定桡骨弓的大小（图2）。
- 尺骨[1]。
  - 尺骨是一个长骨，近侧2/3横截面呈三角形，远侧1/3横截面呈圆形。
  - 尺骨有3个面：前、后和内侧面。
  - 尺骨干近侧半的掌侧面稍凹，远侧半相对较直。
- 近侧桡尺关节包括桡骨头、尺骨桡切迹、环状韧带和方形韧带。
- 远侧桡尺关节包括乙状切迹、尺骨头、背侧及掌侧桡尺韧带、尺侧腕伸肌腱鞘和三角纤维软骨复合体。

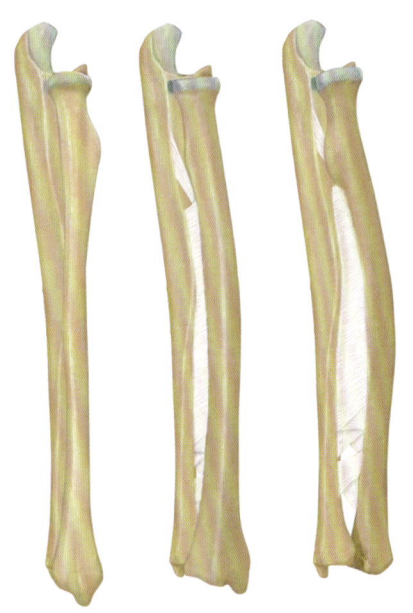

图1 桡骨和尺骨的侧位投影。前臂旋转过程中骨间膜与桡骨和尺骨的关系。骨间膜纤维在前臂中立位最长，旋前和旋后缩短。

旋前位　中立位　旋后位

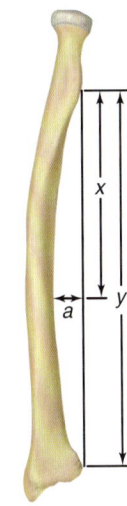

图2 测量桡骨弓的位置与高度。距离y代表从肱二头肌粗隆到桡骨尺侧缘的桡骨长度。线a，指从桡骨最大弯曲点向y画垂线，代表桡骨弓的高度（用mm表示）。距离x代表从肱二头肌粗隆到a与y交点的距离。桡骨弓位置的计算公式是x/y×100（经允许引自Schemitsch EH, Richards RR. The effect of malunion on functional outcome after plate fixation of fractures of both bones of the forearm in adults. J Bone Joint Surg Am 1992;74A:1068-1078）。

发病机制

- 前臂尺桡骨双骨折的发病机制包括间接创伤(例如手臂伸直跌倒或机动车辆事故)和直接创伤(例如前臂遭受打击)。
- 急性骨折采用保守治疗或髓内钉技术治疗更可能导致畸形愈合[7,8]。
- 与尺骨畸形愈合相比,桡骨畸形愈合对前臂旋转的影响更大[10,12]。
- 桡骨旋转畸形>30°将导致前臂运动的明显丧失[4]。
- 骨间膜长度-张力曲线的改变也可导致旋转丧失[12]。

自然病程

- 50°的旋前和50°的旋后是日常活动所需要的[6]。
- 未经治疗的前臂畸形愈合患者可能经历前臂旋转丧失、近侧或远侧桡尺关节不稳、腕关节疼痛、力量丧失和近侧桡尺关节炎[11]。症状的严重程度取决于畸形愈合的程度和桡骨弓的度数与位置的相应变化。
  - 不超过10°的畸形愈合会导致<20°的前臂旋转丧失,因此临床上无意义[7]。
  - 桡骨或尺骨>20°的力线成角导致临床上显著的活动丧失。>15°的成角畸形导致日常生活及活动功能丧失[5,7,10]。
- >15°的力线不良或桡骨弓丧失的患者,如果未经治疗,将会导致临床上显著的活动和力量丧失。

病史和体格检查

- 前臂畸形愈合患者的术前评估包括:患者功能受限的详细评估,以及记录肘和腕关节活动度,前臂旋前-旋后弧和近侧桡尺关节及远侧桡尺关节的稳定性。
- 体格检查。
  - 检查皮肤瘢痕和以前的切口位置。
  - 检查肌肉体积和肌张力。
  - 触诊腕、肘和畸形愈合部位是否有压痛。
- 关节活动度。
  - 肩关节前屈30°测量肘关节屈伸弧。
  - 肱骨贴胸壁固定及屈肘90°确定前臂的旋转。
  - 前臂旋转中立位测定腕关节的屈伸。
  - 关节活动丧失可能表明病变部位。
  - 严重的活动丧失将导致功能缺失。
- 近侧及远侧桡尺关节。
  - 在被动旋前和旋后的过程中通过触诊评价近侧桡尺关节的稳定性。
  - 固定桡骨,向掌侧和背侧按压尺骨评价远侧桡尺关节。
  - 在被动活动范围内评价尺骨头或尺侧腕伸肌腱有无半脱位(尺侧腕伸肌腱半脱位试验)。
  - 琴键试验也可以用来评价远侧桡尺关节不稳。琴键征阳性的患者用较小的向掌侧方向的力,尺骨头向掌侧移动,一旦应力去除后则向背侧弹回,非常像一个钢琴键。
  - 在远侧桡尺关节平面按压桡骨和尺骨时存在疼痛也可以提示远侧桡尺关节不稳或关节炎(远侧桡尺关节按压试验)。
- 神经血管检查。
  - 检查者应该检查骨间前神经(OK征)、骨间背侧神经(拇指伸直)和尺神经(手指的外展和内收)功能。
  - 无法完成任务即视为有神经损伤。

影像学和其他诊断性检查

- 应该获得双前臂的正位和侧位X线片(图3A、B)。
  - 肱二头肌粗隆和桡骨茎突在X线片上应该充分可见。

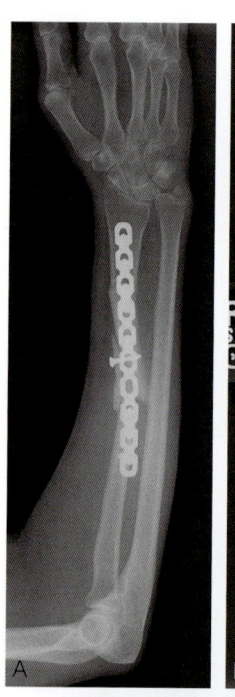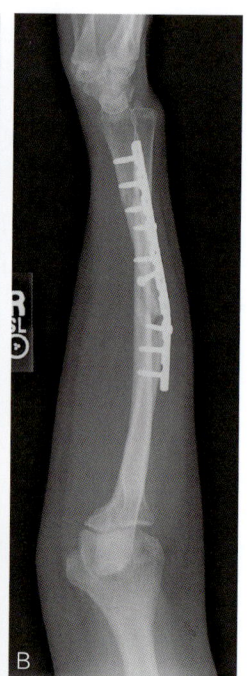

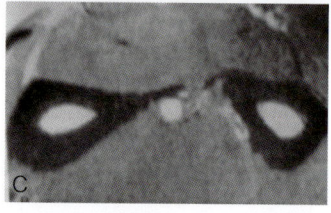

图3 A、B. 正位和侧位X线片显示一多段桡骨干骨折病例,尽管已行切开复位和内固定手术,但还是导致在骨折两端都发生了畸形愈合。注意桡骨弓在方向和角度上的丧失,尺、桡骨之间的距离变窄,尺骨远端向背侧突出,尺骨茎突基底骨折不愈合。该患者无法从旋后向中立位旋转,证明远侧桡尺关节不稳定。C. CT扫描证明桡尺骨间距变窄,异位骨化形成。

- 从这些X线片上可以估算出成角和粉碎程度。
  - 对侧前臂X线片为短缩的程度以及桡骨弓的位置和角度提供对照[9]。
- CT（图3C）扫描和（或）MRI也可以用来评估旋转畸形[2]。

鉴别诊断

- 远侧桡尺关节损伤和不稳定。
- 近侧桡尺关节损伤和不稳定。
- 骨间膜损伤。
- 骨性连接。
- 骨不愈合。

非手术治疗

- 骨折畸形愈合的保守治疗取决于患者的症状，包括力量和关节活动度的专业治疗、可活动的支具、非麻醉性的药物治疗和定制成形的远侧桡尺关节矫正器械。

手术治疗

- 前臂骨折畸形愈合的手术治疗取决于患者存在功能受限，而非X线片上明显的畸形。
- 手术适应证包括前臂旋转丧失导致的功能障碍（旋转弧＜100°）、远侧桡尺关节不稳定、不能接受的外观以及令人烦恼的骨不愈合。
- 患者的风险包括：血管损伤、神经损伤或感觉异常（尤其是桡浅神经）、感染、骨不愈合、延迟愈合、需要髂骨植骨、骨桥连接、活动丧失和远侧桡尺关节不稳定。
- 初次损伤1年内治疗的患者更有可能改善功能并且手术并发症较低[11]。
- 桡骨和尺骨畸形愈合通常采用开放入路，截骨矫正1根或2根骨骼，加压钢板、内固定和必要时植骨。
  - 通常，首先矫正畸形更明显的骨，如果第1根骨矫正后，前臂旋转仍然不够，再对第2根骨进行截骨治疗。
  - 如果两根骨的畸形相当，首先对尺骨进行截骨钢板临时固定，并可为桡骨提供一个工作长度。
- 桡骨弓的恢复很大程度上决定功能结果。
  - 患者桡骨弓恢复到较对侧高度相差＜1.5 mm，位置相差＜4.3%，前臂能恢复80%的正常活动。
  - 如果桡骨弓位置与对侧相比在5%以内，能恢复80%的握力[9]。
- 如果存在骨桥或明显的瘢痕和软组织挛缩，恢复桡骨和尺骨的解剖力线将不会改善功能缺失。

- 在手术时必须辨别和治疗远侧及近侧桡尺关节的隐匿性损伤或挛缩。

术前计划

- 应该回顾患侧和健侧肢体的X线片。
  - CT扫描有助于评估旋转畸形。
- 采用标准AO技术进行的三维矫形截骨术（图4）。
- 依据短缩的程度决定是否需要采用髂骨植骨。
- 畸形愈合矫正后远侧桡尺关节如果仍然不稳定，医生应该熟悉远侧桡尺关节的重建或稳定技术。

体位

- 患者仰卧于手术床上，一个可透X线的搁手板连于手术床，中心位于患者的腋窝处。患肢外展，通过肩关节旋转可用作桡骨掌侧或背侧手术入路的体位。
- 通过屈肘或将手臂置于胸前可见尺骨的皮下缘。
- 上臂可使用非消毒止血带。

入路

- 桡骨干畸形愈合可以采用掌侧或背侧入路。
- 掌侧（Henry）入路最适合于桡骨中段和桡骨干远端畸形愈合。
  - 桡骨干近端可以采用掌侧入路的方法，然而当从桡骨剥离旋后肌时可能损伤骨间背侧神经。

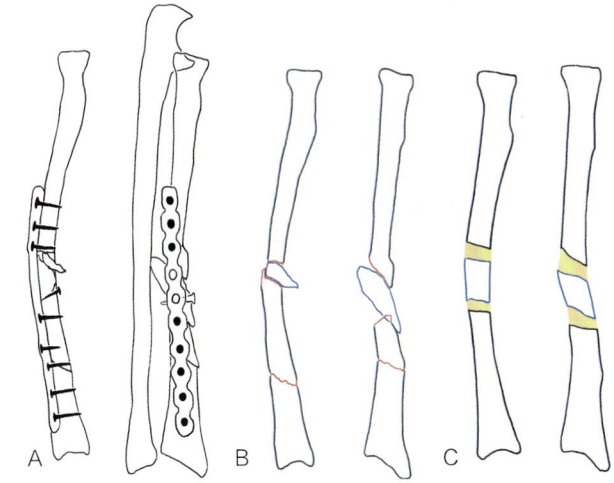

图4 采用AO技术截骨矫正图3所示的畸形愈合病例。A. 依据术前X线片勾勒出畸形草图。B. 分别画出每个骨折块。C. 在正位和侧位视图上标出截骨部位，通过计划的截骨部位重新排列桡骨的力线以及需要进行植骨的部位（黄色），恢复桡骨弓正常的高度和位置。

- 延长该切口,不仅可以显露桡骨全长而且还可以显露腕关节[3]。
- 背侧(Thompson)入路最常应用于桡骨近端骨折畸形愈合。
  - 该入路可达骨间背侧神经,允许术者游离并保护该神经,使其避免被后续手术致伤。
- 该入路对桡骨干中段,尤其是中段的节段性畸形愈合的暴露非常有用(图3A、B)。
- 通过这个入路可以显露整个桡骨背侧面[3]。
- 尺骨采用皮下缘切开入路。
  - 该入路可轻易显露尺骨全长。

桡骨掌侧入路

- 体表标志:肱二头肌腱、肱桡肌、桡骨茎突。
- 以畸形愈合部位为中心,自肱二头肌腱外侧缘向下,并沿肱桡肌的内侧至桡骨茎突水平做直切口。
  - 切口的长度取决于需要暴露的骨骼畸形愈合长度及钢板长度。
- 为显露中段,近端应在肱桡肌和旋前圆肌之间做分离(技术图1)。
  - 桡神经浅支在肱桡肌深面,必须加以保护。
- 结扎桡动脉返支,将肱桡肌牵向外侧。
- 前臂旋前,剥离旋前圆肌附着处。
- 从外向内侧骨膜下剥离旋前圆肌,显露桡骨掌侧面。
- 为显露桡骨远端,手术分离间隙应位于桡侧腕屈肌和桡动脉之间。
- 向内侧牵开桡侧腕屈肌,向外牵开桡动脉,显露拇长屈肌和旋前方肌。
- 向内侧牵开拇长屈肌。
- 切断旋前方肌的桡骨止点,从桡骨远端掌侧面游离肌腹。

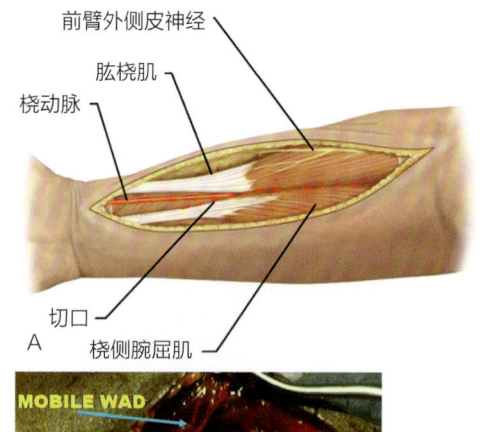

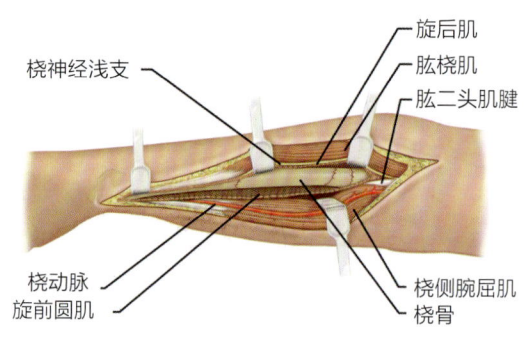

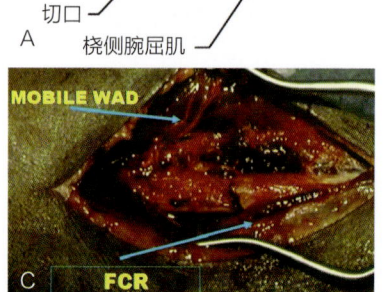

技术图1 A~C. 通过掌侧入路显露桡骨干,该入路对于桡骨干中段及远端的畸形愈合是最佳的入路。

桡骨背侧入路

- 体表标志:肱骨外上髁、Lister结节。
- 以畸形愈合部位为中心,切口稍呈弧形,自外上髁前方止于Lister结节的远端和尺侧(技术图2A)。
- 沿皮肤切口切开筋膜。
- 近端在指总伸肌和桡侧腕短伸肌之间进行分离。
- 将前臂旋前。
- 辨认骨间背侧神经,从旋后肌下缘上方1 cm处穿出(技术图2B)。
- 从远端向近端通过旋后肌追踪骨间背侧神经,注意保护其运动支。
- 一旦该神经完全游离并保护,将前臂旋后,从桡骨前面自内向外剥离旋后肌。
- 为显露桡骨干中段的背侧,必须松解拇长展肌和拇短伸肌,因为它们都从桡骨干的背侧跨向桡侧。
- 沿这两块肌肉的上、下缘切开筋膜,并且从桡骨上将其提起。
  - 根据需要,可向远端或近端游离,显露畸形愈合部位。

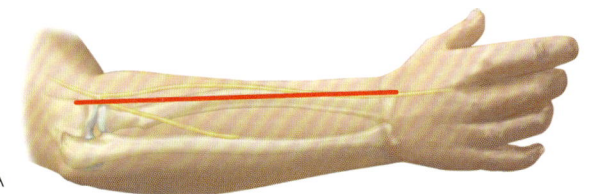
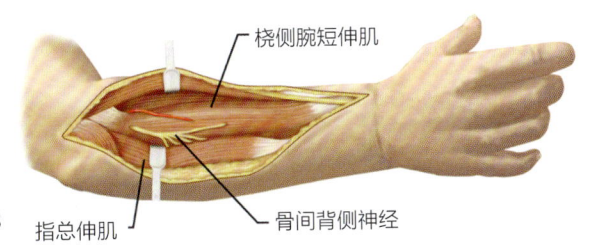

技术图2 通过背侧入路显露桡骨，该入路对于桡骨干近端的畸形愈合是最佳的入路。A. 皮肤切口在背侧，走行沿着肱骨外上髁尖端到达桡骨茎突。B. 经旋后肌追踪骨间背侧神经，保护其分支。

尺骨入路

- 体表标志：尺骨的皮下缘。
- 沿尺骨皮下缘做纵切口（技术图3A）。
- 沿皮肤切口切开筋膜。
- 在背侧的尺侧腕伸肌和掌侧的尺侧腕屈肌之间解剖分离（技术图3B）。
  - 注意避免损伤尺骨头上的尺侧腕伸肌腱鞘。

技术图3 尺骨的显露。A. 沿尺骨皮下缘做皮肤切口。B. 在背侧的尺侧腕伸肌和掌侧的尺侧腕屈肌之间解剖分离。

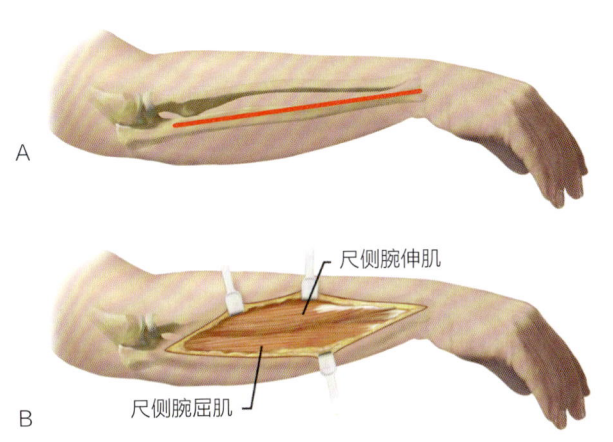

复位、钢板固定和植骨

- 根据术前计划使用水冷摆锯和骨刀在畸形愈合部位进行截骨。
- 牵拉恢复桡骨长度，根据需要植骨（技术图4A）。
- 放置模板，钢板塑形至与桡骨弓匹配（技术图4B、C）。
- 使用一块3.5 mm加压钢板，并应用AO加压钢板技术固定畸形愈合（技术图4D～G）。
  - 畸形愈合的近端和远端均最少固定6层皮质。
  - 对于骨骼较细的患者，可用2.7 mm的动力加压钢板代替。
- 固定完成之后，进行前臂完全的旋后和旋前活动。

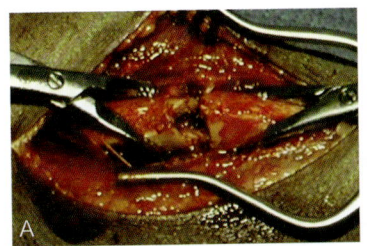
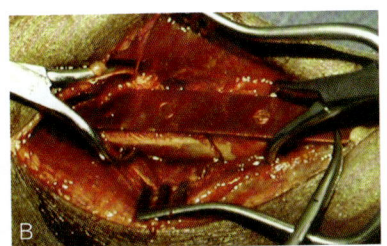
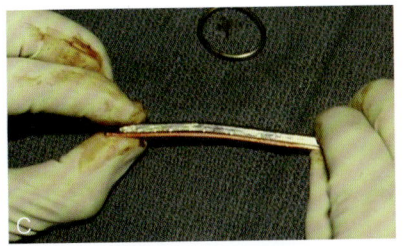

技术图4 A. 图3和图4中桡骨干中段节段性骨折畸形愈合的患者，通过掌侧入路行截骨矫形术。因为节段性骨折的特性，所以在掌侧和背侧使用双钢板固定。B. 金属模板置于矫正后的桡骨掌侧。C. 模板用于钢板精确塑形，恢复桡骨正常弧度。

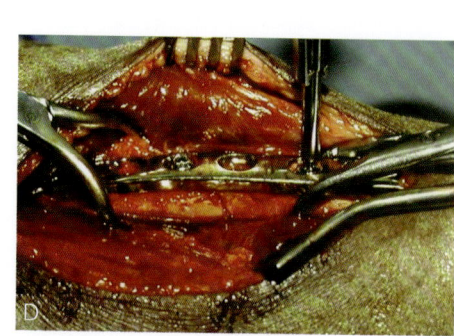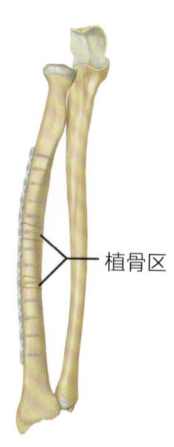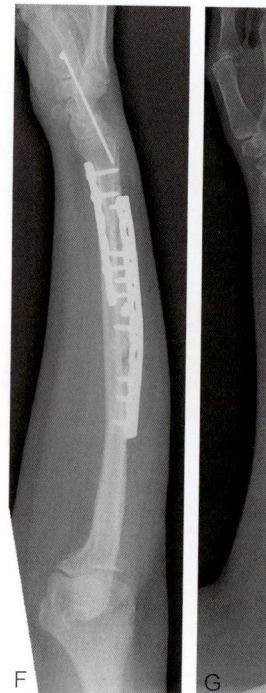

技术图4（续） D. 钢板固定。E. 钢板固定和植骨示意图。F、G. 图3所示桡骨干多段骨折畸形愈合双钢板固定后X线片。为了恢复桡骨弓和桡骨长度进行截骨，在截骨部位的远端和近端均进行植骨。通过固定尺骨茎突骨折（用1.6 mm克氏针）和术后旋后位外固定治疗远侧桡尺关节不稳定。

- 阻碍活动的原因包括：尺骨畸形愈合未矫正、远侧桡尺关节不匹配或不稳定、桡骨弓未恢复、骨桥形成和软组织或骨间膜的瘢痕挛缩。
- 如需尺骨截骨，上述钢板也可置于尺骨掌侧或其皮下缘。
- 如果远侧桡尺关节不稳定，可考虑行掌侧关节囊紧缩术、肌腱移植重建术、尺骨茎突基底骨折不愈合固定术或完全旋后位时克氏针固定术等。
- 如果关节不匹配或有创伤性关节炎，可考虑行尺骨短缩术、匹配的切除成形术、Darrach切除术或Sauvé-Kapandji术。
- 重建肌腱止点。例如，掌侧入路显露桡骨远端，采用可吸收缝线修复旋前方肌桡骨止点。
- 缝合关闭皮下组织和皮肤。
  - 为减少间室综合征的发生，筋膜不予缝合。
- 应用掌侧夹板固定。
  - 伴有远侧桡尺关节不稳的患者，应在前臂完全旋后位，采用U形托石膏或夹板固定。

要点与失误防范

指征	• 评估远侧桡尺关节的稳定性。 • 确定活动丧失不是由于软组织挛缩、骨桥形成、骨间膜瘢痕挛缩等原因造成，因为在这些情况下矫正力线不能改善活动。
截骨术	• 获得对侧前臂的X线片确定桡骨弓的位置和大小。 • 如果考虑旋转畸形愈合，需要进行CT扫描或MRI检查。 • 术前进行详细画图，确定理想的截骨位置、需要矫正的角度和方向以及是否需要植骨。 • 获得植骨的知情同意书。
入路	• 如果选择桡骨近端掌侧入路，从桡骨上进行旋后肌骨膜剥离时应仔细操作，避免损伤骨间背侧神经。将旋后肌轻柔地拉向外侧，避免牵拉性麻痹。避免在桡骨颈周围放置拉钩，因其可能压迫骨间背神经（或引起神经牵拉伤）。轻柔地牵拉桡神经浅支和桡动脉。 • 当进入桡骨近端背侧进行解剖分离时，保护骨间背侧神经。神经正好位于桡骨的背侧，25%的患者在肱二头肌粗隆的对面。在近端放置钢板时，在钢板和骨面之间避免卡压神经。
远侧桡尺关节	• 一旦获得力线矫正之后，应确定远侧桡尺关节不稳定的原因。 • 针对引起远侧桡尺关节不稳定的原因进行处理。

术后处理

- 对于固定牢靠、依从性良好的患者，术后5～7日即可去除夹板，开始全范围的功能操练。
  - 接下来的4～5周佩戴可活动的矫正器。
- 术后6周开始力量锻炼。
  - 直到有骨愈合的放射学证据，开始抗阻训练（通常是术后8～12周）。
- 当坚固的骨愈合出现时，开始正常活动。
- 成人通常不需要取出钢板。
- 如果同时存在远侧桡尺关节不稳定：
  - 术后第1次随访时给予Munster石膏固定，前臂在完全旋后位固定6周。
  - 术后第1次随访时开始手指全范围活动及肘关节屈伸锻炼。
  - 6周后拆除远侧桡尺关节固定克氏针，开始前臂旋前、旋后的锻炼。

预后

- Trousdale和Linscheid[11]回顾27例前臂骨折畸形愈合行截骨矫形术的患者。手术指征包括前臂旋转功能丧失（20例）、远侧桡尺关节不稳定（6例）以及美容需要（1例）[11]。
- 随访的6例远侧桡尺关节不稳定的患者中5例随访证实腕关节恢复稳定，3例仅经过矫正畸形后稳定，3例需要紧缩掌侧关节囊及临时行克氏针固定远侧桡尺关节。
- 进行美容手术的患者丧失了10°的旋转功能，但对总体的外观和功能还是满意的。
- 受伤时患者的年龄、畸形愈合的部位、受累骨的数量都与最终预后没有直接相关性。
- 缩短受伤到接受矫正手术的时间（＜12个月）能改善前臂功能和降低并发症的发生率。

并发症

- Trousdale和Linscheid的研究表明，并发症的发生率为48%[11]。
- 感染。
- 腕部疼痛。
- 活动丧失。
- 异位骨化。
- 远侧桡尺关节不稳定。
- 延迟愈合或骨不愈合。
- 桡神经浅支感觉异常。

（梁博 译，章程 审校）

参考文献

[1] Botte M. Skeletal anatomy. In: Doyle J, Botte M, eds. Surgical Anatomy of the Hand and Upper Extremity. Philadelphia: Lippincott Williams & Wilkins, 2003:3-91.

[2] Dumont CE, Pfirrmann CW, Ziegler D, et al. Assessment of radial and ulnar torsion profiles with cross-sectional magnetic resonance imaging. J Bone Joint Surg Am 2006;88(7):1582-1588.

[3] Hoppenfeld S, deBoer P. The forearm. In: Hoppenfeld S, deBoer P, eds. Surgical Exposures in Orthopaedics, ed 2. Philadelphia: Lippincott Williams & Wilkins, 1994:117-146.

[4] Kasten P, Krefft M, Hesselbach J, et al. How does torsional deformity of the radial shaft influence the rotation of the forearm? A biomechanical study. J Orthop Trauma 2003;17:57-60.

[5] Matthews LS, Kaufer H, Garver DF, et al. The effect on supination-pronation of angular malalignment of fractures of both bones of the forearm. J Bone Joint Surg Am 1982;64(1):14-17.

[6] Morrey BF, Askew LJ, Chao EY. A biomechanical study of normal functional elbow motion. J Bone Joint Surg Am 1981;63(6):872-877.

[7] Sarmiento A, Ebramzadeh E, Brys D, et al. Angular deformities and forearm function. J Orthop Res 1992;10:121-133.

[8] Schemitsch EH, Jones D, Henley MB, et al. A comparison of malreduction after plate and intramedullary nail fixation of forearm fractures. J Orthop Trauma 1995;9:8-16.

[9] Schemitsch EH, Richards RR. The effect of malunion on functional outcome after plate fixation of fractures of both bones of the forearm in adults. J Bone Joint Surg Am 1992;74(7):1068-1078.

[10] Tarr RR, Garfinkel AI, Sarmiento A. The effects of angular and rotational deformities of both bones of the forearm. An in vitro study. J Bone Joint Surg Am 1984;66(1):65-70.

[11] Trousdale RT, Linscheid RL. Operative treatment of malunited fractures of the forearm. J Bone Joint Surg Am 1995;77(6):894-902.

[12] Tynan MC, Fornalski S, McMahon PJ, et al. The effects of ulnar axial malalignment on supination and pronation. J Bone Joint Surg Am 2000;82-A(12):1726-1731.

第24章 手术治疗桡骨和尺骨干骨折不愈合
Operative Treatment of Radius and Ulna Diaphyseal Nonunions

John R. Dawson and Lee M. Reichel

定义

- 前臂骨干骨折如果不可能自行愈合(如大段骨缺损)或无任何愈合进展,则应按照骨不愈合治疗。
- 随着加压钢板的应用,前臂骨干不愈合的发生率较低,桡骨和尺骨不愈合率分别为2%和4%[7]。

解剖

- 在前臂的旋前和旋后运动中,弯曲的桡骨围绕笔直的尺骨轴心旋转。
- 远侧尺桡关节(DRUJ)、骨间膜(IOM)及近侧尺桡关节(DRUJ)将尺桡骨连接在一起(图1)。
- 桡骨长度随着尺桡骨间的关系发生变异:完全旋后时桡骨相对最长,完全旋前时桡骨相对最短。
- 除此之外,尺桡骨之间存在紧密的长度协调关系,对于前臂的功能非常重要。
- 内在及外在的手部屈伸肌及腕部屈肌均起自于前臂。此外,支配手部的神经血管均通过前臂。各种原因的前臂骨不连均会导致大量瘢痕形成,破坏正常组织平面,干扰手术解剖。

发病机制

- 对于尺骨或桡骨单骨折,如果骨折部位存在骨缺损,骨不愈合的发生率增加,因为未损伤的长度稳定性可能会对骨折部位施以牵张应力。
- 及时采用内固定,骨干粉碎性骨折会使骨不愈合的风险提高到12%[8]。枪击伤爆炸是导致粉碎性骨折的常见机制。
- 桡骨干单骨折多采用手术治疗以恢复桡骨弓,因为桡骨弓对于前臂功能非常重要。而尺骨干单骨折多采用非手术治疗。
  - 即使采用非手术治疗,大多数尺骨骨折最终愈合:骨不愈合率约为3%[1]。
- 内固定必须能够承受前臂旋转时的扭转应力。内固定不恰当或手术技术差是导致肥大性骨不连的常见因素(图2A)。

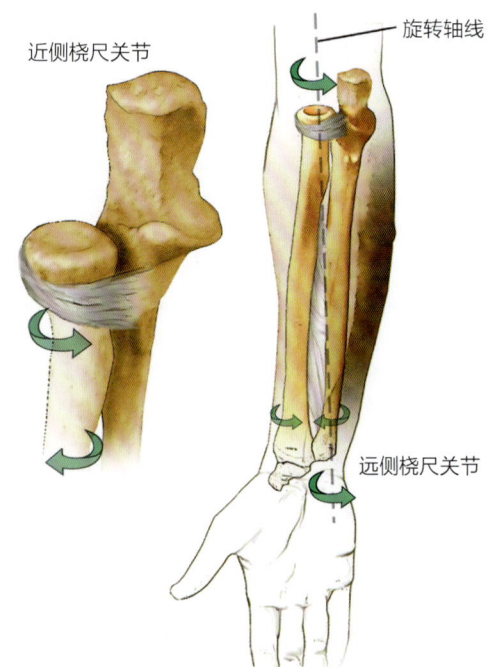

图1 前臂的两个骨构成一个功能单位,旋转轴从肱桡关节延伸到远侧尺桡关节。

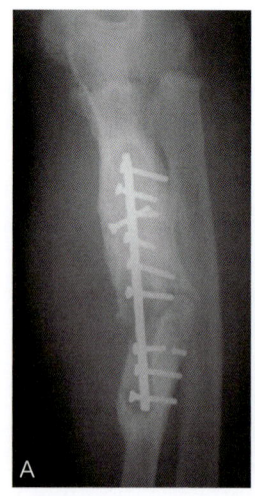
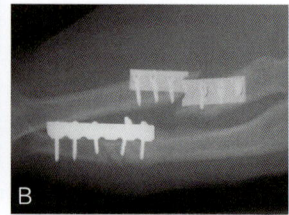

图2 A. X线片显示感染性肥大性不愈合。大量的骨痂形成表明是有生物活性的骨不愈合。B. X线片显示萎缩性骨不愈合。在骨折部位完全缺乏骨痂。萎缩性不愈合的问题在于缺乏生物学活性(版权: Thomas R. Hunt III, MD)。

- 许多导致骨不愈合的损伤涉及骨缺损。因此，大多数前臂骨干骨不愈合在本质上属于萎缩性(图2B)[7]。
- 开放性前臂双骨折或枪击伤常会引起骨折部位骨量丢失。
  - 骨膜剥离、骨折血肿丢失、软组织及骨缺损和增高的感染率均会增加骨不愈合的发生率。
  - 伴有骨缺损的粉碎性骨折骨不愈合的发生率最高[4]。

自然病程

- 前臂骨不愈合未经手术干预不会自发愈合。
- 单根或双根骨稳定性丢失将会影响整个前臂的运动机制，导致旋前、旋后功能丧失。
- PRJU和DRJU的运动与尺桡骨的长度和旋转关系密切相关。前臂骨干骨不愈合会影响上述关节的功能。
- 如不治疗，骨不愈合导致的前臂畸形可能成为永久性畸形。

病史和体格检查

- 一些骨不愈合患者存在明显的畸形，然而还有一些患者唯一的主诉是疼痛。通常会存在前臂旋转功能受限。
  - 如果由于骨短缩导致尺骨变异改变，常会出现腕部及手指活动受限。
- 疼痛可能会在患者使用患肢提或推物体时加重。患肢力量严重受损。
- 前臂扭转应力可能会引起疼痛。
- 体格检查。
  - 评估皮肤及软组织情况。长期存在的感染性骨不愈合会导致窦道形成。
  - 通过血管检查判断有无血管病变。
  - 触诊骨不愈合处是否有疼痛。
  - 检查前臂对抗屈、伸、旋前及旋后应力情况。
  - 检查肘、腕关节活动度丢失情况。
  - 检查旋前、旋后丢失情况。
- 感染通常被认为是导致骨不愈合的一个原因，特别是对于开放性骨折或患肢有既往手术史者。
  - 如果患者之前在其他医院治疗，明确术后是否引流，是否应用抗生素。情况允许的话，获取之前的治疗记录。
- 对于骨不愈合患者，还要寻找患者自身因素如吸烟。详细检查代谢情况，包括维生素D、白蛋白、前白蛋白、钙、碱性磷酸酶、糖化血红蛋白A1c(糖尿病患者)、促甲状腺激素及睾酮。

影像学和其他诊断性检查

- 拍摄双侧前臂中立位前后位片及侧位片，用于对比评估畸形。

- 对于存在疑问的骨不愈合，应用CT扫描评估骨折愈合情况。
  - CT扫描还有助于了解旋转畸形、是否存在骨连接和连接程度及DRUJ和PRUJ的骨性关系。
- 所有患者需要检查感染情况。指标包括红细胞沉降速率(ESR)、C反应蛋白(CRP)和全血细胞计数(CBC)。
  - 如果上述指标正常，但高度怀疑有感染时，可能需要锝-99m骨扫描及铟-111标记的白细胞扫描。
  - 磁共振(MRI)或骨不愈合部位活检也可用于评估感染情况。

鉴别诊断

- 感染。
- 前臂畸形愈合。
- DRUJ或PRUJ损伤。
- 内植物激惹。
- 骨间膜损伤。

非手术治疗

- 仅适用于不能承受手术或治疗依从性差的患者。如同其他部位骨不连，治疗周期漫长且复杂，需要患者及医生均有耐心。
  - 患者参与非常重要。治疗前需要戒烟。术前4周戒烟以消除其抗炎症作用。
  - 间隔2周进行2次尼古丁检测以确认戒烟。
- 少数患者形成了稳定的纤维性连接，没有疼痛而且有良好的功能。这些患者不需要手术治疗。

手术治疗

- 手术治疗的根本目的是达到骨愈合。并非所有的患者都能明显改善关节功能。部分患者的前臂活动是通过骨不愈合部位产生的，骨折愈合后可能会导致活动丢失。术前应该充分告知患者。
  - 可能需要手术处理DRUJ或PRUJ以改善功能。
- 先前的伤口床有广泛的瘢痕，术中神经血管损伤的风险增加。

术前计划

- 获取双侧前臂全长多平面X线片以评估各种畸形。注意完全旋后位健侧的尺骨变异。
- 明确骨不愈合的类型，是肥大性还是萎缩性，这会影响治疗方案。
- 如果患者存在感染，需要考虑分期治疗及术中如何评估感染。

- ○ 术中取材后方可应用抗生素。
- ○ 从不愈合处获取的组织需要进行需氧菌、厌氧菌、真菌及抗酸杆菌培养。
- ○ 考虑送检标本切片后高倍镜下检查白细胞。
- ○ 告知患者如果术中发现明显的脓液,需要终止手术或改为清创术,可能需要使用抗生素骨水泥链珠或spacer填塞。
- 用模板测量X线片,确保选择合适大小和长度的钢板。动力加压钢板(DCP)、有限接触动力加压钢板(LC-DCP)、锁定钢板及解剖板均适用。
  - ○ 对于大多数骨折,在骨不愈合处的近端和远端各需置入至少达到6层皮质的螺钉。
  - ○ 常会存在失用性骨质疏松。对于此类患者,应该考虑使用更长的锁定钢板。
- 如果需要骨移植,术前应该确定移植物类型。应该告知患者副作用及并发症。
  - ○ 如果只需要骨松质,应该允许患者参与选择植骨来源[桡骨远端、髂前上棘、髂后上棘和Reamer/Irrigator/Aspirator(RIA, Synthes, West Chester, PA)]。
  - ○ 如果存在或可能出现骨缺损,告知患者需要三面皮质的髂嵴、异体腓骨或带血供的骨移植。
  - ○ 各种类型移植物的并发症需要仔细讨论。
- 手术操作前应该在麻醉下对双侧前臂进行全面的检查。
- 确保所有可能需要的手术器械准备充分。可能需要一些特殊的器械如全长解剖板、弯刮匙、骨凿及高速磨钻。
- 除非获取的自体骨松质极少,笔者一般不使用异体骨条。
- 当使用骨松质或Masquelet技术时,考虑应用BMP,能够提高骨愈合率[2]。

体位

- 患者需仰卧位并将患肢伸展置于可透视的手术台上。
- 术前检查C臂机能够轻松拍摄前臂全长片。
  - ○ 保留健侧旋转位X线片用于术中对比。
- 如果计划自体髂骨植骨,准备同侧髂前上棘。
- 如果需要大量植骨,笔者建议使用RIA系统从对侧股骨取材,因为从髂后上棘取材需要变换体位。

入路

- 桡骨或尺骨的手术入路一般应该取原手术切口。
- 通常应该仔细分离,保持最少的骨膜剥离和肌肉分离。尽量减少对血供的破坏。
  - ○ 使用电钻打通髓腔直至有血液流出(图3)。
  - ○ 为了增加血供,使用骨凿在骨不连两侧进行去皮质术,或者使用细钻头或克氏针钻孔。
- 对于桡骨中远段,掌侧Henry入路能够获得良好的显露(参考前臂骨干骨折章节)。
- 桡骨近端不愈合的手术一般选用背侧的Thompson入路。
- 尺骨全长沿着皮下缘进入。必须仔细辨别和保护尺神经背侧皮神经分支。

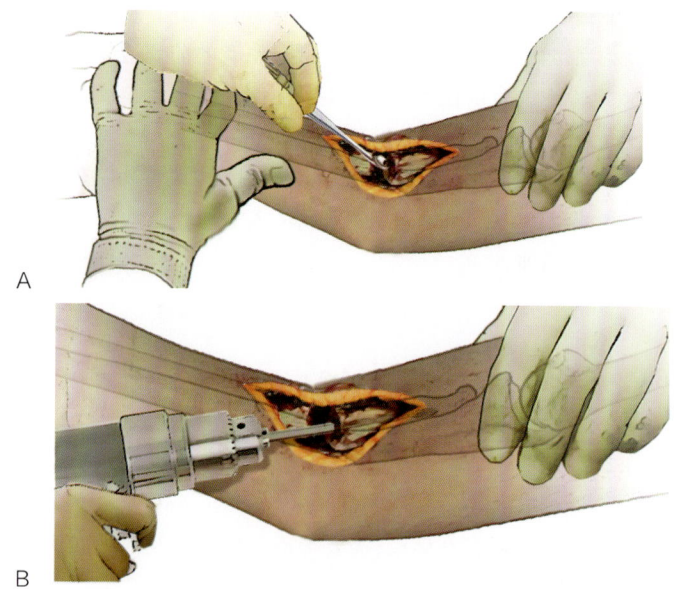

图3 A. 对不愈合部位进行彻底清创是关键的第一步。必须去除任何纤维化或坏死的组织,骨端清理。B. 使用直径逐渐增粗的钻头将髓腔打通允许血管长入。

直接加压

- 对于肥大性骨不连,治疗目标是改善稳定性并对断端进行加压。
- 为了放置钢板,使用骨刀分离部分肥大的骨痂,避免骨膜下剥离,分离的骨痂可以作为带血运的骨移植物。
- 在皮质上开一个小窗口,可以同时通向髓腔和骨不连部位,必要时可以进行钻孔或刮匙。通常仅需要少量移植物,可以通过皮质窗植入骨移植物。桡骨远端是良好的移植骨来源。
  - 如果骨不连的方向允许可以先置入拉力螺钉,随后安装中和接骨板。
  - 也可以通过钢板和倾斜置入的螺钉达到加压效果。
- 如果桡骨和尺骨同时存在骨不连,可以缩短相同的长度,直接对断端进行加压。
  - 必要时对未损伤的尺骨或桡骨进行截骨短缩,已匹配不愈合骨的长度,随后进行加压固定。这种方法需要慎重应用,术前必须详细告知患者可能存在的风险,包括骨不连和肌腱功能障碍。
- 对于长期存在且伴有DRUJ脱位的远端骨不连,可以考虑行尺骨远端切除及桡骨短缩手术(技术图1A、B)。

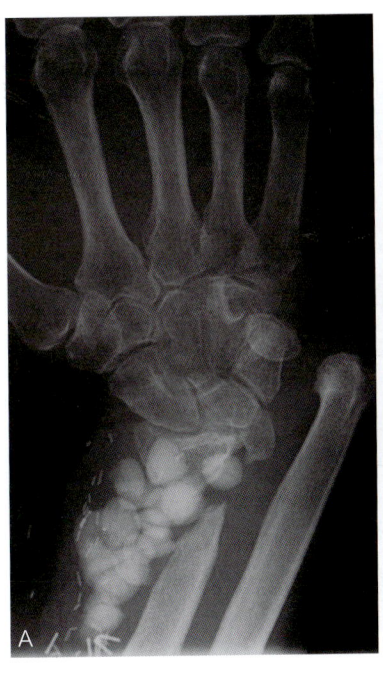
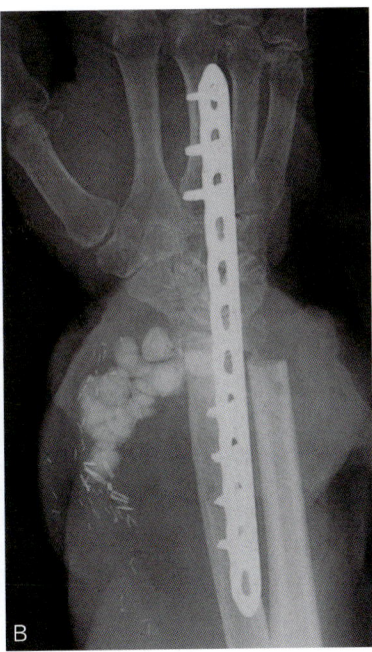

技术图1 A. 一例严重的桡骨干远端1/3骨折伴骨缺损及远侧尺桡关节损伤。B. 尺骨短缩,桡骨骨不愈合加压固定,腕关节融合。

骨松质植骨

- 主要用于萎缩性或存在骨缺损的骨不愈合。
- 切除骨不愈合部位直至骨面出血。
- 使用桥接钢板,骨不愈合远、近侧至少使用1或2枚锁定螺钉固定。
  - 钢板可能需要放置较长时间,增加锁定螺钉可以增加钢板的扭转强度,并延长钢板的使用寿命。
  - 考虑使用强度更大的不锈钢钢板。
  - 使用钢板固定存在骨缺损的骨折端时需要特别注意。在维持骨长度的同时防止旋转移位可能比较困难。健侧前臂是很好的模板。使用骨模型对于理解骨的形态很有帮助,特别是桡骨。

- 可使用外固定架或片状间隙撑开器帮助恢复骨长度。
- 骨缺损部位全部使用自体骨松质填塞。通常不使用骨替代材料（技术图2A、B）。
- 注意不要将骨松质放在骨间膜上，避免骨连接形成。
- 该方法曾被成功应用于治疗6 cm骨缺损，但更常用于＜3 cm的骨缺损[7]。

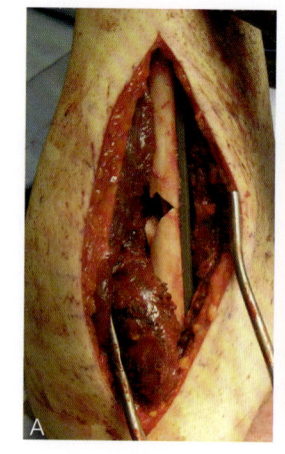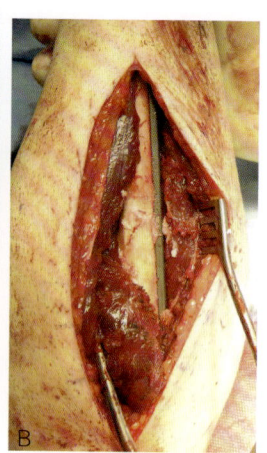

技术图2　A. 清创内固定后可见骨不愈合部位部分骨缺损。B. 骨松质填塞骨缺损部位。

三面皮质自体髂嵴移植

- 主要用于萎缩性或存在骨缺损的骨不愈合。
- 切除骨不愈合部位直至骨面出血。远、近侧截骨面与骨的长轴垂直，截骨时使用水冷摆锯避免新鲜接骨面发生热坏死。
- 再通髓腔。
- 测量骨缺损长度。
- 获取比测量尺寸稍大的三面皮质髂嵴骨块，修剪后填充骨缺损。
- 放置钢板，保证骨不愈合远、近两端至少有3个钉孔。必要时，使用1或2枚单皮质锁定螺钉将髂嵴骨块固定于钢板。
- 使用钢板及拉张器对骨折段/移植物接触面进行加压。通过加压将移植骨块固定在位（技术图3）。
- 随后冲洗并关闭伤口。

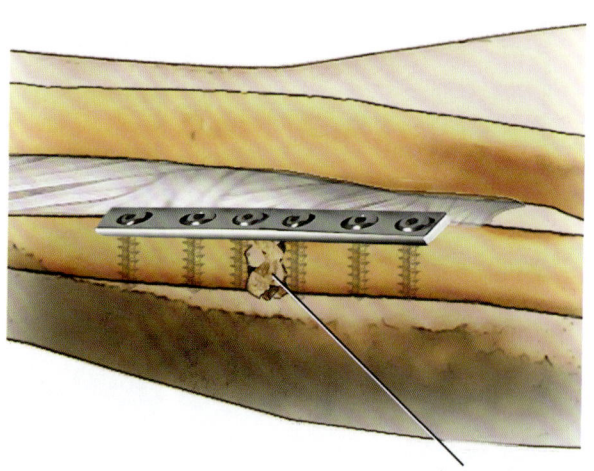

三皮质骨移植

技术图3　采用三皮质髂嵴植骨的改良Nicoll技术。将植骨块修剪成倒棱形，在钢板放置后使植骨块获得加压。

Masquelet技术

- 在部分或节段性骨缺损中，使用包含抗生素的甲基丙烯酸甲酯骨水泥，安装跨越损伤部位的桥接钢板。参照健侧确认骨长度及有无旋转移位。同时评估旋前、旋后活动范围。
- 彻底清除坏死骨组织及纤维组织。
- 与骨松质移植类似，使用桥接钢板细心固定。
- 骨水泥置入的方式应该考虑到后期取出的便利性。
  - 预先配置骨水泥使后期取出更容易。
  - 骨水泥应该超出骨断端1～2 mm，以防止纤维组织形成。
- 6周之后，经原切口纵行切开骨水泥表面假膜，取出骨水泥填塞物。术前预估所需植骨量并确定最佳的骨移植物来源。

带血管骨移植

- 根据需要确定供体骨移植物来源。
- 尺骨远端骨不愈合可以选用以第4伸肌间室动脉为蒂的桡骨远端移植物（CEA）。该移植物仅适用于2 cm以下的骨缺损，但其血管蒂较长，可用于大多数尺骨远1/3骨不愈合[6]。
- 对于缺损超过6~8 cm的骨不愈合，可以选用带血管腓骨移植，可携带皮岛或皮瓣用于监测腓骨血运（技术图4A~D）。所携带皮岛不仅可以用于检测血运，还可以减少创面缝合张力。腓骨移植物可以参照三面皮质移植物进行加压。尺、桡骨同时存在骨缺损时，使用基于同一血管蒂的两个骨移植物填充缺损部位[1]。

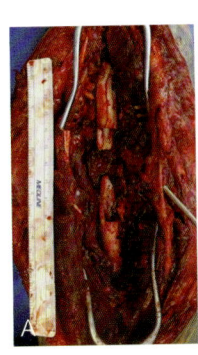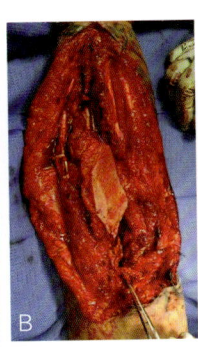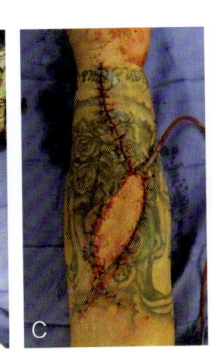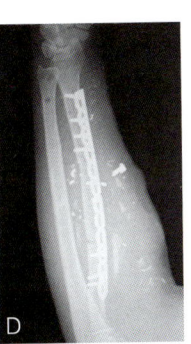

技术图4 A. 桡骨6 cm骨缺损。B. 将合适长度的游离腓骨移植物加压固定于缺损部位。C. 皮岛与创面缝合在一起。D. 术后6周随访。骨缺损最终愈合。

要点与失误防范

患者准备	• 术前戒烟，完善代谢指标检查。
患者决策	• 确保患者理解骨不连手术及自体骨移植的风险和并发症。解释术后功能改善往往不如手术结果好。
异常术前解剖	• 在既往手术区域以外开始组织分离，以确认正确的组织层次。 • 耐心仔细分离组织，因为瘢痕和肌肉挛缩可能会改变神经血管的位置。
骨不愈合部位血运重建	• 使用3.5 mm或4.0 mm的钻头再通髓腔。断端去皮质或钻孔。
恢复正常解剖	• 术前手术室拍摄对侧前臂X线片。有条件的话，制作前臂骨骼模型用以参考。 • 考虑使用解剖板。
恢复长度	• 使用临时外固定支架或带关节牵张器恢复长度。
骨不愈合部位废用性骨质疏松	• 使用长的锁钉钢板分散应力。
骨缺损处理	• 切取比骨缺损尺寸稍大的移植物。 • 使用带锁定的不锈钢板确保持久的桥接固定。 • 考虑应用Masquelet技术。

术后处理

- 术后通常使用夹板固定以促进伤口愈合。术后第一次随访时去除夹板，开始主动关节活动度的练习。
  - 持物重量限制在2~5磅（1磅≈0.45 kg）以下。鼓励患者用手臂进行日常生活活动。
- 术后3~4个月或X线片上有骨愈合的证据时再增加负重。
- 如果术后关节功能恢复不满意，可在夜间应用静态的渐进性夹板固定以改善功能。

预后

- 就像前臂骨折,前臂骨不愈合术后可获得较高的愈合率。应用本章所述方法治疗骨不愈合的愈合率为95%～100%[3,5,7]。
- 对于由手术技术或骨缺损所致的骨不愈合,针对病因进行处理后往往能够实现愈合。
  - 对于感染所致的骨不愈合,感染复发往往预示着不良的预后。几乎所有愈合失败的病例与先前的感染复发有关。
- 总体上,患者满意度与骨愈合没有直接相关性。多项研究显示只有大约2/3的患者获得优良的结果[3,5,7]。这是因为患者对术后上肢功能的预期较高而前臂翻修手术后常常会出现功能障碍。

并发症

- 新发感染或感染复发均会发生。
- 通常,瘢痕和挛缩已经导致前臂功能受限。骨不愈合手术会增加瘢痕及挛缩,导致前臂活动功能进一步丢失(幸运的是,疼痛及稳定性显著改善)。
- 骨不连常伴有广泛的瘢痕和挛缩而修复骨不连需要广泛的显露,由于正常组织平面破坏,神经血管损伤风险增加。
- 不愈合复发和内固定失败。
- 过度分离骨间膜可能会导致骨桥连接。
- 自体移植物供区疼痛或感觉迟钝。

(梁博 译,章程 审校)

参考文献

[1] Cai XZ, Yan SG, Giddins G. A systematic review of the non-operative treatment of nightstick fractures of the ulna. Bone Joint J 2013; 95(7): 952-959.

[2] Calori GM, Colombo M, Mazza E, et al. Monotherapy vs. polytherapy in the treatment of forearm non-unions and bone defects. Injury 2013;44(suppl 1):S63- S69. doi:10.1016/S0020- 1383(13)70015-9.

[3] Kamrani RS, Mehrpour SR, Sorbi R, et al. Treatment of nonunion of the forearm bones with posterior interosseous bone flap. J Orthop Sci 2013;18(4):563-568. doi:10.1007/s00776-013-0395-0.

[4] Moed BR, Kellam JF, Foster RJ, et al. Immediate internal fixation of open fractures of the diaphysis of the forearm. J Bone Joint Surg Am 1986;68(7):1008-1017.

[5] Moroni A, Rollo G, Guzzardella M, et al. Surgical treatment of isolated forearm non-union with segmental bone loss. Injury 1997; 28(8):497-504.

[6] Pagnotta A, Taglieri E, Molayem I, et al. Posterior interosseous artery distal radius graft for ulnar nonunion treatment. J Hand Surg Am 2012;37(12):2605-2610. doi:10.1016/j.jhsa.2012.09.004.

[7] Ring D, Allende C, Jafarnia K, et al. Ununited diaphyseal forearm fractures with segmental defects: plate fixation and autogenous cancellous bone-grafting. J Bone Joint Surg Am 2004; 86-A(11):2440-2445.

[8] Ring D, Rhim R, Carpenter C, et al. Comminuted diaphyseal fractures of the radius and ulna: does bone grafting affect union rate? J Trauma 2005;59(2):438-441.doi:10.1097/01.ta.0000174839.23348.43.

第25章 切开复位内固定治疗尺骨茎突、头部及干骺端骨折

Open Reduction and Internal Fixation of Ulnar Styloid, Head, and Metadiaphyseal Fractures

Eon K. Shin and Peter Goljan

定义

- 尺骨远端是桡骨及手部围绕其活动时的支点[7](图1A)。
- 尺骨远端骨折的治疗相对于和其相对应的桡骨远端来说往往是不充分的(图1B、C)。
- 近来文献逐步增加对此类骨折及相关损伤治疗及疗效的关注[3,10,16,19,20]。

解剖

- 尺骨远端为一个支点,支撑着手部及桡骨[7](图2A)。
- 当前臂做旋前及旋后运动时,桡骨通过下尺桡关节绕尺骨头旋转[6,7]。
- 下尺桡关节通过一个复杂的韧带装置——三角纤维软骨复合体(TFCC)与腕骨相连接。
- 下尺桡关节的稳定性则通过桡骨乙状切迹和尺骨头之间的骨性匹配及桡尺韧带的完整性来维持[1,6](图2B)。
  - 组成下尺桡关节的两个关节面的曲率是不同的(图2C)。
  - 前臂中立位时下尺桡关节有60%关节面相接触[1]。
  - 在完全旋前位或完全旋后位时,关节面骨性接触的概率仅为10%[1]。
  - 韧带起自尺骨头凹及尺骨茎突基底部,止于桡骨远端乙状切迹的掌侧及背侧边缘[1,15](图2B)。

发病机制

- 孤立的尺骨骨折多见于前臂受到物体直接击打时,故也称之为"夜盗(杖)骨折"。
- 尺骨远端骨折大多由于跌倒时手背伸位受力所致。
- 通常的理解是尺侧损伤是由于后仰跌倒时前臂旋后,前臂远端的尺侧以及腕部遭受暴力引起尺骨远端骨折、三角骨撕脱骨折及三角纤维软骨复合体损伤等。
  - 相比之下,桡侧损伤原因大多是向前跌倒、前臂桡侧和腕部受力,导致手部舟骨骨折以及桡骨远端骨折等。

自然病程

- 大多数尺骨远端骨折仅遗留很小的后遗症。
- 一部分尺骨远端畸形愈合导致下尺桡关节不匹配,并继发随后的不稳定或者前臂旋转障碍(图3)。
  - 下尺桡关节稳定的重建是一重要治疗目标。

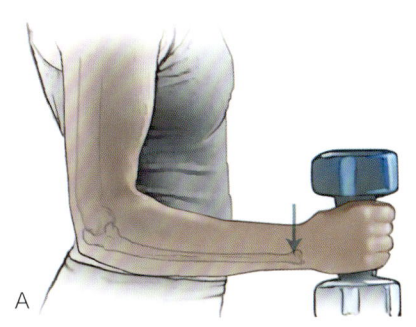
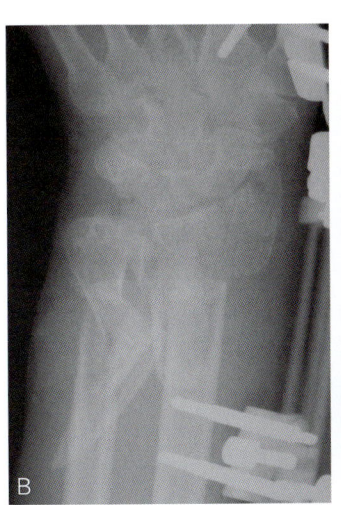
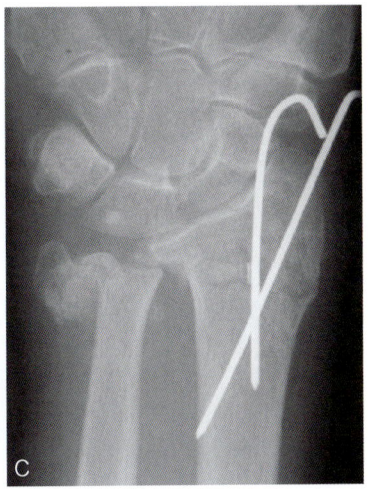

图1 A. 尺骨远端作为一个支点,承载着绝大多数手部的活动。B、C. 相对于和其相对应的桡骨而言,尺骨远端骨折往往被忽视,而对桡骨远端骨折的治疗往往更加积极。前臂远端骨折的治疗结果可能由于对其支点——尺骨远端的积极治疗而提高。

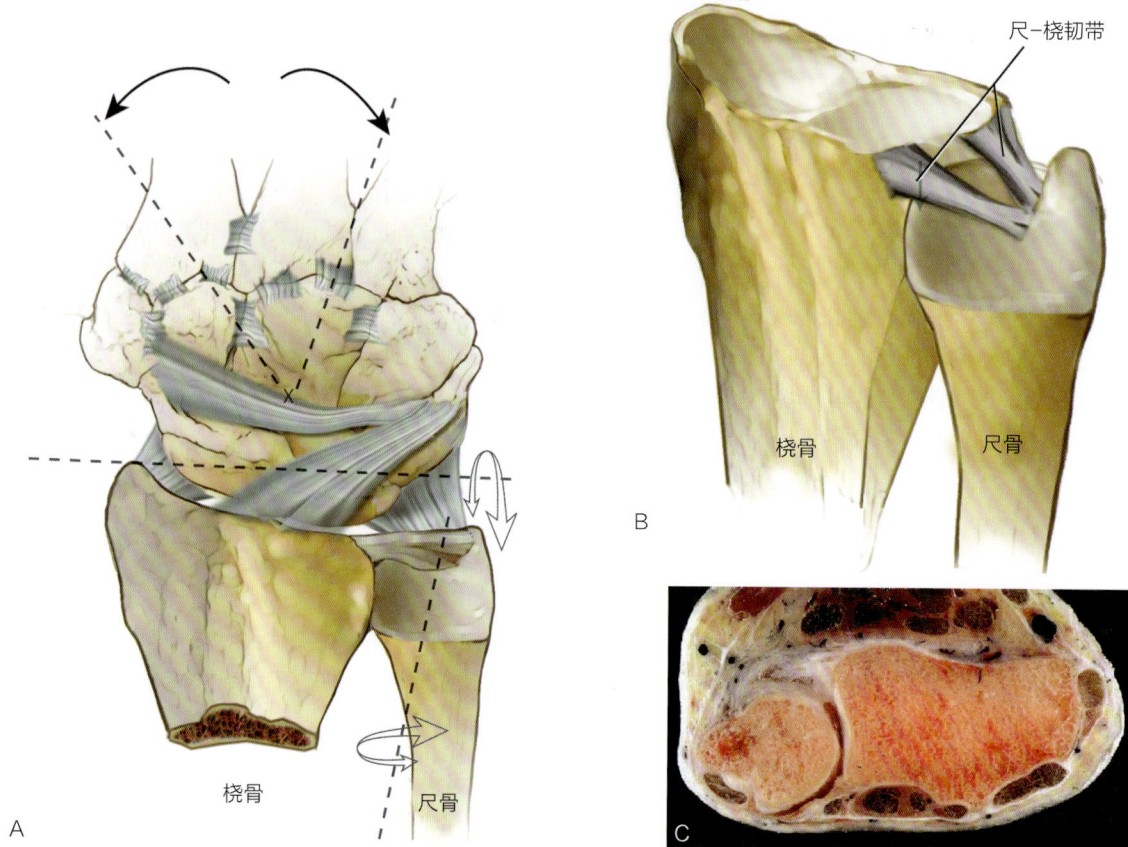

图2 A. 在旋前或旋后时桡骨围绕尺骨远端即"支点"旋转，尺骨远端通过尺腕韧带与手相连，完成手的日常活动。B. 下尺桡关节因尺骨头和桡骨的乙状切迹之间的骨性匹配及掌背侧桡尺韧带而具有稳定性。桡尺韧带起自尺骨茎突基底凹内，其背侧和掌侧的韧带分别止于乙状切迹的掌侧及背侧边缘。这些韧带充当了旋前和旋后的纽带作用。C. 两个球状的关节面曲率是不同的：尺骨头的曲率小于乙状切迹的曲率。

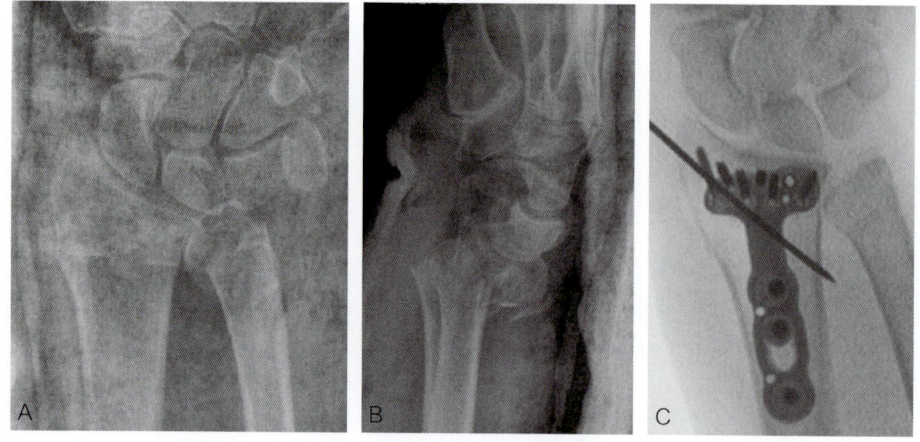

图3 A、B. X线片显示桡骨远端骨折合并尺骨头及尺骨茎突骨折。但复杂的尺侧损伤未正确评估。C. 桡骨远端骨折固定后，术中透视显示尺骨骨折移位及不稳定。

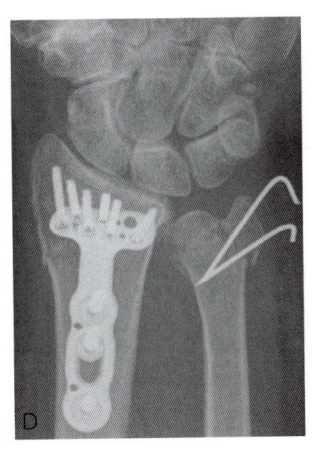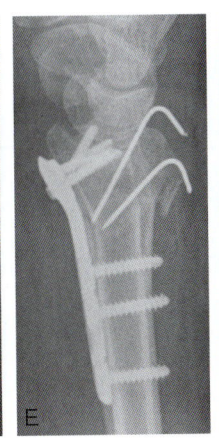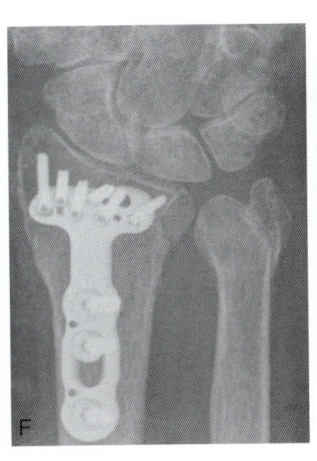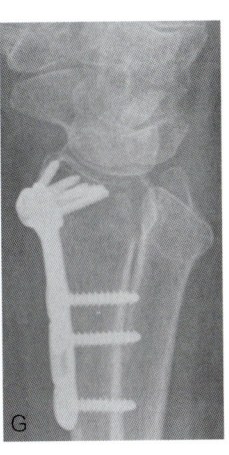

图3（续）　D、E. 掌侧锁定钢板治疗桡骨远端骨折，尺骨头和尺骨茎突骨折部分复位，使用2根克氏针固定。术者充分固定尺骨茎突骨折但尺骨头骨折固定不充分，并且术后没有限制前臂旋转。F、G. 最终的X线片显示尺骨头畸形愈合导致下尺桡关节不稳定和旋转受限。此时就需要行尺骨头假体置换术来治疗。

影像学和其他诊断性检查

- 通常需进行正位、侧位和斜位X线摄片。
- CT扫描有助于检查尺骨头的关节内骨折。
- 有时需要行MRI来评估三角纤维软骨复合体的完整性。
- 如果临床上怀疑有下尺桡关节分离，但又没有相关的影像学证据，此时可考虑行关节镜检查。
  - 诊断性关节镜有助于在尺骨茎突骨不连切除术前评估TFCC的完整性[16]。

手术治疗

阳性体征及适应证

下尺桡关节分离

- 放射线片偶尔会显示没有尺骨骨折的下尺桡关节分离（图4）。这是由桡尺韧带损伤导致的[12]（图5A）。
  - 桡尺韧带的损伤会导致下尺桡关节的松弛，更糟的结果则见于无骨质疏松患者发生桡骨远端骨折后[11]（图5B）。
  - 需要行关节镜辅助下修复或切开修复，使桡尺韧带重新附着于尺骨头小凹来重建下尺桡关节的稳定性（图5C）（参见第63章）。
  - 满意的下尺桡关节稳定性重建已取得了良好的疗效[3,10,20]。

尺骨茎突骨折

- 尺骨茎突骨折的重要性以及是否手术治疗取决于附着于尺骨茎突基底部尺骨头小凹周围上的桡尺韧带损伤的累及范围（图6A）。
  - 近来有研究报道，对于尺骨桡骨远端骨折，仅固定桡骨而不处理尺骨可以取得满意的结果[3,10,20]。
    - 尺骨茎突不愈合不会在术后表现出腕尺侧疼痛[20]。
  - 治疗过程中必须充分表现出下尺桡关节稳定。
  - 一般情况下，如果骨折位于尺骨茎突基底部且移位超过2 mm，则需要仔细评估下尺桡关节稳定性，并且可能需要手术治疗[13]（图6B、C）。
  - 由于桡尺韧带的牵拉，尺骨茎突在骨折向桡侧移位。发生此种移位时的手术指征（图6D）超过骨折后发生轴向及向远端移位时（尺三角侧副韧带撕脱）。
  - 位于尺骨茎突顶端的骨折一般是稳定的，无须手术固定，因为此时桡尺韧带仍附着于尺骨茎突基底处的尺骨头部（图6E、F）。
- 伴随有尺侧损伤的桡骨远端骨折在接受切开复位内固定手术之后，应仔细进行临床及影像学评估。

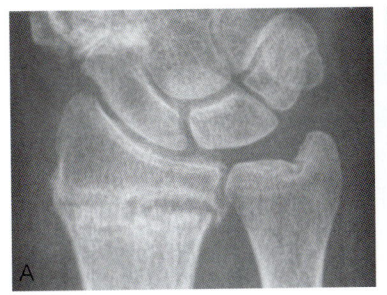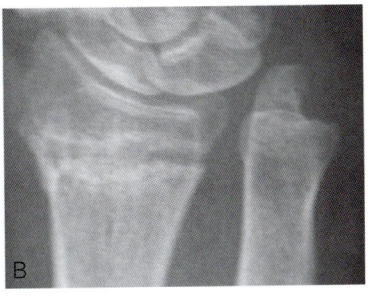

图4　A. 一例无移位的桡骨远端骨折伴不明显的尺骨远端病变。B. 对此骨折行应力试验检查下尺桡关节即可见明显的下尺桡关节分离，此亦作为无尺骨茎突骨折情况下桡尺韧带完全撕脱的征象。

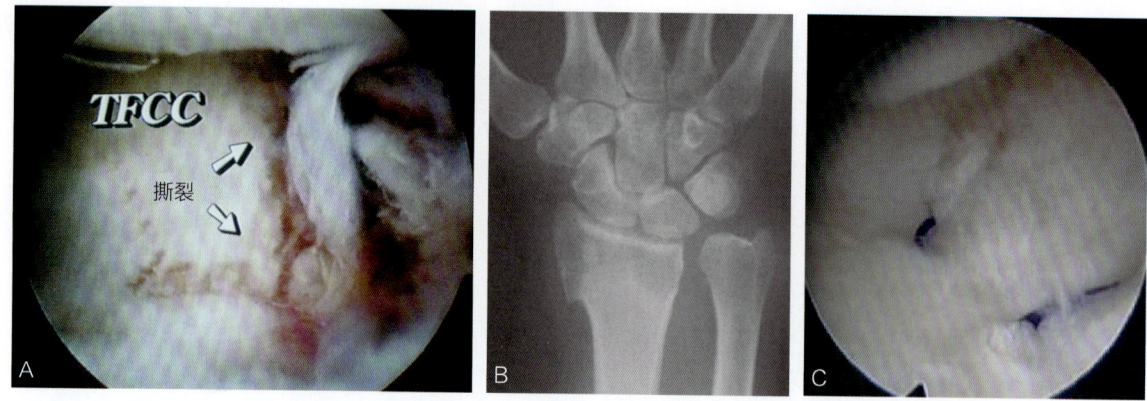

图5　A. 关节镜下见尺桡关节［三角纤维软骨复合体（TFCC）周围］分离。月骨在上，桡骨在下，撕脱组织位于右侧，表面可见渗血。B. 桡骨远端骨折后下尺桡关节分离，伴完全的桡尺韧带撕脱但不伴有任何的尺骨骨折。C. 关节镜下见关节镜辅助修复和重建撕脱的桡尺韧带。上方是月三角间隙，桡骨关节表面位于左下角。蓝色的缝线将韧带拉向尺骨头凹，在镜下不能直视。

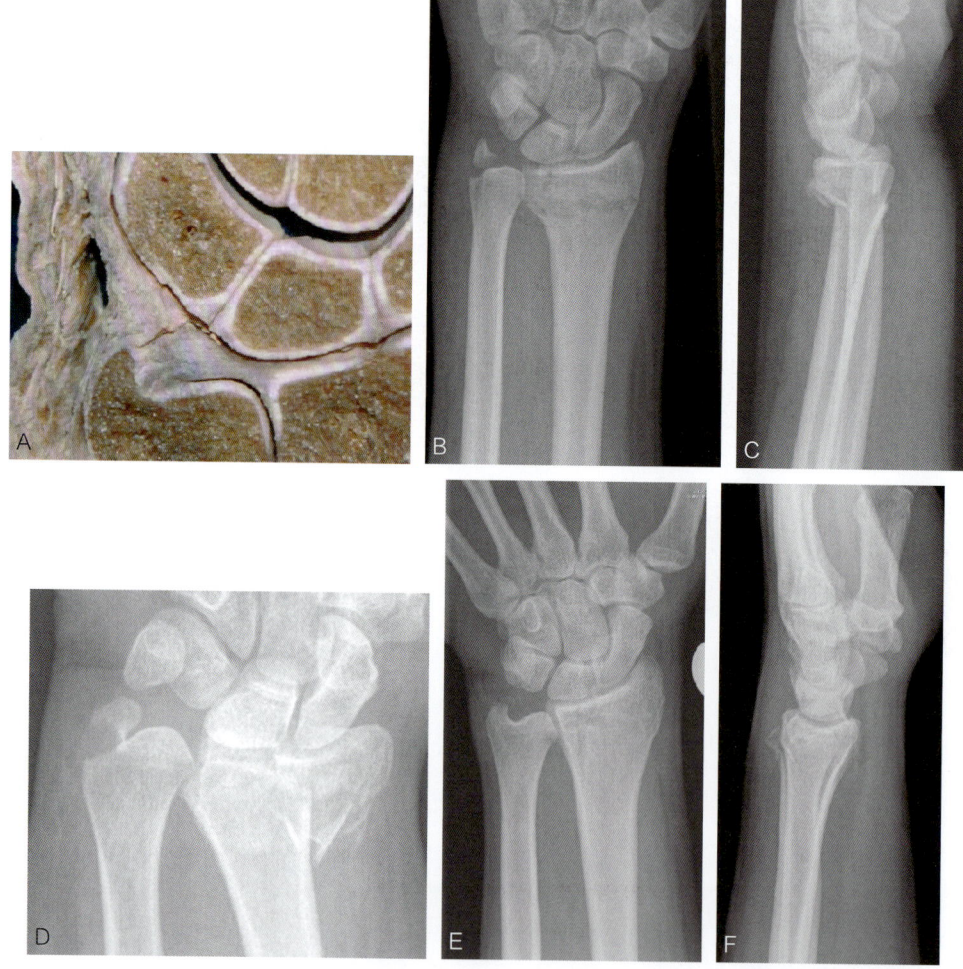

图6　A. 桡尺韧带由浅层及深层构成，嵌入尺骨头凹且部分附着于尺骨茎突基底部。因此，尺骨茎突基底部的骨折并不一定都会造成稳定下尺桡关节主要韧带的分离。B、C. 尺骨茎突基底部骨折可能造成桡尺韧带的分离，存在下尺桡关节不稳定时，可能需要手术治疗。D. 骨折向桡侧移位（桡尺韧带牵拉）时，手术适应证扩大。E、F. 尺骨茎突顶端的骨折即代表尺三角副韧带的撕脱骨折，如腕关节稳定，可能无须进一步治疗。

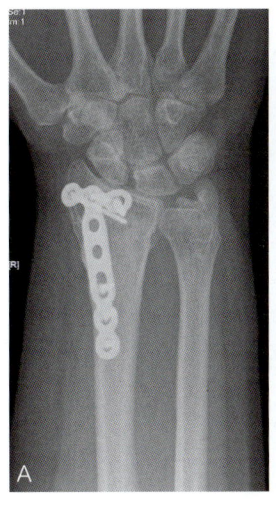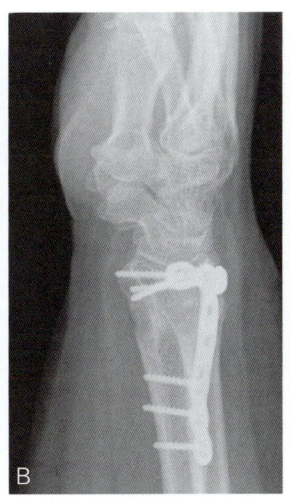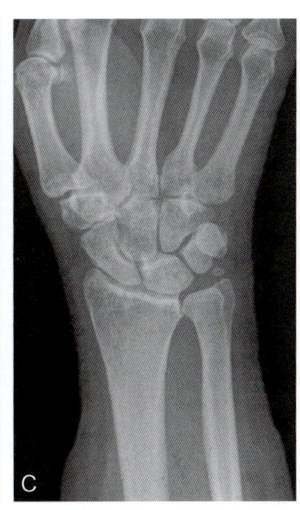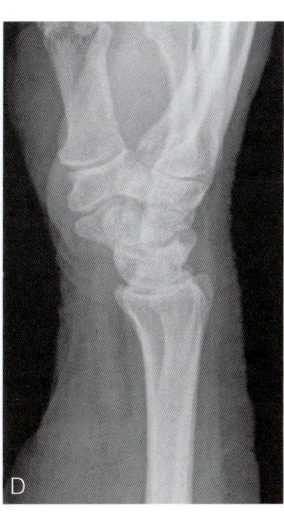

图7 A、B. 尺骨茎突与三角骨在腕尺侧邻界。C、D. 尺骨茎突骨不愈合会引起如同游离体一样的问题。

- 桡骨骨折治疗后通常能帮助尺骨骨折复位,也提高了下尺桡关节的稳定性。
- 稳定的下尺桡关节,意味着桡尺韧带没有附着在尺骨茎突的骨块上,所以可保守治疗。
- 下尺桡关节不稳定提示桡尺韧带分离并伴有茎突骨折。应将尺骨茎突复位固定或行韧带重建。

尺骨茎突骨折不愈合

- 最新文献已经评估了尺骨茎突骨折不愈合的临床疗效。
  - 伴或不伴尺骨茎突骨折不愈合的患者报道中没有差异[3,10,20]。
  - 有症状的尺骨茎突骨折不愈合主要和TFCC撕裂有关[16]。从骨折不愈合的手术切口进入行诊断性关节镜检查有助于诊断和修复可能存在的合并TFCC损伤。
- 尺骨茎突骨不愈合主要阳性体征是腕尺侧疼痛、负重旋转时疼痛加重及尺骨茎突压痛[3,8]。尺骨茎突骨不愈合症状与下列因素相关:
  - 由于桡尺韧带功能障碍导致下尺桡关节不稳(三角纤维软骨复合体周围分离)[8](图5B)。
  - 覆盖其上的尺侧腕伸肌腱(ECU)撞击。
  - 尺腕邻界[8](图7A、B)。
  - 游离体对软组织的刺激(图7C、D)。

尺骨头骨折

- 尺骨头骨折通常伴随桡骨远端骨折,而桡骨远端骨折的类型又对总体功能预后具有很大影响。
- 尺骨头骨折可单独或同时累及关节外的尺骨远端部分、近侧骨干部分以及包括尺骨茎突的远端部分(图3A、B)。

尺骨远端颈和干部骨折

- 尺骨远端颈或干部骨折是指距离尺骨头顶部4 cm以内的骨折(图8A~D)。
- 一些合并有桡骨远端骨折的尺骨远端骨折,在桡侧骨折获得复位后,尺侧的骨折也能自动复位并且具有一定的稳定性[17,18]。
- 很难单纯应用石膏来固定不稳定的骨折。三点固定,甚至超肘关节的长臂石膏,都是无效的(图8E、F)。

粉碎性尺骨远端关节内骨折

- 粉碎性尺骨远端骨折是难以复位和重建的,对于手术医生是一个极大的挑战[2,5,14,19]。
  - Darrach术式和Sauvé-Kanpandji术式(图9A、B)作为挽救性的手术方式的首选可以获得成功[2,19]。
  - 这些手术可能会对于一些诸如低诉求的或老年患者有效[2]。
- 在老年患者的严重尺骨骨折病例中,只固定桡骨而不固定尺骨可以同样被认为有效[14]。
- 如果最初的固定已经实现了,通常的建议是通过初始入路进行调整恢复解剖关系,维持尺骨及下尺桡关节的整体力线。

入路

- 该入路适用延伸至尺骨远端颈或干部的所有尺骨远端骨折。
- 该入路能评估尺骨茎突部位的骨折或骨不愈合,同时也能显露、评估并允许治疗任何相关的三角纤维软骨复合体损伤。

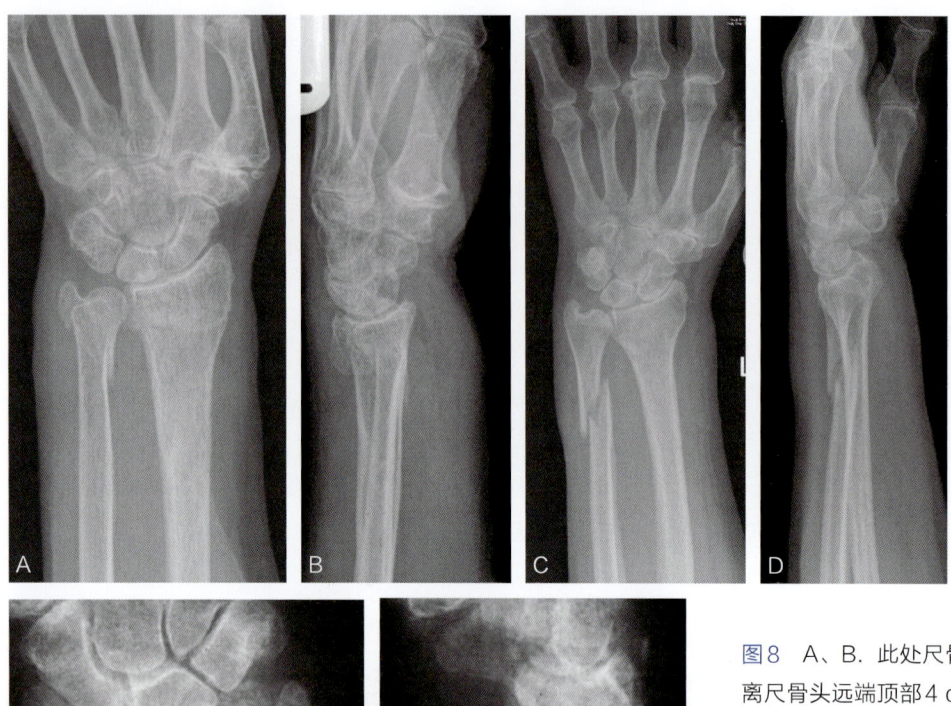
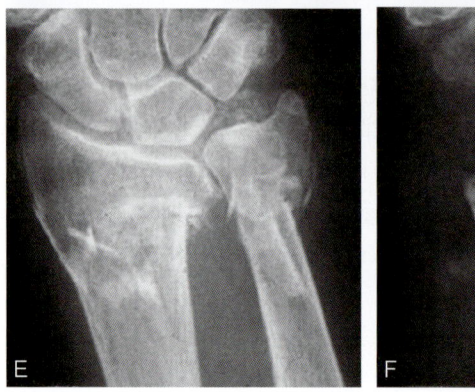
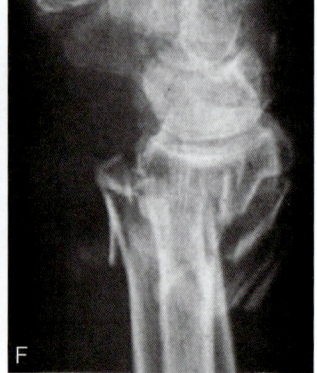

图8 A、B. 此处尺骨远端干部骨折的定义是指距离尺骨头远端顶部4 cm以内的骨折。C、D. 该尺骨干骨折更靠近端并且可被看作是单纯的尺骨骨折。然而，也必须要考虑到下尺桡关节也可能被累及。在行切开复位内固定手术之后，应检查下尺桡关节的稳定性。E、F. 不稳定桡骨远端及尺骨远端骨折仅用石膏固定很难实现良好制动。正位及侧位X线片显示尺桡骨远端粉碎及向背侧移位。此类骨折不能采用保守治疗。

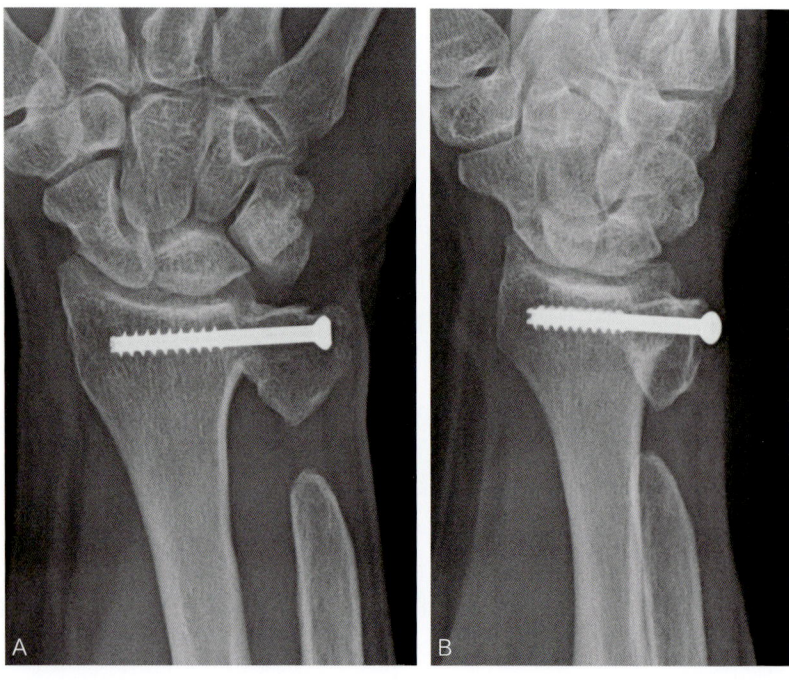

图9 A、B. Sauvé-Kapandji术式治疗创伤性尺骨远端骨折后的正、侧位片。

切开和暴露

- 以下尺桡关节为中心，在尺骨远端背侧做Z字切口（技术图1A、B）。
  - 该入路允许在关闭切口时重建所有重要的稳定结构。
  - 注意保护尺神经的背侧感觉支（技术图1C）。
- 切开第5伸肌间室上方的支持带（技术图1D）。
- 在伸肌支持带与尺侧腕伸肌背侧腱鞘之间的间隙做分离，掀起尺侧支持带瓣。
  - 保持独立的尺侧腕伸肌腱间室的完整性（技术图1E）。
- 从第4～5间室掀起带尺侧蒂的关节囊瓣，来打开下尺桡关节的背侧关节囊（技术图1F）。
- 辨识第4～5间室间动脉。
- 从尺骨颈开始切开关节囊，并可向第4～5间室间动脉延伸，室间动脉采用电凝烧灼止血。
- 切口沿此线行至桡腕关节水平，然后沿背侧桡三角韧带至三角骨的方向，向远端及尺侧继续延伸。
  - 由于背侧桡尺韧带位于桡骨背侧皮质的平坦部分，所以其附着不受此切口影响。
- 随后即可直视下尺桡关节及横跨的三角纤维软骨复合体。尺腕关节通常隐藏在半月板样软骨盘上的滑膜之后（技术图1G）。
  - 如有需要，可将滑膜移向背侧的桡尺韧带，显露尺骨茎突及尺腕关节。
- 如果远端尺骨颈骨折没有累及任何的关节或软组织，切口可仅至关节囊瓣的近侧，但仍需掀起支持带瓣以处理远端干骺部的骨折。

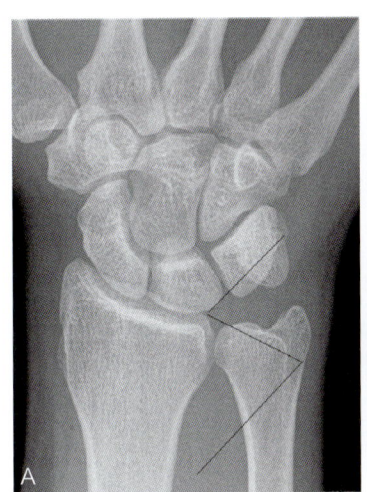
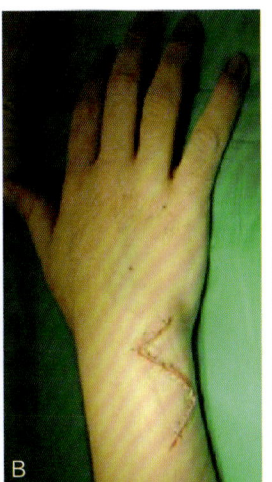
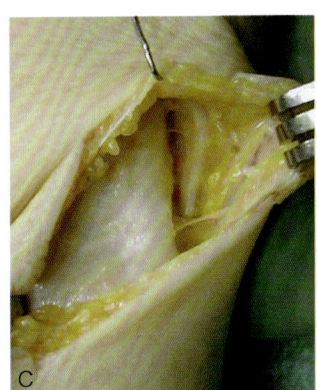
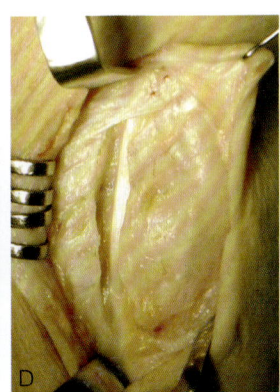
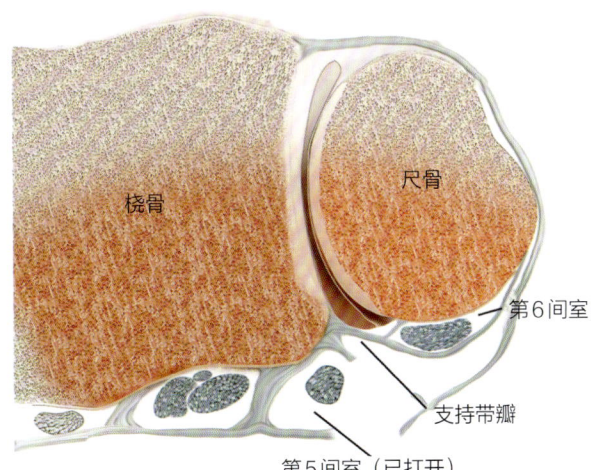

技术图1 适合所有尺骨远端骨折的手术入路。A、B. 背侧Z字切口，中心位于下尺桡关节。C. 行皮下组织分离，保护尺神经背侧感觉支。D. 辨认支持带，经第5伸肌间室做切口。E. 分离真性支持带与其下方的尺侧腕伸肌腱之间的间隙，切开支持带但保留其尺侧部分，将支持带向尺侧掀起，这样尺侧腕伸肌腱就能保留在其腱鞘内。

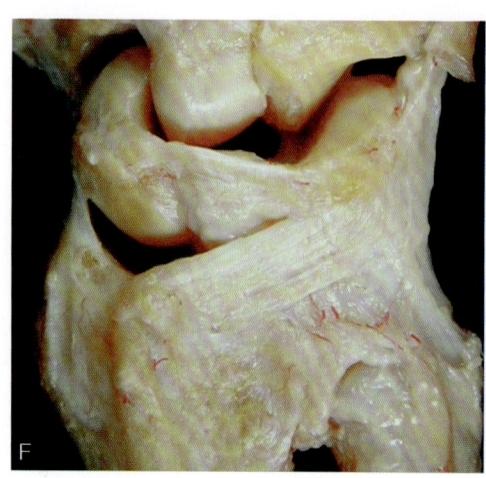
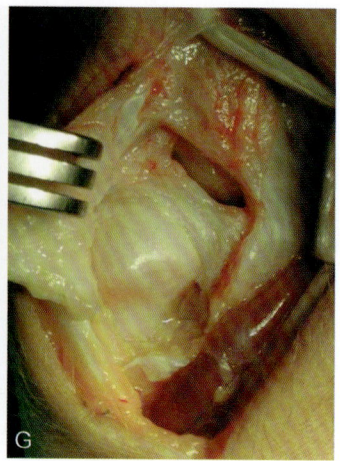

技术图1（续） F. 从4～5间室掀起带尺侧蒂的关节囊瓣，以到达尺骨远端。G. 如该样本所示，尺腕关节通常隐藏在半月板样软骨盘上的滑膜之后（C、D的版权：M.Garcia-Elias, Spain）。

尺骨茎突骨折

- 尺骨茎突基底部骨折可用如下方法固定：
  - 1根或2根克氏针（技术图2A、B）。
  - 张力带钢丝（技术图2C）。
  - 钢丝环扎或缝合。
  - 螺钉固定（技术图2D）。

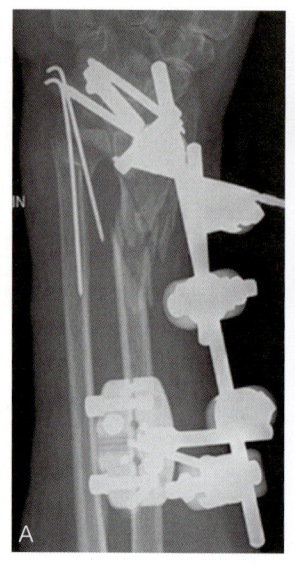
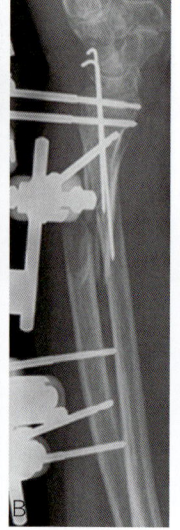
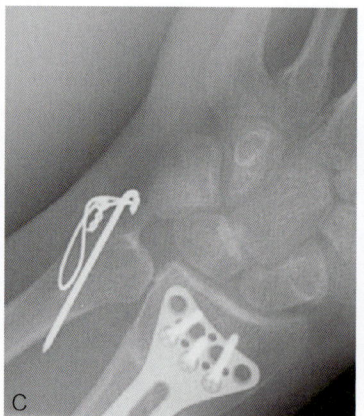
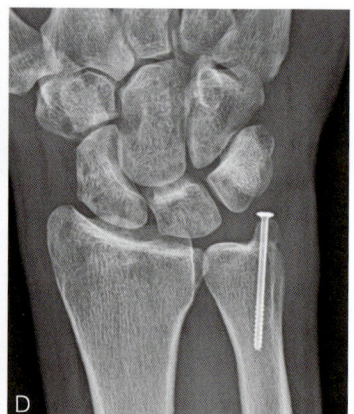

技术图2 尺骨茎突可采用多种方式固定来确保桡尺韧带复位，从而稳定下尺桡关节。A、B. 单根（无旋转不稳定）或2根克氏针固定。C. 张力带钢丝固定。D. 螺钉固定（无旋转不稳定）。

尺骨茎突骨不愈合

- 如骨折块较大,应将其复位于尺骨头上[8]。
- 如骨折块较小,则可将其切除,并将桡尺韧带直接复位固定于尺骨头凹[8]。
- 如骨折块较小并且位于远端,同时不伴有下尺桡关节的不稳定,则可切除尺骨茎突同时不进行任何相关的韧带处理[8]。
- 在进行尺骨茎突切口之前先进行腕关节镜来评估是否有潜在的TFCC损伤(技术图3A、B)。

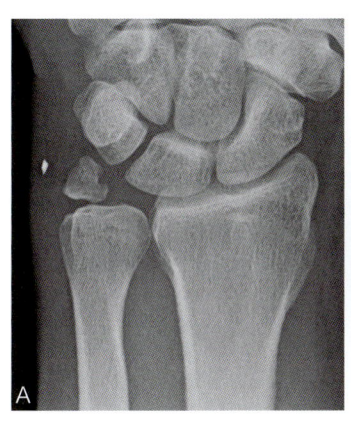
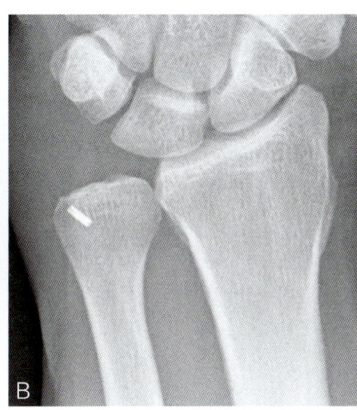

技术图3 对于尺骨茎突骨折不愈合行尺骨茎突切除术术中评估TFCC十分重要。A. 术前尺骨茎突骨折不愈合。B. 尺骨茎突切除后,使用缝线锚钉修复TFCC损伤。

尺骨头骨折

- 不包含近侧关节外部分的尺骨头骨折。
  - 骨折移位(关节面有台阶)或者不稳定时,可采用埋头加压螺钉[9]或克氏针进行切开复位内固定治疗。
  - 术后制动取决于骨折及其固定的稳定性。
- 累及近侧关节外部分的尺骨头骨折。
  - 复位和固定关节内部分。
  - 如果关节外部分向近侧延伸至远端尺骨颈部,推荐使用尺骨髁接骨板固定(技术图4),但如果关节外部分累及尺骨茎突,则建议使用张力带钢丝(技术图2C)。
  - 术后制动取决于骨折及其固定的稳定性。

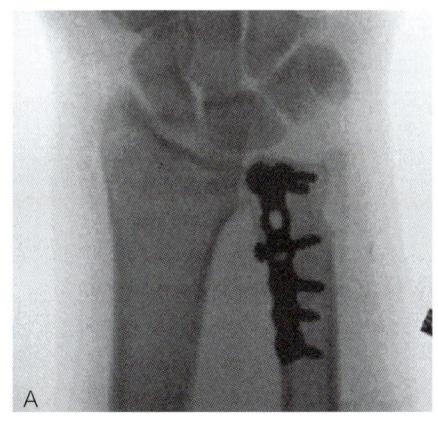
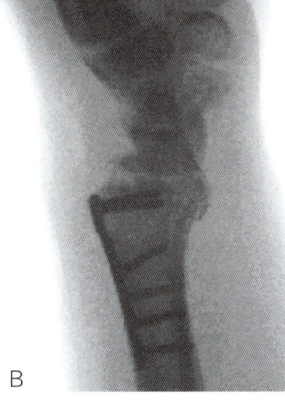

技术图4 A、B. 无法复位或不稳定的尺骨远端骨折需行切开复位内固定治疗[18]。正位及侧位X线片示向背侧移位的尺骨远端骨折应用接骨板固定。

尺骨远端颈和干部骨折

- 无法复位或不稳定的骨折需行切开复位内固定治疗[18]。
- 可采用髁接骨板[18]（技术图3）或张力带钢丝加骨块间螺钉固定治疗（技术图5）。

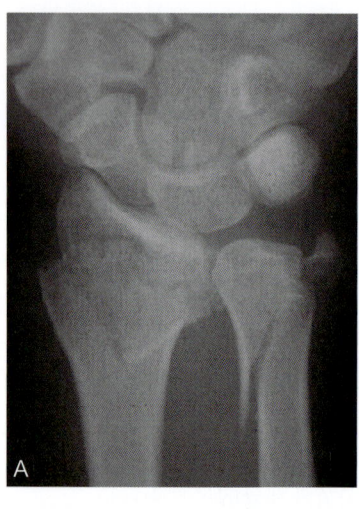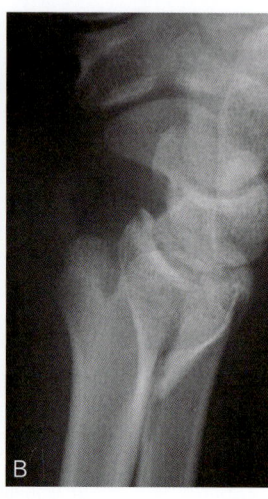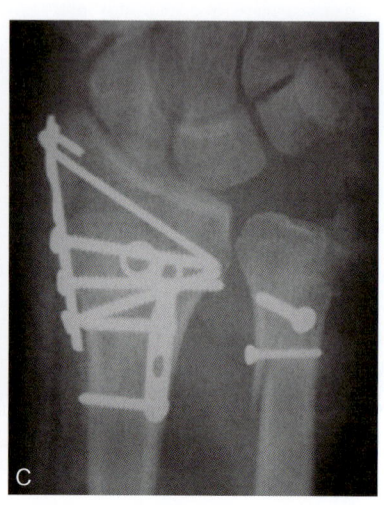

技术图5 A、B. 正位及侧位X线片显示一个向背侧移位的前臂远端骨折。采用桡背侧及桡尺侧双切口结合切开复位内固定治疗骨折。C. 因尺骨茎突基底部骨折粉碎，故采用环扎法缝合固定。

粉碎性尺骨远端关节内骨折

- 现有3种方法可治疗粉碎性尺骨远端关节内骨折：
  - 按前述方法恢复尺骨及下尺桡关节的解剖关系及总体力线。
    - 这可以通过手法复位超肘关节石膏固定来实现，也可通过外科手段诸如临时钢丝或外固定支架固定等来完成。
    - 用这种治疗方法可能出现腕部僵硬及前臂旋转受限等问题，而且以后的补救措施也无法纠正。
  - 远端尺骨头置换术[5]。
    - 理论上，其优势是减少了僵硬（源于早期运动）及下尺桡关节的疼痛。
  - 尺骨头全切或部分切除，与远侧尺骨颈切除的下尺桡关节固定术效果相当（Sauvé-Kapandji术）。
  - 尺骨远端切除尺侧腕伸肌腱固定术（Darrach术式）[4]。
  - 注意避免切除超过乙状切迹近段部分。

术后处理

- 尺骨远端复合体在稳定的固定术后仍需采用前臂夹板保护。
- 对于尺骨远端复合体中等稳定的固定术后，需采用U形夹板或石膏保护4周，允许肘关节的屈伸活动，但应限制前臂的旋前和旋后。
- 内、外固定或非手术治疗后固定稳定性较差，需要超肘关节前臂中立位夹板保护，限制活动至少6周，否则有引起骨不愈合或畸形愈合的风险。

预后

- 逐渐引起重视的尺骨远端骨折治疗表明是否治疗尺骨茎突骨折不愈合有着等同的疗效。
- 下尺桡关节稳定性被认为是术后满意度最重要的影响因素。
- 如果手术医生能完全掌握尺骨茎突、桡尺韧带与TFCC之间的解剖关系，并能对其进行正确治疗，也能对改善预后起到很大帮助。

并发症

- 下尺桡关节僵硬伴旋前、旋后受限。
- 手术后患者可触及显著突出的硬物。
- 感染。
- 骨不愈合。
- 畸形愈合。

（刘衒哲 译，贾亚超 审校）

参考文献

[1] af Ekenstam F, Hagert CG. Anatomical studies on the geometry and stability of the distal radio ulnar joint. Scand J Plast Reconstr Surg 1985;19:17-25.

[2] Arora R, Gabl M, Pechlaner S, et al. Initial shortening and internal fixation in combination with a Sauvé-Kapandji procedure for severely comminuted fractures of the distal radius in elderly patients. J Bone Joint Surg Br 2010;92:1158-1562.

[3] Buijze GA, Ring D. Clinical impact of united versus nonunited fractures of the proximal half of the ulnar styloid following volar plate fixation of the distal radius. J Hand Surg Am 2010;35:223-227.

[4] Darrach W. Partial excision of lower shaft of ulna for deformity following Colles's fracture. 1913. Clin Orthop Relat Res 1992;(275):3-4.

[5] Grechenig W, Peicha G, Fellinger M. Primary ulnar head prosthesis for the treatment of an irreparable ulnar head fracture dislocation. J Hand Surg Br 2001;26(3):269-271.

[6] Hagert CG. Current concepts of the functional anatomy of the distal radioulnar joint, including the ulnocarpal junction. In: Büchler U, ed. Wrist Instability. Berlin: Martin Dunitz, 1996:15-21.

[7] Hagert CG. The distal radioulnar joint in relation to the whole forearm. Clin Orthop Relat Res 1992;(275):56-64.

[8] Hauck RM, Skahen J III, Palmer AK. Classification and treatment of ulnar styloid nonunion. J Hand Surg Am 1996;21(3):418-422.

[9] Jakab E, Ganos DL, Gagnon S. Isolated intra-articular fractures of the ulnar head. J Orthop Trauma 1993;7:290-292.

[10] Kim JK, Koh YD, Do NH. Should an ulnar styloid fracture be fixed following volar plate fixation of a distal radial fracture? J Bone Joint Surg Am 2010;92:1-6.

[11] Lindau T, Adlercreutz C, Aspenberg P. Peripheral tears of the triangular fibrocartilage complex cause distal radioulnar instability after distal radius fractures. J Hand Surg Am 2000;25(3):464-468.

[12] Lindau T, Arner M, Hagberg L. Intraarticular lesions in distal fractures of the radius in young adults: a descriptive arthroscopic study in 50 patients. J Hand Surg Br 1997;22(5):638-643.

[13] May MM, Lawton JN, Blazar PE. Ulnar styloid fractures associated with distal radius fractures: incidence and implications for distal radioulnar joint instability. J Hand Surg Am 2002;27(6):965-971.

[14] Namba J, Fujiwara T, Murase T, et al. Intra-articular distal ulnar fractures associated with distal radial fractures in older adults: early experience in fixation of the radius and leaving the ulna unfixed. J Hand Surg Eur Vol 2009;34:592-597.

[15] Palmer AK, Werner FW. The triangular fibrocartilage complex of the wrist—anatomy and function. J Hand Surg Am 1981;6(2):153-162.

[16] Protopsaltis TS, Ruch DS. Triangular fibrocartilage complex tears associated with symptomatic ulnar styloid nonunions. J Hand Surg Am 2010;35:1251-1255.

[17] Richards TA, Deal DN. Distal ulna fractures. J Hand Surg Am 2014;39:385-391.

[18] Ring D, McCarty PL, Campbell D, et al. Condylar blade plate fixation of unstable fractures of the distal ulna associated with fractures of the distal radius. J Hand Surg Am 2004;29(1):103-109.

[19] Ruchelsman DE, Raski KB, Rettig ME. Outcome following acute primary distal ulna resection for comminuted distal ulna fractures at the time of operative fixation of unstable fractures of the distal radius. Hand 2009;4:391-396.

[20] Zenke Y, Sakai A, Oshige T, et al. The effect of an associated ulnar styloid fracture on the outcome after fixation of a fracture of the distal radius. J Bone Joint Surg Br 2009;91:102-107.

第26章 盖氏骨折中下尺桡关节的复位与固定
Reduction and Stabilization of the Distal Radioulnar Joint Following Galeazzi Fractures

Benjamin S. Zellner, John R. Dawson and Lee M. Reichel

定义

- 盖氏骨折是桡骨干骨折合并下尺桡脱位(图1A、B)。
- 通常认为解剖学复位桡骨干骨折后可以经一段时间的非手术固定后获得稳定的下尺桡关节。
- 当下尺桡关节难以复位或是不稳定的时候则需要对桡骨行解剖学复位,使用加压钢板治疗桡骨骨折并通过手术稳定下尺桡关节。
- 儿童损伤不涵盖在本章范畴中。

解剖

- 下尺桡关节。
  - 稳定的下尺桡关节是由桡骨乙状切迹、尺骨头、韧带附着和周围稳定的肌肉组成的[5]。
  - 尺骨头的曲率比乙状切迹的小,导致了下尺桡关节是较为松弛的骨性联结。这使得桡骨和尺骨之间存在旋转和平移来实现旋前和旋后功能。此外这一松弛的骨性联结主要依赖周围软组织来进行稳定[5]。

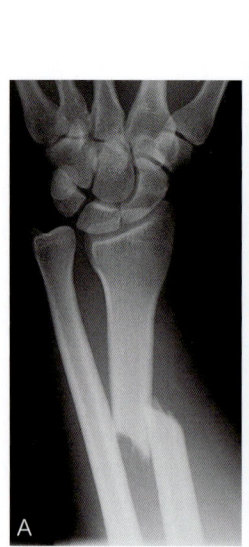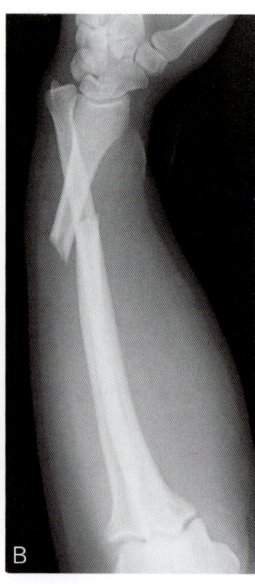

图1 典型的盖氏骨折。A. 桡骨干远端1/3骨折,骨折远端尺侧成角,桡骨短缩,下尺桡关节增宽。B. 桡骨干骨折远端的尖端向背侧成角伴尺骨头后脱位。

- 三角纤维软骨复合体。
  - 三角纤维软骨复合体的桡尺韧带的掌侧和背侧构成下尺桡关节最重要的初级稳定结构[18]。
  - 深部纤维十字交叉编织附着于尺骨茎突基底的中心凹。
  - 因此,当罕见的盖氏骨折合并尺骨茎突骨折发生时,只要固定尺骨茎突骨折可能就可以恢复下尺桡关节的稳定性。
- 远端骨间膜(DIOM)和远端斜行纤维束(DOB)。
  - DIOM位于旋前方肌深面并连接桡骨和尺骨(图2A)。
  - 生物力学研究表明骨间膜的远端膜性部分是下尺桡关节的次级稳定功能的一部分[14,20]。
  - DOB起于尺骨远端,止于桡骨乙状切迹的下缘,并与下尺桡关节关节囊性组织融合[18]。病理解剖学研究报道DOB出现于40%的标本中(图2B)[15]。
  - Moritomo[14]假设在Galeazzi骨折脱位中,当DOB有松动但没有撕裂时,可以通过解剖复位桡骨来解决不稳定性。
  - 桡骨复位以及随后张紧的DOB使得即使存在TFCC损伤,也会恢复稳定性。桡骨骨折康复后持续的下尺桡关节不稳定可能是由于DOB断裂导致[14]。
- 桡骨。
  - 大部分盖氏骨折脱位发生在桡骨的远端1/3,但可以发生在桡骨的任何地方[12]。
    - 大于50%的距桡骨远端关节面7.5 cm以远处发生的桡骨干骨折合并下尺桡关节损伤,这个比例在骨折位置更靠近端的桡骨干骨折中为6%[17]。

发病机制

- 损伤机制。
  - 最常见的损伤机制是极度旋前位轴向受压,同时腕关节过伸。直接对前臂背侧桡侧的创伤也同样有报道[12]。
  - 更常见发生于高能量损伤的合并伤中(30%~50%)[13]。
  - 桡骨骨折短缩将TFCC从尺骨头窝止点(或尺骨茎突基底骨折不累及TFCC)处撕脱,并继发下尺桡关节脱位。

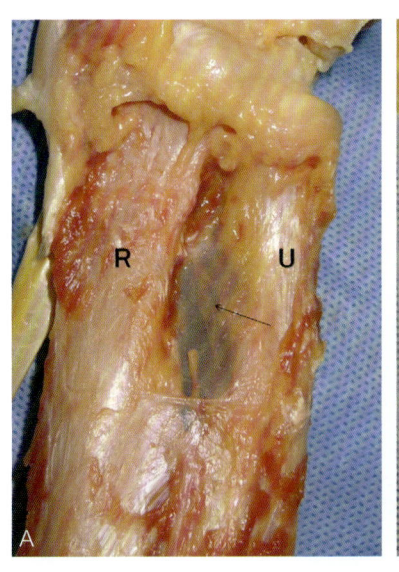 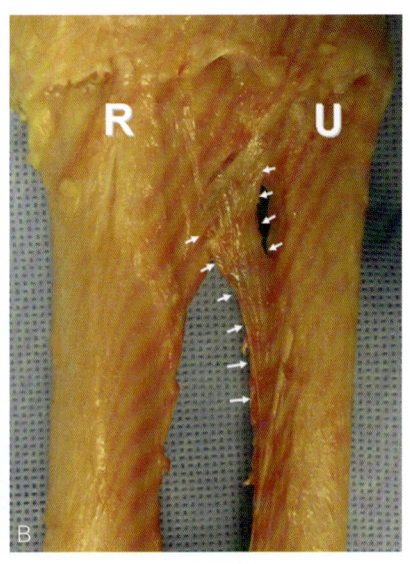

图2 DOB。A. DIOM没有DOB。B. DOB是尺骨近端向桡骨远端的厚纤维束（白色箭头）。R，桡骨；U，尺骨[经允许引自 Moritomo H. The distal interosseous membrane: current concepts in wrist anatomy and biomechanics. J Hand Surg Am 2012;37(7):1501–1507]。

- 盖氏骨折及难以复位的下尺桡关节（固定桡骨之后）。
  - 当下尺桡关节无法复位之时，可能发生软组织嵌顿。通常，关节囊、TFCC和（或）伸肌腱[尺侧腕伸肌腱（ECU）、小指伸肌腱指总伸肌腱]经常发生嵌顿[2,4]。
- 盖氏骨折及不稳定的下尺桡关节（固定桡骨之后）。
  - TFCC（Palmar 1B型）损伤（或尺骨茎突基底骨折不累及TFCC）常发生于盖氏骨折脱位中[17]。TFCC损伤及DIOM损伤和DOB损伤（如前所述）在桡骨固定之后可能会导致持续显著的不稳定。

自然病程

- 骨折脱位占所有成年人前臂闭合性骨折的近6%，并且其中以男性发病率更高[13]。
- 非手术治疗常导致桡骨背侧成角畸形愈合，伴背侧尺骨头突出。旋前、旋后、腕关节屈曲、伸展功能受限十分常见。腕部尺侧突出部位疼痛。
- 相比之下，早期手术干预通过解剖学复位桡骨骨折和稳定下尺桡关节可以获得良好的预后。

病史和体格检查

- 合并伤的发生率高，应当首先对危及生命的损害进行评估。
- 患者主诉严重的前臂和手腕疼痛，畸形常常以突出的尺骨头作为表现。
- 又可能导致开放的尺桡骨损伤，因此需仔细评估皮肤状况。
- 神经血管损伤和骨筋膜室综合征在盖氏损伤中报道得并不常见，但应当被记录，即便结果是"阴性的"，可表示检查的完整性。因此所有的夹板、敷料和衣物都应当被去除以实现完整的视诊和触诊以及神经血管的检查。
- 检查对侧肢体下尺桡关节有助于盖氏骨折术前更好地认识患者下尺桡关节的松弛程度，尤其是在旋前、旋后受限的时候。

影像学和其他诊断性检查

- 可疑盖氏损伤患者的影像包括：肘、前臂和腕的X线片。
- 影像学图像典型有如下表现：
  - 正位片见桡骨短缩伴下尺桡关节增宽。
  - 侧位片桡骨远端部分向内侧成角（向尺侧）。
  - 桡骨背侧成角畸形在侧位片上伴随下尺桡关节背侧脱位。
  - 尺骨茎突基底骨折也有可能发生。
- 下尺桡关节的半脱位众所周知很难诊断。
  - 术后，如果依旧怀疑下尺桡关节是否复位，则应当行CT或MRI进行检查。
  - 下尺桡关节在轴向平面很容易判断是半脱位还是全脱位。
  - 下尺桡关节很容易从轴向平面判断是半脱位还是全脱位（Mino标准，连续性方法，震中法，还有桡尺比例）[11]。不幸的是，没有相关文献确立标准的方法（图3A～C）。
  - 尽管做进一步的影像学检查有很多优势，但是如果仅仅基于盖氏损伤的影像学发现推测出的软组织损伤通常是不需要进行进一步的影像学检查的。

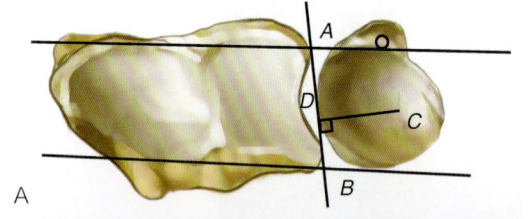

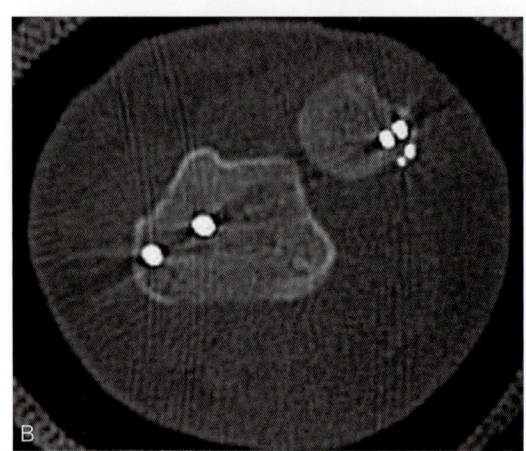

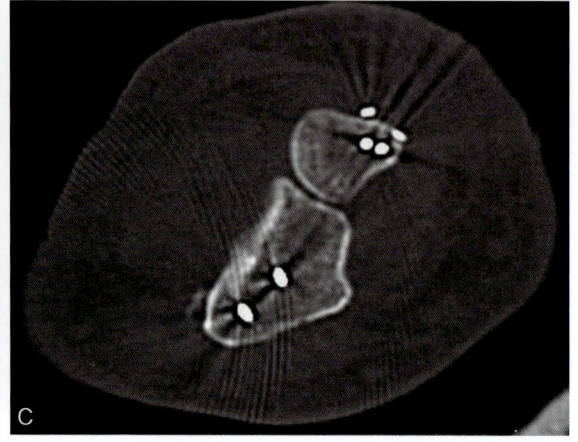

图3　A. 使用桡尺比的方法来测量CT扫描下的下尺桡关节的半脱位程度。详细说明见上文。B. CT横断面图像显示尺骨向背侧脱位伴随尺骨茎突切开复位内固定。C. CT横断面显示下尺桡关节已经复位并用钢针固定（A图改自Lo IK, MacDermid JC, Bennett JD, et al. The radioulnar ratio: a new method of quantifying DRUJ subluxation. J Hand Surg Am 2001;26:236–243）。

鉴别诊断

- 独立的桡骨干骨折。
- 桡骨头或桡骨颈骨折合并下尺桡关节损伤（Essex-Lopresti损伤）。
- 桡骨远端骨折伴下尺桡关节损伤。
- 尺侧腕骨或韧带损伤。

非手术治疗

- 只要患者医疗条件允许都不应当行非手术治疗。Hughston研究中经典病例展现了38名患者中有35名因没有接受手术导致最后的失败[7]。

手术治疗

- 盖氏骨折脱位需要立即处理。超过10日延迟治疗会影响最终前臂的活动程度[13]。
- 手术稳定下尺桡关节的需要需在术中判定。在桡骨骨折固定好之后再检查下尺桡关节的稳定性。

术前计划

- 术前，医生确定好手术入路和桡骨骨折固定的方式。术前应假定TFCC有损伤并且术中应当评估下尺桡关节的稳定性。
    - 手术方案的选择和手术入路固定桡骨都在前臂骨干骨折内固定一章（同样也在第1章）中详细描述了。
- 麻醉下检查未损伤的腕关节。
- 依据术中发现，医生必须做好将桡骨钉向尺骨的准备，术中探查下尺桡关节并有可能通过开放或关节镜的方式修复TFCC。
- 桡骨固定之后评估下尺桡关节的稳定性。
    - 桡骨固定之后检查下尺桡关节的稳定性不是简单的。目前还没有文献标准来评估下尺桡关节的稳定性。
    - 下尺桡关节的稳定性应当始终在桡骨固定之后检查。
    - 经典的检查方式是，将肘关节屈曲90°，当下尺桡关节松弛、半脱位或全脱位时，尺骨在旋后、中立和旋前位置时会在掌侧和背侧压迫桡骨。只要不是完全脱位的松弛都很难以鉴别，即便同他们健侧的手腕进行对比。
    - Giannoulis和Sotereanos[4]建议，当尺骨头相对于乙状切迹向背侧移位时（前臂完全旋前时），下尺桡关节不稳定性可以通过固定桡骨得以解决。
    - Jupiter[8]提出会出现远侧尺桡关节松弛（移位桡骨远端骨折），而传统的尺骨掌侧或背侧应力试验缺少观察者间一致性。他建议在骨性固定之后，将尺骨压向桡骨，并旋转手和腕关节。当可以触及的敲打声出现时，说明确实存在下尺桡关节不稳定。这说明了骨间膜远侧斜行束存在断裂。

体位

- 患者仰卧于手术台，患肢外展旋后位，置于搁手台。上臂上无菌止血带。
- 如果手术计划使用关节镜来处理不稳定下尺桡关节，上臂用布带固定在搁手台上或准备一牵引装置。

入路

- 复位或稳定桡骨骨折通常 Henry 提出的前入路并使用 3.5 mm 加压钢板来实现[6]。
  - 长度、力线和桡骨的旋转都应实现解剖学复位来恢复下尺桡关节的稳定性。
  - 桡骨干骨折在前臂骨干骨折切开复位内固定一章中有详细描述。
- 尽管术前影响可能表现为下尺桡关节损伤(比如,尺骨茎突骨折、下尺桡关节半脱位/脱位,或下尺桡关节增宽)(图4)。
- 治疗无尺骨骨折的桡骨骨折固定后的下尺桡关节不稳定
  - 没有文献支持桡骨骨折后下尺桡关节的不稳定性应当如何治疗。
  - 大样本研究表明,将桡骨钉在尺骨上以获得下尺桡关节复位收获了良好的疗效[6,12]。近来研究评估了40名在乙状切迹近端使用1.2 mm 或1.6 mm 克氏针将前臂固定于旋后位4~6周。经过6.8年的随访,没有任何患者需要进一步下尺桡关节的手术治疗,或具有持续的下尺桡关节不稳定。考虑到前臂旋后位夹板固定了4~6周。
- 治疗伴有尺骨茎突基底巨大骨折的桡骨骨折固定后的下尺桡关节不稳定。
  - 在盖氏骨折中伴随尺骨茎突骨折和下尺桡关节不稳定是相对较少的。对于尺骨基底行切开复位内固定术进行固定[10]。螺钉或张力带固定是常用的方案。
- 治疗桡骨骨折固定后难复行下尺桡关节脱位。
  - 如果桡骨干骨折解剖复位之后依旧难复,应当考虑软组织嵌顿。需要行开放手术去除软组织并显露TFCC[10]。

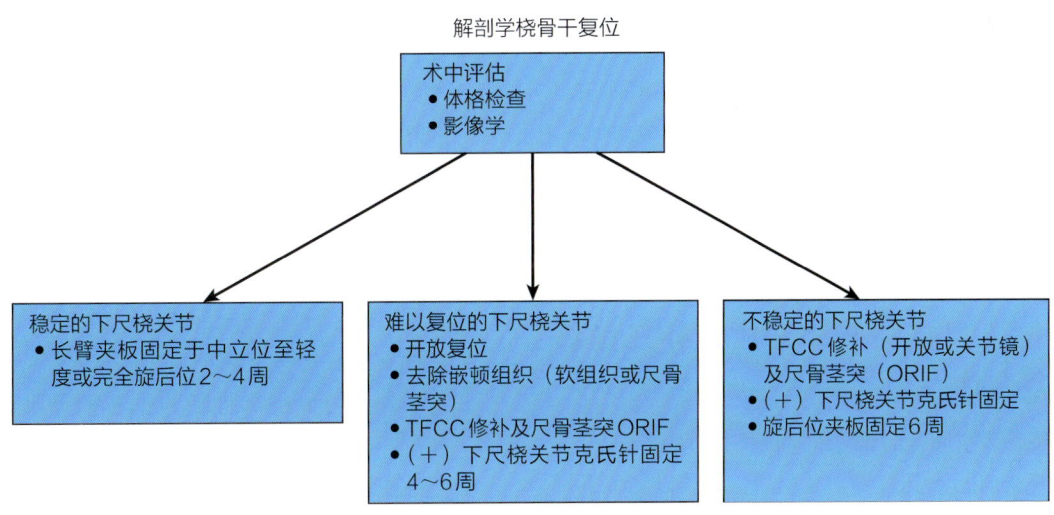

图4　下尺桡关节稳定性的治疗指南。

克氏针跨尺桡骨固定

- 是无尺骨骨折的桡骨骨折固定后治疗不稳定下尺桡关节的适应证。
- 在桡骨干固定之后,肘关节屈曲90°,前臂置于完全旋后位。桡骨通过手术切口手动复位。如果存在伴掌侧或背侧移位的半脱位或脱位,则被认为是不稳定的。或者,Jupiter[8]描述的方法也可以用于评估稳定性。
- 肘关节外展,通过术中透视,在拟进针的皮肤位置上做好标记。跨关节固定的克氏针应当位于乙状切迹近端。皮肤切口位于桡骨之上,钝性分离至骨头。
- 直视桡骨下放置一钻头导向器,光滑的钢针穿过桡骨,停在进入尺骨之前。
- 前臂放置在接近20°的旋后位,助手用手握紧桡尺骨,然后将钢针钻入尺骨(或者,根据不稳定的角度,手术可以在完全旋后位下进行)。
- 在振荡下,光滑的钢针可以穿过尺骨穿出皮肤。
- 使用同样的方法穿过第二根钢针。
- 穿出桡侧、尺侧皮肤外的钢针被切断掰弯,以防钢针断裂,可以便于拔出(技术图1A)。
- 或者钢针可以从尺侧穿到桡骨。
  - 在这种情况下,在穿破桡骨远端皮质之前,先做一切口分离保护桡神经浅支(SRN),然后再于直视下将钢针穿出皮肤(技术图1B)。

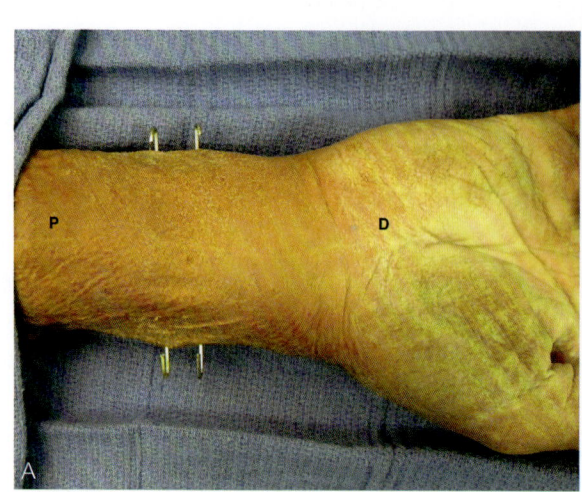
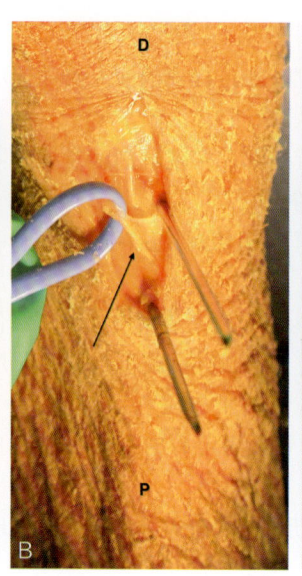
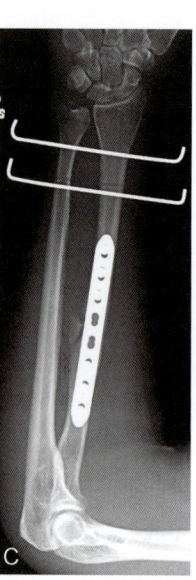

技术图 1　下尺桡关节穿针固定。A. 钢针防止与前后位 1.6 mm 或 2.0 mm 的钢针从桡侧和尺侧穿出，以便于断裂时拔出。B. 桡神经浅支定位于桡侧进针处（箭头和血管环）。P，近端；D，远端。C. 正位 X 线显示下尺桡关节近端置入 2 根钢针。

- 如果医生倾向于不从切口出针，则可以在钢针顶出皮肤后做一新的洞。
- 通过尺骨向桡骨固定的好处是钢针从细直径的骨头钉向较大直径的骨头，降低了钉不上远端骨头的可能性（技术图 1C）。
- 坏处在于桡神经浅支可能会被出针损伤。
- 术中透视有助于在离开手术前确定下尺桡关节复位。
- 长臂后方的夹板在钢针的敷料去除之后使用。

切开复位下尺桡关节和开放修补三角纤维软骨复合体

- 是治疗桡骨骨折固定后难复性下尺桡关节的指针。
- 如果在桡骨骨折达到解剖学复位后仍旧难以复位下尺桡关节，则需考虑软组织嵌顿。开放复位以去除软组织和修复 TFCC[10]。
- 接下来的描述是基于原有的解剖结构是没有损伤的。但不幸的是，如果采取该入路治疗难复性下尺桡关节，那一定会存在断裂的组织平面才会导致发生嵌顿和关节囊撕裂。识别正确的结构并将它们恢复至解剖学位置及关节复位后保持稳定是十分重要的。
- 一纵行背侧 2~3 cm 的切口做于尺骨远端，钝性分离皮下组织，双极电刀止血小血管（技术图 2A）。
- 背侧皮肤的尺神经支被分离保护。
- 纵行切口做于伸肌支持带第 4、5 间室（技术图 2B）[3]。
  - 当桡侧向尺侧掀起时，避免切开皮瓣。
  - 避免损害尺侧腕伸肌腱鞘。
- 小指固有伸肌从第 5 间室中释放出来，并向桡侧牵拉。
- 施行尺侧基底的关节囊切开术（技术图 2C）。
  - 横向解剖分离至可触及的三角骨水平，从尺侧向桡骨方向沿背侧桡腕韧带，从尺侧腕伸肌腱到第 5 间室壁。
  - 然后在纵向上、向近端继续进行关节囊切开至第 5 间室壁尺骨颈的水平。
  - 需要注意不要切穿三角纤维状软骨（TFC）的背侧桡尺韧带。
  - 小号双皮钩可在关节囊瓣上施加张力有助于避免对下方 TFC 的伤害。
  - 最后，从尺骨颈至尺侧腕伸肌腱进行近端横向囊切开术。
- 如果需要直视和工作空间，则从 TFC 延伸至尺腕关节的尺骨半月板样同源物可以切除。
  - 术后可能需要双极电灼止血[3]。
- 整个解剖的关键是创建干净的层次，可以清晰地定义结构，以便逐层修复封闭。
- 接下来，使用小刮匙在尺骨中央凹上挖出一个小槽暴露出骨松质。

第26章 盖氏骨折中下尺桡关节的复位与固定　247

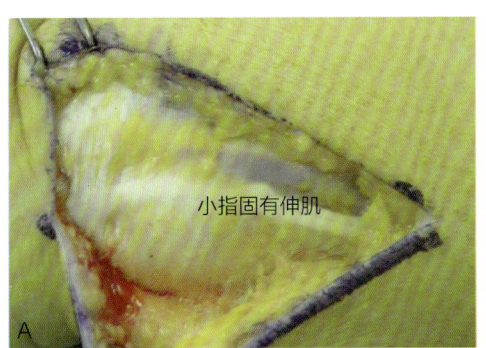
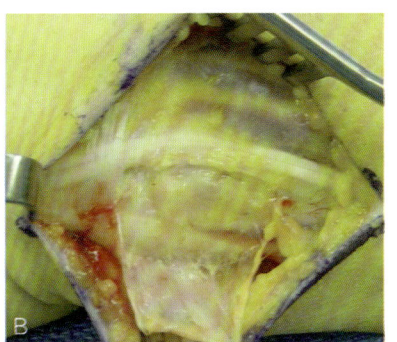
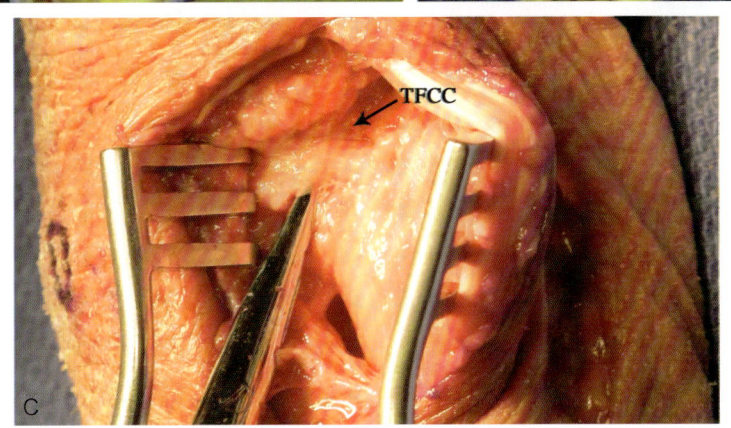
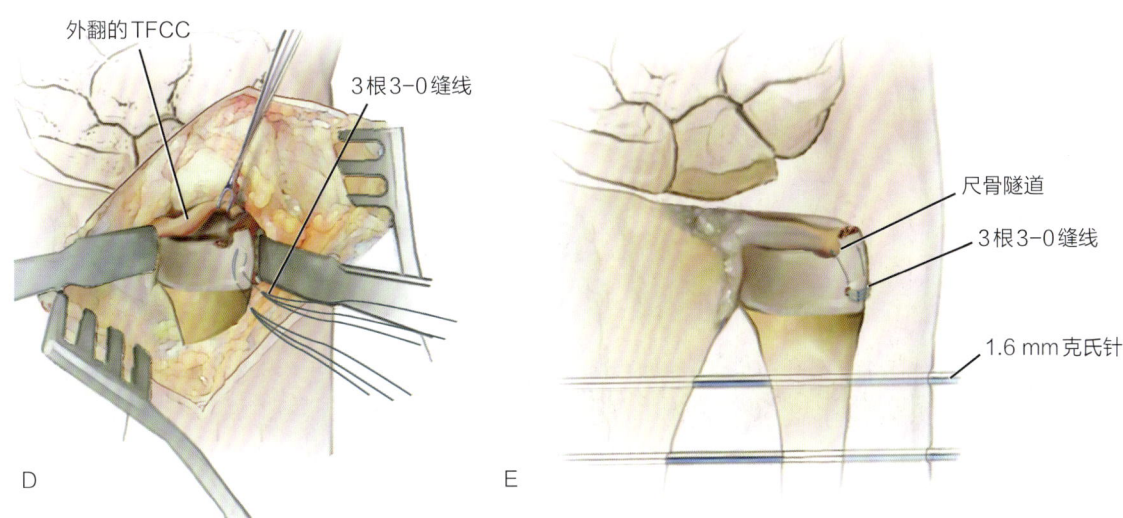

技术图2　暴露 DRUJ/TFCC 和修复。A. 切口。B. 伸肌支持带打开，暴露第4间室。C. TFCC 和 DRUJ 暴露。D. 3-0 不可吸收的缝线穿过 TFCC 和尺骨隧道。E. 最终示意图演示了使用 0.062 in 克氏针跨尺桡骨固定和 TFCC 修补。

- 使用 1.2 mm 光滑不锈钢针钻出 2 个相隔 1 cm 的骨隧道，从骨内侧到尺骨中央凹。
  - 接下来，使用 3 根 3-0 编织的不可吸收缝线一次穿过一根骨隧道，穿过 TFC，然后退出另一个骨性隧道（从外到内，再从内到外）（技术图2D）[9]。

- 系好缝线之前，先将下尺桡关节复位，并使用 1.6 mm 或 2.0 mm 的光滑钢针像前所述方法固定。
- 最后，将缝线绑在尺骨上。
- 逐层缝合关闭。TFC 的桡尺背侧韧带可以在关闭的时候缝回关节囊（技术图2E）。

关节镜下三角纤维软骨复合物修复

- 请注意,尽管此过程可用于盖氏骨折脱位的治疗,手术过程和疗效都尚未在公开文献中进行严格评估。
- 外科医生面对显示器坐下。将套索放置在手指的示指和中指上,并施加了15磅的牵引力(技术图3A、B)。
- 关节镜TFCC修复需要3个入口(3-4可视化,4-5工作,并且6U流出)。皮肤上骨性标志物(桡骨茎突、尺骨茎突、Lister结节)和预计的手术切口在充气止血带之前做好标记。
- 要建立3-4入口,在Lister结节远端1 cm标记。
  - 插入一个18号针头,其角度要与桡骨远端倾斜的角度一致,并注射4 mL生理盐水(或1%利多卡因含1∶100 000肾上腺素)进入桡腕关节。
  - 在计划的入路口做一个4 mm的皮肤切口,并用蚊式钳钝性分离至关节囊层面。
  - 用钝的套管针刺入关节囊并避免软骨损伤,然后将1.9 mm摄像头插入桡腕关节。
- 将18号针头从尺侧腕伸肌尺侧插入尺腕关节建立6U流出口。
- 使用与建立3-4入口相同的步骤建立4-5入口。
- 接下来,将探针插入4-5入口以检查TFCC的完整性。
  - 在盖氏骨折脱位中,很容易发现TFCC撕裂和中央凹撕脱(Palmer 1B)。
- 要开始TFCC维修,将2 mm刨刀穿过4-5入口,并清理不稳定的撕裂边缘。
- 接下来,在尺骨远端内侧上方做一个2 cm长的纵向皮肤切口和钝性分离到骨。一根0.062 in光滑不锈钢针自尺骨内侧至中央凹斜行放置并通过关节镜直接观察其进入中央凹。
- 然后用3.0 mm的空心钻头穿过钢针钻通(从外到内)。
- 装有不可吸收缝线的尖锐缝线穿引器(sharp-tipped suture passer)穿过骨性隧道(从外到内),将TFCC钉在所需的位置。然后将缝线绕过TFCC进入关节,并通过一个缝线抓取器从4-5入口将缝线抓出。
- 另一个装有环形镍钛诺丝的尖头缝线穿引器穿过尺骨隧道将TFCC钉在另一位置。环状镍钛诺丝是通过4-5入口拉出,并且被用来拉出先前通过的缝线,从而形成了一穿过TFCC的垫子(技术图3C)。
- 将牵引挂在缝线上来评估修补情况,额外的缝线可按

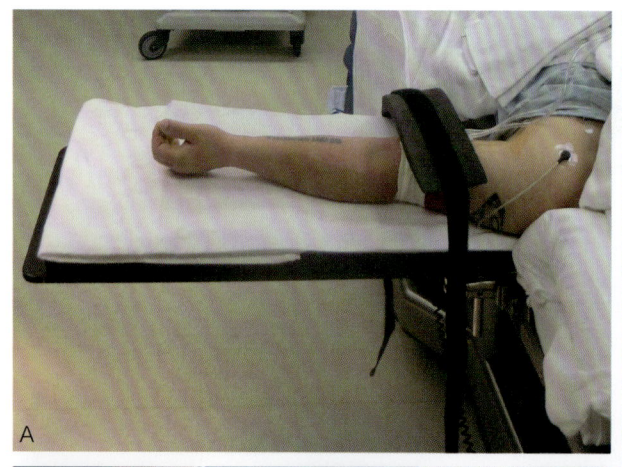
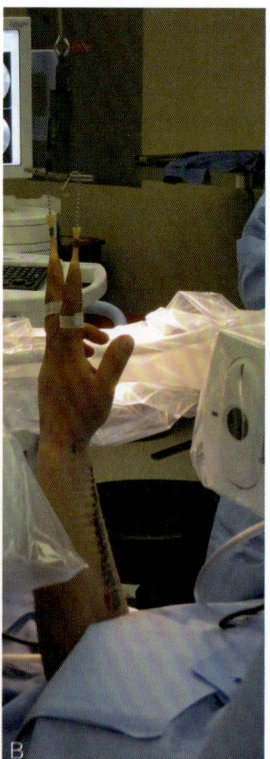
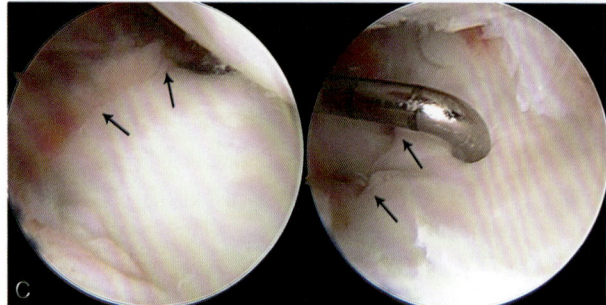

技术图3 腕关节镜可治疗TFCC损伤。A. 患者仰卧,将手置于搁手台上。用一绑带将手臂牢固地固定在桌子上。吊杆放置在对侧。B. 手指套索摆好,放上配重。术中透视有助于评估下尺桡关节的复位情况。C. 此案例中为TFCC(Palmar 1B型损伤)使用了2个水平缝线垫进行修复。

需要穿过。
- 在缝线打结之前,用2根1.6 mm或2.0 mm的光滑钢针如前所述跨桡尺关节固定。
- 最后,为生物可吸收缝合锚钉在靠近尺骨内侧边缘的骨隧道处钻孔。
  - 缝线穿过锚钉,张力调节为可直视TFCC时固定。
  - 然后插入缝合锚钉。
- 应用伤口闭合,无菌敷料和长夹板固定后方。

尺骨茎突骨折切开复位内固定

- 适用于桡骨骨折固定后伴巨大尺骨茎突骨折后下尺桡关节不稳定的治疗
- 可以使用两种不同的方法:
  - 描述了一种开放TFCC修复的扩展方法。这可以评估TFCC是否撕下尺骨茎突碎片。
  - 或者,在提供较少视野的同时,切口可以立即做于尺骨茎突上,从而减少破坏下尺桡关节稳定的软组织结构。
    - 该切口始于茎突远端1 cm,并且延伸到尺骨颈近端。
    - 进行尺骨茎突远端钝性分离,找到通过掌侧至背侧尺神经背侧皮支,通常见于尺骨茎突远端。
- 通常,在骨折部位嵌顿有软组织,这可以通过止血钳或牙签清除。然后将前臂旋前、旋后,直到茎突骨折解剖复位。
- 3.5 mm齿形钻头导向器非常适合茎突尖端和用于压缩茎突,而2根0.045 in或0.054 in光滑的不锈钢针穿过尺骨茎突和尺骨远端皮质。然后将钢针退回尺骨远端皮质(技术图4A)。
- 2 mm钻头向尺骨颈近侧进行横向(背侧至掌侧)夹持,并使用一根27号线穿过TFCC将其插入尺骨茎突止点。
  - 进行了8字弯曲,一端从背侧穿过横向骨孔至掌侧,另一端从背侧穿至掌侧。
  - 电线被扭曲成张紧状态,然后将针弯曲并切断。弯曲的尖端朝向桡骨并用一小骨头夯实器(tamp)进入茎突,来捕获钢丝(技术图4B)。
- 或者,将钢针穿过尺骨茎突后,2-0缝合锚钉可置于尺骨颈。缝合线以相反的方向绕茎突。在尺骨干内侧打结,如前所将钢针折弯并打结(技术图4C)。
- 钢板和螺钉也可用于支撑,但必须考虑内植物的突出性(技术图4D)。
- 一些研究者提倡无头压缩螺钉固定。我们已经注意到,频繁的内固定失效和使用此方法难以复位的情况。如果使用螺钉固定,建议采用双皮质固定(技术图4E)。
- 如果下尺桡关节仍然不稳定,进一步行克氏针跨桡尺骨固定。
- 应用伤口闭合,无菌敷料和长夹板固定后方。

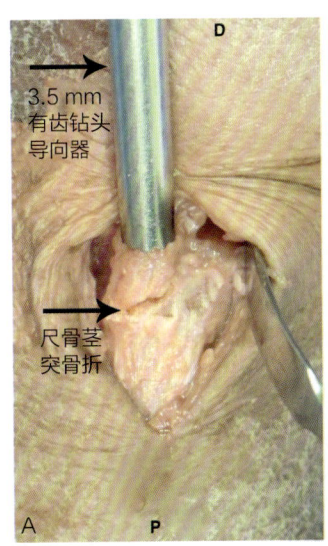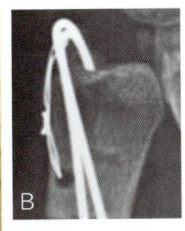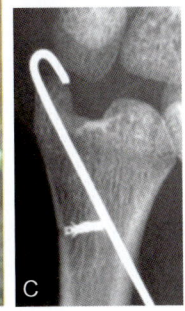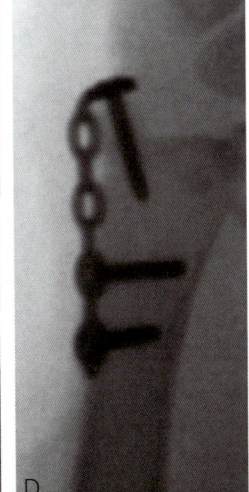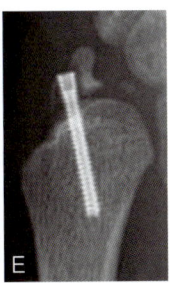

技术图4 尺骨茎突骨折固定。A. 尺骨远端暴露在尺骨茎突处,并用一个3.5 mm的钻头导向器用于复位骨折并穿过克氏针。B. 张力带切开复位内固定的正位X线片。C. 缝合锚钉和张力带的结合。D. 使用钢板和螺钉的ORIF。E. 使用无头加压螺钉后失效。

要点与失误防范

桡骨是稳定的,下尺桡关节是稳定的	• 术中X线片确认复位。将前臂固定在中度至轻微旋后位的长臂石膏或中性夹板中2~4周,以使TFCC愈合。
桡骨解剖学复位,下尺桡关节难以复位	• 使用切开复位以去除嵌顿的软组织结构并开放修复TFCC(结合跨桡尺骨钢针固定)。
桡骨解剖学复位,下尺桡关节极其不稳定	• 继续进行桡尺骨固定(4~6周)与旋后位夹板固定6周。 • 可以考虑进行开放或关节镜下的TFCC修复(结合跨桡尺骨钢针固定)。
随访检查	• 每次随访通过X线确认下尺桡关节复位。如果有半脱位的问题,用CT扫描评估轴向图像。

术后处理

- 稳定的桡骨内固定和稳定的下尺桡关节。
  - 前臂中立位长夹板固定2周。
  - 对具有桡骨骨折固定后下尺桡关节稳定的患者进行回顾性研究发现患者旋后位固定4周相比短期中立位制动没有优势[16]。
- 桡骨内固定和下尺桡关节稳定(钢针固定或开放TFCC修补)。
  - 前臂中立位至轻微旋后长夹板固定4~6周。
  - 如果桡骨和尺骨已固定在一起,当钢针还露在皮肤外面时,患者需每2~3周检查一次以评估钢针位置。
  - 长臂固定时依旧允许肩关节全方位运动。至少鼓励患者做肩关节的钟摆练习。也鼓励手指全范围运动。
  - 每次术后随访时,必须行X线来进一步确认下尺桡关节的复位。如果有任何怀疑下尺桡关节未复位的情形,则立即行CT扫描。
  - 在4~6周后将钢针拔除,接着鼓励旋前、旋后的锻炼。推荐监督下的康复治疗。

预后

- 一项对于17名桡骨干骨折接近解剖复位的患者进行的研究,其中10例未出现下尺桡关节的脱位,7例发生脱位,发现下尺桡关节是否损伤具有显著可比的结果。平均随访19年,既没有将桡骨固定在尺骨上,也没有进行TFCC修补[19]。
  - 特别是,没有发现Mayo腕关节评分或DASH评分的差异。没有发现和健侧腕关节相比的下尺桡关节松弛[16]。
- 在更大型的病例队列研究中,常常报道下尺桡关节固定后将跨尺桡骨固定具有良好的疗效[10,17]。
- 近期,有研究评估了40名患者在桡骨骨折固定后下尺桡关节不稳定,用1根1.2 mm或1.6 mm的克氏针从乙状切迹近端入针,将前臂固定于旋后位6周。经6.8年的随访,没有一名患者需要更多的下尺桡关节的手术或有持续的下尺桡关节不稳定[10]。
- 盖氏骨折中较为少见的情况是伴随的尺骨茎突骨折。通过开放手术方式复位固定尺骨茎突基底[16]来恢复稳定性。
- 在Mikic'的一篇经典文章中提到[12],良好的预后应包括桡骨愈合、完美的力线、没有短缩,没有下尺桡关节半脱位,没有旋前、旋后功能障碍。依据此标准,Rettig和Raskin[17]报道了40例盖氏骨折脱位患者中95%的预后都很好。27例患者在桡骨骨折固定后即表现出下尺桡关节稳定。10例患者表现出下尺桡关节不稳定并使用2根1.6 mm跨尺桡骨克氏针固定。3例患者下尺桡关节难以复位,需要行开放手术,TFCC修补及下尺桡关节钢针固定。没有任何不稳定或难以复位的患者预后很差。
- 旋前、旋后和腕关节屈曲功能障碍经常报道,尽管不同文献中报道有所不同。

并发症

- 对于盖氏骨折脱位来说,下尺桡关节的半脱位或脱位是可能发生的。这最常见于桡骨位于非解剖力线。
- 针道感染和跨桡尺骨固定的钢针断裂均有可能发生。
- 与所有前臂骨折一样,畸形愈合和骨折不连接也有可能发生。尽管在适当应用加压钢板的情况下很少见。
- 开放和关节镜下TFCC修复均与尺神经背侧皮支术后神经病变相关。值得注意的是,有一些证据表明开放修补的风险会增加[1]。

(刘衔哲 译,贾亚超 审校)

参考文献

[1] Anderson ML, Larson AN, Moran SL, et al. Clinical comparison of arthroscopic versus open repair of triangular fibrocartilage complex tears. J Hand Surg Am 2008;33(5):675-682.

[2] Cetti NE. An unusual cause of blocked reduction of the Galeazzi injury. Injury 1977;9(1):59-61.

[3] Garcia-Elias M, Hagert E. Surgical approaches to the distal radioulnar joint. Hand Clin 2010;26(4):477-483.

[4] Giannoulis FS, Sotereanos DG. Galeazzi fractures and dislocations. Hand Clin 2007;23(2):153-163.

[5] Hagert E, Hagert CG. Understanding stability of the distal radioulnar joint through an understanding of its anatomy. Hand Clin 2010;26(4):459-466.

[6] Henry AK. Extensile Exposure, ed 2. Baltimore: Williams & Wilkins, 1970.

[7] Hughston JC. Fracture of the distal radial shaft; mistakes in management. J Bone Joint Surg Am 1957;39-A(2):249-264.

[8] Jupiter JB. Commentary: the effect of ulnar styloid fractures on patient-rated outcomes after volar locking plating of distal radius fractures. J Hand Surg Am 2009;34(9):1603-1604.

[9] Kleinman WB. Repairs of chronic peripheral tears/avulsions of the triangular fibrocartilage. In: Blair WF, ed. Techniques in Hand Surgery. Baltimore: Williams & Wilkins, 1996.

[10] Korompilias AV, Lykissas MG, Kostas-Agnantis IP, et al. Distal radioulnar joint instability (Galeazzi type injury) after internal fixation in relation to the radius fracture pattern. J Hand Surg Am 2011;36(5):847-852.

[11] Lo IK, MacDermid JC, Bennett JD, et al. The radioulnar ratio: a new method of quantifying distal radioulnar joint subluxation. J Hand Surg Am 2001;26(2):236-243.

[12] Mikic' ZD. Galeazzi fracture-dislocations. J Bone Joint Surg Am 1975;57(8):1071-1080.

[13] Moore TM, Klein JP, Patzakis MJ, et al. Results of compression-plating of closed Galeazzi fractures. J Bone Joint Surg Am 1985;67(7):1015-1021.

[14] Moritomo H. The distal interosseous membrane: current concepts in wrist anatomy and biomechanics. J Hand Surg Am 2012;37(7):1501-1507.

[15] Noda K, Goto A, Murase T, et al. Interosseous membrane of the forearm: an anatomical study of ligament attachment locations. J Hand Surg Am 2009;34(3):415-422.

[16] Park MJ, Pappas N, Steinberg DR, et al. Immobilization in supination versus neutral following surgical treatment of Galeazzi fracturedislocations in adults: case series. J Hand Surg Am 2012;37(3):528-531.

[17] Rettig ME, Raskin KB. Galeazzi fracture-dislocation: a new treatment-oriented classification. J Hand Surg Am 2001;26(2):228-235.

[18] Thomas BP, Sreekanth R. Distal radioulnar joint injuries. Indian J Orthop 2012;46(5):493-504.

[19] van Duijvenbode DC, Guitton TG, Raaymakers EL, et al. Long-term outcome of isolated diaphyseal radius fractures with and without dislocation of the distal radioulnar joint. J Hand Surg Am 2012;37(3):523-527.

[20] Watanabe H, Berger RA, Berglund LJ, et al. Contribution of the interosseous membrane to the distal radioulnar joint constraint. J Hand Surg Am 2005;30(6):1164-1171.

第27章 单纯克氏针或联合应用外固定支架治疗桡骨远端骨折

K-Wire Fixation of Distal Radius Fractures With and Without External Fixation

Christopher Doumas, Owen L. Ala, and David J. Bozentka

定义

- 桡骨远端骨折发生于桡骨的远端,起于干骺端,常延伸到桡腕关节和下尺桡关节。
- 为帮助制订治疗方法,桡骨远端骨折可分为稳定或不稳定及关节外或关节内骨折。
- 根据损伤的能量以及骨的质量,骨折可向背侧或掌侧成角,粉碎可能比较严重。
- 对于轻度粉碎且无骨质疏松的不稳定性关节内或关节外骨折,可以采用1.5 mm或1.0 mm直径的经皮钢针或克氏针进行治疗。
- 经皮钢针能够通过微创的方式帮助复位和固定骨折块。
- 对于严重粉碎的骨折,经皮钢针可以支撑桡骨远端的软骨下区域并维持关节面的复位,这在组合式固定方法中非常有用。
- 光滑的经皮钢针也可以穿过儿童的骺板维持复位,而不会造成生长停滞。
- 严重粉碎的骨折更难获得坚强固定,在骨折愈合期间通常需要内固定和外固定维持骨折对线。
- 外固定支架可以是铰链式的或非铰链式的,可以跨过或不跨过腕关节。
- 当近年来数个前瞻性随机对照研究发现克氏针固定和掌侧钢板1年后的疗效无显著性差异时,关节外和简单关节内骨折的克氏针固定近年来受到越来越多关注。

解剖

- 桡骨远端包括3个关节面:舟骨窝、月骨窝和乙状切迹。
- 韧带整复术可以帮助关节内骨折和粉碎性骨折的复位。
  - 掌侧附着的韧带包括桡舟头韧带、长桡月韧带和短桡月韧带。
  - 背侧附着的韧带包括桡三角韧带。
- 第2掌骨的背侧和桡侧有第1骨间背侧肌和桡神经感觉支的终末支。
- 桡神经感觉支的远端分支位于桡骨远端的浅面,在分离和置针的过程中应当注意保护。
- 桡神经感觉支自肱桡肌和桡侧腕长伸肌肌腹之间穿出(图1)。
- 前臂外侧皮神经的终末支在腕关节桡侧位于前臂深筋膜的浅面。
- 在桡骨茎突上,在第1和第2背侧间室之间存在一个骨质裸露区。
- 肱桡肌肌腱在邻近第1背侧间室的部位止于桡骨茎突上。
- 桡侧腕长伸肌和桡侧腕短伸肌在第2间室内,位于肱桡肌背侧。
- Lister结节位于背侧,拇长伸肌腱位于其尺侧,在第3间室内。
- 指总伸肌腱位于桡骨远端尺侧半的背面,在第4间室内。
- 小指伸肌腱位于下尺桡关节背面,在第5间室内。

发病机制

- 桡骨远端骨折是成人上肢最常见的骨折,约占骨科急诊所有骨折的20%[22]。
- 典型的受伤机制是跌倒时手臂伸出承受轴向负荷,其他常见的原因包括车祸伤或病理性骨折。
- 高能量的损伤造成更加严重的粉碎骨折、骨折成角和移位。

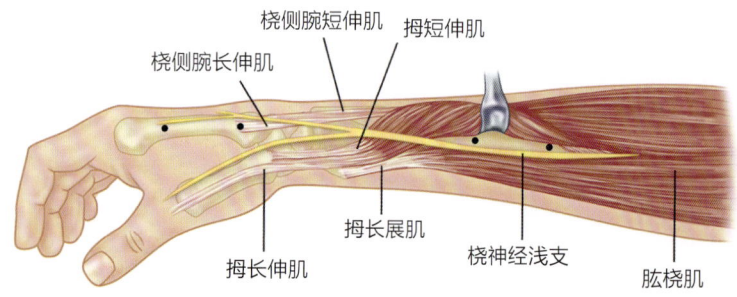

图1 前臂桡神经感觉支周围解剖。

- 骨质疏松、肿瘤和代谢性骨病是造成桡骨远端病理性骨折的危险因素。
- 在儿童中，因骨骺与周围韧带相比相对较为薄弱，故骨折通常沿骨骺发生。

自然病程

- 不需要复位的（无明显移位）以及复位后稳定的桡骨远端骨折通常能够恢复功能性的关节活动范围，远期并发症极少。
- 影响预后的3个参数包括关节面的完整性、成角和短缩[21,26]。
  - 桡骨远端1~2 mm的关节面不平整可以导致退行性改变、疼痛和关节僵硬。
  - 向背侧成角畸形可以导致关节活动度降低，并增加尺骨的负荷传导。
  - 桡骨短缩可以导致关节活动度降低、疼痛以及尺腕撞击。

病史和体格检查

- 桡骨远端骨折患者就诊时最常见的主诉是跌倒时手臂伸出撑地。
- 汽车或摩托车意外事故以及骨质疏松是绝大多数粉碎性骨折的原因。
- 临床上可能需要完成骨质疏松症方面的检查。
- 疼痛、压痛、肿胀、骨擦感、畸形、瘀斑和腕关节活动受限是典型的症状，需要进行影像学检查。
- 体格检查应包括以下内容：
  - 视诊：检查皮肤的完整性、手指的活动、移位的方向以及是否有明显的肿胀。
  - 找到压痛最明显处，并以此鉴别是桡骨远端骨折还是腕骨或韧带损伤。
  - 触摸或按压腕关节和手的特定部位来鉴别桡骨远端关节内骨折、下尺桡关节损伤和腕骨损伤。
  - 两点辨别觉：结果如果高于正常值（5 mm），并且表现为进行性加重的神经功能障碍，则表明可能出现了急性腕管综合征或者尺神经损伤。
  - 进行手指被动牵拉试验来帮助诊断筋膜室综合征。
  - 应当对拇长伸肌腱的功能进行检查。
    - 拇长伸肌检查：检查拇指指间关节休息位的形态以及患者将拇指抬离某一平面的能力，以确定拇长伸肌腱的连续性。
  - 对前臂和肘关节进行触诊来检查近端是否有伴发损伤。
  - 必须对下尺桡关节进行检查来判断是否有脱位或不稳定。
  - 必须对骨性解剖结构进行仔细的检查，从而避免微小移位骨折的漏诊，这些骨折如果不做处理，可能出现进一步移位。
  - 应当对皮肤情况进行检查，以免漏诊开放性骨折。
  - 必须对肿胀情况进行监测以早期诊断筋膜室综合征。
  - 应当监测感觉功能有无进行性改变，早期发现急性腕管综合征。

影像学和其他诊断性检查

- 影像学检查应当包括后前位、侧位和斜位X线片来判断移位程度、成角方向、粉碎程度以及关节内累及情况，并进行影像学测量[18,22]。有时和健侧腕关节X线对比会十分有帮助。
  - 掌倾角是侧位片上桡骨干和与关节边缘连线平行的切线之间的夹角（图2A）。正常的角度是11°。
  - 尺倾角是后前位片上在尺侧关节缘处桡骨干的垂线和经桡骨茎突与尺侧关节缘的切线之间的夹角（图2B）。正常的角度是22°。
  - 尺骨变异同样也由后前位X线片上测量得到（图2B），是桡骨和尺骨关节面之间的距离。将患侧的尺骨变异与健侧进行比较。
- 牵引下X线摄片有助于判断关节内累及情况、腕骨间韧带损伤情况以及通过韧带整复术可能获得的骨折复位情况。
- CT扫描有助于完整展现骨折的解剖细节，包括压缩、粉碎以及骨折块的大小。

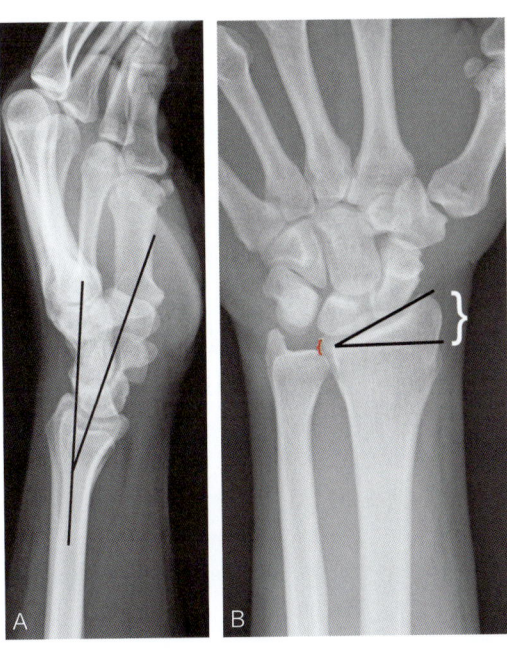

图2 A. 腕关节侧位片显示掌倾角（黑色线）。B. 腕关节正位片显示尺倾角（黑色线）、尺骨变异（红色括弧）和桡骨高度（白色括弧）。

- CT 扫描常常会改变最初的治疗计划[14]。
- 急诊很少需要进行 MRI 检查，但 MRI 检查可以诊断伴发的韧带损伤、三角纤维软骨复合体损伤和隐匿性腕骨骨折。

鉴别诊断

- 骨组织挫伤。
- 桡腕关节脱位。
- 舟骨或其他腕骨骨折。
- 月骨周围或月骨骨折脱位。
- 尺骨远端骨折。
- 腕关节韧带或三角纤维软骨复合体损伤。
- 下尺桡关节损伤。

非手术治疗

- 保守治疗包括对稳定性骨折采用三点固定夹板或管型石膏固定。
- 适合于非手术治疗的骨折类型包括复位后稳定的骨折，这些骨折仅有轻度的干骺端粉碎、短缩、成角和移位。
  - 因为肿胀消退，在 2~3 周内每周复查评价继发性移位非常重要。
- 不稳定性骨折如果不做手术固定，将会出现移位。
  - 对严重粉碎性骨折病例，非手术治疗的作用微乎其微。
- 在决定是否需要进行手术治疗时，应当考虑患者的生理年龄、内科并存疾病以及功能水平。
- 在邻近腕关节的所有骨折的非手术治疗中，未固定的关节早期功能活动对预防挛缩是非常重要的。
  - 为了使手指能够得到活动，管型石膏或夹板不得跨过掌指关节。

手术治疗

- 手术治疗的目的是预防畸形愈合，减轻疼痛，改善功能，提高活动度，缩短康复时间。
- 手术治疗适用于不稳定性骨折，包括有移位的、关节内、粉碎性或严重成角的骨折以及尝试闭合治疗之后出现再移位的骨折。
- 对于轻度粉碎的移位骨折，以微创的方式经皮穿针可以帮助获得并维持复位。
- 外固定支架可以维持桡骨的长度，但无法完全控制骨折的成角和移位，因此，通常情况下需要进行经皮穿针辅助固定[2]。
- 相反，当存在严重粉碎骨折时，外固定支架可用以辅助经皮穿针和钢板固定。

- 侧位片上直径超过 50% 的粉碎性骨折应当考虑辅以外固定。
- 外固定支架可以置于中立位，因为骨折复位后牵拉力量会降低。
- 在"损伤控制"方面，外固定支架也有非常大的作用，可以用来临时固定腕关节骨折，尤其是对于复杂损伤、复合损伤和开放性损伤而言。
- 对于不跨过关节的外固定，至少要有 1 cm 完整的掌侧皮质和足够大的骨折块，以正确放置钢针。
- 钢针固定用或不用外固定支架进行的相对禁忌证是掌侧剪切骨折，这种类型的骨折应当采用掌侧钢板螺钉进行复位和固定。

术前计划

- 术前应当阅读所有的影像学资料并将其带入手术室。
- 对骨折的类型和据此推测得出的骨折块的稳定性进行分析，可以确定经皮穿针固定是否联合应用外固定支架。
- 对于关节内骨折，必须在术前明确需要进行复位和固定的特定骨折块，以避免关节面复位不完全。
- 如果术中发现骨折的具体情况与预期的不一致，手术医生必须做好在术中更改手术方案的准备。手术室内应当准备多种不同类型的固定器械。

体位

- 患者在带有透光搁手板的手术台上取仰卧位。
- 将夹板留在原位，于上臂近端上止血带（图 3）。
- 在整个手术过程中需要使用术中 X 线透视来确定复位和固定。
- 应当保证肩、肘关节有充分的活动度，以获得标准的正位、侧位和斜位透视影像。

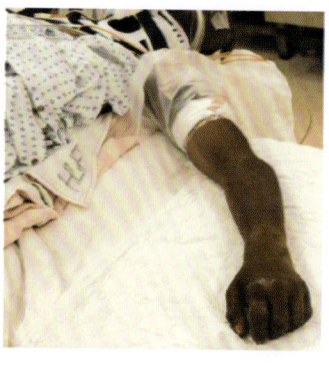

图 3　将患者仰卧位置于手外科手术台上，安放止血带。

入路

- 在安装外固定支架和经皮穿钉时可以采用多种不同的入路。

- 外固定支架远端的半螺纹钉可以直接置于第2掌骨或其他腕骨上(对于包括第2掌骨的损伤)。对于不跨关节的外固定支架,钢针或半螺纹钉可置于桡骨远端。
- 经皮针可在第1和第2背侧间室之间经桡骨茎突置入,也可经Lister结节穿入,或经第4和第5背侧间室之间的间隙以及经过下尺桡关节穿入(图4)。
  - 注意避免穿入肌腱和神经,并避免穿透关节面。

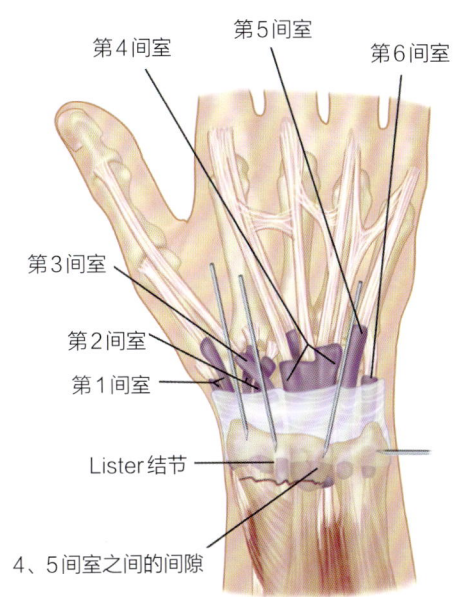

图4 桡骨远端置入克氏针的区域。

桡骨远端骨折的闭合复位

- 在固定之前应首先进行闭合复位,将桡骨远端骨折块及腕骨向远端牵引并掌倾[1]。
- 使用软垫或毛巾卷可以帮助复位(技术图1)。
- 由于短而强壮的完整的掌侧韧带的作用,过度牵引可能会造成向背侧成角增加[1]。
- 腕关节过度掌屈可以重建掌倾角,但会增加关节僵硬和腕管综合征发生的风险[7,8]。
- 牵引是否过度可以通过测量腕骨高度指数、测量桡舟和腕中关节间隙、检查手指完全屈曲到手掌或者检查示指外在伸肌的紧张度来进行判断[9]。

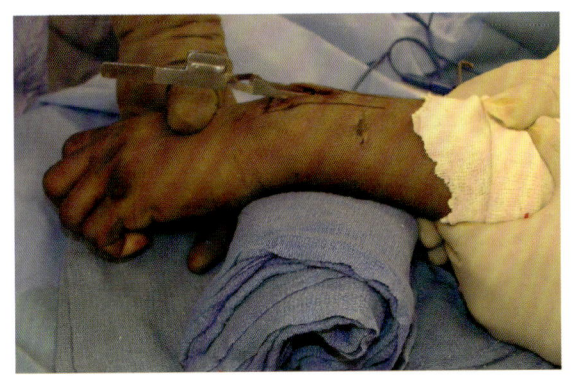

技术图1 利用牵引和掌倾在毛巾垫上进行闭合复位。

经皮穿针的Kapandji技术

- 利用软垫获得闭合复位,X线透视确认复位良好。
- 该技术适用于年龄<55岁、仅有轻度粉碎性骨折的患者,而不适用于骨质疏松的患者、高龄患者或者骨折粉碎易出现复位丢失的患者。对于这些患者,应当采用外固定支架来辅助经皮穿针固定[27]。
- 在桡侧用尖头刀片刺出一个小切口,徒手向骨折处插入一枚1.5 mm克氏针,注意保护桡神经感觉支和第1背侧间室内的肌腱(技术图2A)。
  - 将克氏针折向远端,将骨块撬回正常的位置并恢复尺偏角(技术图2B)。使用动力装置将克氏针向近侧和尺侧穿过对侧皮质,以其作为支撑来预防尺偏角的丢失(技术图2C)。
- 在背侧做第2个小切口,徒手将第2根克氏针插入骨折处(技术图2D)。
  - 将克氏针折向远端,将骨块撬回正常的位置并恢复掌倾角(技术图2E)。使用动力装置将克氏针穿过掌侧皮质,以其作为支撑来预防掌倾角的丢失(技术图2F)。
- 使用改良的技术,用动力逆行钻入第3根克氏针,进针点位于桡骨茎突,向近端穿过骨折线并穿透桡骨的尺侧皮质。
- 将克氏针在皮下剪断并埋入皮下,缝合切口。
  - 也可以用2把持针器将克氏针尾部折弯留在皮肤外面。
- 然后剪断克氏针,尾端以保护帽保护或覆盖抗菌纱布。
- 无菌辅料包扎,然后以夹板固定。

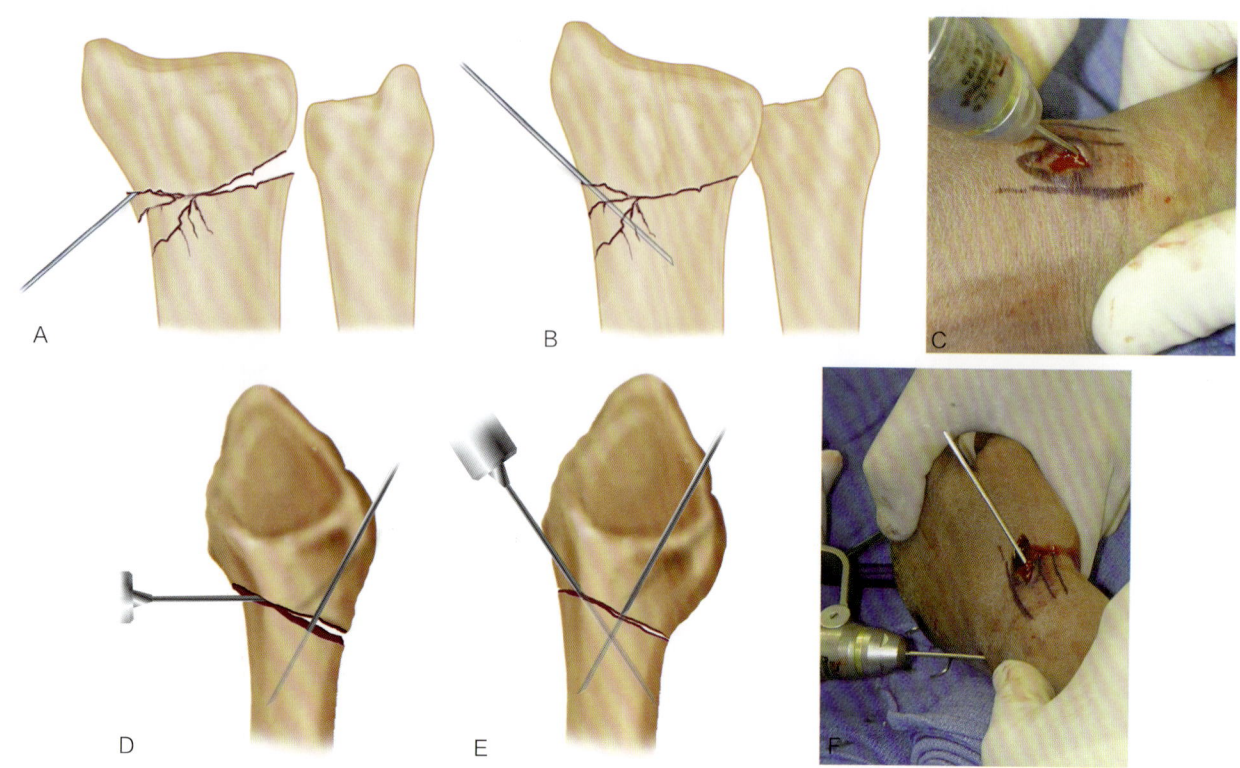

技术图2 A. 在桡侧做一切口，徒手向骨折端插入1根克氏针。B. 将克氏针朝远端撬起，纠正桡偏。C. 使用动力装置将克氏针进一步向近端穿过对侧皮质。D. 在Lister结节上做一切口，向骨折端插入1根克氏针。E、F. 将克氏针向远端撬起纠正背侧成角，并使用动力装置将克氏针向近端穿入，穿过对侧皮质。

笔者喜欢的经皮穿针技术

- 利用软垫获得闭合复位，X线透视确认复位良好（技术图3A、B）。
- 在第1和第2背侧间室之间桡骨茎突上骨质裸露区做一小切口（技术图3C）。
- 从桡骨茎突逆行穿入2根1.5 mm克氏针，越过复位之后的骨折端，穿透对侧皮质，2根克氏针呈发散分布（技术图3D、E）。
- 在第4和第5背侧间室之间的间隙做一小切口。
- 从桡骨远端尺背侧角逆行穿入1根或2根克氏针，越过复位之后的骨折端，穿透对侧皮质，2根克氏针呈发散分布（技术图3F～H）。
- 紧贴皮肤深面剪断克氏针，用5-0尼龙缝线缝合伤口。
- 也可以将克氏针折弯剪断，尾部留在皮肤外面（技术图3I）。
- 以敷料包扎并用夹板固定。

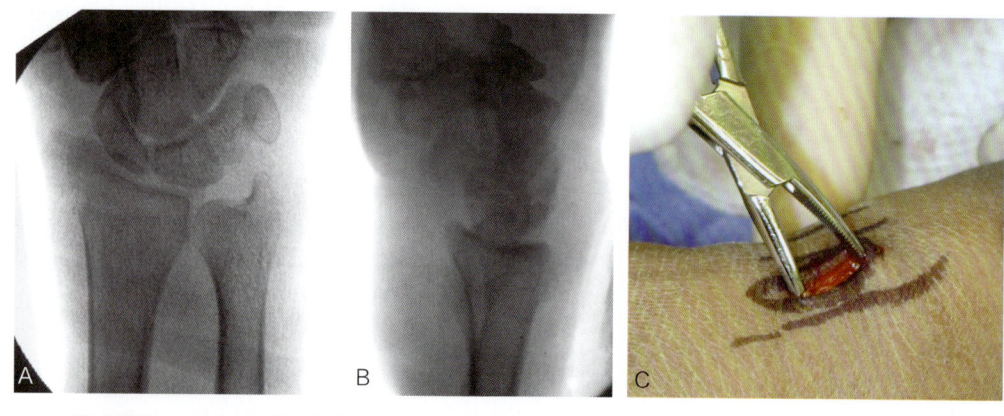

技术图3 A、B. 正位和侧位X线片显示桡骨远端骨折已复位。C. 在桡骨茎突上做切口。

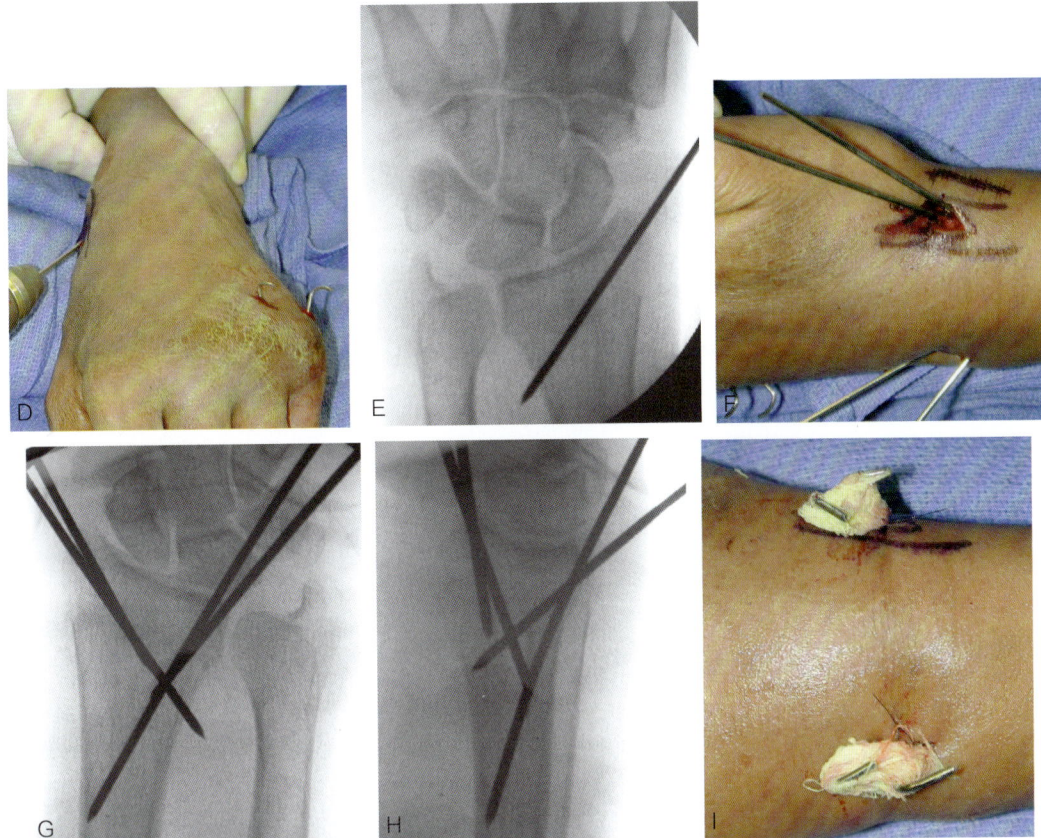

技术图3（续） D. 从桡骨茎突逆行插入1根克氏针。E. 正位X线片显示从桡骨茎突穿入的克氏针的走行方向。F. 2根从桡骨茎突穿入的克氏针和2根从尺背侧穿入的克氏针固定到位。G. 正位X线片显示克氏针的固定和走行。H. 侧位X线片显示克氏针的固定和走行。I. 克氏针尾部折弯后剪断，外覆纱布留在皮肤外面。

跨关节外固定支架的使用

远端螺钉的置入

- 在第2掌骨背侧做一长3 cm的切口，暴露其近端2/3。
- 牵开远端感觉神经分支，从掌骨上剥离第1背侧骨间肌，显露桡侧腕长伸肌的止点（技术图4A）。
- 屈曲第2掌指关节，以保护矢状束和第1背侧骨间腱膜。
- 在第2掌骨基底干骺端桡侧安放钻孔导向器，采用预先钻孔技术钻入3～4 mm直径的带部分螺纹的钢钉，也可不做预钻孔。
- 将一枚长的螺钉穿过第2和第3掌骨基底，获得三层皮质固定。
- 注意避免穿入腕掌关节。
- 然后将双钻孔导向器套在第1枚钢钉上，置入的远端短螺钉穿透第2掌骨的双层皮质（技术图4B、C）。
- X线透视确认钢钉的位置和长度合适。

近端螺钉的置入和支架的组装

- 于第1伸肌间室肌群的近端在前臂桡侧做4～5 cm长的切口，切开皮肤和皮下组织，注意避免损伤前臂外侧皮神经的分支。
- 打开肱桡肌和桡侧腕长伸肌之间的筋膜，找到桡神经感觉支并将其牵开（技术图5A）。
  - 为避开桡神经感觉支，也可以利用桡侧腕长、短伸肌腱之间的间隙。
- 在肱桡肌和桡侧腕长伸肌或桡侧腕长和腕短伸肌之间的间隙内，将双管钻孔导向器放置在桡骨骨干上（技术图5B）。
- 预钻孔或不做预钻孔，钻入3～4 mm直径的螺钉。
  - 骨折应当先行复位，此处的螺纹钉置入方向应当与掌骨上的螺钉平行，以便于骨折对线。
  - 近端的1枚螺钉应做双皮质固定，置钉位置紧贴旋前圆肌肌腱远端。
  - 然后通过双管钻孔导向器钻入远端1枚螺钉，钻透双层皮质。

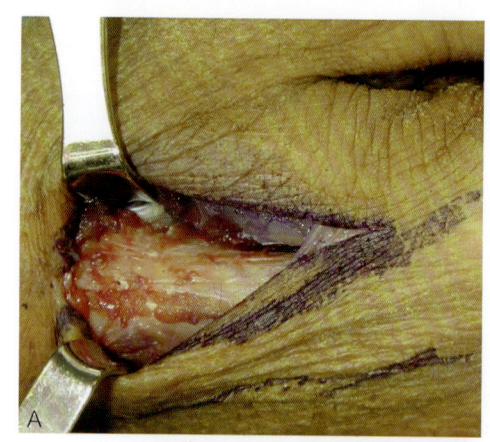
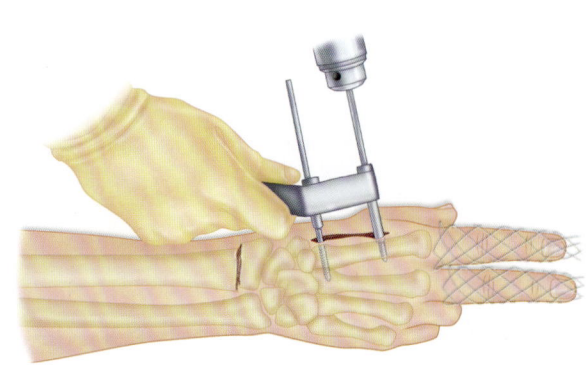
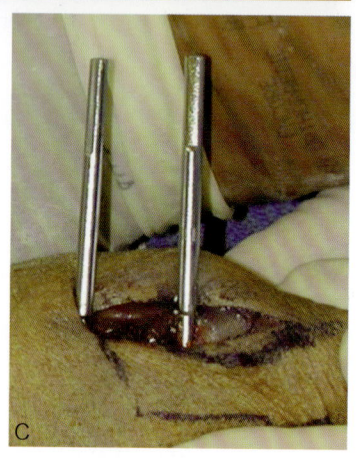

技术图4　A. 在第2掌骨基底做切口，牵开第1骨间背侧肌和桡神经感觉终支（拇指位于本张照片的顶端）。B. 示意图显示在第2掌骨干以及第2和第3掌骨基底置入外固定螺钉。C. 2枚掌骨螺钉平行置入。

- X线透视确认螺纹钉置入的位置和长度。
- 采用尼龙缝线缝合切口，确认置钉部位的皮肤表面无张力。
- 然后可以将夹钳和连接杆或者可调节支架安装到螺钉上，获得并维持最终的复位(技术图5C)。
- 在安装外固定支架之前或之后，可以添加克氏针辅助固定(技术图5D)。

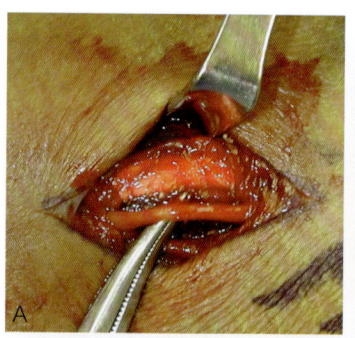
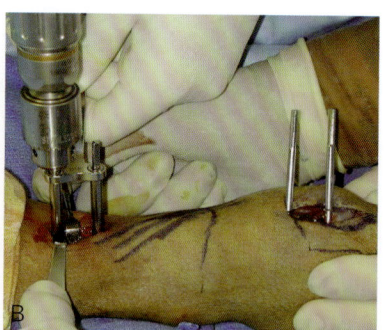
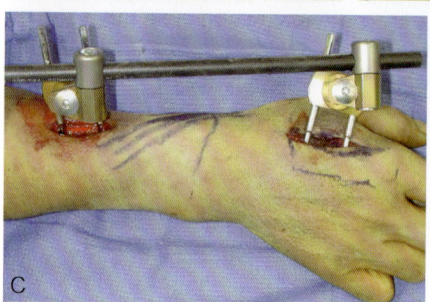
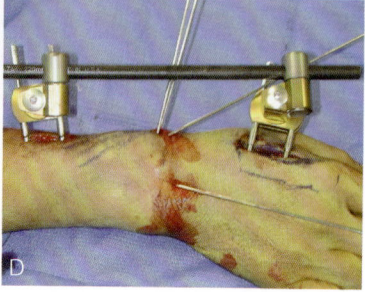

技术图5　A. 前臂桡侧的切口，内可见筋膜深面的桡神经感觉支（手位于图的右侧）。B. 将双管钻孔导向器置于桡骨上。C. 安装夹钳和连接杆，获得并维持最终复位。D. 必要时可以应用克氏针辅助固定。

不跨关节的外固定支架的使用

- 置入远端螺钉之后,可以直接控制远端骨折块进行骨折复位。
- 行腕关节侧位X线透视,在桡腕关节和骨折线的中点做标记确定切口部位。紧贴桡腕关节近端做一短的横行切口。
- 然后在Lister结节两侧的支持带上做纵行切口,保护好拇长伸肌。
- 用动力装置钻入远端的第1枚螺钉,方向与侧位片上桡腕关节平行,位置在骨折线和桡腕关节面的中点(技术图6A)。
- 在第2和第3伸肌间室之间(即桡侧腕伸肌和拇长伸肌肌腱之间)置入第2枚远端螺钉。
- 第2枚螺钉与第1枚螺钉应当在两个平面上都平行,进钉点位于骨折线和桡腕关节面的中点。
- 采用与跨关节外固定支架相同技术置入桡骨近端的2枚螺钉。
- 关闭切口,然后安装夹钳,但先不要锁紧。
- 操纵远端螺钉和夹钳获得骨折端的复位。
  - 在背、掌侧平面推拉螺钉以矫正背侧成角。
  - 调整夹钳可以矫正尺倾角。
- X线透视确认复位,然后锁紧夹钳(技术图6B)。

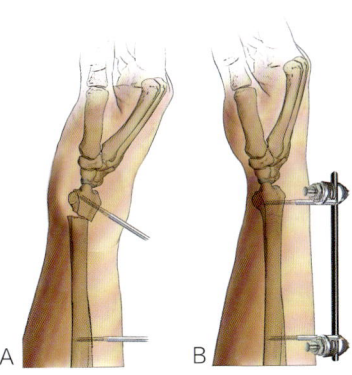

技术图6 A. 远端螺钉的置入。B. 安装不跨关节的外固定支架获得最终复位。

要点与失误防范

适应证	· 取决于稳定性。 · 取决于骨折粉碎程度和是否需要额外的内、外固定。
手术入路	· 做螺钉手术切口时需避免感觉神经、肌腱和静脉。 · 在前臂和手部充分暴露桡神经浅支以避免损伤。
硬件放置	· 螺钉选择合适直径。 · 必要时额外的螺钉内、外固定。 · 不要将钢针和螺钉留于皮质外1~2 mm,且确保所有的螺钉都位于关节外。 · 如果在近侧掌骨置入螺钉,确保穿透三层皮质。 · 不要拧出螺钉,否则会丢失固定。 · 固定之后评估下尺桡关节的稳定性。 · 皮下组织的钢针由于需要二次手术,其代价较大,但它们感染率较低。因此,如果固定还需要额外的手术,就把钉子埋起来。 · 避免过度牵拉关节囊,因为这与慢性疼痛综合征及骨不连相关。
术后管理	· 保证充分固定。 · 鼓励早期全范围活动手指、肘关节和肩关节。 · 教育患者自行进行合适的钉道护理。 · 只有当活动范围达到最大且完全愈合之后才能开始加强力量训练。

术后处理

- 在经皮穿针固定后,用短臂夹板仅对腕关节进行固定制动,在提供稳定性的同时可以允许局部肿胀。当肿胀消退后,更换为管型石膏。
- 孤立的桡骨茎突骨折采用克氏针固定后,可以放在掌侧腕关节夹板支具中进行制动。
- 采用外固定支架固定后,通常不需要另外进行制动,当然也可以使用前臂掌侧的Orthoplast支具(Johnson & Johnson, Langhorne, PA)来辅助支撑并使患者感觉更加舒适。
- 夹板或管型石膏持续用到4~8周,直到骨折愈合,取出钢针。
- 应定期检查并清洁克氏针和半螺纹钉,清洁的时候使

- 用肥皂和水或者稀释的双氧水。
- 术后即刻进行手指、肘关节、肩关节活动，骨折愈合后开始进行腕关节活动。

预后

- 多项前瞻性随机对照研究比较了掌侧钢板固定和闭合复位克氏针经皮穿针固定，结果显示使用掌侧钢板固定恢复功能锻炼更快，但是在术后1年的功能上没有显著差异[12,13,20,28]。
- 从功能和花费的角度比较了关节外骨折和简单关节内骨折使用掌侧钢板和经皮克氏针固定的结果，使用掌侧钢板花费显著更高，但功能没有明显影响。这项研究对掌侧钢板固定带来的额外开销表示怀疑。因为没有外固定用以辅助经皮穿针固定。而外固定会增加此项治疗的开销并且削弱经皮穿针固定的花费优势[5]。
- 一项前瞻性随机研究比较了经皮穿针加管型石膏固定和外固定支架加辅助固定（例如钢针、螺钉、植骨）两种方法，发现对于仅有轻度关节内移位的骨折来说，两者的临床效果没有显著差异[10]。
- 对于年龄在60岁以上的患者，研究显示相对于单纯管型石膏固定，经皮穿针固定仅能提供轻微的影像学结果的改善，而临床效果与采用何种治疗方法并不相关[4]。
- Ebraheim等[6]报道采用骨折端穿针和经茎突增强固定的方法取得了良好的影像学参数重建和功能结果。
- 对经皮穿针固定效果的评估发现，干骺端骨折效果最佳，关节内骨折的结果良好，伴有尺骨茎突骨折的桡骨远端骨折以及老年患者的骨折治疗效果最差[19]。
- 对比切开复位内固定（掌侧和背侧）和外固定的影像学和临床效果的一项回顾性研究发现，除了背侧钢板固定能更好地重建掌倾角之外，两者没有显著差异[29]。
- 一项荟萃分析发现，对于不稳定性桡骨远端骨折而言，没有证据表明使用内固定要优于外固定[16]。
- 年龄>55岁的不稳定性关节内桡骨远端骨折的女性患者采用外固定治疗具有较高的继发性骨折移位率，但是功能结果可以接受[11]。
- 年龄>55岁的患者采用外固定加穿针固定的效果优于单纯采用穿针固定。具有两侧或更多侧肢体粉碎性骨折的较年轻患者采用辅助外固定也会产生较好的效果[27]。
- 不跨关节的外固定支架较跨关节的外固定支架能够更好地维持掌倾角和腕骨的对线排列，同时前者在伤后第1年内的功能结果要显著好于后者[17]。
- 对于年龄>60岁的中度或严重移位的桡骨远端骨折患者，不跨关节的外固定支架并没有显著的临床效果上的优势[3]。
- 一项比较跨关节和不跨关节的外固定支架的前瞻性随机对照研究发现，不跨关节的外固定支架组并发症更多，而跨关节外固定支架组具有更好的结果[23]。
- 一项前瞻性研究比较了未做修复的尺骨茎突骨折与未伴有尺骨茎突骨折的病例，发现两者在临床结果上没有显著性差异。但是，该研究并没有对下尺桡关节的稳定性进行评估[24]。

并发症

- 感染（钉道或深部感染）。10%～30%的患者发生钉道感染[9,10]。
- 可以通过降低钢针固定时间或将钢针埋于皮下[15,25]。
- 一项研究发现，如果将钢针固定时间缩短到30日，在诊所拔除钢针后换用石膏固定2周，可以将针道感染降低至2%的发生率。
- 如果克氏针要保留至少30日，那么它们在手术时应该被埋于皮下，来帮助预防感染。
- 因经皮穿针技术对肌腱、血管和神经造成的损伤。如果肌腱不小心被钢针穿住，则可能导致关节僵硬。桡神经感觉支可能会受到损伤。
- 桡神经感觉支损伤导致痛性神经瘤的发生，因此应当避免。
- 关节活动度丧失。
- 创伤后关节炎。
- 抓握或捏持力弱。
- 腱鞘炎和肌腱断裂。
- 畸形愈合或不愈合。
- 筋膜室综合征。
- 腕管综合征。
- 内固定物失效。
- 不愈合（与使用外固定支架过度牵开相关）。
- 复杂性区域疼痛综合征Ⅰ型（CRPS）[30]。
- 应当使用维生素C来预防CRPS（50日内每日500 mg）。

（刘衔哲 译，贾亚超 审校）

参考文献

[1] Agee JM. Distal radius fractures. Multiplanar ligamentotaxis. Hand Clin 1993;9(4):577-585.

[2] Anderson JT, Lucas GL, Buhr BR. Complications of treating distal radius fractures with external fixation: a community experience. Iowa Orthop J 2004;24:53-59.

[3] Atroshi I, Brogren E, Larsson GU, et al. Wrist-bridging versus nonbridging external fixation for displaced distal radius fractures: a randomized assessor-blind clinical trial of 38 patients followed for 1 year. Acta Orthop 2006;77(3):445-453.

[4] Azzopardi T, Ehrendorfer S, Coulton T, et al. Unstable extra-articular fractures of the distal radius: a prospective, randomised study of immobilisation in a cast versus supplementary percutaneous pinning. J Bone Joint Surg Br 2005;87(6):837-840.

[5] Dzaja I, MacDermind JC, Roth J, et al. Functional outcomes and cost estimation for extra-articular and simple intra-articular distal radius fractures treated with open reduction and internal fixation versus closed reduction and percutaneous Kirschner wire fixation. Can J Surg 2013;56(6):378-384.

[6] Ebraheim NA, Ali SS, Gove NK. Fixation of unstable distal radius fractures with intrafocal pins and trans-styloid augmentation: a retrospective review and radiographic analysis. Am J Orthop 2006;35(8):362-368.

[7] Gupta A. The treatment of Colles' fracture. Immobilisation with the wrist dorsiflexed. J Bone Joint Surg Br 1991;73(2):312-315.

[8] Gupta R, Bozentka DJ, Bora FW. The evaluation of tension in an experimental model of external fixation of distal radius fractures. J Hand Surg Am 1999;24:108-112.

[9] Hargreaves DG, Drew SJ, Eckersley R. Kirschner wire pin tract infection rates: a randomized controlled trial between percutaneous and buried wires. J Hand Surg Br 2004;29(4):374-376.

[10] Harley BJ, Scharfenberger A, Beaupre LA, et al. Augmented external fixation versus percutaneous pinning and casting for unstable fractures of the distal radius—a prospective randomized trial. J Hand Surg Am 2004;29(5):815-824.

[11] Hegeman JH, Oskam J, Vierhout PA, et al. External fixation for unstable intra-articular distal radial fractures in women older than 55 years. Acceptable functional end results in the majority of the patients despite significant secondary displacement. Injury 2005;36(2):339-344.

[12] Jeudy J, Steiger V, Boyer P, et al. Treatment of complex fractures of the distal radius: a prospective randomized comparison of external fixation "versus" locked volar plating. Injury 2012;43(2):174-179.

[13] Karantana A, Downing ND, Forward DP, et al. Surgical treatment of distal radial fractures with a volar locking plate versus conventional percutaneous methods: a randomized controlled trial. J Bone Joint Surg Am 2013;95(19):1737-1744.

[14] Katz MA, Beredjiklian PK, Bozentka DJ, et al. Computed tomography scanning of intra-articular distal radius fractures: does it influence treatment? J Hand Surg Am 2001;26(3):415-421.

[15] Lakshmanan P, Dixit V, Reed MR, et al. Infection rate of percutaneous Kirschner wire fixation for distal radius fractures. J Orthop Surg 2010;18:85-86.

[16] Margaliot Z, Haase SC, Kotsis SV, et al. A meta-analysis of outcomes of external fixation versus plate osteosynthesis for unstable distal radius fractures. J Hand Surg Am 2005;30(6):1185-1199.

[17] McQueen MM. Redisplaced unstable fractures of the distal radius. A randomised, prospective study of bridging versus nonbridging external fixation. J Bone Joint Surg Br 1998;80(4):665-669.

[18] Nana AD, Joshi A, Lichtman DM. Plating of the distal radius. J Am Acad Orthop Surg 2005;13(3):159-171.

[19] Rosati M, Bertagnini S, Digrandi G, et al. Percutaneous pinning for fractures of the distal radius. Acta Orthop Belg 2006;72(2):138-146.

[20] Rozental TD, Blazar PE, Franko OI, et al. Functional outcomes for unstable distal radial fractures treated with open reduction and internal fixation or closed reduction and percutaneous fixation. A prospective randomized trial. J Bone Joint Surg Am 2009;91(8):1837-1846.

[21] Short WH, Palmer AK, Werner FW, et al. A biomechanical study of distal radial fractures. J Hand Surg Am 1987;12(4):529-534.

[22] Simic PM, Weiland AJ. Fractures of the distal aspect of the radius: changes in treatment over the past two decades. Instr Course Lect 2003;52:185-195.

[23] Sommerkamp TG, Seeman M, Silliman J, et al. Dynamic external fixation of unstable fractures of the distal part of the radius. A prospective, randomized comparison with static external fixation. J Bone Joint Surg Am 1994;76(8):1149-1161.

[24] Souer JS, Ring D, Matschke S, et al. Effect of an unrepaired fracture of the ulnar styloid base on outcome after plate and screw fixation of a distal radius fracture. J Bone Joint Surg Am 2009;91(4):830-838.

[25] Subramanian P, Kantharuban S, Shilston S, et al. Complications of Kirschner-wire fixation in distal radius fractures. Tech Hand Up Extrem Surg 2012;16(3):120-123.

[26] Trumble TE, Schmitt SR, Vedder NB. Factors affecting functional outcome of displaced intra-articular distal radius fractures. J Hand Surg Am 1994;19(2):325-340.

[27] Trumble TE, Wagner W, Hanel DP, et al. Intrafocal (Kapandji) pinning of distal radius fractures with and without external fixation. J Hand Surg Am 1998;23(3):381-394.

[28] Wei DH, Raizman NM, Bottino CJ, et al. Unstable distal radial fractures treated with external fixation, a radial column plate, or a volar plate. A prospective randomized trial. J Bone Joint Surg Am 2009;81(7):1568-1577.

[29] Westphal T, Piatek S, Schubert S, et al. Outcome after surgery of distal radius fractures: no differences between external fixation and ORIF. Arch Orthop Trauma Surg 2005;125(8):507-514.

[30] Zollinger PE, Tuinebreijer WE, Breederveld RS, et al. Can vitamin C prevent complex regional pain syndrome in patients with wrist fractures? A randomized, controlled, multicenter dose-response study. J Bone Joint Surg Am 2007;89(7):1424-1431.

第28章 关节镜下复位固定治疗桡骨远端及尺骨茎突骨折

Arthroscopic Reduction and Fixation of Distal Radius and Ulnar Styloid Fractures

William B. Geissler and Jason M. Clark

定义

- 桡骨远端骨折的好发年龄呈双峰状分布（年轻人及老年人），并且往往具有不同的发病机制。
- 在年满65岁或以上的老年人中，每1 000人–年的意外损伤中就有8～10人发生桡骨远端骨折。
  - 女性的发生率是男性的7倍。
  - 16%的白种人女性及23%的白种人男性在50岁后都会遭遇一次桡骨远端骨折。
- 桡骨远端骨折是骨科医生最常治疗的骨骼损伤之一。
- 此类损伤约占急诊室所有骨折的1/6。
- 有移位的桡骨远端关节内骨折应作为桡骨骨折的单独一个亚型[25]。
  - 此类骨折为高能量损伤。
  - 高能量损伤导致粉碎性骨折。
  - 传统的闭合复位石膏固定不适用此类骨折。
- 此类骨折的预后取决于桡骨短缩的程度、桡腕关节及桡尺关节的匹配程度以及周围软组织的损伤程度[31]。

解剖

- 桡骨远端的形状像一个平台，来支持腕骨。
- 桡骨远端的关节面有3个凹陷：舟骨窝、月骨窝及乙状切迹。
- 桡骨远端关节面平均尺偏角22°，掌倾角11°。
- 桡骨基底掌侧及背侧韧带起自桡骨远端，用于支持腕关节。
- 桡骨远端的乙状切迹在腕关节旋转时和尺骨头相关节。
  - 下尺桡关节的初级稳定性由三角纤维软骨复合体提供。
- 乙状切迹向内侧及远端的平均角度为22°。

发病机制

- 每种骨折类型的生物力学特点取决于其受伤机制。
- Fernandez和Geissler[11]根据受伤机制将桡骨远端骨折分型。他们指出，周围韧带损伤、半脱位及腕骨骨折和桡骨远端能量吸收的程度直接相关。
  - I型为干骺端屈曲骨折，一侧皮质在拉伸应力作用下断裂，同时对侧皮质则出现一定程度的粉碎（例如关节外Smith骨折和Colles骨折）。
  - II型为关节面剪切骨折（例如桡骨茎突骨折和Barton骨折）。
  - III型为关节面压缩性骨折，伴随软骨下骨及干骺端骨松质的压缩（例如关节内粉碎性骨折）。
  - IV型为韧带止点的撕脱性骨折，包括桡骨茎突骨折、尺骨茎突骨折及与此相关的桡腕关节骨折–脱位。
  - V型为高能量损伤，屈曲、压缩、剪切及撕脱机制共同作用，或者伴有骨缺损。
- 研究显示，有移位的桡骨远端关节外骨折发生周围软组织损伤的概率往往较高[16,18-20,24,26,29]。
  - 关节镜研究显示，三角纤维软骨复合体损伤的发生率高，且往往继发于舟月骨间韧带及月三角骨间韧带损伤后（最小的损伤）。
  - 损伤导致骨间韧带逐渐变薄并最终撕裂，使得腕骨间的旋转度增加。
  - Geissler等[15]定义了一个骨间韧带撕裂的关节镜下分型，有助于明确韧带损伤的程度及继发的不稳定性，并由此提出了不同的治疗措施（表1；详见第67章）。

自然病程

- 桡骨远端关节内骨折具有两种病理改变：周围软组织的损伤及骨本身的损伤。
- 桡骨远端关节内骨折的自然病程不仅包括骨折移位情况，同时也包括周围软组织损伤的诊断及治疗[4,11]。
- Knirk和Jupiter[20]证明了关节面解剖对位在桡骨远端骨折预后的重要性超过了桡骨远端关节外的力线恢复。
  - 他们提供的确凿证据显示关节面出现台阶的最大限度是2 mm。
  - 他们证明了关节面的解剖对位与骨折的预后成正比。
- 桡骨高度丧失＞2.5 mm时，就会将原本传递至尺骨的正常负荷从20%增加到42%，导致不同程度尺骨撞击综合征的发生。
- 舟月骨间韧带和三角软骨复合体损伤通常伴有桡骨远端骨折，常常在X线片上会遗漏。

表1　Geissler腕骨不稳定的关节镜分型

分级	定义	关节镜下表现	治疗
Ⅰ	镜下见桡腕关节骨间韧带减弱出血，在腕骨中间的间隙未看到腕骨排列紊乱	从桡腕间隙来看，腕骨之间正常的凹面间隙丢失，骨间韧带衰减，并逐步变凸。从腕中间隙来看，腕骨之间的间隙仍然保持紧密，没有分开	制动固定
Ⅱ	镜下见桡腕关节骨间韧带减弱出血，在腕骨中间的间隙看到腕骨排列紊乱。可能在腕骨间存在一小间隙	一轻微的间隙（比探针宽度细）在腕骨之间出现。从桡腕间隙看，骨间韧带开始衰减变凸。在腕中间隙，腕骨之间的间隙不再连续，开始分开。舟月不稳定中，掌曲舟骨背侧缘易被误认为是月骨。在月三角不稳定中，当插入探头时，月骨和三角骨间隙增大	关节镜下复位穿针固定
Ⅲ	在桡腕关节中间和腕骨中间隙，腕骨排列不连续	骨间韧带开始出现从掌侧到背侧的撕裂。从桡腕间隙中，常能看到腕骨间隙。一个探头通常有助于分离开桡腕间隙中的腕骨。在腕中间隙中的腕骨之间插入2 mm的探头	关节镜或开放复位和穿针
Ⅳ	在桡腕关节中间和腕骨中间隙，腕骨排列不连续。应力下见明显稳定性	2.7 mm的关节镜可能可以通过腕骨间间隙。受累腕的骨间韧带完全脱出。这是"通畅征"，意味着腕关节镜可以从桡腕间隙自由进入腕中间隙撕裂的位置	切开复位和修补

- 在一项研究中，接近1/3的骨折有伴随的舟月骨间韧带损伤以及大于60%的三角软骨损伤[1]。
- 另一项研究中，舟月骨间韧带损伤发生率超过50%，月三角韧带损伤发生率为1/3，三角软骨复合体损伤发生率为60%。只有17%的患者没有这三种损伤[28]。
- 未经治疗的完全撕裂的舟月骨间韧带通常伴有桡骨茎突骨折，如未经治疗，或将发生舟月进行性塌陷。

病史和体格检查

- 应完整采集病史，包括受伤时的周围环境及任何其他的损伤。
  - 神经系统的损伤。
  - 心脏疾病。
  - 患者自主能力、优势手、辅助装置的状态、工作、活动水平以及支撑装置等信息都应获得。
- 查体着重在腕关节的同时，还应包括手、肘、肩及其他部位伴随的损伤。
  - 必须仔细检查手、腕、臂及肩部，以确定是否有开放性伤口，如有需要，尽早使用破伤风抗毒素及抗生素。
  - 系统检查远端肢体的感觉及运动功能。
  - 血运检查应包括桡动脉、尺动脉的搏动以及毛细血管充盈时间。
  - 精确的触诊有时能帮助判断潜在损伤的区域。
- 感觉降低、苍白、毛细血管充盈时间改变、软组织张力增高、痛觉过敏等均提示有严重的软组织损伤发生，包括骨筋膜室综合征。

影像学和其他诊断性检查

- 桡骨远端骨折最基本的影像学检查是正侧位和斜位X线摄片。
  - 对侧（健侧）肢体摄片有助于比较桡骨远端的尺偏角、尺骨变异及乙状切迹的解剖。
  - 正位X线摄片有助于评价尺偏角、桡骨高度、尺骨茎突骨折、下尺桡关节增宽、腕骨间隙增宽以及受累的关节面（图1A）。
    - 桡骨远端的标准放射学参数包括尺偏角度22°（13°～30°），桡骨高度12 mm（8～18 mm），掌倾角度11°（1°～21°）。
    - 尺骨变异的测量应在肩关节外展90°、肘关节屈曲90°及前臂中立位时进行。
  - 侧位X线摄片通常评价远端骨块的掌倾或背倾、下尺桡关节或掌骨的脱位或半脱位、月骨角度以及背侧的粉碎程度（图1B）。
  - 改良的侧位X线摄片是指将球管向近侧成角10°～30°，使桡腕关节面清晰可见，评价以前泪滴为代表的月骨掌侧缘。
  - 额外的头侧30°正位X线摄片有助于评价桡骨远端的尺背侧缘。
  - 斜位X线摄片非常有用，因为主要骨折块通常发生了移位。

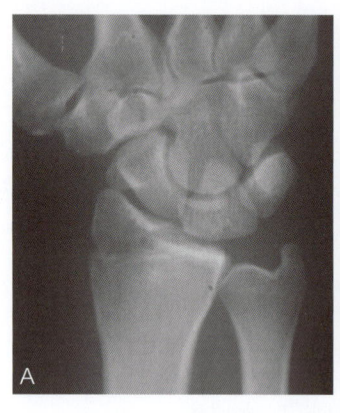
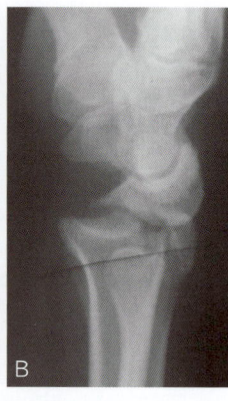

图1　A. 正位X线摄片显示桡骨茎突骨块轻微移位。B. 侧位X线摄片显示腕关节完全骨折-脱位。

- CT检查，特别是三维CT重建，能更加直观地评价骨折块的位置、关节面的压缩及旋转。
- MRI检查有助于评价骨折周围软组织的损伤，例如三角纤维软骨复合体的撕裂、骨间韧带损伤以及掌骨骨折。
- 出现以下放射学特点的桡骨远端骨折被认为是不稳定的，并且单纯依靠闭合复位的方法是不够的[21]：
  - 关节面背倾＞20°。
  - 背侧粉碎＞宽度的50%。
  - 主要骨折块移位＞1 cm。
  - 掌侧平移＞2 mm。
  - 桡骨缩短＞5 mm。
  - 关节面台阶＞2 mm。
  - 伴随尺骨骨折。
  - 严重骨质疏松。
  - 年龄＞60岁。

鉴别诊断

- 腕骨骨折。
- 掌骨骨折或指骨骨折。
- 下尺桡关节分离。
- Essex-Lopresti损伤。
- 骨间韧带撕裂。
- 腕骨脱位（月骨周围）。

非手术治疗

- 有移位的桡骨远端骨折的手法复位应在适当的麻醉下进行。
  - 明确受伤机制有助于手法复位。手法复位的用力方向应和造成骨折的暴力方向相反。
  - 持续轻柔的牵引有助于复位受嵌插的骨块，然后将远折端的骨块凑近折端的桡骨。
  - 以相对完整的掌侧皮质为参照，旋转桡骨远端关节面，来恢复掌倾和掌侧移位。
  - 手法复位应轻柔操作，避免造成皮肤损伤，特别是对于皮肤菲薄的老年患者。
- 复位后应采取合适的固定方法。但前臂及腕关节的固定位置、长臂还是短臂制动、石膏还是夹板固定，尚无明确的统一意见。
  - 应避免采用腕关节极度屈曲及极度尺偏的固定位置。
  - 复位、石膏固定后应复查X线片。
- 根据骨折稳定性的要求，绝大多数采用保守治疗的桡骨远端骨折患者，在石膏固定后的最初3周内，应每周复查X线片，以监测骨折端的对位情况。
  - 年龄＞65岁且最初没有移位的桡骨远端骨折患者中，约有1/3在后期会出现不同程度的移位。
  - 一项研究显示，在已闭合复位的有中等程度移位的桡骨远端骨折的老年患者中，约有2/3在骨折后的5周内发生复位丢失。
- 在无移位或微小移位的骨折采用非手术治疗后，应注意避免出现并发症，包括拇长伸肌腱断裂、腕管综合征以及骨筋膜室综合征。
- 年龄大的患者通常对非手术治疗耐受性更好。
  - 大于65岁的患者接受非手术治疗的结果与接受手术治疗获得的疗效类似，除了影像学结果不是很令人满意[2,3]。

手术治疗

- 对于没有广泛干骺端粉碎的桡骨远端骨折患者，理想的手术治疗方法是关节镜辅助下的克氏针或空心钉固定[14,15,22]。
  - 桡骨茎突骨折。
  - 嵌插型骨折。
  - Die Punch骨折。
- 三部分T形骨折和合并有干骺端粉碎的四部分骨折的最佳治疗是联合掌侧钢板固定。腕关节镜可作为调整关节面和评价周围软组织损伤的辅助措施。
- 对于桡骨远端骨折移位较小，以及伴有软组织损伤高度怀疑骨折的情况，也是腕关节镜辅助固定的适应证。其对于评估与治疗伴发急性软组织损伤的病例尤为重要。
- 对于相应尺骨茎突骨折的固定尚存争议[20]。腕关节镜为尺骨茎突骨块的固定提供了理论基础。

术前计划

- 复习所有的影像学资料。
- 同时准备切开复位内固定及腕关节镜治疗的设备。
  - 腕关节镜辅助治疗桡骨远端骨折时需准备相应的小关节系统器械。小关节内镜的直径约2.7 mm,也可以用更小号的小关节内镜。小关节刨刀(3.5 mm或更小)有助于清理骨折碎屑及血肿。
- 桡骨远端骨折理想的腕关节镜辅助下固定治疗的时间是在伤后3~10日[13]。
  - 过早的治疗可能会因为软组织肿胀及出血的原因引起并发症,并影响镜下视野。
  - 治疗如果超过10日,骨折块已开始粘连,增加复位难度。

体位

- 关节镜辅助下固定桡骨远端骨折时,可将上肢垂直悬吊或水平放置于牵引架,也可使用指套利用重力将上肢悬吊于搁手台边缘。
  - 水平体位易于同时在透视下监测骨折复位情况及内固定。缺点是不能同时使用腕掌侧入路。
  - 垂直悬吊体位能同时使用掌侧及背侧入路。这对于腕关节镜作为辅助手段,掌侧钢板固定治疗桡骨远端骨折尤其重要。
- 一种新设计的牵引架能允许同时在镜下及透视下评估桡骨远端骨折关节面的复位情况(图2A)。
  - 对于粉碎的桡骨远端骨折,术者往往采取钢板内固定治疗,同时在镜下评估关节面的复位情况。
  - 根据术者的要求,这种牵引架可以对患者腕关节做垂直或水平方向的牵引(图2B)。

入路

- 将腕关节悬吊于牵引架,标准背侧3/4观察入口、4/5或6R工作入口、6U进水入口。
- 桡骨远端骨折后由于肢体肿胀,传统腕关节镜治疗时很难触摸到正常的伸肌腱标志[17]。但一些骨性标志依然能被触及,包括掌骨基底、桡骨远端关节面背侧缘、尺骨头。
- 3/4入口位于腕关节与中指桡侧缘对齐。切皮前将一18号针头置于3/4入口的预想位置是非常有用的。
  - 如果入口过于靠近端,则关节镜可能直接插入骨折端。而入口过于靠远端,则可能会伤及腕骨关节面。
- 确定入口的精确位置后,使用11号刀片做皮肤切口,术者手指牵开皮肤,使用止血钳做钝性分离,带有钝性套针的关节镜插入背侧3/4入口内。
  - 此技术降低了皮神经潜在受损的风险。
- 关节内充分灌洗能去除骨折血肿及碎屑,改善镜下可见度。灌洗可以用关节镜自带的套管,也可以单独使用14号针头插入6U入口来完成。
  - 推荐使用单独的6U进水入口。小关节镜自带的灌洗管不允许在镜子和管子间有更多的间隙,从而限制了灌洗的水量。
  - 腕关节的出水依靠和关节镜灌洗管相连的伸缩管来完成。
- 4/5工作入口位于第4掌骨中轴的连线上,而6R工作入口则位于尺侧腕伸肌的桡侧。
  - 关节内插入一枚18号针头,位置应恰好在关节盘的远侧。
  - 由于桡骨远端关节面自然向尺侧倾斜的特点,4/5或

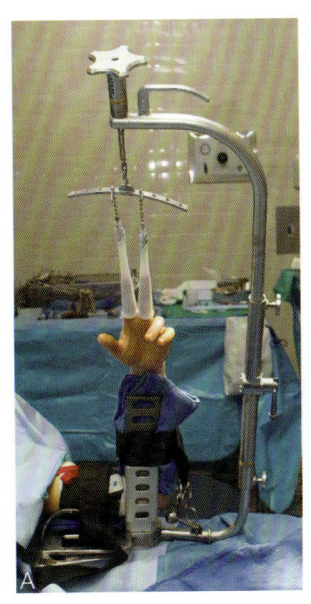 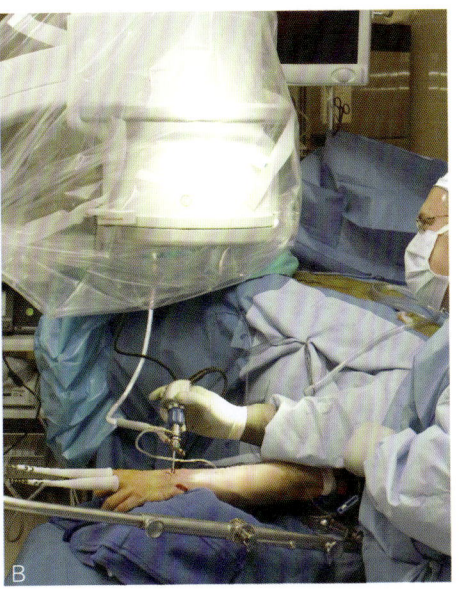

图2 A. 牵引架的悬吊连接杆位于一侧,而不是在腕关节的中心。这易于在透视下评估骨折复位,同时也能兼顾腕掌侧及背侧入路。B. 根据术者的要求,牵引架能屈曲成水平位置治疗桡骨远端骨折。

- 6R入口通常应位于3/4入口的近侧。
- 近来，del Piñal等[7]描述了一种干性关节镜技术来避免液体渗入导致的筋膜间室综合征。
  - 尽管安装过程是类似的，但由于缺乏液体浸润，仍然存在一些显著的问题。
  - 为了避免关节镜蒙上雾气，关节镜摄像头应当提前在暖生理盐水中预热，随后放置进腕关节腔中，再通过在摄像头尾端滴加抗雾剂来避免雾气产生。
  - 关节镜的瓣膜放置于开口位置来避免关节囊塌陷，刨刀通过6R入口放置来帮助去除垃圾和出血。
  - 血肿和垃圾仍然需要充分使用盐水冲洗关节腔来保证充足视野。

桡骨茎突骨折

- 单纯的桡骨茎突骨折是关节镜处理的理想类型，特别是对于那些需要积累经验去施行关节镜辅助下内固定治疗桡骨远端骨折的医生。
- 另外，舟月骨间韧带的损伤也高发于桡骨茎突骨折的患者，关节镜下评估也是最好的方法。
- 使用振动模式钻孔，在桡骨茎突骨块上，经皮打入1～2根空心钉的导针，注意导针长度不要超过骨折线。
  - 通过透视确定导针的位置，确保其位于桡骨茎突骨块的中心。
- 在牵引架上悬吊腕关节，以建立标准的关节镜入路。
- 在背侧3/4入口插入关节镜，清理关节内碎屑及血肿。
- 将关节镜移至4/5或6R入口，扫视腕关节及有效判断桡骨茎突骨块的旋转及复位情况。
- 将先前打入的导针作为操纵杆，关节镜直视下手法复位桡骨茎突骨块，使其达到解剖对位。
  - 也可以在3/4入口插入一根套管针，辅助对桡骨茎突骨块的复位（技术图1A、B）。

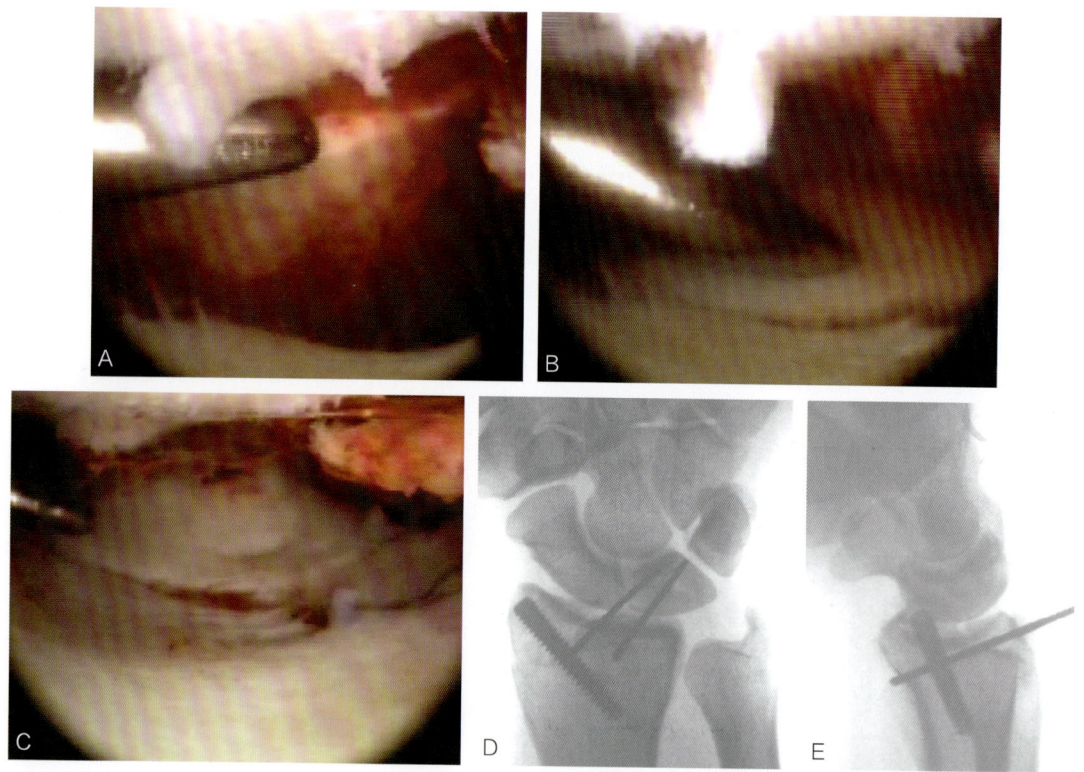

技术图1 A. 关节镜下所见，患者X线见图1。关节镜位于6R入口扫视腕关节，钝性套管针位于3/4入口。桡骨茎突骨块的移位情况清晰可见。B. 操纵杆插入桡骨茎突骨块，套管针插入3/4入口，可同时对骨块及桡腕关节复位。C. 桡骨茎突骨块完全复位（无残留旋转）并固定。D. 正位片显示桡骨茎突骨块解剖对位，使用无头空心钉，尽可能避免软组织刺激。E. 侧位片显示桡骨茎突骨块及桡腕关节均获得解剖对位。

- 骨块一旦获得完全复位,透视下将先前的导针进一步打入,穿过骨折线到达桡骨干(技术图1C)。
  - 在许多病例,骨块在透视下虽然已经获得了完全的复位,但在关节镜下却仍可见有轻微的旋转[2]。
- 单独使用导针也能固定骨折,但更推荐使用空心钉(有头或无头的)固定(技术图1D、E)。
  - 空心钉与克氏针相比降低了软组织刺激和潜在的钉道感染可能性。

三部分骨折

- 三部分骨折是指包含一个有移位的桡骨茎突骨块以及一个涉及桡月关节面的骨块,且没有干骺端粉碎的桡骨远端骨折,关节镜辅助下复位效果理想(技术图2A、B)。
- 在术中透视引导下,复位及使用导针临时固定桡骨茎突骨块。
  - 复位被压缩的桡月关节面骨块时,应以桡骨茎突骨块为参照标准。
- 在牵引架上悬吊腕关节,建立关节镜入路,清除骨折碎屑及血肿。
  - 观察桡月关节面的最佳位置是在关节镜的3/4入口(技术图2C、D)。
- 在被压缩的骨块上缘,经皮插入一枚18号针头,使之在镜下可见。
- 然后在此18号针头的近侧约2 cm处,插入一根较粗的克氏针,经皮撬拨,抬高被压缩的桡月关节面骨块。

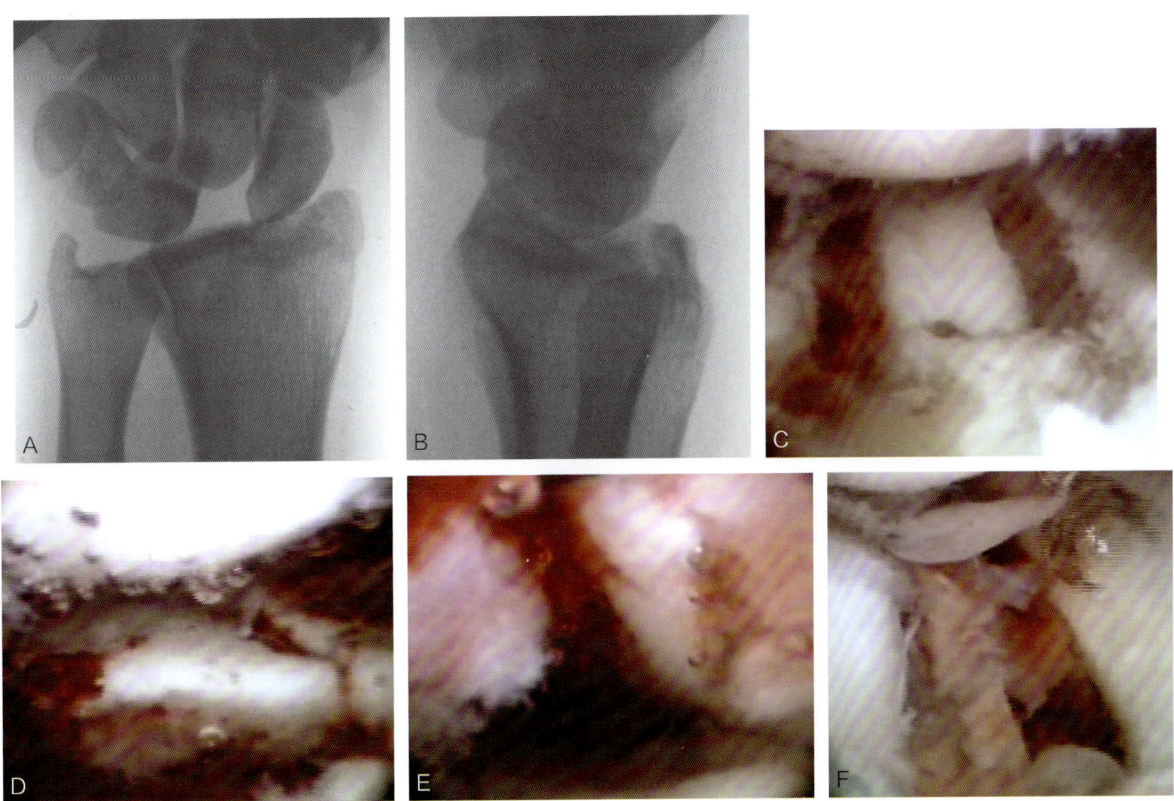

技术图2 A. 正位X线片显示被舟骨压缩的桡骨远端关节面的骨块,同时伴随有明显的舟月骨间韧带损伤。B. 侧位X线片显示骨折块的背侧边缘。C. 关节镜位于6R入路,显示被舟骨压缩的桡骨远端骨折块,这通过常规的关节切开术很难看到,而在关节镜高亮及放大的条件下清晰可见。D. 被舟骨压缩的桡骨远端骨折块被抬高复位至掌侧边缘,可将此边缘作为判断旋转的标记。E、F. 通过3/4入口(E)以及桡腕中入路(F),可见Geissler Ⅲ型撕裂累及舟月骨间韧带。

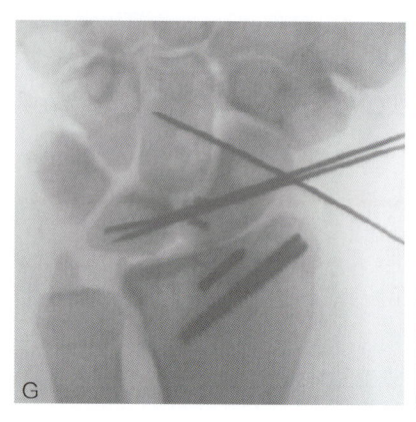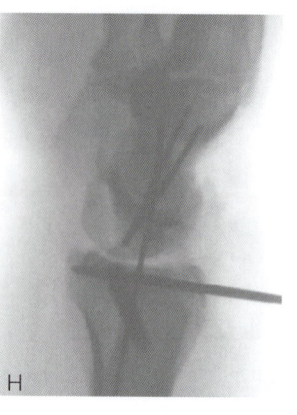

技术图2（续） G、H. 正、侧位X线片显示，被舟骨压缩的桡骨远端骨折块已经解剖复位（撕裂的舟月骨间韧带也已经精确修复）。

- 使用骨钳加压进一步缩小桡骨茎突骨块和桡月关节面骨块之间的间隙。
- 自桡骨茎突至解剖复位的桡月关节面骨块，在其软骨面下置入导针。
  - 置钉后一定要将腕关节反复做旋前及旋后活动，以确定螺钉没有进入下尺桡关节。下尺桡关节特殊的凹面结构，使通过术中透视做出正确评估变得非常困难。
- 当桡月关节面骨块被复位抬高之后，可以考虑在骨块下方植骨，防止复位丢失。
  - 在第4、5间室之间做背侧小切口。
  - 植骨可选用异体骨松质颗粒或人工骨。
- 如条件许可，应选用无头空心钉固定桡骨茎突骨块以及压缩的桡月关节面骨块(技术图2E～H)。

合并干骺端粉碎的三部分及四部分骨折

- 关节镜辅助下的关节面复位，联合切开掌侧钢板固定，是目前治疗这类骨折的通行做法(技术图3)。
- 掌侧钢板固定相对于单独使用克氏针或空心钉要更稳定，可以允许患者进行早期腕关节功能操练，以利康复。

切开复位及固定

- 行标准掌侧入路，但不切开桡腕关节囊(技术图4A)。
- 直视下复位桡骨茎突骨块及掌尺侧骨块。桡骨茎突骨块用临时克氏针固定。

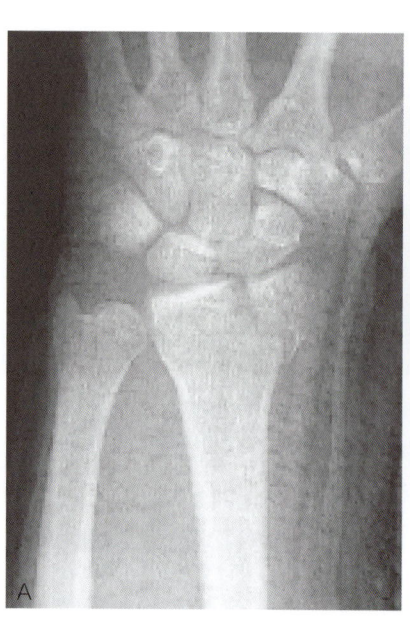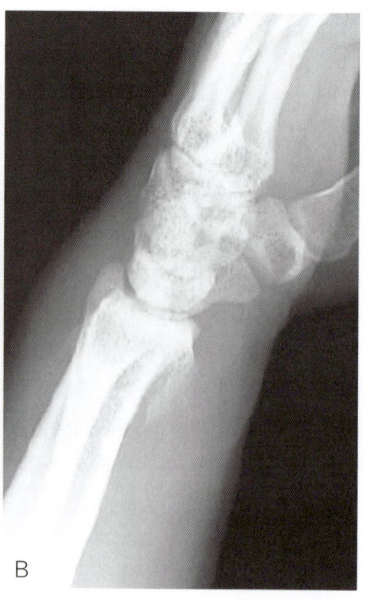

技术图3 A. 正位X线片显示了一个有移位的桡骨茎突骨折。B. 侧位X线片显示桡骨茎突骨折移位伴有干骺端粉碎，这种情况往往需要掌侧钢板固定。

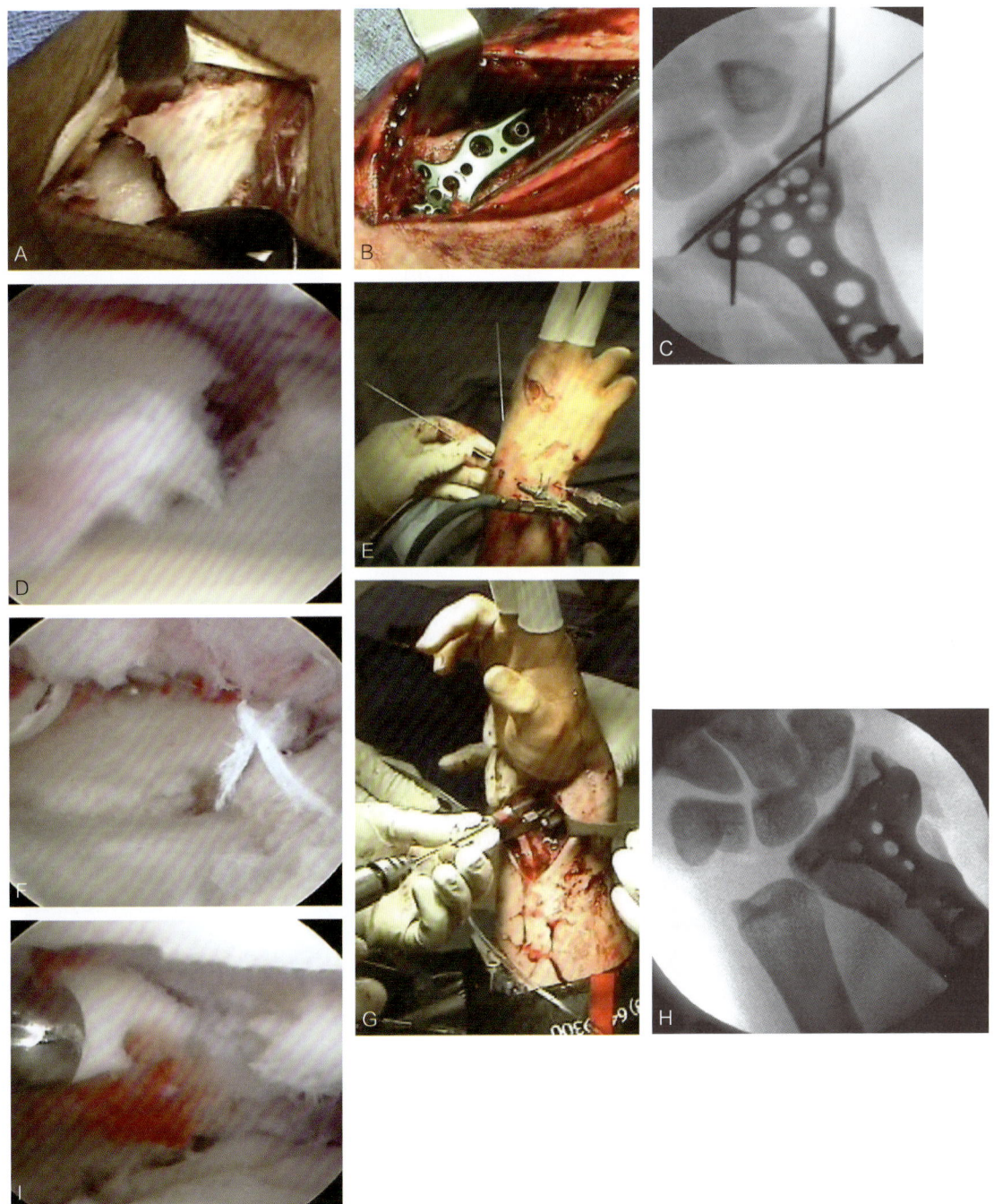

技术图 4　A. 做标准掌侧切口，其中心跨过桡侧腕屈肌，暴露骨折部位。B. 使用桡骨远端掌侧锁定钢板。第 1 枚螺钉应位于钢板的近侧，以确保钢板在骨干上。C. 透视下显示复位的关节内骨块及临时固定的克氏针，依然能辨别桡骨茎突骨块。D. 关节镜位于 3/4 入口，显示掌侧关节囊阻碍了桡骨茎突骨块的复位。E. 先前置入的克氏针作为操纵杆对桡骨茎突骨块进行复位。F. 关节镜位于 6R 入路扫视腕关节。桡骨茎突骨块获得解剖复位。G. 一旦在透视及关节镜下同时显示关节面已获得解剖复位，就置入钢板的远侧螺钉。H. 透视显示桡骨远端关节面获得解剖复位。I. 患者同时存在有在 X 线片上无法看见的月骨的骨软骨下骨折，在关节镜下去除了移位的小骨块。

- 使用掌侧桡骨远端锁定钢板固定掌侧骨块（技术图4B）。
  - 在钢板近侧拧入第1枚螺钉，使钢板固定于骨干。
  - 通过钢板行克氏针临时固定。
- 透视下手法复位关节面骨块，使其尽可能达到解剖对位（技术图4C、D）。
- 牵引架上悬吊腕关节，镜下复位关节面骨块（技术图4E、F）。
  - 如关节面不能达到解剖对位，应去除克氏针，对骨块进行微调。
- 骨块一旦获得解剖对位，则通过钢板打入远端螺钉（技术图4G~I）。
  - 要点是应通过钢板来复位骨折。这可以通过屈曲腕关节以及首先使用非锁定螺钉实现。
- 如骨折在透视下及关节镜下均获得解剖对位，则置入剩余的远端及近端螺钉。

背侧Die Punch骨块的复位及固定

- 在掌侧入路置板的时候，无法看到背侧Die Punch骨块的复位情况。而在关节镜辅助下，就能避免这种情况的发生。
- 按上述方法掌侧置板，克氏针临时固定。
  - 此时，背侧骨块通常仍在正常位置的更近侧。
- 关节镜下，背侧Die Punch骨块的最佳可见位置是6R入口内。
- 在桡舟头韧带及桡月长韧带之间建立掌桡侧关节镜入口，就像上述标准的掌桡侧入口所见[23]。
- 在关节镜下，经皮抬高以及解剖复位背侧Die Punch骨块。
- 一旦成功复位，则通过钢板拧入螺钉，可在镜下观察螺钉的方向，以确保背侧Die Punch骨块能获得充分固定。

尺骨茎突骨折

- 桡骨远端骨折复位后，在背侧3/4入口插入关节镜，6R入口插入探针，触诊关节盘的张力。
  - 张力良好提示三角纤维软骨复合体周围大部分的纤维未受损伤或其仍黏附于尺骨近端。
  - 一旦探知关节盘周围发生撕裂，则应在镜下修复[30]。
- 当触诊发现关节盘松弛但没有出现三角纤维软骨复合体移位时，应对较大的尺骨茎突骨块进行固定（技术图5）。
  - 在此种情况下，三角纤维软骨复合体的大部分纤维仍附着于移位的尺骨茎突骨块上。
- 在尺侧腕伸肌及尺侧腕屈肌之间做小切口，确定骨折位置。
- 复位远端骨块，它通常会向远侧及桡侧移位。
- 用一枚15号刀片拨动尺骨茎突骨块，注意保护三角纤维软骨复合体的止点。
- 直视下复位骨块，尽可能使其解剖对位，逆行插入导针做临时固定。
- 尺骨茎突骨块的固定可以用张力带技术（钢丝及2根克氏针），但更推荐使用无头小空心钉固定。
- 透视下确认骨块复位后，通过导针拧入一枚无头小空心钉。
- 在3/4入口插入关节镜，6R入口插入探针，确定三角纤维软骨复合体的张力得到恢复。

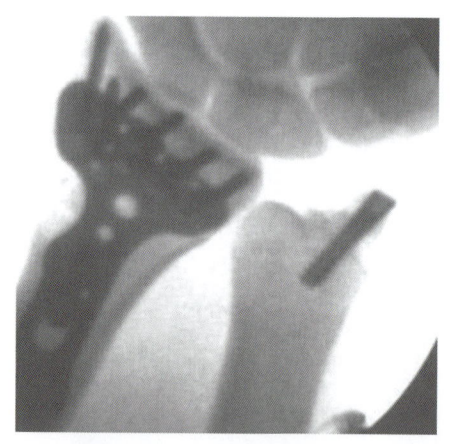

技术图5 此患者，在桡骨远端骨折复位之后，触诊关节盘发现有松弛但没有周围撕裂。巨大的尺骨茎突骨块复位后，使用一枚小的Acutrak螺钉固定。

关节内桡骨远端骨折畸形愈合

- 关节内桡骨远端骨折的畸形愈合常迅速导致活动较多的个体关节发生退变。
- 必须立即矫正畸形愈合以停止关节面退变的过程。
- 关节镜下矫正保证了关节面的状态以及骨折充分的对位对线以便取得良好的长期预后。Del Piñal等进行了叙述[5,6]。
- 手置于牵引位置，标准的3/4入口和6R入口都和之前描述类似。
- 将关节镜置于3/4入口获取关节面视野。
  - 如果存在严重的软骨缺损，需要考虑关节成形或关节置换手术。
- 关节会被滑膜和纤维素碎片所充斥。刨刀从6R入口进入,清理关节腔中的垃圾以获得良好的视野。
- 手从牵引器上取下,如前所述,沿标准入路置入掌侧钢板贴附于桡骨干上。
- 再将手放回牵引器,将关节镜伸入6R入口来观察畸形愈合的骨折块。桡掌侧入口也同时建立,在3/4入口中放入设备。
- 然后通过将刀片平行于肌腱的方式送进3/4入口和桡掌侧入口,到关节处旋转刀片以进行截骨术。
- 用骨刀将外骨痂截去以获得独立的骨折碎片。
  - 应当注意不要将骨刀朝向掌侧或背侧避免潜在损伤肌腱的可能。
- 骨折碎片重新使用探针或经皮穿针抬高。
- 当骨折碎片抬高之后,将锁定钢板的其余螺钉按之前所述方法装上。

关节镜下关节成形术

- 有严重腕骨软骨损伤的患者,应当考虑关节融合或关节成形术作为挽救的手术方案。
- 尽管研究结果很早,del piñal等[8]显示了通过手术切除骨折碎片创造一个光滑的关节面可以获得良好的疼痛缓解和恢复部分活动。这可以作为活动量大的患者的临时选择或低需求患者的最终治疗[8]。
- 诊断性关节镜第一次实施。评估腕中以排除此部位的病理改变。
- 尤其是关节内有大量的垃圾和滑膜炎,必须使用刨刀清除以便获得桡腕关节的视野。
- 磨头放置在桡腕关节以磨平位于正常软骨面下方的畸形愈合的桡骨骨松质表面。
- 腕骨损伤的区域也使用刨刀清创以获得一光滑的表面。
- 在排除其余合并症之外,鼓励患者尽早即刻开始全范围的活动。

要点与失误防范

复位时机	• 关节镜辅助下复位桡骨远端骨折的最佳时机是损伤后3～10日。辅助固定在3日之内会由于出血阻挡视野。经皮骨折复位10日之后会由于早期骨性愈合而变难。
关节镜视野	• 彻底冲洗和清除关节内的血肿和碎屑是十分必要的。尤其有助于识别骨折块的旋转。使用专门的6U入口作为冲洗入口是很有帮助的。一块Coban包布(3M, St.Paul, MN)可置于前臂来限制液体渗入至软组织。
设备	• 庞大的关节设施会损伤关节软骨并且也不适合。可以移动的牵引架对于关节镜辅助的桡骨远端骨折的治疗十分有用。
固定	• 不要仅仅为了通过关节镜治疗患者而允许不良固定。应该选择最符合骨折特点的方法来固定。例如,不应使用克氏针来固定手掌Barton骨折,而掌侧钢板则是显而易见的更优选择。尽管克氏针易于插入,但它们阻碍了康复并具有潜在的针道感染可能。 • 在关节镜下固定桡骨远端骨折而没有干骺端粉碎时,建议使用空心螺钉。 • 可以在同一手术中处理多个腕骨骨折和韧带损伤(图3A、B)。 • 当存在干骺端粉碎时,建议使用掌侧钢板固定。 • 在放置掌侧板的远端螺钉时对腕关节进行关节镜检查,具有以下优点:通过看到螺丝钉进入骨折碎片,从而确保稳定性。关节镜评估在使用万向加压锁定板中很有帮助,可以确保螺钉不会损伤关节。
观察	• 必须通过关节镜辅助复位桡腕间隙的桡骨远端,以评估腕中间隙。腕中间隙是评估腕骨间稳定性的最敏感、最理想的位置。此外,偶尔会有游离体从头骨或钩骨上脱落,特别是与月骨die-punch骨折有关。关节镜评估还有助于确定何时固定尺骨茎突。

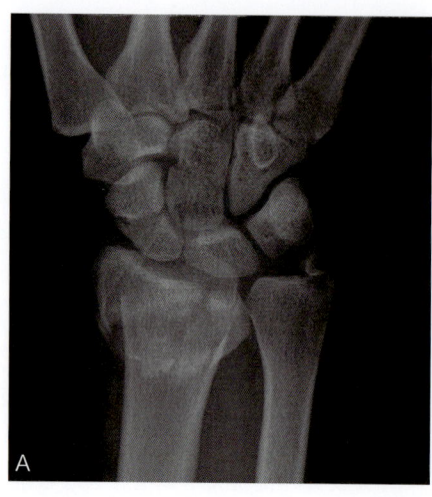 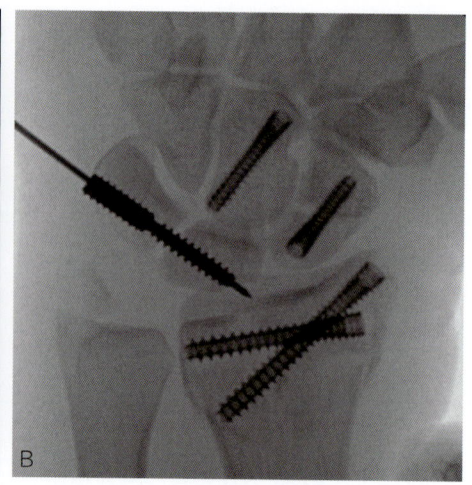

图3　A. 腕关节正位片显示一例三部分桡骨远端关节内骨折伴随横行舟骨骨折。同时头状骨骨折也可以看见。B. 术中透视正位片。患者使用2枚Acutrak（Acumed, Hillsboro, OR）空心加压螺钉固定桡骨远端骨折。舟骨和头状骨也同样使用Acutrack空心加压螺钉进行固定。术中可见月三角韧带撕裂，使用Acumed舟月韧带间螺钉进行固定（SLIC螺钉）。

术后处理

- 术后制动的角度有赖于多重因素，包括骨折固定的方式、骨的质量、内固定的稳定性以及关节镜下评估的相关软组织损伤的处理。
- 对于骨量良好、使用掌侧钢板且固定良好的患者，术后即可开始手指及腕关节的功能锻炼。
- 对于使用掌侧钢板但有骨质疏松的患者，术后即可开始手指的功能锻炼，但腕关节的活动应在术后3~4周，骨折开始部分愈合后进行。
  - 疏松的骨骼可能会在坚硬的钢板周围发生塌陷。
- 对于在关节镜辅助下使用空心钉固定并且没有干骺端粉碎的患者，术后应在患者可承受的范围内进行功能锻炼。
- 对于使用克氏针固定的患者，在克氏针拔除前腕关节均应制动，时间一般是术后4~6周。
- 对于下尺桡关节不稳定，接受三角纤维软骨复合体修补或者尺骨茎突复位固定的患者，术后应限制前臂旋前及旋后活动2~4周。

预后

- 对于有移位的桡骨远端关节内骨折，针对在关节镜辅助下内固定治疗结果的文献报道相对较少[9,10,12,13,22,27,30]。
- 一项对照研究比较了12例切开复位及12例关节镜下复位的AO分型为Ⅶ型和Ⅷ型的桡骨远端粉碎骨折，结果发现关节镜组获得了更好的关节活动度[32]。
- 第二项对照研究比较了38例接受关节镜辅助下固定及常规切开复位内固定的患者，结果发现关节镜组获得了更好的结果及更大的关节活动度[3]。
- 另一项对照研究比较了15例关节镜辅助下内固定及15例闭合复位外固定的患者[30]。在此研究中，10例有三角纤维软骨复合体撕裂的患者接受了关节镜下复位，其中的7例由于三角纤维软骨复合体的移位而做了修补。在最终的随访中，没有患者出现下尺桡关节不稳定的征象。而在15例单独接受外固定治疗的患者中，4例出现了下尺桡关节不稳定的持续性主诉，造成这一结果的原因很可能是由于三角纤维软骨复合体撕裂的漏诊及漏治。
- Ono等[27]评估了关节内桡骨远端骨折接受切开复位内固定而没有关节镜辅助的患者。他们前瞻性地评估了70名患者记录了他们术前CT以及术后关节镜的关节间隙和塌陷的情况。作者注意到40名患者有大于或等于1 mm的间隙，15名术后有大于或等于1 mm的塌陷[27]。

并发症

- 固定失败。
- 骨折固定过晚。
- 伸肌腱或屈肌腱刺激。
- 内植物放置后疼痛需要去除。
- 桡神经或尺神经背侧感觉支的神经瘤。
- 腕管综合征。
- 交感反射性营养不良。
- 腕关节及手部僵硬。

（刘衔哲　译，贾亚超　审校）

参考文献

[1] Abe Y, Yoshida K, Tominaga Y. Less invasive surgery with wrist arthroscopy for distal radius fractures. J Orthop Sci 2013;18:398-404.

[2] Arora R, Gabl M, Gschwentner M, et al. A comparative study of clinical and radiologic outcomes of unstable colles type distal radius fractures in patients older than 70 years: nonoperative treatment versus volar locking plating. J Orthop Trauma 2009;23(4):237-242.

[3] Arora R, Lutz M, Deml C, et al. A prospective randomized trial comparing nonoperative treatment with volar locking plate fixation for displaced and unstable distal radial fractures in patients sixty-five years of age and older. J Bone Joint Surg Am 2011;93(23):2146-2453.

[4] Bradway JK, Amadio PC, Cooney WP. Open reduction and internal fixation of displaced comminuted intra-articular fractures of the distal end of the radius. J Bone Joint Surg Am 1989;71(6):839-847.

[5] del Piñal F, Cagigal L, García-Bernal FJ, et al. Arthroscopically guided osteotomy for management of intra-articular distal radius malunions. J Hand Surg Am 2010;35(3):392-397.

[6] del Piñal F, García-Bernal FJ, Delgado J, et al. Correction of malunited intra-articular distal radius fractures with an inside-out osteotomy technique. J Hand Surg Am 2006;31(6):1029-1034.

[7] del Piñal F, García-Bernal FJ, Pisani D, et al. Dry arthroscopy of the wrist: surgical technique. J Hand Surg Am 2007;32(1):119-123.

[8] del Piñal F, Klausmeyer M, Thams C, et al. Arthroscopic resection arthroplasty for malunited intra-articular distal radius fractures. J Hand Surg Am 2012;37(12):2447-2455.

[9] Doi K, Hattori T, Otsuka K, et al. Intra-articular fractures of the distal aspect of the radius arthroscopically assisted reduction compared with open reduction and internal fixation. J Bone Joint Surg Am 1999;81(8):1093-1110.

[10] Edwards CC II, Haraszti CJ, McGillivary GR, et al. Intra-articular distal radius fractures: arthroscopic assessment of radiographically assisted reduction. J Hand Surg Am 2001;26(6):1036-1041.

[11] Fernandez DL, Geissler WB. Treatment of displaced articular fractures of the radius. J Hand Surg Am 1991;16:375-384.

[12] Geissler WB. Arthroscopically assisted reduction of intra-articular fractures of the distal radius. Hand Clin 1995;11:19-29.

[13] Geissler WB. Intra-articular distal radius fractures: the role of arthroscopy? Hand Clin 2005;21:407-416.

[14] Geissler WB, Freeland AE. Arthroscopically assisted reduction of intraarticular distal radial fractures. Clin Orthop Relat Res 1996;(327):125-134.

[15] Geissler WB, Freeland AE, Savoie FH, et al. Intracarpal soft-tissue lesions associated with an intra-articular fracture of the distal end of the radius. J Bone Joint Surg Am 1996;78(3):357-365.

[16] Geissler WB, Savoie FH. Arthroscopic techniques of the wrist. Mediguide Orthop 1992;11:1-8.

[17] Hanker GJ. Wrist arthroscopy in distal radius fractures. Proceedings of the Arthroscopy Association North America Annual Meeting, Albuquerque, NM, October 7-9, 1993.

[18] Hixon ML, Fitzrandolph R, McAndrew M, et al. Acute ligamentous tears of the wrist associated with Colles fractures. Proceedings of the Annual Meeting of the American Society for Surgery of the Hand, Baltimore, 1989.

[19] Hollingworth R, Morris J. The importance of the ulnar side of the wrist in fractures of the distal end of the radius. Injury 1976;7:263-266.

[20] Knirk JL, Jupiter JB. Intra-articular fractures of the distal end of the radius in young adults. J Bone Joint Surg Am 1986;68(5):647-659.

[21] Lafontaine M, Hardy D, Delince P. Stability assessment of distal radius fractures. Injury 1989;20:208-210.

[22] Levy HJ, Glickel SZ. Arthroscopic assisted internal fixation of intraarticular wrist fractures. Arthroscopy 1993;9:122-124.

[23] Lindau T. Treatment of injuries to the ulnar side of the wrist occurring with distal radial fractures. Hand Clin 2005;21:417-425.

[24] Melone CP Jr. Articular fractures of the distal radius. Orthop Clin North Am 1984;15:217-236.

[25] Mohanti RC, Kar N. Study of triangular fibrocartilage of the wrist joint in Colles fracture. Injury 1979;11:321-324.

[26] Mudgal CS, Jones WA. Scapholunate diastasis: a component of fractures of the distal radius. J Hand Surg Br 1990;15:503-505.

[27] Ono H, Katayama T, Furuta K, et al. Distal radial fracture arthroscopic intraarticular gap and step-off measurement after open reduction and internal fixation with a volar locked plate. J Orthop Sci 2012;17(4):443-449.

[28] Oqawa T, Tanaka T, Yanai T, et al. Analysis of soft tissue injuries associated with distal radius fractures. BMC Sports Sci Med Rehabil 2013;5(1):19.

[29] Ruch DS, Vallee J, Poehling GG, et al. Arthroscopic reduction versus fluoroscopic reduction in the management of intra-articular distal radius fractures. Arthroscopy 2004;20:225-230.

[30] Short WH, Palmer AK, Werner FW, et al. A biomechanical study of distal radial fractures. J Hand Surg Am 1987;12:529-534.

[31] Stewart NJ, Berger RA. Comparison study of arthroscopic as open reduction of comminuted distal radius fractures. Abstract. Presented at the 53rd Annual Meeting of the American Society for Surgery of the Hand, January 11, 1998, Scottsdale, AZ.

[32] Trumble TE, Schmitt SR, Vedder NB. Factors affecting functional outcome of displaced intra-articular distal radius fractures. J Hand Surg Am 1994;19:325-340.

第29章 桡骨远端骨折特殊骨块的固定
Fragment-Specific Fixation of Distal Radius Fractures

Robert J. Medoff

定义

- 特殊骨块的固定是指对复杂关节骨折部位的每一个主要骨块均有一特殊的内植物(图1)。
- 固定一般选用较小型的内植物,且像"弹簧"样具有一定角度的弹性。不同平面不同骨折块的独立固定可以恢复关节的解剖结构,而无须依赖有效的螺钉把持住较小的关节周围骨折块。
- 术前应分别对不同的主要骨折块制订手术计划,以决定是否需要单独为其做手术切口及直视下的固定,这非常重要。对桡骨远端骨折,需要术前准备整套针对5种骨折块的内植物器材,如桡侧柱骨块、尺侧角骨块、掌侧缘骨块、背侧壁骨块以及游离嵌压的关节面骨块。另外,也应辨识及治疗下尺桡关节分离及尺侧柱的不稳定骨折。
- 这种技术的基本原则是避免在小骨块上形成较大的钻孔。小骨块往往是通过近折端骨块上相对稳定的对侧皮质实现固定的。
- 特殊骨块固定的目的是在关节面解剖对位的基础上,创建一个多平面应力分散的稳定结构,使患者在术后即可开始功能操练[2,7,11]。

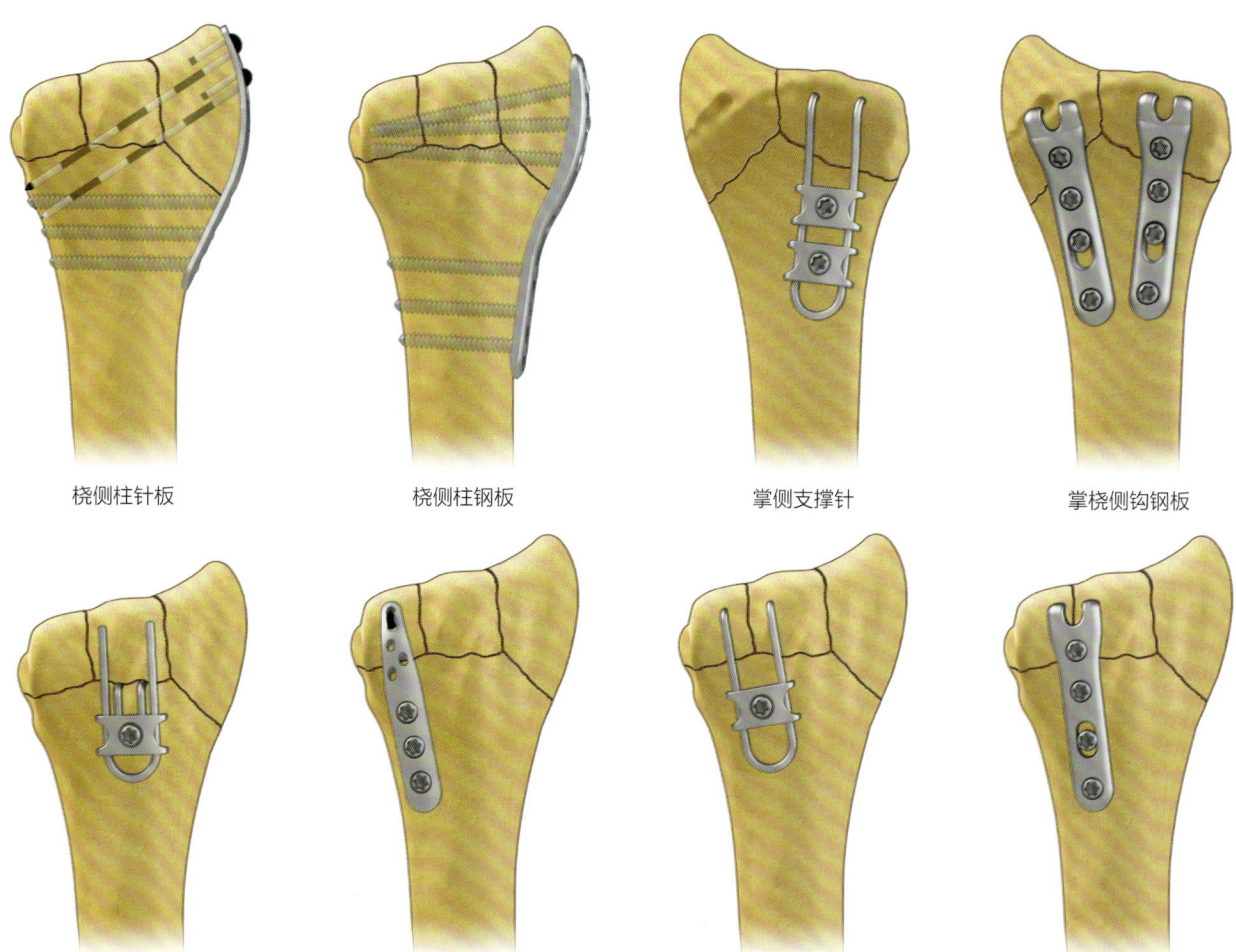

图1 特殊骨块的内植物。

桡侧柱针板　桡侧柱钢板　掌侧支撑针　掌桡侧钩钢板

小骨块夹　尺侧角针板　背侧支撑针　桡背侧钩钢板

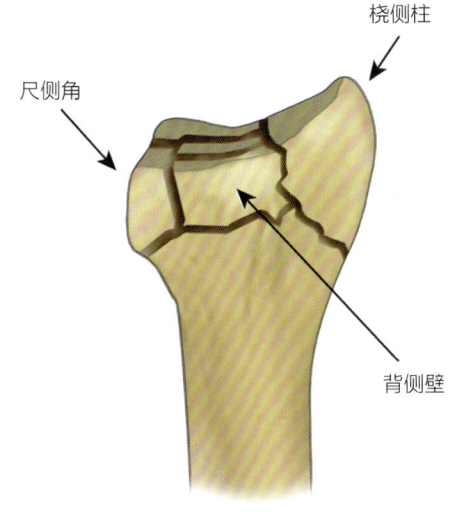

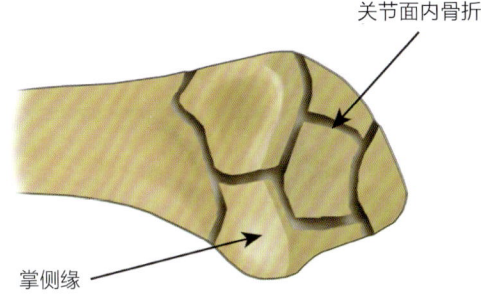

图2 关节骨折的骨块。

持的：桡侧柱是桡骨远端桡侧缘和舟骨关节面，中间柱是由桡骨干中央和尺侧部分以及月骨关节面构成，尺侧柱包含下尺桡关节、三角纤维软骨复合体（TFCC）和尺骨头。
- 桡侧柱骨块是指沿着桡骨远端的桡侧边界形成的柱状骨块（图2）。恢复桡骨高度对于支持腕骨在其正常位置非常重要，且可以分散由于中间柱损伤复位产生的形变压缩应力。肱桡肌附着于桡侧柱的基底，由此可导致桡侧柱骨块向近端移位。干骺端粉碎也可导致桡侧柱骨块的不稳定。尽管不常见，桡侧柱损伤与继发于其上的冠状骨折页或向近端的缺损粉碎是尤其不稳定的骨折类型。
- 桡骨远端的月骨面掌侧缘是最先承受应力的关节面部分。掌侧缘的不稳定有以下两种类型：
  - 在掌侧不稳定型，掌侧缘缩短及向掌侧移位导致继发性的腕骨向掌侧半脱位。
  - 在掌侧缘的轴向不稳定型，腕骨的轴向压缩使得掌侧边缘背屈，导致继发的腕骨轴向及向背侧半脱位。
- 尺侧角骨块包含了乙状切迹的背侧半，且通常包含了月骨关节面的一小块尺侧角。特别是当月骨被嵌压入关节面时，此骨块会向背侧及近侧移位。尺侧角骨块的残留移位将导致下尺桡关节的不稳定，使前臂旋转受限。
- 背侧壁骨块通常由背侧屈曲损伤或者轴向暴力形成，使得骨折不稳定。如果发生移位，此骨折通常合并腕骨的背侧半脱位以及关节面的背侧成角。
- 游离关节面骨块会造成干骺端被压缩，导致关节面不连续。抬高背侧壁骨块可以直接复位游离的关节骨折片。

发病机制

- 桡骨远端骨折不都是一样的，认为有单一治疗手段是错误的。仔细分析骨折类型特点和骨折块移位的方向可以为损伤机制和不稳定类型提供更多有用的信息[4]。
- 背屈损伤导致背侧移位的关节外骨折（图3A）。干骺端及背侧壁的粉碎通常预示骨折为背侧不稳定型。
- 掌屈损伤导致掌侧移位的关节外骨折（图3B）。有明显掌侧移位的骨折通常是不稳定的，需要一定形式的干预，使骨折能维持复位直至愈合。

解剖

重要基本解剖

- 正中神经掌侧皮支一般位于桡侧腕屈肌（FCR）和掌长肌之间的皮下组织内。桡侧切口不应当向远端延伸，避免损伤此神经。
- 前臂外侧皮神经的终末支和桡神经背侧感觉支也沿桡动脉走行于皮下组织中。通过掀起桡侧皮瓣，由近到远沿第一背侧肌腱间室钝性分离，暴露桡侧柱，并避免损伤这些重要组织。
- 旋前方肌止点沿桡骨远侧边缘展开，远端切口应当被限制在不超过桡骨嵴以远1～2 mm，来避免重要的掌侧腕骨韧带损伤。

重要骨性解剖

- 从结构上，腕部可以被认为是由以下3个基本柱进行支

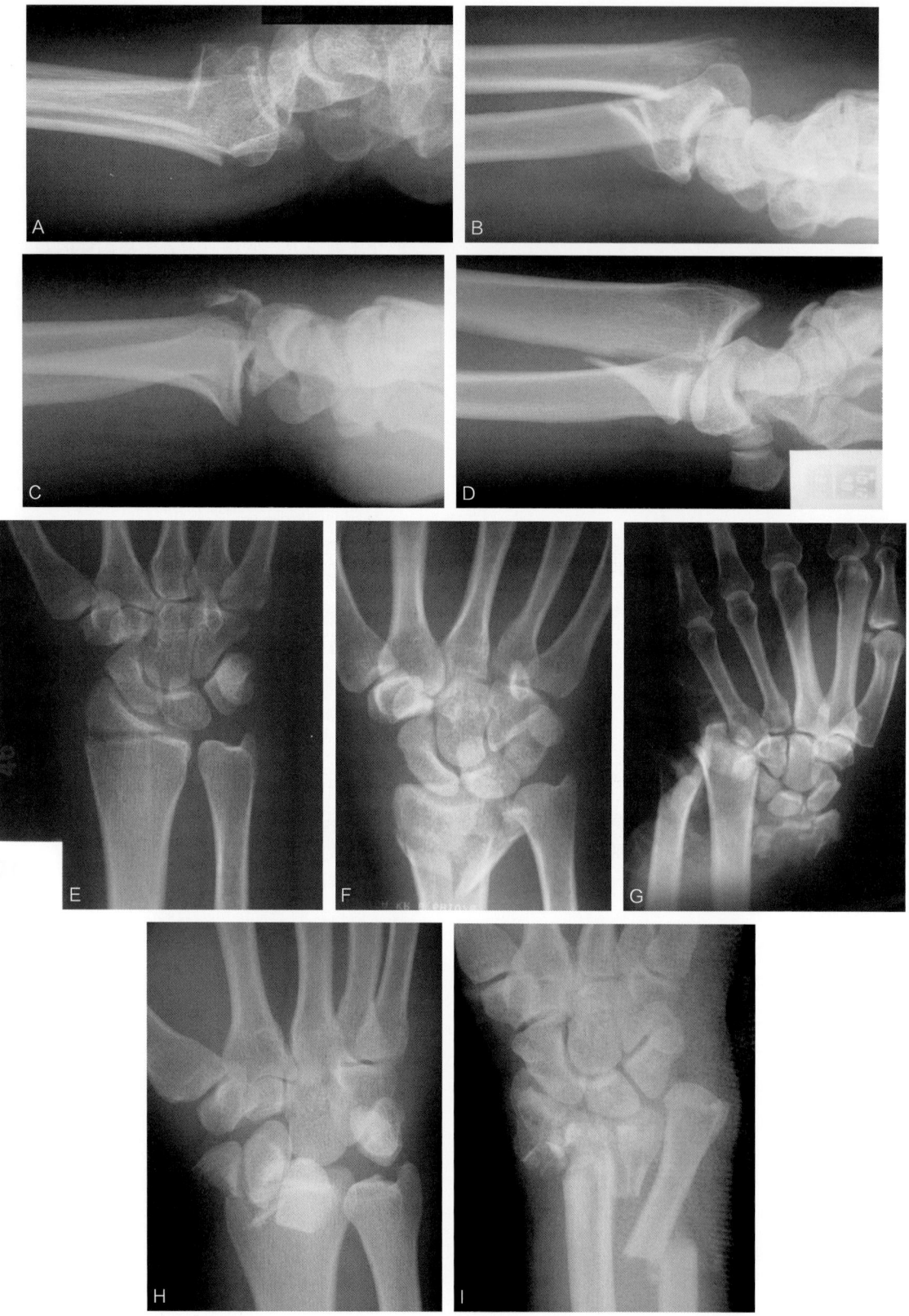

图3 骨折发病机制。A. 背屈。B. 掌屈。C. 背侧剪切。D. 掌侧剪切。E. 桡侧剪切。F. 三部分关节。G. 关节面粉碎。H. 腕骨撕脱。I. 高能量损伤。

- 背侧剪切损伤表现为背侧缘的骨折,通常导致腕骨背侧不稳定(图3C)。这些损伤常具有压缩的关节软骨偏以及额外的桡侧柱的参与。
- 掌侧剪切损伤表现为有移位的掌侧缘骨折,导致腕骨掌侧不稳定(图3D)。这类骨折通常粉碎且高度不稳定,不适合使用闭合方法治疗。
- 桡侧剪切损伤(驾驶员骨折)通常有一条标志性的横行骨折线穿过桡骨净土,延伸至桡腕关节。这些损伤有广泛的软骨撕脱与影像学表现(图3E)。
- 简单的三部分骨折是由轴向应力及背屈这两种低能量损伤共同作用的结果(图3F)。三部分包括:乙状切迹背侧部分的尺侧角骨块、主要关节面的骨块以及近侧的骨干骨块。
- 复杂关节骨折通常和轴向载荷中能量到高能量损伤有关。除了关节面的粉碎之外,骨折可能会造成干骺端显著的缺损和下尺桡关节的完全撕脱(图3G)。
- 腕骨撕脱及不稳定型骨折原发于伴随有桡骨远端骨性撕脱的腕骨韧带的损伤。骨折块通常很小且位于极远端(图3H)。
- 极端高能量损伤表现为包含有关节面粉碎及延伸到尺桡骨骨干的复合骨折(图3I)。

影像学和其他诊断性检查

- 正位、标准侧位(图4A、B)及10°侧位X线摄片是评价桡骨远端骨折的常规位置。10°侧位摄片(图4C、D)能从舟骨面基底部通过边缘光滑的月骨面清晰看到尺侧2/3的关节面。斜位片也能有助于评价损伤。
- 桡骨远端骨折的放射学表现包括[8]:
  - 腕骨面水平线(图5A、B)。这是不透射线的水平界标,通常在正位片上用于辨识掌侧及背侧边缘。如果关节面出现掌倾,则球管应相应和月骨面掌侧半的软骨下骨及腕骨面的水平相平行,用来辨识掌侧边缘。但如果关节面出现背倾,球管则应和月骨面背侧半的软骨下骨及腕骨面的水平相平行,用来辨识背侧边缘(未显示)。腕骨面水平线是桡骨远端关节面的一部分,可见于10°侧位X线摄片。
  - 泪滴角(正常70°±5°;图5C、D)。泪滴角通常用来辨识月骨面掌侧缘的背屈。泪滴角<45°则提示有月骨面掌侧缘向远侧旋转并被嵌压至干骺端内(掌侧缘轴向不稳定型)。此种情况下还可同时伴有腕骨的轴向或背侧半脱位。恢复泪滴角必须首先纠正此型骨折的错位。

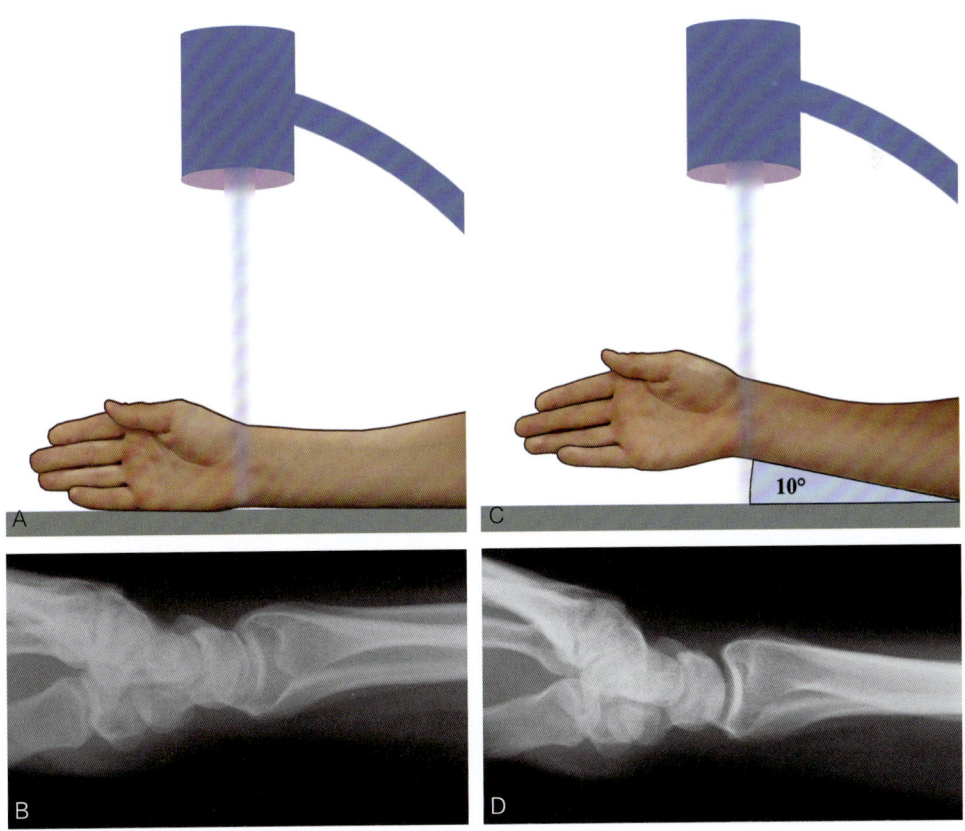

图4 A. 标准的放射学侧位位置。B. 标准侧位片。C. 放射学10°侧位位置。D. 10°侧位X线片,注意舟骨基底部的关节面及整个月骨面均能清晰可见。

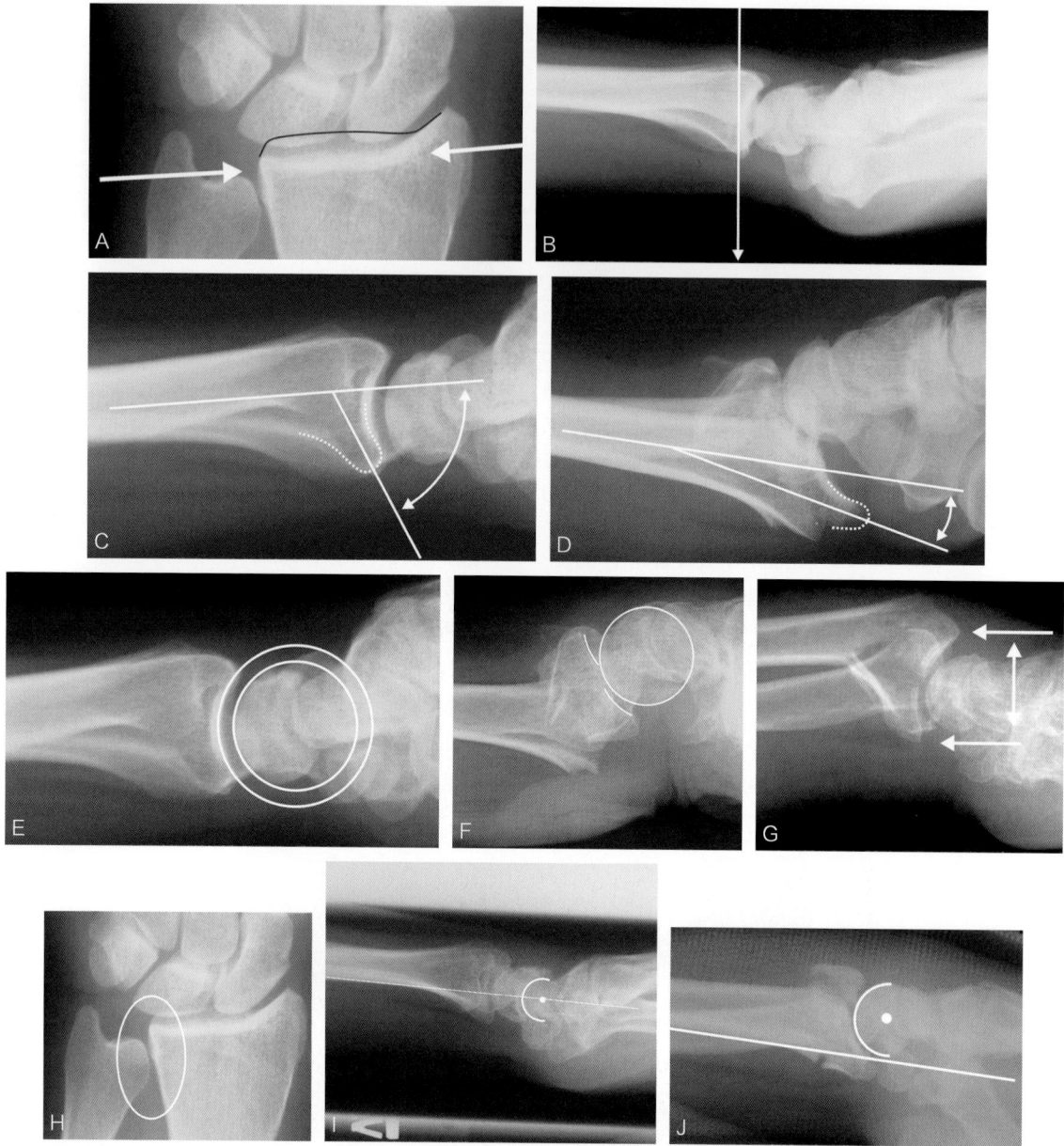

图5 A. 腕骨面水平线（箭头）。在正位片上用来区分掌侧缘及背侧缘。B. 原始的腕骨面水平线。当球管和关节面平行时即形成腕骨面水平线，它依赖于关节面是否有掌倾或背倾。C. 正常泪滴角。D. 泪滴角减小，在此病例是由掌侧缘的轴向不稳定引起。E. 正常的关节面同心度。F. 异常的关节面同心度，提示月骨面的掌侧及背侧关节面中断。G. 前后径是掌侧缘角与背侧缘角两点间的距离。H. 下尺桡关节间隙。I. 正常的侧位腕骨排列。J. 腕骨向背侧半脱位。

- 关节面的同心度（图5E、F）。桡骨远端关节面软骨下骨的轮廓通常与月骨底部关节面软骨下骨的轮廓相匹配。均匀的关节间隙应沿着整个桡月关节面存在。而当桡月关节面不再同心或关节间隙不再完整连续时，即说明发生了月骨面骨块的分离。

- 前后径[正常：女性（18±1）mm，男性（20±1）mm；图5G]。前后径是月骨面背侧角至掌侧角之间点对点的距离。在10°侧位片上可做最佳测量。前后径增宽提示月骨面骨块的掌、背侧部分之间发生了分离。

- 下尺桡关节间隙(图5H)。下尺桡关节间隙用于测量尺骨头及乙状切迹之间的对合程度(正常:2 mm或更少)。下尺桡关节间隙明显增宽提示下尺桡关节分离及三角纤维软骨复合体损伤。下尺桡关节间隙增宽常提示桡骨远端骨折的冠状错位。
- 侧位腕骨排列(图5I、J)。在10°侧位片上腕关节中立位时,头状骨的旋转中心位于桡骨干掌侧面连线的延长线上。掌侧缘向背侧旋转导致腕骨向背侧半脱位,使屈肌腱处于力学上的不利位置,影响手指抓力。
- 除了伤后的摄片,骨折在复位后的影像学评估同样重要,这能帮助辨识骨折的特点及特殊骨块。
- CT扫描具有更高的分辨率和清晰度,特别是对于高度粉碎的骨折。而在CT扫描之前尝试闭合手法复位有助于对骨折块进行更精准的判断。CT扫描对于评价下尺桡关节分离及关节内骨块有很大的帮助。
- 对于腕骨、骨间膜及肘部的临床及放射学评估通常能帮助辨识其他的伴随损伤,从而影响骨折具体的治疗方法。

手术治疗

手术适应证
- 基本参数:
  - 桡骨短缩>5 mm。
  - 尺偏<15°。
  - 背侧成角>10°。
  - 关节面台阶>1~2 mm。
  - 泪滴角<45°。
- 掌侧不稳定。
- 下尺桡关节不稳定。
- 有移位的关节内骨折。
- 年轻、较活跃的患者对残留畸形及错位的忍受程度较小。

术前计划
- 关节外骨折,多选:
  - 掌侧入路掌侧置板。
  - 背侧入路背侧置板。
  - 特殊骨块固定。
    - 通过有限切开或标准掌侧入路、桡侧钉板(TriMed, Inc., Valencia, CA)以及掌侧支撑钉(TriMed, Inc.)固定。
    - 通过背侧或联合入路,桡侧钉板系统以及背侧的尺侧钉板系统或支撑钉固定。
    - 固定角度的桡侧柱板使用掌侧或背侧桡侧柱显露。
    - 掌侧入路使用掌侧钩钢板伴或不伴桡侧柱钢板。
- 关节内骨折:手术入路基于骨折类型。
  - 为清晰显露不稳定的掌尺侧缘骨块,需要标准的掌侧或者掌尺侧入路(更为少见)。
  - 固定桡侧柱骨块,既可以通过有限切开桡掌侧入路(Henry),也可以是前臂悬前位时掌侧联合桡侧扩展入路,抑或是前臂旋后位时背侧联合桡侧扩展入路。
  - 背侧、尺侧角及游离关节内骨块的固定,可以通过背侧入路完成。

体位
- 患者仰卧位。
- 患肢外展,置于搁手台上。
- C臂X线机。
  - 如果搁手台透光,C臂机可置于搁手台下直接对腕关节进行透视。
  - 如果搁手台不透光,C臂机应该放置在搁手台的边缘进行透视。

手术步骤
- 首先通过牵引恢复桡侧柱的长度。然后使用一根经桡骨茎突的克氏针维持腕骨,恢复长度,解放月骨关节面。
- 掌侧边缘的复位及固定对于复杂损伤来说,通常是建立稳定固定的关键。
- 如有需要,背侧尺侧角复位及固定。
- 如有需要,进行游离关节内骨块及背侧壁的复位及固定。
- 干骺端缺损明显时,应行植骨治疗。
- 固定采用桡侧柱钢板。
- 根据骨折的性质,通过上述一系列方法进行固定。

入路
- 治疗可选用以下一种切口:
  - 有限切开掌侧入路(远端肢体Henry入路)。
  - 背侧入路。
  - 掌侧扩展入路(桡侧腕屈肌腱入路)。
  - 掌尺侧入路。

有限切开掌侧入路

- 在桡侧沿桡动脉做纵行切口。
- 将肌腱剪的头部插入第1腕背间室的表面,由近及远分离,掀起桡侧皮瓣。
- 前臂旋前,在第1、第2背侧间室之间,锐性分离桡骨茎突(技术图1A)。
- 保留远端1 cm的腱鞘完整,打开第1背侧间室,松解肌腱。剥离肱桡肌止点暴露桡侧柱(技术图1B)。
- 如有需要,可继续从切口底部解剖,暴露掌侧面。分离旋前方肌的桡侧及远端止点并牵向尺侧。另外,在动脉浅层也可做一尺侧皮瓣,通过标准的掌侧入路继续显露。
- 此切口不能用于显露掌侧缘的尺侧面,尤其是对于体型庞大或有严重肿胀的患者。

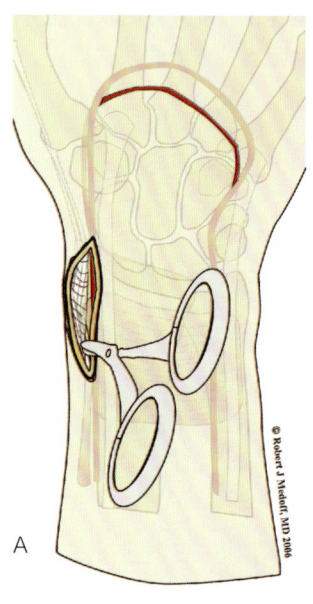
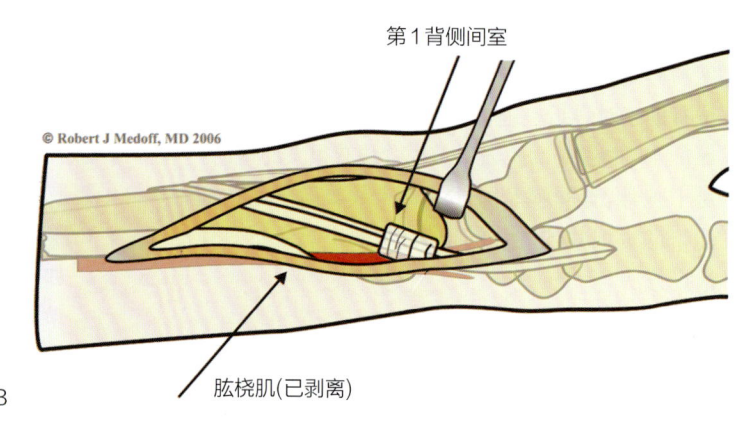

技术图1 有限切开掌侧入路。A. 肌腱剪分离第1背侧间室,掀起桡侧皮瓣。B. 深层显露桡侧柱。

背侧入路

- 在背侧沿Lister结节平行尺侧缘做纵行皮肤切口(技术图2A)。
- 通过半透明的伸肌腱鞘辨识在近侧的指总伸肌腱,切开背侧支持带鞘。
- 在第3、4间室的肌腱间隙进入,分离并清楚显露背侧壁及被嵌压的关节面骨块。
- 节段性切除骨间背侧神经的终末支(技术图2B)。
- 如需更广泛显露,应将拇长伸肌腱从Lister结节上转位。
- 从第4、5间室的伸肌腱间隙进入,可以到达尺侧角骨块。
- 如有需要,可切开背侧关节囊显露关节面及腕骨。
- 如要通过背侧切口到达桡侧柱骨块,则应相应延长背侧切口,提起桡侧皮下组织瓣,并旋后腕关节。
- 如要到达远端尺骨,则需相应延长切口,提起尺侧皮下组织瓣。

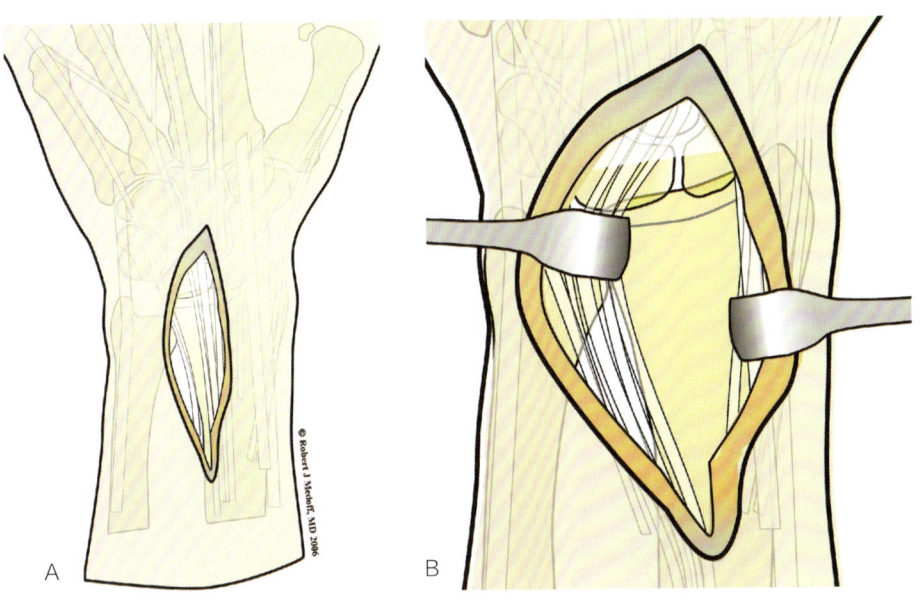

技术图2 背侧入路。A. 皮肤切口。B. 深层显露。

掌侧扩展入路

- 皮肤切口始自舟骨远端,至腕横纹桡侧缘后转向近侧,并沿桡侧腕屈肌腱继续向近侧延伸(技术图3A)。
- 打开桡侧腕屈肌腱的远侧及近侧腱鞘,并继续在桡侧腕屈肌腱与桡动脉之间做分离。
- 用手指或纱布在腕管内容与旋前方肌表面之间做钝性分离。将桡侧腕屈肌、正中神经及屈肌腱牵向尺侧(技术图3B)。

- 剥离旋前方肌的远侧及桡侧止点,并将其牵至尺侧。注意剥离应勿超过分水岭桡侧远端1～2 mm的位置,以避免腕关节掌侧关节囊韧带的分离(技术图3C)。
- 如有需要,在远端骨块上剥离肱桡肌的止点,并可通过桡骨骨折的缺损处进行植骨。
- 如需到达桡侧柱骨块,应掀起皮下组织瓣至桡动脉及第1背侧间室的腱鞘,旋前腕关节,牵开桡侧皮瓣,即可暴露桡侧柱。

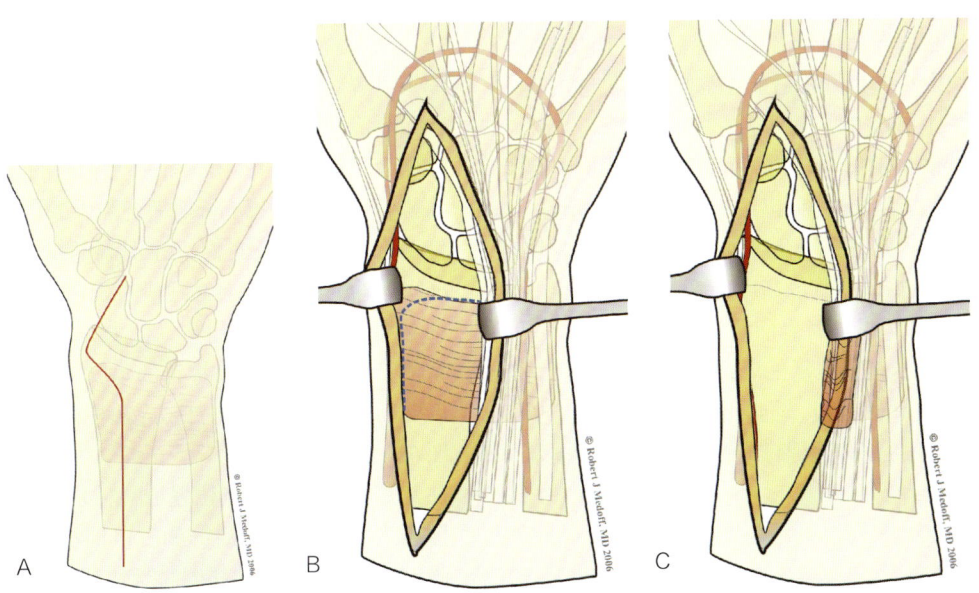

技术图3 掌侧扩展入路。A. 皮肤切口。B. 旋前方肌切开线。C. 深层显露。

尺掌侧入路

- 沿尺侧腕屈肌腱的尺侧缘做纵行皮肤切口(技术图4A)。
- 将尺侧腕屈肌腱、尺动脉及尺神经牵向尺侧(技术图4B)。
- 用手指或纱布做钝性分离,显露旋前方肌的筋膜面。
- 将腕管内容牵向桡侧(技术图4C)。
- 剥离旋前方肌的远侧及尺侧止点。注意剥离应勿超过桡骨嵴1~2 mm的位置,以避免腕关节掌侧关节囊韧带的分离。

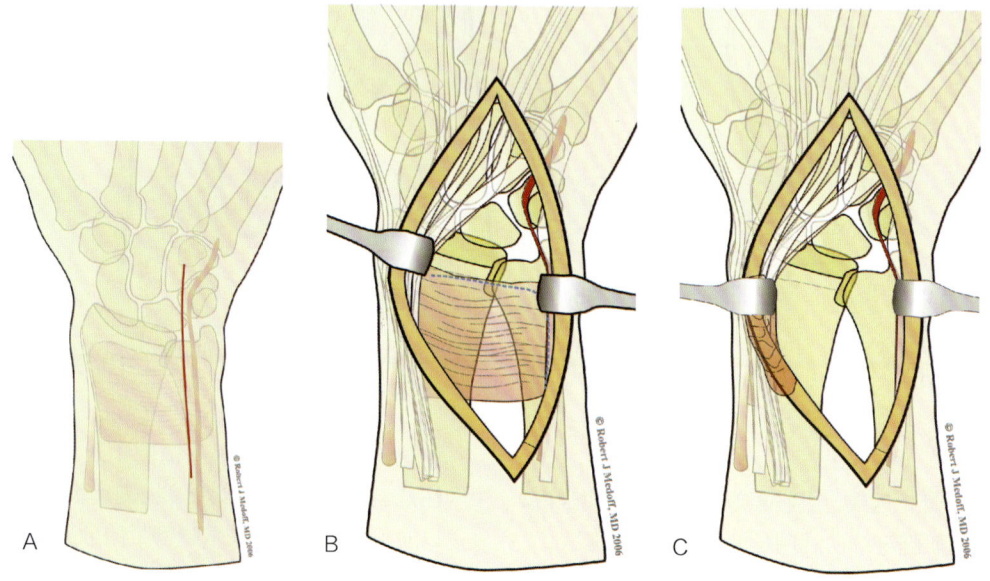

技术图4 尺掌侧入路。A. 切口。B. 浅层显露。C. 完全显露。

掌侧缘骨折块

小骨块钢板固定

- 小骨块掌侧钢板固定适用于治疗掌侧不稳定型的掌侧缘骨折。骨块大小应以置板后能在掌侧产生足够的支撑力为宜(技术图5A、B)。
- 如掌侧缘的碎块同时造成轴向不稳定,则骨块应有足够的大小及高度拧入锁定螺钉以纠正成角及背伸畸形。
- 使用合适的掌侧入路暴露桡侧缘骨块。如桡侧柱骨块有缩短,则首先应恢复桡骨的高度,使用经桡骨茎突的克氏针临时固定以解除对月骨面的负荷。
- 复位掌侧缘骨块,这需要恢复正常的腕骨解剖。
- 采用一块小骨块掌侧钢板,近侧用骨皮质螺钉固定。如需要,远侧骨块可用普通螺钉或锁定螺钉固定(技术图5C、D)。

掌侧支撑钉固定

- 掌侧支撑钉固定适用于不稳定的掌侧缘骨块。对于有远端小骨块或有轴向不稳定的掌侧缘骨折是一项十分有用的技术(泪滴角减小;技术图6A、B)。
- 使用合适的掌侧入路暴露掌侧缘骨块。如有需要,首先应恢复桡骨的高度,使用经桡骨茎突的克氏针临时固定以解除对月骨面的负荷。
- 继续暴露至远端桡骨嵴上方1~2 mm处。尽可能复位掌侧缘骨块,在10°侧位片上注意泪滴的方向。
- 在桡骨嵴上方1~2 mm处平行插入2根1.2 mm的克氏针。在侧位片上,它们应在泪滴的中心位置(技术图6C)。这可以通过C臂X线机来确定。
- 如必要,可用克氏针钳将掌侧支撑钉折弯成适合远端掌侧骨面的形状,将支撑钉的角度弯成70°。在合适长度剪断钉脚,注意尺侧钉脚应比桡侧长2~3 mm(技术图6D)。
- 注意克氏针的进针点位置,小心拔出尺侧克氏针并立即插入支撑钉的尺侧钉脚。以同样方法插入桡侧钉脚,并使支撑钉紧贴掌侧缘骨块。将内固定贴近近侧骨干部分来矫正掌侧缘的背屈(技术图6E)。

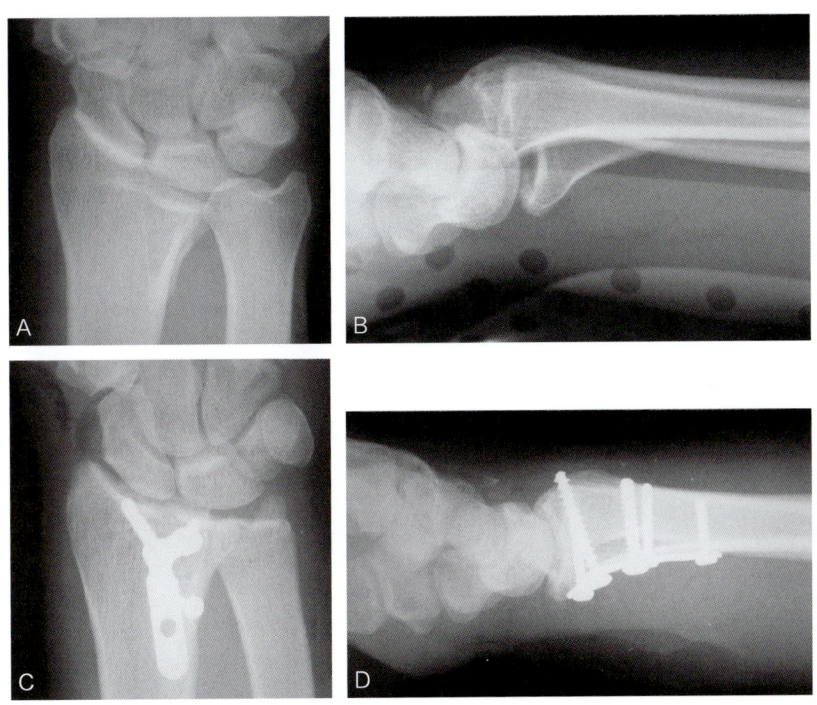

技术图5 小骨块钢板固定掌侧缘。A、B. 掌侧缘剪切暴力造成的掌侧不稳定型骨折。C、D. 采用小骨块掌侧钢板固定。

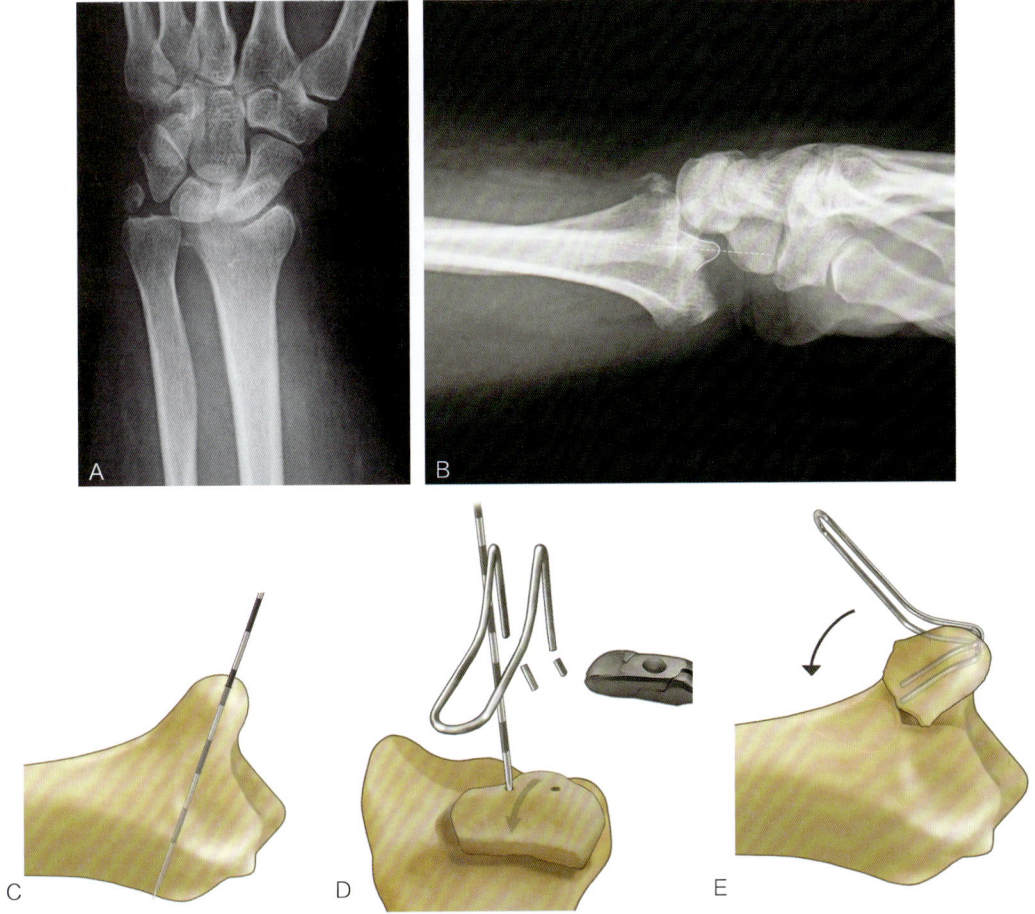

技术图6 掌侧支撑钉固定掌侧缘。A、B. 伴随轴向不稳定的掌侧缘骨折。C. 插入克氏针。D. 剪断及插入钉脚。E. 复位"泪滴"。

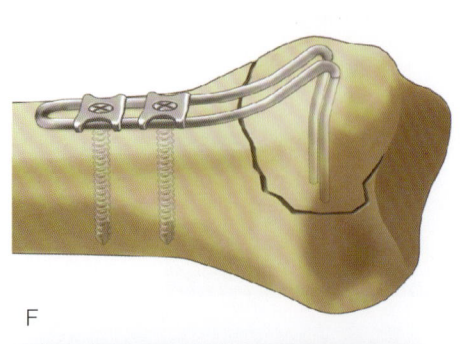
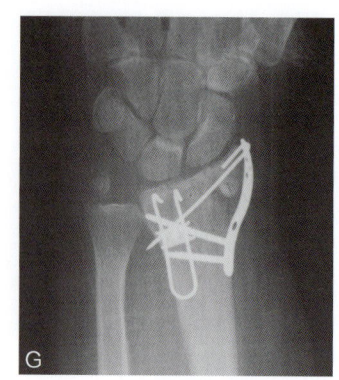
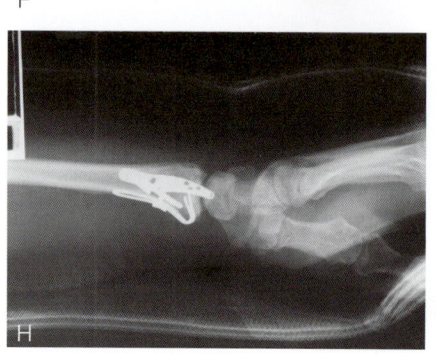

技术图6（续） F. 完成固定。G、H. 掌侧支撑钉固定控制掌侧缘骨块的旋转力线。

- 微调骨折块复位，近侧使用1~2枚螺钉加垫圈完成固定（技术图6F~H）。如有需要，可以在支撑钉近端再置入一枚阻挡钉来预防骨折块短缩。或者可以使用线钢板将内固定近端锁定。

掌侧钩钢板

- 掌侧钩钢板是除了掌侧支撑钉之外用于不稳定掌侧缘骨折十分有用的方法，尤其是对于小的远端骨折块伴掌侧缘轴向不稳定或掌侧不稳定伴掌侧剪切骨折的情况。

- 暴露和复位掌侧缘骨折块使用和支撑螺钉相同的技术。如果可能，使用克氏针临时在桡侧和尺侧缘保持复位。
- 沿着钩钢板预先的位置将1.2 mm的克氏针导针插入泪滴中央。使用C臂机确认位置。
- 对于硬质骨块，通过导针放置一钻头导向器，预钻皮质用以插入钩子。对于骨质疏松骨，可省略此步骤。
- 将钩钢板置于针之上并固定好远侧骨块（技术图7A~C）。在使用固定角度的钉导向装置预钻孔后，放置一枚合适长度远端锁定钉。

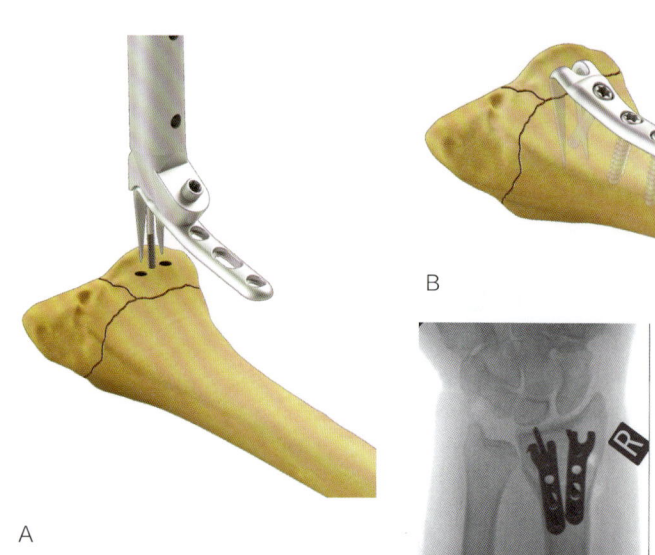

技术图7 使用掌侧缘钩钢板行掌侧缘固定。A. 将钩钢板通过预钻孔套入导针。B. 实现固定。C. 最后的术中X线显示，分别在远端边缘不同骨折块放置2块钩钢板。

桡侧钉板固定桡侧柱

- 使用前述任一入路暴露桡侧柱。通过第1、第2背侧间室间隙,在桡骨茎突顶点上做锐性分离,在近侧松解第1背侧间室的腱鞘,但要保留最后1 cm的完整。
- 将第1背侧间室的肌腱向掌侧或背侧牵拉。松解肱桡肌的止点,完全暴露桡侧柱。
- 暴露骨折端之后,应首先通过牵引及腕关节的尺偏来恢复桡骨的高度。如果需要,可通过桡骨骨折缺损处进行结构性植骨。
- 从桡骨茎突向近侧骨块的对侧皮质方向,打入一根1.2 mm的克氏针(技术图8A)。当克氏针尖端顶住远侧皮质的时候,可使用钻头的套筒作为限制器,使克氏针长度限定在刚好穿入远侧皮质1~2 mm。
- 桡骨茎突克氏针临时固定之后,在完全固定桡侧柱之前,应先复位及固定掌侧、背侧及关节面的骨折块。
- 将临时固定的克氏针插入桡侧钉板的远侧钉孔。在近侧,注意将钢板放置于第1背侧间室肌腱的下方,并用一枚2.3 mm的螺钉固定。
- 通过钢板,选择和第1根克氏针不相邻的一个远端钉孔,打入第2根经过桡骨茎突的克氏针。使用和第1根克氏针相同的技术,使第2根克氏针的长度也限定在穿入对侧皮质1~2 mm的位置。
- 在第1根固定桡骨茎突的临时克氏针上标记一个和钢板齐平的位置,然后将克氏针回抽1 cm,在1 cm或更长的位置剪断克氏针(技术图8B)。
- 将克氏针尾端折弯成钩状(技术图8C),克氏针上的标记点应恰好在弯曲开始的地方。这样可以保证克氏针有合适的深度向远端延伸1~2 mm。
- 使用克氏针钳完全折弯克氏针尾端。可轻度过弯以使克氏针尾端能插入相邻的钉孔或钢板边缘的骨块内(技术图8D)。在插入前可使用相同直径的克氏针预钻孔以方便尾端钩子的进入。将折弯成钩状的克氏针完全打入,并使克氏针紧贴钢板(技术图8E)。同样的方法也将第2根克氏针尾端折弯、插入相邻的钉孔并使之紧贴钢板。
- 钢板近端再拧入一枚2.3 mm的骨皮质螺钉以完成固定(技术图8F、G)。

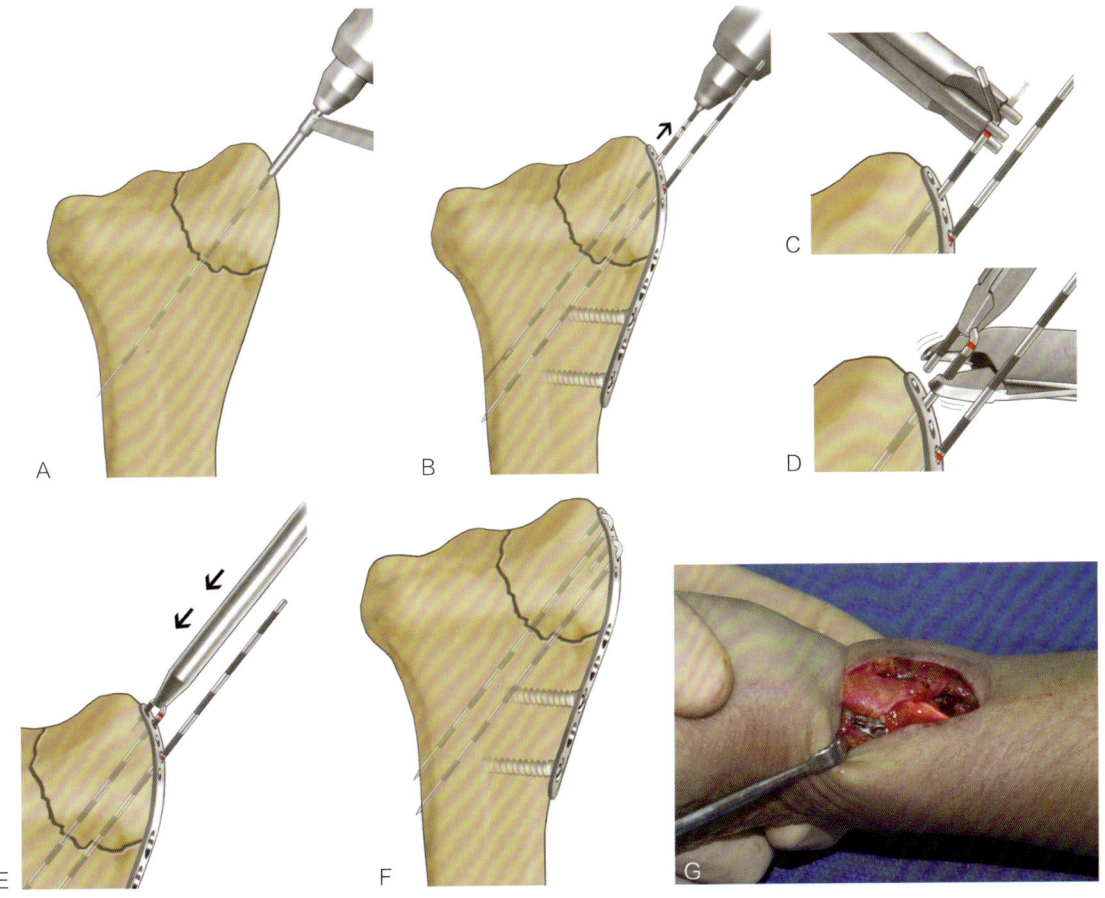

技术图8 桡侧柱固定。A. 插入经桡骨茎突的克氏针。B、C. 折弯克氏针尾端成钩状。D、E. 完成并打入尾端带钩的克氏针。F、G. 完成桡侧柱固定。

使用固定角度的桡侧柱钢板固定桡侧柱

- 按之前方法暴露复位桡侧柱。
- 放置固定角度的桡侧柱钢板,使用克氏针在近端和远端临时固定(技术图9A)。通过C臂机位置进一步确认桡侧柱和钢板位置。
- 使用固定角度的导向器、钻头,测深,将合适长度的螺钉插入钢板远端孔,在近端骨干处插入普通螺钉(技术图9B~E)。

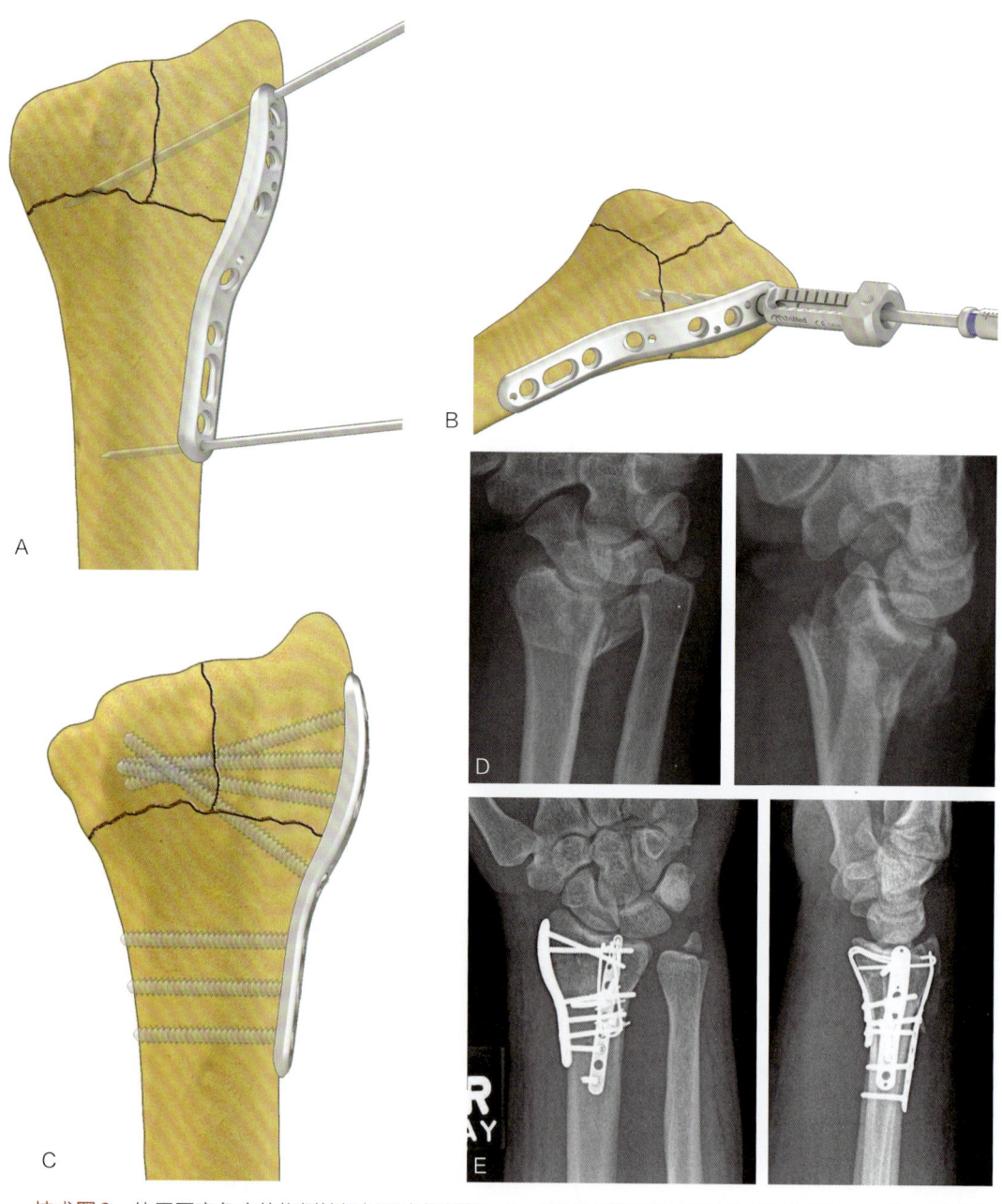

技术图9 使用固定角度的桡侧柱钢板固定桡侧柱。A. 临时放置固定角度的桡侧柱钢板。B. 为远端成角螺钉钻孔。C. 实现固定。D. 不稳定的伴缺损的桡侧柱粉碎性骨折X线片。E. 术后2个月X线片。成角的桡侧柱支撑用于预防桡侧柱短缩。

尺侧角及背侧壁固定

尺侧钉板

- 通过背侧入路,暴露及复位背侧的尺侧角骨块和(或)背侧壁骨块。
- 通过骨块,插入一根1.2 mm的克氏针(技术图10A),方向应偏向近侧和桡侧,使之能到达近折端的对侧皮质。
- 如有干骺端骨缺损,则应进行结构性植骨以支撑关节面。
- 如果钢板位于骨干的尺侧半,则应对钢板额外增加15°的旋转(钢板近端轻度旋后)。通常,钢板的远端应轻度折弯(技术图10B)。
- 通过克氏针放置钢板,近端用2.3 mm螺钉固定(技术图10C)。
- 如骨块较大,则应通过钢板插入第2枚克氏针。按前述方法将克氏针尾端折弯成钩状并紧贴固定于钢板(技术图10D~F)。
- 如果克氏针尖端穿出掌侧皮质,则应平骨面剪断克氏针。

背侧支撑钉

- 通过背侧入路,暴露及复位背侧的尺侧角骨块和(或)背侧壁骨块。
- 如有干骺端骨缺损,则应进行结构性植骨以支撑软骨下骨。
- 通过背侧皮质,在软骨下骨插入2根1.2 mm的克氏针,通过C臂X线机检查克氏针的位置(技术图11A)。2根克氏针应相距约1 cm,并和骨干长轴垂直。侧视图上,当克氏针进针处位于背侧缘时,需要将克氏针弯向近端以避免刺入关节。插入克氏针时,可将背侧支撑钉倒置于骨面,作为克氏针插入位置和方向的参照(技术图11B)。特别应注意为了避免克氏针由于近端锁定造成的扭转而决定是否在插入克氏针的角度时留一些旋前或旋后。

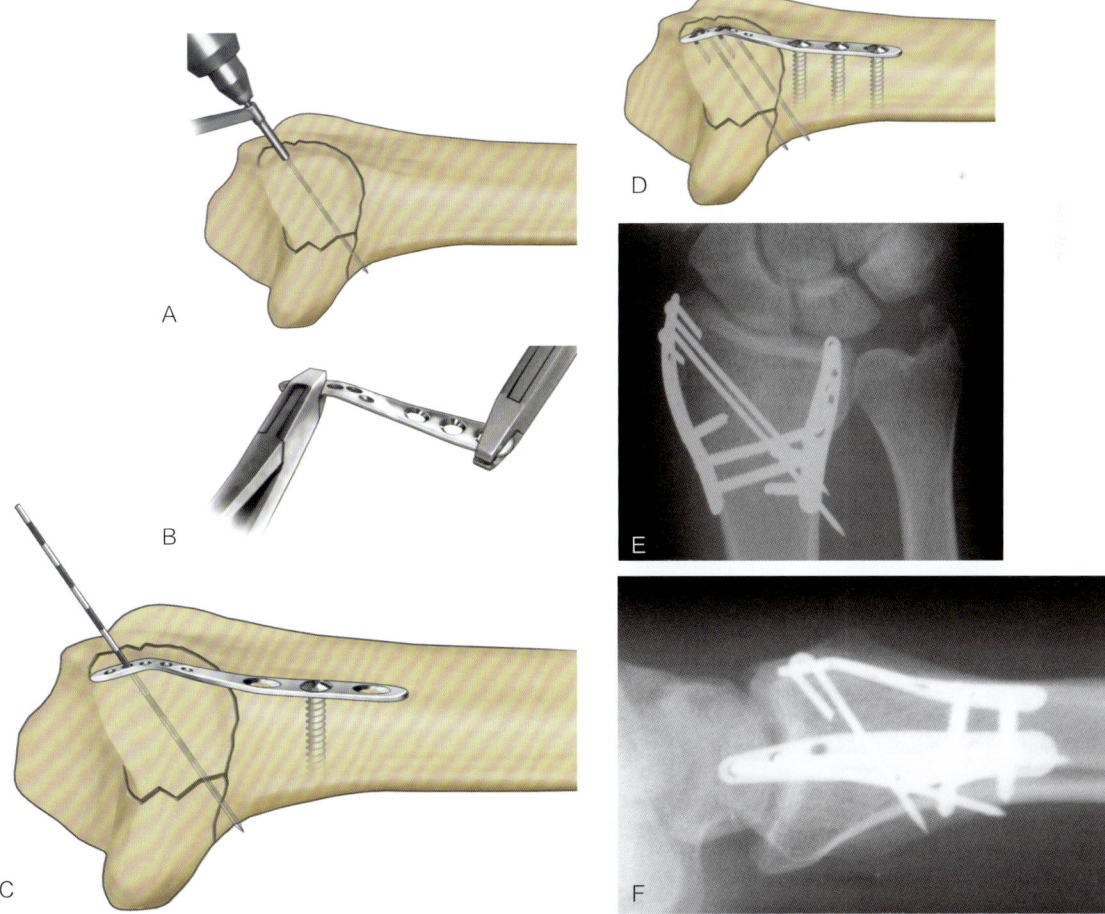

技术图10 尺侧钉板固定尺侧角。A. 经骨块插入克氏针。B. 钢板预弯。C. 钢板置入及首枚螺钉固定。D. 完成固定。E、F. 桡侧及尺侧钉板固定三部分骨折(桡侧柱及尺侧角骨块)。

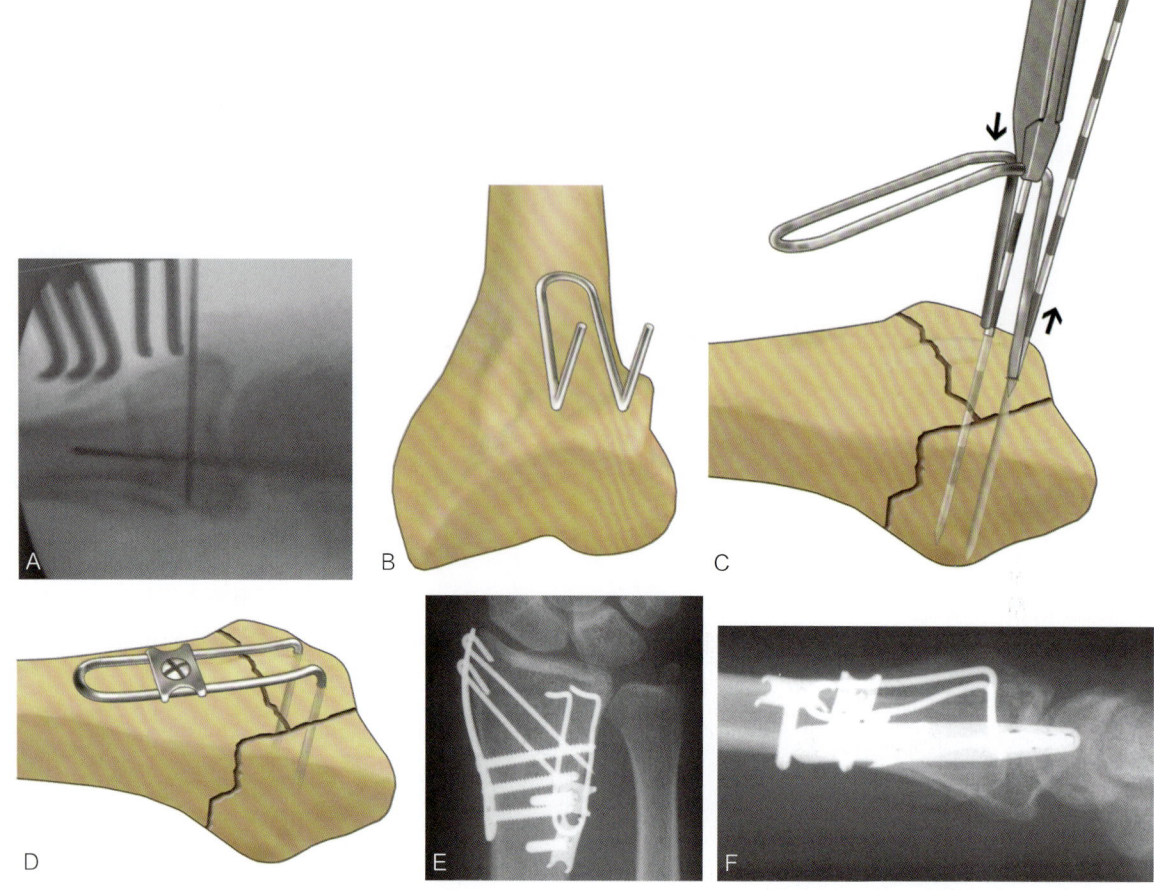

技术图 11 背侧支撑钉固定。A. 在打入支撑钉前，应用 C 臂 X 线机检查克氏针的位置。B. 将支撑钉倒置于骨面，作为克氏针插入位置和方向的参照。C. 插入背侧支撑钉。D. 完成固定。E、F. 桡侧柱钢板及背侧支撑钉固定三部分关节骨折（桡侧柱及尺侧角骨块）。

- 确保背侧支撑钉的钉脚笔直，并在合适长度剪断，尺侧钉脚的长度应比桡侧长 2~3 mm，以避免两侧钉脚同时插入骨块。如果需要匹配克氏针的角度，可将钉脚向近端移动。
- 将背侧支撑钉的尺侧钉脚靠近尺侧克氏针的进针孔，拔出克氏针并立即将尺侧钉脚插入克氏针孔内（技术图 11C）。同样方法插入桡侧钉脚，并使支撑钉紧贴骨面固定（技术图 11D）。
- 微调骨折块复位，近侧使用 1~2 枚 2.3 mm 的骨皮质螺钉加垫圈完成固定（技术图 11E、F）。如需要，可在紧靠支撑钉近侧的骨皮质上加一枚阻挡螺钉，防止骨块的缩短。

背侧钩钢板
- 背侧钩钢板是固定背侧骨块的另一选择。
- 按之前方法暴露和复位尺侧角和（或）背侧壁骨块。
- 按钩钢板方向放置并插入一 1.2 mm 的克氏针。使用 C 臂机确定位置。
- 如果需要，预钻孔来插入钩子。骨质疏松骨中，钩子很容易被推进骨折块中（技术图 12A）。
- 使用 C 臂机确认位置和复位情况，使用近端螺钉完成固定（技术图 12B）。

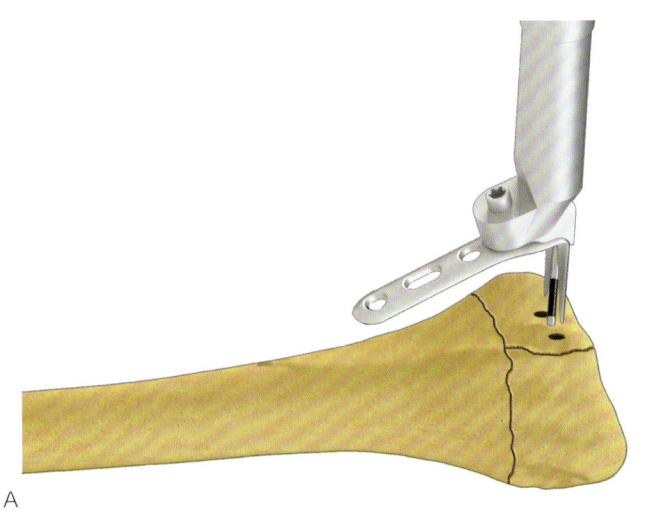
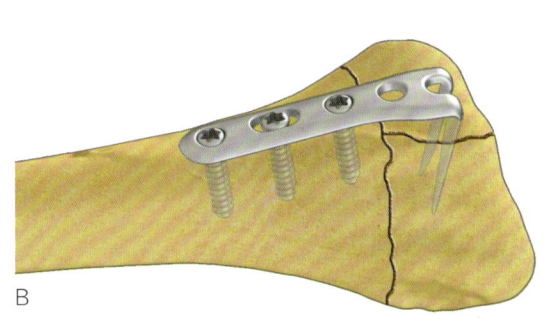

技术图12 背侧钩钢板固定。A. 放置钩钢板。B. 完成固定。

支撑钉固定游离关节骨块

- 游离关节骨块被压缩至干骺端后,既需要支撑钉支持软骨下关节面,也需要周围皮质的稳定性以防止移位。
- 在一些病例,一块正确使用的能提供软骨下骨支撑的锁定钢板也能起到支撑被压缩的关节骨块的作用。
- 另一个方法是使用结构性植骨支撑游离关节骨块,同时联合周围皮质的特殊骨块固定,可避免干骺端植骨。
- 背侧支撑钉也能直接用于被压缩关节骨块软骨下骨的支撑。支撑钉的钉脚被剪断后直接插入背侧缺损处,滑向远侧关节骨块的后方,然后通过近侧的螺钉垫圈完成固定。关节骨块此时就夹在月骨面及支撑钉的钉脚之间(技术图13A~C)。

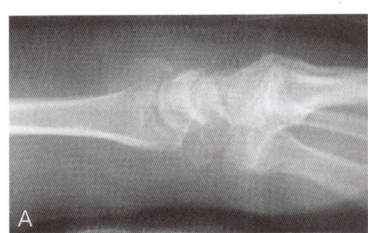
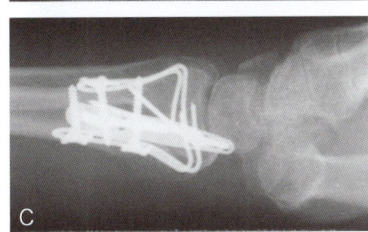
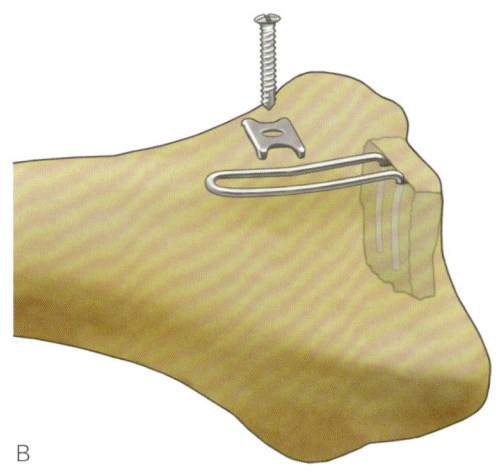

技术图13 A. 被压缩的关节内骨块。B. 支撑钉支撑游离关节内骨块。C. 背侧支撑钉支撑关节面的骨块。

要点与失误防范

正位X线片决定桡骨远端骨折块是在掌侧还是背侧	• 侧面观上腕骨关节面的水平线可以区分骨折块位于掌侧或背侧。 • 如果关节面背侧倾斜,腕骨关节面水平线显示背侧缘。 • 如果关节面掌侧倾斜,腕骨关节面水平线显示掌侧缘。
复位不稳定骨折类型	• 从最能在空间结构上稳定腕骨的骨折块开始识别和复位。复位月骨关节面掌侧缘时,要特别注意恢复长度和矫正泪滴角,通常这是治疗复杂关节损伤的关键。此外,桡侧柱骨折最初使用克氏针临时固定有助于恢复桡骨高度,同时释放月骨面的压力。 • 额外的结构植骨,或在桡侧柱基底通过骨折线或通过背侧缺损,都可以帮助恢复切开复位固定的稳定性。
远端骨块冠状面对位不齐,下尺桡关节增宽	• 在实现掌侧固定近端和远端之前,通过复位远端骨块的桡侧移位来实现冠状面对位不齐的矫正。 • 一弹性桡侧柱钢板,比如桡侧钉板,有助于复位骨折间隙,并将尺骨头放回乙状切迹中。 • 评估下尺桡关节的临床稳定性,如有需要,考虑尺骨茎突骨折固定和TFCC修补。
掌侧缘骨块背侧或小旋转	• 确保掌侧尺侧角骨折块的充分固定。 • 考虑到掌侧支撑螺钉或掌侧钩钢板固定极远端或背侧旋转的掌侧缘骨折块。 • 避免腕掌侧关节囊松解。如有需要,内植物钉脚可以穿关节囊固定。 • 掌侧钢板对更大的骨折块有更充足的支撑作用。
未能识别的腕关节韧带损伤	• 保持对腕骨韧带损伤的高度怀疑。考虑使用腕关节镜进行评估,尤其是在桡背侧剪切损伤、腕骨撕脱不稳定或关节面骨折伴舟骨窝和月骨窝有显著纵行台阶形成时。

并发症

骨块丢失:骨折术后移位	• 复位前后仔细评估骨折影像学特征;当需要时行CT扫描。 • 术前计划选择可以允许充分看见所有骨折块的视野。 • 术前准备所有的内植物和器械套装。 • 在关闭术野前,充分评估各个方向固定的稳定性。
桡骨高度丢失:关节面向近端移位	• 干骺端缺损需要行结构性植骨。 • 使用可以支撑软骨下骨的内固定。
下尺桡关节功能障碍:疼痛,不稳定或旋转运动障碍	• 手术最后评估下尺桡关节稳定性。 • 使用桡侧柱钢板将远端骨折块推向尺骨,使得乙状切迹贴合尺骨头。 • 如有需要,评估和修补TFCC和关节囊撕裂的情况。 • 复位和固定尺侧角和掌侧缘骨折块来恢复乙状切迹的连续性。 • 确保桡骨高度恢复。 • 轻微的、没有合并症的术后尺侧腕部疼痛通常会在术后6~12个月自行缓解。
僵硬:缓慢,腕前臂和手指关节活动受限,疼痛	• 早期活动软组织。 • 避免绑紧绷带和术后肿胀。 • 需要时考虑职业疗法。
肌腱炎或断裂:活动受限伴疼痛,肌腱功能丢失,叩击痛	• 使用体积小的远端内植物。 • 避免锐利、边缘体积庞大的内固定在靠近肌腱的位置。 • 需要时,伸肌支持带瓣在远端覆盖钢板。 • 尽可能考虑使用支撑螺钉。 • 术后出现背侧突出,则去除任何螺钉或内固定。 • 确保掌侧钢板不超过掌侧嵴远端进入软组织。 • 避免长螺钉或钢针,尤其是从掌侧钉向背侧时。远端螺钉应当通常比远端皮质边缘少2~4 mm。

术后处理

- 在手术结束时,需同时确定骨折固定及下尺桡关节的稳定性。
- 如证实稳定,患者应使用一个可脱卸式的腕关节支具,在医生指导下,每日在可承受的范围内进行至少2次腕关节、手指及前臂轻柔的功能操练。对不配合功能操练或行肌腱固定的患者,术后使用石膏固定2~3周。
- 在开始出现放射学愈合的征象前,应避免腕关节抗阻负荷,一般时间为术后4周左右。对于老年患者,术后应特别告知避免诸如推椅子或提重物等动作。
- 如4周后出现持续性关节僵硬,应开始理疗及职业康复疗法。

预后

- Konrath和Bahler[5]报道了27例随访至少2年的患者:
  - 1例骨折出现复位丢失。
  - 患者满意度高(随访时平均DASH评分17分;PRWE评分19分)。
  - 3例取出内植物;无肌腱断裂发生。
- Schnall等[10]报道了2组病例:第1组为高能量损伤,第2组为低能量损伤。
  - 第1组病例复工的时间平均为6周,所有骨折均愈合,无复位丢失及畸形发生。
  - 第1组有2例患者最终因疼痛而取出内植物。
  - 第2组病例随访时平均掌倾丢失为2°,尺偏改变0.3 mm,无关节面连续性丢失。
  - 第2组病例的握力平均为健侧的67%。
- Benson等[3]报道了81例计85侧关节内骨折,平均随访32个月。
  - 最终随访,优良率分别为64%和24%,DASH评分平均为9分。
  - 最终随访,屈伸活动分别达到健侧的85%和91%。
  - 最终随访,握力达到健侧的92%。
  - 术后6周,62%患者的屈-伸幅度达到100°且前臂旋转正常。
  - 随访时的放射学力线维持术后位置。
  - 没有出现症状性关节炎的病例。
- Abramo等[1]报道了一项关于50例无法闭合复位的不稳定骨折的随机前瞻性研究,患者使用外固定或特殊骨折块固定技术,随访时间分别为1年[1]和5年[6]。
  - 术后1年,接受内固定的患者具有更好的抓握能力和活动范围。
  - 术后5年,主观结果无明显差异。
  - 外固定组有5例骨折畸形愈合,而骨折块特殊固定组只有1例畸形愈合。
  - 术后5年,握力的差异基本相同。
- Saw等[9]报道了22例不稳定的C2和C3的桡骨远端骨折,使用骨折块特殊固定方式固定,随访6个月。
  - 随访过程中,尺偏角恢复到平均25°,掌倾角恢复到8°。
  - 22例患者中20例关节面台阶恢复至小于2 mm。
  - 平均屈曲/伸直角度为50°和63°,平均旋前旋后角度为149°。
  - 主观PRWE评分随访时为20分。
  - 治疗方式对于复杂骨折是强有力的工具,但是学习曲线较长。

并发症

- 关节僵硬:通常在早期,少数在随访时发生。
  - 解剖对位及坚强固定,对于术后立即开始功能操练能提供足够的稳定性,能加快术后的功能恢复。骨与软组织的损伤程度以及潜在的生理因素,都是导致运动功能恢复缓慢或残留关节僵硬的主要因素。
- 骨折畸形愈合或不愈合:罕见。
  - 复位丢失会发生,特别是当主要骨折块遗漏或未被固定时。另外,骨质疏松、干骺端缺损的植骨失败以及相关的下尺桡关节损伤均可导致复位丢失或骨折畸形愈合。
  - 钉板系统能很好地限制骨块之间的平移,但对防止桡骨高度丧失的作用有限;这需要近端及远端骨块之间的相互接触或者额外使用的内植物来支撑软骨下关节面。
  - 骨折不愈合极其罕见。
- 肌腱炎或肌腱断裂:不常见。
  - 如果在术后发生克氏针或骨钉退出,就应将其取出。保留第1背侧间室远端1 cm的腱鞘完整,有助于避免肌腱和内植物的接触。
  - 背侧使用低切迹内植物,内植物的远端或两端应用支持带鞘覆盖。
  - 手术医生应避免使螺钉或钢针从背侧或掌侧穿出。
- 内植物放置后疼痛:罕见。
  - 内植物放置后疼痛可能与钢针的位移或骨折沉降有关。将克氏针尾端过弯及植骨或使用支撑内植物能避免问题的发生。
  - 如疼痛,应取出内植物。
- 迟发性骨关节炎不常见,可能与关节面复位的精确程度有关。
- 感染、出血、腕管综合征以及其他神经损伤不常见,通常与原发伤有关。
- 复杂性区域疼痛综合征罕见,可能由术后早期活动引发。

(刘衔哲 译,贾亚超 审校)

参考文献

[1] Abramo A, Kopylov P, Geijer M, et al. Open reduction and internal fixation compared to closed reduction and external fixation in distal radial fractures. Acta Orthop 2009;80(4):478-485.

[2] Barrie K, Wolfe S. Internal fixation for intraarticular distal radius fractures. Tech Hand Up Extrem Surg 2002;6:10-20.

[3] Benson LS, Minihane KP, Stern LD, et al. The outcome of intraarticular distal radius fractures treated with fragment-specific fixation. J Hand Surg Am 2006;31(8):1333-1339.

[4] Fernandez DL, Jupiter JB. Fractures of the Distal Radius, ed 2. New York: Springer, 2002:42-50.

[5] Konrath G, Bahler S. Open reduction and internal fixation of unstable distal radius fractures: results using the trimed fixation system. J Orthop Trauma 2002;16:578-585.

[6] Landgren M, Jerrhag D, Tägil M, et al. External or internal fixation in the treatment of non-reducible distal radial fractures? Acta Orthop 2011;82(5):610-613.

[7] Leslie BM, Medoff RJ. Fracture-specific fixation of distal radius fractures. Tech Orthop 2000;15:336-352.

[8] Medoff R. Essential radiographic evaluation for distal radius fractures. Hand Clin 2005;21:279-288.

[9] Saw N, Roberts C, Cutbush K, et al. Early experience with the TriMed fragment-specific fracture fixation system in intraarticular distal radius fractures. J Hand Surg Eur Vol 2008;33(1):53-58.

[10] Schnall SB, Kim BJ, Abramo A, et al. Fixation of distal radius fractures using a fragment specific system. Clin Orthop Relat Res 2006;445:51-57.

[11] Swigart C, Wolfe S. Limited incision open techniques for distal radius fracture management. Orthop Clin North Am 2001;32:317-327.

第30章 髓内装置及背侧钢板固定桡骨远端骨折
Intramedullary and Dorsal Plate Fixation of Distal Radius Fractures

Nayoung Kim, Fred Liss, Christopher Doumas, and Pedro K. Beredjiklian

定义

- 桡骨远端骨折多发生在桡骨干骺端部位,偶尔涉及桡腕关节及下尺桡关节。
- 此类骨折可以是稳定或不稳定的,关节内或关节外的,并可同时伴随有腕关节周围骨与软组织的其他损伤。
- 大多数桡骨远端骨折均为掌侧成角、背侧移位。
- 治疗取决于骨折的稳定性、粉碎程度、关节骨块移位程度、关节面移位程度及患者对功能的要求。
- 骨折稳定性取决于伤后骨折的成角角度、复位后残留的成角角度、背侧粉碎程度、患者年龄、相关的尺骨远端骨折以及延伸至关节内的骨折[9,11]。

解剖

- 桡骨远端和舟骨窝、月骨窝及乙状切迹相关节。
- 正常骨性解剖包括:掌倾10°、桡骨高度11 mm、尺偏角22°。
- 尺骨变异(指在乙状切迹上桡骨相对于尺骨头之间的距离)的数值是可变的,也因患者不同而异。
- 背侧韧带结构包括背侧腕骨间韧带及背侧桡腕韧带。
- 背侧桡腕韧带起自桡骨远端背侧唇,止于尺侧腕骨。
- 背侧腕骨间韧带的作用是加强腕背关节囊,纤维走向和桡骨长轴垂直。
- 掌侧韧带的起源包括桡舟头韧带、长桡月韧带、短桡月韧带等。
- 三角纤维软骨复合体由三角纤维软骨、掌侧桡尺韧带及背侧桡尺韧带组成。
- 掌侧桡尺韧带及背侧桡尺韧带分别起于乙状切迹的掌侧与背侧边缘,并最终汇合止于尺骨茎突基底。
- 伸肌支持带位于伸肌腱及皮下组织之间,分成6个背侧间室(图1)。
  - 第1间室位于桡骨茎突上,包含拇长展肌及拇短伸肌(每条均可包含多束)。
  - 第2间室位于Lister结节桡侧,包含桡侧腕长伸肌及桡侧腕短伸肌。
  - 第3间室位于Lister结节尺侧,包含拇长伸肌。
  - 第4间室位于桡骨远端尺背侧,包含示指固有伸肌和指总伸肌。
  - 第5间室位于下尺桡关节上,包含小指固有伸肌。
  - 第6间室位于远端尺骨上,包含尺侧腕伸肌。

发病机制

- 桡骨远端骨折通常发生于跌倒时腕部伸直撑地。
- 当轴向暴力超过骨皮质和骨小梁的承受极限时,即发生骨折[14]。
- 骨折类型取决于暴力的方向、强度以及跌倒时手部的位置[5,13]。
- 背侧移位成角的骨折是发生于当腕部中立或伸直位时,轴向或背侧暴力作用于腕部引起。
- 骨质疏松、代谢性骨病及骨肿瘤是骨折的危险因素。

自然病程

- 桡骨远端骨折可以是稳定或不稳定的。
- 稳定性骨折,以往通常采用非手术治疗,在关节活动度、疼痛、力量及功能上均有优良的愈后[1]。
  - 非手术治疗包含石膏或夹板制动,限制腕关节向背侧移动。

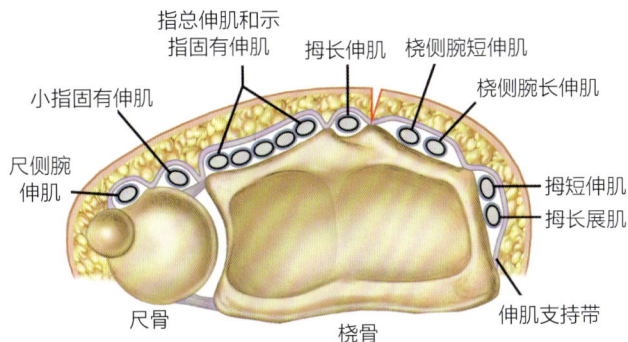

图1 桡骨远端解剖。在伸肌支持带水平的6个背侧间室。

- 有移位、不稳定性及粉碎性骨折通常采用手术治疗。
- 手术治疗的目的是提供骨折稳定性,为控制疼痛而纠正力线,增加关节活动度,改善功能[1,8]。
- 在青壮年患者中,桡骨远端关节面移位超过1~2 mm,将导致关节的退行性改变[8,12]。
- 骨折后,如背倾角度>10°(背侧骨折成角>20°),将导致疼痛、腕关节活动受限及握力下降。
- 复位后桡骨短缩超过3°则被认为是不满意的,因为会导致通过尺腕关节传递的应力增加,导致尺骨撞击综合征所造成的疼痛[10,12]。

病史和体格检查

- 绝大多数患者均有明确外伤史,病理性骨折可由较小暴力造成。
- 患者主诉局部疼痛,表现为骨折部位的肿胀、活动受限及瘀斑。
- 医生应警惕有既往骨折史的老年患者,是否有潜在骨质疏松存在。
- 仔细检查皮肤以排除开放性骨折的可能,手术及石膏固定前应评估局部肿胀情况。如果出现腕关节明显肿胀,抑或预期有肿胀可能,也应改管型石膏固定为夹板固定。
- 神经系统症状诸如感觉麻木、针刺感、前臂向手指放射性疼痛均提示有急性腕管综合征(需要急诊手术行切开减压)发生的可能。应仔细做神经系统评估以排除此进行性的神经障碍。
- 发生急性腕管综合征后需行如下检查。
  ○ 去除所有夹板及敷料,完全暴露皮肤。
  ○ 触诊有压痛及畸形的区域。触诊鼻烟窝。
  ○ 观察及触诊肘部的肿胀、瘀斑、压痛、捻发音及畸形。
  ○ 观察及触诊手部及手指的肿胀、瘀斑、压痛、捻发音及畸形。
  ○ 使用两点辨别觉工具分别检查每个手指的桡侧半和尺侧半。两点觉大于正常(5 mm)即表示有进行性神经障碍,强烈预示急、慢性腕管综合征发生的可能。

影像学和其他诊断性检查

- 对所有怀疑有桡骨远端骨折的患者均应行正、侧、斜位X线摄片。
  ○ 应拍摄健侧腕关节的对比片,作为患侧手术重建的参照。
  ○ 绝大多数患者均应行肘关节摄片,特别是当出现压痛、肿胀或畸形时。
- 正位片上的放射学参数(图2A)包括[14,24]:
  ○ 尺偏角,是指桡骨干长轴的垂直线和桡骨远端关节面连线之间的夹角。
    - 正常为21°。
  ○ 桡骨高度,指尺骨远端关节缘切线和经桡骨茎突最高点并与桡骨长轴垂直的连线之间的距离。
    - 正常为[4]9~11 mm。
  ○ 尺骨变异,是指经桡骨乙状切迹并与桡骨长轴垂直的连线和尺骨远端关节面切线之间的距离。
    - 正常为[4]0 mm。
- 关节面侧倾(掌倾)角是指在侧位片上,桡骨远端关节面的连线的垂直线和桡骨干长轴之间的夹角。
  ○ 正常为掌倾11°(图2B)[4,14,24]。
- CT扫描能看清所有的骨折,特别是关节面的中断或不连续,有助于笔者通过骨折粉碎的程度和范围来决定手术入路。
  ○ CT扫描增加了制订治疗计划的可靠性,事实上也确实改变了一部分根据X线片无须手术的骨折的治疗方案[7]。
  ○ 轴向视野清晰地展现了下尺桡关节,有助于识别半脱位、脱位、固定碎片和桡尺韧带撕裂[19]。

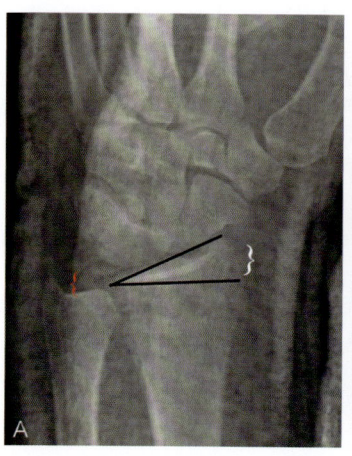 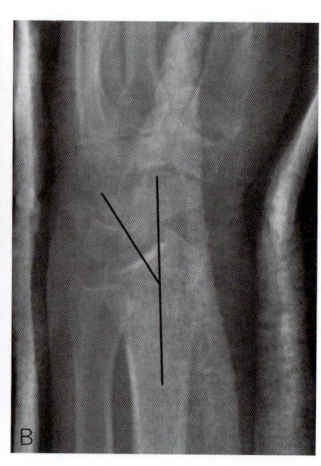

图2 A. 腕关节正位X线片显示尺偏角(黑色线)、尺骨变异(红色括号)及桡骨高度(白色括号)。B. 侧位片显示掌倾角(黑色线)。

- MRI在骨折不确定的情况下使用[19]。
  - MRI有助于评判骨折伴随的韧带损伤、三角纤维软骨复合体损伤、应力骨折以及隐匿的腕骨骨折。

鉴别诊断

- 骨挫伤。
- 腕关节脱位。
- 舟骨或其他腕骨骨折。
- 腕骨间不稳定或脱位。
- 尺骨远端骨折。
- 腕关节韧带或三角纤维软骨复合体扭伤或撕裂。

非手术治疗

- 闭合复位应在急诊室进行(使用1%利多卡因阻滞血肿)。轴向牵引下,给予腕骨向掌侧的推力。使用短臂前后石膏托固定并进行良好塑形,或者给予前后夹板固定。可以建议患者接受静脉镇静或全麻。
- 石膏是治疗桡骨远端骨折最常用的方法,特别是对于那些没有或仅有微小移位的、手法复位后具有良好稳定性的骨折(掌倾恢复,背侧不粉碎)。三点复位模具可维持骨折复位。
- 可脱卸式夹板仅适用于完全没有移位且具有骨折稳定性的年轻患者。
- 如果选择非手术治疗,在复位后的最初3周内,应每周拍摄一次X线片,以确定复位没有丧失。一旦复查提示骨折再移位,则应积极更换石膏。
- 任何有背侧移位征象的骨折,均为不稳定性骨折,应考虑手术治疗。
- 手法复位固定后,应立即开始手指功能操练。当骨折开始愈合时改用可脱卸式夹板,并开始腕关节功能操练。

手术治疗

- 切开复位背侧钢板内固定能成功地用于治疗有移位的、不稳定性的、粉碎性的且闭合复位治疗失败的桡骨远端骨折。
  - 背侧支撑钢板内固定能纠正骨折畸形及维持复位。
  - 新设计的髓内装置能减轻由传统的背侧钢板固定所造成的并发症,微创治疗背侧有移位的骨折(图3A、B)。
- 背侧钢板固定的适应证包括:
  - 受伤后严重的背侧移位(>正常20°,即背倾>10°)[10]。
  - 明显的背侧粉碎(侧位片上达到或超过桡骨干直径的50%)。
  - 复位后背倾>10°。
  - 桡骨短缩3 mm[10]。
  - 背侧关节内骨块移位>2 mm[10]。
- 髓内装置固定适用于不涉及广泛关节面的桡骨远端骨折,具有小切口、操作简便的特点(技术图4E)[3]。
  - 掌侧干骺端粉碎是使用背侧髓内装置的相对禁忌证。
  - 髓内钉不应当用于治疗边缘型骨折或矢状面剪切型关节内骨折或移位的关节内骨折块[3,15]。
- 手术医生应该有术中改变治疗方案的准备,术前必须备好其他的内植物及器械,譬如经皮克氏针或外固定支架。

术前计划

- 复习所有的影像学资料。
- 将患侧腕关节的X线片和健侧做对比。
- 辨识所有移位的关节内的骨块,并且依此考虑是否需要CT检查。

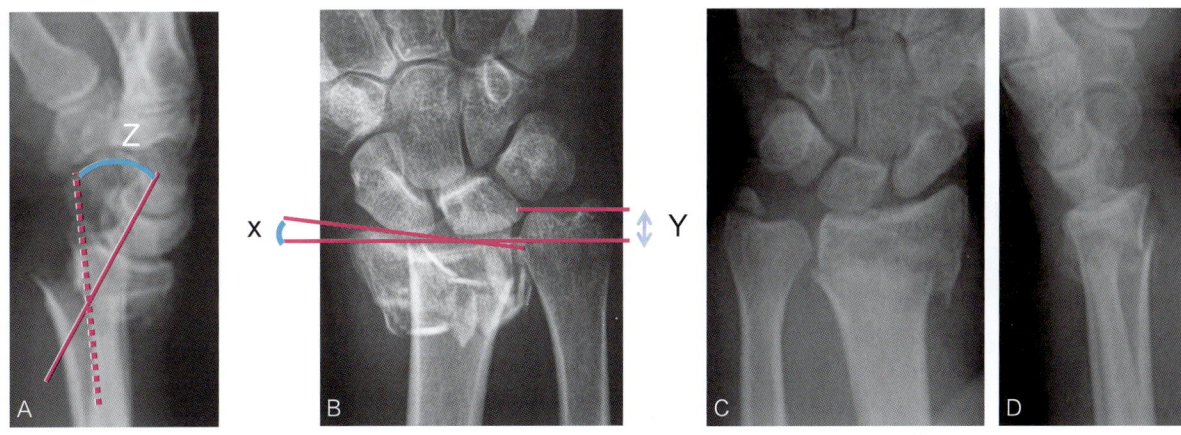

图3 A、B.正侧位片显示了一个干骺端不稳定的桡骨远端骨折。C、D.正侧位片显示了不稳定的桡骨远端干骺端骨折(C、D的版权:Thomas R. Hunt Ⅲ, MD)。

- 根据背侧粉碎情况判断骨折的稳定性及是否需要植骨。
- 向背侧延伸的骨折应使用支撑钢板。
- 评估骨的质量,如骨量减少、骨质疏松、骨肿瘤。

体位

- 患者仰卧位。
- 上臂绑止血带。
- 麻醉成功后,将患肢置于可透视的手术台上(图4)。
- 充分活动肩、肘关节以适应术中复位的需要。
- 术中透视,以随时监控骨折复位及钢板放置的情况。

入路

- 通过第3背侧间室做背侧切口,从骨膜下掀起并牵开间室内容物,暴露放置背侧钢板所需的位置,保护伸肌腱免于钢板和螺钉的摩擦,以最大限度地减少肌腱粘连、肌腱滑膜炎或肌腱断裂的可能性。这个入路有助于减少粘连,降低腱鞘炎和肌腱断裂的发生。
- 根据内植物的特性及位置以及骨折的范围,此入路通常被用作髓内装置的放置。
  - 通过第3背侧间室做有限背侧切口,放置背侧髓内装置。
  - 通过桡侧小切口,仔细保护桡神经感觉支,并放置桡侧髓内装置。

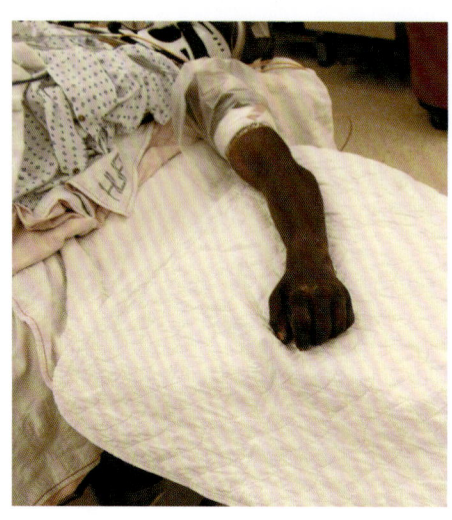

图4 患者取仰卧位,患肢外展于搁手台,上臂使用止血带。

背侧钢板固定桡骨远端骨折

切口及暴露

- 以Lister结节为中心做皮肤切口(技术图1A)。
- 分离皮下组织直至伸肌支持带,仔细保护神经感觉支,采用双极电凝止血(技术图1B)。
- 在Lister结节尺侧切开伸肌支持带,暴露拇长伸肌腱(技术图1C)。
- 清除血肿,切开第3间室的鞘膜,游离拇长伸肌腱的近端及远端(技术图1D)。
- 将拇长伸肌腱从第3间室移开,这样就可在之后的操作中避免误伤。
- 使用手术刀切开骨膜,并分别向尺侧及桡侧从骨膜下剥离,抬起第3肌腱间室,暴露桡骨远端的背侧皮质(技术图1E、F)。
  - 仔细剥离骨膜并保持其相对完整,在放置钢板之后可将伸肌间室下的骨膜进行修补,以作为背侧钢板和伸肌腱之间的屏障。

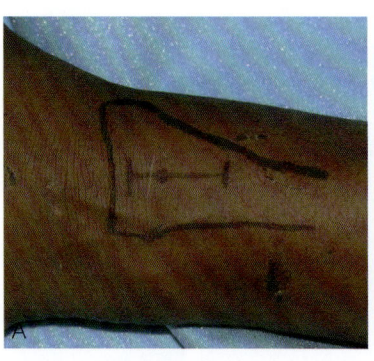 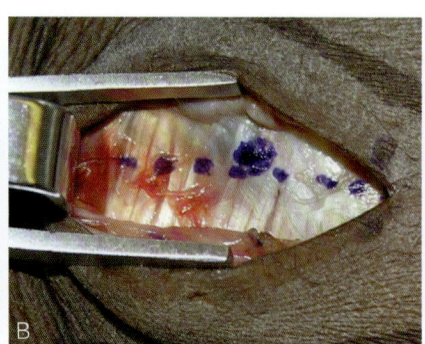 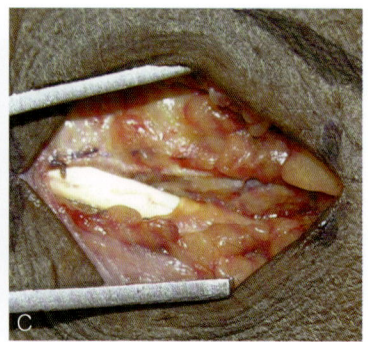

技术图1 A. 根据Lister结节的位置,在皮肤上画切口。B. 切开皮肤至伸肌支持带,图中显示为Lister结节的位置及支持带切开的位置。C. 支持带已切开,清除血肿,暴露拇长伸肌腱。

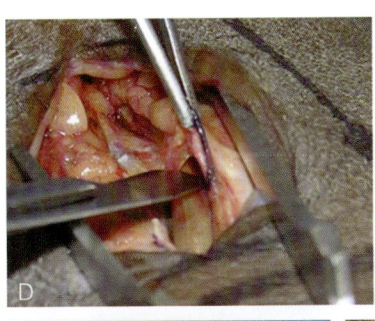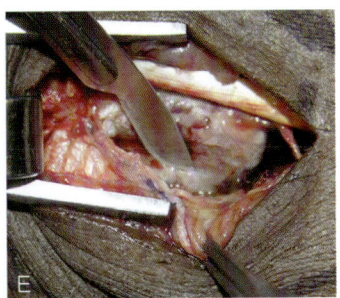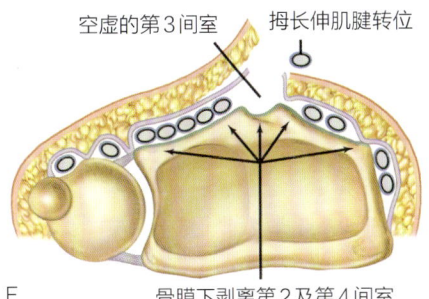
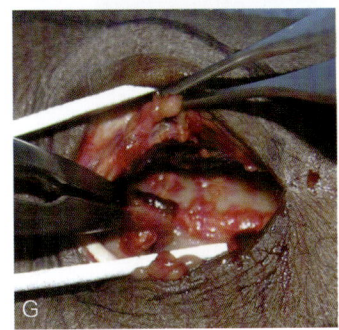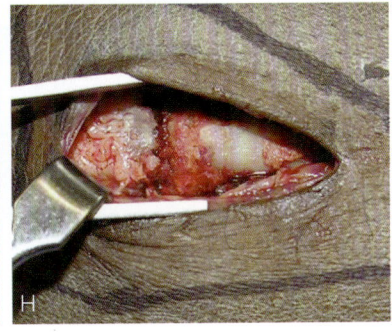

技术图1（续） D. 切开第3间室隔膜，暴露拇长伸肌腱。E. 骨膜下分离第2及第4间室。F. 图解拇长伸肌腱移位及伸肌间室下剥离。G. 咬除Lister结节。H. 骨剥暴露桡骨干。

- 骨折一般均会累及Lister结节，可用咬骨钳将Lister结节完全咬平（技术图1G）。
- 继续使用骨剥暴露桡骨干（技术图1H）。

复位及钢板固定

- 在轴向牵引下在腕部施加一个向掌侧的应力以复位骨折（技术图2A）。
- 如果需要复位关节面骨块，则可将背侧桡腕韧带的桡侧部分在桡骨起点处锐性剥离，从而可在直视下复位关节面。
- 克氏针可用于临时固定。
- 植骨治疗可用于支撑复位的关节面骨块。背侧钢板直接放置于桡骨上（技术图2B）。
- 应通过钢板的椭圆形滑动孔打入第1枚双皮质螺钉。
- 骨折复位及钢板放置均应在透视下进行。
- 在远端骨块上打入1～2枚骨松质螺钉以固定钢板。手术医生应尽可能避免在远端及尺侧放置螺钉，因为这会激惹位于上方第4背侧间室的指伸肌腱。

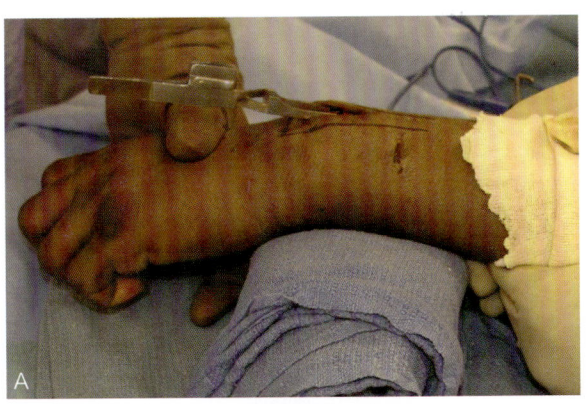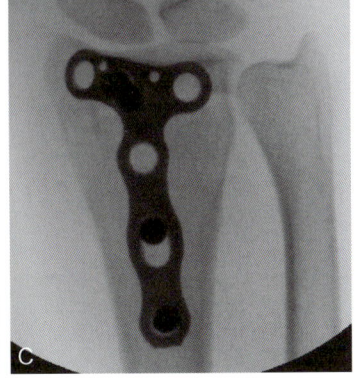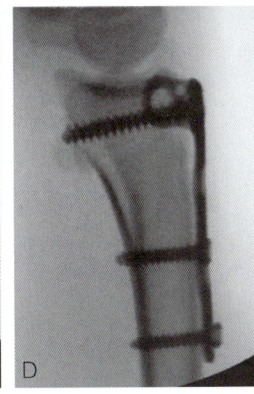
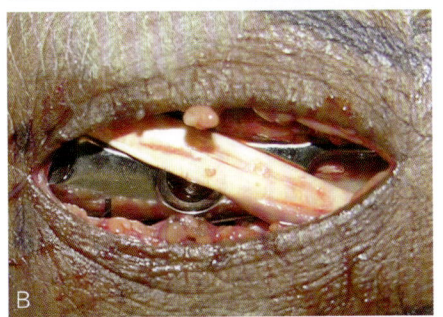

技术图2 A. 手法复位。可使用盐水垫覆盖皮肤后实施牵引及向掌侧的应力。B. 钢板放置。钢板应置于拇长伸肌腱的深面，和桡骨远端的关节面对齐。C、D. 复位的图像。C. 正位片显示最终的复位及良好的钢板位置。D. 侧位片显示最终的复位及合适的螺钉长度。钢板对骨折形成良好的背侧支撑，掌倾角恢复。

- 在桡骨干远端打入其余的螺钉。
- 确定复位及固定的稳定性(技术图2C、D)。

伤口闭合
- 充分冲洗伤口。
- 在移位的拇长伸肌腱深面缝合支持带,联合骨膜层共同形成伸肌间室的底部(技术图3A)。
- 尼龙线缝合皮肤(技术图3B)。
- 掌侧短臂夹板固定。注意不要将夹板固定超过远端掌横纹,以避免术后手内在肌和手指关节挛缩。

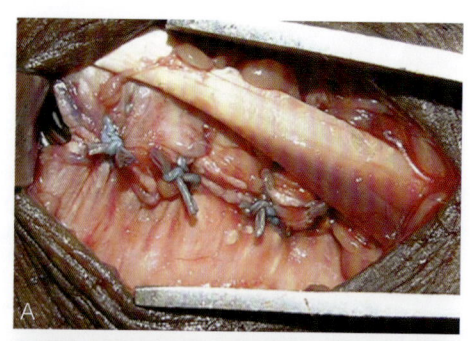
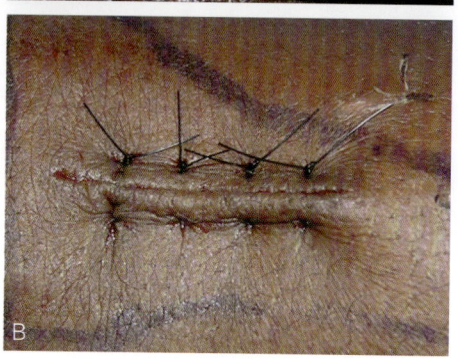

技术图3 A. 缝合支持带。在拇长伸肌腱深面,用不可吸收线缝合伸肌支持带。B. 缝合皮肤。采用垂直褥式缝合,皮缘外翻。

背侧髓内装置(Tornier)固定桡骨远端骨折

- 按前述背侧置板方式有限切开以及暴露骨折(技术图4A)。
  - 在Lister结节尺侧切开伸肌支持带,暴露拇长伸肌腱。
  - 切开第3间室的隔膜,游离拇长伸肌腱的近端及远端。
  - 将拇长伸肌腱移位,避免误伤。
- 用手术刀切开及锐性剥离骨膜,将第4间室及部分第2伸肌间室向桡侧及尺侧牵开。
  - 暴露桡骨远端的背侧皮质,确定髓内装置在髓外部分的位置。
- 咬骨钳去除Lister结节,在背侧皮质上用骨锥开孔,确定进针点(技术图4B)。
  - 这通常包含骨折线的一部分。
- 使用骨锉扩髓,直到将骨锥完全插入形成隧道(技术图4C)。
- 使用连接杆插入髓内装置并控制好方向(技术图4D)。
  - 插入髓内装置一般就能获得骨折复位,而骨折固定主要依靠其在髓腔内产生的支撑效应及三点固定原理。
- 表面锁定螺钉固定,建立稳定的角稳定性,如有需要,可使用拉力螺钉。
- 通过术中透视确定骨折复位及固定的稳定性(技术图4E、F)。
- 按前述方法关闭伤口及使用夹板固定。

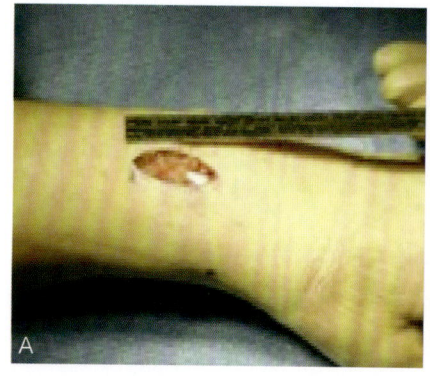
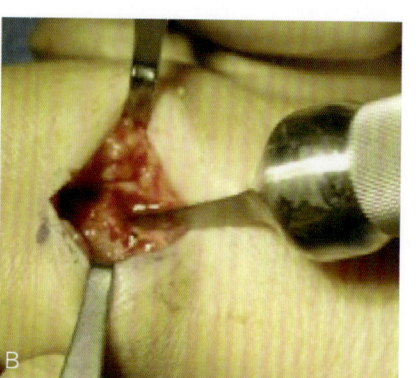

技术图4 A. 背侧做2.5 mm的皮肤切口。B. 咬除Lister结节,通过骨折部位插入骨锥。

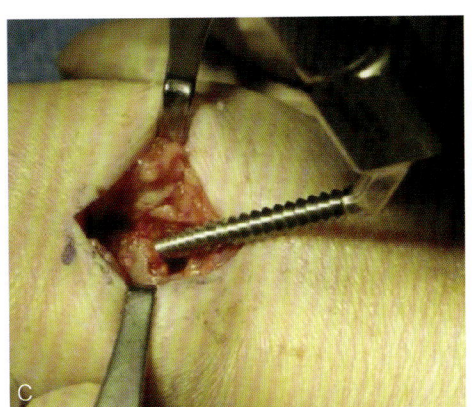
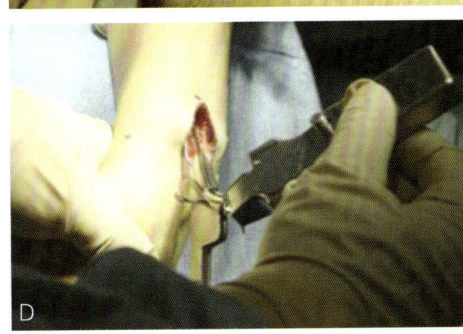
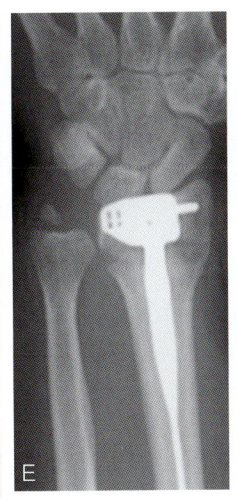
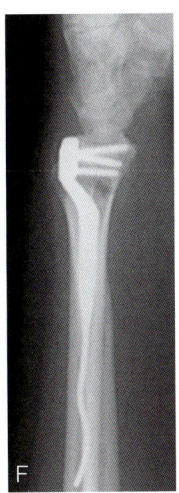

技术图4（续） C. 使用骨锉扩髓。D. 使用插入装置置入内植物，以便于在固定时控制好方向。E、F. 图示一个干骺端不稳定的桡骨远端骨折使用背侧髓内装置（Tornier Corp）固定（E、F的版权：Thomas R. Hunt Ⅲ, MD）。

掌侧髓内装置（Wright Medical）固定桡骨远端骨折

- 在桡骨茎突上，第1、2伸肌间室之间，做一2～3 cm的皮肤切口。
- 注意保护桡神经感觉支。
- 在桡腕关节近侧2～3 mm处，使用空心钻在皮质上钻孔以建立进针点。
- 从进针点插入骨锥之后，应在术中透视监控下完成扩髓，以确保所开的隧道和髓腔相一致。
- 使用连接杆将内植物插入，确保内植物尾端沉入桡骨茎突平面以下。
- 使用连接杆及背侧小切口拧入近侧的锁定螺钉。
- 最后拧入远端的锁定螺钉。
  - 此时可对桡骨高度及倾斜角进行细微调整。
- 通过术中透视确定骨折复位及固定的稳定性。
- 按前述方法关闭伤口及使用夹板。

要点与失误防范

适应证	• 取决于骨折稳定性的方向。 • 取决于骨折粉碎的程度和面积。 • 确保不发生畸形腕管综合征。
外科入路	• 锐性切开伸肌支持带以允许修补。 • 暴露第3背侧间室。 • 咬除Lister结节以允许更好地置入钢板。
内固定选择和位置	• 选择体积小的内固定系统便于提供稳定骨折的灵活性。 • 钢板远处放置螺钉来保证支持效果。 • 一开始在卵圆形的孔内放置螺钉。 • 不要将钢板远端超过桡骨远端背侧唇。 • 避免放置尺侧缘短螺钉。 • 尽管钛板及其碎屑可能提示与肌腱滑膜炎和其余肌腱病相关，但没有科学证据证实此观点。
术后处理	• 避免长期石膏固定。 • 鼓励早期全范围手腕和手指的活动。 • 避免使用吊带，防止不必要的肩关节或肘关节僵硬。 • 直到活动范围达到之后再开始加强力量训练。

术后处理

- 术后使用大量敷料宽松固定,以利手指、肩、肘关节的功能操练。若固定强度不够,可使用掌侧休息位石膏托保护腕关节。
- 术后鼓励患者立即开始手指功能操练。
- 术后7~10日拆线,使用伤口贴,伤口可以沾水。
- 患者经专业理疗师评估,并提供一个热塑性支具,根据骨折稳定性,开始主动及辅助主动的功能操练。
- 在术后约6周骨折愈合时,可开始轻柔被动关节活动及力量训练。
- 有证据表明桡骨远端骨折术后50日每日服用500 mg维生素C有助于预防局部区域疼痛综合征[27]。

预后

- 对于背侧不稳定性骨折,背侧钢板固定术近年来被证明在生物力学上比掌侧钢板更坚强[23]。
- 与背侧置板相关的并发症发生率要高于其他固定方式[2,14,18]。
- 伸肌腱腱鞘炎及肌腱断裂在过去较为多见,主要原因是使用了大型钢板。
- 在使用较小体积解剖钢板之后,对于桡骨远端骨折背侧置板的患者,和肌腱相关的并发症发生率明显降低[6,18,20]。
- 近来研究显示,背侧和掌侧固定在所有并发症风险上没有显著统计学差异[16,25,26]。
  - 掌侧锁定钢板相比体积小的背侧板神经方面的并发症发生率为高[26]。
  - 有报道称,1年随访,掌侧钢板并发症率为21%,而背侧仅为14%[26]。
- 临床报道显示,对于背侧置板的患者,低切迹系统由于明显降低了并发症的发生率,所以对良好预后起到了更重要的作用[18,26]。
- 和健侧相比,低切迹背侧钢板固定术可至少恢复80%腕关节活动、80%~90%的手部握力、超过90%的手指捏力,极少发生肌腱断裂[6,20]。
- 目前研究报道髓内固定提供了稳定的固定[15,17,22]:
  - 平均手指捏力和手腕的活动度在术后3个月恢复了76%,术后1年恢复了91%[15]。
  - 这种稳定性提示早期腕关节的活动有助于避免肌肉萎缩和僵硬[22]。
- 已经有研究显示髓内固定相比于钢板固定并发症概率更少[15,17,21]:
  - 由于内固定完全在髓内,没有和周围组织接触,因此少有软组织并发症报道[15,17,21]。
  - 髓内固定并不破坏骨折块的血供,因此不需要在骨折周围切除骨膜[22]。

并发症

- 感染(钉道或深部)。
- 肌腱、血管及神经损伤。
- 关节僵硬。
- 创伤后关节炎。
- 握力或捏力降低。
- 肌腱滑膜炎或肌腱断裂。
- 畸形愈合或不愈合。
- 筋膜间室综合征。
- 腕管综合征。
- 迟发性肌腱断裂,与内植物设计及材质潜在相关。
- 内植物断裂。
- Ⅰ型复杂区域疼痛综合征。
- TFCC损伤。
- 桡骨短缩。
- 下尺桡关节不稳定。
- 复位丢失。
- 活动度丢失。

声明

Beredjiklian医生是Tornier公司的股东及顾问。

(刘衒哲 译,贾亚超 审校)

参考文献

[1] Glowacki KA, Weiss AP, Akelman E. Distal radius fractures: concepts and complications. Orthopedics 1996;19:601-608.

[2] Grewal R, Perey B, Wilmink M, et al. A randomized prospective study on the treatment of intra-articular distal radius fractures: open reduction and internal fixation with dorsal plating versus mini open reduction, percutaneous fixation, and external fixation. J Hand Surg Am 2005;30(4):764-772.

[3] Ilyas AM. Intramedullary fixation of distal radius fractures. J Hand Surg Am 2009;34(2):341-346.

[4] Ipaktchi K, Livermore M, Lyons C, et al. Current concepts in the treatment of distal radial fractures. Orthopedics 2013;36:778-784.

[5] Jupiter JB, Fernandez DL. Comparative classification for fractures of the distal end of the radius. J Hand Surg Am 1997;22(4):563-571.

[6] Kamath AF, Zurakowski D, Day CS. Low-profile dorsal plating for dorsally angulated distal radius fractures: an outcomes study. J Hand Surg Am 2006;31(7):1061-1067.

[7] Katz MA, Beredjiklian PK, Bozentka DJ, et al. Computed tomography scanning of intra-articular distal radius fractures: does it influence treatment? J Hand Surg Am 2001;26(3):415-421.

[8] Knirk JL, Jupiter JB. Intra-articular fractures of the distal end of the radius in young adults. J Bone Joint Surg Am 1986;68(5):647-659.

[9] Lafontaine M, Hardy D, Delince P. Stability assessment of distal radial fractures. Injury 1989;20:208-210.

[10] Lichtman DM, Bindra RR, Boyer MI, et al. Treatment of distal radius fractures. J Am Acad Orthop Surg 2010;18:180-189.

[11] Mackenney PJ, McQueen MM, Elton R. Prediction of instability in distal radial fractures. J Bone Joint Surg Am 2006;88(9):1944-1951.

[12] Meyer C, Chang J, Stern P, et al. Complications of distal radial and scaphoid fracture treatment. J Bone Joint Surg Am 2013;95(16):1517-1526.

[13] Murray J, Gross L. Treatment of distal radius fractures. J Am Acad Orthop Surg 2013;21:502-505.

[14] Nana AD, Joshi A, Lichtman DM. Plating of the distal radius. J Am Acad Orthop Surg 2005;13:159-171.

[15] Nishiwaki M, Tazaki K, Shimizu H, et al. Prospective study of distal radial fractures treated with an intramedullary nail. J Bone Joint Surg Am 2011;93(15):1436-1441.

[16] Rausch S, Schlonski O, Klos K, et al. Volar versus dorsal latest-generation variable-angle locking plates for the fixation of AO type 23C 2.1 distal radius fractures: a biomechanical study in cadavers. Injury 2013;44:523-526.

[17] Rhee PC, Shin AY. Minimally invasive flexible insertion and rigid intramedullary nail fixation for distal radius fractures. Tech Hand Up Extrem Surg 2012;16:159-165.

[18] Rozental TD, Beredjiklian PK, Bozentka DJ. Functional outcome and complications following two types of dorsal plating for fractures of the distal part of the radius. J Bone Joint Surg Am 2003;85-A(10):1956-1960.

[19] Schneppendahl J, Windolf J, Kaufmann RA. Distal radius fractures: current concepts. J Hand Surg Am 2012;37:1718-1725.

[20] Simic PM, Robison J, Gardner MJ, et al. Treatment of distal radius fractures with a low-profile dorsal plating system: an outcomes assessment. J Hand Surg Am 2006;31(3):382-386.

[21] Tan V, Bratchenko W, Nourbakhsh A, et al. Comparative analysis of intramedullary nail fixation versus casting for treatment of distal radius fractures. J Hand Surg Am 2012;37(3):460-468.

[22] Tan V, Capo J, Warburton M. Distal radius fracture fixation with an intramedullary nail. Tech Hand Up Extrem Surg 2005;9:195-201.

[23] Trease C, McIff T, Toby EB. Locking versus nonlocking T-plates for dorsal and volar fixation of dorsally comminuted distal radius fractures: a biomechanical study. J Hand Surg Am 2005;30(4):756-763.

[24] Trumble TE, Culp RW, Hanel DP, et al. Intra-articular fractures of the distal aspect of the radius. Instr Course Lect 1999;48:465-480.

[25] Wei J, Yang TB, Luo W, et al. Complications following dorsal versus volar plate fixation of distal radius fracture: a meta-analysis. J of Int Med Res 2013;41:265-275.

[26] Yu YR, Makhni MC, Tabrizi S, et al. Complications of low-profile dorsal versus volar locking plates in the distal radius: a comparative study. J Hand Surg Am 2011;36(7):1135-1141.

[27] Zollinger PE, Tuinebreijer WE, Breederveld RS, et al. Can vitamin C prevent complex regional pain syndrome in patients with wrist fractures? A randomized, controlled, multicenter dose-response study. J Bone Joint Surg Am 2007;89(7):1424-1431.

第31章 掌侧钢板固定桡骨远端骨折
Volar Plating of Distal Radius Fractures

John J. Fernandez and Philipp N. Streubel

定义

- 桡骨远端骨折是指累及桡骨远端干骺部的骨折。
- 评价桡骨远端骨折基于骨折类型、力线及稳定性：
  - 关节内或关节外的。
  - 可复位或不可复位的。
  - 稳定或不稳定的。
- 无法复位或不稳定的骨折需要接受手术复位及稳定的固定。
- 掌侧钢板固定术是掌侧剪力型骨折传统的治疗选择。
  - 近年发展起来的角度固定钢板正成为绝大多数桡骨远端骨折最佳的治疗方法之一。

解剖

- 桡骨远端支撑近排腕骨，并将75%~80%的应力传递至前臂。
  - 剩余20%~25%的应力通过尺骨远端及三角纤维软骨复合体传递至前臂。
- 桡骨远端关节软骨厚度小于1 mm[16]。
- 背侧。
  - 桡骨远端是背侧桡腕韧带的起点。
  - 它是伸肌间室纤维–骨连接部的底部，包含Lister结节，参与拇长伸肌腱的功能（图1A）。
  - 伸肌腱直接和桡骨远端背侧关节面相接触。
- 掌侧。
  - 桡骨远端是腕骨间韧带的起点，包括桡舟头韧带以及长短桡月韧带。
  - 它也是旋前方肌的起点。
  - 屈肌腱在桡骨远端被旋前方肌分隔。
- 尺侧。
  - 桡骨远端是三角纤维软骨桡侧部分的起点（图1A）。
  - 它也包含与远端尺骨头相关节的乙状切迹，参与前臂的旋转。
- 远端。
  - 关节面被分成一个三角形的舟骨窝和一个四边形的月骨窝，分别和其对应的腕骨相关节（图1B）。
- 远端关节面在冠状面上向尺侧倾斜约22°，在矢状面上向掌侧倾斜约11°（图1C、D）。
- 干骺端的定义是从包含有关节面的桡骨远端起，至和腕关节最宽部分距离等长的一段区域。
- 背侧骨皮质相对于掌侧薄弱，往往造成桡骨远端特征性的背伸型骨折。

发病机制

- 桡骨远端骨折的受伤机制是一个轴向暴力作用于腕关节形成。骨折类型取决于骨密度、受伤时腕关节的位置、暴力的大小及方向。
- 绝大多数桡骨远端骨折均为跌倒时腕关节在背伸旋前位时撑地造成，为背伸型损伤。
  - 和相对较薄弱的背侧皮质在压力下塌陷相比，较强壮的掌侧皮质在张力作用下断裂，形成一个特征性的"三角形"骨块，其尖端在掌侧皮质，而背侧往往更加粉碎。
- Jupiter和Fernandez[6]还提出了其他骨折类型的受伤机制，包括：
  - 屈曲。
  - 压缩。
  - 剪切。
  - 撕脱。
  - 复合型。
- 骨折累及关节面的程度及骨折本身的严重程度是骨折分型的基础，例如AO[10]分型和Melone[12]分型。
- 累及关节面的骨折形成了完全不同于桡骨干部分的关节面骨块（图2）：
  - 舟骨窝骨块。
  - 月骨窝骨块。更严重的暴力可将月骨窝骨块再分裂成掌侧半和背侧半，形成所谓的四部分骨折[11]。

自然病程

- 临床结果通常但并非总是和畸形程度相关。
  - 残留的畸形能被对功能要求不高的患者所接受。
- 因为当畸形增加时，生理功能就逐渐发生改变。
  - 关节面移位>1~2 mm，骨关节炎的发生率将上升[3,7]。

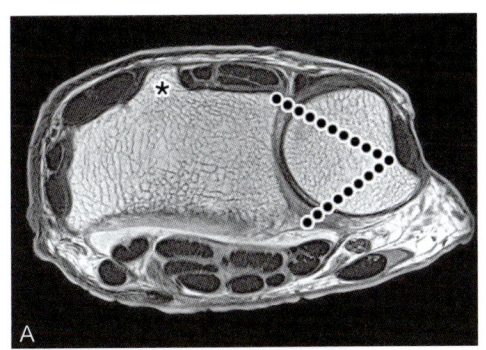
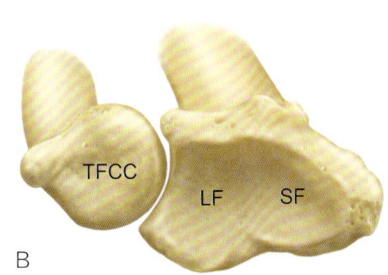
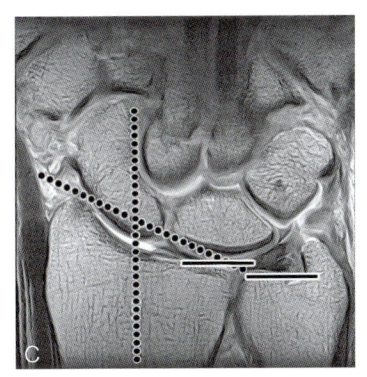
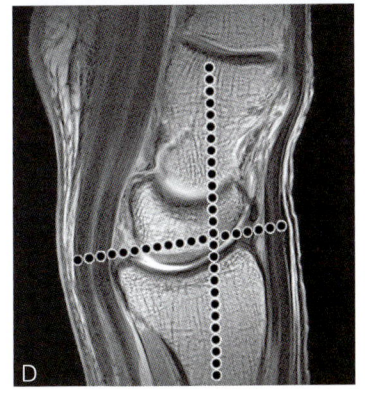

图1 A. 腕关节在桡骨远端平面的轴向MRI图像。Lister结节用星号表示。虚线表示三角纤维软骨的掌侧及背侧边界，其作用是帮助稳定下尺桡关节。桡骨远端背侧是背侧伸肌间室鞘的附着点。B. 桡骨远端的关节面被分成三角形的舟骨窝和四边形的月骨窝。尺骨远端及三角纤维软骨复合体参与尺骨对腕关节的支持。C. 桡骨远端MRI冠状切面。桡骨远端关节面相对于前臂长轴向尺侧倾斜约22°（虚线）。桡骨远端的尺侧部分（月骨窝）通常位于尺骨远端的远侧（尺骨变异为负数）。注意实线表示尺骨变异。D. 桡骨远端MRI矢状切面。桡骨远端关节面相对于前臂长轴向掌侧倾斜约11°（虚线）。在远端，背侧骨皮质薄于掌侧骨皮质。

- 桡骨缩短＞3～5 mm，尺骨复合体的承受压力将增加[1,15]。
- 向背侧成角＞10°，接触力就会转移至背侧舟骨窝及尺骨复合体，导致不稳定性增加[17,20]。
- 骨折的严重程度和相应腕关节内损伤的发生率成正比。此类损伤往往导致较差的预后，原因是此类损伤在早期往往不被发现，也无法进行相关的治疗[4,18]。
  - 三角纤维软骨撕裂。
  - 舟月韧带和月三角韧带撕裂。
  - 累及腕骨关节面的软骨损伤。
  - 下尺桡关节损伤。
  - 尺骨远端骨折。

- 预测桡骨远端骨折的稳定性，能将畸形及并发症降至最低。LaFontaine等[8]提出出现以下3种或更多情况提示不稳定的骨折：
  - 背侧（或掌侧）成角＞20°。
  - 背侧粉碎。
  - 关节内骨折。
  - 伴随尺骨骨折。
  - 患者年龄＞60岁。

病史和体格检查

- 应试图查明受伤机制，这有助于评估骨折的能量和创伤的程度。
- 伴随的损伤并不少见，应仔细排除。
  - 手、腕及前臂的损伤，包括其他部位的骨折或脱位。
  - 其他肢体或者头、颈、躯干的损伤。
- 确定患者对功能和职业上的要求。
- 明确其他同时存在的影响预后的疾病，如骨质疏松或糖尿病。
- 判断是否有增加麻醉及手术风险的疾病，如心脏病。
- 查体应包括以下几方面：
  - 周围软组织的状态（皮肤及皮下组织）。
  - 血管灌注量及脉搏。
  - 神经功能完整性。
  - 两点辨别觉试验和感觉阈试验。
  - 手部内在肌、大鱼际肌及小鱼际肌的运动功能。

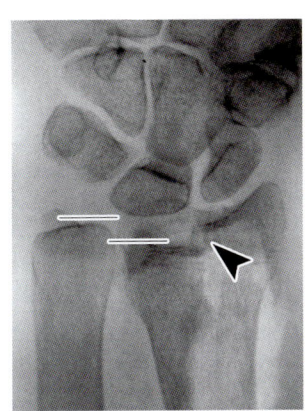

图2 箭头所指为关节面劈裂。可见舟骨窝骨块向桡侧移位，而月骨窝骨块向尺侧移位并在外形上有明显缩短（尺骨变异为正）。

- 检查尺骨远端、三角纤维软骨复合体及下尺桡关节,排除撕裂及不稳定。
- 针对腕骨可靠的查体通常是非常困难的,根据腕部的影像学检查再结合局部查体更为重要及可行。

影像学和其他诊断性检查

- 影像学检查能确定骨折的严重程度,帮助判断骨折的稳定性,指导手术入路及内固定选择。
- 复位前及复位后均应拍摄X线片,包括正位(前臂位于中立位)、侧位及两个不同位置的斜位片。
  - 斜位片能帮助评估累及的关节面,特别是月骨窝骨块(图3A、B)。
  - 根据前臂的位置,拍摄侧位片时可倾斜15°~20°,以便看清关节面形态(图3C,技术图5B、C)。
- 术中透视能提供腕关节周围完整的图像,在牵引状态下,也有助于评估腕骨的损伤。

- CT扫描有助于确定受累的关节面骨块,有助于发现较小或压缩的骨块,而这些在X线片上可能并不能明显展现,特别是位于桡骨远端关节面中心位置的骨块,更容易被漏诊(图3D、E)。

鉴别诊断

- 通过X线片就能直接给出诊断。
- 密切注意伴随的损伤。
  - 病理性骨折(如相关的肿瘤、感染)。
  - 腕骨的相关损伤(如舟骨骨折、舟月韧带损伤)。

非手术治疗

- 非手术治疗适用于按前述评估标准为可复位的和稳定性的桡骨远端骨折。
- 非手术治疗的目的是在可接受的力线范围内维持腕关节制动,直至骨折愈合。

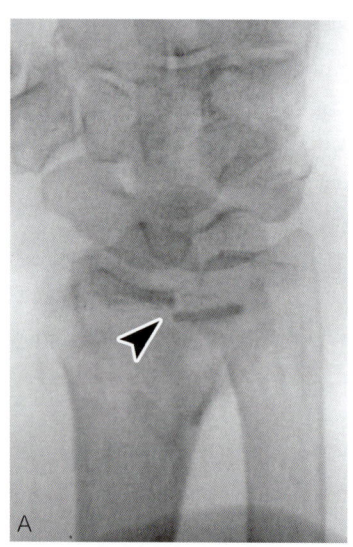
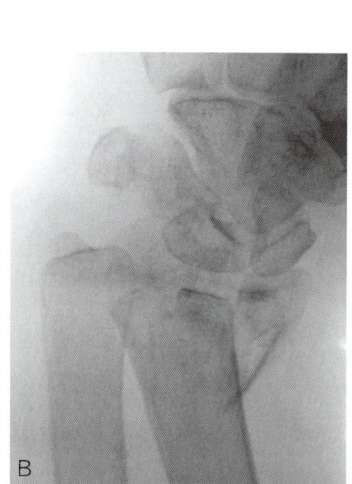
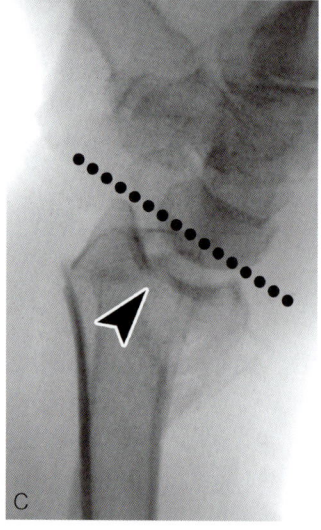
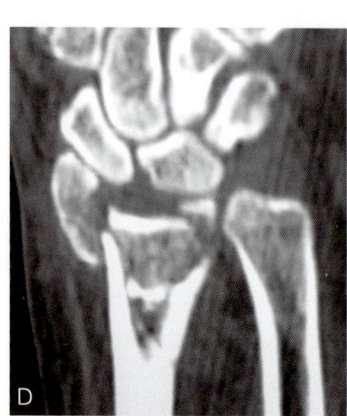
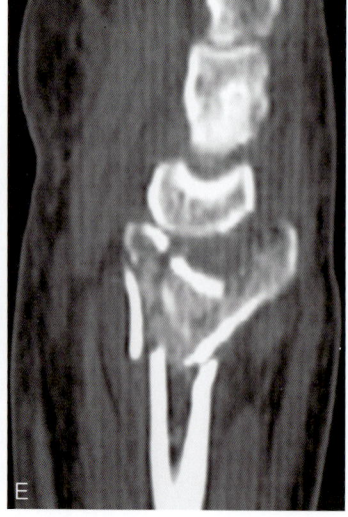

图3 A. 旋前位片突出显示背侧关节面的不平整(箭头)以及移位的骨块。B. 旋后位片突出了移位的桡骨茎突骨块。C. 在侧位片上,箭头所指显示关节面分离及移位的月骨窝骨块。注意背伸角度及塌陷(虚线)。同时可见掌侧皮质明显厚于背侧。D、E. 桡骨远端骨折的正位及侧位CT切面图,显示粉碎的范围及中央型的塌陷,这在X线平片上并不容易被发现。

- 治疗目标为[9]：
  - 尺倾＞10°。
  - 尺骨变异＜＋3 mm。
  - 掌倾角控制在向背侧10°或向掌侧20°范围内。
  - 关节面的台阶或间隙＜2 mm。
- 患者在短臂石膏中固定6周。石膏固定后前2～3周，每周拍X线片来确定骨折的移位程度，以及判断是否需要重新复位。

手术治疗

- 手术治疗的目的是获得可接受的力线及稳定的固定。
- 固定方式多样：克氏针、外固定支架、髓内装置、钢板（背侧、掌侧和特殊骨折块固定）。

术前计划

- 术前针对合并症的治疗及麻醉评估应充分准备。
- 终止抗凝血药及非类固醇类抗炎药（特别是对乙酰氨基酚）的使用。
- 准备所需设备，包括C臂机及动力设备。
- 确认所准备的内植物系统可用及完整（包括合适的钻头、钢板及螺钉）。
- 应备有应急方案及另外的固定方法（外固定支架、同种骨或人工骨）。
- 复习所有的影像学资料。
- 决定一种区域麻醉用于术后镇痛。

体位

- 患者仰卧位，患肢外展置于搁手台上。
- 上肢使用止血带，最好是无菌止血带。
- 可使用重力牵引系统牵开骨折（图4）。
- 术者坐在手术台侧方，面向患者头部，特别是当术者是右利手时。
- 助手坐在术者对侧。
- 透视机放在手术台边缘。

入路

- 如需要，行背侧入路，可直视关节面。

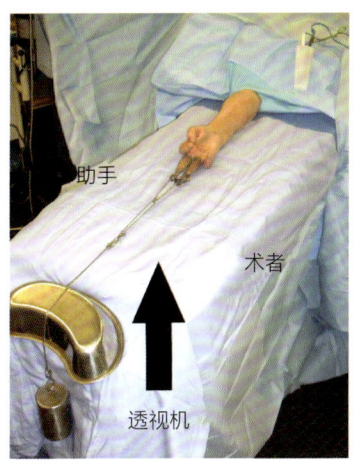

图4　在搁手台上，通过指套及重力悬吊牵引。术者坐在患肢掌侧，助手坐在对面。透视机放置应可从任一侧进入，最好是在术者的对侧。

- 背侧粉碎往往更严重，行整体复位较判断粉碎程度更为困难。
- 掌侧皮质较厚，粉碎程度较低，精确的复位及骨块的固定更为可行。
- 有时，需同时行掌侧及背侧切开暴露关节面，再行掌侧复位内固定。
- 行扩展掌尺侧入路时，应行腕管松解术。
- 此章所述之掌侧入路治疗桡骨远端骨折，为Henry入路（图5）。

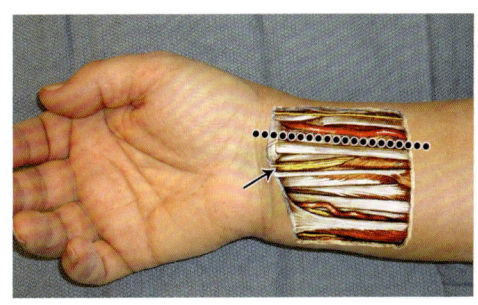

图5　虚线代表掌侧切口。位于腕横纹近侧及桡侧腕屈肌桡侧。避免分离桡侧腕屈肌的尺侧，以免误伤正中神经的掌皮支（箭头）。

掌侧固定角度钢板治疗桡骨远端骨折

切口及暴露

- 在腕掌侧触及桡侧腕屈肌腱,从近侧腕横纹开始做一4~8 cm的纵行切口,并沿肌腱桡侧向近端延伸。
  - 如切口必须跨过腕横纹,应在此处做Z字切口。
- 仔细操作避免损伤正中神经的掌皮支,它位于桡侧腕屈肌腱尺侧、腕横纹10 cm范围内。
  - 桡神经背侧支与前臂外侧皮神经有时会出现在切口范围内,应同时注意保护。
- 在切口的远端,注意保护掌深弓的掌侧分支。
  - 通常并不需要游离桡动脉(技术图1A)。
- 切开桡侧腕屈肌腱的前方腱鞘,并将肌腱牵向尺侧以保护正中神经(技术图1B)。
- 切开桡侧腕屈肌腱的后方腱鞘。
  - 深部组织会由于局部肿胀及骨折血肿的压力向外突出。
  - 正中神经位于伤口尺侧部分的皮下组织内(技术图1C、D)。
  - 拇长屈肌腱位于伤口的桡侧缘。
- 用纱布套在手指上做钝性分离,将神经及肌腱牵向尺侧。
  - 用自动拉钩时应注意保护桡侧的桡神经和尺侧的屈肌腱及正中神经。
  - 此时伤口底部为旋前方肌。
- 在其桡侧附着点处切开旋前方肌,保留两边的筋膜以便手术结束后缝合。同样方式,找到旋前方肌的远端及近端并做平行切口(技术图1E)。
  - 旋前方肌的远侧缘沿"泪滴"附着于桡骨远端掌侧唇的远侧。
  - 桡侧缘位于第1背侧间室肌腱及肱桡肌的近侧。

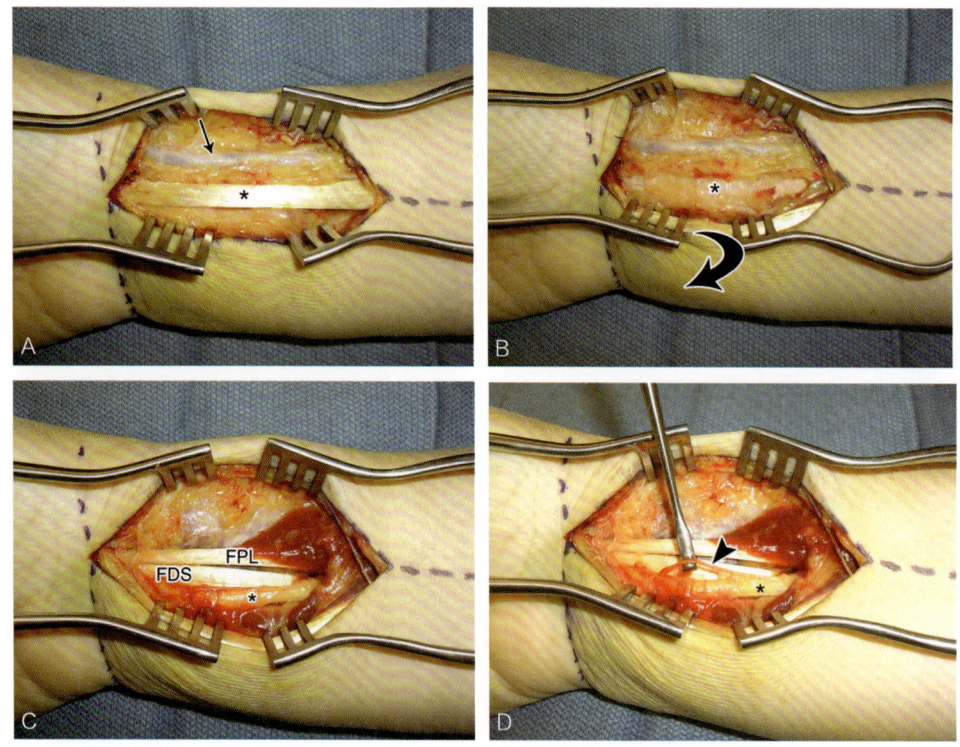

技术图1 A. 可见桡动脉(箭头)及桡侧腕屈肌腱(*)之间的间隙。B. 将桡侧腕屈肌腱(箭头)向尺侧牵开后,可见其后方腱鞘(*)。深层分离时应小心操作,因为肿胀及血肿会使腱鞘下方的正中神经位置发生偏移。C. 切开桡侧腕屈肌腱的后方腱鞘之后,可见深层肌腱,包括拇长屈肌腱(FPL)及示指的指浅屈肌腱(FDS),同样也可见正中神经(*)。D. 在此入路中,正中神经(*)及其掌皮支(箭头)均易被误伤,在软组织分离、放置自动拉钩及内植物时,均应注意保护。

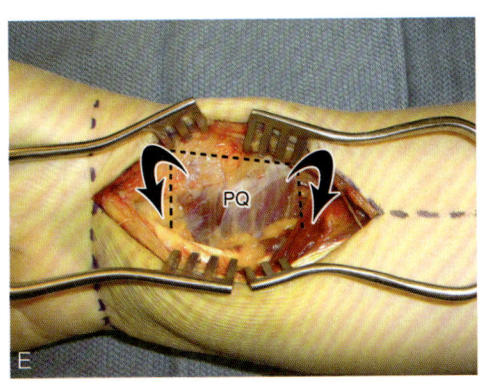 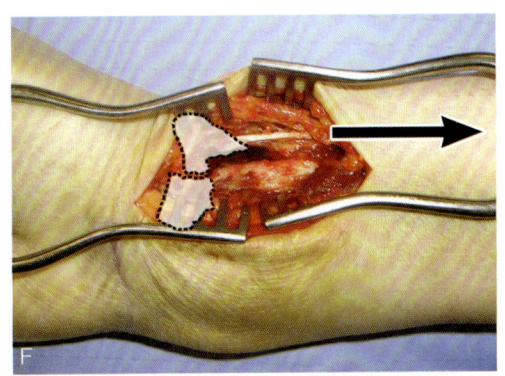

技术图1（续） E. 切开旋前方肌（PQ）的远端、桡侧及近端，剥离其掌侧面并牵向尺侧。F. 肱桡肌（箭头）可成为一个变形力，特别是当骨折粉碎或此类骨折延迟治疗时。如有需要，此肌腱可被游离。

- 骨膜下分离，完全切断旋前方肌的桡侧、远端及近端，使之能像尺侧带蒂瓣一样被掀离桡骨远端的掌侧面。
- 与屈肌腱及正中神经一起，将旋前方肌牵向尺侧。
- 当桡侧面的骨块有明显缩短时，可切断肱桡肌宽阔的附着点以消除变形力（技术图1F）。
  - 在松解肱桡肌之前应先松解第1背侧间室的肌腱。
  - 在手术结束时，可相应做肱桡肌的Z字延长修复。

骨折复位及临时固定

- 在伤口的最近端，使用爪形钳垂直桡骨的掌侧面抓住桡骨干（技术图2A）。
  - 这样能最好地控制近端骨干的旋转和平移。
  - 也能在纠正骨折成角背侧塌陷时提供最佳的反作用力。
- 暴露骨折端，牵引复位，牵开被压缩的骨折块。
- 仔细清除骨折端内的肌肉、筋膜、血肿或是骨痂，以清晰显露骨块的轮廓。
- 在掌侧有明显粉碎的骨折时，可使用克氏针复位及临时固定骨块。
  - 打入克氏针时应预留放置钢板的位置。
- 如需要，应首先复位关节面。
- 在C臂机引导下，使用骨膜剥离器、骨刀或克氏针插入骨折端对关节面骨块进行复位（技术图2B、C）。
  - 在此复位阶段，纵向牵引很重要，可通过助手的手法或搁手台重力加指套牵引完成。
  - 如果为关节面骨块，特别是关节面中心的骨块出现明显的嵌压，就不能用此关节外复位技术，此时就应采用背侧暴露技术复位关节面的骨块。
- 从桡骨茎突骨块向月骨窝骨块打入克氏针，维持关节面的复位（技术图2D）。
  - 克氏针应尽可能位于关节软骨下（技术图2E、F）。
- 远端关节面复位完成后，即可作为一个整体与近端骨干进行复位。
- 插入的克氏针应能维持远端骨块和近端骨干之间的临时固定。
  - 如果桡侧骨块的塌陷及移位很明显，可从骨折的桡远侧向近尺侧插入一根较粗的克氏针，其作用类似于撬拨原理，通过向尺侧推挤桡侧骨块以提供对桡侧的支撑。
  - 相同的技术可通过背侧的骨块来复位掌倾的骨块。

钢板应用

- 使用固定角度掌侧钢板置于桡骨远端的掌侧骨面。钢板的放置不仅要适应其独特的设计特征，也要依据骨折块的具体位置而定。
  - 每套钢板内固定系统均有其独一无二的特征，钢板也有其最佳的放置位置。
  - 理论上，钢板放置的最佳位置是尽可能靠近关节面，并且没有螺钉进入关节。
  - 当骨折尚未被完全复位时，就更应注意钢板的位置。
  - 钢板应避免放在桡骨远端分水岭以远，防止屈肌腱断裂。
- 用前述的爪形钳夹住钢板的近侧，以确保其在桡骨的中心位置。
- 用临时固定的克氏针穿过钢板以维持其位置（技术图3）。术中透视确定钢板在远、近端及尺、桡侧均保持良好的位置。
  - 钢板位置是否合适应通过真正的正位片来判断，此时下尺桡关节应清晰可见。
  - 在拧入螺钉之前，克氏针可在钢板上做细微调整。

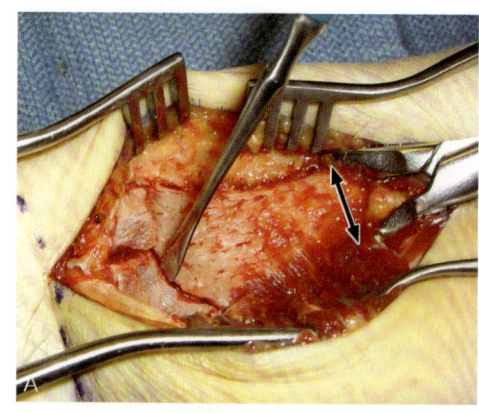
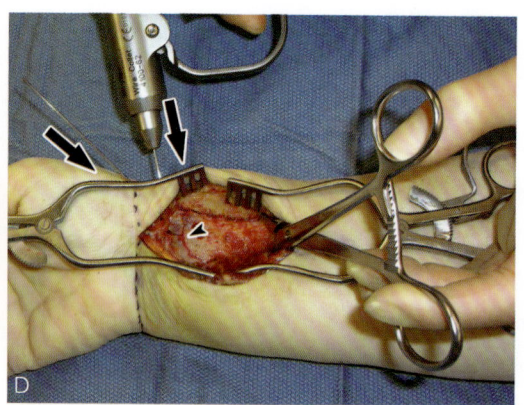
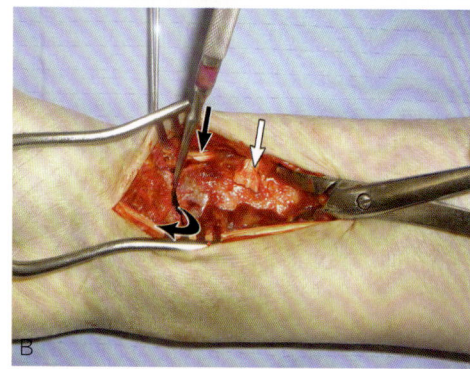
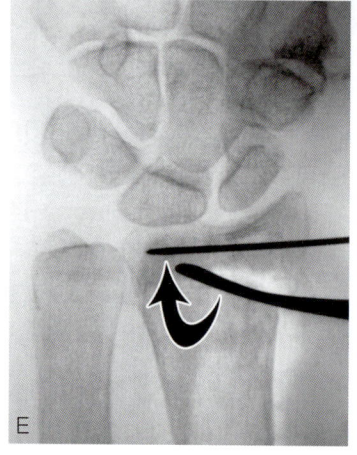
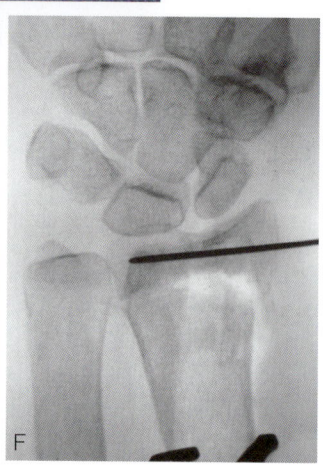
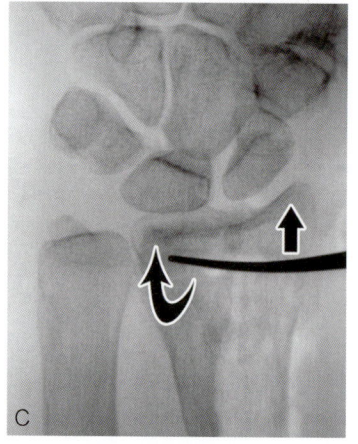

技术图2　A. 使用爪形钳（双箭头）固定在桡骨干的近端。它能帮助手术医生在复位时很好地控制桡骨，也能用于辨别桡骨的边界。用一个小号的骨膜剥离器插入骨折端，小心翘起被嵌压的骨块以帮助复位。B. 肱桡肌腱（白色箭头）已经被游离，底部可见第1间室的伸肌腱（黑色箭头）。此时可插入器械帮助复位（箭头）。C. 使用小号的骨膜剥离器复位骨块。在此病例，关节内骨块的台阶已被纠正，正在恢复桡骨的高度和倾斜角。D. 经桡骨茎突打入1根克氏针至已复位的尺侧骨块。助手通常应维持牵引，爪形钳可起到强大的杠杆作用。如骨折不涉及关节面，则克氏针可打入干骺端或近侧的骨干部位。E. 克氏针应尽可能位于关节软骨下，避免粉碎的区域。F. 克氏针应能维持关节面的复位而无须其他支持。

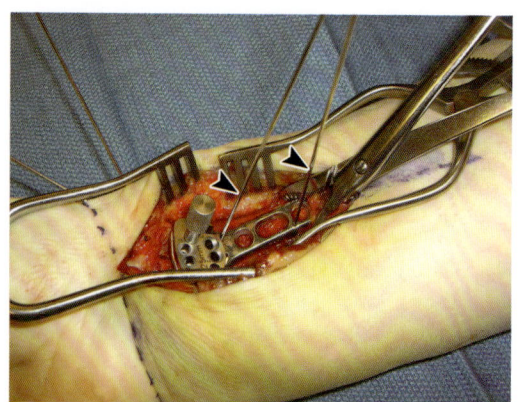

技术图3　钢板应位于桡骨干的中心，并尽可能靠近远端。爪形钳可协助将钢板置于骨干的中心。克氏针有助于临时固定，在透视确定骨折复位及拧入螺钉之后，去除克氏针。

- 在钢板椭圆滑动孔内钻孔，拧入1枚临时螺钉。
  - 对于有骨量减少的患者，应选择1枚相对较长的螺钉以确保螺纹能拉住2层皮质。否则，就不能保证钢板能稳定固定在骨面上，复位也有可能丢失。当拧入钢板上的其余螺钉之后，第1枚偏长的螺钉应被换成合适的长度。
- 至少额外拧入1枚近端螺钉后，再去除临时固定的克氏针。

远端骨块复位

- 钢板的近端一旦获得固定，就可开始其他的骨折复位了。
  - 一块设计良好的钢板除了能起到极好的支撑作用之外，也能纠正远端骨块的掌倾（技术图4A）。

- 在远端的手腕部向掌侧推挤和掌屈的时候,应将固定近端骨干的爪形钳向相反的背侧方向施压固定(技术图4B)。
  - 此复位手法是将桡骨远端凑向钢板,通过推挤月骨,使之顶向桡骨远端掌侧唇以纠正掌倾(技术图4C、D)。
- 额外的牵引及尺倾用于纠正桡侧的塌陷及桡偏畸形。

钢板固定

- 骨折得到复位满意之后,在钢板的远端钻孔(技术图5A)。
  - 有些钢板内固定系统允许在钢板上用克氏针做临时固定。
  - 钻头不应穿透背侧皮质,以保护背侧的伸肌腱。
- 首先应打入远端尺侧的螺钉,然后是桡侧近端。
- 钻头使用相同倾角以精确钻孔避免螺纹交锁钢板削减稳定性。
- 透视下多角度确定远端所有螺钉的位置及长度。
  - 为了保证螺钉均置于关节外,透视时放射球管应放置一个标准的侧位角度,即投照角度与桡骨干的垂直线应成20°夹角(技术图5B、C)。这可以通过固定肘部的同时抬高手腕部,使前臂与搁手台成20°夹角来轻松实现(技术图5D、E)。
  - Lister结节常被误判为背侧皮质,导致螺钉长度过长。
  - 螺钉穿出皮质的最大风险是可能造成拇长伸肌腱的损伤甚至断裂。
  - 由于背侧Lister结节的突出,和桡骨远端横截面三角形的构型,腕关节X线侧面观不一定能排除螺钉突出。
  - 使用背侧水平面观来评估螺钉足够的背侧长度。通过将腕关节极度屈曲,使放射球管沿桡骨干长轴方向投照[5]。
- 在钢板近端螺钉固定完成之后,再按顺序打入远端螺钉(技术图5F)。
- 如有需要,可通过钢板周围对骨折部位进行植骨(同种骨或人工骨),或者也可通过背侧小切口进行植骨。
- 钢板固定完成之后,应仔细评估骨折的稳定性。如恰当,应去除临时固定的克氏针。
  - 如果认为克氏针对骨折的稳定性至关重要,则应将其留置,待4~8周之后再行拔除。
  - 如骨折尚存不稳定,则可额外使用克氏针、外固定支架、背侧钢板或多种固定联合使用,以增加其稳定性。

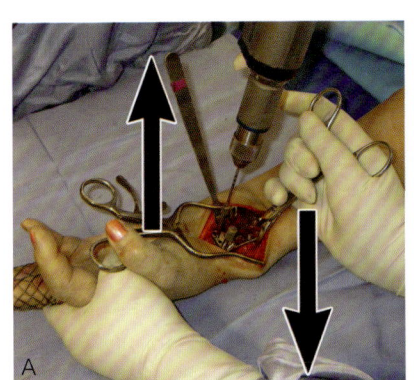
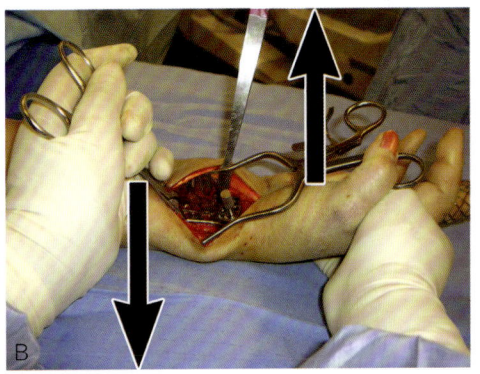
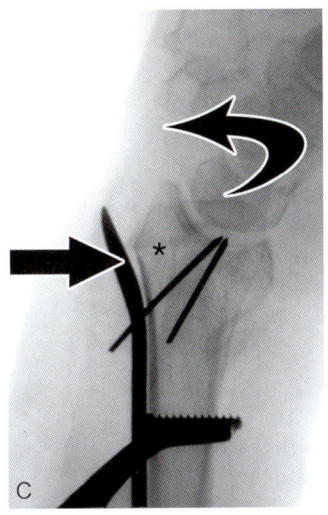
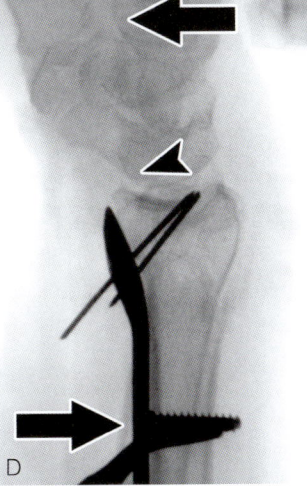

技术图4 A. 最终的复位靠手法牵引,近端骨干靠骨钳把持。一旦透视确定骨折复位,助手打入远端螺钉或克氏针。B. 在使用骨钳夹住桡骨干时,术者应抬起患肢手部(不是指明显的掌屈)。复位前(C)及复位后(D)的透视图像显示向掌侧移位的复位手法。掌侧钢板作为一个强力的支撑(箭头),允许移位的月骨推挤桡骨远端(*),纠正背侧的成角畸形。

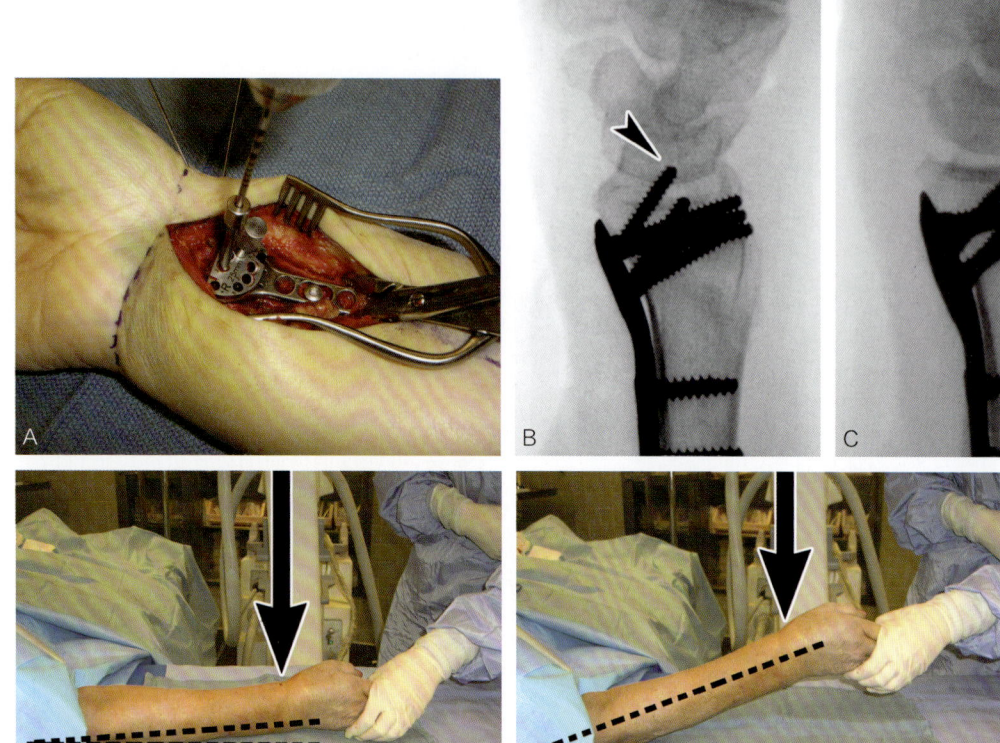

技术图5 A. 按需要，在钢板远端余下的孔上打入螺钉。B. 这枚螺钉（箭头）似乎穿透了关节，但实际上这只是投照角度造成的错觉。C. 必须通过标准的侧位片来判断远端螺钉的位置。D. 图示的投照角度似乎与腕关节面垂直（箭头），但这并不是真正的侧位片，因为正常的桡骨远端关节面的角度为桡偏20°。E. 将手腕部抬高20°，就能得到一幅"真正"的侧位片。此时投照的方向与远端关节面完全垂直（箭头）。F. 拧入其余螺钉。

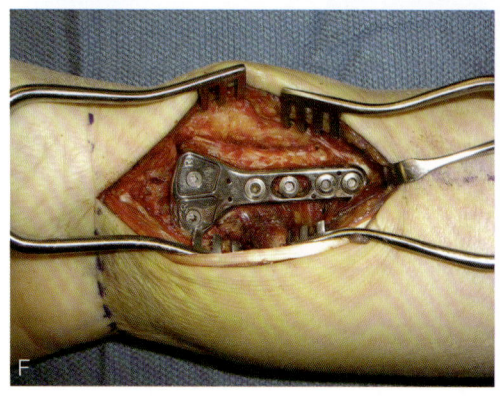

关闭伤口

- 使用3-0可吸收线，采用水平褥式缝合，在止点处修复旋前方肌（技术图6A）。
  - 在许多病例，旋前方肌往往无法修复，原因是其肌肉及筋膜菲薄或已有损伤。此时，应修整肌肉或仅简单将其留于原处。
- 关闭皮肤前，应做最终透视（技术图6B、C），并评估下尺桡关节的稳定性。
- 如预计有大量出血，应在术后放置引流。
- 应设法尽量减轻术后疼痛。
  - 术后使用镇痛泵。
  - 注射长效局麻药。
- 皮下组织使用4-0可吸收线缝合，缝合皮肤使用4-0或5-0尼龙线或进行皮内缝合。
- 使用双层纱布或非自粘式纱布覆盖伤口，腕关节中立位短臂石膏托固定，保证掌指关节的活动度（技术图6D）。
  - 如果有腕关节尺侧的损伤（如尺骨茎突骨折、下尺桡关节损伤），应改用长臂屈肘位石膏或Munster支具固定。

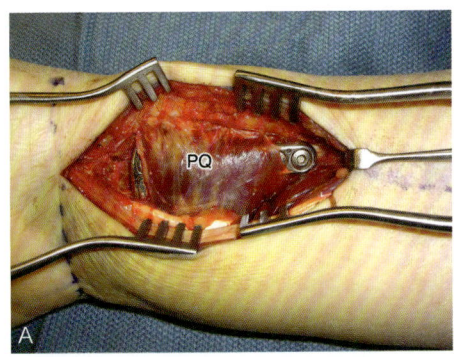
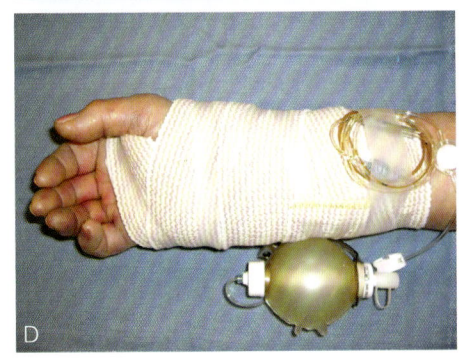
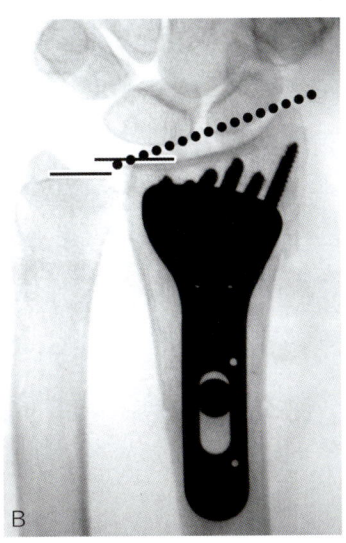
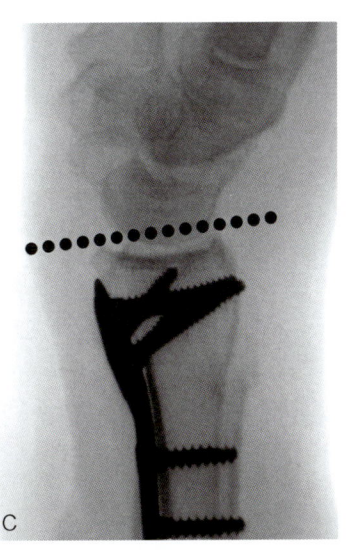

技术图6　A. 旋前方肌（PQ）已被修复。B. 正位片显示关节面、桡骨高度（实线）及尺倾（虚线）已经恢复。C. 侧位片显示掌倾（虚线）已经恢复。D. 大量敷料结合掌侧石膏托固定腕关节于中立位。另可见一个镇痛泵控制疼痛。

作为复位工具使用掌侧固定角度钢板

- 笔者不推荐在紧急情况下使用掌侧固定角度钢板作为复位工具。此钢板是治疗骨折畸形愈合或仅轻微累及关节面时的最佳选择。
  - 此技术对手术医生要求高。原因是必须在骨折复位前就兼顾钢板横向及纵向的位置。
- 按前述做手术入路。
- 首先复位任何累及远端关节面的骨块，并用克氏针临时固定。
- 将钢板紧贴远端骨块固定，固定之前必须考虑，一旦骨折获得复位之后钢板相对于近侧桡骨干的位置。
- 拧入钢板远端螺钉，使其在侧位片上平行于关节面（技术图7A、B）。
- 在正位片上，钢板放置应和远端关节面连线垂直（技术图7C、D）。
- 远端固定完成之后，小心将钢板近端凑向近侧桡骨，完成复位。

- 按前述关闭伤口及石膏固定。

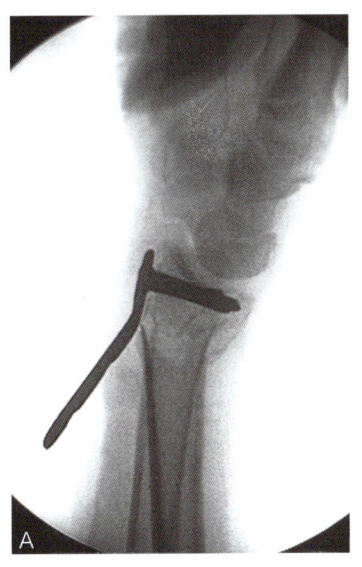

技术图7　A. 使用掌侧钢板，首先固定远端螺钉（平行于远端关节面）。

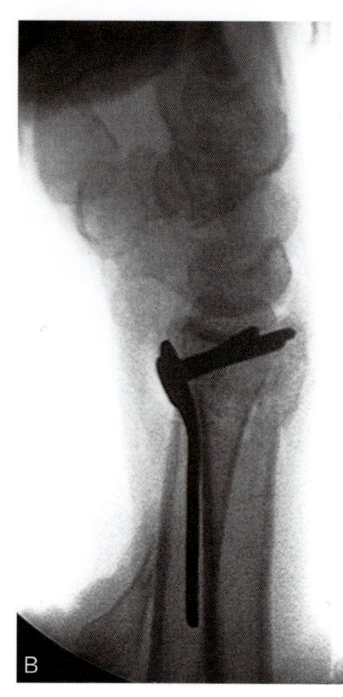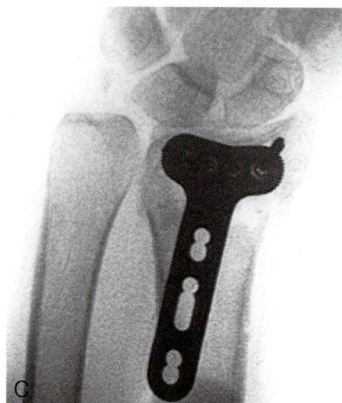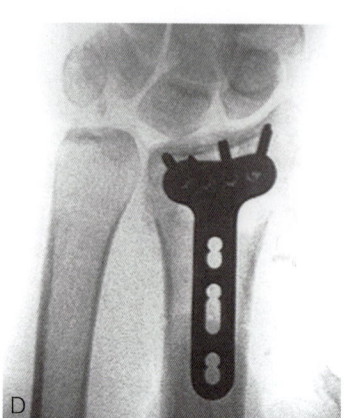

技术图7（续） B. 将钢板凑向近侧骨干以完成复位。C. 钢板置于相对远端关节面约成20°夹角的位置。D. 将钢板近端凑向骨干，纠正远端成角。

要点与失误防范

术前计划	• 获得不同体位下的X线片（例如，斜位片），尤其是在粉碎性骨折或累及关节的骨折中。 • 当X线片难以判断时，行CT检查评估骨折具体类型。
外科入路	• 避免切口跨越腕横纹近端。 • 避免桡侧腕屈肌中线偏尺侧的暴露。 • 深层分离时小心操作，避免血肿形成或术后肿胀。
骨折复位	• 使用配重或设备对腕关节施加牵引。 • 使用爪形钳固定桡骨近端来控制前臂，并作为外侧边缘的参考。 • 使用器械解除关节面骨折块的压缩，并复位掌背侧的骨折。 • 使用克氏针作为使用钢板之前的临时固定。
钢板对位	• 在真正的正位X线片上确定钢板和桡骨尺骨的合适位置（例如，前臂旋后位使下尺桡关节打开）。 • 在真正的前后位上确保钢板的位置（例如，前臂和桌子夹角为20°）。 • 将钢板置于尽可能远端直到桡骨远端掌侧泪滴（分水岭线）。 • 360°全方位评估螺钉是否进入关节。
钢板固定	• 使用克氏针临时固定桡骨远端。 • 最初的椭圆形孔螺钉应当比测深稍长，以获得更好的初始固定。
术后	• 由于旋前方肌不一定能关闭，因此在有限创伤的情况下保留更多有效的肌肉。 • 即刻开始手指关节的活动度训练，避免术后肿胀。

术后处理

- 石膏固定腕关节于中立位,露出手指。
  - 如骨折极其脆弱或伴有腕关节尺侧损伤,应使用长臂石膏或Munster支具(糖夹样夹板)固定。
- 维生素C每日500~1 500 mg,持续6周,以降低局部区域疼痛综合征的发生率[22]。
- 指导患者每小时进行主动的手指功能操练,鼓励患者至少在3日内进行严格的前臂抬升运动。
  - 强调预防肿胀及术后立即开始手指功能操练的重要性。
- 术后1周,去除支具,检查伤口。
- 如肿胀持续,应给予一个塑料的矫形支具(Johnson & Johnson Orthopedics, New Brunswick, NJ),让患者长时间佩戴。
- 术后1周开始腕关节主动功能操练。
- 术后4~6周,增加抓力训练。
- 术后6~8周,去除支具固定,开始渐进性力量训练。
- 如果需要,可开始渐进性被动功能操练,包括使用动态支具。
- 术后10~12周,允许患者在可忍受的范围内进行所有的主动活动。
- 年纪大的桡骨远端骨折患者有遭受骨质疏松相关骨折的风险,建议至骨质疏松门诊就诊。

预后

- 在关节活动度、力量及结果评分上,总体优良率达到80%[13,14,19,21]。
- 目前,没有研究显示掌侧固定较其他固定方法(外固定支架、克氏针、背侧钢板等)更具优势。
  - 有些患者在早期功能恢复较好,但最终结果和其他固定组并无显著差异。
  - 一些研究也提出了相对于其他固定方式更好的维持固定的方法。

并发症

- 曾有报道并发症的发生率高达27%。
- 可按照内植物、骨折、软组织、神经及肌腱将并发症进行分类[2]。
- 内植物(钢板、螺钉)可发生疲劳断裂,但罕见。通常是由其他原因造成,如骨不愈合。
- 少部分患者有不能忍受的内植物异常突出。
  - 此并发症只有当局部软组织肿胀消退,骨再塑形后,才会显现。
  - 最常见的部位包括腕背侧使用螺钉时或腕桡侧使用钢板时。
  - 小心放置螺钉及钢板并通过术中透视确认,能有效避免此并发症。
- 骨不愈合及延迟愈合不常见。骨髓炎或其他高危因素如吸烟等可引起。
- 复位及固定丢失可见,绝大多数由骨质稀疏或关节面粉碎引起。
  - 早期及频繁随访,复查X线片可避免。
  - 如发现有不稳定,加用管型石膏。
  - 如在手术室发现不稳定,应额外使用其他固定(如外固定支架、克氏针、植骨)。
- 软组织并发症与受伤时的能量有关。
- 必须对开放伤口进行局部处理。
- 明显肿胀时应在早期积极处理。肿胀会导致其他并发症,如关节僵硬及肌腱粘连。
- 神经损伤可由创伤引起,也可能是手术造成。
  - 术前评估及记录神经状况。
  - 术中使用拉钩牵引时应避免加重神经损伤。
  - 在手术切口及组织分离过程中,可伤及正中神经的掌皮支。
  - 术后神经瘤能导致疼痛及瘢痕周围异物感。
  - 切口应选择在桡侧腕屈肌的桡侧以避开其尺侧的神经,小心深层分离。
- 术后肿胀同样能导致正中神经病变。如有怀疑,应立即行腕管松解。
- 肌腱并发症包括粘连及断裂。
- 大多数肌腱粘连累及背侧伸肌腱,导致伸肌腱紧缩感。
- 屈肌腱粘连不常见,主要累及拇长屈肌腱。
- 肌腱断裂在前面章节已经阐述,常见于拇长屈肌腱及拇长伸肌腱,分别是由于钢板及螺钉突出引起。
  - 远端螺钉一定不能突出于对侧骨皮质,在钻孔时也应小心操作。
  - 应考虑选用钢板在矢状面及冠状面的外形,有些钢板会非常突起并向桡侧延伸。

(刘衔哲 译,贾亚超 审校)

参考文献

[1] Aro HT, Koivunen T. Minor axial shortening of the radius affects outcome of Colles' fracture treatment. J Hand Surg Am 1991;16(3):392-398.

[2] Arora R, Lutz M, Hennerbichler A, et al. Complications following internal fixation of unstable distal radius fracture with a palmar locking-plate. J Orthop Trauma 2007;21(5):316-322.

[3] Fernandez JJ, Gruen GS, Herndon JH. Outcome of distal radius fractures using the short form 36 health survey. Clin Orthop Relat Res 1997;(341):36-41.

[4] Geissler WB, Freeland AE, Savoie FH, et al. Intracarpal soft-tissue lesions associated with an intra-articular fracture of the distal end of the radius. J Bone Joint Surg Am 1996;78(3):357-365.

[5] Joseph SJ, Harvey JN. The dorsal horizon view: detecting screw protrusion at the distal radius. J Hand Surg Am 2011;36(10):1691-1693.

[6] Jupiter JB, Fernandez DL. Comparative classification for fractures of the distal end of the radius. J Hand Surg Am 1997;22(4):563-571.

[7] Knirk JL, Jupiter JB. Intra-articular fractures of the distal end of the radius in young adults. J Bone Joint Surg Am 1986;68(5):647-659.

[8] Lafontaine M, Hardy D, Delince P. Stability assessment of distal radius fractures. Injury 1989;20(4):208-210.

[9] Lichtman DM, Bindra RR, Boyer MI, et al. American Academy of Orthopaedic Surgeons clinical practice guideline on: the treatment of distal radius fractures. J Bone Joint Surg Am 2011;93(8):775-778.

[10] Marsh JL, Slongo TF, Agel J, et al. Fracture and dislocation classification compendium-2007: Orthopaedic Trauma Association classification, database and outcomes committee. J Orthop Trauma 2007;21(10 suppl):S1-S133.

[11] Medoff RJ. Essential radiographic evaluation for distal radius fractures. Hand Clin 2005;21(3):279-288.

[12] Melone CP Jr. Articular fractures of the distal radius. Orthop Clin North Am 1984;15(2):217-236.

[13] Musgrave DS, Idler RS. Volar fixation of dorsally displaced distal radius fractures using the 2.4-mm locking compression plates. J Hand Surg Am 2005;30(4):743-749.

[14] Orbay JL, Fernandez DL. Volar fixed-angle plate fixation for unstable distal radius fractures in the elderly patient. J Hand Surg Am 2004;29(1):96-102.

[15] Pogue DJ, Viegas SF, Patterson RM, et al. Effects of distal radius fracture malunion on wrist joint mechanics. J Hand Surg Am 1990;15(5):721-727.

[16] Pollock J, O'Toole RV, Nowicki SD, et al. Articular cartilage thickness at the distal radius: a cadaveric study. J Hand Surg Am 2013;38(8):1477-1481.

[17] Porter M, Stockley I. Fractures of the distal radius. Intermediate and end results in relation to radiologic parameters. Clin Orthop Relat Res 1987;(220):241-252.

[18] Richards RS, Bennett JD, Roth JH, et al. Arthroscopic diagnosis of intra-articular soft tissue injuries associated with distal radial fractures. J Hand Surg Am 1997;22(5):772-776.

[19] Rozental TD, Blazar PE, Franko OI, et al. Functional outcomes for unstable distal radial fractures treated with open reduction and internal fixation or closed reduction and percutaneous fixation. A prospective randomized trial. J Bone Joint Surg Am 2009;91(8):1837-1846.

[20] Short WH, Palmer AK, Werner FW, et al. A biomechanical study of distal radial fractures. J Hand Surg Am 1987;12(4):529-534.

[21] Wright TW, Horodyski M, Smith DW. Functional outcome of unstable distal radius fractures: ORIF with a volar fixed-angle tine plate versus external fixation. J Hand Surg Am 2005;30(2):289-299.

[22] Zollinger PE, Tuinebreijer WE, Breederveld RS, et al. Can vitamin C prevent complex regional pain syndrome in patients with wrist fractures? A randomized, controlled, multicenter dose-response study. J Bone Joint Surg Am 2007;89(7):1424-1431.

第32章 桥接钢板固定桡骨远端骨折
Bridge Plating of Distal Radius Fractures

Paul A. Martineau, Kevin J. Malone, and Douglas P. Hanel

定义

- 涉及远端关节面广泛粉碎并且延伸至近侧骨干的高能量桡骨远端骨折的治疗一直都极具挑战性。常规钢板及手术技术都无法有效处理这些骨折。
- 在使用桥接钢板技术之前,此类损伤的治疗局限于管型石膏或外固定支架,或同时合并使用克氏针。这些治疗往往伴随有不可接受的并发症发生。

解剖

- 在前后位,桡骨远端关节面向尺侧倾斜21°;在侧位,桡骨远端关节面向掌侧倾斜5°～11°。
- 桡骨远端的背侧皮质增厚形成Lister结节。
- 关节面中央的隆起将桡骨远端关节面分隔成舟骨窝及月骨窝。
- 由于不同区域的骨皮质厚度及强度的差异,骨折好发于相对薄弱的干骺端以及关节内的月骨窝、舟骨窝之间的区域。
- 根据外力的大小、方向及角度不同,月骨窝骨块及舟骨窝骨块可在冠状面或矢状面上分裂。

发病机制

- 桡骨远端骨折的两种不同亚型导致了2种完全不同的治疗原则:
  - 高能量腕关节损伤的患者,骨折延伸至桡骨干。
  - 多发伤的患者,需要通过患侧腕关节协助负重功能操练及护理。

自然病程

- Lafontaine等[13]证明,通过闭合复位方法治疗粉碎性桡骨远端骨折的最终结果类似于未经复位的骨折,这不仅在骨折复位不理想时,甚至在腕关节获得成功复位后亦是如此。
- 大量的研究表明,桡骨远端骨折后正常解剖关系的恢复能提供更好的功能[4,6-8,10-12,14]。
- 没有获得解剖对位的患者,功能评分差[4,15]。
- 桡骨远端畸形愈合将很大程度上导致疼痛、关节僵硬、握力降低及腕关节不稳定[8]。长期随访结果显示,对于年轻患者,即使关节面移位很小,退行性骨关节炎的发生率也将超过50%[16]。
- 手术治疗(主要是钢板)能最大限度地纠正关节面的移位,维持骨折的复位,所以无论对于年轻或老年患者,更倾向于手术治疗。

病史和体格检查

- 在高能量桡骨远端骨折的处理中,完整的病史应包括受伤机制。骨折多由轴向应力作用于桡骨远端引起,大多为低速损伤。
- 仔细检查腕关节周围的皮肤及软组织以排除开放性骨折。
- 由于此类骨折多为高能量损伤,所以伴发神经血管损伤的概率增加。仔细查体,及时发现及记录即将发生的筋膜室综合征以及由于急性腕管综合征所造成的正中神经功能障碍。
- 应排除伴发的损伤,根据高级创伤生命维持指导原则,排除部分多发伤患者。

影像学和其他诊断性检查

- 手术之前应获得复位前及复位后的X线片,以评估骨折类型及排除伴随的损伤(如腕骨及下尺桡关节)。
- CT扫描有助于评估复杂的桡骨远端关节内骨折。

非手术治疗

- 没有可接受的高能量粉碎性桡骨远端骨折的非手术处理方案。

手术治疗

- Burke和Singer[3]介绍了内撑开钢板或桥接钢板内固定术在桡骨远端骨折中的应用。Ruch等[17]又发展了此技术,他们描述了使用12～16孔的3.5 mm动力加压钢板(DCP)(Synthes, Paoli, PA)放置于第4背侧间室的底部,而跨度则从骨折未累及的桡骨干部分一直到第3掌骨[5,17]。
- 桥接钢板技术能提供坚强的固定,也能撑开被嵌压的关节骨块。
- 此技术也能与通过关节内骨折的扩展切口进行有限关节内固定的方法联合使用。
- Hanel等[9]又进一步描述了桡骨远端的桥接钢板技术。作者描述了不同的桥接钢板技术，使用2.4 mm的跨关节钢板，在第2背侧间室内，从未被骨折累及的桡骨干背侧直到第2掌骨（表1）。

表1　桡骨远端骨折桥接钢板指征

指征	解释
桡骨干骺端粉碎性骨折	使用普通内固定无法固定干骺端极度粉碎的桡骨远端骨折
需要上肢承重	合并下肢损伤的患者需要上肢早期负重
多发伤	使用大跨度的内固定比使用外固定的多发伤患者的护理更容易
额外的固定	骨质疏松患者需要桥接钢板来增加一些固定
腕骨稳定性	腕骨稳定性，尤其是桡腕关节，单独的或合并桡骨远端骨折保持于复位的位置有助于大跨度的固定

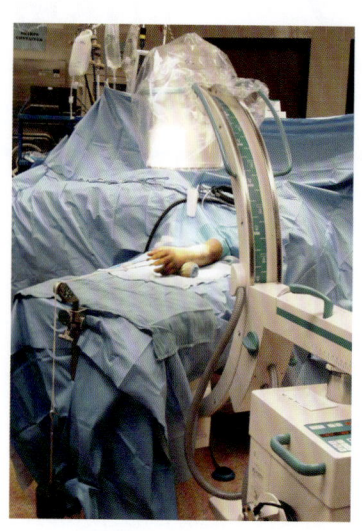

图1　手术配备。通过指套纵向牵引，C臂机可进入搁手台的上面和下面。

术前计划

- 内固定器材可选用一块22孔2.4 mm下颌骨钛重建板（Synthes, Paoli, PA）或者2.4 mm为桡骨远端桥接技术特别设计的不锈钢板（DRB钢板；Synthes, Paoli, PA）。
- 下颌骨钛重建板的外形为方头、具有圆齿状边缘，并有螺纹孔能使用锁定螺钉。笔者现在使用的DRB钢板是不锈钢材质，两头较尖以便于滑入背侧间室，同样能使用锁定螺钉。

体位

- 患者仰卧位，患肢外展于可透光的搁手台上。
- 患者示、中指戴上指套，使用4.5 kg的纵向牵引系统。
- C臂X线机能从上或下进入搁手台（图1）。

入路

- Agee[1]描述了在透视下进行闭合手法复位的方法。
- 钢板跨关节穿行在第2背侧间室，从桡骨干的桡背侧面直到第2掌骨。
- 分离桡侧腕长伸肌和桡侧腕短伸肌之间的间隙，显露桡骨干。
- DRB钢板位于肌腹与骨膜之间，其远端位于桡侧腕长伸肌腱及桡侧腕短伸肌腱之间。

Agee闭合手法复位

- 首先使用纵向牵引恢复桡骨高度，评估通过韧带整复术恢复关节面台阶的优势（技术图1A、B）。
- 然后，将手腕部相对于前臂做向掌侧推挤的动作以恢复掌倾，评估桡骨掌侧唇的完整性（技术图1C～F）。
- 最后，手部相对于前臂做旋前动作以纠正旋后畸形。
- 一旦手法复位完成，就开始进行桥接钢板固定。

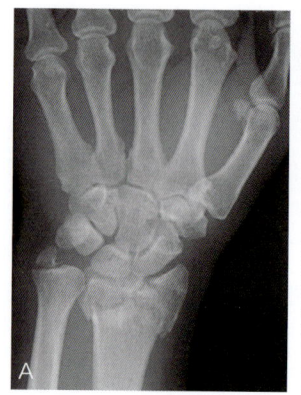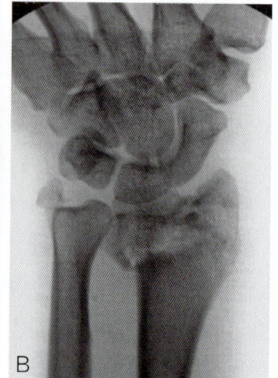

技术图1　腕关节牵引前（A）及牵引后（B）的正位X线片。

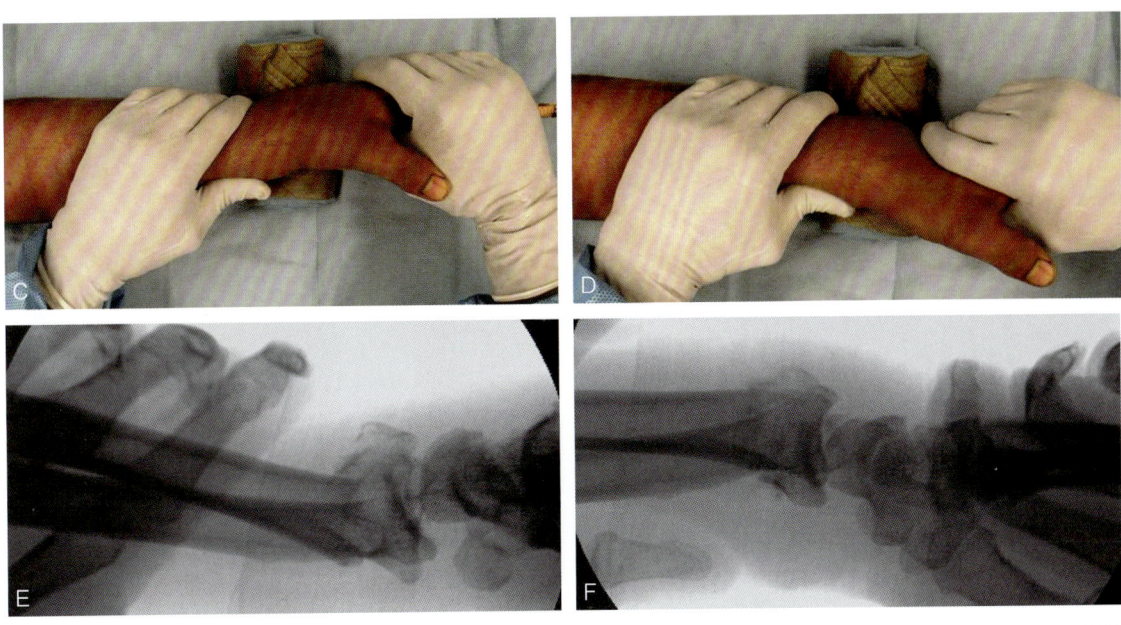

技术图1（续） 大体照片显示复位前（C）的腕关节畸形，实施Agee手法复位（D）并结合纵向牵引及掌侧推挤后的腕关节形态。X线片显示Agee手法复位前（E）及复位后（F）的腕关节形态。

入路及钢板插入

- 将DRB钢板置于皮肤上，从桡骨干开始经过远侧干骺端直至第2掌骨。通过透视确定钢板的位置，将钢板近端及远端4孔的位置在皮肤上做标记（技术图2A～C）。
- 皮下组织使用0.25%布比卡因注射液浸润麻醉，加肾上腺素促进止血。
- 从第2掌骨基底开始，沿掌骨干做5 cm的皮肤切口。在切口深部，桡侧腕长伸肌腱及桡侧腕短伸肌腱分别止于第2背侧间室远侧缘及第2、第3掌骨基底部。
- 第2个切口位于突起的拇长展肌及拇短伸肌肌腹的近侧，在桡侧腕长伸肌腱及桡侧腕短伸肌腱延伸线上。分离桡侧腕长伸肌腱及桡侧腕短伸肌腱之间的间隙，显露桡骨干（技术图2D、E）。
- 将DRB钢板置于突出的肌腹与骨膜之间，其远端位于

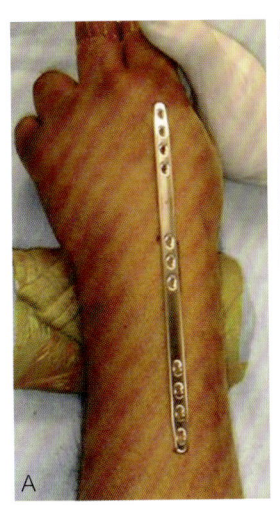 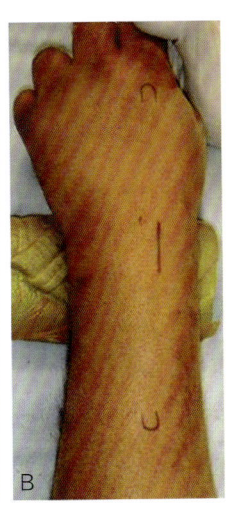 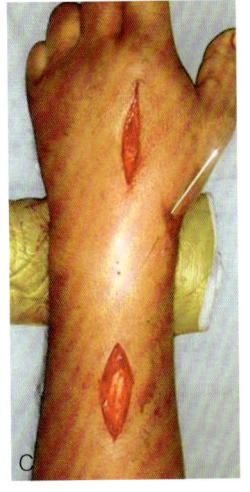

技术图2 A. 钢板置于前臂及手腕部。应通过X线片确定钢板的位置。钢板的远、近端应分别位于第2掌骨及桡骨干的中心（不偏向尺侧或桡侧），也就是桡侧腕长伸肌腱延伸线。B. 标记钢板的位置。C. 分别在第2掌骨及桡骨上做切口。

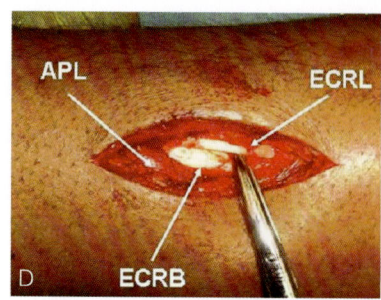 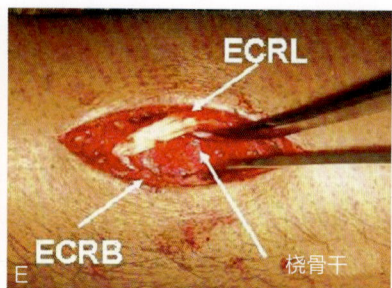 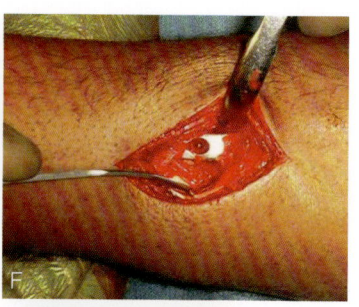

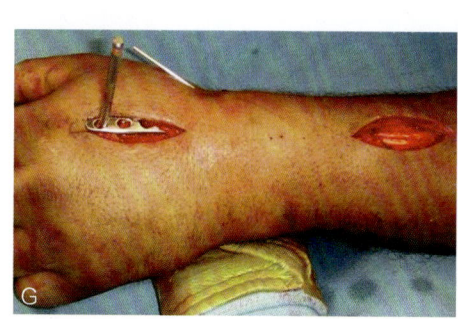 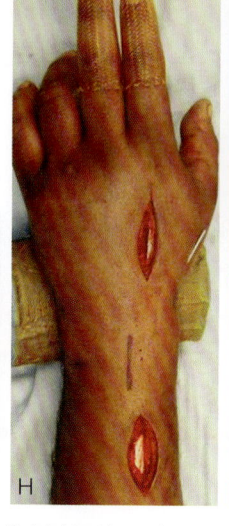 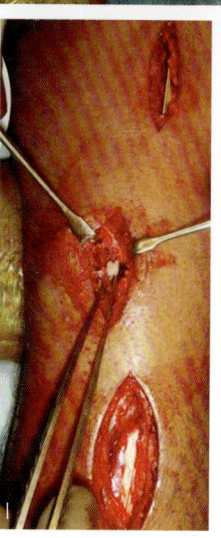

技术图2（续）　D. 在前臂，桡侧腕长伸肌（ECRL）及桡侧腕短伸肌（ECRB）位于拇长展肌（APL）的近侧。E. 分离桡侧腕长伸肌（ECRL）腱及桡侧腕短伸肌（ECRB）腱之间的间隙，显露桡骨干。F. 钢板的近侧半位于桡骨干之上，桡侧腕长伸肌腱及桡侧腕短伸肌腱之间。重点强调钢板必须穿行于第2背侧间室内，而非位于第1、3伸肌间室的浅层。G. 钢板从近侧插入到远侧，位于第2掌骨之上。H. 标记第3个切口的位置，位于Lister结节的尺侧。I. 拇长伸肌腱已被从其所在间室内游离。紧贴桥接钢板的尺侧，通过背侧骨折线进行植骨。

桡侧腕长伸肌腱及桡侧腕短伸肌腱之间（技术图2F）。
- 当钢板插向远端的时候会遇到一些阻力，但只要稍稍用力就能突破阻力完成钢板的放置（技术图2G）。
  - 少数情况下，钢板并没有进入背侧间室。此时可用导针及粗线从背侧间室的远端穿行到近端，再将钢板与导线连接并回抽导线，钢板就能顺利地通过背侧间室，到达远端掌骨的位置。
  - 偶尔当此措施也失败时，可直接在桡骨干骺端部位做第3个切口，切开第2间室的近侧半，钢板即可在直视下进入第2间室。
- 第3个经关节的切口，也可用于评估关节面、复位die-punch骨块以及植骨（技术图2H、I）。

钢板固定及关节面固定

- 在桥接钢板通过第2背侧间室到达第2掌骨之后，在钢板的最远端孔内打入一枚2.4 mm非锁定全螺纹骨皮质螺钉，使钢板固定在第2掌骨上，然后在前臂切口内确定钢板近端的位置。
- 如此时桡骨长度未恢复，可将固定在第2掌骨上的钢板向远侧推挤，直至桡骨长度恢复，并在钢板最近端孔内同样打入一枚2.4 mm非锁定全螺纹骨皮质螺钉。使用非锁定螺钉能使钢板很好地贴附于未受累骨干。

- 钢板沿桡骨纵轴的力线取决于钢板两端螺钉的位置。
- 钢板上剩余的钉孔使用全螺纹锁定钉，穿透2层皮质。
- 根据笔者经验，当钢板沿着桡骨干通过第2背侧间室并到达第2掌骨时，关节外骨块、桡骨远端关节面的尺偏及掌倾、桡骨长度会得到恢复。
- 关节内复位需通过经关节的小切口，在直视下进行关节骨块调整、软骨下植骨、腕骨间韧带损伤的修复、额外克氏针或关节周围钢板的加强固定来完成。
- 有移位的掌侧内侧骨块无法通过此技术来复位，可另做一个独立的掌侧切口，选用合适的支撑固定。
- 在生物力学稳定性方面，全跨度钢板坚强而稳定。Behrens和Johnson[2]研究了外固定支架的刚性，结果显示外固定支架与骨或骨折部位的距离越近，固定的稳定性越高。桥接钢板直接位于桡骨和掌骨上，优化了固定条件，因此能达到最佳的固定效果及最大的稳定性。
- DRB钢板在两端至少分别使用3枚螺钉。对于同一个骨折而言，DRB钢板相较外固定支架能显著提高固定的稳定性（技术图3）[18]。

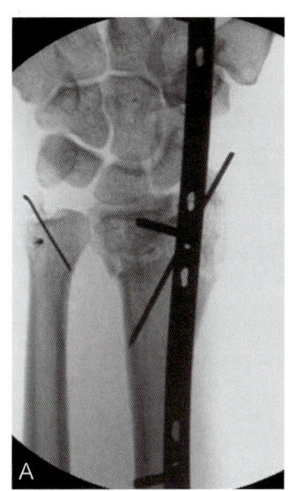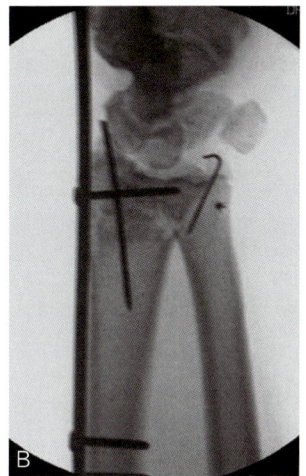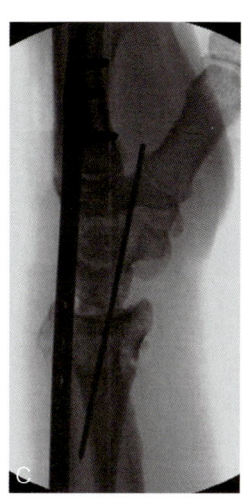

技术图3 DRB钢板固定后，最终的正位（A）、斜位（B）及侧位（C）X线片。

远侧桡尺关节处理

- 重建桡骨之后，应评估远侧桡尺关节的稳定性。如果稳定，则术后采用前臂旋后位长臂支具制动10~14日。
- 如有远侧桡尺关节不稳定，同时患者无其他延长手术的禁忌证，则应行远侧桡尺关节及三角纤维软骨复合体的修复或重建。
- 如果患者的自身条件不允许延长手术，则应将尺骨头手法复位至乙状切迹，并使用2根1.6 mm的克氏针在远侧桡尺关节的近侧横向固定。

要点与失误防范

移除内固定	• 当内固定移除的时候，如果使用的是颌骨重建钢板，螺钉被移除之后，扭转钢板720°以去除生长附着于钢板沟槽周围的软组织和骨痂。当使用边缘光滑的不锈钢DRB时，可忽略此步骤。 • 钢板移除之后佩戴可拆除的短臂夹板2~3周。使用手法治疗帮助恢复活动和力量。

术后处理

- 术后24小时内开始手指功能操练。前臂及肘部即可允许负重,对于无平衡障碍的患者同样也可使用平台杖。术后1个月可改用普通拐杖支撑,协助下肢进行负重行走。在骨折愈合前,提携力应严格控制在4.5 kg范围之内。
- 复位后2周评估远侧桡尺关节的稳定性及前臂的活动。如患者前臂能轻松旋后,则表明远侧桡尺关节稳定,此时可去除固定的支具,肢体允许承受轴向应力。
- 如患者前臂难以维持在旋后位,或已在急诊行远侧桡尺关节重建,则应给予可脱卸式长臂支具固定。
- 如果远侧桡尺关节已采用克氏针固定,在术后3周应拔除克氏针,重新评估远侧桡尺关节的稳定性。
- 额外固定在关节内的克氏针应在术后6周拔除。
- DRB钢板及螺钉的取出通常不应早于术后12周。

预后

- 一项回顾性研究连续调查了62例使用桥接钢板固定桡骨远端骨折的患者[9]。该组数据代表了一流创伤中心的资深作者在这一领域10年间的经验。接受桥接钢板固定的患者占桡骨远端患者的13%,而这其中,大多数是合并广泛干骺端粉碎的桡骨远端骨折或者则是由于桡骨远端骨折同时合并了其他肢体的损伤,而又需要早期使用患肢协助负重行走而进行手术治疗。62例骨折全部愈合。
  - 所有病例的桡骨高度均控制在尺骨变异5 mm范围内,关节面尺偏>5°,掌倾最小为0°。
  - 所有病例的关节面台阶或间隙均不超过2 mm,远侧桡尺关节均稳定。
  - 钢板拆除的平均时间为术后112日。
  - 在62例中有41例患者最终回到了原先的工作岗位,剩余的21例中有8例由于外伤而被解雇。
  - 13例患者为多发伤,工作及生活方式不得不随之改变。但只有其中的1例认为是由于腕关节骨折的因素而失去工作。
  - 所有这些结果都好于Burke和Singer[3]以及Ruch等[17]的报道结果。
- 同样地,在前瞻性队列研究中,Ruch等[17]显示有64%的患者获得了良好的影像学及功能结果,27%获得了良好的结果。
- 所有这些报道的作者均认为,撑开式钢板允许通过广泛的干骺端部位对骨折进行复位及固定,从而有效分散了骨折部位的应力。
- 使用桥接钢板治疗桡骨远端骨折避免了外固定的并发症。延长固定时间也不会对功能结果带来有害的影响。我们研究组的所有患者均获得了干骺端及关节内的良好愈合。在多发伤的患者,使用桥接钢板允许患肢在术后早期就能协助参与下肢的负重行走,使患者能独立依靠助步器活动。桥接钢板在手术操作及手术时间上均优于外固定支架。

并发症

- 在报道组中,有1例发生了钢板断裂,原因是患者在最初拒绝了取出钢板的建议,并在钢板断裂之前从事了19个月的重体力工作。
- 没有出现术后手指过度僵硬或交感反射性营养不良。
- 这反映了所有文献报道中关于桥接钢板治疗桡骨远端骨折的极少见的并发症。事实上,在Burke和Singer[3]报道中没有并发症发生;在Ruch等[17]的报道中没有钢板断裂,仅有3例的手指伸指功能出现10°~15°的影响。

(刘衍哲 译,贾亚超 审校)

参考文献

[1] Agee JM. Distal radius fractures. Multiplanar ligamentotaxis. Hand Clin 1993;9:577-585.

[2] Behrens F, Johnson W. Unilateral external fixation. Methods to increase and reduce frame stiffness. Clin Orthop Relat Res 1989;(241):48-56.

[3] Burke EF, Singer RM. Treatment of comminuted distal radius with the use of an internal distraction plate. Tech Hand Up Extrem Surg 1998;2:248-252.

[4] Drobetz H, Bryant AL, Pokorny T, et al. Volar fixed-angle plating of distal radius extension fractures: influence of plate position on secondary loss of reduction: a biomechanic study in a cadaveric model. J Hand Surg Am 2006;31(4):615-622.

[5] Ginn TA, Ruch DS, Yang CC, et al. Use of a distraction plate for distal radial fractures with metaphyseal and diaphyseal comminution. Surgical technique. J Bone Joint Surg Am 2006;88(suppl 1, pt 1):29-36.

[6] Gradl G, Jupiter JB, Gierer P, et al. Fractures of the distal radius treated with a nonbridging external fixation technique using multiplanar K-wires. J Hand Surg Am 2005;30(5):960-968.

[7] Graff S, Jupiter J. Fracture of the distal radius: classification of treatment and indications for external fixation. Injury 1994;25(suppl 4):S14-S25.

[8] Handoll HH, Madhok R. Surgical interventions for treating distal radial fractures in adults. Cochrane Database Syst Rev 2003;(3): CD003209.

[9] Hanel DP, Lu TS, Weil WM. Bridge plating of distal radius fractures: the Harborview method. Clin Orthop Relat Res 2006; 445:91-99.

[10] Hastings H II, Leibovic SJ. Indications and techniques of open reduction. Internal fixation of distal radius fractures. Orthop Clin North Am 1993;24:309-326.

[11] Kamath AF, Zurakowski D, Day CS. Low-profile dorsal plating for dorsally angulated distal radius fractures: an outcomes study. J Hand Surg Am 2006;31:1061-1067.

[12] Konrath GA, Bahler S. Open reduction and internal fixation of unstable distal radius fractures: results using the Trimed fixation system. J Orthop Trauma 2002;16:578-585.

[13] Lafontaine M, Hardy D, Delince P. Stability assessment of distal radius fractures. Injury 1989;20:208-210.

[14] McQueen MM. Non-spanning external fixation of the distal radius. Hand Clin 2005;21:375-380.

[15] McQueen MM, Simpson D, Court-Brown CM. Use of the Hoffman 2 compact external fixator in the treatment of redisplaced unstable distal radial fractures. J Orthop Trauma 1999;13:501-505.

[16] Orbay JL, Touhami A. Current concepts in volar fixed-angle fixation of unstable distal radius fractures. Clin Orthop Relat Res 2006;445:58-67.

[17] Ruch DS, Ginn TA, Yang CC, et al. Use of a distraction plate for distal radial fractures with metaphyseal and diaphyseal comminution. J Bone Joint Surg Am 2005;87(5):945-954.

[18] Wolf JC, Weil WM, Hanel DP, et al. A biomechanic comparison of an internal radiocarpal-spanning 2.4-mm locking plate and external fixation in a model of distal radius fractures. J Hand Surg Am 2006;31:1578-1586.

第33章 截骨矫正术治疗桡骨远端畸形愈合

Corrective Osteotomy for Distal Radius Malunion

David Ring, Diego Fernandez, and Jesse B. Jupiter

定义

- 桡骨远端畸形愈合应定义为桡骨远端力线不良且伴有功能障碍。
  - 对位对线未达到解剖复位并不一定会导致功能障碍，尤其是在老年患者以及对腕关节功能要求低下的患者中。
- 功能障碍包括腕关节僵硬、无力或者疼痛[1,2,5]。
- 其中疼痛是桡骨远端畸形愈合最难治疗的并发症。截骨术对于疼痛而言（事实上任何治疗疼痛的手术）其效果都是不可预见的，所以必须审慎进行。腕关节力线不良、尺腕关节撞击以及下尺桡关节力线不良均为潜在的导致疼痛的因素。
- 桡骨远端骨折畸形愈合与腕管综合征之间是否有关联目前尚存在争议。有专家认为，两者间有直接关联，且仅用截骨术就可改善因桡骨远端畸形愈合而导致的腕管综合征。

解剖

- 力线丧失能在X线片上测量。
- 关节面角度能在侧位片上测量，是指在侧位片上桡骨远端关节面掌、背侧缘的连线与桡骨干长轴垂直线之间的夹角。
- 关节面尺偏角（也常被名不副实地称作关节面"桡倾角"或"桡偏"），可在正位片上测量，是指在正位片上桡骨远端关节面桡、尺侧边缘的连线与桡骨干长轴垂直线之间的夹角。
- 尺骨变异是更好地测量桡骨相对于尺骨高度的一个方法。在桡骨远端正位片上做两条桡骨干长轴的垂直线，分别位于月骨窝的最尺侧角平面和尺骨头的桡侧边缘平面，两条垂直线之间的距离即为尺骨变异。
  - 尺骨变异为正数代表尺骨长于桡骨，负数代表尺骨短于桡骨。
- 关节面的力线不良可在X线片上测量，通常表现为间隙、台阶及半脱位。
  - 在CT上测量关节面的力线不良往往更精确（图1）。
- X线片测量的差异包括摄片的差异、测量技术不精确或参照点选择不精确。

发病机制

- 桡骨远端骨折愈合迅速。通常骨折畸形愈合可在伤后4~6周确诊。
- 年龄>60岁、背侧成角>20°、干骺端背侧粉碎性骨折、累及干骺端掌侧的粉碎性骨折、累及尺骨骨折以及累及关节面的骨折均是骨折不稳定、复位丢失和畸形愈合的危险因素。
- 骨折不稳定的危险因素包括年龄、干骺端粉碎、背侧成角、尺骨变异以及自主功能缺乏。
- 传统的手法复位石膏或夹板固定，易致骨折再移位，故应尽可能避免。
- 不恰当的治疗技术也会造成骨折畸形愈合。
  - 当有干骺端粉碎时，经皮单独使用克氏针不能足够维持骨折力线。
  - 单独使用外固定支架而没有辅助克氏针固定骨折。

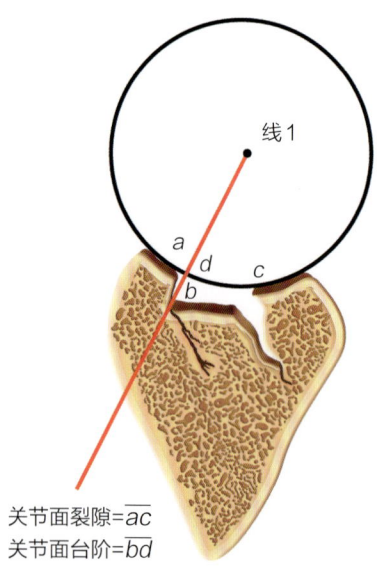

图1 圆弧法测量桡骨远端的关节面力线不良。b和d之间的距离是关节面台阶，a和c之间距离是最大关节面裂隙（经允许引自 Catalano LW III, Cole RJ, Gelberman RH, et al. Displaced intra-articular fractures of the distal aspect of the radius: long-term results in young adults after open reduction and internal fixation. J Bone Joint Surg Am 1997; 79A:1290-1302）。

- 克氏针拔除或外固定支架拆除过早。在伤后超过6周内植物拆除后仍可观察到骨折位置的改变，特别是对于伴有干骺端粉碎的桡骨远端骨折。
- 在骨量稀疏的干骺端区域使用非锁定钢板可能引起松动。
- 应根据患者的期望值来制订具体的治疗方案。许多老年患者对手术期望值很高，希望腕关节能达到解剖复位并且能恢复最佳的功能，此时，不能因为患者年龄大而降低手术要求，而应根据患者的期望值来制订治疗方案。

自然病程

- 腕关节尺侧疼痛可在桡骨远端骨折后1年或1年以后得到缓解，所以要有足够的耐心。
- 前臂旋转受限可能与关节囊挛缩或骨排列力线不良有关。对于轻微的畸形愈合，可通过自身功能操练得到改善。
- 然而，已有多篇关于关节外的桡骨远端畸形愈合进一步导致腕关节创伤性骨关节炎的报道，但这种现象目前原因不明。
  - 若这种情况持续1~2年，则腕关节功能将无法恢复。
- 骨折未达解剖复位或半脱位在未累及关节面时，相对于关节内骨折是可被接受的，但关节内对位对线差常导致关节病变、疼痛和功能障碍。发生这些障碍明确的时间目前尚无定论，症状的严重程度与X线片所示的解剖位置也无明确关系，关节病变的确诊目前也尚未建立标准。

病史和体格检查

- 询问疼痛的情况时一定要尽可能详细，应尽可能确定疼痛的具体部位及原因。感觉模糊、发散以及与骨折严重程度不相称的疼痛，不可盲目采用截骨治疗。仅有疼痛并不是截骨的指征，需明确手术可解除患者疼痛后方可行手术治疗。
- 活动受限的原因也需要明确，若活动受限是由于骨折力线不良时可行手术治疗，但若是由于疼痛或其他原因（如下尺桡关节不稳定），则需明确是否需要手术。
- 腕关节的活动范围需用量角器准确测量，包括屈曲、伸直、桡偏、尺偏和旋前、旋后。
- 尺腕关节压缩：是指腕骨向尺侧偏移并压向尺骨。
  - 尺偏试验产生的持续性疼痛是由于尺腕关节撞击。
- 试验者可通过固定桡骨并试图使尺骨远端从桡骨远端的乙状切迹内向掌侧或背侧半脱位来检查下尺桡关节的稳定性。
  - 在相反方向的稳定性降低可能与症状性的下尺桡关节不稳定有关，但这是非常困难且很主观的试验。
- 舟骨移动试验：舟骨移动试验不稳定意味着舟骨和月骨之间的韧带有撕裂，这提示主要是由于腕骨间有分离趋势而不是腕骨对位不齐所导致的桡骨远端畸形愈合。
- 握力也是衡量腕关节功能障碍的指标之一，但握力会受疼痛影响，还可受心理因素影响。

影像学和其他诊断性检查

- 腕关节正位及侧位X线片（图2A~D）可明确腕关节的情况，对关节面做出充分的评估，尤其对可能出现的腕关节畸形愈合做出预判。
  - 应双侧对比，健侧腕关节的形态对手术有重要的参考价值。
- CT，尤其是三维CT，对准确评估关节面有重要的参考价值（图2E）。

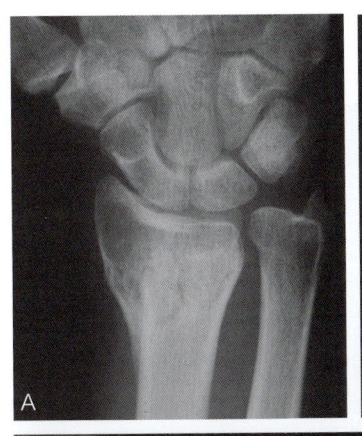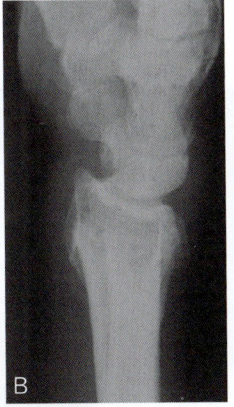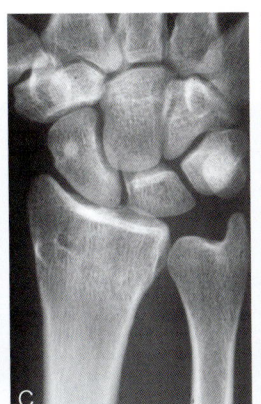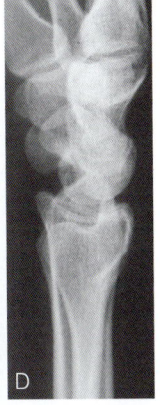
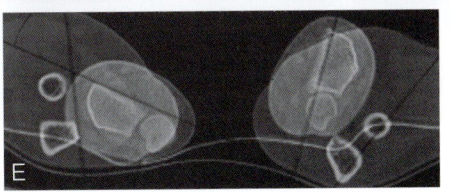

图2　A、B. 正位及侧位X线片显示关节外向背侧成角的骨折畸形愈合。C、D. 正位及侧位X线片显示关节外背侧移位的骨折畸形愈合。E. CT显示旋转畸形伴随掌侧移位的关节外骨折（版权：Diego Fernandez, MD, PHD）。

- 神经肌电生理检查(包括肌电图和神经传导速度)对评估腕关节的神经症状和腕管综合征有一定的参考价值。

鉴别诊断

- 关节僵硬:包括关节囊硬化和肌腱粘连。
- 麻木:例如特发性腕管综合征。
- 疼痛:其他原因造成的疼痛,或者是特发性疼痛。

非手术治疗

- 非手术治疗适用于对功能要求较低以及全身状况不佳的患者,可采用石膏或夹板固定,6周后拆除。患者可在6周后在理疗师或专科医师的指导下进行腕关节功能操练以最大可能恢复腕关节功能。一般功能可在3~4个月后得到恢复,若患侧腕关节在石膏拆除3~4个月后改善不明显,患者仍应继续随访,每2~4个月一次,直至最大限度地恢复腕关节功能。
- 医生应给予患者足够的鼓励,尤其是在因为关节外骨折而导致尺侧腕关节疼痛的患者。
  - 这是持续时间最长的一种疼痛,一般在骨折后可超过1年时间。

手术治疗

- 手术治疗适用于X线显示腕关节有畸形,该畸形会导致患者腕关节功能障碍和关节病变,且矫正后可改善腕关节功能的患者。
  - 患者必须了解手术的风险和益处。
  - 医生必须恰当地处理患者的疼痛,因为剧烈疼痛有可能是由于心理原因造成的,而只有当疼痛是由于畸形(如尺腕撞击征)造成时,才可采用手术方法治疗。
  - 当腕关节背倾<20°、尺骨变异<＋5 mm并且有腕关节活动受限时,可予非手术治疗。
- 对于"可接受的力线"的标准,目前还没有固定的数值或临界值。相对而言,腕关节的症状及功能障碍更为重要。
- 关节内截骨只有当纠正较为简单的骨折线时才被考虑。
  - 例如,对于掌侧剪力骨折而言,掌侧骨块力线不良且骨折块较大、关节内没有粉碎或压缩、背侧骨块尚未畸形愈合。
- 桡骨远端截骨并非急诊手术,需在患者充分锻炼恢复至最大功能后,且不伴有神经、肌腱功能的障碍及水肿。
  - 对于关节内畸形骨折的病例,应尽早进行干预(最佳时间是6周内,亦可在骨折后1年内)。

术前计划

- 术前影像学检查对于术中纠正成角、旋转以及短缩畸形是必不可少的,其中还应摄健侧腕关节以做对比(图3A、B)。
- 术前应做好重建的图纸及计划,尤其是对于复杂的畸形愈合(图3C~E)。这有助于术者更好地应对术中可能出现的意外。

体位

- 患者仰卧位,患肢外展置于搁手台上。
- 可使用不消毒的气囊止血带,在皮肤切口前应驱血并上止血带。

入路

- 依据畸形的部位及术前计划,手术可选择背侧或掌侧入路。

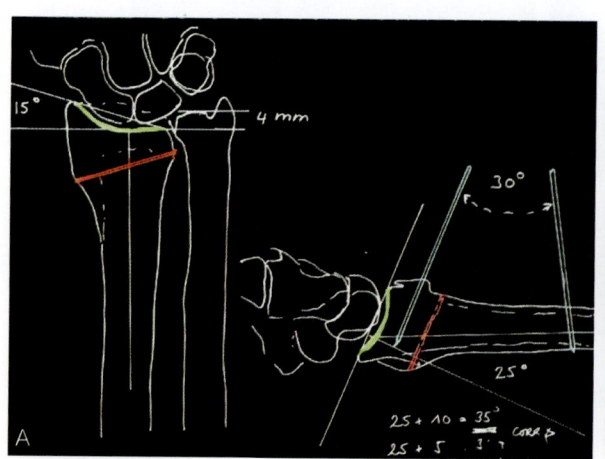 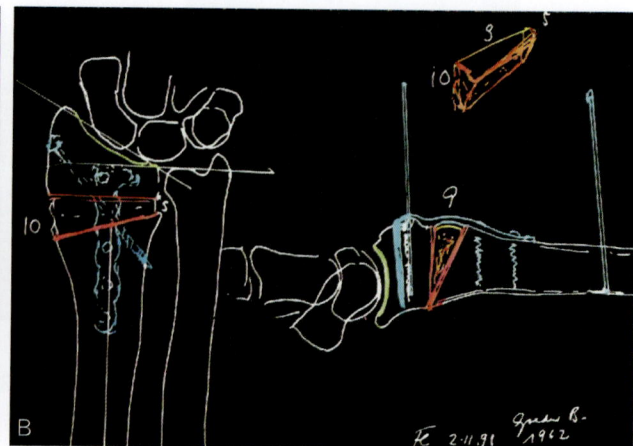

图3 A、B. 技术图1~3中患者接受背侧截骨的术前计划:截骨前计划(A)、截骨及带骨皮质的骨松质植骨后计划(B)。

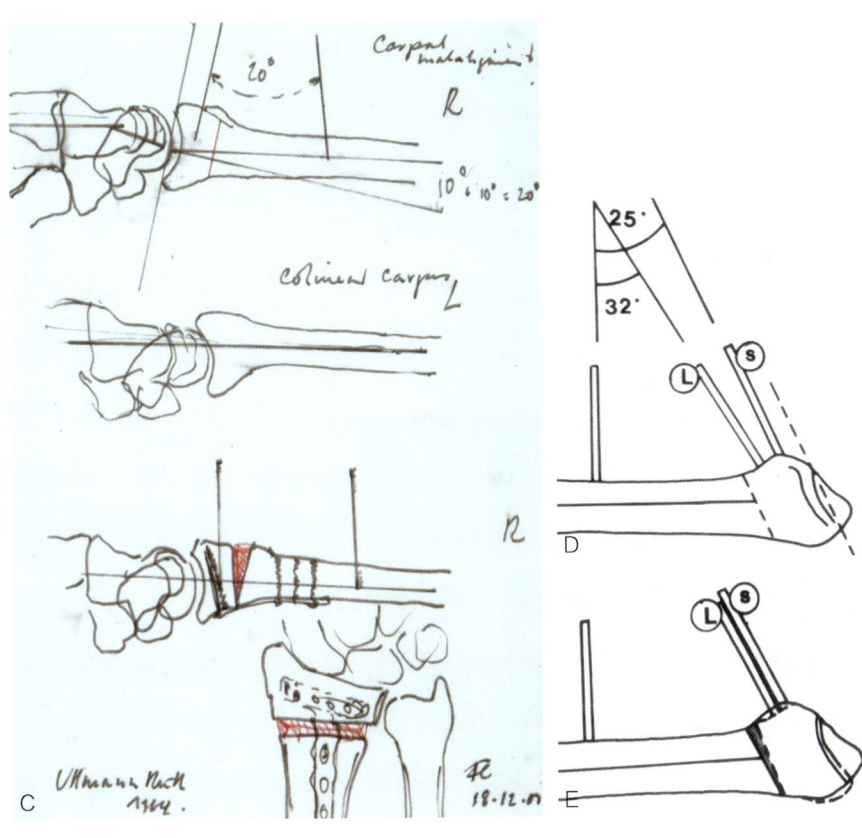

图3（续） C. 技术图4～5中通过掌侧入路行关节外截骨的术前计划。D、E. 技术图6中骨折向背侧成角畸形愈合行关节内截骨的术前计划（版权：Diego Fernandz, MD, PhD）。

桡骨远端背侧关节外截骨：带骨皮质的骨松质植骨

暴露

- 经Lister结节和第3掌骨连线做纵切口（技术图1A）。
- 掀开皮肤，在桡侧皮瓣注意保护桡神经浅支。
- 在第3伸肌间室上方切开伸肌支持带，游离拇长伸肌腱并向桡侧牵开（技术图1B）。
  - 在手术结束后可将拇长伸肌腱留置于皮下。
- 从骨膜下掀起并游离第4背侧间室及其肌腱。
  - 注意保护第4间室的完整性。
- 通常无法将第2背侧间室在骨膜下做游离。此时可简单地切开第2间室，将桡侧腕长、短伸肌腱牵向桡侧。

截骨及力线矫正

- 平行关节面水平打入克氏针，有助于对力线矫正进行检测（技术图2A）。

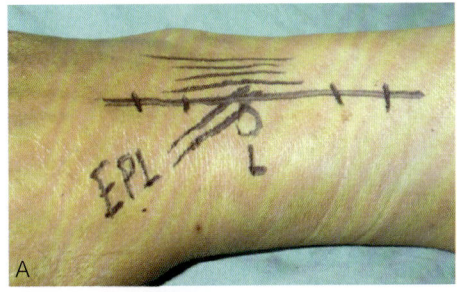
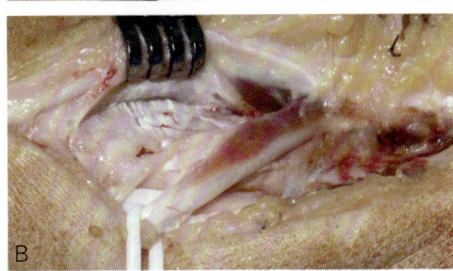

技术图1 在图2A、B中关节外背侧成角畸形愈合的患者，行矫正手术。A.皮肤纵行直切口。B.拇长伸肌腱（EPL）向背侧转位至皮下（版权：Diego Fernandez, MD, PhD）。

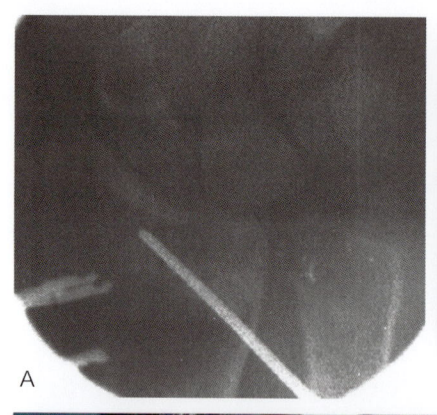
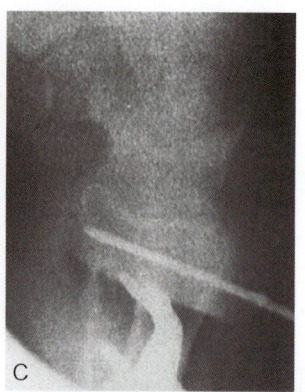
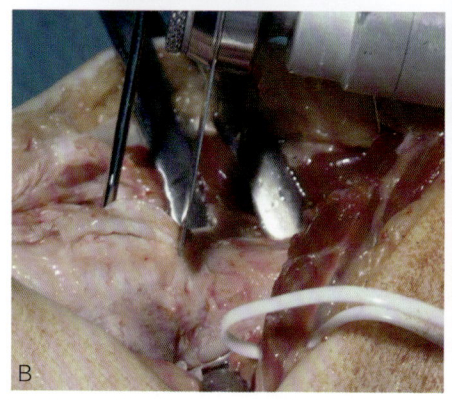
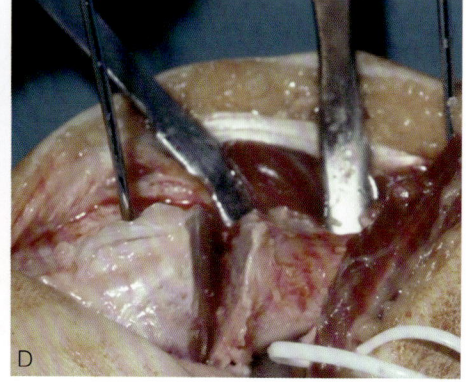

技术图2 A. 平行关节面打入一根克氏针。透视下显示克氏针的位置。B. 在尽可能靠近原始骨折的部位，使用电锯进行截骨。C. 侧位透视影像显示使用椎板撑开器矫正远端骨块。D. 截骨部位撑开等待植骨（版权：Diego Fernandez, MD, PhD）。

- 撑开器或小型外固定支架有助于力线矫正及临时固定骨折。
  - 钻入的带螺纹的钢针在近侧应垂直桡骨骨干，并且不应妨碍到后续固定器材的使用。
  - 钻入的远侧带螺纹的钢针的角度应和术前设计的需要矫正的关节面侧倾的角度相等。一旦当力线获得矫正，近侧及远侧的钢针应互相平行。
  - 应选择带螺纹的钢针，这样也有助于恢复桡骨远端关节面合适的尺倾角度。
  - 需要矫正的角度可通过几何模板进行测量。
- 在尽量靠近骨折线，并和远侧钢针平行的位置，使用摆锯进行截骨（技术图2B）。
- 如果骨折尚未完全愈合（新近发生的畸形愈合，通常在伤后4个月内），则应在原发骨折的部位小心去除骨痂，重现原始骨折线。
  - 可保留这些骨痂用于植骨。
- 如骨折已经完全愈合，应尝试找到原始骨折的位置。如无法确定原始骨折线，就应在干骺端选择一处进行截骨，要求能使远端骨块足够大以进行手法复位及内固定，同时在干骺端截骨的目的是有利于骨折愈合。
- 使用椎板撑开器也同样能有助于力线矫正（技术图2C、D）。
  - 对于骨质疏松的患者应小心操作。
- 置入1.6 mm的光滑克氏针用作临时固定。
- 如果单纯通过调整角度就能恢复尺骨变异，则可简单地折顶掌侧皮质，以维持一定的截骨稳定性。如果必须通过延长掌侧皮质来恢复尺骨变异，则应在另一平面（如桡侧）使用第2把撑开器来恢复并维持正常的力线。

植骨及固定

- 截骨并完成桡骨的力线矫正之后，应嵌入植骨块。
- 植骨块获取见技术图3A。可使用带骨皮质的骨松质（结构性植骨）或是单纯骨松质进行植骨。
  - 使用结构性植骨的潜在好处是立即获得了结构性支撑（技术图3B），可以使用相对较小的内植物，从而避免了肌腱激惹。
  - 可使用环钻获取骨松质（技术图3C）进行植骨。这避免了结构性植骨时对带骨皮质的骨松质骨块进行外形修整时的冗长而困难的步骤，同时也避免了标准髂骨取骨的一些并发症。
- 可单独使用一块T形或π形钢板，也可使用两块2.0 mm或2.4 mm的钢板（一块置于背侧，位于Lister结节尺侧；另一块放在桡侧，位于第1、2背侧间室之间）。

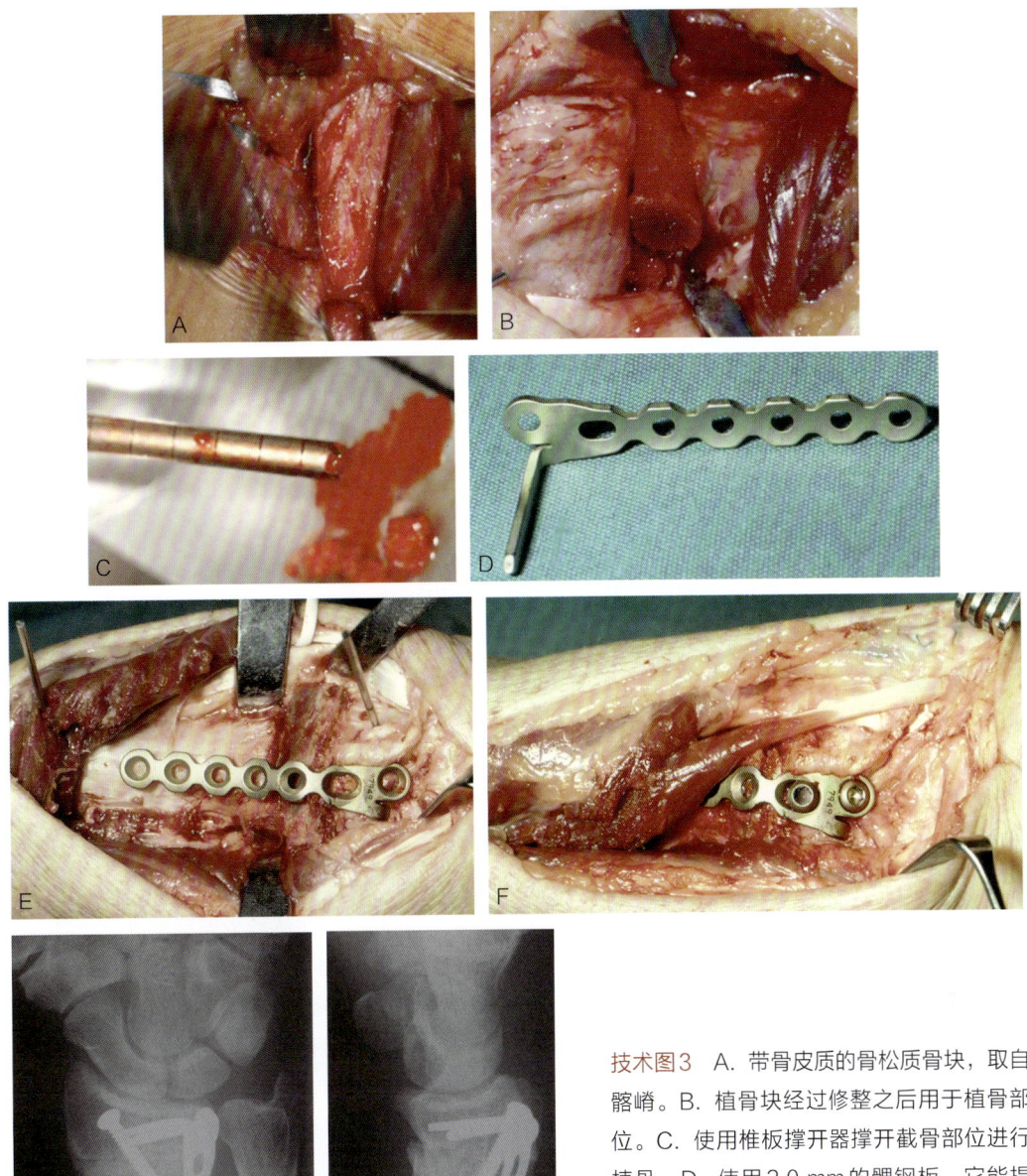

技术图3 A. 带骨皮质的骨松质骨块，取自髂嵴。B. 植骨块经过修整之后用于植骨部位。C. 使用椎板撑开器撑开截骨部位进行植骨。D. 使用2.0 mm的髁钢板，它能提供足够的角稳定性。E、F. 术中内固定照片。G、H. 最终的正侧位片（版权：Diego Fernandez, MD, PhD）。

- 当使用带骨皮质的骨松质进行结构性植骨时，单独一块钢板或单块钢板加螺丝钉就足够了（技术图3D~H）。
- 使用带角稳定螺钉的钢板或角刃钢板来固定远端骨块比普通的钉板系统更加可靠，特别是当有骨质疏松或非结构性植骨时。
- 一旦内固定完成并确认其稳定性后，去除所有临时固定的装置。
- 所有的手术过程应在术中透视监控下完成，以确定合适的截骨位置、力线的矫正情况及内植物放置的位置。
- 使用可吸收线修复伸肌支持带。
  - 在一些病例，可将伸肌支持带瓣置于肌腱的深层，以增加内植物及伸肌腱之间的保护。
  - 笔者通常不修复伸肌支持带，也不再做伸肌支持带瓣。
- 松止血带，彻底止血。
- 闭合皮肤。
- 厚敷料加掌侧石膏托固定。

桡骨远端掌侧关节外截骨

暴露

- 采用掌桡侧Henry入路（桡侧腕屈肌入路），适用于治疗桡骨远端掌侧或背侧成角的畸形愈合（图2C、D）。
- 沿桡侧腕屈肌腱做5～7 cm的纵行皮肤切口，止于腕横纹。
  - 如果需要进一步暴露，应将切口向舟骨远极延伸，但应注意转向的角度至少为45°。
- 切开桡侧腕屈肌腱鞘，将肌腱牵向尺侧，切开腱鞘的底部。
- 不游离桡动脉，将桡动脉及周围组织保护在切口桡侧。
- 使用纱布或较宽的骨膜剥离器，将旋前方肌上方的脂肪组织连同屈指肌腱以及正中神经一起牵向尺侧。
- 在切口近侧，从桡骨远端的掌侧面剥离大部分的拇长屈肌腱起点（注意该区域动脉的止血），并用小号的Hohmann拉钩将其牵至桡骨的尺侧边缘（电凝此区域内的伴行动脉）。
- 用骨膜剥离器和Hohmann拉钩暴露桡骨的桡侧缘。
- 切开旋前方肌的桡侧及远侧（L形切开），并从骨膜下掀起。
  - 和肌肉一起保留骨膜便于手术后期修补。
- 对于向掌侧成角的畸形愈合，松解桡侧及背侧的软组织便于力线矫正。
  - 肱桡肌腱做Z字延长，并在桡骨干近侧做骨膜下剥离。
- 按前述方式（背侧入路治疗畸形愈合）截骨后，将桡骨干的近侧旋前并使之突出于伤口，这样就能剥离并切开背侧的骨膜。
  - 当肱桡肌及背侧骨膜被松解之后，桡骨的力线矫正通常就类似于急性期的骨折。
- 绝大多数向背侧成角的畸形愈合通常都不需要做广泛的软组织松解。当钢板的近侧螺钉固定之后，通过向钢板方向推挤远端骨块往往就很容易矫正力线。

力线矫正及临时固定

- 按前述方法（技术图4）矫正骨块的力线。
  - 一旦周围软组织获得充分松解，就类似于对急性期骨折的处理。
- 使用固定角度的掌侧内植物。
- 邻近钢板或直接通过钢板，插入1根临时固定的克氏针（技术图4）。

钢板固定

- 钢板的放置应有助于近侧及远侧骨块的复位（技术图5A、B）。
- 在钢板固定完成之后，去除所有的临时固定，在截骨部位行骨松质植骨（技术图5C～F）。
  - 良好的显露能从钢板的桡侧进行植骨。
- 松止血带，彻底止血。
- 如果可能，修复旋前方肌。
  - 可将其缝合在肱桡肌肌腱上。
- 闭合皮肤。
- 厚敷料加掌侧石膏托固定。

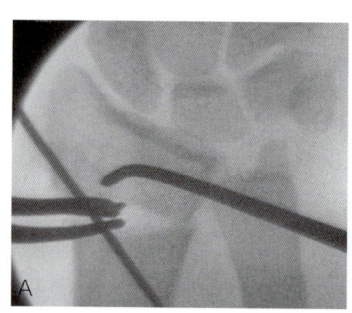 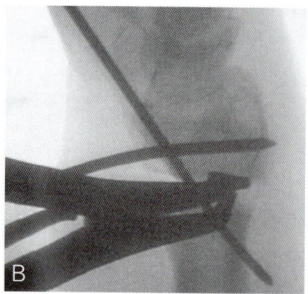 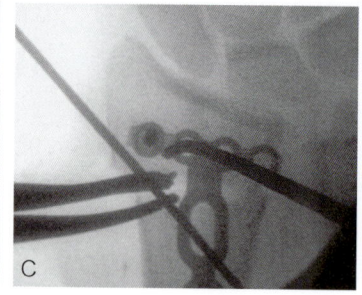 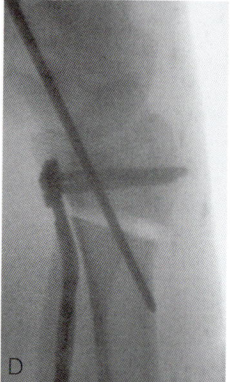

技术图4 对图2C、D所见关节外向背侧成角的畸形愈合，行力线矫正及临时固定。

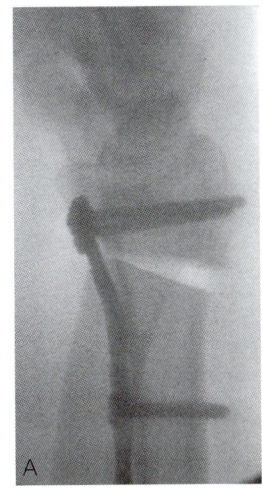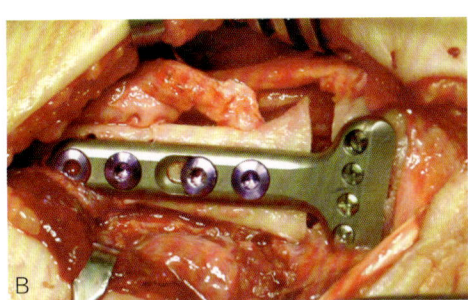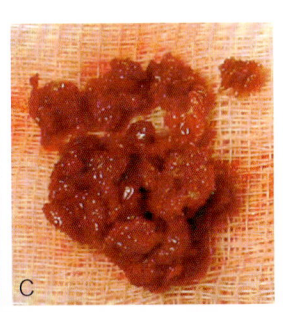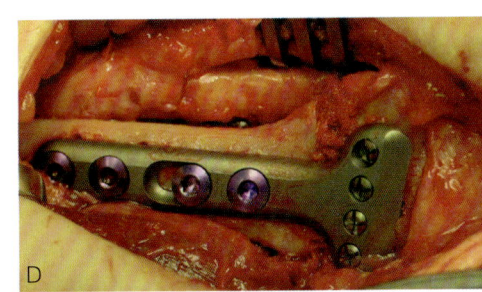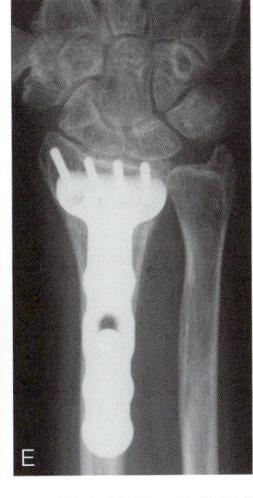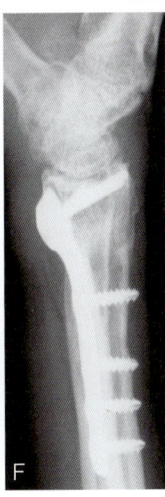

技术图5　A. 钢板固定及力线矫正的透视影像。B. 矫正后的骨缺损。自体骨松质植骨块（C）及植骨块置入（D），显示最终结果的术中大体照。E、F. 最终的正侧位片（版权：Diego Fernandez, MD, PhD）。

桡骨远端关节内截骨

- 只有当一个简单骨折的骨折线在直视及透视下能被清晰辨认的时候，才能尝试行关节内截骨术（技术图6A～C）。
  - 最好是不完全愈合的骨折（伤后3～4个月之内）。
- 根据关节内骨块畸形愈合的位置，选择上述的背侧或掌侧入路。
  - 当选择背侧入路时，横行切开关节囊有助于监测关节内的截骨及力线矫正。
  - 在选择掌侧入路的患者，不必切开关节囊，但应在截骨部位暴露关节。
- 应在原始骨折线的位置选择截骨，这可以通过手术直视及术中的透视影像确定。
- 通过周围软组织的松解及对骨块直接的手法操作完成复位。在许多畸形愈合中，必须去除骨折部位的骨或骨痂才能对骨折块进行力线矫正。应尽可能去除骨或骨痂，直至骨折块之间能良好对合（技术图6D）。
- 复位完成后，打入克氏针作为临时固定（技术图6E、F）。
- 使用内植物固定。
  - 在背侧，可单独使用一块T形或π形钢板，也可使用两块2.0 mm或2.4 mm的钢板（一块置于背侧，位于Lister结节尺侧；另一块放在桡侧，位于第1、2背侧间室之间）（技术图6G、H）。
  - 掌侧则通常选用一块T形钢板。
  - 钢板固定完成之后，拔除临时固定的克氏针。
- 整个手术过程应在透视监控下完成，以确保合适的截骨部位、正确的力线及内植物放置的位置。
- 按前述方法松止血带、止血、关闭伤口及掌侧石膏托固定。

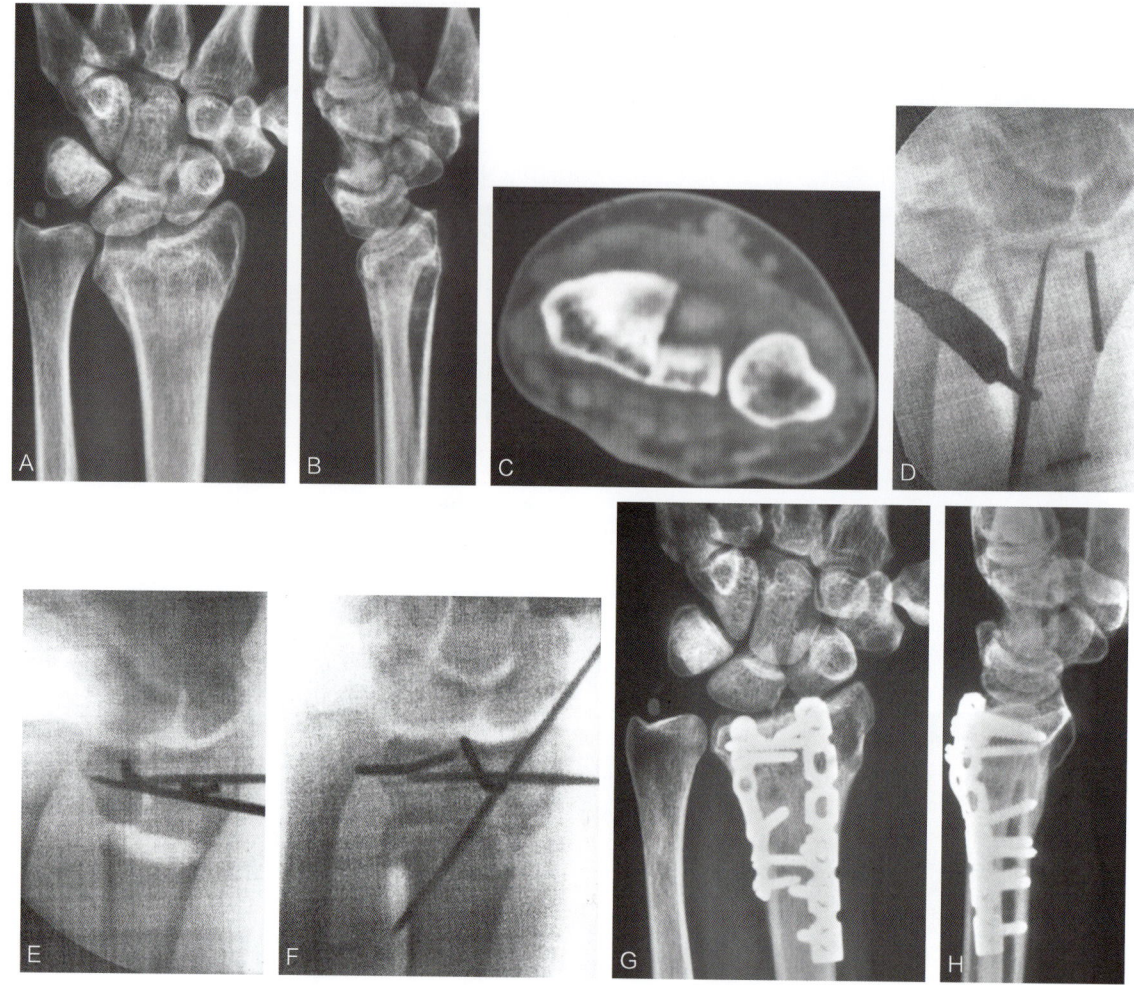

技术图6 A～C. 显示一个关节内向背侧成角的畸形愈合病例的正位、侧位及CT图像。D. 透视下使用小号的骨膜剥离器对骨块进行复位。E、F. 术中透视影像显示临时复位及固定。G、H. 最终的钉板系统固定图像（版权：Diego Fernandez, MD, PhD）。

要点与失误防范

术前计划	• 不完整的术前计划会在手术过程中增加不确定性和犹豫。这将会增加手术时间和挫败感，并且降低手术的满意程度。 • 制订一详细的术前计划会增加手术的效率和效果。
关节外畸形愈合	• 对于骨量较差的患者骨块的手法复位更显困难。 • 使用一牵张器或小的外固定支架将极大地便于对位对线和固定临时骨块。 • 将两牵张器置于两垂直平面（例如一个在背侧，另一个直接在桡侧）有助于帮助获得对位对线。 • 在复位成角畸形的基础上再恢复桡骨高度会更加困难（比如，同时延长背侧和掌侧的皮质）。 • 使用掌侧入路背侧成角的畸形愈合的截骨过程中最难的部分在于重新将骨头对位对线。 • 扩展的桡侧腕屈肌切口显露可以允许将背侧骨膜和肱桡肌做Z字延长，两者都为了便于将桡骨重新对位对线。
关节内畸形愈合	• 处理小关节骨折块将十分困难。 • 每一骨折块都可通过使用一克氏针撬拨重新对位对线。 • 当初始骨折线十分清晰可见时，关节截骨是十分简单的。 • 一旦确诊关节内畸形愈合，尽量在伤后3个月内处理。

术后处理

- 应鼓励患者在术后立即开始手指及前臂的主动及辅助主动的运动、可减轻肿胀的手指活动及肢体主动提拿轻物的练习。
- 以往用的石膏小夹板已被矫形塑料支具替代，一般在术后2周拆除。
- 患者在术后4～6周逐步去除固定的支具，并开始腕关节主动及辅助主动的练习。
- 在影像学上出现早期的骨折愈合征象之前，应限制肢体强度及力量的操练。
- 当出现临床及影像学的骨折牢固愈合征象后，方可解除对肢体活动的所有限制。

预后

- Fernandez的文章描述了背侧截骨加带骨皮质的骨松质植骨，同时联合[1]或不联合[2]Bowers下尺桡关节成形术的结果，确定了这种技术对于改善有症状的桡骨远端畸形愈合患者肢体功能的价值。
  - 他报道患者的优良率分别为80%及75%。他还注意到，良好的预后有赖于桡腕关节及腕骨间关节没有退行性变的发生，并且患者在截骨矫形手术前具有良好的腕关节活动度。
  - 仔细制订术前计划及使用带骨皮质的骨松质骨块进行结构性植骨，并非就能获得预期的矫正结果[12]。
  - 不愈合、复位丢失及其他主要的并发症未见于此系列的报道中。
- Jupiter和Ring[5]的报道显示早期矫正桡骨远端的畸形能缩短残疾的周期，不增加并发症的发生率。同时，运用锁定钢板结合自体骨松质植骨的结果和使用带骨皮质的骨松质植骨同样可靠[9]。
  - 不愈合、复位丢失及其他主要的并发症未见于此系列的报道中。
- 其他一些文章也证明了掌侧截骨治疗背侧移位骨折的安全性及疗效[4,6]。
- Shea等[10]证明了截骨矫正术治疗掌侧关节外畸形愈合的安全性及疗效。
- Fernandez等[3]证明了截骨矫正术治疗关节外桡偏畸形愈合的安全性及疗效。
- 另外一些文献报道证明了关节内截骨的安全性及疗效[7,8,11]。

并发症

- 骨不愈合。
- 力线丢失。
- 固定失效。
- 感染。
- 伤口问题。
- 神经损伤。

（刘衍哲　译，贾亚超　审校）

参考文献

[1] Fernandez DL. Correction of post-traumatic wrist deformity in adults by osteotomy, bone grafting, and internal fixation. J Bone Joint Surg Am 1982;64(8):1164-1178.

[2] Fernandez DL. Radial osteotomy and Bowers arthroplasty for malunited fractures of the distal end of the radius. J Bone Joint Surg 1988;70(10):1538-1551.

[3] Fernandez DL, Capo JT, Gonzalez E. Corrective osteotomy for symptomatic increased ulnar tilt of the distal end of the radius. J Hand Surg Am 2001;26(4):722-732.

[4] Henry M. Immediate mobilisation following corrective osteotomy of distal radius malunions with cancellous graft and volar fixed angle plates. J Hand Surg Eur Vol 2007;32:88-92.

[5] Jupiter JB, Ring D. A comparison of early and late reconstruction of the distal end of the radius. J Bone Joint Surg 1996;78(5):739-748.

[6] Malone KJ, Magnell TD, Freeman DC, et al. Surgical correction of dorsally angulated distal radius malunions with fixed angle volar plating: a case series. J Hand Surg Am 2006;31(3):366-372.

[7] Marx RG, Axelrod TS. Intraarticular osteotomy of distal radial malunions. Clin Orthop Relat Res 1996;(327):152-157.

[8] Ring D, Prommersberger KJ, Gonzalez del Pino J, et al. Corrective osteotomy for intra-articular malunion of the distal part of the radius. J Bone Joint Surg Am 2005;87(7):1503-1509.

[9] Ring D, Roberge C, Morgan T, et al. Osteotomy for malunited fractures of the distal radius: a comparison of structural and structural autogenous bone grafts. J Hand Surg Am 2002;27(2):216-222.

[10] Shea K, Fernandez DL, Jupiter JB, et al. Corrective osteotomy for malunited, volarly displaced fractures of the distal end of the radius. J Bone Joint Surg Am 1997;79(12):1816-1826.

[11] Thivaios GC, McKee MD. Sliding osteotomy for deformity correction following malunion of volarly displaced distal radial fractures. J Orthop Trauma 2003;17:326-333.

[12] von Campe A, Nagy L, Arbab D, et al. Corrective osteotomies in malunions of the distal radius: do we get what we planned? Clin Orthop Relat Res 2006;450:179-185.

第34章 经皮内固定治疗急性舟骨骨折
Percutaneous Fixation of Acute Scaphoid Fractures

Peter J.L. Jebson, Jane S. Tan, and Andrew Wong

定义
- 舟骨位于腕骨近排,并且是近排腕骨和远排腕骨间的重要铰链,是腕骨骨折的最常见部位,其骨折发生率占急诊患者的1/100 000[17]。
- 舟骨骨折主要受伤机制为跌倒撑地,也见于腕部被动掌曲位[16]或屈腕时轴向负荷过大(例如拳击)[14,26]。
  - 在美国每年有345 000例舟骨骨折。

解剖
- 舟骨三维结构复杂,其外形曾被描述为"扭转的花生"[8],解剖学上舟骨被分为近极、腰部和远极。
- 舟骨的结构和性别有关。男性舟骨通常较女性更长、更宽。此外,目前商业化可用的普通螺钉的直径都比女性舟骨近极直径粗[13]。
- 舟骨和桡骨、月骨、头骨、大多角骨和小多角骨相关节,其表面几乎为透明软骨覆盖。这种特征的临床意义包括置入克氏针或螺钉时对关节的干扰,其血供较差,缺乏骨膜。
  - 由于没有骨膜,舟骨骨折的愈合为一期骨愈合,愈合过程中只有少量骨痂形成,在愈合早期生物力学强度差[23]。
  - 桡动脉的分支通过2条途径进入舟骨提供血供[7]:
    - 由舟骨背侧嵴进入的背侧支是主要的血供来源,占全部血供的70%~80%,包括整个近极(通过骨内返支)。
    - 由舟骨结节进入的掌侧支提供远极的血供,占所有血供的20%~30%。
- 由于血液供应比较脆弱,舟骨腰部或近极骨折后骨不连发生率较高,舟骨近极可能发生缺血性坏死。

发病机制
- 典型的发病机制为青年人跌倒,腕部撑地。
  - 研究表明,损伤过程中腕关节背伸超过95°并且桡偏超过10°会导致舟骨和桡骨远端撞击,从而发生骨折。
  - 腕关节被动掌侧屈曲,如拳击打物体时,也可能造成舟骨骨折[14,26]。
- 腰部骨折占70%~80%,近极骨折占10%~20%,远极和舟骨结节骨折占5%。
- 儿童舟骨骨折多见于远极[2]。
  - 尽管罕见,舟月韧带损伤常常伴发于舟骨骨折[15,22,28,31]。

自然病程
- 尚无有关未治疗的舟骨骨折的自然病程的文献报道[16],一些回顾性研究显示如果舟骨骨不连,则损伤后10年内会发生特定类型的腕关节关节炎[19,21]。
- 未诊断、未治疗或治疗不当的舟骨骨折有较高的骨不连和继发性腕关节不稳发生率。
- 近极骨折骨不连概率最高,其次为腰部骨折。
- 在不稳定型舟骨骨折,近端骨折块所受的伸展应力(来自长桡月韧带和桡舟头韧带)和远端骨折块所受的屈曲应力导致舟骨的屈曲("驼背")畸形。
  - 缺少了舟骨的支持,腕关节出现不稳定,最常见的是近排腕骨背伸不稳定(DISI),后者最终导致腕关节炎。
- 舟骨腰部骨折后骨不连的发生率为5%~10%[18]。

病史和体格检查
- 急性或亚急性舟骨骨折患者的临床症状包括腕关节桡侧疼痛、肿胀,以及腕关节活动受限,尤其是背伸活动时。
- 典型的体征包括:
  - 腕关节桡背侧肿胀。
  - 背侧第1和第3伸肌间室之间(鼻烟窝)的压痛。
  - 舟骨远端结节压痛。

- 腕关节轴向压痛（舟骨挤压试验）。
- 急性期在腕关节掌桡侧会有肿胀和瘀斑。

影像学和其他诊断性检查

- 疑似舟骨骨折的影像学检查应包括腕关节正位片、侧位片、斜位片和舟骨特定角度位置片。
  - 正位片可以显示舟骨近极。
  - 半旋前位摄片可显示舟骨的腰部和远端极。
  - 半旋后位摄片可显示舟骨的背侧嵴。
  - 侧位摄片可显示腰部骨折、骨折的移位和成角情况以及腕骨的排列情况。
  - 舟骨特定角度位置片是腕关节尺偏正位摄片。此摄片方法可伸展舟骨，从而获得舟骨的完整影像。
- 不稳定性舟骨骨折的诊断标准是：
  - 移位超过1 mm。
  - 成角移位＞10°。
  - 粉碎性骨折。
  - 桡月角＞15°。
  - 舟月角＞60°。
  - 舟骨内角＞35°。
- CT扫描有助于诊断急性舟骨骨折及评估是否存在骨不连。应对矢状面和冠状面做1 mm的薄层扫描。
- MRI有助于诊断舟骨隐匿性骨折，结合钆造影检查可用来评估舟骨近极的血运及有无缺血性坏死的发生。MRI显示未见骨折的骨挫伤，在2%的病例中作为隐匿性骨折的最终结果[27]。
- 放射性核素锝扫描诊断舟骨隐匿性骨折的敏感度为100%，但是缺乏特异性，并且于伤后48小时具有最佳效果。

鉴别诊断

- 舟月损伤。
- 腕关节扭伤。
- 腕关节软组织挫伤。
- 其他腕骨骨折。
- 桡骨远端骨折。

非手术治疗

- 保守治疗（使用特殊的石膏固定）适用于舟骨远极无移位的急性（不超过4周）骨折。无移位的急性舟骨腰部骨折的最佳治疗方法（石膏固定或手术治疗）存有争议。
- 使用石膏固定时，有关固定的位置、范围和时间尚无共识[4]。
  - 临床研究表明固定拇指是无益的，腕关节固定的位置对于骨折的愈合率亦无影响。
  - 研究亦表明长臂石膏或短臂石膏固定骨折的愈合率没有差别，但是Gellman等[9]的小样本研究最初使用长臂石膏固定，骨折愈合时间较快并且骨不连和延迟愈合的发生率较低。
- 通常石膏固定的时间为远极骨折6周，腰部无移位骨折则需10～12周。
  - 需行连续摄片检查明确有无骨折线的模糊和骨小梁跨越骨折区域来确定骨折的愈合情况[6]。
- 如对骨折的愈合情况难以判断，可使用CT扫描来确诊。

手术治疗

- 手术治疗适用于不稳定或移位的骨折（见前述标准），并且治疗延误的患者[20]。
- 经皮内固定的适应证如下：
  - 舟骨腰部无移位骨折。
  - 舟骨腰部移位骨折。
  - 舟骨近极骨折。
- 舟骨骨折经皮内固定可以在透视辅助下行掌侧或背侧入路[3, 11, 12]。可使用背侧关节镜入路辅助复位固定（AARF），可以在直视下进行骨折的复位和稳定[23-25]。
  - 不管使用哪种技术，螺钉应沿舟骨中央1/3或中轴线置入，以提供最好的稳定性和固定强度，这有助于改善骨折对位和加速骨折的愈合[1,29,30]。

术前计划

- 仔细复习所有影像学检查，明确骨折部位和舟骨的大小，两者都会影响内固定的选择。
- 使用X线片来评估所需的螺钉长度。
  - 当计划使用内固定时必须考虑到女性舟骨较小的因素，因为目前大部分商用无头螺钉都比她们的舟骨近极要大[13]。
- 所需的设备包括：
  - 便携式微型透视设备。
  - 克氏针。
  - 空心无头加压螺钉。
  - 腕关节镜设备以进行关节镜辅助复位固定（AARF）。

体位

- 患者仰卧位，肩关节外展90°，患肢置于透X线手外科手术台上。
- 上臂使用气囊止血带。
- 便携式透视设备位于手外科手术台的尾部。

背侧关节镜辅助复位固定

无移位的舟骨腰部或近极骨折

- 正确放置患肢以获得腕关节的正位影像。
- 在透视引导下,轻柔地旋前腕关节直到舟骨呈现椭圆形柱状,提示舟骨的近极和远极对位良好。
- 屈曲腕关节约45°直到舟骨的透视影像呈环状,环的中心便是舟骨的中轴线(技术图1)。
- 使用14号的血管套管作为导针导向器,将0.045 in (1.14 mm)的克氏针经套管沿舟骨中轴线打入舟骨近极,透视确定导针的位置[24,25]。
- 沿舟骨的中轴线将导针打入,注意保持腕关节于屈曲位以避免导针弯曲。
- 将导针经大多角骨穿出直到导针的尾部越过桡腕关节,便于伸直腕关节做关节镜检查。
- 使用透视确定导针的位置正确。
- 使用诊断性关节镜来评估伴随损伤,并且评估骨折复位的情况[24,25]。
  - 使用桡侧腕中入口来评估舟骨骨折复位的准确程度。
  - 第3~4和第4~5伸肌间室入口用来评估桡腕韧带和腕骨间韧带的完整性。
- 通过中腕入口评估骨折复位的准确性。
- 通过3-4及4-5入口评估桡腕关节及腕骨间韧带完整性。
- 使用指套垂直悬吊手部,并施加10磅的牵引力牵拉桡腕及中腕关节。
- 在每个入口处做小的纵行切口,使用血管钳做钝性分离至关节囊,使用钝性套管穿入关节囊。
- 去除牵引装置以置入螺钉。
- 调整腕关节的位置获得其环形透视影像,保持腕关节于屈曲位。
- 由掌侧向背侧垂直于骨折线打入导针,避免导针的末端穿透舟骨远端皮质(技术图2A~C)。
- 平行并紧邻第1根导针插入一根同样长度的导针至舟骨近端,露出皮外的导针长度便是舟骨的长度。
- 所需螺钉的长度应比测得的舟骨长度短至少4 mm。
- 在导针周围做一个小的纵行皮肤切口,钝性分离至关节囊,仔细地牵开拇长伸肌腱和指总伸肌腱。
- 使用空心钻扩髓至远端皮质下方2 mm处,扩髓过深会影响螺钉拧入时的加压作用。
- 拧入合适长度(至少比测得的舟骨长度短4 mm)的Acutrak 2号或微型Acutrak 2号螺钉(Acumed, Beaverton, OR),或其他无头加压螺钉,螺钉头部应位于远端骨面下方1~2 mm处。
  - 螺钉头部不能穿透远端关节面,螺钉尾部应在近端关节面下方2 mm处(技术图2D、E)。
- 透视确定螺钉位置和骨折复位良好,螺钉应沿舟骨中轴入,如有疑问,可使用关节镜检查确定螺钉完全埋于舟骨内部。
  - 第3、第4伸肌间室入路和桡侧腕中入路是确定骨折复位和腕中关节损害最小的入路。

移位的舟骨腰部骨折

- 垂直舟骨长轴经皮向远、近端骨折块各打入一根直径0.062 in(1.57 mm)的光滑克氏针做撬拨复位(技术图3A、B)。
- 腕关节的体位如前所述。
- 从近端背侧向远端骨折块中轴打入Acutrak 2号螺钉导针。
  - 导针穿透远端骨折块并从掌侧皮肤穿出,然后从掌侧拔出导针直到导针只是位于远端骨折块内(技术图3C)[24,25]。
- 使用撬拨克氏针复位近端骨折块。

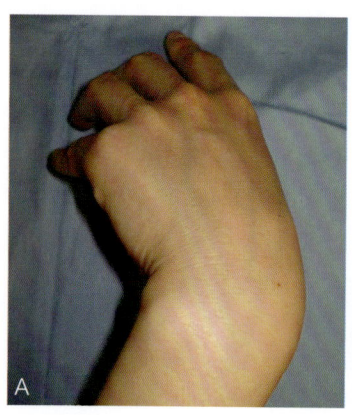 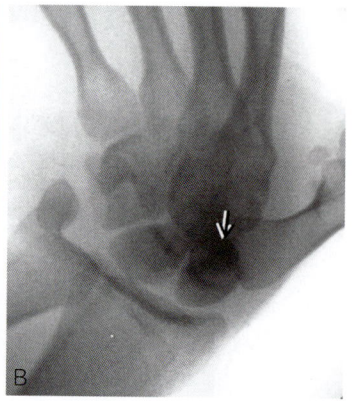

技术图1 舟骨圆环征提示舟骨的中轴线,后者对于准确置入空心加压螺钉非常关键。A、B. 腕关节处于屈曲旋前位,直到舟骨的透视影像呈环状(箭头)。沿环的中心打入0.045 in(1.14 mm)的导针。

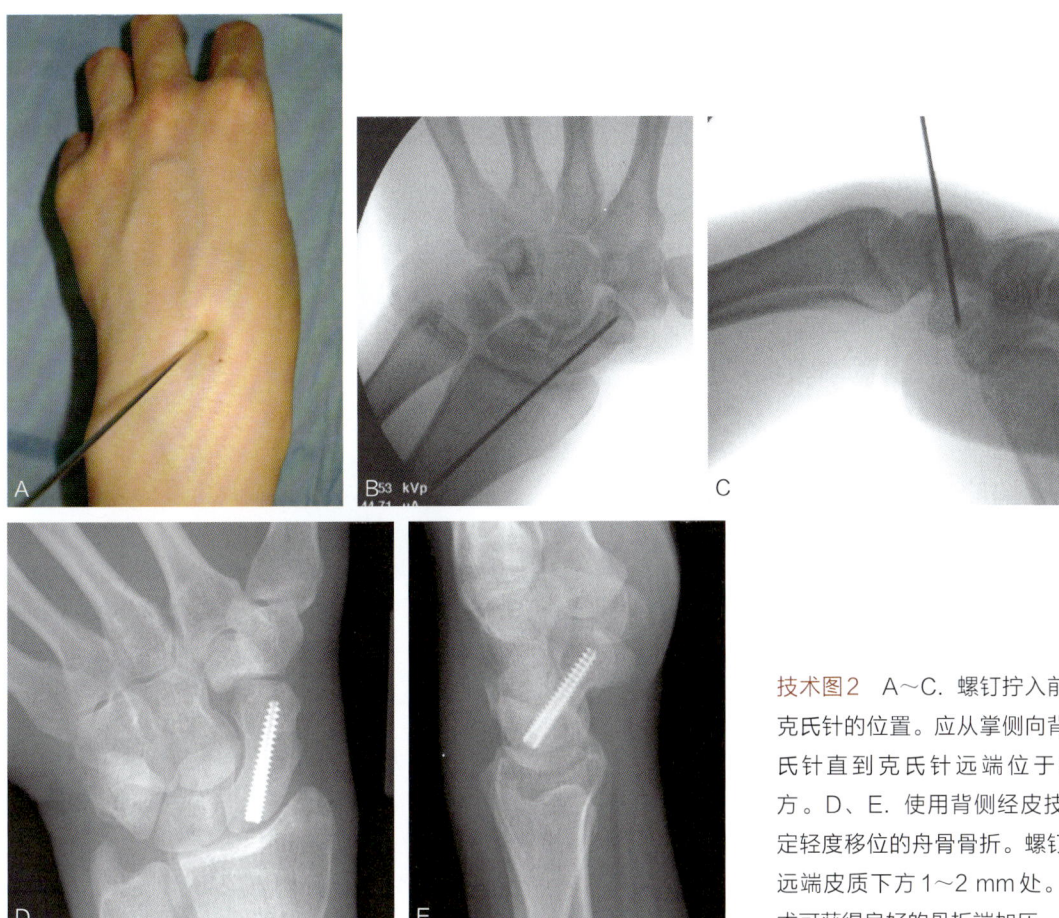

技术图2 A~C. 螺钉拧入前，应改变克氏针的位置。应从掌侧向背侧打入克氏针直到克氏针远端位于软骨面下方。D、E. 使用背侧经皮技术螺钉固定轻度移位的舟骨骨折。螺钉头部位于远端皮质下方1~2 mm处。使用该技术可获得良好的骨折端加压。

- 一旦骨折复位，将中轴克氏针从掌侧向背侧打入至近端骨折块进行固定（技术图3D）[24,25]。
- 将导针向背侧拔出直到其远端位于远端关节面软骨下骨处，可使用前述的方法测量所需螺钉的长度。
- 平行导针打入另一根0.045 in（1.14 mm）的克氏针以防止扩髓及螺钉拧入时发生骨折块的旋转。
  - 使用透视确认螺钉拧入时和拧入后骨折复位良好，然后拔除所有的克氏针。

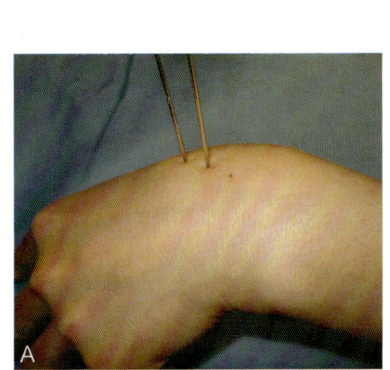
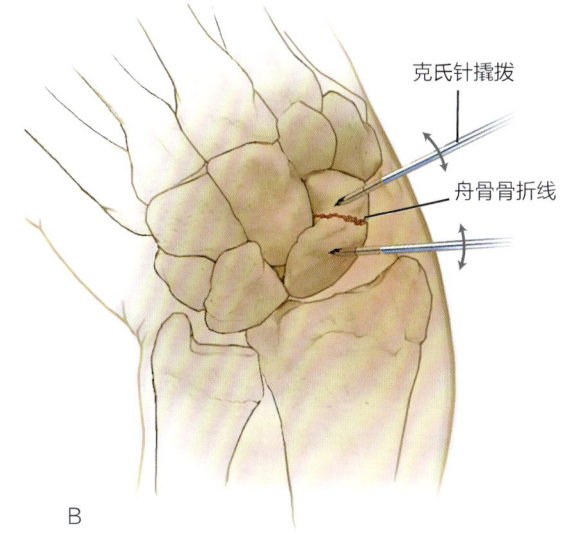

技术图3 A. 使用克氏针撬拨复位移位的舟骨腰部骨折。B. 克氏针撬拨技术复位骨折。

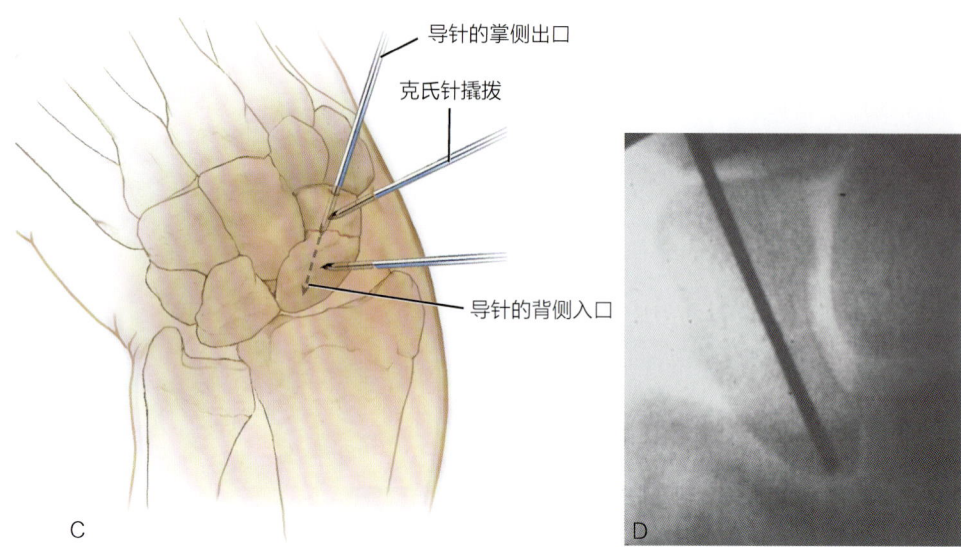

技术图3（续） C. 将导针向掌侧拨出直到其仅位于远端骨折块内。D. 将导针从掌侧向背侧打入固定近端骨折块。

掌侧经皮固定

- 患者仰卧位，肩关节外展，前臂旋后。背伸尺偏腕关节以便于显露舟骨远极[12]。
- 正确放置便携式透视机以便术中进行腕关节正侧位透视，定位舟骨结节。
- 于舟骨结节表面做小的纵行切口，钝性分离软组织至舟骨大多角骨关节。
- 在透视引导下，向Lister结节方向指向舟骨近极中心，于舟骨结节打入克氏针（技术图4）。
  - 可部分切除大多角骨掌侧嵴以便于导针置入的正确进针点和方向。
  - 另一种方法是直接经过大多角骨向舟骨远极打入克氏针[11]。
- 将导针打入至其尖端位于舟骨近极的软骨下骨平面。
- 紧邻并平行第1根导针向舟骨远极插入另1根相同长度的导针，皮外导针的长度便是舟骨的长度。
- 将测得的舟骨长度减去4 mm便是所需螺钉的长度。
- 使用空心钉扩孔钻处理邻近皮质。
- 置入适当长度的Acutrak 2或迷你Acutrak 2螺钉（或其他可以选用的螺钉），去除导针，透视确认螺钉长度及骨折复位情况。

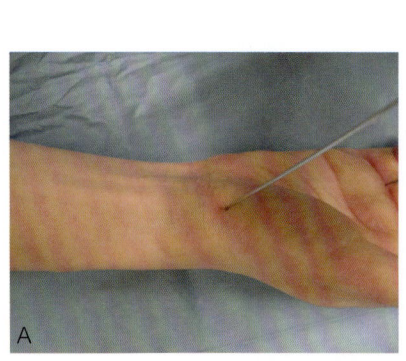
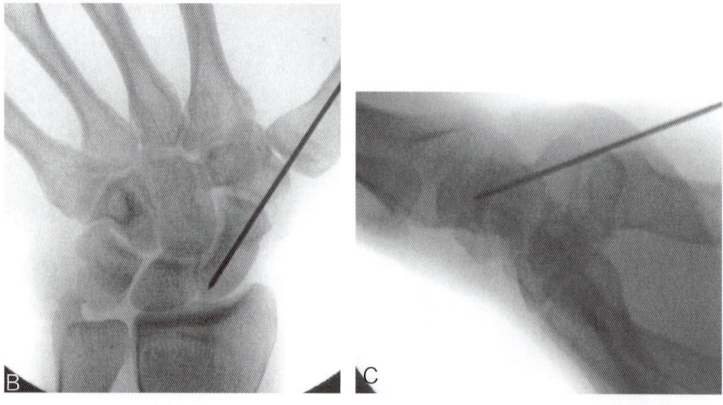

技术图4 A～C. 使用经皮掌侧固定时，导针应于舟骨大多角骨关节打入舟骨近极。导针应沿Lister结节方向打入。

要点与失误防范

背侧技术

背侧结构的损伤	• 钝性分离关节囊,减小损伤风险。
导针位置不佳	• 旋前屈曲手腕直到显示圆环征。圆环征中央是插入导针的位置。
螺钉穿透	• 选择螺钉比实际测量的舟骨长度要短4 mm。 • 常见错误是螺钉过长以至于压缩骨折块。 • 透视确认导针位于中央位置。
复位不稳定骨折	• 克氏针作为撬棒进行复位。 • 如果骨折不稳定,在扩髓和置入螺钉之前应当置入一去旋转的克氏针。
极小近极骨折	• 使用微型Acutrak 2号螺钉避免近端粉碎性骨折。

掌侧技术

掌侧结构损伤	• 钝性分离至舟骨,减小损伤风险。
导针位置不佳	• 舟骨远极的舟骨结节中央进针处可能会被大多角骨阻挡。 • 部分掌侧大多角骨可以被切开以获得导针正确的进针起点和行径路线,或者导针可以穿过大多角骨。
螺钉穿透	• 选择螺钉比实际测量的舟骨长度要短4 mm。 • 使用透视确定导针位于正中。

术后处理

- 术后使用前臂支具固定腕关节,应允许拇指和其他手指可进行不受限制的活动。
- 应告知患者抬高患肢和进行手指活动的重要性。
- 术后2周拆除缝线,使用可拆除的支具继续固定。如固定坚强、骨折稳定、骨量好,则可以开始腕关节的活动锻炼。
  ○ 如果患者的依从性不好、骨折不稳定或固定不理想,则应使用短臂石膏固定至少6周。
- 术后2周、6周、12周及24周复查X线片。
- X线片检查确认骨折愈合后可弃用支具(或石膏)。如无法确定骨折的愈合情况,可使用CT扫描来确定。
- 术后3个月方可开始无保护的剧烈活动或接触性体育运动。
  ○ 带支具的接触性体育活动可以很快开始,取决于运动种类、参与者的体位和固定的质量。

预后

- 现代经皮固定技术的临床效果非常良好,和保守治疗相比,允许较早地进行腕关节活动及恢复运动,患者满意率较高[3,5,11,12,23,24,32]。
  ○ 外科手术入路(掌侧或背侧经皮克氏针内固定)不影响临床和功能结果[11]。中短期随访提示,使用大多角骨入路不会引发有症状的舟骨大多角骨关节炎[10]。
- 早期活动可避免肌肉萎缩和关节僵硬等并发症。
- 和传统开放手术相比,经皮固定技术可减少软组织的损伤[32]。
- 最近的连续27例患者的骨折愈合率(使用CT扫描确认)达100%。骨折的平均愈合时间为12周,1例近极骨折发生延迟愈合[24]。

并发症

- 经皮固定技术的并发症较少,可减少切开复位内固定可能导致的腕关节韧带损伤以及损伤舟骨背侧血运等并发症。
- 可能的并发症包括[25]:
  ○ 骨不连。
  ○ 骨折畸形愈合。
  ○ 桡神经背侧感觉支损伤。
  ○ 伸肌腱损伤。
  ○ 感染。
  ○ 技术相关问题:螺钉穿透,螺钉位置不正确,导针弯曲或断裂。
  ○ 使用掌侧入路经皮空心螺钉固定时,可能磨损大多角骨以及发生螺钉头部刺激症状[32]。

(刘衔哲 译,贾亚超 审校)

参考文献

[1] Adams BD, Blair WF, Reagan DS, et al. Technical factors related to Herbert screw fixation. J Hand Surg Am 1988;13(6):893-899.

[2] Amadio PC, Moran SL. Fractures of the carpal bones. In: Green D, Hotchkiss R, Pederson WC, eds. Green's Operative Hand Surgery, ed 5. Philadelphia: Churchill Livingstone, 2005:711-740.

[3] Bond CD, Shin CA. Percutaneous cannulated screw fixation of acute scaphoid fractures. Tech Hand Up Extrem Surg 2000;4:81-87.

[4] Burge P. Closed cast treatment of scaphoid fractures. Hand Clin 2001;17:541-552.

[5] Chen AC, Chao EK, Hung SS, et al. Percutaneous screw fixation for unstable scaphoid fractures. J Trauma 2005;59:184-187.

[6] Dias JJ, Taylor M, Thompson J, et al. Radiographic signs of union of scaphoid fractures: an analysis of inter-observer agreement and reproducibility. J Bone Joint Surg Br 1988;70:299-301.

[7] Gelberman RH, Menon J. The vascularity of the scaphoid bone. J Hand Surg Am 1980;5:508-513.

[8] Gelberman RH, Wolock BS, Siegel DB. Fractures and non-unions of the carpal scaphoid. J Bone Joint Surg Am 1989;71A:1560-1565.

[9] Gellman H, Caputo RJ, Carter V, et al. Comparison of short and long thumb-spica casts for non-displaced fractures of the carpal scaphoid. J Bone Joint Surg Am 1989;71(3):354-357.

[10] Geurts G, van Riet R, Meermans G, et al. Incidence of scaphotrapezial arthritis following volar percutaneous fixation of nondisplaced scaphoid waist fractures using a transtrapezial approach. J Hand Surg Am 2011;36(11):1753-1758.

[11] Gürbüz Y, Kayalar M, Bal E, et al. Comparison of dorsal and volar percutaneous screw fixation methods in acute Type B scaphoid fractures. Acta Orthop Trauma Tur 2012;46(5):339-345.

[12] Haddad FS, Goddard NJ. Acute percutaneous scaphoid fixation. A pilot study. J Bone Joint Surg Br 1998;80(1):95-99.

[13] Heinzelmann AD, Archer G, Bindra RR. Anthropometry of the human scaphoid. J Hand Surg 2007;32(7):1005-1008.

[14] Horii E, Nakamura R, Watanabe K, et al. Scaphoid fracture as a "puncher's fracture." J Ortho Trauma 1994;8:107-110.

[15] Jørgsholm P, Thomsen NO, Björkman A, et al. The incidence of intrinsic and extrinsic ligament injuries in scaphoid waist fractures. J Hand Surg 2010;35(3):368-374.

[16] Kerluke L, McCabe SJ. Nonunion of the scaphoid: a critical analysis of recent natural history studies. J Hand Surg Am 1993;18(1):1-3.

[17] Kozin SH. Incidence, mechanism, and natural history of scaphoid fractures. Hand Clin 2001;17:515-524.

[18] Leslie IJ, Dickson RA. The fractured carpal scaphoid. Natural history and factors influencing outcome. J Bone Joint Surg Br 1981;63-B(2): 225-230.

[19] Mack GR, Bosse MJ, Gelberman RH, et al. The natural history of scaphoid nonunion. J Bone Joint Surg Am 1984;66(4):504-509.

[20] Martus JE, Bedi A, Jebson PJ. Cannulated variable pitch compression screw fixation of scaphoid fractures using a limited dorsal approach. Tech Hand Upper Ext Surg 2005;9:202-206.

[21] Ruby LK, Stinson J, Belsky MR. The natural history of scaphoid non-union: a review of fifty-five cases. J Bone Joint Surg Am 1985;67(3):428-432.

[22] Schädel-Höpfner M, Junge A, Böhringer G. Scapholunate ligament injury occurring with scaphoid fracture—a rare coincidence? J Hand Surg Br 2005;30:137-142.

[23] Slade JF III, Dodds SD. Minimally invasive management of scaphoid nonunions. Clin Orthop 2006;445:108-119.

[24] Slade JF III, Gutow AP, Geissler WB. Percutaneous internal fixation of scaphoid fractures via an arthroscopically assisted dorsal approach. J Bone Joint Surg Am 2002;84:21-36.

[25] Slade JF III, Jaskwhich D. Percutaneous fixation of scaphoid fractures. Hand Clin 2001;17:553-574.

[26] Sutton PA, Clifford O, Davis TRC. A new mechanism of injury for scaphoid fractures: 'test your strength' punch-bag machines. J Hand Surg Eur Vol 2010;35(5):419-420.

[27] Thavarajah D, Syed T, Shah Y, et al. Does scaphoid bone bruising lead to occult fractures? A prospective study of 50 patients. Injury 2011;42:1303-1306.

[28] Thomsen L, Falcone MO. Lesions of the scapholunate ligament associated with minimally displaced or non-displaced fractures of the scaphoid waist. Which incidence? Chir Main 2012;31:234-238.

[29] Trumble TE, Clarke T, Kreder HJ. Non-union of the scaphoid. Treatment with cannulated screws compared with treatment with Herbert screws. J Bone Joint Surg Am 1996;78(12):1829-1837.

[30] Trumble TE, Gilbert M, Murray LW, et al. Displaced scaphoid fractures treated with open reduction and internal fixation with a cannulated screw. J Bone Joint Surg Am 2000;82(5):633-641.

[31] Wong TC, Yip TH, Wu WC. Carpal ligament injuries with acute scaphoid fractures: a combined wrist injury. J Hand Surg Br 2005;30:415-418.

[32] Yip HS, Wu WC, Chang RY, et al. Percutaneous cannulated screw fixation of acute scaphoid waist fracture. J Hand Surg Br 2002;27(1):42-46.

第35章 切开复位内固定治疗舟骨骨折

Open Reduction and Internal Fixation of Scaphoid Fractures

Asheesh Bedi, Peter J.L. Jebson, and Levi Hinkelman

定义

- 舟骨骨折是最常见的腕骨骨折,占所有急诊就诊患者的1/100 000[15]。
- 舟骨骨折最常见的原因是跌倒撑地损伤,其次为被动掌曲位[20]或屈腕时的轴向应力,比如拳击[12]。
- 舟骨骨折后骨不连或近极缺血性坏死会导致严重的病损,并且有较高的腕关节炎发生率[18,21,25]。
- 由于舟骨解剖复杂并且血运薄弱,对其行切开复位内固定具有一定的技术难度[25]。

解剖

- 舟骨具有复杂的三维几何形态,像"扭转的花生"。舟骨可分为近极、腰部和远极。
- 舟骨是连接前臂和远排腕骨的桥梁,对于维持正常的腕关节活动具有关键性作用。
- 舟骨表面超过70%的面积为关节软骨,和桡骨的舟骨窝、月骨、头状骨、大多角骨和小多角骨相关节。
- Gelberman和Menon[8]描述了舟骨的血液供应,其主要血液来自桡动脉,后者通过2个主要分支进入舟骨:
  - 由背侧嵴进入的背侧支是主要的血供来源,占70%~80%,通过骨内返支供应整个近极。
  - 由舟骨结节进入的掌侧支供应其余的20%~30%,主要是舟骨远极和结节部。
- 舟骨腰部或近极骨折后,骨内返支血管容易受损,故近极具有较高的缺血性坏死风险。
- 由于血供薄弱,舟骨骨折的愈合几乎全部为一期愈合,很少有骨痂形成。
- 舟骨骨折内固定时应综合考虑舟骨的大小、形状及血供特征仔细操作。舟骨的大小和性别有关,男性舟骨通常比女性舟骨更大更宽。此外,商用螺钉的直径通常比女性舟骨近极直径要粗[11]。

发病机制

- 舟骨骨折常见于年轻活跃男性患者,多为跌倒上肢撑地损伤[15]。
- 当腕关节背屈超过95°同时桡偏超过10°时,桡骨远端撞击舟骨导致其骨折[15]。
- 骨折还可发生于被动掌曲位[20]或屈腕时的轴向应力,比如拳击[12]。
- 骨折大多数发生于腰部,近极骨折占10%~20%。
- 近极骨折有较高的骨不连、延迟愈合和缺血性坏死发生率。
- 儿童舟骨骨折少见,好发于远极。

自然病程

- 未治疗或治疗不当的舟骨骨折有较高的骨不连发生率。舟骨骨折骨不连的发生率为5%~10%,但是非手术治疗的腰部或近极移位骨折骨不连风险显著上升。
- 有关舟骨骨不连的自然病程存在争议,但是通常认为舟骨骨不连可以导致进行性的桡腕关节以及腕中关节炎[8,9,14,17,18,21,25]。
- 如果发生舟骨骨不连,舟骨远极会出现屈曲导致舟骨弓背畸形。舟骨完整性的破坏会导致腕关节不稳定和生物力学异常,最常见的类型是近排腕骨背伸不稳定(DISI)。
  - 继发于不稳定性舟骨骨不连的腕关节不稳定和继发性关节炎被称为SNAC腕(舟骨骨不连进展期塌陷性腕关节炎)[14,21]。
  - 在SNAC腕中,腕关节的高度丢失伴有头状骨向近端移位、舟骨屈曲及旋前、继发性腕中关节炎[21]。
- 舟骨骨不连的风险因素包括[17]:
  - 诊断或治疗延误。
  - 固定不充分。

- 近极骨折。
- 早期以及进行性骨折移位。
- 粉碎性骨折。
- 伴有其他腕关节损伤(如月骨周围损伤)。

病史和体格检查

- 舟骨骨折常见于年轻活跃成年患者,多为跌倒患肢撑地损伤。患者主诉腕关节桡侧疼痛。
- 典型阳性体征包括:
  - 腕关节桡背侧肿胀。
  - "鼻烟窝"压痛。
  - 舟骨结节处压痛。
  - 腕关节轴向压痛(舟骨挤压试验)。
- 舟骨骨折可能是腕关节大弓损伤的一个部分。
  - 检查者应仔细检查整个腕关节有无疼痛及肿胀。
  - 仔细阅读X线片明确有无如经舟骨月骨骨折脱位相关的韧带损伤或腕中关节连续性中断。

影像学和其他诊断性检查

- 对于疑似舟骨骨折患者应常规做以下X线片检查:腕关节正位、斜位、侧位以及舟骨特殊位置。
  - 腕关节正位可显示舟骨近极。
  - 腕关节半旋前斜位片可最佳显示舟骨腰部和远极。
  - 腕关节半旋后斜位片显示舟骨背侧嵴。
  - 侧位片可评估骨折成角畸形、腕骨排列以及有无腕关节不稳定。
  - 舟骨特殊位置摄片是腕关节尺偏正位片,可伸展舟骨以便显示其全貌(图1A)。
- 根据X线片判断舟骨骨折移位或不稳定的标准如下[2,9,17]:
  - 移位>1 mm。
  - 成角移位>10°。
  - 粉碎性骨折。
  - 桡月角>15°。
  - 舟月角>60°。
  - 舟骨内角>35°。
- 多平面重建CT扫描可用来诊断X线片阴性的急性舟骨骨折(图1B、C)。
  - CT评估舟骨骨不连或畸形愈合最具有价值[6]。
  - 由于X线片检查缺乏可靠性,可用CT扫描来确定舟骨愈合以允许重返接触性体育活动。
- MRI检查可用来评估X线片检查阴性的疑似舟骨骨折(图1D、E)。MRI敏感性高,在伤后48小时内检查其特异性可达100%[16]。

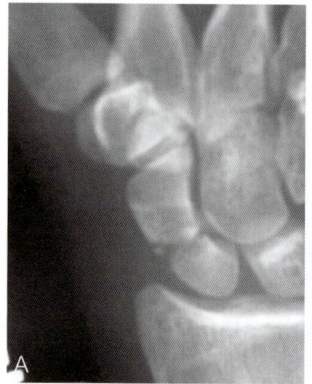
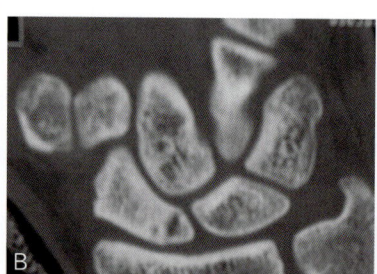
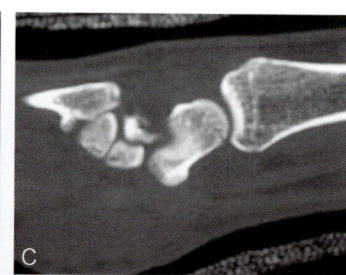
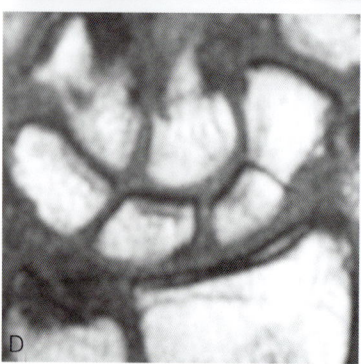
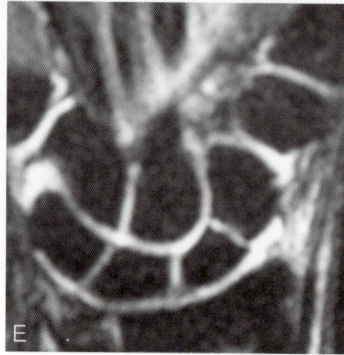

图1 A. 腕关节蝶位片显示一新鲜、移位、粉碎的舟骨骨折。B、C. 轴位和矢状位CT显示舟骨近极骨折。D、E. T1和T2加权MRI显示无移位的舟骨骨折（版权：Peter J. L. Jebson, MD）。

- MRI表现为未见骨折的骨挫伤中2%可能是隐匿性骨折[23]。
- MRI钆对照检查有助于评估舟骨近极的血运,尤其是确诊舟骨骨不连患者。
- 同位素锝骨扫描诊断舟骨隐性骨折的敏感性达100%[27],但其特异性低并且伤后即刻检查阳性率低。

鉴别诊断

- 舟月损伤。
- 腕关节扭伤。
- 腕关节挫伤。
- 其他腕骨骨折。
- 腕关节大弓损伤。
- 桡骨远端骨折。

非手术治疗

- 非手术治疗适用于无移位的舟骨腰部或远极骨折。
  - 研究表明不稳定性骨折以及舟骨近极无移位骨折保守治疗效果差,应采用手术治疗[2,4,17]。
- 有关石膏固定的方法及时间尚存在争议。笔者建议使用长臂拇人字石膏固定6周,然后使用短臂拇人字石膏继续固定直至临床检查和放射学检查(通常使用CT扫描)证实骨折愈合。
  - 临床研究表明石膏固定包括拇指或其他手指并无任何优势[2,4]。
  - 同样,腕关节固定的位置亦不影响骨折的愈合。
  - 许多研究表明,长臂石膏和短臂石膏相比,骨折的愈合率无差别。然而Gellman等[10]所做的随机前瞻性研究显示,最初阶段使用长臂石膏固定骨折愈合较快并且骨不连和骨折延迟愈合率较低。
- 非手术治疗尤其是石膏固定所带来的并发症令人关注,舟骨腰部骨折通常需长时间的石膏固定,有可能导致肌肉萎缩、僵硬、握力下降以及残留疼痛。另外,石膏固定会造成患者的不便,影响患者的日常生活。长期的石膏固定对于年轻劳动者、运动员或军人的影响更大,这类人对功能康复有较高的要求[5,19,29]。
- 如果病史及体检提示舟骨骨折而影像学检查为阴性,则应固定腕关节2周后复查X线片。如果有骨折局部可见骨吸收,腕关节疼痛和鼻烟窝压痛持续存在而影像学检查为阴性,则可做CT或MRI进一步检查[16,27]。
- 如果初诊时高度怀疑舟骨骨折,对于功能要求高的患者,比如运动员,可行MRI检查。

手术治疗

- 切开复位内固定治疗舟骨骨折的指征如下[2,17]:
  - 任何舟骨近极骨折。
  - 舟骨腰部移位、不稳定性骨折。
  - 伴有腕关节不稳定或月骨周围不稳定。
  - 伴有桡骨远端骨折。
  - 未经治疗的慢性骨折(超过3~4周)。
  - 舟骨腰部无移位稳定性骨折,患者希望避免石膏固定的并发症。对于这些情况,术前应充分告知患者,和石膏固定相比较的手术治疗的原理、风险及好处。

术前计划

- 仔细阅读所有影像学检查以明确骨折类型。
- 所需器械:
  - 便携式微型透视设备。
  - 克氏针。
  - 空心无头加压螺钉系统。笔者习惯使用Acutrak 2号或微型Acutrak 2号螺钉(Accumed, Beaverton, OR),所有可做关节面下方固定的空心钉均可使用。

体位

- 可使用全身或局部麻醉。
- 患者仰卧位,使用与肩等高的透X线手外科手术台。
- 透视设备用无菌布包裹置于手外科手术台尾部。
- 于上臂使用气囊止血带。
- 止血带充气之前静脉使用抗生素做预防治疗。
- 患肢消毒铺巾,然后使用橡皮绷带驱血后将止血带充气至250 mmHg。

入路

- 舟骨骨折的切开复位内固定可采用背侧或掌侧入路。
- 舟骨切开复位内固定可使用的入路包括:
  - 背侧开放入路[19]。
  - 掌侧开放入路。

背侧入路(笔者首选入路)

暴露

- 如果骨折移位需要复位,可将前臂旋前于腕关节背侧做2~3 cm的纵行切口,起于Lister结节近端沿第3掌骨向远端延伸(技术图1A)。
  - 如果骨折无移位,可使用较小的切口,并使用有限的关节囊切开术。
- 于伸肌支持带表面分离皮瓣。
- 紧靠Lister结节远端切开第3间室表面的伸肌支持带,仔细分离拇长伸肌腱表面的筋膜,将拇长伸肌腱轻柔地牵开,采用相同的方法切开手背筋膜。
  - 轻柔地向尺侧牵开指总伸肌腱,将桡侧腕长伸肌腱、桡侧腕短伸肌腱和拇长伸肌腱向桡侧牵开便可显露下方的桡腕关节囊(技术图1B)。
- 对于非移位骨折,在桡骨背侧缘远端,做有限关节囊横行切开。
  - 清除骨折血肿。
  - 观察舟月韧带复合体以及伴随损伤[13,22,24,28]。
- 对于移位骨折,桡腕关节囊做T形切开,纵臂位于舟月韧带复合体表面,并进一步延伸以暴露舟头关节和腕中关节桡侧面(技术图1C)。
  - Lister结节有助于定位舟月关节。
- 仔细掀起月骨、舟月韧带和舟骨近端背侧的关节囊。
  - 当掀起关节囊桡侧瓣时,应避免剥离进入舟骨腰部的背侧嵴血管。

骨折复位临时固定

- 纵向牵引示指、中指来牵开腕关节。
- 如果骨折移位,可于远近端骨折块垂直各打入一根0.045 in(1.2 mm)的克氏针做撬拨复位(技术图2A)。
  - 可通过观察桡舟关节和舟头关节的匹配情况来判断骨折的复位精度。
- 获得满意的复位后,平行置入0.045 in(1.2 mm)的克氏针做临时固定,防止骨块旋转。
  - 第1根克氏针沿舟骨中轴背尺侧打入大多角骨来增加骨折的稳定性。
  - 如果还需进一步的稳定性,可沿舟骨中轴的掌桡侧打入第2根克氏针防旋。
  - 临时固定的克氏针应不影响中轴导针的打入、扩髓及螺钉固定(技术图2B)。

置入导针

- 导针进针点位于舟月韧带起点的膜部(技术图3A、B)。
  - 对于非常靠近近端的骨折,导针进针点应尽量靠近近端并且位于舟月韧带复合体膜部的中央。这点很关键,可避免螺钉拧入时导致近端骨折块劈裂。
- 腕关节下方垫高以屈曲腕关节,沿第1掌骨方向于舟骨中轴打入导针。
  - 这一重要步骤应非常仔细耐心地操作,只有于正位、侧位和30°旋前侧位透视确认导针位于舟骨中轴后方可扩髓拧入螺钉(技术图3C)。
  - 应确保导针位于最佳的位置,以避免螺钉进入腕中

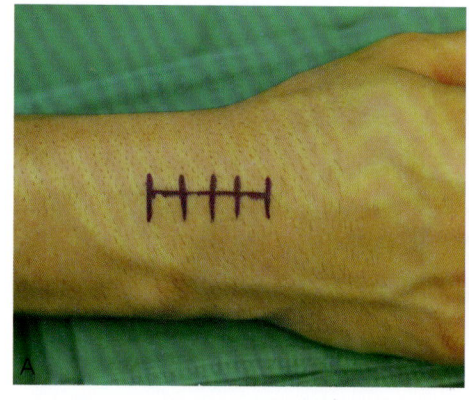 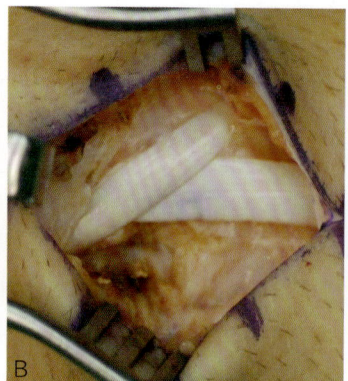 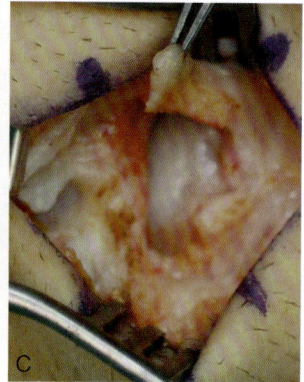

技术图1 A. 背侧入路行舟骨切开复位内固定的皮肤切口。B. 将拇指伸肌腱和腕伸肌腱牵向桡侧,将指总伸肌腱牵向尺侧便于显露下方的关节囊。C. 关节囊做有限切开显露舟骨近端和舟月韧带 (版权:Peter J.L. Jebson, MD)。

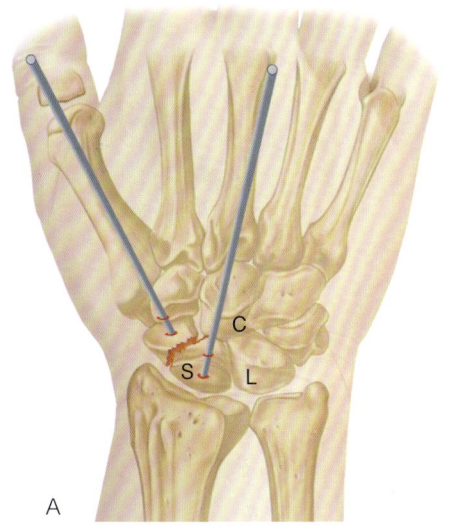 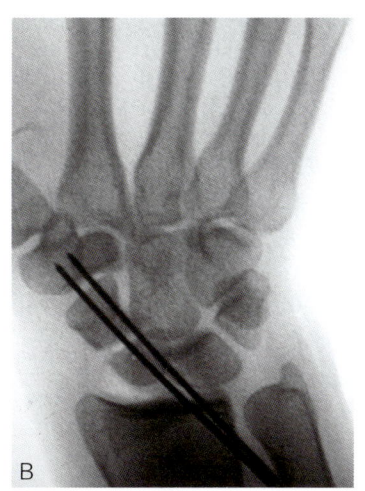

技术图2　A. 经皮向远近端骨折块打入克氏针有助于手法复位移位的骨折。S，舟骨；C，头骨；L，月骨。B. 沿导针的掌背侧置入防旋克氏针固定移位的舟骨腰部骨折。防旋克氏针应不影响沿舟骨中轴置入的螺钉（版权：Peter J.L. Jebson, MD）。

关节或穿透舟骨掌侧皮质。
○ 注意避免导针弯曲。
● 进一步打入导针但不进入舟骨大多角骨关节。

拧入螺钉
● 测量导针，决定所需螺钉长度（技术图4A）。
○ 如果骨折分离很少，测得长度减去4 mm以便于螺钉近端的埋头处理。
○ 如果骨折块移位较大，应根据所需的加压情况选取更短的螺钉。
● 进一步将导针打入大多角骨避免扩髓时复位丢失。

● 使用空心钻（技术图4B），打开近端皮质，手动拧入螺钉（技术图4C、D）。
○ 笔者尽可能使用大的Acutrak 2号螺钉，但是如果舟骨较小或骨折位于近极拧入螺钉时可能造成近端骨折块的劈裂，则需使用微型Acutrak 2号螺钉。任何无头加压螺钉只要大小合适都可以使用。
○ 取出导针使用上述位置透视评估螺钉的位置。
－ 如果骨折高度不稳定，或固定得没有很理想，将2枚微型Acutrak 2号螺钉小心置入增加稳定性。
－ 如果采用有限的关节囊切开术，则不需要修复。当使用T形关节囊切开术时，推荐使用关节囊修补术。

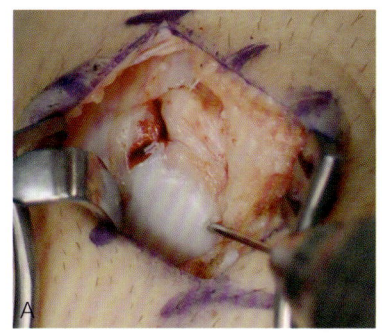 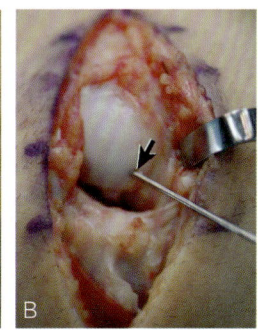 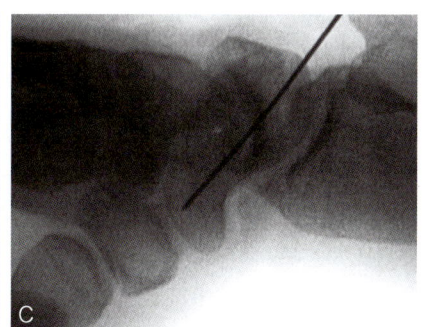

技术图3　A、B. 注意位于舟月韧带膜部的进针点（箭头）。C. 30°旋前斜位透视显示导针位于舟骨的中轴（版权：Peter J.L. Jebson, MD）。

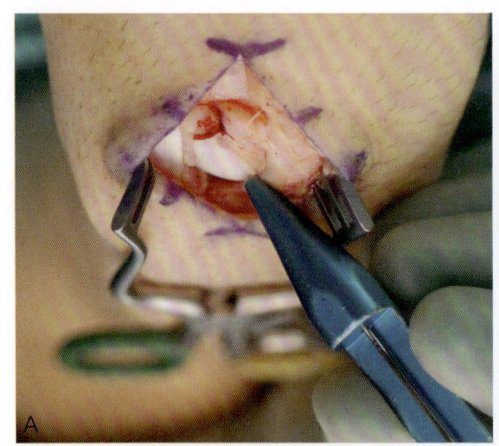
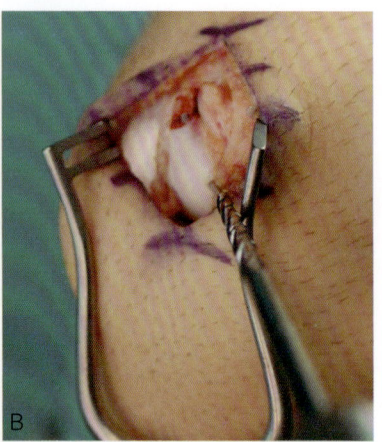
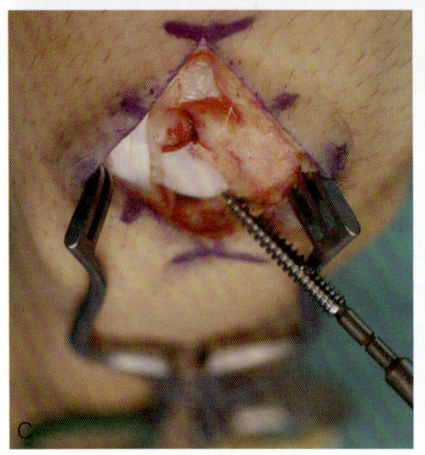
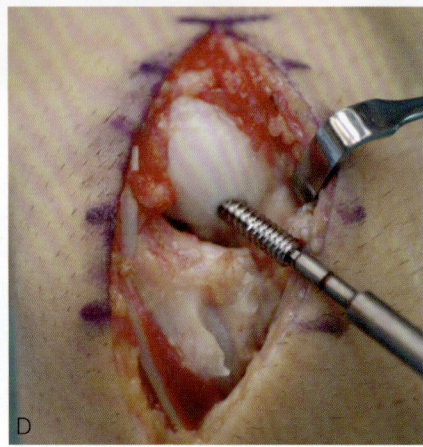

技术图4　A. 测量所需螺钉的长度。B. 使用空心钻扩髓。C、D. 拧入螺钉。A～D. 上方为远端，下方为近端，左侧是桡侧，右侧是尺侧（版权：Peter J.L. Jebson, MD）。

掌侧入路

暴露

- 桡偏腕关节触摸舟骨结节。
- 以舟骨结节为中心做3～4 cm的切口，远端向拇指基底延伸，近端位于桡侧腕屈肌腱鞘表面。可于腕掌侧横纹平面结扎桡动脉掌浅支。
- 打开桡侧腕屈肌腱鞘并将肌腱牵向尺侧，打开腱鞘底部，显露下方的腕关节掌侧关节囊。
- 于切口远端舟骨及大多角骨表面鱼际肌群起点处沿肌纤维分离显露。
- 纵行切开关节囊，注意保护下方的关节面软骨。
  - 于切口近端切开增厚的桡月韧带和桡舟头韧带以显露舟骨近端。
- 辨明舟骨大多角骨关节间隙并使用Freer剥离器做钝性分离。
  - 避免过多剥离舟骨桡侧缘以免损伤其背侧嵴血管。
- 冲洗骨折间隙，锐性剥离骨膜，清理骨折间隙的碎骨块和血肿组织。
  - 活动腕关节评估骨折稳定性。
  - 必须明确有无骨缺损，否则拧入螺钉骨折块间行加压固定时可能导致医源性畸形愈合。

骨折复位固定

- 手法复位纵行牵引纠正骨折对线。
  - 也可使用牙科钩针、点式复位钳或撬拨克氏针来获得骨折的解剖复位。
- 使用0.045 in（1.2 mm）的克氏针临时固定，克氏针由掌侧远端向背侧近端逆行打入。
  - 临时固定克氏针应避免影响沿舟骨轴线的螺钉置入。
- 导针应按照上述原则沿舟骨中轴线置入。
- 可用剥离器将大多角骨撬向背侧或用咬骨钳去除大多角骨近端掌侧部分骨质，以良好地显露所需的舟骨远端进针点（技术图5）。

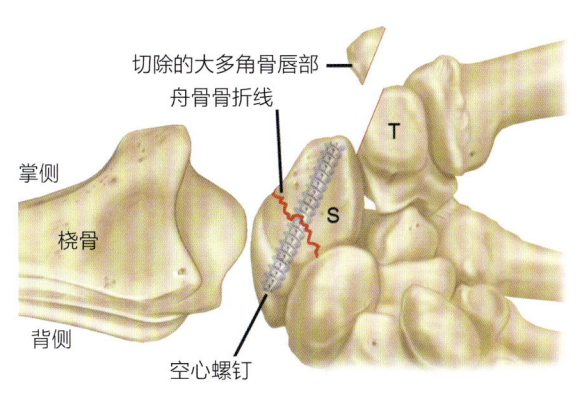

- 空心加压螺钉可徒手置入或使用专用的器械，后者可同时行骨折复位及置入导针。
  - 导针及螺钉置入过程中应使用透视确认其正确位置及骨折的复位情况。
- 使用不可吸收缝线仔细修补腕关节掌侧关节囊、桡月韧带及桡舟头韧带。

技术图5 从掌侧入路准确置入螺钉通常需去除大多角骨掌侧部分骨质或将大多角骨向背侧移位以显露舟骨远端。

要点与失误防范

损伤舟骨血供	• 仔细地有限切开关节囊，避免任何舟骨背侧嵴的切开。
导针位置不佳	• 背侧入路旋前和屈腕可以提供合适的入路。多角度透视确定导针位于舟骨中轴线上。
螺钉位置	• 选择比测量长度短4 mm的螺钉。当骨折块移位较大时，选择更短的螺钉。
复位不稳定骨折	• 垂直打入近远端舟骨骨折块的克氏针作为撬棒帮助复位。 • 临时去旋转的克氏针在螺钉打入之前置入，以帮助骨折块稳定。 • 充分认识骨折粉碎和丢失的程度。避免螺钉加压后不必要的短缩和不良复位。
小近极骨折	• 使用小螺钉(比如微型Acutrak 2号)对于预防近端骨折块粉碎十分有效。 • 确认中轴螺钉的位置，尤其位于舟骨近极。

术后处理

- 术后使用短臂掌侧拇人字石膏固定，出院后嘱患者抬高患肢，并行手指活动锻炼。
- 术后2周拆除缝线，开始腕关节活动操练，使用可拆除前臂拇人字支具固定。术后4～6周弃用支具。
  - 如果是舟骨近极骨折或术中发现骨折严重粉碎影响骨折的稳定性，术后则需使用短臂石膏固定6～10周，通常这类骨折愈合所需的时间较长。
- 石膏拆除后需行正规的物理治疗并密切随访以获得良好的活动、力量及功能。
- 术后2周、6周及12周摄片检查评估骨折愈合情况，骨折愈合的评估方法是骨折端进行性闭合并可见骨小梁越过骨折部位(图2)。
- 如果无法确定骨折的愈合情况，可于术后3个月或允许患者恢复无限制的体育运动前行CT扫描检查。

预后

- 舟骨骨折保守治疗的临床疗效并不令人满意[2,4,17]，因此越来越多的学者主张对不稳定性、移位的舟骨骨折行手术治疗。坚强的内固定允许在骨折愈合的过程中进行早期的物理治疗，骨折的愈合更快、关节活动更好以及功能恢复更快[5,10,19,29]。许多文献表明使用有限切开或经皮技术内固定治疗舟骨骨折可获得较高的骨折愈合率及优良的临床疗效[1,3,5,10,26,29]。
- 最近的临床和生物力学研究证实固定舟骨骨折时螺钉的位置非常重要[7,25]。中置的螺钉更具有生物力学稳定性，强度较高[7]。Trumble等[25]证实在舟骨骨不连患者中使用中置螺钉固定骨折的愈合更快。
- 通常采用掌侧入路来进行螺钉固定，然后最近的研究

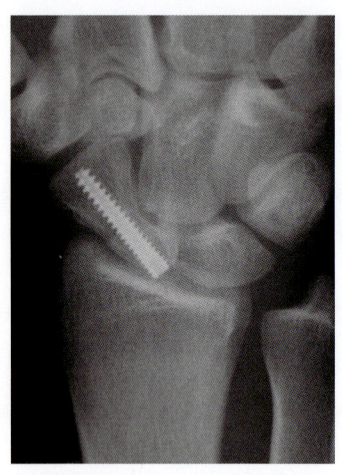

图2 背侧入路切开复位内固定术治疗舟骨腰部骨折，骨折已愈合。尽管螺钉看起来较长，但是舟骨近端和远端都在透明软骨内，没有在影像学上出现（版权：Peter J.L. Jebson, MD）。

表明使用掌侧入路螺钉偏心固定或损伤舟骨大多角骨关节面的发生率较高[29]。

- 笔者治疗舟骨近极或腰部骨折的首选方法是有限切开背侧入路加压螺钉固定[19]。这项技术操作简单，并且可获得可靠的进针点行螺钉的居中固定。笔者最近报道了治疗一系列无移位舟骨腰部骨折的临床经验[3]。

并发症

- 术后伤口感染少见，可使用常规术前抗生素预防治疗，术中进行彻底的伤口冲洗以及采用正确的软组织处理方法。
- 术中技术问题。
  - 打入导针后或扩髓时背屈腕关节可能导致导针弯曲甚至断裂。
  - 必须确保螺钉位于关节面下方，避免螺钉突出而磨损桡骨远端关节面。同样，如果术中选用的螺钉长度不正确，也可能导致螺钉突出磨损舟骨大多角骨关节。
- 尽管使用加压螺钉固定，伴或不伴缺血性坏死的舟骨骨不连还是有可能发生，尤其是近极骨折或舟骨腰部移位骨折病例。应避免剥离舟骨背侧嵴血管。术中如有必要，可于桡骨远端取骨松质植骨。
- 其他潜在少见并发症：
  - 瘢痕增生。
  - 桡神经浅支背侧支损伤。
  - 舟骨大多角骨关节损伤。
  - 近端骨折块碎裂。

（刘衔哲 译，贾亚超 审校）

参考文献

[1] Adams BD, Blair WF, Reagan DS, et al. Technical factors related to Herbert screw fixation. J Hand Surg Am 1988;13(6):893-899.

[2] Amadio PC, Moran SL. Fractures of the carpal bones. In: Green D, Hotchkiss R, Pederson WC, eds. Green's Operative Hand Surgery, ed 5. Philadelphia: Churchill Livingstone, 2005:711-740.

[3] Bedi A, Jebson PJ, Hayden RJ, et al. Internal fixation of acute, nondisplaced scaphoid waist fractures via a limited dorsal approach: an assessment of radiographic and functional outcomes. J Hand Surg Am 2007;32(3):326-333.

[4] Burge P. Closed cast treatment of scaphoid fractures. Hand Clin 2001;17:541-552.

[5] Chen AC, Chao EK, Hung SS, et al. Percutaneous screw fixation for unstable scaphoid fractures. J Trauma 2005;59:184-187.

[6] Dias JJ, Taylor M, Thompson J, et al. Radiographic signs of union of scaphoid fractures. An analysis of inter-observer agreement and reproducibility. J Bone Joint Surg Br 1988;70(2):299-301.

[7] Dodds SD, Panjabi MM, Slade JF III. Screw fixation of scaphoid fractures: a biomechanical assessment of screw length and screw augmentation. J Hand Surg Am 2006;31(3):405-413.

[8] Gelberman RH, Menon J. The vascularity of the scaphoid bone. J Hand Surg Am 1980;5(5):508-513.

[9] Gelberman RH, Wolock BS, Siegel DB. Fractures and non-unions of the carpal scaphoid. J Bone Joint Surg Am 1989;71A:1560-1565.

[10] Gellman H, Caputo RJ, Carter V, et al. Comparison of short and long thumb-spica casts for non-displaced fractures of the carpal scaphoid. J Bone Joint Surg Am 1989;71(3):354-357.

[11] Heinzelmann AD, Archer G, Bindra RR. Anthropometry of the human scaphoid. J Hand Surg Am 2007;32(7):1005-1008.

[12] Horii E, Nakamura R, Watanabe K, et al. Scaphoid fracture as a "puncher's fracture." J Orthop Trauma 1994;8:107-110.

[13] Jørgsholm P, Thomsen NO, Björkman A, et al. The incidence of intrinsic and extrinsic ligament injuries in scaphoid waist fractures. J Hand Surg Am 2010;35(3):368-374.

[14] Kerluke L, McCabe SJ. Nonunion of the scaphoid: a critical analysis of recent natural history studies. J Hand Surg Am 1993;18(1):1-3.

[15] Kozin SH. Incidence, mechanism, and natural history of scaphoid fractures. Hand Clin 2001;17:515-524.

[16] Kukla C, Gaebler C, Breitenseher MJ, et al. Occult fractures of the scaphoid. The diagnostic usefulness and indirect economic repercussions of radiography versus magnetic resonance scanning. J Hand Surg Br 1997;22(6):810-813.

[17] Leslie IJ, Dickson RA. The fractured carpal scaphoid. Natural history and factors influencing outcome. J Bone Joint Surg Br 1981;63-B(2):225-230.

[18] Mack GR, Bosse MJ, Gelberman RH, et al. The natural history of scaphoid nonunion. J Bone Joint Surg Am 1984;66(4):504-509.

[19] Martus J, Bedi A, Jebson PJL. Cannulated variable pitch compression screw fixation of scaphoid fractures using a limited dorsal approach. Tech Hand Up Extrem Surg 2005;9:202-206.

[20] Ritchie JV, Munter DW. Emergency department evaluation and treatment of wrist injuries. Emerg Med Clin North Am 1999;17:823-842.

[21] Ruby LK, Stinson J, Belsky MR. The natural history of scaphoid non-union. A review of fifty-five cases. J Bone Joint Surg Am 1985;67(3):428-432.

[22] Schädel-Höpfner M, Junge A, Böhringer G. Scapholunate ligament injury occurring with scaphoid fracture—a rare coincidence? J Hand Surg Br 2005;30:137-142.

[23] Thavarajah D, Syed T, Shah Y, et al. Does scaphoid bone bruising lead to occult fractures? A prospective study of 50 patients. Injury 2011;42:1303-1306.

[24] Thomsen L, Falcone MO. Lesions of the scapholunate ligament associated with minimally displaced or non-displaced fractures of the scaphoid waist. Which incidence? Chir Main 2012;31:234-238.

[25] Trumble TE, Clarke T, Kreder HJ. Non-union of the scaphoid: treatment with cannulated screws compared with treatment with Herbert screws. J Bone Joint Surg Am 1996;78(12):1829-1837.

[26] Trumble TE, Gilbert M, Murray LW, et al. Displaced scaphoid fractures treated with open reduction and internal fixation with a cannulated screw. J Bone Joint Surg Am 2000;82(5):633-641.

[27] Waizenegger M, Wastie ML, Barton NJ, et al. Scintigraphy in the evaluation of the "clinical" scaphoid fracture. J Hand Surg Br 1994;19(6):750-753.

[28] Wong TC, Yip TH, Wu WC. Carpal ligament injuries with acute scaphoid fractures: a combined wrist injury. J Hand Surg Br 2005;30:415-418.

[29] Yip HS, Wu WC, Chang RY, et al. Percutaneous cannulated screw fixation of acute scaphoid waist fracture. J Hand Surg Br 2002;27(1):42-46.

第36章 掌侧楔形植骨内固定治疗舟骨骨不连
Volar Wedge Bone Grafting and Internal Fixation of Scaphoid Nonunions

Evan D. Collins

定义

- 舟骨骨折是腕部最常见的骨折。舟骨骨折治疗后6个月骨折不愈合可定义为骨不连,其发生率为5%～10%。
- 文献报道未治疗的舟骨骨不连会导致进行性腕关节退变和疼痛[6]。
- 使用掌侧楔形植骨内固定技术治疗特定类型的舟骨骨不连时,应综合考虑以下因素方能获得良好的疗效:
  - 骨折的部位。
  - 畸形的程度。
  - 舟骨的血运。
- 可根据实际情况灵活运用这项技术。

解剖

- 舟骨表面约80%为关节软骨所覆盖[6]。
- 通过韧带连接,舟骨充当近排腕骨和远排腕骨间的桥梁。舟骨远近端都有牢固的韧带连接,因此跌倒撑地损伤时有较高的舟骨骨折发生率(图1)[18]。
- 其他影响舟骨骨折愈合的关键因素包括其脆弱的血供和独特的构造。
  - 有关舟骨尤其是其近端的脆弱血供文献有详细的报道[8,14-16,20]。舟骨的血供为逆行性,70%的血供来自背侧嵴血管,30%来自由舟骨结节进入的血管(在桡腕关节水平来自桡动脉的掌浅弓分支)。
  - 舟骨的几何外形复杂,因此对其做解剖复位非常困难。

发病机制

- 尽管导致舟骨骨不连的因素多种多样,但主要的原因包括以下三方面:
  - 骨折后最初4周未获得诊断或治疗。
  - 骨折位于近端,导致近端骨折块的血运较差。
  - 骨折移位>1 mm。

自然病程

- 据文献报道,舟骨骨不连后预示舟骨骨折不愈合进行性塌陷(SNAC),最终导致腕关节炎,通常伴有疼痛和活动受限[4,5]。
- 对腕关节疼痛超过15年患者的病因学研究表明,未经治疗的舟骨骨折有较高的可能性发展为需要行重建手术的腕关节病变[1]。
- 如何诊断舟骨急性骨折,以及发生骨不连、腕关节疼痛和关节炎的可能性,文献有详细报道[14,15,20]。

病史和体格检查

- 舟骨骨不连多见于男性患者,年龄介于18～35岁。
- 青少年患者未经诊断的舟骨骨折可能在中年时发生早期SNAC腕关节炎相关的疼痛。
- 患者通常主诉腕关节疼痛以致活动受限,无法负重、支撑甚至开门,手部握捏时有中、重度疼痛。
- 患者就诊时通常无法回忆起和舟骨骨折相关的损伤病史。
- 其他阳性体征包括舟骨结节或鼻烟窝压痛,和健侧相比,腕关节背伸受限,腕关节背伸持重时桡侧疼痛。如果有关节炎进展,腕关节桡背侧软组织会肿胀。

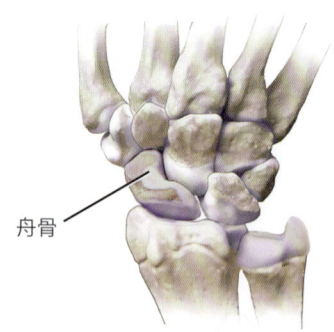

图1 腕关节解剖。舟骨连接远排腕骨和近排腕骨,其表面大部分为关节软骨覆盖。

影像学和其他诊断性检查

- 标准的影像学检查包括腕关节正位、侧位、舟骨45°斜位和60°旋前位X线片(图2)。这些检查可以明确：
  - 明确诊断。
  - 明确骨折的移位、成角、短缩情况以及有无弓背畸形。
  - 有无代偿性腕关节不稳定，以及背侧插入部不稳定（DISI）。
- 作为治疗计划的一个部分，需将骨折分为近端、中部或远端骨折。
- 其他的诊断评估包括以前有无腕部骨折扭伤病史、舟骨结节或鼻烟窝有无压痛、背屈持重时腕关节桡侧沿桡骨茎突或舟骨表面有无压痛、握拳有无疼痛。
- 一旦确诊舟骨骨不连，应做CT扫描检查以明确骨折情况。矢状面及冠状面扫描有助于确定骨不连部位和方向、移位情况及骨质丢失情况。
  - 舟骨塌陷(亦称为弓背畸形)最好的检查方法是在矢状位CT扫描上测量侧位舟骨角。
- MRI检查尤其是结合静脉钆显影有助于诊断有无骨坏死和相关韧带软骨损伤。如近端骨折块有坏死，则需考虑行带血管的骨移植[10](见第38章)。

鉴别诊断

- 桡骨茎突狭窄性腱鞘炎。
- 舟骨大多角骨小多角骨关节炎。

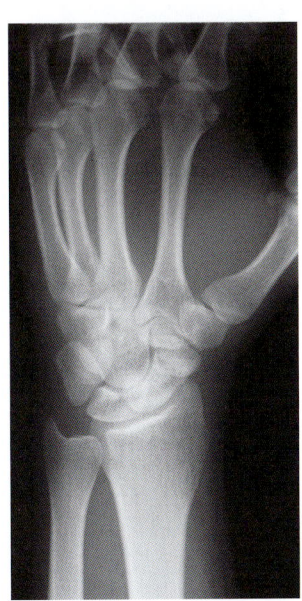

图2　舟骨骨不连斜位片。

- 舟月不稳定，包括静态和动态。
- 桡骨茎突骨折。
- 大多角骨嵴骨折。

非手术治疗

- 手术治疗适用于伴有移位及有症状的舟骨骨不连，因为这些类型的骨不连很有可能发展为桡腕关节炎[18,20]。
- 非手术治疗适用于症状轻微的舟骨骨不连，应综合考虑所有相关因素以决定最恰当的治疗方法，单纯舟骨骨不连并不是绝对的手术指征[12]。

手术治疗

- 掌侧楔形植骨适用于无骨坏死但伴有短缩屈曲畸形以及腕关节塌陷的舟骨骨不连。尽管该技术也可用于治疗其他无畸形的舟骨骨不连，但是其他创伤更小的技术亦可使用，尤其是舟骨近端骨不连[2]。
- 根据舟骨短缩的程度决定植骨的类型[3]。
  - 桡骨远端取骨的优点包括可以在一个手术切口内操作，并且植骨大小不受限制，可做带血管或不带血管的骨移植。其缺点是会在桡骨远端制造一个相对比较大的骨缺损，造成局部的应力集中。同时需对切口做延长，亦无法获取双皮质或三皮质的植骨块以获得结构性植骨。
  - 髂骨植骨的优点是骨量大并且可获得双皮质或三皮质的植骨块，手术操作相对简单，成功率较高，具有可比性。缺点是需另做手术切口，皮神经损伤可能。髂骨植骨也可做带血管蒂的骨移植。
- 如果MRI显示有骨坏死，则应考虑行带血管的骨移植(见第38章)[14,15,20]。

术前计划

- 综合评估所有诊断检查包括X线片、MRI和CT扫描后决定植骨的类型。
- 两种类型的螺钉固定可供选择。
  - 一种为干部光滑两头带螺纹，这种螺钉较坚强并且可产生较强的加压，但是并不适用于所有舟骨骨不连。舟骨骨不连的骨块应足够大以确保螺钉的螺纹不跨越植骨区域。
  - 另一种加压螺钉是远近端螺纹间距不同，其用途更广泛，尽管和前者相比所产生的加压作用较小。
  - 特殊类型的不适合使用加压螺钉固定的舟骨骨不连可使用多根克氏针固定。

- 大多数患者可使用局部阻滞麻醉，可有效地减轻术后疼痛。如需行髂骨植骨，则还需行全身麻醉。
- 阅读所有的影像学检查并将其带入手术室便于术中再评估。

体位

- 患者取仰卧位，患肢置于手外科手术台。
- 如使用同侧髂骨植骨，则对同侧髋部消毒铺巾，肥胖患者可垫高患侧臀部便于操作。
- 上臂使用气囊止血带。

入路

- 手术入路取决于舟骨骨不连的部位。楔形植骨治疗舟骨腰部骨折使用标准的掌侧入路。
- 对于伴有骨坏死的近端骨折，使用背侧入路及带血管骨移植更好[13,19]。

桡骨远端植骨加压螺钉固定掌侧楔形植骨术

切口和分离

- 沿桡侧腕屈肌腱表面做手术切口，于腕横纹处弧形向大鱼际表面延伸（技术图1A）。
- 驱血后切开皮肤显露桡侧腕屈肌腱，于切口远端分离、结扎桡动脉掌侧分支便于显露（技术图1B）。
- 沿切口全长切开桡侧腕屈肌腱腱鞘底部，将屈指肌腱和正中神经牵向尺侧，于桡动脉和桡侧腕屈肌腱间隙使用钝性撑开器便于显露。
  - 显露并切开掌侧关节囊外韧带、桡舟头韧带和桡月长韧带，应保留桡月韧带的大部和部分桡舟头韧带的完整性，它们有助于稳定舟骨近端（技术图1C）。
  - 维持舟骨近端的稳定性有助于骨折的复位。
  - 维持韧带的支持亦有助于拧入螺钉时维持骨折的复位。
- 深部分离显露舟骨大多角骨关节，需横行切开腕关节囊以便于后面拧入螺钉。
- 仔细地显露舟骨和头状骨关节以利于舟骨骨折的复位。
- 显露过程中应避免分离舟骨远端桡背侧部分以免损伤背侧嵴血管。

骨不连显露和准备

  - 使用64号Beaver刀片和Freer剥离器明确骨不连的部位和舟骨的边缘。应花时间仔细明确以便于后期的复位和植骨（技术图2A、B）。

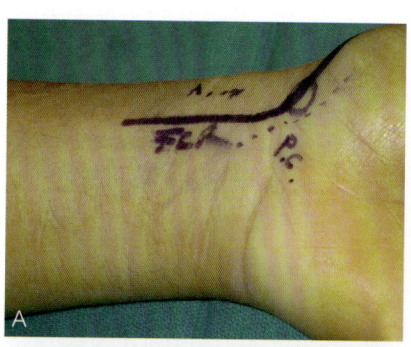

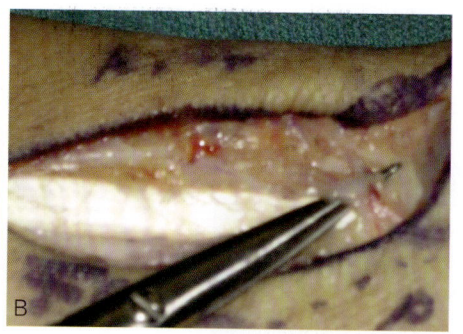

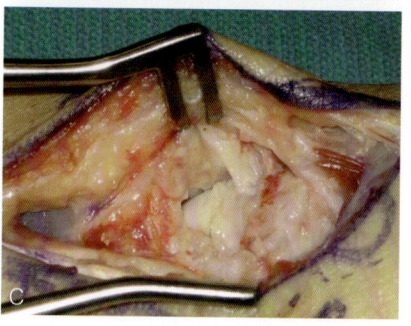

技术图1　A. 标记皮肤切口。B. 桡动脉掌侧分支通常需结扎以充分显露。C. 纵行切开桡侧腕屈肌腱腱鞘，可显露部分桡舟头韧带。

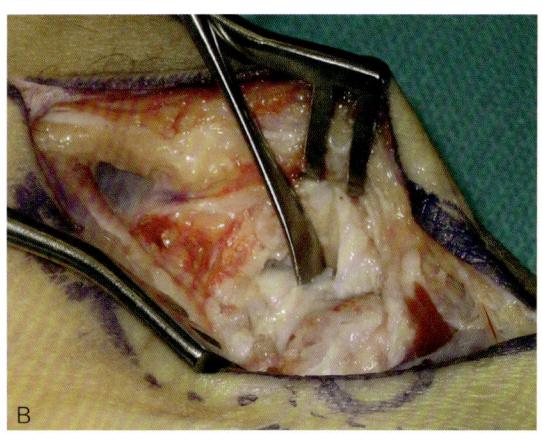
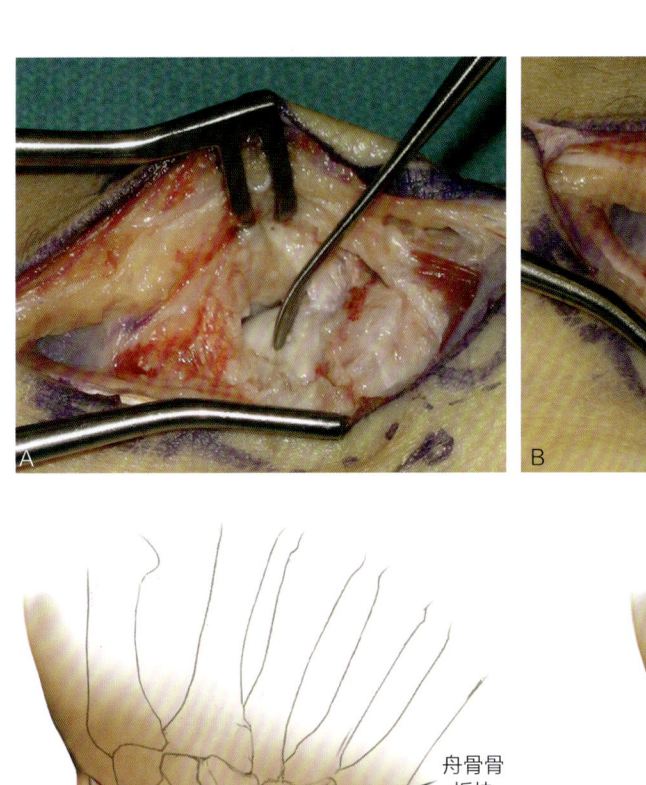
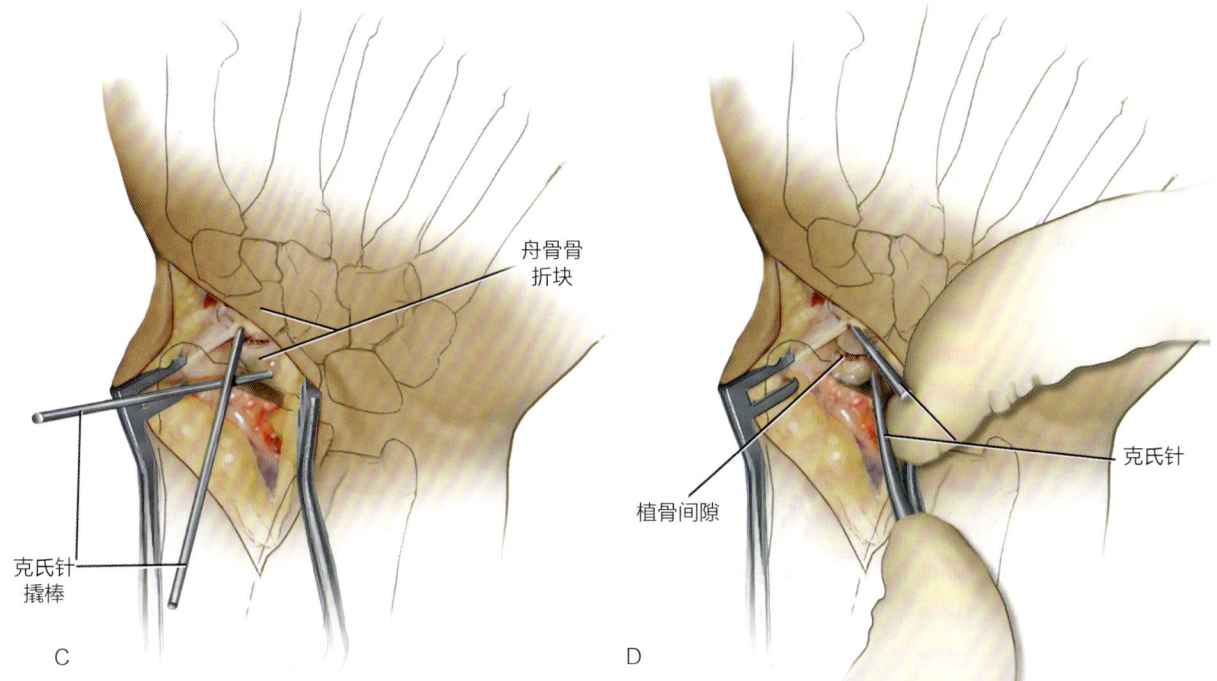

技术图2　A、B. 使用剥离器明确骨不连部位。C. 使用克氏针撬拨控制舟骨远、近端骨折块。D. 操纵克氏针便于显露骨不连区域以便于清创和植骨。

- 向远近端骨折块分别打入2根克氏针做撬拨用，近端克氏针向近端成角，远端克氏针向远端成角（技术图2C）。
  ○ 使用这2根克氏针可操作骨折块，便于显露骨不连部位，以做清创（技术图2D）。
- 仔细检查远近端骨折块有无坏死及硬化。使用小的刮匙或咬骨钳清理骨折断端，直到断端出现点状渗血为止。有时松开止血带有助于评估骨折块的血运。

骨折复位临时固定

- 将2根克氏针撬开至平行状态并轻度旋后远端的克氏针，便可将骨折复位并消除舟骨的弓背畸形（技术图3）。
- 沿舟骨纵轴逆行打入1根克氏针做临时固定。
  ○ 如果克氏针位于偏心位置，则可作为防旋克氏针使用（防止螺钉拧入时发生旋转畸形）。
- 直视及透视评估舟骨复位情况和长度的恢复情况。
  ○ 侧位影像有助于评估DISI畸形的矫正情况。
  ○ 正位影像有助于评估舟骨长度的恢复以及Gilula线的重建[9]。
- 根据掌侧的骨缺损情况决定维持复位所需的掌侧楔形骨块的大小。

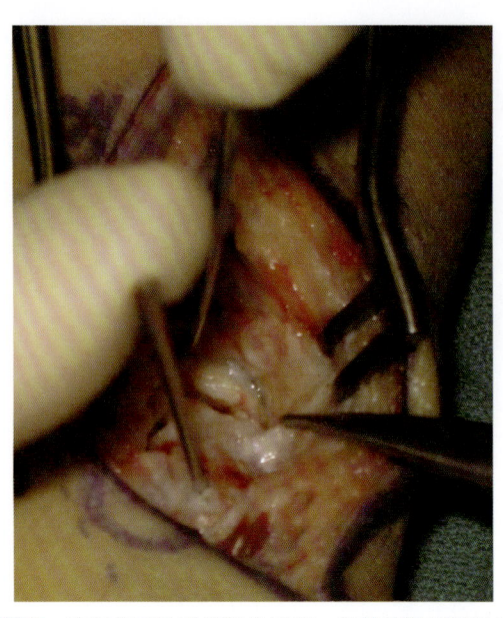

技术图3　应用克氏针撬拨复位骨折，并估算掌侧楔形植骨块的长度。

桡骨远端取骨

- 将手术切口向近端延长2指宽的长度，即可良好地显露桡骨远端。
- 剥离旋前方肌，根据舟骨掌侧骨缺损的程度决定所需的植骨块大小，使用克氏针打孔。
  - 必须注意勿损伤桡骨远端桡侧皮质。
  - 长方形骨块的长轴沿着远端到近端。
- 使用弯曲的骨刀取骨，获得带骨皮质的楔形骨松质块。
- 使用刮匙获取骨松质备用。

植骨块塑形和植入

- 使用小的水冷摆锯或咬骨钳对舟骨掌侧皮质缺损处做修整。
  - 修整骨折端将其做成外形规则的沟槽状。
  - 将骨缺损部位修整成规则形状有助于骨块植入及牢固固定。
- 根据骨缺损部位的形状将植骨块修整成匹配的形状。
- 处理好的远近端骨折块使用骨松质填塞后将带皮质的骨松质块植入缺损部位（技术图4A）。
  - 首先将克氏针退至舟骨远端，植入骨块后再将克氏针打入固定。

空心加压螺钉固定

- 在舟骨大多角骨关节处，使用咬骨钳去除大多角骨部分边缘[20]。
  - 这个操作便于沿舟骨纵轴置入克氏针和螺钉进行固定。中轴螺钉可提高骨折的愈合率。
- 将空心钉导针垂直骨折线逆行打入舟骨中央。
  - 如果导针不垂直于骨折线，螺钉加压过程中可能导致骨折移位。
- 一旦导针正确置入并通过透视确认对近端骨块活动固定，测量其长度。
  - 测量时应考虑软骨面厚度和骨折块间隙，螺钉不能太长以免进入桡腕关节。
- 有医生主张在测量长度后将导针进一步打入桡骨远端，可在扩髓过程中维持导针的位置，但是这个操作是危险的。最好将克氏针留在舟骨内。

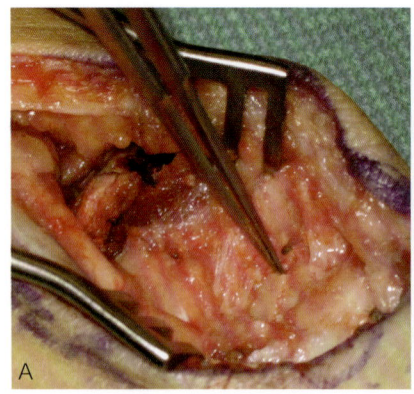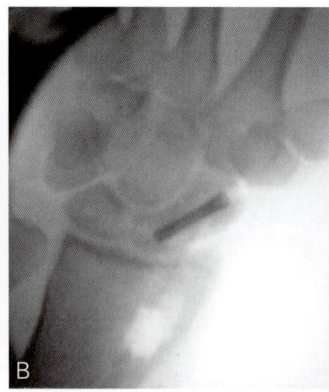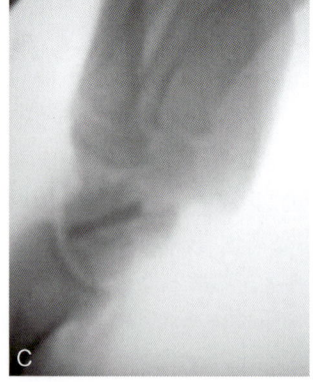

技术图4　A. 楔形骨块植入完毕。B、C. 桡骨远端取骨加压螺钉固定后的后前位与侧位X线片。

- 将克氏针打入桡骨远端可能导致扩髓,或螺钉拧入过程中导针断裂(尤其是使用第2代远端带有切割槽的加压螺钉时)。
- 可偏心置入另一根克氏针来维持骨折复位。
- 在透视监视下,使用空心钻扩髓,有时还需使用空心丝攻。拧入螺钉后拔出导针。
  - 扩髓过程中,应注意保持空心钻平行导针进入。
  - 在整个过程中都应注意维持植骨块在正常的位置,在螺钉拧入时按压植骨块有助于维持其位置。
- 使用透视确认螺钉位置、骨折复位和其稳定性。取出导针和偏心固定克氏针(技术图4B、C)。
- 冲洗伤口,使用不可吸收缝线修补掌侧韧带,关节囊使用可吸收线缝合。
- 桡骨远端取骨部位可使用同种异体骨松质块来填塞以消除骨缺损,降低局部血肿形成的风险。使用可吸收线缝合桡骨远端骨膜。
- 使用尼龙线缝合伤口,术后使用拇人字石膏固定。

克氏针固定

- 如果无法进行螺钉固定,可使用光滑的克氏针逆行固定。
  - 克氏针留置于皮下,骨折愈合后取出。
- 克氏针固定可提供足够稳定,对于大块植骨患者或许是最佳固定方式。

髂骨取骨

- 除了桡骨远端取骨,还可于髂骨取骨[16,20]。
- 在髂嵴上缘下方、髂前上棘(ASIS)后方做2~3 cm的切口。
  - 切口应位于腰带线下方以减少术后切口疼痛。
  - 切口位于髂前上棘后方以避免医源性神经损伤和术后大腿外侧近端麻木和疼痛。
- 使用电刀切开深层筋膜直至髂嵴。显露髂嵴上缘,使用电刀或剥离器将肌肉从髂骨外板剥离。
- 应用水冷摆锯与弯骨刀来切取带双层皮质的髂骨块。
  - 植骨块应较测得的舟骨骨缺损稍大。
  - 保留髂嵴内板的完整性。
  - 植骨块置入时,髂骨外板位于掌侧,髂嵴位于桡侧。
- 使用刮匙取骨松质备用。
- 彻底冲洗伤口,使用明胶海绵临时填塞伤口止血,同时继续舟骨的操作。
- 舟骨重建完成后,去除伤口内的明胶海绵,再次冲洗伤口。
- 如有必要,可在筋膜下留置引流管。
- 逐层缝合伤口。
- 取骨前或伤口关闭后局部做带肾上腺素的局部阻滞麻醉。

要点与失误防范

当MRI显示舟骨骨不连骨坏死	• 掌侧楔形植骨内固定的最佳适应证为腕舟骨腰部骨折、无缺血坏死的舟骨远端1/3的骨折或腕舟骨腰部骨折伴腕骨塌陷和近排腕骨背伸不稳定。当出现骨坏死的时候,应当选择带血管蒂的骨移植物。
外科医生应当选择与术中发现的骨坏死相匹配的骨移植物,而非依据MRI显示的骨坏死	• 桡骨取骨比髂骨取骨的优势在于当MRI显示和术中所见不匹配时。桡骨取骨可以允许医生使用改良带蒂技术,包括旋前方肌和桡骨远端骨膜,并将其作为带血管蒂骨移植物放入掌侧缺损[20]。
最大程度愈合的固定	• 尽管加压螺钉或克氏针都可以被用作此项手术的有效固定,加压螺钉被认为可以提升总体骨愈合率[7,11,18]。

术后处理

- 如果使用螺钉做内固定，术后应使用拇人字形石膏固定。
- 患者术后10日复诊拆线，检查手部的肿胀情况。
- 使用短臂拇人字石膏固定，保留指间关节的活动，患者每3～4周复查X线片。
- CT扫描是评估骨折愈合情况的最好手段，患者恢复高强度运动前建议做CT扫描检查。

预后

- 掌侧楔形植骨内固定可重建舟骨的长度获得骨折愈合，从而有效地治疗伴有短缩畸形的有临床症状的舟骨骨不连。

- 使用加压螺钉内固定能获得更高的骨折愈合率，文献报道显示，和标准的植骨技术相比，内固定治疗可获得更好的临床功能[7,11,16-18]。
- 术后骨不连的患者使用带血管骨移植可获得良好的疗效，其他治疗骨不连的方法包括舟骨部分切除、舟骨切除四角融合术、近排腕骨切除术、桡骨茎突切除术以及全腕关节融合术。

并发症

- 术前影像学检查可能和术中所见并不相符合，这在一定程度上导致取骨的类型不同而影响临床疗效。
- 长期骨不连和骨坏死导致腕关节炎。
- 关节囊修补术后发生瘢痕粘连造成术后关节僵硬。

（刘衔哲　译，贾亚超　审校）

参考文献

[1] Allende BT. Osteoarthritis of the wrist secondary to non-union of the scaphoid. Int Orthop 1988;12:201-211.

[2] Amadio PC, Berquist TH, Smith DK, et al. Scaphoid malunion. J Hand Surg Am 1989;14(4):679-687.

[3] Barton N. Experience with scaphoid grafting. J Hand Surg Br 1997;22(2):153-160.

[4] Cooney WP III, Dobyns JH, Linscheid RL. Nonunion of the scaphoid: analysis of the results from bone grafting. J Hand Surg Am 1980;5:343-354.

[5] Cooney WP, Linscheid RL, Dobyns JH. Scaphoid fractures. Problems associated with nonunion and avascular necrosis. Orthop Clin North Am 1984;15:381-391.

[6] Düppe H, Johnell O, Lundborg G, et al. Long-term results of fracture of the scaphoid. A follow-up study of more than thirty years. J Bone Joint Surg Am 1994;76(2):249-252.

[7] Filan SL, Herbert TJ. Herbert screw fixation of scaphoid fractures. J Bone Joint Surg Br 1996;78(4):519-529.

[8] Gelberman RH, Menon J. The vascularity of the scaphoid bone. J Hand Surg Am 1980;5:508-513.

[9] Gilula LA, Destouet JM, Weeks PM, et al. Roentgenographic diagnosis of the painful wrist. Clin Orthop Relat Res 1984;(187):52-64.

[10] Hunter JC, Escobedo EM, Wilson AJ, et al. MR imaging of clinically suspected scaphoid fractures. AJR Am J Roentgenol 1997;168:1287-1293.

[11] Inoue G, Shionoya K, Kuwahata Y. Herbert screw fixation for scaphoid nonunions. An analysis of factors influencing outcome. Clin Orthop Relat Res 1997;(343):99-106.

[12] Kerluke L, McCabe SJ. Nonunion of the scaphoid: a critical analysis of recent natural history studies. J Hand Surg Am 1993;18:1-3.

[13] Kuhlmann JN, Mimoun M, Boabighl A, et al. Vascularized bone graft pedicled on the volar carpal artery for non-union of the scaphoid. J Hand Surg Br 1987;12:203-210.

[14] Lindström G, Nyström A. Natural history of scaphoid non-union with special reference to "asymptomatic" cases. J Hand Surg Br 1992;17:697-700.

[15] Moreno R, Gupta A. Scaphoid fractures. First Hand News, a publication of the Christine M. Kleinert Institute for Hand and Microsurgery, Inc., Summer 2004.

[16] Mulier T, Adrianssens N, Nijs S, et al. Scaphoid delayed unions and nonunions: a prospective study comparing different treatment methods. Folia Traumatologica Lovanienia 2003;84-93.

[17] Rajagopalan BM, Squire DS, Samuels LO. Results of Herbert-screw fixation with bone-grafting for the treatment of nonunion of the scaphoid. J Bone Joint Surg Am 1999;81:48-52.

[18] Ring D, Jupiter JB, Herndon JH. Acute fractures of the scaphoid. J Am Acad Orthop Surg 2000;8:225-231.

[19] Sawaizumi T, Nanno M, Nanbu A, et al. Vascularised bone graft from the base of the second metacarpal for refractory nonunion of the scaphoid. J Bone Joint Surg Br 2004;86(7):1007-1012.

[20] Trumble TE, Salas P, Barthel T, et al. Management of scaphoid nonunions. J Am Acad Orthop Surg 2003;11:380-391.

第37章 带血管蒂骨块移植治疗缺血性舟骨骨不连
Vascularized Bone Grafting of Avascular Scaphoid Nonunions

Alexander D. Mih

定义

- 舟骨骨折约占腕骨骨折的60%。
- 舟骨骨不连的发生率高达15%，常与延迟治疗、固定不当、骨折移位、骨折位于舟骨近极有关。偶有发生于舟骨缺血性坏死的病例。

解剖

- 舟骨的血供来自桡动脉，由远及近到达舟骨。骨营养血管穿越舟骨供应舟骨的近极。
- 大约30%的舟骨仅有1条营养血管或没有血管供应其近极部分。
- 有关桡骨远端血供的研究发现，有数个可以利用的带血管蒂的植骨供区能作为舟骨缺血性坏死的植骨来源。
- 动物实验表明，与普通植骨相比，带血管蒂骨块移植后，植骨区血流明显增加。

发病机制

- 如果骨折端缺乏足够的血流，就不能完成正常的骨愈合反应，舟骨的断端则会充斥着纤维结缔组织，并且始终有微动。
- 有时，骨骼经历着缺血性坏死的变化，包括细胞死亡、水肿以及最终失去骨小梁结构。
- 研究表明，在已经没有骨小梁形态的病例中，骨折愈合极为困难。

自然病程

- 舟骨骨不连严重改变了正常腕关节的生物力学，迫使其关节软骨处于不利的剪切应力下，并最终遭到破坏。

病史和体格检查

- 患者经常在受伤数年后，腕关节疼痛严重到一定程度时才想到就诊。
- 患者通常主诉关节活动受限、握拳和提重物时腕部疼痛，且常因持续的腕关节疼痛而显著减少了活动量。
- 大部分患者在鼻烟窝（图1A）、桡骨茎突–舟骨关节（图1B）或者在位于腕关节掌侧的舟骨远极（图1C）有压痛。
- 发生舟骨骨不连的腕关节，其活动度明显比健侧要差，关节活动度下降首先见于背伸活动。

影像学和其他诊断性检查

- 标准摄片包括正、侧位片和蝶位片（图2）。
- 典型的放射学表现首先见于桡骨茎突–舟骨界面的远极部分，而后累及整个舟骨窝，继而影响腕中关节，最后累及整个桡腕关节面。
- CT检查不仅可以作为判断骨不连的基本方法，同时也可以帮助判断正常的骨小梁结构消失与否。舟骨近极坏死和骨折部位缺乏骨小梁结构与舟骨缺血坏死密切相关。
- 虽然对确诊舟骨缺血性坏死有困难，但是MRI对评估

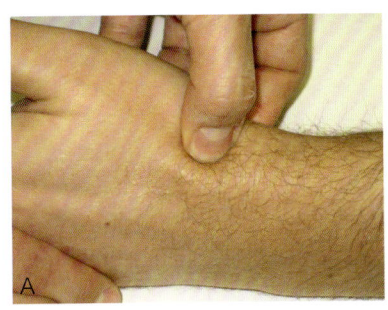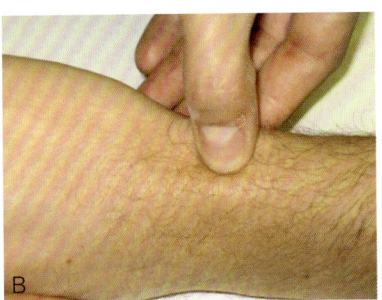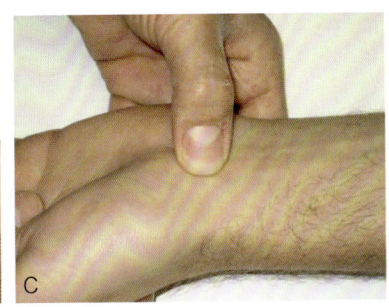

图1　A. 鼻烟窝压痛是舟骨骨不连的典型体征。B. 桡骨茎突–舟骨界面是舟骨骨不连后最早出现关节退变的部位，患者常表现为在该处有压痛。C. 在拇指根部的掌侧近端可以摸到舟骨的远极，在舟骨骨不连的患者中，此处常有压痛。

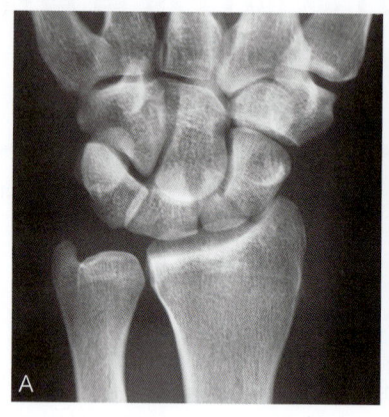 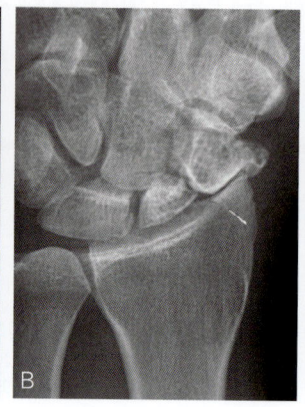 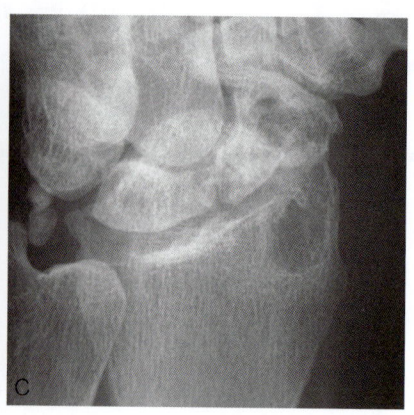

图2　A. 早期舟骨骨不连的X线表现，尚未出现关节退变。B. 桡骨茎突-舟骨界面出现退行性改变。C. 晚期整个舟骨窝出现退变。

舟骨血运状况仍有帮助。尽管造影剂增强的MRI比MRI在发现缺血坏死的灵敏度上有所提高，但其仅仅发现25%的缺血坏死病例。

鉴别诊断

- 腕关节韧带损伤。
- 腕部滑膜炎。
- 腕骨内囊肿。
- 原发性舟骨坏死。

非手术治疗

- 对于已经出现舟骨骨不连者，非手术治疗的效果很有限。
- 研究人员试图通过电刺激或超声波治疗骨不连。
- 文献中很少有证据支持这些方法的有效性。

手术治疗

- 利用桡骨远端带血管蒂骨块移植可以治疗伴有或不伴有坏死的舟骨骨不连。
- 如果为了纠正有"驼背畸形"舟骨骨不连，需要对背侧来源的植骨块进行广泛游离和转移，因此更适用于使用掌侧来源的带蒂骨块。
- 如果舟骨有明显塌陷，需要配合使用非血管蒂的髂骨块植骨以增加骨块对压力的抵抗作用。
- 对于有早期退行性变的病例，需要同时行桡骨茎突切除术。
- 已经合并晚期退变或存在腕关节塌陷的病例，不适合进行带蒂植骨术。
- 尽管使用桡骨远端带血管蒂的骨块移植可以将舟骨骨不连的愈合率从71%，提升至96%，伴有缺血坏死的舟骨骨不连的成功率仅从50%增加到60%[1,6,9]。

术前计划

- 术前一定要拍摄X线片，排除关节退变或不稳，而这种情况在舟骨骨不连的病例中很常见。当出现近排腕骨背伸不稳定时，50%带血管蒂的骨块移植手术将遭遇失败。

体位

- 患者仰卧，患肢放于搁手板上。
- 在止血带下进行手术。

入路

- 带血管的骨块移植手术可以从背侧或掌侧入路进行。解剖研究发现，与掌侧的滋养血管相比，背侧血管的管径更粗[3]，距离关节面的位置也更远[5,8,10]。

利用1、2间室间支持带上动脉为蒂的桡骨远端骨块进行植骨

暴露
- 在第1、2伸肌间室的中点做一个桡背侧的弧形切口(技术图1A)[7]。
- 第1、2间室间支持带上动脉(1, 2 IC SRA)位于第1、2间室支持带的浅面(技术图1B)。
  - 其滋养血管进入桡骨远端抵达肱桡肌止点,供应桡骨的远端和背侧。
  - 在止血带充气之前不要驱血,有助于术中辨认血管。
- 在桡侧和尺侧分别打开第1及第2间室,避免损伤该滋养血管。

取骨
- 用手术刀划出取骨的范围和形状:长1.5 cm,宽0.5~0.75 cm(技术图2A)。骨块远端边缘距离桡骨远端关节面0.5~1 cm。
- 用骨刀撬起带皮质的骨松质块。
- 从供骨块的远端,将包含血管的软组织袖连同骨膜一起掀起(技术图2B)。这一步可以借助手术刀或骨膜剥离器来完成。

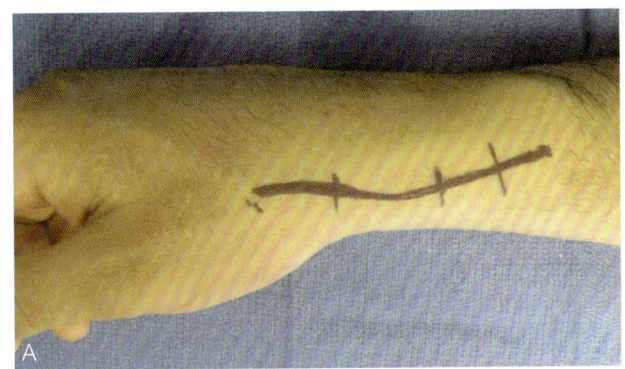
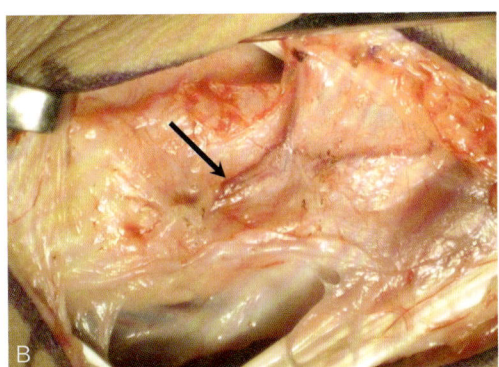

技术图1 A. 在桡骨远端桡背侧做切口。B. 在第1及第2间室间可以看到第1、2间室间支持带上动脉(箭头)。

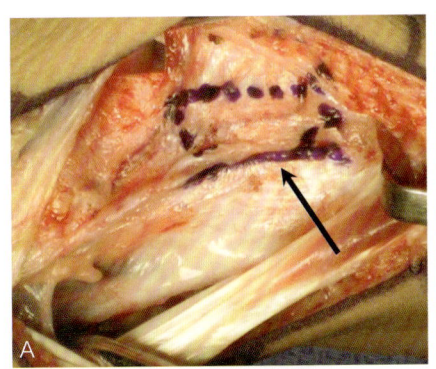
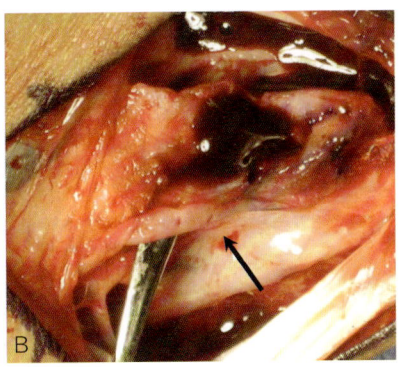
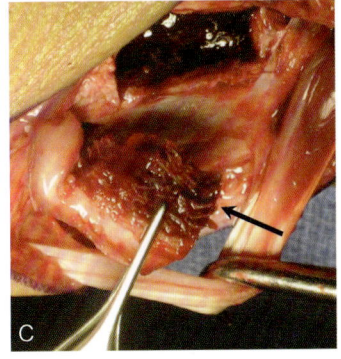

技术图2 A. 供骨部位已经标记好,并用骨刀取出骨块(所有的图片上腕骨均位于左侧)。B. 从桡骨远端掀起带滋养血管的软组织袖(箭头)。C. 放松止血带,取出后的带蒂植骨块在滴血(箭头所指是骨松质面)。

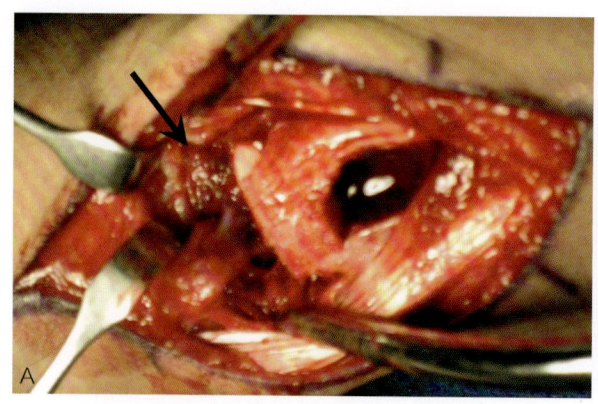 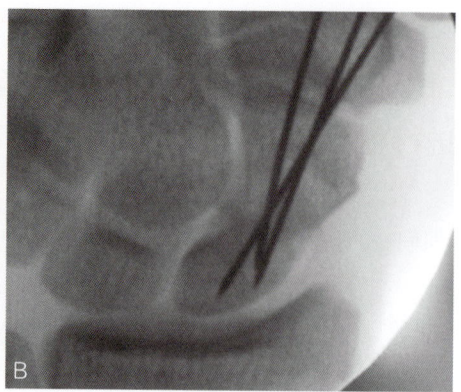

技术图3　A. 翻转植骨块至骨不连的部位（箭头），压配到位。B. 经皮，由远至近打入克氏针。

- 不要完全游离第1、2间室伸肌支持带上动脉，而要把它和伸肌支持带的一部分连在一起切下来。
- 放松止血带，确认骨块有血流灌注(技术图2C)。

植骨

- 在切口的远端部分切开关节囊，暴露及辨认舟骨骨不连的部位。
  - 切除桡骨茎突可以极大地增加舟骨的显露，同时减少植骨块引起撞击可能。
- 用咬骨钳或刮匙清理骨不连部位的纤维组织和硬化骨。
- 在清理后形成的舟骨空腔中，把从桡骨远端取出的骨松质填充到空腔的远端和近端。
- 然后把经过仔细修整过的带蒂骨块翻转后放到骨不连的部位，压配到位，注意避免血管蒂扭转(技术图3A)。
- 将克氏针由舟骨的远端向近端打入，固定植骨块(技术图3B)。
- 用可吸收线松松缝合桡侧关节囊，常规关闭伤口。
  - 绝对避免血管蒂受到压迫。
- 术后短臂连拇指石膏托固定。

利用腕掌侧动脉为蒂的桡骨远端骨块进行植骨

暴露

- 前臂远端采用Henry入路，并向舟骨结节远端和外侧进行延伸(技术图4A)[2]。
- 腕掌侧动脉位于桡骨远端骨膜和旋前方肌浅腱膜的最远端部分之间，在桡腕关节面近侧。
- 向近端牵拉旋前方肌浅腱膜可以暴露腕桡侧动脉(技术图4B)。

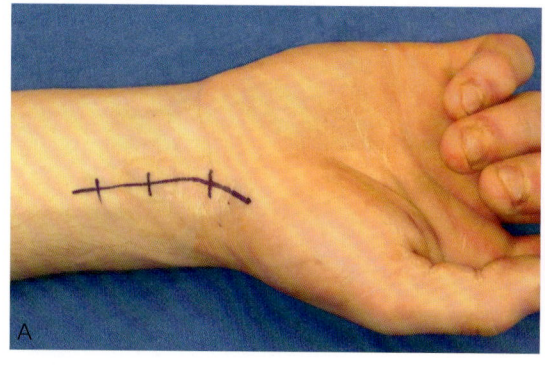 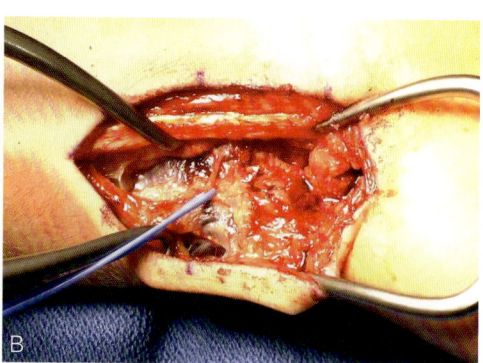

技术图4　A. 前臂远端通过Henry入路的远侧部分截取桡骨移植物。B. 腕掌侧动脉在旋前方肌浅层腱膜远端显露。

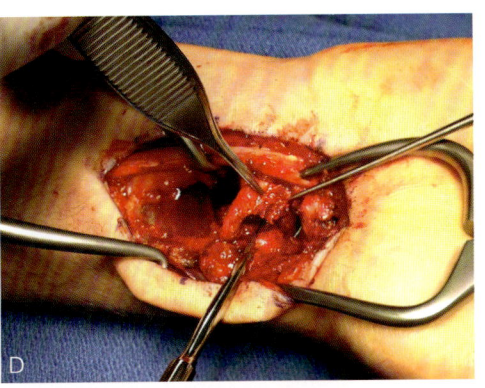
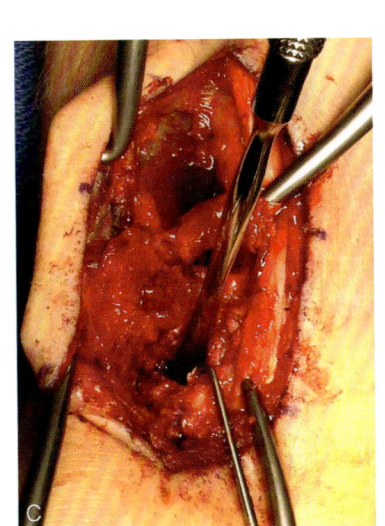
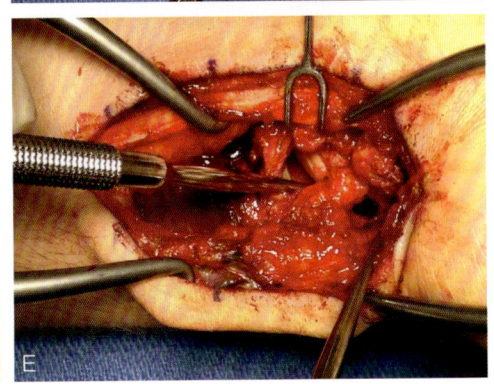

技术图 4（续）　C. 舟骨骨不连的部位（剥离子尖端）进行清理以去除纤维组织。D. 掌侧皮质松质移植物（镊子中）旋转至骨不连部位。E. 植骨被按压入骨不连部位，使用螺钉内固定。

取骨

- 腕掌侧动脉的一侧骨膜被切下来，并将其移至桡动脉外侧。
- 先用手术刀切开骨膜，然后用小骨刀从桡骨远端尺侧半截骨并掀起。
- 切开桡舟头韧带暴露舟骨骨不连的位置，清除纤维组织（技术图4C）。

植骨

- 骨移植物旋转并放入骨不连的位置，将皮质骨朝向掌侧面（技术图4D）。
- 将骨移植物压入舟骨近端和远端之间时，避免压到血管蒂。使用内固定将骨性部分固定（技术图4E）。
- 修补桡舟头韧带，然后关闭软组织。

要点与失误防范

避免使用螺钉固定	• 常会导致植骨块骨折。 • 移除克氏针有助于影像学检查。
背侧入路还需同时行桡骨茎突切除术	• 提升了手术视野，并减少了移植物撞击的机会。
止血带充气之前避免驱血	• 血管充血有助于识别滋养动脉。
第1间室桡侧伸肌支持带被打开了，当使用1,2伸肌支持带上动脉的时候，第2间室尺侧伸肌支持带打开了	• 减少了损伤滋养动脉的可能。 • 取骨的位置就在肱桡肌止点远端背侧。
腕掌侧动脉位于桡骨远端关节面附近	• 确保关节活动不影响移植物。

术后处理

- 通常在术后4～6周，骨折出现愈合后拔除克氏针。
- 可能需要CT扫描证实骨折完全愈合，才能允许患者恢复比较剧烈的运动。
- 可以拍摄MRI对舟骨的血供进行评估，一般可以在拔除克氏针后进行。

预后

- 近期研究发现使用桡骨远端带血管蒂的骨块移植可以将舟骨骨不连的愈合率从71%提升至96%。伴有缺血坏死的舟骨骨不连的成功率从50%增加到60%。
- 过去的报道表明，MRI上有缺血坏死证据的或CT显示有骨小梁结构缺失的病例，其重建手术的成功率较低，如果两者同时出现，则成功机会更为渺茫。
- 最近的研究还表明，与失败有关的危险因素包括：舟骨近极骨折缺血性坏死、腕关节影像学退变、腕关节力线不良、复位不佳、吸烟者、老年患者以及女性等[4]。

并发症

- 骨不连。
- 进行性腕关节退变。
- 植骨块与桡骨茎突撞击。
- 感染。

（刘衔哲　译，贾亚超　审校）

参考文献

[1] Chang MA, Bishop AT, Moran SL, et al. The outcomes and complications of 1,2-intercompartmental supraretinacular artery pedicled vascularized bone grafting of scaphoid nonunions. J Hand Surg 2006;31(3):387-396.

[2] Gras M, Mathoulin C. Vascularized bone graft pedicled on the volar carpal artery from the volar distal radius as primary procedure for scaphoid non-union. Orthop Traumatol Surg Res 2011;97:800-806.

[3] Haerle M, Schaller HE, Mathoulin C. Vascular anatomy of the palmar surfaces of the distal radius and ulna: its relevance to pedicled bone grafts at the distal palmar forearm. J Hand Surg Br 2003;28(2):131-136.

[4] Hankins CL, Budoff JE. Analysis of wrist motion following vascularized bone graft to the proximal scaphoid. J Hand Surg 2011;36(4):583-586.

[5] Sheetz KK, Bishop AT, Berger RA. The arterial blood supply of the distal radius and ulna and its potential use in vascularized pedicled bone grafts. J Hand Surg Am 1995;20(6):902-914.

[6] Shin AY, Bishop AT. Pedicled vascularized bone grafts for disorders of the carpus: scaphoid nonunion and Kienbock's disease. J Am Acad Orthop Surg 2002;10:210-216.

[7] Steinmann SP, Bishop AT, Berger RA. Use of the 1,2 intercompartmental supraretinacular artery as a vascularized pedicle bone graft for difficult scaphoid nonunion. J Hand Surg 2002;27(3):391-401.

[8] Waitayawinyu T, Robertson C, Chin SH, et al. The detailed anatomy of the 1,2 intercompartmental supraretinacular artery for vascularized bone grafting of scaphoid nonunions. J Hand Surg Am 2008;33(2):168-174.

[9] Waters PM, Stewart SL. Surgical treatment of nonunion and avascular necrosis of the proximal part of the scaphoid in adolescents. J Bone Joint Surg Am 2002;84-A(6):915-920.

[10] Zaidemberg C, Siebert JW, Angrigiani C. A new vascularized bone graft for scaphoid nonunion. J Hand Surg 1991;16(3):474-478.

第38章 舟骨部分切除术治疗舟骨骨不连
Partial Scaphoid Excision of Scaphoid Nonunions

Rafael J. Diaz-Garcia and Joseph E. Imbriglia

定义

- 在腕骨中,舟骨最容易骨折,每年发生率接近29/100 000[5]。若是急性骨折,及时恰当的治疗可使骨折愈合率超过90%[3,9]。然而,如果未能及时诊治,舟骨骨折很容易造成骨不连。
- 对舟骨骨不连的初始治疗方法包括切开复位植骨内固定。植骨块可以是带蒂或非带蒂骨块。
  - 尽管采取了积极的固定和植骨手段,但仍在腕骨骨折中有15%的失败率,在近极骨折中有33%的失败率[12]。
- 一旦植骨内固定手术失败,手术医生面临的是困难的选择:
  - 切开复位重新植骨内固定(失败率50%)[2,16]。
  - 需要一种较少并发症和较高满意率的挽救性手术方案。
  - 由于硅导致滑膜炎和内植物松动,脱位断裂,前述硅假体疗效很差[13]。
  - 当治疗或手术失败,患者因舟骨骨不连引起创伤性关节炎而持续疼痛(图1),且关节的退变局限于舟骨远极和桡骨之间,部分切除舟骨(远极部分)不失为一种并发症较少、合理的治疗选择[4,11,15]。

解剖

- 舟骨是连接两排腕骨之间的桥梁。舟骨与两排腕骨相关节。对于前臂中线,存在掌倾和桡倾。

- 舟骨表面主要为关节软骨覆盖,并且有重要的骨间韧带和骨内韧带附着。
- 舟骨最主要的营养血管是从远端进入腰部的,并逆行灌注到舟骨近端(图2)[6,17]。
  - 因为近极骨块的血供纤细,所以容易造成缺血。
- 所有的这些解剖结构使手术方式变得困难。

发病机制

- 舟骨骨折患者(>4周)未进行诊断治疗可以导致骨不连。其他骨不连的危险因素包括骨折位置、粉碎程度、骨块移位或成角,以及伴随的腕关节不稳定。和其他骨折类似,吸烟患者骨不连发生率很高。
  - 急性舟骨骨折移位超过1.0 mm。舟内角>45°,或长宽比>0.65,骨不连发生率较高[18]。
- 由于舟骨充当远近两排腕骨之间的枢纽,舟骨骨折会严重影响腕关节生物力学稳定性和正常的负荷。
  - 舟骨骨折打断了远近两排腕骨之间的正常联系。因此,近排腕骨和月骨通过舟月韧带相连接,远端骨折块会自由地收缩。
    - 舟骨塌陷降低了腕骨高度并允许月骨旋转导致近排腕骨背伸不稳定(DISI)。
    - 舟骨骨不连进行性塌陷(SNAC)关节炎随着生物力学的改变而发生。

自然病程

- 舟骨骨折患者大部分为年轻男性在20～30岁[5,7]。
- 很难说舟骨骨不连患者的自然病程是如何的,因为很多研究都只针对有症状的患者进行[8]。然后普遍认为舟骨骨不连100%会引起创伤性关节炎改变。大部分患者在他们骨不连形成后5～20年时出现关节退变的表现[8,10,14]。
- 关节炎首先出现在舟骨远极和桡骨茎突(Ⅰ期SNAC;图3A)。
- 如果任其发展,退变会波及腕中关节(Ⅱ期和Ⅲ期SNAC;图3B、C)。
- 患者有时直到腕关节疼痛和活动受限变得十分严重时才会就医。此时只剩下腕关节融合的挽救手术可以进行了。

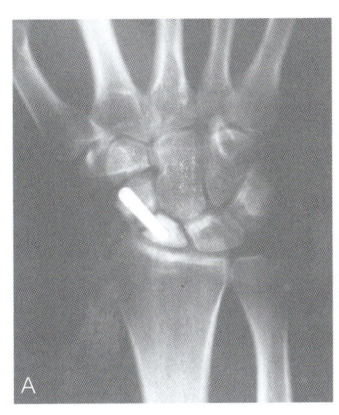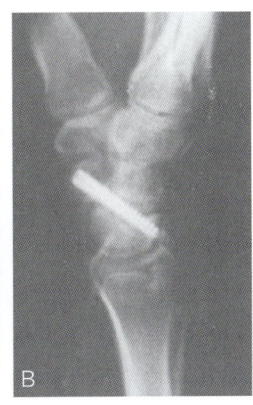

图1 舟骨骨不连切开复位内固定失败(正侧位片)。

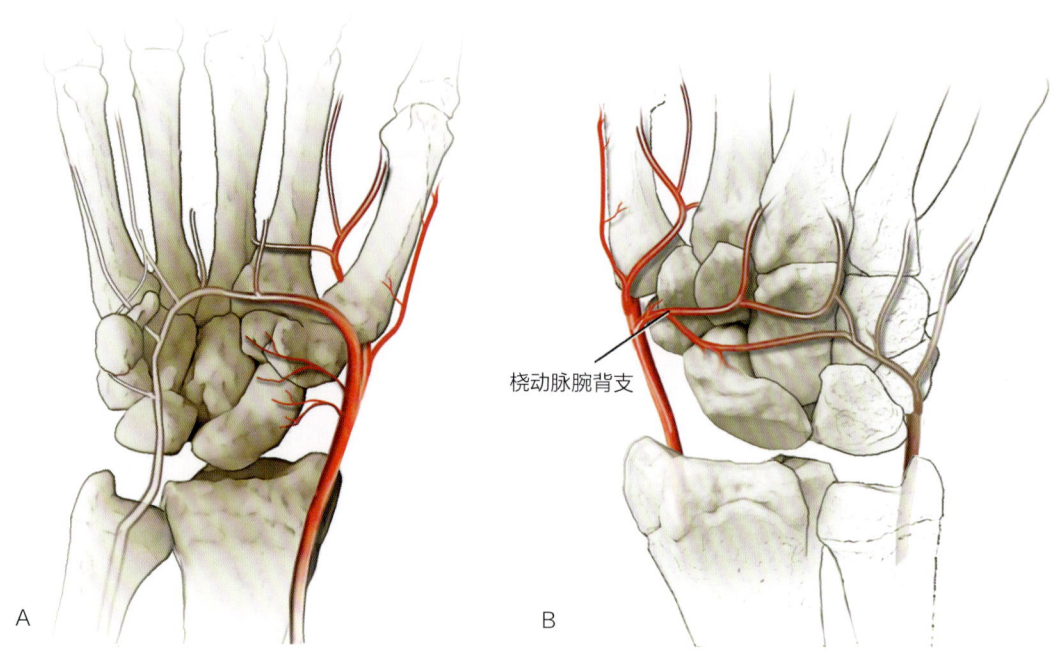

图2 A. 舟骨掌侧骨内血供,并显示了掌外侧和远端的血管。B. 舟骨背侧骨内血供。

病史和体格检查

- 大部分患者是青壮年,有过腕关节的背伸损伤史,尽管不是所有的患者都能记得。有的骨不连患者之前没有经过治疗成为慢性骨不连(图4),有些则可能是手术或保守治疗失败后来就诊的。
  - 主诉活动和使用腕关节后疼痛加重、活动度下降、握力减退。随着时间的推移,以上的症状逐渐加重。
  - 需要了解患者的吸烟史、职业以及既往手术史,这些都会影响到以后的治疗方案的制订。
- 检查者应该触诊鼻烟窝,位于拇长伸肌和拇短伸肌腱之间。此处疼痛可能提示存在骨折。随着关节炎进展,可能会有触痛及滑膜炎引起的软组织肿胀感。

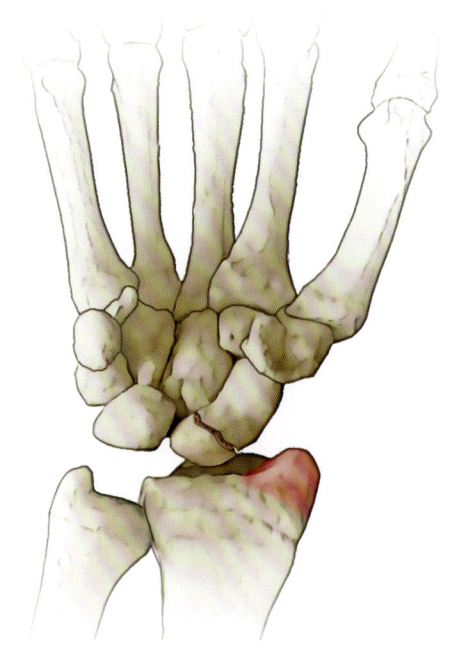
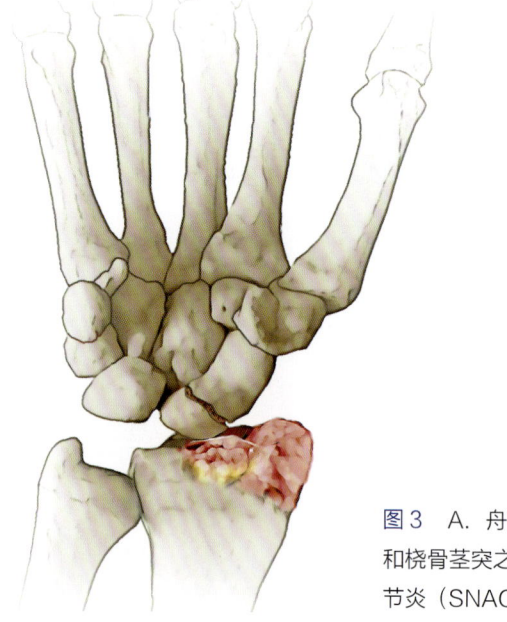

图3 A. 舟骨远极和桡骨茎突之间的关节炎(SNAC I期)。

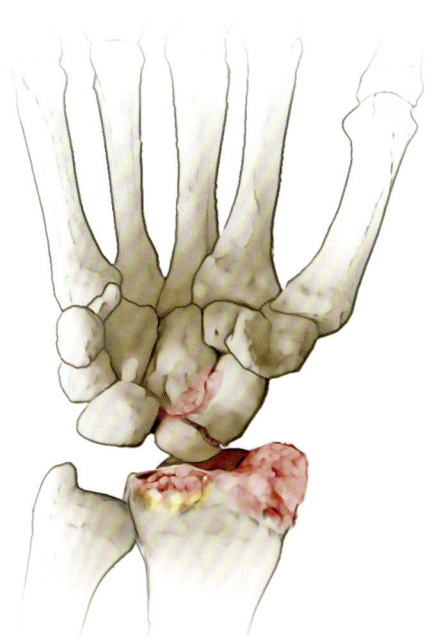

图3（续） B、C. I期SNAC会逐渐进展，逐渐累及舟头关节（II期SNAC），到最后腕中关节弥漫性关节炎（SNAC III期）。

- 测量握力和腕关节活动度。
  - 如果患腕有疼痛，握力通常下降30%～40%。
- 与健侧相比，桡偏和背伸活动度通常会减小。

影像学和其他诊断性检查

- 笔者常规拍摄标准的腕关节正、侧位以及桡偏和尺偏位X线片。这有助于笔者决定是否采取舟骨部分切除的手术方案。
  - 侧位片可以判断DISI的程度（图5A）。

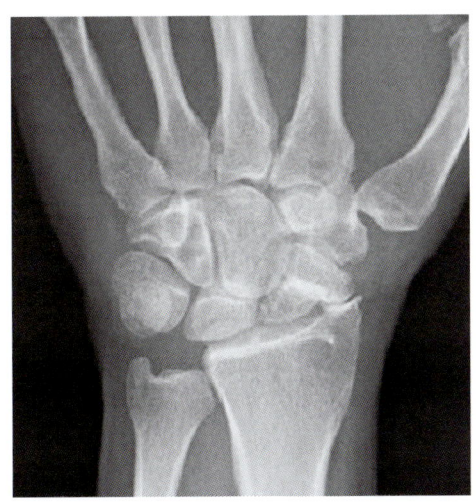

图4 慢性舟骨骨不连伴SNAC腕患者未接受过治疗。

- 如果X线片显示腕骨间关节炎（图5B），或舟骨近极很小的坏死灶，则不可以做舟骨部分切除。
- 如果仅有很小的桡舟关节炎，切开复位内固定（带血管或不带血管的骨块移植）重建骨不连是最好的选择。
- MRI可以帮助看清关节面的情况以及舟骨近极骨块的血供。但是这些结果对于需要行远端骨块切除的患者意义很小。
- 从X线片上看，符合舟骨远极切除的理想手术指征是：舟骨腰部或远极骨不连，而关节退变仅局限于桡骨茎突和舟骨远极之间（SNAC I期）。

鉴别诊断

- 舟骨骨折。
- 第1或第2间室肌腱炎。
- 舟月韧带损伤。
- 拇指基底关节炎。
- 舟骨大多角骨小多角骨关节炎。
- 无菌性关节炎。

非手术治疗

- 对于慢性腕关节痛的患者，在手术治疗之前应首先考虑非手术治疗。因为慢性腕关节痛从来就不是一种急性病症，而且通过简单和无创的治疗手段就可以减轻疼痛。
- 治疗从间断性的制动开始（腕关节支具），改变活动方式、服用非类固醇类抗炎药等。
- 如果制动和非类固醇类抗炎药治疗失败，可以通过局部封闭暂时缓解疼痛。这些临时治疗方案可以使患者正确评估自己的疼痛症状，有的患者可能会满足于药物和制动治疗。
- 在非手术治疗期间，术者可以了解患者的不适程度以及患者对手术的期望值。
  - 如果术者和患者对手术的期望值较为一致，则手术的效果更好，患者的满意率也更高。

手术治疗

- 治疗伴有持续疼痛功能障碍的舟骨骨不连和局限于舟骨远端和桡骨茎突关节炎的患者（I期SNAC腕）的手术方法有以下几种：
  - 切开复位内固定联合桡骨茎突切除。
  - 切除舟骨远端骨块。
  - 部分腕关节成形术。
  - 近排腕骨切除术。
  - 腕部去神经术。

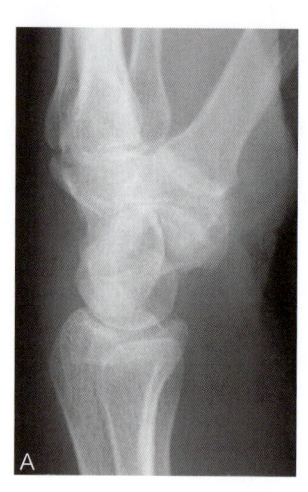
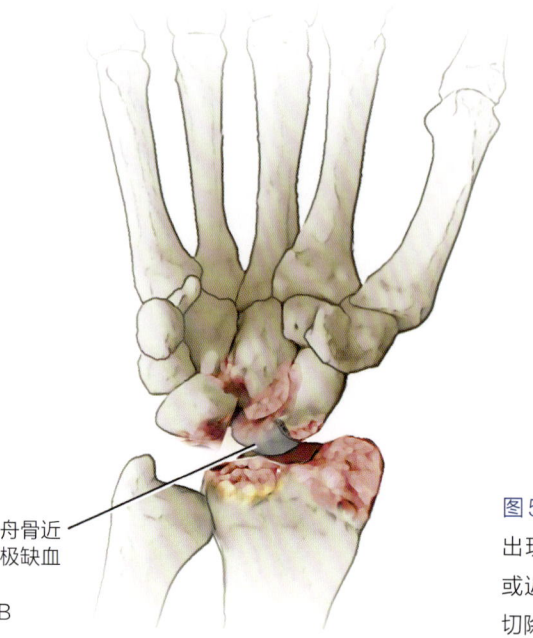

舟骨近极缺血

图5　A. DISI畸形侧位片。B. 当出现腕骨间关节炎（SNAC Ⅲ级）或近极缺血坏死的时候，部分舟骨切除术是禁忌的。

- 如果患者的舟骨骨折原先未经治疗，而且也没有腕关节退变，应该首选植骨内固定治疗；而对于Ⅱ期的SNAC腕，仅做舟骨远端切除已经为时过晚；对这类患者需要选择近排腕骨切除或舟骨切除的腕骨融合术。
- 大部分需要做舟骨远端骨块切除的患者都经历过失败的手术治疗，无论是手术医生还是患者都希望找到一种并发症较低的可靠方法来减轻患者的疼痛，改善腕部功能。
- 切除舟骨远极骨块需要保留坚强粗大的桡舟头韧带和长桡月韧带来支持残留的近排腕骨，防止腕骨塌陷（DISI畸形）。
- 切除舟骨远端骨块的禁忌证包括：
  - 已经有明显的DISI畸形：在缺乏良好韧带支持的病例中，切除舟骨远端骨块可能使DISI畸形恶化。
  - 近端骨块小于舟骨的一半：如果远端骨块大于舟骨的一半，可能会引起腕骨塌陷，导致严重并发症。

术前计划

- 在决定切除舟骨远端骨块之前，一定要仔细研究X线片和其他影像学资料。
  - 如果要切除远端骨块，必须保留足够大小的舟骨近端骨块（＞1/2），以支持远排腕骨。至少要保留舟骨的1/3体积。如果仅能保留很小的一部分近极骨块（骨块可能已经坏死），则腕骨极容易塌陷，导致治疗失败。

体位

- 患者仰卧，患肢置于搁手台。
- 使用止血带操作。

入路

- 切除舟骨远端骨块可以经由掌侧切口，也可以经由背侧切口进行。切口要根据既往的手术瘢痕来选择。
  - 因为舟骨的远极骨块位于掌侧，所以更容易通过掌侧切口进行切除。
  - 选择背侧入路则可以同时进行腕背去神经术（切断骨间背神经）。
  - 两个入路都可以切除桡骨茎突。

掌侧入路切除舟骨远端骨块

切口和舟骨切除
- 在桡侧腕屈肌腱的表面做切口,切口要和之前的手术瘢痕相一致(技术图1A、B)。
- 把肌腱牵向尺侧,纵行打开肌腱下腱膜(技术图1C)。
- 纵行打开桡腕关节囊,用骨刀或咬骨钳去除舟骨远端骨块(技术图1D~G)。

切除桡骨茎突
- 如果有指征,此时可以用骨刀切除部分桡骨茎突。
- 有时,舟骨的远端骨块很大,难以通过单纯的掌侧软组织切口切除,借助于桡骨茎突切除可以扩大暴露。
- 桡骨茎突切除的部分要充分,这样在腕关节桡偏时,舟骨远极退变的部分不会和桡骨茎突接触。但切除不能过大,不能损伤桡舟月韧带起点,因为这会妨碍今后的近排腕骨切除。

关闭伤口
- 用可吸收线间断缝合关节囊和掌侧韧带。
- 用不可吸收线间断缝合皮肤。

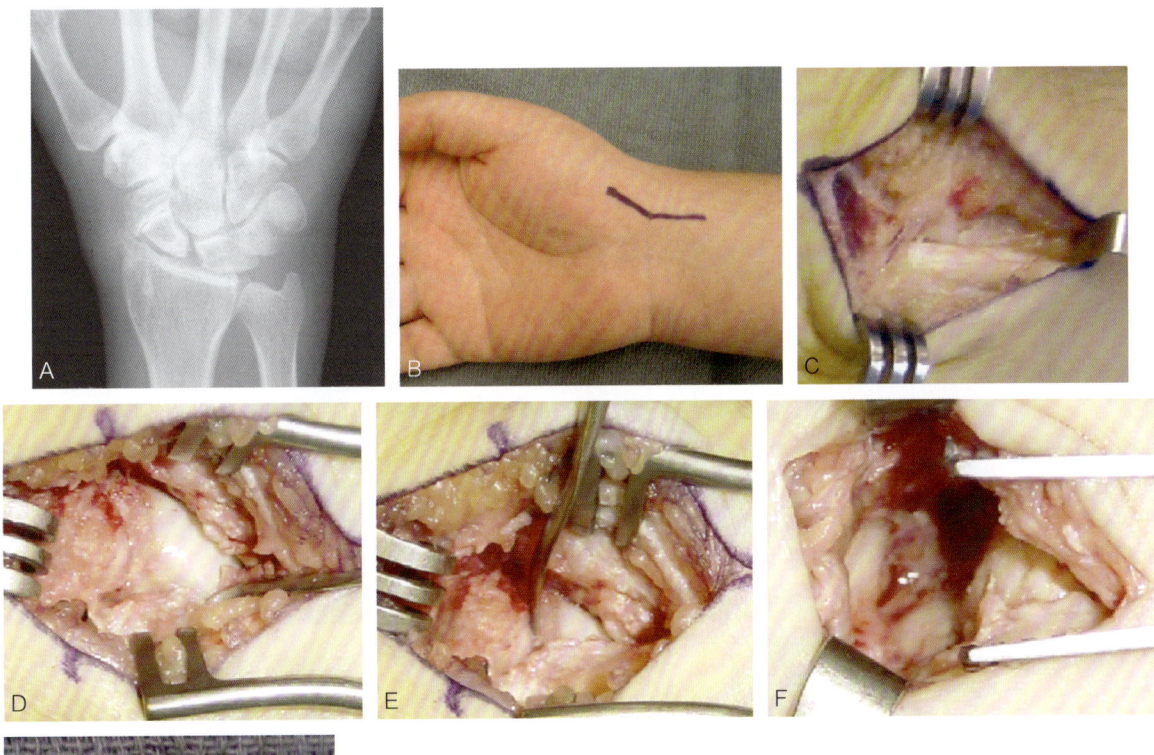

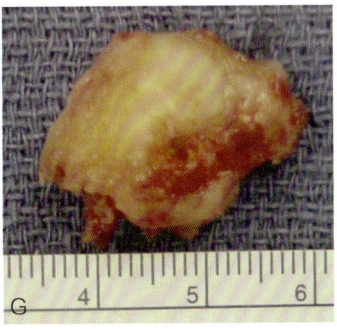

技术图1　A. 慢性舟骨骨不连,伴SNAC腕,患者之前没有接受过治疗。B. 在桡侧腕屈肌的表面做切口。C. 牵开肌腱,纵行打开肌腱下腱鞘。D. 纵向打开桡腕关节囊,暴露舟骨远端骨块。E、F. 用骨刀和咬骨钳切除舟骨远端骨块,如果需要,这时可以切除桡骨茎突。G. 切除舟骨远端骨块。

背侧入路切除舟骨远端骨块

- 沿原切口在桡腕部切开皮肤(技术图2)。
- 辨认桡神经感觉支,并将其牵向一侧。
- 在拇长伸肌腱和桡侧腕伸肌腱之间向深部分离。
- 保护并牵开桡动脉及其分支,打开关节囊。
- 舟骨的远端骨块位置很深,最好的办法是在用15号手术刀片探明边界后,用咬骨钳慢慢咬除。
- 如果需要,可以按照前文描述的方法切除桡骨茎突。
- 用可吸收线缝合关节囊。
- 用不可吸收线间断缝合皮肤。
- 用软敷料妥善衬垫患肢后进行石膏短臂托固定,但不要包括拇指的指间关节和第2~5指的掌指关节。石膏托可以置于掌侧或背侧。

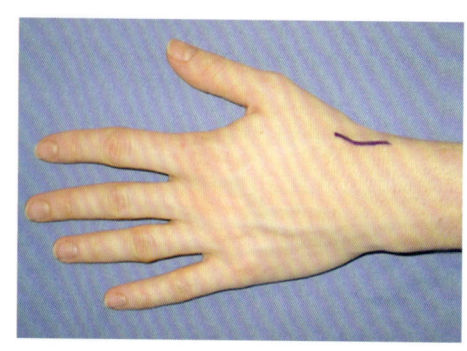

技术图2　如果初次手术是背侧入路,可以选择从背侧做切口。

要点与失误防范

指征	• 确定关节炎未累及腕中关节。 • 一定要保证有足够的舟骨近极来支撑腕骨。舟骨近端50%应当足以支撑头骨和其余腕骨(图6)。

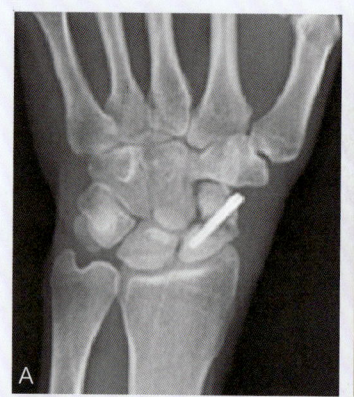
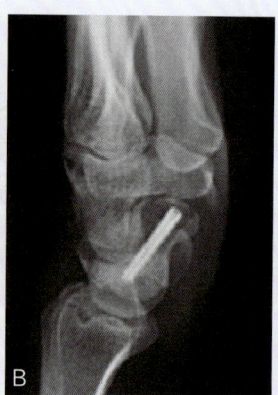
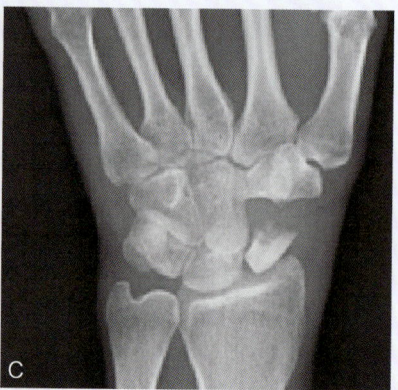
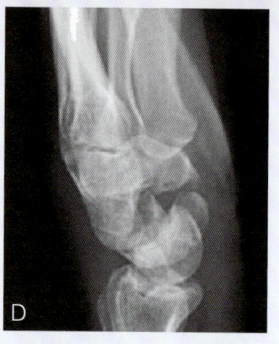

图6　A、B. 原舟骨骨折内固定失败,进展为SNAC腕。C、D. 切除了过多的舟骨远端骨块(>2/3),造成腕骨塌陷。术后X线片显示DISI畸形。

入路和手术技术	• 手术通过掌侧入路更简单。 • 避免损伤桡神经感觉支和桡动脉。 • 切除舟骨远极之后的空隙中不一定要填塞填充物。

术后处理

- 患肢置于衬垫良好的掌侧石膏托内2周。
- 术后2周拆线并拆除石膏。
- 佩戴可拆卸的支具,进行腕关节主动和被动活动。
- 一旦主动活动和被动活动的范围接近正常,即开始肌肉力量训练(通常在术后4周开始)。
- 重获正常的活动范围和腕部力量一般需要3个月左右。
- 术后2~4周可以观察到疼痛减轻。

预后

- 回顾文献报道可知术后活动度和握力均有改善[3-5]。
- 如果手术指征严格,可以预期手术后疼痛能够得到有效缓解。
- 所有患者术前都有一定程度的DISI畸形,切除舟骨远极,术后这种畸形会有所加剧。如果DISI畸形严重,会导致活动度下降和手腕疼痛,虽然文献中没有进行详细的描述,但这种问题确实存在[5]。
- 在经历过很多次手术的患者中,切除舟骨远端骨块的结果要优于植骨内固定术,植骨内固定术的手术失败率可以达到50%[1]。

并发症

- 如果术前遗漏了腕中关节炎的诊断,切除舟骨远端骨块会导致持续性腕部疼痛。
- 切除的骨块过大(>50%)会引起术后腕骨塌陷。
- 如果患者的关节十分松弛,术后DISI畸形会显著加剧,导致持续性疼痛。

(刘衔哲 译,贾亚超 审校)

参考文献

[1] Bishop AT. Vascularized bone grafts. In: Green DG, Hotchkiss R, Pederson W, eds. Green's Operative Hand Surgery. New York: Churchill Livingstone, 1999.

[2] Chang MA, Bishop AT, Moran SL, et al. The outcomes and complications of 1,2 intercompartmental supraretinacular artery pedicled vascularized bone grafting of scaphoid nonunions. J Hand Surg Am 2006;31(3):387-396.

[3] Dias JJ, Wildin CJ, Bhowal B, et al. Should acute scaphoid fractures be fixed? A randomized controlled trial. J Bone Joint Surg Am 2005;87(10):2160-2168.

[4] Drac P, Manak P, Pieranova L. Distal scaphoid resection arthroplasty for scaphoid nonunion with radioscaphoid arthritis. Biomed Pap Med Fac Univ Palacky Olomouc Czech Repub 2006; 150:143-145.

[5] Duckworth AD, Jenkins PJ, Aitken SA, et al. Scaphoid fracture epidemiology. J Trauma Acute Care Surg 2012;72(2):E41-E45.

[6] Gelberman RH, Menon J. The vascularity of the scaphoid bone. J Hand Surg Am 1980;5(5):508-513.

[7] Hove LM. Epidemiology of scaphoid fractures in Bergen, Norway. Scand J Plast Reconstr Surg Hand Surg 1999;33:423-426.

[8] Kerluke L, McCabe SJ. Nonunion of the scaphoid: a critical analysis of recent natural history studies. J Hand Surg Am 1993; 18:1-3.

[9] Kuschner SH, Lane CS, Brien WW, et al. Scaphoid fractures and scaphoid nonunion. Diagnosis and treatment. Orthop Rev 1994; 23:861-871.

[10] Lindström G, Nyström A. Natural history of scaphoid non-union, with special reference to "asymptomatic" cases. J Hand Surg Br 1992;17:697-700.

[11] Malerich MM, Clifford J, Eaton B, et al. Distal scaphoid resection arthroplasty for the treatment of degenerative arthritis secondary to scaphoid nonunion. J Hand Surg Am 1999;24:1196-1205.

[12] Merrell GA, Wolfe SW, Slade JF III. Treatment of scaphoid nonunions: quantitative meta-analysis of the literature. J Hand Surg Am 2002;27(4):685-691.

[13] Peimer CA, Medige J, Eckert BS, et al. Reactive synovitis after silicone arthroplasty. J Hand Surg Am 1986;11:624-638.

[14] Ruby LK, Stinson J, Belsky MR. The natural history of scaphoid non-union: a review of 55 cases. J Bone Joint Surg Am 1985;67: 428-432.

[15] Ruch DS, Papadonikolakis A. Resection of the scaphoid distal pole for symptomatic scaphoid nonunion after failed previous surgical treatment. J Hand Surg Am 2006;31:588-593.

[16] Smith BS, Cooney WP. Revision of failed bone grafting for nonunion of the scaphoid. Treatment options and results. Clin Orthop Relat Res 1996;(327):98-109.

[17] Taleisnik J, Kelly PJ. The extraosseous and intraosseous blood supply of the scaphoid bone. J Bone Joint Surg Am 1966;48: 1125-1137.

[18] Trumble TE, Salas P, Barthel T, et al. Management of scaphoid nonunions. J Am Acad Orthop Surg 2003;11:380-391.

第39章 腕骨骨折的手术治疗（舟骨除外）
Surgical Treatment of Carpal Bone Fractures Excluding the Scaphoid

Kenneth R. Means, Jr. and Thomas J. Graham

定义

- 本章讨论的骨折包括月骨、三角骨、豌豆骨、钩骨体或钩骨钩、头状骨、小多角骨、大多角骨体部或边缘骨折。
- 任何牵涉腕骨的骨折都要警惕是否合并腕骨间的不稳。

解剖

- 有些腕骨特殊的解剖特征使其更容易损伤，包括一些腕骨所处的特殊位置，如钩骨钩、大多角骨边缘或结节以及头状骨的颈部等。
- 钩骨钩的形状细长，位于掌侧相对浅表的部位，更容易在腕部掌尺侧受到直接暴力时受伤（图1A）。手术切开前，术者将自己的拇指指间关节对准豌豆骨，拇指尖朝向第1指蹼，然后屈曲拇指，术者的拇指尖即位于钩骨钩的体表投影处。
- 大多角骨可以被想象成是位于腕桡侧的"钩骨钩"，因为它也相对向掌侧突出，走行于其尺侧有桡侧腕屈肌腱沟，使其更加突出（图1B）。
- 坚韧而无弹性的腕横韧带尺侧附着于钩骨钩，桡侧附着于大多角骨结节。
- 这些特点使手部大鱼际侧受到直接暴力时，容易造成大多角骨边缘骨折。
- 头状骨远端的体部和近端的头部较为膨大，中间颈部收缩变窄。头状骨体部位于远端，占据头状骨的一半，与相邻的示、中、环指的掌骨基底部以及小多角骨和钩骨连接紧密。这使头状骨颈部处于一个生物力学的薄弱区。
- 头状骨颈部横行骨折是最常见的骨折类型。
- 因为头状骨头部的血供由远端逆行供给，所以颈部的骨折容易使头部发生缺血坏死。

发病机制

- 直接或间接暴力都可以引起腕骨骨折。
- 如果是直接挤压伤，术者要警惕可能出现的骨筋膜室综合征。对手部前后方向的挤压暴力可以破坏手部的纵弓和横弓，需要怀疑是否合并腕骨体部骨折或腕骨轴向稳定性的紊乱。
  ○ 表面上看来不常见的腕骨骨折或许是手或其他部位损伤的重要线索，如腕掌关节骨折脱位、纵向多发掌骨骨折、严重拇指损伤以及严重的软组织损伤。集合上述各种损伤于一体的损伤被称为"爆炸手"（图2）。

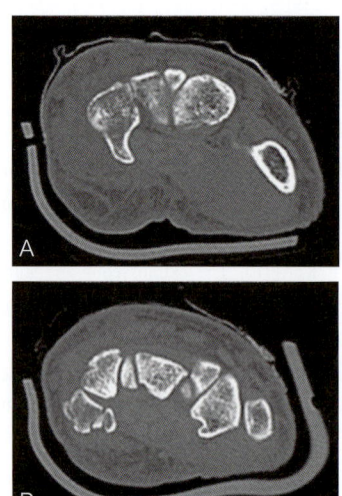

图1 A. CT扫描显示钩骨钩骨折。B. CT扫描显示大多角骨边缘骨折。

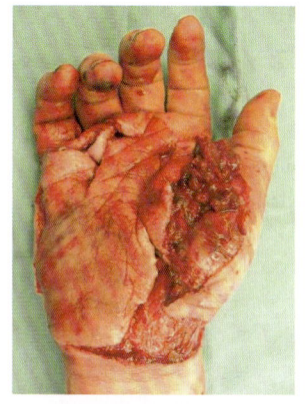

图2 "爆炸手"包括腕掌关节骨折脱位、多发掌骨纵向骨折、严重的拇指损伤以及严重的软组织损伤（经允许引自 Graham TJ. The exploded and syndrome: logical evaluation and comprehensive treatment of the severely crushed hand. J Hand Surg Am 2006;31A:1012-1023; 版权：2006, Elsevier）。

- 更为集中于某块腕骨的直接暴力也可造成骨折。包括直接撞击手背后造成头状骨、钩骨体、三角骨或大多角骨骨折;或直接受到球拍、球棍打击而引起钩骨钩骨折或三角骨嵴骨折等。
- 非直接暴力损伤包括大家熟知的不同程度的月骨周围不稳,同时也可以合并月骨、头状骨、三角骨或其他腕骨骨折。
  - 舟－头综合征见于腕部背伸、桡偏损伤,在舟骨骨折之后,紧接着头状骨颈部骨折。头状骨的头部可能在冠状面旋转180°。
  - 进展型月骨周围不稳损伤也可能引起头状骨头部骨折,但头状骨通常不会出现严重的旋转。
- 更轻微的直接暴力也可能造成单块腕骨骨折。
  - 常见的是三角骨背侧撕脱骨折:摔倒时腕关节处于掌屈位,致使背侧桡－三角韧带,或称背侧桡腕韧带,从三角骨背侧的止点处撕脱,带下小片骨皮质。然而,这些损伤也可能与更严重的桡腕关节和(或)腕骨间不稳定有关。术者在处理三角骨背侧撕裂骨折时必须排除这些更严重的损伤。
  - 三角骨压缩性骨折更见于尺骨茎突较长的患者中。

自然病程

- 腕骨骨折的自然病程不仅和受累的腕骨本身有关,也与其合并的损伤有关。
- 除了豌豆骨仅与三角骨之间有1个关节面之外,其他腕骨至少有3个关节面。所以恢复腕骨关节面之间的关系是首要的治疗目标,这样才能降低术后腕关节炎的发病率或降低其严重程度。
- 腕骨骨折后如果出现坏死,会严重影响预后。
  - 尽管月骨骨折后坏死并不常见,但发现月骨或头状骨骨折时,要考虑到其血供被中断的可能性。
- 钩骨钩、头状骨颈部、大多角骨边缘骨折,特别是累及大多角骨尖端而非边缘基底部的Palmer Ⅱ型的骨折,骨不连的发病率最高。
- 除了骨不连之外,相关的腕骨间不稳或者其他手部结构受到累及最为棘手,会显著影响患者的预后。

病史和体格检查

- 病史部分最重要的是问明患者的受伤机制。
- 需要检查有无神经血管损伤,尤其对于严重挤压伤或高能量损伤的病例;或者,对于钩骨钩或豌豆骨骨折的病例,要注意检查位于Guyon管内的尺神经血管是否受损。
  - 必须完整地检查正中神经、尺神经、桡神经以及指神经的功能,评估毛细血管充盈速度、皮温等;或者用Doppler超声检查血运状况。
- 要检查患者手部和腕部的肿胀、畸形情况以及软组织状况,包括可能的开放骨折或骨折脱位。
  - 肿胀和软组织破坏说明损伤较为严重,如有畸形,则提示可能存在腕骨间脱位,需要行急诊复位;开放损伤也需要急诊处理。
- 要问明患者疼痛最严重的部位,检查开始时要远离该处然后逐渐靠近。另外还要同时检查手、前臂、肘部、肩关节,排除合并伤。
  - 损伤最严重的部位往往疼痛和压痛也最明显,但这可能掩盖其他隐匿的损伤,所以要进行更全面的检查,以免遗漏。

影像学和其他诊断性检查

- 常规拍摄腕关节和手的正、侧、斜位片(图3A)。
  - 如果需要,拍摄肘关节和前臂的X线片。
- 在动态应力或牵引下透视检查,可以有助于排除腕关节不稳。
- 特殊位置下摄片(通常在透视下进行),有助于辨别难以看清的结构。
  - 钩骨钩:腕管位摄片或腕部旋后外斜位摄片(腕关节桡偏、拇指外展,好像握杯的样子,参考蝶位片)(图3B)。
  - 大多角骨边缘:腕管位摄片(图3C)。
  - 豌豆骨－三角骨关节:腕关节旋后45°侧位片。
- CT扫描可以看到更多腕骨的细节,并且常能发现普通X线片中不易发现的腕骨骨折。
  - 如果X线片不能确认钩骨钩骨折,可以选择CT检查帮助确诊。

非手术治疗

- 单独一块腕骨骨折,不合并腕骨间不稳、没有明显移位或没有明显的关节内台阶,可以进行保守治疗。
  - 通常用石膏管型或支具托固定4~6周,直到症状改善,疼痛消失并且X线表现稳定。
  - 孤立性的大多角骨和头状骨骨折,可采用包括拇指在内的短臂石膏管型或石膏托固定,保留手指在外正常活动。

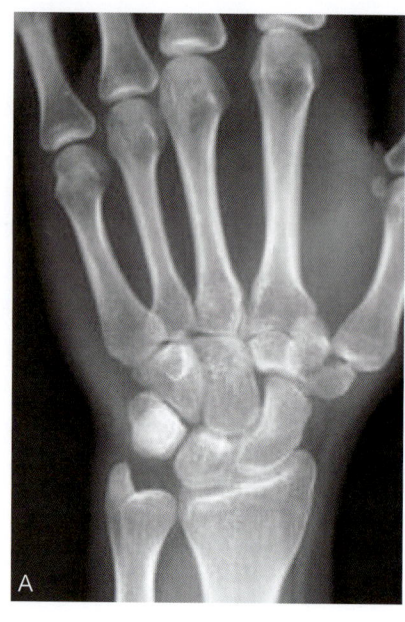
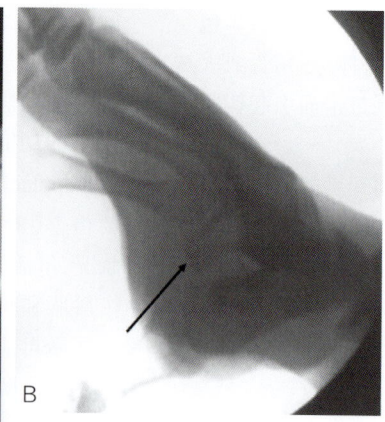
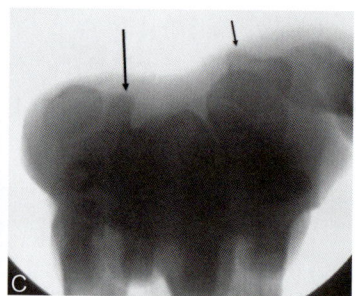

图3　A. 腕关节正位片显示大多角骨体部骨折。B. 旋后斜位桡偏位显示正常的钩骨钩。C. 腕管位显示钩骨钩（大箭头）和大多角骨边缘（小箭头）。

- 钩骨钩骨折较为特殊：
  - 如果是急性骨折（＜1个月），而且没有移位，可以通过石膏管型制动来治疗。
  - 有症状的骨不连出现率相对较高，而且最终往往需要手术治疗。术后需要密切随访骨折愈合情况，因为骨不连可能会导致屈肌腱断裂。
- 与钩骨钩骨折相似，大多角骨边缘骨折也可能在初期固定治疗后，仍发展成为有症状的骨不连，最终需要进行手术切除治疗。

手术治疗

指征

- 关节面显著受累或影响到其他腕骨的结构性不稳，如有移位或不稳定的头状骨体部骨折等。
  - 其他指征与大部分骨折类似：包括开放性骨折，有血管、神经、肌腱、软组织损伤需要修补等。
  - 如果无法达成稳定或接近解剖复位，可能需要进行Ⅰ期腕骨部分融合术或部分腕骨切除术。
- 因为每块腕骨都有其独有的特点，所以每块腕骨骨折都有其独有的手术指征。
- 晚期重建术包括部分或全腕关节融合术、近排腕骨切除术，用以治疗症状严重的腕关节创伤性退变。
  - 大多角骨切除-拇指掌指关节悬吊术：治疗大多角骨体部骨折后的拇指创伤性腕掌关节炎。对于年轻重劳力患者，拇指大多角骨掌骨融合是一个选择。
  - 随着技术的发展，对某些病例来说，半腕或全腕关节成形术有可能成为更受欢迎的选择。

月骨骨折

- 一般来说，如果骨折块移位较大，均应进行切开复位内固定治疗。
- 月骨掌侧面的骨折需要进行固定，此处是坚韧强大的腕掌侧外部韧带［桡月长、短韧带（long and short radiolunate ligament）］的附着以及营养血管［桡舟月韧带（radioscapholunate ligament）］进入的部位。
- 如果头状骨相对月骨和桡骨向掌侧半脱位，如月骨掌侧唇骨折，就一定要复位固定月骨的掌侧骨块。
  - 这些骨折的复位常规由掌侧入路进行，详见后文描述。
  - 或者，如果骨折类型表明需从背侧进入，则采用标准的背侧第3～4间室间入路（具体见"头状骨骨折处理"）。
- 月骨背侧唇骨折累及舟月韧带，如果存在移位，应当复位预防舟月进行性塌陷（SLAC）。通常通过骨折块间小螺钉来实现。

三角骨骨折

- 一般来说，移位的三角骨体部骨折的骨折块都比较大，适合进行切开复位内固定治疗。
  - 可以用克氏针或螺钉单独固定三角骨，或根据情况用克氏针与月骨或钩骨固定在一起。
- 如果骨块不适合进行切开复位固定，则可以切除整个三角骨。
- 明显的单纯三角骨骨折很可能预示着"逆"月骨周围不稳损伤（这种损伤始于腕关节的尺侧），同时合并其他腕骨骨折或韧带撕裂。

豌豆骨骨折
- 同其他籽骨，如髌骨等，豌豆骨常见由于尺侧腕屈肌牵拉而引起的横行撕脱骨折；或因为直接打击造成粉碎性骨折。
- 临床上，对所有的豌豆骨骨折一开始都采取保守治疗，如果固定失败，2～3个月后症状仍不能缓解的，则切除豌豆骨。
  - 如果移位大，骨块也较大，足以内固定治疗，则可以进行手术。不过很少有这种情况出现。
  - 在技术篇中描述的入路既可以进行豌豆骨内固定，也可以切除豌豆骨。
- 豌豆骨是最晚骨化的腕骨，通常在12岁左右。在完全骨化之前，有时会呈现非病理性的豌豆骨分化现象。

钩骨钩骨折
- 和豌豆骨一样，对于没有移位的急性钩骨钩骨折一开始也采取保守治疗。如果骨折持续有症状或骨不连，包括钩骨钩基底部的骨折，也可以进行骨折块切除（图4A）。
- 和单纯切除骨块相比，切开复位内固定不但几乎毫无优势，而且相对并发症发生率也较高。
  - 如果需要做钩骨钩复位内固定，按照技术篇中描述的方法暴露钩骨钩，并按标准的内固定原则进行固定。

钩骨体骨折
- 钩骨体骨折经常与第4或第5掌骨基底部脱位伴发（图4B、C）。治疗时需要对关节面进行复位，整复腕掌关节（CMC）并内固定。
- 这种损伤常是由背侧剪切力造成钩骨体部冠状面骨折，第4、5掌骨随着钩骨背侧骨块向背侧和近端移位。

头状骨骨折
- 总的来说，头状骨骨折是由明确的腕部高能量损伤引起的。
  - 除了由月骨周围损伤机制造成舟-头综合征之外，沿中指受到纵向暴力或直接受到打击，也会造成头状骨骨折。
  - 如果受到的是直接纵向暴力，骨折线常位于头状骨冠状面，类似于钩骨背侧的剪切骨折，头状骨有可能在冠状面被一分为二。
  - 这种情况下，从背侧入路进行切开复位内固定治疗。
- 真正孤立的头状骨骨折，如果移位很小，可以通过制动得到治愈。但这往往需要很长时间。

小多角骨骨折
- 小多角骨被认为是最不容易骨折的腕骨。
- 如同其他远排腕骨一样，需要评估第2腕掌关节，排除第2腕掌关节骨折脱位损伤。
  - 小多角骨冠状面的剪切骨折会造成第2腕掌关节不稳。
- 这些骨折或骨折脱位可以通过闭合复位、克氏针内固定治疗。
- 如果需要切开复位关节面骨折或腕掌关节脱位，经由标准的背侧第3～4间室入路进行。固定可采用克氏针或螺钉。
- 也可以采用小切口进行（见后文）。

大多角骨骨折
- 大多角骨体部骨折常会累及其4个关节面之一，并常常导致拇指腕掌关节半脱位（图5）。

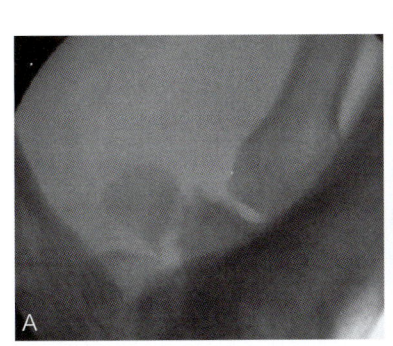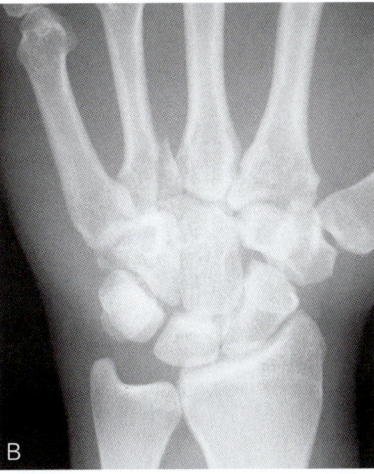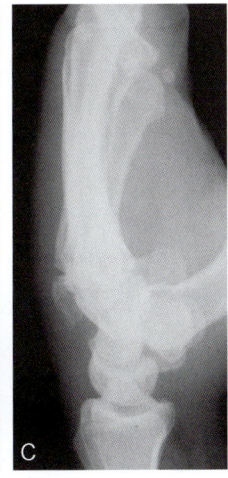

图4 钩骨骨折。A. 桡偏，旋后斜位片可见钩骨钩骨折。B、C. 前后位与侧位片示钩骨体背侧剪切骨折累及第4、5腕掌关节，伴有第4掌骨基底骨折。

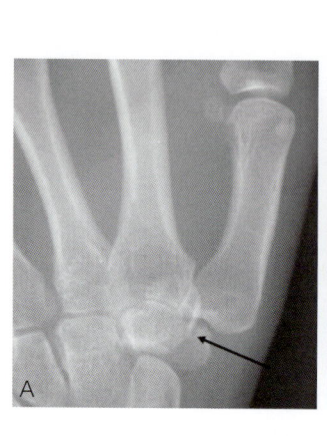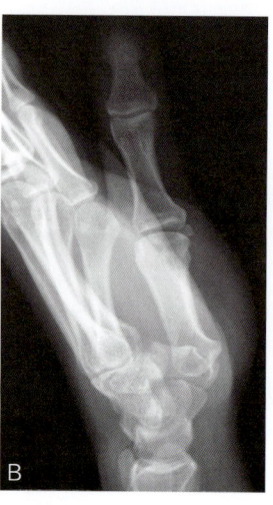

图5 A、B. 大多角骨体部骨折。

- 如果内固定治疗不现实,则切除大多角骨,重建掌侧斜韧带。或采用治疗第1腕掌关节炎的常规术式(第1掌骨基底稳定＋韧带间置术)。

术前计划
- 在麻醉下进行检查,最好在透视下进行,可以帮助证实是否存在腕骨间不稳。
- 在进行手术前,术者要确保术中可能需要的各种内固定材料都已到位。
- 搁手台,上臂止血带,可移动的小型透视机等。
- 可采用局部麻醉或全身麻醉。

入路
- 根据复位的需要、内固定器材的特点、骨折的部位以及特点,可经由背侧、掌侧、桡侧或尺侧入路到达腕骨。
- 有些术者借助腕关节镜或小关节镜进行骨折复位和固定。

切开复位内固定治疗月骨骨折

切口和分离
- 采用腕管松解扩大入路。
- 切口由掌心开始,在鱼际纹尺侧,与环指桡侧缘相一致。如果术者熟悉此处的深部解剖,尤其是可能存在的正中神经返支解剖变异,也可采用沿鱼际纹的手术切口。
- 切口向近端延伸至远端腕横纹。
- 采取曲线或Z字形切口跨越腕横纹:不要垂直经过腕横纹,以免该处瘢痕增生和屈曲挛缩。
- 可以向近端延伸至前臂远端,切口始终位于掌长肌腱的尺侧,以免损伤正中神经的掌皮支(技术图1A)。
- 向深部分离,看到掌腱膜(技术图1B),顺皮肤切口方向,切开掌腱膜。在钩骨钩的桡侧纵行切开腕横韧带。由于尺侧血管神经束在此区域内,向远端解剖分离至钩骨钩水平必须十分仔细。
- 腕横韧带在钩骨钩桡侧纵行切开,向远端仔细分离暴露。
- 切口向近端延伸,在掌长肌尺侧向近端松解前臂掌侧筋膜。
  - 现在可以看见腕管内容物(技术图1C)。
- 轻柔地向桡侧钝性牵开屈指肌腱及正中神经,暴露覆盖于腕骨上方的腕管底部(技术图1D)。
- 纵行切开腕关节的掌侧关节囊,显露掌侧的腕骨和桡腕关节。

复位和固定
- 辨认月骨的掌侧骨块,清理骨折端,并进行解剖复位。
- 可以用小骨片螺钉或埋置克氏针固定骨块(技术图2)。
  - 如果可能,尽量采用螺钉固定,以免内植物滑出进入腕管。
- 必须透视确认,通过复位固定月骨的掌侧骨块,纠正了腕骨向掌侧半脱位。
- 仔细缝合关闭掌侧关节囊,把正中神经和屈指肌腱归位。
- 腕横韧带可以修补(延长修补),也可以不修补(推荐)。
- 按照术者的习惯缝合关闭皮下及皮肤。

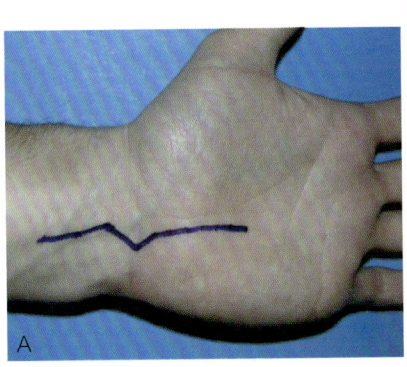
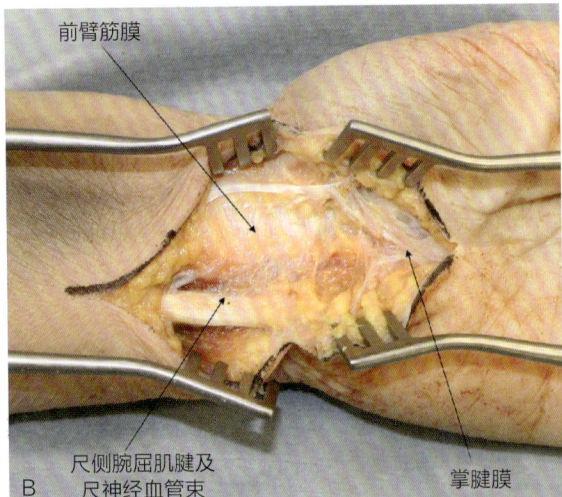
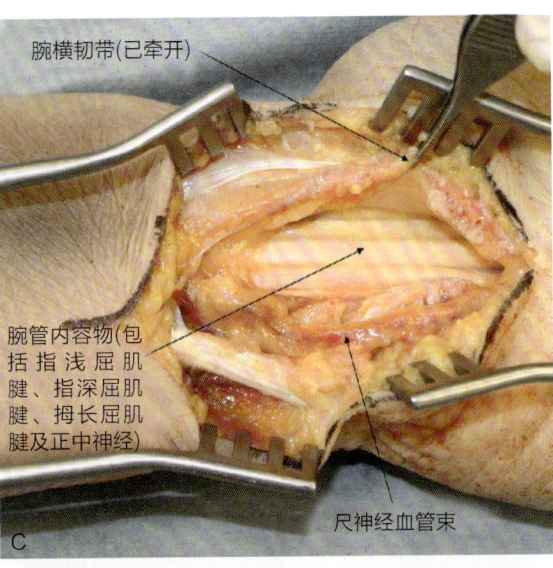
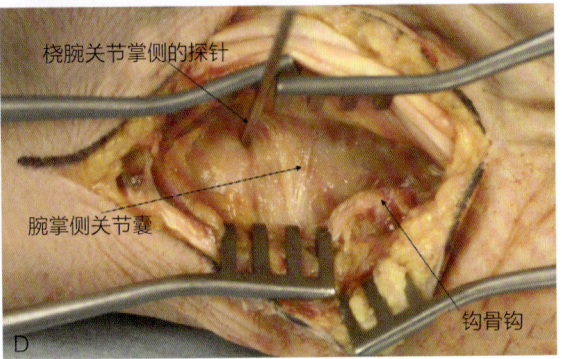

技术图1 固定月骨掌侧唇骨折。A. 腕管松解入路，切口近端可以延伸至前臂远端，注意在掌长肌腱尺侧进行操作，以免损伤正中神经掌皮支。B. 掌腱膜和前臂筋膜已被打开。C. 从钩骨钩上分离腕横韧带。D. 显露掌侧腕关节囊。

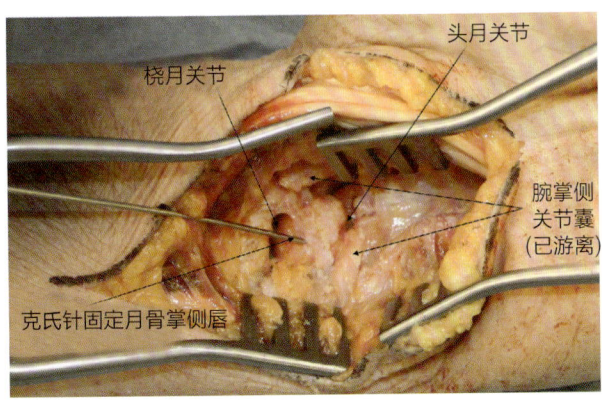

技术图2 暴露并固定月骨掌侧骨块。

切开复位内固定治疗三角骨骨折

- 通常由标准的腕关节背侧入路进行（同头状骨）。

- 如果是单纯的三角骨骨折，可以采用更为微创的入路：由第5～6间室间进入。
  - 切口位于下尺桡关节手术切口的远端。

- 第5间室（小指固有伸肌）牵向桡侧，第6间室（尺侧腕伸肌）牵向尺侧。
- 根据骨折的特点或背侧桡三角韧带的完整性，纵行或斜行切开关节囊。
- 清理骨折端，根据骨折情况，复位后用小螺钉或克氏针固定。
- 如果有必要，用克氏针穿至月骨或钩骨进行固定。
- 用不可吸收线缝合关节囊，然后常规关闭皮下及皮肤。

切开复位内固定或切除豌豆骨

- 掌侧弧形切口，注意不要与远端腕横纹垂直交叉。切口直接以豌豆骨为中心或位于豌豆骨的桡侧。
- 从近端辨认并向远端追踪尺侧血管神经束，直至豌豆骨远端。
- 切开豌豆骨－钩骨韧带。
- 如果尺侧腕屈肌腱的止点尚完整，将之纵行切开，向豌豆骨的桡侧和尺侧做骨膜下剥离。
- 这时可以切除豌豆骨，或用微型螺钉或克氏针进行内固定。
  - 单纯切除豌豆骨的手术效果良好，而内固定则面临内植物穿透豌豆骨－三角骨关节或损伤尺管内容物的可能，以及损伤尺侧血管神经束的可能，需要手术医生仔细权衡。
- 用不可吸收线缝合纵行切开的尺侧腕屈肌腱，逐层关闭皮下及皮肤。

切除钩骨钩

- 用掌侧切口（推荐）或正尺侧切口，于第5掌骨掌侧与小指展肌的背侧之间进入。
- 以钩骨钩为中心，做弧形皮肤切口（技术图3A）。
- 先在近端找到尺神经和血管，然后在钩骨钩的表面和尺侧向远端追踪（技术图3B～D）。
- 一旦抵达钩骨钩的远侧，轻柔地将尺血管神经束牵向尺侧。
- 纵行切开位于钩骨钩表面的软组织附着，包括将腕横韧带向桡侧剥开，将豌豆骨－钩骨韧带向尺侧和近端剥开。
- 此时应能看到尺神经深支（运动支），它围着钩骨钩的基底部，由尺侧向桡侧往远端走行，在切除骨块的过程中一定要全程保护好该神经（技术图3E）。
- 在腕管内辨别屈指肌腱，特别是环、小指的屈指深肌腱，确保在切除过程中肌腱的完整性，如果需要，应进行清创或修补（技术图3F）。

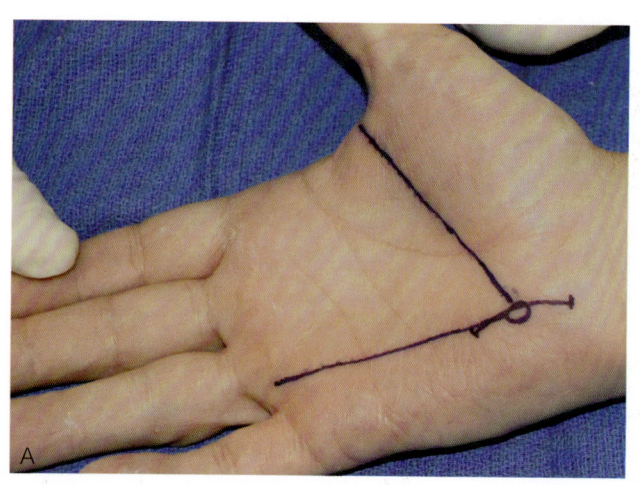
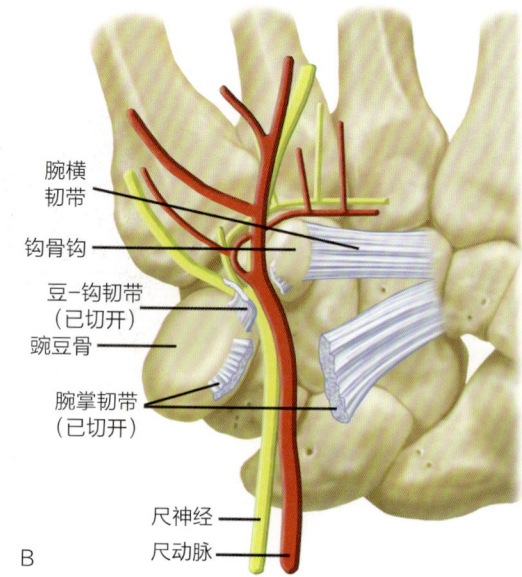

技术图3 切除钩骨钩骨折块。A. 主线是Kaplan线（从第1指蹼的顶部向手尺侧画线），沿环指尺侧缘向近端画线，与之相交处即为钩骨钩（圆圈处）。以钩骨钩为中心，做3 cm的切口，顺着小鱼际边缘稍向桡侧弯曲。B. 先在近端看到尺神经血管束，然后沿钩骨钩尺侧和表面向远端游离。

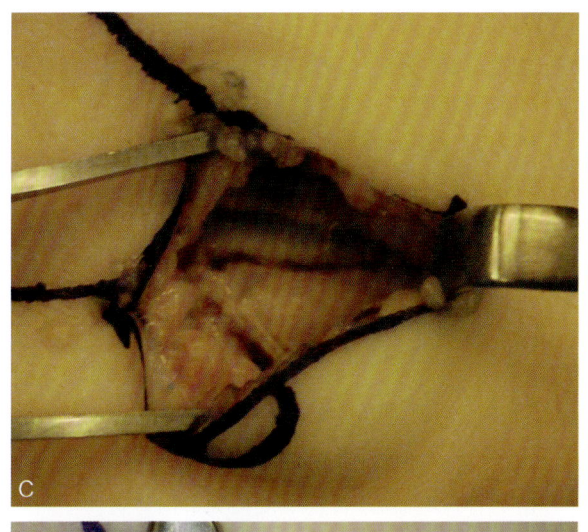
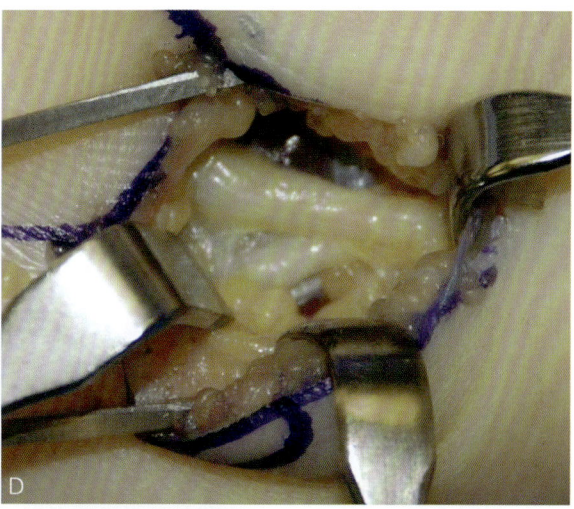
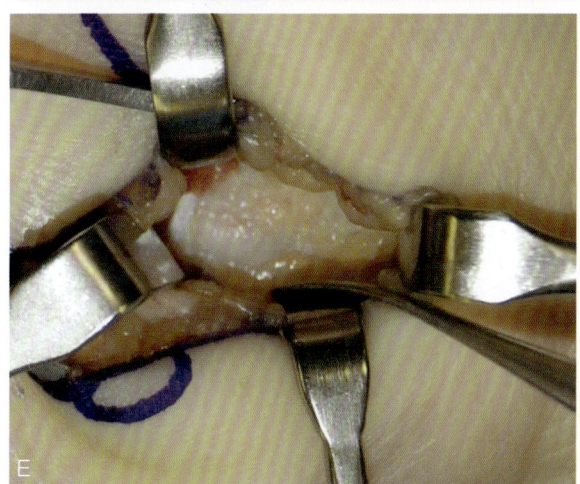
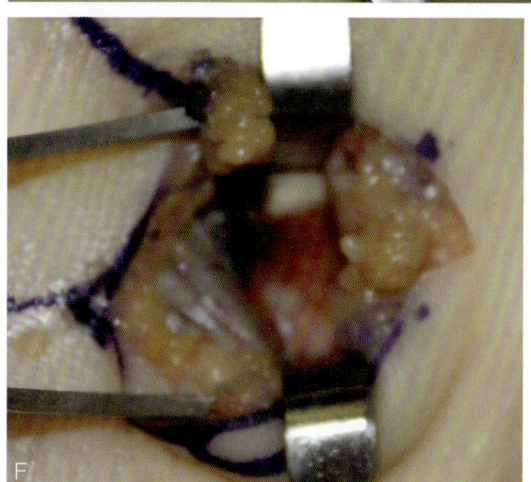
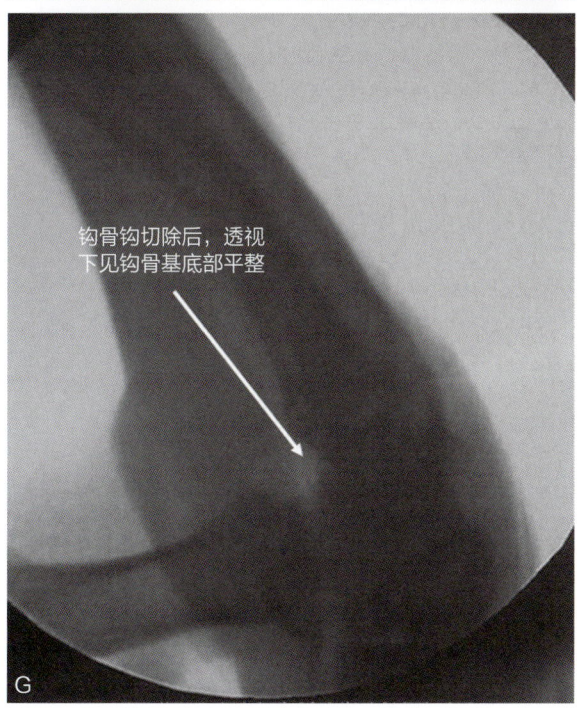

钩骨钩切除后，透视下见钩骨基底部平整

技术图3（续） C. 先看到尺动脉，其位于尺神经的桡掌侧。D. 把动脉牵向尺侧，看到进入第4指蹼的指总神经和小指尺侧的感觉神经。尺神经深支（运动支）和小鱼际支（运动支）已经发出。E. 骨膜下剥离，显露钩骨钩，用剥离器探测钩骨钩的边缘。尺神经深支弯向桡侧，紧挨着钩骨钩远端的表面。F. 在显露和切除钩骨钩的时候，还要注意保护屈肌腱，此处在钩骨钩的桡侧缘可以看到屈肌腱。G. 钩骨钩切除后透视用来确保钩骨钩被整个切除，并没有留下任何明显凸起。

- 将肌腱轻柔地牵向桡侧。
- 清理钩骨块上的软组织附着，直至骨折断端。
  - 应用69号Beaver刀片有助于精确暴露。
- 用咬骨钳或其他类似工具，小块咬除钩骨钩，同样，在操作过程中注意保护尺神经运动支和其他组织。
- 切除完钩骨钩之后，检查骨折的底面，用咬骨钳、刮匙或其他类似工具打磨骨面，使之形成光滑没有尖锐骨性突起的表面（技术图3G）。

- 如果可能，关闭缝合周围的骨膜组织。检查手指屈伸肌腱活动，确保屈肌腱没有经过任何钩骨钩切除后的任何锐利边缘。如果有一指深屈肌腱由于钩骨钩骨折磨损而完全断裂，我们倾向于将一根完整的深屈肌腱转位。这在延长桡侧切口的时候尤其有用，在肌腱手术之前，特别是血管神经结构应当被清晰地暴露和保护起来。
- 常规关闭皮下及皮肤。

钩骨体骨折

- 以环、小指腕掌关节为中心，做一个纵行或略带弧形的切口（技术图4A）。
- 根据需要，将环、小指的伸肌腱分别或一起牵向桡侧或尺侧。
  - 环、小指的指总伸肌腱之间以及与小指固有伸肌腱之间的腱联合有很多变异（技术图4B），因此显露腕掌关节时要随机应变，决定向哪一侧牵开肌腱以及是分别牵开还是一起牵开肌腱。

- 切开腕掌关节囊和背侧腕掌关节韧带。清理血肿和骨碎块（技术图4C）。
- 清除骨折端血肿，直视下复位关节内骨折。
  - 牙科钩有助于处理小的骨折块。
- 用克氏针临时固定骨块，透视下检查复位的效果（技术图4D、E）。
- 如果背侧骨块较大，可以用2～3枚拉力螺钉（2.0 mm的螺钉或更小的螺钉），由背侧向掌侧垂直骨折线固定钩骨（技术图4F、G）。
- 如果是许多小的骨块，可以用小螺钉进行分别固定，也

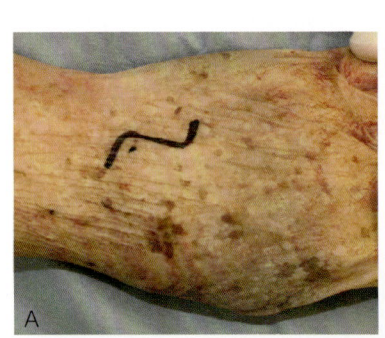
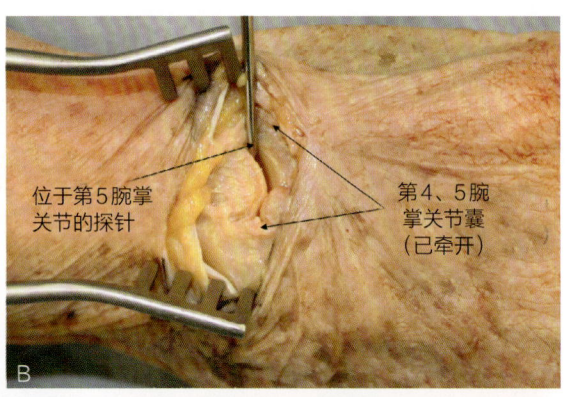
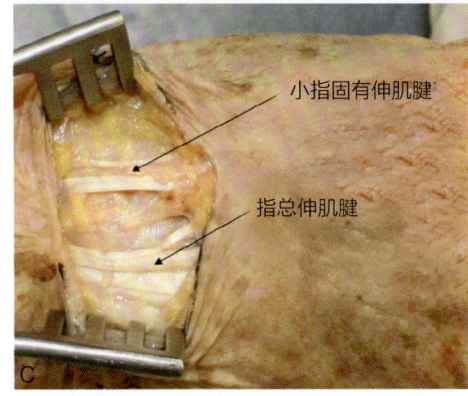
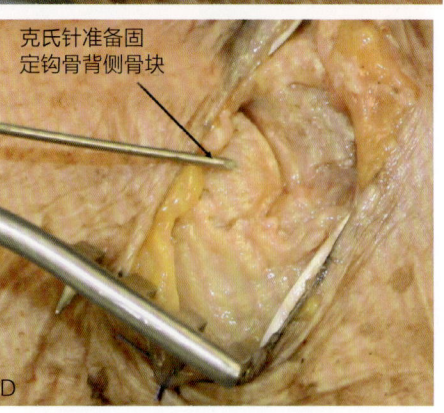

技术图4 钩骨背侧剪切骨折的固定。A. 以第4、5腕掌关节为中心，做一个纵行或略带弧形的切口。B. 暴露指伸肌腱。C. 显露第4、5腕掌关节。D. 复位背侧钩骨骨块（克氏针所指）。

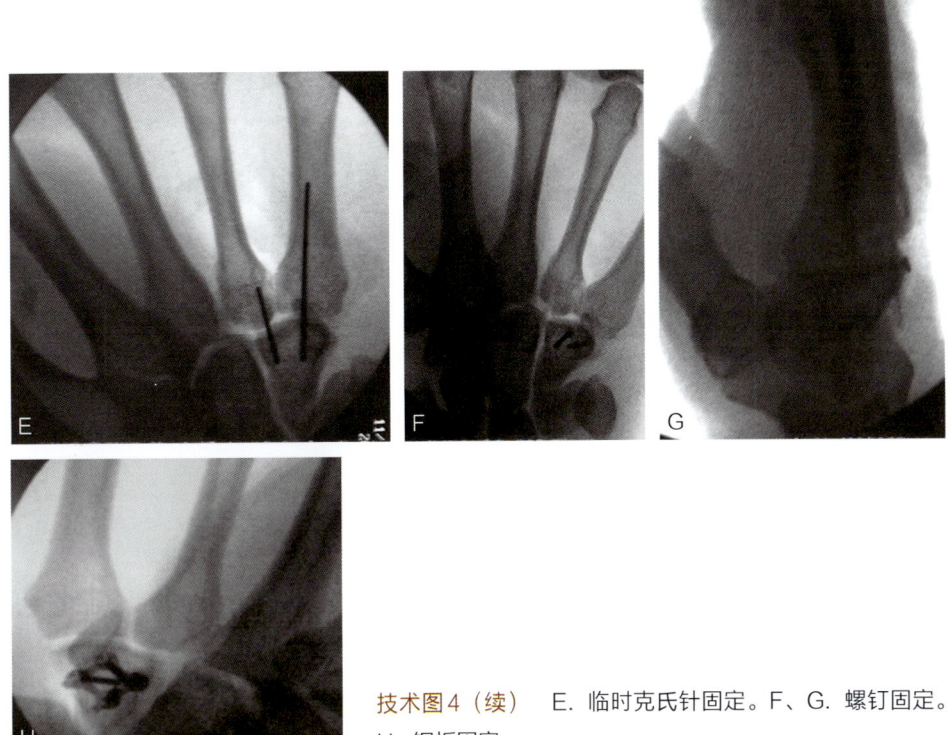

技术图4（续） E. 临时克氏针固定。F、G. 螺钉固定。H. 钢板固定。

- 可以用背侧钢板进行固定，而且效果更好（技术图4H）。
- 透视确定下螺钉不要穿出钩骨钩，否则有可能损伤尺神经血管束或屈肌腱。
- 如果可能，缝合背侧关节囊，这样，腕掌关节和内植物表面与伸肌腱之间的滑行界面是光滑的。
- 如果腕掌关节还不稳定，可以用克氏针进行临时固定。
  - 在急性病例中，如果钩骨背侧的骨块较大，足以进行可靠的固定，关节囊也能缝合，则很少有必要这样做。
- 常规缝合软组织和皮肤。

头状骨骨折

- 通常采用标准的经第3~4伸肌间室间的背侧入路。
- 在第3掌骨的体表投影处，以头状骨为中心，做背侧中线纵行或略带弧形的切口。
- 全层掀起皮瓣，将其分别向桡侧和尺侧牵开。
- 辨认拇长伸肌腱，从第3间室处松解拇长伸肌腱，并牵向桡侧。
- 把第2和第4间室分别向桡侧和尺侧分离，显露伸肌腱和腕背关节囊之间的界面。
- 通常纵行切开背侧关节囊和韧带，直达头状骨。
  - 或者在背侧腕骨间韧带的远端纵行打开关节囊（技术图5）。
  - 可以在韧带的远端与纤维走行一致，横行切开关节囊，能提供足够的显露和固定头状骨的空间。

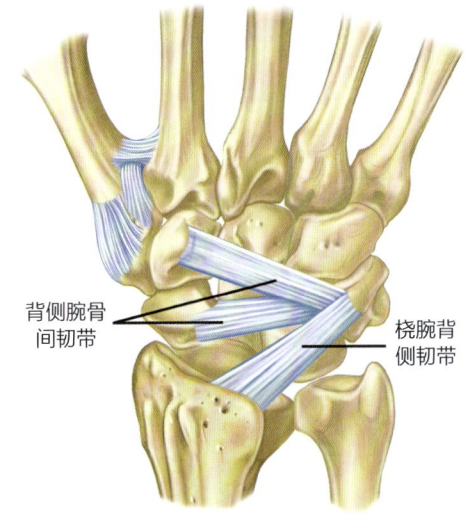

技术图5 背侧腕骨间韧带解剖。

- 暴露骨折部位，根据需要进行清理，用小螺钉、钢板或克氏针进行固定。
- 关闭关节囊，如果切断了腕骨间韧带，则进行韧带修补。
- 将拇长伸肌腱留在伸肌支持带的表面。
- 关闭第2和第4间室伸肌支持带，然后常规关闭切口。

小多角骨骨折

- 入路为局限的背侧纵行切口或以第2腕掌关节为中心的略带弧形切口。
  - 需要保护桡神经的背侧感觉支。
- 辨认拇长伸肌腱，如果必要，松解肌腱并将其牵向桡侧。
  - 在采用局限入路暴露小多角骨时，于伸肌支持带的远端牵开拇长伸肌腱即可。
- 将桡侧腕长、短伸肌腱分别牵向桡侧和尺侧。
  - 注意要在桡侧腕长伸肌腱的尺侧进行分离，避免伤及桡动脉的背侧支。
- 纵行切开关节囊，暴露小多角骨和第2腕掌关节。
- 用小螺钉或克氏针固定骨折，关闭关节囊，常规方法关闭切口。

大多角骨骨折

- 如骨折块大以及移位明显的骨折，要进行内固定治疗（技术图6）。
  - 有时根据术前或术中的发现，大多角骨切除可能更合理。
- 除非骨折的部位要求由某一入路进行，术者可以根据自己的喜好，选择与治疗第1腕掌关节炎相同的入路（见第117章）。
  - Wagner入路（见后文描述）是治疗拇指腕掌关节炎较为常用的一种入路，同时也适合于大多角骨体部骨折的内固定治疗。
- 独立的大多角骨边缘骨折和骨不连适于采用桡侧腕屈肌入路，以舟骨-大多角骨关节为中心做切口，将桡侧腕屈肌腱牵向桡侧或尺侧，离开大多角骨的凹槽，到达大多角骨边缘。Wagner入路也同样适用。
- Wagner入路：沿着第1掌骨的桡侧缘，在赤白线交界处做切口。
- 在远端腕横纹处，切口拐向尺侧到达桡侧腕屈肌腱处。
  - 切口内可能会遇到桡神经浅支和前臂外侧皮神经，要加以保护。
- 由桡侧向尺侧，在第1掌骨基底部掀起大鱼际肌。
- 一旦到达桡侧腕屈肌腱鞘，纵行打开腱鞘，并将肌腱牵向尺侧。
- 切开位于第1腕掌关节和舟骨-大多角骨表面的关节囊，暴露关节。
- 如果需要，可以显露整个大多角骨，但如果不需要进行精确复位的话，避免进行不必要的骨膜下剥离。
  - 广泛剥离可能造成骨不连或延迟愈合。
- 如果技术上允许，通常用拉力螺钉技术进行内固定。
- 仔细缝合关节囊，逐层关闭皮下和皮肤组织。

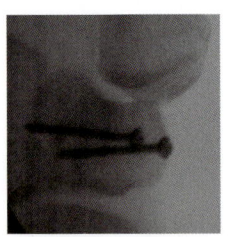

技术图6　切开复位内固定大多角骨体部骨折。

要点与失误防范

腕骨不稳定性	• 注意腕骨不稳定性的类型以及伴随这些的骨折并进行相应处理。 • 如果没有及时认识到腕骨不稳定性的类型，将会导致进行性腕骨塌陷和去神经支配。
骨折确认	• 术前影像十分重要，所有的骨折都应被确定并固定，如果X线不够，考虑进行CT检查。 • 在术前或术中未能发现所有的不稳定骨折，需要重返手术室进行固定。
螺钉大小	• 使用尽可能小的骨折块间螺钉或小钢板来进行固定，降低内固定移动的可能性，并增加腕部稳定性，可以允许早期活动。
切除？还是固定	• 比起钩骨钩固定来说，我们推荐钩骨钩切除。因为固定会显著增加神经肌腱损伤风险。
今后手术	• 确保患者意识到今后一定要做手术，比如钩骨钩切除、头骨缺血坏死、对创伤性关节炎行切除腕骨关节成形或关节融合。

术后处理

- 术后将患肢置于衬垫良好的腕关节掌托中。
  - 不要包括手指和掌指关节,除非有类似钩骨背侧骨折合并腕掌关节脱位等特例。
  - 只要没有禁忌证,患者可以早期活动手指。
  - 如果是大多角骨骨折内固定术后,要对包括拇指在内的手腕进行石膏托固定。
- 术后2周后改为定制的支具固定(假设没有腕骨间不稳的情况)。
  - 如果有克氏针留在皮外,要进行针尾护理。术后4~8周拔除克氏针。
- 在累及腕掌关节的骨折中,如果骨块较大,并进行了可靠的内固定治疗,术后早期即可进行关节活动操练。
- 对大部分其他骨折,固定腕关节6周,然后逐渐进行关节活动操练。

预后

- 大部分单独的腕骨骨折可以愈合,总体来说患者的预后较好,包括症状的改善和功能恢复等方面。
- 诸如钩骨钩骨折和大多角骨边缘骨折等潜在预后较差的病例,也可以通过摘除骨折块缓解患者的症状。豌豆骨、大多角骨以及三角骨骨折后引起的创伤性后遗症等,也可通过单纯切除受累的腕骨来解决,同时也可以进行重建术,这取决于受累的腕骨和其他软组织以及韧带的受损情况。对那些不能简单进行切除的腕骨,如钩骨体和头状骨,一旦出现创伤后关节炎等后遗症,就需要进行腕关节部分或全部融合术,或者其他重建性手术。
- 腕部的合并损伤是最棘手的,必须使患者对严重腕部不稳定损伤的预后有清楚和明确的认识。

并发症

- 并发症同一般的外科手术,包括(但不限于)出血、感染、组织结构损伤、手术失败、可能需要多次手术以及麻醉不良反应等。
  - 患者还必须了解他们受伤的相对严重性,术后可能遗留疼痛、关节僵硬以及功能障碍等。
- 头状骨颈部骨折有一定的骨不连和延迟愈合率(单独头状骨骨折时发生率可达50%或更高),甚至类似于舟骨近极骨折的情况。
  - 治疗骨不连的方法和其他部位骨不连相似。
- 虽然罕见,但头状骨颈部骨折后可能因为血供中断而出现坏死。
  - 由于缺血或其他原因而骨愈合的可能性不大,可采用头状骨头部切除术,并联合应用(或不应用)关节成形术。
- 创伤后关节炎是腕骨关节内骨折的常见并发症。症状明显时,可尝试使用传统的关节炎治疗方法,如活动矫正、抗炎药物、制动或激素注射等。若仍不能改善症状使其满意,患者可选择进行部分或全腕关节融合术、部分腕骨切除术(近排腕骨切除或其他术式)以及选择性腕关节成形术。

(刘衒哲 译,贾亚超 审校)

参考文献

[1] Adler JB, Shaftan GW. Fractures of the capitate. J Bone Joint Surg Am 1962;44-A:1537-1547.

[2] Amadio PC, Moran SL. Fractures of the carpal bones. In: Green DP, Hotchkiss DP, Pederson RN, et al, eds. Operative Hand Surgery, ed 5. Philadelphia: Elsevier, 2005;771-768.

[3] Cohen MS. Fractures of the carpal bones. Hand Clin 1997;13:587-599.

[4] Gelberman RH, Gross MS. The vascularity of the wrist: identification of arterial patterns at risk. Clin Orthop Relat Res 1986;(202):40-49.

[5] Hoppenfeld S, deBoer P. Surgical Exposures in Orthopaedics: The Anatomic Approach, ed 2. Philadelphia: Lippincott Williams & Wilkins,1994.

[6] Vigler M, Aviles A, Lee SK. Carpal fractures excluding the scaphoid. Hand Clin 2006;22:501-516.

[7] Yu HL, Chase RA, Strauch B. Atlas of Hand Anatomy and Clinical Implications. St. Louis: Mosby, 2004.

第40章 桡骨截骨治疗 Kienböck 病
Osteotomy of the Radius for Treatment of Kienböck Disease

Cameron T. Atkinson, Jeffrey E. Budoff, and David S. Zelouf

定义

- Kienböck病是以月骨缺血坏死为特点的疾病,其确切病因至今不明[7]。

解剖

月骨的血供

- 外源性的月骨血供来源丰富:桡动脉和骨间前动脉的分支组成月骨的背侧血管丛,桡动脉、尺动脉和骨间前动脉的分支以及掌深弓的返支构成月骨的掌侧血管丛。
- 到达月骨内的血管供应变异较大,因为月骨的远近端都被软骨覆盖,血管只能从月骨的背侧和掌侧进入月骨[2,16]。
  - 三项研究表明,从血供的角度来看,月骨处于缺血的危险当中。相对月骨较大的体积而言,有7%～20%的月骨仅靠1条营养血管供血。另外,约31%的月骨内部没有血管分支[8,9,19],这使得月骨更容易发生缺血坏死:在唯一的供应月骨的血管束受损时,没有来自侧方的血管可以代偿。

尺骨变异

- 拍摄腕关节的标准正位片:要求肩关节外展90°,屈肘90°,掌心朝下,此时前臂处于中立位。
- 在这一位置下,远端尺骨与桡骨的相对长度称之为尺骨变异(ulnar variance)(图1)。
  - 尺骨和桡骨的相对长度一致时,称为尺骨零变异;尺骨短于桡骨称之为尺骨负变异;尺骨长于桡骨称之为尺骨正变异。
- 理论上,尺骨负变异意味着月骨受到的剪切应力更集中。
  - 这些患者的三角纤维软骨复合体(TFCC)更厚,桡骨尺侧缘和TFCC之间顺应性较差,导致更大的剪切应力。
  - 另外,通过桡腕关节的应力本身就显著高于尺腕关节[7]。
- 在北美,Kienböck病与尺骨负变异相关。
  - 但在日本的文献中,这一相关性并未得到证实[2]。
  - 没有证据表明尺骨负变异和Kienböck病之间存在关联[6,26]。
- 另一些作者发现Kienböck病患者有月骨较小的倾向[3]。

发病机制

- Kienböck病的病因并未完全明了。目前认为是由于急性或者长期反复创伤导致原本易感的月骨承受过度的剪切力,中断了月骨的骨内血供,从而导致了缺血坏死[1,2]。
- 尽管在超过50%的病例中可以追问到创伤史,但仍有很多病例没有受到过明确的外伤。
  - 据报道,最高有82%的Kienböck病患者有月骨骨折[2],然而骨折和缺血坏死之间的因果关系仍不清楚。
  - 月骨脱位或月骨周围脱位的患者中并不发生Kienböck病[7,16]。
    - 尽管在腕关节骨折脱位后,月骨会有一过性缺血,但可以肯定的是,在5～32个月后月骨的血供又会自行恢复[1,2]。

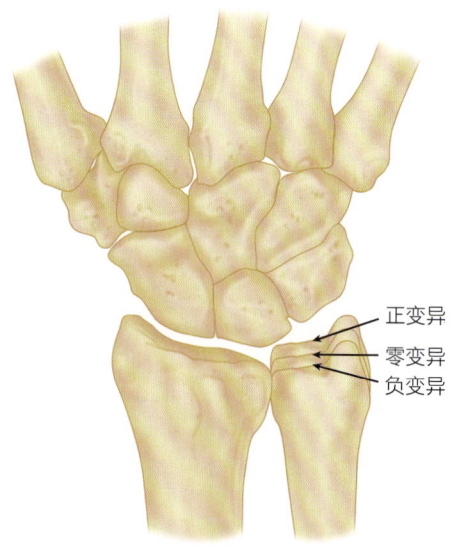

图1 测量尺骨变异:桡骨尺侧关节面的延长线与尺骨头远端关节面之间的距离。如果桡骨的关节面线与尺骨的关节面线重叠,则为尺骨零变异;如果尺骨较桡骨短,则为尺骨负变异;如果尺骨较桡骨长,则为尺骨正变异。

- 月骨暂时性缺血的X线片中不会出现腕骨塌陷，而在Kienböck病中，一定会出现腕骨塌陷的X线表现。
- 有认为Kienböck病可能因静脉回流受阻造成瘀血，而非动脉供血不足所引起。因为和股骨头坏死的病理一样，在Kienböck病的患者中也发现有骨内压力增高的现象。
  - 骨内压力增高多由静脉阻塞所引起，而非动脉受损造成。
  - 这种压力增高也可能是由腕骨塌陷造成的[3,7]。
- 当月骨缺血后，位于桡骨侧的月骨近端首先出现应力性骨折，该处的血运最为薄弱[2,8,16]。因此，月骨的近端与远端相比，更易受损，也更为扁平。另外，位于桡骨侧的月骨比位于尺骨侧的月骨更容易骨折，因为尺侧有三角纤维软骨支撑，很可能是因为这两个界面不同的顺应性造成了这种变化，这种差异性在尺骨负变异的患者中更为突出[16]。
- 月骨塌陷造成腕骨高度下降，如果是冠状位骨折，由头状骨传递的压力可以造成月骨的骨折块分别向掌侧和背侧移位[16]。

自然病程

- Kienböck病的自然病程包括月骨进行性碎裂、塌陷，腕骨高度丢失，头状骨向近端移位，造成月骨周围关节退变。不过，这些变化并不都会带来较差的临床结果[7]。
- 一项调查对49例患者进行了对比：对其中23例患者的腕关节平均制动8周，另26例患者未做任何治疗[14]：
  - 2组病例中，大部分患者报告其症状随着时间推移有所缓解。
  - 在平均20.5年的随访后，制动组内有83%的患者报告疼痛消失或仅在干重活后腕部有疼痛。
  - 未经治疗的患者中，77%的患者获得相同的结果。
  - 所有腕关节的X线片上，都有月骨变形，67%的患者有桡腕关节炎表现。
  - 因此，作者认为Kienböck病有自愈过程。
  - 腕部残留的症状与X线表现没有相关性，包括关节退变的情况。
  - 此研究还表明，就远期效果而言，制动并没有优势。

病史和体格检查

- 大部分患者是20～40岁的青壮年。
  - 正因如此，人们对该病的长期影响十分担心。
- 男女比例为3:1～7:1，很少双侧同时发生[3,27]。
  - 除了性别因素外，95%的患者是重体力劳动者[27]。
- 最常见的主诉为腕背中央疼痛，握力明显下降，约为对侧的50%[2,7,16]。
  - 患者就诊前往往症状已经持续了较长时间。
  - 症状可以从轻度疼痛到持续的严重疼痛，影响生活和工作。疼痛常和活动有关，经过休息和制动后好转。
  - 创伤史各不相同[2,7]。
- 腕关节背侧轻度肿胀，有持续的滑膜炎，月骨表面有压痛。
- 腕关节掌屈和背伸活动减弱。
  - 掌屈受限比背伸受限更明显，因为月骨掌侧常向前凸出，与桡骨的掌侧缘形成撞击。
  - 前臂旋转不受影响[16]。
- 在合并使用激素、感染性血栓、镰刀型红细胞贫血、痛风、腕骨先天性融合、脑瘫等患者中有Kienböck病的报道，但没有发现该病和任何全身性疾病或神经肌肉疾病有明确的相关性[3]。

影像学和其他诊断性检查

X线分型

- Kienböck病是通过X线检查来诊断，并按照X线片的表现进行分期的。
- Lichtman和Degnan[15]在1977年对最初的Stahle分型进行了改良，以更利于选择治疗方法（图2）。
- Ⅰ期：
  - X线表现正常，有时可以在月骨中看到骨折线，但没有硬化改变。
  - MRI显示有缺血性坏死改变（图3A）[7,27]。
- Ⅱ期：
  - 月骨出现硬化，骨密度增加，和其他部位骨缺血性坏死的X线表现相似（图3B）。可以看到冠状面的骨折将月骨分成背侧骨块和掌侧骨块。
  - 在Ⅱ期晚期，可能看到在月骨桡侧缘有高度丢失。
  - 月骨仍然保持其基本形态，它与其他腕骨的相对关系无明显改变[15,27]。
- Ⅲ期：
  - 月骨在冠状面塌陷，矢状面变长，腕骨的结构遭到破坏。头状骨向近端移位。
  - ⅢA期：
    - 月骨发生塌陷，但腕骨的高度相对未发生变化，腕骨塌陷还未引起头状骨近移和舟骨屈曲。因此，腕骨的生物力学还没有明显变化。
  - ⅢB期：
    - 头状骨向近端移位，腕骨塌陷，舟骨屈曲位固定（正位X线上可见舟骨的"皮质环征"）[3,5,27]。

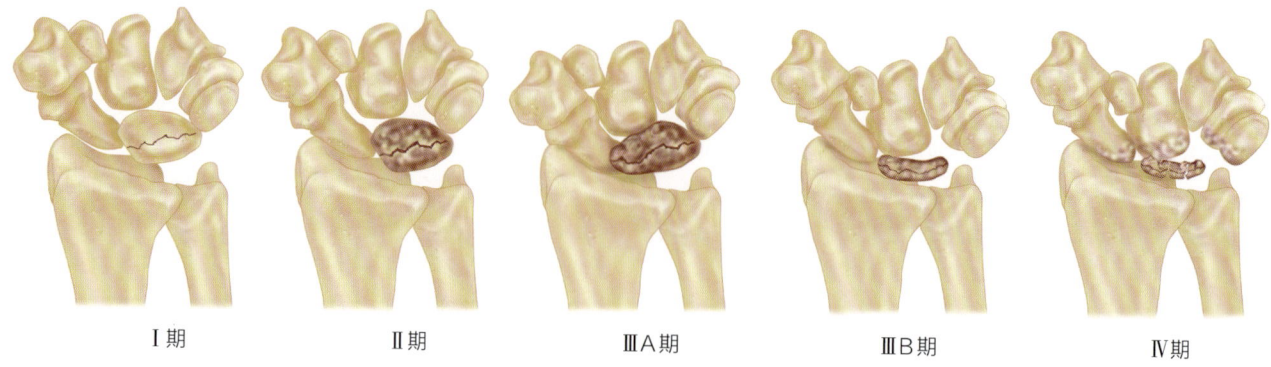

图2　按照X线片表现进行的Kienböck病分期。

- Ⅳ期：
  - 由于腕骨塌陷、骨折以及腕骨的运动力学改变,桡腕关节或腕中关节出现骨关节炎:关节间隙狭窄、硬化、退行性囊变[3,27]。

MRI和CT检查

- MRI对骨髓内的变化极为敏感。
- T1序列中信号降低意味着有正常的脂肪组织被死骨或纤维组织所代替[27]。
  - 因为MRI仅能发现骨髓脂肪的丢失,而不是缺血性坏死本身,因此,如要诊断月骨坏死,MRI在T1序列上的低密度改变必须超过50%的范围,因为月骨坏死是一个弥漫性的病变,与诸如尺侧撞击综合征、骨折以及骨内肿瘤等疾病MRI局限性的表现有所不同[4,25,28]。
  - 在约50%有较大的月骨内生软骨瘤、月骨内囊肿等骨髓替代性疾病的病例中,其MRI中也可以见到有密度改变。因此,目前尚未发现对Kienböck病有真正诊断意义的影像学特征[4]。
- T2序列的影像中可以见到典型的低信号,这是正常脂肪组织被纤维组织所代替的表现[27]。
  - 髓内水肿或再血管化都可以引起T2序列信号改变[3,4,25]。因此,如果T2影像上显示正常或增高的信号,说明病变处于较早期,预后也比较好[25,27]。
- 虽然不能直接诊断月骨坏死,MRI仍不失为一个理想的检查手段以及Kienböck病的诊断金标准,特别是在骨小梁破坏之前。
- MRI造影（钆增强MRI）能对月骨血供提供更敏感的诊断。
- CT对月骨坏死的评级要高于普通X线片:在89%X线片认为是Ⅰ期、71%Ⅱ期以及9%Ⅲ期的病例中,CT的评级都要高于X线片的分期[3]。

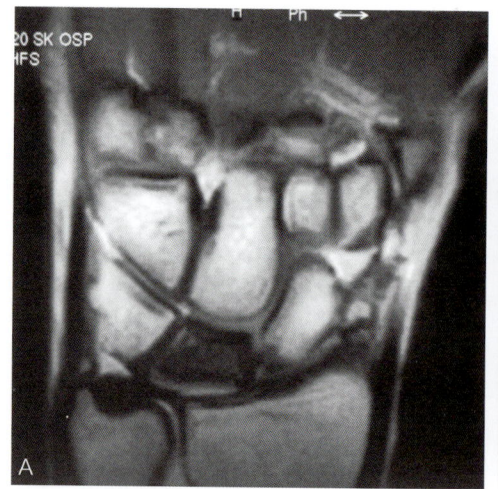
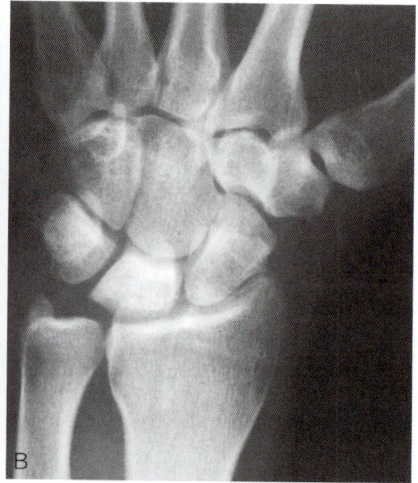

图3　A. Kienböck病患者的MRI检查显示月骨信号降低。B. X线片显示Kienböck患者月骨密度发生改变（经允许引自Bishop AT, Pelzer M. Avascular necrosis. In: Berger RA, Weiss AP, eds. Hand surgery. Vol 1. Philadelphia: Lippincott Williams & Wilkins, 2004:554）。

○ 一旦月骨发生塌陷，CT是评估坏死范围和骨小梁破坏的最佳手段。

鉴别诊断

- 腕尺侧撞击综合征。
- 类风湿关节炎。
- 三角纤维软骨桡侧撕裂。
- 创伤后关节炎。
- 急性骨折。
- 腕关节不稳。
- 月骨骨折。
- 内生软骨瘤。
- 骨样骨瘤。
- 骨岛。
- 隐匿性或骨内腱鞘囊肿。
- 骨内囊肿。
- 暂时性缺血。
- 骨挫伤。
- Paget病。
- Gaucher病[4]。

非手术治疗

- 对于Ⅰ期的患者，可以尝试进行2周至3个月的固定，尤其是年轻的、在MRI的T2图像上有月骨高信号改变的患者。
  ○ 治疗的理论源于通过制动可降低传导至腕骨的压力，从而使月骨再血管化[15]。
  ○ 大部分报道表明制动的效果并不理想，腕关节进一步塌陷十分常见。
  ○ 没有仅仅针对Ⅰ期患者进行制动治疗的研究，因此，对于Ⅰ期患者进行制动治疗的结果只见于一些零散的报道。
- 制动并不能降低头状骨传递给月骨的压力，头状骨的压力仍然会造成月骨的骨折块分离，引起月骨塌陷和移位。
  ○ 制动可导致腕关节僵硬。
  ○ 越早减轻对月骨的压力，月骨塌陷就越轻微。因此，应考虑早期手术减压而不是单纯制动，故很多临床医生对月骨的Ⅰ期病变采取手术治疗的方法[16]。
- Trumble和Irving对22例不同分期的患者进行制动治疗，17例患者的月骨仍然塌陷，另5例患者没有改观[28]。
  ○ 在Lichtman等报道的系列中，22名患者中有19例效果不满意[1,3]。
  ○ 当制动不能逆转缺血性改变时，病情常常向Ⅱ期发展。此时强烈建议进行手术[1,3]。
  ○ 在一组对Ⅱ期或Ⅱ期以上的患者进行制动治疗的研究中，在经过平均8年的随访后（1～11年），76%（19/25）的患者要么进行了全腕关节融合，要么腕关节的症状影响到日常生活[18]。
- 另一项有关18名患者的研究中，作者将未经治疗的Ⅱ期或Ⅲ期的患者与接受桡骨短缩术的患者进行了比较：
  ○ 接受手术的患者其疼痛和握力好于未经手术者。
  ○ 一些未经治疗的Ⅲ期患者迅速恶化至腕骨塌陷。
  ○ 尽管桡骨短缩不能逆转或阻止腕骨塌陷的变化，但却可以使进程变缓[22]。

手术治疗

- 有关Kienböck病尚无统一的理想治疗方案[7]。有许多手术方法可以选择，而且各个方法的结果没有明显的差异。
  ○ 最主要的治疗方法是桡骨短缩和近排腕骨切除术[7]。
  ○ 两个主要的X线特征影响到手术方案的选择[15]：病情分期和尺骨变异。
- 目前，桡骨短缩术式是评价其他治疗方法的参考基准[16]。
  ○ 针对Ⅰ～ⅢB期尺骨负变异的患者，桡骨短缩是一个接受度很高的治疗手段。虽然，因手术不能改变ⅢB期患者月骨的高度和腕骨的运动学，腕关节依然会发生潜在的退行性改变，人们对是否采取该方法进行治疗还存有争议，但接受该手术的患者仍然表现出了良好的手术效果[1,30,31]。桡骨短缩术不适用于Ⅳ期的患者，除非症状十分严重，而患者又不愿接受挽救性的手术治疗[30]。
  ○ 桡骨短缩通过将腕部的压力重新分配至桡舟关节和尺月关节，从而降低了桡月关节的应力。另外，相对延长了跨越腕关节的肌腱长度，从总体上降低了腕关节的压力[20]。
    – 与尺骨延长相比，截骨端不需要插入植骨块，仅有一个界面需要愈合。
    – 此外，桡骨短缩使跨越腕关节的肌肉肌腱相对延长，减轻了腕关节的压力。尺骨延长术无此优势[20]。
    – 桡骨短缩后，尺骨头和TFCC承受了更多经由三角骨和月骨尺侧传递的压力，在尺骨负变异的患者中，其三角纤维软骨（TFC）比较厚，更能顺应地支撑尺侧的腕骨。
  ○ 因为桡骨短缩是一个关节外的手术，并不改变正常的腕关节或干扰腕骨间的关系，腕骨间的手术干预可以留待桡骨短缩失败后，病情有进展时进行[30]。

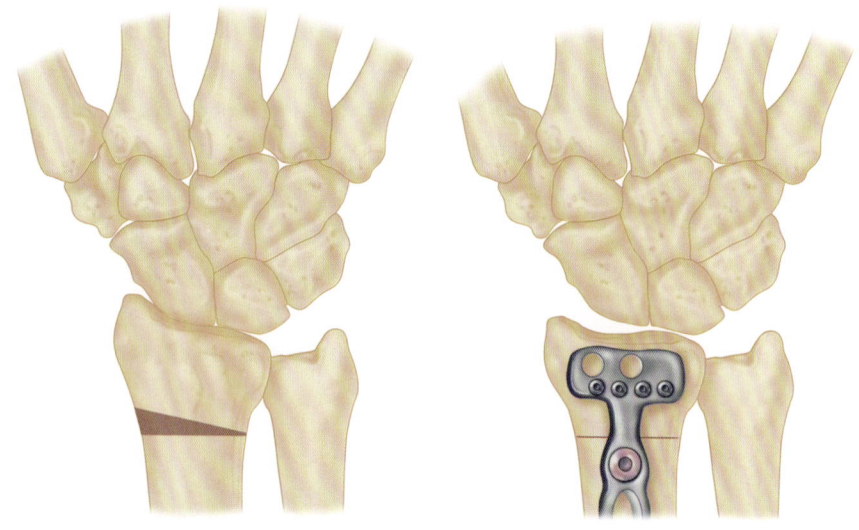

图4 外侧楔形闭合截骨［经允许引自 Soejima O, Iida H, Komine S, et al. Lateral closing wedge osteotomy of the distal radius for advanced stages of Kienbock's disease. J Hand Surg Am 2002; 27（1）:31-36］。

- 对尺骨零变异或尺骨正变异的患者，可以进行桡骨楔形截骨（图4）或头状骨短缩术（或头状骨短缩联合头钩融合术）。
  - 虽然不推荐在尺骨零变异或正变异的患者中使用桡骨短缩术，但仍有报道说明这类患者也能获得良好的手术效果[2,30]。
- 对于Ⅰ～ⅢA期的患者，也可利用带血管蒂的植骨块对月骨进行再血管化治疗。可以联合桡骨短缩或其他减压手术一起进行（见第41章）。
- 对于ⅢB期的患者，可以选择近排腕骨切除、舟骨-大多角骨-小多角骨融合（STT融合）、舟头融合联合或不联合月骨切除以及软组织充填术等。
  - 有文献表明即便患者腕骨静态力线不齐，桡骨短缩也可以取得良好的疗效[5]。
- 对于Ⅳ期的患者，可能要行近排腕骨切除或全腕关节融合术。有一项关节镜的研究显示，经过19个月的随访，一些处于Ⅲ期或Ⅳ期的患者，通过进行关节镜下清理，疼痛可获得某种程度的缓解[17]。
- 鉴于Kienböck病可能由于静脉阻塞引起的假设，对桡骨远端干骺端髓核减压（metaphyseal core decompression）的手术也取得了良好的治疗结果[10]。
- 腕关节去神经支配术可辅助应用于任意阶段的手术[3]。
- 外侧闭合楔形截骨在减少尺偏角的同时增加了月骨的接触面积。
  - 闭合楔形截骨将来自头状骨的压力由月骨转向舟骨，减轻了桡月关节的压力[20,29]。
  - 为了使腕关节与前臂之间保持相对的直线关系，患者的腕关节被迫尺偏，使舟骨伸展，头状骨的压力传导更进一步由月骨转移至舟骨，从而减轻对月骨的压力[23]。

术前计划

- 术前必须拍摄高质量的标准正位片：肩外展90°，肘关节屈曲90°，前臂置于旋转中立位。
- 虽然很多作者建议在做桡骨短缩时切除足够的骨量，使截骨后的腕关节呈现尺骨零变异或1 mm的尺骨正变异，但是90%的压力减轻发生在最初2 mm的短缩中[2,3,7]。
  - 不管尺骨变异的程度如何，仅仅去除2 mm的桡骨即可获得明显的症状缓解。这样做不仅操作上更简单，而且减少了远侧桡尺关节不和谐以及腕尺侧撞击综合征的发生（见于过度短缩的病例中）。
  - 对于桡骨乙状窝过于倾斜的患者，短缩应局限于2 mm，以免远侧桡尺关节过度受压。
  - 在桡骨短缩超过4 mm的患者中，术后更易发生腕尺侧撞击综合征和远侧桡尺关节不和谐，导致前臂旋转时疼痛或旋转受限[30]。因此，不建议短缩桡骨超过4 mm。
    - 桡骨短缩>4 mm或患者年龄>30岁的预后相对较差[2]。

体位

- 患者仰卧，患肢置于透X线的搁手台上。

入路

- 采用掌侧入路。

掌侧入路

- 沿桡侧腕屈肌腱做纵行切口,止于远侧腕横纹(技术图1B)。
- 切开桡侧腕屈肌腱鞘,将肌腱牵向尺侧,保护正中神经掌皮支。
- 钝性分离桡侧腕屈肌腱和深部肌肉(旋前方肌和拇长屈肌)(技术图1C)。
- 切断旋前方肌的远端和桡侧界,以及拇长屈肌的桡侧起点,注意牵开和保护桡动脉,一般不需要刻意辨认桡动脉。
- 由桡侧向尺侧行骨膜下剥离,显露桡骨掌侧面(技术图1D)。
- 不要环行剥离骨膜,以保护截骨处主要的血液供应。

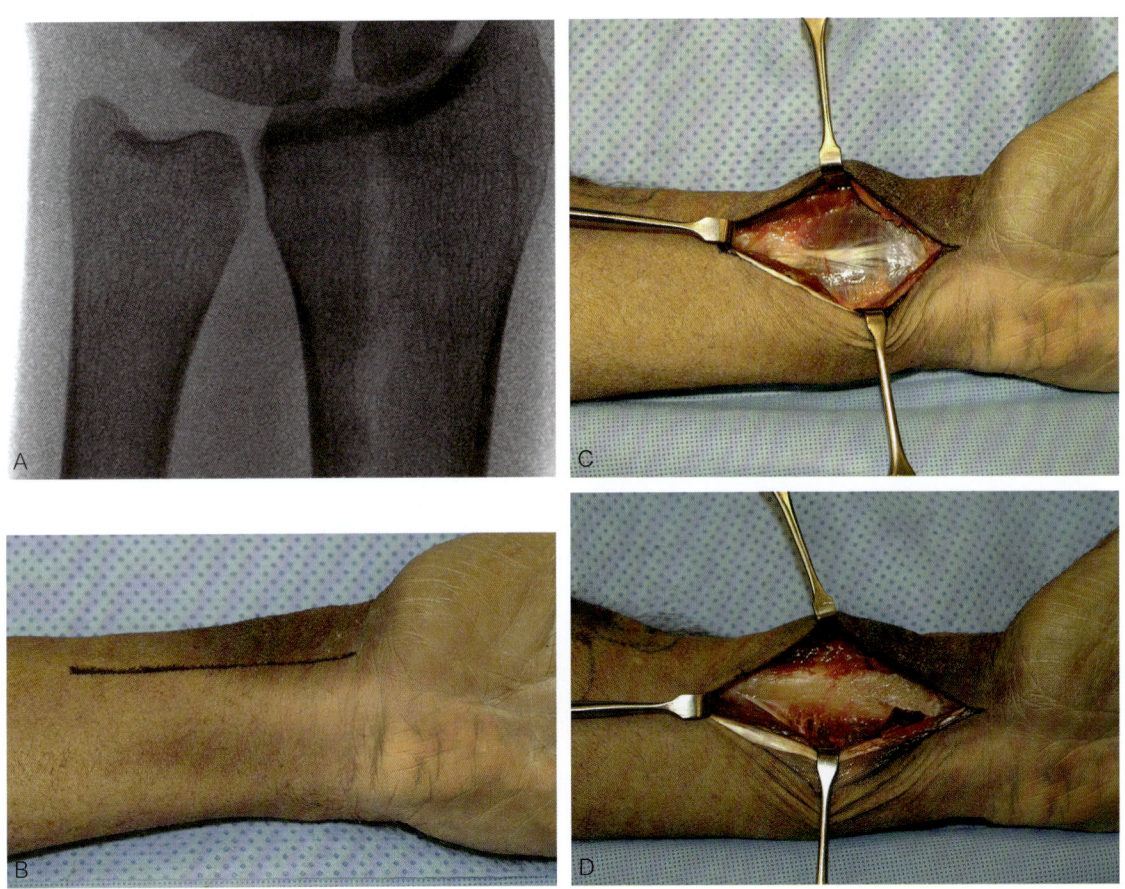

技术图1 A. 术前X线片显示尺骨负变异。B. 切口。C. 显露旋前方肌。D. 骨膜下剥离,显露桡骨远端掌侧面。

桡骨短缩截骨

预置钢板

- 传统的方法是使用7孔的3.5 mm动力加压钢板固定截骨,将钢板的远端尽可能抵止于桡骨远端掌侧唇的近端[30]。
  - 然而,有了新型的用于桡骨远端骨折的掌侧锁定钢板,因为带有角稳定性,固定非常可靠,使笔者能在干骺端进行截骨。
- 为了减少骨不连的风险,应尽可能于干骺端的骨松质区、远侧桡尺关节的近端截骨。
- 钢板置于桡骨远端,用克氏针临时固定钢板(技术图2A)。
  - 将钢板放置尽可能远端,靠近软骨下骨,但避免将螺钉穿透关节面。
  - 然而将钢板放置的远近取决于钢板的设计,桡侧腕屈肌腱也因此有磨损的风险。钢板最远端不应超过桡骨远端分水岭[12,24]。
- 透视下证实钢板的位置放置合理后,打入远端锁定螺钉(技术图2B)。

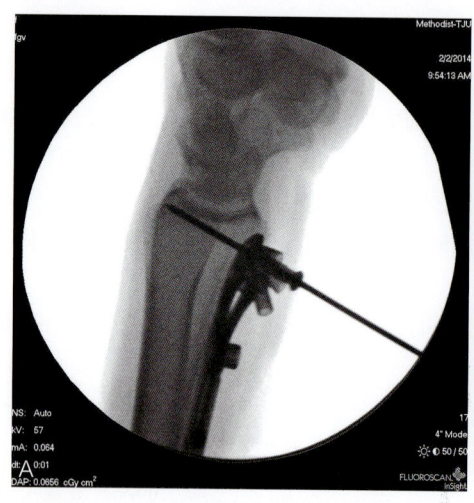 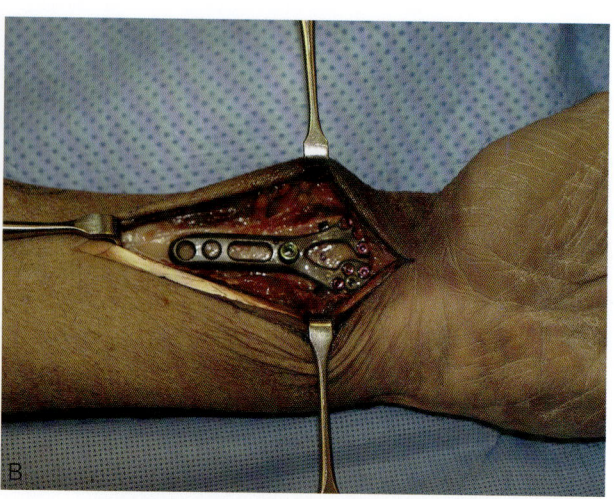

技术图2 A、B. 掌侧锁定钢板已经放好，远端锁定钉（透视中克氏针的位置）紧贴着软骨下骨的下方穿过。置入远端锁定钉，但不要完全拧紧。

- 一双皮质螺钉置于钢板近端（不穿过），用来复位和加压截骨。双皮质螺钉把持得应当比测量值长，但同时也要允许螺帽距离掌侧皮质几毫米以加压截骨。

桡骨截骨

- 用记号笔在远排固定钉的近端与远侧桡尺关节的近端标记截骨线（技术图3A）。
- 移开钢板，沿远端掌侧向近端背侧呈45°的方向进行截骨（技术图3B）。
  - 斜行截骨的骨不连潜在风险小于横行截骨，而且可以使用骨块间加压螺钉进行额外的固定[2]。
  - 然而斜行截骨对于横行截骨技术要求更高，而且骨

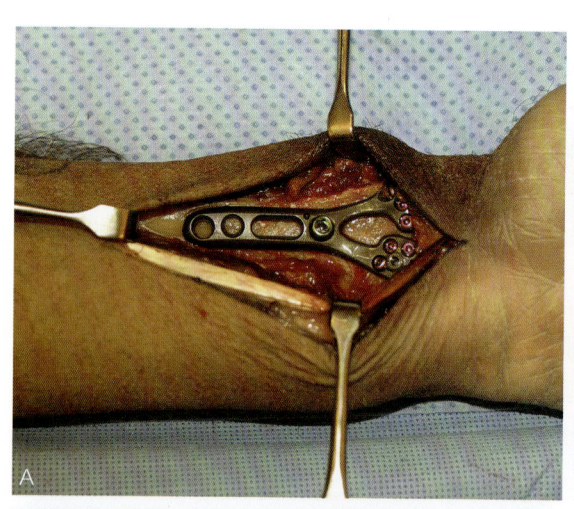 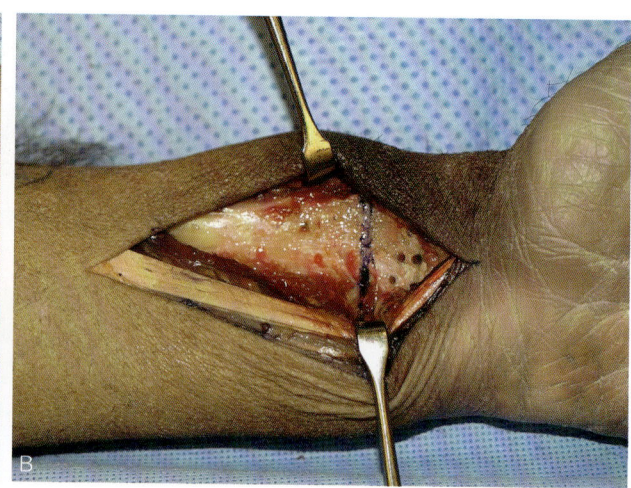

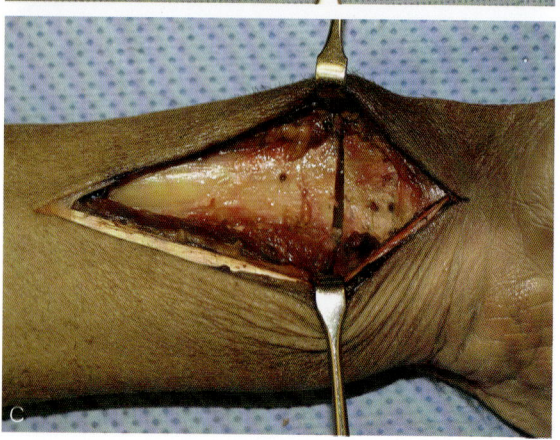

技术图3 A. B.截骨线标记于钢板的远、近排螺钉之间。当使用特殊的桡骨远端钢板时，这样做截骨线正好位于远侧桡尺关节的近端。C. 完成横行截骨，短缩2～3 mm，最后去除背侧皮质。

块间螺钉把持固定用于斜行截骨可能效果较差。
- 画一条与截骨线相交的直线,这样便于截骨后控制骨块的旋转。当然,桡骨远端骨面平整,很容易对旋转做出判断。
- 放一把骨膜剥离器在截骨面的背侧,保护伸肌腱。同样需要小心避免桡骨远端背侧皮质在最后截骨之后发生广泛的骨膜剥离。
- 无论尺骨负变异的程度有多少,短缩2～3 mm最为恰当。
  - 临床报道表明,即使没有将尺骨变异纠正至零变异,但手术效果仍然非常好[30,31]。
- 测量并画出2～3 mm需要去除的骨块,从掌侧向背侧逐步取出骨块,这样在去除骨块的过程中背侧的骨皮质仍然保持连续性。
- 去除背侧的骨皮质(技术图3C)。
  - 在截骨过程中,保持持续冲洗降低截骨部位热损伤,以免造成骨坏死。
- 有时需要将钢板位于截骨线附近的部位折弯1 mm左右,达到背侧加压的目的,但不是每次都必须这样做。

最后放置钢板及固定截骨

- 重新放上钢板,拧入钢板远排的螺钉。
- 桡偏腕关节[30]以及使用持骨钳,可以更容易对截骨面之间进行加压。
  - 在钢板最近端螺钉孔内拧上一锁定套筒(技术图4A)。
    - 持骨钳放置在锁定套筒和钢板螺钉近端。
    - 持骨钳不能距离截骨处过近,防止加压过度导致对位不齐。
  - 或者可以使用Vergrugge钳加压截骨端。
    - Vergrugge钳的钩状尾部放在钢板最近端的螺孔内,张开的钳尾卡住位于钢板近侧的螺钉。
  - 最终加压的选择是一带关节的张力装置。
    - 装置使用先前提到的位于钢板近端的双皮质螺钉技术锁定于桡骨干。
    - 设备另一端钩住钢板近端,使用T形扳手将装置拧紧。
- 透视下查看复位和固定的效果,如果需要,进行必要的调整。
  - 额外的钳子夹在桡骨干尺侧近端到桡骨远端之间。或者调整钢板纠正远端骨块的过度桡侧移位(技术图4B)。然而应当小心矫正远端骨块,避免过度导致前臂旋转功能丢失。
- 在紧靠截骨线的近端偏心打入第一枚加压螺钉(技术图4C)。
- 在确定充分复位和透视下力线对齐后,然后把剩余的螺钉拧入钢板(技术图4D)。
- 旋转前臂,确认前臂的旋转活动没有受到影响。
  - 如果旋转受到限制,需要把桡骨向桡侧移位,或者增加外侧楔形闭合截骨[20]。
- 即使直视下已经充分加压,X线透视往往仍能看到微小的骨缝(技术图4E、F)[30]。
- 因为软组织对远侧桡尺关节的限制,术中透视可能并不能显示最终尺骨变异的情况(桡骨短缩的距离),术后的X线检查可以看到短缩矫正的效果[20]。

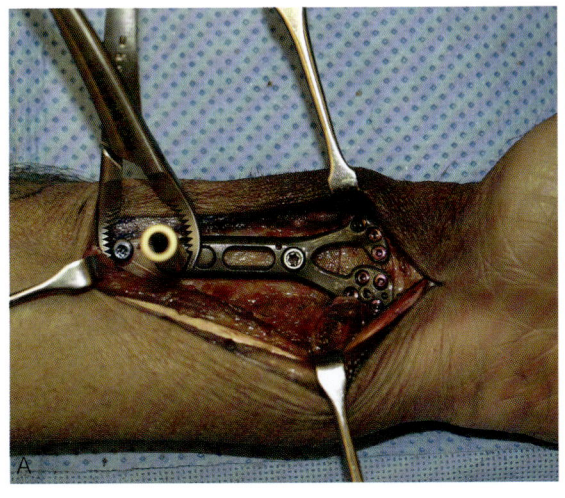 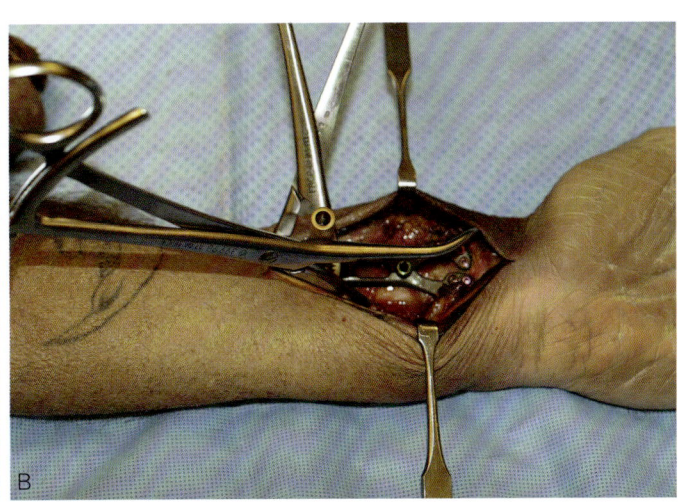

技术图4 A. 钢板及其远端部分已经固定,在钢板近端1～2 cm的地方打入1枚稍长于桡骨厚度的螺钉,贯穿2层皮质,螺钉要高出皮质少许。用拉钩把软组织向近端牵开即可达到暴露目的,无须向近侧延长切口。使用持骨钳放在锁定套筒和近端螺钉之间。夹紧持骨钳以提供一巨大的机械力便于截骨面闭合。B. 再用1把持骨钳放在桡骨干尺侧近端和桡骨桡侧远端之间,或钢板之间,来矫正远端骨块过多的桡侧移位。

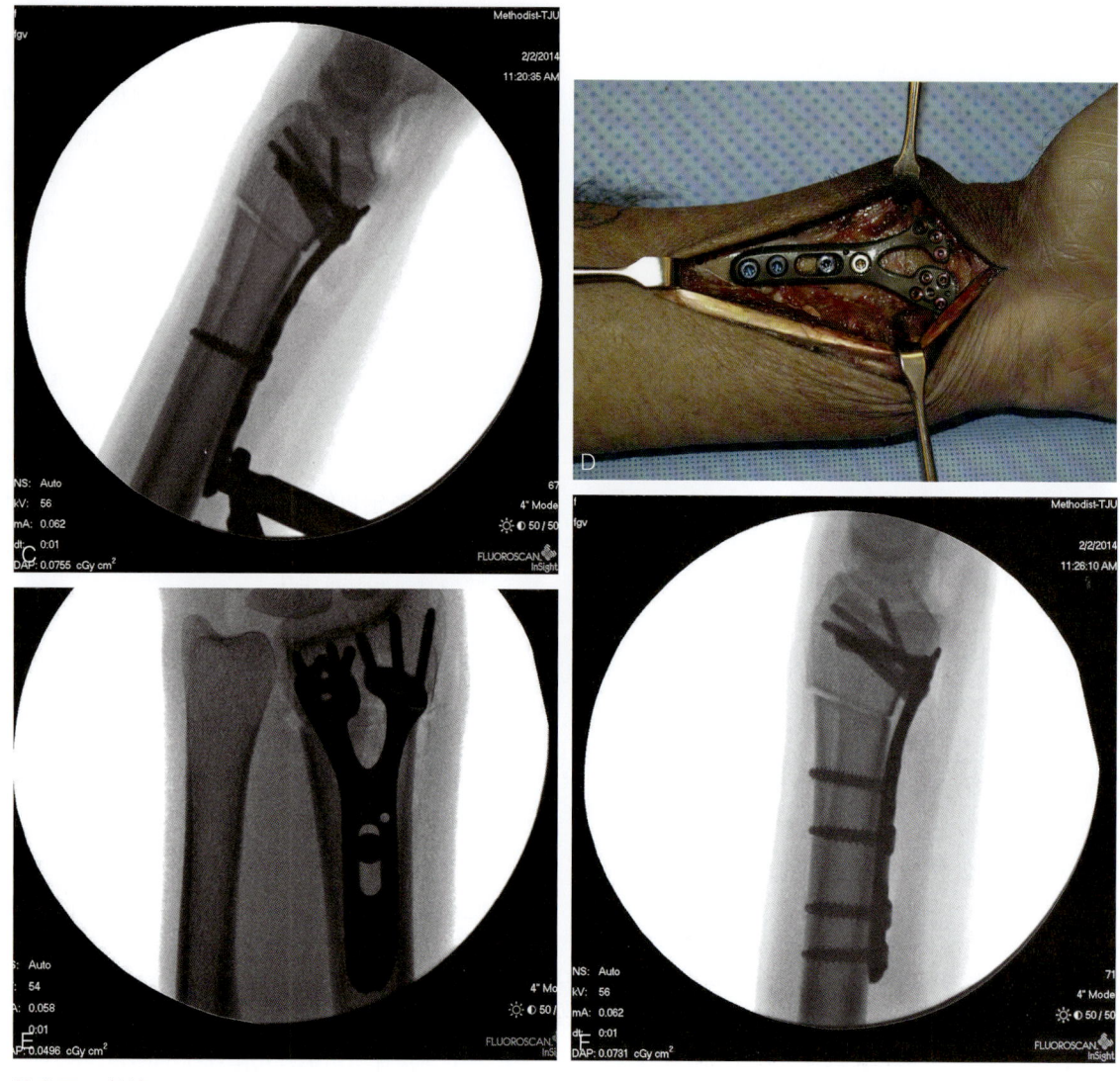

技术图4（续）　C. 使用持骨钳加压截骨端，利用偏心套筒在钢板最近端的偏心孔打入第1枚螺钉，对截骨面进一步加压。D. 近端置入3枚双皮质螺钉，获得稳定且加压的截骨端。E. F. 术中正位和侧位片。

桡骨闭合楔形截骨

- 可以用同样的入路和固定方式进行桡骨的闭合楔形截骨。
- 在桡骨茎突尖近端4～5 cm及远侧桡尺关节近端进行15°的闭合楔形截骨[29]。

要点与失误防范

桡骨短缩	• 大部分情况只需2～3 mm的短缩。短缩2～3 mm便于截骨端加压。 • 显著下尺桡关节倾斜的案例中，短缩超过2 mm导致下尺桡关节问题。
骨折块处理	• 如果下尺桡关节的旋转功能受限，考虑远端骨折块存在桡侧移位。
持骨钳	• 钢板近端使用持骨钳为术者提供了巨大的机械力来短缩桡骨截骨。

术后处理

- 关节外截骨加上稳定的内固定治疗允许患者进行早期操练。
- 腕关节置于支具中 2 周,然后改为可拆卸的支具,并开始操练。
- 截骨处通常在术后 2~3 个月内愈合,有时需要 4~5 个月的时间。

预后

- 1993 年,Weiss[30] 回顾了 122 例桡骨短缩的病例,4 年的随访发现 85% 的患者效果优良。
- 一组 30 例 Ⅰ~ⅢB 期行桡骨短缩患者的随访结果,平均随访 3.8 年[31]。
  - 87% 的患者疼痛改善,49% 的患者握力改善。但所有患者的月骨有轻微的 X 线改变。
  - 作者发现短缩无须达到尺骨零变异即可获得良好的手术效果。
  - 与桡骨短缩的程度相比,月骨相对减压带来的结果更重要。桡骨仅短缩 2 mm 即可能有效,因此即使尺骨零变异的患者也能采用桡骨短缩术。
  - 另外,ⅢA 期和 ⅢB 期的患者也获得了很好的治疗结果,只有 1 例出现术后骨不连。30 例中仅有 10 例患者出现月骨再血管化,表现为硬化骨减少和出现更多正常的骨小梁结构。
- 桡骨短缩或桡骨闭合楔形截骨的临床改善和放射学的改变并不一定相关[2,7,23],在桡骨短缩后月骨一般仍然保持原状,没有进一步恶化,但也没有月骨结构或高度的改善[30]。
- 另一项研究对 68 例桡骨短缩后的患者随访了 52 个月[20]。
  - 93% 的患者疼痛减轻,74% 的患者握力改善,52% 的患者活动度改善,但也有 19% 的患者握力下降。
  - 25 例患者治疗时联合采用了 1 种或 1 种以上的其他手术,不过不同治疗的临床结果并没有明显的差异。
  - 并发症并不多见,没有骨不连,但有 2 例患者出现腕尺侧撞击综合征。
  - 40% 的患者月骨密度有改善,46% 没有改善,14% 出现恶化。
  - 在同时进行带血管蒂骨移植的患者中,有 55% 的月骨 X 线表现有改善,而单纯行桡骨短缩的患者中,获得改善的仅有 20%。
- 有迹象表明年轻患者因为再塑形的潜力较强,预后也更好[15]。
  - 对青少年(11~19 岁)进行桡骨短缩或桡骨闭合楔形截骨术,2 例是尺骨零变异或尺骨正变异,经过 50 个月的随访发现,11 例患者中有 10 例疼痛消失,6 例 ⅢB 期患者中,5 例疗效优。
  - 另有一位进行桡骨外侧闭合楔形截骨的 ⅢB 期患者,治疗效果评级为一般:用力活动时腕部有轻微疼痛。
  - 11 例患者中有 8 例的 X 线表现显示有可能存在月骨再血管化。
  - 这些患者中没有桡骨过度生长或畸形的并发症发生。
- 影像学分期与术后结果[21] 有关,但即便是 Kienböck 病,也可以通过短缩桡骨获得良好疗效[5]。
  - 14 例患者(ⅢB 期)和 17 例患者(Ⅱ 期和 ⅢA 期)随访 74 个月后进行了回顾性比较。
  - DASH 评分在 ⅢB 组平均 15 分,而 Ⅱ 期和 ⅢA 期为 12 分。仅有 1 名 ⅢB 期患者最后行关节融合术。
- 有作者对 25 例短缩截骨的患者随访了至少 10 年(平均 14.5 年)[13]。
  - 96% 患者术后效果优良。
  - 疼痛、活动、握力均获得明显改善,并且得以保持。
  - 尽管 X 线表现及腕骨高度没有显著改善,月骨的硬化和骨囊性变有明确的改善。
  - 5 年后及随访终期分别有 54% 和 73% 的患者出现骨关节炎改变。不过关节炎的改变一般比较轻,也不影响临床结果。
  - 手术避免了严重的关节退变和腕骨近移。
  - 对尺骨负变异的患者采用了桡骨短缩术,对尺骨正变异的患者采用的是桡骨外侧闭合楔形截骨。两者的临床结果相似。
- Iwasaki 等[11] 发现桡骨短缩和外侧闭合楔形截骨在成人患者中都可获得相似的结果。
- 对 13 例进行闭合楔形截骨的患者进行为期 14 年的随访结果表明,手术的远期效果良好(100% 良好率)[29]。
  - 疼痛得到了很好的缓解,握力和活动度也得到了改善。
  - 1 例患者的 X 线表现有改善,4 例没有变化,进展的有 8 例。

并发症

- 骨不连的发生率最高为 6%[7]。
  - 如果骨折在 5~6 个月仍未愈合,而钢板固定仍然稳定,应采用自体骨移植治疗。
- 有时可能需要进行二次手术取出钢板,不过并不常见。
- 注意不要过度短缩桡骨,否则会带来远侧桡尺关节不匹配以及腕尺侧撞击综合征的可能[30]。

(刘衔哲 译,贾亚超 审校)

参考文献

[1] Alexander AH, Lichtman DM. Kienbock's disease. Orthop Clin North Am 1986;17:461-472.

[2] Alexander CE, Alexander AH, Lichtman DM. Kienbock's disease and idiopathic necrosis of carpal bones. In: Lichtman DM, Alexander AH, eds. The Wrist and Its Disorders, ed 2. Philadelphia: WB Saunders, 1997:329-346.

[3] Allan CH, Joshi A, Lichtman DM. Kienbock's disease: diagnosis and treatment. J Am Acad Orthop Surg 2001;9:128-136.

[4] Budoff JE, Lichtman DM. Spontaneous wrist fusion: an unusual complication of Kienbock's disease. J Hand Surg Am 2005;30(1):59-64.

[5] Calfee RP, Van Steyn MO, Gyuricza C, et al. Joint leveling for advanced Kienböck's disease. J Hand Surg Am 2010;35(12):1947-1954.

[6] Chung KC, Spilson MS, Kim MH. Is negative ulnar variance a risk factor for Kienböck's disease? A meta-analysis. Ann Plast Surg 2001;47:494-499.

[7] Divelbiss B, Baratz ME. Kienbock's disease. J Am Soc Surg Hand 2001;1:61-72.

[8] Gelberman RH, Bauman TD, Menon J, et al. The vascularity of the lunate bone and Kienbock's disease. J Hand Surg Am 1980;5(3):272-278.

[9] Gelberman RH, Szabo RM. Kienbock's disease. Orthop Clin North Am 1984;15:355-367.

[10] Illarramendi AA, Schulz C, De Carli P. The surgical treatment of Kienbock's disease by radius and ulna metaphyseal core decompression. J Hand Surg Am 2001;26(2):252-260.

[11] Iwasaki N, Minami A, Ishikawa J, et al. Radial osteotomies for teenage patients with Kienbock disease. Clin Orthop Relat Res 2005;439:116-122.

[12] Kitay A, Swanstrom M, Schreiber JJ, et al. Volar plate position and flexor tendon rupture following distal radius fracture fixation. J Hand Surg Am 2013;38(6):1091-1096.

[13] Koh S, Nakamura R, Horii E, et al. Surgical outcome of radial osteotomy for Kienbock's disease: minimum 10 years of follow-up. J Hand Surg Am 2003;28(6):910-916.

[14] Kristensen SS, Thomassen E, Christensen F. Kienbock's disease—late results by non-surgical treatment. A follow-up study. J Hand Surg Br 1986;11(3):422-425.

[15] Lichtman DM, Degnan GG. Staging and its use in the determination of treatment modalities for Kienbock's disease. Hand Clin 1993;9:409-416.

[16] Linscheid RL. Kienbock's disease. Instr Course Lect 1992;41:45-53.

[17] Menth-Chiari WA, Poehling GG, Wiesler ER, et al. Arthroscopic debridement for the treatment of Kienbock's disease. Arthroscopy 1999;15:12-19.

[18] Mikkelsen SS, Gelineck J. Poor function after nonoperative treatment of Kienbock's disease. Acta Orthop Scand 1987;58:241-243.

[19] Panagis JS, Gelberman RH, Taleisnik J, et al. The arterial anatomy of the human carpus. Part II: the intraosseous vascularity. J Hand Surg Am 1983;8(4):375-382.

[20] Quenzer DE, Dobyns JH, Linscheid RL, et al. Radial recession osteotomy for Kienbock's disease. J Hand Surg Am 1997;22(3):386-395.

[21] Rodrigues-Pinto R, Freitas D, Costa LD, et al. Clinical and radiological results following radial osteotomy in patients with Kienböck's disease: four-to 18-year follow-up. J Bone Joint Surg Br 2012;94(2):222-226.

[22] Salmon J, Stanley JK, Trail IA. Kienbock's disease: conservative management versus radial shortening. J Bone Joint Surg Br 2000;82(6):820-823.

[23] Soejima O, Iida H, Komine S, et al. Lateral closing wedge osteotomy of the distal radius for advanced stages of Kienbock's disease. J Hand Surg Am 2002;27(1):31-36.

[24] Soong M, Earp BE, Bishop G, et al. Volar locking plate implant prominence and flexor tendon rupture. J Bone Joint Surg Am 2011;93(4):328-335.

[25] Sowa DT, Holder LE, Patt PG, et al. Application of magnetic resonance imaging to ischemic necrosis of the lunate. J Hand Surg Am 1989;14(6):1008-1016.

[26] Stahl S, Stahl AS, Meisner C, et al. Critical analysis of causality between negative ulnar variance and Kienböck disease. Plast Reconstr Surg 2013;132:899-909.

[27] Szabo RM, Greenspan A. Diagnosis and clinical findings of Kienbock's disease. Hand Clin 1993;9:399-408.

[28] Trumble TE, Irving J. Histologic and magnetic resonance imaging correlations in Kienbock's disease. J Hand Surg Am 1990;15(6):879-884.

[29] Wada A, Miura H, Kubota H, et al. Radial closing wedge osteotomy for Kienböck's disease: an over-10-year clinical and radiographic follow-up. J Hand Surg Br 2002;27(2):175-179.

[30] Weiss AP. Radial shortening. Hand Clin 1993;9:475-482.

[31] Weiss AP, Weiland AJ, Moore JR, et al. Radial shortening for Kienböck disease. J Bone Joint Surg Am 1991;73(3):384-391.

第41章 带血管蒂骨瓣移植及头状骨短缩治疗Kienböck病

Vascularized Bone Grafting and Capitate Shortening Osteotomy for Treatment of Kienböck Disease

Nilesh M. Chaudhari, Mohamed Khalid, and Thomas R. Hunt III

定义

- 月骨再血管化治疗Kienböck病的方法包括向月骨移植血管束或带血管蒂的骨瓣,目的是逆转月骨缺血性坏死的病程。
- 从豌豆骨、桡骨干骺端的掌侧或背侧、第2掌骨头[6]移植带血管蒂骨瓣或从髂骨游离移植的方法[2]均见诸报道。
- 减压手术,如头状骨短缩术,因为能保护移植骨块,改变月骨的应力分布,经常和此类重建手术联合应用。

解剖

桡骨远端背侧的血管解剖

- 桡骨远端背侧的血供首先来源于桡动脉分支以及骨间前动脉后侧支(pAIA)(图1)。
- 第2、3间室间支持带上动脉(2,3 ICSRA)位于伸肌支持带的表面,从第2和第3室之间通过(图1)。
- 第4伸肌间室动脉(ECA)位于第4间室伸肌支持带的深面(图1)。
  - 位于第4间室底部桡侧,紧邻骨间背侧神经。
  - 发自骨间前动脉后侧支或第5伸肌间室动脉。
  - 与背侧腕骨间血管弓和背侧桡腕血管弓相交通。
  - 第4间室血管是由到达桡骨背侧的许多细小的营养支在第4伸肌间室汇成然后进入骨松质的。
- 第5间室动脉位于伸肌支持带的深面、第5间室内,或者位于第4、5间室间隔内(图1)。
  - 是4条背侧血管中最粗大的血管支。
  - 发自骨间前动脉后侧支,在远处与第4间室动脉、背侧腕骨间血管弓、桡腕血管弓以及第2、3间室支持带上动脉和(或)尺骨远端斜行背侧动脉相交通。
- 因第5伸肌间室动脉管径较粗、联合血管蒂的长度长、偏于尺侧的位置特点(可以远离必要的手术切口)以及丰富的血管吻合能提供足够的回流,使第4和第5伸肌间室血管成为带蒂骨瓣移植的理想血管蒂。
  - 第5伸肌间室动脉本身很少有直接营养支到达桡骨。
- 如果第4伸肌间室动脉损伤或缺如,仍可以采用第5间室血管来源的第2、3间室间支持带上动脉骨瓣。

手部背侧血管解剖

- 手部的血供通常由来自桡动脉和尺动脉在腕背组成的一系列血管吻合弓供应(图1)[3,8]。
- 腕背弓位于伸肌支持带的深面和远端。
- 背侧掌骨动脉位于覆盖于骨间肌的筋膜下方。
- 第2、3、4掌背动脉起自腕背弓,终末支分成指动脉。
  - 指动脉同时接受来自掌深弓的穿支。
- 第1和第5掌骨背侧支分别直接来自桡动脉和尺动脉。

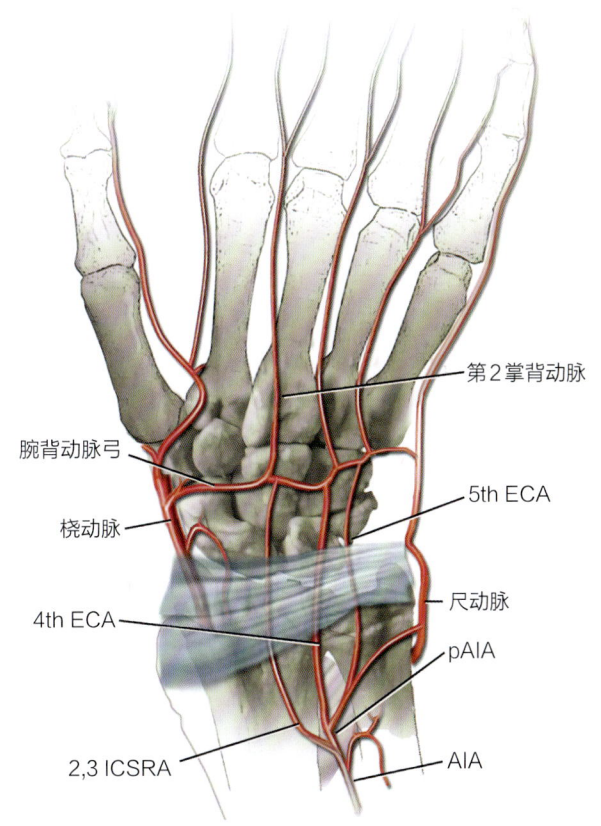

图1 桡骨远端和腕部的背侧血管解剖。

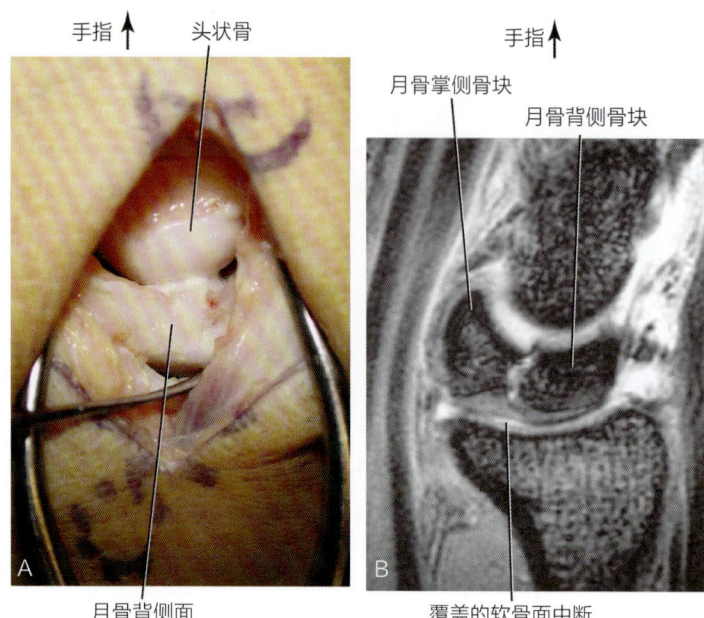

图2　A. 手术时仔细评估关节面的情况。B. T2序列MRI矢状位片显示月骨冠状位骨折，向掌侧和背侧分离。被覆软骨面中断（版权：Thomas R. Hunt, Ⅲ, MD）。

- 第2掌背动脉的直径较大，比较恒定，更适于作为带蒂血管的供体。
  - 如果不能找到这条血管，或者血管已经损伤，可以用第3掌背动脉。

手术治疗

- Kienböck病的治疗方案基于以下几个考虑因素：
  - Lichtman分期。
  - 尺骨变异。
  - 有无关节退变。
  - 月骨关节面的完整性（图2）。
  - 患者的症状以及其他与患者本人有关的因素。

- 无吸烟史的患者，处于Ⅰ～ⅢA分期，月骨关节面完整（利用MRI的矢状位片和术中判断），关节退变局限，适合于进行带血管蒂的骨移植手术（图3）。
- 相对禁忌证包括：
  - 既往有手或腕部背侧的手术史。
  - 年龄超过60岁。
  - 有周围血管病变或难以控制的糖尿病史。
- 移植手术需要和月骨减压手术同时进行。
  - 减压手术显示有助于减轻Kienböck病的有关症状（见第40章）。
  - 改变传递到月骨的力量对带血管蒂骨瓣起到保护作用，促进再血管化的发生。

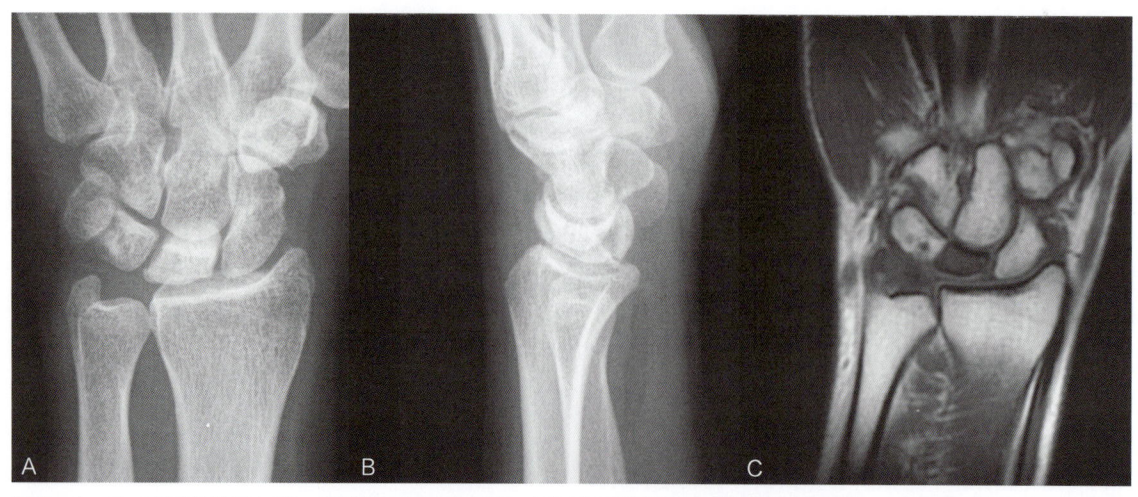

图3　A、B. 正侧位片显示Ⅱ～Ⅲ期的Kienböck病，月骨有硬化以及不明显的早期塌陷。没有明显的冠状面的骨折线。C. T1序列的MRI显示月骨的骨髓信号丢失（版权：Thomas R. Hunt, Ⅲ, MD）。

- 常用的联合减压手术包括:
  - 对于尺骨零变异或正变异的患者,笔者偏好选择头状骨短缩术。这一操作优于植骨或血管移植进行。
  - 当尺骨为正变异,而头状骨短缩有禁忌时,采取舟头克氏针固定或外固定支架固定(4~6周)。
  - 当尺骨负变异时,采用桡骨短缩或楔形截骨(见第40章)。
  - 腕骨间融合术(见第108章)。

术前计划
- 术者必须仔细回顾所有的摄片,判断疾病的分期、尺骨变异的情况和月骨关节面的完整性。

体位
- 患者仰卧,手臂置于透光的搁手板上。
- 使用上臂近端止血带,抬高患肢进行驱血以利于术中看清血管。

入路
- 如果对月骨关节面完整性有疑问,应该在切开手术之前用关节镜先行探查。
  - 避免使用第4、5间室部位和尺侧腕中关节入路,以免伤及第4、5伸肌间室血管。
- 选用手和腕部的背侧入路。
- 切口的选择取决于植骨块供区的选择和月骨减压的方式。

带蒂骨瓣移植

暴露和寻找第4、5伸肌间室动脉
- 在第4、5伸肌间室体表投影处做5~6 cm直切口,远端止于第3和第4掌骨基底处。
- 切开第5伸肌间室。
- 在第5间室的桡侧看到第5伸肌间室动脉及其伴行静脉,紧贴间室间隔,或部分位于第4、5间室间隔内(技术图1)。
- 沿第5伸肌间室动脉向近端追踪,到达它从骨间前动脉后侧支发出的部位,骨间前动脉的后侧支在该处附近穿出骨间膜。
- 第4伸肌间室动脉也起自同一营养血管。
- 向远端追踪第4伸肌间室动脉,找到进入骨内的最大血管支,通常位于桡腕关节近端1 cm左右处。

处理月骨
- 把伸肌支持带从第5间室向第2间室方向掀起,保留桡侧支持带为蒂部。暴露关节囊。
  - 小心保护腕背弓。
- 采取劈开韧带的方法打开关节囊,保护好舟骨-月骨和月骨-三角骨韧带。
- 观察月骨及其软骨外壳和周围关节面的情况。
  - 只有当月骨的软骨外壳没有受损、没有分裂骨块、周围没有关节炎改变的情况下才能进行带蒂骨瓣移植手术。

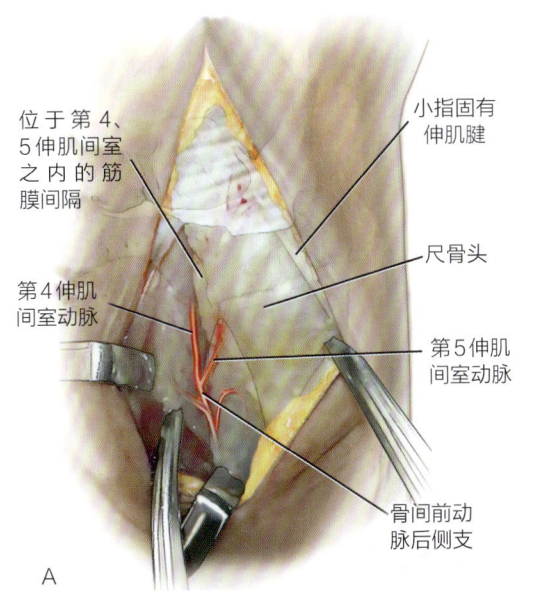

技术图1 A. 辨认出第5伸肌间室动脉,小心地向近端追踪至其在骨间前动脉发出的部位。B. 对应的临床照片显示第4、5间室动脉(B的版权:Thomas R. Hunt, Ⅲ, MD)。

- 用小的刮匙或2～3 mm直径的磨钻，在月骨背面的非关节面处开口。
- 从背侧的骨窗直视下或在透视引导下，用直或弯的刮匙小心地清理月骨内的坏死骨组织。
  - 直到只保留完整软骨下骨的骨壳。
- 如果月骨已经塌陷，用小的钝头Lamina钳小心地慢慢撑开它。
  - 不同的病例能够撑开的程度相差很大。
  - 如果月骨已有分裂骨块，不能使用Lamina撑开器。
- 测量背侧开口的面积，决定植骨块的大小。

切取带蒂骨瓣
- 用0.045 in（1.14 mm）的光滑的克氏针在桡骨远端处刻画出第4伸肌间室动脉血供最集中的地方。
  - 植骨块的大小决定于营养血管到达的范围和先前测量的结果。
- 在骨间前动脉后侧支分出第4和第5伸肌间室动脉的近端结扎血管（技术图2）。
- 从骨面上锐性掀起血管蒂，在供骨区的附近注意保护其营养支。
- 用锐利的骨刀完整地掀起骨皮质松质植骨块，注意小心保护好血管蒂（技术图2）。
- 放松止血带，确认骨块有血渗出。
- 用湿纱布把骨块包好。

在月骨中植入骨块
- 从供区挖取松质骨块，在透视指导下将骨松质填入月骨的空腔内。
- 用小而精细的咬骨钳按照需要的大小，修整带蒂的骨松质皮质骨块。
- 在没有张力的状态下顺行放入骨块（技术图3）。
  - 植骨块能在月骨再血管化之前起到支撑作用，维持月骨高度。
  - 骨块无须内固定。

关闭伤口
- 用可吸收缝线修补关节囊，切记不能压迫血管蒂。
- 用可吸收线缝合伸肌支持带，用尼龙线缝合皮肤。
- 包扎伤口，用短臂石膏掌托固定。

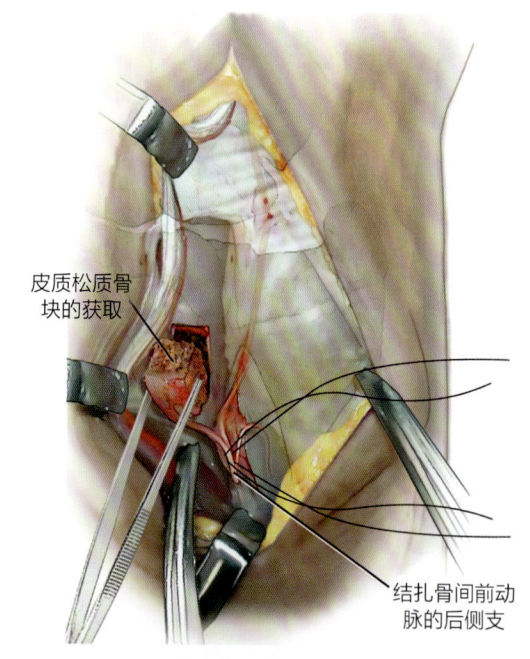
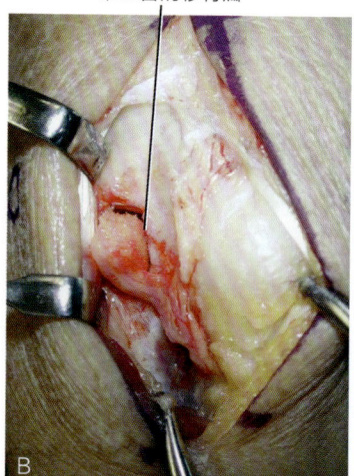

技术图2　A、B. 结扎骨间前动脉后侧支和获取皮质松质骨骨块的示意图和临床照片（B的版权：Thomas R. Hunt, Ⅲ, MD）。

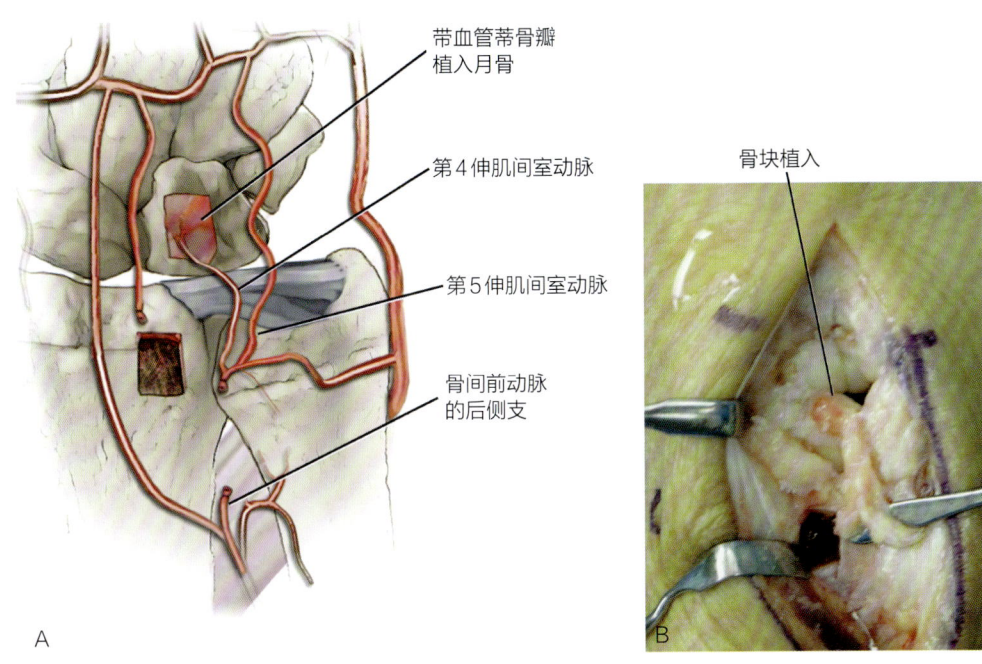

技术图3 A、B. 在处理好的月骨内放入带蒂骨瓣的示意图和临床照片。注意皮质的方向是顺行的（版权：Thomas R. Hunt，Ⅲ，MD）。

血管束植入

切口和入路

- 取桡背侧扩大切口，从第2腕掌关节到腕关节近端约4 cm处，在经过Lister结节处稍向尺侧倾斜。
  - 看到并保护好桡神经背侧感觉支。
- 打开第3间室支持带，把拇长伸肌腱牵到皮下。
- 把第4间室内的肌腱牵向尺侧，第2间室内的肌腱牵向桡侧。
- 透视下确认月骨的位置。
- 标准关节囊切口。
  - 注意不要损伤横行的掌背动脉弓，血管蒂就发自这里。
- 查看月骨和周围关节的情况，如果需要，切除滑膜组织。

处理第2掌背动脉血管蒂

- 在第2、3掌骨之间，由近及远切开骨间肌筋膜。
  - 血管位于覆盖骨间肌的肌膜下方。
- 把动、静脉和周围的结缔组织一起从第2指蹼处掀起，分离至掌背动脉弓处（技术图4A）。
  - 分离和结扎血管主干上的所有分支。
- 在血管最远端处进行结扎。
  - 这样血管应该有5~6 cm的长度，足以到达月骨。

月骨准备和植入血管束

- 用刮匙清理并扩创月骨（如前所述）。
- 把骨松质填入月骨。
- 用2.7 mm钻头自月骨的背侧向掌侧钻孔。
- 在准备好的血管尾端系上5-0的尼龙线，再将线穿入直针。
- 用针自背侧向掌侧把血管引入刚才钻好的孔内，针从桡侧腕屈肌腱的尺侧穿出掌侧皮肤（技术图4B）。
- 在针尖处做小切口，把线缝在掌侧的前臂筋膜上。
- 放松止血带，观察血管是否出血。
- 止血后关闭关节囊、支持带以及皮肤（方法如前述）。
- 包扎伤口，掌侧短臂石膏托固定。

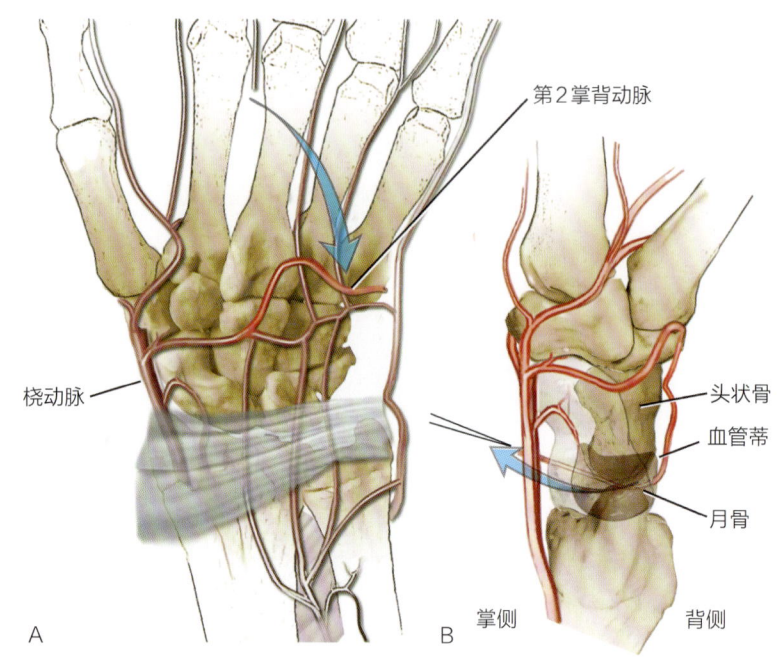

技术图4　A. 血管在远端被结扎，连同其周围的软组织一起移向近端。B. 在血管的尾部系上细线，通过直针把血管从月骨的背侧引到掌侧。

头状骨短缩

头状骨截骨

- 在血管蒂手术关节囊切口后但在植入带蒂骨块或血管束之前，辨别头状骨的腰部，透视确定好截骨的部位。
  - 截骨线应位于舟骨－大多角骨－小多角骨（STT）关节处（技术图5A）。
- 用锐利的骨刀或者小的水冷摆锯，切除头状骨2.0 mm薄片骨质（技术图5B）。
  - 在远端截一刀之前先把近端完全截断。
- 用神经剥离子顶在腕中关节，预复位头状骨。
- 如果预复位时发现钩骨近端突出在腕中关节处，或者钩月关节不和谐，要同时在相同的平面对钩骨进行截骨。

截骨固定

- 用上文提到的方法将头状骨复位和进行加压，为放置无头加压螺钉做准备。
- 从近端向远端，将空心钉导针穿过截骨线。

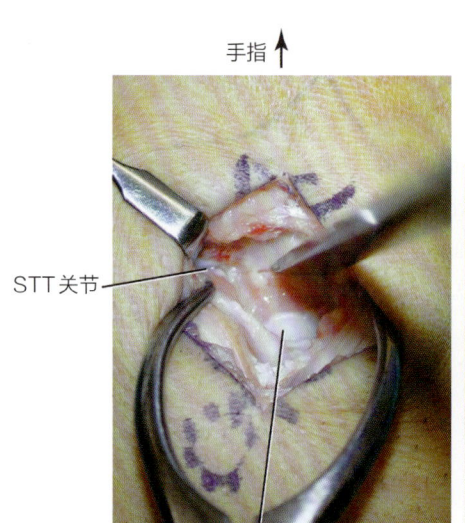
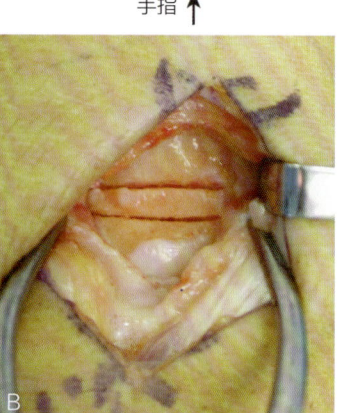

技术图5　A. 在头状骨的腰部截骨，截骨部位于STT关节平面。B. 从头状骨上去除2 mm厚的薄骨片。近端的一刀要先截断。两次截骨一定要平行（版权：Thomas R. Hunt，Ⅲ，MD）。

- 掌屈腕关节有助于操作,注意避免在掌屈时不要使骨块分离。
- 用透视确认导针位置。
- 沿导针打入无头加压螺钉,截骨线之间得到加压(技术图6A)。
- 完成血管蒂方面的手术,关闭关节囊和支持带以及皮肤(技术图6B)。
- 厚厚地包扎患手,掌侧石膏托固定。

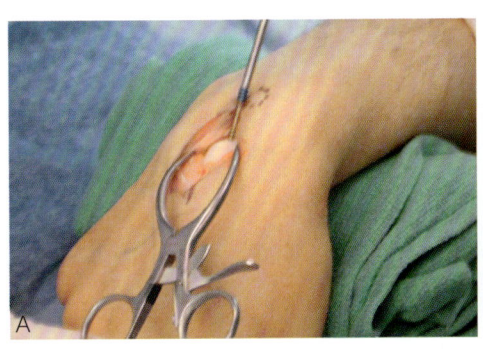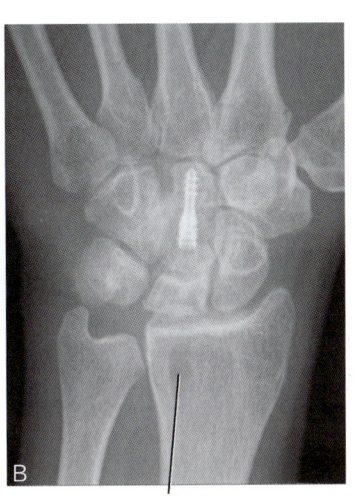

技术图6 A. 顺行打入1枚无头加压螺钉。腕关节屈曲有利于暴露头状骨的头部。B. 植骨和头状骨短缩术后X线正位片(版权:Thomas R. Hunt, Ⅲ, MD)。

取骨部位

要点与失误防范

止血带	重力驱血有利于看清血管,简化暴露和获取过程。
月骨准备	获取带蒂骨瓣前检查月骨的软骨壳。如果患者的矢状面磁共振成像(MRI)显示骨折线,那么在清创和骨扩张的过程中,可能会出现背侧和掌侧碎片的分离。
带蒂植骨块的抬高	充分抬高血管蒂及其血管周围组织,使移植物能够无张力放置。
头状骨截骨术	评估腕中关节处钩骨的突出程度,如果突出,也可考虑钩骨的短缩截骨术。

术后处理

- 术后10~14日拆线,前臂石膏固定3周。
- 术后4~5周拆除石膏,开始理疗,着重于腕关节的活动。在之后的4周内患者开始辅助性的主动关节活动,然后过渡到被动活动。
  - 佩戴可拆卸支具3~4周。
- 拍摄系列X线片评价月骨的愈合进展。
- 术后3个月后开始力量训练,并且要做到循序渐进。
- 术后1~3年患者的月骨可以看到再血管化的迹象。

预后

- 月骨再血管化手术的临床结果肯定[1,7]。
- Mazur等人报道了9例采用带逆行血管蒂桡骨干骺端骨块移植治疗Kienböck病,而且患者均处于ⅢA期[4]。
  - 握力提高了25%,随访末期握力达到了健侧的60%~100%。
  - 腕关节活动度与术前相比没有显著差异。
  - X线评价显示改良腕骨高度比值,月骨指数或舟骨-月骨角度没有改变。

- MRI摄片显示随着时间的推移,月骨有逐渐再血管化的信号改变。最早可以在术后18个月时发现T2序列中信号变得正常,T1序列信号在36个月时开始变得正常。
- Moran等[5]回顾性地报道了24例利用第4、5间室血管蒂骨块植骨的治疗结果。
  - 握力由健侧的50%改善到89%。
  - 92%的患者疼痛有明显改善。
  - 77%患者术后X线显示没有进一步塌陷。
  - 71%患者在T2或T1序列片中,或两者都有,出现再血管化的信号表现。
- Waitayawinyu等[9]介绍了14例头状骨短缩合并带蒂植骨块移植的病例,14例均是尺骨正变异的患者。
  - 握力从健侧的58%进步到健侧的78%。
  - 平均截骨愈合的时间为48日。

并发症

- 如果月骨再血管化失败或病情进一步发展,可能需要做二次手术,如腕骨间部分融合术、近排腕骨切除术、全腕关节融合术或腕关节去神经支配术等。
- 持续的炎症反应或者病情发展都可以导致腕关节持续疼痛。在疼痛症状发作的时候,患者需要进行短暂的支具制动。

(李原歌 译,刘㭎哲 审校)

参考文献

[1] Bochud RC, Büchler U. Kienböck's disease, early stage 3—height reconstruction and core revascularization of the lunate. J Hand Surg Br 1994;19(4):466-478.

[2] Galb M, Reinhart C, Lutz M, et al. Vascularized bone graft from the iliac crest for the treatment of nonunion of the proximal part of the scaphoid with an avascular fragment. J Bone Joint Surg Am 1999;81(10):1414-1428.

[3] Hori Y, Tamai S, Okuda H, et al. Blood vessel transplantation to bone. J Hand Surg Am 1979;4(1):23-33.

[4] Mazur KU, Bishop AT, Berger RA. Vascularized bone grafting for Kienböck's disease: method and results of retrograde-flow metaphyseal grafts. Presented at the American Society for Surgery of the Hand 51st Annual Meeting, Nashville, TN, 1996.

[5] Moran SL, Cooney WP, Berger RA, et al. The use of the 4+5 extensor compartmental vascularized bone graft for the treatment of Kienböck's disease. J Hand Surg Am 2005;30(1):50-58.

[6] Sheetz KK, Bishop AT, Berger RA. The arterial blood supply of the distal radius and ulna and its potential use in vascularized pedicle bone grafts. J Hand Surg Am 1995;20(6):902-914.

[7] Shin AY, Bishop AT. Vascularized bone grafts for scaphoid nonunions and Kienböck's disease. Orthop Clin North Am 2001;32:263-277.

[8] Tamai SH, Yajima H, Mizumoto S, et al. Treatment of Kienböck's disease with vascular bundle implantation. Transaction of the American Society of Surgery of the Hand 1980;3:69.

[9] Waitayawinyu T, Chin SH, Luria S, et al. Capitate shortening osteotomy with vascularized bone grafting for the treatment of Kienböck's disease in the ulnar positive wrist. J Hand Surg Am 2008;33(8):1267-1273.

第42章 拇指腕掌关节不稳的韧带重建
Ligament Stabilization of the Unstable Thumb Carpometacarpal Joint

Richard Y. Kim and Robert J. Strauch

定义

- 拇指腕掌关节的不稳定可以由韧带松弛或外伤引起。
- 不管原因如何,拇指腕掌关节周围稳定韧带的损伤会引起第1掌骨的不稳定、脱位或半脱位。

解剖

- 拇指的腕掌关节是一种类似马鞍形状的双凹凸关节[5]。
- 在拇指屈曲时第1掌骨的基底部有一个掌侧结节(喙突),与大多角骨掌侧凹面形成关节。
- 有16条韧带维持拇指腕掌关节的稳定[1],其中阻止第1掌骨桡侧半脱位最重要的是桡背侧韧带和掌侧喙突韧带(图1)[1,5,11,15,18]。最近一篇综述指出拇指的腕掌关节的稳定主要靠背侧韧带[10]。
  - 掌侧喙突韧带(深前斜韧带、掌侧韧带、尺侧韧带)起自大多角骨掌面中央结节,止于第1掌骨的掌面喙突[1],恰好位于有更宽基底的浅前斜韧带的下方,浅前斜韧带刚好位于大鱼际肌的深面,在第1掌骨的基底部有很宽的横行止点。最近研究表明,喙突韧带可能没有之前认为的那么坚固。
  - 背桡侧韧带起自大多角骨背桡侧结节,止于第1掌骨背侧基底部,它是拇指腕掌关节最厚、最宽、最短和最坚强的韧带[5]。

发病机制

- 拇指腕掌关节的双凹凸面结构使其具有较大的活动范围,但也有内在的不稳定性[8]。当其周围支持韧带(特别是掌侧喙突韧带和桡背侧韧带)松弛或失去作用时,就会引起拇指腕掌关节的不稳定[12,15]。特别在中年妇女,经常会出现韧带的自发性松弛。
- 另外,有些患者有先天性韧带松弛,比如 Ehlers-Danlos(埃勒斯-当洛)综合征等胶原代谢性疾病。
- 在创伤的患者中,急性拇指腕掌关节脱位是在拇指受到轴向和屈曲暴力时发生的。在所有报道的病例中,脱位均发生在桡背侧[14,15]。

自然病程

- 拇指腕掌关节的松弛可能会导致关节软骨退变及骨关节炎,属于 Eaton-Littler 分期中较严重的级别[3]。
  - 如果韧带松弛有临床症状并引起疼痛,韧带重建手

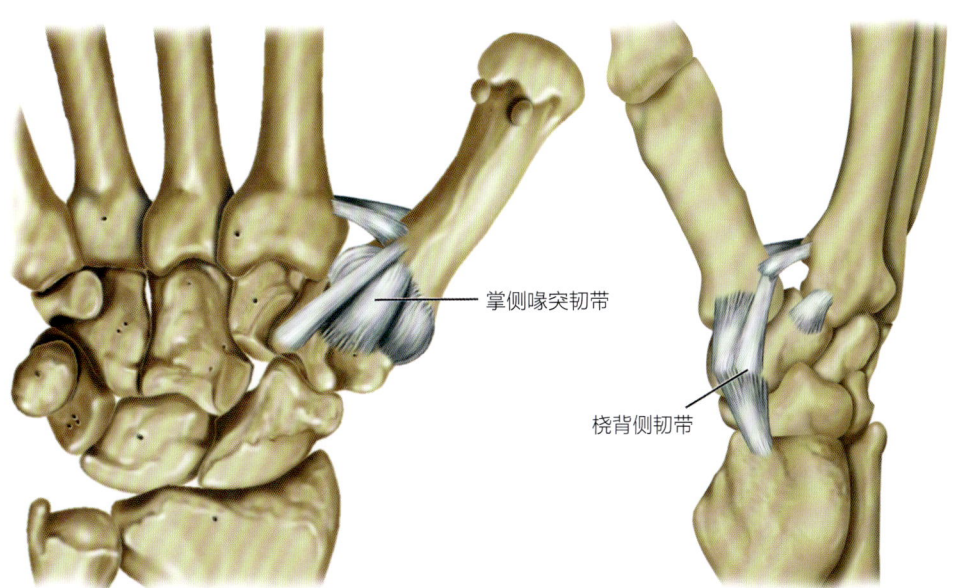

图1 拇指腕掌关节的稳定结构,在这些韧带中,掌侧喙突韧带和桡背侧韧带是阻止第1掌骨向桡背侧脱位的最重要结构。

术在90%的患者中都可以成功减轻疼痛,并可能会终止骨关节炎的进程[6]。
- 当外伤性脱位时,稳定的复位对拇指功能非常重要,如果拇指腕掌关节不稳定,捏和握的动作可能会很困难。
  - 对于这些不稳定的拇指腕掌关节脱位,相对于闭合复位和穿针固定,切开复位韧带重建手术可能会减少不稳定复发和关节退变的发生率[14]。

病史和体格检查

非创伤性韧带松弛

- 病史应该涉及包括其他关节韧带松弛的各种问题。代谢性疾病比如Ehlers-Danlos综合征等应该特别注意。
- 影像学检查结果常常不能和症状具有良好的相关性,因此,引导患者说出确切的症状和严重程度是非常重要的。
- 既往所做的任何非手术治疗都应该注意,如果没有进行过支具固定和类固醇注射,那么在手术治疗之前尝试上述疗法也许会有效。
- 体格检查应该确定拇指腕掌关节半脱位程度和是否可复位。
- 同时应该检查拇指掌指关节以发现可能的过伸性松弛。
- 应该同健侧对比检查捏力和对掌功能。
- 患手所伴发的腕管综合征、桡侧腕屈肌管综合征和桡骨茎突狭窄性腱鞘炎也应该同时记录下来并进行评估。

创伤性损伤

- 除了非创伤性的韧带松弛所需要评估的项目之外,病史和体征还应该包括以下方面:
  - 损伤的时间和性质。
  - 拇指在损伤之前所处的状态。
  - 关节复位后的稳定性:这是体格检查最应关注的部分,因为对稳定性的判断决定了治疗方式的选择。
  - 伴随的拇指掌指关节侧副韧带损伤及其稳定性。
- 伴随的手部其他损伤同样也需要重视。
- 需要进行的测试方法包括冲击和研磨试验。
  - 背侧的压痛提示有症状的半脱位。
- 弹响和疼痛是拇指腕掌关节的病理阳性体征。

影像学检查和其他诊断性检查

- 需要拍摄包括双侧拇指的正位、侧位和斜位片。
  - 真正的正位片(Robert)是前臂处于最大旋前位使拇指背面紧贴在台面上,然后射线从远端向近端倾斜15°拍摄[5]。
  - 在一张拇指的真正侧位片中,拇指的掌侧籽骨与拇指的掌指关节应互相重叠。
  - 在拍摄拇指腕掌关节的30°斜位应力片时,需要将双侧拇指指尖桡侧互相挤压,这个动作会使第1掌骨基底桡侧半脱位,借此显示其在桡侧的松弛程度[17]。

鉴别诊断

- 桡骨茎突狭窄性腱鞘炎。
- 桡侧腕屈肌管综合征。
- C6神经根性颈椎病。
- 拇指扳机指。

非手术治疗

- 对于有症状的韧带松弛和Ⅰ~Ⅱ期的关节基底部病变,应该首先尝试保守治疗,包括拇指支具固定和抗炎类药物治疗[7,16]。
- 如果症状没有改善,那么可以尝试腕掌关节的类固醇药物注射治疗,注射的次数应该限制在不超过3次,理论上超过3次的注射将会增加关节炎的发病率。
- 在急性外伤时,对腕掌关节的复位应该采用轴向牵引,并在第1掌骨基底部向掌侧施加压力,同时使第1掌骨处于旋前位。复位之后如果关节能保持在此状态,就可以使用管型石膏固定损伤的关节。
- 如果尝试闭合复位后关节仍然不稳定,则应该采用手术治疗[14]。

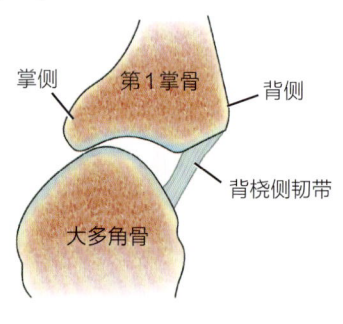

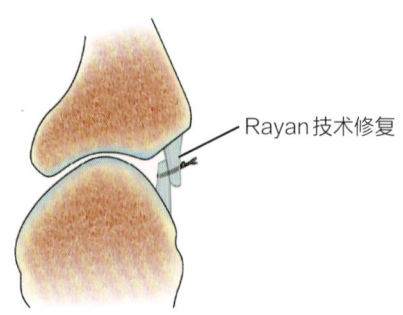

图2 Rayan固定拇指的腕掌关节的手术方式:将背桡侧韧带叠置并收紧,腕掌关节用0.045 in(1.14 mm)克氏针固定4周[13]。

手术治疗

- Freedman 等[6]报道，对于有症状的拇指腕掌关节松弛，韧带重建手术可以终止或减缓退行性关节炎的进程，通过提高关节的稳定性，腕掌关节承受的剪切力和掌骨相对于大多角骨的移动可以被减少到最低程度。
- 如果存在关节病变，根据关节软骨的退变程度，可以选择关节成形术来进行治疗。
- 如果侧向捏夹时掌指关节出现超过30°的过伸，那么可能需要考虑掌指关节囊固定术或关节融合术[17]。
- 如果有腕管综合征或桡骨茎突狭窄性腱鞘炎表现，那么手术时应该同时考虑进行腕管松解或第1背侧伸肌间室松解。
- 对于创伤性拇指腕掌关节脱位，Simonian 和 Trumble 认为对于不稳定关节的韧带重建手术比经皮穿针固定效果更好[14]。
- Rayan[13]描述了一种在创伤性拇指腕掌关节不稳定或早期 Eaton（伊顿）Ⅰ期疾病韧带松弛的情况下，针对重要的背桡侧韧带的关节囊固定术，如图2所示。Rayan 的手术方法是大多角骨掌骨关节固定后，背桡侧韧带的叠置。Rosenwasser 描述了图3所述的一种替代手术方法，通过将锚钉分别置入背桡侧韧带的掌骨入点和大多角骨端起点，实现背桡侧韧带向近端或远端推进。资深作者（RJS）通过在掌骨入点放置锚钉，同样地收紧和推进了背桡侧韧带。虽然长期的预后还没有报道，但相比于韧带重建手术，这是一项很有前景的技术[2]。
- 如果损伤导致骨折-脱位，比如不稳定的 Bennett 骨折和 Rolando 骨折，经皮穿针固定或者切开复位内固定都可以选择。

术前计划

- 仔细阅读X线片。
- 在急性创伤的病例中，应该记录伴随的骨折和手部的其他损伤。
- 由于包括对拇指腕掌关节所有操作都在桡动脉附近，而可能出现医源性损伤，因此术前需要进行 Allen 试验。

体位

- 手术操作时患者置于仰卧位，同时手臂放置在标准的搁手台上。
- 手术台应该远离麻醉机以便术者和助手能交叉坐在搁手台两边。

入路

- 大量的手术方法已经描述了对于拇指腕掌关节韧带重建可采用的肌腱，包括桡侧腕屈肌腱、掌长肌腱、桡侧腕长伸肌腱、拇短伸肌腱以及拇长展肌腱。
- 这里介绍的是 Eaton 和 Littler 所描述的标准掌侧入路韧带重建术[4]，该方法利用桡侧腕屈肌腱可有效地同时重建掌侧和背侧韧带。

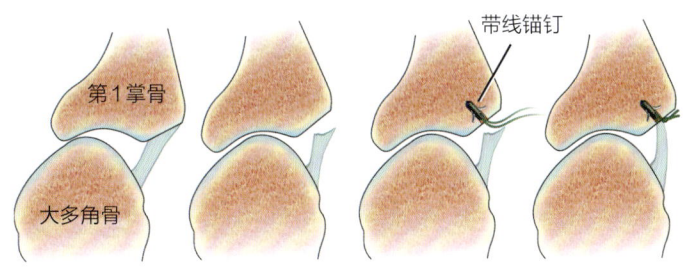

图3 Rosenwasser 支持的手术方式：将背桡侧韧带置入放置于第1掌骨基底部的缝合锚钉，以稳定腕掌关节。关节用拇指支具固定4周，不使用针。

拇指腕掌关节的改良 Wagner 入路

- 该切口沿大鱼际肌桡侧纵行向下，止于掌面皮肤和前臂皮肤交界线，切口远端位于第1掌骨中部附近（技术图1A）。
- 在腕横纹的近侧，切口横过腕关节到达桡侧腕屈肌腱的尺侧缘。
- 切开皮肤之后应该注意不要损伤浅表的桡神经感觉支，该神经可能经过术野。
- 钝性分离软组织直至显露大鱼际肌（技术图1B），沿大鱼际肌的桡侧缘锐性分离并在骨膜外掀起肌肉以显露腕掌关节囊，然后切开关节囊显露第1掌骨基底部、腕掌关节和大多角骨（技术图1C）。
- 继续在背侧向拇长伸肌腱和拇短伸肌腱进行钝性分离，在两肌腱之间显露掌骨背侧皮质。

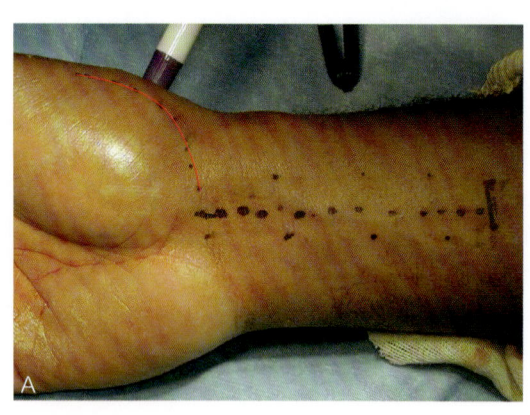
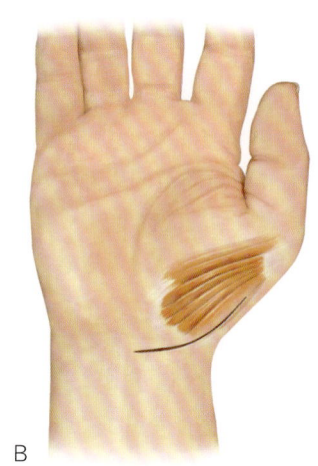
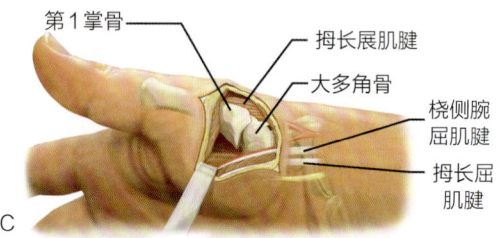

技术图1　A. 改良Wagner入路（红色线）。B. 大鱼际肌。C. 沿着大鱼际肌的桡侧缘锐性分离并掀起肌肉以显露拇指腕掌关节。

桡侧腕屈肌腱切取

- 在腕横纹处掌长肌腱的桡侧可以找到桡侧腕屈肌腱，切开腱鞘。
- 在前臂近端桡侧腕屈肌腱-腹结合部做一横切口，距腕横纹近端8～10 cm（技术图2A、B）。
- 钝性分离软组织，显露并打开腱鞘，暴露桡侧腕屈肌腱。
- 在桡侧腕屈肌腱大多角骨止点以近正中劈开肌腱，用1根0号Prolene丝线穿过裂口（技术图2C）。
- 将1根小儿鼻饲管通过近端切口穿到远端切口，其位置刚好在桡侧腕屈肌腱鞘下方、桡侧腕屈肌腱纤维的浅层，剪除鼻饲管的尖端，将丝线在鼻饲管的导引下引至近端切口。当丝线牵拉至近端切口后，取出鼻饲管，将丝线两端留在近端切口（技术图2D～F）。
- 在近端切口同时拉丝线两端使丝线从远端切口达到近端切口，这样当丝线牵拉到近端切口时就会将桡侧腕屈肌腱分为两半（技术图2G）。
- 此时，在肌肉肌腱联合部位将尺侧半肌腱横断，由于桡侧腕屈肌腱的纤维是螺旋状的，因此尺侧半肌腱在远端腕部延续为桡侧半肌腱，所以在横断以前应该牵拉近端尺侧半肌腱以便确认它对应的是远端桡侧半肌腱。
- 最后将劈裂的桡侧腕屈肌腱穿出至远端切口（技术图2H）。

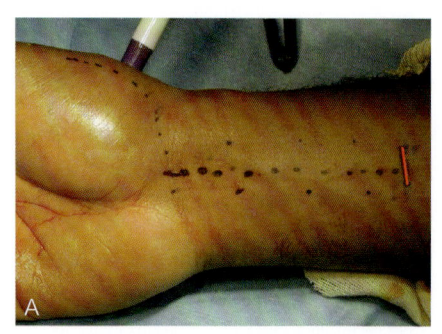
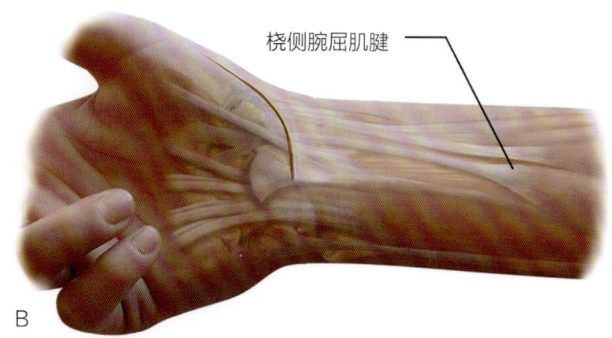

技术图2　A. 桡侧腕屈肌切口在腕横纹近端8～10 cm。B. 桡侧腕屈肌腱-腹结合部位。

第42章 拇指腕掌关节不稳的韧带重建

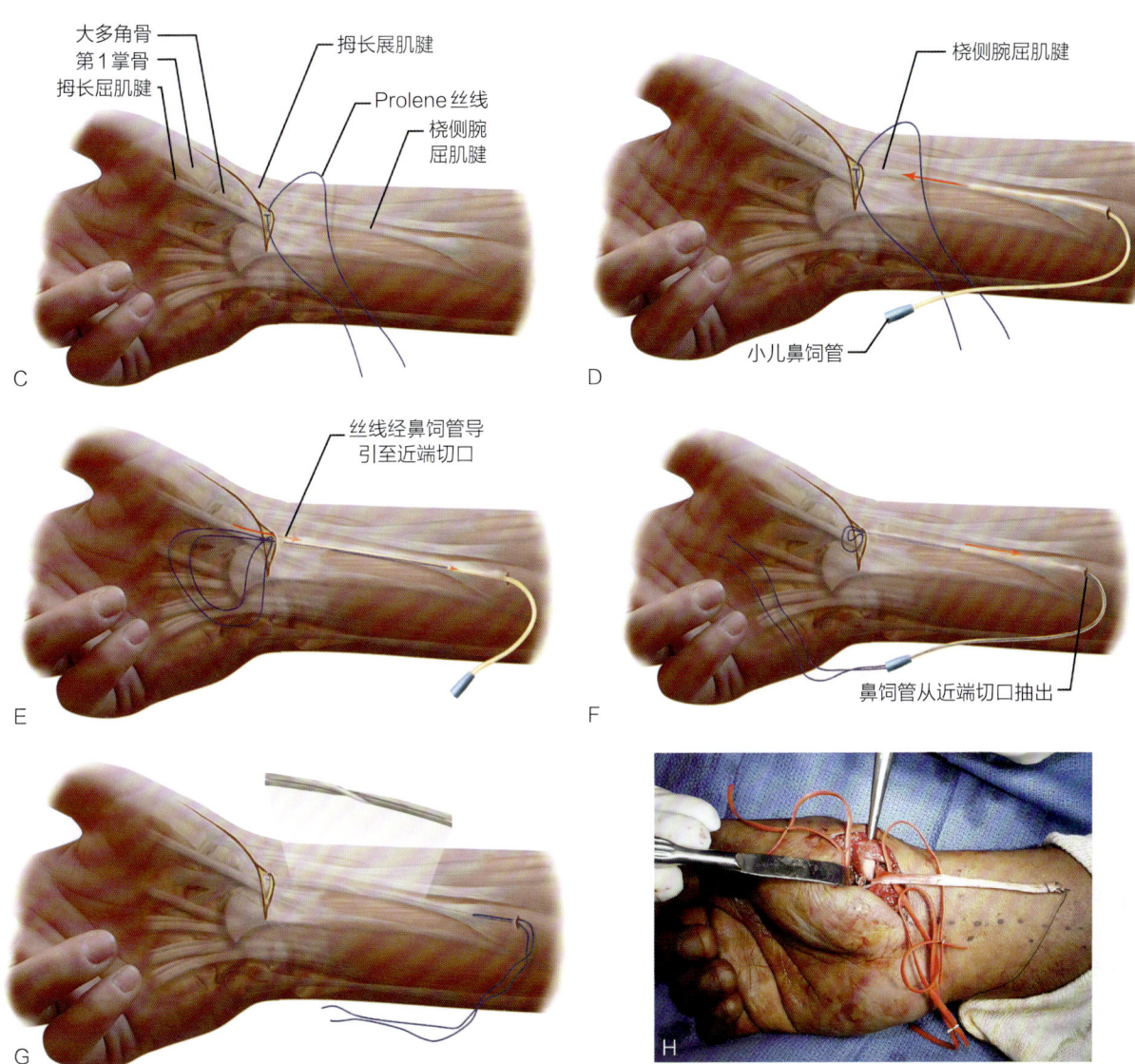

技术图2（续） C. 纵行劈开桡侧腕屈肌腱远端，将1根0号Prolene丝线穿过切口。D. 1根小儿鼻饲管穿过近端切口到达远端切口。E. 将丝线在鼻饲管的导引下引至近端切口。F. 移除鼻饲管，使丝线两端留在近端切口。G. 向近端拉丝线两端，将桡侧腕屈肌腱劈为两半，一直到达近端切口，由于桡侧腕屈肌腱纤维是螺旋状走行，因此肌腱远端桡侧半对应的是近端尺侧半。H. 将劈裂肌腱拉到远端切口。

掌骨隧道制作以及桡侧腕屈肌腱移植物穿过和固定

- 在第1掌骨基底距关节面1 cm处做一个骨隧道，该通道起始于拇长展肌止点的背侧，平行于关节面，掌侧出口刚好位于掌侧喙突韧带在掌骨基底的附着点。
  - 先用1根0.045 in（1.14 mm）克氏针按上述的方法从背侧向掌侧钻一个孔，然后用0.062 in（1.57 mm）克氏针扩大钻孔，最后用3.5 mm钻头钻孔（技术图3A、B）。
- 钻孔完成后，将1根尼龙缝线穿过桡侧腕屈肌腱末端，缝线末端从掌侧向背侧穿过掌骨通道，然后向背侧拉紧缝线，使桡侧腕屈肌腱通过掌骨隧道到达背侧（技术图3C）。
- 当移植物穿过隧道到达掌骨背侧后，将拇指伸直外展，拉紧肌腱并保留2~3 mm的松动空间，以保持合适的张力。

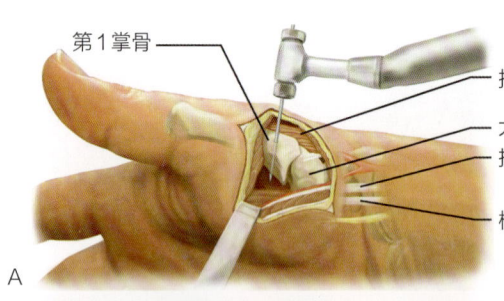
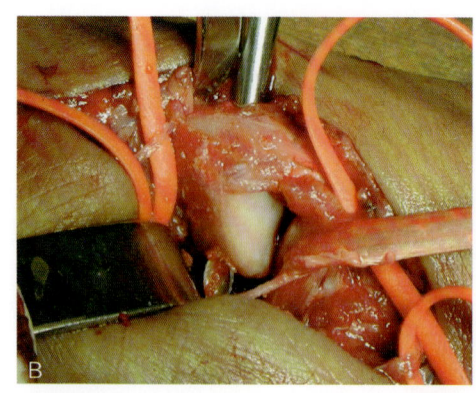
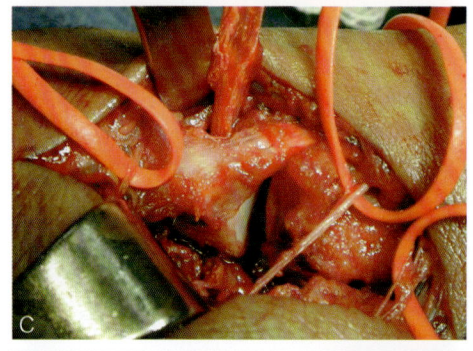
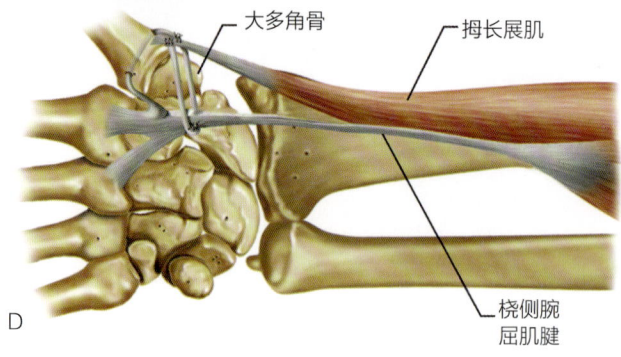
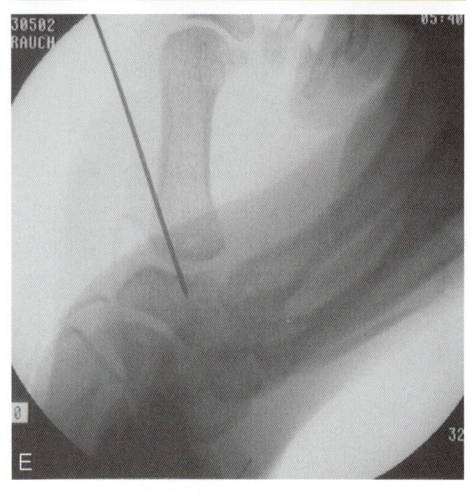

技术图3 A. 从背侧向掌侧钻孔，距第1掌骨关节面1 cm并平行于关节面钻孔。B. 在掌骨通道内放置一把刮匙以显示隧道的尺寸和方向。C. 将桡侧腕屈肌腱移植物从掌侧向背侧穿过骨隧道。D. 将桡侧腕屈肌腱移植物在拇长展肌下方穿过并与之缝合，如果尚有多余的长度则将其从背侧返回与拇长展肌腱缝合。E. 用1根0.045 in（1.14 mm）克氏针从第1掌骨桡侧穿入大多角骨以保护修复的韧带。

- 调整好张力后，用3-0不可吸收缝线将移植肌腱在掌骨背面出口处与骨膜缝合。
- 之后将桡侧腕屈肌腱移植物在拇长展肌下方穿过，沿桡侧向腕关节掌侧行进，在拇长展肌腱下方以同样的3-0不可吸收缝线将移植物与之缝合。
- 最后将移植物在桡侧腕屈肌腱保留的尺侧半下方穿过并环绕该肌腱，同样将移植物在环绕处与之缝合。
- 如果移植物尚有多余长度，将这部分在背侧拉回并再次从拇长展肌下方穿过并与之缝合（技术图3D）。
- 用1根0.045 in（1.14 mm）克氏针从第1掌骨桡侧钻入大多角骨以固定腕掌关节，5周后当软组织充分愈合后移除克氏针（技术图3E）。

关闭切口

- 用3-0不可吸收缝线将大鱼际肌拉拢缝合。
- 皮肤切口用5-0尼龙缝线关闭（技术图4）。
- 术后拇指人字形夹板固定。

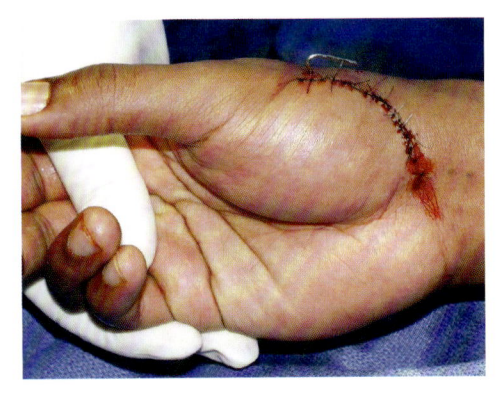

技术图4　最后切口以尼龙缝线关闭。

要点与失误防范

适应证	• 第Ⅰ或第Ⅱ阶段的基础关节病和韧带松弛情况下，术中必须仔细评估关节软骨的状态。如果存在严重的软骨损伤，首选关节成形术。
入路	• 必须注意识别并保护浅表的桡神经感觉支和前臂外侧皮神经分支，以防止神经瘤形成。
桡腕屈肌腱移植物的获取	• 桡腕屈肌腱移植物置入第2掌骨基底部必须保持完整。 • 横切靠近肌肉肌腱连接处的移植物近端，以确保移植物长度足够。 • 获取移植物后，在接下来的手术过程应偶尔对其湿润以防脱水和肌腱细胞损伤。
掌骨隧道制作	• 从小直径开始，逐渐增加隧道直径直至移植物可以紧贴通过。 • 制作隧道时小心不要影响APL对拇指掌骨桡侧基底部的置入。
桡侧腕屈肌腱移植物穿过和固定	• 设置适当张力很重要。在用骨膜缝合线固定移植物后确保拇指仍可回复到中立位。 • 在移植物置入APL下方以及完整的桡腕屈肌腱周围之前，做影像学检查以确保CMC充分减少。 • 编织合成缝线（例如Ethibond）较软，相比于更硬的缝线（例如Prolene），不容易被触摸到。

术后处理

- 术中拍摄正侧位片和斜位片或小型C臂机透视影像以评估腕掌关节情况以及克氏针的位置。
- 放置拇指人字形夹板固定2周，2周随访时，将敷料取下并拆线，更换新的夹板。
- 5周随访时，移除克氏针，并使用可拆卸的拇指夹板保护，此时可以移除夹板进行功能锻炼。
- 功能锻炼包括一系列有效的关节活动，包括腕关节、拇指腕掌、掌指关节和指间关节。拇指的外展、屈曲和对掌运动是最重要的。
- 术后2个月开始加强锻炼力度，3个月开始无限制的完全功能锻炼。

预后

- 当Ⅰ期的基础关节病变已经产生，韧带重建手术被证明可以改善疼痛并恢复关节的稳定性。
  - 在大量病例超过5年的长期随访研究中发现，87%～100%的患者显示关节稳定性可以抵抗压力测试，29%～67%的患者已消除疼痛，83%～100%的患者可以感觉到疼痛改善，有趣的是，只有0～37%患者的关节炎出现进展[6,9]。
  - Freedman等[6]回顾了他们进行的24例拇指Ⅰ期或Ⅱ期关节病变的韧带重建手术，在至少10年的随访研究中，29%的患者疼痛消除，54%的患者只有在重体力活动时产生疼痛，17%的患者日常活动会产生疼痛,压力测试中87%的患者显示关节稳定。
- Simonian和Trumble[14]发现在2年随访中,89%经过创伤性拇指腕掌关节脱位的患者在韧带重建术后的正常工作中无疼痛,同样在这些病例中未出现一例关节不稳定的证据。这与闭合复位经皮穿针固定形成鲜明对比,经过这种处理的患者50%有术后遗留的关节不稳和疼痛。在这些病例中,38%的患者需要修补手术进行韧带重建,12%的病例需要腕掌关节融合术。

并发症

- 遗留的关节不稳定。
- 残留疼痛,可能由于未处理的关节炎,包括相邻关节如舟骨-大多角骨关节炎。
- 桡动脉损伤。
- 桡神经浅支或前臂外侧皮神经损伤。
- 针道感染。

(李原歌 译,刘衔哲 审校)

参考文献

[1] Bettinger PC, Linscheid RL, Berger RA, et al. An anatomic study of the stabilizing ligaments of the trapezium and trapeziometacarpal joint. J Hand Surg Am 1999;24(4):786-798.

[2] Birman MV, Danoff JR, Yemul KS, et al. Dorsoradial ligament imbrications for thumb carpometacarpal joint instability. Tech Hand Up Extrem Surg 2014;18(2):66-71. doi:10.1097/BTH.0000000000000035.

[3] Eaton RG, Glickel SZ, Littler JW. Tendon interposition arthroplasty for degenerative arthritis of the trapeziometacarpal joint of the thumb. J Hand Surg Am 1985;10(5):645-654.

[4] Eaton RG, Littler JW. Ligament reconstruction for the painful thumb carpometacarpal joint. J Bone Joint Surg Am 1973;55(8):1655-1666.

[5] Edmunds JO. Traumatic dislocations and instability of the trapeziometacarpal joint of the thumb. Hand Clin 2006;22:365-392.

[6] Freedman DM, Eaton RG, Glickel SZ. Long-term results of volar ligament reconstruction for symptomatic basal joint laxity. J Hand Surg Am 2000;25:297-304.

[7] Glickel SZ, Gupta S. Ligament reconstruction. Hand Clin 2006; 22:143-151.

[8] Imaeda T, An KN, Cooney WP III. Functional anatomy and biomechanics of the thumb. Hand Clin 1992;8:9-15.

[9] Lane LB, Eaton RG. Ligament reconstruction for the painful "prearthritic" thumb carpometacarpal joint. Clin Orthop Relat Res 1987;(220):52-57.

[10] Lin JD, Karl JW, Strauch RJ. Trapeziometacarpal joint stability: the evolving importance of the dorsal ligaments. Clin Orthop Relat Res 2014;472:1138-1145.

[11] Pellegrini VD Jr. Osteoarthritis of the trapeziometacarpal joint: the pathophysiology of articular cartilage degeneration. I. Anatomy and pathology of the aging joint. J Hand Surg Am 1991; 16:967-974.

[12] Pellegrini VD Jr. Pathomechanics of the thumb trapeziometacarpal joint. Hand Clin 2001;17:175-184.

[13] Rayan G, Do V. Dorsoradial capsulodesis for trapeziometacarpal joint instability. J Hand Surg Am 2013;38:382-387.

[14] Simonian PT, Trumble TE. Traumatic dislocation of the thumb carpometacarpal joint: early ligamentous reconstruction versus closed reduction and pinning. J Hand Surg Am 1996;21:802-806.

[15] Strauch RJ, Behrman MJ, Rosenwasser MP. Acute dislocation of the carpometacarpal joint of the thumb: an anatomic and cadaver study. J Hand Surg Am 1994;19:93-98.

[16] Swigart CR, Eaton RG, Glickel SZ, et al. Splinting in the treatment of arthritis of the first carpometacarpal joint. J Hand Surg Am 1999;24:86-91.

[17] Tomaino MM, King J, Leit M. Thumb basal joint arthritis. In: Green DP, ed. Green's Operative Hand Surgery, ed 5. Philadelphia: Elsevier/ Churchill Livingstone, 2005:461-485.

[18] Van Brenk B, Richards RR, Mackay MB, et al. A biomechanical assessment of ligaments preventing dorsoradial subluxation of the trapeziometacarpal joint. J Hand Surg Am 1998;23:607-611.

第43章 拇指腕掌关节骨折的手术治疗
Operative Treatment of Thumb Carpometacarpal Joint Fractures

John T. Capo, Joshua T. Mitgang, and Colin Harris

定义

- 拇指腕掌关节由第1掌骨基底部和大多角骨组成。
- 拇指腕掌关节对于手的功能是极其重要的,损伤会导致疼痛,乏力和抓、捏力量的降低。
- Bennett骨折和Rolando骨折是由拇指腕掌关节损伤引起的两种骨折类型。
  - Bennett骨折是一种关节内骨折,当掌骨干受到拇长展肌腱的快速牵拉脱位时,第1掌骨基底部由于受到掌侧喙突韧带的强力牵拉而形成尺侧的一个骨折块(图1A)。
  - Rolando骨折是包含第1掌骨基底部的复杂关节内骨折,通常呈T形或Y形。经典的Rolando骨折是3块骨折片,但是实际上这个名字也应用在有更多粉碎性骨折的变异类型中(图1B)[10]。

解剖

- 当需要选择处理方法和判断预后时,对导致这些骨折脱位的暴力进行了解是非常重要的。

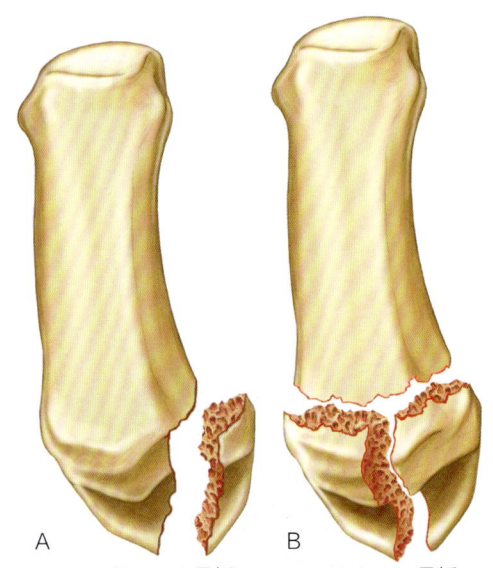

图1 A. 标准的Bennett骨折是第1掌骨基底部的单髁骨折,骨折片位于掌骨近端的掌尺侧角。B. Rolando骨折是由多块骨折片构成,包括整个掌骨基底,根据定义,掌骨干与腕掌节完全分开。

- 第1掌骨作为多根肌腱的附着点,包括位于近端基底部的拇长展肌腱(APL)、远端的拇收肌腱(AP)和掌侧的鱼际肌腱[15]。
- 第1掌骨基底部和大多角骨的关节面相似并呈互相凹凸咬合的结构,允许多方向运动[11,15]。
- 关节稳定主要靠5条韧带维持:前掌侧(喙突)韧带,后斜韧带,桡背侧韧带和前、后侧掌骨间韧带(图2)[7]。
- Buchler等[2]描述了第1掌骨基底部的3个区域(图3):
  - 2区代表关节的中央部分。
  - 1区包括关节的掌侧面。
  - 3区包括关节的背侧面。
- 大多角骨有几个重要的毗邻关节,包括第1掌骨基底部、第2掌骨基底的桡侧面、舟骨和小多角骨(后两者和大多角骨一起组成STT关节)(图4)。

发病机制

- Bennett骨折是当部分屈曲的第1掌骨受到轴向压力引起的关节内骨折(掌骨的掌尺侧部分),同时掌骨的其他部分向桡背侧、近端脱位。
- Rolando是由于相似的损伤机制导致的,在掌骨基底部可有不同程度的粉碎性骨块。
- 在Bennett骨折时,第1掌骨干受到拇长展肌腱在基底部的牵拉而向背侧和近端脱位,同时受到拇收肌和止点位于更远端的拇长伸肌腱(EPL)的牵拉而向尺侧成角(图5A)[15]。
- Rolando骨折受到同样的移位作用力,但是APL有时可以同时使掌骨干和桡背侧关节基底部的骨折片移位。
- 由于骨折片遭受多种作用力,因此这两种骨折类型通常都是不稳定的,很难通过闭合复位内固定来处理。

自然病程

- 拇指腕掌关节损伤是所有拇指骨折中最常见的,占80%[5,9]。
- 非手术治疗通常用于无移位骨折,但闭合复位常难以维持。
- 遗留的掌骨干半脱位会引起关节基底部不匹配并有潜在的创伤性关节炎可能[3]。另外,关节内遗留超过1mm的台阶可能造成创伤性关节炎[6,18]。

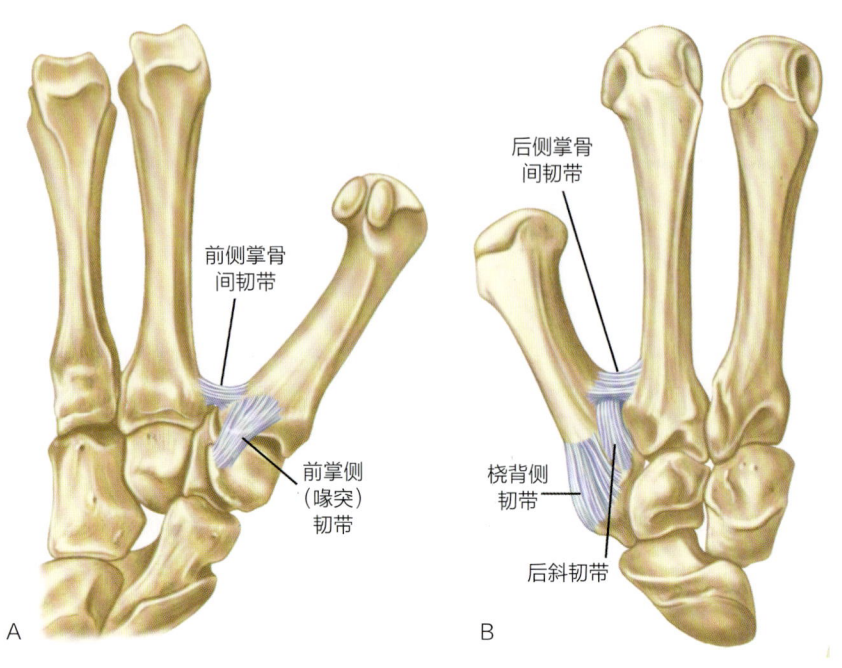

图2　A、B. 拇指腕掌关节基底的韧带稳定结构（前、后面观察），坚强的前掌侧（喙突）韧带常与脱位的Bennett骨折片相连。

病史和体格检查

- 这类骨折大部分是由于拇指指尖受到直接创伤引起的，通常是坠落伤或运动伤。
- 受到损伤的患者最常见的是年轻男性，2/3发生在优势手[9,15]。
- 病史应当弄清患者是否曾经有过常见的第1掌骨基底部关节炎，这会影响治疗方法的选择和预后的判断。
- 常规体检发现包括拇指腕掌关节周围的触痛和瘀斑、骨擦音、不稳定及由于掌骨干向背侧移位引起的"货架（shelf）"样畸形（图5B）[16]。
  - 掌骨的脱位或半脱位代表骨折不稳定。
- 活动受限并可能伴有骨擦音，邻近关节可能也会有关节病变和活动范围减少。
- 进行全面的神经血管检查以及寻找伴随的腕关节韧带损伤等病理情况是非常重要的。
  - 神经血管损伤并不常见，但是在高能量损伤中应怀疑是否合并有筋膜室综合征。最近的一个病例研究报道了第一例第1掌骨基底部骨折导致的掌筋膜综合征[20]。

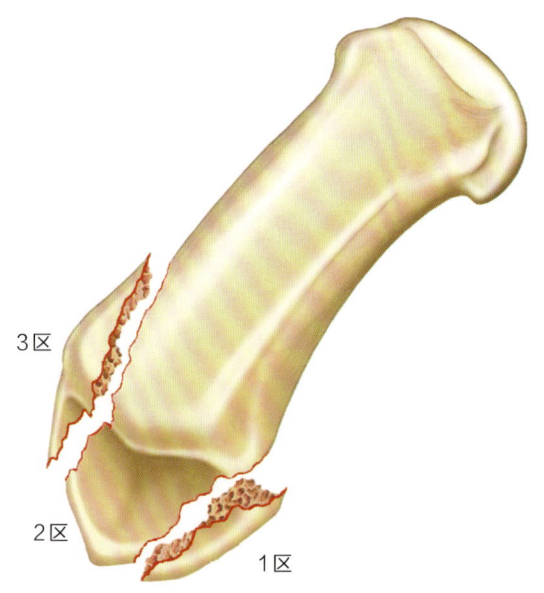

图3　第1掌骨基底部骨折所发生的3个区域，中央的2区对于关节的稳定性是最关键的，如果此处骨折通常需要切开复位内固定。

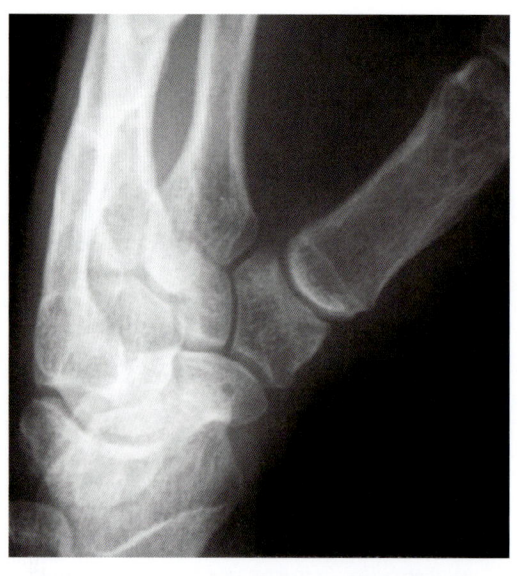

图4　大多角骨及其基底关节的摄片，患者手臂屈曲45°且手内翻45°，X线垂直照射。用于同时评估双侧基底关节及大多角骨关节的骨折（版权：Joshua Mitgang, MD）。

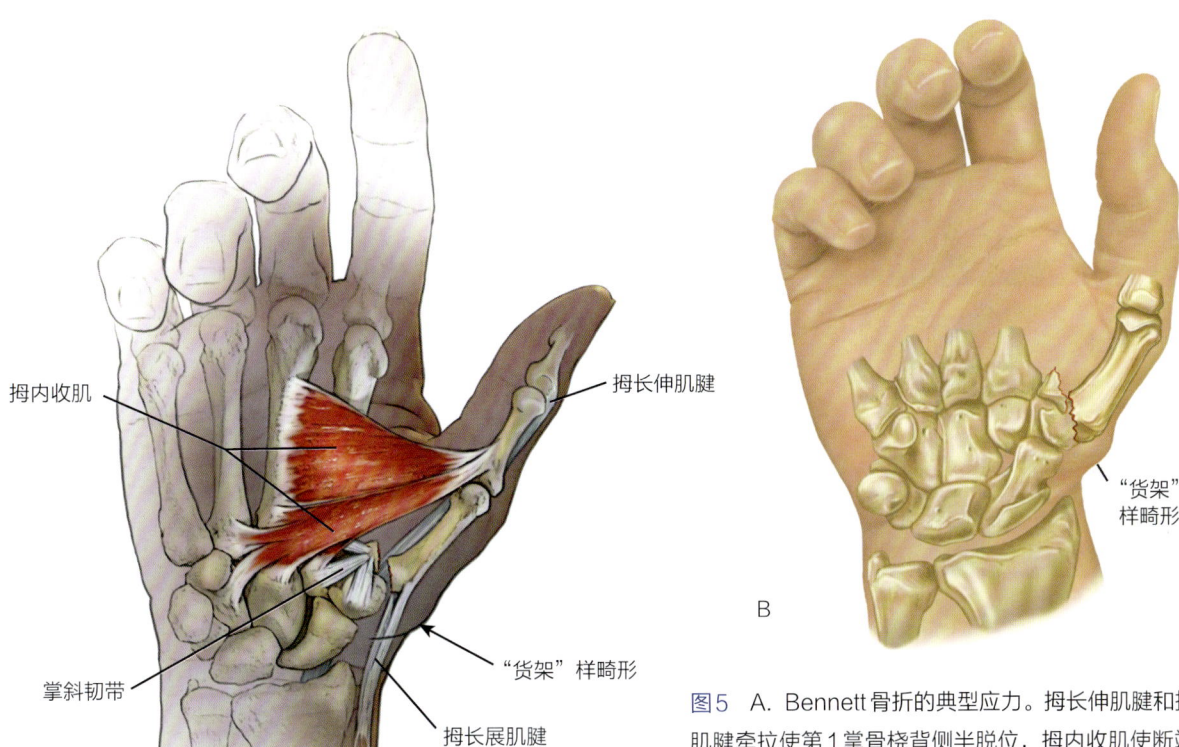

图5 A. Bennett骨折的典型应力。拇长伸肌腱和拇长展肌腱牵拉使第1掌骨桡背侧半脱位,拇内收肌使断端向尺侧旋转,掌斜韧带使第1掌骨的尺骨断端保持在一定位置。B. 典型的"货架(shelf)"样畸形出现在Bennett骨折中,当从侧位透视拇指时,由于第1掌骨干从不稳定的腕掌关节脱位,可以看到第1掌骨干向背侧骑跨。

- 应该仔细检查肌腱的功能,特别是拇长伸肌腱(EPL)、拇长屈肌腱(FPL)和拇短伸肌腱(EPB)。

影像学和其他诊断性检查

- 尽管在斜位片中由于拇指和手部的联系而可能很难判断,但是手部的正位、侧位和斜位片都应该进行检查。
  - 真正的拇指腕掌关节正位片是当前臂处于最大旋前位时将拇指背面置于摄片板上(图6A)[17]。
- Billing和Gedda[1]所建议的真正的侧位片是将手旋前20°使拇指平放在摄片板上,X线在垂直方向上倾斜10°从远端向近端照射(图6B)。
- 在确诊的病例中拍摄健侧拇指腕掌关节基底的X线片可以帮助作为重建的对照模板。
- 如果关节骨折碎片很多或者X线片不足以显示病理情况,需要进行CT检查。
- 应力位摄片对于诊断Rolando骨折有帮助(图6C)。
- 在确认解剖复位的时候,单独的透视检查可能需要谨慎使用,因为最近发现它没有X线片和直视观察准确[4]。

鉴别诊断

- Bennett骨折。
- Rolando骨折。
- 拇指腕掌关节基底的退行性病变。
- 舟骨-大多角骨-小多角骨关节病变。
- 拇指腕掌关节韧带损伤。
- 大多角骨体骨折。
- 桡骨茎突狭窄性腱鞘炎。

非手术治疗

- 无脱位和非粉碎的骨折可以通过闭合复位和拇指人字形石膏固定,但是必须对管型精确塑形,必须密切观察骨折有无脱位复发。
- 在Bennett骨折中,如果掌尺侧骨折片和掌骨体只有极小的移位,可以进行非手术治疗。最重要的是,必须能维持掌骨基底部的同心复位[6]。
- 影响关节内骨折的闭合治疗和结果不理想的因素有:
  - 很难对第1掌骨提供精确的三点塑形。
  - 患者受伤4日或更久以后才开始治疗。
  - 通过管型石膏的X线检查很难评估复位是否充分[5,10]。
- 在一些针对闭合治疗的研究中发现运动受限和抓握力量的减少,同时在长期随访中通过X线片找到退行性

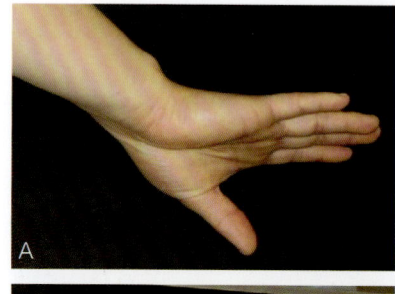
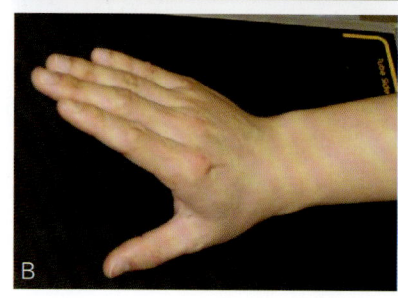
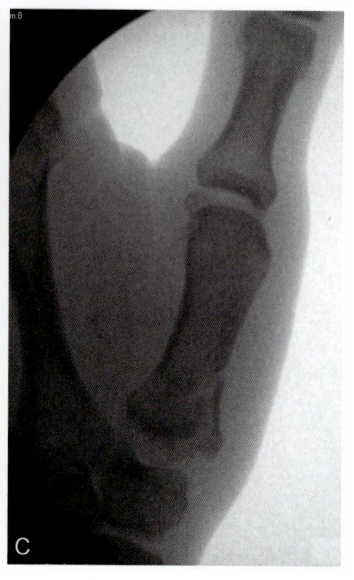

图6 A. 拇指和腕掌关节理想的正位片是将前臂最大旋前位并使拇指背面贴在摄片盒上拍摄。B. 拇指腕掌关节真正的侧位片是将拇指桡侧放在摄片盒上而其余4指离开X线投射范围。C. Rolando骨折牵引下的透视片,腕掌关节上的牵引力可以帮助使掌骨基底部的骨折碎片显示更清楚(版权:John Capo,MD)。

关节病变的证据[14]。
- 如果第1掌骨干遗留有任何半脱位,就可能会导致关节退行性改变[3,9]。

手术治疗

- 大部分脱位的Bennett骨折和几乎所有的Rolando骨折需要经皮克氏针固定或切开复位内固定。
- 手术的目的是恢复拇指腕掌关节面的平整和使第1掌骨基底部和大多角骨的关节面互相匹配。
- 当拇指腕掌关节骨折合并大多角骨体骨折时,应该首先使大多角骨的关节面解剖复位,然后再处理第1掌骨骨折[16]。

Bennett骨折

- 对于移位骨折碎片少于关节面25%~30%的Bennett骨折,推荐使用闭合复位和经皮穿针固定的方法[7,16]。
- 掌骨基底部通常需要穿针固定在未骨折的第2掌骨、小多角骨或大多角骨上以减轻骨折碎片所受的应变力。
- 闭合复位经皮穿针固定后残留的超过2 mm的关节面移位,或者关节负重面(Buchler 2区)的嵌插都需要切开复位[15]。

Rolando骨折

- 如果透视导向下的复位能够成功,那么纵向牵引闭合复位和经皮穿针固定可以作为有效的治疗方法,当然通常这种方法只有在大的T形或Y形骨折块的情况下才能成功。
- 如果不能用闭合方法复位关节,就需要切开复位内固定来治疗,内固定包括钢丝,螺钉以及1.5 mm、2.7 mm的L形、T形或刃状接骨板联合使用。
- 严重的粉碎性骨折可能需要外固定,或者联合使用外固定及有限内固定,后者包括克氏针、小螺钉(1.3 mm或1.5 mm)以及Buchler等[2]推荐的骨松质植骨。

术前计划

- 必须有完整的病史和体格检查以便选择合适的治疗方法及排除合并损伤。
- 所有病例都必须拍摄真正的拇指正位、侧位和斜位X线片,牵引应力位拍片有助于评估韧带整复在骨折复位中的作用。
- 手术可能需要急诊进行,但是如果软组织肿胀明显,在手术固定之前必须抬高患肢并使用拇指人字形夹板固定2~5日[16]。

体位

- 患者取仰卧位。
- 使用可透X线的手术台以便于术中进行透视。
- 将患者向手术侧移动以便把手放在手术台的中央。
- 上臂绑无菌止血带。
- 可以使用全身麻醉、区域阻滞麻醉(腋窝或锁骨下)或局部麻醉(腕部阻滞),但是通常必须使用肌松剂以获得满意的复位[7,16]。

入路

- 对于需要切开复位的Bennett骨折和Rolando骨折,都可以使用Wagner入路。

Bennett 骨折和 Rolando 骨折的闭合复位和经皮穿针内固定术

- 纵向牵引、外展、旋前拇指,同时用手直接在掌骨基底部施加压力[16]。
- 保持牵引和复位的同时,通过透视确认已达到可接受的复位和关节面平整(技术图1A、B)。
- 透视下完成对拇指牵引、外展和旋前的微调。
- 将 0.045 in (1.14 mm) 克氏针从掌骨干近端穿入未损伤的掌骨基底或大多角骨,这些克氏针可以稳定同心复位的掌骨干和腕掌关节(技术图1C)。
- Bennett 骨折碎片的大小决定了是否需要固定该碎片(技术图1D)。
- 大的骨折碎片可以通过经皮的克氏针"操纵杆"进行复位后再固定。
- 将针尾折弯并剪断露出皮肤的部分,然后用衬垫良好的拇指人字夹板固定拇指于外展位和腕关节伸直位。
- 如果闭合复位不能获得 <2 mm 的移位,应该考虑放弃闭合复位而采用切开复位内固定[7,16]。
- 在 Rolando 骨折病例中很少可以使用相似的技术,因其通常很少表现为不太粉碎的大的 T 形或 Y 形骨折。

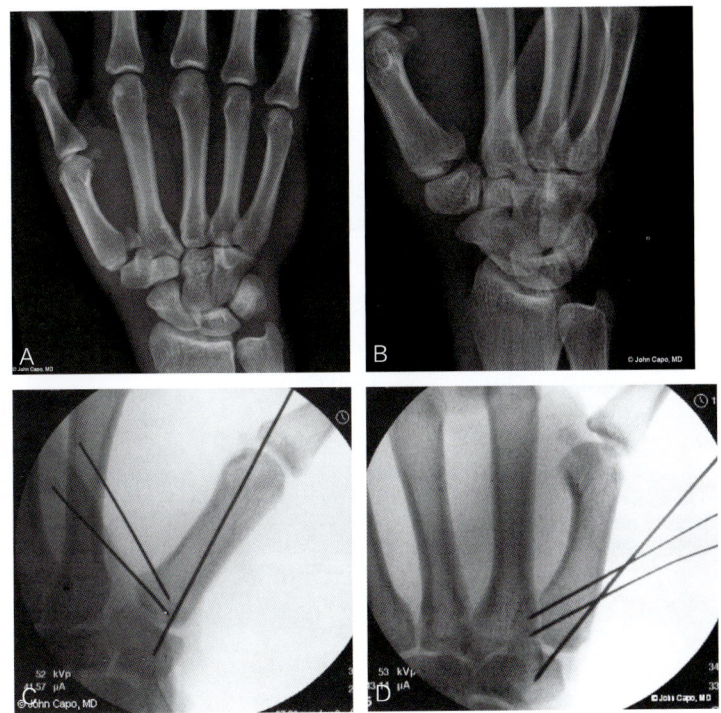

技术图1 A、B. Bennett 骨折及关节内移位的正位和侧位片。C. 将掌骨复位到大多角骨上,使用1根克氏针[0.045 in (1.14 mm)]穿过腕掌关节固定,另外临时放置2根克氏针稳定 Bennett 骨折碎片。D. 然后将2根更细的克氏针[0.035 in (0.89 mm)]在前方穿入 Bennett 骨折碎片(版权:John Capo, MD)。

Bennett 骨折切开复位内固定术

切口和解剖

- 使用 Wagner 入路进行 Bennett 骨折的开放复位(技术图2A)。
- 在拇指腕掌关节桡背侧做一个切口,位于光滑和有毛皮肤的交界处,并朝腕横纹方向弯向掌侧,到达桡侧腕屈肌腱(技术图2B)。
  - 正中神经掌皮支、桡神经浅支及前臂外侧皮神经的远侧支在此入路时容易受到损伤,应该仔细保护(技术图2C)。
- 在腕掌关节骨膜外掀起鱼际肌,并在关节囊做一个纵行的长切口暴露关节和骨折片。
- 尽量避免去除骨折碎片所附着的软组织(技术图2D)。
- 暴露骨折线并清理所有血肿和瘢痕组织。
  - 通常需要外展、旋后掌骨干并向背侧脱位以暴露掌尺侧的 Bennett 骨折块。

复位和固定

- 直视下将第1掌骨干复位于掌尺侧骨折块,并用复位钳或克氏针固定(技术图3A)。

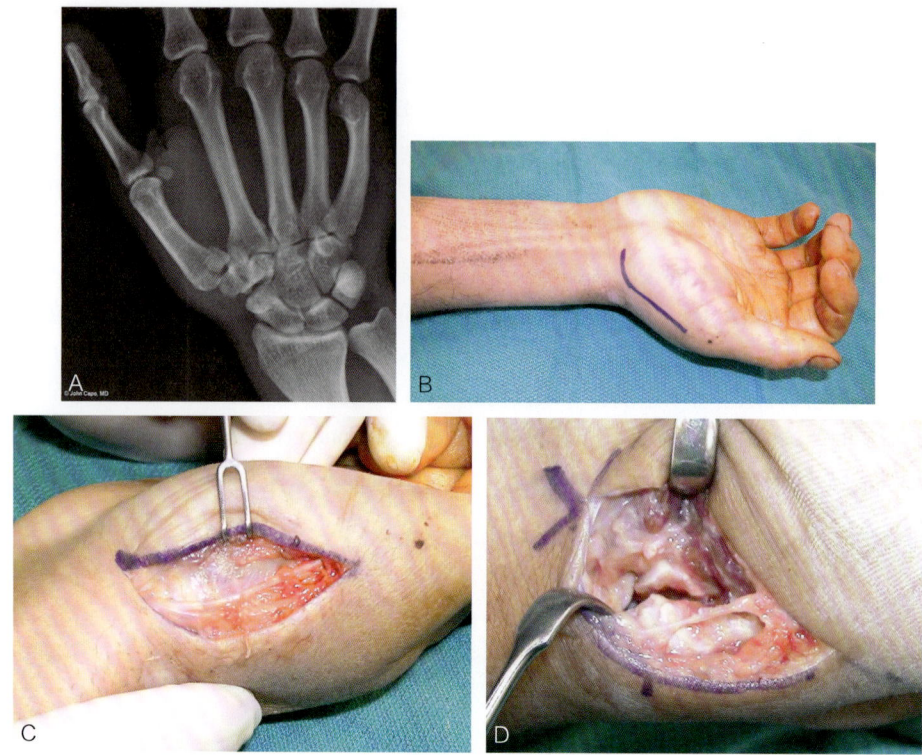

技术图2　A. 术前X线片显示一个很大（约40%）的Bennett碎片合并关节内移位。B. Bennett骨折或Rolando骨折切开复位内固定的标准切口，切口近端起自桡侧腕屈肌腱鞘，对于Rolando骨折，特别是使用钢板固定时，切口远端应该沿着第1掌骨延伸。C. 整个暴露范围内都可以见到远端的皮神经分支，通常将神经牵向背侧保护以便于暴露腕掌关节。D. 向掌侧掀起大鱼际肌进入腕掌关节，现在可以清楚看到掌侧斜行骨折，注意保护骨折片所附着的软组织（版权：John Capo, MD）。

- 用1～2根0.045 in（1.14 mm）的克氏针临时维持复位，或者在一些特定的骨折类型中亦可作为最终的固定方法。
- 选择1.3～2.0 mm螺钉对骨折块加压以增加稳定性（技术图3B）[8]。

○ 每次移走1根克氏针并用1枚螺钉取代。
○ 通常移走克氏针所留下的孔洞可以很好地引导钻头进入合适的方向，也可以使用微型透视机引导下完成。
○ 注意不要过度加压，以免造成关节面弧度的改变。
- 在透视下仔细检查螺钉的位置，以便确定其未穿入腕

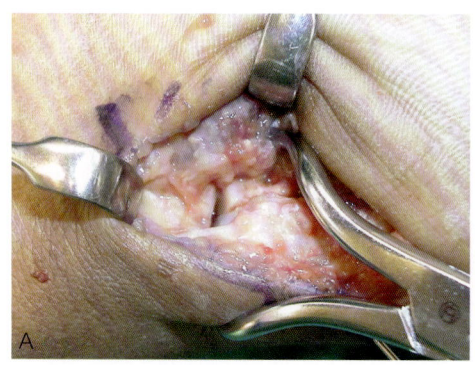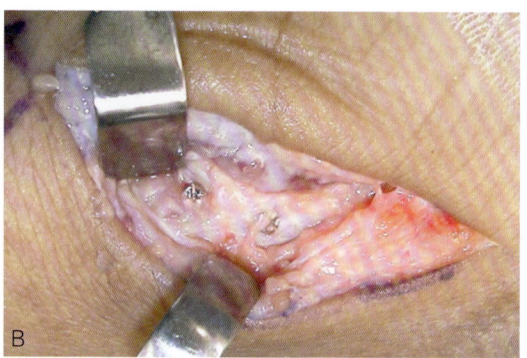

技术图3　A. 清理骨折处血肿，并使用点式复位钳复位骨折块，使用克氏针从掌骨干背侧经皮穿入骨折块临时固定。B. 从掌骨干向骨折块置入2枚直径1.3 mm拉力螺钉。

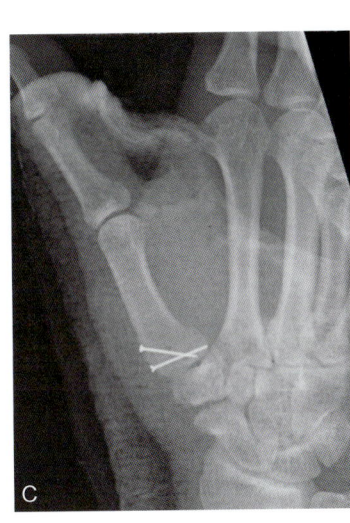
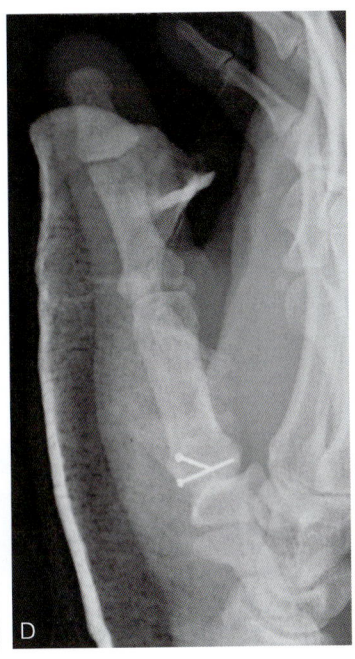

技术图3（续） C、D. 术后正位和侧位片显示骨折和关节面复位，2枚螺钉在不同平面置入（版权：John Capo, MD）。

掌关节或邻近的第2掌骨基底部（技术图3C、D）。
- 如果固定的力量较小，可以将掌骨基底部穿针固定在第2掌骨或腕骨上以增加稳定性。
- 关节面要在直视下解剖复位。
- 分层缝合切口，关节囊使用可吸收缝线而皮肤使用尼龙线，术后使用拇指人字形夹板固定。

Rolando骨折切开复位内固定术

切口和入路
- 利用前面描述的Wagner入路暴露拇指腕掌关节（技术图4A、B）。
- 切开的桡侧部分向远端延伸以暴露第1掌骨干，在此过程中必须保护桡神经感觉支（技术图4C）。

复位和固定
- 直视下复位掌骨基底的骨折块，并用克氏针或复位钳临时固定（技术图5A）。
- 横行置入1枚螺钉，并通过扩大近端钻孔使基底部骨折块间加压，然后使用一块微型中和钢板或另外的克氏针来稳定掌骨干（技术图5B、C）[6,16]。

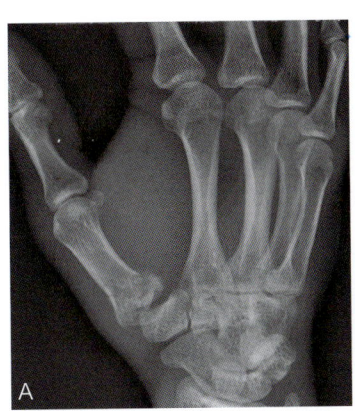
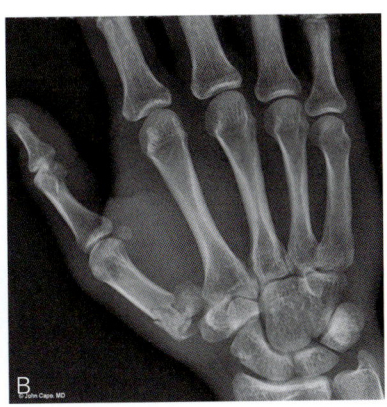
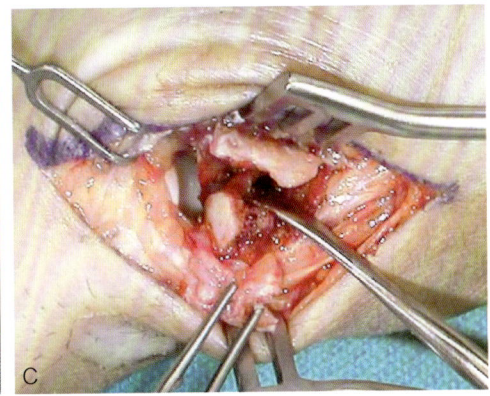

技术图4 A、B. Rolando骨折术前X线片显示关节基底严重粉碎。C. 掀开大鱼际肌并切开关节囊，看到骨折块并清除血肿（版权：John Capo, MD）。

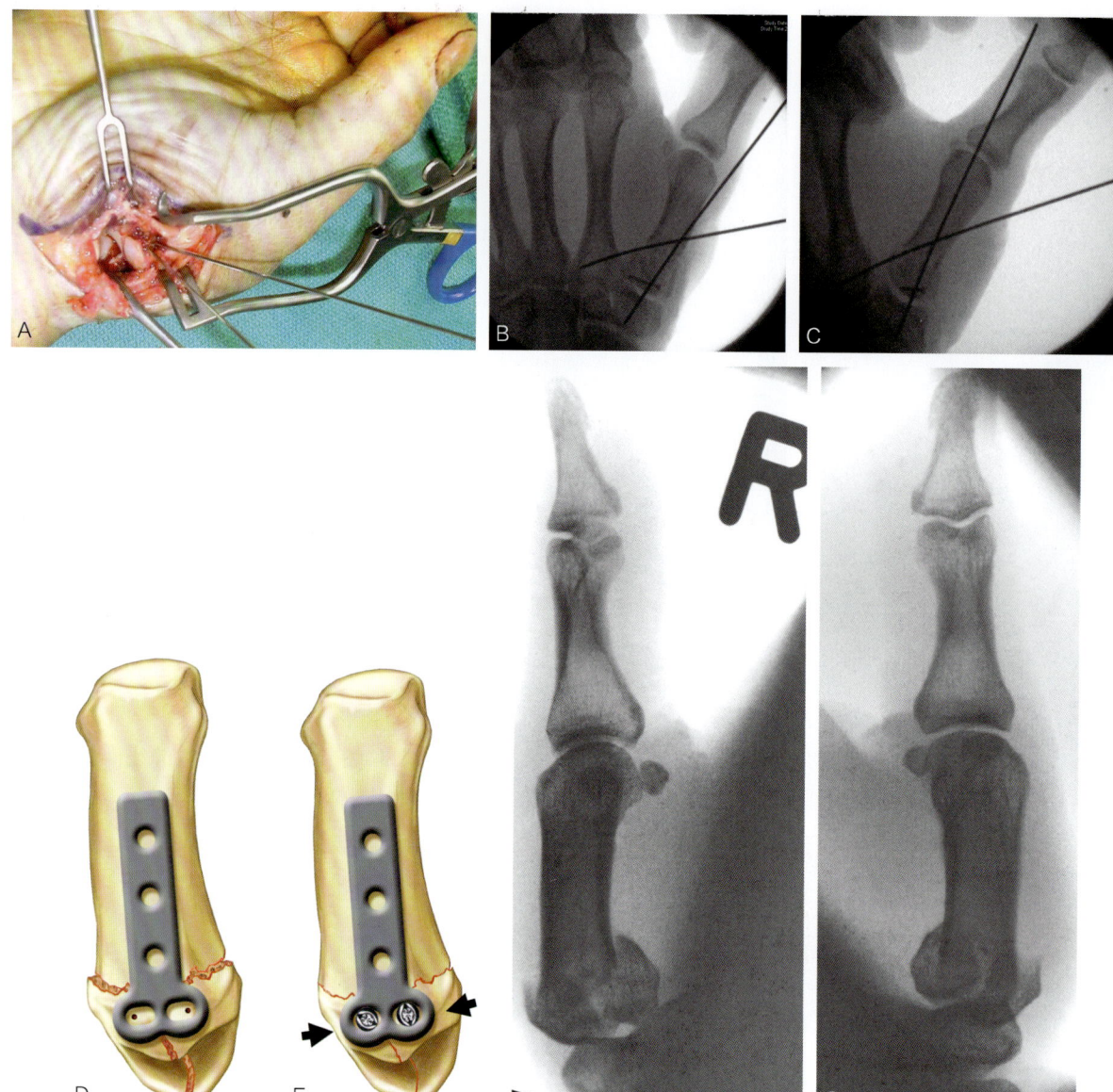

技术图5 A. 首先复位关节面并使用多根细克氏针临时固定。B、C. 术中正位及侧位透视显示关节面复位良好, 克氏针从第1掌骨穿入大多角骨和第2掌骨以维持稳定。D. 在T形钢板的近端孔上偏心钻孔以获得骨折块间加压。E. 拧紧螺钉使近端骨折块加压。F、G. 正位和侧位片显示粉碎、移位的Rolando骨折(A~C的版权:John Capo, MD; D、E图经允许引自 Howard F. Fractures of the basal joint of the thumb.Clin Orthop Relat Res 1987;220:46-51; F、G的版权:Dominik Heim, MD)。

- 如果需要更坚强的固定,可以单独使用一块小的(1.5~2.7 mm)T形、L形或接骨板固定。
  - 掌侧切口向远端延伸暴露第1掌骨干以便放置钢板。
  - 通过上述技术复位骨折,并使用轴向牵引保持适当的长度,然后用复位钳或克氏针临时维持关节复位。
  - 骨折块复位后,将钢板固定在掌骨干上,并将钢板的横行部分放置在基底骨折块上[16]。
  - 大多数T形钢板用皮质螺钉固定在掌骨干后,掌侧和背侧相邻的孔可以通过偏心的方式钻孔以获得对基底骨折块间加压[8,13](技术图5D、E)。
  - 另外,可以在钢板上或在钢板外,通过掌骨体和基底骨折块间打入1枚螺钉,在进行远端基底骨折块中心钻孔后,使用合适的钻头扩大掌骨体钻孔,这枚骨折块间加压螺钉可以增加整体稳定性,并可能允许更早地进行功能锻炼(技术图5F~I)。
- 通过向远端牵引拇指,在直视下复位关节面以确保解剖复位。
- 冲洗伤口,分层闭合,并使用拇指人字形夹板固定。

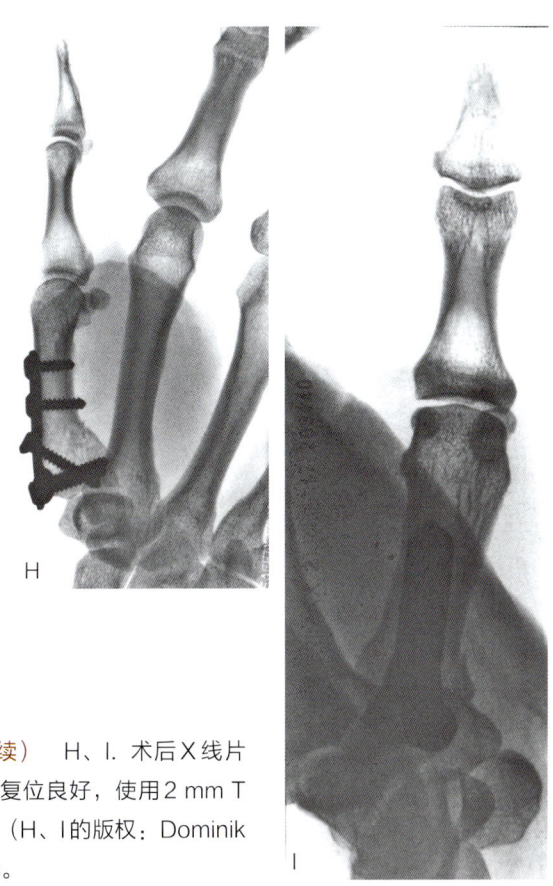

技术图 5（续） H、I. 术后 X 线片显示关节面复位良好，使用 2 mm T 形钢板固定（H、I 的版权：Dominik Heim, MD）。

粉碎的 Rolando 骨折外固定术

- 术前通过健侧拇指腕掌关节 X 线片作为模板来判断复位后掌骨的长度。
- 在拇指和第 2 掌骨上应用微型外固定支架（2.0～2.5 mm 针），并使用标准的四边形框架支撑技术[2,12]。
- 应用前面讨论的暴露和切开复位方法。
- 使用外固定架保持牵引，使用术前对侧 X 线片作为对照抬高和对齐压缩的关节面骨折块。
  - 一把锐利的刮匙可以很好地操作小的骨折块。
- 使用 0.045 in（1.14 mm）克氏针或骨折块间螺钉稳定骨折块。
- 放松外固定架以减少第 1 掌骨体的弯曲变形，并确认拇指基底部保持在合适的位置，它应该和第 2 掌骨基底部共线。
- 最后，将拇指固定于向掌侧和桡侧外展 45°以及相对于手掌平面 120°旋前位（技术图 6）。
- 冲洗切口，分层缝合。

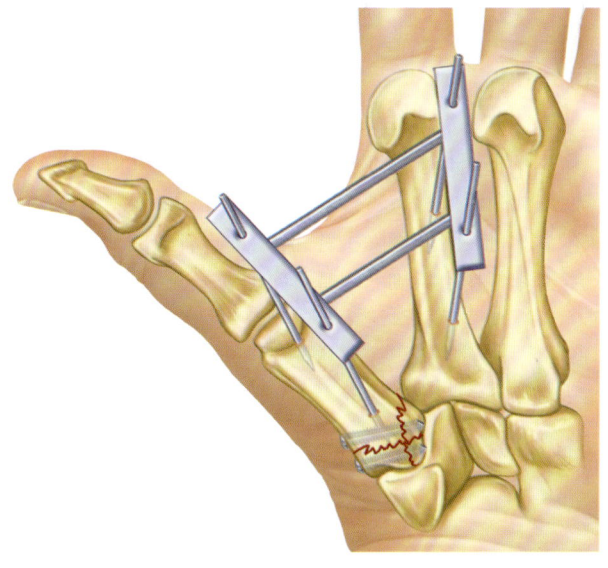

技术图 6 利用外固定支架固定 Rolando 骨折的示意图，注意将拇指固定于向掌侧和桡侧外展的功能位。

要点与失误防范

适应证	如果闭合复位后仍有大于 2 mm 的错位,应考虑手术治疗。大于关节面 20%~25% 的移位 Bennett 骨折通常需要切开复位和内固定以达到最佳复位。
术前评估	术前必须获得合适的 X 线片,包括正侧位片和正位过旋片。CT 扫描通常仅在出现严重粉碎或 X 线片难以判断时进行。
拇指位	拇指应在功能位用克氏针和术后夹板固定,功能位是指掌侧和桡侧 45°外展以及 120°旋前。
关节复位	关节复位必须实现,因为残余错位会导致预后不良。如果关节镜检查不能证实关节复位充分,开放处理和直视验证就是必要的。经皮方法不适用于涉及 25%~30% 以上关节面的骨折[15]。
术后处理	如果采用经皮克氏针固定术,拇指套保留 4~6 周是必要的。过早运动可能会使跨越相邻关节的克氏针断裂。如果采用稳定的钢板融合术,术后 1~2 周可进行运动范围练习。

术后处理

Bennett 骨折

- 在手术室中应用拇指人字形夹板,术后 1 周检查针孔位置,并使用拇指人字形石膏固定 4~6 周,直至骨折愈合。
- 2~3 周进行手功能锻炼,最早从指间关节和掌指关节小范围的手指活动开始。
- 4~6 周移除钢针,将训练范围扩大到腕掌关节,并使用一个可拆卸的拇指人字形支具间断固定[16]。
- 对于使用骨块间加压螺钉固定的患者,由于有更稳定的固定,因此有效的功能锻炼可以从术后 1~2 周开始,并使用可拆卸的支具保护[20]。

Rolando 骨折

- 使用闭合复位和经皮穿针固定的患者需要放置一个拇指人字形夹板,该夹板在术后 1 周检查针孔时移除,并使用拇指人字形石膏再固定 4~5 周。
- 术后 6 周在门诊移除钢针,开始进行有效的功能锻炼,并继续使用可拆卸的支具再保护 2~4 周[16]。

- 对于使用坚强钢板内固定的患者,有效的功能训练可以从术后 1~2 周开始,患者通常使用一个可拆卸的支具保护 2~4 周[20]。
- 如果严重的损伤必须使用外固定架,那么钢针和固定架应该固定大约 6 周,或者定期的 X 线片复查显示骨折愈合已足够稳定,之后可以使用一个可拆卸的拇指人字形支具固定 4~6 周。

预后

- 对于大多数 Bennett 骨折或 Rolando 骨折患者,手术治疗通常能获得良好的疗效(图 7)[19]。
- 骨折经手术治疗获得了良好的效果:第 1 腕掌关节没有残留的半脱位,并且关节内移位 <2 mm[3,15]。
- 普遍观点认为,如果闭合或开放治疗后关节疼痛和不平整持续超过 6 周,那么可能需要施行第 1 掌骨和大多角骨的关节融合或关节成形术。
  - 腕掌关节融合术持久有效,但患者可能会无法将手掌放平而插入裤子口袋。
  - 急性骨折的关节成形术应该仅适用于年纪较大而要求较低的患者。

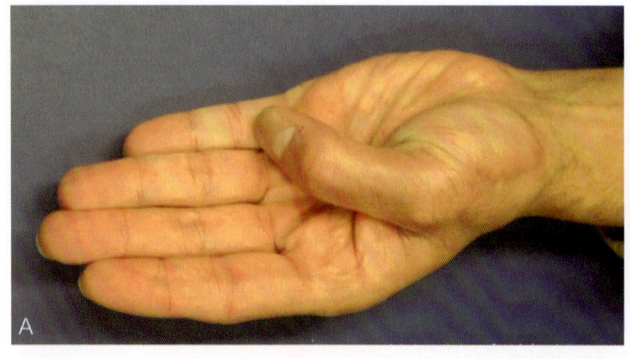 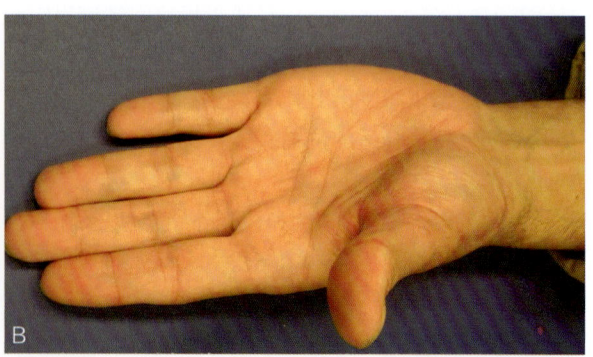

图 7　一名 Rolando 骨折患者的临床照片,该患者在 8 个月前行切开复位内固定术,照片显示目前拇指屈曲(A)和外展(B)的活动范围(版权:John Capo, MD)。

并发症

- 畸形愈合及由于关节面复位不够引起的创伤性关节炎。
- 钉道感染。
- 切开治疗和经皮穿针固定时损伤浅表皮神经。
- 制动和拇指穿针固定于内收位引起虎口挛缩。

（李原歌 译，刘衔哲 审校）

参考文献

[1] Billing L, Gedda KO. Roentgen examination of Bennett's fracture. Acta Radiol 1952;38:471-476.

[2] Buchler U, McCollam SM, Oppikofer C. Comminuted fractures of the basilar joint of the thumb: combined treatment by external fixation, limited internal fixation, and bone grafting. J Hand Surg Am 1991;16(3):556-560.

[3] Cannon SR, Dowd GS, Williams DH, et al. A long-term study following Bennett's fracture. J Hand Surg Br 1986;11:426-431.

[4] Capo JT, Kinchelow T, Orillaza NS, et al. Accuracy of fluoroscopy in closed reduction and percutaneous fixation of simulated Bennett's fracture. J Hand Surg Am 2009;34(4):637-641.

[5] Charnley J. Finger fractures. The Closed Treatment of Common Fractures, d 3. Edinburgh: Churchill Livingstone, 1981:150.

[6] Cullen JP, Parentis MA, Chinchilli VM, et al. Simulated Bennett fracture treated with closed reduction and percutaneous pinning. A biomechanical analysis of residual incongruity of the joint. J Bone Joint Surg Am 1997;79:413-420.

[7] Day S, Stern P. Fractures of the metacarpals and phalanges. In: Wolfe S, Hotchkiss R, Pederson W, et al, eds. Green's Operative Hand Surgery, ed 6. Philadelphia: Elsevier, 2011:283-287.

[8] Foster RJ, Hastings H II. Treatment of Bennett, Rolando, and vertical intra-articular trapezial fractures. Clin Orthop Relat Res 1987;(214):121-129.

[9] Gedda KO. Studies on Bennett fractures: anatomy, roentgenology, and therapy. Acta Chir Scand Suppl 1954;193:1-114.

[10] Griffiths JC. Fractures of the base of the first metacarpal bone. J Bone Joint Surg Br 1964;46:712-719.

[11] Haines R. The mechanism of rotation at the first carpometacarpal joint. J Anat 1944;78:44-46.

[12] Jobe M, Calandruccio J. The hand: fractures, dislocations, and ligamentous injuries. In: Canale T, ed. Campbell's Operative Orthopedics, ed 10. Philadelphia: Elsevier, 2003:3489.

[13] Jupiter J, Axelrod T, Belsky M. Fractures and dislocations of the hand. In: Browner B, Jupiter J, Levine A, et al, eds. Skeletal Trauma: Basic Science, Management, and Reconstruction, ed 4. Philadelphia: Elsevier, 2009:1221-1341.

[14] Livesley J. The conservative management of Bennett's fracture-dislocation: a 26-year follow-up. J Bone Joint Surg Br 1990;15(3):291-294.

[15] Pellegrini VD Jr. Fractures at the base of the thumb. Hand Clin 1988;4:87-102.

[16] Raskin K, Shin S. Surgical treatment of fractures of the thumb metacarpal base: Bennett's and Rolando's fractures. In: Strickland J, Graham T, eds. The Hand (Master's Techniques in Orthopaedic Surgery). Philadelphia: Lippincott Williams & Wilkins, 2005:125-135.

[17] Roberts P. Bulletins et memoires de la Societe de Radiologie Medicale de France, 1936;24:687.

[18] Thurston AJ, Dempsey SM. Bennett's fracture: a medium to long-term review. Aust N Z J Surg 1993;63:120-123.

[19] Uludag S, Ataker Y, Seyahi A, et al. Early rehabilitation after stable osteosynthesis of intra-articular fractures of the metacarpal base of the thumb [published online ahead of print June 21, 2013]. J Hand Surg Eur Vol.

[20] Werman H, Rancour S, Nelson R. Two cases of thenar compartment syndrome from blunt trauma. J Emerg Med 2013;44(1):85-88.

第44章 拇指掌指关节脱位和慢性掌侧不稳定

Dislocations and Chronic Volar Instability of the Thumb Metacarpophalangeal Joint

Robert R. Slater, Jr.

定义

- 第1掌骨和拇指近节指骨之间的掌指关节掌侧面的稳定结构破坏可以导致关节不稳与过伸。
- 这种关节不稳往往伴有疼痛症状,常可导致明显的关节活动功能受限。这是因为人们用双手来做事情时往往需要一个稳定、无痛的拇指进行对掌动作才能完成。
- 急性损伤,包括关节脱位,必须得到及时、正确的处理,才能得到好的疗效。
- 慢性掌侧不稳定比侧副韧带功能不全更为少见,但不应因此忽视这一问题,在本章中将讨论针对慢性掌侧不稳的多种有效治疗方法。

解剖

- 拇指掌指关节(MP)具有铰链关节和髁状关节的双重特征,该关节以屈伸运动(铰链型)为主,但是同时也有旋转和内收-外展的成分(髁状关节)。
- 拇指掌指关节的运动有很大的个体差异,因为在"正常"手中可以发现掌骨头的几何形状存在差异。
  - 一些人的掌骨头形状更圆,允许更大幅度的屈、伸和旋转运动,而另一些人可能更扁平一些,关节活动度(ROM)相对较小。
- 该关节的稳定性主要由软组织而不是骨性结构完成(图1)。
- 固有侧副韧带起自掌骨髁的侧面区域,经过掌侧斜向止于近节指骨的掌侧区域。
- 副侧副韧带起自相同的区域,只是更偏近端,其向远端和掌侧走行,最后斜向止于掌板和籽骨。
- 掌板作为掌指关节的底板,拇收肌在掌板远端的尺侧边缘止于尺侧籽骨,拇短屈肌和拇短展肌在掌板远端的桡侧边缘止于桡侧籽骨,为关节掌侧提供额外的稳定作用。
  - 这些肌肉同时也有部分纤维止于内收和外展肌腱膜,从而参与了伸指装置的组成,这样对关节的侧向稳定起一定的支持作用。

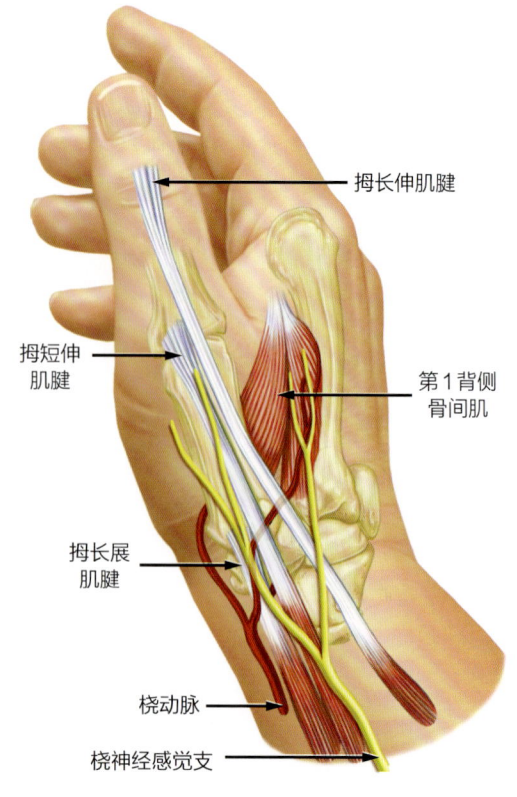
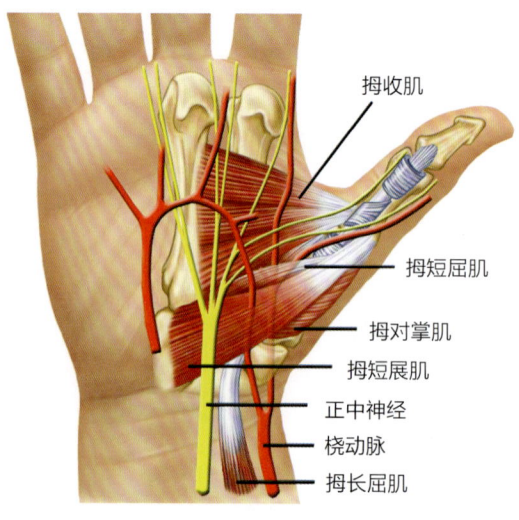

图1 拇指掌指关节的解剖示意图。

- 在背侧,拇短伸肌腱止于拇指近节指骨基底而拇长伸肌止于拇指远节指骨基底,两束肌腱都跨越掌指关节,从而增加了掌指关节的稳定性。
- 掌指关节囊包裹于关节周围,从而为关节提供了一定的稳定性。

发病机制

- 拇指掌指关节背侧脱位比掌侧脱位更为常见[4,5]。
- 典型的机制是由一个足够强大的过伸暴力致使掌板和关节囊破裂造成的。
  - 比如当球击中拇指或直接暴力或跌倒时致近节指骨突然过伸造成的。
- 掌指关节的桡侧和(或)尺侧副韧带会伴随掌板一起断裂,这种损伤的处理方法将在其他章节介绍。
- 有时关节的不稳定出现在像 Ehlers-Danlos 综合征(先天性结缔组织发育不全综合征)或其他胶原性疾病等全身性韧带松弛的患者中,但是关节不稳的症状并不常见,因为患者往往已经适应如何来代偿关节的松弛了。

自然病程

- 未经治疗的创伤后关节不稳定可能会引起患手抓、捏无力,并由于受累关节异常的生物力学改变而发展为痛性关节炎。

病史和体格检查

- 在创伤患者中了解损伤机制是很重要的。
  - 如果患者能够回忆起受伤瞬间拇指所处的位置,将有助于检查者判断哪些结构可能受到损伤。
  - 手机和相机的普及使得伤后的照片很好获得,对于确诊有疑问的损伤很有帮助。
  - 关节是否脱位,是否自行复位或者受到教练、训练员或患者本人辅助而复位?
  - 复位的困难程度如何?
- 体格检查应该包括关节的活动度和抓捏力量的评估,特别是要和健侧拇指进行对比。要查清局部的触痛,沿着掌板范围的触痛可能会在伤后持续很长时间。
  - 要观察关节休息位的形态,脱位的关节会出现明显的畸形。
  - 要检查开放伤口以评估血管损伤情况,开放伤或血管损伤均需急诊处理。
  - 指间关节活动度减少或受限提示拇长屈肌腱嵌顿。
  - 掌指关节脱位或疼痛会使关节活动度减少。
  - 要评估掌板的稳定性,如果不稳定,必须识别并恰当处理以获得最好的治疗效果。
  - 掌板不稳定伴随的严重侧副韧带损伤并不常见,但是必须正确识别并处理。
  - 急性脱位很少会症状轻微,但是慢性关节不稳时症状可能不明显,这是由于患者可能会对关节过伸有防备,并且受累关节处软组织增厚。

影像学和其他诊断性检查

- 必须有拇指3个位置(正位、侧位和斜位)的X线片。
  - X线片会显示关节脱位的方向以及伴随的骨折(图 2A~C)。

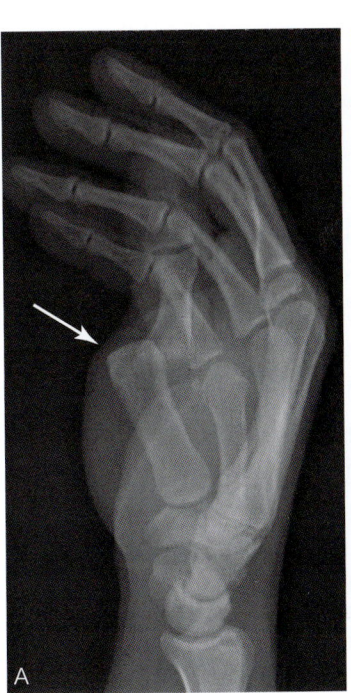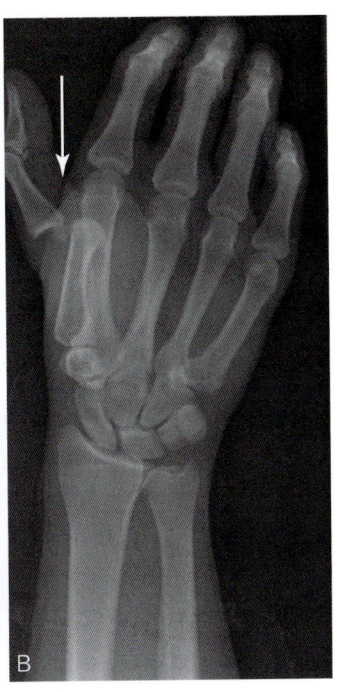

图2 拇指正位(A)和侧位(B)片显示掌指关节脱位。

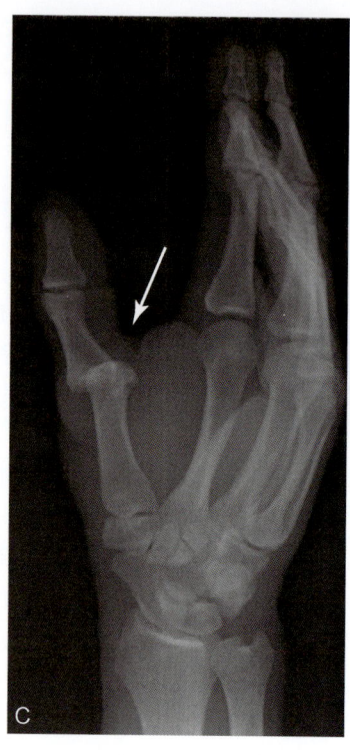
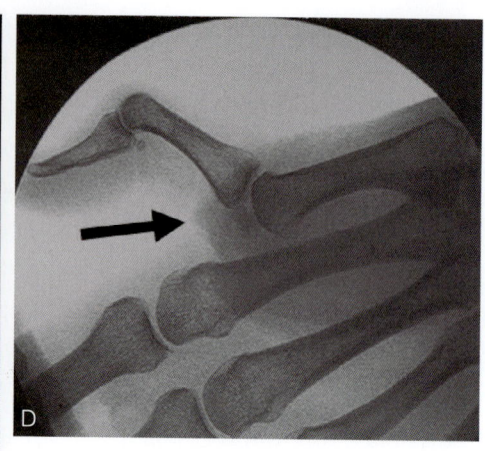

图2（续） C. 斜位片显示掌指关节背侧脱位（箭头所指）。D. 透视图像显示关节不稳。

- 在慢性病例中，X线片除了显示关节周围籽骨的位置外可能也会显示先前的骨折或骨损伤。在慢性掌板不稳的病例中，近节指骨可能会显示出在掌骨头上轻微的背侧半脱位（当侧副韧带与背侧关节囊联合损伤时更为常见）。
- X线片上所见的掌指关节骨性关节炎将会影响治疗的选择，如果关节慢性不稳在被发现时已经有骨性关节炎存在，那么选择关节融合术将比软组织重建术更好。
- 实时透视和应力试验有助于诊断可疑的关节不稳（图2D）。
  - 可以利用阻滞麻醉以便于进行必要的检查。
- 一些医生提倡使用超声、MRI和关节造影等手段[7,8,10]，但这些检查在评估拇指掌指关节稳定性方面很难提供更多的价值。

鉴别诊断

- 骨折。
- 侧副韧带损伤。
- 韧带松弛，广泛的韧带松弛（如Ehlers-Danlos综合征）。
- 骨性关节炎。
- 扳机指（狭窄性腱鞘炎）。

非手术治疗

- 绝大多数拇指掌指关节脱位可以闭合复位。

- 背侧脱位的复位操作包括轻微过伸掌指关节后在近节指骨基底施加一个向掌侧方向的压力，使指骨轻柔地滑过掌骨头，而回到原来的位置。
  - 在复位掌骨的同时利用精细、轻微的旋转（旋前和旋后）可以使嵌入阻挡的软组织滑出。
  - 避免使用纵向牵引和过度伸展，因为这样产生的软组织张力会使关节周围的一个或多个组织结构滑入掌骨头和近节指骨之间而阻碍复位。
    - 掌板、拇长屈肌腱及一侧或两侧的籽骨滑入关节间隙，因此其被看作为阻碍复位的元凶[2,3,5,9]。
- 关节复位后，患者应该能够屈伸掌指关节，并且X线片检查显示同心复位，关节间隙一致（图3）。
  - 如果任何一条不能满足，就意味着仍有残留的软组织嵌顿在关节里，此时需要切开复位。
- 成功闭合复位之后，应该用支具将拇指固定于屈曲位，使损伤的掌侧结构松弛。
- 数日以后，急性肿胀消退，可以将支具换成拇指人字形支具，仍旧将掌指关节在屈曲位固定2~3周，此后可以开始康复训练，一开始强调活动要限制在一个安全的范围内，从完全屈曲到接近中立位的伸展，然后逐渐增加到无限制的活动范围，而在伤后6周可以开始使用患手工作。
  - 对于从事有拇指过伸活动风险的患者，例如从事球类运动，可能在恢复工作之初更长的一段时间内需要胶布缠绕或支具辅助固定。

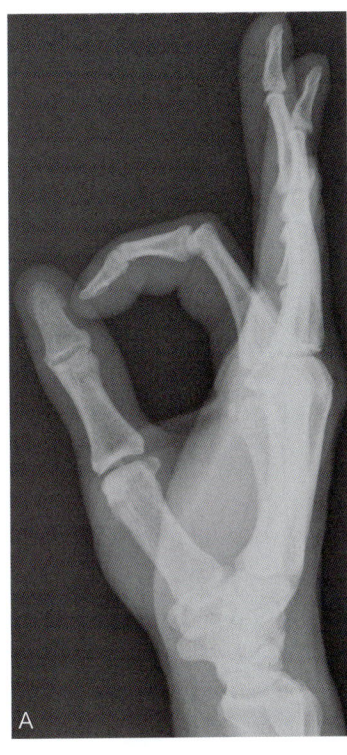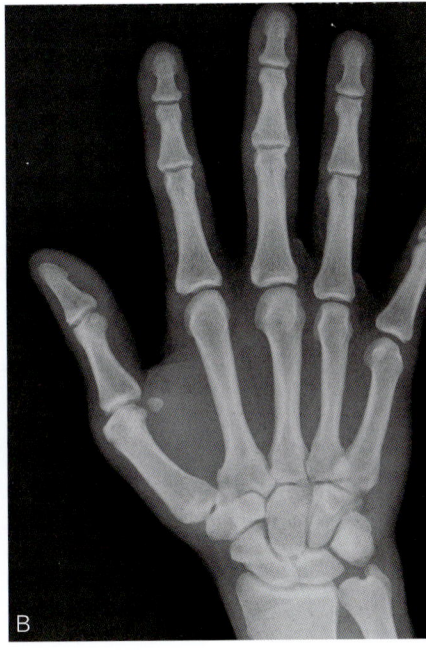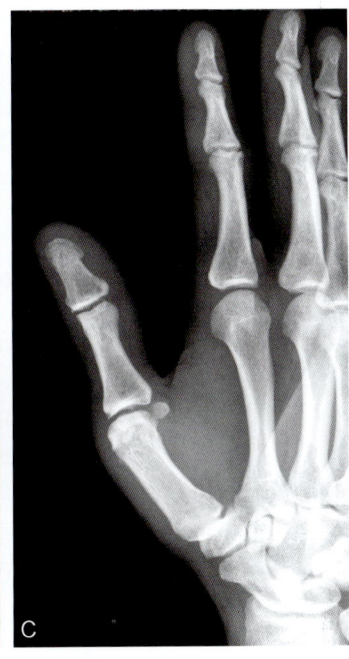

图3 A～C. 图2中患者复位之后的影像,确认关节在位且对线满意,而且籽骨的位置良好。

- 未能发现或处理的急性不稳定,或者过早地进行完全无限制的用患手工作将可能导致慢性掌侧不稳定。
  - 在这种情况下,非手术治疗可以采用一个定制支具,以防止掌指关节过伸。
  - 一名有经验的手功能康复师是非常重要的,他们可以帮助那些宁愿使用保护性支具等非手术疗法来治疗慢性不稳定而不愿意接受手术治疗的患者。
- 掌侧脱位非常罕见,文献报道的病例很少,并且均需切开复位[4,5]。

手术治疗

- 当急性脱位尝试闭合复位失败后,需要行切开复位。
  - 当有软组织嵌顿在关节间隙时,通常会引起闭合复位失败,软组织嵌顿可能发生在初始损伤的时候,或者是教练、朋友或医疗同事试图帮助复位而使用强力牵引的结果,这种牵引反而会使软组织嵌入关节间隙。
- 当慢性不稳定持续发生而非手术治疗无效时,软组织重建稳定术是最好的选择。除非已经存在中到重度的关节炎,或者有广泛且非常严重的不稳定时,才选择做关节融合术。

术前计划

- 医生应该回顾所有的影像学检查,在大多数病例主要为X线片和透视时某一刻的点片。
  - 应该在X线片中观察任何骨质异常,包括无移位的骨折,避免在操作时造成骨折移位。
  - 在掌指关节骨折脱位时,大的骨折碎片用克氏针或螺钉固定,小的撕脱骨折予以切除并把韧带固定在骨头上。
  - 对于慢性病例,复习X线片以排除骨关节病是非常重要的,因为治疗方法完全不同。
- 麻醉后在透视下检查可以帮助确认关节不稳定的方向和程度。
  - 在行关节稳定术的术前和术后进行点片照相可以作为一个有用的可视化手段,帮助术后对患者及其家属再次解释问题的本质以及治疗的过程。

体位

- 仰卧位,患肢外展置于手外科手术台上。
- 患侧上臂绑止血带,并在术前检查止血效果和压力(通常为250 mmHg或比收缩压高100 mmHg)。

入路

- 急性、无法复位的掌指关节脱位最好是从关节掌侧进入,这样任何可能卡在关节间隙的软组织都可以被看到并予以仔细保护,而从背侧进入"盲目"分离这些组织时则可能引起损伤。
  - 该入路是假设没有开放伤口的情况,如果存在开放伤口,就可能需要改变入路以将创伤伤口包含在手术切口中。
- 侧方入路也可能有效,但很少有人使用。
- 与软组织病变相关的慢性掌指关节掌侧不稳定也应从掌侧入路,这样可以直视病变部位并便于处理。
- 如果慢性掌指关节不稳定已经发展成骨性关节炎,那么关节融合术更适合。这种手术可以通过多种方法完成,可以使用各种不同的固定物,包括螺钉、钢板及钢丝。所有术式最好通过背侧入路。

急性掌指关节脱位切开复位术

- 以掌指关节为中心做一个Z形(Bruner)切口。
- 轻柔掀起皮瓣以暴露其下的软组织,这些软组织常已不在正常位置(技术图1)。
- 显露并游离神经血管束,并保护之。
  - 用小的橡皮条穿过上述组织以便保护和识别。
- 牵拉软组织以检查任何可能的组织嵌顿,并将其拉出关节间隙。
  - 最常见的是拇长屈肌腱或掌板,如果掌板近端已经断裂,那么其远端可能仍连有籽骨。
- 复位关节并检查关节是否可以平滑、协调地活动。

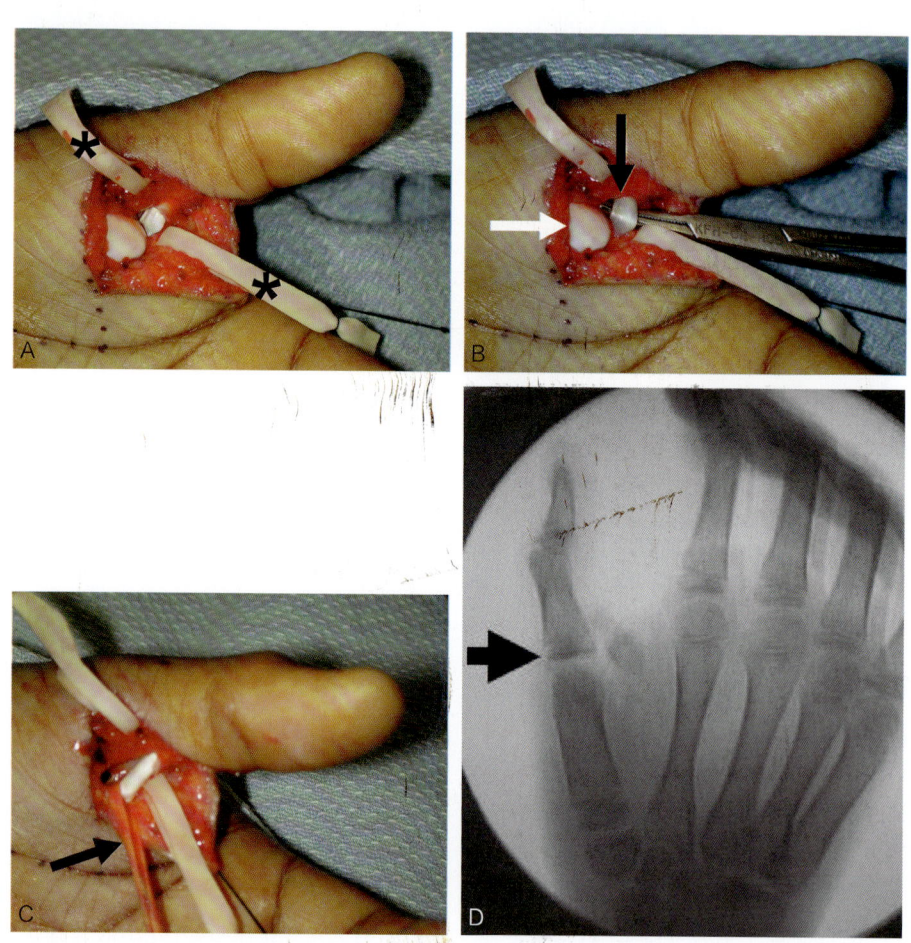

技术图1 拇指掌指关节背侧脱位切开复位术。A. 行掌侧入路,仔细分离神经血管束,用软橡皮条将其标记并保护(星号)。B. 拇长屈肌腱(黑色箭头所指)在掌骨头(白色箭头所指)后方嵌入关节间隙。C. 用橡皮条环绕拇长屈肌腱并将其安全拉出,以便于关节复位。D. 术中透视可以帮助确认关节解剖复位(箭头所指),关节面匹配,并且可以在安全的范围内平滑运动。

- 检查侧副韧带的稳定性,如果侧副韧带损伤(很少见)后关节分离在25°以内,可以不做进一步处理。
- 有些病例,可以利用缝线将撕裂的掌板近端或远端边缘重新缝合到原位置,否则,简单地将掌板重新放置在原来的位置上并结合合适的康复训练就足够了(在后面的章节中讨论)。
- 将神经血管束和拇长屈肌腱回复到原来的位置上并常规关闭切口。

慢性掌侧不稳定的手术治疗

掌板推进及籽骨融合术

- Tonkin手术[13]最初用该术式来治疗继发于第1腕掌关节骨性关节炎的掌指关节不稳或脑瘫患者的掌指关节不稳,现在被认为是治疗创伤后拇指掌指关节不稳的有效方法。
- 通过掌侧或桡掌侧切口显露掌指关节(技术图2A)。
- 将桡侧副韧带从掌板附着处分离,使掌板可以向近端推进(技术图2B)。
- 剥离籽骨的关节软骨面,利用Beaver刀片可以轻松完成。
- 在掌骨颈髁后窝处切除部分皮质做一个沟槽以便容纳籽骨。
- 用电钻将Keith针钻入髁后窝的沟槽内,并且穿出背侧皮质(技术图2C)。
- 推进掌板和籽骨进入预钻好的沟槽内,并在背侧固定缝线(技术图2D)。

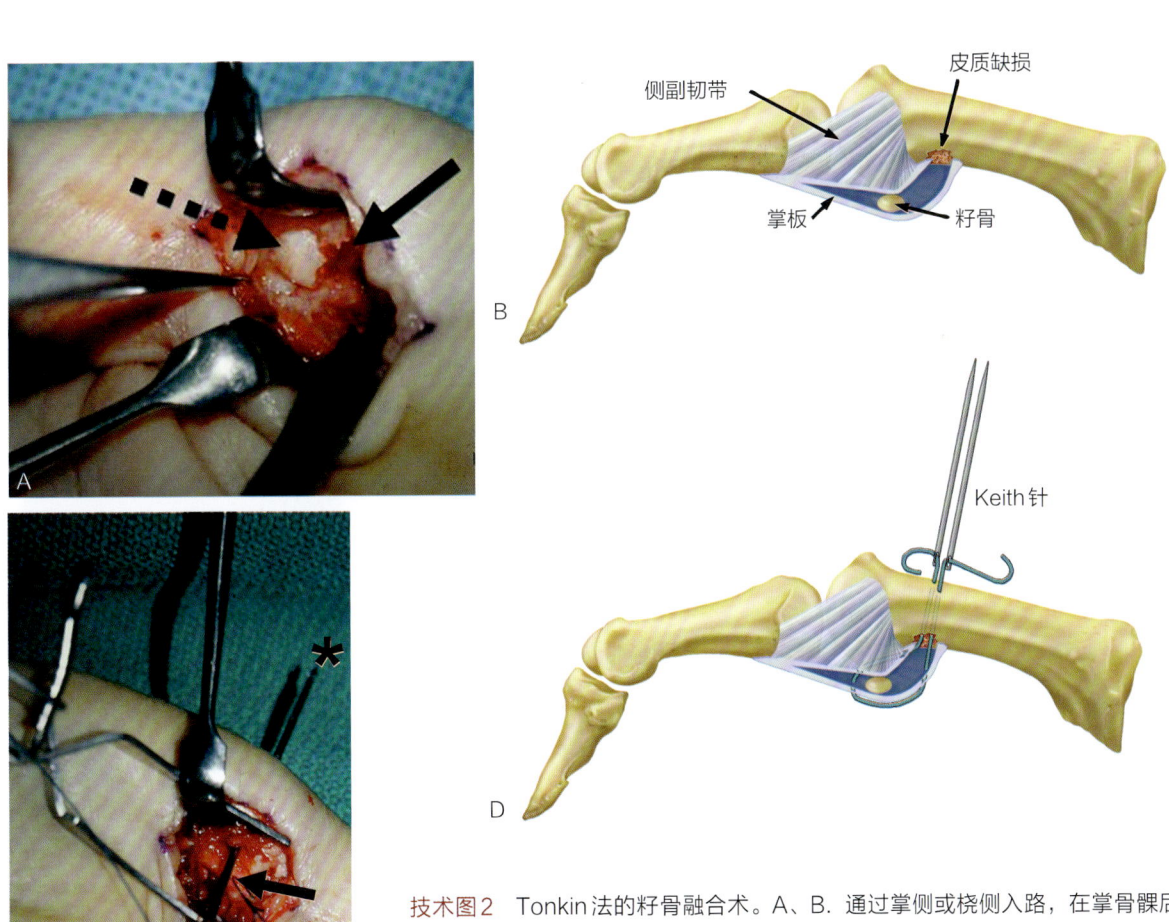

技术图2 Tonkin法的籽骨融合术。A、B. 通过掌侧或桡侧入路,在掌骨髁后窝(实心箭头)做一个沟槽,以容纳裸露的籽骨并保留掌骨头的关节面(虚线箭头)。C. 推进掌侧结构包括籽骨置入预钻好的槽(箭头)内,并通过Keith针钻过掌骨颈的骨质,将掌板内的缝线穿过。D. 拉紧缝线并在掌骨背侧打结固定(星号)。

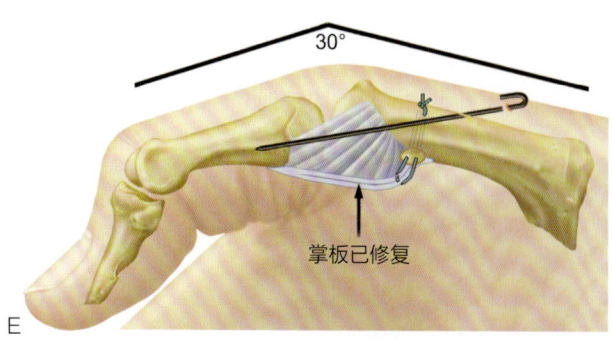

技术图2（续） E．将1根克氏针穿过掌指关节使其固定在屈曲30°位，以在愈合初期保护所修复的掌侧结构。

- 不同的方法：
  - Schuurman和Bos[12]：将缝线穿过掌板的近端边缘，并经Keith针穿过掌骨，用不可吸收缝线将这些结构固定在附近软组织上。
  - Eaton和Floyd[1]：将缝线放置在掌板的近侧角，并在骨膜下从掌侧到背侧绕过掌骨，最后将缝线拉紧以顺滑地推动掌板进入准备好的髁后窝区域。
- 用克氏针将掌指关节固定在屈曲30°位置(技术图2E)。
- 常规关闭切口，敷料包扎，并使用拇指人字形支具固定。
- 通常术后10～14日拆除缝线，更换为拇指人字形石膏固定。
- 4周后拆除克氏针和石膏，并在2周后在可移动防护夹板保护下开始主动屈伸锻炼。

肌腱移植腱固定术

- 该法为Littler提出和Glickel等[3]引用，具体方法是利用移植的游离肌腱（通常使用掌长肌腱）穿过近节指骨和掌骨的钻孔并固定，以提供被动的限制结构，防止掌指关节过伸。
  - 然而由于该方法需要大范围的显露并且可使局部组织体积增大，因此采用的人不多。
  - 利用局部组织推进并结合锚钉固定是一个更好的解决办法。

关节融合术

关节融合埋头空心加压螺钉固定术

- 做背侧纵行切口(技术图3A～D)。
  - 分离拇长伸肌腱和拇短伸肌腱间隙。
  - 纵行切开关节囊。
- 充分暴露关节。这需要松解残留的侧副韧带，并将掌板做充分游离以便掌骨头完全脱出而可直视。
- 使用水冷摆锯切除掌骨头，截骨线由背远侧向掌近侧倾斜，使掌指关节最后融合的位置呈屈曲约15°(技术图3E)。
  - 关节融合后的屈曲角度完全由此截骨平面决定。近节指骨基底的截骨是垂直于指骨纵轴，并不增加屈曲角度。
- 用打磨头处理近节指骨基底部，去掉任何残留的关节软骨和软骨下硬化骨(技术图3F)，磨平骨赘和突起，做成一个渗血丰富的骨面以匹配掌骨骨面(技术图3G)。
  - 在保护好掌侧拇长屈肌腱的前提下，可使用水冷摆锯去除需要截除的相应骨质。
- 避免切除过多骨质使拇指短缩，可以选择杯形和圆锥形磨钻做垂直截骨，这可减少短缩的发生和增加融合位置的灵活性。
- 复位需要融合的骨面，钻入导针以引导空心钉从掌骨进入近节指骨髓腔(技术图3H)。
  - 确定导针的起点在掌骨背侧面的足够近端，以防止螺钉拧入时骨皮质断裂。
  - 另一种方法是在掌骨头切口末端逆行钻入导针，然后复位融合面并将导针顺行钻入指骨。
  - 可以考虑临时置入第2根克氏针增加稳定性，并防止拧入螺钉时引起旋转。
- 通过查体及透视，确认融合处对位对线良好(技术图3I)。
  - 掌骨和指骨在正侧位片上应保持对线良好并在侧位片屈曲15°～20°，应在中立位或稍微旋前位以方便夹捏动作。
  - 术中透视可以帮助确认位置良好。
- 调整导针的位置以使空心螺钉的末端刚好穿过指骨髓腔的狭部，这样可以使螺钉产生最佳的加压力，并获得最大的稳定性。测深，选择合适长度的螺钉（切记关节融合部位可能产生压缩），然后使导针穿过远端皮质。
- 钻孔、攻丝后置入螺钉，注意避免螺钉突起于掌骨背侧，用手压紧断端并拧紧螺钉(技术图3J)。

第44章 拇指掌指关节脱位和慢性掌侧不稳定 425

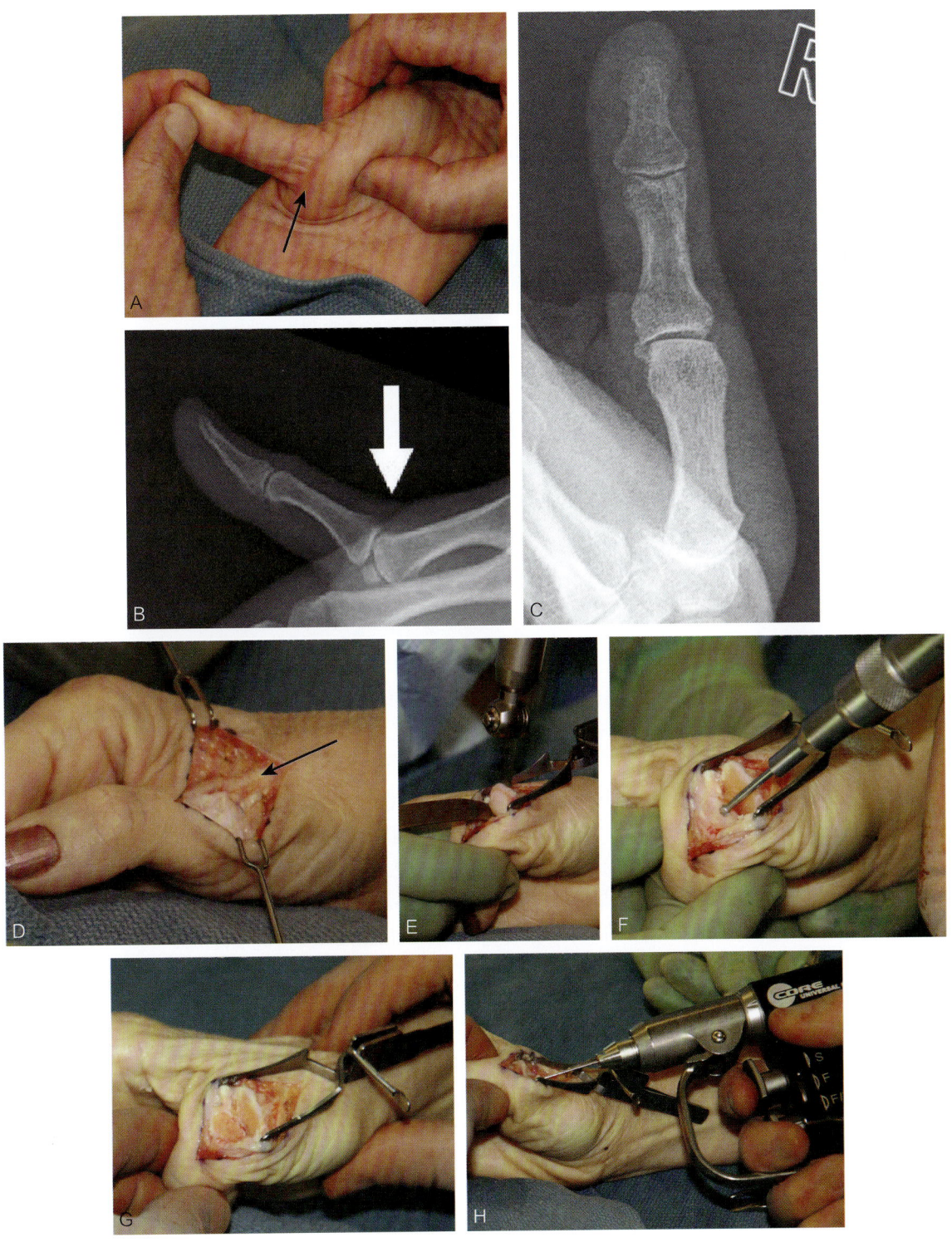

技术图3 查体显示掌指关节过伸（A，箭头所指），但该患者为慢性病程并有关节间隙减小和不对称，提示伴有骨性关节炎，如X线片中所示（B、C）。D. 通过背侧入路，分开拇长、短伸肌腱（箭头所指）间隙后进入关节。E. 用摆锯切除掌骨头。F. 用磨头处理近节指骨基底部。G. 相对应的骨面有渗血并轻微成角，最终关节融合后处于屈曲15°～20°位置。H. 将空心钉导针从掌骨钻入近节指骨骨髓腔。

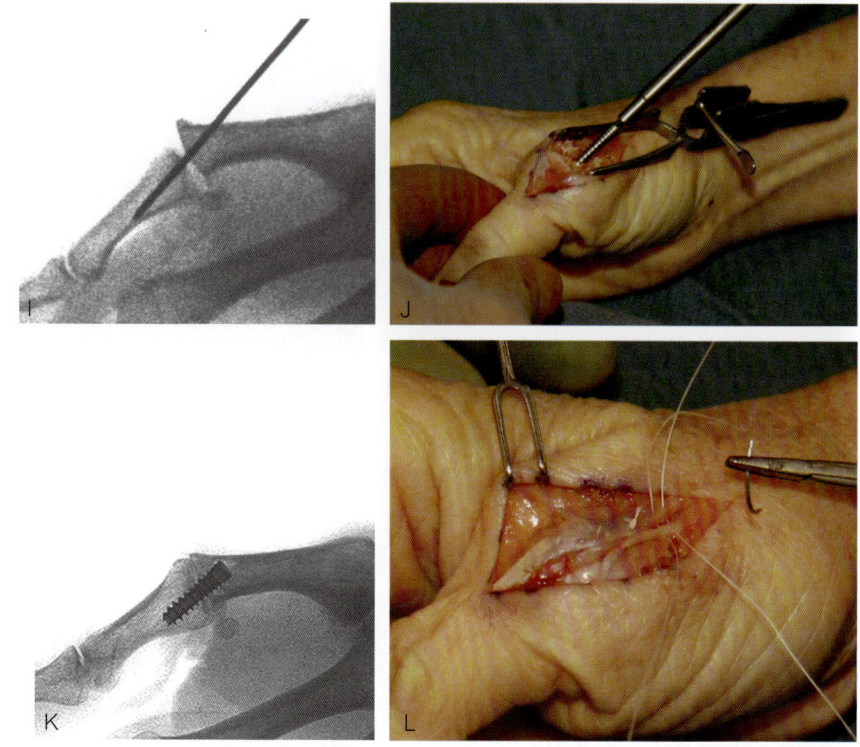

技术图3（续） I. 透视检查导针位置。J. 测深后，将近端皮质扩大钻孔，并穿过导针置入螺钉。K. 通过透视确认最终的位置是否满意。L. 关闭关节囊，并将指指装置重新缝合。

- 再次从各个平面确认对位对线良好，尤其注意是否有旋转，确认螺钉位置满意（技术图3K）。
- 可从切除的掌骨头植骨，并填塞入融合的关节内及其周围。
- 用可吸收缝线关闭关节囊以减少伸肌腱粘连。
- 以不可吸收缝线间断缝合伸肌腱间隙，最后常规关闭切口（技术图3L）。
- 短臂拇人字支具固定。

双空心加压螺钉

- 双空心加压螺钉是上述利用单空心加压螺钉的手术方案外的另一种方式（技术图4A～E）。
- 双螺钉的优势在于更好地抗旋转以及提供额外的稳定性。
- 劣势在于二次植入的花费增加以及提升了手术风险。
- 手术步骤和单螺钉相近，但要注意将第1根导丝放在中线的一端，这样才能有足够的空间将第2根导丝平行放置（技术图4A～E）。

张力带钢丝

- 如果比术前预期关节炎导致的畸形更严重，且没有特殊内植物的要求，张力带钢丝具有很好的适用性（技术图5A、B）。
- 另外，钢丝比空心螺钉价格低。
- 劣势在于，埋的钢丝会导致软组织刺激和生长受限而不得不移除。
- 按照加压螺钉的手术技术做关节面准备。
- 在关节融合部位平行穿入2根克氏针（0.045 in），保留突出状态。
- 利用另一根克氏针，在垂直于克氏针轴的近端指骨上钻一个小洞。
- 用小口径不锈钢丝（例如24 G）穿过指骨上准备好的洞，8字缠绕在掌骨突出的克氏针上，并将线末端扭转打紧形成对融合部位的压迫，剪去多余的加压线。
- 弯折克氏针，剪去固定钢丝外的多余部分。保证所有钢丝深埋以减少软组织刺激。

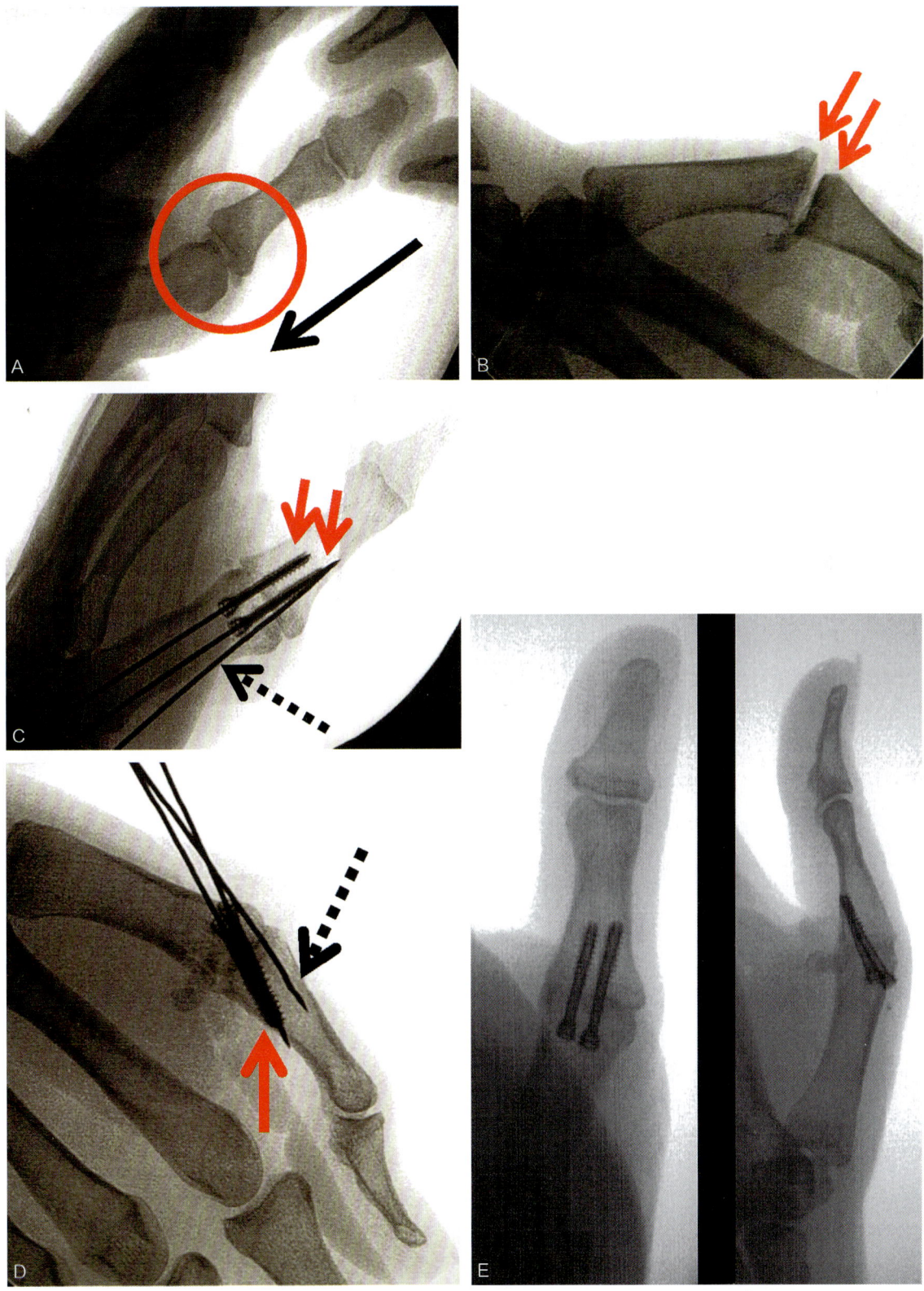

技术图4 双空心螺钉关节融合术。A. 因为关节炎关节面（在这个病例中第二原因是桡侧副韧带退化），作用于长期不稳定的掌指关节的轴向载重（箭头所指）导致了疼痛。B. 平切关节面为融合做准备（箭头）。C、D. 先放置2根平行导丝（实心箭头），然后将空心螺钉置入合适深度。在放置导丝和螺钉时，可以用第3根临时克氏针（虚线箭头）来稳定防止旋转。E. 关节融合术后1年摄片。

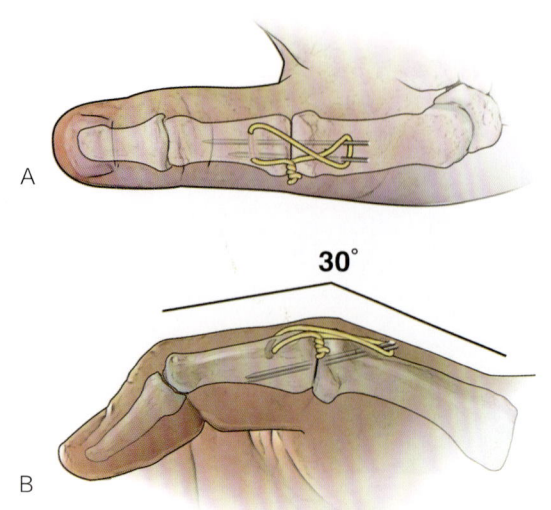

技术图5 利用张力带钢丝的关节融合术正位（A）、侧位（B）片示意图。注意这2根克氏针末端被弯折并被张力带钢丝8字固定。

关节融合钢板螺钉内固定术

- 在关节融合术后骨不连、关节成形术失败和创伤后严重畸形、骨缺损或节段性缺损的情况下，使用钢板螺钉固定可能比空心螺钉固定更好一些（技术图6）。
  - 钢板螺钉固定的优点是可以立刻获得更牢靠、安全的固定，而不需要考虑空心螺钉固定后可能出现的旋转和松动。
  - 缺点在于内植物的凸起以及更常出现的肌腱刺激和粘连等并发症。
- 如果选择钢板螺钉作为内固定，那么手术入路、骨端准备和上述的空心螺钉固定术基本相似。
- 关节融合面复位后以克氏针临时固定，将2.0 mm五孔加压接骨板按背侧骨面形状塑形。
- 先固定钢板远端，然后以加压技术固定近端。
  - 必须注意避免螺钉过长刺激拇长屈肌腱。
- 关闭切口、术后处理和前述相似。

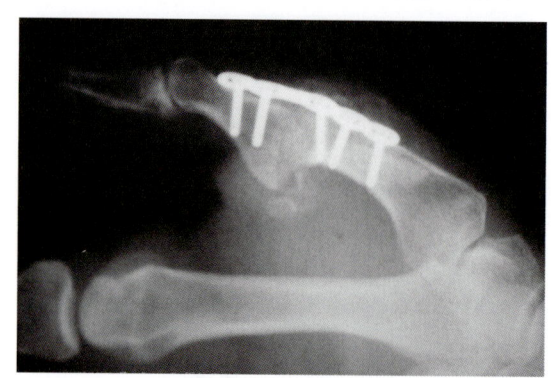

技术图6 使用钢板和螺钉固定的关节融合术。

要点与失误防范

初步处理	• 急性MP关节脱位应及时复位，但应避免直接牵拉，因为直接牵拉可导致软组织卡压，并将简单脱位转变为复杂的、不可避免的需要切开复位的损伤。 • 关节应保持足够长时间的固定和保护使其小心恢复以避免慢性掌侧不稳。
治疗适应证	• 不伴关节炎性改变的慢性掌侧不稳可以用一系列关节囊固定术来治疗。 • 当慢性不稳定发展为关节炎性改变时，应该进行MP关节融合术。
固定物问题	• 空心螺钉在MP关节融合术中效果良好并能保持深埋。 • 钢板和螺钉、克氏针固定以及跨骨连接技术是实现关节融合的有效方法，但更有可能导致需要后续治疗的固定物问题。

术后处理

急性脱位

- 无论通过闭合还是切开复位，急诊复位后掌指关节通常是稳定的。
- 复位后需要利用短臂拇指人字形支具或石膏将掌指关节在屈曲30°位置固定2周。
- 此后可以开始功能训练，使用可拆卸的拇指人字形支具再保护4周左右，逐渐摆脱支具并在症状允许的情况下增加活动范围。
- 有监督的手部康复可以帮助患者恢复关节活动度和力量，从而可望得到最佳的疗效。

慢性不稳定

- 掌板移位术后和Tonkin籽骨融合术后应该用石膏将拇指掌指关节在屈曲位固定4~6周，具体时间取决于术中对软组织情况的评估以及患者的依从性。然后可以在监督下开始活动度锻炼，但是应该在8~12周内避免掌指关节过伸活动。
- 掌指关节融合术后需要更长时间的固定，以免融合部位在骨愈合前受到压迫或分离的力量。
  - 通常在术后最初的10~14日最好使用拇指人字形支

具(石膏托)保护,直到肿胀消退和缝线拆除。
- 然后使用拇指人字形石膏再保护3.5~4周,此时一个定制的、可拆卸的支具可以用来保护关节融合部位,但是可以允许邻近关节活动而避免关节僵硬的发生。
- 12周后绝大多数关节融合已经足够牢靠,可以进行无限制的手部活动。

预后

- 急性掌指关节掌侧不稳定和背侧脱位在进行适当治疗后可以获得良好的预后[2,3,11],不管脱位后采用闭合复位还是切开复位,通常都能获得关节稳定。
- 按上述方法进行康复训练后,仍可能有一些残留的关节活动度减少,但是在伤后1年以上可能继续改善,关节活动度的丢失很少引起功能上的问题。
- Tonkin等[13]报道,在慢性掌指关节掌侧不稳定进行籽骨融合术的42例中有38例(90%)得到良好的结果,优于关节囊固定术和掌板紧缩术[6],所有这些方法的优点在于阻止了掌指关节的过度伸展,而允许关节屈曲,根据Tonkin等[13]报道,相对于术前关节屈曲范围平均有8°的降低。
- 最近,Kim等[9]报道,利用籽骨切除术和锚钉固定掌板治疗的患者,取得了很好的预后和上肢功能障碍分数(DASH)的提升。
- 对于慢性掌侧不稳定患者,关节融合术效果的评价需要考虑手术目标。手术目的主要是缓解疼痛(由于不稳定和关节炎改变引起)和提供拇指的稳定性,因此除了下面讨论的一些不幸的并发症外,手术的成功率是很高的。

并发症

- 掌指关节脱位引起的并发症并不常见,主要是由于伴随的软组织损伤引起的。
  - 邻近的血管神经损伤可以由起初创伤或切开复位术中操作不当引起。
  - 拇长屈肌腱损伤可能由起初关节内嵌顿或切开复位术中再次嵌顿引起。
- 更为常见的是持续的慢性掌指关节不稳定,可以由未能认识到起初的损伤机制或康复训练不当引起。
- 慢性掌指关节掌侧不稳定治疗后的并发症同样不常见,通常由选择的治疗方法失败而引起。
- 掌板推进手术失败可由长时间过伸活动或二次损伤造成撕裂或缝线断裂引起。
- 关节融合术的骨不连也是一个风险,但幸运的是在包括拇指掌指关节在内的手部小关节融合术后,这种情况并不常见。在一些报道中[14],不愈合率为0~12%。
- 内植物引起的软组织刺激是一个潜在的并发症,在使用克氏针维持关节复位的病例中可以由浅表的钉道感染引起,而当使用钢板螺钉固定后可以造成伸肌腱刺激。

(李原歌 译,刘䘖哲 审校)

参考文献

[1] Eaton RG, Floyd WE III. Thumb metacarpophalangeal capsulodesis: an adjunct procedure to basal joint arthroplasty for collapse deformity of the first ray. J Hand Surg Am 1988;13(3):449-453.

[2] Glickel SZ. Metacarpophalangeal and interphalangeal joint injuries and instabilities. In: Peimer CA, ed. Surgery of the Hand and Upper Extremity. New York: McGraw-Hill, 1996:1043-1067.

[3] Glickel SZ, Barron OA, Catalano LW. Dislocations and ligament injuries in the digits. In: Green DP, Hotchkiss RN, Pederson WC, et al, eds. Green's Operative Hand Surgery, ed 5. Philadelphia: Elsevier, 2005:343-388.

[4] Gunther SF, Zielinski CJ. Irreducible palmar dislocation of the proximal phalanx of the thumb: case report. J Hand Surg Am 1982;7(5):515-517.

[5] Hirata H, Takegami K, Nagakura T, et al. Irreducible volar subluxation of the metacarpophalangeal joint of the thumb. J Hand Surg Am 2004;29(5):921-924.

[6] Jones DM, Jebsen PJ, Blair WF. Chronic post-traumatic hyperextension instability of the thumb MP joint: results of the volar capsulodesis procedure. Iowa Orthop J 1996;16:122-125.

[7] Kahler DM, McCue FC III. Metacarpophalangeal and proximal interphalangeal joint injuries of the hand, including the thumb. Clin Sports Med 1992;11:57-76.

[8] Kijowski R, De Smet AA. The role of ultrasound in the evaluation of sports medicine injuries of the upper extremity. Clin Sports Med 2006;25:569-590.

[9] Kim BS, Yoon HG, Park KH, et al. Sesamoidectomy and volar plate repair using suture anchor for hyperextension injury of the MP joint of the thumb. Hand Surg 2013;18:287-295.

[10] Masson JA, Golimbu CN, Grossman JA. MR imaging of the metacarpophalangeal joints. Magn Reson Imaging Clin North Am 1995;3:313-325.

[11] Posner MA, Retaillaud JL. Metacarpophalangeal joint injuries of the thumb. Hand Clin 1992;8:713-732.

[12] Schuurman AH, Bos KE. Treatment of volar instability of the metacarpophalangeal joint of the thumb by volar capsulodesis. J Hand Surg Br 1993;18(3):346-349.

[13] Tonkin MA, Beard AJ, Kemp SJ, et al. Sesamoid arthrodesis for hyperextension of the thumb metacarpophalangeal joint. J Hand Surg Am 1995;20(2):334-338.

[14] Weiland AJ. Small joint arthrodesis. In: Green DP, Hotchkiss RN, Pederson WC, eds. Green's Operative Hand Surgery. Philadelphia: Churchill Livingstone, 1999:95-107.

第45章 急性拇指掌指关节桡侧和尺侧副韧带撕裂的关节镜下和切开一期修复

Arthroscopic and Open Primary Repair of Acute Thumb Metacarpophalangeal Joint Radial and Ulnar Collateral Ligament Disruptions

Alejandro Badia and Prakash Khanchandani

定义

- 尺侧副韧带（UCL）和桡侧副韧带（RCL）撕裂是拇指掌指（掌指）关节韧带损伤的常见类型。
- 这些韧带的破裂，常常由运动损伤、跌落或机动车车祸引起。

解剖

- 拇指掌指关节介于髁形关节与屈戍关节之间，近节指骨面凹陷很浅，不能提供内在的稳定性。因此关节的大部分稳定性是由它的韧带和关节囊提供。
- RCL和UCL结构相似，由固有韧带和附属部分组成，是拇指掌指关节的主要稳定结构[27]。
- 固有侧副韧带起源于掌骨颈窝，位于旋转轴的背侧，是主要的韧带稳定结构。它们从起点开始，呈扇形止于近节指骨基底的侧方和掌侧。
- 副侧副韧带作为辅助的稳定结构，起源于掌骨颈窝的掌侧，止于同侧的掌板和籽骨[27]。
- 侧副韧带由于起源于背侧止于掌侧的特点，所以它们不仅能提供掌侧和中轴的稳定，还提供掌背侧的稳定[26]。
- 掌板是一个中央为纤维软骨的结构，近侧起于掌骨颈，远侧止于近节指骨基底。
- 掌指关节桡、尺侧副韧带的差别在于它们的腱膜，拇展肌宽大的腱膜覆盖了整个掌指关节的桡侧，而尺侧的拇内收肌腱膜鞘却很狭窄。

发病机制

- 急性UCL损伤常常由于拇指掌指关节突然受力外展背伸引起[21,25]。
  - 这发生于手伸直、拇指外展摔伤，常见于滑雪者[8]或棒球运动员接球时手套的撞击。
  - 损伤的程度和分级取决于受伤时受力的大小，常见的拇指掌指关节损伤是UCL部分断裂或扭伤。
  - UCL撕裂可发生在任何部位，常发生于或靠近其指骨止点处，有时伴有撕脱骨折（图1A）[4,9,28]。
  - 由于尺侧拇内收肌腱鞘狭窄，所以UCL撕裂的近端常会移位，称为Stener损伤（图1B）[28]。由于拇展肌腱膜较大，所以桡侧就没有此类损伤[11]。
- RCL损伤常由突然掌指关节内收和背伸引起，多发生于运动损伤[5]，也发生于拇指桡侧直接钝性暴力。
  - RCL损伤常发生于靠近其掌骨头的近端起点处，但也会发生中央部分的断裂。

自然病程

- UCL损伤常得不到治疗。患者常被告知只是扭伤而被打发回家。但是如果不稳定持续存在而且得不到矫正，患者就会出现捏持力量减弱甚至有慢性疼痛。
- RCL损伤未经治疗，会引起退化性骨关节炎，通常需要做关节融合术。
  - 不是很严重的撕裂，常会导致掌骨颈桡背侧的骨赘突起，这提示以前曾有损伤。
- Mondry[19]在1940年首先描述了拇指掌指关节不稳，而Wastson-Jones[30]注意到UCL对拇指掌指关节稳定的重要性。
  - Campbell[6]描述了苏格兰猎场看守员的拇指畸形为慢性UCL不稳。
  - Gerber等[13]普及了"滑雪者拇指"就是急性UCL损伤的认识。
  - Stener[28]画出了拇指掌指关节韧带的解剖轮廓，并指出了现在称为Stener损伤的病理解剖。Stener描述了UCL撕脱导致拇指近节基底骨折，现在常常称为"骨性狩猎者拇指"[29]。

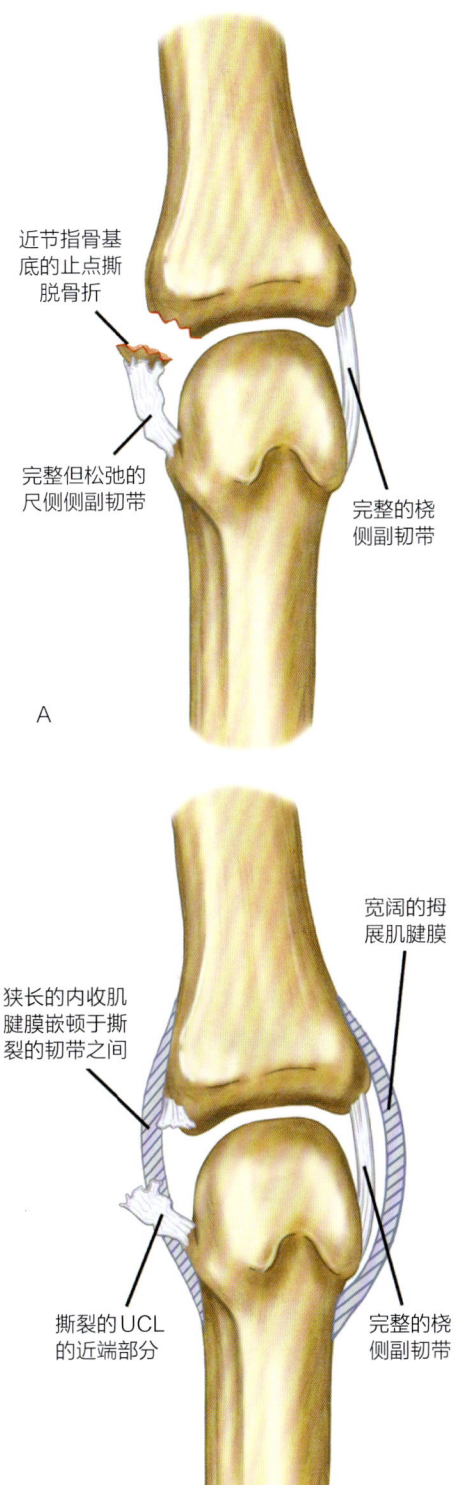

图1 A. 骨性狩猎者拇指。B. 狭长的内收肌腱膜嵌顿于撕裂的韧带-骨和附着点之间。

- Moberg 和 Stener[18] 报道UCL撕裂是RCL的10倍,这已得到广泛的认同[9,23,26]。

- Frank 和 Dobyns[12] 报道,RCL损伤比预计的要多,发病率占侧副韧带损伤的23%~35%。
  - 这和我们RCL损伤通常被漏诊并导致后期发病的经验是一致的。

病史和体格检查

UCL撕裂

- UCL损伤患者有拇指掌指关节的疼痛、僵硬、压痛和肿胀。明确的体征是捏持力明显减弱。
- 检查中见尺侧关节线在掌骨颈处有压痛,最典型的部位在近节指骨基底尺掌侧[2]。
- 体检在区分韧带部分损伤还是完全断裂及是否要手术上非常重要。
- 外翻应力试验,对比患侧与健侧的稳定性,是诊断完全性损伤的最好方法。
  - 应力试验应在局麻下X线辅助下完成。
  - 伴随撕脱骨折也并不影响行应力试验。固有韧带止点处的无移位骨折常伴有韧带完全断裂。
  - 应力试验的结果取决于关节的角稳定性和"止点"的质量。
  - 双侧对比,伸直位松弛超过30°,屈曲位松弛15°,高度提示UCL完全撕裂[15]。
- 掌骨头尺侧饱满或摸到肿块,强烈提示UCL有完全损伤并且回缩,表现为Stener损伤[1]。
- 掌指关节掌侧松弛,侧副韧带所起的掌背侧稳定性作用丧失,也提示完全性损伤。

RCL损伤

- RCL撕裂常存在指骨基底桡侧的局部压痛,但也常会有掌骨头桡侧的压痛。
- 掌骨头的桡背侧由于软组织肿胀常会突起。
- 急性RCL损伤和UCL损伤的评估方法一样。
  - RCL应力试验,伸直和30°屈曲位,关节松弛角度和对侧比较,超过30°提示完全性RCL撕裂。
- 与UCL损伤相比,区分RCL部分和完全断裂不直接影响治疗。即使全部RCL断裂,由于有腱膜牵拉,也不会回缩太多,因此可以采用非手术治疗。
- RCL损伤不太需要治疗。明显的桡侧疼痛伴松弛,或有背侧关节囊等撕裂的X线征象者,需要治疗(图2)。

影像学和其他诊断性检查

- X线摄片包括拇指前后位、侧位和斜位。对侧拇指对比检查用来比较和发现细微的关节松弛。

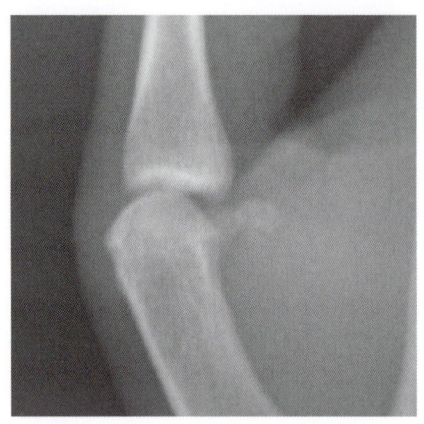

图2 X线片示被漏诊的陈旧性桡侧副韧带断裂。近节指骨向掌侧轻度半脱位，斜位常见掌骨颈背侧轻度骨性增生。

- 伸直位和30°屈曲位掌指关节摄片，尽管能区分部分和完全的韧带损伤，但临床很少使用[4,12]。
- 掌指关节造影、MRI和超声检查都被用于诊断韧带损伤的程度和移位，但基本不需要。
  - 在MRI上，Stener损伤有"悠悠球（yo-yo on a string）"征。

鉴别诊断

- 弥漫性的关节囊损伤不伴韧带断裂。
- 骨折和软骨损伤。
  - 关节面损伤，关节镜和MRI都能很好评估。
- 骨性关节炎。
  - 之前伴有无症状的骨性关节炎，但弥漫性的软组织损伤后出现持续疼痛。

非手术治疗

- 根据损伤的严重程度、损伤的类型[7,14,16,17,20,22]和累及关节面的撕脱骨折或者开放伤来决定治疗方案。
- 部分UCL撕裂和部分及完全的RCL撕裂，如果不伴有近节指骨掌侧松弛，经过制动就能得到有效治疗。然后再用可拆卸支具保护下运动共4～6周。
  - 最初是用拇指石膏来固定。这种石膏允许腕关节自由活动。
  - 对依从性好而又损伤不严重的患者，笔者用个体化的让腕关节及指间关节自由活动的热塑支具固定，仅固定掌指关节。

手术治疗

- 完全UCL断裂，尤其有Stener损伤或者关节松弛应该手术治疗。另外，累及关节面主要部位的移位骨折应该手术复位和固定。
- 关节镜技术[3,23,24]能有效治疗拇指近节撕脱骨折，偶尔在大的骨块或者复杂骨折复位困难时，也需行切开复位（图3）。
- 与Stener损伤相关的损伤建议切开修复。
- RCL部分损伤，最好采用石膏固定，而完全损伤伴关节掌侧不稳就需要切开修复韧带和背侧关节囊[10]。
- 关节镜对于切开修复来说是一个很好的辅助，它能更彻底地清创关节腔以及有效评估伴随的损伤。
- 局麻结合一定的静脉镇静足以满足下列手术的麻醉要求。

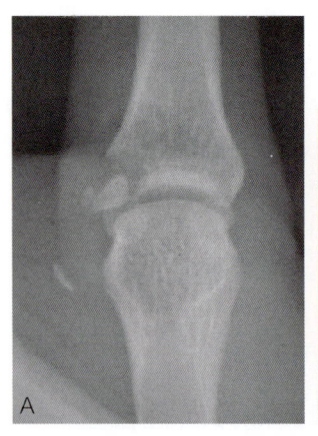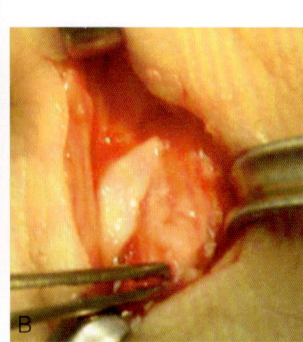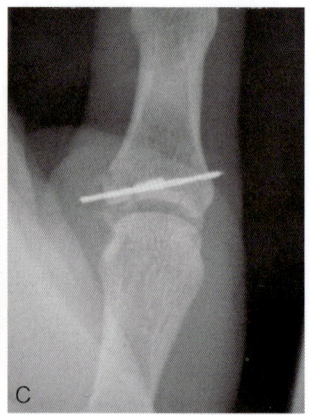

图3 A. 术前X线显示在尺侧副韧带止点处有撕脱骨折。B. 关节镜下复位失败，因为拇内收肌腱膜嵌于骨折端以及未发现的骨折，所以改为切开复位。C. 术后X线显示骨块和附着的韧带被克氏针和骨锚钉固定。

急性UCL断裂

关节镜下治疗UCL撕脱骨折

- 拇指指套固定牵引,牵引力5磅(2.27 kg)。
  - 为了便于X线透视,不用牵引塔。
- 触摸关节,用18号针头注射1～2 mL利多卡因。
  - 注意避免注射损伤关节面。
- 在拇长伸肌腱桡侧,做纵行皮肤切口。插入1.9 mm 30°角关节镜镜头。
  - 这是关节尺侧损伤的最佳观测点。
- 于尺侧入路进入2 mm刨刀,清理血肿及妨碍视野的小碎骨块。
- 清理滑膜组织,尤其是尺侧。这能让骨折块的边缘清晰可辨(技术图1A)。
- 于尺侧入路插入一极小探针,于骨折部位钩住它的桡侧缘,将尺侧骨块轻轻向近侧和桡侧牵拉,即可完成复位。
  - 术前X线能帮助制订骨折复位的计划,但最终靠关节镜图像来决定骨折解剖复位时骨块需要旋转的方向。
- 重新放入刨刀,清理关节及辅助复位。
- 于骨块的近尺侧经皮钉入1根0.035 in(0.89 mm)克氏针(技术图1B)。
- 关节镜辅助电钻、克氏针的定位及放置(技术图1C)。
- 用克氏针钻将骨块固定于其桡侧的拇指指骨。
- 用X线透视及关节镜来判断骨块复位、克氏针位置及骨块稳定性(技术图1D、E)。
- 剪断克氏针并埋于皮下(技术图1F)。
- 缝合伤口,继续牵引拇指,给予拇指石膏固定。
- 最后复查X线片,松开止血带。

完全UCL断裂切开修复术

- 做弧形或纵Z形切口,近端偏上或背侧。
  - UCL起点较靠背侧,再呈扇形止于掌侧。

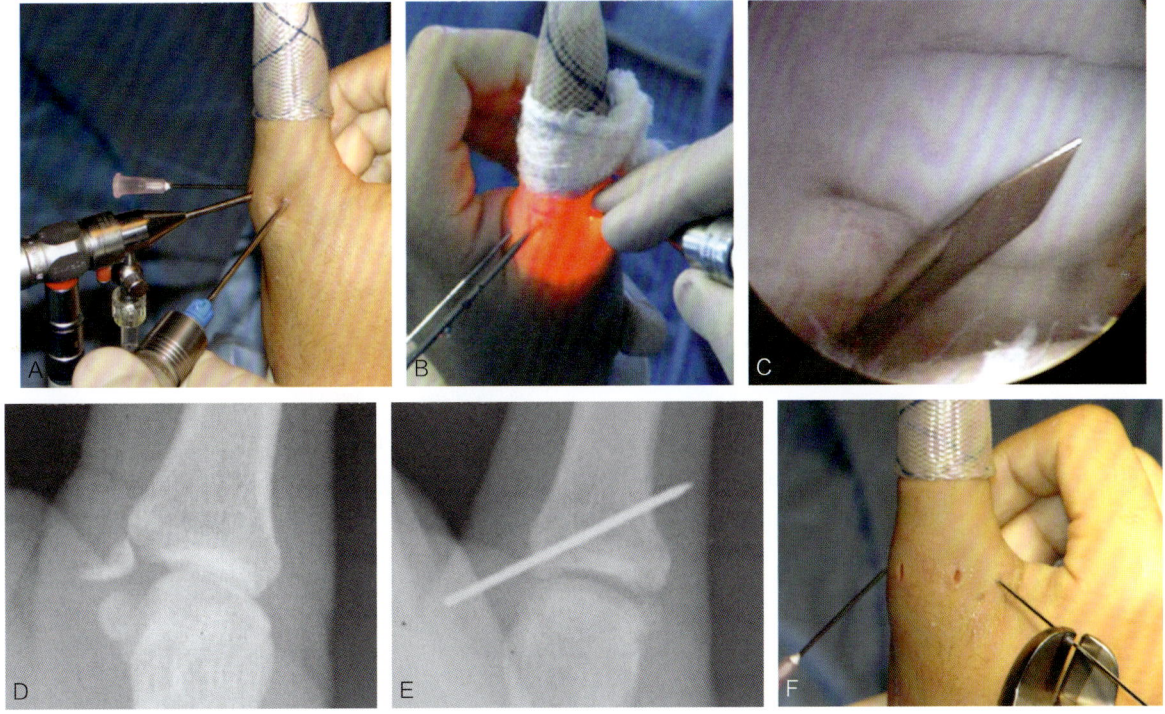

技术图1 A. 关节镜从桡背侧入路进入,刨刀从尺背侧入路进入,在复位前先行关节镜下清理。B. 骨块复位、克氏针固定。C. 关节镜下的克氏针及复位前的骨块。D. UCL附着的移位、移转的小撕脱骨块在关节镜下被复位及固定。E. 透视证实解剖复位和固定。F. 固定骨折的克氏针被剪断埋于皮下。

- 用小剪刀剪开皮下组织，注意用双极电凝止血。
  - 找出桡神经感觉支，轻轻向背侧牵开。
- 注意拇内收肌的横斜行纤维，在严重损伤的患者中，腱膜可能已经撕裂，直接暴露出下面的UCL。
- 纵行分开拇内收肌腱膜，使拇内收肌向后牵拉筋膜，将腱膜牵向后侧。
  - 在腱膜切口下直接可见撕裂的UCL（技术图2A）。
  - 在Stener损伤中，回缩和移位的UCL残端，在切开筋膜前就能在筋膜侧缘浅层看见。
- 认清UCL纤维的方向，在韧带的背侧缘切开关节囊。
- 探查关节，如果需要，可做有限清创和滑膜切除。
- 明确UCL损伤的部位和程度。
  - 不常见的韧带间撕裂用3-0或4-0不可吸收线行褥式或8字缝合。
  - 韧带自近节指骨基底止点处撕脱较常见，其治疗是重建止点。
- 游离近节指骨基底掌、尺侧固有侧副韧带止点，清理残留软组织直至骨面出血。
  - 在止点处做个小的骨创面，打磨渗血以及便于韧带附着愈合（技术图2B）。
- 固定UCL边缘，用15号刀片清理远端。
- 在预先处理的骨面处拧入2 mm或更小的带缝线锚钉，可透视下确定位置。
- 将拇指尺偏，用锚钉所带缝线水平褥式缝合，将UCL缝于其止点处。
- 用3-0或4-0非吸收缝线将UCL附属部分缝于掌板尺侧缘。
- 另外用非吸收缝线缝合UCL和其周围软组织。
- 用4-0可吸收线缝合关节囊和韧带的背侧缘。
- 用4-0非吸收线间断缝合，仔细修复拇内收肌腱膜，缝合皮肤。
- 为了确保恢复其稳定性，拇指掌指关节保持完全屈曲位。
- 行前臂拇指石膏托固定。
- 非常严重的损伤伴有广泛的软组织稳定结构破裂，也很少需要增加临时克氏针的固定。

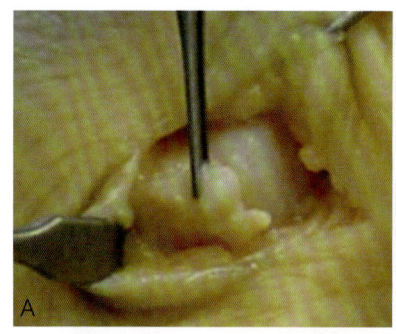 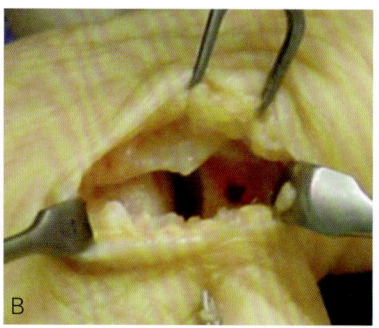

技术图2　A. 在切开拇内收肌腱膜后，看到尺侧副韧带撕脱（Stener损伤）。B. 在尺侧副韧带解剖止点处，处理骨面，拧入骨锚钉。

急性RCL断裂

- 在桡背侧做一个与修复UCL相似的弧形或纵Z形切口，如前所述，同样切开分离皮下软组织。
- 在RCL轴线上切开拇展肌腱膜。
- 桡侧的损伤常伴有背侧关节囊的撕裂。如果关节囊完整，就沿RCL背侧缘切开探查关节。
- 游离韧带及其断端，将断端固定以便解剖修复。
  - 通常，韧带撕脱发生于其近端起点（技术图3A）。
- 和UCL切开修复一样，清理骨面及韧带断端。
  - 用咬骨钳去除关节囊或韧带撕脱处失活的骨及早期增生的骨赘。

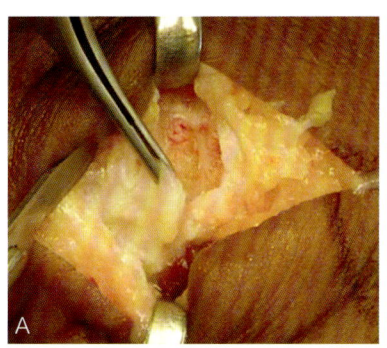 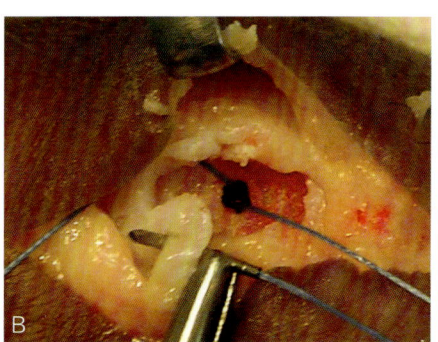 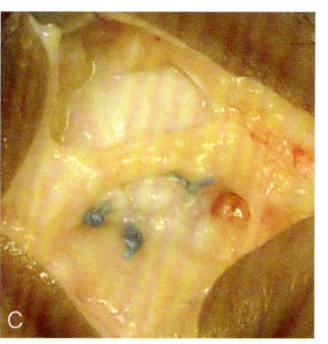

技术图3　A. 背侧关节囊缝于因桡侧副韧带慢性损伤所引起的骨质破坏的掌骨头处。B. 锚钉被拧入骨中，旁边是待缝合的韧带。C. 完全重建的桡侧副韧带，修复好的拇展肌腱膜。表面是整个手术过程中被仔细保护的桡神经感觉支。

- 把 2 mm 或更小的带线锚钉拧入第 1 掌骨远端桡背侧的侧方凹陷处。
  - 透视下确保位置正确。
- 用锚钉所带缝线将韧带重新缝于其起点处（技术图 3B）。
- 用 3-0 或 4-0 非吸收线缝合关节囊及 RCL 和周围软组织（技术图 3C）。
- 缝合拇展肌腱膜，缝合皮肤。
- 确保恢复其稳定性，拇指掌指保持完全屈曲位。
- 行前臂拇指石膏托固定。
- 即使伴有广泛的软组织撕脱的严重损伤，也很少需要增加临时克氏针固定。

要点与失误防范

- MCP 韧带病变需要高度怀疑。
- 明显的不稳定损伤可能会得到适当的修复以及后续的康复。
- 忽视严重的韧带撕裂在短期可能不会造成什么身体问题，但长期会演变成慢性疼痛。
  - 这也是关节镜可以发挥良好作用的地方。慢性疼痛的病变可能不表现为松弛或严重身体问题，然而，疼痛是存在的，重复皮质类固醇注射肯定不是解决方案。关节镜下滑膜切除术或关节囊韧带清创术足以改变关节环境，解决慢性疼痛和肿胀。所有这些都伴随着症状的迅速缓解和活动范围的恢复。

术后处理

- 骨性狩猎者拇指。
  - 术后 1 周，玻璃纤维拇指支具固定，术后 5 周局麻下拔除克氏针。
  - 然后开始简短的物理治疗，在负重活动期间，给予一个手部为基底的拇指掌腕关节 – 拇指型的可拆卸支具固定。
  - 与切开相比，很少有肿胀和僵硬，所以物理治疗时间很短。
  - 8 周后可以进行非限制性活动。
- UCL 和 RCL 损伤：需要真正的肌腱 – 骨愈合，术后石膏固定 6 周是成功的关键。

预后

- 关节镜结合切开修复的临床效果优良。
- UCL 或者 RCL 韧带修复术后功能恢复优良。可能是由于拇指稳定性比掌指关节的灵活性对于手的功能来说更重要。
  - 尽管在去除固定后很长时间掌指关节僵硬，但残留的功能受限很少，这主要是由于掌指关节的运动范围很广。
  - 许多对侧拇指屈曲范围也减少 20%，因此恢复运动范围不是笔者的目标，良好的稳定性且不伴疼痛才是治疗的目标。
- 拇指 RCL 损伤导致创伤性关节炎的可能性很高。
  - 长期经验揭示只有 2 种情况才需要晚期关节融合。一种是存在掌侧严重松弛，另一种是关节面碎裂。
  - 慢性拇指疼痛，X 线有任何退行性改变，伴拇指侧移位，都考虑直接行关节融合术。
  - 要告知患者关节融合术后会有轻度功能障碍。

并发症

- 仔细的外科分离技术能够避免常见的并发症——医源性桡神经背侧感觉支损伤,在手外科,这个区域很少有其他并发症。
- 另外的并发症包括:僵硬、感染、持续不稳定或慢性疼痛综合征。
- 顽固性疼痛或不稳定,经简单的关节融合后仍能保持好的功能。

(李原歌 译,刘㘄哲 审校)

参考文献

[1] Abrahamsson S, Sollerman C, Lundborg G, et al. Diagnosis of displaced ulnar collateral ligament of the metacarpophalangeal joint of the thumb. J Hand Surg Am 1990;15(3):457-460.

[2] Arnold DM, Cooney WP, Wood ME. Surgical management of chronic ulnar collateral ligament injury of the thumb metacarpophalangeal joint. Orthop Rev 1992;21:583-588.

[3] Badia A. Arthroscopic reduction and internal fixation of bony gamekeepers thumb. Orthopedics 2006;29:675-678.

[4] Bowers WH, Hurst LC. Gamekeeper's thumb. Evaluation by arthrography and stress roentgenography. J Bone Joint Surg Am 1977;59(4):519-524.

[5] Camp RA, Weatherwax RJ, Miller EB. Chronic posttraumatic radial instability of the thumb metacarpophalangeal joint. J Hand Surg Am 1980;5(3):221-225.

[6] Campbell CS. Gamekeeper's thumb. J Bone Joint Surg Br 1955; 37-B(1):148-149.

[7] Campbell JD, Feagin JA, King P, et al. Ulnar collateral ligament injury of the thumb: treatment with glove spica cast. Am J Sports Med 1992;20:29-30.

[8] Carr D, Johnson RJ, Pope MH. Upper extremity injuries in skiing. Am J Sports Med 1981;9:378-383.

[9] Coonrad RW, Goldner JL. A study of the pathological findings and treatment in soft tissue injuries of the thumb metacarpophalangeal joint. J Bone Joint Surg Am 1968;50(3):439-451.

[10] Dray GJ, Eaton RG. Dislocations and ligament injuries in the digits. In: Green DP, ed. Green's Operative Hand Surgery, ed 2. New York: Churchill Livingstone, 1988:777-811.

[11] Durham JW, Khuri S, Kim MH. Acute and late radial collateral ligament injuries of the thumb metacarpophalangeal joint. J Hand Surg Am 1993;18(2):232-237.

[12] Frank WE, Dobyns J. Surgical pathology of collateral ligamentous injuries of thumb. Clin Orthop Relat Res 1972;83:102-114.

[13] Gerber C, Senn E, Matter P. Skier's thumb. Surgical treatment of the recent injuries to the ulnar collateral ligament of the thumbs metacarpophalangeal joint. Am J Sports Med 1981;93:171-177.

[14] Glickel SZ, Malerich M, Pearce SM, et al. Ligament replacement for chronic instability of the ulnar collateral ligament of the metacarpophalangeal joint of the thumb. J Hand Surg Am 1993; 18:930-941.

[15] Heyman P, Gelberman RH, Duncan K, et al. Injuries of the ulnar collateral ligament of the thumb metacarpophalangeal joint. Biomechanical and the prospective clinical studies on the usefulness of the valgus stress testing. Clin Orthop Relat Res 1993;(292):165-171.

[16] Kozin SH. Treatment of thumb ulnar collateral ligament ruptures with the Mitek bone anchor. Ann Plast Surg 1995;35:1-5.

[17] Kozin SH, Bishop AT. Tension wire fixation of avulsion fractures at the thumb metacarpophalangeal joint. J Hand Surg Am 1994;19 (6):1027-1031.

[18] Moberg E, Stener B. Injuries to the ligaments of the thumb and fingers: diagnosis, treatment and prognosis. Acta Chir Scand 1953;106:166-186.

[19] Mondry F. Beitrag fur Operative Behandlung des Wackeldaumens. Zentralbl Chir 1940;67:1532.

[20] Neviaser RJ, Wilson JN, Lievano A. Rupture of the ulnar collateral ligament of the thumb (gamekeeper's thumb). Correction by dynami crepair. J Bone Joint Surg Am 1971;53(7):1357-1364.

[21] Parikh M, Nahigian S, Froimson A. Gamekeeper's thumb. Plast Reconstr Surg 1980;58:24-31.

[22] Pichora DR, McMurtry RY, Bell MJ. Gamekeeper's thumb: a prospective study of functional bracing. J Hand Surg Am 1989;14 (3):567-573.

[23] Rozmaryn LM, Wei N. Metacarpophalangeal arthroscopy. Arthroscopy 1999;15:333-337.

[24] Ryu J, Fagan R. Arthroscopic treatment of acute complete thumb metacarpophalangeal ulnar collateral ligament tears. J Hand Surg Am 1995;20(6):1037-1042.

[25] Smith MA. The mechanism of acute ulnar stability of the metacarpophalangeal joint of the thumb. Hand 1980;12:225-230.

[26] Smith RJ. Posttraumatic instability of the metacarpal joint of the thumb. J Bone Joint Surg Am 1977;59(1):14-21.

[27] Smith RJ, Desantolo A. Lateral instability at the metacarpophalangeal joint of the thumb. Handchirurgie 1972;4:95-98.

[28] Stener B. Displacement of the ruptured ulnar collateral ligament of the metacarpophalangeal joint of the thumb: a clinical and anatomical study. J Bone Joint Surg Br 1962;44B:869-879.

[29] Stener B. Hyperextension injuries of the metacarpophalangeal joint of the thumb-rupture of flexor pollicis brevis: an anatomic and clinical study. Acta Chir Scand 1963;125:275-293.

[30] Watson-Jones R. Fractures and Joint Injuries, ed 4. Baltimore: Williams & Wilkins, 1955.

第46章 慢性拇指掌指关节桡、尺侧不稳的重建
Reconstruction of Chronic Radial and Ulnar Instability of the Thumb Metacarpophalangeal Joint

Steven Z. Glickel

定义

- 拇指掌指关节的桡侧副韧带(RCL)和尺侧副韧带(UCL)的慢性不稳常由未认识到的或未得到治疗的急性韧带撕裂引起。慢性反复的创伤,久而久之会使韧带无力,这是不那么常见的病因。
- 松弛持续存在会引起疼痛和无力,甚至会从无症状的软骨破损发展到骨关节炎。

解剖

- 掌指关节的特点为既是髁状关节又是屈戍关节。从背掌方向看桡侧髁高于尺侧髁。
- 桡神经浅支终末支形成拇指背桡侧和尺侧指神经,它们总是各自在拇指外展肌、内收肌腱膜浅层穿过手术视野。
  - 在重建侧副韧带时有损伤它们的风险。在暴露关节时,要游离神经并轻轻牵开它。用力牵拉可能会导致受累拇指神经末端的麻痹和感觉减退。
- 内收肌腱膜是拇指内收肌腱的延伸,它由斜行纤维束组成,在垂直纤维的远侧,起到伸指的作用。
- 拇展肌腱膜是拇短展肌腱的延伸,它由斜行纤维束组成,在垂直纤维的远侧,起到伸指的作用。
- 固有桡侧和尺侧副韧带起源于掌骨头尺侧和桡侧髁间窝处,从近背侧斜向掌远侧,止于近节指骨基底掌侧1/3处。从掌骨的起点到指骨的止点韧带逐渐变宽。
  - 固有侧副韧带在掌指关节屈曲时会紧张,在伸直时会松弛。
- 副侧副韧带起自掌骨头,紧邻固有侧副韧带但居其掌侧,斜行穿过掌指关节,止于籽骨和掌板。
  - 副侧副韧带在关节背伸时紧张,关节屈曲时松弛。
- 完全性韧带损伤指的是固有侧副韧带和副侧副韧带均撕裂。
- Sterner损伤在掌指关节尺侧可摸到软组织肿块。它是拇指近节桡偏受力,掌指关节成角>70°而引起的UCL撕裂。韧带撕裂点靠近近节指骨基底掌侧的止点或远侧。随着近节指骨桡偏,撕裂的UCL仍与掌骨起点相连。当近节指骨回到之前位置,撕裂的UCL块便位于内收肌腱膜的浅层。因此,撕裂的韧带及其深部止点被腱膜隔开,阻碍韧带愈合。
- 拇外展肌腱膜比内收肌腱膜宽。当RCL撕裂时,撕裂的韧带断端仍在拇外展腱膜的深层。因此,在桡侧很少见到Sterner损伤。
- 副韧带的撕裂会导致拇指掌指关节旋转畸形。当一条韧带撕裂而另一条完好,掌骨头围绕健侧韧带轴性旋转使患侧半脱位。由于患侧近节指骨基底部的向掌部移动,同侧掌骨头会突出。

发病机制

- 拇指掌指关节的UCL撕裂常由拇指外展背伸受力引起,例如,手伸直跌倒,拇指外展受伤。近节指骨桡偏,受力严重时,UCL从其近节指骨基底止点处撕脱,或者较少见地从其中部或者掌骨头起点处撕脱[19]。
- 引起UCL慢性不稳有4个主要原因。
  - 急性、完全性UCL损伤,因漏诊而没有得到足够治疗。
  - 因漏诊Sterner损伤而对确诊的急性、完全性、有移位的UCL损伤进行了不充分的保守治疗。
  - 对于不伴Sterner损伤的急性UCL损伤治疗不足或固定不够。
  - 反复损伤后韧带逐渐薄弱。
- RCL损伤典型地是由掌指关节尺偏背伸受力引起。
  - 韧带的近端、远端损伤概率相同。
  - 韧带中部损伤也很常见。

- 引起RCL慢性不稳有3个主要原因。
  - 最常见的原因是对疾病缺乏认识,导致缺乏治疗或延迟治疗。
  - 即使认识到了损伤,保守治疗也可能失败,因为相比尺侧副韧带,外科医生对于桡侧副韧带的手术会更加保守。
  - 反复损伤引起的韧带薄弱很少见。

自然病程

- 拇指掌指关节侧副韧带慢性撕裂随着时间发展,由于疼痛和稳定性丧失,会出现捏力和握力下降。患侧近节指骨向掌部的移动导致同侧掌骨头向背侧突出,造成畸形的增加。近节指骨偶尔会背离患侧韧带的冠状面,导致静态畸形。
  - UCL功能不全,使拇指和示指对捏时缺乏稳定。患者常很难拿起大的物体,因为这需要拇指稳定来提供对抗力。
  - 慢性RCL不稳患者在做像拧瓶盖动作的时候会出现疼痛。
- 慢性松弛会引起关节对合不良和无症状的软骨破裂,这会导致创伤后关节炎的发生。
  - 关节炎会引起疼痛、僵硬和进行性无力。

病史和体格检查

- 对于慢性拇指掌指关节不稳的患者,要仔细问问相关病史,包括拇指新鲜或陈旧性损伤。
- 询问患者拇指疼痛的情况,尤其是在用力捏、握或者扭动如拧钥匙、开门把手和拧瓶盖时,疼痛是否加重。
  - 还要明确症状存在的时间及有无加重。
- 评估拇指掌指关节侧副韧带的不稳定性首先依据临床检查。
- 临床检查首先从视诊开始。
  - 休息位拇指MP关节的位置常会提示有病变。如果侧副韧带功能不全并有慢性不稳,在休息位时关节会成角旋转。
  - 拇指慢性RCL不稳时,掌骨头桡背侧会有突起。在UCL不稳时不会有这种突起。
- 患侧关节通常有压痛。
- 掌骨头尺侧有肿胀或者软组织块,高度提示有Stener损伤。
- 侧副韧带稳定性检查要在掌指关节伸直位和30°屈曲位上做(如果需要,可给予局部麻醉)。在不稳定到什么程度才可诊断完全撕裂方面还没达成共识。
  - 掌指关节屈曲位外翻应力试验是用来评估固有UCL的稳定性的,而伸直位应力试验是评估副UCL的。
  - Heyman等[3]最精确地描述了完全韧带撕裂的诊断标准:掌指关节伸直位受应力尺侧松弛30°~35°;屈曲30°时比对侧松弛超过15°。
  - 伸直位松弛提示副侧副韧带和固有侧副韧带均断裂。
  - 一个很细微但很有用的发现是当关节受应力时是否存在固定的终点。缺少固定的终点,强烈提示完全性韧带撕裂。
- 检查关节退变的方法是掌指关节被动屈伸再结合桡、尺偏运动。关节偏移时会有轴向负荷。出现摩擦音或者疼痛强烈提示存在骨关节炎,这是不稳定掌指关节韧带重建的禁忌证。

影像学和其他诊断性检查

- 放射检查包括双侧拇指的正位、侧位和斜位。
  - 要排除骨折。
  - 侧位片可看到掌指关节掌侧不全脱位者相当常见,可能是侧副韧带撕裂后影响背侧关节囊的缘故。这在UCL撕裂和RCL撕裂中都会发生。孤立的背侧关节囊撕裂,不伴侧副韧带损伤很少会引起掌侧脱位。
  - 如果怀疑有掌侧不全脱位,拍对侧拇指侧位片对比很有用。
- 建议拍应力位MP关节X线片来观察关节的不稳定。
  - 许多有经验的医生依靠准确的体检和静态X线片也能做出诊断。应力片可以明确诊断,提供医疗记录。
- 很少建议做MRI、超声和关节造影检查来评估完全性UCL撕裂,尤其是慢性损伤时。MRI和超声可以发现Stener损伤,但在慢性损伤情况下,是否有Stener损伤不影响治疗方案。
- 关节镜作为诊断和治疗慢性UCL不稳方法仍在研究中。虽然可以看到韧带和关节的病理变化,关节镜下重建仍是一个挑战,目前还未报道有案例。

鉴别诊断

- 掌骨头或近节指骨基底骨折。
- 掌指关节滑膜炎。
- UCL和RCL慢性部分性撕裂。

- 掌指关节炎。

非手术治疗

- 手部个体化的热塑支具固定、非甾体抗炎药和注射激素，可以减轻由慢性不稳和早期退变性关节炎引起的滑膜炎和疼痛。疼痛缓解的时间不确定，但通常在几周到几个月。

手术治疗

- 慢性UCL撕裂或者RCL撕裂的重建手术指征：保守治疗无效；掌指关节持续疼痛和不稳。
- 单独不稳是手术的相对指征。
  - 理论上讲，慢性松弛引起关节软骨退变导致不对称的关节软骨磨损。这是预防性重建手术的理由。
  - 许多没有疼痛的患者对接受手术及术后长时间的康复会犹豫不决。
- UCL或RCL撕裂重建手术的禁忌证包括骨性关节炎、"多方向不稳"和固定的关节不全脱位。
  - 中度的软骨软化是重建手术的相对禁忌证，采用关节融合术更合适。
    - 如果合并关节炎的关节是稳定的，疼痛持续存在，并且随着时间加重，需改做关节融合术。
  - 固定的掌指关节不稳，是韧带重建术较少见的禁忌证之一。
  - 本章中重建功能不全的韧带时，需要广泛松解关节，产生一个"多方向"的不稳定。
  - 如果关节松解不够充分就会导致术前的畸形和不稳复发。
- 慢性不稳的重建手术包括撕裂韧带的松解、局部软组织的松解、肌腱移植韧带重建等。
  - 在术中再决定手术方式。
  - 损伤发生时间越久，松弛和畸形越严重，就越需要移植肌腱重建。主流观点认为，如果掌指关节副韧带损伤超过6周，就不该二期修补和重建。笔者发现情况并非如此，数月的陈旧韧带损伤在二期重建后仍然柔顺且有韧度。显然纤维化的韧带应该被切除和重建。

术前计划

- 要求患者主动五指收拢，接着抗阻屈腕。在腕掌侧检查是否有掌长肌腱。
- 在麻醉下检查关节的松弛度比预想的要大，因为清醒时的检查会有患者的抵抗。

体位

- 患者取平卧位，上肢和躯干的夹角应略<90°放在手外科手术台上。

入路

- 以掌指关节为中心做S形切口。
- 中轴线切口。
- 在掌指关节中轴点处做弧形切口。

肌腱移植重建慢性UCL撕裂

暴露

- 沿着尺侧关节线切开皮肤（技术图1A、B）。
- 提起皮瓣，用4-0丝线牵开。
- 找到并保护可能穿过切口的指神经尺背侧分支（技术图1C）。
- 找到常已纤维变性的内收肌腱膜。
  - 如果存在Stener损伤，可在内收肌腱膜近侧看到UCL撕裂的近侧端。
- 纵行切开内收肌腱膜，暴露下面撕裂的UCL（技术图1D）。
- 如果韧带不能分离和充分游离以直接修复或重建止点，则切除韧带残端。暴露掌骨头远端、近节指骨基底的尺侧以及掌指关节（技术图1E）。
- 将掌指关节像书本一样翻开，检查关节软骨情况。
  - 严重的退行性病变是韧带重建的禁忌证，不严重的软骨软化可以不作为禁忌证（技术图1F）。

骨隧道准备

- 在近节指骨基底尺侧钻两个洞，用手持半圆凿扩大洞的直径（技术图2A）。钻洞时可以用导孔或组织保护器来防止损伤周围组织。
  - 骨洞的大小要根据移植肌腱的粗细来决定。
  - 最好的供体肌腱是掌长肌腱，因为它很薄，能适合相对小的骨洞。
- 凿的骨洞间隔要远，在两洞之间要有一个骨桥。

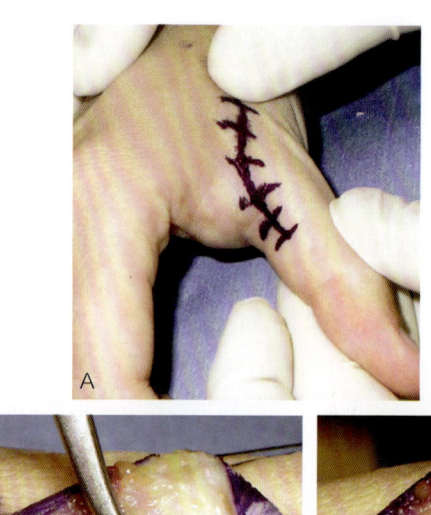
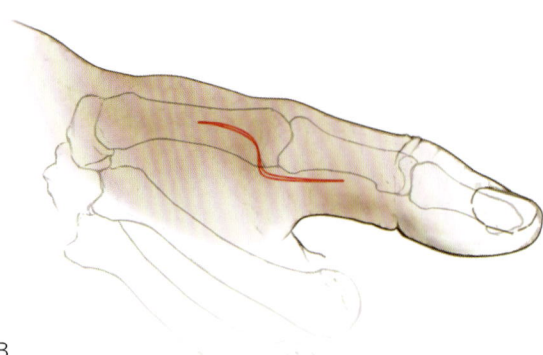
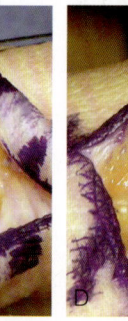
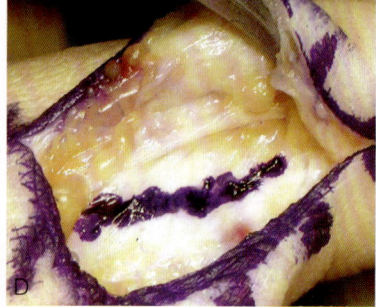
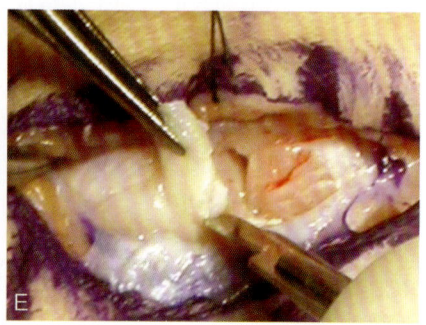
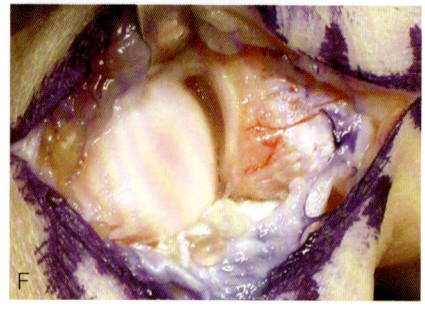

技术图1 A. 用于尺侧副韧带重建的S形切口。近端在背侧,远端位于中轴线上。B. 在尺侧以掌指关节为中心做一个弧形切口。C. 找到尺背侧感觉神经分支,并在整个手术过程中保护它。D. 在距伸肌腱扩张部2 mm处纵行切开内收肌腱膜,在背侧保留一个软组织袖,便于后续缝合修复。E. 切除尺侧副韧带残留部分,暴露掌指关节、掌骨头和近节指骨基底。F. 检查掌指关节有无退行性改变。广泛的退行性改变是韧带重建的禁忌证。关节融合术是治疗掌指关节炎的最佳方法。该关节无关节炎性改变。

- 骨桥太窄,在穿过肌腱时会引起骨折。
- 从右拇末端看骨洞的位置位于近节指骨基底的7点和11点处。与骨面成45°角钻洞,两者指向同一位置,以便在髓腔内会合,从而形成一骨隧道。
- 预弯一条28号钢丝,弧度和骨隧道相似,便于通过。或是用无聚丙烯未编织合成缝线替代,将针留在缝线上,针后端穿过骨隧道。针尖一端容易被骨髓腔中的骨小梁钩住。
- 将钢丝穿过骨洞,尾端用止血钳夹住。
- 在掌骨颈处建立第2个骨隧道。用半圆凿从掌骨隐窝处开始钻洞,该处是UCL正常的起点位置,从远端向近端轻微斜行,穿过掌骨,从桡侧穿出(技术图2B、C)。在凿的顶端做1 cm的纵向切口,以便进入凿口和与其相邻的骨膜。
  - 通常要用小号、中号和大号骨凿来扩大骨洞,因为掌长肌腱的两端都要穿过骨洞。
- 第2根28号钢丝穿过骨洞,用止血钳夹住尾端。
- 在掌骨头处预置1根两头尖的0.045 in(1.14 mm)克氏针,后面要穿过掌指关节。
  - 近节指骨桡偏,暴露掌骨头。
  - 从掌骨头中央开始呈45°角,逆行穿过掌骨桡侧骨皮质,针尾埋在掌骨头的关节面下。

切取和穿过移植的肌腱

- 切取掌长肌腱(PL)用作移植肌腱。
  - 如果掌长肌腱缺如,也可用桡侧屈腕肌腱(FCR)的一半或者跖肌腱。
  - 取FCR的优点是不需要准备第2个手术部位。
- 在远侧腕横纹处做一短横切口(技术图3A),游离PL的远端。

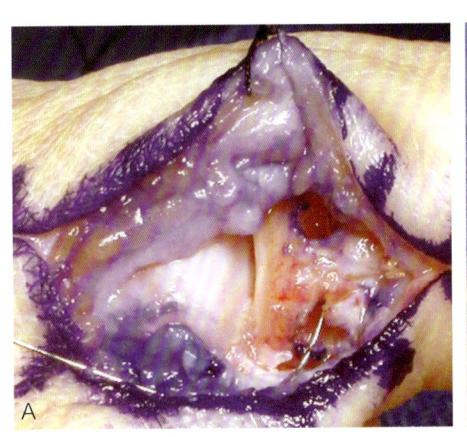
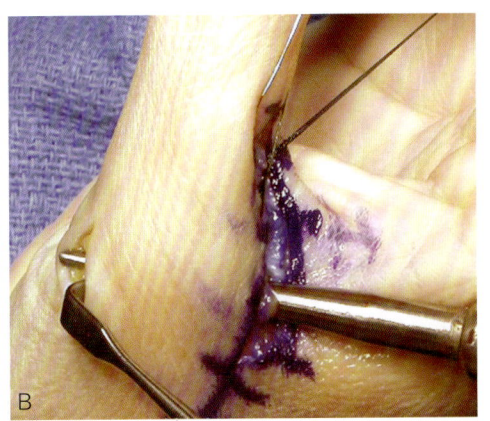
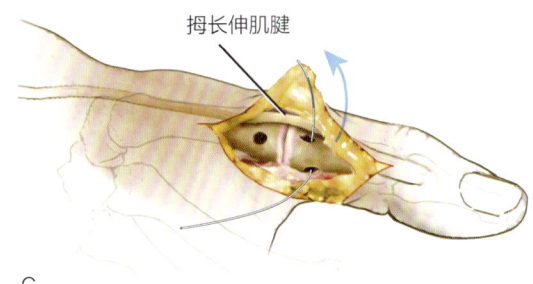

技术图2 A. 近节指骨骨洞位于7点钟和11点钟位置；术者应在两洞间保留一个宽的骨桥，避免骨折。28号钢丝穿过骨隧道帮助后续的肌腱穿过。B. 用大骨凿在掌骨头处凿一个骨洞。在桡侧骨凿的尾端做切口，来固定穿过的移植肌腱。C. 内收肌腱膜已经分开，侧副韧带残留部分已经切除。掌骨头基底的骨洞已凿好。

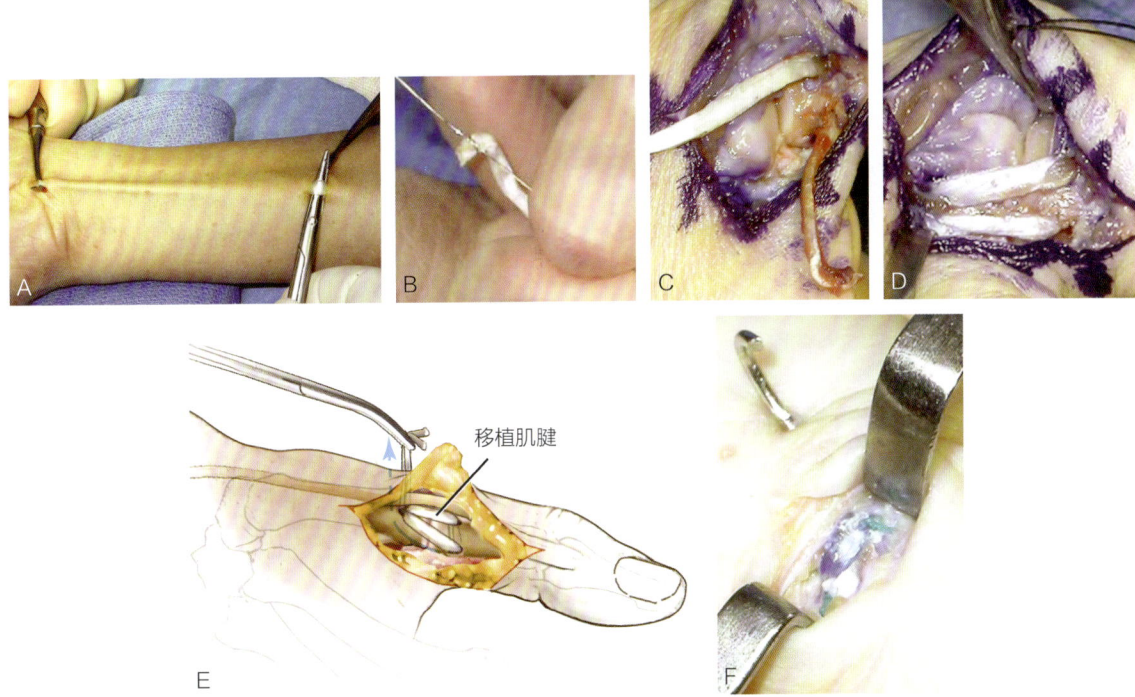

技术图3 A. 如果有掌长肌腱，就用2个小横切口取掌长肌腱。在取掌长肌腱时要注意保护正中神经。B. 该病例是把肌腱绑在钢丝尾端穿过近节指骨的骨隧道重建尺侧副韧带。C. 掌长肌腱通过前面放置的钢丝穿过近节指骨的骨隧道。注意，在肌腱穿过时不要对骨桥有剪切力。D. 移植肌腱的两头一起穿过掌骨头骨隧道。E. 移植的肌腱穿过骨隧道后，尾端打结，缝在拇指掌指关节桡侧；再将其进一步缝合在周围软组织上。F. 移植肌腱尾端打结后用3-0非吸收线缝在周围骨膜上。

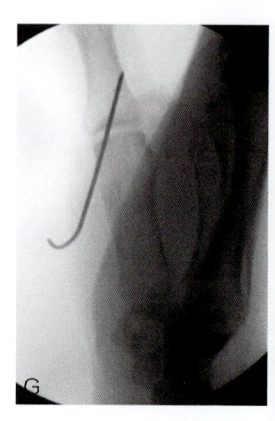 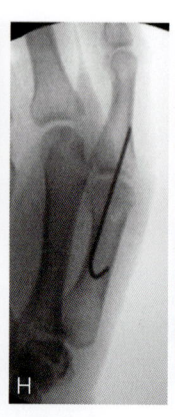 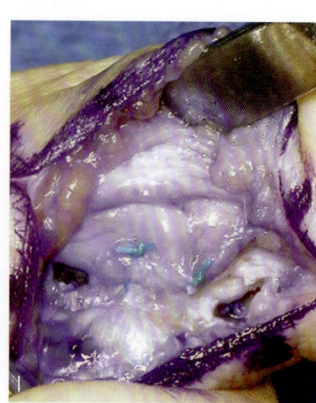 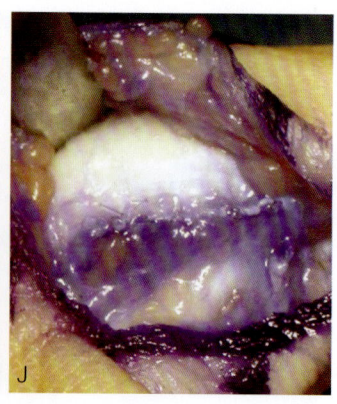

技术图3（续） G、H. AP位和侧位透视，来确认关节的复位及正确打入0.045 in（1.14 mm）克氏针。克氏针留置6周。I. 移植的肌腱与掌侧和背侧残留的侧副韧带缝合进一步加固。J. 用5-0可吸收缝线缝合内收肌腱膜。这一层必须和侧副韧带分开缝合，因为拇指运动时这两层的滑动不一致。

- 在PL的腱-腹交界处做第2个切口，在这个平面游离肌腱，通过皮桥取出掌长肌腱。
  - 可以用肌腱剥离器切取肌腱。
- 尽可能远地切断掌长肌腱后，从近侧切口用力抽出，在腱-腹交界处切断。
- 把肌腱尾端打结，缝到钢丝尾端（技术图3B），或者用抓线器穿过肌腱，从靠掌侧的指骨基底骨洞穿入。
- 用生理盐水湿润肌腱。
- 牵拉钢丝让肌腱穿过骨隧道，从背侧骨洞穿出（技术图3C）。
  - 要适度用力牵拉肌腱，可以转动钢丝拉出肌腱。
  - 为避免骨洞间的骨桥在钢丝拉紧时骨折，在牵拉时改变力的方向，使之远离骨桥。
- 把钢丝从肌腱尾端去掉。
- 去掉这根钢丝后，把肌腱的两端绑在前面放在掌骨骨隧道内的钢丝尺侧端。
- 用同样方法润滑、牵拉旋转钢丝，让移植肌腱的两头一起穿过掌骨隧道，从桡侧穿出（技术图3D、E）。

- 牵拉移植肌腱的两端，调整重建韧带的张力，给予近节指骨桡侧方向的应力。
  - 关节屈伸不受限制，应力下关节张开很小。
- 当达到了预想的张力后，将移植肌腱的尾端打结（技术图3F）。
- 用3-0合成编制缝线褥式缝合2针，把肌腱与周围骨膜缝合。
  - 也可以在桡侧掌骨隧道附近钉入1枚锚钉，用锚钉所带缝线与肌腱缝合。
- 将预置的克氏针顺行穿过掌指关节，贯穿固定掌指（技术图3G、H）。
- 在皮肤外弯曲并剪断克氏针近端。
- 用3-0编织缝线把肌腱同原来残留的侧副韧带缝合（技术图3I）。
- 用5-0可吸收PDS缝线缝合内收肌腱膜（技术图3J）。
- 用4-0尼龙线皮内缝合或5-0可吸收线间断缝合伤口。
- 用以前臂为基底的拇指石膏托固定，让拇指指间关节可以活动。

肌腱移植术重建慢性RCL撕裂

- 这种方法是用肌腱移植来稳定掌指关节桡侧结构，这与慢性UCL撕裂重建相似。

暴露

- 以掌指桡侧关节线为中心做S形切口（技术图4A）。
  - 找出并保护指神经桡背侧分支（技术图4B）。
- 纵行切开外展肌腱膜，暴露其深层撕裂的RCL。

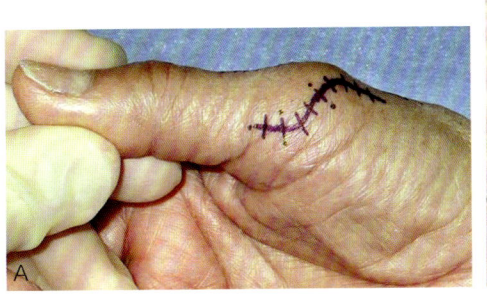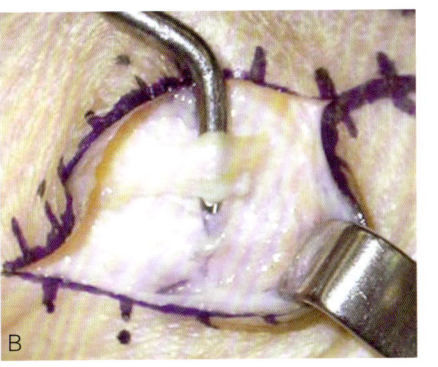

技术图4 A. 横S形切口用于桡侧副韧带重建。B. 找出桡背侧感觉神经分支，并保护之。

- 在拇指慢性RCL不稳中，会有致密的纤维组织和深层的韧带粘连。
- 切除残留的RCL，暴露掌骨头、近节指骨基底的桡侧和掌指关节。
- 将掌指关节尺偏，暴露关节软骨面，确认没有明显的关节炎改变。

准备骨隧道

- 在近节指骨桡侧基底钻2个骨洞，和前面提到的一样，用手持半圆凿扩大骨洞。
  - 从右拇末端看骨洞位于近节指骨基底1点钟和5点钟位置（技术图5A、B）。
  - 与骨面成45°角钻骨洞，两者朝向同一位置，以便在髓腔内相汇合，从而形成一个骨隧道。
  - 骨洞间隔要足够远，在两洞之间要有一个骨桥。
  - 与UCL重建一样，把28号钢丝从一个洞钻入，通过骨隧道从另一洞穿出。
- 从掌骨颈隐窝RCL在掌骨头桡侧起点处做一个骨隧道，略斜行，从远侧向近侧，穿过掌骨，从尺侧穿出（技术图5C）。
  - 第2根28号钢丝穿过骨隧道，尾部用止血钳夹住。
- 在掌骨头预置1根0.045 in（1.14 mm）克氏针，以备用来固定掌指关节。克氏针从远端向近端，从近端掌骨头穿出。

移植肌腱通过

- 按照UCL重建的方法将移植的肌腱穿过骨隧道（技术图6A、B）。
- 调整重建的张力，按前面的方式缝合固定肌腱。
- 克氏针贯穿固定掌指关节，关闭切口（技术图6C）。
- 用前臂为基底的拇指石膏托固定，让拇指指间关节可以活动。

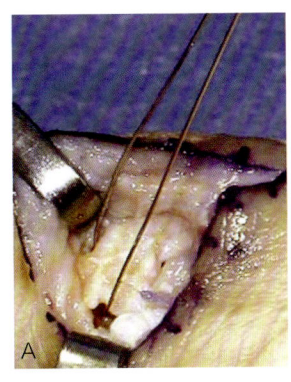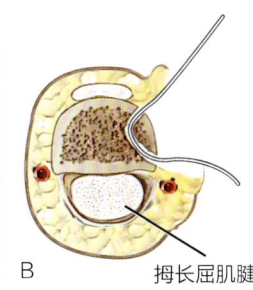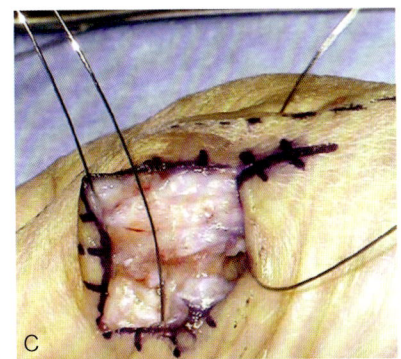

拇长屈肌腱

技术图5 A. 先用小的骨凿，再用中号骨凿，在近节指骨基底钻2个骨洞。在骨隧道内穿过1根28号钢丝用于后续肌腱穿过。B. 从右拇近节横切面看骨洞位置，位于1点钟和5点钟位置。C. 在掌骨颈处另做一个大的骨隧道，28号钢丝穿过骨隧道，从尺侧穿出。

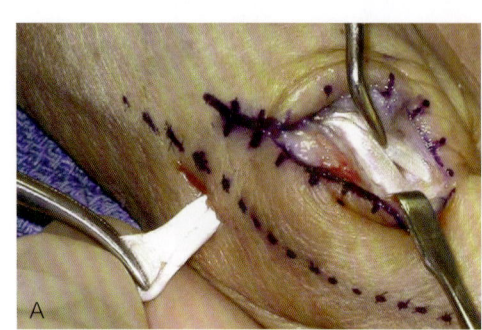
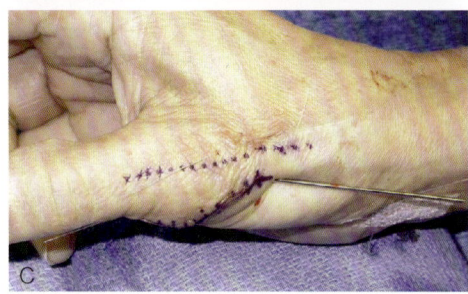
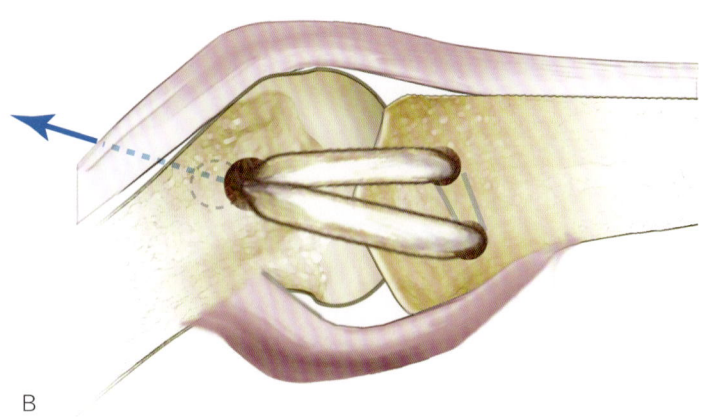

技术图6　A. 移植肌腱的两端拉在一起穿过掌骨头，从尺侧穿出。B. 两者汇合的骨洞做在近节指骨基底，在掌骨头处做一个斜行的骨洞。随后，移植肌腱穿过骨隧道。C. 关闭切口，克氏针固定后的图像。

要点与失误防范

指神经尺背侧的牵拉	• 指神经尺背侧的过度牵拉可能会导致拇指切口远端的尺背侧麻木、感觉异常和障碍。
工具使用	• 使用手持凿可以使操作者更好地控制方向，实现近节指骨和掌骨上孔洞的逐步扩大。 • 如果使用电动工具打洞，洞旁的软组织可能会无意中被卷入旋转器。如果是使用钻头，那可以用组织保护器（钻导）来避免。或者可以用小圆锯凿孔，用产生的热量灼烧骨头。
近节指骨上钻孔	• 在近节指骨基底部钻孔最重要的一点是使孔之间距离够宽以维持坚固的骨桥。 • 最大的风险是这些孔太靠近，结果是当肌腱移植物穿过孔时骨桥断裂。当肌腱穿过骨隧道时，应使用纵向牵引和扭转运动，将钢丝纵向拉直或多或少与骨隧道轴线平行，不应在一个更垂直于骨隧道轴线的方向拉起并远离骨。将钢丝垂直于骨隧道的轴线牵拉会增加骨桥骨折的可能性。
钢丝打结	• 用于穿过肌腱移植物的钢丝应使用止血钳在末端打结，而不是手打。如果手打力度过大，会割伤术者的手指。
移植物张力	• 移植物太紧会限制MCP关节的活动，可能会导致术后疼痛。在设定好合适张力后再缝合打结。移植物过松导致关节持续松弛很少见。 • 张力设定好后，关节应外展和伸直以确定没有因为太紧限制关节活动或者太松无法充分纠正不稳定。

术后处理

- 术后用拇指石膏管型固定6周。
- 6周后去掉石膏和克氏针。
  - 去掉石膏后,手部康复治疗师给予热塑对掌支具固定。
  - 除了患者锻炼和固定不动2周后时,均要佩戴该支具。
- 在治疗师处及在家做治疗性锻炼,包括主动和主动辅助下屈伸锻炼,不要在近节指骨处用力,这可能会影响重建手术。
  - 建议患者做12次重复动作,每天分4次或更多次做。
- 2周后,不做剧烈运动的时候可以去掉支具。
- 患者继续做关节活动范围的功能锻炼,开始用软垫做力量训练以及轻握锻炼。
- 术后12周,进行捏、握力量训练,以及可以开始轻微持重。
- 术后16周,可以开始全部非限制性活动了。
- 患者MP关节活动范围可以达到对照侧的80%,指间关节活动范围可以完全恢复。
  - 在随访中发现,拧钥匙的力量可恢复到健侧的90%。

预后

- 用本章描述的方法重建UCL,比UCL直接缝合的结果略差。
- 掌指关节的运动范围达健侧的80%。指间关节运动在早期受限,但经随访,最后均恢复到健侧拇指的94%[2]。
- 捏钥匙的力量达对侧的95%,握力达103%,可能因为左右手优势有差别[2]。
- 69%的患者术后无疼痛,其余的有轻度或间歇性疼痛。
- 88%的患者无功能受限,8%有轻度受限,2%有中度功能受限[2]。
- 没有或者轻微关节退变患者,进行重建手术后,无1例因为进行性关节退变而进行返修手术[2]。
- 同一作者的RCL重建的效果和RCL重建效果相似,除了掌指关节活动度,RCL重建比UCL重建差20%[1]。
- 掌指关节运动达健侧的59%,指间关节运动达对侧的94%[1]。
- 握力和捏钥匙的力量与健侧相等[1]。
- 掌指关节应力下的稳定性手术侧和健侧相同[1]。
- 患者疼痛很少,没有明显的功能受限,均返回术前从事的工作岗位[1]。

并发症

- 一些患者由于术中桡神经感觉支受牵拉有暂时的感觉障碍。
  - 这在数周后会恢复。
- 偶尔,患者会有MP关节僵硬。这可能是由于重建韧带过紧所致。
- 偶尔有患者术后掌指关节仍有松弛,这主要是由于重建张力太松或者患者在康复时太激进所致。治疗师应该注意不要过早、过激烈地进行拧钥匙锻炼。
- 理论上讲,骨桥有在术中断裂的可能,但作者及其同事均未遇到。
  - 如果出现断裂,就要用其他的固定肌腱方法替代,例如把肌腱缝在周围骨膜上,通过骨洞从近节指骨对侧穿出或者使用缝合锚钉固定。

(李原歌 译,刘衔哲 审校)

参考文献

[1] Catalano LW III, Cardon L, Patenaude N, et al. Results of surgical treatment of acute and chronic grade III tears of the radial collateral ligament of the thumb metacarpophalangeal joint. J Hand Surg Am 2006;31(1):68-75.

[2] Glickel SZ, Malerich M, Pearce SM, et al. Ligament replacement for chronic instability of the ulnar collateral ligament of the metacarpophalangeal joint of the thumb. J Hand Surg Am 1993; 18(5):930-941.

[3] Heyman P, Gelberman RH, Duncan K, et al. Injuries of the ulnar collateral ligament of the thumb metacarpophalangeal joint—biomechanical and prospective clinical studies on the usefulness of valgus stress testing. Clin Orthop Relat Res 1993;(292):165-171.

推荐阅读

Alldred AJ. Rupture of the collateral ligament of the metacarpophalangeal joint of the thumb. J Bone Joint Surg Br 1955;37-B(3):443-445.

Bean CH, Tencer AF, Trumble TE. The effect of thumb metacarpophalangeal ulnar collateral ligament attachment site on joint range of motion: an in vitro study. J Hand Surg Am 1999;24(2):283-287.

Breek JC, Tan AM, van Thiel TP, et al. Free tendon grafting to repair the metacarpophalangeal joint of the thumb. J Bone Joint Surg Br 1989;71(3):383-387.

Camp RA, Weatherwax RJ, Miller EB. Chronic posttraumatic radial instability of the thumb metacarpophalangeal joint. J Hand Surg Am 1980;5(3):221-225.

Campbell CS. Gamekeeper's thumb. J Bone Joint Surg Br 1955;37-B(1):

148-149.

Coonrad RN, Goldner JL. A study of the pathological findings and treatment in soft-tissue injury of the thumb metacarpophalangeal joint. With a clinical study of the normal range of motion in one thousand thumbs and a study of post mortem findings of ligamentous structures in relation to function. J Bone Joint Surg Am 1968;50(3):439-451.

Coyle MP Jr. Grade III radial collateral ligament injuries of the thumb metacarpophalangeal joint: treatment by soft tissue advancement and bony reattachment. J Hand Surg Am 2003;28(1):14-20.

Durham JW, Khuri S, Kim MH. Acute and late radial collateral ligament injuries of the thumb metacarpophalangeal joint. J Hand Surg Am 1993;18(2):232-237.

Glickel SZ. Metacarpophalangeal and interphalangeal joint injuries and instabilities. In: Peimer CA, ed. Surgery of the Hand and Upper Extremity. New York: McGraw-Hill, 1996:1043-1068.

Kaplan EB, Riordan DC. The thumb. In: Spinner M, ed. Kaplan's Functional and Surgical Anatomy of the Hand, ed 3. Philadelphia: JB Lippincott, 1984:116-117.

Lyons RP, Kozin SH, Failla JM. The anatomy of the radial side of the thumb static restraints in preventing subluxation and rotation after injury. Am J Orthop 1998;27:759-763.

Melone CP Jr, Beldner S, Basuk RS. Thumb collateral ligament injuries. An anatomic basis for treatment. Hand Clin 2000;16:345-357.

Mitsionis GI, Varitimidis SE, Sotereanos GG. Treatment of chronic injuries of the ulnar collateral ligament of the thumb using a free tendon graft and bone suture anchors. J Hand Surg Br 2000;25(2):208-211.

Osterman AL, Hayken GD, Bora FW. A quantitative evaluation of thumb function after ulnar collateral ligament repair and reconstruction. J Trauma 1981;21:854-861.

Smith RJ. Post-traumatic instability of the metacarpophalangeal joint of the thumb. J Bone Joint Surg Am 1977;59(1):14-21.

Stener B. Displacement of the ruptured ulnar collateral ligament of the metacarpo-phalangeal joint of the thumb: a clinical and anatomical study. J Bone Joint Surg Br 1962;44-B(4):869-879.

第47章 腕掌关节骨折脱位的手术治疗
Operative Treatment of Finger Carpometacarpal Joint Fracture-Dislocations

John J. Walsh Ⅳ

定义

- 第2～5指腕掌关节骨折脱位包括掌骨基底部的关节内骨折及单纯的腕掌关节脱位。骨折可累及掌骨基底部或小多角骨、头状骨、钩骨的关节面。
- 这些骨折脱位会导致关节的不稳定、不匹配(图1)。

解剖

- 腕掌关节连接掌骨和远排腕骨。
- 各腕掌关节的形状和活动范围不尽相同。
  - 由于示指腕掌关节面的形态及周围软组织的限制,示指、中指的腕掌关节活动范围较小[4]。这些软组织包括桡侧腕屈肌腱、桡侧腕长伸肌腱、桡侧腕短伸肌腱及坚韧的关节囊。这些结构形成了手部强健的桡侧柱,并可向桡骨高效传递应力(图2A)。
  - 环指、小指掌骨与钩骨形成滑动关节,有助于手抓紧物体,并提供强大的握力。正因其活动度大,所以更容易受伤。尺侧腕伸肌腱止于第5掌骨基底部[4]。
- 尺神经深支绕过钩骨钩基底部,并沿腕掌关节掌侧面走行(图2B)。在受到创伤或施行内固定操作时容易受损。

发病机制

- 腕掌关节损伤可分为两大类。
  - 第1类,掌骨在屈曲位受到应力损伤,这是最常见的损伤机制。通常会引起环指、小指作为一个整体相对于钩骨向背侧脱位。可能表现为单纯的脱位或者伴发钩骨边缘骨折[8]。
  - 第2类,是轴向应力损伤所引起的关节面粉碎性骨折(图3A)。这种严重撞击可能导致整个腕掌关节处的多发骨折和脱位[1,7](图3B、C)。

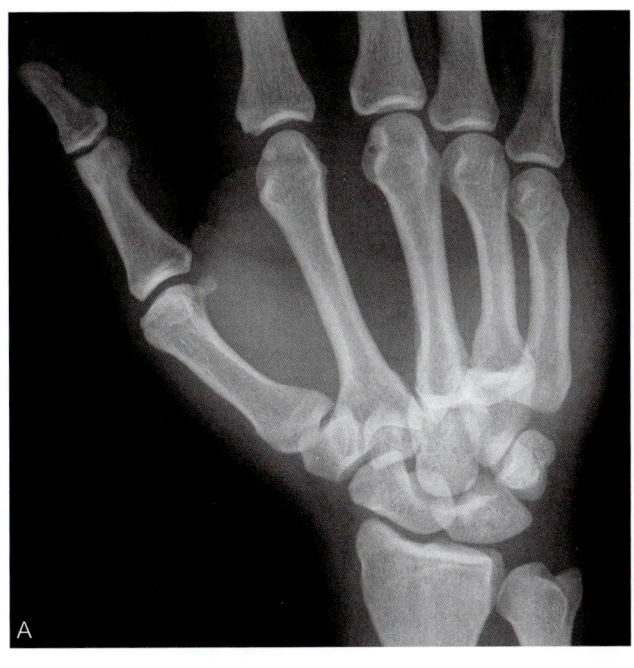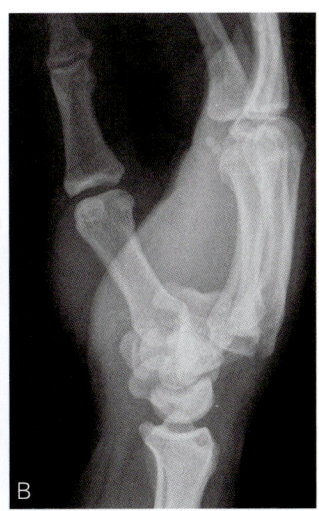

图1 A、B. 涉及第2～5指的腕掌关节多发背侧脱位。

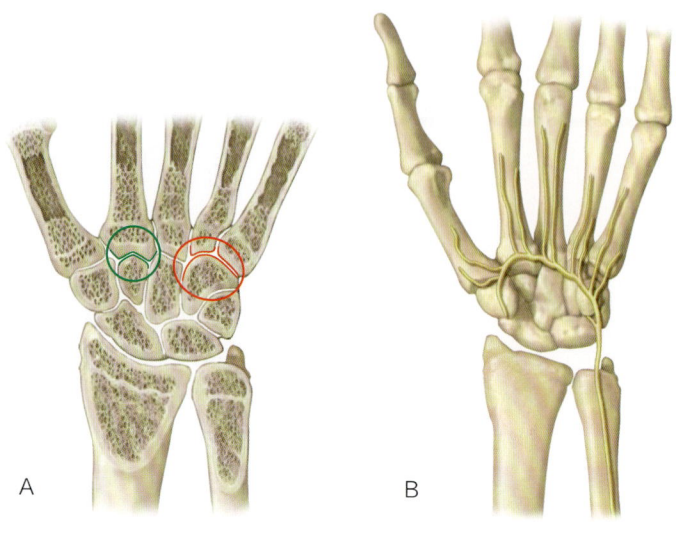

图2 A. 不同腕掌关节的关节面形态。B. 与掌骨基底部相邻的尺神经深支。

自然病程

- 假如不对脱位进行治疗,多会引起相应关节的进行性关节炎。这是由于关节的进展性半脱位和关节不协调(图4A~D)。

病史和体格检查

- 病史对于评估损伤机制非常重要,且有助于判断四肢的其他伴发损伤。
- 检查手部有无压痛、局部肿胀。
- 评估神经血管完整性,尤其是尺神经的深支(第1骨间背侧肌收缩试验)。
- 检查肢体有无其他损伤。
- 通过体检和影像学表现检查有无伴发伤。
- 注意术前记录神经功能,有助于复位固定术后对功能做比较评估。

影像学和其他诊断性检查

- 腕掌关节的影像学检查需要不同的体位评估每个关节。
  - 行影像学检查时,由于掌横弓的存在,当环指、小指获得标准后前位片时示指、中指则得到斜位影像,反之亦然(图5A)。

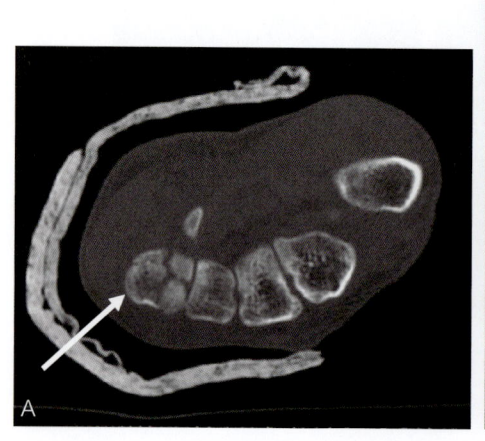
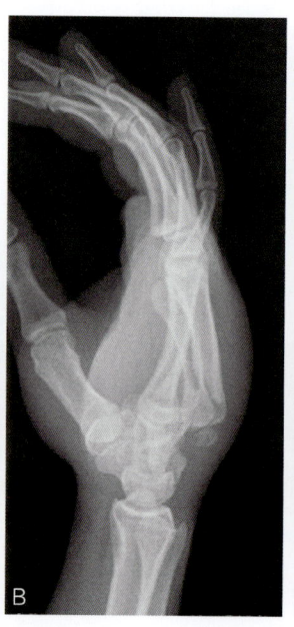
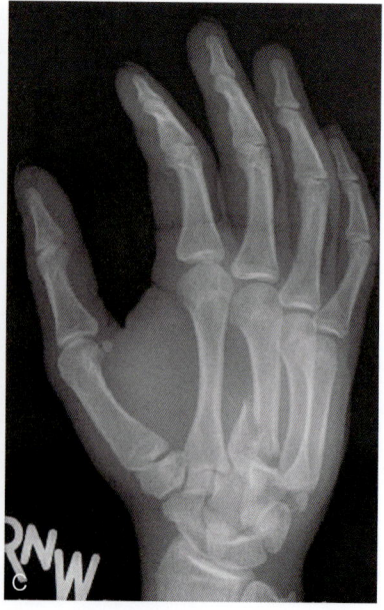

图3 A. 第5腕掌关节的粉碎性骨折。箭头指向粉碎的小指掌骨基底。B、C. 手掌尺侧的多发骨折脱位。

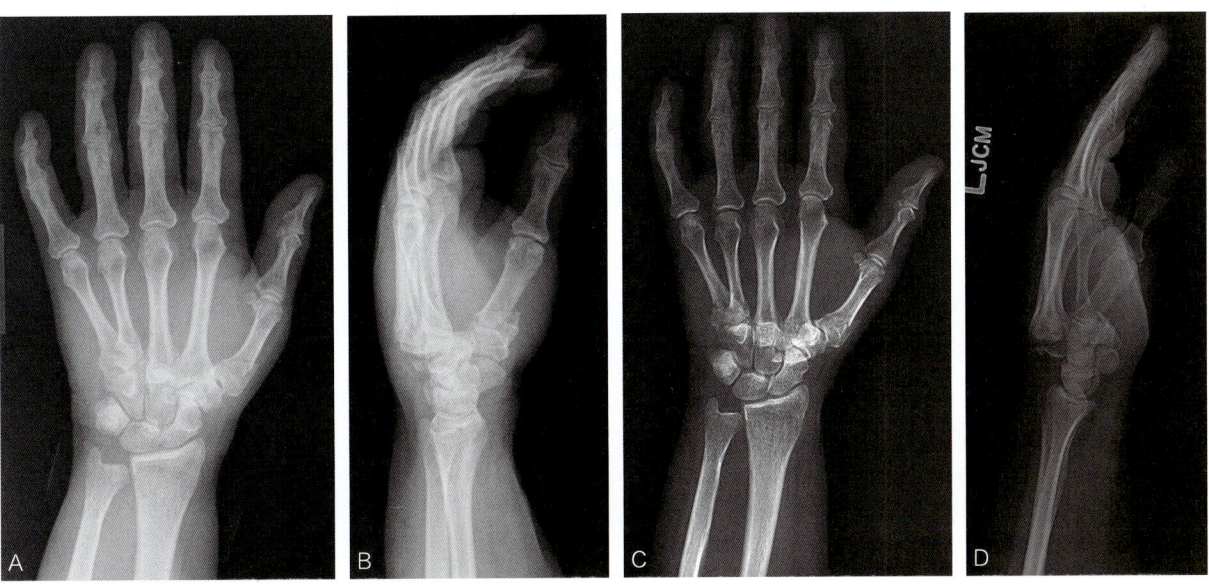

图4 A. 前后位片显示掌骨基底的示指半脱位和拇指掌骨骨折。B. 掌骨半脱位的侧位片。C. 同一患者的前后位片显示伤后2周完全脱位。D. 掌骨完全脱位的侧位片。

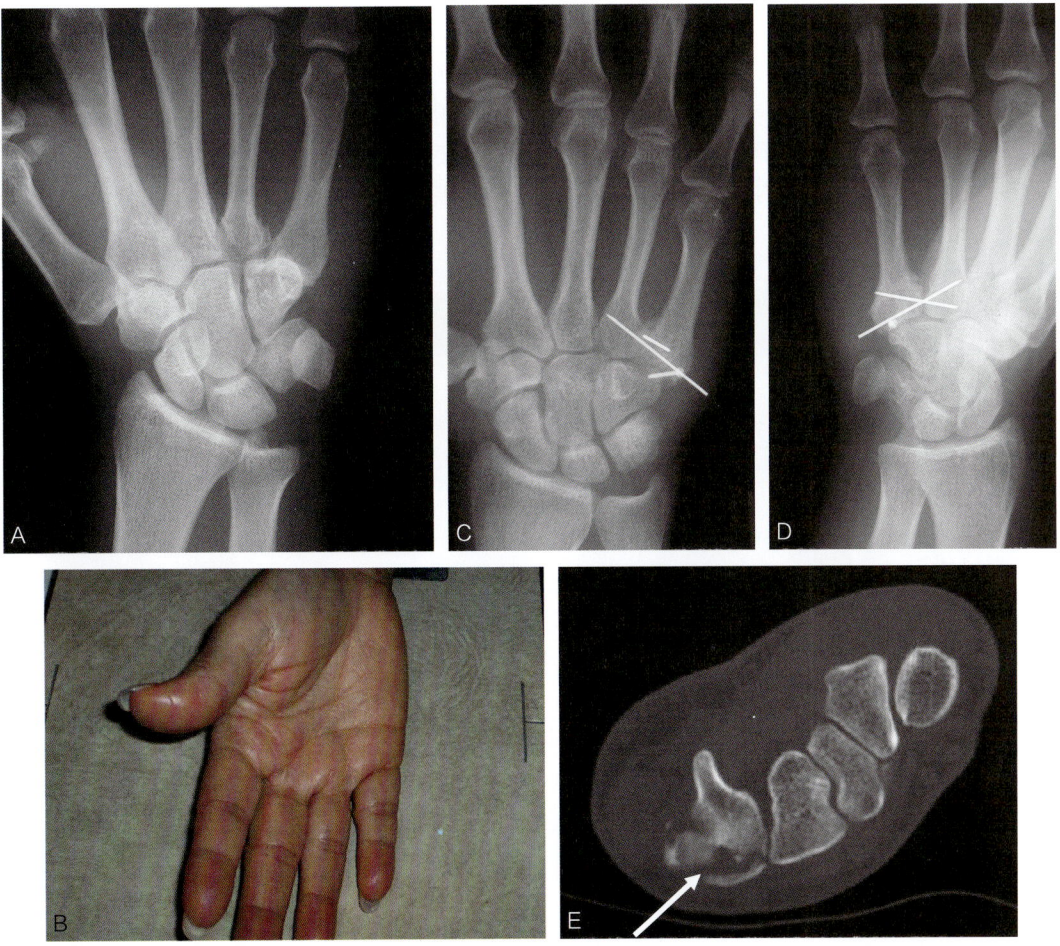

图5 A. 在手的普通后前位片上，环指、小指基底部是处于斜位的。B. 获得环指、小指掌指关节正位片的特殊摄片体位。C. 行切开复位内固定术后的环指、小指腕掌关节前后位片。D. 前后位片则显示腕掌关节更清晰。E. 钩骨背侧唇骨折的CT表现。箭头指向粉碎的钩骨和背侧唇移位。

- 真正的正位片可通过如下方式获得:将手放于前后位,背侧平放于胶片(透视时置于影像增强器)上。相应的掌骨基底部应贴于胶片上(图5B)。这样则会得到更准确的关节影像,有利于评估骨折及术后固定情况。
- 常规后前位片和特殊位置的摄片所获得的环指、小指基底部关节面的影像学表现是不同的(图5C、D)。
  - 侧位片检查原则也是一样的。半旋后位会获得较好的示指、中指腕掌关节面的影像[5],半旋前位则会获得较好的环指、小指腕掌关节面的影像[2]。
- 大部分患者都需行CT检查以评估关节面损伤情况。CT检查对于评估关节面的压缩性骨折非常重要。在骨折或骨折伴脱位得到初步复位后行CT检查,有助于准确评估骨折情况和类型(图5E)[10]。

鉴别诊断

- 掌骨骨折。
- 腕骨骨折。
- 腕掌关节骨折脱位。
- 骨折伴血管神经损伤。

非手术治疗

- 无移位骨折可行肘下石膏固定,将受伤手指或连同邻指一起固定[5,9]。固定时使手处于内在肌紧张位。如果掌指关节在伸直位固定,其关节囊将很快挛缩。
- 石膏固定后应行摄片检查以防背侧半脱位,且在前2周,每周复查X线片以防移位。
- 这些脱位损伤在复位后容易再次发生背侧半脱位,多数需行手术内固定治疗[2,4,9]。尽管存在关节内移位、短缩的可能性,保守治疗还是有一定作用的[4,12]。

手术治疗

术前计划

- 仔细分析所有影像学检查,确定手术显露及内固定方案。

体位

- 患者取仰卧位,患肢置于手外科手术台上。
- 术者通常坐在手术台的头侧位会比较舒适。因为坐在手术台腋侧位时,要在手臂外旋位观察术野,可能引起术者颈部扭伤(图6A)。

入路

- 背侧延长切口可轻松暴露所有腕掌关节。
- 在相邻腕掌关节间切开,可暴露两相邻关节。
- 必要时,采用斜切口跨越腕部。
- 标识切口附近神经分支的走行,可利于操作(图6B)。

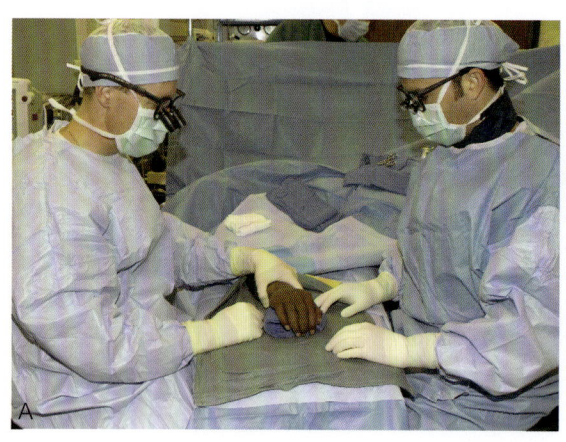 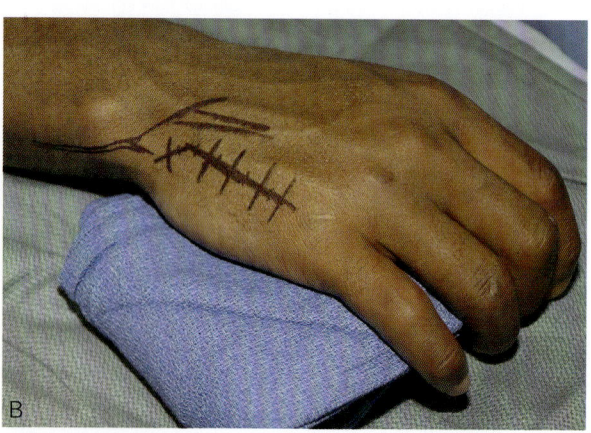

图6 A. 主刀(左)和助手(右)的位置。B. 皮肤切口及神经走行标记。

背侧暴露

- 皮肤切开后,仔细分离,保护手术视野中的背侧皮神经分支。
  - 在暴露环指、小指腕掌关节时会经常遇到尺神经感觉支(技术图1),暴露示指、中指腕掌关节时会经常遇到桡神经感觉支。
- 分离并牵开伸肌腱。

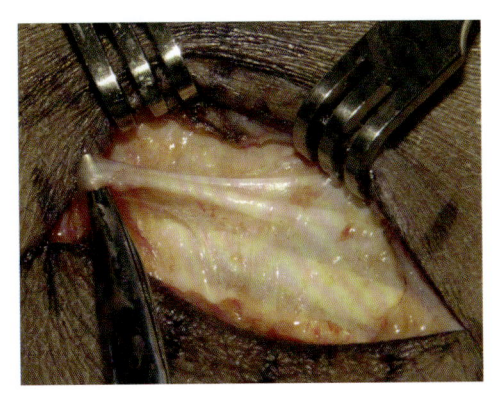

技术图1 经过手术切口的尺神经背侧皮支。

骨折暴露

- 仔细分离骨折块,减少周围软组织剥离。
- 可使用Beaver刀片、牙科刮匙及咬骨钳辅助手术。
  - 咬骨钳可去除骨痂和血肿。

骨折复位

- 复位骨折块,克氏针临时固定(技术图2A),必须预留出放置内固定物的位置。
  - 用克氏针将关节面骨块基底部固定于相应腕骨上,此方法有助于复位游离骨块(技术图2B)。
- 先复位关节面骨块,再将其与骨干复位。
  - 置入螺钉前需透视确定骨折复位情况(技术图2C)。
- 相应的未损伤的关节面可作为复位骨折的参考。
  - 不论是如图所示的掌骨基底部骨折还是某一腕骨远端关节面的骨折,都可以使用此技巧(技术图2D)。

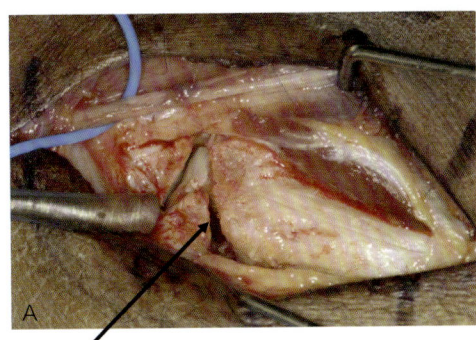
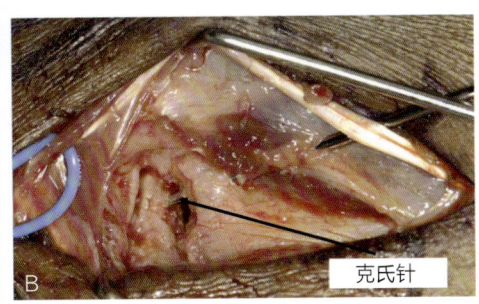

技术图2 A. 借助钩骨形态复位掌骨基底部的骨块。B. 初步复位骨干,固定关节面骨块。

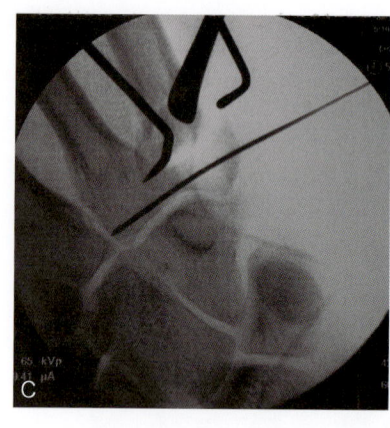
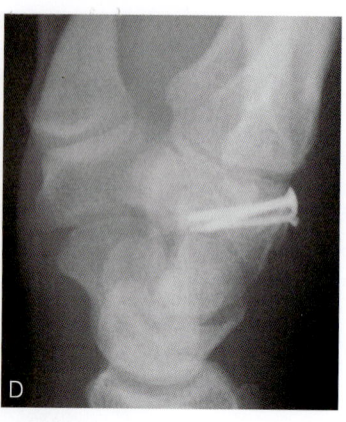

技术图2（续）　C. 关节面复位后摄片。D. 通过螺钉固定钩骨背侧骨折。

最终固定

- 如果骨折块足够大，可用螺钉取代克氏针（技术图3A）。
  - 骨折块间手法加压拧入螺钉，有时可采用拉力螺钉，但可能会引起医源性粉碎性骨折。
- 对于骨折伴脱位，可使用克氏针固定（技术图3B）。
  - 挤压伤和严重肿胀患者，经皮穿针的进针点与脱位位置应距离较远。

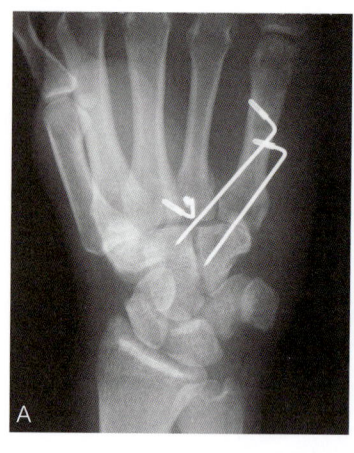
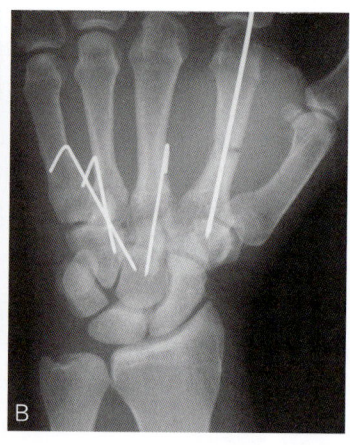

技术图3　A. 通过螺钉和克氏针复位固定环指、小指腕掌关节骨折脱位。B. 经皮穿针固定掌骨干骨折和腕掌关节脱位。

辅助技巧

- 可将受损掌骨适度牵引后暂时固定于邻近掌骨，维持复位。
- 可将尺侧腕伸肌腱从小指掌骨基底部游离松解，以减少骨块向近段移位的应力，手术结束时再将其固定于钩骨上。
  - 一般不需要此技巧，但在陈旧骨折患者的手术中可以使用（肌肉由于骨折短缩移位而挛缩）。

要点与失误防范

影像学	• 确保有足够的X线片供术中复查。 • 如有必要,进行CT扫描。
手术位置	• 对于外科医生来说,坐在搁手台外侧比坐在患者和搁手台之间更轻松,因为肩部本身旋转度有限,通常的位置视野受限。
暴露	• 尺神经背侧皮神经斜穿切口,直接穿过暴露第4和第5 CMC关节的术野。尽管感觉缺失可以耐受,切断这根神经经常导致症状非常严重的神经瘤。
骨折处理	• 碎片可能很小,骨膜剥离可能导致失活。通过骨折线来尽可能看清关节面。牙科刮匙、精密克氏针操纵杆、螺钉置入前临时固定都会有效。临时固定应注意与最终固定的预期位置一致。当骨干相对于关节对准时,将骨干与相邻1块或2块掌骨一起抓牢以避免复位过程中的旋转不良。掌骨基底部的轻微旋转不良可导致手指远端的重叠。
术后保护	• 考虑在相邻掌骨之间放置临时克氏针,以限制关节面愈合前的负荷。

术后处理

- 骨折固定术后的处理分为3个阶段:控制急性水肿和伤口愈合(10~14日),骨折愈合和手指功能的恢复(4~6周),手整体功能和力量的恢复(2~6个月)。
- 术后的即刻处理:严格抬高患肢、全范围的关节活动锻炼[4]。这可减少水肿,减轻疼痛,阻止蛋白质丢失导致体液积聚。
- 术后手活动的相对速度取决于以下几个因素:原始损伤的程度,固定的牢固程度,患者的依从性及特殊职业或运动需要。
- 技术图2D所示的是一例钩骨背侧骨折行坚强内固定术后的X线片,患者本人是内科医生。患者在术后很短时间内就开始活动,并给予1磅(0.45 kg)的重物进行抬举锻炼。
  - 相反,假如患者依从性较差,则需要石膏固定6周(技术图3B)。
- 应告知患者抓握力量是最后恢复的,通常需要几个月的时间[2]。在术后很长时间后,有不少患者握手时出现疼痛。

预后

- 从总体愈合角度看,疗效相差很大。在手术与非手术治疗的选择上存在严重分歧。Kjaer-Petersen及其同事们[6]发现,不考虑治疗方式,有38%的患者在术后4.3年随访时存在长期不适。
- Petrie和Lamb[12]主张即刻、无保护的活动,经过4.5年的随访发现,尽管存在掌骨短缩、关节面不平整等问题,只有1名患者出现工作受限。
- 另一项研究表明,疼痛与创伤性关节炎的严重程度有关。创伤性关节炎是由关节面不平、过度使用解剖复位器及内固定引起[11]。
- Lawliss和Gunther回顾多发性腕掌关节脱位发现,第2、3腕掌关节脱位(较高能量损伤)和尺神经损伤者的预后较差。

并发症

- 包括一些和其他关节周围手术相似的并发症:
  - 伤口不愈合。
  - 血肿形成。
  - 血管神经损伤。
  - 神经瘤形成。
  - 肌腱粘连。
  - 创伤性关节炎。
  - 不愈合或畸形愈合。
  - 关节僵硬。
  - 肌力减退。
- 有时小骨折块可被吸收,引起关节面塌陷、不平整(图7)。
- 长期的骨性关节炎可行关节融合术[4]。

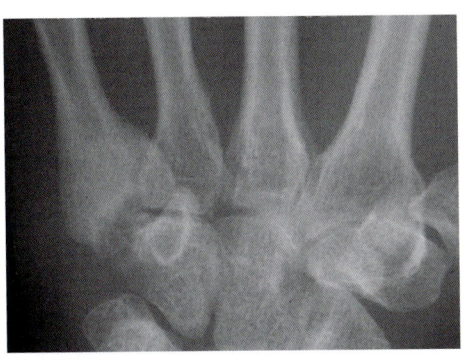

图7 第5腕掌关节骨折脱位,行克氏针固定几个月后的X线表现。骨折块因过小不允许螺钉固定,而后吸收。

- 或者，将关节面切除后，用掌长肌做成生物间隔物插入关节间隙中，以治疗关节炎。在拇指基底关节炎中也可采取类似的治疗方法[3]。
- 最近的一篇报道描述了使用近侧指间关节（PIP）硅胶内植物作为第5掌骨钩骨关节间隙的夹层垫片，用于治疗3例患有第5钩骨腕掌关节慢性关节炎的患者[13]。随访时间很短（平均20周），硅胶内植物的随时间变化的特性将决定这是否是使这类患者满意的长期方案。

（李原歌 译，刘㣭哲 审校）

参考文献

[1] Bergfield TG, DuPuy TE, Aulicino PL. Fracture-dislocations of all five carpometacarpal joints: a case report. J Hand Surg Am 1985;10:76-78.

[2] Bora FW Jr, Didizian NH. The treatment of injuries to the carpometacarpal joint of the little finger. J Bone Joint Surg Am 1974;56:1459-1463.

[3] Gainor BJ, Stark HH, Ashworth CR, et al. Tendon arthroplasty of the fifth carpometacarpal joint for treatment of posttraumatic arthritis. J Hand Surg Am 1991;16:520-524.

[4] Glickel SZ, Barron OA, Catalano LW. Dislocations and ligament injuries in the digits. In: Green DP, Hotchkiss RN, Pederson WC, et al, eds. Green's Operative Hand Surgery, ed 5. Philadelphia: Churchill Livingstone, 2005:364-366.

[5] Hsu JD, Curtis RM. Carpometacarpal dislocations on the ulnar side of the hand. J Bone Joint Surg Am 1970;52:927-930.

[6] Kjaer-Petersen K, Jurik AG, Petersen LK. Intra-articular fractures at the base of the fifth metacarpal: a clinical and radiographical study of 64 cases. J Hand Surg Br 1992;17:144-147.

[7] Lawliss JF III, Gunther SF. Carpometacarpal dislocations. J Bone Joint Surg Am 1991;73:52-59.

[8] Lilling M, Weinberg H. The mechanism of dorsal fracture dislocation of the fifth carpometacarpal joint. J Hand Surg Am 1979;4:340-342.

[9] Lundeen JM, Shin AY. Clinical results of intraarticular fractures of the base of the fifth metacarpal treated by closed reduction and cast immobilization. J Hand Surg Br 2000;25:258-261.

[10] Marck KW, Klasen HJ. Fracture-dislocation of the hamatometacarpal joint: a case report. J Hand Surg Am 1986;11:128-130.

[11] Papaloizos MY, Le Moine PH, Prues-Latour V, et al. Proximal fractures of the fifth metacarpal: a retrospective analysis of 25 operated cases. J Hand Surg Br 2000;25:253-257.

[12] Petrie PW, Lamb DW. Fracture-subluxation of the base of the fifth metacarpal. Hand 1974;6:82-86.

[13] Proubasta IR, Lamas CG, Ibañez NA, et al. Treatment of little finger carpometacarpal posttraumatic arthritis with a silicone implant. J Hand Surg Am 2013;38(10):1960-1964.

第48章 掌骨骨折的手术治疗
Operative Treatment of Metacarpal Fractures

José M. Nolla

定义

- 掌骨骨折可发生在基底部、掌骨干、掌骨颈或掌骨头，导致短缩、旋转或成角畸形。
- 掌骨为每根手指提供基底，掌骨的损伤将严重损害手指的独立功能。
- 掌骨损伤的治疗策略必须考虑到手代偿的能力。

解剖

- 第1掌骨高度独立并由其腕掌关节（CMC）和支持肌固定。
- 第2~5掌骨近端通过腕掌关节，远端通过掌骨深横韧带紧密连接。这些韧带将掌板和掌骨头与相邻掌骨相连。韧带在防止中央掌骨（第3和第4掌骨）骨折短缩和旋转畸形也有重要作用（图1）。
- 第1掌骨呈圆管状，其他掌骨呈具备背侧、前外侧和前内侧3个面的三角状（图2A）。
- 掌侧和背侧的骨间肌覆盖掌骨内、外侧面（图2A），并为之提供充足的血运，但也有挛缩风险，受伤情况下将导致手部严重水肿和骨筋膜室综合征。
- 掌深弓和尺神经深支位于掌骨掌侧，骨折和手术可能损伤。
- 掌骨头两侧有窝和结节形成隐窝，掌指关节（MP）的侧副韧带由此发出（图2B）。
- 伸肌肌腱位于每个掌骨基底部和掌骨干的表面，在掌骨头水平形成手指的背侧伸肌（图2B）。

发病机制

- 轴向载荷是掌骨骨折最常见的损伤机制。由于第5掌骨的自然弯曲，这种轴向载荷包含了弯曲组成，导致掌骨颈尖背端骨折，也被称为"拳击手"骨折（图3A）。

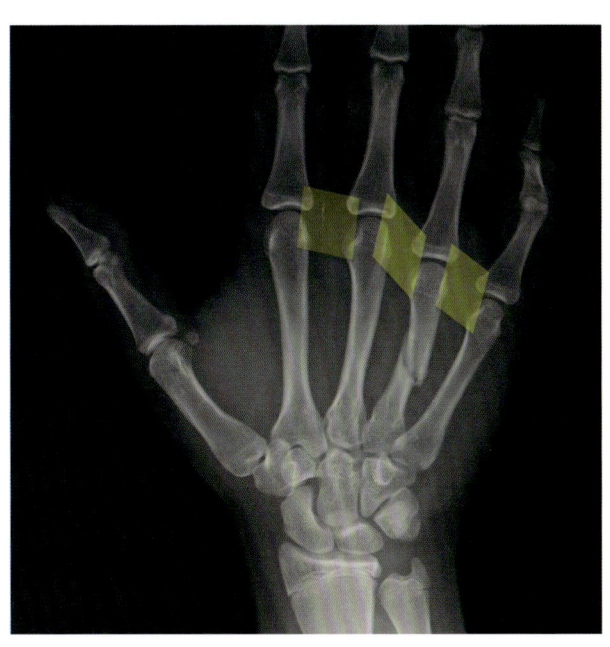

图1 掌深横韧带（淡黄色）保护骨折的掌骨不过度缩短和旋转畸形。

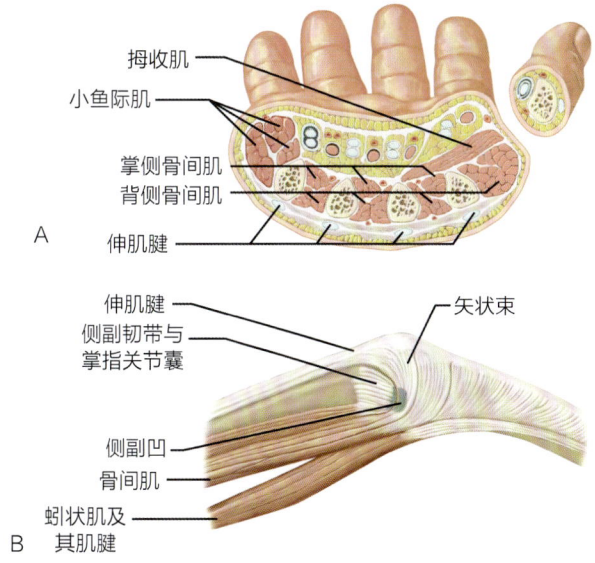

图2 A. 掌骨呈三角形，骨间肌覆盖掌骨桡侧和尺侧表面。伸肌肌腱与背侧表面很接近。B. 掌指关节背侧。非固有伸肌肌腱伸直掌指关节，固有肌腱屈曲掌指关节。

- 轴向载荷可以直接在掌骨近端传递导致腕掌关节骨折-脱位。
- 扭转伤将导致螺旋斜行骨折(图3B)。
- 直接碰撞的弯曲损伤导致短斜行或横行掌骨骨折(图3C)。伴或不伴蝶形骨块或粉碎骨折取决于是否有附加载荷。
- 挤压损伤导致伴有严重软组织损伤和骨筋膜室综合征风险增高的粉碎性骨折(图3D)。

自然病程

- 掌骨骨折主要受短缩和旋转畸形影响。中央掌骨影响小,因为掌骨深横韧带和相邻完整掌骨起稳定作用。但这个稳定作用在多发性掌骨骨折和严重损伤时会丢失(图3D)。

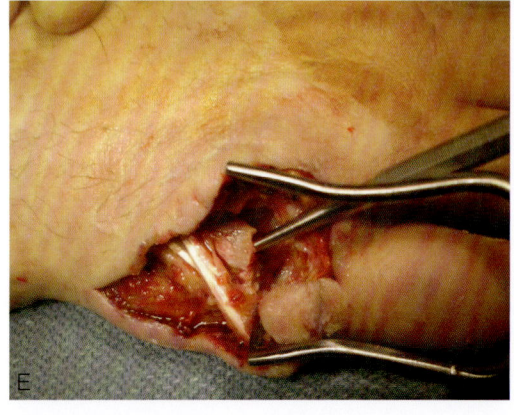

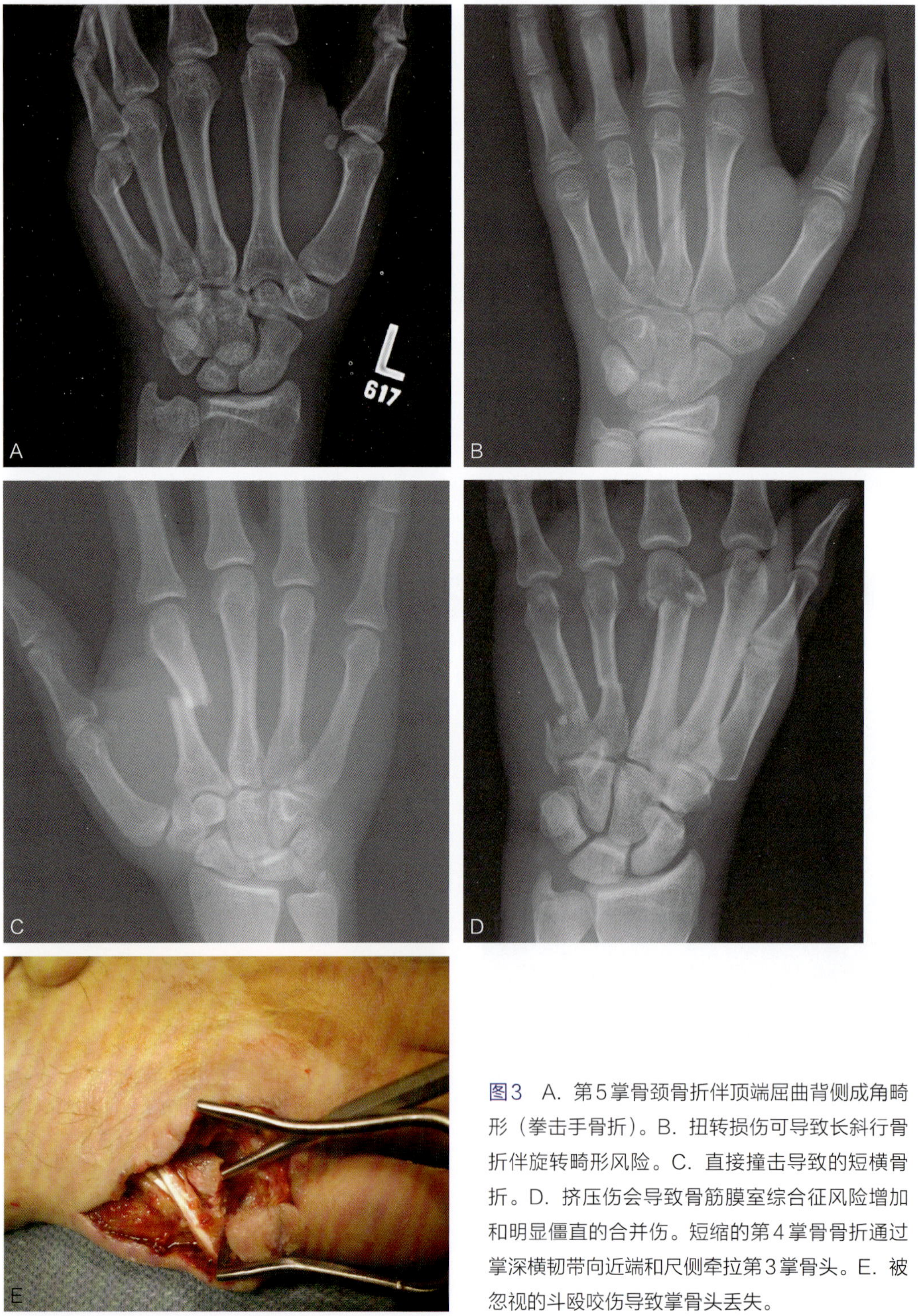

图3 A. 第5掌骨颈骨折伴顶端屈曲背侧成角畸形(拳击手骨折)。B. 扭转损伤可导致长斜行骨折伴旋转畸形风险。C. 直接撞击导致的短横骨折。D. 挤压伤会导致骨筋膜室综合征风险增加和明显僵直的合并伤。短缩的第4掌骨骨折通过掌深横韧带向近端和尺侧牵拉第3掌骨头。E. 被忽视的斗殴咬伤导致掌骨头丢失。

○ 第3和第4掌骨干骨折可以采用最少限度的干预,边界掌骨更易于短缩和旋转畸形。
- 每2 mm的短缩畸形可引起掌指关节平均7°的伸直障碍[12]。
- 掌骨颈骨折典型后果是背侧成角畸形,可导致严重短缩畸形。尺骨腕掌关节提供的移动性允许尺侧掌骨(第4和第5)更大成角的畸形。大多数作者建议,如果成角畸形超过30°～40°,可干预,虽然一些作者可接受成角至70°[4,6,9]。桡侧掌骨(第2和第3)腕掌关节较硬,相应地允许成角减小到10°～15°[7]。
- 因为相应腕掌关节活动度大,拇指掌骨关节外基底部和骨干骨折可以允许30°成角畸形[1]。
- 有明显间隙台阶的掌骨头骨折或是涉及关节面重要部分的骨折,应考虑切开复位及固定[2]。

病史和体格检查

- 病史:关注损伤机制、损伤时间和接受过的治疗,还要关注患者的年龄、职业和爱好。合并症也应记录。
- 视诊:检查皮肤明确是否有开放性骨折。掌指关节附近的小撕裂伤可能是斗殴咬伤(fight bite)的唯一征象,需要紧急清创以预防骨关节感染(图3E)。关注掌指关节和近侧指间关节(PIP)的手指旋转不良和伸展障碍。
- 触诊:神经血管检查应包括第1背侧骨间肌激发检查来明确尺神经运动支活性。间隔室紧张和被动运动疼痛可能是进展中的骨筋膜室综合征的征象。

影像学和其他诊断性检查

- 正位片可显示短缩畸形,尤其是与邻近掌骨相关时。成角畸形可在侧位片上显示,但斜位片最好。第5掌骨基底部骨折在俯斜位上显示最好。
- 掌骨头的特殊位片可以显示掌侧(Brewerton片)和背侧("天际线"片)。
- 麻醉患者的牵引位片有助于说明损伤的类型和程度。
- CT有助于广泛性粉碎性骨折和关节损伤的诊断。

鉴别诊断

- 开放性骨折。
- 斗殴咬伤伴掌指关节细菌感染。
- 病理性骨折。

非手术治疗

- 未移位和未成角畸形的骨干骨折可以通过短时间固定和保护下活动来治疗。成角畸形大于20°(小指上角度为30°)应尝试闭合复位(图4A)。
- 急性(<7～10日)情况下,独立的第4或第5掌骨颈骨折成角超过30°～40°应复位和固定。第2和第3掌骨只接受15°。通过Jahss复位法(图4B)或直接(图4C)背侧施加力量于掌骨头。
- 在第5掌骨颈骨折固定时,掌指关节的位置还未证明对最终活动度有影响[14]。当直接压迫掌骨头时,通常更容易在伸展时固定掌指关节(图4D、E)[5]。

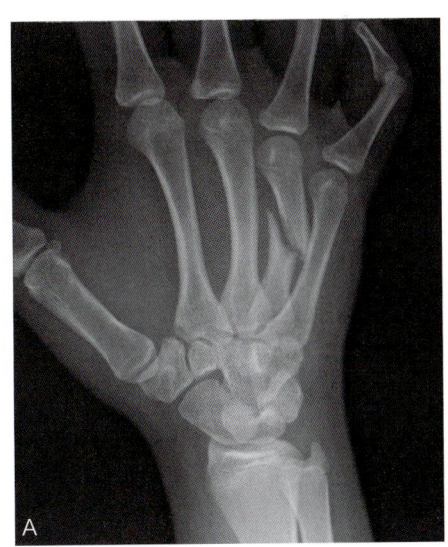 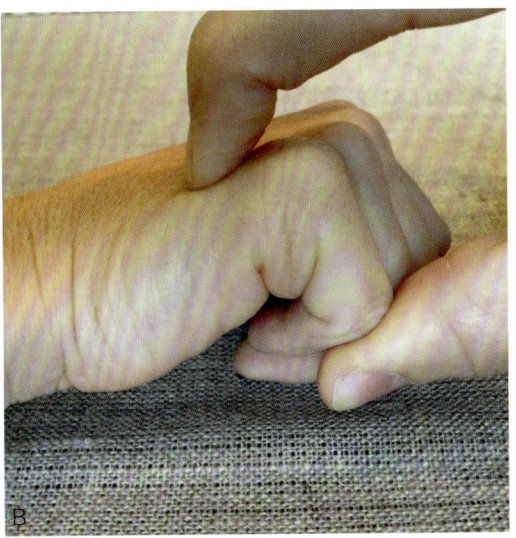

图4 A. 成角的掌骨干骨折值得尝试闭合复位。B. Jahss复位法。掌骨近端稳定时向屈曲掌指关节直接施加一个背向力。

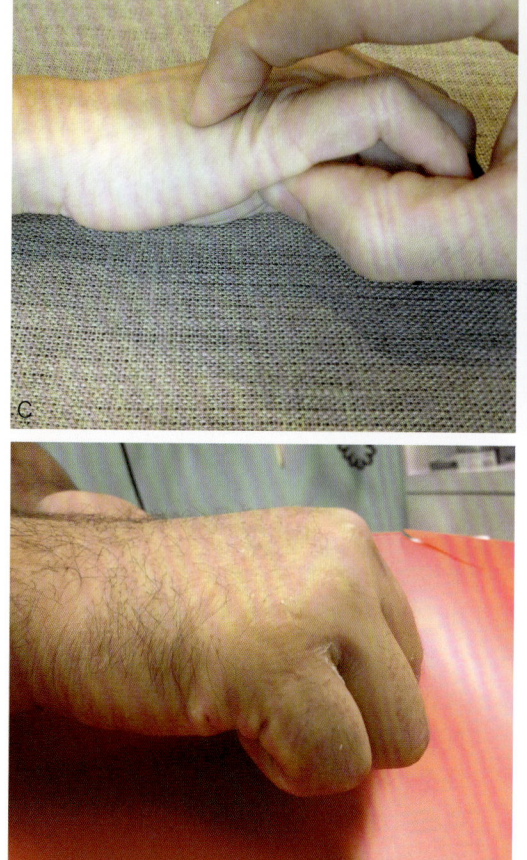
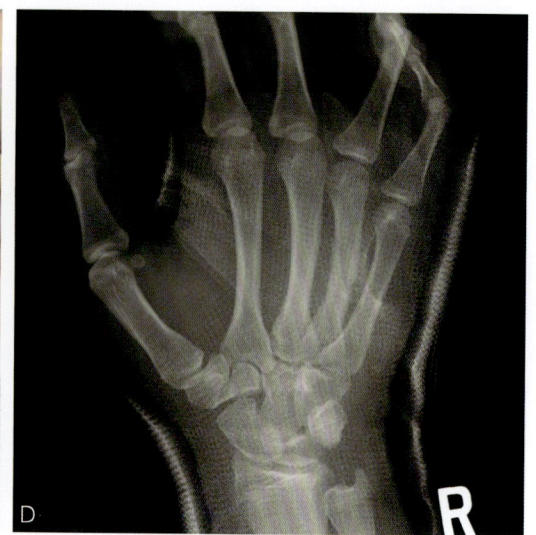

图4（续） C. 掌骨颈近端稳定时在掌骨头本身施加力以复位掌骨颈。D. 直接在掌骨头施加力以复位第4掌骨干。注意掌指关节保持伸直。E. 掌指关节4周后移除外固定。

- 需要注意的是，在伸展时掌指关节固定时间过长可能会导致副韧带挛缩，最终屈曲恢复困难。

手术治疗

- 手术复位固定的指征包括开放性骨折、开放性关节损伤（如斗殴咬伤）、旋转骨折、不稳定性骨折和伴有肌腱或神经血管损伤需要手术的骨折。
- 相对手术适应证包括骨折伴显著伸直障碍，掌骨头向掌侧突起，短缩畸形和多发、关节内的掌骨骨折。
- 内固定的禁忌证包括严重污染的骨折和年老体弱的患者。
  - 被污染的骨折应予以清创并暂时固定，直到可以实施最终固定。
- 经皮穿针固定具有减少软组织损伤的优点，但骨折必须闭合复位。
- 经皮穿针可以逆行从远端到近端通过侧副凹进入掌骨，提供近端掌骨颈和掌骨干的稳定性。掌指关节的屈曲有利于进入侧副韧带深处。
- 从近端到远端的顺行针固定（束状法）可以为掌骨颈和掌骨干骨折提供稳定性，优点是避免掌指关节固定在一起，如果有足够的稳定性，甚至可允许早期运动。在掌骨颈骨折的治疗中，与逆行（侧副凹）穿钉固定相比，掌指关节僵直更轻[10]。然而，顺行导针的置入在技术上更具挑战性。
- 很多情况下骨折不能通过闭合下轻松复位，需要切开，实现解剖复位和内固定的置入。然而这个过程也会造成一定的软组织损伤。
- 螺钉提供了稳固的固定，同时最小化了内植物的体积。然而,它只适用于较长的斜行或螺旋状骨折,长度至少是骨折水平处骨直径的2倍。
- 钢板在短斜行和横行骨折中提供了稳固的固定,但需要进行有效的软组织分离。骨折愈合后钢板很少移除。
- 外固定支具可以治疗更复杂的骨折,同时最小化软组织损伤,但不能精确控制骨折碎片。对于大量软组织破坏的损伤,外固定术是可取的。

术前计划
- 骨折本身及其性质将决定手术方式。然而保护软组织是最重要的。
- 挤压损伤伴严重软组织脱套最好用有限或经皮的方法处理,以防进一步对组织包膜的损害。
- 严重污染的伤口,或软组织脆弱的伤口,最好在开始时进行有限固定,直到可以进行进一步固定(图5A)。
- 植骨需等到软组织稳定后(图5B)。
- 处理神经、血管和肌腱损伤的需要也会影响术式(图5C)。

体位
- 患者取仰卧位,患肢置于手外科手术台上,可能受合并伤影响。
- 全麻和区域麻醉最常用,某些情况下也可以局麻。

入路
- 大多数骨折入路在背侧,因为骨头靠近皮肤,容易处理伸肌腱和背侧感觉神经。为了进一步减少软组织损伤,边缘掌骨的入路也可以在皮下边界。

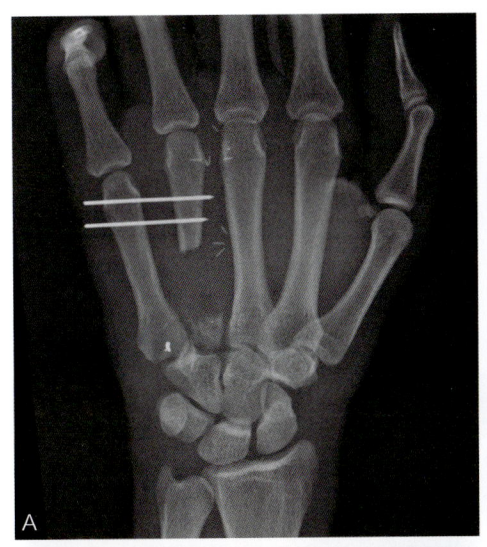
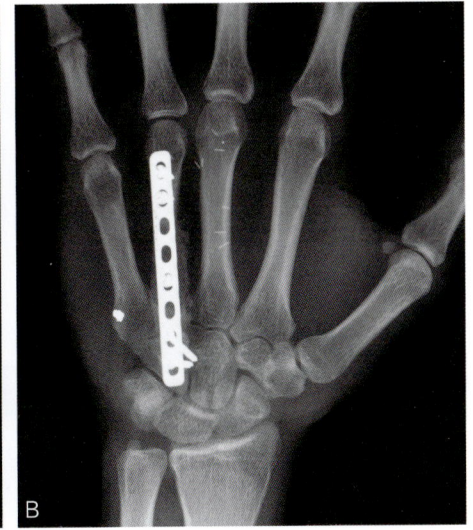
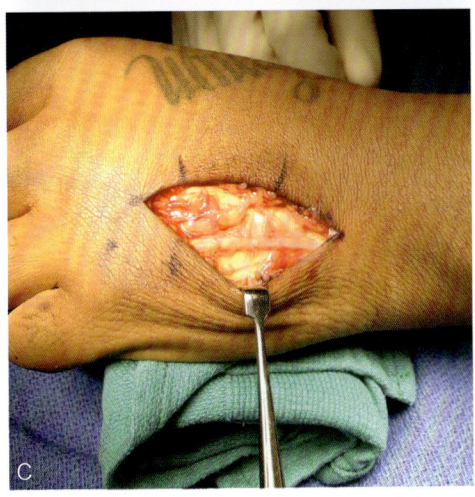

图5 A. 枪伤后第4掌骨干和基底部丢失,患者背侧皮肤脆弱。掌骨头用第5掌骨内的埋针暂时固定。B. 软组织稳定后,从髂嵴移植骨植入掌骨,用钢板和螺钉固定钩骨。C. 另一名患者的尺神经背侧感觉支从伤口中心穿过。

- 背侧切口很好地暴露背侧掌骨，切口最好在掌骨边缘一侧以减少对伸肌肌腱的刺激。如果邻近掌骨有骨折，则切口在两掌骨之间。近端切口为经皮穿针提供了进入掌骨基底部的通道，远端切口可进入掌骨头部。掌骨基底部和掌骨干骨折中伸肌肌腱向两侧回缩。
- 掌骨头和掌骨颈背侧入路通常需要分离腱结合，手术结束时应修复。如果掌指关节必须暴露，伸肌肌腱最好纵向切开。以示指为例，伸指总肌（EDC）和示指伸肌（EIP）之间切开。对于小指，入路在伸指总肌和小指伸肌（EDM）之间（图6）。
- 掌骨头和掌骨颈的冠状面骨折可能需要掌侧入路，掌侧纵行切口与扳机指切口相似。打开A1滑车。该入路向近端延伸，掀起屈肌肌腱显露掌骨颈。

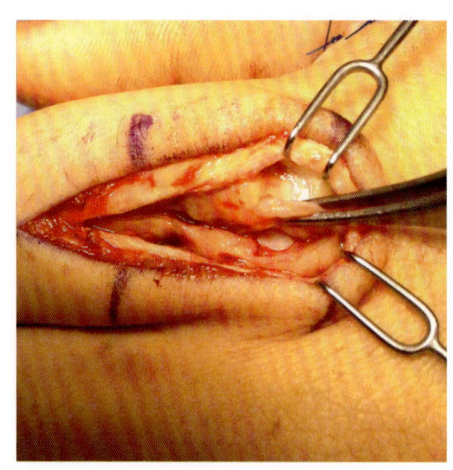

图6　示指掌指关节的背侧入路，伸肌肌腱位于牵开器下，关节囊被钳子夹住，关节软骨在关节囊深处。

掌骨骨折的闭合复位和穿针固定

逆行侧副凹进针法穿针固定

- 逆行固定（技术图1A）可以用在近端和部分远端掌骨干骨折（技术图1B、C）。
- 掌指关节屈曲70°～90°，直径0.035～0.045 in（0.09～1.14 cm）的克氏针穿过皮肤刺入尺骨末端侧副凹。透视下确定克氏针位置。
- 采用闭合的方法，包括三点弯曲、牵引和旋转，使骨折达到解剖复位。
- 克氏针进入掌骨颈，穿过骨折到达掌骨基底部，同时保持复位。第2根克氏针以类似的方式穿过另一个侧副凹（技术图1D、E）。
- 克氏针在皮下切断（笔者偏好）或留置在外，手通过前臂夹板固定在掌指关节70°～90°屈曲位，同时允许指骨间关节（IP）的运动。
- 4周移除克氏针并开始活动，在使用额外2周后可移动夹板。

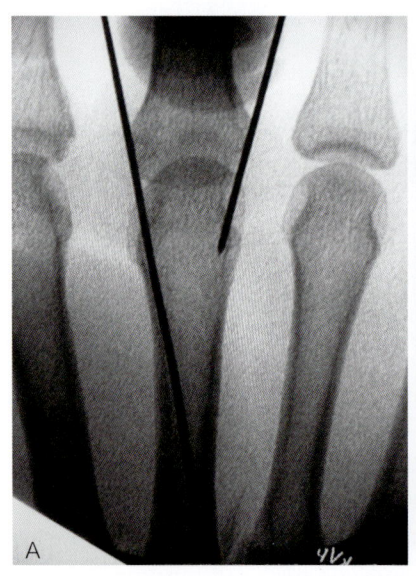 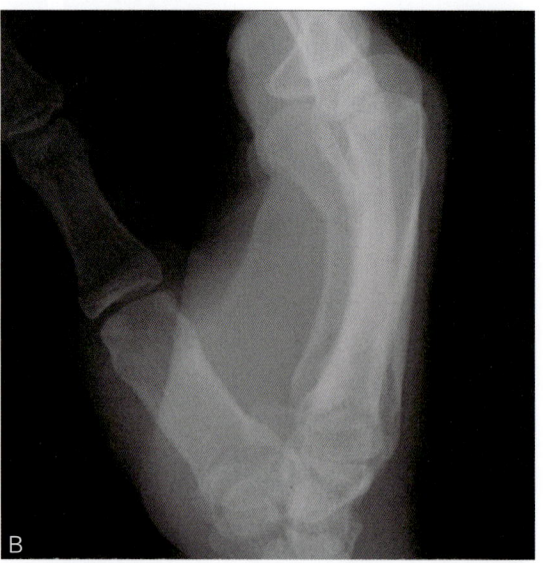

技术图1　A．逆行侧副凹进针法穿针固定。B、C．掌骨远端成角骨折。

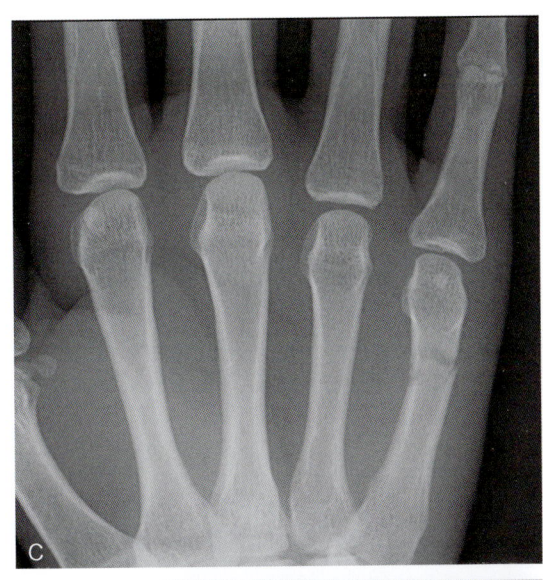
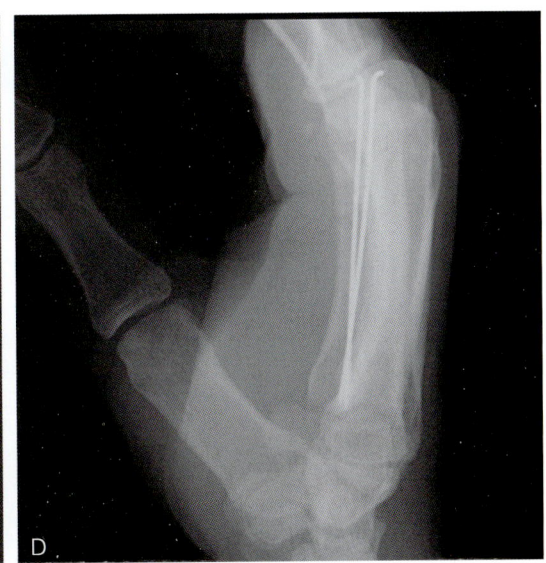
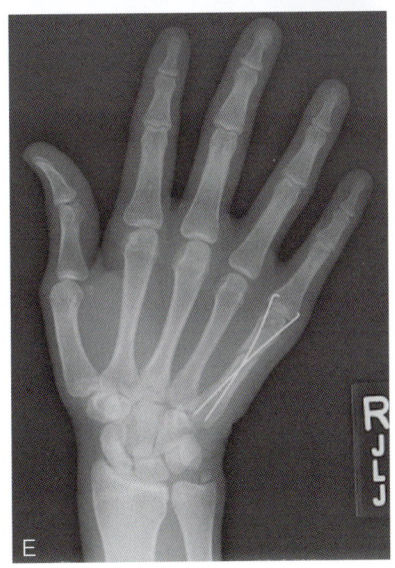

技术图1（续） D、E. 推进掌骨基底部的2根克氏针固定骨折（版权：Thomas R. Hunt Ⅲ, MD, DSc）。

顺行束状法穿针固定

- 用于能闭合复位的稳定旋转骨折（技术图2A）。
- 在掌骨基底部做一个切口。小心分离软组织，保护皮神经分支。伸肌肌腱回缩，掌骨基底部的干骺端显露出来。
  - 在第5掌骨的病例中，入路在尺侧比背侧更容易（技术图2B）。
- 用钻头由近向远开一个2.7 mm或3.5 mm的洞（技术图2C）。
  - 商用装置例如尖钻可辅助在内固定处开孔。
- 2根或3根预弯克氏针（技术图2D）穿入孔，穿过骨折处进入掌骨头软骨下骨（技术图2E）。
  - 穿针时必须非常小心，以防止穿透对侧皮质。
  - 可以用针托或钢丝托通过轻微的摆动使克氏针前进。
- 手最初用一个掌指关节70°～90°屈曲位的前臂夹板固定，同时允许一些指骨间关节活动度。
  - 如果早期达到稳定固定，掌指关节可开始活动。患指可以与相邻手指用胶带固定以避免旋转力作用于骨折处。
- 4周后移除克氏针，如果在骨层面上切断，可以无限期保留。

横行克氏针固定

- 由于掌骨的髓管太小无法容纳髓内针，所以有时需要使用横行克氏针（技术图3A）。
- 可用于固定邻近掌骨完整的远端掌骨基底部和骨干骨折，适用于有足够完整的远端（或近端）掌骨能容纳2根远端克氏针的边缘掌骨。

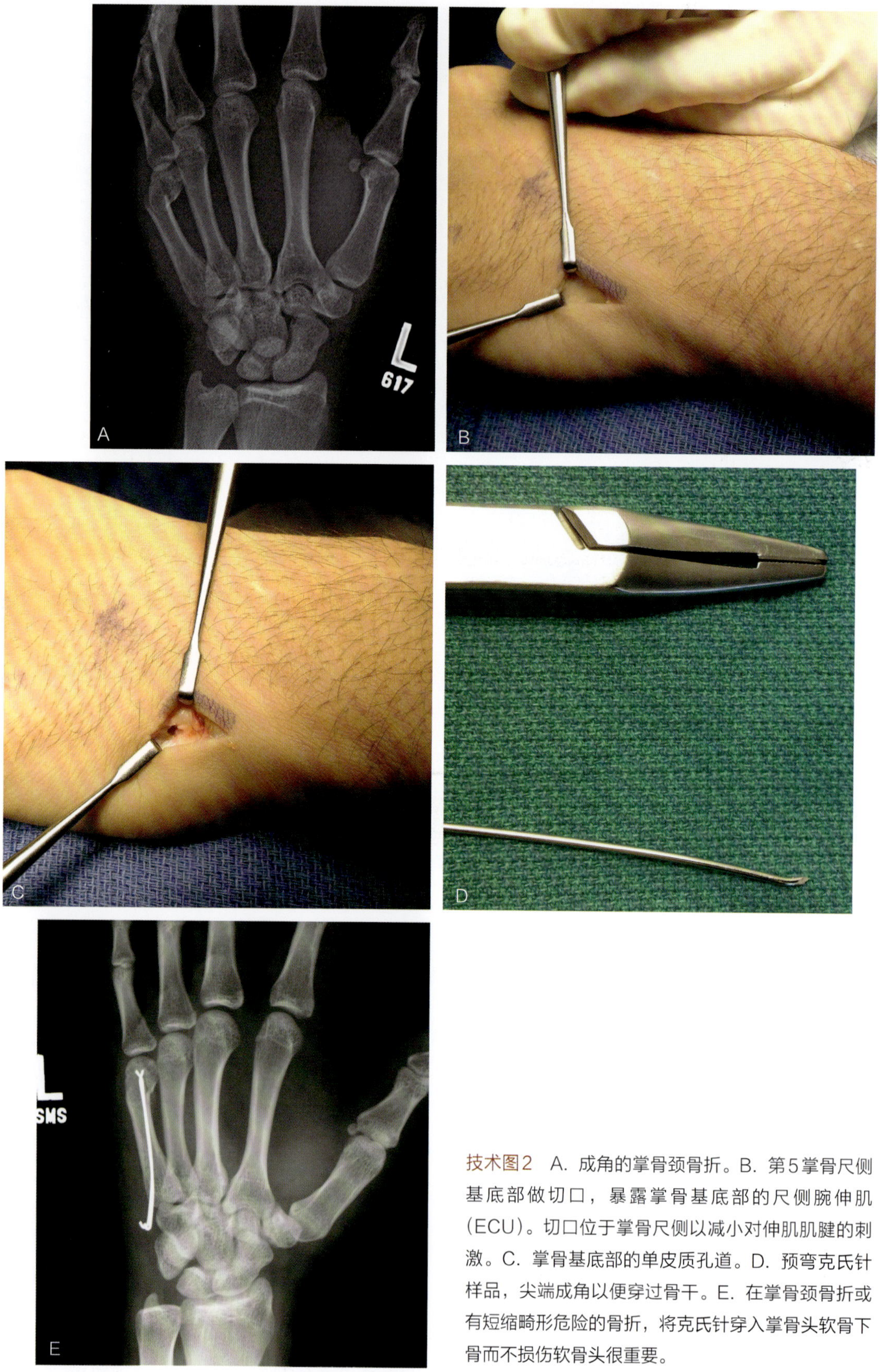

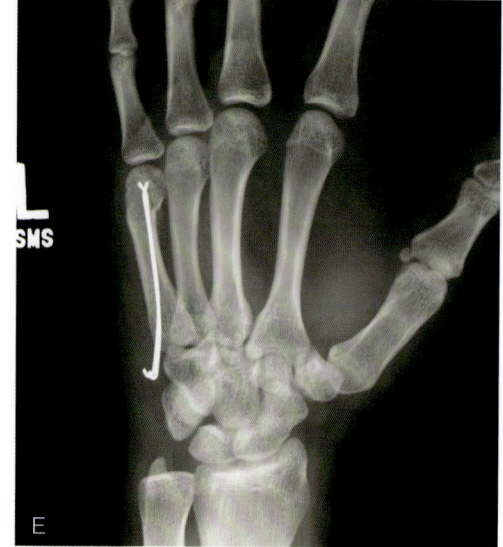

技术图2　A. 成角的掌骨颈骨折。B. 第5掌骨尺侧基底部做切口，暴露掌骨基底部的尺侧腕伸肌（ECU）。切口位于掌骨尺侧以减小对伸肌肌腱的刺激。C. 掌骨基底部的单皮质孔道。D. 预弯克氏针样品，尖端成角以便穿过骨干。E. 在掌骨颈骨折或有短缩畸形危险的骨折，将克氏针穿入掌骨头软骨下骨而不损伤软骨头很重要。

第48章 掌骨骨折的手术治疗   463

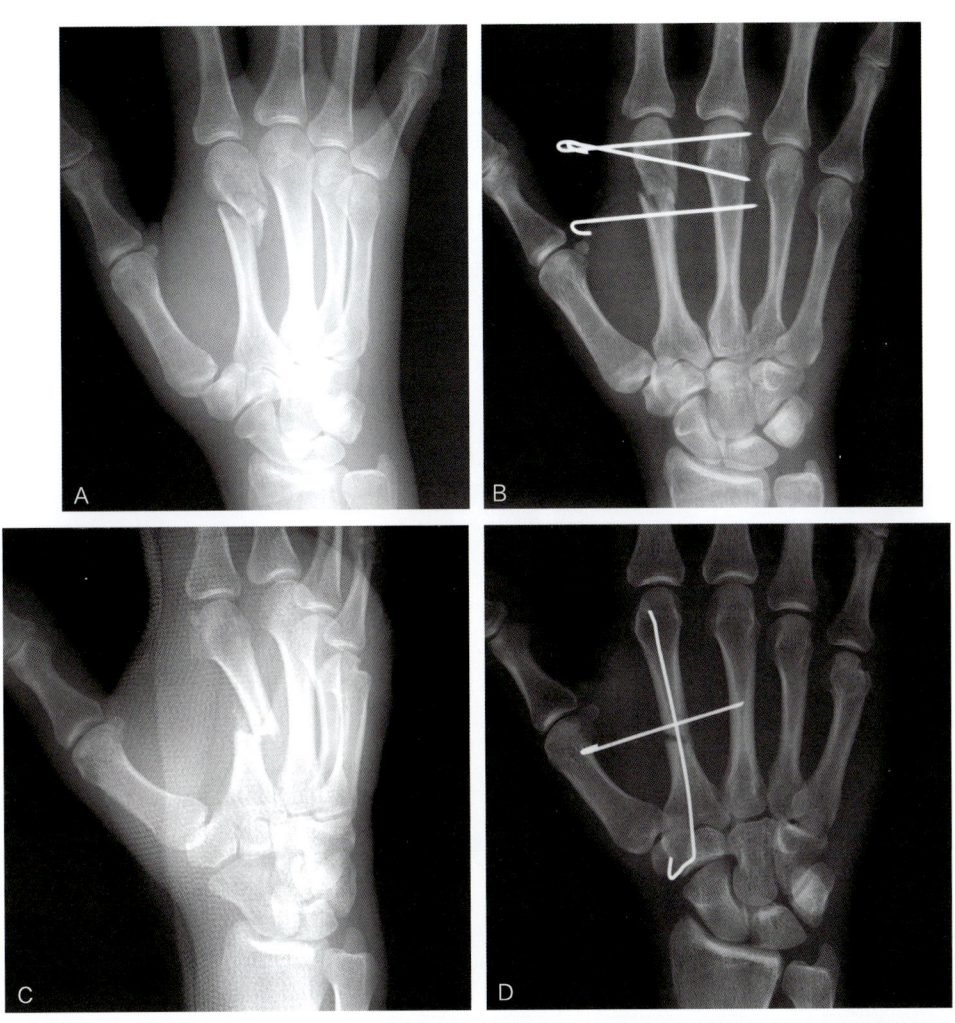

技术图3　A. 第2掌骨骨折伴邻近掌骨完整和骨髓腔狭窄。B. 使用1根近端克氏针固定骨干和2根远端克氏针固定断端远端。C、D. 骨折处狭窄的骨髓腔使第2根克氏针穿过困难。通过断端远端的横行克氏针补充固定。

- 骨折通过闭合方式解剖学复位。
- 首先固定近端骨折,方法是将近端碎片固定于邻近完好的掌骨。
  - 在放置金属丝置入克氏针时采用刻痕和扩展(nick and spread),以减少医源性皮神经损伤的风险。
  - 在相邻掌骨之间加压以防止在克氏针前进时掌骨会聚。
  - 注意掌骨的拱形排列。
- 用2根克氏针将远端骨块穿入邻近完整的掌骨来固定(技术图3B)。
- 手用一个掌指关节70°~90°屈曲位的前臂夹板固定,克氏针保持固定。这些克氏针保留3~4周。指骨间关节可自由移动。
- 3~4周移除克氏针,另使用2周可移动夹板。
- 或者,横行克氏针可以用来增强其他方式的固定或控制旋转畸形(技术图3C、D)。

掌骨骨折的切开复位钢板/螺钉固定术

背侧入路

- 不能闭合复位的骨折需要开放入路(技术图4A~C)。
- 纵向切口与掌骨平行并相邻。如果2块掌骨骨折,切口可以在两掌骨之间。
- 保护感觉神经分支,伸肌肌腱回缩。如果腱结合在骨折处,可以将其分开,但应在手术结束时修复。

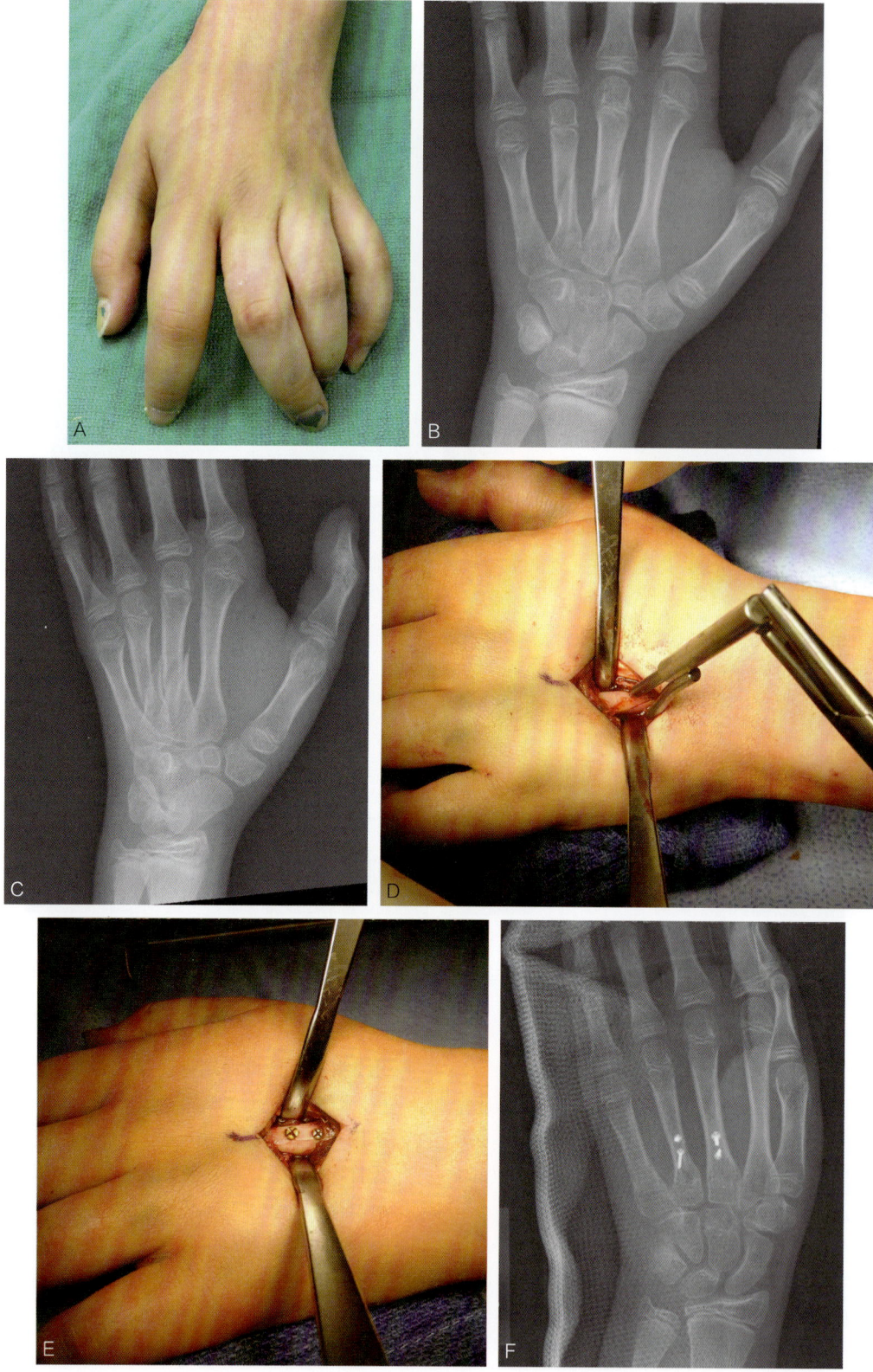

技术图4　A～C. 中指和环指扭转损伤的患者导致第3和第4掌骨螺旋形骨折。合并伤可能发展为旋转畸形。D. 复位钳复位。E、F. 1.5 mm螺钉固定。1枚螺钉垂直于骨折处以压迫断端，另1枚垂直于掌骨以稳定轴向载荷。

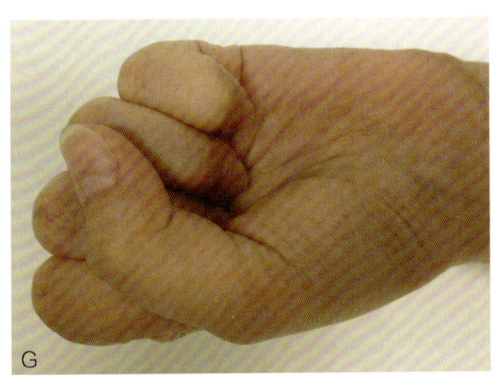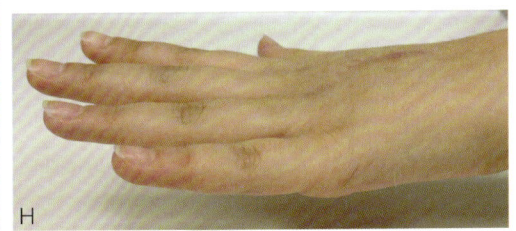

技术图4（续） G、H. 术后6周活动度。

- 在骨折处掀起骨膜以便于评估骨折复位。尽可能多地保留与掌骨相连的骨间肌，以保持骨的血供。
- 复位并用复位钳临时固定（技术图4D）。

拉力螺钉固定

- 长斜行和螺旋形骨折，其长度至少是骨折处骨直径的2倍，仅用螺钉进行有限的固定是可行的（技术图4A～C）。
- 置入适当大小的拉力螺钉（1.4～2.7 mm），通常为2～3枚（技术图4E、F）。
- 第1枚螺钉垂直于骨折处以加压，第2枚螺钉垂直于掌骨以抵抗纵向力。
- 为了用拉力螺钉获得适当压力，重要的是钻入邻近皮质。
  - 使用2.0 mm螺钉系统时，用1.5 mm钻头来钻骨皮质。
  - 用2 mm钻头钻邻近皮质。
  - 用埋头钻以最大限度地增加螺钉头和骨头之间的接触。
  - 测量螺钉尺寸。放置适当螺钉。
- 重新用骨膜和骨间肌筋膜覆盖螺钉。
- 修复腱结合，标准方式缝合皮肤。
- 手用一个掌指关节70°～90°屈曲位的前臂夹板固定，根据骨折稳定性在4～7日开始早期活动（技术图4G、H）。

钢板和螺钉固定

- 需要切开复位短斜行和横行骨折，可以用钢板和螺钉达到很好的固定。
  - 短斜行骨折通常使用中和钢板结合拉力螺钉治疗（技术图5A～D）。
  - 横行骨折可用加压钢板（技术图5E、F）。
- 使用前述入路暴露骨折，在骨折处掀起骨膜协助复位。
- 用复位钳或克氏针暂时固定。

短斜行骨折

- 在短斜行骨折病例中，用前述的拉力螺钉固定术。中和钢板可增加稳定性（技术图5C、D）。
  - 使用2.0～2.7 mm的钢板和螺钉（技术图5D）。
  - 钢板应预先弯曲成一个轻微的凹形，以适应掌骨的曲度，并在需要时提供轻微的压力。
  - 骨折两端应用至少2枚皮质钉。
  - 当在掌骨基底部背侧到掌侧方向钻孔时，钻入反面的皮质时需要很小心，这点很重要。尺神经的运动支就在附近，可能会受伤，在振动模式下使用钻头可以帮助防止这种伤害。
  - 在某些病例中，根据骨折的形态和钢板的放置，可以在钢板的孔中放置拉力螺钉。
- 首先用1或2枚中心钻孔的皮质螺钉将钢板固定在一个断端上。
- 在另一断端置入2枚螺钉。
  - 如果骨折已经通过拉力螺钉压缩，这2枚螺钉可以在静态下置入钢板孔中央（技术图5C、D）。
- 在骨折两端置入至少2枚皮质螺钉后骨折固定完成。

横行骨折

- 横行骨折没有机会使用拉力螺钉压迫断端。在这种情况下，使用加压钢板（技术图5E、F）。
- 钢板被弯曲成一个轻微的凹状，以便于掌骨时可压迫远端皮质。它位于骨折的周围，这样至少可以在骨折的近端和远端作用于四处皮质。
- 第1枚皮质螺钉置于骨折邻近处的螺钉孔中。

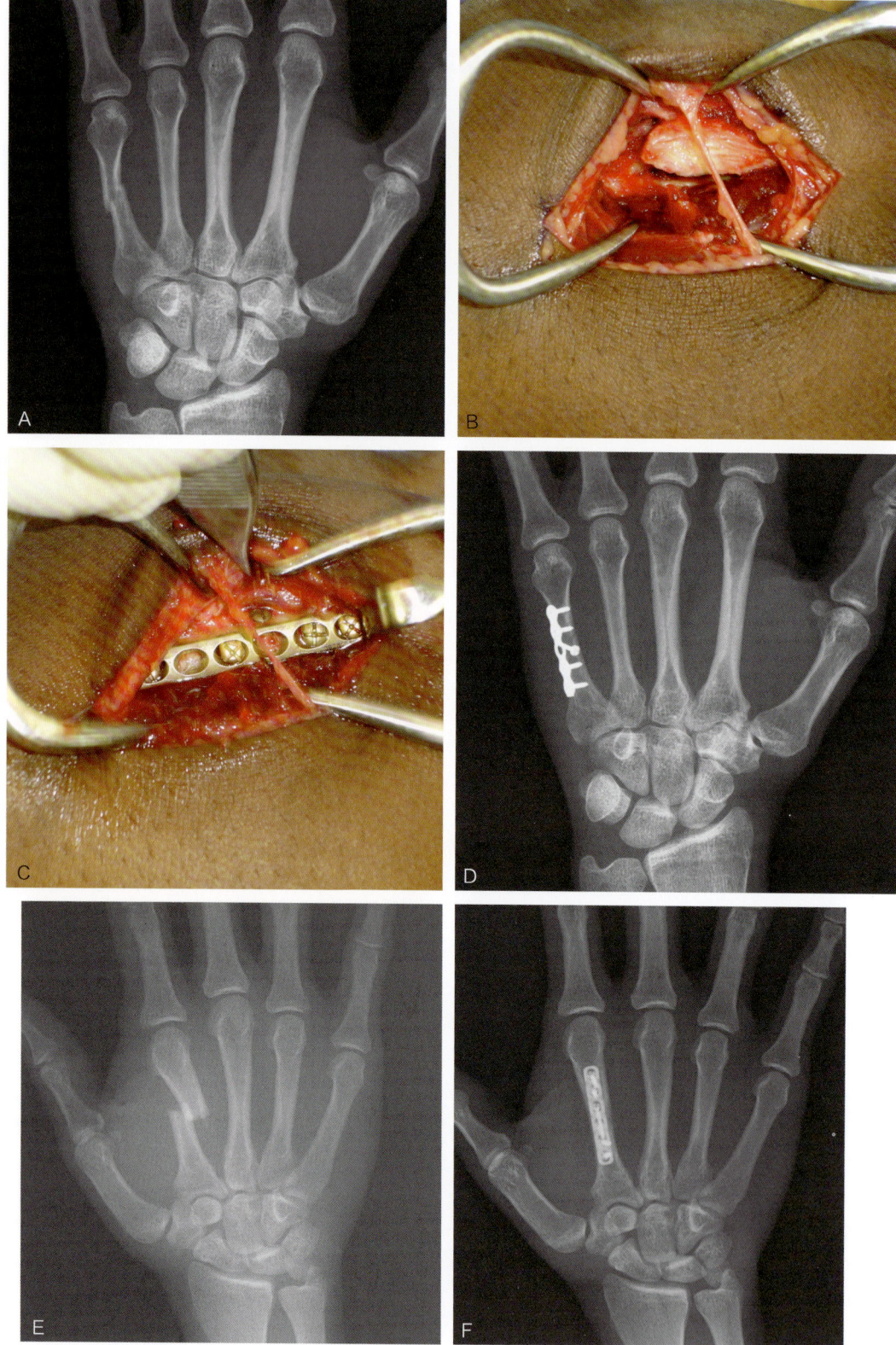

技术图5　A、B. 掌骨短斜行骨折。C、D. 拉力螺钉和中和钢板固定。E、F. 加压钢板固定第2掌骨短横行骨折（C、D的版权：Thomas R. Hunt Ⅲ, MD, DSc）。

- 第2枚螺钉放置在离骨折最近的一侧的螺钉孔的另一侧,这枚螺钉处于压缩状态。
  - 是尽量远离断端的偏心孔。
- 剩下的螺钉以压缩状态或静态状态置入。
- 非锁定钢板对于粉碎程度小的单纯性骨折病例很合适,但是对于骨质减少或缺骨的骨折,可以考虑锁定钢板。
- 在钢板上缝合骨膜以保护覆盖的肌腱。修复腱结合,皮肤以标准的方式缝合。
- 掌指关节70°~90°屈曲位的前臂夹板固定功能位4~7日,然后患者允许活动。
- 在横行骨折影像学征象暂时不具备时,可以用临床诊断决定何时可以无限制活动。

稳定掌骨头骨折的背侧入路

- 切开复位固定可用于移位的关节内骨折(技术图6A、B)。
- 在掌骨头做纵向切口作为背侧入路。
  - 在第3和第4掌骨病例中,纵行切开指伸肌。
  - 在第2掌骨病例中,在伸指总肌和示指伸肌之间切开伸肌肌腱。
  - 在第5掌骨病例中,在伸指总肌和小指伸肌之间切开伸肌。
- 肌腱纤维与下方关节囊分离,切开关节囊暴露骨折(技术图6C)。

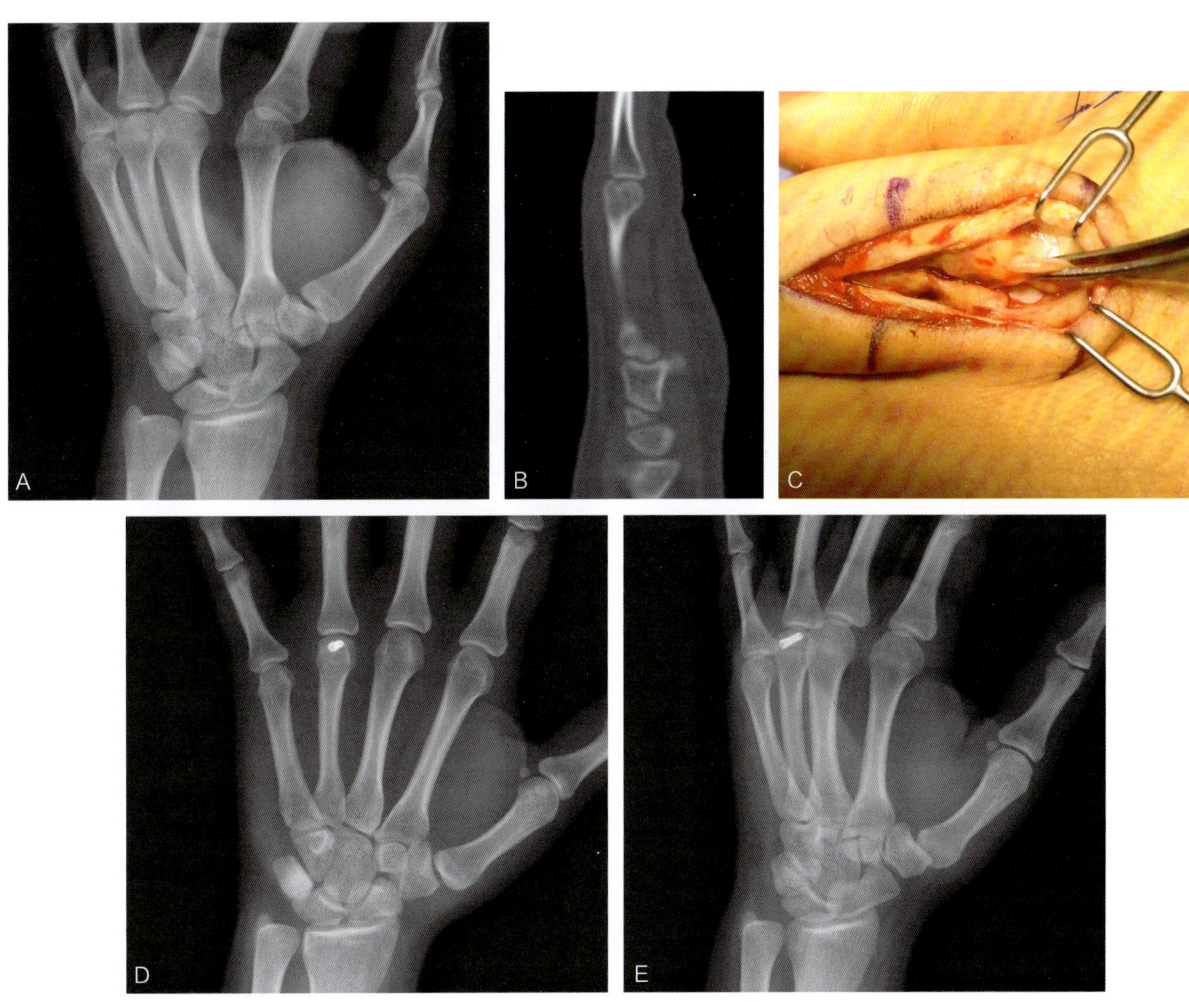

技术图6 A、B. 第4掌骨头关节内骨折。C. 掌指关节背侧入路。伸肌肌腱位于牵开器下,关节囊被钳子夹住,关节软骨在关节囊深处。D、E. 无头螺钉固定关节内骨折。

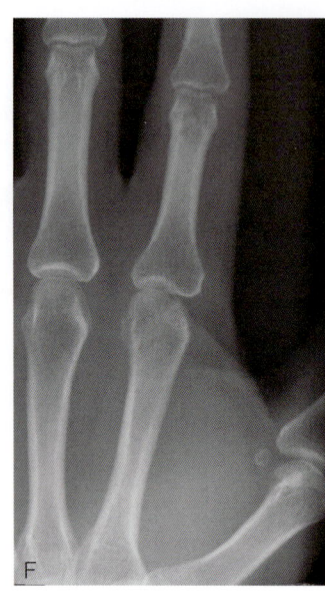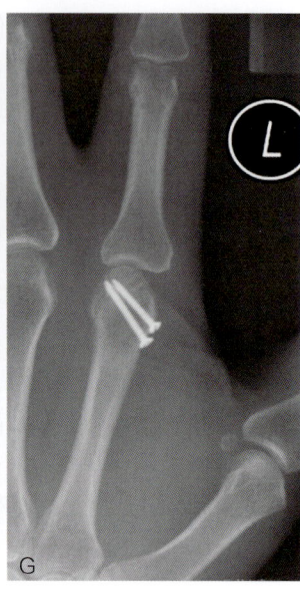

技术图6（续） F、G. 关节外螺钉固定关节内骨折。

- 骨折端可见且无干扰。
- 复位后用复位钳固定。
- 然后将无头空心螺钉的导丝垂直放置于骨折处。
  - 骨碎片的大小至少是所需螺钉直径的3倍。
  - 克氏针延伸到对侧皮质。
  - 用测深来确定螺钉的适当长度，螺钉应比测量长度短2～4 mm。
- 用空心钻头准备螺钉孔道。
  - 导丝可穿过对侧皮质以防钻孔时意外脱落。
- 骨折端置入大小合适的螺钉，并在关节面下推进（技术图6D、E）。
  - 为了提高稳定性，可增加1枚螺钉。
- 或者，可用传统头螺钉（1.5～2.4 mm）固定骨折（技术图6F、G）。这些螺钉在钻入后置入在骨折的非关节部位，而不是关节面上。如果需要在关节面放置有头螺钉，则必须沉在软骨下。
- 用可吸收缝线缝合关节囊，伸肌肌腱切口用不可吸收缝线修复，皮肤以标准方式缝合。
- 掌指关节70°～90°屈曲位的前臂夹板固定功能位4～7日，然后患者允许早期活动。

稳定掌骨头骨折的掌侧入路

- 向掌骨颈延伸的冠状骨折可以在不打开掌指关节的情况下处理，从而最小化掌指关节挛缩的风险（技术图7A、B）。
- A1滑车掌侧做纵行切口，滑车被打开，屈肌肌腱回缩。
- 分离骨膜和掌板暴露掌骨颈和骨折端。
- 复位并用复位钳或临时克氏针固定。
- 用之前提到的拉力螺钉固定，至少使用2枚皮质钉（1.5～2.0 mm）（技术图7C、D）。
  - 使用埋头螺钉。
- 修复掌板和骨膜，覆盖螺钉头。A1滑车保持打开状态，皮肤以标准方式缝合。
- 掌指关节70°～90°屈曲位的前臂夹板固定4～7日，然后患者允许早期活动。

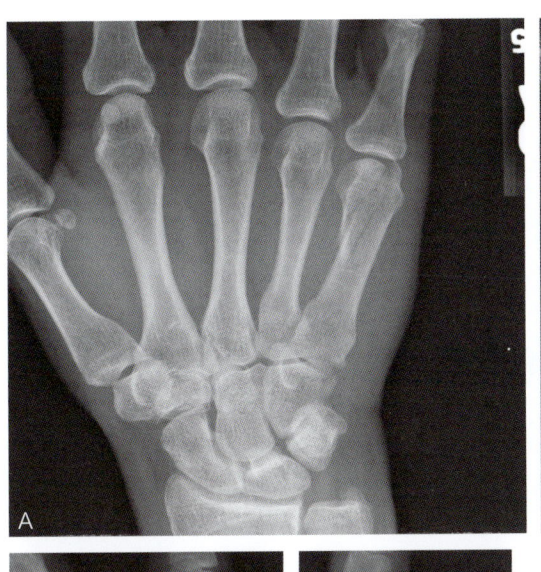
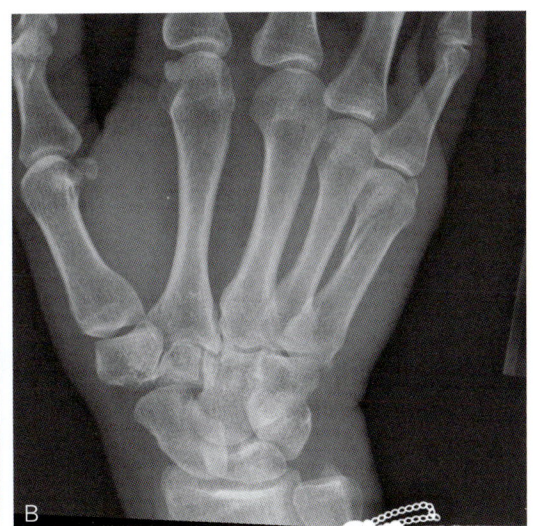
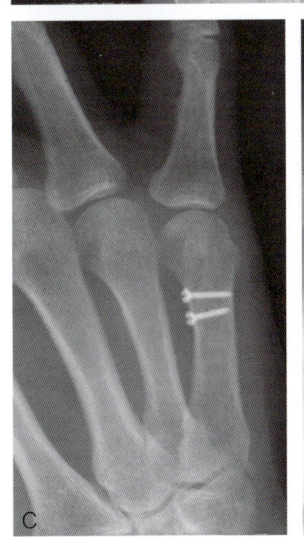
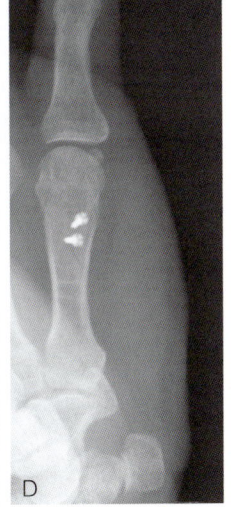

技术图7　A、B. 冠状关节内骨折延伸至掌骨颈。C、D. 如果没有粉碎，骨折可以在掌侧入路下拉力螺钉固定。

要点与失误防范

自然病程	• 很多掌骨骨折在极少干预的情况下可以预后很好。
斗殴咬伤	• 警惕 MP 关节附近的小撕裂，这可能是需要紧急清创以防止严重感染的斗殴咬伤的唯一征象。
严重创伤	• 伴严重手部损伤的多发损伤患者有漏诊、开放性骨折、骨筋膜室综合征和内在挛缩的风险。
骨折复位	• 可使用克氏针复位。 • 有时在骨折一侧使用钢板然后在另一侧进行复位和固定会更容易。 • 完成固定前一定要检查手指的旋转功能。
钻孔	• 使用震动模式可以在钻孔时保护关键结构。
术后活动	• 尽早进行肌腱滑动锻炼以减少瘢痕形成。

术后处理

- 术后固定取决于重建的稳定性和软组织状况。
- 用逆行（侧副凹）或横行克氏针固定的骨折，克氏针留置，掌指关节 70°～90°屈曲位固定 3～4 周。指间关节活动以减轻僵直。
- 用顺行（束状法）克氏针固定的骨折，掌指关节 70°～90°屈曲位固定 3～4 周。一些作者允许束状法固定的掌指

- 关节早期活动,但要认识到会损失一部分稳定性[3]。
- 用钢板或螺钉等固定物的骨折,掌指关节70°~90°屈曲位的前臂夹板固定4~7日。早期活动,在骨折稳定前在功能位使用可移动夹板保护。
- 如果早期康复发现明显僵硬和恢复缓慢可咨询手部治疗师。然而对于严重损伤的患者,最好早期寻求疗护。
- 在骨折稳定前继续保护性活动,一般至少4~6周。
- 延迟愈合的病例可考虑植骨。
- 如果钢板有影响,在术后最早4~6个月即可移除。

预后

- 由于邻近掌骨和支持韧带的稳定作用,对于短缩有限(2~5 mm)的掌骨干骨折,非手术治疗也恢复良好[8]。
- 显著成角畸形达70°的第5掌骨颈骨折预后良好[6,15]。
- 经皮穿针术可用于远端和近端掌骨干骨折的固定。
- 在掌骨颈骨折治疗中,顺行(束状法)克氏针固定比逆行(侧副凹)或横行克氏针固定造成的掌指关节僵硬轻[10,16]。
- 短斜行、横行和多发掌骨骨折的钢板固定可以提供必要的稳定性以开始早期活动,但有时需移除内植物[11]。
- 螺钉固定可以为累及关节面的掌骨头骨折提供稳定性,但要预料到掌指关节一定程度的僵直[13]。

并发症

- 大部分掌骨骨折手术治疗受关节僵直影响。
- 掌指关节的僵硬可能源于侧副韧带和关节囊在固定一段时间后发生挛缩,也可能由于伸肌肌腱的粘连,尤其是开放手术后。固定所允许的早期活动可以减轻僵直。
- 伸直障碍可由骨折短缩或肌腱粘连导致。
- 掌骨头关节协调性损失阻碍运动。
- 大多数患者不能忍受旋转不良,需要二期手术。
- 尺神经和桡神经的背侧感觉支敏感。
- 尺神经深部运动支可嵌顿在孔道不经意产生的尖端。
- 尽管掌骨骨不连少见,但可见延迟愈合,特别是在钢板固定的短横行骨折中。如果骨不连发生,钢板断裂,应考虑植骨和二次固定。
- 针孔感染可在克氏针安全取出前口服抗生素治疗。

(李原歌 译,刘衒哲 审校)

参考文献

[1] Day CS, Stern PJ. Fractures of the metacarpals and phalanges. In: Wolfe SW, Hotchkiss RN, Pederson WC, et al, eds. Green's Operative Hand Surgery, ed 6. Philadelphia: Elsevier, 2011:239-258.

[2] Diaz-Garcia R, Waljee JF. Current management of metacarpal fractures. Hand Clin 2013;29(4):507-518.

[3] Downing ND, Davis TR. Intramedullary fixation of unstable metacarpal fractures. Hand Clin 2006;22:269-277.

[4] Eichenholtz SN, Rizzo PC III. Fracture of the neck of the fifth metacarpal bone—is overtreatment justified? JAMA 1961;178:425-426.

[5] Hofmeister EP, Kim J, Shin AY. Comparison of 2 methods of immobilization of fifth metacarpal neck fractures: a prospective randomized study. J Hand Surg Am 2008;33(8):1362-1368.

[6] Hunter JM, Cowen NJ. Fifth metacarpal fractures in a compensation clinic population. A report on one hundred and thirty-three cases. J Bone Joint Surg Am 1970;52:1159-1165.

[7] Jupiter JB, Belsky MR. Fracture and dislocations of the hand. In: Browner BD, Jupiter JB, Levine AM, et al, eds. Skeletal Trauma. Philadelphia: WB Saunders, 1992:925-1024.

[8] Khan A, Giddins G. The outcome of conservative treatment of spiral metacarpal fractures and the role of the deep transverse metacarpal ligaments in stabilizing these injuries. J Hand Surg Eur Vol 2015;40(1):59-62.

[9] Manueddu CA, Della Santa D. Fasciculated intramedullary pinning of metacarpal fractures. J Hand Surg Br 1996;21(2):230-236.

[10] Schädel-Höpfner M, Wild M, Windolf J, et al. Antegrade intramedullary splinting or percutaneous retrograde crossed pinning for displaced neck fractures of the fifth metacarpal? Arch Orthop Trauma Surg 2007;127:435-440.

[11] Souer JS, Mudgal CS. Plate fixation in closed ipsilateral multiple metacarpal fractures. J Hand Surg Eur Vol 2008;33(6):740-744.

[12] Strauch RJ, Rosenwasser MP, Lunt JG. Metacarpal shaft fractures: the effect of shortening on the extensor tendon mechanism. J Hand Surg Am 1998;23(3):519-523.

[13] Tan JS, Foo AT, Chew WC, et al. Articularly placed interfragmentary screw fixation of difficult condylar fractures of the hand. J Hand Surg Am 2011;36:604-609.

[14] Tavassoli J, Ruland RT, Hogan CJ, et al. Three cast techniques for the treatment of extra-articular metacarpal fractures: comparison of short-term outcomes and final fracture alignments. J Bone Joint Surg Am 2005;87:2196-2201.

[15] van Aaken J, Kämpfen S, Berli M, et al. Outcome of boxer's fractures treated by a soft wrap and buddy taping: a prospective study. Hand 2007;2(4):212-217.

[16] Winter M, Balaguer T, Bessière C, et al. Surgical treatment of the boxer's fracture: transverse pinning versus intramedullary pinning. J Hand Surg Eur Vol 2007;32:709-713.

第49章 指骨关节外骨折的手术治疗
Operative Treatment of Extra-articular Phalangeal Fractures

Richard L. Uhl and Michael T. Mulligan

定义

- 指骨关节外骨折包括近节、中节和远节指骨的骨干和干骺端骨折。
- 指骨关节外骨折可能是相对简单且易于处理的孤立损伤，也可能是涉及多种组织的复合创伤，包括软组织包膜、屈肌伸肌腱和神经血管结构。

解剖

- 指骨是手部的长管状骨，可进行弧形运动。
- 手指的伸指装置直接在指骨上方滑动，肌腱和骨质之间仅有一薄层骨膜和腱周膜。
  - 指骨骨折和由此产生的出血、肿胀、瘢痕会严重影响伸指功能。
  - 伸指装置的早期活动能减少骨和肌腱间的粘连。这是处理此类损伤时必须牢记的基本原则。
  - 内固定物，尤其是钢板，置于伸肌腱下可能影响其功能并损害其完整性。所以许多作者采用其他替代方法固定骨折，钢板放置的位置也建议改在指骨的侧方。
  - 甚至背侧薄钢板也会导致伸肌腱不平衡。近节指骨背侧钢板能使肌腱中央束相对变短变紧，而使近侧指间关节屈曲受限(图1)。
  - 中节指骨背侧的三角韧带和终末腱束下可供放置钢板的空间更小(图2)。

发病机制

- 因为手指位于肢端，因此很多情况下手指会承受屈曲和扭转负荷。
- 指骨骨折的方式取决于受伤时手指的位置及所受外力的方向和大小。
  - 原则上，长螺旋形骨折是由扭转暴力导致的。
  - 横行骨折多发生于成角和三点屈曲暴力造成的情况。
- 手指也会遭受直接损伤，例如榔头敲击伤、门窗挤压伤，甚至枪弹伤。
  - 这些损伤往往导致皮肤、肌腱、神经、血管的联合损伤，这些都会增加手指功能恢复的难度。
  - 大多数末节指骨骨折是由挤压伤引起的，往往是粉碎性的。骨片可明显移位并伴有甲床破裂(图3)。
- 近节指骨骨折常常引起手指的成角畸形。
  - 内在肌肌腱止于近节指骨基底，将骨折近端牵向掌侧，而伸肌腱的中央束将骨折远端牵向背侧(图4)。

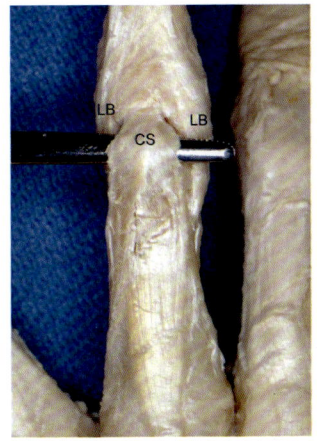

图1　解剖图显示近侧指间关节（PIP）的侧束（LB）和中央束（CS）肌腱的位置及其解剖关系。手术钳所示伸肌腱下钢板的影响。

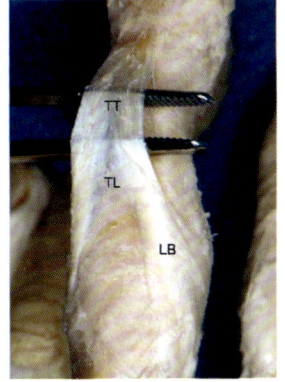

图2　终末腱束（TT）由侧束（LB）联合形成，三角韧带（TL）使终末腱束维持于手指背侧，终末腱束与中间指骨贴合紧密。

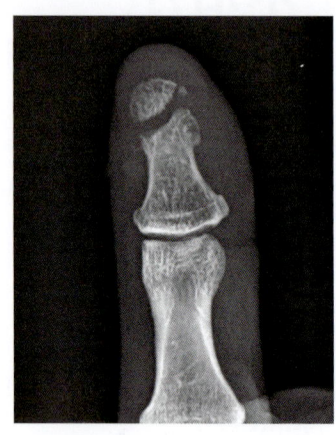

图3 远节指骨的移位通常表明甲床的破裂。

- 中节指骨骨折后的畸形因部位不同而各异,但往往伴有成角畸形,这是止于中节指骨基底的指浅屈肌腱牵拉骨折近端,而指端的伸肌腱作用于骨折远端的结果。
- 远节指骨上屈、伸肌腱止点均位于指骨基底部。伸肌腱止点比屈肌腱止点更靠近远端。伸、屈肌腱止点间的远节指骨骨折被称作Seymour骨折,呈背侧成角。

自然病程

- 指骨关节外骨折常常可以不治而愈,但往往遗留手指畸形。
- 近节指骨骨折成角畸形的程度和手指伸直受限的程度呈线性相关,这是因为相关伸肌延长的机制导致的[22]。
  ○ 对此类畸形的矫正前要充分考虑手术治疗可能带来的僵直和其他可能并发症,并权衡其利弊。

病史和体格检查

- 受伤机制、受伤时间、既往史、损伤对患者职业和业余爱好的影响是病史采集的关键。
- 必须明确患者既往是否有手指损伤,是何种损伤,存在何种功能受限。
- 医生应对整个手指序列进行评估,观察手指细微的姿态和位置变化,这有利于对损伤进行定位。
- 如果手指无明显的畸形,可以通过触诊定位损伤部位并可评估骨折的愈合情况。触诊还可用于评估临床骨折愈合。
- 指骨骨折可能出现前后或侧方移位,也可能同时合并旋转和短缩畸形。
  ○ 指骨骨折造成的手功能障碍程度取决于骨折畸形的程度和畸形的位置。
  ○ 骨折越靠近端,可能造成的畸形就越严重。
  ○ 旋转畸形对手指最终的功能影响最大,特别是畸形导致"剪刀指"时(图5A)。
    - 评估旋转畸形可以通过患者屈伸手指进行。医生在患者屈伸手指时对比受伤手指和邻近正常手指的相对位置,并与健侧手做对比。
    - 麻醉下有利于这种检查的进行。
    - 手指屈曲时通常指尖指向舟骨远极。
    - 由于疼痛和肿胀,患者在检查时往往握拳困难,在这种情况下,对比患指和邻近手指及健侧手指的甲床平面,可以为旋转畸形的判断提供有益的线索(图5B)。

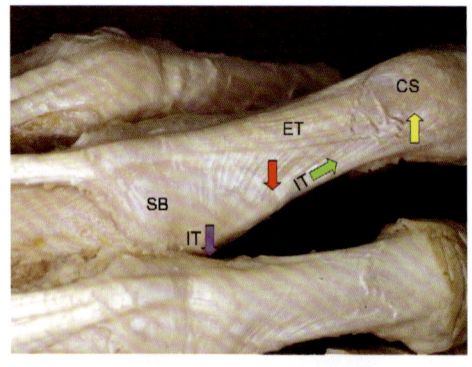

图4 大多数近节指骨骨折会造成掌侧成角畸形(红色箭头所示)。这是不同肌腱作用力联合作用的结果。内在肌肌腱(IT)止于近节指骨基底,将骨折近端牵向掌侧(蓝色箭头所示),中央束(CS)由伸肌腱(ET)纤维和部分内在肌肌腱纤维交叉汇合而成(绿色箭头所示)。中央束将骨折远端牵向背侧(黄色箭头所示),造成成角畸形。矢状韧带(SB)应始终保留。

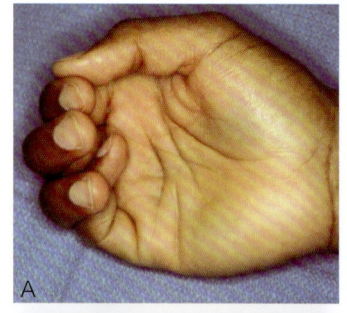

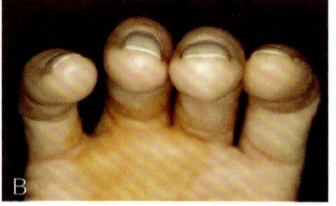

图5 A. 旋转畸形是最不可接受的畸形。如果患者不能握拳,旋转畸形的评估会很困难。B. 旋转畸形可以通过观察指甲平面来判断。指甲(本例中是环指)不与其他指甲在同一平面说明有旋转畸形存在。

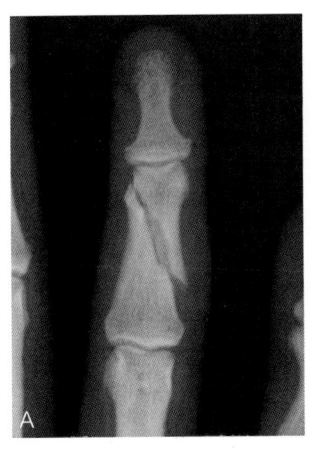 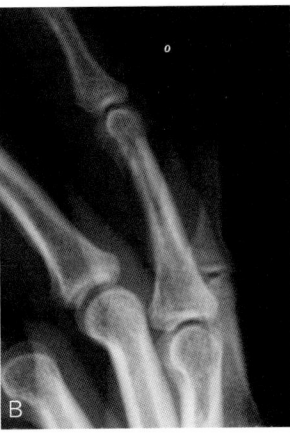

图6 正位（A）和侧位片（B）显示中节指骨的螺旋形不稳定骨折，这类骨折易旋转和发生短缩畸形。

- 神经血管情况。
  - 皮肤颜色改变，肿胀减轻和毛细血管充盈减弱表明血管损伤。
  - 两点辨别觉用于评估皮神经的分布密度，同样也是判断指神经损伤的好方法。
- 软组织条件。
  - 皮肤撕脱伤、脱套伤、烧伤往往是显而易见的，这些情况都将影响骨折的治疗。
  - 远节指骨骨折往往伴有甲下血肿。

影像学和其他诊断性检查

- 正位、斜位和侧位X线片能够诊断绝大多数的指骨关节外骨折。
  - 真正的侧位片可见指骨基底或髁不能重合，从而可以显示出轻微的旋转畸形。
  - 斜侧位片对于诊断近节指骨基底骨折很有帮助，而单纯侧位片因为骨质重叠的原因较难判断此类骨折。
- 不稳定骨折需要在X线片下辨别，例如伴旋转短缩的螺旋形骨折、伴成角的中段横行骨折或斜行骨折（图6A、B）。
- 可移动的小型透视机能放大成像，帮助识别细微的损伤并动态评估骨折的稳定性。
- MRI、CT、超声等成像方法很少用于指骨骨折的诊断和治疗。

鉴别诊断

- 其他原因导致手部疼痛和畸形（例如：骨关节炎、先天畸形、肿瘤、感染），患者的病史和X线片很少让人混淆指骨骨折。
- 如果骨折不明显，以下所有诊断都应该考虑在内：
  - 急性扭伤（副韧带或掌板损伤）。
  - 肌腱损伤（槌状指，钮孔状或鹅颈畸形，矢状韧带损伤，屈肌腱断裂，滑车破裂）。
  - 非移位性骨折和指骨挫伤。
  - 狭窄性腱鞘炎或扳机指。
  - 急性感染。
  - 手指的良性和恶性肿瘤。

非手术治疗

- 许多指骨骨折是稳定的，能够通过闭合方式获得有效治疗[4,9-11]。应该施行个性化处理，充分考虑软组织条件、骨折的特点和患者的功能需要。
  - 轻度（非旋转）的骨折畸形能够通过骨折愈合过程中的制动和保护获得良好的治疗效果，但不稳定骨折和旋转畸形仍需手术治疗。
  - 远节指骨骨折通常情况下采用非手术治疗。
  - >70%的指骨关节外骨折通过非手术治疗能获得良好的效果[2,7,16,19]。
- 早期活动总是必要的，但在保守治疗的患者中，就显得没那么重要。
  - 制动>3周会增加手指的僵直并导致较差的疗效[21]。
- 保守治疗。
  - 伸指装置的瘢痕较少。
  - 除非骨折非常稳定，否则很少能够早期活动。
  - 矫正畸形的能力较差。
- 内固定。
  - 伸指装置会产生较多的瘢痕，特别是手指背侧入路并将钢板放置于指骨背侧时。
  - 需早期活动。
  - 能最大限度地稳定骨折，矫正畸形。
- 如果骨折是不完全或完全骨折但无移位、嵌插型骨折（如近节指骨基底干骺端骨折），可以采用支具给予短期（1~2周）固定，之后用胶带将患指和邻指固定在一起（图7）。

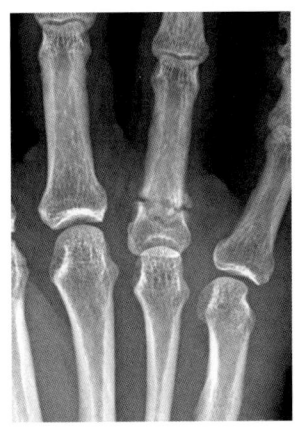

图7 骨折正位和侧位片上对位对线良好且活动时无移位表明骨折稳定。骨折以支具固定2周，接下来以绷带固定2周。

- 易于复位但相对不稳定的骨折有时候可以通过支具固定维持复位。
  - 这样可以避免手术及其可能的并发症,但需要密切随访并摄片确认骨折复位(图8)。

手术治疗

- 考虑手术治疗时,必须考虑到手术的必要性和手术风险。
  - 手术的目的是复位和稳定骨折使其足够稳定以允许早期活动。
- 伴有明显软组织损伤的指骨骨折预后较差。
  - 对伴有软组织损伤的指骨骨折而言,稳定的固定(稳定到不会对软组织造成进一步的损害的程度)和早期活动更为重要。
  - 开放性骨折应适当应用静脉抗生素治疗[20]。
- 一旦决定要手术治疗,医生必须决定哪种固定方式更适合此种骨折类型。
  - 这种决定往往是在手术中做出的,而且常常取决于术者闭合复位骨折的能力。
- 外部以石膏托或支具固定或者经皮克氏针固定的闭合复位骨折是稳定的。
  - 克氏针和外固定技术如能正确应用,可获得较好的治疗效果,且不会带来进一步的软组织损伤和瘢痕[6]。
- 切开复位钢板螺钉内固定术能提供稳定的固定,但如果不能早期活动,将导致活动受限[12]。
  - 过多的软组织剥离将导致伸肌腱粘连,过大的内植物将影响伸肌腱的平衡和功能[18]。
- 建立一套标准的移位骨折的处理原则可帮助医生做出决策(图9)。

方法

经皮克氏针固定术

- 闭合复位经皮克氏针固定可用于治疗大部分的不稳定螺旋形指骨骨折。
- 这种方法同样适用于横行的干骺端骨折,但较少适用于横行的骨干骨折。
- 当克氏针的进针点位于伸指装置的尺侧或桡侧时,经皮克氏针固定对软组织的干扰最小,特别是对伸指装置而言。

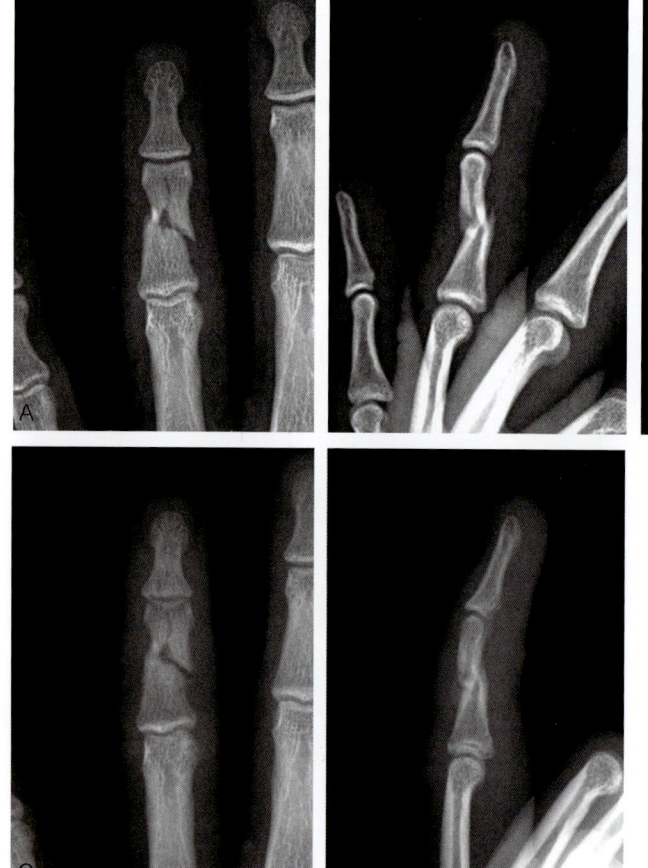

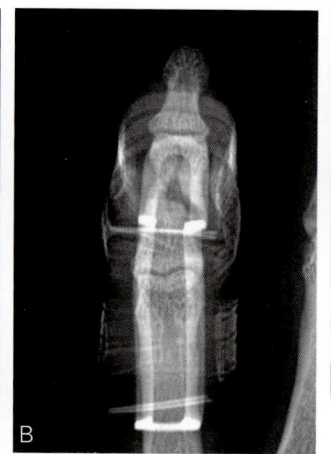

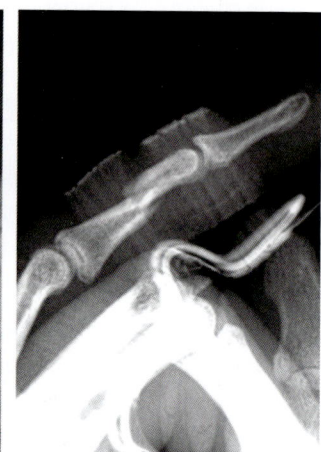

图8 A. 中节指骨骨折成角畸形,指根麻醉下易于复位,但这种复位不稳定,畸形很快再次出现。B. 带内衬的铝支具塑形"三点固定"维持骨折复位。C. 4周后骨折愈合,拆除支具,6周后活动无明显受限,只是抓握时伴有轻度不适。

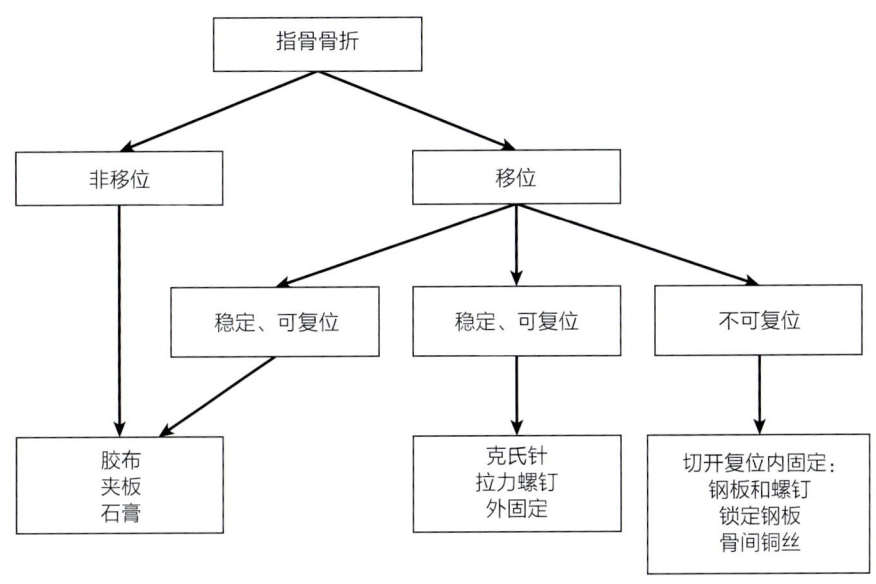

图9　指骨骨折固定及切开手术治疗原则。

- 这一方法最适用于10日内的骨折。如果超出此范围，骨折的早期愈合将使闭合复位变得更为困难。
- 与钢板和螺钉相比，克氏针固定的稳定性较差，并且可能限制软组织的滑动。对早期活动的限制有可能导致手指的僵直，还可能刺激和摩擦周围手指。

骨折块间钢丝内固定术
- 骨折块间钢丝固定是比克氏针固定更稳定的固定方法，但常常需要切开显露骨折以复位。
  - 这种固定方法较钢板固定更轻巧，特别适用于不能穿皮固定的中节指骨骨折。
- 骨折块间钢丝固定最适用于横行骨折，可以断端加压稳定骨折，但不适用于粉碎性骨折。当钢丝与克氏针呈垂直放置联合固定时可使骨折更稳定。

拉力螺钉固定术
- 拉力螺钉最适用于斜行和简单的螺旋形骨折。
  - 如果骨折线长度超过骨折处直径的2倍，拉力螺钉可以单独应用于骨折固定[13]。
  - 如果斜行不足（骨折线不够长），应加用中立位支具固定。
- 粉碎性和横行骨折不适合用螺钉固定。
- 拉力螺钉体积小，因此是指骨骨折的良好固定方法，特别适用于中节指骨骨折。
- 拉力螺钉固定比克氏针固定更精确，而且不像克氏针，螺钉不需要取出。
- 拉力螺钉可以经皮打入，但这在技术操作上难度较大。

- 通常，斜行骨折从正位片上最易发现，螺钉应从侧方固定。
  - 螺旋形骨折通常需要从两个不同的方向打入拉力螺钉。
  - 多平面螺钉固定能大大增强骨折的生物力学稳定性。

钢板固定术
- 钢板固定最适用于横行骨折、短斜行骨折、关节周围的干骺端骨折和粉碎性骨折，钢板可桥接以维持指骨的长度。
  - 指骨中段的横行骨折可用直形钢板固定。每侧骨折端至少固定2枚螺钉，4层骨皮质。
  - 如果骨折接近干骺端，T形钢板、Y形钢板或叶形髁钢板比直形钢板更利于固定。
  - 通过钢板或者作为钢板固定的辅助固定跨过斜行骨折拧入螺钉能增强稳定性。
  - 钢板上的加压螺钉，1枚或多枚偏心螺钉能增加骨折的稳定性。
  - 锁定钢板为关节周围骨折和粉碎性骨折提供了更好的稳定性。
- 钢板固定需要更广泛的软组织切开并增加术后伸指装置瘢痕形成。手指尽早活动是减少瘢痕的重要措施。

术前计划
- 术前摄正位、侧位和斜位片。
  - 可以确定骨折平面和骨折块的大小，帮助手术医生选择最好的入路和理想的固定方法。

- 手术医生必须确定所有内植物是可用的。手术失败往往可以归结于内植物准备不充分。
  - 许多器械套装只包括1块或2块不同尺寸和形状的钢板。在多发指骨骨折的情况下,需要使用更多的钢板和螺钉。
- 术中应使用小型透视设备并确认该透视设备可用。
- 术者在原手术方案外,还应有为粉碎性骨折或软组织问题而准备的手术入路与固定方式的备选方案。

体位
- 患者取仰卧位,患肢外展放置于可透视的手外科手术台上。
- 上臂或前臂上止血带。

入路
- 最常用的入路是侧方和背侧入路。切开复位手术的具体入路常依据骨折位置而定,因为入路与伸指装置有关(图10)。
- 掌指关节的矢状韧带、中央束止点和三角韧带应尽可能保留。
  - 如果上述结构在术中切开并修复,术后应推迟功能锻炼的时间。
  - 背外侧入路时,部分侧束可以切除而不修复。
- 纵行切开伸指肌腱中部特别是切开部位位于伸指肌腱和侧副韧带之间时,术后手指可早期活动(图10)。
- 在中节指骨,在终腱束边缘的中间入路,可将肌腱向两侧牵开以显露指骨(图2)。
  - 拉力螺钉固定时也可采用背外侧入路,因为螺钉常常需要自指骨侧方打入。

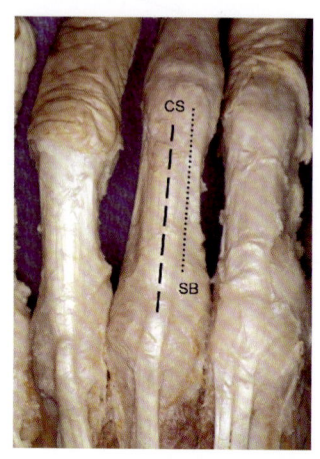

图10 近节指骨可行背侧正中切口,经伸指肌腱(虚线),或者背外侧切口(点状线),位于背侧肌腱和内在肌肌腱之间。行背侧正中入路时,注意不要破坏中央束,背外侧入路不要破坏矢状韧带。因此,背侧正中入路更适用于近端骨折,而背外侧入路更适用于较远端的骨折。

经皮克氏针固定术

骨折复位
- 手法复位前行正位和侧位C臂机透视作为复位参考。
  - 如果骨折非常靠近掌指关节,行斜侧位透视能避免其他掌指关节重叠,并能更好地显示骨折。
- 不稳定的螺旋形指骨骨折常常有短缩、旋转和成角(技术图1A)。
- 行纵向牵引复位。
  - 可以在手指上直接实施牵引或者骨折远端应用湿纱布、指套或者巾钳牵引。
- 牵引时矫正旋转畸形(技术图1B)。成角畸形矫正后再跨过骨折线放置复位钳。
  - 屈曲掌指关节通过收紧侧副韧带稳定近侧骨折块。
- 通过骨折线放置复位钳维持复位。
  - 考虑到指骨的断面解剖,指骨位于手指的背侧2/3而非居中(技术图1C)。因此,复位钳尖端的进针点应位于侧方中线的背侧。
  - 放置复位钳的时候两脚应轻度成角,这样能更好地垂直于骨折并通过骨折端加压稳定复位。
  - 收紧时可以通过轻轻扭动复位钳进一步调整骨折复位。

骨折固定
- 透视确认骨折复位,经由骨折线打入克氏针并穿出对侧皮质(技术图1D)。
  - 固定小指和远节指骨骨折需要应用0.035 in(0.89 mm)克氏针,但近节指骨骨折通常应用0.045 in(1.14 mm)克氏针(技术图2)。
  - 最好应用尖端为菱形的光滑克氏针。
- 交叉克氏针用于横行骨折固定。
  - 这种方法对干骺端骨折也有效(技术图3),并能稳定中节指骨骨折,从而避免使用钢板固定(技术图4)。
  - 应用交叉克氏针固定时应避免骨折端分离。

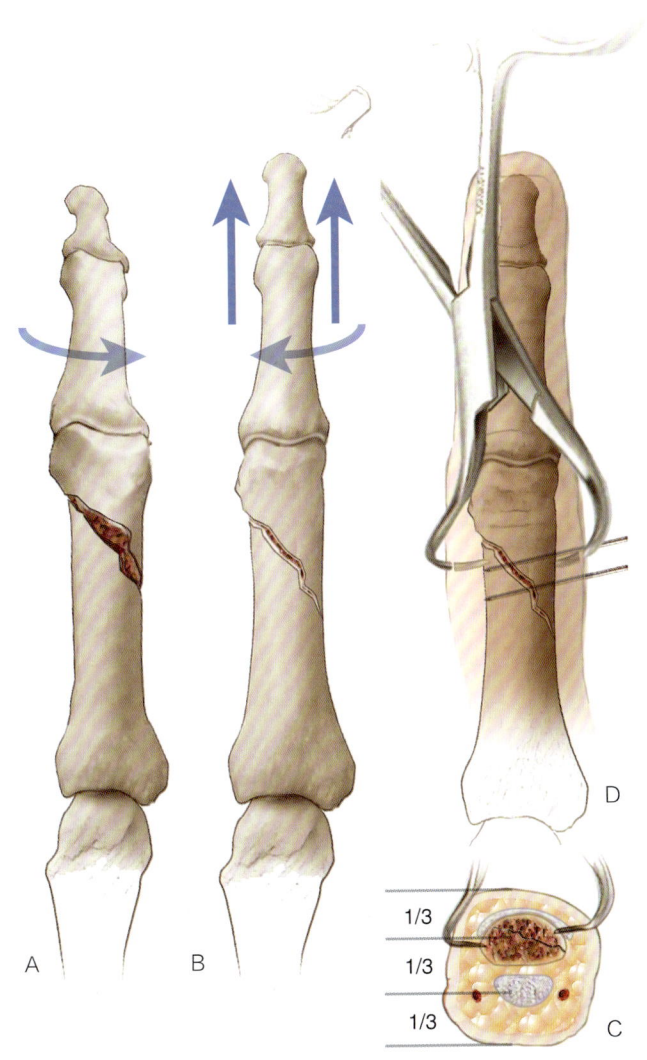

技术图1 A. 伴有短缩、旋转、成角畸形的不稳定指骨骨折。B. 首先行纵向牵引，然后矫正旋转和成角畸形。C. 指骨位于手指的背侧的2/3而不是居中。神经血管束位于掌侧1/3，应用复位钳时应避免损伤。D. 复位钳将骨折复位并加压后，以克氏针固定。

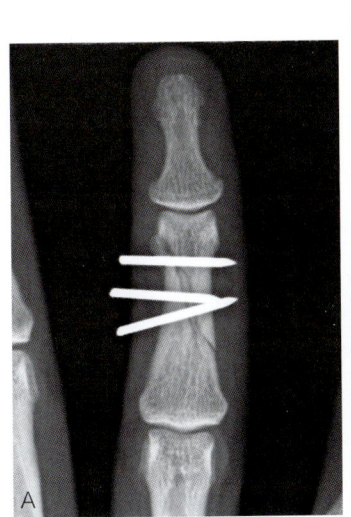
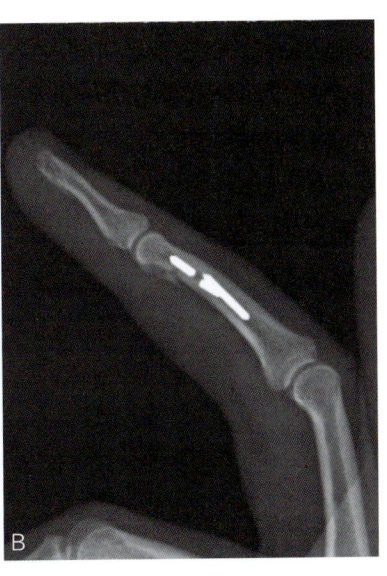

技术图2 以上述方法经皮克氏针治疗的螺旋形近节指骨骨折（图6）的正位（A）和侧位（B）X线片。

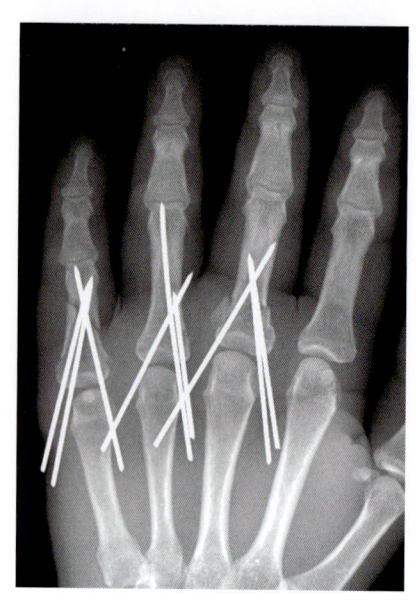

技术图3 患者因挤压伤致中指、环指和小指骨折。骨折复位后屈曲位克氏针固定，克氏针从掌骨头间穿过而不刺入伸肌腱。穿针后掌指关节维持于屈曲位。术后即可开始近侧和远侧指间关节的主动活动。

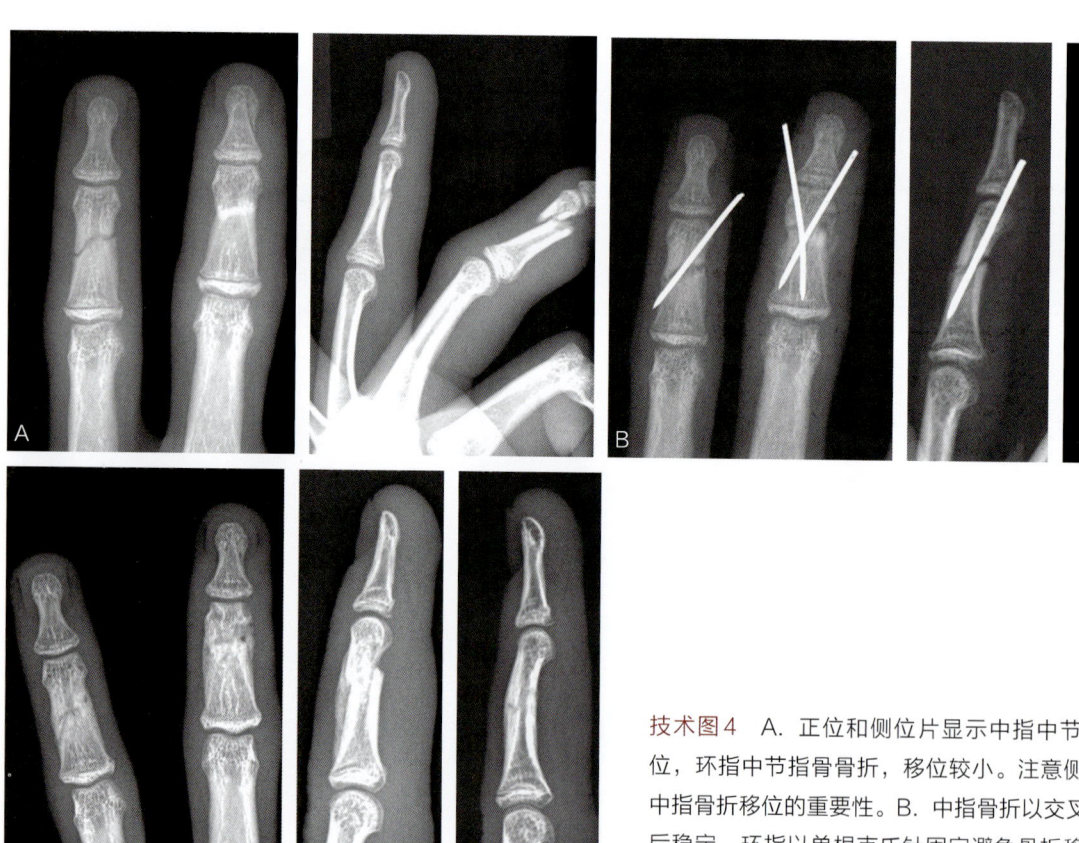

技术图4 A. 正位和侧位片显示中指中节指骨骨折移位，环指中节指骨骨折，移位较小。注意侧位片对评估中指骨折移位的重要性。B. 中指骨折以交叉克氏针固定后稳定。环指以单根克氏针固定避免骨折移位，开始早期活动。C. 骨折愈合后拔除克氏针。

骨块间钢丝内固定术

暴露

- 应用钢丝固定骨折特别是前后位钢丝固定时需要切开复位并广泛显露骨折[1]。
- 骨折显露采用背侧或背外侧入路。
- 将骨块放置在背侧"双筒枪"位置,并仔细游离骨折远近端各3~5 mm的软组织。
- 以0.045 in(1.14 mm)克氏针在距离骨折端2~5 mm处横向和前后位钻孔。

骨折复位和固定

- 骨折复位并通过直视和小型C臂机透视确认。
- 通过横向骨孔穿入24号钢丝,第2根钢丝穿过前后位骨孔。
- 牵拉收紧钢丝,扭转钢丝固定并加压骨折端(技术图5)。
  - 第2根钢丝部分收紧前第1根钢丝不要收得太紧。
  - 仔细计划好钢丝结的位置,使其平行于骨面并对软组织的干扰最小。
- 如果需要进一步稳定骨折,可通过骨折线斜行打入1根0.035 in(0.89 mm)或0.045 in(1.14 mm)的克氏针。

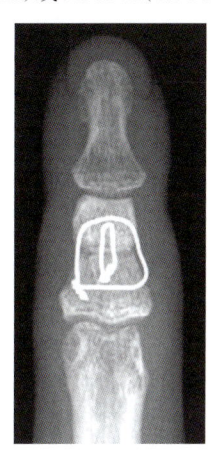

技术图5 正位片显示中节指骨感染性骨不连行清创、修整骨折端,垂直交叉钢丝固定。

拉力螺钉内固定术

- 拉力螺钉可以经皮打入,但技术难度较高。前提是骨折完全复位,而且减少切口长度而不以牺牲复位为代价。
- 大多数情况下,背外侧入路能更好地显露骨折且软组织剥离最少。
- 螺钉的规格和数量由骨折位置、骨折特点和骨折片的大小决定(技术图6)。
  - 当考虑应用多枚螺钉和螺钉在骨块中固定的位置时,螺钉放置的位置距离骨折尖端不应小于2枚螺钉直径并位于骨块的中央。
  - 2枚螺钉间的距离至少是2枚螺钉的直径。
  - 螺钉的方向应介于垂直骨折线和垂直骨面之间。
    - 垂直骨折线放置的螺钉能提供最大的断端加压作用。
    - 垂直骨面放置的螺钉能提供轴向稳定性。
  - 螺钉应沿骨髓腔的最大直径打入(例如,穿过指骨的中线)。

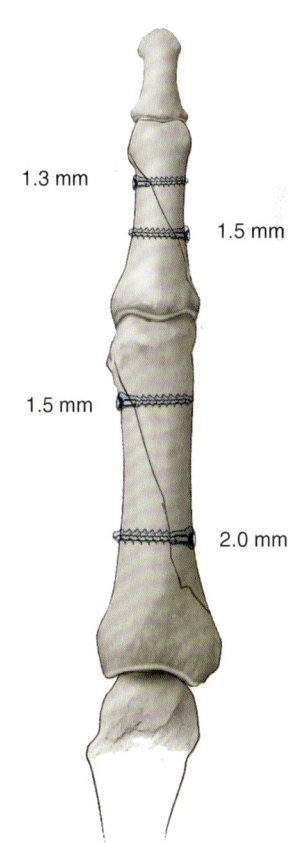

技术图6 螺钉规格由指骨的大小决定。近节指骨通常应用1.5 mm或2.0 mm螺钉,中节指骨通常用1.3 mm或1.5 mm螺钉固定。

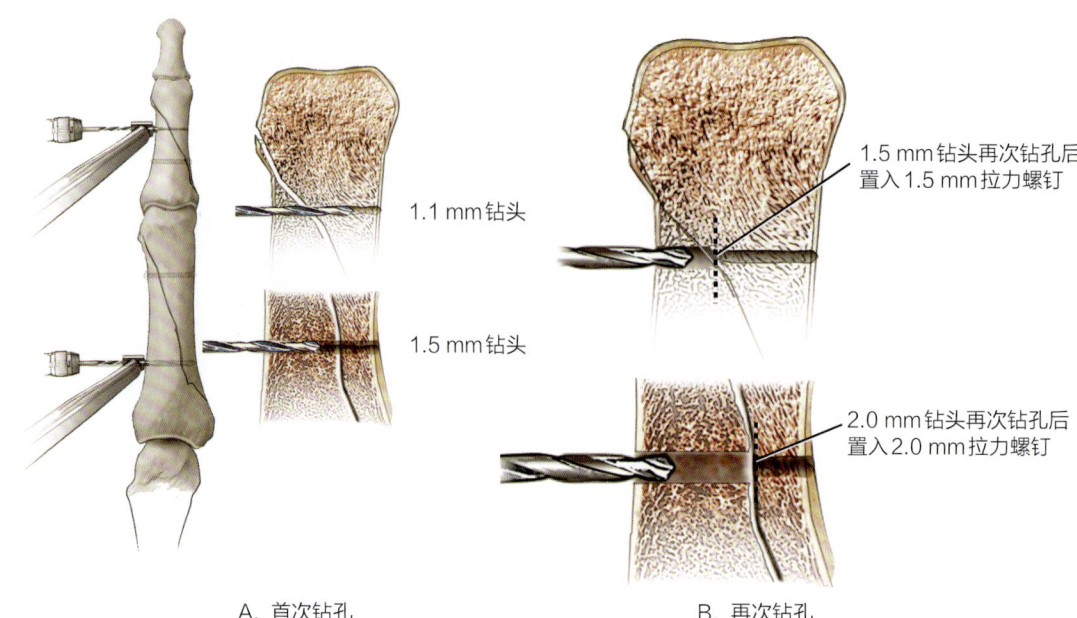

A. 首次钻孔　　　　　　　　　B. 再次钻孔

技术图7　A. 选择合适规格的钻头从近侧皮质经过骨折端钻到对侧皮质。钻孔应定向以使钻头经过骨中心并经过远侧骨折片的中心。B. 为达到拉力钉效果，近侧皮质开孔的直径应与螺钉外部直径相同，这样螺钉螺纹仅能把持远侧皮质从而在螺钉收紧时使骨折端得到加压。

- 当通过骨折部位钻孔至对侧皮质时应复位骨折并以复位钳稳定骨折（技术图7A）。
- 为达到拉力钉效果，可以应用与螺钉相同规格的钻头在近侧皮质上钻滑动孔（技术图7B）。
- 螺钉埋头以分散断端加压时的压力，并可减少钉头的突起刺激。
  ○ 干骺端骨折时不推荐应用埋头螺钉，因为此处的骨皮质较薄。
- 通过滑动孔打入自锁螺钉至对侧皮质。
- 螺钉收紧时，骨折断端加压。
  ○ 最后收紧螺钉时，应稳定施压慢慢旋转螺钉，以避免造成远侧骨皮质爆裂。
- 其他螺钉重复上述过程（技术图8）。
- 备选方案，复位钳复位骨折，然后以比螺钉内直径稍小的克氏针稳定骨折。按上述方法打入第1枚拉力螺钉，去除克氏针，通过针孔拧入第2枚螺钉。

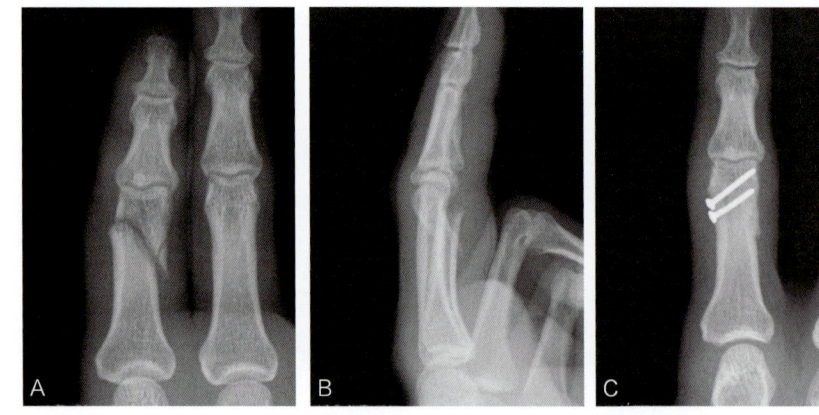
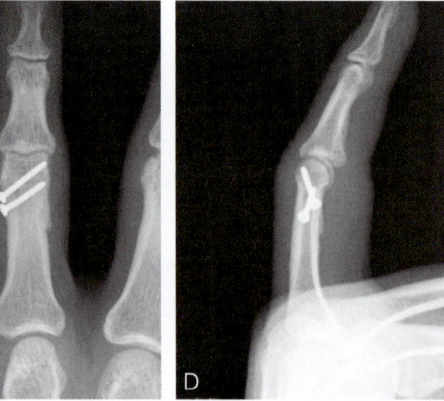

技术图8　近节指骨螺旋形骨折应用2枚拉力螺钉固定的术前（A、B）和术后（C、D）X线片。

钢板内固定术

- 钢板可放置于骨的背侧或侧面。
- 通过背外侧入路侧方放置钢板对伸肌腱干扰较少,粘连较轻[15]。
- 如果钢板放置于背侧,应避免钻孔过大和螺钉过长,螺钉过长可能会对屈肌腱造成损伤。
- 显露骨折后,清除骨折端的软组织,复位骨折。

干骺端骨折的固定:T形钢板

- 用点式复位钳、特制的持钢板钳或钢板的一端打入1枚螺钉将钢板临时固定于指骨上。
- 首先在T形钢板的中间孔打入螺钉,螺钉收紧前使钢板垂直于邻近关节(技术图9A)。
- 进行最后的骨折复位,并在骨折的其他位置打入螺钉(技术图9B)。
- 直视和透视下评估骨折有无短缩、成角,最重要的是有无旋转畸形。
- 打入剩余的螺钉(技术图9C)。

- 在粉碎性骨折时,钢板可用于桥接骨折处碎骨片(技术图10)。

骨干粉碎性骨折的固定:锁定钢板

- 如果指骨干粉碎性骨折,传统钢板不能提供足够的固定。
  - 使用2枚锁定螺钉的钢板就可以为粉碎端提供稳固固定。
  - 提前连上短导孔的锁定钢板,可以通过细克氏针穿过导孔来暂时固定。这些克氏针随后用锁定螺钉代替。
- 将钢板近末端放在关节面末端中央,然后将1根克氏针穿过导孔(技术图11A)。
- 将钢板与骨干对齐垂直于关节并穿入第2根克氏针(技术图11B)。
- 牵引并旋转。将钢板远末端置于骨中央并穿入另一根克氏针(技术图11C)。
- 纠正余下的成角畸形,如有必要,可另穿入克氏针。
- 钻孔,并在剩下的孔中打入锁定螺钉(技术图11D)。
- 用锁定螺钉代替克氏针(技术图12)。

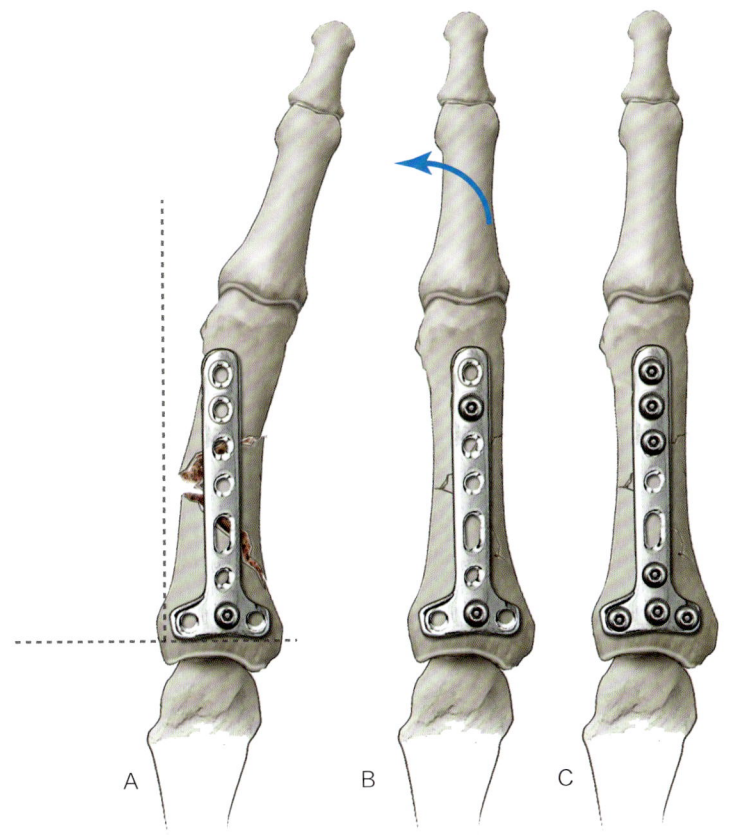

技术图9 A. T形钢板以1枚螺钉固定,长轴垂直于关节线。B. 调整并复位骨折远端,并另外拧入1枚螺钉。C. 打入剩余的螺钉前,确认无短缩、成角和旋转畸形。

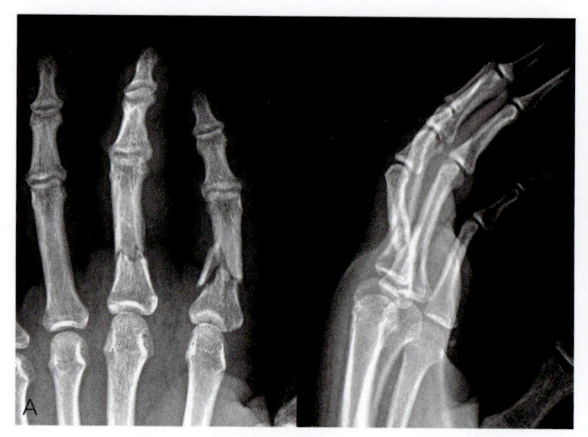 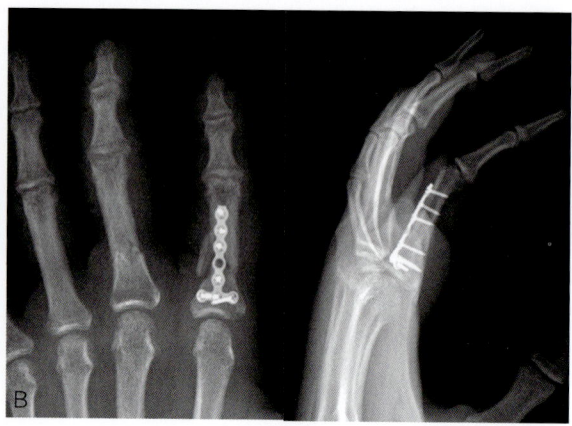

技术图10　A. 术前正位和侧位X线片显示近节指骨粉碎性骨折，并伴有明显短缩、成角和旋转畸形。中指近节指骨骨折，位线尚可。中指有明显挤压伤，掌侧有较大的皮肤伤口。B. 示指近节指骨骨折以T形钢板固定，恢复力线，纠正短缩和旋转，桥接骨折。中指近节指骨骨折为相对稳定骨折以闭合方法治疗，而不以克氏针固定或切开复位，从而避免增加血管损伤的风险。切开复位内固定术后1周开始主动活动。

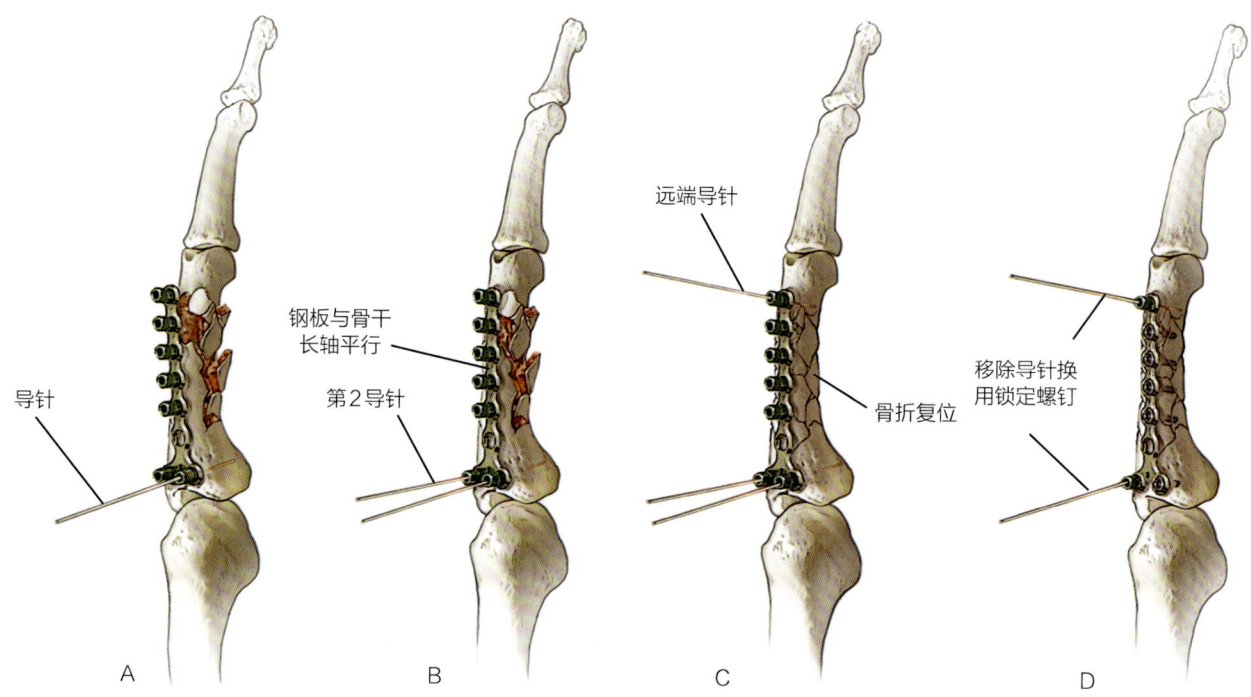

技术图11　A. 锁定钢板的近末端置于骨中央，距离关节尽可能近。在短导孔中插入克氏针稳定钢板。B. 钢板与骨干对齐垂直于关节，近端穿入第2根克氏针。C. 骨折复位，克氏针穿入远端导孔。D. 完整骨上端孔内打入锁定螺钉，粉碎段略过。锁定螺钉替换克氏针，完成固定。

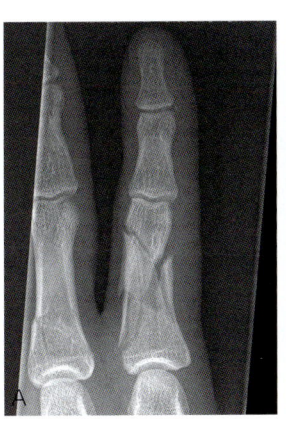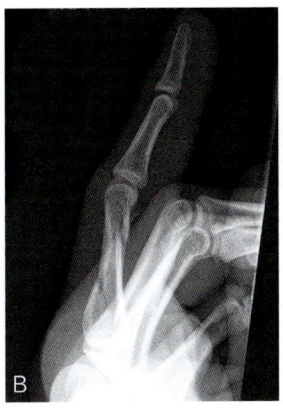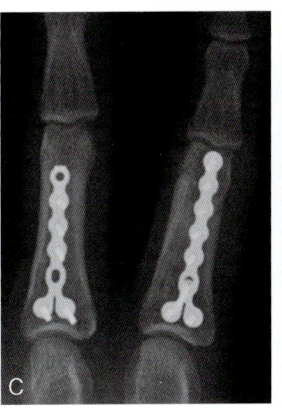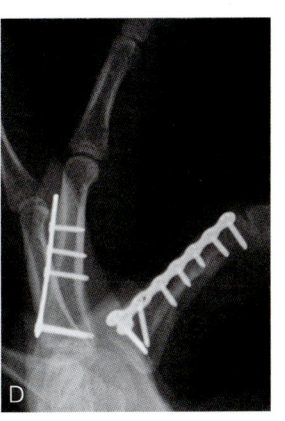

技术图 12 示指近节粉碎性骨折和中指近节轻微粉碎性骨折患者的正位（A）、侧位（B）片。使用前述方法的患者术后正位（C）、侧位（D）片。

其他方法

- 有作者报道应用克氏针作为髓内钉固定指骨骨折。局部克氏针固定是治疗靠近关节面的近节指骨骨折的好方法[5]。
  - 沿髓腔打入克氏针，骨折部位将足够稳定以允许早期活动。
  - 侧面打入克氏针，将对伸肌腱的损伤降至最低（技术图13A）。
- 用于关节外指骨骨折的其他不常用的固定方法包括外固定和桥接克氏针固定（技术图13B）。
  - 上述方法很少使用，最常用于治疗骨折伴有软组织损伤时的临时固定。
  - 外固定最适用于外侧手指。用于关节外指骨骨折治疗时，固定物均不应穿入关节[17]。

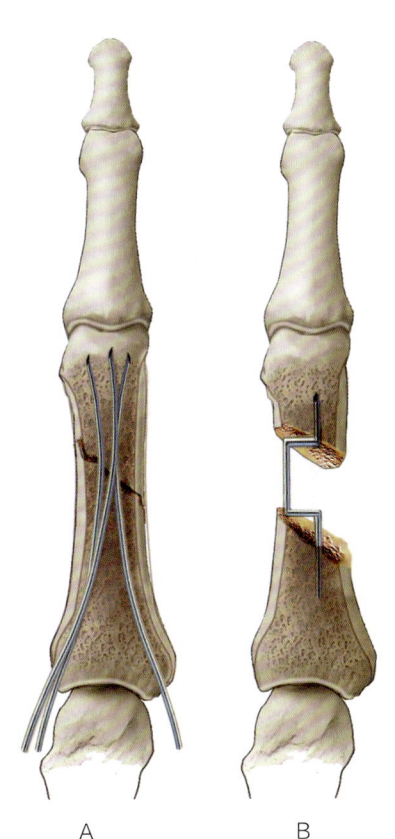

技术图 13 A. 髓内克氏针聚集于髓腔可以对指骨骨折提供髓内支撑。克氏针自侧方打入对伸肌腱损伤最小。B. 在软组织损伤伴骨缺损的情况下，治疗软组织损伤可使用直角U形折弯的克氏针临时维持骨支架的长度。

要点与失误防范

适应证	• 获取完整病史并进行体格检查。 • 发现移位,尤其是旋转平面的移位,至关重要。
术式选择	• 术前计划至关重要。 • 选择创伤最小的方式来复位并固定骨折。 • 如果计划切开复位,特别是选择钢板固定,必须实现稳定复位以便早期活动。
克氏针	• 避免在骨折处交叉放置克氏针,这可能会导致骨折处的分离。 • 光滑的克氏针并不是不存在并发症。
钢板固定	• 外侧或背外侧放置钢板可减少对伸肌运动的负面影响。 • 不要在中指指骨基底部背侧分离中央腱束。 • 通过穿过或邻近钢板的拉力螺钉加强固定,可显著提高骨折稳定性。 • 如果在背侧打钢板,避免置入过长的螺钉以免损伤屈肌腱。 • X线下检查钢板的长度和位置。 • 临时克氏针的合理放置将避免骨折复位和钢板放置的失败。 • 临时克氏针的放置可保持骨折复位还取代了螺钉预钻孔,再用合适大小的螺钉替换克氏针。 • 在中轴入路并在近节指骨放置钢板后,应切除而不是修复侧束以减少瘢痕和保持最大限度的活动度。 • 带锁定螺钉的钢板可用1枚螺钉固定粉碎骨折段。
外固定	• 适用于伴骨缺失的粉碎性骨折。 • 尽量避免跨关节。 • 最适用于拇指和小指。
远端指骨骨折	• 骨不连可能导致疼痛。 • 甲床支持可防止指甲畸形。 • 远端指间关节的临时固定可帮助稳定,是一种比远端指骨交叉固定更简单的方法。
问题	• 手术室内识别并纠正移位。在复位和固定的整个过程都需要临床和影像学评估,且进行对侧手比较。 • 术后肿胀时,笔者惯于用术后敷料包扎1根以上手指以避免潜在的血管并发症。
术后处理	• 早期评估和经验丰富的手部治疗师的治疗将改善预后。 • 克氏针和外固定的精心护理对于减少感染很有必要。

术后处理

- 术后的处理取决于损伤和骨折固定的位置。
- 最好的效果是骨折解剖复位、软组织覆盖良好和早期活动患指。
- 经验丰富的手外科医生是取得好的疗效的重要因素。
  - 术后早期,治疗包括消肿、邻近手指和邻近关节的功能活动。
  - 如果骨折已足够稳定,术后几乎可以立即开始活动。
  - 如果骨折固定不理想,不管放射学表现如何,都应在术后不晚于3~4周时开始主动活动。
  - 保护下的运动应包括佩戴可拆卸支具,这允许邻近手指和关节的活动。当逐渐康复时,去除支具,使用绷带固定。
- 术后8周可以恢复日常活动。

预后

- 实际上,所有的指骨骨折4~6周都会愈合。畸形,尤其是旋转畸形和僵硬均会影响恢复效果。
- 如果遵循治疗原则并在术中、术后合理应用相关技术,大部分以支具、经皮克氏针或切开复位内固定治疗的简单指骨骨折,都能在术后2~6个月达到接近正常的活动度。
- 伴有软组织损伤或长时间支具固定而未能早期活动的复杂损伤治疗效果较差。
- 有时候需要取出内固定,肌腱和关节松解可改善运动功能。
  - 以上手术应在软组织达到平衡后(通常在损伤或手术后至少4个月)进行。

并发症

- 活动度丢失。
  - 手术时:仔细处理软组织,避免内固定突出。
  - 术后:抬高,冷敷,早期活动未损伤关节,尽早可控地活动损伤部位是最好的预防措施。
  - 如果经过积极的治疗,效果不佳且被动活动范围超过主动运动,肌腱松解术是可靠的治疗方法[8,14]。
- 畸形愈合。
  - 复位不良是最常见的原因,一旦以钢板和螺钉固定,难以矫正。因此,最终固定前评估有无旋转畸形非常重要。
- 准确的评估常常较为困难,因为患者往往不能充分握拳。因此,有时在运动受限制时认为复位已很充分,但一旦恢复正常活动,就会看到复位其实并不充分。
- 如有必要,应该考虑二期截骨手术。
- 神经血管损伤。
  - 熟悉手指的断面解剖,常能避免穿针时对血管神经束的损伤。
  - 当穿透第2层皮质时要小心操作,因为此时克氏针的尖端往往指向神经血管束。
  - 打入克氏针时,起初以手持克氏针,将其尖端直接接触到骨面。当靠近血管神经束处打入克氏针时,做小的皮肤切口可能会减小神经血管损伤的机会。
- 复杂区域疼痛综合征(complex regional pain syndrome)。
  - 早期诊断和治疗是关键。
  - 出现主要症状后应高度怀疑。
    - 尽管采取抬高和其他消肿措施,但仍然肿胀。
    - 尽管尝试早期活动,但仍僵硬,特别是邻近手指的僵硬。
    - 手部皮肤颜色改变。
    - 皮肤出现斑点或发亮。
    - 毛发生长异常。
    - 手部烧灼样疼痛。
- 肌腱断裂。
- 骨不连。
- 感染。
- 克氏针松动或移位。
- 内植物固定失败。
- 疼痛和内固定存留引起的症状。

(李原歌 译,刘衔哲 审校)

参考文献

[1] Al-Qattan MM, Al-Zahrani K. Open reduction and cerclage wire fixation for long oblique/spiral fractures of the proximal phalanx of the fingers. J Hand Surg Eur 2008;33:170-173.

[2] Barton NJ. Fractures of the shafts of the phalanxes of the hand. Hand 1979;11:119-133.

[3] Botte MJ, Davis JL, Rose BA, et al. Complications of smooth pin fixation of fractures and dislocations in the hand and wrist. Clin Orthop Relat Res 1992;(276):194-201.

[4] Carpenter S, Rohde RS. Treatment of phalangeal fractures. Hand Clin 2013;29:519-534.

[5] Crofoot CD, Saing M, Raphael J. Intrafocal pinning for juxta-articular phalanx fractures. Tech Hand Up Extrem Surg 2005;9: 164-168.

[6] Eaton RG, Hastings HH. Point/counterpoint: closed reduction and internal fixation versus open reduction and internal fixation for displaced oblique proximal phalangeal fractures. Orthopedics 1989;12:911-916.

[7] Ebinger T, Erhard N, Kinzl L, et al. Dynamic treatment of displaced proximal phalangeal fractures. J Hand Surg Am 1999; 24:1254-1262.

[8] Faruqui S, Stern PJ, Kiefhaber TR. Percutaneous pinning of fractures in the proximal third of the proximal phalanx: complications and outcomes. J Hand Surg Am 2012;37:1342-1348.

[9] Franz T, von Wartburg U, Schibli-Beer S, et al. Extra-articular fractures of the proximal phalanges of the fingers: a comparison of 2 methods of functional, conservative treatment. J Hand Surg Am 2012;37:889-898.

[10] Gaston RG, Chadderdon C. Phalangeal fractures: displaced/nondisplaced. Hand Clin 2012;28:395-401.

[11] Held M, Jordaan P, Laubscher M, et al. Conservative treatment of fractures of the proximal phalanx: an option even for unstable fracture patterns. Hand Surg 2013;18:229-234.

[12] Henry MH. Fractures of the proximal phalanx and metacarpals in the hand: preferred methods of stabilization. J Am Acad Orthop Surg 2008;16:586-595.

[13] Horton TC, Hatton M, Davis TR. A prospective randomized controlled study of fixation of long oblique and spiral shaft fractures of the proximal phalanx: closed recuction and percutaneous Kirschner wiring versus open reduction and lag screw fixation. J Hand Surg Br 2003;28:5-9.

[14] Kurzen P, Fusetti C, Bonaccio M, et al. Complications after plate fixation of phalangeal fractures. J Trauma 2006;60:841-843.

[15] Lins RE, Myers BS, Spinner RJ, et al. A comparative mechanical analysis of plate fixation in a proximal phalangeal fracture model. J Hand Surg Am 1996;21:1059-1064.

[16] Maitra A, Burdett-Smith P. The conservative management of proximal phalanx fractures of the hand in an accident and emergency department. J Hand Surg Br 1992;17(3):332-336.

[17] Margic' K. External fixation of closed metacarpal and phalangeal fractures of digits: a prospective study of one hundred consecutive patients. J Hand Surg Br 2006;31(1):30-40.

[18] Pehlivan O, Kiral A, Solakoglu C, et al. Tension band wiring of unstable transverse fractures of the proximal and middle phalanges of the hand. J Hand Surg Br 2004;29:130-141.

[19] Reyes FA, Latta LL. Conservative management of difficult phalangeal fractures. Clin Orthop Relat Res 1987;(214):23-30.

[20] Sloan JP, Dove AF, Maheson M, et al. Antibiotics in open fractures of the distal phalanx? J Hand Surg Br 1987;12(1):123-124.

[21] Strickland JW, Steichen JB, Kleinman WB, et al. Phalangeal fractures: factors influencing digital performance. Orthop Rev 1982;11:39-50.

[22] Vahey JW, Wegner DA, Hastings H III. Effect of proximal phalangeal fracture deformity on extensor tendon function. J Hand Surg Am 1998;23(4):673-681.

第50章 指骨髁骨折的切开复位内固定
Open Reduction and Internal Fixation of Phalangeal Condylar Fractures

Greg Merrell, Barrett Weiss, and Arnold-Peter Weiss

定义

- 指骨髁骨折包括中节和近节指骨远端的单髁或双髁关节内骨折。
  - 其中以近节指骨髁骨折最常见。由于近侧指间关节的易僵硬的倾向,不管是否治疗,都需要密切关注。
  - 中节指骨远端骨髁骨折虽然往往需要治疗,但也取决于关节活动度。
- 表1为各型指骨髁骨折的特点。

解剖

- 骨折类型及移位方向取决于侧副韧带受累情况、手指位置和暴力作用的方向(图1)。
- 指动静脉发出与侧副韧带伴行的分支为指骨髁提供血供。
  - 应注意避免损伤该营养血管或剥离小骨块上附着的软组织。

表1 指骨髁骨折分型

骨折分型	图示	特征	固定	
			非移位骨折	移位骨折
Ⅰ型骨折:单髁短斜骨折	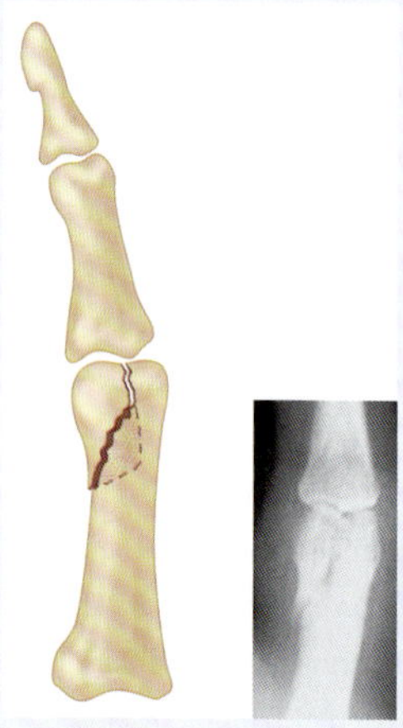	不稳定	可考虑非手术治疗但必须密切随访。否则2根克氏针经皮固定	闭合复位克氏针固定,切开复位螺钉、克氏针固定
Ⅱ型骨折:单髁长斜骨折	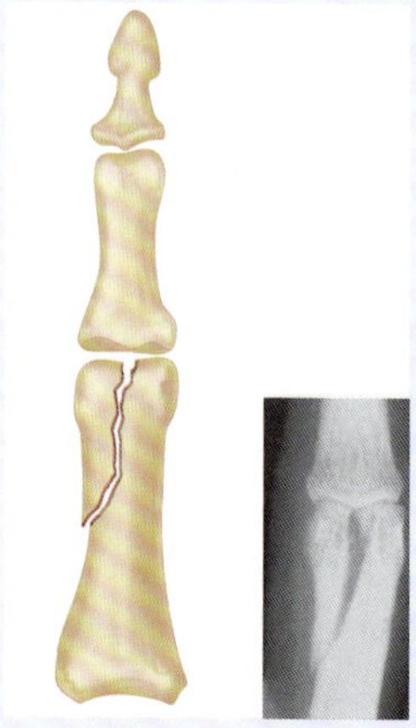	不稳定但比Ⅰ型易于固定	考虑非手术治疗但必须密切随访。否则2根或3根克氏针经皮固定	闭合复位克氏针固定,切开复位螺钉、克氏针固定

续表

骨折分型	图示	特征	固定	
			非移位骨折	移位骨折
Ⅲ型骨折：冠状面背侧骨折	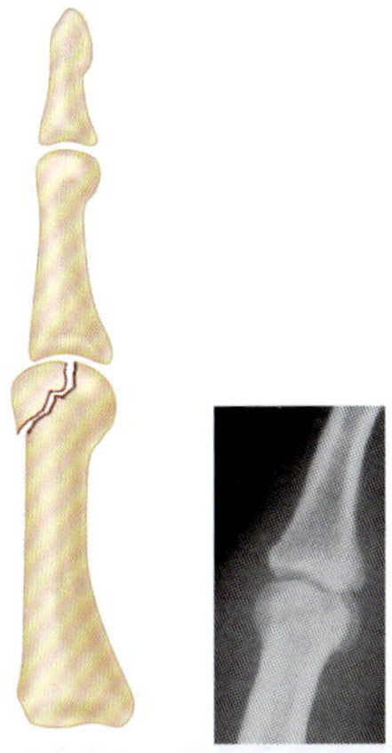	通常稳定	<25%和关节稳定骨折：考虑非手术治疗或切除。>25%的非移位骨折：可考虑非手术治疗但必须密切随访。否则2根克氏针经皮固定	>25%的移位骨折或<25%伴关节半脱位：闭合复位克氏针固定或切开复位克氏针固定（螺钉极少用）
Ⅳ型骨折：冠状面掌侧骨折	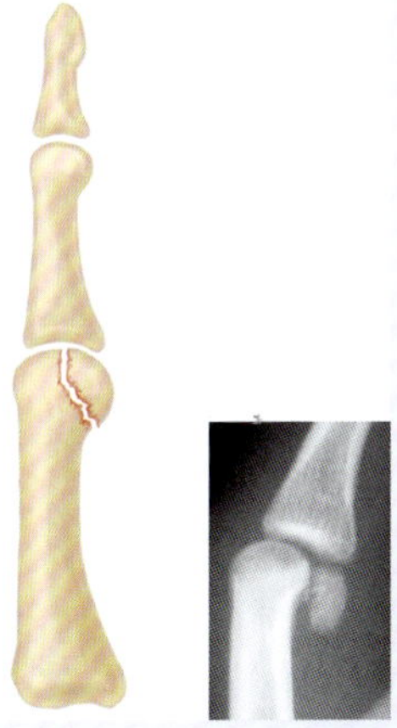	不稳定	<25%和关节稳定骨折：考虑非手术治疗或切除。>25%的非移位骨折：可考虑非手术治疗但必须密切随访。否则2根克氏针经皮固定	>25%的移位骨折或<25%伴关节半脱位：闭合复位克氏针固定或切开复位克氏针固定（螺钉极少用）
Ⅴ型骨折：双髁骨折	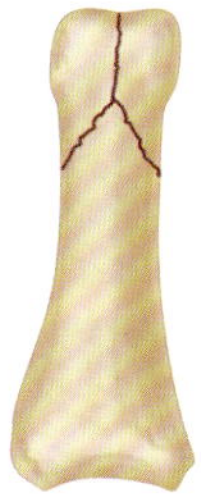	不稳定	非移位性骨折：可考虑克氏针固定	通常需要切开复位和螺钉、钢板或克氏针固定
Ⅵ型骨折：T形双髁骨折	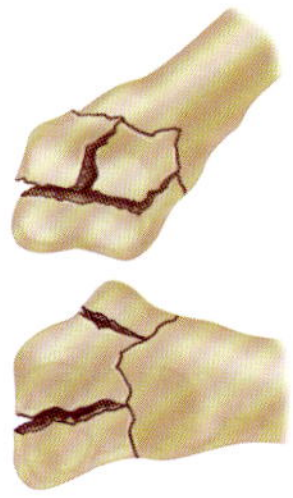	不稳定	经皮克氏针固定	通常需要切开复位，背侧至掌侧螺钉固定

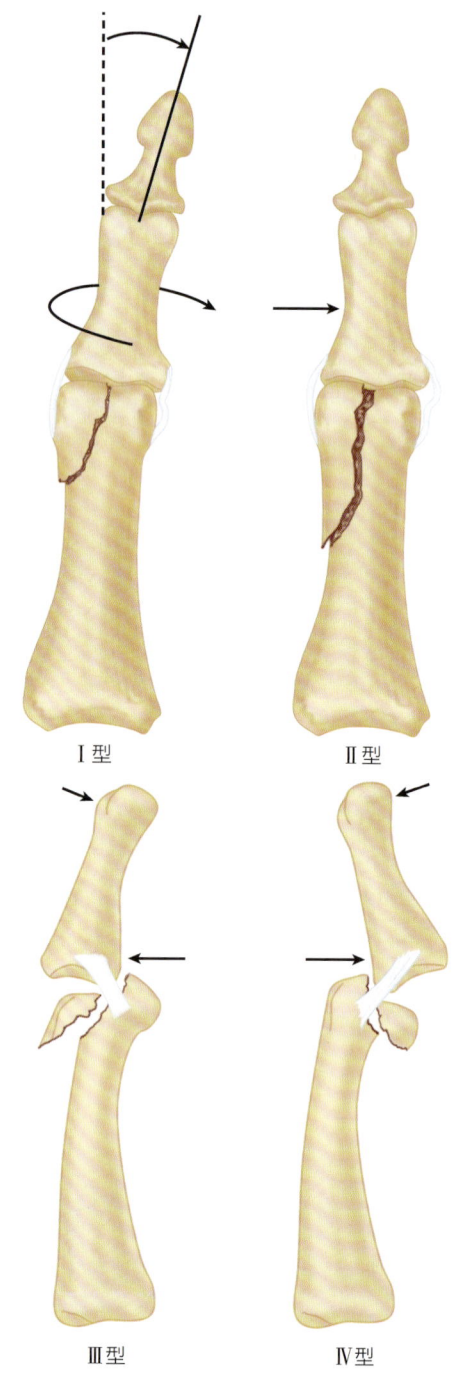

图1 受力方向决定骨折类型。

发病机制

- 指骨髁骨折常由运动相关损伤导致。
- 损伤机制可能为牵拉或旋转暴力沿侧副韧带传导，导致斜行骨折或骨质压缩、关节半脱位的冠状面骨折[1,6]。
- 由于只有少量骨痂生长和关节处应力较大，骨折常不稳定。
- 指骨髁骨折多见于手中轴线（如中指的轴线）一侧的指骨髁：示指和拇指的尺侧髁以及环指和小指的桡侧髁。

自然病程

- 在发达国家，虽然一般不会忽视指骨髁骨折的治疗，但是常认为指骨髁骨折仅仅是"手指的小错位骨折"，导致其治疗不足。
- 与近节指间关节损伤类似，如未将患指固定于背伸位或制动时间过长，指骨髁骨折可导致手指僵直。
- 如果保守治疗后骨折复位不良，可导致早期疼痛性关节炎或过伸位旋转畸形，甚至两者同时发生。唯一的例外是因儿童的显著生长潜力而完成重塑[5]。

病史和体格检查

- 典型的病例是：24岁，篮球运动员，手遭球呈一角度撞击后导致指骨髁骨折。
- 检查这类患者时应高度警惕。患者通常仍能弯曲手指，而骨折线可能不是很明显，但即使是无移位的骨折，也易继发移位。
- 关节半脱位是绝对手术指征，必须通过影像学和体格检查仔细评估。
- 移位的骨折常导致患指旋转畸形，通过观察患者手指末端，或屈曲患指近侧指间关节可以较好地检查旋转畸形（图2A）。
- 轻微的关节塌陷可导致患指成角畸形，通过患指过伸位观察，可以较好地识别（图2B）。

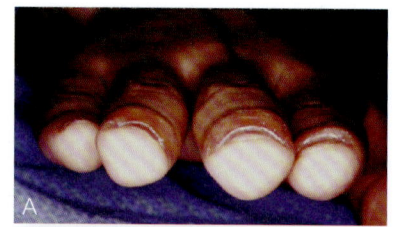

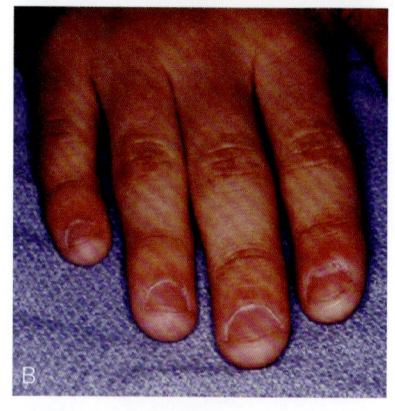

图2 A. 从指端看，可发现手指轻微旋转畸形。B. 手指过伸位观察，可发现指骨髁移位导致的轻微成角畸形。

影像学和其他诊断性检查

- 固定和治疗的方式取决于骨折类型。
- 应获取多角度的图像资料以评估骨折的形态;X线检查对于详细了解骨折是非常有帮助的。
  - 由于软骨不显影,所以术中常发现骨软骨碎片比X线片显示的要大。
  - 隐性骨折较为常见,常在术中发现。
- 偶尔也需要行CT检查。

鉴别诊断

- 侧副韧带或掌板损伤。
- 近侧指间关节脱位。
- 远侧指骨干骨折。

非手术治疗

- 据现有报道,非手术治疗的预后仍有争议。
  - Weiss和Hastings[6]发现7例非移位型骨折保守治疗后有5例继发移位,从而需手术治疗。
  - 在一项随访11年的研究中,O'Rourke等[4]使用功能评分作为研究手段,提出了一些有趣的观点:
    - 天气寒冷时,27%的患者诉关节疼痛。
    - 4例患者在1年后随访时诉关节中度疼痛,当时考虑行二期关节融合术。但在他们等待安排手术期间,症状逐渐缓解,到预定的手术时间时,这些患者症状基本缓解,所以拒绝手术。
    - 所有患者在11年后随访时的关节活动度较之1年后随访时均无减退。
    - 在随访12个月后,25%患者的关节活动度在持续改善。
    - 3例移位型双髁骨折病例保守治疗预后分别为:优良、尚可和较差。
    - 3例移位型单髁骨折病例保守治疗预后较好,然而O'Rourke等[4]认为该型骨折应行复位内固定治疗。
- 对于手术治疗无移位或移位较小骨折,应从2个方面综合考虑:
  - 一方面,一部分患者接受了本不必要的治疗。只要严密随访,即使骨折继发移位,稍微费点功夫去重新复位,其功能恢复也较好。
  - 另一方面,经皮固定并发症较少,而且可以减少不稳定型骨折继发移位的可能性。
  - 如骨折存在移位和潜在畸形愈合的倾向,笔者推荐,对于大多数髁部骨折至少需要经皮内固定。
- 一些文献报道认为,累及关节面<25%的冠状面骨折的稳定性和关节匹配较好,可行非手术治疗或手术切除碎骨片即可。虽然这一观点可能是正确的,但是缺乏生物力学或临床证据。
- 最近一项关于儿童远端髁部畸形愈合的研究显示,其具备重塑和恢复无痛、功能正常的关节活动度的潜能。虽然样本量很小,但儿童远端单髁部骨折畸形愈合最好采取保守治疗[6]。

手术治疗

术前计划

- 制订术前计划时应该铭记AO原则中有关关节内骨折治疗的原则:
  - 关节面解剖复位。
  - 重建稳定性。
  - 尽量避免损伤软组织。
  - 早期功能锻炼。
- 微型C臂机非常有帮助。
  - 麻醉下透视能较好地检查关节稳定性和骨块的位置。
  - 透视能有效评价骨折移位、内固定位置和骨折的稳定性。

体位

- 患者仰卧位,手放置于手外科手术台上。
- 如无助手,可考虑使用指套牵引。

入路

- 单髁骨折的经典入路为中央束和外侧束之间切口(图3),或行侧正中切口。
  - 外侧(侧正中)切口可减少伸肌腱瘢痕形成,但不适用于关节不稳和粉碎性骨折的病例。
  - 如果需要更广泛的关节显露,可以劈开伸肌腱中央束,随后再行修复。
- 双髁骨折或三平面骨折要求更全面的关节和骨折显露(图4)。
  - 背侧略带弧形切口。
  - 伸肌腱可纵行劈开,但切口最好设计在肌腱的边缘,可允许牵开和更好地显露关节。
- 很少需要掌侧入路,除非有掌侧冠状面剪切骨折。
  - 必要时使用Brunner掌侧切口,牵拉屈肌腱显露掌板。
  - 若可能,将掌板向一边牵拉,通过一个三角形瓣向侧方稍提起,以增加显露。
  - 如需更完全暴露,沿掌板的近缘做横行切口,保留足够的近端部分以便重新缝合。

- 向远端翻起掌板,复位骨折后,再修复掌板。
- 受伤后近侧指间关节容易僵硬,因此要努力减少手术造成的软组织创伤。
- 尽量避免剥离小骨折块上的软组织。

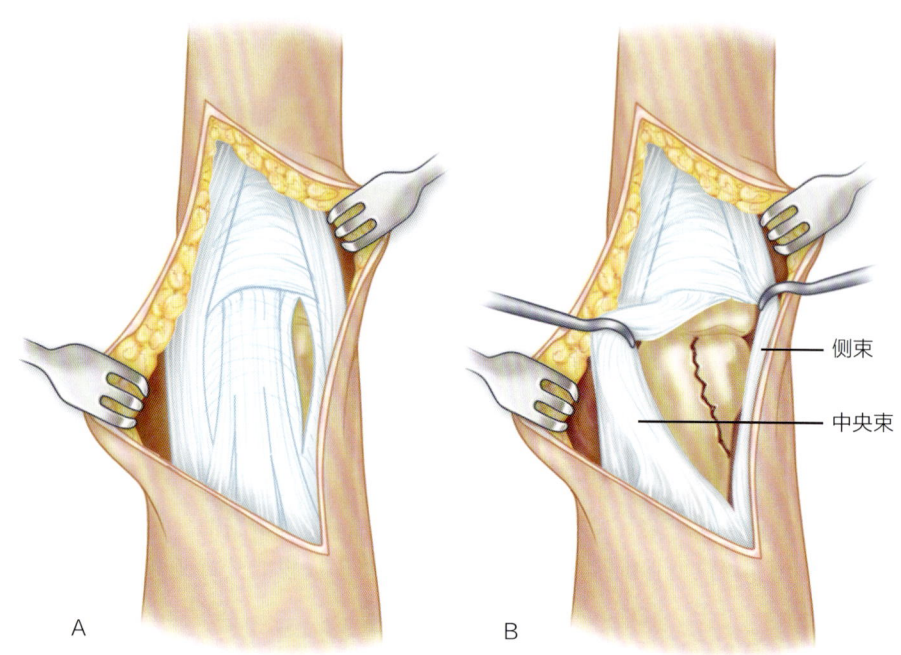

图3 背外侧切口(A),分离伸肌腱侧束与中央束(B),术野显露清晰。

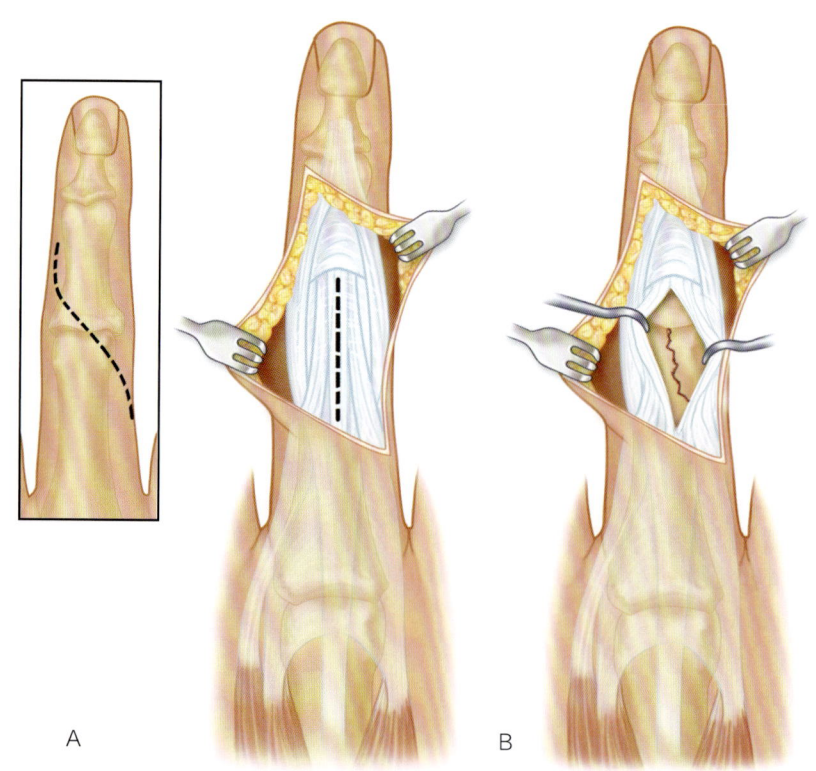

图4 如背外侧切口(A)暴露不充分,可正中劈开伸肌腱中央束(B)。

短、长斜行骨折经皮复位，克氏针、小骨片螺钉或空心无头加压螺钉固定

固定要点
- 使用透视观察骨折复位。
  - 在斜位片上可见典型的骨折移位，有时在正位或侧位片上不明显。
  - 实时透视能很好地帮助确定骨折是否已复位。
- 可牵拉和旋转手指远端部分，通过韧带整复作用来辅助复位（技术图1A）。
- 可使用小刮匙经皮复位骨折。
  - 如果复位成功，可使用复位钳或者用克氏针来固定维持复位。
- 如果刮匙无效，使用一把尖头的点式复位钳通过皮肤固定髁，然后使用另一把尖头点式复位钳固定骨折块，通过轻微地旋转复位钳使骨折复位（技术图1B）。
  - 避免使用复位钳加压复位，因为小骨折块容易散开。
  - 避免将复位钳置于掌侧中轴线，避免医源性血管神经损伤。
- 如果仍未成功，可使用1根0.035 in（0.89 mm）的克氏针撬拨复位或切开复位。

固定方式
- 在笔者的实践中，如果能经皮复位成功，可选用多根0.028 in（0.71 mm）的克氏针固定。
- 如果必须切开复位，则用螺钉稳定固定。
  - 有时候，骨块太小或者粉碎，必须使用克氏针固定。

克氏针固定
- 单根克氏针无法达到充分固定并可能导致随后的移位（断端可绕单固定点旋转）。
- 根据骨折方向，用2根克氏针将骨折块横行或斜行固定在指骨干上（技术图2）。
  - 当骨折复位后，第1根克氏针应垂直于骨折线达到最大限度的固定，并使骨折移位最小。
  - 另1根克氏针稍与第1根克氏针倾斜，以便骨折块经2根克氏针固定后不会移位。
  - 远端和掌侧的骨骼质量最好；因此，为了避免损伤，克氏针从对侧完整的髁的背侧向远端和掌侧进针。
- 当使用克氏针的时候保持近侧指间关节伸直。
  - 这一位置使侧束位于背侧，克氏针能从侧束掌侧进入。
  - 正如侧位片上所见，由于髁部是侧副韧带活动度最小的部位，因此克氏针位于掌侧，对手指活动的限制最少。
- 0.028 in（0.71 mm）的克氏针可避免骨折块进一步碎裂，并常能提供满意的固定。

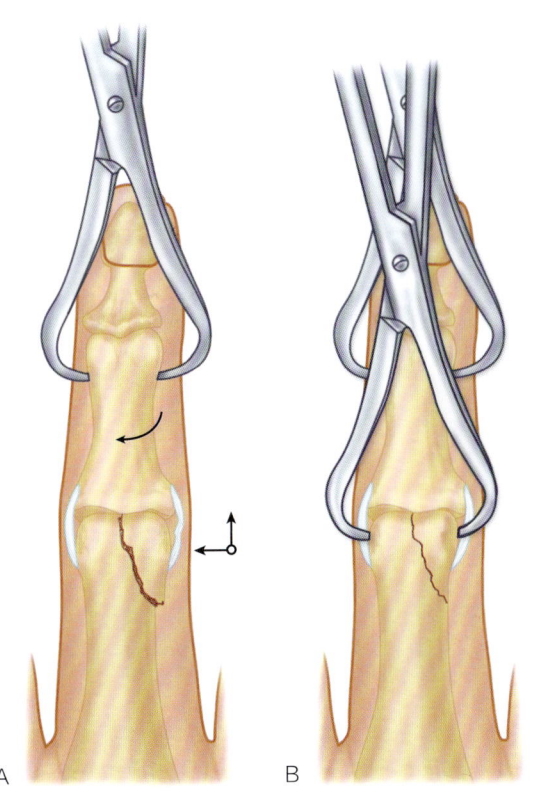

技术图1　经皮牵引、旋转复位（A），点式复位钳临时固定（B）。

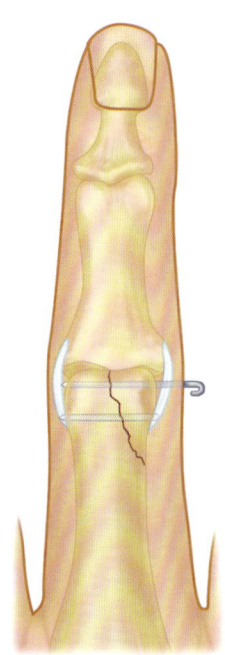

技术图2　克氏针固定。

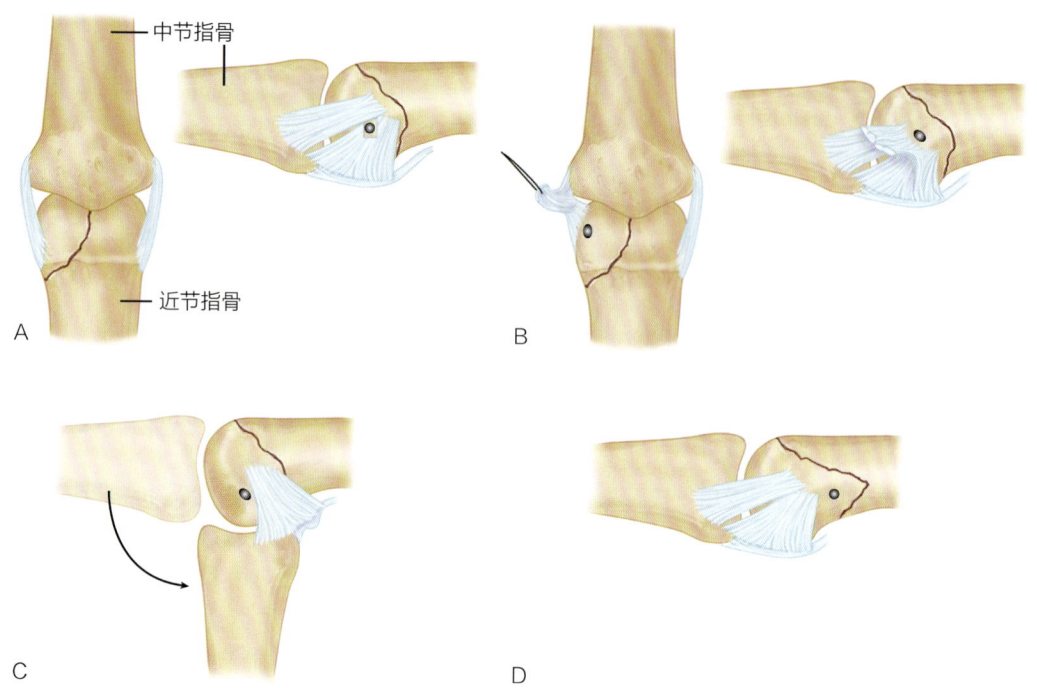

技术图3　可尽量减少影响侧副韧带的4种螺钉固定方法。A法和C法螺钉头部应埋入骨皮质。A. 侧副韧带开孔置钉。B. 剥离侧副韧带近端置钉。C. 手指屈曲位暴露指骨髁后置钉。D. 骨折线较长者，螺钉置于侧副韧带近端。

螺钉固定

- 螺钉固定需通过以下4种方法之一避免穿过侧副韧带（技术图3）：
  - 屈曲关节，螺钉通过侧副韧带的远端和背侧。
  - 保持关节伸直位，从近到远在侧副韧带起始处有限骨膜下剥离。
  - 在侧副韧带处开小窗，并小心钻孔。
  - 如骨折线较靠近端，将螺钉置于侧副韧带的近端。
  - 螺钉必须通过以上4种方法中的任何1种固定以避免影响侧副韧带，否则螺钉将引起永久性的关节活动障碍。
- 使用1.0 mm或者1.3 mm螺钉，行加压固定（技术图4A～E）。
- 对于长斜行骨折，通过小切口，放置3枚螺钉或者3根以上克氏针固定骨折（技术图4F）。
  - 第1枚放置在加压位置，垂直骨折线，防止在加压时骨折移位。
  - 如果得到良好的加压，第2和第3枚螺钉可采取中和方式置入。
  - 如果第1枚螺钉加压效果不好，可使用另外的螺钉加

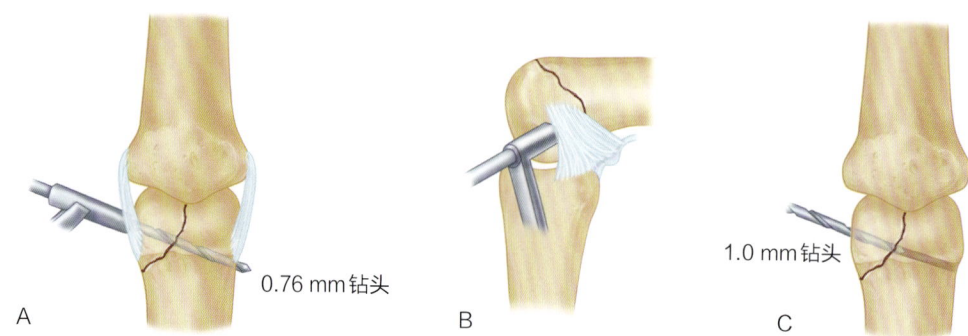

技术图4　拉力螺钉的固定。A. 0.76 mm钻头穿透双侧皮质。B. 屈曲关节，侧副韧带旁置钉。C. 1.0 mm钻头穿透近侧皮质。

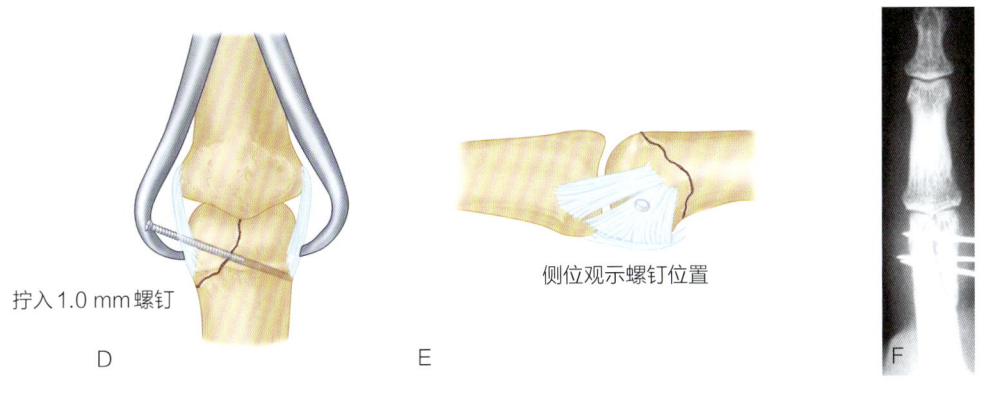

技术图4（续） D. 点式复位钳加压复位骨折端，打入拉力螺钉。E. 伸指后检查螺钉帽是否埋入皮质。F. 3根0.028 in（0.71 mm）克氏针固定长斜行骨折。

压固定。
- 可考虑将1枚螺钉放置更垂直于指骨的长轴，以抵抗轴向压力。

- 当螺钉准备放置时，靠复位钳或者临时的克氏针固定维持复位。临时克氏针的针道可用于置入最后1枚螺钉。

背侧和掌侧螺钉或克氏针固定冠状面剪切骨折

- 背侧入路用于背侧骨折，掌侧入路用于掌侧骨折。
- 牙科钩用于骨折块的操控和复位。
- 牵引通常无助于复位。
- 因为骨折块通常很小，所以用0.028 in（0.71 mm）克氏针固定可能会累及关节面。
- 要仔细权衡内植物的位置。

- 例如，在背侧剪切骨折，克氏针必须穿过背侧骨折块的关节面进入髁下。尽可能放置在背侧以最低程度影响背伸，同时稳定骨折。把螺钉埋入关节面下是可能的，但如果使用克氏针，它们的优点在于体积较小，并可起到导针作用。背侧剪切骨折如果没有牵涉关节面，最好选择螺钉固定。
- 笔者对于可吸收内植物没有经验，但会关注在小骨折块上的使用，并应注意其吸收产物。

双髁骨折切开复位和内固定

- 使用牙科钩调整髁骨折块，且用克氏针或螺钉固定。
- 如前述，如果经皮复位完成，使用1根或2根克氏针将2个髁固定在一起。
- 在可用螺钉固定时，一般需要切开复位。
- 偶然情况下，如果2个髁骨折块固定在一起困难，那么尽量将大的那块髁复位到骨干，并用克氏针固定。然后复位较小的髁。一旦整个复位成功，用巾钳或克氏针维持，然后用螺钉横穿固定髁。
- 如果出现较小的干骺端碎片，髁的骨折块用克氏针固定于骨干部（技术图5）。

髁钢板
- 如果出现干骺端粉碎性骨折，考虑用髁钢板固定（技术图6）。
- 复位从髁部骨折块开始，不用考虑近端的粉碎性骨折。
- 当髁钢板钻孔和固定远端骨折块时，这些骨块需临时性固定。
- 接骨板固定髁部时必须要仔细，接骨板需与骨干平行。髁接骨板固定成功后，可跨越粉碎性骨折段固定。

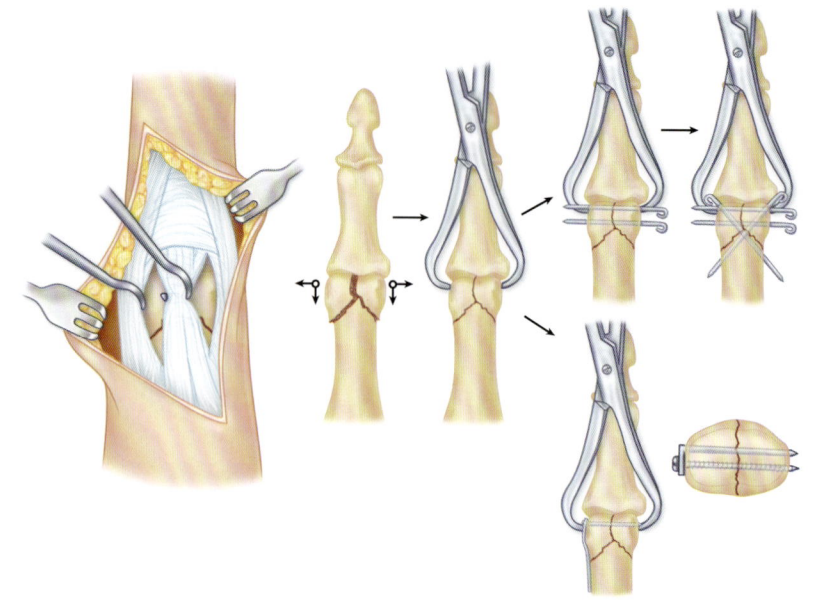

技术图5 复位双髁骨折，首先将双髁复位后彼此固定，其后将双髁固定于指骨干。

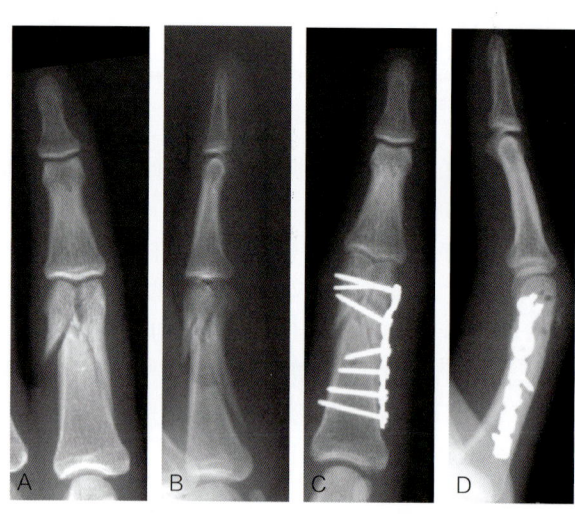

技术图6 A、B. 双髁骨折。C、D. 髁钢板内固定的术后X线片（版权：Alan Freeland, MD）。

切开复位使用拉力螺钉和克氏针固定三平面骨折

- 使用背侧扩大切口。
- 技术图7显示一名42岁的木匠电锯伤所致的三平面骨折，处理如下：
  - 侧副韧带附着在2个掌侧髁的碎片上。
  - 拉力螺钉从背侧至掌侧固定每个髁。
  - 克氏针将髁固定在骨干上，维持关节复位。
- 干骺端粉碎性骨折处予以植骨，对某些病例，外固定支架牵引固定3周，随后开始活动。

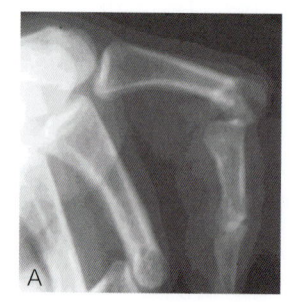

技术图7 患者42岁，木匠，电锯伤导致三部分骨折。A. 侧位片。

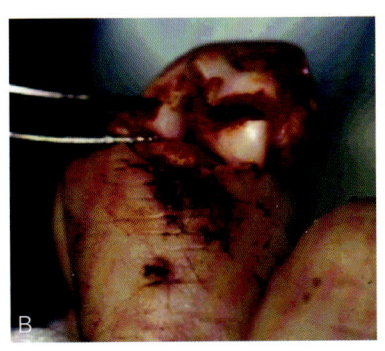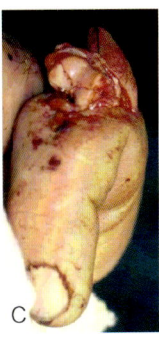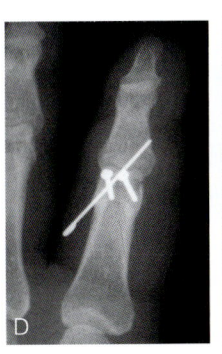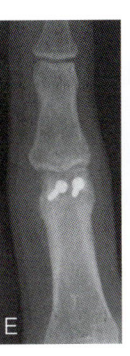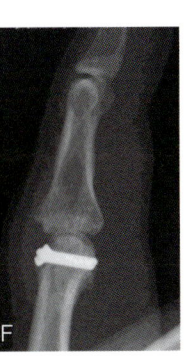

技术图7（续） B. 侧副韧带附着于掌侧的2块指骨髁碎片上。C、D. 术后照片和X线片显示拉力螺钉背侧向掌侧固定指骨髁，克氏针维持关节复位并将指骨髁固定于指骨干上。E、F. 术后1年正侧位片（版权：Jesse Jupiter, MD）。

要点与失误防范

闭合复位和固定困难	• 尝试旋转牵拉，利用牙科刮匙、尖端复位钳或克氏针引导。
防止小碎片的断裂	• 确保螺钉直径不超过断端的1/3，并从断端边缘1枚螺钉直径外放置。
维持复位并固定小碎片	• 利用空心复位钳。
获取最大机械稳定性	• 螺钉置入方向是从碎片进入指骨，"从岛屿到大陆"。
用关节内小碎片最大限度复位	• 首先复位大碎片，小碎片通常可在软组织张力下复位或者也可切除，"封臣统治或多数统治"。
减少术后粘连	• 尽量减少电刀触碰指骨。小心处理软组织，在可能情况下锐性分离而不是钝性分离以减少组织损伤，并允许早期AROM。

术后处理

- 早期功能锻炼的前提是骨折稳定，大部分患者在1周内开始主动活动，在休息时用支具固定近侧指间关节于伸直位。
  - 手术医生向康复治疗师说明外伤的程度、骨折固定类型及合并伤的情况，这是很重要的，因为这些因素将影响治愈率和治疗进展。
  - 每日功能锻炼至少6次。
  - 当制动时，对于患肢未涉及骨折的所有关节，需进行主动锻炼以防止关节无力和僵硬，同时帮助减轻水肿。
- 手术后1~7日：
  - 使用Coban绷带包扎、加压指套、抬高及主动活动、冷热交替浴（如果没钉道或缝线外露）控制水肿。
  - 在锻炼间期及夜间休息时，穿戴以手为基底的安全位置支具固定伤指和邻指。如果涉及多手指，那么使用一个前臂为基底的支具固定所有的手指。
  - 主动锻炼建立在骨折稳定的基础上：
    – 手指屈伸混合锻炼。
    – 近节和远节指间关节限制，使指浅、深屈肌腱不同步活动（对于掌侧切口尤其重要）。
    – 反向阻挡支具固定（掌指关节被动屈曲，指间关节主动背伸），屈、伸肌腱活动。
- 术后7~14日：
  - 在可耐受的情况下开始轻柔的主动和被动活动，但必须在骨折稳定的情况下。在克氏针固定的部位不应进行被动活动。
  - 避免疼痛性的活动及注意近侧指间关节支具过紧，因为这样会加重炎症反应及纤维瘢痕增生。
- 早期瘢痕处理（术后10~14日）：
  - 切口和针孔愈合后，用乳液按摩局部瘢痕。
  - 在按摩前局部热敷以帮助软化瘢痕。

- 如瘢痕感觉过敏，开始局部脱敏治疗，包括使用不同纹理和压力刺激敏感的瘢痕，患者适应后逐步增加刺激强度。
- 如果瘢痕粘连不缓解，用碘凡士林软膏（Baar Products, Inc. Downingtown, PA）进行电离子透入疗法以软化瘢痕。
- 如瘢痕增生，使用 Elastomere 或 Otoform K（AliMed, Deham, MA）等夜用瘢痕衬垫促进瘢痕重塑。
- 骨折早期愈合后（术后4～6周）：
  - 如主动辅助和被动功能锻炼仍未开始，应开始进行。
  - 在夜间和锻炼间歇期，仍使用"安全位"支具保护患指。
  - 随着患者疼痛的逐渐减轻和患指功能的逐渐恢复，夜间可使用 Gutter 支具固定，以避免远侧指间关节屈曲挛缩。
  - 如远侧指间关节屈曲挛缩，可考虑使用系列伸直石膏固定患指。如挛缩＞45°，系列伸直石膏可能难以应用。可视情况使用动力支具或可调节支具。
  - 如被动功能锻炼尚可，可逐渐拆除支具，并鼓励主动功能锻炼。
- 加强锻炼（约术后8周）：
  - 可循序开始加强锻炼，进行与患者职业有关的活动锻炼。
- 约术后10周：
  - 去除支具。
  - 鼓励患指、患手的锻炼。
- 如骨折为闭合性，局部软组织覆盖和血供良好，术后3周拔除克氏针，鼓励功能锻炼。

功能锻炼需克服的困难

近侧指间关节屈曲受限

- 应找出 PIP 屈曲受限的原因所在，如被动活动尚可，主动活动受限，可能与粘连有关。
- 可通过主动锻炼恢复活动度。
  - 锻炼前局部加热可改善局部组织的韧性，从而扩大活动度，并提高患者对锻炼的耐受性。
  - 可使用物理疗法，如热敷、石蜡和射频疗法。射频疗法的优势在于可以利用热量，促进局部组织的可伸展性。
  - 超声疗法可用于深部组织的加热。
- 锻炼。
  - 肌腱的滑动。
  - 单独锻炼指深、浅肌腱可改善每根肌腱的滑动度。
  - 对抗应力的手指主动屈曲，如勾指或交叉指锻炼。
  - 锻炼用支具：将掌指关节固定于背伸位，远侧指间关节不受限。患者主动活动远侧指间关节以锻炼各肌腱的滑动度（图5A）。
  - 神经肌肉电刺激法可用于指深浅屈肌腱的主动锻炼

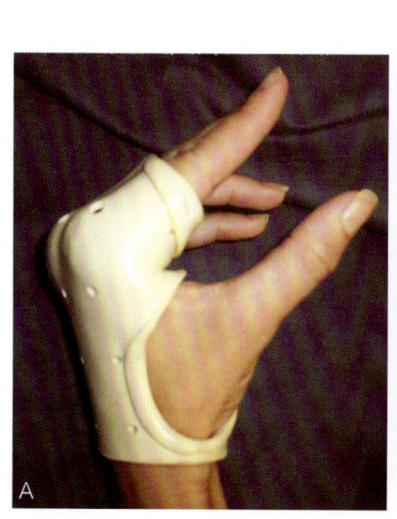
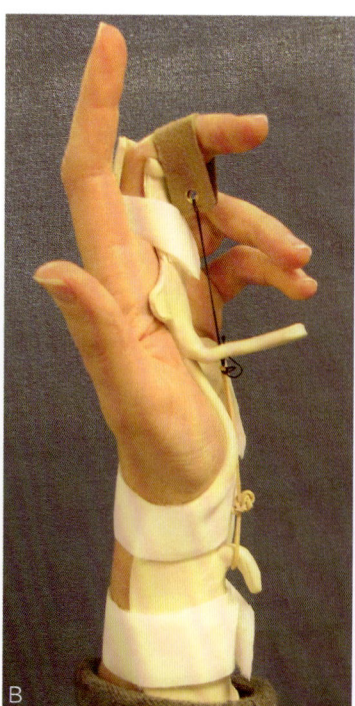
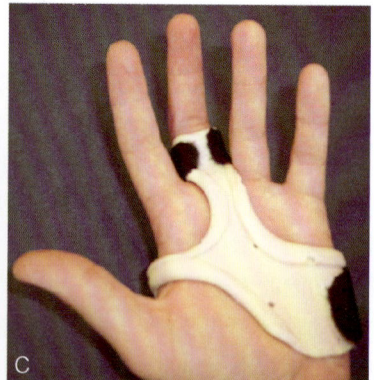
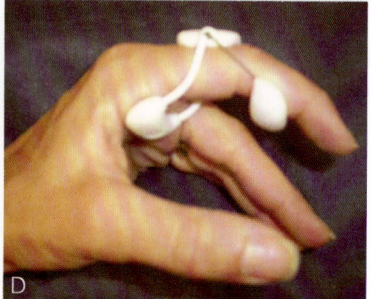

图5 A. 掌指关节限制支具。B. 动力屈曲支具。C. 反向限制支具。D. PIP 动力背伸支具。

和滑动度锻炼。
- 如骨折痊愈,关节被动活动受限于屈曲位,被动锻炼或支具固定可逐步松弛挛缩的关节囊,拉伸挛缩的韧带,可选用的支具包括:
  - 可调节型支具。
  - 动力屈曲支具(图5B)。
- 被动锻炼和关节活动度锻炼可于骨折痊愈后开始。
  - 如上所述,局部加热可改善局部组织的伸展性,从而增强患者的耐受力,有助于扩大活动度。如患指屈指受限,可用Coban将患者固定于屈曲位后浸泡于石蜡中。

近侧指间关节背伸受限
- 最佳治疗方案取决于受累结构。如主动活动受限,被动活动尚可,可能为伸肌腱瘢痕粘连。
- 以下治疗可改善PIP的主动背伸。
  - 锻炼前应用局部加热疗法和超声疗法可改善局部组织的伸展性,改善活动度和患者耐受力。
  - 主动锻炼包括:
    - 主动反向限制法——主动背伸指间关节时被动屈曲掌指关节,以向指间关节传递背伸力。
    - 可使用反向限制支具以帮助患者反向限制法锻炼(图5C)。
    - 主动背伸PIP时,同步神经肌肉电刺激疗法刺激指伸肌和手内在肌。
    - 对抗外力进行主动背伸。
- 如骨折痊愈而PIP被动背伸受限,锻炼和支具固定有助于改善被动活动受限。
  - 系列石膏固定PIP于背伸位。
  - 指动力PIP背伸支具(图5D)。
  - MP固定于屈曲位的动力背伸支具。

- 如骨折痊愈,被动锻炼和关节活动前可使用热疗法。

瘢痕粘连限制肌腱滑动
- 伸屈肌腱滑动锻炼、瘢痕按摩和反向瘢痕按摩(主动锻炼反方向的粘连)等主动锻炼是减少肌腱粘连的关键。
- 这些物理疗法效果较好,可视患者需要而单独或联合应用。
  - 局部加热疗法(如射流疗法、热敷、石蜡)。
  - 超声疗法。
  - 瘢痕垫(如Elastomere, Otoform K)。
  - 碘凡士林软膏的离子透入疗法以软化瘢痕。

预后

- 在一个有36例患者的系列随访中,PIP活动度平均为72°,伸直受限13°。掌侧冠状面骨折预后较差,活动平均为57°[6]。
- McCue系列的32例切开复位双克氏针固定病例,屈曲活动度平均可达93°,伸直受限平均不超过5°[3]。

并发症

- 最常见的并发症是近侧指间关节活动度减小。
  - 固定要坚固以允许早期活动。
  - 手部哪怕延迟几周活动,也会显著影响最终的结果[2]。理想的是术后即刻开始活动训练。
  - 尽管恢复的机会随着时间减少,伤后1年,活动度也可能增加[2]。
  - 对于屈曲受限的患者,可考虑关节囊切开或伸肌腱松解。
- 如骨折不稳定或只有1个固定点稳定时,复位丢失较常见[6]。

(李原歌 译,刘衔哲 审校)

参考文献

[1] Chin KR, Jupiter JB. Treatment of triplane fractures of the head of the proximal phalanx. J Hand Surg Am 1999;24:1263-1268.

[2] Freeland AE, Benoist LA. Open reduction and internal fixation method for fractures at the proximal interphalangeal joint. Hand Clin 1994;10:239-250.

[3] McCue FC, Honner R, Johnson MC, et al. Athletic injuries of the proximal interphalangeal joint requiring surgical treatment. J Bone Joint Surg Am 1970;52(5):937-956.

[4] O'Rourke SK, Gaur S, Barton NJ. Long-term outcome of articular fractures of the phalanges: an eleven year follow-up. J Hand Surg Br 1989;14:183-193.

[5] Puckett BN, Gaston RG, Peljovich AE, et al. Remodeling potential of phalangeal distal condylar malunions in children. J Hand Surg Am 2012;37:34-41.

[6] Weiss AP, Hastings H II. Distal unicondylar fractures of the proximal phalanx. J Hand Surg Am 1993;18:594-599.

第51章 近侧指间关节骨折-脱位的背侧阻挡钉固定

Dorsal Block Pinning of Proximal Interphalangeal Joint Fracture–Dislocations

Elizabeth King, Mark Goleski, and Jeffrey Lawton

定义

- 俗话说的"手指扭伤",往往是描述近侧指间(PIP)关节的持续损伤。如果受伤所受到的暴力足够大,关节可能会发生骨折–脱位,损伤可能难以治疗。
- 背侧的PIP骨折–脱位是由掌侧纤维软骨板破裂、附着于其上的中节指骨碎裂和关节两侧的侧副韧带损伤造成的。失衡的中央束牵拉可导致和加重中节指骨背侧移位及不稳。
- 即使在最好的条件下进行精心治疗,僵硬、疼痛、持续性半脱位、关节炎和永久性功能障碍等后遗症仍很常见。
- 动力性外部骨牵引、外固定石膏或者钢钉固定、经关节穿针、切开复位内固定(ORIF)和掌板成形术是解决这一问题最常用的技术。
  - 没有证据表明该技术在所有情况下适用于所有患者。
- 背侧阻挡钉已得到合理和成功的使用,可改善和稳定不稳定性PIP骨折–脱位。基于第一次复位情况决定是否使用该手术方式,继而用背侧阻挡钉维持复位。
  - 克氏针放入近端指骨的头部,机械阻挡其完全伸直,从而防止中节指骨的背侧半脱位。
  - 这项技术的优势在于操作简便和受伤关节可早期运动。它可以单独使用或与掌板成形术或者ORIF组合使用。

解剖

- 在矢状面上PIP关节的运动为铰链关节,尽管其在冠状面和轴面上具有一些额外的运动角度[17]。其平均屈伸范围为105°[16]。
- 在整个运动范围内关节具有很大的稳定性[16]。
- 在生理状态下,关节完全伸直位是最稳定的。
  - 由近节指骨的双髁头和中节指骨的凹面形成了凹凸相匹配结构(tongue-and-groove),在这个位置上两者轮廓紧密吻合[16]。
- 在背侧骨折–脱位的病理状况下,近侧指间关节的屈曲维持稳定。当关节屈曲时,韧带起到维持关节稳定的作用[16]。
  - 最重要的结构是掌板,在近节指骨起始部分是韧带结构,在中节指骨止点处为软骨结构,两侧的侧副韧带分别位于关节的尺侧和桡侧(图1)。
  - 这3个结构中必须有2个受损才能导致近侧指间关节发生脱位。

发病机制

- 虽然PIP关节有可能在任何方向上发生脱位,但中节指骨背侧脱位是最常见的。
- 同时过度伸展和压缩暴力,例如球撞击指尖压迫掌板和侧副韧带时。
- Ⅰ型损伤:
  - 如果暴力较轻,可导致侧副韧带和掌板中节指骨止点部分撕裂。
  - 关节面保持完整,关节稳定。
  - 如经过恰当而及时的治疗,可预期得到一个很好的长期结果[13]。
- Ⅱ型损伤:
  - 如果暴力更大,除了掌板破裂外,还可能会出现两侧副韧带纵向分裂。因为中央束失去对抗牵拉,可能导致中节指骨完全向背侧移位。
  - 关节容易复位,通常在复位后即稳定。

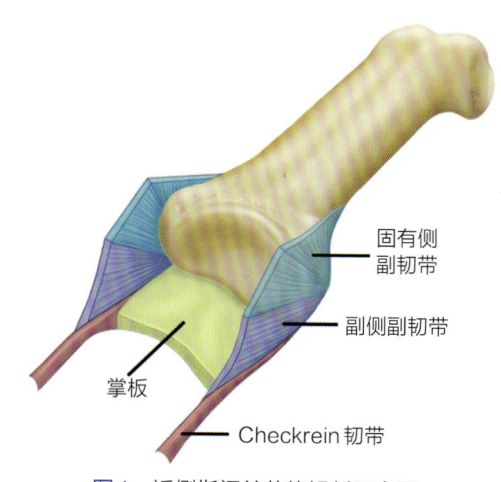

图1 近侧指间关节的解剖示意图。

- Ⅲ型损伤——稳定型：
  - 如果中节指骨撕脱骨折发生在掌板连接处，关节仍可能保持稳定。当涉及关节面＜30%～40%，因为侧副韧带的完整性存在，关节在复位后即保持稳定[4,15]。
- Ⅲ型损伤——不稳定型：
  - 如果在中节指骨基底部位的骨折涉及关节面40%～50%以上，侧副韧带的支持功能即丧失。由于伸肌腱无对抗牵拉和缺乏掌侧约束，关节呈现中节指骨持续的背侧半脱位。
  - 几乎不可能闭合复位，治疗更加困难，往往会导致疗效不理想[19]。
- PIP关节骨折-脱位的一个尸体生物力学研究报道，20%的模拟中节指骨关节缺陷在关节活动上是稳定的。＞40%的模拟掌侧关节缺损导致＞1 mm的背侧半脱位[21]。

自然病程

- 即使是轻微的损伤，与患者的预期相比，往往不太令人满意（例如，外观、活动度和舒适度上达不到从前）。遭受了骨折-脱位的PIP关节尽管有可能完全恢复正常功能，但是结果往往并非如此。外形肿胀，伴有持续性的关节僵硬是常见的。
  - 延误治疗或缺乏悉心的护理，会对结果造成负面影响[10]。
  - 在复位后延长关节固定时间会导致关节僵硬。早期活动可避免僵硬，并可促进受损的关节软骨的修复[18]。
- 然而，患者应消除不必要的疑虑，在大多数情况下精心设计治疗方案，并依从术后康复方案，将得到长期令人满意的结果[10]。

病史和体格检查

- 应当明确手指受伤的机制，在本次就诊之前的治疗和操作经过以及受伤的时间。
  - 获得理想结果的可能性随着受伤时间的增加而减少，尤其是在超过6周的情况下[9]。
- 在许多病例中，手指外观看上去正常，尤其是经过复位之后。
- 在手指局部阻滞麻醉和复位前，应记录神经血管状态是否良好。
- 将前臂旋后，手放松，观察患者手指的位置。注意手指的轴向和旋转对线。
  - 患手在静止状态下，手指从桡侧到尺侧的屈曲度依次增加[2]，这种现象称为屈曲或静止级联反应（图2A）。
- 当患者试图在正常运动范围内移动手指时，直接或透视下观察患者的手指。通过视诊和触诊常能发现手指背侧半脱位。
  - 可采用手指或手腕阻滞麻醉来减轻活动带来的不适（图2B）。
  - 如果关节可全范围活动并无半脱位表现，表明关节保持了足够的稳定性，这种情况下只需要简单的固定。
  - 如果发生再脱位，则会导致明显的不稳定。再脱位的位置是确定韧带损伤的特定位置和关节固定最佳位置的一个线索[8]。主动伸展的丧失意味着中央束的损伤。
- 对于非常稳定的手指，在正常运动范围内，被动活动关节。在完全伸直位和屈曲30°位置，施以轻柔的横向掌背侧剪切应力，并与对侧未受伤的手指相比较（图2C）。
  - 在PIP关节不稳定点的位置提示何种PIP关节支持软组织受伤。屈曲＞70°的不稳定表示侧副韧带损伤。伸直位置的不稳定表示侧副韧带及掌板均已破裂。关节松弛的程度表明韧带损伤的程度，可为从微小的撕裂到完全的断裂。
- 从各方触诊PIP关节以确定压痛点。压痛点对于确定受损结构往往是有价值的。
  - 髁部无压痛点，可以排除上述结构的严重受伤。如果中节指骨掌侧唇已经骨折，将会出现中节指骨背侧的轻微压痛和掌侧与侧方的剧烈压痛[5]。

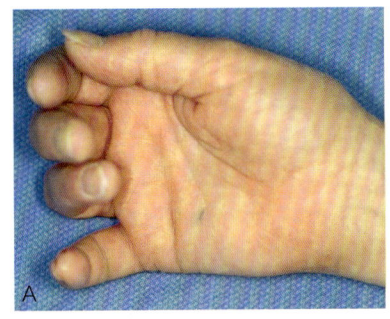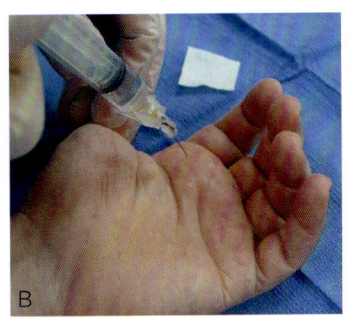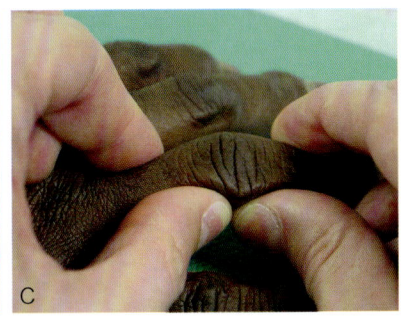

图2　A. 静止级联中断。B. 手指神经阻滞技术。C. 被动稳定性评估。

影像学和其他诊断性检查

- 获取患指正位、侧位和斜位的X线片。评估手指的关节脱位、半脱位和骨折。
  - 在操作前,评估X线片后再进行体格检查,以发现潜在的不稳定骨折或脱位。
  - 只有手的X线片(例如,"四指扇形"侧位片)是不够的。忽视可疑损伤区域,可能导致轻微骨折-脱位的漏诊[22]。
- 透视是极其重要的,它可明确病理解剖和确定稳定性。
- 少数情况下,可以采用CT扫描,特别是在评估关节面压缩的程度时[10]。

鉴别诊断

- 骨折。
- 骨折-脱位。
- PIP脱位。
- 侧副韧带和PIP关节扭伤。
- PIP掌板损伤。
- PIP关节感染。
- 局部软组织感染。
- 指深屈肌腱断裂。
- 伸肌腱中央束损伤。
- 闭合的滑轮样破裂(屈肌腱腱鞘)。
- 鹅颈、钮孔状畸形。

非手术治疗

- 大部分Ⅰ型、Ⅱ型和Ⅲ型稳定性损伤(和某些Ⅲ型不稳定性损伤)可采用非手术治疗。
- 关节可以固定一段时间,以减轻患者症状及促进组织修复。
  - 采用手指背侧支具,将手指固定在屈曲20°~30°位置,需要避免超过30°的固定,以减轻屈曲挛缩的风险。
  - 固定时间依照损伤愈合和获得关节稳定性所需要的最短时间而定。Ⅰ型损伤仅需固定几日时间;而Ⅲ型损伤可能需要固定长达3周(完全限制或伸直限制)。
  - 因为僵硬和挛缩是很常见的并发症,所以避免长时间的固定和积极的训练很重要。
- 伸直限制支具(extension block splinting)可以允许早期关节运动,同时防止过度伸直产生不稳定[7,12,13,20]。
  - 首先,明确引起关节再脱位的部位。
  - 将一段铝支具弯曲,超过再脱位点10°或15°,并用胶带固定手背侧,或将其作为短臂石膏的一部分一同固定。将手的位置固定在腕关节25°伸直位,掌指关节固定于45°~60°屈曲位[7](图3A、B)。
    - 如果支具的角度>60°,运动弧度可能不足以让患者获得足够的灵活性,这种情况下有必要考虑其他的治疗方案。
  - 由两片泡沫衬垫铝合金(Hartmann International, Rock Hill, SC)组成的防过伸支具并仅跨越手指本身固定,可作为另一种选择(图3C、D)。
    - 两个泡沫衬垫铝合金组件用胶带固定在PIP关节的两端,在一个特定的伸直角度两者互相抵触,从而防止运动超出该角度[20]。
  - 通常情况下,防过伸支具被推荐用于涉及<40%关节面的骨折。然而,亦有高达75%的关节骨折获得成功的记录[12]。
  - 使用支具后,拍摄X线片证实已获得满意的复位,并鼓励患者在肿胀允许的情况下尽可能屈曲手指。
  - 骨折-脱位通常在3~8周内愈合,在此过程中,将防过伸支具逐步调整到使伤指可完全伸直[7]。每周的X线摄片和支具调整是必需的。
  - 在某些情况下,可能由于手指太短、粗大或肿胀等原因,或者患者依从性不好、质疑该方案而不适合采用该治疗方法。在这种情况下,伸直阻挡钉可能是更好的选择。
- 由于存在习惯性半脱位的可能,采用保守治疗方法,必须配合频繁和细致的关节评估。应每周拍摄系列的X线片,用于记录关节的复位和骨折的逐步愈合[7]。

手术治疗

- 手术治疗适用于闭合治疗不能使关节复位的不稳定性骨折-脱位。这包括大部分伴有骨折的Ⅲ型不稳定损伤,涉及>40%~50%的掌侧关节面的骨折。
- 如前所述,有许多可选择的手术方案。操作过程的选择基于损伤的类型和外科医生对于手术方案的喜好。
- 伸直阻挡钉可单独使用,也可以合并其他术式。
- 动力骨牵引法——它使用韧带整复的原则来维持关节的同心圆性复位,尤其适用于粉碎性骨折[1]。
  - 这些方法允许早期全范围活动。
  - 缺点如下:
    - 需要外科医生具有较高的手术技巧,并且能够做好术后的管理和调整。
    - 外部装置对于患者来说是笨重的。
- 当掌侧有大块撕脱和微小碎块时,ORIF特别有用[11]。然而,如果在ORIF过程中采用跨关节固定来维持关节稳定性,常常会导致关节僵硬,此时使用伸直阻挡钉比较好。

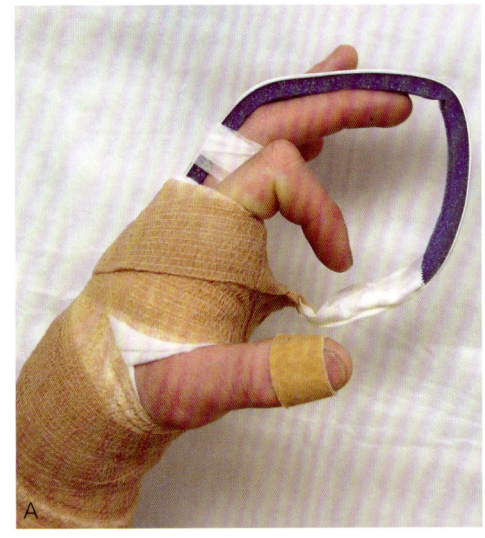
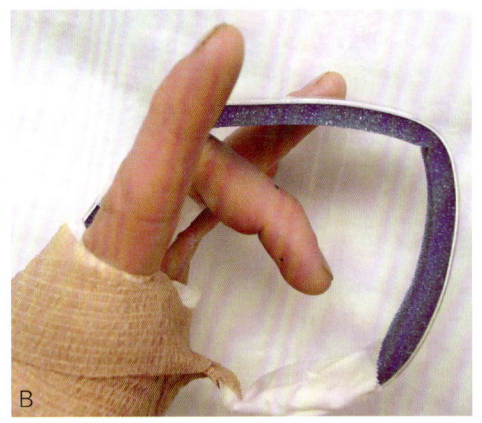
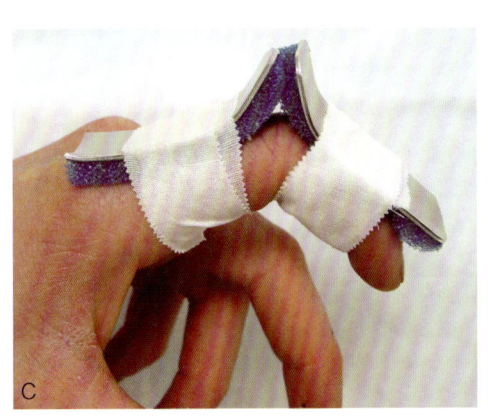
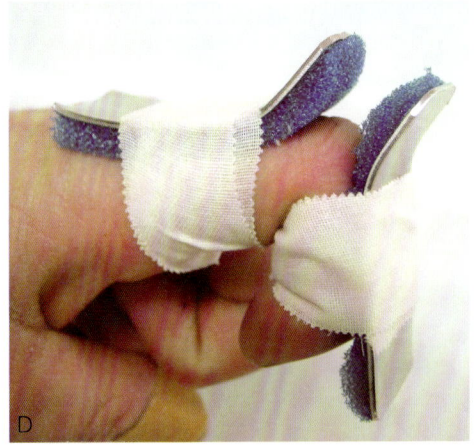

图3　A、B. 防过伸支具。C、D. 可供选择的泡沫衬垫铝合金防过伸支具。

- 当掌侧块粉碎,使得其他技术不可行时,掌板成形术或使用纤维软骨掌板远端部分重建中节指骨的掌侧关节面,可作为一种替代方法[3]。大多数作者都报道了合理的可接受的结果,但同时也报道了残留的关节僵硬和挛缩等并发症[6]。
- 采用骑缝钉的简单复位固定方法(不尝试关节重建)可用于涉及<40%关节面的损伤。防过伸支具仅在这些轻微的病例中有效,但是,其合并关节挛缩的风险较低[10]。
- 在下列情况下,伸直阻挡钉是轻到中度的不稳定骨折-脱位可行的替代方案:
  - 骨折-脱位不能复位,采用防过伸支具治疗不能有效地维持稳定[14,22,23]。
  - 患者的依从性不明确。
  - 手指太短或肿胀而不适合使用防过伸支具。
  - 可单独使用或与ORIF或掌板成形术结合使用[3]。单独使用时必须在闭合情况下完成同心复位。

术前计划

- 在术前,应向患者说明手术的预期结果。
  - 患者应明确制动、支具固定,长期康复可能是必需的。
- 在手术之前应指导患者保持患手的清洁,以避免额外的皮肤损伤,尽量减少感染的可能性。在术前应修剪指甲、清理和用消毒肥皂彻底擦洗清洁患手。
- 术中决策往往是必要的。外科医生应从容地执行多种可供选择的方法,并在发现需要改变原手术计划时有必要的可用设备。

体位

- 上肢的消毒、铺单和体位与大多数手外科手术相同。
- 使用衬垫好的上肢近端止血带。

入路

- 伸直阻挡钉是经皮技术,不需要额外切口。

伸直阻挡钉

- 将关节屈曲至90°和轴向牵引复位PIP关节。
  - 用X线透视证实关节同心复位(技术图1A)。
  - 如果存在一个开放性伤口,或者关节不能达到可接受的复位,这可能存在软组织嵌入,ORIF是必需的。
- 通过切开或闭合方法复位关节,并将关节屈曲90°或以上,之后采用一根光滑的0.035～0.045 in(0.89～1.14 mm)克氏针经皮穿刺置入近节指骨远端背侧,跨过中节指骨基底背侧唇[14,23](技术图1B)。
  - 与近节指骨长轴成约30°角逆行插入克氏针。
  - 当在中央放置克氏针时,需要极度屈曲PIP关节防止近节指骨的伸指装置被固定,这将限制关节屈曲。可供选择的做法是,将克氏针放置在中央束的一侧,以避免固定伸指装置。
- 在X线透视引导下,将克氏针穿入近节指骨骨干,针尾留在指骨头皮肤外。X线透视用来确认关节复位。
- 将关节被动伸直到克氏针限制的位置,再次用X线透视来仔细评估关节复位的效果(技术图1C)。
  - 如果关节在伸直时继续向背侧半脱位,将在X线片上看到近节指骨头部的关节面和中节指骨的背侧唇之间的V形缺口[16]。
- 由于在此位置上存在阻挡钉(技术图1D),患者能够主动地活动手指,但由于阻挡钉的机械阻挡,不能伸直手指超过半脱位的位点(技术图1E、F)。
  - 弧度>60°是理想的。

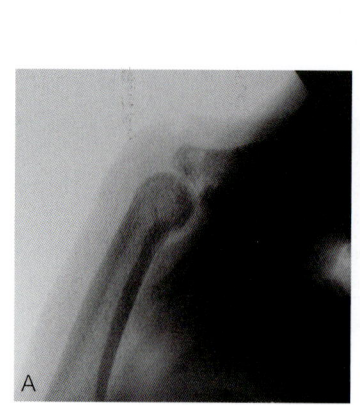 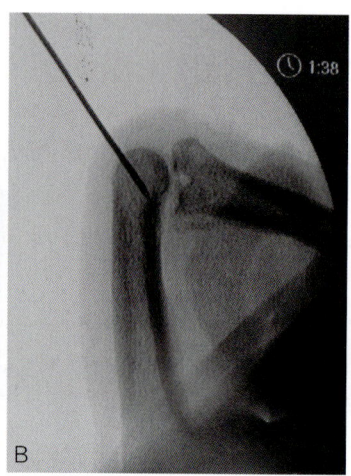 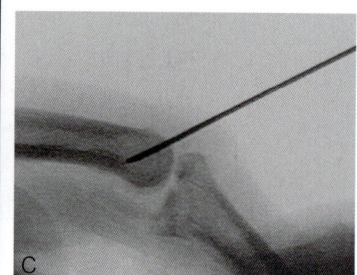

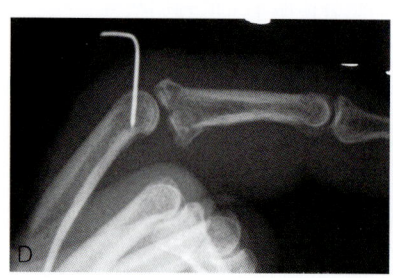 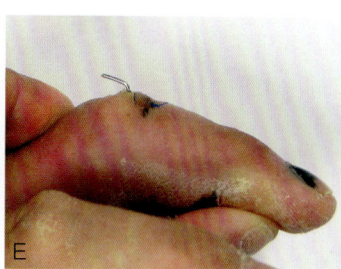 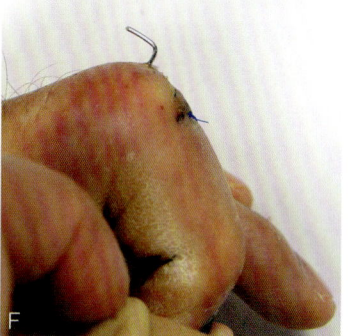

技术图1 背侧阻挡钉。A. X线透视图像确认关节已经复位。注意骨折不是解剖复位,但对于该临床病例是可接受的。B. 在关节极度屈曲状态下逆行插入克氏针以避免固定伸指装置。C. 术中被动背伸关节到克氏针水平,关节同心复位。D. 克氏针尾端置于皮肤外,并且由X线透视确认其位置。E、F. 患者可在一个约60°的范围内活动手指。

要点与失误防范

- 术前确认患者接受相当复杂和密集手部治疗的能力。
- 可徒手确定克氏针放置点,然后透视下确认。
- 在克氏针置入后,应保证关节60°或更大角度的轻松被动屈曲(例如,30°~95°ROM)。
- 在完全被动伸直时术者应对V形征高度警惕。
- 术者应确保皮肤没被克氏针顶起。

术后处理

- 术后应用一个热塑性的支具保护3~5日,并在手部康复治疗师的指导下开始实施康复方案。
    - 术后立即开始轻柔的、主动的、全活动范围的功能锻炼,大多数情况下应该鼓励这种活动。
        - 如果伤势特别严重,例如需要掌板成形术或包含严重的粉碎性骨折,至少需要制动2周以上[14]。
- 必须向患者仔细解释克氏针如何护理,并遵从实施。
- 因为阻挡钉是关节内或关节旁的,钉道感染一直是一个需要解决的难题,而且可能很严重。
- 术后3周拆除克氏针,并鼓励更大力量地主动屈曲和伸直,此时反向阻挡开始起作用。
    - 限制完全伸直的时间应额外增加1周[14]。
- 主动和被动的关节运动练习,包括在治疗6~8周后开始使用动态背伸支具,直到实现完全的运动。
- 可以使用绷带包扎或者包裹,如果使用,需要更加长期的保护。

预后

- PIP骨折-脱位的预后主要取决于初始损伤的严重程度。
- 文献报道中很少有病例使用伸直阻挡钉作为唯一的治疗方法,这一技术的长期结果还有待评估。
- Inoue和Tamura[14]报道在14个PIP关节骨折-脱位病例治疗中使用伸直阻挡钉,平均骨折块大小为关节面的38%(25%~60%)。10例患者重获全范围的活动,4例患者恢复了有限范围的活动(分别为89°、65°、64°和40°)。所有患者的平均ROM为94.4°。
    - 作者总结了4例不太令人满意的患者,其中1名患者术后使用60°的防过伸支具,其他3名患者为严重的粉碎性骨折。

- Viegas[23]报道了在3个PIP关节骨折-脱位病例中使用了这种技术。其中1例患者是伤后1日就诊的、累及45%的单一骨块骨折,另1例患者是伤后17日、累及35%的粉碎性骨折。在克氏针拆除及被动和主动锻炼1个月后,这2例患者恢复全范围的运动。第3例患者是受伤后2日、累及75%的粉碎性骨折。克氏针去除后患者的活动范围是30°~65°。由于患者未返回做进一步的治疗,所以没有得到最终的随访结果。
- 伸直阻挡钉联合其他经皮技术也被报道有好的效果:
    - Vitale等[24]报道了6例联合应用经皮复位、断端掌侧固定和背侧阻挡钉固定治疗的不稳定的PIP关节背侧骨折-脱位的病例。在平均18个月的随访中,没有发生再脱位,屈曲的平均关节活动度从4°提升到93°。所有骨折在其间愈合且无并发症[24]。
    - Waris和Alanen[25]介绍了联合应用背侧阻挡钉的经皮髓内骨折复位术。在18例背侧PIP关节骨折-脱位中,通过伸直阻挡钉实现复位,然后用经皮技术实现嵌入的掌侧碎片的复位。在平均5年的随访中,平均主动关节活动度达到83°,上肢功能评定量表(DASH)提示轻微功能损害[25]。

并发症

- 持续性疼痛和肿胀。
- 僵硬。
- 屈曲挛缩和伸直受限。
- 关节的再脱位和持久的半脱位。
- 中节指骨的成角和旋转畸形。
- 无力。
- 钮孔状畸形。
- 创伤性关节炎(不一定出现症状)。

(李原歌 译,刘衎哲 审校)

参考文献

[1] Agee JM. Unstable fracture dislocations of the proximal interphalangeal joint. Treatment with the force couple splint. Clin Orthop Relat Res 1987;(214):101-112.

[2] American Society for Surgery of the Hand. General principles of management. In: The Hand: Primary Care of Common Problems. New York: Churchill Livingstone, 1985:1-17.

[3] Blazar PE, Robbe R, Lawton JN. Treatment of dorsal fracture/dislocations of the proximal interphalangeal joint by volar plate arthroplasty. Tech Hand Up Extrem Surg 2001;5:148-152.

[4] Deitch MA, Kiefhaber TR, Comisar BR, et al. Dorsal fracture dislocations of the proximal interphalangeal joint: surgical complications and long-term results. J Hand Surg Am 1999;24(5):914-923.

[5] Dias JJ. Intraarticular injuries of the distal and proximal interphalangeal joints. In: Berger RA, Weiss AC, eds. Hand Surgery. Baltimore: Lippincott Williams & Wilkins, 2004:153-174.

[6] Dionysian E, Eaton RG. The long-term outcome of volar plate arthroplasty of the proximal interphalangeal joint. J Hand Surg Am 2000;25:429-437.

[7] Dobyns JH, McElfresh EC. Extension block splinting. Hand Clin 1994;10:229-237.

[8] Eaton RG, Littler JW. Joint injuries and their sequelae. Clin Plast Surg 1976;3:85-98.

[9] Eaton RG, Malerich MM. Volar plate arthroplasty for the proximal interphalangeal joint: a review of ten years' experience. J Hand Surg Am 1980;5:260-268.

[10] Glickel SZ, Barron OA, Catalano LW III. Dislocations and ligament injuries in the digits. In: Green DP, Hotchkiss RN, Pederson WC, et al, eds. Green's Operative Hand Surgery, ed 5. Philadelphia: Elsevier, 2005:343-388.

[11] Green A, Smith J, Redding M, et al. Acute open reduction and rigid internal fixation of proximal interphalangeal joint fracture dislocation. J Hand Surg Am 1992;17:512-517.

[12] Hamer DW, Quinton DN. Dorsal fracture subluxation of the proximal interphalangeal joints treated by extension block splintage. J Hand Surg Br 1992;17:586-590.

[13] Incavo SJ, Mogan JV, Hilfrank BC. Extension splinting of palmar plate avulsion injuries of the proximal interphalangeal joint. J Hand Surg Am 1989;14:659-661.

[14] Inoue G, Tamura Y. Treatment of fracture-dislocation of the proximal interphalangeal joint using extension-block Kirschner wire. Ann Chir Main Memb Super 1991;10:564-568.

[15] Kiefhaber TR, Stern PJ. Fracture dislocations of the proximal interphalangeal joint. J Hand Surg Am 1998;23:368-380.

[16] Kraemer BA, Gilula LA. Phalangeal fractures and dislocations. In: Gilula LA, ed. The Traumatized Hand and Wrist: Radiographic and Anatomic Correlation. Philadelphia: WB Saunders, 1992:105-170.

[17] Leibovic SJ, Bowers WH. Anatomy of the proximal interphalangeal joint. Hand Clin 1994;10:169-178.

[18] Salter RB, Simmonds DF, Malcolm BW, et al. The biological effect of continuous passive motion on the healing of full-thickness defects in articular cartilage. An experimental investigation in the rabbit. J Bone Joint Surg Am 1980;62(8):1232-1251.

[19] Schenck RR. Classification of fractures and dislocations of the proximal interphalangeal joint. Hand Clin 1994;10:179-185.

[20] Strong ML. A new method of extension-block splinting for the proximal interphalangeal joint—preliminary report. J Hand Surg Am 1980;5:606-607.

[21] Tyser AR, Tsai MA, Parks BG, et al. Stability of acute dorsal fracture dislocations of the proximal interphalangeal joint. A biomechanical study. J Hand Surg 2014;39:13-18.

[22] Vercillo AP, Squier RC, Ritland GD, et al. Finger dislocations in alcoholics. Conn Med 1987;51:293-295.

[23] Viegas SF. Extension block pinning for proximal interphalangeal joint fracture dislocations: preliminary report of a new technique. J Hand Surg Am 1992;17:896-901.

[24] Vitale MA, White NJ, Strauch RJ. A percutaneous technique to treat unstable dorsal fracture-dislocations of the proximal interphalangeal joint. J Hand Surg Am 2011;36(9):1453-1459.

[25] Waris E, Alanen V. Percutaneous, intramedullary fracture reduction and extension block pinning for dorsal proximal interphalangeal fracture-dislocations. J Hand Surg Am 2010;35(12):2046-2052.

第52章 近侧指间关节骨折－脱位的外固定治疗
Dynamic External Fixation of Proximal Interphalangeal Joint Fracture-Dislocations

Grey Giddins and Alex Cowey

定义

- 近侧指间（PIP）关节损伤可能涉及关节的凸面（近节指骨远端）或者关节的凹面（中节指骨基底）。
- 凸面损伤是典型的简单损伤，如果需要的话，切开复位内固定是最佳治疗方法。
- 凹面损伤往往是粉碎性的（多部分），表现为骨折－半脱位、骨折－脱位或Pilon骨折。
- 典型的骨折半脱位（脱位）为中节指骨骨折块向背侧移位（图1A），而掌侧和侧方的半脱位、脱位较少见（图1B、C）。
- 典型的背侧骨折脱位发生于PIP关节的过伸位损伤时。
- Pilon骨折是中节指骨基底的压缩性骨折，其特点是关节面中部塌陷并累及关节边缘。此为典型的中节指骨基底严重粉碎性骨折（图1D、E）。Pilon骨折可能合并中节指骨长段纵行骨折。这类骨折是由于纵向的暴力致中节指骨基底碎裂，如摔伤或接球失误时。

解剖

- 近节指骨的远端是由两髁组成的凸面。中节指骨的近端是凹面（图2A）。

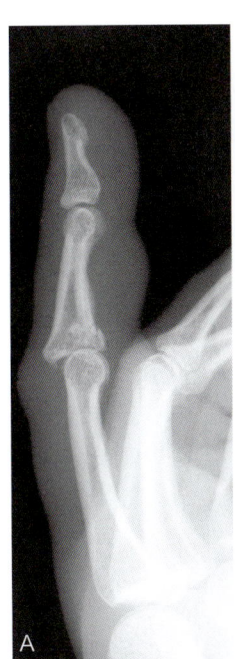
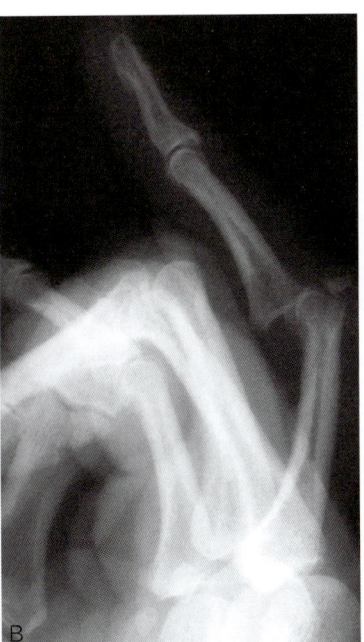
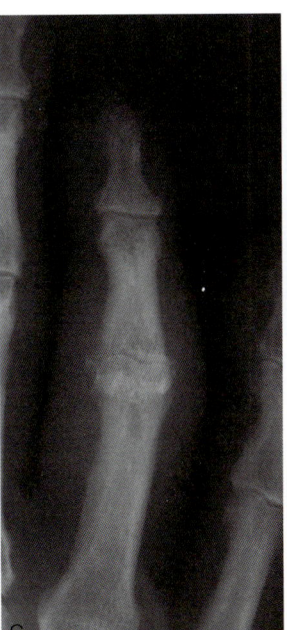
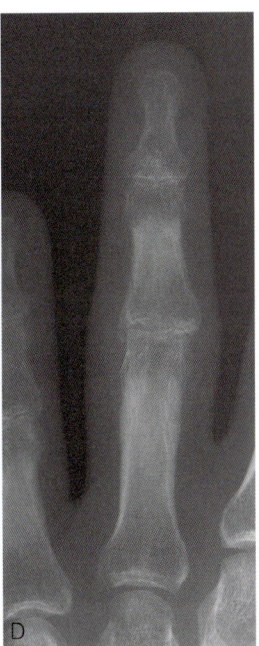
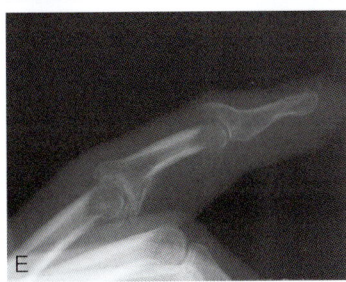

图1 A. 累及65%掌侧关节面的背侧骨折－脱位。B、C. 近侧指间关节掌侧脱位。D、E. 近侧指间关节Pilon骨折。

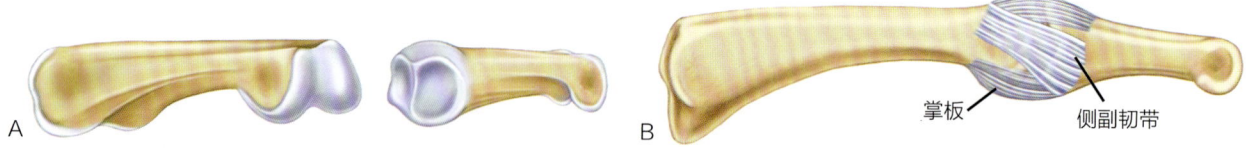

图2 A. 近节指骨的远端是由两髁组成的凸面，中节指骨的近端是凹面，两者以韧带连接。B. 最牢固的是掌板和侧副韧带的掌侧部分。这些结构可对抗近侧指间关节受力时可能发生的背侧半脱位。

- PIP关节的稳定性不如骨的连贯性重要，伸肌和屈肌肌腱和以下韧带穿过关节（图2B）：
  - 掌板——像是隧道顶部的坚固凹形结构，从近节指骨的掌面延伸到中节指骨的掌面。
  - 侧副韧带（桡侧和尺侧）。
    - 固有韧带——从近节指骨延伸到中节指骨掌面侧。
    - 副韧带——从近节指骨延伸到掌板。
    - 这些韧带负重时共同抵抗PIP关节的背侧半脱位，就像一个盒子的3个面，3个面中2个面受损就会导致不可避免的关节不稳。

发病机制

- 止于指骨背侧近端的伸肌腱中央束的力量较弱，而止于指骨掌侧远端的指浅屈肌腱束的力量较强。关节的旋转中心在近节指骨头中间。因此，屈指肌力强于伸指肌力。
- 关节的外形和周围的软组织使关节屈曲时力臂较大。然而，如果掌侧的限制失效，合力将导致背侧半脱位和中节指骨的背侧骨折块向近端移位（图3A）。
- 特殊情况下，关节面损失10%的情况下也可发生半脱位，但这种情况较少见。研究和临床经验表明，以侧位为例，中节指骨关节面损伤<42%，关节仍是稳定的（图3B）。这是因为侧副韧带保持了功能，尽管掌板受损，盒子3个面中的2个面是完好的。一旦>42%的掌侧关节表面受累，韧带将受损，盒子的3个面均损害。
- 对Pilon骨折而言，近节指骨髁被牵向中节指骨基底，关节面中心部分移位并累及中节指骨的背-掌侧和侧方关节面。这类损伤轴向不稳定并向近端移位，关节面压缩或缺损，并常伴有关节面的不匹配。

病史和体格检查

- 虽然常常有患者伤后2～3周才就诊，而且有些患者会更迟（伤后6周），但大多数患者在伤后几日内就诊。延误往往是由于患者或医生低估了损伤的严重程度，患者认为只是扭伤并无大碍，医生未拍片或未正确读片。
- 手指以PIP关节为中心出现肿胀和触痛。
- 可伴有成角畸形。
- 关节半脱位可以通过临床视诊或触诊发现。
- 整个手指的活动幅度减小，特别是在PIP关节。

影像学和其他诊断性检查

- 主要的诊断方法是X线片。
- 急诊往往只拍手部X线片，这是不够的。应以患指的PIP关节为中心拍摄正位和侧位X线片（图4）。
- 半脱位和脱位在侧位片上表现最明显，也可能很微妙，表现为关节背侧的不协调（三角征，中节指骨基底部背侧突出）（图5E）。

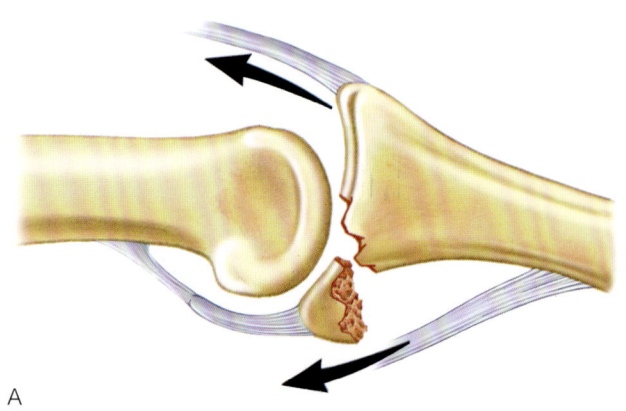

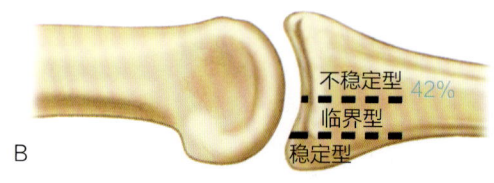

图3 A. 骨折-脱位示意图。B. 示意图示掌侧缺损，可能导致不稳定。

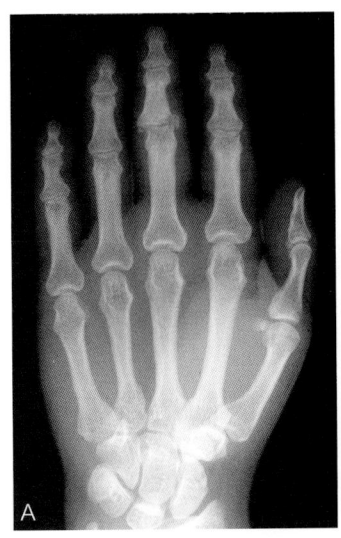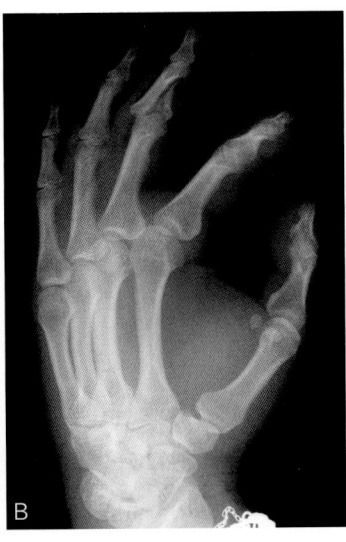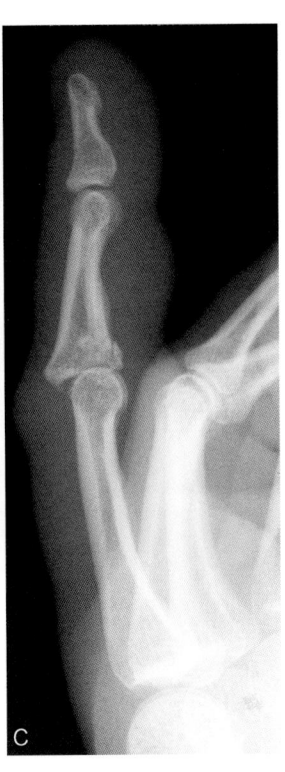

图4 A~C. 只有用PIP关节的真正侧位片才可判断。

- 通过X线片加查体所见能鉴别稳定或不稳定损伤,区分骨折-半脱位、脱位或Pilon骨折。
- 透视检查在评估损伤程度和关节稳定性方面具有重要作用。

鉴别诊断

- 软组织。
  - 掌板损伤。
  - 侧副韧带损伤。
  - 中央束损伤。
- 骨。
  - 近节指骨髁损伤。
  - 近节指骨干远端损伤。
  - 中节指骨干近端损伤。

非手术治疗

- 如果损伤是稳定的,可以在损伤1周内开始保护下的早期活动。

骨折-脱位

- 轻度掌板撕脱在局部麻醉下可自行或辅助下复位,X线片可显示中节指骨基底部的轻微掌骨撕脱(图5A~D)。稳定的损伤(占损伤病例的大多数)应早期活动,着重恢复患指的伸指功能,而这类损伤伸指往往受限。
  - 只有存在明显的掌板松弛时(常发生于年轻女性),需要支具固定6周,以防止患指过伸。
- 大多数患指能恢复正常或接近正常的活动范围,但可能伴有轻度的肿胀、僵硬和不适。
  - 剧烈活动时可能导致不适。
  - 大约5%的患者,在损伤6周后,关节仍留明显肿胀和不适。这可能是由于关节滑膜炎引起的,可以通过激素注射治疗。
- 如果关节不稳定但关节掌侧损伤较轻(<30°),应用背侧支具屈曲位固定可使之复位。
  - 关节复位必须摄片确认且关节屈曲不能超过50°,否则将导致PIP关节僵硬。
  - 应鼓励患者在支具保护下屈伸活动,每周复查至伤后4周。每周将支具的屈曲度减少大约10°。每次伸指度数增加时,都要摄片检查患指的复位情况。
  - 合理地运动仅仅产生轻度的关节屈曲挛缩和屈曲受限。

Pilon骨折

- 多数的Pilon骨折移位严重,需要手术固定来恢复纵向稳定性和早期活动。少数Pilon骨折移位较少(<1 mm),关节间隙正常(图6)。这类损伤常常是稳定的,但必须进行仔细的临床查体。
  - 大多数受伤患者伸指受限10°~20°,屈指可达70°~

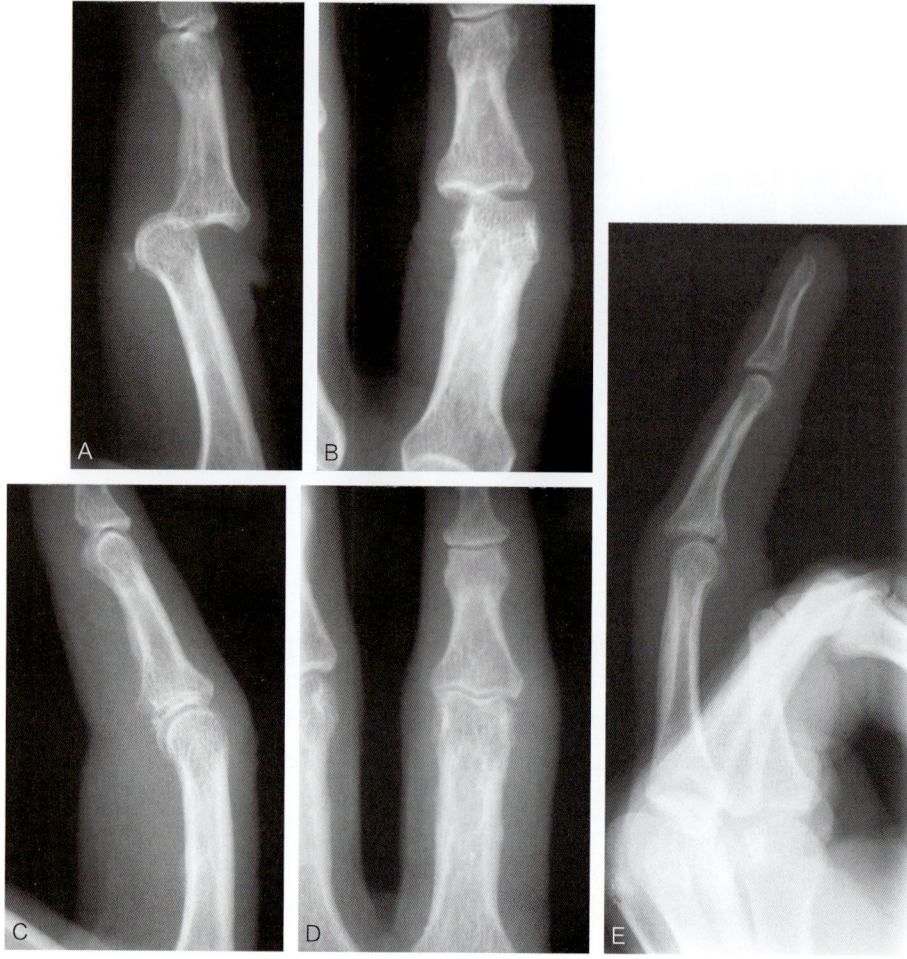

图5 A. 伴有撕脱骨折的背侧骨折－脱位的复位前（A、B）和复位后（C、D）X线片。E. 背侧骨折－半脱位伴关节面不匹配，呈典型的V形征（见第53章图4B）。

80°，仅伴有轻度不适。
- 患者可以开始轻度的早期活动，晚上或外出时佩戴支具4周。
- 患者早期保护性活动时需每周进行临床和X线评估，直至伤后至少2～3周。
- 大多数患者可恢复接近正常的活动范围，但可伴有轻度的疼痛、僵硬或肿胀。

手术治疗

- PIP关节骨折－脱位和Pilon骨折有多种术式，包括经皮穿针、切开复位、内固定和外固定，每一种都应根据其本身的优缺点充分考虑。下文所述的术式是外固定术，这是一种公认的允许早期活动的术式。

术前计划

- 近端克氏针放置于损伤关节的旋转中心或接近关节的旋转中心。
- 远端克氏针的放置位置视具体情况而定。

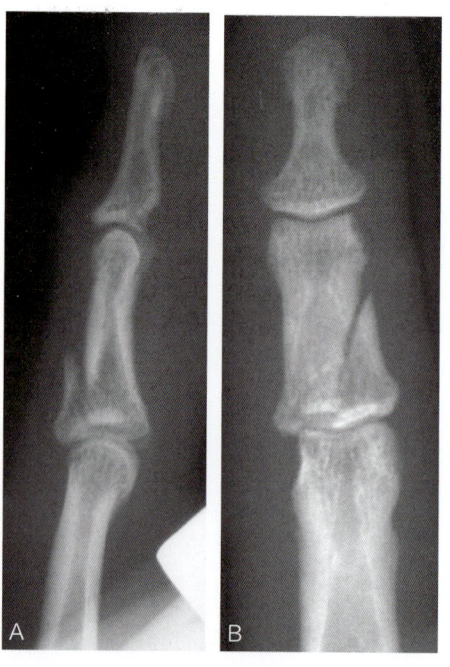

图6 A、B. Pilon骨折对于早期制动有较好的长期疗效。仅影像学不能做出充分预测，所有病例均需临床随访评估。

- 对于位于中节指骨基底的骨折,远端克氏针可以置入中节指骨中段至远端的任何位置。事实上,此处是中节指骨最狭窄的部分,因此越靠近指骨远端,克氏针越容易打入。
- 如果骨折延伸至指骨远端,这常可见于Pilon骨折时。克氏针的置入位置应位于骨折的远端以保证固定充分和保持稳定。远端的克氏针最远可打在中节指骨头。
- 操作最好在局部麻醉下进行。这样术中可以获得患者的配合,也便于患者了解术中情况,从而更好地配合术后康复。

体位

- 术前患者应知情同意,告知保守和手术治疗的风险和好处。
- 手术风险包括感染、神经损伤、僵硬、瘢痕、骨不连、畸形愈合、需二次矫正以及任何手术均可能遇到的风险(例如,手术效果可能较保守疗效更差)。
- 清晰地标注患指,特别是在患者接受全身麻醉的情况下(少数患者)。
- 建议术前根据当地医院的方式使用抗生素。
- 患者仰卧位,患肢90°外展置于手外科手术台上。
- 上肢近端上止血带,并备指根止血带。
- 应用粉色的氯己定乙醇(洗必泰酒精)溶液进行皮肤消毒,可确认所有手指被充分消毒。如果手指沾有黏性敷料或清洁度欠佳,消毒前应进行清洗。
- 常规铺巾。

入路

- 手术入路为经皮克氏针的闭合进针点。

克氏针置入

- 应用直径1.1 mm克氏针。0.9 mm克氏针太软而1.6 mm克氏针太硬,1.2 mm克氏针也已成功应用,但还是推荐应用1.1 mm克氏针。
- 透视确认PIP关节旋转中心并在皮肤上做标注(技术图1A、B)。
- 在近节指骨打入克氏针并通过正位和侧位透视仔细确认克氏针的位置(技术图1C)。
  - 这是在整个操作过程中最重要的一步,务必正确。如果太靠远端置入克氏针,钉道感染将导致关节内感染。如果太靠近端置入克氏针,就会限制关节的活动幅度。穿针时瞄准关节近端1~2 cm。将克氏针穿过近节指骨,使两边的长度相等。
- 在透视下,在中节指骨的中远1/2~2/3水平同时远离中节指骨干骨折处,选择一个合适的位置。
  - 皮肤上标记此位置。
  - 此克氏针置入应在中节指骨远端,靠近远侧指间关节旋转中心。这是因为该处的指骨更宽,可提供更多的操作空间,不易出现失误(技术图1D、E)。

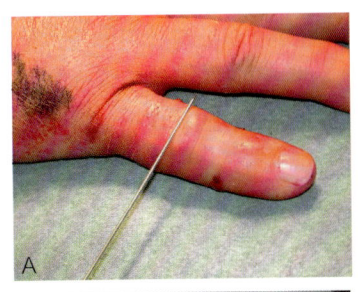
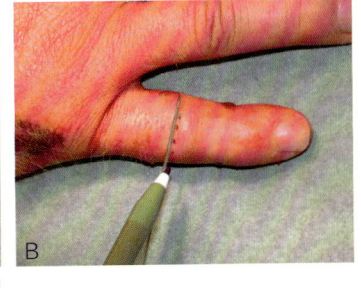
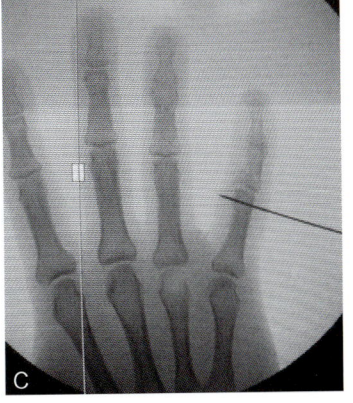

技术图1 A、B. 透视确认第1根克氏针进针点位于近侧指间关节旋转中心并在皮肤上做标记。C. 穿过近节指骨头打入克氏针,在进一步进针前通过透视确认克氏针位置。

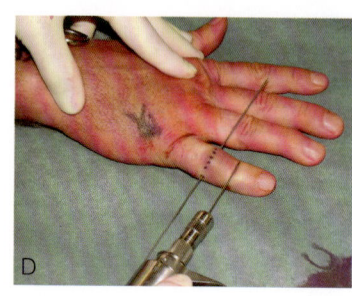
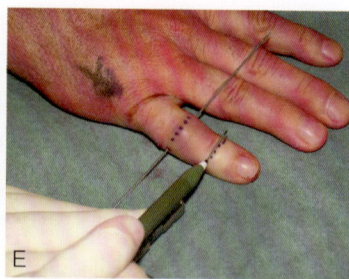
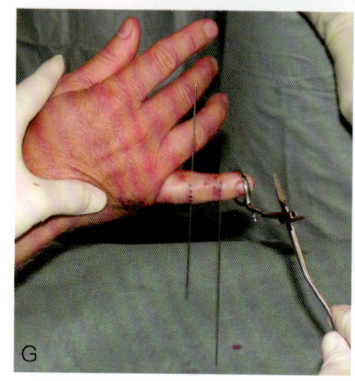
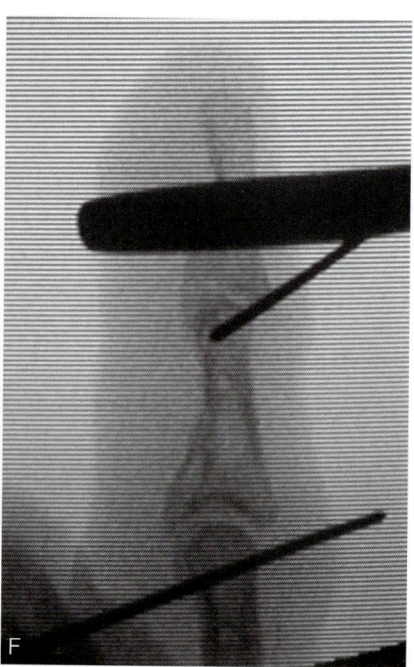

技术图1（续） D、E. 像确定近端克氏针位置那样找到并标记远端克氏针进针位置。进针位置在中节指骨头远端，因为远侧指间关节同时也有损伤。F、G. 打入远端克氏针并在透视下确认位置。

- 克氏针逐步打入中节指骨，同时在透视下仔细检查确认（正位和侧位）（技术图1F、G）。
  - 克氏针应与手指长轴垂直，与关节旋转平面及第1根克氏针平行（也可置于旋转平面）。
- 在手指两侧克氏针留相同长度，这有助于克氏针折弯。如果一端太短，那么很难折弯，尤其对手指较长的患者而言。

克氏针折弯

- 折弯克氏针是在整个操作过程中技术要求较高的部分。应仔细理解和遵照以下步骤：
  - 如果手术操作过程与以下步骤相反，可能会导致近端而非远端克氏针的移位，理论上会增加针道松动和PIP关节感染的风险。
- 在距离手指足够远的位置，用中号持针器把持克氏针，然后折弯呈一个直角（由于克氏针有弹性）。
- 首先将持针器贴在皮肤上，将每根克氏针远端弯曲90°。实际上，把它弯曲到90°以上，它就会回弹（技术图2A、B）。
- 折弯远端克氏针的两侧，使2根克氏针之间得以连接（技术图2C、D）。
  - 折弯应尽量在克氏针远端（相对手指来说是近端），以确保该框架足够长，保证充分的关节牵引，这是操作的关键。
  - 如果折弯不够靠末端，这很难补救，可能需要去除远端克氏针，重新打入新的克氏针。
- 在第2个折弯后用中号持针器把持克氏针远端，折弯135°，制成一个Z字形框架（技术图2E）。
  - 近端克氏针位于远端克氏针折弯后形成的Z字形的远端锐角中。
  - 尽管可允许一些差异，但使两Z字形折弯在同一水平是非常重要的。
  - 如果Z字形在不同水平，可小心地将克氏针反折或进一步折弯。
- 近端克氏针放置在Z字形的远端锐角上（技术图2F）。
  - 克氏针应呈弓形，这样可施加张力在外固定框架上，从而对关节进行牵引。
  - 透视下可以看到骨折和关节对线改善。

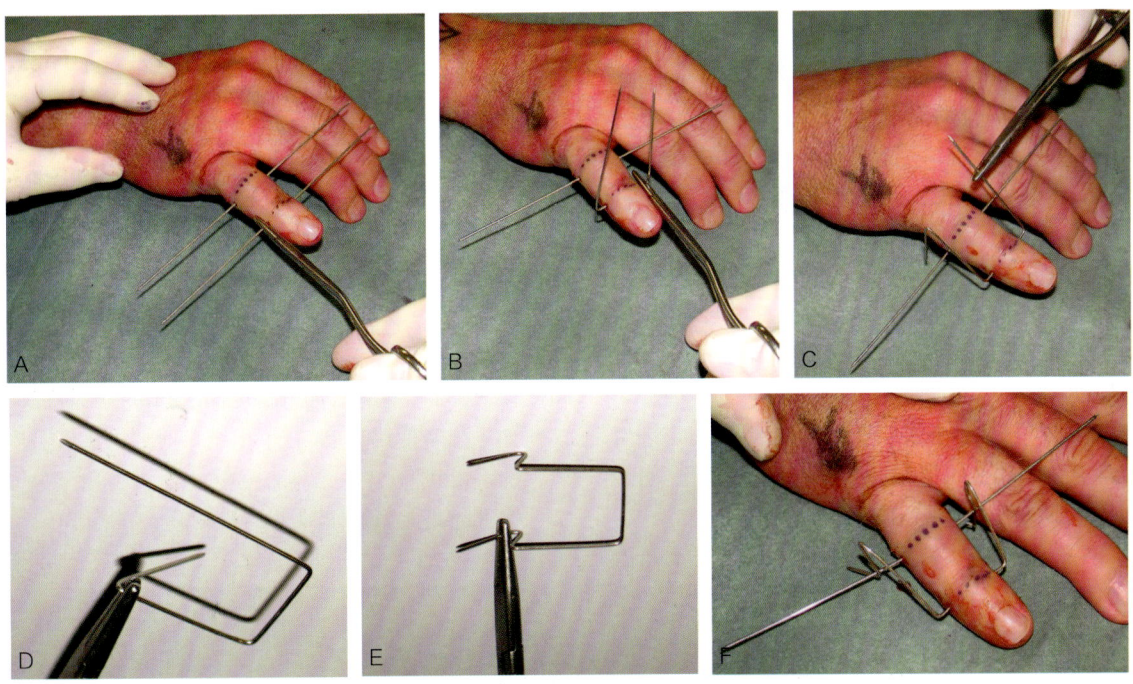

技术图2　A、B. 持针器把持远端克氏针并折第1个弯。C、D. 克氏针第2个折弯的情况。E. 单独克氏针显示第3个折弯的情况。F. 折弯好的远端克氏针置于近端克氏针上，来牵引关节。

连接外固定并确认外固定牢靠

近端克氏针

- 向下折弯近端克氏针，在皮肤外用中号持针器把持克氏针，使克氏针远端呈Z字形结构（技术图3A、B）。
  - 确定固定物既未离手指太远，也不能靠得太近，这样在手指肿胀时影响不大。
  - 距离皮肤3~4 mm是安全有效的。
- 近端克氏针向下折弯约135°（技术图3C）。
- 在距离折弯3 mm处剪断近端克氏针并将尾端折弯（技术图3D、E）。
  - 如果太短，将不能折弯；如果太长，克氏针将紧靠邻近手指。

远端克氏针

- 将克氏针远端部分折弯，近端克氏针在皮肤外的部分利用中号持针器向下折弯（技术图4A）。
  - 折弯不能离开太远，否则中节指骨克氏针会与折弯处夹合，影响外固定装置的旋转。
  - 克氏针应充分折弯，以保证固定物不会分离。
- 折弯每个Z字形的远端尾部，确保近端克氏针不会分离

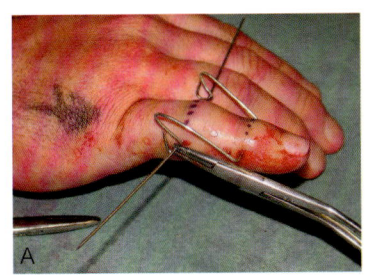 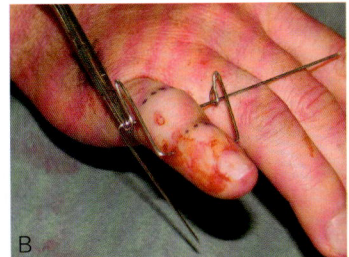 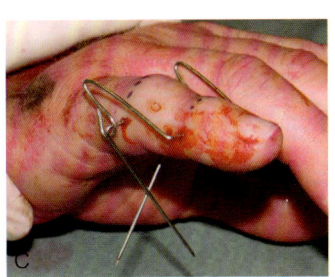

技术图3　A、B. 如图所示把持近端克氏针并进行第1次折弯。C. 折弯接近135°。

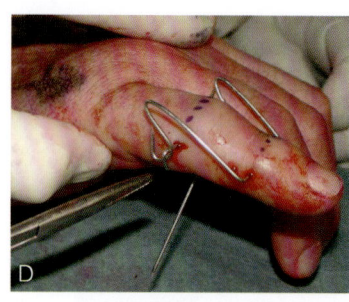 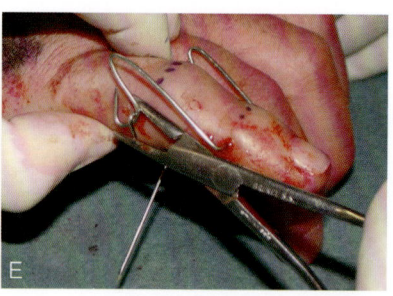

技术图3（续） D. 在距折弯3 mm处剪断克氏针。E. 近端克氏针尾端折弯后剪断。

（技术图4B）。
- 剪断的克氏针尾部适当处理，使其靠近外固定装置。一般不会带来什么问题，但如果可能带来不便，可以在术后将克氏针尾端包裹覆盖。
- 在透视下检查最终的骨折位置（技术图4C、D）。
- 如果患者使用局麻，在手术结束时要求患者看到自己的手指并将PIP关节伸直至中立位，并屈曲至少90°。
  - 此时是无痛的，能为患者术后锻炼带来信心。

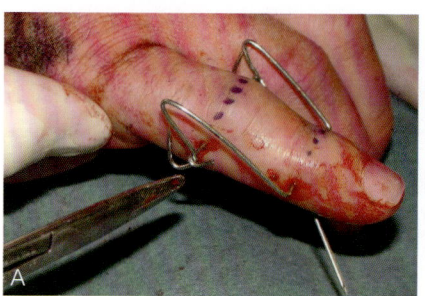 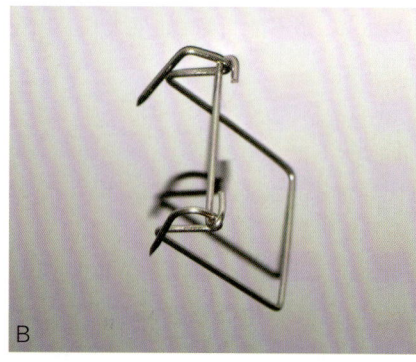 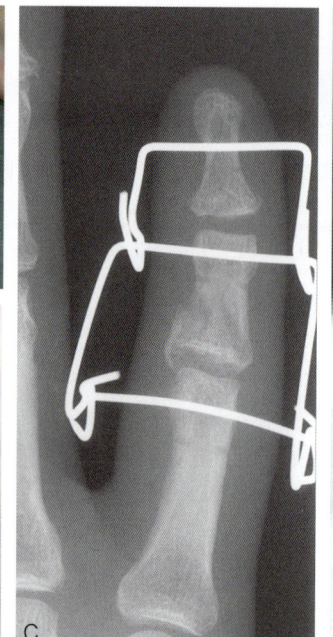 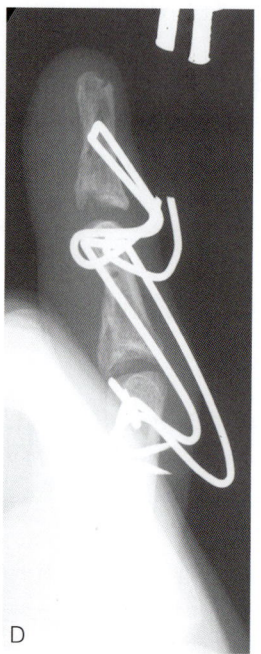

技术图4　A、B. 远端克氏针完成折弯。第4个折弯仅仅是阻挡固定物分离。C、D. 如图所示患指的最终固定位置，此为作者唯一一次在同一手指使用2个外固定架固定。患者为PIP关节的Pilon骨折，它复位良好但并不完美；远端指间关节有骨折脱位，复位良好但也并不完美。

要点与失误防范

- 在PIP骨折的脱位和治疗中，只要患者了解支架固定下活动手指的重要性，外固定非常可靠且灵活；因此患者选择是关键。
- 术中关键是将近端克氏针放置在PIP关节近节指骨头部的关节旋转中心，或旋转中心近端。
- 克氏针的弯曲需要练习，有经验后就很容易。重要的是避免克氏针的扭曲，以达到更好的活动度。
- 克氏针放置处和跨越关节处的足够张力十分关键。
- 不适合时可调整克氏针的弯曲，也可能远端克氏针需要更换。

术后处理

- 外固定制作恰当不应相互碰撞。如果发生碰撞,通常需要局麻下将克氏针进一步折弯调整。
- 起初3~5日手部应尽量抬高,患者感觉舒适后立即开始活动。
- 应用长效局麻药意味着患者可以回家后只口服一种止痛药。充分止痛完成手指活动很重要。严重的疼痛很罕见,1周后通常不需要使用止痛药。
- 术后强调充分而缓慢的屈伸活动,应该每小时都进行。
  - 每次锻炼持续5分钟。锻炼不应有疼痛,尽管活动至少需要在不舒适边缘或中度不适范围。伴随疼痛的锻炼可导致肿胀加剧,增加发生Ⅰ型复杂性区域疼痛综合征(complex regional pain syndrome type Ⅰ)的危险,并影响患者后续的功能锻炼。
  - 术后第2周开始随访,应强调加强远节、近节指间关节的活动。每周至少指导一次康复锻炼。
- 患者5~7日后应复查。
  - 除去敷料,拍摄X线片,确定维持复位。
  - 敷料去除后,指导患者针道护理(见后),注意保护锋利的克氏针尖(如有必要,可用胶带包裹),进行患指屈伸功能锻炼,在手外科康复治疗师的指导下进行康复锻炼。
- 患者应每日清洁克氏针并使其保持干燥。
  - 若针道持续干燥,则无须更多的处理。
  - 如果针道出现渗出,一日4次用煮沸过的水清洗。
  - 如果针道渗出情况在24小时内没有改善,建议患者就医并服用抗生素。
  - 红肿和渗出应在2~3日内得到解决,否则患者需要静脉使用抗生素并早期拔除克氏针,但这种情况非常少见。
- 术后2周左右患者应再次复查。
  - 此时手指仍可有轻度肿胀。
  - 不进行伸展锻炼的时候,手指应很少有或没有疼痛。
  - 针道应保持清洁干燥。
  - PIP关节活动范围应是固定畸形不超过10°,屈曲活动至少50°,远侧指间关节完全伸直,屈曲至少50°。
- 如果做到这些,患者术后4~5周可拔除克氏针,恢复工作。没有必要及理由将克氏针保留更长时间,4周后针道感染的概率增加。
- 末次随访可在术后10~12周。

预后

- 手指可仍有轻度肿胀并且不会完全消退。
- 最终的活动范围可以达到PIP关节10°~90°,远侧指间关节0°~70°。不会产生静息痛,但剧烈活动时可伴轻度疼痛。如果有压痛或外观上异常,说明针道愈合欠佳。
- 通常Pilon骨折只是部分复位,中节指骨至少有一块压缩骨块未能复位。
  - 因为关节凹侧能很好地适应这种不匹配,此时压缩骨块未必常规复位。
- 骨折脱位往往不能完全复位,常伴有背侧关节面轻度半脱位(例如关节侧位片上显示关节间隙增宽)。如果是轻度半脱位,也是可以接受的。
- 牵引装置常可获得可靠的结果,活动范围约在89°,只有2%患者效果不佳。切开复位内固定的活动范围是79°,但有10%~12%的患者效果不佳。

并发症

- 针道感染是最常见的并发症,但如果克氏针在4~5周拔除,则很少发生(<10%)。典型的解决方法是清洁、抬高患肢并口服2~3日抗生素。
- 轻度畸形不少见但是可接受的。
- 尽管影像学上可能显示周边骨片不愈合,但此种骨不连却很少影响患指的功能。
- 可能发生神经损伤。
- 只有3%~5%的患者疗效很差,并有持续静息痛。这通常出现在不配合的患者中,所以仔细的患者筛选是很重要的。

(李原歌 译,刘飏哲 审校)

推荐阅读

Agee JM. Unstable fracture dislocation of the proximal interphalangeal joint. Treatment with the force couple splint. Clin Orthop Relat Res 1987;(214):101-112.

Aladin A, Davis TR. Dorsal fracture-dislocation of the proximal interphalangeal joint: a comparative study of percutaneous Kirschner wire fixation versus open reduction and internal fixation. J Hand Surg Br 2005;30(2):120-128.

Allison DM. Fractures of the base of the middle phalanx treated by dynamic external fixation. J Hand Surg Br 1996;21(3):305-310.

Badia A, Riano F, Ravikoff J, et al. Dynamic intradigital external fixation for proximal interphalangeal joint fracture dislocations. J Hand Surg Am 2005;30(1):154-160.

Deitch MA, Kiefhaber TR, Comisar RB, et al. Dorsal fracture dislocations of the proximal interphalangeal joint: surgical complications and long-term results. J Hand Surg Am 1999;24(5):914-923.

Deshmukh SC, Kumar D, Mathur K, et al. Complex fracture-dislocation of the proximal interphalangeal joint of the hand. Results of a modified pins and rubbers traction system. J Bone Joint Surg 2004;86B:406-412.

De Smet L, Boone P. Treatment of fracture-dislocation of the proximal interphalangeal joint using the Suzuki external fixator. J Orthop Trauma 2002;16(9):668-671.

de Soras X, de Mourgues P, Guinard D, et al. Pins and rubbers traction system. J Hand Surg Br 1997;22(6):730-735.

Duteille F, Pasquier P, Lim A, et al. Treatment of complex interphalangeal joint fractures with dynamic external traction: a series of 20 cases. Plast Reconstr Surg 2003;111(5):1623-1629.

Fahmy NRM. The Stockport Serpentine Spring System for the treatment of displaced comminuted intra-articular phalangeal fractures. J Hand Surg Br 1990;15(3):303-311.

Grant I, Berger AC, Tham SK. Internal fixation of unstable fracture dislocations of the proximal interphalangeal joint. J Hand Surg Br 2005;30(5):492-498.

Hamilton SC, Stern PJ, Fassler PR, et al. Mini-screw fixation for the treatment of proximal interphalangeal joint dorsal fracturedislocations. J Hand Surg Am 2006;31(8):1349-1354.

Hastings H II, Carroll C IV. Treatment of closed articular fractures of the metacarpophalangeal and proximal interphalangeal joints. Hand Clin 1988;4(3):503-527.

Inanami H, Ninomiya S, Okutsu I, et al. Dynamic external finger fixator for fracture dislocation of the proximal interphalangeal joint. J Hand Surg Am 1993;18A:160-164.

Kiefhaber T, Stern PJ. Fracture-dislocations of the proximal interphalangeal joint. J Hand Surg Am 1998;23(3):368-380.

Krakauer JD, Stern PJ. Hinged device for fractures involving the proximal interphalangeal joint. Clin Orthop Relat Res 1996;(327):29-37.

Schenk RR. The dynamic traction method. Combining movement and traction for intra-articular fractures of the phalanges. Hand Clin 1994; 10:187-198.

Seno N, Hashizume H, Inoue H, et al. Fractures of the base of the middle phalanx of the finger: classification, management and longterm results. J Bone Joint Surg Br 1997;79(5):758-763.

Weiss AP. Cerclage fixation for fracture dislocation of the proximal interphalangeal joint. Clin Orthop Relat Res 1996;(327):21-28.

第53章 近侧指间关节骨折－脱位的切开复位内固定

Open Reduction and Internal Fixation of Proximal Interphalangeal Joint Fracture-Dislocations

Nikhil Oak, Brian Najarian, and Jeffrey Lawton

定义

- 近侧指间PIP关节骨折－脱位是关节内损伤，包括伴随的周围关节囊和韧带结构等软组织的损伤。
- 损伤可能从轴向、弯曲、扭转载荷或组合载荷而来。
- 手指的这些损伤比较常见，并有潜在的致残性，可能导致：
  - 关节僵硬。
  - 持久性半脱位。
  - 创伤性关节炎。
  - 慢性疼痛。
- 在评定结果是否成功时，稳定性和对线比关节的匹配性更重要。
- 由于该损伤可能被误诊为"手指扭伤"，故可能会延迟诊断和治疗[32]。

解剖

- PIP关节是铰链关节，由近节指骨上的桡侧和尺侧髁组成，并与中节指骨基底上的凹面相匹配。这种结构允许在屈伸时有很大的活动范围（ROM），但外展和内收相对稳定[19]。
  - PIP关节运动弧度为120°，其中有85%的运动是抓握物体所必需的[2]。
  - 近节指骨头呈梯形，指向环指。这保证了手指至舟骨远点的正常屈曲。
- 关节的稳定性来源于骨关节的匹配和软组织的约束，保证了横向和旋转载荷的稳定性（图1）。
  - 抵抗背侧应力的掌板在伸指时拉紧，指骨的远端并无掌板附着。
    - Checkrein韧带是掌板的近端扩展部，指动脉的分支在其下通过，供应关节、腱纽血供和滋养屈肌腱。
  - 侧副韧带是主要的约束软组织部分，有两个组成部分：
    - 止于中节指骨的固有侧副韧带（桡侧和尺侧），提供外展（内收）应力的主要抵抗力。这些韧带在背侧脱位时往往损伤。桡侧副韧带损伤比尺侧副韧带损伤更常见。
    - 副侧副韧带起源于掌板和侧方固有侧副韧带的接合部，并止于掌板上。
  - 伸肌腱复合体限制掌侧的直接应力。
    - 中央束附着于中节指骨基底的背侧突起部。
    - 侧束在关节的侧方斜向走行。
    - 横向支持带连接中央束和侧束，并向两侧扩展。
  - 脱位发生时，至少有1个，往往是2个，有时必须是所有这3个结构均遭严重破坏。

发病机制和分类

- PIP关节是特别易受损伤的关节。
- 关节损伤的模式取决于暴力作用的方向、程度和速度以及受伤时关节的位置。
- PIP骨折－脱位的3个主要类型通过损伤机制和变形方向来定义（图2）。
  - 最常见的类型是背侧半脱位或中间脱位，由中节指骨的过伸和对近节指骨头部轴向负荷力造成。造成的结果是包括中节指骨的基底和中节指骨背侧的骨折。

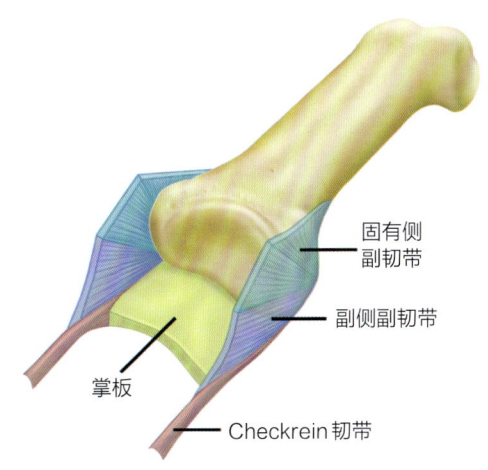

图1 近节指间关节的解剖图。PIP关节是铰链关节，其稳定性源于近节和中节指骨骨关节的匹配和软组织的约束：掌板和其Checkrein韧带扩展部、固有侧副韧带，以及伸肌腱复合体（未显示）。

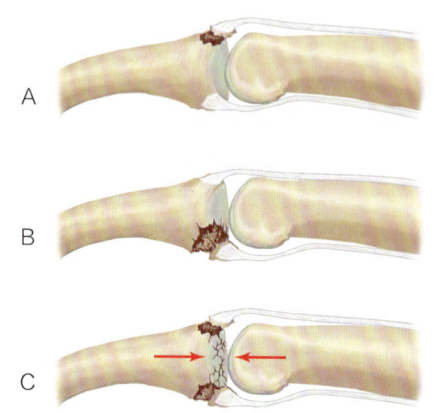

图2 PIP骨折-脱位的分类。PIP骨折-脱位3个主要类型是掌侧（A）、背侧（B）和Pilon骨折（C）。

- 基于中节指骨掌侧关节面在侧位X线片上所涉及的范围，这种损伤可细分为3种亚型[8,15]。由于失去侧副韧带的支持，不稳定的程度与掌侧唇骨折块的大小直接相关（见第52章图3B）[17,29,32]。
  - 稳定：涉及＜30%的关节面，伸直时复位。
  - 临界：涉及30%～50%的关节面，屈曲＜30°可维持复位。
  - 不稳定：涉及＞50%的关节面或30%～50%的关节面，但维持复位需超过屈曲30°。
- 掌侧半脱位或中节指骨的脱位是不太常见的，被认为是关节伸直状态下受屈曲暴力引起的。
  - 稳定：在伸直时关节复位。
  - 不稳定：关节伸直时中节指骨掌侧半脱位。
- Pilon损伤与半脱位或脱位无显著相关性。他们是由部分屈曲的PIP关节受到轴向暴力所造成的，导致中节指骨关节面的粉碎性骨折（最常见的是掌侧和背侧关节碎块包绕中央塌陷的部分）。
- 近节指骨头单髁骨折，这种损伤类型的另一个变异，包含在Weiss和Hastings[31]（见第50章）提出的分类系统中。
  - 这些损伤通常伴随着PIP关节脱位，几乎总是不稳定的，需要手术固定。往往采用与本章介绍的相同入路和固定方法。

自然病程

- 损伤后，PIP关节迅速变僵硬。最初因疼痛和不稳定而限制了运动，随后关节囊和韧带纤维化。
- 随着时间的推移，未复位的PIP关节将发生关节炎和疼痛。

病史和体格检查

- 患者陈述，一段时间前，手指受伤后出现现有症状。
  - 在急性期，主诉是关节和手指的疼痛和肿胀。
  - 患者的亚急性和慢性损伤主要表现为僵硬、功能丧失、持续性肿胀和中等程度疼痛。
  - 病史必须包括关于损伤机制和既往治疗经过的详细描述。
- 检查。
  - 评估皮肤和软组织肿胀情况、其上的开放或者已经愈合的伤口，它们可能表明骨折-脱位是开放性的。
  - 伸直位或屈曲位畸形，分别表示是否有掌侧或背侧脱位。
  - 髁关节塌陷可能导致轴向或旋转对线不良。当试图完全伸直手指时，可见轻微的成角畸形。
- 触痛。
  - 触诊时压痛最严重的部位可能表明何种软组织结构的损伤。
- ROM。
  - 在急性期，因疼痛可能难以做出适当的评价。神经系统检查后，指根麻醉是必要的。
  - Elson试验（图3）。

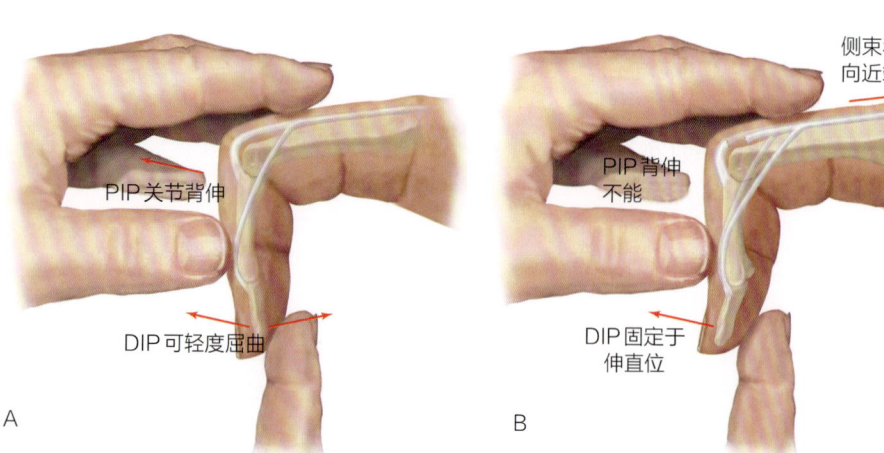

图3 Elson检查。A. 完整的中央束。从90°屈曲的位置，患者可以在抗阻力下主动伸直PIP关节。DIP关节轻度屈曲。B. 中央束断裂。由于仅存侧束的伸直功能，患者抗阻力下不能主动伸PIP关节，并且DIP关节固定于伸直位置。

- 从在桌子边缘90°屈曲位置，要求患者在抗阻力下主动伸直手指的PIP关节。如果中央束是完好的，检查者会感觉到中节指骨伸直的力量。此外，远侧指间(DIP)关节仍然松弛，因为中央束可对抗侧束的远端活动。
- 在PIP关节处伸直力缺失和DIP关节固定于伸直位置(由于仅存侧束的伸直能力)可诊断为中央束完全断裂。在急性期，患者可能是由于疼痛不愿进行此测试，但是这可以通过背侧感觉神经局部阻滞来缓解[9]。
○ 注意关节保持复位的运动范围。在背侧脱位的情况下，导致不稳定和再脱位的伸直程度决定了伸直阻挡支具的角度。
○ 关节不能复位是因为存在关节内软组织嵌顿(例如，掌板、侧副韧带、屈肌或伸肌腱)，通常需要急诊手术。
● 神经血管检查通常是正常的。
○ 在复位前和复位后应注意感觉异常的主观症状和毛细血管再充盈的客观表现。

影像学和其他诊断性检查

● 需要患指的正位、侧位X线片。
○ 斜位X线片帮助确定骨折平面并确定粉碎程度，对手术计划很有价值。
○ 通过真正的全PIP关节伸直侧位片确定关节受累程度，评估关节的稳定性是必要的。
○ X线片可能会产生误导，例如产生一块小骨片的非常简单骨折。这块小骨片可能连接着侧副韧带、掌板或肌腱。这些结构的功能不全，可以导致关节严重的或潜在的不稳定(图4A)。
● V形征[17,20](图4B)。
○ 在手指复位后的真正侧位X线片上，从关节中央部分到关节背侧表面形成V形分离，介于近节指骨头的关节面和中节指骨基底未损伤的部分之间。
○ V形征表明存在关节复位不完全。
● 在评价复位及其稳定性中，动态透视是极有价值的。
○ 铰链状屈曲是V形征的一种形式，此时关节的主动屈曲和伸直穿过扁平的骨折片段，关节的一致性旋转被异常的平移所替代。
○ 由关节的位置导致不稳定或再脱位，最好用透视来确定。

鉴别诊断

● 单纯脱位(简单或复杂)。
● 关节外骨折。
● "手指扭伤"——侧方扭伤[11,18,34]。
● 掌板损伤。
● 中央束损伤。

治疗目标

● 纠正关节半脱位和同心复位。
● 早期活动以减少粘连和关节挛缩。
● 解剖复位可取但不如上述目标重要[1,25-27]。

非手术治疗

● 及时识别损伤的复杂性和正确选择适当的治疗方案，对于这些骨折的最佳治疗是必不可少的[22]。
● 虽然PIP关节骨折及脱位有致伤残的潜在可能，最多用的治疗方法为闭合复位、支具固定、早期运动和密切随访。
● 闭合复位几乎总能成功地治疗急性背侧PIP脱位。掌侧脱位会产生更多的问题，特别是当畸形含有旋转成分时。
○ 损伤后立即进行复位通常可在无麻醉的状态下完成。如果复位延迟，可用1%的利多卡因(不含肾上腺素)封闭手指。

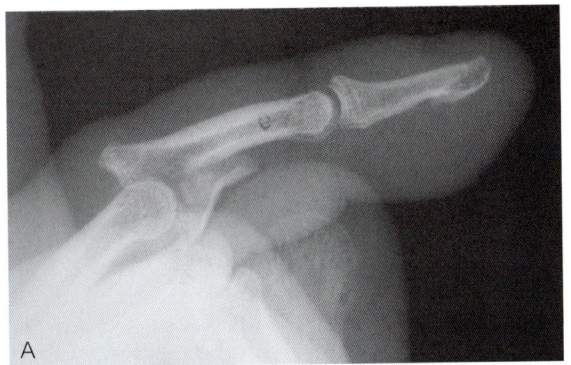
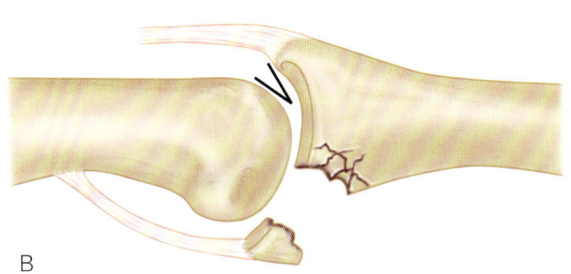

图4 A. 不稳定背侧PIP关节骨折－脱位。典型的PIP关节骨折侧位X线片，证明由于涉及大部分掌侧关节面（>50%），中节指骨向背侧脱位。B. 在不完全背侧骨折－脱位复位中的V形征。从侧位X线片上可见，背侧关节面移位，形成一个V形间隙。

- 在进行麻醉之前,请务必确保完成手指神经检查。操作前确认有足够的麻醉效果。
- 手法要轻柔,避免过多的手法检查。通常不可复位的脱位是由软组织嵌顿造成的。
- 背侧脱位可以通过在手腕中立位时轻柔地牵引手指复位,随后通过压迫掌侧的中节指骨而保持近节指骨稳定。
- 无旋转成分的掌侧脱位通常能通过轻柔的牵引复位。
  - 手腕放置在中立位,在中节指骨上施加背侧方向压力,在近节指骨上施加掌侧方向压力。
  - 这些脱位,通常可以采用闭合复位治疗,常常包括中央束撕脱。
- 有旋转成分的掌侧脱位往往很难通过闭合复位。这是由于近节指骨头部往往被困于中央束和伸指装置的一个侧束之间。
  - 这些损伤偶尔可以采用该方法闭合复位:在手腕伸直情况下,让掌指(MCP)关节和PIP关节90°屈曲,轻柔牵引,并在畸形相反方向上旋转中节指骨。

手术治疗

- 手术治疗难度大的原因有2个:
  - 骨折块小、粉碎,很难达到解剖复位和通过内植物固定骨折。
  - 需要关节尽早运动以防止僵硬,要求这些碎片的内固定牢固。
  - 这些碎片具有再移位的高风险,必须告知患者有重复手术治疗骨折的可能性。
- 具体的损伤和骨折的类型往往决定了治疗方案的选择。有些方法也可以结合使用。
  - 对于稳定、可复位的骨折,典型者为<30%的关节面者,治疗包括:
    - 防伸直支具和伸直阻挡钉[24]。
    - 动态或静态的牵引[1,16,26](见第52章)。
- 不稳定、不可复位骨折,通常涉及>30%~50%的关节面,需要:
  - 外固定。
  - 经皮内固定。
  - 切开复位使用克氏针、螺钉、环扎钢丝内固定。
- 当背侧骨折-脱位伴有骨缺失和粉碎性骨折使得前述方法无法获得一个稳定的复位时,普遍采用两个补救方法。
  - 掌板成形术。掌板填入中节指骨缺损,同时恢复稳定性和重建受损的关节面[7,21](见第54章)。
  - 半钩骨移植重建。中节指骨骨折清创,将缺损用大小相匹配的背侧(远端)钩骨关节面替换,使用小螺钉固定牢靠[33](见第55章)。
- 表1为切开复位内固定和在本章所讨论的一些补救措施的适应证和优缺点[10]。

适应证

- 不稳定和临界性骨折,需要屈曲超过30°以维持复位。
  - 这些骨折采用闭合治疗,需要极度屈曲以防止再脱位,会引起屈曲挛缩。

表1 近端指间关节骨折脱位修复术的优缺点

术式	适应证	优点	缺点	要点
ORIF	轻微粉碎 背侧皮层完整	解剖复位 可使用骨移植早期ROM	如果多个断端,技术上困难 感染风险增加	超过60岁的老年患者考虑其他选择,如背侧固定
掌板成形术	<50%关节面受累 P2基底部粉碎	证实可靠 恢复掌侧支持	再脱位(尤其如果>50% P2基底部骨折) 僵硬 关节炎	仔细的患者筛选
自体骨软骨移植(例如半钩骨、桡骨茎突和脚趾)	高度不稳定脱位: ·>60%关节面受累 ·急性或慢性脱位	关节面生物置换	供体发病率 技术要求	如果>50%受累,考虑自体骨软骨移植 短期效果好

注:ORIF,切开复位内固定术;ROM,活动度;P2,中节指骨。

- 通过闭合方法不能复位，有必要使用合理的内固定器械固定。
- 明显的关节面压缩、移位或关节面不匹配。

术前计划
- 如前面所讨论的影像学评价。
- 外科医生必须善于使用各种技术，并应告知患者据术中情况来决定最终的固定方法。

体位
- 患者仰卧，患手置于可透视的手外科手术台上。
- 在上臂上止血带，并在切开之前充气到250 mmHg。
- 手术可以在手腕或指根阻滞麻醉下进行，但腋窝阻滞是首选，它能获得足够的感觉麻痹和屈肌伸肌的松弛，并且止血带时间充足。
- 患手旋后，"铅板"可以用来维持手的位置。

手术设备
- 小型C臂透视机是必要的，以确认骨折复位、关节复位和内植物的位置。
- 小钢板和螺钉。
- 24号钢丝。
- 克氏针。

入路
- 掌侧（Bruner）入路、背侧（Chamay）入路和中轴入路均可用。
- 入路的选择应基于骨折的类型和不稳定的方向。
  - 当大部分粉碎性骨折位于背侧时，选择使用Chamay和中轴入路。
  - 当大部分粉碎性骨折位于掌侧或中心时，作为相对于背侧更为普通的骨折－脱位，选择使用掌侧Bruner切口。

暴露

掌侧入路（Burner）
- 在掌侧，从掌指关节经过PIP关节到DIP关节设计锯齿形皮肤切口[3,13]。在拇指或者中指中，Bruner切口的两翼可在指横纹间（技术图1A、B）。
- 将一个基底位于尺侧的厚皮瓣游离到屈肌腱鞘水平。
- 将手指神经血管结构从屈肌腱鞘游离。
  - 在暴露和固定过程中，如果存在关节背侧脱位，打开屈肌腱鞘神经血管束以避免相关结构的牵拉。

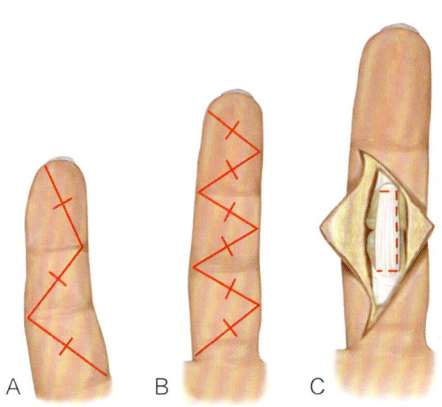
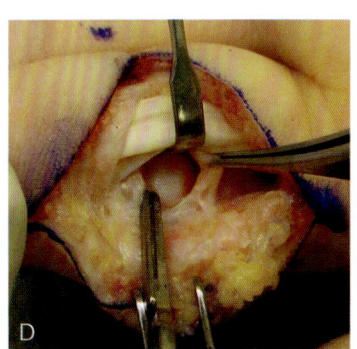
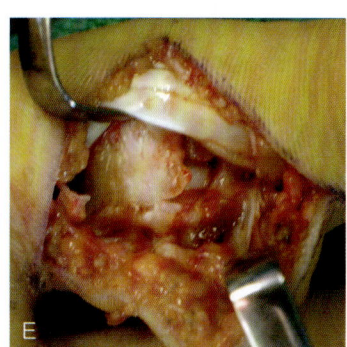
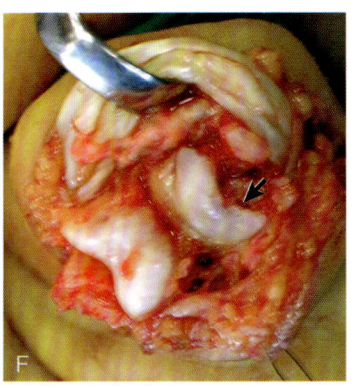

技术图1 A. Bruner入路采用从掌指关节经过PIP关节到DIP关节指横纹掌侧锯齿形的皮肤切口。B. 在拇指中，两翼有必要在指横纹之间。C. 一旦屈肌腱鞘暴露，将屈肌腱鞘从3个方向切入，在A2和A4滑车之间，将筋膜瓣向侧面牵开。另外，可以在腱鞘的中心纵向切开以显露屈肌腱。切口路径用虚线表示。D. 当切开的屈肌鞘牵开后，屈指深肌腱（FDP、FDS）暴露出来。用钝拉钩轻轻将其牵到一侧，来暴露掌板和中节指骨基底。掌板仍连接着中节指骨，掌侧唇骨折片并不少见。E、F. 滑膛枪样暴露PIP关节。E. PIP关节被分开，屈肌腱被横向牵开。F. 将关节轻柔过伸直到它保持其自身的对位（130°），暴露关节面（箭头指向中节指骨基底掌侧骨折）（D~F：手掌在左侧，手指在右侧）。

- 在PIP关节上的屈肌腱鞘（包括A3滑车）从三方切入，在A2和A4滑车之间形成矩形瓣（技术图1C）。
  - 另外，屈肌腱鞘可纵向分离显露底层的屈肌腱。
- 将指深屈肌腱及指浅屈肌腱牵开，显露掌板（技术图1D）。
  - 在肌腱周围放烟卷式引流，防止创伤性回缩。
- 在掌板远端止点部位的近端，通过横行分开掌板，显露PIP关节和掌侧骨块。
  - 请务必留下少量连接中节指骨骨折块的远端部分，以便用于后续的修复。
  - 向近端牵开掌板的主体部分，做一个近端带蒂皮瓣。掌板不能切除。
- 在侧副韧带的近端或者远端的附着部位锐性切开，可能是评估比中节指骨基底掌侧1/3更靠背侧的骨块或者减少慢性半脱位所必需的。
  - 大多数情况下，侧副韧带只能从其中节指骨止点处游离提起。
- 如果要求全面暴露PIP关节，将侧副韧带从其止点游离，分开PIP关节，然后轻轻过伸，直到它保持其自身的对位（约130°）。此即"滑膛枪"关节暴露技术（技术图1E、F）。
  - 在过度伸直操作期间，准确观察神经血管束，以确保可以很容易地向背侧半脱位。

背侧入路（Chamay）

- 设计在PIP关节背面之上纵向的皮肤切口，沿着近端和远端中线弧形绕过PIP关节背侧面，暴露伸指装置[4]（技术图2A）。
- 切开基底位于远端的V形中央束瓣，尖端尽可能延伸到近节指骨近端1/3（技术图2B）。
- 将伸肌腱瓣向远端翻开，允许完整的侧束向掌侧和侧向滑动，以完全显露PIP关节。
- 在手术完成后，中央束用4-0不可吸收缝线牢固缝合。
- 这种修复是牢固的，允许在第1个48小时内早期主动活动。

中轴入路

- 通过标记IP关节轴和绘制通过这些点的近端和远端线来识别中轴线（技术图3A）。
  - 在中轴线上做皮肤切口。手指神经和动脉位于切口掌侧约2 mm（技术图3B）。

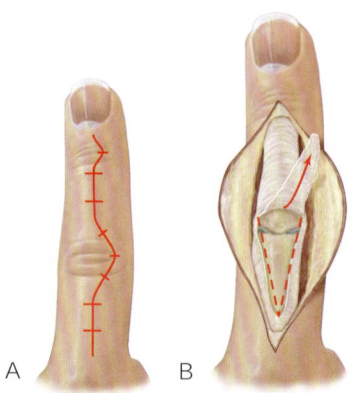

技术图2 背侧（Chamay）入路。A. 纵向的皮肤切口在PIP关节背面之上向近端和远端延伸弯曲绕过PIP关节背侧面。B. 表面切除后暴露伸指装置，形成基底位于远端的V形中央束瓣，尖端尽可能延伸到近节指端1/3。然后用拉钩将中央束带蒂瓣拉向远端来暴露PIP关节。

- 避免示指桡侧切入和小指尺侧切入。这些表面对于触觉很重要，应该从避免形成瘢痕的角度来进行保护。
- 在皮下脂肪中遇到的第1个结构是Cleland韧带，其纤维从掌侧到背侧走行，由包绕手指神经和皮肤动脉的薄层筋膜组成。在PIP关节水平上，可以与邻近的脂肪分离。

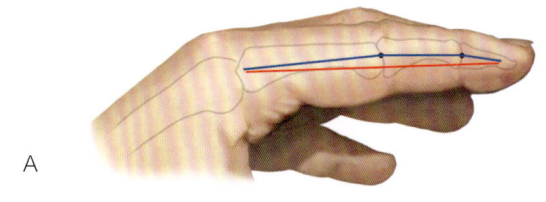

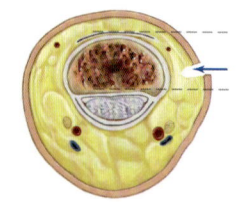 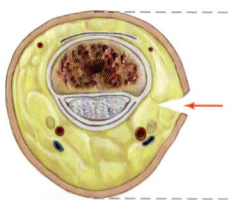
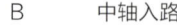

技术图3 A. 图示中轴（蓝色线）和侧方中央（红色线）入路。侧方中央入路以供参考，但中轴入路最常用于临床。中轴入路（蓝色）：弯曲手指，通过在IP关节上标记点标记IP关节运动轴，这些点位于屈指横纹背侧末端。在这些点的近端到远端画一条线（蓝色线）。B. 入路的断面图，中轴入路在神经血管束的背侧，而侧方中央入路在神经血管束的水平上。

- 一旦Cleland韧带被分离,继续向掌侧轻轻分离,到深部血管神经束,并暴露中节指骨的侧面和屈肌腱鞘外侧缘。
  - 保留神经血管束在掌侧皮瓣中。
- 在掌板和侧副韧带之间进入关节,检查关节。
- 将侧副韧带的止点或起点提起,可以获得额外的显露。

骨折及关节复位

- 显露关节和骨折部位,清除血肿,并全面评估。
  - 如果有软组织嵌入,用弯止血钳或锐口刮匙清理骨折部位。
- 牙科尖钩或Freer剥离子可以用来仔细操作和抬高凹陷的关节碎片,恢复关节面的平整。
  - 保持骨松质和软骨下骨在关节软骨承重骨块中的位置。
- 在高度粉碎性骨折中,为防止关节面塌陷,可能需要骨松质移植。
  - 同种异体或自体骨移植(通常从桡骨远端背侧获得)均可以使用。通过直接的植骨或皮质窗口,将植骨填充到干骺端。
- 小的0.045 in(1.14 mm)或0.030 in(0.76 mm)的克氏针可用于临时固定。
- 通过直视或者X线透视确认初步关节复位、骨折复位以及关节面恢复。
- 根据骨折类型和术者的经验,骨折固定可通过各种方式进行。
- 随着最后的固定,手指在透视下全方位运动来确保稳定的同心复位而无异常的关节活动。
  - 侧位透视对于确保PIP关节没有背侧半脱位是至关重要的。
  - 如果关节不能同心复位或骨折的内固定不稳定,可以通过动力外固定[17]、伸直阻挡钉或经关节克氏针固定加强[6]。

小骨片固定

- 如果可以实现螺钉固定,将提供出色的稳定性和允许早期的ROM,以促进功能恢复。这种形式的稳定适用于更大和更少的骨片(技术图4A~D)[12,14]。
  - 需要注意,这些骨片往往比预想的更粉碎,螺钉固定可能会使骨折更加粉碎,导致最终的固定变得困难[10]。
- 通过仔细操作获得骨折碎块的解剖复位后,用复位钳或者克氏针(如需要)稳定骨块,选择合适尺寸的螺钉,通常为1.0~1.7 mm。
- 螺钉尽可能与骨折平面垂直并测量深度。

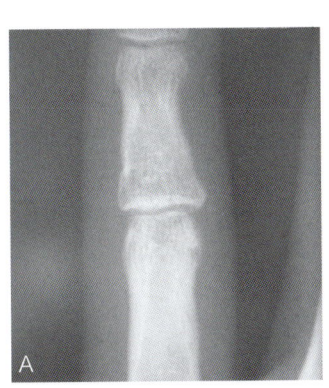
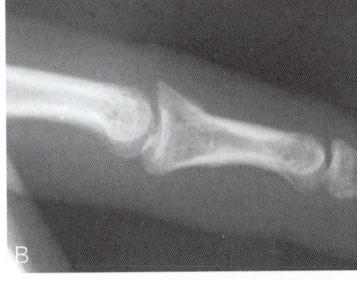
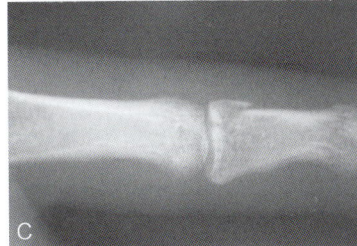
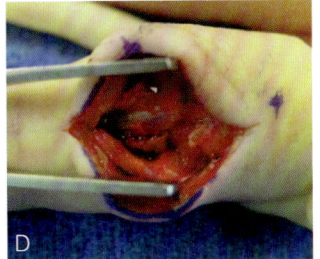
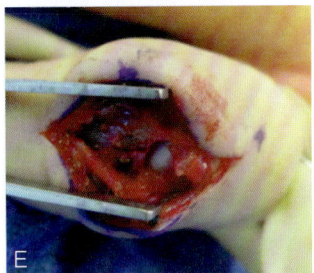

技术图4 A~C. 术前的正位、侧位和斜位的X线片显示了移位的小指PIP关节内骨折,为一块大的背侧(尺侧)碎片。D、E. 术中照片显示PIP关节背侧入路。D. 碎片大到足以进行微型螺钉固定。E. 使用标准AO技术,置入1.7 mm的螺钉以实现稳定固定骨块。螺钉头需要埋头。

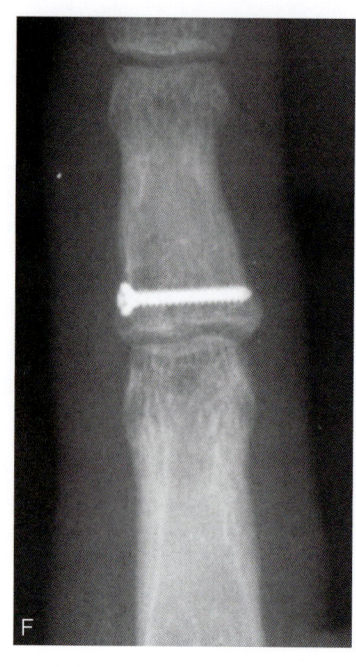
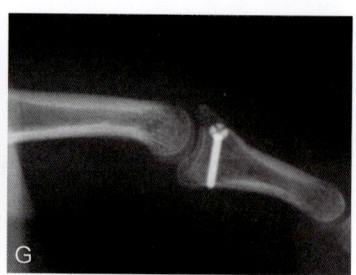

技术图4（续） F、G. 术后正位和侧位X线片显示螺钉在位、关节面已经复位。

- 如有可能，拉力螺钉技术是首选。这个操作主要是用与螺钉外直径相等的钻头在骨折块近端皮质钻孔。
- 将自钻小骨块骨皮质螺钉置入。
  - 埋头螺钉或使用无头螺钉，可能对避免软组织固定和肌腱刺激有所帮助（技术图4E）。

- 如果骨块足够大，2枚螺钉或者1枚螺钉附加1根带螺纹克氏针[0.028 in(0.7 mm)]可用于防止骨块旋转（技术图4F、G）。
- 术后，通常PIP关节ROM是折衷的，后遗的屈曲挛缩出现在>80%的掌侧骨折和背侧不稳定的病例中[14,28]。

钢丝环扎技术

- 钢丝环扎技术[30]可以让许多小关节碎片复位，并提供足够的固定，以便尽早ROM锻炼（技术图5A）。
  - 需要彻底的关节暴露，它有增加纤维化和术后僵硬的风险。
- 使用"滑膛枪"技术从掌侧暴露PIP关节的切口（技术图5B）。
- 小心提起中央束。
- 通过锐性剥离在中节指骨骨碎片周围做一个骨膜薄环。
  - 这样允许钢丝环直接套于骨上，提供骨碎块的坚强固定。
  - 中节指骨基底的正常形状（倒置漏斗轮廓）也有助于钢丝固定，防止术后钢丝滑脱，甚至尽早功能锻炼。
- 将24号钢丝扭成一个环，扭曲自身直到环局部闭合，仅比中节指骨基底大一些。

- 骨折复位后，将钢丝环就位并轻轻收紧，使环状压缩骨折碎片（技术图5C）。
- 最后确认关节复位，注意中央塌陷和关节半脱位的复位（技术图5D）。
- 环的扭曲部分放在掌侧或掌侧表面或中节指骨基底，在掌板的边缘朝向皮质。
- 通过修复掌板覆盖钢丝，以防止屈肌腱滑动产生的机械性刺激。

额外的克氏针固定

- 根据骨折的构型，额外克氏针是必要的（技术图6A、B）。
- 环扎钢丝先在近节指骨的基底松松地环绕，在中心和掌侧压缩骨块复位前，维持关节骨块的位置（技术图6C）。
- 在中央碎骨块复位和进一步用克氏针固定后，将环扎钢丝拧紧并剪尾（技术图6D、E）。

第53章 近侧指间关节骨折-脱位的切开复位内固定 523

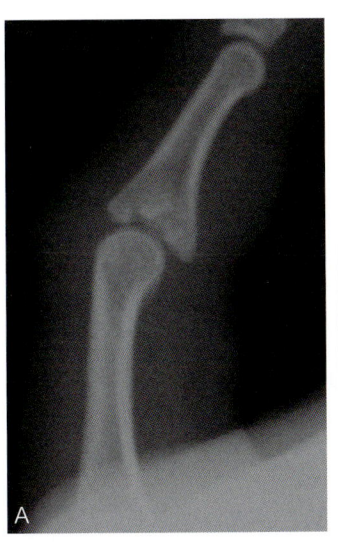
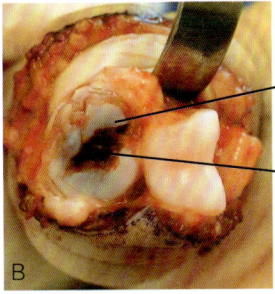
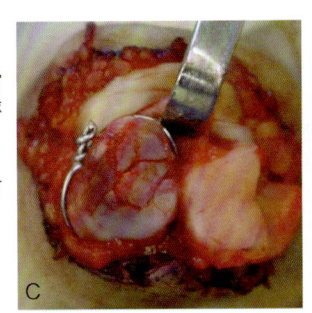
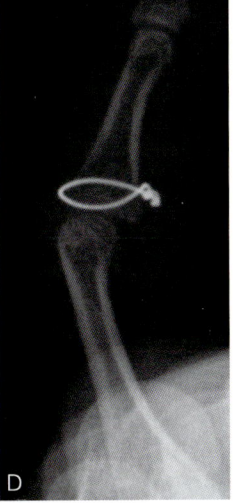

中节指骨掌侧边缘骨块

中央关节面压缩

技术图5 钢丝环扎技术。A. 侧位X线片显示中节指骨Pilon骨折，伴有中央关节面塌陷。B. 在"滑膛枪"技术暴露关节后，除了边缘粉碎外，中央关节面压缩是显而易见的。这种骨折使用钢丝环扎术治疗是一种很好的选择，因为这种类型用螺钉或克氏针固定将难以复位或者维持。C. 中央碎片已经复位，采用24号钢丝形成一个环，轻轻地放置，以环状压缩骨折碎片。D. 术后侧位X线片显示关节中央塌陷已经被矫正。

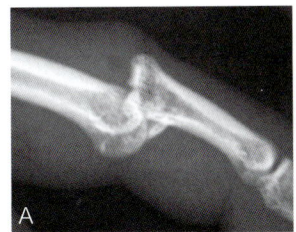
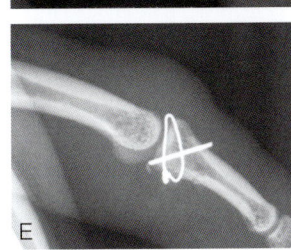
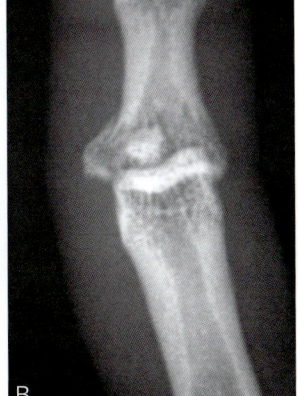
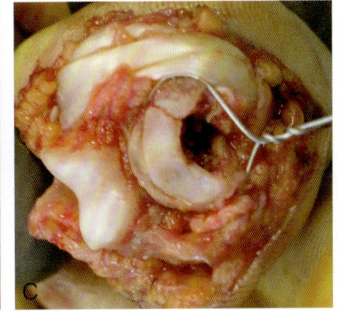
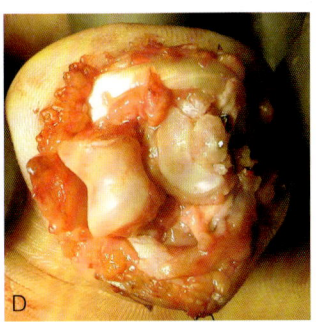

技术图6 克氏针加强的钢丝环扎术。A、B. 术前侧位和正位X线片显示背侧骨折-脱位伴有中央和掌侧关节面塌陷和粉碎。C. 环扎钢丝先在近节指骨的基底松松地环绕，在中心和掌侧压缩骨块复位前，保持关节骨块的位置。D. 中央碎块复位并用克氏针进一步固定后，拧紧环扎钢丝。将钢丝"尾巴"转90°，使其与骨平齐并切断。E. 术后侧位X线片显示关节面已经恢复，脱位已经复位。

切口缝合和支具固定

- 用4-0不可吸收缝线缝合掌板和中央束。
- 屈肌腱鞘使用可吸收或不可吸收5-0或6-0缝线缝合。
- 松开止血带，双极电凝止血。
- 皮肤用5-0尼龙线缝合。
- 患者需要附加掌侧支具。通常情况下，将MP关节屈曲70°~90°，基于固定和关节复位的稳定性考虑，IP关节可伸直。

要点与失误防范

- PIP骨折脱位通常被运动教练和患者忽略,误认为手指扭伤[11,18,32,34]。
- 避免过度的被动稳定性测试,可能将局部撕裂转化为完整撕裂。这些结构对被动应力的不稳定不太可能改变主动活动度稳定的损伤的处理。一个潜在的例外是一名年轻活动期患者,其示指PIP关节桡侧副韧带完全断裂。这种损伤需要手术修复,因为该关节的稳定性(正常捏持所需)比完全活动度重要[13]。
- 确保A2和A4滑车保存好。如果不这样,会导致屈肌腱的弓弦现象和完全损伤。
- 对于太小和太粉碎的骨折碎片(如超过3片),不应尝试螺钉固定。
- 确保克氏针或螺钉角度向远端背侧皮质,以最大化置入长度和支撑度。
- 骨折碎片很脆弱。仔细选择克氏针和螺钉的正确的置入点和轨迹。多次尝试会导致固定不足和断端进一步断裂。
- 克氏针或螺钉置入后,X线侧位片检查确保不影响伸肌运动。
- 为避免复发性脱位,修复掌板复合体后余下的骨缺损应用植骨片修补。否则近端指骨头会出现缺损,导致中指复发背侧半脱位。

术后处理

- 根据初始患者的舒适度,直到术后2~5日才开始渐进的主动活动和协助的ROM。
  - 用热塑支具提供运动保护。
  - 在康复治疗师指导下,屈曲活动比伸直活动(<30°)需更大范围。
- 为了监测任何复位的丢失,在开始的几周内,每周的密切随访是必要的。
- 根据愈合的X线片图像,在5~6周后取消所有运动限制。
- 拆除支具后持续治疗1~2个月,恢复和加强手运动。

预后

- Green等[13]报道了2例进行了ORIF背侧骨折-脱位患者,报道称在随访1年后,他们的平均活动范围在95°,没有任何半脱位的表现[17]。
- Hastings和Carroll[15]报道了使用ORIF治疗了15例患者。采用各种组合的克氏针、张力带钢丝和螺钉固定。最终术后平均ROM为17°~90°。
- Grant等[12]报道了14例PIP关节主动活动度平均为100°的患者(65°~115°),而Cheah等[5]报道了13例内部微型螺钉或微型钢板固定术后的患者,PIP关节平均活动度为75°。
- Dietch等[6]报道了24例PIP关节背侧不稳定骨折-脱位患者,用掌板成形术和ORIF两种方法治疗。术后平均随访46个月,结果表明如果关节保持复位状态,患者预期可以仅有很少的功能障碍,尽管存在影像学的退变和灵活性减少。
- Weiss[30]报道了12个采用钢丝环扎内固定治疗背侧骨折-脱位的病例,报道中称随访2年平均ROM为89°,无并发症,只有1名患者有明显的影像学退变。
- Stern等[27]报道了20例PIP关节内的Pilon骨折-脱位。他们采用3种治疗方法:支具固定、骨牵引、切开复位克氏针固定。经过25个月的临床和影像学随访发现,骨牵引很少导致并发症,可以与切开复位的临床结果相媲美(达到的平均ROM分别为80°与70°)。
- 虽然临床经验支持负重关节(如髋或膝)的关节内骨折需要解剖复位,但大多数实验室和临床报告支持的理论是如果半脱位得到纠正和伤后开始早期活动,关节表面解剖复位不是必要的[1,14,23,25]。

并发症

- 退行性关节炎。
- PIP关节运动丧失、僵硬、屈曲挛缩和伸直滞后。
- 固定失败或再脱位。
- 持久性半脱位或脱位。
- 感染。
- 骨畸形愈合。
- 钮孔状畸形。
- 疼痛。

(李原歌 译,刘衔哲 审校)

参考文献

[1] Agee JM. Unstable fracture dislocations of the proximal interphalangeal joint. Treatment with the force couple splint. Clin Orthop Relat Res 1987;(214):101-112.

[2] Blazar PE, Steinberg DR. Fractures of the proximal interphalangeal joint. J Am Acad Orthop Surg 2000;8:383-890.

[3] Bruner JM. Surgical exposure of flexor tendons in the hand. Ann R Coll Surg Engl 1973;53:84-94.

[4] Chamay A. A distally based dorsal and triangular tendinous flap for direct access to the proximal interphalangeal joint [in French]. Ann Chir Main 1988;7:179-183.

[5] Cheah AE, Tan DM, Chong AK, et al. Volar plating for unstable proximal interphalangeal joint dorsal fracture-dislocations. J Hand Surg Am 2012;37:28-33.

[6] Deitch MA, Kiefhaber TR, Comisar BR, et al. Dorsal fracture dislocations of the proximal interphalangeal joint: surgical complications and long-term results. J Hand Surg Am 1999;24:914-923.

[7] Eaton RG, Malerich MM. Volar plate arthroplasty of the proximal interphalangeal joint: a review of ten years' experience. J Hand Surg Am 1980;5:260-268.

[8] Elfar J, Mann T. Fracture-dislocations of the proximal interphalangeal joint. J Am Acad Orthop Surg 2013;21:88-98.

[9] Elson RA. Rupture of the central slip of the extensor hood of the finger. A test for early diagnosis. J Bone Joint Surg Br 1986;68:229-231.

[10] Freeland AE, Benoist LA. Open reduction and internal fixation method for fractures at the proximal interphalangeal joint. Hand Clin 1994;10:239-250.

[11] Glickel SZ, Barron OA. Proximal interphalangeal joint fracture dislocations. Hand Clin 2000;16:333-344.

[12] Grant I, Berger AC, Tham SK. Internal fixation of unstable fracture dislocations of the proximal interphalangeal joint. J Hand Surg Br 2005;30:492-498.

[13] Green A, Smith J, Redding M, et al. Acute open reduction and rigid internal fixation of proximal interphalangeal joint fracture dislocation. J Hand Surg Am 1992;17:512-517.

[14] Hamilton SC, Stern PJ, Fassler PR, et al. Mini-screw fixation for the treatment of proximal interphalangeal joint dorsal fracture-dislocations. J Hand Surg Am 2006;31:1349-1354.

[15] Hastings H II, Carroll C IV. Treatment of closed articular fractures of the metacarpophalangeal and proximal interphalangeal joints. Hand Clin 1988;4:503-527.

[16] Hastings H II, Ernst JM. Dynamic external fixation for fractures of the proximal interphalangeal joint. Hand Clin 1993;9:659-674.

[17] Kiefhaber TR, Stern PJ. Fracture dislocations of the proximal interphalangeal joint. J Hand Surg Am 1998;23:368-380.

[18] Kiefhaber TR, Stern PJ, Grood ES. Lateral stability of the proximal interphalangeal joint. J Hand Surg Am 1986;11:661-669.

[19] Leibovic SJ, Bowers WH. Anatomy of the proximal interphalangeal joint. Hand Clin 1994;10:169-178.

[20] Light TR. Buttress pinning techniques. Orthop Rev 1981;10:49-55.

[21] Malerich MM, Eaton RG. The volar plate reconstruction for fracture-dislocation of the proximal interphalangeal joint. Hand Clin 1994;10:251-260.

[22] McCue FC, Honner R, Johnson MC, et al. Athletic injuries of the proximal interphalangeal joint requiring surgical treatment. J Bone Joint Surg Am 1970;52:937-956.

[23] Morgan JP, Gordon DA, Klug MS, et al. Dynamic digital traction for unstable comminuted intra-articular fracture-dislocations of the proximal interphalangeal joint. J Hand Surg Am 1995;20:565-573.

[24] Phair IC, Quinton DN, Allen MJ. The conservative management of volar avulsion fractures of the P.I.P. joint. J Hand Surg Br 1989;14:168-170.

[25] Salter RB. The physiologic basis of continuous passive motion for articular cartilage healing and regeneration. Hand Clin 1994;10:211-219.

[26] Schenck RR. Dynamic traction and early passive movement for fractures of the proximal interphalangeal joint. J Hand Surg Am 1986;11:850-858.

[27] Stern PJ, Roman RJ, Kiefhaber TR, et al. Pilon fractures of the proximal interphalangeal joint. J Hand Surg Am 1991;16:844-850.

[28] Tan JS, Foo AT, Chew WC, et al. Articularly placed interfragmentary screw fixation of difficult condylar fractures of the hand. J Hand Surg Am 2011;36:604-609.

[29] Tyser AR, Tsai MA, Parks BG, et al. Stability of acute dorsal fracture dislocations of the proximal interphalangeal joint: a biomechanical study. J Hand Surg Am 2014;39(1):13-8.

[30] Weiss AP. Cerclage fixation for fracture dislocation of the proximal interphalangeal joint. Clin Orthop Relat Res 1996;(327):21-28.

[31] Weiss AP, Hastings H II. Distal unicondylar fractures of the proximal phalanx. J Hand Surg Am 1993;18:594-599.

[32] Williams CS IV. Proximal interphalangeal joint fracture dislocations: stable and unstable. Hand Clin 2012;28:409-416.

[33] Williams RM, Kiefhaber TR, Sommerkamp TG, et al. Treatment of unstable dorsal proximal interphalangeal fracture/dislocations using a hemi-hamate autograft. J Hand Surg Am 2003;28:856-865.

[34] Wolfe SW, Katz LD. Intra-articular impaction fractures of the phalanges. J Hand Surg Am 1995;20:327-333.

第54章 掌板成形术
Volar Plate Arthroplasty

Beverlie L. Ting and Philip E. Blazar

定义

- 掌板成形术（VPA）主要用于修复近侧指间（PIP）关节或远侧指间（DIP）关节的急、慢性背侧骨折-脱位[8]。
- 该术式使用局部组织即掌板来修复重建背侧脱位或半脱位的掌侧部分，从而维持近侧或远侧指间关节的稳定性。
- 掌板成形术也被用于治疗关节炎，新的掌板组织可使退化关节的掌侧部分再生[3]。

解剖

- 掌板，位于近侧和远侧指间关节的掌面的纤维软骨结构，是防止指间关节过伸不稳和背侧脱位或半脱位的主要力量[2,7,9]。
  - 掌板起始部呈燕尾形，仅凭借其近端的2根增粗Checkrein纤维韧带与近节指骨的掌侧骨膜及屈肌腱腱鞘相连接（图1A）。在2根Checkrein韧带空隙间的动脉营养近侧指间关节。
  - 掌板远端渐软骨化，其中央部止于骨膜，侧方止于侧副韧带（图1B）。
  - 掌板可随关节活动而纵向滑动。
- 侧副韧带起于关节近端背侧并在掌侧斜行走行至末端。固有侧副韧带止于指骨基底部掌侧1/3，副侧副韧带止于掌板侧缘（图1B）。
  - 关节亚急性或慢性背侧脱位或半脱位时，上述韧带挛缩，由于其走向呈斜行，从而可加重脱位或半脱位导致的畸形。
- 指浅屈肌腱止于中节指骨掌板附着点的稍远端。如掌侧的限制结构遭破坏，指浅屈肌腱可加重中节指骨基底向背侧半脱位。

发病机制

- 指间关节损伤常由纵向挤压或过伸暴力导致。当中节指骨掌侧基底过伸、断裂或撕脱型损伤发生，轴向受压导致嵌顿性或粉碎性骨折。
- 如轴向载荷将部分屈曲的中节指骨挤压向近节指骨髁，可导致中节指骨掌侧关节面受损伴近侧指间关节向背侧脱位。
- 慢性（≥6周）关节脱位或半脱位较多见，这些损伤常被误认为轻微"扭伤"。

自然病程

- 慢性近侧指间关节半脱位常导致关节功能障碍和退行性关节炎。
  - 关节屈曲活动受限伴疼痛。

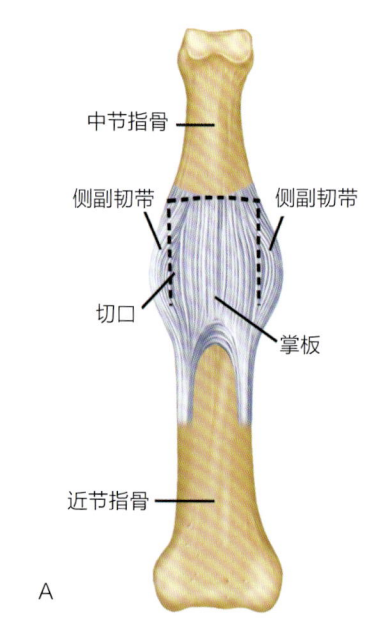

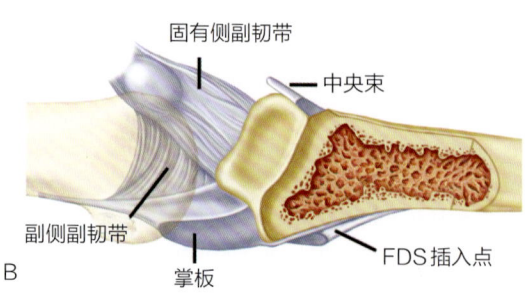

图1 A. 近侧指间关节的掌侧视图。近侧指间关节由韧带结构支撑，包括两侧的侧副韧带以及下方的掌板和屈肌肌腱。B. 近侧指间关节矢状图显示了中央腱束、掌板、侧副韧带和副侧副韧带的相对位置。

- 即使接受最佳治疗,近侧指间关节骨折脱位还是常导致近侧或远侧指间关节活动受限。
- 近侧指间关节损伤,即使是无须手术治疗的损伤,肿胀、疼痛、关节僵硬等症状也常迁延不愈,难以实现患者对所谓"轻伤"迅速恢复的期望。

病史和体格检查

- 采集病史时,应询问受伤机制、受伤时间、有无外伤史以及关节畸形的情况。询问受伤时间和受伤机制有助于判断近侧指间关节损伤的类型,从而确定最佳的治疗方案。
- 检查手指有无肿胀、畸形。应注意严重的半脱位仅可导致轻微的畸形。
- 检查关节活动度,记录近侧指间关节活动度。关节半脱位时,患者可有屈指活动受限伴疼痛。
- 检查关节的稳定性,如发现关节脱位,应予以相应处理来恢复关节的稳定性(如应用支具固定患指于屈曲位、掌板成形术等)。

影像学和其他诊断性检查

- 所有近侧指间关节受伤的患者均应拍摄正位、侧位、斜位片以明确近侧指间关节是否有骨折或半脱位(图2A)。
  - 骨折的严重程度和中节指骨的受累程度常比X线片显示的更为严重。
- 必须拍摄近侧指间关节斜位片,才能通过影像学检查明确近侧指间关节有无半脱位。关节背侧出现V形征提示关节面不相匹配、位线关系已遭破坏(图2B)。
  - 侧位片可评估受累关节面的比例。
  - 伸直和屈曲位的侧位片对于检测断端边缘铰链活动很有效,这在体格检查中可表现为活动正常[9]。
- X线透视检查可以动态观察关节的稳定性,同时是获取放大的图像资料和真正的关节侧位图像的最好方式。
- 一般情况下无须常规行CT检查。但CT检查可以反映关节面受累情况,并能发现骨质缺损。

鉴别诊断

- 急性指伸肌腱中央束损伤(即钮孔状畸形)。
- 近侧指间关节骨折。
- 近侧指间关节脱位。
- 不伴关节不稳的掌板或侧副韧带损伤。

非手术治疗

- 闭合复位和屈曲位支具固定适用于闭合复位后无须过分屈曲关节即可维持关节稳定的近侧指间关节半脱位。
  - 如复位后近侧指间关节需屈曲>65°才能维持稳定,则应行手术治疗。
- 如关节复位后尚稳定,关节面软骨缺损常可自行修复。

手术治疗

- 鉴于篇幅所限,本章仅介绍近侧指间关节的掌板成形术。远侧指间关节的掌板成形术原则与之相同,区别仅在于由于指深屈肌腱止于远节指骨基底的掌侧,故术中掌板显露更为复杂。
- 手术指征。
  - PIP关节的急性骨折-脱位,经闭合复位后仍不稳定,包括中节指骨基底的掌侧结构不能修复重建者,或手术重建后可能效果不佳者。
  - 慢性(≥2年)创伤性关节脱位或半脱位。
  - 前提条件是近节指骨的关节面未遭破坏。
  - 背侧无骨皮质和关节软骨缺损。
  - 某些学者也使用该术式来治疗某些慢性骨性关节炎[3]。

术前计划

- 典型适应证为骨折累及中节指骨基底关节面>30%,伴近侧指间关节半脱位或完全脱位。骨折累及关节面<30%的病例应考虑行急诊闭合复位或其他创伤较小的术式治疗[1,4,9]。
- 手术禁忌证为骨折累及背侧皮质。目前,尚无文献明

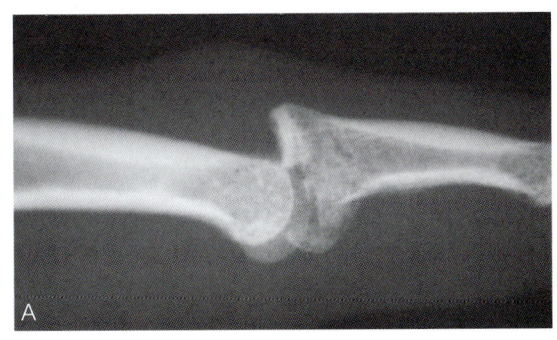
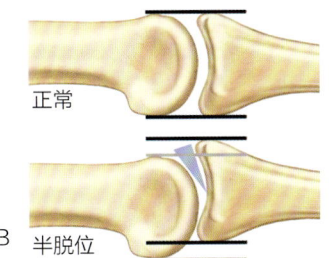

图2 A. 近侧指间关节半脱位(侧位片)。B. Light[11]报道,关节半脱位在侧位片上呈现典型的背侧V形征(三角形阴影表示)。

确指出关节面受累面积过大是否为手术禁忌证。
- 掌板成形术治疗中节指骨关节面受累>50%的病例预后不佳,术后半脱位复发多见[5]。
- 慢性脱位时,软组织挛缩,异位骨化,导致术中掌板显露和成形更加困难。

体位

- 患者取仰卧位,患肢置于手外科手术台上。
- 术中X线透视非常关键,因此体位摆放时应注意手与透视机的位置,以便于术中拍摄近侧指间关节侧位片。
- 手术过程中需使用止血带。

切口和掌侧入路显露

- 以近侧指横纹为中心做Bruner切口,以桡侧为蒂将皮瓣掀起,显露近侧指间关节(技术图1A)。
- 找到并游离两侧的指神经血管束,应避免为充分显露术野而过伸近侧指间关节时对神经和血管造成牵拉损伤(技术图1B)。
- 在A2~A4滑车之间掀起矩形瓣,注意保护,术后修复之。
- 可用钝牵开器或0.25 in Penrose引流管向桡侧或尺侧牵开屈肌腱以显露掌板,注意避免损伤屈肌腱(技术图1C、D)。

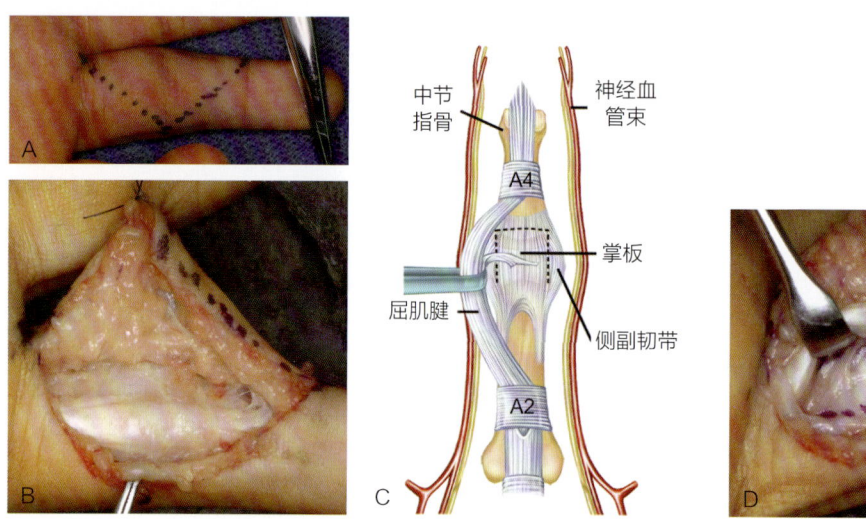

技术图1 A. 以近侧指横纹为中心做一顶点在尺侧的Bruner切口。B. 游离指神经血管束并避免牵拉。C. 牵开屈肌腱、指神经血管束显露掌板。D. 分别向桡、尺侧牵开屈肌腱以显露掌板。如图所示切口切开游离掌板。

游离和掌板准备

- 自中节指骨或骨折块上游离掌板,游离时应注意尽量多地携带周围组织。
- 沿掌板桡侧和尺侧缘将掌板与固有侧副韧带、副侧副韧带分离(技术图1D)。
  - 应尽量长、尽量广泛地游离掌板,才能保证成形后关节稳定,减少屈肌挛缩。
  - 游离掌板时应保持两侧对称,以避免术后成角畸形。
- 传统方法是切断侧副韧带,只留下一个远端残端来固定掌板的桡侧和尺侧角[6,8]。
  - 目前还没有使用这种技术引起内翻或外翻畸形的并发症的报道。
- 过伸近侧指间关节至约180°("滑膛枪"位)以充分显露中节指骨基底(技术图2)。
- 清除关节软骨或软骨下碎骨块,保留碎骨块以备后续手术步骤之需。
- 注意避免过分破坏指间关节背侧的组织结构。

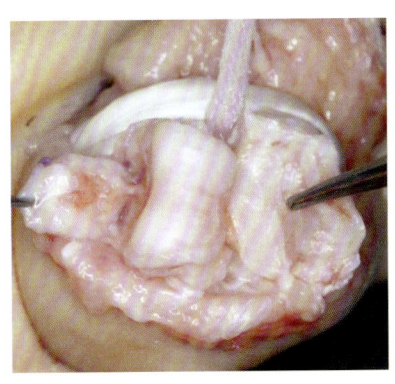

技术图2 "滑膛枪"位。过伸近侧指间关节以充分显露术野,左起依次为掌板、撕脱的骨块、中节和近节指骨的关节面、骨槽。骨槽应开在骨质缺损的背侧缘,完整切除骨质缺损部分。骨槽在冠状面上应保持两侧对称。

修整中节指骨关节面

- 于中节指骨关节面正常区域与受累区域交界处做一横行骨槽(技术图2)。先以骨刀或咬骨钳开槽,再以小刮匙修整。
- 骨槽在冠状面应保持对称,以避免术后成角畸形。骨槽背侧的深度以掌板的厚度为准,以便术中顺利推进掌板。

掌板推进

- 以3-0不可吸收缝线采用锁边(如Bunnel缝合法)缝合掌板的桡、尺侧缘(技术图3A)。
- 用电钻在中节指骨基底的两侧各穿1根Keith针。应贴紧骨质缺损区背侧的桡侧或尺侧缘进针,穿过中央束止点远端的骨皮质后出针(技术图3B)。
  - 屈曲中节指骨,拉紧丝线,推进掌板填充骨质缺损处。推进掌板时应注意保持中节指骨残存关节面与掌板之间衔接平滑。
- C臂机透视斜位片,观察关节复位情况(技术图3C)。
  - 中节指骨基底沿近节指骨头关节面滑动时,关节背侧无脱位。
  - 指尖可以触及远侧掌横纹(屈曲110°)。
- 如近侧指间关节被动屈伸活动受限,应考虑切断Checkrein韧带起点或分段切开法分段延长之,可继续向远端推进掌板(技术图3A)。

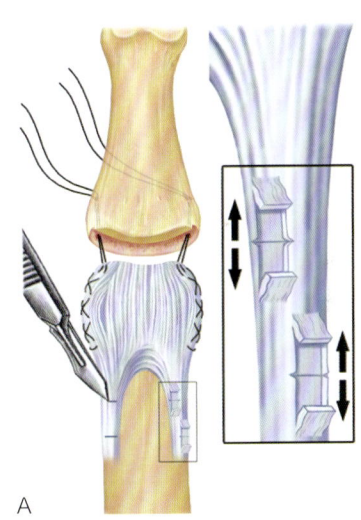

技术图3 A. 缝合掌板。缝合掌板边缘后,用Keith针将线头穿过中节指骨基底,推进掌板填充骨槽,重新覆盖近侧指间关节。推进掌板时可能需要行Checkrein韧带分段延长术。

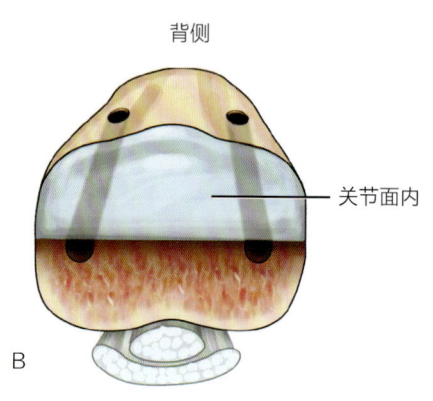
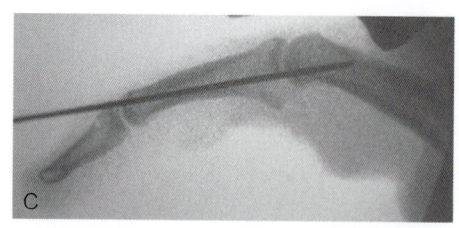

技术图3（续） B. 图示Keith针孔与骨槽、侧副韧带残端和指伸肌腱中央束的相对位置。针孔应紧贴中节指骨背侧的桡侧和尺侧缘，以保证术后关节的稳定性。C. 图示近侧指间关节复位并固定。

固定掌板

- 线结可以打在背侧的纽扣上。
  - 也可以在指伸肌腱中央束止点的远端做一小切口，将线结打在骨膜上，避免了皮肤坏死的风险。应注意不要带入伸指肌腱侧束和损伤中央束。
  - 使用缝合锚钉45°打入，4-0不可吸收编织聚酯线以Kessler方式缝合固定掌板，在最近一项研究显示了满意的短期预后[10]。
- 用4-0不可吸收编织聚酯线将掌板和侧副韧带远端残端缝合可获得额外的横向稳定性，虽然这并不是常规操作。
- 急诊手术时，可将游离掌板时切除的碎骨块充填于掌板远端的中节指骨骨质缺损区，为中节指骨基底提供支撑。
  - 可以用指浅屈肌通过动态肌腱固定术来恢复掌壁并增加掌侧稳定性[5]。
- 克氏针固定指间关节于轻度屈曲位（10°～15°）3周，维持关节复位（技术图4）。
  - 也可以用外固定支架固定，以便早期功能锻炼。

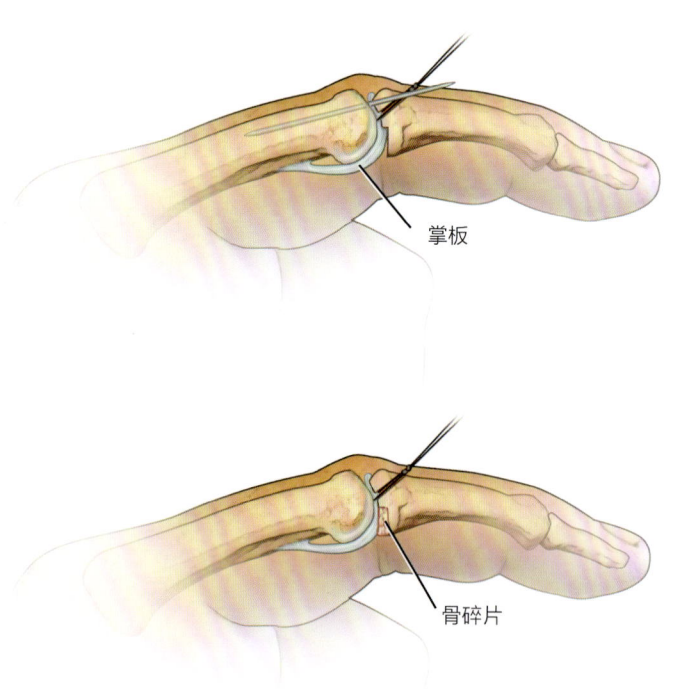

技术图4 掌板成形术（侧面观）。图示缝合掌板，克氏针固定维持关节复位。

要点与失误防范

成角畸形	• 骨槽必须是横向的,掌板的张力必须在冠状面上对称。
复发性半脱位	• 建议克氏针固定或关节固定器固定2~3周。
屈曲度丢失	• 在PIP关节和DIP关节处积极活动保存屈曲功能必要且安全,因为这些损伤在屈曲时稳定。
神经损伤	• 在关节开放前需要仔细解剖两个神经血管束。
伸直度丢失	• 预计会出现一些伸直度丢失。Checkrein韧带延长失败会导致不可接受的挛缩。

术后处理

- 术后2~3周拔除克氏针,开始主动屈伸功能锻炼。
- 术后3~6周,使用指支具限制背伸,保护复位的关节。
- 既往有报道称远侧指间关节掌板成形术后关节活动恢复欠佳,故克氏针拔除之前即应鼓励患者进行远侧指间关节屈伸活动锻炼。
- 如术中使用可抽出丝线缝合,术后6周拆除。
- 可基于术中关节背伸活动度预测术后恢复程度。如术后6周,关节背伸活动度低于预期,可使用动态支具固定指间关节后行背伸活动锻炼。

预后

- 长期研究表明,近侧指间关节活动度的恢复方面,急性病例优于慢性病例。急性病例近侧指间关节主动屈曲可达85°,而慢性病例只能恢复到60°[6]。
- 术后1年内,关节活动度仍可逐步改善。
- 远侧指间关节术后轻度(10°~20°)挛缩多见,应鼓励患者术后康复锻炼。

并发症

- 关节脱位或半脱位复发。
- 近侧或远侧指间关节屈曲挛缩。
- 成角畸形。
- 针道感染。
- 疼痛。
- 关节僵硬。
- 退行性关节炎。

(李原歌 译,刘衔哲 审校)

参考文献

[1] Blazar PE, Robbe R, Lawton JN. Treatment of dorsal fracture/dislocations of the proximal interphalangeal joint by volar plate arthroplasty. Tech Hand Up Extrem Surg 2001;5(3):148-152.

[2] Bowers WH, Wolf JW Jr, Nehil JL, et al. The proximal interphalangeal joint volar plate. I. An anatomical and biomechanical study. J Hand Surg Am 1980;5(1):79-88.

[3] Burton RI, Campolattaro RM, Ronchetti PJ. Volar plate arthroplasty for osteoarthritis of the proximal interphalangeal joint: a preliminary report. J Hand Surg Am 2002;27(6):1065-1072.

[4] Calfee RP, Sommerkamp TG. Fracture-dislocation about the finger joints. J Hand Surg Am 2009;34(6):1140-1147.

[5] Deitch MA, Kiefhaber TR, Comisar BR, et al. Dorsal fracture dislocations of the proximal interphalangeal joint: surgical complications and long-term results. J Hand Surg Am 1999;24(5):914-923.

[6] Dionysian E, Eaton RG. The long-term outcome of volar plate arthroplasty of the proximal interphalangeal joint. J Hand Surg Am 2000;25(3):429-437.

[7] Durham-Smith G, McCarten GM. Volar plate arthroplasty for closed proximal interphalangeal joint injuries. J Hand Surg Br 1992;17(4):422-428.

[8] Eaton RG, Malerich MM. Volar plate arthroplasty of the proximal interphalangeal joint: a review of ten years' experience. J Hand Surg Am 1980;5(3):260-268.

[9] Elfar J, Mann T. Fracture-dislocations of the proximal interphalangeal joint. J Am Acad Orthop Surg 2013;21(2):88-98.

[10] Lee LS, Lee HM, Hou YT, et al. Surgical outcome of volar plate arthroplasty of the proximal interphalangeal joint using the Mitek micro GII suture anchor. J Trauma 2008;65(1):116-122.

[11] Light TR. Buttress pinning techniques. Orthop Rev 1981;10:49-55.

第55章 不稳定性近侧指间关节背侧骨折－脱位的自体半钩骨移植重建

Hemi-Hamate Autograft Reconstruction of Unstable Dorsal Proximal Interphalangeal Joint Fracture-Dislocations

Thomas R. Kiefhaber, Rafael M. M. Williams, and Meredith N. Osterman

定义

- 近侧指间（PIP）关节骨折－脱位常和以下几种骨折类型相伴发生[11]：
  - 掌侧边缘骨折－脱位：中节指骨掌侧边缘骨折合并中节指骨向近节指骨头部背侧半脱位。
  - 背侧边缘骨折－脱位：中节指骨背侧边缘骨折合并中节指骨掌侧半脱位。
  - Pilon骨折：Pilon骨折包括中节指骨关节面掌背侧骨皮质边缘连续性丧失。中节指骨基底部通常呈粉碎性骨折，关节碎片可能会严重压缩。
- PIP关节骨折可进一步划分为"稳定型"或"不稳定型"。
  - 稳定型骨折在整个运动范围（ROM）内保持同心关节活动。
  - 不稳定型骨折在部分运动范围时即半脱位或脱位。
- 背侧缘骨折治疗较为复杂，需要行伸肌腱在中节指骨的止点重建。
- Pilon骨折最好用某种形式的牵引和早期的活动来治疗。
- 本章重点介绍不稳定掌侧缘骨折采用半钩骨自体移植重建术。

解剖

- PIP关节是一个复杂的铰链关节，在保持稳定和关节同心活动的前提下，关节可屈曲超过95°。
- 几种力量可促进中节指骨向背侧移位：伸肌腱牵拉中节指骨；中节指骨中段附着物撬动中节指骨背侧而移位[7]（图1A）。
- 限制中节指骨背侧移位的结构唯有掌板和中节指骨关节面的杯形几何形状。中节指骨掌侧缘包裹环绕近节指骨头形成钩状结构，防止背侧移位。
- 掌侧缘骨折破坏了对背侧半脱位的限制。掌板连续性不再，中节指骨掌侧缘破裂。残留中节指骨关节面的斜坡，促使中节指骨部分上移至近节指骨头上方。
- 掌侧缘骨折关节面损伤程度和稳定性之间存在直接关联（图1B）。
  - Hastings 和 Hamlet[8]证明当42%掌侧关节面受损时，关节总是表现为背侧不稳定。
  - 在临床上，即便涉及<30%关节面的骨折也可能会不稳定。
- 半钩骨关节成形术后稳定性的恢复是通过重建中节指骨基底部杯形几何形状和恢复掌板附着来实现的。

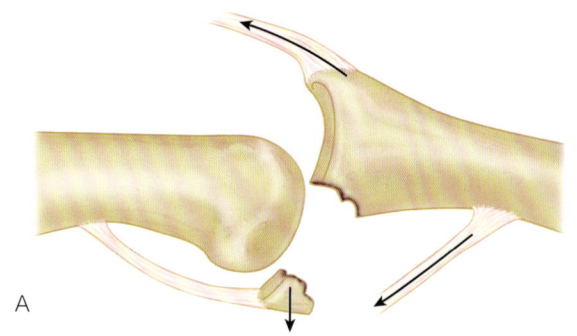 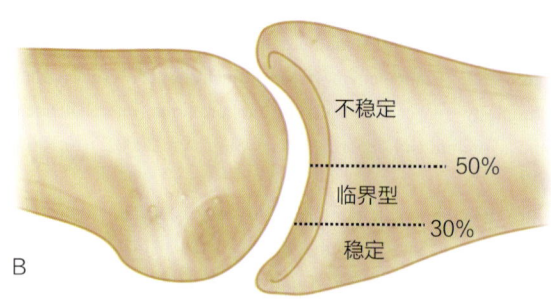

图1 A. 不稳定PIP骨折－脱位。中央束向上的牵拉和远端浅层附着物牵拉使得中节指骨向上移位而跨越近侧指骨头之上。防止背侧半脱位的结构唯有中节指骨掌侧缘和掌板，在不稳定的PIP掌侧缘骨折中，这两者均会损伤。B. 骨折后PIP不稳定。中节指骨掌侧缘骨折破坏程度和PIP关节稳定性之间存在直接联系。超过50%关节面的关节损伤总会导致关节不稳定，而涉及不到30%关节面的骨折通常是稳定的。临界型骨折（即那些损伤了30%～50%关节面的骨折），必须用侧位的X线照片进行评估。如果关节在屈曲<30°时即不稳定，亦必须归为"不稳定"之列。

发病机制

- 中节指骨掌侧缘骨折与不稳定的 PIP 骨折背侧脱位有关,这是由于骨折碎片撕脱或压缩剪切力所致。
- 撕脱骨折是由于 PIP 关节过伸以及对掌板附着处的牵拉产生(图 2A)。
  - 骨折不粉碎并 <30% 的关节面。
  - 这些损伤通常是稳定的,很少需要外科手术干预。如果关节不稳定,由于粉碎骨片的缺失以及碎片的大小,通常需要二期使用螺钉固定。
- 压缩剪切型 PIP 骨折 – 脱位是由于纵向负载通过 PIP 关节微微弯曲的手指尖,如接球时处理不当时。使得中节指骨进入近节指骨头部之上,导致中节指骨掌侧缘粉碎性骨折(图 2B)。
  - 涉及高达 80% 的关节面,关节碎片往往深深插入干骺端骨松质中。
- 伸肌腱止点(槌状指)的损伤通常伴发于不稳定的背侧 PIP 骨折 – 脱位。

自然病程

- 对于 PIP 骨折 – 脱位的长期预后,理论上是由关节面恢复质量和维持中节指骨对近节指骨头同心运动的恢复程度决定的。
  - PIP 关节似乎容许略欠完美复位的关节面。只要能早期活动,小的裂隙和不平整是容许的。随着时间推移与不断重塑,大多数患者不需要创伤后退行性关节炎的对症治疗。

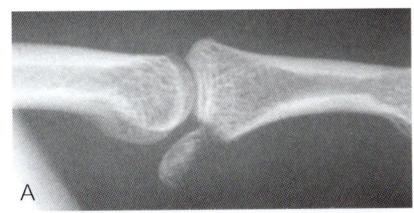

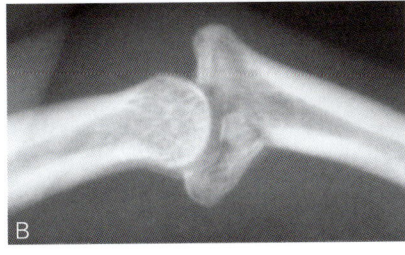

图2　骨折类型。A. 撕脱型骨折。通常是由外力迫使 PIP 关节过伸造成的。碎片并不是粉碎性的,涉及关节面 <30%,PIP 关节通常是稳定的。B. 压缩剪切型骨折。这种类型的 PIP 骨折 – 脱位是由轴向负荷造成的。骨折片是粉碎性的,嵌插入中节指骨。复位后关节通常不稳定。

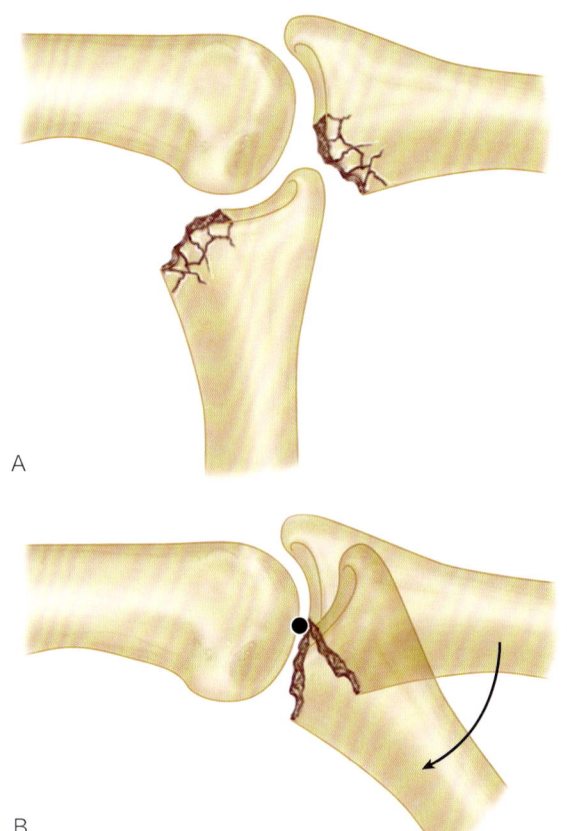

图3　滑行或者铰链示意图。A. 正常的 PIP 屈曲发生在中节指骨围绕近节指骨头部滑动。B. 当中节指骨掌侧缘缺损时,PIP 屈曲可以发生在骨折边缘铰链样运动。不稳定 PIP 骨折 – 脱位的治疗必须重建杯形的中节指骨基底部和恢复正常的滑移运动。

- 不够完美的关节复位是不能完全容许的。当中节指骨从背侧骑跨于近节指骨头上时,骨折边缘由于铰链作用使 PIP 屈曲[11]。关节以骨折的掌侧边缘为轴,近节指骨于中节指骨掌侧基底部进入骨折缺损处。近节指骨关节软骨加速磨损,而其余完好的中节指骨关节面仍然在整个运动弧中不被涉及(图3)。
- 治疗不稳定的 PIP 掌侧缘骨折最为关键的是重建关节的稳定性,使屈曲动作通过剩余的中节指骨的关节软骨面围绕近节指骨头"滑移"来完成。

病史和体格检查

- 评估冠状面的对齐。横向偏移表明关节碎片的不对称压缩。
- 评估矢状面的对齐。缺乏中节和近节指骨的共线,表明持续存在关节半脱位或脱位。
- 合并的槌状指损伤,必须同时使用 DIP 支具治疗。

影像学和其他诊断性检查

- 后前位和侧位 X 线片为 PIP 骨折-脱位提供主要的影像学资料。
- 检查侧位的 X 线片,以确定骨折累及的关节面的比例和复位质量。
  - 如果关节不是同心复位,且屈曲<30°,认为关节不稳定,必须妥善处理(图1B)。
- 在整个治疗过程中拍摄每一张侧位 X 线片,仔细检查复位的质量。在中节指骨基底部残留的关节软骨需与近节指骨头充分接触。关节表面之间的任何背侧间隙——V形征表示持续不稳定,必须予以纠正(图4)。
- 中节指骨关节面损伤的比例可以用来预测关节复位的稳定性[7,8,11](图1B):
  - <30%:复位通常是稳定的。在整个 ROM 中,中节指骨对近节指骨头几乎始终保持同心复位。
  - 30%~50%:复位结果是有争议的。当 PIP 背伸时中节指骨可能会发生背侧半脱位。当 PIP 关节完全背伸时,如果在侧位片上发现任何半脱位,关节屈曲30°并重新拍侧位片。
    - 如果实现了同心复位,掌侧碎片位于其重建的掌侧缘,可采用限制背伸支具治疗。
    - 如果在屈曲<30°时关节不能复位,则关节不稳定,必须进行相应处理。
  - >50%:PIP 关节不稳定的,手术干预通常需要重建中节指骨基底部的杯形几何形状,并将掌板重新附着。
- 检查正位片,以确定中节指骨关节碎片的不对称压缩导致的内翻或外翻。
- 很少需要 CT 或 MRI 检查。

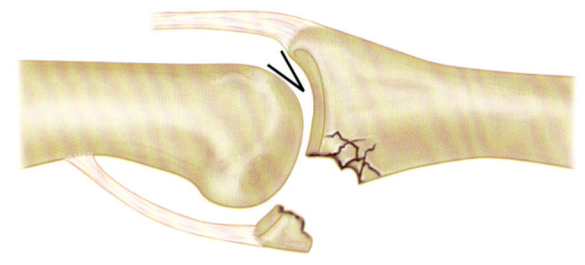

图4 不稳定 PIP 掌侧缘骨折-脱位。损伤发生在中节指骨掌侧缘,背侧皮质边缘和少量的背侧关节软骨保持完整。即使轻微的背侧半脱位,也可以通过在中节和近节指骨之间的 V 形征而发现。

鉴别诊断

- 患者具有近期外伤史和 X 线片证实大的 PIP 掌侧缘骨折合并背侧半脱位,不稳定的 PIP 背侧骨折-脱位的诊断不难。
- 背侧脱位和中节指骨掌侧缘破裂也可能会出现慢性 PIP 骨折-脱位,偶尔伴随各种形式的关节炎。

非手术治疗

- 不稳定 PIP 骨折-脱位很少采用非手术治疗。当超过50%的中节指骨关节面累及,所有对侧半脱位的限制都将消失。中节指骨基底部的杯形结构必须恢复,并需重建掌板止点。这两个目标可以通过单一的大块骨片固定术[4,5,10]、掌板成形术[3]或半钩骨骨软骨移植术实现[6,17,18]。
- 稳定的 PIP 骨折-脱位可行非手术治疗。如果关节不过伸且在完全背伸位时侧位片证实为同心复位,绷带绑紧手指,并允许早期的 ROM。如果关节有过伸,必须保持适度屈曲3周,使得骨折碎片愈合足以恢复掌板的功能。应用背侧限制性支具,防止 PIP 过伸,但允许完全的主动屈曲。
- 有争议的 PIP 骨折-脱位行非手术治疗时,需要认真思考制订治疗方案,患者需积极配合,并行细致的随访。
  - 治疗目标主要是在中节指骨掌侧碎片愈合恢复中节指骨基底部杯形几何形状期间维持关节复位。关节复位必须在屈曲<30°的情况下实现,掌侧碎片需处于一个能恢复中节指骨掌侧缘的位置。
  - 第二个目标是提供即时的主动 ROM。可以采用任何防止伸展>30°和允许完全屈曲的治疗方法。选择的范围从简单的背伸限制支具[13]或克氏针[16]到外部牵引[14,15]或复杂的框架结构支撑[9,12]。

手术治疗

- 半钩骨骨软骨移植的适应证是治疗不稳定 PIP 骨折-脱位。中节指骨背侧皮质必须是完整的。
- 半钩骨关节成形术,是一种针对牵引、外固定、背伸限制支具或掌板成形术失败病例的有价值的补救治疗措施。
- 如果在关节两侧有足够完整的软骨,慢性 PIP 背侧脱位也适合半钩骨自体移植治疗。近节指骨头掌侧需有50%的未损坏的软骨,至少保留中节指骨背侧关节面的边缘软骨。

术前计划

- 查看X线片，以确定骨折导致的关节面损坏的程度、关节的稳定性和残留关节面的质量。
- 存在广泛的退行性关节炎的患者，采用PIP关节融合术或关节置换术治疗比使用半钩骨关节成形术效果可能更好。
- 评估手指桡偏或尺偏。如果冠状位X线片观察到成角，在骨折部位准备和移植物放置时，恢复中节指骨关节面平整是必要的。
- 检查是否合并槌状指。如果伸肌腱止点受损，术后治疗方案中需包括槌状指支具。

体位

- 患者平卧，手臂伸展放置在可透视的手术台上。
- 手术过程中需要小型C臂机。
- 根据患者或者术者的喜好，使用局部或全身麻醉。
- 围手术期应用抗生素。
- 应用上肢止血带。首选应用前臂止血带，因可在屈肌上施压，并可使手指充分屈曲。
- 如果有必要，在第4、5腕掌（CMC）关节处背侧备皮以方便取骨植骨。

入路

- 建议手术过程中的PIP部分使用Brunner切口，因为这一切口能很好地观察到骨折、滑车系统和神经血管束。
- 钩骨的切取通过在第4、5掌指关节水平处的横切口进行。

骨折部位的准备

- 用铅板维持手掌朝上手指伸直。术中透视时可将铅板移开。
- 从指根部到远侧指横纹，做Brunner切口（技术图1A）。
- 提起全厚皮瓣时，采用双极电凝止血。
- 从近端找到神经血管束，按切开屈肌腱鞘长度将其游离并牵开保护。
- 分离血管神经束背侧的Cleland韧带，以便充分显露侧副韧带并减轻血管神经束的牵拉张力。
- 用5-0尼龙缝线牵开皮瓣。
- 从A2滑车远端边缘到A4滑车的近端边缘打开屈肌腱鞘。沿屈肌腱鞘边缘、靠近术者一侧采用纵行切口切开腱鞘。
  - 通过A4近端边缘和A2的远端边缘做横向切口切取屈肌腱鞘瓣，向术者对侧牵开屈肌腱鞘瓣（技术图1B）。
  - 切开屈肌腱鞘时，小心勿损伤屈肌腱。
- 将屈肌腱从中线牵开，纵向切开掌板边缘，分离掌板与侧副韧带。由于外伤，掌板的远端止点已经分离（如撕脱），但仍然可能需要轻轻牵开。保留与掌板的远侧缘相连的任何剩余碎骨片。
  - 如果碎片大到可以行骨片螺钉固定，则考虑行切开复位内固定，而非半钩骨自体移植。
- 从远端松解侧副韧带，在中节指骨上留下一个残端，以便在最后的手术过程中修复。
- "滑膛枪位"显露关节（技术图1C）。
  - 从中线牵开屈肌腱。
  - PIP关节过伸显露中节指骨基底部和近节指骨头。
  - 如果有必要，使用Freer剥离子，以防止中节指骨完整的背侧基底部对近节指骨头部的撞击。
    - 注意：用力过伸可能会导致背侧关节面的骨折。
  - 只有在有绝对必要时，将A4滑车切开1～2 mm，以便于屈肌腱足够的活动度。A4滑车是维持手指功能的关键结构，因而不能完全切开。
- 评估中节指骨关节面和近节指骨头关节面的损伤。
- 准备好中节指骨准备移植（技术图1C）。
  - 抬起并切除塌陷的关节面碎片。
  - 使用摆锯修平骨面，并移走足够的骨质，以容纳移植物。骨修整时要与背侧残留的关节面及指骨干长轴平行，并使残留背侧完整关节表面的尺、桡侧高度相等。大量冲洗以减少骨热坏死。
  - 近端到远端骨槽的长度通常只有5～7 mm。小心避免在骨槽背侧或远端部分形成凹陷切迹，因为这可能会影响骨干的强度。
- 仔细测量中节指骨基底部的缺损，以确定合适的移植物大小。并将尺寸记录在后台图纸上（技术图1D）。
  - A：骨折缺损的宽度。测量骨折缺损的桡侧缘到尺侧缘的距离。移植物必须置于近节指骨的中央。准备好骨折部位，使骨折的桡侧和尺侧缺损范围相等。
  - B：缺损的长度。为了避免造成关节面不平整而导致

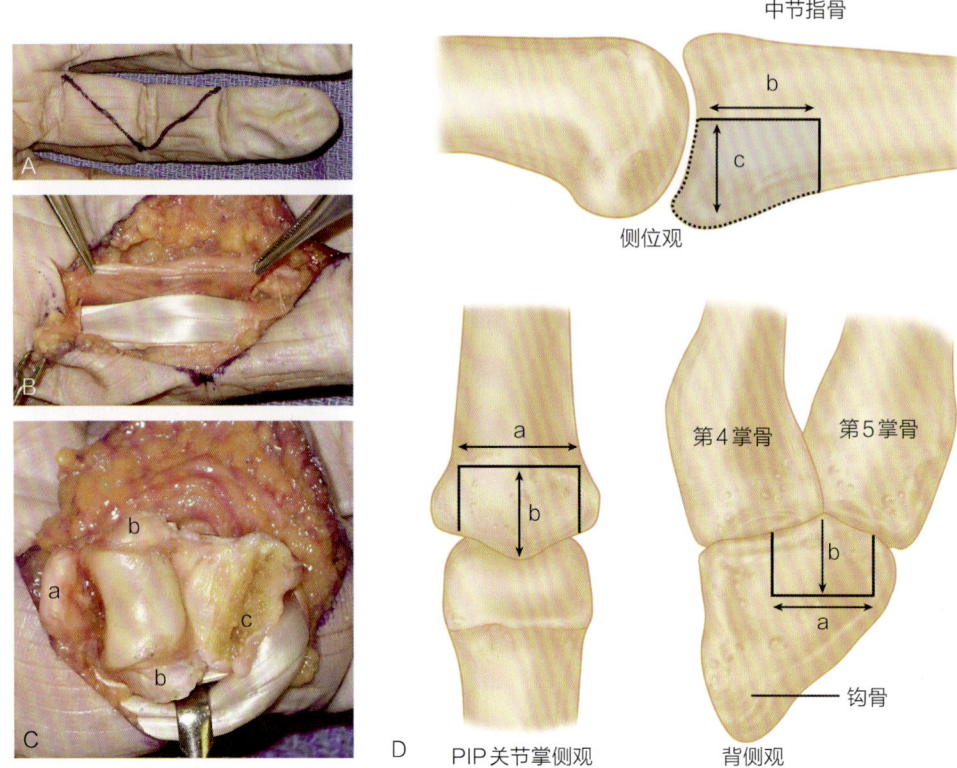

技术图 1 A. Brunner 切口，正如这具尸体解剖所描绘的，极好地显露了神经血管、屈肌腱和骨折部位。B. 切取屈肌腱鞘瓣。从A2滑车末端到A4滑车近端边缘，提起屈肌腱鞘瓣。保存鞘瓣以便用来覆盖掌板和在关闭切口时覆盖移植物。C."滑膛枪位"暴露关节并处理骨折端。PIP 关节过伸180°以便暴露骨折。注意：掌板（a）、侧副韧带（b）和骨缺损（c）。制作骨槽，使其在中节指骨的桡侧和尺侧有同样的高度和厚度。D. 测量移植物尺寸。测量骨折缺损区，以确定骨槽的宽度（a）、深度（b）和高度（c）。将上述测量数据转移到钩骨背面。

在冠状面成角，近端到远端缺损的长度应在桡侧和尺侧边缘或中节指骨相等。

- C：缺损的高度，即在关节面中央嵴的高度。测量从中节指骨骨折缺损背侧缘到掌侧缘的距离。有必要在近节指骨侧位片和术前X线片上测量该高度（即关节受累的百分比）。
- 当切取移植物时，将关节复位至中立位，并在手指切口上覆盖湿纱布。

切取钩骨移植物

- 透视确认钩骨远端关节边缘并且用横线标记皮肤。
- 在关节线近端2 cm做横向切口。
- 钝性分离皮下神经、血管和伸肌腱。
- 纵向切开钩骨腕掌关节囊，然后骨膜下分离并充分显露关节面和钩骨背面（技术图2A）。
- 将移植物转移到受区，使第4、5掌骨关节面之间的远端关节面顶点成为中节指骨基底部新的中央嵴。
- 将与记号笔一起的塑料软尺剪一段12 mm的部分。尖细的记号笔是首选，这样骨面渗墨较少。钩骨背面软组织少也有助于减少墨水渗出。
- 用细尖的记号笔和软尺，在钩骨上标记移植物的尺寸。为了确保腕掌关节的稳定，至少保留钩骨–第4掌骨关节面桡侧缘2 mm和钩骨–第5掌骨关节面尺侧缘2 mm。
- 获得足够高度的移植物以填补中节指骨缺损，但不要

- 造成新的钩骨背侧骨皮质骨折。
- 使用摆锯非常仔细地在钩骨上切削。或者,用克氏针打出一系列小洞,精确绘出移植物的尺寸,然后用骨凿凿出所需规格的骨块(技术图2B)。
  - 为了保证移植物不会太小,按照所描绘的测量线外部截骨。
  - 用 Freer 剥离子在第4以及第5掌骨基底部保护关节面。
  - 通过标记锯片或骨凿来估计截骨的深度并测量穿透钩骨的深度。
- 使用咬骨钳在钩骨靠近近端截骨线的骨皮质制造一个凹形缺口,或者用摆锯从近端到远端切出一个带角度的截骨面。为了最终的冠状截骨面呈弧形,凹形切口是必需的(技术图2C)。
- 在钩骨中极其小心地截骨以获得最终的移植物。
  - 弧形骨凿由近到远轻柔地截骨,按照预先计算好的深度完整切取移植物。
  - 用剥离子保护掌骨关节面。
  - 比预计需要的骨质稍微多取一点。切除多余骨质比处理移植物体积过小要容易。
- 在伤口闭合期间,将移植物保护在湿润的生理盐水纱布中。
- 伤口冲洗后,用4-0不可吸收编织线牢固地缝合第4、5腕掌关节囊。逐层关闭皮肤切口。

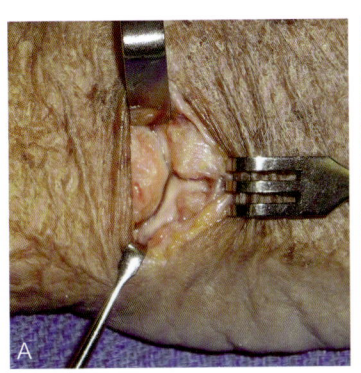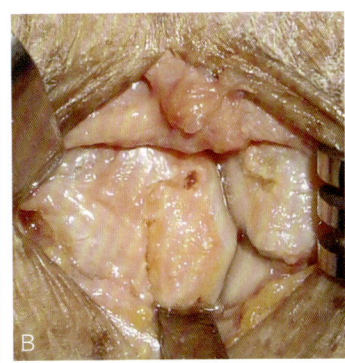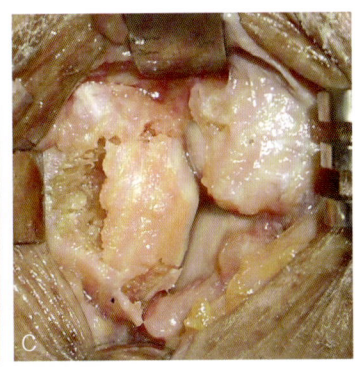

技术图2 A. 暴露第4和第5掌骨－钩骨关节。通过皮肤的横切口以及关节囊的纵切口,正如在此尸体解剖上演示的一样,暴露远端钩骨关节面并标记移植物的大小。B. 使用摆锯或如图中采取克氏针钻孔和骨凿开槽,在钩骨背侧皮质截骨。C. 最后的钩骨截骨。弧形骨凿用作最后的冠状面截骨使移植物从钩骨中分开。有必要在近端钩骨皮质制造新的凹形切口使骨凿能以合适的角度进入(A~C:手腕在左侧,手指在右侧)。

移植物的固定

- "滑膛枪位"显露PIP关节骨折部位。
- 用咬骨钳或摆锯小心地修整移植物,使其完全适合中节指骨基底部准备好的骨缺损。
- 切削修整移植物是非常重要的,可以使中节指骨基底部恢复杯形轮廓。只有通过恢复一个带有牢固掌侧缘的中节指骨凹陷型关节面才能恢复关节的稳定性(技术图3A~C)。
- 常见的错误是将移植物放置成一定的角度,从而形成了一个背侧近端到掌侧远端的斜面。这一修整技巧的失误将不能恢复关节稳定性,使中节指骨易向近节指骨头背侧移位(技术图3D、E)。
- 用0.028 in(0.71 mm)克氏针在骨块中心处临时固定。
- 稍后在临时固定的克氏针两侧打上1.0 mm或1.3 mm的螺钉。
- 如果移植物足够大,可在克氏针拔出后留下的孔内打入第3枚螺钉以加强固定(技术图3F)。
- 将中节指骨复位于近节指骨上,评估关节的稳定性和对线。
  - 在整个活动范围内,关节应在位。背侧半脱位提示移植关节面过于平整,未能恢复满意的凹陷形状。
  - 在中立位时,关节应成一直线。内翻或外翻表明移植物尚未能垂直于中节指骨长轴。
- 用术中透视评估螺钉的长度和移植物位置。钩骨关节软骨较中节指骨软骨厚。这种差异造成钩骨尚未与中节指骨平齐的错觉,但通过直视检查关节面,所谓的关节面不平整可以确定(技术图3G)。
- 通常情况下,移植物的远端边缘突出于中节指骨骨折缺损的掌侧皮质。修整移植物边缘使其于中节指骨平滑过渡。

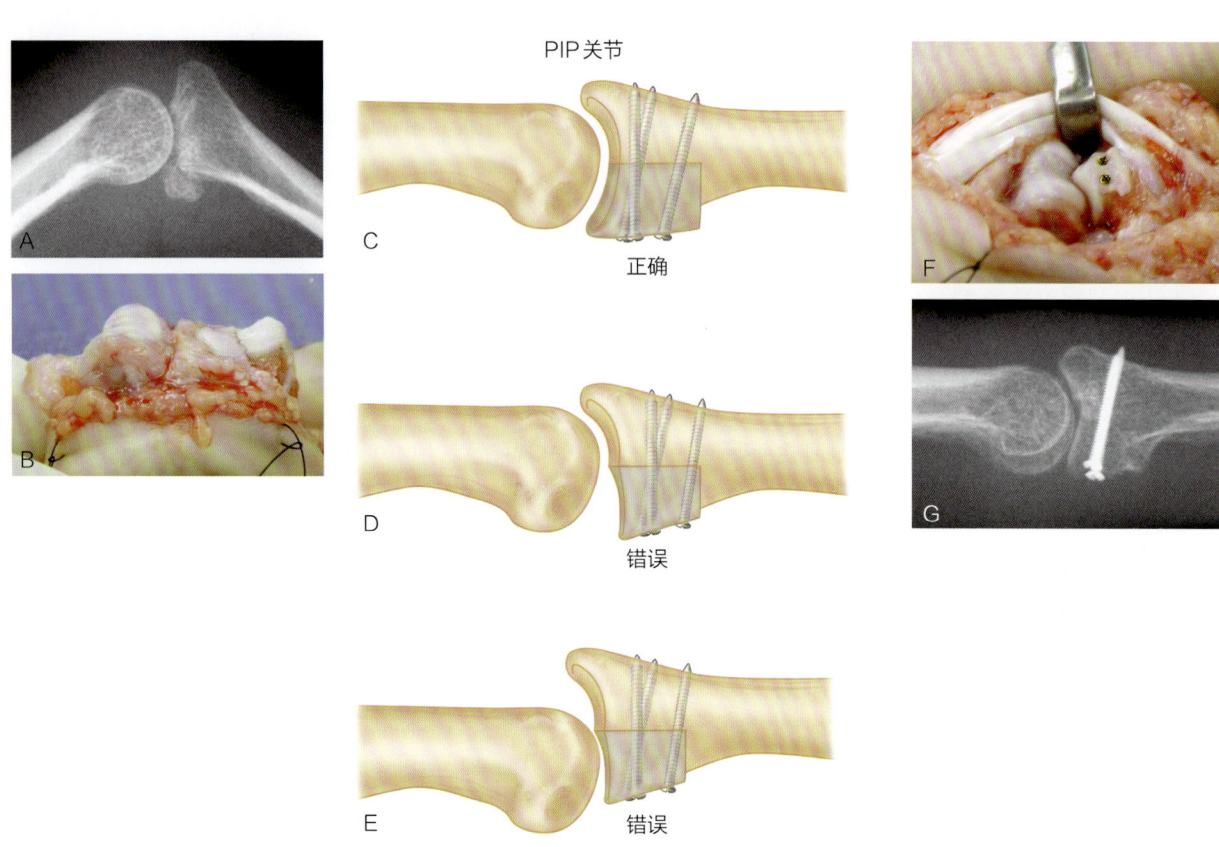

技术图3 A. 术前X线侧位片是一名19岁女性的慢性不稳定的PIP骨折-脱位。关节屈曲时，中节指骨在掌侧骨折边缘处形成铰链，近节指骨陷入骨折缺损处。B. 移植物已插入重新建立一个中节指骨关节面，这一凹面与近节指骨头部凸形曲度匹配。C. 移植物必须嵌插放置在中节指骨中，重建中节指骨基底部杯形几何形状。重建凹形关节面失败会产生一个较平的关节面（D），使中节指骨容易向背侧半脱位（E）。F. 关节复位。关节已复位，全范围活动关节确保其稳定不会发生半脱位。注意钩骨移植物如何很好地重建中节指骨掌侧关节面。G. 移植物的侧位片。侧位片常给人以移植物和中间指骨关节软骨之间不平整的假象。

关闭切口

- 修复掌板和中节指骨掌侧缘。有时需通过小钻孔缝合来确保强度。
- 将侧副韧带修复到中节指骨预留的残端上。
- 将屈肌腱鞘瓣垫于屈肌腱和PIP关节间。
- 松开止血带止血。
- 缝合皮肤。
- 用厚敷料和支具固定PIP关节于轻微屈曲位。

要点与失误防范

背侧半脱位复发	• 最常见原因是没有将内植物置入恢复中指基底部杯状的位置。 • 未能修复掌板也可能导致复发性背侧半脱位。
冠状面成角	• 植入骨必须垂直于中节指骨的长轴。在移植骨临时固定后，临床评估手指内翻和外翻的角度，并调整移植骨以达到中性对齐。

术后处理

- 半钩骨关节成形术的目标,是利用手术达到PIP的骨性稳定。假设这一目标已经达到且侧位片表明同心复位,则第1周内即开始ROM。
- 术后包扎,控制水肿并将PIP关节在轻度屈曲位固定。
- 在第1周内,在限制背伸支具(防止背伸＞20°)的保护下开始主动PIP屈曲活动。如果肿胀程度较重,康复治疗师可能会选择制作一个以手为基底的背伸限制支具,但最好选择用8字形支具。
- 鼓励掌指关节和远侧指间关节的主动和被动活动。如果伴有槌状指,用支具将远侧指间关节固定于完全背伸位,但不限制其他关节的活动。
- 如果第3周的X线片显示关节的同心复位和移植骨的牢固固定,开始轻柔的、主动的ROM。
- 术后6周,再次X线片确认移植物的稳定固定和关节同心复位,去除8字形支具,然后开始被动屈曲活动并用动力背伸支具纠正过度PIP屈曲挛缩。

预后

- 笔者曾报道了13例PIP背侧骨折-脱位患者采用半钩骨自体移植治疗,在平均16个月的随访中结果令人欣喜。疼痛缓解一直很好,PIP关节活动度平均为85°(65°～100°),移植物愈合,且未见退行性改变。
- 笔者后来研究了半钩骨自体移植的长期预后[2]。
  - 在平均4.5年的随访中(1～7年)对22例半钩骨自体移植的患者进行评估。其中14例手术在损伤6周内(早期),8例平均损伤时间为30周(晚期)。
  - 活动
    - PIP关节活动度平均为70°(0°～100°)。
    - PIP屈曲挛缩平均为9°(范围为0°～80°)。
    - 远侧指间关节的活动度平均为54°(0°～85°)。
  - 握力达到健侧95%。
  - 功能预后良好,平均视觉模拟量表(VAS)功能评分为1.9分,上肢功能障碍评定量表(DASH)为5分。
  - 比较早期(6周内)和晚期(平均30周)重建,晚期重建更可能表现为握力下降,残余疼痛更严重以及DASH分数更高。
  - X线片。
    - 43%的患者(6例关节)有关节间隙狭窄的征象,然而这些影像学发现与患者较差的预后有关。
    - 移植骨并未表现出提示骨坏死的硬化征象。
  - 初始研究[18]的5例患者也被纳入了长期随访。随着远侧指间关节弧线运动度的增加,PIP关节弧线运动度VAS评分逐渐稳定。
- Afendras等[1]随访了8例半钩骨管软骨移植患者至少4年。
  - 平均PIP关节活动度67°(范围45°～95°),握力达到健侧91%,平均VAS评分10分(满分100分)。
  - X线片示2例患者Ⅱ级关节炎改变,2例患者Ⅳ级关节炎改变,但只有1例患者有症状。
- 长期预后示半钩骨自体移植长期预后仍令人欣喜,然而一些关节狭窄的征象仍待研究。

并发症

- 在作者报道的患者中并发症的发生率很低。
  - 无1例发生感染。
  - 存在背侧半脱位,2个被提出的病因是掌板功能不全和没有适当地塑形以恢复中节指骨基底部的杯形几何形状。
- 因并发症导致后续手术的报道很少,这些并发症包括屈肌腱松解后僵硬、背侧突出螺钉脱出以及后续硅胶内植物关节置换术。
- 无供区并发症发生。

(李原歌　译,刘衡哲　审校)

参考文献

[1] Afendras G, Abramo A, Mrkonjic A, et al. Hemi-hamate osteochondral transplantation in proximal interphalangeal dorsal fracture dislocations: a minimum 4 year follow-up in eight patients. J Hand Surg Eur Vol 2010;35:627-631.

[2] Calfee RP, Kiefhaber TR, Sommerkamp MD, et al. Hemi-hamate arthroplasty provides functional reconstruction of acute and chronic proximal interphalangeal fracture-dislocations. J Hand Surg Am 2009;34:1232-1241.

[3] Eaton RG, Malerich MM. Volar plate arthroplasty for the proximal interphalangeal joint: a ten year review. J Hand Surg Am 1980;5:260-268.

[4] Freeland AE, Benoist LA. Open reduction and internal fixation method for fractures at the proximal interphalangeal joint. Hand Clin 1994;10:239-250.

[5] Hamilton SC, Stern PJ, Fassler PR, et al. Mini-screw fixation for the treatment of proximal interphalangeal joint dorsal fracture-dislocations. J Hand Surg Am 2006;8:1349-1354.

[6] Hastings H, Capo J, Steinberg B, et al. Hemicondylar hamate replacement arthroplasty for proximal interphalangeal joint fracturedislocations. Abstract. Presented at the 54th Annual

Meeting of The American Society for Surgery of the Hand, September 3-5, 1999, Boston, MA.

[7] Hastings H II, Carroll C IV. Treatment of closed articular fractures of the metacarpophalangeal and proximal interphalangeal joints. Hand Clin 1988;4:503-527.

[8] Hastings H II, Hamlet WP. Critical assessment of PIP joint stability after palmar lip fractures dislocations. Abstract. Presented at the 56th Annual Meeting of The American Society for Surgery of the Hand, October 3-6, 2001, Baltimore, MD.

[9] Inanami H, Ninomiya S, Okutsu I, et al. Dynamic external finger fixator for fracture-dislocation of the proximal interphalangeal joint. J Hand Surg Am 1993;18:160-164.

[10] Jupiter JB, Sheppard JE. Tendon wire fixation of avulsion fractures in the hand. Clin Orthop Relat Res 1987;(214):113-120.

[11] Kiefhaber TR, Stern PJ. Fracture-dislocations of the proximal interphalangeal joint. J Hand Surg Am 1998;23:368-380.

[12] Krakauer JD, Stern PJ. Hinged device for fracture involving the proximal interphalangeal joint. Clin Orthop Relat Res 1996;(327):29-37.

[13] McElfresh EC, Dobyns JH, O'Brien ET. Management of fracturedislocations of the proximal interphalangeal joints by extension-block splinting. J Bone Joint Surg Am 1972;54:1705-1711.

[14] Morgan JP, Gordon DA, Klug MS, et al. Dynamic digital traction for unstable comminuted intra-articular fracture-dislocations of the proximal interphalangeal joint. J Hand Surg Am 1995;20:565-573.

[15] Schenck RR. Dynamic traction and early passive movement for fractures of the proximal interphalangeal joint. J Hand Surg Am 1986;11:850-858.

[16] Viegas SF. Extension block pinning for proximal interphalangeal joint fracture-dislocations: preliminary report of a new technique. J Hand Surg Am 1992;17:896-901.

[17] Williams RM, Hastings H II, Kiefhaber TR. PIP fracture-dislocations treatment technique: use of a hemi-hamate resurfacing arthroplasty. Tech Hand Up Extrem Surg 2002;6:185-192.

[18] Williams RM, Kiefhaber TR, Sommerkamp TG, et al. Treatment of unstable dorsal proximal interphalangeal fracture/dislocations using a hemi-hamate autograft. J Hand Surg Am 2003;28:856-865.

第56章 远侧指间关节骨折-脱位的手术治疗
Operative Treatment of Distal Interphalangeal Joint Fracture-Dislocations

Leo T. Kroonen and Eric P. Hofmeister

定义

- 远侧指间（DIP）关节损伤包括伸指肌腱止点撕脱、指深屈肌腱止点撕脱、单纯的远侧指间关节脱位和复杂指端骨折。
- 骨性槌状指（如槌状骨折）是位于远节指骨背侧伸肌腱止点的经关节面的撕脱骨折，导致远侧指间关节伸直障碍。
- 非骨性槌状指是位于或靠近远节指骨止点的伸肌腱损伤，导致远侧指间关节伸直障碍。
- "Jersey指"是指深屈肌腱从远节指骨掌板处撕脱伴或不伴指骨骨折，导致的典型症状是远侧指间关节屈曲障碍。
- 单纯远侧指间关节脱位的病例很少见，远节指骨向背侧还是掌侧脱位与中节指骨位置有关。
- 关节内或指端骨折可能是槌状骨折和深屈肌腱撕脱的结合，并据此治疗，同时要考虑到与骨折相关的不稳定性。

解剖

- 远侧指间关节的稳定依靠远侧指间关节尺桡侧副韧带、掌板、指深屈肌腱止点和指伸肌腱止点维持。
- 伸肌腱与侧束汇合成单一的终腱止于远节指骨背侧，止点处伸肌腱牢固、扁平、细长，平均长约10.1 mm，宽约5.6 mm[15]。
- 伸肌腱止点（伸肌腱终端）平均离指甲生发基质（甲根）约1.4 mm[15]。
- 伸肌腱终端的掌面通常与远侧指间关节背侧关节囊相连续[15]。
- 指深屈肌腱止于远节指骨基底部，肌腱周围有屈肌腱鞘包绕。滑车A4、A5、C3于远侧指间关节处缚住指深屈肌腱。
- 长、短腱纽是一些系膜状组织，为指深屈肌腱远端部分提供血供。同时也为屈指肌腱附着于屈肌腱鞘提供部分稳定作用[8]。

发病机制

- 槌状指是由位于或者靠近远节指骨基底部伸肌腱结构损伤所造成的。伸肌腱止点撕裂或者伸直位的远侧指间关节突然受暴力弯曲可以产生此种损伤。伸肌腱结构损伤断裂无法抗拒指深屈肌腱牵拉，导致远侧指间关节屈曲位畸形。
- "Jersey指"损伤是由于肌腱撕裂或者屈曲的远侧指间关节突然受到伸直的暴力导致指深屈肌腱断裂，关节两侧受力不平衡。指深屈肌腱损伤不能对抗伸肌腱牵拉，导致远侧指间关节背伸位畸形。
- 远侧指间关节脱位很少发生，因为有侧副韧带、掌板、屈伸肌腱止点提供内在的稳定性。一旦发生远侧指间关节脱位，中节指骨的远端通过这些结构呈钮孔状脱出，使复位更加困难。
- 粉碎性损伤和轴向负荷损伤可导致复杂关节内远节指骨骨折和指端骨折。应仔细观察这些损伤，来判断其是否表现出槌状指畸形或指深屈肌撕脱的伴随特征。像横轴骨折这样的特征会给损伤模式带来更多的不稳定性，因此应该首先稳定，以便为进一步固定打下基础。

自然病程

- 槌状指畸形可以发生于任何手指，但通常尺侧的3根手指发生槌状指畸形多见。
  - 若不予治疗，槌状指将发展为二期的鹅颈畸形。
    - 远侧指间关节处伸指装置损伤，两侧束的牵拉增加了近侧指间（PIP）关节中央束的张力，因此近侧指间关节所受张力不平衡，出现过伸畸形[17]。
  - 即便经过治疗，后遗手指畸形通常是远侧指间关节向背侧突出，可见于80%以上的病例[17]。另外，末端伸展不足和轻度屈曲紧缩可能会持续。
- 大约75%的指深屈肌腱断裂发生在环指。一些研究人员认为这是由于手指屈曲位时，环指位于最远端引起的。但这一假设还未得到证实。
  - Leddy[6]提出的基于肌腱回缩水平的分型方法依然广泛地应用于指深屈肌腱断裂。一些学者后来做了一些修正。
    - Ⅰ型：指深屈肌腱断裂的部分回缩至手掌部，破坏肌腱的腱纽，导致血供减少。手术必须在7~10日内实施。
- Ⅱ型：损伤的指深屈肌腱回缩致近侧指间关节（PIP）或远侧的A2滑车处。侧位放射片上常可以看到与肌腱损伤相关的撕脱小骨片。因为肌腱近端血供主要靠长腱纽供应，此种损伤可以很好地得到治疗，自受伤时起至伤后6周内均可手术。
- Ⅲ型：损伤多伴有指骨撕脱骨折，回缩的屈指深肌腱近端不到A4滑车。此种损伤可以视同单纯骨折的处理，在需要时可行切开复位内固定。
- Ⅳ型：为肌腱撕脱骨折损伤，肌腱与撕脱的骨折块分离，何时手术取决于肌腱的回缩程度[16]。
- Ⅴ型：骨性指深屈肌腱断裂伴有远节指骨骨折。
- Ⅴa亚型：伴有关节外骨折。
- Ⅴb亚型：伴有关节内骨折[1,14]。

病史和体格检查

- 当患者全手受到损伤时，哪只手是优势侧及患者的职业都需问诊清楚，以便于外科医生更好地了解个体要求和治疗目标。
- 以下检查应该实施以确定可能的损伤：
  - 指深屈肌腱的功能。
    - 远侧指间关节处不能屈曲意味着指深屈肌腱损伤。
    - 有限、微弱，或伴有疼痛的远侧指间关节屈曲意味着指深屈肌腱部分损伤或完全损伤，但腱纽完好或者为假性肌腱形成。
  - 远侧指间关节伸肌腱结构功能。
    - 远侧指间关节伸直障碍意味着伸肌腱止点损伤。伸指力量弱意味着伸指肌腱部分或不严重的损伤。被动伸指功能障碍，意味着可能有骨折或者远侧指间关节脱位。
- 轴向上的损伤往往是伸直位远侧指间关节形成槌状指的原因。
  - 往往发现手指末端有轴向弯曲的病史，如接球的动作。
  - 患者不能有效地伸直远侧指间关节。
- "Jersey指"损伤是由远侧指间关节屈曲位时受到突然的伸直暴力所致，如足球运动员用力抓扯另一球员衣服时损伤远侧指间关节。
  - 这类患者不能有效地屈曲远侧指间关节。
  - 近侧指间关节主动屈曲活动可以存在，但也可能因为疼痛或关节僵硬而消失。
- 大多数远侧指间关节脱位是运动损伤所致[12,13]。除了畸形，还会有关节主动和被动活动度缺失。

- 肌间固定术效应可以用来检测屈肌和伸肌腱终端连续性。
  - 被动屈曲手腕，通过牵拉腕部的伸肌腱，会导致远侧指间关节的伸展。如果尽管腕关节完全伸展，远侧指间关节仍保持屈曲位，那么可怀疑有伸肌腱损伤。
  - 被动伸展腕关节会导致远侧指间关节的屈曲。如果患指与邻近手指不屈曲，那么可怀疑指深屈肌腱损伤。

影像学和其他诊断性检查

- 应行患手X线片（正位、侧位、斜位）和患指X线片（正位、侧位、斜位）检查，并联合临床查体可以明确诊断。
  - 槌状指可以伴有撕脱骨块。任何半脱位都应注意，撕脱骨块的大小应该予以评估（图1）。
  - 在指深屈肌腱损伤时，肌腱回缩的部位可以通过侧位X线片上骨块的位置得以确认（图2A、B）。
- 超声有时可以帮助确定屈肌腱的连续性，或者是确定近端回缩肌腱断端的位置[3,7,14]。
- MRI也有助于确定屈肌腱的连续性并确定回缩肌腱的位置（图2C）。

鉴别诊断

- 骨关节炎。
- 炎性关节病（如痛风和类风湿性关节炎等）。
- 指深屈肌腱断裂。
- 指深屈肌腱撕裂。

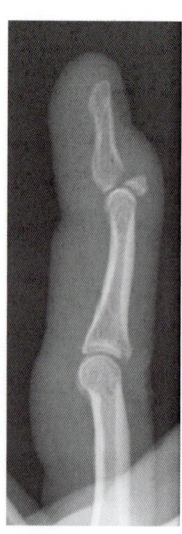

图1　侧位（X线）通常非常有助于诊断槌状指骨折。注意，在该片中，患者撕脱骨折块涉及>50%的关节面而没有严重的掌侧半脱位。

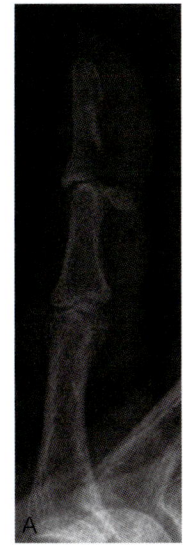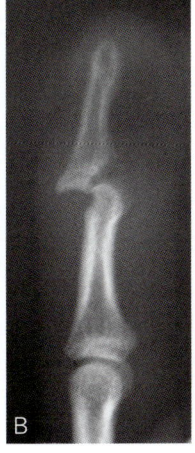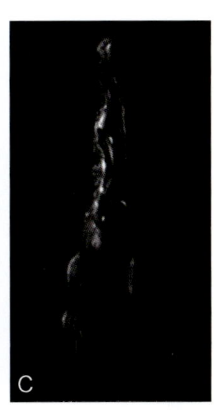

图2 A. 指深屈肌腱撕脱，骨折被近端回缩肌腱拉至A4滑车。B. 手指的侧位X线片显示远侧指间关节慢性背侧脱位伴骨关节炎。C. 近节指骨不同平面MRI显示指深屈肌腱和指浅屈肌腱均可见。

- 伸肌腱止点断裂（槌状指）。
- 槌状指骨折。

非手术治疗

- 对于腱性槌状指和撕脱骨折累及<1/3关节面并且没有关节半脱位的损伤，可采用各种支具治疗。
  - 对于不稳定的远侧指间关节，笔者采用预制的聚乙烯伸展支具固定。
  - 给患者2个支具用于替换，以保证皮肤干燥。更换支具时应仔细指导患者保持手指始终完全伸直，可以通过在穿脱支具时将整根手指靠在板上做到。
  - 石膏固定也有报道。
  - 远侧指间关节建议持续固定6周，再间断固定随访6周。在第2个6周中，建议患者大活动量和夜间戴着指托负重活动。
  - 6周开始远侧指间关节轻度的弯曲，前2周不超过20°，逐渐增加活动度数至完全屈曲。在这段时间中，若出现背伸度数减少，笔者建议患者立即改行持续固定。
- 远侧指间关节处急性指深屈肌腱撕裂或断裂不建议非手术治疗，除非患者不能依从术后的支具固定或功能重建。
- 亚急性或慢性指深屈肌腱撕裂或断裂患者，远侧指间关节活动必须认真考虑，可以考虑非手术治疗。
  - 有关延迟诊断的病例的治疗报道很少。
  - 若外伤后患指功能无明显影响，选择推迟手术治疗。
  - 如患者受手掌部肌腱团的困扰而手指屈伸功能良好，建议仅仅切除不影响手功能的肌腱。
  - 抓捏时关节不稳定或无力是成问题的，对于这种病例，建议行肌腱固定[3]或关节融合术。
  - 只有在远侧指间关节功能对日常活动有重大影响时，才建议分期重建屈指肌腱功能。
- 远侧指间关节的闭合复位可以在指根阻滞下进行。
  - 对于脱位，指深屈肌腱或掌板的嵌入，中节指骨头通过指深屈肌腱和侧副韧带阻碍复位[13]。
    - 对于背侧脱位患者，轻柔牵引同时伸直远侧指间关节有助于复位嵌入的掌板。
- 对于掌侧脱位，中节指骨头可穿过指伸肌腱止点和侧副韧带之间所形成的钮孔[12]。
  - 对于掌侧脱位，轻柔牵拉引导中节指骨髁通过指伸肌腱止点和侧副韧带之间的钮孔而复位。
- 对任何病例，应该尝试轻柔牵引复位，但要注意骨折有可能嵌入关节腔内。应该避免过度牵引，过度牵引可以导致肌腱和韧带紧张，妨碍复位。

手术治疗

- 骨折伴关节半脱位的槌状指可行手术治疗。
- 所有远侧指间关节处的急性屈肌腱撕脱建议手术治疗，亚急性或慢性病例可以选择性手术治疗。
  - 屈肌腱的回缩水平决定是否需要急诊手术（表1）。笔者建议尽快治疗以获得最好的功能恢复。
- 对于孤立的远侧指间关节脱位，闭合复位不成功的病例可以行手术治疗。一般来说，不需要内固定，除非是慢性损伤或无法闭合复位。

表1 指深屈肌腱撕裂的分类

类型	肌腱回缩水平	血管分布	大概手术时间
I	手掌	腱纽中断,导致肌腱血管分布异常	7～10日
II	远端A2滑车或PIP关节	腱纽保持完整,提供血管供应,防止进一步收缩	直到6周
III	A4滑车	骨连接防止超过A4滑车的收缩	6周+
IV	肌腱骨性撕脱可回缩到任何程度	取决于肌腱回缩程度	取决于肌腱回缩程度
V a b	骨性FDP撕脱伴远端指骨骨折 伴关节外骨折 伴关节内骨折	取决于肌腱回缩程度	取决于肌腱回缩程度

术前计划
- 回顾所有的影像学检查。
- 对于单独的脱位,回顾相关解剖,包括掌板、屈肌腱、伸肌腱、侧副韧带,对理解何种结构可能嵌入远侧指间关节十分重要。
- 对于深屈肌腱撕脱,屈肌腱腱鞘、滑车和屈肌腱解剖应该熟知。

体位
- 患者仰卧于手术台上,患肢外展置于手外科手术台。当处理屈肌腱损伤时,在暴露过程中可弯曲的铝制手托有助于摆放手的位置。
- 对于大部分远侧指间关节脱位、指端骨折和槌状指可以使用手指止血带。上臂绑衬垫良好的止血带对于屈肌腱撕脱很必要,因为止血带靠远端将阻碍肌腱完全游离,使复位困难。

入路
- 槌状指。
  - 处理槌状指采取经皮技术。
    - 若在受伤3～5日内处理,经皮技术更易成功,尽管也有晚至6周经皮技术治疗成功的病例。
  - 若试图进行切开治疗,多种切口形式可供选择,包括直行长切口、S形切口、H形切口、Bruner切口。细致的软组织操作对减小皮肤损伤非常重要。处理指甲皱襞时必须格外小心,避免损坏指甲生发基质。
- "Jersey指"。
  - 掌侧的Bruner切口可以向近端延长直至找到回缩的肌腱近端。
  - 在I型损伤中,采用经由A1滑车Bruner斜行切口,多可寻找到回缩的肌腱近端。
  - 必须仔细保护A2和A4滑车。
- 对于单纯远侧指间关节脱位的切开复位内固定,入路取决于脱位的方向。
  - 背侧脱位经背侧入路,掌侧脱位则经掌侧入路。

槌状指的治疗

伸直阻挡钉固定槌状指骨折
- 远侧指间关节最初向掌侧屈曲,将撕脱骨块向掌侧牵拉。
- 透视下将阻挡钉从远端向近端斜行打入。0.045 in (1.14 mm)的克氏针最适合,若手指细小,有时也可用0.035 in (0.89 mm)的克氏针。
  - 克氏针应该从中节指骨背侧关节面边缘进入,并且穿过双层皮质(技术图1A、B)。背侧阻挡针不应经过骨折块,否则可能导致骨折碎裂。
  - 透视正、侧位片以确保位置合适(技术图1C)。
- 然后伸直远节指骨,复位并加压骨折端。
- 第2根克氏针逆行从远端指骨末端打入至远侧指间关节水平(技术图1D)。
- 然后伸直位复位骨折和远侧指间关节,第2根克氏针顺利地通过远侧指间关节打至中节指骨(技术图1E、F)。远侧指间关节没必要完全伸直。
- 剪断克氏针尾端,塑料保护帽置于外露的克氏针尾端。
- 保护性无菌敷料包扎手指。

第56章 远侧指间关节骨折—脱位的手术治疗　545

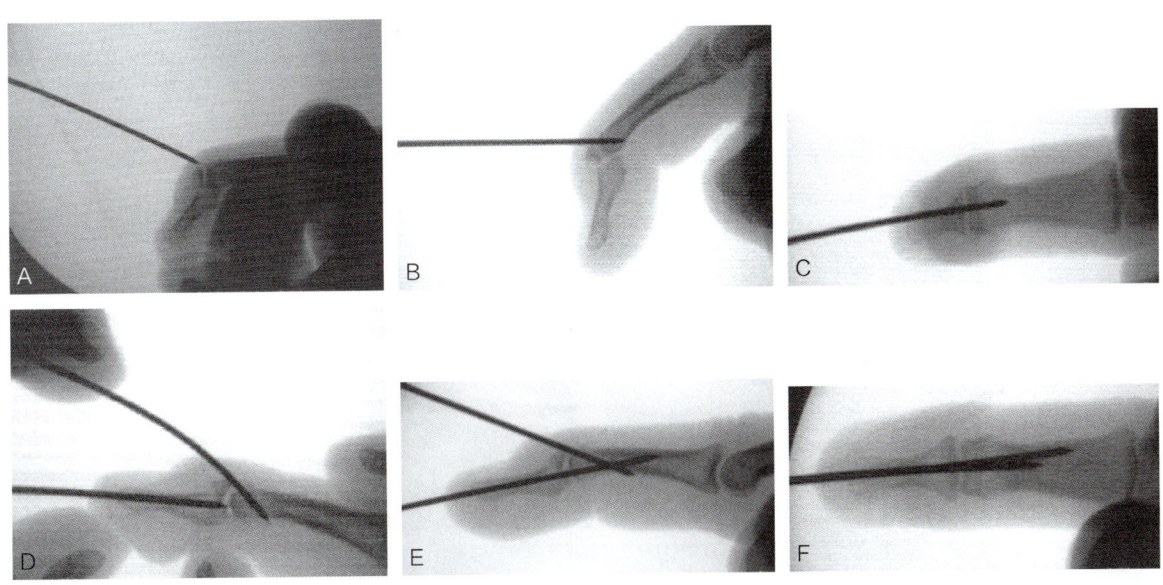

技术图1　A. DIP关节屈曲位，自中节指骨关节面的背侧边缘穿入克氏针。B. 穿过双层皮质。C. PA位摄片证实贯穿掌侧与背侧双层皮质。D. 伸直DIP，逆行从远端指骨末端穿入克氏针。E. 复位后，将逆行穿入的克氏针钻入中节指骨。F. 最后摄PA位片证实克氏针位置良好。

非骨性槌状指的克氏针固定

- 对于依从性差或者职业要求高的患者，单一的 0.045 in（1.14 mm）或 0.062 in（1.57 mm）克氏针逆行伸直位固定远侧指间关节。
- 针尾端留在皮肤外并以保护针帽保护，或者埋于皮下。
- 建议患者不要用手指的远端敲击或碰撞任何坚硬的东西，因为这可能会迫使克氏针更深地插入手指远端，使得移除更加困难。

指深屈肌腱损伤的纽扣固定技术

- 手指用铝板手固定于伸直位。
- 患指的掌侧面行Bruner切口暴露，找到断裂肌腱的边缘（技术图2A）。
- 找出回缩的肌腱近端，向远端牵出并用小注射器针头横穿肌腱固定（技术图2B）。
- 用 2-0 的单纤维不可吸收缝线（或其他适合肌腱修复的肌腱缝线）缝合，撕脱肌腱近端用 Krackow 或 Bunnell 缝合固定（技术图2C）。
- 肌腱近端旋转牵拉穿过屈指肌腱滑车。
- 用咬骨钳将远侧指骨基底的掌侧咬至骨面渗血。
- 2 根直的 Keith 针自远端指骨基底掌侧开始，穿过甲床，从指背侧指甲中心穿出（技术图2D、E）。
- 一小块无菌油纱布和一无菌塑料纽扣置于凸出的 Keith 钢丝末端（技术图2F）。

- 两游离的缝线端穿过 Keith 针孔，将针穿过甲床、油纱布、纽扣。
- 撕脱肌腱的远端拉至准备好的远节指骨基底骨面，通过纽扣孔收紧缝线打结（技术图2G、H）。
  - 肌腱与肌腱止点的残端缝合在一起可以起到加强固定的作用。
- 另一种替代固定于指甲和纽扣的方式是，Keith 针可以通过远端指骨的近侧部分，避免破坏甲根部的生发基质。Keith 针的穿出部位做一个 3 mm 的横切口，缝线于骨面打结。
- 常规关闭切口，患指行背伸阻挡支具固定（技术图2I）。

带线锚钉技术用于指深屈肌腱撕脱损伤

- 手术入路，撕脱指深屈肌腱的寻找、缝合和纽扣技术一样。
- 1 枚或理想状况下 2 枚带线锚钉打入远侧指骨掌侧基底，从近掌侧向远背侧打入，或可以从远掌侧向近背侧打入[9]，注意不要损伤背侧皮质。这种放置锚钉的方式可以确保锚钉置于远节指骨最厚的部位，确保获得最大的牵拉力。
- 透视可确保锚钉置于合适的位置并确保锚钉未影响背侧皮质及远侧指间关节。
- 用改良的 Kessler 肌腱缝合法将指深屈肌腱缝合于远节指骨的基底部。
- 关闭伤口，同上采用支具固定患指。

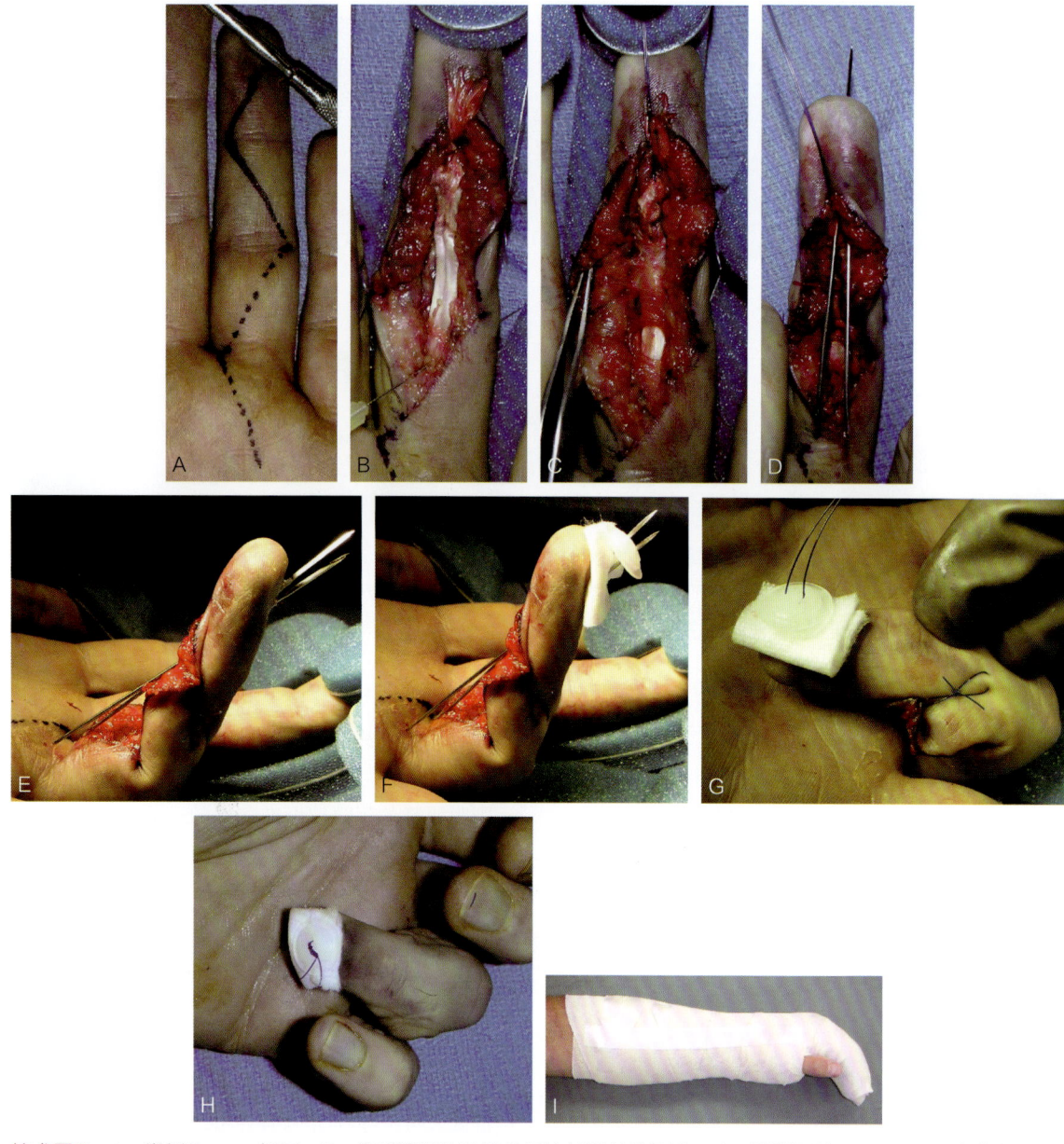

技术图2　A. 掌侧Bruner切口。B. 找到撕脱的肌腱并用注射器针头固定。C. 撕脱肌腱用Krackow法缝合固定。D. Keith针从掌侧伤口至背侧指甲中心穿出。E. Keith针从掌侧伤口至背侧指甲中心穿出的侧位片。F. Keith针通过无菌油纱布和无菌塑料纽扣。G. 患指屈曲，抽出缝线。H. 缝线牢固固定于纽扣上打结。I. 患指行背伸阻挡支具固定。

伴有撕脱骨折的指深屈肌腱断裂的治疗方法

- 若撕脱骨块很小，可以如前所述移除骨块，修复肌腱。
- 若撕脱骨块足够大，一部分学者认为可以用螺钉、钢丝或小钢板行切开复位内固定（技术图3A～C）[5,10]。
- 若伴有骨性指深屈肌腱撕脱，需要进一步固定，常包括远侧指间关节的克氏针固定（技术图4A～C）。除了提供进一步支持，还减轻复位指深屈肌腱碎片难度。
- 骨块的直径应至少是螺钉直径的2.5倍，以免弄碎撕脱的骨块[9]。
- 若撕脱碎片妨碍复位，骨碎片可以从肌腱中取出，作为简单的骨移植物置入缺损中。剩下的肌腱可以使用之前描述的穿拉技术来固定。
- 术中透视对确认复位是必需的。

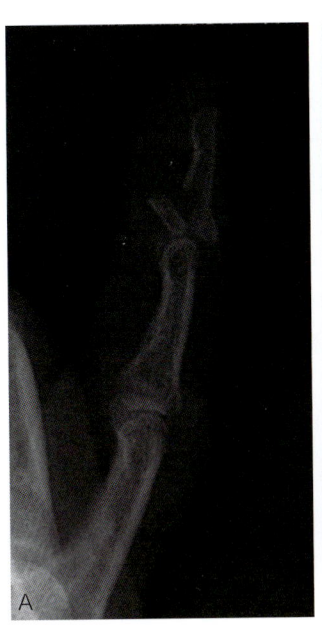
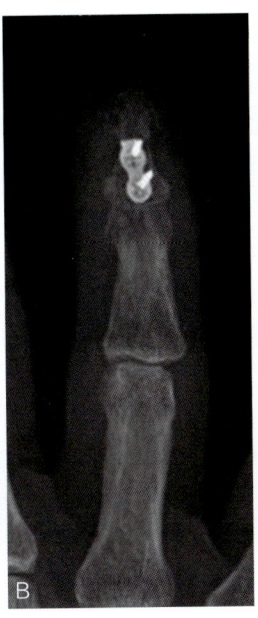
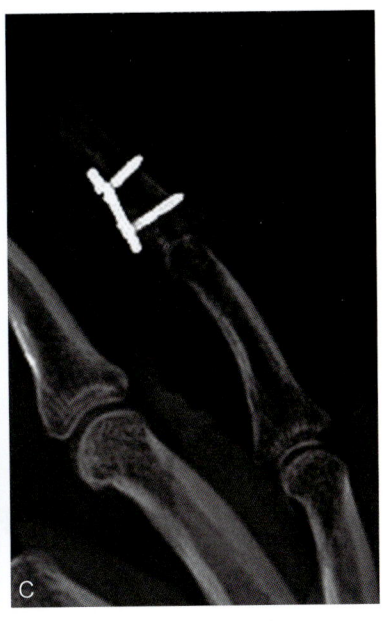

技术图 3 A. 当大的骨碎片存在时，钢板固定术比穿拉技术更精确地控制碎片[5]。3型撕脱伤可见大骨片骨折。B、C. 大骨碎片成功钢板固定术后影像。

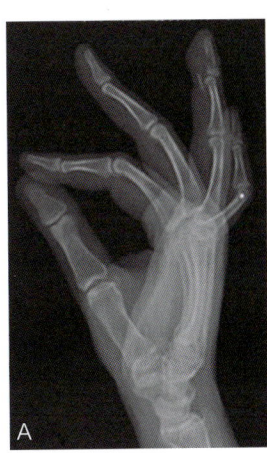
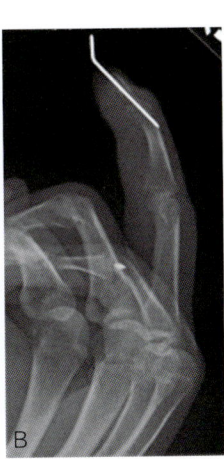
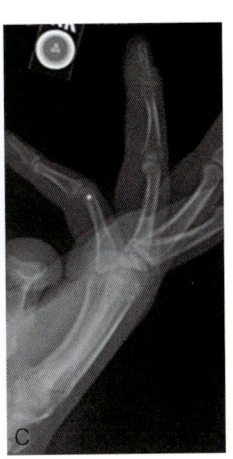

技术图 4 A. 在此5A型撕脱伤中，大块指深屈肌腱骨性撕脱伴横行骨干骨折。B. 1根克氏针穿过骨干骨折，远侧指间关节为深屈肌腱的修复提供了稳定的基础。第一次尝试钢板固定导致骨碎片粉碎，因此骨碎片被切除并填充在远节指骨掌侧的缺损处，然后用穿拉技术修复肌腱。C. 最后的影像显示在第8周骨性撕脱伤和横行骨干骨折完全愈合。

要点与失误防范

防止非骨性槌状指近端克氏针移动	• 在克氏针被埋入的情况下，我们倾向于在克氏针远端做一个90°小弯曲，以防止克氏针向指骨近端移动。
肌腱FDP撕脱的恢复	• 从近端到远端在前臂和手掌使用"挤奶"技术是有帮助的，手腕在屈曲位，递送到肌腱近端。这样做通常可以减少需要修复的切口的长度。
纽扣的使用刺激皮肤	• 建议在患者的指甲和纽扣之间放一小块毛毡以减轻刺激（技术图2F、G）。
PIP屈肌腱挛缩	• Ⅰ型FDP撕脱的延迟治疗可能导致PIP屈肌腱挛缩。如果肌腱复位后不能获得几乎完全的被动关节伸直，则应放弃修复。
伸直阻挡钉	• 不需要完全DIP伸直来实现骨折复位。 • 避免多次尝试克氏针置入。 • 避免用力伸直DIP关节，可能导致背侧阻挡克氏针入口处骨折。 • 早期治疗更容易也更有效。
螺钉长度不当	• 太短会导致复位困难。 • 太长会导致伸肌腱刺激、疼痛，并可能导致生发基质或指甲损伤。

术后处理

- 槌状指骨折(伸直阻挡钉技术)。
  - 患者术后应活动甚至是手术一结束就应该活动,包括近侧指间关节和掌指关节的活动。
  - 抗生素软膏涂于针尾端处1日2次防止感染,但要避免皮肤的持续潮湿和导致的浸渍。
  - 患者应知道如何保持针尾清洁。
  - 术后10日、4周应该复诊。
  - 通常是4~5周,当骨折端没有压痛,骨折断端有足够的桥接骨小梁时,就可拔针。
- 指深屈肌腱撕脱或撕裂。
  - 术后3~5日评估,若修复已足够坚强,患者依从性好,行包括前臂的背伸阻挡支具固定,并按计划进行康复训练以控制肿胀。
  - 对于依从性好的患者,术后5~7日时开始支具保护范围内的被动屈曲主动伸直锻炼,腕关节可做轻度背伸锻炼。
  - 进一步的康复计划基于Cannon和Strickland[2]提出的方案,其中主要包括第5周时行肌腱滑动训练、腕部肌腱功能锻炼,在第7~8周时逐渐加强锻炼的力量。

预后

- 槌状指骨折的伸直位阻挡钉固定,有报道称骨折愈合平均时间是35日。
  - 平均随访时间74周,手指活动范围为4°~78°[4]。
- 大多数Ⅰ期手术治疗的指深屈肌腱撕裂患者在术后8~18个月恢复工作,一些研究报道,用带线锚钉修复的患者回到工作岗位的时间更早些。
  - 8°~10°的屈曲挛缩和远侧指间关节弯曲度少量丢失较常见[11]。
- 对于单纯远侧指间关节脱位的患者,研究认为远侧指间关节活动在术后4~12个月达0°~65°[12,13]。

并发症

- 钉道感染。
- 固定针移位。
- 复位丢失。
- 指甲变形。
- 支具固定处背侧皮肤坏死。
- 关节僵硬。
- 抓握力量丧失。
- 肌腱粘连。
- 肌腱断裂。

(李原歌 译,刘衔哲 审校)

参考文献

[1] Al-Qattan MM. Type 5 avulsion of the insertion of the flexor digitorum profundus tendon. J Hand Surg Br 2001;26(5):427-431.

[2] Cannon NM, Strickland JW. Therapy following flexor tendon surgery. Hand Clin 1985;1(1):147-165.

[3] Hofmeister EP, Craven CE Jr. Zone I rupture of the flexor digitorum profundus tendon caused by blunt trauma: a case report. J Hand Surg Am 2008;33(2):247-249.

[4] Hofmeister EP, Mazurek MT, Shin AY, et al. Extension block pinning for large mallet fractures. J Hand Surg Am 2003;28(3):453-459.

[5] Kang N, Pratt A, Burr N. Miniplate fixation for avulsion injuries of the flexor digitorum profundus insertion. J Hand Surg Br 2003;28(4):363-368.

[6] Leddy JP. Avulsions of the flexor digitorum profundus. Hand Clin 1985;1:77-83.

[7] Lee DH, Robbin ML, Galliott R, et al. Ultrasound evaluation of flexor tendon lacerations. J Hand Surg Am 2000;25(2):236-241.

[8] Leversedge FJ, Ditsios K, Goldfarb CA, et al. Vascular anatomy of the human flexor digitorum profundus tendon insertion. J Hand Surg Am 2002;27(5):806-812.

[9] Lubahn JD, Hood JM. Fractures of the distal interphalangeal joint. Clin Orthop Relat Res 1996;(327):12-20.

[10] Markenson DB, Mughal M, Subramanian P, et al. The simple wire interosseous fixation technique (SWIFT) for reattachment of FDP avulsions with a large bony fragment. Tech Hand Up Extrem Surg 2012;16(4):220-224.

[11] McCallister WV, Ambrose HC, Katolik LI, et al. Comparison of pullout button versus suture anchor for zone I flexor tendon repair. J Hand Surg Am 2006;31(2):246-251.

[12] Morisawa Y, Ikegami H, Izumida R. Irreducible palmar dislocation of the distal interphalangeal joint. J Hand Surg 2006;31:296-297.

[13] Pohl AL. Irreducible dislocation of a distal interphalangeal joint. J Plast Reconstr Aesthet Surg 1976;29:227-229.

[14] Rizis D, Mahoney J. A rare presentation of flexor digitorum profundus type V avulsion injury with associated intra-articular fracture: a case report. Can J Plast Surg 2011;19:62-63.

[15] Schweitzer TP, Rayan GM. The terminal tendon of the digital extensor mechanism: part I, anatomic study. J Hand Surg Am 2004;29:898-902.

[16] Smith JH Jr. Avulsion of a profundus tendon with simultaneous intraarticular fracture of the distal phalanx—case report. J Hand Surg Am 1981;6:600-601.

[17] Wehbé MA, Schneider LH. Mallet fractures. J Bone Joint Surg 1984;66:658-669.

第57章 掌指骨畸形愈合的截骨矫形
Corrective Osteotomy for Metacarpal and Phalangeal Malunion

Nilesh M. Chaudhari, Mohamed Khalid, and Thomas R. Hunt III

定义
- 骨折畸形愈合是因未完全解剖复位所致。

解剖
- 掌骨和指骨均为长管状骨,其光滑的背侧有伸肌腱及其附属结构附着。
- 掌骨和指骨横截面为三角形,其中间面和内侧面在其掌侧嵴部汇合,骨间肌附着于此。这些附着物和远近侧的骨间韧带一起像夹板样将骨折固定,因此,小指和环指的掌骨畸形愈合较少见。
- 指骨的横截面为豆状,近节指骨和中节指骨的掌骨面和指深、浅屈肌腱与之紧贴,在环状滑车处尤其如此(图1)。
  - 因此,自背侧向掌侧钻孔及拧入螺钉时,非常容易损伤上述肌腱,该问题在环状滑车附近尤为突出,因为肌腱在此处被约束紧贴于掌侧皮质,使其更易受到损伤。

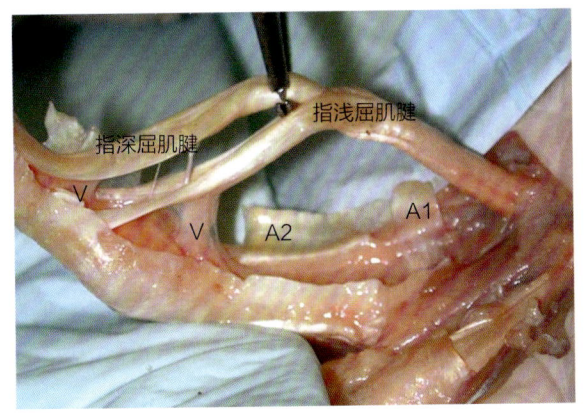

图1 掌、指骨掌侧的组织结构。指深屈肌腱(FDP)和指浅屈肌腱(FDS)与指骨掌面紧贴,但与掌骨掌面附着相对松散。此切开的标本还显示腱纽(V)和A1、A2滑车(经允许引自 http://www.turntillburn.ch)。

发病机制
- 骨畸形愈合往往是由未做治疗或不恰当的非手术治疗所致[9]。
  - 内固定造成的骨畸形愈合比较少见,目前的骨畸形愈合主要是骨折端不够稳定或患者的依从性差造成。
- 关节外骨折畸形愈合常常是多方向的,但通常是仅一个方向的畸形导致手指的功能缺失[8]。
- 越是靠近近端的骨畸形愈合,畸形也就越严重。
  - 骨折端的1°旋转可造成手指末端的5°旋转[6]。
  - 骨折端的5°旋转在手指屈曲时可有1.5 cm的重叠[2]。
- 软组织病理改变如神经血管缺损、营养改变、关节挛缩、肌腱粘连可同时存在。
  - 在合并上述病变时,截骨矫形的疗效更加不理想[1]。

自然病程
- 关节外骨折畸形愈合可造成手指交叉或剪切状,以及关节脱位造成疼痛、肌肉肌腱功能紊乱、握力降低[1]。
- 关节外畸形愈合伴短缩可导致与缩短相应的伸直障碍。和掌骨相比,近节指骨的影响更为明显[13]。
- 关节内骨折畸形愈合伴有0.5 mm的台阶或1 mm的缝隙,会造成关节面不平整、滑膜炎、关节囊松弛或关节僵硬,最终导致创伤性关节炎[1,4]。

病史和体格检查
- 完整的病史和体格检查非常必要,是否手术治疗几乎完全取决于患指的功能受损情况或疼痛的程度。
- 伤情回顾:
  - 起初受伤情况和诊疗方法。
  - 畸形愈合的位置。
    - 指骨还是掌骨。
    - 关节内畸形、关节外畸形还是复合畸形。
  - 合并其他病变,例如感染和慢性疼痛综合征。

- 畸形的病程,这对于手术方案的制订尤为重要(固定骨折还是截骨矫形)。
- 伴发损伤如软组织缺损和血管神经损伤。
- 患者的具体情况:
  - 骨骼发育情况。
  - 右利手还是左利手。
  - 畸形、肿胀、僵硬、握力和疼痛情况。
  - 职业、业余爱好及患者的期望及目标。
  - 术后功能锻炼的配合。

影像学和其他诊断性检查

- 高质量的X线片(前后位、侧位、斜位)足以用来诊断简单的关节外畸形愈合。
  - 健侧手的X线片有助于复杂关节外畸形矫正术前计划的制订。
- 关节内畸形和复合畸形可行CT平扫和三维重建。

鉴别诊断

- 纤维性骨不连。
- 伴有软组织挛缩的骨不连。
- 骨骺损伤后遗症或者骨生长停滞。
- 侵蚀性关节炎。

非手术治疗

- 治疗的目标是恢复手指的最大活动范围,恢复最佳的肌腱活动度和改善握力。
- 对于不是很严重的畸形,首选疗法是理疗。许多患者将获得功能改善,并能接受这种畸形。
- 最初的治疗要抓住机会评估患者对治疗的依从性和治疗的期望值。

手术治疗

手术矫正时机

- 畸形愈合的早期治疗可以获得较好的预后。
- 关节内畸形愈合若关节面明显不平,且预计技术难度不大的话,必须尽快矫正[1]。
- 对于关节外畸形愈合,自伤后6~8周至截骨矫形前,建议等待并观察骨折的畸形愈合是否导致明显的功能障碍或外观问题。

矫正的位置

- 位于或接近成角畸形和复杂关节外骨折畸形愈合的顶端。

- 对于旋转的关节外畸形愈合,在畸形愈合处,靠近干骺端附近截骨矫形。随着截骨技术和内植物的改进,不推荐掌骨近端截骨治疗近节指骨旋转的骨折畸形愈合。

截骨矫形的类型

- 对于成角的关节外畸形愈合,闭合的楔形截骨矫形是较好选择,尤其是内在肌张力好的情况下。
- 这种方法通常用于掌骨背侧成角的畸形愈合。开放的楔形截骨矫形最适用于伸直受限和假爪形手畸形,常见于指骨掌侧成角的畸形愈合。
- 不完全截骨矫形术也可适用于上述病例。
- 旋转畸形愈合及合并旋转与成角的关节外畸形愈合需要完全截骨矫形[6]。拳击手骨折导致的无明显短缩的关节外掌骨颈畸形可以采用旋转截骨进行矫正[12]。
- 掌骨髁前移截骨适用于矫正大多数关节内畸形[11]。
- 阶梯截骨能够矫正旋转畸形,具有骨愈合面积大、允许早期活动的优点[3,5,7]。

畸形的严重程度

- 不是所有的畸形愈合都需要截骨矫形手术。患者有很强的能力适应较小的畸形。例如,邻指由于旋转畸形的轻轻重叠未校正而不雅观,但尚适应手指的功能[8]。同样,邻近小指骨干的畸形可以导致肌腱不平衡和手指近侧指间关节屈曲挛缩,但是患手活动自如[10]。
- 大部分的关节内畸形和创伤后关节炎最好是行关节融合术或是关节成形术而不行截骨矫形术。

术前计划

- 除了仔细评估骨折的畸形状况,还应仔细评估皮肤软组织的覆盖情况,屈、伸肌腱的滑动能力,关节活动度,神经、血管损伤的情况。
  - 辅助结构的手术如肌腱松解术或关节囊切开术等也许是需要的。
  - 决定内固定放置的最佳位置。
  - 考虑是开放还是闭合楔形截骨矫形。若有伸直障碍,行开放截骨矫形术,若周围组织较紧,则行闭合截骨矫形术。
  - 必须要有良好的软组织覆盖。
- 术前在模板上截骨矫形。
  - 依照健侧手描绘患手近、远骨端的轮廓。
  - 决定截骨的位置及类型、移植骨块的大小(在开放楔形截骨矫形时)及固定的方法。
  - 极少病例需要大块骨皮质移植,要备术中髂骨植骨。

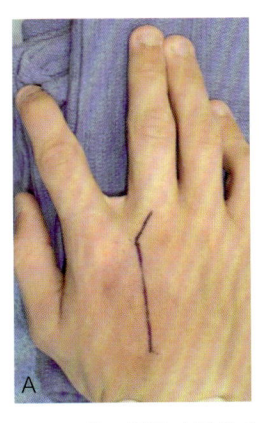 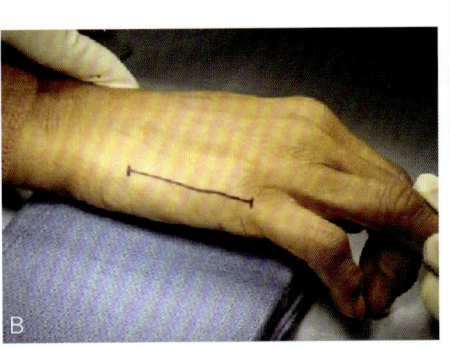 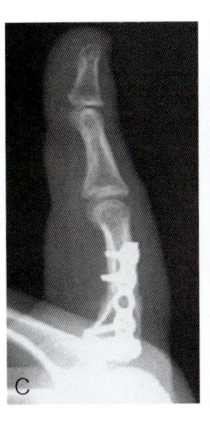 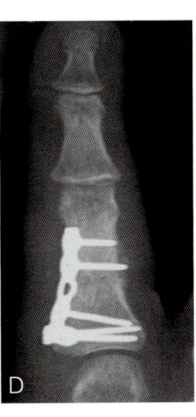

图2 A. 用于第3掌骨畸形愈合的背侧皮肤切口。掌骨间背侧纵行切口，根据畸形愈合位于近端还是远端，切口末端可相应延伸。B. 位于背侧与掌侧皮纹结合处的纵行切口适用于第5掌骨畸形愈合的矫形。相似的纵行切口用于指骨畸形愈合的截骨矫形。C、D. 近节指骨畸形的冠状面矫正情况。钢板置于外侧避免干扰损伤伸指装置，同时避免钻头和螺钉损伤屈肌腱。

体位

- 患者俯卧于手术台，肩关节外展90°，肘关节伸直，患肢置于手外科手术台上。
- 于上臂绑未消毒止血带。
- 如有必要，准备同侧髂骨植骨。
- 麻醉下检查关节活动度及稳定性。

入路

- 通过掌骨间背侧皮肤切口，适用于第2~4掌、指骨畸形截骨矫形术（图2A）。
- 通过掌背侧皮纹结合处的纵行切口，用于第5掌骨和小指近节及中节指骨的截骨矫形（图2B）。
  - 冠状面的矫形可将支撑钢板在侧方覆盖移植骨块并固定（图2C、D）。
  - 避免背侧放置钢板以防止伸肌腱粘连和背伸活动度减小。

固定方式

- 克氏针固定：对于干骺端关节外截骨矫形的患者，克氏针可以起到有效固定的作用。
- 拉力钉固定：对于闭口截骨矫形的患者，拉力钉固定往往是最有效的固定方式。这种强有力的固定方式允许患者行早期康复运动。
- 钢板固定：钢板固定作为最坚牢的固定方式，允许患者早期行康复训练。固定时，可选择在锁定板上行单皮质锁定螺钉固定，这样可以有效避免螺钉穿透对侧皮质而损伤肌腱。

成角畸形的不完全截骨矫形

掌骨闭合楔形截骨矫形术

- 在第2、3掌骨之间或第4、5掌骨之间做背侧切口，取决于掌骨畸形的部位（图2A）。
  - 在背侧与掌侧皮纹结合处的纵行切口适用于第5掌骨畸形的矫形（图2B）。
- 牵开伸肌腱显露掌骨（技术图1A）。
- 背外侧切开骨膜，用15号刀片从掌骨背侧仔细游离骨膜（技术图1B）。
  - 手术结束时，关闭骨膜和肌层，保护伸肌腱，防止与下面的内植物粘连。
- 在计划截骨矫形处掀起骨膜暴露截骨处周围骨质。
- 掌骨的尺、桡侧分别用2把Hohmann拉钩牵开，以保护肌腱及神经血管组织。
  - 注意勿过度牵拉上述组织。
- 通过测定远、近端的真实解剖轴线的交点以确定畸形的顶点。
  - 平行于近侧骨折端放置一0.35 mm的克氏针，在透视引导下用标记笔标记解剖轴线。
  - 用同样的方法标记远侧骨折端。
- 在标记的交叉点设计截骨（技术图1C）。
  - 设计截骨的部位与每一骨端的长轴线相垂直。
  - 截除的楔形骨块大小取决于术前的模板和术中的测量结果。
- 居中位应用6~7孔2.0~2.7 mm的加压钢板置于一骨端的背侧，用2枚螺钉固定。
  - 适度拧紧螺钉。

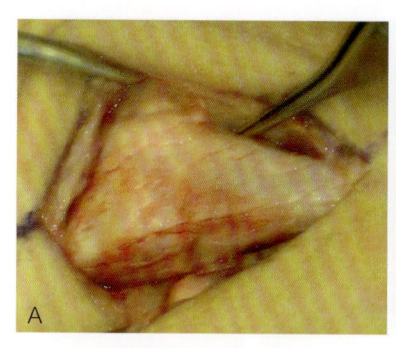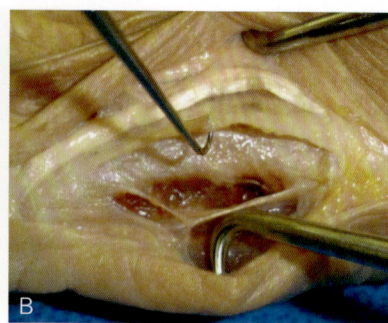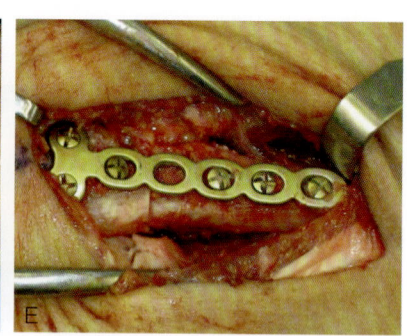

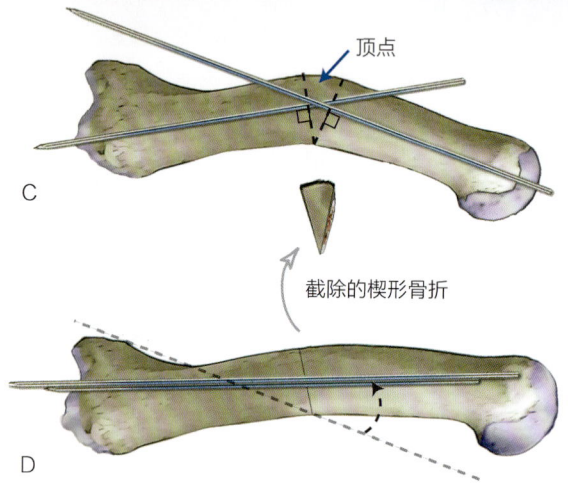

技术图 1 A. 伸肌腱被牵开显露掌骨矢状面的畸形愈合。B. 显露深层肌腱下组织。注意：骨膜尚未打开。这一层需修复覆盖内植物以防止肌腱粘连。C、D. 用克氏针确定畸形的顶点，截除楔形骨块，大小取决于术前的模板（C），当标记的克氏针平行时，说明畸形已矫正（D）。E. 掌骨背侧应用T形钢板，截骨远、近端各用3枚螺钉固定。

- 如有可能，远、近端共用6枚皮质螺钉固定截骨端。
- 近关节处的截骨矫形最好用髁钢板、T形板或Y形板固定。锁定钢板也可用于这些病例。
- 去除1枚螺钉并旋转钢板离开截骨处。
- 不完全截骨，于背侧凸面用水冷摆锯或锋利骨刀截骨。
  - 先截远端再截近端。
  - 于未受损的掌侧凹面留一部分骨质作为铰链。
  - 某些情况下，只有将掌侧皮质打断才能完全矫正及复位，此时将掌侧完整的骨膜作为铰链。
- 当远、近端的解剖轴线平行时，截骨矫形完成（技术图1D）。
  - 背侧钢板通常可作为复位的向导，当它的位置可平放在两侧骨端上时即复位。
- 重新放回钢板，拧紧2枚螺钉。复位断端，并加压固定另一骨端（技术图1E）。
- 打入其他螺钉并通过查体和放射学检查评估复位的情况。
- 用可吸收缝线缝合钢板与伸肌腱之间的骨膜和肌层，常规关闭皮肤。
- 石膏托固定腕关节于轻度背伸位，掌指关节固定于60°～70°屈曲位；不固定近侧指间关节。

指骨开放楔形截骨矫形术

- 做中轴线皮肤切口（技术图2A）。
- 保护背侧感觉神经，防止损伤（技术图2B）。
- 必要时切开侧束（技术图2C），在计划截骨处及周围切开骨膜显露骨质。
- 用"无损伤（no touch）"技术牵开伸肌腱，插入小的Hohmann拉钩暴露骨质及截骨处。
- 同上所述，用克氏针定位截骨处并作为导针指导截骨（技术图2D、E）。
- 垂直于远侧骨段，在畸形顶点凹面处行不完全截骨。
  - 如果截骨与远端部分垂直，可以简化移植骨的修整，这样仅就移植骨的近端部分修整即可。
- 用克氏针纵向临时固定骨折端，并通过查体和透视确认。

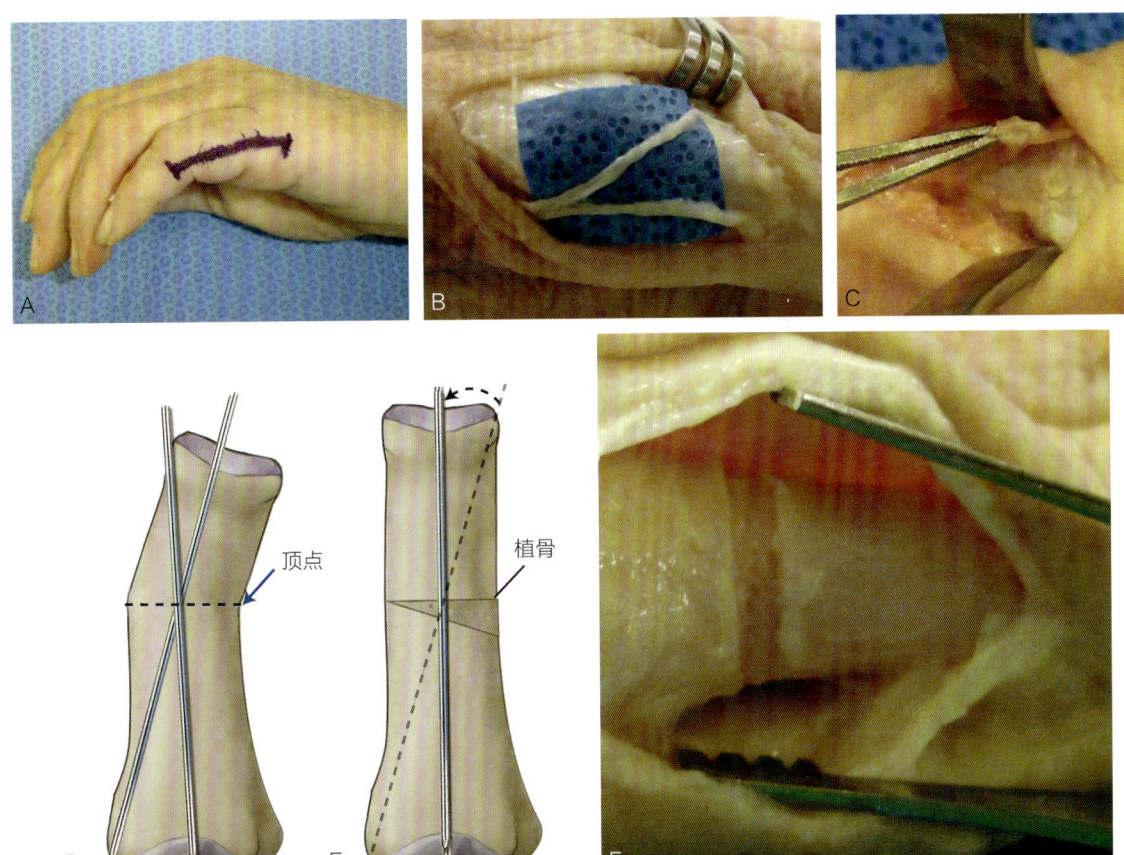

技术图2　A. 近节指骨截骨矫形的外侧切口。B. 背侧皮神经。C. 近节指骨的外侧入路。侧束已切开并牵开以暴露近节指骨。D. 开放的楔形截骨矫形术确定畸形顶点的方法。E. 畸形的充分矫正，标识克氏针将平行或重叠。F. 皮质骨块已经植入畸形矫正后的骨缺损处。

- 从桡骨远端Lister结节背侧处取楔形骨皮质或骨松质块植骨。
  - 移植的骨块大小取决于术前的模板和术中的测量结果。
- 移植骨块形状可以用水冷摆锯修整。
- 插入移植骨块纠正畸形，并用6～7孔、1.5～2.0 mm的加压钢板于侧方固定（技术图2F）。
  - 如有可能，远、近端用6枚皮质螺钉固定截骨断端。
- 近关节处的截骨矫形最好用髁钢板、T形板或Y形板固定，也可用锁定钢板固定。
- 如有可能，用可吸收线缝合钢板与伸肌腱间的薄层骨膜；常规关闭皮肤切口。
- 不必修补侧束。与术前相比较，查体确认矫正情况。
- 前臂石膏托固定，腕关节轻度背伸位，掌指关节固定于60°～70°屈曲位；指间关节固定于完全伸直位。

旋转畸形和合并旋转成角畸形的完全截骨矫形术

- 如上所述，第2～4指掌骨从背侧切口入路，对于第5掌骨及小指指骨的畸形愈合则采用外侧切口。
- 按照前述的方法用0.33 mm的克氏针在透视引导下确定和标记近、远端的真正的解剖轴线；确定成角畸形的顶点（技术图1C和技术图2D、E）。
- 畸形处的近、远端各打入1根克氏针，垂直于指骨长轴，从真正的掌背侧方向打入，以此确定旋转畸形的情况。
- 按前面描述的方法截骨矫形（闭合或开放），用水冷摆锯或锋利的骨刀矫正成角畸形。
  - 纵向打入一根克氏针以临时固定。
  - 先矫正成角畸形以帮助确定钢板的形态和位置。

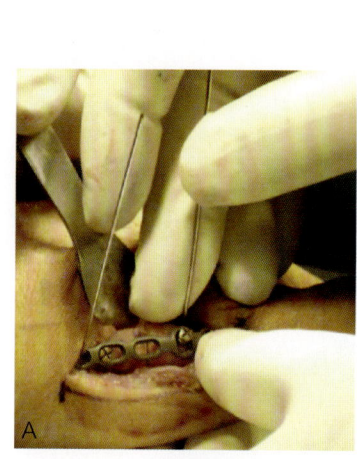 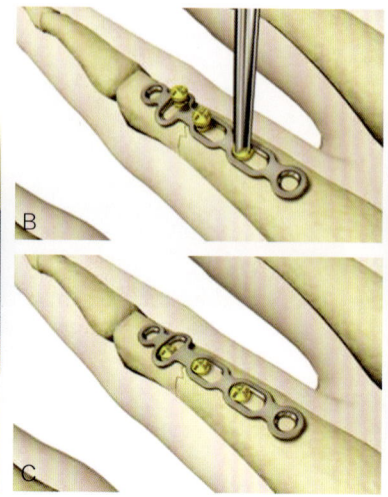 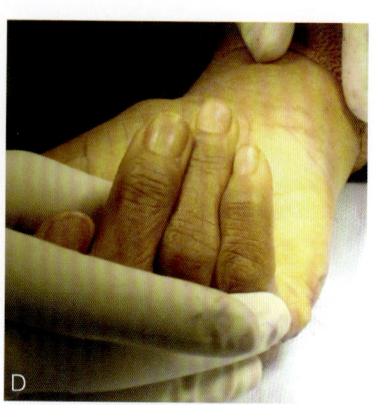

技术图3　A. 克氏针按前述沿掌背侧方向打入,垂直于远近骨折段的背侧面。这些克氏针的位置确定畸形愈合的旋转角度。在成角畸形矫正后,使打入的克氏针平行以矫正旋转畸形。B、C. 应用带旋转滑动孔的钢板(本例为Stryker公司的VariAx手部锁定板套装)。螺钉的滑动孔放置在偏尺侧或桡侧取决于旋转畸形矫正的方向需要。截骨矫形需要加压固定,但旋转滑动孔中螺钉先拧紧以矫正旋转畸形,通过拧紧滑动孔中螺钉获得加压。D. 第5掌骨合并旋转和成角畸形愈合的截骨矫形术后照片(B、C的版权:Stryker Osteosynthesis)。

- 选择合适的钢板(1.5~2.0 mm用于近节指骨,2.0~2.7 mm用于掌骨),钢板置于近端部分的骨外侧表面,使钢板与解剖轴线平行,螺钉固定钢板于指骨。
- 必要时取骨、修整、植骨。
- 去除临时固定的纵向克氏针,矫正旋转畸形使从掌背侧打入克氏针相互平行,同时维持成角畸形的矫正(技术图3A)。
- 钢板加压固定指骨远端。
- 通过钢板的旋转滑动孔微调旋转对线,同时维持成角畸形的矫正(技术图3B、C)。
- 检查畸形是否矫正和关节的活动范围(技术图3D)。
- 如前述关闭切口和石膏固定。

髁部提升截骨术

- 处理小的髁部畸形愈合时,注意避免髁部提升截骨产生的问题(技术图4A),如固定困难,容易发生骨坏死等[12]。
- 在受累的掌指关节或近侧指间关节于背侧做大的弧形切口。
  - 掌指关节(MP):先切开中央束,再切开关节囊。
  - 近侧指间关节(PIP):通过侧束和中央束之间进入,切开关节囊。
  - 保护侧副韧带的起点和伴行血管。
- 小心将伸肌腱从指骨上分离显露预截骨处。
- 评估关节状况。若存在明显的关节炎,考虑关节清理术而不是截骨矫形术。
- 用水冷摆锯在髁部切除一楔形骨块(技术图4B)。
- 在楔形截骨顶点骨干处再做一横行截骨,将截下的髁部提升以恢复关节面的平整(技术图4C)。
- 用横向螺钉固定骨块(技术图4D)。
  - 第1枚螺钉平行于关节面以确保关节的准确复位。

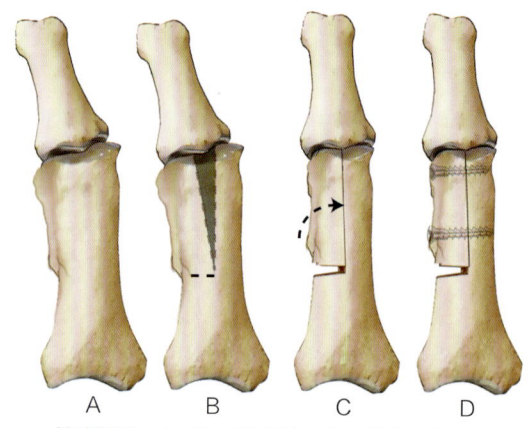

技术图4　A~D. 髁部畸形愈合的截骨矫形。

闭口截骨矫形

- 同时适用于掌骨及指骨畸形愈合。
- 对于掌骨关节外畸形愈合,在2、3或3、4掌骨之间做切口,第5掌骨畸形愈合则于尺背侧切开。
- 牵开伸肌腱暴露掌骨干。
- 纵行切开骨膜。
- 根据畸形方向,在掌骨干远近侧相距2～2.5 cm处分别做相对的半横行截骨(技术图5A)。在横行截骨处之间掌骨干背侧做两相互平行的纵行截骨。确保掌侧皮质完整。去除背侧截骨块。
- 使用点式复位钳关闭背侧间隙。折断掌侧皮质,保留骨膜完整。
- 检查手指旋转矫正情况。必要时再次截去部分背侧骨块。
- 矫正满意后,以骨块间拉力螺钉方式垂直骨折线平行置入2枚1.5～2.0 mm皮质螺钉(技术图5B)。检查关节屈伸活动范围。
- 可吸收线缝合骨膜及筋膜,常规关闭皮肤切口。
- 前臂石膏固定掌指关节,允许指间关节自由活动。

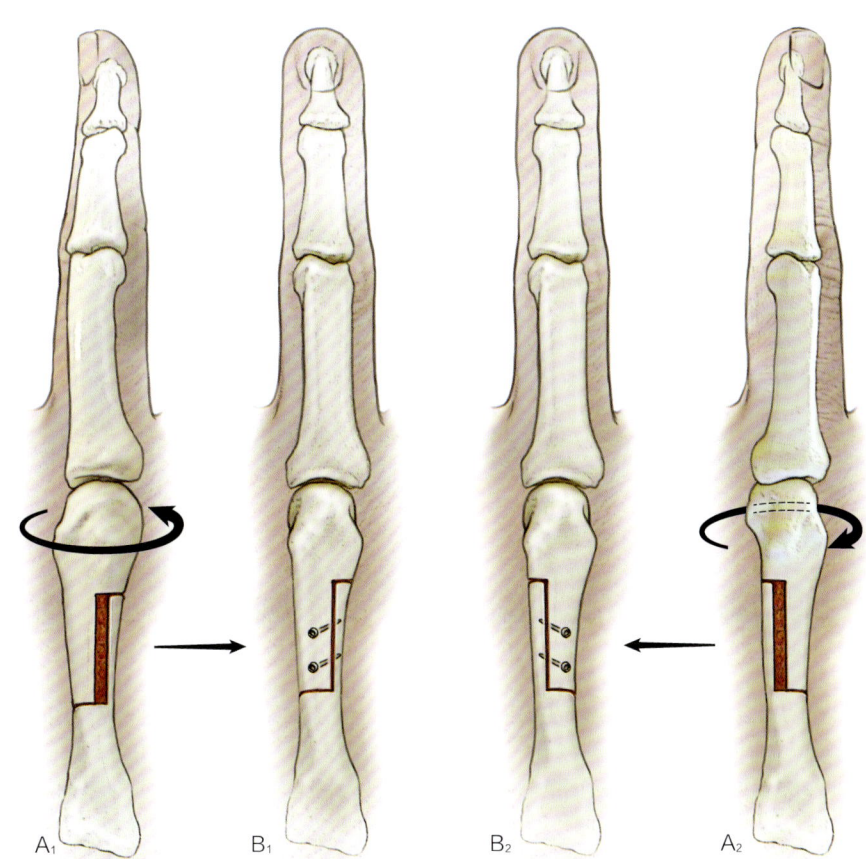

技术图5 闭合截骨矫形。A. 首先,掌骨干处行两处水平截骨,建议截骨距离相距2.5 cm,后通过纵行截骨连接两处,这种截骨方式可以保证掌骨远端可以旋转,从而达到矫正旋转畸形的目的。B. 截骨后用2枚拉力钉固定。

术后处理

- 若手术固定可靠,术后3～5日去除夹板,开始保护下的活动。
  - 开始早期主动的或辅助下主动的活动训练。
  - 当不锻炼时,掌侧夹板将手固定于功能位:掌指关节屈曲60°～70°,指间关节完全伸直位。应用绷带加压并保持抬高。
- 随着被动锻炼的进展,反向地阻挡训练以加强和恢复伸指装置的功能。

要点与失误防范

手术适应证	• 确定患者是否需要手术治疗。 • 手术治疗可以明确改善患者情况。
术前评估	• 切记需要"个体化"治疗，对于不同患者需要定制不同的治疗方案。
术前设计	• 需要了解畸形位置、方位，术前合理设计截骨平面的位置、方向以及范围。
手术方式	• 注意术中要合理保护周围软组织，术中需要保护好伸肌腱；用摆锯截骨时，注意保护周围软组织，同时记得在截骨时同时用大量生理盐水冲洗，避免骺端出现烧伤。 • 本手术对钢板及螺钉、拉力钉的位置具有较高要求。拉力钉方向偏移1 mm，都能够导致多达10°的旋转畸形。
内植物的选择	• 坚强的固定可以保证患者早期康复。 • 与传统掌指骨骨折相比，建议选择更大尺寸的内植物，当然术中需要充分暴露创面。 • 新一代的LCP钢板及螺钉在固定干骺端时可以起到更好的疗效。
术后	• 建议早期行康复治疗。

- 如愈合顺利，可用静力性或动力性夹板来防治关节挛缩。
- 在X线片显示完全性骨性愈合之前，就可鼓励进行患手的功能锻炼。

预后

- 令人鼓舞的结果已见报道。一项最大系列报道包括59例截骨矫形术，Büchler等[4]报道如下：
  ○ 100%的骨愈合率。
  ○ 76%病例获得满意的畸形矫正。
  ○ 89%的患者获得有效的活动范围。
  ○ 骨矫形的患者96%获得优良的功能，骨和软组织矫形的患者64%获得优良的功能。

并发症

- 矫正不完全或不充分（占患者的24%）。
- 医源性软组织损伤（占患者的4%）。
- 残留的关节僵硬。

（洪成旻 译，贾亚超 审校）

参考文献

[1] Büchler U, Gupta A, Ruf S. Corrective osteotomy for posttraumatic malunion of the phalanges in the hand. J Hand Surg Br 1996; 21:33-42.

[2] Freeland AE, Jabaley ME, Hughes JL. Fracture repair: metacarpals and carpals. In: Freeland A, Jabaley M, Hughes J, eds. Stable Fixation of the Hand and Wrist. New York: Springer-Verlag, 1986:35-71.

[3] Jawa A, Zucchini M, Lauri G, et al. Modified step-cut osteotomy for metacarpal and phalangeal rotational deformity. J Hand Surg Am 2009;34(2):335-340.

[4] Light TR. Salvage of intraarticular malunions of the hand and wrist. The role of realignment osteotomy. Clin Orthop Relat Res1987;(214):130-135.

[5] Manktelow RT, Mahoney JL. Step osteotomy: a precise rotation osteotomy to correct scissoring deformities of the fingers. Plast Reconstr Surg 1981;68:571-576.

[6] Opgrande JD, Westphal SA. Fractures of the hand. Orthop Clin North Am 1983;14:779-792.

[7] Pichora DR, Meyer R, Masear VR. Rotational step-cut osteotomy for treatment of metacarpal and phalangeal malunion. J Hand Surg Am1991;16(3):551-555.

[8] Ring D. Malunion and nonunion of the metacarpals and phalanges. J Bone Joint Surg Am 2005;87(6):1380-1388.

[9] Rosenwasser MP, Quitkin HM. Malunion and other posttraumatic complications in the hand. In: Berger R, Weiss A, eds. Hand Surgery. Philadelphia: Lippincott Williams & Wilkins, 2003:207-230.

[10] Strauch RJ, Rosenwasser MP, Lunt JG. Metacarpal shaft fractures: the effect of shortening on the extensor tendon mechanism. J Hand Surg Am 1998;23:519-523.

[11] Teoh LC, Yong FC, Chong KC. Condylar advancement osteotomy for correcting condylar malunion of the finger. J Hand Surg Br 2002;27:31-35.

[12] Thurston AJ. Pivot osteotomy for the correction of malunion of metacarpal neck fractures. J Hand Surg Br 1992;17:580-582.

[13] Vahey JW, Wegner DA, Hastings H. Effect of proximal phalangeal fracture deformity on extensor tendon function. J Hand Surg Am 1998;23:673-681.

第58章 肘关节外侧副韧带重建
Lateral Collateral Ligament Reconstruction of the Elbow

Vikram Sathyendra and Anand M. Murthi

定义

- 外侧副韧带（LCL）损伤最常见于以关节脱位为主的严重肘关节创伤。
- LCL力量减弱也可发生于各种实施于肘外侧的手术之后,肘外侧反复多次注射可的松也可导致其力量减弱[9]。近有报道发现肱骨髁上骨折残余内翻畸形也致LCL受损减弱[6]。
- 有研究报道肱骨髁上骨折畸形愈合导致肘内翻的患者会出现外侧副韧带减弱[12]。
- 严重的LCL复合体损伤可导致后外侧旋转不稳定（PLRI）。

解剖

- LCL由4部分组成：外侧尺副韧带（LUCL），也称桡尺肱韧带（RUHL）；桡侧副韧带（RCL）；环状韧带；辅助侧副韧带（图1）。
- 韧带起自肱骨外上髁宽大的纤维束,位于伸肌肌群的深层,且与伸肌腱不连续。
- RUHL是对抗PLRI最主要的韧带结构,远端止于尺骨旋后肌嵴[11]。
- 旋后肌结节位于近侧桡尺关节近端边界远端约15 mm[1]。
- 桡侧副韧带更加靠前,主要对抗内翻应力。
- 环状韧带包绕桡骨头/颈,稳定近侧桡尺关节。
- 关节囊主要充当静态稳定装置,特别是前臂伸直时的关节前部。
- 肘肌及伸肌群则充当动态稳定装置。
- 通常来说,前臂旋后时,骨间背侧神经距离桡骨中心（33.4±5.7）mm,前臂旋前时增加至（52.0±7.8）mm,从而增加了显露肘关节外侧的安全区[7]。

发病机制

- 多个研究显示LCL损伤可导致PLRI,可由最初的肘关节不稳逐渐发展导致关节脱位。
- RUHL单独损伤能否导致PLRI,还是需要进一步损伤LCL复合体才会产生PLRI,这方面仍存在争议[10]。
- 当前臂旋后轻度屈肘,外翻应力作用在减弱的LCL时,可产生肱尺关节旋转,压迫肱桡关节,最终可导致桡骨头向后半脱位或脱位。

自然病程

- PLRI并不是一种新的状况,只是最近才被描述和研究。
- 这种状况的发病率和自然发展史目前仍不清楚。

病史和体格检查

- 患者常自述有外伤史,但可能有些存在肱骨外上髁炎复发手术。

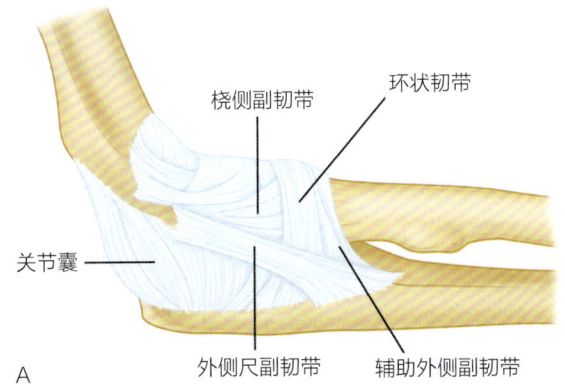 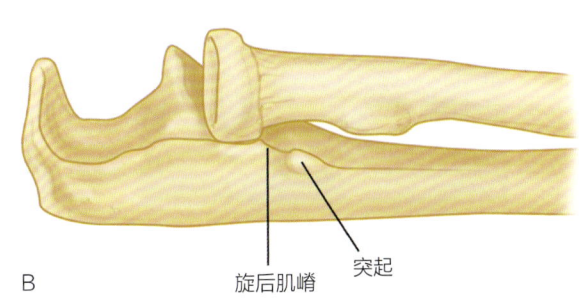

图1 A．外侧副韧带复合体由4部分组成：外侧尺副韧带（LUCL），也称桡尺肱韧带（RUHL）；桡侧副韧带（RCL）；环状韧带；辅助侧副韧带。B．外侧副韧带附着的骨性结构。

- 老年患者可以表现无确切的关节脱位,而75%年龄<20岁的患者会自述有脱位[10]。
- 患者会自述关节旋后和伸直时有机械性症状,如弹响、弹出和滑移感,但很少有再次脱位发生。这些症状会影响一些日常活动,如撑手从椅子上站起或做俯卧撑。
- 体格检查较为可靠,激惹性检查描述如下。在麻醉和透视辅助下实施这些检查往往是必要的。
  - 检查水肿情况:急性损伤往往存在组织水肿,而在陈旧性损伤则不明显。
  - 活动度的检查:肘关节交锁提示可能有游离体存在;关节僵硬提示内在关节囊有挛缩。
  - 旋后外侧轴移试验:当肘关节轻度屈曲,桡骨头能够按压至脱位或半脱位,肘关节屈曲过40°时,桡骨头可重新复位,并常伴有弹响[11]。患者清醒时常难以完成检查,这是由于恐惧感而阻止检查的进行。
  - 旋前轴移试验:桡骨头或肱尺关节半脱位即为阳性,如同旋后外侧轴移试验。检查需在麻醉下进行。
  - 俯卧撑试验:旋后而不旋前时可引发患者的恐惧感即为阳性,不能完成俯卧撑也为阳性。
  - 足置椅上俯卧撑试验:引发疼痛即为阳性。
  - 推桌复位试验:当肘关节屈曲40°引发疼痛或恐惧感即为阳性。
  - 肘关节抽屉试验:肱尺关节半脱位即为阳性。
- 全面的肘关节查体以排除其他损伤。
  - 前臂旋前屈曲30°时外翻不稳提示内侧副韧带(MCL)损伤。
  - 肱骨外上髁炎或桡管综合征表现为伸肌近侧部压痛或伸腕阻抗(Thompson试验)和伸指阻抗疼痛。
  - 游离体表现为捻发音或肘关节活动时交锁。

影像学和其他诊断性检查

- 标准的前后位和侧位X线片常显示正常结构,也可显示外上髁小的撕脱骨折和肱桡关节的磨损。
- 应力位正位和侧位X线片可显示肱尺关节间隙变宽和桡骨头向后半脱位(图2A)。
- 磁共振影像可揭示LCL复合体损伤,使用关节内增强MR下可以更清楚地看到损伤。近侧伸肌腱也需要关注(图2B)。慢性后外侧旋转不稳可能会导致后外侧软骨损伤,最终导致Osborne-Cotterill病变(图2C、D)[8]。

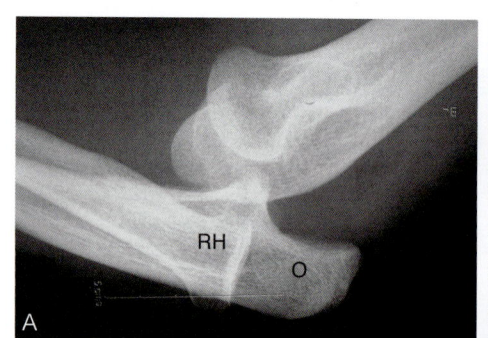
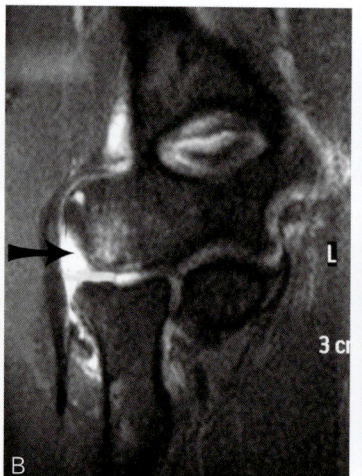
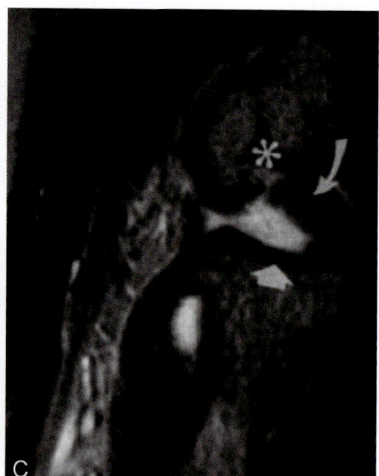
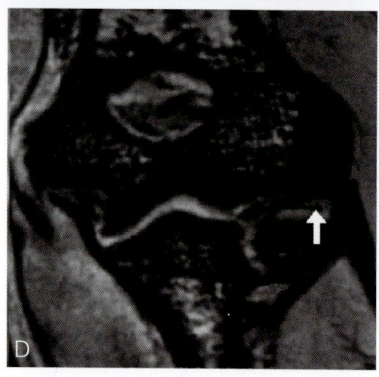

图2 A. 外侧应力位X线片显示肱尺关节和桡骨头(RH)旋转不稳(O为尺骨鹰嘴)。B. MRI冠状斜面(已对比增强),可以观察到LCL断裂(箭头)。C. 矢状位MRI下显示Osborne-Cotterill病变(星号和白色箭头)。D. 冠状位MRI下显示Osborne-Cotterill病变(白色箭头)。

- 也可应用诊断性关节镜检查,虽然笔者并不作为常规。
  - Drive-through征的发生:关节镜很容易通过后外侧肱尺关节外侧。
  - 轴移试验也可在关节镜下完成,可以观察到桡骨头向后半脱位。

鉴别诊断

- 肱骨外上髁炎。
- 前臂伸肌腱断裂。
- 侧副韧带松弛。
- 肘关节骨折脱位。
- MCL损伤。
- 桡骨头脱位。

非手术治疗

- 若早期就诊断出损伤LCL损伤,铰链式支具固定4~6周可防止慢性不稳的发生[5]。
- 也可使用可移除的合成胶袖套作为固定。
- 可进行肘关节伸肌力量训练的尝试。

手术治疗

适应证

- 尽管已采用保守治疗,但仍出现复发性PLRI。

术前计划

- 需获取所有影像学检查资料,并征得同意。
- 应在麻醉下完成肘关节查体,特别是轴移试验。
- 如果诊断仍存在疑问,轴移试验应该在透视下进行。

体位

- 患者仰卧于手术床上。
- 上臂安置于手术桌上或跨越胸前,备消毒止血带,铺巾时上臂需显露(图3)。
- 在做手术切口时,前臂应尽量旋前以避免损伤骨间后神经。

入路

- 主要是肘肌和尺侧腕伸肌间隙的Kocher入路进入。可通过外侧入路或后侧入路进入该间隙。
- 小心剥离并拨开肘肌,便可以暴露LCL。
  - 如果需要同时修补内侧韧带或骨性损伤而需显露内侧时,可考虑后侧入路。

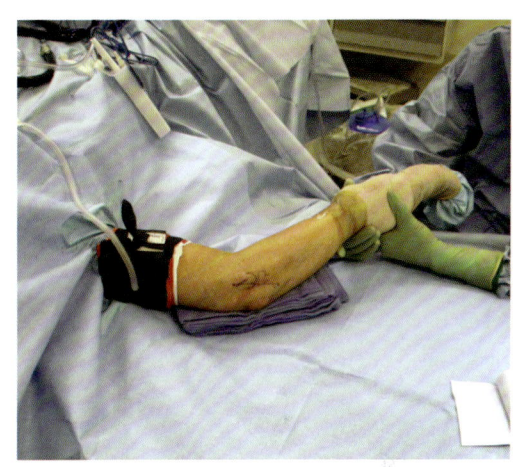

图3 患者仰卧位,前臂置于手术桌上,上臂安放消毒止血带,铺巾后上肢完全显露。完成入路时前臂应旋前以避免骨间后神经受损。

8字形Yoke手术技术

手术入路

- 做一个不足10 cm的Kocher入路。
  - 打开肘肌和尺侧腕伸肌间隙,确认LCL复合体残余物,其沿尺骨旋后肌嵴至肱骨外上髁。
- 暴露外上髁及髁上近侧2 cm的范围。

骨隧道

- 钻孔做移植肌腱的尺骨骨隧道。
  - 一个钻孔位于旋后肌嵴的结节附近(旋后内翻后可按压到此点),另一钻孔向近侧移1.25 cm,靠近环状韧带止点(技术图1A)。
- 在两钻孔间穿过一缝线,一头打结在线上。持线的另一头至外上髁处,反复活动肘关节以确定韧带等点。
  - 韧带等长点正确时缝线不会随屈伸活动而移动。
  - 等长点往往比预想的偏前下方(技术图1B、C)。
- 做一Y形肱骨外上髁骨隧道,韧带出口即为等长点。
  - 等长点隧道需扩宽以接受三股的移植肌腱同时通过。通常取掌长肌腱,也可使用股薄肌腱或异体韧带。移植肌腱长度达16 cm就已足够。

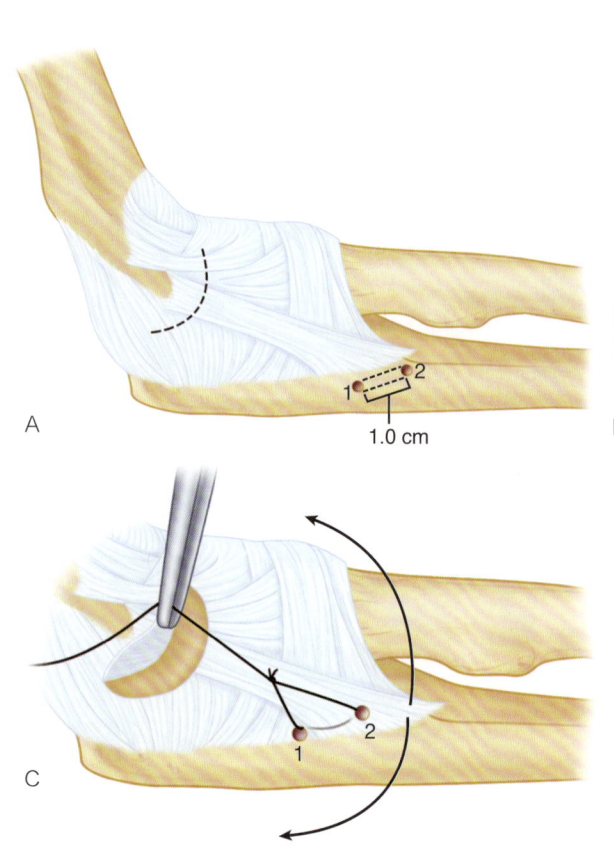
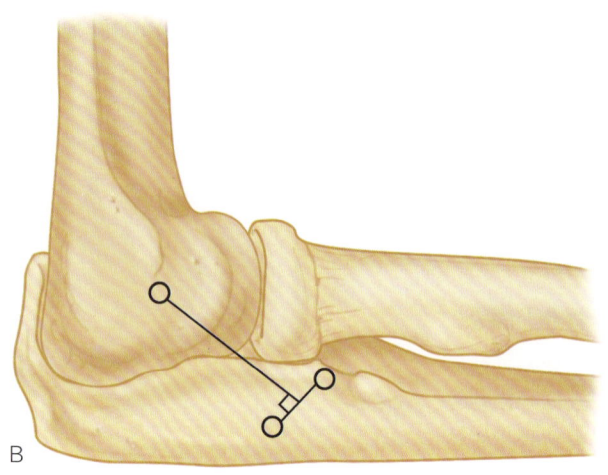

技术图1　A. 尺骨上钻2个孔作为移植肌腱的附着点。1个钻孔位于旋后肌嵴的结节附近（旋后内翻后可按压到此点），另1个钻孔向近侧移1.25 cm，靠近环状韧带止点。1，近侧孔靠近环状韧带附着点；2，旋后肌嵴的结节。B. 尺骨钻孔的方向应与ULCL走向相互垂直。C. 然后用止血器抵住外侧上髁，肘关节在屈伸范围内变化，以确定其等长点。缝线不会随屈伸活动而移动。

移植肌腱的贯穿和张力控制以及创口关闭
- 移植肌腱穿过尺骨隧道，短的一端预留足够长度使其拉向近侧时刚好到等长点的位置。
  - 短的一端编织缝合在长的一端的移植肌腱上（Yoke缝合法）。
  - 长的一端穿过等长点自近侧的肱骨隧道拉出（技术图2A）。
- 长的一端绕过外上髁骨嵴，通过肱骨远端的骨隧道再次从等长点拉出至尺骨隧道。
  - 移植肌腱在屈肘40°完全旋前并保持轴向张力时拉紧。
  - 若移植肌腱长度不足以回拉至尺骨隧道，则可缝合在肌腱上（技术图2B）。
- 可采用2号Fiberwire缝线（Arthrex, Inc., Naples, FL）由远侧向近侧按8字形编织缝合，这样移植肌腱相互缝合，以加强重建的韧带。
- 如需要可重叠缝合前后关节囊。
- 伸肌腱起点修复于外上髁，尺侧腕伸肌的腱膜重新与肘肌缝合。

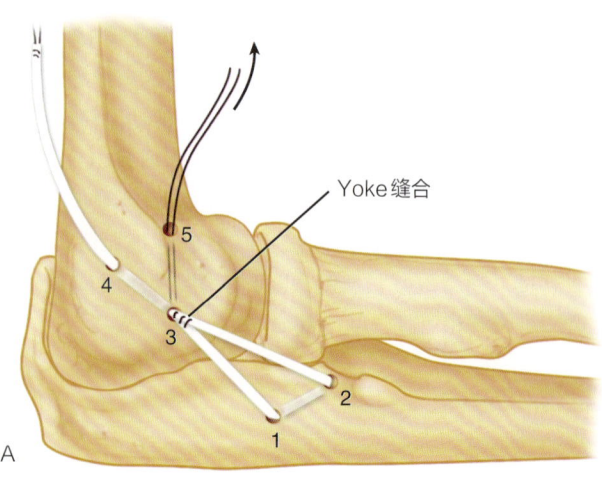

技术图2　A. 基于等长点出口在肱骨远端做一Y形骨隧道(3)。扩宽隧道致可接纳三股肌腱。移植肌腱穿过尺骨隧道(1→2)，此时保证两端肌腱等长。然后将末端缝合到移植物的长端（轭缝）。长段通过等长点，从肱骨上隧道(3→4)流出。

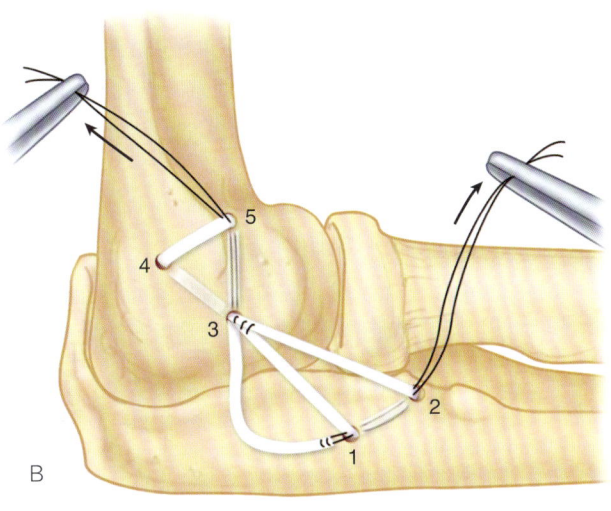

技术图2（续） B. 长的一端穿过远端骨隧道后再次等长点拉出（5→3）至尺骨隧道（3→1→2）。移植肌腱在屈肘40°。完全旋前并保持轴向张力时拉紧，若移植肌腱长度不足以回拉至尺骨隧道，则可缝合在肌腱上。

劈开肘肌筋膜移植

- 笔者设计了一种可重复的ECE重建技术，并且已证实具有生物力学强度和可重复性。
- 该项技术的优点是可选取术区的移植物和最少的骨隧道制作[3,4]。

手术入路

- 6～8 cm的Kocher入路，暴露尺侧腕伸肌与肘肌间隙（技术图3A、B）。
- 游离扩开该间隙，注意保护残存的LCL复合体。
  - 游离显露环状韧带、外上髁及肱骨髁上2 cm的骨嵴（技术图3C）。

移植物的准备

- 肘肌及肱三头肌远端筋膜作为一整体进行游离。选取1 cm宽、8 cm长筋膜带从肌组织剥离，尺骨附着点不做处理（技术图4A、B）。

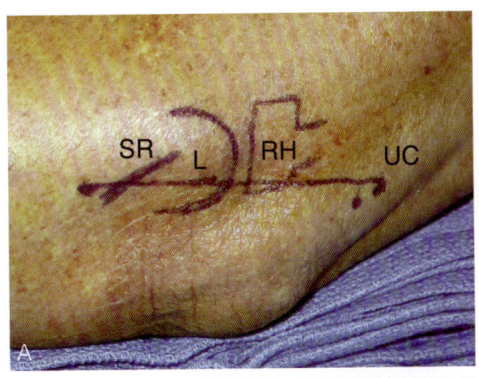
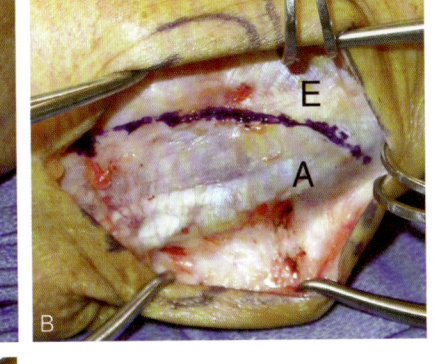
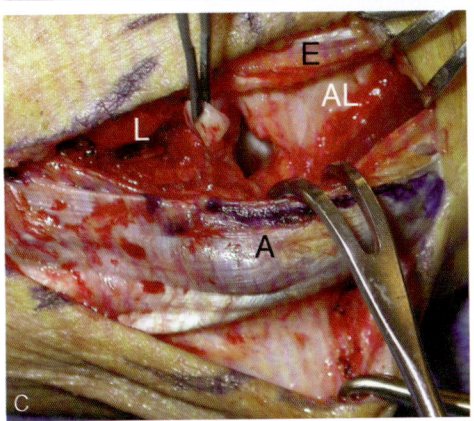

技术图3 A. 6～8 cm的Kocher入路。SR：肱骨髁上骨嵴；L：外上髁；RH：桡骨头；UC：尺骨嵴。B. 暴露尺侧腕伸肌（E）与肘肌（A）间隙。C. 分离扩开该间隙，注意保护残存的LCL复合体（被血管钳钳夹的组织）。游离显露环状韧带（AL）、外上髁（L）及肱骨髁上2 cm的骨嵴。

- 游离的筋膜带沿纵轴等宽地分为两束(技术图4C)。
- 前束穿越环状韧带远侧切口,后束从肘肌下穿越(技术图4D)。
- 等长点可通过在外上髁上处牵拉两束筋膜并活动肘关节来确定(技术图4E)。
- 两束筋膜的最终长度通过其各自需要走行的路径确定。适当修整筋膜束,避免落位肱骨隧道之前就过早修剪纤细。
- 使用0号Fiberwire缝线Krachow缝合法编织两束。

骨隧道的准备

- 使用5 mm的钻头在肱骨等长点上做一1.5 cm的隧道,1 mm的小钻头于隧道前后分别做一骨孔。两孔相距1.5 cm。自两个骨孔从近侧穿过套线,分别从骨隧道拉出(技术图5)。

移植物的通道、张力和切口关闭

- 前束的缝线通过导线从肱骨远端前侧的骨孔拉出,后束缝线经环状韧带的浅层自肱骨远端后侧的骨孔拉出。

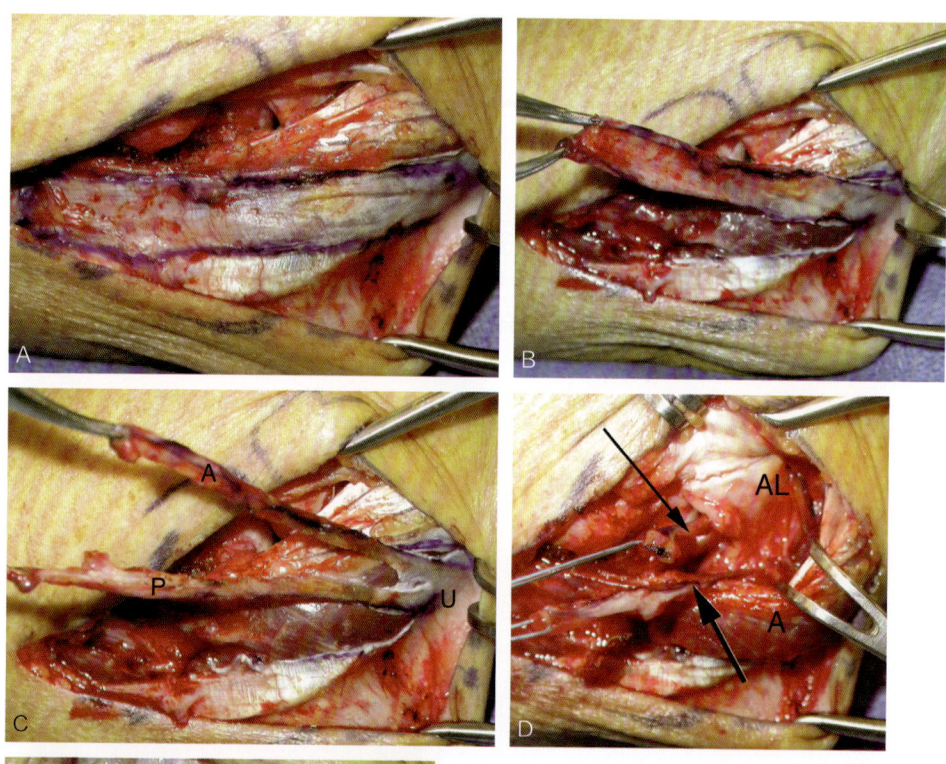

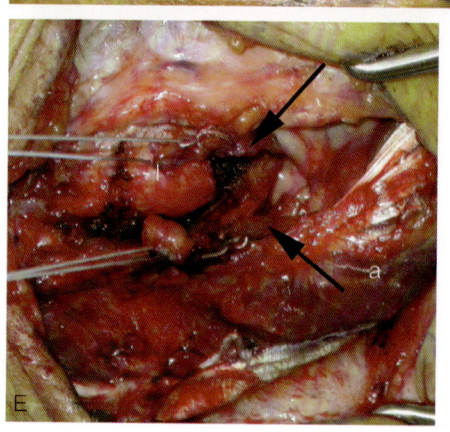

技术图4 A. 肘肌及肱三头肌远端筋膜作为一整体游离。B. 1 cm宽、8 cm长筋膜从肌组织剥离,尺骨附着点不做处理。C. 游离的筋膜带沿纵轴等宽地分为两束。A:前束;P:后束;U:尺骨附着点。D. 前束(细箭头)穿越环状韧带(AL)远侧切口,后束(粗箭头)从肘肌(a)下穿越。E. 等长点通过在外上髁(I)处牵拉两束并活动肘关节来确定。活动肘关节时两束均最小地丢失张力则为最佳等长点。箭头所示为前后劈开的筋膜束。

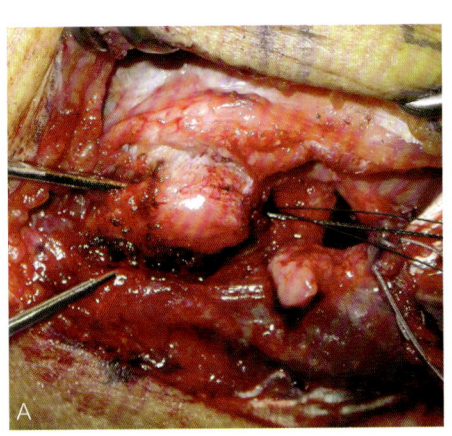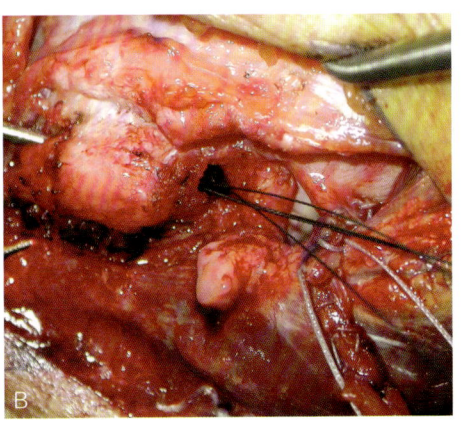

技术图5　A. 缝线的套线通过肱骨骨孔自肱骨骨隧道远端拉出。B. 缝线套线正穿出骨隧道。

- 两筋膜束的近侧端落位于肱骨骨隧道，在肘关节屈曲40°、前臂完全旋前施以外翻应力的情况下，拉紧筋膜束。
- 拉出的缝线在肱骨髁上的骨嵴上相互打结（技术图6A）。

- 将移植的肌腱与损伤的LCL一起缝合，达到加强的目的。
- 伸肌腱重新修补于外上髁，尺侧腕伸肌和肘肌间隙用可吸收线缝合。
- 皮肤切口通过皮内缝合关闭（技术图6B）。

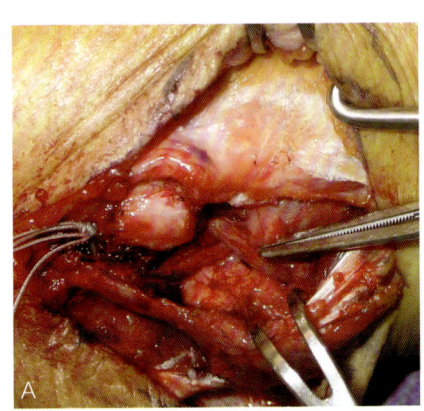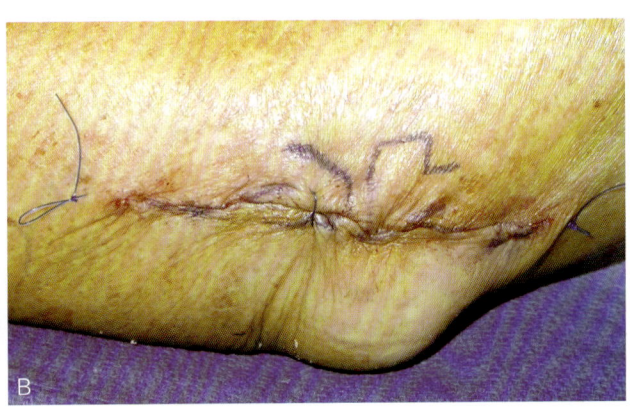

技术图6　A. 筋膜束的近侧端落位于肱骨骨隧道，在肘关节屈曲40°、前臂完全旋前施以外翻应力的情况下拉紧筋膜束。拉出的缝线在肱骨髁上的骨嵴上相互打结（在后束位置加紧打结）。B. 皮肤切口通过皮内缝合关闭。

移植物对接技术

- 如前文描述，应用Kocher入路完成移植物的落位。
- 尺骨钻孔的准备在"8字形Yoke手术技术"部分已做了描述。
- 使用5 mm的钻头在肱骨等长点上做一1.5 cm的隧道，1 mm的小钻头于隧道前后分别做一骨孔。两孔相距1.5 cm。自2个骨孔从近侧穿过套线，分别从骨隧道拉出（技术图5）。
- 移植物通过尺骨隧道后，在肘关节复位位置，屈肘40°、完全旋前施以轴向张力情况下，通过持两束近侧端于落位的骨隧道来估计两股移植物的最终长度。
- 适当修整筋膜束，避免落位肱骨隧道之前过早修剪。
  - 两束使用0号Fiberwire缝线Krachow缝合法编织1 cm。
- 前束的缝线通过导线从肱骨远端前侧的骨孔拉出，后束缝线经环状韧带的浅层自肱骨远端后侧的骨孔拉出。
- 两筋膜束的近侧端落位于肱骨骨隧道，在肘关节屈曲40°、前臂完全旋前施以外翻应力的情况下，拉紧筋束。
- 拉出的缝线在肱骨髁上的骨嵴上相互打结。
- 缝合切口。

直接修补

- 如前文探讨，应用 Kocher 入路完成直接修补。
- 如 LCL 复合体完整但自尺骨或肱骨附着点撕脱（或双侧均撕脱），可以应用锚钉或骨隧道技术直接修复于解剖位置。最常见于急性创伤。
- 使用 2 号 Fiberwire 缝线锁边缝合撕脱的 LCL 复合体，通过前后的钻孔修补回外上髁（技术图 7）。
- 仔细修补伸肌腱起点及肘肌和尺侧腕伸肌间隙。

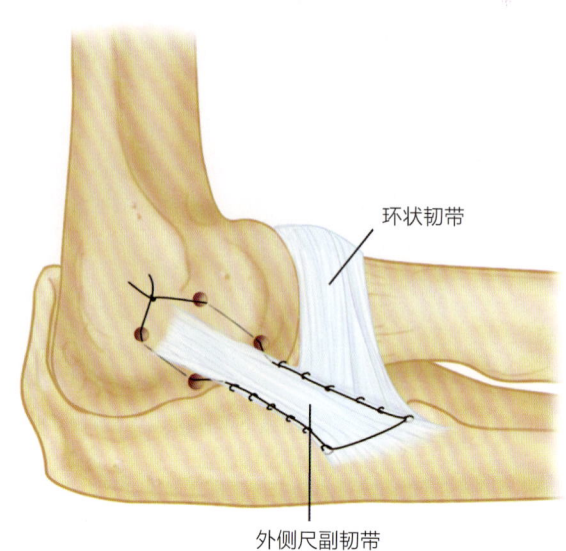

技术图 7 外侧尺副韧带（LUCL）修补。锁边缝合撕脱的 LUCL。自其环状韧带附着处做游离。通过外上髁钻孔完成修复。

要点与失误防范

适应证	• 医源性损伤（如"网球肘"手术治疗）非常普遍。 • 仔细询问病史和查体以排除是否存在其他病理损伤。 • 有多次肘关节外侧可的松注射史。
劈开肘肌筋膜技术：暴露	• 分离 Kocher 间隙；可见间隙上的脂肪条带。 • 肘肌筋膜纤维斜向尺侧腕伸肌。 • 确认 LCL 断裂。 • 游离环状韧带；保护骨间后神经。
肘肌筋膜条带的准备	• 注意获取足够长的筋膜条带（近侧需过肱骨远端骨隧道）。 • 注意勿从尺骨附着处游离。 • 游离显露 LCL 复合体起始的等长点。 • 获取的筋膜与原有的 LUCL 走行一致。
8 字形 Yoke 技术	• 仔细暴露外上髁的等长点，通常偏前下位；向下放置存在误差。 • 做尺骨骨隧道与 LUCL 走向相垂直。 • 骨隧道口削成斜面，以免与移植物撞击或断裂。
骨隧道的准备	• 骨孔间保持足够宽的骨桥。 • 骨隧道口光滑，可以避免移植物的激惹。
移植物最后拉紧时肘关节的位置	• 肘关节 40° 屈曲。 • 前臂完全旋前。 • 施以轴向外翻应力。

术后处理

- 第 1 阶段（0～3 周）。
  - 后托或支具固定肘关节于屈曲 40°。
  - 腕关节和手部忍受范围内等长活动。
  - 肩关节主、被动活动。
- 第 2 阶段（3～6 周）。
  - 铰链式肘关节支具或 Orthoplast 支具固定，医生设定限制性活动范围。
  - 屈肌和旋前圆肌开始等长活动。
  - 腕关节和手部开始力量练习。
  - 肩关节活动同前。
  - 辅助主动活动范围：屈曲 20°～120°，前臂始终处于完全旋前位。
- 第 3 阶段（6～12 周）。
  - 间断性制动。

- 完全活动范围内被动和辅助主动活动,包括旋后。
- 开始非限制性屈肌、旋前圆肌和伸肌的力量练习。
- 第4阶段(3~6个月)。
  - 避免肘关节在极度屈伸位时受内翻应力或冲击性活动。
  - 肩关节开始做轻度阻抗力量练习(重点放在肩袖)。
  - 开始全身性练习。
  - 肘关节活动做最终的拉伸。
  - 在能承受范围内进行肘关节阻抗练习。

预后

- Nestor 等[5]报道使用8字形重建技术治疗获得良好的功能结果,并且结果具有可重复性。
- 笔者早期治疗22例采用肘肌筋膜重建的患者,平均随访2年,所有肘关节恢复关节稳定且没有丢失关节活动度。

并发症

- 肘关节不稳定复发率约8%[2]。
- 肘关节僵硬。
- 感染。
- 供区并发症(如果应用移植物进行重建)。
- 肱骨骨隧道处应力性骨折。
- 尺骨骨隧道处应力性骨折。
- 骨桥形成。

(洪成旻 译,贾亚超 审校)

参考文献

[1] Anakwenze OA, Khanna K, Levine WN, et al. Characterization of the supinator tubercle for lateral ulnar collateral ligament reconstruction. Orthop J Sports Med 2014;2(4).

[2] Anakwenze OA, Kwon D, O'Donnell E, et al. Surgical treatment of posterolateral rotatory instability of the elbow. Arthroscopy 2014;30(7):866-871.

[3] Chebli CA, Murthi AM. Lateral collateral ligament complex: anatomic and biomechanical testing. Presented at the 73rd Annual Meeting and Scientific Program of the American Academy of Orthopaedic Surgeons, Chicago, March 2006.

[4] Chebli CM, Murthi AM. Split anconeus fascia transfer for reconstruction of the elbow lateral collateral ligament complex: anatomic and biomechanical testing. Presented at the 22nd Open Meeting of the American Shoulder and Elbow Surgeons, Chicago, March 2006.

[5] Cohen MS, Hastings H II. Acute elbow dislocation: evaluation and management. J Am Acad Orthop Surg 1998;6:15-23.

[6] Coombes BK, Bisset L, Brooks P, et al. Effect of corticosteroid injection, physiotherapy, or both on clinical outcomes in patients with unilateral lateral epicondylalgia: a randomized controlled trial. JAMA 2013;309(5):461-469.

[7] Diliberti T, Botte MJ, Abrams RA. Anatomical considerations regarding the posterior interosseous nerve during posterolateral approaches to theproximal part of the radius. J Bone Joint Surg 2000;82(6):809-813.

[8] Jeon IH, Micic ID, Yamamoto N, et al. Osborne-cotterill lesion: an osseous defect of the capitellum associated with instability of the elbow.AJR Am Roentgenol 2008;191(3):727-729.

[9] Kalainov DM, Cohen MS. Posterolateral rotatory instability of the elbow in association with lateral epicondylitis: a report of three cases.J Bone Joint Surg Am 2005;87(5):1120-1125.

[10] Nestor BJ, O'Driscoll SW, Morrey BF. Ligamentous reconstruction for posterolateral rotatory instability of the elbow. J Bone Joint Surg Am 1992;74(8):1235-1241.

[11] O'Driscoll SW, Bell DF, Morrey BF. Posterolateral rotatory instability of the elbow. J Bone Joint Surg Am 1991;73(3):440-446.

[12] O'Driscoll SW, Spinner RJ, McKee MD, et al. Tardy posterolateral rotatory instability of the elbow due to cubitus varus. J Bone Joint Surg Am 2001;83-A(9):1358-1369.

第59章 肘关节尺侧副韧带重建
Ulnar Collateral Ligament Reconstruction of the Elbow

Sameer Nagda and Michael Ciccotti

定义

- 尺侧副韧带（UCL）是肘内侧的主要稳定结构之一。尺侧副韧带的损伤较多发生于投掷运动员，尺侧副韧带的损伤往往会造成严重疼痛及功能丧失。当重建尺侧副韧带时，通常为重建前束。

解剖学

- 尺侧副韧带源于肱骨内上髁，至尺骨结节。
- 由前束、后束、斜束三部分组成（图1）。
- 前束主要负责对抗外翻应力，是屈肘20°～120°时主要的稳定结构，前束的后部及前部共同作用，在屈肘末期，同样也会发挥作用。

发病机制

- 主要发病机制为肘关节外翻应力的过度施加。上肢伏地伸直情况下摔伤可能会造成这种损伤。但这种损伤更常见于外翻应力过度的运动选手。
- 最主要有棒球选手、标枪选手、排球选手等，往往足球、摔跤及网球选手中也有类似损伤。

发病机制

- 尺侧副韧带的损伤可为急性创伤性损伤，或者慢性长期暴露中持续进展。
- 对于不存在长期慢性韧带损伤可能的患者，若无严重的关节不稳，通过非手术治疗也能获得很好的疗效。
- 对于长期施加外翻应力的患者（运动员等），功能有较大要求者，通常需要手术治疗后才能进行康复训练。

病史和体格检查

- 通常患者会出现反复肘内侧疼痛等症状。可能同时出现周围神经表现，如果同时累及尺神经，则可能出现相应症状。
- 患者在发病前通常会有相关事件及因素，这种事件往往会是对肘关节外翻应力的过度施加。例如掷球或者标枪等。这些症状可能是数日或数周的周期性改变。严重时会有肘内侧长期不适、关节僵硬，涉及肘关节外翻应力时症状加重。
- 单纯性尺侧副韧带损伤往往不会出现关节不稳。除非同时伴有旋前圆肌及屈肌损伤，或伴有尺神经损伤，患者通常不会感到其他不适。
- 除了以上临床症状及病史，通过体格检查也可以进行诊断，主要体格检查方式有外翻应力试验及挤压测试。这些体格检查引起尺侧副韧带疼痛，通常可以诊断为尺侧副韧带损伤。

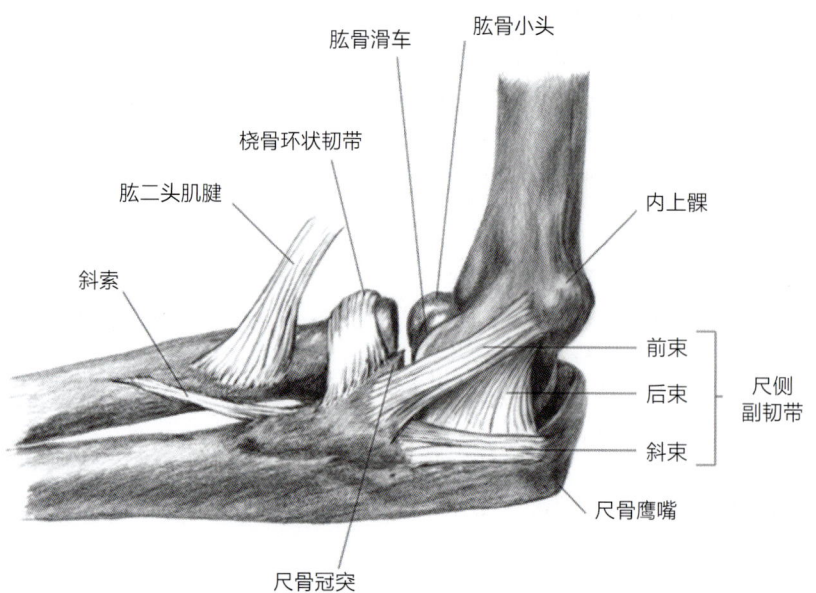

图1 肘关节解剖图（经允许引自 Leversedge FJ, Goldfarb CA, Boyer MI. Pocketbook Manual of Hand and Upper Extremity Anatomy: Primus Manus. Philadelphia: Lippincott Williams & Wilkins, 2010）。

- 挤压测试为：患肢肩关节维持外旋位，通过牵拉及挤压等方式刺激周内侧。
- 活动外翻应力试验与该方法类似，但应在屈肘30°～120°下进行，并将外翻应力直接施加至肘部。
- 直接外翻应力试验也可能出现疼痛等症状，但查体时，很难检测到关节内侧有无松弛感。该测试方式需要在屈肘30°～60°下进行。
- 直接触诊肘内侧出现疼痛等症状，往往是由于长期外翻应力过度施加等表现。
- 尺侧副韧带松弛也有可能出现上述查体阳性。触摸关节松弛区域可出现疼痛及关节痉挛等症状。

影像学和其他诊断性检查

- X线片初步诊断对于年轻患者意义较大。X线片中可检测出的有：韧带骨性撕脱，骨骺骨折，尺骨鹰嘴后内侧骨赘，或者桡骨头剥脱性骨软骨炎（OCD）等。通常来说，对于投掷运动员等，X线片上可经常观察到关节内骨赘形成。肘内侧应力下行X线片有助于判断有无关节严重不稳等情况。
- 磁共振（MRI）是关节及关节周围软组织损伤判断的最佳方式之一。
- MRI下出现"T征"（T-sign），可明确尺侧副韧带损伤（图2）。无法行MRI的情况下，肘关节CT可以用来判断尺侧副韧带损伤。
- 最近，超声检测作为对于MRI/MRA检测后的补充诊断，尤其是对于尺侧副韧带轻微损伤、MRI/MRA提示部分损伤、非手术治疗失败及重建术后再发者，超声检测可以起到良好的诊断作用[2]（图3）。

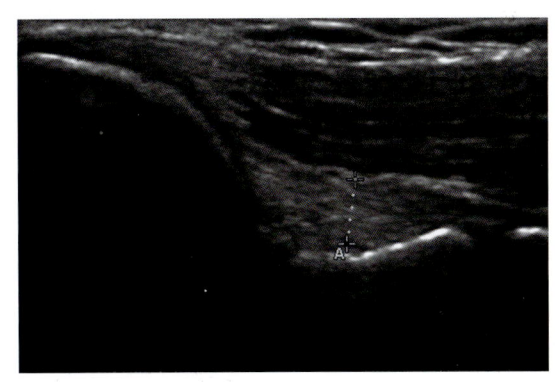

图3 超声下尺侧副韧带。

鉴别诊断

- 旋前肌损伤/肱骨内上髁炎。
- 肱骨内上髁骨折。
- 尺神经炎。
- 尺骨应力性骨折。

非手术治疗

- 非手术治疗包括静养、口服非甾体类药物以及康复治疗。康复治疗重点在于：对于每个患者（运动员）运动中涉及关节及关节施加应力的评估，即个体性治疗，并重点加强肩关节活动度。
- 对于不涉及过头掷球（overhead sports）动作的运动员，若症状不明显，可以选择不治疗或者铰链支具稳定关节。
- 对于涉及过头掷球的运动员，通常需要3～6周的静养，并在此期间对于核心肌群、四肢及肩关节进行康复训练。若康复下关节活动度（ROM）及握力等恢复至受伤前的程度，可进行下一步康复计划，该康复计划为：开始投球，逐步扩大掷球距离，最终达到180～200英尺的距离的远距离掷球。若无明显疼痛，开始用力掷球，最终恢复正常掷球。这种康复方式通常需要8～12周才能恢复运动。
- 非手术治疗对于特定患者具有良好预后。Dodson等[6]发现，对职业橄榄球选手，尤其是对于过头掷球要求较低的四分卫（quarterback），非手术治疗效果较好。
- Podesta及其同事[12]表示，对于尺侧副韧带轻微损伤患者，富血小板血浆（PRP）治疗较常规非手术治疗效果具有更好疗效。

手术治疗

- 对于保守治疗效果欠佳的运动员，都需要考虑手术治疗。
- 外科手术治疗方式主要是重建尺侧副韧带前束。目前最常用的方式是自体掌长肌移植。若无掌长肌，可选

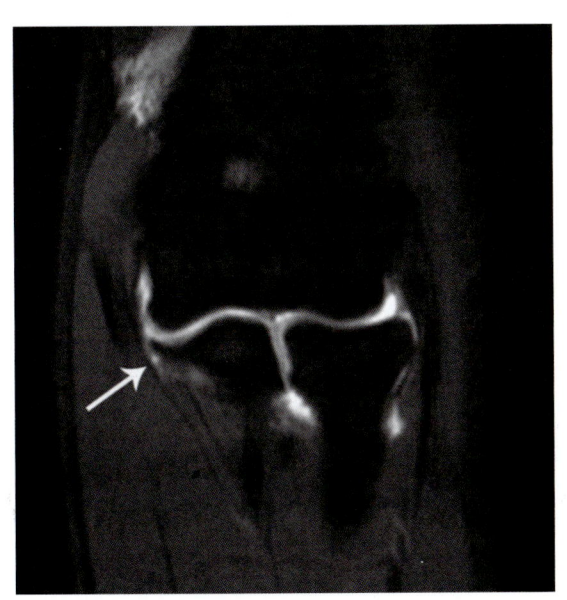

图2 MRI下肘关节"T征"表现（箭头）。

对侧腘绳肌、足底筋膜或跟腱内侧带自体移植。对于异体肌腱移植,目前也有报道称效果良好[14]。

术前计划

- 术前首先要评估掌长肌是否存在,否则需要采取其他手术方案。85%的人有掌长肌,有15%的患者先天性无掌长肌。
- 对于有尺神经症状的患者,需要同时评估是否行尺神经松解或尺神经前置术。尤其是对尺神经半脱位患者,应在尺侧副韧带重建的同时对尺神经进行手术处理。
- 若关节内同时存在其他病变(游离体等),可考虑在重建的同时进行关节镜下清理。
- 对于侧副韧带急性损伤患者,应在术前对肘关节活动度进行全面评估。

体位

- 术中患者保持仰卧位,患肢置于搁手台上。若需同时进行关节镜检查,则先按照相应体位进行摆放,待关节镜术后再转为仰卧位。
- 止血带可选择有菌或无菌止血带。
- 若手术方式采取足底筋膜或跟腱内侧带移植,则需要

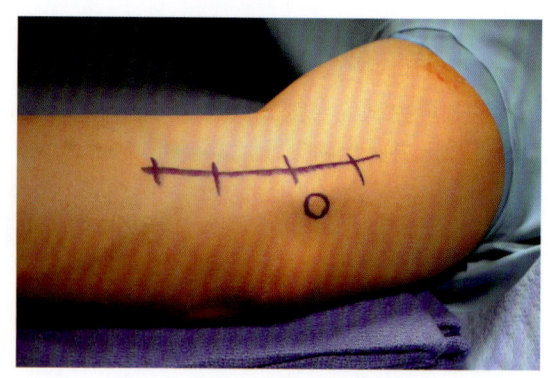

图4 肱骨内上髁为中心的切口。

对供区进行消毒,同时用有菌止血带。

入路

- 入路常规为标准内侧入路,切口位于肱骨内上髁上缘(图4)。最初手术方式由Jobe等[11]提出,手术经过包括旋前肌松解及尺神经前置术。
- 最近研究表明,在相应临床症状明显时,才需要进行旋前肌松解或尺神经前置术[15]。
- 肌腱重建方式包括:8字重建法及单纯对接技术。两种缝合方式,在生物力学评估上发现与正常韧带具有相似性及稳定性[3]。

8字重建法Jobe技术

- 在肱骨内上髁的中点处做手术切口(内侧入路)。
- 术中需要暴露及保护前臂内侧皮神经分支(技术图1A)。
- 逐步暴露内上髁、尺神经以及覆盖于其上的旋前肌,在内上髁的远端2~3 cm处可扪及高耸结节。
- 沿着旋前肌中后1/3处可见一间隙,由内上髁远端处一纤维结构,覆盖于结节上方(技术图1B)。
- 骨膜剥离器钝性分离韧带(技术图1C)。
- 确认尺侧副韧带前束远端支点位置(内上髁上缘及尺骨嵴处)后,按其纤维结构方向切开,暴露关节面。然后通过施加外翻应力,确认尺侧副韧带的稳定性及完整性(技术图1D)。
- 继续暴露内上髁后束及横束支点,为钻孔重建韧带做准备。
- 锐性分离尺骨嵴前部及后部(技术图1E),此时需要充分暴露尺骨嵴,为钻孔保留足够的空间,一般建议2处钻孔之间需要间隔8~10 mm,间隔过短容易在钻孔中出现骨折等并发症。
- 充分暴露尺侧副韧带支点,确认韧带损伤或松弛后,便进行下一步手术。
- 用3.5 mm钻头在肘管前方,距尺骨嵴5~7 mm处钻孔,钻孔时2处钻孔点需间隔10 mm。同时2处钻孔点在关节内汇合处应在尺骨嵴下缘(技术图1F)。术中注意骨折等并发症。
- 钻孔后,用刮匙清理孔内异物,保证通畅,孔内堵塞往往会导致移植物难以经过。
- 钻孔后穿入一丝线,这根丝线既可以用于移植物的传递,又可以用于确定肱骨内上髁处钻孔位置(技术图1G)。
- 用4.5 mm钻头在肱骨髁处钻孔,钻孔位置一般为肱骨内上髁前束支点处(技术图1H),钻孔时深度为10~15 mm,注意内上髁骨折,或钻孔过深伤及肘管。
- 然后在旋前肌间隙处进入,暴露肱骨内上髁上缘。用3.5 mm钻头钻孔,建立2处通道,汇合至上述4.5 mm隧道处(技术图1I)。

第59章 肘关节尺侧副韧带重建 569

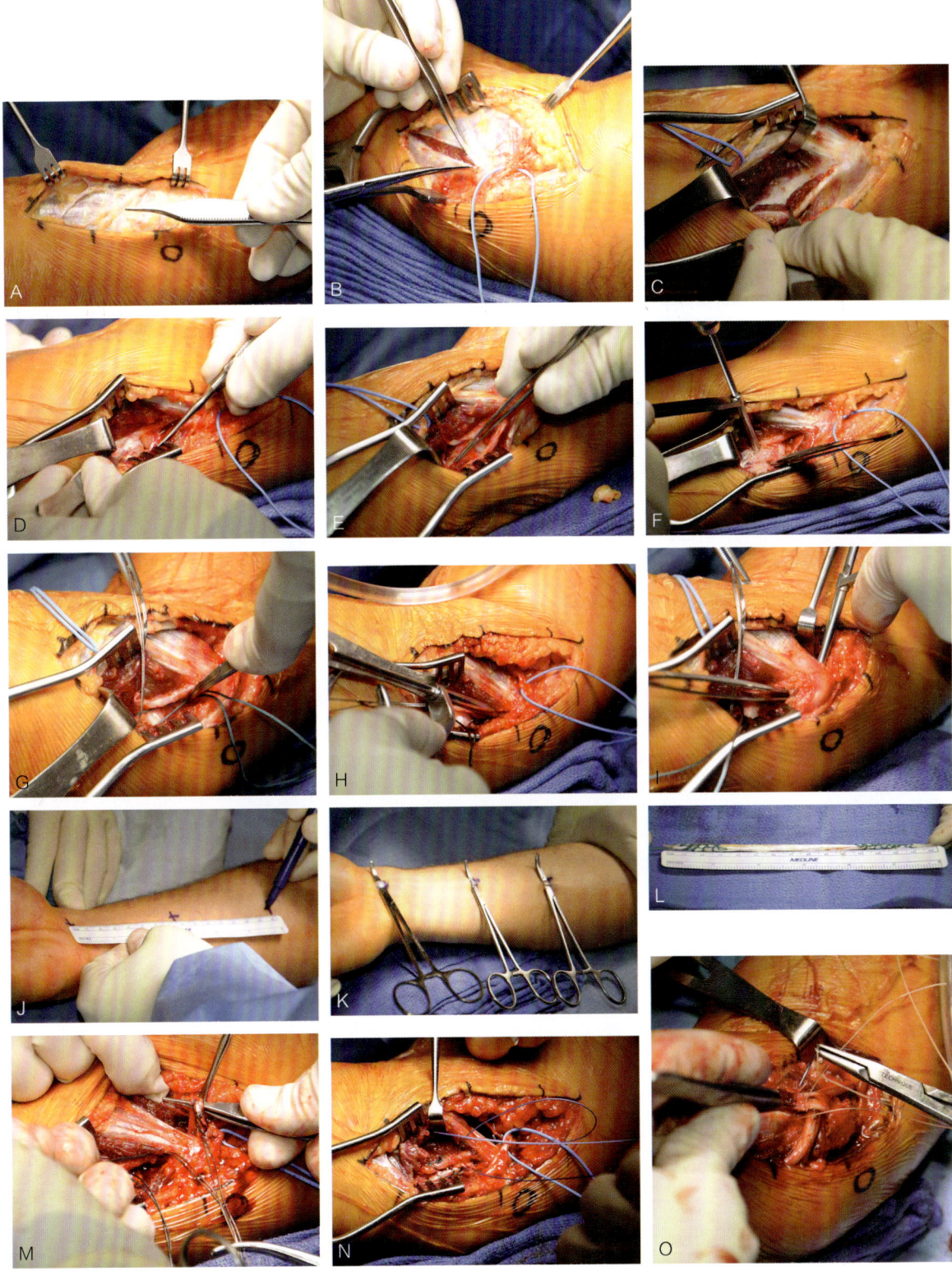

技术图1 A. 尺侧副韧带重建中Jobe技术及对接重建术。B. 肘内侧切口，暴露前臂内侧皮神经。C. 由旋前肌进入。D. 钝性分离并暴露尺侧副韧带。E. 暴露尺骨嵴。F. 尺骨嵴处钻孔，由钻头处进入，直至骨膜剥离器处。G. 尺骨钻孔处穿入缝线并标记。H. 肱骨内上髁处用4.5 mm钻头钻孔。I. 旋前肌间隙处暴露内上髁上缘。J. 评估掌长肌长度及位置。K. 取掌长肌作为移植物。L. 掌长肌游离后外观及长度。M. 掌长肌移植前固定。N. 掌长肌重建尺侧副韧带，与原本韧带一起缝合。O. 尺神经松解并前置，缝合于周围筋膜。

- 钻孔后用刮匙清理隧道，确认畅通后反向穿入Vicryl缝线，这样可以确保近、远端各有一环状支撑结构。
- 综合上述流程，目前应有3根Vicryl缝线穿于各个隧道中。
- 掌长肌远端体表位于腕关节掌侧约1 cm处，当体表扪及掌长肌远端后，分离并用止血钳牵拉远端，从而识别掌长肌的皮下位置。
- 中段切口位于距远端6~8 cm处，当切开并游离掌长肌后，重复上述步骤，止血钳牵拉掌长肌，从而确认掌长肌近端位置。近端切口一般间隔远端体表处约15 cm（技术图1J）。
- 确定并游离掌长肌后，切断远端，并通过3处切口依次拉出掌长肌，直到掌长肌完全游离并暴露于体外（技术图1K），整个掌长肌长度至少为15 cm。
- 当游离掌长肌后，再次确认近端处有无肌纤维残留，尽可能清理所有肌纤维结构。
- 用2号缝线标记掌长肌末端，以便穿入隧道。注意掌长肌末端不能太大，以免影响传递（技术图1L）。
- 通过逆行传递的方式将掌长肌依次穿入近端处4.5 mm隧道及3.5 mm隧道中，然后再次穿入其旁3.5 mm隧道中，最后再次通过4.5 mm隧道，从而形成8字形环状结构。
- 相同方式继续固定于远端，同样形成8字形结构（技术图1M）。
- 将肘关节固定于45°~60°屈肘位，拉动肌腱，保持一定张力。在此过程中手术一助应该在肘关节下保持内翻应力。
- 缝合供区切口后，缝合移植物。
- 缝合肌腱时应用不可吸收缝线进行缝合，缝合点可适当加减。
- 在缝合时，可以适当带入本身肌腱，从而加强肌腱稳定性（技术图1N）。
- 手术期间常规不暴露尺神经。如果需要同时进行转位前置术，则需要在术中游离出尺神经。
- 尺神经转位时，可选择常规前皮下转位，然后转至肱骨内上髁处，可吸收线带入周围组织后松松地固定于周围筋膜层（技术图1O）。
- 可吸收缝线缝合肌层后，皮下、皮层逐层缝合。
- 肘关节固定于90°屈肘位，前臂及腕关节维持中立位。

对接重建术

- 具体方式与上述8字重建方式类似，但移植方式及固定方式有所不同。
- 对接重建术在尺骨处操作方式与上述相同，但在近端处（肱骨内上髁），只建立一处隧道。这也可以作为常规治疗方式。
- 与上述方式相同，逆行钻孔，建立尺骨处、肱骨内上髁中央隧道后，从内上髁的上部及前部顺行钻2处较小的隧道，操作中需要从旋前肌间隙进入，同时钻孔时建议用2 mm钻头，隧道孔径仅仅需要穿入缝线即可。2处隧道需要至少间隔10 mm。
- 近端处2 mm隧道同样需要在肱骨内上髁中央隧道处汇合，缝线应顺行穿入上述隧道中。2处缝线建议分开放置，避免混淆。缝线尾端的线圈均从隧道远端引出。
- 供区处理方式与上述方式相同，用一条非可吸收2号缝线在远端行Krackow缝合，另一端则用临时缝线标记。
- 移植物先从远端尺骨处进入（技术图2A），非可吸收缝线末端穿入尺骨隧道后再穿入肱骨内上髁隧道中。然后非可吸收缝线从肱骨处2 mm隧道中出来。
- 对移植物进行牵拉，后取适当长度，移植物在缝合后，应该是保持一定张力。最后确认近端埋入深度，应该维持在10~15 mm。
- 使用另外一根2.0可吸收缝线缝合移植肌腱外露一端约1 cm。缝线尾端从肱骨隧道及2.0 mm钻孔穿出将缝线固定在肱骨。然后拉紧缝线，更小的肱骨钻孔分别穿出，并打结。
- 重建的韧带固定于肱骨内上髁、尺骨嵴处（技术图2B）。缝合后在两边加固缝合可以提供更为牢固的稳定性。重建的韧带给肘关节施加稳定的内翻应力。
- 关闭切口，具体方式如前所述。

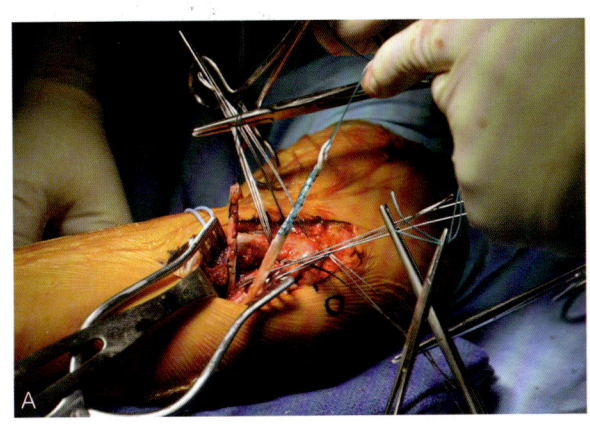 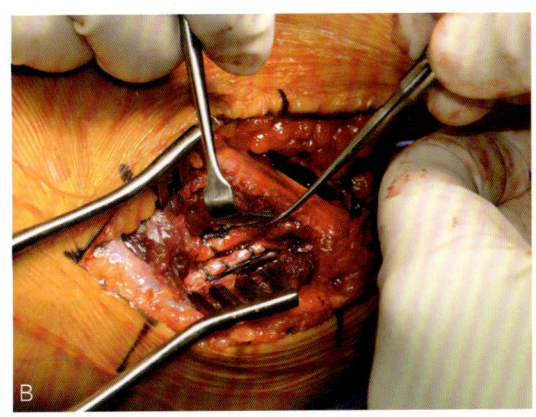

技术图2　A. 移植物通过尺侧处隧道。B. 对接重建术重建后外观。

其他重建方式

- 在重建过程中，也可以使用锚钉等其他固定方式。DANE技术是通过锚钉分别固定肱骨内上髁及尺骨的一种方式，这种术式也有着良好的疗效[5]。

要点与失误防范

移植物难以通过隧道	应仔细清理隧道内及其周围，确认无任何骨碎片及异物残留。同时，移植物的末端不应太大，末端最好用缝线固定。可在移植物上适当涂抹石蜡油。
钻孔处发生骨折	术前及术中需要注意，尽量避免这种情况发生。术中若出现骨折，可通过空心螺钉或钢板固定。
采用腘绳肌腱重建	与掌长肌不同，腘绳肌腱相对要厚很多，需要术中尽量切薄。
神经症状	术中注意暴露并保护前臂内侧皮神经，整个手术期间避免伤及上述神经，以免出现神经瘤等并发症。 在钻孔过程中，注意保护肘管，以免伤及尺神经。

术后处理

- 术后屈肘石膏固定7～10日。
- 之后铰链支具固定于屈肘90°位，逐步增加伸肘及屈肘活动度，直到4～6周时恢复正常活动度。
- 6～12周开始通过重物等进行加强训练，在训练过程中，不仅要加强肘关节，还要对其他肌群进行相应的运动。
- 术后3个月后开始，可以进行挥棒、高尔夫、网球等动作。投掷项目需要在术后4个月开始进行。训练方式与保守治疗相同，从30英尺、180英尺最后到200英尺，渐进式进行掷球运动。投手等外翻应力要求高的选手需要在6～8个月后再进行掷球。
- 对于过头掷球（overhead）方式的运动员，完全康复并恢复至正常外翻复合至少需要12～18个月。
- 对于其他运动员，8～12个月就可以达到完全康复。

预后

- 本手术重建后的随访主要针对棒球运动员。
- Jobe等[11]初次提出该重建方式后，发现63%的患者达到完全康复，Conway等[4]的文章表示，68%的患者达到完全康复，运动能力恢复至伤前水平。
- 最近某些学者提出，对Jobe等的手术方式进行改良，即仅在有症状的情况下对尺神经及旋前肌进行处理。Thompson等[15]研究表示，通过此改良技术，93%的患者达到完全康复。

- Cain等[21]通过对743例患者进行2年的随访，发现83%的患者达到完全康复，其中有些患者术后掷球等能力反而有更大改善。
- Rohrbough和Dodson等[7,13]对对接重建术进行研究发现，90%~92%的患者恢复正常水平。
- Savoie等[14]用异体肌腱移植方式进行重建，发现83%的患者达到完全康复。
- Vitale和Ahmad[16]对已发表的所有尺侧副韧带研究进行系统回顾，发现83%的患者达到完全康复，10%左右患者出现一定并发症。
- 研究发现，通过旋前肌间隙进入，术后效果要优于单纯暴力切开旋前肌。不仅如此，对于某些患者，单纯尺神经转位结合康复训练往往能够有更好疗效[16]。
- 对于职业棒球投手，术后82%~83%[8,9]选手康复效果良好，球速较伤前无重大变化[10]。
- 对于不进行过头掷球的运动员，一般对肘关节外翻应力较小，保守治疗后恢复率高。
- 对于旋前肌损伤、尺神经损伤、关节内游离体形成等多种损伤并发患者，在术后也可以恢复至伤前运动能力。

并发症

- 肘关节僵硬是最主要的并发症。肘关节需要完全制动4周，在此期间，适当服用非甾体类药物有助于减轻炎症，从而促进关节活动度的恢复。在关节僵直较重的情况下，可适当选择使用动态夹板固定。
- 术中容易出现尺神经损伤，在尺骨嵴周围操作时，需要注意避免过度压迫及刺激尺神经。若术前患者已出现尺神经症状，术中压迫往往会导致症状加重。
- 术中可能出现前臂内侧皮神经损伤。尤其是损伤后出现神经瘤时，往往表现出肘内侧持续疼痛等症状，而对过头掷球的运动员，也有可能仅在掷球动作中出现相应症状。
- 关节内游离体、骨赘等也有可能导致患者术后症状无明显改善。这需要在术前行MRI或肘关节镜排除以上诊断。
- Cain等[21]报道，20%的患者在术后出现并发症，其中4%的患者出现上述并发症。

（洪成旻　译，贾亚超　审校）

参考文献

[1] Cain EL Jr, Andrews JR, Dugas JR, et al. Outcome of ulnar collateral ligament reconstruction of the elbow in 1281 athletes: results in 743 athletes with minimum 2-year follow-up. Am J Sports Med 2010;38:2426-2434.

[2] Ciccotti MG, Atanda A Jr, Nazarian LN, et al. Stress sonography of the ulnar collateral ligament of the elbow in professional baseball pitchers: a 10-year study. Am J Sports Med 2014;42(3):544-551.

[3] Ciccotti MG, Siegler S, Kuri JA II, et al. Comparison of the biomechanical profile of the intact ulnar collateral ligament with the modified Jobe and the Docking reconstructed elbow: an in vitro study. Am J Sports Med 2009;37:974-981.

[4] Conway JE, Jobe FW, Glousman RE, et al. Medial instability of the elbow in throwing athletes. Treatment by repair or reconstruction of the ulnar collateral ligament. J Bone Joint Surg Am 1992;74:67-83.

[5] Dines JS, ElAttrache NS, Conway JE, et al. Clinical outcomes of the DANE TJ technique to treat ulnar collateral ligament insufficiency of the elbow. Am J Sports Med 2007;35:2039-2044.

[6] Dodson CC, Slenker N, Cohen SB, et al. Ulnar collateral ligament injuries of the elbow in professional football quarterbacks. J Shoulder Elbow Surg 2010;19:1276-1280.

[7] Dodson CC, Thomas A, Dines JS, et al. Medial ulnar collateral ligament reconstruction of the elbow in throwing athletes. Am J Sports Med 2006;34:1926-1932.

[8] Erickson BJ, Gupta AK, Harris JD, et al. Rate of return to pitching and performance after Tommy John Surgery in Major League Baseball pitchers. Am J Sports Med 2014;42(3):536-543.

[9] Gibson BW, Webner D, Huffman GR, et al. Ulnar collateral ligament reconstruction in major league baseball pitchers. Am J Sports Med 2007;35:575-581.

[10] Jiang JJ, Leland JM. Analysis of pitching velocity in major league baseball players before and after ulnar collateral ligament reconstruction. Am J Sports Med 2014;42(4):880-885.

[11] Jobe FW, Stark H, Lombardo SJ. Reconstruction of the ulnar collateral ligament in athletes. J Bone Joint Surg Am 1986;68:1158-1163.

[12] Podesta L, Crow SA, Volkmer D, et al. Treatment of partial ulnar collateral ligament tears in the elbow with platelet-rich-plasma. Am J Sports Med 2013;41:1689-1694.

[13] Rohrbough JT, Altchek DW, Hyman J, et al. Medial collateral ligament reconstruction of the elbow using the docking technique. Am J Sports Med 2002;30:541-548.

[14] Savoie FH III, Morgan C, Yaste J, et al. Medial ulnar collateral ligament reconstruction using hamstring allograft in overhead throwing athletes. J Bone Joint Surg Am 2013;95:1062-1066.

[15] Thompson WH, Jobe FW, Yocum LA, et al. Ulnar collateral ligament reconstruction in athletes: muscle-splitting approach without transposition of the ulnar nerve. J Shoulder Elbow Surg 2001;10:152-157.

[16] Vitale MA, Ahmad CS. The outcome of elbow ulnar collateral ligament reconstruction in overhead athletes: a systematic review. Am J Sports Med 2008;36:1193-1205.

第60章 前臂骨间韧带重建
Reconstruction for Interosseous Ligament Disruption

Check C. Kam, Christopher M. Jones, and E. Anne Ouellette

定义

- 当腕关节受到强力的压力时,会出现3种损伤:即下尺桡关节损伤[distal radioulnar joint (DRUJ) disruption]、前臂骨间韧带复合物损伤(interosseous ligament complex)、桡骨头骨折,这种复合伤称为 Essex-Lopresti损伤或纵行尺桡分离(longitudinal radioulnar dissociation, LRUD)。

解剖

- 桡骨头作为桡骨的主要轴向稳定结构,与肱骨小头相呼应,具有稳定腕关节轴向运动的作用[20]。
- 前臂纵轴的稳定结构不仅仅只有桡骨头,还有前臂骨间韧带复合物。在桡骨头切除术后,前臂骨间韧带复合物对于前臂旋转强度占71%[10]。
- 三角纤维软骨复合体也是一稳定结构,占前臂旋转强度的8%[10]。
- 前臂骨间韧带复合体主要由5个韧带组成,其中中央束的作用最强,平均宽度约为9.7 mm,长约40 mm,厚度为1~2 mm,是5个韧带中最牢固、最重要的结构[17](图1)。
- 中央束一端位于距尺骨头约9 cm(或整个尺骨的34%处),穿入骨间膜,至桡骨茎突约14 cm处(或桡骨茎突起至远端约57%处)[3],整个方向为尺骨长轴24°方向。

发病机制

- 在腕关节纵向受力时,桡骨占整个负荷的80%,尺骨占20%[18]。
- 当压力沿着前臂继续朝近端传递时,在前臂骨间韧带复合物的作用下,整个负荷重新分配,至肘关节时,肱桡关节占整个负荷的57%,肱尺关节占43%[2,7]。
- 当纵向受力过度,出现LRUD时,按一般治疗过程,仅仅需要桡骨头人工置换,但由于骨间韧带损伤,无法解决负荷分配问题,肘关节受力会严重不均。这时人工桡骨头可能无法承受负荷,出现疼痛或者早期退行性改变。
- 即使在外伤初期确诊LRUD,早期行相应治疗,也不能保证骨间韧带完全愈合[6]。这时由于骨间韧带通过骨间膜间隙,而骨间膜可能会妨碍韧带撕裂段的修复[1,15]。不仅如此,韧带等肌纤维的本身因素,使得愈合更加困难[16]。有报道称,对于LRUD患者,单纯性桡骨头置换,有研究报道在后期取出桡骨头假体[24]及肱桡关节由于IOLC功能障碍加速磨损时即刻进行桡骨短缩术[13]。有63%的患者在3年内出现桡骨头磨损、早期退行性病变等并发症[8]。

自然病程

- 纵行尺桡分离在一般临床上较难诊断。最近文献表明,桡骨头骨折患者中有3%的患者伴有纵行尺桡分离[9,12,27,28]。
- 在前臂旋转轴不稳定、桡骨头外伤的情况下,会出现桡骨近端移位,从而出现下尺桡关节损伤、前臂骨间韧带损伤等。
- 即使通过内固定或人工置换等方式修复桡骨头,前臂轴线及动力学也发生变化。
- 对于错过最佳治疗时机的患者,即使通过各种方式,完全康复概率也仅约为20%[27]。

病史和体格检查

- 在临床工作中,需要对LRUD高度重视,因为许多临床医生往往在外伤初期容易忽略该问题[13]。
- 对于前臂纵向高能量负荷的患者,以及高处坠落伸腕着地患者,需要高度重视。
- 外伤初期,患者主诉可能主要针对肘关节,即桡骨头骨折。前臂和手腕可能也会有疼痛表现。

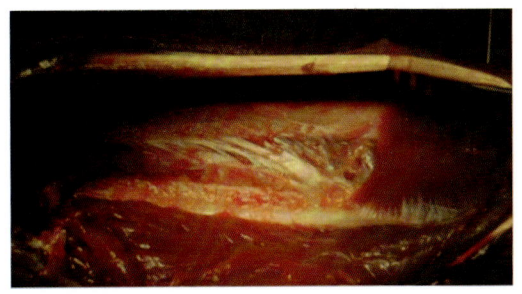

图1 前臂骨间韧带复合体及中央束。

- 对于所有桡骨头骨折患者，需要在早期注意有无纵行尺桡分离、前臂肿胀、骨间间隙压痛等症状。明确诊断必须结合影像学检查。
- 对于桡骨头切除术后或骨折后短缩畸形愈合的患者，都有可能出现下尺桡关节不稳定。若要解决根本问题，需要重建骨间韧带复合体，恢复纵轴稳定，才能有效解决问题。
- 桡骨头切除术后9个月，患者可能会出现尺侧腕关节反复疼痛[1]。
- 桡骨头切除术中，在切除桡骨头后行桡骨牵引测试有助于诊断骨间韧带是否损伤。若20磅负重下行桡骨近端牵引后，尺骨变异大于等于3 mm，提示骨间韧带可能损伤。若骨间韧带正常，则尺骨变异会小于1 mm，释放牵引后会有弹性反弹[23]。

影像学和其他诊断性检查

- 除了肘关节常规正侧位，还需要行尺桡骨中立位正侧位检查，比较尺骨变异。
- 在尸体解剖中发现，磁共振（MRI）及超声检测在骨间韧带损伤的诊断上有90%以上的敏感性[5]。然而，这能否适用于临床，还有待探讨[24]。
- 比较尺桡骨间最大间距也可能有助于诊断。在尸体模型中发现，骨间韧带未受伤患者最大间距约为13.9 mm，而损伤后的间距扩大70%，约为23.4 mm。测量中，尸体保持仰卧位，多次测量发现该差距有统计学意义（数据未公开）（图2）。

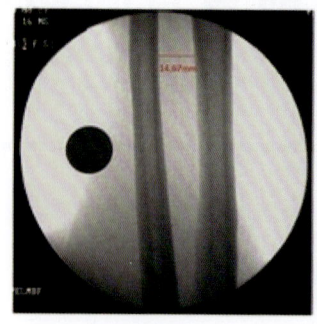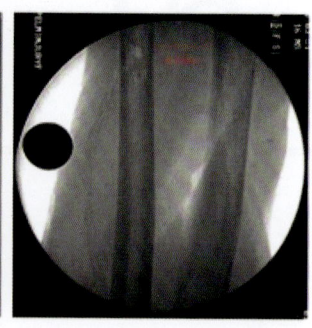

图2　骨间韧带复合体损伤前、后尺桡骨最大间隙之间的比较。

鉴别诊断

- 单纯桡骨头骨折。
- 骨间韧带局部损伤。

非手术治疗

- 对于Mason 1型患者，可尝试患肢石膏固定（一般要求最大限度旋后位固定），通常完全制动8周。但这样不能保证骨间韧带完全修复。

手术治疗

- 手术方式取决于是否为急性损伤。在急性期，可尝试置换或修复桡骨头后，下尺桡关节旋后石膏固定，或者下尺桡螺钉固定，都可以有较好的结果[27]。
- 若损伤时间较长，则需要解决以下问题：桡骨头损伤、下尺桡关节不稳、骨间韧带损伤。以上问题可能需要几处手术来解决：桡骨头置换术（或关节成形术）、尺骨截骨短缩术，必要时可考虑行骨间韧带中央束重建术。
- 骨间韧带重建术可采取以下方式：旋前肌转位术[4]、异体肌腱移植术、骨间肌腱中央束缝合术、Suture-Button重建术、双侧螺钉重建术[11,14,15,19,21,22,26]。

术前计划

- 通过放射片评估尺骨短缩情况。

体位

- 仰卧位，患肢置于搁手台上。
- 全麻或者患肢神经阻滞麻醉。
- 上臂处用非无菌止血带驱血。

桡骨头置换术

- 术后采取后外侧入路，劈开指总伸肌（EDC）进入。
- 游离桡骨头，确认肱桡关节间隙，评估能否行桡骨头置换术。
  - 若患者曾行桡骨头切除术，由于桡骨头基底短缩，可能难以行桡骨头置换术。此时可能要先通过Ilizarov技术恢复桡骨长度后，再进行桡骨头置换[25]。
  - Marcotte和Osterman等[15]尝试对16例慢性LRUD损伤患者，不采取桡骨头置换术，发现治疗效果满意。
- 摆锯清理桡骨头畸形处（或者直接切除桡骨颈），为桡骨头置换做准备。
- 放置大小适合的人工桡骨头，注意不能过大，以免增加桡骨头磨损，导致术后肘部慢性疼痛。

尺骨截骨术

- 在尺骨远端 1/3 处做一 10 cm 纵行切口,由尺侧伸腕肌及尺侧腕屈肌间隙进入。
- 术中注意暴露及保护尺背侧感官神经。
- 充分暴露骨膜下尺骨。
- 若已行桡骨头置换术,按照桡骨头置换后桡骨延长的长度,按照适当长度行截骨后钢板固定。
  - 术中需要记住,当骨间韧带修复后,尺骨会因张力进一步短缩 2~4 mm。
- 截骨的最终目的是:术后尺骨变异维持在 1~2 mm。

骨间韧带复合体中央束重建

- 中央束重建术具有多种手术方式,其中双侧螺钉重建的方式作为最常规的治疗方式,临床上比较常用。但笔者认为,锚钉重建方式不仅手术方式更简便,并且在结构上比较符合正常结构,与自体或异体肌腱配合使用有较好的稳定性。两种不同方式会在下面说明。

双侧螺钉固定重建术

- 从上述尺骨切口继续进入。
- 用弯钳逐步扩开伸肌,由尺骨纵轴 24°方向继续游离,直到暴露旋前圆肌。
- 从伸肌扩创处继续行钝性分离,暴露骨间韧带,注意避免伤及骨间神经。
- 桡骨干正中处做一切口,从肱桡肌及桡侧伸腕肌间隙处进入,便可以彻底暴露旋前圆肌(技术图 1)。
- 分别在尺骨远端(距离约为总长的 34%处)及桡骨近端(距离约为桡骨总长的 57%)建立宽 15 mm、深 5 mm 的斜行插槽,分别对应骨间韧带的远、近端。
  - 按照移植肌腱的长度,需要调整远、近端的位置。
- 将移植肌腱放置于插槽中,修建成适当长度,并紧贴在槽内。
- 前臂维持半旋后位,持骨钳牵引桡骨远端,用 3.5 mm 双皮质螺钉固定移植肌腱双侧(技术图 1)。
- 逐层缝合切口。

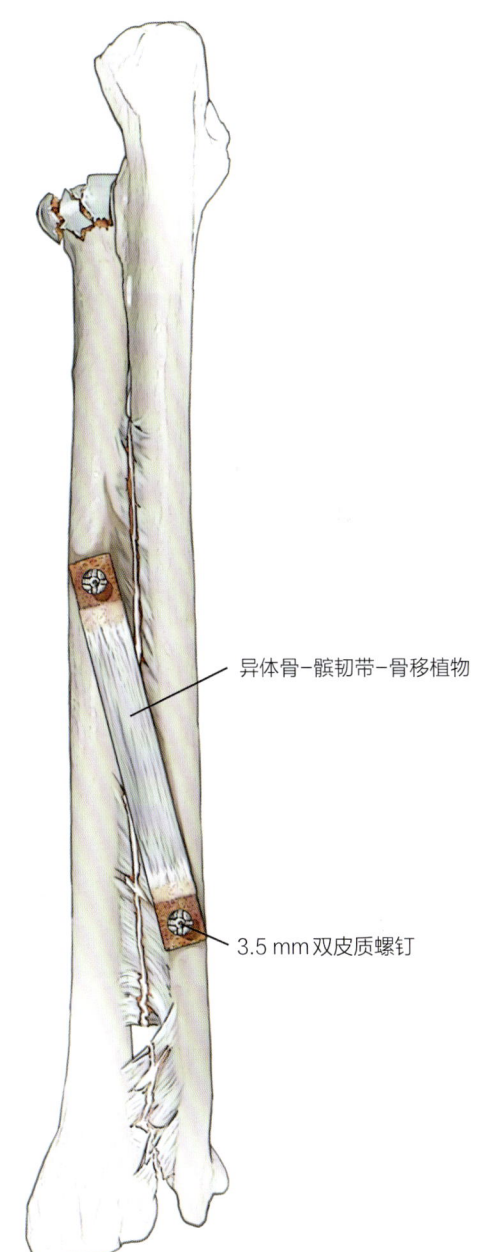

异体骨-髌韧带-骨移植物

3.5 mm 双皮质螺钉

技术图 1 双侧螺钉固定重建术示意图。

Suture-Button 重建术结合异体肌腱治疗（替代方法）

- 术中需要使用 Arthrex 钢丝（或锚钉缝线）来重建骨间韧带。
- 如前所述，用尺骨截骨术中切口，扩开伸肌，旋前肌通过桡骨干处切口暴露（技术图 2A）。
- 桡骨干处按尺骨纵轴 24°方向钻入一导针（技术图 2B）。
- 在肉眼直视下，导针通过桡骨干，在伸肌下方钻入尺骨干。
  - 操作中需要注意的是，导针的方向及位置主要与前臂旋转程度相关。术中需要前臂保持轻度旋后，确保导针固定于尺桡骨干处。
  - 如果认为该操作方式难度过高或风险太大，可尝试用另一根导针由尺骨干处进入，从而估计导针方向。
- 导针固定后，需要在透视下确认导针及尺桡骨是否处于解剖位。
- 用适当大小的空心钻扩孔（技术图 2C）。
  - 若选择锚钉及异体肌腱固定，则需要用 6 mm 钻头扩孔，且必须保证导针位于尺桡骨中轴处。由于扩孔尺寸较大，因此，锚钉固定方式可能不适用于身材矮小的患者。
- 将 Suture-Button 安装在尺桡骨前后，并将套索及缝线套入孔内（技术图 2D），若用锚钉及异体肌腱固定，方式同前。
- 将 Button 在尺骨外皮质层处固定。之后 Suture-Button 结构起到前臂旋转固定的作用（技术图 2E）。
- 当 Suture-Button 完全固定后，被动旋转前臂，确认尺骨变异度。一般情况下，结构会比较稳定。
- 逐层缝合切口，患肢过肘石膏固定。
- 术后最终结构应如技术图 2F 所示。

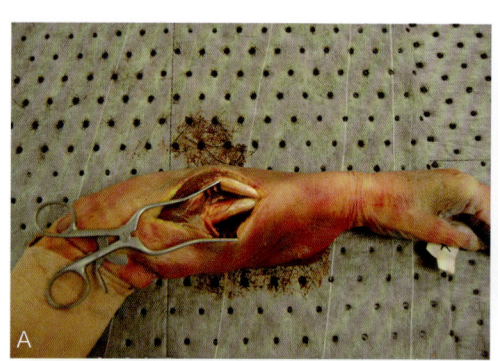
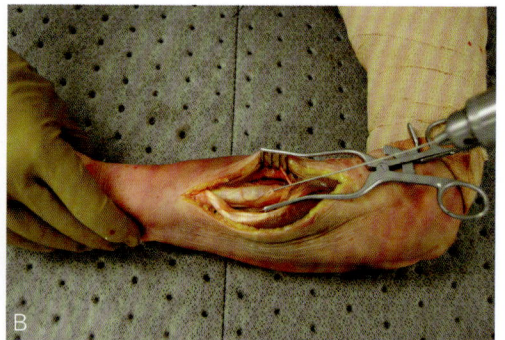
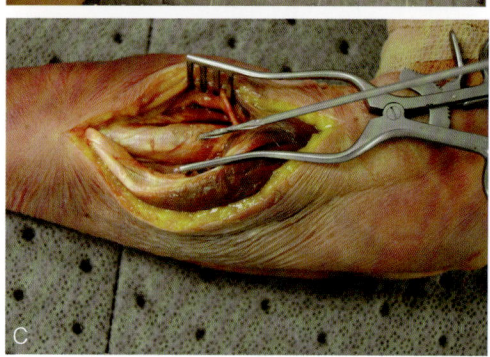

技术图 2 A. 由肱桡肌及伸腕肌间隙暴露桡骨近端，注意肱桡肌处有桡浅神经经过。B. 前臂维持正中位，导针钻入方向如图所示。C. 导针继续钻入直至对侧尺骨。

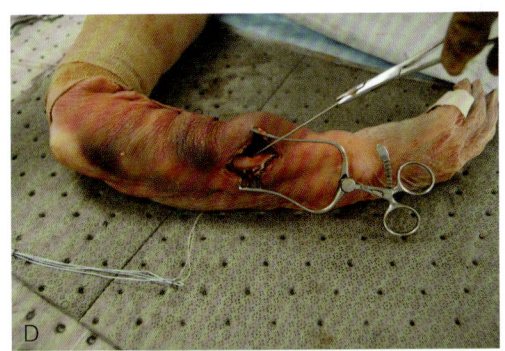
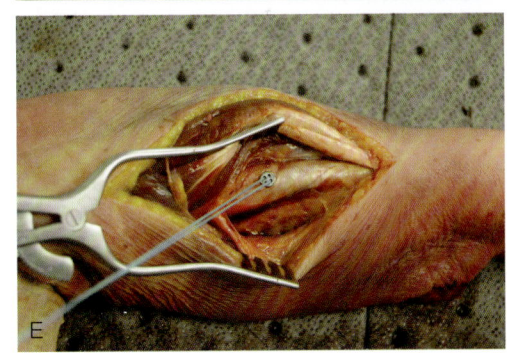
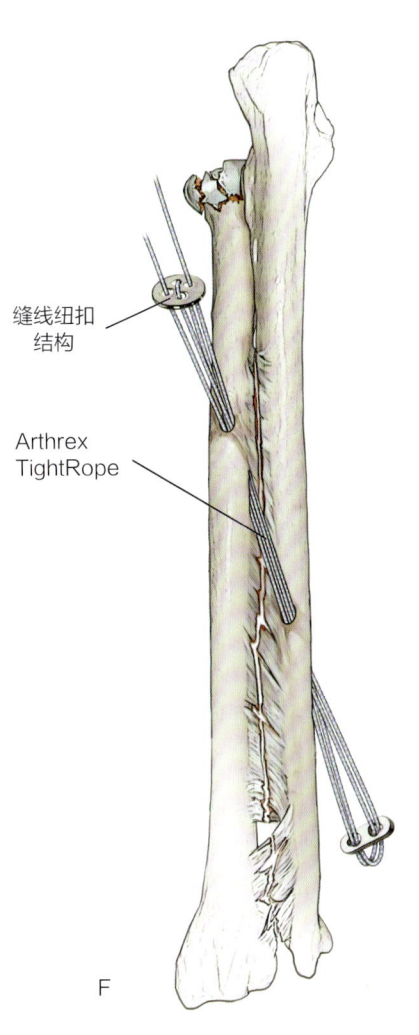

缝线纽扣结构

Arthrex TightRope

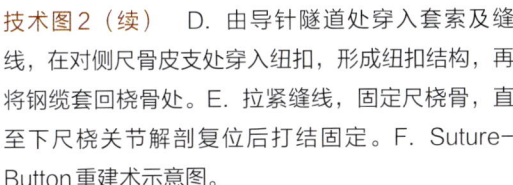

技术图2（续） D. 由导针隧道处穿入套索及缝线，在对侧尺骨皮支处穿入纽扣，形成纽扣结构，再将钢缆套回桡骨处。E. 拉紧缝线，固定尺桡骨，直至下尺桡关节解剖复位后打结固定。F. Suture-Button重建术示意图。

要点与失误防范

双侧螺钉固定重建术	• 最好选择异体肌腱，自体肌腱主要取自髌韧带，术后可能出现膝关节疼痛等并发症。 • 尺骨板需要放置于掌侧，背侧需要建立骨槽放置异体肌腱。
Suture-Button重建术	• 导针钻孔时需要注意要穿过尺桡骨中轴，不能偏离或仅穿过几层皮质。 • 缝线打结之前最好用血管钳临时固定后，确认前臂活动情况，确认无误后再打结。
桡骨头置换后内植物稳定性	• 与单纯桡骨头置换术不同，不能仅仅通过X线片下肘内侧关节的扩大及缩小来评估人工内植物长度，而需要通过X线片下尺骨变异，评估人工内植物的适当长度。

术后处理

- 患肢长臂石膏固定，前臂及腕关节维持正中位，直到2周后拆线为止。
- 石膏固定2周后，开始进行肘关节主动运动。
- 术后4～6周，腕关节及前臂开始进行主动运动。
- 术后3个月，开始负重等强化训练，术后6个月开始正常运动。

预后

- Osterman等报道，在术后78个月随访中，16例患者中15例表示手腕疼痛有改善。与健侧相比，握力由59%提高至86%，且尺骨变异度保持在1.5 mm[15]。

并发症

- 尺骨骨不连。

- 伸肌腱粘连。
- 进行性肱桡关节炎。
- 桡骨头假体松动。

（洪成旻　译，贾亚超　审校）

参考文献

[1] Adams JE, Culp RW, Osterman AL. Interosseous membrane reconstruction for the Essex-Lopresti injury. J Hand Surg Am 2010;35(1):129-136.

[2] Birkbeck DP, Failla JM, Hoshaw SJ, et al. The interosseous membrane affects load distribution in the forearm. J Hand Surg Am 1997;22(6):975-980.

[3] Chandler JW, Stabile KJ, Pfaeffle HJ, et al. Anatomic parameters for planning of interosseous ligament reconstructionusing computerassisted techniques. J Hand Surg Am 2003;28(1):111-116.

[4] Chloros GD, Wiesler ER, Stabile KJ, et al. Reconstruction of Essex-Lopresti injury of the forearm: technical note. J Hand Surg Am 2008;33(1):124-130.

[5] Fester EW, Murray PM, Sanders TG, et al. The efficacy of magnetic resonance imaging and ultrasound in detecting disruptions of the forearm interosseous membrane: a cadaver study. J Hand Surg Am 2002;27:418-424.

[6] Gong HS, Chung MS, Oh JH, et al. Failure of the interosseous membrane to heal with immobilization, pinning of the distal radioulnar joint, and bipolar radial head replacement in a case of Essex-Lopresti injury: case report. J Hand Surg Am 2010;35(6): 976-980.

[7] Halls AA, Travill A. Transmission of pressures across the elbow joint. Anat Rec 1960;150:243-247.

[8] Heijink A, Morrey BF, van Riet RP, et al. Delayed treatment of elbow pain and dysfunction following Essex-Lopresti injury with metallic radial head replacement: a case series. J Shoulder Elbow Surg 2010;19(6):929-936.

[9] Helmerhorst GT, Ring D. Subtle Essex-Lopresti lesions: report of 2 cases. J Hand Surg Am 2009;34(3):436-438.

[10] Hotchkiss RN, An KN, Sowa DT, et al. An anatomic and mechanical study of the interosseous membrane of the forearm: pathomechanics and proximal migration of the radius. J Hand Surg Am 1989;14(2 pt 1):256-261.

[11] Jones CM, Kam CC, Ouellette EA, et al. Comparison of 2 forearm reconstructions for longitudinal radioulnar dissociation: a cadaver study. J Hand Surg Am 2012;37(4):741-747.

[12] Jungbluth P, Frangen TM, Arens S, et al. The undiagnosed Essex-Lopresti injury. J Bone Joint Surg Br 2006;88(12):1629-1633.

[13] Jungbluth P, Frangen TM, Muhr G, et al. A primarily overlooked and incorrectly treated Essex-Lopresi injury: what can this lead to? Arch Orthop Trauma Surg 2008;128:89-95.

[14] Kam CC, Jones CM, Fennema JL, et al. Suture-button construct for interosseous ligament reconstruction in longitudinal radioulnar dissociations:a biomechanical study. J Hand Surg Am 2010;35 (10):1626-1632.

[15] Marcotte AL, Osterman AL. Longitudinal radioulnar dissociation: identification and treatment of acute and chronic injuries. Hand Clin 2007;23(2):195-208, vi.

[16] McGinley JC, Kozin SH. Interosseous membrane anatomy and functional mechanics. Clin Orthop Relat Res 2001;(383):108-122.

[17] Noda K, Goto A, Murase T, et al. Interosseous membrane of the forearm: an anatomical study of ligament attachment locations. J Hand Surg Am 2009;34(3):415-422.

[18] Palmer AK, Werner FW. Biomechanics of the distal radioulnar joint. Clin Orthop Relat Res 1984;(187):26-35.

[19] Pfaeffle HJ, Stabile KJ, Li ZM, et al. Reconstruction of the interosseous ligament restores normal forearm compressive load transfer in cadavers. J Hand Surg Am 2005;30(2):319-325.

[20] Rabinowitz RS, Light TR, Havey RM, et al. The role of the interosseous membrane and triangular fibrocartilage complex in forearm stability. J Hand Surg Am 1994;19(3):385-393.

[21] Sellman DC, Seitz WH Jr, Postak PD, et al. Reconstructive strategies for radioulnar dissociation: a biomechanical study. J Orthop Trauma 1995;9(6):516-522.

[22] Skahen JR III, Palmer AK, Werner FW, et al. Reconstruction of the interosseous membrane of the forearm in cadavers. J Hand Surg Am 1997;22:986-994.

[23] Smith AM, Urbanosky LR, Castle JA, et al. Radius pull test: predictor of longitudinal forearm instability. J Bone Joint Surg Am 2002; 84-A(11):1970-1976.

[24] Stevenson JD, Radesh L, Pickard S, et al. Falsely reassuring magnetic resonance imaging appearance of the forearm interosseous membrane following an Essex-Lopresti injury: does it ever completely heal? Should Elb 2010;2:287-290.

[25] Szabo RM, Hotchkiss RN, Slater RR Jr. The use of frozen-allograft radial head replacement for treatment of established symptomatic proximal translation of the radius: preliminary experience in five cases. J Hand Surg 1997;22(2):269-278.

[26] Tejwani SG, Markolf KL, Benhaim P. Graft reconstruction of the interosseous membrane in conjunction with metallic radial head replacement: a cadaveric study. J Hand Surg Am 2005;30(2):335-342.

[27] Trousdale RT, Amadio PC, Cooney WP, et al. Radio-ulnar dissociation. A review of twenty cases. J Bone Joint Surg Am 1992;74(10): 1486-1497.

[28] Van Riet RP, Morrey BF, O'Driscoll SW, et al. Associated injuries complicating radial head fractures: a demographic study. Clin Orthop Relat Res 2005;441:351-355.

第61章 桡腕关节骨折脱位
Radiocarpal Fracture-Dislocations

Chris J. Williamson and Asif M. Ilyas

定义

- 桡腕关节的稳定性主要靠以下结构来维持：舟月骨等腕骨及其周围软组织形成的关节囊和外侧桡腕韧带。
- 桡腕关节脱位是指桡骨远端关节面与近排腕关节的创伤性分离。
- 桡腕关节脱位可发生在掌侧或背侧，一般背侧脱位最为常见。
- 关节周围软组织损伤也可以引起桡腕关节脱位。但通常是由于桡骨远端骨折或尺骨茎突骨折而导致。
- 桡腕关节脱位可能在桡骨远端撕脱骨折或Barton骨折中出现（图1）。
  - 桡腕关节脱位可能由于腕关节切割伤或撕脱伤引起，也有可能由桡骨或尺骨远端撕脱骨折而引起（图1A）。
  - 桡骨远端Barton骨折意味着桡骨压缩性骨折或剪切型骨折（图1B）。
- 通常用2种分类方式描述桡腕关节脱位。
  - Moneim等[13]提出：根据有无腕骨韧带损伤来进行分类。
    - 1型脱位代表无腕骨韧带损伤。
    - 2型脱位代表有舟月韧带损伤[13]。
  - Dumontier等[14]提出根据桡骨茎突有无撕脱骨折来进行分类。
    - 1型代表单纯韧带损伤，或桡骨茎突皮质层轻度撕脱。
    - 2型代表至少1/3的桡骨茎突撕脱骨折，且伴有舟状骨周围损伤[4]。

解剖

- 腕关节的正常活动范围为屈腕68°至伸腕50°[10]。
- 桡腕关节主要靠舟骨、月骨及其对应的桡骨窝、桡腕韧带及关节囊来维持稳定（图2）。
- 在各种掌桡腕韧带中，对桡腕关节稳定作用最强的韧带是桡月韧带及桡头韧带。
  - 桡月短韧带起自桡骨远端掌侧，至月骨面，是防止腕骨掌侧移位的主要稳定结构。
  - 而桡舟头韧带起自桡骨茎突，具有防止腕骨尺侧移位的作用。
- 尺腕掌侧韧带，由尺月韧带、尺头韧带及尺三角韧带组成，源于尺骨茎突，于三角纤维软骨复合体共同维持桡腕关节及尺腕关节的稳定。
- 桡腕背侧韧带变异程度较高[12]，虽然作用小于其他韧带，但也具有稳定桡腕关节的作用。

发病机制

- 桡腕关节脱位可发生在掌侧及背侧，背侧较为常见（约占85%）[4]。
- 损伤机制为：腕关节内旋及过伸情况下，关节内施加切变应力。若腕关节处于外旋，则容易出现月骨脱位，而不是桡腕关节脱位[11]。
- 当桡腕关节脱位时，一定会伴有桡腕韧带损伤，最主要是桡头韧带及桡月短韧带一定会出现损伤。
- 桡腕关节单纯脱位并不常见。桡腕关节脱位通常伴随着桡骨茎突掌侧缘撕脱骨折或尺骨茎突骨折。这些通常意味着桡头韧带、桡月短韧带或尺腕掌侧韧带支点断裂。

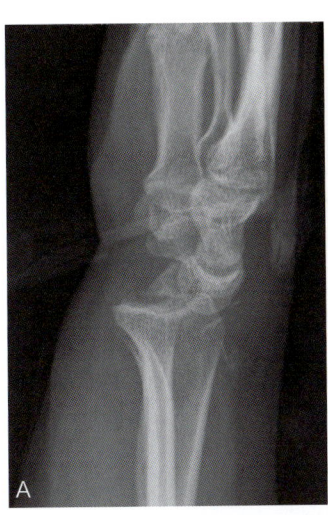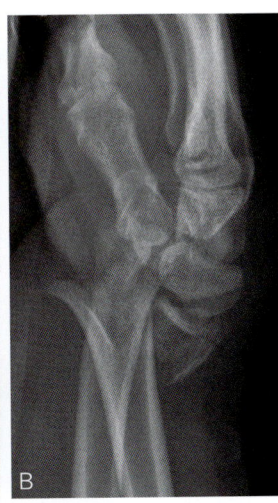

图1 桡腕关节脱位与桡骨远端骨折伴脱位相鉴别。A. 腕骨骨折后脱位的侧位X线片。B. 桡骨远端骨折伴脱位的侧位X线片中，腕关节及桡骨远端关节面之间关系保持不变。

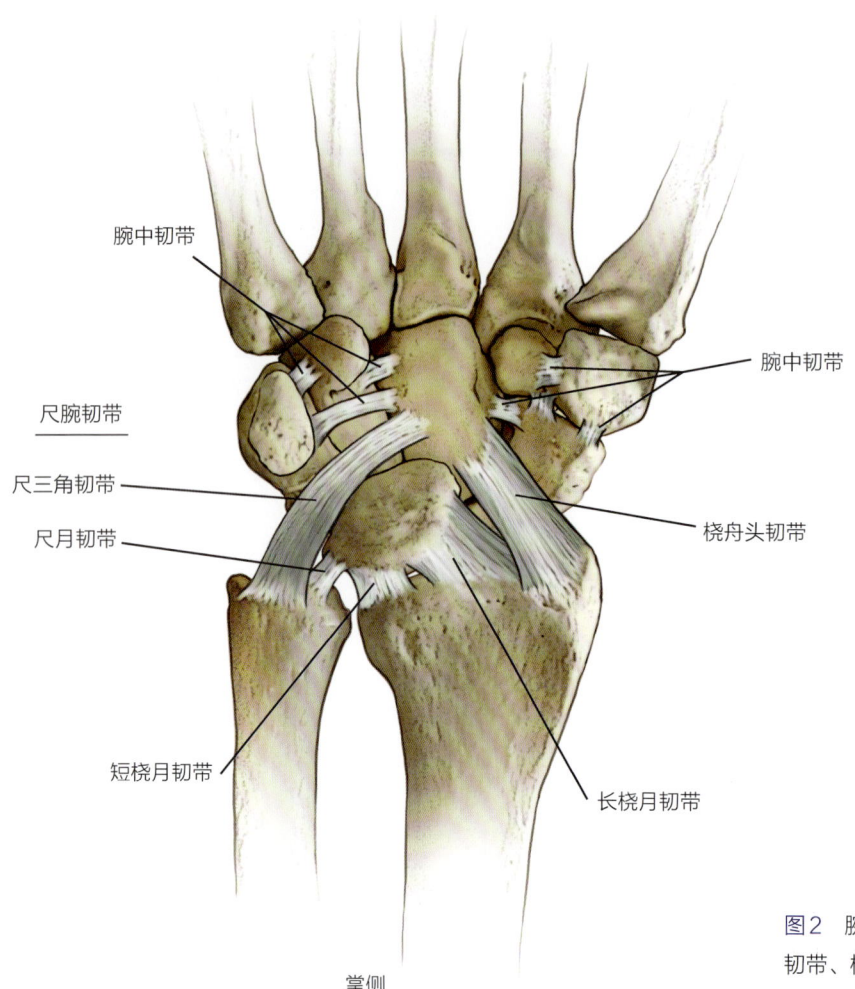

图2 腕关节桡腕韧带包括：桡舟头韧带、桡月长韧带、桡月短韧带。

自然病程

- 桡腕关节脱位常见于年轻男性（20~40岁），通常因高能量损伤导致[4,9]。
- 损伤原因一般是高处坠落、工伤或机动车事故等。
- 桡腕关节脱位在所有腕关节及掌、指关节脱位中仅占0.2%[5]，但最近研究表明，桡骨远端骨折病例中，伴有桡腕关节脱位的患者占总体中2.7%[9]。
- 由于这种损伤主要是因高能量损伤导致，因此极有可能伴有神经损伤、血管损伤、开放伤等各种其他损伤[1,4,13]。
- 对于单纯韧带损伤致桡腕关节脱位的患者（Dumontier 1型）[4]，外伤后容易出现关节不稳、腕关节退行性变等并发症。

病史和体格检查

- 桡腕关节脱位通常表现为腕关节疼痛及肿胀，同时可能伴有腕关节畸形（图3）。
- 体格检查时，需要注意有无神经、血管及肌腱损伤。
  ○ 桡腕关节脱位患者中，正中神经损伤患者较为常见。

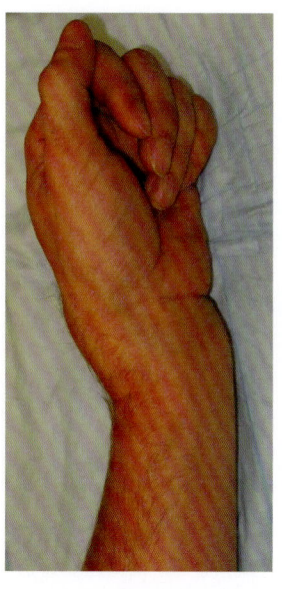

图3 桡腕关节脱位背侧移位后典型外观表现。

○ 桡腕关节长时间脱位及关节肿胀，可能导致骨筋膜室综合征。
○ 桡腕关节脱位后可能出现伸肌腱嵌顿，需要复位后观察。
- 还需要仔细检查周围创面，若有创面存在，意味着可能为开放型损伤[16]。
- 然后对全身进行多次体格检查。由于这种外伤通常是因高能量损伤导致，因此可能并发其他四肢骨折或腹部损伤[14]。据报道，58%的患者伴有其他四肢骨折，而37%的患者伴有内脏损伤[4]。

影像学和其他诊断性检查

- 通常情况下，需要先从X线片开始评估，一般建议行腕关节正侧位X线片检查（图4）。必要时，腕关节斜位片可有助于诊断。
  ○ 侧位片上，应仔细观察Gilula弧是否对齐。Gilula弧代表中腕及桡腕关节之间的连接情况。月骨面及桡腕之间弧线不齐，代表桡头韧带损伤；头状骨及月骨之间弧线不齐，代表月骨周围韧带损伤（图5）。
  ○ 正位片上，X线下可观察到桡骨或尺骨远端撕脱骨折，或者腕骨间隙变宽。
- 计算机断层扫描（CT）有助于判断撕脱骨折位置及关节内情况（图6）。
- 磁共振（MRI）有助于评估桡腕关节的软组织情况。MRI主要用于诊断腕骨韧带及TFCC损伤程度。

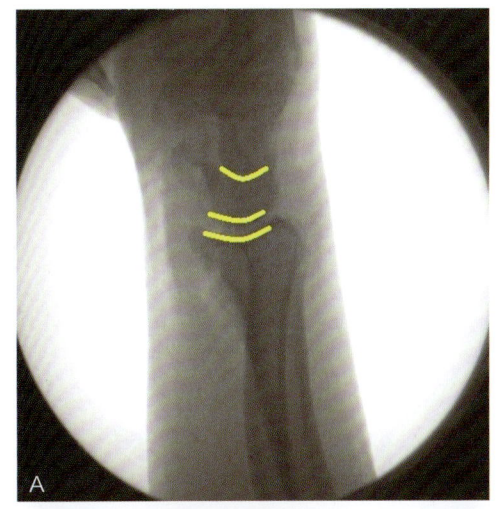

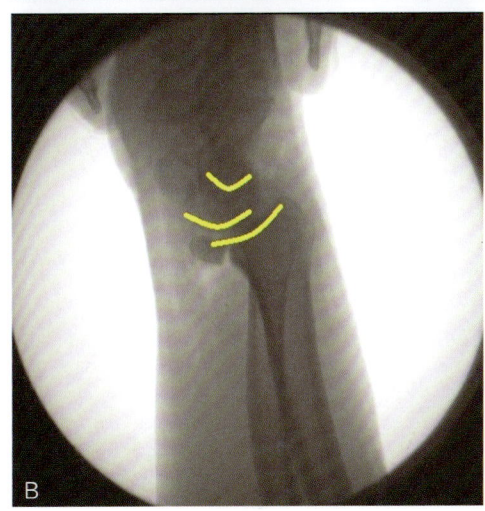

图5　Gilula线指头状骨、月骨、桡骨远端关节面之间关系图。A. 当关节在位时，弧线会平行分布。B. 当弧线不平行时，则表示关节脱位或半脱位可能。

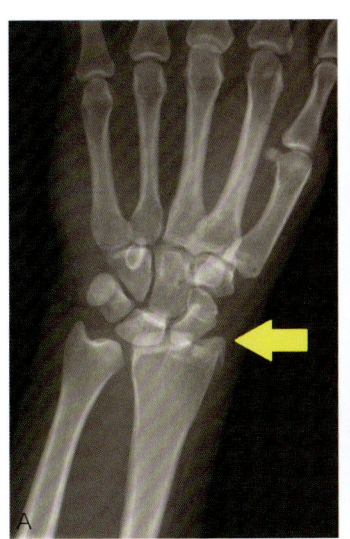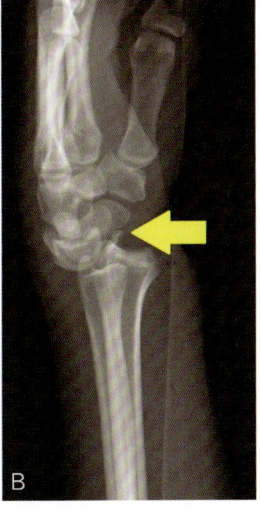

图4　桡腕关节脱位正侧位X线片。A. 正位中，可看到黄色箭头标记处为桡骨茎突撕脱性骨折。B. 侧位上，黄色箭头指的是桡骨远端骨折后掌侧桡腕韧带撕脱骨折。

鉴别诊断

- Colles骨折。
- Smith骨折。
- Barton骨折。
- 月骨脱位。

非手术治疗

- 凡是伴有桡腕关节脱位的外伤均需要手术治疗。保守治疗下极有可能出现关节不稳或创伤性退变等并发症。手术治疗后并发症发生概率要远低于保守治疗[2]。

手术治疗

- 桡腕关节脱位手术的主要目的是：骨折复位，桡腕关节同心稳定复位，修复周围韧带，恢复关节稳定性。

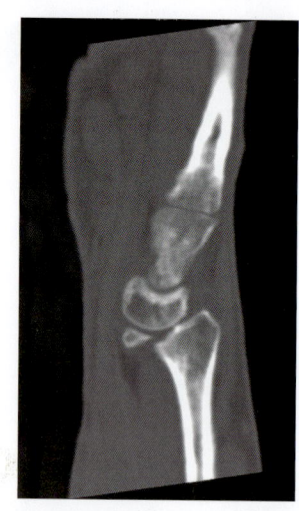

图6 CT下，同样可见到弧线不平行且有骨碎片等特点，可诊断桡腕关节脱位。

- 对于桡腕关节脱位，我们常规建议手术治疗，但以下几种是手术的绝对指征：
  - 开放伤。
  - 伴有神经、血管损伤。
  - 保守治疗复位困难。
- 根据不同情况，可能先要关闭切口，临时复位，修复神经血管。
- 桡腕关节脱位的成功治疗需要遵循以下3个治疗原则：
  - 桡腕关节同心稳定复位。
  - 若有腕骨韧带损伤，及时修补。
  - 修补韧带撕脱性损伤。
- 因此，术前需要评估有无腕骨韧带损伤及腕关节三柱（图7）的损伤程度。手术操作具体为：
  - 桡腕关节临时复位。
  - 若有神经症状，行正中神经松解术。
  - 关节面的暴露及清理。

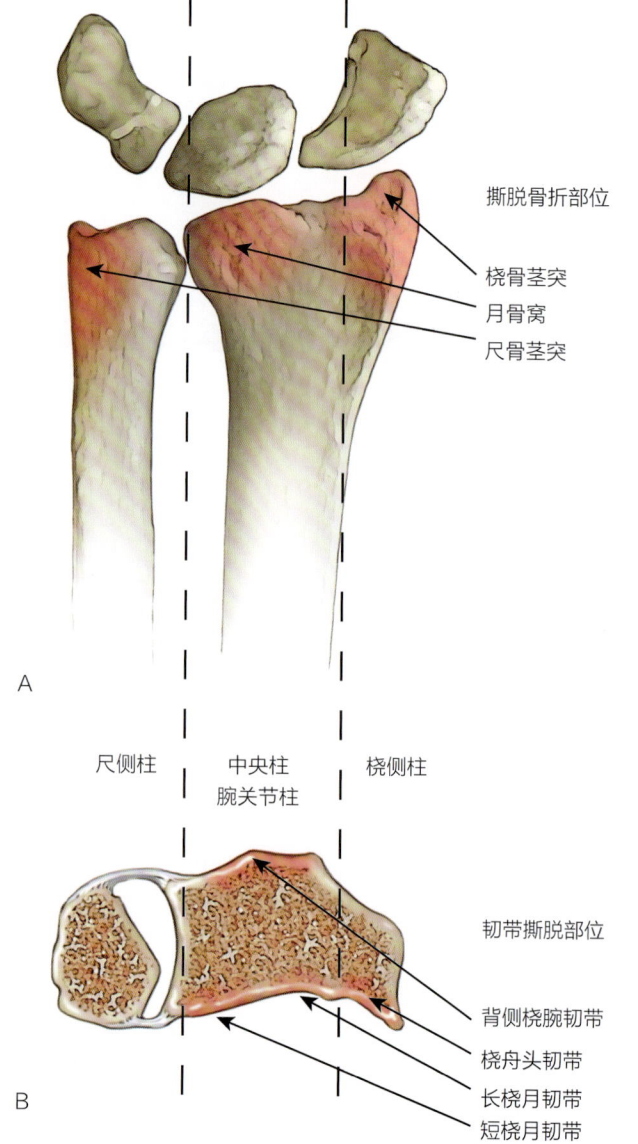

图7 A、B. 腕关节柱由桡侧柱、尺侧柱、中央柱组成。每根柱分别由不同骨、关节及韧带组成。

- 腕骨韧带修补(如有损伤)。
- 撕脱骨折的修复及固定。
- 腕三柱的复位及稳定。
- 当处理撕脱骨折时,需要确认腕三柱及其周围是否存在骨折及韧带损伤,并进行修补,从而恢复腕关节稳定性(图8)。腕三柱中,可能会伴有以下结构损伤:
  - 桡柱:
    - 桡骨茎突骨折。
    - 桡头韧带损伤。
  - 中央柱:
    - 月骨骨折。
    - 桡月短韧带损伤。
  - 尺柱:
    - 尺骨茎突骨折。
    - 尺头韧带损伤。

术前计划

- 由于桡腕关节脱位主要发生于高能量损伤的年轻患者,因此在治疗前需要向患者告知治疗后创伤性关节炎可能,且腕骨间韧带损伤患者风险更高。
- 复位前后位X线片有助于判断桡腕关节排列、相关骨折和腕骨间韧带损伤。
- 术前建议行CT,从而更好地明确骨折特征。MRI有助于判断腕骨间韧带及其他周围韧带的损伤程度。
- 术中可能需要使用以下器械:锚钉、克氏针、手外创伤相关器械、桡骨远端内固定系统、腕关节外固定系统、异体肌腱、关节镜以及异体骨。
- 关节镜有助于评估韧带及软骨损伤程度及范围。
  - 腕关节镜操作中需要注意,若渗出较多,需要注意可能是由于关节囊损伤。
- 外科操作可能通过以下几种入路进行修复:掌侧入路、背侧入路(图9)。

体位

- 臂丛麻醉有助于术中肌肉松弛及术后疼痛缓解。全麻后需要相关监护(MAC)。
- 患者仰卧于手术台,患肢置于搁手台,这样有助于术中调整旋前、旋后位,以便术中行掌侧及背侧操作。
- 术中使用止血带,有助于扩大视野,方便操作。
- 术中需要用到透视,需要准备相关器械。

入路

- 掌侧入路[7]:
  - 掌侧入路有助于暴露关节、韧带及骨折断端,关节复位、骨折复位、韧带修补都是从掌侧入路进行。此外,若患者伴有尺神经症状,也可以通过此入路进行减压。
  - 术前在切口周围进行标记,主要需标记的有:Kaplan线、钩骨钩、鱼际纹、腕横纹、桡侧腕屈肌和掌长肌。
  - 由标准掌侧入路进入[屈腕肌腱底部,或桡动脉及肱

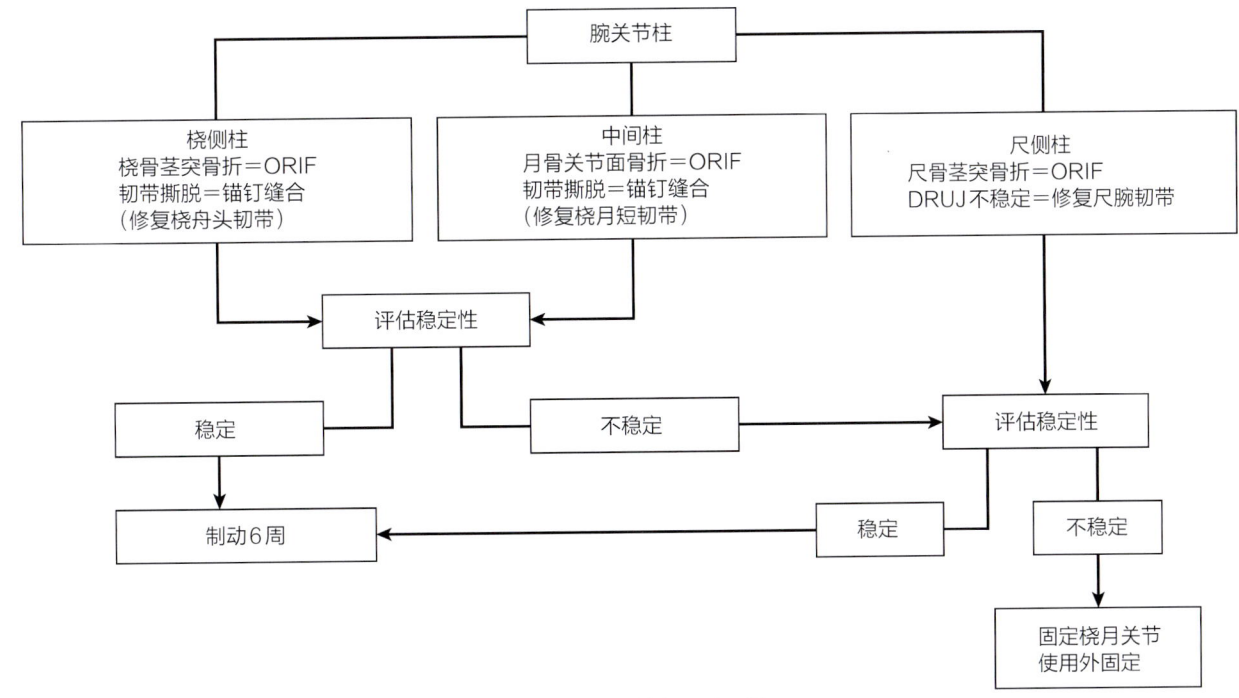

图8 腕关节柱修复程序一览。

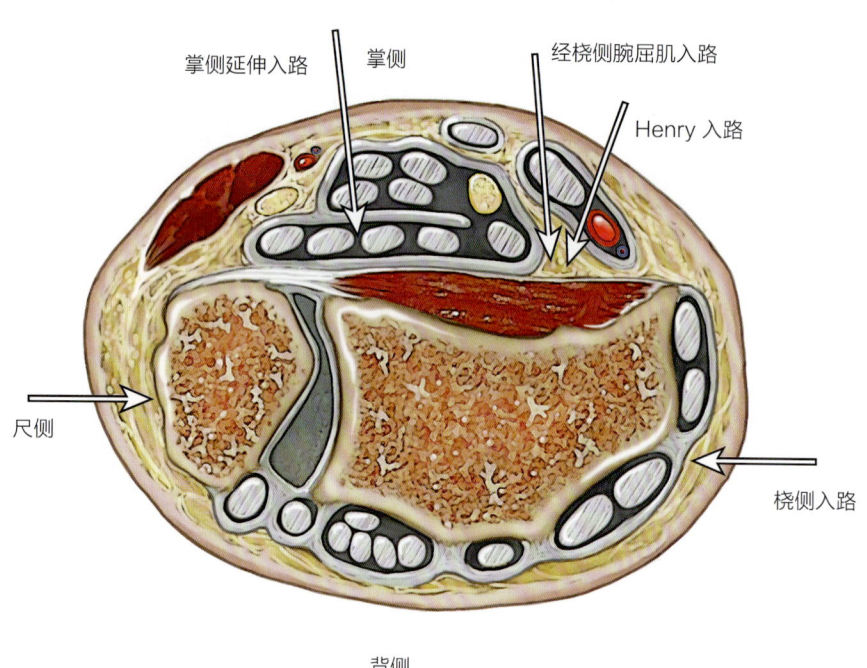

图9 腕关节入路有多种，包括尺侧入路经尺侧腕屈伸肌腱之间，桡侧入路经拇短伸肌和桡侧腕长伸肌之间，Henry远端延伸入路经桡侧腕屈肌腱和桡动脉之间，经桡侧腕屈肌腱入路及经掌长肌腱和尺侧腕屈肌腱之间的掌侧可延伸入路。掌侧可延伸入路中，将正中神经及指屈肌腱牵向桡侧，将尺侧神经血管牵向尺侧。

桡肌间隙入路（Henry入路）]（图9），切口可能要扩至旋前方肌，以便充分暴露桡腕关节周围韧带。
- 若采取掌侧改良入路，由尺侧大鱼际至腕管之间进入（图9），可以有效暴露腕尺管及腕管。将正中神经及屈肌腱拨至桡侧、尺神经及血管拨至尺侧，由间隙进入，便可以暴露掌侧关节囊。
● 桡侧入路[7]：
- 桡侧入路主要用于修复桡侧周围骨折及韧带。
- 体表标志主要为桡骨茎突。
- 直接在桡骨茎突上做一纵行切口，术中注意避免伤及桡神经分支。桡头韧带及桡骨茎突位于第1、2伸肌间室之间。
● 背侧入路[7]：
- 背侧入路主要用于暴露腕骨间韧带，韧带修复及关节复位和清理主要在此入路下进行。
- 主要体表标志为桡骨茎突、尺骨茎突及Lister结节。
- 由尺骨茎突到Lister结节做一纵行切口，切口经过腕背横纹，暴露伸肌支持带后，在第3、4伸肌间室间隙可暴露关节囊。若需要继续扩创，则可以打开第3伸肌间室，将中指伸肌腱拨至适当位置，这样便可以彻底暴露桡骨远端背侧。
- 打开关节囊时，应注意避免伤及周围腕骨间韧带。
● 尺侧入路[7]：
- 尺侧入路用于修复尺骨茎突韧带、三角纤维软骨复合体及尺头韧带。
- 体表标志为尺骨茎突。
- 在尺骨茎突上方直接做纵向切口，注意不要伤及尺神经分支，尺骨茎突位于尺侧腕伸肌腱掌侧。

正中神经减压、桡腕韧带及撕脱骨折修补、关节复位及关节清理

- 若患者明确需要行正中神经松解术,则在掌侧入路中,可做一延伸切口,这样既可以暴露正中神经,又能同时暴露桡骨远端及中间柱。当然,也可以直接行标准掌侧入路(技术图1)。
- 术中暴露掌侧腕关节后,便可以肉眼明确桡腕关节周围软组织损伤(或撕脱骨折),这时通过适当牵张,便可以直接暴露断端,从而确认有无嵌顿或关节内缺损。
- 关节复位前,需要将关节腔内彻底清理,确认无任何骨或软骨碎片后再彻底清洗,最后复位。
  - 若关节囊内有骨碎片或软骨碎片残留,可能会影响术中关节复位。
- 桡腕韧带及关节囊可以先用缝线标记,待修复好腕骨间韧带后,再进行缝合。

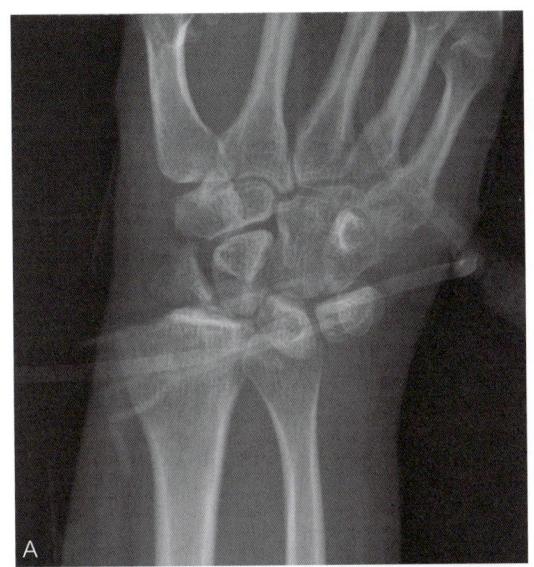
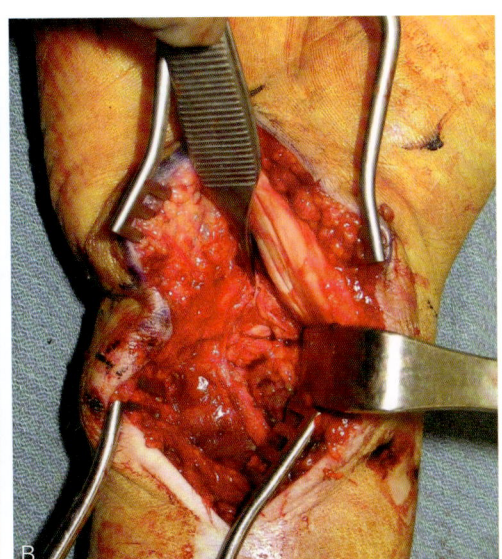
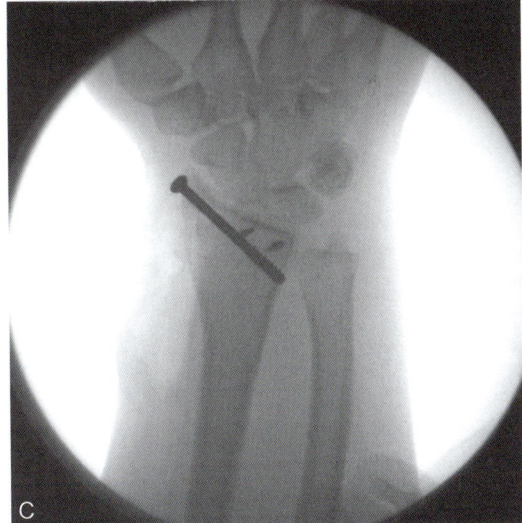

技术图1 A. 桡腕关节脱位;背侧移位;伴桡骨茎突撕脱骨折。B. 掌侧入路进入,暴露桡腕韧带,见桡腕韧带撕裂。C. 桡骨茎突内固定,修复并稳定桡侧柱,锚钉缝合修复周围韧带。

背侧入路进入，修补腕骨间韧带

- 若术前明确腕骨间韧带需要外科治疗时，背侧另做一切口后，修复腕骨间韧带，待修复后再处理掌侧韧带及关节囊。
- 此外，通过背侧入路可以充分暴露关节，便于行关节内清理及复位。
- 当然，术中若发现背侧皮质层撕脱骨折，也可以进行处理。用缝线标记撕脱点后，锚钉固定于桡骨远端背侧皮支，再进行缝合。若断端较大，也可以选择内固定治疗。

桡侧柱的修复

- 桡骨茎突骨折是一种常见骨折，术中需要严格的解剖复位及牢固的固定。
  - 若骨折端较小时，可选择用1～2根克氏针固定。
  - 当骨折端大小适中，最好选择螺钉固定。
  - 若骨折端较大，最好选择合适的桡骨板来固定。
  - 术中也可以用桡骨远端掌侧板来固定。但是，掌侧板固定效果相对较差，这是因为在力学角度上，桡腕关节脱位是由于高能量直接作用于桡骨茎突处造成，掌侧固定在力学上相对不稳定。因此，在采取桡骨远端掌侧板固定时，需要谨慎考虑。
- 若术中未能发现桡骨茎突断端，需要怀疑是否为桡头韧带撕脱损伤。此时需要将锚钉固定于桡骨茎突下方，重建桡头韧带。

中间柱的修复

- 桡腕关节脱位患者，伴有月骨骨折也是较为常见的。术中需要尽可能达到解剖复位。固定方式有螺钉固定、张力带固定，或者钩钢板固定等[3]。或者也可以使用掌侧支撑板来固定及支撑，但支撑板固定时必须谨慎操作，远端一定牢固固定，以免月骨断端移位（技术图2）。
- 术中可以用克氏针临时固定桡月关节间隙，这样更有利于关节复位，但手术结束前必须拔出克氏针。
- 月骨撕脱骨折或桡月韧带损伤患者，应在桡骨远端掌侧用锚钉固定后，缝合并重建关节囊及桡月韧带。

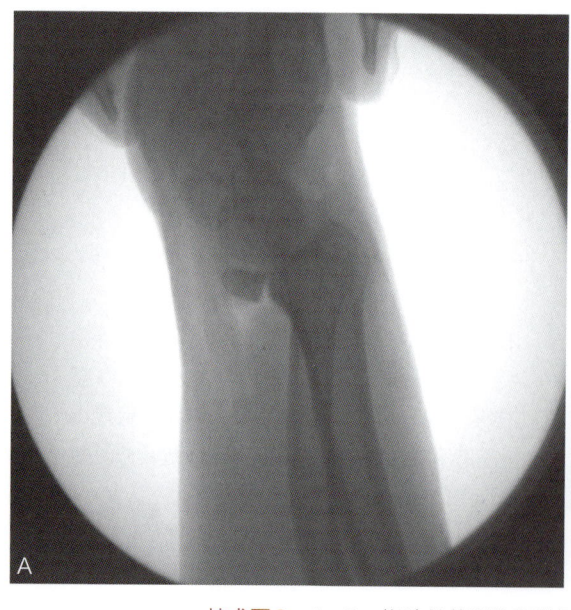 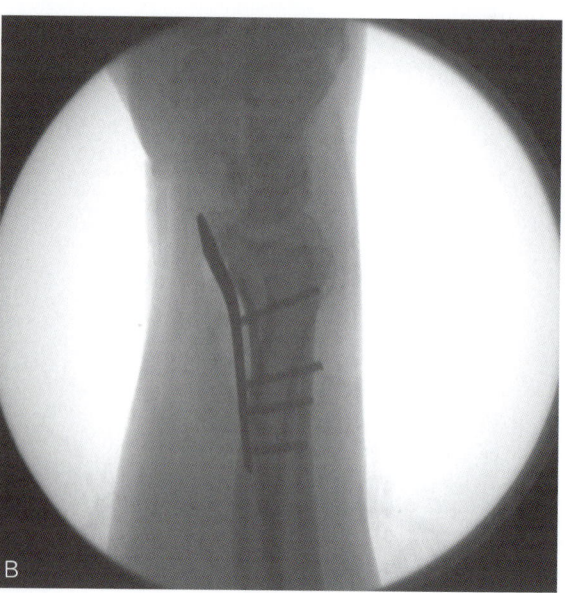

技术图2　A、B. 桡腕关节脱位伴掌侧骨折时，支撑板固定并修复桡腕关节。

尺侧柱的修复

- 尺侧柱损伤,可以通过以下几个指标来明确诊断:尺骨茎突基底部骨折;查体时下尺桡关节不稳;MRI下见TFCC损伤或尺月韧带、尺三角韧带损伤。
- 对于尺骨茎突骨折,我们建议用螺钉或张力带进行复位固定。
- 若尺骨茎突复位固定后尺侧柱仍然不稳定,再考虑行尺腕韧带的修复。

腕关节稳定性评价

- 修复腕三柱及腕骨间韧带后,轻轻抬起腕关节,并行全方位运动。若查体间任何一处不稳定,需要及时处理,以免出现相关并发症。
- 若稳定性欠佳,可考虑使用外固定支架固定或桥接钢板固定。

要点与失误防范

诊断	• 桡腕关节脱位主要为高能量损伤,可能伴其他肢体骨折或头部及器官损伤。 • 长时间未行复位时,可能出现正中神经症状或急性腕管综合征。
影像学诊断	• 注意鉴别是否伴有腕骨及桡骨撕脱骨折,这在X线片下很难鉴别。 • CT有助于诊断是否有撕脱骨折及骨折是否累及关节面。 • MRI有助于评估腕骨间韧带及TFCC损伤程度。
手术参考	建议按照以下步骤进行手术: ○ 桡腕关节临时复位。 ○ 正中神经探查松解术(若有症状时)。 ○ 暴露并清理关节面。 ○ 修复腕骨间韧带(若有损伤)。 ○ 修复或固定腕关节三柱的所有外源韧带损伤。 ○ 确认腕关节三柱复位且稳定。

术后处理

- 与常规桡骨远端骨折不同,桡腕关节脱位术后建议患者至少制动6周,以保证周围软组织充分愈合。
- 当确定桡腕关节复位满意后,6周后可在康复师的指导下开始行康复训练。
- 术前及术后需要明确告知患者,腕关节伸屈活动可能会较伤前有所欠缺。
  - 一般腕关节活动度会较伤前减少30%~50%。

预后

- 对于桡腕关节脱位病例,目前缺乏长期随访数据。
- 有些文献报道:术后活动范围较前减少[4],并在短期随访中见腕关节屈伸活动度通常减少30%~40%[8],对于骨折复位欠佳或韧带修复欠佳患者,有继发性桡腕关节不稳、尺骨移位等并发症[4]。
- 对于开放型损伤或伴随神经血管损伤的患者[16],通常预后欠佳[13]。
- 与单纯韧带损伤患者相比,桡腕关节骨折脱位的患者预后相对欠佳[4]。
- 11%~25%的患者,术后出现创伤性关节炎[4,6,15]。这主要与桡腕关节内断端残留、腕骨间韧带损伤等多种因素相关。

并发症

- 并发症主要分为术前、术后早期、术后晚期。
- 术前并发症主要与以下几个因素相关:开放型创面、感染、血管神经压迫(急性腕管综合征)等。积极处理创面、早期复位、接触疼挛,可以将风险降到最低。
- 术后早期,可能出现桡腕关节不稳定、Frank脱位等并发症,这主要与复位欠佳、固定不牢固、正中神经损伤等因素有关(图10)。
- 术后晚期并发症包括:关节僵直、运动范围减少、握力减少、创伤性退行性变等。

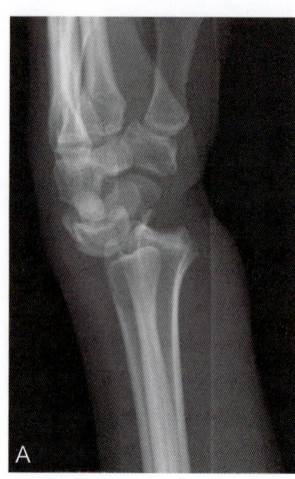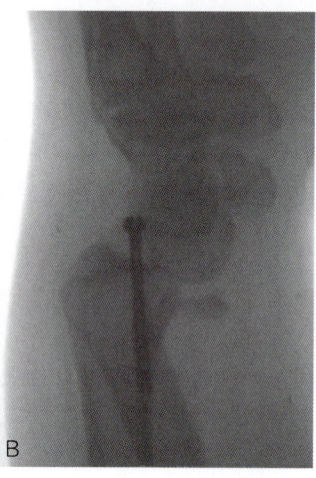

图10　A、B. 这是一例只使用桡骨茎突固定而没有即刻修复内侧柱和尺侧柱来修复桡侧柱桡腕关节脱位而导致失败的病例。

（洪成旻　译，贾亚超　审校）

参考文献

［1］ Bilos ZJ, Pankovich AM, Yelda S. Fracture-dislocation of the radiocarpal joint. J Bone Joint Surg Am 1977;59(2):198-203.

［2］ Brown D, Mulligan MT, Uhl RL. Volar ligament repair for radiocarpal fracture-dislocation. Orthopedics 2013;36(6):463-468.

［3］ Chin KR, Jupiter JB. Wire-loop fixation of volar displaced osteochondral fractures of the distal radius. J Hand Surg Am 1999;24: 525-533.

［4］ Dumontier C, Meyer zu Reckendorf G, Sautet A, et al. Radiocarpal dislocations: classification and proposal for treatment. A review oftwenty-seven cases. J Bone Joint Surg Am 2001;83-A (2):212-218.

［5］ Dunn AW. Fractures and dislocations of the carpus. Surg Clin North Am 1972;52(6):1513-1538.

［6］ Girard J, Cassagnaud X, Maynou C, et al. Radiocarpal dislocation: twelve cases and a review of the literature [in French]. Rev Chir Orthop Reparatrice Appar Mot 2004;90(5):426-433.

［7］ Ilyas AM. Surgical approaches to the distal radius. Hand 2011;6 (1): 8-14.

［8］ Ilyas AM, Mudgal CS. Radiocarpal fracture-dislocations. J Am Acad Orthop Surg 2008;16(11):647-655.

［9］ Ilyas AM, Williamson C, Mudgal CS. Radiocarpal dislocation: is it a rare injury? J Hand Surg Eur Vol 2011;36(2):164-165.

［10］ Kaufmann RA, Pfaeffle HJ, Blankenhorn BD, et al. Kinematics of the midcarpal and radiocarpal joint in flexion and extension: an in vitro study. J Hand Surg Am 2006;31(7):1142-1148.

［11］ Mayfield JK, Johnson RP, Kilcoyne RK. Carpal dislocations: pathomechanics and progressive perilunar instability. J Hand Surg Am 1980;5:226-241.

［12］ Mizuseki T, Ikuta Y. The dorsal carpal ligaments: their anatomy and function. J Hand Surg Br 1989;14(1):91-98.

［13］ Moneim MS, Bolger JT, Omer GE. Radiocarpal dislocation—classification and rationale for management. Clin Orthop Relat Res 1985;(192):199-209.

［14］ Mourikis A, Rebello G, Villafuerte J, et al. Radiocarpal dislocations: review of the literature with case presentations and a proposed treatment algorithm. Orthopedics 2008;31(4):386-392.

［15］ Mudgal CS, Psenica J, Jupiter JB. Radiocarpal fracture-dislocation. J Hand Surg Br 1999;24(1):92-98.

［16］ Nyquist SR, Stern PJ. Open radiocarpal fracture-dislocations. J Hand Surg Am 1984;9(5):707-710.

第62章 小弓和大弓损伤的手术治疗
Operative Treatment of Lesser and Greater Arc Injuries

Rick Tosti and Joseph J. Thoder

定义

- 腕关节是双排腕骨形成的复杂的互相嵌入的系统,它能让腕骨在桡-尺、屈-伸平面匹配运动。腕骨间内在韧带撕裂或者韧带伴发骨性结构损伤,会导致一系列的损伤,程度从"腕关节扭伤"到复杂的月骨周围损伤,包括大弓和小弓的损伤[11,12,15]。
- 小弓损伤是纯关节囊韧带损伤。
- 大弓损伤包括伴有一定范围的腕骨骨折。
- 腕骨间正常的力学和稳定性受破坏,导致急性功能丧失,继之发生可预见的创伤后退行性改变。

解剖

- 8块腕骨均无肌腱附着,它们的运动是通过精细的韧带连接和腕骨的几何形态来被动传递的。
- 腕关节运动很复杂,它是三维运动的:桡偏和背伸协同;尺偏和掌屈协同。
- 腕关节运动不仅通过骨关节、韧带等几何结构,还通过各种韧带交叉固定并传递而进行,这种运动方式还加强了腕关节的稳定性。
- 掌侧的外在韧带是腕骨的一级稳定结构,它们成斜行双V字排列,V字之间相对薄弱的部分叫Poirer间隙。
  - 掌侧外在韧带包括内V韧带:长桡月(LRL)、桡舟月(RSL)、短桡月(SRL)和尺月(UL)韧带。外V字由桡舟头(RSC)和尺三角头复合体(UTCC)组成(图1A)[18]。
- 背侧外在韧带对腕关节结构稳定性作用不大,包括桡三角(RT)和背侧腕骨间(DIC)韧带(图1B)。
- 内在韧带是直接腕骨间连接的,它能提供腕骨排内的稳定。
  - 这包括月三角和舟月韧带。

发病机制

- 常为高能量损伤引起,受伤时,腕关节过伸和尺偏,轴向受力,使掌侧结构牵张,而背侧结构受压和剪切。
- 能量从桡侧向尺侧扩散。小弓损伤是纯韧带性的,Mayfield等[14]把它的进展分为4期(图2A):
  - Ⅰ期:舟月韧带。
  - Ⅱ期:Poirer间隙。
  - Ⅲ期:UTCC和UL韧带。
  - Ⅳ期:月骨脱位。
- 大弓损伤也是按这个方向发展,但它伴有骨折,可累及桡骨茎突、舟骨、月骨、三角骨和尺骨,可为单发骨折,也可为多发骨折(图2B)[3,10]。腕关节骨折脱位时,前缀"经"字用于骨折的腕骨前(如经舟骨月骨周围骨折脱位)。
- 月骨周围脱位通常为头状骨和月骨周围组织相对月骨向背侧脱位,而月骨保留在桡骨远端的月骨窝内(图3A、B)。腕骨掌侧脱位非常少见(图3C)。

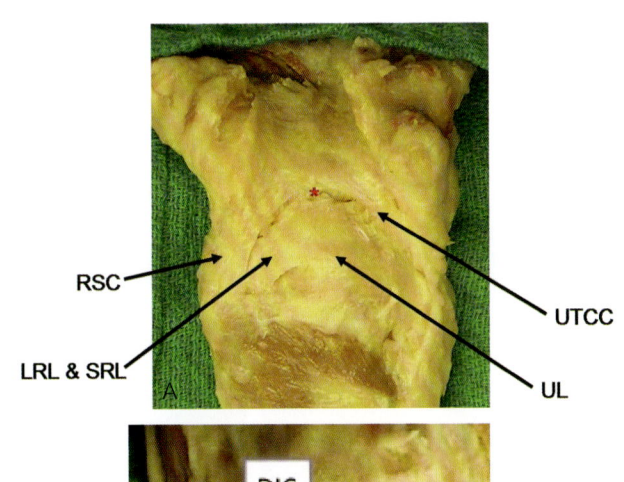

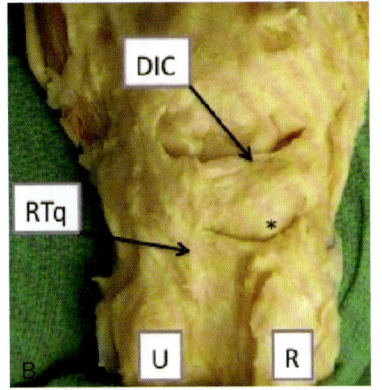

图1 A. 腕部掌侧外在韧带。LRL,长桡月韧带;SRL,短桡月韧带;RSC,桡舟头韧带;UL,尺月韧带;UTCC,尺三角头复合体;*为Poirer间隙。B. 腕部背侧外在韧带。RTq,桡三角韧带;DIC,背侧腕骨间韧带;*为舟骨。

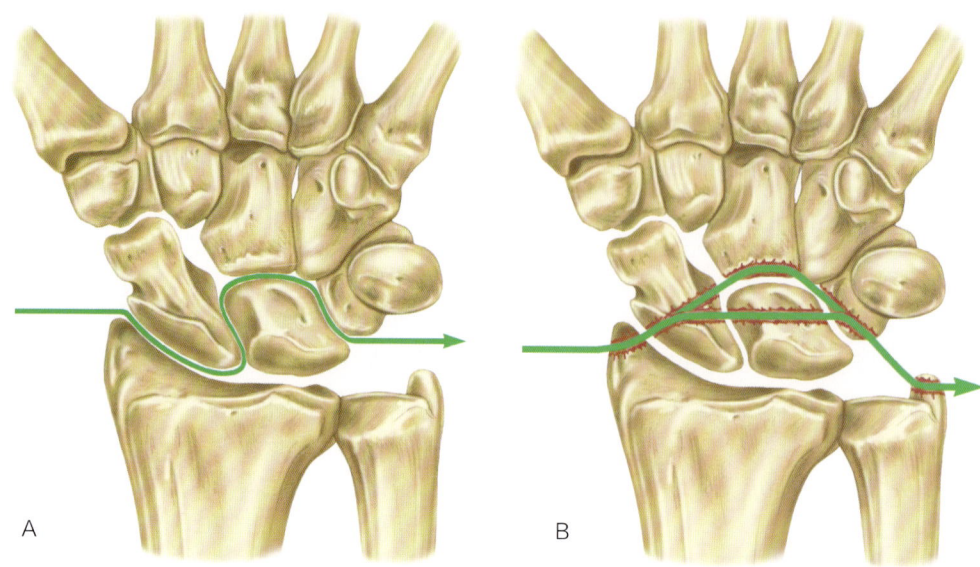

图2　A. 小弓损伤。关节囊韧带损伤按从桡侧向尺侧方向进展。B. 大弓损伤。经舟骨月骨周围损伤类型。

- 月骨脱位通常是月骨向掌侧移位到腕管内,而头状骨关节面移位到桡骨远端的月骨窝内(图3D～F)。
  - 月骨被从Poirer间隙内挤出腕关节,使掌侧关节囊产生了一个破口,沿着V字韧带间隙向内外侧延伸。

自然病程

- 该病例漏诊率高达25%[8]。

- 损伤未处理的常见并发症包括疼痛、无力、僵硬、急性腕管综合征、屈肌腱断裂、早发性关节退行性变及腕关节不稳定[11,12,15]。
  - 典型的不稳定类型(根据损伤程度)包括舟月进行性塌陷、舟骨骨不连进行性塌陷、掌侧或背侧插入部不稳。

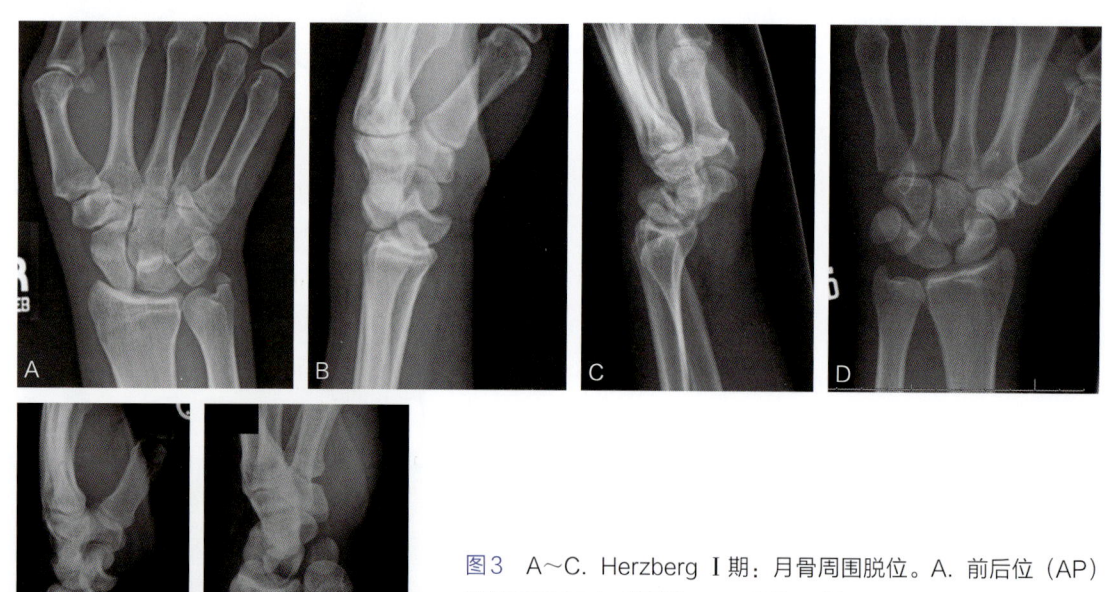

图3　A～C. Herzberg I 期：月骨周围脱位。A. 前后位（AP）透射显示 Gilula 线消失。B. 头状骨背侧脱位。C. 头状骨掌侧脱位（很少见）。D～F. Herzberg II 期：月骨脱位。D. 前后位透射显示 Gilula 线及月骨三角形态消失。E. II A 期：月骨掌侧脱位至腕管,头状骨与桡骨凹接触。F. II B 期：掌侧脱位旋转超过90°。

病史和体格检查

- 高能量损伤(高处坠落、机动车撞击或运动损伤)是常见原因。
- 体格检查结果与损伤严重程度及伤后时间有关。
  - 常见的有僵硬、疼痛、捻发音、水肿及活动受限。通常畸形很小。
  - 根据损伤的程度,体征可能很细微,容易被忽视。检查者应保持高度警惕。
- 做彻底的神经检查很重要,月骨脱位患者中,有16%~46%的病例出现畸形正中神经压迫症状[15]。
- 如果出现正中神经症状,需要通过一系列检查来鉴别神经挫伤(静态结果)和神经压迫(进展性结果)。
- 触诊桡骨和尺骨茎突或腕骨可能发现触痛。
- 内在韧带和外在韧带的一些特异性检查[例如Watson试验、月三角剥离试验和尺侧挤压(catch up)试验]在急性损伤中很难实施,价值不大。

影像学和其他诊断性检查

- 先要做真正的前后位和侧位摄片。根据这些图像可以做出初步诊断。这些图像要和健侧腕关节图像对比。
- 前后位X线片显示Gilula线异常[6]。
- 如果SLIL损伤,前后位X线片可能显示腕骨间关节变宽或舟骨屈曲(皮质环征),侧位片可能显示舟月角异常(正常30°~60°)。
- 在前后位片上,随着头状骨向近侧移位,腕骨高度可能丢失(正常腕骨掌骨高度比为0.5)。侧位片上,代表桡骨远端、月骨及头状骨的"3 C"同心性可能会丢失。
- 在前后位片上,随着月骨脱位并向掌侧旋转,逐渐呈现三角形而不是四边形。侧位X线片上,月骨呈现茶杯洒出征,可以通过测量桡月角定量(正常<15°)。
- 腕关节大弓损伤时,斜位片有助于显示腕骨骨折。舟骨骨折最常见。头状骨、月骨及三角骨骨折均有描述。桡骨和(或)尺骨茎突骨折也可出现。
- 其他角度X线片包括桡/尺偏位、屈伸位、旋后位及握拳位,通常较难获取且额外参考价值不大。
- 腕关节大弓损伤时,CT扫描有助于术前评估。
- 在腕关节严重损伤时,急性期处理不建议做MRI、关节造影、关节镜和骨扫描检查。

鉴别诊断

- 腕关节扭伤。
- 退行性关节疾病。
- 孤立的内源性韧带损伤。
- 桡腕关节脱位。
- 中腕不稳定。
- 单独的腕骨或掌骨骨折。
- 尺桡骨远端骨折。
- 急性腕管综合征。
- 三角纤维软骨复合体(TFCC)损伤。
- Kienböck病。
- 尺骨撞击综合征。

非手术治疗

- 当患者出现正中神经压迫或软骨损伤等症状时,可选择急诊行月骨闭合复位。腕关节闭合复位重建关节可以保证腕关节稳定性。
  - 关节内局部麻醉或神经阻滞可以有效放松周围肌群,有助于复位。复位前让肌肉放松后,远端提挂重物,屈肘90°,手指和上臂牵引15分钟。复位操作前应进行麻醉镇静处理。
  - 医生让腕关节背伸,用温和的手法牵引。拇指从掌侧固定月骨,把月骨旋转到背伸位。头状骨反转向上到月骨上方,同时屈曲腕关节。当头骨复位到月骨上时可听到明显的声音[17]。
- 若闭合复位后见正中神经症状无明显改善,患者复位后可能出现手腕僵硬及麻木,近几周后会复查并希望行手术治疗。
- 如果闭合复位失败或者出现急性腕管综合征,应该在24小时内安排手术。
- 月骨脱位的闭合复位常不成功。因为腕关节牵引时掌侧的破口变窄,阻碍月骨向关节内复位。
- Herzberg[7]认为复位掌侧旋转超过90°的月骨脱位更加困难,且可能会导致医源性损伤。
- 采用闭合复位石膏固定作为最终治疗会导致较差的结果,包括不稳定、畸形及早发退行性病变[1,2]。

手术治疗

术前计划

- 需要优先考虑处理骨折。
- 腕骨骨折可选择用克氏针或双头加压空心钉固定,伴有舟骨骨折等复杂骨折可考虑植骨。
- 桡骨茎突骨折可考虑用螺钉或钢板固定。
- 尺骨茎突可选择张力带固定,伴有下尺桡关节不稳定时,可考虑钩钢板固定。
- 明确骨间韧带是否需要修复或重建。
- 通常舟腕韧带撕脱可选择用非可吸收缝线或锚钉重建。

- LTIL 的修复或重建存在争议。
- 医生应该评估骨结构,决定骨折是否需要用克氏针或者双头螺钉固定。
- 如果有正中神经损伤或者可能发生损伤者,就要行腕管松解手术。

体位

- 平卧位,上臂上充气止血带。
- 使用可透 X 线的手术台,因为术中在复位和修复时需要 X 线图像辅助。

入路

- 入路包括:背侧入路、掌侧入路和掌侧背侧联合入路。
- 背侧入路采用众所周知的腕背切口,从第 3 和第 4 间室打开腕背关节囊,评估关节。
  - 背侧入路便于复位和直接评估关节面损伤情况。但是仅通过一个背侧入路将月骨复位很困难。
  - 这一入路可以进行舟月韧带的直接或加固修复以及任何伴随的腕骨骨折行切开复位内固定术。
- 掌侧入路要切开腕管。牵开腕管内组织,暴露掌侧关节囊、韧带结构和半月形的破口。将腕管减压,清除血肿,切除屈指肌腱的炎性腱鞘组织。
- 此切口便于月骨掌侧脱位的切开复位。
  - 修复受损的掌侧关节囊韧带有助于腕关节的稳定。
  - 单一的掌侧入路不能精确地修复韧带,固定骨折也很困难。
- 笔者喜欢掌背侧联合入路:这是真正评估病变和进行损伤组织解剖修复的唯一方法。

背侧入路

切口和分离

- 在止血带下做腕背常规皮肤切口。切开伸肌支持带,向内外侧翻开皮瓣。从第 3、4 间室间暴露关节囊(技术图 1A)。
- 拇长伸肌腱(EPL)分到伸肌支持带远侧,打开第 3 伸肌间室。把 EPL 移向桡侧,防止在腕骨复位和固定中损伤肌腱(技术图 1B)。
- 纵行切开第 4 伸肌间室,拉开肌腱,暴露关节囊。
  - 切除 1 cm 骨间后神经(技术图 1C)。
- 在背侧关节囊和桡三角韧带间常会看到一个横行的破口。将破口向桡侧和尺侧延长,就看到了头月间隙。
- 保留韧带的前提下,可以做延长切口来仔细评估腕骨。
  - 沿着桡骨远端背侧唇向桡侧切开关节囊,桡骨上留下小的组织袖便于后续修复。
  - 沿着背侧月三角韧带和背侧腕骨间韧带方向向尺侧切开关节囊。这会产生一个以桡侧为基底的关节囊瓣(技术图 1D)。
- 如果脱位不能闭合复位,常是头状骨突出,月骨不在位。
- 评估关节面的损伤情况。

复位和固定

- 在脱位-半脱位复位前,在背侧切口内,由内向外分别在舟骨和三角骨上穿入 0.045~0.062 in(1.14~1.57 mm)横穿的克氏针。这些克氏针后面将穿入月骨来稳定复位。

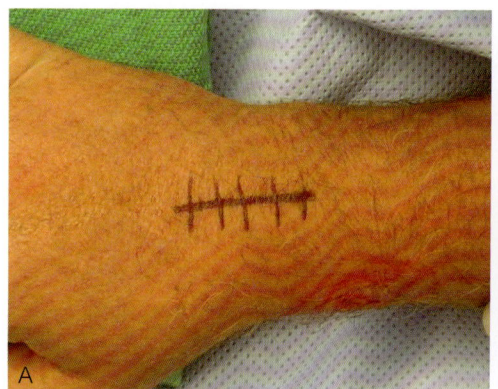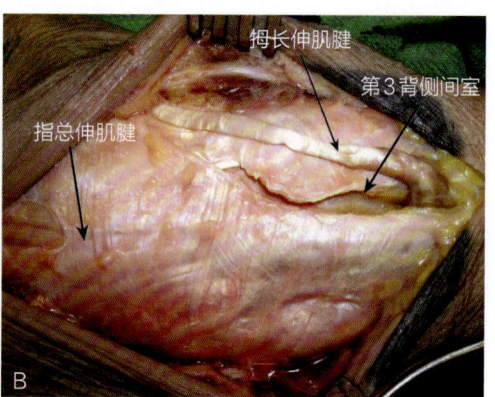

技术图 1 A. 腕背入路采用常规背侧皮肤切口。B. 打开第 3 伸肌间室,向桡侧牵开拇长伸肌腱(EPL)。可以看到指总伸肌腱(EDC)(拇指在左上方,腕关节在右边)。

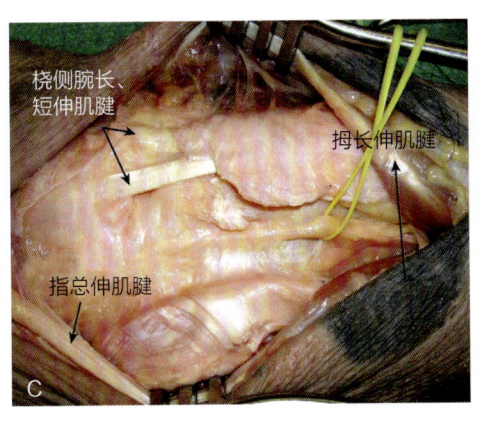
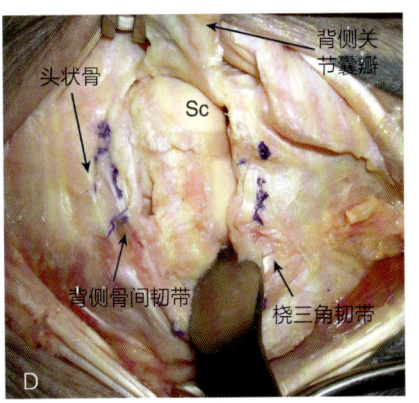

技术图1（续） C. 打开第4伸肌间室，把EDC牵向尺侧。要切除支配腕关节的骨间后神经（黄线所示）。D. 做保留韧带的关节囊切口来暴露腕骨。Sc，舟骨。

- 这些克氏针的进针点在舟骨近极及三角骨和月骨形成的关节面的轴心上（技术图2）。
- 在舟骨骨折时不需要横穿克氏针，因为固定骨折的螺钉能稳定月骨桡侧。
- 手法牵引再加上月骨掌侧挤压，在头月关节的头状骨近端给一提升力，把月骨复位回原来位置。
- 复位和固定腕骨骨折。
- 首先要注意先将伴随的舟骨骨折固定，由近向远（顺行）固定。
  - 舟骨骨折常位于腰部或近极。
  - 非粉碎性骨折可以用无头加压螺钉固定。
  - 如果是粉碎性骨折，在拧紧螺钉前先给予自体骨松质植骨。

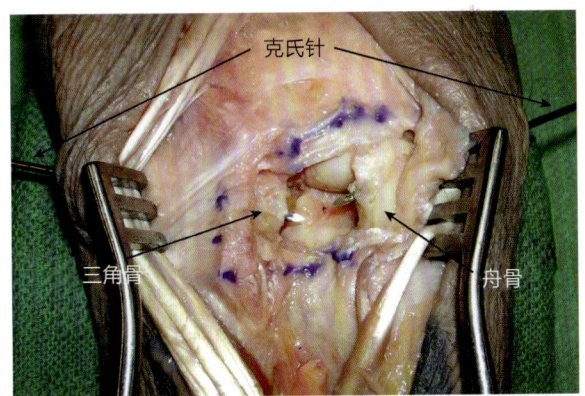

技术图2 在月骨复位前先在舟骨和三角骨上各横穿1根克氏针。这方便进针以及复位后固定到月骨上。进针点在舟骨和三角骨与月骨形成的关节的轴心。可以看到克氏针尖稍微露出舟骨和三角骨。月骨仍在向掌侧脱位中，还看不到。

韧带修复

- 现在可以修复腕骨间韧带的损伤。
- 在经舟骨月骨周围脱位中，因舟月韧带完整，舟骨的近极仍与月骨相连。可是，在小弓型损伤中，舟月和月三角韧带是撕裂的。
- 在韧带修复前，要确保腕骨已解剖复位。
  - 舟骨、月骨和三角骨内穿入0.045 mm克氏针，像撬棒一样帮助这些腕骨复位。
- 前面预置的用来贯穿固定的克氏针从舟骨和三角骨分别穿入月骨。
- 也可经皮克氏针将舟骨和三角骨固定到头状骨上（技术图3A）。
- 术中可以用X线透视来帮助腕骨复位及克氏针固定。
  - 要鉴别和复原舟月角（40°～60°）、月头角（＜15°）和桡月角（＜15°）。
  - 桡骨远端、月骨和头状骨的C字形要同心（技术图3B）。
- 避开克氏针，分别拧入小型（大约2 mm）带非吸收线（2-0至3-0）的缝合锚钉，来重新固定舟月和月三角韧带。
  - 常见的是韧带从舟骨和三角骨上撕脱；因此，锚钉要钉在这些部位。
  - 当腕骨间韧带超出修复范围，就不需要缝合锚钉了，其稳定性要靠外在的关节囊韧带愈合来实现。
- 用非吸收线缝合背侧损伤的关节囊和延长的关节囊切口。
- EPL移位到皮下（技术图3C）。
- 常规关闭皮下组织及皮肤。

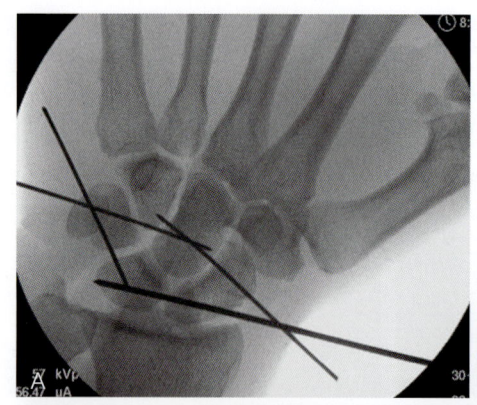
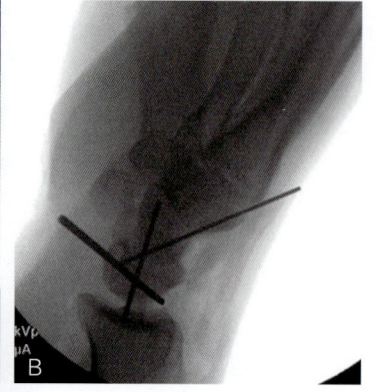
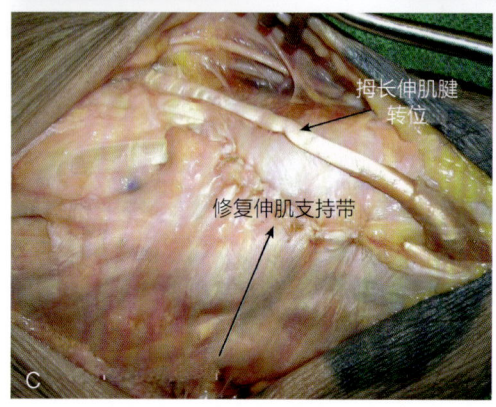

技术图3 贯穿固定的克氏针来保护修复的韧带及保持腕骨的解剖序列。这例患者不需要使用锚钉来修复。腕骨间韧带呈中度撕裂。A. PA位X线片显示复位的月骨呈方形，Gilula线恢复。B. 侧位片显示舟月角、桡月角和头月角恢复到正常。C. 修复伸肌支持带，将拇长伸肌腱移位。

背侧和掌侧联合入路（作者最喜欢的方法）

切口和分离
- 在止血带控制下，做一个标准的腕管切开入路（技术图4A）。
  - 将正中神经完全减压。
- 将腕管内容物牵开，清除血肿。
- 可以看到尖朝远端、半月形的掌侧关节囊韧带破裂口（技术图4B）。
  - 破口位于桡侧RSC和LRL与尺侧UTCC和尺月韧带之间。
  - 在月骨脱位的患者，可在腕管内看到月骨，它是通过关节囊的破口被挤压出来的。
- 接下来像前面描述的一样暴露背侧。
- 评估损伤的程度。

复位、固定和修复
- 像前面描述的一样预置固定的克氏针。
- 直视下将腕骨复位，将腕关节背伸，用撬剥器像鞋拔样帮助头骨复位进入月骨窝。
  - 掌侧切口因为能够直接到达月骨，所以方便复位。

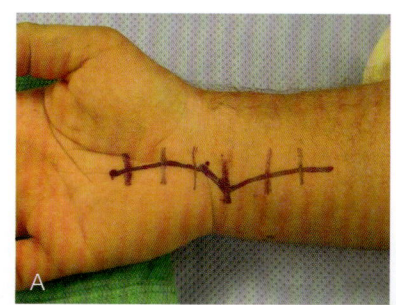
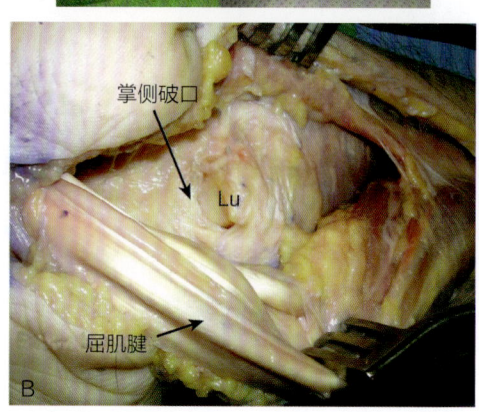

技术图4 A. 用腕管切开切口做掌侧入路。B. 在Poirer间隙可以看到掌侧半月形、尖朝远端的关节囊韧带破口。可以看到月骨（Lu）从破口中突出来。

- 可以从RSC和LRL韧带之间或者UTCC和尺月韧带之间延长关节囊的裂口，最大限度暴露关节而不要再进一步损伤其他的外在韧带。
- 如前所述，通过背侧切口，复位、固定和修复伴随的骨折和腕骨间韧带。
- 用非吸收线缝合掌侧关节囊韧带破口（技术图5）。
- 评估屈肌腱。通常腕关节环绕肌腱的腱鞘组织会增厚，可以做滑膜切除术。
- EPL可以移位到背侧皮下。
- 常规方法缝合皮下和皮肤。

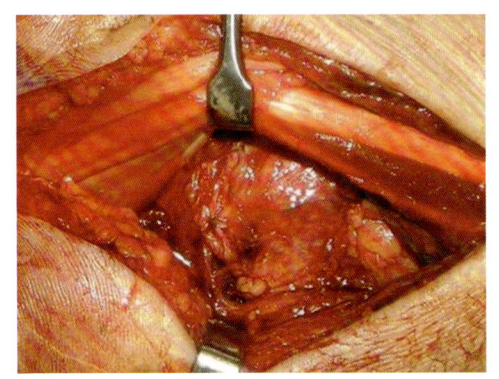

技术图5　掌侧关节囊用非吸收线缝合。

要点与失误防范

X线片	该外伤容易漏诊，拍摄X线片时需要严格按正位及侧位拍摄，对于高能量损伤及多发伤患者需要优先考虑及高度重视是否有该病情。
时机	若患者情况稳定，无明显畸形或腕管综合征表现，手术可以限期进行。若有上述症状，则必须在24小时内进行。
术中复位	在复位过程中，通过拇指背侧切口及掌侧切口（双切口入路时），有助于确定解剖位置，利于固定克氏针。
软组织修复	在修补韧带等组织时，需要确保骨结构稳定，处于解剖位，这样才能确保软组织修补后可以维持正常张力。若先修补韧带再处理骨折，可能会导致韧带张力过高，或者影响正常解剖复位。

术后处理

- 术后立即给予腕关节和前臂石膏托固定，前臂中立位，腕关节背伸20°。
  - 为控制水肿和防止皮肤浸软，可在手指间用无菌敷料隔开，掌侧垫松厚的无菌敷料。
- 术后立即鼓励主动和被动的手指运动范围的功能锻炼，来预防屈肌腱粘连和手指僵硬。
- 10~14日后拆线，继续给予全天的石膏管型或石膏托固定至术后8周。
- 8周后去掉克氏针，给予患者一个可拆卸的支具固定，来增加腕关节的活动范围。
- 12周时开始进行力量训练。从可耐受的阻力开始逐渐增加，循序渐进地锻炼。
- 预计6~12个月后恢复运动。

预后

- 延误治疗、开放性损伤、软骨损伤、不稳定及畸形愈合提示更差的预后。及时诊断及解剖复位有助于取得更好的结果。
- 挽救性手术包括近排腕骨切除术、四角融合术或全腕关节融合术。
- Sotereanos等[16]用掌背侧联合入路治疗了11例月骨周围脱位和骨折脱位的患者。11例中的9例得到了优秀的临床结果。
- Kremer等[13]对39例病例进行65.5个月的随访，报道有少数患者存在中度功能缺失（手臂、肩膀和手的DASH评分低于23分）或活动性疼痛。
- Forli等[5]报道18名患者的10年随访记录，其中术后10年内出现创伤性关节炎的概率为67%，但其中只有1名患者需要行关节融合术。
- 预期腕关节屈－伸运动弧度减少50%[4]。
- 预期握力下降60%[4]。
- 术后创伤性关节炎较为常见，但不能排除有无相关关系[5,9]。

并发症

- 漏诊。
- 术后钉道感染。
- 正中神经损伤。
- 月骨暂时性缺血。
- 软骨损伤或软骨溶解。

- 迟发性腕关节不稳定（舟月、月三角或中腕关节）。
- 尺腕关节移位。
- 舟骨骨不连或愈合不良。
- 创伤后关节炎。

（洪成旻　译，贾亚超　审校）

参考文献

[1] Adkison JW, Chapman MW. Treatment of acute lunate and perilunate dislocations. Clin Orthop Relat Res 1982;(164):199-207.

[2] Apergis E, Maris J, Theodoratos G, et al. Perilunate dislocations and fracture dislocations. Closed and early open reduction compared in 28 cases. Acta Orthop Scand Suppl 1997;275:55-59.

[3] Bain GI, McLean JM, Turner PC, et al. Translunate fracture with associated perilunate injury: 3 case reports with introduction of the translunate arc concept. J Hand Surg Am 2008;33:1770-1776.

[4] Cooney WP, Bussey R, Dobyns JH, et al. Difficult wrist fractures. Perilunate fracture-dislocations of the wrist. Clin Orthop Relat Res 1987;(214):136-147.

[5] Forli A, Courvoisier A, Wimsey S, et al. Perilunate dislocations and transscaphoid perilunate fracture-dislocations: a retrospective study with minimum ten-year follow-up. J Hand Surg Am 2010; 35:62-68.

[6] Gilula LA, Destouet JM, Weeks PM, et al. Roentgenographic diagnosis of the painful wrist. Clin Orthop Relat Res 1984;(187): 52-64.

[7] Herzberg G. Perilunate and axial carpal dislocations and fracture dislocations. J Hand Surg 2008;33:1659-1668.

[8] Herzberg G, Comtet JJ, Linscheid RL, et al. Perilunate dislocations and fracture-dislocations: a multicenter study. J Hand Surg Am 1993;18(5):768-779.

[9] Herzberg G, Forissier D. Acute dorsal trans-scaphoid perilunate fracture-dislocations: medium-term results. J Hand Surg 2002;27 (6):498-502.

[10] Johnson RP. The acutely injured wrist and its residuals. Clin Orthop Relat Res 1980;(149):33-44.

[11] Jones DB Jr, Kakar S. Perilunate dislocations and fracture dislocations. J Hand Surg Am 2012;37(10):2168-2173.

[12] Kozin SH. Perilunate injuries: diagnosis and treatment. J Am Acad Orthop Surg 1998;6(2):114-120.

[13] Kremer T, Wendt M, Riedel K, et al. Open reduction for perilunate injuries—clinical outcome and patient satisfaction. J Hand Surg Am 2010;35:1599-1606.

[14] Mayfield JK, Johnson RP, Kilcoyne RK. Carpal dislocations: pathomechanics and progressive perilunar instability. J Hand Surg Am 1980;5:226-241.

[15] Sawardeker PJ, Kindt KE, Baratz ME. Fracture-dislocations of the carpus: perilunate injury. Orthop Clin North Am 2013;44(1): 93-106.

[16] Sotereanos DG, Mitsionis GJ, Giannakopoulos PN, et al. Perilunate dislocation and fracture dislocation: a critical analysis of the volar dorsal approach. J Hand Surg Am 1997;22(1):49-56.

[17] Tavernier L. Les deplacements traumatiques du semi-lunaire. Lyon, France; Theses, 1906:138-139.

[18] Walsh JJ, Berger RA, Cooney WP. Current status of scapholunate interosseous ligament injuries. J Am Acad Orthop Surg 2002;10: 32-42.

第63章 三角纤维软骨复合体的关节镜下修复和切开修复术

Arthroscopic and Open Triangular Fibrocartilage Complex Repair

A. Lee Osterman and Emily Slate

定义

- 三角纤维软骨复合体(TFCC)是腕关节尺侧的一个解剖结构复合体。它有许多重要的生物力学功能:
  - 桡腕关节滑动面的延伸。
  - 减震和稳定尺侧腕骨。
  - 稳定远侧桡尺关节(DRUJ)。
- TFCC异常会引起腕关节尺侧疼痛、无力以及不稳定等症状,影响患者的功能。
- 诊断和治疗TFCC是为了恢复其稳定,最终缓解疼痛,恢复功能。

解剖

- TFCC是位于尺侧腕骨和尺骨头之间的纤维软骨和韧带结构(图1A),其发自桡骨远端乙状切迹的远侧,止于尺骨茎突的基底[17]。
- TFCC通过尺腕韧带复合体(尺月韧带、尺三角韧带和尺侧副韧带)连接到尺侧腕骨(图1B)。
- 桡尺韧带稳定DRUJ,限制其旋转和轴向移动[2]。
  - 背侧和掌侧桡尺韧带是TFCC内的纤维增厚部分。
  - 由于这些结构的解剖形态,它们是作为一个整体,而不是作为独立的韧带在起作用。
- TFCC的中央、水平部是最薄的部分,它由胶原纤维斜行交织,能抵抗各种方向的应力。
- TFCC的血液供应已有详述[4]。尺动脉通过它的桡腕关节支和骨间前动脉的掌、背支来为TFCC供血。这些血管呈放射状向TFCC供血(见Bednar等[4]提供的TFCC血供图像)。
  - 组织切片展示这些血管支穿透TFCC周围10%~40%的部分。中央部分和桡侧的附着处没有血供。
  - 这种血管的分布,让笔者明确周围型TFCC损伤经适当的治疗后能够愈合,而中央型损伤即使缝合也不能愈合,通常做清创术。

生物力学

- TFCC有许多重要的生物力学功能:它在尺骨头和尺侧腕骨间承担腕关节轴向应力的20%;是DRUJ重要的稳定结构,也是尺骨的一个稳定结构[1,6,16,18]。
- 传向尺骨头的力的大小与尺骨变异相关。尺骨正变异所承受的力臂比负变异承受的要大。
  - 这会导致尺骨正变异患者相应的TFCC中央部分变薄。
- 随着前臂的旋转,TFCC的受力不同。旋后时,由于尺骨移向近侧,引起尺骨负变异。反之,旋前时,尺骨移向远侧,引起尺骨正变异。
- 旋前时,尺骨头在乙状切迹内移向背侧;而旋后时则移向掌侧。
  - 形成TFCC边缘部分的掌侧和背侧桡尺韧带是前臂旋转时稳定DRUJ的重要结构。

发病机制

- 创伤性TFCC损伤是由腕关节受背伸旋前力引起或是腕关节尺侧受牵拉力引起。

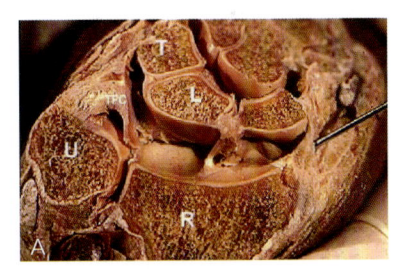

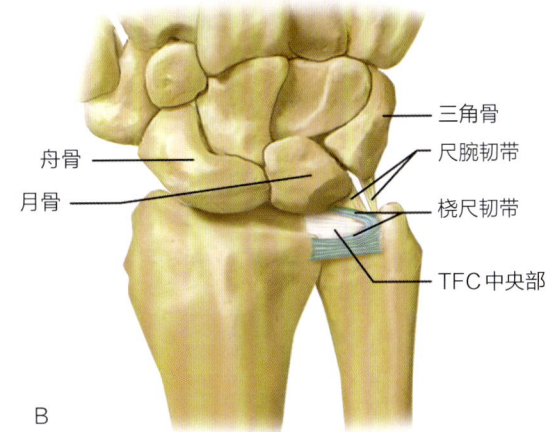

图1 A. 冠状解剖切面描述三角纤维软骨(TFC)与月骨(L)、三角骨(T)、尺骨远端(U)和桡骨(R)之间的关系。B. 三角纤维软骨复合体。

- 这常见于手伸展位撑地伤或者受到有阻力的扭力时。
- 这种损伤常见于尺骨征阳性或者中性患者,也常见于桡骨远端骨折患者。
- 一些作者已经分析了桡骨远端骨折患者伴随的腕骨间软组织损伤情况。
  - Geissler 等[8]分析了 60 例患者,发现有 26 例(43%)患者有 TFCC 损伤。
  - 在 Lindau 等的对 51 例患者的一系列研究中[12],43 例有 TFCC 损伤(84%):24 例周围型撕裂,10 例中央穿孔,9 例既有中央穿孔又有周围撕裂。
- 在对从胎儿到 94 岁之间的 100 具尸体 180 个腕关节的研究中,Mikic'[13]发现 TFCC 自人生中的第 3 个十年就已开始退变。
  - 随着年龄增长,退变的频率和程度增加。
  - 在人生中的第 5 个十年后,TFCC100%出现异常。
  - 但是,这些随着年龄变化出现的 TFCC 损伤通常没有症状[6]。

自然病程

- Palmer[15]将 TFCC 损伤分为创伤性和退变性两类,它对描述 TFCC 损伤很有用。
- 创伤性损伤根据 TFCC 撕裂的部位再分为几个类型。Palmer[15]将创伤性 TFCC 损伤称为Ⅰ型,再根据其损伤的不同部位分为 A、B、C、D 4 个亚型(图 2A)。
  - ⅠA 型损伤是指 TFCC 水平撕裂或者中央穿孔。撕裂部位离软骨在桡骨的附着处 2~3 mm。它通常是从背侧到掌侧。
  - ⅠB 型损伤是指 TFCC 周围型损伤,从它尺骨远端的止点撕裂。它既可以由尺骨茎突骨折,又可以是单纯从尺骨附着处撕脱。这种损伤打破了 TFCC 对 DRUJ 的稳定作用,导致临床上的不稳定。
  - ⅠC 型损伤是指由于尺腕韧带损伤引起 TFCC 与尺侧腕骨间连接断裂。这种损伤导致尺腕不稳,腕骨向掌侧移位。
  - ⅠD 型损伤是指 TFCC 从其桡侧附着处撕裂。孤立的软骨盘撕裂,需与掌侧和背侧桡尺韧带损伤鉴别。这种整体的 TFCC 损伤会引起 DRUJ 不稳。
- Ⅱ型退变性损伤与年龄有关,TFCC 非创伤性损伤典型特点是中央穿孔和尺骨正变异[6,22]。
- PalmerⅡ型的几个分类反映了退变性损伤的自然病程,从无症状到有症状是退变性损伤的一个发展过程(图 2B)。
  - 从 TFCC 中央穿孔(2C 型)逐步加重到月三角韧带撕裂和月骨、三角骨和尺骨远端关节炎改变(2D 或 2E 型)。
  - 根据不同的分期,治疗不同。

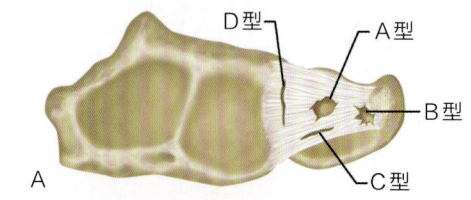

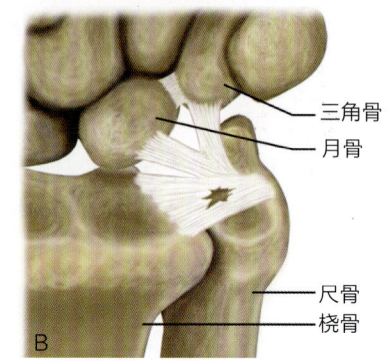

图 2 A. 轴向示意图看桡骨远端面和 TFCC。背侧在上,掌侧在下。三角纤维软骨复合体(TFCC)损伤的 Palmer 分型。ⅠA 型损伤是指 TFCC 中央或水平部撕裂。ⅠB 型损伤是指 TFCC 从尺骨远端撕裂伴有或不伴有尺骨茎突骨折。ⅠC 型损伤是指由于尺腕韧带损伤引起 TFCC 从月骨和三角骨处撕裂。ⅠD 型损伤是指 TFCC 从其桡骨远端乙状切迹远端附着处撕裂。B. TFCC 退变性损伤的 Palmer 分型,通常与尺骨正变异和尺腕撞击综合征有关。退变呈阶梯状发展:2A 和 2B 型,TFCC 磨损;2C 型,TFC 中央纤维盘损伤;2D 和 2E 型,尺骨远端和月骨关节软骨损伤,月三角韧带破裂 [A 图经允许引自 Palmer AK. Triangular Fibrocartilage Complex Lesion: a classification. J Hand Surg Am 1989;14(4):594-606]。

- 退变性损伤和创伤性损伤可以共存,外伤可以使退变性损伤出现症状。

病史和体格检查

- 临床症状包括腕尺侧疼痛,常伴响声,典型发生于摔伤后。
- 最初体检会发现腕关节尺侧肿胀,缘于尺侧腕伸肌腱炎症引起。
- 在 TFCC 和尺骨远端有压痛点。压痛点越明确,越疼痛,对诊断就越有特异性。
  - 凹陷征(直接指出疼痛点在 TFC 尺骨起点处)提示ⅠA 或ⅠB 型 TFC 损伤,或者尺侧外部损伤类型(ⅠC)。
- 腕关节尺偏和轴向加压(TFCC 挤压试验)会引起疼痛,前臂旋转时会有滑动声。
- 必须要评估 DRUJ 的稳定性。评估稳定性时最好在前臂中立位,但是也应该在极度旋前、旋后时评估它的稳定性。
  - 检查者用一只手稳定住桡骨远端,给尺骨头一个力,让它向掌侧背侧移动,检查尺骨头相对于桡骨的活

- 动幅度增加或者松弛,需与健侧比较。
  - 严重的不稳定会表现出尺骨远端松弛,"琴键"征阳性,尺骨头向背侧突出。这主要是由严重的撕裂或者掌侧或背侧桡尺韧带撕裂引起。
- 腕关节尺偏和旋后时在尺骨远端尺侧腕伸肌腱(ECU)腱鞘处出现咔嗒声,提示ECU不稳松弛,其从第6伸肌间室滑脱出来。
- 肉眼可见的腕骨旋后畸形伴尺骨突出,可以通过豌豆骨背侧加压来被动矫正,提示尺侧关节外韧带的撕裂。
- TFCC损伤常不是独立发生的;它常是腕尺侧损伤的一个部分。因此,检查者应该评估腕尺侧所有常易被损伤的结构。
  - 月三角韧带损伤时要评估月三角关节的稳定性。Shuck试验在月三角间隙出现疼痛为阳性(由于月骨、三角骨异常滑动出现疼痛性的咔嗒声)。
  - 三角骨撕脱骨折时在三角骨处有明确压痛点。
  - 当主动尺偏时出现可听见的咔嗒声及可看到的腕骨松弛,提示存在腕中关节不稳。
- 豌豆骨-三角骨关节移动试验时关节处有疼痛和骨摩擦声提示有豌豆骨-三角骨关节炎。
- 另外要检查腕关节尺侧周围的软组织结构,包括尺神经、尺神经背侧感觉支和尺动脉。
- 用Jamar握力器测量握力,有助于量化患者的功能,以及用作评估患者治疗进展的参数。

影像学和其他诊断性检查

- 诊断性放射检查包括:腕关节X线片、旋转中立位的后前位片及侧位片。
  - 这能让术者评估骨折、通过腕骨排列不齐判断韧带不稳以及尺骨变异。判断尺骨变异非常重要,因为它将影响治疗方法的选择(图3A)。
  - 也应该对DRUJ进行放射检查,检查有无松弛、关节炎或尺骨茎突异常,如急性或慢性骨不连的骨块存在。
- MRI对TFCC损伤的诊断很有用,尤其是ⅠA型和ⅠD型损伤[9,11]。在冠状面上T2加权像最有诊断价值(图3B)。
  - TFCC是同质的低信号强度,关节的滑膜积液在T2加权像上是高亮度图像,因此可以分清TFCC撕裂的轮廓。
  - 钆关节造影能增强TFCC撕裂的影像。
- 文献报道的MRI在TFCC损伤诊断中的敏感性和特异性不同。
  - Golimbu等[9]报道MRI在TFCC撕裂中诊断准确率95%。MRI的发现被关节镜检查证实。

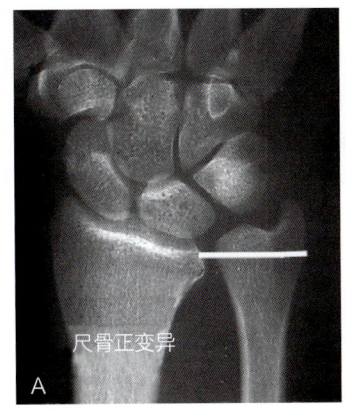
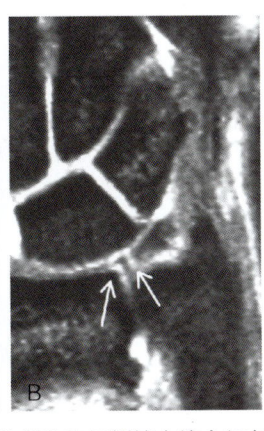

图3 A. 尺骨正变异与TFC退变性损伤和尺侧撞击综合征有关。应在中立位拍摄X线片。B. 冠状面T2加权像MRI图像。高信号的关节液绘出了低信号TFCC的轮廓。中央部分的高信号影是撕裂部位(右边箭头),周围是TFCC。有一个正常清晰区域(左边箭头)是TFC在内侧桡骨关节软骨面上的止点。

  - Schweitzer等[19]报道敏感性72%,特异性95%,准确率89%。
  - Bednar等[3]报道一系列TFC损伤患者关节镜检查与MRI和临床检查相关。MRI敏感性(TFCC有损伤时MRI阳性)44%,特异性(没有TFCC损伤时MRI阴性)75%。临床检查的敏感性95%。在这些腕关节研究中,MRI与关节镜下发现有45%相关。
  - Joshy等[11]报道了一系列患者,临床怀疑TFCC撕裂,进行MRI造影检查及腕关节镜检查。MRI关节造影敏感性74%,特异性80%。他们注意到MRI造影阴性的患者而临床又怀疑TFCC撕裂的处理时要小心。
- 腕关节镜检查成为诊断和治疗TFCC损伤的金标准[6]。
  - 与MRI和关节造影相比,关节镜手术能最准确地判断损伤的位置、撕裂的大小以及可以判断软骨瓣是否稳定。
  - 腕关节镜可以检测到共存的损伤,例如月三角骨间韧带、ECU深层腱鞘或软骨损伤。

鉴别诊断

- ECU松弛。
- 尺侧关节外韧带撕裂。
- DRUJ不稳。
- 三角骨撕脱骨折。
- 月三角韧带损伤。
- 豌豆骨-三角骨关节炎。
- 尺动脉血栓。
- 腕尺管(Guyon管)内神经病变。
- 尺神经背侧感觉支神经炎。

非手术治疗

- 急性TFCC损伤的最初治疗是固定腕关节和DRUJ。
  - 应该仔细检查患者有无DRUJ不稳或者EDU松弛。
- 如果放射检查正常,也没有不稳定,建议制动4～6周让撕裂的TFCC愈合。
- TFCC周缘血液供应丰富,所以TFCC周缘撕裂只要撕裂缘接触紧密就有希望愈合。尽管中央部分没有明显的血供,但是许多中央型撕裂患者在制动后症状也消失。
- 在制动结束后,就开始一系列的关节运动锻炼和逐步力量训练。
- 如果有持续性滑膜炎,准确地在局部行激素注射会阻止这些炎症。
- TFCC韧带部分撕裂,或者愈合了但是软骨瓣嵌在腕骨间或尺骨远端,这些患者保守治疗无用,需要手术治疗。
  - 但在手术之前应该等待3～4个月。
- ⅠB型损伤,没有尺骨茎突骨折,且DRUJ稳定,需管型石膏固定4周。如果有尺骨茎突骨折,需要闭合复位。如果复位良好,管型石膏固定就足够了。如果复位不满意,需要切开复位内固定。

手术治疗

- 患者在经过充分制动后仍有症状,需要进一步检查,包括钆加强或者不加强的MRI检查。
- 对创伤性Ⅰ型损伤的治疗需根据关节镜检查后属于哪个亚型来分别对待。
  - 关节镜手术让许多创伤性损伤的治疗有了更多选择。
- TFCC在桡骨远端乙状切迹处撕裂的治疗现在还存在争议。TFCC在这个部位似乎没有血液供应,理论上重新连接的软骨不能愈合。可是,切开修复这个部位的损伤临床结果还不错[6,20]。这主要是由于桡骨附着点打磨毛糙后刺激形成新的血管,血管从桡侧长入,使其愈合。
  - 如果桡侧撕裂包括单侧或双侧桡尺韧带撕裂,必须要修复,防止慢性DRUJ不稳。
- Ⅱ型退变性损伤的治疗方法从关节镜手术到尺骨短缩术(见第114章和第115章)。
  - X线片可以发现尺骨变异、DRUJ排列和尺骨茎突异常或者是否有关节炎。尺骨正变异与退行性撕裂关系密切。

术前计划

- 仔细复习所有的临床检查发现和放射学检查结果。
- 在手术部位放在牵引塔上之前,在麻醉状态下再进行检查,包括前述试验。

体位

- 腕关节镜需要牵引,腕关节放在牵引塔上(图4)。

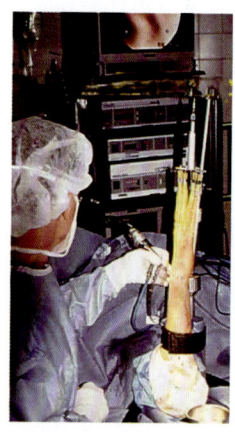

图4 标准腕关节镜手术体位。通过腕关节牵引塔来牵引腕关节。

腕关节镜检查

- 诊断性腕关节镜检查时桡腕和腕中关节都要检查,要找出所有的病变。
- 认识正常的TFC形态(技术图1)。
- 鉴定TFC损伤的类型。
  - 当术者的探针按压TFCC后弹床试验阳性而不是像鼓槌在小鼓上敲打弹起。软骨板的顺应性丧失常见于周围型撕裂[10]。可是,TFCC松弛不一定都有DRUJ不稳。
- 如果有游离体,要取出。
- 炎性滑膜组织要用刨刀或射频头清除。

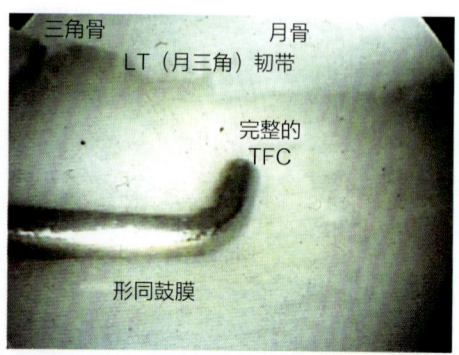

技术图1 腕关节镜下完整的三角纤维软骨板(TFC),探针检查时有正常的(弹床征)张力。

关节镜下修复TFCC周围型撕裂

- TFCC周围血供良好,可以用腕关节镜技术来修复周围型撕裂。这里讨论两针法修复,类似膝关节半月板修复方法(技术图2A)。
- 3-4入口进入镜头监测撕裂部位。
- 最初可能看不到周围撕裂部位,但是会看到沿着TFCC周围有炎性滑膜增生和薄层瘢痕形成(技术图2B)。
  - 从6R入口进入探针,展示TFCC失去正常的弹床征,提示TFCC周围型撕裂,TFCC失去正常的弹性(技术图2C)。
- 用刨刀清理撕裂的边缘及其下的瘢痕,产生一个新鲜创面,以利于愈合。
  - TFCC深层可能会和尺骨头之间有粘连。这需要松解,以便TFCC能充分移动达到其止点来重建合适的张力。
- 在清创术后,在6R入口延长做一1 cm纵切口。
  - 注意避免损伤尺神经背侧感觉支。
- 从桡侧打开第6伸肌间室1 cm,向尺侧牵开尺侧腕伸肌腱,到达腱鞘。
  - ECU间隔深层的腱鞘也需要修复,因为它们与TFCC周围直接相关。
- 2根针在关节镜监测下穿过撕裂处(技术图2D)。
- 钢丝取线圈穿过1根针,牵出穿过另1根针2-0 PDS缝线。
  - 这能进行撕裂缘的水平褥式缝合(笔者最喜欢的方式)(技术图2E)。
  - 另外,也可以在TFCC周缘,接近撕裂缘多针垂直缝合,恢复TFCC的张力。缝线可以在尺侧关节囊外侧的皮下打结(喜欢的方式),或者通过衬垫在皮肤外打结。通常缝2~3针。
- 术后给予短臂石膏固定。
  - 作者未发现使用短臂石膏固定和长臂石膏固定对愈合和预后有明显的差异。

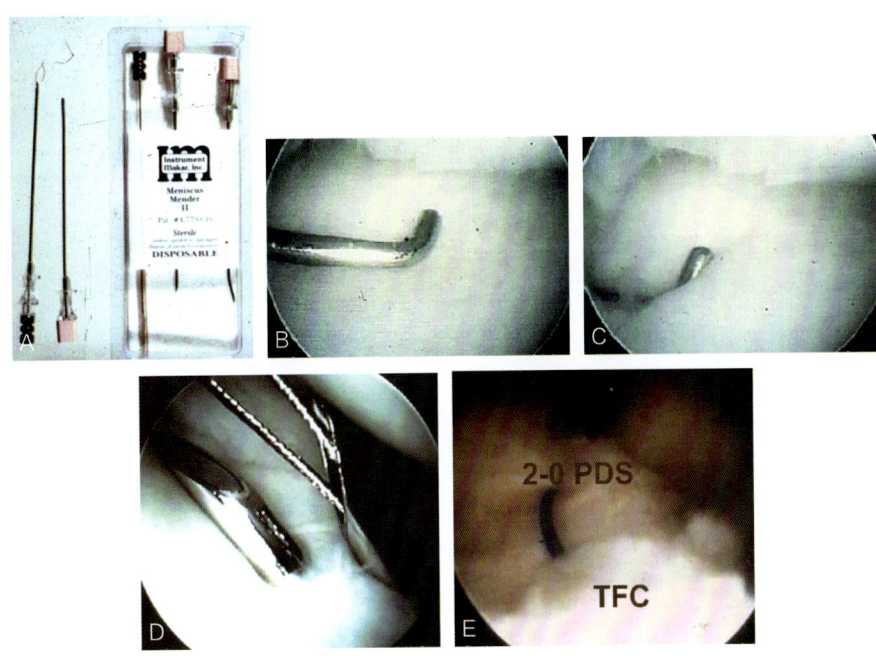

技术图2 A. 用于由外到内修复的半月板缝合针及2-0 PDS缝线。B、C. TFCC周围型撕裂顺应性丧失,所以探针陷在松弛的表面里。与中央型撕裂不同,纤维组织和未完全愈合的组织遮挡了真正破裂的部位。D. 关节镜下修复ⅠB型TFC复合体周围型撕裂。2根空心针穿过撕裂部位。钢丝取线器从1根针中穿过,用来使2-0 PDS缝线穿过撕裂部位。缝线在关节囊外打结。E. 缝线靠近撕裂缘,恢复TFC的张力。

切开修复不伴尺骨茎突骨折的TFCC周围型撕裂

- 如果有DRUJ明显不稳定,TFC从尺骨隐窝处撕脱,采用切开修复。
- 打开第5伸肌间室,牵开小指固有伸肌腱。
- 做一个L形切口切开DRUJ关节囊,找出TFC在隐窝处的止点(技术图3A)。
- 用骨锚钉或骨缝线把TFC重新缝在止点处(技术图3B～D)。
- 术后护理参照关节镜下TFC修复[11]。

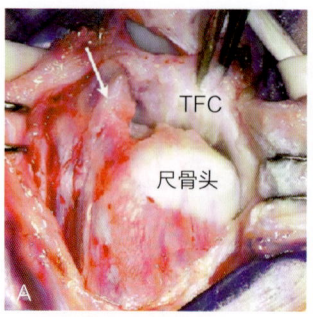
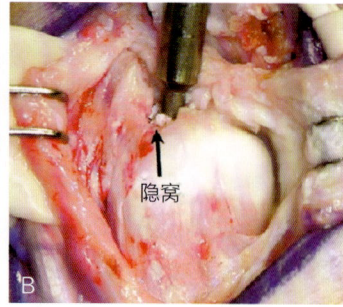
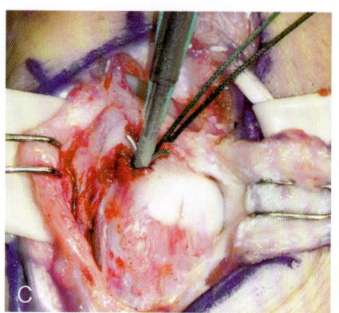
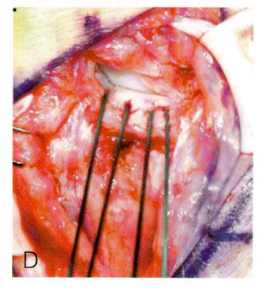

技术图3 切开修复不稳定的TFC撕裂。A. 通过第5伸肌间室的背侧切口。DRUJ切开关节囊。B. 明确隐窝止点部位。C. 在隐窝止点拧入1枚锚钉。D. 缝线在位。

关节镜下TFCC及周围韧带修补术

- 由Geissler[7]开发的这种关节镜下修补术,对于TFCC 1B型损伤导致的腕关节不稳定具有良好的手术效果。这种手术有以下几种特点:
  - 手术均在关节镜下完成,不需要行额外切口。
  - 两端TFCC直接缝合并附着于支点处。
  - 三角纤维软骨复合体的两层均直接修复至其骨性附着处。
- 术前关节镜下探查及TFCC检测与上述方式相同。
- 肉眼指示下行6R入路,在距离1.5 cm处对其6R插入针头,针头方向对准尺骨窝(技术图4A、B)。
  - 注意不要伤及指伸肌及尺神经背侧支。
- 将缝合套索由6R入路钻入并通过TFCC(技术图4C)。
  - 通过3-4入口再次进入。
- 将缝合套索穿过TFCC后由该入路绕出,重新从背侧或掌侧的隧道处穿过(技术图4D)。
- 2根缝线均从6R入路引出。
- 通过6R辅助入路穿入带槽的套管。经套管置入镍钛合金丝,然后使用迷你线钩将其从6R入路引出。缝线穿过镍钛合金丝线圈(技术图4E)。
- 将镍钛合金丝从套管引出,使缝线通过套管从6R辅助入路穿出关节(技术图4F)。
- 将缝线置于套管槽内,以免影响钻孔。
- 随后插入内芯并将套管置于尺骨茎突桡侧的小凹处(技术图4G)。
  - 在尺骨中央凹处穿入固定器,钻好导丝,透视下确认位置。
  - 空心钻钻孔后穿入2.5 mm微型锚钉(Arthrex),并通过套管固定(技术图4H)。
  - 将锚钉完全敲入骨质内。
  - 锚钉固定稳定后,逆时针旋转锚钉,将锚钉拆下,锚钉就留在TFCC上。
- 切除多余缝线(技术图4I),检查腕关节稳定性。

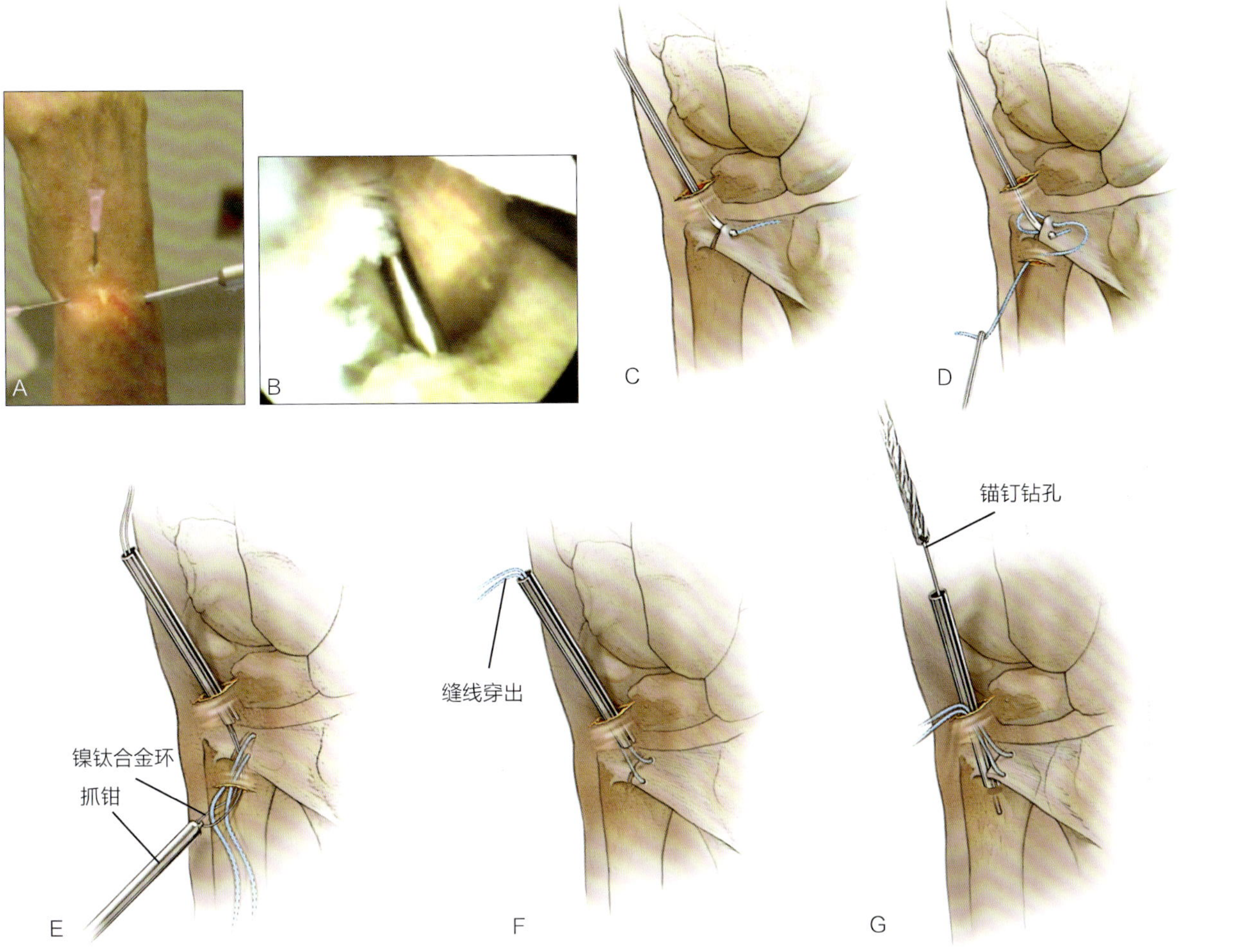

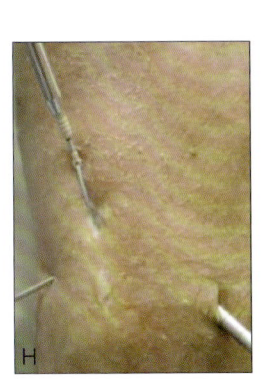
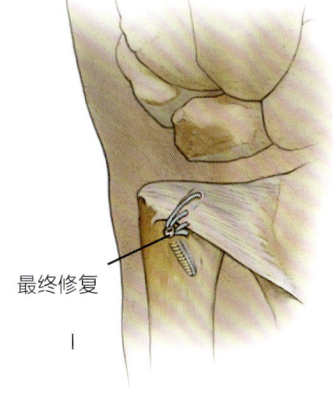

技术图4 A. 直视下在6R入路远侧1.5 cm处做6R辅助入路。B. 关节镜下所示，朝尺骨凹方向刺入注射针头。确保建立适当的入路。C. TFCC缝线套索已经穿过TFCC并拉出。D. 缝线套索再次穿过TFCC。这样可以形成水平褥式缝合来固定撕裂的TFCC边缘。E. 经带槽套管将镍钛合金丝从6R辅助入路穿出关节。使用抓钳引出镍钛合金丝线圈。F. 将线圈与缝线尾端一起经6R辅助入路穿出关节。G. 导针引导下，使用空心钻准备锚钉钻孔。H. 经6R辅助入路沿导针置入螺纹锚钉。也可直接经套管置入。置入锚钉时拉近缝线。I. 无结修复TFCC至尺骨凹完成。

切开修复伴有尺骨茎突骨折的TFCC周围型撕裂

- 在ECU掌侧与之平行做切口，暴露尺骨茎突。
  - 保护好尺神经背侧感觉支及保留ECU腱鞘。
- 根据骨块的大小和医生的喜好选择固定方法（克氏针、螺钉、骨锚钉或张力带）。
- 如果尺骨茎突骨折粉碎，不能牢靠固定，可以切除，用线把TFCC通过尺骨骨折端近侧的骨洞缝在尺骨上，或者用上述缝合锚钉固定。
- 患者需要用短臂石膏托或者管型固定4周，然后再开始旋转运动。

TFC桡侧止点撕裂的手术修复

- 先关节镜下评估TFCC的撕裂情况（技术图5A），如果不稳定就用下列方法修复。

- 从6R入口进入打磨头把TFCC桡侧附着处打磨毛糙（技术图5B）。
- 用1.6 mm克氏针从TFC止点处逆行钻2个骨洞。这些洞是用来放置缝线的。
  - 这些缝线必须要从桡骨桡侧穿出来，位于第1伸肌间室略偏掌侧。
- 在克氏针出口处做一切口，牵开保护桡神经感觉支及第1伸肌间室内的肌腱。
- 半月板修复缝线（两头带长直针的2-0 PDS缝线）通过放置在6R入口的套管穿过TFCC桡侧撕裂部位，两针各穿过一个前面钻好的洞，水平褥式缝合（技术图5C）。
  - 由于镜头在3-4入口看不到所钻的骨洞，所以把针插入骨洞是个挑战。可以从桡侧骨洞先插入2根18号硬膜导管针穿出TFCC在桡骨的止点，这2根针可以为半月板修复缝线针提供靶向目标。
- 如果没有带长针的半月板修复缝线，可以从骨洞插入18号针，然后直接穿过TFCC桡侧缘，把2-0 PDS缝线直接穿过18号针，或者用环状取线器拉出缝线。
- 缝线在桡骨上打结（技术图5D）。
- 长臂石膏托固定。

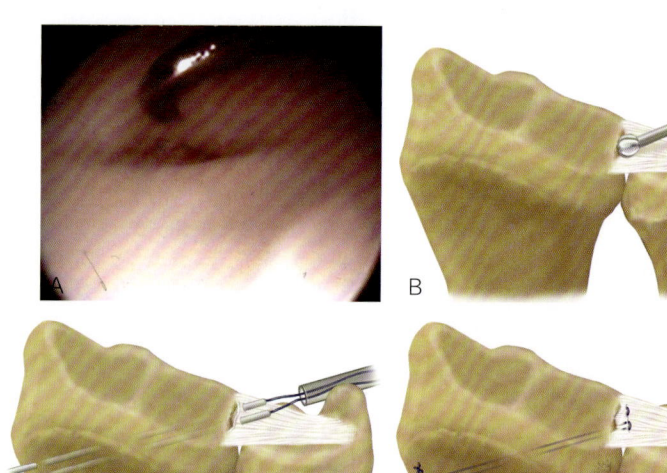

技术图5 A. 创伤性TFCC桡侧止点撕裂。这种单独的撕裂可以根据稳定性进行清创或者修复。B. TFCC桡侧撕裂的修复。沿着桡骨的乙状切迹清理打磨TFCC桡侧止点直到看到骨面渗血，这能增加血管形成，促进愈合。C、D. 用半月板修复线修复桡侧撕裂，在桡骨远端桡侧缘把线结打在骨桥上。

要点与失误防范

手术适应证	- 症状明确，确诊为外伤性或退行性TFCC损伤。 - 若腕关节稳定，可考虑3~4个月保守治疗。
术前评估	- 评估尺骨变异度。 - 麻醉后体格检查。 - 完成桡腕关节及腕中关节的关节镜检查。 - 持续性腕尺侧疼痛主诉及查体。
TFCC病变类型及治疗方案	- 1A类：关节镜下检查及修补。 - 1B类（不伴有骨折）：关节镜下修复或切开复位修补（腕关节不稳定时）。 - 1B类（伴尺骨茎突骨折）：尺骨茎突切开复位。 - 1C类：按照1B类修复＋尺侧副韧带修补。 - 1D类：若为隔离型，则关节镜下探查；若为不稳定型，则切开修复。 - 退行性变：关节镜下截骨或尺骨截骨短缩内固定术。
注意事项	- 术中仅需切除损伤的TFCC中央，不能全部切除。 - 术中注意保护尺神经背侧支及伸肌腱。

术后处理

- 无论是关节镜下修复还是切开修复TFC，术后都要给予短臂石膏托或管型固定4~6周。
- 然后开始关节运动范围内的功能锻炼，初期可使用可拆卸的支具保护。

- 3个月内腕关节禁止用力。

预后

- 关节镜下中央穿孔撕裂的有限清创能很好地缓解症状,80%~85%的患者取得了良好到优秀的结果[14]。
  - 已经做了切除中央部分TFCC后的生物力学结果的检查[1,6],保留周围的掌侧和背侧桡尺韧带以及尺腕韧带,仅切除中央的2/3,在前臂轴向力的传导方面无统计学差异。切除>2/3时,会使尺侧柱负重降低,让桡骨远端的负重增加,并且影响DRUJ的稳定。
  - Adams[1]进一步强调在TFCC清创时周围2 mm必须要保留,以便保留其力的传导功能。
- ⅠB型撕裂关节镜下修复和报道的切开修复结果相同。85%~90%取得了满意的疗效[5,6,21]。
- TFCC从桡骨远端乙状切迹上撕裂的治疗还存在争议。
  - 对孤立的桡侧撕裂且不伴有关节不稳定,像ⅠA型损伤那样给予清创,也取得优异的结果[14]。
  - 对TFC桡侧撕裂切开修复临床经验也很好[6,20]。Short[20]报道他的TFCC桡侧撕裂关节镜下修复的患者中79%效果良好到优秀,握力恢复到90%。

并发症

- 诊断不全(例如伴有ECU半脱位)。
- 不能评价DRUJ不稳。
- 腕关节运动受限。
- 腕背感觉神经损伤。
- 尺骨茎突骨不连或者尺骨短缩骨不连。

(洪成旻 译,贾亚超 审校)

参考文献

[1] Adams BD. Partial excision of the triangular fibrocartilage complex articular disk: a biomechanical study. J Hand Surg Am 1993;18(2): 334-340.

[2] af Ekenstam FW, Palmer AK, Glisson RR. The load on the radius and ulna in different positions of the wrist and forearm. A cadaver study. Acta Orthop Scand 1984;55:363-365.

[3] Bednar JM, Bos M, Giacobetti F. Comparison of the accuracy of clinical exam and MRI in diagnosing TFCC lesions. Presented at the American Society for Surgery of the Hand 52nd Annual Meeting, September 11, 1997, Denver, CO.

[4] Bednar MS, Arnoczky SP, Weiland AJ. The microvasculature of the triangular fibrocartilage complex: its clinical significance. J Hand Surg Am 1991;16(6):1101-1105.

[5] Corso SJ, Savoie FH, Geissler WB, et al. Arthroscopic repair of peripheral avulsions of the triangular fibrocartilage complex of the wrist: a multicenter study. Arthroscopy 1997;13:78-84.

[6] Culp R, Osterman L, Kaufmann R. Wrist arthroscopy: operative procedures.In: Green D, Hotchkiss R, Pederson W, et al, eds. Green's Operative Hand Surgery, vol 1, ed 5. Philadelphia: Elsevier, 2005: 781-803.

[7] Geissler WB. Arthroscopic knotless peripheral triangular fibrocartilage repair. J Hand Surg Am 2012;37(2):350-355.

[8] Geissler WB, Freeland AE, Savoie FH, et al. Intracarpal soft-tissue lesions associated with an intra-articular fracture of the distal end of the radius. J Bone Joint Surg Am 1996;78(3): 357-365.

[9] Golimbu CN, Firooznia H, Melone CP Jr, et al. Tears of the triangular fibrocartilage of the wrist: MR imaging. Radiology 1989; 173(3): 731-733.

[10] Hermansdorfer JD, Kleinman WB. Management of chronic peripheral tears of the triangular fibrocartilage complex. J Hand Surg Am 1991;16(2): 340-346.

[11] Joshy S, Ghosh S, Lee K, et al. Accuracy of direct magnetic resonance arthrography in the diagnosis of triangular fibrocartilage complex tears of the wrist. Int Orthop 2008;32:251-253.

[12] Lindau T, Adlercreutz C, Aspenberg P. Peripheral tears of the triangular fibrocartilage complex cause distal radioulnar joint instability after distal radial fracture. J Hand Surg Am 2000;25(3): 464-468.

[13] Mikic′ ZD. Age changes in the triangular fibrocartilage of the wrist joint. J Anat 1978;126:367-384.

[14] Osterman AL. Arthroscopic debridement of triangular fibrocartilage complex tears. Arthroscopy 1990;6:120-124.

[15] Palmer AK. Triangular fibrocartilage complex lesions: a classification. J Hand Surg Am 1989;14(4):594-606.

[16] Palmer AK, Werner FW. Biomechanics of the distal radioulnar joint. Clin Orthop Relat Res 1984;(187):26-34.

[17] Palmer AK, Werner FW. The triangular fibrocartilage complex of the wrist—anatomy and function. J Hand Surg Am 1981;6(2): 153-162.

[18] Schuind F, An KN, Berglund L, et al. The distal radioulnar ligaments: a biomechanical study. J Hand Surg Am 1991;16(6): 1106-1114.

[19] Schweitzer ME, Brahme SK, Hodler J, et al. Chronic wrist pain: spinecho and short tau inversion recovery MR imaging and conventional and MR arthrography. Radiology 1992;182:205-211.

[20] Short WH. Arthroscopic repair of radial-sided triangular fibrocartilage complex tears. J Am Soc Surg Hand 2001;1:258-266.

[21] Trumble TE, Gilbert M, Vedder N. Ulnar shortening combined with arthroscopic repairs in the delayed management of triangular fibrocartilage complex tears. J Hand Surg Am 1997;22 (5):807-813.

[22] Viegas SF, Ballantyne G. Attritional lesions of the wrist joint. J Hand Surg Am 1987;12(6):1025-1029.

第64章 远端桡尺关节和尺腕关节关节外重建技术

Extra-articular Reconstructive Techniques for the Distal Radioulnar and Ulnocarpal Joints

Christopher J. Dy, E. Anne Ouellette, and Anna-Lena Makowski

定义

- 尺腕关节不稳带来诊断和治疗上的挑战反映了关节固有的生物力学和解剖的不协调。
- 三角纤维软骨复合体（TFCC）为远端桡尺关节及尺腕关节提供了大部分解剖和功能上的稳定性[1,17]。
- 显而易见，TFCC损伤后，就会影响关节正常功能[3]。Hui-Linscheid手术和改良Herbert重建术是两种能够达到桡尺远端关节（DRUJ）稳定效果的术式。Hui-Linscheid重建术是通过加强尺腕韧带的功能来稳定DRUJ的[7]，而改良Herbert重建则是通过对尺腕韧带的牵拉来恢复TFCC桡尺和尺腕间的稳定的[4]。

解剖

- 尺侧腕骨不与尺骨头直接相关节，而是通过TFCC"悬挂"在尺骨头远端。
- TFCC为一稳定桡–尺–腕关节的软骨韧带复合体（图1）。它由发自尺侧腕伸肌腱鞘的纤维结构、尺腕韧带、背侧和掌侧桡尺韧带以及三角纤维软骨组成。
- TFCC提供了一个从远端桡骨到尺骨的连续光滑平面，能使腕骨更好地运动，并且在前臂旋前和旋后时起到动态稳定作用[13,19]。除了稳定桡尺间关节，TFCC也维持腕尺关节的稳定性，在腕骨与尺骨之间的应力传导过程中，TFCC起到衬垫与缓冲作用[17]。
- 背侧和掌侧桡尺韧带的作用常被忽视，但它们在远端桡尺关节过度运动时能帮助稳定关节。
  - 目前对于这些相对次要韧带的真正作用还存在着争议，部分学者认为在旋前、旋后运动中，上述韧带有稳定DRUJ的功能。
- 伸肌支持带是一个增厚的纤维组织带，固定尺桡骨远端的伸肌支持带，防止伸肌腱的断裂和移位（图2）。它和腕掌侧韧带相连续，与豌豆骨邻近的屈肌支持带有纤维组织连接。伸肌支持带内侧止于豌豆骨和三角骨内侧，外侧止点在桡骨远端，方向是从桡骨近端到尺骨远端[16,20]。

发病机制

- TFCC损伤可以继发于摔倒手撑地后，或者是由于反复应力刺激引起的退行性改变，这种退行性改变尤其多见于类风湿关节炎患者。Palmer将TFCC损伤分为两大类，即创伤性和退变性，两组又进一步细分为几个亚型[12]。
- 背侧尺骨头的半脱位，无论伴或不伴有桡腕复合体的旋后畸形和尺腕关节不稳，都容易引起桡尺韧带变薄或撕裂[17,19]，Hui-Linscheid重建手术就是通过加强尺腕韧带功能以及锁边缝合薄弱的背侧桡尺韧带实现重

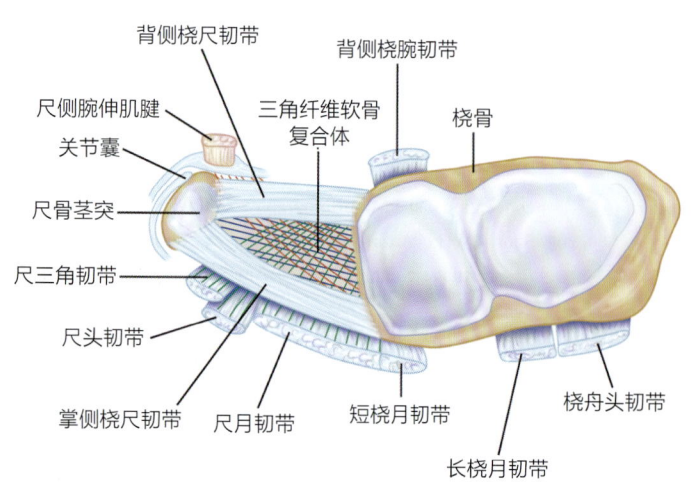

图1　包括三角纤维软骨复合体在内的软组织结构，可稳定桡–尺–腕关节结构。固有三角纤维软骨起自桡骨的中间，止于尺骨茎突的基底。起源于尺侧腕伸肌腱鞘深层的纤维束从背侧穿过，起源于尺腕韧带的纤维束从掌侧穿过，与固有三角纤维软骨构成复合体。

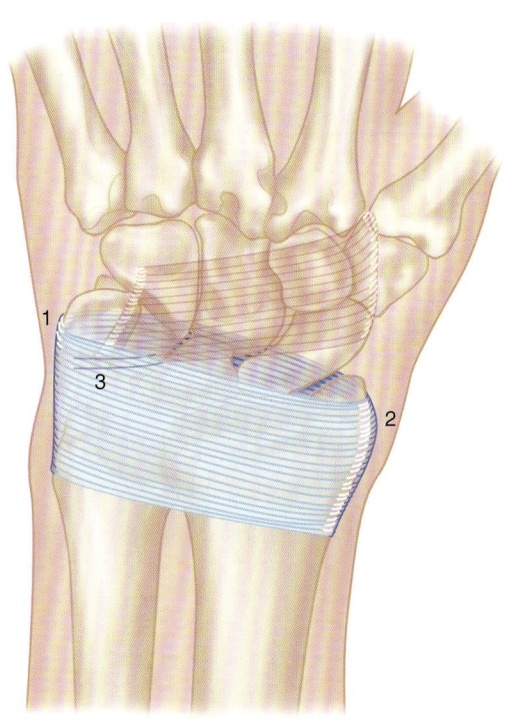

图2 伸肌支持带（浅蓝色）、屈肌支持带（红色阴影）、腕掌侧韧带（深蓝色）。伸肌支持带止于豌豆骨和三角骨。内侧连接于桡骨外侧的侧缘（1），方向从桡骨近端到尺骨远端，伸肌支持带和屈肌支持带在豌豆骨的近侧相连接（2）。伸肌支持带与腕掌侧韧带相连，它位于屈肌支持带的浅层和近侧（3）。

建的[5,7]。
- 尺侧腕关节不稳也可能由尺腕韧带功能不全引起，既可继发于韧带急性创伤性破裂，也可由于慢性累积损伤形成[1,8]。改良Herbert重建是通过尺腕韧带整复术来保证桡尺关节和腕关节尺侧的稳定性的[4,14]。

自然病程

- 腕关节尺侧不稳定在人群中很常见，有接近2/3的无症状志愿者在体检中被发现有一定程度上的不稳定[11]。如果出现症状或者症状加重，就可以考虑保守或手术治疗。
- 当发生尺腕关节不稳定时，桡腕关节就会成为关节运动的支点。在这个病程中异常的旋转会导致疼痛增加、无力和腕关节旋后时功能受限。另外，还可能存在尺侧旋后畸形。

病史和体格检查

- 在急性和慢性病程中，腕尺关节不稳的临床表现包括腕关节尺侧疼痛伴或不伴咔嗒声，尤其是在前臂做旋前－旋后活动时，例如正手上旋击网球时。
- 旋后时有明显的关节囊松弛，在主动或被动旋前、旋后运动中会有力量减弱，这些症状会阻碍腕关节的运动和功能。
- 在体格检查时，触诊患者特定部位时可主诉局部压痛：
  ○ 检查者触诊尺骨茎突。
  ○ 检查者触诊尺骨茎突和三角骨之间区域。
- 对腕尺侧部位的视诊也很重要，应查看有无肿胀以及腕骨尺侧关联区域骨性位置是否正常。肿胀可能是急性损伤引起的，软组织肿胀的位置提示是否存在关节不稳。
- 如果没有继发性病变，那些Watson试验和Shuck试验等诱发性试验常为阴性。
  ○ Watson试验：在腕关节桡偏时压迫舟骨结节防止舟骨生理性掌屈时，若出现疼痛和舟骨的移位，则提示舟月韧带的撕裂或松弛。
  ○ Shuck试验是用来评估月三角韧带不稳的。
  ○ 琴键试验阳性提示完全性TFCC周围型撕裂和（或）背侧桡尺韧带撕裂。
  ○ 腕轴移试验（由Lichtman提出[10]）阴性可排除腕中关节不稳。
- 腕尺关节不稳的患者，腕关节有尺侧旋后样畸形，类似类风湿关节炎表现的畸形。
- 诊断腕尺不稳的关键是旋后试验，这是由本文第一作者改良的诊断性试验。具体做法如下：紧握患侧DRUJ，同时给予腕关节一个掌侧旋后的外力。
  ○ 当腕关节轴向受力，从中立位到尺偏位，就会诱发患者疼痛。腕关节会发出咔嗒声并回到原位。
  ○ 健侧腕关节也要做同样的试验来对比。

影像学和其他诊断性检查

- 标准的后前位和侧位片对诊断尺腕关节不稳价值不大，但可以用来排除舟月骨间韧带（SLIL）和月三角骨间（LTIL）韧带撕裂。在标准侧位片上，如果有DRUJ不稳，尺骨头的位置更靠向桡骨的背侧，而不是看到和桡骨重叠。
- CT能更好地看到关节面的对合和骨折，也能看到DRUJ的半脱位和脱位。
- 在旋后试验时做动态透视，可以让检查者看到并评估尺腕关节不稳及其程度（图3）。
  ○ 旋后位时出现三角骨的长度减小引起的形态改变，提示有尺腕不稳。

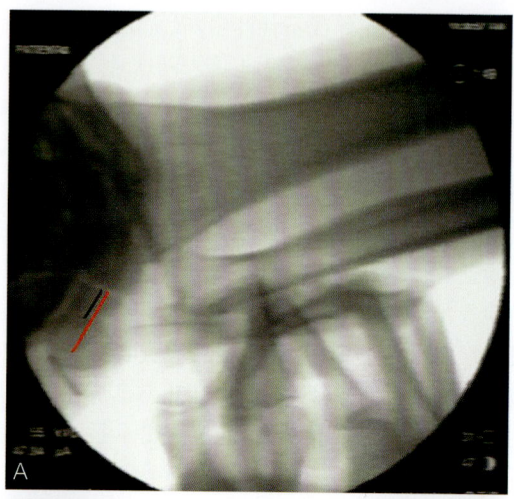

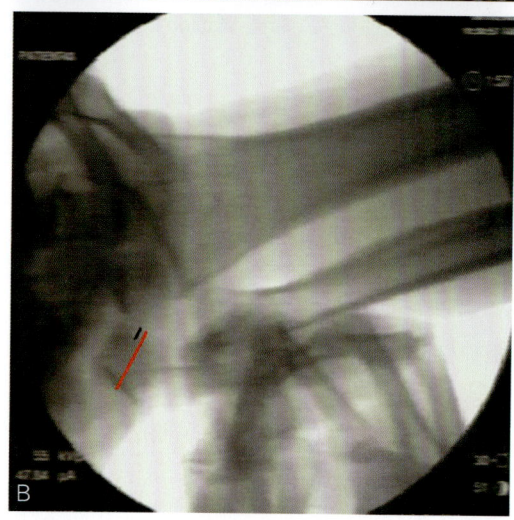

图3 做旋后试验评估尺腕关节不稳采用动态透视时的截图。A. 手腕中立位时检查开始时的图像。B. 检查结束时的图像。在图中，黑色线代表豌豆骨和三角骨近侧缘之间的距离；红色线代表三角骨的长度。B图中红色线、黑色线较A图变短，表明动态测试中尺腕关节存在不稳。

- 豌豆骨相对三角骨的位置也能提示韧带撕裂或者松弛的类型，在旋后试验时豌豆骨跟随着三角骨移动，或者它固定不动而三角骨却发生移位[6]。
- 腕中关节、桡腕关节和远端桡尺关节腔的三针注射造影对发现SLIL或LTIL撕裂、TFCC撕裂和TFCC尺侧缘撕裂很有用。
  - 这些发现必须和症状相结合才能做出正确诊断[9,18]。
- 标准的MRI能够有效显示TFCC及腕关节内、外侧韧带的正常解剖。
  - 可以凭经验来判断上述结构是否异常，但是有报道标准MRI在诊断TFCC周围型撕裂时存在不足。
- MRI造影，通过向DRUJ注射造影剂，能够有效诊断TFCC周围型撕裂，与腕关节镜检查比，其敏感性为85%，特异性为76%[15]。

- 腕关节镜被广泛认为是腕关节诊断的金标准。腕关节镜检查可以看到腕关节韧带损伤的大小、位置及程度。
  - Cooney[2]比较了腕关节镜和腕关节造影，他认为腕关节镜检查对于诊断TFCC和骨间韧带损伤更优。

鉴别诊断

- 骨折。
- DRUJ不稳。
- 尺侧腕伸肌腱松弛。
- TFCC损伤。
- 尺骨撞击综合征。
- DRUJ和腕骨尺侧退行性改变。
- 腕骨不稳，舟月韧带撕裂[背侧插入段不稳定(DISI)]，月三角韧带撕裂[掌侧插入部不稳(VISI)]。
- 肌腱炎。
- 软骨损伤。
- 韧带损伤。
- 腕关节尺侧不稳。

非手术治疗

- 保守治疗包括使用可拆卸的腕关节支具来限制腕关节活动，例如最初设计给体操运动员使用的支具。
  - 如果患者想重新进行体育运动，他(她)应当佩戴运动支具，并且要小心限制活动。
  - 尽管这些支具可以允许患者进行腕关节运动及使用一些运动器材，但是他们把运动强度减轻到腕关节能耐受的程度。
  - 如果在某些场景(比如夜间睡眠时)需要限制运动强度或需要更多外力支持，可使用静态支具。
- 专业的物理康复很有益处，包括逐渐增大腕关节活动范围以及加强跨尺腕和桡尺关节的肌肉力量训练。
- 术前建议使用非甾体抗炎药初始治疗4～6周。

手术治疗

- 主要手术指征是尺腕关节疼痛伴有握力下降和(或)旋前、旋后力量下降，保守治疗无效。
- 对那些腕关节在手腕旋转时有较大负荷需求的患者(例如高尔夫球员、网球运动员和某些特定职业者)，即使没有经过保守治疗，也要考虑手术。

术前计划

- 骨科医生应该在术前仔细阅读所有的影像学资料来辨别有无腕关节继发性病变。
- 在尺腕重建之前要尽早行腕关节镜检查来明确有无并

发伤和关节内滑膜炎。
- 在患者麻醉后应再做一次诊断性体格检查,包括琴键试验和前面描述的尺腕旋后试验。

体位
- 使用搁手板,患者前臂旋前,屈肘45°。术区常规消毒。

入路
- 改良Herbert重建。
  - 暴露腕关节背侧,该区域是Herbert修复所需要的唯一入路。
  - Herbert悬吊修复手术过程包括制作一个尺侧伸肌支持带瓣,沿着30°～40°从尺骨远端至桡骨近端,固定于伸肌支持带桡骨远端的止点。
  - 该术式通过伸肌支持带简单的作用就能让桡尺关节和腕骨与尺骨复位(图4)。
- Hui-Linscheid重建。
  - 标准的腕关节背侧切口可以用来评估尺腕关节对位、尺骨头以及尺侧腕屈肌腱(FCU)情况。
  - 从FCU上切取用来移植的肌腱,穿过尺骨头上的隧道翻转过来缝到它在豌豆骨的止点上。

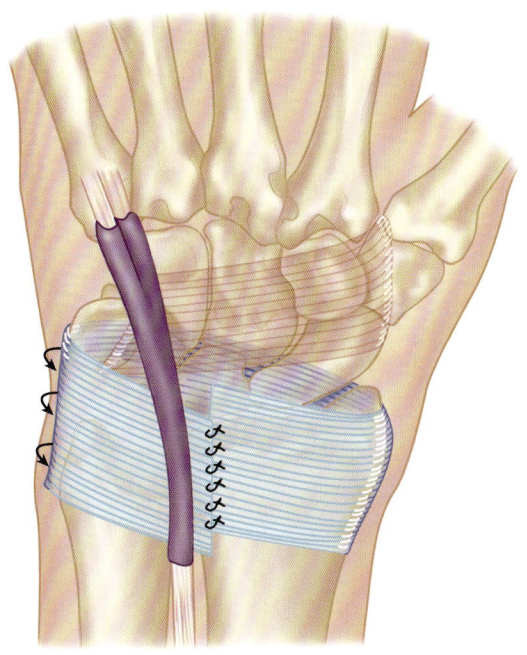

图4　小指固有伸肌腱被重新放在伸肌支持带的背侧。这个手术是用韧带组织做一个有效的吊带,为远侧桡尺关节和尺腕关节提供支持。以尺侧为基底的伸肌支持带瓣沿着远-尺、近-桡的方向切开。箭头指的是韧带修复的方向。

改良Herbert重建

- 在腕关节水平第5伸肌间室处做一纵切口(技术图1A)。
- 在第4、5伸肌间室之间切开伸肌支持带,注意不要进入第4伸肌间室(技术图1B)。
- 在伸肌支持带远端2/3做一个尺侧基底的伸肌支持带瓣,将小指固有伸肌腱(EDQ)牵拉到伸肌支持带瓣的背侧(技术图1C)。
- 腕关节保持中立位,向下压尺骨头让DRUJ复位。

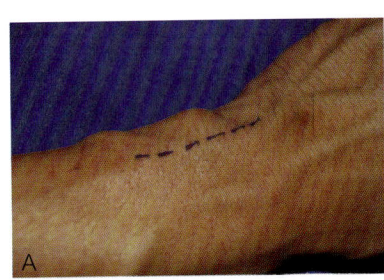
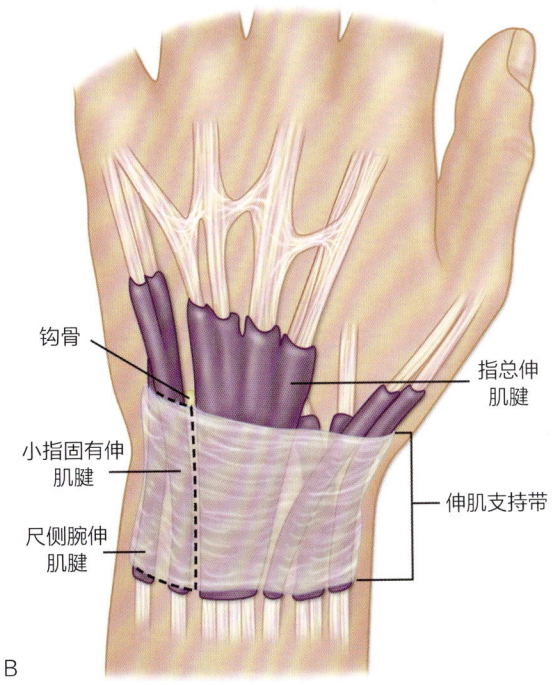

技术图1　改良Herbert重建。A. 在腕关节背侧第5伸肌间室处做纵切口。B. 准备沿着小指固有伸肌腱切开伸肌支持带。切开伸肌支持带时,注意不要进入第4伸肌间室。

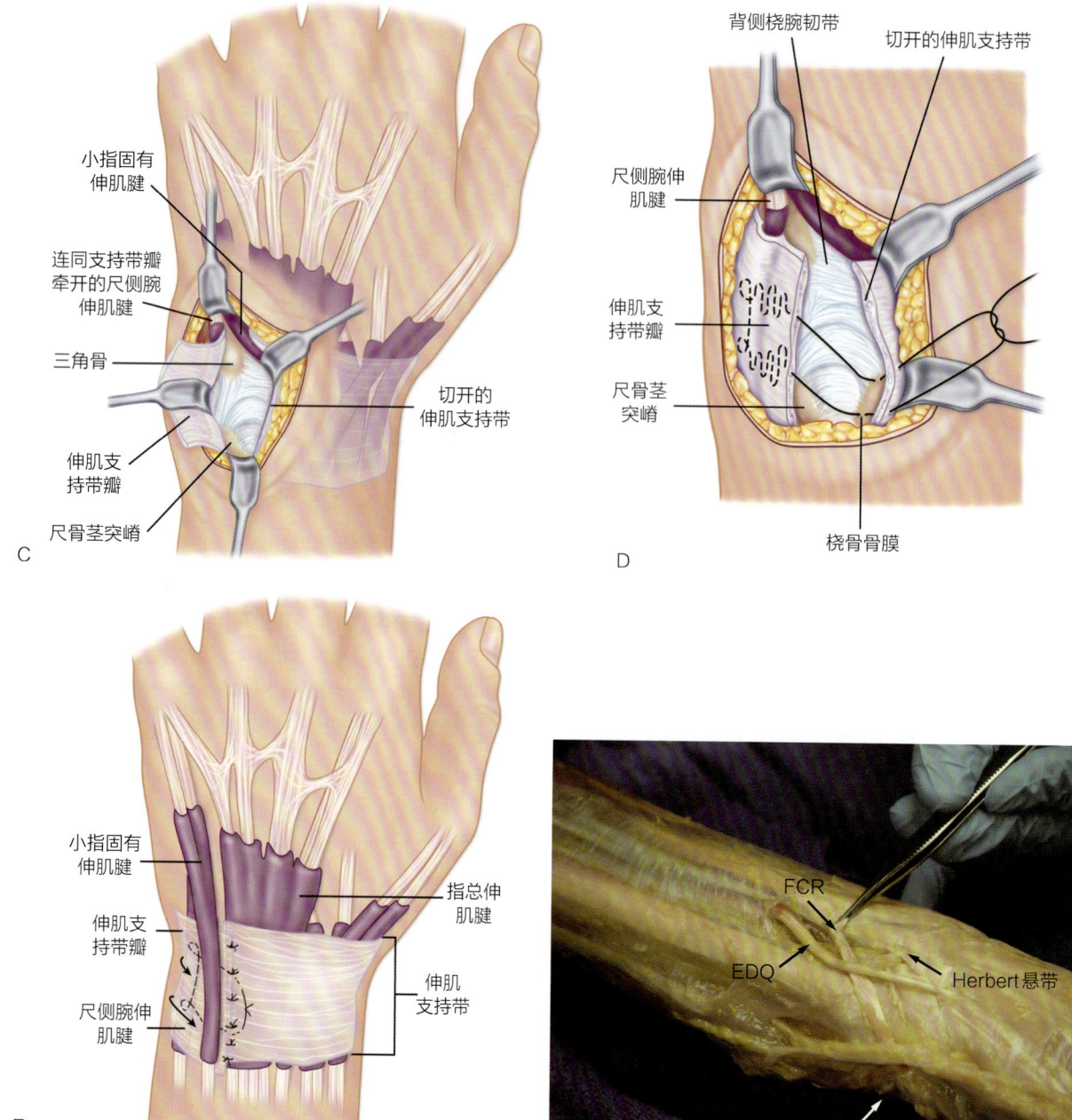

技术图 1（续） C. 做一个尺侧为基底的伸肌支持带瓣。准备好小指固有伸肌腱（EDQ）移位到伸肌支持带瓣的背侧。D. 把伸肌支持带瓣缝在桡骨远端尺侧缘的骨膜上。E. 按从远－尺到近－桡方向斜行折叠伸肌支持带。小指固有伸肌腱放在折叠的伸肌支持带瓣的背侧。F. 将1/2的尺侧腕屈肌及伸肌支持带从尺骨尺侧缘近端牵出。它的附着点和Herbert法支持带瓣在伸肌支持带上的一样。FCR，桡腕屈肌；EDQ，小指固有伸肌腱。

- 把伸肌支持带瓣拉向近侧，用2-0可吸收PDS缝线把它缝在桡骨远端尺侧缘的骨膜上（技术图1D）。
  - 仔细地按从远－尺到近－桡方向斜行（30°~40°）折叠伸肌支持带（技术图1E）。
  - EDQ被重新放在折叠的伸肌支持带瓣的背侧。

- 对于类风湿关节炎导致的韧带组织过于薄弱或者Ehlers-Danlos病引起的弹力增高，可用改良的Hui-Linscheid术增强Herbert悬带。
  - 选取1/2的尺侧腕屈肌，沿着腕关节尺侧缘向近端牵拉，将多余组织缝合于前述的伸肌支持带上（技术图1F）。

Hui-Linscheid重建

切口和游离

- 以第5腕掌关节为起点做一弧形切口,至腕尺关节尺侧后继续延伸到前臂背侧中央,暴露腕背韧带(技术图2A)。
- 找到并保护尺神经背侧感觉支(技术图2B、C)。
- 在第6伸肌间室处切开伸肌支持带,注意保护下方尺侧腕伸肌腱及其深面的腱鞘。
- 向内侧牵开伸肌支持带,暴露尺腕关节的关节囊和尺骨头,做一个尺侧基底的伸肌支持带瓣(技术图2D)。
- 在关节囊上做一纵切口,暴露DRUJ,同时要保护背侧桡尺韧带(技术图2E)。
- 自尺骨茎突基底向近侧关节窝斜穿1根1.6 mm克氏针(技术图2F)。
- 沿着克氏针用手锥将骨隧道扩大到4~5 mm。

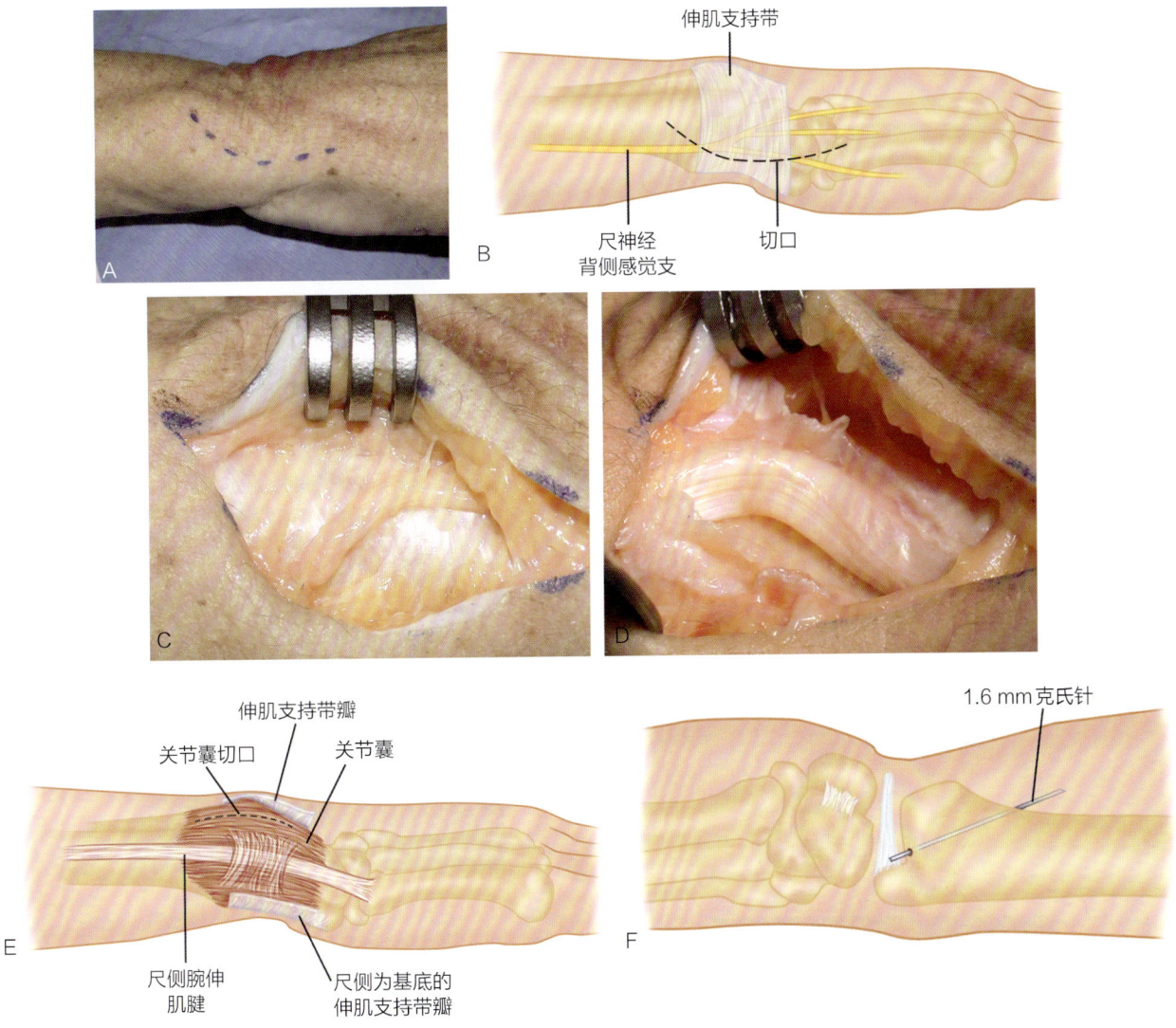

技术图2 Hui-Linscheid重建。A. 在远侧桡尺关节上方做弧形切口,到达尺侧,然后再到前臂背侧中央来暴露腕背韧带。B. 在切口和整个手术过程中都注意不要损伤尺神经背侧感觉支。C. 尺神经位于切口的掌侧。在第5背侧间室切开伸肌支持带。注意保护下面的尺侧腕伸肌腱及其腱鞘。D. 向内侧牵开伸肌支持带,暴露尺腕关节的关节囊和松弛的尺骨头,做一个以尺侧为基底的伸肌支持带瓣。E. 切开关节囊,暴露DRUJ,同时要保护背侧桡尺韧带。F. 用1.6 mm克氏针按由远到近方向在尺骨头上钻洞。导针从尺骨茎突基底指向近侧滑膜返折处。

获取移植肌腱

- 在切口远端定位FCU至其腱-腹联合处,可获取长约10 cm的可移植肌腱(技术图3A)。
  - 如果需要,可在腕关节掌侧另做一纵切口。
  - 如果FCU肌腱长度不够,可以从掌长肌腱或其他肌腱处切取一游离肌腱。
- 纵行切开FCU,在近端腱-腹联合处切断要移植的部分。让远端仍旧连在远侧豌豆骨的止点上(技术图3B)。
- 由背侧向掌侧穿透豆三角关节囊(技术图3C)。
- 用肌腱穿引器或者将FCU尾端用Kessler缝合,通过缝线将FCU穿过关节囊的切口。
- 要确保移植肌腱对尺神经和尺动脉无任何牵拉(技术图3D、E)。
- FCU肌腱穿过TFCC或穿过由TFCC扩大的尺骨茎突前隐窝,然后再穿过尺骨头的骨隧道。

完成重建

- 腕关节旋后,牵拉止于豌豆骨的FCU肌腱,让背侧松弛的尺骨头复位。
- 前臂旋后并维持该体位,从尺骨远端到桡骨远端平行打入2根1.6 mm克氏针。
- 用3-0不可吸收缝线缝合DRUJ关节囊切口。

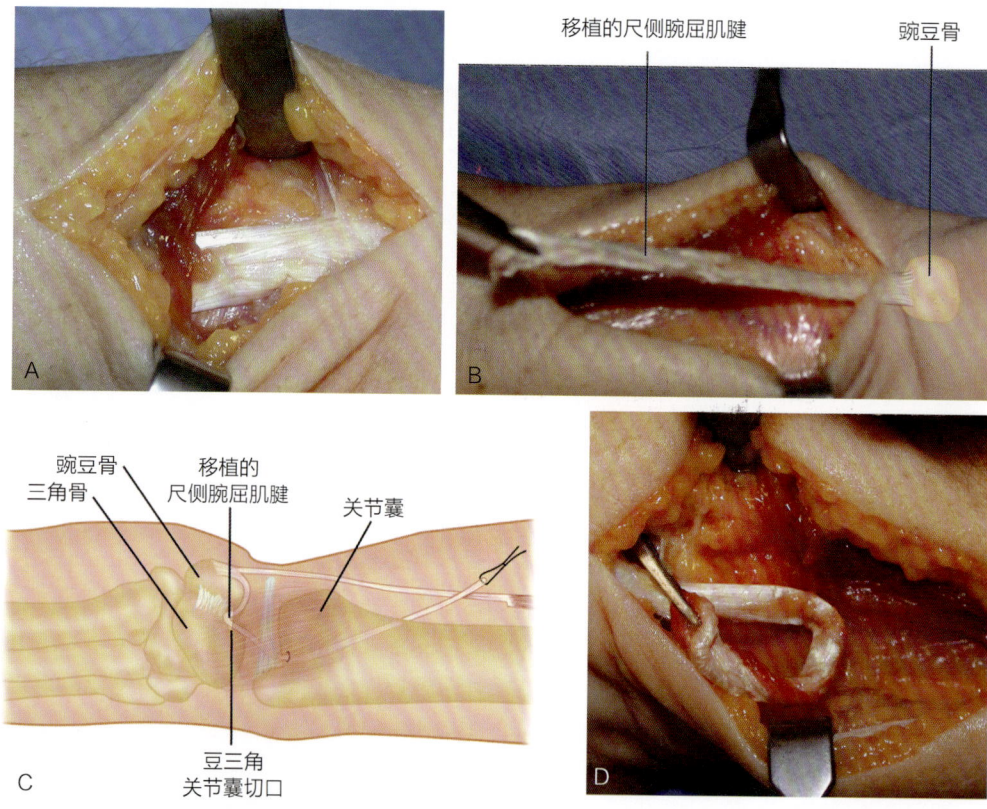

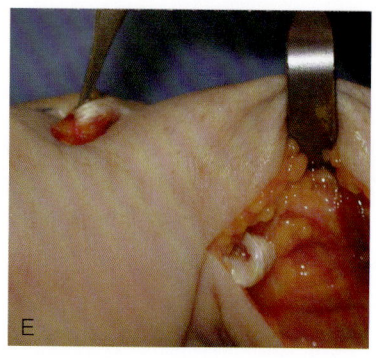

技术图3 Hui-Linscheid的肌腱切取。A. FCU在切口远端,延续到其腱-腹联合处获取10 cm的可移植肌腱。B. 在近端切断FCU,让远端仍旧连在其远侧豌豆骨的止点上。C. 把肌腱穿过关节囊。D、E. 要确保移植肌腱对尺神经和尺动脉无任何牵拉。

- 拉紧移植的FCU肌腱,然后用2-0不可吸收缝线将它缝合在骨洞周围的骨膜上。
- 将FCU对折于桡尺关节囊浅层(技术图4A),再缝合于其豆三角的止点上(技术图4B)。
- 如果发现背侧桡尺韧带很纤细,将韧带锁边缝合。
- 伸肌支持带用3-0不可吸收线锁边缝合。

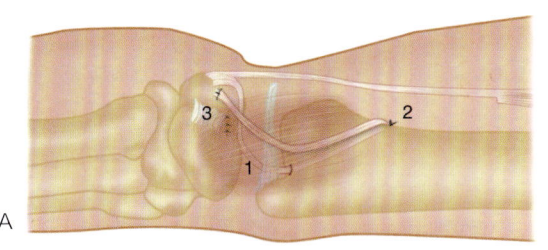
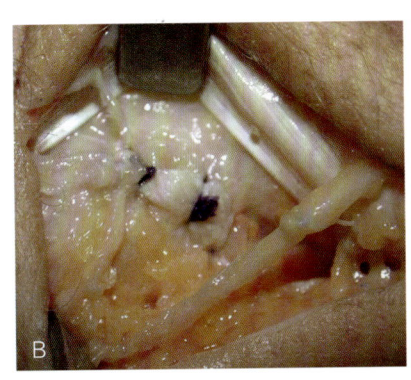

技术图4 Hui-Linscheid手术。A. 如果TFCC穿孔,FCU肌腱穿过TFCC,或者穿过TFCC扩大的尺骨茎突前隐窝(1),然后再穿过尺骨头远端的骨洞(2)。将FCU对折于桡尺关节囊浅层,到达其豆三角的止点上(3)。B. FCU从尺骨的骨洞拉出,再缝合在豆三角的止点上。

要点与失误防范

改良Herbert重建术	
关节囊缝合术方向	• 斜向折叠缝合伸肌支持带(尺骨远端向桡骨近端)可最大化实现修复重建效果,并可减少术后旋后畸形发生风险。如果折叠角度太大,甚至垂直于DRUJ,那么只有DRUJ会稳定,尺腕关节不稳定仍存在。
增强关节囊缝合术	• 如果伸肌支持带自身比较薄弱,可增加改良Hui-Linscheid重建术。
缝合伸肌支持带	• 放置伸肌支持带缝线时避免损伤周围组织及神经结构(尺神经背侧支,骨间后神经及终末分支)(图5),可避免术后疼痛及感觉异常。

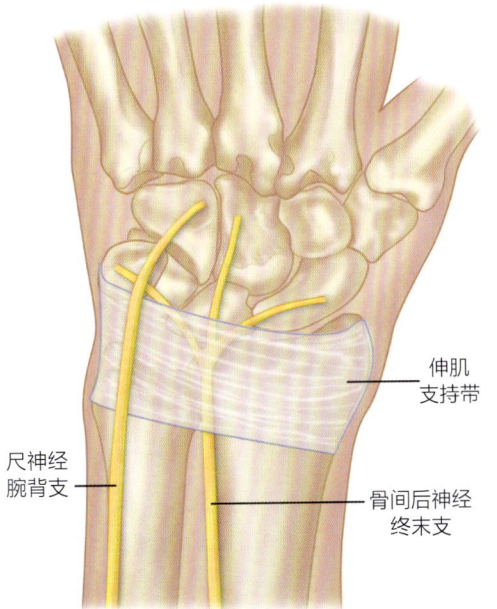

图5 注意尺神经腕背支和骨间后神经终末支的位置。

EDQ肌腱炎	• 通常手术后6个月内肌腱炎症状会缓解。
术后治疗策略	• 建议患者避免术后早期就进行力量训练,否则可能会导致伸肌支持带松弛,重建术失败。
Hui-Linscheid 重建术	
保护神经	• 术中操作时注意尺神经背侧支位置可以有效减少神经损伤风险。
术后尺骨骨折	• 术后FCU肌腱移植物可能会在尺骨隧道内位移,易使尺骨远端发生骨折。可通过将FCU肌腱移植物与尺骨骨膜和孔洞周围软组织缝合在一起减少肌腱滑动风险。
神经粘连	• 尺神经可能会与切口瘢痕粘连。

术后处理

改良 Herbert 重建
- 拇指 Muenstar 管型石膏固定6周,前臂和腕关节均保持解剖位。6周后改为可拆卸的拇指支具固定。

Hui-Linscheid 重建
- 给予6周的前臂和腕长臂管型石膏固定。6周后拆除管型石膏和克氏针。
- 6周后给予一尺侧开槽并在尺骨头背侧、豌豆骨掌侧处有加压垫的支具固定,以便在功能锻炼中保持腕关节稳定(图6)。

总体建议
- 如果患者恢复可,术后6周可去掉临时性支具后进行轻微的主动旋转运动。在这个时期不需要理疗师帮助被动运动。
- 术后3个月内不能进行负重和过度运动。
- 术后3个月在理疗师帮助下可逐渐增加功能锻炼强度。
- 每次活动前可在腕关节缠绕温暖潮湿的绷带,避免腕关节在运动前的过度牵拉。在每次治疗后使用冰敷和非甾体抗炎镇痛药物来减轻痛苦。

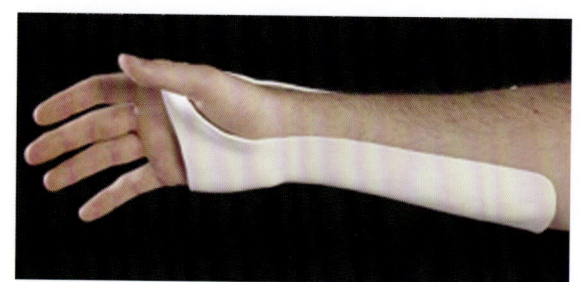

图6 尺侧开槽的、尺骨头背侧、豌豆骨掌侧带加压垫的支具固定,以便在功能锻炼中保持腕关节稳定。

- 可进行的功能训练举例:
  - 旋前和旋后:可以手握小锤或者煎锅,它在运动中的惯性可以更好地牵拉腕关节旋前和旋后。
  - 腕关节屈曲和背伸:可以用吊桶来练习。患者把他的前臂放在桌上,腕关节悬挂在桌子边缘,握住空吊桶。桶里逐渐加水直到不舒服为止。患者握住水桶2~3分钟,每日重复2次。
- 如果患者术前有进行高尔夫和网球等运动,可在力量训练中逐渐加入上述运动。
- 切口处可使用瘢痕贴减少瘢痕增生,术后6周可开始按摩切口处皮肤。

预后
- 改良 Herbert 重建。
  - 近期一个随访时间最长13年的临床研究表明,39例腕关节中有85%尺腕关节保持稳定。
- Hui-Linscheid 重建。
  - Hui和Linscheid报道了小样本患者短期临床研究,患者满意率较高,并且预后较好[7]。但可能伴有轻度旋前受限。

并发症
- 如果过早进行过度力量训练,吊带修复可能会发生松弛。
- 如果伸肌支持带不是按斜行折叠缝合,吊带对尺腕关节的固定作用就会消失,会发生腕关节旋后畸形和病情复发。
- 尺神经背侧支的疼痛和感觉异常:伸肌支持带缝合时要注意不要损伤周围组织和尺神经。
- EDQ肌腱炎在术后6周会缓解。
- 术中要避免损伤尺神经。在切开后会直接暴露尺神经背侧支,在钻骨洞时要注意保护尺神经。可能发生从神经受刺激到神经瘤等各种损伤。

- 神经从软组织切口处通过，可能会受周围组织瘢痕化影响。
- 用保护性器械覆盖（如神经拉钩）来保护尺神经背侧支，会减少损害。
- 另外可能出现的并发症与克氏针有关，例如移位、感染和神经损伤。

（沈君劼 译，洪成旻 审校）

参考文献

[1] Adams BD. Partial excision of the triangular fibrocartilage complex articular disk: a biomechanical study. J Hand Surg Am 1993;18(2):334-340.

[2] Cooney WP. Evaluation of wrist pain by arthrogram, arthroscopy, and arthrotomy. J Hand Surg Am 1993;18(5):815-822.

[3] Dy CJ, Ouellette EA, Makowski AL, et al. Peripheral triangular fibrocartilage complex tears cause ulnocarpal instability: a biomechanical pilot study. Clin Orthop Relat Res 2012;470:2771-2775.

[4] Dy CJ, Ouellette EA, Malik A, et al. Mechanical testing of distal radioulnar instability repair: ligament reconstruction vs. capsulorrhaphy. Proceedings of the Annual Meeting of the American Academy of Orthopaedic Surgeons, San Diego, CA, February 16, 2007.

[5] Glowacki KA, Shin AY. Stabilization of the unstable distal ulna: the Linscheid-Hui procedure. Tech Hand Up Extrem Surg 1993;4:229-236.

[6] Harrison RJ, Ouellette EA, Latta LL, et al. The biomechanics of diagnosing and treating peripheral TFCC instability. Proceedings of the Annual Meeting of the American Society for Surgery of the Hand, New York, NY, September 9, 2004.

[7] Hui FC, Linscheid RL. Ulnotriquetral augmentation tenodesis: a reconstructive procedure for dorsal subluxation of the distal radioulnar joint. J Hand Surg Am 1982;7(3):230-236.

[8] Kapindji AI, Martin-Bouyer Y, Verdeille S. Three-dimensional CT study of the carpus under pronation-supination constraints [in French]. Ann Chir Main Memb Super 1991;10:36-47.

[9] Levinsohn EM, Rosen ID, Palmer AK. Wrist arthrography: value of the three-compartment injection method. Radiology 1991;179:231-239.

[10] Lichtman DM, Bruckner JD, Culp RW, et al. Palmar midcarpal instability: results of surgical reconstruction. J Hand Surg Am 1993;18(2):307-315.

[11] Ouellette EA. Distal radioulnar joint and ulnocarpal instability. Proceedings of the International Wrist Investigators Workshop, American Society for Surgery of the Hand, Washington, DC, September 6, 2006.

[12] Palmer AK. Triangular fibrocartilage complex lesions: a classification. J Hand Surg Am 1989;14(4):594-606.

[13] Palmer AK, Werner FW. The triangular fibrocartilage complex of the wrist—anatomy and function. J Hand Surg Am 1981;6(2):153-162.

[14] Ritt MJ, Stuart PR, Berglund LJ, et al. Rotational stability of the carpus relative to the forearm. J Hand Surg Am 2000;20(2):305-311.

[15] Rüegger C, Schmid MR, Pfirrmann CW, et al. Peripheral tear of the triangular fibrocartilage: depiction with MR arthrography of the distal radioulnar joint. AJR Am J Roentgenol 2007;188:187-192.

[16] Schmidt HM, Lahl J. Studies on the tendinous compartments of the extensor muscles on the back of the human hand and their tendon sheaths [in German]. Gegenbaurs Morphol Jahrb 1988;134:155-173.

[17] Schuind F, An KN, Berglund L, et al. The distal radioulnar ligaments: a biomechanical study. J Hand Surg Am 1991;16(6):1106-1114.

[18] Weiss AP, Akelman E, Lambiase R. Comparison of the findings of triple-injection cinearthrography of the wrist with those of arthroscopy. J Bone Joint Surg Am 1996;78(3):348-356.

[19] Wiesner L, Rumehart C, Pham E, et al. Experimentally induced ulno-carpal instability. A study on 13 cadaver wrists. J Hand Surg Br 1996;21(1):24-29.

[20] Zancolli EA, Cozzi EP. Atlas of Surgical Anatomy of the Hand. New York: Churchill Livingstone, 1992.

第65章 下尺桡关节韧带重建
Distal Radioulnar Ligament Reconstruction

Brian D. Adams

定义

- 远端桡尺关节（DRUJ）不稳可分为急性或慢性、单向（掌侧或背侧）或双向，以及伴随或者不伴随其他损伤。
- 尽管有各种影像学的诊断标准，但是目前对定义临床显著性不稳定尚无统一共识。通常，临床意义的DRUJ不稳主要体征是与健侧相比，被动推拉患侧DRUJ后出现明显前后移位。
- 尽管实际上桡骨是围绕着稳定的尺骨旋转的，但是对于DRUJ脱位或者不稳，习惯上是按照尺骨头相对桡骨远端的位置来描述的。

解剖

- DRUJ是由尺骨头和桡骨乙状切迹关节面及其周围软组织组成。
- DRUJ不是一个完全契合的关节。桡骨乙状切迹弧度半径比相关节尺骨头半径大50%以上。在中立位与30°旋后位中间时，DRUJ关节的接触面最大[3]。尽管乙状切迹很浅，但是由于其背侧和掌侧纤维软骨延伸部分的加强作用，也能对关节的稳定性起到重要作用（图1A）[12]。
- 对DRUJ有稳定作用的软组织结构包括旋前方肌、尺侧腕伸肌（ECU）及其腱鞘、骨间膜、DRUJ关节囊以及三角纤维软骨复合体（TFCC）等许多结构。上述软组织结构的受损常会引起关节不稳定[5]。
- 掌侧和背侧桡尺韧带是TFCC稳定DRUJ的主要结构[10]。它们在与三角纤维软骨盘、DRUJ关节囊和尺腕关节囊结合处增厚。
- 由于各桡尺韧带都穿行过尺侧，在冠状面上会分为两支。桡尺韧带的深支或者近端支止点在尺骨隐窝，而浅支或远端支止点在尺骨茎突基底和中部（图1B）。
- 正常人旋前-旋后的最大活动度在150°~180°，正常的旋前、旋后运动需要乙状切迹关节面在尺骨头上的旋转及背侧-掌侧移位相结合才能完成。

发病机制

- 引起DRUJ破裂的最常见原因是桡骨远端骨折。
- 桡骨远端成角>20°或30°时，就会产生DRUJ不协调、TFCC扭曲、关节的运动力学改变[1,4]。桡骨短缩>5~7 mm会引起至少1个桡尺韧带的断裂[1]。
- 尺骨茎突头部骨折通常不会引起DRUJ不稳，尺骨茎突基

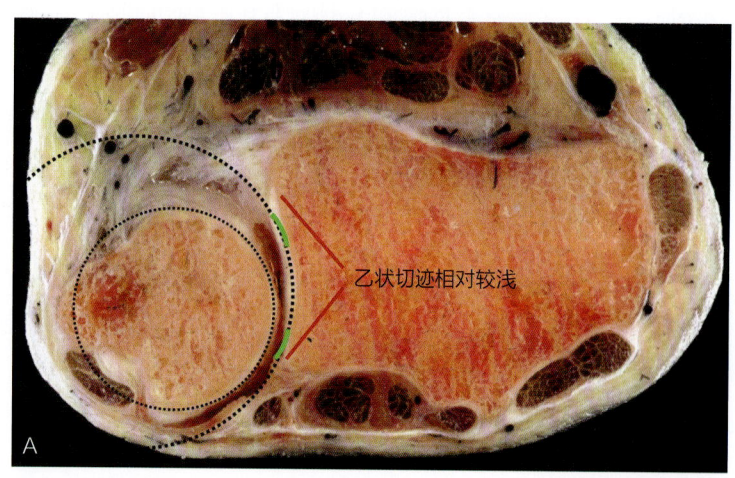
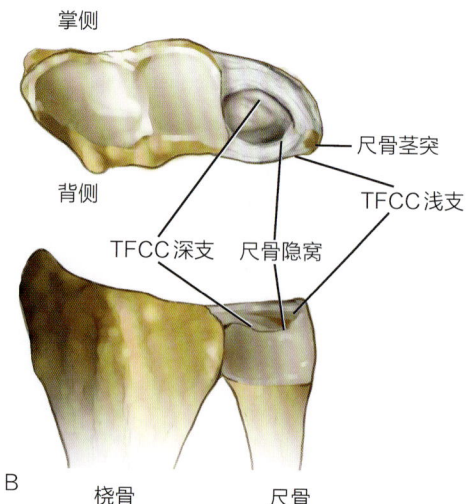

图1　A. 远侧桡尺关节（DRUJ）横切面。桡骨乙状切迹的弧度半径远远大于尺骨头的半径。B. DRUJ的韧带（三角纤维软骨复合体的关节盘已被去除，暴露桡尺韧带的深支）掌侧和背侧的桡尺韧带，止于尺骨隐窝以及尺骨茎突基底，是主要的DRUJ软组织稳定结构。

底骨折则会引起桡尺韧带撕裂,继而导致DRUJ不稳[8]。
- 大多数不伴骨折的孤立DRUJ脱位是向背侧的,它是由于腕关节背伸及过度旋前引起,例如手掌以伸展位跌倒或者工具突然施加的旋转扭矩。
- 掌侧孤立DRUJ常发生在前臂处于旋前位时、前臂尺侧直接受力引起。

自然病程

- 发生急性DRUJ损伤时,如果延误诊断和治疗,预后往往较差[7]。
- 慢性DRUJ不稳较难自行愈合。
- 虽然DRUJ不稳和进行性骨关节炎之间的关系还未得到证实,但是在反复脱位发作的患者中仍观察到关节退行性病变。

病史和体格检查

- 患者常会主诉手伸展位跌倒史或者手扭伤后出现腕关节尺侧疼痛和肿胀。
- 慢性DRUJ不稳的患者在前臂旋转时,腕部有咔哒声。
- 当需要握拳用力旋转时表现出疼痛和无力加重,例如拧螺丝时。
- 相比健侧,被动运动时,尺骨头相对桡骨的掌背侧移动增加,是DRUJ不稳的证据。
- 当治疗伴有DRUJ损伤的急性桡骨远端骨折时,首先要将桡骨复位固定,再重新评估患侧DRUJ相比健侧改变。
  - 对于桡骨远端骨折治疗的同时也相当于治疗DRUJ不稳。
- 对于不伴有骨关节炎的DRUJ不稳定患者,通常腕关节运动范围常为正常或者接近正常,包括屈曲、背伸、旋前和旋后。
- 完整体格检查应该包括以下几个试验:
  - "琴键"试验:与健侧对比,患侧腕关节旋前时,不稳的尺骨远端可能向背侧移位,检查者用拇指按压突出的尺骨远端会使疼痛减轻,阳性结果表明DRUJ不稳[2]。
  - 改良挤压试验:患侧的尺骨头进行性凹陷表明DRUJ不稳("酒窝"征)。若腕关节疼痛但无进行性凹陷,则表明TFCC损伤[6]。
  - 前臂被动旋转试验:伴发疼痛的咔哒声表明严重的DRUJ不稳和关节移位。需要与轻微的ECU半脱位相鉴别。

影像学和其他诊断性检查

- 后前位X线摄片:肱骨外展90°,屈肘90°,前臂置于平台上。该位置摄片DRUJ不稳的征象有:
  - 尺骨茎突基底部骨折伴移位。
  - 尺骨头隐窝的裂纹骨折。
  - DRUJ间隙增宽。
  - 与对侧相比,尺骨位移正变异>5 mm。
- 侧位片:患侧手臂屈肘90°。侧位片对准确评估远侧尺桡关节的排列很重要。
  - Mino等[9]发现只要从中立位旋转仅仅10°,就不能从侧位片上正确判断DRUJ脱位。
  - 在腕关节侧位片上,月骨、舟骨近端和三角骨完全重叠,并且三角骨和豌豆骨之间没有间隙。
- CT:需同时对双侧摄片,对两侧前臂中立位和最大旋前、旋后位摄片,同时对比健侧和患侧(图2)。
- MRI:尽管有报道提出在该类损伤中,MRI敏感性和特异性尚无定论,但是MRI(增强或者不增强)仍可以用来检测TFCC损伤。MRI还可以用来代替CT检查,来评估乙状切迹的形状和关节的稳定性。

鉴别诊断

- ECU肌腱炎和松弛。
- 尺侧撞击综合征。
- DRUJ关节炎。
- 豆三角关节炎。
- 月三角韧带损伤。
- TFCC关节盘撕裂。

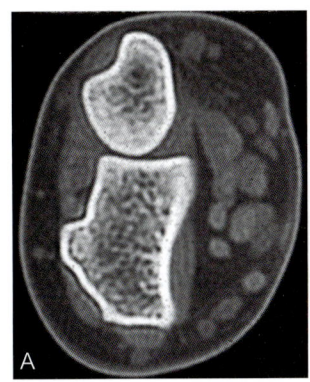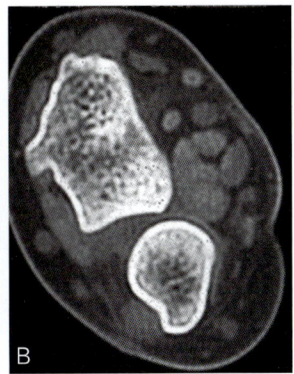

图2 远侧桡尺关节(DRUJ)CT。A. 复位很好的、没有症状的DRUJ。B. 有症状的半脱位DRUJ(A、B:背侧在左,掌侧在右)。

非手术治疗

- 对轻度的慢性不稳患者可用非激素类抗炎药,以吊带限制前臂旋转,并加以辅助性力量训练。
- 对于全身韧带松弛,双侧DRUJ不稳患者的手术重建效果较难预知。对于这类患者,只有当所有保守治疗都无效时才考虑手术治疗。

手术治疗

- 远侧桡尺韧带重建的指征是慢性DRUJ不稳,TFCC由于慢性严重病变无法一期修复。
- 韧带重建的目的是恢复DRUJ的稳定性,提供一个完全的无痛的前臂运动弧。
- 这种技术是通过掌侧和背侧桡尺韧带解剖重建保证稳定性。
- 如果存在腕骨排列异常,在韧带重建的同时要恢复腕骨的序列以取得好的治疗效果。

术前计划

- 术者术前应仔细阅片,发现有无骨畸形及DRUJ关节面退变。对于有骨畸形或者关节炎的患者,软组织重建效果很差。
- 关节内桡尺韧带重建需要桡骨乙状切迹形状良好才能成功。切迹很平或者创伤后骨边缘缺损,在韧带重建的同时都要重建乙状切迹。
- 医生还要确定有无适合移植的肌腱。通常采用掌长肌腱(PL)。可以替代的移植物有足部的趾长伸肌腱,或者更常用的尺侧腕屈肌腱的一束。
  - 定位掌长肌腱:患者屈腕,拇指和小指指尖相对(技术图1A)。

体位

- 患者平卧位,患肢平放在搁手台上。术中可能需要交换体位以获取移植物。
- 患侧上臂上止血带。

切取掌长肌腱

- 通过触诊找出掌长肌腱。它是腕关节掌横纹处最浅表的组织之一,在桡侧腕屈肌腱的尺侧(技术图1A)。
- 在近侧腕掌侧横纹处于掌长肌腱上方做1 cm横切口(技术图1B)。
  - 用一把弯钩牵拉肌腱保持张力并再次确认是掌长肌腱。
- 切口处用血管钳夹住肌腱。
- 由远侧向近侧沿着掌长肌腱插入1个小的肌腱剥离器,来完成切取肌腱。
- 另外,可以用肌腱剥离器从同一切口切取尺侧腕屈肌肌腱。避免切取的肌腱过厚,如有必要,在近端可另做一切口。

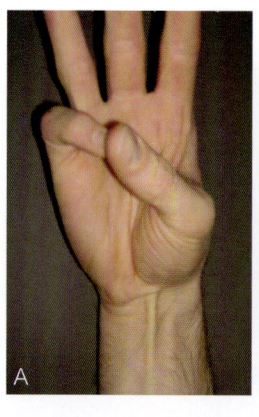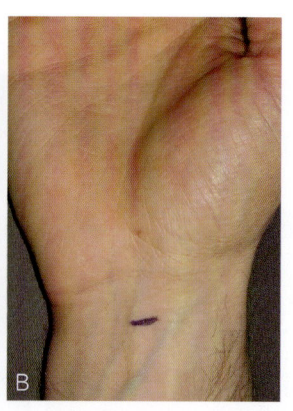

技术图1 切取移植肌腱。A. 屈腕下让患者拇指、小指指尖相对,可确认掌长肌腱。B. 在近侧腕横纹处做1 cm横切口。

背侧入路

- 在第5、6伸肌间室,在DRUJ上方做一5 cm皮肤切口(技术图2A)。
- 打开第5间室,牵拉小指固有伸肌腱。
- L形切口切开DRUJ关节囊,其中一边在第5间室乙状切迹边缘,另一边在TFCC邻近平行线上(技术图2B)。ECU腱鞘标记了关节囊切开的尺侧界限。
- 在这个入路中,不能损伤ECU腱鞘。

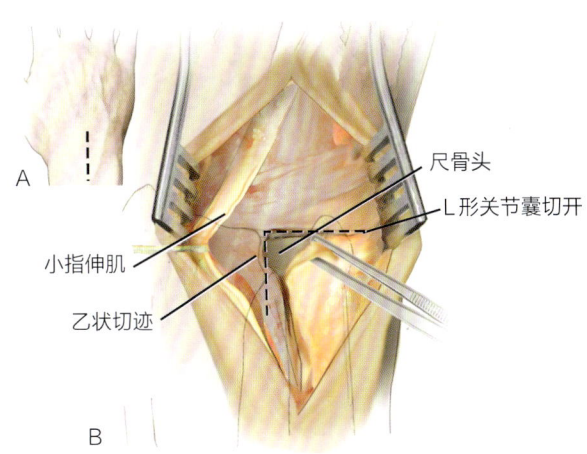

技术图2 远端桡尺关节的背侧切口。A. 背侧皮肤切口。B. 远侧桡尺关节的背侧关节囊切开。

标注：尺骨头、L形关节囊切开、小指伸肌、乙状切迹

建立骨隧道

- 自桡骨乙状切迹关节面边缘处提起骨膜，仔细剥离软组织。
  - 在第4间室做一平行于桡骨边缘的切口有助于提起骨膜。
- 在桡骨选择骨洞位置，在月骨窝最近端和桡侧乙状切迹缘关节面处开始钻洞，建立5 mm骨通道，术中避免造成月骨窝或乙状切迹骨折。隧道应该位于距离月骨窝近端几毫米，距离乙状切迹关节面5 mm（技术图3A）。
  - 隧道应该既平行于乙状切迹的关节面，也要平行于月骨窝的关节面。
- 在导针引导下用3.5 mm空心钻从桡骨背侧钻至掌侧，建立骨通道。
- 术中透视可确定导针的位置，应用3.5 mm空心钻来建立隧道（技术图3B）。
- 如果骨隧道的术前准备充分，则很容易完成该操作，

但注意，在骨隧道完全建立前切忌置入或牵拉肌腱移植物。
- 提起远端桡尺关节囊尺侧部分，暴露尺骨头和尺骨颈，注意不要损伤ECU腱鞘。
- 自尺骨远端的尺骨窝至尺骨颈造一斜行骨通道（技术图3A）。将腕关节屈曲，前臂旋前，牵拉TFCC边缘暴露中央窝。自中央窝至尺骨颈侧方靠近ECU肌腱掌侧逆行置入导针，透视确定导针位置。
- 如果腕关节屈曲不能很好地暴露视野，则可顺行从尺骨颈至中央窝置入导针，该过程中要仔细保护TFCC和尺侧腕骨。
  - 首先，用3.5 mm空心钻在尺骨掌侧靠近尺侧腕伸肌边缘骨皮质垂直钻孔。
  - 置入导针穿过骨洞。
- 使用3.5 mm空心钻建立内部骨隧道（技术图3C）。
- 标准钻头可用来扩大骨隧道以方便前面切取的移植肌腱通过。尺骨隧道必须可容纳肌腱移植物通过。

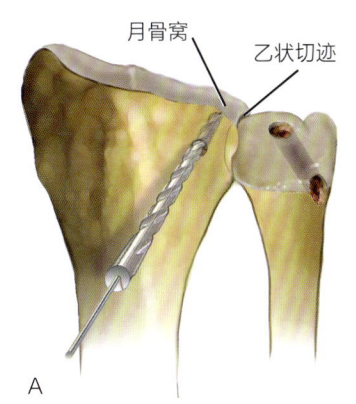 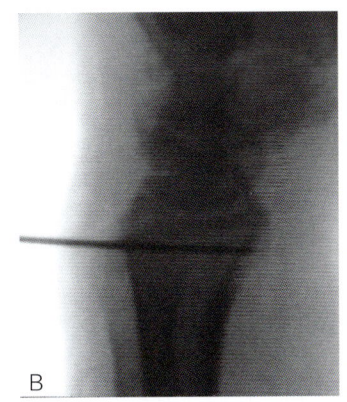 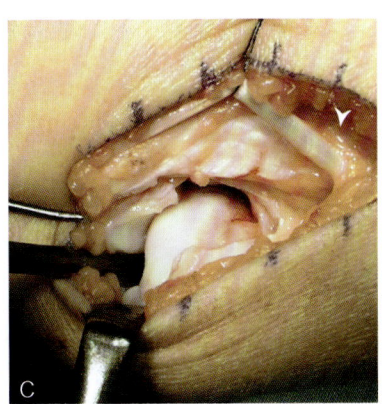

标注：月骨窝、乙状切迹

技术图3 骨隧道建立。A. 骨隧道的建立原则是模仿正常桡尺韧带背侧和掌侧的解剖。B. 透视确认骨隧道。C. 探针表明了钻头自尺骨头尺侧中央窝钻出时的位置，箭头指示被牵开的尺侧腕伸肌腱。

将移植肌腱穿过骨隧道

- 可做第2个切口观察桡骨掌侧的骨隧道。
  - 在掌横纹处向近侧做一3 cm纵切口（技术图4A）。
- 沿着尺侧神经血管束和屈指肌腱进行分离直到桡骨掌侧面。
- 自背侧至掌侧通过骨通道穿缝线回旋器，用缝线回旋器牵拉肌腱移植物一端从掌侧边向背侧边（技术图4B）。
- 在尺骨头和三角纤维软骨复合体残留部位上，用一把直血管钳自背侧至掌侧穿过。将直血管钳穿过桡尺远侧关节掌侧关节囊。夹住移植物掌侧端并将其拉入尺腕关节，位于三角纤维软骨复合体残留位近端。
- 这时候，在背侧切口可以看到肌腱的两端。使用缝线回旋器将肌腱移植物的两端在近端通过尺骨远端的骨通道，自尺骨窝将移植物向远端穿过至尺骨颈近端骨皮质（技术图4C）。
- 用一弯血管钳引导肌腱从相反方向绕尺骨颈。肌腱的一端自ECU腱鞘深部穿过，另一端环绕尺骨颈掌侧（技术图4D）。
- 避免卡压周围任何血管神经组织。

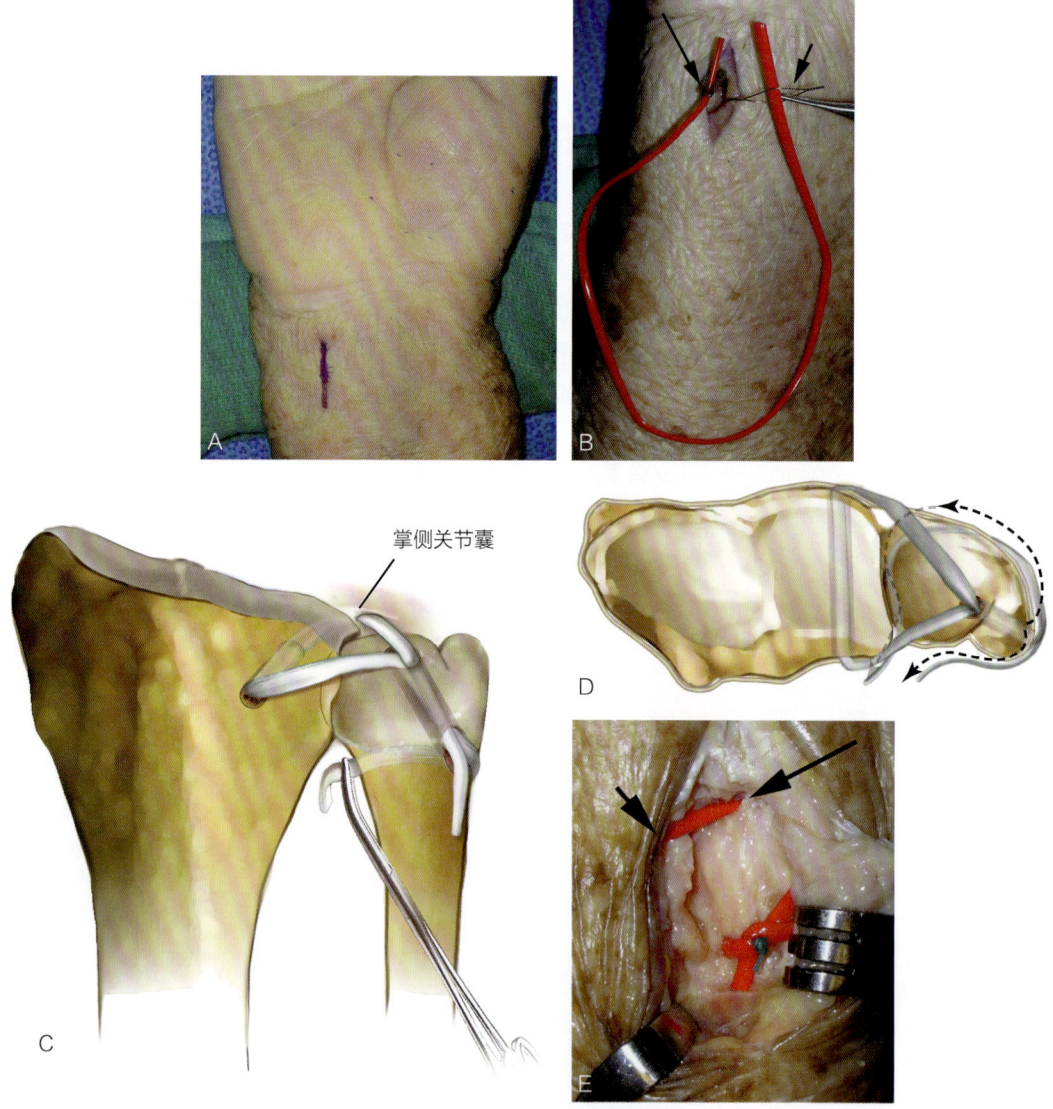

技术图4 移植肌腱穿过骨隧道。A. 掌侧较小入路便于移植肌腱通过。B. 牵引线穿过桡骨骨隧道（掌侧或背侧），把移植肌腱的一端牵出。C. 背侧观，肌腱从掌侧关节囊进入尺腕关节，然后两端进入尺骨骨隧道。D. 在轴向示意图上可以看到游离肌腱的走向。肌腱移植物接近解剖重建掌侧和背侧桡尺韧带。E. 肌腱移植物穿出桡骨骨洞（短箭头）进入背侧切口，再通过尺骨隐窝进入尺骨骨洞（长箭头），移植肌腱的两端再绕过尺骨颈。

肌腱移植物的张力调整和固定

- 前臂处于中立位,用手压住远端桡尺关节。
- 将肌腱移植物的两股拉紧,在尺骨颈背侧处半结固定。
- 在维持张力的状态下,用3-0不可吸收缝线缝合半结(技术图5)。如果移植物过长,可以适当去除部分。

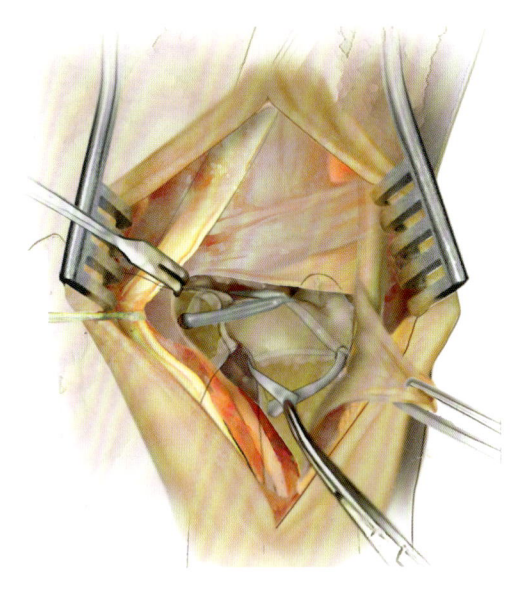

技术图5　保持移植肌腱张力并同时缝合半结。

要点与失误防范

适应证	• 慢性DRUJ不稳、TFCC难修复的患者。 • 确认患者有无DRUJ关节炎及乙状切迹缺损。
移植物管理	• 尽早获取移植物以便于确认骨隧道大小。 • 使用缝线穿引器便于移植物穿过隧道。
建立骨隧道	• 骨隧道位置稍远离DRUJ关节面和月骨窝,避免造成关节骨折。 • 如果同时进行截骨矫正术或修整乙状切迹,则打通骨隧道应在截骨术之前完成。

术后处理

- 保持前臂旋后位固定长臂夹板。在术后的第1次访视时,要将夹板更换为长臂石膏,并且需固定3周。
- 在术后4周,患者要更换为短臂石膏,固定2周。
- 术后6周时,将石膏更换为可活动支具,并佩戴4周。
- 术后4个月,患者可做大部分主动功能锻炼,但负重活动要在术后6个月时才可进行。

预后

- 对于有乙状切迹缺损的患者,如果缺损不能修复,则DRUJ不稳很容易再次复发。
- 术后大多数患者主诉疼痛减轻,力量和关节稳定性有所改善,基本接近正常关节的活动范围。然而,完全的康复可能需要6~9个月。
  - 一项采用上述技术的研究报道,14名患者中有12名恢复了关节稳定性,并且力量和活动范围达到了健侧的85%[2]。2例失败病例是由于术前没有认识到是由乙状切迹的缺损所造成的。
- Teoh和Yam[11]报道了同样的结果。他们用相似的重建技术使得9名患者中的7名恢复了关节的稳定性。

并发症

- 关节僵硬。
- 关节不稳定复发。
- 持续疼痛。
- 握力下降。
- 感染。
- 复杂性区域疼痛综合征。

(沈君劼　译,洪成旻　审校)

参考文献

[1] Adams BD. Effects of radial deformity on distal radioulnar joint mechanics. J Hand Surg Am 1993;18(3):492-498.

[2] Adams BD, Berger RA. An anatomic reconstruction of the distal radioulnar ligaments for posttraumatic distal radioulnar joint instability. J Hand Surg Am 2002;27(2):243-251.

[3] af Ekenstam F. Anatomy of the distal radioulnar joint. Clin Orthop Relat Res 1992;(275):14-18.

[4] Kihara H, Palmer AK, Werner FW, et al. The effect of dorsally angulated distal radius fractures on distal radioulnar joint congruency and forearm rotation. J Hand Surg Am 1996;21(1):40-47.

[5] Kihara H, Short WH, Werner FW, et al. The stabilizing mechanism of the distal radioulnar joint during pronation and supination. J Hand Surg Am 1995;20(6):930-936.

[6] Lester B, Halbrecht J, Levy IM, et al. "Press test" for office diagnosis of triangular fibrocartilage complex tears of the wrist. Ann Plast Surg 1995;35:41-45.

[7] Lindau T, Hagberg L, Adlercreutz C, et al. Distal radioulnar instability is an independent worsening factor in distal radial fractures. Clin Orthop Relat Res 2000;(376):229-235.

[8] May MM, Lawton JN, Blazar PE. Ulnar styloid fractures associated with distal radius fractures: incidence and implications for distal radioulnar joint instability. J Hand Surg Am 2002;27(6):965-971.

[9] Mino DE, Palmer AK, Levinsohn EM. Radiography and computerized tomography in the diagnosis of incongruity of the distal radio-ulnar joint: a prospective study. J Bone Joint Surg Am 1985;67(2):247-252.

[10] Stuart PR, Berger RA, Linscheid RL, et al. The dorsopalmar stability of the distal radioulnar joint. J Hand Surg Am 2000;25(4):689-699.

[11] Teoh LC, Yam AK. Anatomic reconstruction of the distal radioulnar ligaments: long-term results. J Hand Surg Br 2005;30(2):185-193.

[12] Tolat AR, Stanley JK, Trail IA. A cadaveric study of the anatomy and stability of the distal radioulnar joint in the coronal and transverse planes. J Hand Surg Br 1996;21(5):587-594.

第66章 关节镜下桡腕背侧韧带的修复
Arthroscopic Dorsal Radiocarpal Ligament Repair

David J. Slutsky

定义

- 桡腕背侧韧带（DRCL）撕裂比多数人预想的要常见。DRCL撕裂在关节镜桡掌侧入路看得最清楚，推荐行关节镜下修复。
- DRCL撕裂也是桡侧和尺侧腕关节不稳的部分表现，它常常和舟月韧带、月三角韧带及三角纤维软骨（TFC）损伤伴发。
- 孤立的DRCL损伤可单独引起腕关节疼痛。
- 关节镜对孤立的DRCL修复效果较好。如果DRCL撕裂合并其他腕部病变，关节镜治疗效果难以确定[8]。
- 鉴于以上情况，DRCL撕裂的诊治方法需进一步研究。

解剖

- DRCL（图1）是腕关节背侧关节囊外韧带，起点于Lister结节，经由远端尺侧斜行止于三角骨结节。其桡侧纤维连接在月骨和月三角骨间韧带处[2]。
- 背侧腕骨间韧带（DIC）起始于三角骨，向桡侧延伸止于月骨、舟骨背侧沟以及大多角骨。

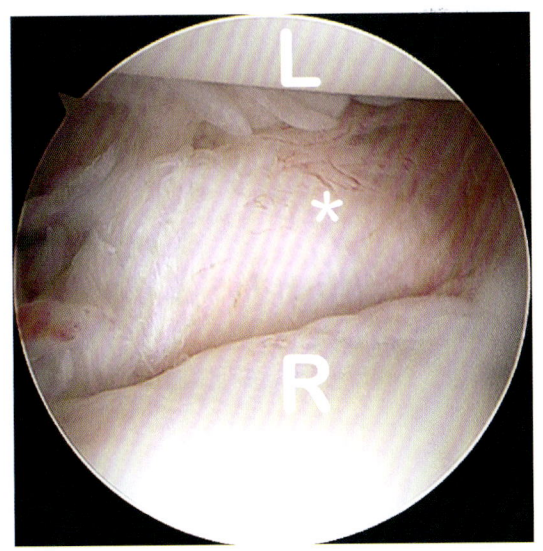

图1 从VR入路看到的完整的DRCL（星号）。L，月骨；R，桡骨（版权：David J. Slutsky MD）。

- DRCL和DIC的侧方V形结构起到背侧桡舟韧带的作用。
  - 它们通过改变V形结构两臂的角度来改变长度，从而在腕关节背伸、屈曲时维持它们的稳定作用。
  - 这种长度的改变是任何固定的韧带所不能比的[9]。
- 当我们从关节镜桡掌侧入路观察时，在3-4入路尺侧就可以看到DRCL撕裂，位于月骨下方。
- DRCL撕裂也可从桡侧切线方向观察到（图2A～C）。

发病机制

- 认清腕关节有一定数量的一级和二级稳定结构是很有指导意义的。
  - 舟月骨间韧带（SLIL）、月三角骨间韧带（LTIL）和三角纤维软骨复合体（TFCC）是一级稳定结构。
- 关节囊韧带包括桡舟头、桡月三角、尺月、尺三角、背侧桡腕和背侧腕骨间韧带，都被当作二级稳定结构[3]。
- 一级稳定结构的慢性损伤会使二级稳定结构变薄弱或撕裂。
  - 这常见于月三角韧带损伤病程超过6个月的患者，在关节镜下常见到尺月、尺三角韧带的磨损[12]。
- DCRL撕裂可能也是腕桡侧、尺侧不稳的一部分，因为它常和SLIL、LTIL或TFC撕裂相关。它们也和腕中关节不稳相关[4]。
- DRCL撕裂可以发生在上述这些损伤之前或之后。
- 一项近期的研究提示，在顽固性腕关节疼痛并接受腕关节镜检查和治疗的64例患者中有35例有DCRL撕裂，总发病率占55%[7]。
  - 5例患者有孤立的DCRL撕裂。
  - 有13例患者有SLIL不稳、撕裂或两者都有；13例中7例（54%）也有DRCL撕裂。这组中有4例为Geissler 1期或2期不稳，3例为Geissler 3期或4期撕裂。
  - 7例患者有LTIL不稳或撕裂或都有；2/7（28%）还有DCRL撕裂。这组中1例为Geissler 2期不稳，1例为Geissler 3期或4期撕裂。
  - 2例患者有头钩韧带撕裂；其中1例有DRCL撕裂。

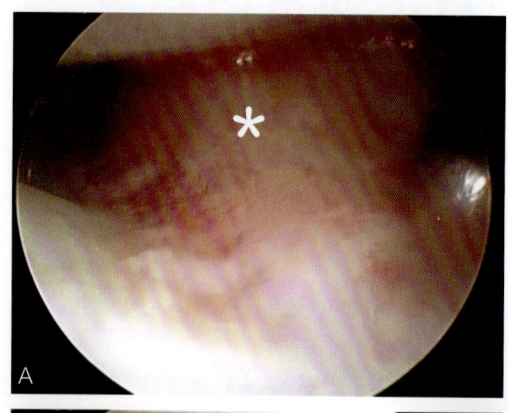
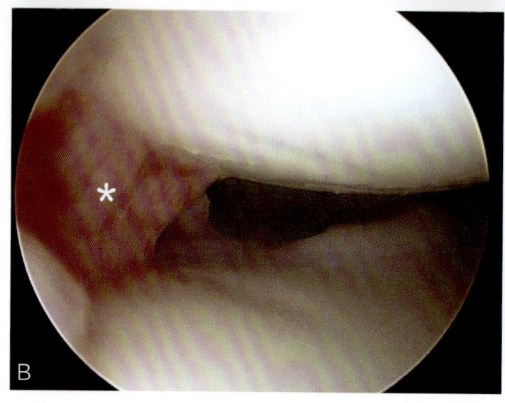
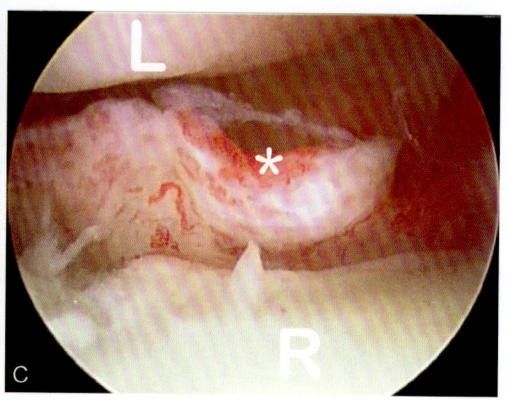

图2 A. 关节镜下从掌桡侧入路观察DRCL撕裂（星号）。B. 注液后镜下DRCL撕裂（星号）。C. 6R入路DRCL撕裂（星号）。L，月骨；R，桡骨（版权：David J. Slutsky MD）。

- 7例患者有独立的TFCC撕裂；6/7（86%）有DRCL撕裂。1例有慢性尺骨茎突骨不连和DRCL撕裂，TFCC变薄，但没有撕裂。
- 23例患者有2处或以上的损伤；12例（52%）有DRCL撕裂。62%的联合损伤中有DRCL撕裂，也包括TFCC撕裂。

自然病程

- DRCL撕裂的自然病程尚不完全清楚[7]。
- 隐蔽的DRCL撕裂可能是持续性腕背疼痛患者治疗失败的原因。
- 在无分离的腕关节不稳中，普遍认为疼痛是由关节动态不稳定引起的[1]。尺骨与三角骨止点处连接的慢性撕脱可能是引起腕关节疼痛的原因[11]。DRCL与月骨连接的撕脱也可产生同样结果。
  - 关节镜下将DRCL缝合至关节囊背侧可减轻撕脱症状。
- 慢性桡腕或尺腕不稳，导致动力改变，引起腕关节旋转运动时DRCL形态改变，最终引起撕裂[3]。
- 孤立的DRCL撕裂不一定会导致其他腕骨间韧带或TFCC撕裂[6]。

病史和体格检查

- 典型的DRCL损伤的患者腕背中线处有间歇性疼痛，时有时无，会持续2～3日；腕关节反复受力或扭伤时会诱发疼痛。
  - 当发生SLIL或LTIL撕裂、不稳或TFCC撕裂时，疼痛会持续性发生，且位于腕关节桡侧或尺侧。
- DRCL撕裂没有特殊的体格检查。如果不伴其他腕部损伤，只有腕关节镜下才能诊断。
- 孤立的DRCL损伤患者，没有局限性的腕部压痛，腕关节体检正常，偶尔有些在Lister结节处有轻微压痛[5,8]。
- 发现有阳性体征的多与伴随病变相关。舟月不稳的患者多有舟骨压痛，以及舟骨滑移试验阳性。
- 当伴有TFC撕裂时，患者常有尺侧关节囊压痛，尺侧加压旋转患侧腕关节时会有响声及疼痛。
- 如果存在腕中关节不稳，患者腕中关节滑移试验为阳性。

影像学和其他诊断性检查

- 影像学检查在找出伴随性腕关节病变时极有价值，但是影像学检查在诊断孤立的DRCL损伤中作用较小。
- DRCL损伤在X线片和关节造影中均正常。

- MRI通常正常,笔者的病例报告中只有1例因背侧关节囊高密度影被误认为腕背侧囊肿(图3)。

鉴别诊断

- 舟月骨动力不稳。
- 舟月韧带撕裂。
- 腕背综合征[10]。

非手术治疗

- 患者腕部至少要夹板固定1个月,配合使用非甾体类抗炎药物,主动功能锻炼要避免频繁握拳和持重。
- 若夹板固定再延续1个月后仍无好转,有指征行桡腕关节腔激素注射。
- 对仍主诉持续性腕部疼痛患者,需要再行其他影像学检查,寻找有无伴随的腕骨间病变。

手术治疗

- 对孤立的DRCL撕裂,有指征行腕关节镜下修复术,其手术效果一般较为满意。
- 对伴随的骨间韧带撕裂或TFC撕裂也可同时行关节镜下修复。

术前计划

- 术前评估包括X线片检查,排除静态腕骨间不稳。
- MRI可用来评估腕骨间韧带或TFC有无损伤。

体位

- 患者平卧位,上肢外展置于手术台。
- 某些牵引方法比较有用,包括过头或过肩用5～10磅(2.27～4.53 kg)沙袋通过手臂吊带牵引;Linvatec等牵引架(Conmed Linvatec Corp., Largo, FL),或者由William Geissler医生设计的ARC腕关节牵引架(Arc Surgical LLC, Hillsboro, OR),使用很方便。
- 使用直径2.7 mm、附带摄像的30°成角关节镜。
  - 光源、监视器和打印机是标准配置仪器。
  - 3 mm探针用于探查腕骨间结构。
  - 刨刀和带吸引装置的咬钳对清理较有帮助。
- 用18号直或弯硬膜外导管针,穿引2-0可吸收缝线。
  - 用抓钳抓住缝线的尾端。

入路

- 最初使用的是从内到外的关节镜下DRCL修复技术。从外到内法技术上更容易,现在较常用。
- 建立标准的背侧入口,包括3-4、4-5间室入口,腕中桡侧入口和腕中尺侧入口。
- 此关节镜一般不注水。

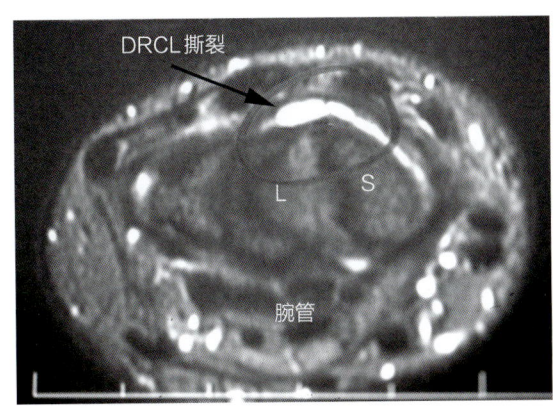

图3 腕管水平MRI轴位片,提示DRCL撕裂。S,舟骨;L,月骨(版权:David J. Slutsky MD)。

桡掌侧入路

- 在近端腕横纹处做2 cm纵切口,暴露桡侧腕屈肌(FCR)腱鞘(技术图1)。
- 分离腱鞘,向尺侧牵拉FCR。
- 找出桡腕关节间隙,用22号针头注射生理盐水。
- 从FCR腱鞘底部插入1根钝头套管针和套管,进入点在桡舟头韧带和长桡月韧带间沟槽处。
- 以2.7 mm、30°关节镜通过套管进入关节腔。

技术图1 桡掌侧入口体表标记。VR,掌桡侧;VU,掌尺侧;FCR,桡侧腕屈肌;FDS,指浅屈肌(版权:David J. Slutsky MD)。

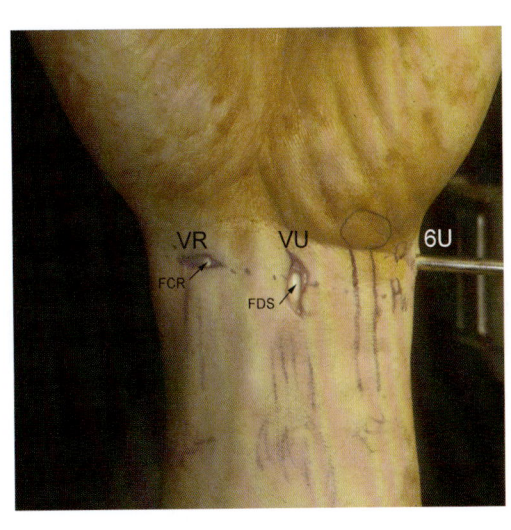

韧带修复

- 从桡掌侧入口推入镜头，4-5 入口进入一弯的 21 号硬膜外导管针（技术图 2A～D），可观察到 DRCL 韧带撕裂。
- 从硬膜外导管针内穿入 2-0 可吸收线，然后用抓钳从 3-4 入口拉出缝线。
- 用弯血管钳从伸肌腱底下夹住线的两端，线结打在 3-4 或 4-5 入口处。
- 向背侧牵拉环线把撕裂的 DRCL 拉向关节囊，防止其嵌入关节腔。

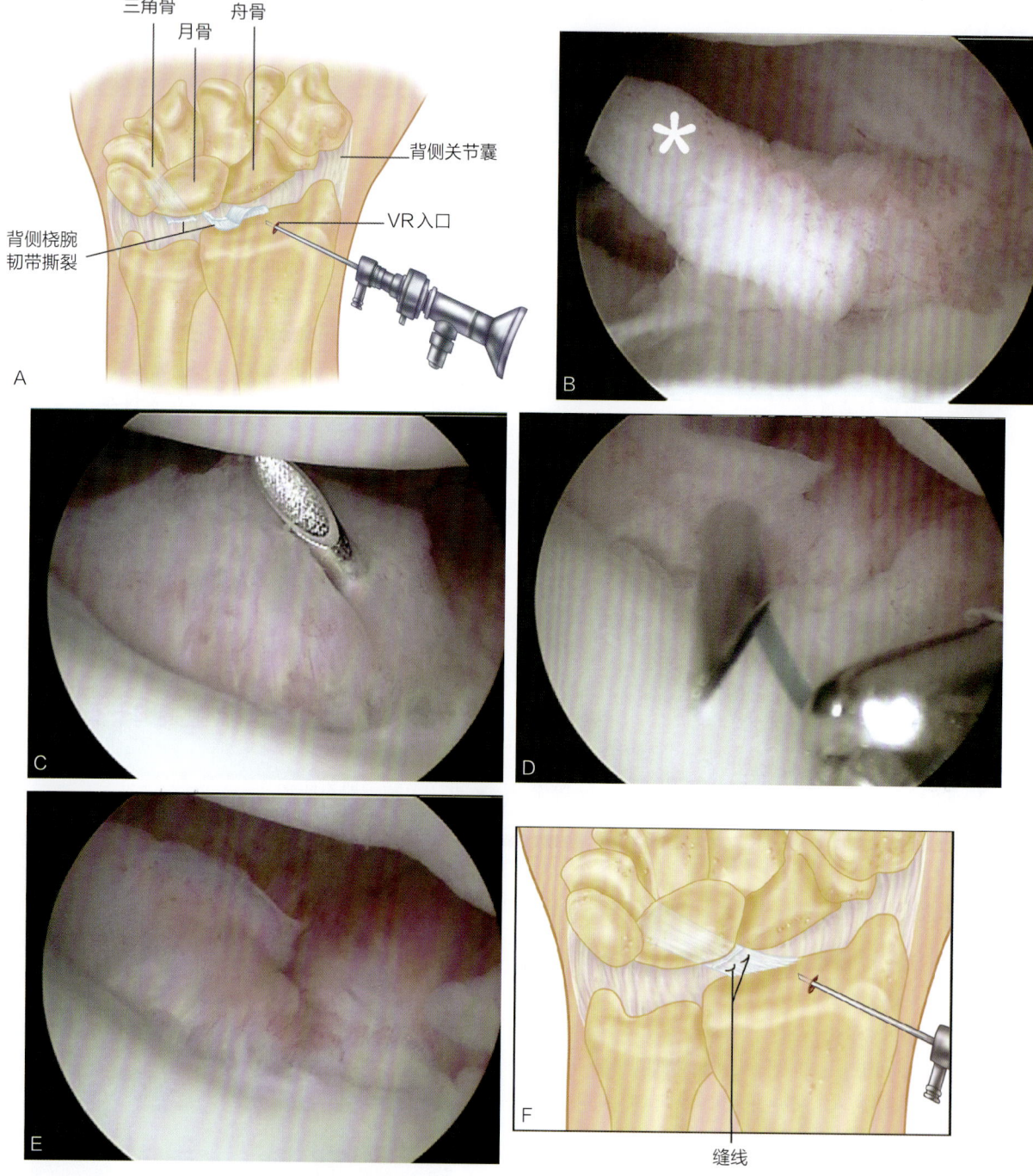

技术图 2　由外到内背侧桡腕韧带（DRCL）修复。A. DRCL 撕裂示意图。B. VR 入路关节镜下 DRCL 撕裂（星号）。C. 从 DRCL 撕裂缘穿入弯曲的硬膜外导管针，穿引缝合 2-0 缝线。D. 抓钳从 3-4 入口拉出缝线。E. 修复完成后镜下图。F. 修复完成示意图（版权：David J. Slutsky MD）。

要点与失误防范

手术要点	• 3-4入口用探针探查腕骨间结构,牵拉韧带游离边缘才能完整暴露撕裂处。 • 评估腕中关节舟月、月三角间隙有无动态不稳定。当合并动态不稳定时可考虑对舟月韧带行收缩术。 • 保证没有影响伸肌腱,用血管钳将缝线置入腱鞘底部,皮下缝合。 • 操作关节囊收缩术时,及时关节镜注水防止慢性热损伤。

术后处理

- 孤立的DRCL撕裂修复后给予患者肘下夹板固定,腕关节处于中立位。
- 术后即可立即进行手指运动,减少水肿。术后第1次随访时,拆除缝线,给予肘关节下石膏管型固定,制动4周。
- 拆除石膏后可使用可拆卸支具固定。
- 术后8周后逐渐增加力量训练。
- 如有需要,腕关节支具可以使用到术后第10周。

预后

- 5名孤立DRCL撕裂患者报告术后无痛或轻度疼痛。
  - 患者均不需要口服止痛药物,所有患者术后都可重返以前的工作。
  - 4名患者术前、术后腕关节运动无变化,其中第4名患者腕关节功能丧失<15%。
  - 术后握力改变是对侧的90%~130%。
- 对7名同时伴有舟月不稳患者进行了背侧关节囊加固术。
  - 其中3名患者疼痛分级是无痛或轻微疼痛,并且都返回了正常工作。
  - 其中4名疼痛为中度或重度的患者,工作职业都相应调整。
- 4名患者接受了DRCL修复或者关节囊紧缩术和LTIL克氏针固定。
  - 2人主诉无疼痛,另2人主诉慢性中度疼痛。
- 7名患者接受了DRCL修复合并TFCC修复伴或不伴清理Wafer切除术。
  - 2名患者(Wafer切除术)无痛,2名偶尔有轻度疼痛,3名有慢性中度疼痛。
- 某些合并其他损伤的患者,接受了DRCL修复联合SLIL、LTIL或TFCC损伤修复,9人中的7人有慢性中度疼痛。

并发症

- 没有与DRCL撕裂修复相关的并发症。
- 潜在的并发症是经由桡掌侧入路时可能损伤桡动脉或者正中神经掌皮支。
- 关节囊紧缩还未被证实是治疗腕骨间韧带损伤的标准治疗方法。

(沈君劼 译,洪成旻 审校)

参考文献

[1] Bednar JM, Osterman AL. Carpal instability: evaluation and treatment. J Am Acad Orthop Surg 1993;1:10-17.

[2] Mitsuyasu H, Patterson RM, Shah MA, et al. The role of the dorsal intercarpal ligament in dynamic and static scapholunate instability. J Hand Surg Am 2004;29(2):279-288.

[3] Short WH, Werner FW, Green JK, et al. Biomechanical evaluation of the ligamentous stabilizers of the scaphoid and lunate, part III. J Hand Surg Am 2007;32(3):297-309.

[4] Slutsky D. Arthroscopic repair of dorsoradiocarpal ligament tears. Arthroscopy 2005;21:1486e1-1486e8.

[5] Slutsky DJ. Arthroscopic repair of dorsal radiocarpal ligament tears. Arthroscopy 2002;18:E49.

[6] Slutsky DJ. The incidence of dorsal radiocarpal ligament tears in patients having diagnostic wrist arthroscopy for wrist pain. J Hand Surg Am 2008;33(3):332-334.

[7] Slutsky DJ. The incidence of dorsal radiocarpal ligament tears in the presence of other intercarpal derangements. Arthroscopy 2008;24:526-533.

[8] Slutsky DJ. Management of dorsoradiocarpal ligament repairs. J Am Soc Surg Hand 2005;5:167-174.

[9] Viegas SF, Yamaguchi S, Boyd NL, et al. The dorsal ligaments of the wrist: anatomy, mechanical properties, and function. J Hand Surg Am 1999;24(3):456-468.

[10] Watson HK, Weinzweig J. Physical examination of the wrist. Hand Clin 1997;13:17-34.

[11] Watson HK, Weinzweig J. Triquetral impingement ligament tear (tilt). J Hand Surg Br 1999;24(3):321-324.

[12] Zachee B, De Smet L, Fabry G. Frayed ulno-triquetral and ulno-lunate ligaments as an arthroscopic sign of longstanding triquetro-lunate ligament rupture. J Hand Surg Br 1994;19(5):570-571.

第67章 关节镜下舟月和月三角韧带损伤的评估与治疗

Arthroscopic Evaluation and Treatment of Scapholunate and Lunotriquetral Ligament Disruptions

Alexander H. Payatakes, Loukia K. Papatheodorou, Alex M. Meyers, and Dean G. Sotereanos

定义

- 舟月骨间韧带（SLIL）和月三角骨间韧带（LTIL）撕裂是常见的腕关节损伤，可独立发生，也是月骨周围损伤的一个类型。
- 近年来随着影像学及关节镜技术的发展，骨间韧带损伤的诊断阳性率不断提高。
- 对这类韧带损伤的治疗是临床难题，手术干预能有效减轻这类韧带损伤的疼痛。

解剖

- 因为舟骨是腕骨中唯一一块从近端跨越到远端的骨头，所以舟月复合体是重要的负重结构。
- 腕骨近端储存了大量势能。
  - 腕关节腕骨在桡偏时屈曲，尺偏时背伸。
  - 舟骨有屈曲的倾向，三角骨有背伸的倾向。
  - 月骨被舟骨和三角骨牵拉着，近排腕骨承受着很大一部分应力。
- 舟月复合体的稳定性由内侧舟月骨间韧带（SLIL）和关节外关节囊韧带提供，尤其是背侧桡腕韧带（DRC）、背侧腕骨间韧带（DIC）、掌侧桡舟头韧带（RSC）和舟大、小多角骨韧带（STT）。
- 舟月骨间韧带是一个C形结构，由强韧的背侧韧带（2～3 mm厚）、掌侧韧带（1 mm厚）和近侧纤维软骨三部分组成[2]。
- 单独的SLIL常表现为动态不稳，当有静态不稳时，通常提示有继发的韧带稳定结构损伤，包括DIC韧带损伤[22]。
- 月三角韧带复合体的稳定性由内在的月三角韧带（LTIL）和外在的（掌、背侧）关节囊韧带组成。
- LTIL与SLIL相似，呈C形，由背侧和掌侧韧带及近端膜状结构组成，与SLIL相反，LTIL的掌侧韧带部分更强韧，在功能上更有意义[18]。
- 和舟月复合体一样，单独的LTIL损伤不足以引起静态不稳。当存在静态畸形不稳时，提示存在其他外在结构损伤（如掌侧月三角、尺月和尺头韧带或者背侧桡腕韧带及腕骨间韧带损伤）[10,27]。

发病机制

- Mayfield等[15]提出假设，认为当腕关节背伸、轻微旋前和尺偏时，掌侧受力引起月骨周围脱位时，舟月韧带断裂常是其初发损伤。
  - 根据所受力的大小，损伤可传向或不传向腕关节尺侧。
- SLIL损伤分为扭伤、部分撕裂或者完全撕裂（伴或不伴外在韧带稳定结构的损伤）。
  - 当SLIL完全断裂时，此时舟骨屈曲，月骨被三角骨牵拉向背伸，为腕关节伸展不稳定（DISI）。
  - 当发生SLIL完全断裂时，韧带多从舟骨的韧带-骨界面撕脱。
- 关节镜评估显示，有30%的桡骨远端关节内骨折伴有舟月间韧带损伤[8]。
- LTIL断裂可分为创伤性或者非创伤性的。
  - 创伤性LTIL断裂可能是月骨周围大小切迹损伤的后果[15]。
  - 孤立的LTIL撕裂在手伸直、腕背伸桡偏时跌落引起[17]，或者由腕关节屈曲背侧受力引起[32]。
  - 非创伤性LTIL断裂常继发于关节炎或尺侧撞击综合征[24]。

自然病程

- SLIL或者LTIL撕裂，不管是否伴有外源性韧带的损伤，都会引起不同程度的腕关节不稳（动态前、动态或静态），改变了腕关节的机械力学，导致桡腕关节和腕中关节的早期退行性改变。
- SLIL完全撕裂会发展成DISI畸形，它可能是动态或静态的（提示有外源性韧带损伤）。
  - DISI畸形进一步发展，近端腕骨位置排列的改变导致桡腕关节接触面异常受力。
  - 舟骨长时间的反常屈曲和过度活动会导致桡舟和头月关节的退行性改变，最终塌陷，形成舟月进行性腕塌陷(SLAC)[29-31]。
- 有文献报道,这些退行性改变最早发生于伤后3个月。
- LTIL完全断裂常会发生腕关节掌屈不稳定(VISI)畸形。
- SLIL和LTIL部分断裂的自然病程目前尚不明确。
  - 舟月和月三角韧带部分撕裂在腕关节运动时会引起慢性疼痛,而影像学常没有阳性表现[30]。
- 动态不稳会引起外源性韧带损伤,可能进展为动态不稳定加重或静态不稳[36,37]。
  - 有证据提示出现这些典型症状的病程需要很多年[16]。

病史和体格检查

- 若患者有摔伤、突然受力或腕关节扭伤后有腕关节桡背侧或尺侧疼痛,要怀疑有SLIL或LTIL损伤。但是患者常会否认有明确外伤史。
- 患者常主诉腕无力、肿胀和关节运动范围减小。
- 常报道患者主诉握力不稳定,偶尔会有疼痛性滑动声。
- 详细的腕关节体格检查能够提供诊断韧带损伤的重要信息,也能够帮助判断出其他的腕关节病变。
- 腕关节体格检查首先视诊腕关节有无畸形、肿胀,判断关节运动范围。
- 舟月和月三角韧带的主要检查和评估方法如下(注意和健侧比较):
  - 握力和疼痛:握力下降提示腕关节病变。
  - 握拳时腕关节中央部分疼痛,提示有舟月韧带病变。
  - 舟月关节间隙深部触检:压痛提示有SLIL损伤、舟骨损伤或者囊肿。
  - Watson舟骨滑移试验:疼痛伴或不伴滑动感高度提示舟月不稳。
  - 舟骨漂浮试验:出现疼痛及前后松弛高度提示舟月不稳。
  - 月三角间隙深压试验:按压点的疼痛提示LTIL损伤或三角纤维软骨复合体(TFCC)病变。
  - 腕关节尺侧挤压试验:出现疼痛提示月三角不稳、腕中关节不稳或者TFCC病变。但如果存在尺侧撞击,这种检查也会出现疼痛。
  - 三角骨漂浮试验:疼痛高度提示月三角关节不稳。
  - "尺侧鼻烟窝"压痛:疼痛伴或不伴响声都提示月三角不稳。

影像学和其他诊断性检查

- 最初的检查包括腕关节前后位、侧位及根据可疑的病变做特殊体位的X线摄片。如果怀疑舟月病变就要进行双侧对比握拳旋前位X线检查。
- 静态舟月不稳的异常影像学发现包括:
  - 前后位:舟月间隙增大(>3 mm,要双侧对比),舟骨皮质出现"圆环征",月骨呈三角形。
  - 侧位:舟骨屈曲,月骨背伸,因此舟月骨成角增大(>60°),由于头状骨的背侧牵拉,月骨头状骨成角增大(>10°)。
- 月三角韧带撕裂患者影像学大多正常,静态月三角不稳的异常表现包括:
  - 前后位:三角骨向近端移动,月三角骨重叠没有间隙,Gilula弧不连续。
  - 侧位:舟骨、月骨屈曲,舟月成角正常或者减小(<45°),头状骨向掌侧移位,头月角增大(>10°)。
- 当普通摄片显示正常,而又怀疑SLIL损伤时,可行诱发体位摄片(桡偏-尺偏,屈曲-背伸位)或动态X线透视,能够发现舟月运动不同步(动态舟月不稳)。另外,舟月同步运动、三角骨运动减少,提示有LTIL损伤[12]。
- 相对于腕关节镜,腕关节摄影术的敏感性只有60%,并且不能显示任何撕裂及功能异常[33]。
- MRI检查(不管造影与否)对骨间韧带损伤的诊断作用有限,据报道,与关节镜相比,MRI对SLIL损伤诊断敏感性只有40%~65%[23]。MRI在LTIL损伤诊断上敏感性也较低。
- 腕关节镜检查(桡腕关节、腕中关节探查)仍是诊断SLIL和LTIL损伤的金标准。

鉴别诊断

- 与舟月韧带损伤和腕关节桡侧疼痛的鉴别[28]。
  - 舟骨骨折或骨不连。
  - 舟骨大多角骨关节炎。
  - 桡腕关节炎。
  - De Quervain腱鞘炎。
  - 背侧腱鞘囊肿。
  - 腕背撞击综合征。
  - 月骨周围不稳。
  - 孤立的DRC韧带撕裂。
- 与月三角韧带损伤与腕关节尺侧疼痛鉴别[24]。
  - TFCC损伤。
  - 桡尺远侧关节(DRUJ)不稳或关节炎。
  - 腕尺侧撞击综合征或软骨缺损。

- 尺骨茎突撞击综合征。
- 尺侧腕伸肌腱（ECU）松弛。
- 豆三角关节炎。
- 三角钩关节不稳。
- 钩骨骨折。
- 尺侧神经血管综合征。

非手术治疗

- 仅动态不稳的舟月和月三角韧带损伤可采用非手术治疗6～12周。
- 保守治疗还主要包括以下几种治疗：
  - 石膏固定。
  - 使用非类固醇类抗炎镇痛药。
  - 关节内（桡腕关节）激素类药物注射。
  - 职业康复治疗和工作限制。
  - 桡侧腕屈肌力量加强训练，重新学习腕关节的本体感受。

手术治疗

- 对SLIL和LTIL损伤的治疗要根据症状严重程度、稳定程度（动态或是静态不稳）、发病性质（急性、亚急性或慢性）、关节镜下发现（Geissler分级[8]；见技术图1）和韧带修复能力来决定是否选择手术治疗。
- 动态不稳（根据诱发试验有无阳性体征，X线片检查异常和腕关节镜所见）非手术治疗无效，可选择关节镜手术治疗。
  - 关节镜治疗包括清理、清理（合并或不合并热收缩）加经皮克氏针固定。
- 静态不稳和严重的动态不稳建议行切开修复术。
  - 手术包括切开修复或加强固定（尤其急性和亚急性损伤）、关节囊紧缩、腱固定术。
- 患者如果有腕骨塌陷及关节炎表现，就需要做些补救性措施，例如桡骨茎突切除、近端腕骨切除、局限性腕骨间融合［例如STT关节、舟头关节、舟骨切除加四角融合、舟月复位-联合（RASL）和月三角融合］。
- 本章重点讲述动态舟月、月三角不稳的关节镜下治疗，也涉及腕关节镜治疗相关的新进展。

关节镜手术

- 关节镜下SLIL和LTIL撕裂的清理。
  - 手术适应证：前动态或动态不稳；关节镜发现部分韧带撕裂且有不稳定的组织块（Geissler Ⅱ级）；伴或不伴有滑膜炎症[21,34]。
  - 实施这种手术理想的患者是有机械性症状（疼痛伴有响声），主要由于骨间不稳定组织块镶嵌，并且会引起关节滑膜炎。
- 关节镜下SLIL和LTIL损伤的清理和关节囊热收缩术。
  - 手术适应证：前动态或动态不稳；关节镜发现韧带部分撕裂（Geissler Ⅰ级或Ⅱ级）[8,10]，SLIL背侧部分必须要完整。
  - 这种技术适应那些松弛、韧带有余留而无直接撕裂（Geissler Ⅰ级），简单清理无法治疗的损伤。
    - 热紧缩是为了增加稳定性，与简单清理相比，更能提高长期稳定性。
  - 射频头热量产自高频交流电，有利于胶原蛋白的三级结构变性。
    - 此类手术不适用于装有心脏起搏器和其他电子内植物的患者。
- 关节镜下SLIL和LTIL损伤的清理及经皮克氏针固定。
  - 手术适应证：急性或亚急性动态不稳（Geissler Ⅱ级或Ⅲ级）[4,35]。
  - 这种技术有利于累及两骨之间的纤维组织愈合。
- 关节镜下SLIL修复。
  - 手术适应证：急性或亚急性舟月骨不稳定（Geissler Ⅱ、Ⅲ级，甚至Ⅳ级）。背侧关节囊韧带的修复要求SLIL背侧组织及腕骨错位可修复[13]。SLIL同样适用于骨锚钉治疗的撕脱型SLIL[26]。
  - 这一技术对操作要求比较高，要求直接修复SLIL背侧部分，不会对腕关节二级韧带有继发性损伤。
- 关节镜下桡骨茎突切除。
  - 手术适应证：早期（Ⅰ期）腕关节舟月进行性塌陷（SLAC）（即桡骨茎突-舟骨撞击综合征或关节炎），疼痛集中在桡骨茎突，腕关节屈曲、桡偏时疼痛加重。
  - 在一些保留手术（如近端腕骨切除、舟骨切除和四角融合）之前，桡骨茎突切除能有效地减轻疼痛。
- 关节镜下RASL手术和月三角骨融合术。
  - 手术适应证：静态不稳（Geissler Ⅳ级）；月三角骨关节炎[19,20]。
  - 早期（Ⅰ期）SLAC不是禁忌证。
  - RASL手术目的是保持舟月关节轻微旋转而达到软组织愈合，因此可使腕关节达到接近正常的动态稳定。另一方面的目的是让月三角关节骨融合。

术前计划

- 术前仔细回顾病史、体征，审阅静态及动力位X线片。
  - 但是实际上，在很多病例中，具体的手术方案是根据手术中关节镜所见决定的。
- 基于上述考虑，术前要准备射频探头、小型C臂机、电钻、各种直径的克氏针和无头加压螺钉。

体位

- 患者平卧位,患肢放在搁手台上。
- 为韧带重建或加固所设计的供区都要准备好并备皮消毒。
- 牵引架牵引患肢,给予10～12磅(4.53～5.44 kg)牵引力,保持腕关节12°～15°屈曲(图1)。
- 关节镜监视器放在术者操作台对面。

- 如果术中需要克氏针或者其他内植物,就要在手术台靠近头部的位置准备一台小型C臂机。

入路

- 舟月、月三角韧带损伤的关节镜下评估和处理可以通过常规的腕关节背侧入路进行(3-4、4-5、6R、腕中关节)。
- 对于修复SLIL或LTIL掌侧部分或者DRC和DIC韧带,额外的掌桡侧或掌尺侧入路可以获得更好的手术视野[1,25]。

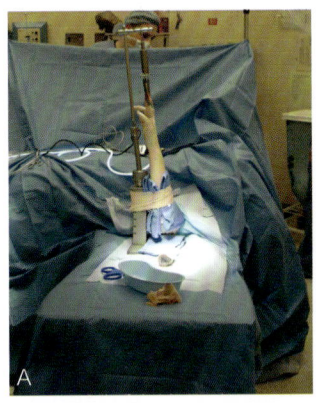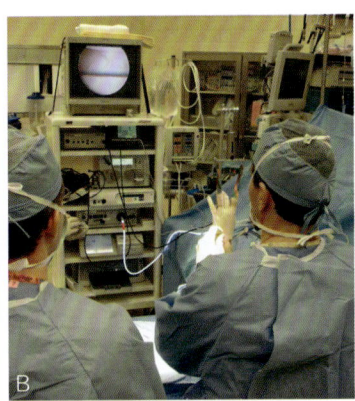

图1 A. 腕关节镜手术体位摆放。B. 确保术者能够看到监视器。如果使用术中透视,C臂机应放在手术桌附近。

关节镜手术技术

- 用18号针头打入7～10 mL无菌生理盐水注入腕关节腔。
- 腕关节镜使用的是2.7 mm直径或更小、30°倾斜角的镜头。
- 常规操作入口包括3-4、4-5、6R和腕中关节入口,用6R或6U做出水口。
- 通过体表解剖学标志帮助定位入路,用15号刀片切皮,蚊式钳钝性分离皮下组织。无须再做其他切口,蚊式钳或者套管都可进入关节。
- 通常入镜从桡侧到尺侧,系统地检查评估桡腕关节。
- 4-5入口是用来进出器械的。探针通过4-5入口或者6R入口进入,在3-4入口能够很好地看到SLIL。
  - 有时3-4入口对于判断SLIL轻微撕裂有些困难,在这种情况下,关节镜可从6R进入伸向桡侧。
- 沿着桡舟月韧带(Testut韧带)很容易找到SLIL韧带近端部分,掌侧桡舟月韧带和长桡月韧带位于桡侧,短桡月韧带位于尺侧。
- 从4-5、6R入口进入镜头能较好地看清LTIL,此时利用3-4、6R入口推入器械。
- 应该完整评估上述韧带的完整性(背侧、近端和掌侧)。
  - 在6R入口轻推镜头可以获取更优的SLIL远端视野。
  - 如果SLIL、LTIL掌侧部分看不清楚,就新建立一个靠近FCR腱鞘桡侧的掌桡侧入路[1]。
- 术前怀疑存在有舟月不稳的患者,关节镜最后检查舟骨月骨的背侧,检查有无DIC或DRC韧带的破裂[22]。
- 进行腕中关节的检查对于评价腕骨骨性排列十分有必要。
- 腕中关节入口分别位于3-4、4-5入口远侧1 cm。
- 关节镜下见:
  - 镜下舟月关节位于桡侧,月三角关节位于尺侧。
  - 评估两关节是否切合。
  - 关节镜探针为1 mm探针。
  - 可在关节镜下做舟月关节Watson舟骨滑移试验。
- 关节镜下腕骨骨间韧带撕裂的Geissler分级见技术图1[8]。

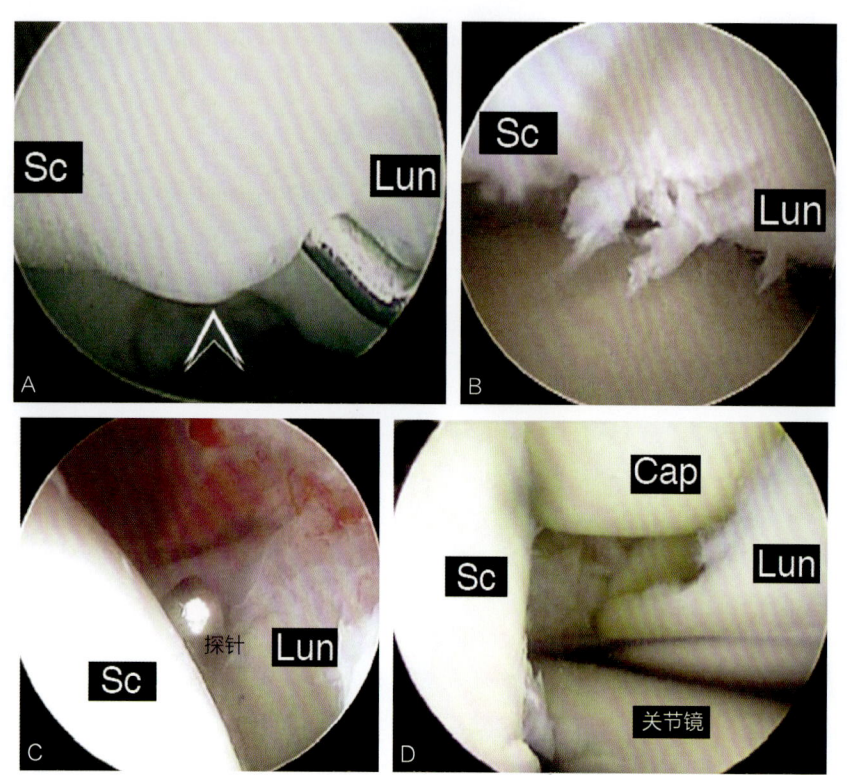

技术图1 腕骨间韧带损伤的Geissler关节镜分型。此处舟月韧带损伤的分型同样适用于月三角韧带。A. Ⅰ级：自桡腕关节见舟月骨间韧带变薄，腕中关节无明显不协调。B. Ⅱ级：部分全层撕裂，仅有关节轻度不匹配。C. Ⅲ级：舟月韧带完全撕裂，伴关节中度不匹配。1.5 mm探针能进入关节间隙（腕中入路观）。D. Ⅳ级：完全撕裂伴重度不匹配，2.7 mm关节镜能进入关节。Sc，舟骨；Lun，月骨；Cap，头骨。

关节镜下清理术

- 先进行彻底的腕关节镜检查(桡腕＋腕中关节)，诊断稳定性程度或者是否合并其他病变。
- 用2.5 mm或2.7 mm刨刀切除所有炎性滑膜组织。
- 所有不稳定组织块都要用带负吸装置磨钻或滑膜切除器切除。
- 多余组织用滑膜切除器或双极射频刀切除，直到正常边缘。
- SLIL和LTIL近端的膜部禁止清理。
- 背侧(SLIL)和掌侧(LTIL)韧带复合体的清理不当，会导致不稳定加重。
- 在清理前后都要评估腕骨的稳定性。探针自4-5（或6R）和腕中入口进入，从桡腕和腕中关节评估其稳定性。
- 如果怀疑存在不稳定，可以考虑使用经皮克氏针固定（见"关节镜下清理和经皮克氏针固定"部分）。

关节镜下清理和热挛缩术

- 像前面清理术一样，首先要做关节镜诊断。
- 对于Geissler Ⅱ级撕裂，用刨刀清理至正常缘(技术图2A)。用2.3 mm双极射频头热挛缩韧带完整部分。
  - 韧带薄弱的(Geissler Ⅰ级)仅做热挛缩处理。
- 热挛缩使用2.3 mm射频头，使用时类似于使用图画笔（技术图2B）。目的是让热量均匀地分布在整个韧带。
  - 由4-5入口能最好地接近SLIL。
  - 热挛缩处理的韧带可以明显地看到它的颜色和硬度改变(技术图2C)。
- 间断使用射频头（每次几秒钟），要有充足的水流，防止韧带脱落和过热。
  - 近来有专门设计的用于热挛缩的射频头。它们达不到韧带脱落的温度，从而更加保证安全性。

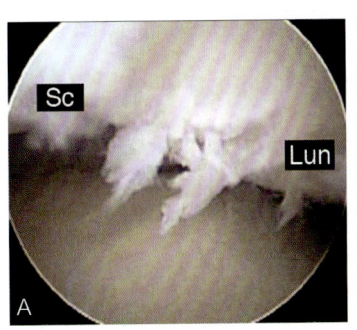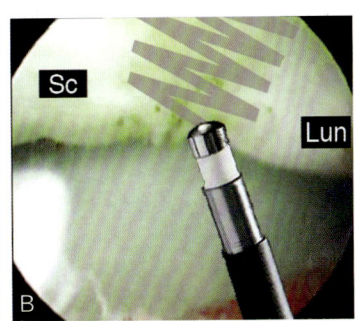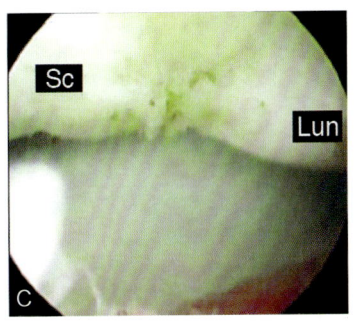

技术图2 清理和热挛缩。A. 3-4入口看到的Gissler Ⅱ级舟月骨间韧带撕裂。B. 热紧缩技术。射频头间断使用,防止过热。C. 清理和热紧缩后的同一韧带。注意表面颜色和硬度的改变。Sc,舟骨;Lun,月骨。

关节镜下背侧关节囊舟月骨间韧带修复

- 如上述进行诊断性关节镜检查。
- 镜头置于6R入口评估SLIL撕裂是否适用于关节镜下修复(背侧SLIL在舟骨和月骨上必须都有残留组织结构)[13]。
- 如有必要,可用外压(按压舟骨远极)或内置撬拨(经皮克氏针为撬棒)的方法恢复关节对位。
- 将一低热引针由3-4入口插入,穿过背侧关节囊和SLIL尺侧残余,止于腕中关节处(技术图3A)。镜头转移至尺侧腕中入路。经由引针穿过3-0可吸收缝线,两头从腕中关节桡侧引出。同样操作从SLIL桡侧经过,也从腕中关节桡侧穿出(技术图3B)。
- 将上述两段穿出腕中关节桡侧的缝线打结,从3-4入路拉游离端缝线,将结拉入掌中关节直到其紧贴SLIL掌侧面(技术图3C)。
- 将两端游离缝线打结,经由3-4口将结置于背侧关节囊(技术图3D)。
- 用2根克氏针穿过舟月关节(桡侧向尺侧)固定舟月关节,另用1~2根克氏针穿过舟骨头状骨关节(技术图3E)。
- 此时放下第2个结,完成关节囊韧带的修复(技术图3F)。
- 类似技术还用于修复掌侧SLIL撕裂[6]。

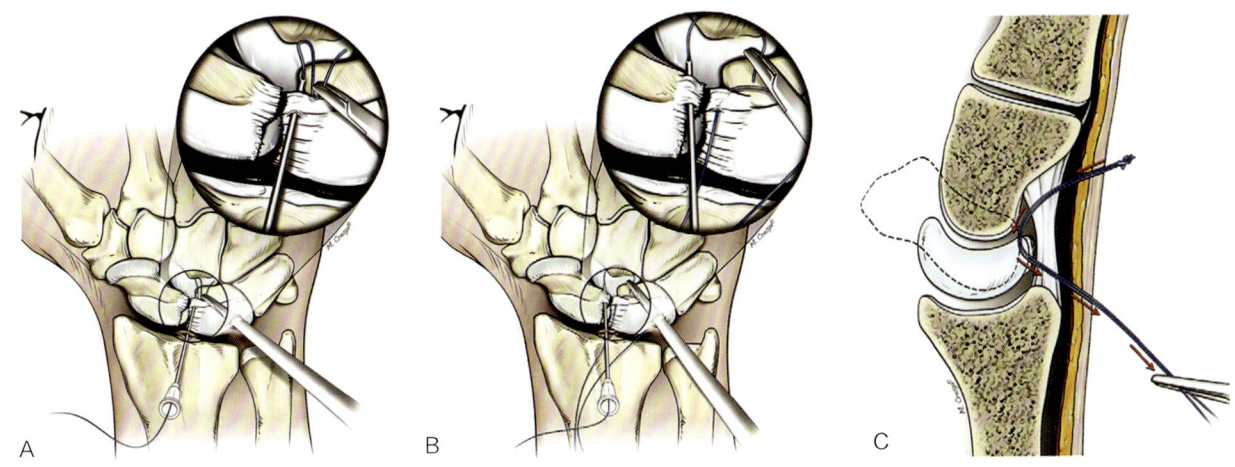

技术图3 关节镜下背侧关节囊舟月骨间韧带修复。A、B. 缝线通过SLIL残留部分(导针自3-4口进入)从MCU穿出。C. 两缝线远端打结,牵拉近侧游离端将结牵拉至SLIL背侧。

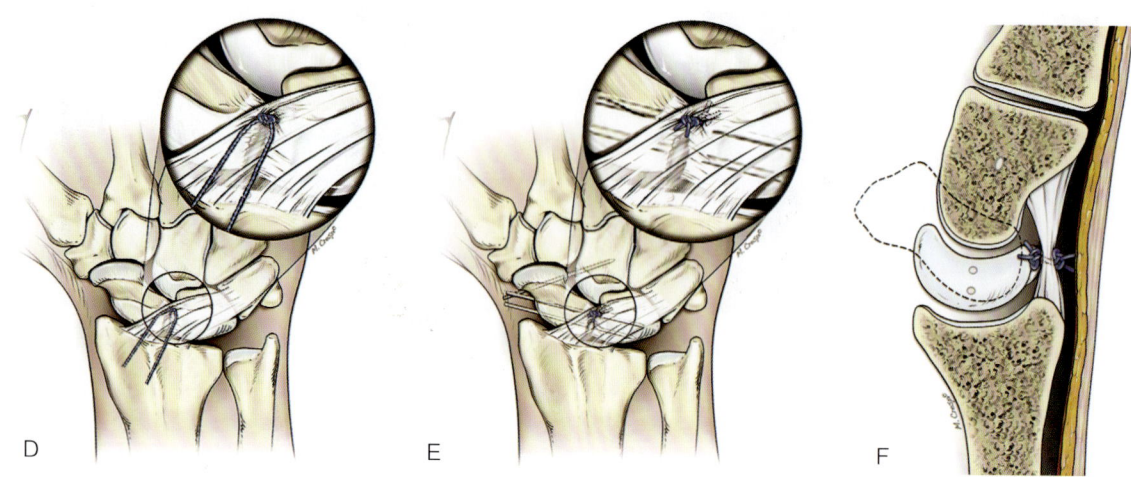

技术图3（续） D. 两缝线近端在3-4口打结。E、F. 完成关节囊韧带修复 [经允许引自Mathoulin CL, Dauphin N, Wahegaonkar AL. Arthroscopic dorsal capsuloligamentous repair in chronic scapholunate ligament tears. Hand Clin 2011;27（4）：563-572]。

关节镜下清理和经皮克氏针固定

- 如前所述，先进行诊断性关节镜检查。
- 用2.5 mm或2.7 mm刨削器将撕裂韧带（SLIL、LTIL）的残留组织清除。
- 两骨所累及的暴露关节面用2.5 mm或2.7 mm刨削器和2.9 mm磨钻清理直至骨面出血（技术图4A）。
- 将上肢从牵引塔上放下。
- 如有必要，可用外压（按压舟骨远极）或内置撬拨（经皮克氏针为撬棒）的方法恢复关节对位。
- 在X线透视下植入3～4根0.045 in（1.14 mm）的克氏针来固定关节。
- 舟月关节：用2根克氏针固定舟月关节（从桡侧到尺侧），另用1～2根克氏针固定舟头关节（技术图4B）。
- 月三角关节类似：同样用2根克氏针固定月三角关节（从尺侧到桡侧），用1～2根克氏针固定头三角关节。
- 根据手术医生习惯，克氏针可以留置皮内或折弯留在皮外。

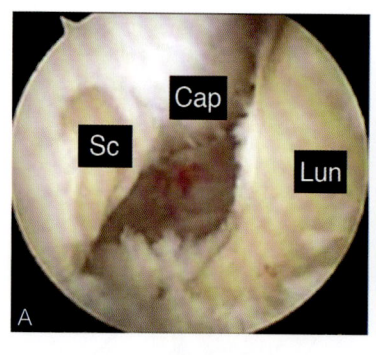
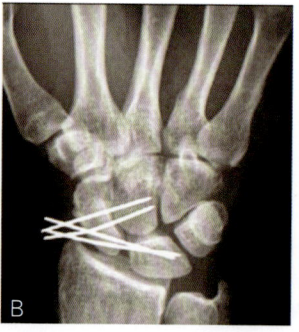

技术图4 清理和经皮固定。A. 韧带残留部分即暴露的关节面被清理到骨面出血。B. 在X线透视引导下打入3～4根克氏针固定关节。Sc，舟骨；Cap，头骨；Lun，月骨。

关节镜下桡骨茎突切除

- 先进行诊断性关节镜检查，详细记录软骨损伤程度及腕SLAC的分级[29]。
- 由3-4或4-5入口推入关节镜镜头。
- 通过1-2（或3-4）入口推入3.5 mm带保护套管，尖端切除桡骨茎突。
- 术中关节镜下评估软骨面，术中透视监测切除的范围。
  - 在骨切除的时候保护好桡舟头韧带的起点。
- 通常手术时会过高估计切除的量，切除超过4 mm就存在腕尺侧脱位的风险。

关节镜下RASL术和月三角融合术

- 诊断性关节镜检查,评估软骨损伤程度。
- 要融合的关节面用2.5～2.7 mm刨削器和2.9 mm打磨头操作到骨面渗血。
  - 分别从桡腕和腕中关节判断是否完全去除多余皮质。
  - 该手术早期失败的原因多在这一步未操作完全。
- 在RASL手术中,带3.5 mm套管、一侧切割的打磨头通过1-2(或3-4)入口进入切除桡骨茎突。
- 然后植入0.062 in(1.6 mm)的克氏针,经皮从背侧进入所累及的腕骨(舟月或月三角远侧),克氏针稍偏向一侧,以保证后续螺丝钉位置在中央,克氏针作为撬棒,在透视下复位(可用也可不用关节镜监测)。
  - 在侧位片上判断头月骨是否充分复位很重要。
  - 在复位中可用Kocher钳夹住克氏针维持复位。
  - 用另一根0.045 in(1.14 mm)克氏针从桡骨远端边缘顶入月骨,保持月骨稳定。
- 透视下打入1根0.035 in(0.89 mm)克氏针固定关节(舟月或月三角)。
- 在RASL手术中导针可以从1-2入口进入,穿过舟骨中部对准月骨近尺侧角,这更接近舟月关节正常的旋转轴(技术图5)。

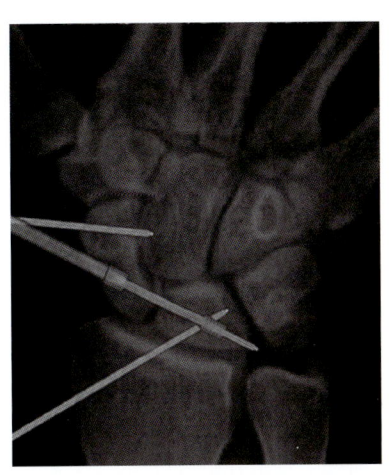

技术图5　RASL技术。用2根克氏针作为撬棒将舟月关节复位。加压螺钉的最佳位置是从舟骨腰部固定到月骨近尺侧角,要完全埋头。

- 用全螺纹的无头加压螺钉固定舟月关节。因为加压时关节会压缩,测量好长度后要减去4 mm,确保螺钉头部完全进入皮质。注意,采用舟月骨复位关联术时,需要选用柄部光滑的无头加压螺钉以允许舟月关节间有限的旋转活动。
- 复位和固定满意后,修复关节囊切口。
- 因尺侧撞击症引起的月三角不稳,月三角融合后必须要做关节镜下尺骨头切除或尺骨短缩术。

要点与失误防范

诊断	• 关节镜仔细检查整个腕部,明确诊断和治疗方式。
适应证	• 关节镜下清理伴或不伴热挛缩不足以完全治疗静态舟月或月三角不稳定。 • SLIL关节镜修复需要丰富操作经验,并且选择患者时应谨慎,切开复位术仍是金标准。
禁忌证	• 有心脏起搏器或其他内植物的患者不适用关节镜修补或热挛缩。
手术技术	• 腕关节镜探查SLIL或LTIL撕裂时同时也要探查掌中关节情况。 • SLIL或LTIL清理术前、术后都要评估腕骨稳定性。 • 对背侧SLIL或掌侧LTIL有功能部分的清理应谨慎,避免进一步剥脱。 • 热挛缩技术可用专用射频探头,间断使用射频头(每次几秒钟),要有充足的水流,防止韧带脱落和过热。 • RASL手术用全螺纹的无头加压螺钉固定舟月关节,确保螺钉头部完全进入皮质。
术后康复	• 热挛缩术后,腕部需制动4周,另需4周保证组织愈合。 • 舟月或月三角融合或SLIL关节囊韧带损伤修补后,原位疼痛可能会持续8周。

术后处理

- 只行关节镜下清理的患者,术后给予"cock-up"护具固定,48小时后在指导下即可开始进行关节活动功能锻炼。
- 行清理术及热挛缩的患者,术后给予全天的短臂石膏固定,2~4周后开始进行关节活动功能锻炼,在锻炼间期使用可脱卸的背伸位支具固定。4~6周后开始力量加强训练。
- 行关节镜下清理及经皮克氏针固定的患者,术后给予短臂石膏固定,拆线后改短臂管型石膏固定直到拔除克氏针。舟月韧带修复患者石膏需固定8~10周,月三角韧带需要4~6周。然后开始关节活动功能锻炼,在能耐受的前提下逐渐开始力量训练。
- 行关节镜下RASL手术治疗的患者,术后使用长臂含拇管型石膏4周,随后换为短臂石膏4周。接着开始进行关节活动锻炼,逐渐加强力量训练。经关节镜下月三角关节融合术的患者应维持制动,直到影像学上确认融合。

预后

- Ruch和Poehling[21]报道14例部分性SLIL和(或)月三角韧带撕裂经由关节镜下清理术患者,术后最短2年的随访中,全部患者均主诉疼痛明显减轻,握力恢复。
- Weiss等[34]研究关节镜下清理术治疗部分和完全SLIL和月三角撕裂,并诱导瘢痕组织形成来增加一些稳定性。19例部分损伤的患者中有17例疼痛缓解、力量增加,但在24例完全损伤的患者中只有17例达到上述结果,27个月随访中没有影像学上的异常表现。
- Earp等[7]报道了治疗儿童及成人SLIL撕裂的效果,32例Geissler Ⅱ级或Ⅲ级撕裂并行关节镜下修复术的患者中有24例获得了明显临床改善。
- Mathoulin和Messina[14]报道了66例关节镜修复克氏针固定治疗急性或亚急性SLIL撕裂,术后第36个月时有92%的患者预后良好。
- Darlis等[5]报道,16例Geissler Ⅰ级或Ⅱ级SLIL撕裂患者,进行了关节镜下清理和热挛缩,其中14例疼痛得到实质性缓解,保留了腕关节的运动功能。
- Hirsh等[9]报道,10例Geissler Ⅱ级SLIL撕裂行关节镜下清理和热挛缩,随访28个月,其中9例评分为优。
- Lee等[11]行关节镜下清理及热挛缩术治疗6例Geisser Ⅰ级或Ⅱ级SLIL及10例LTIL撕裂,其中13例疼痛减轻,腕关节功能恢复,术后53个月未观察到腕关节不稳定复发。
- Whipple[35]报道了经皮克氏针固定治疗舟月关节不稳的结果。病程持续3个月以上、断端距离>3 mm的往往预后较差,上述情况的患者只有53%对疼痛缓解表示满意。
- Darlis等[4]报道通过关节镜下清理及经皮克氏针固定治疗慢性(3个月以上)动态舟月不稳(Geissler Ⅲ级、Ⅳ级)但又不想接受切开修复的患者。预后良好,11例中有6例明显疼痛减轻,握力增加。经33个月随访,X线提示未发展成静态不稳,但有3例患者需要二次手术来治疗持续存在的疼痛。
- Mathoulin等[13]报道了关节镜背侧囊韧带修补治疗36名急性或慢性舟月骨损伤患者(Geissler Ⅱ级、Ⅳ级),11.4个月的随访时间过后,35名患者均表示满意并且回归了工作(包括7名专业运动员)。
- 关节镜下RASL和月三角融合方面的临床经验很少。Rosenwasser等[20]报道,20例静态不稳的患者行切开RASL手术,预后良好。经过54个月随访,关节活动范围恢复达到健侧的91%,力量达到对侧的87%。尽管作者认为该术可用关节镜操作,但是仍强调开放性手术是术者首先应掌握的。
- Caloia等[3]报道了对8例患者(9个腕关节)行RASL手术。35个月的随访期后,其中6例患者疼痛减轻、握力恢复,因为螺钉松动引起疼痛,2名患者需要取出螺钉。

并发症

- 桡神经浅支损伤(尤其使用1-2入口时)或者尺神经背侧支损伤(6R、6U入口)。
- 桡动脉损伤(桡掌侧入路),因此该入路应该建立在FCR腱鞘底部。
- 顽固性疼痛和不稳。
- 二次手术(韧带重建、关节囊固定、肌腱固定、近排腕骨切除、腕关节部分性或完全融合)。

(沈君劼 译,洪成旻 审校)

参考文献

[1] Abe Y, Doi K, Hattori Y, et al. Arthroscopic assessment of the volar region of the scapholunate interosseous ligament through a volar portal. J Hand Surg Am 2003;28(1):69-73.

[2] Berger RA. The gross and histologic anatomy of the scapholunate interosseous ligament. J Hand Surg Am 1996;21(2):170-178.

[3] Caloia M, Caloia H, Pereira E. Arthroscopic scapholunate joint

[4] Darlis NA, Kaufmann RA, Giannoulis F, et al. Arthroscopic debridement and closed pinning for chronic dynamic scapholunate instability. J Hand Surg Am 2006;31(3):418-424.

[5] Darlis NA, Weiser RW, Sotereanos DG. Partial scapholunate ligament injuries treated with arthroscopic debridement and thermal shrinkage. J Hand Surg Am 2005;30(5):908-914.

[6] del Piñal F, Studer A, Thams C, et al. An all-inside technique for arthroscopic suturing of the volar scapholunate ligament. J Hand Surg Am 2011;36(12):2044-2046.

[7] Earp BE, Waters PM, Wyzykowski RJ. Arthroscopic treatment of partial scapholunate ligament tears in children with chronic wrist pain. J Bone Joint Surg Am 2006;88(11):2448-2455.

[8] Geissler WB, Freeland AE. Arthroscopically assisted reduction of intraarticular distal radial fractures. Clin Orthop Relat Res 1996;(327):125-134.

[9] Hirsh L, Sodha S, Bozentka D, et al. Arthroscopic electrothermal collagen shrinkage for symptomatic laxity of the scapholunate interosseous ligament. J Hand Surg Br 2005;30(6):643-647.

[10] Horii E, Garcia-Elias M, An KN, et al. A kinematic study of lunotriquetral dissociations. J Hand Surg Am 1991;16(2):355-362.

[11] Lee JI, Nha KW, Lee GY, et al. Long-term outcomes of arthroscopic debridement and thermal shrinkage for isolated partial intercarpal ligament tears. Orthopedics 2012;35(8):e1204-e1209.

[12] Lee SK, Desai H, Silver B, et al. Comparison of radiographic stress views for scapholunate dynamic instability in a cadaver model. J Hand Surg Am 2011;36(7):1149-1157.

[13] Mathoulin CL, Dauphin N, Wahegaonkar AL. Arthroscopic dorsal capsuloligamentous repair in chronic scapholunate ligament tears. Hand Clin 2011;27(4):563-572.

[14] Mathoulin C, Messina J. Treatment of acute scapholunate ligament tears with simple wiring and arthroscopic assistance [in French]. Chir Main 2010;29(2):72-77.

[15] Mayfield JK, Johnson RP, Kilcoyne RK. Carpal dislocations: pathomechanics and progressive perilunar instability. J Hand Surg Am 1980;5(3):226-241.

[16] O'Meeghan CJ, Stuart W, Mamo V, et al. The natural history of an untreated isolated scapholunate interosseus ligament injury. J Hand Surg Br 2003;28(4):307-310.

[17] Reagan DS, Linscheid RL, Dobyns JH. Lunotriquetral sprains. J Hand Surg Am 1984;9(4):502-514.

[18] Ritt MJ, Bishop AT, Berger RA, et al. Lunotriquetral ligament properties: a comparison of three anatomic subregions. J Hand Surg Am 1998;23(3):425-431.

[19] Ritt MJ, Maas M, Bos KE. Minnaar type 1 symptomatic lunotriquetral coalition: a report of nine patients. J Hand Surg Am 2001;26(2):261-270.

[20] Rosenwasser MP, Miyasajsa KC, Strauch RJ. The RASL procedure: reduction and association of the scaphoid and lunate using the Herbert screw. Tech Hand Up Extrem Surg 1997;1:263-272.

[21] Ruch DS, Poehling GG. Arthroscopic management of partial scapholunate and lunotriquetral injuries of the wrist. J Hand Surg Am 1996;21(3):412-417.

[22] Ruch DS, Smith BP. Arthroscopic and open management of dynamic scaphoid instability. Orthop Clin North Am 2001;32:233-240.

[23] Schädel-Höpfner M, Iwinska-Zelder J, Braus T, et al. MRI versus arthroscopy in the diagnosis of scapholunate ligament injury. J Hand Surg Br 2001;26(1):17-21.

[24] Shin AY, Battaglia MJ, Bishop AT. Lunotriquetral instability: diagnosis and treatment. J Am Acad Orthop Surg 2000;8:170-179.

[25] Slutsky DJ. The use of a volar ulnar portal in wrist arthroscopy. Arthroscopy 2004;20(2):158-163.

[26] Stuffmann ES, McAdams TR, Shah RP, et al. Arthroscopic repair of the scapholunate interosseous ligament. Tech Hand Upper Extrem Surg 2010;14(4):204-208.

[27] Trumble TE, Bour CJ, Smith RJ, et al. Kinematics of the ulnar carpus related to the volar intercalated segment instability pattern. J Hand Surg Am 1990;15(3):384-392.

[28] Walsh JJ, Berger RA, Cooney WP. Current status of scapholunate interosseous ligament injuries. J Am Acad Orthop Surg 2002;10:32-42.

[29] Watson HK, Ballet FL. The SLAC wrist: scapholunate advanced collapse pattern of degenerative arthritis. J Hand Surg Am 1984;9(3):358-365.

[30] Watson H, Ottoni L, Pitts EC, et al. Rotary subluxation of the scaphoid: a spectrum of instability. J Hand Surg Br 1993;18(1):62-64.

[31] Watson HK, Weinzweig J, Zeppieri J. The natural progression of scaphoid instability. Hand Clin 1997;13:39-49.

[32] Weber ER. Wrist mechanics and its association with ligamentous instability. In: Lichtman DM, ed. The Wrist and Its Disorders. Philadelphia: Saunders, 1988:41-52.

[33] Weiss AP, Akelman E, Lambiase R. Comparison of the findings of triple-injection cinearthrography of the wrist with those of arthroscopy. J Bone Joint Surg Am 1996;78(3):348-356.

[34] Weiss AP, Sachar K, Glowacki KA. Arthroscopic debridement alone for intercarpal ligament tears. J Hand Surg Am 1997;22(2):344-349.

[35] Whipple TL. The role of arthroscopy in the treatment of scapholunate instability. Hand Clin 1995;11:37-40.

[36] Wolfe SW, Katz LD, Crisco JJ. Radiographic progression to dorsal intercalated segment instability. Orthopedics 1996;19:691-695.

[37] Zachee B, De Smet L, Fabry G. Frayed ulno-triquetral and ulno-lunate ligaments as an arthroscopic sign of longstanding triquetro-lunate ligament rupture. J Hand Surg Br 1994;19(5):570-571.

第68章 舟月韧带的切开修复和加固
Open Scapholunate Ligament Repair and Augmentation

Loukia K. Papatheodorou, Alexander H. Payatakes, Alex M. Meyers, and Dean G. Sotereanos

定义

- 舟月不稳是最常见的腕关节不稳。
- 舟月骨间韧带（SLIL）损伤长时间后可以引起关节炎表现：舟月进行性塌陷（SLAC）[14]。
- 韧带急性撕裂（损伤6周内）和慢性撕裂（损伤6周后）。
  - 急性损伤应该遵循Ⅰ期韧带修复原则。
  - 慢性损伤需要韧带重建手术。
- 静态不稳和动态不稳。
  - 静态不稳：在X线片上的5个特征性改变中满足1项或几项（见下）。
  - 动态不稳：X线片正常；但在动力位（握拳）X线片上出现5种特征性改变中的1项或几项[12]。
- 难复和可复性畸形。
  - 难复畸形：静态X线所示改变不能被矫正。
  - 可复性畸形：静态X线所示改变能被矫正。
    - 这种区别可以在术前对比前后位和桡偏位腕关节X线片得到证实。

解剖、发病机制和自然病程

- 参阅第67章。

病史和体格检查

- 典型病史有手伸直位摔伤史，腕关节疼痛急性发作，腕关节背侧较肿胀。
- 关键的体征见第67章。

影像学和其他诊断性检查

- X线片有5个典型特征性改变提示有SLIL病变（图1）。
  - 舟月分离（Terry Thomas征）：舟月关节半脱位，间隙增宽，后前位（PA）X线片上舟月间隙>3 mm。
  - 皮质环征：正位片上舟骨屈曲增加，舟骨皮质可见一高密度环状影[2]。
  - 腕骨间序列角度改变。
    - 舟月角：正常30°～60°（平均46°）；SLIL损伤时，>60°，超过70°认为是病理性改变[7]。
    - 头月角：正常−15°～15°（平均0°）；SLIL损伤时，>10°。
    - 桡月角：正常−10°～10°（平均0°）；SLIL损伤时，>10°。
  - 三角状月骨：在正位偏上过伸的月骨形状类似三角（正常月骨形状类似矩形）。
  - Gilula弧线不连续：在腕关节前后位片中近排腕骨的远近侧皮质边缘线以及头状骨和钩骨的近侧皮质边缘线可以连成3条边缘平滑的弧线，任何一条弧线中断均提示腕骨排列异常。SLIL撕裂后，近排腕骨间连续性中断，因此该线也中断[5]。
- 关节造影：敏感度56%，特异度83%，准确率60%[15]。
  - 有报道在无症状对照组中也出现假阳性[2]。
- CT扫描：敏感度86%～100%（在探查背侧韧带撕裂时，敏感度100%），特异度50%～79%（79%为检测背侧韧带撕裂时），准确率78%～83%[10]。
- MRI：敏感度25%～60%，特异度77%～100%，准确率64%～78%[11]。
  - 在大体研究中，MRI检测SLIL掌侧撕裂敏感性60%，特异性77%。但是在检测最关键的背侧韧带撕裂稳定性中，9例样本均无阳性发现[10]。
- 超声检查：敏感度46%，特异度100%，准确率89%[3]。
- 在以上影像学检查结果都是阴性时也不能排除韧带损伤，关节镜仍是诊断SLIL损伤的金标准。

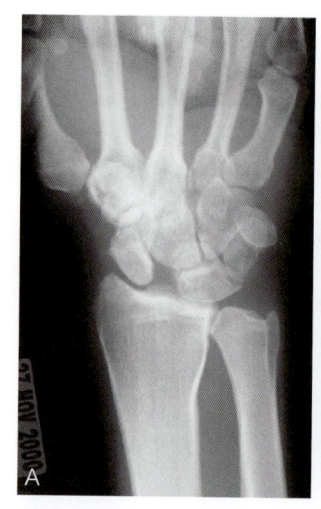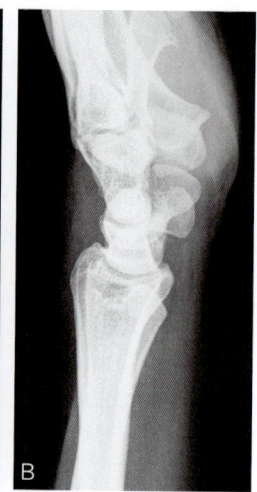

图1　舟月韧带撕裂的前后位（A）和侧位（B）X线片。

鉴别诊断

- 动态SLIL不稳或部分SLIL撕裂。
- 桡腕关节炎。
- 舟骨骨折或骨不连。
- Keinböck或Preiser病。

非手术治疗

- 保守治疗急性韧带损伤引起的动态或静态不稳定预后较差。
  - 19例动态不稳患者经固定制动，非类固醇类抗炎药物治疗，即使经过12周的治疗，没有1例症状消失。

手术治疗

- 手术指征：
  - 腕痛且有急性撕裂史（6周内）。
    - 这些患者有也可能没有静态不稳的X线表现。
    - 如果X线片提示存在静态不稳改变，就要拍桡偏位X线片，看静态不稳是难复的（不主张软组织修复）还是在桡偏时可复的（主张软组织修复）。
  - 腕痛伴动态不稳。
  - 笔者建议在切开治疗前先做腕关节镜检查诊断。

术前准备

- 全麻或局部麻醉。

- 器械：
  - 带线锚钉（1.5～2.0 mm）。
  - 电钻和克氏针[0.045 in（1.14 mm）和0.062 in（1.57 mm）]。
  - 关节镜设备（见第67章）。
  - 小型C臂机。
- 术前检查并记录双侧腕关节被动活动范围，肿胀情况及Watson舟骨移位试验。

体位

- 患者平卧，手置于手术台上。
- 手术台旋转90°，使搁手台远离麻醉师。
- 关节镜显示屏可置于患者足部，以便于术者术中观察。
- C臂机可以从垂直患者的角落自由推进、推出。
- 患肢上止血带。
- 患肢消毒铺巾，上臂部的手术巾要松弛以便于消毒的腕关节牵引塔能够滑到上臂下。
- 手术侧的腕关节悬吊于牵引架上。

入路

- 由于影像学提供的信息有限，所以在切开修复前建议先行关节镜探查。
  - 腕关节镜是诊断SLIL病变的金标准，它用较小的切口就能明确舟月不稳定的程度。
- Geissler[4]将SLIL不稳进行了分级，见第67章。

诊断性腕关节镜探查

- 详见第67章。
- 3-4入口供镜头进入。
- 6U入口作为出水口。
- 4-5和腕中入口用作操作口。
- 分别在桡腕关节和腕中关节探查SLIL。
  - 若1.5 mm关节镜探针能通过舟月间隙，并且可以在里面360°旋转，提示是Ⅲ级Geissler损伤。
  - 若关节能容纳2.7 mm镜头通过，提示为Ⅳ级Geissler损伤。
  - 腕中关节的关节镜检查能更有效地提示舟月不稳定的程度。

SLIL直接修复

- 直接SLIL修复联合或不联合关节囊固定术的指征：
  - Geissler Ⅲ级或Ⅳ级完全SLIL损伤。
  - 损伤病程<6周。
    - 病程超过3个月后，韧带很少可直接修复。
  - 桡腕关节和腕中关节的轻微退行性病变。
  - X线片提示可复性静态不稳。
  - 有足够的SLIL韧带残留。
- 标准背侧纵切口是自Lister结节尺侧缘切至伸肌支持带。
- 提起伸肌支持带处的皮瓣，暴露伸肌支持带远、近侧边缘。
  - 桡神经浅支和尺神经背侧皮支包含于皮瓣中。
- 在第3伸肌间室打开伸肌支持带，将拇长伸肌腱（EPL）牵向桡侧。

- 将第2间室肌腱牵向桡侧,第4间室肌腱牵向尺侧。
- 将骨间后神经连同第4间室处根部完全切断。
- 暴露背侧关节囊和背侧腕韧带[背侧桡腕(DRC)韧带和腕骨间(DIC)韧带]。
- 切开背侧关节囊,保留1~1.5 cm尺侧为基底的关节囊瓣(技术图1A)。
  - 保留尺侧基底是为了在有需要的时候可用关节囊瓣做关节囊固定或加固修复。
  - 关节囊瓣与DIC平行,包括关节囊及部分DIC和DRC。
  - 也可根据术者习惯选用其他关节囊瓣的设计(见第69章)。
- 暴露好舟骨、SLIL和月骨后,检查有无关节炎改变、SLIL撕裂部位位置(典型的是从舟月撕脱)(技术图1B、C)及DIC韧带有无损伤。
  - 在高能量损伤中DIC常从舟月骨附着处撕脱。
- 在舟骨和月骨上分别打入1根克氏针[0.062 in(1.57 mm)]。
  - 克氏针要与舟月关节面平行,距关节面5 mm。
  - 舟骨克氏针由远向近成角,月骨克氏针由近向远成角(技术图1D)。
  - 将2根克氏针靠向一起,让舟骨不再屈曲,月骨不再背伸,矫正背侧插入部不稳畸形(DISI),使关节复位。

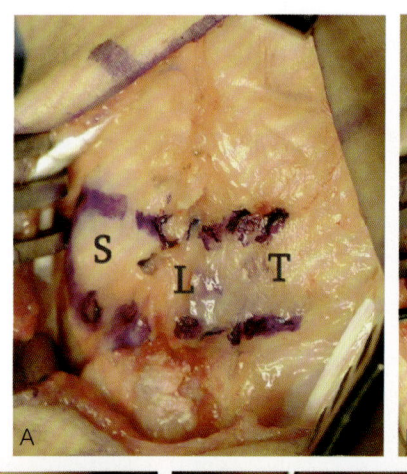
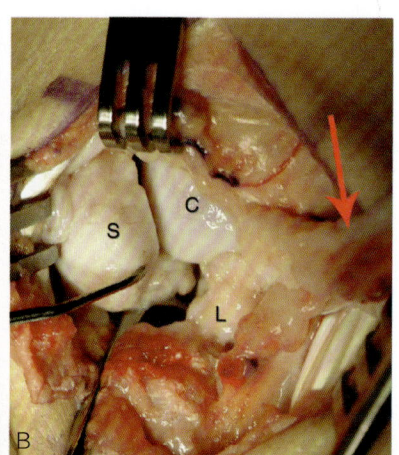
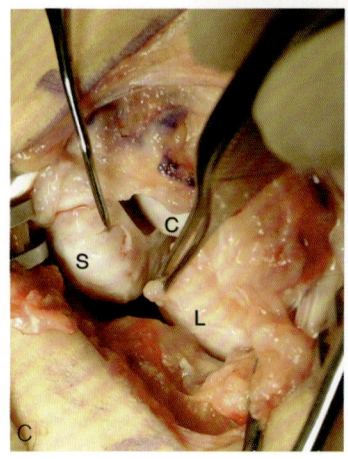
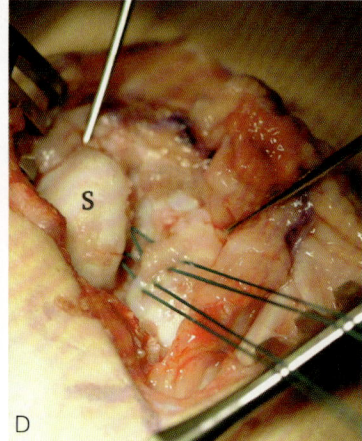
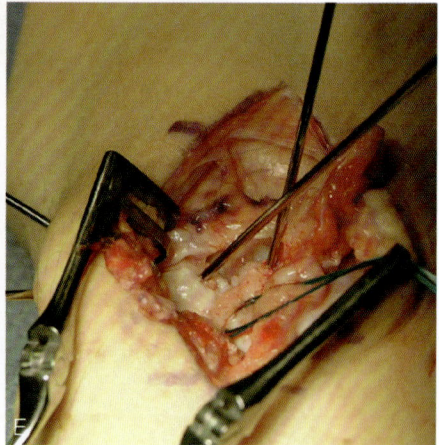

技术图1 A. 术中照片展示的是尺侧基底的背侧关节囊瓣的暴露和位置。DIC与其远侧横缘平行。S,舟骨;L,月骨;T,三角骨。B. 术中照片展示的是屈曲的舟骨(S)、头状骨(C)、背伸的月骨(L)。注意完全断裂的舟月骨间韧带(SLIL)。箭头指的是尺侧基底的关节囊瓣。C. 术中照片展示舟骨在左边,SLIL仍旧连在右边的月骨上(镊子夹住的)。在照片的顶部可以看到头状骨的头在月骨的远端。D. 术中照片左边是在锚钉置入SLIL舟骨背侧止点处后,右边是缝线穿过SLIL后。撬棒克氏针就是按这种方式钉入舟骨和月骨的,因此当它们靠在一起时,腕关节背伸不稳(DISI)得到矫正,舟月关节就复位了。E. 术中照片是撬棒克氏针将舟月骨复位及DISI畸形矫正后,缝合修复撕裂的SLIL。在舟骨和月骨内的克氏针从它们原来的不同位置拉在一起后处于同一平面,矫正了DISI畸形。2根克氏针分别从桡侧到尺侧(见图像左边)贯穿舟月间隙和舟头间隙。

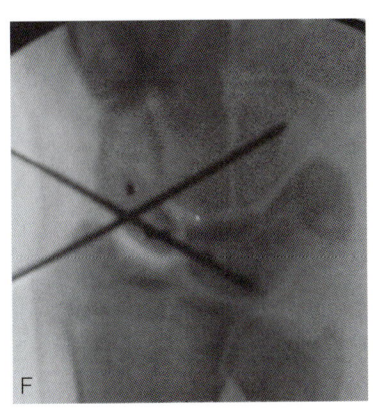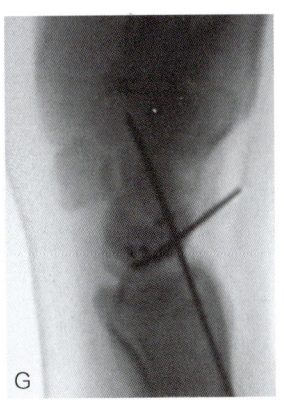

技术图1（续） F、G. 术中前后位和侧位X线图像显示克氏针穿过舟头关节，舟月关节已复位。在舟骨SLIL背侧止点处可见带缝线锚钉。X线片示第3枚位于舟骨更远端的锚钉是用来加固背侧关节囊的。

- 在舟月关节初步复位后，找出SLIL的解剖止点。
- 先将SLIL在舟骨尺背侧止点处小心打磨致骨面出血，然后在此插入1枚或多枚带缝线锚钉（1.5～2.0 mm）。
- 将锚钉的缝线穿过SLIL，先不要收紧（技术图1D）。
- 通过克氏针将关节复位后，经由复位的舟月关节从舟骨到月骨打入1～2根0.045 in（1.14 mm）克氏针，然后从舟骨中部到头状骨打入1～2根0.045 in（1.14 mm）克氏针防止移动（技术图1E～G）。
- 将锚钉缝线打紧，把SLIL固定于预定位置。
- 拔除克氏针，将克氏针尾部剪断埋于皮下。
- 如果DIC韧带撕脱，需要缝合，或者需要关节囊瓣加固，则在舟骨背侧更远侧的止点处插入带缝线锚钉（见"SLIL修复联合背侧关节囊固定"）。
- 用3-0可吸收线缝合关节囊。
- 将EPL肌腱移至皮下，用3-0可吸收线缝合伸肌支持带。

SLIL修复联合背侧关节囊固定

- 指征：
  - SLIL较薄弱。
  - 慢性舟月分离（6周）不伴关节炎。
    - 此畸形可复。
- 如需进行关节囊加固，先行修复SLIL，同样做尺侧基底的关节囊切口。
- 在SLIL修复后，把尺侧基底的关节囊瓣覆盖过舟月间隙，以舟骨中部作为它的止点，缝合。
  - 缝合时保持张力，进一步稳定舟月关节。
- 在舟骨的预定位置置入1枚或2枚带缝线锚钉（1.5 mm或2.0 mm），另一枚带缝线锚钉置入月骨中央。
- 拉紧关节囊，把舟骨的锚钉缝线穿过关节囊瓣。再把月骨的缝线穿过皮瓣中央，设计缝合位置，要求最大限度地稳定舟月关节。
- 在所有的缝线都穿过关节囊瓣后，打结（技术图2）。
- 其他关节囊固定术技术见第69章。

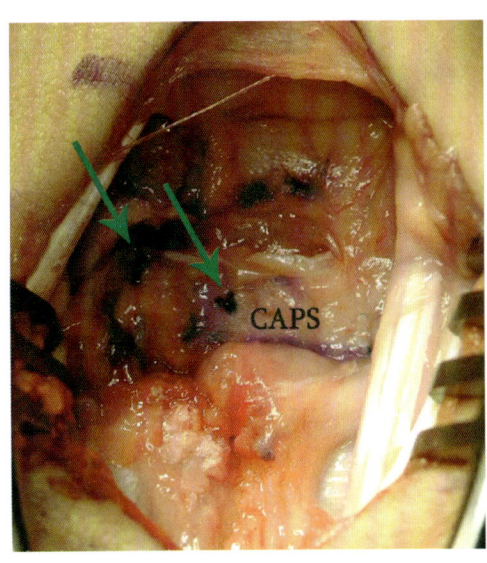

技术图2 用尺侧为基底的关节囊瓣（CAPS）加固修复。注意带线锚钉的结（箭头）和远侧的带线锚钉位于舟骨的背侧腕骨间韧带的印迹处。

要点与失误防范

透视	• 术前调整透视和C臂机位置,避免术中操作时不便。 • C臂机臂平行并高过地板,多余部分用无菌布盖住,保证无菌。
克氏针	• 将克氏针埋于皮下可最大限度避免针道感染。
骨间后神经切断	• 术中可切除骨间后神经,该神经在第4间室桡侧基底,灼烧其伴行血管,在此处远端1 cm处切断神经。
舟月关节复位时克氏针位置	• 在舟骨的克氏针方向由远端向近端斜行插入,此处看到的软骨部分都是舟骨和腕关节桡侧之间的关节软骨,同样,在月骨的克氏针方向为由近端向远端斜行插入。 • 确保作为复位撬棒的克氏针位置不会干扰经过舟月关节的克氏针。
克氏针摆放	• 确保起固定作用的克氏针位置不会干扰随后的带线锚钉,手术者在打入克氏针时应先做个小切口,钝性分离至骨面,来减少损伤桡神经浅支的风险。
建立关节囊瓣	• 行背侧关节囊固定术时,设计关节囊瓣要求宽度至少为1 cm(足够支持固定月骨),关节囊瓣长度要求足以跨过舟月关节到达舟骨中部。

术后处理

- 术后立即给予短臂过拇指夹板固定。
- 术后2周拆线,改为短臂管型石膏固定6周。
  - 术后2周、4周复查X线片,评估复位及克氏针有无移位。
- 术后8周拔除克氏针,腕关节继续以短臂含拇指夹板固定。
  - 术后8周时可在去除夹板后做低强度主动关节活动。
- 12周后去除制动装置。
- 4~6个月后允许完全的活动。
  - 在术后4~6个月仍限制受力背伸(俯卧撑)和轴向负重。

预后

- 早期直接修复SLIL预后结局仍有争议。
  - Bickert等[1]报道了12例急性SLIL修复病例,平均随访19个月。其中4例(33%)功能恢复非常好,4例(33%)较好,2例(17%)满意,2例(17%)较差,其中有1例发生月骨骨坏死。影像学提示平均舟月成角55°±8°,舟月间隙(3.2±0.8)mm。
  - Rosati等[9]报道了18例直接修复SLIL,平均随访32个月。末次随访Mayo腕关节评分,13例(72%)非常好,3例(16%)较好,1例(6%)失败,1例(6%)结局较差。影像学评估提示有2例患者复位失败。
- SLIL修复联合关节囊固定证实效果优良。没有证据指出不同关节囊固定术效果有差异。
  - Lavernia等[6]报道SLIL联合关节囊固定术,随访33个月,全部患者的关节活动范围、握力、疼痛得到了明显改善。影像学提示平均舟月成角57°±18°,平均舟月间隙(1.9±1.8)mm。21例患者中有3例发现退行性改变,但未发现与疼痛评分相对应的影像学表现。
  - SLIL修复联合关节囊加固结局提示和日常工作种类有关。Pomerance[8]指出,在术后5年,那些轻体力工作的患者舟月间隙更小、握力更高、疼痛更轻。那些职业对腕关节活动强度要求较低的患者关节活动度更让人满意。

并发症

- 针道感染(克氏针埋于皮下时可减少发生)。
- 桡神经浅支损伤。
  - 术者在暴露伸肌支持带时要让两侧皮瓣切取得厚些(这能让桡神经浅支保留在皮瓣中)。
  - 手术者在打入克氏针时应先做个小切口,钝性分离至骨面,来减少损伤桡神经浅支的风险。
- 舟月复位丢失。
- 桡腕关节和腕中关节关节炎[13]。

(沈君劼 译,洪成旻 审校)

参考文献

[1] Bickert B, Sauerbier M, Germann G. Scapholunate ligament repair using the Mitek bone anchor. J Hand Surg Br 2000;25(2):188-192.

[2] Blatt G. Capsulodesis in reconstructive hand surgery. Dorsal capsulodesis for the unstable scaphoid and volar capsulodesis following excision of the distal ulna. Hand Clin 1987;3:81-102.

[3] Dao KD, Solomon DJ, Shin AY, et al. The efficacy of ultrasound in the evaluation of dynamic scapholunate ligamentous instability. J Bone Joint Surg Am 2004;86-A(7):1473-1478.

[4] Darlis NA, Weiser RW, Sotereanos DG. Partial scapholunate ligament injuries treated with arthroscopic debridement and thermal shrinkage. J Hand Surg Am 2005;30(5):908-914.

[5] Geissler WB, Freeland AE, Savoie FH, et al. Intracarpal soft tissue lesions associated with an intra-articular fracture of the distal end of the radius. J Bone Joint Surg Am 1996;78(3):357-365.

[6] Lavernia CJ, Cohen MS, Taleisnik J. Treatment of scapholunate dissociation by ligamentous repair and capsulodesis. J Hand Surg Am 1992;17(2):354-359.

[7] Linscheid RL, Dobyns JH, Beabout JW, et al. Traumatic instability of the wrist: diagnosis, classification, and pathomechanics. J Bone Joint Surg Am 1972;54(8):1612-1632.

[8] Pomerance J. Outcome after repair of the scapholunate interosseous ligament and dorsal capsulodesis for dynamic scapholunate instability due to trauma. J Hand Surg Am 2006;31(8):1380-1386.

[9] Rosati M, Parchi P, Cacianti M, et al. Treatment of acute scapholunate ligament injuries with bone anchor. Musculoskelet Surg 2010;94:25-32.

[10] Schmid MR, Schertler T, Pfirrmann CW, et al. Interosseous ligament tears of the wrist: comparison of multi-detector row CT arthrography and MR imaging. Radiology 2005;237:1008-1013.

[11] Schweitzer ME, Brahme SK, Hodler J, et al. Chronic wrist pain: spinecho and short tau inversion recovery MR imaging and conventional MR arthrography. Radiology 1992;182:205-211

[12] Taleisnik J. Post-traumatic carpal instability. Clin Orthop Relat Res 1980;(149):73-82.

[13] Viegas SF, Patterson RM, Hokanson JA, et al. Wrist anatomy: incidence, distribution, and correlation of anatomic variations, tears, and arthrosis. J Hand Surg Am 1993;18:463-475.

[14] Watson HK, Ballet FL. The SLAC wrist: scapholunate advanced collapse pattern of degenerative arthritis. J Hand Surg Am 1984;9:358-365.

[15] Weiss AP, Akelman E, Lambiase R. Comparison of the findings of triple-injection cinearthrography of the wrist with those of arthroscopy. J Bone Joint Surg Am 1996;78(3):348-356.

[16] Wintman BI, Gelberman RH, Katz JN. Dynamic scapholunate instability: results of operative treatment with dorsal capsulodesis. J Hand Surg Am 1995;20:971-979.

第69章 关节囊固定术治疗舟月不稳
Capsulodesis for Treatment of Scapholunate Instability

Angel Ferreres, Marc García-Elías, and Andrew Chin

定义

- 舟月分离（SLD）是指由于舟骨和月骨间的解剖学连接破裂，引起的进行性功能丧失，伴或不伴腕骨排列不良。
- 经典的影像学表现发生在持续性腕骨排列紊乱时，起初舟月韧带断裂，随后伴有继发的舟骨稳定结构失效，后者包括舟大、小多角韧带（STT），舟头韧带（ST）和桡舟头韧带（RSL）。
- 但是大部分病例只有局部韧带撕裂或损伤，往往缺乏影像学阳性体征，只有在关节镜检查时才能发现。
- 桡舟关节的背侧腕骨间关节囊固定术是先由Blatt提出的[2]，该术式利用背侧关节囊制作关节囊瓣，现在是治疗腕骨不稳最常用的技术之一。

解剖

- 舟月韧带分为3个纤维结构。
  - 背侧韧带部分。
  - 掌侧韧带部分。
  - 近端薄膜状结构。
- 解剖学上，背侧舟月韧带最厚也最短，2～3 mm厚，2～5 mm长。生物力学上，这部分韧带最强壮也最能承受负荷（图1A）[1]。桡舟月韧带（Testut）为系膜韧带，作用仅仅是作为舟骨和月骨的血管、神经通道。
- 舟骨和月骨、远排腕骨间的连接是由舟月韧带及二级稳定结构（STT、SC和RSC韧带）来维持的，上述结构能防止舟骨过度屈曲。它们被称为二级稳定结构（图1B）。
- 桡侧腕屈肌腱（FCR）与舟月关节紧密相关，它是舟骨一个极其重要的动态稳定结构，在用力紧握物体时，它能阻止舟骨过度屈曲和旋转（图1C）。

发病机制

- 在跌倒时腕关节过伸、尺偏、旋前，常会导致舟月韧带损伤。在手撑地时，由于近排腕骨的外形和排列特点，舟骨结节被推向背侧。月骨被掌侧桡月（RL）韧带固定，阻止了舟骨的背伸倾向。同时手的应力也由豌豆骨向三角骨传导，三角骨和钩骨关节会使三角骨转向屈曲，如果这两个力超过舟月韧带的耐受程度，韧带就会发生断裂。
- 一般认为韧带断裂的顺序是从掌侧到背侧，最先断裂的是舟月韧带最薄弱的部分——掌侧舟月韧带，接下来是背侧舟月韧带[5]。
- Mitsuyasu等[13]的研究最近也支持了背侧腕骨间韧带（DICL）参与了舟月不稳的形成。

自然病程

- 大多数进行性腕骨不稳的初发阶段就会出现SLD，Mayfield等[11]描述了该机制引起的一系列损伤，范围从轻度的舟月韧带损伤到完全的月骨周围脱位，所有这些都是进行性月骨周围不稳的不同阶段。
- 如果仅有掌侧舟月韧带和近侧膜状部分破裂，只有很少的力学改变，只会引起轻微前动态不稳。腕骨间大体排列正常，但由于舟骨、月骨间运动增加导致剪切力增大，这些损伤会引起疼痛性炎性滑膜增生。
- 舟月韧带复合体完全断裂会导致继发性的力学和动力学性能改变（大体标本测试结果），但不一定都引起静态腕骨排列异常[13,17]，可能只会引起动态不稳。由于舟骨近端受的牵拉力减小，导致桡月间活动度增加，桡舟活动度减小，这在腕关节受力时尤为突出。
- 随着腕关节的反复运动，二级稳定结构开始变弱，开始出现腕骨排列异常，甚至导致静态不稳。初期，舟骨仍能复位，随着时间变化，就成为永久性屈曲和旋前畸形（见"影像学和其他诊断性检查"）。
- 如果舟骨异常运动改变持续存在，就会出现软骨退变，向关节炎进展，这种类型的退变称为舟月进行性塌陷（SLAC）。
- 一旦出现关节炎改变，就不再主张手术复位和韧带重建。
- SLD是一种进展性疾病，因此，一旦诊断明确，就要及时手术重建。

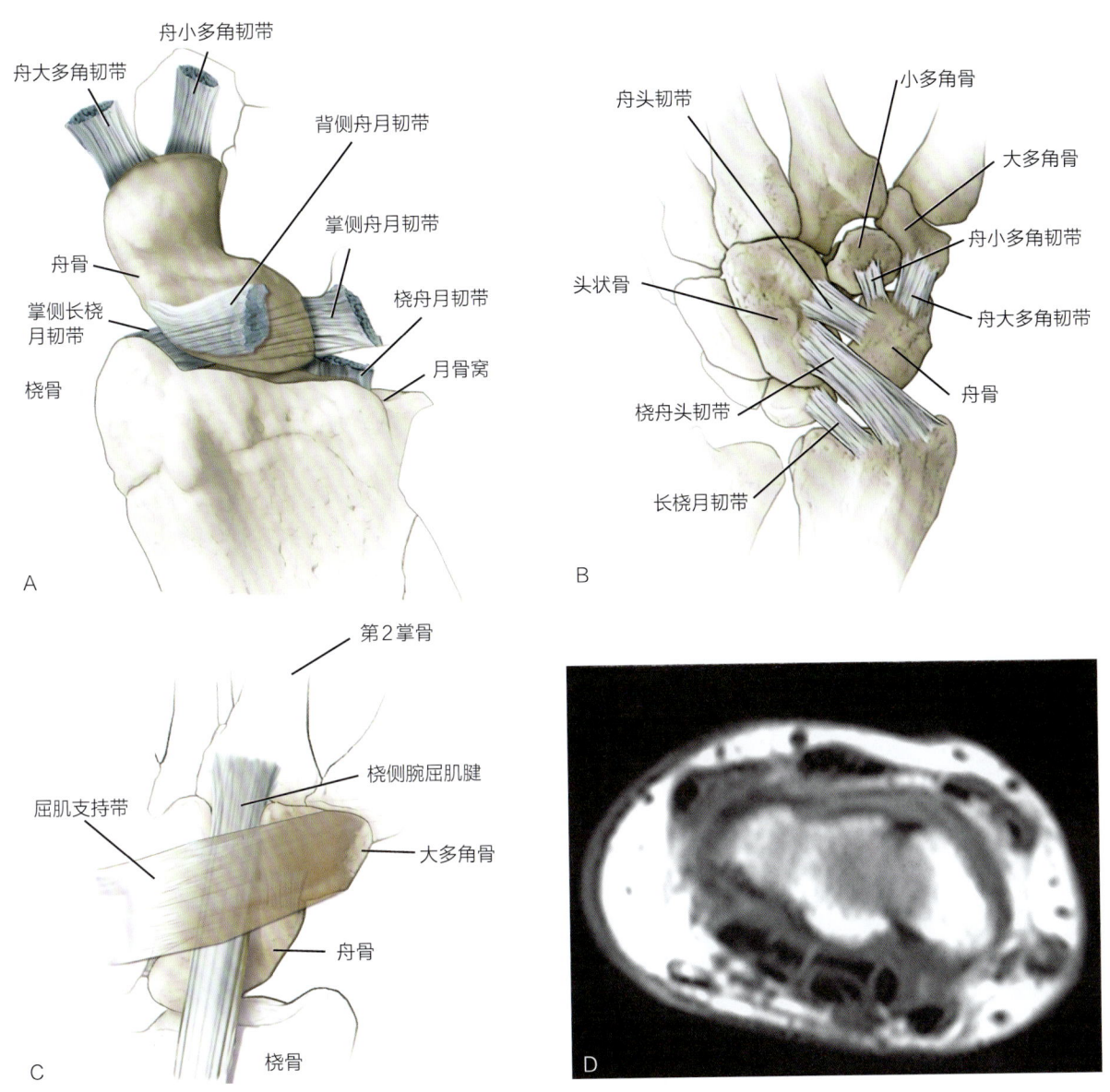

图1 A. 维持舟骨正常位置的稳定结构。B. 二级稳定结构的掌侧面观。C. 舟骨的动态稳定结构。D. MRI 上显示舟月间韧带。

病史和体格检查

- 患者几乎都有手撑地摔伤史。患者主诉患侧腕关节受力时有手背和腕背的疼痛,例如手撑着从椅子上站起来时。
- SLD 损伤要么为患者记不清楚的孤立损伤,要么被其他严重损伤(例如,舟骨和桡骨远端骨折)所掩盖,SLD 前动态和动态不稳阶段,常被忽视和漏诊。
- 体格检查表现有握力下降,偶有腕背肿胀,舟月间隙有压痛(尤其是握拳时),在腕关节过度和超负荷运动后出现腕关节桡侧疼痛。
  - 检查者应在腕关节屈曲 30°~50°时从背侧触摸舟月间隙(Lister 结节远端 1 cm)。
  - 触诊鼻烟窝及掌侧舟骨结节时,出现疼痛,提示有韧带损伤、滑膜炎或隐匿性囊肿。
- 诱发试验,例如 Watson 舟骨滑移试验及抗阻力伸指试验,能帮助明确诊断。
- Watson 舟骨滑移试验:腕关节从尺偏到桡偏时舟骨屈曲。检查者的拇指阻止舟骨屈曲,如果舟月韧带撕裂或不完整,舟骨近极松弛,向背侧滑出舟骨窝,引起疼痛。当松开拇指时,会有轻微弹响,舟骨从背侧自动复位到舟骨窝。该试验特异性不高,它还可以是滑膜炎、隐匿性囊肿或桡舟撞击症。

- 抗阻伸指试验可引起明显的疼痛,其特异度低,敏感度高。

影像学和其他诊断性检查

- X线片。
  - 后前(PA)位。
    - 肘关节屈曲90°,前臂中立位,中指与前臂长轴方向一致,手掌完全贴合放射平板。
    - 舟月间隙>3 mm或明显宽于健侧,并且出现"皮质环",提示有静态舟月分离。
    - 桡骨、舟骨间隙减小提示有软骨退变和关节炎。
  - 前后(AP)位。
    - 前臂尽量旋后。
    - 前后位能让舟月间隙与投照射线方向一致。
  - 侧位。
    - 肘关节屈曲90°,中指与前臂轴线一致,腕关节置于0°位。
    - 此时能测量舟月角。舟月角>60°,提示有舟月韧带的破裂,此时在PA和AP位常有间隙增大。
  - 握拳AP位显示舟月间隙相比健侧增大(图2A)。
  - 动态放射摄影提示腕关节从桡偏到尺偏时舟骨、月骨反常运动及舟月间隙增大。
    - 关节造影无特异性,在舟月韧带膜状部分退行性穿孔或骨软骨缺损时也会出现阳性改变。
- MRI检查也不能提供更多的信息,在少数舟月韧带膜状退化性穿孔时会出现阳性。
  - 只有在跨过月骨2个角的横切面上才能清楚看到舟月韧带。
  - MRI在与其他疾病的鉴别诊断上起到重要作用。
- CT扫描除了能提供SLD静态不稳精确参数(例如舟月距离和角度;图2B)外,也提供不了更多信息。
  - CT在发现腕部其他骨异常(桡骨压缩骨折、舟骨骨折)时较有帮助。
- 关节镜检查是SLD诊断和分期的金标准,他能对关节不稳进行分级(Geissler分级),明确韧带复合体损伤的程度[5]。
  - 腕关节镜能有效地评估软骨情况以及定位腕骨损伤,这些因素能影响关节囊固定手术的预后(表1)。

鉴别诊断

- 隐匿性囊肿。
- 滑膜炎。
- 舟骨骨折、骨不连和缺血性坏死。
- 桡腕关节炎。
- 桡舟骨撞击综合征。

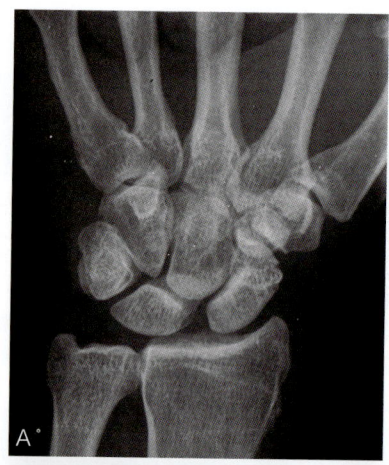
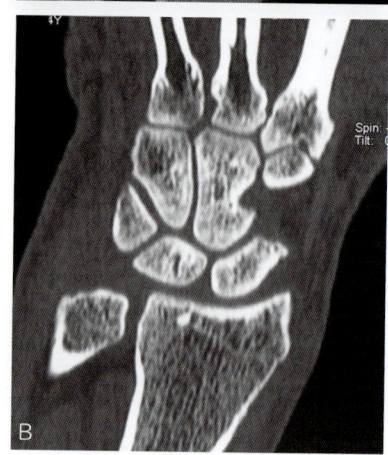

图2 A. 腕关节旋后握拳PA位显示舟月间隙明显增大。B. 患者左侧桡腕关节背侧疼痛,CT扫描显示舟月间隙未增大。

表1 关节镜下舟月韧带损伤分级

分级	描述
1	桡腕关节侧见骨间韧带出血或韧带松弛薄弱,腕中关节未见不连续
2	桡腕关节侧见骨间韧带出血或韧带松弛薄弱,腕中关节可见不连续,腕骨间轻微分离(<1 mm)
3	桡腕和腕中关节均可见不连续或明显分离,探针(1 mm)可穿过关节间隙
4	桡腕和腕中关节均可见不连续或明显分离,观察到明显不稳定,探针(2.7 mm)可穿过关节间隙

注:也可见第68章。

非手术治疗

- 早期保守治疗目的是限制患肢活动,减轻水肿,建议用石膏或夹板固定。
  - 此类治疗常用于前动态SLD患者。
  - 抬高肢体,手指主动活动,来减轻水肿。
  - 使用消炎镇痛药物减轻疼痛。
- 对关节镜检查为Geissler 1级的损伤,理疗有效。由于韧带尚完整,在短期(2周)制动后,建议给予桡侧腕屈肌(FCR)适度功能锻炼,因为它是舟骨的动态稳定结构,有助于功能恢复。
- 诊断明确的严重撕裂很少采用非手术治疗。

手术治疗

- 关节囊固定是治疗SLD的术式之一。其指征是孤立舟月部分损伤引起的前动态SLD,以及完全满足下列标准的动态SLD:
  - 舟月韧带所有部分都完全撕裂(掌侧和背侧)。
  - 预后较好的可复性背侧韧带损伤。
  - Ⅱ级稳定结构完整。
  - 无软骨退变。
- 如果存在静态SLD,则不适合做关节囊固定。
- 关节囊固定可联合克氏针固定治疗前动态SLD,或联合舟月韧带修复治疗SLD[6]。
- 由于舟骨在腕关节内的解剖特定,其有屈曲和旋前的倾向,尤其是在腕关节屈曲和桡偏时。背侧关节囊固定时的关节囊瓣作用就是固定舟骨,阻止它过度屈曲和旋前。

术前计划

- 术前仔细阅读所有X线片和其他报告,尤其是关节镜检查结果。

体位

- 患者麻醉后平卧,屈髋屈膝30°。患肢驱血,上止血带,压力250 mmHg。
- 患肢旋前,手背朝上放在手术台上。

Blatt关节囊固定

切口暴露

- 触摸到Lister结节和桡骨茎突。
- Lister结节尺侧远端1 cm处为起点,桡骨茎突远端1 cm处为止点,做一斜行切口(技术图1)。
- 结扎或电凝静脉分支。
- 仔细找出并游离桡神经浅支,和皮下组织一起牵拉开,带上所有脂肪组织和皮肤一起形成皮瓣,牵开。
- 游离并电凝浅层血管与深弓之间的交通支。
- 于第4背侧伸肌间室切开伸肌支持带,伸肌支持带游离成为分别以桡侧和尺侧为底的两部分,游离第2~4间室的伸肌腱。
- 可以在这个位置上切断骨间后神经。
- 将指总伸肌腱(EDC)牵向尺侧,拇长伸肌腱(EPL)和桡侧腕短伸肌腱(ECRB)牵向桡侧,暴露背侧关节囊。

设计关节囊瓣

- 做一个长25 mm、宽10 mm的长方形关节囊瓣,关节囊的横切口位于腕背血管弓的近侧,从远端向近端游离,让近侧止点仍与桡骨远端背侧缘相连(技术图2A)。
- 提起关节囊瓣,暴露舟骨(技术图2B)。
- 在舟骨背侧,舟骨旋转轴的远侧(舟骨颈)开槽(技术图2C)。

修复不稳

- 如果是急性不稳定,进行一期修复舟月韧带。
- 用1.1 mm克氏针打入舟骨作为撬棒,将舟骨复位,用另一根克氏针把舟骨固定于月骨上。
  - 该过程可在透视下进行,固定时舟月角要保持在45°±5°。

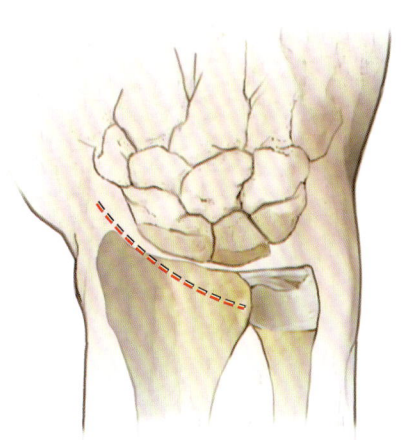

技术图1 切口位置。

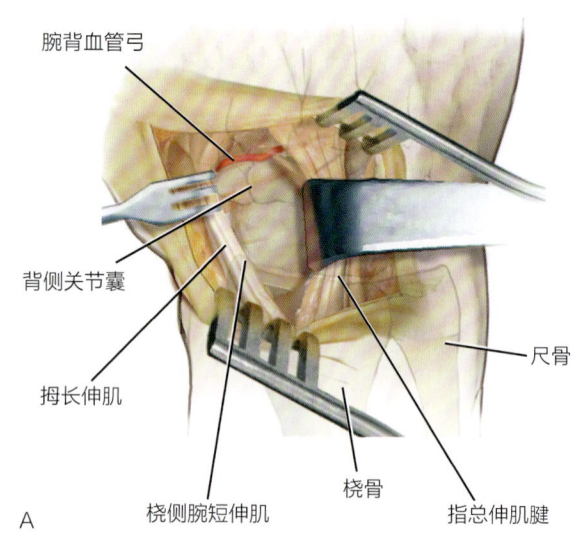
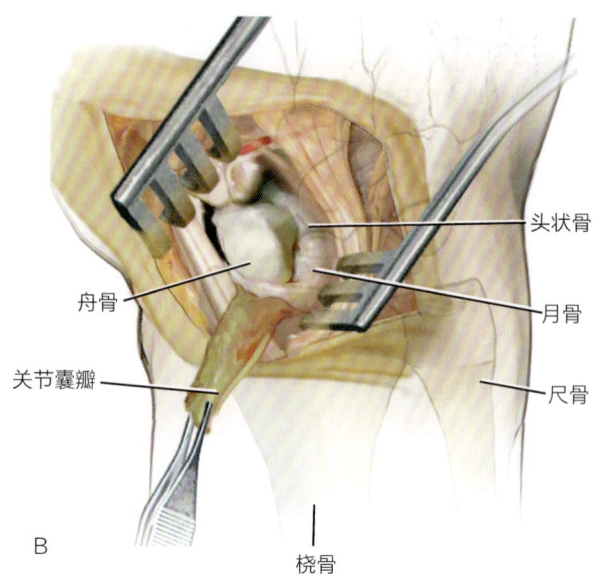
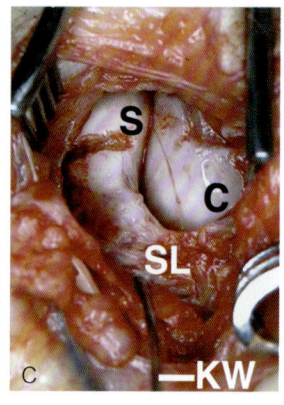

技术图2　A. 腕背血管弓。B. 关节囊瓣掀起后看到舟骨、月骨和头状骨头部。C. 术中照片显示舟骨（S）、头状骨（C）和背侧舟月韧带（SL）在舟骨远端已做一骨槽作为关节囊止点。KW，月骨上的克氏针（C的版权：A. Lluch, Institut Kaplan）。

- 把舟骨固定在月骨上时,要确保月骨保持中立位。
- 前动态不稳做关节囊固定术时,要舟骨和月骨固定在其正常的解剖排列上,用1根克氏针固定。
- 将另一根克氏针从舟骨固定到头状骨,以避免舟骨屈曲和旋前(技术图3)。

缝合关节囊瓣关闭伤口
- 拉紧关节囊瓣,把它缝在舟骨背侧准备好的切迹处。
- 有两种方法缝合近端止点的关节囊瓣到舟骨上：
  - 用缝线通过骨洞把关节囊瓣缝于舟骨切迹上,缝线穿过舟骨后于舟骨结节掌侧打结。
  - 关节囊瓣通过骨锚钉缝于舟骨上(技术图4)。
- 放回背侧关节囊,用可吸收缝线缝合伸肌支持带。
- 逐层缝合。

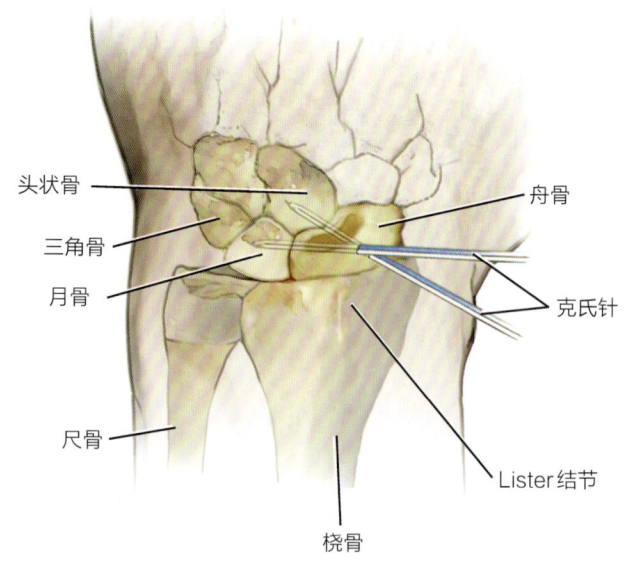

技术图3　稳定关节和保护关节囊固定的克氏针方向。

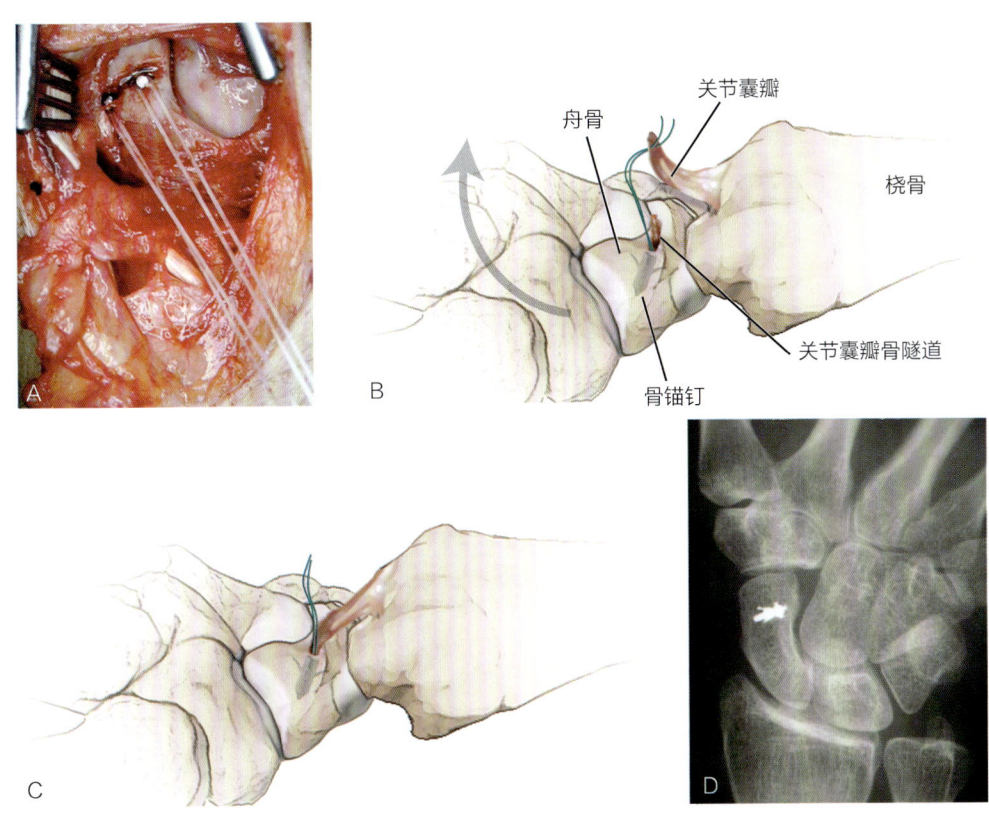

技术图4　A. 在舟骨背侧远端放置2枚锚钉。B. 近侧为基底的关节囊瓣已准备好。C. Blatt关节囊固定手术完成。D. 去除克氏针后PA位X线片显示锚钉的位置（A的版权：A. Lluch, Institut Kaplan）。

Herbert技术

- 这种方法与Blatt技术非常相似，两者的区别在于该手术中关节囊瓣是以远侧为基底。
  - 其与Blatt技术相比无明显优势。
- 手术入路一样，设计关节囊瓣方法也一样，但基底连在舟骨远端1/3处。
- 从远侧尺桡关节开始切取关节囊瓣，向近端拉紧，于桡骨远端植入1枚带缝线锚钉，使舟骨远端背伸，复位舟月关节（技术图5）[7]。

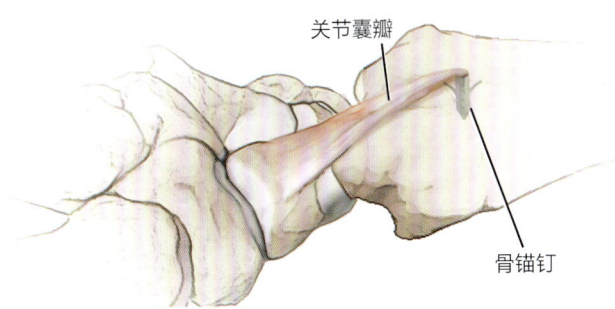

技术图5　图示Herbert所描述的以远侧为基底的关节囊固定术。

Berger 关节囊固定术

- 与 Blatt 法一样做切口和暴露术区。
- 做一个矩形的以桡侧为基底的关节囊瓣,暴露腕骨。它的尺侧缘是桡三角韧带,近侧缘是桡骨,远侧缘是 DICL 中部。
- 掀起的关节囊瓣包括 DICL 近侧半。以尺侧向桡侧方向从关节囊上分离这部分 DICL,保留其桡侧止点部分。
- 将此韧带条转移到月骨背侧事先准备好的多孔骨槽处(技术图6)。
  - 这能在舟月间产生连接,阻止舟骨屈曲和旋前。
- 通过月骨上的锚钉将韧带缝于月骨上。
- 该技术提出和以前不同的思路,之前 Taleisnik 和 Linscheid[19,21] 提出的是关节囊瓣是连在桡骨远端背侧的。

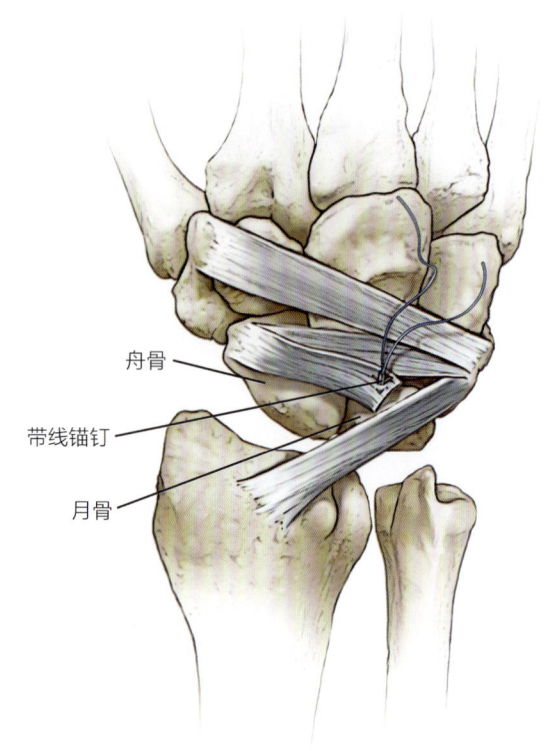

技术图6　Berger 技术是把背侧腕骨间韧带的近侧部分转移到月骨上。

Szabo 技术

- DICL 和上面一样用来稳定舟月间隙,但是 Szabo 法韧带组织是以尺侧为基底,缝在舟骨而不是月骨上(技术图7)。
- 通常做纵行关节囊切口暴露腕骨。
  - 注意不要切开 DISL。
- 明确 DISL 范围,分离其近侧半。
- 在大(小)多角骨、舟骨远侧 1/3 水平,切断其桡侧部分,将其转移到舟骨的舟月韧带止点水平。
  - 转移的 DISL 也可以融合于舟月韧带更近段。
- 移植的韧带应用缝合锚钉固定于舟骨的骨松质槽内。
- 和 Berger 关节囊固定术一样,它不穿过桡腕关节,因此该术式不特别限制腕关节屈曲运动[18]。

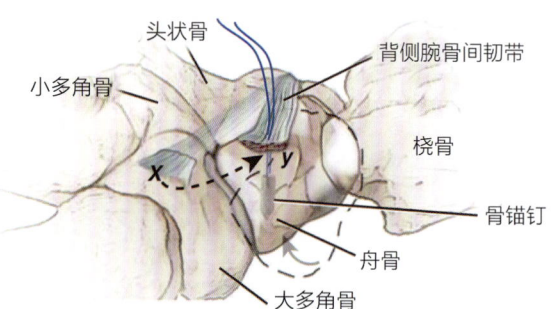

技术图7　Szabo 技术是把背侧腕骨间韧带远侧半从其大、小多角骨止点 (x) 转移到舟骨远端 1/3 背侧 (y)。

Viegas技术

- 此处介绍第三种利用DLCL进行关节囊固定的方法。替换整个DLCL的近端部分,保留其在舟骨和三角骨的止点部分。
- 在用克氏针固定骨头复位完成后,分别用2枚骨锚钉将提起的DLCL近端部分固定在月骨和舟骨上(技术图8)。
- 如果DSL韧带之前曾从舟骨或月骨上剥脱过,可用第3枚锚钉加以固定。

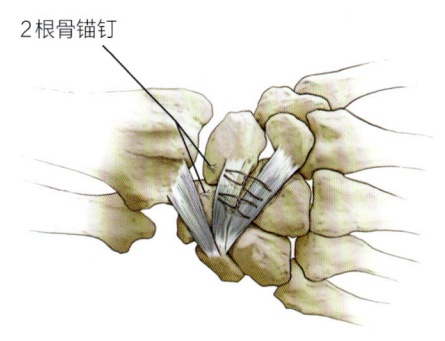

技术图8　Viegas技术通过骨锚钉将DLCL近侧部分固定在月骨和舟骨上。

要点与失误防范

指征	该术式只用于前动态或动态不稳,不适用于静态不稳。
入路	背侧近端向远端,尺侧斜向桡侧。
准备皮瓣	长度应>10 mm。
处理舟骨	在舟骨背侧远端1/3处刻骨槽。 使用骨锚钉固定。 若要通过骨洞固定关节囊,骨洞方向可从远端向结节方向。在骨面直接缝合,皮下缝合。
不稳定复位	若未成功复位月骨,术后应限制腕关节屈曲运动。将舟骨和月骨连接后,舟骨成角不应<70°。
固定皮瓣	维持腕部中立位,保持张力。

术后处理

- Blatt建议术后使用管型石膏固定2个月,然后开始主动锻炼关节活动范围。再过1个月后拔除克氏针,术后3个月允许腕骨间活动,术后6个月内不鼓励受力过大。
- 笔者倾向于硬质夹板固定6周,再限制过度活动1个月,术后8周可拔除克氏针。

预后

- 涉及上述术式的系列临床报道都取得了较好的预后[2-5,7-9,14-16,18,22-24],这些研究一致认为,背侧桡舟关节囊固定手术并发症低于其他干预方法。
- 在平均2年的术后随访中,有2/3患者症状消失,握力恢复到健侧的75%。
- MRI检查显示患者关节囊增厚,能阻止舟骨旋转松弛,缺点是平均限制腕关节屈曲20°。
- 但是目前这种关节囊固定术的长期结局还不确定。
- 也有研究报道了较差的结局,主要是因为把这种技术应用在静态不稳甚至不可复位的SLD病例中[4,12,14,15,23,24]。如果SLD进展到静态不稳,也不主张进行这种手术,因为永久性腕骨排列异常的发病机制会使这种手术失败风险增大。有研究报道应用关节囊固定术治疗动态性舟月骨分离能够获得相对更好的结果[2,8,16,22]。近来的研究显示采用基于腕骨间背侧韧带的技术能减少腕关节屈曲活动丢失[3,9,10,12,18,20]。静态不稳定的长期随访结果较差[12]。

并发症

- 腕关节屈曲能力下降(图3)。
- 手术失败。
- SLD进一步发展。

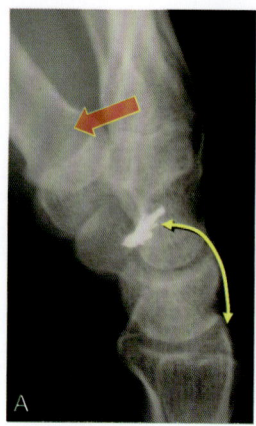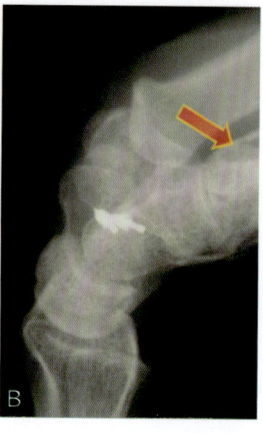

图3 A. 由于背侧张力过大导致腕关节屈曲角度下降。黄色箭头示关节囊瓣的起止点。B. 关节囊固定术后对背伸影响不大。红色箭头示运动方向。

(沈君劼 译，洪成旻 审校)

参考文献

[1] Berger RA. Ligament anatomy. In: Cooney WP, Linsheid RL, Dobyns JH, eds. The Wrist: Diagnosis and Operative Treatment. St. Louis: Mosby, 1998:73-105.

[2] Blatt G. Capsulodesis in reconstructive hand surgery. Dorsal capsulodesis for the unstable scaphoid and volar capsulodesis following excision of the distal ulna. Hand Clin 1987;3:81-102.

[3] Camus EJ, Van Overstraeten L. Dorsal scapholunate stabilization using Viegas'capsulodesis: 25 cases with 26 months follow-up. Chir Main 2013;32(6):393-402. doi:10.1016/j.main.2013.09.006.

[4] Deshmukh SC, Givissis P, Belloso D, et al. Blatt's capsulodesis for chronic scapholunate dissociation. J Hand Surg Br 1999;24(2): 215-220.

[5] Garcia-Elias M, Geissler WB. Carpal instability. In: Green DP, Hotchkiss RN, Pederson WC, et al, eds. Green's Operative Hand Surgery, ed 5. Philadelphia: Elsevier, 2005:535-604.

[6] Garcia-Elias M, Lluch AL, Stanley JK. Three-ligament tenodesis for treatment of scapholunate dissociation: indications and surgical technique. J Hand Surg Am 2006;31(1):125-134.

[7] Herbert TJ, Hargreaves IC, Clarke AM. A new surgical technique for treating rotatory instability of the scaphoid. Hand Surg 1996; 1:75-77.

[8] Lavernia CJ, Cohen MS, Taleisnik J. Treatment of scapholunate dissociation by ligamentous repair and capsulodesis. J Hand Surg Am 1992;17(2):354-359.

[9] Maillot-Roy S, Goubier JN, Dihn A, et al. Scaphotriquetral capsulodesis for scapholunate instability. Chir Main 2011;30:276-281.

[10] Mathoulin CL, Dauphin N, Wahegaonkar AK. Arthroscopic dorsal capsuloligamentopus repair in chronic scapholunate ligament tears. Hand Clin 2011;27:563-572.

[11] Mayfield JK, Johnson RP, Kilcoyne RK. Carpal dislocations: pathomechanics and progressive perilunar instability. J Hand Surg Am 1980;5(3):226-241.

[12] Megerle K, Bertel D, Germann G, et al. Long term results of dorsal intercarpal ligament capsulodesis for the treatment of chronic scapholunate instability. J Bone Joint Surg Br 2012;94: 1660-1665.

[13] Mitsuyasu H, Patterson RH, Shah MA, et al. The role of the dorsal intercarpal ligament in dynamic and static scapholunate instability. J Hand Surg Am 2004;29(2):279-288.

[14] Moran SL, Cooney WP, Berger RA, et al. Capsulodesis for the treatment of chronic scapholunate instability. J Hand Surg Am 2005;30(1):16-23.

[15] Moran SL, Ford KS, Wulf CA, et al. Outcomes of dorsal capsulodesis and tenodesis for treatment of scapholunate instability. J Hand Surg Am 2006;31(9):1438-1446.

[16] Pomerance J. Outcome after repair of the scapholunate interosseous ligament and dorsal capsulodesis for dynamic scapholunate instability due to trauma. J Hand Surg Am 2006;31 (8):1380-1386.

[17] Short WH, Werner FW, Green JK, et al. Biomechanical evaluation of ligamentous stabilizers of the scaphoid and lunate. J Hand Surg Am 2002;27(6):991-1002.

[18] Slater RR Jr, Szabo RM. Scapholunate dissociation: treatment with the dorsal intercarpal ligament capsulodesis. Tech Hand Up Extrem Surg 1999;3:222-228.

[19] Taleisnik J, Linscheid RL. Scapholunate instability. In: Cooney WP, Linsheid RL, Dobyns JH, eds. The Wrist: Diagnosis and Operative Treatment. St. Louis: Mosby, 1998:501-526.

[20] Viegas SF, Da Silva MF. Surgical repair of scapholunate dissociation. Tech Hand Up Extrem Surg 2000;4:148-153.

[21] Walsh JJ, Berger RA, Cooney WP. Current status of scapholunate interosseous ligament injuries. J Am Acad Orthop Surg 2002;10: 32-42.

[22] Wintman BI, Gelberman RH, Katz JN. Dynamic scapholunate instability: results of operative treatment with dorsal capsulodesis. J Hand Surg Am 1995;20(6):971-979.

[23] Wyrick JD, Youse BD, Kiefhaber TR. Scapholunate ligament repair and capsulodesis for the treatment of static scapholunate dissociation. J Hand Surg Br 1998;23(6):776-780.

[24] Zarkadas PC, Gropper PT, White NJ, et al. A survey of the surgical management of acute and chronic scapholunate instability. J Hand Surg Am 2004;29(5):848-857.

第70章 肌腱固定术治疗舟月不稳
Tenodesis for Treatment of Scapholunate Instability

Marc García-Elías and Angel Ferreres

定义

- 舟月分离(SLD)是舟月韧带复合体部分或完全断裂导致的典型临床表现,伴或不伴有腕骨排列异常。
- 它既可以表现为孤立的损伤,也可以与其他损伤(桡骨远端骨折、舟骨骨折移位)合并发生。
- SLD通常由创伤引起(腕关节过伸、尺偏位损伤),也可以由慢性炎性关节病变引起(类风湿关节炎、软骨钙化)。

解剖

- 在负重状态下,因为舟骨的斜行排列与腕关节受力的传导方向不一致,舟骨具有先天性不稳定[10],倾向于旋前屈曲位偏移,舟骨不稳定取决于以下几个因素:
  - 桡舟关节的几何形态(舟骨窝越深,舟骨越稳定)。
  - 舟骨周围韧带的稳定能力[近侧舟月骨间韧带复合体,背侧舟三角韧带(STq),掌侧舟头韧带(SC),侧方舟骨大、小多角韧带(STT)][10]。
  - 腕关节相关肌肉。尺侧腕伸肌(ECU)在尺骨头水平斜行至第5掌骨前中侧,因为这个经行方向,在肌肉等长收缩时,它会给桡骨腕骨施加一个旋前的力。其他肌腱[桡侧腕屈肌(FCR),桡侧腕长伸肌(ECRL),拇长展肌(APL)]则提供相反方向的旋后力。腕骨间旋前的力易使舟骨远离月骨,引起不稳,因此提供旋后力的肌腱越强,舟骨稳定性越高。
- 月骨间韧带复合体由3个部分组成:2条舟月韧带(掌侧和背侧)和近侧的纤维软骨膜。
  - 近端的纤维软骨膜双层结构从背侧到掌侧连接了相邻两骨的骨面,分隔了桡腕和腕中关节间隙(图1)。
  - 背侧舟月韧带由致密斜行的结缔纤维组成,连接着舟骨和月骨的背侧面。
  - 掌侧舟月韧带走行纤维更长,角度更倾斜,保证了舟骨相对月骨的稳定旋转。
  - 背侧骨间韧带韧性最强(平均260 N),接下来是掌侧骨间韧带(118 N)、近侧膜状结构(63 N)[2]。
  - 近端膜状结构在中老年人群中常常会出现穿孔,但不会引起力学不稳定。

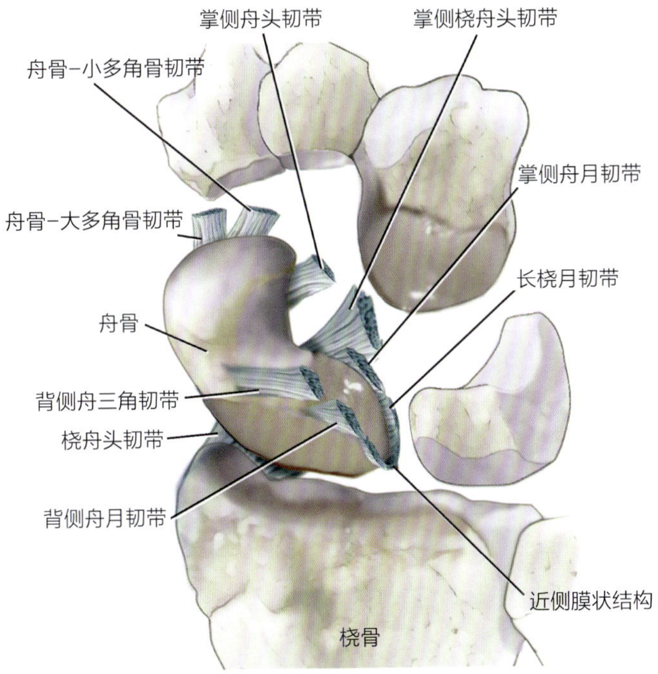

发病机制

- 当受到轴向应力时,3块近端腕骨受力方向不同。舟骨倾向屈曲和旋前,而三角骨被背侧钩骨拉着背伸(图2A)。如果掌、背侧舟骨月韧带和月三角(LTq)韧带是完整的,这种倾向不同方向的运动就增加了舟月和月三角间隙的扭力,进一步稳定了近排腕骨(图2B)。
  - 如果舟月韧带完全断裂,舟骨不再被近排腕骨其余的部分牵拉,就会塌陷到异常的屈曲和旋前位("舟骨的旋转不全脱位")。

图1 尺背侧观舟骨周围韧带。为了更好地暴露韧带,已去除月骨和远排腕骨。

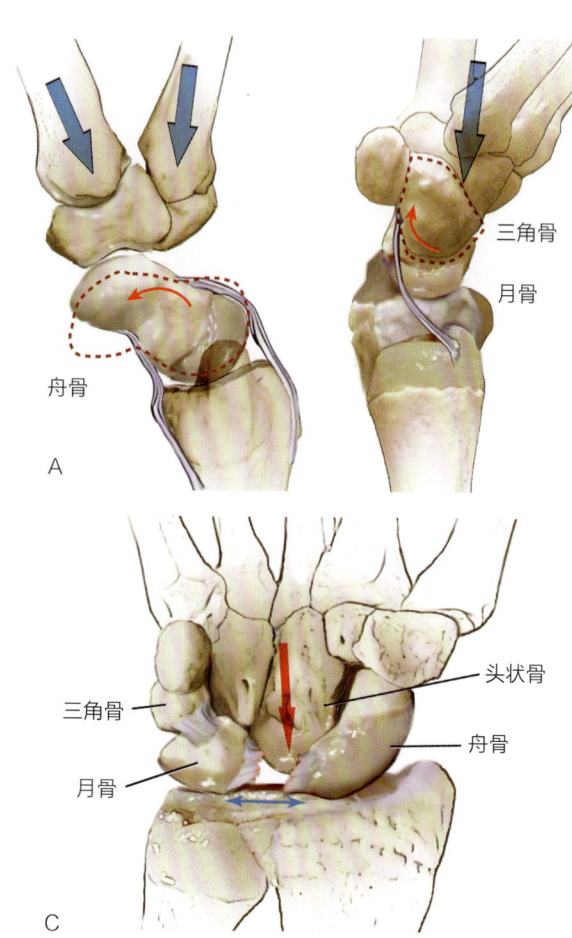

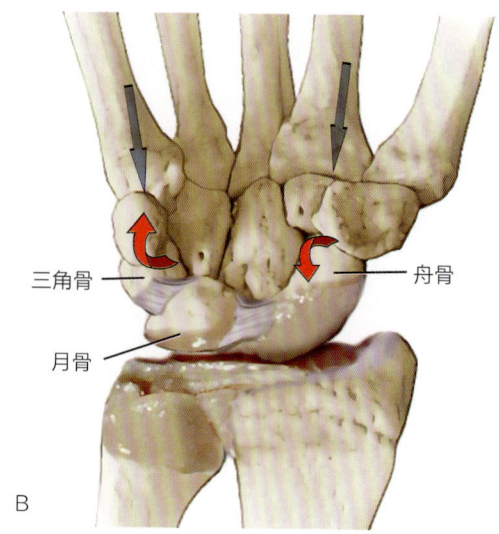

图2 A. 在轴向应力下（蓝色箭头）舟骨旋转至屈曲位（红色箭头），而三角骨背伸。B. 如果舟月和月三角韧带都完整，两个相反的运动互相作用达到一个稳定的平衡，让力传过近排腕骨。C. 如果舟月韧带断裂，二级稳定结构也不能够维持舟骨的排列，月骨间就会出现分离（红色箭头）。接下来头状骨挤入舟月骨间（蓝色箭头），迫使舟骨近极移到桡骨远端背侧缘，就形成了舟月间隙。在这种情况下，月骨伴随着三角骨更加背伸（背侧插入部不稳）和尺偏。

- 与之相反，如果月骨和三角骨向背侧反常旋转，这种类型的腕骨排列不齐叫作腕关节背侧不稳定（DISI）（图2C）。
- 如果在上述情况下出现桡舟月韧带受损，月骨会从桡骨面向掌侧尺侧异位。

自然病程

- 舟月韧带部分损伤的患者可能没有影像学上的异常改变，在腕关节超负荷和(或)腕关节肌肉作用微弱时才有症状（前动态不稳）[11]。
- 如果不及时治疗，当舟月韧带部分损伤发展到3个部分都断裂时，就会出现明显功能障碍。
- 在X线片上会看到舟骨和月骨间有间隙，前提是只有在一定的应力下才看得到（动态不稳）。
- 随着时间迁移，二级稳定结构（STT和SC韧带）破坏，稳定性下降。在这种情况下，腕关节就出现永久性排列异常（静态不稳）（图3A、B）。
- 随着月骨进一步背伸运动（DISI），月骨边缘面减小，腕关节运动进一步受限。
- 与之相反，舟骨进一步旋前屈曲运动，其近端向桡背侧不全脱位，突出于桡骨的舟骨窝（图3C）。
- 桡骨和舟骨间异常的关节面接触，引起舟骨近端软骨损坏，也会引起桡骨茎突反应性增生。这种情况称为舟月进行性塌陷（SLAC 1期）。
- 如果没有治疗，SLAC 1期会发生进一步的软骨损伤，可能累及整个舟骨窝（SLAC 2期）。
- 若舟骨稳定处于DISI，背侧不全脱位的头状骨软骨从桡侧到尺侧发生退变，直到累及整个头月关节（SLAC 3期）。

病史和体格检查

- 有2种情况要怀疑SLD：第1种是患者有以下的暴力外伤史，例如高处跌落或摩托车车祸，有多数腕骨排列异常者；另一种情况是虽然患者不记得明确的损伤史，但是出现了明显症状。
- 在第1种情况，SLD诊断明确。

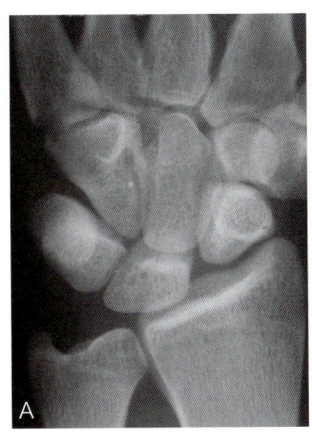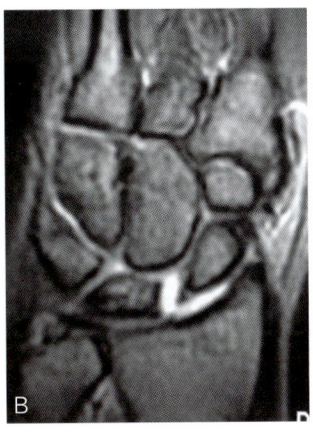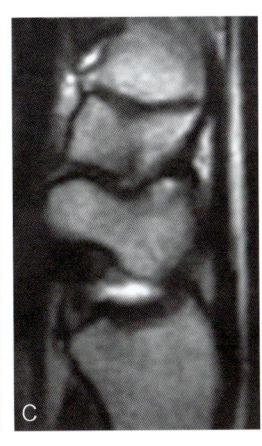

图3 A. PA位X线显示舟月间隙增大,舟骨短缩,出现典型的圆环征,提示静态舟月分离。B. MRI冠状面显示近端膜状结构撕裂的残端悬挂在舟月间隙中,舟月间隙充满积液。C. MRI矢状面显示不全脱位的舟骨近极位于桡骨边缘。

- 在第2种情况,需要高度怀疑这类疾病,需进行仔细体格检查以及辅助检查。
- 通常,关节镜是全部评估韧带损伤程度的唯一方法(见第68章)。
- 动态不稳和静态不稳患者,都有腕部中度肿胀。急性损伤的患者,由于疼痛,腕关节活动范围会受影响,而这一点在慢性患者中则不明显。
- 舟月压痛:如果按压Lister结节稍远处软组织区有锐痛,提示局部的滑膜炎可能性大。但不是所有的滑膜炎都提示舟月关节的损伤,隐匿性囊肿也有同样的压痛表现。
- 抗阻伸指试验[11]:特异性低,但敏感性高。如果出现舟月韧带损伤,在舟月区域会诱发锐痛,代表舟骨背侧不全脱位。
- 舟骨滑移试验[11]:如果舟月韧带完全断裂,舟骨近端会向背侧不全脱位,引起腕关节桡背侧疼痛。这个试验特异性低,隐匿性囊肿、高度松弛或者桡舟退行性关节炎都会产生同样症状。

影像学和其他诊断性检查

- 腕关节后前位。
- 与对侧相比,舟月间隙增大(Terry Thomas征)提示静态SLD。
- 透视下舟骨短缩,同时在舟骨远侧2/3处舟骨结节呈圆环状(圆环征),提示舟骨旋转性半脱位,舟骨圆环征对SLD来说并不具有特异性,在静态LTq分离时也会出现。
- 侧位片。
- 与健侧相比,舟月角增大,为了让这一表现更明显,要求腕关节分别行旋前、旋后位(角度差≥80°)检查。
- 通常建议使用影像增强器活动腕关节。有时候,舟月间隙只有在特定角度和(或)应力条件下才能观察到;在活动腕关节时重复该特定角度进行确认舟月分离存在。
- 关节镜是诊断SLD的金标准,同时有助于对骨间韧带损伤分级[6]。
- MRI对诊断韧带的完整性、骨的血供、是否有滑膜炎等较有帮助。

分期

- SLD 1期:部分舟月韧带损伤,腕骨排列正常(关节镜下明确),舟月间隙无异常(表1)[5]。
- SLD 2期:舟月韧带完全损伤,可以修复。背侧舟月韧带可修复,愈合能力较好。腕骨排列正常。
- SLD 3期:舟月韧带完全损伤,不可修复,舟骨排列正常。背侧舟月韧带愈合能力差。腕骨排列正常。
- SLD 4期:舟月韧带完全损伤,不可修复,舟骨旋转不全脱位可复。完全SLD,背侧STq韧带从月骨远侧缘撕裂,远侧舟骨稳定结构(STT和SC韧带)不足。桡舟角>45°。月骨可向尺侧移动,出现DISI。
- SLD 5期:难修复的完全舟月、桡月韧带损伤,可复性舟骨旋转性半脱位,月骨处于DISI,舟月关节接触面减小[4]。
- SLD 6期:舟月和桡月韧带完全损伤,伴有不可复位的腕骨排列异常,无软骨退变。
- SLD 7期:舟月和桡月韧带完全损伤,伴有不可复位的

表1　SLD分期

项目	I	II	III	IV	V	VI	VII
部分损伤	是	否	否	否	否	否	否
可修复	是	是	否	否	否	否	否
RS角正常	是	是	是	否	否	否	否
月骨位置正常	是	是	是	是	否	否	否
可复位	是	是	是	是	是	否	否
软骨正常	是	是	是	是	是	是	否

腕骨排列异常和软骨退变（SLAC）。

非手术治疗

- 急性、功能受限较少的SLD 1期，可行3～5周的腕关节制动，配合使用抗炎药物以及理疗。
- 肌肉训练对轻微SLD功能受限较有作用，具体做法是在外力抵抗下腕关节向外伸、桡偏（保证ECRL和APL等长收缩）[8]。训练FCR肌肉力量也有助于减少舟月功能受限。FCR以舟骨结节作为转折点，转向它第2掌骨基底的止点处，它收缩产生一个对不稳定舟骨的背侧拉力阻止其屈曲塌陷，阻止了舟月韧带进行性破裂（图4）。

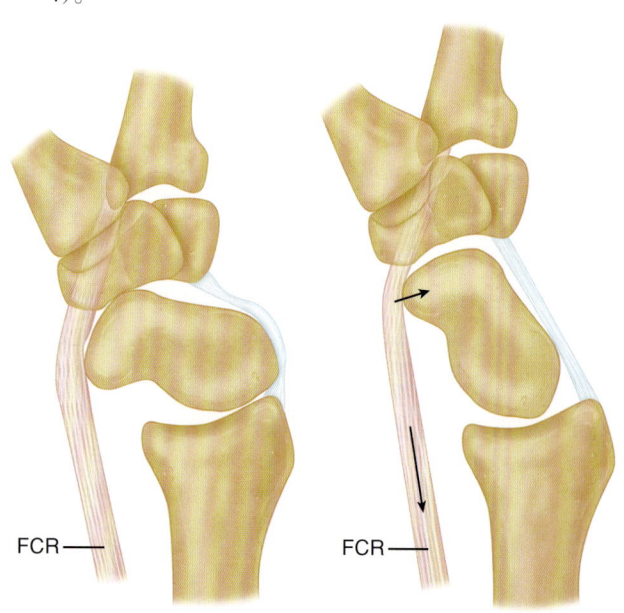

图4　桡侧腕屈肌腱（FCR）靠近舟骨结节。舟骨不稳引起的屈曲趋势可以被桡侧腕屈肌腱（FCR）来代偿。实际上，桡侧腕屈肌腱重新训练在1期SLD中很有效。

手术治疗

- 部分韧带撕裂患者由于韧带残端刺激关节产生不适感，关节镜下清理能解决此问题。
- 热挛缩治疗舟月韧带拉伤仍有争议。在某些动态不稳的患者中它被证实有效，但长期效果不明确，行热紧缩时要仔细控制关节腔内液体的温度，如果使用不当，常会出现烧伤。
- 将ELCL移植至舟骨颈联合固定FCR，在治疗3期SLD上已被证实有效，Seradge等[9]将其称为"Dynadesis"术。
- 只有在SLD第3或第4期，由于腕骨排列异常，舟月韧带常不能修复，因此建议行舟月肌腱重建术[3,5]。若想成功，下面几点很重要：
  ○ 腕骨排列异常能被复原。
  ○ 舟骨周围软骨正常。
  ○ 桡月关节必须稳定，没有尺侧偏移。
- 只有在稳定的腕骨上才能重建稳定。对于治疗SLD5期，推荐"抗旋前肌腱固定术"[4]。
- 如果腕骨排列异常不能轻易复原，任何软组织重建都不能有效地稳定腕骨。
- 关节内纤维化是腕骨难以复位的主要原因。
- 对重体力劳动者来说，肌腱重建不是最佳选择，他们需要稳定要求更高的手术，例如局部融合。
- 肌腱重建不能解决关节囊保护作用的丧失问题，因此长期慢性超负荷后肌腱松弛会加重。

术前计划

- 完善X线片及动力位X线片。
- 关节扫描对评估软骨状态很有用。

- 高质量的MRI可提供一些有用的辅助信息,如骨缺血情况、滑膜炎性反应以及软组织情况等。
- 术前推荐使用关节镜明确关节情况,有助于制订手术计划。

体位

- 臂丛阻滞麻醉,患者平卧,上臂驱血上止血带。

入路

- 在背侧皮肤做一个8 cm Z形、S形或者纵行切口,皮下组织向Lister结节牵拉。
- 仔细辨别桡神经和尺神经感觉支并保护之。
- 沿着第3伸肌间室切开伸肌支持带,将拇长伸肌腱牵向桡侧。
- 切开第2和第5伸肌间室之间的伸肌支持带,回缩形成2个筋膜瓣。大多数间室里有垂直走行的血管,注意止血(图5)。

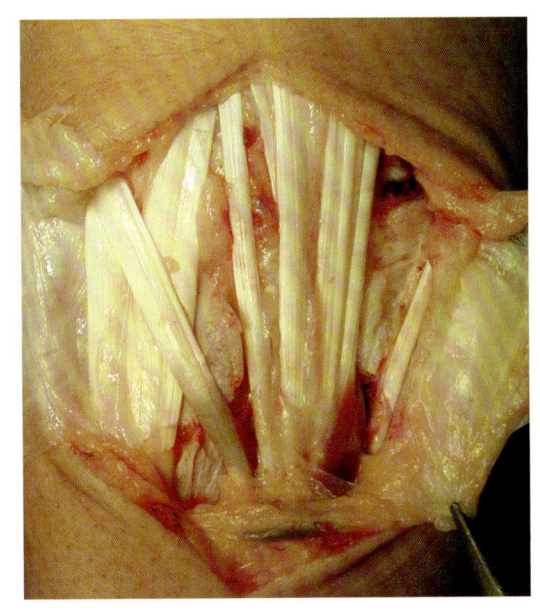

图5　通过腕关节背侧纵切口入路。伸肌支持带沿着第3间室被切开,回缩成2个瓣:桡侧瓣和尺侧瓣。暴露伸肌腱。

背侧韧带、关节囊切开(Berger等)

- 第1个切口沿着桡骨的背侧缘到舟骨窝的中央。
- 第2个切口从第1个切口的末端沿着背侧桡三角韧带方向到其位于三角骨背侧边缘的止点处(技术图1A)。
- 第3个切口从STT关节开始沿着背侧腕骨间韧带方向到其三角骨背侧止点处。
- 将最后两切口相连,就形成了一个以桡侧为基底的关节囊瓣。仔细将其从近排腕骨背侧缘上分离下来(技术图1B)。
- 要保留足够的桡三角韧带附着在三角骨上,它能保持韧带重建后期的张力。
- 如果背侧骨间神经完好,改良的关节囊切开术能保留关节囊的神经支配。近侧基底的关节囊瓣设计同前,只是第1个切口不再沿着桡骨背侧缘,而是在过茎突的横切口末做一垂直切口(技术图1C)。

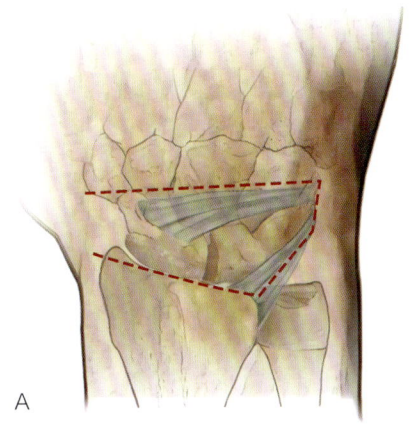
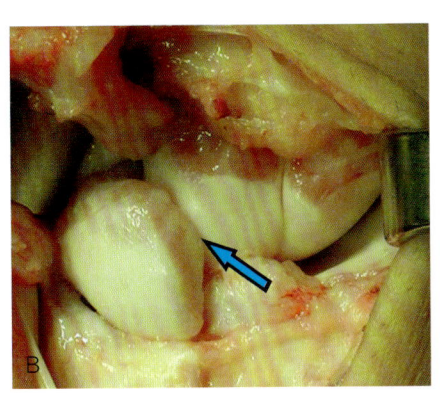

技术图1　A. 沿着背侧桡三角韧带和背侧腕骨间韧带切开关节囊,形成一个关节囊瓣。B. 关节囊瓣向桡侧回缩后,就可以看到舟月损伤(箭头),再决定最终的治疗方案。

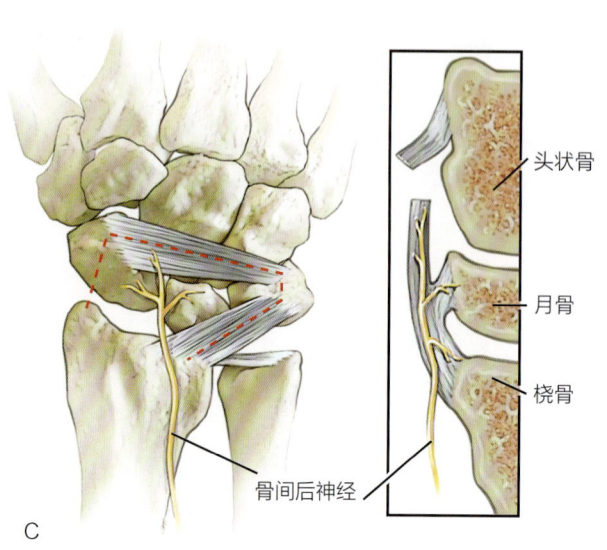
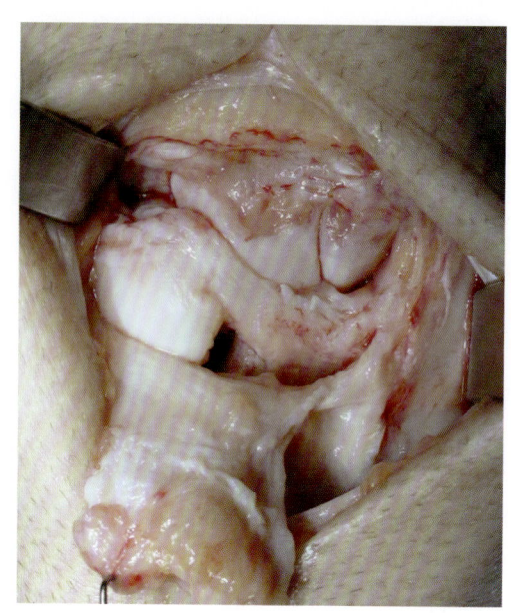

技术图1（续）　C. 近侧为基底的关节囊瓣保护了骨间后神经。这是一种保留神经的囊肿切开术［经允许引自 Hagert E, Ferreres A, Garcia-Elias M. Nerve-sparing dorsal and volar approaches to the radiocarpal joint. J Hand Surg Am 2010;35(7):1070-1074］。

经掌侧舟骨－大多角骨关节加背侧桡舟关节肌腱固定术（Brunelli 和 Brunelli）

- 从舟骨远端水平开始，沿着FCR做一个小的掌侧横切口，切取一个FCR肌腱条。
  - 肌腱条切到肌腱肌腹交界处，保留远侧止点。
  - 肌腱条的大小由舟骨的大小及所做的骨隧道大小决定。
- 用一个2.7～3.2 mm的钻头在舟骨远端掌侧钻孔，从舟骨结节前方钻入，在背侧舟骨颈水平钻出。
- 用肌腱引导器或线圈将肌腱条穿过骨隧道。
- 同时保持舟骨近端复位到舟骨窝，2根克氏针固定舟头关节。
- 透视下评估复位很重要，建议轻微过度复位（桡舟角大约60°）。
  - 后期随着肌腱固定的拉长，舟骨会恢复到理想的45°角。
- 腕关节保持中立位，用穿过骨头的不可吸收线或带线锚钉将肌腱紧紧地固定在Lister结节区（技术图2）。
- 关节囊瓣从固定肌腱的下方穿过，用可吸收线缝在原来位置。
- 修复伸肌支持带，伸肌支持带下放置引流。拇长伸肌腱常放在伸肌支持带的浅层。

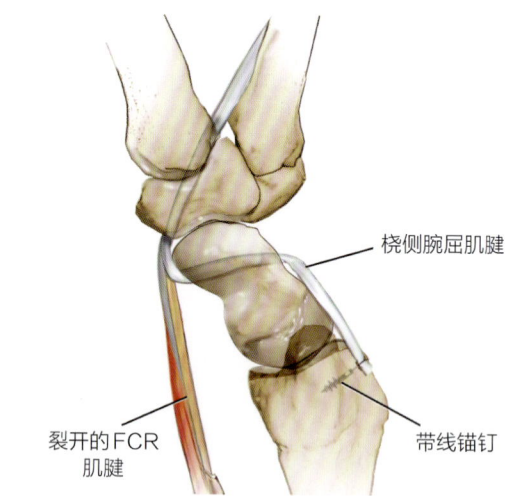

技术图2　掌侧舟骨－大多角骨加背侧桡舟韧带肌腱固定术（Brunelli和Brunelli技术）的示意图，侧面观。注意骨隧道的位置和方向，其可以用带缝线锚钉代替。

三韧带肌腱固定术（改良 Brunelli 肌腱固定术）

- 穿过舟骨的骨隧道不是横穿舟骨远端，而是斜行沿着舟骨长轴，从背侧到掌侧，自舟月韧带原止点进入，穿向掌侧舟骨结节（技术图3A）。
  - 为了不破坏舟骨中部和侧方的关节面，笔者建议先在X线透视下打入1根克氏针，再用空心钻钻孔。
- 用线圈或肌腱导引器将桡侧腕屈肌腱条穿过斜行舟骨骨隧道（技术图3B）。
- 用咬骨钳在月骨背面做一个横行骨槽。这个骨槽需要暴露骨松质，以促进肌腱与骨的愈合（技术图3C）。
- 为了能让肌腱条与骨松质紧密接触，可以在骨槽里打入1根锚钉。
- 接下来将背侧桡三角韧带放置好，由于它止于三角骨上，当肌腱条从掌侧穿到背侧时，就会产生一个裂口（技术图3D）。
  - 背侧桡三角韧带作为滑车结构调整整条肌腱张力。
- 将舟骨、月骨、头状骨复位，在调整肌腱条张力前，用2根1.5 mm克氏针固定。1根穿过舟月关节，另1根穿过舟头关节。
  - 要确保舟骨、月骨的复位成功，消除任何DISI畸形，在透视下正确放置克氏针。
- 移植肌腱拉向桡侧方向，拉力通过背侧桡三角韧带传递（技术图3E）。
- 移植的肌腱通过带缝线锚钉固定在月骨背侧骨槽的骨松质中（技术图3F）。
- 韧带尾部用3-0不可吸收线与其自身缝合（技术图3G、H）。
- 将关节囊瓣拉回原位，覆盖重建的肌腱，与原来的2根切开的韧带边–边缝合。另外也将关节囊与肌腱襻缝合，重建关节囊与舟月关节背侧面的连接。
- 缝合伸肌支持带，放置引流，关闭伤口。

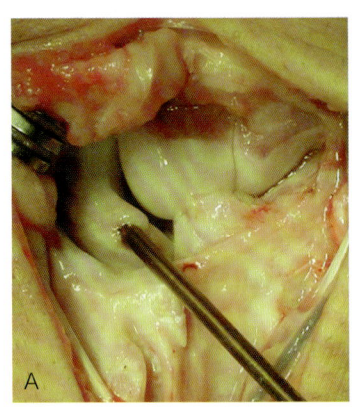
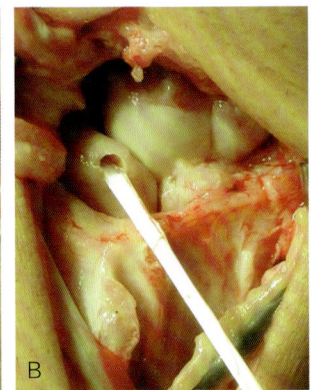

技术图3　A. 用2.7 mm电钻，自舟月韧带背侧止点开始在舟骨上做一个斜行骨隧道。电钻从舟骨结节掌侧钻出。B. 用肌腱牵拉器或线圈把FCR肌腱条从背侧抽出。C. FCR肌腱条已经穿过舟骨骨隧道。在月骨背侧皮质上做个骨槽，在此拧入1枚带线锚钉。沿着背侧桡三角韧带纤维方向制作一个裂口。D. FCR肌腱条穿过裂口。E. 以背侧桡舟韧带作为滑车将FCR肌腱条向桡侧拉紧。

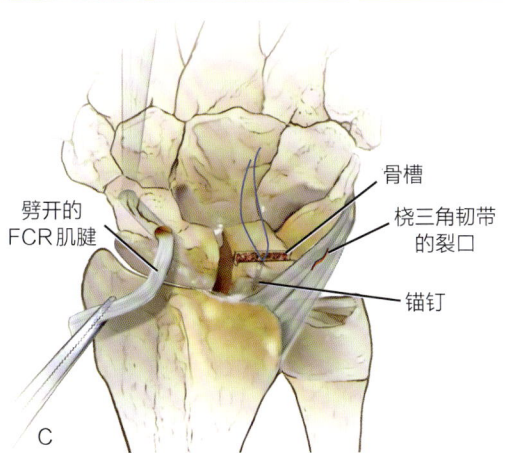
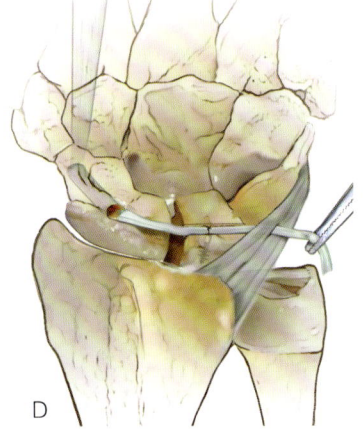
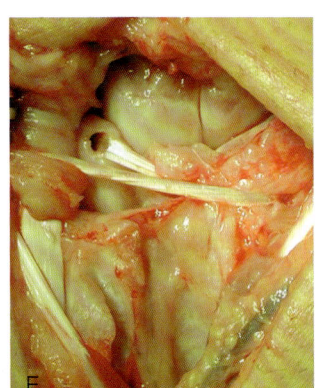

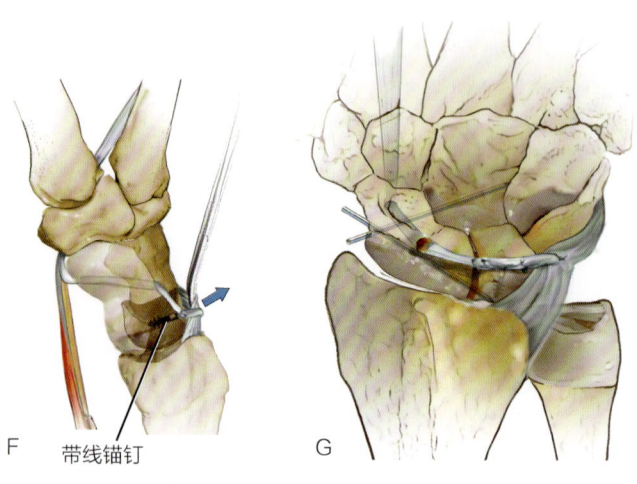
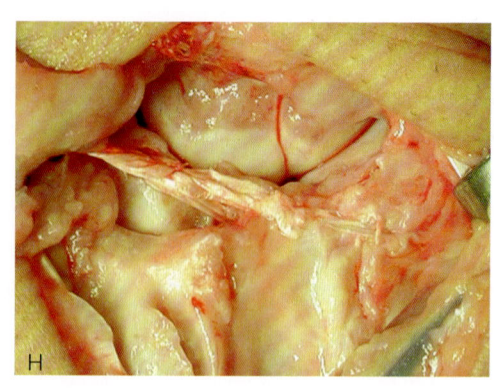

技术图3（续） F. 移植的肌腱用带线锚钉缝在月骨的侧面示意图。G. 再用2根克氏针固定舟骨、月骨和头状骨后，拉紧移植肌腱，把肌腱缝合在月骨骨槽中，FCR肌腱条尾部折返后自身缝合。H. 肌腱固定术最后的外观。

舟骨Dyna-desis固定术[9]

- "Dyna-desis固定术"目的是复位舟骨的同时保持其正常桡向45°倾角。因为该手术不调整月骨的位置，因此只适用于SLD 2期或3期。
- 该技术利用ECRL和FCR 2条肌腱，ECRL将舟骨伸位牵拉，FCR固定舟骨掌侧面和第2掌骨基底部。
- 共需2条切口，第1条切口在STT关节背侧做Z形、S形或纵切口，第2条在舟骨结节处做一掌侧切口。
- 在第1条切口处，清理舟骨颈背侧面，在舟骨背侧做2个通向FCR肌腱间室的骨洞。
- 同样在第1条切口处，找到ECRL肌腱并在第2腕掌关节切取它。
- 在掌侧切口处，在舟骨结节处找到FCR肌腱并切取3～4 mm的长度。
- 随后将舟骨近端推向掌侧，掌侧结节推向背侧，复位舟骨。
- 植入2根1.2 mm克氏针固定该位置。
  ○ 建议使用拉钩保护桡神经背侧感觉支。
- 用一1-0不可吸收缝线带过FCR肌腱，通过一个舟骨骨洞，穿过ECRL远端，通过第2个骨洞回到掌侧切口处。牵拉缝线两端，ECRL被固定在舟骨颈而FCR固定在舟骨结节正中（技术图4）。

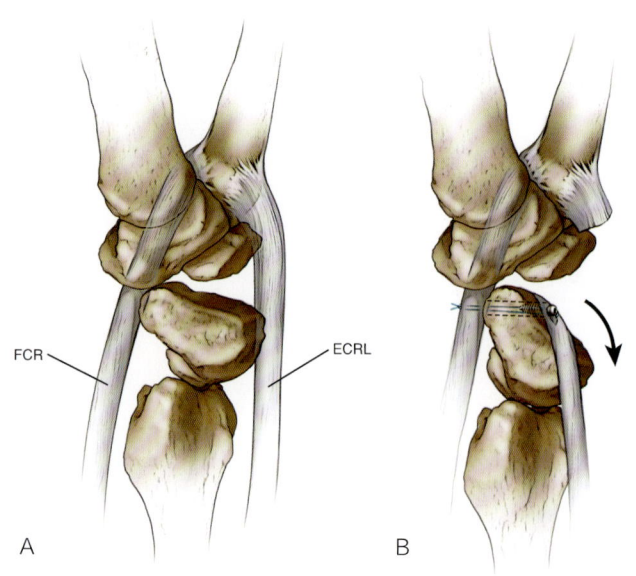

技术图4 A、B. Seradge[9]描述的手术示意图。当舟骨复位后（箭头），ECRL从第2掌骨背侧剥离，转移至舟骨颈。将FCR与舟骨缝合。使用重建桡侧腕长伸肌腱止点的穿骨缝线同时将桡侧腕屈肌固定于舟骨，以达到掌侧远端肌腱固定的效果，预防舟骨屈曲。

抗旋前螺旋形肌腱固定术[4]

- 该技术来自三韧带肌腱固定术,只是并不止于LTq关节背侧,而是继续向掌侧穿行,经过三角骨,重建掌侧桡月三角韧带(技术图5)。
- 除了在三韧带肌腱固定术提到的背侧纵切口和掌侧前间侧切口,该术式还需要一标准腕管切口,以Z形向近端延伸覆盖腕管底部。
- 最初步骤类似三韧带肌腱固定术,从将肌腱移植物绕至三角骨背侧开始,手术步骤开始改变。
- 该术式不再以背侧桡三角韧带作为锚定点,增加的腕管切口提供了额外的视野,肌腱从三角骨骨洞中穿出。
- 在腕管位置时,从前间侧切口进入一弯蚊式钳,向桡侧牵拉肌腱。
  - 注意保护桡动脉。
- 肌腱从桡骨掌侧面拉出,用骨锚或缝线固定在Lister结节处,最终将肌腱移植物置于桡骨茎突掌侧并使用骨锚固定,或者再次穿过朝向第2间室底部的钻孔通道并使用穿骨缝线固定于Lister结节。
- 和三韧带肌腱固定术相同,关闭关节囊、支持带、皮肤。

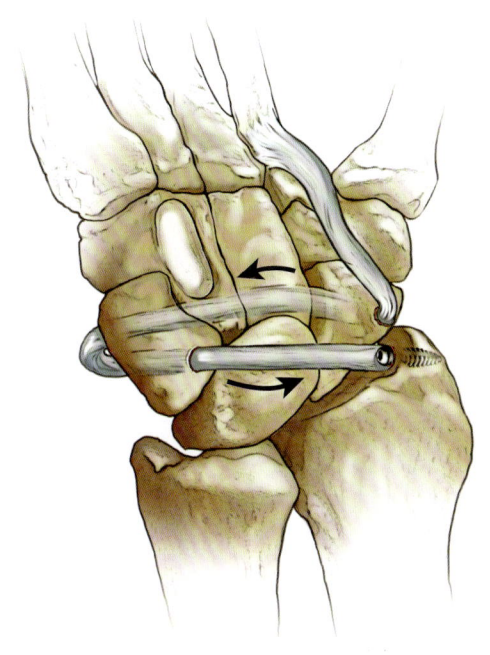

技术图5 Chee等[4]抗旋前肌腱固定术示意图。对FCR肌腱移植物的处理类似于三肌腱固定术,肌腱移植物从腕背侧穿向三角骨,通过三角骨内骨隧道,最后在桡骨茎突掌侧缝合。

要点与失误防范

指征	• 若腕骨排列紊乱难复或腕骨周围关节软骨磨损,不建议该术。 • 稳定骨块难以建立在不稳定骨块上,若月骨不稳定,三韧带肌腱固定术很容易失败,在这种情况下,可以选择抗旋前肌腱固定术。
建立茎突骨隧道	• 从背侧向掌侧植入1根克氏针,打入结节。在透视下,根据获取的肌腱大小选择2.7 mm或3.2 mm克氏针。倾向于直径稍大提供足够支持力,避免复位失败。骨隧道的大小取决于肌腱移植物的厚度。
克氏针	• 将1根1.5 mm克氏针从舟骨桡背侧穿过舟骨,打入钩骨。 • 第2根克氏针从舟骨结节掌侧植入月骨。 • 避免克氏针穿过鼻烟窝(防止损伤桡动脉)。
固定肌腱和月骨	• 月骨的带线骨锚并不是用作保持肌腱张力的锚定点,只是让肌腱和骨松质接触面更大。肌腱固定的张力取决于桡三角背侧韧带。
肌腱固定术	• 避免通过过度牵拉移植物来纠正腕关节背伸不稳定。这样可能会导致掌侧嵌入部分不稳,影响活动甚至导致坏死。

术后处理

- 术后处理与前文所述的三腕固定术基本相同。石膏固定腕关节及掌指关节10日。
- 拆线后,改为短臂夹板保持固定超过5周。
- 然后使用可拆卸的保护性支具固定,这能让腕关节在锻炼间期得到休息,这个支具使用4周。
- 在术后第8周去除克氏针前,允许桡腕关节轻微活动。拔除克氏针后,可以进行主动活动,不主张被动活动。
- 在术后10周后才开始肌肉力量的训练。
- 术后6个月内禁止接触性体育运动。

预后

- 一项招募38名舟月不稳患者的研究指出,在接受了三韧带肌腱固定术后,平均随访46个月。患侧平均活动范围达到了健侧的75%[5],平均握力达到健侧的65%。静息时,28名患者疼痛获得缓解,在用力活动时8名患者出现轻度不适,日常活动中,有2名患者仍然疼痛。29名患者回到了原来的工作岗位。没有发现出现月骨坏死,仅有2例腕关节出现了腕骨塌陷。9名患者在桡骨茎突处出现了轻度的退变性骨性关节炎的表现,但没有潜在的临床症状。
- Seradge等[9]报道了Dyna-desis术治疗105例患者,平均随访63个月。平均握力增加了65%,49%功能评级为优秀,24%好,26%较差。其中94%的患者疼痛得到了缓解。
- 抗旋前肌腱固定术应用于5名患者[4],在第17个月,所有患者均回归工作,握力恢复至健侧70%,所有患者均表示满意。

并发症

- 严重的舟月分离复发或是关节软骨已经明显破坏的病例中,手术技术运用不当常会出现腕骨排列紊乱复发和进行性退变性关节炎。
- 当不确定是否会复发时,建议采取更积极的治疗措施(部分融合或近排腕骨切除)。

(沈君劼 译,洪成旻 审校)

参考文献

[1] Berger RA, Bishop AT, Bettinger PC. New dorsal capsulotomy for the surgical exposure of the wrist. Ann Plast Surg 1995;35:54-59.

[2] Berger RA, Imaeda T, Berglund L, et al. Constraint and material properties of the subregions of the scapholunate interosseous ligament. J Hand Surg Am 1999;24(5):953-962.

[3] Brunelli GA, Brunelli GR. A new technique to correct carpal instability with scaphoid rotary subluxation: a preliminary report. J Hand Surg Am 1995;20(suppl 3, pt 2):S82-S85.

[4] Chee KG, Chin AY, Chew EM, et al. Antipronation spiral tenodesis—a surgical technique for the treatment of perilunate instability. J Hand Surg Am 2012;37(12):2611-2618.

[5] Garcia-Elias M, Lluch A, Stanley JK. Three-ligament tenodesis for the treatment of scapholunate dissociation: indications and surgical technique. J Hand Surg Am 2006;31(1):125-134.

[6] Kitay A, Wolfe SW. Scapholunate instability: current concepts in diagnosis and management. J Hand Surg Am 2012;37(10):2175-2196.

[7] Linscheid RL, Dobyns JH, Beabout JW, et al. Traumatic instability of the wrist. Diagnosis, classification, and pathomechanics. J Bone Joint Surg Am 1972;54(8):1612-1632.

[8] Salva-Coll G, Garcia-Elias M, Leon-Lopez MT, et al. Effects of forearm muscles on carpal stability. J Hand Surg Eur Vol 2011;36(7):553-559.

[9] Seradge H, Baer C, Dalsimer D, et al. Treatment of dynamic scaphoid instability. J Trauma 2004;56:1253-1260.

[10] Short WH, Werner FW, Green JK, et al. Biomechanical evaluation of ligamentous stabilizers of the scaphoid and lunate. J Hand Surg Am 2002;27(6):991-1002.

[11] Watson HK, Ashmead D IV, Makhlouf MV. Examination of the scaphoid. J Hand Surg Am 1988;13(5):657-660.

第71章 舟骨和月骨的复位内固定治疗舟月不稳

Reduction and Association of the Scaphoid and the Lunate for Scapholunate Instability

Joseph M. Lombardi, James A. Wilkerson, and Melvin P. Rosenwasser

定义

- 舟月不稳常常继发于舟月骨间韧带（SLIL）损伤后，是腕关节不稳的常见类型。
- 根据体格检查和影像学结果，舟月不稳可以分为下面几个类型：
  - 静态不稳：在常规摄片中就有舟骨和月骨间的骨性排列异常。
  - 动态不稳：在动力位摄片时才有舟骨和月骨间的骨性排列异常。
  - 前动态不稳：没有放射学异常，但病史和体格检查提示有SLIL损伤。
- 舟月复位内固定术（即RASL手术），可用来纠正静态舟月不稳。

解剖

- 舟月关节的稳定性依赖于囊外韧带和SLIL。
- SLIL可分为3个部分：背侧、掌侧和近侧部分。它们中背侧韧带最厚，对于维持舟月韧带稳定的作用最大[2]。
- 通常舟月间隙<3 mm，但也因人而异，因此舟月间隙首先需和患者健侧比较（图1A）。
- 腕关节正常解剖位置中舟月角平均46°（图1B）[6]。
- 随着腕关节的屈曲和背伸，舟骨和月骨间有25°的旋转角；腕关节桡偏和尺偏时，舟月骨之间则有10°的差角[9]。

发病机制

- SLIL损伤常发生在腕关节背伸摔伤时。应力轴向传导，此时腕关节外伸尺偏、腕骨相互旋转，产生一个超过SLIL生理负荷的应力。
- SLIL也可继发于其他损伤，例如月骨周围脱位和桡骨远端骨折。

自然病程

- 舟骨和月骨间的运动是相关联的，当腕关节屈曲和桡偏时两者屈曲运动，腕关节尺偏外伸时两者相应外伸[4]。在完全性SLIL损伤后，舟月骨间的协调运动表失，当舟骨屈曲时，月骨反而背伸。
  - 舟骨屈曲度的增加，会导致舟月关节骨面接触点的压力增大。这一病理过程的最终结局是舟月进行性塌陷和骨关节炎。
  - 腕关节背伸不稳定（DISI）是由于不相连的月骨背伸，导致舟月分离，腕骨正常排列丢失，改变了力学结构（图2）。这导致了疼痛、无力，最终发展成骨性关节炎。
- 随着时间迁移，病程可进展为关节炎，造成舟月进行性塌陷（SLAC）[12]。
  - 骨关节炎最先发生在桡骨茎突和舟骨之间（1期），随后发生于近侧舟骨窝（2期），接下来开始累及腕中关节（3期），尤其是头月关节，甚至最终累及全部腕中关节（4期）。

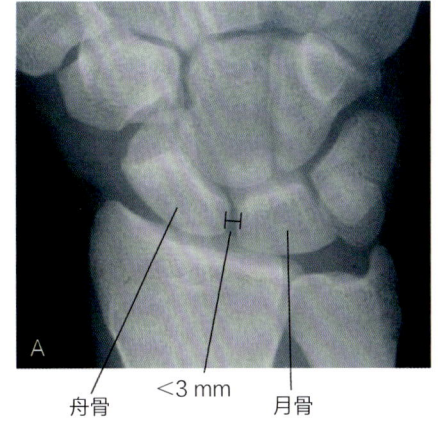

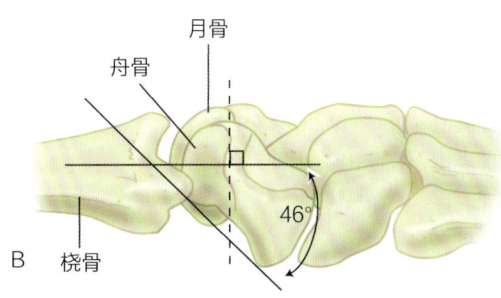

图1　A. 通常舟月间隙<3 mm。B. 腕关节中立位舟月角平均46°。

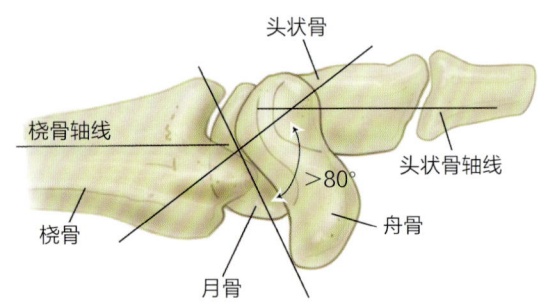

图2 月骨背伸时发生背侧插入部不稳（DISI），接下来头骨和远排腕骨向近侧和背侧移位。

病史和体格检查

- 病史要包括以前腕关节详尽外伤史，尤其是损伤机制和发生时间。
  - 一般患者报告的损伤时间都不太可靠，大多数是慢性损伤急性加重。患者主诉的病程时间不应成为治疗决策的依据，应该明确需要修复的韧带的完整性并且在手术时再次评估。
  - 急性损伤后，往往舟月韧带可以自限性修复，但在亚急性和慢性损伤时，部分受损韧带被吸收或者强度减低。是否有足够长的韧带可供修复能影响手术的决策。
  - 舟月不稳可以是多次损伤累积而成，患者可能有多次腕关节扭伤史，最终产生慢性腕痛。
- 体格检查包括以下几条：
  - 腕关节直接触诊：舟月韧带损伤区域有压痛，若该区域有肿胀感提示背侧关节囊滑膜炎。
  - 运动范围：运动时伴有疼痛提示有不稳、滑膜炎和软骨磨损。
  - Watson 舟骨滑移试验：腕关节背侧疼痛，移动时首先有弹响怀疑 SLIL 不稳。
- 若影像学上健侧也有舟月分离或 DISI 表现，首先要怀疑过度松弛综合征。

影像学和其他检查

- 同时拍摄正常和动力位片对诊断很重要，包括：
  - 后前位（PA）、侧位和斜位片。
  - 桡偏和尺偏的 PA 位片。
  - 旋前握拳 PA 位片。
- 要对比双侧腕关节摄片。
- SLIL 损伤放射学表现包括：
  - 舟月分离>3 mm，因为韧带松弛症者舟月间隙也会>3 mm，所以要双侧对比（图3A）[5]。
  - 当舟骨屈曲时，远端的舟骨结节向近端排列，出现舟骨皮质环征（图3A）。
  - 舟月角>60°（图3B）[8]。

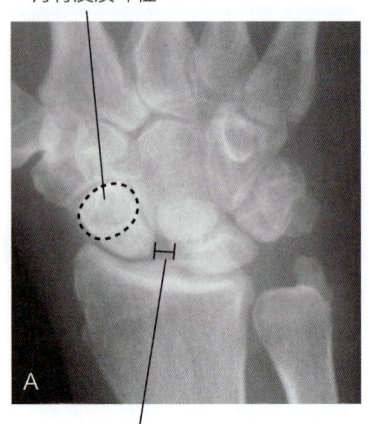

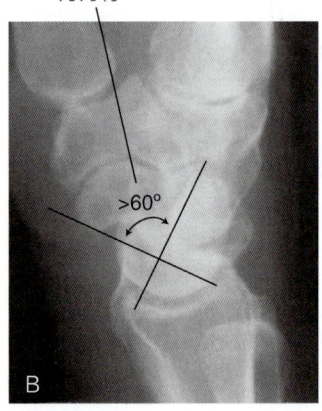

图3 A. 舟月间隙增宽（3 mm），腕关节AP位看到舟骨皮质环征。B. 腕关节侧位片见舟月角增大（>60°）。

- DISI 畸形表现为头状骨向背侧移位，腕高度降低。
- 搭配腕关节专用线圈的 MRI 准确率更高。
  - 敏感性为 63%～92%。
  - 特异性为 86%～100%（与机器和损伤类型有关）[10,11]。

鉴别诊断

- 舟骨骨折。
- 头月关节炎。
- 舟骨-大多角骨-小多角骨（STT）关节炎。
- 腕中关节不稳。
- 腕背囊肿。
- 背侧撞击综合征。

非手术治疗

- 影像学提示腕关节骨排列正常，但有持续腕痛，伴有或者不伴有 Watson 征阳性者，建议使用支具固定直到症状缓解。
- 背侧滑膜炎严重时可行关节腔内注射抗炎药。

手术治疗

RASL手术的禁忌证

- 可修复的SLIL。
  - 如果韧带有足够的长度可供修复，建议行一期韧带修复。
  - 上述情况主要见于急性损伤(<3周)，但也可见于慢性损伤。正因如此，在做RASL手术之前先做关节镜检查来评估SLIL的质量。
- 出现严重的头月或全腕关节炎。
  - 如果发现严重的腕中关节或桡舟关节炎，建议行其他手术，例如近排腕骨切除或者局部腕关节融合术。
- 舟骨和桡骨茎突之间局限性的关节炎不是RASL手术的禁忌证，因为该手术常规包含了桡骨茎突切除术。

体位

- 患者平卧，手臂放在搁手台上。
- 搁手台旋转90°以便于术中透视。

入路

- RASL手术可以在关节镜下进行，也可以行开放性手术。
- 关节镜下RASL手术，必须由有经验、操作熟练的关节镜医生施术。
- 笔者倾向于开放性手术，有助于术中清理和解剖复位。
- 开放性手术使用背侧腕骨间韧带入路。

背侧腕骨间韧带关节囊切开术

- 在腕关节背侧做纵行切口，切口位于Lister结节尺侧缘（技术图1A）。
- 钝性分离软组织到伸肌支持带，注意保护腕背静脉和皮神经分支。
- 沿着拇长伸肌腱(EPL)方向斜行切开伸肌支持带（技术图1B）。
  - 打开第3、4伸肌间室。
  - 将EPL牵向桡侧，第4间室肌腱牵向尺侧。
- 于背侧腕关节囊做斜行切口，位于背侧腕骨间韧带(DIC)近侧并与之平行（技术图1C）。
- 注意保护背侧桡腕韧带(DRC)。

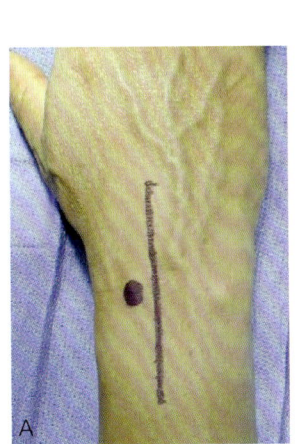 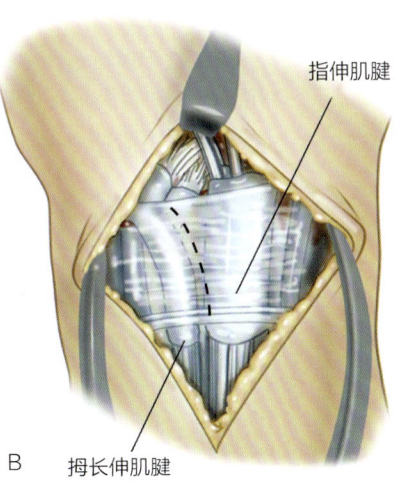 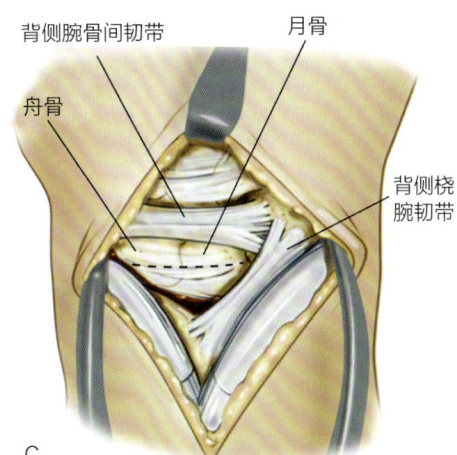

技术图1 A. 腕背中部切口位于Lister结节尺侧。B. 平行于拇长伸肌腱(EPL)做斜行切口，切开伸肌支持带。EPL牵向桡侧，第4间室伸肌腱牵向尺侧。C. 于背侧关节囊做斜行切口，位于背侧腕骨间韧带近侧并与之平行。找到背侧桡腕韧带并保护之。

桡骨茎突切除

- 打开关节囊后,找到舟月间隙、SLIL并探查桡腕和腕骨间关节情况。
  - 如果发现舟骨-桡骨茎突以外区域的骨关节炎,建议行其他补救性手术。
- 在第1背侧间室中轴线处做第2个切口(技术图2A)。
  - 注意保护桡动脉背侧支和桡神经浅支。注意分离并保护桡动脉背侧支及桡神经浅支主干。
- 松解第1间室伸肌支持带,向背侧牵开伸肌腱。
- 沿着腕关节囊走行纵行切开,暴露桡骨茎突(技术图2B)。
- 剥离桡骨茎突上的骨膜,用骨刀切除桡骨茎突。
  - 要切除足够的桡骨茎突,以避免腕关节桡偏时舟骨和桡骨发生撞击。
  - 但要注意桡骨茎突切除过多也会影响掌侧桡舟头韧带在其基底的附着性。

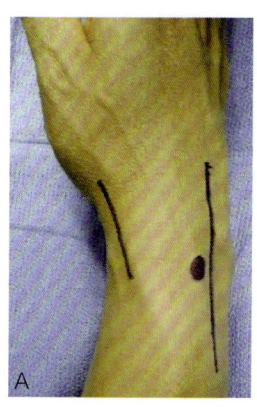 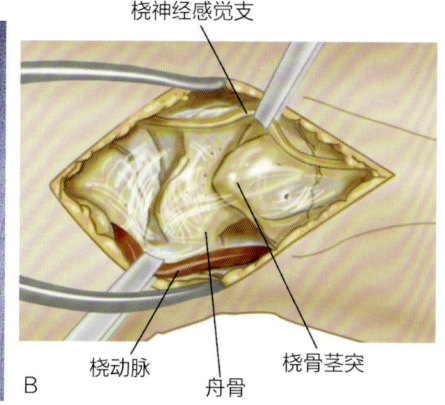

技术图2 A. 在背侧第1伸肌间室做纵切口。B. 松解第1伸肌间室,纵行切开至桡骨茎突。

准备复位舟月关节

- 在舟骨、月骨上分别打入1根1.6 mm克氏针作为撬棒(技术图3A)。
  - 为了矫正月骨背伸,克氏针应尽量靠近暴露的软骨面,方向从近端到远端。
  - 如果逆时针方向未使月骨完全复位,可能需要打第2根克氏针重复这一步。
  - 同样为矫正舟骨屈曲,克氏针尽量靠向暴露关节面的远侧,方向从远侧到近侧。
  - 置入克氏针时应考虑螺钉的最终位置。舟骨克氏针应该置于螺钉远侧,月骨克氏针应位于螺钉近侧。
- 用单侧磨钻磨去舟月关节的软骨(技术图3B)。
  - 为了能更清楚地看到关节面,可以使用撬棒分开舟、月骨。
  - 磨去软骨直至骨松质,直到骨面渗血。
- 通过屈曲月骨、外伸舟骨将舟月骨复位(技术图3C)。
  - 用Kocher钳维持复位(技术图3D)。
- X线透视明确复位完成(技术图3E)。

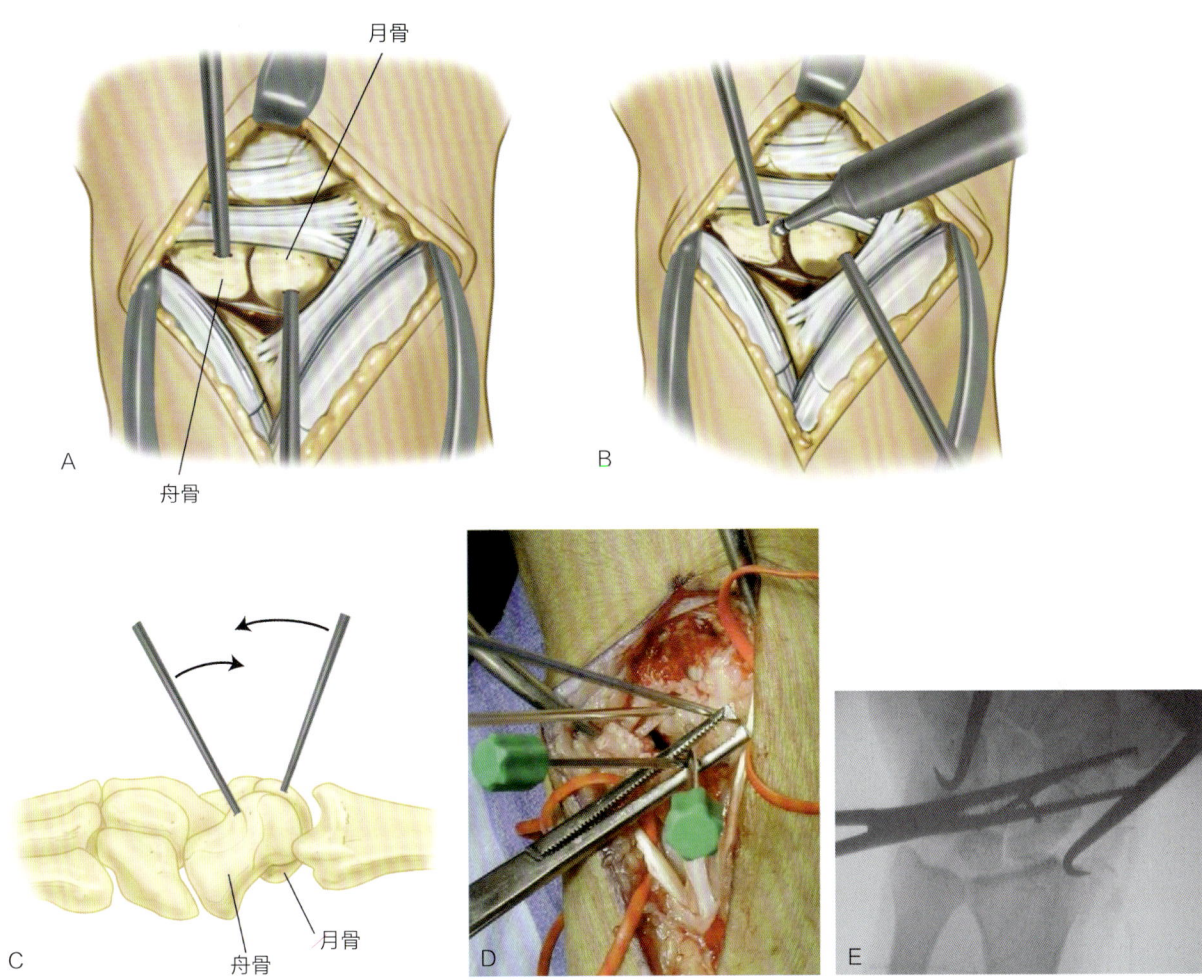

技术图3　A. 舟骨和月骨上打入1.6 mm克氏针。B. 单侧磨钻去除舟月骨间的软骨。C. 撬拨克氏针使舟骨背伸，月骨屈曲。D. 用血管钳固定复位。E. X线透视明确复位。

放置Herbert螺钉

- 用1枚空心无头螺钉固定，置入月骨旋转中心轴。
- 导针从桡侧切口进入舟骨中部。
- 由舟骨中外侧向复位的月骨内侧角打入克氏针（进入角度大约与桡骨远端尺偏角一致，20°左右）（技术图4A）。
  - 为了便于螺钉进入，克氏针位置可能需要调整。
- 不要破坏月三角骨间韧带。
- AP和侧位确认导针在位后，钻孔，置入螺钉。
- 用空心导管或第2根克氏针测量螺钉长度，减去2～4 mm作为最后螺钉长度。
- 将螺钉头部埋入舟骨，确保在腕部触摸不到。
- 在X线透视下检查螺钉位置是否准确（技术图4B、C）。
- 松开Kocher钳，拔除克氏针。
- 试活动腕关节，确认复位后舟月稳定性。

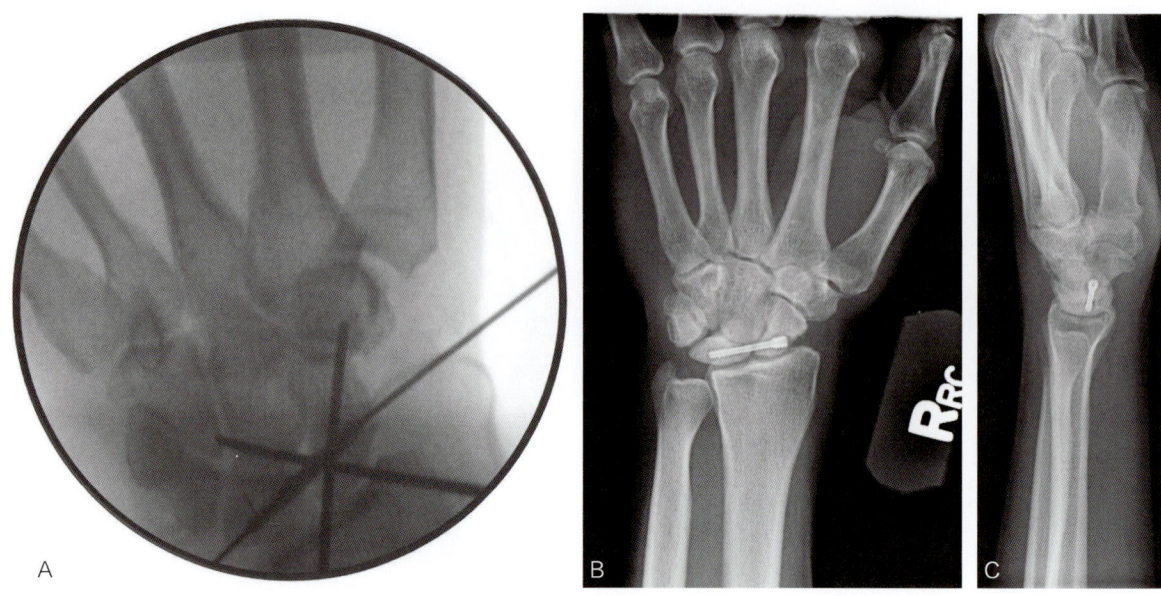

技术图4 A. 螺钉的进入角度大约与桡骨远端尺偏角一致,为20°。B、C. X线透视下检查螺钉是否在位。

关闭伤口

- 松开止血带,用Bovie或双极电凝止血。
- 背侧关节囊切口保持打开。
- 用5-0尼龙线缝合伤口,无菌敷料包扎,给予夹板固定。

要点与失误防范

指征	• RASL手术前确定没有骨关节炎。
掌桡侧入路	• 注意保护桡神经浅支,不要过度牵拉。 • 置入螺钉前注意保护桡动脉背侧支。
桡骨茎突切除	• 连续进行桡骨茎突截骨:一次用以显露舟骨,一次用以保留掌侧桡舟头韧带。 • 截骨量足够防止桡舟撞击综合征。
克氏针位置	• 克氏针不能置于舟月骨中间。 • 打入月骨近端尺侧及舟骨桡侧远端,避免干扰螺钉置入。
骨处理	• 磨平舟月骨面软骨直至骨松质。 • 不要去除舟骨或月骨间的关节软骨,可以保持关节面接触稳定。
螺钉位置	• 不能用自攻螺钉,避免阻碍舟月骨旋转。 • 导针位置合理,矢状位从中心掌侧进入,冠状面上进入月骨内侧角。 • 如果螺钉位置太靠近中矢线背侧,可能会导致偏离轴心的运动,导致手术失败。
随访	• 可以预计随着运动功能的恢复,月骨螺钉尾部会显露,但不会引起舟月间隙增大,因为舟月关节间的软组织已经愈合。

术后处理

- 10～14日后拆除夹板,拆线。
- 随后用可拆卸夹板固定腕关节,开始适当的主动活动。
- 术后3个月可进行理疗及日常生活活动。
- 慢慢进行力量训练。
- 术后6个月对腕关节运动不限制。

预后

- Lipton等[7]报道了一项纳入21例患者的临床研究,近期有一项纳入31人并且随访时间更长的研究在投[13]。
  - 平均随访时间6.2年,患者平均DASH评分16.6分,静息时VAS评分0.58分,运动时1.65分,SF-36运动评分48.7分,心理评分53.8分。
  - 对23名患者进行了体格检查,平均屈伸范围108°,健侧平均136°($P=0.01$),平均桡偏19°,尺偏26°,桡尺偏角度($P=0.24$)、握力和健侧没有显著性差异。
  - 这一队列研究中没有明显围术期并发症,32名患者中有4人进行了二次手术,其中3人是因为手术失败,第4人因为疼痛拆除了内固定装置(但是DASH评分18.3分)。
  - 平均术前舟月角77°,术后55°($P<0.0001$),平均舟月间隙从术前4.5 mm变为术后2.1 mm($P<0.01$)。
- Caloia等[3]应用关节镜治疗了8例RASL(9个腕关节)。平均随访时间34.6个月,患者VAS评分从术前5.4分改善为术后1.5分,术后握力恢复到健侧78%,舟月角从70.5°降至59.3°。
- Aviled等[1]报道了关节镜治疗7例患者静态不稳,患者年龄从28岁到77岁,其中有6名患者在第19个月的随访中报告疼痛减轻,唯一1名患者发生了进展性的掌桡和桡中关节炎,平均舟月间隙从4.2 mm降为1.75 mm,平均舟月角从81.6°降为61.8°。
- Zubairy等[14]对13名慢性舟月不稳定患者行舟月融合术,其中4名患者完全融合,共有10名患者报告了症状改善。有2名患者接受了全腕融合术。该研究小组报告所有患者骨纤维融合,有效减轻疼痛。

并发症

- 内植物不稳定。
- 螺钉移位。
- 桡神经浅支损伤。

(沈君劼 译,洪成旻 审校)

参考文献

[1] Aviles AJ, Lee SK, Hausman MR. Arthroscopic reduction-association of the scapholunate. Arthroscopy 2007;23:105. e101-e105.

[2] Berger RA, Imeada T, Berglund L, et al. Constraint and material properties of the subregions of the scapholunate interosseous ligament. J Hand Surg Am 1999;24(5):953-962.

[3] Caloia M, Caloia H, Pereira E. Arthroscopic scapholunate joint reduction. Is an effective treatment for irreparable scapholunate ligament tears? Clin Orthop Relat Res 2012;470:972-978.

[4] Garcia-Elias M, Geissler WB. In: Green DP, Hotchkiss RN, Pederson WC, et al, eds. Green's Operative Hand Surgery, ed 5. Philadelphia: Elsevier/Churchill Livingstone, 2005.

[5] Linscheid RL. Scapholunate ligamentous instabilities (dissociations, subdislocations, dislocations). Ann Chir Main 1984;3:323-330.

[6] Linscheid RL, Dobyns JH, Beabout JW, et al. Traumatic instability of the wrist: diagnosis, classification, and pathomechanics. J Bone Joint Surg Am 1972;54(8):1612-1632.

[7] Lipton CB, Ugwonali OF, Sarwahi V, et al. Reduction and association of the scaphoid and lunate for scapholunate ligament injuries (RASL). Atlas Hand Clin 2003;8:249-260.

[8] Rosenwasser MP, Miyasajsa KC, Strauch RJ. The RASL procedure: reduction and association of the scaphoid and lunate using the Herbert screw. Tech Hand Up Extrem Surg 1997;1:263-272.

[9] Ruby LK, Cooney WP III, An KN, et al. Relative motion of selected carpal bones: a kinematic analysis of the normal wrist. J Hand Surg Am 1988;13(1):1-10.

[10] Schädel-Höpfner M, Iwinska-Zelder J, Braus T, et al. MRI versus arthroscopy in the diagnosis of scapholunate ligament injury. J Hand Surg Br 2001;26:17-21.

[11] Schmitt R, Christopoulos G, Meier R, et al. Direct MR arthrography of the wrist in comparison with arthroscopy: a prospective study on 125 patients [in German]. Rofo 2003;175:911-919.

[12] Watson HK, Weinzweig J, Zeppieri J. The natural progression of scaphoid instability. Hand Clin 1997;13:39-49.

[13] White NJ, Raskolnikov D, Crow SA, et al. Reduction and association of the scaphoid and lunate (RASL): long-term follow-up of a reconstruction technique for chronic scapholunate dissociation [abstract]. Am Soc Surg Hand 2012;94-B:51.

[14] Zubairy AI, Jones WA. Scapholunate fusion in chronic symptomatic instability. J Hand Surg Br 2003;28(4):311-314.

第72章 月三角韧带的修复和加固
Lunotriquetral Ligament Repair and Augmentation

Eric R. Wagner and Alexander Y. Shin

定义

- 独立的月三角骨间韧带(LT)复合体损伤并不常见，与其他近侧韧带损伤、舟月分离相比，对其知之甚少。
- 月三角韧带撕裂可以单独发生，也可合并其他腕关节病变，例如月骨脱位或桡骨远端骨折。
- 它可以由急性创伤引起，也可由慢性退变或者炎症引起。
- 月三角韧带损伤的严重程度由轻到重，可以从部分撕裂动态不稳(最常见)到完全脱位静态塌陷。
  - 动态LT不稳常发生在月三角韧带复合体完整，但是韧带减弱或松弛的情况下。如果韧带完全破裂时，即使还未发生月三角分离，也存在不稳。
  - 当月三角韧带完全破裂(掌侧和背侧部分)时，称之为月三角分离。
  - LT完全破裂合并背侧桡三角韧带(及其他二级稳定结构)损伤会导致静态塌陷，月骨相对舟骨屈曲，这种畸形被称为掌屈不稳定(VISI)。VISI腕骨塌陷不简单是掌侧和背侧月三角韧带断裂，此时桡三角韧带的功能也已丧失(图1)。

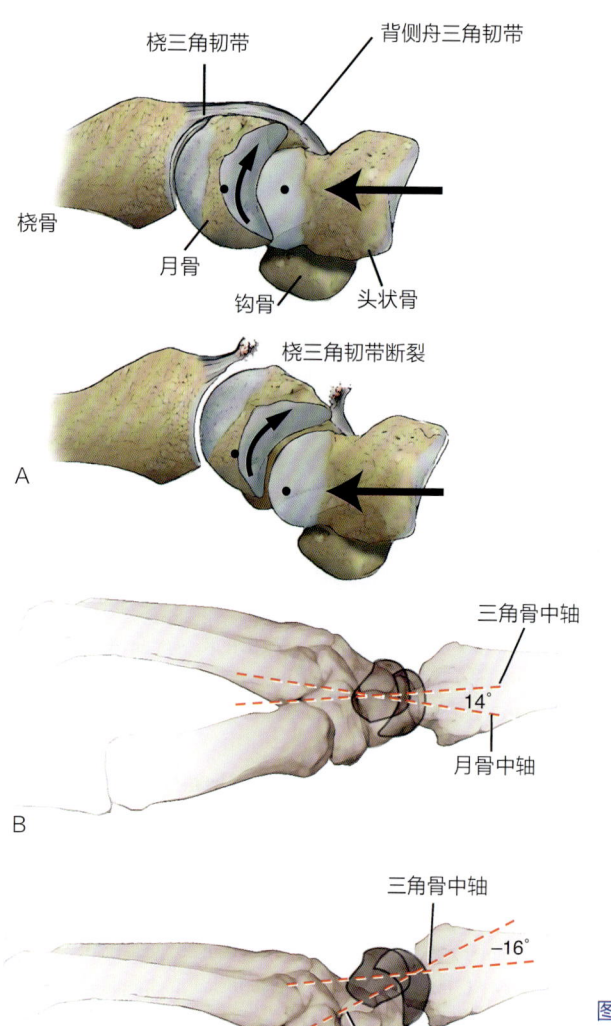

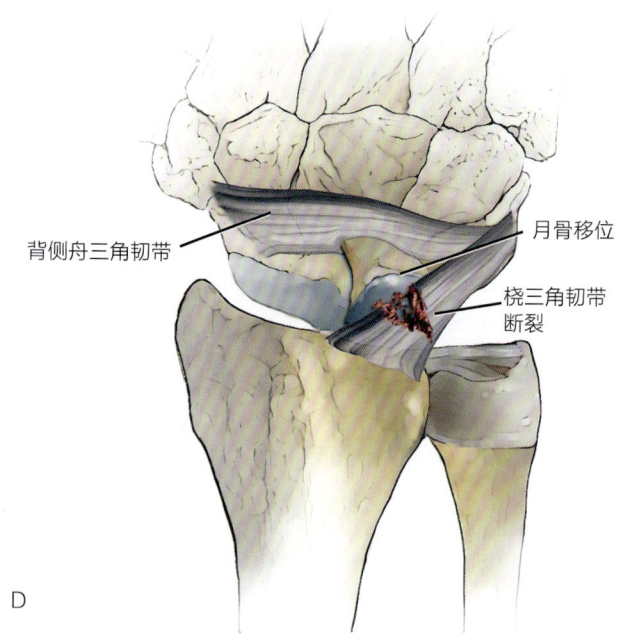

图1 A. 完整的背侧韧带和正常的腕骨排列。当二级稳定结构受损时，月骨掌屈，导致掌屈不稳定(VISI)腕骨塌陷。B. 正常的腕骨排列(侧位片)，月三角成角为+14°。C. 侧位片可以看到VISI腕骨塌陷，月骨掌屈，月三角成角-16°。D. 月三角韧带和二级稳定结构破坏。

解剖和力学特点

- 和舟月韧带相同,月三角韧带也呈C形,附着在关节的背侧、近侧和掌侧边缘。
- 月三角韧带的掌侧部分最厚,也是该复合体生物力学上最重要的部分,解剖上和尺头韧带交叉[18]。
  - 舟月韧带背侧部分是最坚韧的[3]。
- 月三角韧带的背侧部分在限制旋转上起重要作用,掌侧部分在三角骨的外伸时将应力传导到与其相连的钩骨上。
- 膜性部分对抗旋转、移位的作用较小。
- 以上解剖特点解释了"月骨平衡"的概念,舟骨有掌屈的趋势,而三角骨有背伸趋势。通过舟月韧带和月三角韧带使这两个力达到平衡,整个近排腕骨以月骨为中心实现了平衡。

发病机制

- 月三角韧带损伤的确切机制尚不明了,很多机制在其中都发挥了作用。
- 月三角韧带可发生在Mayfield Ⅲ型和Ⅳ型月骨周围脱位时(图2A)。
- 独立的创伤性月三角韧带损伤可发生在月骨周围损伤中(图2B)[17]。
- 急性月三角韧带损伤可能是由于腕关节旋前跌倒导致[21]。
- 如果没有创伤病史,需怀疑炎性关节炎引起退行性月三角不稳[15]。
- 尺骨的阳性病变会因为磨损或者改变腕骨间力学参数而导致月三角韧带退变(尺侧撞击综合征)[16]。

自然病程

- 这些损伤的自然病程尚未明了,但已知月三角韧带损伤会导致关节退行性改变。

病史和体格检查

- 月三角韧带损伤后表现为腕关节尺侧急性或慢性疼痛[21]。
- 体格检查应检查整个腕关节,尤其是尺腕关节(表1)。

表1 月骨周围损伤及反向月骨周围损伤

分级	韧带或骨损伤
月骨周围损伤	
1	舟月韧带和长桡月韧带损伤,舟骨骨折
2	掌侧关节囊撕裂
3	月三角韧带分离
4	桡月背侧关节囊撕裂和月骨半脱位
反向月骨周围损伤	
1	尺月或尺三角损伤
2	月三角韧带
3	腕中关节或舟月韧带

- 月三角关节损伤后可引起背侧月三角关节处压痛[9,17]。
- 腕关节旋前尺偏时轴向加压会诱发动态不稳及疼痛伴弹响。
- 腕关节有时会触及明显的咔哒声,有时会有疼痛,常发生在桡偏或尺偏时。
- 诱发试验提示月三角韧带松弛,捻发音和局限性疼痛能帮助定位病变部位:
  - Ballottement试验[17]:出现前后松弛和疼痛为阳性。
  - 压迫试验:出现疼痛,说明月三角或者三角钩关节有病变。
  - 剪切力试验[7]:出现月三角关节疼痛、捻发音以及异常移动为阳性。
- 其他体格检查发现包括运动范围受限和握力下降[9]。
- 所有检查必须要与对侧对比。

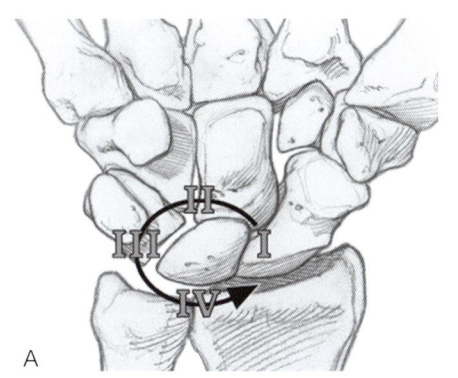 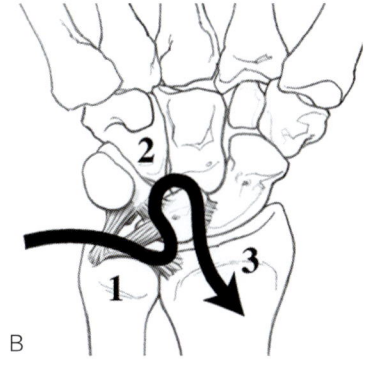

图2 A. 月骨周围脱位。Ⅰ~Ⅳ代表Mayfield等[10]提出的月骨周围进行性不稳定的分期。B. 逆月骨周围损伤。1~3代表Murray等[12]提出的逆月骨周围不稳定的分期(版权:Mayo Clinic)。

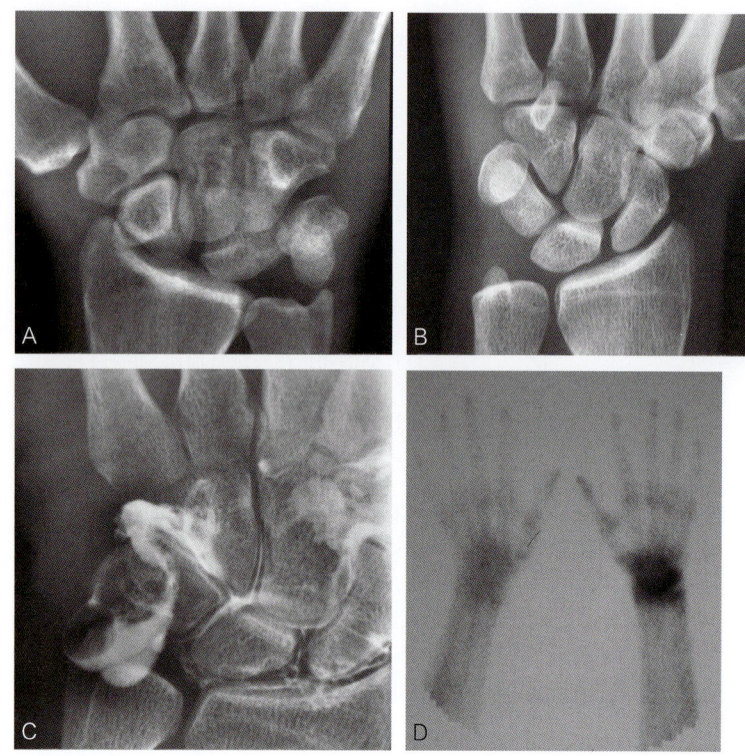

图3 月三角韧带损伤患者的AP位摄片表现。A. 由于月骨、三角骨掌屈,出现近排腕骨排列异常。B. Gilula弧的破裂。C. 腕关节造影可见放射性浓集,表明月三角韧带损伤。D. 骨扫描表现为月三角关节处的放射性示踪剂摄取增加。

影像学和其他检查

- 月三角韧带损伤在X线片中常为阴性,因为它们大多是动态不稳,通常在受力或者手、腕在某个特定位置才能显现出来。
  - 月三角韧带分离可导致Gilula弧Ⅰ型和Ⅱ型破裂,表现为三角骨向近侧移位,伴或不伴月三角骨重叠影(图3A、B)。
  - 和舟月韧带损伤不同,月三角之间通常不会出现间隙。
  - 静态VISI畸形提示不仅有月三角骨间韧带损伤,还发生了背侧桡三角韧带损伤。
  - 尺偏、桡偏和前后位摄片对诊断也很有帮助,月三角分离导致三角骨活动度减小,月骨、舟骨和远排腕骨活动度增加[2]。
- 在腕中关节腔注射局麻药有助于定位患者疼痛的部位。
  - 同时注射激素类药物能缓解局部炎症,改善症状。
- 关节造影时造影剂聚集或是漏出月三角间隙提示发生韧带损伤(图3C)。但是老年退变性病变和无症状的月三角不稳亦可出现上述表现,因此需要与临床体格检查相结合。
- 腕关节达到最大尺偏角时,实时透视可定位腕关节桡尺偏时出现咔嗒的部位。
- 锝-99骨扫描能够帮助定位急性损伤,但特异性不如关节造影(图3D)[6]。
- 磁共振对诊断月三角韧带损伤帮助不大。

鉴别诊断

- 对腕尺侧疼痛的鉴别诊断可分为六类:骨性、韧带性、肌腱性、血管性、神经性和肿瘤。
- 骨性损伤包括骨折后遗症(例如骨不连或畸形愈合)和退行性病变。骨不连可累及钩骨、豆状骨、三角骨、第5掌骨基底、尺骨茎突以及桡骨或尺骨的远端。
- 豌豆-三角骨关节、腕中关节(三角钩关节)、第5腕掌关节或者远侧桡尺关节的退行性改变也会引起腕尺侧疼痛。
- 韧带损伤包括了尺侧内在韧带(月三角或头钩韧带)或者外在韧带(尺月、三角头或三角钩韧带)以及三角纤维软骨复合体。
- 肌腱性原因包括尺侧腕伸肌和尺侧腕屈肌的肌腱病变。
- 血管性病变例如尺动脉血栓或血管瘤。
- 神经性病变发生在尺神经卡压、尺神经手背感觉支神经炎和复杂区域疼痛综合征。
- 肿瘤包括骨样骨瘤、动脉瘤样骨囊肿等。

非手术治疗

- 大部分月三角韧带损伤的治疗是给予夹板或者管型石膏固定。最初给予腕关节长臂管型石膏固定4周,再更换短臂石膏固定4周。
- 要注意在豌豆骨底下垫衬垫(使豌豆骨抬高),可使韧带在愈合时保持最好的腕骨序列。
- 急性损伤且影像学上没有异常,非手术治疗可以取得成功。
- 慢性损伤后的症状在经过制动后也会有改善。
- 腕中关节腔注射局麻药物和激素常能在一段时间内明显缓解症状。
- 无论急性还是慢性损伤,如果保守治疗失败,就要进行手术治疗。保守治疗后再行手术治疗对于预后影响可能较小。
- 月三角韧带损伤时帮助恢复ECU力量的物理训练也较有帮助[8]。

手术治疗

- 手术治疗的指征是保守治疗无效后的急性或慢性损伤。
- 手术目的是恢复近排腕骨的旋转稳定性,重建头月轴线的正常序列。
- 可以通过直接韧带修复、尺侧腕伸肌腱韧带重建或者关节融合来重建月三角韧带功能。
- 选择何种治疗方法需要与患者讨论,根据已有的预后报道,笔者推荐韧带修复或者重建术[22]。
  - 尽量避免关节融合术,因其并发症发生率较高,患者满意率低。
  - 如果月三角、桡腕或者腕中关节有严重的退行性改变,建议行腕骨局限性或者完全融合或近端腕骨截骨术。
  - 如果有严重的VISI畸形且复位困难(静态VISI),也推荐行部分腕骨间融合术或桡月骨关节融合术。
- 有明显的尺骨病变时,建议做尺骨短缩合并LT治疗。

术前准备

- 建议对月三角韧带损伤的患者先做诊断性腕关节镜检查,来评估关节面和其他的腕骨间病变。
  - 通过腕中入路的探针可对月三角韧带撕裂和相关不稳行Geissler分级。
  - 此时可行骨间前后神经切除术。
  - 把关节镜检查结果告知患者,再次和患者讨论,可在6周后再进行重建手术或补救性手术。
  - 和患者进行充分术前讨论后最终决定手术治疗方案。
- 若计划行月三角背侧韧带修复,如果月三角韧带(特别是掌侧部分)质量差,就要准备好行韧带重建术。

体位

- 患者平卧位,患肢放在搁手台上。
- 术前长效臂丛阻滞麻醉对术后镇痛很有用。
- 在无菌巾的上方上止血带。
- 术前常规静脉滴注抗生素。
- 上肢常规消毒铺巾。
- 在麻醉下再检查评估腕骨间的滑动感以及远侧桡尺关节的滑动感。

关节镜诊断和修理

入路建立及关节镜检查

- 在EDC和EPL之间Lister结节远端做背侧3-4入口。
- 在EDC和EDM之间掌骨、靠近3-4入口处做背侧4-5入口。
- 背侧掌骨入口和桡腕入口间距1 cm。
  - 桡侧掌骨入口在第3掌骨桡侧。
  - 尺侧入口沿着第4掌骨。
- 3-4口作为观察口,4-5口作为操作口。
- 清理LT韧带包括清理韧带磨损边缘,移除关节脱落的骨块。
  - 利用桡腕和腕中入口完成修理很重要。

月三角韧带直接修复

切口和分离

- 在第3伸肌间室处做纵切口(技术图1)。
  - 亦可做弧形切口。
- 找到并保护尺神经背侧感觉支。
- 沿拇长伸肌腱处分离伸肌支持带,至第3伸肌间室(技术图2)。
- 游离第3~5伸肌间室的隔层,做一个尺侧为基底的伸肌支持带瓣(技术图3)。

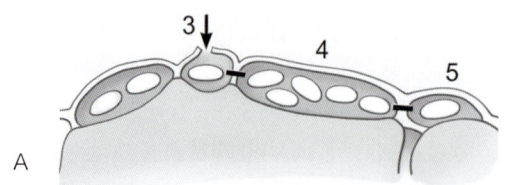
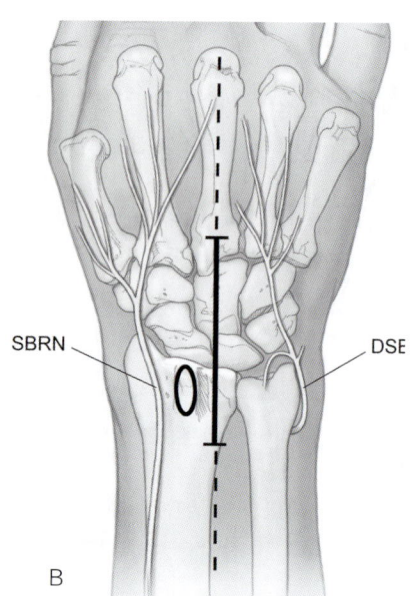

技术图1　A. 腕背间室的轴位切面图，箭头所指为位于第3伸肌间室的皮肤切口。B. 皮肤切口位于第3间室的正中，保护桡神经浅支（SBRN）和尺神经腕背感觉支（DSBUN）。椭圆形标记的是Lister结节（版权：Mayo Clinic）。

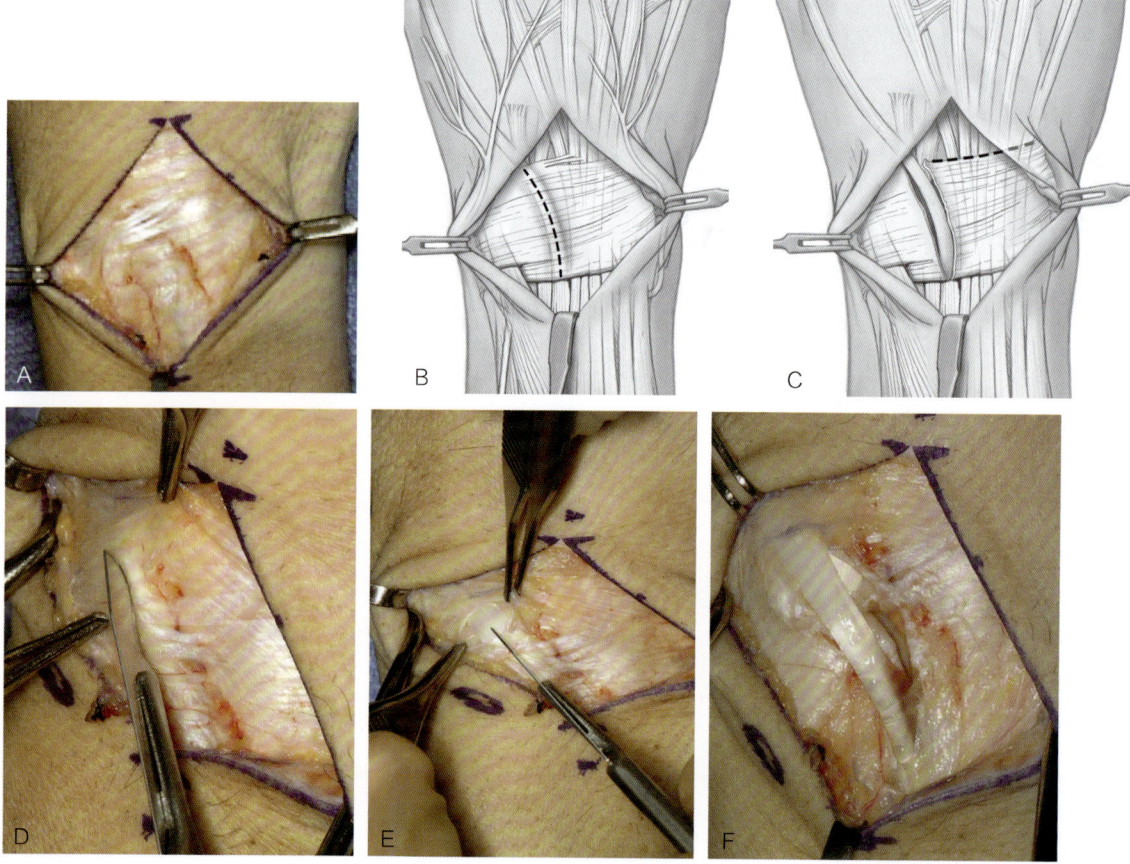

技术图2　A. 分离并暴露伸肌支持带。B. 虚线标记的是第3伸肌间室的切口，拇长伸肌腱（EPL）。C. 从第3伸肌间室松解出EPL。D、E. EPL上的伸肌支持带切口。F. 从第3伸肌间室松解出EPL（B、C的版权：Mayo Clinic）。

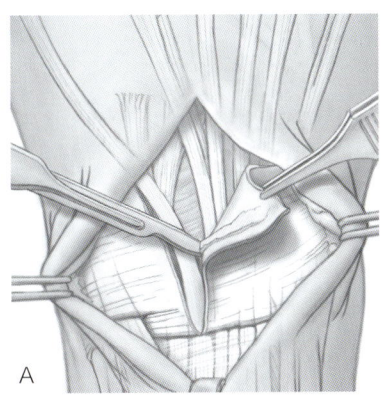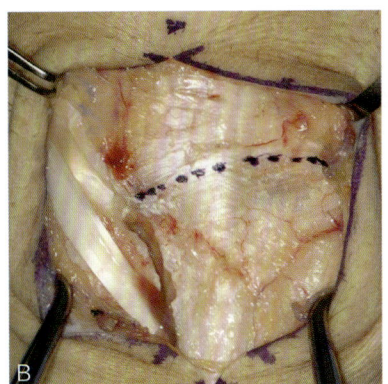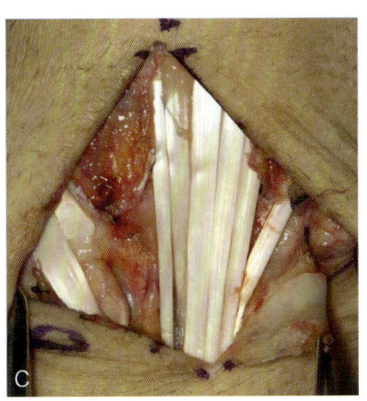

技术图3　A. 做一个以尺侧为基底的伸肌支持带瓣。B. 准备返折伸肌支持带。C. 支持带向尺侧返折，松解出指伸肌腱（A的版权：Mayo Clinic）。

- 如果之前未做关节镜，这一步行骨间后神经切除术，使腕背关节囊去神经支配（技术图4）。
- 找到背侧桡腕韧带和腕骨间韧带，按Berger和Bishop[4]描述的那样松解韧带切开关节囊（技术图5A～D）。
- 掀起关节囊时要注意在月三角韧带区域不要切得太深。月三角韧带和桡三角韧带紧密相连，在关节囊切开时勿损伤之。
- 暴露腕中和桡腕关节面，检查有无关节炎性改变（技术图5E）。
- 彻底检查舟月和月三角韧带。
  ○ 探查月三角韧带的背侧部分，评估是否适合修复。同时也要探查腕中关节。
  ○ 检查月三角关节的掌侧部分，间接评估掌侧月三角韧带的完整性。如果它不满足要求，就没有指征直接修复背侧月三角韧带，就应该进行韧带重建术，本章随后再述。
  ○ 同时评估月三角关节内情况，以及是否存在分裂的月骨面（Ⅱ型）。

韧带重新固定

- 月三角韧带被重新复位固定到原来撕脱的位置上，通常是三角骨上。
- 韧带重新固定有两种方法：钻洞或者使用缝合锚钉，位置位于三角骨背侧非关节面（技术图6A）。
- 用多束不可吸收缝线（2-0）来修复撕脱的韧带（技术图6B）。
- 缝线拉紧和打结前先要将月三角关节及腕中关节复位。用2根1.2 mm克氏针维持复位（技术图6C～E）。
  ○ 克氏针可用来帮助复位并且维持复位后解剖位置。
- 拉紧缝线并打结，但是不要剪断。

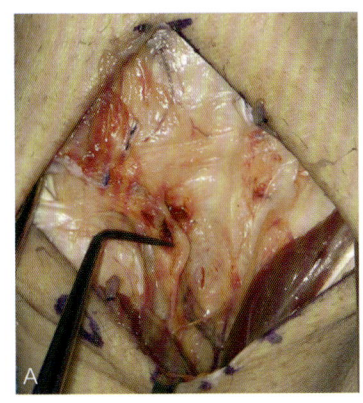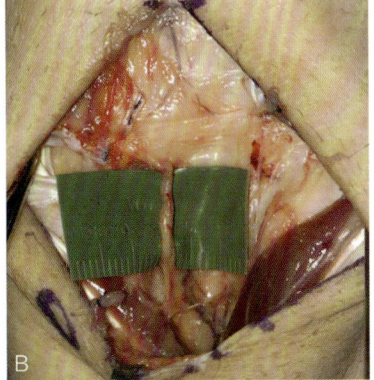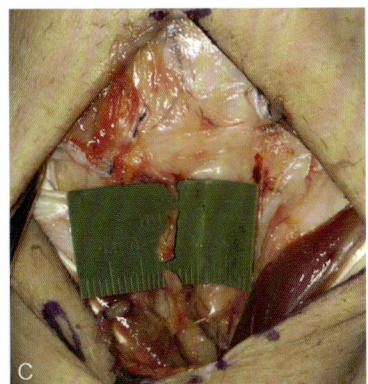

技术图4　A. 腕关节囊上可见到骨间背神经（PIN）。B. 找到PIN并游离出来。C. 切除一段PIN。

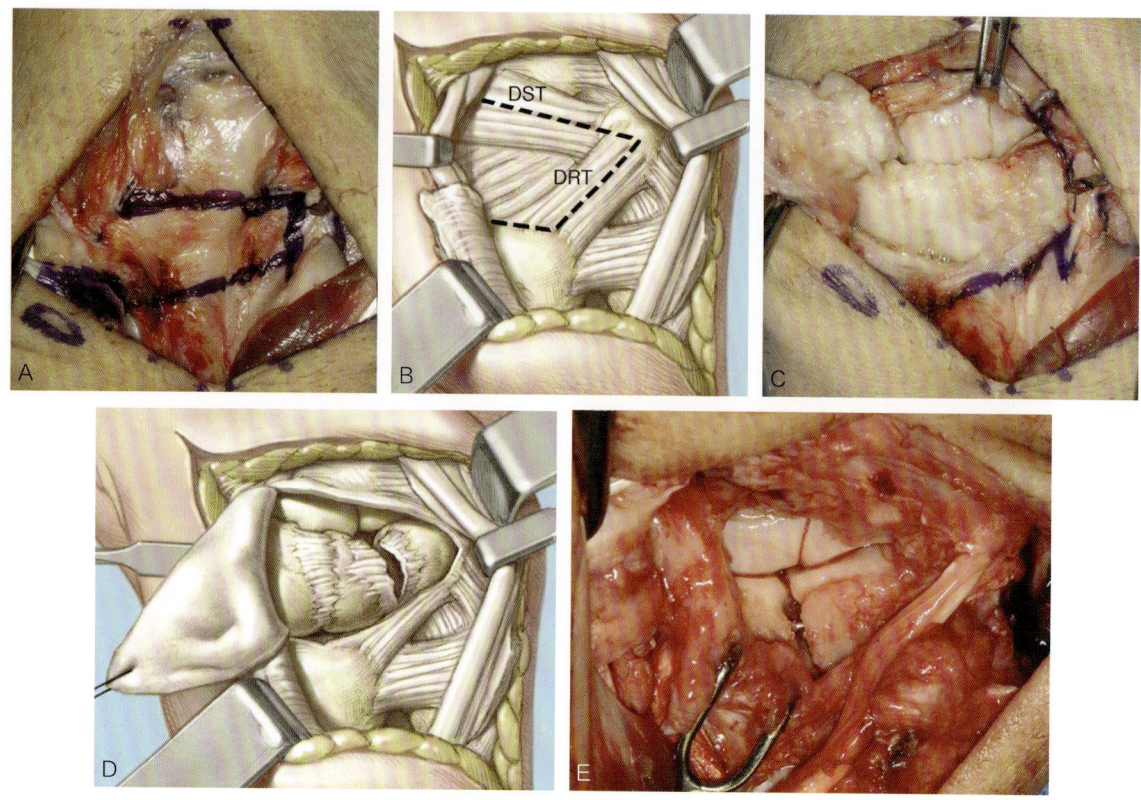

技术图5　A. 做背侧韧带松解切开关节囊。B. 背侧韧带松解，关节囊切开展示背侧桡三角（DRT）和舟三角（DST）韧带的位置。C. 背侧关节囊向桡侧返折。D. 背侧关节囊向桡侧返折后可看到月三角韧带撕裂。E. 背侧关节囊切开后，可看到背侧月三角韧带破裂（B、D的版权：Mayo Clinic）。

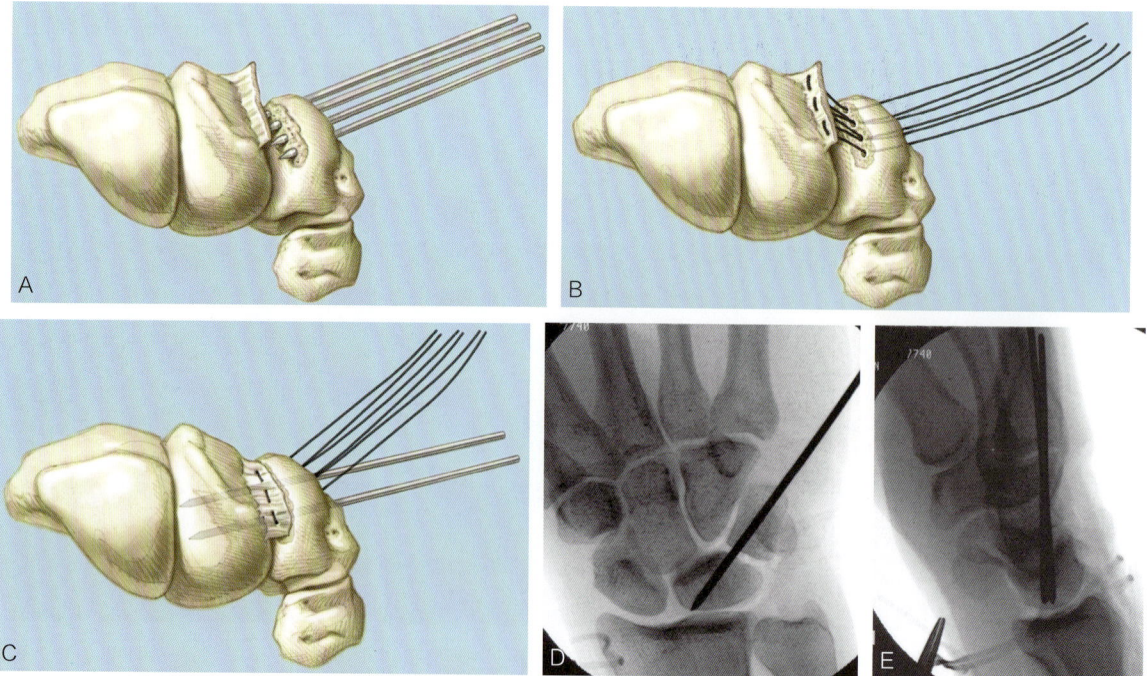

技术图6　A. 在三角骨背侧无关节面处钻孔。B. 不可吸收线穿过骨洞和背侧月三角韧带。C. 将月三角关节复位，用克氏针固定，准备打结。D、E. 复位后AP位（D）和侧位（E）（A～C的版权：Mayo Clinic）。

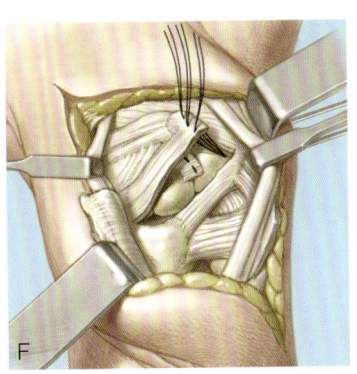

技术图6（续） F. 背侧切开的关节囊用粗的非吸收缝线缝合（F的版权：Mayo Clinic）。

- 再做背侧关节囊固定来加固月三角韧带。
  - 关节囊固定术可使用桡三角韧带再造或加固背侧韧带。
  - 桡三角韧带的一部分可以通过放置在月骨和三角骨里的缝合锚钉缝合在月三角韧带上来加强月三角韧带的修复。锚钉将韧带缝合于月骨和三角骨，用于增强月三角韧带。
- 切开的关节囊用不可吸收缝线来缝合（技术图6F）。
- 把拇长伸肌腱向背侧移位，缝合伸肌支持带。
- 缝合皮肤。
- 应用长臂夹板固定。

用远端尺侧蒂腕伸肌腱重建月三角韧带

移植物获取

- 为避免尺侧腕伸肌腱（ECU）腱鞘深部的破裂[20]，可在皮肤上做2 cm横行切口，ECU腱鞘在尺骨茎突近侧6 cm处，找到ECU肌腱（技术图7A）。
- 用小弯钳和直角拉钩游离和牵拉起ECU肌腱（技术图7B）。
- 在ECU肌腱桡侧4 mm处切开，取一肌腱条，肌腱条游离尾端带线（技术图7C）。
- 在腕掌关节水平打开ECU腱鞘，绕成圈由近向远穿过腱鞘到达远端切口，和肌腱一起轻轻拉向远端，产生了一个以远端为基底的肌腱移植物（技术图7D）。
- 移植物向深层穿过伸肌支持带。
- 28号丝线仍旧系在肌腱的尾端，在准备骨隧道的时候用湿纱布包绕着肌腱。

骨隧道准备和移植物通过

- 将1.2 mm克氏针穿过月骨和三角骨。
  - 这些克氏针的正确进针点在三角骨的背尺侧面和月骨的桡背侧缘。
  - 骨隧道应在月三角关节的掌侧缘，一定不要在关节内（技术图8A）。
- 如果存在可复位的VISI，在畸形矫正的时候使用克氏针。用钉在舟骨和三角骨上的克氏针作为撬棒，维持复位（技术图8B）。
- X线透视检查克氏针的位置，来确定在扩大骨洞的时候不会引起骨折。
- 用钻头逐渐钻洞，直到月骨和三角骨内有4～5 mm骨

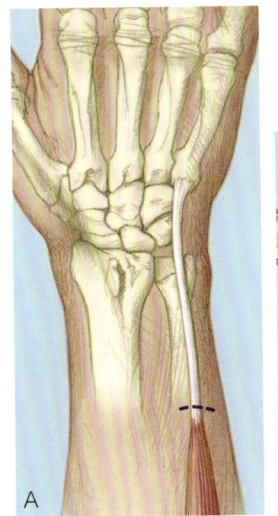
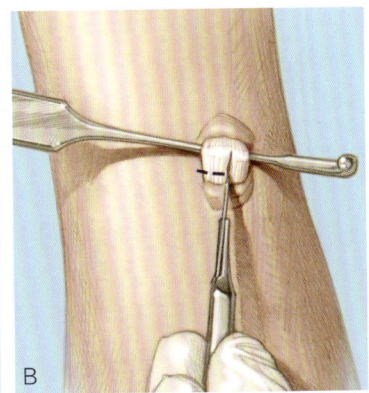

技术图7 A. 2 cm皮肤横切口位于尺骨茎突近侧6 cm处，尺侧腕伸肌腱（ECU）上。B. 游离ECU肌腱，在桡侧做一个4 mm的肌腱条。虚线展示的是肌腱要切断的部位（版权：Mayo Clinic）。

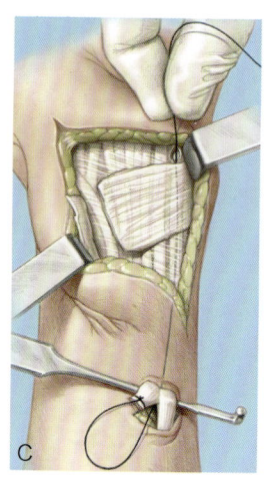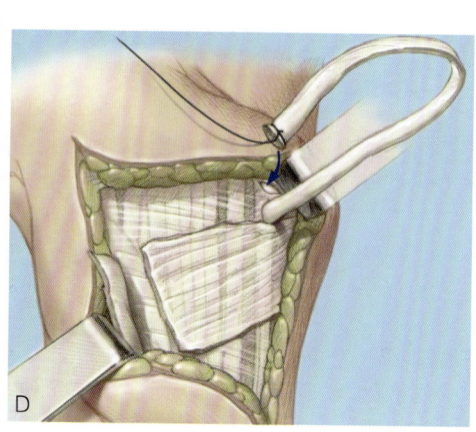

技术图7（续） C. 钢丝系在ECU肌腱条上，穿过ECU腱鞘。钢丝和肌腱条向深层穿过伸肌支持带。D. ECU肌腱条已经从ECU腱鞘远端穿出（版权：Mayo Clinic）。

隧道（技术图8C）。
- 也可选择使用空心钻钻孔。
- 前面系在移植物尾端的线，绕圈穿过三角骨隧道，通向月骨方向（技术图9A～C）。
- 腕关节镜钩针或探针钩住线圈，把它拉出月骨隧道（技术图9D、E）。
- 该引线用来引导肌腱移植物穿过骨隧道（技术图10A）。

- 调整好肌腱张力，同时复位月骨和三角骨的关节面，用2根1.2 mm克氏针经皮固定月三角关节。
- 透视查看复位情况及克氏针的位置和长度。
- 移植的肌腱在月骨和三角骨的背面和自己交叉，用不可吸收线缝合（技术图10B、C）。
- 修剪掉多余的肌腱，用生理盐水冲洗伤口。
- 像前面韧带修复部分描述的那样，关闭伤口。

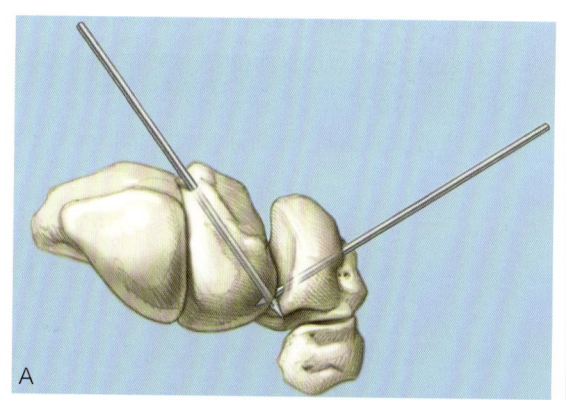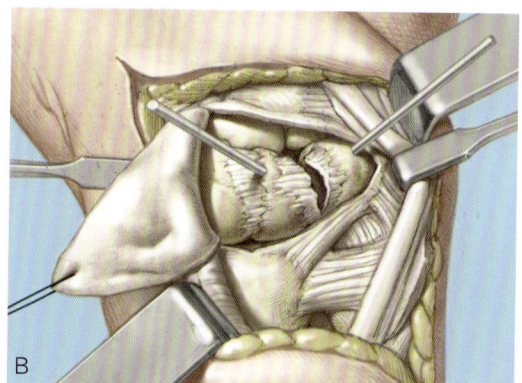

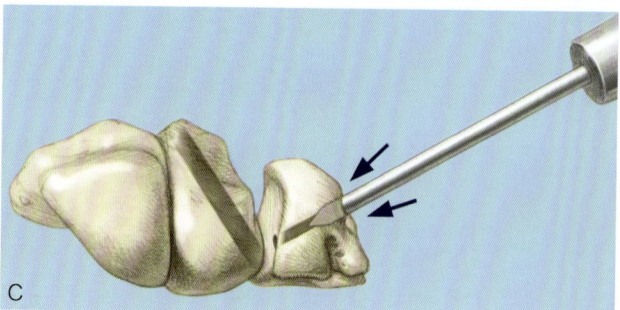

技术图8 A. 克氏针展示的是通过月骨和三角骨钻孔的位置。B. 月三角韧带撕裂和钻骨隧道的克氏针位置。C. 将骨隧道扩大到直径5 mm（版权：Mayo Clinic）。

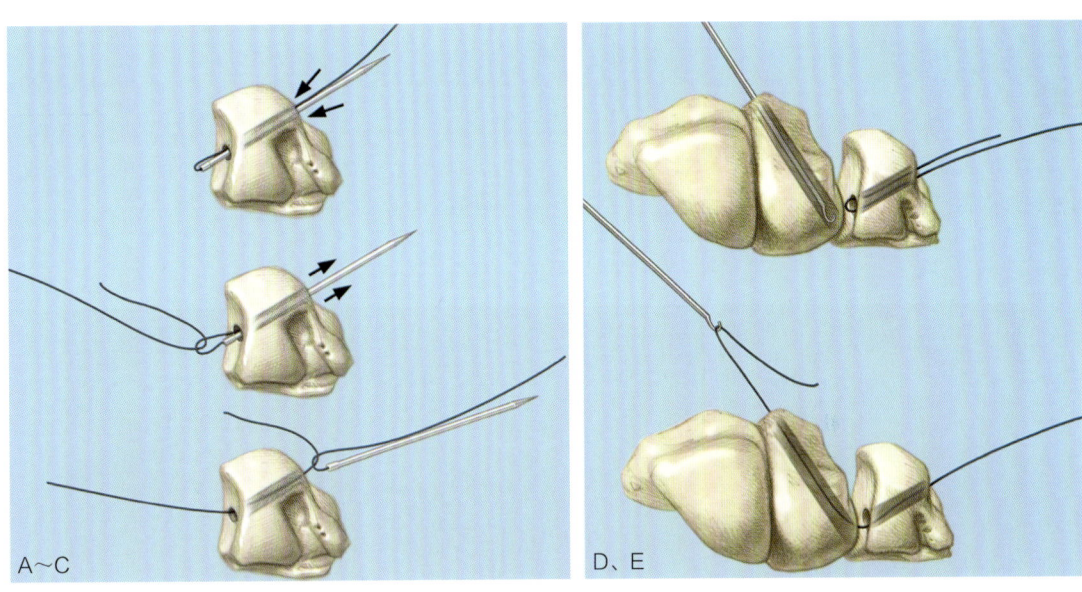

技术图9　A～C. 克氏针用来引导钢丝或者结实的缝线，帮助ECU肌腱条穿过骨隧道，先穿过三角骨，再穿过月骨。D、E. 探针用来引导钢丝或者结实的缝线通过骨隧道（版权：Mayo Clinic）。

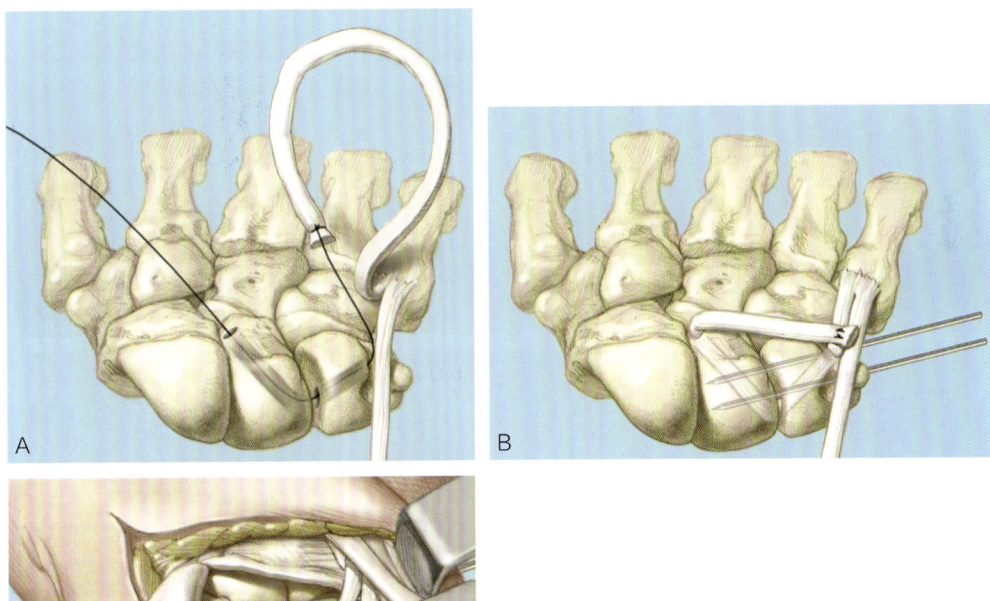

技术图10　A. 将ECU肌腱条穿过骨隧道。B. ECU肌腱条已经穿过骨隧道，拉紧，与其自身缝合。经皮穿入克氏针维持月三角关节的复位。C. ECU肌腱条重建韧带的背面观（版权：Mayo Clinic）。

联合修复

- 用ECU肌腱重建可以联合直接韧带修复术,增强修复的坚固性(技术图11)。
- 这在月三角韧带掌侧撕裂且背侧韧带变薄弱时尤其有效。

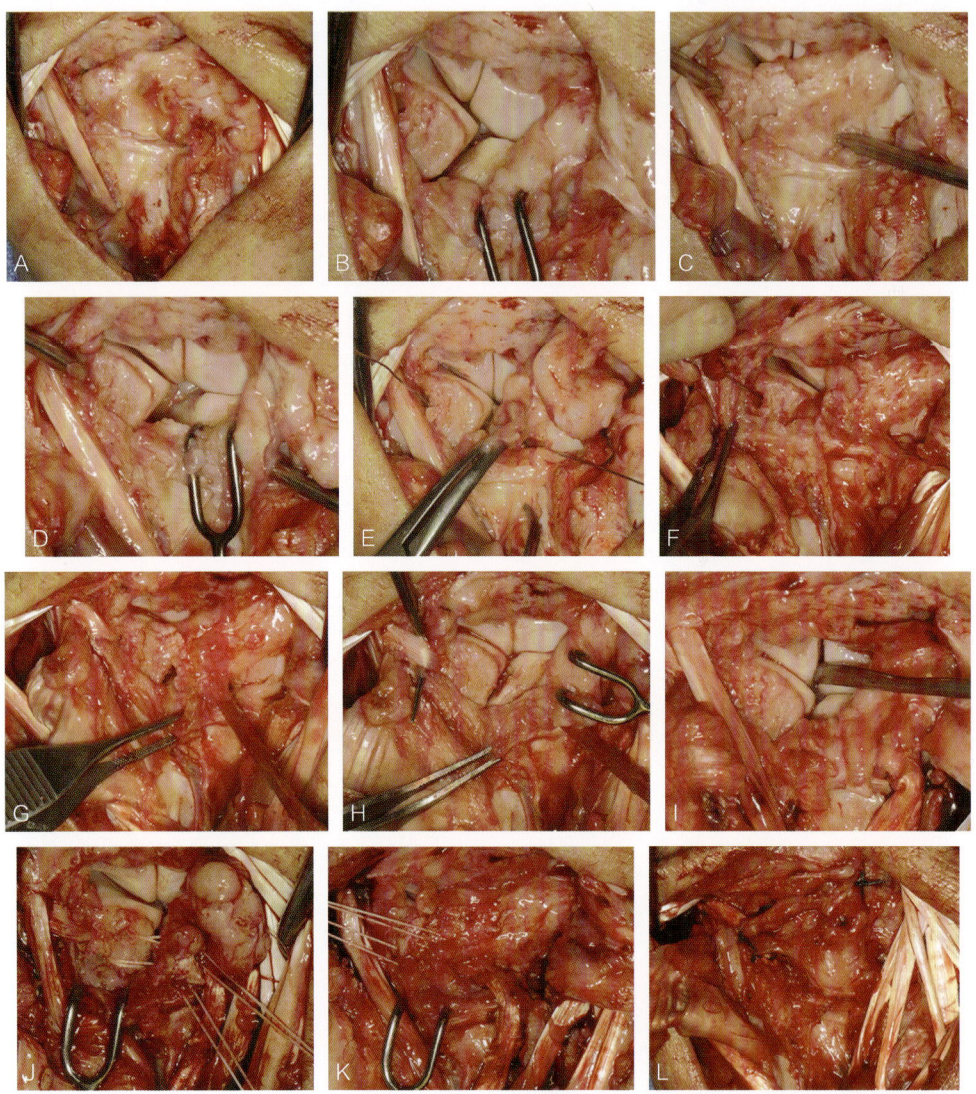

技术图11 A. 切开关节囊前的背侧切口(手指在底部,拇指在左侧)。B. 月三角韧带背侧撕裂,月三角关节分离。韧带仍旧连在月骨背侧。C、D. 钻骨洞的克氏针位置。E. 钢丝穿过骨隧道。F、G. 移植的肌腱条先穿过三角骨,再穿过月骨。H. 拉紧移植的肌腱。I. 确认复位,在最终韧带张力调整和缝合之前,应用克氏针维持月三角复位。J. 用钻入三角骨内的缝合锚钉所带缝线直接缝合月三角韧带。K. 调整月三角韧带直接修复的张力。L. 重建手术关节囊缝合后。

要点与失误防范

直接修复	• 骨洞要在三角骨内以提供缝合打结时足够的支持力,如果太靠近骨边缘、张力过大时可能穿出骨面。 • 缝合时带上足够的韧带避免人为撕裂韧带。 • 缝线为不可吸收缝线,要求较粗。 • 对月三角关节置入克氏针前确保复位完全。 • 克氏针建议保留在皮肤外便于后续拔除。
ECU 腱条重建	• 利用引线来引导肌腱移植物穿过骨隧道。 • 维持韧带张力并与自体缝合可能较困难,应用Allis或血管钳辅助操作。 • 月三角关节复位后拉紧肌腱条。 • 对月三角关节置入克氏针前确保复位完全。 • 为保证预后,术后固定制动的时间要充足。

术后处理

- 术后注意控制水肿,即可开展手指ROM的功能锻炼。
- 术后7~10日,去掉支具,拆除缝线,给予长臂管型石膏固定6周。随后再行短臂石膏固定4~6周,共计制动10~12周。
- 在10~12周后去除克氏针,开始腕关节ROM功能锻炼。

预后

- 高质量的韧带修复对月三角韧带肌腱重建预后很重要。
- 一些研究证明,直接韧带修复取得了好的临床结果[4,16,17,20]。
  - 背侧关节囊在修复慢性月三角韧带不稳定中有较好的临床结局[1,14]。
- Reagan 等[17] 报道7例月三角韧带直接修复的有6例成功,石膏制动对7例急性损伤中的6例效果较好,但4例慢性损伤中只有1例取得了类似效果。
- Favero 等[4] 报道了纳入21例患者的研究,满意率90%,只有1例失败。
- 对功能恢复要求高的患者,例如劳动者或运动员,可能会出现韧带撕裂和变弱,导致后期手术失败,对这些患者考虑应用ECU肌腱条重建。
- Weiss 等[23] 报道关节镜清理后制动2周,患者腕关节功能78%,而Westkaemper 等[24] 报道了相反的结局,5名患者中有4人预后较差。
- 一项比较LT韧带修复、重建和月三角关节融合的回顾分析发现,接受韧带重建的患者再手术率较低[22]。
  - 创伤后韧带撕裂和薄弱是直接修复晚期失败的主要方式。
- ECU肌腱条重建被证明临床预后满意[3]。
- Mirza 等[11] 用尺骨短缩截骨术治疗53例创伤后LT撕裂,临床症状得到明显缓解。

并发症

- 骨不连、尺掌侧关节撞击综合征及其他并发症[13,17,19,22]。

(沈君劼 译,洪成旻 审校)

参考文献

[1] Antti-Poika I, Hyrkäs J, Virkki LM, et al. Correction of chronic lunotriquetral instability using extensor retinacular split: a retrospective study of 26 patients. Acta Orthop Belg 2007;73:451-457.

[2] Beckenbaugh RD. Accurate evaluation and management of the painful wrist following injury. An approach to carpal instability. Orthop Clin North Am 1984;15:289-306.

[3] Berger RA. The gross and histologic anatomy of the scapholunate interosseous ligament. J Hand Surg Am 1996;21:170-178.

[4] Berger RA, Bishop AT, Bettinger PC. New dorsal capsulotomy for the surgical exposure of the wrist. Ann Plast Surg 1995;35(1):54-59.

[5] Geissler WB, Freeland AE, Savoie FH, et al. Intracarpal soft-tissue lesions associated with an intra-articular fracture of the distal end of the radius. J Bone Joint Surg Am 1996;78:357-365.

[6] Gilula LA, Weeks PM. Post-traumatic ligamentous instabilities of the wrist. Radiology 1978;129:641-651.

[7] Kleinman WB. Diagnostic exams for ligamentous injuries. Am Soc Surg Hand, Correspondence Club Newsletter 1985;51.

[8] León-Lopez MM, Salvà-Coll G, Garcia-Elias M, et al. Role of the extensor carpi ulnaris in the stabilization of the lunotriquetral joint. An experimental study. J Hand Ther 2013;26:312-317; quiz 317.

[9] Linscheid RL, Dobyns JH. Athletic injuries of the wrist. Clin Orthop Relat Res 1985;(198):141-151.

[10] Mayfield JK, Johnson RP, Kilcoyne RK. Carpal dislocations: pathomechanics and progressive perilunar instability. J Hand

Surg Am 1980;5(3):226-241.

[11] Mirza A, Mirza JB, Shin AY, et al. Isolated lunotriquetral ligament tears treated with ulnar shortening osteotomy. J Hand Surg Am 2013;38:1492-1497.

[12] Murray PM, Palmer CG, Shin AY. The mechanism of ulnar-sided perilunate instability of the wrist: a cadaveric study and 6 clinical cases. J Hand Surg Am 2012;37(4):721-728. doi:10.1016/j.jhsa.2012.01.015.

[13] Nelson DL, Manske PR, Pruitt DL, et al. Lunotriquetral arthrodesis. J Hand Surg Am 1993;18:1113-1120.

[14] Omokawa S, Fujitani R, Inada Y. Dorsal radiocarpal ligament capsulodesis for chronic dynamic lunotriquetral instability. J Hand Surg Am 2009;34:237-243.

[15] Palmer AK. Triangular fibrocartilage complex lesions: a classification. J Hand Surg Am 1989;14:594-606.

[16] Palmer AK, Werner FW. Biomechanics of the distal radioulnar joint. Clin Orthop Relat Res 1984;(187):26-35.

[17] Reagan DS, Linscheid RL, Dobyns JH. Lunotriquetral sprains. J Hand Surg Am 1984;9:502-514.

[18] Ritt MJ, Bishop AT, Berger RA, et al. Lunotriquetral ligament properties: a comparison of three anatomic subregions. J Hand Surg Am 1998;23:425-431.

[19] Sennwald GR, Fischer M, Mondi P. Lunotriquetral arthrodesis. A controversial procedure. J Hand Surg Br 1995;20:755-760.

[20] Shin AY, Bishop AT. Treatment options for lunotriquetral dissociation. Tech Hand Up Extrem Surg 1998;2:2-17.

[21] Shin AY, Deitch MA, Sachar K, et al. Ulnar-sided wrist pain: diagnosis and treatment. Instr Course Lect 2005;54:115-128.

[22] Shin AY, Weinstein LP, Berger RA, et al. Treatment of isolated injuries of the lunotriquetral ligament. A comparison of arthrodesis, ligament reconstruction and ligament repair. J Bone Joint Surg Br 2001;83:1023-1028.

[23] Weiss AP, Sachar K, Glowacki KA. Arthroscopic debridement alone for intercarpal ligament tears. J Hand Surg Am 1997;22:344-349.

[24] Westkaemper JG, Mitsionis G, Giannakopoulos PN, et al. Wrist arthroscopy for the treatment of ligament and triangular fibrocartilage complex injuries. Arthroscopy 1998;14:479-483.

第73章 肱骨外上髁炎的开放手术与关节镜治疗
Open and Arthroscopic Treatment of Lateral Epicondylitis

Abhishek Julka and Peter J. Evans

定义

- 肱骨外上髁炎是前臂伸肌起点处的慢性肌腱炎。
- 此病通常被称为"网球肘",但似乎直接命名为"肘外侧肌腱病"更为准确[15]。

解剖

- 前臂伸肌肌群的起点位于肱骨外上髁。
- 包括桡侧腕短伸肌(ECRB)、指总伸肌(EDC)、小指伸肌与尺侧腕伸肌。
- 桡侧腕短伸肌腱是最先累及的肌腱,随后是指总伸肌,起点处的肌腱随后互相累及[13]。

发病机制

- 外上髁炎主要由于局部反复的微小创伤难以彻底修复所导致的慢性肌腱退行性病变引起[13]。
- 从功能上讲,患者伸腕的同时增加手指屈曲力量,此病患者往往进行重复性抓取动作,例如在他们举、拉、扭转和推物体的时候。
- 近来关节镜提示外上髁炎常伴有桡骨头软骨损伤[14]。

自然病程

- 肱骨外上髁炎是自限性疾病,超过80%的患者在1年后可自愈[4]。
- 大多数经积极治疗的患者(例如抗炎药物、矫形器、超声、理疗、注射治疗)可以改善症状,无须手术。
- <10%的典型患者需要手术干预。

病史和体格检查

- 急性期:肘关节外侧疼痛或活动时疼痛,休息、冰敷或使用抗炎药物可缓解。
- 亚急性期:肘关节外侧疼痛或休息时疼痛,限制活动可缓解疼痛。
- 慢性期:疼痛或睡眠痛,通常对休息、药物与注射治疗不敏感[13]。
- 体格检查方法如下:
  - 外上髁触诊压痛,是外上髁炎最常见的体征。
  - 以下情况出现的外上髁疼痛或沿桡侧腕短伸肌的放射痛,都是阳性体征。
    - 被动牵拉试验:肘关节完全伸直位,腕关节屈曲前臂旋前出现疼痛。
    - Mill试验:肘关节屈曲,前臂轻度旋前,腕关节轻度背伸,患者主动旋后抵抗检查者,出现疼痛为阳性。
    - Thompson试验:肘关节伸直,腕关节轻度背伸、握拳,抵抗检查者,出现疼痛为阳性。

影像学和其他诊断性检查

- X线片可显示伸肌腱起点钙化。
- MRI。
  - T2加权序列中肌腱内信号增强。
  - 大多数患者在T1加权中出现肌腱内信号增强和(或)肌腱增厚。
  - 少部分患者T2序列时在外上髁或肘后水肿处出现信号增强[9]。
  - 骨膜反应在MRI中很少出现[9]。
  - MRI经常会报告外侧副韧带撕裂,但是大部分在准确的病史和术前、术后的检查中会被排除。

鉴别诊断

- 滑膜皱襞综合征。
- 外侧副韧带撕裂。
- 桡管综合征。
- 关节内游离体。
- 关节退变性疾病(特别是早期的肱桡关节退变性疾病)。
- 肱骨小头缺血性坏死。

非手术治疗

- 早期治疗包括无痛性辅助活动,通过服用非甾体抗炎药和冰敷缓解疼痛。
- 日间弹力绷带固定。
- 夜间支具固定防止腕关节屈曲和伸肌腱张力过大。
- 支持借助理疗和康复训练来监督和指导患者如何伸

展、用力。
- 注射皮质醇类药物并无显著疗效,只有其他保守治疗无效时才可考虑[2,3,5]。
- PRP治疗有一定前景,但目前临床上没有充分证明有效性和安全性[8]。

手术治疗

- 针对少部分保守治疗无效的患者。
- 为确保手术预后符合预期,需仔细筛选患者。
- 目前尚无随机对照研究比较开放与内镜下手术治疗肱骨外上髁炎的疗效差异。然而,如果存在滑膜皱襞受累的情况,建议选择内镜下直接检查并同时进行治疗。
- 目前有两种可行的经皮肌腱切断术:Tenex(Tenex Health Inc., Lake Forest, CA)和Topaz(ArthroCare, Austin, TX)切除术。相比开放性或者关节镜手术,这两种术式入路损伤都较小。
- Topaz切除术的机制是产生较高能量清理并刺激新生血管,Tenex切除术机制是超声乳化,在清理病理组织时有优势。
- 有研究证实了上述两种经皮肌腱切断术的短期疗效[7,10],但目前尚无经皮手术的比较性研究。

术前计划
- 准备处理可能同时发生的伸肌腱破裂。
- 准备处理外侧副韧带破裂。

体位
- 患者取仰卧位。
- 肩关节内旋,肘下放置软垫,注意保护尺神经。
- 手臂位置保证术中可以直接暴露外侧,而不用助手术中维持体位。
- 麻醉生效后,检查肘关节并确认稳定性。
- 手术目的是清理变性的伸肌腱起点,保证微环境易于肌腱愈合。

开放外上髁筋膜切除和部分截骨术

- 以外上髁为中心,以其近侧缘为起点,沿前臂轴线过肱桡关节中部向远端做3~5 cm的切口(技术图1A)。
- 钝性分离,显露指总伸肌腱膜和桡侧腕长伸肌。
- 在髁上找到ECRL和EDC,ECRL颜色偏红、位于稍前方,EDC腱性成分较多(技术图1B)。
  - 在肱桡关节轴线平面,沿桡侧腕长伸肌和指总伸肌腱腱膜之间切开,在该解剖平面可以看见与腱膜伴行的脂肪垫。
  - 做一个小的后侧EDC肌瓣,以便随后关闭伤口。提起桡侧腕长伸肌显露桡侧腕短伸肌起点,起点可能被退变的组织所包绕。
- 确认并切除异常浅灰色、无序黏液样的肌腱组织,在关节囊表面小心分离桡侧腕短伸肌。
  - 用15号刀片切除异常变性的组织,保留正常的肌腱。有时桡侧腕短伸肌不能从关节囊表面轻易剥离或已经在止点破裂显露下方关节(技术图1C),但这些不影响预后。

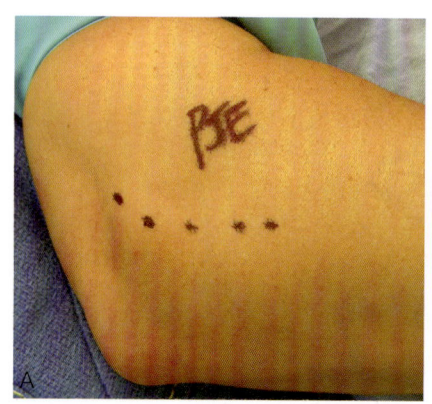 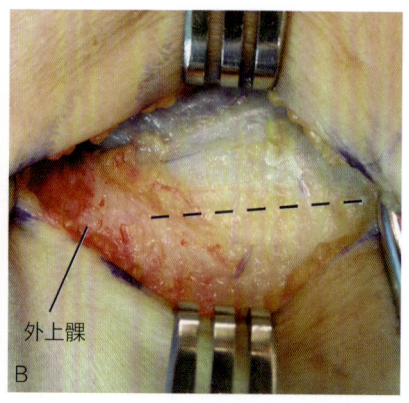

技术图1 A. 在外上髁表面做3 cm的切口,可沿前臂的轴线向远端延长,避免损伤外侧副韧带。B. 在指总伸肌腱膜和桡侧腕长伸肌腱的肌间隙进入,并在桡侧腕短伸肌的浅面提起桡侧腕长伸肌(患者手在图片右侧)。

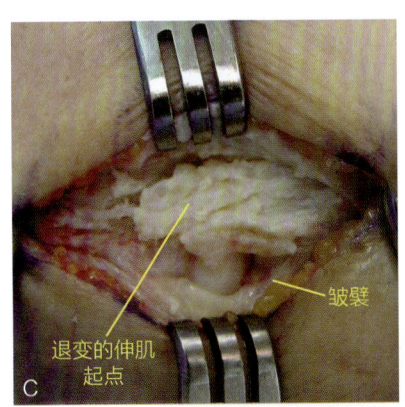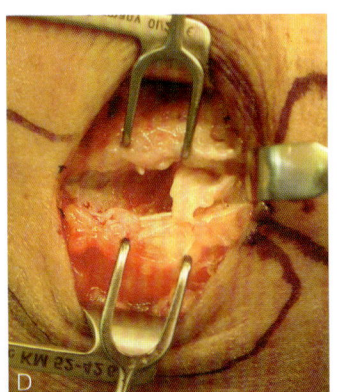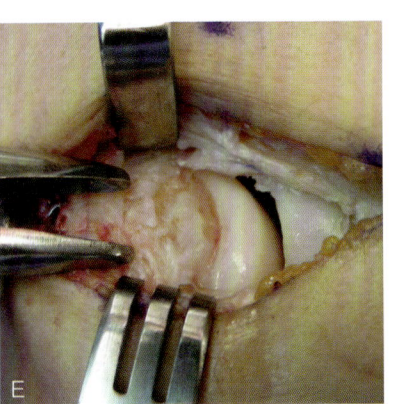
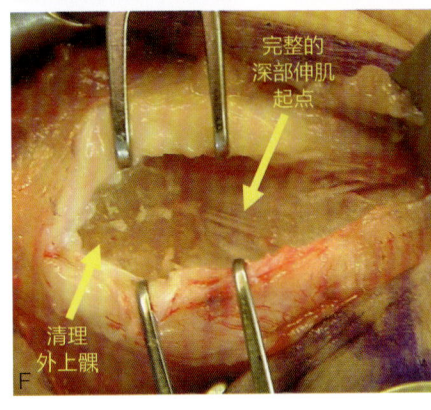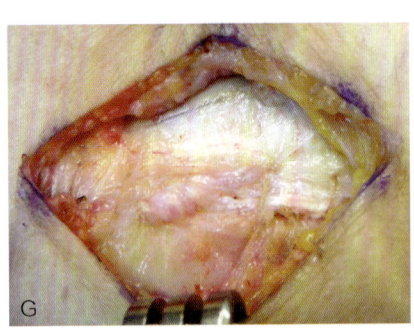

技术图1（续） C. 切除退变的桡侧腕短伸肌。有时（如本案例），不可能分开桡侧腕短伸肌与关节囊，应切除一部分关节囊。用15号刀片刮除指总伸肌毗邻的肌腱，去除松散变性的组织。D. 此病例中，可切除桡侧腕短伸肌的退变部分而不累及下方的关节囊。E. 用15号刀片或咬骨钳刮除清理外上髁前部退变的组织，不需去除骨皮质。F. 保留未受损、正常的桡侧腕短伸肌纤维。G. 用带尖针的0号Vicryl缝线反向缝合关闭创口（即线结打在里面）。

- 如果关节已经暴露，应仔细检查关节有无退行性改变，变性最常发生在滑膜皱襞的下方。应该将滑膜皱襞切除（技术图1D）。
- 清除病变的组织直至有活力的腱性组织出现。若能保留健康有活力的组织，则并不需要完全切除桡侧腕短伸肌的起点（技术图1E）。
  - 不需要修复桡侧腕短伸肌的近侧残端，因为它有较大的附着点，不会明显地回缩。
  - 切除范围通常为1～2 cm长，5～10 mm宽。
  - 指总伸肌的下方通常也被累及，应一并切除退变的组织。
- 用咬骨钳将肱骨外上髁的前方咬成粗糙且渗血的骨面，不用去除骨皮质。
- 不需要使用磨钻，没有证据证明效果更好，而且可能会导致术后活动受限[6]。
  - 某些患者肱骨髁有明显的突起，如果患者上肢略瘦则更加明显，可以将其切除，但是术后早期疼痛会比较明显（技术图1F）。
- 用可吸收缝线缝合，如果发生关节囊破裂也无须关闭。但是近端的肌腱修复要紧密缝合防止术后形成腱鞘囊肿（技术图1G）。
- 用可吸收线皮下缝合，无菌胶布覆在切口表面。

关节镜下外侧髁上筋膜切除和部分截骨术

- 根据术者习惯，选择患者的体位。
  - 推荐Tenet多角手臂固定器（Smith & Nephew Inc., Andover, MA）的辅助下，选择侧卧位。
  - 如果选择俯卧或侧卧位，让肘关节在胸壁平面以上，以保证前方内上入路时内镜镜头在最佳位置。
- 冲入30～50 mL的灌洗液，可见肘关节腔扩张，建立前方内上入路。
  - 在内上髁的近端，内侧肌间隔的前方做2 cm纵行小切口。用一个弯血管钳分离组织，探查内侧肌间隔，然后顺着它的前面游离至肱骨的外侧及前侧。

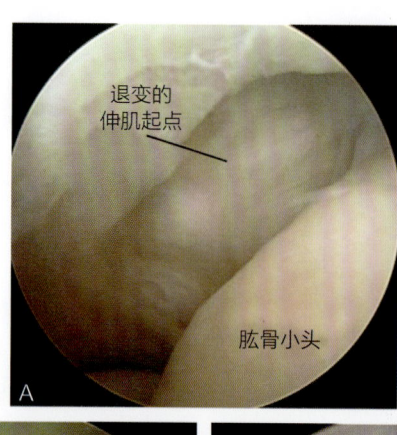
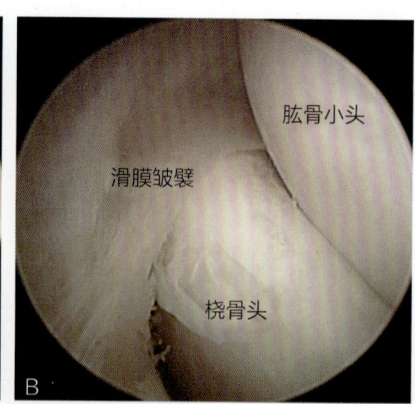
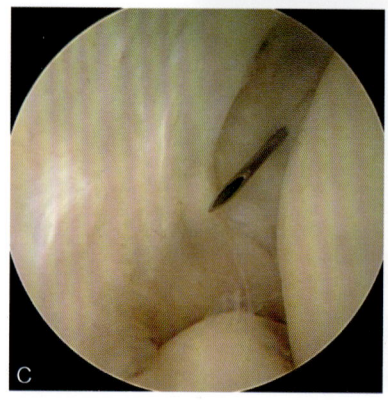
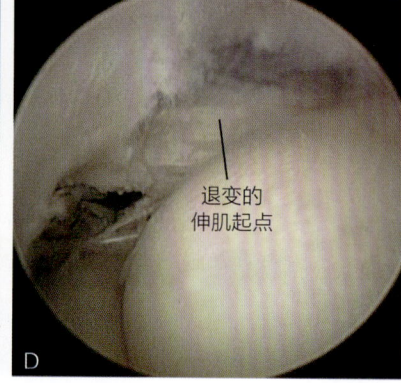
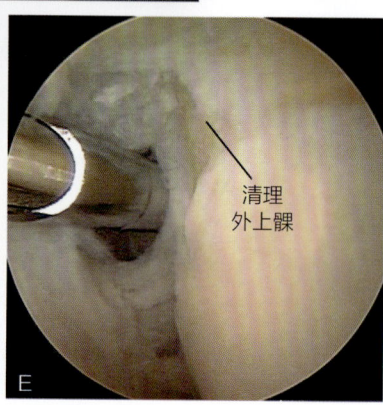

技术图2　A. 关节镜下沿破裂的桡侧腕短伸肌凹陷的关节囊。B. 肱桡关节的滑膜皱襞是病理性的，可引起桡骨头外侧缘的退行性变。C. 在桡骨头的前缘或肱桡关节的近端建立外侧入口，可直达病变处。D. 用刨刀来切除异常的关节囊和桡侧腕短伸肌腱，保留未损、有光泽的桡侧腕长伸肌腱。E. 可用刨刀或磨钻从肱骨小头至入口处清除退变的肱骨外上髁桡侧腕短伸肌腱。

- 镜头套管针，从该切口进入，沿肱骨前肱桡关节方向刺入关节囊并进入关节腔。
- 观察关节内[例如游离体、滑膜皱襞（技术图2A）、剥脱性骨软骨炎、关节炎]以及外侧的关节囊或肌腱的病变（技术图2B）。
- 在桡骨头的上缘或近侧，从外面置入25号针头选择最佳的肱桡入路（技术图2C）。
- 用刨刀刮除指总伸肌起点内层的异常关节囊，清除异常的桡侧腕短伸肌部分直至出现正常的肌腱纤维并加以保护。如果肌腱破裂，则要切除所有桡侧腕短伸肌的变性部分。正常情况下，在浅层可看见较细的桡侧腕长伸肌，同样也可看见颜色较深的肌肉（技术图2D）。
- 清理时不要进入肱桡关节间隙平面的后侧，以免损伤外侧副韧带。
- 用刨刀或小磨钻将从肱骨小头至镜头入口处的肱骨外上髁前方的骨面打磨粗糙，但不去除皮质（技术图2E）。
  - 钩状电凝探针有助于分开滑膜皱襞并使其易于切除。
- 用3-0 Prolene缝线关闭外侧与后侧的切口，保留内侧切口便于灌洗液流出和缓解疼痛。

经皮肌腱切割术：Tenex

- 需要术前预设探针功率强度。
- 先行超声判断病变区域（低回声区）。
- 在超声探头和伸肌腱起点远端刺入清创针。
- 超声引导下清创针回退至病变部位。
- 开启机器，直至超声下所有低回声区全部清除。
- 无菌盐水灌洗创口。
- 单针关闭入口。

高频切割术：Topaz

- 在外上髁伸肌腱起点上做2.5 cm切口。
- 钝性分离暴露伸肌腱起点。
- 插入Topaz针。
- 控制冲洗流速每分钟为2~3滴。
  - 探针垂直于肌腱面操作。
  - 动作轻柔，每次操作不超过0.5秒，深度0.5 mm左右（技术图3）。
- 完成后无菌盐水冲洗。
- 关闭切口。

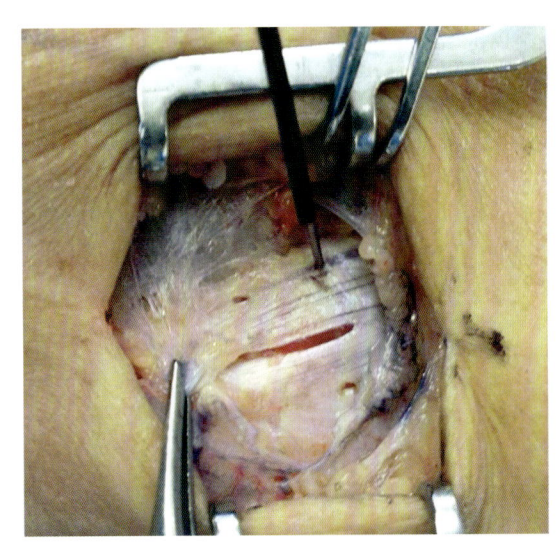

技术图3　使用Topaz探针在伸肌总腱上建立多个穿孔的示意图。

要点与失误防范

指征	• 病程3~6个月，保守治疗无效。
其他病变	• 起点处肌腱断裂。 • 30%患者合并内侧髁炎。
未清除全部病变组织	• 预后较差，可能复发。
外侧副韧带损伤	• 外上髁切口时避免损伤该韧带。
伸肌腱断裂	• ECRB损伤后果较轻，无须特意修复。 • EDC断裂后需要修复，可将ECRL向后拉同时尺侧腕伸肌向前拉填补缝隙；如果还不能修复，可旋转肘肌覆盖在缺损处。

术后处理

- 术后用松软敷料包扎患肢，然后用可脱卸式腕部支具固定。
- 肘部无须固定，术后即可进行轻度活动。
- 2~5日后去除敷料。患者可在腕带保护下进行日常活动，每日去除腕带后可主动活动数次。
- 避免过度用力。
- 术后6周开始加强功能操练。
- 术后3个月对运动不限制，但肘部受力较大的活动应在术后4~6个月开始。完全恢复无痛活动需要6~12个月。

预后

- 超过85%~90%的患者可以恢复无痛活动。剩余10%~15%的患者的疼痛与力量有明显改善，但是不能恢复到损伤前水平。以上预后研究包括了短期随访和超过10年的长期随访[12,13,16]。需要前瞻性研究可能专注关节镜治疗术后功能恢复是否会更快。
- 已有短期随访的研究提示经皮手术疗效令人满意。
- 只有极少（不到5%）病例的疼痛没有任何好转，甚至患者主观的结果也不满意，可能要考虑是否存在诊断失误或者可能需要二次手术。

并发症

- 血肿。
- 感染。
- 外侧副韧带损伤。
- 抓握力减弱。

（沈君劼　译，洪成旻　审校）

参考文献

[1] Ahmad Z, Brooks R, Kang S-N, et al. The effect of platelet-rich plasma on clinical outcomes in lateral epicondylitis. Arthroscopy 2013;29(11):1851-1862.

[2] Altay TT, Günal II, Oztürk HH. Local injection treatment for lateral epicondylitis. Clin Orthop Relat Res 2002;(398):127-130.

[3] Coombes BK, Bisset L, Brooks P, Khan A, Vicenzino B. Effect of corticosteroid injection, physiotherapy, or both on clinical outcomes in patients with unilateral lateral epicondylalgia: a randomized controlled trial. JAMA 2013;309(5):461-469

[4] Greenbaum B, Itamura J, Vangsness CT, et al. Extensor carpi radialis brevis: an anatomical analysis of its origin. J Bone Joint Surg Br 1999;81(5):926-929.

[5] Hay EM, Paterson SM, Lewis M, et al. Pragmatic randomised controlled trial of local corticosteroid injection and naproxen for treatment of lateral epicondylitis of elbow in primary care. BMJ 1999;319:964-968.

[6] Khashaba A. Nirschl tennis elbow release with or without drilling. Br J Sports Med 2001;35(3):200-201.

[7] Koh JSB, Mohan PC, Howe TS, et al. Fasciotomy and surgical tenotomy for recalcitrant lateral elbow tendinopathy: early clinical experience with a novel device for minimally invasive percutaneous microresection. Am J Sports Med 2013;41(3):636-644.

[8] Krogh TP, Fredberg U, Stengaard-Pedersen K, et al. Treatment of lateral epicondylitis with platelet-rich plasma, glucocorticoid, or saline: a randomized, double-blind, placebo-controlled trial. Am J Sports Med 2013;41(3):625-635.

[9] Martin CE, Schweitzer ME. MR imaging of epicondylitis. Skeletal Radiol 1998;27:133-138.

[10] Meknas K, Odden-Miland A, Mercer JB, et al. Radiofrequency microtenotomy: a promising method for treatment of recalcitrant lateral epicondylitis. Am J Sports Med 2008;36(10):1960-1965.

[11] Mishra AK, Skrepnik NV, Edwards SG, et al. Efficacy of platelet-rich plasma for chronic tennis elbow: a double-blind, prospective, multicenter, randomized controlled trial of 230 patients. Am J Sports Med 2014;42(2):463-471.

[12] Nirschl RP, Davis LD. Mini-open surgery for lateral epicondylitis. In: Yamaguchi K, King GJW, McKee M, et al, eds. Advanced Reconstruction—Elbow. Rosemont, IL: American Academy of Orthopaedic Surgeons, 2007:129-135.

[13] Nirschl RP, Pettrone FA. Tennis elbow. The surgical treatment of lateral epicondylitis. J Bone Joint Surg Am 1979;61A:832-841.

[14] Sasaki K, Onda K, Ohki G, et al. Radiocapitellar cartilage injuries associated with tennis elbow syndrome. J Hand Surg Am 2012;37(4):748-754

[15] Stasinopoulos D, Johnson MI. "Lateral elbow tendinopathy" is the most appropriate diagnostic term for the condition commonly referred-to as lateral epicondylitis. Med Hypotheses 2006;67:1400-1402.

[16] Verhaar J, Walenkamp G, Kester A, et al. Lateral extensor release for tennis elbow: a prospective long-term follow-up study. J Bone Joint Surg Am 1993;75(7):1034-1043.

第74章 肱骨内上髁炎的开放手术治疗
Open Treatment of Medial Epicondylitis

Peter J. Evans and Sebastian C. Peers

定义

- 肱骨内上髁炎是前臂屈肌及旋前圆肌肌腱附着处炎症。
- 这个疾病通常被称为"高尔夫球肘",与运动和家务劳动等有关[4]。

解剖

- 前臂屈肌-旋前肌肌群共同的起点主要在肱骨内上髁的前方。
- 屈肌-旋前肌肌群包括旋前圆肌(PT)、桡侧腕屈肌(FCR)、尺侧腕屈肌(FCU)和指浅屈肌(FDS)的一小部分。
- 虽然掌长肌也是该肌群的一部分,但是与本病的临床关系不大。

发病机制

- 内上髁炎主要是由于肌腱受到反复牵拉产生微小创伤,无法自限性修复愈合而导致的退变性肌腱炎。
- 内上髁炎也可见于内侧副韧带不稳定,在维持肱尺关节动态稳定时肌肉-肌腱承受了过大的负荷,这种情况常常还会导致尺神经病变。
- 内上髁炎最常累及旋前圆肌和桡侧腕屈肌,但该肌群其他肌腱也可能受累。

自然病程

- 大部分患者经保守治疗即可缓解。
- 与肱骨外上髁炎比较,内上髁炎的患者需要手术治疗的比例高很多[3]。

病史和体格检查

- 患者通常主诉前臂而不是肘关节疼痛,有时炎症累及尺侧腕屈肌会导致尺神经症状(局部放射痛,远端麻木,针刺感)。
- 该病通常起病缓慢且隐匿,但是通常会有诱发事件。
- 肱骨内上髁炎可与外上髁炎同时出现。
- 检查方法如下:
  - 内上髁触诊有压痛。
- 抗阻力旋前检查在肱骨内上髁炎的患者高度敏感[1]。
- 关节活动范围减少提示关节内病变,例如关节炎。
- 如果腕关节对抗阻力做屈曲运动时出现症状,支持内上髁炎的诊断。
- 沿着肘管和尺神经往尺侧腕屈肌走行方向叩击,若有局部刺痛感,应进一步检查神经。
- 最大限度屈曲肘关节,随后按压肘管近端尺神经,出现手麻木与刺痛时应进一步检查神经。

影像学和其他诊断性检查

- X线片可显示屈肌-旋前肌肌群的起点钙化。
- MRI:在T2加权序列中肌腱内出现高信号,大部分T1加权序列中也出现肌腱内信号增强和(或)肌腱增厚。
  - 少数患者在内上髁或肘肌水肿处,出现T2信号增强[2]。
  - 骨膜反应在MRI中并不常见[2]。
- 如果患者有尺神经症状,就需接受电生理检查(肌电图和神经传导),但这些检查对仅有轻度尺神经症状的敏感性较低。

鉴别诊断

- 旋前圆肌综合征。
- 内侧副韧带损伤。
- 尺神经病变。
- 关节炎。
- 颈椎神经根病变。
- 癔症。

非手术治疗

- 早期治疗包括避免引起疼痛的活动、冰敷及非类固醇类抗炎药物缓解症状。
- 日间活动时佩戴支具。
- 系统性理疗和康复训练来监督和指导患者如何伸展、用力。
- 虽然局部封闭治疗可以暂时缓解症状,但不会改变自然病程[5]。应避免重复注射药物导致发生肌腱薄弱或断裂。
- 也有报道注射类固醇药物引起尺神经病变，注射时应注意神经位置。

手术治疗

- 适用于保守治疗无效的患者。
- 仔细筛选患者以确保预后满意。

术前计划

- 做好处理可能发生的尺神经病变的准备。必要时，可行尺神经皮下松解或转位术。
  - 对于体型偏瘦，尤其是肘关节内侧经常受到撞击的患者，更倾向于通过延长屈肌 - 旋前圆肌行尺神经肌肉下转位术，这确实也是治疗肱骨内上髁炎的一种方法。
- 做好处理肌腱撕裂或撕脱的准备，这类损伤往往突发，表现为急慢性疼痛、瘀斑和肿胀。
  - 有必要清除破裂退变的组织（图1），保留邻近部分，借助屈肌 - 旋前肌起点的内、外侧健康部分覆盖产生的内上髁间隙（技术图2D）。

体位

- 患者取仰卧位。
- 肩部外展，上肢外旋，肘下放置软垫。
- 理想的体位是无须助手术中维持，术者就能很容易接触到患者的肘内侧部位。

入路

- 麻醉后，再次检查肘关节稳定性。
- 手术的目的是清除屈肌 - 旋前肌起点的退变组织，并创造易于肌腱愈合的环境。

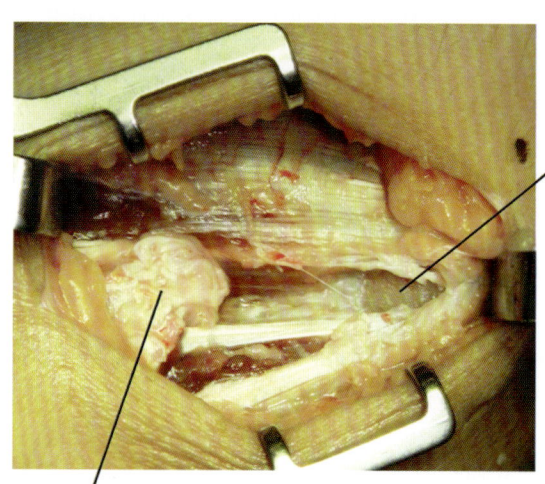

图1 可见屈肌腱破裂并回缩至内上髁的远端。

内上髁筋膜切除术和部分截骨术

切口与解剖

- 以内上髁的中心为起点，做3～5 cm长的切口，可沿前臂的轴线向远端延长切口（技术图1A）。
- 用剪刀沿皮下组织进行钝性分离，注意保护此区域的内侧皮神经分支（技术图1B）。
- 小心剥离皮下组织，暴露屈肌 - 旋前肌群的筋膜。
- 探查尺神经，试活动肘关节检查是否存在尺神经半脱位，记录在手术记录中。
- 刀片沿旋前肌和桡侧腕屈肌间隙的筋膜纤维走向进入，暴露肌腱止点。可通过肌纤维走向判断所属肌肉，

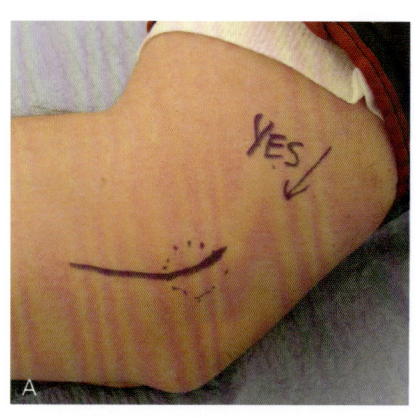 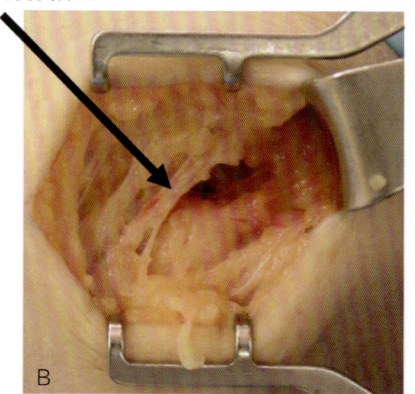

技术图1 A. 在内上髁的近端做3～5 cm长的切口。B. 确认并保护前臂内侧皮神经。

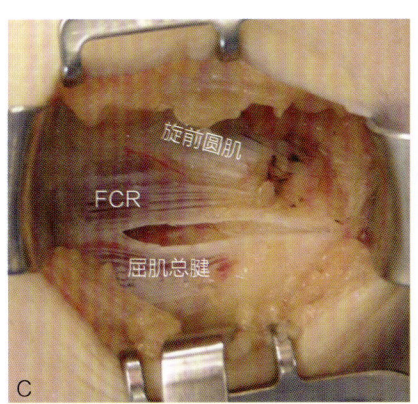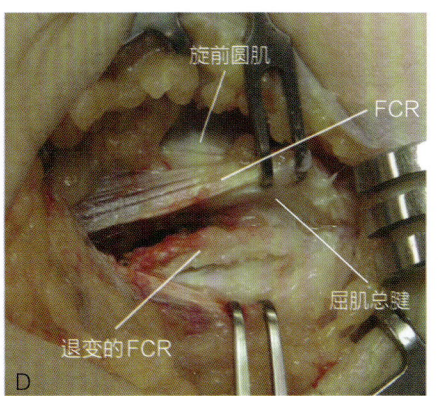

技术图1（续） C. 沿桡侧腕屈肌（FCR）和屈肌总腱的间隙，顺纤维走行方向切开。D. 提起桡侧腕屈肌，在其深面可见退变的肌腱。

旋前肌纤维偏向桡侧，其余肌肉纤维沿纵轴走行。
- 确切的间隙定位要根据临床查体和术中探查决定，如图所示，术中切开了桡侧腕屈肌和屈肌总腱间隙便于更好地评估受损组织（技术图1C）。
- 继续沿着切开的间隙，探查深部异常肌腱组织（技术图1D）。

筋膜切除术与部分截骨术
- 15号刀片切除异常组织，其表现为浅灰色、无序的黏蛋白白样结构，保留正常组织。
- 清除病理组织直至正常的腱性表面为止。
- 切除的区域通常为1~1.5 cm长，3~5 mm宽（技术图2A）。
- 用咬骨钳在内上髁前部咬出一个粗糙面，咬至出血为止，无须去除骨皮质（技术图2B、C）。
- 0或1-0可吸收缝线修复缺损肌腱（技术图2D）。
- 可吸收缝线间断缝合皮下组织，皮内缝合，用无菌敷料覆盖切口（技术图2E）。

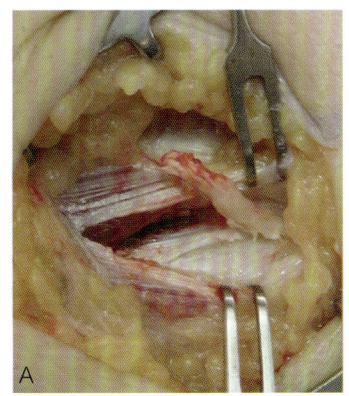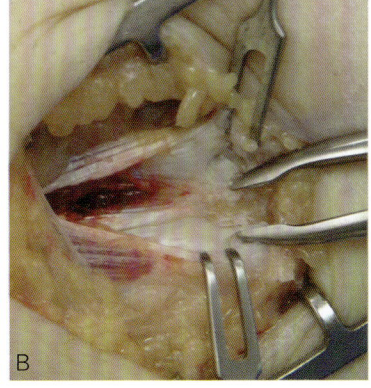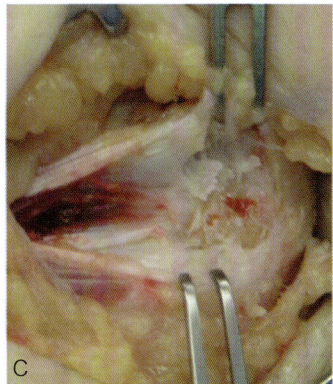

技术图2 A. 切除变性组织，保留健康肌腱。B. 用刀片或咬骨钳去除残留在内上髁前方的变性组织。C. 避免破坏骨皮质。

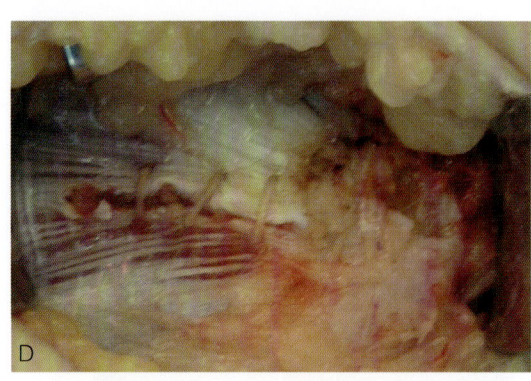
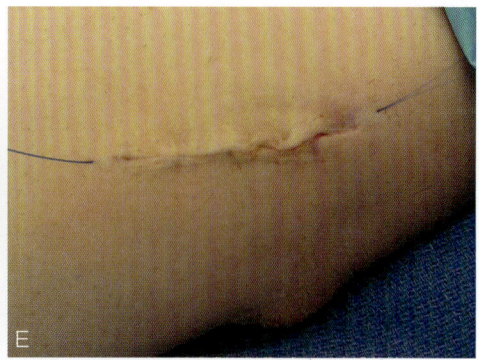

技术图2（续） D. 肌间隙用0号Vicryl（薇乔）可吸收线。E. 用3-0 Prolene缝线关闭切口。

Topaz高频微创清理

- 在某些病例中，使用Topaz高频探棒可以使创伤更小。
- 该术式适用于肌腱炎局限在肌腱止点内部。
- 禁忌证包括急性损伤、部分或全部肌腱撕裂、神经疾病、骨关节异常。

切口与解剖

- 在肌腱压痛处做一1.5 cm切口，起点为内侧髁，沿前臂轴向远处延伸。
- 如前所述，暴露肌群起点，保护尺神经。

高频清理

- 装置探头垂直于肌腱表面（技术图3）。
- 向下轻压探头，进入肌腱内部。
- 进入深度大约5 mm，多点穿入。
- 术后冲洗，可吸收缝线皮内缝合，关闭切口。

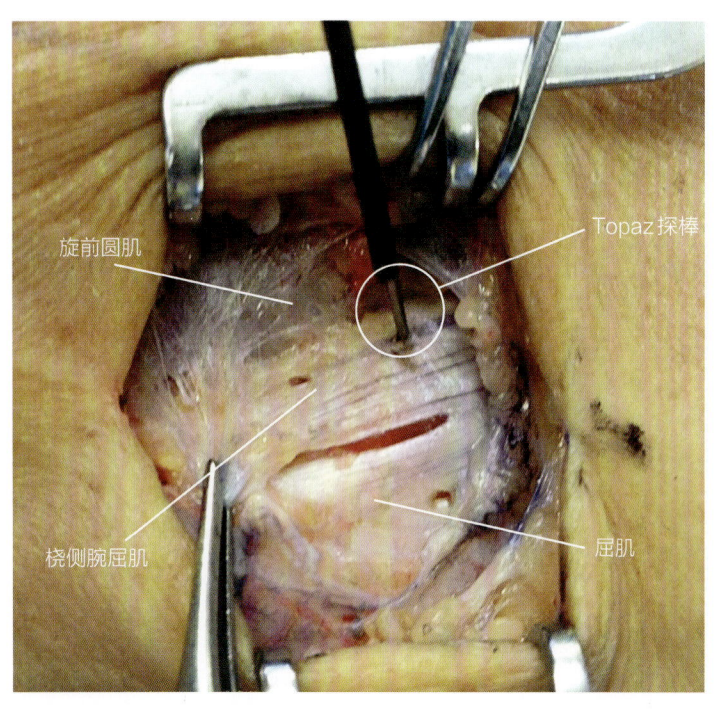

技术图3 将ArthroCare公司Topaz刨削器垂直放置在病变肌腱表面。在此图中显示的区域为桡侧腕屈肌。

要点与失误防范

指征	• 保守治疗无效,病程3～6个月。
合并病变	• 尺神经激惹、病变、半脱位(需松解转位)。 • 屈肌腱起点处断裂(需清理修复)。
未清除全部病变组织	• 预后较差,可能复发。
内侧副韧带损伤	• 该韧带位于肌腱后方深处,关节囊前方。

术后处理

- 术后敷料包扎无须过紧,可拆卸支具固定。
- 肘部无须固定,术后即可进行轻度活动。
- 3～5日后去除敷料,患者可在腕带保护下进行日常活动,每日可在去除腕带后进行主动活动数次,但要避免用力过度。
- 术后6周开始抗阻力加强功能操练。
- 术后3个月可去除所有活动限制,但对肘关节有碰撞的活动应在术后4～6个月开始,完全恢复无痛活动需要6～24个月。

预后

- 超过85%的患者术后可完全恢复运动功能,完全无痛或偶尔有轻度疼痛。运动员中有75%～85%可恢复到术前水平。对于没有或仅有轻度尺神经症状的患者,成功率超过95%[1,6]。
- 对于伴有中度以上尺神经症状的患者,尽管也可能取得满意的结果,但是大部分恢复不佳,手术效果难以确定。
- 即使主观感觉不满意,也罕有患者术后疼痛完全无改善的病例。如果遇到这样的情况,应该考虑是否诊断错误或者需要二次手术。

并发症

- 前臂内侧皮神经损伤。
- 握力减弱。
- 腕部屈曲或旋前肌力减弱。
- 血肿形成。
- 感染。
- 尺神经损伤。
- 内侧副韧带损伤。

(沈君劼 译,洪成旻 审校)

参考文献

[1] Gabel GT, Morrey BF. Operative treatment of medial epicondylitis. Influence of concomitant ulnar neuropathy at the elbow. J Bone Joint Surg Am 1995;77(7):1065-1069.

[2] Martin CE, Schweitzer ME. MR imaging of epicondylitis. Skeletal Radiol 1998;27:133-138.

[3] O'Dwyer KJ, Howie CR. Medial epicondylitis of the elbow. Int Orthop 1995;19:69-71.

[4] Ollivierre CO, Nirschl RP, Pettrone FA. Resection and repair for medial tennis elbow: a prospective analysis. Am J Sports Med 1995;23:214-221.

[5] Stahl S, Kaufman T. The efficacy of an injection of steroids for medial epicondylitis: a prospective study of sixty elbows. J Bone Joint Surg Am 1997;79:1648-1652.

[6] Vangsness CT Jr, Jobe FW. Surgical treatment of medial epicondylitis: results in 35 elbows. J Bone Joint Surg Br 1991;73:409-411.

第75章 肱二头肌远端肌腱断裂：一期与择期修复，单切口与双切口技术

Distal Biceps Tendon Disruptions: Acute and Delayed Reconstruction and One- and Two-Incision Techniques

Matt Noyes and Edwin E. Spencer, Jr.

解剖

- 肱二头肌远端肌腱平均长22～24 mm，宽15～19 mm。
- 肱二头肌腱止于桡骨粗隆尺侧缘。
- 两肌腱束在止点处相互交叉，外侧肌腱顺时针旋转，内侧肌腱逆时针旋转[12]。
- 肌腱止点区血供相对缺乏。
- 肱二头肌腱膜起自二头肌腱远侧头[1]。

自然病程

- 完全断裂。
  - 完全断裂最常发生于40～60岁男性。
  - 通常损伤是由于肌肉受到牵拉引起，特别是在肘关节屈曲90°时受到外伸的应力撞击。
  - 起先疼痛症状很快消失，但是因为肱二头肌的回缩，正常结构消失导致上臂前方常有很明显的畸形。由于肱二头肌腱膜的代偿，肌腱回缩的程度可能并不明显。
  - 患者常主诉屈肘和前臂旋后肌力下降，尤其多见于机械师和水管工人等相关体力劳动者。疼痛往往不是此类疾病典型表现，尽管会有患者在肌肉疲劳和抽动后有疼痛感。
  - 研究显示肌腱完全断裂患者屈肘肌力下降25%，前臂旋后肌力丧失40%[3,15]。
- 部分断裂。
  - 肱二头肌远端肌腱部分损伤的疼痛常常比完全断裂更加明显。患者常表现为肘窝疼痛，特别是在屈肘和前臂旋后时更加明显，但没有明显的临床畸形。
  - 部分断裂能发展成完全断裂。
  - 女性相比男性更易发生肱二头肌部分断裂，有年龄相关性（平均年龄63岁）[7]。
  - 有时女性患者肘部可触及一囊块[7]。
  - 肌腱部分断裂多为慢性退行性病变进展而来。
  - 风险因素：类固醇药物史，吸烟，肘关节滑囊炎，肱二头肌后嵴畸形[17]。

病史和体格检查

- 急性肱二头肌远端肌腱完全断裂的患者，在肘窝、上臂远端、前臂近端常有大面积的瘀斑。
- 肱二头肌远端肌腱可在肘窝处触及，若触诊困难，可同健侧进行比较；局部水肿时会使诊断变得更加困难，但是"拉钩试验"是一个很可靠的诊断方法。进行这个试验时，当检查者试图从外侧"钩住"肱二头肌远端肌腱时，患者前臂会主动旋后[16]。
  - "拉钩试验"被认为敏感性和特异性接近100%[16]。
- 由于肱二头肌腱膜的代偿，肌腱回缩的程度可能并不明显。
- 如果检查者怀疑到肱二头肌腱远端完整，损伤可能发生在腱腹连合处的近端或者在附着处仅有部分断裂时，可行MRI。鉴别肌腱在桡骨粗隆处的完全撕脱伤和肌腹连合处的损伤是很重要的，因为靠近近端的损伤最好采用非手术治疗[19]。
- 肌腱在桡骨粗隆处的部分断裂，常常没有瘀斑并没有向近端回缩。在抵抗屈肘和前臂旋后时有迟发性疼痛，肱二头肌远端肌腱常可触及，MRI有助于诊断肌腱部分断裂。

鉴别诊断

- 肘关节滑囊炎。
- 肘关节脱位。
- 桡骨头骨折。
- 前壁外侧皮神经卡压。

非手术治疗

- 肱二头肌远端肌腱完全断裂的非手术治疗包括使用抗炎药和理疗减轻疼痛、肿胀。患者在可耐受的程度下活动患肢，肌力训练应集中在屈肘和前臂旋后。
- 通常肱二头肌远端断裂不会伴随顽固性疼痛，但患者会丧失30%的屈肘和40%的前臂旋后肌力[3,15]。如果患者的工作和生活方式能够耐受这种情况，那么非手术

治疗是可以接受的。
- 对于部分断裂和腱腹连合处断裂的治疗方式是相似的,当患者活动无痛且不受限以后,仍应继续加强肌力训练。当肌腱部分断裂保守治疗失败时可考虑手术治疗,通常最少需要3~4个月的观察期。应该提前告知部分肌腱损伤的患者,疼痛是主要症状。

手术治疗

完全和部分断裂
- EndoButton(Smith & Nephew, Andover, MA)固定被证明具有最强的拉伸负荷[14,22]。EndoButton固定方法的临床试验也证实效果较好,且并发症少[2,6]。
- 其他的固定方法还有缝合锚钉和界面螺钉固定。

慢性断裂
- "慢性"的定义尚无共识。有些学者认为超过8周即为慢性,这种情况需要肌腱移植修复。但是,笔者认为可以直接修复病程超过3个月的肱二头肌远端肌腱断裂。慢性病程的患者肘关节屈曲不会超过60°,但术后3个月患者的关节活动范围可完全恢复。肱二头肌束类似于胸大肌束,随时间有强大的向回拉伸的趋势。
- 对于病程更长的患者,术者应建议使用移植物修复并与患者谈论移植物种类的选择:包括半腱肌(自体或异体)[23]、自体跟腱移植[18](带或不带骨瓣)、自体桡侧腕屈肌腱(FCR)移植[13]和阔筋膜[9]移植修复肱二头肌腱断裂。
- 对急性损伤术式无推荐,对慢性损伤的修复推荐EndoButton。

体位
- 患者仰卧位,上肢放在手术台上,上臂使用无菌止血带。

入路

双切口
- 由Boyd和Anderson提出[4],在肘前侧做一较小切口用来暴露肌腱,肱二头肌结节水平、尺骨近端桡侧1 cm处做第2个切口。
- 做第2个切口时前臂旋前以保护骨间后神经。
- Kelly等[10]改良了入路,从背侧入路分离尺侧腕伸肌避免损伤旋后肌。
- 双切口异位骨化概率要比单切口高。

单切口
- 最早由Henry提出,在肘窝做S形切口,但该入路神经相关并发症风险高于双切口。
- 必须保证前臂旋后,使骨间后神经远离术区。
- 目前改良术式,自肘前切口被证实更安全。
- 进入肱桡肌和旋前肌间隙。
- 注意保护外侧皮神经和骨间后神经。
- 可以结扎桡动脉返支以避免血肿形成。

EndoButton

- 行一4~5 cm长纵行切口,起自肘窝,沿着肱桡肌的尺侧缘向远端延伸。找出并保护前臂外侧皮神经和桡神经浅支。
- 可见肱二头肌远端肌腱回缩到近端,通过屈肘和使用拉钩牵开上臂远端皮肤暴露回缩肌腱。肌腱可能会与邻近组织或肱二头肌腱膜粘连,需要做局部肌腱松解以游离肌腱残端,保护并分离前臂外侧皮神经和肱动脉。
- 有时,通过前侧切口不一定能找到肱二头肌腱。在这种情况下,可沿着上臂远端内侧做一切口,找到肌腱并穿至远端切口。
- 一旦游离好肌腱,取一根2号非吸收缝线锁边缝合肌腱远端。缝合线应当超过肌腱残端4~5 cm,距残端1 cm不锁边。
- 2根缝线从肌腱残端穿出,再穿过EndoButton的2个中间孔。缝线打结,拉紧肌腱残端与EndoButton,之间不留空隙(技术图1A)。另外一种方法是用肌腱上的一根缝线穿过EndoButton的一个中间孔,再回穿另一个中间孔,然后打结,则线结会留在EndoButton和肌腱残端之间。穿出的缝线置于EndoButton的另外2孔(技术图1B)。
- 暴露桡骨粗隆,用一把磨钻钻出一卵圆形的骨皮质窗,

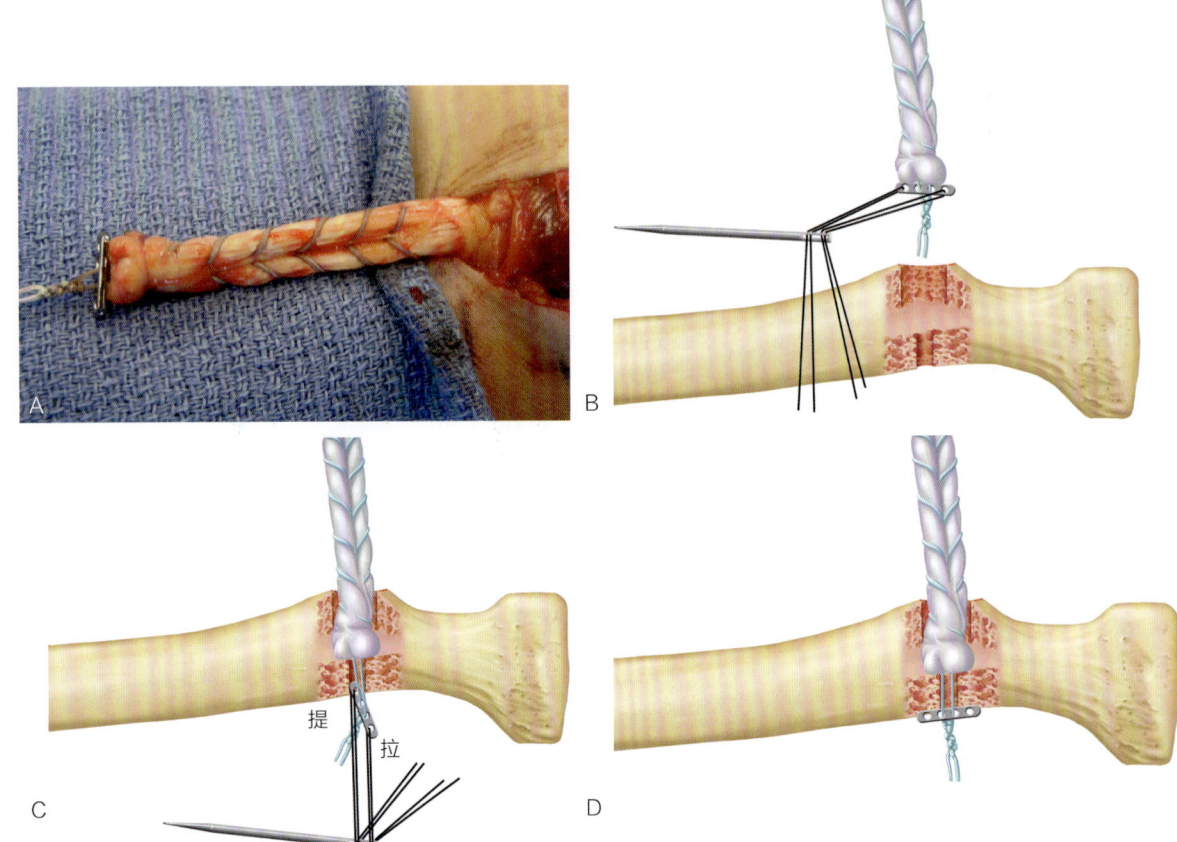

技术图 1　A. EndoButton 紧贴二头肌腱远端残端。B. 1 根克氏针穿过缝线。C. EndoButton 先通过桡骨对侧孔，随后肌腱被拉入桡骨近侧孔。D. EndoButton 被翻转并紧扣在另一侧的桡骨皮质上。

- 其直径和肌腱残端直径大致相同。完成这步时手术助手帮助将前臂置于完全旋后位。2 把小拉钩置于桡骨粗隆的两侧。然后，用 EndoButton 钻头在远侧皮质钻 1 个孔以穿过 EndoButton。
- 用克氏针或毕氏（Beath）针帮助穿出的缝线穿过双侧骨皮质孔，当针穿出前臂背侧皮肤时将针取下。

- 单独拉出一根穿出缝线，将肌腱拉进桡骨粗隆。以垂直方向持续拉紧缝线，将 EndoButton 拉过桡骨对侧皮质孔。一旦 EndoButton 引至桡骨对侧，另一根缝线将 EndoButton 翻转并在水平方向将 EndoButton 锁住。使用透视检查 EndoButton 在位。在证实肌腱复位于解剖位置后，将穿出的缝线完全拉出（技术图 1C、D）。

TST 技术

- 目的是在维持皮质 button 牢固固定的前提下减小修复产生的间隙。
- 生物力学测试证实该方法在 EndoButton 张力不变的情况下，有效减少了间隙[21]。
- 类似 EndoButton 法，做标准单切口。
- 桡骨粗隆处做一 3.2 mm 骨洞来穿过 button，8 mm 空心钻在皮质前缘钻孔进入髓腔用以放置肌腱。
- button 置于桡骨皮质远侧，牵拉使缝线产生张力，将肌腱划入预做的骨洞。
- 在骨洞桡侧面打入一 7 mm×10 mm 界面螺钉将肌腱推向尺侧，模拟正常解剖位置，增强旋后肌力。
- TST 技术优点在于维持前切口张力，避免固定后肌腱滑动，无须术中计算肌腱和 button 间缝线长度[20]。

缝合锚钉或界面螺钉固定

- 缝合锚钉和界面螺钉固定都使用相同的前侧手术入路和肌腱还纳方法。但是对桡骨粗隆处理方法不同。
- 在使用界面螺钉固定的情况下,在桡骨粗隆钻一骨洞,直径决定于所用螺钉的型号。
- 在使用缝合锚钉固定的情况下,在桡骨粗隆处轻微去除骨皮质,置入所选择的锚钉。有些术者习惯使用2枚锚钉,打滑结促进肌腱滑向骨面[8]。
  - 这一技术缺点是肌腱靠向桡骨近端表面而不是髓腔。

双切口技术

- 在肘横纹处做一前侧切口,用于定位肌腱远端残端。在肱二头肌结节水平、尺骨近端桡侧1 cm处做第2个切口。
- 首先分离尺侧腕伸肌,然后穿过旋后肌。特别注意避免对尺骨进行骨膜下剥离以减少损伤尺桡骨骨性连接的风险。
- 前臂最大旋前位,在二头肌结节处开一卵圆形窗,在窗内钻孔。
- 一根2号非吸收缝线用Krackow技术缝住肌腱远端。
- 用一长血管钳将缝线从前侧切口递至后侧切口并拉住缝线,需在骨间区域穿过缝线。
- 然后,将缝线穿过钻孔,在前臂旋后位固定于桡骨上。

晚期肱二头肌远端肌腱重建

- 后期重建需要充分暴露肱二头肌腱和腱腹连合处,可以在上臂远端内侧做第2个切口。可以连接这2个切口,但是这样的风险是增加额外的手术瘢痕。
- 需要仔细分离以保护前臂外侧皮神经和肌皮神经,一定要考虑到术后局部瘢痕和粘连,特别是在二头肌腱和腱膜之间。
- 笔者使用自体半腱肌腱移植,获取方法类似于前交叉韧带重建。将肌腱对折成双股,两游离端接入二头肌腱残端和腱腹移行处(技术图2A)。
- 穿游离端时,用Bunnell导针非常方便有效。
- 预估移植肌腱的长度,保证肘关节在屈曲60°时肌腱紧张。
- 一根不可吸收缝线穿过移植肌腱部位,将肌腱紧贴在桡骨粗隆上(技术图2B)。

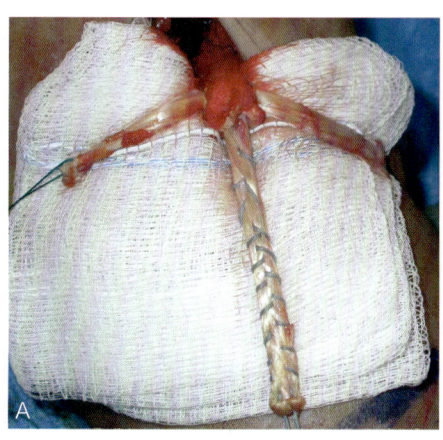 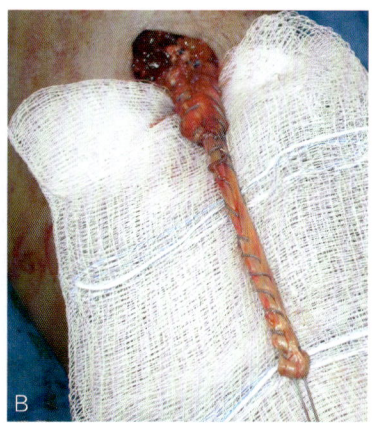

技术图2 A. 腘肌腱折叠成双股,肌腱游离端接入二头肌腱残端。移植肌腱的游离端从侧方穿出。B. 移植肌腱的游离端缝入二头肌腱残端。

要点与失误防范

单切口	• 避免过度牵拉桡侧端。 • 准备肱二头肌肌腱。 • 前臂尽量旋后保护骨间后神经。 • 如果使用TST技术,将界面螺钉从桡骨粗隆置入模拟正常解剖结构。
双切口	• 避免暴露尺骨。 • 骨洞间间距足够避免塌陷性骨折。 • 尽量旋前,避免损伤骨间后神经。

术后处理

- 若使用EndoButton或螺钉,术中和术后第1次随访时要复查X线片保证内固定在位。
- EndoButton修复的患者,术后2周时去掉夹板,允许主动和被动活动,但是在6周内上举活动不能举超过1杯咖啡的重量。然后开始加强锻炼,理疗不作为常规。
- 有研究者报道了早期ROM治疗有较好结果[2]。
- 另外有人使用更加保守的方法,在术后6~8周内限制过度屈伸。经典流程是术后悬吊肘关节,每周背伸增加10°。

预后

- DASH和MEPS等量表已在很多研究中应用,并证明早期修复预后良好[2,8]。
- 肌力测试等客观资料也证明解剖修复有好的预后,特别对于旋后力量的恢复[11]。
- 慢性损伤的修复或重建也被证实具有较好的预后[23]。

并发症

- 再次断裂非常罕见。
- 每种固定方法有相对应的并发症。
  - 经典的双切口技术:异位骨化、尺桡骨骨性连接、骨间后神经麻痹。避免对尺骨骨膜剥离,异位骨化和尺桡骨骨性连接的发生率已有所降低[5,10]。
  - 单切口技术:前臂外侧皮神经(最常见)和骨间后神经麻痹、再次破裂、僵硬、肘前疼痛、尺桡骨融合以及复杂局部疼痛综合征(CRPS)。

(沈君劼 译,洪成旻 审校)

参考文献

[1] Athwal GS, Steinmann SP, Rispoli DM. The distal biceps tendon: footprint and relevant clinical anatomy. J Hand Surg Am 2007;32(8):1225-1229.

[2] Bain GI, Prem H, Heptinstall RJ, et al. Repair of distal biceps tendon rupture: a new technique using the Endobutton. J Shoulder Elbow Surg 2000;9(2):120-126.

[3] Baker BE, Bierwagen D. Rupture of the distal tendon of the biceps brachii. Operative versus non-operative treatment. J Bone Joint Surg Am 1985;67(3):414-417.

[4] Boyd HB, Anderson DL. A method for reinsertion of the distal biceps brachii tendon. J Bone Joint Surg Am 1961;43(7):1041-1043.

[5] Failla JM, Amadio PC, Morrey BF, et al. Proximal radioulnar synostosis after repair of distal biceps brachii rupture by the two-incision technique. Report of four cases. Clin Orthop Relat Res 1990;(253):133-136.

[6] Greenberg JA, Fernandez JJ, Wang T, et al. EndoButton-assisted repair of distal biceps tendon ruptures. J Shoulder Elbow Surg 2003;12(5):484-490.

[7] Jockel CR, Mulieri PJ, Belsky MR, et al. Distal biceps tendon tears in women. J Shoulder Elbow Surg 2010;19(5):645-650.

[8] John CK, Field LD, Weiss KS, et al. Single-incision repair of acute distal biceps ruptures by use of suture anchors. J Shoulder Elbow Surg 2007;16(1):78-83.

[9] Kaplan FT, Rokito AS, Birdzell MG, et al. Reconstruction of chronic distal biceps tendon rupture with use of fascia lata combined with a ligament augmentation device: a report of 3 cases. J Shoulder Elbow Surg 2002;11(6):633-636.

[10] Kelly EW, Morrey BF, O'Driscoll SW. Complications of repair of the distal biceps tendon with the modified two-incision technique. J Bone Joint Surg Am 2000;82-A(11):1575-1581.

[11] Klonz A, Loitz D, Wöhler P, et al. Rupture of the distal biceps brachii tendon: isokinetic power analysis and complications after anatomic reinsertion compared with fixation to the brachialis muscle. J Shoulder Elbow Surg 2003;12(6):607-611.

[12] Kulshreshtha R, Singh R, Sinha J, et al. Anatomy of the distal biceps brachii tendon and its clinical relevance. Clin Orthop Relat Res 2007;456:117-120.

[13] Levy HJ, Mashoof AA, Morgan D. Repair of chronic ruptures of the distal biceps tendon using flexor carpi radialis tendon graft. Am J Sports Med 2000;28(4):538-540.

[14] Mazzocca AD, Burton KJ, Romeo AA, et al. Biomechanical

[14] evaluation of 4 techniques of distal biceps brachii tendon repair. Am J Sports Med 2007;35(2):252-258.

[15] Morrey BF, Askew LJ, An KN, et al. Rupture of the distal tendon of the biceps brachii. A biomechanical study. J Bone Joint Surg Am 1985;67(3):418-421.

[16] O'Driscoll SW, Goncalves LB, Dietz P. The hook test for distal biceps tendon avulsion. Am J Sports Med 2007;35(11):1865-1869.

[17] Safran MR, Graham SM. Distal biceps tendon ruptures: incidence, demographics, and the effect of smoking. Clin Orthop Relat Res 2002;(404):275-283.

[18] Sanchez-Sotelo J, Morrey BF, Adams RA, et al. Reconstruction of chronic ruptures of the distal biceps tendon with use of an achilles tendon allograft. J Bone Joint Surg Am 2002;84-A(6):999-1005.

[19] Schamblin ML, Safran MR. Injury of the distal biceps at the musculotendinous junction. J Shoulder Elbow Surg 2007;16(2):208-212.

[20] Sethi P, Cunningham J, Miller S, et al. Anatomic repair of the distal biceps tendon using tension slide technique. Tech Shoulder Elbow Surg 2008;9:182-187.

[21] Sethi P, Obopilwe E, Rincon L, et al. Biomechanical evaluation of distal biceps reconstruction with cortical button and interference screw fixation. J Shoulder Elbow Surg 2010;19(1):53-57.

[22] Spang JT, Weinhold PS, Karas SG. A biomechanical comparison of EndoButton versus suture anchor repair of distal biceps tendon injuries. J Shoulder Elbow Surg 2006;15(4):509-514.

[23] Wiley WB, Noble JS, Dulaney TD, et al. Late reconstruction of chronic distal biceps tendon ruptures with a semitendinosus autograft technique. J Shoulder Elbow Surg 2006;15(4):440-444.

第76章 肱三头肌腱断裂
Triceps Tendon Ruptures

Andrea Celli

定义

- 发生肱三头肌肌腱撕裂或尺骨鹰嘴止点撕脱后，患者表现为肘关节抗重力及抗阻力力量减弱。
- 肱三头肌3个头（长头、外侧头和内侧头）均发生断裂时往往需要手术治疗。
- 那些对运动功能要求较低的患者常能耐受三头肌腱的部分撕裂。

解剖

起点

- 肱三头肌有3个头（图1）：
  - 长头起自肩胛骨盂下结节。
  - 外侧头起自肱骨桡神经沟外上方。
  - 内侧头起自肱骨桡神经沟内侧，与桡神经毗邻，覆盖肱骨后下方全部骨面。

附着点

- 前臂远端后1/3处，外侧头和长头汇合形成浅表肌腱组织附着在尺骨鹰嘴表面。内侧头（大部分位于长头深面）通过肌肉和肌腱直接附着在尺骨鹰嘴。
- 尺骨鹰嘴处浅表腱性组织由两部分组成（图2）：
  - 外侧部分面积更大、更薄，与肘肌肌肉和筋膜相连续。

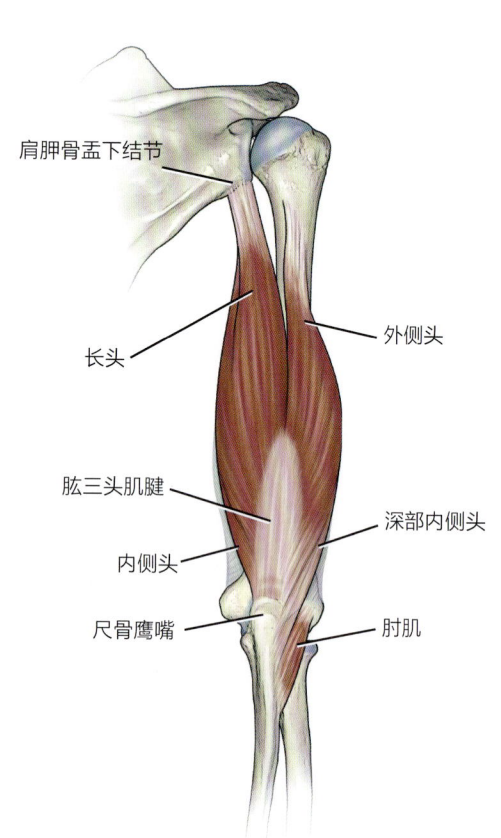

图1 肱三头肌解剖示意图。

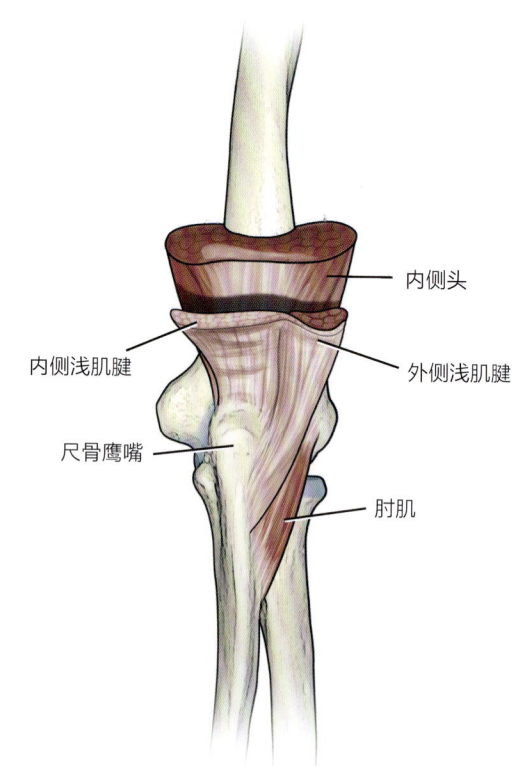

图2 三头肌远端肌腱附着：外侧部分面积更大、更薄，与肘肌肌肉和筋膜相连续；内侧部分相比更厚，直接附着在尺骨鹰嘴上。

- ○ 内侧部分相比更厚，形成了肱三头肌肌腱附着在尺骨鹰嘴上。
- 在某些病例中，可以明显找到外侧头和内侧头间隙，该间隙位于尺骨冠突。
- 位置较深的肌腱被内、外侧肌纤维覆盖。
- 三头肌内侧头肌腱主要位于鹰嘴中间及外侧，如前所述较宽且较薄[22]。
- 其余肌腱汇合形成三头肌肌腱附着在鹰嘴内侧。
- MRI通常可以比较明显地看到附着在尺骨鹰嘴的三头肌肌腱分为浅层和深层结构[7]（图3）。
- 肱三头肌3个头共同形成三头肌鹰嘴穹窿状的走行（图4）。

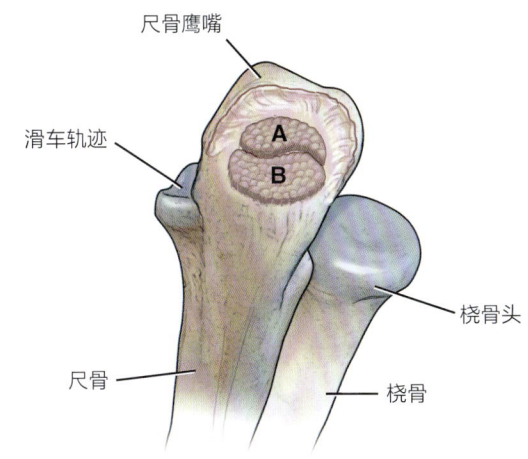

图4 A. 内侧头附着处平均宽度（内侧到外侧）16 mm，平均厚度4 mm。B. 浅总肌腱附着处平均宽度19 mm，平均厚度8 mm。

附着处参数

- 附着处肌腱平均宽度（内侧到外侧）20 mm，平均长度[22]（近端到远端）13 mm。
- 鹰嘴尖部至最近的内侧头附着点平均距离[4,22]在14.8～16 mm。
- 内侧头附着处平均宽度（内侧到外侧）16 mm，平均厚度4 mm。
- 浅总肌腱附着处平均宽度19 mm，平均厚度[4]8 mm。
- 理解了肱三头肌的解剖特点对于开放性三头肌修复重建的预后至关重要。

病理过程

- 肱三头肌肌腱损伤相对并不常见，男性居多（男女比3:1），各个年龄段都可起病[56]。
- 按肱三头肌断裂原因可以分为以下4个亚组：
  - ○ 创伤性损伤（最常见）。
  - ○ 原发性断裂。
  - ○ 肌肉疲劳性损伤。
  - ○ 肘关节镜术后并发症。

创伤性损伤

- 最常见于患者跌倒时肘关节屈曲、手伸直撑地，应力传至回缩的肱三头肌。三头肌任何部位都可发生创伤性损伤，以肌腱插入附着处最多（如尺骨鹰嘴处撕脱），比较罕见的是在肌-腱联合处或肌腹[3,5,39]。
- 肌腱创伤性损伤可分为部分或完全撕裂[5,23]，伴有桡骨头[30,31]、内侧副韧带（MCL）[24,32,49]及肱骨小头损伤[57]。
- 肌腱附着处骨性撕脱常与桡骨头骨折[31]或MCL损伤合并发生[57]。
- Yonn等[57]报道了三头肌肌腱撕脱、桡骨头骨折和MCL损伤三联征。

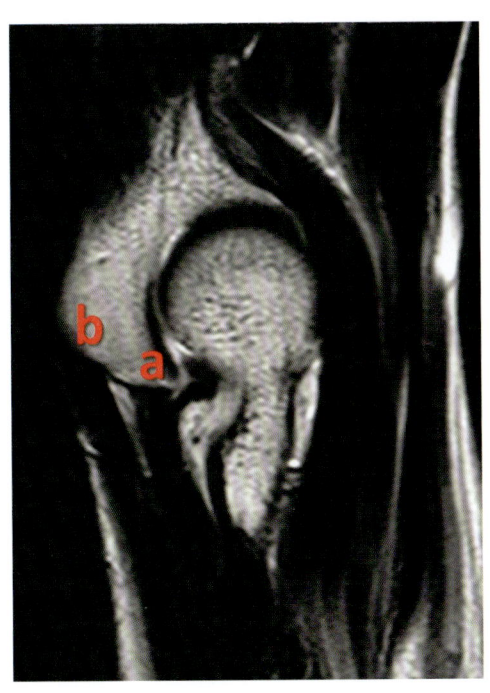

图3 MRI示附着在尺骨鹰嘴的三头肌肌腱分为深层（a）和浅层结构（b）。

原发性断裂

- 肱三头肌肌腱出现难以自限的局部损伤导致原发性断裂,引起局部损伤的原因有:
  - 类风湿关节炎。
  - 慢性肾衰竭。
  - 内分泌疾病。
  - 骨代谢疾病。
  - 类固醇药物(局部或全身应用)[18]。
- 肌腱内腱鞘组织病理性增生,同时血供较差会导致生物力学性能降低,引起断裂。

肌肉疲劳性损伤

- 长期应力刺激肌腱会导致疲劳性损伤,异常肌腱合并原发性疾病时可能会导致断裂。
- 可以参考跟腱断裂的分级评估过度活动导致肱二头肌肌腱断裂[46]。
  - 腱鞘炎。
  - 肌腱退变伴腱鞘炎。
  - 肌腱部分断裂。
  - 肌腱完全断裂。
- 运动导致肱三头肌肌腱退变并不常见,在慢性肌腱疼痛的患者中,典型的病理损伤是受累区局部缺乏血供导致明显退行性病变[2]。如果患者局部多次注射激素药物,肌腱断裂风险较高,原因可能是肌腱强度在此病理过程中强度降低。
- 对于临床结合 MRI 诊断部分撕裂的慢性肌腱退变的患者,建议手术治疗。

肘关节镜术后并发症

- 肘关节镜术后肌腱从附着处撕脱导致肱三头肌肌腱损伤。
- 行肘关节镜时,术中可能会暂时切开三头肌肌腱或者肌腱发生滑动,通常可以耐受,但某些患者术后重新缝合固定的肌腱可能会撕脱或者发生肌腱断裂。
  - 一项梅奥医学中心的研究在 887 例肘关节镜患者中发现了 16 例术后肌腱撕裂,发生率2%[10]。
- 肘关节存在炎性病变是诱发因素。
- 三头肌肌腱强度降低是肘关节镜术后常见及明确的并发症。
- 肘关节镜术后肌腱强度降低较为常见,可能的原因有:
  - 行假体置换时,肱三头肌对假体轴线力矩的改变[14],当假体设计不是解剖型时会引起三头肌肌力降低,术中未充分固定及肌腱失血供。
  - 术后过度的康复训练引起三头肌稳定性下降,肌力下降或撕脱。

病史和体格检查

- 怀疑患者肱三头肌肌腱撕裂应完善的病史包括:
  - 年龄,左利手或右利手。
  - 是否存在过度活动后的疼痛[44]。
  - 是否使用局部或全身激素类药物[12]。
  - 既往肘关节病史。
- 通常患者会主诉摔倒后,肘或手伸直撑地导致肘关节后方突发性疼痛[16,17,29,38]。损伤机制是肘在外伸位受到突然屈曲的外力作用[48-50]。
- 切割伤或开放性损伤伴(或不伴)肘关节骨折移位也会引起远端肌腱断裂[27]。
- 通常,肌腱损伤可以通过以下方法判断:
  - 鹰嘴近端触诊空虚感及压痛。
    - 急性期肿胀和瘀斑可能会干扰触诊。一旦肿胀消退,大部分患者可以明显触及肌腱断裂产生的间隙。
  - 患者主动外伸减弱或消失,取决于肌腱是部分还是完全断裂[9,40]。
- 诊断内侧头断裂通常比较困难,有时可借助影像学判断。
- 关节镜引起肌腱损伤的临床提示有[10,11]:
  - 视诊及触诊在肘关节后方发现肘关节解剖形态改变,有骨性突出。
  - 出现鹰嘴滑膜炎。
  - 三头肌肌腱萎缩。
  - 伸肌群近端回缩或外侧半脱位。
- 最常见的三头肌断裂阳性体征是无法抵抗重力上举(图5)。
- 做抗阻力外伸运动时视诊及触诊阳性(图6A、B)。
- 区分肌腱部分或完全断裂比较困难,做抗重力或抗阻力外伸时,患者俯卧,上臂置于检查床上,小臂自由悬空,检查者位于床边一侧(图7)。

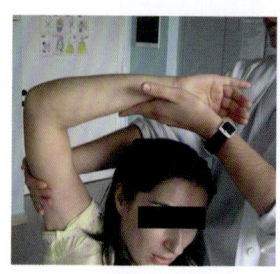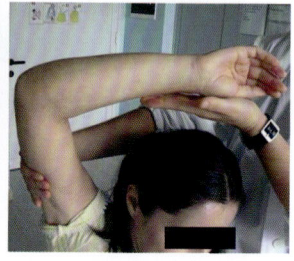

图5 嘱患者抗重力上举肘关节过头。

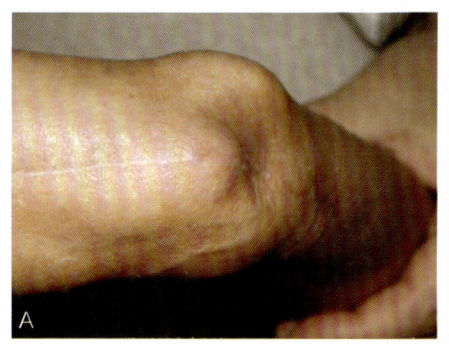 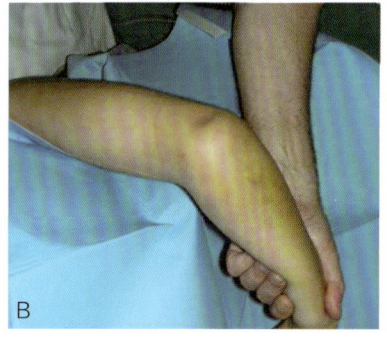 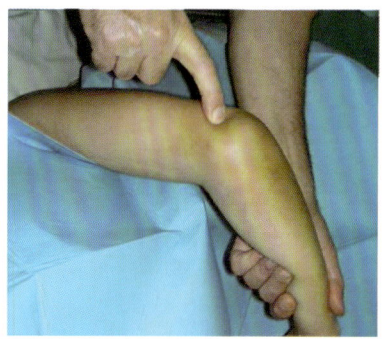

图6 A. 视诊及触诊在肘关节后方发现肘关节解剖形态改变,有骨性突出。B. 触诊可发现肱三头肌肌腱断裂。

- 肌腱部分撕裂的患者肌力下降但仍可以对抗重力上举,只是无法抗阻力外伸。
- 肌腱完全断裂是同时丧失了主动抗重力和抗阻力活动。Viegas[51]提出了一种类似Thompson测试的检测肱三头肌肌腱断裂的方法。患者俯卧,检查者轻捏肱三头肌,出现轻微外伸提示部分断裂,没有则提示完全断裂(图8)。
- 笔者总结了一种肱三头肌"下垂"测试,在患者保持抗重力所用达到的最大外伸角度时用以评估不稳定性。患者站立,肩关节90°外展、内旋,检查者站在后方,前臂被动外伸,如果检查者松手后前臂下垂(无法维持该被动外伸位),则提示肱三头肌肌腱断裂(图9)。

影像学和其他诊断性检查

- 影像学检查可帮助提示损伤位置(尺骨鹰嘴肌腱附着处,腱-腹联合处或三头肌肌肉),区分部分或完全撕裂,评估肌腱回缩长度,排除其他并发症[16,29,52]。
- 侧位片可看到脱落骨片,通常较小不易发现,往往提示远端肌腱撕脱(图10)。X线片对于诊断有无联合桡骨头骨折也较有帮助。
- 超声提供的证据有限,在急性期无法明确诊断时可使用超声[20]。
- MRI是评估肌腱损伤最重要的检查方式[13,55],它可以区分部分和完全损伤、肌腱回缩程度、有无肌腱萎缩及撕裂位置[25](图11)。

鉴别诊断

- 桡神经相关损伤。
- C7神经根损伤。
- 尺骨鹰嘴骨折。

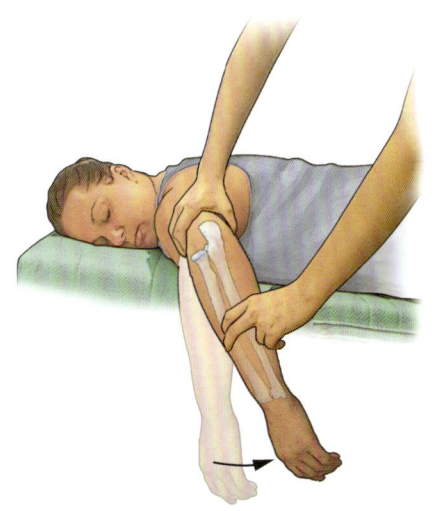 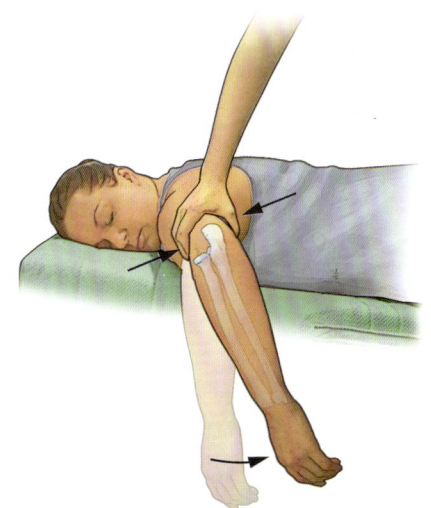

图7 患者俯卧,上臂置于检查床上,小臂自由悬空,做抗重力或抗阻力外伸。

图8 Viegas检查,患者俯卧,检查者轻捏肱三头肌,出现轻微外伸提示部分断裂,没有则提示完全断裂。

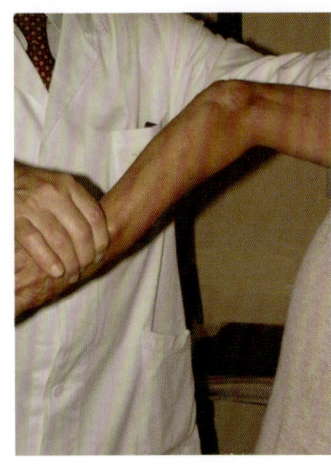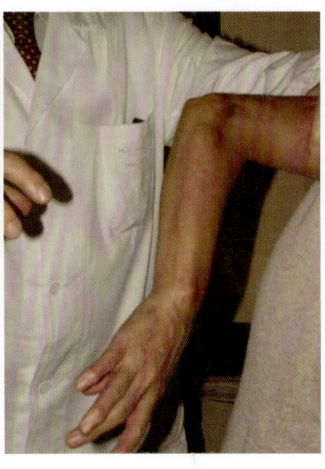

图9 肱三头肌"下垂"试验,检查者在最大被动外伸位松手,若存在肌腱完全断裂,肘关节下垂呈90°屈曲,部分断裂时可维持一定的功能。

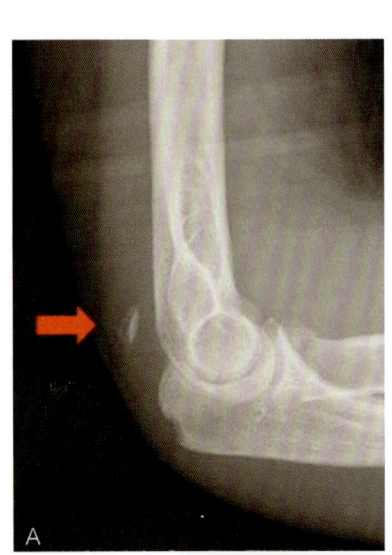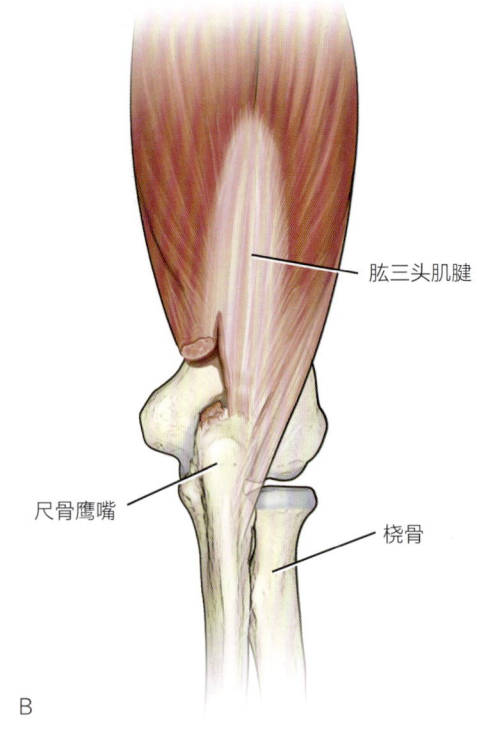

图10 A、B. 肘关节侧位片诊断关节外撕脱(箭头所示)。

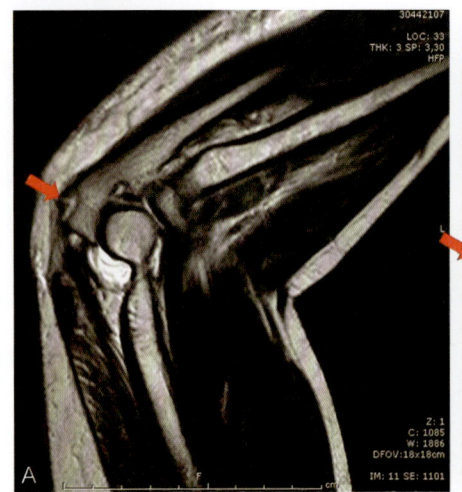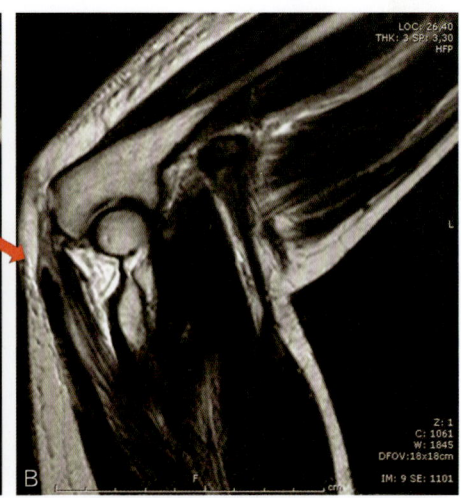

图11 MRI提示肌腱部分(A)或完全(B)损伤(箭头)。

非手术治疗

- 肱三头肌部分损伤不伴外伸肌力明显下降时可行保守治疗。
  - 患者年龄和生活方式是决定是否采取保守治疗的因素,可行保守治疗的人群包括非主利手损伤、脑力劳动者、手术风险较高的高龄患者。
- 可行4周夹板肘关节制动[37]。
- 对于年轻运动要求较高的患者,医生应谨慎选择保守治疗,因为可能会导致永久的肌力减弱或丧失。

手术治疗

- 急、慢性肌腱撕裂的手术技术和入路有很多。
- 根据肌腱质量、回缩肌腱长度以及损伤是否为慢性决定手术方法,也应考虑到尺骨鹰嘴的质量,特别是考虑行肘关节镜手术。
- 成功的一期修复目标是肘关节外伸恢复到70°~90°,张力下一期修复可能有再次断裂和屈曲功能丧失的风险。
- 可行的手术如下:
  - 对尺骨鹰嘴的直接修复。
  - 自体或异体肌腱移植物。
  - 肘肌肌瓣。
  - 带(或不带)跟骨的肌腱移植物。

术前计划

- 患者麻醉后,再次评估肘关节稳定性(内/外翻稳定性、旋转稳定性)。
- 同时评估被动旋前旋后、屈伸范围。

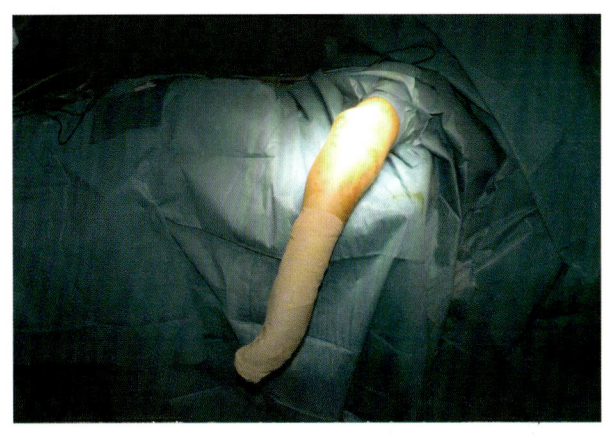

图13 患者侧卧位,上臂下置垫枕保护,轴屈。

体位

- 患者仰卧位,身体相对术者对侧旋转30°~40°,手臂和肘关节屈曲(图12)。
- 患者也可侧卧位,上臂下置垫枕保护,轴屈(图13)。
- 因为肌腱位置较表浅,一般无须上止血带,并且使用止血带可能会改变肌腱与止点间附着强弱。
- 发现肌腱回缩严重需要切开肌肉时,可上止血带以更好进行术中暴露,找到并保护尺神经或桡神经,当肌腱重新固定后可松止血带。

入路

- 肘后方中线外侧做皮肤切口(图14)。
- 分离皮肤、皮下组织,暴露肱三头肌、尺骨鹰嘴和尺骨,找到肘肌和尺侧腕屈肌近端止点。
- (若存在)尺骨鹰嘴滑囊炎。
- 游离并保护尺神经。

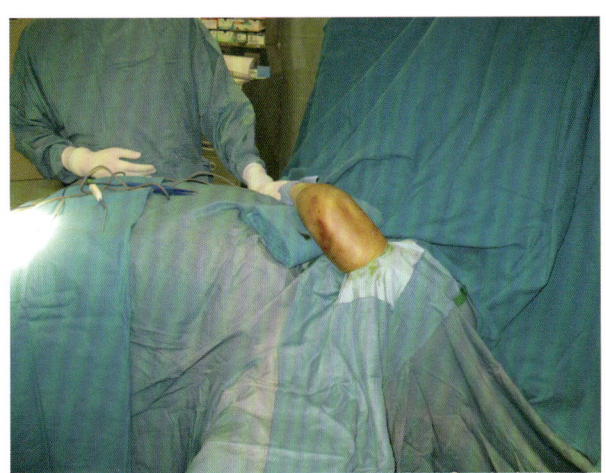

图12 患者仰卧位,身体相对术者对侧旋转30°~40°,手臂和肘关节屈曲。

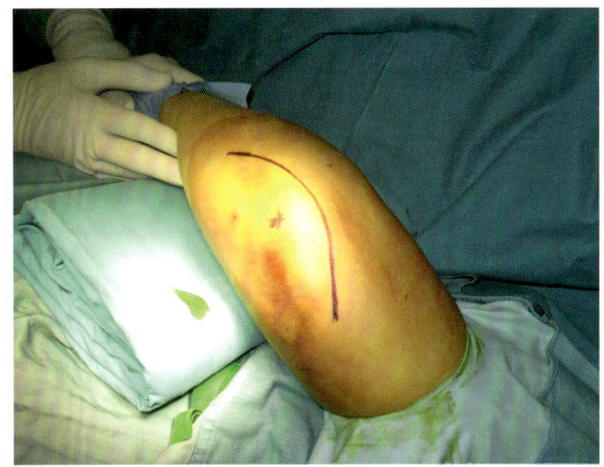

图14 后方切口位置靠近中线外侧。

止点直接缝合修补术

肌腱部分损伤

- 一般三头肌肌腱回缩距离不会超过3~5 cm，因为外侧头仍与正常解剖结构连续，一定程度上可以保护肌腱，避免过度回缩。
- 找到回缩的残端，进行清理，并进行直接缝合修补（技术图1A、B）。
- 不伴骨块撕脱的肌腱损伤可直接固定于尺骨鹰嘴止点（技术图2A~C）。
- 若伴随骨块撕脱，先清理骨块，后将肌腱缝合于尺骨鹰嘴。

肌腱完全损伤

- 不可吸收肌腱缝合线行肌腱止点Krachow法或Bunnell法重建（技术图3A~D）。
- 圆锯清理骨皮质。
- 建立2个直径2.5 mm的骨洞，入口为三头肌附着处，出口为尺骨鹰嘴背侧。
- 导引器引导缝线穿过骨洞。
- 肘关节90°屈曲，将三头肌肌腱拉向尺骨嵴桡侧缘并固定打结（技术图4）。
- 可在肌腱附着处用带线缝合锚钉进行加固（技术图5）。
- 调整缝线位置，置于筋膜和皮下组织之间。
- 术中再次确认肘关节被动活动范围，防止缝合张力过

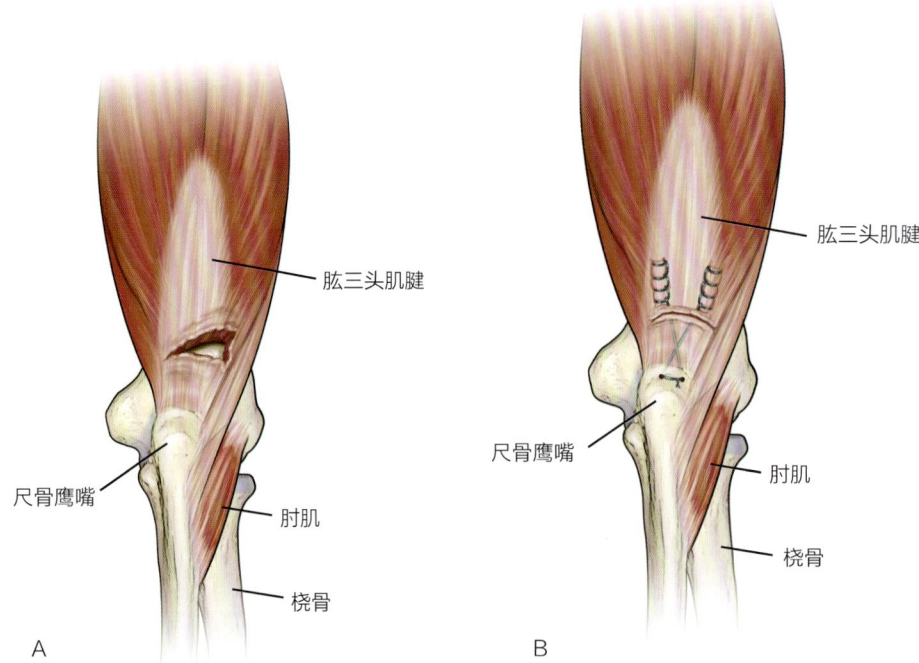

技术图1　A、B. 肌腱部分或全部断裂，清理残端后与鹰嘴止点处直接缝合固定。

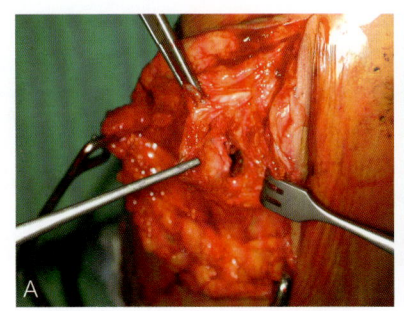 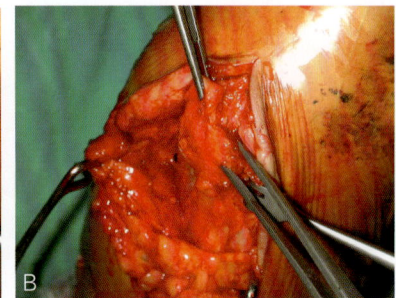 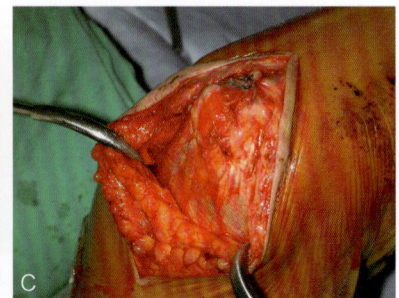

技术图2　A~C. 不伴骨块撕脱的肌腱损伤可直接固定于尺骨鹰嘴止点。

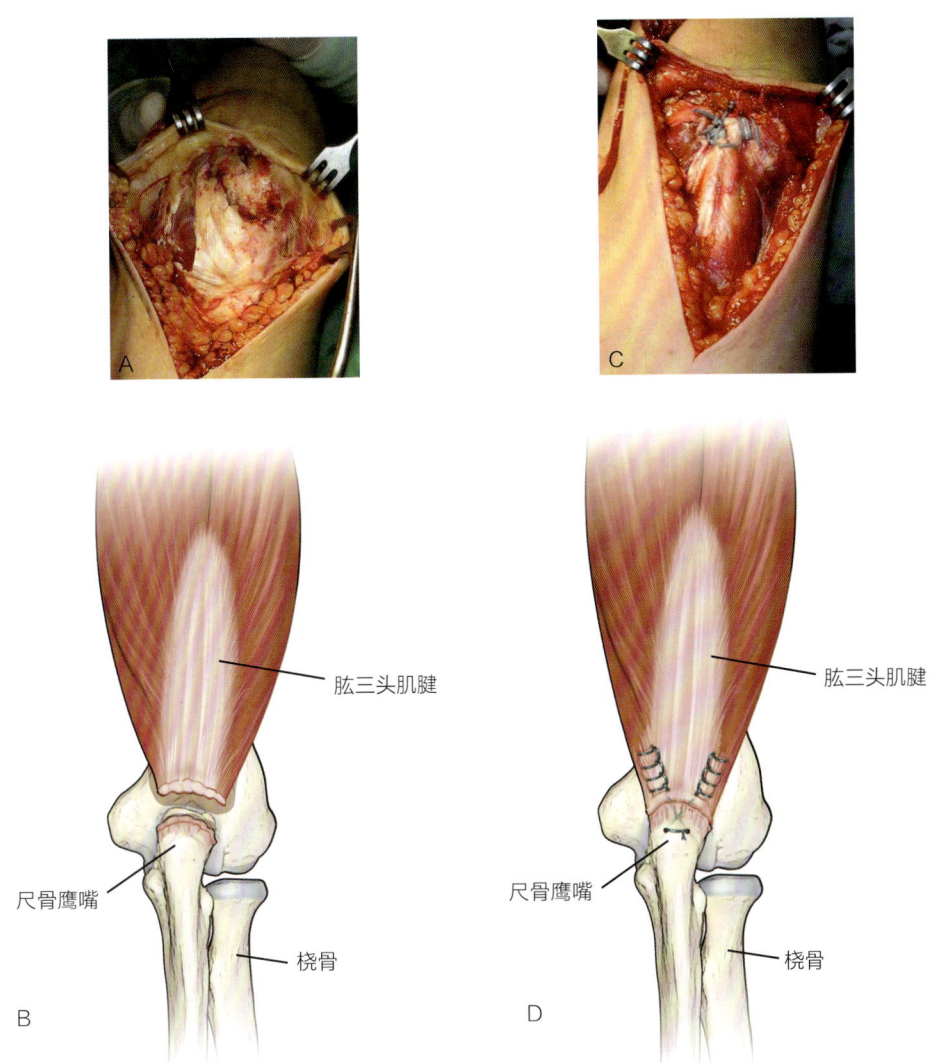

技术图3 A～D. 肌腱残端锁边缝合，不可吸收缝线穿过尺骨近端骨隧道。

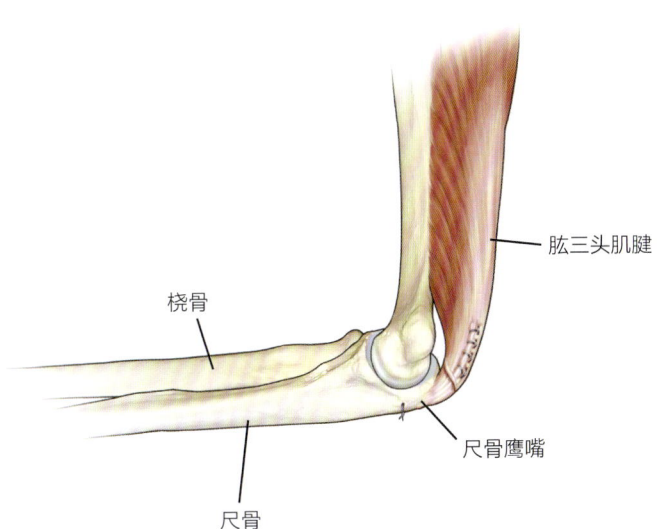

技术图4 肘关节屈曲90°，若肌腱能牵拉至止点，可行直接吻合固定。

大，限制关节屈曲。
- 在关节后方皮下组织放置一根引流管，24小时后可拔除。
- 关闭切口。
- 术后固定患肢，保持肘关节屈曲30°~40°。

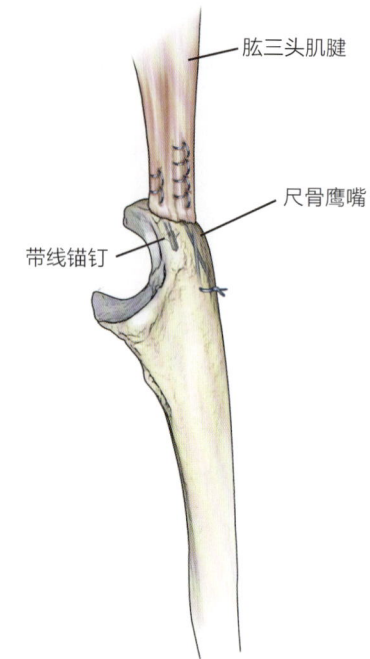

技术图5　可在肌腱附着处用带线缝合锚钉进行加固。

肌腱加强修补

- 慢性损伤或肘关节镜术后直接缝合肱三头肌肌腱有时只能恢复50°~60°的屈曲角度，此时建议行肌腱加强修补术（技术图6）。
- 对于较小缺损，可用掌长肌、跖肌腱移植物、桡侧腕屈肌或半腱肌同种异体移植物修补；对于较大缺损，常用跟腱移植物修补。
- 肌腱的切取长度与尺骨鹰嘴止点缝合的方式类似于肱三头肌直接修补术。
- 切取的肌腱与肱三头肌肌腱残端编织后连续锁边缝合（技术图7A、B）。
- 类似直接修补，将移植物穿过骨隧道（技术图8）。
- 应用自体或异体肌腱修补的同时联合采用前臂筋膜进行加强。从前臂获取筋膜瓣，其蒂部附着于尺骨鹰嘴[8,12]（技术图9A、B）。
- 将移植肌腱与尺骨鹰嘴缝合，保持屈曲90°时有一定张力，用前臂筋膜覆盖保护移植物和肱三头肌肌腱（技术图10A~D）。

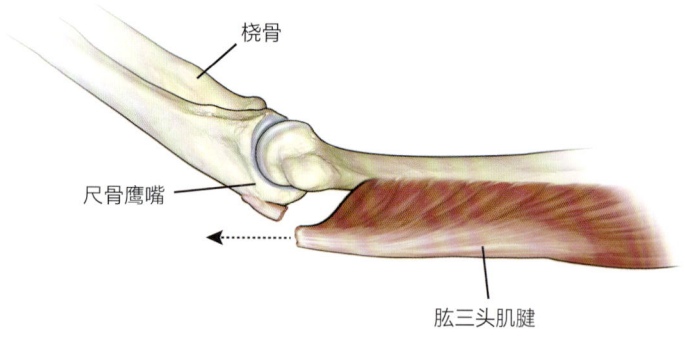

技术图6　直接修复不能完全恢复屈曲时，建议移植肌腱加强修补（箭头所示为牵拉肌腱方向）。

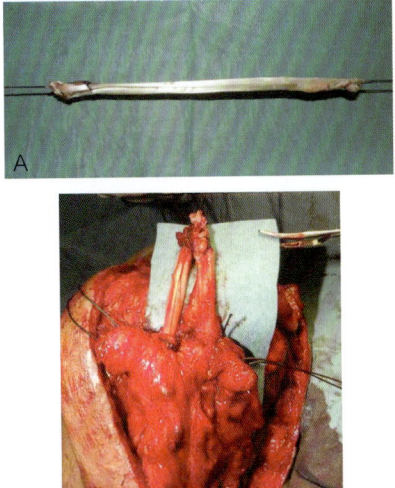
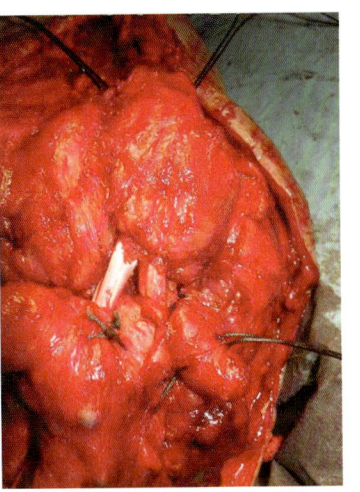

技术图8 移植物穿过骨隧道。

技术图7 A、B. 切取的肌腱与肱三头肌肌腱残端编织后连续锁边缝合。

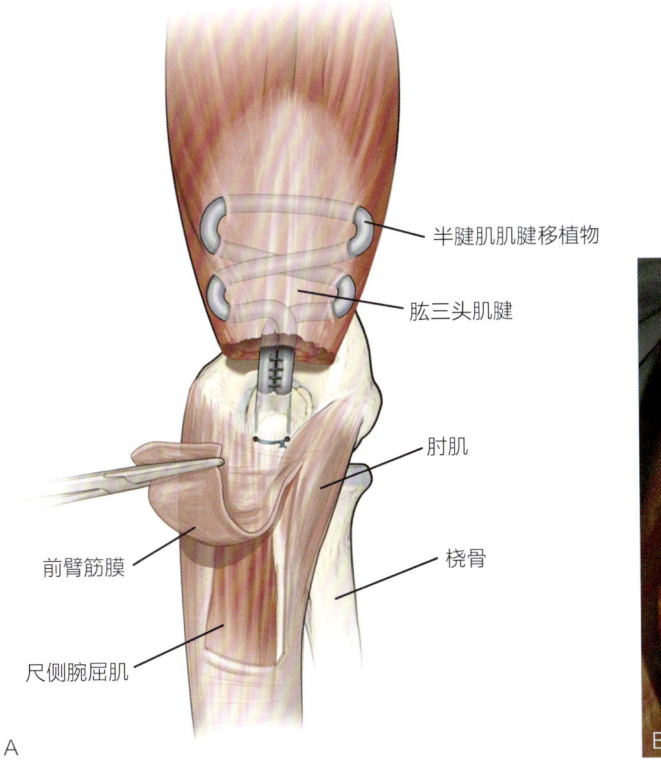
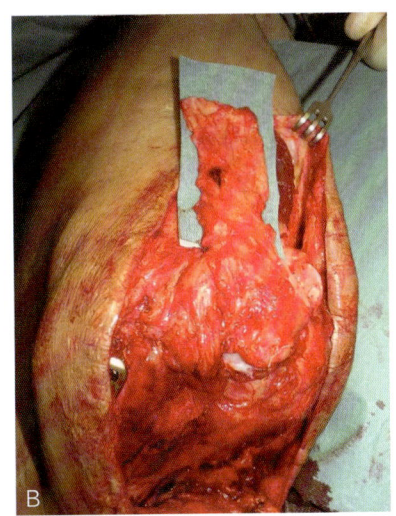

半腱肌肌腱移植物
肱三头肌腱
肘肌
前臂筋膜
桡骨
尺侧腕屈肌

技术图9 A、B. 可行前臂筋膜瓣联合加固。

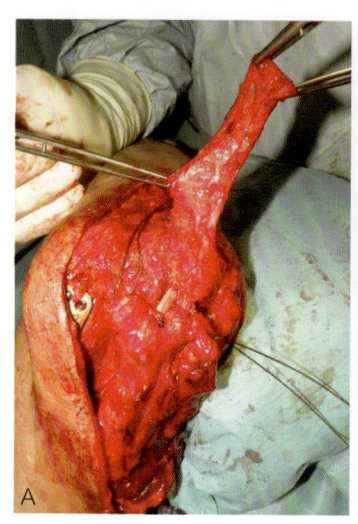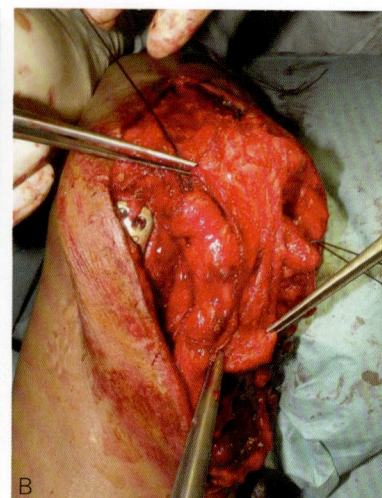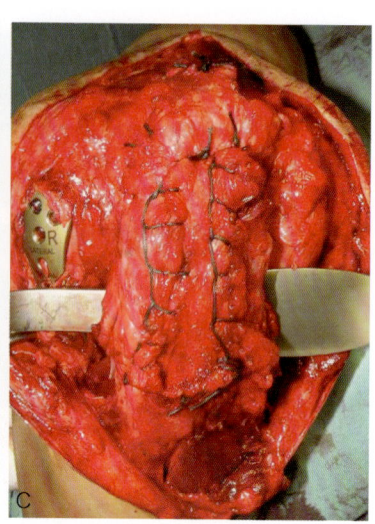

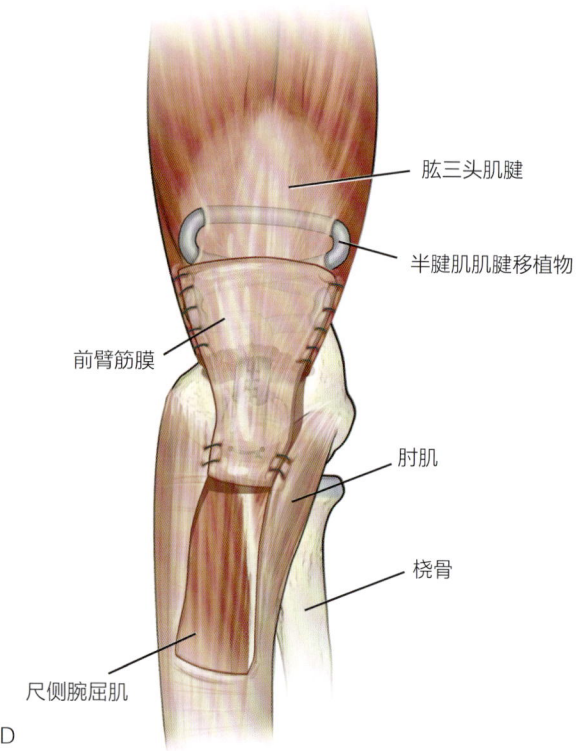

技术图 10　A~D. 缝合时保持屈曲 90° 有一定张力，前臂筋膜覆盖保护移植物和肱三头肌肌腱。

图中标注：肱三头肌腱、半腱肌肌腱移植物、前臂筋膜、肘肌、桡骨、尺侧腕屈肌

肘肌瓣修复

- 肘肌旋转肌瓣概念由 Morrey[35-37] 提出，适用于肱三头肌肌腱退变及强度不足的患者。适应证为缺损较小且肱三头肌外侧筋膜与肘肌保留完好或肘关节镜术后外侧头和肘肌相分离（技术图11）。
- 对尺骨鹰嘴止点和缺损肌腱边缘的清理类似直接修复法。
- 暴露肱肌和尺侧腕伸肌间隙，注意保留外侧头连续的浅层筋膜（技术图12）。

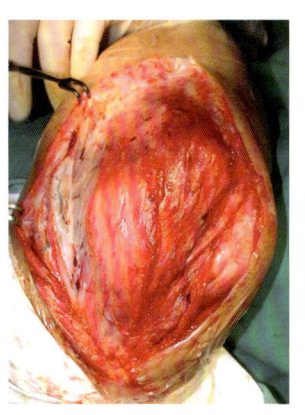

技术图11 肘关节镜术后并发症，外侧筋膜与肘肌分离。

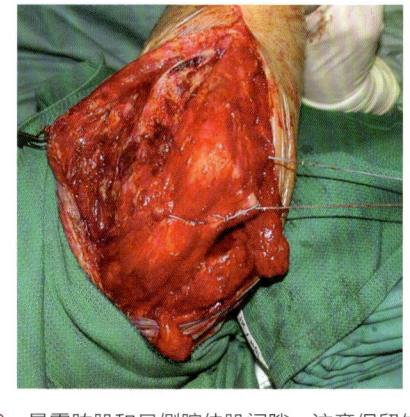

技术图12 暴露肱肌和尺侧腕伸肌间隙，注意保留外侧头连续的浅层筋膜。

- 将肘肌从尺骨和肱骨处游离，避免切除远端止点，将全部肌肉及三头肌外侧头向中间转移，填补肌腱缺损处。
- 不破坏肱肌远端止点，将肌肉移向内侧覆盖尺骨鹰嘴缺损处，通过骨洞缝合（技术图13A、B）。
- 肱肌与尺骨鹰嘴缝合，内侧筋膜与三头肌残端的腱性部分吻合。

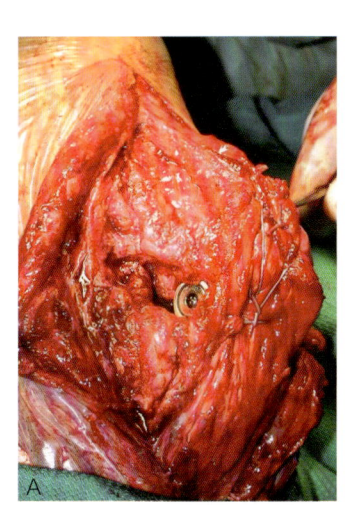
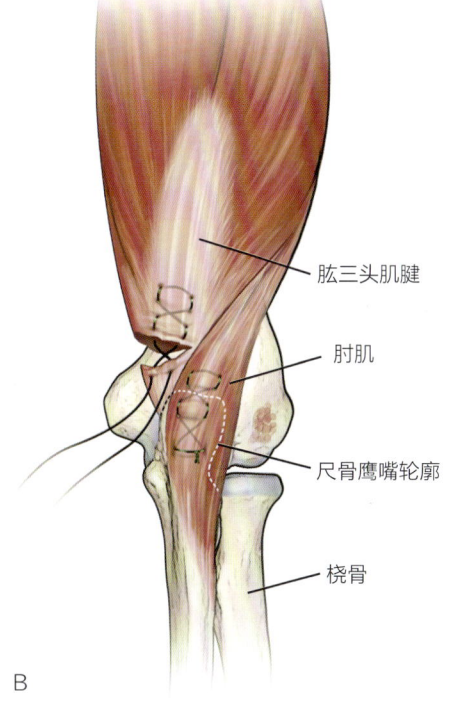

技术图13 A、B. 将肘肌移向内侧覆盖尺骨鹰嘴缺损处，通过骨洞缝合。

异体跟腱移植

- 异体跟腱移植指征是出现明显肌肉回缩或肌腱组织缺损（技术图14）。
- 带跟骨骨块的跟腱移植物既可以恢复肱三头肌肌腱连续性，也可以修复尺骨鹰嘴的骨性缺损。
- 通常行后侧入路，对肌腱及尺骨鹰嘴的处理与直接修复相同。
- 从肱骨后方提起肱三头肌及其肌腱，清理肌肉及皮下组织的机化瘢痕。

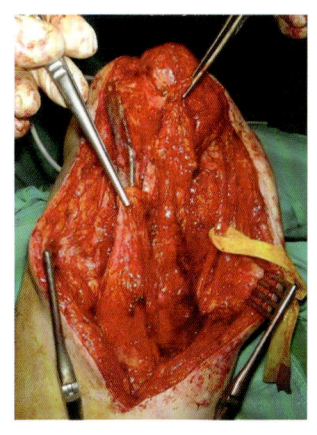

技术图14 异体跟腱移植指征是出现明显肌肉回缩或肌腱组织缺损。

- 注意不要损伤神经沟的桡神经。
- 有两种可行的修复技术：
  - 通过骨洞将移植物近端直接与尺骨鹰嘴吻合，同样通过骨洞将远端跟腱与近端尺骨吻合。
  - 通过张力带或螺钉将移植跟骨块与鹰嘴缝合，因为肘关节镜常伴随尺骨鹰嘴缺损，带骨块的肌腱移植物提供了比较理想的修复效果（技术图15A～C）。
- 以上两种方法均使用不可吸收缝线将肱三头肌残端与跟腱移植物缝合（技术图16）。
- 延展跟腱移植物，覆盖肱三头肌残端，不可吸收缝线缝合（技术图17A～D）。
- 手术时肘关节保持屈曲90°。
- 但骨块的肌腱缝合术后应限制早期活动，有利于新生血管形成。

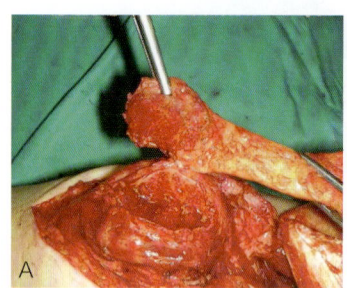
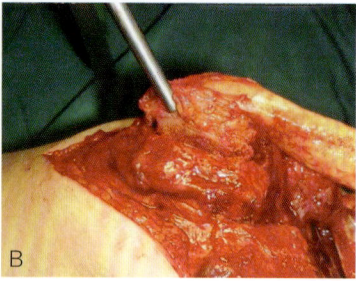
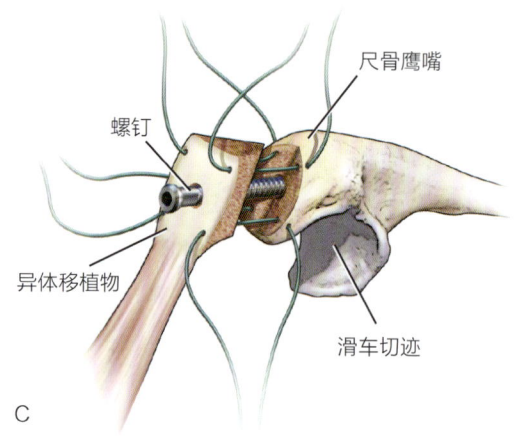

技术图15　A～C. 肘关节镜常伴随尺骨鹰嘴缺损，带骨块的肌腱移植物提供了比较理想的修复效果。

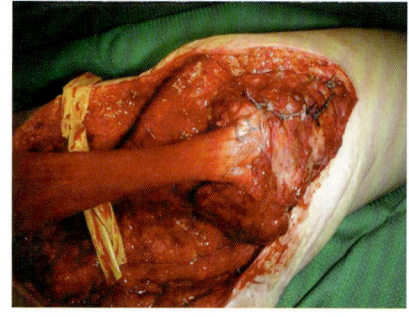

技术图16　肱三头肌远侧残端与跟腱移植物吻合。

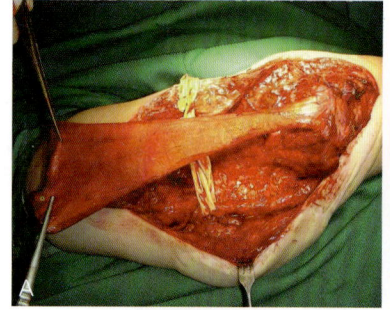
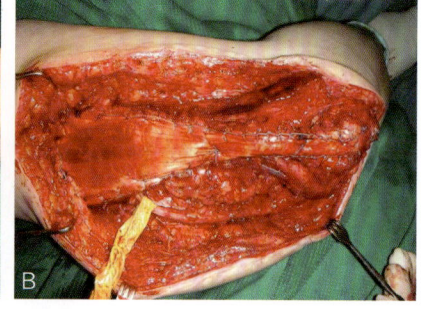
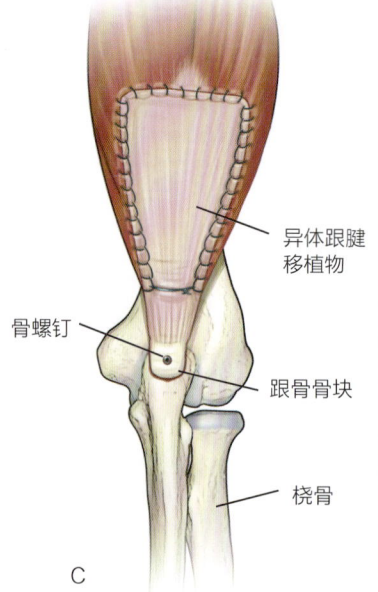
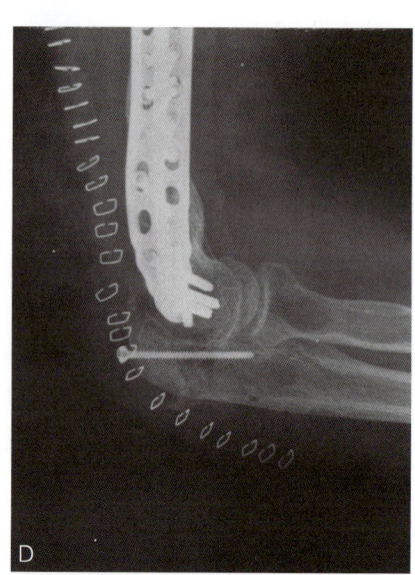

技术图17　A～D. 跟腱移植物覆盖肱三头肌残端。

要点与失误防范

急性与慢性	• 急性损伤。
	  ○ 急性损伤期,因为肿胀,检查者很难触诊到断裂的肌腱,在肿胀消退时可以触及。
	• 慢性损伤。
	  ○ 慢性损伤时伴随尺骨鹰嘴黏液囊炎、肌腱撕裂。
	  ○ 在三头肌缺损较小且肱肌、外侧筋膜保留完好时可行肘肌瓣修复。术者必须保证完全松解外侧筋膜,肘肌和筋膜不会随着肘关节屈曲滑回。肘外伸时肘肌不会干扰肱三头肌。
	  ○ 若行跟腱重建,术者需要注意:
	    - 移植肌腱覆盖损伤处。
	    - 保证移植物长度,避免外伸时肌腱回缩。
	    - 术后愈合时间较长。

影像学检查	• MRI对于诊断损伤程度、部分或是完全损伤、肌腱回缩量、肌肉萎缩很有帮助,特别是慢性肌腱撕裂。X线片及CT可以用来排除相关骨性病变。
治疗策略	• 对于肌腱部分断裂的健康人群,谨慎选择保守治疗。

术后处理

- 术后2周肘关节维持30°~40°屈曲(慢性肌腱撕裂行移植物加固术时制动时间相应延长)。
- 随后动力支具固定4周。
- 早期修复术后可行被动活动,术后6周可行主动活动,一般术后3个月可恢复完全活动。对于跟腱移植手术,早期肘关节屈曲制动延长至4周,随后行动力支具固定1个月。

预后[6,15,26,41,42,49,54]

- 对于肱三头肌修复术预后的报道很少,均为研究小缺损的回顾性研究。事实上肱三头肌损伤在肌腱损伤中的发生率最小[45,53],约占上肢肌腱损伤不到1%[1,34]。
- 大多数研究者报道了满意的预后(活动范围、疼痛减轻、外伸功能的恢复)[5,31,33,47,51]。
- 报道认为急诊或择期手术效果均较好[37],虽然肌腱重建手术操作更复杂、术后恢复时间更长,它的预后和直接修复没有显著差异[28,37]。
- 保守治疗肌腱部分损伤效果较好[3,9],Mair等[33]纳入了10名伴有肌腱部分损伤的足球运动员,其中6人撕裂完全自愈,可以回归体育运动。
- Sierra等[45]报道了从1976年到2001年间治疗的16例(15名患者)急性肱三头肌撕裂,平均年龄50岁(16~71岁)。最常见的病因是三头肌肌腱从尺骨鹰嘴撕脱(13例),2例为肌腱内断裂,1例为肌肉断裂。11例行肘关节修复术,剩下5例予以保守治疗。手术治疗主要利用不可吸收缝线穿过肌腱,通过骨洞与尺骨鹰嘴缝合。其中有1例患者发生了鹰嘴骨性撕脱,利用张力带固定。有2例翻转肘肌加固重建。11例手术患者中有3例因为术后并发症需要二次手术。术后平均随访时间1.4年(7个月至14年)。全部手术患者肌力恢复均令人满意。
- Sanchez-Sotelo和Morrey等[43]报道了7例肘肌瓣或跟腱移植物修复肱三头肌慢性损伤。在33个月(9~93个月)的平均随访时间中,其中1名在术后6个月因为肘肌瓣修复失败接受了返修手术,其余6名患者活动功能恢复可,没有明显疼痛,6人均表示满意,Mayo肘关节评分中5人为100分,另一人75分。根据结果,研究者认为该术可以作为治疗慢性较大缺损的术式选择。

并发症

- 复发,伸肌肌力下降,暂时性尺神经麻痹。
- 对于质量较差的肌腱组织及延伸部肌腱回缩,仅行直接修复,不进行移植肌腱加固,是复发的危险因素。

(沈君劼 译,洪成旻 审校)

参考文献

[1] Anzel SH, Convey KW, Weiner AD, et al. Disruption of muscles and tendons: an analysis of 1014 cases. Surgery 1959;45:406-414.

[2] Apple DV, O'Toole J, Annis C. Professional basketball injuries. Physician Sports Med 1982;10:81-86.

[3] Aso K, Torisu T. Muscle belly tear of the triceps. Am J SportsMed 1984;12:485-487.

[4] Athwal GS, McGill RJ, Rispoli DM. Isolated avulsion of the medial head of the triceps tendon: an anatomic study arthroscopic repair in 2 cases. Arthroscopy 2009;25(9):983-988.

[5] Bach BR Jr, Warren RF, Wickiewicz TL. Triceps rupture. A case report and literature review. Am J Sports Med 1987;15(3):285-289.

[6] Bava ED, Barber FA, Lund ER. Clinical outcome after suture anchor repair for complete traumatic rupture of the distal triceps tendon. Arthroscopy 2012;28(8):1058-1063.

[7] Belentani C, Pastore D, Wangwinyuvirat M, et al. Triceps brachii tendon: anatomic-MR imaging study in cadavers with histologic correlation. Skeletal Radiol 2009;38:171-175.

[8] Bennet BS. Triceps tendon rupture. J Bone Joint Surg Am 1962; 44:741-744.

[9] Bos CF, Nelissen RG, Bloem JL. Incomplete rupture of the tendon of the triceps brachii. A case report. Int Orthop 1994;18: 273-275.

[10] Celli A, Arash A, Adams RA, et al. Triceps insufficiency following total elbow arthroplasty. J Bone Joint Surg Am 2005;87(9):1957-1964.

[11] Celli A, Morrey BF. Triceps insufficiency following total elbow arthroplasty. In: Morrey BF, Sanchez-Sotelo J, eds. The Elbow and Its Disorders, ed 4. Philadelphia: Saunders Elsevier, 2009: 873-879.

[12] Clayton ML, Thirupathi RG. Rupture of the triceps tendon with olecranon bursitis. A case report with a new method of repair. Clin Orthop Relat Res 1984;(184):183-185.

[13] Gaines ST, Durbin RA, Marsalka DS. The use of magnetic resonance imaging in the diagnosis of triceps tendon ruptures. Contemp Orthop 1990;20:607-611.

[14] Guerroudj M, de Longueville JC, Rooze M, et al. Biomechanical properties of triceps brachii tendon after in vitro simulation of different posterior surgical approaches. J Shoulder Elbow Surg 2007;16:849-853.

[15] Guitton TG, Doornberg JN, Raaymakers EL, et al. Fractures of the capitellum and trochlea. J Bone Joint Surg Am 2009;91(2):390-397.

[16] Herrick RT, Herrick S. Ruptured triceps in powerlifter presenting as cubital tunnel syndrome. A case report. Am J Sports Med 1987; 15(5):514-516.

[17] Holleb PD, Bach BR Jr. Triceps brachii injuries. Sports Med 1990;10:273-276.

[18] Huxley AF, Niedergerke R. Structural changes in muscle during contraction: interference microscopy of living muscle fibers. Nature 1954;173(4412):971-973.

[19] Inhofe PD, Moneim MS. Late presentation of triceps rupture. A case report and review of the literature. Am J Orthop 1996;25(11): 790-792.

[20] Kaempffe FA, Lerner RM. Ultrasound diagnosis of triceps tendon rupture. A report of 2 cases. Clin Orthop Relat Res 1996;(332): 138-142.

[21] Kapandji IA. The Physiology of the Joints: Upper Limb. New York: Churchill Livingstone, 1982.

[22] Keener JD, Chafik D, Kim HM, et al. Insertional anatomy of the triceps brachii tendon. J Shoulder Elbow Surg 2010;19:399-405.

[23] Khiami F, Tavassoli S, De Ridder Bauer L, et al. Distal partial ruptures of triceps brachii tendon in an athlete. Orthop Traumatol Surg Res 2012;98:242-246.

[24] Kibuule LK, Fehringer EV. Distal triceps tendon rupture and repair in an otherwise healthy pediatric patient: a case report and review of the literature. J Shoulder Elbow Surg 2007;16(3):e1-e3.

[25] Kijowski R, Tuite M, Sanford M. Magnetic resonance imaging of the elbow. Part II: abnormalities of the ligament, tendons, and nerves. Skeletal Radiol 2005;34:1-18.

[26] Kim JY, Lee JS, Kim MK. Fractures of the capitellum concomitant with avulsion fractures of the triceps tendon. J Hand Surg Am 2013;38(3):495-497.

[27] Lambers K, Ring D. Elbow fracture-dislocation with triceps avulsion: report of 2 cases. J Hand Surg Am 2011;36(4):625-627.

[28] Lawrence TM, Evans O, Shahane S. Distal triceps rupture: a case series, anatomical study of the triceps footprint and description of surgical technique. Paper presented at the 21st Annual Meeting of the British Elbow & Shoulder Society, March 25-26, 2010, Oxford, United Kingdom.

[29] Lee ML. Rupture of the triceps tendon. Br Med Jr 1960;2:197.

[30] Levy M, Fishel RE, Stern GM. Triceps tendon avulsion with or without fracture of the radial head—a rare injury. J Trauma 1978; 18(9):677-679.

[31] Levy M, Goldberg I, Meir I. Fracture of the head of the radius with a tear or avulsion of the triceps tendon. A new syndrome? J Bone Joint Surg Br 1982;64(1):70-72.

[32] Madsen M, Marx RG, Millet PJ, et al. Surgical anatomy of the triceps brachii tendon: anatomical study and clinical correlation. Am J Sports Med 2006;34:1839-1843.

[33] Mair SD, Isbell WM, Gill TJ, et al. Triceps tendon ruptures in professional football players. Am J Sports Med 2004;32(2):431-434.

[34] McMaster PE. Tendon and muscle ruptures. Clinical and experimental studies on the causes and location of subcutaneous ruptures. J Bone Joint Surg Am 1933;15:705-722.

[35] Morrey BF. Open treatment of acute and chronic triceps tendon ruptures. In: Yamaguchi K, ed. Advanced Reconstruction Elbow. Rosemont, IL: American Academy of Orthopaedic Surgeons, 2007:107-113.

[36] Morrey BF. Rupture of the triceps tendon. In: Morrey BF, ed. The Elbow and Its Disorder, ed 3. Philadelphia: WB Saunders, 2000: 479-548.

[37] Morrey BF. Rupture of the triceps tendon. In: Morrey BF, Sanchez-Sotelo J, eds. The Elbow and Its Disorders. Philadelphia: Saunders Elsevier, 2009:536-546.

[38] Nirschl RP. Prevention and treatment of elbow and shoulder injuries in the tennis player. Clin Sports Med 1988;7:289-308.

[39] O'Driscoll SW. Intramuscular triceps rupture. Can J Surg 1992;35: 203-207.

[40] Pina A, Garcia I, Sabater M. Traumatic avulsion of the triceps brachii. J Orthop Trauma 2002;16:273-276.

[41] Ring D, Jupiter JB, Gulotta L. Articular fractures of the distal part of the humerus. J Bone Joint Surg Am 2003;85(2):232-238.

[42] Ruchelsman DE, Tejwani NC, Kwon YW, et al. Coronal plane partial articular fractures of the distal humerus: current concepts in management. J Am Acad Orthop Surg. 2008;16(12):716-728.

[43] Sanchez-Sotelo J, Morrey BF. Surgical techniques for reconstruction of chronic insufficiency of the triceps. Rotation flap using anconeus and tendo achillis allograft. J Bone Joint Surg Br 2002;84(8):1116-1120.

[44] Sherman OH, Snyder SJ, Fox JM. Triceps tendon avulsion in a professional body builder. A case report. Am J Sports Med 1984; 12(4):328-329.

[45] Sierra RJ, Weiss NG, Shrader MW, et al. Acute triceps ruptures: case report and retrospective chart review. J Shoulder Elbow Surg 2006;15:130-134.

[46] Smart GW, Taunton JE, Clement DB. Achilles tendon disorders in runners—a review. Med Sci Sports Exerc 1980;12:231-243.

[47] Sollender JL, Rayan GM, Barden GA. Triceps tendon rupture in weight lifters. J Shoulder Elbow Surg 1998;7(2):151-153.

[48] Strauch RJ. Biceps and triceps injuries of the elbow. Orthop Clin North Am 1999;30:95-107.

[49] Tatebe M, Horii E, Nakamura R. Chronically ruptured triceps tendon with avulsion of the medial collateral ligament: a report of 2 cases. J Shoulder Elbow Surg 2007;16:e5-e7.

[50] Van Riet RP, Morrey BF, Ho E, et al. Surgical treatment of distal triceps ruptures. J Bone Joint Surg Am 2003;85-A(10):1961-1967.

[51] Viegas SF. Avulsion of the triceps tendon. Orthop Rev 1990;19(6): 533-536.

[52] Wagner JR, Cooney WP. Rupture of the triceps muscle at the musculotendinous junction: a case report. J Hand Surg Am 1997; 22:341-343.

[53] Waugh RL, Hathcock TA, Elliot JL. Ruptures of muscles and tendons with particular reference to rupture or elongation of long tendon, of biceps brachii with report of 50 cases. Surgery 1949; 25:370-392.

[54] Weistroffer JK, Mills WJ, Shin AY. Recurrent rupture of the triceps tendon repaired with hamstring tendon autograft augmentation: a case report and repair technique. Shoulder Elbow Surg 2003;12:193-196.

[55] Wenzke DR. MR imaging of the elbow in the injured athlete. Radiol Clin North Am 2013;51:195-213.

[56] Yeh PC, Dodds SD, Smart LR, et al. Distal triceps rupture. J Am Acad Orthop Surg 2010;18(1):31-40.

[57] Yoon MY, Koris MJ, Ortiz JA, et al. Triceps avulsion, radial head fracture, and medial collateral ligament rupture about the elbow: a report of 4 cases. J Shoulder Elbow Surg 2012;21:12-17.

第 77 章 尺侧腕伸肌腱半脱位的手术治疗
Surgical Treatment for Extensor Carpi Ulnaris Subluxation

David H. MacDonald and Thomas R. Hunt III

定义

- 当第6伸肌间室内的尺侧腕伸肌腱鞘撕裂或变薄时,尺侧腕伸肌将发生半脱位。
- 尺侧腕伸肌腱鞘的功能不全会引起肌腱从尺骨的尺侧沟半脱位或脱位,在腕关节抵抗旋后、尺偏和掌屈时会出现疼痛的咔嗒声。

解剖

- 腕背侧的伸肌支持带由两层构成(图1)。
  - 肌腱上支持带起自桡腕关节近端2~3 cm,止于腕掌关节的远端。桡侧的附着点位于桡骨远端,组成第1伸肌间室的桡侧隔。其向内侧延伸环绕尺骨[1]。
    - 肌腱上支持带可以阻止第1~5伸肌间室内的肌腱半脱位,但不能防止尺侧腕伸肌的半脱位。
  - 肌腱下支持带起自桡腕关节,止于腕掌关节,位于桡骨上方第4、5伸肌间室的深面。尺侧腕伸肌位于其独立的腱鞘内,后者就像肌腱下支持带一样。
    - 尺侧腕伸肌的腱鞘通过疏松的网状组织与肌腱上支持带分隔开。
- 第6伸肌间室的骨纤维腱鞘与尺骨远端重叠1.5~2 cm,并沿尺侧腕伸肌沟的桡侧向尺侧呈弧形包绕。它包绕尺侧腕伸肌腱并将其紧紧固定在沟中(图2)。
  - 尺侧腕伸肌的腱鞘构成三角纤维软骨复合体(TFCC)的背侧部分。

发病机制

- 创伤性损伤的发病机制最常见的是在尺侧腕伸肌收缩的同时合并强力的旋后、掌屈和尺偏动作。
  - 创伤性损伤的程度包括从单纯的尺侧腕伸肌骨纤维腱鞘变薄直至完全破裂。
- 创伤性尺侧腕伸肌半脱位最常见于球拍类体育运动、棒球和高尔夫球运动。

自然病程

- 在尺骨远端尺侧沟茎突表面的尺侧腕伸肌慢性半脱位,在腕关节旋前、旋后时导致肌腱撕裂,会加重尺侧腕伸肌腱病和部分肌腱断裂。
- 尺侧腕伸肌腱鞘的损伤导致的尺侧腕伸肌腱掌侧脱位,会引起远侧桡尺关节不稳定。关节松弛也会引起疼痛和功能丧失,最终导致关节退行性变。

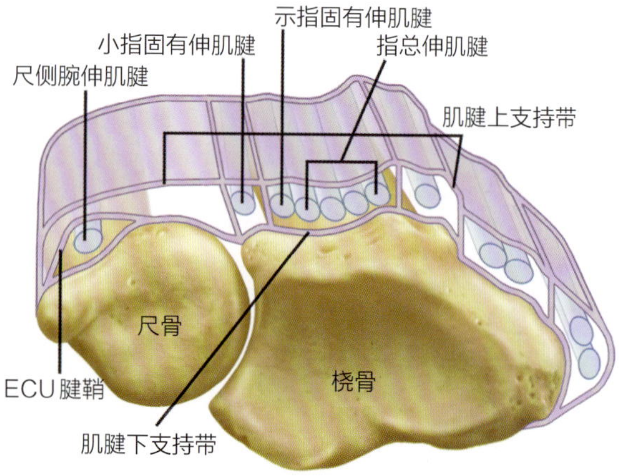

图1 背侧伸肌间室的轴位图像。尺侧腕伸肌在尺骨背侧有一个独立的间室。肌腱上支持带经过第6间室的尺侧,在任何面都不与独立的尺侧腕伸肌的腱鞘相通。

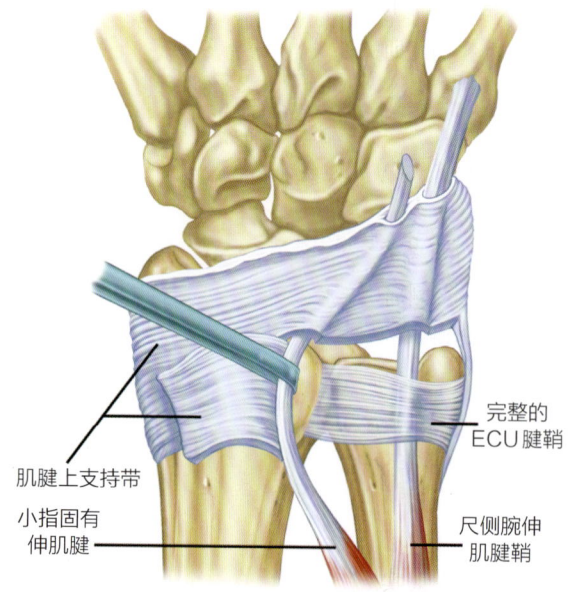

图2 第6伸肌间室的背侧解剖图。显示深层的尺侧腕伸肌腱鞘和浅层的肌腱上伸肌支持带的关系。

- 尺侧腕伸肌腱的脱位破坏远侧桡尺关节动态稳定性。
  - 第6伸肌间室的腱鞘组成三角纤维软骨复合体的背侧一部分。其损伤能导致远侧桡尺关节静态不稳定。
- 一些患者也许会有轻微的尺侧腕伸肌腱半脱位并出现相应症状。这些症状一般并不会加重,通常经过简单的处理就可改善。

病史和体格检查

- 多发生在急性创伤后,但更常见于亚急性期。患者主诉有持续性的腕尺侧疼痛,并在前臂旋转时加重。有时患者也会诉说活动时有"咔嗒"的感觉。
- 对有腕尺侧疼痛主诉的患者进行全面的体格检查,可以解释伴随的病变并排除需鉴别诊断的相关疾病。
  - 第6背侧间室和尺侧腕伸肌的触诊和视诊能帮助定位不适的区域,体检集中在此部位。大多数急性腱鞘破裂和肌腱病变会在尺骨远端水平和尺骨沟部位有触痛。关节线平面的压痛提示可能伴随有三角纤维软骨复合体的损伤。
  - 在关节活动范围检查中,腕关节活动范围正常(急性期除外),但当腕关节完全被动桡偏时,炎性的尺侧腕伸肌会引起疼痛加剧。
  - 如果腕关节被动旋后、掌屈和尺偏时就出现肌腱的脱位,说明尺侧腕伸肌腱非常不稳定。如果仅在尺侧腕伸肌收缩引起部分脱位,说明尺侧腕伸肌仍存在一定的内在稳定性。而肌腱半脱位伴随疼痛则是考虑进行手术治疗的一个重要指征。
  - 在对抗手指外展的状态下,腕关节和尺侧腕伸肌部位的疼痛表明尺侧腕伸肌腱处于炎性状态,可能由于过度使用或肌腱半脱位引起。

影像学和其他诊断性检查

- 腕关节常规正位、侧位与腕关节中立位时的斜位X线片都是重要的。
- 腕关节旋前握拳位片和腕部其他特殊位X线片能提供其他导致腕尺侧痛的病变信息(见鉴别诊断)。
- MRI通过其特殊的成像方式对发现尺侧腕伸肌半脱位最敏感(图3A)。
  - 同时比较双侧腕关节在旋前、中立或旋后位能增加诊断敏感性。其能同步对比无症状的腕关节,并显示在这3个位置上尺侧腕伸肌与尺骨沟的相应关系。
    - 腱鞘的撕裂实际上不一定能看到。
    - 通常,可看见肌腱的炎症和部分肌腱破裂。
- MRI关节造影摄片可发现腱鞘破裂,因此可以诊断三

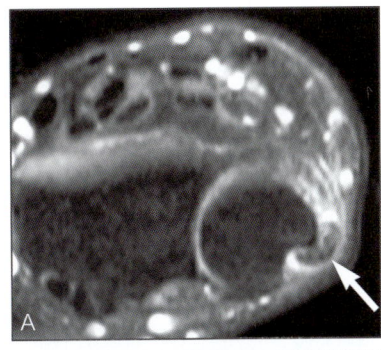
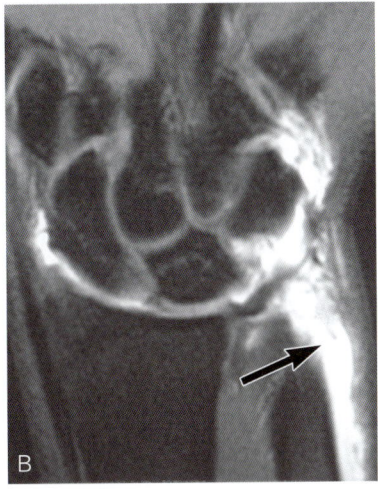

图3　A. MRI显示高位的尺侧腕伸肌腱,已脱出背侧的尺骨沟。注意肌腱内增加的信号。B. 冠状面MRI关节造影显示有不透光的造影剂渗入尺侧腕伸肌的骨-纤维腱鞘内。

角纤维软骨复合体损伤。
  - 造影剂会渗入第6伸肌间室(图3B)。
  - 这个研究也能提供额外的信息,主要关于三角纤维软骨复合体的剩余部分和腕骨间韧带的完整性。
- 超声也能动态评估尺侧腕伸肌腱的稳定性并能被用来判断尺侧腕伸肌腱脱位的程度[7,9]。

鉴别诊断

- 尺侧腕伸肌腱鞘炎。
  - 第6背侧伸肌间室触及饱满和疼痛。
  - 即使没有尺侧腕伸肌腱的脱位,患者也经常在腕关节旋后与尺偏位时反复出现"咔嗒"音并伴有疼痛感。
- 三角纤维软骨复合体损伤。
  - 在三角纤维软骨复合体部位直接压痛。
  - 腕关节尺偏并给予轴向负荷时出现疼痛(三角纤维软骨复合体挤压试验)。
  - 与对侧腕关节比较,远侧桡尺关节活动不稳定。
- 月三角韧带损伤。

- 腕关节背侧月三角关节处压痛。
- 患者会主诉在腕关节尺偏时疼痛和捻发音。
- 对于诱发月三角韧带损伤的手法刺激（如Ballottement试验、尺侧鼻烟窝试验）敏感性强，但是缺乏特异性。
- 腕尺骨撞击综合征。
  - 最常见于尺骨阳性变的患者。
  - 活动现象通常发生在腕关节在用力活动或旋前抓持过程中。
  - 体格检查发现与三角纤维软骨复合体损伤相似。当腕关节用力尺偏（三角纤维软骨复合体挤压试验）时，旋转承载负荷的尺腕关节会增加患者疼痛。
  - 沿三角骨尺侧缘及尺骨远端引发触痛。
- 尺骨茎突骨不连。
  - 并不常见，多见于有明显移位的尺骨茎突骨折后。
  - 尺骨茎突是三角纤维软骨复合体尺侧的附着点，有症状的骨不连与三角纤维软骨复合体的功能异常和远侧桡尺关节不稳定相关。
- 远侧桡尺关节病变。
  - 患者主诉疼痛、肿胀和腕部僵硬。旋转前臂加重疼痛，尤其在远侧桡尺关节处施加压力后。

非手术治疗

- 在急性期（伤后3周内），给予跨肘关节石膏固定。腕关节应置于中立或轻度旋前、桡偏、背伸的位置。
  - 在4~5周后去除石膏，开始治疗。糖钳样夹板固定前臂于轻度旋前位，并逐渐开始主动和有辅助的主动关节活动。
  - 3周后，给予前臂支具，患者开始缓慢地主动活动。
  - 开始治疗3~4个月后，允许进行无保护的主动活动。
- 文献报道对于非手术治疗的效果并不一致。Rowland[8]提供了一个令人关注的急性创伤性尺侧腕伸肌半脱位的病例。
  - 在此病例中，术中发现无论腕关节位置如何，破裂的腱鞘边缘至少分离7 mm。
  - 此发现提示，非手术治疗通常导致尺侧腕伸肌腱半脱位及其临床症状的持续存在。

手术治疗

- 当患者出现和尺侧腕伸肌腱半脱位疼痛相关的明显临床症状，尤其当损伤已经超过3周时，应考虑行尺侧腕伸肌腱鞘的修复手术。治疗应根据患者的期望与需求进行。
- 手术修复的指导原则应视术中骨纤维腱鞘破裂的情况而定。

- Inoue和Tamura[5,6]将损伤模式分为三类（表1）。
  - A型与B型损伤的治疗。
    - 在急性期，有时可行缝合修补，并可辅助使用锚钉。
    - 当骨纤维腱鞘破裂并且无法修复时，可使用支持带悬吊或游离支持带移植来完成修复。
    - 首选支持带悬吊手术，因其操作简单，并且能在骨与肌腱之间创造一滑动表面。
  - C型损伤的治疗。
    - 此型损伤中，骨纤维腱鞘从骨面上分离，必须将尺骨沟尺侧边缘的组织予以复位（见"C型损伤的假凹重建及折叠修复术"）。
    - 变薄拉伸但没有从骨面上分离的腱鞘，通过折叠修复术可获得良好疗效，这主要依靠组织的质量。
- 虽然本章描述创伤性尺侧腕伸肌腱半脱位的重建手术，但对于炎性关节病和继发性尺侧腕伸肌腱掌侧半脱位的患者也可考虑手术治疗。当关节出现进行性畸形时，即使没有明显的疼痛，患者及医生也应考虑进行手术干预来稳定受累的尺腕关节及远侧桡尺关节。

术前计划

- 制订手术计划时，应综合分析所有在术前获得的信息，包括完整的病史、体检发现和影像学资料等。例如，关节线平面压痛和MRI提示三角纤维软骨复合体损伤的患者，在进行腕部切开手术治疗前，可以采取关节镜治疗。
  - 背侧的滑膜炎与腱鞘炎需要清创。
  - 尺骨沟变浅，可通过手术加深骨沟，增加肌腱的稳定。
  - 当腱鞘重建缺乏需要的软组织时，可选择其他移植物代替，如掌长肌与尺侧腕屈肌。

体位

- 患者取仰卧位，患肢伸直，按常规置于搁手板上。
- 手臂在伸直旋前位时可以完成手术。如术中需将腕关节置于中立或旋后位，应将肘关节屈曲。

入路

- 在重建手术实施之前，应仔细选择切口。
- 在第6伸肌间室上，按照Brunner原则做一Z字切口。
  - 切口起自尺腕关节远端1~2 cm处，向近端延伸5 cm。
- 确认并保护尺神经在切口远端的背侧皮支。
- 在切口的远尺侧边界切开伸肌支持带，并仔细将其从下面的第6伸肌间室骨-纤维腱鞘上分离开来（图2）。

表1　尺侧腕伸肌腱鞘病变分类和推荐的治疗方法

病变类别	图例	病变描述	推荐的治疗方法
A		骨纤维鞘膜从尺侧壁上断裂，肌腱位于断裂的鞘膜下方	如果是急性损伤且组织尚充足，可以尝试直接修补 如果不能修补，可使用支持带悬吊或游离支持带补片移植来完成重建
B		骨纤维鞘膜从桡侧壁上断裂，肌腱可能位于断裂的鞘膜上方并影响愈合	推荐进行支持带悬吊或游离支持带补片移植进行重建
C		骨纤维鞘膜从骨膜上剥离，但保持连续性，形成假袋	用带缝线锚钉或钻孔加强对假袋的约束

- 保留在伸肌支持带的切口是重要的，目的是用来悬吊固定尺侧腕伸肌腱（见"A型和B型损伤的支持带悬吊重建术"）。
- 显露后，检查分离的尺侧腕伸肌骨纤维腱鞘，并通过旋前、旋后检查肌腱的位置。
- 需要时可切除肌腱滑膜。

A型和B型损伤的支持带悬吊重建术

- 当腱鞘破裂且不能修复时，使用支持带悬吊重建术[2]。
- 在尺侧沟的水平，做一个2～3 cm宽、以间隔为基底的矩形组织瓣，分开第5和第6间室（技术图1A）。
- 将以桡侧为蒂的支持带瓣向尺侧方向牵拉，通过尺侧腕伸肌的掌侧，然后翻转支持带瓣回至桡侧，将其固定在第5间室的尺侧（技术图1B）。
  - 此时支持带的浅面与尺侧腕屈肌腱相接触。
- 悬吊的支持带瓣需要相对松弛与宽阔，避免尺侧腕伸肌腱受到压迫，也可以防止肌腱的半脱位。
- 不用来作为悬吊的伸肌支持带需要解剖修复。

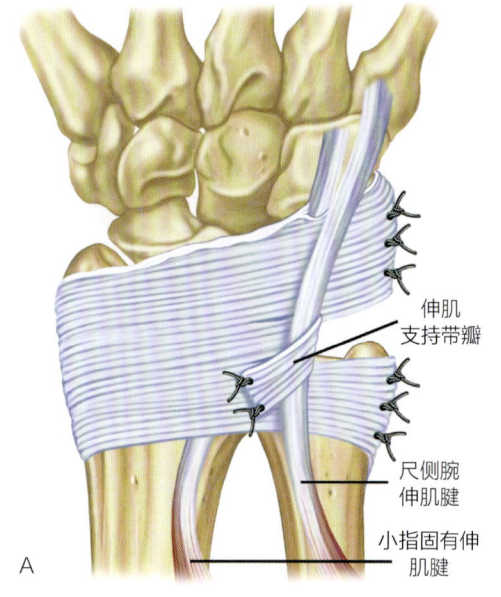 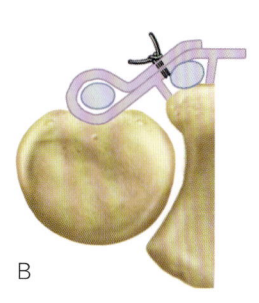

技术图1　A型与B型损伤的支持带悬吊重建术。A. 建立一个以桡侧为蒂的伸肌支持带瓣。B. 支持带瓣被带到尺侧腕伸肌腱的深面，然后翻转至肌腱的浅面，与尺侧间室上方的伸肌支持带缝合。当重建完成后，支持带的浅面与尺侧腕伸肌腱接触。

A型和B型损伤其他可选的支持带悬吊重建术

- 如果需要的组织瓣的长度较长，可选另一种支持带悬吊重建的方法[10]。切口起自Lister结节或第2伸肌间室的背面，建立一个以尺侧为蒂、2~3 cm宽的矩形、以肌腱上支持带为组织的支持带瓣（技术图2A）。
  - 支持带瓣以第5伸肌间室的尺侧间隔为蒂。
- 向尺侧牵拉支持带瓣，通过尺侧腕伸肌腱的深面，在伸肌腱的表面翻转形成悬吊束。
  - 此时支持带的深面与尺侧腕屈肌腱相接触。
- 在尺骨沟的桡侧与尺侧边缘置入带缝线的锚钉，固定支持带瓣（技术图2B）。
  - 如上所述，操作应避免使尺侧腕伸肌腱受到压迫。

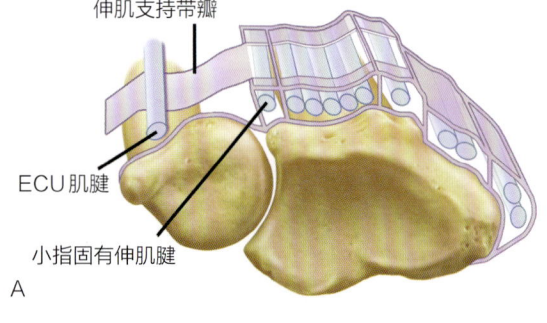 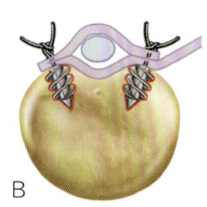

技术图2　A型与B型损伤的另一种支持带悬吊重建术。A. 获取一个以尺侧为蒂的伸肌支持带瓣，然后向尺侧翻转至尺侧腕伸肌的深面。B. 使用锚钉，将翻转经过肌腱的组织固定在尺骨，剩余的支持带在原解剖位置上予以修复。当修复完成后，支持带瓣的深面应与尺侧腕伸肌腱相接触。

A型和B型损伤的支持带加强术

- 当腱鞘破裂无法修复时，需要行支持带加强术[4]。
- 在肌腱上支持带的远端取一块2 cm×2 cm的矩形组织片（技术图3A）。
- 确保此移植组织能覆盖在尺骨沟的尺侧及桡侧缘的骨膜上，保证尺侧腕伸肌腱位于尺骨沟内。
- 将尺骨沟的尺侧及桡侧缘骨面修成毛糙面，有助于支持带附着，用锚钉将支持带固定在原韧带的附着部位。
- 保证组织片在尺骨沟的边缘，并和尺骨间有骨性接触（技术图3B）。
  - 组织片的深面（肌腱面）应朝着肌腱放置。
  - 这样在早期即可提供可靠的固定，而非不确切的软组织固定。

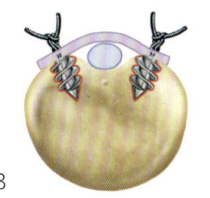

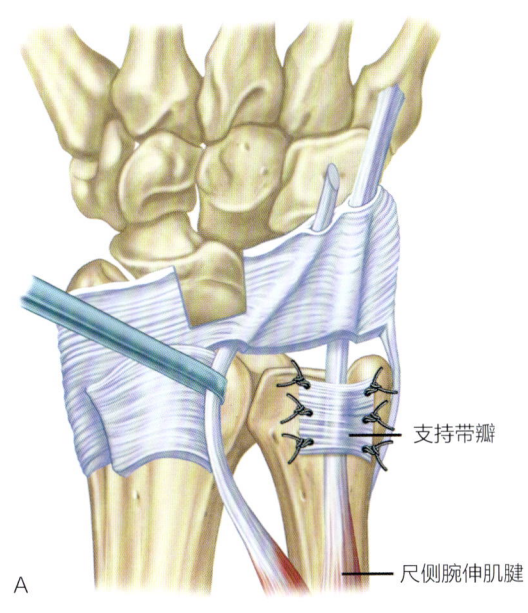

支持带瓣

尺侧腕伸肌腱

技术图3　A型和B型损伤的游离支持带瓣重建术。使用锚钉将从远端切取的2 cm×2 cm的伸肌支持带瓣固定在尺骨沟的两侧。

C型损伤的假凹重建及折叠修复术

- 当尺侧腕伸肌的骨-纤维腱鞘拉伸变薄但完整性仍存在时，需行假凹重建及折叠修复术[6]。因此时旋转前臂会造成肌腱脱出尺骨沟形成半脱位（技术图4A、B）。
- 在腱鞘的尺侧缘将其切开（技术图4C）。
- 或者，可以尝试将整个鞘膜从尺骨剥离[7]。

- 如果腱鞘与深部的骨膜分离，应使用骨锉，使尺骨内侧面至假凹的骨面变得粗糙（技术图4D）。
- 在腱鞘的尺侧附着部位，置入缝合锚钉（技术图4E）。
- 用锚钉的缝线修复骨-纤维腱鞘，确保其固定在骨床上（技术图4F）。
  - 折叠拉伸变薄的腱鞘，填塞假凹。
- 使用不可吸收线缝合，完成修复（技术图4G）。

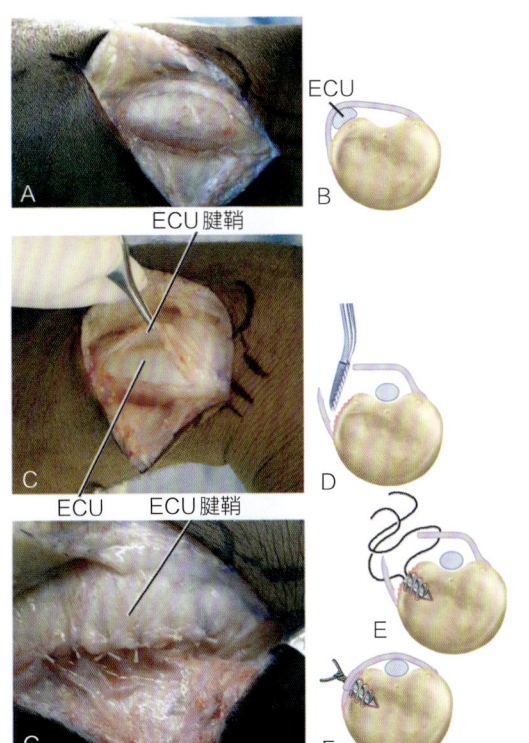

技术图4　C型损伤。A. 伸肌上支持带已被切开，显露尺侧腕伸肌腱鞘。腱鞘有炎症、拉伸与变薄，使肌腱易于半脱位。B. C型损伤的图解显示腱鞘从骨面上掀起。C. 在变薄的腱鞘上切开，显露肌腱。尽管MRI显示有潜在的实质性损伤（图3A），但肌腱本身似乎是正常的。D. 用骨锉将腱鞘瓣尺侧下的尺骨骨面打毛。E、F. 用小的骨锚钉将支持带瓣固定在尺骨沟的尺侧缘并折叠缝合腱鞘。G. 使用不可吸收线缝合，完成修复。

尺骨沟加深术

- 尺骨沟加深术作为一个可选的技术,适用于治疗所有类型的损伤。
- 当术前的研究或术中的发现提示尺骨沟较浅,会明显引起尺侧腕伸肌腱半脱位时,可使用这个技术(技术图5A)。
- 将尺侧腕伸肌腱从尺骨沟中牵出。
- 使用锐利、弧形的骨刀,沿尺骨沟的尺侧缘仔细掀起一薄层骨质与骨膜,长度2~3 cm(技术图5B)。
  - 桡侧缘被用来作为轴,显露下方的骨松质。
  - 恰当地掀起骨膜瓣,保证骨面足够的覆盖。
- 使用小刮匙去除骨松质(技术图5C),深度不超过2~3 mm。
- 将皮质骨瓣放回原来的位置,使用小的顶棒将其压实(技术图5D)。修复骨膜(技术图5E)。
- 骨蜡封闭残留的骨面。

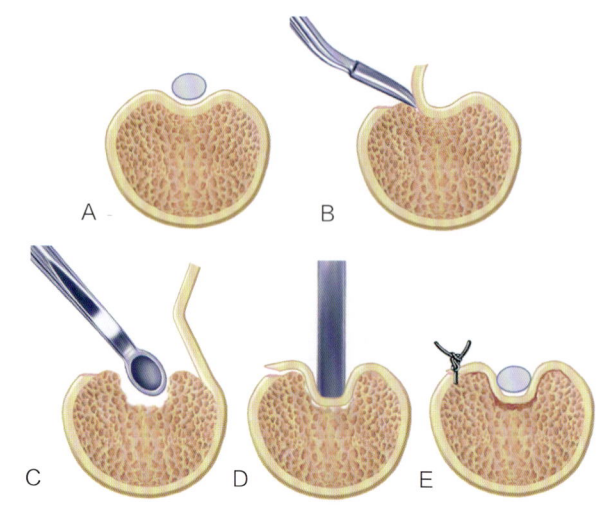

技术图5　尺骨沟加深术。A. 尺侧腕伸肌腱位于较浅的尺侧沟内。B. 用锐利弧形的骨刀制作一个以尺骨沟桡侧骨膜为轴的骨皮质瓣"活盖"。C. 用刮匙去除骨松质。D. 用顶棒轻轻关闭活盖并压实骨皮质瓣,以加深尺骨沟。E. 可行的话,用4-0的缝线修复骨膜。

闭合切口和支具固定

- 在重建或修复手术之后,被动活动测试腕关节,以确保尺侧腕伸肌腱稳定地位于尺骨沟内。
- 使用可吸收线端端缝合伸肌支持带。
- 松止血带并止血。
- 常规闭合和包扎手术切口,使用糖钳样夹板将肢体固定于前臂轻度旋前和腕关节轻度背伸、桡偏位。

要点与失误防范

适应证	• 有症状的尺骨沟处尺侧腕伸肌腱半脱位。 • 急性损伤用固定的方式通常治疗有效。
入路	• 保护尺神经背侧皮支避免损伤。 • 沿尺骨边缘切开伸肌支持带浅层,切记第6伸肌间室是一个单独的较深的结构。 • 仔细检查尺侧腕伸肌腱鞘是否破裂或变薄,并根据这些发现调整重建方案。 • 评估尺侧腕伸肌腱鞘,寻找是否伴有三角纤维软骨复合体损伤。
探查尺骨沟	• 考虑加深尺骨沟增加稳定性。
腱鞘修复与重建	• 修补明显的腱鞘损伤。 • 如有疑问,请重建腱鞘。 • 请按照规范在极度旋后位进行腕关节屈曲尺偏的被动运动测试,以确保已解决问题。
教训	• 避免损伤尺神经的背侧皮支。 • 不要将支持带浅层修复至尺骨,因为这会限制前臂旋转。 • 如果需要进行尺侧伸肌支持带悬吊,避免使其过紧,以免尺侧腕伸肌肌腱滑动。在悬吊过程中,可以通过在尺侧腕伸肌旁边放置一个儿科饲喂管来轻松实现这一点。
恢复活动	• 完全正常活动需要在术后3~4个月才能恢复。

术后处理

- 术后2周拆除缝线，用超肘关节石膏固定前臂和腕关节于前述位置。
- 2周后拆除石膏，然后按非手术治疗的方法用糖钳样夹板固定，逐步开始功能操练。

预后

- 迄今没有大样本研究结果发表。
- 有一些个案报道及小样本研究报道手术治疗尺侧腕伸肌腱半脱位的良好疗效[1-4,6-8,10]。我们的经验和这些报道是一致的。

并发症

- 尺侧腕伸肌腱半脱位本身发病率不高，并有大致相同的可接受的手术效果及缺乏大样本的报道，导致了术后并发症罕见。因此还不能确定"常规的"术后并发症。
- 在文献中报道的并发症如下：
  - 复杂区域疼痛综合征[1]。
  - 腕部活动下降。
  - 握力降低。

（孙蕴初 译，沈君劼 审校）

参考文献

[1] Allende C, Le Viet D. Extensor carpi ulnaris problems at the wrist—classification, surgical treatment and results. J Hand Surg Br 2005;30(3):265-272.

[2] Burkhart SS, Wood MB, Linscheid RL. Posttraumatic recurrent subluxation of the extensor carpi ulnaris tendon. J Hand Surg Am 1982;7(1):1-3.

[3] Chun S, Palmer AK. Chronic ulnar wrist pain secondary to partial rupture of the extensor carpi ulnaris tendon. J Hand Surg Am 1987;12:1032-1035.

[4] Eckhardt WA, Palmer AK. Recurrent dislocation of extensor carpi ulnaris tendon. J Hand Surg Am 1981;6:629-631.

[5] Inoue G, Tamura Y. Recurrent dislocation of the extensor carpi ulnaris tendon. Br J Sports Med 1998;32:172-177.

[6] Inoue G, Tamura Y. Surgical treatment for recurrent dislocation of the extensor carpi ulnaris tendon. J Hand Surg Br 2001;26:556-559.

[7] MacLennan AJ, Nemechek NM, Waitayawinyu T, et al. Diagnosis and anatomic reconstruction of extensor carpi ulnaris subluxation. J Hand Surg Am 2008;33(1):59-64.

[8] Rowland SA. Acute traumatic subluxation of the extensor carpi ulnaris tendon at the wrist. J Hand Surg Am 1986;11:809-811.

[9] Pratt R, Hoy GA, Bass Franzcr C. Extensor carpi ulnaris subluxation or dislocation? Ultrasound measurement of tendon excursion and normal values. Hand Surg 2004;9:137-143.

[10] Spinner M, Kaplan E. Extensor carpi ulnaris. Its relationship to the stability of the distal radio-ulnar joint. Clin Orthop Relat Res 1970;68:124-129.

[11] Taleisnik J, Gelberman RH, Miller BW, et al. The extensor retinaculum of the wrist. J Hand Surg Am 1984;9:495-501.

第78章 急性指屈肌腱断裂的修复
Repair of Acute Digital Flexor Tendon Disruptions

Christopher H. Allan and Matthew Iorio

定义

- 屈肌腱损伤可以发生在手指、手掌、腕或前臂这4个区域的任何一个部位,所有这些损伤都需要手术治疗,以恢复手指屈曲活动。
- 最难处理的损伤部位位于Ⅱ区,在此处两屈肌腱占据同一个骨纤维鞘,成功的修复需要精细的技术和仔细的术后康复锻炼,并平衡粘连和断裂之间的风险。

解剖

- 在前臂(Ⅴ区,图1A),屈肌腱呈两层分布,指浅屈肌腱(FDS)位于浅层,指深屈肌腱(FDP)和拇长屈肌腱(FPL)位于深层。在腕部,拇长屈肌腱和指深屈肌腱仍然位于最深层,而示指和小指指浅屈肌腱位于其上,中指、环指指浅屈肌腱位于最表面。
- 正中神经在前臂走行于指浅屈肌筋膜下表面,从腕管近端到腕掌纹之间(Ⅳ区)位置更为表浅,被屈肌腱紧紧包裹在一起。
- 打开腕管,可见屈肌腱跨过手掌(Ⅲ区)进入各个手指。蚓状肌起自指深屈肌腱的桡侧,在掌骨深横韧带深面向远端移行。
- 除拇指外,每个手指都有2条屈肌腱(拇指仅有拇长屈肌腱)进入掌指关节水平(Ⅱ区)的骨纤维鞘内。然后,指浅屈肌腱分成两束形成十字交叉状,指深屈肌腱从其深层浅出于表面(图1B)。
- 指浅屈肌腱的两束止于中节指骨近端掌侧面,指深屈肌腱继续延伸止于末节指骨掌侧面的基底部。
- 屈肌腱鞘从掌指关节(MP)延伸至远端指间关节(DIP)。纤维束多次重叠交织形成环状或十字状纤维韧带滑车,这可反映出形成此滑车的纤维走行方向(图1C)。
- 比较厚的环状滑车(A1~A5,从近侧到远侧)将肌腱贴靠于骨面,然而,更多纤细的十字滑车(C1~C3)随着屈指活动变得松弛,这样会使得腱鞘变短而不皱曲。Ⅱ区位于指浅屈肌腱和指深屈肌腱共存的那部分腱纤维鞘区域,Ⅰ区位于指浅屈肌腱止点的远端。
- 腱鞘内肌腱由滑液间接营养及穿过腱系膜褶皱(腱纽)的血管直接营养,每个屈肌腱有一个长纽和一个短纽。撕裂伤后,腱纽有助于限制屈肌腱向近端回缩。由于拇长屈肌腱缺少明确的腱纽,不存在此种限制机制。因此拇指屈肌腱完全横断时,往往需要在近端做切口以找到回缩的肌腱。

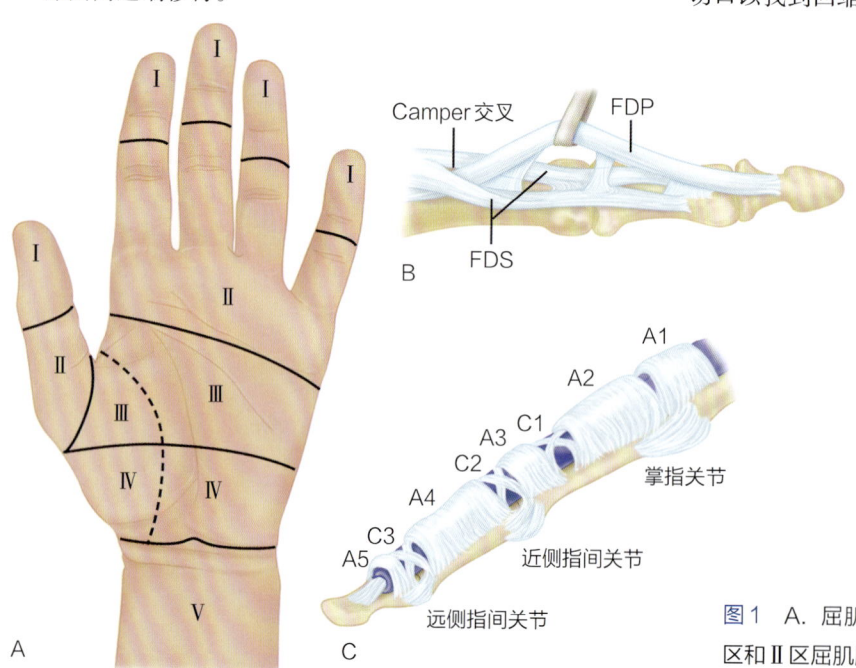

图1 A. 屈肌腱分区。B. Ⅱ区的屈肌腱解剖。C. Ⅰ区和Ⅱ区屈肌腱鞘滑车的解剖和分布。

发病机制

- 大部分急性肌腱损伤多因开放外伤引起,导致肌腱的锐性横断。这种情况下,其他的组织结构也会同时损伤。特殊情况下,还应该做感觉和毛细血管充盈的评估以判断指神经和指血管的损伤程度,这会影响到术前计划。
- 少见的损伤机制是来自末节指骨指深屈肌腱的撕脱伤。"jersey finger"这个术语有时被用作描述此损伤,实际上这个结果是由运动员手指强制弯曲抓取对手,然后远侧指间关节突然且用力伸直造成的。这种撕脱伤也可以发生在其他部位。

自然病程

- 屈肌腱损伤需要手术修补来恢复主动屈指。早期修复很关键,有几项研究指出在受伤后7日内完成,预后最好[3,7]。
- 在近端肌腱收缩之前修复比较容易,否则需要另外做切口。肌腱回缩和肌肉短缩之后行择期手术也能造成修复部位的肌紧张,导致断端存有间隙(这可增加失败率)或手腕、手指过度屈曲影响手术,最终可导致关节挛缩。

症状和体征

- 手或上肢急性屈肌腱损伤的检测方法:
  - 单独指深屈肌腱:检查者维持近侧指间关节于伸直位,嘱患者主动屈曲远侧指间关节(图2A)。
  - 单独指浅屈肌腱:检查者维持所有未受伤手指于伸直位,要求患者主动屈曲伤指的近侧指间关节(图2B)。
- 不配合或反应迟钝的患者。
  - 肌腱固定效应:检查者伸直腕关节;如果屈肌腱没受损伤,指间关节呈屈曲状态。
  - 前臂加压:如果屈肌腱完整,屈肌肌腹受压可引起指间关节屈曲。
  - 检查者检查手指的正常屈曲弧度(图2C)。
- 手指的检查需要排除相关指神经的损伤。

体格检查

- 裂伤。
- 受累手指处于伸直位。
- 不能主动屈曲指间关节(如果2条肌腱都损伤),仅有远侧指间关节不能屈曲(仅指深屈肌腱损伤)或仅有近侧指间关节不能屈曲(仅指浅屈肌腱损伤)。

影像学和其他诊断性检查

- 屈肌腱断裂后造成主动屈曲突然消失表明肌腱损伤。X线片可以排除骨折。玻璃、金属碎片造成的损伤等应当摄片来定位所残留的异物,以备清除。
- 闭合伤造成主动屈曲突然消失,被认为是肌腱止点部位的撕脱。X线片可证实撕脱骨折。在更多情况下,指深屈肌腱撕脱骨片可能存在末节指骨区域或者已经回缩到近端的屈肌腱鞘内。如果X线片未见到任何碎骨片,诊断又不能确定,可以考虑超声检查。

鉴别诊断

- 损伤后疼痛可能造成患者(尤其是儿童)手或1根手指不动,造成肌腱损伤的假象。
- 腱固定效应的检测(伸腕被动屈指)或前臂屈肌加压试验可能对这些诊断有帮助。

非手术治疗

- 屈肌腱断裂后,非手术方式不能恢复手指的主动屈曲活动,因为肌腱断端回缩,不能与另一端相愈合。
- 如果屈肌腱损伤后4周以内,可以尝试一期修复。超出

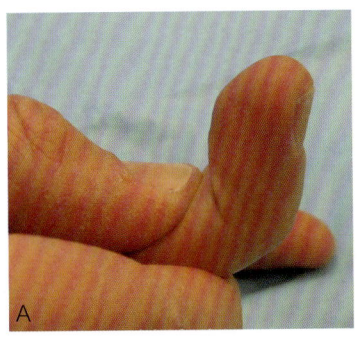 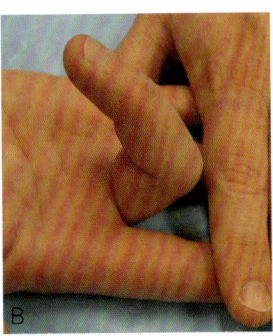 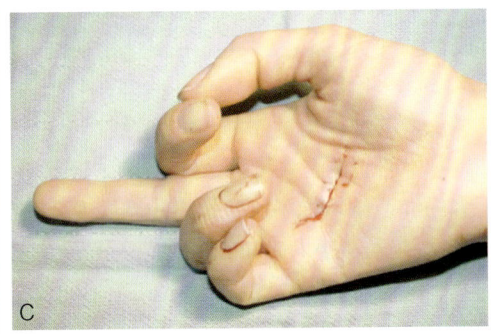

图2 A. 单独屈曲远侧指间关节可以证实FDP的完整性。B. 单独弯曲近侧指间关节可以证实FDS的完整性。C. 在掌部,肌腱的断裂可以引起手指屈曲弧度的消失。

- 这一时间范围,应选择其他手术方式。
- Ⅰ区指深屈肌腱损伤后,因为近侧指间关节活动正常,可能不容易被发现。如果远侧指间关节变得不稳定,就要行远侧指间关节融合术或指深屈肌腱远端的腱固定术。很多研究报道,一期肌腱移植成功地治疗Ⅱ区的单独指深屈肌腱断裂,但未被广泛应用。
- 最近,累及两根肌腱的Ⅱ区损伤,可以选择分期肌腱重建术(见第79章)。

手术治疗

- 屈肌腱手术的目标就是对肌腱进行修复,通过这种修复可以允许早期活动,而不会因为断端之间的分离和缝线的滑脱导致失败,最终不会出现粘连导致运动障碍。
- 以下几个因素是可以在外科医生控制之下的,并决定了肌腱修复的力量:
  ○ 缝线的股数(最重要的决定因素;实验室研究证实四股修补加额外修补腱鞘可以抵抗早期有限活动)[6,11]。
  ○ 缝线的粗细(3-0或4-0缝线已经足够了,较粗的缝线会增加滑动摩擦力)。
  ○ 修补方式(十字修补仅需要打一个结,并把此结埋在缝合处,要求把所有的力平均分配到这四股缝线上)[5]。
  ○ 锁边结的应用(提高抗缝线滑脱的能力)。
  ○ 额外的腱鞘缝合(提高修复强度,减少空隙形成和滑动摩擦力)[6]。
  ○ 缝隙的出现(在任何位点出现缝隙>3 mm都有可能导致缝线的断裂)。
  ○ 缝线结(造成肌腱断端咬合面太大;增加了滑动摩擦,从而增加了断裂的风险)。
  ○ 滑车的完整性(A2和A4至少要有一半保留,以维持肌腱的滑行,并保持与骨面的贴附)。
  ○ 修复1根还是2根肌腱(如果修复指深屈肌腱的2个侧腱束阻止了肌腱的滑动,一束应该被切除,或者不修补指深屈肌腱)。
- 众所周知,缝合的强度与穿过2个肌腱断端的缝线的股数有关,如果各股缝线受力均匀的话,使用更多股缝线意味着修复得更牢靠[11]。
  ○ 此概念受其他因素的制约:太多的缝线穿过肌腱断端减少了肌腱的有效接触面积,影响了肌腱的愈合,更多的缝线结增加了肌腱的滑动摩擦力,放置更多的缝线,延长了手术时间,这会引起感染及麻醉相关问题。
  ○ Strickland[6]表明在Ⅱ区用四股缝合肌腱和腱鞘完全可以进行功能操练计划,允许早期进行滑动恢复,防止肌腱粘连的发生。
- 缝线的尺寸有助于缝合强度,但是,有一研究表明:3-0的缝线和4-0的缝线修复能力一样,然而2-0的缝线明显增加了肌腱的摩擦力。
- 至少要加一个锁边缝合(增加缝线穿行的次数可以缝住更多的肌腱纤维),这已经被证实可以提高修复的强度,减少缝隙的出现。
- 多项研究表明:当Ⅱ区有2根肌腱被切断时,修复指深屈肌腱和指浅屈肌腱的一束比修复指浅屈肌腱的两束能更好地减少滑动摩擦,从而改善活动范围[9,10,13]。
  ○ 笔者的意见是,当在Ⅱ区有2根肌腱断裂时,用3-0的缝线通过十字交叉四股缝合,用6-0聚丙烯缝线连续缝合腱鞘,修复指浅屈肌腱的一个侧腱束,切除另一个。

术前计划

- 正如之前所述,应该尽早行肌腱修复手术(条件允许的情况下)。因为近侧断端回缩导致手术技术上的困难的时间上限是不确定的。尽管3~4周通常被作为早期肌腱修复的手术时机,但很少病例证实后期修复与肌腱回缩有关系。
- 患者就诊晚应该被告知其他手术选择,包括手术方案的改变。

体位

- 屈肌腱手术就像大部分手部的手术一样,通常被放置在搁手台上进行手术,肩关节外展90°,肘关节伸直。掌心朝上,手指伸开掌面朝上。
- 固定装置如铅板可以有助于稳定患指,方便手术,并将其他手指与之分开。

入路

- 切口应当能完全暴露手术部位。
  ○ Z形或侧中线入路均可行,如果需要,可以组合在一起使用。
  ○ 侧中线切口向手指的近侧延伸,远侧可延伸至对侧,从而形成较大皮瓣,利于暴露。
- 最需要注意的是切口不应该垂直经过腕横纹,因为瘢痕挛缩会影响伸腕。

Ⅱ区的一期修复

肌腱断端回缩

- Bruner切口或中外侧切口(技术图1A)。应该考虑现有的撕裂伤,并结合使用中外侧切口和Bruner型切口,以免形成小且有损伤的皮瓣和伤口愈合并发症。
- 手术操作通常要在伤口处暴露肌腱断端。对于近端肌腱断端可通过手腕屈曲和前臂挤压如"挤奶"样动作暴露。远端断端通过延伸切口可更好地暴露,这样可不使手指屈曲就可以完成修复。
- 首先暴露指神经血管束,不管肌腱或腱束是否损伤。
  - 如果需要修复指神经或血管,应在肌腱修复后行显微吻合,避免处理肌腱残端时损伤血管神经束。即使没有损伤,暴露这些神经和血管束也给肌腱的修复提供了更大的自由度。
- 暴露和保护神经血管束后,清除腱鞘上面的软组织。
- 腱鞘撕裂延伸侧切口后形成L形皮瓣,尽可能地保留A2和A4滑车。这些筋膜瓣的形成有助于寻找肌腱末端。
- 因为大多数的屈肌腱损伤发生在手指屈曲时,因此皮肤伤口比肌腱断裂处更靠近端。暴露肌腱断端的远端通常需要延长切口至远侧指间关节和末节指骨基底水平。
- 肌腱近侧断端可能通过软组织附着而处于断裂的位置,但是通常情况下,断端总是回缩的。
  - 尝试用几个可行的方法来处理回缩的肌腱断端:用小器械(如肌腱导引器、小止血钳等)通过腱鞘来探查,注意勿损伤肌腱断端。修复越早,瘢痕越小。屈腕和挤压前臂有时会使肌腱断端露出伤口。
  - 如果这些措施失败,需要在掌面做横切口,就像A1滑车切开松解治疗扳机指一样,肌腱可以在此平面暴露。
- 通过儿科鼻饲管可从一个伤口穿到另一个,在近侧伤口内将肌腱近端缝于其上(技术图1B)。
- 然后将近端肌腱拉至远侧伤口,去除鼻饲管和缝线。
- 找到指浅屈肌腱后,应小心地将其通过指浅屈肌腱十字交叉放回,以防止凸起或形成机械阻塞影响屈指。
- 一旦肌腱近端被拉至可以修复的满意位置后,应用25号针头穿过腱鞘固定肌腱,防止其回缩(技术图1C)。
- 通常是要将近侧的肌腱断端过度拉至远侧与远端在腱鞘内行肌腱吻合,并将远侧指间关节屈曲,以减少缝合的张力。

肌腱修复

- 用3-0的不可吸收缝线通过十字交叉四股缝合损伤肌腱是有效的,用6-0聚丙烯缝线连续缝合肌腱外膜,修复指浅屈肌腱的一个束(技术图2)。

腱表先缝法修复

- 斜行断裂行腱表先缝法修复可能更容易,平整地对合肌腱断端后,从肌腱外膜开始缝合,把线结扎在肌腱外膜内(技术图3)。
- 另外同样行十字交叉四股缝合。

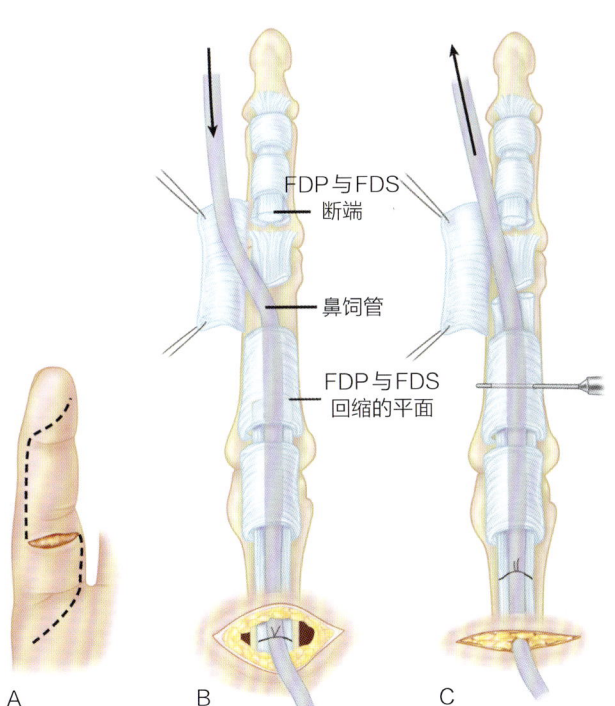

技术图1 暴露(A),还纳肌腱(B),用大头针临时横穿腱鞘固定肌腱行无张力缝合(C)。

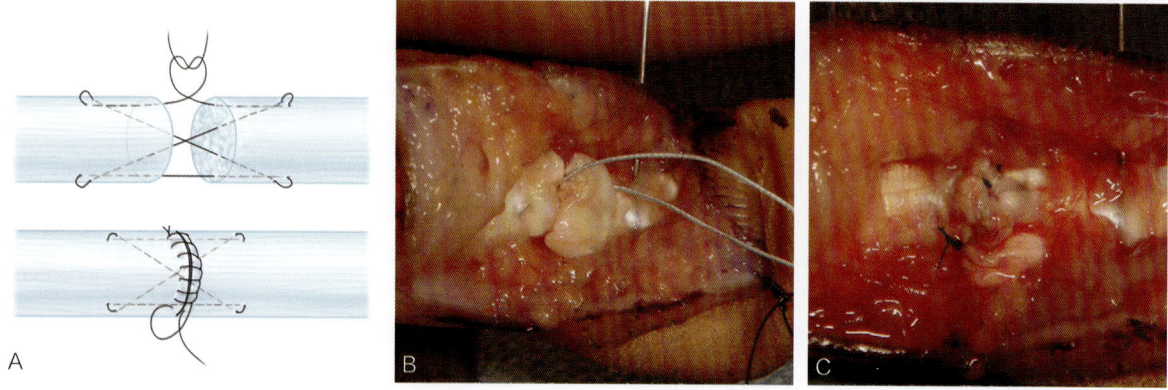

技术图2 A. 四股交叉修复肌腱，连续缝合腱鞘。B. Ⅱ区指深屈肌腱远侧断端针头固定，缝合线穿出的位置。C. 修复腱鞘完成。

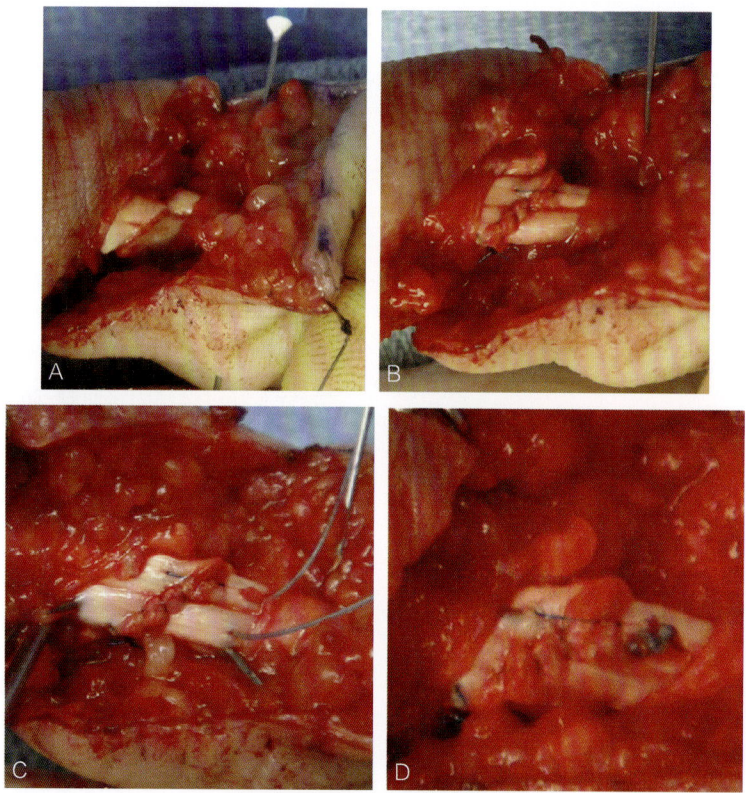

技术图3 A～D. 右侧为手腕的方向，左侧为指尖的方向。A. 在Ⅱ区指深屈肌腱斜行断裂；肌腱断端回缩，大头针固定断端。B. 首先修复腱鞘。C. 主线首先通过肌腱外面的小切口进行缝合，再行标准的交叉缝合。D. 主线缝合完成，线结埋在小切口内。

要点与失误防范

- 早期修复是最容易的且治疗效果最好。
- 中外侧切口提供了良好的暴露。
- 用25号针头穿过腱鞘固定肌腱可以进行无张力修复。
- 用3-0的不可吸收缝线通过十字交叉四股缝合损伤肌腱,结合6-0可吸收缝线缝合肌腱外膜,可以允许早期受保护的主动活动并表现出最好的结果。
- 有限的修复指浅屈肌腱的一束可以尽可能减小Ⅱ区的拥挤程度并使肌腱滑动得更好。
- 对于部分裂伤,除非超过60%肌腱横截面出现分离,否则不需要进行修复。任何肌腱不平整的部分都应修剪以免之后引发其他问题[2,4,12]。

术后处理

- 如果一期修复如上完成,若患者依从性较好,则术后即可行轻度的"主动活动"功能锻炼。

预后

- 最近对过去15年的多个研究进行荟萃分析发现断裂发生率为4%~10%,75%的患者有良好的结果[8]。现在的技术应当比这些结果有更大的改进。
- 预后受损伤机制的影响,不受手术医生所控制。对单纯的屈肌腱断裂行一期修复可能是恢复手指功能的最佳方案。另外伤及骨、肌腱或神经都会影响到预后。

并发症

- 最严重的两个并发症包括肌腱断裂和肌腱粘连。断裂极少发生,但粘连经常发生,会限制患指活动。
- 尽管患者和医生都应该为重建着手准备,但是,一旦发现肌腱再次断裂,应立即行再次肌腱修复。
- 肌腱粘连的治疗在第79章介绍。

(孙蕴初 译,沈君劼 审校)

参考文献

[1] Alavanja G, Dailey E, Mass DP. Repair of zone II flexor digitorum profundus lacerations using varying suture sizes: a comparative biomechanical study. J Hand Surg Am 2005;30(3):448-454.

[2] Erhard L, Zobitz ME, Zhao C, et al. Treatment of partial lacerations in flexor tendons by trimming. A biomechanical in vitro study. J Bone Joint Surg Am 2002;84-A(6):1006-1012.

[3] Gorriz GJ, Cooke J. Assessment of the influence of the timing of repair on flexor tendon injuries in chickens. Br J Plast Surg 1976;29:82-84.

[4] Hariharan JS, Diao E, Soejima O, et al. Partial lacerations of human digital flexor tendons: a biomechanical analysis. J Hand Surg Am 1997;22(6):1011-1015.

[5] McLarney E, Hoffman H, Wolfe SW. Biomechanical analysis of the cruciate four-strand flexor tendon repair. J Hand Surg Am 1999;24(2):295-301.

[6] Strickland JW. Flexor tendon injuries: I. Foundations of treatment. J Am Acad Orthop Surg 1995;3:44-54.

[7] Tang J, Shi D, Gu Y. Flexor tendon repair: timing of surgery and sheath management [in Chinese]. Zhonghua Wai Ke Za Zhi 1995;33:532-535.

[8] Tang JB. Clinical outcomes associated with flexor tendon repair. Hand Clin 2005;21:199-210.

[9] Tang JB. Flexor tendon repair in zone 2C. J Hand Surg Br 1994;19(1):72-75.

[10] Tang JB, Xie RG, Cao Y, et al. A2 pulley incision or one slip of the superficialis improves flexor tendon repairs. Clin Orthop Relat Res 2007;456:121-127.

[11] Thurman RT, Trumble TE, Hanel DP, et al. Two-, four-, and six-strand zone II flexor tendon repairs: an in situ biomechanical comparison using a cadaver model. J Hand Surg Am 1998;23(2):261-265.

[12] Wray RC Jr, Weeks PM. Treatment of partial tendon lacerations. Hand 1980;12:163-166.

[13] Zhao C, Amadio PC, Zobitz ME, et al. Resection of the flexor digitorum superficialis reduces gliding resistance after zone II flexor digitorum profundus repair in vitro. J Hand Surg Am 2002;27(2):316-321.

第79章 指屈肌腱损伤和修复后的肌腱粘连松解术
Tenolysis Following Injury and Repair of Digital Flexor Tendons

David Netscher and Kate Kuhlman-Wood

定义

- 在20世纪60年代末期以前,腱鞘内屈肌腱损伤的修复太过于困难,因为伴有并发症(主要是僵硬和粘连),因此从不一期修复,这导致了"无人区"的命名。直到Harold Kleinert的工作被报道才解除了这些疑虑[28]。
- 最初,人们认为肌腱鞘内肌腱修复过程中必然发生肌腱粘连[42]。
- 然而,随后人们了解到,滑膜内固有肌腱愈合足以支持肌腱修复[35,37]。
  - 尽管如此,在修补部位留出3 mm或更多的间隙足以引起限制性肌腱粘连[18,44,48]。
  - 改良的肌腱缝合技术具有足够的强度,能够在术后治疗中实现早期主动和被动活动,减少肌腱粘连[19,22]。
  - 尽管进行了这些创新,但手指屈肌腱修复后仍可能发生肌腱粘连,据报道发病率约为10%,因此,Ⅱ区的屈肌腱修复仍然是一个挑战。
- 肌腱粘连在指深屈肌腱(FDP)和指浅屈肌腱(FDS)及屈肌腱腱鞘都有可能发生。这限制了肌腱在腱鞘内的活动并导致手指活动范围减少,功能受限。
- 肌腱粘连松解术是通过手术松解肌腱粘连以恢复肌腱的滑动和手指的活动功能。这仅应用于以下情况:
  - 患者积极且愿意合作,并会接受术后的手部治疗。
  - 自最初的肌腱修复后至少过了3~6个月,如果在此之前进行松解,肌腱发生缺血性断裂的缝线会大幅升高。
  - 愈合瘢痕已完全成熟,最初肌腱修复的伤口柔软。
  - 已达到指间关节的最大被动活动度,对僵硬且肿胀的手指进行屈肌腱松解是没有意义的。
  - 患者的手部治疗陷入停滞,没有进一步的功能改善。
  - 主动和被动手指活动范围之间存在很大差异,而前者小得多。此外,肌腱松解的结果与松解前最大被动活动范围显著相关[64]。
  - 皮肤情况允许。如果由于软组织不足或线性瘢痕导致皮肤瘢痕挛缩,即使瘢痕已完全成熟,也必须先进行Z字整形或局部皮片或皮瓣移植,然后才能进行肌腱松解。
  - 手指的总体状况。例如,如果活动的范围已经改善,疼痛感觉障碍的手指功能不会得到进一步改善。
- 开始进行肌腱松解术时,患者和医生都应该清楚知道,术中根据修复部位的情况和瘢痕的广泛程度,可能需要肌腱移植甚至包含滑车重建在内的分两次手术进行的肌腱重建。
- 患者的正确选择对于肌腱松解的结果至关重要。根据患者离开工作的时间、年龄大小、外部瘢痕形成的程度及关节僵硬程度,有时指间关节融合甚至手指截肢可能是一个更好的决定。

解剖

- 肌腱松解需要考虑屈肌腱腱鞘的滑车情况。因此,入路必须仔细规划以免损伤滑车,特别是A2和A4滑车[11]。
- 当需要改变在指腱交叉中分叉的指浅屈肌腱回到指深屈肌腱表面中线处的内在关系时,肌腱的松解会变得更加复杂。

发病机制

- 肌腱损伤的修复反应和身体其他部分的相似。
- 粘连的发生是愈合过程的一个自然反应。在Ⅱ区,这个包含2个肌腱的狭小纤维骨隧道内发生粘连的概率更大。
- 肌腱和腱鞘都发生损伤,因此机体的修复在两者中都发生,导致粘连发生在肌腱之间,也发生在肌腱和腱鞘之间。
- 最初是肌腱愈合的炎症阶段(48~72小时),然后是成纤维细胞(胶原蛋白)阶段(5天至6周),然后重塑过程持续6个月(类似于其他身体组织类型)。最初的细胞反应主要是吞噬性的,随后是胶原蛋白沉积。当外在愈合占优势时,腱与周围组织之间可能会发生粘连,而以内在细胞活动为主的愈合会导致较少的粘连。
- 可能会影响限制运动的肌腱粘连形成的因素包括肌腱和腱鞘最初的创伤程度[43]、肌腱缺血(包括失去静脉血供[40])、肌腱固定以及修复部位的间隙。
- 早期的被动和特别是主动治疗方案会在修复后的肌腱

上施加压力,并导致修复部位的拉伸强度提高,粘连减少,活动更好[19,22]。因此,目前的一期肌腱修复目标是牢固、无缝隙缝合技术,然后进行早期术后活动。
- 尽管限制运动的瘢痕粘连不再被认为是在Ⅱ区肌腱修复后的必然结果,但指望完全没有任何粘连的肌腱愈合是不现实的。排他性的固有肌腱愈合只能在体外试验情况下发生。松散的粘连可能会通过术后治疗破坏。
- 已经评估了远处细胞因子在瘢痕组织和粘连的发病机制中的作用[31,57],尽管其中确切的作用仍在研究中,但最重要的是转化生长因子β(TGF-β),还有纤连蛋白。理解这种细胞因子活性的重要性在于改变其黏附形成中的活性。目前已经进行了如下实验,物理因素(例如剪切应力)[16]、中和抗体[65],以及化学调节(例如5-氟尿嘧啶)[39]。

自然病程

- 一旦形成了成熟的肌腱粘连,唯一有效的治疗方法是肌腱松解术,因为粘连无法自然消除。
- 逐步拉伸[使用系列石膏支架和Digit Widget动态外固定(Hand Biomechanics Lab, Sacramento, CA)]可能会解决关节挛缩,但对肌腱活动没有作用。
- 未经治疗,患者手指的主动活动范围减小。患者会学习适应性措施,通过患指相邻手指之间抓握成拳。
- 有症状的肌腱粘连可能会由于运动范围减小和手部力量下降而导致严重的发病。它们可能导致继发关节挛缩。
- 肌腱松解术是手指再植后最常见的手术[60]。即使采用更多形式的腱修复和术后治疗,估计仍有10%修复的手指屈肌腱需要进行肌腱粘连松解术[54]。在Ⅱ区近端,需要进行屈肌腱松解的情况较少见。

病史和体格检查

- 诊断屈肌腱粘连的标志是主动屈曲范围明显少于被动屈曲。
- 检查的目的有4个方面:
  - 在开始进行松解之前,应评估瘢痕已经完全成熟并且关节已达最大活动度。
  - 评估手掌瘢痕和软组织的质量。可能需要初步松解瘢痕,甚至可能需要通过皮瓣或皮片移植提供更高质量的软组织。
  - 确定是否应该进行粘连松解。这可能是相对禁忌的,甚至被认为是不必要的,或者应被推迟到条件变得更有利时为止——年龄较大或11岁以下的患者[54],患有轻度功能障碍的患者,具有低功能需求的患者,不合作且不依从的患者,有非常严重瘢痕或感觉异常的手指(在这种情况下,采用"补救"手术,例如关节融合术或截肢术可能是更好的选择),在初次肌腱修复后的一段时间内(通常被认为是自初次修复以来至少3个月,自肌腱移植以来至少6个月,以免肌腱缺血和仍存在肌腱断裂情况)[15,62]和有手指的血管问题(由于先前直接的创伤性血管损伤或由于全身性影响,例如吸烟者、糖尿病患者或既往存在外周血管或胶原血管疾病的患者)。
  - 做出正确的诊断,并排除其他诊断。这不仅涉及排除,而且还考虑了其他可能限制手指主动屈曲并可能导致关节屈曲挛缩的潜在相关疾病。
- 因此,具体而言,手指的临床评估涉及确定伸肌腱粘连的明确诊断(和排除其他原因)以及确定这些粘连的严重程度。因此,检查涉及以下内容:
  - 让患者主动屈曲受影响的手指。测量掌指(MP)、远端指间(DIP)和近端指间(PIP)关节的屈曲角度,并确定主动运动的总角度(所有3个关节的总和)。接下来,被动地屈曲手指。
  - 评估跷跷板缺陷[30]。当屈曲活动跨越2个关节时会产生以下结果:
    - 例如,如果屈肌腱粘连在掌指关节水平附近,则该关节的被动活动受限于屈肌腱的活动范围会导致近侧指间关节屈曲挛缩。无法纠正近侧指间关节挛缩将意味着该挛缩是近侧指间关节本身固有的(图1)。
    - 相反,如果伸肌腱附着在掌骨上,则该关节远端伸肌腱活动的限制将阻止掌指和近侧指间关节同时屈曲(图2)。这是伸肌紧张度的测试[32,33]。此外,这种情况下的被动屈曲也将受到限制。
    - Bunnell固有紧张度测试是由跷跷板现象引起的,该跷跷板现象出现在2个关节处,但在一个关节处是一个伸肌,在下一个相邻关节处是一个屈肌[12]。如果缩短了该系统,则主动或被动地伸掌指关节,将限制近侧指间关节的屈曲(图3)。如果掌指关节屈曲时,近侧指间关节的屈曲程度大于伸展时的近侧指间关节的屈曲程度,则说明存在固有紧张性。
    - 远侧指间关节在支持斜韧带和外侧韧带影响下活动时,可能会发生类似手掌和手背跷跷板的作用,导致该关节的伸直挛缩(即很难屈曲关节)。在这种胸花试验(有时也称为Landsmeer试验)中,由于缩短了斜行韧带,因此当近侧指间关节伸展时,被动的远侧指间关节屈曲困难[34](图4)。
- 区分肌腱断裂和肌腱粘连。伸肌腱修复后,由于手指

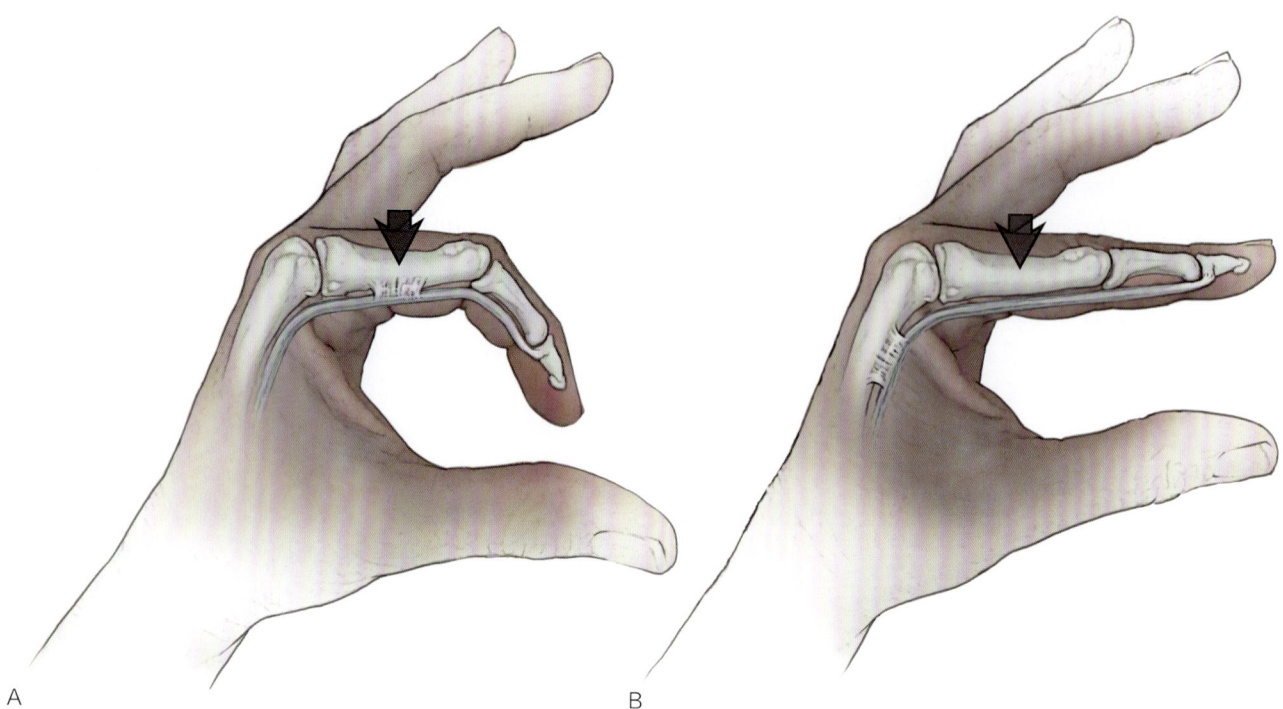

图1 跷跷板效应。调整有挛缩的关节近端的关节。如果在近节指骨有屈肌腱粘连,则掌指关节的屈曲位不会对近侧指间关节挛缩产生影响(A)。如果屈肌腱粘连在掌指关节近端,则将关节定位在屈曲位会改善近侧指间关节处的屈肌腱挛缩(B)。

仍然肿胀、疼痛和僵硬,因此这种区分可能很困难。但是,此后的区分很少再出现困难,因为至少在远端关节处产生了稳定的张力使手指能够主动屈曲。但是,如果主动活动范围非常有限,则可能是由于肌腱粘连致密或修复肌腱变薄弱,甚至肌腱末端与瘢痕组织相连。在这些情况下,特殊成像会有所帮助。

- 最后,评估屈肌腱弓弦。在手指有限屈曲的情况下立即触及皮下紧张的屈肌腱(图5)。如果出现弓弦,则将"浪费"线性肌腱收缩,并且由于肌腱从关节向前移位而无法屈曲手指(图6)[6]。瘢痕还将在患处的凹陷处腱鞘的背侧形成,导致固有的关节挛缩。在先前损伤和肌腱修复引起的掌侧软组织瘢痕形成的情况下,可能难以评估潜在的肌腱弓弦,如果怀疑,可能需要特殊的影像学检查。

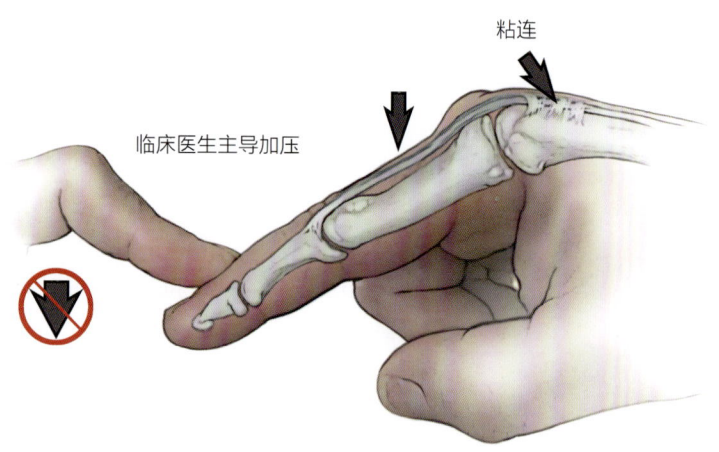

图2 伸肌腱粘连。掌指关节近端的伸肌腱粘连将阻止掌指关节和近侧指间关节同时屈曲。手指被动和主动屈曲都将受到限制。

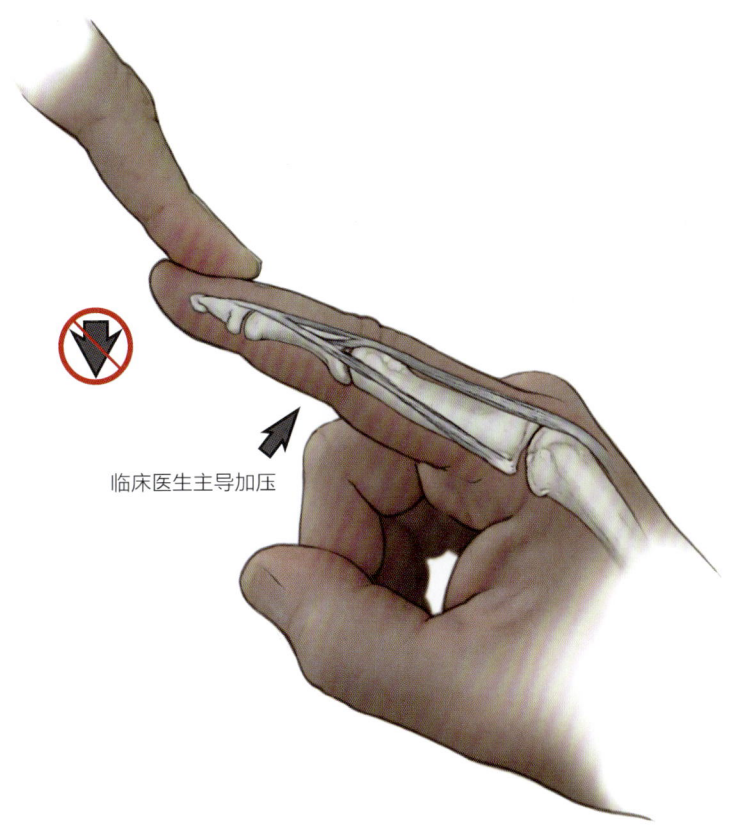

图3 固有伸肌腱紧张。由于具有固有伸肌紧度,被动掌指关节伸展会限制近侧指间关节的屈曲(Bunnell试验)。

影像学和其他诊断性检查

- 行手部的放射学检查能评估骨和关节的病变,一个挛缩关节的侧位片很重要,可以评估关节表面的匹配程度。
- 在部分病例,CT扫描对于骨和关节的病变是有帮助的。
- MRI或超声检查有时对于确定肌腱修复后出现潜在变薄弱或断裂的评估是必要的[53]。他们也可以帮助评估潜在的屈肌腱弓弦(图7)。

鉴别诊断

- 伸肌腱损伤后,无论是由于锐利的撕裂伤或压伤,甚至是先前的再植(伸肌和屈肌均得到修复),手指的主动屈曲活动可能由于以下情况受限:
  - 最初被修复肌腱的破裂。
  - 如果在最初修复部位进行了过度的肌腱推进,会出现Quadriga现象(但相邻的未受伤手指也受到影响)。

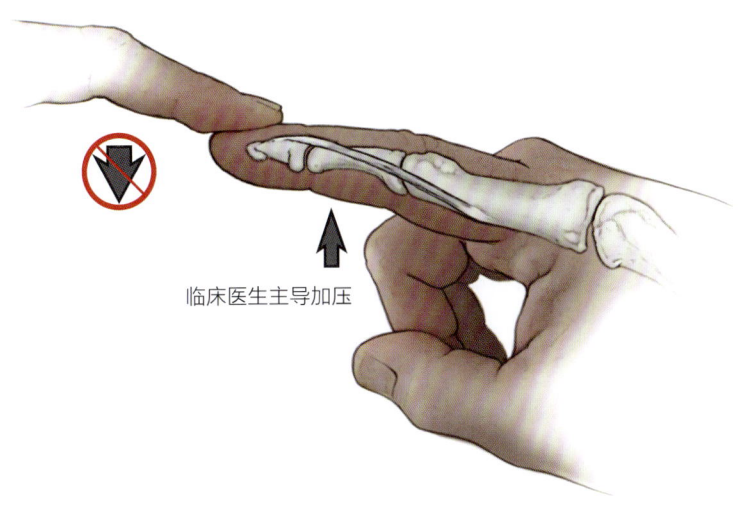

图4 Landsmeer测试。当缩短斜行韧带时,近侧指间关节的伸展会导致被动远侧指间关节屈曲更困难。

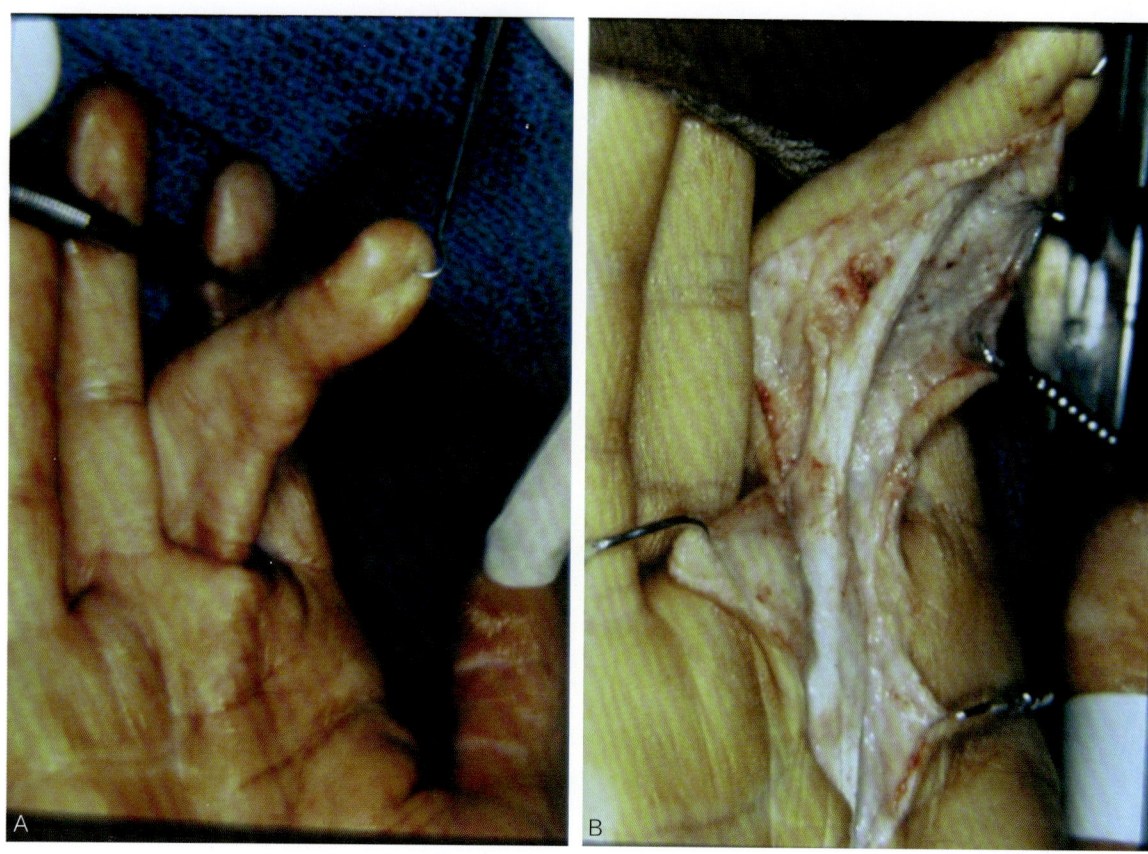

图5 A、B. 弓弦畸形。立刻感受到皮下肌腱紧张提示弓弦畸形。

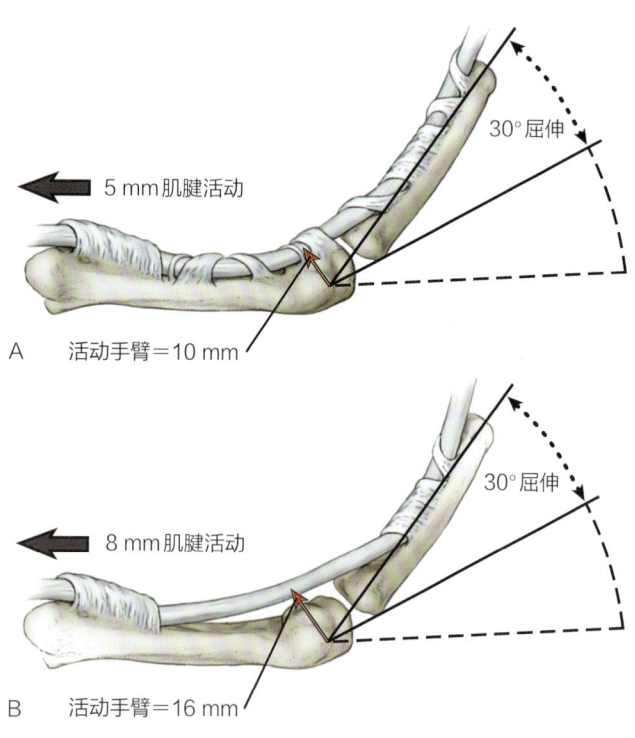

图6 弓弦畸形。图A代表正常解剖结构，图B表示弓弦畸形。如果没有滑车使肌腱靠近骨骼，则从骨骼表面分离的力臂会增加，如图B所示（红色箭头）。这意味着需要更多的肌腱收缩才能产生相同的手指屈曲活动。

- 固有紧张（如与严重的挤压伤有关）。
- 腰椎间盘突出现象（通常适用于移植物相对较长且松弛的肌腱移植）。
- 伴随伸肌腱损伤，不仅主动屈曲受到限制，而且被动屈曲也受到限制。
- 屈肌腱粘连，如果足够紧，可能会在相邻最远端关节上引起变形力，从而导致屈曲挛缩。这种区分可以通过引发"跷跷板效应"并局部弯曲前一个更近端的关节，以观察下一个关节局部的关节挛缩是否改善或消退而解决。这种现象也可能与跨越多个关节的任何其他相关问题（例如软组织瘢痕挛缩）一起发生。
- 最初与屈肌腱损伤和修复相关的一些特定状况可能导致近侧指间关节屈曲挛缩：
  - 软组织瘢痕挛缩。
  - 骨折畸形愈合或直接关节损伤可能导致的可见的临床畸形。
  - 由于关节上肌腱的向掌侧的张力增加而导致的肌腱弓弦。
  - 由于长时间保持屈曲姿势，继发于肌腱粘连而引发的近侧指间关节本身的韧带和掌板的瘢痕挛缩。

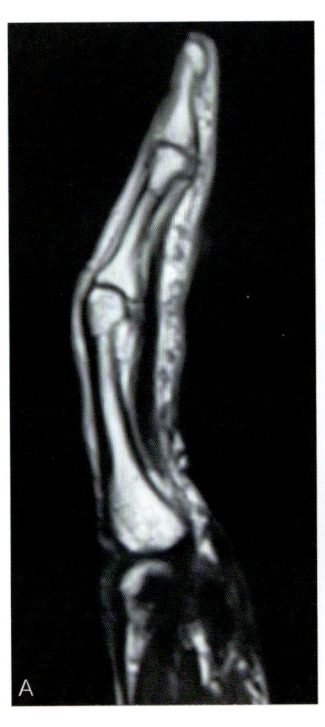
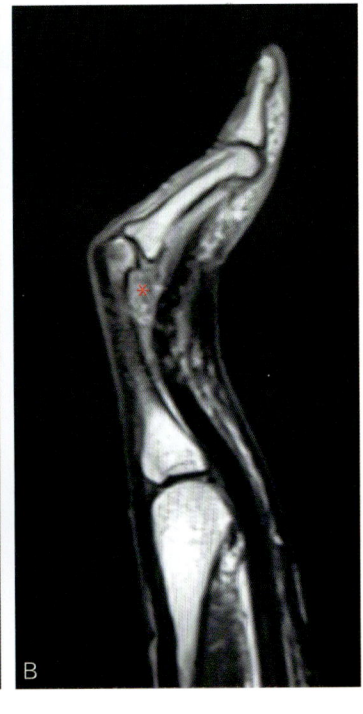

图7 MRI。A. MRI上显示屈肌腱的正常位置。B. 弯曲的近侧指间关节和掌侧移位的屈肌腱（弓弦）。另外，请注意在近侧指间关节的凹处（红色星号）屈肌腱背侧的瘢痕形成。

非手术治疗

- 非手术治疗的目标包括3个方面：
  - 提高软组织瘢痕和关节活动度的柔韧性。
  - 通过被动拉伸来解决关节挛缩。
  - 通过主动运动来改善肌腱滑行。
- 一旦上述目标都尝试后，没有其他改善的可能。如果患者仍然需要增强手指的活动范围和功能，则可以进行外科肌腱粘连松解术作为下一个选择。
- 在可能的情况下，开始进行松解之前，关节应无挛缩。可以使用多种类型的静态夹板来克服近侧指间关节的屈曲挛缩。系列的手指石膏是另一种可能的方式。多种线泡沫夹板可实现更多的近侧指间关节屈曲活动，同时可保持关节本身的伸展（图8）。
- 初始夹板使组织流体移位，这是夹板的快速获取阶段。一旦组织水肿被清除，外部夹板将迫使胶原蛋白重塑。为了达到理想的胶原蛋白效果，有必要延长夹板数周[8]。
- 其他手部治疗措施，例如减少水肿（通过抬高肢体和戴上压迫手套）、湿热和超声检查，可以增强夹板实现的有益变化[4]。
- 主动手指屈伸鼓励线性肌腱收缩和肌腱滑动。这有助于破坏松散的肌腱粘连。通过在近侧指间关节和掌指关节处分别进行关节阻塞，可以促进指深屈肌腱和指浅屈肌腱之间的腱间滑行。超声波通过产生深热，可以帮助渐进拉伸引起的胶原蛋白变形[4]。功能性电刺激可以增强主动的静肌收缩，从而促进肌腱的穿刺和偏移。

手术治疗

- 屈肌腱松解需要有完整的肌腱和滑车才能成功。这只能在术中探查。因此，患者需要充分准备，愿意根据术中的发现进行肌腱移植甚至是二期重建手术。

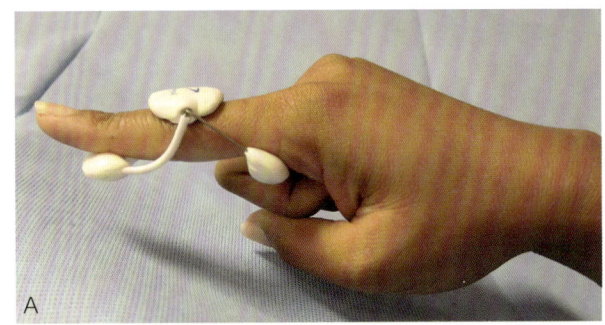
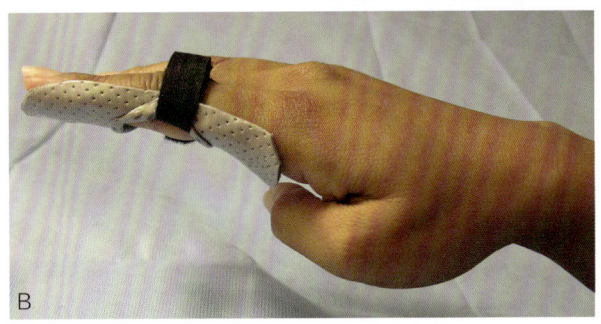

图8 动态和静态手指夹板。A. 三点LMB。B. 近侧指间关节退出（版权：Kimberly Goldie-Staines, OTR, CHT）。

- 肌腱松解手术的时间是有争议的,但是广泛接受的是在初次修复手术后至少3个月(4~8周内主动活动治疗训练没有任何进展)[51],或在初次肌腱移植后至少6个月[15]。
- 肌腱粘连松解的前提条件是所有骨折都必须愈合,伤口要柔软,关节必须可以被动活动。
- 出于避免损害结果的考虑,通常应避免进行松解手术时进行其他操作,但有时也应同时进行以下操作:
  - 对于相关的关节挛缩,通常需要在近侧指间关节和远侧指间关节处进行掌板和关节的松解,这可能有好的效果[51],但也可能导致较差的结局[55]。这部分取决于关节挛缩的严重程度。轻微的功能障碍(30°)挛缩最好不要治疗。较严重的挛缩可能首先根据自身情况进行最佳治疗,先进行关节松解,然后在后期手术中进行肌腱松解。
  - 尽管有报道成功进行带腱鞘固定的联合手术的报道,但通常应避免同时进行滑车重建[17]。
  - 由于带腱鞘固定的最佳效果需要术后立即进行主动的手指活动,因此通常应避免同时进行一些需要固定的手术,包括复杂的皮瓣和皮肤移植、截骨术、肌腱延长或缩短以及肌腱修复[17,58]。
- 麻醉的选择是多种多样的:
  - 如果患者配合度较差,或者判断手术时间太长而无法单独耐受局麻,则可以选择全身或区域性臂丛阻滞麻醉。在这种情况下,必须在前臂上做一个单独的反切口,以便在松解过程结束时通过牵拉相关的屈肌肌腱来测试屈曲活动(图9和图10)[10,17]。
  - 局部麻醉并辅以静脉镇静由Schneider[46]推广,并通过让患者在手术过程中主动伸手指来吸引术中评估松解的充分性。患者还可以在手术过程中看到结果,从而为患者提供额外的动力,以便能够在术后实现相同的运动范围。尺神经腕部阻滞可能还具有潜在的缺点,即还会封闭运动支并消除固有的肌肉力量,从而降低患者的主动手指屈曲能力。因此在可能的情况下,仅进行感觉神经阻滞。
  - Lalonde[21,29]已普及了"清醒"麻醉技术,其中利多卡因与肾上腺素进行了肿胀麻醉。这样既可以进行局部麻醉,又可以进行相对无血的手术。我们更喜欢最初使用止血带和静脉内镇静剂以提供绝对的无血流域,这有助于暴露和初步清除粘连。这需要在不到30分钟的时间内完成,因为患者难以忍受止血带的时间越来越长,持续时间长也将导致肌肉麻痹。然后将止血带释放,以使患者参与主动的手指屈曲中,并进一步清除剩余的粘连。有时,在没有疼痛的情况下,用力手指屈曲实际上也会破坏其中一些粘连。

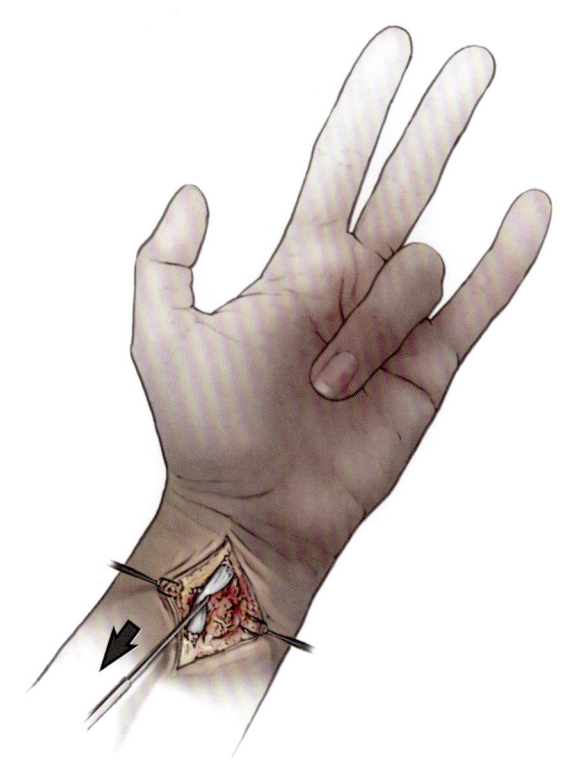

图9 在前臂远侧向近端牵引屈肌腱将导致手指屈曲,表明手指肌腱松解充分。

- 止血带。完全无血流的区域在术中是有帮助的,这对于在腱鞘狭窄的范围内完成松解是必不可少的。患者可能更好地耐受前臂止血带。对前臂屈肌加压有一个缺点,这会降低活动范围和屈曲功能。同样,止血带的压力可能会导致手指屈肌腱紧张。如果使用非无菌前臂止血带,则必须将其覆盖在手术区域之外,从而减少无菌区域的空间。因此,作者更喜欢使用上臂止血带,但严格限制了止血带的使用时间。

术前计划

- 与麻醉师进行术前讨论是必要的,特别是如果患者要对该过程"保持清醒"。术中患者舒适度和患者合作之间需要保持平衡。这要求外科医生和麻醉师之间进行协调,以进行可能费力的外科手术。
- 确保完成粘连松解所需器械的可用性。
- 如果必须在术中进行分次肌腱重建,则可能需要一些手术材料的支持,包括不同尺寸的硅酮肌腱垫片。

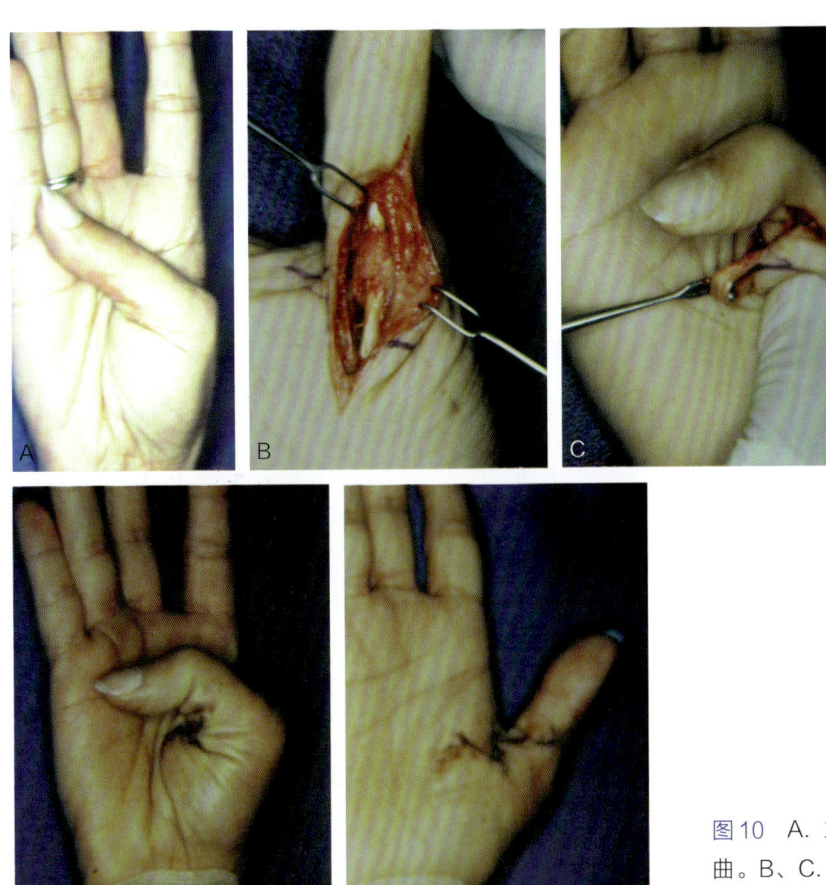

图10 A. 主动屈曲拇指无法引起指间关节屈曲。B、C. 松解后的术中照片。D、E. 术后拇指主动活动范围。

- 术前评估患者是否存在掌长肌腱。如果必须进行肌腱移植，则应该有备用的移植计划，其中可能包括手掌长、残余的指浅屈肌腱甚至脚趾伸肌。
- 术前同意不仅应包括肌腱松解，还应包括可能的肌腱重建。

体位

- 患者取仰卧位，上肢放置于搁手台上。泡沫铝夹板（Instrument Specialists, Inc., Boerne, TX）可用于固定手指（图11）。

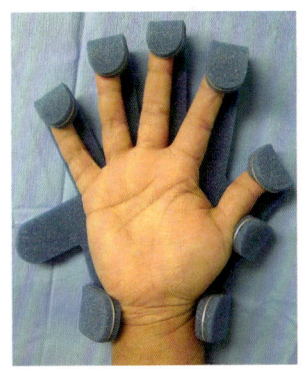

图11 铝泡沫手夹板。

入路

- 这通常由肌腱修复的原始手术切口预先确定。
- 必须充分暴露以充分显露屈肌腱鞘。解剖形成瘢痕的腱鞘的侧面。以这种方式，将手指神经血管束（通常包裹在密集的瘢痕组织中）从侧面横向分离。单独解剖神经血管束可能会造成不必要的危险。
- 暴露应延伸到最初的肌腱修复的瘢痕的远端和近端界限之外。这样，医生就可以识别出不粘连的结构，然后解剖瘢痕组织。
- 可以通过Bruner Z形切口[7]或通过具有近端和远端Z形延伸的中外侧切口来实现充分暴露。后者的优点是它不会将切口的瘢痕直接放在肌腱上，在手部治疗期间引起的伤口张力也较小。

保留滑车系统

- 保留 A2 和 A4 滑车对防止弓弦畸形和完全屈曲时不能对掌是至关重要的[11]。
- 用不掉色的笔标记出 A2 和 A4 滑车(可能在瘢痕中变色)。这些滑车之间的横向切口使手术可以沿腱鞘进行。
- 必要时通过在 A4 以远、A3 和 A1 滑车处开窗。
- 可以部分切除 A2 和 A4 滑车[38]。
- 有时可能需要加宽滑车,可以通过小儿尿道扩张器、心脏冠状动脉扩张器或 Fogarty 球囊血栓切除导管进行。一些人甚至建议始终在肌腱松解术结束时进行滑车加宽,以使术后肌腱滑行更加顺畅[52]。

粘连松解

- 从未受影响的区域开始,从手掌开始分辨屈肌腱,首先将附着的指深屈肌腱和指浅屈肌腱作为一个肌腱,松解这些肌腱周围的粘连。
- 肌腱缩回会将其从滑车系统中抽出,从而可以在直接观察下用手术刀或肌腱剪进行粘连松解。通过用钝器或 Penrose 引流管牵引,尽可能无创伤地处理肌腱。
- 尽可能分离出指浅屈肌腱和指深屈肌腱。
- 在遇到极度严重的瘢痕时,为了在滑车下实现顺利滑动,可能需要牺牲指浅屈肌腱(整个肌腱或肌腱的一束)[46,66]。
- 在严重粘连的情况下,最好使指浅屈肌腱和指深屈肌腱保持粘连状态,并防止单个肌腱变弱,允许两者作为一个肌腱使用。
- 对肌腱进行清创,包括残余缝合材料或磨损边缘,使其不会挂在滑车的前缘。

手术器械

- 在直视下手术时,取决于粘连的密度,15 号手术刀和尖锐的肌腱剪可以很好地完成手术。
- 结疤的滑车系统内的解剖可能需要特殊的工具:
  - 可以将 69 号 Beaver 刀片进行弯曲 45° 的调整[36]。这为进行肌腱周围解剖提供了一个舒适的角度。
  - 膝关节镜刀片小而长,足以固定在腱鞘内[47]。
  - 可以使用 2-0 规格的编织线或牙线作为圈套器,以松解肌腱和肌腱、肌腱背侧和指骨之间的粘连[1,2,13]。稳定的牵引力或来回运动可能会分离粘连。已经设计出了缝合线环拉回肌腱的替代方法,例如在其远端具有孔的钝头牵引器。
- Freer 牵引器可以很好地用作滑车系统中的非直视下剥离器,但有时尺寸过大。Cottle 牵引器(通常从隆鼻装置中取出)一端有半切割表面。Cottle 牵引器的工作端具有不同的尺寸,这是用于在屈肌腱鞘内工作的出色工具发挥的作用(技术图 1)。
- Meals 专门设计了一套工具用于屈肌腱鞘内的屈肌腱松解术(George Tiemann & Co., Hauppauge, NY)(技术图 2)[1]。这些松解刀的颈部遵循手指自然弯

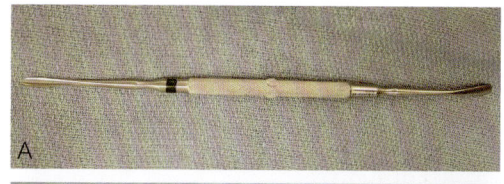
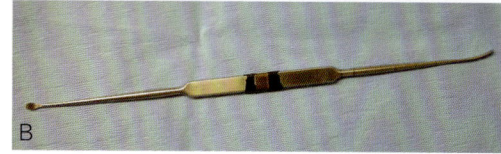

技术图 1 牵引器的工作端适用于穿过屈肌腱腱鞘。A. Freer。B. Cottle。

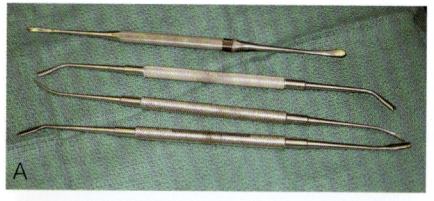
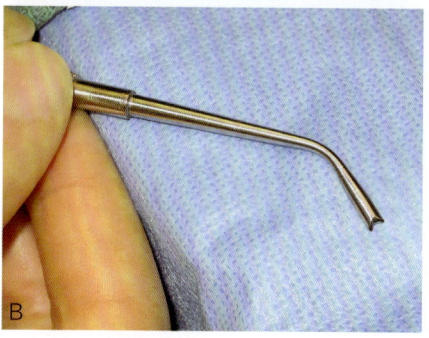

技术图 2 由 Meals 设计的松解刀具有半锋利的刀片和自然的曲率,有助于在手指屈肌腱鞘内工作。A. 整体。B. 特写。

曲度,并且它们具有一半锋利的一叶,与一侧凸出和一侧凹陷边缘的腱鞘相符(技术图3)。

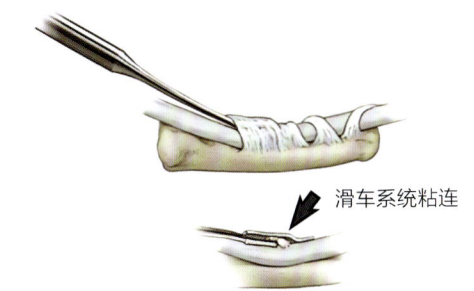

技术图3 该图显示了用Meals肌腱松解刀松解腱鞘内腱粘连的情况。

评估松解的充分性

- 有几种技术可用于评估肌腱松解的充分性和纵向肌腱移位是否足够:
  - 如果患者醒着,主动的手指屈曲可显示充分的手指活动。
  - 在每个完整滑车的远端和近端对肌腱进行牵引时,在"故障排除"以确定粘连在哪里持续存在时,将充分显示在隧道各部分节段肌腱的松解情况。同时检查在指深屈肌腱远端插入处是否有深层粘连,这可能会限制远侧指间关节的充分屈曲。
  - 如果患者未醒,则在松解部位的近侧(在手掌或前臂远端)做一个切口,并用例如钝钩分别对指浅屈肌腱和指深屈肌腱施加牵引力[17]。这种牵引力应能使手指屈向掌心。

闭合切口

- 如果止血带尚未释放,则应在伤口闭合前将其释放以确保严密止血。术后血肿和手指肿胀会对术后恢复和功能产生不利影响。
- 通过单丝缝合线可完成皮肤闭合,缝合线的强度足以将术后早期手指运动引起的伤口破裂风险降至最低。
- 敷料应具有可吸收性,但不能限制手指的活动范围。

要点与失误防范

指征	• 适当的患者选择与手术本身一样是成功的关键。不合作的患者以及太年轻、太虚弱和年长而无法理解或坚持术后治疗的患者可能是不合适的。
术中评估	• 通过前臂的屈肌腱牵引试验或患者主动屈曲手指来评估肌腱松解的充分性。 • 如果在修复部位存在充满瘢痕的肌腱间隙,或者一半以上的肌腱宽度缺失,则中止松解并选择移植可能是更好的解决方案。 • 如果是重要的滑车损坏,请考虑进行滑车重建和两阶段的肌腱修复。
手术技术	• 从没有瘢痕的区域开始,然后进入有瘢痕的区域。 • 必须充分暴露屈肌腱腱鞘。 • 最初,两个肌腱都粘在一起。指浅屈肌腱和指深屈肌腱应尽可能分开。 • 特殊设计的器械可能有助于在滑车系统范围内进行松解。 • 如果在手术结束时对肌腱的完整性有疑问,并且有足够的空间,则可以在肌腱附近放置一根杆。然后,如果在术后治疗过程中肌腱断裂,则仅需进行第二阶段的移植肌腱拉入切口即可[51]。

术后处理

- 立即开始手部治疗,以最大限度地减少再次肌腱粘连的风险。局部麻醉技术使感觉神经阻滞持续数小时,从而使这段时间内的活动无痛。但是需要注意,如果肌腱完全变薄弱,则可能会导致肌腱破裂,因为在没有痛苦的感觉反馈的情况下,在此期间抓握力量特别强。
- 该主动范围活动是屈肌腱松解术的关键部分,用以保持手术过程中所能达到的活动范围[13,14,52,59]。
- 口服镇痛药通常足以缓解术后疼痛,尽管有些人建议局部使用。感觉神经阻滞和布比卡因通过术中放置的导管进行安装[27,52],以确保无痛并维持术后治疗方案。

- 如果对肌腱的完整性有担忧，那么可能会表现出更加谨慎的态度，甚至可以求助于类似初次肌腱修复的受保护的运动方案，例如"放置和固定技术"或是Kleinert橡皮筋[49]。这些练习的目的在于保持最大的肌腱收缩，但最大限度地减小跨过潜在弱肌腱的拉力（图12）。
- 应与手部治疗师讨论术中发现，并应相应调整具体方案[9,50]。
- 不论采用哪种方案，患者都必须按照常规进行锻炼，并遵守规定的重复频率和重复次数。
- 稍后再添加阻力和力量加强锻炼，通常仅在4～6周后才认为它们不再危害肌腱完整性。对抗训练从6周开始，在8周后逐渐增加对抗力[56]。
- 如果担心肌腱或滑车的完整性，可以开具防护夹板。最初建议使用保护性的手腕和手指夹板，以使手腕略微张开，掌指关节张开（如在一次肌腱修复中），患者应定期取下夹板进行锻炼[17]。如果感觉滑车很脆弱，则可以在主动手指运动期间使用手指滑车环[56]。

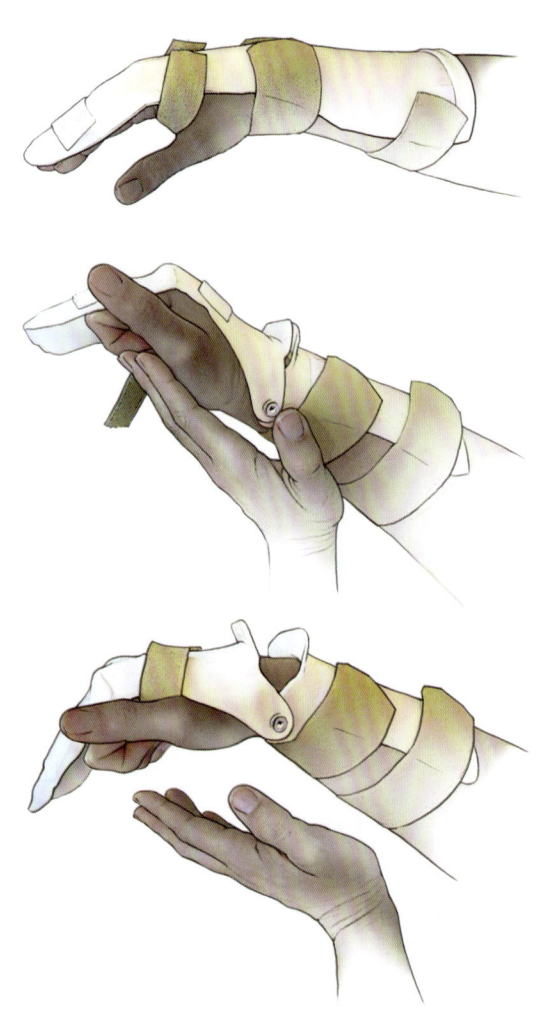

图12　保护性术后治疗可以参考改良Strickland方案。除了握持等功能锻炼外，均佩戴固定支具。

- 如果关节的僵硬和挛缩开始发展，则可以使用静态渐进或动态夹板。
- 水肿和肿胀的管理很重要，无论是手臂抬高还是使用压力手套或从远端到近端进行加压包扎。术后水肿是可以预见的肌腱松解后遗症，将阻碍肌腱滑行和关节运动。
- 连续被动运动（CPM）的价值值得怀疑，因为最大的肌腱收缩需要主动运动。但是，对于不合作的患者或被动关节活动范围受限的患者，它是有价值的。有报道称，肌腱断裂是由于达到被动运动范围所需要的力[50]。

预后

- 预后的问题之一是，不同的研究人员对运动范围使用不同的测量方法。肌腱松解的结果必须考虑术前和术后的差异，被动和主动运动范围之间的差异以及因关节挛缩而失去的潜在运动角度。总体手指运动范围的三种常用的度量如下：
  - 总主动运动范围（TAM）。这考虑到了可能由于屈肌挛缩引起的运动的起点变化。所使用的公式为TAM＝（MP＋PIP＋DIP的主动屈曲角度）－（MP＋PIP＋DIP的伸展时角度）。
  - 潜在主动运动范围（PAM）考虑了被动运动范围（总被动运动或TPM）的可能限制：PAM＝TAM/TPM。
  - 在Strickland公式中，比较了手术实现的被动和主动运动范围，用术前范围的百分比表示：[100－(TPMpre－TAMpost/TPMpre－TAMpre)]×100。75%～100%认为优秀；50%～74%认为良好；25%～49%认为一般；不到24%认为很差。
- Strickland[50]报道了64%的Ⅱ区创伤后肌腱粘连，术后至少提高了50%的主动活动度。20%的患者没有提高，8%的患者发生肌腱断裂。
- Jupiter等[24]用Strickland公式评估用肌腱松解术治疗的37例再植的手指，他们报道了24例结果是良好到优秀。发现对结果有负面影响的因素包括损伤分类（挤压或撕脱）、部分手指截肢、需要进行囊切开术以及拇指的结果较差。
- Goloborod'ko[20]报道了在手术后6～12个月内评估的20名患者手指的情况，他们在进行松解后立即开始运动。18例优秀，1例良好，1例差，3例持续性肌腱断裂。
- Foucher和他的同事[17]报道了78例手指（9例为拇指），并且排除了再植。84%的手指的主动运动从135°提高到205°。4个没有改善，而9个则变得更差。有2例肌腱断裂。拇指取得的成功少于其他手指。
- 很少有报道专门针对儿童的手指松解。一份这样的报道得出结论,只有在11岁以上的儿童中,才可以预期到其主动屈曲活动的显著改善[3]。他们认为,幼儿患者在进行手术治疗时无法合作,会导致不良结果。

并发症

- 最常见的并发症是无法改善活动范围。实际上不太可能使活动范围变得更差。
- 可能会发生伤口并发症,包括皮肤坏死、裂开和感染。这些伤口可能更容易发生并发症,因为先前有瘢痕和创伤,皮肤血管减少,皮肤较不柔软。如果发生这些并发症,可能会进一步影响最终的运动范围。
- 腱断裂相对少见,但可能是灾难性的并发症。
- 很少有关于交感神经营养不良的报道,但同样会导致最终的功能恶化。
- 并发症可能导致分阶段的肌腱移植、关节融合甚至截肢。

防止复发

- 最初,各种抑制瘢痕和粘连的方法似乎很有吸引力,但结果却喜忧参半。它们分为两类:
  - 化学制剂:有人主张用类固醇溶液冲洗手术床,以改善疗效,但承认肌腱和伤口的愈合不良[23,26,63]。
  - 介入装置:生物膜和人工膜已经被使用。这些被用作将肌腱与相邻组织分开的机械屏障。其中包括玻璃纸[61]、硅胶片[25]、羊膜[41]和透明质酸衍生物[41]。我们不使用这些屏障装置。它们可能起异物反应,并可能阻碍血运重建,并且结果不一[5]。一项随机对照研究评估了术中使用的透明质酸凝胶,结果显著改善了肌腱松解的结果[45]。

(孙蕴初 译,沈君劼 审校)

参考文献

[1] Azari KK, Meals RA. Flexor tenolysis. Hand Clin 2005;21:211-217.

[2] Bain GI, Allen BD, Berger AC. Flexor tenolysis using a free suture. Tech Hand Up Extrem Surg 2003;7:61-62.

[3] Birnie RH, Idler RS. Flexor tenolysis in children. J Hand Surg Am 1995;20:254-257.

[4] Bissell JH. Clinical perspectives: therapeutic modalities in hand surgery. J Hand Surg 1999;24:435-448.

[5] Bora FW Jr, Lane JM, Prockop DJ. Inhibitors of collagen biosynthesis as a means of controlling scar formation and tendon injury. J Bone Joint Surg Am 1972;54:1501-1508.

[6] Brand PW, Hollister A. Clinical Mechanics of the Hand, ed 2. St. Louis: Mosby, 1993:70-78.

[7] Bruner JM. The zig-zag volar-digital incision for flexor tendon surgery. Plast Reconstr Surg 1967;40:571-574.

[8] Buckwalter JA. The effects of early motion on healing of musculoskeletal tissues. Hand Clin 1996;12:13-24.

[9] Cannon NM, Strickland JW. Therapy following flexor tendon surgery. Hand Clin 1985;1:147-165.

[10] Curtis RM. Stiff finger joints. In: Grabb WC, Smith JW, eds. Plastic Surgery, ed 3. Boston: Little, Brown, 1979:598-603.

[11] Doyle JR. Anatomy of the flexor tendon sheath and pulley system: a current review. J Hand Surg Am 1989;14:349-351.

[12] Eaton RG. The extensor mechanism of the fingers. Bull Hosp Joint Dis 1969;30:39-47.

[13] Eggli S, Dietsche A, Eggli S, et al. Tenolysis after combined digital injuries in zone II. Ann Plast Surg 2005;55:266-271.

[14] Feldscher SB, Schneider LH. Flexor tenolysis. Hand Surg 2002;7(1):61-74.

[15] Fetrow KO. Tenolysis in the hand and wrist. A clinical evaluation of two hundred and twenty flexor and extensor tenolyses. J Bone Joint Surg Am 1967;49:667-685.

[16] Fong KD, Trindade MC, Wang Z, et al. Microarray analysis of mechanical shear effects on flexor tendon cells. Plast Reconstr Surg 2005;116:1393-1404.

[17] Foucher G, Lenoble E, Ben Youssef K, et al. A post-operative regime after digital flexor tenolysis. A series of 72 patients. J Hand Surg Br 1993;18:35-40.

[18] Gelberman RH, Manske PR. Factors influencing flexor tendon adhesions. Hand Clin 1985;1:35-42.

[19] Gelberman RH, Woo SLY. The physiological basis for application of controlled stress in the rehabilitation of flexor tendon injuries. J Hand Ther 1989;2:66-70.

[20] Goloborod'ko SA. Postoperative management of flexor tenolysis. J Hand Ther 1999;12:330-332.

[21] Higgins A, Lalonde DH, Bell M, et al. Avoiding flexor tendon repair rupture with intraoperative total active movement examination. Plast Reconstr Surg 2010;126:941-945.

[22] Hitchcock TF, Light TR, Bunch WH, et al. The effect of immediate constrained digital motion on the strength of flexor tendon repairs in chickens. J Hand Surg Am 1987;12:590-595.

[23] James J. The use of cortisone in tenolysis. J Bone Joint Surg 1959;41:209-210.

[24] Jupiter JB, Pess GM, Bour CJ. Results of flexor tendon tenolysis after replantation in the hand. J Hand Surg Am 1989;14:35-44.

[25] Karakurum G, Buyukbebeci O, Kalender M, et al. Seprafilm interposition for preventing adhesion formation after tenolysis. An experimental study on the chicken flexor tendons. J Surg Res 2003;113:195-200.

[26] Ketchum LD, Martin NL, Kappel DA. Experimental evaluation of factors affecting the strength of tendon repairs. Plast Reconstr Surg 1977;59:708-719.

[27] Kirchoff R, Jensen PV, Nielsen NS, et al. Repeated digital nerve block for pain control after tenolysis. Scand J Plast Reconstr Surg Hand Surg 2000;34:257-258.

[28] Kleinert HE, Kutz JE, Ashbell TS, et al. Primary repair of lacerated flexor tendons in "no man's land." J Bone Joint Surg Am 1967;49:577.

[29] Lalonde DH. Wide-awake flexor tendon repair. Plast Reconstr Surg 2009;123:623-625.

[30] Laseter GF. Management of the stiff hand: a practical approach. Orthop Clin North Am 1983;14:749-765.

[31] Lilly SI, Messer TM. Complications after treatment of flexor tendon injuries. J Am Acad Orthop Surg 2006;14:387-396.

[32] Littler JW. The finger extensor mechanism. Surg Clin North Am 1967;47:415-432.

[33] Littler JW. Principles of reconstructive surgery of the hand. In: Converse JM, ed. Reconstructive Plastic Surgery. Philadelphia: WB Saunders, 1964:1612-1632.

[34] Littler JW, Eaton RG. Redistribution of forces in correction of boutonniere deformity. J Bone Joint Surg Am 1967;49:1267-1274.

[35] Lundborg G, Rank F. Experimental studies on cellular mechanisms involved in healing of animal and human flexor tendon in synovial environment. Hand 1980;12:3-11.

[36] McDonough JJ, Stern PJ. Modified 69 blade for tenolysis. J Hand Surg Am 1983;8:610-611.

[37] Menon J, Frykman G, Swann OJ. Role of synovial fluid cells in the healing of flexor tendons. Clin Orthop Relat Res 1985;199: 300-305.

[38] Mitsionis G, Fischer KJ, Bastidas JA, et al. Feasibility of partial A2 and A4 pulley excision: residual pulley strength. J Hand Surg Br 2000;25:90-94.

[39] Moran SL, Ryan CK, Orlando GS, et al. Effects of 5-fluorouracil on flexor tendon repair. J Hand Surg Am 2000;25:242-251.

[40] Pennington DG. The influence of tendon sheath integrity and vascular blood supply on adhesion formation following tendon repair in hens. Br J Plast Surg 1979;32:302-306.

[41] Pinkerton M. Amnioplastin for adherent digital flexor tendons. Lancet 1942;239:70-72.

[42] Potenza AD. Critical evaluation of flexor tendon healing and adhesion formation without artificial tendon sheaths: an experimental study. J Bone Joint Surg Am 1963;45:1217-1233.

[43] Potenza AD. Prevention of adhesion to healing digital flexor tendons. JAMA 1964;187:187-191.

[44] Pruitt DI, Tanaka H, Aoki M, et al. Cyclic stress testing after in vivo healing of canine flexor tendon lacerations. J Hand Surg Am 1996;21:974-977.

[45] Riccio M, Battiston B, Pajardi G, et al. Efficiency of Hyaloglide in the prevention of the recurrence of adhesions after tenolysis of flexor tendons in zone II: a randomized, controlled, multicentre clinical trial. J Hand Surg Eur Vol 2010;35(2):130-138.

[46] Schneider LH. Tenolysis and capsulectomy after hand fractures. Clin Orthop Relat Res 1996;(327):72-78.

[47] Schreiber DR. Arthroscopic blades in flexor tenolysis of the hand. J Hand Surg Am 1986;11:144-145.

[48] Seradge H. Elongation of the repair configuration following flexor tendon repair. J Hand Surg Am 1983;8:182-185.

[49] Strickland JW. Development of flexor tendon surgery: twenty-five years of progress. J Hand Surg Am 2000;25:214-235.

[50] Strickland JW. Flexor tendon injuries. Part 5. Flexor tenolysis, rehabilitation and results. Orthop Rev 1987;16:137-153.

[51] Strickland JW. Flexor tendon surgery. Part 2: free tendon grafts and tenolysis. J Hand Surg Br 1989;14:368-382.

[52] Strickland JW. Flexor tenolysis. Hand Clin 1985;1:121-132.

[53] Sugun TS. Validity of ultrasonography in surgically treated zone 2 flexor tendon injuries. Acta Orthop Traumatol Turc 2010;44(6): 452-457.

[54] Tang JB. Clinical outcomes associated with flexor tendon repair. Hand Clin 2005;21:199-210.

[55] Taras JS, Kaufmann RA. Flexor tendon reconstruction. In: Green DP, Hotchkiss RN, Pederson WC, et al, eds. Green's Operative Hand Surgery, ed 5. Philadelphia: Elsevier Churchill Livingstone, 2005:241-276.

[56] Trumble TE, Sailer SM. Flexor tendon injuries. In: Trumble TE, ed. Principles of Hand Surgery and Therapy. Philadelphia: WB Saunders, 2000:231-262.

[57] Tsubone T, Moran SL, Amadio PC, et al. Expression of growth factors in canine flexor tendon after maceration in vivo. Ann Plast Surg 2004;53:393-397.

[58] Verdan C. Tenolysis. In: Verdan C, ed. Tendon Surgery of the Hand. Edinburgh: Churchill Livingstone, 1979:137-142.

[59] Vucekovich K, Gallardo G, Fiala K. Rehabilitation after flexor tendon repair, reconstruction, and tenolysis. Hand Clin 2005;21 (2):257-265.

[60] Wang H. Secondary surgery after digit replantation: its incidence and sequence. Microsurgery 2002;22:57-61.

[61] Wheeldon C. The use of cellophane as a permanent tendon sheath. J Bone Joint Surg Am 1939;21:393-396.

[62] Wray RC Jr, Moucharafi eh B, Weeks PM. Experimental study of the optimal time for tenolysis. Plast Reconstr Surg 1978;61:184-189.

[63] Wrenn RN, Goldner JL, Markee JL. An experimental study of the effect of cortisone on the healing process and tensile strength of tendons. J Bone Joint Surg Am 1954;36-A(3):588-601.

[64] Yamazaki H, Kato H, Uchiyama S, et al. Results of tenolysis for flexor tendon adhesion after phalangeal fracture. J Hand Surg Eur Vol 2008;33(5):557-560.

[65] Zhang AY, Pham H, Ho F, et al. Inhibition of TGF-beta-induced collagen production in rabbit flexor tendons. J Hand Surg Am 2004;29:230-255.

[66] Zhau C, Amadio PC, Zobitz ME, et al. Resection of the flexor digitorum superficialis reduces gliding resistance after zone II flexor digitorum profundus repair in vitro. J Hand Surg Am 2002; 27:316-321.

第80章 指屈肌腱的二期重建
Staged Digital Flexor Tendon Reconstruction

Sebastian C. Peers and Kevin J. Malone

定义

- 指屈肌腱的二期重建一般用于指深屈肌腱(FDP)和指浅屈肌腱(FDS)断裂的误诊或Ⅱ区屈肌腱鞘内的难以一期修复的肌腱损伤。
- 在一期重建过程中,硅树脂棒被放置在屈肌腱鞘内,这可以使腱鞘内无粘连,并且为二期肌腱移植做准备。

解剖

- 指屈肌腱可分为5个区(图1A)。
- Bunnell最初描述把A1滑车和指浅屈肌腱止点间的区域,即Ⅱ区,称为"无人区"。因为一期修复效果差,所以他不主张一期修复此区的肌腱。
- 在Ⅱ区,2根屈肌腱共同行使功能,其营养主要依靠腱鞘内的滑液,由此来减少肌腱牵拉时的摩擦。
- Ⅱ区另一个复杂的解剖特性是Camper交叉。指深屈肌腱通过指浅屈肌腱的2个侧腱束形成另一个潜在的粘连区(图1B)。

发病机制

- Ⅱ区修复后最可能发生粘连和预后不良。
- 外伤或感染所造成的腱鞘、鞘内血供受损,均可能造成严重的瘢痕和粘连的形成,早期修复或初步的肌腱移植后情况均能得到改善[1]。

自然病程

- 屈肌腱损伤不能重建有时可以导致手指的疼痛和僵硬。
- 如果2根屈肌腱都失去功能,那么近侧指间关节(PIP)和远侧指间关节(DIP)就都不能活动,但是如果仅仅是指深屈肌腱断裂,那么近侧指间关节的屈曲功能尚可保留。
- 如果手指失去完整的屈肌腱,就会改变应力,比如拿捏,掌侧的支撑结构将会变得越来越薄弱,最终导致关节过伸和不稳。

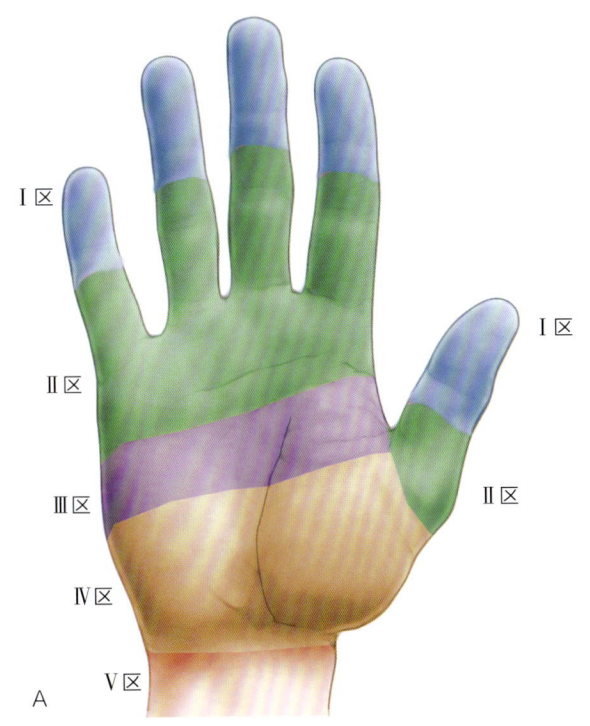

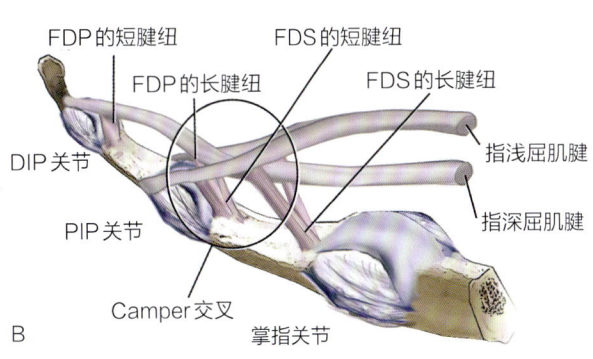

图1 A. 肌腱损伤的5个分区。B. 指屈肌腱交叉产生了Camper交叉,指深屈肌腱和浅肌腱的血供来自长、短腱纽。

病史和体格检查

- 检查者必须弄清最初的病史，比如何时受伤以及有无复合伤（骨折、血管、神经损伤）。
- 检查者必须确定患者何时开始注意到手指功能下降（如果尝试指屈肌腱的修复）。
- 活动性感染是指屈肌腱的二期重建的禁忌证，必须首先找出感染原。
  - 一旦感染被证实，应积极使用抗生素和创面清创，以减少炎症反应对屈肌腱鞘的损伤。
- 肌腱功能试验包括：
  - 手指序列：失去正常的序列，提示屈肌腱断裂或者受损。
  - 指深屈肌腱试验：远侧指间关节的主动屈曲不能，提示指深屈肌腱断裂或受损。
  - 指浅屈肌腱试验：近侧指间关节的主动屈曲不能，提示指浅屈肌腱断裂或受损。
  - 肌腱固定试验：固定局部手指后屈曲不能，提示屈肌腱断裂或受损。
- 对血供和手指感觉的评估同样重要，这可以判断有无血管、神经的复合伤。
- 掌指关节（MP）、近侧指间关节和远侧指间关节的主动和被动活动范围均应被记录。
  - 如果存在肌腱挛缩，则应减少关节的被动运动，并在进行屈肌腱的二期重建前开始强化治疗。

影像学和其他诊断性检查

- X线摄片可以排除骨折或其他涉及手和手指的损伤。
- 如果通过体格检查诊断仍不明确，可以通过超声或MRI来定位肌腱断裂部位，并确定近侧断端的位置。

鉴别诊断

- 指骨的骨折或脱位。
- 骨间前神经、正中神经或尺神经卡压。
- 神经根型颈椎病。
- 上运动神经元病变。

非手术治疗

- 指深、浅屈肌腱同时断裂必须行手术治疗。关节融合和截指术可以作为指屈肌腱二期重建手术的替代方案。
- 孤立的指深层肌腱陈旧性断裂，而指浅屈肌腱保持完整，是非手术治疗的最好指征。尝试重建指深屈肌腱，可能对指浅屈肌腱的功能有影响。
- 患指的邻指包括手指屈曲可能有潜在功能缺陷，可以做一期和二期重建，或者此类患者不做肌腱重建。

手术治疗

- 二期屈肌腱重建适应证包括：
  - 指深、浅屈肌腱的缺失。
  - 保护感觉存在。
  - 几乎正常的被动活动度。
  - Ⅱ区的皮肤软组织情况良好。
  - 愿意接受整个康复训练的合作患者。
- 患者需要一位能在复杂的肌腱重建术前、术后指导功能训练的手部康复治疗师。

术前计划

- 二期手术必须对肌腱重建有帮助。通常情况下，一般使用掌长肌腱移植。如果患者没有掌长肌腱，那么趾长伸肌腱或跖肌腱均可使用。在这种情况下，下肢也需进行术前准备。
- 作为传统的游离肌腱移植的替代方法，可将裂开的指浅屈肌腱的近端用作移植物。Paneva-Holevich[7]于1965年首次描述了此技术。此后对其进行了改进，并在本章中将其描述为改进的 Paneva-Holevich 技术[6]。如果选择此技术，则在第一次手术时，将指浅屈肌腱和指深屈肌腱的近端肌腱残端缝合成"环"形。

体位

- 二次手术中，患者取仰卧位，患肢外展置于搁手台上。同时在患侧上臂绑止血带。

入路

- 一期：掌侧 Brunner 切口在屈肌腱鞘上方并且可向近端手掌延伸。第2个切口在远侧前臂，为了确保这样的位置，在腕管内放置硅树脂棒。
- 二期：在修复连接部位的远端水平做有限 Brunner 切口，另做单独的切口在修复连接部位的近端。当然也可在前臂远端做同一个切口，就像在一期修复中如果肌腱移植物足够长时那样。如果肌腱移植物较短也可选择在手掌部修复连接部位的近端做切口。取肌腱移植物时做第3个手术切口。

一期

- 掌侧Brunner切口位于屈肌腱走行的表面。
- 切开屈肌腱鞘，注意保留A2和A4滑车。屈肌腱鞘的L形切开有助于显露屈肌腱和保护A2和A4滑车（技术图1A）。
- 切断肌腱瘢痕，保留指深屈肌腱远侧止点的完整性。
  - 这有助于在一期置入硅树脂棒和二期肌腱移植物的固定。
- 如果证实指神经有断裂，应当一期修复。
- 松解腱鞘粘连。
- 通过松解掌板和其附属侧副韧带解除关节屈曲挛缩。
  - 注意保护固有侧副韧带。
- 如果A2和A4滑车缺如或和瘢痕一起切除，就需要重建。肌腱移植物用来重建滑车（技术图1B）。
- 肌腱通过近节指骨和伸肌腱之间重建A2滑车。
- 对A4滑车重建，肌腱被送到背侧伸肌腱处。
- 腱鞘内放入硅树脂棒。指深屈肌腱残端用不吸收线缝合。
  - 如果没有足够的肌腱残端，可将其固定于远节指骨基底的周围软组织上。
  - 一些Hunter棒可用螺钉固定在末节指骨。
- 在近端，硅树脂棒通过腕管，并且其与前臂近端屈肌腱自由滑动（技术图1C）。
- 所有皮肤切口用4-0线缝合确保止血。
- 患肢置于背侧阻挡支具，使手指置于内在肌阳性体位。
- 术后早期即开始康复，经常在第1周，确保患者获得全部被动活动。Ⅱ期重建之前，瘢痕组织必须柔软。平均需要3个月。

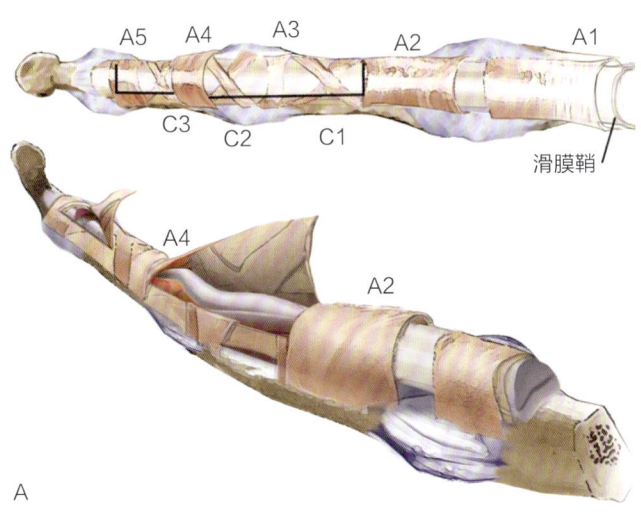
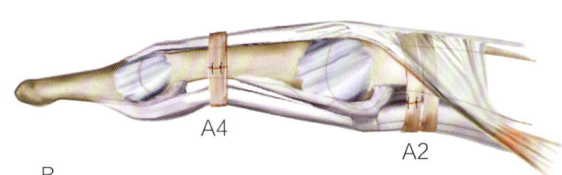
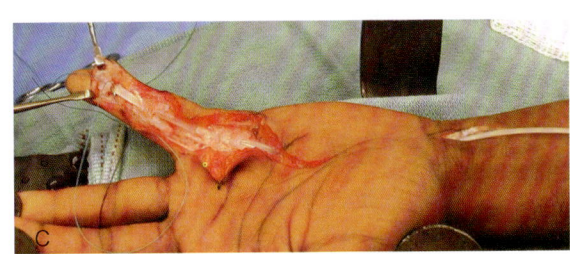

技术图1 A. 做一个L形皮瓣有助于探查屈肌腱鞘内结构，同时还可以保护A2和A4滑车。B. 编织缝合肌腱来重建A2和A4滑车。C. 一根硅胶移植物穿过A2和A4滑车，连接远侧的指深屈肌腱残端和位于前臂的近侧残端。

二期

切口和移植物的切取

- 在远侧指间关节远侧水平行有限Brunner切口，使指深屈肌腱远端暴露在腱鞘部位。将硅树脂棒与指深屈肌腱远端缝合。
  - 不要将切口延伸至Ⅱ区，这样会损害已经适应硅树脂棒的腱鞘。
- 第2个切口在前臂远端，使得硅树脂棒的近端部分得以暴露。
- 第3个切口是为了切取肌腱移植物。掌长肌、趾长伸肌、跖肌腱是最常用的（技术图2）。
  - 如果需要很长的肌腱，跖肌腱是最好的供体。

放置移植物

- 将肌腱移植物与硅树脂棒的近端缝合。从远侧伤口将硅树脂棒抽出，从而肌腱移植物穿过并置入腱鞘内（技术图3A）。

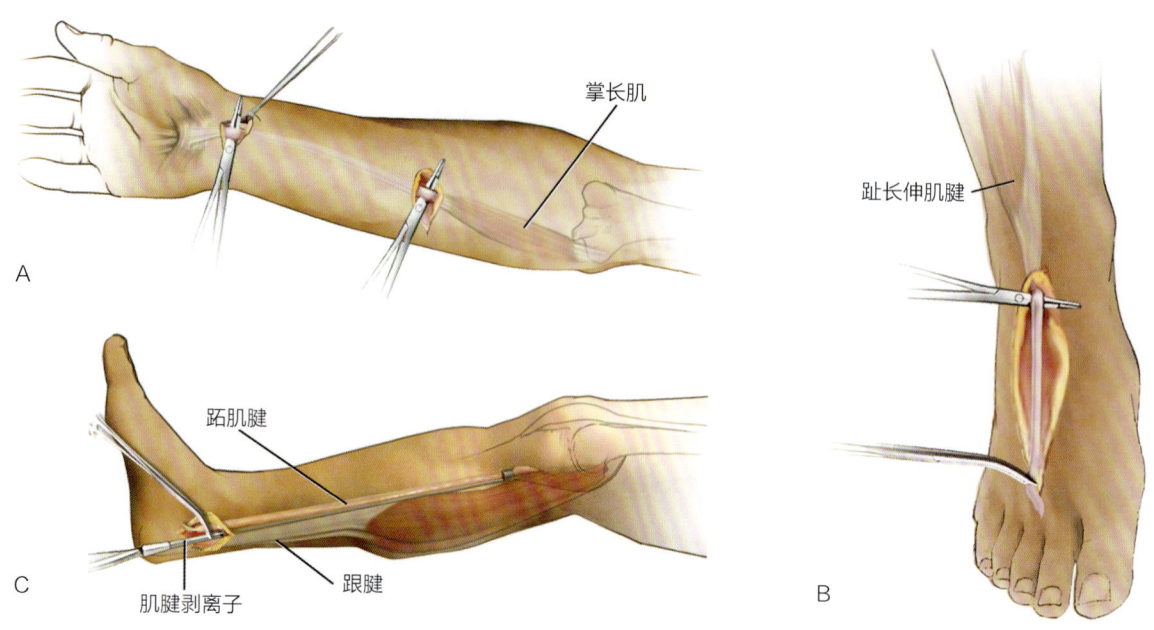

技术图2　A. 切取掌长肌腱的方法。B. 切取趾伸肌腱的方法。C. 切取跖肌腱的方法。

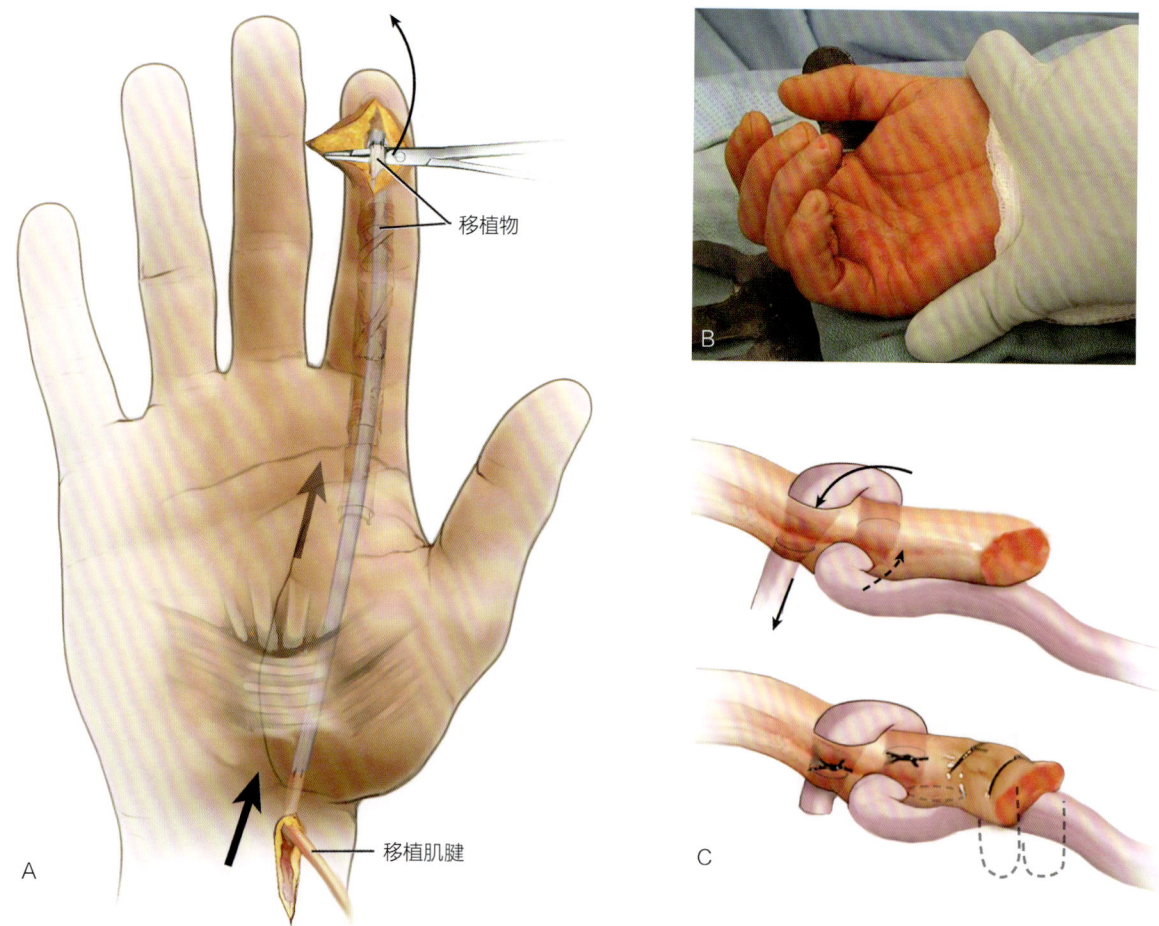

技术图3　A. 用硅树脂棒技术将肌腱牵拉入屈肌腱鞘，并将肌腱从远端切口拉出。B. 重建正常的手指外形。C. 应用Pulvertaft缝合前臂的指深屈肌腱或浅屈肌腱和肌腱移植物。

- 肌腱移植物末端可通过锚钉缝合在末节指骨上。锚钉应当置入指深屈肌腱残端的止点处,并且向近端轻微成角。这样可确保锚钉完全在骨内而不会穿出背侧骨皮质。一定确保锚钉不能穿透远侧指间关节。
  - 在Ⅰ区屈肌腱修复时也可选择将肌腱移植物固定于远节指骨,并通过抽出缝线打结固定于指甲背侧。但随着缝线抽出后,会伴随指甲畸形,并且没有生物力学证明这种方法优于锚钉缝合。
  - 用不可吸收线将指深屈肌腱残端与肌腱移植物行8字缝合加固。
- 远侧切口闭合。肌腱移植物放置后再进入该切口变得很难。
- 肌腱移植物的张力在近端切口位置调整。正确的张力应当在手腕位于中立位时确定,同时评估手指屈曲的范围(技术图3B)。
  - 明智的做法是适当加大张力,当移植肌腱放松和延长时,正常的屈曲就建立了。
  - 如果一旦形成级联放大效应,那么屈曲效果就形成了。
- 肌腱移植物近端用Pulvertaft编法与近端受体肌腱编织缝合(技术图3C)。
  - 近端的受体肌腱可以是伤指的指浅屈肌腱或指深屈肌腱。如果病程损伤超过几个月,受伤的指深屈肌腱或指浅屈肌腱肌腹可能萎缩或在前臂近端形成瘢痕,这些限制了手术疗效。在这些情况下,受体肌腱可与邻近的指深屈肌腱侧侧缝合,这样可以提供适当的位移。
- 确保止血后关闭所有皮肤切口,术后患肢置于背侧夹板上,手腕、掌指和指间关节稍微弯曲。
- 几天后开始康复治疗(见术后处理)。

肌腱松解术

- 在二期肌腱重建术后通常需要行肌腱松解。肌腱松解术的指征是关节被动活动大于主动活动。松解术要在二期肌腱重建手术后3~6个月才能施行。
- Ⅱ区腱鞘充分暴露,肌腱松解术在屈肌鞘内完成,注意保护A2和A4滑车。如果在手指肌腱松解后仍有残留阻力,可能还要在近端行额外切口处任何可能的粘连。
- 如果腕部麻醉阻滞使用的是长效局麻药,并且在感觉阻滞的同时保留了运动功能的话,术后立即进行手的功能锻炼对患者来说可能更容易。

一期其他选择

- 笔者用的硅树脂棒移植物是"被动"式放置的,与近端屈肌腱并未缝接。
- "主动"式放置硅树脂棒,与近端屈肌腱缝接,可保证近端肌腱与移植物的功能,但这需要二期去除(技术图4)。
- 有限的研究表明,并发症的高发生率与移植物有关,这些有待证实。

技术图4 用一个硅树脂棒,将肌腱穿过此棒近端的圆环,并把肌腱用可吸收线自身缝合固定。这样就可以进行主动活动。

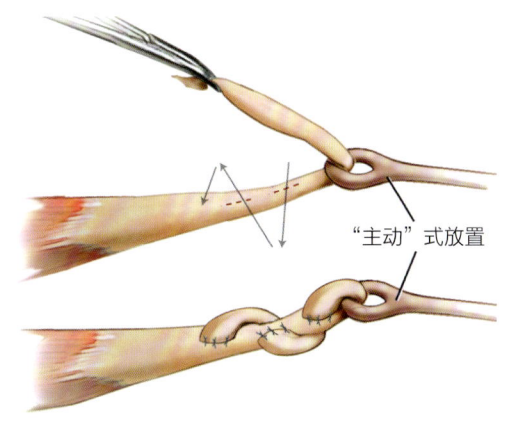

改良Paneva-Holevich技术

- 该技术将断开的指浅屈肌腱的近端用作移植物。它还使近端肌腱膜修复在重建的第二阶段之前愈合。
- 第一次手术以与传统的第一阶段重建类似的方式开始。
  - 进行手掌Brunner切口,对裂伤远端的肌腱进行清创,进行必要的挛缩松解,对滑车进行定位,并按照上述方法放置树脂棒。

- 重要的是要注意,可以根据指浅屈肌腱的大小来选择Hunter棒。在两种尺寸之间时,请选择较大尺寸的Hunter棒。
- 指浅屈肌腱和指深屈肌腱之间的环是在蚓状肌起点平面构建的。在第二次术后允许运动时,在蚓状肌起点处构建环可确保A1滑车不会受到冲击。在这个水平上,使用新刀片切割指深屈肌腱和指浅屈肌腱。指浅屈肌腱和指深屈肌腱的新的切割端使用芯线缝合,以端端吻合的方式缝合在一起,从而形成肌腱环(技术图5)。
- 释放止血带,止血,并按照上述标准方式闭合伤口。
- 与传统的第一阶段手术一样,应用术后背侧夹板并开始术后康复。
- 第二次手术之前至少应间隔3个月。在此期间,指浅屈肌腱和指深屈肌腱之间的腱膜愈合。
- 第二阶段通过手掌中的切口并确定肌腱环腱膜已愈合,并找到Hunter棒的近端。
- 指浅屈肌腱从其近端肌腹处开始切断。这是通过在前臂的肌腱组织转换处做一个小切口来完成的。小心通过向近端拉动牵引力并观察远端的肌腱环来识别正确的指浅屈肌腱。
- 通过肌腱环上的牵引力将近端指浅屈肌腱送达手掌切口。
- 将指浅屈肌腱移植物的远端缝合到Hunter棒的近端。做自体指深屈肌腱移植物上方的切口,并确定Hunter棒的远端。Hunter棒用于将移植物输送到最远侧切口。
- 识别出原始的指深屈肌腱痕迹,并去除所有软组织。
- 评估移植物上的张力。可以通过使用皮下注射针头将移植物和指深屈肌腱固定在周围皮肤和软组织上来估计张力。评估手指的姿势和肌腱作用,并可以根据需要调整张力。过度拉伸比过度松弛更可取;但是,过大的张力将导致四边形效应。
- 确定适当的张力后,在插入处标记肌腱,并使用新的刀片去除多余的肌腱。
- 准备指深屈肌腱的末端,并使用锚钉或拔出缝线将肌腱与自体指深屈肌腱内植物相固定,如先前在传统第二阶段中所述。
- 伤口闭合和背侧夹板的放置与传统的第二阶段手术相同。
- 术后康复与传统的第二阶段康复相同。从理论上讲,由于近端腱膜已经治愈,因此可以考虑采用更积极的疗法。
- 该技术的优势包括:指浅屈肌腱是滑膜肌腱移植物,指浅屈肌腱是尺寸更匹配的移植物,更容易匹配Hunter棒的尺寸,易于在第二次手术时发现肌腱环,降低了失败风险。由于第二次手术时近端肌腱连接已经愈合,因此在第二次术后,可以采用更激进的术后治疗,并且该过程很容易转换为传统的两阶段重建。
- 该技术的缺点是很难判断和调整远端腱与骨连接处的修复张力。通过近端的Pulvertaft编织完成传统的重建操作后,可以轻松调整张力。

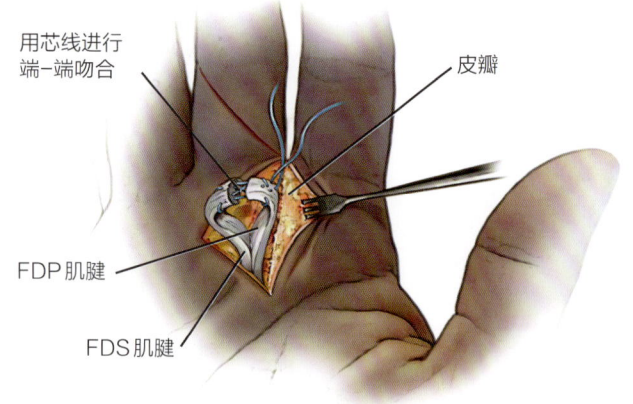

技术图5 在Brunner切口识别指浅屈肌腱和指深屈肌腱。在指深屈肌腱上的蚓状肌水平上将它们切断。使用芯线将它们以端-端吻合的方式缝合在一起。

要点与失误防范

保留滑车	• A2和A4滑车都必须在一期手术得到保留或重建,以防止弓弦畸形出现并最大限度地增加主动屈曲功能(图2;技术图1B)。

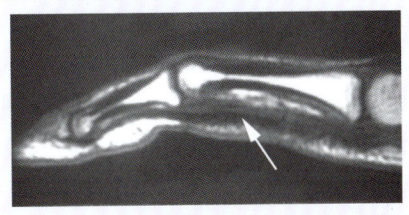

图2 矢状面MRI显示,由于A2滑车失效,指屈肌腱在近节指骨处呈弓弦样畸形(箭头)。

完全被动活动范围	• 在一期和二期手术之前应达到完全被动的运动范围。术前小于最大被动运动范围将使二期手术之后的效果受明显影响。
手指张力	• 二期手术在肌腱移植物上施加适当的拉力以建立正确的张力很重要。随着患者的康复,移植物可能会松弛并延长。随着肌腱移植物的延长,在手术时张力的轻微偏大最终可能会产生正常的张力。但是,张力严重过大将产生4倍效应。当受伤的手指已完全屈曲(图3)时,未受伤的手指未完全屈曲。
手部疗法	• 有经验的治疗师和依从性高的患者对于这项手术的良好疗效至关重要。

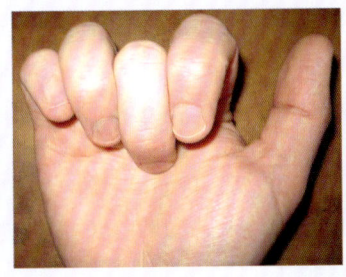

图3 4倍效应的临床照片,这较长的手指正是因指深屈肌腱缝合过紧,在完全屈曲之后影响了其他未受伤的手指屈曲。

术后处理

- 术前和术后的手部康复治疗也许是这个重建过程中最重要的组成部分。
  - 患者必须富有积极性和依从性。
  - 康复医生必须有经验。
- 在一期和二期手术前,患者必须有足够的被动活动范围和软组织覆盖,以便于后续的治疗。
- 一期手术的术后治疗在48小时内进行,并持续到患者已为二期手术做好准备。
  - 如果重建滑车,医生可以使用环形夹板来保护滑车。
- 一般情况下,患者需要进行感染的检测。根据情况,要控制水肿,必要时加压包扎。
- 不运动时可使用定制的夹板。这种夹板应该可以保持患指在一个固定的姿势,即掌指关节屈曲70°同时指间关节充分伸直。手腕保持中立位。
- 开始做所有手指的被动运动,其中更强调复合的屈曲运动和近侧指间关节的背伸活动。
- 主动运动练习可用于建立所用手指的完全伸直和除患指之外的手指完全屈曲。轻敲可以促进患指的运动。

- 二期手术后的治疗方案如下:
  - 术后0~3周:
    - 注意事项:不主动屈曲患指,不被动伸直患指。
    - 夹板应固定在手指的背伸区域,保持患指的固定姿势和手腕的中立位。患指任何时候都应该有夹板固定。
    - 医生指导下的运动应先从夹板保护下的被动屈曲和主动伸直开始。近侧指间关节与远侧指间关节在练习的间歇应该用夹板伸直位固定。
    - 必须护理伤口和控制肿胀,同时必须观察有无感染迹象。
  - 术后3~6周:
    - 注意事项:密切注意近侧指间关节有无屈曲挛缩,不被动伸直患指,不拆除夹板。
    - 在夹板保护下的术后4周内,患指主动活动的范围应该先从"主动活动(place and hold)"练习开始,逐步进展到完全的自主活动。
    - 一旦手术切口愈合,就可以通过按摩瘢痕组织来软化手掌。
  - 术后6~9周:

- 注意事项：无抵抗的主动运动，轻柔的功能锻炼。
- 医从性好的患者可以拆除手背伸区的夹板。
- 继续患指的主动屈伸练习。在近侧指间关节和远侧指间关节处可以开始进行抗阻力练习，这样可以促进肌腱滑动和拉伸。在手腕微屈时可以慢慢开始手指的联合伸直练习。如果患者之前有严重的瘢痕，这些练习可以开始于术后第6周，一般平均在术后第7周左右；如果情况没有那么严重，可以在术后第8周开始。
  ○ 术后9～12周：
    - 注意事项：不负重和无节制的使用。
    - 调整夹板的位置来纠正残余的关节挛缩，同时增加软组织的活动度。
    - 患者可允许逐步加强锻炼，并根据需要，继续进行主动活动范围内的练习、肌腱滑动练习和控制瘢痕。
  ○ 术后12～14周：
    - 注意事项：不过度负重。
    - 为了阻止挛缩，夹板要继续使用。
    - 持续主动运动和加强锻炼。术后第14周，阻力逐渐增加到30磅（13.59 kg）。
  ○ 术后14～16周：
    - 患者进行完全负重的加强锻炼。
    - 如果需要恢复正常工作，那么就要开始一个工作前的强化训练。
    - 如果患者不能依从，上述治疗方案必须执行，但直到术后第9周才能拆除手背伸区的夹板，同时主动运动也必须推迟到术后至少第4周。

预后

- 因为在这个阶段重建过程中有几个方法可供选择，那么与其他疗法相比较就产生了局限性。在本书中，大部分都是对于术后治疗方案的回顾性研究，并根据客观和主观的评价系统的结果评级。
- 更多研究表明，根据现行使用的评价系统，有70%～80%为良好和优秀的结果[3-5]。
- 最终患指的主动运动恢复是健侧手指功能的70%。
- 最终患指的完全屈曲和完全伸直之间通常存在着一个显著的差异。一个20°左右的远侧指间关节的屈曲挛缩是很常见的[3]。
- 最常见报道的并发症，大约有30%的患者需要进行肌腱松解术[2-5,8]。
- 其他需要进一步手术的并发症包括感染、肌腱再断裂、弓弦畸形以及肌腱张力不当[2-5,8]。

并发症

- 最常见的并发症是肌腱粘连，从而限制主动活动。这可以通过主动和被动活动范围之间的差异进行评估。二期手术至少3个月后，如果还存有明显差异，那么推荐进行肌腱粘连松解术。可在一系列严格治疗后重新获得主动活动。3个月后，肌腱移植和吻合处应该是强大到足以允许无限制的主动活动。
- 如果A2和A4滑车在最初的创伤中损伤或与一期手术瘢痕粘连，那么弓弦畸形是很常见的。如果在二期手术中发现这种情况，那么必须先行滑车重建而肌腱移植必须被推迟，直到患者从滑车重建中痊愈并达到几乎完全的被动活动范围。
- 感染应密切监测，首先考虑引起肌腱损伤的受伤史，然后是一期手术时的内植物的选择。感染应积极控制，因为局部炎症可以造成肌腱进一步的挛缩和粘连。

（孙蕴初　译，沈君劼　审校）

参考文献

[1] Amadio PC, Hunter JM, Jaeger SH, et al. The effect of vincular injury on the results of flexor tendon surgery in zone 2. J Hand Surg Am 1985;10(5):626-632.

[2] Beris AE, Darlis NA, Korompilias AV, et al. Two-stage flexor tendon reconstruction in zone II using a silicone rod and a pedicled intrasynovial graft. J Hand Surg Am 2003;28(4):652-660.

[3] Frakking TG, Depuydt KP, Kon M, et al. Retrospective outcome analysis of staged flexor tendon reconstruction. J Hand Surg Br 2000;25(2):168-174.

[4] Hunter JM. Staged flexor tendon reconstruction. J Hand Surg Am 1983;8(5 pt 2):789-793.

[5] Hunter JM, Singer DI, Jaeger SH, et al. Active tendon implants in flexor tendon reconstruction. J Hand Surg Am 1988;13(6):849-859.

[6] O'Shea K, Wolfe SW. Two-stage reconstruction with the modified Paneva-Holevich technique. Hand Clin 2013;29:223-233.

[7] Paneva-Holevich E. Two-stage plasty in flexor tendon injuries of the fingers within the digital synovial sheath. Acta Chir Plast 1965;7:112-124.

[8] Trumble TE, Sailer SM. Flexor tendon injuries. In: Trumble TE, ed. Principles of Hand Surgery and Therapy. Philadelphia: WB Saunders, 2000:231-262.

第81章 手、腕部及前臂创伤性伸肌腱断裂的修复

Repair Following Traumatic Extensor Tendon Disruption in the Hand, Wrist, and Forearm

David B. Shapiro, Mark A. Krache, and Nathan A. Monaco

定义

- 伸指肌腱因其位置表浅而常因创伤而断裂,并往往意味着伴发一系列损伤,如伴随骨骼、肌肉及关节损伤[17]。
- 伸肌腱修复技术要求高。伸肌腱较为细薄,经行距离有限且难以缩短,尤其是在指部。
- 伸肌腱损伤的亚急性和慢性功能重建更具挑战性且效果不及早期修复,故更彰显急性损伤时恰当处理的重要性。

解剖

- 伸肌腱损伤分区(Verdan 分区)(图1A)[14]:
  - 伸指装置由远及近可分为第2~5指的8个区和拇指的5个区。
  - 偶数区与骨干对应,奇数区与关节对应。
- 手外在伸肌(图1B):
  - 腕指伸肌起自肱骨外上髁及髁部,腱腹联合位于腕关节以近3~4 cm。示指固有伸肌(EIP)、拇长伸肌(EPL)、拇长展肌(APL)和拇短伸肌(EPB)均起自尺桡骨的较远端,且肌腹部分靠近远侧。
  - 指总伸肌腱起源于共同的肌腹,并在经行途中逐渐独立地分开到各指。
  - 伸肌腱膜在腕部增厚形成伸肌支持带,并由垂直间隔形成6个伸肌间室(图1B;表1)。

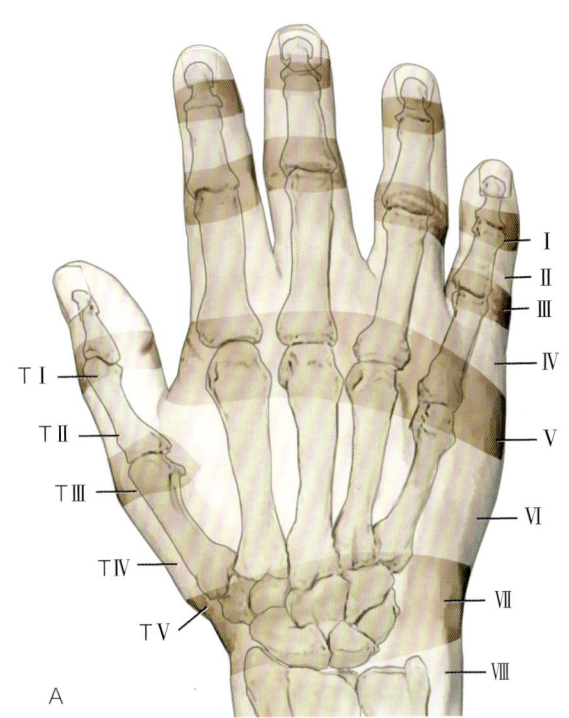
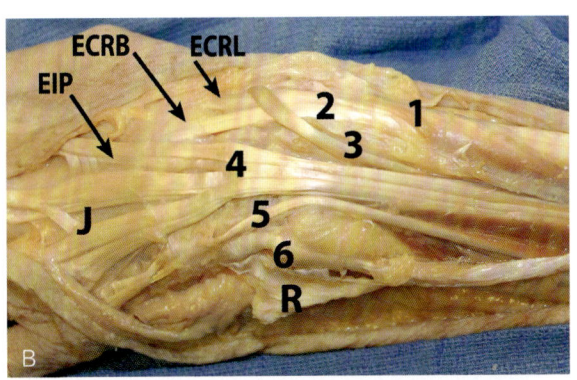
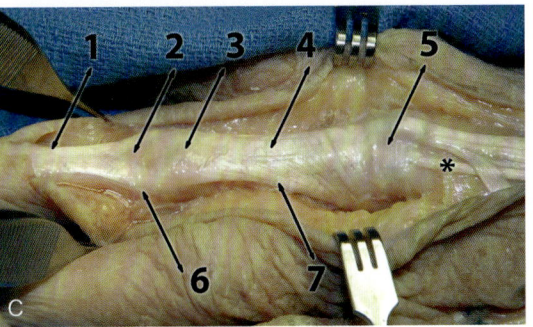

图1 A. 伸肌腱损伤分区。B、C. 手指在左侧,腕部在右侧。B. 手指上方为桡侧,下方为尺侧。手和腕部伸肌腱解剖,并以数字标明伸肌腱组成。R,伸肌支持带;J,腱联合。注意本例到环、小指的伸肌总腱(EDC)结合在一起。在第4部分,示指固有伸肌在伸肌总腱深面,肌腹更靠近远侧。在手部,其恰在示指伸肌腱尺侧深面。参见表1详述。C. 手指伸指装置:1.伸肌腱止点;2.三角韧带;3.近侧指间关节;4.中央束;5.矢状束;6.侧束,在远侧形成伸肌腱末端;7.侧束联合,发出纤维到达中指基底部和侧束。该患者的中指伸肌腱(*)较特殊,经行于指总伸肌腱尺侧及腱联合下方。

表1 手外在伸肌腱

间室	肌肉	缩写	评价
1	拇长展肌 拇短伸肌	APL EPB	间室更靠近掌心
2	桡侧腕长伸肌 桡侧腕短伸肌	ECRL ECRB	2个腕伸肌
3	拇长伸肌	EPL	第3间室肌腱止于拇指
4	指总伸肌 示指固有伸肌	EDC EIP	4个指总伸肌腱和"前"指肌腱
5	小指固有伸肌或小指伸肌	EDQ或EDM	第5指独立的伸肌腱
6	尺侧腕伸肌	ECU	最尺侧的伸肌腱

- 指伸肌腱在掌指关节近侧由腱联合形成相互连接。
- 示指固有伸肌腱和小指固有伸肌腱在掌部及掌指关节水平位于指总伸肌腱（EDC）尺侧深面。示指固有伸肌经行于腱联合下方。
- 在手腕水平，示指固有伸肌腱相对其他伸肌较深，并且肌肉腹部向远端延伸，因此易于识别。
- 指伸肌腱在手背侧变异较大，不到50%的人有单独的指总伸肌腱延伸至小指[21]。而更常见的是双根及相互交织的伸肌腱[12]。
- 矢状束在掌指关节表面将伸肌腱固定于掌骨头，并连接到掌板，延伸到关节。
- 手部内在伸肌（图1C）：
  - 手内肌群起源于手部，包括4条骨间背侧肌、3条骨间掌侧肌和4条蚓状肌。大小鱼际肌也支配指间关节的伸展。
  - 手内在肌腱在掌指关节轴线的掌侧加入并形成侧束，并继续走行于近侧和远侧指间关节的背侧[21]。这样就可以屈曲掌指关节，同时伸近侧指间关节和远侧指间关节。
  - 掌侧骨间肌一侧附着于侧束上，有时附着于指骨近端——尺侧位于示指处，而桡侧位于环指和小指[12]。
  - 背侧骨间骨也附着于外侧带和近端指骨基部——桡侧在示指上，尺骨在环指上，在手指的两侧均有[12]。
  - 蚓状肌起源于深屈肌腱桡侧，并向桡侧插入相连的外侧束中，作用是强有力的掌指关节屈曲肌腱。
  - 小指外展是通过小指外展肌腱。

发病机制

- Ⅰ区。
  - 开放或闭合伤引起的远侧指间关节处伸肌腱断裂，将导致末节背伸不能（图2）。
  - 伸展中的远侧指间关节突然强迫性屈曲，可以导致伸肌腱自远节指骨止点处撕脱（槌状指），并可能伴随远节指骨骨折。大的骨性碎片可能与远侧掌指关节的掌侧半脱位有关。
  - 中、环、小指最容易出现槌状指，而闭合性的槌状指损伤也可见于示指和拇指[2]。
- Ⅱ区。
  - 手指中节的切割伤亦可出现Ⅰ区损伤的临床表现。
  - 骨膜和中节指骨的损伤可导致进行性肿胀、伸肌腱粘连和远侧指间关节僵直。
- Ⅲ区。
  - 近侧指间关节水平的中央束断裂可以是闭合性的（可能伴随骨折），也可能与关节切开有关。
    - 中央束撕脱伤可见于近侧指间关节向掌侧脱位时。
  - 早期的闭合性损伤可能表现为肿胀、疼痛、轻微的伸指功能受限，但是可以发展为钮孔状畸形，因为指伸肌腱侧束移行至掌侧，在伤后数周内变为近侧指间关节的屈曲应力[21]。对于可疑损伤，应该进行密切随访。
- Ⅳ区。
  - 发生于手指近节的损伤，大都仅损伤伸指装置的一部分。
    - 伸肌腱帽覆盖于指骨接近75%的周径，所以部分撕脱伤最常见。当中央束完全撕脱时，近侧指间

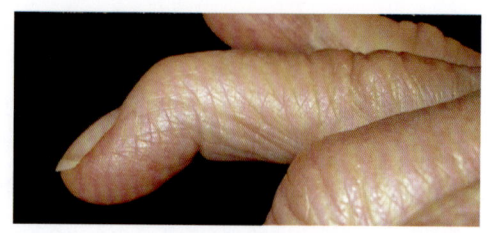

图2 槌状指（Ⅰ区伸肌腱损伤）。

关节伸展功能最初可以通过侧束代偿,但后期可发展成为钮孔状畸形。
- 辨别完全和不完全损伤是困难的,但是抗阻力背伸时疼痛、无力(特别是起初位于屈曲位时)具有提示意义。综上所述,对于可疑的损伤,有必要密切随访。
- V区。
  - 肌腱损伤发生于掌指关节。
  - 可能出现矢状束的开放性断裂或闭合性损伤,并伴随伸肌腱的半脱位。
    - 在较多情况下,桡侧的矢状束在闭合损伤中断裂,使得伸肌腱向尺侧半脱位。
  - 医生应该考虑到掌指关节周围的韧带撕裂伤可能是开放损伤。
- Ⅵ区。
  - 伸肌腱断裂位于手掌背侧。
  - 单根或部分肌腱断裂可能难以判断,因为一些伸指功能可以通过完整的腱联合和邻近手指的指总伸肌腱来完成(图3)。
- Ⅶ区。
  - 断裂伤发生于腕部并穿过伸肌支持带。
  - 慢性损伤也可在该区发现,主要发生在创伤性桡骨远端骨折后或在掌侧、背侧固定后的内固定凸起处。
- Ⅷ区。
  - 病变位于前臂伸肌腱腹联合处或者肌腹部。
  - 在近侧伸肌腱断裂时,很难发现同时伴发的骨间后神经损伤。
- 拇指。
  - 其末端伸肌腱较其他手指为厚,槌状指少见。
  - 掌指关节水平及以远的伸肌腱损伤不会出现肌腱残端退缩,利于Ⅰ期修复。掌指关节近端水平的拇伸肌腱损伤可出现回缩(经常回缩至腕部)。

自然病程

- 未经治疗的Ⅴ区及以远的伸肌腱完全断裂伤,将导致永久性(有时候会进行性加重)的手指畸形,经常伴随

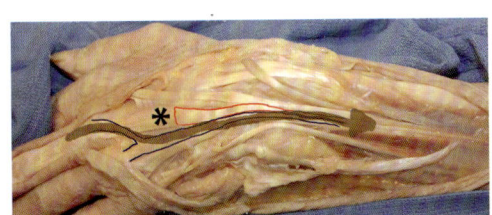

图3　星号示走向中指的指总伸肌腱损伤。由于环指伸肌腱和腱联合的代偿,中指仍可以伸直。同时可以出现永久性的无力、疼痛及伸直障碍。

持续性疼痛并发展为屈曲挛缩。
- 未经治疗的肌腱止点损伤可能导致鹅颈畸形,这是因为伸指装置向近侧移位、近侧指间关节的背伸力量增加所致。
- 未经治疗的中央束损伤,因为侧束向掌侧移行,将导致钮孔状畸形及近侧指间关节屈曲挛缩。
- 未经治疗的Ⅴ区以近的伸肌腱损伤将以假性肌腱的方式延长愈合,并伴随持续性的伸直障碍、乏力及疼痛。肌肉长度和弹性的逐步丧失(有时候仅1~2周)可导致择期修复变得困难。
- 掌指关节水平以近的拇长伸肌腱损伤后2周时再进行Ⅰ期修复将是困难的,常需要进行肌腱移植或者EIP转位修复。
- 少于肌腱宽度50%的肌腱断裂、纵向撕裂伤及单侧的侧束断裂通常来说不经修复功能亦尚可。

病史和体格检查

- 评估并记录皮肤及软组织损伤非常有助于决定是否清创、设计手术切口和判定是否需要软组织覆盖。
- 全面的神经系统检查和肌腱检查可排除合并伤或远端损伤,这可能影响治疗方案及治疗结果。
  - 通过单独测试示指和小指掌指关节伸展来检查示指固有伸肌腱和小指固有伸肌腱。
  - 伸指肌腱检查时需将腕部置于中立位,检验掌指关节对抗阻力伸直的能力(即使手外的伸肌腱完全断裂,单纯的近侧指间关节伸直也可以由手内肌完成)。
  - 手指的检查可证实伸直障碍、乏力或者因疼痛而抗拒伸直近侧和远侧指间关节。
  - 手的休息位和腱固定作用缺失(被动屈腕伴掌指关节伸直)也可能提示伸肌腱损伤。
  - Elson测试可用于诊断中央束损伤[6]。随着中央束的丧失,侧束可向近端迁移,从而使得远侧指间关节伸直而近侧指间关节屈曲。患者在此测试中表现出僵硬的远侧指间关节,并尝试从屈曲的位置进行近侧指间关节伸直。
- 需要评价肌腱主动和被动的活动范围和肌力。主动活动减退可以判断肌腱有无损伤,而被动活动减退可能与疼痛有关,或代表远位损伤及关节炎。断裂伤在腱腹联合部近端则肌腱活动可能接近正常,但是肌力可能会减弱(图3)。

影像学和其他诊断性检查

- X线片对于评价可能改变治疗方案或者影响治疗结果

的因素，如骨折、异物及陈旧性损伤或关节炎等是必要的。
- 超声或MRI检查偶尔可用于诊断可疑的放射线可穿透的异物。尽管这两项检查均可用于更全面地评估肌腱损伤，但治疗决策通常基于病史和体格检查。超声检查可能在诊断中央束裂伤中发挥一些作用[24]。

鉴别诊断

- 桡神经或骨间后神经损伤。
- 掌指关节伸肌腱半脱位。
- 慢性近侧指间关节屈曲挛缩和假性钮孔状畸形。
- 生理性鹅颈畸形或远侧指间关节骨关节炎合并明显的槌状指畸形。
- 潜在的关节畸形和关节炎。

非手术治疗

- 指伸肌腱止点断裂（槌状指）。
  - 治疗包括远侧指间关节支具固定6～8周，然后继续夜间保护性支具固定6周并避免高危动作。
  - 必须告知患者保持远侧指间关节完全伸直的重要性，即使在更换支具时也要这样。
  - 指背支具（图4A）可以保证患者手指几乎完全的功能和感觉。而在某些病例中若能保证远侧指间关节完全伸直，也可以使用掌侧支具和热塑性支具。良好固定以避免因远侧指间关节极度过伸而导致皮肤损伤很重要。
  - 近侧指间关节通常不需固定并鼓励活动。对于近侧指间关节中度过伸的患者，在治疗的最初3周内可以使用支具将近侧指间关节固定于屈曲30°。用于近

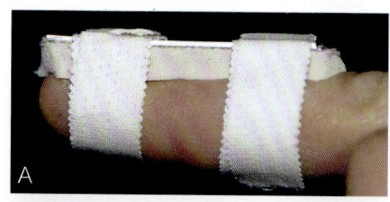
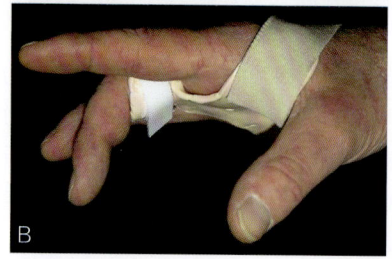

图4　A．槌状指支具示例。可以使用各种远侧指间关节支具将该关节固定于中立伸直位，且必须持续佩戴。B．以手掌为基底的支具可以支撑住掌指关节。

侧指间关节的热塑"8字形"伸直位夹板可以与远侧指间关节静态夹板一起使用。
  - 在最初受伤后4个月时开始治疗仍然能达到良好效果，即使可能需要更长时间的持续固定[8]。
  - 关于远侧指间关节半脱位的槌状指骨折保守治疗的作用存在争议。其中许多（尤其是在年轻患者中）应通过手术治疗[9,23]。
  - 最终结果：大约80%的患者可以获得远侧指间关节完全屈曲功能，且伸直障碍不到10°。6周后出现明显伸直障碍的患者，仍能从2周或3周的持续支具固定治疗中获益。远侧指间关节周围肿胀可能持续数月。
- 中央束撕脱伤。
  - 应以支具将近侧指间关节固定于持续伸直位，并鼓励患者进行6周的远侧指间关节主动及被动屈曲锻炼，然后进行6周的夜间固定。
  - 间歇使用动态伸直牵引支具可以防止近侧指间关节挛缩。
- 闭合性矢状束断裂。
  - 以前臂石膏将患者掌指关节固定于完全伸直位（允许不超过10°～20°屈曲）6周。确保肌腱在近侧指间关节屈曲时不出现半脱位。
  - 依从性良好的患者在石膏固定3周后可以更换为以掌托为主的支具，并允许掌指关节屈曲30°，放开近侧指间关节（图4B）。
  - 闭合性断裂超过2周或保守治疗无效者，应考虑手术治疗。
- 伸肌腱部分撕裂伤。
  - 如果已知撕裂伤少于肌腱宽度的50%以及纵行肌腱撕裂伤，可以考虑保守治疗。
  - 若肌腱受伤程度未知，只有关节可以完全主动伸直、抗阻力伸直时无痛或微痛且伸直肌力良好的患者，才可以考虑保守治疗。如出现伸直障碍、乏力或抗阻力伸直疼痛，则应考虑手术探查及修复。
    - 指伸肌腱部分撕脱伤的治疗如前所述，支具固定2～3周，然后在监督下逐步开始锻炼以保证伸直障碍不会加重。
    - 手及前臂伸肌腱部分损伤的治疗方法类似。使用支具或石膏固定3周，并维持轻度腕关节伸直位，掌指关节30°屈曲位。近侧指间关节可自由活动。

手术治疗

术前计划

- 仔细检查可以判明受伤并需要修复的结构（比如开放

性关节损伤、骨折、屈肌腱或伸肌腱损伤),并告知患者手术的内容,预期修复的结构,是否需要限制职业和非职业的工作,以及期望达到的效果。
- 如果就诊时伤口已感染,应予冲洗并行清创术,继之使用抗生素。延迟的Ⅰ期修复可以在7~14日后进行,掌指关节近侧的EPL损伤和腱腹联合近侧的EDC损伤需要尽早手术。
- 医生应预料到亚急性损伤和肌腱缺损的患者需要行肌腱移植或转位修复术。
- 局部麻醉和指根止血带可以用于近侧指间关节远端损伤的患者。除非手术预计在30分钟以内,更近端的损伤需要使用上臂止血带,并进行全身麻醉或区域阻滞麻醉。区域阻滞麻醉可以延长术后镇痛时间及术后恢复初期的肌肉松弛时间。
- 使用1%利多卡因和1:100 000肾上腺素的"不带止血带的清醒局部麻醉(WALANT)"是可以接受的选择[15]。

体位

- 标准的体位是患肢放在手外科手术台上,医生位于患者头侧。
- 准备并包裹至肘部以上,在移除包裹之前行包扎及支具固定。
- 小心使用充气式止血带,设置压力收缩压+100 mmHg(肥胖患者有时需要更高压力,而儿童及手臂纤细者只需较低压力)。

入路

- 伤口探查及清创术应在止血良好的条件下进行,光线充足,并需借助显微镜。关节损伤通常需要关节探查和冲洗。
- 皮肤破损处可以延长切口,以改善术野显露,利于还纳回缩肌腱,提供合适的缝合位置,并减低皮肤的张力。应避免形成狭长的皮瓣。手及指部背侧的纵行切口可以越过关节(不同于手指掌侧面)。
- 必要时使用双极电凝,小心使用以避免损伤背侧皮神经。如果有可疑的出血点,在缝合前应放松止血带。很少需要放置引流。
- 手指、手部及前臂只需缝合皮肤,必要时才在更近端做有限的皮下缝合。

缝合方法

- 根据肌腱的宽度、形状以及断裂伤的特点来决定缝合方法(技术图1)。
  - 纤细的肌腱(例如在手指)可以采用4-0或5-0的编织或单丝不可吸收缝线进行水平的交叉缝合(Silfverskiöld缝合法)、简单缝合、8字缝合或水平褥式缝合。
    - 对皮肤比较薄的患者,将线结埋入肌腱是有帮助的。
  - 较厚的肌腱可以承受2-0、3-0或4-0不可吸收编织缝线(如Ethibond线、Ticron线或Fiberwire线)进行2~4次缝合修复。也可以采用5-0或6-0的单丝缝线以单纯缝合或交叉缝合法进行周边缝合来加固之。
- 一般而言,修复的强度与缝合的次数、缝线的粗细和锁定的方式有关。

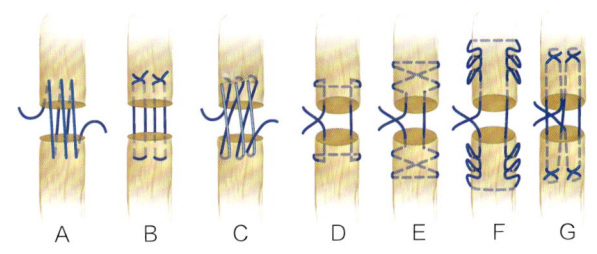

技术图1 修复伸肌腱所用到的一些缝合技巧。扁平状肌腱的最坚强修复方法为Silfverskiöld十字缝合法。四股丝线交叉缝合法可以进行肌腱中心缝合。A. 连续缝合。B. 水平褥式缝合。C. Silfverskiöld交叉缝合法(也可以在中心缝合之外做周边加固缝合)。D. 改良Kessler法。E. 改良Bunnell法。F. Krackow法。G. 四股丝线交叉缝合法。

手指伸肌腱修复

Ⅰ区(远侧指间关节)

非骨性槌状指的治疗

- 闭合性肌腱断裂的患者如果因为职业原因不能耐受支具治疗,可以考虑采用0.045 in(1.14 mm)的克氏针经远侧指间关节固定,针尾露于指端或埋于皮下。6周后拔除克氏针,继之功能锻炼并进行6周夜间及剧烈运动时的支具固定。
- Ⅰ区损伤应予Ⅰ期外科修复。

- 以5-0不可吸收缝合线做8字或十字法缝合肌腱，注意避免肌腱短缩。同时应以0.045 in（1.14 mm）的克氏针经远侧指间关节固定6周。远侧指间关节置于中立位，无须过伸。
- 一种简单却常为更好选择的方法是使用Tenodermodesis法，即以4-0尼龙缝合线缝合肌腱和皮肤（技术图2）[5,11]。这种方法在急诊室内或对于儿童因为肌腱纤细而难以精确修复的情况下特别适用。
  - 需要进行持续的伸直位支具固定（比如在闭合性槌状指损伤）或0.045 in（1.14 mm）的克氏针经远侧指间关节固定。
  - 2~3周后拆线，但支具固定需要持续6周，然后夜间继续固定6周。

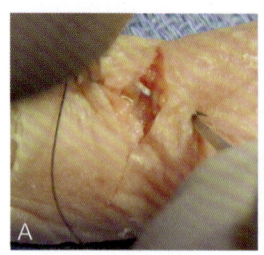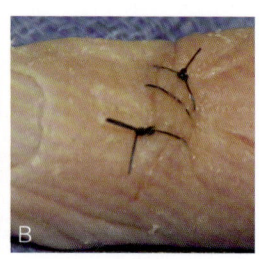

技术图2　A、B. Tenodermodesis缝合法可以作为一种缝合末梢肌腱损伤的有效手段，特别适合于急诊时使用。由近侧向远侧经由皮肤和肌腱缝合（如图A所示由左向右）。

骨性槌状指的治疗
- 槌状指撕脱骨块涉及50%以上的远节指骨时，或者伴随远侧指间关节半脱位时，是否需要手术还是仅以支具固定，目前尚有争议。年轻患者和远侧指间关节半脱位程度明显的患者，进行外科手术的理由更为充分[9,23]。如果考虑保守治疗，应保证手指支具固定后拍摄出标准的侧位X线片，因为远侧指间关节中立位伸直时可以证明有无半脱位，而在关节屈曲时则不能表现出来。一个大块骨折但没有半脱位则可保守治疗。
- 撕脱骨块较大，并伴随远侧指间关节半脱位（技术图3A、B）。
- 以0.045 in（1.14 mm）的克氏针自指端沿纵轴穿入远侧指骨，接近远侧指间关节。
- 极度屈曲远侧指间关节，并在远节指骨骨折块复位后的预期位置置入0.035 in（0.89 mm）的克氏针。皮肤进针点应较远，以利于下一步进针。用针顶住中节指骨（技术图3C）。
- 克氏针偏向远侧，将骨折块推向远侧并将其抵在中节指骨上。继续进针至中节指骨内（技术图3D、E）。
- 伸直并复位远侧指骨，将其靠近骨折块。将0.045 in（1.14 mm）的克氏针钻入通过远侧指间关节。维持关节完全伸直并纠正半脱位（技术图3F~H）。

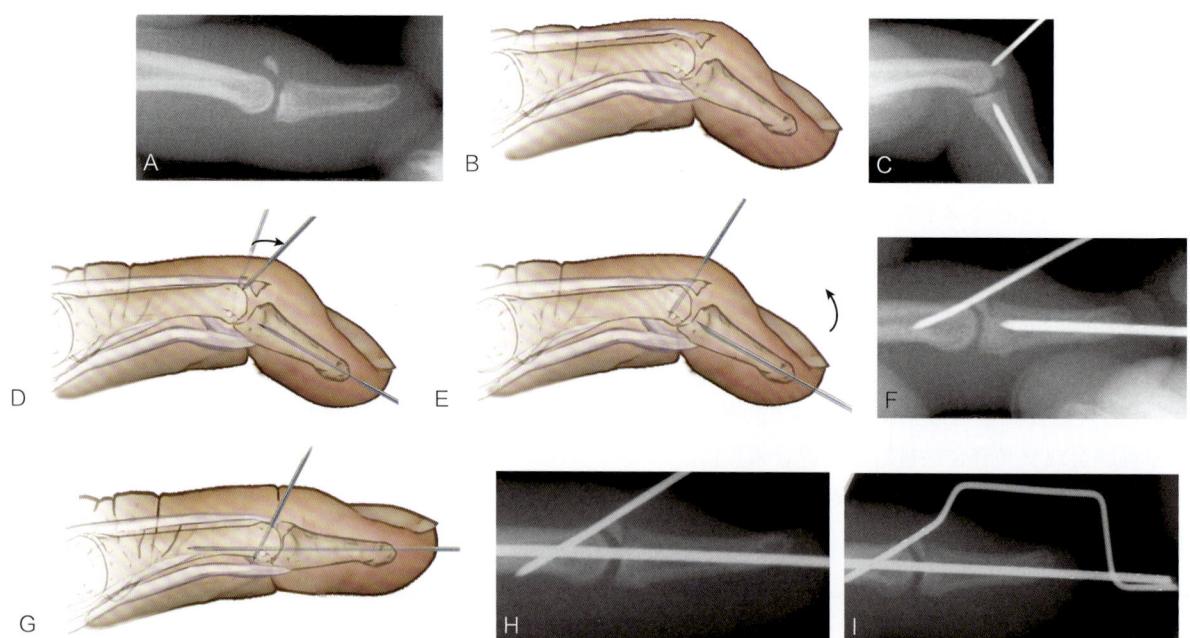

技术图3　克氏针固定槌状指的技巧。A、B. 存在大片骨折，经常伴有远侧指间关节的半脱位。C. 将克氏针置入远节指骨。极度屈曲远侧指间关节，在远侧指骨背侧边缘的预期位置置入0.035 in（0.89 mm）克氏针，皮肤进针点靠远侧，以便于下一步克氏针的调整。D、E. 将克氏针方向偏向远端，将骨折块压下并进针将之固定于中节指骨。F、G. 伸直远侧指骨，将之靠近骨折块，将0.045 in（1.14 mm）克氏针经过远侧指间关节继续钻入固定骨折块。如果多次尝试后仍持续存在台阶，移去背侧克氏针，让骨折块愈合于原位。H. 背侧克氏针抵住骨折块，纵行克氏针可以减轻屈曲和半脱位。I. 折弯2根克氏针后用1个钉帽连接。

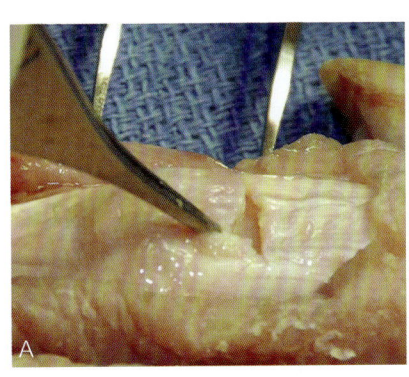 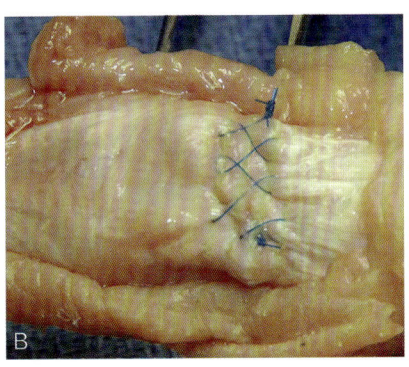

技术图4 A、B. 在尸体标本上模拟中央束损伤。注意一次损伤而切断伸指装置的所有部分将是何等困难。该例已经采用连续交叉缝合法（Silfverskiöld法）修复。

- 折弯针尾使得两者可以容纳于一个针帽内，以避免近侧针旋转或移位（技术图3I）。
- 如果多次尝试后仍持续存在关节面台阶，移去背侧克氏针，保留纵行克氏针以维持关节中位伸直并纠正半脱位。这将导致背侧突起，但会纠正关节半脱位。
- 6周后可移除克氏针，常规进行保护性活动，以及4～6周的额外夜间支具固定。

Ⅱ区（中节指骨）

- 使用4-0或5-0缝线连续交叉缝合法进行一期肌腱修复。
- 远侧指间关节可以采用支具或克氏针固定于伸直位6周，以后6周内在剧烈运动和夜间使用支具固定。

Ⅲ区（近侧指间关节）

- 如前所述，以4-0或5-0的缝线连续缝合修复中央束（技术图4）。
- 以单丝4-0或5-0缝线以8字法单次缝合单侧或双侧侧束。
- 固定近侧指间关节于伸直位4～6周将保护这部分修复的肌腱，且允许远侧指间关节屈曲锻炼。

肌腱缺损者的功能重建

- 考虑中央束的V-Y推进法或损伤处近侧的中央束"翻转腱瓣"以修补缺损[22]。
- 向近端延长皮肤切口接近掌指关节。
- 在中央束做一V形切口，顶点恰在掌指关节远侧，切口远端止于肌腱两侧，注意勿损伤表面的腱鞘（技术图5A，红线标志）。
- 将肌腱向远侧推进。尽量减少破坏肌腱与骨膜之间的疏松结缔组织。
- 以4-0或5-0缝线将V形切口缝合为Y形，并按照前面所述的方式修复延长的中央束的远端（技术图5B）。
- 另外一种方法是在中央束近侧取矩形腱瓣，翻转后与远端缝合（技术图5A、C、D）[22]。
- 极少需要锚钉缝合或在中节指骨上钻孔以将肌腱固定于中节指骨基底部背侧，特别是当该处背侧边缘缺损的时候。
- 还有使用游离移植物或指浅屈肌腱滑移通过中指骨底部的技术[1]。

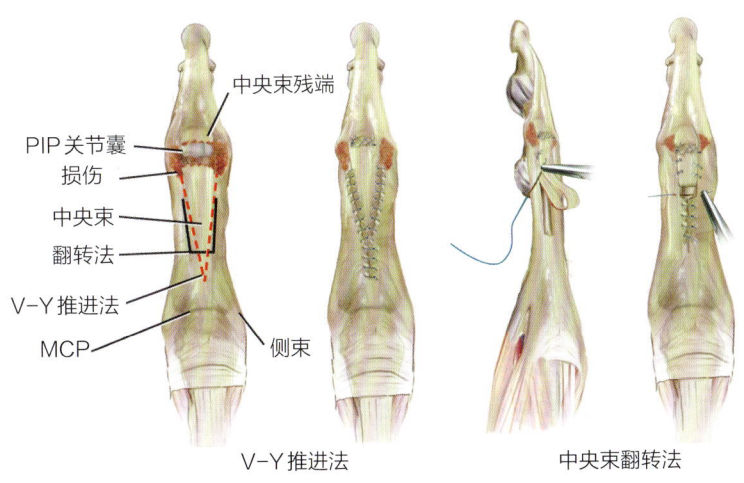

技术图5 A. 中央束缺损（比如磨损）可以导致明显的僵直。B. 中央束的V-Y推进术。C、D. 中央束部分翻转术。

术后处理

- 儿童的术后康复比成人简单，修复薄弱者需要以静力支具或克氏针将近侧指间关节固定于完全伸直位4周，然后进行保护性活动。
- 对于复杂的成人病例，应进行早期的活动[7]。
  - 术后数日即允许进行近侧指间关节0°～30°的伸屈活动。并使用限制掌屈的手指支具，腕部和掌指关节可以自由活动。
  - 每小时进行10～20次反复活动，不做练习时以静力支具将近侧指间关节固定于完全伸直位。
  - 佩戴伸直位静力支具时，可做远侧指间关节屈曲练习。
  - 如果没有伸直障碍，2周后远侧指间关节活动可增至40°，3周后增至50°，4周后增至70°。6周后停止使用支具。
- 治疗效果多不满意，尤其是肌腱缺损者，可以预期某些动作是不能完成的。

Ⅳ区（近节指骨表面）

- 该水平的肌腱较厚，可承受抓持及4-0不可吸收的编织缝线做锁边缝合，并以5-0单丝缝线连续缝合加强之。
- 如果肌腱较细，同Ⅲ区方法修复。
- 术后处理同Ⅲ区。当掌指关节全范围活动时，应进行术中检查。如果发现间隙或张力过大，则可能需要将掌指关节在30°屈曲位固定数周。

手、腕部及前臂区修复

Ⅴ区（掌指关节表面）

- 该水平的肌腱更厚，有时可以承受3-0或4-0的不可吸收编织缝线进行直接缝合，合并的矢状束损伤可以采用连续简单缝合或交叉缝合。
- 休息位时，手指序列不正常，也提示该处肌腱损伤（技术图6A）。
- 掌指关节水平肌腱损伤经常涉及此处关节。延长皮肤伤口、清创并行伤口内探查。较大的关节囊裂口（技术图6B中的箭头所示）可采用5-0可吸收单丝缝线连续简单缝合。小的关节囊状裂口可以保留开放。
- 找出肌腱残端，使用3-0不可吸收缝线做中心缝合。交叉缝合的第1圈如图（技术图6C）。
- 远端锁边缝线置于肌腱一侧，当肌腱断端精确靠拢后再收紧。X状交叉缝线的四脚分别收紧（技术图6D）。
- 中心缝线已完成且不会滑脱（技术图6E）。
- 以5-0不可吸收单丝缝线加强修复。可以环绕接近Ⅴ区，但只能从肌腱远端背侧表面缝合（技术图6F）。
- 休息位时，手指序列显示出修复后即刻的手指较正常手指稍"紧张"（技术图6G）。
- 以前臂支具固定于腕部30°背伸，掌指关节30°屈曲，近、远侧指间关节完全伸直（技术图6H）。
- 8～10日后，将支具更换为短臂石膏托，维持各掌指关节于伸直位（示指肌腱损伤需固定所有手指，其余肌腱损伤需固定尺侧3指），近侧指间关节应可自由活动。维持3周再进行下一步治疗。
- 或者可以进行早期的保护性活动[4,10]。

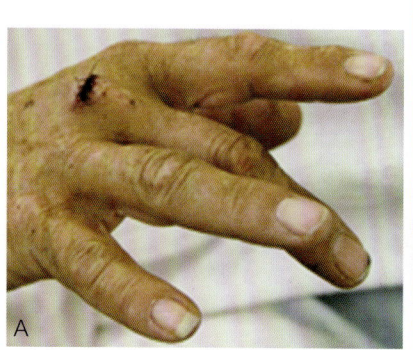 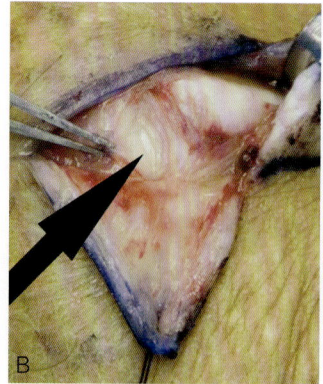 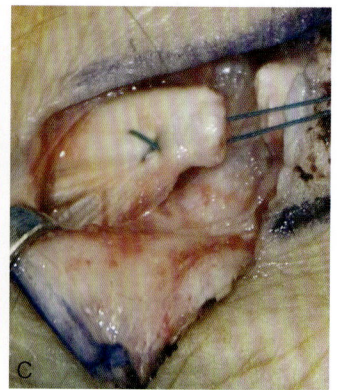

技术图6　Ⅴ区修复。A. 术前见掌指关节周围伤口。中指伸直受限。B. 箭头所指掌指关节囊的裂口，只有关节屈曲时才能看到。C. 进行第1圈交叉缝合。

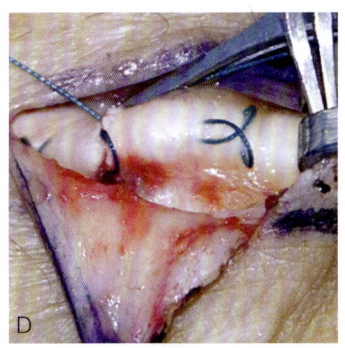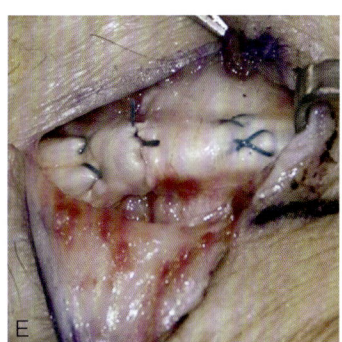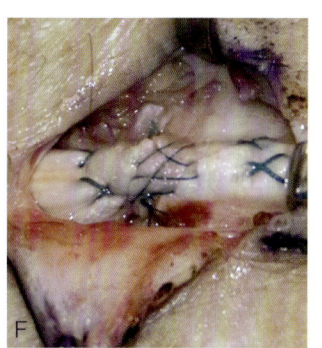
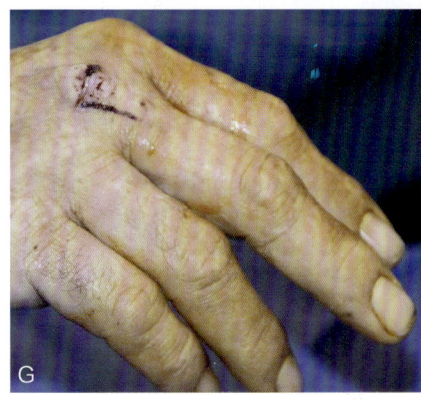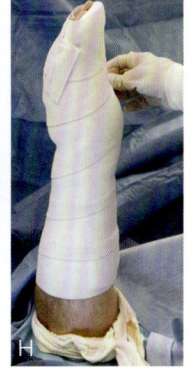

技术图6（续）　D. 裂口已关闭。因为缝线不会滑动，松弛的各线脚将被收紧，各个线圈变得紧张。E. 中心缝合已完成并收紧。F. 以5-0不可吸收单股缝线加强缝合。G. 修复后手的休息位姿势。H. 前臂支具固定。

Ⅴ区远端（"争议区"）损伤的修复

- 在该位置，标准的端端吻合修复会比较困难，因肌腱薄弱，二期修复肌腱短缩或肌腱部分缺损。所以常需要行肌腱转位移植修复。
- 在肌腱断端远侧5 mm部分横切肌腱残端。
- 按照掌侧至背侧方向将移植肌腱经此横行切口编织缝合于远侧肌腱残端。
- 使用不可吸收缝线将移植肌腱缝合，再将远端折返与其自身缝合（技术图7）。
- 采用Polvertaft编织法将近侧肌腱残端缝合于移植肌腱上。

Ⅵ区（掌部水平）

- 此处肌腱较厚，修复方法类似但比Ⅴ区要容易。
- 肌腱在结合部近端撕裂可能回缩。如果切断了多个肌腱，请小心确保正确对齐它们。
- 使用3-0或4-0的不可吸收缝线做编织缝合，以5-0或6-0的单丝缝线做周边连续交叉缝合加强。
- 重建方法同Ⅴ区。

Ⅶ区（腕部与伸肌支持带）

- 缝合修复及术后处理同Ⅵ区。
- 切开伸肌支持带以探寻及修复近侧伸肌腱残端。

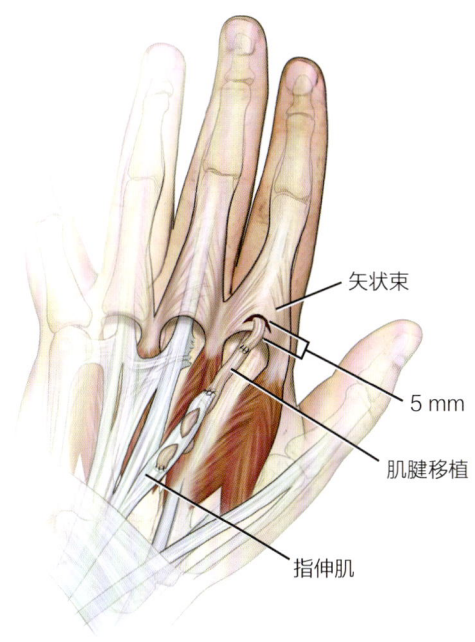

技术图7　经此横行切口将移植肌腱自掌侧向背侧编织缝合于远侧肌腱残端。采用Polvertaft编织法将移植肌腱缝合于近侧肌腱残端上。

- 伸肌支持带的缝合应使用4-0可吸收缝线以避免肌腱交锁。切断伸肌支持带的一部分可以使得修复部位顺畅滑动。
- 拇长伸肌腱可以在伸肌支持带表面修复并放置于皮下组织中。
- 术后处理同Ⅴ区损伤。

Ⅷ区
- 在进行清创和修复之前做一长切口以判定肌腱的起始部。这有助于标记近端肌腱残端,而进一步解剖可能改变其位置。
- 在这种情况下,WALANT可能对确保正确的近端和远端连接很有价值。
- 在前臂远端,固定缝合法做常规修复是可能的。如有必要,指总伸肌腱可以当作一束来修复。
- 近端肌腱的修复相对困难。可以使用3-0可吸收缝线间断缝合肌间的纤维性隔膜和肌膜。
- 术后处理同Ⅴ~Ⅶ区。

要点与失误防范

预防破伤风[20]	• 对于破伤风多发的伤口(1 cm撕裂、压伤、烧伤、高能损伤;或感染、失活的组织或严重污染),应给予破伤风类毒素注射至少3倍于以往的剂量;而距离上次注射超过5年或超过10年,不易感染破伤风。 • 对于疫苗接种史未知或不完全的患者,应判断为易出现破伤风的伤口,使用破伤风免疫球蛋白。然而,尚不清楚"易感染破伤风的伤口"更容易引起破伤风。 • 预防破伤风的最重要的方法是完整的儿童疫苗接种。 • 受伤时破伤风的类毒素不会改变发生破伤风的可能性。
肌腱结合部近端裂伤	• 伸肌滞后情况可能更微妙,有时仅在缺乏主动掌指关节过度伸展、运动范围受阻的疼痛或手背上缺乏明显的指总伸肌肌腱时才注意到。 • 即使在肌腱完全撕裂的情况下,也可以通过侧束完全伸展近侧指间关节。
亚急性撕裂伤	• 为后续治疗拇长伸肌腱撕裂伤准备进行示指固有伸肌腱转位或游离肌腱移植。 • 为了治疗涉及其他肌腱的慢性损伤,有时需要对相邻的伸肌腱进行合并修复或使用游离肌腱移植物。
握拳伤	• 伸肌腱损伤可能在皮肤损伤的近端。 • 相关的掌指关节损伤很常见。
缩短修复时间	• 手指伸肌对缩短非常敏感,从而导致屈曲功能损失。
前臂伸肌腱撕裂	• 在探究近端损伤之前,先定位并标记各个肌腱末端(根据位置)。 • 详细的探查(用于切开和引流、去除异物等)可能会使肌腱位置改变,从而无法确定要在每个肌腱远端和近端连接正确。 • 相关的神经损伤(尤其是后骨间神经)会使诊断和治疗变得困难。 • 如果裂伤是近端且拇长伸肌不起作用,则神经受伤的可能性更大(由于拇长伸肌的起源更远)。 • 缺乏腱鞘作用提示伸肌腱损伤。
缝合技术	• 为了最轻松地进行Silfverskiöld十字交叉缝合,请从最靠近外科医生的肌腱一侧开始。 • 扎好第一个结后,越过肌腱前进,使针头指向外科医生,使针迹水平。
麻醉[15]	• WALANT对许多此类伤害可能有用。

术后处理
- 术后处理在每一部位手术技巧里已详述。

预后
- 大多数患者预后良好或满意,但指部损伤及伴随软组织和骨损伤者治疗效果较差。手指屈曲不良带来的问题较轻度伸直不佳更为严重[3,18]。
- 坚强缝合的技巧和术后早期的活动计划可以尽快带来较好的功能恢复[19],数项对照研究显示其长期的治疗效果优于静力支具计划,而后者较简单,治疗效果可预计,且更便宜[13,16]。术后早期活动计划对于Ⅲ区和Ⅳ区损伤的恢复可能更为有益。

并发症

- 感染。
- 修复肌腱断裂。
- 关节僵硬。
  - 固定后指间关节原发性僵直。
  - 修复肌腱与周围皮肤、骨骼粘连。
- 伸直障碍。

（孙蕴初 译，沈君劼 审校）

参考文献

[1] Ahmad F, Pickford M. Reconstruction of the extensor central slip using a distally based flexor digitorum superficialis slip. J Hand Surg Am 2009;34(5):930-932.

[2] Bendre AA, Hartigan BJ, Kalainov DM. Mallet finger. J Am Acad Orthop Surg 2005;13:336-344.

[3] Carl HD, Forst R, Schaller P. Results of primary extensor tendon repair in relation to the zone of injury and pre-operative outcome estimation. Arch Orthop Trauma Surg 2007;127:115-119.

[4] Crosby CA, Wehbé MA. Early protected motion after extensor tendon repair. J Hand Surg Am 1999;24(5):1061-1070.

[5] Doyle JR. Extensor tendons: acute injuries. In: Green DP, Hotchkiss RN, Pederson WC, eds. Green's Operative Hand Surgery, ed 4. New York: Churchill Livingstone, 1999:1950-1987.

[6] Elson RA. Rupture of the central slip of the extensor hood of the finger. A test for early diagnosis. J Bone Joint Surg Br 1986;68(2): 229-231.

[7] Evans RB. Early active short arc motion for the repaired central slip. J Hand Surg Am 1994;19(6):991-997.

[8] Garberman SF, Diao E, Peimer CA. Mallet finger: results of early versus delayed closed treatment. J Hand Surg Am 1994;19(5): 850-852.

[9] Hofmeister EP, Mazurek MT, Shin AY, et al. Extension block pinning for large mallet fractures. J Hand Surg Am 2003;28(3): 453-459.

[10] Howell JW, Merritt WH, Robinson SJ. Immediate controlled active motion following zone 4-7 extensor tendon repair. J Hand Ther 2005;18(2):182-190.

[11] Iselin F, Levame J, Godoy J. A simplified technique for treating mallet fingers: tenodermodesis. J Hand Surg Am 1977;2(2):118-121.

[12] Kaplan EB, Hunter JM. Extrinsic muscles of the fingers. In: Spinner M, ed. Kaplan's Functional and Surgical Anatomy of the Hand, ed 3. Philadelphia: JB Lippincott Company, 1984:93-112.

[13] Khandwala AR, Webb J, Harris SB, et al. A comparison of dynamic extension splinting and controlled active mobilization of complete divisions of extensor tendons in zones 5 and 6. J Hand Surg Br 2000;25(2):140-146.

[14] Kleinert HE, Verdan C. Report of the Committee on Tendon Injuries (International Federation of Societies for Surgery of the Hand). J Hand Surg Am 1983;8(5 pt 2):794-798.

[15] Lalonde D. Reconstruction of the hand with wide awake surgery. Clin Plast Surg 2011;38:761-769.

[16] Mowlavi A, Burns M, Brown RE. Dynamic versus static splinting of simple zone V and zone VI extensor tendon repairs: a prospective, randomized, controlled study. Plast Reconstr Surg 2005;115:482-487.

[17] Newport ML. Extensor tendon injuries in the hand. J Am Acad Orthop Surg 1997;5:59-66.

[18] Newport ML, Blair WF, Steyers CM Jr. Long-term results of extensor tendon repair. J Hand Surg Am 1990;15(6):961-966.

[19] Newport ML, Williams CD. Biomechanical characteristics of extensor tendon suture techniques. J Hand Surg Am 1992;17(6): 1117-1123.

[20] Rhee P, Nunley MK, Demetriades D, et al. Tetanus and trauma: a review and recommendations. J Trauma 2005;58:1082-1088.

[21] Rockwell WB, Butler PN, Byrne BA. Extensor tendon: anatomy, injury, and reconstruction. Plast Reconstr Surg 2000;106:1592-1603.

[22] Snow JW. A method for reconstruction of the central slip of the extensor tendon of a finger. Plast Reconstr Surg 1976;57:455-459.

[23] Wehbé MA, Schneider LH. Mallet fractures. J Bone Joint Surg Am 1984;66(5):658-669.

[24] Westerheide E, Failla JM, van Holsbeeck M, et al. Ultrasound visualization of central slip injuries of the finger extensor mechanism. J Hand Surg Am 2003;28(6):1009-1013.

第82章 创伤性伸肌腱断裂的肌腱转位和移植修复术

Tendon Transfer and Grafting for Traumatic Extensor Tendon Disruption

John S. Taras and Jason C. Saillant

定义

- 创伤引起的手和前臂伸肌腱断裂,将导致腕部和手指主动伸直受限。
- 对伤口进行恰当的冲洗及清创术,如有骨折则行骨折块固定,正确处理后7日内可行伸肌腱的一期修复[5]。
- 伸肌腱损伤的延期修复意味着对手术者的挑战,经常需要利用肌腱转位术和肌腱移植术。

解剖

- 手和腕部的伸肌结构是一个复杂的系统,涉及内在肌和外在肌之间的平衡(图1)。
- 手外部伸肌在前臂可分为浅表和深层两部分。
  - 浅表部分:桡侧腕长、短伸肌(ECRL 和 ECRB),指总伸肌(EDC),小指伸肌(EDM),尺侧腕伸肌(ECU)以及肘肌。

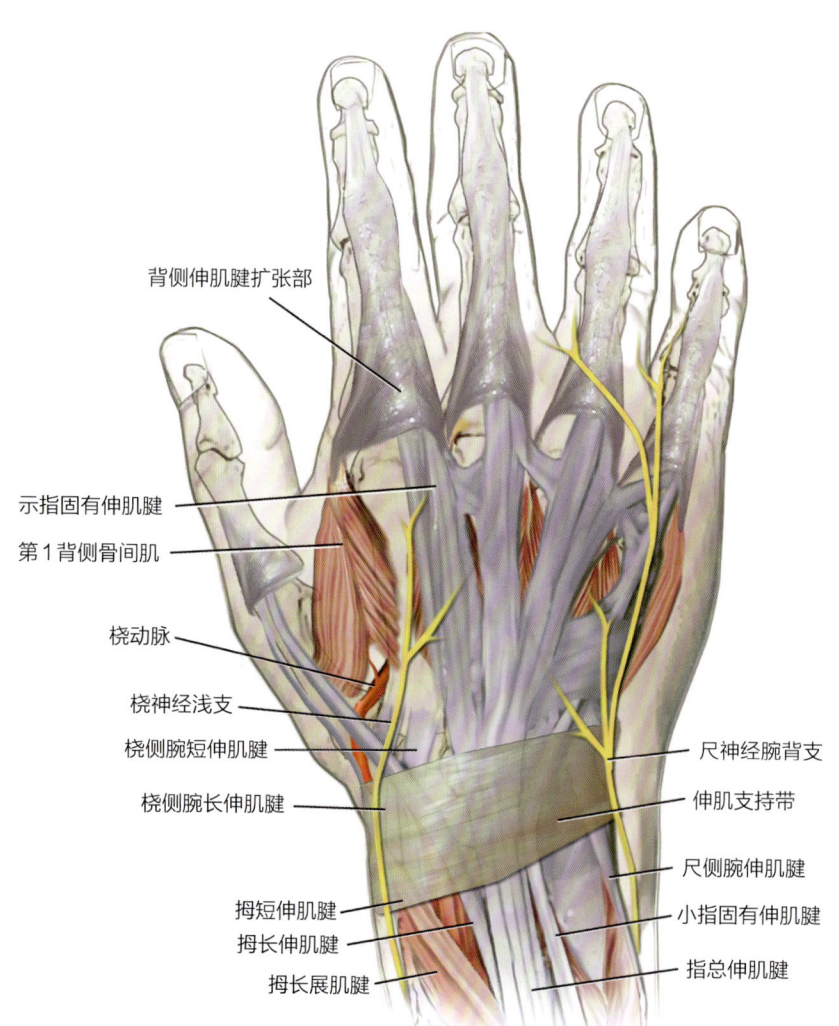

图1 手背侧肌腱、伸肌支持带示意图。

- 深层部分：拇长展肌（APL），拇长、短伸肌（EPB 和 EPL），示指固有伸肌（EIP）以及旋后肌。
- 伸腕由 ECRB、ECRL 和 ECU 完成。
- 拇指和其他手指伸直由 APL、EPB、EPL、EDC、EIP 和 EDM 完成。
- 桡神经支配除手内肌以外的所有伸肌，而手内肌由正中神经和尺神经支配。桡神经深支延续为骨间后神经（PIN）。
- 腕部背侧有6个纤维骨性间室，由伸肌支持带覆盖。每一间室内走行成分如下：
  - Ⅰ：APL、EPB。
  - Ⅱ：ECRL、ECRB。
  - Ⅲ：EPL。
  - Ⅳ：EDC、EIP。
  - Ⅴ：EDM。
  - Ⅵ：ECU。
- 手内肌群由7块骨间肌（掌侧3块和背侧4块）以及4块蚓状肌组成。
  - 手内肌从掌指关节轴线的掌侧经过，再绕行至指间关节背侧，因此手内肌可以屈掌指关节、伸指间关节。
- 在手背侧、掌指关节近端，有3个纤维腱联合连接示指、中指、环指和小指的指伸肌腱。这个解剖结构具有高度变异性[7]。
  - 这种腱性联合可以使各指协同伸直。
  - 示指固有伸肌和小指固有伸肌位于其相应的指伸肌腱尺侧，可以作为示指和小指独立的伸肌腱。
- 在掌指关节背侧，肌腱由矢状束保持在中立位置，后者包绕掌指关节并附着于掌板。
- 掌指关节背侧以远的伸指肌腱由外在肌和内在肌群共同组成。
  - 在近侧掌指关节的近端，伸指总肌分为三束。
- 中央束是手外在伸肌腱的延续，有骨间肌和蚓状肌的内侧束加入，止于中节指骨基底背侧。
  - 侧束由手内在肌发出，走行于手指两侧，发出纤维参与形成中央束。
  - 侧束在中节指骨背侧汇合形成伸肌腱终腱，其止于远节指骨的基底背侧。
  - 横行及斜行的支持韧带将韧带固定于背侧组织。
- 伸肌腱可以被分为9个解剖区域（表1）[3]。
- 拇指的伸肌腱有单独的分区系统，可被分为5个解剖区域（表2）。
  - 偶数区域位于指骨表面，奇数区域位于关节表面。

表1　手指的伸肌腱分区

分区	部位
Ⅰ	远侧指间关节
Ⅱ	中节指骨
Ⅲ	近侧指间关节
Ⅳ	近节指骨
Ⅴ	掌指关节
Ⅵ	掌骨
Ⅶ	腕
Ⅷ	前臂远端
Ⅸ	前臂近端

- 供血[5]。
  - 前臂：营养由周围筋膜发来的小动脉分支供给。
  - 腕部：营养基于腱系膜，经弥散供给。
  - 手部：营养基于腱旁组织，经灌注供给。

发病机制

- 伸肌腱位置相对浅表且较纤细，故容易受到损伤。
- 推荐在伤后7日内早期修复，但是对于一些软组织广泛损伤或肌腱缺损的病例，直接修复急性创伤有时候并不现实。
  - 在这些病例中，首先应行骨折的固定（图2），然后进行软组织覆盖，最后才是修复断裂的伸肌腱。
- 而且，创伤性伸肌腱断裂的后期表现，比如肌腱回缩及其随之而来的粘连等会令直接修复变得困难。
- 伸肌腱创伤也可以发生于上肢骨折以后。
  - 拇长伸肌急性断裂与桡骨远端骨折移位有关。
  - 拇长伸肌的迟发断裂与桡骨远端极轻微的移位骨折有关。这些磨损性的肌腱断裂通常归因于骨折后的软组织损伤和出血，同时第3伸肌鞘管完整，引起肌腱血供障碍[4]。
- 拇长伸肌、指总伸肌和示指固有伸肌的迟发断裂是桡骨远端骨折钢板内固定术的并发症之一[2]。

表2　拇指的伸肌腱分区

分区	部位
T-Ⅰ	指间关节
T-Ⅱ	近节指骨
T-Ⅲ	掌指关节
T-Ⅳ	第1掌骨
T-Ⅴ	腕

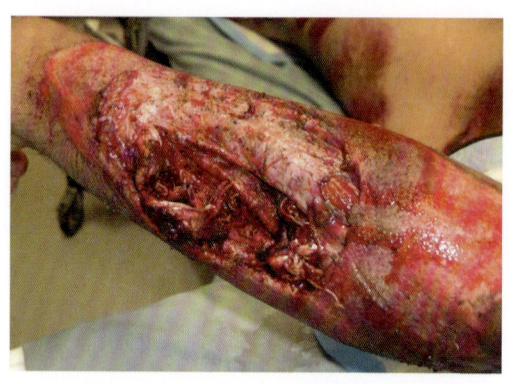

图2　一个合并伸肌腱损伤的严重软组织缺损患者的术前照片，该患者在机动车事故中受伤，需要行伸肌腱重建。

- 磨损导致的肌腱断裂也会使肌腱难以一期缝合修复，需要进行肌腱转位或移植。

自然病程

- 伸肌腱完全断裂不经治疗将导致主动伸直动作永久性丧失或腕指伸直功能不全（或拇指主动外展和背伸功能的丧失，这与不同受损的肌腱有关）。
- 如果不进行肌腱修复，则由于伸肌结构断裂或无力不能对抗屈肌腱牵拉，导致后期伸屈肌腱间失衡，伴或不伴关节挛缩畸形。

病史和体格检查

- 患者多数曾经有前臂或手部背侧的穿刺伤或钝器伤，导致腕部、各手指的主动伸直功能丧失（图3）。软组织缺损可能与原发伤有关。
- 拇长伸肌腱磨损性断裂的患者，可能有近期或远期桡骨远端骨折病史，通常仅有轻微的骨折移位。
- 体格检查方法如下：
  ○ 掌指关节伸直：掌指关节伸直不全提示掌指关节近端区域的伸肌腱断裂。如果其他手指不保持屈曲，患者在肌腱完全断裂的情况下仍可以完全伸直患指。
  ○ 拇长伸肌检查：拇长伸肌断裂表现为拇指指间关节和掌指关节不能伸直。

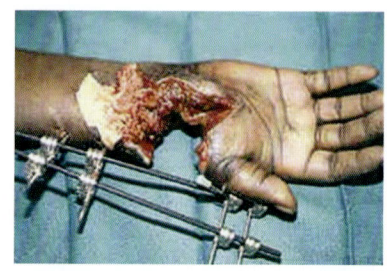

图3　猎枪弹伤所致的屈伸肌腱节段性缺损。

  ○ 腱固定效应检查：伸肌腱缺损将导致腱固定效应消失。屈腕将不会引起手指背伸。
  ○ 需要注意肌腱结合部位近端的撕裂伤。损伤后可能通过肌腱结合部位及邻近指总伸肌腱而保留伸指功能[6]。
- 全面检查所有开放伤口，评价软组织损伤的程度，并进行肘部、前臂、腕部及手部的全面评估。
  ○ 检查过程中进行局部或区域麻醉可以减少患者痛苦。
- 做任何麻醉之前，必须做全面的神经血管检查。特别要注意桡神经的功能检查，尤其是骨间后神经。
  ○ 骨间后神经功能受损可能源于卡压性神经疾病、直接创伤或潜在的肘关节病变。
- 如果怀疑关节紊乱，那么向关节内注射生理盐水或亚甲蓝可以检验关节囊是否破裂。

影像学和其他诊断性检查

- 拍摄受伤部位（肘部、前臂、腕部及手）前后位、侧位和斜位X线片可以发现是否有异物、隐匿性骨折、骨折畸形或病理骨折。
- 疑似迟发性伸肌腱断裂的病例，有时需要做MRI检查以确诊，并确定肌腱末端回缩的位置。

鉴别诊断

- 桡神经和骨间后神经麻痹。
- 屈肌腱损伤。
- 手内肌紧张。
- 肌腱粘连。
- 肌腱半脱位（掌指关节水平）。
- 关节挛缩、半脱位或畸形。
- 软组织损伤。

非手术治疗

- 掌指关节近侧的伸肌腱损伤不能保守治疗，因为肌腱近侧断端会回缩，肌肉也会回缩，将导致腕和手指永久丧失主动伸直功能[4]。
- 掌指关节以远的没有固定畸形的慢性伸肌腱损伤以支具固定和强化治疗可以取得疗效。对于一些患者，这样的保守治疗可以获得疗效。

手术治疗

- 多数伸肌腱损伤如果治疗相对及时，都有望Ⅰ期直接修复。
- 重建伸肌腱的适应证包括腕部、各手指伸直功能丧失引起的功能缺陷。

- 延期修复或因肌腱缺损无法行Ⅰ期修复时,可用肌腱移植或转移术恢复功能。

术前计划
- 应实际评定患者从手术中可能得到的益处,并制订详尽的治疗计划。
- 必须在重建伸肌腱手术之前判别出固定性的关节挛缩并进行治疗和支具固定。
- 严重软组织缺损的患者,在进行伸肌系统重建之前必须有效覆盖创面。
- 这种覆盖包括游离岛状肌瓣、筋膜瓣和皮瓣,以及全厚和刃厚皮片移植。

体位
- 患者仰卧,将手外科工作台置于手术操作的一侧。
- 术中通常需要使用止血带使术野清晰。

入路
- 采用的手术路径取决于肌腱转位或移植术的需要并在手术技术部分详述。

端侧编织缝合
- 肌腱转位或移植术采用编织缝合术往往是最安全的方式(技术图1)。
- Pulvertaft缝合法是常用的缝合方法。
  - 锐利的肌腱抓持及导引工具非常重要,能够以最小创伤引导一条肌腱穿过另外一条肌腱。
  - 以合适的角度进行肌腱编织。例如,第1次编织入口为水平,第2次为垂直,第3次再为水平。至少需要3次编织。

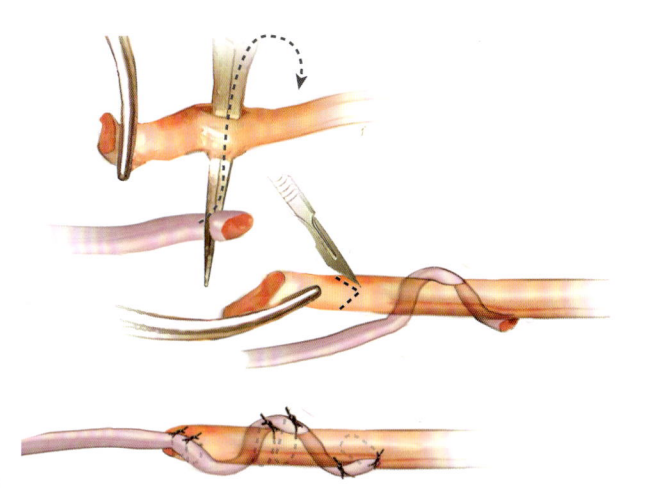

技术图1　断端编织缝合技术。将细肌腱穿入粗肌腱后编织缝合。

示指固有伸肌腱-拇长伸肌腱转位术
- 在示指的掌指关节表面做1 cm切口确认示指固有伸肌腱的远侧,其位于指总伸肌腱尺侧。
- 在伸肌支持带远侧,大致在桡腕关节水平做第2个切口,示指固有伸肌腱可以于第4伸肌间室的桡侧得到确认。
  - 示指固有伸肌肌腹较低,容易确认。
- 自指总伸肌深部分离出示指固有伸肌腱并经过掌指关节表面的切口横行切断。
- 将肌腱近侧断端从近端切口抽出。
- 在舟骨-大多角骨-小多角骨关节中点做第3个切口并确认拇长伸肌腱远侧残端(技术图2A)。
- 在腕部和拇指基底附近的两处切口之间建立皮下隧道连接2个切口。
- 将示指固有伸肌腱经隧道引出,并以编织缝合技术将其缝合在拇长伸肌腱远侧残端上(技术图2B)。
- 应保持肌腱的一定张力,这样当腕部伸直时,拇指指间关节可以屈曲,允许拇指末端可以触及示指末端。腕部屈曲时,拇指指间关节应当可以完全伸直(技术图2C)。
- 固定腕部于20°背伸位及拇指掌指关节于0°伸直位共4周。

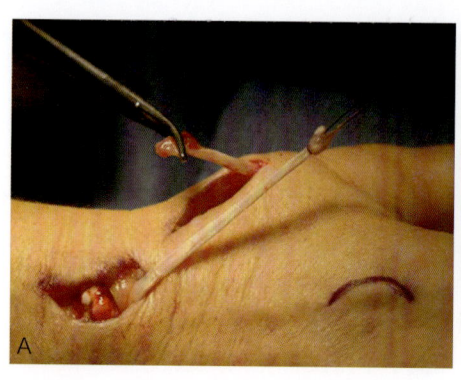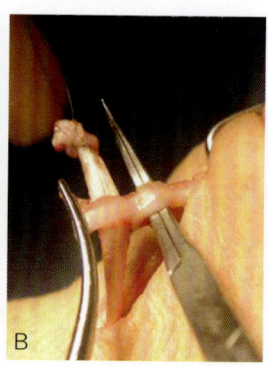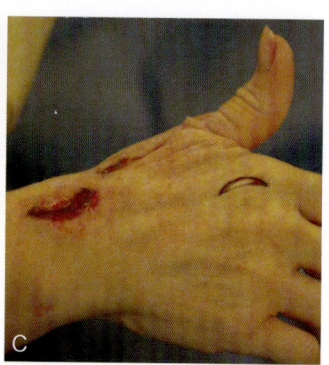

技术图2　示指固有伸肌腱－拇长伸肌腱转位术。A. 确认示指固有伸肌腱并将其经过近侧切口引出。确认拇长伸肌腱远侧残端。B. 将示指固有伸肌腱穿入拇长伸肌腱并编织缝合。C. 经过张力调整后，当腕部屈曲时，拇指应当可以伸直。

端侧缝合法修复伸肌总腱断裂

- 在手背侧的相应区域做纵行切口。
- 确认并分离断裂的肌腱。
- 将肌腱断端以端侧缝合于邻近的完整肌腱。
- 必须调整肌腱张力，使得腕部屈曲时，患指处于伸直位，而腕部背伸20°时，掌指关节应屈曲20°~30°。必须建立正常的手指屈曲弧度。

示指固有伸肌腱－指总伸肌腱[环(小)指伸肌腱]转位术

- 按照类似示指固有伸肌腱－拇长伸肌腱转位术中的方式游离示指固有伸肌腱。
- 在手背侧、环、小指断端的表面做切口。
- 游离示指固有伸肌腱并插入小指伸肌腱的远侧断端。
  - 小指固有伸肌腱如果断裂，应以侧侧缝合的方式连接到转位肌腱上。
- 环指伸肌腱的残端可以缝至邻近的指总伸肌腱中指部分。如果指总伸肌腱中指部分也已断裂，则将其缝至指总伸肌腱的示指部分，并将指总伸肌腱环指部分的断端缝合至转移的示指固有伸肌腱上面(技术图3)。

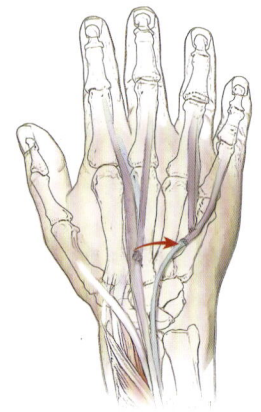

技术图3　示指固有伸肌腱－指总伸肌腱[环（小）指伸肌腱]的转位术。

尺侧腕屈肌腱－指总伸肌腱转位术

- 在前臂远侧尺侧腕屈肌(FCU)表面做纵行切口。
- 于豌豆骨近侧横断尺侧腕屈肌腱并向近侧游离。
- 在前臂近端肱骨内上髁下方5 cm处做第2个斜行切口。
- 切断尺侧腕屈肌腱的筋膜附着以游离出整个肌腹。
- 第3个切口起于在前臂中段尺背侧，向远端折向Lister结节，暴露断裂的指总伸肌腱。
- 使用肌腱导引器或Kelly钳在前臂尺侧缘经皮下将尺侧腕屈肌拉至背侧伤口。
- 必须切除尺侧腕屈肌的部分肌肉以减少体积。
- 在靠近伸肌支持带近侧处以45°角将尺侧腕屈肌穿过指总伸肌并编织缝合。
- 维持腕部和指间关节于中立位，并将尺侧腕屈肌腱缝合于最大张力位。

桡侧腕屈肌腱-指总伸肌腱转位术

- 在前臂远侧桡侧腕屈肌腱(FCR)表面做纵行切口。
- 在切口附近确认并横行切断桡侧腕屈肌腱。
- 向近侧游离肌腱以提供额外的长度。
- 在前臂背侧做第2个纵行切口,由前臂中段延伸至靠近伸肌支持带远侧处。
- 在前臂桡侧缘皮下将桡侧腕屈肌腱引导至背侧切口。
- 将桡侧腕屈肌腱穿入指总伸肌腱并置于伸肌支持带浅面。
- 维持腕部和掌指关节于中立位,并将桡侧腕屈肌腱固定于最大张力(技术图4)。

旋前圆肌腱至桡侧腕短伸肌腱转位术

- 在前臂掌桡侧做切口。
- 确认旋前圆肌腱并探寻到其桡骨止点。
- 游离其止点时应保留一条完整的骨膜,以保证转移肌腱的足够长度。
- 向近端游离旋前圆肌以增加长度。
- 然后经前臂桡侧缘皮下引导穿过旋前圆肌肌腱。
- 肌腱穿入桡侧腕短伸肌腱腹结合部远侧,如果必要,经第2切口引导(技术图5)。
- 将腕维持于45°伸直位,转移的旋前圆肌腱缝合于最大张力。

指浅屈肌腱转位修复多发伸肌腱断裂

- 在手掌远端掌侧做横行切口以暴露中、环指浅屈肌腱。
- 在浅腱分叉处的近端切断中、环指指浅屈肌腱。
- 在前臂中段掌桡侧做纵行切口,暴露骨间膜。
- 然后将2根肌腱引导入近侧切口。
- 在骨间膜上做2处切口,切口要足够长以利于肌腹穿过并避免粘连。
- 在前臂远端背侧做J形切口,将肌腱穿过骨间膜。
- 指浅屈肌中指部分由指深屈肌的桡侧牵过,环指部分由其尺侧牵过。
- 指浅屈肌中指部分编织缝合示指固有伸肌和指总伸肌的示、中指部分(技术图6)。
- 指浅屈肌环指部分编织缝合于指总伸肌的环、小指部分。
- 维持腕部20°背伸位,拇指和其余各指握拳,将转移肌腱与指浅屈肌腱缝合并保持于最大张力。

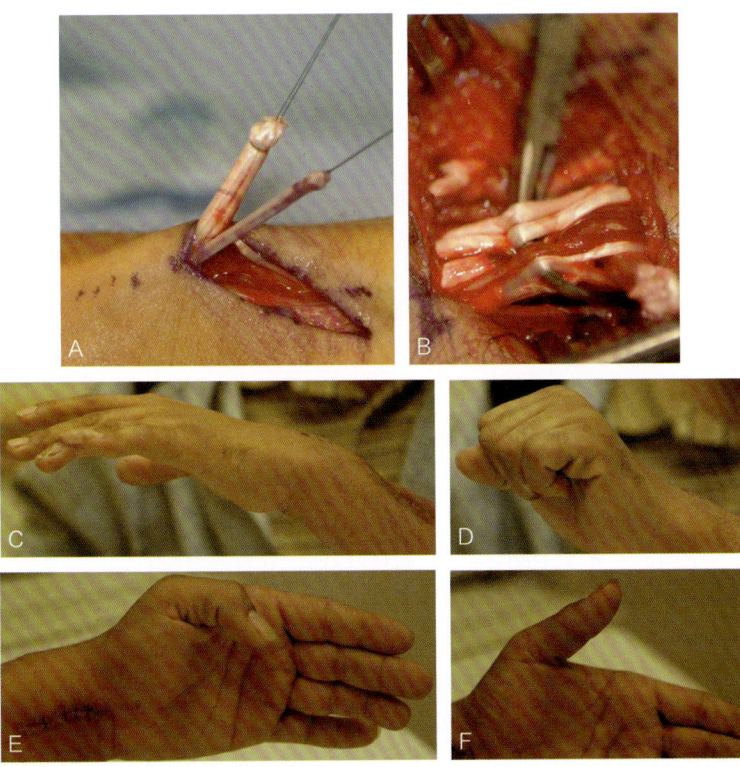

技术图4 A~F.桡侧腕屈肌和掌长肌(PL)转位以修复拇指和其余各指伸直。A.切断桡侧腕屈肌腱和掌长肌腱。B.桡侧腕屈肌腱编织缝合于指总伸肌第2、3、4和第5伸肌腱。C~F.患者在演示重建指的背伸动作。

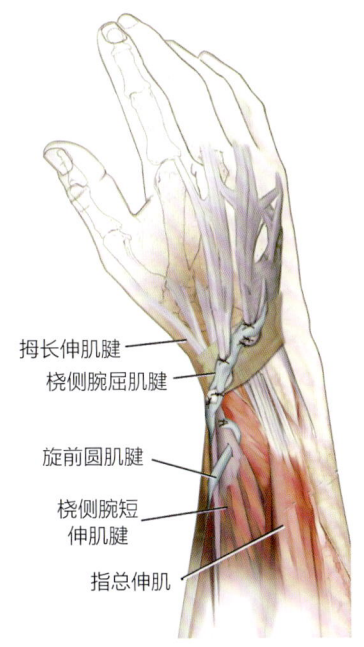

技术图5 桡侧腕屈肌腱转位修复指总伸肌腱,以及旋前圆肌腱转位修复桡侧腕短伸肌腱。

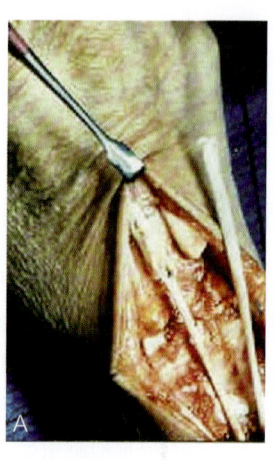
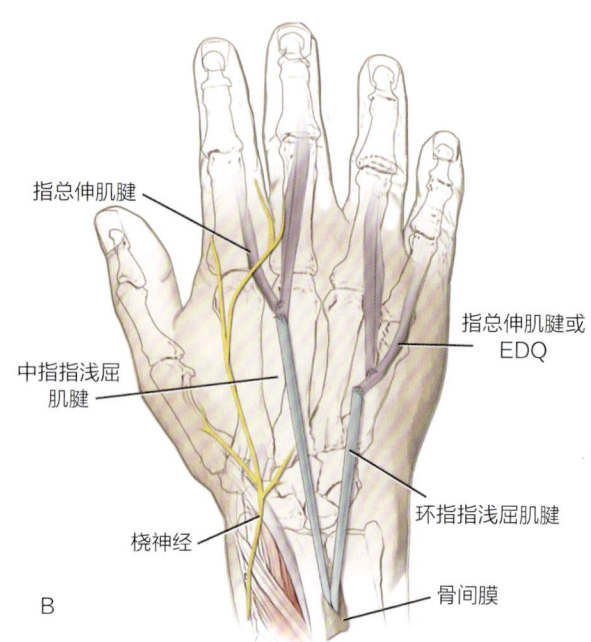

技术图6　A. 中、环指指浅屈肌腱（FDS）转位修复损伤的指总伸肌腱。B. 中环指指浅屈肌腱转位至指总伸肌腱的示、中、环、小指。指浅屈肌腱的转位需要经过骨间膜上建立的裂孔。

硅胶管分期功能重建术

- 在手和前臂背侧软组织缺损的病例中，首先要用良好的软组织覆盖创面。
- 进行软组织覆盖的时候，可以利用和肌腱大小相仿的硅胶管来预置转移或移植肌腱的设计通道。
- 放置硅胶管2~3个月后，若覆盖软组织存活良好，可以进行合适的肌腱转位或移植（技术图7）。

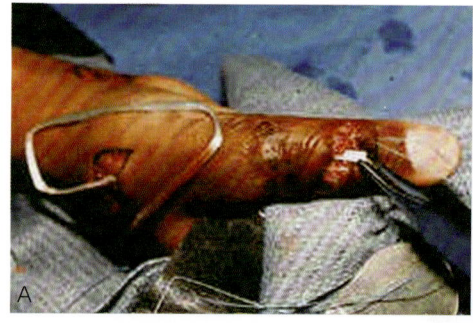 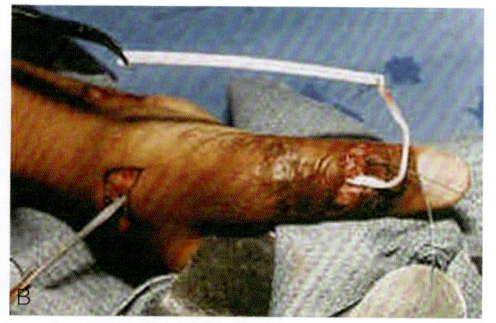

技术图7　A. 硅胶管（肌腱管）用来建立无粘连的肌腱床。B. 当软组织愈合并成形后，以移植肌腱取代硅胶管。

游离肌腱移植

- 对于节段性肌腱丢失、肌肉挛缩或断裂的患者，可考虑进行肌腱移植。
- 在选择局部自体移植（即掌长肌、小指伸肌）或同种异体移植之前，必须具备必要的软组织覆盖。
- 肌腱残端新鲜，并且仔细测量修复间隙所需的距离并从移植物中取相应长度。
- 修整供体肌腱的直径以匹配受者肌腱端。
- 用3-0聚酯纤维将Bunnell十字形缝合线放置在肌腱的近端肌腹处（技术图8）。
- 将移植肌腱穿在直针上，并通过远端的另一条十字形缝合线完成远端交界处缝合。
- 手指应处于休息位。维持适当的紧张度至关重要。

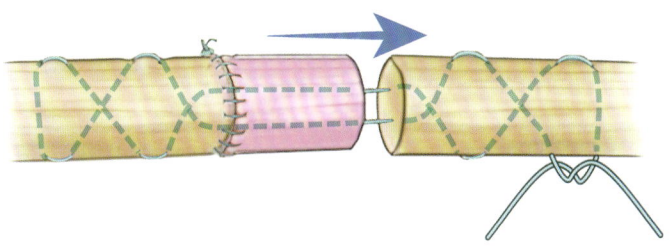

技术图8 移植肌腱缝合技术。通过使用可用移植肌腱的短段,可以在后期修复中修复缝隙。

要点与失误防范

术前问题	• 对于严重软组织受损的患者,首先要固定骨折,然后再覆盖软组织。伸肌的重建将在后面解决。 • 伸肌腱重建之前应处理关节挛缩。
移植物的选择	• 移植物的类型取决于要重建的肌腱和外科医生的偏好。我们通常更喜欢使用桡侧腕屈肌腱进行指总伸肌重建。

术后处理

- 起初应以支具将腕部固定于大约背伸30°,掌指关节大约屈曲15°,指间关节完全伸直。
- 如果转移的肌腱源自肘关节以上,应将肘关节固定于屈曲90°,并维持适当的前臂旋转位置。
- 拇指指间关节和掌指关节应固定于完全伸直位。
- 4周以后,开始在手外科理疗师监督下进行有支具保护的关节主动活动练习。6周以后进行辅助性主动和被动功能练习。

预后

- 分期伸肌腱功能重建,例如使用硅胶管进行肌腱二期移植以重建近侧指间关节的伸直功能已有报道,在对6例伴随严重手部软组织外伤的手指治疗中均取得了良好效果,所有病例手部功能均得到提高[1]。
- 有研究报道局部自体肌腱移植与EIP转位修复EPL的效果并无明显差异[5]。

并发症

- 手外在肌紧张。
- 手内肌紧张。
- 肌腱断裂。
- 供区损害。
- 关节僵硬。

(孙蕴初 译,沈君劼 审校)

参考文献

[1] Adams BD. Staged extensor tendon reconstruction in the finger. J Hand Surg Am 1997;22:833-837.

[2] Al-Rachid M, Theivendran K, Craigen MA. Delayed ruptures of the extensor tendon secondary to the use of volar locking compression played for distal radius fractures. J Bone Joint Surg Br 2006;88(12):1610-1612.

[3] Baratz ME, Schmidt CC, Hughes TB. Extensor tendon injuries. In: Green DP, Hotchkiss RN, Pederson WC, eds. Green's Operative Hand Surgery, ed 5. Philadelphia: Elsevier Churchill Livingstone, 2005:187-217.

[4] Burton RI, Melchior JA. Extensor tendons—late reconstruction. In: Green DP, Hotchkiss RN, Pederson WC, eds. Green's Operative Hand Surgery, ed 4. New York: Churchill Livingstone, 1999:1988-2021.

[5] Chung US, Kim JH, Seo WS, et al. Tendon transfer or tendon graft for ruptured finger extensor tendons in rheumatoid hands. J Hand Surg Eur Vol 2010;35(4):279-282.

[6] Newport ML. Extensor tendon injuries in the hand. J Am Acad Orthop Surg 1997;5:59-66.

[7] von Schroeder HP, Botte MJ. The functional significance of the long extensors and juncturae tendinum in finger extension. J Hand Surg Am 1993;18(4):614-617.

第83章 伸肌腱置中术治疗创伤性掌指关节半脱位

Extensor Tendon Centralization Following Traumatic Subluxation at the Metacarpophalangeal Joint

Byung J. Lee, Ross J. Richer, and Craig S. Phillips

定义

- 伸指肌腱在掌指（MCP）关节处的不稳定分为两类：半脱位和完全脱位。
  - 半脱位是指在掌指关节完全屈曲的状态下，伸指肌腱向侧方移位超越了中线，但是仍然与髁有接触。
  - 脱位的定义是指伸指肌腱移位至掌骨头之间的凹槽中[14]。
- 位于掌指关节的伸指肌腱不稳定常发生于具有潜在性炎症（即类风湿关节炎）的患者。
- 矢状束的挫伤，尤其是桡侧矢状束的损伤，可导致伸指腱的不稳定。尽管尺侧矢状束损伤引起者亦有报道，但是绝大多数的伸肌腱不稳定仍然是由桡侧矢状束的损伤引起的。
- 在非风湿病的患者中，伸肌腱不稳定相对罕见。
- 由于矢状束覆盖或者包裹掌指关节，有时也被称为"屏障"韧带。
- 按照伸肌腱不稳定的程度，矢状束损伤分为Ⅰ、Ⅱ和Ⅲ型[14]。
- 位于掌指关节水平的创伤性伸肌腱半脱位属于Ⅱ型损伤，而完全脱位属于Ⅲ型损伤。这些损伤被命名为"拳击者关节"[6]。
- 不是所有的矢状束损伤都会导致伸肌腱半脱位，通过临床检查可以对伸肌腱不稳定的患者进行鉴别。
- 影响治疗的因素包括症状和受伤至就诊的间隔时间。

解剖

- 掌指关节水平的伸指结构包括伸肌腱、矢状束和掌板。矢状束是一个复杂的伸肌支持带系统的一部分，该伸肌支持带系统包括侧腱束之间的三角韧带、横行支持韧带和近侧指间关节（PIP）水平的斜行支持韧带（图1A）。
- 矢状束是包裹伸肌腱的动力结构，在掌指关节屈曲时将伸肌腱维持在关节的中心位置，在关节过伸时防止形成弓弦畸形并控制肌腱的偏移。矢状束止于覆盖于掌指关节的掌板上面（图1B）[15]。
- 在掌指关节部位，矢状束是指伸肌腱的主要稳定结构，它们的完整性是伸肌腱发挥正常功能的保障[12,15,17,20]。
- 当掌指处于中立伸直位时，矢状束与肌腱垂直。
- 在解剖学和生理学上，矢状束与深部侧副韧带具有明

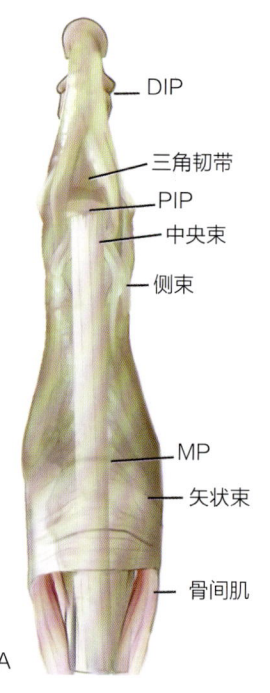

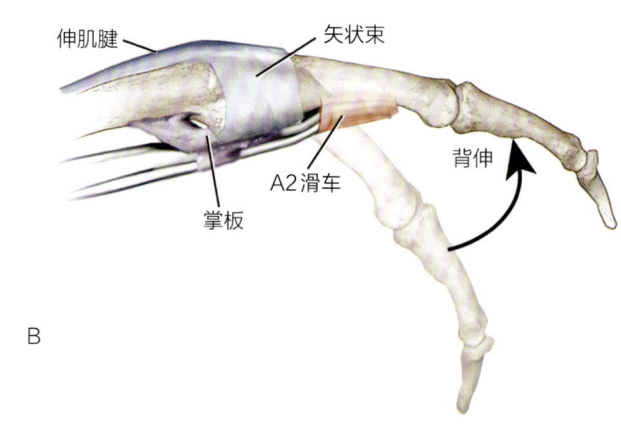

图1 A. 指伸肌腱的解剖学结构，包括手指的矢状束。B. 矢状束的功能演示。矢状束将伸肌腱连接到近节指骨和掌板的底部，从而伸直掌指关节。

显的差异。
- 与尺侧矢状束相比,桡侧矢状束更加细长。
- 在腕关节、掌指关节屈曲和桡尺偏的时候,矢状束处于最紧张的状态。
- 蚓状肌通过侧束实现屈曲掌指关节和伸指间关节(IP)的功能。其起点在指深屈肌(FDP)腱,越过手指桡侧,止于伸指肌腱扩张部。
- 掌骨间韧带非常坚固,起于相邻掌骨颈并止于邻近掌骨颈内,其在蚓状肌腱的背侧和骨间肌腱的掌侧。

发病机制

- 矢状束损伤通常发生于掌指关节屈曲状态下受到直接打击。
- 矢状束损伤还可以发生于间接的屈曲暴力或者通过矢状束直接的剪切暴力。
- 其他机制包括手指受暴力引起偏移,这种损伤通常发生于掌指关节处于伸直状态时。
- 在开放性损伤时,矢状束常常被撕裂。
  - 有时联合腱的撕裂伤也可以导致伸肌腱的半脱位。
- 典型的伸肌腱半脱位至少有50%的近端矢状束破裂[20]。当MCP关节屈曲时,伸肌腱不再位于关节的中心,而是向尺侧半脱位。
- 有研究表明手指矢状束损伤与矢状束横截面的直径、远端附着部的范围以及矢状束的长度相关[7,14,15]。通常中指的损伤发生最多。
- 有研究表明创伤性半脱位发生于同时有包绕伸肌腱矢状束的浅、深层撕裂伤的患者[8]。
- 当潜在性炎性状态发作时,矢状束开始萎缩变薄,导致伸肌腱向掌骨头间沟脱位。这种非创伤性伸肌腱脱位常偏向尺侧。

自然病程

- 典型患者,急性损伤引起的症状经过恰当的治疗在3周内会消退,但是疼痛有可能会持续到9个月才能完全消失[6]。
- 伴有肿胀不适和半脱位的矢状束损伤如果被忽视,随着时间的推移,症状会持续加重。伸肌腱可能会被动固定于掌骨头间凹,导致伸指和外展功能的丧失。这些患者需要外科手术治疗以解除症状[7,14,16]。

病史和体格检查

- 本章讨论创伤性半脱位。炎症性半脱位的治疗计划有所不同,不包括在本章之内。
- 治疗的关键在于理解损伤周围的环境。这些信息将有助于识别开放伤的感染风险(例如清洁切割伤、咬伤)或者促成低能量创伤引起的闭合伤的潜在的全身性疾病。
- 外伤后不久,软组织的肿胀可能会导致难以识别掌指关节上肌腱的排列情况。
- 创伤性矢状束损伤及继发的伸肌腱不稳定初期症状和体征包括:
  - 局部疼痛。
  - 相关的掌指关节肿胀。
  - 活动受限(图2A)。
  - 掌指关节伸直受限或者伸直时侧偏,或者两者兼有(图2B)。
  - 掌指关节伸直无力。
  - 掌指关节主动屈曲时,其上肌腱可能有痛性弹响(图2C)。
  - 尺偏畸形和受累手指的早期或者晚期内收困难(在示指则为外展困难)。
- 慢性肌腱不稳定患者经常有掌指关节屈曲痛的表现,伴有受损的矢状束局部压痛和肿胀,例如做抓握动作时[16]。
- 当掌指关节被动置于伸直位时,伸直位可主动维持。然而,试图从屈曲位置伸直掌指关节或者从完全伸直位置屈曲掌指关节常常很困难。
- 检查掌指关节上的伸肌腱不稳定的方法包括:

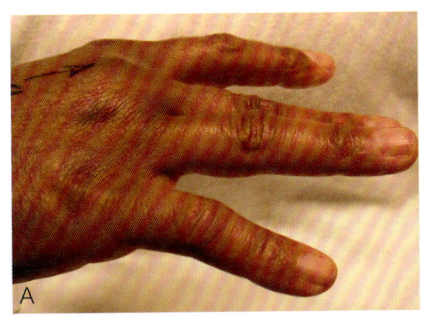 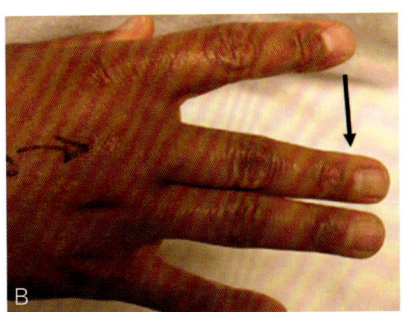 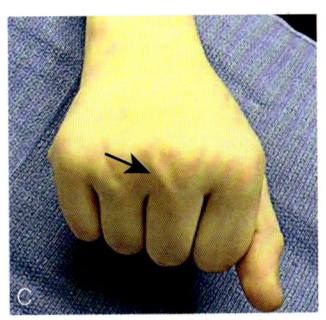

图2 A. 因矢状束损伤导致掌指关节不能完全主动伸直。B. 桡侧矢状束损伤导致手指尺偏。C. 手指伸肌腱桡侧脱位至尺侧第4指蹼间隙(箭头所示)(A、B的版权:Brian Hartigan)。

- 评估矢状束在整个掌指关节的活动范围。
- 评估肿胀、开放伤等。确定病变部位。
- 掌指关节及掌骨头间沟触诊。
  - 矢状束损伤将有浅触痛的表现。相比之下，侧副韧带损伤伴随的疼痛常常在深部，位于掌骨头之间的沟内。
- 进行肌腱不稳定测试。
- 嘱咐患者屈曲掌指关节和腕关节，该位置在掌指关节伸肌腱上加载的尺偏应力最大。这将有助于判断不稳定的程度。
- 疼痛激发试验：在远、近侧指间关节伸直和掌指关节屈曲状态下，嘱患者在抗阻力下尽量伸直掌指关节。

影像学和其他诊断性检查

- 需要拍摄掌指关节的标准的X线系列片，包括后前位、侧位和斜位片。
  - 这些X线片可以排除限制矢状束伸直的或者导致矢状束脱位的、机械性的或者骨性疾病。
- Brewerton片（手指背侧贴近片盒，掌指关节屈曲45°拍摄的后前位片）或者应力位片有助于排除侧副韧带撕脱伤。
- MRI已成功应用于鉴别矢状束的损伤，特别是在体格检查由于肿胀或者患者不适而难以进行时。受伤的掌指关节屈曲位做MRI检查有助于诊断。
  - 急性创伤表现为在T1和T2加权像上，矢状束内部和周围形态学和信号强度的异常，并见边界不清、病灶不连续、增厚[4]。
- 当肿胀影响体格检查时，有报道动态超声可以作为诊断伸肌腱半脱位的一种有用的手段[11]。

鉴别诊断

- 掌指关节侧副韧带损伤。
- 扳机指。
- 尺神经麻痹。
- 先天性矢状束缺如。
- 指总伸肌腱断裂。
- 桡神经损伤。
- 腱联合破裂。
- 掌指关节炎。

非手术治疗

- 据笔者的经验，3周内呈现急性矢状束破裂和伸肌腱不稳定症状的患者，大部分可以成功采用非手术支具治疗[14]。

- 但是，不同的文献资料报道的成功率并不一致。有研究表明，44%～100%的采用保守疗法的患者的症状消失时间平均为13.5个月[1-3,7,14]。

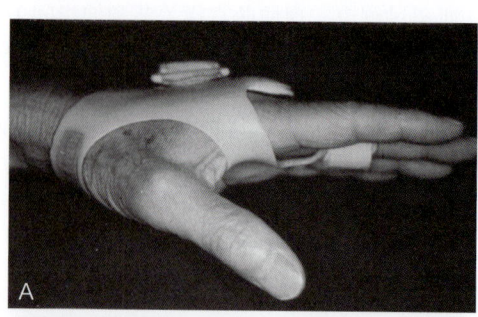
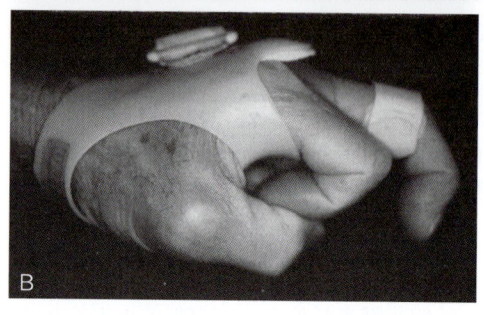

图3　A、B. 用于矢状带断裂保守治疗的典型的夹板。指间关节是自由的，掌指关节的弯曲度不超过30°。

- 当然，除非在特殊情况，如职业运动员，应首先尝试保守治疗。
- 虽然有几种不同的治疗方案和支具可以采用，但是都需遵循一个共同的原则：在几周内保持掌指关节的中立位(完全伸直)。在所有情况下，都需要鼓励指间关节的主动活动。
  - 根据患者在2～4周后随访的情况，定制的矫形塑料支具固定伤指保持掌指关节屈曲在0°～20°(图3)4～6周。
  - 掌指在伸直位固定6周后，拆除支具。对于喜好运动者和活动量大者，支具需要再固定2周。绑带可以提供长期的支撑。
  - 从积极的主动活动开始，慢慢进展到轻柔地被动屈曲掌指关节。
  - 此后，手活动无须限制。通常不需要正规的手部治疗；然而，当出现过度的关节僵硬和X线片不能证明的任何骨病，一个短期的规范治疗过程是有帮助的。
  - 对于明显对保守治疗无效的损伤，建议外科手术治疗。

手术治疗

- 手术指征。

- 受伤后痛性伸肌腱不稳定持续3周以上。
- 患者的外伤经非手术治疗无效和超过6周的保守治疗仍有疼痛性伸肌腱不稳定。
- 专业运动员[6]和其他高要求者。
- 在可能的情况下,应当直接修复矢状束。
  - 虽然笔者认为,伤后8周以上通常是不可能直接修复矢状束的,但是Hame和Melone[6]报道了对11例在受伤后平均3.3个月予以直接修复矢状束,没有患者在之前用过支具,所有患者运动范围完全恢复并且无症状,在平均5个月左右返回到专业运动。
  - Carroll等[2]报道了对5名患者在保守治疗失败后进行矢状束重建。所有患者重新获得了无症状的完全的活动范围。
- 如果组织缺损或存在瘢痕,重建将是必需的,而不应采用直接修复。

术前计划

- 对于开放性损伤,外科医生应该判断损伤是否与咬伤有关。在这种情况下,掌指关节可能存在污染,那么必须行外科冲洗、清创以及抗生素治疗。当出现严重的污染,需要延迟修复矢状束。
  - 有伴发掌指关节囊损伤的可能。手术暴露后,将亚甲蓝注入关节,漏出损伤区外的亚甲蓝有助于揭示在掌指关节囊的任何裂缝。需要对这些损伤进行清创,随后进行关节灌洗。无须修复关节囊[6]。
- 外科医生应准备进行修复或重建。
- 首选局部麻醉,但区域麻醉或全身麻醉也可采用。

体位

- 患者仰卧于手术台上,受伤的手伸直外展放置于搁手台上。
- 术前上臂绑止血带,充气至合适的压力。

暴露

- 取受累掌指关节上方背侧弧形切口。
  - 该切口适用于一期矢状束修复。
- 在受影响的掌指关节中心的背侧上方做一纵行切口。
  - 该切口适用于需要更大的暴露范围时的重建病例。
- 桡神经和(或)尺神经的感觉末梢,需要确认并予以保护。
- 暴露伸肌腱,分辨撕裂部位,瘢痕组织需要清创。
- 掌指关节囊在伸肌腱的深部,通常不受影响;然而,当需要确认掌指关节有无病变时,需要切开关节囊。

一期修复

- 确诊矢状束损伤,将伸肌腱置中(技术图1A、B)。
- 将撕裂的矢状束和同指伸肌腱之间区域的多余组织切除。
- 用4-0或5-0非吸收缝合线(Ethibond)将矢状纤维修复。在可能的情况下需将线结包埋。
  - 在关节屈曲60°~70°的情况下进行修复,以避免在修复部位产生张力和发生关节僵硬。
- 被动屈伸关节以确保关节稳定(技术图1C~E)。
- 伤口用4-0尼龙缝线间断缝合。

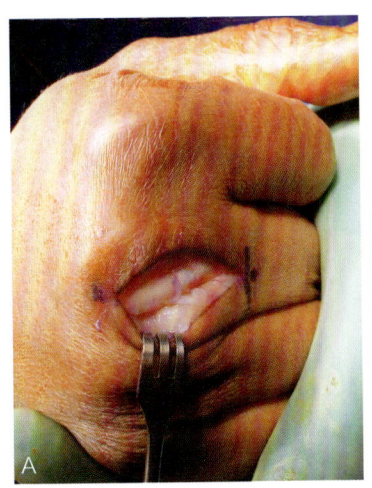
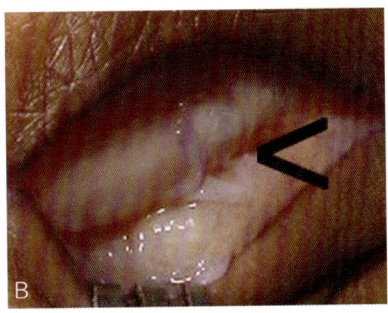

技术图1 A. 伸直位时在掌指(MCP)关节(箭头)上的创伤性伸肌腱脱位(尺侧)。B. 屈曲位时在MCP关节上的伸肌腱半脱位。

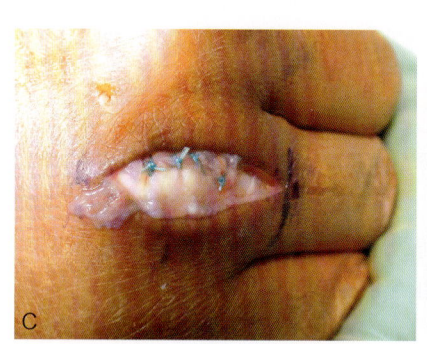 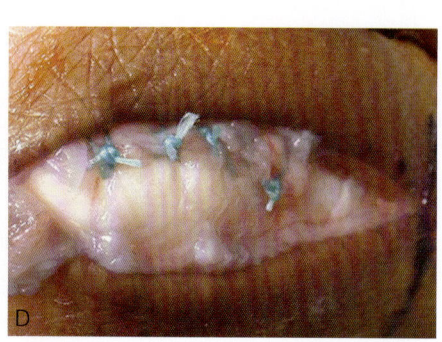 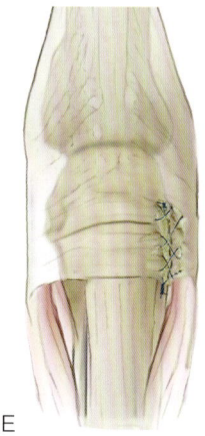

技术图1（续） C. MCP关节伸直下一期修复矢状束。D. MCP关节屈曲下一期修复矢状束。屈曲时伸肌腱保持在关节背侧。E. 一期修复的缺损的矢状束（A～D的版权：Brian Hartigan）。

采用伸肌腱滑动［Carroll（Kilgore）］进行重建（作者首选的技术）

- 尺侧矢状束的游离可能是使瘢痕化的肌腱的背侧和桡侧运动所必需的（技术图2A、B）。
- 将蒂部位于远端的桡侧或尺侧伸肌腱条（约1/3）置入完整的伸肌腱下面（技术图2C）。
- 远端肌腱束被置于伸肌腱的深面。
- 从远端到近端的方向，将肌腱移植然后缠绕在桡侧副韧带上（如果尺侧半脱位）（技术图2D）。
- 保持适当的张力后，按照Pulvertaft方式，采用不可吸收缝合线间断缝合或者编织缝合回肌腱主干（技术图2E、F）。
  - 和所有重建技术一样，张力是通过关节全方位的活动和背侧稳定性的权衡来确定的。
- 伤口用4-0尼龙缝线间断缝合[2,10]。

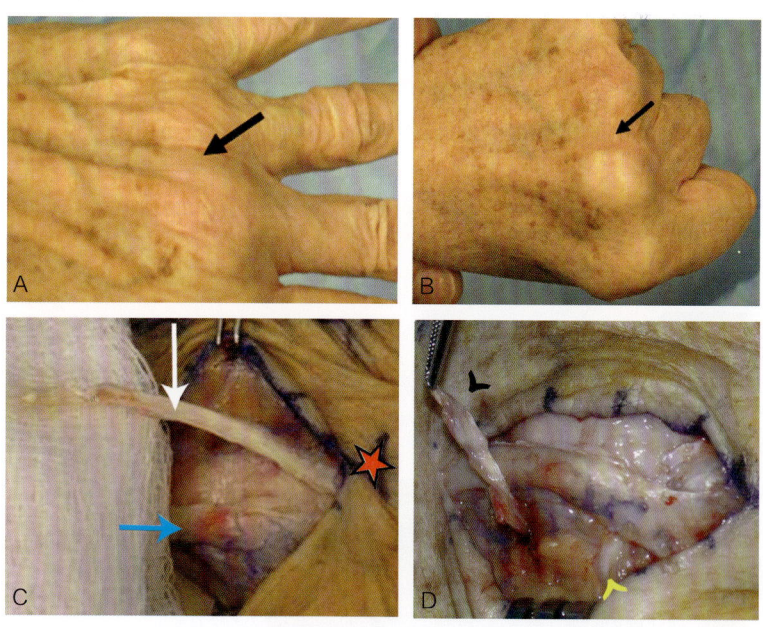

技术图2 A. 中指在MCP伸直，仍然具有伸肌腱脱位进入尺侧沟槽的表现。B. 当MCP关节屈曲时（箭头），伸肌腱脱位。C. 蒂位于远端的伸肌腱条切取（白色箭头）。尺侧半脱位的伸肌腱用一个蓝色的箭头表示。红色星号表示手指的远端部分。D. 蒂位于远端的伸肌腱条（黑色箭头）从远向近在伸肌腱下方绕回桡侧副韧带（黄色箭头）的掌侧。

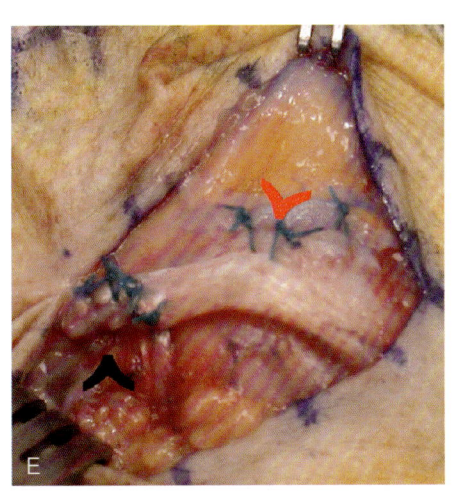 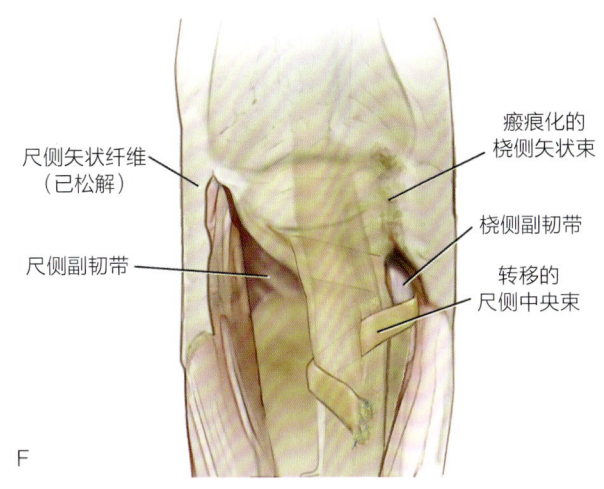

技术图2（续） E. 蒂位于远端的伸肌腱条已缝合于MCP关节（黑色箭头）近端的伸肌腱上。修复尺侧矢状束残余部分以防止伸肌腱（红色箭头）的桡侧半脱位。F. 使用一个蒂位于远端的伸肌腱条包裹桡侧副韧带（RCL），并重新缝合到伸肌腱（编织缝合）以重建矢状束。

蚓状肌转位动力化重建（Segalman）

- 蚓状肌位于关节桡侧，将其游离（技术图3A、B）。
- 自近端开始，从更多骨间背侧肌分离蚓状肌。
- 显露蚓状肌后，继续向远端分离，直至其止点。
- 于蚓状肌腱在侧腱束止点的近端处将其切断（技术图3C）。
- 伸肌腱复位后，伸肌腱的等距点必须确定。通过轻柔地活动手指变动或让患者屈曲来确定等距点。一旦确定，做一个纵向小切口，将蚓状肌腱从手掌侧向手背侧穿过（技术图3D）。
- 张力要合适，通过轻柔地活动手指以确定半脱位纠正。使用不可吸收的缝合线间断缝合肌腱。
- 伤口用4-0尼龙缝线间断缝合[18]。

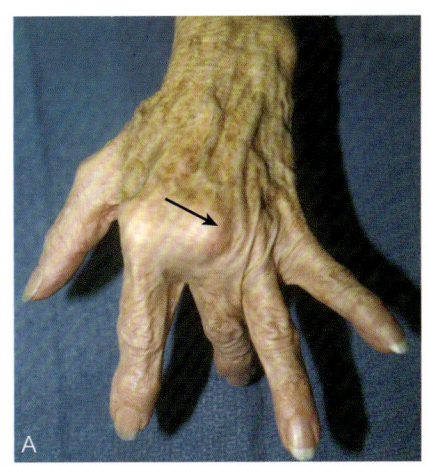 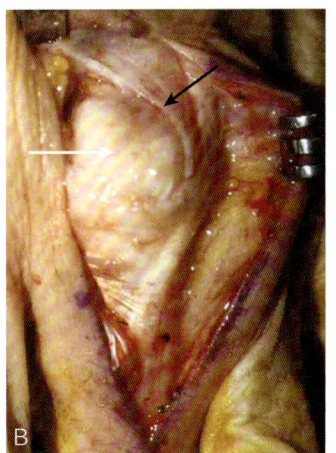

技术图3 蚓状肌移位动力化重建技术。A. 在中指MCP（箭头）之上的伸肌腱的尺侧脱位。B. 手术暴露显示伸肌腱脱位（黑色箭头），伴有桡侧矢状束（白色箭头）的巨大缺损。

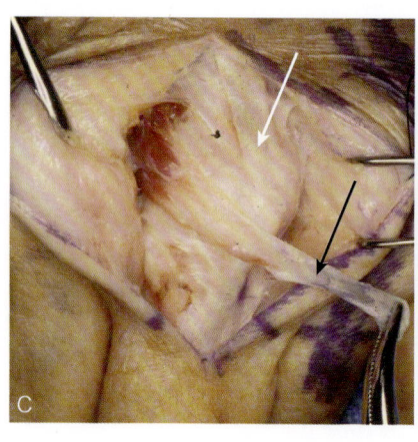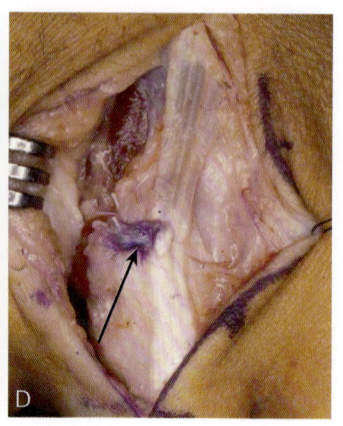

技术图3（续） C. 蚓状肌腱已游离，待转位（黑色箭头）。白色箭头指伸肌腱。D. 将蚓状肌腱编织入伸肌腱（箭头），在MCP活动时起到了稳定作用（版权：Keith Segalman, MD）。

通过掌骨间深横韧带矢状束重建术（Watson法）

- 在掌指关节患侧近端切取一个蒂位于近端的伸肌腱条，长4cm，宽不超过肌腱横径的1/3（技术图4A）。
- 将这个肌腱条在掌骨间深横韧带水平穿过主干肌腱的一个小裂口，以防止肌腱进一步撕裂。
- 使用一个弯钳将其绕过或穿过掌骨间深横韧带（技术图4B）。
- 将伸肌腱主干置于关节正中，调节好张力后，将移植肌腱条游离缘编织缝回伸肌腱主干（技术图4C）。
- 伤口用4-0尼龙缝线间断缝合。

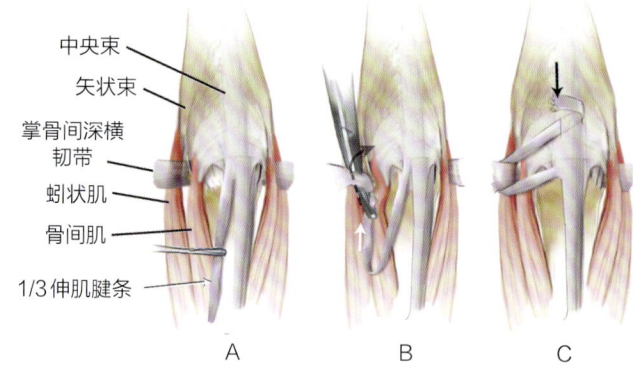

技术图4 A. 切取一个蒂位于远端，横径不超过伸肌腱的1/3宽度的伸肌腱条。B. 伸肌腱条由近及远，绕过掌骨间深横韧带将滑动的伸肌腱重新归位。C. 将肌腱条游离端在MCP远端以编织缝合法缝回伸肌腱（通常是在桡侧）。

腱联合置中术

- 在病变的MCP关节背侧正中做一纵行切口。
- 辨认伸肌腱并将其置于正中的位置。
- 将MCP关节屈曲，与相邻肌腱间显露最近端的尺侧腱联合。
- 将腱联合从相邻的肌腱的尺侧部位分离出来。
- 然后将其翻转至受累的手指桡侧，仍然与肌腱保持连续，在恰当的张力下将伸肌腱置中后，将腱联合与残留矢状束掌侧部分缝合。
- 在这项技术的一个变种中，腱联合在保持和伸肌腱的尺侧束连续的前提下放松，该束穿过肌腱终点缝合至桡侧掌伸横韧带上。残留束反折间断缝合至自身和桡侧伸肌腱腱帽上[5]。
- 用4-0尼龙缝线间断缝合伤口。

使用骨隧道重建矢状束

- 在受影响的掌指关节上进行背侧横行切口。
- 通过腕部和掌侧前臂的2个小切口切取3~4 cm的掌长肌腱。
- 使用1.6 mm钻头，从掌骨颈背中线到头颈交界处的径向面钻一条骨隧道。
- 移植肌腱穿过骨隧道，在中央伸肌腱上形成一个径向的滑车。
- 通过使手指在整个运动范围内活动，然后将滑车用埋入的不可吸收的缝合线绑紧，来确定适当的张力。
- 用4-0尼龙缝线缝合伤口[9]。

要点与失误防范

活动范围	• 术前，请确保掌指关节有良好的被动运动范围。 • 避免张力过高和错位进行修复或重建。太偏向近侧的重建将限制伸展。太偏向远侧的重建将导致复发性半脱位。
麻醉	• 局部麻醉将使患者能够在手术过程中主动伸直掌指关节，使外科医生可以在术中评估修复或重建后的中心位置。
掌指关节囊	• 确定并清除掌指关节囊中的裂口。修复是不必要的[5]。另外，请注意腱结合的任何损伤。这应该修复。
掌指关节屈曲	• 在修复或重建之前和之后，一旦肌腱暴露，请调整掌指关节的位置。修复或重建应在掌指关节呈60°~70°倾斜时进行。
额外的松解	• 有时，未受伤的一侧的矢状带和腱结合需要松解，以使肌腱集中。

术后处理

- 手术后伤口立即无菌包扎和应用支具。
  - 使用掌侧和背侧支具，保持腕关节轻度背伸，掌指关节屈曲0°~30°，指间关节伸直位。
- 患者在术后第5日复诊，将缝线拆除，应用短臂石膏固定，保持腕关节轻度背伸，掌指关节过伸0°~30°，指间关节不固定。
  - 有时，在依从性好的老年患者，笔者主张使用支具固定掌指关节屈曲30°，指间关节不固定。
- 几个非动力性重建手术术后治疗方案。
  - Inoue和Yukihisa[7]把手指放置在一个石膏支具中，MCP关节在中立位或轻度屈曲位固定3周，允许IP关节主动活动。
  - Carroll等[2]用支具固定MCP关节保持中立位6周。在手术后2周，他们开始活动PIP关节，并在6周开始MCP关节的主动活动。
  - Watson等[19]使用支具和克氏针固定MCP关节在15°~20°屈曲位3周。
  - Hame和Melone[6]用石膏固定MCP关节在60°~70°屈曲6周，允许主动屈曲，但不允许伸直活动。
- 对于动力性转位，患者使用短臂石膏固定于腕中立位，掌指关节伸直位4周，指间关节不固定。术后4周开始主动活动，6周后增加活动强度。共持续治疗6~8周。

预后

- Rayan等[15]采用非手术治疗了3例Ⅱ型损伤，用支具固定掌指关节在0°伸直位3周，然后去除支具，进行2~3周的保护范围内活动，每日3次，最后予以4周绷带固定。这3例患者掌指活动无受限，局部无压痛，抗阻力外展无痛。然而，一个患者残留了无痛性半脱位。
- Carroll等[2]治疗9例伸肌腱半脱位。4例采用非手术治疗，用支具固定掌指关节在0°位6周，然后全范围活动关节。另外5例采用手术治疗，用伸肌腱条环绕侧副韧带固定，并支具固定。治疗后，所有患者都能在无痛下充分伸直，主动屈曲达90°以上。两组都无症状复发，手术组无并发症。

- Watson 等[19]描述16例患者通过伸肌腱条环绕掌骨间深横韧带固定的效果。术后平均MCP关节屈曲90°，无肌腱半脱位。所有患者均无疼痛。所有患者均无并发症，不需要进一步手术。
- Hame 和 Melone[6] 报道了对8个专业运动员共11指，在伸肌腱半脱位后立即进行矢状束修复。其中7例是关节囊受伤，都进行了清创，但没有修复。每个运动员术后活动均不受限，返回职业运动平均为5个月。不需要额外的干预，没有任何并发症出现。

并发症

- 并发症罕见。在大部分文献中没有报道任何并发症。
- 非手术治疗可能出现的并发症包括关节僵硬、支具对皮肤刺激和治疗失败。
- 手术治疗可能出现的并发症包括感染、关节僵硬、神经血管损伤和治疗失败，即在桡侧或尺侧重新出现半脱位或脱位。

（孙蕴初　译，沈君劼　审校）

参考文献

[1] Araki S, Ohtani T, Tanaka T. Acute dislocation of the extensor digitorum communis tendon at the metacarpophalangeal joint. J Bone Joint Surg Am 1987;69(4):616-619.

[2] Carroll C IV, Moore JR, Weiland AJ. Posttraumatic ulnar subluxation of the extensor tendons: a reconstructive technique. J Hand Surg Am 1987;12(2):227-231.

[3] Catalano LW III, Gupta S, Ragland R III, et al. Closed treatment of nonrheumatoid extensor tendon dislocations at the metacarpophalangeal joint. J Hand Surg Am 2006;31(2):242-245.

[4] Drape JL, Dubert T, Silbermann P, et al. Acute trauma of the extensor hood of the metacarpophalangeal joint: MR imaging evaluation. Radiology 1994;192:469-476.

[5] ElMaraghy AW, Pennings A. Metacarpophalangeal joint extensor tendon reconstruction: a reconstructive stabilization technique. J Hand Surg Am 2013;38(3):578-582.

[6] Hame SL, Melone CP Jr. Boxer's knuckle in the professional athlete. Am J Sports Med 2000;28:879-882.

[7] Inoue G, Tamura Y. Dislocation of the extensor tendons over the metacarpophalangeal joints. J Hand Surg Am 1996;21(3):464-469.

[8] Ishizuki M. Traumatic and spontaneous dislocation of extensor tendon of the long finger. J Hand Surg Am 1990;15(6):967-972.

[9] Kang L, Carlson MG. Extensor tendon centralization at the metacarpophalangeal joint: surgical technique. J Hand Surg Am 2010;35(7):1194-1197.

[10] Kilgore ES, Graham WP, Newmeyer WL, et al. Correction of ulnar subluxation of the extensor communis. Hand 1975;7:272-274.

[11] Lopez-Ben R, Lee DH, Nicolodi DJ. Boxer knuckle (injury of the extensor hood with extensor tendon subluxation): diagnosis with dynamic US—report of three cases. Radiology 2003;228:642-646.

[12] Milford LW Jr. Retaining Ligaments of the Digit of the Hand: Gross and Microscopic Anatomic Study. Philadelphia: WB Saunders, 1968.

[13] Pfirrmann CW, Theumann NH, Botte MJ, et al. MRI imaging of the metacarpophalangeal joints of the fingers: part II. Detection of simulated injuries in cadavers. Radiology 2002;222:447-452.

[14] Rayan GM, Murray D. Classification and treatment of closed sagittal band injuries. J Hand Surg Am 1994;19(4):590-594.

[15] Rayan GM, Murray D, Chung KW, et al. The extensor retinacular system at the metacarpophalangeal joint: an anatomical and histological study. J Hand Surg Br 1997;22(5):585-590.

[16] Saldana MJ, McGuire RA. Chronic painful subluxation of the metacarpophalangeal joint extensor tendons. J Hand Surg Am 1986;11(3):420-423.

[17] Schweitzer TP, Rayan GM. The terminal tendon of the digital extensor mechanism: part I, anatomic study. J Hand Surg Am 2004;29(5):898-902.

[18] Segalman KA. Dynamic lumbrical muscle transfer for correction of posttraumatic extensor tendon subluxation. Tech Hand Up Extrem Surg 2006;10:107-113.

[19] Watson HK, Weinzweig J, Guidera PM. Sagittal band reconstruction. J Hand Surg Am 1997;22(3):452-456.

[20] Young CM, Rayan GM. The sagittal band: anatomic and biomechanical study. J Hand Surg Am 2000;25(6):1107-1113.

第84章 屈肌腱和伸肌腱的腱鞘滑膜切除术
Flexor and Extensor Tenosynovectomy

Kyle P. Kokko, John T. Capo, Sanjiv Naidu, and Jay T. Bridgeman

定义

- 滑膜位于关节间隙和腱鞘内。分泌肌腱滑动所需的润滑剂（B型滑膜细胞的透明质酸和滑膜液成分），并减少在滑膜关节的运动摩擦。
- 肌腱可同时位于滑膜内和滑膜外。
- 腕管内的屈肌腱具有滑膜结缔组织的特征，可能会发生炎症。
- 腱鞘滑膜炎是滑膜外肌腱附属腱鞘的炎症或滑膜内肌腱附属滑膜的炎症[4]。

解剖

- 伸肌腱位于背侧支持带下6个独立的间室内。它们从1到6号依次编号，从桡侧开始到尺侧结束。可分为不同的伸肌腱区域。部分伸肌腱与滑膜鞘共同排列于伸肌支持带下（图1A）。
- 第1伸肌间室内的肌腱为起于前臂远端1/3的拇长展肌腱与拇短伸肌腱，斜行跨越第2伸肌间室，后者内为桡侧腕长、短伸肌腱。第1间室近端位于桡骨茎突近侧4 cm，远端位于腕部水平。
- 在第3伸肌间室的拇长伸肌（EPL）位于腕部Lister结节处呈锐角走行。
- 第4伸肌间室内的肌腱——指总伸肌腱和示指固有伸肌的肌腱位于一个宽大的支持带之下。骨间背侧神经深支位于第4伸肌间室的底部。
- 第5伸肌间室内伸肌腱往往只有一条，起伸小指掌指关节的作用。
- 第6伸肌间室内尺侧腕伸肌腱（ECU）位于骨纤维隧道内，通过一个半鞘紧密地限制在尺侧沟中，它对远端尺桡关节稳定性很重要，而且是三角纤维软骨复合体的一个组成部分。
- 腕屈肌腱——桡侧腕屈肌（FCR）腱、掌长肌腱、尺侧腕屈肌腱属于滑膜外肌腱。
- 桡侧腕屈肌通过位于大多角骨的一个紧密的骨纤维隧道后，止于第2掌骨的基底部（图1B、C）。尺侧腕屈肌腱附着在作为籽骨的豌豆骨上，另一侧附着在第5掌骨基底部。

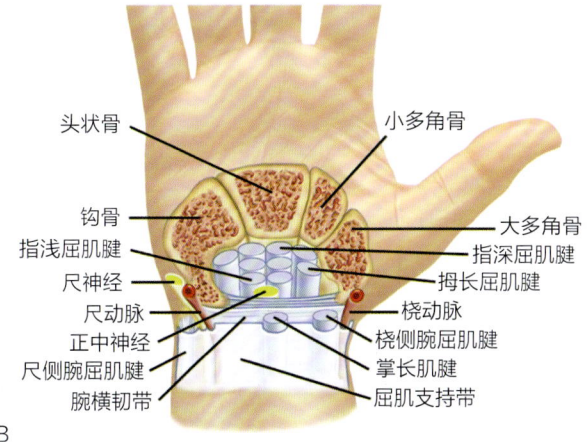

图1 A. 手的伸肌腱间室。B. 屈肌腱。

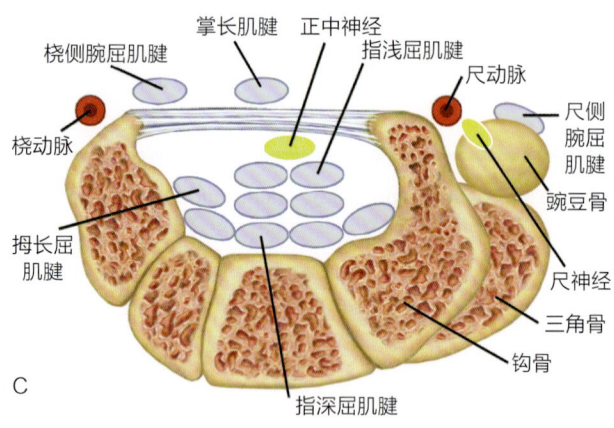

图1（续） C. 腕管。

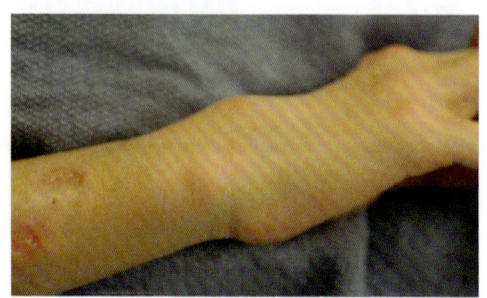

图2 继发于伸肌腱鞘炎的腕背侧肿胀。

- 屈指肌腱位于腕管腕横韧带下。与伸指肌腱不同，屈肌腱几乎完全位于滑膜腱鞘内。
- 在手指，屈指肌腱位于环形交叉韧带形成的骨纤维隧道内[3]。

发病机制

- 类风湿关节炎是滑膜组织的疾病，可导致腱鞘炎症。但是，已有报道描述了在没有类风湿关节炎的情况下发生的增生性伸肌腱鞘炎[2]。
  - 屈肌腱和伸肌腱腱鞘炎是类风湿关节炎常见的后遗症。
  - 类风湿关节炎导致在关节间隙中形成肥厚的滑膜，从而破坏了关节。肥厚的滑膜侵入腱鞘和所有肌腱的腱鞘和滑膜[4]。

自然病程

- 炎性腱鞘炎通常无痛，也可能是类风湿关节炎出现的最初症状。
- 最常累及腕部掌、背侧和手指掌侧。
- 在腱鞘中增生的滑膜组织，最后会侵犯肌腱。
- 最终的结果是肌腱变薄和断裂[4]。

病史和体格检查

- 发生于第1伸肌间室的腱鞘炎表现为位于桡骨茎突的拇短伸肌和拇长展肌腱鞘增厚。这种腱鞘增厚可以产生Finkelstein征阳性：在手握拳尺偏时，引起沿着第1伸肌腱间室的疼痛。
- 发生于第2伸肌腱间室的腱鞘炎表现为腕背侧桡骨茎突近端4 cm的无痛性肿胀。局部有触痛，桡神经感觉分支的Tinel征呈现阳性。
- 第3伸肌腱间室的腱鞘炎常表现为拇长伸肌腱断裂。这表现为当手平放在桌子上时无法跷起拇指。
- 第4伸肌腱间室的腱鞘炎表现为在伸肌腱Ⅶ区的局灶性肿胀，伴随多个肌腱断裂（图2）。
- 第5伸肌腱间室的腱鞘炎通常伴有尺背侧远端不稳定和肌腱断裂。
- 第6伸肌腱间室的腱鞘炎通常表现为尺侧腕伸肌腱不稳定，另外在尺骨茎突水平上表现为明显的滑膜炎症。
- 腕部疼痛表明桡腕或远侧桡尺关节受累。
- 腕部的屈肌腱鞘炎可引起腕管内正中神经卡压，以及手指的主动和被动运动范围减小。
- 手指的屈肌腱鞘炎可以导致扳机指[3]。
- 由类风湿关节炎引起的最常见的屈肌腱断裂是拇长屈肌腱断裂。这就是所谓的Mannerfelt损伤，结果是拇指指间关节屈曲功能丧失。
- 下列所有检查，都可检测肌腱无力或断裂，分级范围为0～5级：
  - 第1背侧间室（拇长展肌和拇短伸肌）：拇指桡侧外展。
  - 第2伸肌间室（桡侧腕长伸肌和桡侧腕短伸肌）：腕关节背伸和桡偏。
  - 第3伸肌间室（拇长伸肌腱）：将手平放在台面上，背伸拇指。
  - 第4伸肌间室。
    - 指伸肌：伸手掌指关节。
    - 示指固有伸肌：屈曲其他手指同时伸示指掌指关节。
  - 第5伸肌间室（小指固有伸肌）：屈曲其他手指同时伸小指掌指关节。
  - 第6伸肌间室（尺侧腕伸肌）：伸腕及腕尺偏。
  - 腕屈肌。
    - 桡侧腕屈肌：屈腕及桡偏。
    - 尺侧腕屈肌：屈腕及尺偏。
  - 指浅屈肌可以彼此独立地弯曲手指的近侧指间关节。最好在所有指深屈肌腱（远侧指间关节）均受阻的情况下进行测试。
  - 指深屈肌伸入远侧指间关节，并共有一个共同的肌腹。小指和环指由尺神经支配,而中指和示指由正中神经支配。
- 拇长屈肌:拇指指间关节抗阻力屈曲。

影像学和其他诊断性检查

- MRI用于评估较低分级的腱鞘滑膜炎和指骨纤维-骨滑车系统的功能障碍。
- 在一般情况下,屈肌或伸肌腱鞘滑膜炎是基于体格检查的临床诊断。

鉴别诊断

- 伸肌腱无力:
  - 矢状束的破裂。
  - 骨间背侧神经麻痹。
  - 手内在肌紧张或挛缩。
  - 伸肌腱断裂。
- 屈肌腱无力:
  - 屈肌腱断裂。
  - 神经麻痹(正中神经、骨间前神经、尺神经)。

非手术治疗

- 控制类风湿关节炎。
- 支具固定。
- 可的松注射很少应用,因为存在肌腱断裂的危险。

手术治疗

- 如果经4~6个月的充分药物治疗后,症状无改善,或者发现肌腱断裂,需要行腱鞘滑膜切除术[4,5]。
- 手指主动活动比被动活动差,是屈肌腱鞘滑膜切除术的相对适应证[4]。

术前计划

- 需要考虑在术前和术后1周停用抗类风湿药物(如氨甲蝶呤、依那西普、硫唑嘌呤)[4]。

体位

- 患者平卧,手放置于上肢搁置板上。
- 建议使用止血带并将其放置在上臂上。

入路

- 伸肌腱鞘滑膜切除术使用腕背侧正中入路(图3A)。
- 屈肌腱鞘滑膜切除术使用腕掌侧经腕管入路(图3B)。
- 指腱鞘滑膜切除术使用手指掌侧锯齿状切开(Brunner切口)的入路(图3C)。

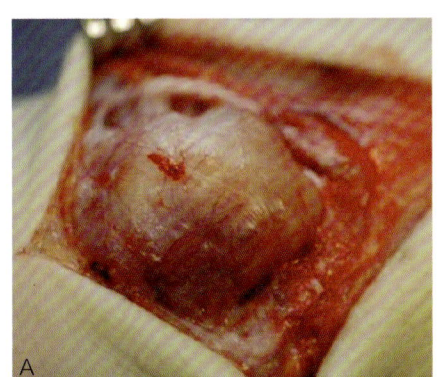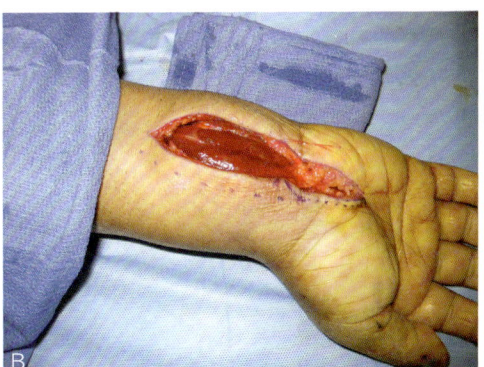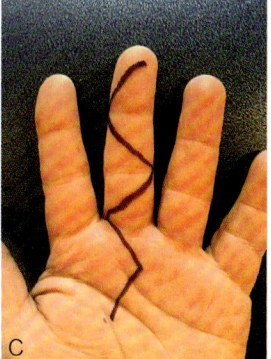

图3 A. 背侧伸肌腱鞘炎切口。B. 掌侧屈肌腱鞘炎切口。C. 暴露屈指肌腱的锯齿样切口(Brunner切口)。

伸肌腱鞘滑膜切除术

- 做一纵行直切口。
- 全厚皮瓣下分离,显露出伸肌支持带(技术图1A)。
- 用纵切口切开第3伸肌间室之上的伸肌支持带。
- 在支持带的近端和远端的边缘采用横向切口,形成一个蒂位于桡侧的支持带瓣。
- 分开垂直间隔,打开每个伸肌腱间室。
- 用咬骨钳或锐性剥离的方法去除每个腱鞘内肥厚的滑膜(技术图1B)。
- 细致间断缝合修复被破坏的肌腱。
- 将存在断裂风险的肌腱与相邻的肌腱缝合。
- 如果碰到腕部滑膜炎,则行腕部滑膜切除术,可能的情况下,要关闭腕管。
- 如果尺骨远端背侧突出或发现严重远侧桡尺关节病变,行尺骨远端切除术。或者,如果下尺桡关节稳定且无关节炎,可以通过去除背侧突起来完成尺骨远端背侧成形术。
- 在伸肌腱深部将支持带缝合(技术图1C、D)。在伸肌腱之上缝合部分支持带以防止产生弓弦畸形[3]。

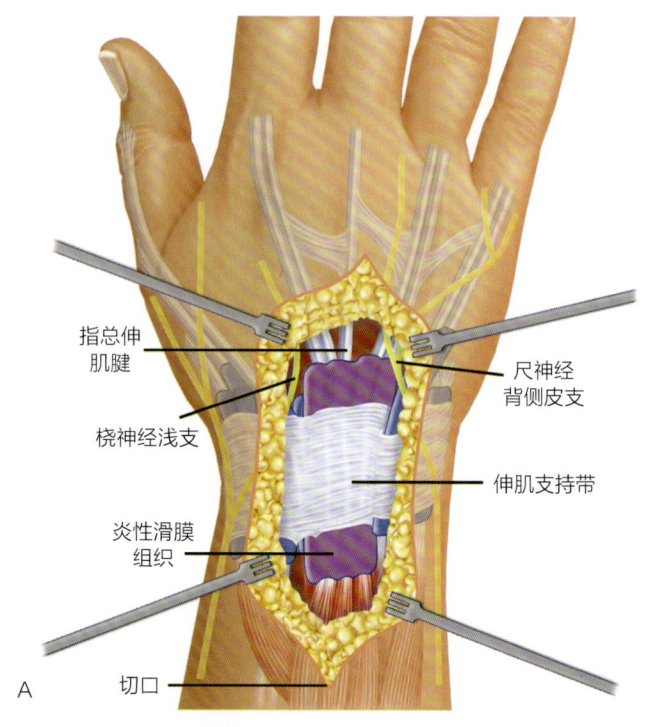

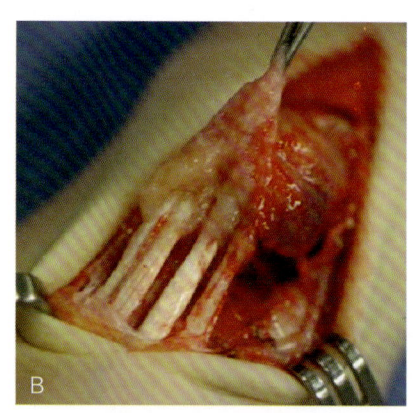

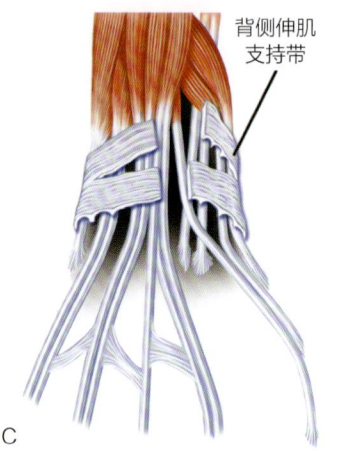

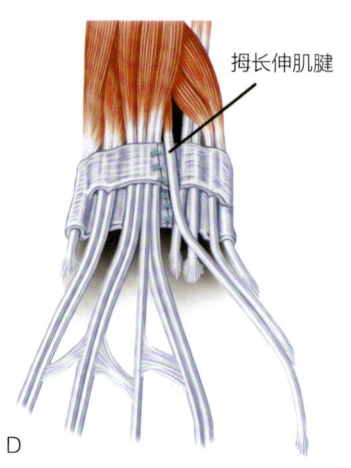

技术图1 A. 背侧正中入路。B. 背侧腱鞘炎清创。C. 锐性切开伸肌支持带。D. 关闭背侧伸肌支持带。

屈肌腱鞘滑膜切除术

- 采用标准的腕管入路,在掌中做平行于鱼际纹的切口,切口与中指纵轴保持一致。
- 切口近端延伸4 cm以Z字形经过腕横纹。
- 保护位于腕屈横纹处的正中神经掌侧皮支。
- 分开前臂掌侧筋膜和保护前臂的正中神经。
- 纵向分开掌腱膜和腕横韧带。
- 切除屈肌腱周围的肥厚滑膜(技术图2)。
  - 当增生的滑膜累及肌腱直径的一半以上时,不需要做全滑膜切除术。在这种情况下,滑膜切除术将会导致肌腱功能丧失。
- 检查腕管底部,用咬骨钳去除任何骨赘生物(通常为舟骨骨赘)。
- 检查屈肌腱,若活动度减少,则考虑合并手指腱鞘滑膜炎[3]。

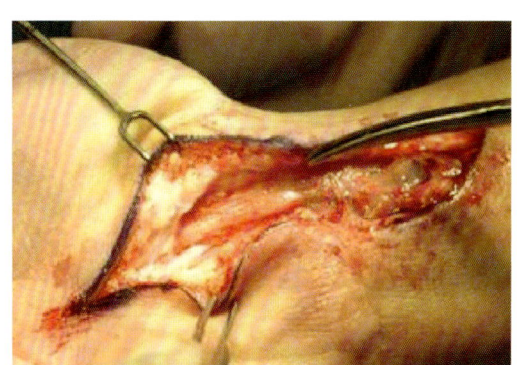

技术图2　屈肌腱腕管入路。

手指屈肌腱鞘滑膜切除术

- 使用掌侧Z字形切口,显露手指的屈肌腱。需要更多的显露时,可以向近端和远端延伸切口。
- 切除所有肥厚的滑膜(技术图3)。
- 注意保护环形的A2和A4滑车,以防止产生弓弦畸形。
- 切除肌腱的结节,用细线缝合关闭缺损。
- 检查肌腱的平滑活动度。
- 被动的手指屈曲角度和牵拉肌腱获得的屈曲角度(模拟主动屈曲)一致。
- 假如被动和主动伸屈不一致,需要额外的滑膜切除术[3]。

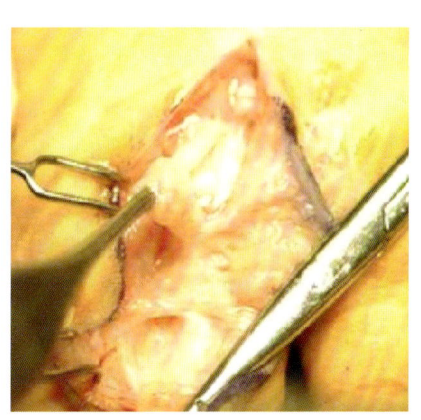

技术图3　手指屈肌腱鞘炎的清创。

要点与失误防范

适应证	未能进行4～6个月的充分治疗或顽固性疼痛。
伸肌腱鞘切除术	• 如果存在,清除桡腕滑膜炎。 • 如果远端尺骨突出或脱位,则将其切除或削平。 • 如果进行Darrach手术,请注意腕骨的尺侧移位。如果存在,还需要桡月融合。
屈肌腱鞘切除术	• 清除腕管内的骨刺(如舟骨)。
手指屈肌腱鞘切除术	• 保留环形滑车以防止弓弦畸形。 • 手指的被动屈曲应与外科医生拉动肌腱时观察到的屈曲相同。

术后处理

- 用支具固定手腕于中立位。
- 早期(48小时内)主动和被动的手指全范围锻炼是维持运动功能的关键[1]。

预后

- 长期的研究表明5年内肌腱断裂和腱鞘滑膜炎复发少于10%。

并发症

- 伤口裂开。
- 肌腱粘连。
- 肌腱断裂[1]。

（孙蕴初 译，沈君劼 审校）

参考文献

[1] Brown FE, Brown ML. Long-term results after tenosynovectomy to treat the rheumatoid hand. J Hand Surg Am 1998;13:704-708.

[2] Cooper HJ, Shevchuck MM, Li X, et al. Proliferative extensor tenosynovitis of the wrist in the absence of rheumatoid arthritis. J Hand Surg Am 2009;34:1827-1831.

[3] Feldon P, Terrano A, Nalebuff E, et al. Rheumatoid arthritis and other connective tissue disease. In: Green DP, Hotchkiss R, Pederson WC, eds. Green's Operative Hand Surgery, ed 5. New York: Churchill Livingstone, 2005:2060-2068.

[4] Millender LH, Nalebuff EA, Albin R, et al. Dorsal tenosynovectomy and tendon transfer in the rheumatoid hand. J Bone Joint Surg Am 1974;56(3):601-610.

[5] Thirupathi RG, Ferlic DC, Clayton ML. Dorsal wrist synovectomy in rheumatoid arthritis—a long-term study. J Hand Surg Am 1983;8:848-856.

第85章 肌腱转位治疗类风湿性疾病
Tedon Transfers Used for Treatment of Rheumatoid Disorders

Raymond J. Metz, Jr., Rey N. Ramirez, and John D. Lubahn

定义

- 类风湿关节炎是一种进展性疾病,若不加以控制,会导致关节破坏,继发进展性的滑膜炎、韧带不稳定、关节脱位或半脱位以及因骨性侵蚀或直接的腱鞘浸润导致的邻近肌腱磨损。
- 当出现手或腕部背侧肌腱断裂时,患者不能伸直手指,并在抓持物品时出现困难。
- 手背侧的肌腱断裂,最常见从尺侧开始,并常常导致远侧桡尺关节(DRUJ)半脱位,即所谓的 Vaughan-Jackson 综合征或尺骨头综合征[13]。
- 在手腕掌侧,最常断裂的肌腱是拇长屈肌腱和邻近的示指或中指指深屈肌(FDP)腱。这被称为 Mannerfelt 综合征[9]。

解剖

- 手部和前臂的伸肌腱从腕部的伸肌支持带下通过。伸肌支持带被腱鞘分为6个独立的间室,在类风湿关节炎的病变可以累及这些间室。
  - 第1间室容纳拇长展肌腱和拇短伸肌腱。前者通常包含多个腱束,致使这一间室空间狭小,并导致 De Quervain 腱鞘炎。
  - 第2间室容纳桡侧腕长伸肌腱(ECRL)和桡侧腕短伸肌腱(ECRB),前者止于第2掌骨基底,后者止于第3掌骨基底。
  - 第3间室仅容纳拇长伸肌腱(EPL),它以一个相当锐利的角度跨过 Lister 结节。因此在类风湿关节炎中常发生断裂,拇长伸肌腱也可在桡骨远端无移位的骨折中单独发生断裂。
  - 第4间室容纳示指固有伸肌腱(EIP)和指总伸肌腱(EDC)。指总伸肌从前臂发出肌腱至各个手指。示指固有伸肌腱是位于第4间室内独立的肌肉-肌腱单元。它可以通过远端的肌腹予以区分。
  - 第5间室容纳小指固有伸肌腱(EDQ),通常包括两束,并且几乎直接从远侧桡尺关节上方通过。
  - 第6间室仅包含尺侧腕伸肌腱。
- 在手腕掌侧,拇长屈肌腱位于最桡侧并从桡腕关节上方通过,与第1腕掌关节毗邻。拇长屈肌腱、正中神经和各指的指浅、指深屈肌腱从腕横韧带深面通过,并组成了腕管的内容。
  - 腱鞘增生可在腕管内出现,起源于腕横韧带的内表面,不过更常见的是肌腱本身的增生。

发病机制

- 腕部背侧的肌腱断裂通常是远侧桡尺关节不稳定的结果,它可以导致继发性半脱位和关节囊、肌腱的骨性侵蚀。
  - 最先受影响的肌腱是小指伸肌腱。因为腕关节旋后和向掌侧半脱位,导致远端尺骨更向背侧移位,肌腱通常从尺侧向桡侧逐一断裂。
  - 肌腱也可以被腱鞘滑膜直接浸润损害。
  - 当最常见的尺侧肌腱被累及时,所有跨越手腕背侧的肌腱都有可能断裂。这使重建的工作变得更加困难。
- 在手腕的掌侧,第1腕掌关节或舟骨-大多角骨关节平面的骨赘和粗糙的骨面可以造成拇长屈肌腱的磨损。邻近的示指指深屈肌腱甚至中指指深屈肌腱也可发生断裂。
- 手腕和前臂掌侧面的肌腱也可通过腱鞘直接浸润发生断裂,但这并不常见。
  - 除了肌腱磨损和最终断裂外,腕管腱鞘炎还可能引起正中神经压迫,从而导致正中神经支配的内在神经无力。这些包括拇收肌和拇短展肌(APB)、拇短屈肌(通常仅是深部),以及桡侧的2根蚓状肌。这些肌肉无力并不常见,但应在所有患有腕管综合征(CTS)的患者中进行检查。

自然病程

- 在类风湿关节炎的治疗药物出现之前,该病的自然病程是残酷的,疾病偶尔会"自限"。然而,随着桡腕关节向掌侧和桡侧半脱位,将导致腕关节不稳定和功能丧失。

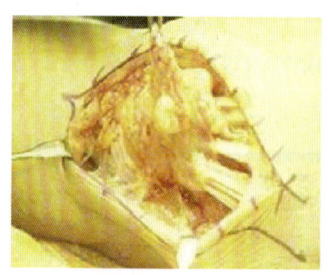

图1 暴露腕部伸肌腱显示增生性腱鞘炎源于伸肌支持带的腱鞘组织。如果未经治疗，这种增生性腱鞘炎可导致伸肌腱在腕平面的断裂。

- 当然，在抗肿瘤坏死因子药物的研发及其常规使用之前，患者有时候会对非激素类药物、皮质醇和更强的抗炎药物如氨甲蝶呤耐受。当这些药物组合给药无效时，腕部掌侧可发生增生性腱鞘炎、腱鞘长入肌腱、胶原破坏和断裂，最终导致肌腱断裂（图1）。
- 最糟糕的情况是所有伸指肌腱均发生继发性断裂，伴尺侧伸肌腱半脱位到手腕运动轴的掌侧，这时，它成为屈腕和尺偏的肌肉，而不是腕伸肌。桡侧腕伸肌腱也可发生断裂；然而，在某种程度上，由于其本身结构强健，即使在疾病进展期，仍可保持完整无损。
- 法国印象派画家 Pierre Auguste Renoir，据称患有严重的类风湿关节炎，在他晚年时期，他需要用胶带将画笔绑在手上才能作画。

病史和体格检查

- 患者常常提到自发的手指无法活动，但肿胀和不适可以是非常轻微的。有时患者在肌腱发生断裂时，主诉有拉断或刺痛的不适感。
- 当某一伸肌腱发生断裂时，患者不能伸直患指的掌指关节（MCP）。
  - 在小指固有伸肌腱单独断裂的情况下，未受累及的指总伸肌腱到小指的纤维束可使确诊出现困难。
  - 即使当伸肌腱发生断裂，近侧和远侧指间关节亦可通过手内在肌伸直。
  - 如果伸肌腱完好，手腕屈曲应通过腱固定而使掌指关节伸直。当指伸肌腱发生断裂时，这种腱固定效应就消失了（图2A、B）。
  - 还应检查患者的伸肌腱半脱位，这可能和肌腱断裂混淆。在这种情况下，肌腱将向尺侧半脱位，位于掌指关节之间。如果掌指关节被动伸展，则半脱位而不是断裂的患者应能够保持伸展位置。
- 在腕部掌侧，检查者应仔细检查任何可能相关的近端或腕横韧带深面腱鞘增生。
  - 手指主动活动可在这一水平引起可触及的捻发感。
- 这种增生可导致并发腕管综合征（CTS）。检查者应询问患者有关腕管综合征的症状并且应检查腕管综合征的特有体征。
  - 提示腕管综合征的检查结果包括：拇指、示指、中指和环指的感觉降低或感觉异常，鱼际痛，Phalen 按压测试，拇短展肌无力。
- 应仔细检查患者拇、示、中指远侧指间关节主动屈曲的情况。
  - 患者无法屈曲手指，提示拇长屈肌腱和示、中指指深屈肌腱可能断裂。
  - 在第1腕掌关节、舟骨-大多角骨关节和腕掌关节掌

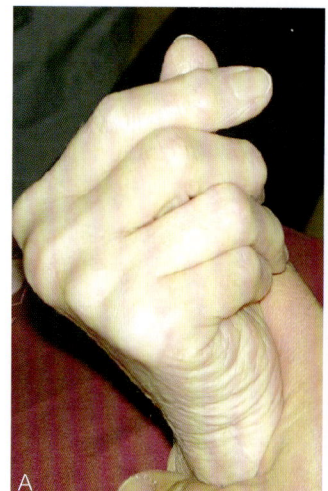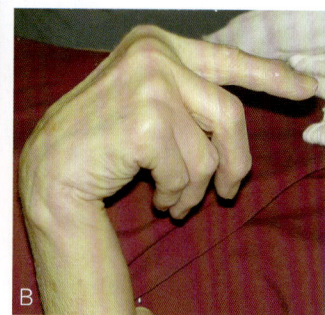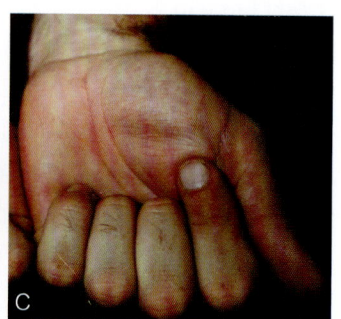

图2 A. 手指屈肌腱完好的情况下，被动伸腕导致被动手指屈曲。B. 当手指伸肌腱完好时，被动屈腕应导致被动手指伸直。然而当伸指肌腱损伤时，被动屈腕会导致中、环、小指仍保持屈曲位。C. Mannerfelt 综合征的患者，试图屈曲拇指和其他手指，结果是拇指指间关节和示指远侧指间关节主动屈曲不能。其临床表现与骨间前神经综合征相似，常需借助肌电图予以鉴别。

面出现半脱位和骨刺时,肌腱变得尤为脆弱。
- 肌腱在这一平面断裂被称为Mannerfelt综合征(图2C),并需要与骨间前神经麻痹相鉴别。
  - 如果肌腱完好,直接在前臂拇长屈肌上施加压力会导致拇指指间关节被动屈曲。
  - 腱固定测试对拇长屈肌腱和指深、浅屈肌腱也是有效的。然而,对于进展性类风湿关节炎患者,桡腕关节和指间关节可有关节炎累及,造成手腕和手指被动活动更加困难,并因此造成试验结果更不可靠。

影像学和其他诊断性检查

- 应拍摄手和腕部前后位、侧位X线片,以寻找远侧桡尺关节细微改变,例如半脱位或小骨赘(图3),其体征与肌腱断裂相同(图4)。
- 应同样注意桡腕关节掌侧、第1腕掌关节、舟骨-大(小)多角骨关节。
- X线片可以发现导致手指活动障碍的本身关节病变和退行性变。
- 颈椎X线片可发现是否有半脱位,后者可能导致神经卡压并继发手指活动障碍或无力。
- CT和MRI并非常规需要。
- 肌电图和神经传导检查在评估患者是否可能存在肌腱断裂时相当关键。尤其是在腱固定试验正常,而手指主动屈伸障碍时。
  - 在类风湿关节炎中,骨间前、后神经可同时出现卡压,通常继发于肘关节平面腱鞘囊肿形成。

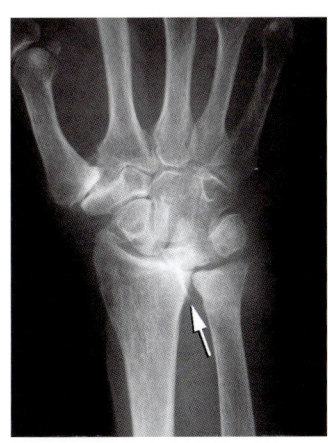

图3 患者的腕关节前后位X线片显示远侧桡尺关节骨赘形成(箭头)(经允许引自Lubahn JD, Wolfe TL. Surgical treatment and rehabilitation and tendon ruptures in the rheumatoid hand. In: Mackin EJ, Callahan AD, Skirven TM, et al, eds. Rehabilitation of the Hand and Upper Extremity, ed 5. St. Louis: Mosby, 2002:1598-1607)。

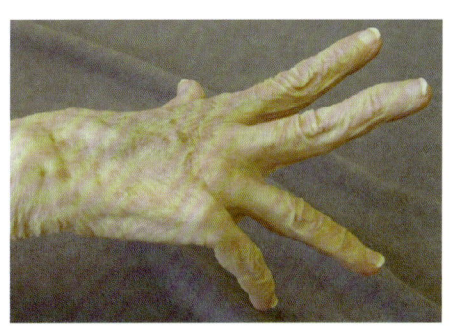

图4 远侧桡尺关节骨刺的临床表现:小指伸肌腱和环、小指指总伸肌腱断裂。当患者试图主动伸直手指时,环指和小指仍保持屈曲(经允许引自Lubahn JD, Wolfe TL. Surgical treatment and rehabilitation and tendon ruptures in the rheumatoid hand. In: Mackin EJ, Callahan AD, Skirven TM, et al, eds. Rehabilitation of the Hand and Upper Extremity, ed 5. St. Louis: Mosby, 2002:1598-1607)。

鉴别诊断

- 在手和腕部背侧肌腱断裂的情况下,首先鉴别骨间后神经压迫或骨间后神经综合征。
  - 必须考虑患者不能伸指可能是由于桡神经的骨间后神经分支或更近端的桡神经压迫所致。可以通过病史和体检来鉴别。因此,仔细检查前臂和肘部的身体很重要,以包括大的囊肿、脂肪瘤、桡骨小囊腔积液或其他肘部异常,这些异常可能会导致桡神经向近端压缩并导致肌肉麻痹。电生理学检查对诊断也是有帮助的。
- 关于Mannerfelt综合征,拇指指间关节和示、中指远侧指间关节不能屈曲应与骨间前神经综合征相鉴别。后者在类风湿关节炎中出现常常是由于来源于肘关节前侧的巨大腱鞘囊肿所致。

非手术治疗

- 相对于Vaughn-Jackson综合征和尺骨头综合征,非手术治疗对于Mannerfelt综合征更为可行。因为相对于失去拇指指间关节,示、中指远侧指间关节屈曲功能,失去伸指功能对手部功能影响更大。一些患者无法屈曲拇指指间关节和示、中指远侧指间关节,手部仍可有相当好的功能。
- 对于有理由不宜手术患者的治疗,可请有经验的手部治疗师或职业治疗师协助患者进行日常活动。
- 由于桡腕关节平面的增生性滑膜炎导致的正中神经卡压,功能障碍进行性加重,非手术治疗更为困难。桡腕关节皮质激素注射可能有效,咨询风湿病专科医生对于

- 在任何手术干预之前控制症状和治疗疾病都是很关键的。
- 在手腕或手指伸肌腱断裂的病例采用非手术治疗,如休息桡腕关节和指间关节,对预防肌腱进一步磨损而断裂可能有益。尤其当活动桡腕关节或手指造成疼痛时,支具固定手及腕是有益的。
- 如果有尺神经支配拇短屈肌的深头作为强有力的屈拇指肌腱,非手术治疗鱼际萎缩可能是合理的。缺乏对抗可能导致功能性减小,特别是在非优势手。如果没有感觉,对抗肌腱转位的好处可能更小。仔细选择患者是至关重要的。

手术治疗

肌腱转位的基本原则

- 存在多种供体选择。选择供体的考虑因素包括:①消耗性。②原始功能与新功能之间的协同功能。③独立功能。④良好的自我控制。⑤直线拉动或最低要求(不超过一个)的滑车。⑥避免瘢痕或皮肤移植区域。⑦足够的肌肉移位。⑧足够的肌肉力量。转移的肌肉可能会失去一级强度[6]。
- 使用Pulvertaft编织而不是端端修复会大大降低断裂的风险。
- 在肌腱转位之前恢复全部运动范围。转位将无法移动僵硬的关节。
- 避免在伤口开放或疾病未得到控制的患者中进行手术。
- 没有感觉的部位不太可能从转位中受益。
- 如果早期诊断,则可以使用移植一段肌腱重建断裂的肌腱[7]。合适的选择是掌长肌、桡侧腕屈肌(FCR)和小指固有伸肌腱。
  - 肌腱转位和移植肌腱重建之间的结果相似。结果与所涉及手指的数量或伤害的慢性程度成反比[5]。

伸肌腱断裂

- 肌腱转位可用于重建一束或多束伸肌腱断裂。
- 对外科医生来说,确定肌腱断裂位置和断裂原因是相当重要的。
  - 通常,断裂继发于远端尺骨从薄弱的远侧桡尺关节囊脱出并向背侧半脱位。当在这个平面出现半脱位时,它会破坏第4和第5伸肌腱间室底面。
  - 因此,单纯的肌腱重建术并不完美,除非它包含通过改良的Darrach手术去除背侧骨赘,并且以伸肌支持带瓣覆盖远端尺骨才够完美。
  - 当远端尺骨不稳定时,旋前方肌可置于背侧以稳定尺骨。尺侧腕伸肌或尺侧腕屈肌加尺侧腕伸肌[2]也是可以考虑的。
- 小指伸直功能障碍。
  - 单独的小指伸肌腱断裂可能被忽略,尤其当指总伸肌腱的小指部分较粗壮时。然而,指总伸肌腱的小指部分往往发育不全或缺失,到小指的纤维可能是环、小指指总伸肌腱的腱间联合。单独的小指伸肌腱功能障碍,表现为小指指伸障碍或无力。
  - 断裂肌腱的远侧断端,通过端侧缝合于完好的指总伸肌腱的环指部分。然而,这种转位的风险在于远端肌腱太短时,小指会出现过度外展(图5A)。一般来说,转位应该针对邻近环指的肌腱,并将残端编织

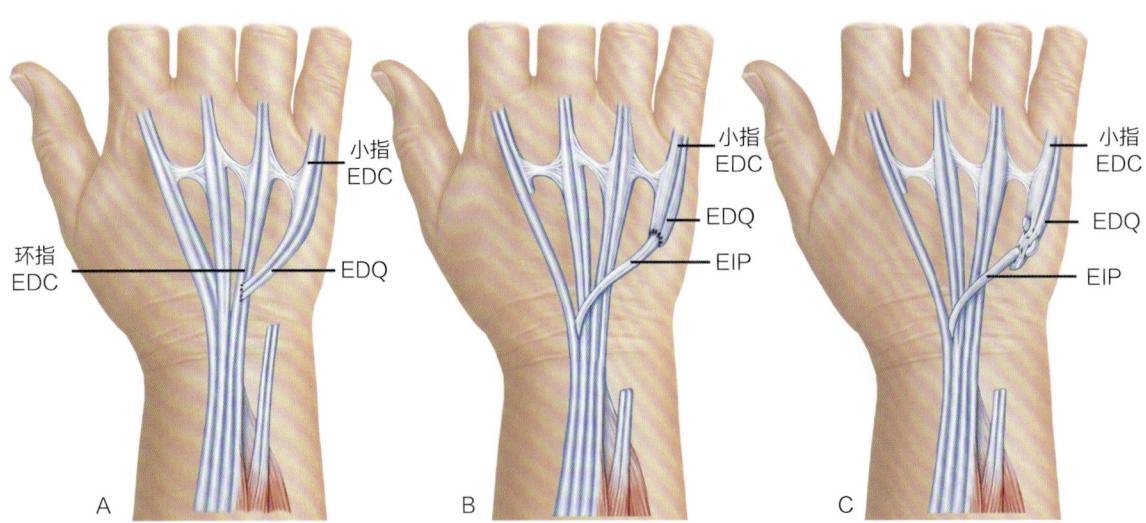

图5 A. 当伸肌腱断裂导致单根手指(如小指)伸直功能障碍时,可行肌腱远侧断端端-侧转位至近端指总伸肌腱的环指部分。B. 如果远侧断端位于掌骨中部,这样转位会导致小指外展,此时,转位示指固有伸肌腱至小指伸肌腱(这里描述的是端-端吻合转位)。C. 示指固有伸肌腱转位至小指伸肌腱,这里描述的是远侧肌腱断端和近侧转位的示指固有伸肌腱行Pulvertaft编织缝合。

- 到小指总伸肌残端所能拉到的最近端。
- 或者,可进行示指固有伸肌腱转位(图5B、C)。
● 环指和小指伸直功能障碍。
- 除了环指和小指指总伸肌腱断裂外,小指固有伸肌腱通常也是发生断裂的。
- 将示指固有伸肌腱转位至小指伸肌腱。
- 环指指总伸肌腱远侧断端,端-侧转位至邻近的未损伤的中指指总伸肌腱(图6)。另外,环小指伸肌腱远端残端也可以与示指固有伸肌腱相吻合。
- 另一种方法是将桡侧腕屈肌腱转位到环指伸肌腱和小指伸肌腱处。这使示指独立有力的伸直功能得到保留。这在部分或全腕关节融合的病例中会有帮助(图7A～F)。
● 中指和环指伸直功能障碍(图8A)。
- 虽然似乎累及2根手指,但小指指总伸肌腱常常发生断裂,而小指固有伸肌腱完好。
- 如果示指指总伸肌腱完好,则将示指固有伸肌腱转位至中指和环指指总伸肌腱(图8B)。

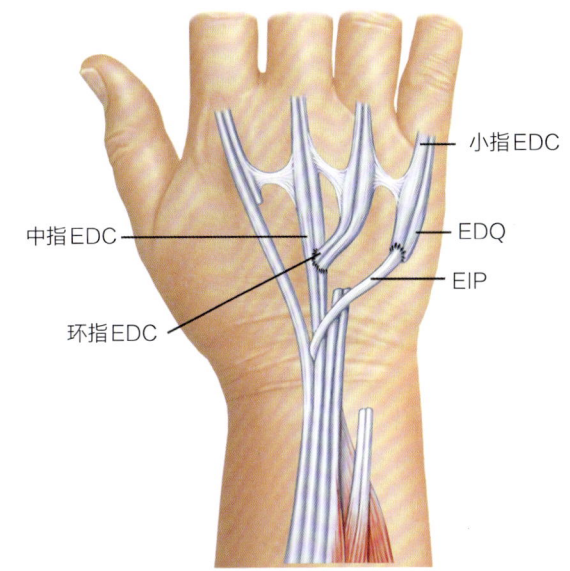

图6 在环指、小指伸肌腱同时断裂的情况下,转位示指固有伸肌腱至小指伸肌腱远侧断端,再通过端-侧转位,将环指指总伸肌腱远侧断端吻合至邻近的中指指总伸肌腱是标准的肌腱转位方式。

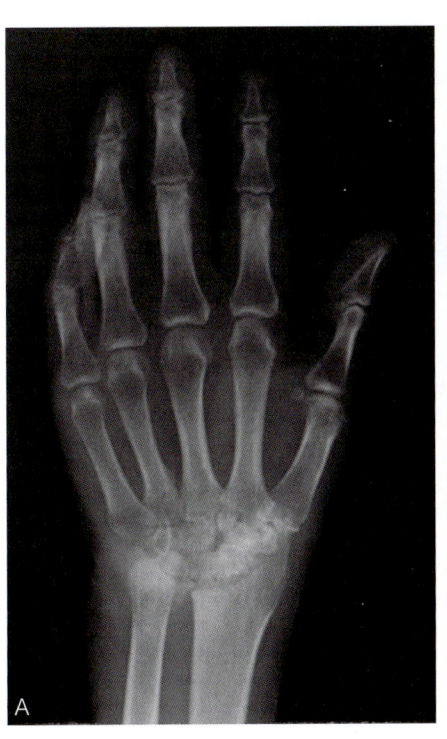

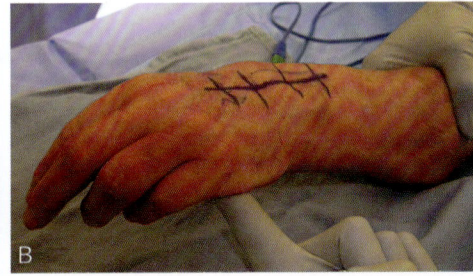

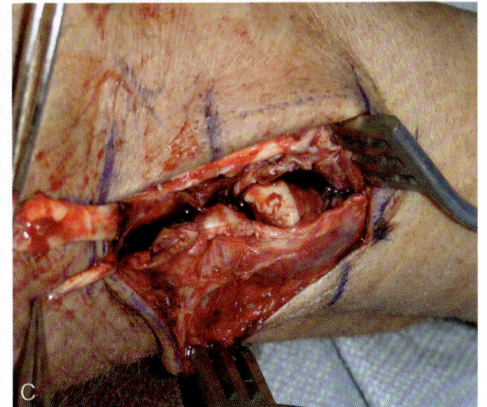

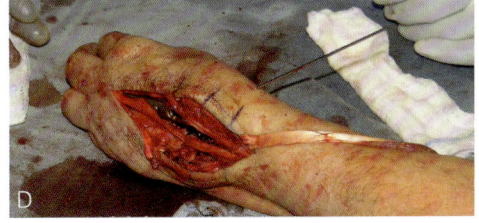

图7 A、B. 类风湿和痛风性混合病导致环小指伸肌腱断裂的患者的术前X线照片。C. 指总伸肌腱破裂已得到验证(左侧手指)。D. 桡侧腕屈肌腱取的长度不足以进行转位。

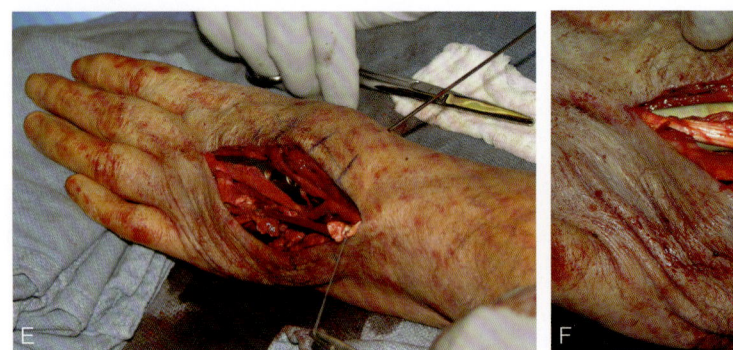
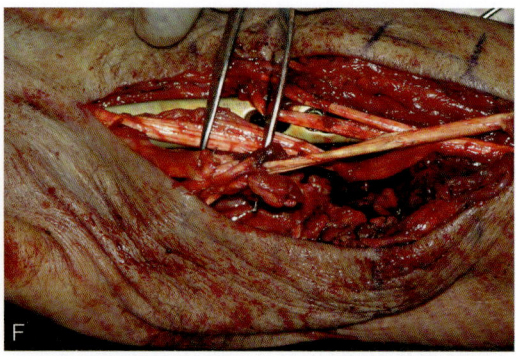

图7（续） E. 首先在桡侧腕屈肌的最远端处缝合缝线，然后再向近侧劈裂肌腱，并向远侧插入桡侧腕屈肌的一个滑片以延长肌腱的转位。F. 转位完成，将桡侧腕屈肌延长到小指固有伸肌腱，指总伸肌的环小指部分（左边的手指）。

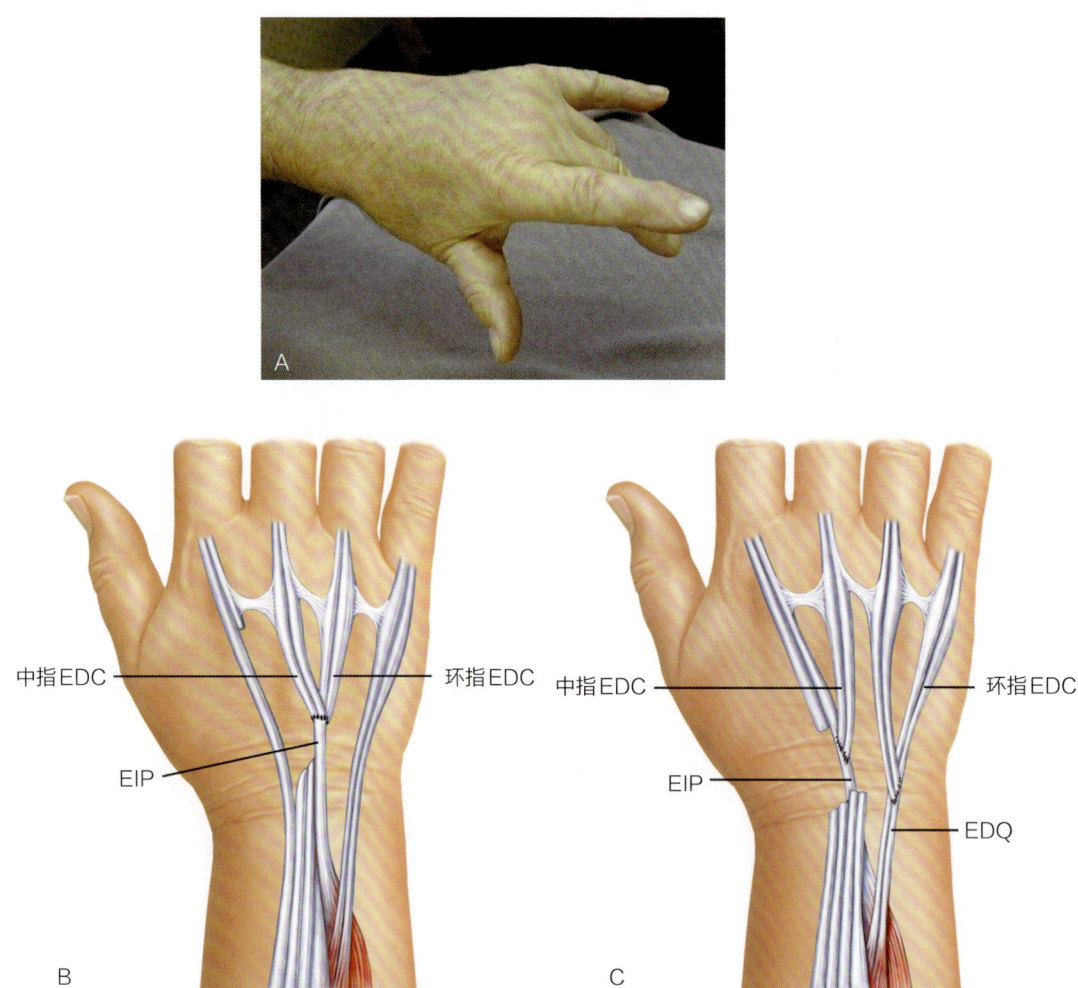

图8 A. 临床表现为中指和环指指总伸肌腱断裂（经允许引自Lubahn JD, Wolfe TL. Surgical treatment and rehabilitation and tendon ruptures in the rheumatoid hand. In: Mackin EJ, Callahan AD, Skirven TM, et al, eds. Rehabilitation of the Hand and Upper Extremity, ed 5. St. Louis: Mosby, 2002:1598-1607）。B. 当示指总伸肌腱完好时，可将示指固有伸肌腱转位至中指和环指的肌腱远侧断端。C. 当示指指总伸肌腱断裂时，不可选择示指固有伸肌腱进行转位。本图显示将中指指总伸肌腱远侧断端转位至附近的示指固有伸肌腱，再将环指指总伸肌腱远侧断端转位至附近的小指伸肌腱（B、C图经允许引自Williams DP, Lubahn JD. Reconstruction of extensor tendons. Atlas Hand Clin 2005;10:209-222）。

- 如果示指指总伸肌腱发生断裂,将中指指总伸肌腱远侧断端端-侧转位至附近的完好的示指固有伸肌腱,可考虑将环指指总伸肌腱远侧断端端-侧转位至附近的小指伸肌腱上(图8C)。
- 中指、环指和小指伸直功能障碍。
  - 如果示指固有伸肌腱和示指指总伸肌腱完好,示指固有伸肌腱可通过端-端或端-侧转位方式,转位至环指和小指的指总伸肌腱远侧断端,具体方式取决于断端的长度。
  - 中指指总伸肌腱端-侧转位至附近完好的示指指总伸肌腱(图9)。
  - 如果只有示指固有伸肌腱是完好的,其他所有腕背侧肌腱全都发生断裂时,从前臂桡侧或尺侧,转位环指指浅屈肌腱是一个可行的选择。
  - 对于腕关节部分或完全融合,或腕关节活动受限的患者,可以考虑转位桡侧腕长伸肌腱。虽然它的活动和伸指不协同,但两者力线匹配得相当好。
- 示指、中指、环指和小指伸直功能障碍。
  - 两种最常见的转位方式是,指浅屈肌腱绕过前臂桡侧或尺侧,或穿过骨间膜转位(图10A、B)。
  - 转位两根桡侧腕伸肌腱之一是一个合理的备选方案(图10C)。
- 拇指伸直功能障碍。
  - 拇长伸肌腱断裂较常见,常造成轻微的功能障碍。
  - 晚期或慢性断裂需要用示指固有伸肌腱转位至拇长屈肌腱的远侧断端。在伤后6个月,近端的肌肉常常

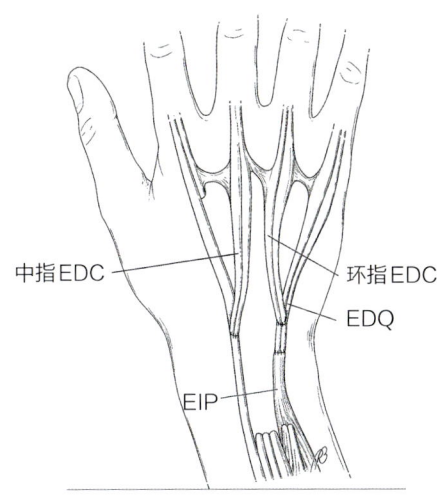

图9 中指、环指和小指指总伸肌腱断裂伴小指固有伸肌腱断裂可按本图所示方式治疗。将示指固有伸肌腱转位至环指和小指指总伸肌腱远侧断端,再将中指指总伸肌腱远侧断端行端侧吻合至附近的示指指总伸肌腱。

会发生萎缩并失去功能。
  - 如果不能使用示指固有伸肌腱,可考虑转位中指或环指的指浅屈肌腱。可将指浅屈肌腱穿过骨间膜或绕过前臂桡侧,像前文描述的用于重建伸直功能的肌腱转位术一样[14]。
  - 有报道的一个肌腱转位是部分桡侧伸腕长肌腱翻转的肌腱。当示指固有伸肌腱不可用时,它可能会很有用,因为它甚至可以在不需要移植的情况下重建非常远端的肌腱断裂[4]。

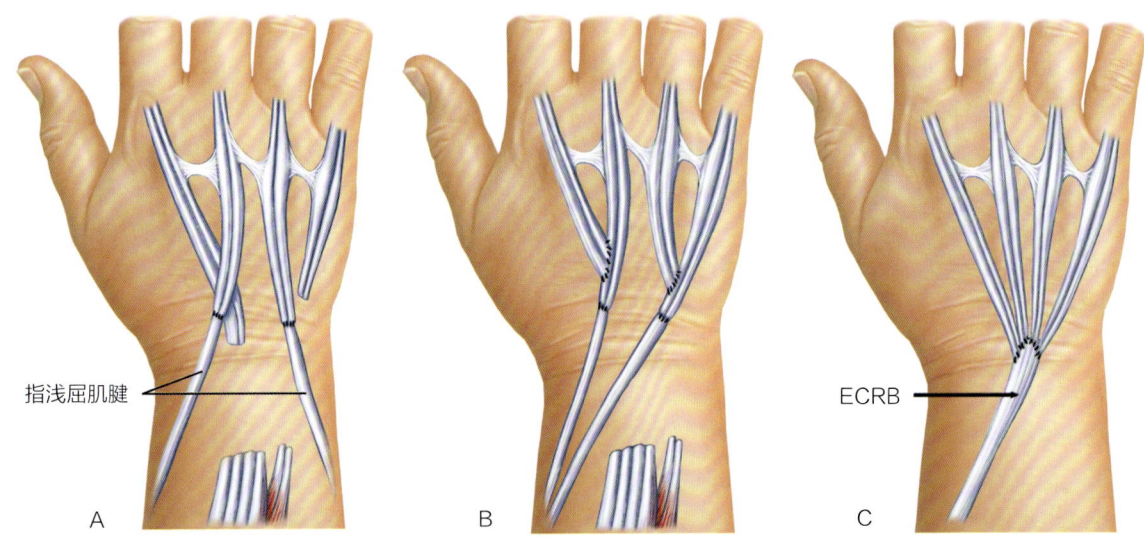

图10 A. 4根手指所有的伸肌腱全部断裂时可以通过转位中、环指指浅屈肌腱加以治疗。从手掌远端切断肌腱,绕过前臂桡侧和尺侧进行转位,将前臂的尺桡骨充当转位肌腱的滑车。B. 或者,2根转位的指浅屈肌腱均绕过前臂桡侧,与指总伸肌腱远侧断端缝合。C. 当所有指伸肌腱断裂伴示指固有伸肌腱和小指伸肌腱断裂时,可通过转位其中1根桡侧腕伸肌腱(ECRB)重建伸指功能。当计划进行部分腕关节融合时,如图所示的方案是很理想的。

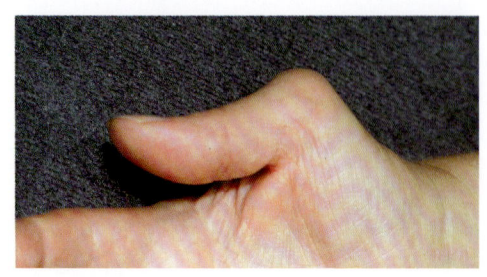

图11 拇短伸肌腱断裂，拇指呈钮孔状畸形（Nalebuff Ⅰ型）。

- 拇指掌指关节的慢性滑膜炎可能导致背侧关节囊和拇短伸肌腱磨损断裂。
  - 拇指钮孔状畸形是Nalebuff[10]和Nalebuff与Millender[11]共同描述的Ⅰ型（图11）。
  - 这种畸形通常在拇短屈肌腱断裂后出现并进展。拇长伸肌腱尺偏，侧副韧带薄弱，第1掌骨向桡侧外展。掌指关节屈曲引起指间关节同时过伸。
  - 将拇长伸肌腱转位至拇短伸肌腱和背侧关节囊即可重建，通常可在局麻下完成。

屈肌腱断裂

- 肌腱转位术治疗类风湿病患者屈肌腱破坏比伸肌腱断裂少见得多。
- Mannerfelt综合征应以肱桡肌腱转位至拇长屈肌腱进行治疗。
  - 伴随指深屈肌腱破坏的患者常将远侧断端端-侧转位至邻近的指深屈肌腱。

缺乏对掌功能

- 缺乏对掌功能可能会使晚期类风湿关节炎患者的功能下降至最低。许多患者可以保守治疗。
- 如果慢性腕管综合征是根本原因，则将腕横韧带分开并进行腱鞘切除术（如在开放的腕管松开术中）将减轻正中神经压迫。
- 但是，如果已经存在内在性浪费，则正中神经减压可能无法恢复鱼际功能。
  - 因此，在固有肌无力的情况下，应考虑同时进行肌腱转位以恢复腕管减压时的对掌肌肌力。
  - 在最佳情况下，腕管松开后的对掌肌腱恢复也将会延迟。肌腱转位可快速恢复功能，因此在大多数患者中应考虑使用。
- 可以使用多种肌腱转位来恢复对掌。其中包括掌长肌[3]、示指固有伸肌腱、指浅屈肌腱和小指外展肌[8]。
  - 如果在腕管松开的同时进行，则优选掌长肌转移，因为它是通过同一切口完成的，且发病率极低。
  - 否则，示指伸肌腱的转移是可靠的，发病率最小，滑车最可靠（腕部尺侧边界）。
  - 指浅屈肌腱转位也非常可靠。它有2个主要缺点。牺牲指浅屈肌腱可能会降低握力。可能发生供体部位病变，包括天鹅颈畸形或近侧指间关节屈曲挛缩。女性倾向于前者的风险更大，而男性倾向于后者。通过不去除A1滑车远端的肌腱部分，可使供区部位的发病率降至最低。
- 可以使用多种插入部位。通常，使用Pulvertaft编织将肌腱缝合到拇短展肌肌腱。也可以使用缝合锚钉或骨隧道。
  - 已经报道的其他插入部位，包括近端指骨、伸肌腱或背侧囊。一部分肌腱也可用于重建副韧带。这使肌腱转位可以恢复其他功能，包括拇指掌指关节伸直或稳定性。在这些情况下，通常会进行双重插入，将腱连接到拇短展肌腱以及第二位置。第二次插入可能会削弱肌腱的转位的功能，通常没有必要，除非拇指有其他缺陷（例如，拇短伸肌功能不全或侧副韧带不足）。

术前计划

- 需对所有类风湿关节炎患者进行全面的体格检查，同时详细评估患者颈椎，包括正位和侧位的X线片，常常为了评估颈椎的稳定性，还需行屈曲和伸直位的摄片。
- 关节活动受限是肌腱转位术的禁忌证。
  - 直接治疗会改善挛缩。
  - 例如，肱桡肌腱转位至拇长屈肌腱是理想的肌腱转位方式，并且常会获得非常好的效果，但只用于当拇指指间关节、掌指关节和腕掌关节有足够被动活动度时。如果这些关节僵硬，由于患者关节炎会不断进展，最好保留肱桡肌，以留作他用。
  - 在缺乏对立的情况下，拇指掌骨将旋后内收。第一间隙可能发生挛缩。术中可通过释放内收肌和第一背侧骨间的筋膜来治疗间隙的挛缩。皮肤可以通过植皮、皮瓣或Z形整形术来延长。严重的挛缩可能需要掌骨基部截骨术或梯形切除术。
- 必须检查腕骨的稳定性。尤其应检查远侧桡尺关节、腕尺侧的背侧稳定性和半脱位以及腕桡掌侧是否有掌侧半脱位。
- 术前计划必须参考术前腕部、手和颈椎摄片以及肌电图检查。
  - 如果肌电图阴性，并且外科医生确信导致手指活动障碍的原因是肌腱断裂，需要计划将可以牺牲的尚存的肌腱转位到断裂的肌腱上。在多发手指伸肌腱断裂的情形下,桡侧腕长伸肌腱和中、环指的指深屈肌腱是最常用的供区肌腱。
- 如果X线片显示严重的关节破坏和不稳定,应考虑适当的关节融合术或关节成形术,而不是肌腱转位术。
- 肌腱编织和修复需要专门的器械和缝线。
  - 尖头腱穿钳可以帮助进行Pulvertaft编织缝合。当没有锋利的尖头腱穿钳时,也可用11号刀片穿过肌腱,然后用止血钳抓住刀片,并引导止血钳穿过肌腱。随后止血钳抓持转位的肌腱,穿过受区肌腱进行编织。
  - 肌腱修补需要使用3-0和4-0不可吸收的带针编织缝线。

体位
- 在大多数肌腱转位术中,患者可以在手术床上取仰卧位。
- 当需要肌腱移植时,对侧手臂或下肢可能需要消毒铺巾。
- 可用全麻或臂丛阻滞麻醉,取决于患者意愿和颈椎的稳定性。
  - 尽管可以在局部麻醉下进行孤立的腕管松解,但腕管松解与掌长肌对掌成形术相结合需要进行神经阻滞或全麻。

示指固有伸肌腱转位术

- 通过在示指掌指关节尺背侧1 cm的纵行或弧形切口,游离示指固有伸肌腱。
  - 示指固有伸肌腱通常是位于示指掌指关节背侧的两根肌腱中偏尺侧的一根。
- 在手腕背侧正中做第2个切口,长2~3 cm(除非手腕背侧已经有其他手术的切口)。
- 在第4伸肌间室切开覆于表面的伸肌支持带,在指总伸肌腱尺侧深面找出示指固有伸肌腱。
  - 示指固有伸肌肌腹在第4伸肌间室位置最低。
- 在近端和远端确认示指固有伸肌腱后,将示指固有伸肌腱和指总伸肌腱在尽量远端用4-0不可吸收的编织尼龙线缝合在一起。
  - 翻转或埋藏线结,避免在菲薄的类风湿关节炎皮肤下形成突起。
- 在线结近旁切断示指固有伸肌腱,然后松解手背所有的腱间联合。
  - 有些作者支持用示指固有伸肌腱带一段腱帽。只有在转位需要额外的长度时才应执行此操作。如果是这样,用不可吸收的缝线修补伸肌腱帽,以防止指伸肌腱半脱位。
- 使用钝头器械或烟卷引流将示指固有伸肌腱拉至腕部切口。
- 以Pulvertaft编织法将示指固有伸肌腱转位至已经暴露的受区肌腱。
  - 单次编织对于较小的肌腱常常是足够的,如果可能的话,应该附加1~2次编织。这样做可以显著增加修复肌腱的强度。
  - 如果远端的肌腱不足够完成一次编织,端-端缝合修复或将转位的肌腱通过受区远侧断端的一个横切口,从掌侧向背侧穿过肌腱编织都是可行的。最多可同时将3条远端肌腱与近侧EIP缝合编织在一起。通常,EDQ位于最近段,然后是环指和中指EDC。
- 关闭皮肤切口,夹板固定3~4周,然后在手外科治疗师的监督下开始锻炼。

桡侧腕屈肌腱转位用于伸指

- 与部分或全部腕关节融合术结合使用时效果最佳。
- 用于手腕融合术的最初的皮肤切口位于第4背侧间室。腕骨融合术是在肌腱转位之前进行的,以使转位具有固定的张力。
- 桡侧腕屈肌可以在掌腕上用一个纵向切口来获取,也可以带一部分手掌腱膜,或者,也可以通过一系列切口在手掌上收获。重要的是要使近端肌肉脱离筋膜黏附。
- 然后,桡侧腕屈肌绕桡骨通过皮下转位,并输送到最初的皮肤切口中。
- 接着,可以将桡侧腕屈肌编织进指总伸肌腱的环小指部分及小指固有伸肌腱。
- 如果桡侧腕屈肌腱转位的长度不足以到达指总伸肌腱,则桡侧腕屈肌腱可能会从近端劈开,一部分放向远端。最好在转位肌腱的远端留缝合的线结,以免肌腱完全分开。
- 与其他肌腱转位类似,在转位转移时必须设置张力。将桡侧腕屈肌腱缝入伸肌,手指完全伸直。
- 然后关闭皮肤切口,并将整个手固定于手指完全伸直位。

指浅屈肌腱转位术

- 当腕背侧所有的伸肌腱全部断裂并且腕关节活动仍然完好时,正如Boyes推荐的,指浅屈肌腱转位术是恢复患者伸指功能的可靠方法。
  - 供区手指的指浅屈肌腱和指深屈肌腱必须完好。
  - 供区手指术前存在的鹅颈畸形可能会在指浅屈肌腱移位后加重。
  - 中指和环指的指浅屈肌腱最常作为供区。
- 在手掌远端做横切口,将指浅屈肌腱近端分离至分叉,保持Camper交叉完好,这样可以提供近端指间关节稳定性,并可防止发生鹅颈畸形(技术图1)。
  - 术后屈曲位支具固定近侧指间关节,也可帮助将发生鹅颈畸形的可能性降到最低。
- 在前臂远端做Henry切口,经此切口游离指浅屈肌腱近端,然后把肌腱无损伤递送到远端切口。
- 将肌腱用钝头的腱穿钳、止血钳或Kelly钳,从正中神经、指深屈肌腱、桡侧腕屈肌腱、拇长屈肌腱和桡动脉、桡神经深面穿过。
  - 转位的肌腱绕过桡骨,将桡骨作为滑车,以增强转位肌腱的效率。
- 如果环指的指浅屈肌腱太短,不能从桡骨绕过手腕时,另一个可选的途径是从指深屈肌腱、尺侧腕屈肌腱和尺动脉、尺神经深面,绕过前臂的尺骨侧,将尺骨作为滑车。
  - 总的来说,为了尽量减少手指尺偏,更倾向于使用经桡骨途径。
- 或者,也可以在远侧桡尺关节近侧切开骨间膜,将指浅屈肌腱从掌侧经此切口穿至背侧。
  - 骨间膜的作用相当于滑车。
- 将较细小的远侧肌腱断端穿过转位的较粗大的指浅屈肌腱,用Pulvertaft描述的方法进行编织缝合。
  - 调节张力到手腕稍屈曲,手指保持在完全伸直的状态。
- 保持伸腕40°,屈指直到缝合处开始出现张力的状态制动手和腕部(技术图2)。
  - 理想状态下,这个位置应该接近"安全位",掌指关节稍屈曲,指间关节相对伸直。

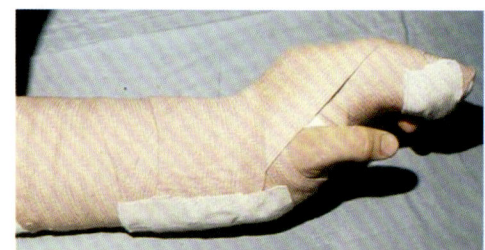

技术图2 伸肌腱转位术后理想的支具是将手腕保持在所谓的安全位进行制动。手腕背伸时,转位肌腱处的张力通常是最小的。掌指关节屈曲是预防侧副韧带瘢痕形成、继发性手指屈曲功能障碍的理想方法。在手术室中被动屈曲手指直到肌腱缝合处承受最小张力,以此确定手指可能的最大屈曲角度(经允许引自 Williams DP, Lubahn JD. Reconstruction of extensor tendons. Atlas Hand Clin 2005;10:209-222)。

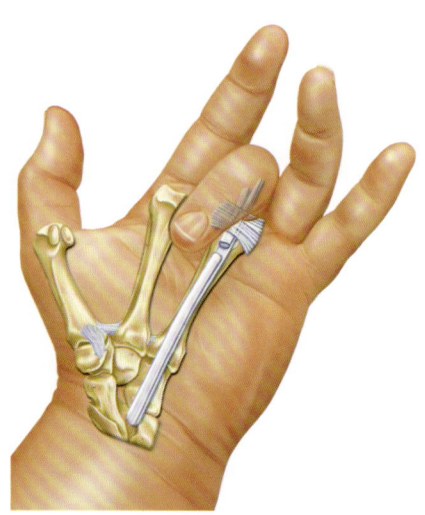

技术图1 中、环指指浅屈肌腱转位术。在手掌远端的切口,屈曲手指,使Camper交叉暴露在切口中,尽量向远端分离指浅屈肌腱。在交叉近旁切断肌腱,远端留下足够的肌腱提供近端指间关节在伸直时的稳定性,并且也避免了此关节继发的不稳定和可能发生的鹅颈畸形。

桡侧腕长伸肌腱或桡侧腕短伸肌腱转位术

- 当所有的伸指肌腱全部发生断裂,并且腕关节活动严重受限(如部分或完全腕关节融合术后)、桡腕关节固定时,伸腕肌腱成为可用作转位的肌腱。
  - 桡侧腕长伸肌腱和桡侧腕短伸肌腱位于腕背侧第2伸肌间室,与第4间室相邻且仅被Lister结节和拇长伸肌腱分隔。

- 利用手背直切口或在第 2、3 掌骨基底上方做小的横行切口，暴露桡侧腕长伸肌腱和桡侧腕短伸肌腱各自的止点。
- 在止点处分离需要转位的肌腱，通常是桡侧腕长伸肌腱，向尺侧转位至受区肌腱断端。

肱桡肌腱转位术（Mannerfelt 综合征的重建）

- 通过 Henry 切口在桡骨远端桡侧暴露前臂肌肉和肱桡肌腱止点。从止点剥离肱桡肌，然后仔细向近端游离以增加其长度。
- 直接暴露位于肱桡肌腱止点桡侧的拇长屈肌腱远端，以确认其断裂。
- 游离远侧肌腱断端，并行肌腱松解术解除粘连。
- 将拇长屈肌腱远端穿过肱桡肌腱，以 Pulvertaft 法进行编织。尖头腱穿钳可以帮助完成该操作（技术图3）。
- 调节张力到手腕屈曲，拇指掌指关节和指间关节完全伸直并且随着手腕背伸，掌指关节和指间关节屈曲 30°～40°位。
- 以 3-0 或 4-0 的不可吸收编织缝线加固编织。
- 如果示指和中指指深屈肌腱同时也发生断裂，分离其远侧的肌腱断端，并以端－侧缝合的方式进行修复。

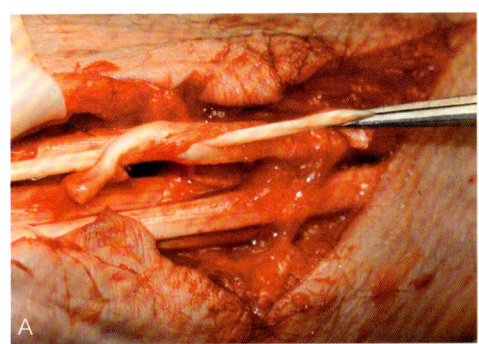
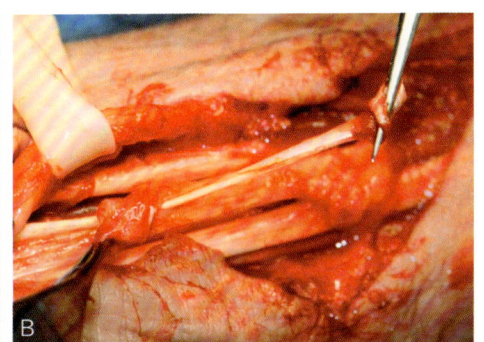
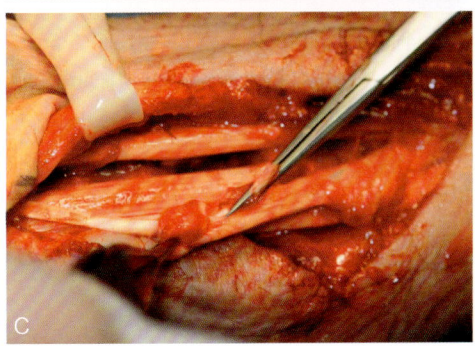

技术图3　A、B. 依次显示了 Pulvertaft 编织法，使用尖头腱穿钳反复穿过肌腱然后抓持转位肌腱，将其编织穿过受区肌腱。C. 在每次编织处以不可吸收尼龙编织缝线加固 1～2 针（经允许引自 Lubahn JD, Wolfe TL. Surgical treatment and rehabilitation and tendon ruptures in the rheumatoid hand. In: Mackin EJ, Callahan AD, Skirven TM, et al, eds. Rehabilitation of the Hand and Upper Extremity, ed 5. St. Louis: Mosby, 2002:1598-1607）。

拇长伸肌腱转位术（拇指钮孔状畸形的重建）

- 在远节指骨基底的拇长伸肌腱止点处做纵行切口暴露并确定拇长伸肌腱。
- 在止点处切断肌腱并将其向近端游离（技术图4A）。
  - 仔细保护肌腱本身，因为从此以后它将成为背伸拇指指间关节的唯一伸肌腱。
- 暴露近节指骨基底，并将拇长伸肌穿过背侧关节囊编织，以 3-0 或 4-0 不可吸收缝线编织缝合加固（技术图4B）。
  - 或者以钻孔或带线锚钉在近节指骨上固定拇长伸肌腱（技术图4C、D）。
- 以支具或石膏固定拇指 4 周，然后佩戴保护性支具进行抗阻活动 6～8 周。

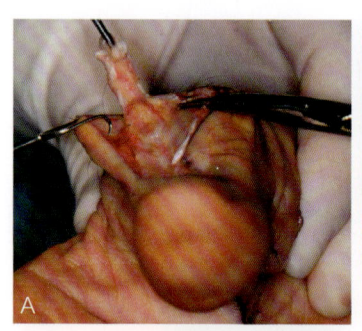
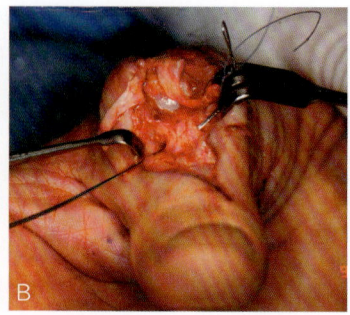
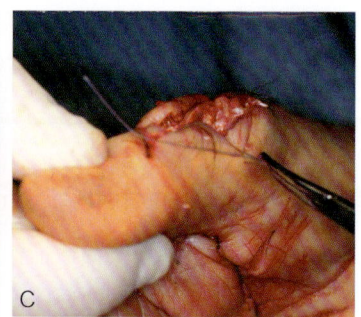
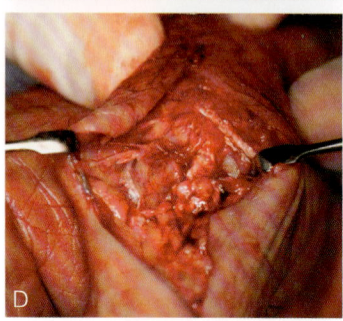

技术图4　拇短伸肌腱断裂。A、B. 将拇长伸肌腱向近侧转位至拇短伸肌腱止点处，使过伸的指间关节变成屈曲位，并且掌指关节可以主动背伸。C、D. 拇长伸肌腱通过在近节指骨基底钻孔固定（经允许引自Lubahn JD, Wolfe TL. Surgical treatment and rehabilitation and tendon ruptures in the rheumatoid hand. In: Mackin EJ, Callahan AD, Skirven TM, et al, eds. Rehabilitation of the Hand and Upper Extremity, ed 5. St. Louis: Mosby, 2002:1598-1607）。

指浅屈肌腱对抗转位（技术图5A～F）

- 如前所述取指浅屈肌腱（请参阅"指浅屈肌腱转位术"）。
- 前臂切口在腕部尺侧切开以露出尺侧腕屈肌。切口向近端弯曲以便找到指屈肌腱。
- 分离出肌腱并带入前臂。
- 使用尺侧腕屈肌制作滑车。尺侧腕屈肌沿纵向分开，而没有与豌豆骨分离。然后将一个部分分开以构成远侧部分肌腱。切开的末端通过靠近豌豆骨的完整肌腱拉回，形成一个由肌腱编织闭合的环。用小的不可吸收的缝线缝合这个环。
- 指浅屈肌腱穿过尺侧腕屈肌的环。
- 在滑车和拇指掌指关节径向一侧的小切口之间形成皮下通道。隧道应位于正中神经的上方。肌腱穿过该隧道。
  - 腕骨横韧带或Guyon管也可用作滑车。
- 使用Pulvertaft编织将肌腱缝合到拇短展肌肌腱。
  - 肌腱张紧，拇指朝对掌方向，手腕中立。
  - 由于指浅屈肌腱的伸缩能力很强，因此在这种转位过程中，精确的张力并不是至关重要的。
- 将拇指人字石膏戴上4周，然后过渡到可拆卸夹板。

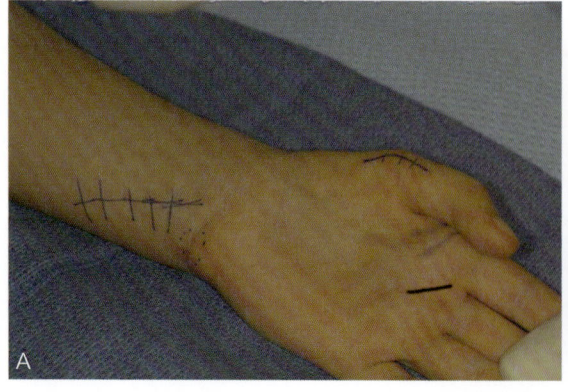
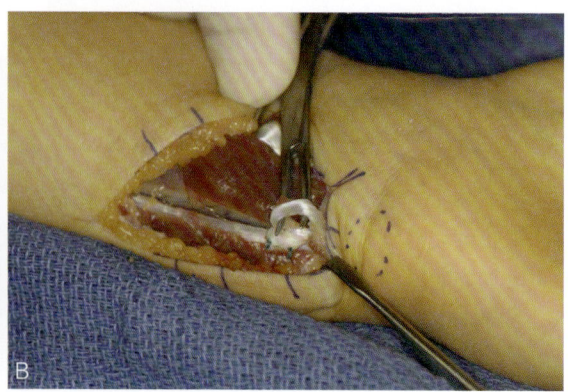

技术图5　指浅屈肌腱转位。A. 皮肤标记处在手掌远端折痕处（此患者由于已使用过环指肌腱而使用了中指）、拇指桡侧和尺侧前臂。B. 通过前臂切口，一部分尺侧腕屈肌用作滑车。

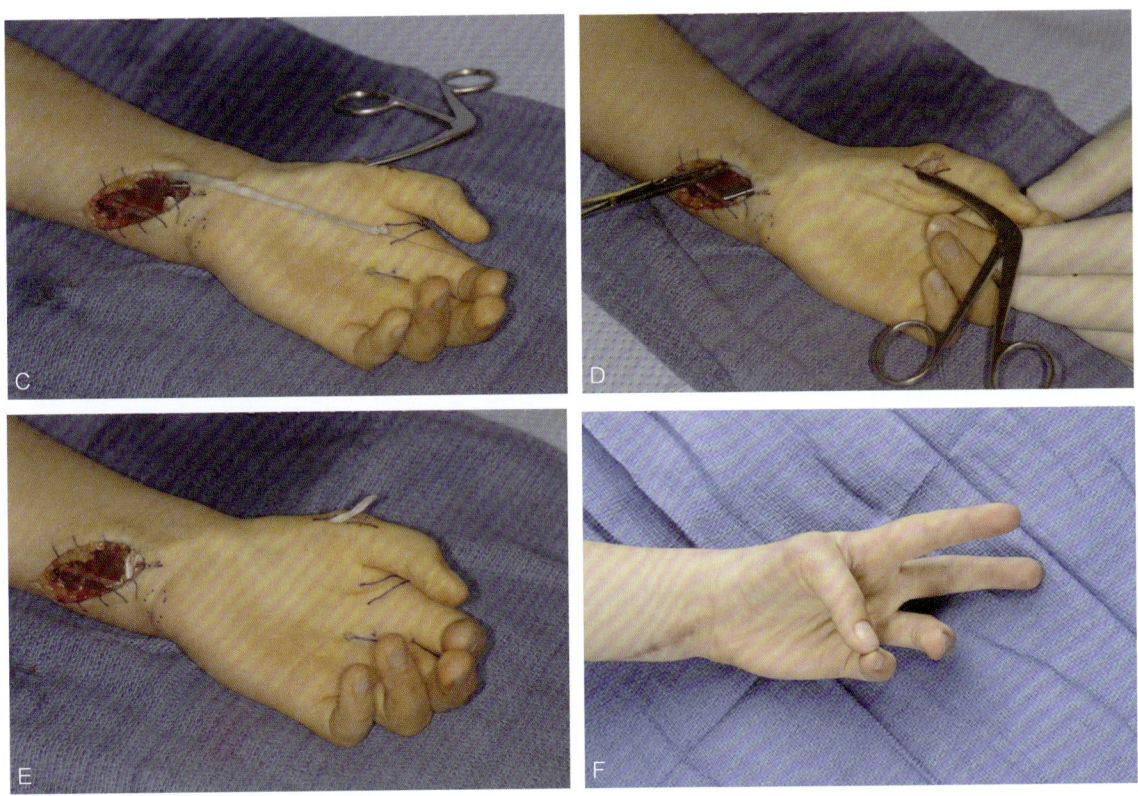

技术图5（续） C、D. 在将掌远端的指浅屈肌腱分开并将其拉入前臂后，从拇指到前臂形成一条隧道。E. 然后将腱移植物穿过尺侧腕屈肌环和皮下隧道到达拇指的附着点。F. 这名患者恢复了极好的对掌。

掌长肌对掌转位

- 术前，通过体格检查确认掌长肌的存在。由于肌腱的长度不足以伸到拇指，因此通过包括一条手掌筋膜来增长肌腱。
- 从手掌近端横纹到前臂做一个纵向切口。正中神经的掌侧皮肤分支出现在掌长肌腱的径向，应加以识别和保护。皮肤分裂后，与掌长肌腱相连续地取1 cm宽带状的掌筋膜。这种额外的组织提供了所需到达拇指的长度。这也将完成腕管的松解。然后将腱从前臂拉伸到手掌。
- 在拇指掌指关节的径向切开第2个切口。在该切口与前臂切口之间形成皮下隧道。
- 附有筋膜的肌腱从前臂传递到第2个切口。用编织将其插入拇短展肌肌腱。
  - 拇指处于完全对掌状态，掌指关节处于完全伸展状态，手腕处于中立状态。
  - 将拇指人字石膏戴上4周，然后过渡到可拆卸夹板。

示指固有伸肌腱转位重建对掌功能

- 按示指固有伸肌腱转位中的方法获得示指固有伸肌腱，并穿过远端前臂的尺侧。
- 沿拇指掌指关节的径向切开第2个切口。
- 从前臂背切口到第2个切口，在腕骨的尺骨边界周围有一个皮下通道。注意不要夹住或损坏尺神经血管束。这可以通过保持在尺侧腕屈肌的浅层来完成。通过在靠近豌豆骨的附近做一个小切口，可以使这项工作变得更加容易。首先将肌腱穿过该切口，然后再将其穿过掌。
- 示指固有伸肌腱通过通道绕过腕部尺侧，并通过编织插入拇短展肌肌腱。
  - 张力维持在拇指完全对掌，手腕稍屈曲。
  - 将拇指人字石膏戴上4周，然后过渡到可拆卸夹板。

要点与失误防范

示指固有伸肌腱的切取	• 通过在腕部近端向示指的掌指关节区域追踪最尺侧伸入掌指关节的肌腱,获得示指固有伸肌腱转位。在一定比例的患者中,最尺侧肌腱实际上是指总伸肌而不是示指固有伸肌腱。但是,示指固有伸肌腱始终是手腕水平上更深、更靠手掌的肌腱。从手腕到示指掌指关节追踪这个独立的肌腱单元,将有助于确保外科医生已切取正确的肌腱以进行转位。 • 在示指固有伸肌腱切取部位对远端修复颇有争议。尽管有些专家建议进行修复,但其他专家则认为可以保留该缺损,而没有伸肌迟滞的风险。外科医生需要意识到伸肌滞后的潜在风险,我们建议注意通过缝合修复该缺损。
小指固有伸肌腱转位	• 小指固有伸肌腱的远端应有足够的长度,以使肌腱转位到相邻的指总伸肌,而又不占用小手指。如果这种转位很紧,则应放弃将小指固有伸肌腱侧向转移到示指伸肌腱的过程,而应选择示指固有伸肌腱或其他供体。
下尺桡关节不稳定	• 进行肌腱转移时,检查下尺桡关节以确保已清除了所有骨赘,并旋转了一个局部皮瓣以覆盖所形成的裸露骨。如果认为下尺桡关节不稳定,则可以使用旋前方肌向后移位来稳定尺骨远端。
缝合	• 在肌腱编织部位(即移植物或转移物穿过另一条肌腱)缝合肌腱移植物时,应使用1根或2根缝合线。注意不要让针穿过另一条缝合线附近的肌腱。如果发生这种情况,缝合线会被针削弱或切成两半,并且移植物或转移物容易破裂。切勿使用切割针,因为它们会使缝合线和肌腱都处于危险之中。
肌腱转位	• 确保足够的隧道尺寸以使肌腱通过。 • 将肌腱从一个隔室传递到另一个隔室时,请确保与肌腱成一直线,而不是向上并从伤口中拉出,因为这可能会使肌腱撕脱。这可以通过使用放置在伤口中的Allis牵开器"缠绕"肌腱来完成。 • 避免使肌腱穿过瘢痕部位。 • 避免在开放性伤口处进行手术。 • 转位之前,应获得完整的运动范围。

术后处理

- 上述肌腱转位术的术后处理相似。
- 在行肌腱转位术恢复伸指功能时,手和腕在腕关节背伸约40°的状态下制动。加大背伸角度在有些病例可能是可取的,但是背伸过度可能会损伤已经受损的关节。
  - 屈曲掌指关节直到缝合处出现张力。40°或更大的角度对于保持期望的侧副韧带长度和防止掌指关节伸直挛缩较为理想。
  - 制动3.5~4周后,开始轻度主动运动,用保护性支具保护患手。
  - 在第6周,可增加一些抗阻锻炼。到第12周,患者应该能够恢复日常活动。
- 在屈肌腱断裂的情况下,手和腕固定在腕关节屈曲60°,掌指关节屈曲40°,允许伸直指间关节直到缝合处出现张力为止。持续制动6周,然后开始不抗阻力的轻度全范围主动运动。
  - 在第12周,增加抗阻锻炼,并允许患者逐步恢复日常活动。
- 在对抗肌转位的病例中,拇指制动固定在对掌位,腕关节在中立位至轻度屈曲。佩戴一个拇指人字形石膏4周然后更换为一个可脱支具。

预后

- 类风湿关节炎患者肌腱转位手术的结果主要取决于患者的医疗条件以及配合术后支具固定和康复方案的能力。大多数在治疗师指导下的患者比那些自行锻炼的患者获得更好的结果。
  - 在良好的药物治疗下的类风湿关节炎患者,如果类风湿得到很好的控制并且患者合作且积极康复,结果会很好。
- 应该推迟类风湿疾病处于活动期的患者的肌腱转位手术,因为治疗结果会相当差。
- 疾病控制不佳的患者可行的唯一手术是滑膜切除术,并且告诫患者成功的手术最终取决于疾病的良好控制。
- 结果与肌腱断裂的数量和损伤的慢性程度成反比[5]。

并发症

- 感染。
- 皮肤或手术切口破裂。
- 转位肌腱衰退变细。
- 肌腱再断裂。
- 由于转位肌腱张力不合适导致活动障碍。
- 关节僵硬。

(孙蕴初 译,沈君劼 审校)

参考文献

[1] Boyes JH. Bunnell's Surgery of the Hand, ed 5. Philadelphia: JB Lippincott, 1970.

[2] Breen TF. Jupiter JB. Extensor carpi ulnaris and flexor carpi ulnaris tenodesis of the unstable distal ulna. J Hand Surg Am 2012;14:612-617.

[3] Camitz H. Surgical treatment of paralysis of opponens muscle of thumbs. Acta Chir Scand 1929;65:77-81.

[4] Chetta MD, Ono S, Chung KC. Partial extensor carpi radialis longus turn-over tendon transfer for reconstruction of the extensor pollicis longus tendon in the rheumatoid hand: case report. J Hand Surg Am 2012;37:1217-1220.

[5] Chung US, Kim JH, Seo WS, et al. Tendon transfer or tendon graft for ruptured finger extensor tendons in rheumatoid hands. J Hand Surg Eur Vol 2010;35:279-282.

[6] Davis TR. Median and ulnar nerve palsy. In: Wolfe SW, Hotchkiss RN, Pederson WC, et al, eds. Green's Operative Hand Surgery, vol 2, ed 6. Philadelphia: Elsevier, 2011:1093-1137.

[7] Hamlin C, Littler JW. Restoration of the extensor pollicis longus tendon by an intercalated graft. J Bone Joint Surg Am 1977;59(3):412-414.

[8] Littler JW, Cooley SG. Opposition of the thumb and its restoration by abductor digiti quinti transfer. J Bone Joint Surg Am 1963;45:1389-1396.

[9] Mannerfelt L, Norman O. Attrition ruptures of flexor tendons in rheumatoid arthritis caused by bony spurs in the carpal tunnel: a clinical and radiological study. J Bone Joint Surg Br 1969;51(2):270-277.

[10] Nalebuff EA. Diagnosis, classification and management of rheumatoid thumb deformities. Bull Hosp Joint Dis 1968;29:119-137.

[11] Nalebuff EA, Millender LH. Surgical treatment of the boutonniere deformity in rheumatoid arthritis. Orthop Clin North Am 1975;6:753-763.

[12] Pulvertaft RG. Tendon grafts for flexor tendon injuries in the fingers and thumb: a study of technique and results. J Bone Joint Surg 1956;38B:175-194.

[13] Vaughan-Jackson OJ. Rupture of extensor tendons by attrition at the inferior radio-ulnar joint: report of two cases. J Bone Joint Surg Br 1948;30B(3):528-530.

[14] Williamson SC, Feldon P. Extensor tendon ruptures in rheumatoid arthritis. Hand Clin 1995;11:449-459.

第86章 伴或不伴指浅屈肌腱尺侧束切除的 A1 滑车松解术治疗扳机指

A1 Pulley Release for Trigger Finger With and Without Flexor Digitorum Superficialis Ulnar Slip Excision

David H. MacDonald and Alexander M. Marcus

定义

- 扳机指即指屈肌腱在屈肌腱鞘内活动受限。
- 随着疾病进展,扳机指逐渐引起炎症、疼痛、患指屈曲、不敢活动及活动度下降。

解剖

- 拇长屈肌肌腱穿过的拇指屈肌腱鞘包含一系列的滑车,由环状和十字形的滑车组成。
- A1 滑车位于掌指关节的掌侧,是最近端的滑车(除了称为掌膜腱膜滑车的增厚部分[7]),并且几乎始终是卡压的主要部位(图1)。

发病机制

- A1 滑车上的高角度负荷和其他经常导致局部发炎的原因引起指屈肌腱腱鞘的内径太窄而无法容纳屈肌腱。
- 这种尺寸不匹配会导致 A1 滑车肥大(变厚)和肌腱肿胀。
- 这些变化加剧了尺寸差异,建立了一个卡压导致肥大和肥大导致卡压的循环。

自然病程

- 扳机指可能是自发形成的,也可能是由于创伤或长时间使用而在肿胀后发生的。
- 扳机指可能:
  - 自发地解决(尤其是在轻度情况下)。
  - 维持相同的症状水平。
  - 进展到被动可纠正的锁定。
  - 无限期地固定在屈曲或伸直位中。

病史和体格检查

- 病史包括以下任意一点:
  - 手掌远端疼痛,并沿屈肌腱路径向近端放射。
  - 疼痛发生在使用和抓握物体或屈指困难时。
  - 手指弯曲和伸展时卡顿,这通常被患者认为是在近端指间关节处。
  - 手指被卡在屈曲状态,通常在早上,需要另一只手辅助伸直。
  - 无法完全弯曲或伸展手指或完全不能弯曲或伸展手指(图2)。
- 病史需要能引出以下信息:
  - 患者以前是否有扳机指,现有手指存在扳机指。

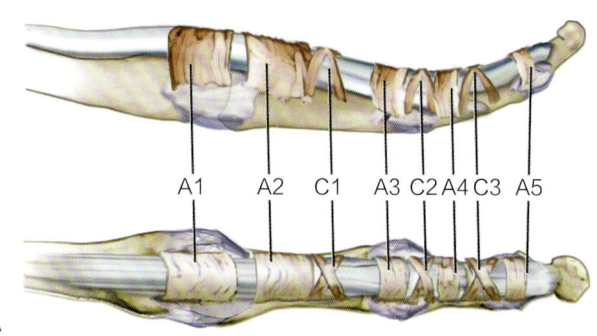

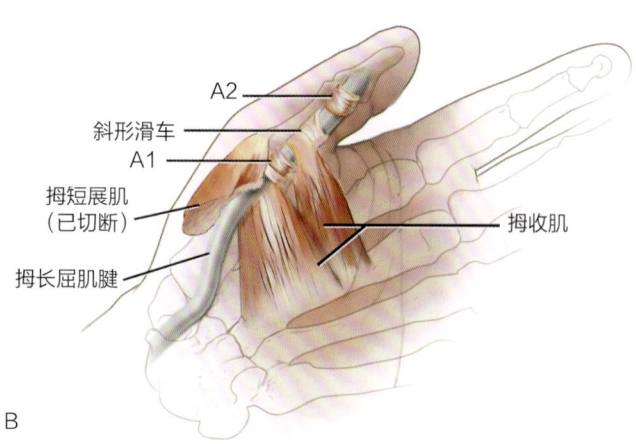

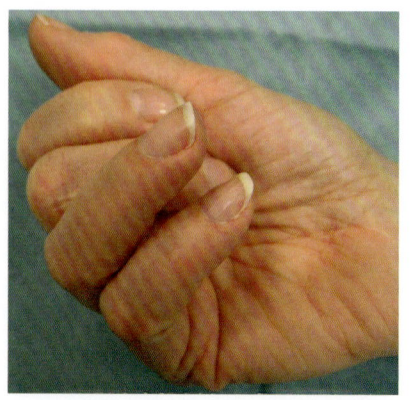

图1 为了更好地理解扳机指及其松解术,有必要了解手指(A)及拇指(B)屈肌腱鞘滑车系统。

图2 环指扳机指引起的屈曲受限。

- 以前对扳机指所做的治疗的范围、持续时间和结果。
- 症状是否出现在一个特定事件之后或是手的使用增加。
- 患者的病史应该根据可能导致扳机指的情况、可能的治疗以及相关情形进行评估：
  - 糖尿病。
  - 类风湿关节炎和其他关节炎。
  - 淀粉样变,最常见继发于需要透析的肾脏疾病。
  - 溶酶体储存疾病。
  - 腕管综合征(常见于扳机指患者,但与病因无关)。
- 病史和体格检查应排除引起重叠症状的其他情况,包括：
  - 神经压迫。
  - 肌无力。
  - 肌腱断裂(部分或完全断裂)或破裂。
  - 滑车断裂和弓弦样改变。
  - 关节或软组织挛缩或肿胀,或两者兼有。
  - 伸肌腱撕裂或半脱位,尤其是掌指关节处。
  - 关节脱位。
  - 掌指关节关节副韧带损伤。
- 体格检查应包括以下内容：
  - 活动度测试,这是对严重性的最客观衡量。如果患者在近侧指间关节(或拇指指间关节)上绝对没有主动运动,请考虑肌腱断裂。
  - 手掌触诊。如果A1滑车不柔软,请考虑其他诊断。检查引起患者症状的其他原因,包括Dupuytren挛缩、腱鞘结节样肿胀、近侧指间关节损伤和A3滑车扳机。
  - 检查伸肌肌腱。排除伸肌机制异常并对掌指关节的副韧带(桡侧和尺侧)进行压力测试,以排除可能导致重叠体征或症状的状况,包括最大活动范围时的爆裂感。
  - 在掌指关节处检查侧副韧带。在桡侧和尺侧对副韧带施加压力。
  - 进行神经血管检查。腕管综合征通常与扳机指有关。肌无力可能会导致类似的发现。治疗前应记录任何神经血管缺陷。

影像学和其他诊断性检查

- X线可以排除引发手指症状的一些异常原因,并且可以评估关节炎,但诊断扳机指不是必需的。
- 超声/动态超声在确定诊断和指导皮质类固醇激素治疗扳机指方面已越来越有用[9]。
- 如果怀疑有其他疾病,磁共振成像(MRI)可能会有用。
- 神经传导研究可以评估前骨间神经(AIN)的压迫,该压迫可类似扳机指或伴有腕管综合征。

鉴别诊断

- 掌指关节处的伸肌腱半脱位。
- 关节挛缩或损伤,包括由于副韧带和近侧指间关节肿胀导致的掌指关节锁定。
- 软组织肿胀或挛缩,包括Dupuytren挛缩。
- 肌腱部分撕裂。
- 在A3滑车处触发(罕见)。
- 肌无力,包括继发于AIN麻痹的长屈肌腱肌无力。
- 肿块(特别是腱鞘神经节),可能导致A1滑车压痛。

非手术治疗

- 观察和夹板固定。
- 轻度早期病例通常会自然缓解或不会明显困扰患者。
- 使用夜间伸指夹板可能有助于最大限度地减少早晨的关节锁定时间。
- 除非将近侧指间关节在屈曲或伸展中保持锁定数周,否则延迟治疗通常不会显著改变可用的治疗方式或治疗效果。
- 注射。
  - 1~3次注射可以使大多数受影响的手指长期缓解[2]。
  - 糖尿病患者的治疗效果不佳[1,4],但是仍然值得尝试。应警告患者血糖水平可能暂时升高。
- 注射技术(图3)。
- 在带有25号针头的单个注射器中提供1 mL 2%的普通(无肾上腺素)利多卡因和1 mL的可溶性皮质类固醇溶液(例如倍他米松或地塞米松)。
- A1滑车区域用消毒溶液进行预消毒,例如酒精或聚维酮碘。
- 可以使用局部喷雾剂来减轻不适感。
- 将1~2 mL注射液注射到鞘管中,或A1滑车周围进行皮下注射[13]。避免将注射液注入肌腱本身。如果遇到阻力增加,则可能是发生了这种情况。
- 超声引导可以提高准确性,并避免可能出现的并发症,尤其是拇指[9]。

手术治疗

- 手术治疗的适应证包括：
  - 尽管采取了保守的治疗方法,症状仍然持续。
  - 甚至不能被动地屈曲或伸展手指：这是尽早松解的指征,以防止继发性关节挛缩。
- 对于任何常规扳机指,需要对A1滑车进行切开。
- 经皮扳机指松解：
  - 需要主动扳机指活动,以便患者可以确认针的放置

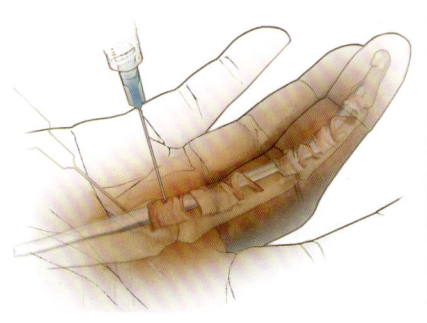 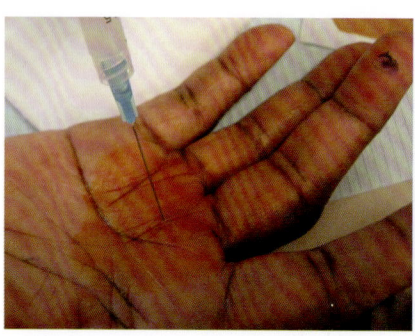 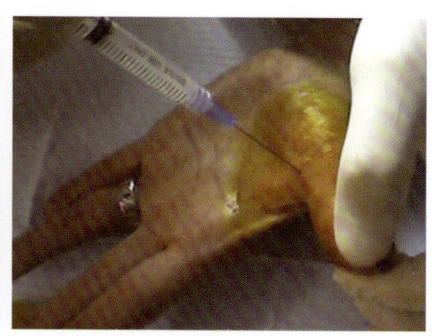

图3 扳机指注射技术。

和滑车松解。
- ○ 主要用于中指和环指。在其他手指上使用可能会危及手指神经[15]。
- 对于患有非常广泛的滑膜炎的患者,例如在类风湿关节炎、溶酶体贮积病或与终末期肾脏疾病相关的淀粉样变性病中所见的患者,经皮或通过常规方式松解A1滑车,通常小切口不满足要求。需要进行更广泛的腱鞘切除术,有时还需要进行指浅屈肌腱尺侧束切除术(USSR)。

术前计划
- 临床记录和术前获得的任何研究均应进行回顾。
- 如果认为有可能需要超过A1滑车松解的操作(例如,可能切除指浅屈肌腱的尺侧束),则应在术前与患者进行讨论。

体位
- 患者仰卧位。
- 肢体摆放要求使手掌在工作台上朝上。
- 对于示指、中指、环指和小指,可以使用手支架(例如"手牵引器")。
- 对于拇指,外科医生和助手在整个过程中放置手和拇指或使用专用的拇指支架更为有用。
- 切开切口之前,放置带衬垫的止血带并对其进行充气。

入路
- 麻醉是通过在切口周围和腱鞘内皮下注射2%的普通(无肾上腺素)利多卡因来实现的。
  - ○ 镇静将减轻与注射和止血带相关的不适。如果使用镇静剂,则应让患者及时醒来,以演示完全主动的手指屈伸活动而不会出现锁定,并记录下滑车成功松解。
- 通过倾斜的Bruner型、横向或纵向切口对A1滑车进行标准掌侧入路。
- 为了切除肌腱尺侧束,在近节指骨的远端部分使用了Bruner型或中轴纵向切口。

开放A1滑车松解

切口和暴露
- 在A1滑车表面做1 cm长切口。
  - ○ 纵向(技术图1A)。
  - ○ 如果使用横向切口,则将其放置在手掌皮肤折痕中(技术图1B):
    - 环、小指的远端手掌折痕。
    - 示指的近端手掌折痕。
    - 对于中指,可能需要皮肤折痕之间的切口。
  - ○ 斜型或Bruner型。
- 避免任何切口类型以直角穿过手掌皮肤折痕。
- 仅用15号刀片切割皮肤和真皮。
- 钝性分离皮下组织,以免损伤指神经。

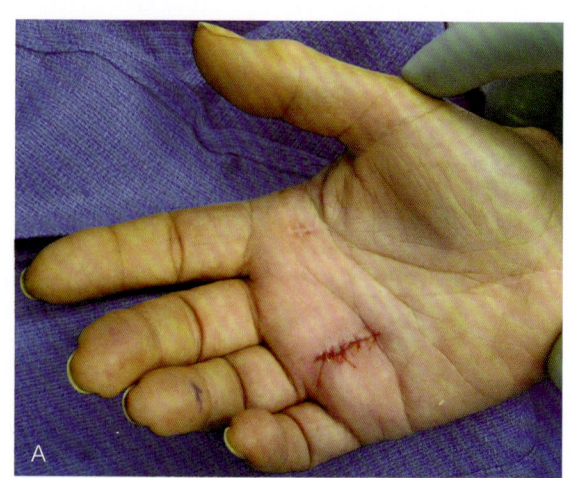

技术图1 A. 环指松解A1的纵向切口。示指手指显示出愈合良好的纵向切口,没有任何挛缩。

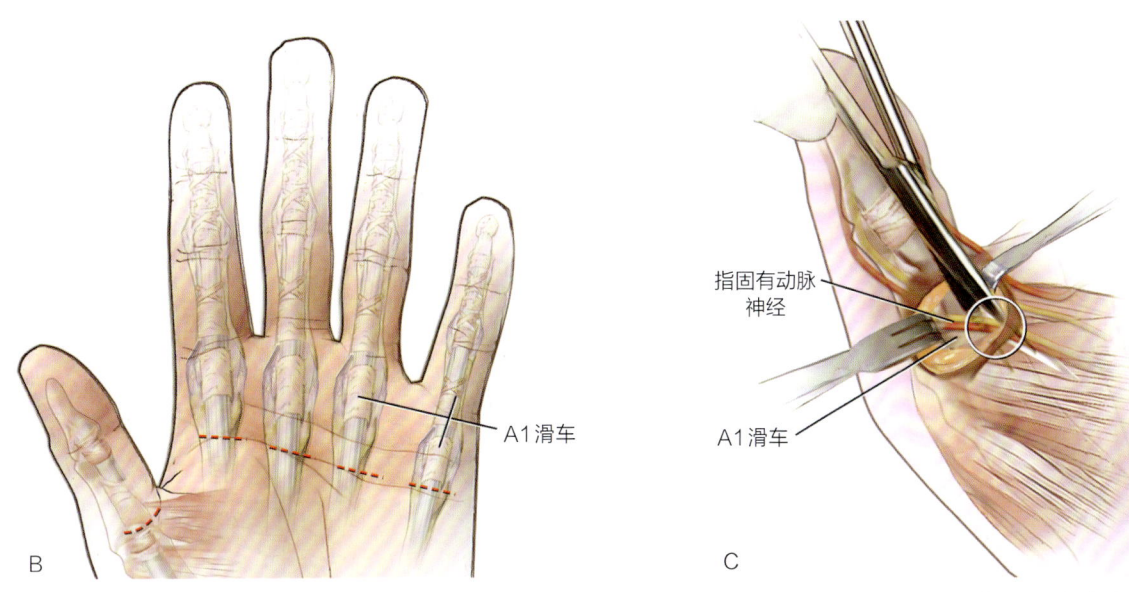

技术图1（续） B. 松解手指的横向切口相对于手掌皮肤折痕和A1滑车的位置。C. 手指神经血管结构就在A1滑车旁边，必须加以保护。圆圈显示了指神经和动脉的接近度。由于拇指的桡侧指神经可能会在A1滑车的高度交叉，因此特别容易受伤。

- 必须探查并保护与A1滑车相邻的手指神经血管结构。
  - 不需要大量解剖和暴露这些结构。
  - 拇指桡侧指神经的风险最大，因为它通常会穿过手术区域[16]（技术图1C）。

执行松解

- 清理A1滑车。
- 直到清晰可见为止才切开A1滑车（技术图2A）。
  - 使用小型直角牵开器有助于提供所需的视野。
- 用刀做A1滑车切口，注意不要切到深肌腱。
- 用剪刀完成松解，直到滑车叶片可以完全分开（技术图2B）。
- 避免切割A2滑车（或拇指倾斜的滑车）的任何明显部分。

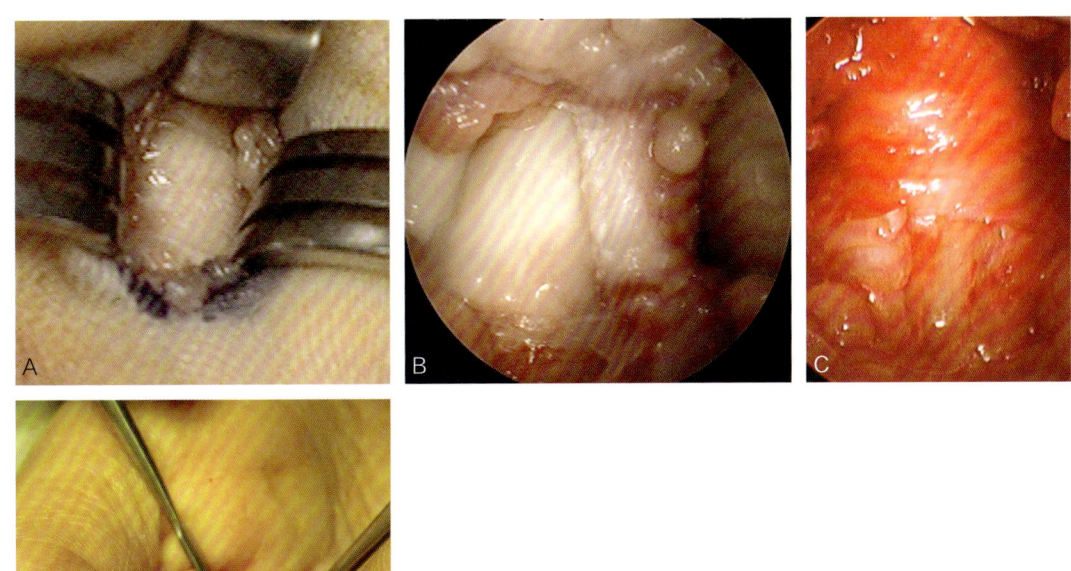

技术图2 A. 手指神经血管结构已分离，并且A1滑车已清除所有上覆的软组织。B. A1滑车已完全松解。C. 释放A1后剩余的滑车。D. 钝性分离屈肌腱并从伤口中拉出，然后发现手指屈曲（A～D：顶部为近端）。

- A2滑车与A1滑车之间的间隔是一定的（没有鞘）小间隙或非常薄的鞘组织[11]。
- 如果肌腱被靠近A1滑车的掌部腱膜带[7]束紧，则也应进行松解（技术图2C）。
- 将肌腱（在手指中）钝性分开，并将肌腱从伤口中拉出（技术图2D）。尽量减少对肌腱的任何直接处理。

完成

- 如果需要，可以进行有限的腱鞘切除术（技术图3A）。将任何异常切除的组织或肿块送到病理科进行分析（技术图3B）。
- 确认患者可以主动屈伸手指（技术图3C、D）。如果活动度未达到最大或没有得到明显改善，或者肌腱未在其余的滑车下面穿过，请重新检查A1滑车或掌腱膜滑车的任何部分，并考虑指浅屈肌腱尺侧束切除术以及其他标准扳机指以外的病因[6,8,10,12]。
- 松开止血带，并冲洗伤口。
- 通常通过手动加压获得止血效果。重新检查伤口，检查是否有动脉出血，并确认手指毛细血管充盈。
- 用间断缝合线闭合皮肤，并放置适度加压的敷料。

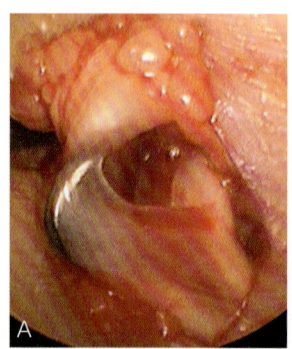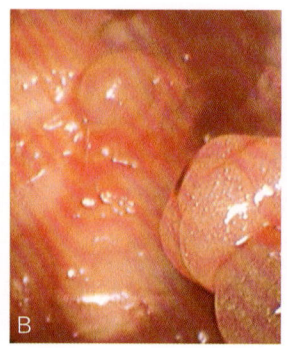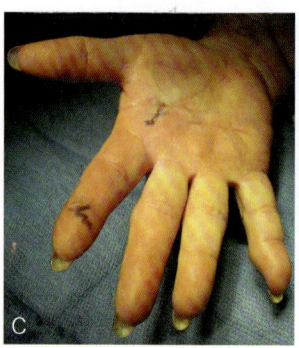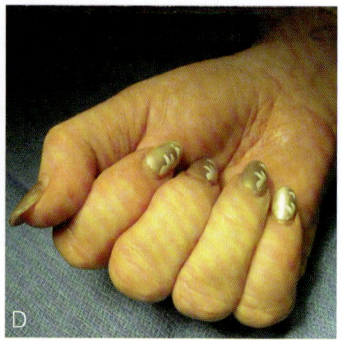

技术图3　A. 腱之间的腱鞘可轻轻去除。B. 腱鞘肿块。病理分析证实是肌腱鞘结节。C、D. 松解后完全的主动屈伸活动。

经皮A1滑车松解

- 患者必须主动触发扳机指。
- 该过程是在办公室或手术室在无菌条件下进行的。
- 在毛巾上过度伸展掌指关节，以帮助向背侧移位神经血管结构。
- 触摸A1滑车。
- 如非手术治疗所述，注射局部麻醉剂（有或没有皮质类固醇）。
- 将18号或19号的针头穿过A1滑车，沿中心从桡侧到尺侧，并进入肌腱（技术图4）。
- 患者主动屈伸手指使针头移动，确认位置。
- 稍微向回轻拉针头，使其保留在A1滑车中，而不保留在肌腱中。
- 旋转针，使斜角与皮带轮的纵轴成一直线。
- 朝近端和远端扫针，直到不再感觉到阻隔为止。
- 患者应该能够主动屈伸手指，而不会有限制感，确认松解。

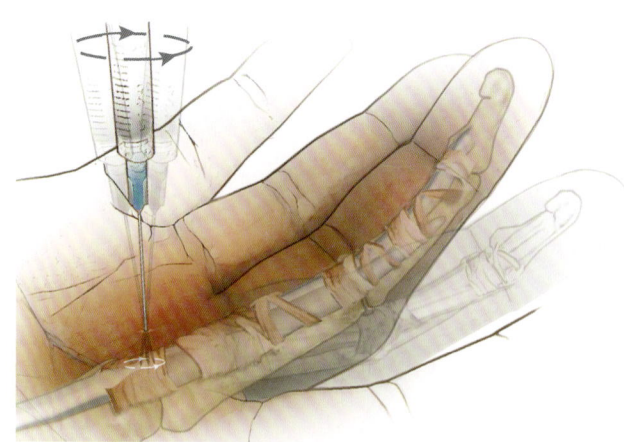

技术图4　经皮A1滑车松解。

使用指浅屈肌腱尺侧束切除的A1滑车松解术

- 初始步骤的执行方式与打开A1滑车切开松解的描述相同。
- 可以使用Bruner型或尺侧中轴切口。
- Bruner型切口(技术图5)。
  - 根据手指横纹做锯齿形的皮肤切口。
  - 仅用15号刀片切开皮肤,钝性解剖分离神经血管束。不需要对神经和动脉解剖或将它们彼此分开。
  - 当切口向远端(在近侧指间关节和远侧指间关节上)行进时,应注意保持居中位置,因为神经血管束在指骨上的尺侧和桡侧变少。
- 尺骨中轴切口(侵入性较小)。
  - 从近侧掌指关节横纹处开始做1~1.5 cm的切口,然后向近端进行。
  - 解剖平面向手指神经血管束的背侧,分离出屈肌腱鞘的尺侧。
- 检查A2滑车远端的肌腱,确认在A3滑车[10]下方没有卡住,并且在A2滑车的远端下方没有增粗的指深屈肌腱卡住[12]。在这两种情况下,指浅屈肌腱尺侧束切除可能会也可能不会缓解这个问题。
- 然后以远端至近端的方式[8]或采用近端至远端的技术[6]进行尺侧束切除。
- 在极端严重的顽固性扳机指的情况下,可以移除2个指浅屈肌腱束[5]。尽管有历史证据表明可能增加发展为天鹅颈畸形的概率,目前尚无共识。在类风湿人群中应避免使用。

近端至远端尺侧束切除术

- 在A2滑车的远端,切开腱鞘,形成一个桡侧束为基础的组织瓣。如果需要,可以稍后用6-0 Prolene线进行修复。
- 最大限度地张开近侧指间关节,隔离并切断指浅屈肌腱的尺侧束,并注意保留短腱纽。
- 将肌腱拉入近端伤口,并尽可能远地切断。
- 确认肌腱现在已恢复完整的活动范围,在滑车系统中顺利滑动。
- 释放止血带。冲洗伤口。
- 通常通过手动加压获得止血效果。重新检查伤口,检查是否有动脉出血,并确认手指毛细血管充盈。
- 用间断的缝合线闭合皮肤,并放置适度加压的敷料。

近端至远端尺侧束切除术

- 检查肌腱将在A1和A2滑车下方经过的部分,检查是否存在增粗、退化、纵向裂开或表面不光滑(技术图6A)。
- 完全屈曲手指,确定远端的指浅屈肌腱桡侧束和尺侧束,并向近端方向纵向将其分开(技术图6B)。
- 手指和腕部屈曲,尽可能将指浅屈肌腱的尺侧束向近端切断。向远侧抽出尺侧束,小心地将其穿过交叉,然后屈曲近侧指间关节,在A3滑车边缘向远侧切断。然后从任一方向去除肌腱束。如有必要,可以使用3-0的线环来分离粘连(技术图6C)。
- 释放止血带。冲洗伤口。
- 通常通过手动加压获得止血效果。重新检查伤口,检查是否有动脉出血,并确认手指毛细血管充盈。
- 用间断的缝合线闭合皮肤,并放置适度加压的敷料。

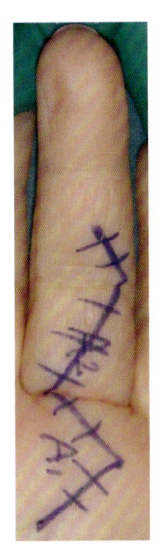

技术图5 Bruner型切口(版权:Dominique Le Viet)。

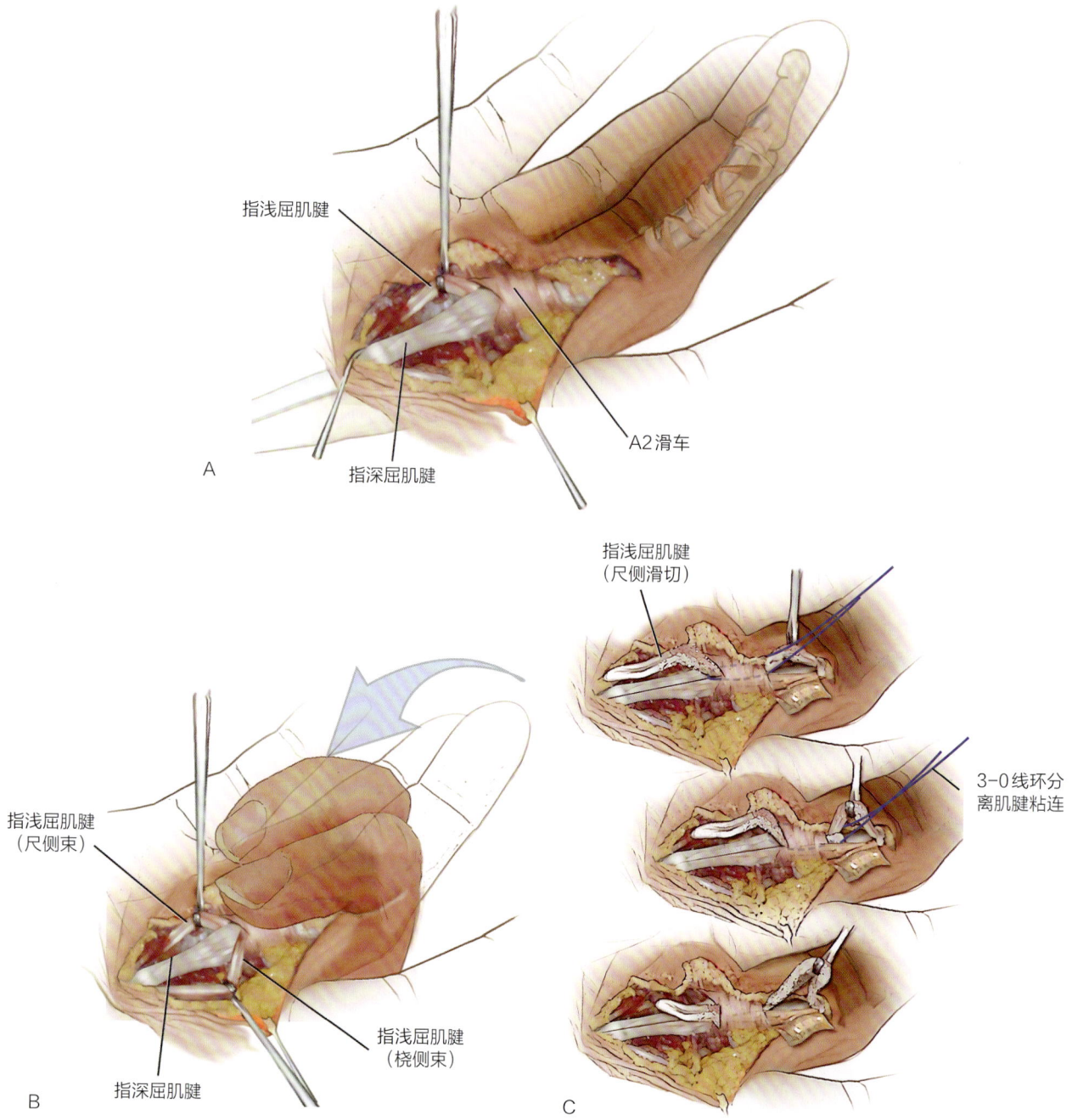

技术图6　在A1滑车切开松解的基础上辅以指浅屈肌腱尺侧束切除。A. 靠近A2滑车的肌腱增大（A1松解后）。B. 分开指浅屈肌腱肌腱束。C. 在近端切断指浅屈肌腱后，用线环分离肌腱粘连［A、B图经允许引自Le Viet D, Tsionos I, Boulouednine M, et al. Trigger finger treatment by ulnar superficialis slip resection （U.S.S.R.）. J Hand Surg Br 2004:29[4]:368-373］。

要点与失误防范

令人满意的松解	• 确认松解后肌腱自由滑动。 • 如果术前没有关节挛缩，则患者的主动(如果是全身麻醉，则应该是被动的)活动范围明显改善。 • 如果不是，请评估原因并纠正。
避免伤害A2滑车	• 松解超过25%的A2滑车可能会造成弓弦，减少屈曲活动范围，并需要重建滑车。

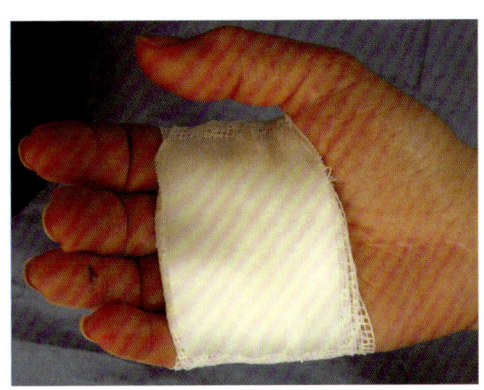

图4 所有手指松解后用柔软敷料覆盖。

术后处理

- 所有手指松解后用柔软敷料覆盖(图4)。鼓励尽可能地进行主动的全范围活动。减少敷料避免阻碍活动。
- 仅当患者难以恢复全范围活动时才需要正式治疗。
- 术前手指被锁定的患者更有可能需要治疗。这可能会在第一周内开始。
- 伤口愈合后,鼓励进行瘢痕按摩。

预后

- 手术松解扳机指的成功率很高,并发症少,复发率低[3,14]。

并发症

- 手指神经或动脉受伤。
- 弓弦畸形。
- 伤口感染或开裂,导致屈肌腱鞘感染。
- 术后僵硬。
- 松解不完全。
- 复发。
- 切口压痛。

(孙蕴初 译,沈君劼 审校)

参考文献

[1] Baumgarten KM, Gerlach D, Boyer MI. Corticosteroid injection in diabetic patients with trigger finger. A prospective, randomized, controlled double-blinded study. J Bone Joint Surg Am 2007;89(12):2604-2611.

[2] Benson LS, Ptaszek AJ. Injection versus surgery in the treatment of trigger finger. J Hand Surg Am 1997;22:138-144.

[3] Gilberts EC, Wereldsma JC. Long-term results of percutaneous and open surgery for trigger fingers and thumbs. Int Surg 2002; 87:48-52.

[4] Griggs SM, Weiss AC, Lane LB, et al. Treatment of trigger finger in patients with diabetes mellitus. J Hand Surg Am 1995;20:787-789.

[5] Husain SN, Clarke SE, Buterbaugh GA, et al. Recalcitrant trigger finger managed with flexor digitorum superficialis resection. Am J Orthop 2011;40(12):620-624.

[6] Le Viet D, Tsionos I, Boulouednine M, et al. Trigger finger treatment by ulnar superficialis slip resection (U.S.S.R.). J Hand Surg Br 2004;29:368-373.

[7] Manske PR, Lesker PA. Palmar aponeurosis pulley. J Hand Surg Am 1983;8:259-263.

[8] Marcus AM, Culver JE Jr, Hunt TR III. Treating trigger finger in diabetics using excision of the ulnar slip of the flexor digitorum superficialis with or without A1 pulley release. Hand 2007;2:227-231.

[9] Mardani Kivi M, Lahiji FA, Jandaghi AB, et al. Efficacy of sonographically guided intra-flexoral sheath corticosteroid injection in the treatment of trigger thumb. Acta Orthop Traumatol Turc 2012;46(5):346-352.

[10] Rayan GM. Distal stenosing tenosynovitis. J Hand Surg Am 1990; 15:973-975.

[11] Ryzewicz M, Wolf JM. Trigger digits: principles, management, and complications. J Hand Surg Am 2006;31:135-146.

[12] Seradge H, Kleinert HE. Reduction flexor tenoplasty. J Hand Surg Am 1981;6:543-544.

[13] Taras JS, Raphael JS, Pan WT, et al. Corticosteroid injections for trigger digits: is intrasheath injection necessary? J Hand Surg Am 1998;23:717-722.

[14] Turowski GA, Zdankiewicz PD, Thomson JG. The results of surgical treatment of trigger finger. J Hand Surg Am 1997;22:145-149.

[15] Wilhelmi BJ, Mowlavi A, Neumeister MW, et al. Safe treatment of trigger finger with longitudinal and transverse landmarks: an anatomic study of the border finger for percutaneous release. Plast Reconstr Surg 2003;112:993-999.

[16] Wolfe SW. Tenosynovitis. In: Green DP, Hotchkiss RN, Pederson WC, et al, eds. Green's Operative Hand Surgery, ed 5. Philadelphia: Elsevier, 2005:2137-2158.

第 87 章 鹅颈与钮孔状畸形的手术修复
Operative Reconstruction of Boutonnière and Swan-Neck Deformities

Jun Y. Matsui, Samantha L. Piper, and Martin I. Boyer

定义

- 类风湿关节炎是一种累及关节滑膜与腱鞘的全身性疾病,我们对其了解甚少。类风湿关节炎的滑膜组织主要以滑膜内衬细胞增殖、血管生成与相关淋巴细胞增多为特点[15]。
  - 关节软骨的退变、滑膜增生、关节面周围的侵蚀与韧带的松弛,可引起手指内在与外在肌腱体系的失衡,从而导致进行性畸形。
- 钮孔状(buttonhole)畸形是由伸肌腱中央束损伤所引起,主要畸形特点为掌指关节(MCP)过伸、近侧指间关节(PIP)屈曲,并且远侧指间关节(DIP)过伸(伴有主动屈曲障碍)。
- 鹅颈畸形的特点为近侧指间关节过伸、远侧指间关节屈曲。
  - 在创伤后,这是由于近侧指间关节掌板松弛以及末端肌腱无法伸展远侧指间关节(慢性槌状手指畸形)引起的。

分类

- 拇指类风湿畸形[25,34]。
  - Ⅰ型:钮孔状畸形。掌指关节屈曲,指间关节过伸,最初未累及腕掌关节(CMC)。
  - Ⅱ型:少见,Ⅰ型与Ⅲ型相结合,掌指关节屈曲,指间关节过伸,合并腕掌关节半脱位或脱位。
  - Ⅲ型:鹅颈畸形。掌指关节过伸,指间关节屈曲,第1掌骨内收,由进行性腕掌关节病变导致。
  - Ⅳ型:Gamekeeper(猎场看守人拇指)畸形。拇指掌指关节尺侧副韧带变薄,导致掌指关节桡偏,继发性掌骨内收畸形或挛缩。
  - Ⅴ型:掌指关节掌板变薄,连同掌指关节进行性过伸,继发性引起指间关节屈曲。掌骨无内收畸形。
- 钮孔状畸形。
  - Ⅰ度:轻度,近侧指间关节滑膜炎,伸直位松弛可以纠正。
  - Ⅱ度:中度,近侧指间关节屈曲畸形明显,或弹性或固定。
  - Ⅲ度:重度,近侧指间关节面破坏。
- 鹅颈畸形。
  - Ⅰ型:近侧指间关节完全可活动,有弹性。
  - Ⅱ型:近侧指间关节的主动与被动活动均受限,由于手内在肌紧张引起掌指关节伸直。
  - Ⅲ型:无论掌指关节处于什么位置,近侧指间关节活动范围均减小。
  - Ⅳ型:近侧指间关节过伸位固定,并伴有关节面的破坏。

解剖

骨与关节

- 腕掌关节是髁状关节,平均活动度为过伸15°,屈曲90°。
  - 侧副韧带的凸轮效应与掌骨头的形态相关,掌指关节屈曲,侧副韧带紧张,伸直时侧副韧带松弛。
- 近侧指间关节(图1A)是铰链关节,由于近节指骨头的双髁与中节指骨基底中央嵴对合良好。与掌指关节比较,其稳定性较好。
  - 侧副韧带由于关节弧形活动而紧张。
  - 掌板是增厚的纤维软骨,可以抵抗近侧指间关节过伸,它起自近节指骨A2滑车,止于中节指骨基底的"粗糙面"。

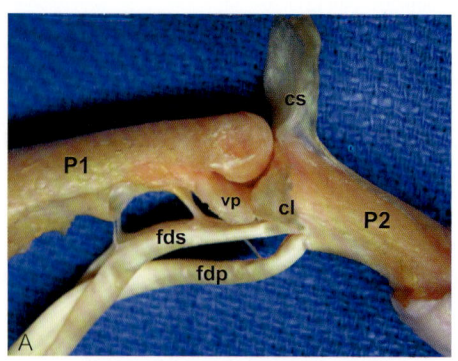

图1 A. 近侧指间关节(PIP)的毗邻。屈指肌腱(指浅屈肌腱与指深屈肌腱)穿经A2滑车的屈肌腱鞘。进入A4滑车处的屈肌腱鞘前两者相伴而行。近侧指间关节的侧副韧带(cl)和中节指骨基底背侧中央束(cs)的止点,近端与屈肌腱鞘编织在一起,远端加强掌板(vp)。P1,近节指骨;P2,中节指骨。

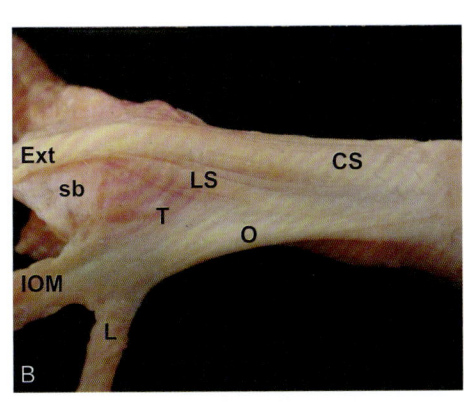
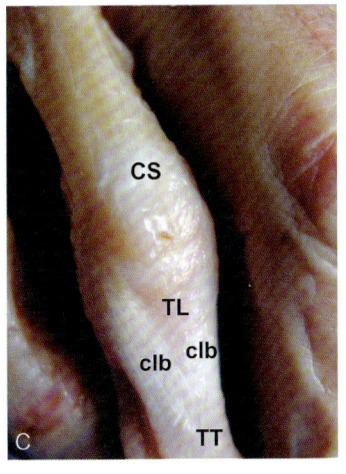
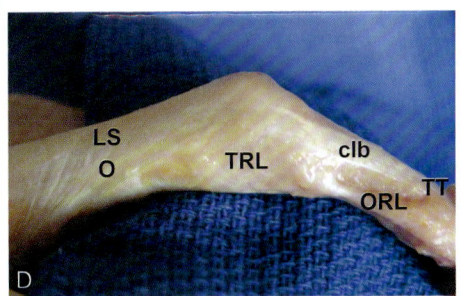

图1（续） B. 手指伸指装置由外在伸肌腱与手内在肌腱结合而成。手外在伸肌腱（Ext）位于手指远端，分为2个侧束（LS）与1个中央束（CS）。在掌指关节背侧，掌指关节掌板两侧与近节指骨掌侧基底之间有垂直走行的矢状纤维束，对伸肌腱起到一定的限制作用。掌指关节伸直通过矢状束悬吊机制，因为在近节指骨没有纤维直接附着于伸指肌腱。在掌指关节平面，骨间肌（IOM）的深头位于矢状束（sb）的浅面，在近节指骨矢状束的远端与其平行，形成伸指装置的横行纤维（T）。在手指桡侧的蚓状肌（L）形成伸指装置的斜束（O），与伸肌腱侧束结合在一起形成联合侧束。C. 外在伸肌腱分成1个中央束（CS）和2个侧束。中央束止于中节指骨背侧基底，可背伸近侧指间关节。两侧侧束通过伸肌腱帽的斜行纤维，接受蚓状肌纤维，参与组成联合侧束（clb）。这些联合侧束再组合在一起形成伸肌腱终腱（TT），其止于远节指骨背侧基底，可背伸远侧指间关节。三角韧带（TL）固定联合侧束，防止其向掌侧半脱位。D. 手指的侧面观显示侧束的联合纤维和伸指装置的斜束，它们结合在一起形成联合侧束。2个联合侧束结合形成伸肌腱终腱（TT），其止于远节指骨背侧基底。横行支持韧带（TRL）可防止侧束背侧半脱位。斜行支持韧带（ORL）从掌侧向背侧走行，连接近侧与远侧指间关节，其起自伸肌腱纤维鞘管（位于近节指骨的中1/3与A2滑车），止于远节指骨的近侧部分（版权：Fraser J. Leversedge, Charles A. Goldfarb, and Martin Boyer）。

- 远侧指间关节的稳定结构包括侧副韧带、伸肌腱止点、指深屈肌腱止点与掌板。

指骨背侧的限制结构
- 矢状束起自掌指关节的两侧，始于掌板与近节指骨的基底，跨越掌指关节背侧，止于伸肌腱侧缘（图1B～D）。
  - 矢状束固定掌指关节背侧的伸肌腱，防止向侧方半脱位。
  - 矢状束间接促进掌指关节伸直，防止伸肌腱弓弦畸形。
- 三角韧带固定中节指骨背侧面的两个联合侧腱束，防止联合侧束向掌侧半脱位。
- 横行支持韧带由近侧指间关节水平的掌-背侧方向的纤维组成，防止联合侧束向背侧半脱位。
- 斜行支持韧带是静力限制韧带，连接近侧与远侧指间关节，它起自位于A2滑车和近节指骨的中1/3的骨纤维鞘管，止于伸肌腱终腱，协同近侧与远侧指间关节伸直。

手指屈肌腱
- 在A1滑车平面，指浅屈肌腱（FDS）扁平，并分成两束，允许背侧的指深屈肌腱（FDP）通过远侧的屈肌腱鞘，并止于远节指骨掌侧基底。
- 指浅屈肌腱从外侧与背侧包绕指深屈肌腱，然后分成内、外侧束。内侧束再次在背侧与指深屈肌腱相连，止于近节指骨的远侧，外侧束继续向远端止于中节指骨基底。

手指伸肌腱
- 在近节指骨的基底，伸肌腱呈三叉状分成三束，中间部分止于中节指骨基底背侧，即中央束。
- 侧束与蚓状肌斜行纤维组合形成联合侧束，在中节指骨的背面汇合成终腱，止于远节指骨背侧基底，其功能为背伸远侧指间关节。
- 骨间肌的深部肌腹走行在侧束矢状纤维的浅面，参与构成背侧伸指装置，并形成伸肌腱帽的横行纤维（主要作用为屈曲掌指关节）。

发病机制

创伤后钮孔状畸形

- 伸肌腱中央束的破裂是促使钮孔状畸形发生的病因。
- 损伤的类型大体分为两类：开放性损伤与闭合性损伤。
    - 闭合性损伤：近侧指间关节强力过度屈曲导致中央束于止点分离，可能伴发中节指骨基底，即中央束止点的撕脱骨折。
        - 近侧指间关节掌侧脱位或手指挤压伤会损伤中央束。
    - 开放性损伤：近侧指间关节背侧撕裂或深部挫伤会破坏中央束的完整性。
- 中央束的破裂和三角韧带变薄引起伸肌腱侧束向近侧指间关节旋转轴的掌侧移位。移位的侧束可引起近侧指间关节屈曲和远侧指间关节伸直。
    - 移位的侧束变成近侧指间关节的屈肌腱和远侧指间关节的伸肌腱。

创伤后鹅颈畸形

- 漏诊的 PIP 关节掌板损伤可能会导致掌板功能障碍。尽管这种损伤常会导致 PIP 关节掌侧瘢痕形成，进而引起 PIP 屈曲畸形而无 DIP 过伸（即假钮扣畸形），但会因为中央束失去掌板的约束而导致进行性的 PIP 关节过伸畸形。
    - 近侧指间关节反复的背侧脱位是导致此类损伤的原因之一，可引起掌板功能不全。
- 伸肌腱止点从远节指骨基底的止点处撕脱（软组织性锤状指）会导致伸肌装置不平衡。背伸力量集中在中央束及 PIP 旋转轴背侧的侧束，导致进行性的 PIP 过伸畸形。
    - 容易发生掌板松弛的患者，例如广泛的韧带松弛、局部炎症和胶原血管病变，尤其容易发展成鹅颈畸形。
- 中节指骨过伸位畸形愈合或继发于骨折的肌腱粘连均会促进鹅颈畸形的形成，尽管 PIP 关节部位背侧粘连可能会导致主动伸指时不稳定（不属于钮扣畸形，因为不存在 DIP 过伸畸形；不属于假钮扣畸形，因为 PIP 屈曲畸形可以被动矫正）。
- 近侧指间关节的过伸和横行支持韧带的变薄，促使伸肌腱的侧束向近侧指间关节旋转轴的背侧移动。移位的侧束可导致近侧指间关节伸直和远侧指间关节屈曲。

类风湿钮孔状畸形

手指

- 钮孔状畸形是缘于近侧指间关节的病理性滑膜炎，其引起中央束、横行支持韧带和三角韧带进行性变薄，伸指装置的改变，可引起 PIP 关节发生钮孔状畸形[31]。由于伸肌失衡，引起近侧指间关节屈曲与掌指关节、远侧指间关节过伸畸形[22]（图 2A）。
- 由于失去周围的限制，侧束半脱位至近侧指间关节旋转轴的掌侧，从而变成近侧指间关节的屈肌，而不再是伸肌。
    - 区分近侧指间关节屈曲挛缩与伸指装置的病理性改变非常重要。
- 由于持续近侧指间关节的屈曲，掌板、侧副韧带和斜行支持韧带逐渐挛缩，导致手指僵硬和固定的钮孔状畸形。

拇指

- Ⅰ型钮孔状畸形是拇指最常见的类风湿畸形[30,38]。其特点为掌指关节屈曲和指间关节过伸（图 2B）。
- 影响拇指的病理变化主要是掌指关节的滑膜炎，后者可导致伸指装置（背侧关节囊、拇短伸肌止点、伸肌腱帽）变薄。伸肌失衡最终导致掌指关节屈曲和关节半脱位。

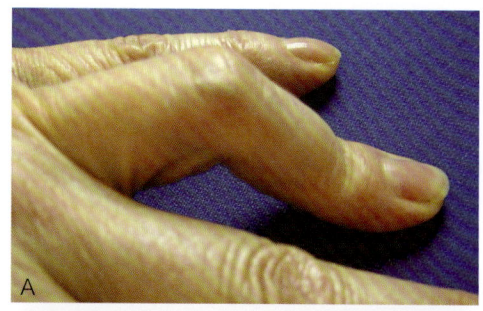

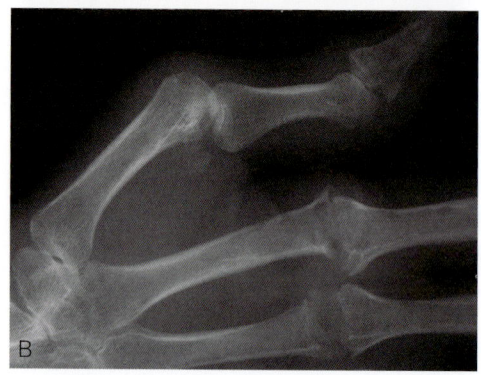

图 2　A. 手指的钮孔状畸形。注意近侧指间关节屈曲与远侧指间关节处于伸直位。B. 拇指的侧位片显示钮孔状畸形（版权：Fraser J. Leversedge, Charles A. Goldfarb, and Martin Boyer）。

- 拇长伸肌腱（EPL）由于矢状束的变薄而向尺掌侧半脱位，从而加剧掌指关节的屈曲和指间关节的过伸，这是因为其移位至掌指关节的旋转轴的掌侧。
- 掌指关节增殖性滑膜炎可引起关节面进行性侵蚀和关节面生物力学发生改变，导致进行性关节不稳和畸形。
- 由于掌指关节屈曲加重，出现第1掌骨代偿性向桡侧外展。
- 拇长伸肌腱（EPL）在腕部的断裂能导致类似的外在肌阴性（extrinsic-minus）拇指畸形[21,27]。
- 钮孔状畸形也可由于关节滑膜炎，伴或不伴拇指指间关节掌板的变薄，或拇长屈肌腱的破裂所导致拇指指间关节的过伸畸形[20]。
  - 总体来讲，上述原发性指间关节的病变引起掌指关节屈曲畸形者并不多见[34]。

类风湿鹅颈畸形

手指

- 鹅颈畸形主要来自掌指关节、近侧指间关节或远侧指间关节的病理性类风湿滑膜炎，主要特点为近侧指间关节过伸畸形和掌指关节与远侧指间关节屈曲畸形。
  - 掌板、侧副韧带和指浅屈肌腱的进行性变薄，导致远侧指间关节的过伸畸形。
  - 滑膜炎引起横行支持韧带的变薄，导致其限制伸肌腱侧束背侧移位的作用丧失。由于侧束向近侧指间关节旋转轴的背侧半脱位，从而形成持续性远侧指间关节过度伸直。
- 滑膜炎导致远侧指间关节发生伸肌终腱的破裂和变薄，也许是鹅颈畸形的最初原因。这可引起近侧指间关节伸肌力量的集中和过伸畸形。
- 掌指关节力学结构的病理性改变，也可导致鹅颈畸形。手指进行性屈曲畸形和尺偏导致伸指装置的失衡，侧束被牵拉至背侧，在近侧指间关节集中形成过伸力。掌指关节屈曲畸形也许继发于以下几种原因（图3A、B）：
  - 慢性滑膜炎和矢状束的薄弱。
  - 关节面的破坏伴随关节变形和掌侧关节半脱位。
  - 内在肌紧张或挛缩。
- 近侧指间关节持续过伸导致伸指装置挛缩，尤其是三角韧带挛缩为著，皮肤也发生类似改变。最终导致近侧指间关节过伸位挛缩、关节僵硬甚至固定。
- 手指屈肌腱鞘炎使手指开始屈曲活动受限，从而增加了近侧指间关节背伸失衡。
- 近侧指间关节慢性滑膜炎，连同关节生物力学的变化，可导致进行性关节面破坏，增加关节畸形，加剧固定挛缩，并且引起手指疼痛性功能丧失。

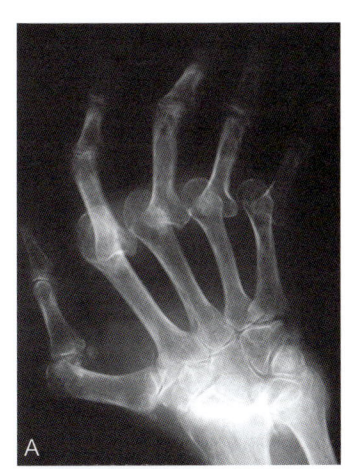
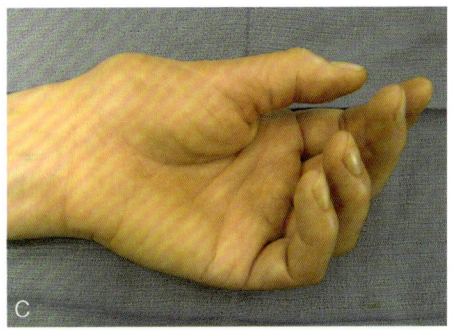
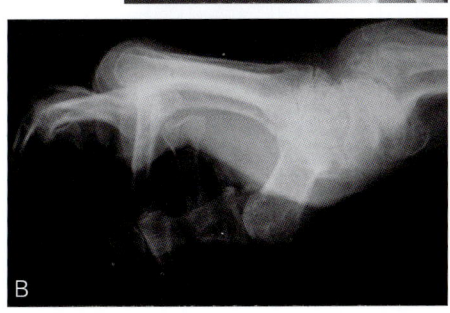
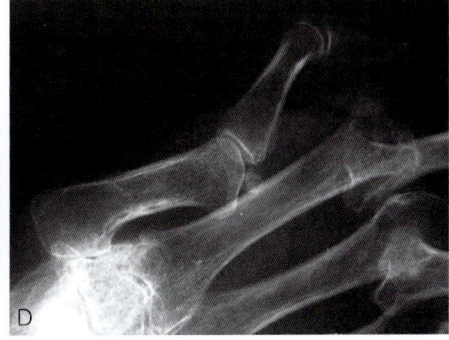

图3　A、B. 前后位与侧位片显示手指掌指关节掌尺侧脱位。C. 拇指鹅颈畸形。D. 拇指侧位片显示鹅颈畸形累及腕掌关节致半脱位、掌骨内收挛缩、掌指关节过伸和拇指指间关节屈曲（版权：Fraser J. Leversedge, Charles A. Goldfarb, and Martin Boyer）。

拇指
- Ⅲ型拇指类风湿畸形，是仅次于钮孔状畸形的第二常见的拇指畸形[27,30]。
- 腕掌关节滑膜炎和拇指相关结构的改变，可导致畸形发生。
  - 拇指腕掌关节滑膜炎的负面影响，包括关节囊薄弱和关节面侵蚀，导致拇指进行性向背侧和桡侧半脱位。
- 捏夹或抓持活动加剧腕掌关节的畸形，并且由于拇指的外展功能丧失，也加剧了第1掌骨的内收畸形。
- 因为拇指内收挛缩的加重，代偿以掌指关节过伸（同时掌板松弛）和指间关节屈曲（图3C、D）。

自然病程

创伤性损伤
- 要获得满意疗效重在早期诊断。若已发展至固定畸形，重建手段很有限。

钮孔状畸形
- 畸形在损伤当时表现也许不明显，但是在2~3周后会变得明显。
- 患指姿势的发展分为五阶段[9]：
  - 中央束的破裂导致近侧指间关节休息位时屈曲，侧束的伸指力量减弱。
  - 三角韧带的薄弱和横行支持韧带的挛缩导致侧束向掌侧移位，近侧指间关节不能主动伸直。
  - 伸指力量通过侧束传递，引起远侧指间关节过伸。
  - 近侧指间关节掌板和斜行支持韧带进行性挛缩，导致近侧指间关节屈曲位固定。
  - 迁延不愈及未经治疗的患者，会引起关节面进行性退变。

鹅颈畸形
- 畸形根据自然病程被分为四类[26]：
  - 近侧指间关节被动活动的范围基本正常。
  - 近侧指间关节长期过伸导致手内在肌紧张。当掌指关节屈曲时，近侧指间关节活动范围正常。而掌指关节伸直时，近侧指间关节屈曲受限。
  - 由于横行支持韧带薄弱和三角韧带挛缩，半脱位的侧束固定在近侧指间关节旋转轴的背侧。不管掌指关节的位置如何，近侧指间关节都表现为过伸位固定。
  - 随着逐渐的固定畸形，近侧指间关节面发生进行性退变。

类风湿畸形
- 进行性类风湿关节炎引起的上肢畸形，可因全身给药而使其发展缓慢。
- 无法纠正的钮孔状与鹅颈畸形的发生率，在全身性发病的最初2年内分别为16%与8%左右[9]。
- 已患有类风湿关节炎的患者中，手指畸形的患病率，钮孔状畸形约为36%，鹅颈畸形约为14%[9]。
- 腕关节、掌指关节和近侧指间关节是上肢中最常累及的关节，伸屈肌腱滑膜病理性增殖，会影响手指的功能和畸形。

病史和体格检查

创伤后损伤
钮孔状畸形
- 手指有钝性外伤史，近侧指间关节肿胀和触痛，应该引起怀疑。通常，患者诉有手指的夹伤或扭伤史。手指背侧撕裂伤也要引起关注。
- 也许直到伤后10~21日，畸形才会出现，早期诊断较困难，并且需要紧密随访。当近侧指间关节出现主动伸直不全时，其背侧撕裂、瘀斑与触痛具有诊断价值。
- 由于疼痛使体检受限，指神经阻滞麻醉有助于完成体检。
- 以下的体检结果有助于早期诊断：
  - 当腕关节与掌指关节完全屈曲时，近侧指间关节出现15°~20°背伸受限[5]。
  - 中节指骨对抗阻背伸力量减弱[2]。
  - Elson试验：努力伸直近侧指间关节的同时，伴随远侧指间关节僵硬，提示中央束破裂，此时伸指力量是通过侧束传递的。
    - Elson试验在钮孔状畸形的早期诊断中是最可靠的[32]。
- Boyes试验：当中央束破裂时，被动伸直近侧指间关节可引起侧束紧张，从而导致远侧指间关节主动屈曲丧失。当近侧指间关节恢复屈曲位时，远侧指间关节活动恢复。

鹅颈畸形
- 常常有未引起注意的、未经治疗的创伤或关节背侧脱位病史。患指表现为长期的槌状指畸形应该引起高度警惕，尤其是伴有未受累手指的近侧指间关节过度活动时。
- 对受累的手指进行体检。
  - 典型体征是近侧指间关节过伸和远侧指间关节屈曲，也可出现掌指关节屈曲。
- 要评估近侧指间关节的主动与被动的活动范围。

- 若出现柔性畸形,应该实施Bunnell试验,主要用于检查手内在肌的张力。
  - 这个试验帮助检查者判定手内在肌张力对畸形的影响。
  - 与掌指关节屈曲位比较,伸直掌指关节时,被动屈曲近侧指间关节的阻力增加,提示手内在肌挛缩。

类风湿畸形
- 类风湿关节炎的诊断标准依据1988年美国类风湿协会的指南制定[2]。
- 当前的药物治疗与副作用会影响治疗方案的制订和手术干预的时机选择。
- 对类风湿关节炎相关的手指畸形的评价,需要仔细全面的评估,主要包括神经系统的评估(颈椎、外周神经卡压病变),受累肩、肘与腕关节的评估,并且注意需行修复手术的下肢畸形,这往往需要使用助步器。
- 当腕关节发生进行性畸形时,它会影响手指的功能,甚至导致手指畸形,我们应该认识这一点。
  - 腕骨塌陷,伴随掌侧移位和尺侧脱位[4]。
  - 尺骨远端背侧突起可引起远侧桡尺关节完整性丧失,也可与尺侧腕伸肌腱和环小指伸肌腱的断裂相关(尺骨头综合征)。尤其在出现桡腕关节和远侧桡尺关节的活动性滑膜炎时,应检查包括拇长伸肌腱在内的手指外在伸肌[21](图4)。
- 应该评估掌指关节是否患有活动性滑膜炎,其特点为向掌侧半脱位与尺侧偏移。
- 就像腕关节与掌指关节的病变影响手指鹅颈与钮孔状畸形的发展一样,如果不被重视,这些病变会影响手指修复的效果。
- 分别完成每个手指的评估,检查每个手指的休息位,评估每个手指关节的主动与被动活动,查看关节滑膜炎或腱鞘炎。皮肤的完整性也应该被重视,因为皮肤挛缩会导致关节挛缩。
- 在前臂远端掌侧或屈肌腱鞘的走行部位触及肌腱膨大,可判定为屈肌腱鞘炎。肿胀、沿手指屈肌腱鞘触及捻发音,手指的主动和被动活动存在差异,也是手指屈肌腱腱鞘滑膜炎的标志。
  - 指间关节主动屈曲功能丧失,也许由于屈肌腱断裂引起,其经常继发于腕骨掌侧肌腱磨损变薄时[20]。
- 通过触及肌腱滑膜的增生或饱满,沿背侧伸肌腱间室、近侧与远侧伸肌支持带触及捻发音,可确认为腕部伸肌腱鞘炎。
  - 肌肉主动收缩,而手指主动伸直丧失,可判断为肌腱断裂,若触及肌腱缺损和腕关节被动屈曲腱固定时出现手指伸直丧失,则确诊肌腱断裂。

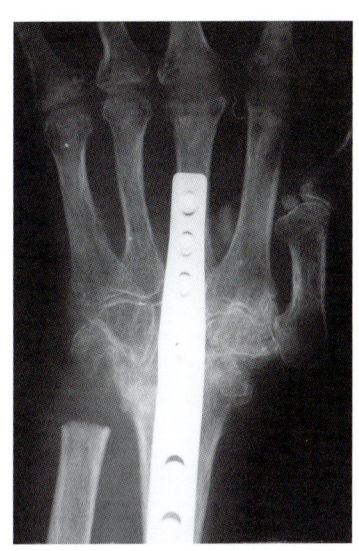

图4 手指的术前评估应该包括检查腕关节与掌指关节,因为它们影响手指的功能。全腕关节融合,同时切除尺骨远端的腕关节固定也包括软组织重建,例如腱修复与腱固定。这样的重建应该在手指重建之前完成,因为它会影响鹅颈与钮孔状畸形的重建结果。腕掌关节的重建应该在手指鹅颈或钮孔状畸形重建前或同时进行(版权:Fraser J. Leversedge, Charles A. Goldfarb, and Martin Boyer)。

  - 断裂肌腱与周围组织的粘连和腱联合,会影响评估的精确性。
- 如上描述,应该对类风湿关节炎患者的所有手指进行Bunnell试验,尤其是鹅颈畸形的患者。这个试验可帮助检查者评估手内在肌的紧张对畸形发展的作用。
- 斜行支持韧带的紧缩,经常发生在早期钮孔状畸形的手指,可以通过检查者最大幅度过伸近侧指间关节,评估被动屈曲远侧指间关节的阻力来检测。

影像学和其他诊断性检查

- X线片(3个体位)是评估创伤或类风湿患者腕、手畸形的主要手段。
  - 关节炎相关的病理学分期和关节脱位或半脱位的辨认,对疾病的诊断与治疗是非常重要的,这可通过X线片完成(图5A)。
- 中节指骨背侧基底撕脱骨折,近侧指间关节掌侧半脱位,两者之一即提示中央束损伤(图5B)。
- 出现近侧指间关节屈曲位固定畸形,同时伴有掌板撕脱骨折,提示假性钮孔状畸形。

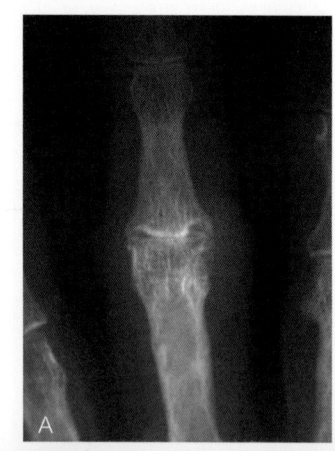

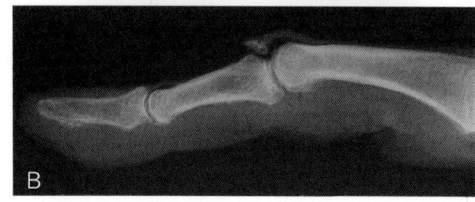

图5　A. X线片显示近侧指间关节周围软组织肿胀、滑膜炎和中度关节面侵蚀。B. 手指侧位X线片显示中节指骨背侧基底中央束撕脱性骨折。该病例中无近侧指间关节掌侧半脱位（版权：Fraser J. Leversedge, Charles A. Goldfarb, and Martin Boyer）。

- X线透视或应力位片对鉴别中央束撕裂和侧副韧带损伤很有帮助。
- 远节指骨背侧基底撕脱骨折,提示伸肌腱终腱损伤。
- 近侧指间关节过伸伴有掌板撕脱骨折,提示掌板功能不全。
- MRI对评定软组织病变很有价值,例如腱鞘炎和肌腱断裂,尤其在类风湿患者中尤为适用。

鉴别诊断

创伤后损伤
- 假性钮孔状畸形。
- 侧副韧带损伤。
- 槌状指。
- 掌板撕脱骨折。

类风湿畸形
- 骨关节炎。
- 银屑病关节炎。
  - 出现与类风湿关节炎相似的畸形,但是皮肤受累更为常见,并且远侧指间关节出现"铅笔尖"畸形。
- 结缔组织病(硬皮病,系统性红斑狼疮)。
  - 系统性红斑狼疮最初影响软组织结构(韧带松弛、肌腱半脱位),并不破坏关节。典型X线表现为关节畸形但关节间隙正常。拇指一般是最先累及的手指;常常出现指间关节侧方半脱位和掌指关节屈曲畸形(继发于伸肌腱半脱位)。
  - 硬皮病患者经常发生近侧指间关节屈曲挛缩和代偿性掌指关节过伸。
- 结晶性关节病(痛风,焦磷酸钙沉积症)。
- 血色素沉着病。
- 血清阴性对称性滑膜炎。

非手术治疗

创伤后损伤

钮孔状畸形
- 如果纠正畸形可以恢复伸肌腱中央束与侧束间的解剖关系,可以用非手术治疗。最适用于病程在8～12周的闭合性损伤的患者。也可尝试用于那些中央束撕脱骨折或掌侧脱位的患者,但前提要得到满意的复位和获得近侧指间关节的稳定。
- 对近侧指间关节能完全被动伸直的患者,可选用近侧指间关节伸直位支具治疗。
  - 经关节克氏针固定可以维持近侧指间关节完全伸直,是一种可以选择的方法,或辅助支具加强固定。
- 对近侧指间关节屈曲挛缩并没有继发关节退行性变的患者,逐步应用静力或动力伸直位支具固定。
  - 在考虑手术治疗之前,近侧指间关节应能完全被动伸直。
- 治疗近侧指间关节的同时,应当重视远侧指间关节主动与被动活动的范围。当近侧指间关节伸直时,可恢复远侧指间关节主动屈曲,提示治疗成功。恢复近侧指间关节完全伸直是治疗的目标。
- 对多数损伤来讲,近侧指间关节伸直位支具疗法,应该维持6～8周,过渡到白天保护性支具固定,便于日常活动;夜间给予伸直位支具额外固定4～6周。

鹅颈畸形
- 鹅颈畸形一旦发生,非手术治疗很少有效。
- 一些柔性畸形的患者能完成近侧指间关节屈曲。他们也许主诉"扳机样"或"齿轮样"改变,因为近侧指间关节屈曲时侧束复位至掌侧。这些患者可从手指支具固定中获益。例如8字形支具,防止持续近侧指间关节过伸并维持侧束在其解剖位置(图6)。

类风湿畸形

钮孔状畸形
- 早期钮孔状畸形的非手术治疗,主要为近侧指间关节

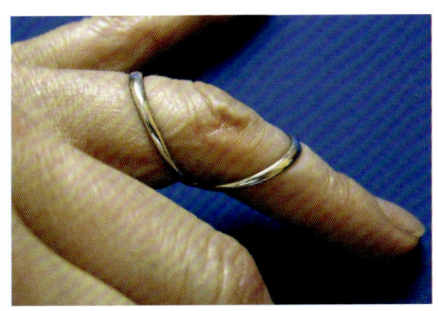

图6 在一个轻度、柔性鹅颈畸形患者用8字环形支具来防止近侧指间关节过伸畸形（版权：Fraser J. Leversedge, Charles A. Goldfarb, and Martin Boyer）。

伸直位支具固定。
- 口服抗炎药物，近侧指间关节内注射皮质类固醇激素，或两者同时使用可减轻关节滑膜炎。

Ⅰ型鹅颈畸形
- 柔性鹅颈畸形治疗的目的是防止近侧指间关节过伸和增加近侧指间关节屈曲。
- 近侧指间关节出现轻度滑膜炎，鼓励使用手指支具，例如8字形支具，来防止近侧指间关节过伸（图6）。

手术治疗

创伤后损伤

钮孔状畸形
- 手术治疗适用于应用伸直支具治疗至少3个月而治疗失败的患者、开放性损伤的患者和伴有手指退变性关节改变且固定畸形的患者。
- 手术决策的制订应该根据 Burton 和 Melchior[5] 的报道有所调整。
  - 钮孔状畸形的重建在活动性好的关节最有效。必要时，首先做关节松解术，然后加强功能锻炼，并结合支具治疗，或可避免第2次手术。
  - 一个有关节炎的关节通常不做软组织重建。术者应该考虑行近侧指间关节融合或成形术，在后者伸肌腱也要同时重建。
  - 钮孔状畸形很少损害近侧指间关节，而影响屈曲与抓握力。术者不要为一个僵硬的手指和无力的手重建近侧指间关节的伸直功能。

鹅颈畸形
- 手术治疗适用于那些不能主动开始近侧指间关节屈曲的柔性畸形患者和固定畸形的患者。
- 柔性畸形的患者可通过侧束向掌侧移位或腱固定术，防止近侧指间关节过伸。
- 固定畸形的患者很难抓住物体。通常，过伸的近侧指间关节掌侧面功能性接触受限。
  - 如果关节面健存，对近侧指间关节松解，同时行屈曲功能重建是有益的。
  - 如果关节面损害，应选择近侧指间关节融合。

慢性槌状指（有或没有鹅颈畸形）
- 由 Fowler 所描述[13]，伸肌腱中央束在近侧指间关节水平切开是一种简单有效的治疗方法，可治疗一些严重的慢性槌状指畸形，会发展成在近侧指间关节处过度伸展和鹅颈畸形。
  - 此方法使伸肌向近侧滑动，将伸肌的力通过侧束传递到末端肌腱，改善远侧指间关节的伸展，并减少近侧指间关节的过度伸展。
- 手术适用于因手指伸肌功能减退而导致不再适合伸直夹板、功能受限的患者。
- 如果关节表面受损，则可以选择远侧指间关节融合术。

类风湿畸形
- 手类风湿畸形的治疗原则应该以缓解疼痛和改善功能为主[29]。

手指钮孔状畸形
- Ⅰ期——轻度。
  - 对口服药物和关节内注射类固醇激素不敏感，并伴持续近侧指间关节滑膜炎的进行性钮孔状畸形患者，可考虑行近侧指间关节滑膜切除。由于近侧指间关节背侧的软组织变薄，可考虑做中央束重建和侧束复位。
  - 由于远侧指间关节过伸引起功能受限者，可以通过切断中节指骨背侧伸肌终腱进行治疗。
- Ⅱ期——中度。
  - 对近侧指间关节软骨完整的中度钮孔状畸形患者，适合中央束重建与伸肌终腱松解术[12,44]。
- Ⅲ期——重度。
  - 如果出现关节面的明显破坏或近侧指间关节严重固定屈曲挛缩，即使没有关节面的改变，近侧指间关节融合对缓解疼痛与改善功能也很有效。
  - 做伸肌终腱松解的同时，行远侧指间关节置换并不可靠，尤其是当背侧伸指装置变薄时。

手指鹅颈畸形
- Ⅰ型。
  - 在手术治疗前，需明确柔性鹅颈畸形的病因。虽然近侧指间关节滑膜炎和指间关节掌侧限制结构的变弱是最常见的因素，但是继发于近侧指间关节伸直力转至远侧指间关节引起滑膜炎，也是进行性畸形的一个来源。
  - 需评估掌指关节病变的潜在影响。掌指关节水平的伸肌腱半脱位或掌指关节屈曲挛缩,应该在手术纠正鹅颈畸形前处理或与鹅颈畸形同时纠正。
- 在原发类风湿槌状指畸形,若近侧指间关节活动良好,融合远侧指间关节是合理的选择。术后虽然远侧指间关节需用槌状指支具固定保护,但不需固定近侧指间关节。
- 通常,柔性鹅颈畸形患者的近侧指间关节不能从休息、过伸的位置开始主动屈曲。软组织重建的措施应该考虑限制近侧指间关节过伸的方法,包括掌侧皮肤固定术、斜行支持韧带重建[14,45]、侧束腱固定和近侧指间关节屈肌腱固定术[10]。

- Ⅱ型。
  - 在Ⅱ型鹅颈畸形中,近侧指间关节的主动与被动活动受限。掌指关节继发手内在肌紧张,被固定在伸直位,可能出现掌指关节炎。因此,在鹅颈畸形重建前,需做掌指关节置换,或内在肌松解,或两者均做。
  - 通过掌指关节背侧入路完成手内在肌松解,可以显露伸肌腱侧束与腱帽。如 Nalebuff 所描述,切除 1 cm 侧束及附着侧束的矢状纤维[26,28]。伴随或不伴随肌腱转位的尺侧内在肌松解,也许会减轻手指变形的力量,并可减轻掌指关节的尺偏移位。
  - 如果松解手内在肌或完成掌指关节置换,需要同时进行近侧指间关节屈肌腱固定术。

- Ⅲ型。
  - Ⅲ型鹅颈畸形的特点为不管掌指关节的位置如何,近侧指间关节主动与被动屈曲均减弱。常伴有侧束黏附在近侧指间关节旋转轴的背侧和近侧指间关节软组织挛缩。重建包括侧束的松解和掌侧转移,同时行近侧指间关节背侧关节囊切除、侧副韧带松解和伸肌腱粘连松解术[4,17,35]。

- Ⅳ型。
  - 近侧指间关节固定过伸畸形,同时出现关节软骨破坏性改变。
  - 软组织重建方案不能有效地缓解疼痛,也不能恢复关节的活动与功能。最终治疗局限于关节融合与关节置换[4]。

拇指类风湿

- Ⅰ型:钮孔状畸形。
  - 轻度:掌指关节和指间关节的畸形可被动纠正。
    - 软组织重建是有指征的,因为它可以改善功能,尽管畸形复发率较高[39]。
    - 掌指关节滑膜切除,结合拇长伸肌腱变道可以增加掌指关节处的伸肌力矩,后者通过将拇长伸肌腱附着于掌指关节背侧关节囊完成[25]。
  - 中度:掌指关节固定畸形。
    - 邻近腕掌关节与指间关节的状况必须被考虑在内,其可决定掌指关节需进行融合还是置换。通常,在这一时期疾病得到治疗,可以减缓拇指畸形的发展。
    - 如果指间关节的活动范围受到影响,指间关节的治疗可行关节融合。虽然掌指关节与指间关节融合后的功能总体很好,但通过掌指关节置换而保留掌指关节的活动也许是最佳选择。
    - 拇指掌指关节置换包括切除受累关节面和假体置换,最常用的是柔软的硅胶假体。伸肌腱重建包括拇长伸肌腱变道,被认为可加强掌指关节的伸直力量。术后,拇指的掌指关节固定在伸直位4~6周,允许腕掌关节和指间关节保护下进行功能锻炼。有报道显示,通过该方法,腕掌关节或指间关节关节炎进展轻微且功能良好[11]。
    - 采用一种或几种方法可以完成掌指关节融合,包括张力带固定、交叉克氏针、埋头加压螺钉或钢板螺钉固定。关节置于屈曲15°的位置,融合部位通过植骨增加骨性接触面积。支具固定融合的关节,直至影像学证实骨折愈合。鼓励早期活动指间关节,减少伸肌腱粘连和手指僵硬。
  - 重度:掌指关节与指间关节固定畸形。
    - 在这个疾病进展阶段,除了指间关节挛缩或关节损坏需要手术,其治疗原则与中度畸形相似。在关节面未破坏的情况下,很少采用松解指间关节囊来改善活动。对指间关节不稳或进展性关节炎的病例,建议做指间关节融合。
  - 腕掌关节受累。
    - 由于类风湿关节炎潜在累及多个关节,与关节融合相比,首选保留腕掌关节活动的治疗方案。
    - 由于假体失败率高或易脱位,切除大多角骨的关节置换是类风湿患者的禁忌证,应考虑应用关节切除或关节部分切除结合韧带重建和软组织嵌入的关节成形术[34]。

- Ⅲ型:鹅颈畸形。
  - 轻度:单独腕掌关节受累。
    - 保守治疗无症状缓解,需要行腕掌关节大多角骨半切除或全切除和软组织嵌入关节成形术。
  - 中度:腕掌关节病变,掌指关节轻度受累(屈曲畸形)。
    - 对于腕掌关节病变伴随掌指关节进行性过伸畸形,考虑腕掌关节大多角骨半切除或全切除和软组织嵌入关节成形术和掌指关节掌板松解术、籽骨固定术或掌侧腱固定术。经关节克氏针固定掌指关节于屈曲20°位,持续3~4周,并允许指间关节早期功能锻炼。
- 重度:腕掌关节脱位伴随掌骨内收挛缩,掌指关节固定在过伸位畸形。
  - 此期治疗需要:
    - 行关节切除成形术结合韧带重建,或肌腱嵌入关节成形术,以完成腕掌关节的重建。
    - 纠正掌骨内收挛缩。
    - 掌指关节融合术。
  - 通常,在关节成形术中,切除第1掌骨基底,松解限制腕掌关节的韧带,可以治疗第1掌骨内收挛缩。如果内收挛缩持续存在,可实施第1骨间背侧肌和内收肌的筋膜切除术[34]。很少需要行虎口Z字成形术。

术前计划
- 术者必须提前计划手术方案,多指重建或连同多关节同时手术,应该仔细有效地利用止血带在有限时间内完成。
- 区域麻醉(臂丛阻滞)是手指畸形重建手术的首选,它比全麻更能提供长时间的术后镇痛和减少麻醉药的副作用。
  - 避免全麻可以减少因类风湿关节炎引起的继发性颈椎不稳患者因术中摆体位而导致潜在的风险。
- 需要植骨的手术方案,术前应该与患者解释植骨的必要性和确认骨的来源(例如髂嵴、尺骨鹰嘴、桡骨远端、同种异体骨移植或人工骨)。

创伤后损伤
- 仔细询问病史与体检。
- 评估近侧指间关节主动与被动的活动范围。慢性、僵硬的畸形需要分期治疗方案,在重建计划前手术要先松解近侧指间关节。
- 阅读X线片,判断有无骨折、关节脱位或半脱位和关节退行性变。
- 计划手术时,需要考虑邻近关节的损伤和已存在的关节退行性改变。

类风湿畸形
- 手术重建手指类风湿鹅颈或钮孔状畸形前,整体评估类风湿疾病累及全身的情况。
  - 对正在用药治疗并发症的患者和应用围手术期药物如皮质类固醇激素的患者,药物廓清率和围手术期治疗需要很好地协调。
  - 术前要评估颈椎的稳定性,以便安全实施麻醉。
- 类风湿鹅颈畸形与钮孔状畸形的重建时机应该结合上述其他肌肉骨骼病变考虑。仔细考虑术后的治疗方案与预期的康复效果,尽量减少与其他药物或手术治疗的冲突。

体位
- 手部重建手术一般采用仰卧位即可完成,上肢放在铺有软垫的手术桌上。
- 应用上臂止血带。
- 术前评估肩关节与肘关节功能,以便术中摆放最佳体位,尤其是对于关节严重活动受限或关节不稳的患者。

入路
- 微创处理软组织可减少创口及软组织并发症的发生。手术显露过程中,掀起全厚皮瓣。

背侧入路
- 从近节指骨至远侧指间关节,做中央纵行或弧形切口,可以清晰地显露伸指装置。
- 锐性解剖皮下组织,仔细掀起全厚皮瓣可以很好显露中央束与侧束。
- 此切口显露掌侧结构有限,但是向近侧与远侧延伸可以增加掌侧的显露。
- 在掌侧,分开Cleland韧带,仔细保护血管神经束,它们位于解剖分界面的掌侧。可以显露其下的近侧指间关节侧副韧带、掌板和屈肌腱鞘。
- 在手指屈肌腱A2与A4滑车间开小窗可以很好地显露掌板。

掌侧入路
- 松解近侧指间关节时必须显露掌侧结构。可通过侧中线切口,或以近侧指间关节为中心的Bruner切口(Z形切口)。
- 解剖至屈肌腱鞘,掀起全厚皮瓣并保护血管神经束。
- 在A2与A4滑车间,掀起屈肌腱鞘的膜性部分,显露屈肌腱和近侧指间关节浅面的掌板。
- 关节融合术和关节成形术的技巧将在其他章节详细讨论。

钮孔状畸形重建

一期中央束修复

- 一期修复通过背侧切口完成。
- 分离中央束后,在近侧指间关节完全伸直的位置评估残余的组织。
  - V形切除残留的纤维组织,用4-0编织缝线采取多个间断缝合或连续锁边缝合修复肌腱游离缘。
- V-Y推进有利于修复。
- 对发生撕脱骨折的病例,确认并仔细掀起骨块,保留中央束的附着点。
  - 对于不适合克氏针或螺钉固定的小骨块,可以切除骨块,并用抽出缝合或带线锚钉将中央束直接缝合在中节指骨基底背侧。
  - 如果骨块较大,解剖复位骨块,使用牢靠的固定方法固定骨块,例如小螺钉或2根细克氏针。
- 侧束必须恢复到近侧指间关节屈伸轴背侧的解剖位置。必要的话,可以通过切开三角韧带及其两侧的横行支持韧带来松解外侧束。
  - 用4-0不可吸收编织缝线,在近侧指间关节背侧将侧束远端缝在一起。
- 近侧指间关节被置于完全过伸位置,保护修复的侧束。通常使用经关节的克氏针固定6周。

使用局部组织修复中央束

- 使用局部组织修复中央束适用于柔性畸形和中央束无法一期直接修复的患者。通过背侧入路,有几种方法可以显露伸指装置。

Snow法

- 确认中央束的近侧残端并把它从周围的软组织中游离出来[33]。
- 锐性切开肌腱,形成蒂在远端的腱瓣,将其掀起足够的长度确保能跨越肌腱缺损处。
- 翻转肌腱瓣,使用4-0不吸收编织缝线,将其与远端组织联同侧束缝合。
- 肌腱修复后,确保可被动屈曲近侧指间关节不少于60°,并且修复部位张力合适。

Aiache法

- 分离桡侧与尺侧的侧束,并纵向将其与中央束和三角韧带结合部分开[1]。
- 向背侧游离每个侧束的背侧半,用5-0不吸收编织缝线将其缝合。
- 当侧束固定在近侧指间关节滑动轴的掌侧时,建议行侧束移位手术。

Littler和Eaton法

- 仔细分离桡侧与尺侧的侧束[19]。
- 在中节指骨的表面切断侧束,保留至少一个斜行支持韧带;否则,远侧指间关节伸直受限。
- 将切开的侧束移至背侧,与中央束止点缝合。
- 如果中央束过薄不能直接缝合,禁用此法。

Matev法

- 从周围软组织分离侧束后,在远侧指间关节水平切断尺侧束,并在中节指骨中点切断桡侧束[23]。
- 在指骨背侧将尺侧束的近侧残端与桡侧束的远侧断端缝合,从而延长伸肌终腱(技术图1)。
- 将桡侧束的近侧断端与中央束的残端编织,缝合在中节指骨的基底,恢复近侧指间关节的伸直功能。
- 术后近侧指间关节放在过伸位6周,可以用经关节克氏针临时固定保护修复的肌腱。

肌腱移植修复中央束

- 当柔性畸形出现、局部组织缺损无法用来修复中央束时,可考虑行肌腱移植。
- 通过背侧弧形切口显露伸指装置,确认中央束近侧断端并将其从周围软组织中分离出来。
- 切取自体移植肌腱,首选同侧的掌长肌腱(如果存在)。
- 在中节指骨背侧基底做横行骨隧道。

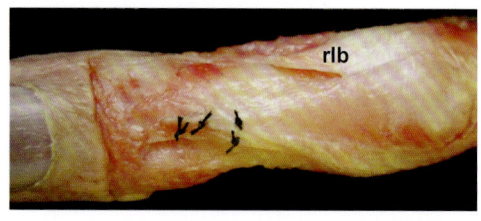

技术图1　用Matev法重建钮孔状畸形,延长伸肌终腱,使用侧束重建中央束。在远侧指间关节近端小心切断尺侧侧束,中节指骨中段平面切开桡侧侧束。尺侧束近端断端与桡侧束远侧断端缝合在一起。将桡侧束游离的近侧断端(rlb)在中节指骨背侧基底与中央束缝合(版权:Fraser J. Leversedge, Charles A. Goldfarb, and Martin Boyer)。

- 将掌长肌腱穿过骨隧道，将手指置于中立位后，将掌长肌腱两端与侧束编织缝合（技术图2）。
- 近侧指间关节伸直位，经关节克氏针固定6周以保护修复肌腱。

伸肌腱切断术
- 远侧指间关节过伸畸形可通过切断伸肌腱纠正[24]。
- 出现轻度、柔性畸形和先前近侧指间关节手术失败的患者适合行肌腱切断术。
- 伸肌腱切断被认为是，为慢性钮孔状畸形伴近侧指间关节炎患者所实施近侧指间关节融合的辅助方法。
- 在中节指骨远端的中1/3做背侧切口。
- 在远侧指间关节与指骨浅面确认伸肌腱的终腱，向近端掀起1.5 cm。
- 在三角韧带的远端切断伸肌腱的终腱。

- 保留桡侧的斜行支持韧带，以避免损及远侧指间关节的伸直功能。
- 被动伸直近侧指间关节和屈曲远侧指间关节，以分离切断的肌腱两端。

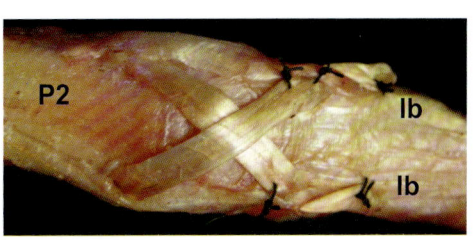

技术图2　使用肌腱移植修复钮孔状畸形，移植肌腱穿过中节指骨背侧基底（P2）的骨隧道，然后两端分别与侧束编织缝合（lb）（版权：Fraser J. Leversedge, Charles A. Goldfarb, and Martin Boyer）。

鹅颈畸形重建

斜行支持韧带重建
- 继发于未治疗的槌状指的关节活动良好的鹅颈畸形，需要斜行支持韧带重建。该方法适合远侧指间关节完好的患者[18,40]。
- 手术切口起自掌指关节横纹的尺侧缘，沿掌横纹切开后，沿桡侧侧中线向远端切开，在远侧指间关节弧向背侧。
- 将桡侧神经血管束游离出来，在近端辨认A2滑车，远端辨认肌腱终腱。
- 通过腕横纹近端1 cm的横行切口，用肌腱剥离器取同侧掌长肌腱。
  - 在近端腱腹结合部的浅面选择性做第2个横行切口。切取肌腱前在肌腱结合部确认肌纤维。如果掌长肌缺如，切取其他适合移植的自体肌腱。
- 远侧指间关节置于完全伸直位，近侧指间关节置于屈曲25°位，经关节克氏针固定。
- 使用不吸收编织缝线将移植肌腱与伸肌腱终腱缝合。
- 将移植肌腱在桡侧血管神经束的深面，穿至手指的掌侧面。移植肌腱保持恰当张力，与A2滑车远端边缘缝合（技术图3）。

近侧指间关节屈肌腱固定术
- 通过近侧指间关节屈肌腱固定或侧束腱固定控制近侧指间关节伸（在下文中详述）。
- 采用Brunner或中轴线切口，掀起全厚皮瓣显露手指屈肌腱鞘，保护手指的血管神经束。
- 从A2滑车的远侧至A4滑车的近侧缘，掀起屈肌腱鞘的膜性部分，显露其下的屈肌腱。
- 辨认指浅屈肌腱的一束，在分叉水平近端切断，保留在中节指骨基底止点的完整性（技术图4A、B）。

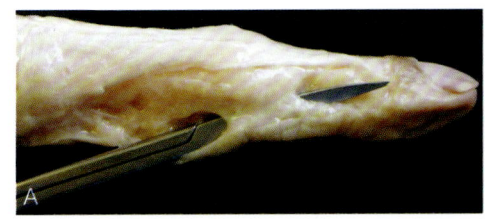 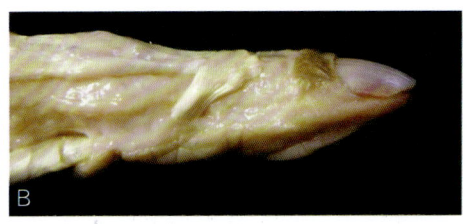

技术图3　A. 斜行支持韧带重建。剪刀指示移植肌腱重建通道的解剖平面，其从A2滑车掌侧至伸肌腱末端的背侧面。B. 从Cleland韧带掌侧至伸肌腱末端的背侧面植入移植的掌长肌腱。注意保护血管神经束（版权：Fraser J. Leversedge, Charles A. Goldfarb, and Martin Boyer）。

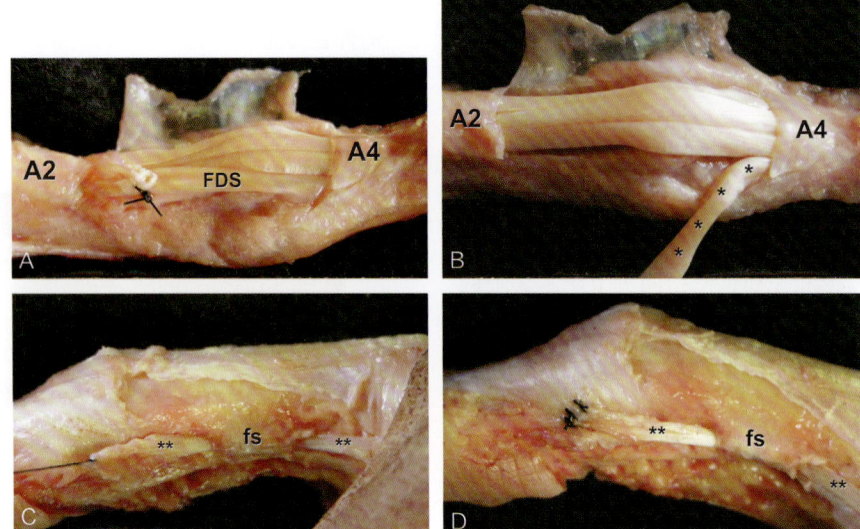

技术图4 A. 近侧指间关节屈肌腱固定术。在A2与A4滑车间显露屈肌腱，指浅屈肌腱的一束在十字交叉水平切断，保留止点不动。B. 近侧指间关节屈曲20°，将切取的指浅屈肌腱近侧断端在A2滑车的远端切口通过，并与自身远侧断端缝合。C、D. 侧束腱固定防止近侧指间关节过伸，在远端修复前，侧束（**）在远端被分开（C）变道至屈肌腱鞘内（D）（版权：Fraser J. Leversedge, Charles A. Goldfarb, and Martin Boyer）。

- 将切断的肌腱远侧断端从背侧通过A2滑车的横行切口至掌侧，切口距离滑车远侧缘3 mm，在近侧指间关节屈曲20°时，与远侧断端自身缝合（技术图4C、D）。
- 术后制动，背侧阻挡支具固定，维持关节屈曲＞20°至少6周，术后3周开始进行近侧与远侧指间关节屈曲训练。

侧束腱固定术

- 将侧束改道，使其位于近侧指间关节的掌侧，限制近侧指间关节过伸[42,45]。
- 通过背侧弧形切口暴露伸肌结构，切开Cleland韧带，暴露屈肌腱鞘，注意保护手指血管神经束。
- 保留侧束远近端止点，将向背侧半脱位的侧束从中央束和中节指骨基底表面的三角韧带上游离出来。屈曲近侧指间关节，将侧束移至近侧指间关节滑动轴的掌侧。
- 在近侧指间关节水平，从屈肌腱鞘上掀起一个蒂位于背侧的腱鞘瓣，宽度在0.5~1 cm。将侧束移至腱瓣的掌侧，腱瓣缝回原来位置，作为一个滑车限制侧束。
- 也可选择将侧腱束在形成终腱前切断，然后近断端变道进入A2滑车内0.5~1 cm后穿出，与远断端缝合（图4A、B）。
  - 轻柔地牵拉变道侧束的远近端，确认侧束在屈肌腱鞘下滑动良好[45]。
- 术后，背侧支具维持关节屈曲＞30°，术后鼓励早期手指屈曲锻炼，6周内禁止近侧指间关节主动伸直。

Ⅲ型鹅颈畸形重建

- Ⅲ型鹅颈畸形的重建，需要处理近侧指间关节活动轴背侧移位固定的侧束和近侧指间关节的挛缩。
- 这些病变的处理，包括松解中央束和三角韧带周围的侧束、移位侧束至近侧指间关节滑动轴的掌侧；通过切除背侧关节囊和松解侧副韧带来松解背侧挛缩的近侧指间关节，松解指伸肌腱和可能受累的屈肌腱，例如屈肌腱腱鞘炎。
- 通过背侧弧形切口，掀起全厚皮瓣显露其下的伸肌腱结构。
- 从近节指骨至中节指骨背侧面侧束与中央束交汇处松解两者的粘连。
- 完整切除近侧指间关节背侧关节囊，从背侧至掌侧逐渐松解桡侧与尺侧的侧副韧带，直至近侧指间关节被动屈曲达90°。
- 因为活动的侧束会在被动屈曲关节时自动滑移至近侧指间关节旋转轴的掌侧，所以侧束不需要固定。

- 松解软组织后,用经关节克氏针临时固定近侧指间关节屈曲20°位。重建的手指用前臂支具固定保护,去除后允许掌指关节与远侧指间关节活动。克氏针在术后2~3周去除。

慢性槌状指畸形

中央束切断术
- 进行笔直或曲线形的背侧切口,在近侧指间关节上方居中,并分离抬高组织瓣全层以暴露伸肌腱。
- 小心分开中央束与侧束,保留三角韧带,以防止侧束掌侧半脱位。然后,在中节指骨的背面将中央束从其止点分离,并使其向近侧滑动。
  - 术后可以立即活动。

要点与失误防范

患者选择	• 应评估近侧指间关节的灵活性。 • 在近侧指间关节退行性改变的情况下,重建方案受到限制。关节融合可能是唯一可行的解决方案。 • 评估所有手指畸形的内在紧张性。 • 对于类风湿患者,在手术重建指间关节之前,请仔细评估手腕和掌指关节。 • 在患有严重畸形的类风湿患者中,肌腱断裂在临床上可能并不明显。
钮孔畸形	• 畸形从受伤发展到中央滑脱。 • 中央环受伤后可能会出现畸形的延迟发展。 • 早期诊断很重要。Elson测试有助于确认早期诊断。 • 对于受伤后2~3个月内出现的患者,伸直位夹板是一种有效的治疗方法。保持近侧指间关节伸展的经关节克氏针可作为有效的内部固定。 • 重要的是要将钮孔畸形与近侧指间关节挛缩(假钮孔畸形)区分开。
鹅颈重建	• 在类风湿患者中,任何掌指关节、近侧指间关节、远侧指间关节均可引起鹅颈畸形。识别存在哪种类型的畸形以指导治疗至关重要。
拇指CMC重建	• 由于软组织约束不良和内植物脱位的风险增加,因此内植物介入置换术的失败率可能会增加。
近侧指间关节内植物置换术	• 对于严重的近侧指间关节屈曲挛缩症(45°~50°)的患者,避免内植物置换。 • 由于关节受到侧向应力,因此考虑对示指近侧指间关节进行关节融合。 • 在没有伸肌腱功能减退的情况下,掌侧入路可以保留伸肌机制,并最小化围手术期的粘连和僵硬。 • 应注意内植物拉削,以减少内植物不稳定或医源性骨折的风险。

预后

创伤畸形重建
- 手术治疗鹅颈与钮孔状畸形是对手术技术的挑战。
- 虽存在许多手术方法可选择,但首选的方法还未达成共识。
- 对创伤后钮孔状与鹅颈畸形的术后长期随访结果的研究很少。由于在不同临床阶段的表现不同,很难直接比较疗效。

钮孔状畸形
- Towfigh与Gruber[43]报道了手术治疗114例创伤后柔性钮孔状畸形的治疗结果,用局部组织或肌腱移植直接修复中央束。随访平均40个月,78例患者治疗结果优良,22例患者治疗结果尚可,14例患者治疗结果差。
- Meadow等[24]报道了14指创伤后钮孔状畸形采用伸肌腱切除治疗的疗效。术前近侧指间关节挛缩的角度平均为36°,所有手指有远侧指间关节挛缩,平均活动范围过伸6.5°至屈曲4.2°。术后,远侧指间关节屈曲增加至44°,10个手指伸直不全平均13°,7个手指近侧指间关节伸直增加平均27°。

鹅颈畸形
- Tonkin等[42]报道鹅颈畸形侧束腱固定的治疗结果,包括不同病因的30个手指。术前近侧指间关节过伸畸形平均16°,术后屈曲可达11°。

- Thompson 等最先描述斜行支持韧带的重建[40]。他们报道这个方法可以改善近侧指间关节过伸和远侧指间关节屈曲。Kleinman 和 Peterson[18] 描述相似的结果,确认可以纠正远侧指间关节屈曲与近侧指间关节过伸。

慢性槌状指畸形
- 两项生物力学研究评估了 Fowler 的中央束切断术治疗慢性槌状指畸形。Chao 等[7]在 15 名尸体手指中构建了槌状指畸形,进行了中央束切断术,并记录了腱切断术前、后的远侧指间关节伸肌滞后情况。他们从末端肌腱延长处产生平均 45°的伸肌延迟;中央束切断术后,平均纠正了 36°,术后平均残余伸肌滞后为 9°。
- Hiwatari 等人[16]评估了 16 具尸体手指,以量化将远侧指间关节伸肌延迟最小化和将纽扣畸形最小化所需的松解程度。他们检测到了类似的远侧指间关节伸肌延迟,为 44°,校正为平均术后延迟为 6°,在中节指骨长度的 2/3 处分离了中央束和侧束,而没有产生纽扣畸形。4 个手指在近侧指间关节处有一些伸肌滞后,均小于 15°,且松解长度为指骨长度的 1/2 或更少。
- 受伤后平均 42 个月,在 23 例接受中央束切断术[3]治疗的系列患者中,远侧指间关节术前平均伸肌滞后为 44°,术后伸肌滞后为 7°。2 名患者的近侧指间关节出现暂时性伸肌滞后,使用夹板有效。
- 该手术的优点是技术上简单易行,可以在局部麻醉下进行,纠正鹅颈畸形,并且不需要术后固定,尽管近侧指间关节可能会出现医源性伸肌滞后,有些外科医生更愿意不要对手指的未受伤部位进行手术,而要依靠对受伤部位的间接影响。

类风湿畸形重建
- 手术治疗类风湿患者的鹅颈与钮孔状畸形的手术疗效,尚缺乏长期的临床研究报道。
- Kiefhable 和 Strickland[17]报道手术治疗Ⅲ型鹅颈畸形与Ⅱ期钮孔状畸形,92 例患者采取侧束松解、伸肌腱松解和近侧指间关节背侧关节囊切除,作者报道近侧指间关节最初增加 55°屈曲;然而,术后 3～12 个月评估的 15 个手指术后早期获得的活动度数丧失 17°。尽管术后结果衰退,近侧指间关节活动弧向屈曲转变,增加功能性抓持。
  - 19 例Ⅱ期钮孔状畸形患者做了中央束重建,作者发现结果不可预测并报道术后纠正的畸形随时间推移,疗效减弱。19 例患者中有 4 例患者伸直近侧指间关节缺失 20°,有 11 例患者近侧指间关节伸直缺失>45°。
- Tonkin 等[41,42]报道 2 个独立的研究,评估用侧束转位和滑膜切除加侧束松解与转位治疗鹅颈畸形的效果。然而他们的研究结论由于疾病的分期不同和样本不足而十分局限,屈曲活动弧的趋势与 Kiefhable 和 Strickland 的报道相似[17]。
- 几个近侧指间关节和掌指关节置换长期的临床研究结果证实,与骨关节炎或术后创伤关节炎关节成形术比较,纠正术前鹅颈畸形与钮孔状畸形的效果不佳,且缓解疼痛与恢复活动的结果总体不佳[6,36,37]。
- Terrono 等[39]回顾研究拇指钮孔状畸形不同阶段的手术治疗效果,结果表明,掌指关节滑膜切除和拇长伸肌腱变道对早期、可纠正的钮孔状畸形的治疗复发率较高(64%)。作者对中度且单独关节受累的病例,推荐掌指关节融合。但在严重的病例,需要掌指关节成形术与指间关节融合术。

并发症

- 仔细地选择患者、恰当的手术干预和正确的手术技术可避免治疗创伤后钮孔状与鹅颈畸形的围手术期并发症。
  - 围手术期对患者的宣教与交流是必要的,可避免患者不切合实际的期望与预期结果。
- 对类风湿手鹅颈畸形或钮孔状畸形,取得良好的手术效果和避免围手术期并发症的发生,主要依靠详尽的术前评估、正确的病变分期和适时的手术干预。然而要达到缓解疼痛和改善功能的主要治疗目标,教育患者摒弃不切实际的期望与预期结果至关重要。

(孙蕴初 译,沈君劼 审校)

参考文献

[1] Aiache A, Barsky AJ, Weiner DL. Prevention of boutonniere deformity. Plast Reconst Surg 1970;46:164-167.

[2] Arnett FC, Edworthy SM, Bloch DA, et al. The American Rheumatism Association 1987 revised criteria for classification of rheumatoid arthritis. Arthritis Rheum 1988;31:315-324.

[3] Asghar M, Helm RH. Central slip tenotomy for chronic mallet finger. Surgeon 2013;11(5):264-266.

[4] Boyer MI, Gelberman RH. Operative correction of swan-neck and boutonniere deformities in the rheumatoid hand. J Am Acad Orthop Surg 1999;7:92-100.

[5] Burton RI, Melchior JA. Extensor tendons: late reconstruction. In: Green DP, Hotchkiss RN, Pederson WC, eds. Green's

[6] Carducci T. Potential boutonniere deformity: its recognition and treatment. Orthop Rev 1981;10:121-123.

[7] Chao JD, Sarwahi V, Da Silva YS, et al. Central slip tenotomy for the treatment of chronic mallet finger: an anatomic study. J Hand Surg Am 2004;29(2):216-219.

[8] Cook SD, Beckenbaugh RD, Redondo J, et al. Long-term follow-up of pyrolytic carbon metacarpophalangeal implants. J Bone Joint Surg Am 1999;81(5):635-648.

[9] Coons MS, Green SM. Boutonniere deformity. Hand Clin 1995;11:387-402.

[10] Curtis R. Sublimis tenodesis. In: Edmonson AS, Crenshaw AH, eds. Campbell's Operative Orthopaedics, ed 6. St. Louis: CV Mosby, 1980:319.

[11] Figgie MP, Inglis AE, Sobel M, et al. Metacarpal phalangeal joint arthroplasty of the rheumatoid thumb. J Hand Surg Am 1990;15(2):210-216.

[12] Flatt AE. The Care of the Arthritic Hand. St. Louis: Quality Medical Publishing, 1995.

[13] Fowler SB. Extensor apparatus of the digits. J Bone Joint Surg Br 1949;31-B:477.

[14] Gainor BJ, Hummel GL. Correction of rheumatoid swan-neck deformity by lateral band mobilization. J Hand Surg Am 1985;10(3):370-377.

[15] Harris ED Jr. Rheumatoid arthritis: pathophysiology and implications for therapy. N Engl J Med 1990;18:1277-1289.

[16] Hiwatari R, Kuniyoshi K, Aoki M, et al. Fractional Fowler tenotomy for chronic mallet finger: a cadaveric biomechanical study. J Hand Surg Am 2012;37(11):2263-2268.

[17] Kiefhaber TR, Strickland JW. Soft tissue reconstruction for rheumatoid swan-neck and boutonniere deformities: long-term results. J Hand Surg Am 1993;18(6):984-989.

[18] Kleinman WB, Peterson DP. Oblique retinacular ligament reconstruction for chronic mallet finger deformity. J Hand Surg Am 1984;9(3):399-404.

[19] Littler JW, Eaton RG. Redistribution of forces in correction of boutonniere deformity. J Bone Joint Surg Am 1967;49(7):1267-1274.

[20] Mannerfelt LG, Norman O. Attrition ruptures of flexor tendons in rheumatoid arthritis caused by bony spurs in the carpal tunnel. A clinical and radiological study. J Bone Joint Surg Br 1969;51(2):270-277.

[21] Mannerfelt LG, Oetker R, Ostlund B, et al. Rupture of the extensor pollicis longus tendon after Colles fracture and by rheumatoid arthritis. J Hand Surg Br 1990;15(1):49-50.

[22] Massengill JB. The boutonniere deformity. Hand Clin 1992;8:787-801.

[23] Matev I. Transposition of the lateral slips of the aponeurosis in treatment of long-standing "boutonniere deformity" of the fingers. Br J Plast Surg 1964;17:281-286.

[24] Meadows SE, Schneider LH, Sherwyn JH. Treatment of the chronic boutonniere deformity by extensor tenotomy. Hand Clin 1995;11:441-447.

[25] Nalebuff EA. Diagnosis, classification and management of rheumatoid thumb deformities. Bull Hosp Joint Dis 1968;29:119-137.

[26] Nalebuff EA. The rheumatoid swan-neck deformity. Hand Clin 1989;5:203-214.

[27] Nalebuff EA. The rheumatoid thumb. Clin Rheum Dis 1984;10:589-607.

[28] Nalebuff EA, Millender LH. Surgical treatment of the boutonniere deformity in rheumatoid arthritis. Orthop Clin North Am 1975;6:753-763.

[29] O'Brien ET. Surgical principles and planning for the rheumatoid hand and wrist. Clin Plast Surg 1996;23:407-420.

[30] Ratliff AH. Deformities of the thumb in rheumatoid arthritis. Hand 1971;3:138-143.

[31] Rizio L, Belsky MR. Finger deformities in rheumatoid arthritis. Hand Clin 1996;12:531-540.

[32] Rubin J, Bozentha DJ, Bora FW. Diagnosis of closed central-slip injuries. A cadaveric analysis of non-invasive tests. J Hand Surg Br 1996;21(5):614-616.

[33] Snow JW. Use of a retrograde tendon flap in repairing a severed extensor at the PIP joint area. Plast Reconstr Surg 1973;51:555-558.

[34] Stein AB, Terrono AL. The rheumatoid thumb. Hand Clin 1996;12:541-550.

[35] Strickland JW, Boyer M. Swan neck deformity. In: Strickland JW, ed. The Hand: Master Techniques in Orthopaedic Surgery series. Philadelphia: Lippincott-Raven, 1998:459-470.

[36] Swanson AB, Maupin BK, Gajjar NV, et al. Flexible implant arthroplasty in the proximal interphalangeal joint in the hand. J Hand Surg Am 1985;10(6 pt 1):796-805.

[37] Takigawa S, Meletiou S, Sauerbier M, et al. Long-term assessment of Swanson implant arthroplasty in the proximal interphalangeal joint of the hand. J Hand Surg Am 2004;29(5):785-795.

[38] Terrono A, Millender L. Surgical treatment of the boutonniere rheumatoid thumb deformity. Hand Clin 1989;5:239-248.

[39] Terrono A, Millender L, Nalebuff E. Boutonniere rheumatoid thumb deformity. J Hand Surg Am 1990;15(6):999-1003.

[40] Thompson JS, Littler JW, Upton J. The spiral oblique retinacular ligament (SORL). J Hand Surg Am 1978;3(5):482-487.

[41] Tonkin MA, Gianoutsos MP, Ryan D, et al. Synovectomy, joint release and lateral band translocation for stiff swan neck deformity. Hand Surg 1996;1:69-74.

[42] Tonkin MA, Hughes J, Smith KL. Lateral band translocation for swan-neck deformity. J Hand Surg Am 1992;17(2):260-267.

[43] Towfigh H, Gruber P. Surgical treatment of the boutonniere deformity. Oper Orthop Traumatol 2005;17:66-78.

[44] Urbaniak JR, Hayes MG. Chronic boutonniere deformity—an anatomic reconstruction. J Hand Surg Am 1981;6(4):379-383.

[45] Zancolli E. Structural and Dynamic Bases of Hand Surgery, ed 2. Philadelphia: JB Lippincott, 1979.

第 88 章 手、腕及前臂神经完全离断后的一期修复和神经移植

Primary Repair and Nerve Grafting Following Complete Nerve Transection in the Hand, Wrist, and Forearm

Matthew E. Hiro and Randy R. Bindra

定义

- 周围神经完全离断,定义为神经内所有轴索均完全断裂。
- 所谓神经一期修复,是指神经完全离断后的 1 周内,原位无张力的神经断端吻合。
- 神经择期修复,是指在某些局部软组织损伤不能一期关闭伤口的病例中,需要在伤后 3 周方能进行修复手术。
- 周围神经损伤后的愈合与其他软组织大有不同。
- 神经损伤之后,立即发生变性,并且恢复不完全。
- 神经损伤往往造成支配区域的运动和感觉功能不可逆的丧失,因此抓紧时间进行修复是至关重要的。

解剖

- 周围神经的解剖可以通过其构成部分进行简化描述(图 1)。
- 神经轴突。一个基本的神经单元包括了神经细胞的胞体、树突和长的轴突。
  - 所有的轴突外周都由 Schwann 细胞(神经膜)包绕,后者可以生成髓鞘,包绕轴突。
  - 神经髓鞘被郎飞结分成许多节段。由于神经冲动在郎飞结部位是呈"跳跃"传导的,所以有髓神经纤维的传导速度很快。
  - 有髓神经纤维的直径是 2~22 μm,纤维越粗,传导速度就越快。
  - 轴突运输细胞基质以及神经营养因子的活动是需氧的。沿着轴索的顺行传导速度是 1~4 mm/d,这种传导限制了神经再生的速度。

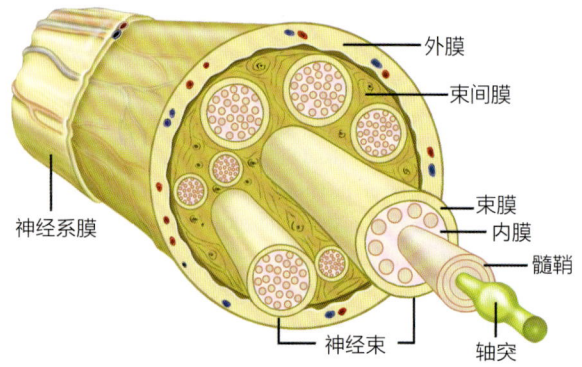

图 1 神经超结构的模式图:肉眼可见的最小的神经单位即是神经束。

- 神经内膜。是一层精巧的结缔组织,包绕并支持着每一条神经轴索,并与 Schwann 细胞相连。
  - 内膜中包括纵行排列的胶原纤维以及内膜血管。
- 神经束膜。是一层包绕着一组数根轴索的结缔组织,将神经轴索包裹成神经束,神经束是外科手术中肉眼能看到的最小神经结构。
  - 束膜由多层纤维相叠而成,作用是作为一层保护膜,作为屏障防止弥散。
- 神经外膜。包绕着数根神经束支,形成周围神经的超结构。
  - 形成"鞘"的结构,围绕整条神经,并通过在神经束支之间穿行,起到支持整个束状结构的作用。
  - 在周围神经横断面上,可以发现外膜结构占 60%~85% 的面积。
  - 神经外膜由纵向排列的胶原纤维、成纤维细胞以及内在的血管组成。
- 旁系膜或浆膜,是围绕在外膜周围一层疏松多孔的组织。
  - 包绕在神经的外表面。
  - 内有神经的伴行血供。
  - 构成周围神经的滑动装置。
- 在周围神经中,神经束拥有特定的排列方式。
  - 在神经修复之前需要定位神经的横断面,最重要的就是分清楚神经束的感觉纤维和运动纤维。
  - 这种神经的功能性分隔的概念,允许运用健康的供体部分神经进行神经移植,并使供区损伤最小。

发病机制

- 周围神经的损伤可以简单地分为切缘整齐的和不整齐的损伤。
- 切缘整齐的损伤包括锐性的横断伤,几乎没有组织缺损。
  - 刀和玻璃割伤。
  - 多数医源性损伤。
- 切缘不整齐的损伤往往伴有局部所有组织的挫灭。
  - 往往存在骨组织的损伤。
  - 周围的软组织往往有缺损或失活,愈合后会有明显瘢痕。

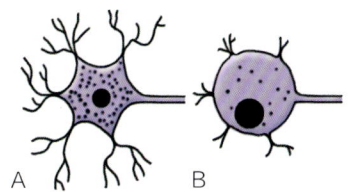

图2 对比正常神经细胞胞体（A）和神经横断后的胞体（B）。切断后的神经细胞的胞体，细胞肿胀，细胞基质内尼氏体颗粒减少消失，树突回缩。

自然病程

- 神经完全离断后，断端往往有回缩，如果不通过手术干预吻合断端，神经不会愈合。
- Wallerian变性往往发生在神经断端的远端。
  - 神经断端的远端会发生变性，不直接参与修复。神经轴索和髓磷脂的碎片被巨噬细胞所吞噬。Schwann细胞增生，大量分泌神经生长因子和神经营养因子。而远侧的断端分泌一种叫作亲神经因子的复合蛋白质，后者可以诱导近端再生轴索长入。
  - 胞体肿胀，胞质内的尼氏体颗粒消失，树突发生回缩。细胞崩解死亡，特别是在神经近段的损伤中（图2）。
- 近侧断端残存的神经轴突再生发芽，向远侧断端空的导管内迁移，速度1～3 mm/d。
  - 增殖的Schwann细胞为新生的轴索生成髓鞘。
  - 对于未修复的神经而言，断端的轴索往往无序生长，最后形成神经瘤。

病史和体格检查

- 外伤史。
  - 神经损伤可以是穿透伤、弹道伤、烧伤、牵拉伤、钝器伤、骨折或手术损伤。
  - 开始出现症状的时间：伤后立即出现；或者继发于某个操作之后，如骨折石膏固定或内固定手术后。
  - 伤口的深度与位置。
  - 血管损伤的情况。
- 患者主诉。
  - 感觉异常（针刺感）或手指感觉丧失（麻木）。
  - 肌肉无力。
  - 神经或肌腱损伤后的肢体麻痹。
  - 疼痛：神经痛，可以是严重的、持久的。
  - 温热感或局部无汗，比较少见。
- 体格检查。
  - 注意检查感觉消失的分布区域。图3显示了手部不同神经损伤后感觉异常的分布区域。
  - 检查皮肤有无失神经营养改变或干燥无汗的表现。皮肤干燥、温热感意味着交感神经损伤。
  - 拇指外展试验可以检查正中神经损伤后的拇短展肌麻痹。

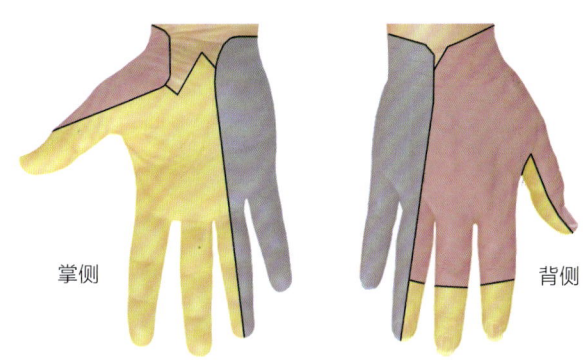

图3 手部不同神经损伤后感觉异常的分布区域。黄色：正中神经；蓝色：尺神经；粉色：桡神经。

  - 进行Froment试验，假使拇指必须靠指间关节屈曲才能夹住白纸为阳性结果，说明尺神经损伤后出现拇收肌麻痹，因此必须靠拇长屈肌的功能代偿才能完成夹纸动作。
  - 拇指指间关节过伸试验阳性，说明骨间背神经损伤后的拇长伸肌麻痹。
  - Tinel征，阳性者在神经感觉支配区出现麻木触电感。Tinel征引出的部位渐渐向远端前行，可以用来检测神经修复的效果。
- 进行体格检查时，医生可以参照MRC（Medical Research Council System）拟定的运动功能分级。这个分级可以定量检测肌肉功能，并便于临床医生客观记录。
  - M0：肌肉没有收缩。
  - M1：肌肉有触及轻微的收缩，仅能带动些许活动。
  - M2：肌肉收缩带动关节活动，无法对抗重力。
  - M3：肌肉的活动可以对抗重力。
  - M4：能够对抗适当的阻力。
  - M5：功能正常。
- 感觉分级在功能评估中也很重要。感觉功能测定方法主要靠询问患者在各个神经解剖支配区的感觉变化情况来判定。常常使用2个互补的试验来评定感觉功能。①Semmes-Weinstein单神经测定：用来测定感觉神经的阈值。②两点辨别觉：用来测定感觉的"密度"，即感觉的精细度。此外，振动觉、痛觉、温度觉也需要测定。Semmes-Weinstein单神经测定可以检测出细微的早期的感觉神经丧失，对诊断卡压性神经病变很有用。两点辨别觉可以用来评估神经损伤的严重程度。

两点辨别觉<12 mm说明神经失用性损伤,两点辨别能力>15 mm说明神经完全断裂。将两种神经检测方法联合使用,可以量化评估神经损伤的严重程度,并帮助临床医生制订合理客观的康复计划。
- S0:支配区无感觉。
- S1:神经自主支配区恢复了皮肤的深痛觉。
- S2:恢复了一定程度的浅痛觉及触觉。
- S3:神经恢复程度同S2,且无感觉过敏的现象。
- S3+:神经恢复程度同S3,且出现两点辨别觉的恢复。
- S4:正常神经功能。
- 两点辨别觉恢复程度的分级:
  - 正常:<6 mm。
  - 减弱:6~10 mm。
  - 差:11~15 mm。

影像学和其他诊断性检查

- 经过详细的病史询问以及体检,常常可以明确诊断神经损伤并不需要额外的辅助检查。
- X线检查对诊断单纯神经损伤没有帮助,但是可以诊断骨折以及枪弹投射伤。
- CT脊髓造影可以帮助诊断臂丛损伤,假性脑脊膜膨出的显像有助于诊断神经根撕脱。
- MRI有助于评估周围神经损伤,但不作为其常规检查。
  - 短时反转恢复序列(STIR)成像MRI的T1、T2加权像可以发现受损部位神经的增强信号,亦可以发现神经干的断裂。
  - 在神经根撕脱的病例中,MRI可以提供脊柱水平假性脑脊膜膨出的影像。
- 电生理检查。
  - 神经传导速度和肌电图有助于诊断闭合性神经损伤,例如骨折伴神经损伤或者多根神经损伤如臂丛损伤。
  - 如果在伤后3日可以在损伤部位的远端引出运动反应,则该损伤倾向于传导阻滞。然而哪怕在神经完全横断后9日的病例中也可以发现肌肉活动。
  - 肌电图潜在纤颤电位在伤后2~3周后出现,证明肌肉的失神经改变,倾向于严重程度更高的神经损伤。
  - 神经损伤的恢复最好通过一系列的复合肌肉动作电位来评估,早期少量运动神经单元的恢复只说明了周围完整的神经对损伤区域的"再支配"作用,不能说明神经损伤修复的效果。

鉴别诊断

- 开放撕裂伤造成的肌肉肌腱损伤。
- 急性臂丛神经炎(Parsonage-Turner综合征)。
- 周围神经卡压。
- 部分神经损伤(连续的神经瘤)。
- 神经根神经损伤(无间断的轴突功能障碍)。

非手术治疗

- 神经完全离断后的非手术治疗注定会失败,因为神经断端会回缩,在断端间隙形成瘢痕。
- 等待神经修复时,将肢体夹板支具固定于功能位,防止关节挛缩。
- 连续的临床检查和电生理检查有助于评价神经功能的恢复。

手术治疗

- 完全断裂的神经需要手术恢复其连续性。
- 所有伴有神经损伤的开放伤必须尽快探查。
- 对于闭合性损伤或迟发性表现,需要考虑受伤肢体的整体功能。
- 在粗大的运动神经(如桡神经),肌腱转位可能比神经修复功能恢复更佳。

术前计划

- 一定要确定周围神经损伤的原因。如果要想获得好的修复效果,修复的神经一定要有一个良好的局部环境。
- 神经下方的骨折一定要固定。
- 修复神经的表面一定要有足够的软组织覆盖。
- 如果需要多次清创,应延期修复神经,直到神经床适宜,并且伤口可以一期闭合。如果考虑延期修复,则应识别远端和近端,并在神经外膜中用缝合线标记。
- 术中对运动神经或混合神经(运动神经和感觉神经)的术中神经刺激可在受伤后的头72小时内帮助识别近端和远端神经残端。在此间隔内,残留的神经递质仍存在于远侧神经中,仍可能进行刺激。
- 如为神经节段性损伤(如压砸伤),必须提前交代患者可能要做神经导管修复或者神经移植术。
- 新发生的损伤需要评估电生理检查结果,观察有无恢复的迹象。
- 如果术中用神经电刺激,应该避免在全麻诱导时使用肌松药物。

- 若伴有肌肉或肌腱撕裂伤，肌肉松弛利于神经修复。
- 区域麻醉如锁骨上神经阻滞麻醉可以提供更好的肌肉松弛，锁骨上置管也可以用于术后镇痛。

体位

- 患者取仰卧位，手臂置于搁手台上。
- 使用止血带可以便于术中分离，但会干扰术中神经刺激，因为应用止血带15分钟后会导致缺血性传导阻滞。
- 如有需要，术中可使用放大镜（如双目放大镜），便于解剖，使用手术显微镜便于神经修复。
- 处理神经断端及修复时需要使用显微器械。
- 处理创口时避免使用乙醇溶液，防止发生神经组织的化学损伤。

入路

- 要暴露损伤部位的近端和远端，便于直视神经的远、近断端，必要时延长切口。
- 所有损伤的组织明确后，先固定骨折，然后修复肌腱，减少神经修复时的张力。
- 在靠近每个神经断端1~2 cm处固定于附近软组织，避免不必要地将神经系膜游离过长。
- 保留神经血管束共同的鞘管来保持神经的血供，减少神经修复的张力。
- 神经断端的处理很重要，甚至在锐器切割伤后断端也会破碎。
- 在手术显微镜下，将神经断端置于无菌木质压舌板上，用一个11号新刀片从断端渐进性地切除2 mm神经直至可以看到神经乳头为止（技术图1）。
- 神经所在部位两侧的关节尽可能伸直。避免过度屈曲，因为这会导致关节屈曲挛缩或者神经愈合后张力过高。
- 额外的长度可以通过近侧神经的转位来实现，如尺神经前置术；或者骨质短缩，如再植术。
- 尽可能用端-端吻合修复神经，这样可以使断端张力最小，对神经游离也最少。
- 如果用8-0缝线在神经外膜吻合1针后不能使神经断端完全靠拢，说明张力过大。需要继续游离神经，或者使用其他的方法，如导管修复或者神经移植修复。

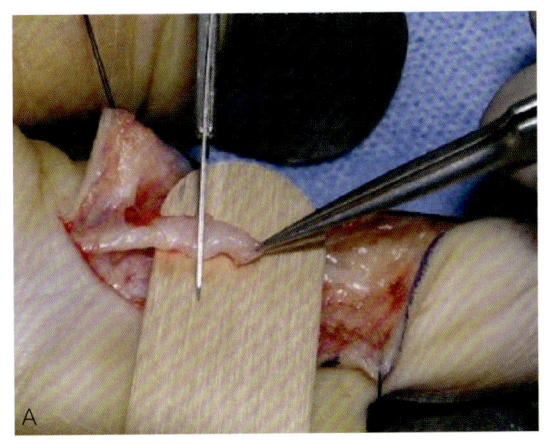
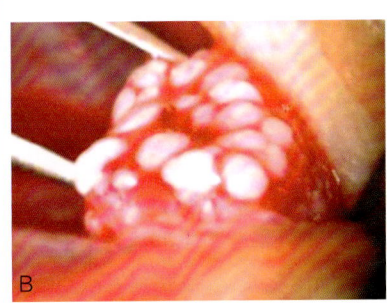

技术图1 A. 将撕裂的神经断端变成新鲜伤。将神经伸展后置于一个无菌、潮湿的压舌板上，用11号手术刀片切割。B. 在每个神经断端修复前都要在断端表面看到神经乳头。

神经外膜吻合修复

- 外膜吻合是周围神经修复最常用的方式，是指通过用缝线对接外膜恢复神经的排列和完整性。
- 清创后，突出的神经束暴露，可在其周缘辨认神经外膜，并将后者从系膜上分离开来。
- 将神经断端对位很重要。按照纵行的血管和外膜上其他外部标识进行对位，在两断端间匹配神经束。
- 应使用带针的单股缝线（如尼龙线），使神经断端的损伤最小化。缝线的粗细根据神经的直径调整。通常在手臂使用8-0线，在手指使用9-0线。使用更粗的缝线修复并不能增加修复的强度，因为神经组织会被缝线拉豁。
- 用2根缝线呈180°角穿过断端两侧的神经外膜，小心避免针尖刺穿神经束（技术图2A）。

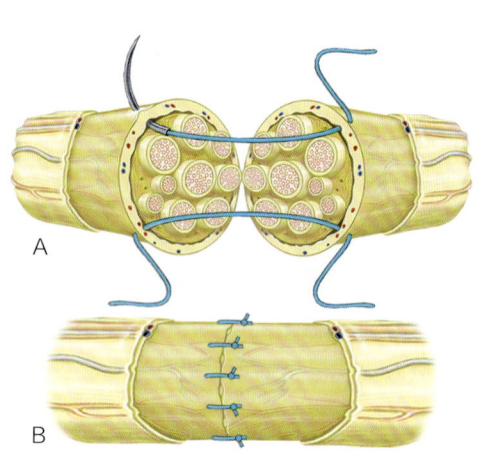

- 每一根缝线的尾部都要留足够长，使修复足够牢靠。
- 在修复部位的前面缝合3~4针，尽可能靠近神经外膜防止神经束从断端挤出（技术图2B）。
- 通过屈曲肢体进一步使神经松弛，将神经翻转，用缝线的尾部暴露后壁。每个缝线的尾部需要能承受住一个小的血管夹的重力。
- 如果需要，对后壁的神经外膜也缝合3~4针。
- 剪断缝线的尾部，仔细检查吻合口，确保外膜缝合满意，无神经束露出（技术图3）。

技术图2　神经外膜吻合的步骤。A. 将神经断端对齐，2根缝线呈180°。通过2根缝线检测修复区的张力。B. 在外膜上附加的缝线。

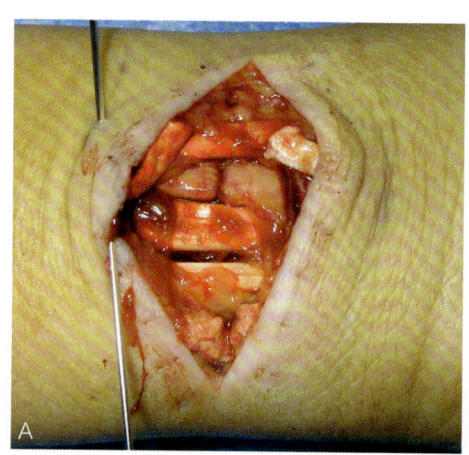
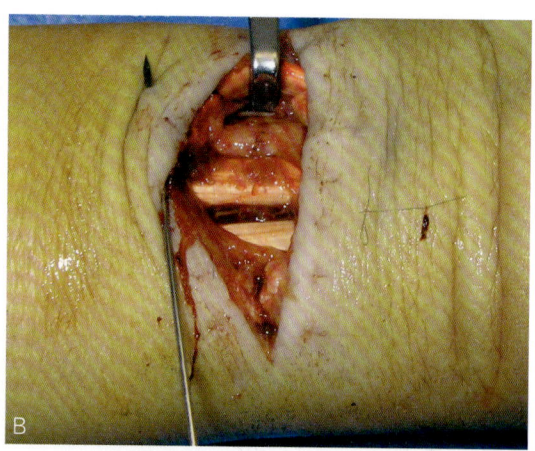

技术图3　A. 前臂的割伤，紧邻手腕近端。掌长肌腱和正中神经已被切断。B. 使用间断的周向缝线进行修复。

神经束组修复

- 神经束组修复近似于神经束膜吻合（技术图4）。
- 神经束组修复适用于只累及一小群神经束的部分神经损伤，或者存在独立感觉及运动成分的混合神经损伤，如正中神经腕部近侧的损伤。
- 神经束排列的改善可能会被手术剥离及对神经束组的操作所增加的神经内瘢痕所抵消。
- 暴露清洁的、可见乳头的神经束后，将断端神经外膜切除5 mm清晰暴露被束膜包绕的神经束组。
- 记下神经束的内部排列，对齐相似尺寸的神经束。
- 如果神经损伤只涉及部分神经束，可用10-0单股尼龙线缝合每根神经束的束膜。通常，每根神经束缝合2针足够。
- 对于较粗大神经的完全性损伤，单束组的修复和多束组相类似，更快且创伤更小。
- 当吻合更粗大的神经束组时，用4~6根缝线环形吻合。为了更加牢固，在吻合靠近表面的束组时，缝线同时穿过外膜和束膜（此称为外膜-束膜缝合法）。
- 当完成束膜修复后，用9-0尼龙线在外膜表面加固减小修复部位的张力。

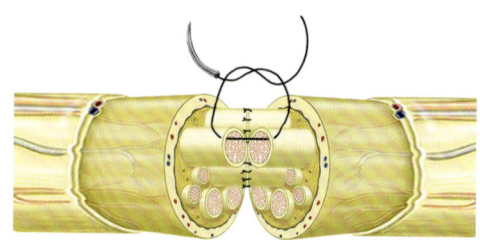

技术图4　电缆式神经移植。将神经断端排列好后，用神经移植物桥接修复相似的神经束。

电缆式移植

- 当端－端吻合不可能时（如神经断端毁损、延期修复导致断端回缩或神经肿瘤切除后），应考虑神经移植术。
- 神经断端清理至神经乳头时，在其周缘辨认神经外膜。
- 记录下神经束内部的排列，可以迅速做一个神经束排列的草图以便设计移植物的排列（技术图5）。
  - 了解正常的排列位置至关重要，因为感觉和运动束的相对位置会沿着神经的长度而变化。例如，尺神经的深部运动支在前臂近端的中央，在背侧感觉支和掌侧感觉支之间。在远侧前臂和腕部，深运动支位于背桡侧。
- 切除外膜，暴露束组的束膜。
- 测量神经断端的间隙。
- 当用一根细小的神经（如腓肠神经）来移植修复较粗大的神经（如正中神经）时，需要几股供体神经像电缆一样移植在缺损处。
- 神经移植需要的长度计算如下：（断端间距离＋15%）×预计的股数。
- 供体神经包括腓肠神经（定位在跟腱外缘与外踝中间）、骨间后神经（定位在第4伸肌间室底部）和前臂内侧皮神经（定位在前臂中央，和贵要静脉分支伴行）。
- 移植神经从切取到伤口闭合之间必须保持湿润。
- 将移植物倒转，使用9-0尼龙线，将其与近侧相似尺寸的神经束在相对180°位置吻合2针。
- 虽然供体神经在任何方向都能再生轴突，但是倒转神经移植物能够帮助减少再生轴突长到供体神经分支中去。
- 将肢体置于中立位，然后将移植神经置于缺损处，在远侧断端寻找直径相似的神经束。将移植神经切断，然后缝合到远侧断端的束膜。
- 重复相同的步骤，将移植神经桥接缺损直到缺损全部填充完毕。
- 在移植神经间可用纤维蛋白胶置于吻合口加强修复。

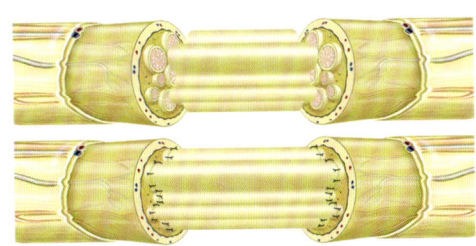

技术图5　使用"电缆"式神经移植物进行神经移植。对齐神经末梢后，将类似的束组与神经移植物的部分桥接。

带血管蒂的神经移植修复

- 带血管的神经移植修复适用于缺损＞6 cm，或者臂丛损伤后粗大的近侧神经在瘢痕组织床内重建。
- 最常见的带血管神经移植物供体是尺神经（C8和T1根性撕脱伤后），连同其系膜和尺侧上副血管一起移植。
- 对于局部的神经缺损，将部分尺神经进行移植修复，保留其血管蒂。将该段尺神经连同完整的蒂部倒转，行神经外膜吻合。
- 如果需要远距离移植，需要将血管蒂和神经段分开。将神经倒转后置于缺损区，行外膜修复后，将神经营养动脉和静脉分别与受区的动静脉吻合。
- 其他带血管的神经选择包括桡神经浅支（带桡动脉）、带血管的腓肠神经（带小隐隐动脉）和带血管的隐神经（带大隐隐动脉）。
- 尽管尚无比较研究证明优于传统的神经移植物，可能的优点包括可存活的Schwann细胞和轴突产生的更快的再生。

神经导管修复

- 神经断端间距离在3 cm以上时可考虑使用导管修复。
- 与常规修复相比，导管修复的好处是无张力、创伤小、允许轴突露出、促进轴突趋向性生长。
- 临床中可以使用2种方式：自体静脉翻转或者人工神经导管。
  - 人工神经导管可以是可吸收材料（如聚乳酸）制成，也可用异种（如牛肌腱）来源的胶原制成。人工神经导管相比静脉导管有更多明显的优点，如可控制架构及尺寸、不需要自体切取、有弹性、易塑形。胶原导管随着时间自然降解，没有任何炎症反应。
  - 神经断端修整后，需测量神经的直径。应选择比神经直径大1 mm的导管，避免限制神经的再生。
  - 导管应在盐水中浸泡5分钟后使用。

- 修复的目的是将2个神经断端分别置入导管中5～8 mm，褥式缝合后外加一个锚定缝合加固(技术图6)。
- 将缝线首先由外向内在距离导管边缘5 mm处穿过导管，然后将缝线横向穿过距离神经断端3 mm的外膜，最好再由内向外缝回导管。
- 轻轻地将神经牵入导管并将线结收紧。
- 在前一针对侧的外膜和导管边缘缝1针固定导管并防止旋转。
- 在另一端重复相同的步骤，然后将导管内充满盐水(技术图7)。

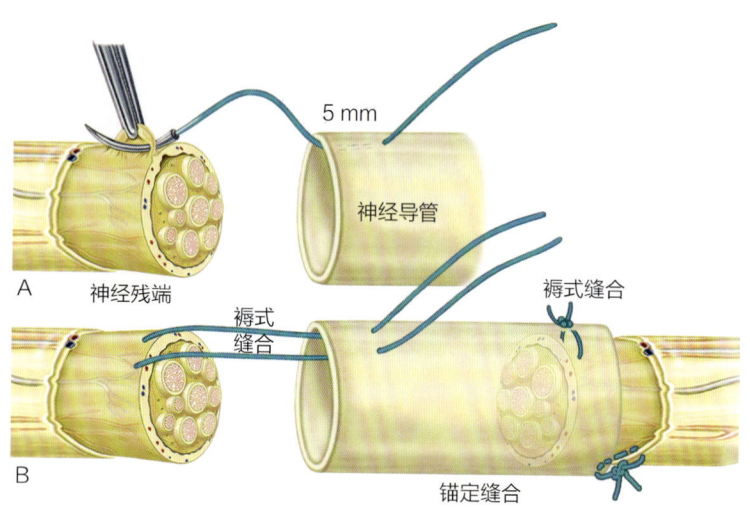

技术图6 导管修复技术。A. 在导管和神经外膜之间水平褥式缝合。B. 缝线收紧后，神经被拉入导管。在褥式缝合对侧的部位缝合1针锚定外膜与导管。

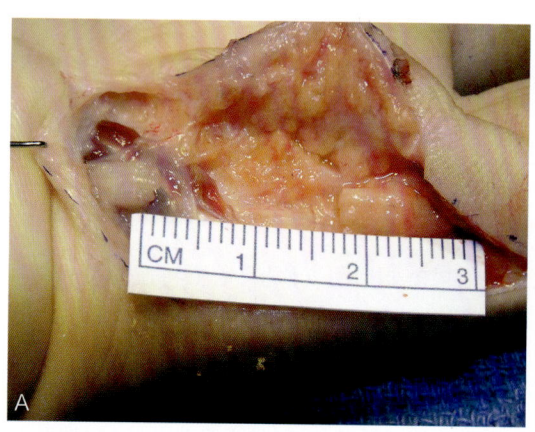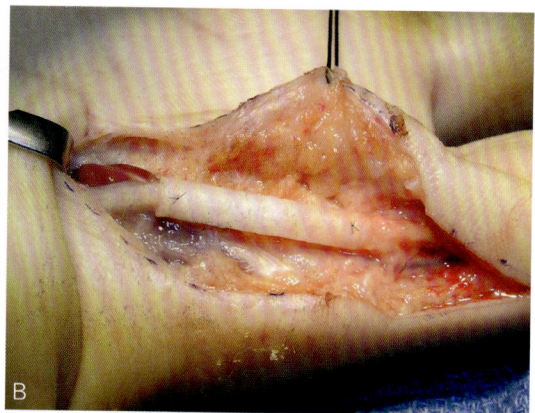

技术图7 A. 2 cm间隙的指神经损伤。边缘已修剪至健康的部分。B. 使用Ⅰ型胶原蛋白导管桥接神经末梢之间的间隙进行神经修复。

同种异体移植修复

- 同种异体修复适用于感觉、运动和混合神经损伤，间隙最大为50 mm。
- 以前的同种异体移植需要免疫抑制，以防止移植物抗宿主病和排斥反应。仅在足够的宿主Schwann细胞迁移到整个移植物中之前(通常大约24个月)，才需要进行免疫抑制。常见的免疫抑制剂(他克莫司)已被证明可以促进神经再生。
- 现代同种异体移植是无细胞的，必须重新植入来自近端神经残端的Schwann细胞。自体移植已经充满了自体Schwann细胞，使自体移植成为一种优越的移植材料。一旦神经末梢准备好后，测量近端和远端残端的神经直径和缺损长度。
- 非细胞同种异体移植物的直径(1～5 mm)和长度(15～70 mm)不同。与神经自体移植一样，应选择比所测量的缺损稍长的移植物，以进行无张力的修复。
- 选择合适尺寸的移植物后，应使用室温盐水将其融化，直至其柔软可弯曲(5～10分钟)。
- 同种异体移植物应使用如前所述的神经膜缝合技术缝合到位(技术图2A、B)。同种异体移植的电缆式移植也可以用于较大的神经(技术图4)。

神经转位

- 神经转位适用于破坏性或慢性神经损伤，不适用于第一选择的重建策略。例如，在高度（近端）神经损伤伴完全轴突丧失和Wallerian变性的情况下，主要的重建策略要求神经从近端残端再生，穿过重建间隙，并到达远端运动终板或感觉端的神经分布。这种再生很慢（每天1～3 mm），并且可能不会导致肌肉萎缩之前运动终板的神经支配。
- 随着对运动神经和感觉神经形态的深入了解，已经确定了消耗性供体神经。已经描述和分类了多个供体神经，为特别麻烦的神经缺陷提供了几种选择。
- 神经转位手术的关键包括以下内容：
  - 广泛暴露。
  - 准确了解供体和受体神经的内部形貌。转位通常需要从主干进行供体和受体神经的束内解剖。使用神经刺激器会大大有助于这项技术，因此在这些过程中请注意肌肉松弛剂和止血带麻痹。
  - 细致的解剖技术。
    - 建议使用显微镜和显微外科手术器械。
    - 对供体神经主干的医源性损伤可能导致明显的发病率。
  - 无张力转位。设计转位时，请记住"远端供体"和"近端受者"。供体神经应尽可能向远侧解剖，受体神经应尽可能向近侧解剖，以方便移位和无张力修复。如果可能的话，修复应宽松，以允许相邻关节也可以被动运动。通常，需要进行神经移位以允许关节自由运动而不会损害修复。
  - 端-端修复。尽管已经描述了端-侧转位，但是端-端修复是优选的。

要点与失误防范

术中注意事项	• 如果要考虑术中神经刺激，请避免使用肌肉松弛剂和止血带。 • 在进行脆弱的神经修复之前，先修复骨骼和肌腱。 • 仅在伤口床清洁且健康并且可以进行第一阶段闭合的情况下，才能进行神经修复。 • 如果计划二期修复，请将标记缝线放在神经外膜中，以利于日后识别。
神经注意事项	• 限制对神经处理并使用显微外科手术器械。 • 使用手术显微镜准备神经末梢并进行束对准。 • 始终准备好使用移植物或导管，而不要在紧张或关节过度张紧的情况下缝合神经。 • 保持神经（包括移植物）湿润。 • 修复应无张力。 • 必须覆盖软组织。
仪器	• 确保显微器械的维修良好。 • 镊子应无刺，且应正确估计。 • 将8-0或9-0缝线与无创伤锥形针一起使用。

术后处理

- 考虑应用局部麻醉药缓释泵来术后镇痛。
- 术后制动对于防止吻合口张力很重要：
  - 肘部屈曲90°位。
  - 避免腕关节屈曲＞20°。
  - 掌指关节应屈曲70°位。
- 术后活动应和相关肌腱的修复一致。单根神经修复后，轻度屈指和肩关节全范围活动可在术后立即进行，促进神经滑动及防止手指僵硬。
- 2周后拆除缝线，更换夹板。
- 肘关节周围的神经修复，允许带着限制伸直的夹板活动。6周后可完全伸直肘关节。
- 在前臂远端和腕关节水平的神经吻合，患肢应固定于屈腕20°，掌指关节屈曲4周，允许手指在夹板内活动。术后4周将腕关节置于中立位，术后6周去除夹板活动。
- 神经再生需要通过规律地按时间段检测运动、感觉恢复及Tinel征。
  - 在每次随访时应记录能引出Tinel征的最远点的位置及其和吻合口之间的距离。
  - 预期Tinel征以每日1 mm的速度向远端推进，加上吻合口需要1个月的修复时间。
  - Tinel征在连续观察后如果发现停止前进，则提示修复失败,应考虑再次手术探查和神经移植术。
- 感觉再训练在术后早期阶段就应着手进行,其目的在于以一个有益的方式帮助识别新的输入信号。
- 这个过程的3个阶段在恢复期序贯应用。
  - 脱敏:给予患者梯度刺激来降低不愉快的感觉。
  - 早期分辨和定位:患者通过静态和动态触摸训练,用视觉强化。
  - 后期分辨和触觉感知:患者通过触摸不同形态的物体进行训练。
- 在运动恢复之前,应定期进行运动幅度训练,以防止关节僵硬或挛缩。恢复自主运动功能后,应逐渐增加加强锻炼。
- 神经移植手术后,患者必须适应大脑皮质的新神经通路。运动训练涉及规定的锻炼,使用供体和受体肌肉的自主同时收缩。

预后

- 神经修复的结果总体来讲比其他组织(如骨和肌腱损伤)要差许多。
- 很难预测结果,因为受几个因素影响,包括神经类型(纯感觉神经与混合神经)、患者年龄、损伤类型(整齐伤还是压砸伤)、相关软组织损伤程度。
- 单因素中最重要的是患者的年龄。最佳的结果见于10岁以下的儿童。
- 纯运动或纯感觉神经恢复效果比混合神经好得多。
- 修复结果和损伤的水平相关联。损伤部位离靶器官越近,恢复效果越好,因为再生轴突需要生长的距离短。
- 由创伤决定并且不受治疗医生控制的次要因素包括神经细胞死亡、终末器官萎缩、损伤周围过度的瘢痕形成。
- 外科医生能控制的是在一定程度上减少神经吻合口处及其周围的瘢痕形成。
- 结果恢复不良的核心因素是皮质的重新映射及重组,失神经区域所属皮质代表区的功能降低及紊乱。
- 对于同样的损伤,儿童比成人恢复更好的原因是更佳的轴突再生能力及皮质可塑性两者共同作用的结果。
- 延期修复远比急诊修复效果差,据估计,每延迟6日修复,将会导致功能下降1%。
- 损伤的本质往往决定恢复的程度。累及周围神经的大面积软组织烧伤的恢复,要比切割伤或者有限横断伤差。
- 正中神经高位损伤后通常恢复很差,这缘于手内在肌萎缩。低位损伤后,运动功能修复后可恢复40%~90%,感觉功能恢复53%~100%。
- 尺神经损伤运动功能恢复也不佳,约35%,而感觉功能恢复30%~68%。
- 和尺神经大部分是运动神经不同,急性桡神经损伤修复后的结果要好得多,60%~75%的患者功能恢复。然而,高位损伤恢复不佳。
- 指神经修复后,约有50%患者获得了<10 mm的两点辨别觉。年幼的儿童获得了近于正常的感觉,缘于他们皮质的可塑性。
- 在距离小于4 mm的指神经重建中,导管修复优于一期端侧修复(91% vs. 49%的优异感觉恢复)和在>8 mm的指神经间隙中进行标准神经移植(卓越的感觉康复分别为42%和0)。
- 上肢感觉神经损伤残留的症状如痛觉过敏和畏寒十分常见,在2~3年后大多数患者可以缓解。造成这些症状的原因不明。
- 复合区域疼痛综合征多见于未处理的神经损伤。如果发生该病,患者会出现明显的关节挛缩和肌肉萎缩,通常恢复时间延长,结果很差。

并发症

- 修复失败的原因包括:
  - 吻合口有张力。
  - 软组织条件欠佳,有过多的瘢痕。
  - 不服从保护措施或治疗,以及继发的关节挛缩。
- 痛性神经瘤通常发生于未修复或修复欠佳的神经表面。通常可以通过脱敏、局部加垫等方法来处理,因为外科手术效果往往欠佳。
- 感觉改变是轴突错配和皮质错位的结果,可能导致温觉丧失或畏寒、感觉过敏或神经性疼痛。
- 除儿童外,所有上肢周围神经的完全性损伤,最终必然会带来一定的功能减退。这是由于感觉改变、活动力量丧失及伴随的本体感觉改变共同作用的结果。
- 复合区域疼痛综合征Ⅱ型发生于神经损伤后,特别是未经治疗的病例,或者延迟治疗以及不能控制疼痛的病例。典型的特征包括皮肤颜色及温度明显改变,伴有强烈的烧灼痛、皮肤敏感、出汗和肿胀。早期识别是治疗的关键,需要专业的疼痛治疗师治疗,包括星状神经节阻滞、激素、抗癫痫药物和其他治疗。

(孙蕴初 译,沈君劼 审校)

推荐阅读

al-Ghazal SK, McKiernan M, Khan K, et al. Results of clinical assessment after primary digital nerve repair. J Hand Surg Br 1994;19:255-257.

Birch R. Nerve repair. In: Green DP, Hotchkiss RN, Pederson WC, et al, eds. Green's Operative Hand Surgery, ed 5. Philadelphia: Elsevier Churchill Livingstone, 2005:1075-1112.

Birch R, Bonney C, Wynn Parry CB. Surgical Disorders of the Peripheral Nerves. Edinburgh: Churchill Livingstone, 1998.

Birch R, Raji AR. Repair of median and ulnar nerves. Primary suture is best. J Bone Joint Surg Br 1991;73(1):154-157.

Brown JM, Mackinnon SE. Nerve transfers in the forearm and hand. Hand Clin 2008;24:319-340.

Chaise F, Friol JP, Gaisne E. Results of emergency repair of wounds of palmar collateral nerves of the fingers [in French]. Rev Chir Orthop Reparatrice Appar Mot 1993;79:393-397.

Cho MS, Rinker BD, Weber RV, et al. Functional outcome following nerve repair in the upper extremity using processed nerve allograft. J Hand Surg Am 2012;37(11):2340-2349.

Clark WL, Trumble TE, Swiontkowski MF, et al. Nerve tension and blood flow in a rat model of immediate and delayed repairs. J Hand Surg Am 1992;17:677-687.

de Medinaceli L, Prayon M, Merle M. Percentage of nerve injuries in which primary repair can be achieved by end-to-end approximation: review of 2,181 nerve lesions. Microsurgery 1993;14:244-246.

Giddins GE, Wade PJ, Amis AA. Primary nerve repair: strength of repair with different gauges of nylon suture material. J Hand Surg Am 1989;14:301-302.

Goldberg SH, Jobin CM, Hayes AG, et al. Biomechanics and histology of intact and repaired digital nerves: an in vitro study. J Hand Surg Am 2007;32:474-482.

Goldie BS, Coates CJ, Birch R. The long term result of digital nerve repair in no-man's land. J Hand Surg Br 1992;17:75-77.

Hudson DA, de Jager LT. The spaghetti wrist. Simultaneous laceration of the median and ulnar nerves with flexor tendons at the wrist. J Hand Surg Br 1993;18:171-173.

McAllister RM, Gilbert SE, Calder JS, et al. The epidemiology and management of upper limb peripheral nerve injuries in modern practice. J Hand Surg Br 1996;21:4-13.

Parry CB, Salter M. Sensory re-education after median nerve lesions. Hand 1976;8:250-257.

Puckett CL, Meyer VH. Results of treatment of extensive volar wrist lacerations: the spaghetti wrist. Plast Reconstr Surg 1985;75:714-721.

Shergill G, Bonney G, Munshi P, et al. The radial and posterior interosseous nerves. Results of 260 repairs. J Bone Joint Surg Br 2001;83:646-649.

Sullivan DJ. Results of digital neurorrhaphy in adults. J Hand Surg Br 1985;10:41-44.

Weber RA, Breidenbach WC, Brown RE, et al. A randomized prospective study of polyglycolic acid conduits for digital nerve reconstruction in humans. Plast Reconstr Surg 2000;106:1036-1045.

第89章 神经连续性损伤的外科治疗
Surgical Treatment of Nerve Injuries in Continuity

Matthew E. Hiro and Randy R. Bindra

定义

- 支持神经的结缔组织结构完整,而轴突功能丧失即为神经连续性损伤。
  - 据此定义,神经连续性损伤时其外膜完整。
- 因为轴突中断的程度不同,感觉及运动功能丧失的程度也不同。
- 损伤的严重程度随神经内膜和神经束膜的完整程度而不同。

解剖

- 周围神经横断面解剖在第88章有详细讨论。
- 神经内膜管形成了被Schwann细胞包绕的轴突的最基本管道。

发病机制

- 若干机制可能导致神经连续性损伤,但最常见的是神经牵拉伤。
  - 当一根神经受到钝器击打或被牵拉时,可能会出现轴突中断而神经纤维没有外部可见损伤的情况。
  - 间质成分更具牵张弹性,能在一定程度上保持完好(图1)。
  - 损伤后恢复的类型取决于神经内膜管完整性。
- 在最轻度的损伤,神经内膜管完整,再生轴突遵循原来的路径到达靶器官而取得好的结果。没有轴突错接,这种恢复称为简单再生。
- 神经内膜管中断,轴突再生杂乱无章。轴突在不同的方向发芽和生长,发生错接的情况。这种形式的修复,称为复合再生,临床结果不太满意。
- 更为严重形式的牵拉损伤,神经束膜也发生破坏,造成更大的纤维化和由此产生的神经瘢痕。
  - 在神经干,由于完整的外膜,神经连续性存在,但却表现为一个受伤的膨大节段,这是由于内部大量错配的轴突被神经内的纤维组织包绕形成。这种情况被称为连续性神经瘤(图2)。

自然病程

- 与损伤相关的轴突的病理变化,与功能恢复密切相关。
- 神经结构在解剖中断越多,病理反应越强,结果越差。
- Sunderland神经损伤严重性分型有助于对损伤分类和制订治疗计划。
  - I型。
    - 最轻度类型的损伤,轴突功能暂时丧失,但没有实际结构中断,即神经失用(图3A)。
    - I型损伤见于轻度的拉伸损伤后、止血带麻痹、外部压迫神经,如"周末夜晚麻痹"中的桡神经卡压。
    - 虽然结构完整,但是受伤节段的离子通道故障致轴突不能传导冲动。
    - 微观或宏观的神经外观均无明显的变化,远端部分并没有Wallerian变性。
    - 电生理测试无传导阻滞或失神经电位。
    - 在几周内开始恢复,痊愈可期。

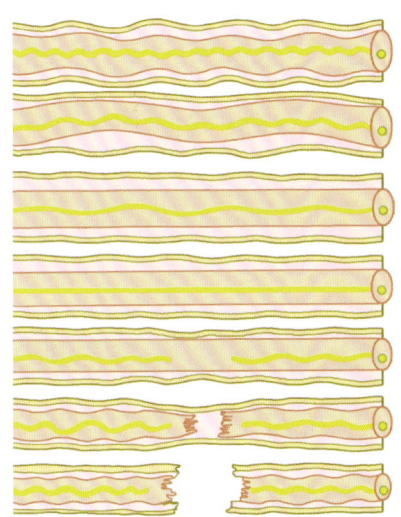

图1 神经连续性损伤的发病机制。从最上面正常的神经到底部破裂的神经可以看出牵拉力增加的影响。神经内部成分首先断裂,神经外膜最后断裂。

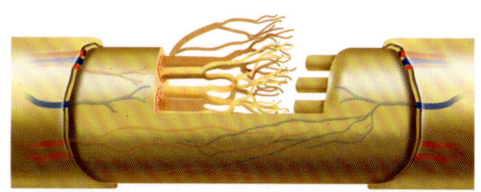

图2 神经瘤。膨大的部分包含完整和受伤轴突及其周围瘢痕组织和再生轴突混合物。

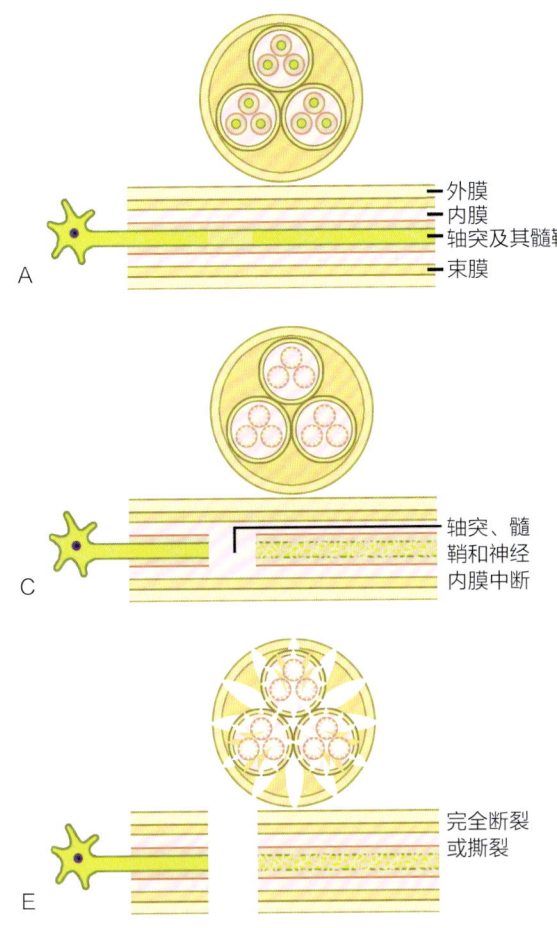

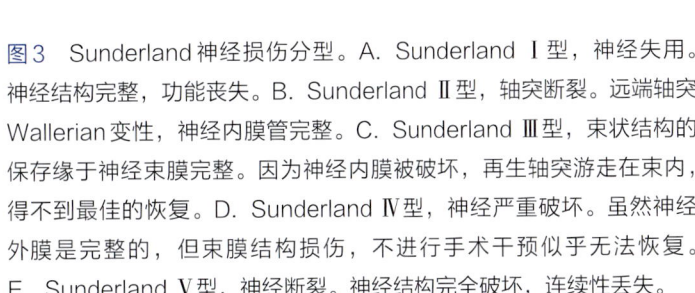

图3 Sunderland 神经损伤分型。A. Sunderland Ⅰ型，神经失用。神经结构完整，功能丧失。B. Sunderland Ⅱ型，轴突断裂。远端轴突 Wallerian 变性，神经内膜管完整。C. Sunderland Ⅲ型，束状结构的保存缘于神经束膜完整。因为神经内膜被破坏，再生轴突游走在束内，得不到最佳的恢复。D. Sunderland Ⅳ型，神经严重破坏。虽然神经外膜是完整的，但束膜结构损伤，不进行手术干预似乎无法恢复。E. Sunderland Ⅴ型，神经断裂。神经结构完全破坏，连续性丢失。

- 因为轴突以不同模式恢复传导性，临床恢复呈现随机模式。
○ Ⅱ型。
- 轴突有结构性破坏，但神经内膜完整（图3B）。
- Ⅱ型损伤见于更严重的牵拉伤，如闭合性肱骨骨折造成的桡神经麻痹。
- Wallerian 变性的结果及电生理试验显示有远端传导阻滞和失神经支配。
- 轴突向远端再生，近端肌肉首先出现神经再支配。临床上，从近端向远端的方向开始恢复。
- 因为没有轴突不匹配，通常能完全恢复，但是需要较长的时间，通常是几个月。
○ Ⅲ型。
- 轴突、髓鞘和神经内膜中断（图3C）。
- 恢复较难预测，因为再生轴突可能不遵循以前的路径（复合再生）。
- 神经束膜完整，可以不用手术干预，但通常恢复不完全，因为轴突再生发生错配。
- 神经内膜内小血管的损伤导致炎症反应，成纤维细胞激活造成不同程度的束间瘢痕形成，可能阻碍神经再生。

○ Ⅳ型。
- 在更严重的牵拉伤，神经内的结构完全被破坏，只留下一个完整的神经外膜（图3D）。
- 神经束和瘢痕会回缩，虽然神经连续性存在，但如果不进行手术，临床上不会有明显的恢复。
○ Ⅴ型。
- 神经完全断裂或撕裂，神经末端回缩（见第113章）（图3E）。
○ Ⅵ型。
- 包括Ⅰ～Ⅴ型的混合损伤。

病史和体格检查

- 导致神经连续性损伤的牵拉伤通常在近端，这些损伤往往发生在颈髓发出神经根处或者在颈部及上臂的臂丛。
  ○ 在更远端水平的神经牵拉伤通常是由移位的骨折或脱位造成。
- 通常有严重的创伤史，患者主诉疼痛和感觉异常，损伤的远端有不同程度的功能丧失。
  ○ 不完全的功能丧失往往提示不完全的神经损伤。
  ○ 闭合性骨折后如出现严重疼痛或感觉异常，临床医生就应注意相关神经损伤的可能性。
  - 完全功能丧失并不一定意味着完全的神经损伤。
- 通过系列的临床检查,记录恢复不良的部分,明确损伤的严重程度及是否需要手术干预。
  - 按时访视,对每一次访视都要记录肌力,从近到远渐进式肌力恢复提示轴突自发再生。
  - Tinel征及其逐渐向远端移动也是一个检测神经恢复的有用措施。
  - 损伤在几周内并以随机模式恢复的,通常意味着Ⅰ型损伤或神经失用。
- 周围神经不完全损伤后,功能按下列顺序丧失:运动、本体觉、触觉、温觉、痛觉和交感神经功能。
  - 恢复则通常按照相反的顺序。
- 对于一个没有骨折的闭合损伤而言,神经损伤的部位并不总是很明确的。
  - 详细定位运动和感觉缺失的水平有助于辨别损伤平面。
  - 感觉丧失的模式是一个确定损伤平面的可靠方法。近端损伤通常遵循皮区支配模式,而远端损伤则遵循神经分布模式。

影像学和其他诊断性检查

- 在损伤几周后做磁共振可能发现一个膨大的神经节段,提示有神经瘤。
- 在没有外部损伤时神经生理检查有益于评估和监测神经损伤。
  - 传导阻滞通常在10~14日内假阴性,因此,检测应推迟到14日之后。
  - 完全丧失肌肉动作电位不一定表明所有轴突完全断裂。
  - 肌电图将显示可疑神经支配肌群不同的去神经化。
  - 肌电图的纤颤电位,通常出现在10~40日,提示肌群完全失神经支配。
- 肌电图的神经再支配证据可能先于肌肉主动收缩几周,可用于跟踪神经再生进展。
  - 肌肉动作电位恢复不仅需要再生的神经到达终末器官的水平,还需在靶组织和神经间重新建立一个生理联系。肌电图提供功能恢复证据前需要重建运动终板。
- 神经传导检测评价闭合神经损伤也有价值。
  - 闭合神经损伤的神经传导检查可以用于病变的定位。
  - 神经的连续性也可以评估,但应在损伤大约10日之后进行,以防出现误差,因为完全横断的远端轴突在损伤的早期可以继续进行神经传导。
- 评估的参数包括波幅和潜伏期。

鉴别诊断

- 完全横断。
- 传导阻滞。
- 部分轴突损伤。
- 卡压性损伤。

非手术治疗

- 连续性病损可自行恢复,尤其在Ⅰ型和Ⅱ型,可以完全恢复而不需要任何外科干预。
- Ⅰ~Ⅲ型损伤可以通过连续描述感觉和运动恢复情况来密切观察。
- Ⅳ型和Ⅴ型损伤通常需要手术修复来恢复轴突连续性。
- 在损伤神经分布范围内可疑损伤水平远端保存一些功能表明是部分损伤,需要观察一段时间。
- 如果闭合性损伤后神经完全麻痹,最初阶段最好是观察,直到终末器官出现失神经支配。
  - 如果神经再支配的迹象出现,如损伤水平远端出现Tinel征,需要继续观察。
  - 如果没有神经支配的迹象,应该做电生理学的检测来评估轴突纤维的连续性。
- 在观察期间物理治疗对功能恢复非常重要。

手术治疗

- 如果2~4个月没有恢复的迹象,有手术探查的指征。
  - 在这种情况下应使用电生理学检查手段,确定损伤的水平。
  - 继续拖延下去会降低手术疗效,继发靶器官退行性变化。
- 局灶性损伤的观察期通常更短,因为损伤神经节段范围往往更小。
- 钝性或爆炸伤,可观察到伤后6个月,因为经常有大段受伤神经处于修复中。

术前计划

- 术中神经动作电位可提供神经连续性损伤的信息,包括损伤的程度和范围。
- 如果通过病变记录不到术中神经动作电位,应做切除和直接修复而不是移植。
  - 切除的范围从没有神经动作电位的点到神经动作电位恢复的点。
- 如果神经动作电位存在,外部神经松解或神经减压术可能更恰当。

体位

- 患者仰卧，患肢外展于搁手台上。
- 如果可能需要神经移植，对侧腿准备取腓肠神经。通常很少需要取双侧腓肠神经，如果需要则患者取俯卧位。
- 使用止血带可能导致缺血性传导阻滞，这将使术中神经刺激无效。
  - 通常前20分钟的手术使用止血带，以使开始的暴露术野清晰。
- 使用手术显微镜和良好的软组织放置或显微器械对神经处理与修复很有必要。

入路

- 神经损伤的部位以及其近、远端应充分显露。
  - 对神经尽量减少游离，防止干扰神经的血供。
  - 外部的压迫应查明并减压。
  - 应去除神经床的瘢痕组织。可能需要将神经置于良好的组织床中。

外部神经松解

- 外部神经松解是指对神经周围瘢痕组织松解（技术图1A）。
- 分离应从正常神经（包括近端和远端）到瘢痕组织（技术图1B）。
- 神经应该远离瘢痕组织，以防复发。
- 使用异种神经管包裹或脂肪移植可能防止瘢痕复发（技术图1C）。
- 外部神经松解可以减轻与卡压相关的神经性疼痛，但感觉和运动恢复的结果不同。

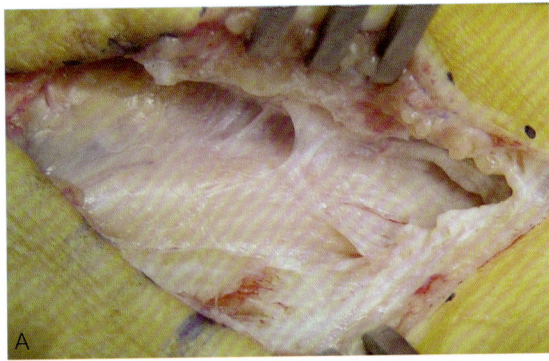
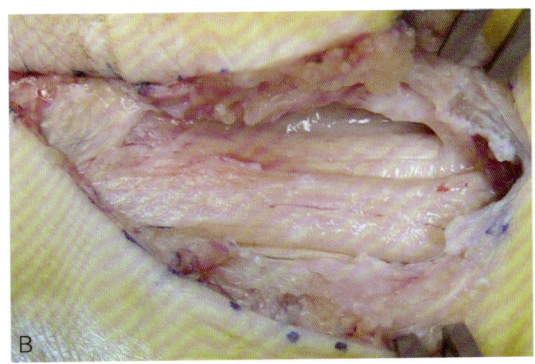
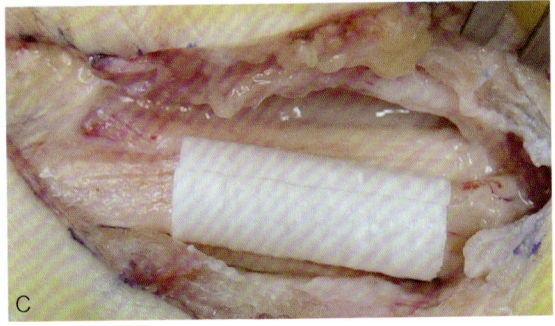

技术图1　外部神经松解和异种神经管包裹。A. 腕部正中神经在腕管松解后出现疼痛性瘢痕。B. 进行外部松解切除所有瘢痕组织和增厚的神经外膜。C. 异种的胶原神经管包裹在神经周围减少瘢痕组织的形成。

神经内部松解

- 内部松解是指从神经自身结构内部切除纤维化组织。
- 这适用于不完全损伤，如拉伸损伤时神经恢复了部分功能但临床上还不满意的晚期处理。
- 术中记录神经动作电位，将显示功能束组，可以术中帮助指导医生。
- 神经内部松解是沿着失去神经动作电位的束段进行（技术图2）。
- 这适合于损伤远端功能不完全丧失的病例。
- 切开极有可能会损伤一些完整的轴突，所以患者术前应被告知，这个手术可能会造成额外的功能丧失。

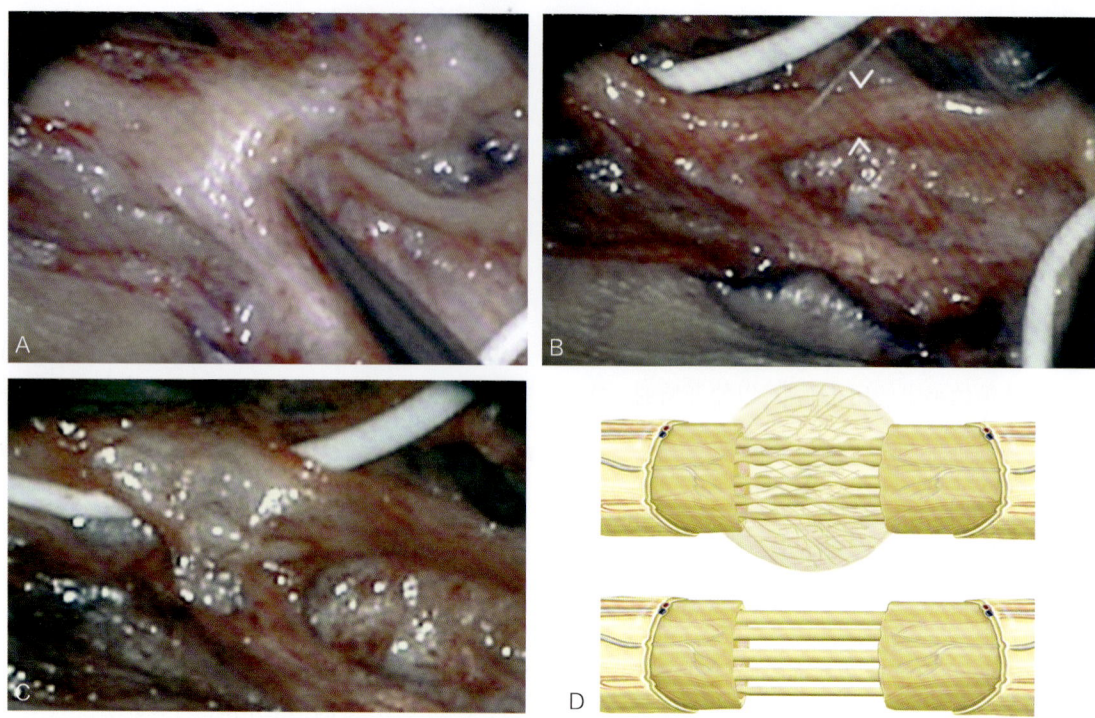

技术图2　A～C. 腕部尺神经内部松解术中的显微镜图像。A. 尺神经周围是致密瘢痕组织。B. 外部松解术后，有一个持续缩窄区域（箭头）需要行内部松解术。C. 内部松解后外观——束间挛缩的外膜和瘢痕已被切除。D. 神经内部松解术治疗连续性神经瘤的图解。该节段瘢痕性神经外膜被切除，束间瘢痕组织也被切除。

束间修复

- 束间修复是指术中用神经动作电位指导切除不传导的神经束。
- 首先外部神经松解显露神经受伤节段。
- 切除周围的神经外膜显露受伤的神经束（技术图3A）。
- 术中记录神经动作电位来确定损伤的神经束节段（技术图3B）。
- 用刀片或锐利的微血管剪切除不传导节段（技术图3C）。
- 直接修复或者自体移植。
  - 电缆式移植是更常见的技术，供区来源于腓肠神经或前臂皮神经。

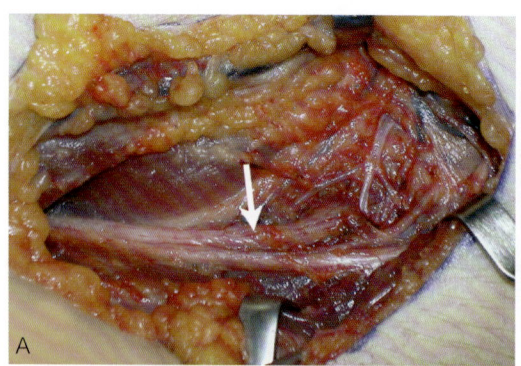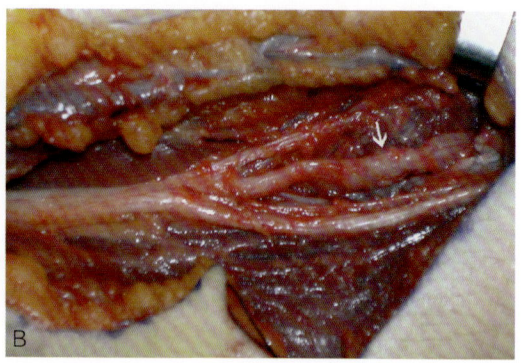

技术图3　肘部狗咬伤麻痹4周骨间后神经部分损伤探查和束间修复。A. 骨间后神经显示一连续性神经瘤（白箭头）。B. 神经内部松解从完整周围神经束分离出中央的神经瘤（白箭头）。

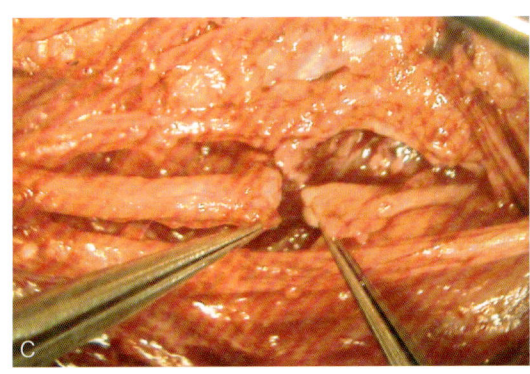
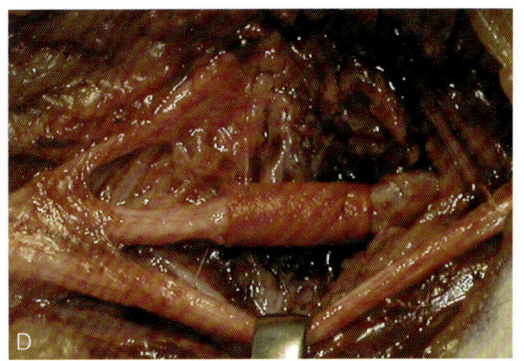
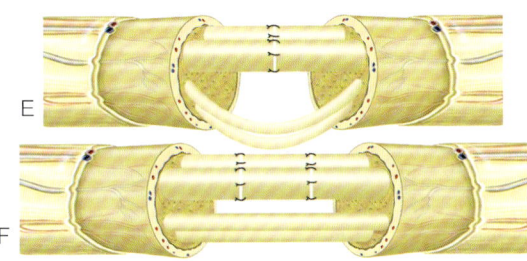

技术图3（续） C. 神经瘤切除后在损伤束组留下一间隙。由于靠近运动分支，神经束游离长度有限，受损神经束端-端直接修复困难。D. 受损束用神经导管套接修复。E、F. 图解部分神经损伤束间修复。切除不传导的神经节段，用端-端束组修复（E）或用神经移植修复（F）。

- 然后进行束组修复（技术图3D~F）。
  - 注意束的内部分布。便捷的方法是将神经断端排列整齐。
  - 神经移植物会和束组不完全匹配——解决方法是在束组间做电缆式移植。
  - 测量神经断端的间隙，计算需要移植的长度。
    - 长度=（间隙+15%）×估计的移植神经条数。
- 用9-0或10-0尼龙线将移植神经成180°连接到神经束组。
- 缝合每个移植物的近端和远端，再进行下一个移植，从而取得更精确的束匹配。
- 检查确保没有缝线拔出。可用纤维蛋白胶增强修复。
- 移植神经的处理应尽量减少。
- 移植的神经从获取到修复应保持湿润。

切除连续性神经病变

- 如果内部松解后病变部位没有神经动作电位，应切除整个病变段。
- 在病变侧面的两端的神经应游离以免修复时出现不合适的张力。游离时保护神经外膜内纵向血管。
- 在隔板上（通常是湿的压舌板）用新的锋利刀片锐性切除病变节段。

神经外膜修复

- 如果病变的长度较短，可以直接进行无张力端-端外膜修复。
- 直接外膜修复参见第113章。

电缆式移植修复

- 电缆式移植用于修复张力大或缺损大不能直接修复的病损（技术图4A）。
- 电缆式移植修复参见第113章。
- 用1个纵切口或多个横切口获得供移植的腓肠神经（技术图4B）。
- 在外踝和跟腱的中线皮下组织仔细分离，很容易发现该神经（技术图4C）。
- 不推荐用肌腱剥离器取神经。
  - 这个技术可造成腓肠神经牵拉或撕裂伤。
  - 胫后神经也可因此而意外损伤。

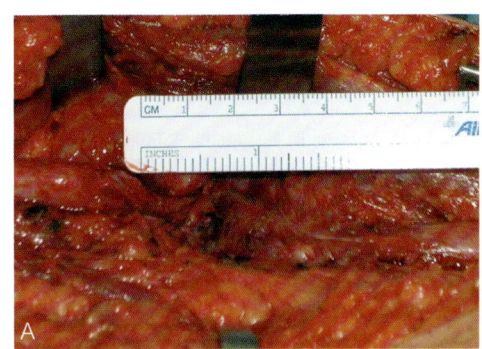

技术图4 股部坐骨神经撕裂伤电缆式移植重建。A. 坐骨神经端-端缺损达6 cm。

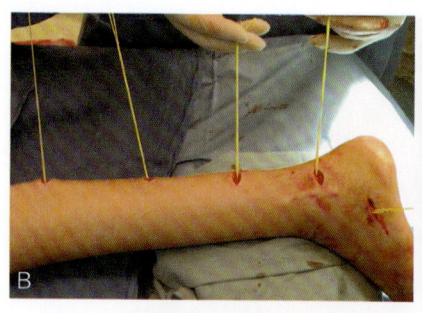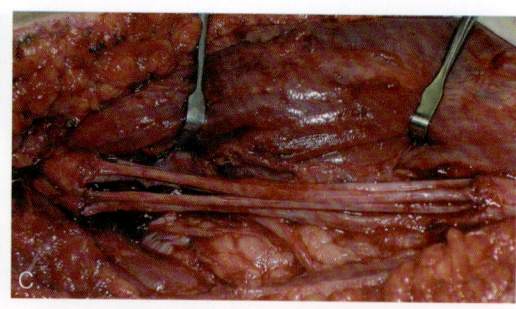

技术图4（续）　B. 多个横切口取同侧腓肠神经。黄色橡皮筋放在每个切口神经周围标记，轻轻牵拉使神经容易分离。C. 多段腓肠神经已排列固定好，电缆式移植到缺损处，束间缝合固定。

要点与失误防范

手术干预的时机	• 病变部位尚连续时，功能可能会自发恢复，特别是在远端功能保留的情况下。可以观察到2～3个月的局灶性损伤，而长节段病变可以观察到长达5个月。
病灶是否连续？	• 应结合临床和电生理诊断测试来评估损伤。一系列检查可能会提供有关功能恢复的有价值的信息。术中对NAP的测量可能会提供有关受伤神经传导电信号能力的有价值和客观的数据，并可能指导手术决策。
手术延迟	• 避免在没有进行性恢复迹象的情况下进行长时间观察，因为可能导致不可逆的终末器官损害。

术后处理

- 夹板和术后处理的一般原则详见第88章。
- 手术修复后系列检查对随访恢复很重要。

预后

- 神经松解术。
  - 如果神经动作电位通过神经节段，大约90%可以恢复。
  - 神经动作电位记录和随后不做神经切除的神经松解始终比直接切断修复或移植修复有更好的结果。
- 束间修复。
  - 当有神经动作电位记录通过一部分神经，结果优于完全切断后修复。
  - 直接修复和移植修复受伤的神经束产生的结果相似。
- 完全切除直接修复或移植修复。
  - 直接修复的结果似乎优于移植修复；而需要移植修复的神经损伤往往需要更多量的神经组织，神经再生需要经过的距离也更长。
  - 总的说来，桡神经修复的效果要比正中神经好，同时两者又皆优于尺神经。
- 通常情况下，小儿比成人有更好的整体结果。
- 神经内部松解或切除任何连续性病变可能与术前功能降低相关，因为一些完整的轴突可能被切断。

并发症

- 感染。
- 瘢痕。
- 功能丧失。
- 神经痛增加。
  - 在病变远端疼痛或痛性神经瘤形成。
- 功能不恢复。

（孙蕴初　译，沈君劼　审校）

推荐阅读

Birch R, Bonney C, Wynn Parry CB. Surgical Disorders of the Peripheral Nerves. Edinburgh: Churchill Livingstone, 1998.

Kline DG. Surgical repair of peripheral nerve injury. Muscle Nerve 1990;13:843-852.

Lundborg G, Rosén B, Dahlin L, et al. Tubular versus conventional repair of median and ulnar nerves in the human forearm: early results from a prospective, randomized, clinical study. J Hand Surg Am 1997; 22:99-106.

Mackinnon SE, Novak CB. Nerve transfers. New options for reconstruction following nerve injury. Hand Clin 1999;15:643-666.

Mujadzic M, Ozyurekoglu T, Gupta A, et al. Intraoperative nerve recordings as a useful aid in the management of neuroma-in-continuity. J Reconstruct Microsurg 2005;21:341.

Seddon HJ. Nerve grafting. J Bone Joint Surg Br 1963;45(3):447-461.

Sunderland S. A classification of peripheral nerve injuries producing loss of function. Brain 1951;74:491-516.

第90章 肘管综合征的手术治疗
Surgical Treatment of Cubital Tunnel Syndrome

Catherine M. Curtin and Amy L. Ladd

定义

- 肘管综合征是尺神经在肘部及其周围受到卡压而引发的神经病变。
- 肘管综合征是上肢第二常见的且需要治疗的神经卡压性病变,仅次于腕管综合征。

解剖

- 尺神经是臂丛内侧束的终末支,源自C8～T1神经根。
- 尺神经行经肘部时通过一个骨-纤维隧道,即肘管。肱骨内上髁、尺骨鹰嘴、肘关节内侧副韧带(构成其底部),以及由内上髁到尺骨鹰嘴的纤维支持带构成了肘管的解剖标志[13](图1)。
- 肘关节周围中有几个易引发卡压的解剖结构,其中任何结构异常都会引起神经卡压。在手术之前,必须考虑所有可能卡压的部位并由此决定手术方案。
  - Struthers弓是备受争议的卡压部位,因为这个结构只有在少数人身上发现。如果存在,它大约在内上髁近端8 cm,包括一条由三头肌内侧头走向内侧肌间隔的浅表纤维条索[17]。
  - 内侧肌间隔是一条浅表的纤维束带,起自喙肱肌,止于肱骨内上髁,在与内上髁连接处特别增厚。由于该肌间隔由前室行经后室,假使尺神经在靠近肱骨内上髁处或在神经前置术时未能充分切除该纤维束带,可能受其卡压或剪切。
  - 肘管中的Osborne弓状韧带是一条连接内上髁和鹰嘴的纤维束带,可能造成肘管狭窄、卡压尺神经。
  - 在肘关节的远端,尺神经在行进过程中可能被尺侧腕屈肌的2个头所卡压。特别是在靠近肘关节的内上髁头和尺骨鹰嘴头的汇合处。
  - 患者如存在异常的滑车上肘肌亦会卡压尺神经(图2),这种异常的细小肌束连接着三头肌(或鹰嘴)与内上髁。
- 前臂内侧皮神经和臂内侧皮神经都是直接从内侧束中发出的,并不是尺神经的分支,但关键是它们都会在手术野中出现。它们常常比预期位置更深,行经三头肌、肱肌、尺侧腕屈肌的筋膜中。

发病机制

- 肘管综合征是一种卡压造成的神经病变。有几种解剖异常往往更易造成肘管卡压。
  - 在肘关节水平尺神经走行浅表,容易遭受轻度到中度创伤,原发病因可以是轻度反复性的挫伤,也可能是高能量损伤。
  - 由于遗传或创伤等原因,使得尺骨鹰嘴以及肱骨内上髁之间的骨性隧道或周围的软组织垫覆盖较表浅,促成了神经半脱位、在内上髁上"栖坐"以及微小的创伤。

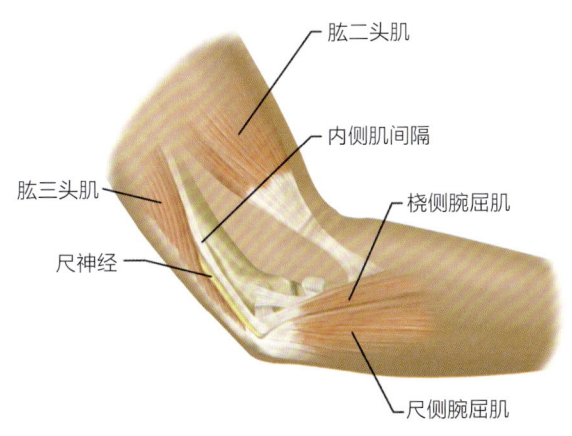

图1 肘管的解剖。

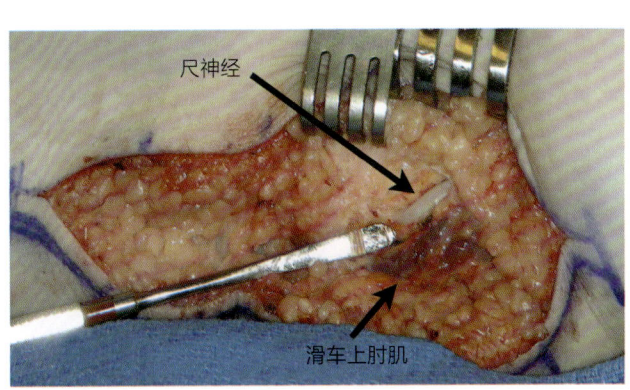

图2 异常的滑车上肘肌横跨在肘管上,前侧是其顶部,后侧是其底部,前臂在图的左侧。

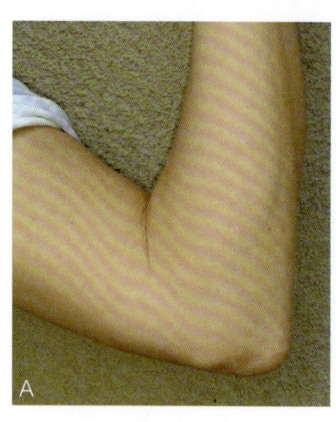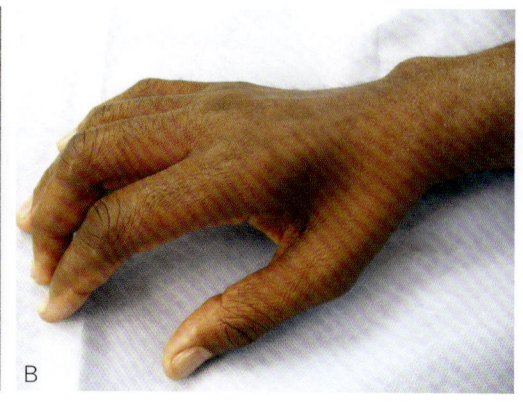

图3　A. 尺神经在肘部的"栖坐"：屈肘时发生尺神经向前半脱位，并"栖坐"在内上髁。B. 第1骨间背侧神经损伤后肌肉失神经萎缩（A的版权：Amy Ladd, MD）。

- 肘关节屈曲时，神经压力增加，肘管容积减少，造成了神经的卡压[7]。

自然病程

- 如果改变活动习惯，可使大约半数的轻症患者不再需要手术干预[13,14]。
- 对于重症患者的自然病程没有长期的研究。

病史和体格检查

- 主诉包括小指和环指的麻木，通常伴有内上髁周围的烧灼痛，夜间为甚。
- 病情进展时，患者会感到手部的无力与麻木，进而手内肌萎缩，出现环小指爪形手畸形。
- 全身性疾病，如糖尿病、淀粉样变性以及酒精中毒会引发外周神经病，有时容易与尺神经卡压混淆。
- 吸烟史也很重要。吸烟不仅造成了血供减少，还会增加罹患肺上沟瘤和肺部鳞癌的风险。癌症可以卡压臂丛，出现与尺管综合征相似的症状。
- 肘部创伤可导致畸形，引起尺神经卡压。畸形包括肘关节内、外翻或畸形愈合。陈旧性的肘关节创伤也可造成迟发型的尺神经麻痹。
- 观察是否存在手内肌萎缩，有无环、小指爪形手畸形。
- 触诊肘和手，观察有无痛性肿块或其他异常解剖结构。
- 大范围活动肘关节，观察肘关节屈曲时是否存在神经向前半脱位或"栖坐"在内上髁的情况（图3A）[2]。
- 第1骨间背侧神经的损伤常继发于严重的尺神经卡压，将引起明显的肌肉萎缩，并出现严重的运动功能障碍（图3B）。

- 仔细对手部进行感觉检查，用Semmes-Weinstein单节段检查法确定临界阈值。检查手背尺侧的感觉，如果感觉正常，就说明损伤可能在远端的Guyon管水平。
- 以下临床试验有助于诊断肘管综合征：
  ○ Tinel征：非特异性的检查，许多正常人也可引出。
  ○ 肘关节屈曲试验：是肘管综合征的特异性检查。
  ○ 划痕塌陷测试可以帮助定位受压部位[3]。
  ○ 交指试验：证明骨间掌侧肌以及骨间背侧肌的力量减弱。
  ○ Froment征：阳性说明拇收肌力量减弱。
  ○ Wartenburg试验（小指外展试验）：证明骨间掌侧肌的力量减弱，其表现为小指伸肌失去对抗而呈现尺偏。

影像学和其他诊断性检查

- 肘部X线检查可以发现骨结构及其异常改变：占位、侵蚀、关节炎以及陈旧性损伤。通过轴位摄片可以观察肘管的结构（图4）。
- 正常的电生理检查结果（如神经传导和肌电图）不代表可以排除肘管综合征。神经卡压可能存在但并不严重。
  ○ 使用短节段式诱发神经传导速度的方法能提高检查的敏感度，确定神经卡压的部位。
  ○ 有几种阳性的肌电学表现以帮助诊断尺神经卡压：
    – 肘关节的运动神经传导速度<50 m/s[15]。
    – 肘关节局部性神经传导速度减慢。
    – 纤颤电位和阳性波说明轴索变性，说明病变完全恢复的可能性较低。
- MRI和CT作为辅助的影像学检查手段，有时能帮助诊断肘关节软组织或局部骨结构异常（如肘管内骨赘等）。

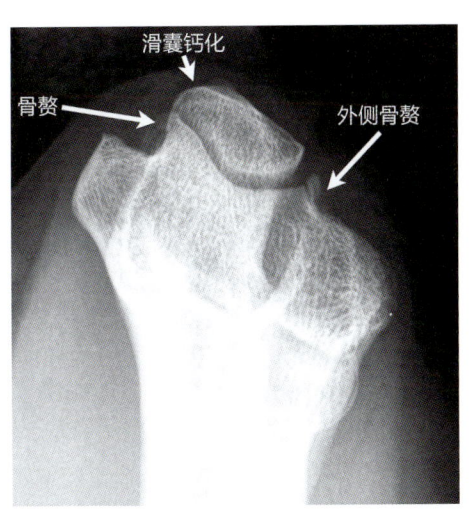

图4　肘关节的轴位片显示肘管内钩骨赘存在，滑囊中也有钙化和骨赘形成（版权：Amy Ladd, MD）。

鉴别诊断

- 影响到C8和T1的颈椎病变。
- 肩部创伤引起的低位臂丛卡压。
- 肺上沟瘤。
- 胸廓出口综合征。
- 尺神经在腕部Guyon管中卡压。

非手术治疗

- 改变活动。
  - 肘部加棉垫避免神经直接受压，能防止神经受到微小创伤。
  - 通过改变睡姿或使用夹板支具限制长时间肘关节屈曲，特别是在夜间。
- 夹板支具。
  - 用夹板限制肘关节的活动。普通不能塑形的夹板较为有效，但患者依从性很低。假使患者出现持续性的麻木，需要暂时全天佩戴夹板支具，对于轻症患者，只需晚上佩戴即可[4]。
  - 要观察非手术治疗的效果，需要几个月时间的随访。

手术治疗

- 如果非手术治疗无效，患者存在运动功能受损或者永久性感觉功能的受损，就要考虑手术治疗了。

术前计划

- 回顾病史及体检。
- 观察X线片中有无肘关节陈旧创伤、内外翻畸形以及游离体的存在。
- 结合肌电图检查以及和术后结果相关的体检。
- 患者的尺神经半脱位如果出现症状，就应考虑行内上髁截骨术。
- 病情严重并伴肌肉萎缩的患者，完全恢复的可能性很小[10]。

体位

- 患者常取平卧位。
- 如果用消毒止血带，驱血到上臂的近侧即可，如果使用普通止血带，放置位置应该在腋窝，多垫棉垫。对于较胖的患者而言，止血带放置往往很困难，因为打气后往往向远端滑动。医生应该花较多的时间摆好体位，因为对于尺神经解剖来说，良好的驱血和干净的手术野十分重要。
- 患肢搁在手术台上，肩关节充分外旋、外展。
- 驱血后止血带充气。
- 将手术巾折叠，置于肘关节之下将其垫高稳定（图5）。
- 某些肥胖伴有睡眠呼吸暂停的患者除了进行周围神经阻滞外（锁骨上或锁骨下），还必须将躯体适度抬高。

入路

- 手术方式的选择往往取决于症状的严重程度、患者的体质、有无肘部解剖学的异常以及术者的习惯。
- 尺神经松解主要包括3种方式：原位松解术、伴内上髁截骨的原位松解术、尺神经前置术（皮下、肌间以及肌肉下）。
- 表1总结了肘管综合征的几种主要术式。

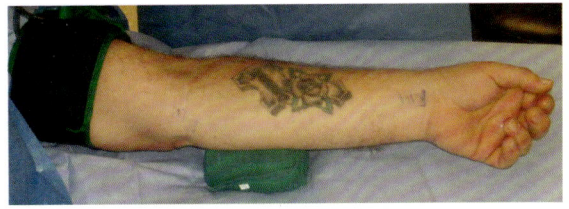

图5　手臂驱血，上臂上消毒止血带，肘关节垫手术单，或者驱血前上普通止血带。

表1　尺神经松解技术

技术	优势	劣势	禁忌证	适应证
原位松解	解剖最简单 周向解剖不会影响神经血供 早期活动	神经维持在同一组织床内 不解决神经半脱位	尺神经半脱位 肘关节解剖异常	糖尿病患者 体弱的患者 内上髁远端局灶性压缩的患者
镜下松解	小切口 早期活动 康复时间短	神经维持在同一组织床内 潜在的医源性神经压迫	肘关节解剖异常 二次手术	
原位松解加内上髁截骨术	保留神经血供 早期活动	神经维持在同一组织床内 损伤肘内侧副韧带来破坏肘内侧稳定性的风险 手术部位的压痛	肘关节解剖异常 不能应用于投掷类运动员	有轻度或者中度症状的患者
皮下前置术	把神经放在新鲜的组织床	神经位置浅表更容易损伤 更多的解剖 制动时间延长 可能导致新的压迫点	很瘦的患者	患者尺神经组织床因肿瘤、骨赘、异位骨化变差 投掷类运动员
肌间前置术	肘关节活动时的张力降到最低 神经放到新鲜的组织床内	创伤更大 制动时间延长	糖尿病患者	患者尺神经组织床因肿瘤、骨赘、异位骨化变差
肌下前置术	肘关节活动时的张力降到最低 神经被很好地包裹	创伤更大 制动时间延长		瘦的患者 反复尺神经松解 受压严重的患者

神经原位松解术

- 内上髁前方为中心的纵行切口,大约8 cm长(技术图1A)。
- 切开脂肪组织,直至内上髁的水平。
- 保护臂内侧皮神经和前臂内侧皮神经的分支。尽管解剖变异诸多,皮神经分支仍可在内上髁上下6 cm处找到,多位于筋膜层水平[8](技术图1B、C)。
- 辨认游离尺神经,直到神经穿入内侧肌间隔。松解所有卡压的部位。
- 切口延长到内上髁的远端,松解连接在内上髁及尺骨鹰嘴之间的纤维束带。
- 注意保护尺神经的分支:第1分支是关节的感觉支,接

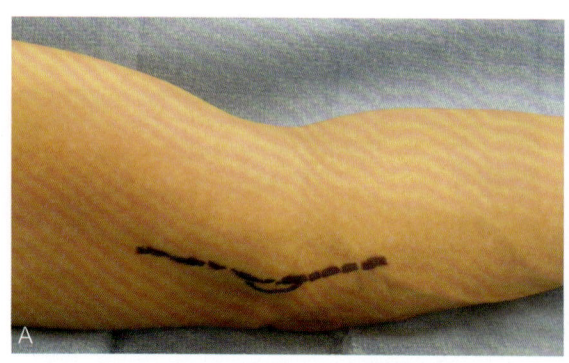
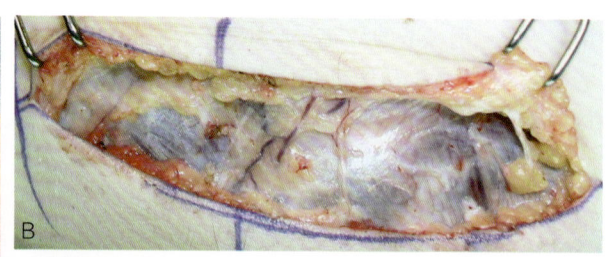
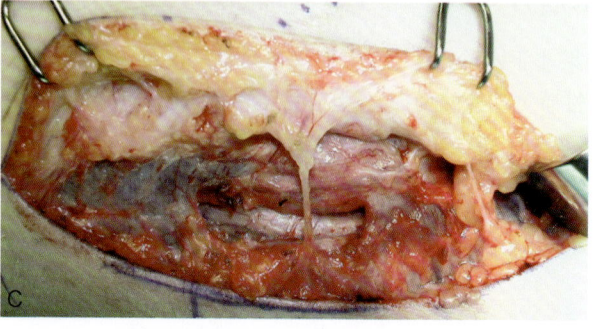

技术图1　A. 标准的手术入路,纵行切口的中心可位于内上髁的前方或者后方。B、C. 保护臂内侧皮神经以及前臂内侧皮神经。皮神经位于皮肤的深面,通常位于筋膜表面。此处在切开筋膜暴露神经组织前后共发现2支(版权:Amy Ladd, MD)。

着是尺侧腕屈肌及指深屈肌的运动支。尺侧腕屈肌的运动支可以在尺侧腕屈肌的近端探查到。
- 向远端进一步解剖,分离旋前圆肌增厚的弓状腱膜。弓状腱膜分为2层:浅层组织覆盖着尺侧腕屈肌的2个头;而深层的组织覆盖在神经的表面,伴随神经穿过尺侧腕屈肌的2个头。在肌层继续分离筋膜约几厘米,确定在肌腹内没有任何部位造成卡压,注意保护穿入肌肉的神经分支。
- 轻柔地触诊,确定全部的尺神经行径中没有受到束带的卡压。
- 充分活动肘关节,观察尺神经是否能够顺畅地滑移。如果发生神经在内上髁的"栖坐",则应考虑行内上髁截骨术。这通常应在术前就要做出决定。
- 根据术者习惯闭合伤口。
- 一般不放置引流。
- 大块敷料加压包扎,或用后托夹板支具将肘关节固定在屈曲60°的位置,根据伤口护理要求以及外科医生的制动习惯拆除支具。

原位镜下松解术

- 尺神经半脱位,肘管松解术后,占位病变(骨赘),肘关节挛缩患者禁用。
- 设备:30°、直径4 mm的内镜,照明镜,软组织解剖器(可以使用扩张器或其他钝头器械),长、短剪刀。
- 在肘管上方(内上髁和尺神经沟之间)切一个2 cm的切口。
- 识别尺神经并在切口底部暴露。
- 在神经上方筋膜上解剖一条隧道,从而为内镜形成了一个口袋。烧灼任何交叉静脉。
- 在直视下切开Osborne韧带(技术图2A)。
- 引入内镜和解剖器,并使用内镜直视下松解神经上的压迫带(技术图2B)。注意不要对神经造成医源性压力。
- 该解剖可沿神经松解15 cm长[18]。
- 进行切口逐层闭合和柔软敷料覆盖。

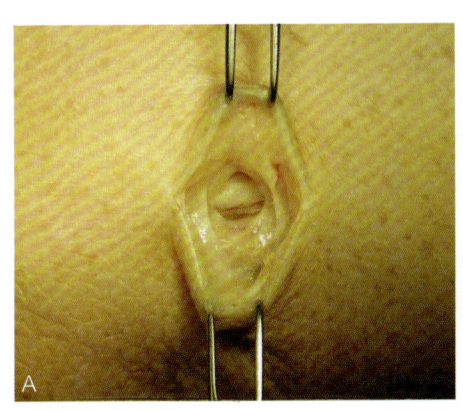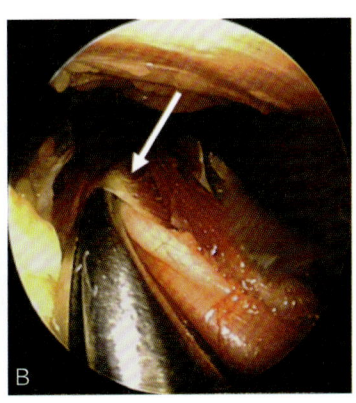

技术图2　内镜肘管松解。A. 在肘管处做小切口解剖至尺神经。B. 观察跨尺神经的束带的松解范围(箭头)(版权:Dr. Hoffman)。

神经原位松解加内上髁截骨术

- 切口及剥离的步骤与原位松解基本一致。
- 切开位于肌间隔并附着在内上髁上的一条坚韧韧带,使神经在骨骼坚硬边缘受到的剪切力减小到最低限度。
- 所有部位的神经卡压都解除之后,在内上髁偏前方用手术刀或电刀做一纵行切口,翻转全层的骨膜,暴露内上髁的骨突。保护尺神经,用小的止血钳夹持1/4 in(6.35 mm)宽的用盐水湿润过的烟卷式引流条将神经轻轻牵开。
- 骨膜下暴露内上髁骨突。
- 从内上髁骨突的后方进行准确截骨,截除2~3 mm宽、6~8 mm长的内上髁骨突。使用小的、锋利的骨刀进行截骨,并用骨挫进行打磨,这样不易损伤神经(技术图3A)。
- 骨的断面上用骨蜡涂抹,减少术后的出血。
- 埋线缝合关闭骨膜,可以用吸收缝线也可用不可吸收缝线,尽量减少与神经的接触。
- 在关闭切口之前屈伸肘关节,重新检查神经的滑动状态,观察有无神经"栖坐"在内上髁的情况(技术图3B)。
- 可能有少量骨组织出血,建议放置引流。
- 石膏后托固定10~14日,然后在保护下活动。

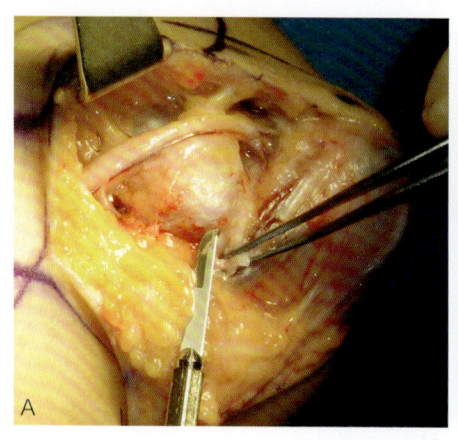
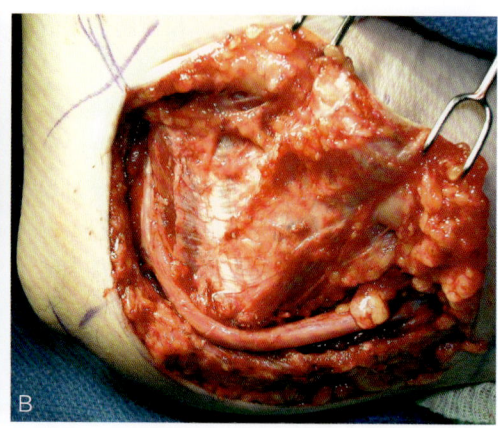

技术图3　内上髁截骨术。A. 暴露内上髁骨突，截除突出的骨组织，建议截除最突出的部分和较下方部分，深度2～3 mm，要避免损伤内侧副韧带。B. 一旦截骨完成，筋膜层关闭，屈曲肘关节时可见神经在髁部自由滑动，不再"栖坐"在内上髁（版权：Amy Ladd, MD）。

尺神经皮下前置术

- 除了长度稍长之外，切口及剥离的步骤与原位松解基本一致。
- 对可能存在卡压的部位进行彻底松解。
- 在神经周围进行解剖游离，以便它可以自由地在髁部前后移动。充分游离后方结缔组织，使神经可以进行最大限度的前移。
- 切开与尺神经交叉的内侧肌间隔，后者在近侧从前向后走行，全程都和内上髁紧密接触。
- 保护在纵轴上与神经伴行的血管，避免神经的缺血。注意保护内上髁周围软组织和大部分肌间隔的纤维组织，因为有脆弱的大静脉丛在此走行。
- 在皮肤和内上髁前面的旋前圆肌筋膜之间，建立一条约4 cm长的皮下隧道。
- 将尺神经转位至内上髁的前方(技术图4A)。
- 神经在新的解剖位置必须无任何张力，无任何卡压。在尺神经的近端行神经束间解剖，为尺侧腕屈肌的运动支减压。
- 为了防止神经从新的位置滑移出来，可以在屈肌－旋前肌肌群的表面建立一条1 cm左右的纤维筋膜悬吊束带（例如尺侧腕屈肌、指深屈肌或旋前圆肌）[5]（技术图4B）。将这条束带瓣缝合到皮下，可以防止神经滑回到原先的位置。
- 必须确定束带瓣不会造成新的卡压。
- 不需要放置引流。
- 石膏后托固定10～14日，然后在有保护的条件下活动。

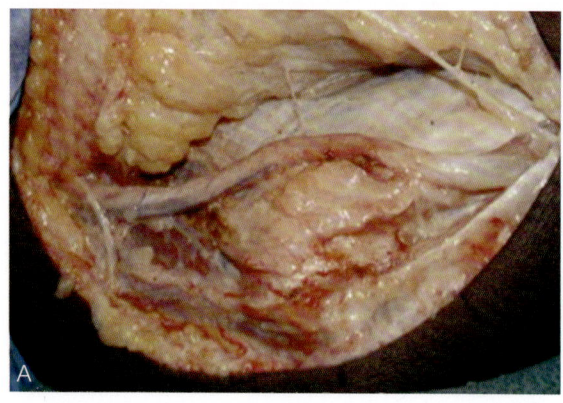
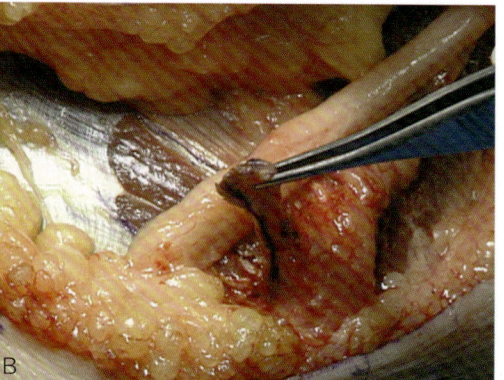

技术图4　皮下前置。A. 在屈肌旋前肌筋膜表面掀起皮瓣，并将神经向肘前方前置。B. 屈肌旋前肌群的表面掀起一条1 cm左右的纤维筋膜束带，防止神经回到原先的位置上［A的版权：Thomas R. Hunt, III, MD; B经允许引自Black BT, Barron OA, Townsend PF, et al. Stabilized subcutaneous ulnar nerve transposition with immediate range of motion. Long-term follow-up. J Bone Joint Surg Am 2000;82-A（11）:1544－1551］。

尺神经肌间前置术

- 如尺神经皮下前置所述,先将神经充分松解。
- 在内上髁前方的皮下及筋膜之间建立一条约4 cm宽的间隙。
- 将神经转位至屈肌-旋前肌肌群(如尺侧腕屈肌、桡侧腕屈肌及旋前圆肌)旁。
- 在此前方间隙的肌肉间制作一条比神经稍宽的沟槽(技术图5)。松解所有肌肉实质内的筋膜束带。
  - 屈曲肘关节,将尺神经置于肌间的沟槽内。
  - 吻合筋膜层,创建一条隧道。
- 屈曲肘关节,确定隧道内的神经没有卷曲和旋转。
- 屈曲45°~60°旋前位的超肘夹板固定2~3周,并在保护下逐步开始功能操练。

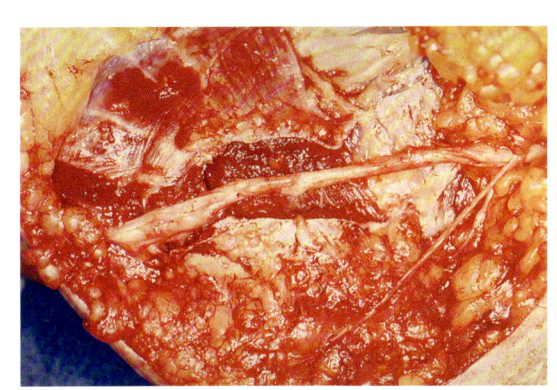

技术图5　肌间前置。将神经置于肌间隧道中,并关闭筋膜层(版权:William Kleinman, Indiana Hand Center)。

尺神经肌下前置术

- 如尺神经皮下前置术所述,先将神经充分松解,像神经肌间转位一样处理皮瓣。
- 在内上髁部附着点远端分离屈肌-旋前肌肌群约1 cm,可以用直切口,也可以做V-Y切开(技术图6A)。
- 在指浅屈肌水平,向远端牵开屈肌-旋前肌群,在这些肌肉的肌腹之间有一个细小的松弛的间隙。
- 正中神经以及肱动脉就在这一间隙内,将尺神经转位至该间隙中(技术图6B)。
  - 注意不要损伤内侧副韧带复合体。
- 屈曲肘关节,用3-0 Ethibond缝线修补屈肌-旋前肌肌群。
- 放置引流。
- 屈曲45°~60°旋前位的超肘夹板固定2~3周,并在保护下逐步开始功能操练。

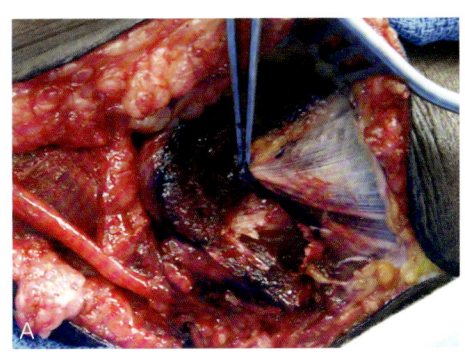 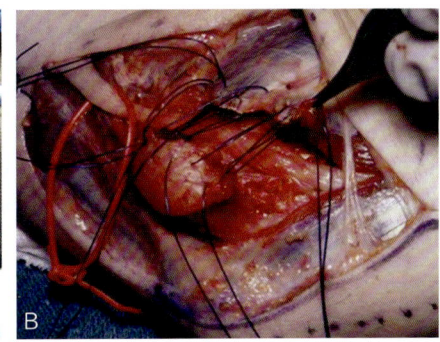

技术图6　肌下前置。切开屈肌-旋前肌肌群(A),将神经置于屈肌-旋前肌肌群的深面(B)。使用直切口,原位修复肌肉起点(A的版权:Amy Ladd, MD;B的版权:Thomas R. Hunt, III, MD)。

要点与失误防范

解剖	• 避免割伤内侧束和前束神经。肘管松解后,这些神经损伤是最常见的疼痛原因[9,16]。 • 进行充分的近端解剖:跟随神经到达前室至后室的交叉处,在该处存在较薄或较厚的筋膜带隔片,或很少情况下,有Struthers弓。确保止血带的高度足以到达该部位,通常在髁上5~8 cm。 • 进行充分的远端解剖:跟随神经进入肌腹几厘米,以确保其完全释放,包括尺侧腕屈肌包裹其分支的筋膜。
移位	• 保留对神经的纵向血液供应。 • 如果要移位神经,请确保不产生新的压迫点。可能在以下部位产生压迫:从前到后的交叉点近端,内上髁近端的肌间隔膜,如果进行了肌下或肌内移位,则为旋前肌,以及尺侧腕屈肌肌腹的入口。

术后处理

- 术后的护理必须个体化，并根据不同的术式来决定。一般而言，手术的创伤越大，就更需要术后的保护性夹板固定及制动。原位松解之后，力量的训练必须在几周之后进行，神经转位之后的锻炼必须在6~8周之后进行。

预后

- 总而言之，对于轻症的患者，各种术式的成功率在90%左右。随着症状加重，手术后的完全缓解率也随之降低[11]。
- 手术效果与病情的严重程度成正比，例如，重症患者很难获得完全的功能恢复[6]。
- 最近文献证明各种术式的预后基本相同[1,6,12]。

并发症

- 肘关节疼痛。
- 瘢痕周围感觉减退。
- 症状缓解不明显。
- 皮神经痛性神经瘤。
- 有症状的神经半脱位。
- 尺侧腕屈肌运动支的损伤。

（孙蕴初　译，沈君劼　审校）

参考文献

[1] Bartels RH, Verhagen WI, van der Wilt GJ, et al. Prospective randomized controlled study comparing simple decompression versus anterior subcutaneous transposition for idiopathic neuropathy of the ulnar nerve at the elbow. Part 1. Neurosurgery 2005;56:522-530.

[2] Calfee RP, Manske PR, Gelberman RH, et al. Clinical assessment of the ulnar nerve at the elbow: reliability of instability testing and the association of hypermobility with clinical symptoms. J Bone Joint Surg Am 2010;92(17):2801-2808.

[3] Cheng CJ, Mackinnon-Patterson B, Beck JL, et al. Scratch collapse test for evaluation of carpal and cubital tunnel syndrome. J Hand Surg Am 2008;33(9):1518-1524. doi:10.1016/j.jhsa.2008.05.022.

[4] Dellon AL, Hament W, Gittelshon A. Nonoperative management of cubital tunnel syndrome: an 8-year prospective study. Neurology 1993;43:1673-1677.

[5] Eaton RG, Crowe JF, Parkes JC III. Anterior transposition of the ulnar nerve using a noncompressing fasciodermal sling. J Bone Joint Surg Am 1980;62(5):820-825.

[6] Gervasio O, Gambardella G, Zaccone C, et al. Simple decompression versus anterior submuscular transposition of the ulnar nerve in severe cubital tunnel syndrome: a prospective randomized study. Neurosurgery 2005;56:108-117.

[7] Iba K, Wada T, Aoki M, et al. Intraoperative measurement of pressure adjacent to the ulnar nerve in patients with cubital tunnel syndrome. J Hand Surg Am 2006;31;553-558.

[8] Kleinman WB, Bishop AT. Anterior intramuscular transposition of the ulnar nerve. J Hand Surg Am 1989;14:972-979.

[9] Lowe JB III, Maggi SP, Mackinnon SE. The position of crossing branches of the medial antebrachial cutaneous nerve during cubital tunnel surgery in humans. Plast Reconstr Surg 2004;114:692-696.

[10] Matsuzaki H, Yoshizu T, Maki Y, et al. Long-term clinical and neurologic recovery in the hand after surgery for severe cubital tunnel syndrome. J Hand Surg Am 2004;29;373-378.

[11] Mowlavi A, Andrews K, Lille S, et al. The management of cubital tunnel syndrome: a meta-analysis of clinical studies. Plast Reconstr Surg 2000;106:327-334.

[12] Nabhan A, Ahlhelm F, Kelm J, et al. Simple decompression or subcutaneous anterior transposition of the ulnar nerve for cubital tunnel syndrome. J Hand Surg Am 2005;30:521-524.

[13] O'Driscoll SW, Horii E, Carmichael SW, et al. The cubital tunnel and ulnar neuropathy. J Bone Joint Surg Br 1991;73(4):613-617.

[14] Padua L, Aprile I, Caliandro P, et al. Natural history of ulnar entrapment at elbow. Clin Neurophysiol 2002;113:1980-1984.

[15] Practice parameter for electrodiagnostic studies in ulnar neuropathy at the elbow: summary statement. American Association of Electrodiagnostic Medicine, American Academy of Neurology, American Academy of Physical Medicine and Rehabilitation. Muscle Nerve 1999;22(3):408-411.

[16] Sarris I, Göbel F, Gainer M, et al. Medial brachial and antebrachial cutaneous nerve injuries: effect on outcome in revision cubital tunnel surgery. J Reconstr Microsurg 2002;18:665-670.

[17] Siqueira MG, Martins RS. The controversial arcade of Struthers. Surg Neurol 2005;64(suppl 1):S17-S20.

[18] Zajonc H, Momeni A. Endoscopic release of the cubital tunnel. Hand Clin 2014;30(1):55-62.

第91章 Guyon管尺神经减压术
Decompression of the Ulnar Nerve at Guyon Canal

Harris Gellman and Patrick Owens

定义

- 在对于尺神经功能失用的症状选择合适的治疗之前，必须明确卡压的部位。腕部的Guyon管是尺神经卡压的第二常见部位。
- 其症状可以是单独的运动障碍，也可以是单独的麻木，或同时出现，取决于卡压的部位以及程度。

解剖

- 在前臂远侧半，尺神经位于尺侧，并与尺动脉伴行。在邻近腕关节的位置，尺神经发出了较大的背侧感觉支，支配着腕背部以及手背尺侧半的感觉。尺神经穿过Guyon管延伸到手掌。
- Guyon管是一条三角形的纤维管道，位于手腕的尺侧，其长约4 cm，从腕掌韧带的近侧边缘延伸到小鱼际肌纤维边缘[4]。该管道作为独立的解剖结构发挥其生理作用（图1A）。
  - 尺动脉及尺神经均经Guyon管中通过并进入手掌。
  - 背侧感觉支通常在尺神经进入Guyon管之前就已分出。
  - Guyon管的外侧壁由钩骨钩部及腕横韧带构成，内侧壁为豌豆骨及豆三角韧带。
- 将Guyon管分为3个区域，有助于解释不同病因引起的临床症状[4,13]（图1B）。
  - 1区，长约3 cm，位于尺神经分叉为感觉及运动支的近端。该区域受压会同时引发感觉及运动丧失。而导致卡压的原因通常为钩骨钩部骨折及腱鞘囊肿。
  - 2区与3区毗邻，尺神经在此处分叉为浅支（感觉支）及深支（运动支）。再靠远端就是小鱼际肌的腱纤维弓。
  - 2区包含了尺神经的运动支，位于管道的桡背侧。深部的运动支与尺动脉深支伴行，走行于小指短展肌以及小指短屈肌之间，穿过小指对掌肌，伴随掌深弓到达手掌，支配骨间肌。
    - 尺神经运动支支配3条小鱼际肌、第3和第4蚓状肌、背侧和掌侧骨间肌、拇收肌以及拇短屈肌的深头。
    - 该区域受压将造成手部所有尺侧支配肌的单纯运动功能丧失。导致卡压的原因通常是豆钩关节腱鞘囊肿以及钩骨钩部的骨折（图1C）。由于神经靠近钩骨，所以钩骨钩切除术中很容易损伤尺神经。
  - 3区位于2区的尺侧，包含了尺神经的感觉支或称浅支。该处损伤后出现小鱼际、小指、环指尺侧半的感觉麻木，但通常不影响运动功能。其病因往往是尺动脉的动脉瘤、栓塞以及滑膜炎症。
    - Guyon管中的尺神经浅支支配掌短肌及小鱼际皮肤的感觉，并形成小指和环指尺侧半的指神经。
- 两种特殊的神经变异情况会混淆诊断。
  - 前臂的Martin-Gruber吻合支：支配手内在肌的神经纤维由正中神经发出，并在前臂的中段离开正中神经参与尺神经的形成。如果尺神经的损伤位于此吻合支的近端，那么手内在肌的功能往往能够保留。
  - Riche-Cannieu吻合支：正中神经与尺神经在手掌吻合，即使在腕部受到损伤，部分内在肌功能仍存在。

发病机制

- 尺神经在Guyon管内卡压或损伤的诱发原因包括：反复慢性的钝性损伤，如用手掌握持电动工具；或是反复的紧握、捶打动作，这会导致尺动脉栓塞或动脉瘤压迫神经（小鱼际锤击综合征）[2,6,10]（图2A、B；表1）。在运动时尺神经也可能直接受力而造成卡压，如骑车。
- 钩骨钩部骨折会压迫神经。
- 特发性的压迫常常继发于管道入口近端的纤维韧带增厚。
  - 桡骨远端骨折后局部的肿胀也会造成压迫。
- Guyon管中的尺神经卡压常常与腕管综合征并发。尺神经卡压在进行腕管减压后往往也会得到缓解[9,16]。
- 其他病因包括肿瘤，如腱鞘囊肿或者脂肪瘤等（图2C、D）、异常的肌腹[8,15]或者掌短肌肥厚。
  - 腱鞘囊肿和其他软组织肿瘤占尺管综合征病因的32%~48%。另外16%的原因主要是肌腹异常[12]。
- 继发于类风湿关节炎的滑膜炎也会侵蚀Guyon管以及尺神经。
- 代谢性或感染性疾病，例如糖尿病、甲状腺疾病、麻风病同样也会出现类似神经卡压的症状。
- 同样要重视医源性病因的存在，例如肌腱或肌肉转位造成的神经卡压（Huber对掌成形术）[11]。

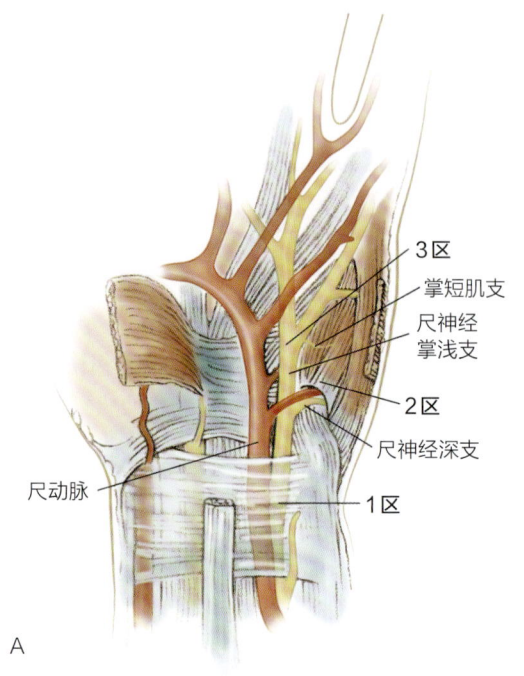
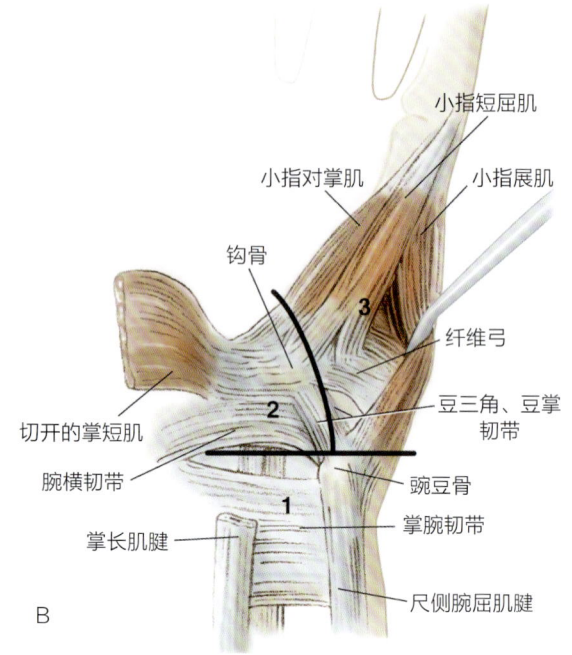
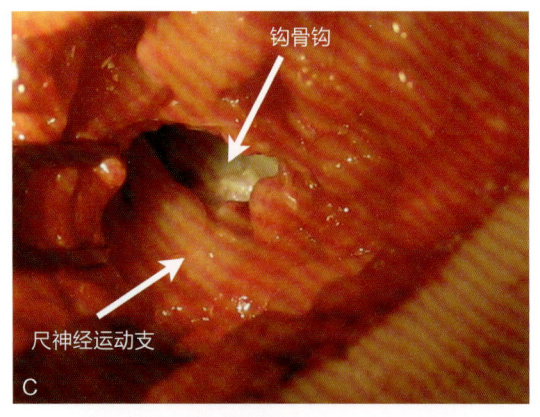

图1 A. 腕尺管（Guyon管）的解剖学分区。1区：尺神经分叉的近端。2区：尺神经的运动支，在分叉之后即发出。3区：尺神经的感觉支，在分叉处的远端。B. 3个区域的解剖位置：1区在尺神经分叉的近端，2区有运动支走行，3区包绕着感觉支。C. 在钩骨钩切除术中所见，尺神经的运动支近端与钩骨钩毗邻。

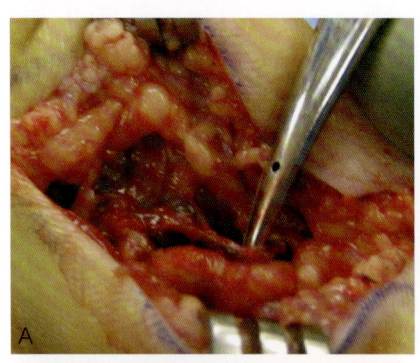
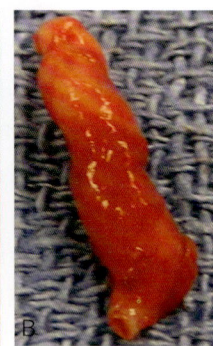
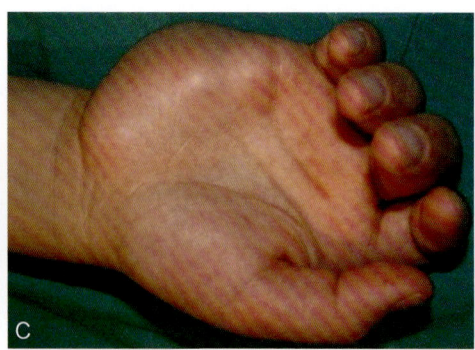
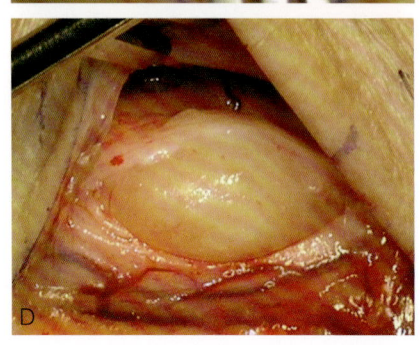

图2 A. 尺动脉血栓形成。B. 被切除的栓塞段血管。C. 小鱼际肿块成为腕部尺神经卡压的原因。D. 脂肪瘤造成的神经卡压。

表1　Guyon管尺神经受压或受伤的原因

- 神经节
- 软组织肿块
- 肌肉异常
- 钩状骨骨折
- 桡骨远端骨折
- 近端纤维小鱼际弓增粗
- 肥大性滑膜
- 医源性（眼睑成形术后）
- 生理
- 炎症状况
- 腱鞘炎
- 类风湿关节炎
- 继发烧伤水肿
- 痛风
- 合并腕管综合征
- 血管状况
- 尺动脉血栓形成
- 尺动脉假性动脉瘤
- 神经性疾病
- 糖尿病
- 酒精中毒
- 尺神经近端病变（双挤压综合征）
- 与职业有关
- 振动暴露
- 重复性钝性创伤
- 腕部伸展时尺神经直接受压
- 打字
- 骑自行车

自然病程

- 神经卡压不治疗可能造成永久的失用、无力和麻木。

病史和体格检查

临床病史

- 表现的临床症状可轻可重，轻者可表现为短暂性的小指以及环指的麻木，重者可能出现环、小指爪形畸形和严重的手内在肌萎缩。
  - 患者可以主诉为强烈的腕及肘部疼痛，并向手部及肩、颈部放射。
  - 患者可以表现为旋开瓶盖或转门把手时的困难和无力。
  - 如果工作需要长期反复的手部活动，早期软弱无力的症状就可能被发现。
  - 根据工作环境和温度的不同，小指和环指可能出现畏寒的症状。
- 必须详细询问病史，注意起病的时间，注意症状是间断性的还是持续性的，症状是否与工作、睡觉或者休息有关。症状持续时间以及与外伤的关系。

体格检查

- 对尺神经损伤平面的定位十分重要。神经压迫的主要部位有4个：颈椎、胸廓出口、肘部（肘管）、腕部（Guyon管）[7,17]。
- 开始临床体检时，先从颈肩部开始，然后移向患肢远端，直到肘关节。
  - 当颈部活动就出现尺神经症状时说明病因可能在颈椎间盘突出。
  - 当触诊臂丛或活动肩部即出现尺神经症状时说明病变在臂丛或肺，可以考虑使用胸廓出口综合征的检查手法来评估。
  - 如果在上臂中段出现肿块则考虑是由于肿瘤或血肿压迫尺神经。
  - 检查肘部时，注意有无畸形的存在，触诊神经走行区，观察是否有任何异常的表现。
- 在前臂根据神经的走行进行全程触诊，直达腕部。
  - 在腕部尺神经走行区常常能引发出阳性的Tinel征或Phalen征。
  - 在钩骨钩部触诊有无压痛很重要。
- 评估感觉功能。
  - Semmes-Weinstein单神经纤维检查可能异常，但卡压早期往往正常。
  - 只有到病变的后期，小指和环指的两点辨别觉才会出现异常。
- 为了鉴别肘管综合征和尺神经在Guyon管中的压迫，笔者常测量尺侧腕屈肌以及指深屈肌的力量。
- 为测试手内在肌的力量，可以要求患者交叉示指和中指（即交指试验）。
- 只有2块肌肉的功能可以准确检查：即小指展肌及第1骨间背侧肌。肌腱和肌腹的外形可以触摸到并且能看到。
- 拇指的夹持力减弱可以通过Froment试验检查。在拇指夹持过程中，如果必须靠屈曲指间关节才能完成动作，即为Froment试验阳性。

影像学和其他诊断性检查

- 尺神经压迫的患者必须拍肘和腕X线片，因为尺神经卡压并不仅限于一个部位。
  - 手和腕的X线片不但要包括标准的正位、侧位以及斜位，还要拍摄腕管位。通过X线可以发现钩骨钩部骨折、腕骨脱位等改变，甚至可以发现软组织肿块或钙化等。
  - 肘关节的X线可以发现某些解剖学异常，如肘外翻、骨刺、尺神经沟过浅、骨折、骨软骨瘤或是骨质破坏灶（肿瘤、炎症、异常钙化）。
- 如果怀疑颈部椎间盘的疾病，颈部的X线也必须予以拍摄，这样还可以排除颈肋等异常。
- 如果不能排除肺上沟瘤或结核，还应该加拍胸片。

- 并不常规拍摄MRI,除非怀疑存在软组织肿瘤(如脂肪瘤、神经瘤)、可疑骨折、微动脉瘤、先天畸形或其他神经异常。MRI还能显示尺神经卡压需要减压的部位(如纤维条索)。
- 超声波检查可疑发现Guyon管内的肿块、囊肿,也可以测量肘部尺神经的直径。
- 肌电图和神经传导功能的检查也很重要,可以帮助确定卡压部位以及神经损伤的范围和程度。
  - 对于病程较短的神经卡压,测试神经运动支、感觉支的传导速度很有用。如果是慢性的神经损伤,则需要测定传导速度以及肌电图(肌电图常能显示轴索变性)。
  - 短节段式诱发神经传导速度的方法(又称位移技术)能提高检查的敏感度,帮助医生确定神经病损的部位。
  - 肌电图评估运动单位形态,募集反应模式能够通过检测肌肉异常的自发活动(肌颤电位和肌束震颤)来确定肌肉纤维的进行性损伤。同样可以通过测定肌膜的完整性来进行排除诊断(肌强直、副肌强直、周期性麻痹)。其方法是增加插入性活动如重复发放、肌纤颤、(副)肌强直性放电等[1]。

鉴别诊断

- 颈椎病[17]。
- 臂丛神经疾病、胸廓出口综合征、肺上沟瘤。
- 肘关节异常、内或外上髁炎。
- 感染、肿瘤、糖尿病、甲状腺功能减退、类风湿疾病、酒精性神经病变。
- 腕关节骨折。
- 尺动脉瘤或腕部血栓形成。

非手术治疗

- 如果神经压迫症状是一过性的,保守治疗有望获得成功。患者的教育水平和依从性很重要。
- 长期打字屈曲腕关节,骑单车或摩托时将腕部压在车把上休息,常常是引起压迫的病因,可以不经外科手术而治愈。
- 减少使用振动或电动工具,腕部固定在中立位置,改善生活环境可以缓解一过性的麻木。
- 非类固醇抗炎药物有助于缓解神经激惹。
- 对于轻度症状的患者,口服维生素B_6有助恢复。疗程为6~12周,取决于患者对治疗的反应。

手术治疗

- 一旦出现运动功能的异常,或虽经恰当充分的保守治疗异感仍加重并结合肌电图出现的神经传导异常,都是需要手术干预的指征。
- 腕关节骨折后出现急性尺神经完全损伤之后,首先要进行骨折的复位。
  - 对桡骨或尺骨远端的背侧移位进行准确复位。
  - 复位满意后24~36小时内神经功能仍无改善,则必须行尺神经探查减压[3,12]。

术前计划

- 术前通过肌电图神经传导速度确诊,或通过影像检查(如MRI)确定损伤位置。

体位

- 仰卧位,手臂置于搁手台之上。
- 切皮之前肘关节以上绑止血带,压力在250~265 mmHg。

入路

- 手术目的是探查减压尺神经,包括从前臂到手部的3个区域。

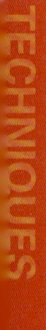

经Guyon管的尺神经探查减压术

- 触诊确定豌豆骨的位置。
  - 豌豆骨远端1 cm的偏外侧即是钩骨钩部。
- 弧形切口,远端起自豌豆骨和钩骨钩部之间,经过腕部到达远侧腕横纹处。切口沿着尺侧腕屈肌腱的桡侧缘走行(技术图1A)。
  - 切口应Z形越过腕部,以免术后瘢痕纵向挛缩。
- 由近到远进行解剖,在屈肌支持带远端仔细辨认近侧的尺神经。牵开尺侧腕屈肌腱和豆钩韧带,经Guyon管,再仔细向远端游离尺神经。
  - 血管神经束在腕掌韧带下方进入Guyon管,由此向远端仔细解剖血管神经束。
- 切开腕掌韧带和掌短肌,分离纤维组织,在Guyon管内彻底减压尺神经。
  - 支配掌短肌与小鱼际肌的尺神经分支,与其深支一样,都能在此入路中找到并得到保护。
- 切口不应往尺侧越过小鱼际,避免损伤尺神经掌侧皮支。

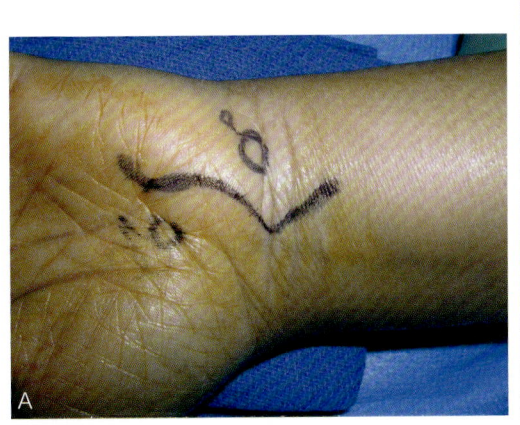 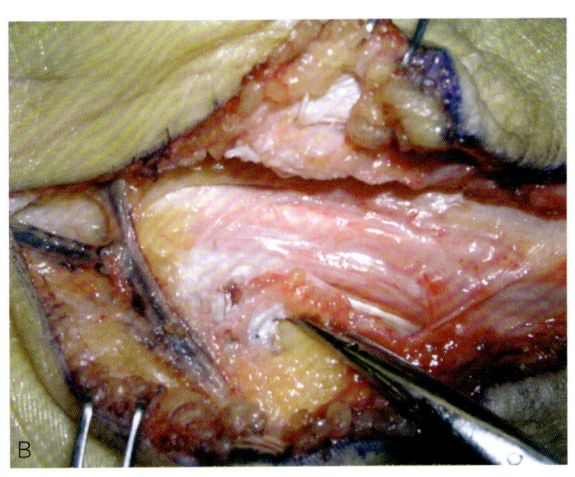

技术图1 A. 皮肤切口Z形越过腕部，以免术后瘢痕挛缩。B. 在小指短屈肌和小指展肌的肌腱之间追踪解剖尺神经运动支。

- 观察减压段的尺动脉有无增厚或者栓塞。检查该段尺神经有无神经内外的肿瘤（神经鞘瘤、神经纤维瘤）。
- 进一步探查Guyon管的底部，确定有无肿块、腱鞘囊肿、异常肌肉、纤维束带、骨赘以及骨折碎片。
- 在小指短屈肌和小指展肌的肌腱之间追踪解剖尺神经运动支，然后穿入小指对掌肌的起始部（技术图1B）。
- 探查和减压后，松止血带，关闭伤口前用双极电凝止血。
  - 该部位的血肿能够成为压迫神经和动脉的潜在危险。

要点与失误防范

要点	• 近端和远端神经受压的区别： ○ 小手指深部无力表明肘部尺神经受压。 ○ 背侧感觉分支受累表明压迫Guyon管。 ○ 在远端（腕）病变比近端（肘）病变更常见。
失误	• 术前评估不足，导致： ○ 诊断不正确或不完全。 ○ 压不充分。

术后处理

- 术后患肢用保护夹板固定2周，避免过屈或过伸。
- 术后10~14日拆线，这时渐渐开始缓和的功能锻炼，同时进行瘢痕护理。
- 腕部瘢痕很常见，继续夹板固定2~3周有利于减轻瘢痕增生。
  - 二甲硅油有助于预防坚硬的瘢痕形成。

预后

- 术后所有病例都有不同程度的改善，只有约20%的患者主诉残留轻微程度的麻木。
- 手术失败最常见的原因就是术前诊断不明，术中对神经各分支的减压不完全。

并发症

- 尺神经或动脉损伤（或两者均损伤）。
- 减压不完全。
- 尺动脉损伤。

（孙蕴初 译，沈君劼 审校）

参考文献

[1] Agarwal SK, Schneider LB, Ahmad BK. Clinical usefulness of ulnar motor responses recording from first dorsal interosseous. Muscle Nerve 1995;18:1043.

[2] Aguiar PH, Bor-Seng-Shu E, Gomes-Pinto F, et al. Surgical management of Guyon's canal syndrome, an ulnar nerve entrapment at the wrist: report of two cases. Arq Neuropsiquiatr 2001;59:106-111.

[3] Bartels RH, Grotenhuis JA, Kauer JM. The arcade of Struthers: an anatomical study. Acta Neurochir (Wien) 2003;145:295-300.

[4] Beekman R, Schoemaker MC, Van Der Plas JP, et al. Diagnostic value of high-resolution sonography in ulnar neuropathy at the elbow. Neurology 2004;62:767-773.

[5] Beekman R, Van Der Plas JP, Uitdehaag BM, et al. Clinical, electrodiagnostic, and sonographic studies in ulnar neuropathy at the elbow. Muscle Nerve 2004;30:202-208.

[6] Beekman R, Wokke JH, Schoemaker MC, et al. Ulnar neuropathy at the elbow: follow-up and prognostic factors determining outcome. Neurology 2004;63:1675-1680.

[7] Bradshaw DY, Shefner JM. Ulnar neuropathy at the elbow. Neurol Clin 1999;17:447-461.

[8] Buzzard EF. Some varieties of toxic and traumatic ulnar neuritis. Lancet 1922;1:317.

[9] Campbell WW. Ulnar neuropathy at the elbow. Muscle Nerve 2000;23:450-452.

[10] Cooke RA. Hypothenar hammer syndrome: a discrete syndrome to be distinguished from hand-arm vibration syndrome. Occup Med (Lond) 2003;53:320-324.

[11] Feindel W, Stratford J. Cubital tunnel compression in tardy ulnar palsy. Can Med Assoc J 1958;78:351-353.

[12] Gelberman RH. Ulnar tunnel syndrome. In: Gelberman RH, ed. Operative Nerve Repair and Reconstruction. Philadelphia: JB Lippincott, 1991:1131-1143.

[13] Gross MS, Gelberman RH. The anatomy of the distal ulnar tunnel. Clin Orthop Relat Res 1985;(196):238-247.

[14] Murata K, Shih JT, Tsai TM. Causes of ulnar tunnel syndrome: a retrospective study of 31 subjects. J Hand Surg Am 2003;28:647-651.

[15] Pribyl CR, Moneim MS. Anomalous hand muscle found in Guyon's canal at exploration for ulnar artery thrombosis. A case report. Clin Orthop Relat Res 1994;(306):120-123.

[16] Silver MA, Gelberman RH, Gellman H, et al. Carpal tunnel syndrome: associated abnormalities in ulnar nerve function and the effect of carpal tunnel release on these abnormalities. J Hand Surg Am 1985;10:710-713.

[17] Szabo RM, Steinberg DR. Nerve entrapment syndromes in the wrist. J Am Acad Orthop Surg 1994;2:115-123.

第92章 肌腱转位治疗尺神经麻痹
Tendon Transfers for Ulnar Nerve Palsy

Michael S. Bednar

定义
- 尺神经麻痹是指腕关节以上或以下（高或低位尺神经麻痹）尺神经损伤后感觉和运动功能障碍。

解剖
- 尺神经是内侧束终支（C8或T1）。
- 尺神经有运动纤维和感觉纤维。在上臂部无尺神经支配肌肉。在前臂尺神经穿过肘管后发出分支支配尺侧腕屈肌，其他尺神经支配的前臂肌肉有环、小指屈指深肌。
- 接受尺神经支配的手内肌肉（按神经支配顺序）：
  - 小鱼际肌。
    - 小指展肌。
    - 小指短屈肌。
    - 小指对掌肌。
  - 环、小指蚓状肌。
  - 骨间掌侧肌和骨间背侧肌。
  - 拇内收肌。
  - 拇短屈肌深头。
  - 第1骨间背侧肌（尺神经最后支配的肌肉）。
- 尺神经感觉纤维支配小指和环指尺掌侧半以及近侧指间关节以远的背侧面。小指近侧指间关节以近的背侧面、环指的尺侧半背侧和手背的尺侧受尺神经背侧感觉支支配，它起自尺神经腕上7 cm处，在尺骨茎突水平，感觉支从掌侧穿至背侧。

发病机制
- 尺神经行程中任何部位损伤都可产生尺神经麻痹。内侧束近侧损伤可产生臂内侧或前臂皮神经支配区感觉丧失。神经压迫通常发生在肘管或腕部尺管。
- 各种全身性疾病可能产生尺神经病变，包括进行性神经性肌萎缩（Charcot-Marie-Tooth病）、脊髓空洞症、麻风病。而在进行性神经性肌萎缩和脊髓空洞症，可累及其他神经。麻风病，除了爪形手畸形，尺神经分布区有明显的感觉丧失。

自然病程
- 尺神经麻痹的严重程度取决于神经损伤的程度和神经异常支配的方式（Martin-Gruber, Riche-Cannieu），其决定了受累肌肉的数目和麻痹的程度，神经异常支配能误导检查者。
- Martin-Gruber异常支配方式分四型：
  - Ⅰ型（60%）：正中神经发出运动支至尺神经支配中间肌肉。
  - Ⅱ型（35%）：正中神经发出运动支至尺神经支配尺侧肌肉。
  - Ⅲ型（3%）：尺神经发出运动支至正中神经支配尺侧肌肉。
  - Ⅳ型（1%）：尺神经发出运动支至正中神经支配中间肌肉。
- 长时间神经麻痹，手继发畸形，如近侧指间关节伸指装置中央束拉长或指间关节屈曲挛缩。

病史和体格检查
- 重要的是确定麻痹的原因和时间，从而确定该损伤能否逆转。治疗首要考虑通过手术改善神经功能，如受压神经的减压或损伤神经的一期修复。功能的恢复情况可以从症状的改善得以评估，如Tinel征进展、肌肉功能恢复、感觉恢复等。当神经功能不能恢复时，有指征行肌腱转位。
- 上臂或前臂感觉丧失意味着神经病变位于近侧。手背尺背侧感觉丧失表明病变位于腕部以近，从而影响背侧感觉支。
- 下列对运动功能的特殊检查用于确定手功能的丧失。
  - Froment征：拇指指间关节过度屈曲（图1A），表明拇长屈肌（正中神经）代偿拇内收肌（尺神经）的功能。
  - Jeanne征：拇掌指关节过伸（图1A），表明拇长屈肌代偿拇内收肌的功能。
  - Wartenberg征：小指掌指关节外展，表明手内肌肌麻痹（尺神经）伴小指伸肌外展（桡神经）。
  - Duchenne征：环（小）指爪形、掌指关节过伸、近侧指

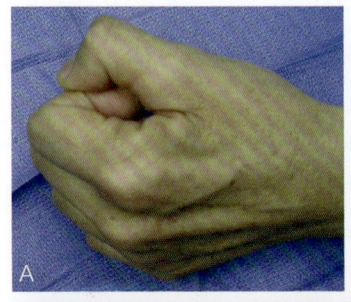
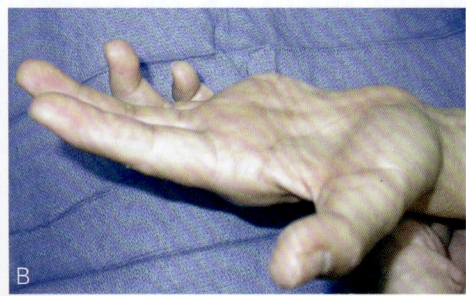
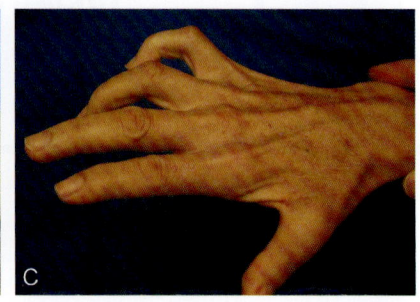
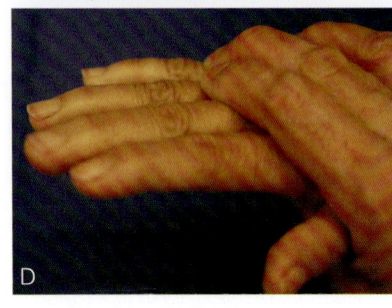

图1 A. 侧面捏合时，拇指指间关节屈曲（Froment征）和拇指掌指关节过度伸展（Jeanne征）。B. 伸指时，环指和小指在掌指关节处过度伸直，在近端和远端指间关节处屈曲（Duchenne征）。掌骨弓变平并失去上皮肌，会导致小指丧失对腕掌关节功能（Masse征）。C. 当允许掌指关节伸展时，环、小指呈爪形。随着患者手腕屈曲以帮助手指伸展（Andre-Thomas征），情况会恶化。D. 当掌指关节过度伸展受阻时，环指和小指近侧指间关节完全伸直提示中央束功能良好（Bouvier动作）。

间关节屈曲（图1B），表明环小指骨间肌和蚓状肌麻痹（低位尺神经损伤）。低位尺神经麻痹继发环、小指指深屈肌功能障碍较高位损伤时明显。

- Bouvier动作：掌指关节过伸时不能主动伸指间关节，阻止掌指关节过伸时能主动伸直近侧指间关节（图1C、D）。阻止掌指关节过伸时，指间关节能主动背伸，表明中央束功能良好（阳性试验）。当指间关节不能主动背伸（阴性试验），表明中央束功能减退，这时，需要肌腱移植阻止掌指关节过伸，而使指间关节背伸。
- Andre-Thomas征：环、小指爪形，掌指关节过伸，指间关节屈曲，腕关节屈曲（图1C）。当患者试图通过屈曲腕关节而伸指时，爪形畸形加重，这意味着肌腱转位手术预后差。
- Masse征：掌弓扁平（图1B）；小指腕掌关节不能对掌。
- Pollack征：环、小指远侧指间关节不能屈曲，用于鉴别高低位尺神经损伤。
- 评估尺神经麻痹肌腱转位，主要考虑如下功能：
  - 拇指不能内收和侧捏。
  - 爪形手畸形，损害手的抓握功能。
  - 环、小指不能屈曲（高位麻痹）。

影像学和其他诊断性检查

- 肌电图和神经传导速度用于检查尺神经的病理改变，排除其他诊断，连续检测可判断神经恢复的潜力。

鉴别诊断

- 颈神经根病。
- 低位臂丛病变。
- 进行性神经肌肉萎缩病。
- 脊髓空洞症。
- 麻风病。

非手术治疗

- Bouvier试验阳性（阻止掌指关节过伸指间关节可以主动伸直），制作环、小指掌指关节背侧阻挡夹板以保护指间关节中央束的完整性。
- 如果近侧指间关节屈曲挛缩>45°，则需要包括系列支具治疗在内的手部康复治疗。
- 如果治疗对屈曲挛缩没有效果，肌腱转位前需要先行关节松解手术。

手术治疗

- 肌腱转位首先考虑下述所列功能[9]：
  - 拇指不能内收和侧捏。
  - 爪形手畸形损害手的抓握功能。
  - 环、小指不能屈曲（高位麻痹）。

要点

恢复拇指内收
- 第一个因素考虑供体肌肉的选择。

- 桡侧腕伸肌[10]和指浅屈肌[5]最常用。
- 环指指深屈肌尚有功能时,低位尺神经麻痹可用指浅屈肌[3]。
- 高位尺神经麻痹,可用中指指浅屈肌代替环指指浅屈肌。
- 如果桡侧腕短伸肌需要用于手指内在肌功能重建,可以用肱桡肌。
- 另外,示指固有伸肌或拇长展肌也可以用于重建。
- 第2个要考虑的因素是滑车的位置。
  - 转位来自手背,滑车为第2或第3掌骨。转位肌腱通过第3指蹼,以第3掌骨为滑车,让转位肌腱位于拇收肌腹侧、屈肌腱和神经血管束背侧。
  - 如果转位来自手掌(指浅屈肌),第3掌骨掌侧筋膜垂直间隔为滑车。
- 第3个因素是转位肌在拇指的止点选择。
  - 可以直接固定到第1掌骨,或拇内收肌肌腱,或编入拇短展肌腱。
  - 最新的技术(也是Omer推荐的[6]),肌腱缝到拇长展肌腱坚强的筋膜,提高拇指旋前动作,以辅助捏指。
- 需考虑的最后一点是掌指和指间关节的稳定。
  - 患者持续Froment征和轻度掌指关节过伸,劈裂部分拇长屈肌腱转位缝合于拇长伸肌腱能在不进行关节融合的情况下稳定指间关节。
  - 掌指关节严重不稳定或伴关节炎时,应行关节融合。

爪形手畸形的矫正
- 矫正掌指关节过伸可以是静态或动态的。
  - 静态防止掌指关节过伸,改善手指伸直。Bouvier动作必须阳性。缺点是掌指关节掌侧关节囊固定或腱固定都会随固定时间的增加而拉长。
  - 动态转位肌腱用指浅屈肌腱、桡侧腕长伸肌腱、桡侧腕短伸肌腱或桡侧腕屈肌腱作为供体肌腱。
  - 如果Bouvier动作阳性,没有必要恢复掌指关节伸直。
  - 如果Bouvier动作阴性,必须使掌指关节屈曲,近侧指间关节背伸。肌腱转位止点决定哪个关节将受转位肌腱的影响。
- 屈指浅屈肌腱转位治疗爪形手[7]。
  - 优点。
    - 无须肌腱移植。
    - 肌腱不通过骨间隙或腕管。
  - 缺点。
    - 不增加握力。
    - 鹅颈畸形的发病率高。
    - 在高位尺神经麻痹不能使用环、小指指浅屈肌腱。
- 腕部动力肌腱转位治疗爪形手[4]。
  - 优点:增加握力。
  - 缺点:
    - 需要肌腱移植,掌长肌腱、跖肌腱、阔筋膜或趾伸肌腱。
    - 肌腱通过骨间隙或腕管。

恢复环、小指外在肌功能
- 在高位尺神经麻痹患者,于内在肌腱转位前恢复外在屈肌肌力很重要。
- 环、小指的爪形手畸形在转位后将加重。

术前计划
- 没有进一步神经恢复的希望时有指征行肌腱转位。
- 在评估患者肌腱转位时,检查者需评估患肢功能丧失的情况,决定可以用来转位的肌肉数量,评估供、受肌肉的力量和活动度[2]。
- 当没有足够的供肌来替代所有的功能时,肌腱固定和关节融合术可部分替代丧失的功能。
- 转位肌腱影响的关节应没有屈曲挛缩。
- 转位肌腱需要在一个平滑、无瘢痕的组织床上滑动。
- "一块肌肉起一个作用"原则适用于每一肌腱转位。

体位
- 患者取仰卧位,臂外展于手术台上。

入路
- 所有为拇指内收转位的肌腱必须通过豌豆骨的远端。
- 所有为内在肌重建的肌腱转位必须通过掌指关节旋转轴的掌侧,指间关节轴线的背侧。

肌腱转位拇内收功能重建术

肌腱移植延长肱桡肌腱,通过第3指蹼,止于拇短展肌腱

- 在桡侧腕屈肌和桡动脉之间做一切口,起自腕横纹,延长至前臂近侧1/3。
- 分离肱桡肌腱筋膜和肌腱结合部近侧7～10 cm肌肉。
- 用掌长肌腱移植延长肱桡肌腱,用Pulvertaft编织法固定移植的掌长肌腱到肱桡肌腱(技术图1A)。
- 在拇指掌指关节桡侧和第3指蹼掌背侧分别做切口。
- 用一束拇长展肌腱作为移植肌腱,用Pulvertaft编织缝合至拇短展肌。
- 移植肌腱穿过拇收肌掌侧、屈肌腱和神经血管束背侧,而引至第3指蹼掌侧切口(技术图1B)。

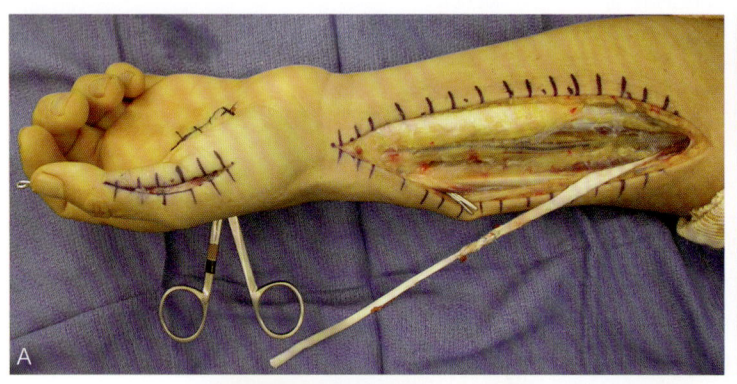
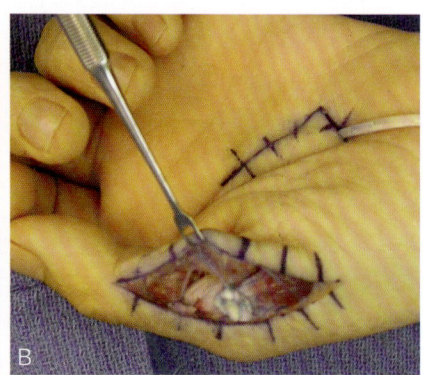
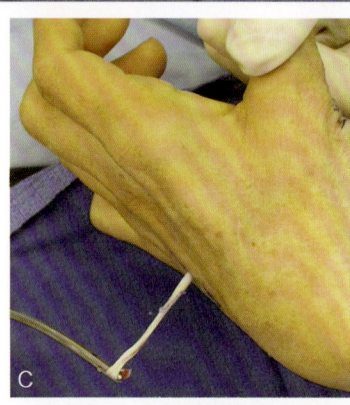
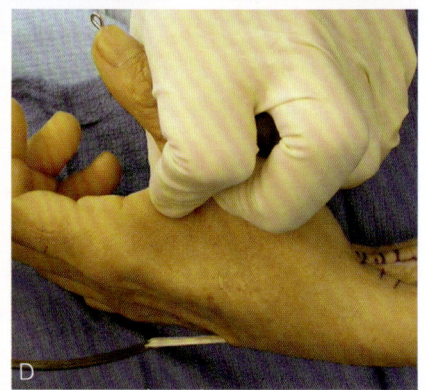
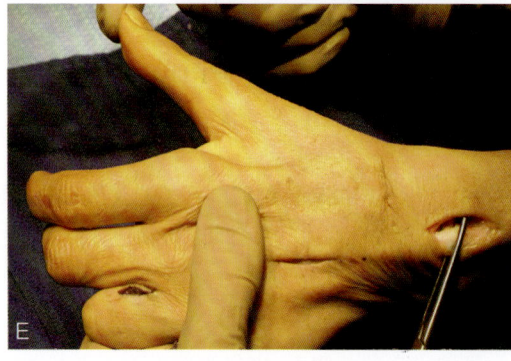
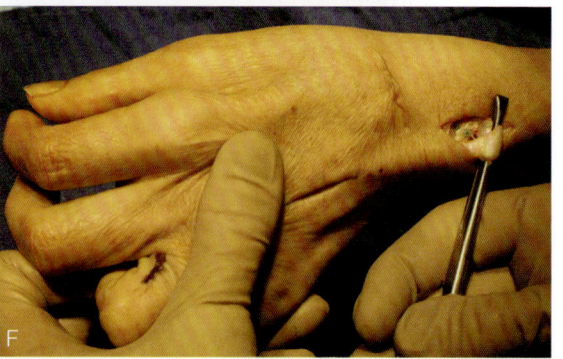

技术图1 A. 肱桡肌被松解到前臂的近1/3处。通过Pulvertaft编织法,用掌长肌移植物延长肌腱。B. 将取自拇长展肌腱一束的肌腱移植物缝合到拇短展肌腱中。移植物通过手掌到达内收肌的肌肉。通过手掌切口显示肌腱,然后穿过第3网状间隙。C. 拇长展肌腱移植物背侧穿过第3网状间隙。D. 肱桡肌与肌腱移植物进入手背侧切口。E. 控制肌腱转移张力。在手腕处于中立位且移植物没有张力的情况下,拇指应完全伸展。F. 控制肌腱转移张力。当手腕处于中立位且肌腱有适度的张力时,拇指会有力地对向示指。

- 用肌腱导引器把移植肌腱从掌侧带到背侧,用第3掌骨近侧干骺端作为滑车(技术图1C)。
- 将肱桡肌移植肌腱引至手背,做最后的Pulvertaft编织缝合(技术图1D)。
- 调节张力,腕关节中立位时拇指掌侧可以对到示指。
- 注意在手的近侧编织肌腱,以免编织肌腱进入第3指蹼处。
- 移植肌腱的张力调整至拇指内收位(技术图1E、F)。

劈裂拇长屈肌腱至拇长伸肌腱重建术

- 沿拇指近节指骨桡侧做一切口,辨别拇长屈肌腱和拇长伸肌腱,注意保存斜行滑车。
- 找到拇长屈肌桡侧和尺侧纤维自然裂口,劈开肌腱(技术图2A)。
- 缝合桡侧半拇长屈肌腱至拇长伸肌腱(技术图2B、C)。
- 用0.045 in(1.14 mm)克氏针固定指间关节于伸直位。

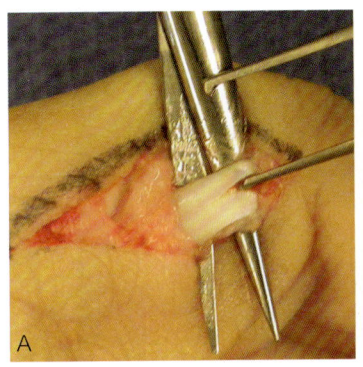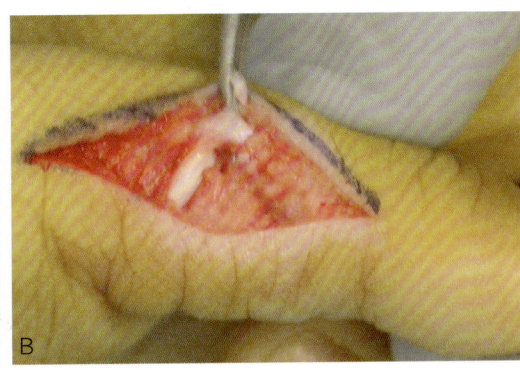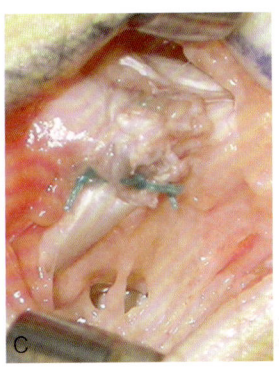

技术图2 A. 拇长屈肌腱在插入远端指骨时被分为桡侧半和尺侧半。桡侧半在指间关节处切断。B. 将拇长屈肌腱的桡侧半编织到拇长伸肌腱的桡侧半中。在指间关节完全伸直时将销钉穿关节放置。C. 拇长屈肌腱的腱束缝合到位。

肌腱移植治疗爪形手畸形

Zancolli Lasso 重建术

- 适用于Bouvier动作阳性者。
- 做掌中部Bruner Z字形切口。
- 在A1和A2滑车间切开腱鞘。找到指浅屈肌腱,在分叉近侧横断,保留分叉部完整将降低近侧指间关节过伸的发生率。
  - Zancolli[1]推荐用每个手指的指浅屈肌,但Anderson[1]推荐用中指的指浅屈肌,劈开成4束,分别重建4个掌指关节屈曲功能。
- 在A1滑车远侧腱鞘拉出指浅屈肌腱,带到A1滑车掌侧,缝到A1滑车近侧。如果掌指关节屈曲不充分,肌腱在A2滑车中部拉出滑车鞘,以改善移植肌腱的张力。
- 调整张力,使腕关节中立位时掌指关节屈曲40°~50°。
- 当一个指浅屈肌腱用于4个手指时,通过手指斜切口在A2滑车远侧横断指浅屈肌中部肌腱。
- 掌中部做一横切口,回抽肌腱,劈开成4束。
- 每束肌腱穿过蚓状肌管、掌骨深横韧带掌侧,进入A1滑车近侧屈肌腱鞘。肌腱绕过滑车,肌腱远端缝回A1滑车的近侧,调整张力,腕关节中立位掌指关节屈曲40°~50°。
- 对于Zancolli或Anderson技术,可通过缝合锚钉或钻孔,肌腱缝合到近节指骨近侧干骺端。

Still Bunnel 转位术

- 适用于Bouvier动作阴性者。
- 一条指浅屈肌腱用作2个手指功能重建。在手指近节指骨上做桡侧中轴切口。做掌中部切口回抽肌腱,在A1和A2滑车之间环指指浅屈肌腱分叉近侧切断肌腱。
- 劈裂肌腱,每束穿过蚓状肌管。从远到近穿过肌腱导引器,到掌骨深横韧带掌侧。
- 肌腱缝合到外侧束,恢复近侧指间关节伸直功能。调节张力,腕关节中立位,掌指关节屈曲40°~50°,近侧指间关节完全伸直,张力过大可引起近侧指间关节过伸。

桡侧腕短伸肌腱背侧转位重建术

- 在近节指骨做桡侧中轴切口。
- 从远到近穿过肌腱导引器,到掌骨深横韧带掌侧。
- 对于环、小指,在第4指蹼背侧做一切口,抽回移植肌腱(技术图3A)。
- 如果Bouvier动作阳性,通过锚钉缝线或钻孔,把移植肌腱远端缝合到近节指骨近侧干骺结合部。调整移植肌腱的张力至可使掌指关节屈曲(技术图3B)。
  - 如果Bouvier动作阴性,把移植肌腱缝合到中、环、小指桡侧束和示指的尺侧束。
- 通过背侧切口抽回桡侧腕短伸肌,同一切口穿过移植肌腱。先分别缝合移植肌腱,同步抽出获得相同张力。然后移植肌腱缝合到桡侧腕短伸肌腱,调整张力至腕关节背伸30°、掌指关节屈曲60°的位置。

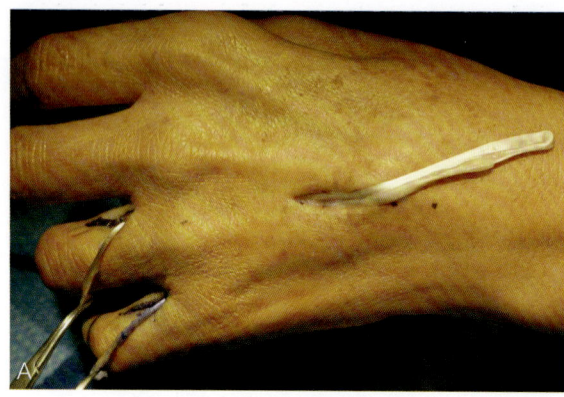 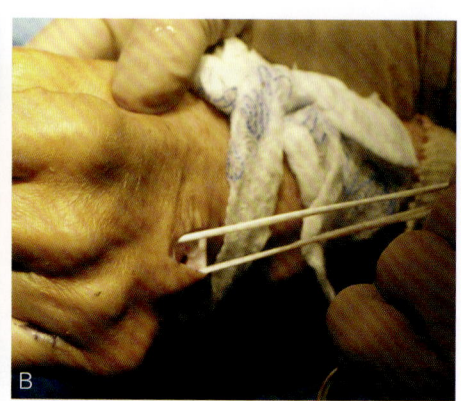

技术图3 A. 肌腱移植物从手背经过第4网状间隙,手掌到达深掌间横韧带,并穿过环指和小指的蚓状肌管,从手指的桡侧穿出。B. 肌腱移植物已通过缝合锚钉缝合在近节指骨上。肌腱移植物的张力导致掌指关节屈曲。

中指指深屈肌腱转位至环小指指深屈肌腱重建术(高位尺神经麻痹)

- 在前臂远端1/3做纵行切口。
- 找到指深屈肌腱。
- 调整中、环、小指肌腱张力后,在3条肌腱间缝2排水平缝线。

要点与失误防范

评估	• 区分尺神经高麻痹和下尺神经麻痹。 • 确定神经和肌肉恢复的潜力。 • 严格评估供体肌肉的力量。 • 确定近侧指间关节中央束的完整性(Bouvier法)。 • 让患者优先处理功能障碍。
成形术	• 评估内收和对掌。 • 通过第3网状间隙的背侧转位允许使用腕部伸肌或肱桡肌强力内收。 • 掌指关节的过度伸展和指间关节的过度屈曲必须通过掌指关节的囊膜融合术或拇长屈肌腱分离术来解决。掌指关节和指间关节均不应融合。
爪形手	• 确定近侧指间关节中央束的完整性(Bouvier法)。 • 当Bouvier法显示近侧指间关节中央束有效时,应将肌腱转位缝到近节指骨或滑车上。如果中央束不起作用,则将肌腱转位缝入外侧带。 • 转位需要由手掌传递到掌指关节的旋转轴。

术后处理

- 一个有经验的手外科康复治疗师对于尺神经麻痹肌腱转位术后的处理至关重要。制订严格的术后康复计划,用制作精良的限制性支具保护转位肌腱,并锻炼其余健侧关节[8]。
- 大多数情况下,患手制动3周,接下来的3周内佩戴限制性支具,允许手部在支具内运动。
- 6周起开始被动活动,拇内收成形者8周起,手内肌腱转位者术后10~12周起加大锻炼幅度。

预后

- 肌腱转位拇内收功能重建后,捏力通常提高到正常的25%~50%。
- 肌腱转位内在肌功能重建者,有80%~90%能很好地纠正爪形手畸形。
- 只有桡侧腕短伸肌转位能提高握力。

并发症

- 由于伸肌腱帽装置间的精妙平衡,内在肌转位比内收肌成形会出现更多并发症。
- 转位肌腱力量不足。
  - 包括选择的供体肌腱力量不够或活动度不足,软组织滑车过度拉伸或转位肌腱拉长。
  - 伸转位肌腱缝合到伸肌腱帽的侧束时,尤其注意肌腱拉伸问题。
  - 指导肌腱转位患者不要过伸掌指关节。
  - 若转位肌腱力量不够,可通过加强肌肉训练来弥补,但常需手术干预来调整。
- 转位肌腱力量过大。
  - 包括选择的供体肌腱肌力过大或活动度过小,或缝合的转位肌腱张力太大。
  - 转位肌腱缝合到外侧束太紧,可产生鹅颈畸形。
  - 转位肌腱缝合过紧,可用被动运动治疗,尽量拉伸转位肌腱可得以改善。

(孙蕴初 译,沈君劼 审校)

参考文献

[1] Anderson GA. Ulnar nerve palsy. In: Green DP, Hotchkiss RN, Pederson WC, et al, eds. Green's Operative Hand Surgery, ed 5. Philadelphia: Elsevier, 2005:1161-1196.

[2] Brand PW, Beach RB, Thompson DE. Relative tension and potential excursion of muscles in the forearm and hand. J Hand Surg Am 1981;6(3):209-219.

[3] Hamlin C, Littler JW. Restoration of power pinch. J Hand Surg Am 1980;5(4):396-401.

[4] Hastings H II, Davidson S. Tendon transfers for ulnar nerve palsy. Evaluation of results and practical treatment considerations. Hand Clin 1988;4:167-178.

[5] Hastings H II, McCollam SM. Flexor digitorum superficialis lasso tendon transfer in isolated ulnar nerve palsy: a functional evaluation. J Hand Surg Am 1994;19(2):275-280.

[6] Omer G. Tendon transfers for combined traumatic nerve palsies of the forearm and hand. J Hand Surg Br 1992;17(6):603-610.

[7] Ozkan T, Ozer K, Gülgönen A. Three tendon transfer methods in reconstruction of ulnar nerve palsy. J Hand Surg Am 2003;28(1):35-43.

[8] Rath S. Immediate postoperative active mobilization versus immobilization following tendon transfer for claw deformity correction in the hand. J Hand Surg Am 2008;33(2):232-240.

[9] Sachar K. Reconstruction for ulnar nerve palsy. In: Berger RA, Weiss APC, eds. Hand Surgery. Philadelphia: Lippincott Williams & Wilkins, 2004:979-990.

[10] Smith RJ. Extensor carpi radialis brevis tendon transfer for thumb adduction—a study of power pinch. J Hand Surg Am 1983;8(1):4-15.

[11] Zancolli EA. Claw-hand caused by paralysis of the intrinsic muscles: a simple surgical procedure for its correction. J Bone Joint Surg Am 1957;37-A(5):1076-1080.

第93章 旋前圆肌与骨间前综合征的减压术
Decompression of Pronator and Anterior Interosseous Syndromes

E. Bruce Toby, Adam M. Goodyear, and Kyle P. Ritter

定义

- 旋前圆肌综合征与骨间前综合征是正中神经及其主要分支骨间前神经，在肘部及前臂近端受到卡压而引起的病变。

解剖

- 正中神经走行在上臂远端的肱肌与内侧肌间隔之间，肱动脉位于外侧与其伴行。
  - 起自肱骨远端髁上嵴止于肱骨内上髁的纤维束，称作Struthers韧带，通常很少出现。
  - 如果存在Struthers韧带，则正中神经在其下面通过。
- 在肘部，正中神经位于肱二头肌腱膜的下方，然后通过旋前圆肌的浅（肱）头与深（尺）头之间。
  - 20%的患者的旋前圆肌深头缺如或仅为小的纤维束。
- 掌长肌、桡侧腕屈肌、指浅屈肌与指深屈肌的运动支主要来自位于旋前圆肌近端尺侧的正中神经。
- 在旋前圆肌的下方，正中神经的桡侧分出骨间前神经，两者都在指浅屈肌弓状纤维束的下方通过。
- 手术医生应知晓皮神经在肘窝表面与前臂近端区域通过。损伤这些神经会导致麻木、感觉异常，以及有症状的神经瘤。
- 可能存在变异的肌肉与神经分支，最常见的是所谓的Martin-Gruber吻合支。
  - 手术医生应该知晓骨间前神经也可能起自正中神经的更近端或更远端。
  - Martin-Gruber吻合支存在于15%的人群中，由来自正中神经或骨间前神经伸至尺神经的分支组成。

发病机制

- 与腕管综合征相比，正中神经在前臂的卡压相对少见。
- 正中神经在前臂近端卡压被定义为旋前圆肌综合征或骨间前综合征。

- 正中神经在前臂近端卡压的发生率很难确定，因其只是各种潜在卡压结构共同作用的结果。
- 许多研究显示：引起正中神经在肘部与前臂卡压最常见的原因似乎是位于旋前圆肌和指浅屈肌弓状纤维的筋膜束和肌肉异常[3,6]。
  - 神经卡压较少见的部位包括纤维束和Struthers韧带（在有肱骨髁上嵴的患者中）。
  - 许多其他组织已被证实是造成正中神经卡压的潜在结构，包括肱二头肌副腱膜[8]与一些解剖异常的肌肉，最常见于拇长屈肌腱的副头，也称为副屈肌（Gantzer肌）。
  - 也有报道存在一支恒定的正中动脉穿过正中神经[4]。
  - 占位性病变例如脂肪瘤或创伤导致的瘢痕也可导致神经卡压。
- 骨间前综合征必须与急性臂丛神经炎（Parsonage-Turner综合征）或正中神经炎相鉴别。

自然病程

- 正中神经在前臂的卡压通常是暂时的，主要为活动过多或创伤后肿胀所致。
- Parsonage-Turner综合征的康复时间较长，但非手术治疗预后较好。
- 旋前圆肌综合征的自然病程与预后尚不明确。

病史和体格检查

- 一般而言，旋前圆肌综合征主要表现为正中神经支配区感觉异常，伴有轻度或无肌力减弱。患者也可能主诉前臂近端疼痛，活动后加剧。也可有卡压部位的疼痛敏感性升高。
  - 在严重病例中，骨间前神经支配的肌肉力量会减弱，包括拇长屈肌、示/中指指深屈肌和旋前方肌，以及部分鱼际肌。
  - 理论上，与腕管综合征相比，患者在手掌正中神经掌

- 皮支支配区域可出现感觉异常。
- 骨间前综合征表现为无外伤或特定原因的示指(和中指)指深屈肌腱、拇长屈肌腱与旋前方肌的运动功能减退。
  - 患者典型的主诉为手的灵巧活动丧失,特别是拇指的指间关节和(或)示指的远侧指间关节屈曲无力。
  - 感觉减退并不常见。
    - 对于占位性病变或创伤后瘢痕卡压正中神经的情况,应检查感觉症状与运动异常。
  - Parsonage-Turner综合征患者在肌力减弱前经常有病毒性疾病史,伴有明显疼痛,持续几日或几周。
- 体格检查包括:
  - 旋前圆肌压迫试验:在30秒内正中神经分支出现支配区感觉异常即为阳性。该试验无特异性,也可见于腕管综合征。
  - 对抗中指近侧指间关节屈曲:在正中神经支配区域出现感觉异常和前臂疼痛为阳性。阳性提示正中神经卡压部位位于指浅屈肌腱弓处。
  - 旋前抵抗试验:在正中神经支配区域出现感觉异常和前臂疼痛为阳性。阳性提示正中神经被旋前圆肌卡压。
  - 肘关节屈曲试验:感觉异常和疼痛为阳性。阳性提示正中神经被肱二头肌腱膜卡压。

影像学和其他诊断性检查

- 电生理检查对旋前圆肌综合征通常没有帮助。大量研究显示症状和手术治疗的效果与电生理诊断没有良好的相关性。
- 在骨间前综合征的患者中,电生理检查可以证实骨间前肌群失神经支配。
- 电生理检查在正中神经近端卡压的诊断中最有价值,可据此排除腕管综合征。
- 超声与MRI对区分占位性病变很有用,例如脂肪瘤或腱鞘囊肿。
  - MRI对于评估骨间前综合征很有用,可显示旋前圆肌的水肿。
- 肘关节与前臂近端的X线片可以显示髁上嵴或解剖变异。

鉴别诊断

- 腕管综合征。
- 单发神经炎或Parsonage-Turner综合征。
- 其他形式的神经炎。

非手术治疗

- 在疾病的急性期,建议休息、制动和避免剧烈运动,例如反复的旋前和用力抓持活动。
- 在疾病的慢性期,可尝试前臂伸展训练。
- 提倡进行超声与电刺激治疗,虽然疗效尚不十分明确。
- 神经滑动训练和神经松动术仍然有争议。
- 大多数前骨间综合征患者确实能够自发恢复,尽管恢复需要12个月左右[7,10]。

手术治疗

入路

- 外科技术中最多的变化在于手术切口的选择。
- 对于旋前圆肌与骨间前综合征的减压,通常使用扩大Henry切口,可以安全地显露正中神经,并对所有的潜在卡压部位进行减压。
  - 此切口有时会产生难看的瘢痕,并且容易损伤皮神经。
- 有人报道了小切口的应用,包括前臂近端掌侧S形切口,以及2个纵行[2]、斜行[6,11]和横行切口[9]。
  - 切口较局限,因此需要用力牵拉确保远、近端减压彻底。
- 最近也报道了内镜减压方法[5]。内镜带来的益处是否超过了成本和风险的升高目前尚不清楚。
- 手术医生的经验和习惯是决定切口类型的重要因素。

可延伸的切口

- 在距肘屈横纹近端的上臂内侧面做切口(技术图1A),通过肘屈横纹向远端延伸约10 cm。
- 辨认包括前臂外侧皮神经和前臂内侧皮神经的皮下神经分支,将其无创游离。
- 在肘屈横纹近端确认正中神经并向远端暴露,松解纤维束(技术图1B)。
  - 这时可以辨认Struthers韧带和髁上嵴。
- 在整个手术过程中必须保护正中神经支配的起自内上髁肌肉的运动支,这些肌肉包括掌长肌、桡侧腕屈肌、指浅屈肌和旋前圆肌(技术图1C)。
- 有时需要结扎血管,但应尽可能将它们牵开。
- 桡动脉位于神经的桡侧,在术中必须保护好。
- 正中神经可能会与旋前圆肌粘连在一起。
- 牵开旋前圆肌近端肌腹,确认正中神经和旋前圆肌肌腱(技术图1D)。
- 确认较大的、表浅的旋前圆肌头部。
- 有时可能需要直接牵开整个肌腹,暴露正中神经进入指浅屈肌腱弓处。然而,经常需要先松解旋前圆肌的腱性部分(技术图1E)。
- 应该考虑到正中神经在旋前圆肌内存在变异。
  - 正中神经通过旋前圆肌浅、深头之间较为多见,在两头下面穿过较少见。
  - 深头缺如的情况超过20%。
  - 更罕见的变异是正中神经穿过旋前圆肌的肱骨头。
- 在术中,松解所有对正中神经有潜在卡压作用的旋前圆肌腱性部分是非常必要的。
- 如果由于创伤出现旋前圆肌上的瘢痕组织,建议对旋前圆肌肌腱进行Z字延长。
  - 向尺侧方向拉起肱骨小头可以提高显露效果,显露骨间前神经、正中神经和指浅屈肌腱弓(技术图1E)。

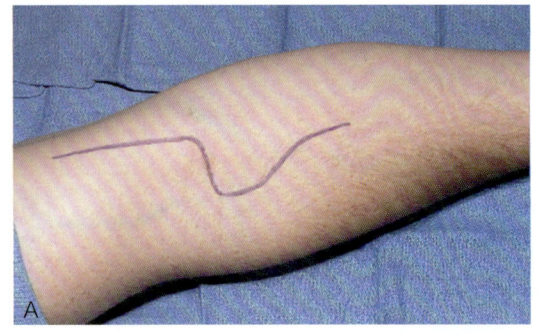

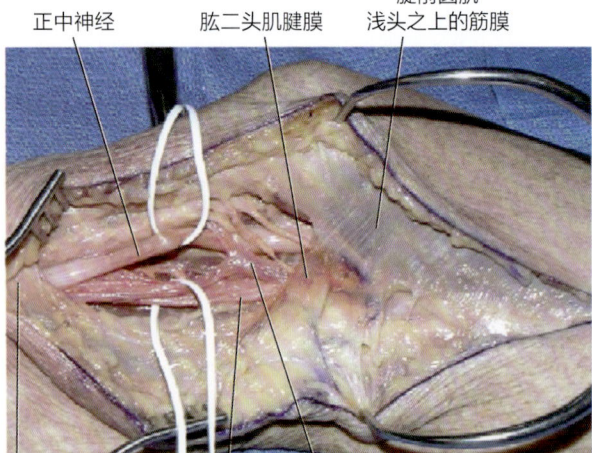

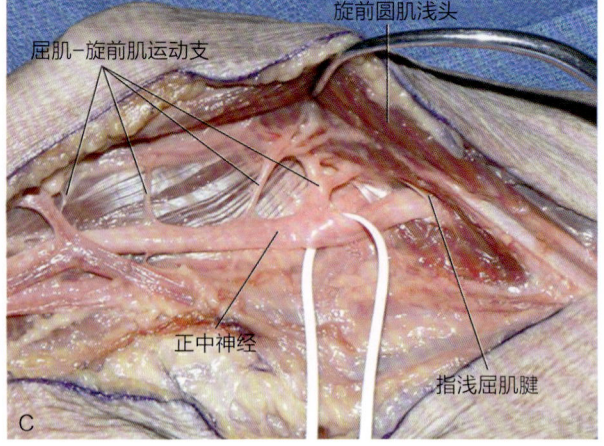

技术图1 可延伸的切口。A. 皮肤切口。B. 切口显示肱二头肌腱膜。C. 牵开但勿游离旋前圆肌浅头和指浅屈肌腱弓。

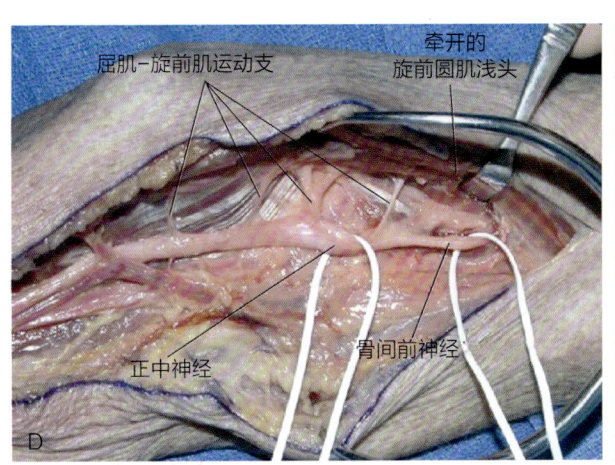 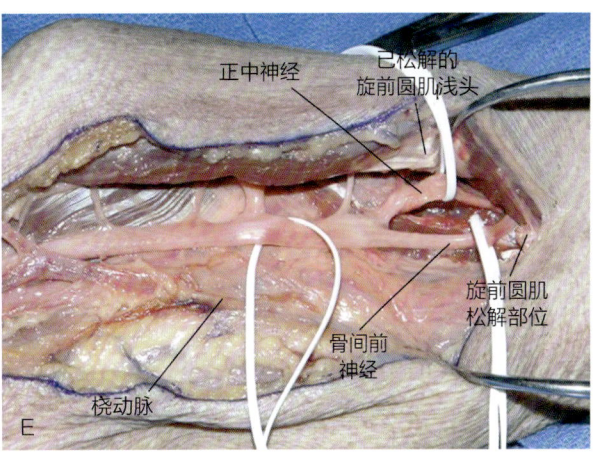

技术图1（续） D. 牵开旋前圆肌浅头并游离指浅屈肌腱弓。E. Z字延长旋前圆肌肌腱浅头。

- 松解指浅屈肌腱弓后，向远端轻柔地牵拉肌纤维，即可看见正中神经和骨间前神经。
- 必须保护进入拇长屈肌与指深屈肌内的骨间前神经分支。
- 使用无创技术仔细止血对防止术后瘢痕形成所致的反应性疼痛和肌力减弱很重要。
- 如果松解了旋前圆肌肌腱，应以肌腱延长的方式修复。
- 笔者推荐以皮下和表皮下缝合技术关闭创口。

有限小切口

- 在肘屈横纹以远的前臂近端做斜行或横行切口（技术图2A）。
- 在切口的远、近两端放置拉钩，辨认皮神经。
- 首先松解束状纤维，然后通过前述方法辨认正中神经。
- 放置拉钩以便暴露和触及近端的正中神经，进而辨别近端的病灶，例如Struthers韧带（技术图2B）。
- 在远端，确认旋前圆肌并游离肌腱与肌肉。
- 需要时，可松解指浅屈肌或指深屈肌腱，或两者一同松解。
- 确认筋膜卡压结构，需要的话予以切除。
- 辨认并松解指浅屈肌腱弓，保护正中神经和骨间前神经。

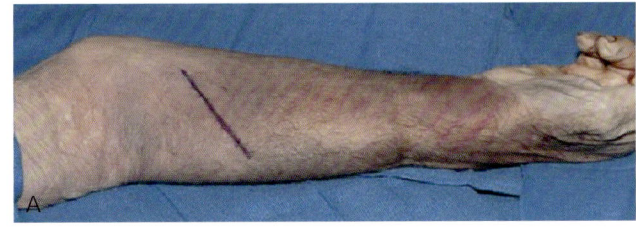 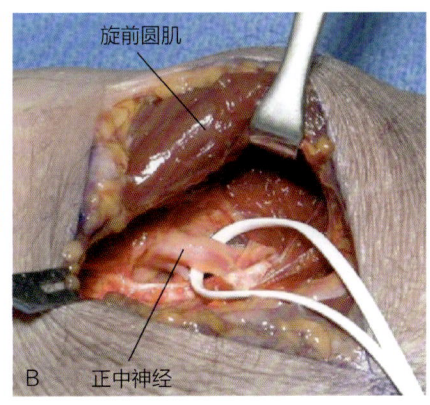

技术图2 斜行的有限小切口。A. 皮肤切口。B. 牵开旋前圆肌，显露指浅屈肌腱弓。

内镜辅助减压

- 在距肘前皱褶远侧3～4 cm处，于屈肌肌腹的桡侧边缘上做一个3～4 cm的切口（技术图3A、B）。
- 识别并牵开基底静脉，在直视下将二头肌腱膜完全分开。
- 旋前圆肌向内侧牵开，肱二头肌和肱桡肌向外侧牵开。
- 进行钝性解剖，显露正中神经，解剖其可直视的部分（技术图3C）。
- 首先将内镜插入近端，提起正中神经上方的软组织。
- 然后在内镜下使用剪刀松解肱二头肌腱膜的近端延伸。
- 引导内镜至远端，识别与旋前圆肌相关的纤维带或肌腱。
- 旋前圆肌以及尺骨和肱骨头的纤维部分在此时可通过一种融合铺展和切割的技术进行松解。
  - 使用剪刀识别和松解指浅屈肌腱弓。

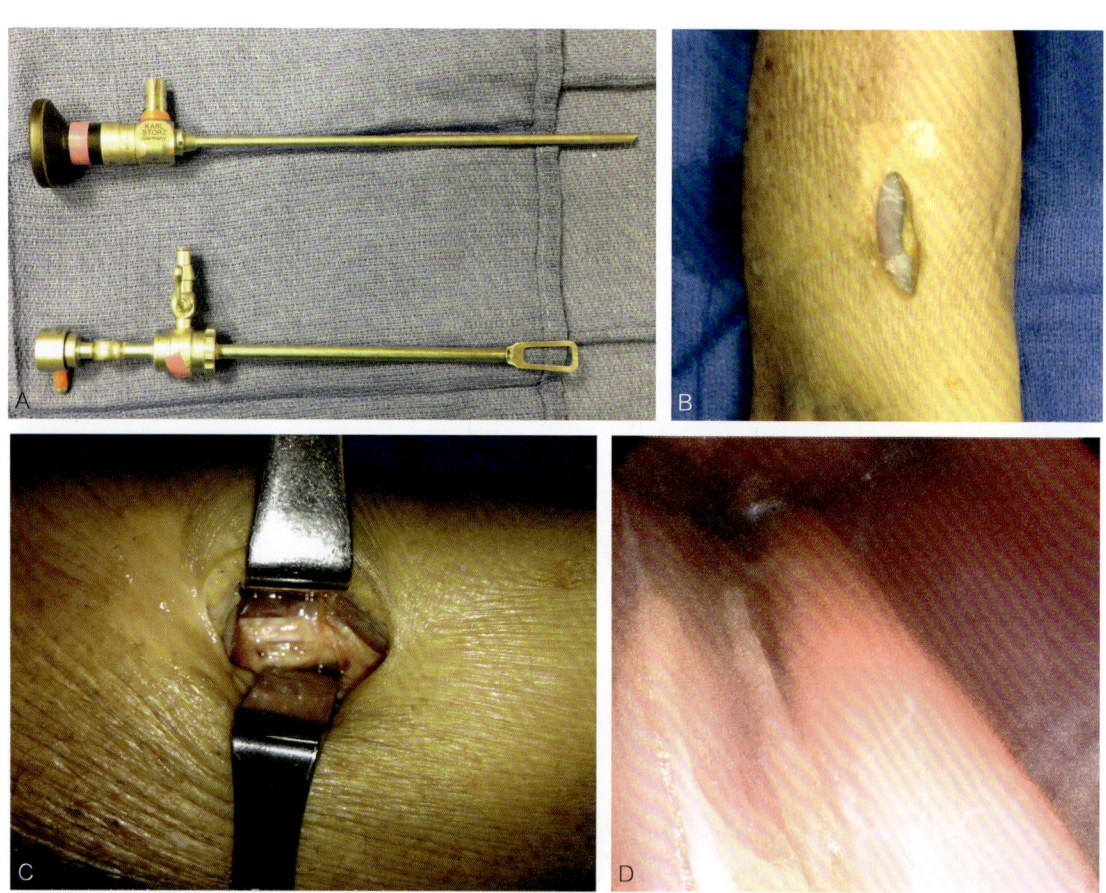

技术图3 内镜技术。A. Hoffman内镜套（Karl Storz GmbH & Co., Tuttlingen, Germany）。B. 皮肤切口。C. 插入内镜之前的正中神经。D. 内镜下的正中神经。

术后处理

- 避免石膏或支具固定。
- 鼓励早期活动肘关节。
- 如果松解了旋前圆肌肌腱，在4周内限制前臂上举和旋转运动。

要点与失误防范

解剖	• 旋前圆肌的腱部和指浅屈肌腱弓的纤维部分最常见的卡压部位。 • 从正中神经到肌肉的运动分支,起源于神经尺侧的内上髁支。 • AIN起源于正中神经的桡侧和旋前圆肌下方。 • 旋前圆肌内有相当大的变异。旋前圆肌的腱部压迫正中神经,应予以松解,并尽可能保留肌纤维。 • 旋前圆肌的肱骨头或浅头是该肌肉最大的部分。尺骨头或深头小得多,有时甚至没有,最常见深至正中神经。然而,2个头都有腱状的插入点,这可能是卡压的来源。此外,头与头之间可能存在筋膜连接,卡压正中神经。
手术技术	• 在保留肌肉的情况下,浅弓的纤维部分可以被松解。 • 适当牵开可获得近、远侧视野和操作空间。 • 扩大的暴露会使手术更容易,但可能导致难看的瘢痕和皮肤神经损伤引起的感觉障碍。 • 适当地松解旋前圆肌可降低术后并发症发生率并缩短恢复时间。
与腕管综合征的关系	• 患者常有双侧腕管综合征和近端卡压,导致所谓的双重卡压现象。 • 一些研究人员认为出现腕管综合征是由于误诊,导致未发现前臂正中神经近端的卡压。 • 然而在一些病例中,电诊断研究明确显示,出现腕管综合征时,即使近端前臂症状存在,行腕管减压仍是明智的选择。因为腕管手术预后更好,并发症发生率低于近端前臂正中神经减压。

预后

- 相较于治疗效果较好的腕管减压术,前臂正中神经手术减压的效果较不稳定。
- 许多患者在手术减压后仍有一些症状残留。
  - 这主要是由于减压不彻底或手术瘢痕本身造成的持续卡压。
  - 更可能是由于缺乏客观标准而导致诊断困难造成的。
- 很少有研究评估前臂正中神经减压的结果。更多相关研究报道的是旋前圆肌综合征减压的结果。
  - Olehnik等[6]和Hratz等[3]均报道了旋前圆肌综合征减压的结果。
    - Olehnik等[6]报道的37例手术中有30例获益,但是39例中有9例没有效果,且20例仅仅是部分缓解。
    - Hratz等[3]报道在36例手术中,28例获得优良结果,但大部分患者仍有症状。

并发症

- 由于诊断不正确而使症状持续存在。
- 损伤皮神经引起继发的感觉迟钝。
- 正中神经或骨间前神经的运动支损伤或瘢痕形成。
- 旋前圆肌和前臂肌群瘢痕形成。

(汪文博 译,汪文博 审校)

参考文献

[1] Dunn AJ, Salonen DC, Anastakis DJ. MR imaging findings of anterior interosseous nerve lesions. Skeletal Radiol 2007;36:1155-1162.

[2] Gainor BJ. Modified exposure for pronator syndrome decompression: a preliminary experience. Orthopedics 1993;1612:1329-1331.

[3] Hartz CR, Linscheid RL, Gramse RR, et al. The pronator teres syndrome: compressive neuropathy of the median nerve. J Bone Joint Surg Am 1981;63(6):885-890.

[4] Jones NF, Ming NL. Persistent median artery as a cause of pronator syndrome. J Hand Surg Am 1988;13:728-732.

[5] Lee AK, Khorsandi M, Nurbhai N, et al. Endoscopically assisted decompression for pronator syndrome. J Hand Surg Am 2012;37(6):1173-1179.

[6] Olehnik WK, Manske PR, Szerzinski J. Median nerve compression in the proximal forearm. J Hand Surg Am 1994;19:121-126.

[7] Seki M, Nakamura H, Kono H. Neurolysis is not required for young patients with a spontaneous palsy of the anterior interosseous nerve. J Bone Joint Surg Br 2006;88(12):1606-1609.

[8] Spinner RJ, Carmichael SW, Spinner M. Partial median nerve entrapment in the distal arm because of an accessory bicipital aponeurosis. J Hand Surg Am 1991;16:236-244.

[9] Tsai TM, Syed SA. A transverse skin incision approach for decompression of pronator teres syndrome. J Hand Surg Br 1994;19:40-42.

[10] Ulrich D, Piatkowski A, Pallua N. Anterior interosseous nerve syndrome: retrospective analysis of 14 patients. Arch Orthop Trauma Surg 2011;131:1561-1565.

[11] Zancolli ER III, Zancolli EP IV, Perrotto CJ. New mini-invasive decompression for pronator teres syndrome. J Hand Surg Am 2012;37(8):1706-1710.

第94章 腕管综合征的松解：内镜、开放手术与翻修

Carpal Tunnel Release: Endoscopic, Open, and Revision

Marco Rizzo

定义

- 腕管综合征是上肢最常见的神经卡压。
- 腕管松解术是美国最常见的手术之一。
- 腕管综合征是腕部正中神经卡压引起的神经病变。
- 腕管综合征早期经治疗可完全恢复。
- 后期或严重的腕管综合征可能是不可逆或不能完全恢复的。

解剖

- 腕管是一个由背侧的腕骨、桡侧的大多角骨与舟骨、尺侧的钩骨钩与掌侧的腕横韧带包绕的隧道样腔隙（图1A）。
- 腕管包含正中神经、9条指屈肌腱及其伴随的滑膜组织（图1C）。
- 存在以下解剖变异：
  - 永存正中动脉。
  - 肌肉变异。
  - 正中神经分支变异（图1B）。
- 腕管内部可发现外源性肿物或组织，包括肉瘤与腱鞘囊肿。
  - 腕骨关节炎或骨刺会缩减腕管的体积，造成基底拇指关节炎和腕管综合征的发生。

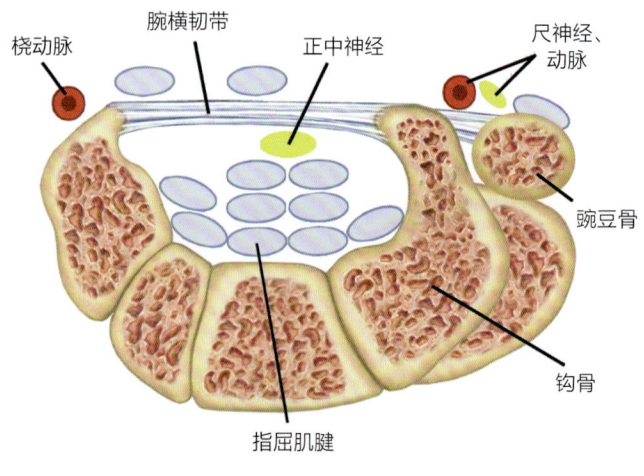

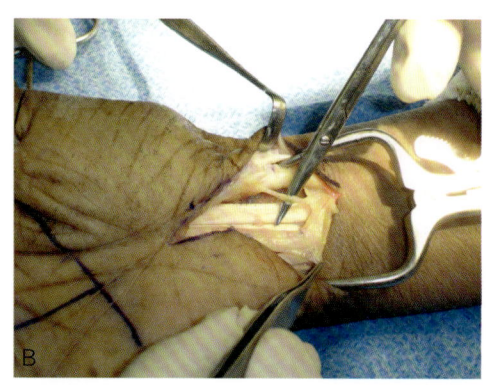

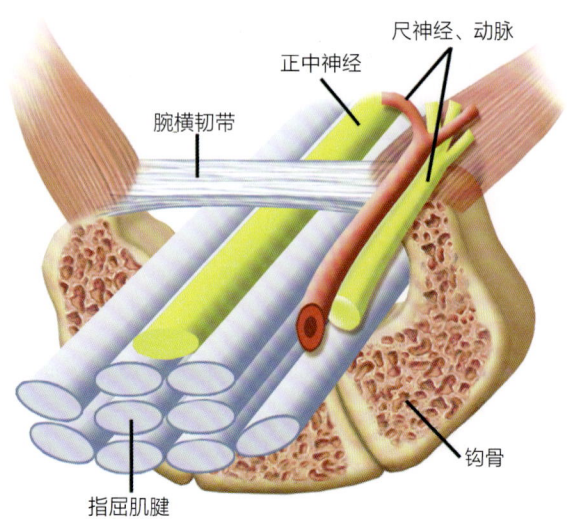

图1 A. 腕管的横断面解剖。B. 腕管被彻底松解，可见发自正中神经近端的运动分支穿入腕横韧带的桡侧部分。C. 腕管及腕横韧带浅面尺动脉和尺神经的横断面解剖。

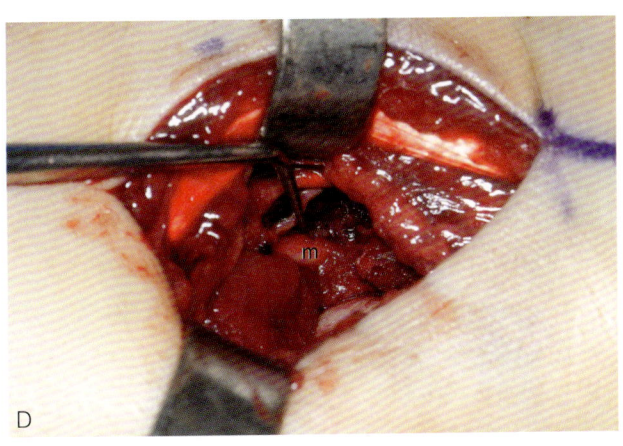
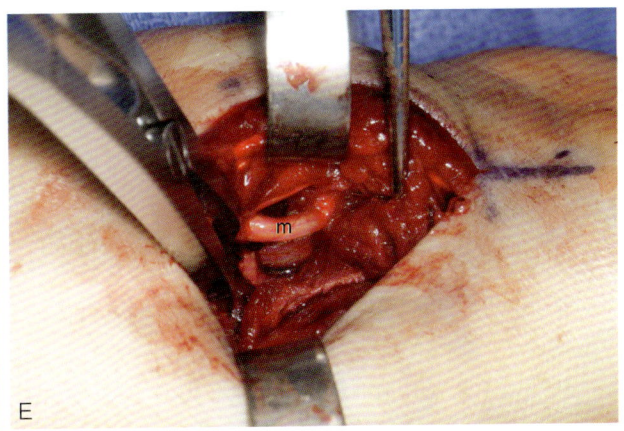

图1（续） D. 桡骨和尺骨远端骨折严重移位后正中神经的牵引。E. 从桡骨和尺骨之间取出并显露神经（B的版权：Thomas R. Hunt Ⅲ，MD）。

发病机制

- 大部分腕管综合征是特发的[11]。
- 一部分病例与全身疾病伴发，例如类风湿关节炎、糖尿病、甲状腺疾病、慢性肾衰竭和结节病。
- 腕管综合征还与妊娠有关。
- 累积性创伤和过度使用与腕管综合征的发生密切相关[11]。
- 腕管内压力增高与腕管综合征相关[2,7,14]。
- 外周神经病变及腕管综合征的发生都与神经剪切应力有关，例如神经牵拉伤（图1D、E）[8]。

自然病程

- 腕管综合征的病程多种多样。它可自行缓解，也可稳定在某种程度，也可能持续加重。
  - 压迫的严重程度、年龄、患者合并症都对自然病程有影响。
- 患有严重腕管综合征的患者会有感觉与运动改变，也可以伴有肌力减弱和肌肉萎缩。
  - 患有严重进展性的腕管综合征的患者常常不表现为疼痛，而是持续的麻木和无力。

病史和体格检查

- 患者的症状表现多样：轻度腕管综合征的患者会出现中、重度的疼痛，麻木和感觉异常，而一些患者在CTS进展严重之前仅表现出较轻的临床症状。
- 症状基于疾病的严重程度：
  - 轻症。
    - 间歇性麻木和刺痛。
    - 开车、持物和夜间醒来时的刺激症状。
  - 中症。
    - 持续麻木和刺痛。
    - +/-刺激性症状。
  - 重症。
    - 强烈的持续麻木。
    - 时常有刺激性症状。
    - 鱼际肌萎缩伴有无力和灵巧活动丧失。
- 手术医生应了解完整的病史，以便确认腕管综合征的危险因素（如甲状腺功能减退和糖尿病）。
- 手术医生必须了解患者的职业、休息时的手部活动情况以及可能引起症状的既往损伤。
  - 手术医生应该询问触发腕管综合征发作的动作。
- 手术医生应该了解症状的进展情况及严重程度。
  - 应询问患者的运动与感觉功能、疼痛类型和有无夜间麻醒的情况。
- 体格检查包括颈部与肩胛带、锁骨上与锁骨下以及腋窝区域、肱骨与肘关节、前臂、腕部与手部。
- 排除一系列除腕管综合征以外同样能导致疼痛或感觉异常的其他疾病。
- 除了评估关节的活动范围和稳定性外，触诊神经的走行路线，并沿着颈旁、臂丛、正中神经、尺神经与桡神经的走行诱发Tinel征也是非常重要的。
  - Tinel征轻、中、重度的定义基于特定解剖区域神经根痛的主观表现。当神经发生外周病变时，其对机械外源性刺激的去极-复极化阈值降低。
  - Phalen征：在腕管综合征的患者中，腕关节屈曲时腕管内容积减小，压力增高。感觉异常的类型也非常重要。
  - 腕管挤压试验：这通常被认为是CTS最敏感和特异的试验。

- 两点辨别觉:在外周神经病变的患者,辨别一点或两点的能力降低。
- 掌腕部肿胀和活动范围减小是腕管内腱鞘滑膜炎或其他腕关节内疾病的间接征象。

影像学和其他诊断性检查

- 如果腕部检查完全正常,正、侧、斜位的X线片检查并不是必需的。但若存在腕部病变的可能,应进行摄片检查。
- 一般病例不需要其他的影像学检查。但对于复发性的腕管综合征,应进行MRI检查以获得进一步信息,来确认腕横韧带是否完全松解或是否存在正中神经压迫、腱鞘炎与瘢痕[1]。超声的优点在于能够对腕管中的神经和肌腱提供实时、动态的分析[10]。
- 电生理诊断:神经传导检测与肌电图很重要,腕管综合征常根据神经传导检测与肌电图的表现进行分级。
  - 轻度腕管综合征:远端感觉与运动的潜伏期延长;可能有波幅减低。
  - 中度腕管综合征:神经传导速度可增加。
  - 重度腕管综合征:肌电图出现慢性失神经支配的信号,伴有纤颤波和正尖波或在失正中神经支配肌肉的电极上无记录信号。
  - 虽然一些专家认为如果上述电生理诊断的结果均为阴性,则意味着没有腕管综合征,但也有学者认为由于不同个体对神经传导检测与肌电图存在敏感性差异,有出现假阴性结果的可能性[5]。

鉴别诊断

- 颈椎神经根炎。
- 颈椎病、椎间关节疾病、椎间盘疾病、椎管狭窄。
- 胸廓出口综合征。
- 臂丛病变。
- 脊髓空洞症、运动神经元病变、脊髓病。
- "双卡综合征"。
- 失稳性肩痛、关节内病变、肩峰撞击症。
- 肩锁关节病变。
- 肱骨内上髁炎。
- 肱骨外上髁炎。
- 肘管综合征。
- 桡管综合征。
- 旋前圆肌综合征。
- 肘关节不稳或挛缩。
- 前臂或腕部腱鞘炎。
- 腕部腱鞘炎,伸肌、屈肌或狭窄性腱鞘炎。
- 手指腱鞘炎(扳机指)。
- Guyon管(腕尺管)综合征。
- 小鱼际锤击综合征。
- 腕部或腕骨骨折。
- 腕关节内部病变。

非手术治疗

- 轻度腕管综合征可通过保守治疗好转[6,21]。
- 应确诊和治疗伴发的全身性疾病[6,21]。
- 尝试调整活动形式,尤其是手、腕与上肢的高强度、重复性的负荷。

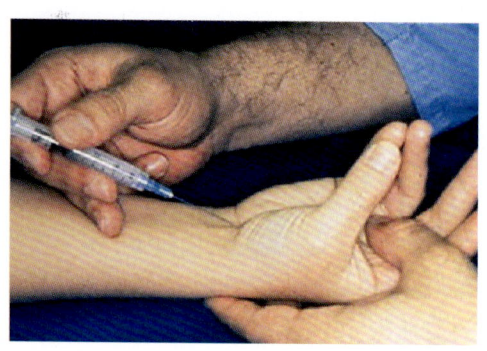

图2　可的松注射。

- 可使用腕部支具。
- 内科医生可推荐或开具非类固醇类抗炎药。
- 可以考虑腕管内注射皮质类固醇药物(图2)。
  - 注射药物使症状暂时缓解即提示手术减压成功的可能性增加。
- 手部理疗。
- 有证据认为口服维生素B_{12}或维生素B_6对部分患者有帮助[17,18]。

手术治疗

- 确诊腕管综合征既可通过典型的临床症状与体征,也可通过神经传导测定或肌电图检查的阳性结果。
  - 如果神经传导测定或肌电图检查呈阴性,至少应给予皮质类固醇注射1次评估临床的反应。除了具有治疗益处外,还具有手术预后价值。
- 手术医生应确认患者是否曾尝试过保守治疗而无好转。
- 手术医生应排除上述鉴别诊断中的疾病。
- 手术医生应知道若存在其他合并疾病,势必会影响腕管综合征的总体治疗结果。这需要同患者在术前而不是术后进行沟通。强烈推荐在腕管综合征手术治疗之前控制或改善其他病变,事实上这也是对腕管综合征非手术治疗的一种补充。
- 如果上述情况得到解决,超过90%的腕管松解病例可获得优良的治疗效果[19]。
- 在复发性腕管综合征的病例中,成功的关键是病例的选择。虽然缺乏和结果相关的术前评估,但是在做翻修手术前,应仔细地了解患者的临床病程、对保守治疗的反应、电生理诊断结果、MRI和超声资料。

体位

- 腕管松解手术时,手臂应外展于搁手台上。
- 使用充气止血带,清楚显露解剖结构。
- 推荐使用双目放大镜。
- 使用全麻或局部阻滞麻醉,例如臂丛或静脉注射阻滞麻醉。
  - 有经验的外科医生可在腕部阻滞或局部麻醉下安全完成手术。

入路

- 腕管松解手术是通过完全切开腕横韧带,扩大腕管,以达到使腕管内的正中神经减压的目的。
- 选用掌侧切口,但是切口的位置和长度因人而异。
- 使用表浅的解剖标志来完成深部组织结构的定位(图3),一条是沿环指轴线方向的垂直线,另一条是从外展拇指的尺侧缘平行掌横纹方向的斜线(Kaplan基线)(技术图1A)。

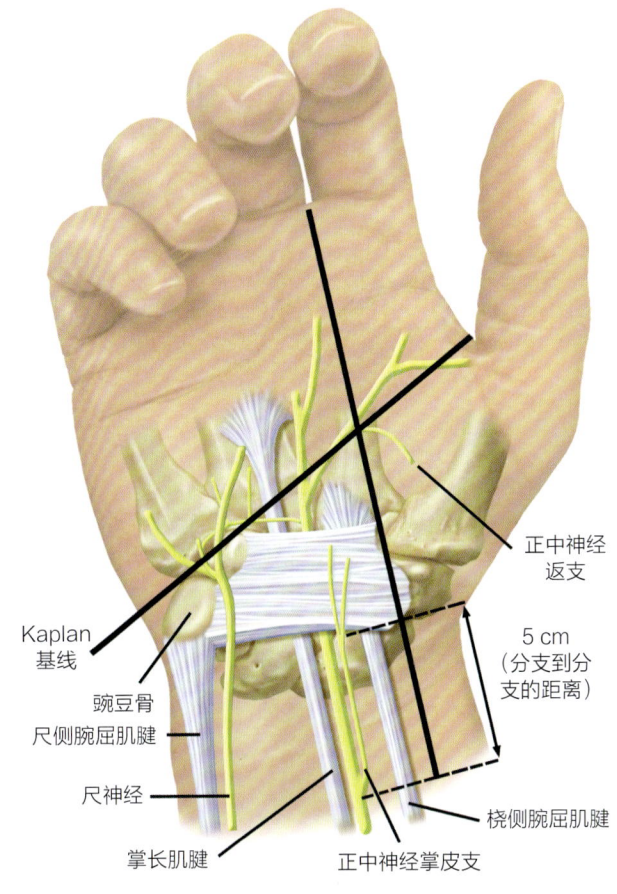

图3 考虑松解正中神经时,体表的解剖标志非常重要。

开放腕管松解术

暴露

- 定位标记皮肤切口,切口应始于Kaplan基线和环指轴线桡侧缘延长线的交点,止于腕横纹(技术图1A)。
  - 若可行,也可沿小鱼际纹做纵行切口,可使瘢痕更不明显。
  - 切口可沿着这个解剖标志内的任何位置(技术图1B),取决于术者习惯,笔者选择手掌近侧1/3的中点。
  - 切口应该足够长,可以充分显露腕横韧带的远、近端,以确保腕横韧带被完全切开。通常无须将切口延伸至腕横纹近侧。
- 用刀片或剪刀顺切口走行方向做分离,通过皮下脂肪和掌腱膜到达腕横韧带(技术图1C)。
  - 掌短肌通常位于腕横韧带的浅层,将其切开并向两侧游离,可以很好地显露深层的腕横韧带。
- 在腕横韧带上切个小口,避免损伤深部结构(技术图1D)。
  - 对于滑膜炎,腕管内的结构有特征性的表现。
- 在腕管内,紧贴腕横韧带的深面放置一个器械撑开,如蚊式钳或Carroll骨膜剥离器(技术图1E)。
  - 保护腕横韧带下方的结构,定位钩骨钩的位置并计划松解的方向。
- 直视腕横韧带的前面,安放直角拉钩保护皮肤与韧带间重要的组织结构(技术图1F、G)。

腕横韧带的松解

- 在腕管的尺侧保留2 mm腕横韧带在钩骨钩处的附着,直视下用刀片、剪刀或小半月板刀向远、近两端切开腕横韧带。
  - 在正中神经上方保留以桡侧为蒂的腕横韧带小叶。
- 向近端松解前臂远端的筋膜(技术图1F)。
  - 此组织可能是继发卡压的部位,尤其多见于有2名屈腕横纹的患者。

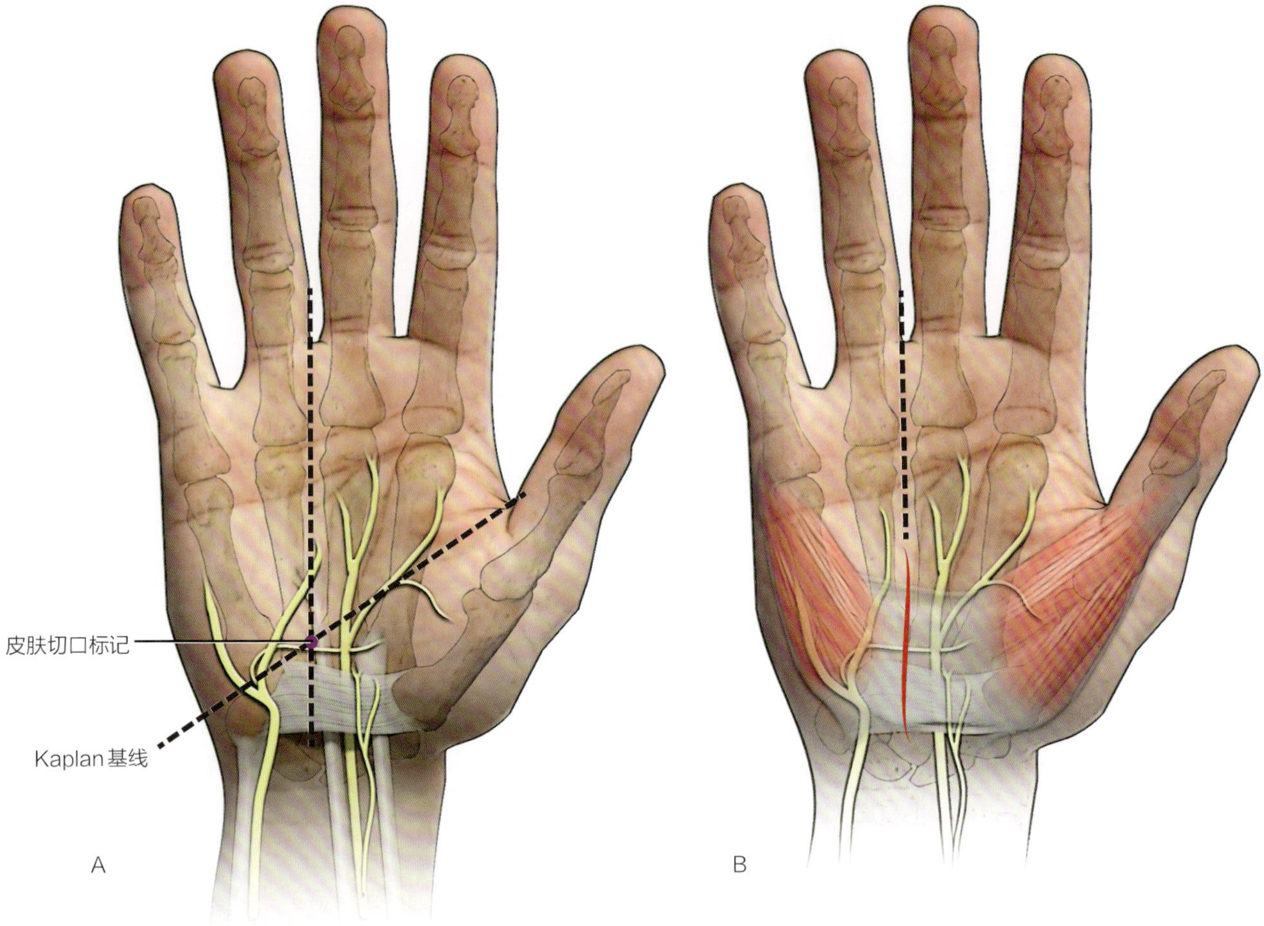

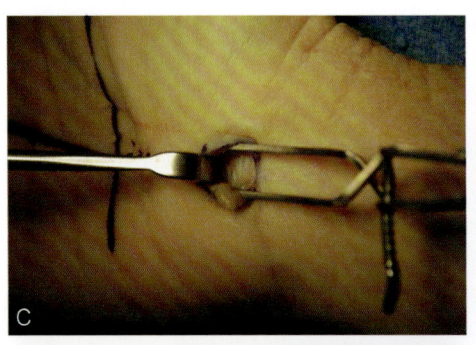
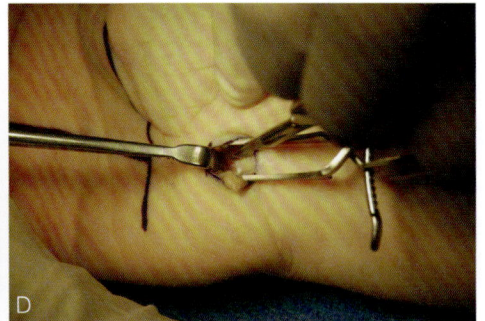
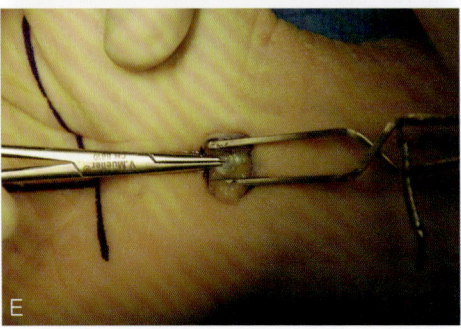

技术图1 A. 标记腕管切开松解的纵行切口。B. 根据术者经验，使用切口的部分或全长。C. 掌筋膜已被切开，深部脂肪被牵向尺侧，分离掌短肌纤维，显露腕横韧带的横向纤维。D. 使用15号刀片小心切开腕横韧带的远端。E. 在腕横韧带深面，从远端向近端方向插入一把蚊式钳。

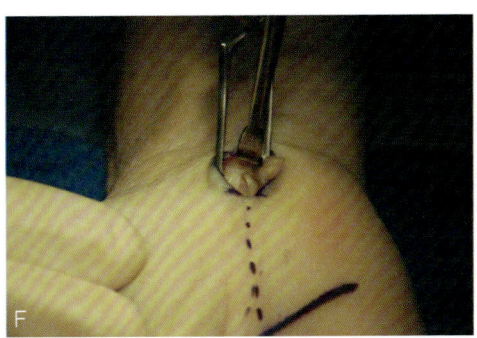
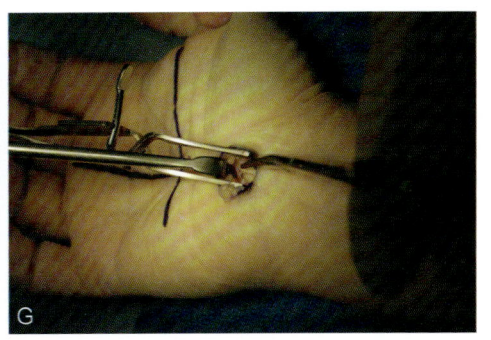

技术图1（续） F. 使用直角拉钩，显露近端的腕横韧带与远端的前臂筋膜。G. 同样使用直角拉钩显露腕横韧带远端，确保松解完全（B～G的版权：Thomas R. Hunt，Ⅲ，MD）。

- 完全切开腕横韧带，检查正中神经与腕管内的内容物（技术图1G）。
  - 在极少数病例中，需要去除占位性病变（如类风湿关节炎"巨浪样"的滑膜）。
- 初次实施腕管松解术时，若患者无全身疾病，无须神经内松解及腱鞘切除（技术图2）[4,9,12]。
- 关闭创口，无菌纱布加压包扎。
- 依据术者习惯，可使用支具。

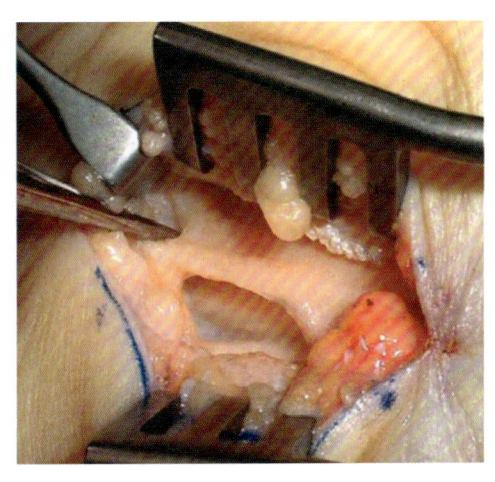

技术图2 开放腕管松解术，腕横韧带的小叶被拉钩拉开，此手术器械（译者注：血管钳）所指为正中神经，后者通过腱鞘滑膜与腕横韧带相连。

单切口内镜下腕管松解术（改良Agee法）

暴露

- 标记掌长肌腱、尺侧腕屈肌腱与桡侧腕屈肌腱。
- 在腕横纹中心或掌长肌腱尺侧缘做一1～2 cm的横行切口（技术图3A）。
  - 如果掌长肌腱缺如，在尺侧腕屈肌腱与桡侧腕屈肌腱的中间切开。
- 显露掌长肌，用Ragnell拉钩将其牵向桡侧。
- 确认掌长肌下方的屈肌支持带（技术图3B）。
- 切开屈肌支持带，做一个蒂位于远端1 cm宽的U形瓣，用蚊式钳将其掀起并牵开。
  - 在屈肌支持带的深面，可以看见粘连的腱鞘滑膜。
  - 切口的深面可以看见腱鞘滑膜覆盖的指屈肌腱和正中神经。
- 顺行将小号和大号的钩状探棒置于腕管下方，评估腕管间隙和探棒的位置（技术图3）。
- 当器械位于Kaplan基线上腕横韧带远侧缘的时候，可在远端的皮下触及。
  - 确保可在手掌的近侧1/3皮下触到关节镜器械，如果触及不到，则说明器械的位置不正确，可能位于腕横韧带和腕管的浅面或位于Guyon管内。
- 使用腱鞘剥离器，从近端向远端反复顺环指轴线的方向，在腕横韧带的深面撑开腱鞘。
  - 检查者应有"顿挫感（washerboard effect）"。

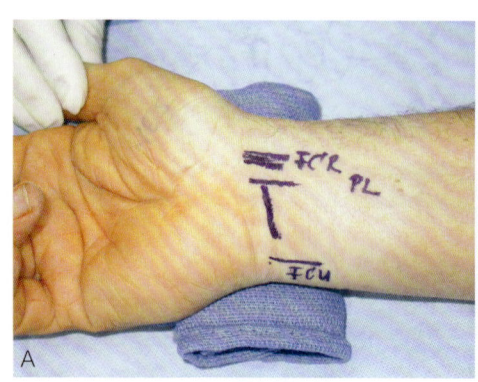
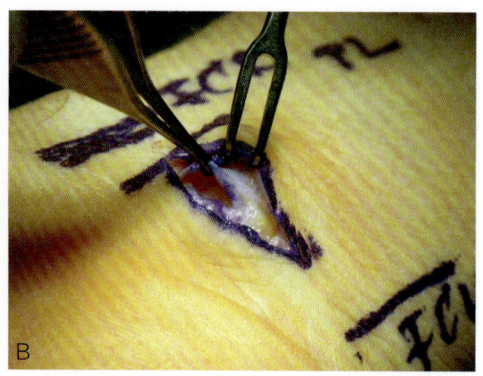

技术图3　A. 图中显示内镜腕管松解技术的关键标记：桡侧腕屈肌腱（FCR）、掌长肌腱（PL）、尺侧腕屈肌腱（FCU）。标记横行切口。B. 做皮肤切口并切开筋膜（版权：Ekkehard Bonatz, MD）。

插入关节镜器械

- 介绍组合式Agee内镜腕管松解的器械，从掌侧直接进入腕管。
  - 腕横韧带的底面可见特征性的横行条纹。
- 通过监视器观察，逐步插入器械直至确认腕横韧带的远侧缘。
  - 从白色横行的纤维突然移行为掌中部黄色无固定走向的脂肪，腕横韧带的远侧缘很容易辨认。脂肪内也可见血管与神经。
- 术者将非优势手放在患者手掌上，通过冲击触诊操作，观察监视器上从位于腕管内的内镜上传出的可视信号来帮助区分腕横韧带的远端边缘与掌中部脂肪的交界区域。
- 在手掌中，触及组合式Agee内镜腕管松解器械的尖端，因为其正好陷入在腕横韧带远端的皮下间隙内。用优势手来操控器械（技术图4）。
  - 用组合式Agee内镜腕管松解器械光源的透照模式来区分腕横韧带与掌中部脂肪。

松解腕横韧带

- 缓慢地撤出器械并插入钩刀，从远端向近端切割腕横韧带，给刀片施加一定压力，使其抵在腕横韧带的下面，确保在腕横韧带与刀片间无任何结构，仅切断腕横韧带（技术图5）。
  - 只有当视野非常清晰时才能进行切割，如果需要的话，撤出器械并用上述方法重新确定腕横韧带，直至视野理想。
- 必要时重复上述步骤，直至腕横韧带被完全松解，保证从近端到远端桡侧与尺侧的韧带完全分开。
  - 当腕横韧带被完全松解后，靠在掌侧组织上的组合式Agee内镜腕管松解手术器械不可能同时看见桡侧与尺侧的韧带。此外，组合式Agee内镜腕管松解手术器械应该被放在桡侧与尺侧小叶间，正好在鱼际肌筋膜与皮下间隙内。
- 完全松解腕横韧带后，撤出组合式Agee内镜腕管松解手术器械。
- 在腕管内重新放置钩状探棒，证实腕管的容积增加。
- 直视下，用长的肌腱剪刀分开近端的前臂筋膜。
  - Adson镊子帮助钳夹组织，便于切除。
- 关闭切口，用松软敷料包扎。
- 如果通过组合式Agee内镜腕管松解器械不能安全地进行直视下操作，推荐使用双切口内镜或腕管切开松解术。

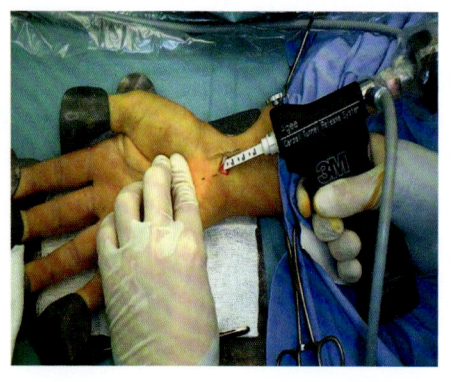

技术图4　术者非优势手的示指与中指触及腕管松解内镜的尖端，因其正好出现在腕横韧带远端的皮下间隙内。来自设备光源的透照可观察到腕横韧带移行为掌中脂肪的变化。

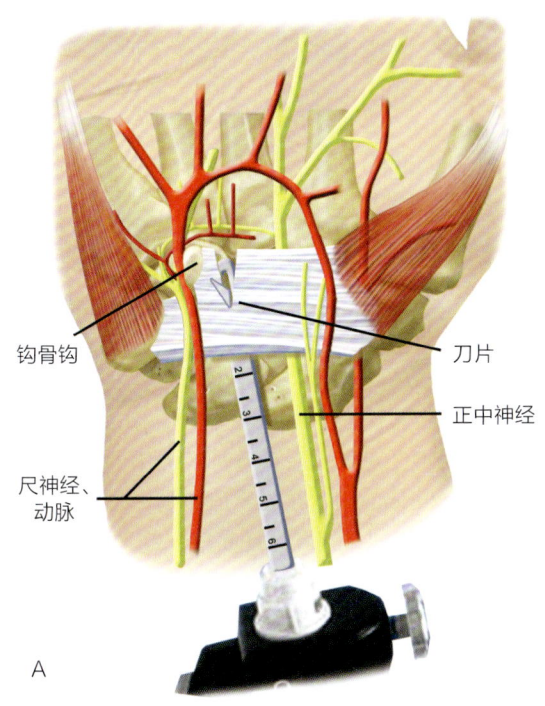
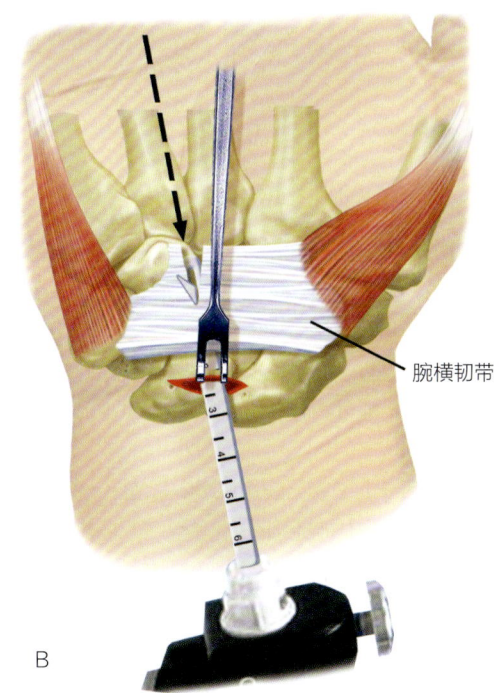
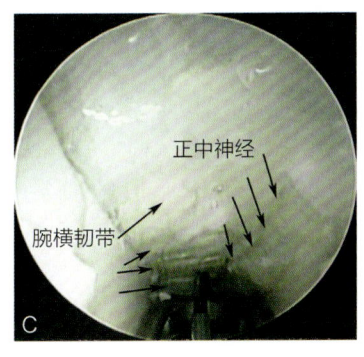

技术图5　仔细确认腕横韧带远端的边缘（A），将韧带从远端向近端切开（B）。C. 图为应用Agee设备切开腕横韧带。提起刀片（位于正中）并显示从远至近开始切开腕横韧带。此时正中神经正好位于刀片的桡侧。

双切口内镜腕管松解术（Chow法）

- 应用与单切口组合式Agee内镜腕管松解技术相同的方法，近端做切口，在前臂筋膜形成以远端为蒂的U形瓣。
- 在腕横韧带的下方放入钳子、剥离器与套管。
- 插入器械直至其在腕横韧带远端的手掌皮下被触及。
- 做另一个小切口，以显露器械的尖端，通常位于手掌中部与近侧1/3的交界处。
  - 小心确认掌浅弓、指总神经和腕横韧带的远侧纤维。
- 在此处可用许多技术（开放或内镜辅助），包括双切口腕管松解的有孔套管，或使用小半月板刀、剪刀或其他切割器械，用牵开器或剥离器保护正中神经和屈肌腱。
- 直视下确认完全分开远端的腕横韧带，注意勿损伤血管与神经。
- 双切口技术的缺陷，除了潜在损伤掌血管弓和（或）正中神经、尺神经的分支外，远端的腕横韧带松解可能不彻底。因此，在远端切口处，用双目放大镜观察手术部位非常重要。

腕管综合征的翻修术

- 如腕管综合征的复发是由先前松解不彻底引起的，翻修手术应该尝试组合式Agee内镜腕管松解技术；否则，应选用腕管开放松解术（技术图6A、B）。
- 结合先前的手术切口，必要时可适当扩大。
- 使用前述的一期腕管开放松解的技术完成腕管松解。
  - 瘢痕松解时最好使用刀片，而分离腕横韧带的浅层

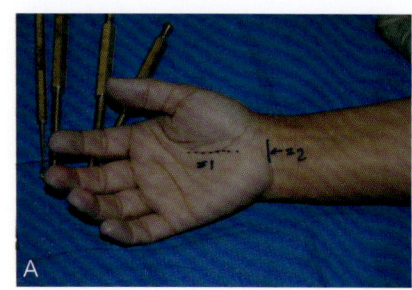
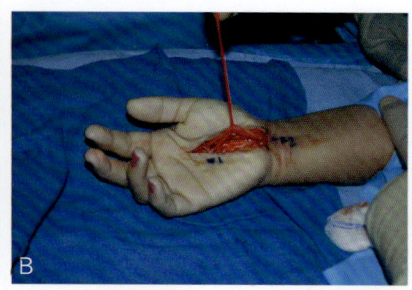
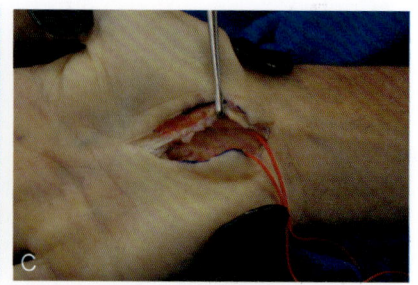

技术图6　A、B. 使用开放技术翻修先前内镜下松解的腕管。C. 翻修松解腕管后用神经导管包绕正中神经瘢痕化的分支。

组织非常困难。
- 从正中神经的浅层仔细分离腕横韧带（在先前切开的区域）。
  - 可看到腕横韧带与正中神经间瘢痕增生，在分离腕横韧带时容易导致正中神经损伤。
- 彻底松解腕横韧带和瘢痕化的正中神经，需小心保护正中神经的运动支。
- 使用显微镜检查正中神经损伤或瘢痕化的程度。
  - 一旦正中神经出现明显瘢痕化，推荐神经外膜切开术暴露正中神经外膜下的神经束。
- 如果神经瘢痕化或损伤较轻，用常规的方法关闭创口。
- 如果神经损伤严重或瘢痕明显，用小鱼际肌脂肪垫瓣、掌短肌瓣、静脉补片或神经导管覆盖损伤的神经（技术图6C）。
- 如果屈肌腱脱出或正中神经向掌侧移位，可Z字延长形成腕横韧带瓣，改变组织的位置。

小鱼际脂肪垫
- 复发性腕管松解中，显示正中神经瘢痕化，外科手术策略应为神经松解术后改善神经周围的环境，减少瘢痕形成。Strickland[15]在几个出版物中描述过这个技术。这块组织可以采用并已证实很有效。在一篇1996年的文章中[15]，回顾62例患者，根据手术前、后患者的满意结果评分，仅有3例出现一过性的小并发症。
- 解剖脂肪垫至尺神经与尺动脉表面，掀起桡侧缘覆盖正中神经。
- 将此边缘与腕横韧带的桡侧瓣缝合。

掌短肌瓣
- 由Rose等在1991年描述[13]。
- 在腕管松解手术切口的尺侧暴露菲薄的掌短肌。
- 在皮下间隙内将其从止点剥离，转位或旋转覆盖正中神经。

要点与失误防范

患者选择不佳	• 完整了解病史并进行体格检查，斟酌所有可能的鉴别诊断。
腕横韧带松解不完全	• 无论使用什么技术，确保操作技术熟练。确认腕横韧带完全松解，特别是远端。
正中神经损伤	• 术者应能够识别并分离复杂的解剖结构。必须在腕管综合征松解过程中保护正中神经。在暴露正中神经的术式中，腕横韧带松解后，皮肤缝合前应检查正中神经。

术后处理
- 根据传统方法，腕管松解术后患者应行腕部支具固定1～3周。然而，许多研究显示术后不固定腕关节可以更迅速地康复。
  - 在特殊的临床病例中，仍可术后应用暂时的支具固定，例如开放翻修手术。
- 术后的手部理疗是有帮助的，特别是对于不能完全主动和被动活动手指的患者。
- 握力与捏力，主观症状和功能评估对制订术后康复计划很有帮助。
- 一些患者腕横韧带下方的触痛周期延长或在手掌近侧大鱼际肌或小鱼际侧有疼痛，需要延长手部康复治疗，并逐渐增加手部力量和活动的持续时间。

预后
- 超过95%的患者可获得优良的结果[19]。随机、双盲、多中心的研究对比开放松解与单切口内镜腕管减压术的结果显示：在术后6周至3个月，就手部的力量与疼痛而言，内镜治疗组明显改善，差别有统计学意义。在术后1年，两者得到同样好的治疗结果。
- Stutz等[16]报道，在一个单一机构的研究中，腕管松解术后26个月中出现持续或复发腕管综合征症状的200例患者经历再次探查手术。其中108例腕横韧带松解不彻底，12例有正中神经术中撕裂伤的证据，46例在神经周围的组织中瘢痕形成，13例的复发原因不明。
- Varitimidis等[20]回顾了先前行组合式Agee内镜腕管松解后出现持续腕管综合征的22例患者（24侧腕管），对其进行腕管开放松解翻修术。发现22例腕管腕横韧带松解不彻底。1例腕管有正中神经部分损伤，另1例则正中神经完全横断。1例患者松解了Guyon管，而并不是腕管。20例患者返回工作岗位，15例回到先前的岗位，5例从事较先前轻松的职业。2例神经损伤的患者一直恢复不佳，其中1例需要静脉补片治疗。

并发症

- 腕横韧带松解不完全。
- 正中神经瘢痕化或损伤（尤其是第3指蹼间隙的指总神经和鱼际肌运动支）。
- 尺神经或尺动脉损伤。
- 交感神经介导的疼痛综合征。
- 掌部动脉弓损伤。
- 屈肌肌腱脱垂。

（汪文博　译，汪文博　审校）

参考文献

[1] Ablove RH, Peimer CA, Diao E, et al. Morphologic changes following endoscopic and two-portal subcutaneous carpal tunnel release. J Hand Surg Am 1994;19(5):821-826.

[2] Diao E, Shao F, Liebenberg E, et al. Carpal tunnel pressure alters median nerve function in a dose-dependent manner: a rabbit model for carpal tunnel syndrome. J Orthop Res 2005;23:218-223.

[3] Florack TM, Miller RJ, Pellegrini VD, et al. The prevalence of carpal tunnel syndrome in patients with basal joint arthritis of the thumb. J Hand Surg Am 1992;17(4):624-630.

[4] Gelberman RH, Pfeffer GB, Galbraith RT, et al. Results of treatment of severe carpal-tunnel syndrome without internal neurolysis of the median nerve. J Bone Joint Surg Am 1987;69(6):896-903.

[5] Grundberg AB. Carpal tunnel decompression in spite of normal electromyography. J Hand Surg Am 1983;8(3):348-349.

[6] Kaplan SJ, Glickel SZ, Eaton RG. Predictive factors in the non-surgical treatment of carpal tunnel syndrome. J Hand Surg Am 1990;15:106-108.

[7] Lundborg G, Gelberman RH, Minteer-Convery M, et al. Median nerve compression in the carpal tunnel—functional response to experimentally induced controlled pressure. J Hand Surg Am 1982;7(3):252-259.

[8] Lundborg G, Rydevik B. Effects of stretching the tibial nerve of the rabbit. A preliminary study of the intraneural circulation and the barrier function of the perineurium. J Bone Joint Surg Br 1973;55(2):390-401.

[9] Mackinnon SE, McCabe S, Murray JF, et al. Internal neurolysis fails to improve the results of primary carpal tunnel decompression. J Hand Surg Am 1991;16(2):211-218.

[10] Pinilla I, Martín-Hervás C, Sordo G, et al. The usefulness of ultrasound in the diagnosis of carpal tunnel syndrome. J Hand Surg Eur Vol 2008;33:435-439.

[11] Rempel DM, Diao E. Entrapment neuropathies: pathophysiology and pathogenesis. J Electromyogr Kinesiol 2004;14:71-75.

[12] Rhoades CE, Mowery CA, Gelberman RH. Results of internal neurolysis of the median nerve for severe carpal tunnel syndrome. J Bone Joint Surg Am 1985;67(2):253-256.

[13] Rose EH, Norris MS, Kowalski TA, et al. Palmaris brevis turnover flap as an adjunct to internal neurolysis of the chronically scarred median nerve in recurrent carpal tunnel syndrome. J Hand Surg Am 1991;16:191-201.

[14] Rydevik B, Lundborg G, Bagge U. Effects of graded compression on intraneural blood flow. An in vivo study on rabbit tibial nerve. J Hand Surg Am 1981;6(1):3-12.

[15] Strickland JW, Idler RS, Lourie GM, et al. The hypothenar fat pad flap for management of recalcitrant carpal tunnel syndrome. J Hand Surg Am 1996;21(5):840-848.

[16] Stütz N, Gohritz A, van Schoonhoven J, et al. Revision surgery after carpal tunnel release—analysis of the pathology in 200 cases during a 2-year period. J Hand Surg Br 2006;31(1):68-71.

[17] Talebi M, Andalib S, Bakhti S, et al. Effect of vitamin b6 on clinical symptoms and electrodiagnostic results of patients with carpal tunnel syndrome. Adv Pharm Bull 2013;3:283-288.

[18] Tanaka H. Old or new medicine? Vitamin B12 and peripheral nerve neuropathy[in Japanese]. Brain Nerve 2013;65:1077-1082.

[19] Trumble TE, Diao E, Abrams RA, et al. Single-portal endoscopic carpal tunnel release compared with open release: a prospective, randomized trial. J Bone Joint Surg Am 2002;84-A(7):1107-1115.

[20] Varitimidis SE, Herndon JH, Sotereanos DG. Failed endoscopic carpal tunnel release. Operative findings and results of open revision surgery. J Hand Surg Br 1999;24(4):465-467.

[21] Weiss AP, Sachar K, Gendreau M. Conservative management of carpal tunnel syndrome: a reexamination of steroid injection and splinting. J Hand Surg Am 1994;19(3):410-415.

第95章 肌腱转位治疗正中神经麻痹
Tendon Transfers for Median Nerve Palsy

Jeffrey B. Friedrich and Scott H. Kozin

定义

- 很多原因可导致正中神经损伤,包括创伤、肿瘤、慢性压迫或滑膜炎。
- 正中神经麻痹可导致支配区域运动和(或)感觉障碍。

解剖

- 正中神经从旋前圆肌两头之间进入前臂。
- 正中神经在前臂走行于指浅屈肌和指深屈肌之间进入腕管。
- 在行程中正中神经发出骨间前神经分支支配拇长屈肌、示指指深屈肌和旋前方肌。
- 正中神经支配桡侧腕屈肌、旋前圆肌、指浅屈肌、掌长肌、中指指深屈肌。
- 掌皮支在腕关节近侧5 cm起自正中神经,从腕横韧带的掌侧跨过腕关节,支配大鱼际感觉支。
- 在腕关节的近侧,正中神经走向浅层,行于腕管中。
- 正中神经在腕管中自中部或桡侧发出运动返支。正中神经返支向远侧经过腕横韧带,支配大鱼际肌。在5%~7%的个体[8],该神经穿过腕横韧带。
- 大鱼际肌包括拇对掌肌、拇短屈肌、拇短展肌。拇短屈肌接受正中神经返支(浅头)和尺神经运动深支(深头)的双重支配。
- 正中神经发出多个终末感觉分支,支配拇指、示指、中指以及环指桡侧半。示指桡侧和中指桡侧的感觉支含有部分运动纤维,支配邻近的蚓状肌。

发病机制

- 很多正中神经损伤发生在腕部,累及大鱼际肌,造成对掌功能丧失。
- 神经受压最常见,常造成长时间的腕管综合征。
- 腕管压迫也可继发于肿瘤、邻近滑膜炎或骨折-脱位。
- 贯穿伤或刺伤可以直接损伤正中神经。
- 儿童常见原因包括正中神经脂肪纤维错构瘤或Charcot-Marie-Tooth病(进行性神经性肌萎缩,一种好发于正中和尺神经的脱髓鞘病变)(图1)[6,8]。
- 高位正中神经损伤少见,原因包括创伤和神经卡压[11]。

自然病程

- 正中神经卡压病变(如腕管综合征),正中神经麻痹从隐匿发病到症状明显,一般需几个月到几年,逐渐发展到正中神经功能减退,支配区皮肤感觉发生变化。
- 腕或肘部的急性正中神经损伤,可导致支配区的感觉和(或)运动变化。

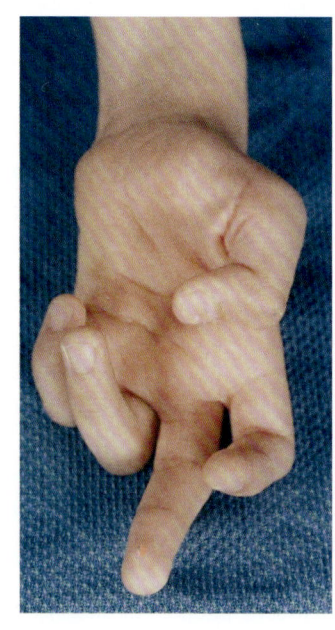

图1 16岁男孩进行性神经性肌萎缩右手正中神经麻痹(Charcot-Marie-Tooth病),对掌时拇指不能触及小指尖(版权:Shriners Hospital for Children, Philadelphia)。

病史和体格检查

- 正中神经卡压病。
  - 患者诉患手的拇指、示指、中指疼痛、麻木、刺感,有时环指也有累及。常诉手的协调性有问题,尤其是对指动作。常因疼痛和麻木在夜间醒来。
  - 体检发现包括大鱼际肌萎缩,拇对掌(掌外展、掌指关节屈曲、拇旋前的联合动作)减弱。
  - 其他体征包括Tinel征、Phalen征、腕管压迫征、拇指、示指、中指两点辨别觉增加等。
  - 高位正中神经病变还会有前臂旋前,拇、示、中指屈曲受限。
- 急性正中神经损伤。
  - 常可见上肢伤口,通常在腕部掌侧。
  - 体检发现拇、示、中指感觉减退,两点辨别觉增加,拇指尖不能触及小指(如不能对掌)。
  - 根据损伤的水平,拇指鱼际感觉减退,提示损伤在正中神经掌皮支的近侧,或者伴有掌皮支损伤。
  - 高位正中神经病变还会有前臂旋前,拇、示、中指屈曲受限。
- 正中神经麻痹患者拇指不能对小指,由于拇长展肌或拇短伸肌的功能,可以残有轻微的掌外展。拇短屈肌尺内侧深头虽有功能,使掌指关节屈曲,但不是真正的对掌。
- 不能做"OK"手势提示骨间前神经损伤和高位正中神经病变[11]。
- 医生应让患者腕关节屈曲时拇指尽量触摸小指,由于正中神经麻痹,患者不能完全做到。
- 让患者张开手指,对小指施内收力。检查者感受抵抗力,同时触摸小鱼际。小指应有内收抵抗力,小鱼际紧张。

影像学和其他诊断性检查

- X线。
  - 上肢急性损伤后X线片有助于明确骨折或脱位的性质。
  - 特殊腕管位摄片可能显示腕管内骨赘,但不是常规检查。
- 电生理学检查。
  - 在正中神经压迫病变时,神经传导检查可显示在正中神经支配区有典型的运动和感觉潜伏期延长。
  - 在卡压性神经病变的晚期,在不同的肌肉肌电图出现纤颤波。纤颤波大多出现在拇短展肌,表明支配肌肉失神经支配。
  - 高位正中神经病变的晚期,纤颤波出现在更靠近端的肌肉,如桡侧腕屈肌和旋前圆肌。

鉴别诊断

- 腕管综合征。
- 骨间前神经综合征。
- 旋前圆肌综合征。
- 腕关节滑膜炎。
- 正中神经直接损伤。
- 肿瘤压迫致正中神经损伤。
- Charcot-Marie-Tooth病。
- 臂丛损伤。
- 卒中或其他脑损伤。

非手术治疗

- 小夹板固定和(或)腕关节类固醇注射。
- 由于过度劳累致腕管和旋前圆肌综合征造成的压迫性神经病变者,可更换工作岗位。
- 患有腕关节滑膜炎者可使用抗炎和免疫调节药物。

手术治疗

- 对手术或其他干预无效的低位或高位的正中神经麻痹主要的手术方式是肌腱转位[1,3,8]。
- 通常情况下,在低位正中神经麻痹中,唯一需要通过肌腱转位恢复的功能是拇对掌。拇对掌是掌外展、掌指关节屈曲、拇指旋前的联合动作。
- 在高位正中神经麻痹中,拇、示、中指屈曲功能丧失需要肌腱转位。此外,缺乏旋前功能亦可能需要肌腱转位修复。

术前计划

- 外科医生必须确保要修复的关节有良好的被动活动范围。
  - 由于长期正中神经麻痹,拇指掌指关节和腕掌关节会变得僵硬。
  - 必须采用物理治疗增加受累关节的活动范围[3]。这通常可以在3~6周完成。
- 选择转位肌腱前需彻底地评估肌肉功能和力量,尤其在处理联合的神经损伤时。
- 对掌功能重建时,供体肌腱和止点的选择要因人而异,要考虑对供区功能的影响及患者功能的需要。无论如何选择供体肌腱,均应基于豌豆骨以达到最佳的对掌功能。当止点转位越靠向拇指背侧,拇指旋前和背伸力量则越强。

- 对掌功能重建可供选择的供体肌腱包括:
  ○ 指浅屈肌腱[8]。
  ○ 小指外展肌腱(Huber)[4,5]。
  ○ 示指固有伸肌腱(EIP)[2]。
  ○ 掌长肌腱(Camitz)。与其他转位相比,掌长肌腱转位可更好地重建拇外展功能,但重建对掌功能相对较差[3,13]。
  ○ 其他不太常见的供体包括拇长伸肌腱、尺侧腕伸肌腱、桡侧腕短伸肌腱和小指伸肌腱[4,5]。
- 对掌功能重建止点选择如下[3]:
  ○ 拇短展肌腱。可较好地重建拇外展和部分对掌功能。
  ○ 拇短伸肌腱或拇长伸肌腱。可重建拇指外展、旋前和掌指关节背伸功能。
  ○ 单止点重建。
    - Riordan技术:转位肌腱编织到拇短展肌腱,延伸到掌指关节远侧的拇长伸肌腱。
    - Littler技术:肌腱转位到拇短展肌腱。
    - Bunnell技术:肌腱通过在近节指骨基底小的钻孔从尺背侧到桡掌侧方向提供拇指旋前动作。
  ○ 双止点重建。
    - 设计用于重建拇指旋转(旋前)功能,可被动稳定掌指关节,减少指间关节屈曲。
    - 理论上讲,该术式对正中神经和尺神经均有损伤者,拇指内在肌功能障碍者更具优势。
    - 一些研究者对双止点重建技术的应用持怀疑态度,因为转位的肌腱仅主要对张力更大的止点起作用。
    - Brand技术,一半是通过编织拇短展肌腱,然后通过掌指关节的远端,重建止点到拇长伸肌腱。
    - Royle-Thompson方法,是通过掌骨颈部从桡侧到尺侧钻孔,将拇指尽量固定于对掌位。另一止点是通过一个在近节指骨基底筋膜及骨膜的小隧道钻孔,固定于掌指关节背侧的伸肌腱帽。
- 高位正中神经麻痹需要恢复拇、示、中指屈曲功能。有时,重建旋前功能也是必要的。
- 通过侧–侧转位示指和中指指浅屈肌到环指和小指,可以完成示指和中指的屈曲,笔者是在腕近侧切断受体肌腱,编入供体肌腱。
- 转位肱桡肌到拇长屈肌,可恢复屈拇功能。
- 肱二头肌走行改变,可以使肱二头肌从旋后肌转成旋前肌,旋前功能得以恢复。

体位
- 患者平卧在手术台上。
- 患肢肩关节外展,置于手外科手术台或臂板上。

入路
- 正中神经麻痹对掌功能重建入路取决于两点:供体肌腱和止点部位的选择。

低位正中神经损伤转位

指浅屈肌腱转位(笔者的首选技术)
- 在环指近侧指纹做一横切口。
- 识别A1滑车,纵向切开,分离指浅屈肌腱。
- 牵引指浅屈肌腱弯曲近侧指间关节(技术图1A),保护指浅屈肌腱,在分叉近侧横断。
- 在尺侧腕屈肌前臂远端掌尺侧做一Z字形切口。
- 分离尺侧腕屈肌和环指指浅屈肌腱,保护尺神经血管束。
- 在豌豆骨止点近侧4 cm横断尺侧腕屈肌桡侧半。
- 从尺侧半把桡侧半纵向分离,形成一基于远端的移植肌腱。
- 移植肌腱远端环形穿过近豌豆骨止点的尺侧腕屈肌远侧部,形成一滑车。

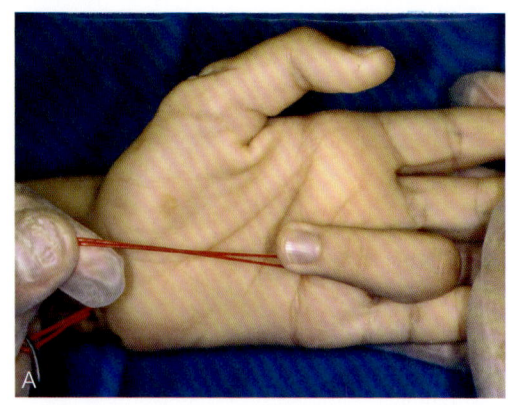

技术图1　A. 分离环指指浅屈肌转位拇指对掌功能重建。

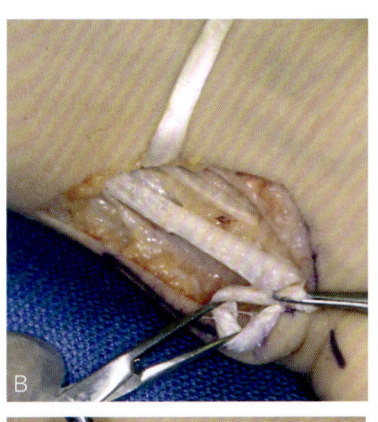
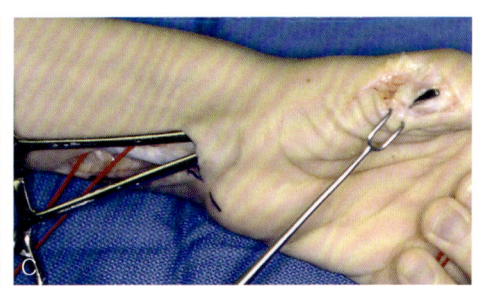
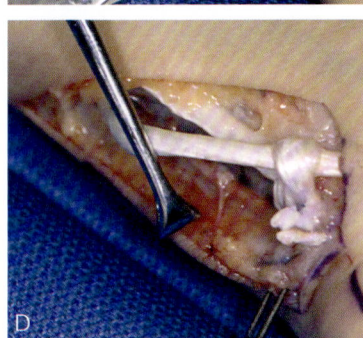
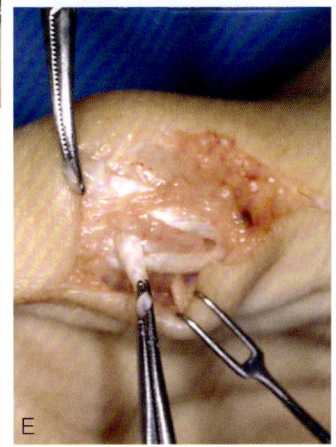

技术图1（续） B. 环指指浅屈肌腱穿经作为转位肌腱滑车的尺侧腕屈肌腱。C. 在腕尺侧和拇指切口间建立皮下隧道。D. 环指指浅屈肌腱显示穿过尺侧腕屈肌腱和皮下隧道。E. 缝线固定指浅屈肌腱到外展肌肌腱和拇指伸肌腱帽（版权：Shriners Hospital for Children, Philadelphia）。

- 拉出环指指浅屈肌腱到前臂掌尺侧切口，穿过重建好的滑车（技术图1B）。
- 在拇指掌指关节桡侧做第3个切口。
- 在这个切口和腕部切口间建立一个皮下隧道（技术图1C）。
- 环指指浅屈肌通过这个隧道到拇指切口（技术图1D）。
- 将拇指置于与小指对掌位。
- 用3-0或4-0编织聚酯缝线把指浅屈肌腱固定到拇指（技术图1E）。
  - 止点部位通常包括外展肌肌腱和(或)背侧关节囊和拇短伸肌腱。

小指外展肌转位（Huber）
- 做一个斜行或Z字形切口，起自小指近节指骨远端的尺侧，弯向桡侧沿小鱼际桡侧缘。
- 游离小指展肌与小指短屈肌。切断小指展肌到近节指骨和侧束的止点。切断小指展肌远端到近节指骨的止点和侧束。
- 保护小指尺侧感觉神经。
- 游离小指展肌止点，包括一部分侧束以增加总长度。
- 游离肌肉近端直至豌豆骨（技术图2A）。
- 松解豌豆骨起点；识别和保护神经血管束（桡背侧）。
- 在拇指掌指关节桡侧做一纵切口。
- 使用钝性分离建立一个掌侧皮下隧道。
- 小指外展肌通过隧道到拇指掌指关节（技术图2B）。
- 用3-0或4-0编织聚酯缝线固定小指展肌腱至拇指（技术图2C）。

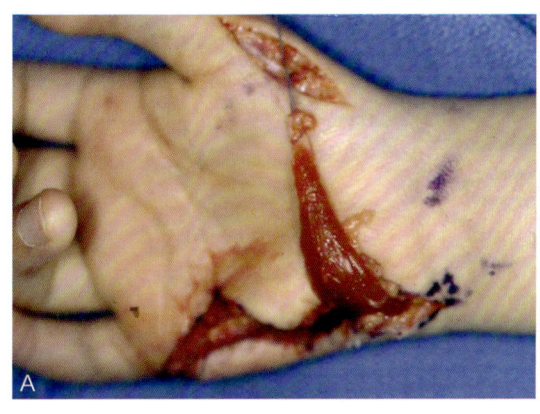

技术图2 A. 分离和解剖小指外展肌肌肉肌腱单位，用来重建拇对掌功能（Huber法）。

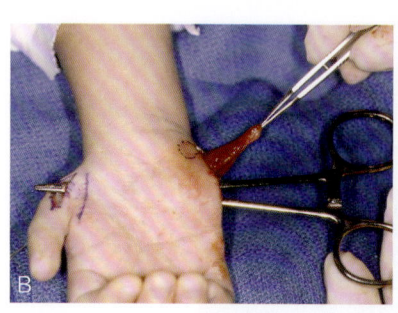 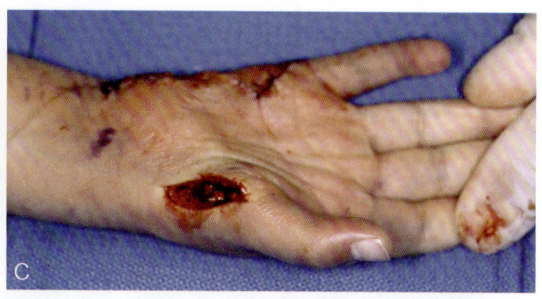

技术图2（续） B. 小指外展肌肉肌腱单位通过已创建的皮下隧道转位到拇指。C. 缝合固定小指外展肌腱到拇指后拇指的位置。注意对掌和掌外展（版权：Shriners Hospital for Children, Philadelphia）。

示指固有伸肌腱转位

- 在示指背侧掌指关节做一纵切口。
- 定位示指固有伸肌腱，其位于示指指总伸肌腱的尺侧深面(技术图3A)。
- 辨认示指固有伸肌腱与伸肌腱帽。
- 在伸肌腱帽近侧边缘分开示指固有伸肌腱，示指固有伸肌腱通过沿近节指骨伸指装置3～4 mm滑动延长。用4-0涤纶编织线修复伸指腱帽的裂隙。
- 在腕关节背尺侧做一纵切口，就在关节的近侧，尺神经背侧感觉支穿过附近的尺骨茎突。
- 从这个切口桡侧分离直至近侧示指固有伸肌腱(伸肌支持带的远侧)(技术图3B)。
- EIP肌腱通常根据其远端肌腹肌腱与EDC鉴别。
- 在第4间室上分离远端伸肌支持带以松解示指固有伸肌腱。
- 把示指固有伸肌腱从腕关节尺侧切口抽出(技术图3C)。
- 在豌豆骨桡侧缘做另一小纵切口。
- 在拇指掌指关节上做第4个切口。
- 从腕关节尺侧切口到豌豆骨切口，然后到拇指掌指关节切口，用钝性剥离建立一个皮下隧道。
- 示指固有伸肌腱首先穿过豌豆骨切口然后到拇指切口(技术图3D)。
- 使用3-0或4-0涤纶编织线缝合示指固有伸肌腱至拇指。

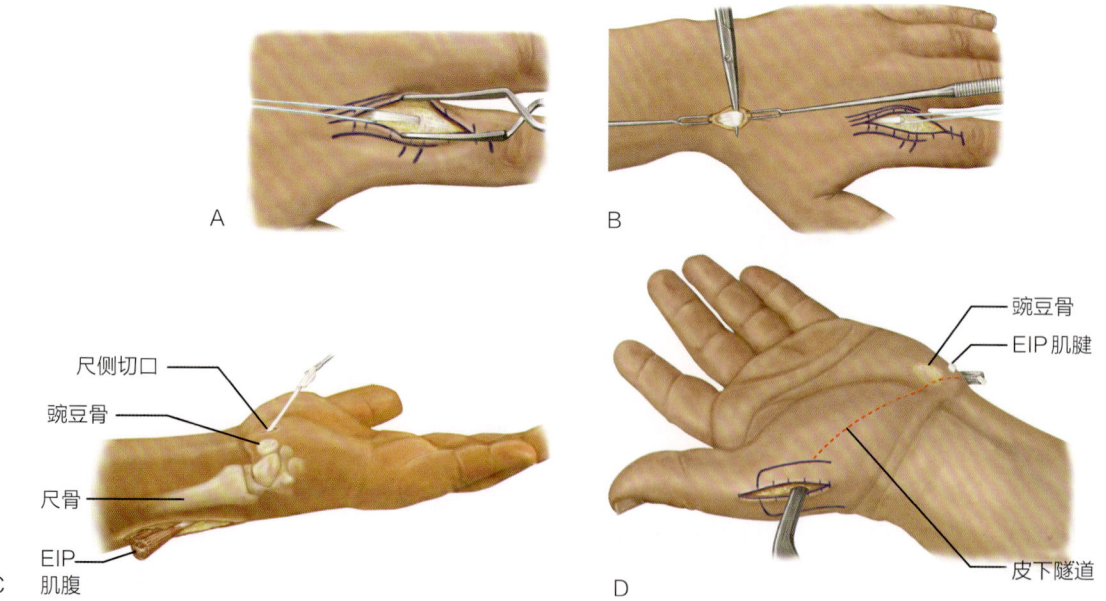

技术图3 A. 分离示指固有伸肌腱（EIP），其位于示指指总伸肌腱的尺侧深面。B. 腕部切口找到并分离示指固有伸肌近端。C. 示指固有伸肌腱从腕尺侧切口抽出。D. 示指固有伸肌腱通过腕尺侧切口和拇指切口之间的皮下隧道穿出。

掌长肌腱转位（Camitz）

- 通过屈腕，拇指对到小指指尖确认存在掌长肌腱。
- 从腕远侧横纹到掌近侧横纹做一个纵向切口，切口在腕部可为Z字形以防止瘢痕挛缩。
- 从近向远分离掌长肌腱。
- 取一小片（约1 cm²）掌腱膜附于掌长肌腱。
- 在拇指掌指关节背侧做一切口。
- 钝性剥离在掌长肌腱和掌指关节之间建立皮下隧道。
- 将掌长肌腱通过皮下隧道穿出至拇指切口。
- 最后用3-0或4-0涤纶编织缝线缝合掌长肌腱到拇指。

高位正中神经损伤转位

肱桡肌转位

- 从桡骨茎突至肱桡肌腹部做一长桡侧切口。
- 从桡骨茎突剥离肱桡肌腱，沿前臂游离获得最好的移动度（技术图4A）[9]。
- 在桡侧腕屈肌腱深面辨别拇长屈肌腱（技术图4B）。
- 将肱桡肌腱与拇长屈肌腱编织缝合（技术图4C）。
- 分别用屈伸腕关节确定移植肌腱合适的张力，用侧捏和拇指放松判断腱固定的效果（技术图4D）。

肱二头肌改道

- 肱二头肌改道是笔者的首选技术，用于柔性的前臂旋后畸形，纠正前臂姿势，产生旋前力矩。
- 手术是在全身麻醉下进行的。通常在无菌情况下准备上肢和铺巾。上肢使用无菌圆形止血带（HemaClear, OHK Medical Devices, Grandville, MI）进行肢体驱血。
- 设计一个横过肘前窝的Z形切口（技术图5A）。
- 识别保护肱二头肌肌腱外侧的前臂外侧皮神经（技术图5B）。
- 分离肱二头肌肌腱和切开腱膜，保护其下的正中神经和肱动脉。
- 肘关节屈曲，前臂置于旋后位，仔细分离组织，追踪肱二头肌腱到桡骨粗隆（技术图5C）。
- 计划做一个肱二头肌肌腱全长的Z字成形术，确保有足够长度的肌腱环绕桡骨（技术图5D）。

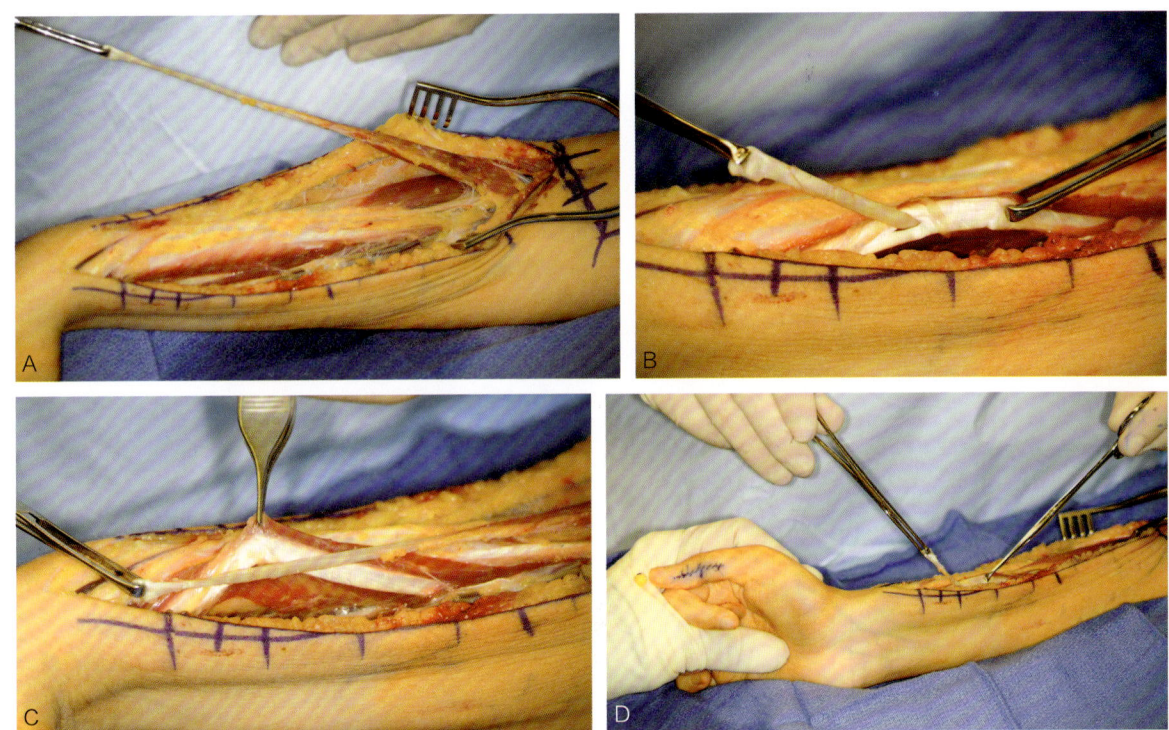

技术图4 A. 松解肱桡肌腱并游离进入前臂近端1/3。B. 在掌侧室分离拇长屈肌腱。C. 肱桡肌腱穿过拇长屈肌腱。D. 调整肌腱束转移张力，直到腕关节伸展时出现侧向挤压（版权：Shriners Hospitals for Children, Philadelphia）。

- Z字成形术远端连接到止点,近端连于肌腹(技术图5E)。
- 通过前臂骨间间隙,将肱二头肌肌腱在桡骨止点重新固定,使之产生旋前动作。可使用弯钳诸如Deborah环钳或Castaneda钳等,建立肌腱隧道(技术图5F、G)。
- 仔细保护旋后肌和骨间后神经勿受损伤。
- 肘关节屈曲90°,前臂旋后。用不可吸收缝线增强的肌腱编织法修复改道的远侧肌腱和近侧肌腱断端吻合(技术图5H)。
- 常规关闭皮下组织和皮肤,应用长臂管型固定肘关节屈曲90°和前臂旋后位5周。
- 固定5周后,移除石膏并开始康复。在肘后佩戴后侧长臂支具,保持前臂旋前,手腕处于中立位或轻微伸展位(技术图5I)。
- 逐步将日常生活中需要旋前的动作加入康复方案中(技术图5J)。

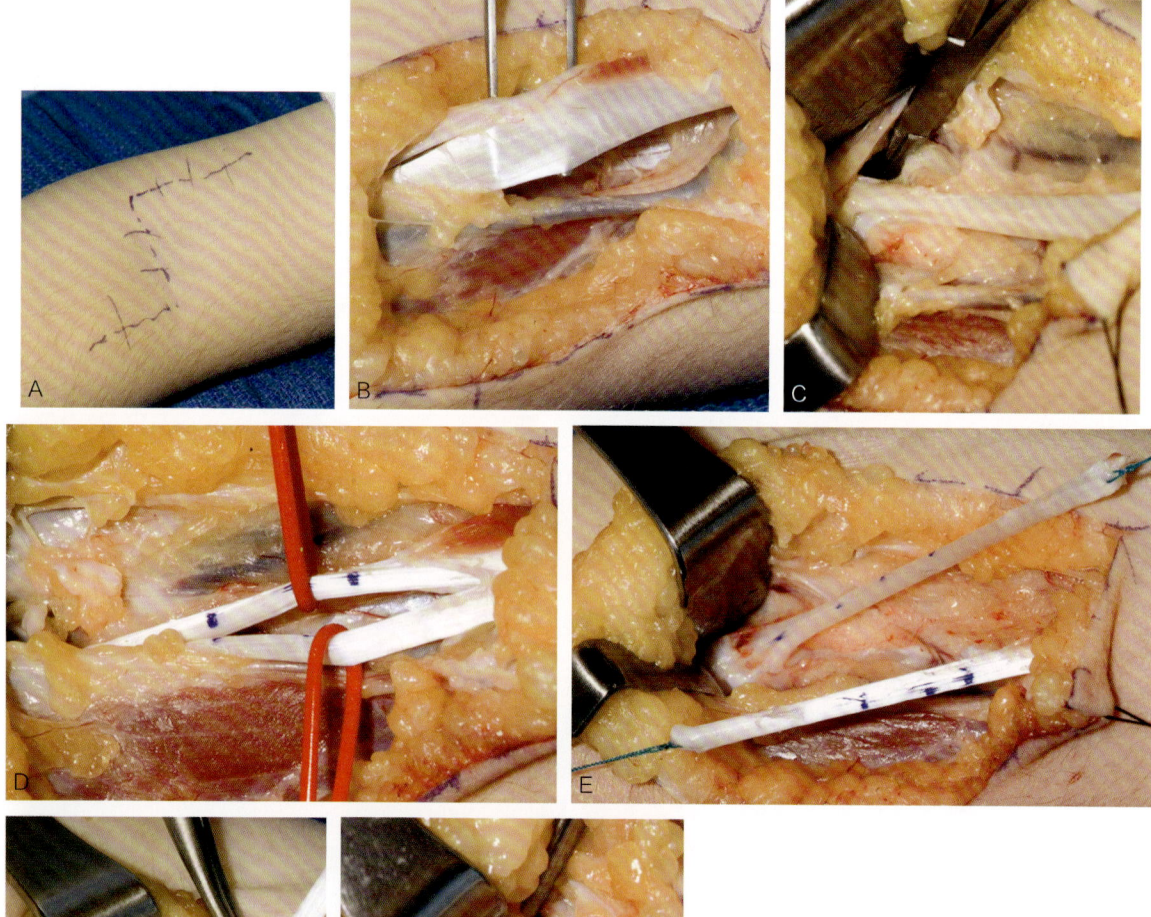

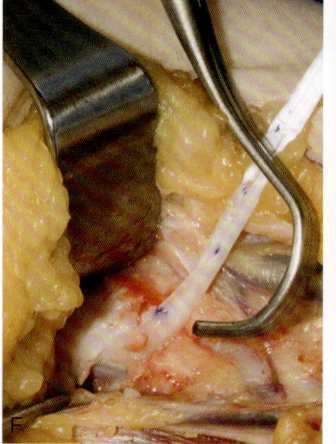

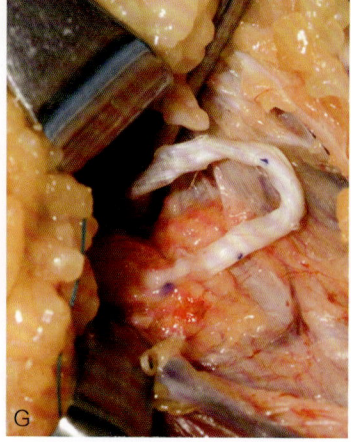

技术图5 A. 肱二头肌改道的皮肤切口。B. 分离的肱二头肌肌腱和腱膜。前臂外侧皮神经位于肌腱的外侧。C. 沿肱二头肌肌腱追溯至桡骨粗隆止点。D. 整条二头肌肌腱Z字成形,以确保有足够长度环绕桡骨。E. 肱二头肌肌腱Z字成形术。远端Z字成形连接到止点,近端Z字成形连接到肌腹。F. 弯钳使肌腱改道环绕桡骨变得更容易。G. 肌腱通过骨间间隙绕过桡骨。

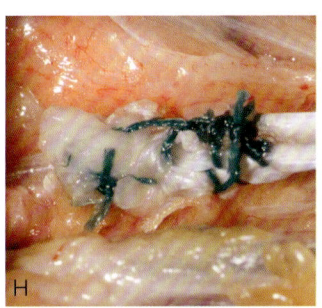
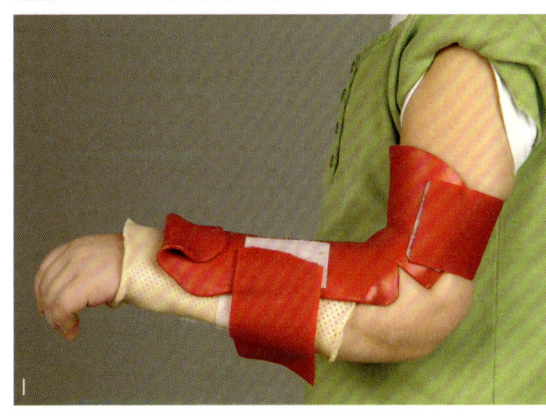
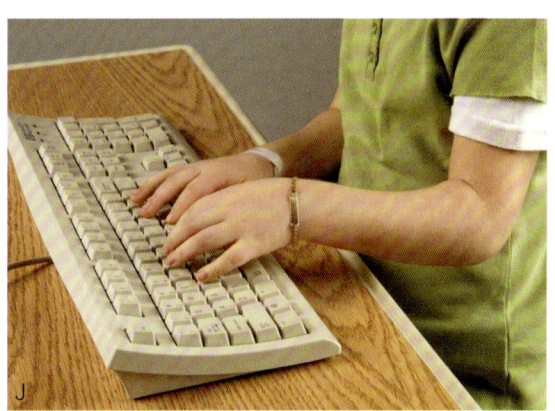

技术图5（续） H. 用不可吸收缝线编织缝合修复远、近端。I. 在石膏固定后装配两件式踝上支具。J. 需要内旋的日常生活活动（如打字等），被纳入治疗方案。图中方向如下：手向左，肩向右（版权：Shriners Hospital for Children, Philadelphia）。

要点与失误防范

肌腱转位选择	• 应仔细检查患者的手术史，以选择可转位的供体肌腱，修复工作和日常活动所需的特定拇指运动功能。
滑车构建	• 当转位指浅屈肌环指肌腱时，使用尺侧腕屈肌或豆状肌[3]。 • 当转位示指伸肌肌腱时，使用豆状肌。 • 掌长肌转位不需要构建滑车，但它主要使手掌外展而不是内合。
附着点	• 一般而言是拇短展肌腱；但如果需要额外的旋前和伸展，则需要更多的背侧附着点。
皮下隧道建立	• 隧道体积应足够大，允许转位肌腱轻易通过。
肌腱转位张力调整	• 缝合转位肌腱后，在腕关节完全伸展时应可完全对掌。而在腕关节屈曲时，大拇指应放松于手掌外[8]。
肌腱转位前的关节僵硬	• 受影响的关节，特别是拇指关节，应在肌腱转位前具有良好的被动活动度。否则，关节无法活动会存在肌腱转位手术失败的风险。

术后处理

- 使用足够的敷料和短臂石膏夹板，固定于腕屈曲、拇对掌位。
- 术后立即开始手指活动，尤其是环指指浅屈肌腱转位者。
- 如果环指倾向于屈曲位，制作一个夜间使用的近侧指间关节伸展夹板。
- 相对地，由于损伤指浅屈肌腱继发鹅颈畸形，需要一个支具防止此畸形，直到近侧指间关节腹侧形成指浅屈肌瘢痕。
- 2～3周后，拆除石膏夹板和开始进行康复治疗，较长时间的固定可在重建的滑车内产生粘连。对于依从性良好的患者，可在有资质的理疗师监督下进行早期活动[10]。
- 制作骨科石膏夹板保持轻度屈腕和拇指对掌位。夹板一日移去4～6次，促进肌腱滑动训练和移植肌腱锻炼。

- 其他对肌腱转位的康复锻炼也类似，包括掌长肌、示指固有伸肌、小指外展肌等。
- 患者的其他医嘱包括瘢痕管理、肌腱-肌肉再训练，并与日常生活活动结合。

预后

- 一般来说，对掌转位是成功的：大多数患者恢复充分对掌能履行正常的日常活动，如写作、扣纽扣及其他精细操作（图2）[12]。

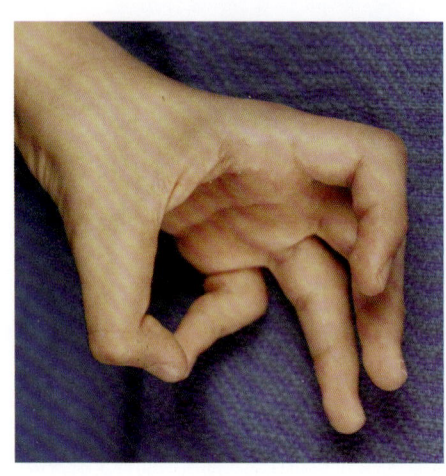

图2　图1患者的术后照。图示环指屈指浅肌腱转位重建后拇对指功能恢复良好（版权：Shriners of Shriners Hospital for Children, Philadelphia）。

- Burkhalter等[2]报道了65例示指固有伸肌对掌功能重建，其中57例获得优良结果；与对侧正常拇指相比有75%对掌功能恢复，或对掌时拇指平面和掌平面差异＜20°。
- Jacobs和Thompson[7]研究了用不同供肌腱（主要是中、环指浅屈肌腱）、不同滑车和止点进行重建，报道了77例良或优、9例一般、17例差的结果。其中，中、环指浅屈肌腱转位获得了类似的结果。
- 关于指浅屈肌和示指固有伸肌转位对掌功能重建，Anderson等[1]比较了50例示指固有伸肌和116例指浅屈肌转位对掌功能重建术，分析表明，示指固有伸肌在非关节僵硬患者最好，而指浅屈肌转位对掌功能重建术更适合于关节僵硬患者。

并发症

- 关节僵硬可使肌腱转位效果不理想。
- 选择次等或较弱肌肉肌腱转位疗效较差。
- 滑车缺乏或位置不妥可使拉力方向不当。
- 转位肌腱断裂。
- 肌腱粘连。
- 环指指浅屈肌转位后握力下降。
- 肌腱肌肉再训练困难，特别是不协调的肌腱转位，其协同性较差。例如：示指固有伸肌比指浅屈肌转位更难训练。

（汪文博　译，汪文博　审校）

参考文献

[1] Anderson GA, Lee V, Sundararaj GD. Opponensplasty by extensor indicis and flexor digitorum superficialis tendon transfer. J Hand Surg Br 1992;17(6):611-614.

[2] Burkhalter W, Christensen RC, Brown P. Extensor indicis proprius opponensplasty. J Bone Joint Surg Am 1973;55(4):725-732.

[3] Cooney WP. Tendon transfer for median nerve palsy. Hand Clin 1988;4:155-165.

[4] Davis T. Median nerve palsy. In: Green D, Hotchkiss R, Pederson W, et al, eds. Green's Operative Hand Surgery, ed 5. Elsevier, 2005:1131-1160.

[5] de Roode CP, James MA, McCarroll HR Jr. Abductor digit minimi opponensplasty: technique, modifications, and measurement of opposition. Tech Hand Up Extrem Surg 2010;14(1):51-53.

[6] Estilow T, Kozin SH, Glanzman AM, et al. Flexor digitorum superficialis opposition tendon transfer improves hand function in children with Charcot-Marie-Tooth disease: case series. Neuromuscul Disord 2012;22(12):1090-1095.

[7] Jacobs B, Thompson TC. Opposition of the thumb and its restoration. J Bone Joint Surg Am 1960;42A:1015-1026.

[8] Kozin SH. Tendon transfers for radial and median nerve palsies. J Hand Ther 2005;18:208-215.

[9] Kozin SH, Bednar M. In vivo determination of available brachioradialis excursion during tetraplegia reconstruction. J Hand Surg Am 2001;26(3):510-514.

[10] Rath S. Immediate active mobilization versus immobilization for opposition tendon transfer in the hand. J Hand Surg Am 2006;31(5):754-759.

[11] Ratner JA, Peljovich A, Kozin SH. Update on tendon transfers for peripheral nerve injuries. J Hand Surg Am 2010;35:1371-1381.

[12] Sundararaj GD, Mani K. Surgical reconstruction of the hand with triple nerve palsy. J Bone Joint Surg Br 1984;66(2):260-264.

[13] Trumble T. Tendon transfers. In: Trumble T, ed. Principles of Hand Surgery and Therapy, ed 1. Saunders, 2000:343-360.

第96章 桡神经减压
Radial Nerve Decompression

Mark N. Awantang, Joseph M. Sherrill, and Thomas R. Hunt III

定义

- 1965年，Michele和Krueger[7]首次将桡管综合征描述为桡侧旋前圆肌综合征。
- 该病主要卡压骨间后神经(posterior interoseous nerve, PIN)，以疼痛为首要症状。

解剖

- 桡神经在肱骨外侧髁前方区域有10～12 cm走行于外侧肌间隙，在肱肌的外侧，被肱桡肌、桡侧腕长伸肌和桡侧腕短伸肌所覆盖（见第97章图1B）。
- 在肱骨外上髁以远3～5 cm位置分出骨间后神经及桡神经浅支。
- 骨间后神经随后进入"桡管"。
  - 桡管底部起自肱桡关节的关节囊前壁，延续为旋后肌的深头。
  - 桡管顶部起自肱肌和肱桡肌不恒定的纤维束，然后延续为桡侧腕短伸肌的内侧壁，在更远端一点的位置，桡管的顶部则是由旋后肌浅头或是其斜头所构成。
  - 桡管止于旋后肌的远端边缘。
- 在旋后肌近端，桡神经通常从桡返动脉的浅表分支（称为Henry血管束）间穿过。

发病机制

- Roles和Maudsley[9]在1972年的文章中描述了桡神经卡压的概念，指出该病会导致较多的临床症状。桡管综合征，定义为前臂外侧肌群的疼痛，被认为是骨间后神经受卡压的结果。
  - 如果患者以无力为首发症状，应被视为骨间后综合征，尽管这两个疾病都是由于神经受压所致。
- 卡压的原因很少是由于近侧桡尺关节、肱桡关节或是肱尺关节的占位性病变如腱鞘囊肿、赘生物或滑囊炎等卡压所引起。
- 骨间后神经通常受到卡压的部位是旋后肌近侧缘的纤维弓（Frohse弓）、桡侧腕短伸肌的内侧缘、从掌侧到桡骨头的纤维束以及Henry血管束。
  - Frohse弓以及桡侧腕短伸肌的内侧缘是引起卡压的最常见位置。
- 根据Werner[13]的报道，旋后肌被动牵张时会对神经产生40～50 mmHg的压力，强直收缩时产生250 mmHg的压力。神经在受到60～80 mmHg的压力时会出现缺血，而压力在50 mmHg时神经的轴突传输就会发生中断。
- 结合前臂位置变化时压力改变的事实与临床症状和反复旋转活动相关的临床发现可以推出以下理论：临床症状可能由动态、间断的桡神经压迫而激发。
- 尽管PIN被认为是运动神经，有较多文献记录其中包含感觉神经纤维。PIN支配的肌肉中包含ⅡA型及无髓鞘的Ⅳ型神经纤维末梢。这些神经纤维被认为与肌肉痉挛时疼痛的产生有关，因此，也可能是桡管综合征时疼痛的传导途径。神经传导研究显示这些小的有髓纤维和无髓纤维并无关联。
- 因为常常同时伴有肱骨外上髁炎（或者是很难鉴别），一些学者认为桡管综合征的疼痛也可能归因于外上髁炎或者关节内病变。
  - Heyse-Moore[1]在1984年提出，桡管综合征的发生可能和指总伸肌腱的肌肉-肌腱损害相类似，也是由旋后肌处的外上髁炎导致的。

病史和体格检查

- 对于桡管综合征的诊断主要来自临床查体。通过询问病史发现，桡管综合征患者往往有难治性的肱骨外上髁炎。这两种疾病有相似和重叠的症状。临床医生应尽量鉴别这两种诊断。
- 症状往往多样化，比较典型的是肱骨外上髁到前臂外侧肌群（沿着桡神经的走行）的疼痛，活动时加剧。
  - 患者常主诉疼痛为"持续性痛"，活动时加剧，甚至有时会因疼痛而阻碍活动。
  - 疼痛在前臂主动旋后时最为明显，其次是手指背伸时。
  - 在伸指、伸腕活动时患者会感觉有"无力感"。前臂外侧的感觉迟钝同样也是桡管综合征的典型症状。
  - 其他症状诸如肌肉痉挛、感觉异常、夜间痛、上臂和前臂放射性疼痛等。一些患者会主诉在旋前时肘部有"弹出"感。
- 最特异的体格检查发现为手指按压桡骨颈或外上髁远端4cm处旋后肌近侧缘处桡神经时触发疼痛。
- 另2个典型体征（由Lister等[6]描述）包括抗阻情况下背伸中指及肘关节旋后时前臂外侧出现疼痛。
  - 这些体征不同于肱骨外上髁炎，后者以肱骨外上髁处压痛以及伸肘位时抗阻伸腕而引出肱骨外上髁疼痛为特征。
- 最敏感的检查是在前臂后外侧肌群相对应的桡骨颈位置施加持续性压力，压痛点通常就是神经受到卡压的部位。
- 中指试验——伸肘位时抗阻伸直中指，传递压力到第3掌骨，间接增加桡侧腕短伸肌的张力进而增加骨间后神经的压力。
- 如果这个压痛点在前臂抗阻旋后时再度出现疼痛，则说明的确是由于旋后肌的作用间歇性地增加了骨间后神经的压力。

影像学和其他诊断性检查

- 如果患者的临床检查提示存在肘关节炎或颈部神经根性病变，则肘部和颈椎的X线片对鉴别肘前骨赘引起的桡神经病变或颈椎间盘退行性病变很有帮助。
- MRI同样有助于鉴别颈椎间盘退行性病变或是肘关节的病变。
- 桡管内注射利多卡因也是一种诊断性治疗的方法。
  - 由于很难确定麻醉药物是否正确注入桡管，所以这种方法受到的主要质疑是它难以鉴别桡神经病变或其他原因引起的疼痛。
- 关于肌电图和神经传导速度的许多研究也表明，很难证实桡管综合征的症状和这些结果有必然联系。
  - 1980年，Rosen和Werner[10]的研究发现，在有症状和无症状对照组中，休息时静态的运动神经传导无差异。然而，他们还发现相比无桡管综合征的人，在桡管综合征的患者中骨间后神经在穿过旋后肌的那一段的传导时间增加。
  - Verhaar和Spaans[12]的研究显示桡管综合征患者在保持前臂主动旋后的时候，16例患者中14例肌电图并无明显的异常。
  - Kupfer等[3]的研究发现差异潜伏期（例如，同一神经在不同体位下记录的不同潜伏期测量结果）可能比和所谓"正常"的标准潜伏期在鉴别病理性潜伏期方面更有意义，桡管综合征患者的差异潜伏期较对照组增加，减压术后更明显，和临床结果一致。

鉴别诊断

- 肱骨外上髁炎。
- 骨间后神经麻痹。
- C5～C6颈椎神经根病变。
- 前臂外侧皮神经炎。
- 瓦登伯格（Wartenburg）综合征。
- 肌筋膜疼痛综合征。

非手术治疗

- 所有情况下都应首先尝试非手术治疗。
- 限制活动，避免需频繁旋转前臂的工作。
- 旋后肌及桡侧腕短伸肌牵张训练，在伸肘位时旋转前臂及伸腕。适当的肌肉锻炼有助于改善症状。
- 局部麻醉药物及激素注射有助于缓解疼痛。

手术治疗

- 经过4～6周非手术治疗，效果不理想的患者可考虑手术治疗。
- 关于应具体对哪个解剖结构进行松解没有统一的意见，但目前公认松解术是一个经典的临床治疗方案。肌电图检查也不能确定具体病变所在位置。
  - 大多数学者支持在骨间后神经位于旋后肌浅头下方的位置处打开旋后肌的Frohse弓及桡侧腕短伸肌内侧缘以减轻其对神经的卡压。
  - Lister[6]和另一些学者强调要松解桡骨头前方的桡管韧带。
  - Sponseller和Engber[11]报道了旋后肌远侧卡压骨间后神经的病例。
  - 一些术者主张同时松解前臂伸肌群和卡压骨间后神经的组织，以去除所有可能的疼痛诱因。Ritts等[8]的研究表明，桡管综合征和外上髁炎的病理机制是相关联的。
  - 几乎没有文献支持松解桡神经浅支。后者和神经失用症以及复杂区域疼痛综合征相关[4]。
  - 手术医生应该注意引起疼痛的各种较罕见的因素，包括桡神经在旋后肌近端的卡压等。
- 当通过查体无法明确诊断，同时患者症状和体征提示可能伴有肱骨外上髁炎时，可同时手术治疗肱骨外上髁炎。

术前计划

- 上臂使用止血带以获得无血的术野。如需向更近端松解暴露桡神经，应使用消毒止血带。

体位

- 患者取仰卧位，前臂和上臂旋转至方便手术入路的体位。

入路

- 通过前臂外侧间隔触诊桡神经，施加适度压力以使骨间后神经在拇指下滚动，引出轻微的伸指活动。此法探知的桡神经行进路线即是最直接的手术解剖路径。
- 手术入路很多，要根据需要松解哪一解剖结构来选择手术入路。
- 前侧入路。
  - 优点：能直接暴露近端桡神经，适用于少数由肘关节滑膜炎或腱鞘囊肿等所引起的桡管综合征。
  - 缺点：在肌肉发达的患者很难向桡侧牵开肱桡肌获得清晰的视野。远端桡管松解较为困难。
- 经肱桡肌入路。
  - 优点：充分暴露桡管。
  - 缺点：部分手术医生无法很好地分辨肌肉间的结构层次。
- 后侧及后外侧入路（笔者偏好）。
  - 优点：从桡侧腕短伸肌-指总伸肌之间，或从肱桡肌-桡侧腕长伸肌之间进入，暴露清晰，对软组织损伤较小。
  - 缺点：桡侧腕短伸肌-指总伸肌之间的肌间隙有限，故在近端暴露桡神经较困难。

后侧入路神经减压术（桡侧腕短伸肌-指总伸肌间隙）

暴露

- 前臂旋前，桡神经位于前臂近端和外侧肌间隔后方（技术图1A）。
- 在前臂近端沿着Thompson主线，从Lister结节到肱骨外上髁做5 cm的纵切口（技术图1B）。
  - 辨认及保护前臂后侧皮神经（技术图1C）。
- 定位指总伸肌-桡侧腕短伸肌间隙。首先切开上方的筋膜，从远端开始更有利于辨认组织，然后将切口向近端延伸至外上髁。
- 用手指或剪刀钝性分离指总伸肌及桡侧腕短伸肌（技术图1D）。
  - 从肌间隙进入时，指总伸肌纤维往往会有一部分附着于桡侧腕短伸肌上，需仔细分离。

松解减压

- 桡侧腕短伸肌的前缘筋膜往往增厚紧绷（技术图2A），将其打开解除神经卡压。
  - 将桡侧腕短伸肌的起点打开同时可以治疗肱骨外上髁炎。

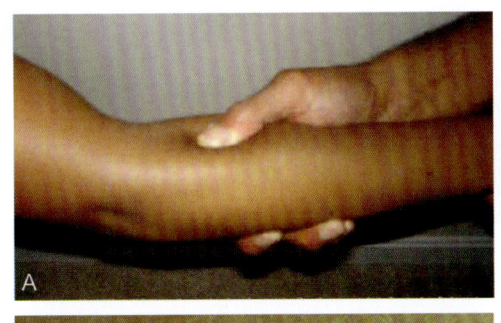
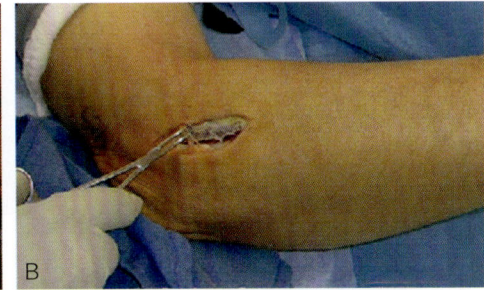
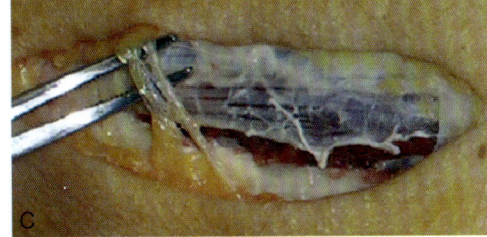
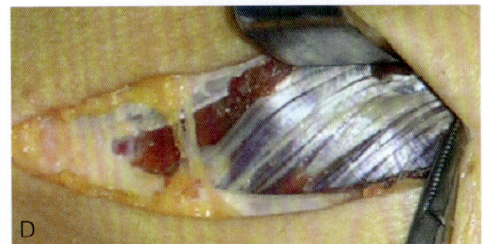

技术图1 A. 压痛最明显的点提示桡神经走行部位和卡压位置。B. 标准体位，应用消毒止血带，前臂旋前，前臂近端后侧5 cm的纵切口。C. 前臂后侧皮神经始终穿过近侧切口，位于筋膜浅面，必须加以保护。D. 打开指总伸肌及桡侧腕短伸肌间隙，暴露旋后肌。

- 进一步钝性分离指总伸肌-桡侧腕短伸肌的间隙，在远端和桡骨颈近端位置显露旋后肌的浅头（技术图2B）。
  - 骨间后神经就在这个位置通过。
  - 在这个近端位置仔细剥离，完整显露神经。
- 在近端，桡返动脉的扇形分支在神经上方横向走行。
  - 通常情况下这些血管并不增粗。
  - 如果这些血管无法避开，影响暴露，可以用双极电凝将其切断。
- 显露神经后，将旋后肌的肌膜从近端向远端打开直至旋后肌的远端边缘。
- 图中白色新月状的边缘就是旋后肌浅头的筋膜，即Frohse弓（技术图2C）。
  - 这一弓形结构在前臂旋前时勒紧骨间后神经。
- 旋后肌浅头纤维需仔细松解，并注意保护穿入桡侧腕短伸肌的神经分支（技术图2D）。
  - 仔细操作使得卡压神经的旋后肌被完全松解。
- 松解后沿神经走行再次确认无其他位置的卡压。
  - 应特别注意检查在肱桡肌与肱肌之间的近端神经有无卡压。
- 有时有一层菲薄的筋膜层。该层与旋后肌的筋膜层融合并向近端延伸，压迫神经。如果该层存在，需小心松解。
- 松解完后，最后检查是否仍有卡压存在，尤其是近端（技术图2E）。
- 使用可吸收线缝合桡侧腕短伸肌和指总伸肌之间的筋膜层，普通线缝合皮肤。术后使用夹板屈肘90°、腕关节背伸20°～30°固定。

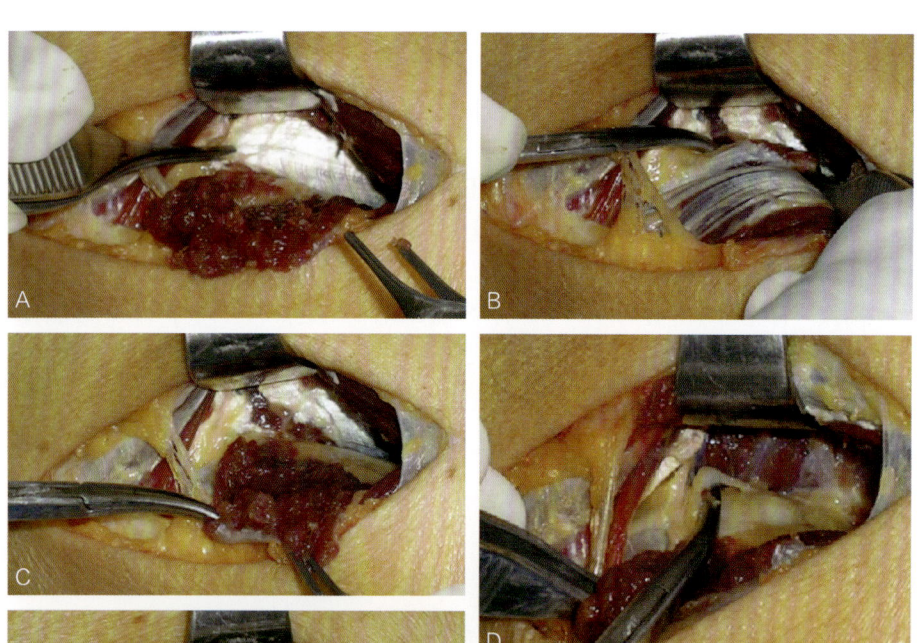
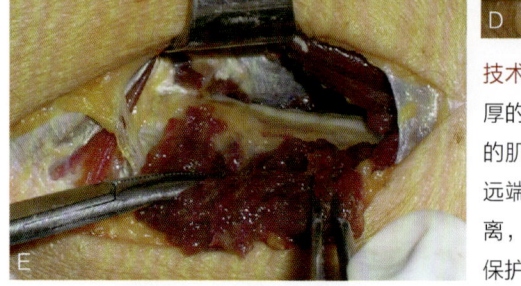

技术图2 A. 分离并向后牵开指总伸肌后，可以暴露桡侧腕短伸肌厚厚的腱膜。此处桡侧腕短伸肌被稍稍拉长。B. 显露桡侧腕短伸肌近端的肌腱并向上方牵开，可以暴露覆盖在骨间后神经上方的脂肪组织及远端的旋后肌浅层筋膜。C. 近端旋后肌筋膜已经被切开，肌肉被分离，只留下近端紧张的Frohse弓。D. 在分离切断Frohse弓之前，保护好穿入桡侧腕短伸肌的运动分支。E. 骨间后神经已被完全松解。

后外侧入路神经减压术（桡侧腕长伸肌—肱桡肌间隙）

- 从外上髁向远端沿肱桡肌后缘做一5～7 cm切口，注意保护感觉神经分支。
- 分清肱桡肌及桡侧腕长伸肌间隔。
  - 桡侧腕长伸肌较之肱桡肌更薄，看上去颜色更浅。
- 用蚊式钳或手指继续分离肱桡肌及桡侧腕长伸肌。
  - 如感觉分离困难，往往提示肌间隙错误。
- 余下的步骤参照伸指总肌–桡侧腕短伸肌入路。

肱桡肌劈开入路神经松解减压术

- 在前臂近端前外侧做4～6 cm纵行切口，起自肘远纹，沿到肱二头肌肌腱外侧3 cm止于桡骨头水平。
  - 桡骨头远端4 cm左右的横切口也可采用。
- 在皮肤切口下分离深筋膜，显露肱桡肌继续钝性分离。
- 桡神经紧贴肱桡肌肌肉下方，可见桡神经浅支呈亮白色。在桡骨头平面分出骨间后神经，后者被脂肪组织覆盖。
- 分离在骨间后神经及桡浅神经之间走行的桡动脉返支及其伴行静脉。
- 分离松解与桡神经相粘连的软组织，包括桡侧腕短伸肌近侧缘纤维。
- 桡神经浅支向远端位于桡侧腕短伸肌前方。
- 骨间后神经向远端走行于旋后肌浅头的深面，后者很容易通过斜行突起的条纹鉴别。
  - 纵行分开纤维边缘以及肌肉。
- 同样在结束前仔细检查神经是否彻底松解。

改良Henry前侧入路神经减压术

- 在屈肘横纹处沿肱桡肌内侧向远端做一5 cm纵切口。
  - 也可沿肱肌与肱桡肌之间做一斜行切口，跨越屈肘褶皱，以获得更近端和扩大的暴露。
- 将深筋膜切开，肱桡肌向桡侧牵拉，可以在桡骨头上方看到桡管近端。
- 结扎并分离覆盖其表面的血管。
- 显露桡浅神经及骨间后神经。
- 向远端显露骨间后神经。
  - 充分牵开肱桡肌以获得足够的暴露。
  - 充分松解桡侧腕短伸肌的内侧缘，扩大暴露，并去除神经卡压的潜在结构。
- 此时可见Frohse弓，分离旋后肌至其远侧缘。
- 充分旋前、旋后前臂，仔细检查紧张的解剖结构，确认骨间后神经全程无卡压。
- 如上所述关闭切口，使用夹板。术后瘢痕往往比较明显。

要点与失误防范

手术适应证	• 尝试非手术疗法3～4个月。 • 通过完整的病史询问和多种体格检查，细致地鉴别桡管综合征和其他疾病。
手术入路	• 取决于发病机制、并存疾病和术者的偏好。
减压	• 在松解时，确保骨间后神经从肱桡关节近端至旋后肌远侧缘被松解。

术后处理

- 术后支具固定7~10日。
- 循序渐进地进行功能操练,重点是神经滑移的操练。
- 在随后的几周继续功能操练并评估其疗效。

预后

- 桡管综合征的手术效果因人而异。
  - 疗效的差异与患者群体的不统一及不同的诊断标准有关。至今没有相关的随机对照试验。
- Lister等[6]、Roles和Maudsley[9]以及Ritts等[8]均报道骨间后神经松解后治愈率较高。
- 而Sotereanos等[11]报道的效果较差(38人中11人疗效良好)。尽管他所在的地区的职业性桡管综合征患者非常多。
- Verhaar和Spaans[12]报道的结果更差(10位患者中仅1人效果"好",3人效果"可")。他们所采用的诊断标准是仅限于Frohse弓区域有桡神经压痛的患者。
- Huisstede等[2]的一篇文献综述中发现,手术松解桡管通常是有效的,有效率在67%~92%。
- Lee等[5]报道了27例手术,其中18例结果良好。但在合并外上髁炎或其他压迫性神经病变的患者中结果较差。

并发症

- 术后骨间后神经麻痹的较少。
- Sotereanos等[11]报道31%的患者有桡浅神经的感觉异常。
- 外侧皮神经感觉异常也有报道。

(汪文博 译,汪文博 审校)

参考文献

[1] Heyse-Moore GH. Resistant tennis elbow. J Hand Surg Br 1984;9(1):64-66.

[2] Huisstede B, Midedma H, van Opstal T, et al. Interventions for treating the radial tunnel syndrome: a systematic review of observational studies. J Hand Surg Am 2008;33(1):72-78.

[3] Kupfer DM, Bronson J, Lee GW, et al. Differential latency testing: a more sensitive test for radial tunnel syndrome. J Hand Surg Am 1998;23:859-864.

[4] Lawrence T, Mobbs P, Fortems Y, et al. Radial tunnel syndrome. A retrospective review of 30 decompressions of the radial nerve. J Hand Surg Br 1995;20:454-459.

[5] Lee JT, Azari K, Jones NF. Long term results of radial tunnel release — the effect of co-existing tennis elbow, multiple compression syndromes and workers' compensation. J Plast Reconstr Aesthet Surg 2008; 61:1095-1099.

[6] Lister GD, Belsole RB, Kleinert HE. The radial tunnel syndrome. J Hand Surg Am 1979;4:52-59.

[7] Michele AA, Kreuger FJ. Lateral epicondylitis of the elbow treated by fasciotomy. Surgery 1956;39(2):277-284.

[8] Ritts GD, Wood MB, Linscheid RL. Radial tunnel syndrome. A tenyear surgical experience. Clin Orthop Relat Res 1987;(219):201-205.

[9] Roles NC, Maudsley RH. Radial tunnel syndrome: resistant tennis elbow as a nerve entrapment. J Bone Joint Surg Br 1972;54:499-508.

[10] Rosén I, Werner CO. Neurophysiological investigation of posterior interosseous nerve entrapment causing lateral elbow pain. Electroencephalogr Clin Neurophysiol 1980;50(1):125-133.

[11] Sotereanos DG, Varitimidis SE, Giannakopoulos PN, et al. Results of surgical treatment for radial tunnel syndrome. J Hand Surg Am 1999;24:566-570.

[12] Verhaar J, Spaans F. Radial tunnel syndrome: an investigation of compression neuropathy as a possible cause. J Bone Joint Surg Am 1991;73:539-544.

[13] Werner CO, Haeffner F, Rosén I. Direct recording of local pressure in the radial tunnel during passive stretch and active contraction of the supinator muscle. Arch Orthop Trauma Surg 1980;96(4):299-301.

推荐阅读

Eaton CJ, Lister GD. Radial nerve compression. Hand Clin 1992;8:345-357.

Hall HC, MacKinnon SE, Gilbert RW. An approach to the posterior interosseous nerve. Plast Reconstr Surg 1984;74:435-437.

Moss SH, Switzer HE. Radial tunnel syndrome: a spectrum of clinical presentations. J Hand Surg Am 1983;8:414-420.

Sarhadi NS, Korday SN, Bainbridge LC. Radial tunnel syndrome: diagnosis and management. J Hand Surg Br 1998;23:617-619.

Sponseller PD, Engber WD. Double-entrapment radial tunnel syndrome. J Hand Surg Am 1983;8:420-423.

第97章　肌腱转位治疗桡神经麻痹
Tendon Transfers for Radial Nerve Palsy

Harry A. Hoyen

定义

- 桡神经麻痹是指肱三头肌以远的桡神经支配受损，影响前臂肌肉功能而出现的症状。损伤得不到恢复会导致手腕、手指和拇指背伸功能障碍。

解剖

- 肱桡肌和前臂伸肌群起自肱骨外上髁外侧和骨间膜（图1A）。
  - 每一条伸肌都在一个相对扁平的肌腹后形成一个扁而宽的肌腱。
  - 伸腕肌群的腱－腹联合均在前臂中部，但是手指伸肌的腱－腹联合在前臂远端。
- 桡神经起自锁骨下臂丛神经后束（图1B），先与众多肱三头肌运动分支伴行于上臂后区，之后穿过肌间隔进入上臂前区。在进入前臂之前，桡神经走行于肱肌与肱桡肌之间。肱桡肌、桡侧腕长伸肌（ECRL）和桡侧腕短伸肌（ECRB）在此处受到桡神经支配，之后桡神经分为桡神经深支、骨间背侧神经和桡神经浅支。其中骨间背侧神经在离开旋后肌之后支配伸肌群。
  - 每个神经的入肌点都非常固定地邻近腱－腹联合处。通常，都会有一个较大的运动分支从桡神经或骨间背侧神经支配肌肉。
- 当谈及桡神经的解剖结构时，相关肌肉的神经支配次序是非常重要的。由于神经以树枝样走行分布，桡神经以一种有序的方式，由近及远支配伸肌群。桡神经依次支配肱桡肌（BR）、桡侧腕长伸肌（ECRL），偶尔也包括桡侧腕短伸肌（ECRB）。骨间背侧神经依次支配桡侧腕短伸肌（ECRB）、指总伸肌（EDC）、尺侧腕伸肌（ECU）、示指固有伸肌（EIP）、拇长伸肌（EPL）。

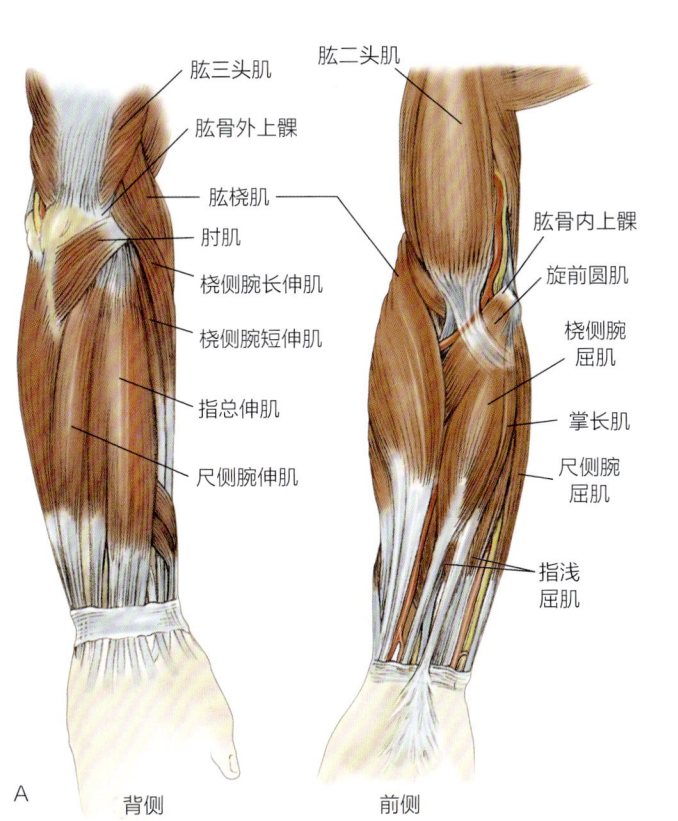
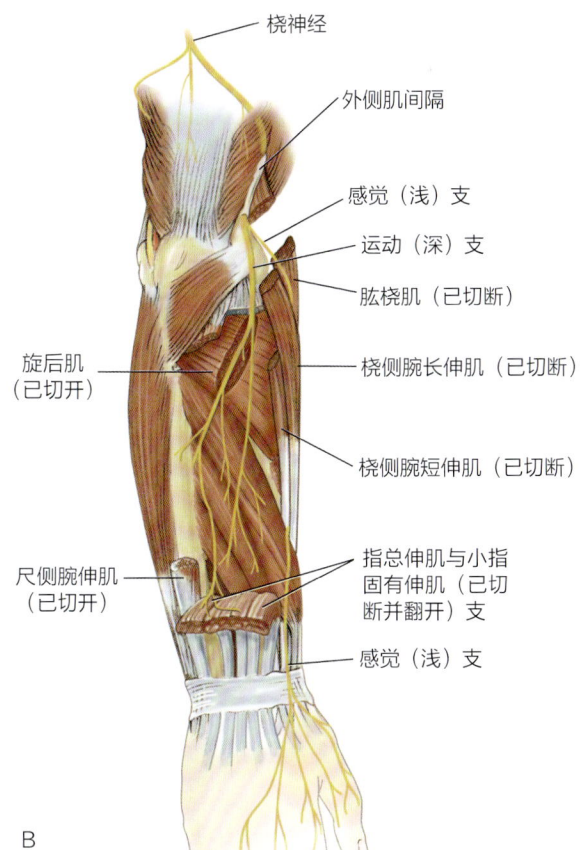

图1　A. 前臂肌群。B. 桡神经走行。

- 掌握神经支配的分布次序，对区分桡神经损伤与肌腱组织损伤或前臂外伤造成的肌肉损伤非常重要。
- 理解神经的分布，对观察和评价桡神经损伤修复后的临床恢复也非常有帮助。

发病机制
- 绝大多数桡神经功能障碍是由外伤引起的，特发性或肿瘤引起者相对较少。
- 桡神经损伤常与肱骨干中下段骨折伴发[1,5,25,26,29]。

自然病程
- 受伤类型对桡神经损伤的预后非常重要。
  - 神经失用症通常由低能量损伤引起，恢复时间预计为3个月。在临床恢复过程中，一般可以观察到不断进展的Tinel征和有次序获得的神经再支配。
  - 恢复时间超过3个月的病例，可以通过肌电图以进一步评价。在临床上，如果Tinel征无进展或肌电图显示轴突损伤，术中应该做电生理检测。这表明受损区的移植神经已经变性，不能再恢复[19,25,26]。
- 对于开放性贯通伤，推荐进行伤口探查。选择行一期修复还是神经移植要根据损伤部位决定。最新的证据推荐对高能量损伤行伤口探查。在急诊情况下判断损伤情况非常困难，常需神经移植[19]。

病史和体格检查
- 桡神经麻痹导致主动伸腕、伸指、伸拇活动的丧失。
- 临床上，桡神经麻痹应与骨间背神经麻痹相鉴别。在骨间背神经麻痹中，肱桡肌和桡侧腕长伸肌的功能是存在的。
- 主动伸直，在肘关节中立位屈曲，腕关节桡偏时可扪及肱桡肌。

影像学和其他诊断性检查
- 首先行电生理检查（比如神经传导检查和肌电图），以评估病情，并以此决定后续的治疗。
  - 轴突损伤在受伤4周之后变得明显；因此，受伤后4~6周进行首次检查。
  - 肌电图检查也可以用于诊断其他的神经损伤，这在受伤之初表现并不明显。
  - 恢复情况可以通过临床检查或其他手段进行持续监测。神经再生或多相波可在神经再生的肌肉中看到。
  - 最终检查要在伤后12~18个月，肌腱转位术之前进行。

鉴别诊断
- 肌肉或肌腱组织的撕裂伤。
- 闭合性肌腱断裂。
- 颈椎病。
- 关节或肌腱的半脱位（尤其是当手指丧失背伸功能时）。

非手术治疗
- 使用手腕和手指伸展夹板。尤其在受伤后使用手腕伸展夹板以中和手腕的伸展。一些手指的伸展可以通过手掌本身达成。
- 在神经再生过程中以及需要进行转位的病例中，持续进行主动和被动活动以预防挛缩[29]。

手术治疗
- 肌腱转位术是治疗的关键，显微血管修复和神经移植将在其他章节另行讨论。
- 治疗的目的是能完成独立的伸腕、伸手指、伸拇指以及拇指外展动作。供体肌肉包括旋前圆肌（PT），尺侧腕屈肌（FCU），桡侧腕屈肌（FCR），第3、4指浅屈肌（FDS）和掌长肌（PL）。
- 手术治疗时机尚有争议。传统的建议是，在患者已经有了临床上可以记录并且肌电图可以检测到的桡神经再生表现时，再进行手术。这往往在神经损伤后1年[26]。在通常情况下，主要为恢复伸腕功能而做的肌腱转位手术可能会较早实施，以便在神经再生过程中增强手臂功能并且尽可能减少对支具的依赖。在固定肌腱转移时，可以使用两种方法。较传统的方法是Pulvertaft编织，其中供体肌腱以各自的直角通过受体肌腱3次。在供体和受体肌腱上将张力调整适当。该编织物用多重衬垫和8字缝合方法保护。另一种方法是将供体肌腱穿过受者肌腱，然后用一条连续的锁定缝合线将2条肌腱进行边对边接合，长度超过3~5 cm。边对边转移显示出更好的生物力学特性，但需要更大的受体肌腱进行转移。外科医生需要熟悉这两种方法，因为它们与患者解剖相关，可以用于特定位置[4]。

术前计划
- 先决条件。
- MHC的等级为4+或5级或者由尺神经支配的肌肉作为供体。
- 持续的被动性伸腕和伸指运动锻炼，没有出现组织挛缩。

- 已控制的全身性疾病。

体位
- 患者取仰卧位,并采用搁手台和止血带。

入路
- 3 种常用的手术入路:
  - 桡侧切口,从掌侧暴露桡侧腕屈肌和旋前圆肌,从背侧暴露桡侧腕长伸肌和桡侧腕短伸肌。
  - 远端背侧切口暴露指总伸肌。
  - 分别采用不同的入路来获取尺侧腕屈肌、桡侧腕屈肌、指浅屈肌。
- 肌腱转位中理想的张力大小要根据不同肌肉组织的特性来决定。通常,最理想的张力大小,应是手腕和手指放于理想位置时,供体肌肉处于长度-张力曲线的峰值。因为手术中不能使用专门的设备来测量供体肌肉,所以其位置不易决定,可采用肌肉被动活动时的中立位。每次转位手术的关节理想位置都应视具体情况而定。

旋前圆肌转位桡侧腕长、短伸肌腱行伸腕功能重建术[2,9,28]

- 沿桡骨干做一纵行桡侧切口。
  - 这样可以通过一个切口同时暴露出旋前圆肌和伸腕肌。
- 从掌侧分离暴露旋前圆肌,同时注意保护好桡动脉和桡神经浅支(技术图1A)。
- 分离出一段远侧骨膜来延长旋前圆肌的止点(技术图1B)。
- 松解旋前圆肌近端肌肉以增加旋前圆肌的活动度(技术图1C)。
- 通过背侧的皮下组织瓣,找到桡侧腕长伸肌和桡侧腕短伸肌。
- 将游离的旋前圆肌腱通过肱桡肌腱的下方穿向背侧(技术图1D)。
- 将旋前圆肌通过 Pulvertaft 编织缝合在桡侧腕长、短伸肌腱上,并用 2-0 或 3-0 的不可吸收线打结固定(技术图 1E、F)。

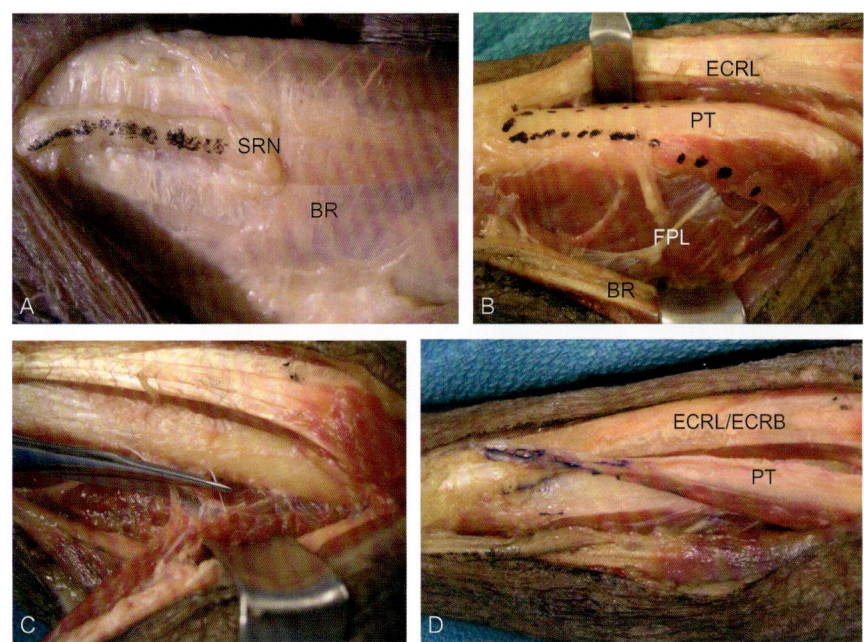

技术图1 A. 通过掌桡侧切口分离暴露旋前圆肌(PT),在肱桡肌(BR)和桡侧腕屈肌或肱桡肌和桡侧腕长伸肌(ECRL)间暴露桡神经浅支(SRN),注意保护。B. 分离出一段远侧骨膜来延长旋前圆肌的止点。C. 松解旋前圆肌近端以增加旋前圆肌的活动度。D. 将游离的旋前圆肌腱通过肱桡肌下方穿向背侧。

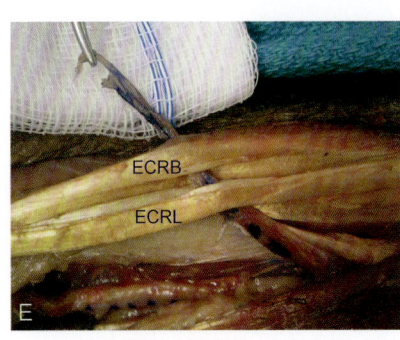
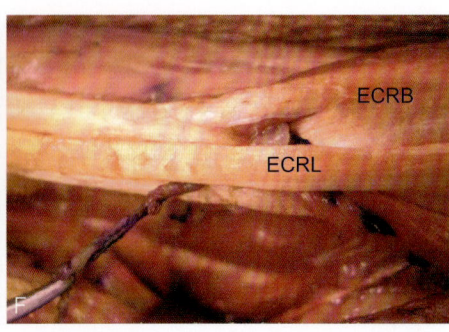

技术图1（续） E、F. 将旋前圆肌腱编织缝合在桡侧腕长、短伸肌（ECRB）腱上。

尺侧腕屈肌腱转位指总伸肌腱行伸指功能重建术[8,17,20,21]

- 做一个上臂远端掌侧的纵行切口，以暴露出尺侧腕屈肌在豌豆骨上的附着点（技术图2A）。
- 将切口向近端延伸至尺侧腕屈肌的肱骨起点以远约8 cm，松解尺侧腕屈肌骨膜附着点以增加活动度（技术图2B）。
  - 注意辨认尺神经血管束。
- 广泛分离背侧皮下组织，以利于尺侧腕伸肌牵向指总伸肌（技术图2C），尺侧腕伸肌可以置于皮下浅筋膜层。
- 如有必要，修剪远端肌肉，使得肌腱能够编入指总伸肌腱（技术图2D、E）。
- 在前臂远侧支持带背侧做一条5～7 cm长的切口。

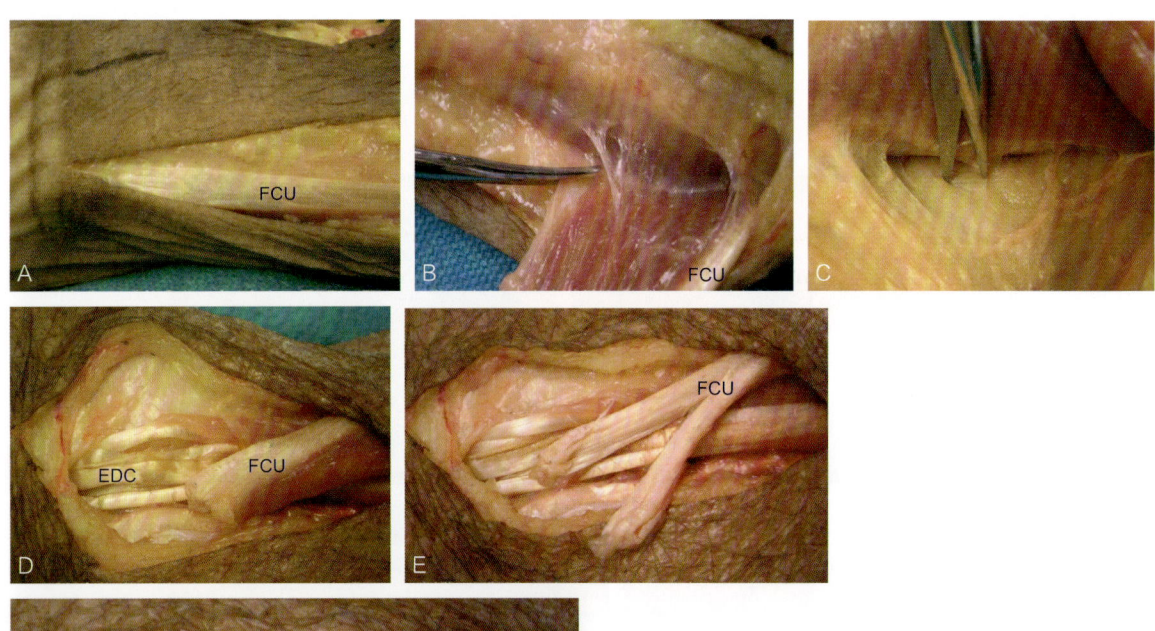
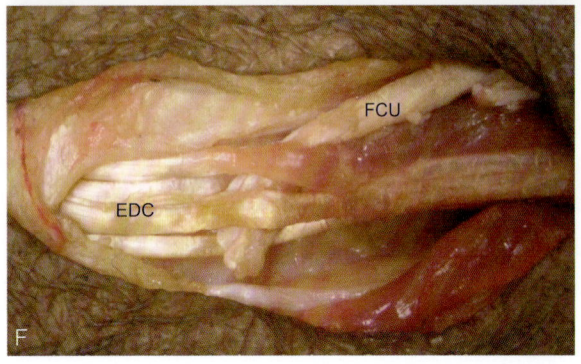

技术图2 A. 通过掌尺侧切口分离暴露尺侧腕屈肌腱（FCU）。B. 从尺骨骨膜上剥离尺侧腕屈肌使其具有更多的活动度。C. 建立皮下隧道，用以转位肌腱。D、E. 劈开、修剪肌腱，使得肌腱易于转位和缝合固定。F. 将尺侧腕屈肌腱编织缝合于指总伸肌腱（EDC）上。

- 松解近端的伸肌支持带，以增加转位肌腱的活动度。
- 在指总伸肌腱上打1～2个结，找到合适的植入点，以重建正常的手指背伸运动（技术图2F）。
- 转位肌腱最终的张力大小要保证在掌指关节完全伸展时手腕可以有30°的伸展。
- 用3-0或4-0的不可吸收线编织缝合转位肌腱。

桡侧腕屈肌转位指总伸肌行伸指功能重建术[8,10,13]

- 做桡掌侧切口，暴露出桡动脉和桡侧腕屈肌（技术图3A）。
- 切开桡侧腕屈肌腱鞘，在保持屈腕的状态下切断桡侧腕屈肌肌腱。
- 有2种手术入路方法可供选择。
  - 第一种，做一个皮下隧道通往背侧（和尺侧腕屈肌腱转位类似）（技术图3B、C），使桡侧腕屈肌腱从桡神经浅支之下牵向指总伸肌腱。
  - 第二种，将指浅屈肌腱和正中神经拉向尺侧，暴露旋前方肌近端的骨间前神经和骨间膜（技术图3D～F），在骨间膜上开口，将桡侧腕屈肌腱从掌侧穿向背侧（技术图3G、H）。
    - 注意保护骨间前神经。
    - 不要破坏骨间膜中央部分。
- 编织缝合固定于指总伸肌腱（技术图3I、J）。

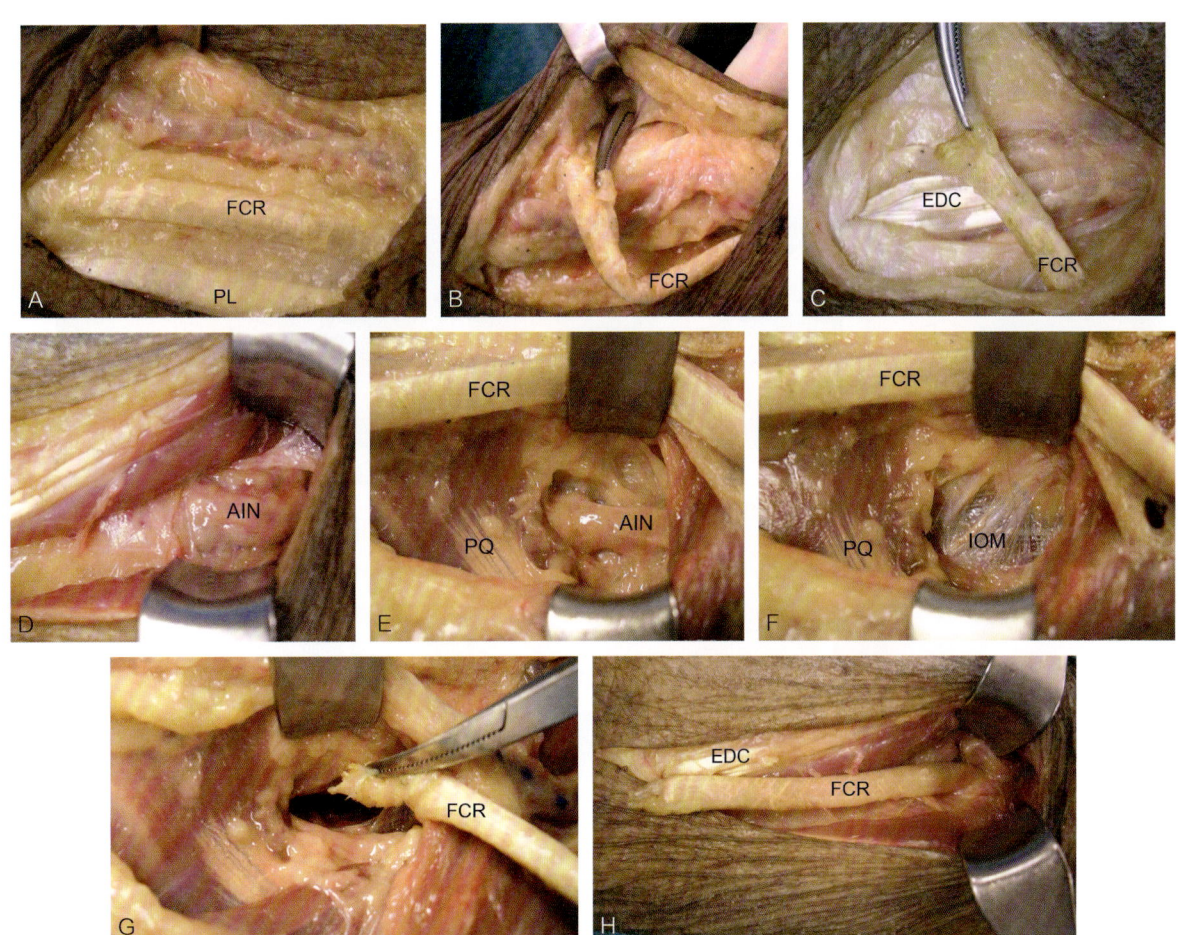

技术图3 A. 识别桡侧腕屈肌，通过掌侧桡骨暴露并游离肌腱。PL，掌长肌。B、C. 分离桡骨皮下隧道发达，桡侧腕屈肌肌腱深入桡神经，出现在背侧。或者，桡侧腕屈肌肌腱可能通过前臂骨间膜。EDC，指总伸肌。D、E. 识别并保护骨间前神经。PQ，旋前方肌。F. 前臂骨间膜暴露在旋前肌附近。G、H. 桡侧腕屈肌通过前臂骨间膜中的窗口传输到前臂方肌背侧。

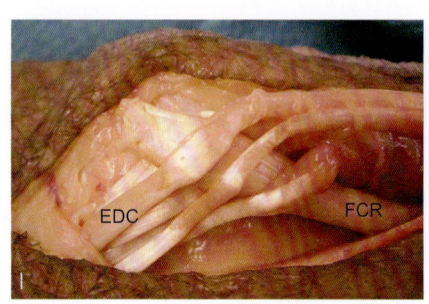
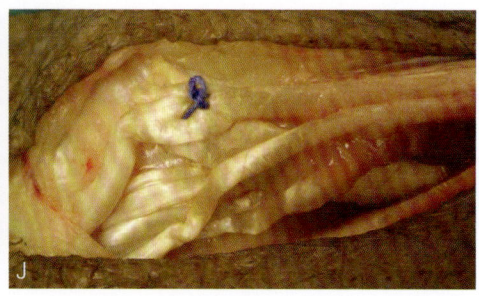

技术图3（续） I、J. 用3-0不可吸收线固定转位肌腱。

掌长肌腱转位拇长伸肌腱行伸拇功能重建术[2,18,22]

- 通过前述的暴露桡侧腕屈肌的相同切口在掌横纹处分离暴露掌长肌腱（技术图4A）。
- 解剖游离近端筋膜以利于转位（技术图4B）。
- 在皮神经下做一个皮下隧道通往拇指背侧。
- 拇长伸肌腱的处理有以下2种方法：
  - 第一种，在第3伸肌间室分离拇长伸肌腱，以利于肌腱转位。如果桡神经功能还可能恢复的话，该方法可保持腱-腹联合的完整性（技术图4C）。
  - 第二种，如果桡神经功能无法恢复，可将拇长伸肌腱近端劈开，向掌侧牵拉与掌长肌腱固定，可获得更好的伸拇效果。
- 在第1掌骨水平调整肌腱的张力，使其达到腕关节中立位，而掌长肌腱与拇长伸肌腱达到最佳张力（技术图4D、E）。
- 用3-0或4-0的不可吸收线编织缝合肌腱。

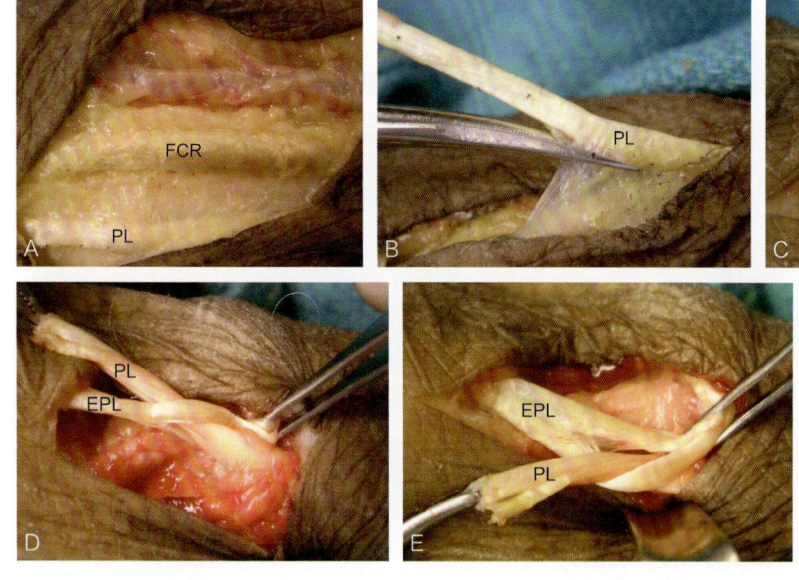

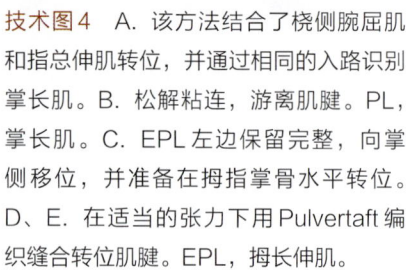

技术图4 A. 该方法结合了桡侧腕屈肌和指总伸肌转位，并通过相同的入路识别掌长肌。B. 松解粘连，游离肌腱。PL，掌长肌。C. EPL左边保留完整，向掌侧移位，并准备在拇指掌骨水平转位。D、E. 在适当的张力下用Pulvertaft编织缝合转位肌腱。EPL，拇长伸肌。

改良方法：中指指浅屈肌腱转位示指固有伸肌腱或拇长伸肌腱；环指指浅屈肌腱转位中指、环指、小指伸肌腱；掌长肌腱转位拇长展肌腱行伸指和拇指外展功能重建术[6,10]

- 做掌侧斜切口来获取中、环指指浅屈肌腱。
  - 包括两者均用来转位时。
  - 将远端残存肌腱缝合于掌板或软组织，以防术后PIP关节过伸。
- 利用掌侧切口来获取指浅屈肌腱和掌长肌腱。
- 按前述的方法仔细暴露骨间膜并开窗，为肌腱转位做准备。
- 按前述的方法在背侧做切口，将指浅屈肌腱穿过骨间膜牵向背侧。
- 中指指浅屈肌腱转位到示指固有伸肌腱或拇长伸肌；环指指浅屈肌腱转位到中、环、小指伸肌腱。
- 调整张力，使腕处于背伸30°和掌指关节完全伸直位。
- 用3-0或4-0的不可吸收线缝合固定肌腱。
- 掌长肌腱的切取已在拇长伸肌腱转位中详述。
- 桡侧皮下径路常用来将掌长肌腱转位于拇长展肌，通常在屈肌支持带近端。
  - 鉴于拇长展肌腱的可用长度，掌长肌腱转位的部位较拇长伸肌腱转位时更靠近端。
- 调整肌腱张力，使腕背伸30°和拇指完全外展。用3-0或4-0的不可吸收线牢靠缝合。

尺侧腕屈肌腱转位指总伸肌腱和拇长伸肌腱以及掌长肌腱转位拇长展肌腱行伸指和拇外展功能重建术

- 尽管一般情况下一条肌腱并不同时转位到两条肌腱上[3]，但是尺侧腕屈肌同时转位于指伸肌腱和拇长伸肌腱已有报道。该种转位一般与伸腕功能重建同时进行。
- 该方法类似于尺侧腕屈肌腱通过尺侧皮下隧道转位到指总伸肌腱。

要点与失误防范

供体肌腱特性	在设置肌腱转移张力时，供体肌肉长度-张力特性是很重要的考虑因素。肌肉长度-张力曲线的峰值的一个很好的临床近似值是将肌肉牵拉至50%偏移点。然后将远端受体肌腱下拉，直到构建理想的关节位置[12]。
Pulvertaft编织	在进行Pulvertaft编织时，弯曲肌腱转移器非常有用。该编织应该放置在两条肌腱的正交位置，确保多重衬垫缝合。缝合线应仅少量植入供、受体肌腱，防止坏死。至少应缝合3次。
治疗目标	对于指伸肌转位，确定尺侧腕屈肌/桡侧腕屈肌转位的术前目标非常重要。因为它们与拇长伸肌的活动并不同步。由于在对侧的力量会较弱，术前评估有助于确定转位肌腱的理想的工作范围应更多在腕部伸展位还是屈曲位[12]。
转位选择	桡侧腕屈肌和尺侧腕屈肌是两种最常见的转位供体，在它们之间做选择十分困难。通常情况下，尺侧腕屈肌能够产生更强的力量，且具有更长的肌节偏移和更大的纤维长度可变性。相较于桡侧腕屈肌具有更大的偏移潜能，但需要大范围的近端松解。由于肌肉粗大，尺骨路径比骨间通道更容易。相较于桡侧腕屈肌转位，尺侧偏斜和握力可能有一定程度的丧失，但似乎没有功能性影响[17,23]。

术后处理

- 术后支具固定腕关节于30°~40°，同时掌指关节过伸0°~10°位。
- 3~5日后远端及近端指间关节主动、被动活动。
- 牢靠固定3周后，主动伸腕活动及肌腱滑动锻炼。
- 腕关节功能改善后，进行手指的主动背伸活动。
- 最难达到的活动是腕关节伸直位时，各手指独自的伸直活动。
- 被动屈腕功能锻炼要根据撤除支具时腕关节屈曲功能的恢复情况来确定。一般来讲，屈曲活动的幅度要小于术前。
- 若应用可活动式支具，术后1周即可进行手指的伸直活动。带关节的支具可允许腕关节进行早期功能锻炼，但患者必须对治疗过程有清楚的认识并有良好的依从性[24,29]。

预后

- 伸腕：40°～50°（80% M4）；屈腕：20°～40°。
- 伸指：腕关节中立位 0°～10°；腕关节背伸 30°时 0°～30°。
- 功能评分：优良 80%[22]，无臂、肩及手残疾的发生。

并发症

- 若发生肌腱粘连，则要修订术后康复治疗计划。肌腱粘连松解术至少在术后 9～12 个月后进行。
- 转位肌腱功能减退。

（汪文博　译，汪文博　审校）

参考文献

[1] Amillo S, Barrios RH, Martínez-Peric R, et al. Surgical treatment of the radial nerve lesions associated with fractures of the humerus. J Orthop Trauma 1993;7:211-215.

[2] Boyes JH. Selection of a donor muscle for tendon transfer. Bull Hosp Joint Dis 1962;23:1-4.

[3] Brand PW. Biomechanics of tendon transfer. Orthop Clin North Am 1974;5:205-230.

[4] Brown SH, Hentzen ER, Kwan A, et al. Mechanical strength of the side-to-side versus Pulvertaft weave tendon repair. J Hand Surg Am 2010;35(4):540-545.

[5] Burkhalter WE. Early tendon transfer in upper extremity peripheral nerve injury. Clin Orthop Relat Res 1974;(104):68-79.

[6] Chuinard RG, Boyes JH, Stark HH, et al. Tendon transfers for radial nerve palsy: use of superficialis tendons for digital extension. J Hand Surg Am 1978;3:560-570.

[7] Gousheh J, Arasteh E. Transfer of a single flexor carpi ulnaris tendon for treatment of radial nerve palsy. J Hand Surg Br 2006;31:542-546.

[8] Ishida O, Ikuta Y. Analysis of Tsuge's procedure for the treatment of radial nerve paralysis. Hand Surg 2003;8:17-20.

[9] Kozin SH, Hines B. Anatomical approach to the pronator teres. Tech Hand Up Extrem Surg 2002;6:152-154.

[10] Krishnan KG, Schackert G. An analysis of results after selective tendon transfers through the interosseous membrane to provide selective finger and thumb extension in chronic irreparable radial nerve lesions. J Hand Surg Am 2008;33:223-231.

[11] Kruft S, von Heimburg D, Reill P. Treatment of irreversible lesion of the radial nerve by tendon transfer: indication and long-term results of the Merle d'Aubigné procedure. Plast Reconstr Surg 1997;100:610-616.

[12] Lieber RL, Pontén E, Burkholder TJ, et al. Sarcomere length changes after flexor carpi ulnaris to extensor digitorum communis tendon transfer. J Hand Surg Am 1996;21:612-618.

[13] Lim AY, Lahiri A, Pereira BP, et al. Independent function in a split flexor carpi radialis transfer. J Hand Surg Am 2004;29:28-31.

[14] Lowe JB III, Sen SK, Mackinnon SE. Current approach to radial nerve paralysis. Plast Reconstr Surg 2002;110:1099-1113.

[15] Omer GE. Tendon transfers for combined traumatic nerve palsies of the forearm and hand. J Hand Surg Br 1992;17:603-610.

[16] Omer GE Jr. Tendon transfers in combined nerve lesions. Orthop Clin North Am 1974;5:377-387.

[17] Raskin KB, Wilgis EF. Flexor carpi ulnaris transfer for radial nerve palsy: functional testing of long-term results. J Hand Surg Am 1995;20:737-742.

[18] Reid RL. Radial nerve palsy. Hand Clin 1988;4:179-185.

[19] Ring D, Chin K, Jupiter JB. Radial nerve palsy associated with highenergy humeral shaft fractures. J Hand Surg Am 2004;29:144-147

[20] Riordan DC. Radial nerve paralysis. Orthop Clin North Am 1974;5:283-287.

[21] Riordan DC. Tendon transfers in hand surgery. J Hand Surg Am 1983;8:748-753.

[22] Ropars M, Dréano T, Siret P, et al. Long-term results of tendon transfers in radial and posterior interosseous nerve paralysis. J Hand Surg Br 2006;31:502-506.

[23] Skie MC, Parent TE, Mudge KM, et al. Functional deficit after transfer of the pronator teres for acquired radial nerve palsy. J Hand Surg Am 2007;32:526-530.

[24] Skoll PJ, Hudson DA, de Jager W, et al. Long-term results of tendon transfers for radial nerve palsy in patients with limited rehabilitation. Ann Plast Surg 2000;45:122-126.

[25] Sunderland S. Decision making in clinical management of nerve injury and repair. In: Sunderland S, ed. Nerve Injuries and Their Repair. Edinburgh: Churchill Livingstone, 1991:413-431.

[26] Thomsen NO, Dahlin LB. Injury to the radial nerve caused by fracture of the humeral shaft: timing and neurobiological aspects related to treatment and diagnosis. Scand J Plast Reconstr Surg Hand Surg 2007;41:153-157.

[27] Tsuge K. Tendon transfer. In: Tsuge K, ed. Comprehensive Atlas of Hand Surgery. Chicago: Year Book Medical Publishers, 1989:485-544.

[28] Tubiana R. Problems and solutions in palliative tendon transfer surgery for radial nerve palsy. Tech Hand Up Extrem Surg 2002;6:104-113.

[29] Walczyk S, Pieniazek M, Pelczar-Pieniazek M, et al. Appropriateness and effectiveness of physiotherapeutic treatment procedure after tendon transfer in patients with irreversible radial nerve injury. Orthop Traumatol Rehabil 2005;7:187-197.

第98章 肘关节滑膜切除术
Synovectomy of the Elbow

Michael J. O'Brien, J. Ollie Edmunds, Jr., and Felix H. Savoie III

定义

- 肘关节滑膜切除术用于切除增厚、发炎或疼痛的肘关节滑膜。
- 滑膜切除术通常用于治疗类风湿关节炎、血友病性滑膜炎、滑膜软骨瘤病和感染性关节病。
- 过去,滑膜切除需要开放性关节切开。但现在,关节镜滑膜切除术是优先的治疗选择。
- 与开放性滑膜切除术相比,关节镜滑膜切除术可作为门诊手术进行,恢复更为快速,并可获得整个肘关节的视野,发现伴行病变。

解剖

- 在肘部内侧,了解正中神经和尺神经的位置是安全建立内侧入路的必要条件(图1A)。
- 在外侧,了解桡神经和骨间后神经(PIN)的位置是安全建立外侧入路的必要条件(图1B)。
- 近端入路比远端入路更安全,因为它们远离神经血管结构。
- 后方入路不得偏离中线,避免医源性尺神经损伤。
- 滑膜增生和关节囊扩张可能导致桡神经或尺神经压缩性神经病变。

发病机制

- 类风湿性疾病是一种慢性、全身性自身免疫性疾病。会引起滑膜微血管病变、滑膜细胞增生伴血管周围淋巴细胞增多[13]。
- 滑膜组织肥大是本病的特征。
- 滑膜炎症导致关节积液,引起疼痛、肿胀、活动范围受限。
- 持续炎症导致的糜烂性增生性滑膜称为关节翳。促炎因子的释放导致持续的软骨损伤、关节周围骨侵蚀和软组织退变[14]。
- 关节囊扩张和滑膜肥大可导致韧带、软骨和骨质的逐步破坏,导致进行性不稳定和畸形。
- 复发性8或9因子血友病患者常导致血友病性关节病。血友病中,滑膜吸收血液导致滑膜产生反应性滑膜炎,引起滑膜产生蛋白水解酶,破坏血液、关节软骨及邻近骨质。

自然病程

- 肘关节滑膜炎患者最初表现为肘部积液,伴有疼痛和活动受限。急性关节炎早期不存在软骨和骨皮质的畸形。如果是血友病性滑膜炎,肿胀的富血管性滑膜是易碎的,且血液会反复流入肘关节。

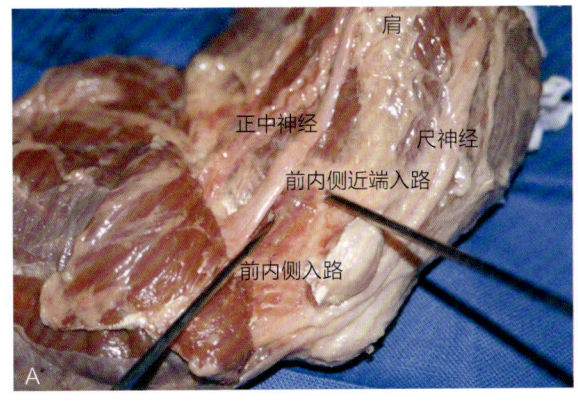 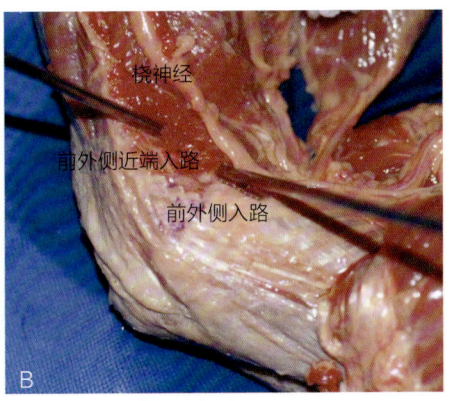

图1 A、B. 前内侧和前外侧入路的解剖图。前内侧近端入路(A)比远侧入路离正中神经远。前外侧近端入路(B)较远端入路距离桡神经远(版权:Larry D. Field, MD, Mississippi Sports Medicine and Orthopaedic Center, Jackson, MS)。

- 在10%的类风湿患者中，滑膜炎会自发性降解[7]。
- 对于类风湿患者，早期医疗干预可减缓自然病程进展[2]。应在手术前进行尝试。
- 如果滑膜炎持续，可能发生继发性改变。
  - 患者可能会出现固定性屈曲挛缩，因为患者倾向将肘关节保持在屈曲位置，以避免因关节运动和关节囊牵张导致的疼痛。
  - 该病可能引起肱骨肌萎缩，使正中神经和肱动脉更接近滑膜内衬。
  - 环状韧带的破坏可能导致桡骨头因肱二头肌的牵拉出现不稳定伴前移。
  - 内侧副韧带和外侧副韧带（LCL）复合体的损伤可能导致肘关节中内侧不稳。
  - 滑膜增生或关节囊扩张进入前臂可能导致血管、神经或肌肉功能障碍，特别是尺神经或桡神经的压迫性神经病变。
- 长期滑膜炎最终导致关节透明软骨糜烂。
- 进行性软骨退化和进展性关节炎会伴有软骨下囊肿和边缘骨赘生物形成，进一步削弱关节囊和韧带的支持。血友病性肘关节病会在邻近骨上形成假囊肿。
- 肘关节病末期的特征为严重的关节间隙丧失、软骨下骨损伤和塌陷，以及进行性肘关节不稳。这将导致关节疼痛、虚弱和不稳定[7]。

病史和体格检查

- 患者主诉为肘关节的僵硬和疼痛，尤指在滑膜炎早期时。僵硬通常是最大的问题，伴有屈曲、外展最大活动度的损失。休息时可能会有疼痛，活动时加剧。
- 患者可能有肘部肿胀和撞击型症状的主诉。
- 血友病患者常报告复发性疼痛性的出血进入关节。
- 体格检查常显示后外侧膨大肿胀，提示滑膜炎或渗出。渗出和滑膜肥大可在肘三角和后外侧沟触及。
- 应使用测角仪测量肘关节的屈曲、伸展和前臂旋转的角度。如果出现活动受限，非刚性的活动终点提示软组织病变，如紧张性渗出伴滑膜炎或包膜挛缩。刚性的活动终点则提示骨畸形。旋转受限可能是由于桡骨头畸形或不稳定。
- 在旋转功能丧失的类风湿关节炎患者中，腕关节的体检和影像学检查对评估桡尺关节远端病变具有重要意义。该关节在此类患者中多受影响。
- 血友病患者最常出现肘部外展挛缩，患者可无疼痛。
- 韧带检查包括对侧副韧带进行内翻和外翻应力检查。仰卧侧位轴移试验和推离试验可评价后外侧的旋转不稳定性（PLRI）。应在前臂旋转时触诊桡骨头以评估其畸形和不稳定性。
- 肘部不稳定通常与更严重的病程相关。此时关节积液和滑膜肥大已导致韧带功能不全。当关节软骨退变进展时可出现骨擦音。
  - 常规神经血管检查是必要的。PIN和尺神经可能因滑膜炎而被压迫。

影像学和其他诊断性检查

- 使用X线片包括后前位（AP）、侧位和斜位来评估关节的破坏程度。这有助于预测滑膜切除术缓解疼痛的疗效。
- Mayo肘部类风湿分级标准基于影像学表现对疾病的严重程度进行分级（图2A～E）。
  - Ⅰ级主要表现为滑膜炎，无影像学改变。仅有关节周围骨质减少或软组织肿胀（图2A、B）。
  - Ⅱ级表现存在关节间隙变窄，但关节结构完好（图2C）。
  - Ⅲ级表现为软骨下结构的改变，比如鹰嘴变薄、滑车或小头的吸收（图2D、E）。
  - Ⅳ级表现为关节严重破坏。
  - Ⅴ级表现为强直。
- 血友病关节病变的Arnold和Hilgartner分类从轻到重分为5个阶段[1]。
- 计算机断层扫描（CT）可更好地显示骨性病变，如骨赘形成、桡骨头畸形或桡骨松弛。
- 磁共振成像（MRI）可以检查滑膜炎、关节内非骨化性疏松体，以及副韧带复合体的完整性。

鉴别诊断

- 类风湿关节炎。
- 感染性关节病（狼疮、银屑病性关节炎）。
- 血友病性关节病。
- 色素沉着绒毛结节性滑膜炎（PVN）。

非手术治疗

- 全身性抗风湿药可能有助于控制类风湿患者的炎症。
- 非甾体抗炎药（NSAIDS）。
- 根据患者的血友病类型，输注特定凝血因子治疗因子缺乏性血友病。
- 谨慎采用皮质类固醇关节内注射。
- 物理治疗可用于控制肿胀和恢复运动。
- 动态支撑器具改善屈曲/伸展活动度。

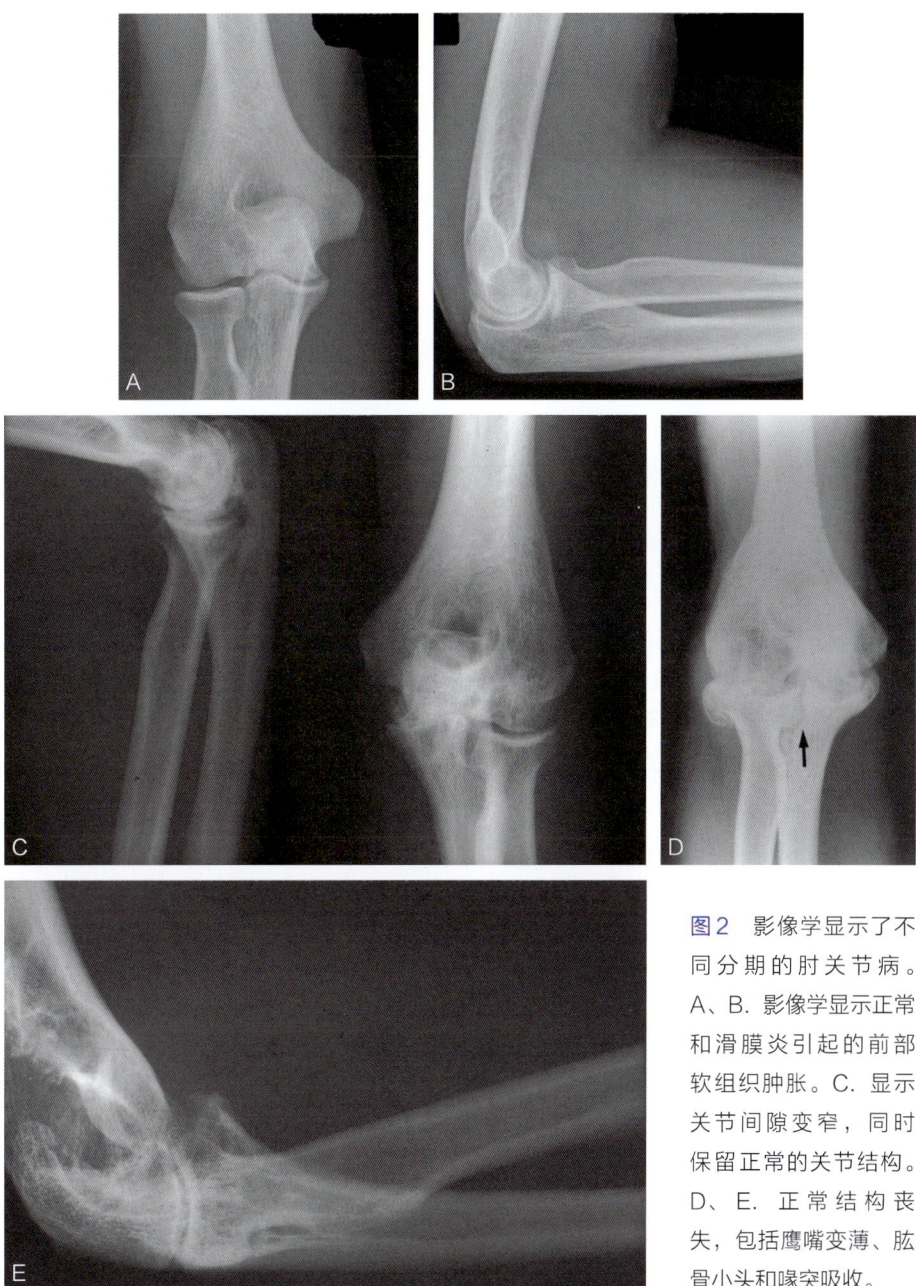

图2 影像学显示了不同分期的肘关节病。A、B. 影像学显示正常和滑膜炎引起的前部软组织肿胀。C. 显示关节间隙变窄，同时保留正常的关节结构。D、E. 正常结构丧失，包括鹰嘴变薄、肱骨小头和喙突吸收。

手术治疗

- 手术指征为滑膜炎持续性疼痛，尽管进行了适当的非手术性干预，但仍存在功能损害者。
- 适用于类风湿关节炎（最常见）、炎性关节病、伴复发性疼痛的血友病、肘关节充血、银屑病性关节炎和急性脓毒性关节炎。
- 禁忌证：治疗不足至少6个月，肘关节严重不稳，伴有骨质破坏和韧带功能不全，因为单纯的滑膜切除术不能完全解决肘关节病变。肘部先前存在不稳定为桡骨头切除术的禁忌证。
- 关节镜下滑膜切除术的禁忌证：医生的专业知识不足，纤薄的关节囊周围解剖复杂，且靠近神经血管结构，易造成医源性损伤。

术前计划

- 类风湿疾病患者通常有多个关节受累。通常先对症状最严重的关节进行手术。如果肘部和肩部症状相近，大多数医生选择先进行肘部手术。
- 每个类风湿患者在进行任何目的的手术之前都必须接

受彻底的颈椎稳定性评估。
- 血友病患者的手术必须与血液科团队仔细协调，确保术前、术中和术后的紧急凝血因子输注。
- 如果肘部、腕部和肩部多个手术同时进行，必须考虑患者的体位。
- 每次手术前应在麻醉下进行体检，以检查术前的活动度、刚性或非刚性运动终点的存在、韧带的稳定性以及尺神经半脱位的存在。存在尺神经脱位时，可能需要做一个小切口，以识别和保护尺神经。

体位

- 关节镜下滑膜切除术可采用3种患者体位。使用止血带是标准做法。
  - 俯卧位：上臂用长枕或臂支架支撑。这样可稳定手臂，并为后室提供优良的入路条件。如果需要进行外侧操作，上臂应该以肩部为支点进行外旋。在这个体位下，麻醉团队进行气道管理较为困难。
  - 侧卧位：患者放置于豆袋上，并用臂支架支撑手臂。这样也可稳定手臂，并提供优良的后室入路条件，同时麻醉团队进行气道管理更为容易。
  - 仰卧位：使用臂悬吊设备悬吊手臂。相比于臂支撑器，此时手臂较不稳定。气道管理不存在问题。
- 笔者倾向于使用俯卧位进行肘关节镜操作，并使用臂支架支撑（图3）。

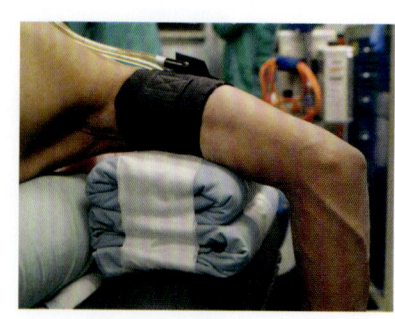

图3　肘关节镜俯卧位时，手臂由长枕支撑，为后室提供了优良的入路条件。

- 开放滑膜切除术通常采用仰卧位和外侧入路。使用臂固定板支撑手臂，并使用充气止血带。如果采用后正中入路，则俯卧或侧卧位更为适用。

入路

- 关节镜下滑膜切除术采用关节镜的标准入路。
- 在开放手术中，通常采用外侧入路进行伴或不伴桡骨头切除的滑膜次全切除术。可延展的Kocher入路可提供优良的前囊及（进行桡骨头切除术时）内侧沟滑膜的视野[10]。该入路还可对鹰嘴和后窝进行操作。
- 后正中切口可同时提供肘关节内外侧的入路。Bryan-Morrey三头肌映射入路对于滑膜切除术过于广泛，是不必要的[3]。

关节镜滑膜切除术

- 建立前内侧观察入路。
  - 使用标准的4.0 mm关节内镜。使用重力流入或低流入压力的泵（<30 mmHg）限制液体外渗和软组织肿胀。
  - 笔者更倾向于在前室中开始滑膜切除术。向关节注入30 mL生理盐水。向内侧肌间隔推进钝套管针，建立近端前内侧入路作为观察入路（技术图1A）。由于滑膜肥厚和关节囊紧密，初始视野通常较差（技术图1B），操作空间受限。
- 建立前外侧操作入路。
  - 使用脊椎穿刺针和outside-in技术来定位近端前外侧操作入路。一般而言，近端入路比位于前室的远端入路更安全，因为它们距离神经血管结构更远。
  - 当存在严重的关节囊紧密和操作空间受限时，可通过近端前外侧入路使用一根切换棒将肱骨前侧的关节囊向近端搬移。这样可以通过增加关节囊体积来创造额外的操作空间，而不需要破坏关节囊前壁的完整性。
- 采用外侧入路进行前室滑膜切除术。
  - 在近端前外侧入路使用4.5 mm的全半径电动切除刀，开始滑膜切除术。
  - 在切除刀完全暴露在视野之前不要进行切除（技术图2A、B）。在保留关节囊的同时移除关节滑膜，此时视野会有所改善。

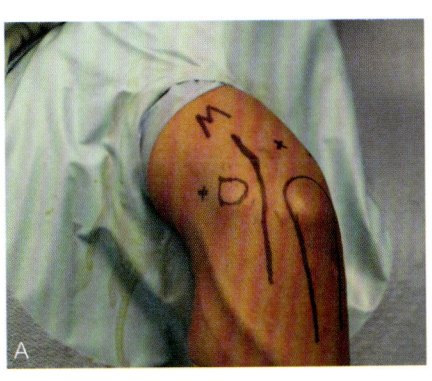 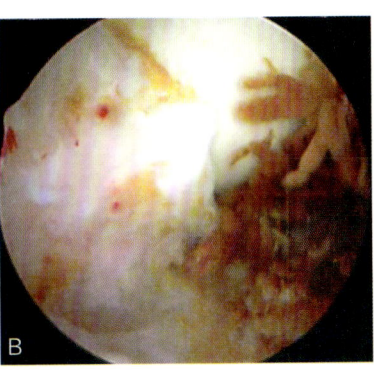

技术图1 我们通常建立近端前内侧入路作为初始观察入路（A）。初始视图可能由于滑膜肥厚而较差（B）。

- 限制吸引器的吸力，并将切除刀背向关节囊。确保切除刀的尖端总是在关节镜的视野中。类风湿肘关节的关节囊通常很薄，最好不要破坏关节囊的完整性。
- 通过更近侧或远侧入口谨慎地使用牵引器（或者切换棒或Freer提升器）牵开关节囊，可改善视野，并保护神经血管结构（技术图2C、D）。
- 从肘关节外侧开始滑膜切除术，可获得桡骨头的视野。滑膜切除术过程中应非常小心前方的桡骨头，以避免骨间后神经的医源性损伤。
- 在安全的视野内，继续从肘关节前侧至内侧进行滑膜切除。
• 进行诊断性关节镜检查，评估骨赘和桡骨头畸形。
- 当肥厚滑膜被去除，视野改善后，即可进行诊断关节镜。
- 评估桡骨头和肱桡关节的畸形和关节炎（技术图3）。评估环状韧带和外侧副韧带复合体松弛。评估冠突尖与冠突窝的骨赘。骨赘和游离体应被鉴定和去除。如果存在严重的肱桡关节炎，应在关节镜下行桡骨头切除术。
• 如果有适应证，则行关节镜桡骨头切除术。
- 当术前影像学/化验和关节镜评估显示存在严重肱桡关节炎，则为桡骨头切除术的适应证。桡骨头切除术应留给那些具有稳定肘关节，且桡骨头畸形阻碍前臂旋转的患者。
- 电动旋磨刀从近端前外侧入路引入，桡骨头的前半部分可以被切除（技术图4A）。通过前臂旋前和旋后，可显露整个前半部分的桡骨头并使用旋磨刀切除。

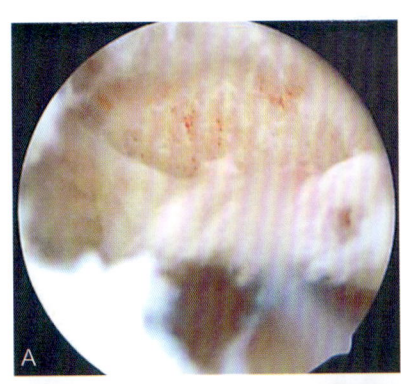 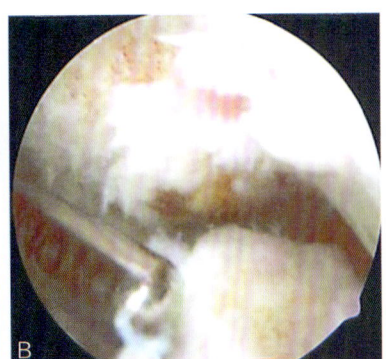 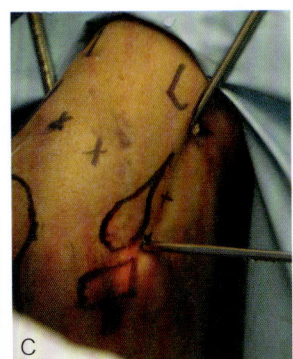

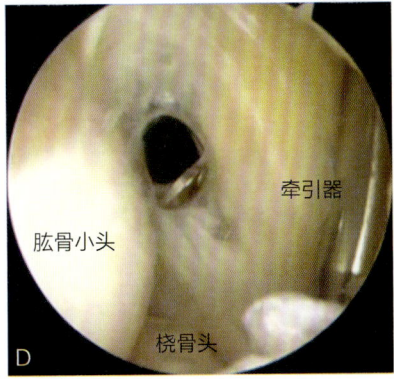

技术图2 由于关节囊紧密和滑膜肥厚（A），初始视野可能较差。在切除刀完全暴露于视野之前不要进行切除（B）。通过近侧前外侧入路置入切换棒（C）可以用作关节内牵引器（D）以提高关节囊前部，并保护桡神经。

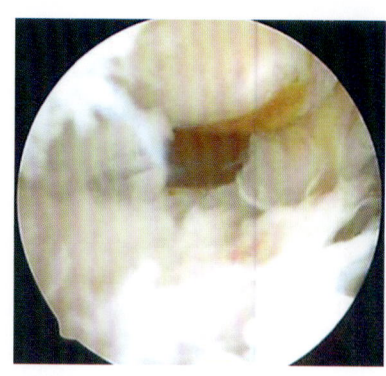

技术图3 近端前内侧入路观察到的肱桡关节，显示出滑膜肥厚和严重的肱桡关节炎。

- 随后，外侧软点入路可以使用脊椎穿刺针建立，旋磨刀可通过肱桡关节的后侧面引入（技术图4B）。桡骨头前部切除可以使用前述的切削块技术完成。切除部分应远至环状韧带的水平（技术图4C）。
- 从内侧入路进行前室滑膜切除术。
  - 使用切换棒以维持入路，并将关节镜从内侧入路切换至外侧入路。将切除刀置于内侧入路，继续从肘关节内侧面经前侧面到肘内侧进行滑膜切除术。
  - 冠突尖或冠状窝的骨赘可以用旋磨刀切除。
  - 使用低吸引力的切除刀以避免关节囊渗液。
- 进入后室。
  - 在鹰嘴尖近端2～3 cm建立一个直接的后方经肌腱入路。确保不向中线内侧偏移以避免伤害尺神经。推进钝套管针穿过三头肌腱，并进入鹰嘴窝。

- 由于滑膜肥大，初始视野通常较差。
- 为切除刀建立后外侧的工作入路。通过后外侧入路将切除刀置入鹰嘴窝。用触觉感受关节镜和切除刀尖端，切除刀应该在视野中。开始清除鹰嘴窝的滑囊炎和滑膜炎，开辟一个操作空间（技术图5）。识别鹰嘴的尖端。
- 去除鹰嘴尖端的骨赘。
  - 旋磨刀可以通过后外侧入口引入，可切除鹰嘴尖端的骨赘。
- 在后室进行滑膜切除术。
  - 推进关节镜下至内侧沟。可以辨别游离体并清除。滑膜切除术可以在后内侧沟进行。
  - 在后内侧沟进行操作时应格外小心，避免伤及尺神经。不要使用吸引器，并保持切除刀背向关节囊。
  - 随后，推进关节镜至后外侧沟（技术图6）。在后内侧沟内往往可发现游离体，可行切除。
  - 关节镜可以深入外侧沟，以观察后方的肱桡关节。发炎的后外侧皱襞将被暴露，并且可以通过外侧软点入路使用切除刀切除。
- 用缝线关闭入路。
  - 将关节镜从肘关节取出，关节液从关节中溢出。
  - 使用3-0尼龙线8字缝合入路。入路缝合可限制术后渗出，降低术后感染和瘘形成的风险。
- 应用敷料。
  - 使用蓬松柔软的敷料覆盖肘关节，限制肿胀，有助于即刻进行关节活动度锻炼。

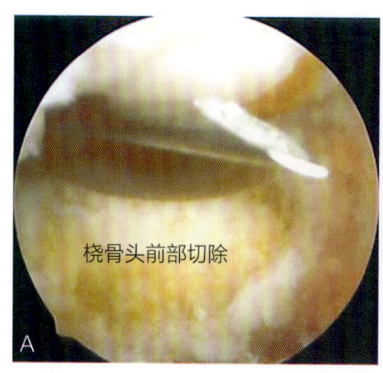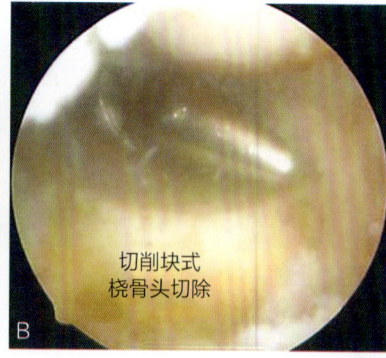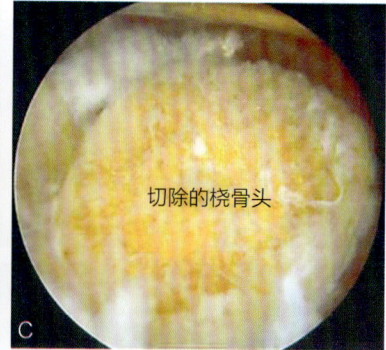

技术图4 桡骨头的前半部分可以从前外侧入路（A）切除。随后旋磨刀通过软点入路（B）引入，完成桡骨头切除（C）。

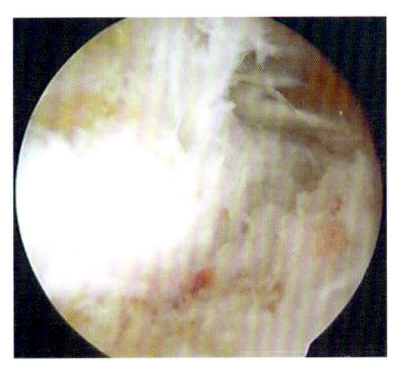

技术图5 后室视野，切除刀指示鹰嘴尖端。

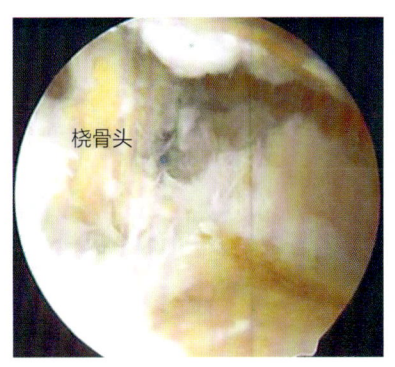

技术图6 可以通过推进关节镜至后外侧沟暴露后方肱桡关节。

开放滑膜切除术

- 肘关节外侧入路。
  - 手臂抬高排血，气动止血带充气。
  - 围绕肱桡关节，在肘的侧面做一个 12 cm 的弧形切口。用解剖刀锋利地切开皮肤至筋膜，在前方和后方掀起全厚皮瓣。
  - 通常可采用扩大 Kocher 技术[10]。可见一条脂肪条纹，指示肘肌和尺侧腕伸肌（ECU）之间的间隔。切开脂肪条纹上的筋膜，使用抬高器分别将尺侧腕伸肌和肘肌向前、后钝性分离以暴露关节囊。保持前臂旋前以保护骨间后神经。
  - 另一种情况，肘外侧入路可以通过扩展指总伸肌（EDC）和桡侧腕长伸肌（ECRL）之间的间隔或分离 EDC 肌腱来建立。通过外侧入路，骨间后神经有损伤的风险。
  - 关节囊和外侧副韧带复合体应在视野中。
- 通过关节囊切开进入肘关节。
  - 沿着桡骨，切开关节囊前方至肱桡关节中线。
  - 关节囊切口应在尺侧副韧带（LUCL）前方，以避免 PLRI。关节囊切开术将经过桡骨副韧带（RCL），可在手术完成后对其进行修复。
- 扩展暴露区，释放外侧副韧带复合体。
  - 清楚辨认外侧副韧带后，将外侧副韧带锐利地从肱骨外上髁上分离，可让肘关节像书一样展开，同时保留韧带的完整性。
  - 这可提供前囊和前室的优良视野。
  - 外侧副韧带复合物可在手术完成后通过外侧髁钻孔或使用双负荷缝合锚进行修复。
- 切开环状韧带。
  - 环状韧带可以沿桡骨切开并进行标记供以后修复。
  - 暴露环状韧带以远时应格外小心，因为骨间后神经有损伤的风险。如果必须进行环状韧带以远的解剖，需先辨别和保护骨间后神经。
- 切除或保留桡骨头。
  - 在此阶段，如果有适应证，可以进行桡骨头切除术。
  - 围绕桡骨颈放置小 Hohmann 牵引器以保护骨间后神经，并用显微尖状锯切除桡骨头。
  - 如果保留桡骨头，前囊可以暴露至肱桡关节前方。
- 进行前滑膜切除术。
  - 牵开器可以放置到肘关节中，将前部肌肉组织向前牵开。滑膜可以用咬骨钳切除，保留前囊膜完整性。
  - 如果使用电凝止血，需特别注意不要损伤关节软骨。
  - 内侧凹进无法通过该暴露方法进行操作。
- 向近端扩展暴露区以进入后室。
  - 在近端辨识肱三头肌和桡侧腕长伸肌之间的间隔。将肱三头肌向后牵开，桡侧腕长伸肌向前牵开，即可进入后室。
  - 牵开器可深入放置至三头肌处以进入后室。
  - 此时，可进行后室和鹰嘴窝的滑膜切除术。
- 必要时暴露尺神经。
  - 如果有适应证，尺神经通过内侧入路暴露。当尺神经被辨识和保护后，后内侧沟即可暴露以进行后滑膜切除术。
- 关闭入路。
  - 通过肱骨外侧髁钻孔或双负荷缝合锚钉对外侧副韧带复合体进行修复。
  - 间断缝合关闭关节囊，同时修复桡侧副韧带裂口。
  - 缝合关闭肘肌和尺侧腕伸肌之间的间隙。
  - 缝合关闭皮下组织和皮肤。
- 应用敷料。
  - 用蓬松柔软的敷料覆盖肘关节以防止肿胀，并促进术后即刻进行活动度锻炼。

要点与失误防范

关节镜滑膜切除术	
避免过多的软组织肿胀	保持流入压力低（如果使用泵，则压力应<30 mmHg），避免切除关节囊，手术过程中用弹力绷带包覆前臂。
创建操作空间	如果初始视野由于关节囊紧密而受限，可使用切换棒从外侧入路将关节囊向前搬离肱骨。
保留关节囊完整性	使用保守的全半径旋磨刀，保持刀片背向关节囊，限制吸引的压力。
避免神经血管结构的医源性损伤	了解三维解剖以及哪里有神经损伤风险。谨慎地使用牵开器提高关节囊的位置以保护神经血管结构，在肱桡关节前方的内侧沟操作时，限制吸引器的使用。
开放滑膜切除术	
避免外侧副韧带复合体损伤	保持在肱桡关节中线的前方操作，避免损伤桡尺肱骨韧带（RUHL），造成后外侧不稳定；将整个外侧副韧带复合体锐利地从外侧髁剥离，以保留韧带的完整性。
避免损坏骨间后神经	不要切开至环状韧带以远的位置。
避免神经血管结构的医源性损伤	适当使用牵开器；不要切除前室的关节囊；除非桡骨头已被切除，不要尝试从外侧入路在内侧沟中进行滑膜切除术。大多数需要进行肘关节滑膜切除术血友病患者通常因肱桡关节损坏而需要切除桡骨头。一些血友病假性囊肿患者可能需要进行骨刮除和骨成形，这些患者的滑膜已经侵蚀软骨下骨乃至髓腔，特别是在滑车和鹰嘴之间。
增加暴露区	使用可扩展入路；屈曲肘部以减少前部肌肉组织的张力，并改善前室的视野；伸展肘部可改善后室的视野。

术后处理

- 术后管理方案依据手术范围制订。
- 单独的滑膜切除术是门诊手术，可进行早期关节活动度锻炼。
- 大范围骨切除术或关节囊切除术后可进行 2~3 小时的入院观察，同时进行术后引流、持续被动运动（CPM），并使用低温收缩设备。
- 可选择性使用吲哚美辛以预防异位骨化。
- 患者出院时应接受 72 小时的连续臂丛阻滞作为术后镇痛措施。
- 对于术中输注了 8 因子或 9 因子的重型血友病的患者，在术后数日中也需要输注凝血因子。由血友病专家逐步减少因子替代治疗的剂量。
- 患者自行于术后 48~72 小时去除敷料，并开始关节活动度锻炼。入路处使用敷贴覆盖。
- 术后 7~10 日拆线，开始进行物理治疗，主要针对关节活动度、终末拉伸和控制水肿。强度锻炼于术后 4~6 周开始。

预后

- 肘滑膜切除术，伴或不伴桡骨头切除术，是一种治疗类风湿肘和血友病肘的有效方法。
- 开放性或关节镜肘关节滑膜切除术的最佳预后是在年轻患者中屈曲/伸展超过 90°，关节软骨保留，骨畸形轻微[12]。
- 研究表明，70%~90% 的患者在术后 3~5 年内具有满意的效果，但效果会随时间减退[12]。
- 关节镜下滑膜切除术具有侵入性弱、软组织损伤少的优点，可加快痊愈和康复，并减少术后疼痛。外科医生可以观察到所有的关节内病变，并可通过优良的入路进入肘部后室。
- 1997 年，Lee 和 Morrey[11] 报道了接受关节镜滑膜切除术的 14 名患者，其中 93% 获得优秀或良好的治疗结果。在术后 42 个月时，该比例降低到 57%。2 例患者出现了一过性功能性麻痹，4 例患者接受了全肘关节置换术。
- Horiuchi 等[6] 报道了 21 名接受关节镜滑膜切除术的肘关节的结果，术后 2 年时 71% 的患者具有优秀和良好手术效果。Mayo 肘关节功能评分从术前的 48.3 分改善至术后的 77.5 分。该比例在 8 年时下降至 43%。如果排除高度软骨丧失和骨畸形晚期的肘关节，则 2 年和 8 年时具有优秀或良好手术效果的患者比例分别为 100% 和 71%。3 例患者出现一过性尺神经感觉异常，2 例患者接受了全肘关节置换术。

- 2006年，Tanaka及其同事[16]报道了比较开放性与关节镜下滑膜切除术的前瞻性研究，两组分别有23例肘关节。平均随访时间为10年，48%接受关节镜手术和70%接受开放性滑膜切除术的患者具有很少或没有疼痛。患者的疼痛、关节活动度和功能水平没有显著性差异。两组的手术效果都随时间而变差。
- 2011年，Chalmers及其合作者[4]进行了一项荟萃分析，比较了关节镜与开放性滑膜切除术对疼痛缓解、滑膜炎复发、影像学进展以及后续全关节置换需求的影响。与开放性滑膜切除术相比，接受关节镜滑膜切除术的患者疼痛缓解效果相近，但滑膜炎复发和影像学进展更为频繁。后续进行全肘关节置换术的风险相近。
- Kang等[9]报道了26例接受关节镜滑膜切除术的风湿性肘关节，患者影像学改变为轻至重度。平均随访时间34个月，73%的患者具有良好至优秀的手术效果。疼痛评分从6.5分降至3.1分，平均屈曲角度从98°增至113°；同时Mayo肘关节功能评分从58.5分改善至77.4分。7例患者有影像学进展，4例患者出现复发性滑膜炎。
- 关于关节镜滑膜切除术治疗血友病性关节病的手术效果研究十分有限[5,8,15,17]。研究数目本身较少，且通常包括了其他关节的滑膜切除结果。开放性或关节镜滑膜切除术均可显著减少复发性关节血肿的发生。

并发症

- 神经损伤（骨间后神经、正中神经、尺神经）。
- 韧带损伤导致不稳定。
- 感染。服用疾病缓解药物的类风湿患者术后感染风险更高，需要在术前停药7日。
- 异位骨化。
- 滑膜炎复发。

（汪文博　译，汪文博　审校）

参考文献

[1] Arnold WD, Hilgartner MW. Hemophilic arthropathy. Current concepts of pathogenesis and management. J Bone Joint Surg Am 1977;59(3):287-305.

[2] Breedveld FC. Current and future management approaches for rheumatoid arthritis. Arthritis Res 2002;4(suppl 2):S16-S21.

[3] Bryan RS, Morrey BF. Extensive posterior exposure of the elbow joint. A triceps sparing approach. Clin Orthop Relat Res 1982;(166):188-192.

[4] Chalmers PN, Sherman SL, Raphael BS, et al. Rheumatoid synovectomy: does the surgical approach matter? Clin Orthop Relat Res 2011;469(7):2062-2071.

[5] Dunn AL, Busch MT, Wyly JB, et al. Arthroscopic synovectomy for hemophilic joint disease in a pediatric population. J Pediatr Orthop 2004;24:414-426.

[6] Horiuchi K, Momohara S, Tomatsu T, et al. Arthroscopic synovectomy of the elbow in rheumatoid arthritis. J Bone Joint Surg Am 2002;84:342-347.

[7] Inglis AE, Figgie MP. Septic and non-traumatic conditions of the elbow: rheumatoid arthritis. In: Morrey BF, ed. The Elbow and Its Disorders, ed 2. Philadelphia: WB Saunders, 1993:751-766.

[8] Journeycake JM, Miller KL, Anderson AM, et al. Arthroscopic synovectomy in children and adolescents with hemophilia. J Pediatr Hematol Oncol 2003;9:726-731.

[9] Kang HJ, Park MJ, Ahn JH, et al. Arthroscopic synovectomy for the rheumatoid elbow. Arthroscopy 2010;26(9):1195-1202.

[10] Kocher T. Textbook of Operative Surgery, ed 3. London: Adam & Charles Black, 1911.

[11] Lee BP, Morrey BF. Arthroscopic synovectomy of the elbow for rheumatoid arthritis. J Bone Joint Surg Br 1997;79(5):770-772.

[12] Lee BP, Morrey BF. Synovectomy of the elbow. In: Morrey BF, ed. The Elbow and Its Disorders, ed 3. Philadelphia: WB Saunders, 2000:708-717.

[13] Morrey BF, Adams RA. Semiconstrained arthroplasty for the treatment of rheumatoid arthritis of the elbow. J Bone Joint Surg Am 1992;74:479-490.

[14] Papp SR, Athwal GS, Pichora DR. The rheumatoid wrist. J Am Acad Orthop Surg 2006;14(2):65-77.

[15] Tamurian RM, Spencer EE, Wojtys EM. The role of arthroscopic synovectomy in the management of hemarthrosis in hemophilia patients: financial perspectives. Arthroscopy 2002;18:789-794.

[16] Tanaka N, Sakahashi H, Hirose K, et al. Arthroscopic and open synovectomy of the elbow in rheumatoid arthritis. J Bone Joint Surg Am 2006;88:521-525.

[17] Verma N, Valentino NA, Chawla A. Arthroscopic synovectomy in hemophilia: indications, technique and results. Haemophilia 2007;13(suppl 3):38-44.

第99章 肱尺关节成形术（Outerbridge-Kashiwagi）
Ulnohumeral (Outerbridge-Kashiwagi) Arthroplasty

Loukia K. Papatheodorou, Alexander H. Payatakes, Filippos S. Giannoulis, and Dean G. Sotereanos

定义

- 原发性肘关节骨关节炎非常少见，多见于上肢活动较多的中年男性。典型患者为重体力劳动者或者运动员。和其他大关节相比，骨关节炎较少累及肘关节。
- 早期的肘关节骨关节炎的疼痛主要表现在极端活动时，并伴有伸屈活动度的少量丢失。部分患者表现为伸肘举物时疼痛。骨关节炎进一步发展时表现为关节活动时疼痛，有响声、僵硬或交锁。根据肱桡关节的累及情况，前臂的旋转可能受限。
- X线检查显示尺骨鹰嘴及冠突部位骨赘形成，但早期阶段关节间隙正常。进一步进展时，可能表现为严重的关节间隙狭窄。
- 肘关节原发性骨关节炎可采用多种手术治疗：关节清理成形术、间置式成形术、肱尺关节成形术、关节镜下关节清理术以及全肘关节置换术。
  - 肱尺关节成形术（Outerbrideg-Kashiwagi）最早于1978年提出，若干年后开始流行。手术采用肘后切口，去除鹰嘴骨赘，清理鹰嘴窝，再锯开鹰嘴窝，暴露前关节囊，切除冠突骨赘。
  - 最新进展中，该术式可在关节镜下进行鹰嘴窝开窗、复位以及游离体清除。

解剖

- 肘关节包括3个独立的关节：肱尺关节、肱桡关节以及桡尺近侧关节。
- 肘关节主要有两大功能：控制手的位置，稳定上肢的活动和力量。
- 正常的肘关节屈伸活动范围为0~150°，正常的前臂旋前旋后范围为旋前80°~旋后80°。
- 日常生活所需的屈伸活动为100°，为伸屈30°~130°，旋转活动也为100°，旋前50°~旋后50°。
- 肱骨远端髁关节面包括内侧的肱骨滑车及外侧的肱骨小头。其与肱骨纵轴有30°的前倾角，与髁轴线相比有6°的轻度外翻。
- 髁关节面近端即冠突窝和鹰嘴窝。分别在屈伸时和尺骨冠突、尺骨鹰嘴相匹配。
- 尺骨鹰嘴和冠突形成乙状切迹，构成尺骨近端的关节面，其间常无关节软骨覆盖。

发病机制

- 有症状的肘关节骨关节炎普通人群发病率为2%，仅占退变性关节炎患者的1%~2%。
- 本病多见于男性，发病率为女性的4~5倍，主要见于中老年人。
- 大部分患者的症状出现于优势侧上肢。
- 原发性肘关节骨关节炎的确切病因学仍未知。通常认为由肢体过度使用导致。据报道，约60%的患者参与需反复活动上肢的职业、偏好及运动。少量年轻患者则有明确诊断的骨软骨炎。
- 肘关节有特征性的病理变化：鹰嘴、鹰嘴窝、冠突及冠突窝的骨赘形成。
- 病变早期，关节间隙存在，软骨下骨坚硬。
- 关节内常出现游离体，表现为肘部有响声或交锁。
- 前关节囊挛缩及纤维化进一步导致伸直受限。

自然病程

- 早期的肘关节骨关节炎的疼痛主要出现在极端活动时，伴有伸屈活动度的少量丢失。随着疾病严重程度增加，疼痛、僵硬或活动受限加重。
- 当保守治疗不能缓解症状时，建议行手术治疗。
- 由于骨关节炎是进展性疾病，其症状以及病理变化会反复，因此处理的最主要问题是反复的疼痛以及关节的屈曲挛缩。

- 本病的预后因素包括起病原因、活动度丢失程度、肘关节痛弧情况、是否存在游离体、屈伸活动受限程度以及是否有肘管综合征等。

病史和体格检查

- 原发性肘关节骨关节炎的典型病例的特点一般为男性，年龄>45岁，有上肢过度使用史，症状为极度屈伸活动时出现疼痛，特别是伸直时。
- 年轻的患者则常有参与举重、拳击以及其他类似投掷运动的病史。运动员发现肘关节炎时常伴随一系列病理表现，如游离体形成、骨赘形成等。
- 部分患者则有长期使用拐杖或轮椅的病史。
- 最常见主诉为疼痛，尤其是伸直最终阶段时的疼痛，其主要由撞击导致。
- 患者常抱怨在完全伸肘举物时出现疼痛。
- 疼痛常为轻到中度，极少为剧痛。
- 除非进一步发展，在疾病早期屈伸过程中间段一般无痛。
- 体检则主要发现肘关节的活动度丢失。
- 伸直受限部分由于尺骨鹰嘴及肱骨后侧骨赘导致，或者由于关节囊挛缩导致。
- 屈曲受限则继发于冠突或冠突窝的骨赘以及游离体。
- 旋前旋后基本不受或仅受轻度限制，原因是肱桡关节较少累及。
- 存在游离体或关节不协调常导致关节锁定或捕获。
- 关节屈伸活动时常伴响声。
- 关节有时会有肿胀，但不是典型体征。
- 骨赘的形成也会累及尺神经，导致相应症状，体检时不能遗漏，因为此症状将影响治疗的策略，甚至直接影响手术切口的选择。
- 体检时可发现Tinel征阳性，或者肘关节屈曲试验阳性，并伴有尺神经支配区域的感觉减退和肌力下降，20%的患者出现肘管综合征的表现。

影像学和其他诊断性检查

- 正侧位及斜位X线片对于诊断及评估病情有帮助（图1）。
- 正位X线片需与肱骨髁及桡骨头垂直，以评估病情。同时可显示鹰嘴窝及冠突窝的骨化和骨赘形成。
- 侧位片拍摄时肘关节需屈曲90°，并且前臂处于旋转中立位。侧位片可以反映前方冠突及冠突窝、后方鹰嘴及鹰嘴窝的骨赘。
- 外侧斜位片可以更清楚地显示肱桡关节、肱骨内髁以及桡尺近侧关节。
- 内侧斜位片可以更清楚地显示肱骨滑车、鹰嘴窝和冠突尖。
- 如果有肘管综合征症状，可以加拍肘管位片。
- 侧位断层X线摄影及CT扫描对于游离体和骨赘的定位很有帮助，有助于术前的评估，特别是病变处于早期阶段时。

鉴别诊断

- 创伤性肘关节炎。
- 类风湿（炎症性）肘关节炎。

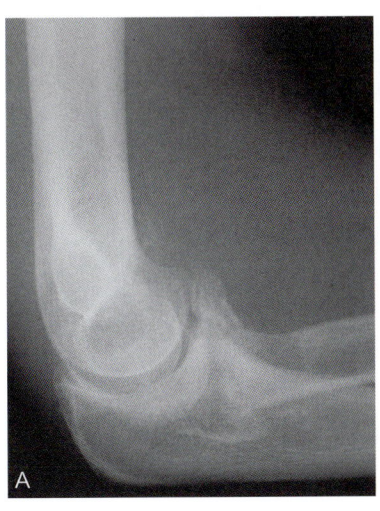 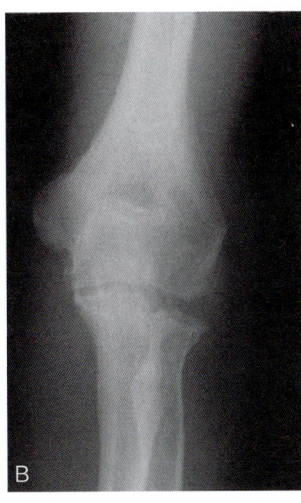 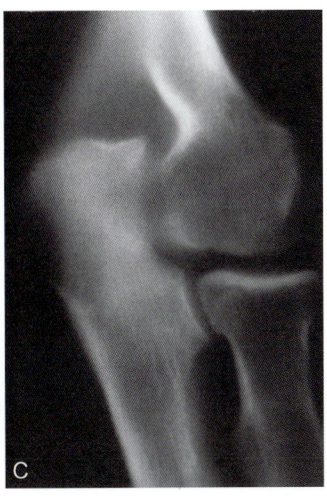

图1　A. 一位50岁重体力劳动者肘关节的侧位片。患者在极端体位（extremes of motion）时有剧痛。X线片显示发现尺骨鹰嘴和冠突明显骨赘形成。B. 肘关节正位片（同一名患者）。X线片显示冠突窝和鹰嘴窝骨化及骨赘形成。C. 外侧斜位片。可以更清楚地反映肱桡关节及桡尺近侧关节。显示尺骨鹰嘴尖端有骨赘形成，其可导致肘关节伸直过程中疼痛。

非手术治疗

- 在疾病早期，保守治疗可能有所帮助。
- 患者尽量避免肘关节负重。
- 理疗可以维持关节的活动范围及肌力，热疗及冷疗亦有所作用。
- 非类固醇类抗炎药可以缓解疼痛，关节内激素的注射能改善症状，但其作用只是暂时的。
- 如果伴有尺神经症状，需避免肘管受压，同时避免长时间屈肘状态。

手术治疗

- 当保守治疗无法缓解症状时，提示应当进行手术干预。
- 手术适应证包括患者肘关节伸屈终末阶段剧痛；X线片发现尺骨鹰嘴或冠突骨赘形成；尺神经病变以及疼痛或活动度丢失导致的功能受限。
- 手术禁忌证包括患者肘关节伸屈全过程剧痛；活动度显著受限，屈曲范围少于40°以及肱桡关节或桡尺近侧关节明显受累。
- 由于解剖结构改变和邻近神经血管结构的潜在损伤风险，肘关节外伤或尺神经移位是关节镜技术相对禁忌证。

术前计划

- 术前仔细阅片，包括正侧位及斜位X线片，评估关节累及的严重程度、游离体的情况。X线侧位断层摄影及CT可以协助判断。需避免遗漏任何游离体，因为残留的游离体将导致术后顽固的症状。
- 需重视尺神经的病变，如有尺神经累及，术中需要探查。

体位

- 开放或关节镜技术。
  - 患者可采用侧卧位，患肘90°，固定于前臂托架上。
- 开放技术。
  - 亦可选择仰卧位，患侧肩胛骨下垫高，肘关节屈曲90°置于胸前，患者向健侧旋转35°，以便更好暴露患肘后侧。

入路

- 开放技术。
  - 采用后侧直切口。切口起自鹰嘴尖近端6～8 cm，止于鹰嘴尖远端4 cm（图2）。
  - 切开肱三头肌筋膜。
  - 肱三头肌腱可以分开或者剥离。最初的描述中，肱三头肌腱可经中线分开，暴露肘关节的后面直至内外髁的边缘，亦可将内侧部分的肌腱自鹰嘴上剥离下来。
  - 至于是分开还是剥离肌腱，取决于肱三头肌腱远端部分的大小以及是否需要探查或者减压尺神经。如果肱三头肌很发达，剥离将影响暴露。

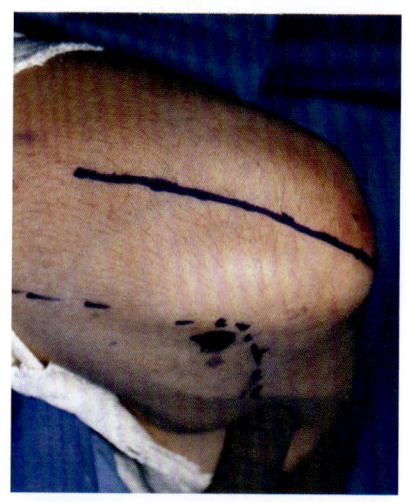

图2 患者采用侧卧位，患肘90°，下垫枕头（笔者更推荐采用枕头）。采用后侧直切口，起自鹰嘴尖近端6～8 cm，止于鹰嘴尖远端4 cm。注意标记肱骨内髁。

开放肱骨关节置换术

暴露

- 切开皮肤后,将皮下组织从三头肌内侧面牵开。
- 如果有尺神经病变的迹象,于肘管中识别并减压尺神经。
- 三头肌肌腱单元纵向分开或牵开。
- 使用骨膜剥离器钝性分离,将三头肌从肱骨远端后侧面剥离。
- 然后行关节囊切开术(技术图1)。

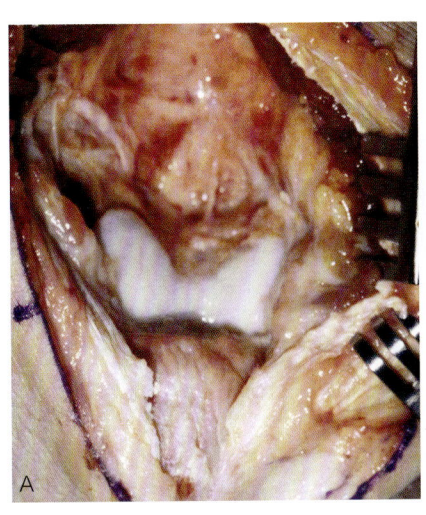
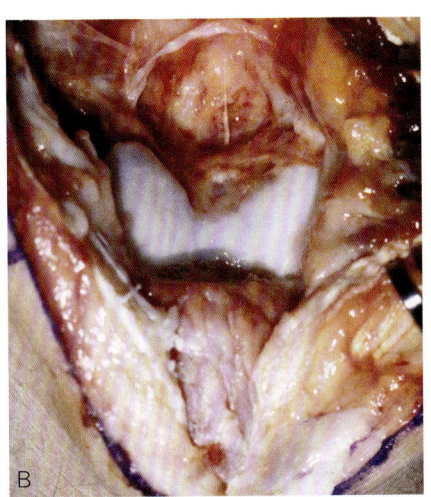

技术图1 切开肱三头肌暴露肘关节后侧。将鹰嘴表面的明显骨赘及鹰嘴尖去除,截骨开始可使用摆锯获得理想的定位,然后用骨刀继续劈开鹰嘴,暴露肱骨滑车,截骨方向需与滑车关节面平行。

去除骨赘切除鹰嘴

- 为尽量减少伸肘时的卡压,先使用摆锯切除鹰嘴上的骨赘及鹰嘴尖,进一步再用骨刀完成切除。截骨的方向需平行肱骨滑车的关节面。
- 使用咬骨钳咬平边缘。
- 清理鹰嘴窝的骨赘后,在鹰嘴窝的中央钻孔,进入肘关节前关节间室内,显露冠突(技术图2)。

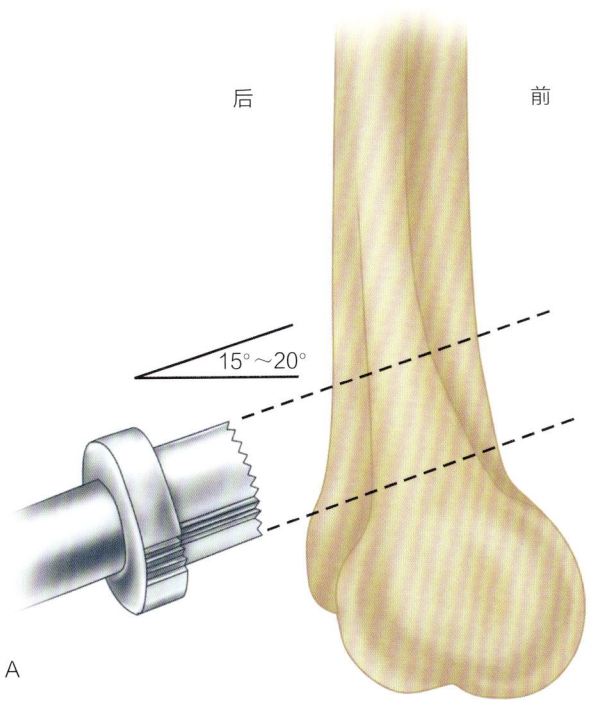

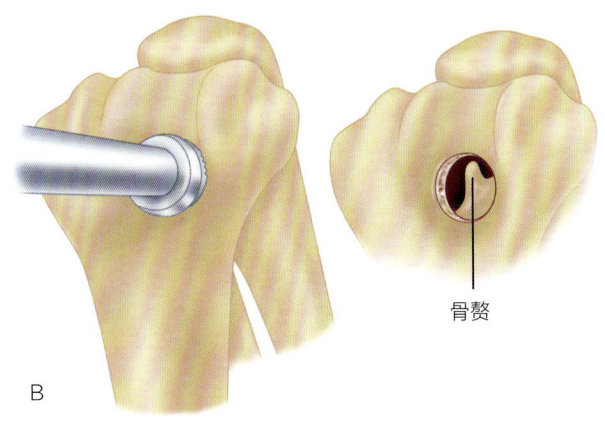

技术图2 清理鹰嘴窝后用神经外科磨钻钻孔。注意磨钻的正确操作。定位钉应符合滑车的弯曲度。

开孔

- 使用1.5 cm的神经外科磨钻开孔。正确开孔非常重要,磨钻需与滑车的曲度相匹配。
- 开孔完成后,取下骨块。该骨块上可能包括前侧关节面上的骨赘(技术图3A、B)。
- 此孔可用来清理前关节间室,去除游离体(技术图3C、D)。
- 极度屈曲肘关节,利用弯头骨刀去除冠突表面的骨赘。
- 有时候需使用骨膜剥离子钝性剥离前方关节囊,松解肘关节,恢复伸肘功能。
- 需避免遗漏任何骨赘或者游离体。
- 使用骨蜡封闭所开骨窗的周边,用明胶海绵封闭无效腔。
- 以标准流程仔细关闭伤口。
- 小心活动肘关节,争取获得满意的最大活动度。

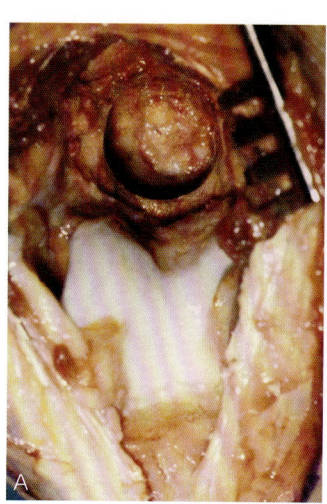
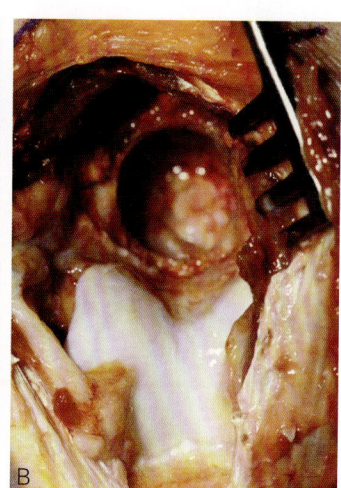

技术图3 A、B. 一旦开孔完成,取下骨块,可显露前关节间室及尺骨冠突,并可探查及去除游离体。C. 极度屈曲肘关节,利用弯头骨刀去除冠突表面的骨赘。D. 使用器械通过骨窗去除冠突骨赘及冠突的一部分。

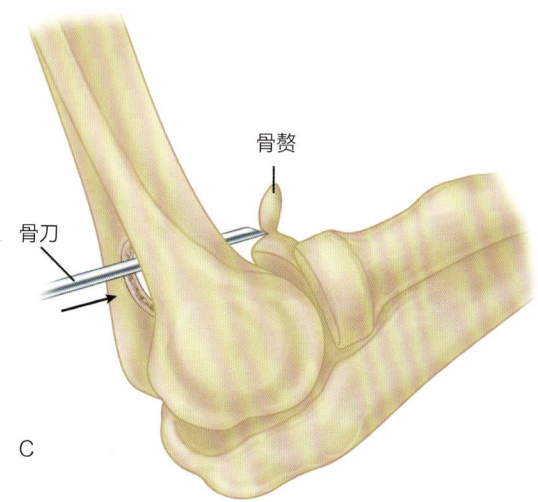
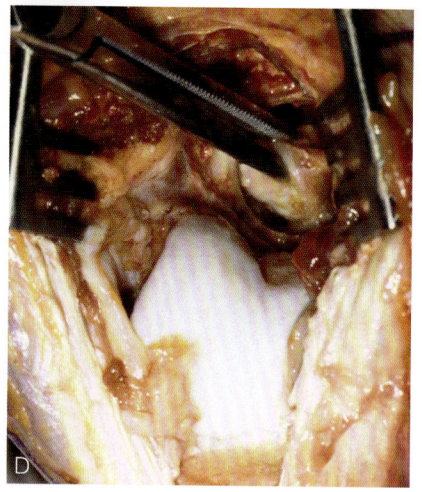

关节镜肱尺关节成形术

- 肘关节注入15～20 mL生理盐水,使关节囊膨胀。
- 在桡骨头关节的下部和肱骨远端的外侧髁上嵴的前部建立前外侧入路。
- 关节镜通过前外侧入路,看到关节前室的所有病理结构,然后建立前内侧入路。
- 使用关节镜抓取器和旋磨刀在肘前侧面去除游离体并清创。
- 肘部后部触诊,建立标准的后外侧和后内侧入路。
- 可通过后侧正中入路清除鹰嘴窝骨赘和肘后侧的游离体。
- 使用3.2 mm钻头通过后中心入路钻入鹰嘴窝中心,并向冠状窝中心偏斜,从后向前钻一个孔作为鹰嘴窝开窗。
- 在关节镜下,通过前外侧入路,使用逐渐增大的钻头将孔径扩大至1 cm以上。
- 一旦尺骨鹰嘴窝孔切除术完成,可在关节镜下使用刮刀在肘部最大屈曲位时移除冠状突的骨赘。
- 所有切口均以标准方式闭合。

要点与失误防范

适应证	• 原发性肘关节骨关节炎患者,伴有鹰嘴、鹰嘴窝或者冠突、冠突窝骨赘形成导致的极端运动时的疼痛,可采用本手术治疗。
禁忌证	• 肱桡关节严重受累。 • 肘关节活动全过程疼痛。 • 先前的肘部创伤或尺神经转位是相对禁忌证。
评估	• 仔细筛选患者很重要。 • 通过仔细阅片不遗漏任何骨赘和游离体,可进行术前CT。 • 术者需重视尺神经病变,有必要术中探查。
手术	• 正确开孔。 • 小心地探查前后关节间室。 • 去除所有的游离体和骨赘。

术后处理

- 术后1周内使用伸肘15°石膏固定。
- 术后7～10日后开始鼓励主动屈伸。
- 术后3周、6周及3个月随访。
- 术后当日起开始CPM操练直至术后3周停止。
- 6周后允许运动,避免因潜在的骨质生物力学减弱而导致骨折。

预后

- 文献显示80%的患者表示结果满意[1,3,4,6,8-20]。
- 90%的患者表示获得满意的疼痛解除[1,3,4,6,8-20]。
- 肘关节伸直改善10°～15°,肘关节屈曲改善10°。整个屈伸活动度改善20°～25°(图3)。
- 关于开放性和关节镜技术的比较性研究显示,两者的总体有效率没有显著性差异[3,4]。开放手术时,由于后侧进行了大范围的松解,所以肘的伸展效果要好一些。
- 因此,关节镜技术仅对中等疼痛或前室关节炎改变的患者考虑。而开放肱尺关节成形术最好应用于关节2个简室都出现严重关节炎改变时。
- 目前尚无手术后肘关节不稳定的报道。

并发症

- 与其他肘关节手术相比,本手术的并发症率很低[1,3,4,9,10,14-19]。
- 复发率低于10%。
- 医源性尺神经麻痹很少见。可能与关节镜技术的应用和术中牵拉过度有关。此外,术前存在严重肘关节僵硬的患者,术后获得肘关节伸展范围大幅增长的患者,易造成术后尺神经症状[1,7]。笔者推荐在术前肘关节伸展<100°的患者中进行尺神经预防性松解[21]。
- 有报道指出,采用三头肌分开入路进行肱尺关节成形术后可能出现异位骨化伴肘关节活动受限[2]。然而,不伴活动度受限的异位骨化也在一些关节镜手术中被

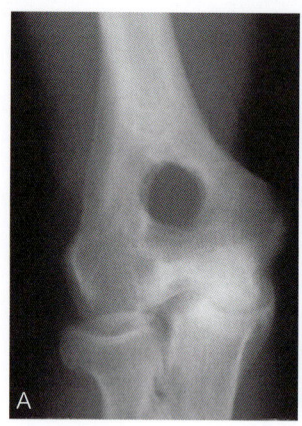 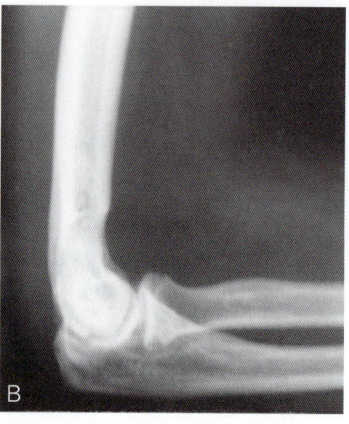

图3 肱尺关节成形术后患者正侧位X线片，可以清楚地看见肱骨远端的骨窗。尺骨鹰嘴和冠突的骨赘已全去除，患者肘关节无痛且活动度大幅增加。

报道[16]。

- 不恰当的开孔可能导致骨干骨折。并且，由于术后远端肱骨骨干较脆弱，如果术后立即承受大负荷，也可能出现骨折[5]。

（汪文博 译，汪文博 审校）

参考文献

[1] Antuna SA, Morrey BF, Adams RA, et al. Ulnohumeral arthroplasty for primary degenerative arthritis of the elbow: long-term outcome and complication. J Bone Joint Surg Am 2002;84-A(12):2168-2173.

[2] Chandrasenan J, Dias R, Lunn PG. Heterotopic ossification after the Outerbridge-Kashiwagi procedure in the elbow. J Shoulder Elbow Surg 2008;17:e15-e17.

[3] Cohen AP, Redden JF, Stanley D. Treatment of osteoarthritis of the elbow: a comparison of open and arthroscopic debridement. Arthroscopy 2000;16:701-706.

[4] Degreef I, De Smet L. The arthroscopic ulnohumeral arthroplasty: from mini-open to arthroscopic surgery. Minim Invasive Surg 2011;(2011):798084.

[5] Degreef I, Van Audekercke R, Boogmans T, et al. A biomechanical study on fracture risks in ulnohumeral arthroplasty. Chir Main 2011;30:183-187.

[6] Forster MC, Clark DI, Lunn PG. Elbow osteoarthritis: prognostic indicators in ulnohumeral debridement—the Outerbridge-Kashiwagi procedure. J Shoulder Elbow Surg 2001;10:557-560.

[7] Jeon IH, Lee SM, Kim PT. Acute ulnar nerve palsy after Outerbridge-Kashiwagi procedure. J Hand Surg Eur Vol 2007;32:596.

[8] Kashiwagi D. Outerbridge-Kashiwagi arthroplasty for osteoarthritis of the elbow. In: Kashiwagi D, ed. Elbow Joint: Proceedings of the International Congress, Kobe, Japan. Amsterdam: Elsevier Science Publishers, 1986:177-188.

[9] Minami M, Kato S, Kashiwagi D. Outerbridge-Kashiwagi's method for arthroplasty of osteoarthritis of the elbow: 44 elbows followed for 8-16 years. J Orthop Sci 1996;1:11-15.

[10] Morrey BF. Primary degenerative arthritis of the elbow. Treatment by ulnohumeral arthroplasty. J Bone Joint Surg Br 1992;74(3):409-413.

[11] Morrey BF. Primary degenerative arthritis of the elbow: ulnohumeral arthroplasty. In: Morrey BF, ed. The Elbow and Its Disorders. Philadelphia: WB Saunders, 2000:799-808.

[12] Morrey BF. Ulnohumeral arthroplasty. In: Morrey BF, ed. Master Techniques in Orthopaedic Surgery: The Elbow. New York: Raven Press Ltd, 1994:277-289.

[13] O'Driscoll SW. Elbow arthritis: treatment options. J Am Acad Orthop Surg 1993;1:106-116.

[14] Redden JF, Stanley D. Arthroscopic fenestration of the olecranon fossa in the treatment of osteoarthritis of the elbow. Arthroscopy 1993;9:14-16.

[15] Sarris I, Riano FA, Goebel F, et al. Ulnohumeral arthroplasty: results in primary degenerative arthritis of the elbow. Clin Orthop Relat Res 2004;(420):190-193.

[16] Savoie FH III, Nunley PD, Field LD. Arthroscopic management of the arthritic elbow: indications, technique, and results. J Shoulder Elbow Surg 1999;8:214-229.

[17] Tsuge K, Mizuseki T. Debridement arthroplasty for advanced primary osteoarthritis of the elbow. J Bone Joint Surg Br 1994;76(4):641-646.

[18] Tsuge K, Murakami T, Yasunaga Y, et al. Arthroplasty of the elbow. Twenty years' experience of a new approach. J Bone Joint Surg Br 1987;69:116-120.

[19] Ugurlu M, Senkoylu A, Ozsoy H, et al. Outcome of ulnohumeral arthroplasty in osteoarthritis of the elbow. Acta Orthop Belg 2009;75:606-610.

[20] Vingerhoeds B, Degreef I, De Smet L. Debridement arthroplasty for osteoarthritis of the elbow (Outerbridge-Kashiwagi procedure). Acta Orthop Belg 2004;70:306-310.

[21] Williams BG, Sotereanos DG, Baratz ME, et al. The contracted elbow: is ulnar nerve release necessary? J Shoulder Elbow Surg 2012;21:1632-1636.

第100章 全肘关节置换治疗类风湿关节炎
Total Elbow Arthroplasty for Rheumatoid Arthritis

Bryan J. Loeffler and Patrick M. Connor

定义

- 类风湿关节炎是一类慢性的、全身性的炎症性疾病,病因不明,人群发病率为1%~2%。
  - 女性的发病率为男性的2~3倍,且随着年龄增大而呈上升趋势,发病高峰出现在35~50岁。
- 周围关节常呈对称性累及。
- 20%~70%的类风湿关节炎患者累及肘关节,严重性差别很大。
  - 此类患者中,90%的患者同时累及手部及腕部,80%的患者累及肩部。
- <16岁的患者,至少一个关节持续具有关节炎和(或)滑膜炎症状至少6周,即可诊断为青少年类风湿关节炎。
- 与成人类风湿关节炎相比,青少年类风湿关节炎常合并更为严重的骨质破坏、畸形及软组织挛缩。

发病机制

- 类风湿关节炎的病因尚不明确。
  - 有推测认为是由感染造成的,但没有得到微生物病原学检测的证明。
  - 遗传学及孪生子研究证明该病具有遗传性,且与自身免疫有关。
- 已有报道证明,患有关节炎患者体内的多种细胞,如B淋巴细胞、CD4 T细胞、单核细胞、中性粒细胞、纤维细胞及破骨细胞能分泌异常的高水平细胞因子、趋化因子及炎症介质。
- 研究认为,炎症介导的滑膜组织增生导致了软组织损害及最终的骨破坏。

自然病程

- 总体来说,疾病首先表现为滑膜组织的炎症,进一步进展造成关节软骨的破坏,最后影响软骨下骨及关节周围骨组织。
- 类风湿关节炎发病开始时,表现为滑膜增生、关节翳形成,进一步表现为肘关节僵硬、红肿、疼痛并且活动受限。
- 滑膜增生导致关节囊增大,产生压力性神经病理性疼痛、感觉异常,以及尺侧或桡侧的感觉减退。
- 退变常导致韧带累及或断裂。临床上,患者常主诉进展性的肘关节不稳定。
  - 累及环状韧带将导致桡骨头前脱位。
  - 最后,内侧及外侧副韧带复合体断裂时,将导致进一步的肘关节不稳定。
- 迁延的滑膜炎导致关节软骨受累,表现为软骨下骨囊性变、周边骨赘形成等,这预示类风湿关节炎已发展到终末期。
- 终末期类风湿关节炎将导致软骨下骨及关节稳定性的严重破坏。此期患者常表现为疼痛、无力及肘关节功能丧失。

病史和体格检查

- 患者的典型主诉为肘关节肿胀、无力、发冷以及活动受疼痛限制等病史。
  - 同时可伴有进展性的功能受限及多关节累及等。
- 在早期阶段,肘关节常表现为僵硬,伴有软组织肿胀及发红。
- 当病情进展到终末期时,肘关节肿胀不再明显,但僵直及疼痛更为突出。

成人与青少年类风湿关节炎的不同表现

- 青少年类风湿关节炎患者年龄更小。
- 青少年类风湿关节炎患者肘部僵直更严重,因此典型的青少年类风湿关节炎无肘关节不稳定的表现。
- 青少年类风湿关节炎患者更多关节遭到累及,但患者对关节疼痛耐受性更高。

影像学检查

- 肘关节的正侧位X线可以评估类风湿关节炎的等级及手术方案(图1)。一般来说无须进一步影像学检查。

分类

- 尽管有多种分类方法,但最为常用的还是Mayo X线分类系统(表1)[8]。

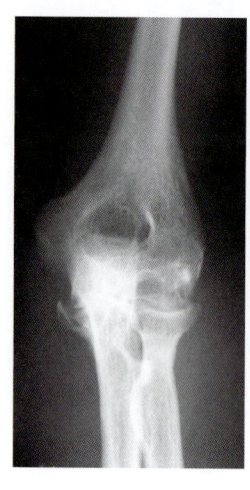

图1 一位38岁女性青少年类风湿关节炎患者术前的正侧位肘关节X线片。表现为骨质疏松、关节间隙狭窄及软骨下骨的结构改变。

- 此方法可监测疾病进展，并且与临床检查及患者功能受限程度相契合。
- 评分系统考察骨质量、关节间隙、骨结构等指标，根据严重程度分为4级。

鉴别诊断

- 焦磷酸钙沉积病。
- 骨关节炎。
- 风湿性多肌痛。
- 银屑病性关节炎。
- 系统性红斑狼疮。
- 纤维性肌痛。

非手术治疗

- 类风湿关节炎患者最理想的治疗由骨科医生、风湿免疫科医生以及理疗师共同合作完成，包括完整的非手术治疗阶段及手术治疗阶段。

药物治疗

- 类风湿关节炎的药物治疗比例较高。
- 类风湿关节炎药物治疗包括一系列缓解病情抗风湿药（DMARD）、免疫调节剂、肿瘤坏死因子（TNF）抑制剂，以及其他针对全身炎症的药物。这些药物可以单独或者联合使用。
  - 缓解病情的抗风湿药包括氨甲蝶呤、来氟米特、羟化氯喹和柳氮磺胺吡啶。
  - 免疫调节剂如硫唑嘌呤和环孢霉素以病原免疫系统为目标，可能增加感染的易感性。
  - 抗TNF-α制剂可通过抑制一种叫TNF-α的细胞因子来减缓疼痛、晨僵和关节肿胀。这种药物的例子包括英夫利昔单抗、阿达利木单抗、戈利木单抗，以及西他丽珠，这些药物也会增加严重感染的风险。
  - 其他针对验证的药物包括阿那金拉、阿巴塔西普、利妥昔单抗、托西利单抗和托法替尼。
  - 减轻RA的其他药物包括非甾体类抗炎药（NSAID）以及激素，例如强的松。
- 妥善地使用关节腔激素注射对于症状控制亦很重要。
- 早期由风湿免疫科医生行药物治疗的重要性怎么强调也不为过。对滑膜炎进行积极治疗能够限制或延缓关节产生严重破坏。在疾病的早期阶段进行抗风湿治疗是最可靠和有效的。

康复治疗

- 康复治疗的目的是改善肘关节活动度和功能性力量，获得日常自理能力。这些治疗由改变活动方式、休息、冰敷及轻柔的训练构成。
- 肘关节类风湿关节炎非手术治疗的首要目标是减轻软组织肿胀和提高关节活动度。术前的关节活动度常可预测关节镜下滑膜切除术后或全肘关节置换术后的关节活动度。

手术治疗

- 肘关节类风湿关节炎的手术治疗包括滑膜切除术及全肘关节置换术。

全肘关节置换术之前的手术治疗方法

- 开放或关节镜下滑膜切除术治疗早期类风湿肘关节炎可取得良好临床效果。
- 滑膜切除术的目的是缓解疼痛和肿胀，尽管没有显示此方法能改变疾病的自然病程，但在早期肘关节类风湿关节炎患者中，此方法确实能够缓解症状至少5年以上[6]。
- 关节镜下滑膜切除术由于微创，比起传统开放切除术更具优势。围手术期并发症更少，而且易于探查囊状隐窝部位，而开放手术时，必须切除桡骨头，才能完全暴露该部位的滑膜组织。
- 开放滑膜切除术传统上需同时切除桡骨头，主要由于肱桡关节和桡尺近侧关节的破坏普遍存在[1]，以及必须进行的囊状隐窝部位滑膜切除的暴露需要。
  - 研究表明，常规切除桡骨头会导致桡骨头的稳定作用丧失，可能造成部分类风湿关节炎患者肘关节外翻不稳定，尤其是内侧副韧带受累及时[9]。
  - 目前围绕桡骨颈周围的增生滑膜可在关节镜下切除。除非患者肘关节稳定或者术前有前臂旋转症状才需同时切除桡骨头。因此关节镜下不需切除桡骨

第100章 全肘关节置换治疗类风湿关节炎

表1　Mayo X线分类系统

分级	影像学表现	描述	意义
Ⅰ期	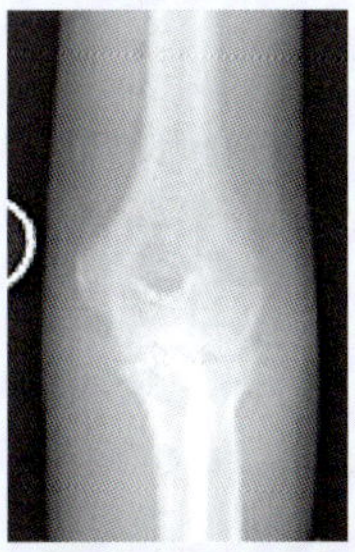	滑膜炎表现及轻到中度关节周围骨质疏松	临床体检往往可见软组织明显肿胀
Ⅱ期	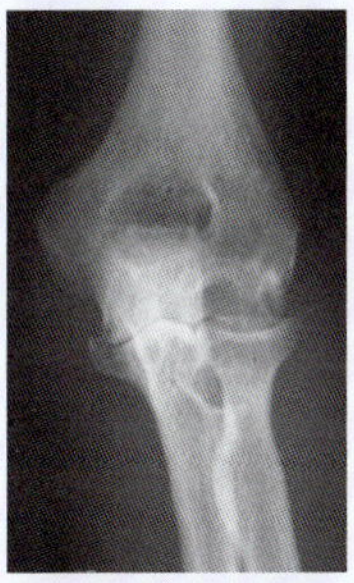	失去关节间隙，但软骨下骨结构存在	存在不同程度的软组织肿胀
Ⅲ期	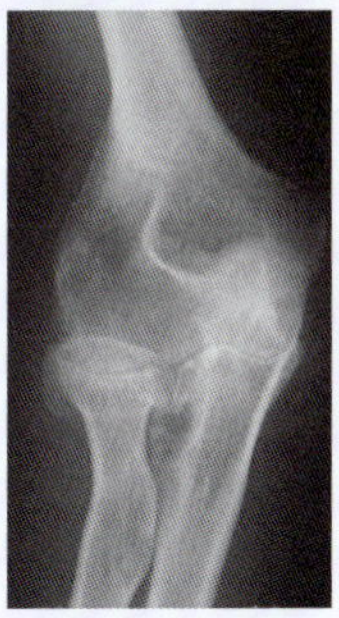	关节间隙完全消失	滑膜炎发展到终末期，肘关节更为僵硬
ⅢA期		骨性结构仍然维持	
ⅢB期		相关的骨质流失	
Ⅳ期	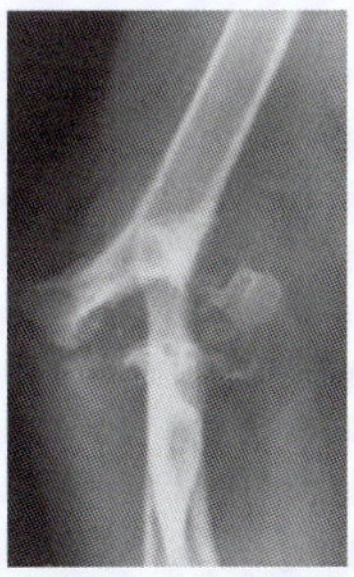	严重的骨破坏	患者常有剧痛和功能受限，当关节骨结构受破坏时亦有功能性关节不稳定表现
Ⅴ期	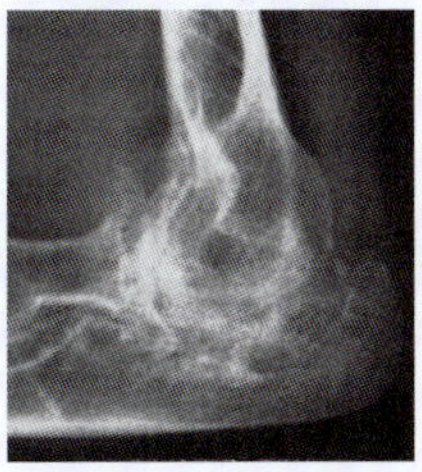	肱尺关节骨融合	常见于青少年类风湿关节炎患者中

注：改编自 Morrey BF, Adams RA. Semiconstrained arthroplasty for the treatment of rheumatoid arthritis of the elbow. J Bone Joint Surg Am 1992;74(4):479–490; Connor PM, Morrey BF. Total elbow arthroplasty in patients who have juvenile rheumatoid arthritis. J Bone Joint Surg Am 1998;80(5):678–688。

头即可行完整的滑膜切除。
- 此外,相比开放手术,关节镜手术的微创特性可以减轻疼痛,加快关节活动的恢复并降低感染率。
- 关节镜下滑膜切除同时松解前关节囊,改善肘关节的伸屈。后侧鹰嘴成形术可以重建鹰嘴窝的正常容积。
- 后内侧关节囊松解时需要避免医源性尺神经损伤。当需要松解后内侧关节囊以改善肘关节屈曲功能时(特别是术前角度为100°或更少时),需先进行开放尺神经减压及皮下转位,然后再行彻底的后方关节囊松解(包括内侧副韧带的后内侧带)。

全肘关节置换术

- 此手术方法适用于伴有肘关节剧痛及影响日常生活的晚期类风湿关节炎患者(Ⅲ期或Ⅳ期)。
- 绝对禁忌包括感染活动期、上肢瘫痪以及患者不能接受对术后肘关节活动受限。
- 相对禁忌包括远离手术部位的感染以及肘关节或肘关节假体感染史。

术前计划

- 拍摄肘关节正侧位X线片,测量肱骨弓及髓腔直径,测量尺骨角度及髓腔直径。
  - 术前X线模板有助于测定X线放大倍率。
- 青少年类风湿关节炎患者,其髓腔直径通常很小,因此医生必须确保准备合适大小的假体、髓内导针及扩髓工具。
- 如果已实行或预计要行同侧肩关节置换术,必须考虑使用4 in(10.16 cm)肱骨组件及肱骨骨水泥塞。不过,最近出现的更短的全肩关节置换的肱骨部件通常可以放置于6 in(15.24 cm)肱骨柄处。应避免重叠的水泥罩和(或)肩部肱骨干和肘关节假体之间的短水泥间隙,以减少随后假体周围骨折的风险。
- 术前前臂的旋转受限可能由桡尺远侧关节病变导致,因此术前需拍摄手术侧肩及腕关节X线片。

全肘关节置换的内植物选择

- 传统上内植物选择分为铰链式和非铰链式。
  - 此类术语的使用已渐减少,然而,非铰链式的假体高匹配的外形设计可以保证关节活动限定在一定范围内。
  - 铰链式假体具有7°外翻及7°的轴向旋转,而非限制性假体则为非铰链式,表面有涂层。
  - 非限制性假体的稳定依靠软组织及韧带的完整性,然而类风湿关节炎的进展或使用未考虑稳定性的半限制性假体进行手术松解会破坏此类结构。
- 虽然目前尚无铰链式及非铰链式假体的前瞻性研究比较,但大多研究显示半限制性假体能够改善存活率[7]。
  - 半限制性假体由于可以有效地解除疼痛及改善活动范围,以及无明显的无菌性松动,因此更受欢迎[7]。
  - 以下技术的介绍基于铰链式(半限制性)假体的植入。
- 聚乙烯套管磨损是一个具有挑战性的问题,它被认为是全肘关节置换后假体长期耐久性的限制因素[2,5,10]。多个研究已报道多植入式假体的全肘关节置换术后聚乙烯磨损[5,10]。考虑到假体的中长期维持能力时,颗粒引起的套管磨损引起的骨溶解和松动是一个重要问题,这对于接受全肘关节置换术的年轻患者,尤其是创伤后患者尤其重要。最近,为了解决与聚乙烯磨损有关的潜在问题,出现了新的轴承设计,包括增加衬套中聚乙烯的含量,以及采用合格聚乙烯和金属轴承表面的设计。技术部分中描述的假体使用新型维生素E高交联超高分子量聚乙烯轴承防止金属与金属接触,并具有改良的聚乙烯磨损特性。
  - 在全肘关节置换术中,用于连接尺骨和肱骨部件的锁定机制的失败已在多种假体设计中被报道[3,10]。技术部分中描述的假体采用了一种新的锁定机制,旨在降低锁定机制失败的可能性。

多关节累及患者的全肘关节置换的手术时机

- 由于类风湿关节炎累及多关节,因此全肘关节置换的时间需与其余关节的置换相权衡。
- 通常来说,累及最重的关节需最早手术。如果患者同时有肘关节及下肢关节累及,医生需根据术后效果合理计划。
- 如先行全肘关节置换,需在3~6个月后再次安排下肢关节置换,以利于肘关节的恢复。如先行下肢关节置换,则需等待无须辅助步行器时方可行全肘关节置换,以防使用辅助步行器时肘关节负荷过高。
  - 全肘关节置换患者需避免使用拐杖。在未增加肘关节负荷时,可酌情使用步行器。使用步行器时可通过调整扶手高度,防止肘关节屈曲超过90°。

颈椎状况的评估
- 超过90%的类风湿关节炎患者累及颈椎,其中有30%的患者具有明显的半脱位,因此全麻插管术前需评估颈椎状况。
  - 术前常规进行颈椎影像学检查。
  - 如果患者有颈项疼痛、活动受限、脊髓疾病体征或者影像学证实的颈椎不稳定,此时需行颈椎MRI检查,并请脊柱外科医生排除颈椎治疗的必要性。

全肘关节置换术前暂时停止药物治疗
- 肿瘤坏死因子(TNF)抑制剂影响免疫系统,研究证实其有增加假体周围感染的风险。
  - 一般来说,术前较短时间起即停止使用肿瘤坏死因子抑制剂直至术后2周,以降低围手术期假体周围感染的风险。
- 氨甲蝶呤通常在围手术期继续使用。相较于停用氨甲蝶呤,在围手术期继续使用氨甲蝶呤的并发症、感染和复发的报道较少。
- 长期使用非类固醇类抗炎药(NSAID)的患者需在术前2周停止使用,以降低手术的出血风险。
- 长期使用激素的患者,在围手术期要使用应急剂量的药物。
- 术前与风湿免疫科医生及麻醉科医生的交流很有必要。

体位
- 切皮前30~60分钟时静脉给予抗生素。
- 患者仰卧于手术台上,同侧肩部下垫高。手臂置于胸前,卷在一起的手术单垫在肘下以支撑手臂。
- 患侧上肢及肩部消毒铺巾,使用无菌止血带。使用Ioban贴膜包绕暴露的皮肤。
- 驱血后无菌止血带充气止血。

入路
- 包括肱三头肌在内的多种暴露方式可供选择。Biyan-Morrey入路(肱三头肌–肘肌)可提供优良的暴露,对于那些对三头肌保留入路经验较少的医生特别有用。下文会详细介绍Biyan-Morrey入路。

切口及显露

- 做一长约15 cm的直切口,起自内外髁中点,止于鹰嘴尖部。
- 于肱三头肌内侧部分仔细显露并游离尺神经。
- 通过切开肱三头肌内侧头与内侧肌间隔的筋膜完成尺神经近侧的松解,然后向远端游离,切开肘管支持带,其包含Osborne带(尺侧腕屈肌两头间的筋膜及其肌膜),直至尺神经第1个运动支发出处(技术图1A、B)。
- 切除内侧肌间隔,利用皮下浅筋膜远侧,于旋前圆肌表面近侧,肱三头肌前制备皮下隧道。
  - 尺神经即可前置于皮下隧道内,术中注意保护。
- 于肘肌及尺侧腕屈肌的内侧面切开,自尺骨表面剥离内侧三头肌和肘肌。
- 自后侧关节囊向内剥离肱三头肌的内侧部分,至尺骨鹰嘴的附着点(技术图1C、D)。
- 锐性切断附着部穿通纤维,自内向外整体剥离肱三头

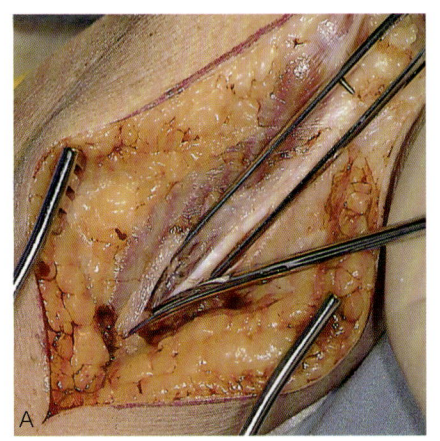
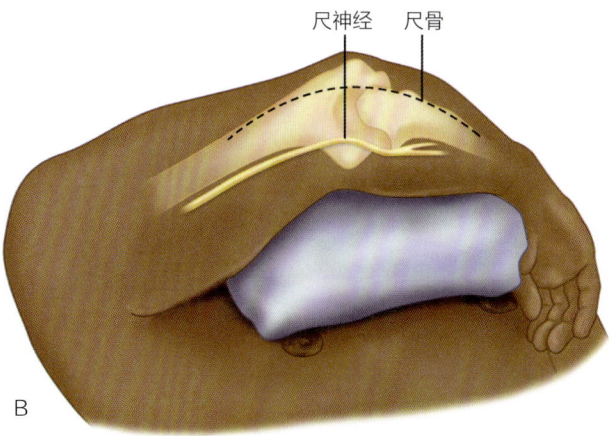

技术图1 A、B. 自肱三头肌内侧边缘显露尺神经,并放置一个血管环。

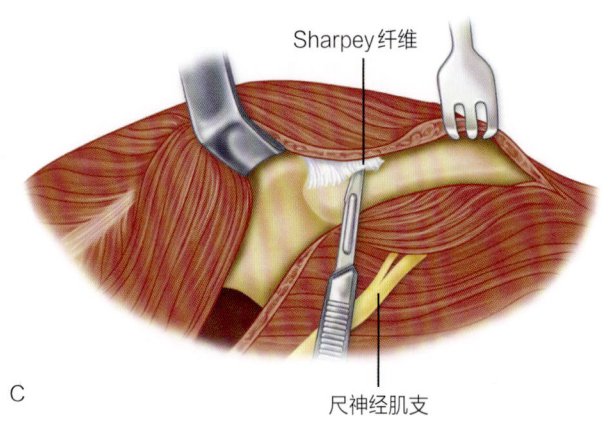
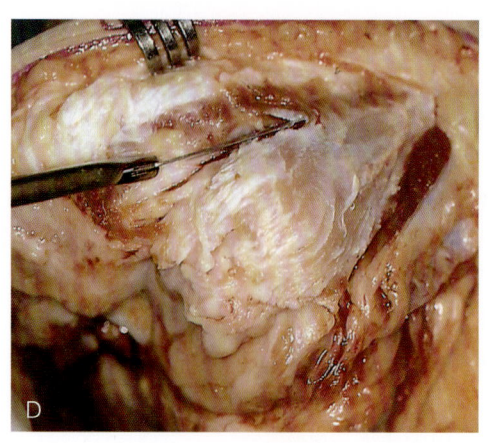
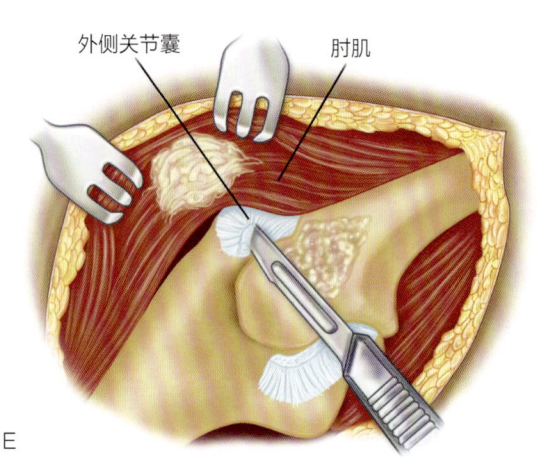
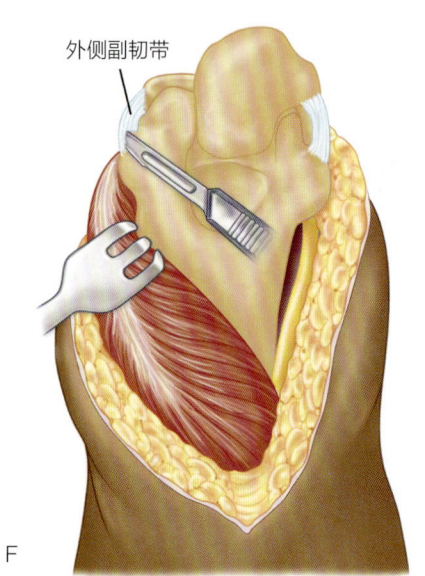
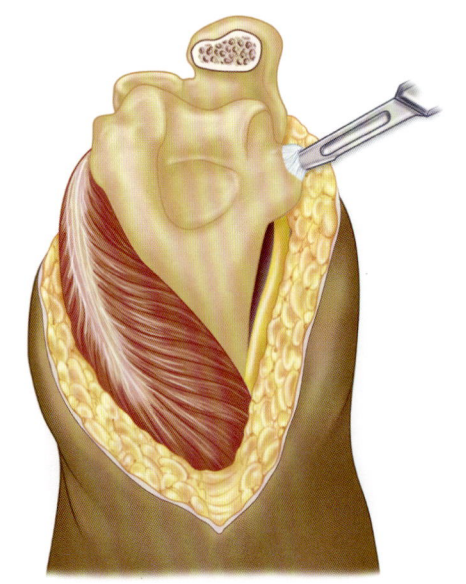

技术图1（续） C、D. 肱三头肌内侧、尺骨的边缘（C）及肘肌（D）于尺骨附着处剥离。E. 进一步剥离伸肘装置纤维。F. 伸肘装置剥离至肱骨外侧髁。G. 剥离内侧副韧带，完全游离关节，彻底暴露肱尺关节。

- 肌及肘肌(技术图1E)。
- 尺骨外侧副韧带复合体自肱骨附着处剥离,至此伸肘装置完整地自肱骨外侧面剥离下来(技术图1F)。
- 如已存在肱尺关节僵硬,例如青少年类风湿关节炎患者,有必要使用电锯或骨刀重建关节间隔,并于肱尺关节合适的旋转中心行截骨术。
- 进一步屈曲肘关节,暴露内侧副韧带,并于肱骨附着点行骨膜下剥离(技术图1G)。
- 根据骨质量利用咬骨钳或者摆锯去除尺骨鹰嘴尖部。此时肱骨关节面、尺骨及桡骨头彻底暴露。
- 彻底松解肱骨前方的前关节囊,以容纳肱骨假体置入并允许术后肘关节伸直。

处理肱骨

- 滑车切削:根据骨质量利用咬骨钳或者摆锯去除滑车中部关节面,直至鹰嘴窝的底部。
- 保留咬除的骨组织,以备后面植骨需要(技术图2A)。
- 肱骨隧道扩髓:首先使用咬骨钳或磨钻在鹰嘴窝近端开口,使用开口锥确定髓腔(技术图2B、C)。扩孔钻必须居中,且其大小需要与残留的滑车相匹配,确保能够置入肱骨锉。必要时可以进一步去除多余的骨以容纳肱骨锉。
- 肱骨管锉:使用导向肱骨锉(技术图2D),并对其进行捶击,直到锉上的实线到达伸展轴(技术图2E)。使用逐渐增大的锉刀来达到所需的尺寸以适应假体,最后的锉刀留在原位。可以通过锉刀放置肱骨定位杆帮助确定轴向位(技术图2F)。

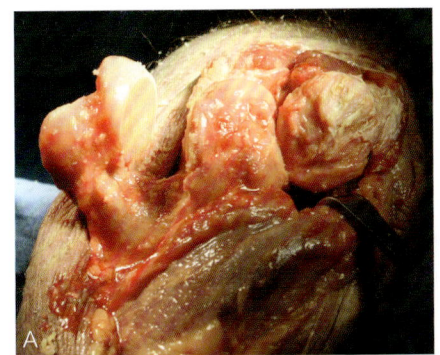
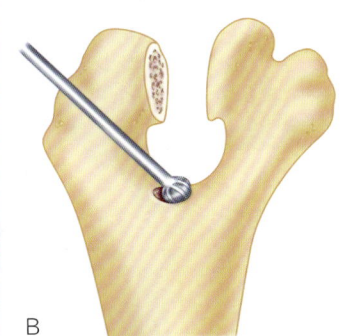
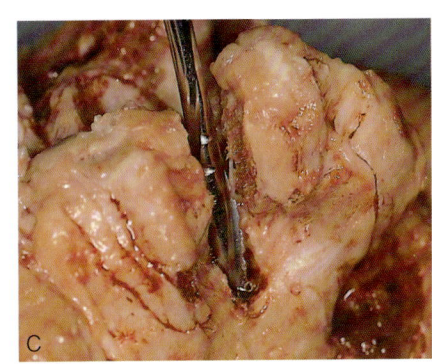
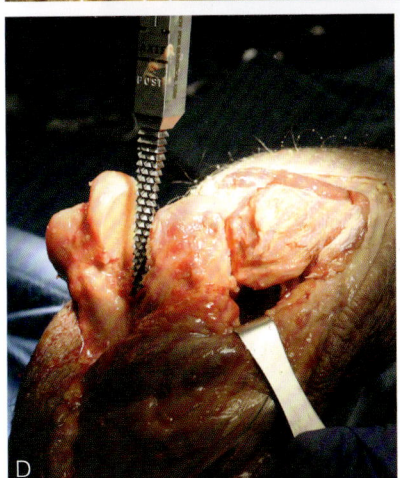
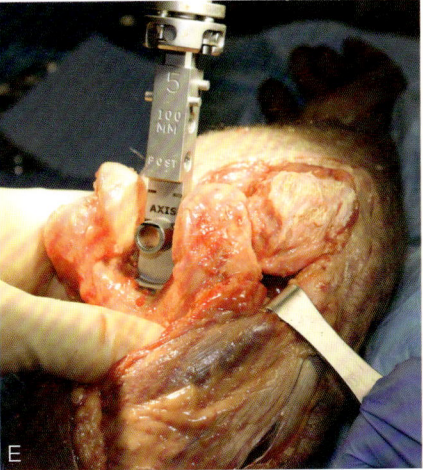

技术图2 A. 利用咬骨钳咬除滑车的中间关节面部分。B. 利用磨钻在鹰嘴窝顶部开孔。C. 使用螺旋开孔器探入肱骨骨髓腔。D. 使用肱骨管锉继续开大肱骨管至所需大小。E. 固定肱骨管锉,使实线与屈曲轴相匹配。

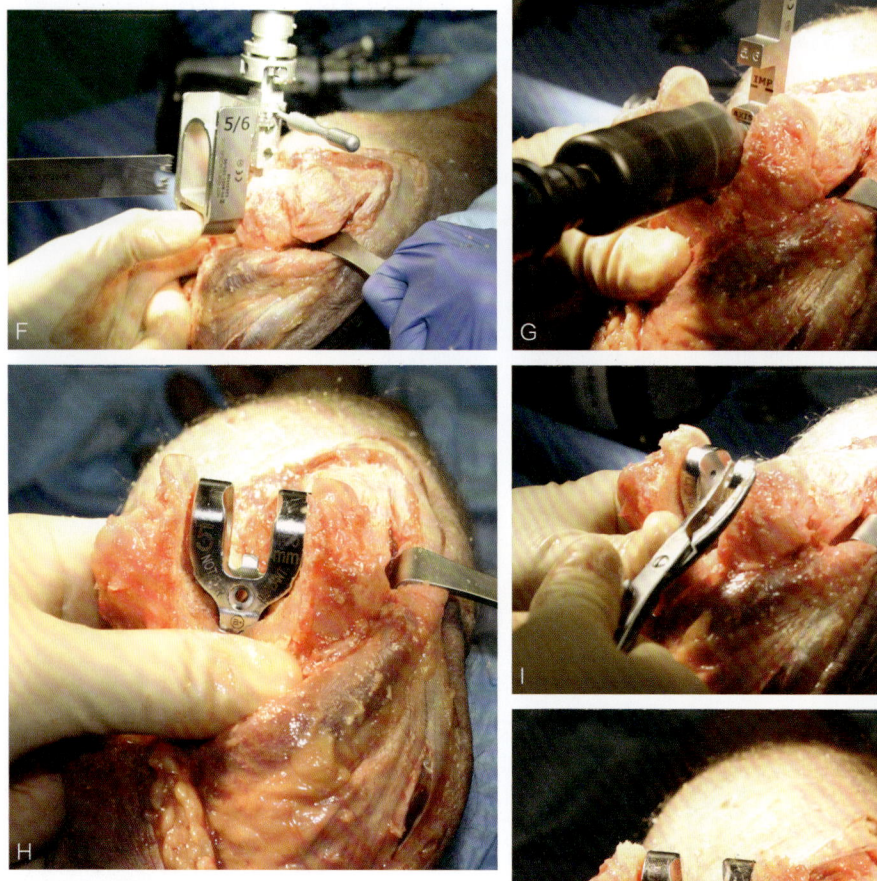

技术图2（续） F. 沿着切割模板的斜边用摆锯进行截骨，精确去除肱骨远端关节面，并避免肱骨髁上柱交汇处形成锯线交叉。G. 将环钻稳定器完全固定在肱骨管中，环钻向前推进，直到到达深度止点。H. 肱骨临时组件完全固定。I. 咬骨钳用于去除临时组件远端的髁突上多余的骨质。J. 切除后，肱骨临时与肱骨髁远侧平齐。

- 浅环钻切口：根据最终的肱骨锉，使用尺寸匹配的环钻锯来确定计划的肱骨切口。将导销插入肱骨锉中，然后将环钻锯向前推进，直到到达深度止点。用环钻对肱骨后部进行评分，为最终准备提供参考。
- 肱骨切口：肱骨切口导板固定在肱骨锉上，使用振动锯以垂直切口切除剩余滑车，以适应环钻稳定器（技术图2F）。
  - 必须小心操作，因为类风湿关节炎患者该区域可能非常薄，容易骨折。
  - 将环钻稳定器放入管道中。可能需要用磨钻或咬骨钳切开冠状窝来协助完整放置。
    - 将环钻导销放入环钻稳定器中，并前进至深度止点（技术图2G）。然后完成环钻切割。
    - 尺寸匹配的肱骨临时支架固定在管内，多余的骨被移除，使临时支架与髁突的远端相接（技术图2H）。

处理尺骨

- 尺骨管暴露：尺骨鹰嘴的尖端用摆锯除去。这一步要格外小心，因为过度切除会削弱三头肌的插入位置，而切除不足会导致相对于尺骨轴的髓内锉排列不齐。这可能会导致尺骨部件排列不齐，进而导致背侧皮质穿孔。
- 利用高速磨钻与尺骨纵轴成45°角探出尺骨骨髓腔（技术图3A、B）。
- 用咬骨钳切开鹰嘴，将锉和锉刀与尺骨管对齐。
- 尺骨管扩孔（如有必要）：尺骨锥扩孔器位于尺骨中心，向前推进以打开尺骨管。
- 插入尺骨锉时，应确认并触诊尺骨弓，以避免尺骨穿孔。
- 用实心柔性锉逐步扩大尺骨管，直到达到所需尺寸（技术图3C）。必要时，使用带有球头导丝的柔性空心锉继续开孔。球头可用于避免穿透皮质。
- 尺骨管锉：用尺骨导锉进一步处理尺骨管。锉完全固定，并逐渐锉大尺骨管，直到达到所需的大小。
- 在锉的推进过程中，保持锉的适当旋转是很重要的，这样可使柄部垂直于尺骨近端背侧的平台（技术图3D、E）。最后的锉和T柄留在管内。
- 处理乙状切迹：尺骨间隙模具通过尺骨锉放置，以确保乙状切迹周围有足够的间隙以允许关节活动（技术图3F）。旋转模板时遇到的任何骨撞击，用磨钻或咬骨钳去除。然后将模具移到尺骨锉的另一侧，重复该过程。
- 用咬骨钳取下冠状体的尖端，以消除撞击并改善伸展（技术图3G）。
- 尺骨临时组件：尺骨临时组件放置在尺骨管内，必要时轻微敲击，以对准更大的乙状切迹的中心。肱骨支撑

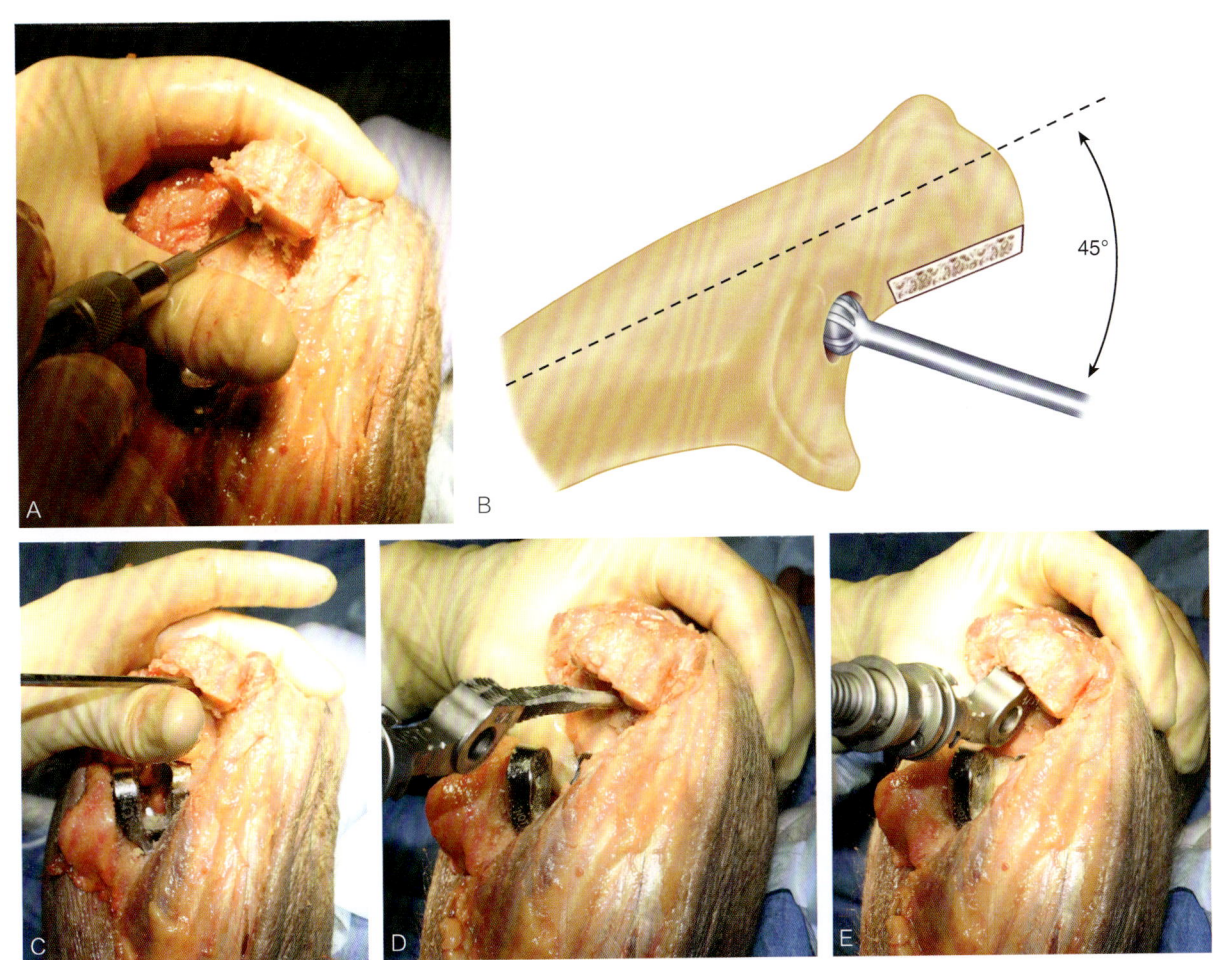

技术图3 A、B. 切除鹰嘴尖端，利用高速磨钻在冠突根部打开尺骨骨髓腔。C. 使用柔性、实心和空心的尺骨锉逐步推进。术者的手放置于尺骨轴上，引导锉和锉刀对准尺骨管中心。D、E. 尺骨导锉向前推进，直到锉的中心对准乙状切迹的中心。

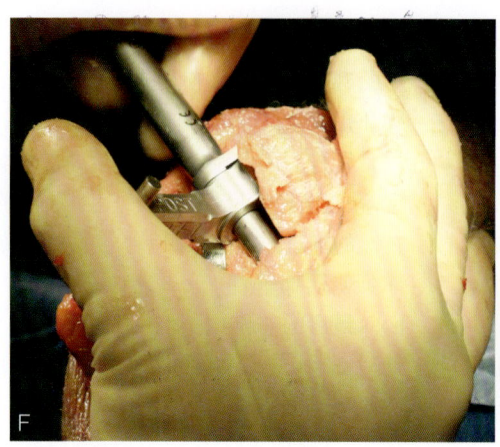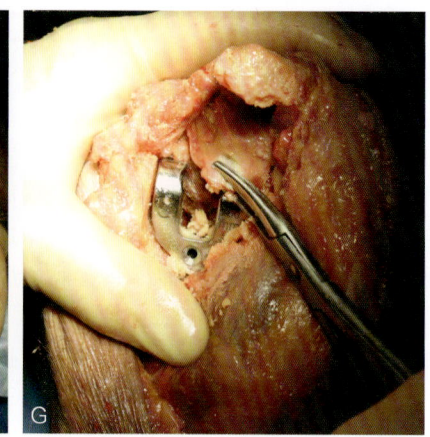

技术图3（续） F. 尺骨间隙模具围绕乙状切迹旋转。然后切除在评估骨头表面时发现的任何多余骨质。G. 去除冠突的顶端，以消除撞击并改善屈曲。

- 销可用于评估旋转和内翻/外翻的定位。
- 由于近端桡尺关节炎在RA和JRA患者中普遍存在，Nexel全肘关节置换术不需要重建近端桡尺关节和桡骨头，因此进行桡骨头切除。
- 旋转前臂并使用咬骨钳轴向逐渐切除桡骨头，保持肘部完全伸展。

试模

- 然后重新插入肱骨临时组件，连接部件，并进行试模复位（技术图4A）。
- 对活动范围进行测试，应在屈曲-伸展平面（技术图4B）中活动度完整且不受限制。
- 如果由于软组织松解不足而限制了活动度，应予以处理。
- 还应评估组件的骨撞击，可能发生在后侧面（尺骨鹰嘴撞击）或前侧面（肱骨组件前翼缘上的冠状尖端）。任何撞击性骨结构都应该用咬骨钳去除。
- 肱骨和（或）尺骨组件的不完全固定也可能是肘关节伸展受限的原因。
- 如果存在肱骨弯曲，可能很难完全固定肱骨组件。在这种情况下，最终肱骨部件的近端可以弯曲以匹配肱骨管，使假体完全固定。
- 试模满意后，去除临时组件。

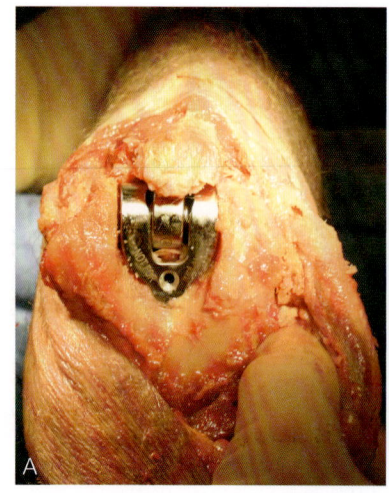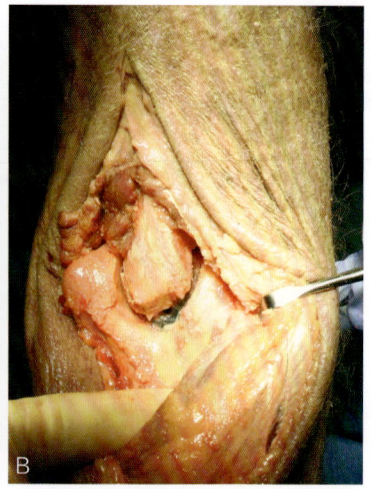

技术图4 A、B. 试模组件安装后评估活动范围和骨性撞击。

骨水泥固定

- 使用脉冲冲洗枪冲洗肱骨及尺骨骨髓腔,擦干髓腔。
- 根据使用的试模,选择合适长度的骨水泥枪。
  - 根据肱骨髓腔的深度确定骨水泥枪的长度,去除骨水泥枪头部的多余部分(技术图5A)。
  - 将肱骨水泥限制器放置到所需深度。
- 建议分别用骨水泥固定肱骨及尺骨组件。
- 两袋骨水泥与抗生素混合搅拌均匀。
- 先注入肱骨骨髓腔,然后是尺骨。
- 尺骨柄插入器用于保护尺骨部件在插入过程中不受损坏(技术图5C)。假体必须与鹰嘴背侧表面的平台对合,并且必须完全固定,使部件的中心对准大乙状切迹的中心。
- 注意去除尺骨部件周围多余的水泥,以防止第三体磨损。使用塑料刮匙避免假体刮伤。

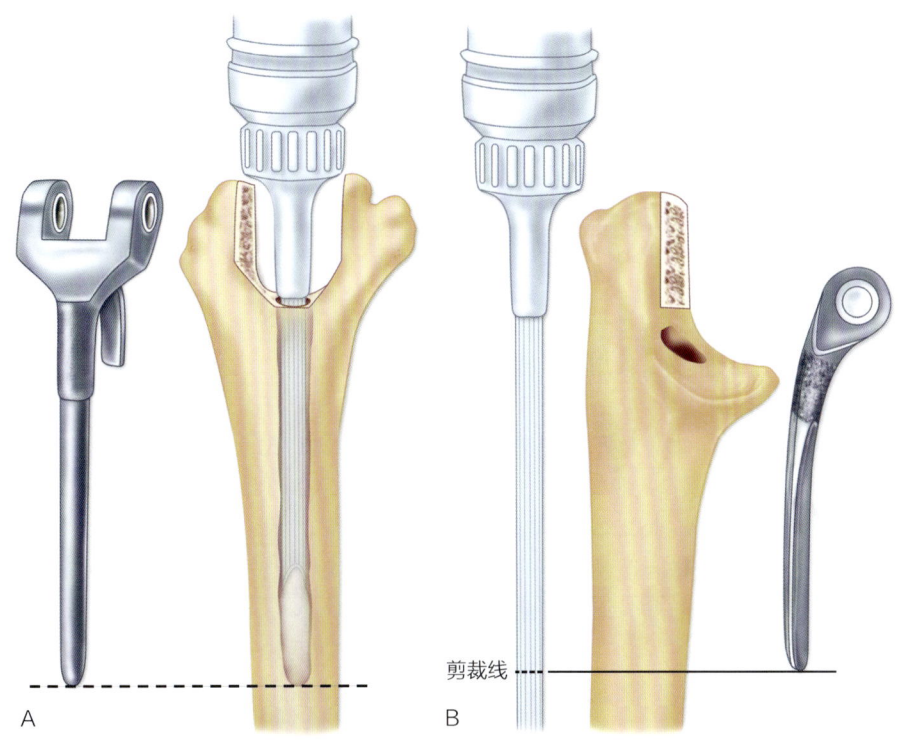

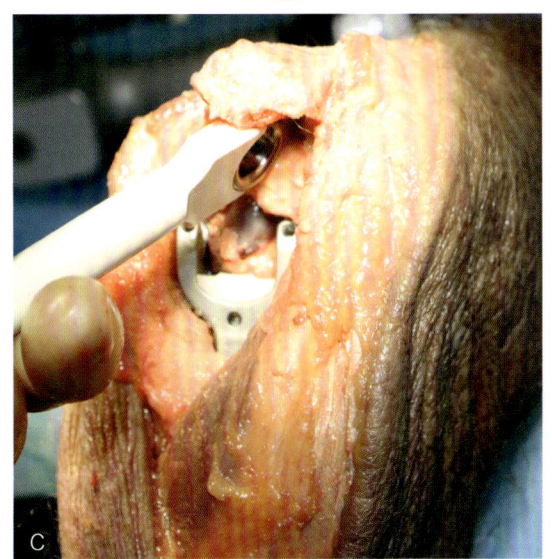

技术图5 A、B. 建议肱骨和尺骨髓管分开固定。C. 尺骨柄插入器用于防止在完全固定内植物的同时划伤尺骨部件。

肱骨组件及植骨块

- 一小块修剪后的滑车骨块（约 2 cm×2 cm，2~4 mm 厚）作为前侧植骨块。桡骨头或同种异体骨可用于不切除滑车的翻修病例。
- 肱骨组件插入后，植骨块楔入肱骨前面及肱骨组件前翼间（技术图6）。
- 此处理可提供肱骨组件的旋转稳定，并加强前后稳定性。
- 同样地，使用塑料刮匙去除肱骨组件多余的骨水泥。

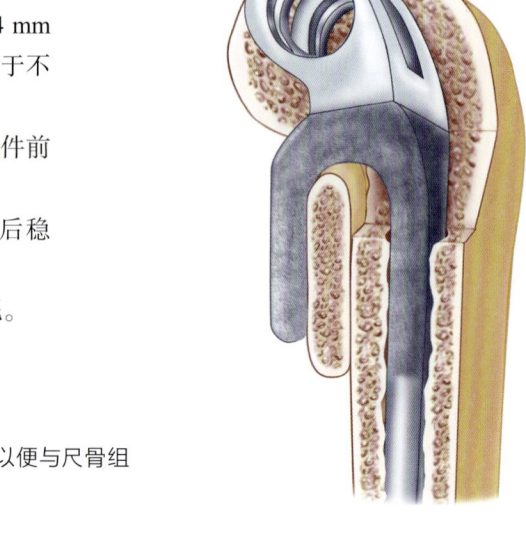

技术图6 肱骨组件插入至理想深度，以便与尺骨组件对合适当。

组装和压配

- 尺骨轴承装配：轴销穿过尺骨部件的孔，使用尺骨轴承装配工具连接尺骨轴承（技术图7A）。
- 尺骨轴承的轴销和凸耳与肱骨部件槽对齐以复位关节。对前臂施加压力，将轴销和轴承打入肱骨部件。
- 通过挤压关节插入器完成关节复位。插入器的顶"脚"插入尺骨支撑舌袋，插入器的底部进入肱骨组件的近端后孔。挤压插入器，使尺骨轴承与肱骨组件弯曲的远侧表面平齐（技术图7B）。
- 肱骨螺钉放置：轴承必须与肱骨部件齐平，以便插入肱骨螺钉。如果需要的话，可以使用尺骨轴承压塞将轴承压到位。
- 使用肱骨螺钉固定器将肱骨螺钉插入肱骨部件的内侧和外侧螺钉孔。按顺序将螺钉拧紧至规定扭矩，在对任一螺钉执行最终扭矩之前，应交替拧紧每个螺钉，直至其紧贴。
- 当从扭矩螺丝刀听到"咔嗒"声时，最终扭矩达到（技术图7C）。
- 检查活动度并确认运动弧完整。任何软组织挛缩或骨撞击都应在此时处理。

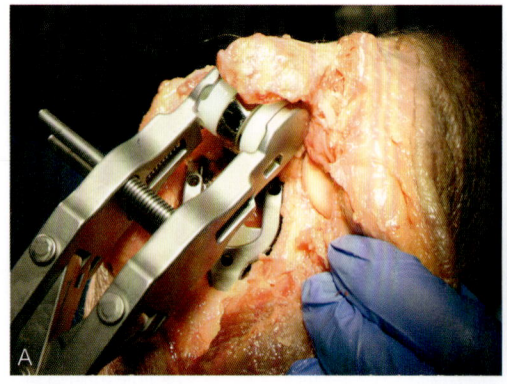 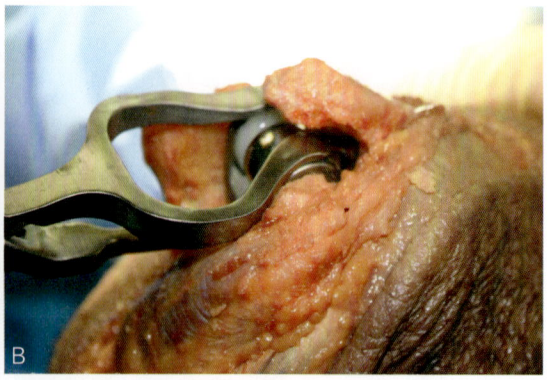

技术图7 A. 挤压尺骨轴承装配工具，直到感觉到尺骨轴承出现明显阻力。此时没有"咔嗒"声。B. 使用接合插入器并挤压，直到感觉到阻力且轴承到位。此操作没有"咔嗒"声。

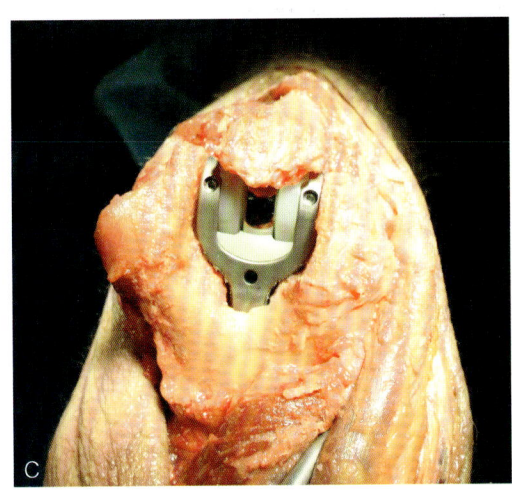

技术图7（续） C. 上紧肱骨组件后连接好的假体。

重建肱三头肌

- 通过鹰嘴在肱三头肌复位处钻出小交叉和横向钻孔，用厚实的、不可吸收的缝合线（如5号Ethibond）放置在Keith针上，然后通过远端内侧交叉钻孔，穿出近端外侧孔（技术图8A～C）。
- 肘部弯曲约60°，伸肌结构复位于鹰嘴尖端；考虑稍微将伸肌结构偏向内侧，以尽量减少术后外侧半脱位的可能性。
- 缝线穿过三头肌肌腱，形成一个锁定交叉，使缝线出现在近端内侧孔处（技术图8D）。
  - 缝线穿过该孔，并从远端侧孔穿出，使其直接穿过最开始的缝线端。
  - 将这些缝合端再次穿过前臂伸肌筋膜并绑在一起。
  - 2条加强缝线穿过横向孔和伸肌筋膜，然后绑在一起。
- 避免直接在尺骨近端皮下边界处打结。
- 然后去除止血带，用双极电灼止血。
- 内侧软组织伸肌结构修复完成。

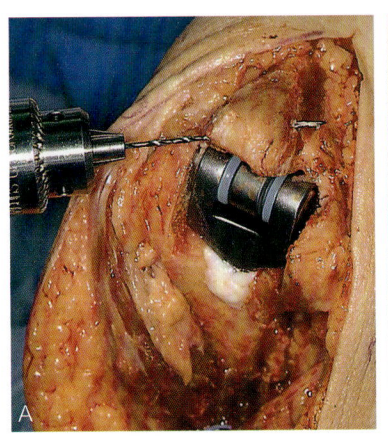 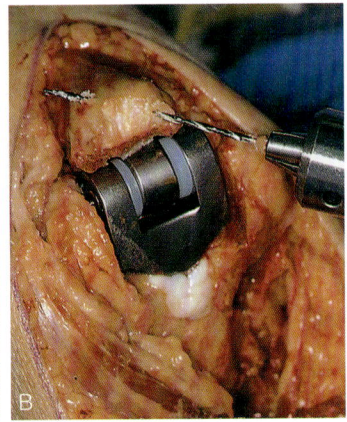 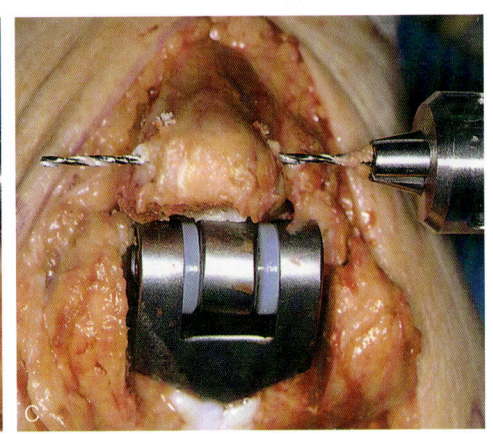

技术图8 在Coonrad-Morrey全肘关节置换术中，交叉（A、B）和横向（C）钻孔置于尺骨，供三头肌复位。Nexel全肘关节置换术的修复与Bryan-Morrey入路的修复相同。

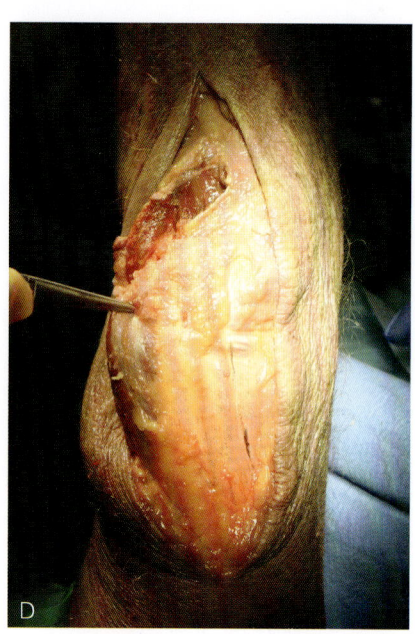

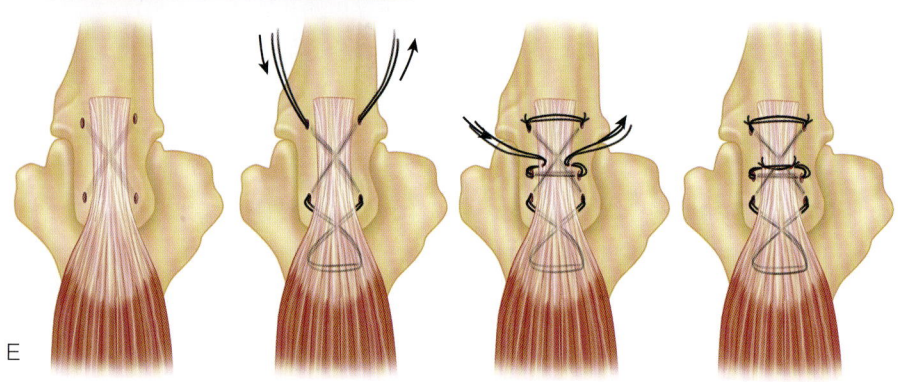

技术图8（续） D. 三头肌修复计划。E. 缝合线穿过尺骨近端，然后穿过三头肌肌腱编织在一起。

尺神经转位及缝合伤口

- 尺神经置入预制的皮下组织袋内进行保护(技术图9)。
- 逐层缝合伤口，安放引流，皮钉缝皮。
- 伸肘位掌侧夹板固定，注意夹板前远近端放置充足的衬垫，防止压疮形成。

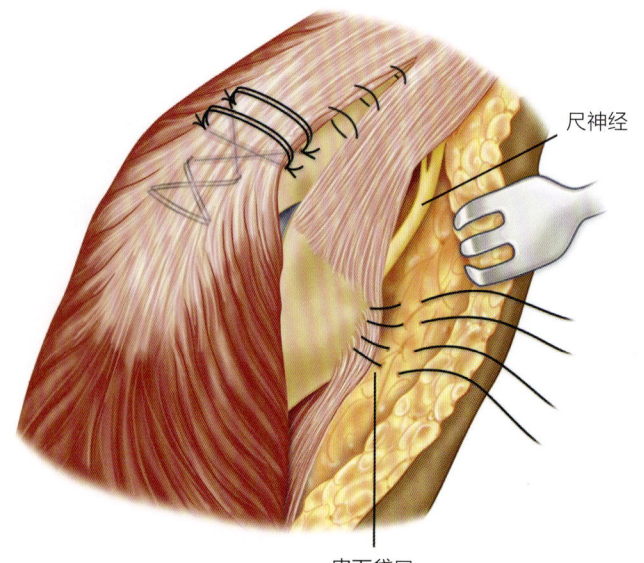

技术图9 尺神经被转移到内上髁区的皮下组织中，并用真皮层的缝线固定。

要点与失误防范

切口和暴露	• 采用Bryan-Morrey入路,仔细显露,良好的伸肌结构的剥离有利于术后的修补。 • 骨性处理前彻底显露肱尺关节,包括外侧尺副韧带和内侧副切带复合体的松解及前关节囊的彻底松解。 • 如果畸形严重或骨性强直,可考虑翻转伸屈肌总腱。
肱骨处理	• 少于1 cm肱骨短缩能够在不影响肌力的情况下增加活动范围。 • 对于髓腔开孔,使用磨钻从远端开孔优于使用骨锉。
尺桡骨处理	• 咬除桡骨头及冠突尖部。 • 处理尺骨前,应时刻注意触及尺骨弓,防止穿孔。
骨水泥	• 注入骨水泥前仔细计划,不要使用快速凝固的骨水泥。
肱三头肌重建	• 过度复位肱三头肌腱。
术后处理	• 使用伸肘位石膏固定24~36小时。 • 采用各种方法减轻肿胀。

术后处理

- 术后使用完全伸肘位石膏固定24~36小时。
- 术后夜间及术后第1日肘部抬高。
- 术后第1日拔除引流,或者8小时引流少于30 mL时拔除。
- 去除石膏后,允许开链式主动运动,一般不需要理疗科会诊。
- 患者3个月内严格限制推或者过头等活动,保护肱三头肌。终身避免反复举起超过5磅(2.27 kg)重物或者单次举起超过10磅(4.54 kg)重物,以保护假体的成活。

预后

- 全肘关节置换的成功主要取决于疼痛的缓解以及活动度、稳定性及功能的改善。
  - Mayo肘关节评分根据多个评分指标评价肘关节的功能[8]。肘关节置换常用此系统评估。
- 全肘关节置换治疗类风湿关节炎(图2)。
  - 据文献回顾,Gill和Morrey等[2]做的随访时间最长的大宗研究表明,69例患者中,86%的患者达到了好或者非常好的结果,另有13%的患者再次手术,其中44例随访超过10年。
  - 术后随访10年,假体成活率为92.4%,接近下肢关节置换术的成功率。
- 全肘关节置换治疗青少年类风湿关节炎。
  - Connor和Morrey[1]报道19例患者(24例肘关节)中87%的患者达到了好或者非常好的结果,平均随访时间7.4年。
  - 原平均Mayo评分是59分,96%的患者无痛或轻微疼

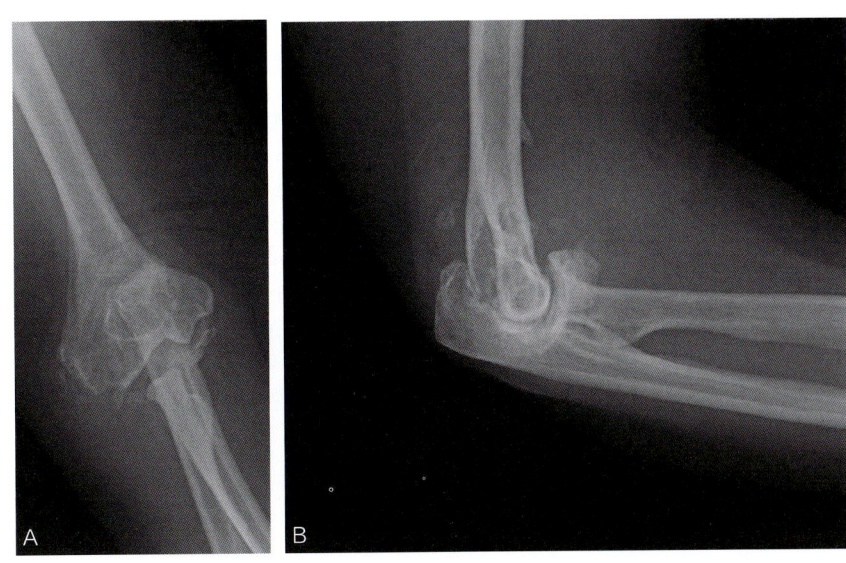

图2 A、B. 一位66岁女性患有持久的类风湿关节炎,具有Mayo Ⅳ级改变。

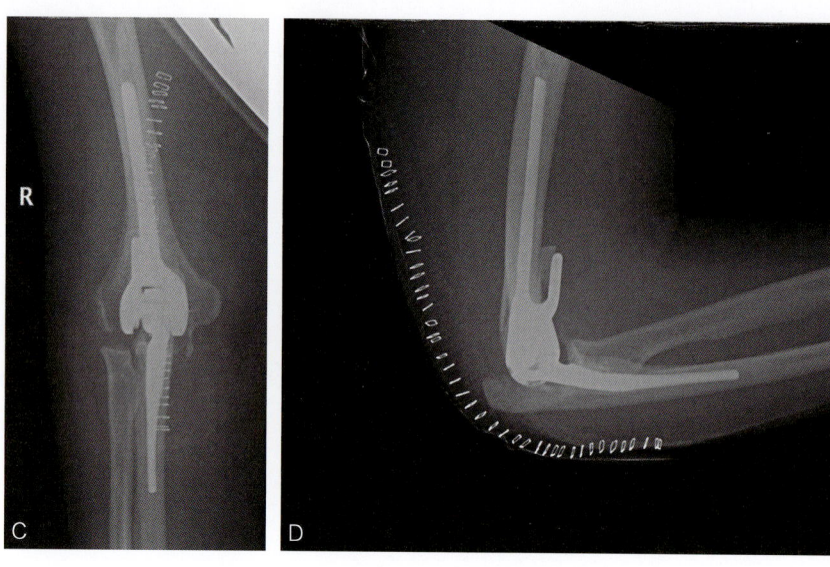

图2（续） C、D. Nexel全肘关节置换术术后X线。

痛,并且至最后随访时未发现假体松动的证据。
- 原肘关节屈伸活动度平均改善仅为27°(67°～90°),这反映了与JRA相关的严重软组织挛缩。

并发症

- 感染。
- 无菌性松动。
- 机械失败。
  - 短期。
  - 长期。
- 尺神经损伤。
- 肱三头肌力量减弱或撕裂。
- 尺骨假体断裂。
- 尺骨骨折。
- 切口愈合问题。

（汪文博 译，汪文博 审校）

参考文献

[1] Connor PM, Morrey BF. Total elbow arthroplasty in patients who have juvenile rheumatoid arthritis. J Bone Joint Surg Am 1998;80(5):678-688.

[2] Day JS, Baxter RM, Ramsey ML, et al. Characterization of wear debris in total elbow arthroplasty. J Shoulder Elbow Surg 2013; 22:924-931.

[3] Figgie MP, Su EP, Kahn B, et al. Locking mechanism failure in semiconstrained total elbow arthroplasty. J Shoulder Elbow Surg 2006;15:88-93.

[4] Gill DR, Morrey BF. The Coonrad-Morrey total elbow arthroplasty in patients who have rheumatoid arthritis. A ten- to fifteen-year followup study. J Bone Joint Surg Am 1998;80(9):1327-1335.

[5] Horiuchi K, Momohara S, Tomatsu T, et al. Arthroscopic synovectomy of the elbow in rheumatoid arthritis. J Bone Joint Surg Am 2002;84-A(3):342-347.

[6] Kelly EW, Coghlan J, Bell S. Five-to thirteen-year follow-up of the GSB III total elbow arthroplasty. J Shoulder Elbow Surg 2004;13:434-440.

[7] Little CP, Graham AJ, Karatzas G, et al. Outcomes of total elbow arthroplasty for rheumatoid arthritis: comparative study of three implants. J Bone Joint Surg Am 2005;87(11):2439-2448.

[8] Morrey BF, Adams RA. Semiconstrained arthroplasty for the treatment of rheumatoid arthritis of the elbow. J Bone Joint Surg Am 1992;74(4):479-490.

[9] Rymaszewski LA, Mackay I, Amis AA, et al. Long-term effects of excision of the radial head in rheumatoid arthritis. J Bone Joint Surg Br 1979;66(1):109-113.

[10] Wright TW, Hastings H. Total elbow arthroplasty failure due to overuse, C-ring failure, and/or bushing wear. J Shoulder Elbow Surg 2005;14:65-72.

第101章 全肘关节置换治疗原发性骨性关节炎
Total Elbow Arthroplasty for Primary Osteoarthritis

Emilie Cheung and Garet Comer

定义

- 虽然原发性肘关节骨性关节炎（OA）可能与过度使用手臂有一定关系，但它是一种相对罕见的疾病，有特发性病因。
- 与其他大关节的骨性关节炎不同，原发性肘关节骨性关节炎的特点是关节间隙和关节软骨相对得以保留，但存在肥大性骨赘形成和关节囊挛缩。
- 原发性肘关节骨性关节炎的特点是疼痛，活动受限，力量减弱，最终功能丧失。

解剖

- 肘关节是由肱尺关节、肱桡关节和上尺桡关节共同构成的改进型铰链式关节。
- 肘关节有2个平面上的活动：矢状面上屈-伸活动和横断面上的旋前-旋后活动。
  - 屈曲-伸直是肱尺关节的活动，正常活动范围为0°伸直位至145°屈曲位。
  - 肱桡关节和上尺桡关节提供旋前-旋后活动，正常活动范围为旋前80°至旋后80°。
- 肘关节的两侧有侧副韧带复合体，和骨性结构一起为肘关节提供静态稳定性。
  - 外侧副韧带复合体就像外侧的稳定结构，防止后外侧旋转不稳定（PLRI），由3个部分共同汇聚成Y形结构。
    - 桡侧副韧带：起自肱骨外上髁至环状韧带。
    - 外侧尺副韧带：起自肱骨外上髁至尺骨的旋后肌嵴。
    - 环状韧带：环绕桡骨颈，起自尺骨乙状切迹前方至旋后肌嵴。
  - 内侧副韧带是抗外翻应力最重要的结构，由3个部分组成。
    - 前斜韧带：起自肱骨内上髁至冠突前内侧面的高耸结节。
    - 后斜韧带：起自肱骨内上髁，扇形止于乙状切迹。
    - 横韧带：从乙状切迹后缘至前缘横向走行的薄层束。

发病机制

- 原发性肘关节骨性关节炎可能是多因素引起的，比如优势手、过度使用、人种以及其他致病因素[2]。

自然病程

- 原发性肘关节骨性关节炎相对少见，主要影响中年男性的优势侧，有体育运动或操作设备时过度使用患侧手臂的既往史。
- 临床表现多种多样，严重程度视疾病的进展情况而定。
  - 原发性肘关节骨性关节炎早期特点是伸直和屈曲到终末时出现疼痛，常主诉搬运重物肘关节伸直位时出现疼痛。
  - 影像学上，疾病早期阶段关节间隙相对完好，肱尺关节的前后缘有骨赘撞击，肱桡关节处有骨赘形成。
  - 原发性肘关节骨性关节炎晚期表现为整个运动弧都有疼痛，关节软骨丢失，关节间隙变窄。

病史和体格检查

- 与其他部位的骨性关节炎相提并论时，肘关节骨性关节炎尤显特立独行。理由是，它的严重程度和病理解剖来源实在令人难以琢磨，各类成功的治疗手段，跨度从清创术到关节置换术，都能产生这种疾患。

病史

- 典型表现是中年男性患者，优势侧肘关节出现症状，曾有过度使用史。
- 症状可能包括疼痛、活动受限、抓持动作时产生机械症状或力量减弱。
- 如果主诉疼痛，重要的是了解功能受限程度和对患者功能活动的影响；确定疼痛的解剖来源，是肱尺关节、肱桡关节还是关节外；确定疼痛是发生在极度屈曲和（或）极度伸直，抑或是整个运动弧。
- 以机械症状为主的患者可能只需关节镜下的清理即可。
- 对于主诉活动受限的患者，了解这种情况对患者的影响程度，以及到底是屈曲受限、伸直受限还是两者兼有，这一点很重要。

- 考虑做关节置换时需要深入回顾发病历程,包括既往手术史、创伤史、感染史、个体需求水平和治疗后的期望值。

体格检查
- 体检先从视诊开始,查验皮肤是否存在先前的手术瘢痕,还有其他各种情况造成的伤口或感染。
- 必须评估屈曲、伸直以及旋前-旋后的活动范围。
  - 重点记录运动弧中何处出现疼痛,以及抓持过程或其他动作出现机械性症状。
  - 尽管肱桡关节在影像学上有退变迹象,但是旋转活动可能不产生明显疼痛或僵硬。
- 神经血管检查要特别关注肘部尺神经受卡压情况,必须给予书面记录。

影像学和其他诊断性检查
- 前后位、侧位和斜位拍片检查足以诊断骨性关节炎。
  - X线片上特征性表现包括鹰嘴和冠突并累及鹰嘴窝有散在骨赘和(或)游离体形成(图1)。
  - 也可能累及肱桡关节,桡骨头周围出现骨赘。
- 通常情况下,X线片上肱尺关节的改变要先于肱桡关节或上尺桡关节的改变。
- 可行计算机断层扫描(CT)三维重建,定位那些在X线片上看不清楚的骨赘特别有用。
  - 鹰嘴、桡骨头和冠突窝内产生撞击的骨赘在X线片上可能会漏诊,而在CT图像上却一览无遗。
  - 同样,CT有助于发现紧贴尺神经在内侧沟里的骨赘。

鉴别诊断
- 肘关节创伤后关节炎。

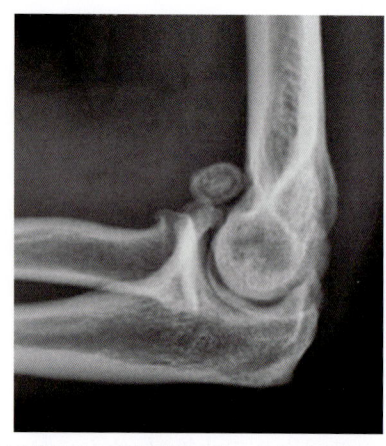

图1 侧位X线片上可见骨赘形成,一处游离体,关节间隙相对完好。

- 类风湿关节炎或其他炎症性关节病变。
- 慢性感染性关节炎。
- 晶体性关节病。
- 血友病性关节病。

非手术治疗
- 非手术治疗适用于疾病的早期阶段,患者主诉轻度疼痛,关节活动度丢失<15°。
- 非手术治疗包括改善活动方式,使用非甾体抗炎药物,关节内注射皮质类固醇类药物和物理治疗。
  - 理疗应注重疼痛控制、各种抗炎症的方式和维持活动范围和肌肉力量。
  - 关节内注射可暂时缓解疼痛,适合维持性治疗。

手术治疗
- 以下情形的患者可以考虑做全肘关节置换术:
  - 年龄>65岁,肘关节骨性关节炎伴功能障碍。
    - 肱尺关节面软骨缺损造成运动弧中间出现疼痛。
  - 手术侧肢体愿意接受较低活动要求。
- 假体有几种基本设计:
  - 铰链式假体
    - 铰链式装置将尺骨与肱骨机械式连接成铰链。目前的设计都是半限制假体,人工关节大约有7°内/外翻,旋转不受限。
  - 非铰链式假体
    - 非铰链式假体的尺骨假体与肱骨假体之间没有机械性连接装置,只是依赖尺骨与肱骨侧假体的匹配性以及关节囊韧带结构的稳定性。尽管临床数据还未证实,但从理论上讲,它的优势在于骨-骨水泥界面应力更低,松动率也就更低。
  - 多用途假体
    - 此类假体可以根据实际需要变成铰链式或非铰链式假体。

术前计划
- 务必拍摄上臂和前臂的全长X线片,检查是否存在畸形、内植物存留或病理性损害。
- 许多产品厂商提供术前模板,可用于术中假体选择的参考。
- 术前必须评估软组织状况,包括之前手术或创伤性瘢痕。如果已存在瘢痕,我们要尽量避免皮桥<1 cm。若对切口关闭有任何疑问,应在术前事先准备真空辅助的伤口闭合装置。
- 围手术期间可以留置肌间沟导管用于区域麻药输注。

体位

- 患者仰卧于标准手术床上。
- 非无菌止血带尽量往上臂近端安置,紧贴消毒铺巾。
- 止血带以远的肢体需要全面消毒;暴露的皮肤要用不透水辅料和Ioban(3M Health Care, St. Paul, MN)抗菌薄膜巾覆盖。
- 上臂横放于胸前。从患者对侧跨术野放置带衬垫的Mayo架,这样术中就能将上臂放在Mayo架上。

入路

- 做大约15 cm直切口,从内侧弧形绕过尺骨鹰嘴尖部。切开皮下组织后显露前臂筋膜和肱三头肌。应在肘后方掀起宽大切口皮瓣,以便更好地显露和直视。
- 扪及位于肱骨内上髁后方的尺神经,游离,并予以血管套环保护。
- 尺神经游离范围从肘管、肌间隔和尺侧腕屈肌腱膜到其第一分支处,这样术野内就全程可见。
- 全肘置换入路中首要问题是如何处理肱三头肌。目前有3种主要入路方式:劈开肱三头肌、肱三头肌翻转和保留肱三头肌[1,3]。
  - 劈开肱三头肌(图2):确认肱三头肌腱后,从尺骨鹰嘴止点开始沿中线锐性劈开。向近端劈开至肱骨下1/3处时要非常谨慎,因为此处有桡神经。为扩大显露,在尺骨鹰嘴止点处,从骨膜下或带小骨片的方式剥离肱三头肌止点的内侧份和外侧份。手术完成后,用穿骨缝线将肱三头肌腱缝回尺骨鹰嘴。另一种办法是用可吸收线将劈开的肱三头肌行边对边缝合修补。
  - 翻转肱三头肌(图3):Bryan和Morrey提出的入路方式[1]。确认肱三头肌内侧缘后,从肌间隔处将肱三头肌向外侧掀离尺骨。沿肱三头肌腱内缘向远端延伸切开前臂筋膜约6 cm。然后将前臂筋膜和尺骨近端骨膜从鹰嘴处剥离,由内侧向外侧操作,与肱三头肌保持连续性。在鹰嘴外侧进一步做骨膜下分离,并剥离肘肌。完成后,肱三头肌与前臂筋膜、近端尺骨骨膜以及肘肌保持连续性,一并牵向外侧后就可以显露肱尺关节与肱桡关节的后方结构。完成关节置换后,通过穿骨缝线将肱三头肌缝回尺骨鹰嘴,掀起的骨膜和前臂筋膜部分重新固定到完整的前臂筋膜上。
  - 保留肱三头肌(图4):辨识肱三头肌的内外侧缘,从肌间隔开始将肱三头肌完整剥离肱骨的后侧骨面。在外侧,将肘肌从肱骨棱侧柱上剥离下来。松解侧副韧带后,从外侧间隙经肱骨远端显露肘关节。前臂旋后,经内侧间隙到达尺骨近端结构。
- 推荐采用劈开肱三头肌入路,因为操作简单。翻转肱三头肌技术的好处在于有更好的显露范围。但是批评者认为这两项技术很可能引起肱三头肌肌力减弱,存在术后肱三头肌腱止点撕脱的风险。尽管保留肱三头肌的技术要求高一些,但是肱三头肌依旧完整,减少了上述并发症。

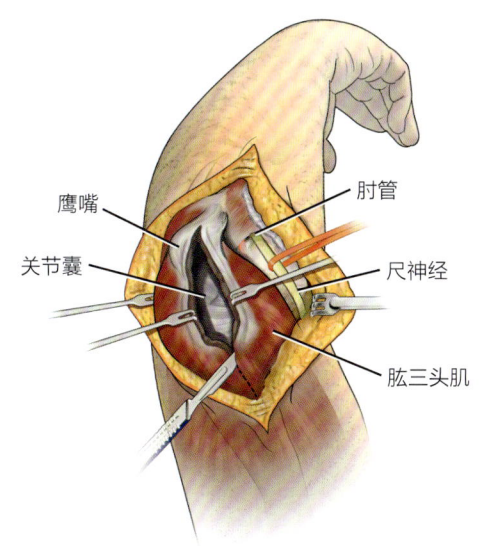

图2 劈开肱三头肌入路:沿中线锐性劈开肱三头肌直到鹰嘴尖,鹰嘴尖部可以部分剥离其内外侧止点。

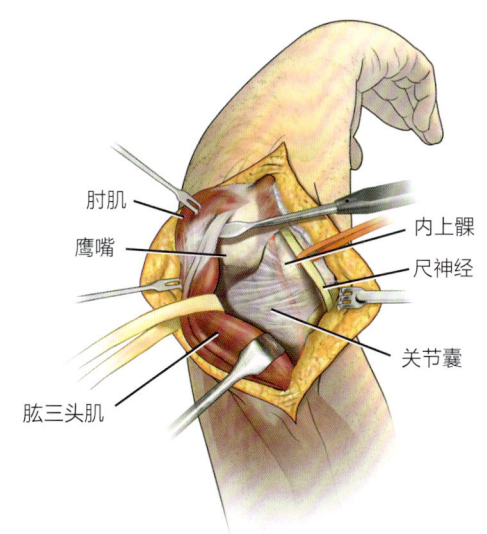

图3 翻转肱三头肌入路:肱三头肌连同前臂筋膜、尺骨近端骨膜以及肘肌一起剥离,并将其牵向外侧。

第10篇 关节炎

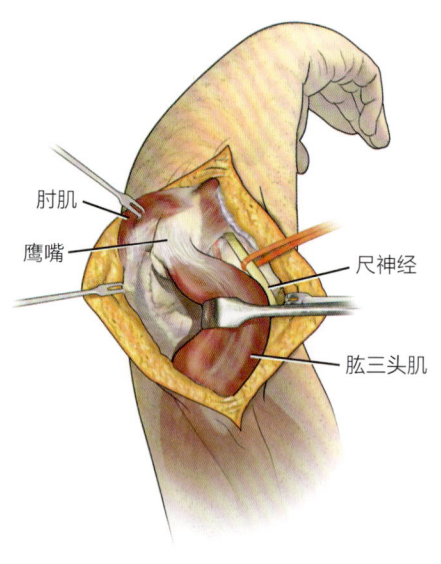

- 不管以何种方式处理肱三头肌，必须看清楚整个肱骨远端结构，这就需要剥离侧副韧带以及内外侧髁上屈肌群/旋前肌群和伸肌群的止点。
- 然后脱位肘关节，着手处理骨骼和插入假体。

图4 保留肱三头肌入路：由肌间隔处从内侧和外侧剥离肱三头肌，且从肱骨上剥离肘肌。

TECHNIQUES

处理肱骨

- 脱位肘关节，清理肱骨远端，沿鹰嘴窝中点从滑车上切除一段骨质，朝近端方向必须去除足够骨量，以便开通肱骨髓腔（技术图1）。
- 利用肱骨髓腔作为参考点，安装肱骨远端截骨导向器，必须确保导向器在轴向中立位。用摆锯做肱骨远端截骨，保留切下来的骨质以备后续植骨。
- 由近端向远端截骨处，沿肱骨前方骨面，松解前关节囊和肱肌。使肱骨前方骨面粗糙化，以便移植骨能更好地融合。
- 依次扩髓肱骨，直到预期的尺寸（技术图2）。

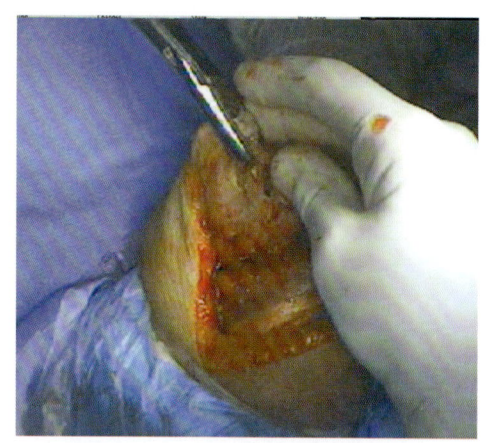

技术图1 清理显露后，沿鹰嘴窝中点用咬骨钳去除关节面骨质，开通肱骨远端髓腔。

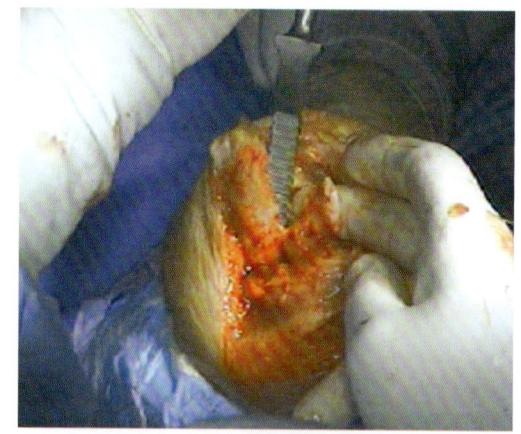

技术图2 用髓腔锉依次扩髓。

处理尺骨

- 用高速磨钻经乙状切迹软骨面开通尺骨髓腔（技术图3）。鹰嘴尖的顶端位于肱三头肌止点的深面，必须充分去除鹰嘴尖的顶端，以便手术器械能顺利进入尺骨髓腔。绝大多数假体系统都备有空心锉扩髓，使用时要格外小心防止发生医源性骨折，因为尺骨的骨皮质相对较薄。
- 依次扩髓尺骨，直到预期的尺寸（技术图4）。

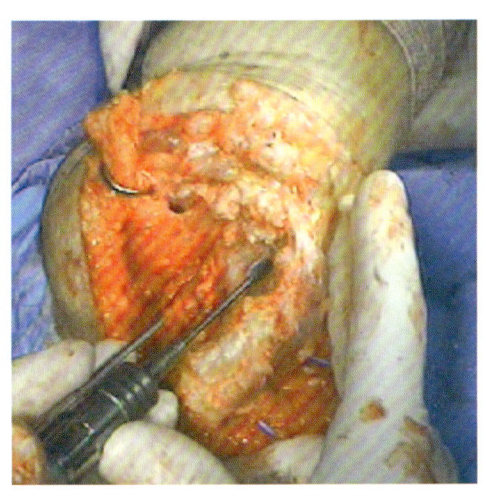

技术图3 用高速磨钻经乙状切迹远端关节面开通尺骨髓腔。

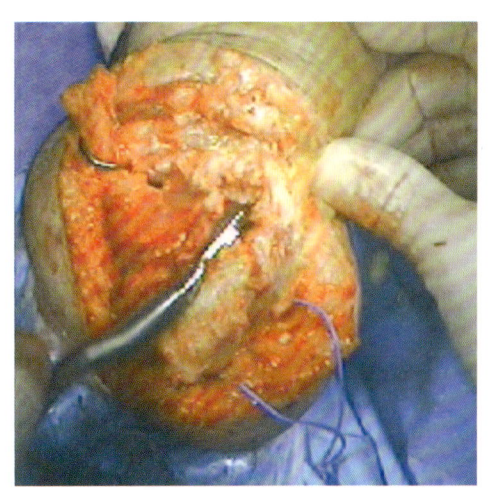

技术图4 尺骨髓腔依次扩髓。

假体试模

- 接着插入肱骨与尺骨试模假体。
- 然后复位肘关节,确保试模假体放置满意。
- 必须评估活动范围。软组织张力最小的时候,几乎可以进行全范围的活动。通常将肱骨或尺骨假体安置得更深一些,就可以解决伸直终末出现张力的情况。倘若还没切除桡骨头的话,务必保证屈曲终末和前臂旋转时不会发生撞击。如果机械性撞击是桡骨头造成的,那必须予以切除。对于某些假体设计,可以做桡骨头置换。
- 检查复位后的撞击来源是桡骨头、冠突还是尺骨鹰嘴,并用咬骨钳去除产生撞击的骨面。

插入假体

- 插入假体前对肱骨和尺骨髓腔进行彻底清洗和干燥。
- 注入骨水泥时要用长柄骨水泥枪,保证髓腔内支撑充分(技术图5)。
- 将尺骨假体充分安装到位。确保假体旋转对位正确。通常情况下,尺骨假体会错误地旋向桡侧(技术图6)。
- 肱骨前方骨皮质处植骨。插入肱骨假体直到前翼缘正好与移植骨接合(技术图7)。
- 如果用的是铰链式假体,需要在安置好假体前连接两侧假体,肱骨假体安装到位前要装配好铰链装置(技术图8)。铰链装配完成后再将肱骨假体安装到位。
- 去除多余骨水泥以及所有骨性撞击面。

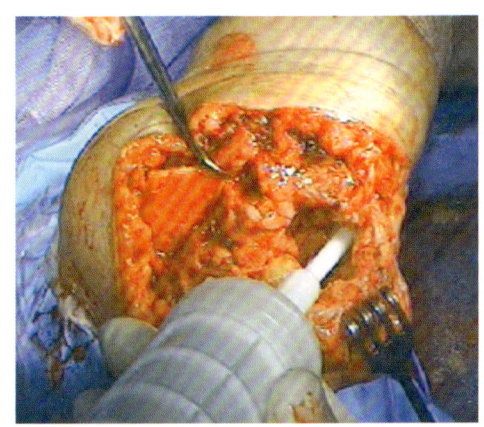

技术图5 用长柄骨水泥枪,确保尺骨和肱骨内支撑充分。

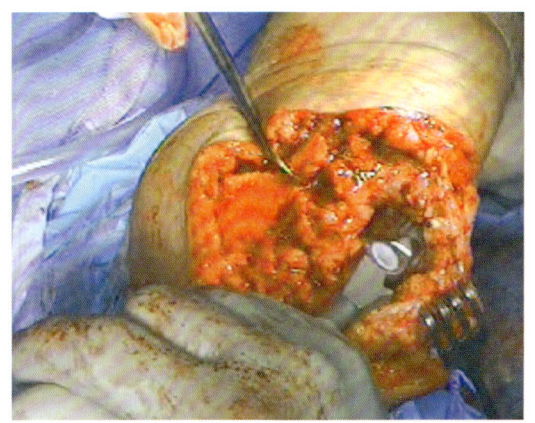

技术图6 安装尺骨假体时,可以轻轻锤击打击器。

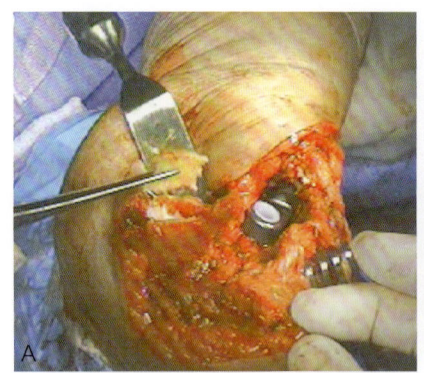 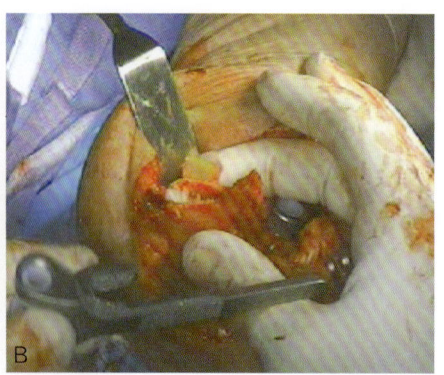

技术图7　A. 修整从肱骨上切除下的小块骨片，正好与肱骨前方皮质匹配。B. 肱骨假体的前翼缘正好落在前方皮质植骨区。

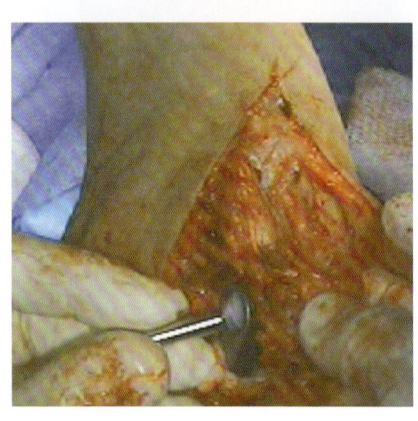

技术图8　插入肱骨假体前，先要铰链尺骨假体与肱骨假体。

关闭切口

- 根据入路技术，采用不可吸收缝线将肱三头肌修复到尺骨鹰嘴上。
- 笔者常规做尺神经皮下前置。
- 在肘前方放置良好衬垫的石膏托或夹板，维持关节伸直，指导患者术后1~2周内尽可能抬高手臂。这样做是为了减少皮肤切口的张力，促进上皮化，有利于减轻术后水肿。要良好衬垫，防止皮肤产生压力性坏死。

要点与失误防范

伤口并发症：哆裂、血肿形成、流水、伤口感染	• 注意要小心细致地处理软组织。 • 伤口逐层缝合，深层留置引流。 • 石膏托或夹板要有良好衬垫，伸直位固定肘关节，减小伤口皮肤张力，促进上皮化，减轻水肿。
感染	• 常规使用带抗生素骨水泥。
尺神经并发症	• 近端起自肌间隔，远端到尺侧腕屈肌的深筋膜，在此范围内仔细分离松解尺神经，术后常规做尺神经前置。
随着时间推移，假体出现无菌性松动	• 告知患者某些永久受限制的活动。

术后处理

- 术后2周可以拆线。
- 如果采用了保留肱三头肌手术入路,则告诉患者在石膏或夹板拆除后不要马上开始正常活动。
- 如果采用翻转肱三头肌或劈开肱三头肌入路,术后8周内不要进行主动伸肘抗阻活动。
- 笔者建议手术侧肢体终身负重限制在5磅以内。

预后

- 来自苏格兰关节置换项目登记处的结果,初次全肘关节置换1 146例,其中108例为原发性骨性关节炎。
  - 全肘置换治疗原发性骨性关节炎,假体10年生存率为85%[4]。
  - 初次全肘置换的早期假体相关并发症如下:
    - 感染:发生率为1.9%。
    - 脱位:发生率为0.7%。
    - 假体周围骨折:发生率为3.1%。
- Naqui等人[5]报道11名65岁以上原发性骨性关节炎患者,均采用Acclaim多用途全肘置换假体(DePuy, Warsaw, IN),平均随访57.6个月。
  - 10名为铰链模式,1名为非铰链模式。
  - 采用美国肩肘外科医师协会评分系统,活动范围从平均70°提高到110°,评分提高有统计学意义,并且所有患者静息状态下无痛。
  - 尽管其中4例患者假体周围出现1 mm的X线透亮区,但无1例发生松动。
  - 并发症包括1名患者发生术中假体周围骨折,1名患者出现一过性尺神经炎。

并发症

- 尺神经症状(感觉异常)术后常见。这种情况通常是自限性的,术后的前6个月内自行缓解。术中小心处理尺神经,保护尺神经不受到意外牵拉或损伤,可将这些症状减至最低。
- 感染是手术后最具灾难性的并发症之一。由于包裹肘关节的软组织较薄弱,所以更容易出现感染和伤口并发症。要牢记预防伤口哆裂和精细谨慎地处理软组织,这些重要因素都能尽量减少术后发生感染的概率。
- 原发性骨关节炎患者要比类风湿关节炎患者更重视无菌性松动,因为原发性骨关节炎患者通常对肘部有更高的生理需求。
- 严格遵循术后的限制要求以及选择合适的假体都可以降低松动率和早期失败率。未来假体设计的变革可能会改善这群棘手患者的长期结果。

(汪文博 译,汪文博 审校)

参考文献

[1] Bryan RS, Morrey BF. Extensive posterior exposure of the elbow. A triceps-sparing approach. Clin Orthop Relat Res 1982;166:188-192.

[2] Cheung EV, Adams R, Morrey BF. Primary osteoarthritis of the elbow: current treatment options. J Am Acad Orthop Surg 2008;16:77-87.

[3] Choo A, Ramsey ML. Total elbow arthroplasty: current options. J Am Acad Orthop Surg 2013;21:427-437.

[4] Jenkins PJ, Watts AC, Norwood T, et al. Total elbow replacement: outcome of 1,146 arthroplasties from the Scottish Arthroplasty Project. Acta Orthop 2013;84:119-123.

[5] Naqui SZ, Rajpura A, Nuttall D, et al. Early results of the Acclaim total elbow replacement in patients with primary osteoarthritis. J Bone Joint Surg Br 2010;92:668-671.

第102章 手术治疗肘关节创伤后遗症：间置式关节成形术

Surgical Management of Traumatic Conditions of the Elbow: Interposition Arthroplasty

Bernard F. Morrey and Matthew L. Ramsey

定义和发病机制

- 肘部创伤后遗症有多种情况，是既往肘部创伤造成的结果。其治疗方案应根据不同的病因、患者不同的功能需求和年龄情况而制订。
  - 创伤后关节炎。
    - 最初的病理改变是创伤后关节面退变。
    - 继发病理改变包括软组织挛缩、游离体、异位骨化、残留内固定造成的撞击与激惹。
  - 肱骨远端骨折不愈合。
    - 累及部分或全部关节面。
    - 通常伴有严重的成角畸形和(或)旋转畸形。
  - 肘关节不稳定性功能障碍。
    - 这是一种特殊的临床情况，肘关节稳定性结构丢失。
    - 伴有显著的骨量丢失。
    - 前臂可与肱骨脱离（图1）。
  - 持续不稳定（脱位）。
    - 肘关节持续性韧带不稳定能导致关节退变，尤多见于老年、骨质疏松的患者。
    - 合并挛缩畸形和显著移位。

病史和体格检查

病史

- 询问病史包括获取最初损伤、采取的治疗、并发症、当前主诉、患者的功能预期等信息。
- 应仔细询问患者症状，包括疼痛程度、是否存在关节不稳定或僵硬、是否存在关节交锁等。
- 是否出现放射样疼痛，尤其是尺神经的支配区域。
- 需要特别注意是否存在夜间痛、静息痛，因为这类疼痛提示关节感染可能。注意：任何提示感染的证据或者关节引流的病史都要特别记录。

体格检查

- 系统地进行肘关节体格检查。
  - 肘关节视诊。
    - 尤其要注意皮肤温度和有无发红。
    - 既往皮肤切口位置或者经久不愈的伤口情况。
    - 静息状态下的肢体力线。
    - 有无突出的硬物。
  - 活动范围（ROM）。
    - 主、被动活动时有无局部疼痛。
    - 评估主动活动范围（AROM）并与健侧对比。获取活动的角度范围、运动的平滑性、运动终止时的感受等。
      · 正常的 AROM 具有个体差异，但应该与健侧类似。
      · 活动范围从完全伸直（或许过伸）到屈曲130°～140°。
      · 正常前臂旋转弧度是170°，旋后范围稍大于旋前。
      · 功能性活动范围被界定屈－伸30°～130°，前臂旋转范围为旋前50°至旋后50°[10]。
    - 随后检查被动活动范围（PROM），并且与主动活动范围做对比。
  - 肘关节触诊。
    - 应系统地检查肘部所有的骨性和软组织结构。

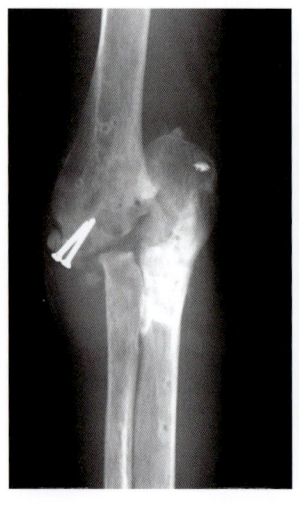 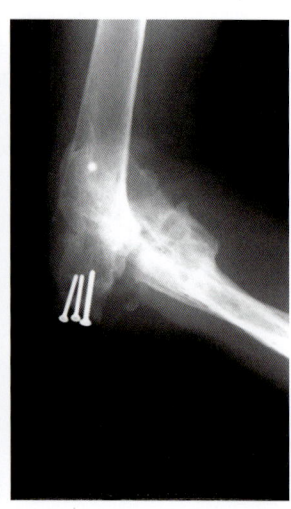

图1 X线显示恐怖三联征尝试4次手术后，尺桡骨与肱骨处于分离状态。这种程度的畸形是不适合做间置式关节成形术的；即便患者有很高的功能要求，这例患者也推荐行全肘关节置换术。

- 仔细评估尺神经,如果有既往手术史,尽可能确定尺神经的位置。
- 检查有无Tinel征。
○ 评估肘关节的运动功能,尤其是屈曲(肱二头肌和肱肌)和伸直(肱三头肌)功能。

影像学和其他诊断性检查

X线
- 必须有肘部正侧位的X线。
- 获取一个良好的侧位X线片比较容易。
- 获取一个可用的正位片比较困难,尤其肘关节存在明显的屈曲挛缩。
  ○ 注意:如果拍片遇到困难,可在透视引导下确认最佳的投照角度。
- 斜位片有助于获取更多的细节。

进一步影像学检查
- CT扫描。
  ○ CT尤其有助于评估骨的完整和确定肘关节间隙。
  ○ 三维重建能更好地理解骨性畸形(图2)。
- MRI。
  ○ 很少需要MRI评估创伤后关节。
  ○ 有助于判断可疑的和非典型的软组织畸形或肿胀。

鉴别诊断
- 肱骨远端的不愈合或畸形愈合。
- 创伤后肘关节僵硬。
- 肘关节持续脱位。

非手术治疗
- 非手术治疗的成功依赖于特定的骨折类型、患者对非手术疗法的积极性和期望目标。
- 调整活动强度以降低对肘关节的作用力。
- 维持肘关节适当的活动范围,假如活动得太过激进,则可能使关节功能更差。
- 偶尔用支具来保护不稳定的肢体,但总体上,支具使患者难以忍受,并且作用有限。

手术治疗
- 手术治疗的目的是解决造成肘关节创伤后遗症功能不良的潜在病因,并且制订方案时要考虑患者的年龄、病理特征、身体情况和功能预期。

手术指征
- 年龄和功能预期是主要考虑因素。
- 年龄是活动要求的代名词。
  ○ 年龄<55岁适合间置式关节成形,其他年龄段几种治疗方式都可以。
  ○ 年龄>70岁且病因类似的通常更适合关节置换。
- 疼痛及活动度丢失,非手术治疗无效的患者。
- 年龄太小或自身不愿意接受人工全肘关节置换(TEA)的患者。
- 最佳指征是因疼痛导致肘关节活动度丧失,术后不会过度使用肘关节,对活动度要求不是非常高的患者。

手术禁忌证
- 活动性感染(有持续感染的脓毒性关节炎)[8]。
- 极不稳定的肘关节。
- 明显的成角畸形(超过15°)。
- 骨量不足。
- 患者不能或不愿意遵循术后指导。
- 缺乏相关技术的使用经验。
- 静息痛但不伴有相关功能丢失(相对禁忌证)。

术前计划
- 移植物选择。
  ○ 异体跟腱:优势在于不会造成供区损伤[7]。
    - 异体跟腱组织充分,可根据重建需求选取不同厚度。
    - 如有必要,也可用来重建侧副韧带。
  ○ 自体真皮或阔筋膜移植。
    - 最佳适应证是局部有限应用(如肱骨小头)。
  ○ 异体真皮组织移植。
- 确保手术时可提供铰链式肘关节外固定支架。

体位
- 仰卧位手臂横于胸前,患侧肩部垫高(图3)[8]。
- 另一种可选择的体位是侧卧位,手臂置于搁手架上。

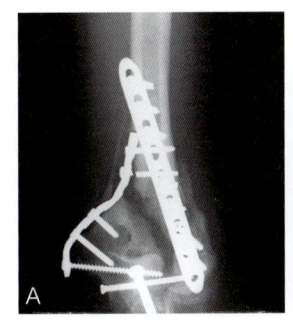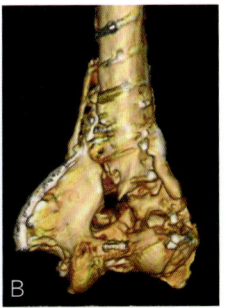

图2 A. 复杂创伤后X线无法明确关节的病理状态以及愈合情况。B. CT三维重建可以清楚显示问题的严重程度。

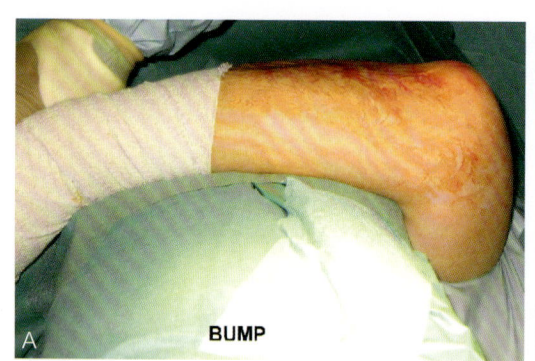
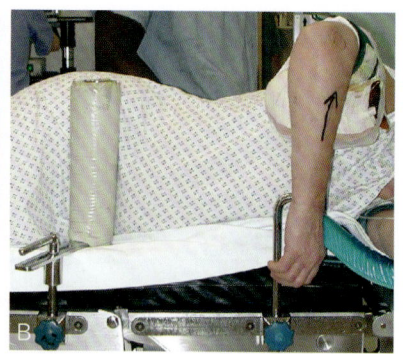

图3　A. 患者仰卧位，患肢置于胸前，下方垫枕支撑。B. 另一种体位是侧卧位，上臂用搁手架支撑。

间置式关节成形术

手术技术[2,7,8]

- 后侧皮肤切口向两侧分离，从筋膜层翻起内外侧皮瓣，皮瓣要尽量厚（技术图1A、B）。
- 从肘管游离尺神经。注意：术前没有尺神经症状的，常规不做尺神经前置；若肘关节稳定，游离的尺神经可以放回肘管内。
- 通过外侧Kocher入路完成肘关节深部显露（技术图1C）[9]。
- 从前关节囊游离伸肌总腱，并在近端与桡侧腕长伸肌腱分离。
- 从肱骨止点处分离松解外侧尺副韧带。完成前、后关节囊的松解。
- 从尺骨游离肱三头肌使肱三头肌-肘肌复合体可以术中移动。有时这一操作被称为Mayo改良的Kocher入路。将尺骨上肱三头肌外侧部分的止点游离并翻转（技术图1D）[11]。
- 牵拉肱三头肌的外侧止点，屈曲肘关节并将前臂旋后，使尺骨以完整的内侧副韧带为轴与肱骨旋转分离（技术图1E）。
- 力求保持内侧副韧带的完整，这有利于提高术后的稳定性。
- 观察软骨面。
  - 如果超过50%的关节面受累，继续按原计划行间置式关节成形手术。
- 根据鹰嘴解剖以塑形肱骨远端。去除肱骨远端关节软骨并把骨面打磨光滑，避免过多地切除骨质。
- 肱骨远端若存在结构改变，或肘内翻或肘外翻，可予矫正。
- 准备植入所需的生物材料，可以根据术者的喜好来选择内植物，但异体跟腱作为移植物目前已经积累了一定的临床经验。异体跟腱不但强度足够，而且可允许进行单侧或双侧的侧副韧带重建（技术图1F）。

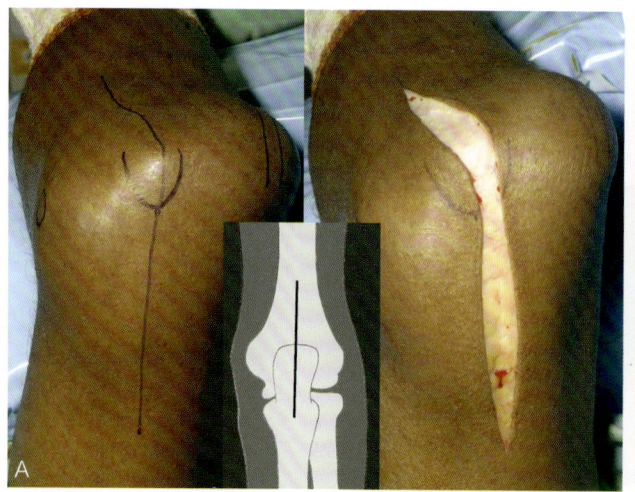
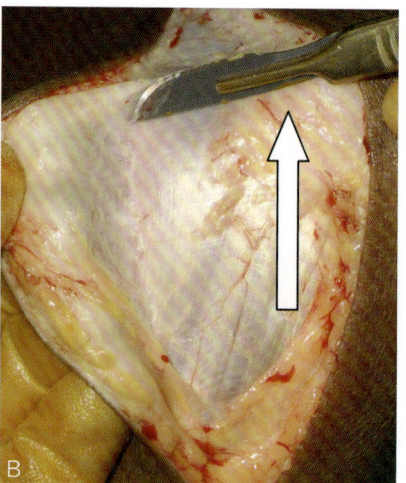

技术图1　A. 肘关节外侧延展的Kocher入路。B. 在筋膜层翻起皮瓣后，辨认Kocher间隙和肱三头肌的尺骨止点（箭头）。

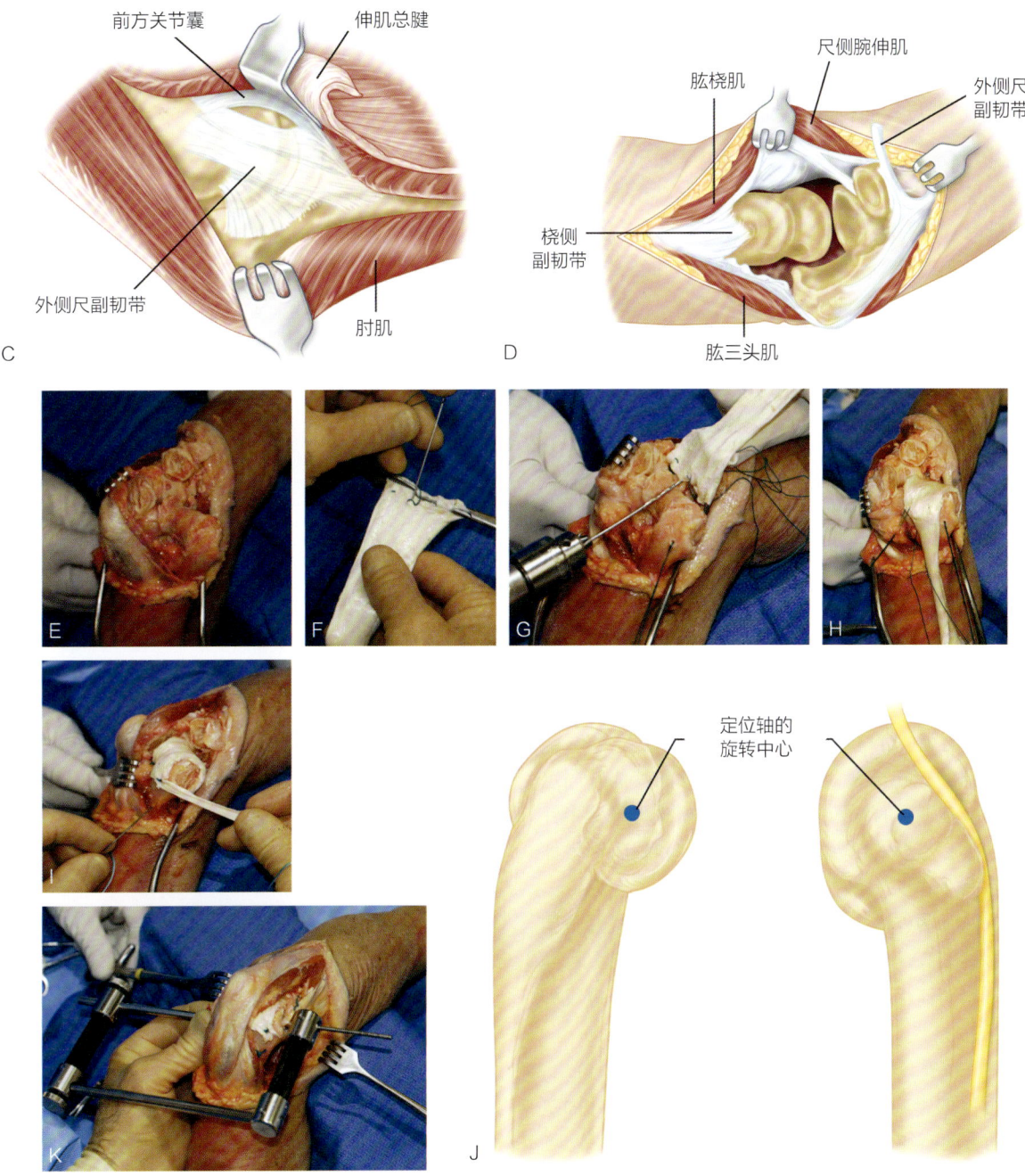

技术图1（续） C. 从后外侧关节囊剥离肘肌和肱三头肌，从前侧关节囊剥离伸肌总腱。可以通过部分剥离肱三头肌尺骨外侧止点扩大暴露范围。D. 深部暴露需要剥离外侧副韧带和前侧与后侧关节囊。E. 牵肱三头肌尺骨外侧止点，屈肘脱后暴露关节。F. 间置式内植物远端用缝线褥式缝合标记。若使用异体跟腱，必要时也可用它重建内外侧副韧带。G. 肱骨髁上从后向前钻孔，使得内植物尽可能与骨隧道在同一方向上。H. 将内植物固定在肱骨远端。I. 必要时也可用内植物塑形后，用于重建内外侧副韧带。J. 描绘图示意肘关节内侧和外侧的旋转中心位置。K. 使用定位器在旋转中心打入导针。

- 在内植物上缝合编织4根1号不可吸收缝线。
  - 注意：若使用异体跟腱，确保粗糙面对着肱骨侧，光滑面对着尺骨。

- 从后向前在肱骨髁上钻4个孔（技术图1G）。这几个孔分布在滑车沟上方、滑车内侧面、滑车的外侧缘和肱骨小头的外侧面。

- 注意：将内植物的编织缝线穿过建立的4个骨隧道。
- 使内植物展开覆盖肱骨远端并从前向后钻孔，通过缝线穿过钻孔牢固固定内植物于肱骨（技术图1H）。先将内侧和外侧的缝线打结固定，然后是中间两股穿过内植物的缝线，前后向穿过后打结固定。如果侧副韧带强度不够，可以用其内植物的残留部分（特别是采用异体跟腱时）重建侧副韧带（技术图1I）。
- 保留桡骨头完整，尤其在重建内侧副韧带时，完整的桡骨头能够提高肘关节的外翻稳定性。
- 通过在外侧旋转中心所钻的孔，修复外侧副韧带。直到外支架固定好后才将韧带收紧。

铰链式肘部外固定支架

- 间置式内植物固定完成后，下一步是安装铰链式肘关节外支架来保护内植物及稳定关节，利于软组织修复。
- 通过骨性标志确定内外侧旋转轴心，定位旋转轴（技术图1J）。
  - 肘部外侧旋转中心是肱骨小头关节面弧形的中心点。
  - 肘部内侧旋转中心接近肱骨内上髁的前下方。
- 打入1根导针通过内外侧旋转轴心。这将作为安装外固定支架的定位针（技术图1K）。
- 根据不同的支架类型，除了定位针以外的其他外固定螺钉可以有不同的置入方式。笔者偏好选择外侧半针设计的类型，这一支架类型已在实验室和临床都被证明能够提供足够的稳定性和强度[4,6]。
  - 置入肱骨的外固定螺钉不可超过滑车上的直径范围（技术图1L）[5]。
- 直视下用套筒保护，在肱骨上打入2枚4 mm半螺纹外固定螺钉。
- 用通用夹块安装肱骨侧的连接杆。
- 此时可以取走旋转中心的定位导针，因为此时外固定支架的方向已经确立（技术图1M）。
- 在套筒保护下于尺骨后外侧打入外固定螺钉。
- 复位关节，必要时重建韧带。
- 复位关节后，将肱骨侧的连接杆与尺骨侧的螺钉相连接并锁紧夹块。
- 利用外固定装置牵引，分2次，每次牵引3 mm。
- 如果外固定支架安装得当，立刻就能获得接近正常的关节活动（技术图1N）。

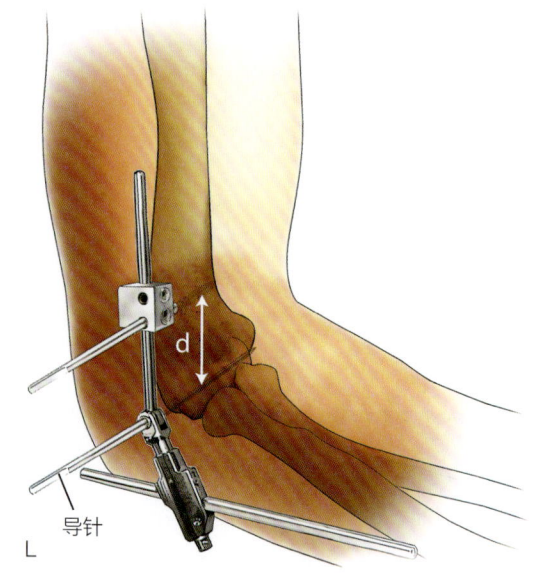

L 导针

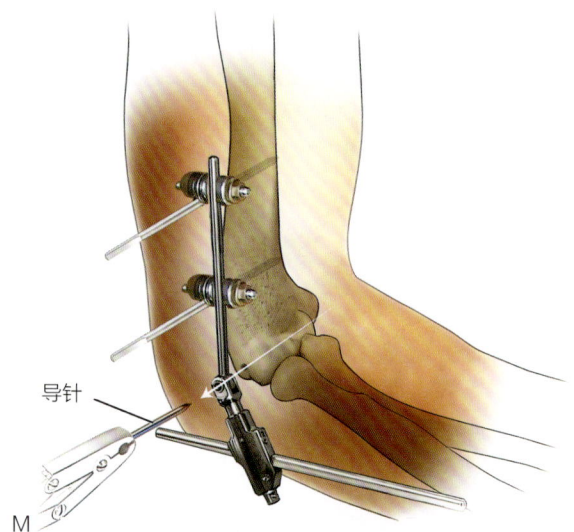

M 导针

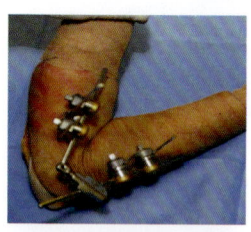

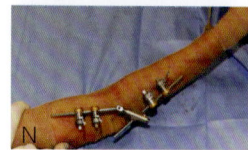

技术图1（续） L. 肱骨远端外固定螺钉的置入位置不可超过距离旋转中心近端的肱骨髁上宽度的范围内，否则容易损伤桡神经。M. 一旦固定了肱骨的外固定螺钉，旋转中心的定位导针就可去除了。N. 如果安装得当，肘关节可以达到极大的活动范围，伸直（上图）和屈曲（下图）。

要点与失误防范

指征	• 间置式关节成形术适用于肘关节稳定的、存在肘关节疼痛和活动受限的患者。 • 应谨慎选择全肘关节置换,适用于非手术和其他手术方法皆无效的患者。
治疗目标	• 无论采取何种治疗方式,治疗目标是获得无痛的功能活动度。

间置式关节成形术	• 以下因素提示预后不良:
	  ○ 疼痛但肘关节可活动。
	  ○ 术前不稳定。
	  ○ 成角畸形。
	• 在间置式关节成形时需要重建内侧和外侧副韧带。
	• 外支架固定至少3~4周(不超过6周)。
	• 需要妥善的外固定钉道护理。

术后处理

- 只要软组织的条件允许,尽早开始关节活动度练习。一般来说,立即活动最好,然而,前提条件是有良好的软组织覆盖。如果需要,也可以使用CPM辅助运动。
- 教会患者在家里进行日常的外固定钉道护理。
- 术后10~14日复诊拆线和检查切口,每2周复诊1次,直至拆除外固定螺钉。
- 外固定支架3~4周后去除,需在手术室麻醉下完成,并同时评估肘关节的稳定性和活动度。
  - 注意:去除外固定支架时,保持肘关节屈曲,获得手术当时最大的屈曲程度,并检查稳定性,去除所有螺钉后伸直肘关节,达到手术当时最大的伸直程度。
- 继续康复训练,重点在于获得有效的功能活动范围。

预后

- 有如下症状的患者,间置式关节成形术往往预期结果较好[2,7-9,12]:
  - 术前僵硬和疼痛。
  - 肘关节稳定。
  - 术中不需要或只需要一个韧带重建。
  - 术前成角畸形小于15°。
- 如下患者可能预后差:
  - 疼痛症状,尤其是仅以静息痛作为主诉的患者。
  - 肘关节不稳定。
  - 需要重建内侧与外侧两组韧带。
  - 成角畸形大于15°;旋转畸形。
- 大多数报道显示约70%的患者对于术后疼痛缓解感到满意;80%的患者对于功能恢复感到满意[9]。
  - Cheng和Morrey[2]经5年随访发现,67%的类风湿关节炎患者对于术后疼痛缓解感到满意,75%的骨性关节炎患者对于结果满意。术前具有一定功能活动度的患者术后效果不及术前肘关节僵硬的患者。
  - Larson和Morrey[7]报道了平均8年的随访结果,88%的患者根据目前恢复情况对当初行间置式关节成形术的选择感到满意。

并发症

- 间置式关节成形术并发症包括:
  - 不稳定。
  - 感染。
  - 尺神经病变。
  - 骨吸收。
  - 异位骨化。
- 外固定支架相关的并发症包括[3]:
  - 浅表钉道感染。
  - 深部感染(骨髓炎)。
  - 外固定螺钉断裂。
  - 注意:外固定并发症的发生率与固定时间成正比[3]。
- 文献报道整体并发症发生率超过25%[7,9]。

翻修

- 假如间置式关节成形术失败,补救方案是全肘关节置换[1]。
- 假如术者没有能力坦然面对固定失败并更换为全肘关节置换治疗,请不要尝试间置式关节成形术。

(汪文博 译,汪文博 审校)

参考文献

[1] Blaine TA, Adams R, Morrey BF. Total elbow arthroplasty after interposition arthroplasty for elbow arthritis. J Bone Joint Surg Am 2005;87(2):286-292.

[2] Cheng SL, Morrey BF. Treatment of the mobile, painful arthritic elbow by distraction interposition arthroplasty. J Bone Joint Surg Br 2000;82(2):233-238.

[3] Cheung EV, O'Driscoll SW, Morrey BF. Complications of hinged external fixators of the elbow. J Shoulder Elbow Surg 2008;17(3):447-453.

[4] Cobb TK, Morrey BF. Use of distraction arthroplasty in unstable fracture dislocations of the elbow. Clin Orthop Relat Res 1995;(312):201-210.

[5] Kamineni S, Ankem H, Patten DK. Anatomic relationship of the radial nerve to the elbow joint: clinical implications of safe pin placement. Clin Anat 2009;22(6):684-688.

[6] Kamineni S, Hirahara H, Neale P, et al. Effectiveness of the lateral unilateral dynamic external fixator after elbow ligament injury. J Bone Joint Surg Am 2007;89(8):1802-1809.

[7] Larson AN, Morrey BF. Interposition arthroplasty with an Achilles tendon allograft as a salvage procedure for the elbow. J Bone Joint Surg Am 2008;90(12):2714-2723.

[8] Morrey BF. Interposition arthroplasty. In: Morrey BF, Sanchez-Sotelo J, eds. The Elbow and Its Disorders, ed 4. Philadelphia: Saunders Elsevier, 2009:935-948.

[9] Morrey BF. Post-traumatic contracture of the elbow. Operative treatment, including distraction arthroplasty. J Bone Joint Surg Am 1990;72(4):601-618.

[10] Morrey BF, Askew LJ, Chao EY. A biomechanical study of normal functional elbow motion. J Bone Joint Surg Am 1981;63(6):872-877.

[11] Morrey BF, Morrey MC. Exposure of the elbow. In: Morrey BF, Morrey MC, eds. Masters Techniques in Orthopaedic Surgery: Relevant Surgical Exposures. Totowa, NJ: Lippincott Williams & Wilkins, 2008.

[12] Nolla J, Ring D, Lozano-Calderon S, et al. Interposition arthroplasty of the elbow with hinged external fixation for post-traumatic arthritis. J Shoulder Elbow Surg 2008;17(3):459-464.

第103章 关节置换治疗肘部创伤后遗症
Arthroplasty for Posttraumatic Conditions of the Elbow

Matthew L. Ramsey

定义

- 肘部创伤后遗症涵盖了各种由既往损伤造成的累及肘部的疾病。创伤后遗症分为如下几种：
  - 创伤后关节炎。
    - 初期病理改变是创伤后关节面退变。
    - 继发病理改变包括挛缩、游离体、异位骨化。
  - 肱骨远端骨折不愈合。
    - 骨折不连接，表现出不同程度骨缺损和不稳定。
    - 常见于肱骨远端骨折内固定不够牢靠，通常发生在肱骨髁上区域。
    - 骨折不愈合无法重建或效果不佳时，应考虑行全肘关节置换。
  - 肘关节不稳定性功能障碍。
    - 这是一种特殊的临床情况，稳定结构的力学支点消失，肘关节功能丢失[15]。前臂与上臂之间脱离，前臂向内侧移位，向近端回缩（图1），导致外侧软组织被拉长变薄，而内侧软组织挛缩。
  - 持续不稳定（脱位）。
    - 肘部持续性韧带不稳可造成关节软骨逐渐退变和软骨下骨丢失，尤其见于高龄、骨量减少的患者。
- 创伤后遗症的治疗因人而异，要视患者病理情况、年龄以及功能需求而定。

解剖

- 创伤后遗症的解剖结构差异很大。必须评估肱骨远端、尺骨近端和桡骨头的整体骨量。此外，需要评估对肘部起稳定作用的软组织情况。
  - 创伤性骨关节炎只累及关节表面，但关节区域的结构完整性得以保留。可能是周围软组织挛缩造成功能受限制。
  - 肱骨远端骨不连的畸形各式各样。较严重的畸形会使整个手臂力线异常，并伴随周围软组织挛缩。
  - 肘关节功能不稳定通常是由肱骨远端骨不连、创伤性骨缺损或手术切除部分肱骨远端骨质所致。根据定义，肘关节解剖关系遭到破坏，前臂与上臂会出现动态或静态分离（图2）。
  - 肘关节脱位伴或不伴骨折可能会导致持续不稳定。

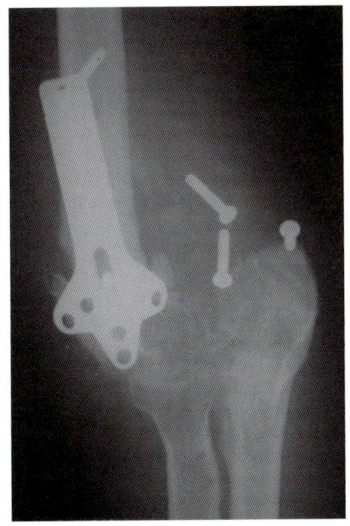

图1 X线片显示该患者前臂与上臂分离，因为治疗不充分导致肱骨远端骨不连。

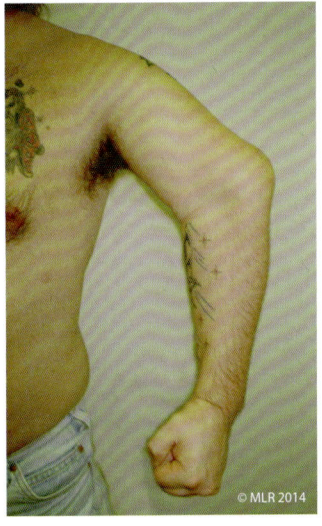

图2 肘关节不稳定性功能障碍的患者照片。注意肱骨远端局部隆起，前臂向近端移位，相对于肱骨远端向内侧移位。

原始损伤或持续不稳定都能损害关节面。

发病机制

- 创伤后遗症的共同发病机制是肘部受到损伤,肘关节面完整性受到损伤,伴或不伴有肱骨、尺骨或桡骨非关节内损伤。
- 直接创伤会造成关节面损害;也可能是很久之前的创伤,随着时间推移产生关节面退变。
- 肘关节周围创伤和出血影响到关节囊和肌肉韧带组织,引发关节内和关节周围组织的纤维化,进而出现肘部内源性和外源性僵直。

病史和体格检查

病史

- 病史信息采集要针对原始损伤、治疗史、治疗后并发症、现主诉以及患者期望值。
- 仔细询问患者症状,应包括:疼痛程度、现有不稳定或僵硬情况、是否存在机械性交锁。

体格检查

- 肘部视诊。
  - 之前皮肤切口或经久不愈伤口的外观和部位。
  - 休息状态和试图活动时的肢体力线情况。
  - 内植物隆起的外形轮廓。
- 活动范围。
  - 与对侧肢体比较,评估患侧肢体主动活动范围(AROM)。了解活动程度、运动过程的平滑度以及到达活动终点的感觉。
  - 然后评估被动活动范围(PROM),并将其与主动活动弧进行对比。
- 触诊时应系统检查肘部所有骨性结构和软组织结构情况。
- 神经血管检查应仔细评估肢体的运动和感觉功能。
  - 需要仔细评估尺神经。如果之前有过手术处理,应尽可能判别其实际位置。
  - 全肘置换的功能要求是肘关节有屈曲功能(肱二头肌和肱肌)。伸直功能(肱三头肌)不如主动屈曲重要,但也应仔细评估。

影像学和其他诊断性检查

X 线片

- 需要拍摄肘部正侧位 X 线片(图3)。
  - 比较容易拍好侧位 X 线片,除非畸形严重。
  - 倘若存在明显的屈曲挛缩,那么很难拍到可用的正

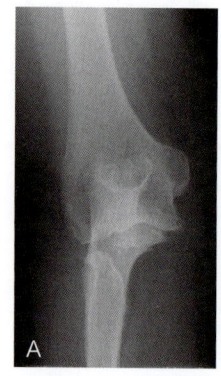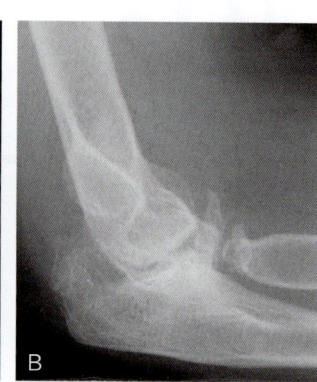

图3 A、B. 创伤性关节炎患者的肘部正位片和侧位片。

位片。正位 X 线片没有拍到位,通常会高估关节破坏程度。
- 拍摄斜位片是正侧位片很好的补充。

高级影像学检查

- 计算机断层扫描(CT)。
  - CT 对于评估肱骨、尺骨和桡骨的结构完整性非常有用。
  - CT 能识别关节周围的畸形情况和关节结构的完整性。
  - 三维重建能让我们更好地理解畸形情况。
- 磁共振成像(MRI)。
  - 几乎不需要用 MRI 来评估创伤后遗症的关节。

鉴别诊断

- 肱骨远端骨不愈合或畸形愈合。
- 创伤后肘关节僵直。
- 肘关节持续性脱位。
- 创伤性或手术切除造成的骨缺损,引起关节不稳。

非手术治疗

- 非手术治疗想要成功取决于具体的病理特征以及患者的治疗动机和目标。
- 改变活动习惯有可能减少肘部承受的应力。
- 过度激进地试着维持肘部活动范围,虽然勇气可嘉,但可能导致炎症,这对改善活动是极为不利的。
- 外用支具偶尔用于支撑不稳定的肢体。然而总的来说,患者对支具的耐受性较差,作用也有限。

手术治疗

- 手术治疗就是要解决肘关节功能受限的根本原因,同时兼顾患者的年龄、全身情况和期望值。

全肘置换手术

- 相比其他做全肘置换的患者,肘关节创伤后遗症患者更为年轻[4-6,11,14,15,17]。
- 针对此类患者,可以考虑做全肘置换的是:
  - 经合理保守治疗失败者。
  - 做其他类型手术都不合适者。
  - 愿意采取久坐生活方式者。
  - 无全肘置换手术绝对禁忌证者。

术前计划

假体选择

- 假体根据其物理连接方式(铰链式、非铰链式或可铰链式)和限制情况(限制型、半限制型、微限制型)来分类。
  - 连接方式由所用假体组件是否存在物理连接而定。
  - 限制性是一种较难界定的假体特性。它依赖于假体的几何构型,以及假体与肘关节周围起稳定作用的软组织之间的相互作用[8]。
- 铰链式设计(半限制型)。
  - 铰链式假体的优点在于普遍适用于各种肘部创伤后遗症。
- 非铰链式设计。
  - 肘关节创伤后遗症使用非铰链式假体设计重建正常的解剖关系,要求是侧副韧带完整和畸形程度有限。
- 可铰链式设计。
  - 目前可铰链式假体设计已面世,它不仅具有非铰链式假体的特点,同时又拥有铰链式假体的普适性。若初次手术时做不到稳定,即可将其从非铰链式状态转换为铰链式状态;若术后出现不稳定,以后也能再转为铰链式状态。

体位

- 患者取仰卧位,同侧肩部垫高。手臂通过肩部能自由移动,以便整个手术过程能自主摆放肘关节。手臂下垫高横于胸前,或外旋屈肘位放置(图4)。

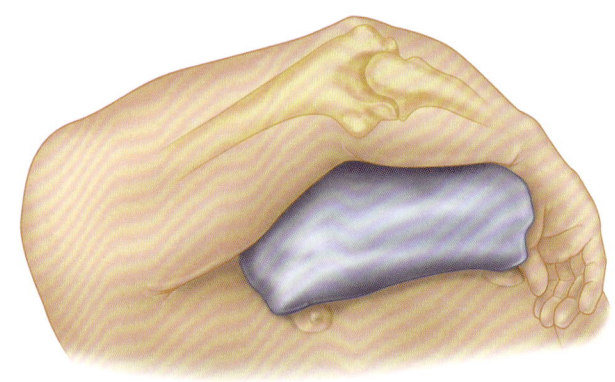

图4 做全肘置换手术的体位,前臂用软枕垫高,横于胸前。

手术入路

- 最好在鹰嘴内侧做后方直切口。切口位置也可能因之前手术切口而做调整。但无论采用何种切口,都需要深达关节的内侧面和外侧面。
- 辨认尺神经。如果之前没有做过转位,那么本次手术要做尺神经前置。如果之前做过转位,那么只需确认一下,不需要再次解剖分离,除非尺神经位于手术操作的危险区。

肱三头肌处理

- 处理创伤后遗症,翻转肱三头肌入路要优于保留肱三头肌入路。创伤后的瘢痕和畸形会使保留肱三头肌入路变得困难,除非切除肱骨远端骨不连的骨段。
- 通常采用Bryan-Morrey入路(技术图1)[12]。沿肱三头肌内侧缘向近端推进,沿肘肌和尺侧腕屈肌(FCU)间隙向鹰嘴的远端推进。肱三头肌与肘肌保持连续性,将肱三头肌由内侧向外侧翻转。松解外侧副韧带(LCL)和内侧副韧带(MCL),完成显露工作,并将尺骨从肱骨上解离。
- Bryan-Morrey改良入路是通过鹰嘴背面尖顶部的关节外截骨来松解肱三头肌在尺骨上的止点(技术图2)[19]。做过肱三头肌软组织松解者会出现肱三头肌功能不全,这是公认的并发症,亦是换用改良方式的理由[1]。截骨术有潜在的优势。
  - 截骨术后的骨性愈合比肱三头肌愈合到尺骨上的腱骨愈合要牢靠得多。
  - 截骨后骨愈合失败可以从片子上早发现、早干预。

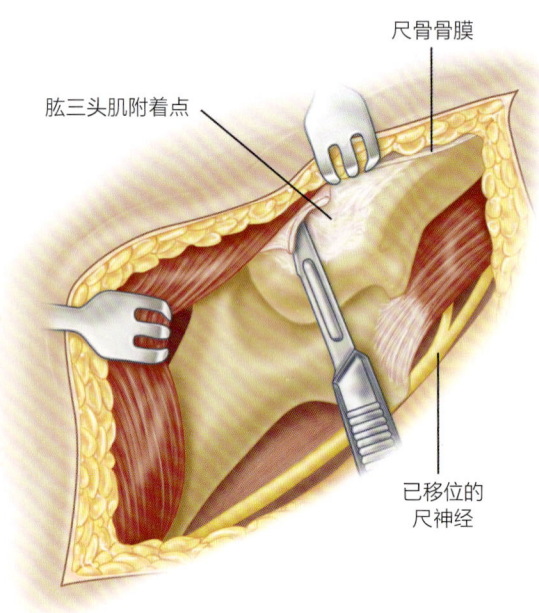
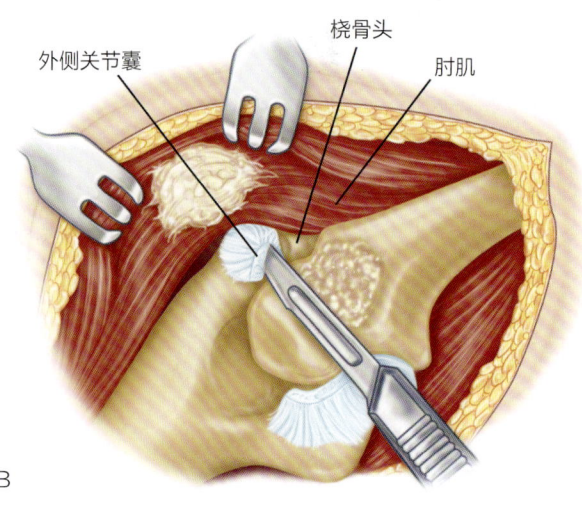

技术图1 Bryan-Morrey翻转肱三头肌入路。A. 肱三头肌止点连同肘肌一起从内侧翻转向外侧。B. 进一步分离需要松解侧副韧带。

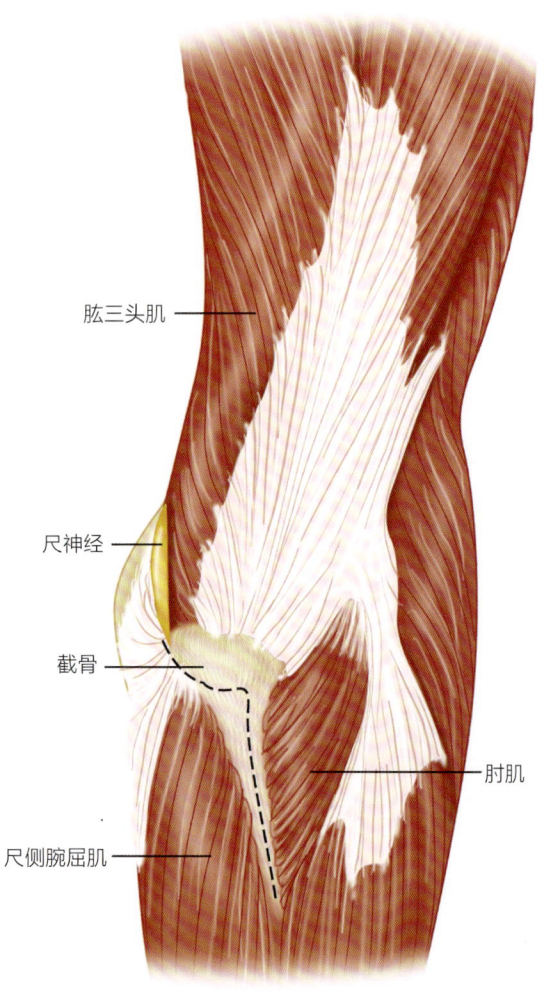
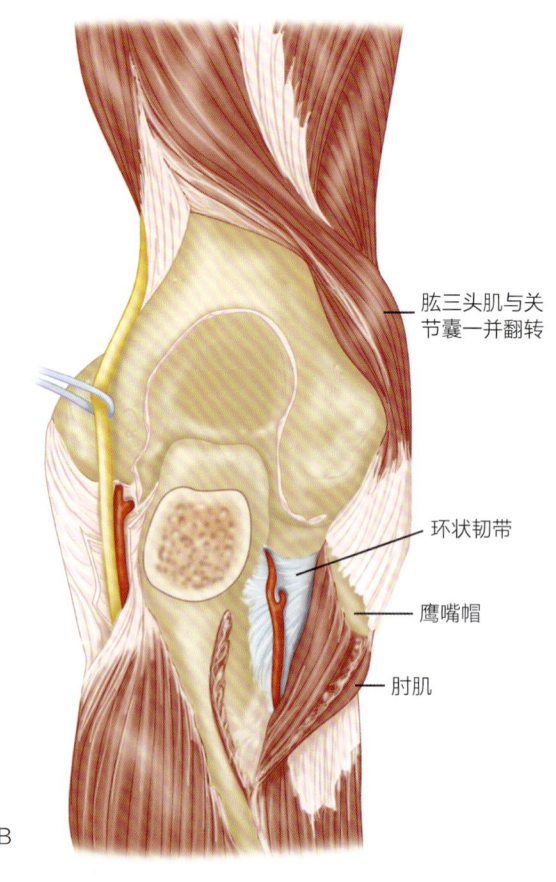

技术图2 肌骨瓣入路。A. 将肱三头肌从内侧向外侧翻转。B. 带着含尺骨止点的小片骨块松解肱三头肌止点。

深层解剖

- 无论采用上述何种入路,都要松解侧副韧带和关节囊(技术图3)。这样做才能将尺骨从肱骨上解离下来。若必须保持韧带完整(比如非铰链式关节置换),应该标记外侧尺副韧带(LUCL)和MCL处做好标记,在关闭时通过骨隧道法重建止点。
- 松解挛缩的肌群(屈肌-旋前肌和伸肌群)以纠正畸形,因为畸形会导致肘关节假体在错误的轨迹上运动。充分松解肘部瘢痕,就能顺利无障碍地安置肱骨和尺骨假体。

技术图3 松解LCL和MCL后,外旋肩关节并过屈肘关节,将尺骨从肱骨上解离下来。

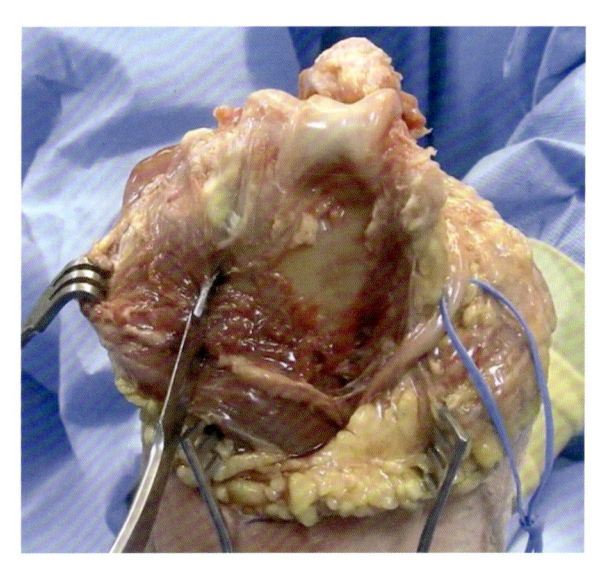

髓腔处理

肱骨侧处理

- 沿着髓腔方向切除滑车中央部分的骨块,用磨钻开凿髓腔(技术图4A、B)。
- 插入肱骨扩髓器,确定其进入髓腔,并评估滑车骨块切除是否充分。
- 依次扩髓。
  - 确保插入足够深度,肱骨锉轴线要与解剖旋转轴相一致(技术图5)。
  - 用完最后一把骨锉时,将骨锉留在原位。
- 将环锯套入肱骨髓腔锉的导孔,对肱骨后方骨皮质进行打磨。
  - 环锯上有限位器,防止其撞击肱骨锉。
- 将肱骨切骨导板装到髓腔锉上,并用插销固定。要垂直切割肱骨内侧缘和外侧缘(技术图6)。
- 取下肱骨切骨导板和髓腔锉,装上环钻固定器。
  - 插入深度应正好是使得环锯前刻痕对着后刻痕(技术图7)。可能需要切除肱骨前方少量骨质。
- 完成所有切割后,插入肱骨试模假体柄,评估肱骨侧准备情况。

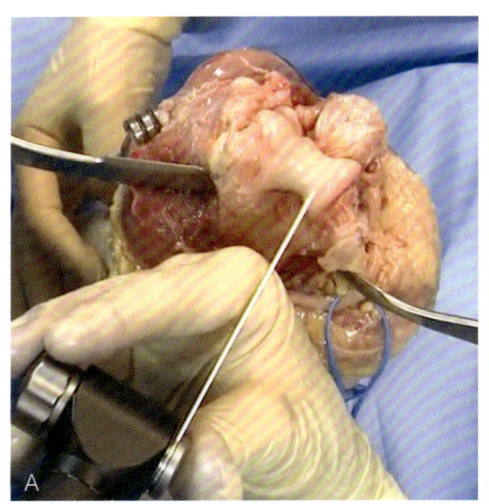 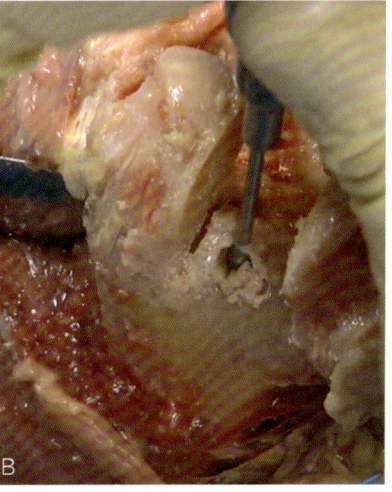

技术图4 沿肱骨髓腔方向去除滑车中央部分的骨质(A),并用磨钻开凿髓腔(B)。

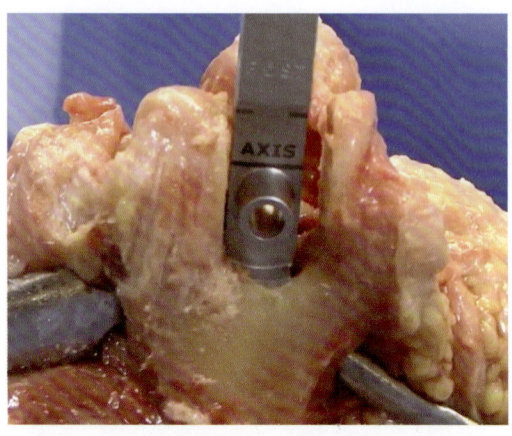

技术图5 插入肱骨髓腔锉，使髓腔锉与原旋转轴线重合，保证肱骨最终假体插入的深度合适。

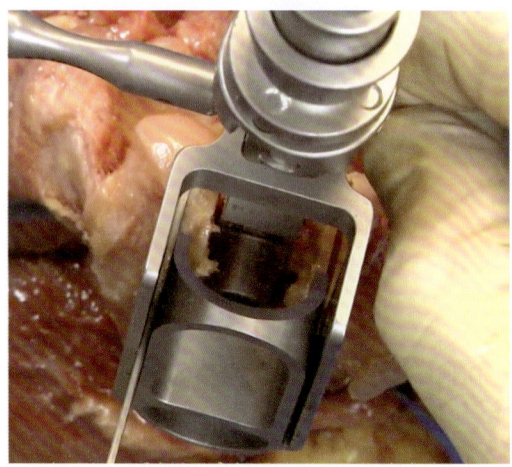

技术图6 垂直切骨导板嵌套在肱骨的内外侧面，并与环钻的刻度相连接。

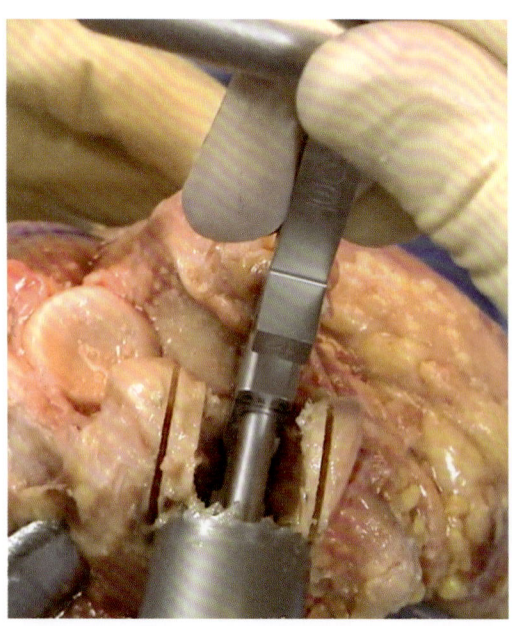

技术图7 在肱骨远端装好环钻固定器。固定器放置到合适深度，可能需要切除肱骨前方少许骨质。

尺骨侧处理

- 去除尺骨尖端，深度达乙状切迹。
- 处理尺骨髓腔（技术图8）。
  - 髓腔开口位于沿尺骨轴线的乙状切迹基底。
  - 插入4.5 mm实心软扩髓器，确定尺骨髓腔。扩髓器上深度标记有助于确定髓腔处理的长度。
- 插入导针，并透视下确认。使用空心扩髓器，依次扩髓到所需尺寸。
- 插入导向锉，确保锉的方向正确，要朝向鹰嘴背侧的平坦面（技术图9）。

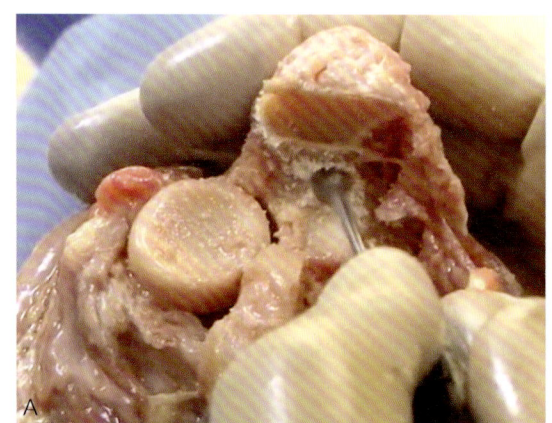

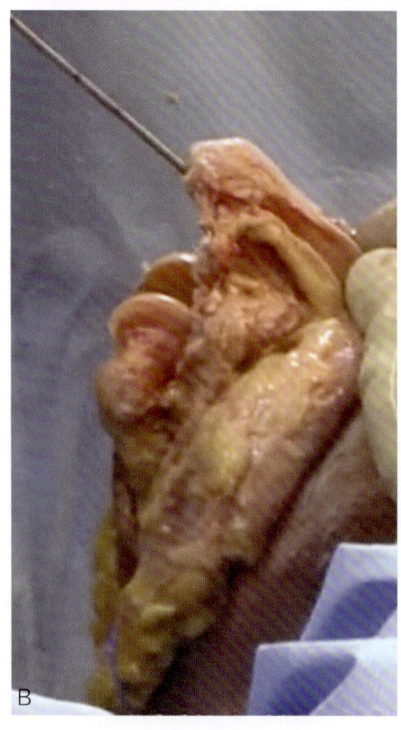

技术图8 处理尺骨髓腔，先用磨钻开凿髓腔（A），接着用4.5 mm实心软扩髓器确定尺骨髓腔（B）。

第103章 关节置换治疗肘部创伤后遗症　953

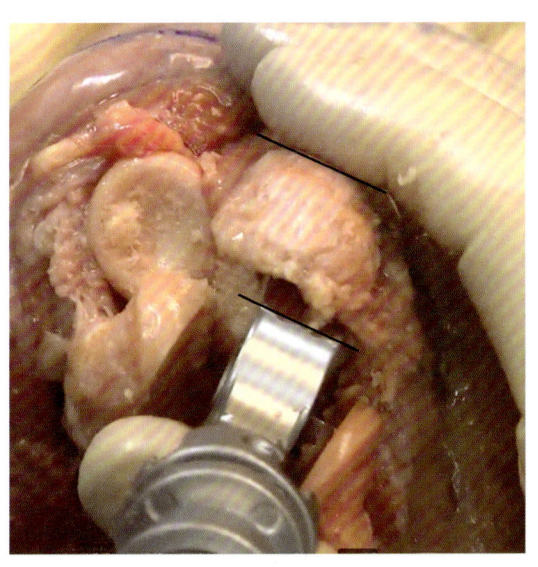

技术图9　导向锉背面与鹰嘴背侧的扁平面平行时，可以确保导向锉的旋转对位。

- 依次用骨锉处理尺骨近端髓腔。依次锉削尺骨髓腔，直到最后一把的锉眼正好落在乙状切迹的中央（技术图10）。
- 最后一把骨锉留在原位，锉眼的内外侧缘与尺骨刨床平齐，清除骨屑，以备安装聚乙烯尺骨衬垫（技术图11）。

试装配

- 将合适尺寸的尺骨假体试模插到合适深度。
- 将尺骨假体试模与肱骨假体试模装配（技术图12）。
- 开始活动肘关节。如果做不到全程活动，要确认假体植入的深度是否足够。去除骨性撞击并松解挛缩组织，以获得全程活动范围。
- 一旦达到全程活动范围，就可以解脱关节铰链，并取出肱骨和尺骨假体试模。

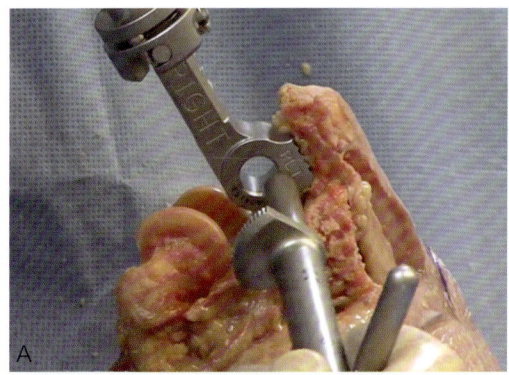

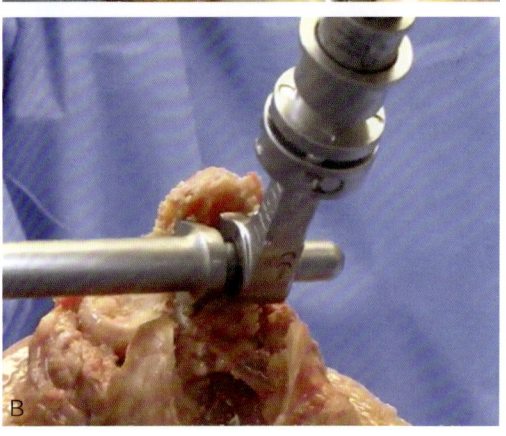

技术图11　用尺骨锉处理髓腔内侧（A）和外侧（B）骨壁，以便正确安置尺骨衬垫。

假体骨水泥固定

- 肱骨和尺骨髓腔内放置水泥塞，限制骨水泥流动，允许骨水泥承托加压。
- 灌洗肱骨和尺骨髓腔，并填充吸附凝血酶的明胶海绵，以减少髓腔渗血。
- 将混有抗生素的骨水泥逆行注入髓腔，并手动加压。使用薄喷嘴将相对流动状态的骨水泥逆行填充整个髓腔。

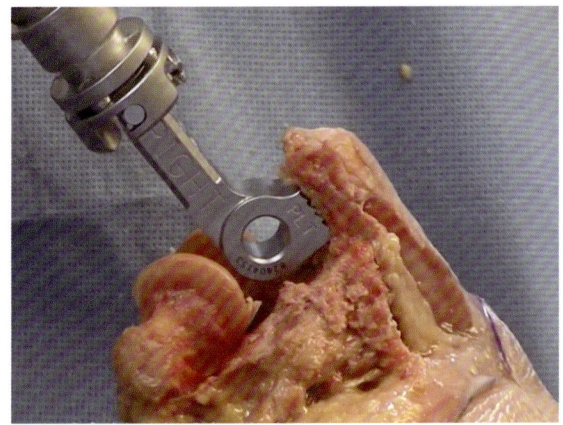

技术图10　插入最后一把骨锉，其锉眼正好落在乙状切迹的中央。

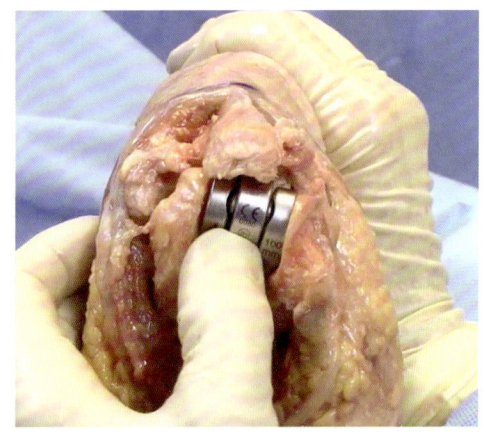

技术图12　插入肱骨和尺骨假体试模，并组装关节铰链。

- 插入尺骨假体到适当深度和旋转度。除净溢出来的骨水泥,并等待其完全硬化(技术图13)。
- 将肱骨假体同预先装配的肱骨聚乙烯内衬一起插入。插入肱骨假体,在前翼缘后方移植骨(技术图14)。
- 经尺骨假体眼装入尺侧内衬,并用内衬打压工具将其夯紧(技术图15)。
- 将两侧假体连接装配,用固定螺钉将尺侧内衬固定到肱骨假体的嵌套上(技术图16)。
- 冲洗伤口,清除残留骨屑和异质。

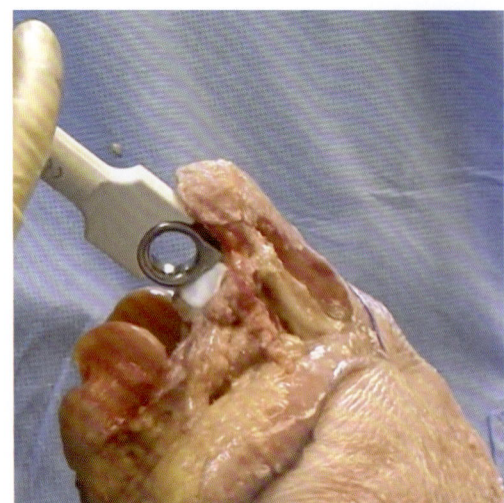

技术图13　插入尺侧假体,尺骨假体眼正好落在乙状切迹的中央。

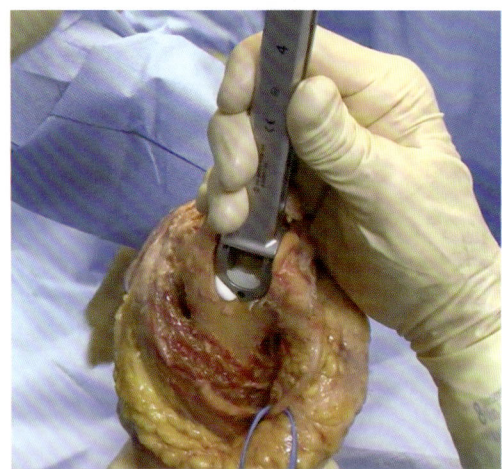

技术图14　插入肱骨假体。安置好后,在肱骨前方骨皮质与前翼缘后移植骨。

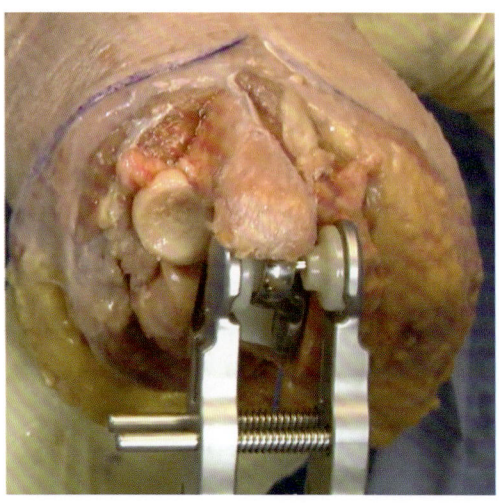

技术图15　插入尺骨假体并等待骨水泥硬化后,原位安装尺侧内衬。

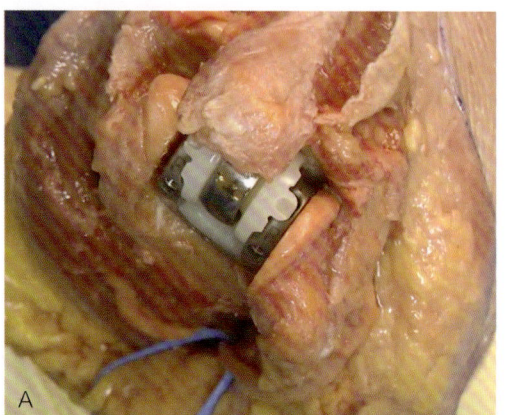

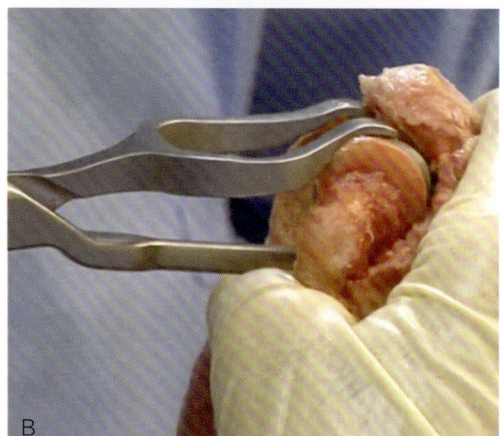

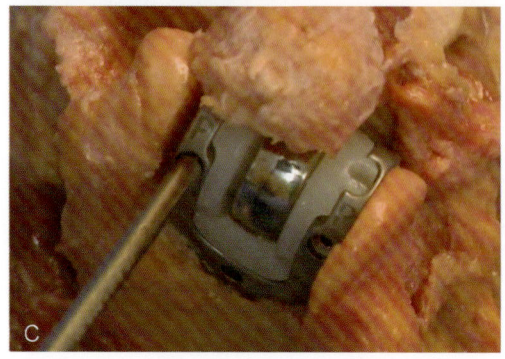

技术图16　尺侧内衬对准肱骨假体的嵌套(A),并用内衬打压器夯紧(B)。置入固定螺钉,并用扭力扳手拧紧,防止关节脱离(C)。

修复肱三头肌

- 在尺骨近端钻交叉孔和横向孔(技术图17)。
- 用5号不可吸收缝线交叉修补肱三头肌。将肱三头肌从原来解剖位置修复到稍过内侧的位置。
- 从尺骨内侧缘远端开始缝合,针从侧方穿过钻孔,锁扣缝合固定肱三头肌外侧腱性组织。缝合线从肱三头肌中线穿出,第二道锁扣缝合要位于肱三头肌肌腱中线的近端。第三道锁扣缝合与尺骨鹰嘴髓腔内侧缘平齐,反折缝线从髓腔侧方穿出。缝线由外到内穿过被覆的软组织。
- 经鹰嘴由内向外穿缝线,开始横向修复。穿透外侧被

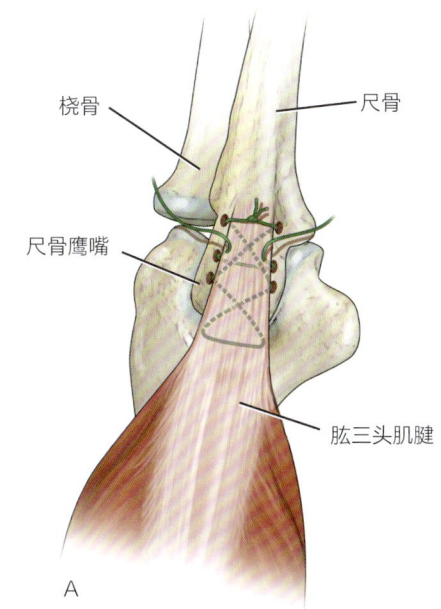
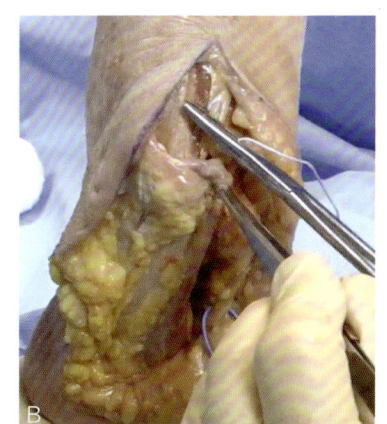
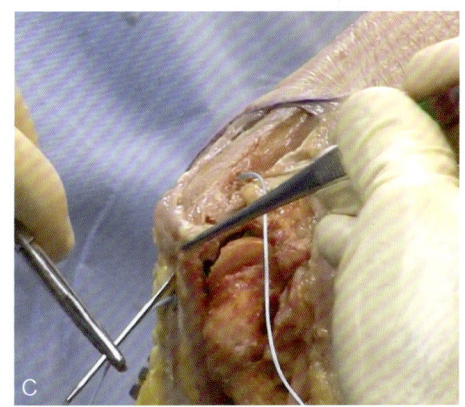
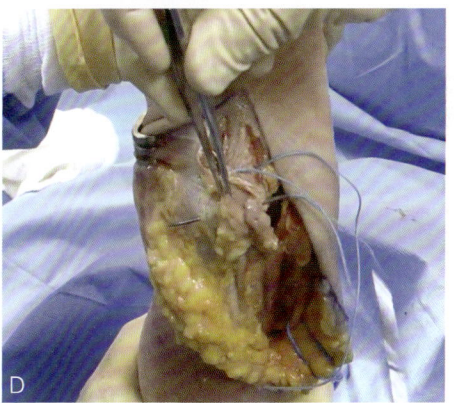
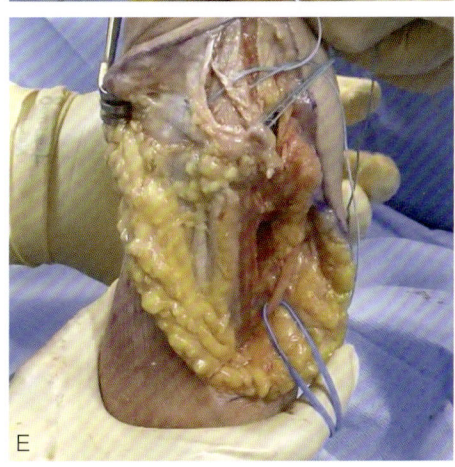

技术图17 A. 肱三头肌用交叉钻孔和横向钻孔修复。B. 稍过度收紧肱三头肌,将缝线从远端内侧孔穿到近端外侧交叉孔开始修补。C. 经肱三头肌留置一组锁扣缝线,将缝线从近端内侧孔穿入,远端外侧孔穿出,完成交叉修补。D. 由外向内缝合,开始横向修补,拉紧肱三头肌。E. 锁扣缝线依次穿过肱三头肌后方,朝向尺骨侧打结。

覆组织,将其引到肱三头肌肌腱中间位置,在止点稍近处锁扣缝合,然后再次穿到肱三头肌内侧缘。
- 肘关节约屈曲45°,打结缝线。
- 接着将尺侧腕屈肌筋膜和肘肌与周围组织缝合修补。

关闭切口

- 将尺神经前置到皮下囊袋,并用筋膜束固定。
- 外侧放置皮下引流管。
- 逐层关闭伤口。
- 肘部前方石膏托或夹板固定,维持手臂伸直位固定直到术后第2日拔出引流管后。

要点与失误防范

手术指征	做全肘置换一定要仔细斟酌,除非保守治疗和其他手术方案都被否定。
治疗目标	治疗目标是肘部获得无痛的功能运动弧。
全肘置换	• 都要做尺神经转位。 • 采用翻转肱三头肌入路,尤其是关节僵直严重的患者。 • 松解MCL和LCL。 • 松解屈肌-旋前肌和伸肌总腱,尤其是术前存在明显畸形者。

术后处理

- 肘前方放置衬垫良好的石膏托或夹板,完全伸直位固定肘关节。
- 手臂放在枕头上抬高或悬吊在静脉输液架上,以减轻肿胀。
- 术后24~48小时取下石膏托或夹板。
- 轻柔地进行AROM,先开始做屈曲、旋前和旋后运动。为了保证肱三头肌的修复效果,应在术后6周内避免主动伸直活动。但是允许重力辅助下的伸直或被动伸直活动。
- 一般来说,恢复活动范围几乎不需要正规的物理治疗。然而,正规理疗可能对那些需要努力恢复活动范围的患者有所裨益。一般治疗时间安排如下:
  ○ 第1阶段(0~6周):保护软组织,开始保护下的主动辅助活动。
  ○ 第2阶段(6~12周):继续提高活动范围。开展强化性锻炼,鼓励功能性使用手臂。
  ○ 第3阶段(12~16周):在全肘置换的限制范围内恢复正常功能活动。
- 使用夹板可以帮助改善术后僵硬。静态夹板比动态夹板更受欢迎。
- 限制事项。
  ○ 手术侧肢体的终身限制,包括反复上举5磅以上的重量和单次提起10磅以上的重物。

预后

- 肘部创伤后遗症做全肘置换者趋于年轻化,对功能恢复要求更高。
- 肘部创伤后遗症患者做全肘置换,临床效果提升明显[2-4,9,10,13,15-17]。
- 相对于其他情况做全肘置换者来讲,肘部创伤后遗症患者的术后并发症率更高[18]。
  ○ 机械性并发症更加多见,如假体周围骨折和居高不下的聚乙烯衬垫磨损。
- 高并发症率的原因如下:
  ○ 既往数次手术史。
  ○ 肘部畸形,需要通过假体恢复肢体力线。

并发症

- 肘部创伤后遗症做全肘置换者,有较高的并发症发生率。
- 主要并发症如下:
  ○ 感染[7,20]。
    - 目前报道初次全肘置换的感染率为2%~5%。
    - 创伤性关节炎和有既往手术史者,感染率更高些。
  ○ 松动。
  ○ 肱三头肌功能不全。
    - 存在未发现的问题。
  ○ 神经损伤。

- 一过性尺神经症状发生率高达26%，永久性尺神经损伤率最高达10%。
○ 伤口并发症。
- 和先前手术有关。
- 避免伤口并发症措施如下：
  · 术后伸直位固定肘部。
  · 使用皮下引流管，避免形成血肿。
- 必须清除明显的术后血肿。
○ 假体周围骨折。
- 可发生于术中或术后。
- 发生率为1%～23%。

（贾亚超 译，贾亚超 审校）

参考文献

[1] Celli A, Arash A, Adams RA, et al. Triceps insufficiency following total elbow arthroplasty. J Bone Joint Surg Am 2005;87(9):1957-1964.

[2] Cil A, Veillette CJ, Sanchez-Sotelo J, et al. Linked elbow replacement: a salvage procedure for distal humeral nonunion. J Bone Joint Surg Am 2008;90(9):1939-1950.

[3] Espiga X, Antuna SA, Ferreres A. Linked total elbow arthroplasty as treatment of distal humerus nonunions in patients older than 70 years. Acta Orthop Belg 2011;77(3):304-310.

[4] Figgie HE III, Inglis AE, Ranawat CS, et al. Results of total elbow arthroplasty as a salvage procedure for failed elbow reconstructive operations. Clin Orthop Relat Res 1987;(219):185-193.

[5] Figgie MP, Inglis AE, Mow CS, et al. Salvage of non-union of supracondylar fracture of the humerus by total elbow arthroplasty. J Bone Joint Surg Am 1989;71(7):1058-1065.

[6] Inglis AE, Inglis AE Jr, Figgie MM, et al. Total elbow arthroplasty for flail and unstable elbows. J Shoulder Elbow Surg 1997;6(1):29-36.

[7] Jeon IH, Morrey BF, Anakwenze OA, et al. Incidence and implications of early postoperative wound complications after total elbow arthroplasty. J Shoulder Elbow Surg 2011;20(6):857-865.

[8] Kamineni S, O'Driscoll SW, Urban M, et al. Intrinsic constraint of unlinked total elbow replacements—the ulnotrochlear joint. J Bone Joint Surg Am 2005;87(9):2019-2027.

[9] Kodde IF, van Riet RP, Eygendaal D. Semiconstrained total elbow arthroplasty for posttraumatic arthritis or deformities of the elbow: a prospective study. J Hand Surg Am 2013;38(7):1377-1382.

[10] LaPorte DM, Murphy MS, Moore JR. Distal humerus nonunion after failed internal fixation: reconstruction with total elbow arthroplasty. Am J Orthop 2008;37(10):531-534.

[11] Moro JK, King GJ. Total elbow arthroplasty in the treatment of posttraumatic conditions of the elbow. Clin Orthop Relat Res 2000;(370):102-114.

[12] Morrey BF. Surgical exposures of the elbow. In: Morrey BF, Sanchez-Sotelo J, eds. The Elbow and Its Disorders, ed 4. Philadelphia: Saunders Elsevier, 2009:115-142.

[13] Morrey BF, Adams RA, Bryan RS. Total replacement for posttraumatic arthritis of the elbow. J Bone Joint Surg Br 1991;73(4):607-612.

[14] Morrey BF, Schneeberger AG. Total elbow arthroplasty for posttraumatic arthrosis. Instr Course Lect 2009;58:495-504.

[15] Ramsey ML, Adams RA, Morrey BF. Instability of the elbow treated with semiconstrained total elbow arthroplasty. J Bone Joint Surg Am 1999;81(1):38-47.

[16] Sanchez-Sotelo J, Morrey BF. Linked elbow replacement: a salvage procedure for distal humeral nonunion. Surgical technique. J Bone Joint Surg Am 2009;91(suppl 2):200-212.

[17] Schneeberger AG, Adams R, Morrey BF. Semiconstrained total elbow replacement for the treatment of post-traumatic osteoarthrosis. J Bone Joint Surg Am 1997;79(8):1211-1222.

[18] Throckmorton T, Zarkadas P, Sanchez-Sotelo J, et al. Failure patterns after linked semiconstrained total elbow arthroplasty for posttraumatic arthritis. J Bone Joint Surg Am 2010;92(6):1432-1441.

[19] Wolfe SW, Ranawat CS. The osteo-anconeus flap. An approach for total elbow arthroplasty. J Bone Joint Surg Am 1990;72(5):684-688.

[20] Yamaguchi K, Adams RA, Morrey BF. Infection after total elbow arthroplasty. J Bone Joint Surg Am 1998;80(4):481-491.

第104章 肘关节融合术
Elbow Arthrodesis

Mark A. Mighell, Robert U. Hartzler, and Thomas J. Kovack

背景

- 临床上很少使用肘关节融合术，而且它只能作为一种挽救性手术。
- 以往，肘关节融合术用于治疗结核感染的肘关节，初次融合成功率约50%[8,19]。
- 随着技术的进步，尤其是加压板的出现，初次融合成功率已经从50%左右提高到86%[9,10,16]，包括翻修手术在内的话，最终融合率已经从83%提高至100%[6,9,16]。
- 针对骨不连、感染、伤口问题以及内固定突起等的翻修手术较为普遍（每位患者经历的再手术次数平均为1.4~1.6次）[9,16]。
- 肘关节融合术带来的功能障碍远高于踝部、髋部或膝关节融合术。
- 肘部活动丧失造成功能残疾，而躯干、肩部、前臂和腕部活动也只能起到部分代偿作用[4,12]。

病史和体格检查

- 评估皮肤和软组织缺损情况。
- 估算用于融合术的骨骼质量与骨骼体积。
- 术前术者应预估是否需要骨移植或软组织覆盖。
- 如果确实需要做软组织覆盖，建议请整形外科会诊。
- 评估肩部、前臂、腕部和脊柱的活动情况。
- 记录神经和运动缺失的情况。
- 检查手部血运状况。

影像学和其他诊断性检查

- 拍摄肘关节标准位片。
- 行肘关节断层扫描图像（CT），获取更多骨骼结构的细节。
- 如果怀疑存在感染：
  - 进行血液检查：全血白细胞计数、红细胞沉降率以及C反应蛋白。
  - 抽吸关节液或进行钢扫描。

手术治疗

- 由于力臂较长以及融合部位承受强大的折弯应力，所以肘关节是最难以融合的关节之一。
  - 平均融合时间约为6个月[3,10]。
  - 为了达到融合，再次手术很普遍[6,19]。
- 融合手术应被视为已经没有其他手术可选的情况下的一项补救措施。应告知患者并发症的高发生率。

手术指征

- 感染性关节炎，感染后的关节病，或者慢性骨髓炎。
- 复杂的创伤或战伤，骨和软组织缺损且无法重建。
- 年轻患者出现肘关节退行性关节病变，或对活动量要求较高而不适宜行全肘置换术（比如体力劳动者）。
- 关节疼痛，严重不稳定。
- 内固定失效形成局部骨不连或假关节。
- 肘关节置换失败（罕见）[2]。

禁忌证

- 大量骨丢失阻碍融合手术取得成功。
- 大块软组织缺失，又不适于皮瓣重建者。
- 同侧手部、腕部、肩部或脊柱功能障碍。

术前计划

- 预期融合后的位置至关重要，因为不存在关节融合的最佳位置。
  - 不存在能够做各种活动的融合位置[4,11,12,18]。
  - 虽然建议融合的角度范围为45°~110°[12]，但过去通常采用的融合角度是90°[15]。
- 融合位置应取决于患者的需求。
  - 选择最佳的融合位置的因素包括性别、职业、优势手、功能需求、伴随关节受累程度以及单侧还是双侧行关节融合术。
  - 如果有可能的话，术前先将肘关节固定在不同的角度，让患者自行决定最适宜的融合角度。
- 供患者和术者考虑的融合角度：
  - 男性，优势手臂：90°[2,11]。
  - 女性或许更注重美观，融合角度较小些（45°~70°）。
  - 融合角度超过90°~100°（比如110°）更利于进食功能和颜面部清洁[4,9,18]。相反，融合的角度越大，外观越差。

- 50°～70°更适合个人需求[18]。
- 双侧融合术：优势侧融合在110°，非优势侧融合在65°[9,15]。
- 需要做带血管的骨移植或皮瓣覆盖可能会极大影响术前计划：
  - 只要最后的结果可接受就行，愈合也只能作为次要目标，甚至内固定装置出现裸露[15]。
  - 考虑分期皮瓣覆盖，并应用外固定支架[3]。
  - 有文献提及，骨缺损可以采用带血管腓骨移植[17]，骨与软组织复合缺损可以采用带蒂肋骨瓣–背阔肌瓣组合移植[13]。
- 评估骨缺损量和移植骨量或者改变融合的方式：
  - 没有骨缺损或仅微量骨缺损者，可以考虑脱钙骨基质、异体或自体骨松质移植。
  - 大量骨缺损者，首选自体骨松质。
  - 有文献提及，尺骨骨量不足时，可以做肱桡关节融合术[14]。
- 与过去的技术相比，用拉力螺钉加压并辅以钢板或外支架固定能提高一期融合成功率，此应视为手术策略的环节之一。
- 有文献提及，内侧附加3.5 mm锁定钢板作为支柱，能增强整个结构的刚度[5]。
- 大多数作者建议常规切除桡骨头，尤其是遇到感染时[1,3,5,10]。另一种情况是，若肱桡关节和上尺桡关节相对完整，在不影响关节融合的前提下，则可以保留桡骨头[9,16]。
- 应预见前臂旋转功能会有部分丢失[9,10,15]。

特殊器械

- 大号骨块锁定装置(4.5 mm窄型锁定钢板)。
- 3.5 mm锁定钢板适用于体格偏小的患者。
- 如有需求，可备用术者偏好的外固定支架。
- 无菌的量角器。
- 钢板折弯工具。
- 高速磨钻。
- 电钻。
- 骨刀。
- 摆锯。
- 克氏针。

体位

- 上臂止血带的位置尽量高位放置。采用无菌止血带可以增加无菌区的范围。
- 患者取侧卧位，手术侧肢体放置在带软垫的上臂托架。
- 要保证术中能充分透视。

麻醉

- 做切口前30分钟给予抗生素。
- 术中镇痛一般采用全身麻醉，如有需求，也可以用神经阻滞。
- 锁骨上神经阻滞能用于术中和术后镇痛。

手术入路

- 标记出已有的手术瘢痕，尽量使用先前的手术切口。
- 推荐的切口是肘关节直接后方入路。
- 若局部存在皮瓣覆盖，则需要整形科医生前来做手术显露，以保护皮瓣的血管蒂部。
  - 皮瓣的血管蒂需要术中用多普勒超声定位。
- 做全厚皮瓣切口，切开后要直达骨面。
- 不要过多游离皮下组织。
  - 纵行劈开肱三头肌腱。
  - 肱三头肌腱劈开后向远端延伸，走行在尺侧腕屈肌和肘肌间隙。
- 辨认尺神经并予以保护。
  - 先在非瘢痕区辨认神经血管束，并追踪其通过严重瘢痕区。

关节融合术

截骨与对合

- 显露肱骨远端与尺骨近端的背侧面。
- 用骨刀将已显露的骨面凿成"鱼鳞状"。
- 开放肱骨和尺骨的髓腔。
- 尺骨近端与肱骨远端做阶梯样截骨，以增加融合的接触面积(技术图1A)。
- 修整骨骼外形，以便融合时在适当的角度相互对合。
  - 常常需要切除桡骨头，保证肱骨与尺骨充分对合。
- 将肱骨远端对合到近端尺骨上。
  - 应用无菌量角器确保融合角度(技术图1B)。

- 用1.6 mm克氏针临时维持预期要对合的角度。

螺钉与钢板固定
- 从远端向近端钻孔，置入拉力螺钉(技术图2A)。
  - 如有可能，使用2或3枚拉力螺钉(4.5 mm)。
- 后方放置4.5 mm锁定钢板，根据融合角度进行预弯(技术图2B)。
  - 选用至少10～14孔的长钢板。
  - 钢板折弯器比折弯棒更好用。
- 此时钢板起到中和钢板的作用。
  - 先行放置的螺钉依靠拉力钉技术，完成了所有的加压。
- 用骨皮质螺钉将钢板紧贴骨面后，再用锁定螺钉加强固定。
- 在融合部位的近端与远端至少各使用1枚锁定螺钉，以增加整个结构的抗扭转强度(技术图2C)。

术毕
- 术中透视下，检查融合位置和内固定物。
- 需要确认最终的内固定物对融合处产生加压效果。
  - 钢板形态应与预期融合的角度相一致(技术图3A)。
- 冲洗后关闭切口。
  - 推荐深部放置1或2条扁平引流管。
- 术中应获取最终的透视图像(技术图3B、C)。

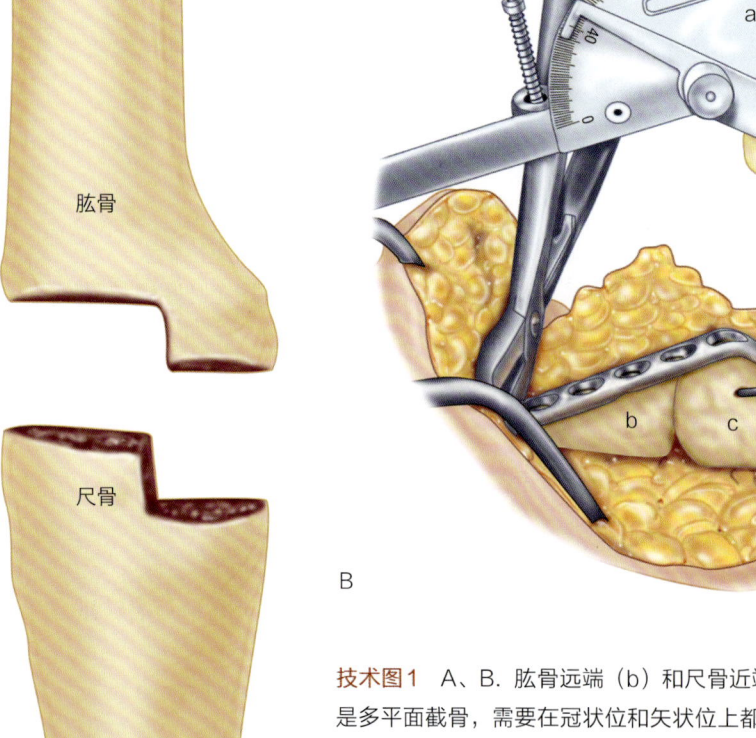

技术图1 A、B. 肱骨远端（b）和尺骨近端（c）做阶梯样截骨。这是多平面截骨，需要在冠状位和矢状位上都相互匹配，形成肘关节融合区域。阶梯截面使得接触面积更广，以利一期骨愈合。最终固定前，术中使用量角器确认融合的角度（a）。

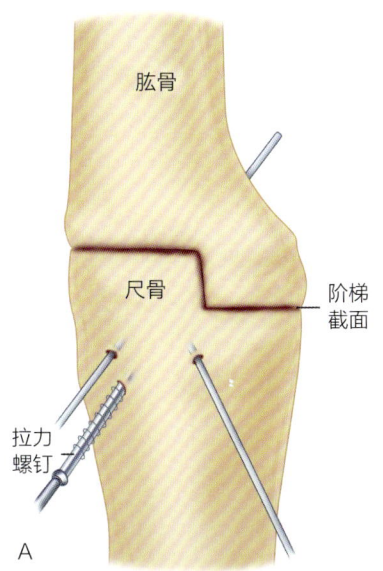
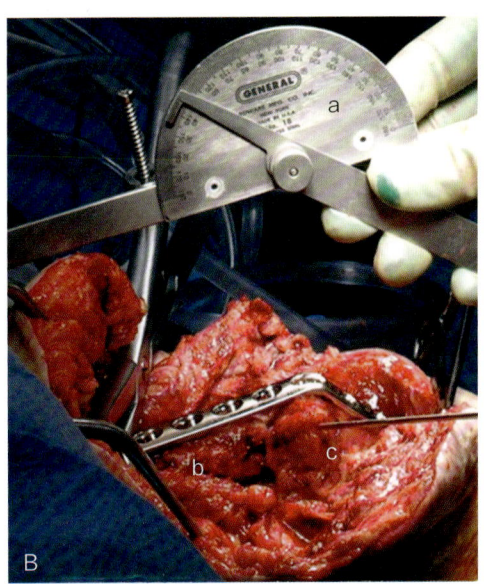
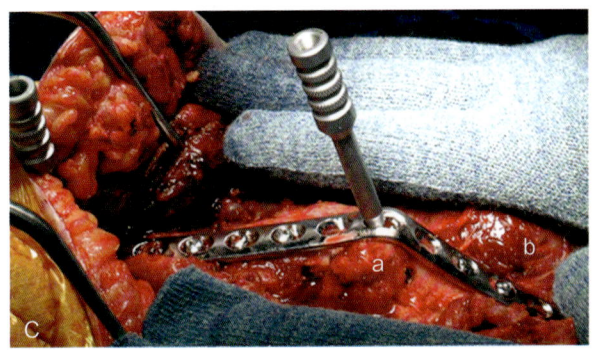

技术图2　A. 置入拉力螺钉。B. 用多枚克氏针临时固定，量角器测量融合角度（a）。从远端（c）向近端（b）交叉拧入多枚螺钉。放置钢板前已置入2或3枚拉力螺钉。确认融合角度后，再放置钢板固定。C. 锁钉导向器经钢板跨过阶梯截骨区。置入锁钉前必须完成骨端加压。a，肱骨远端；b，尺骨近端。

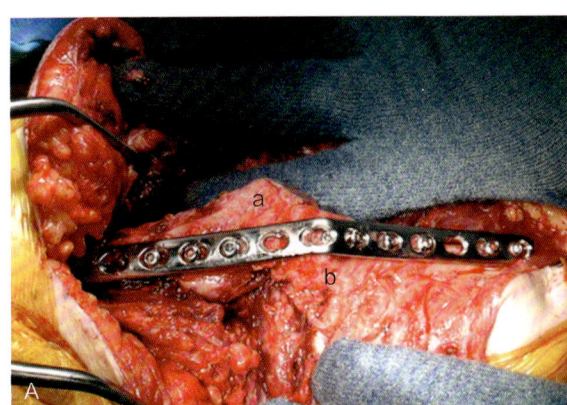
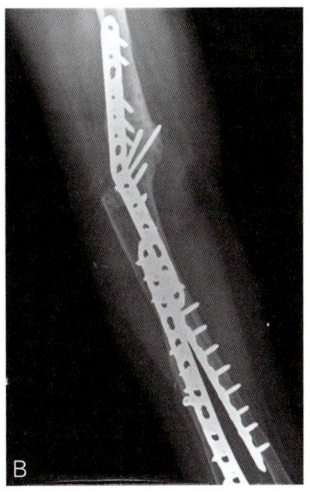
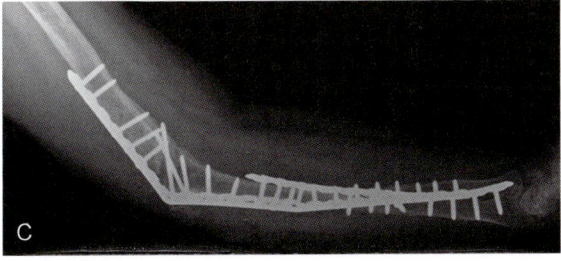

技术图3　A. 采用阶梯截骨，3.5 mm锁定钢板和拉力螺钉技术固定完成肘关节融合术。a，肱骨远端；b，尺骨近端。B、C. 采用阶梯截骨和锁定板技术完成左肘融合术，图为正位片和侧位片。

要点与失误防范

- 阶梯样截骨增加接触面积，利于骨愈合。
- 垂直相和水平相都要置入拉力螺钉，增强加压效果。
- 保留包括骨膜在内的背侧全厚组织瓣。
- 骨端采用拉力螺钉加压技术。
- 绝对不能在广泛的瘢痕组织内寻找神经血管束。先从非瘢痕区辨认后，再追踪之。
- 打通髓腔促进血运。
- 选用足够长的钢板跨越融合区。钢板越长，效果越理想。
- 骨端完成对合复位及加压后再安置锁定螺钉，用普通螺钉将钢板紧贴骨面。
- 石膏固定直至出现融合迹象，一般至少需4~6个月。

术后处理

- 出院前拔出引流管。
- 根据术中培养情况，持续静脉应用抗生素48小时或以上。
- 2周后拆除缝线或皮钉。
- 长臂管型石膏固定，每2周随访一次。
- 管型石膏或石膏托固定直至影像学上有愈合迹象，通常至少4~6个月[3,7,10]。

并发症

- 虽然骨性愈合后发生术后再骨折并不少见[8,9]，但是绝大多数患者采取固定制动就能成功治愈。

（贾亚超 译，贾亚超 审校）

参考文献

[1] Arafiles RP. A new technique of fusion for tuberculous arthritis of the elbow. J Bone Joint Surg Am 1981;63(9):1396-1400.

[2] Beckenbaugh R. Arthrodesis. In: Morrey BF, ed. The Elbow and Its Disorders, ed 3. Philadelphia: WB Saunders, 2000:731-737.

[3] Bilic R, Kolundzic R, Bicanic G, et al. Elbow arthrodesis after war injuries. Mil Med 2005;170(2):164-166.

[4] de Groot JH, Angulo SM, Meskers CG, et al. Reduced elbow mobility affects the flexion or extension domain in activities of daily living. Clin Biomech 2011;26(7):713-717.

[5] Galley IJ, Bain GI, Stanley JC, et al. Arthrodesis of the elbow with two locking compression plates. Tech Shoulder Elbow Surg 2007;8(3):141-145. doi:110.1097/BTE.1090b1013e31812dfb318-85.

[6] Hahn MP, Ostermann PA, Richter D, et al. Elbow arthrodesis and its alternative[in German]. Orthopade 1996;25(2):112-120.

[7] Irvine GB, Gregg PJ. A method of elbow arthrodesis: brief report. J Bone Joint Surg Br 1989;71(1):145-146.

[8] Koch M, Lipscomb PR. Arthrodesis of the elbow. Clin Orthop Relat Res 1967;50:151-157.

[9] Koller H, Kolb K, Assuncao A, et al. The fate of elbow arthrodesis: indications, techniques, and outcome in fourteen patients. J Shoulder Elbow Surg 2008;17(2):293-306.

[10] McAuliffe JA, Burkhalter WE, Ouellette EA, et al. Compression plate arthrodesis of the elbow. J Bone Joint Surg Br 1992;74(2):300-304.

[11] Nagy SM III, Szabo RM, Sharkey NA. Unilateral elbow arthrodesis: the preferred position. J South Orthop Assoc 1999;8(2):80-85.

[12] O'Neill OR, Morrey BF, Tanaka S, et al. Compensatory motion in the upper extremity after elbow arthrodesis. Clin Orthop Relat Res 1992;(281):89-96.

[13] Ozer K, Toker S, Morgan S. The use of a combined rib-latissimus dorsi flap for elbow arthrodesis and soft-tissue coverage. J Shoulder Elbow Surg 2011;20(1):e9-e13.

[14] Presnal BP, Chillag KJ. Radiohumeral arthrodesis for salvage of failed total elbow arthroplasty. J Arthroplasty 1995;10(5):699-701.

[15] Rashkoff E, Burkhalter WE. Arthrodesis of the salvage elbow. Orthopedics 1986;9(5):733-738.

[16] Reichel LM, Wiater BP, Friedrich J, et al. Arthrodesis of the elbow. Hand Clin 2011;27(2):179-186, vi.

[17] Ring D, Jupiter JB, Toh S. Transarticular bony defects after trauma and sepsis: arthrodesis using vascularized fibular transfer. Plast Reconstr Surg 1999;104(2):426-434.

[18] Tang C, Roidis N, Itamura J, et al. The effect of simulated elbow arthrodesis on the ability to perform activities of daily living. J Hand Surg Am 2001;26(6):1146-1150.

[19] Van Gordner GW, Chen CM. The central-graft operation for fusion of tuberculous knees, ankles, and elbows. J Bone Joint Surg Am 1959;41-A:1029-1046.

第105章 腕部去神经支配术
Wrist Denervation

Carlos Heras-Palou

定义

- 腕部罹患关节病后常常还残留功能活动,但会因为疼痛而出现严重障碍。腕部去神经支配的目的是通过手术去除传递腕部疼痛传入信号的神经而减轻疼痛。

解剖

- 骨间后神经(PIN)被认为是支配腕关节的最重要的神经。
- 其他神经包括骨间前神经(AIN)的分支、桡神经、尺神经背侧支、正中神经掌侧支以及骨间神经返支等[1]。

发病机制

- 常见的病因包括舟骨骨不连进行性塌陷、舟月进行性塌陷,以及继发于结晶性关节病、炎症性关节炎、创伤等的关节退变。

自然病程

- 腕关节病的自然病程进展缓慢,但有时其放射学分期与症状的关联度较低。

病史和体格检查

- 关节病患者表现为腕部疼痛、抓握无力、关节肿胀和僵硬。
- 腕部活动时常有骨擦感,有时伴有关节异响。
- 部分患者会诉多年前的腕部损伤史,但许多患者无法记起明确的腕部创伤。
- 重点要询问神经症状,判断有无腕管处或腕尺(Guyon)管处的神经卡压,或者两处均有卡压。
- 腕部体检常可发现桡背侧肿胀、活动丧失、继发于疼痛的握力下降及捻发感。

局部麻醉

- 选择性注射局麻药可用于预估腕部去神经支配术后的效果,尽管文献中对这一方法还有争议。
- 局麻注射进针点在Lister结节尺侧1 cm、近端3 cm,在骨间后神经周围注入1 mL 0.5%的布比卡因(图1A)。将针头继续刺入穿透骨间膜,在骨间前神经周围注入1 mL局麻药。
- 然后在桡神经分支(图1B)、尺神经背侧皮支(图1C)、正中神经掌浅支下(图1D)注入1 mL布比卡因,最后在第2、第3掌骨基底之间注射阻滞掌骨间神经返支。
- 注射前检查腕关节,然后在注射后20分钟复查。需要时可使用Baltimore治疗仪。
  - 如果疼痛评分下降90%,功能结果提高超过2倍,就表明有显著改善。

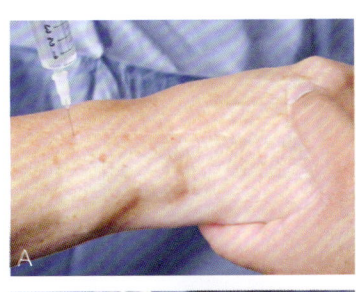
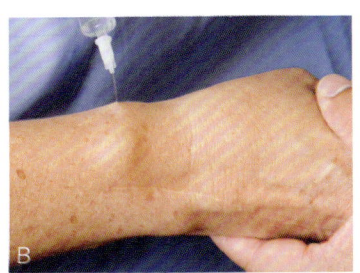
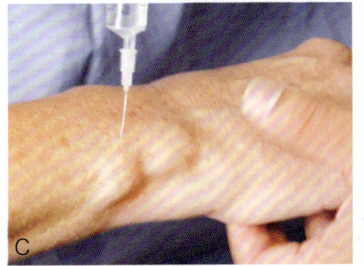
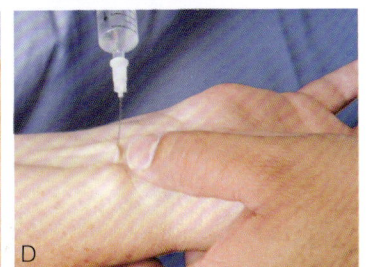

图1 注射1 mL 0.5%的布比卡因阻滞骨间后神经和骨间前神经(A)、桡神经分支(B)、尺神经手背皮支(C)、正中神经掌侧支及掌骨间神经分支(D)(经允许引自Hunt T, Herlas-Palou C. Wrist denervation. In Chunk K. Operative Techniques: Hand and Wrist Surgery. Philadelphia: Elsevier, 2008:209-230)。

- 能够达到这种效果的患者是实施去神经支配手术的最佳适应人群。

影像学和其他诊断性检查

- 拍摄腕关节前后位和侧位X线片,确定腕关节的退行性改变。
- 如果还不能确定退变程度,可以做进一步的影像学检查(如MRI)或腕关节镜检查,能够提供更精确的信息,但很少需要用到。

鉴别诊断

- 腕部去神经支配术对于继发于关节退变的腕关节疼痛患者是一种良好选择。排除其他的致痛原因非常重要,比如感染等。
- 对于存在明显腕关节不稳和关节炎活动期的患者,腕部去神经支配术对其并无裨益。

非手术治疗

- 腕关节退变患者在考虑手术之前应当尝试保守疗法,包括抗炎药物、夹板制动等。

手术治疗

- 腕部去神经支配术的适应证是腕关节退变引起的明显疼痛,并且保守治疗无效。
- 其他的治疗方法还有开放式或关节镜下腕关节清理术、桡骨茎突切除术、部分腕骨间融合术、近排腕骨切除术和腕关节融合术等。其中有些手术可以和去神经支配术联合施行。

体位

- 患者取仰卧位,患肢外展置于搁手台上。采用神经阻滞麻醉,于上臂近端上止血带。在放大镜下实施手术。

入路

- 标准的腕部去神经支配术有4个切口:背侧、尺背侧、桡掌侧和掌骨基底背侧。
- 腕部部分去神经支配术通过背侧的单个切口实施。

腕部部分去神经支配术

- 部分去神经支配术包括在桡腕关节近侧切除骨间后神经,或者同时切除骨间前神经。
- 在腕关节近端3~5 cm处做一2 cm长的横行切口。
- 纵行切开第4伸肌间室,将伸肌腱向尺侧牵开。
- 游离位于第4伸肌间室桡侧底部的骨间后神经。
  - 骨间后神经与骨间后动静脉伴行。
- 切除一段1 cm长的神经[2,3]。
- 将第4伸肌间室的肌腱牵向桡侧,在骨间膜开一小窗。
- 将位于骨间膜深面的骨间前神经切除一段。
- 用可吸收缝线缝合伸肌支持带,常规缝合皮肤。
- 用松软的敷料包扎。可以使用或是不用临时性夹板制动。

腕部的完全去神经支配术

- 完全去神经支配包括4个独立的切口(技术图1)。

切口1

- 与前述部分去神经支配术一样,在前臂背侧腕关节近端3~5 cm处做横行切口。
  - 如果切口更靠远端,骨间后神经的部分关节支可能无法完全切除。
- 如前所述,切除骨间后神经(技术图2A)和骨间前神经分支(技术图2B)。

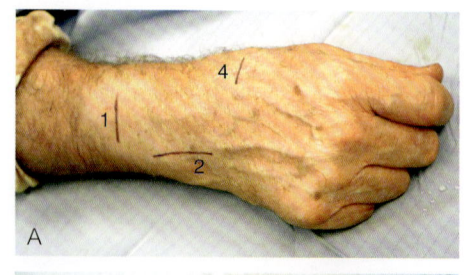
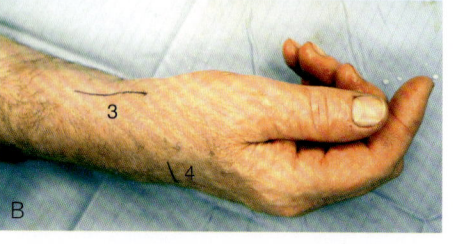

技术图1 A、B. 在皮肤上标注腕部完全去神经支配术的4个切口(经允许引自Hunt T, Herlas-Palou C. Wrist denervation. In Chunk K. Operative Techniques: Hand and Wrist Surgery. Philadelphia: Elsevier, 2008:209-230)。

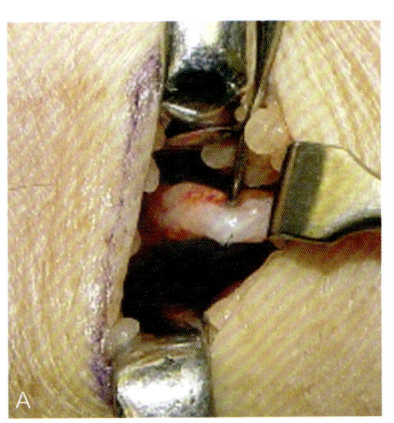
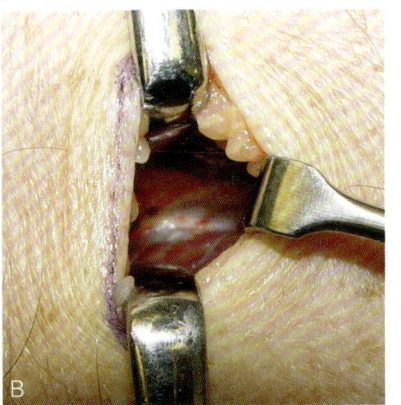

技术图2　A. 游离位于第4伸肌间室桡侧底部的骨间后神经。B. 在骨间膜做纵行切口显露骨间前神经（经允许引自 Hunt T, Herlas-Palou C. Wrist denervation. In Chunk K. Operative Techniques: Hand and Wrist Surgery. Philadelphia: Elsevier, 2008:209-230）。

切口2
- 在腕部尺背侧尺骨头水平做一2～3 cm切口。
- 分离至伸肌支持带平面。
- 在皮下组织内游离尺神经背侧支，追踪其支配腕关节的细小关节支（技术图3）。
- 在接近伸肌支持带穿入点处切断这些分支。

切口3
- 在前臂远段腕关节水平以桡动脉为中心做一2～3 cm长的桡掌侧切口。
- 在桡动脉周边去除部分血管周围组织。
- 在血管、正中神经掌皮支和桡神经感觉支的深面用手指分离，去除腕关节的交感支。

切口4
- 在第2、3掌骨基底背侧做一2 cm长的横行切口。
- 分离皮下组织，显露并切除掌骨间神经的返支（技术图4）。
- 常规关闭切口。
- 用松软的敷料包扎。可以使用或是不用临时性夹板制动。

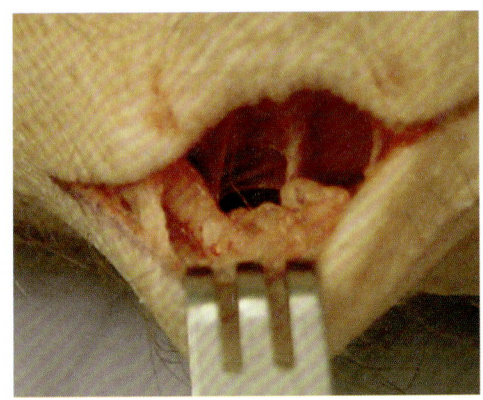

技术图3　通过尺背侧切口，掀起的皮下组织瓣中包含尺神经背侧皮支及其细小分支，可见其分支向伸肌支持带走行（经允许引自 Hunt T, Herlas-Palou C. Wrist denervation. In Chunk K. Operative Techniques: Hand and Wrist Surgery. Philadelphia: Elsevier, 2008:209-230）。

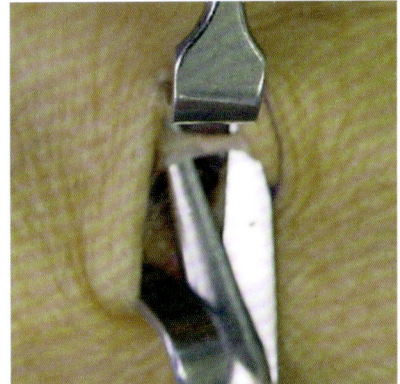

技术图4　在第2、3掌骨间显露并切除掌骨间神经返支（经允许引自 Hunt T, Herlas-Palou C. Wrist denervation. In Chunk K. Operative Techniques: Hand and Wrist Surgery. Philadelphia: Elsevier, 2008:209-230）。

要点与失误防范

指征	• 腕关节退变伴严重疼痛,但存在部分可用功能。 • 排除明显腕关节不稳定及活动性炎症性关节炎患者。 • 应用局部麻醉阻滞帮助选择适合手术患者。
术式	• 腕部部分去神经支配术。 • 腕部完全去神经支配术。 • 联合应用腕部完全去神经支配术与其他手术方法。
替代方案	• 腕部关节镜或切开清理术。 • 桡骨茎突切除术。 • 部分腕骨融合术。 • 近排腕骨切除术。 • 腕关节融合术。

术后处理

- 早期即可开始功能锻炼,但很少需要其他正式治疗。
- 开始时可使用可拆卸的夹板,以减少不适感。
- 通常,患者在术后2~4周可重返工作。

预后

- 对于2/3的患者,腕部去神经支配术可以成功实现长期疼痛缓解。
- 腕部部分去神经支配术后早期效果优良,但12个月以后常会出现疼痛加重。

并发症

- 尽管理论上可能导致Charcot骨关节病,但据笔者所知,还没有过相关报道。这也证明腕关节的彻底去神经支配是无法实现的。
- 有报道指出2%的患者出现神经瘤。

(贾亚超 译,贾亚超 审校)

参考文献

[1] Buck-Gramcko D. Denervation of the wrist joint. J Hand Surg Am 1977;2(1):54-61.
[2] Ferreres A, Suso S, Foucher G, et al. Wrist denervation. Surgical considerations. J Hand Surg Br 1995;20(6):769-772.
[3] Weinstein LP, Berger RA. Analgesic benefit, functional outcome, and patient satisfaction after partial wrist denervation. J Hand Surg Am 2002;27(5):833-839.

第106章 开放式和关节镜下桡骨茎突切除术
Open and Arthroscopic Radial Styloidectomy

Bruce A. Monaghan

定义

- 桡骨茎突和舟骨关节面之间的关节炎会导致疼痛、抓握无力和活动受限。这种关节炎在桡腕关节各种病变的早期即可出现。
- 桡骨茎突切除术是将桡骨远端关节面最远端的部分切除。
- 桡骨茎突切除术可作为一种独立手术通过切开或关节镜辅助下施行。更多的是作为一些疾病的重建或补救性手术的补充步骤,包括舟骨不愈合、腕关节不稳、Kienböck病或桡腕关节的创伤后关节炎等[10,22]。

解剖

- 桡骨茎突是桡骨终末外侧最远端的突起部分(图1A、B)。
  - 从侧面观察,桡骨茎突有一个沿桡骨正中冠状面上的长轴向掌侧轻微倾斜的斜坡。
  - 桡骨茎突的关节面部分包绕舟骨的部分关节面。
  - 桡骨茎突关节面外的部分是几个背侧、掌侧和桡骨外在韧带的起点,这些韧带对腕部正常的生物力学至关重要(图1C)。
- 掌侧桡腕韧带对桡腕关节旋前、尺偏和舟骨远极稳定性起到限制作用。月骨周围脱位中涉及这些韧带复合体的广泛断裂。掌侧桡腕韧带由下列结构组成:
  - 桡侧侧副韧带(RCL)较薄,起于桡骨茎突尖部,止于舟骨的腰部和远端。桡骨茎突切除术会破坏该韧带的完整性,但是并无不良后果的报道[3,4]。
  - 桡舟头韧带(RSC)起自桡骨远端的掌侧皮质,向远端、尺侧走行,附着于舟骨腰部和远极皮质以及头状骨体部[3,4]。
  - 长桡月韧带(LRL)起于桡骨远端掌侧皮质边缘,紧邻并位于桡舟头韧带的内侧。与桡舟头韧带之间有一明显的凹陷,是关节镜下的一个标志性结构[3,4]。
- 背侧桡腕韧带(DRC)广泛起源于桡骨远端背侧边缘Lister结节周围,向尺侧、远端走行,斜行止于三角骨背侧结节。
  - 该韧带最桡侧的纤维还止于月骨背侧。

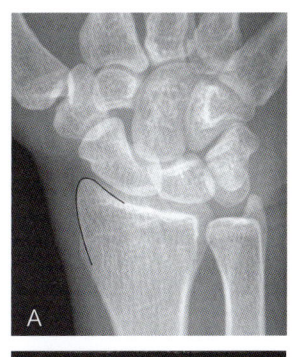
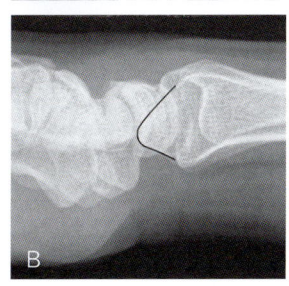
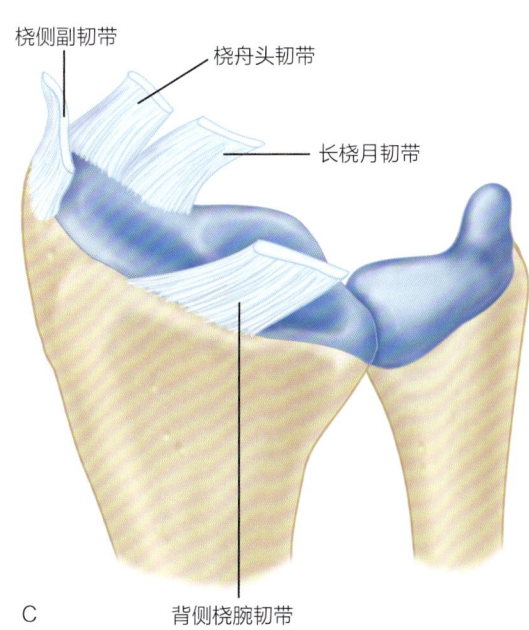

图1 A、B. 在标准前后位和侧位腕部X线片勾勒的桡骨茎突轮廓。C. 桡腕关节掌侧和背侧的外在韧带。切记桡背侧韧带起源广泛。桡侧副韧带起于茎突尖部。桡舟头韧带和长桡月韧带被一界限清楚的沟槽分开,关节镜下可以清晰地看到。

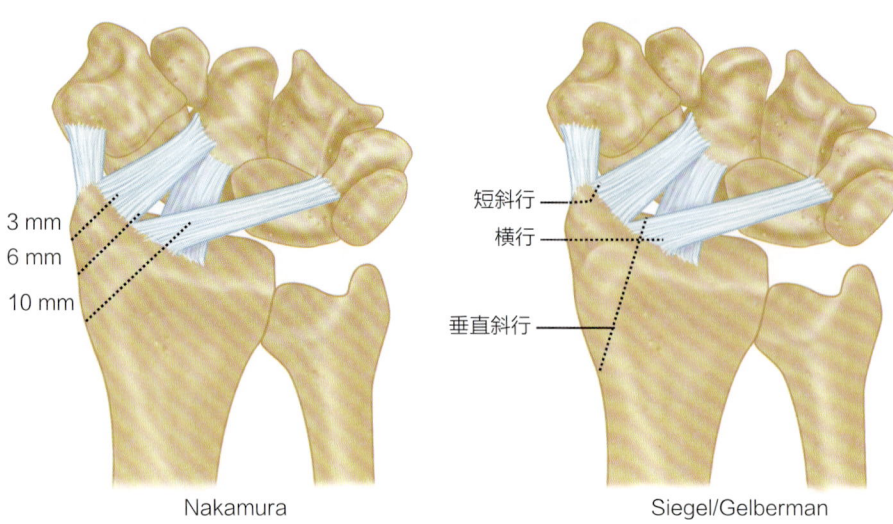

图2 Nakamura[12] 及 Siegel 和 Gelberman 介绍的茎突切除术[16]。

- 背侧桡腕韧带，与背侧腕骨间韧带一起，都对维持腕部正常动力学和腕骨稳定及防止腕骨向尺侧偏移起到关键作用[19,20]。
- Siegel 和 Gelberman[16]在尸体标本上检测了3种范围不同的茎突切除术对掌侧桡腕韧带完整性的影响（图2）。
  - 最保守的截骨方法（短斜行）只去除9%的桡舟头韧带，长桡月韧带完全保留。
  - 垂直斜行截骨法切除92%的桡舟头韧带和21%的长桡月韧带。
  - 横行茎突切除术破坏最大，将破坏95%桡舟头韧带和42%长桡月韧带。
- Nakamura等[12]在尸体上检测了桡骨茎突切除术对腕骨力线和尺侧偏移的影响。他们指出桡侧茎突切除越多（图2），腕骨向尺侧偏移的倾向越大。在轴向应力下没有明显地向尺侧偏移。
  - 基于这些分析，他们认为，桡骨茎突切除的范围不可超过3~4 mm。这与 Siegel 和 Gelberman 描述的短斜行茎突切除法相符[16]。
- 虽然已明确提出尺侧偏移问题是茎突过度切除后的并发症，但 Viega 等[19]在尸体标本上证实尺侧偏移只有在背侧桡腕韧带、桡舟头韧带、长桡月韧带和桡侧副韧带都被切除后才会发生。

发病机制和自然病程

舟月不稳

- Watson 和 Balllet[21]回顾了舟月分离患者的X线片，提出了腕部舟月进行性塌陷（SLAC）所致关节炎的分期（图3）。
  - SLAC Ⅰ：退行性改变仅限于桡骨茎突部位。
  - SLAC Ⅱ：整个桡腕关节的关节间隙狭窄。
  - SLAC Ⅲ：头月骨之间也有关节炎改变。
- 有些作者在尸体标本上做了舟月不稳的力学检测，表明舟月不稳将导致桡舟接触压力的转变，由原来与桡骨关节面相对的舟骨近极，移向与桡骨茎突背侧唇相对的舟骨远极[7,8]。这些病理性力学改变在X线片上表现出舟月间隙增大（静力性舟月不稳）之前即可发生。这样的异常接触应力持续作用即会导致前述的关节炎性改变。

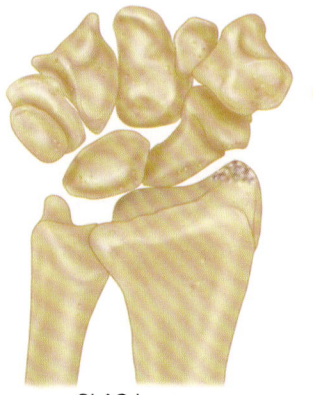
SLAC Ⅰ

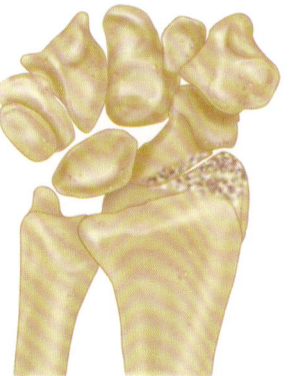
SLAC Ⅱ

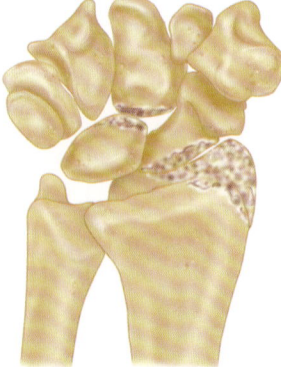
SLAC Ⅲ

图3 舟月进行性塌陷的关节炎分期。SLAC Ⅰ：退变局限于桡骨茎突。SLAC Ⅱ：整个桡腕关节间隙变窄。SLAC Ⅲ：桡舟关节和头月关节软骨改变。

- 舟骨骨不连。
  - 舟骨不稳定性骨折中,舟骨近极通过完整的舟月骨间韧带与月骨保持连接,并形成骨折分离。舟骨远极形成屈曲姿态,从而与桡骨茎突出现撞击,导致异常的接触应力和关节炎改变。
  - 舟骨骨不连的自然病程还没有被严格的前瞻性分析所证实。但是,多数医生相信不稳定性舟骨骨折会导致腕骨动力学改变,形成近排腕骨背伸不稳定(DISI)畸形,从而形成关节炎[舟骨骨不连进行性塌陷(SNAC)腕]。
  - Vender等[18]检查了64位有临床症状的舟骨骨不连患者的影像学资料,发现多数患者存在退行性改变,出现顺序与SLAC腕类似。最初的退化性改变出现在桡骨茎突与舟骨骨不连远端骨块之间。随后进展到腕中关节,但不累及近端舟骨及桡月关节面[18]。Inoue和Sakuma[9]从临床和放射学方面回顾了102位舟骨骨不连患者的资料。他们发现关节炎从舟骨与桡骨茎突间的关节面开始形成,之后发展到腕中关节。所有患者在伤后的10年内出现关节炎的放射学改变。他们还提出,虽然放射学进展与腕部疼痛无相关性,但的确与抓握力量和活动范围的下降相关。
- 舟骨-大多角骨-小多角骨(STT)融合术后撞击。
  - Rogers和Watson[14]随访了93位舟骨-大多角骨-小多角骨融合患者,发现融合体和桡骨茎突间的疼痛性撞击发生率为33%,疼痛可通过局限性桡骨茎突切除术解除。他们提出,固定的舟骨不再能够适应舟骨窝,而与桡骨茎突发生碰撞。
- 近排腕骨切除术。
  - 并非所有医生都在实施近排腕骨切除术时常规切除桡骨茎突。最近的一项尸体研究表明,近排腕骨切除术后,小多角骨与桡骨茎突会发生撞击,从而限制腕部桡偏[6]。

病史和体格检查

- 临床症状明显的桡骨茎突关节炎或撞击患者常常会诉沿腕部桡背侧的疼痛,并随腕部背伸或抓握活动而加重。患者还会发现局部肿胀或活动受限。
- 对桡腕关节、腕中关节和第1腕掌关节的完整的体格检查对评估相关病情和排除其他诊断都至关重要。
- 典型的茎突撞击会导致腕部桡侧疼痛,并因桡偏、背伸和腕部负重活动而加重。
- 茎突撞击的体检发现都集中在解剖学鼻烟窝周围(图4)。
  - 鼻烟窝呈三角形,桡侧以拇短伸肌腱为界,尺侧是拇

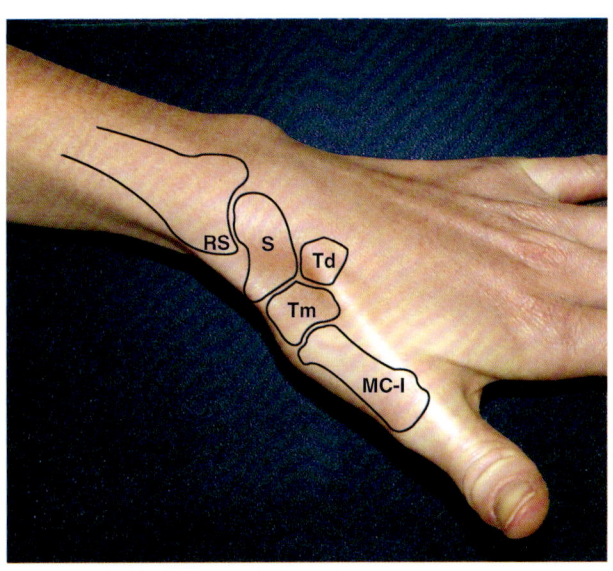

图4 仔细系统的体检可以排除桡骨茎突撞击以外的其他诊断。RS:桡骨茎突;S:舟骨;Tm:大多角骨;Td:小多角骨;MC-1:第1掌骨。

长伸肌腱,近端边界是桡骨茎突平面的桡骨远端背侧缘。在鼻烟窝底部可以扪及舟骨腰部和大多角骨的一部分,而且在尺偏时更易摸到。
  - 被动桡偏和背伸时,沿鼻烟窝近侧缘的局部压痛和滑膜炎如有加重,则提示存在茎突撞击。
- 压痛、滑膜炎更加弥散及广泛的活动受限可能提示创伤后关节炎或病程(类风湿关节炎)已处于更加严重的阶段,预示着桡骨茎突切除术不一定能够取得成功。

影像学和其他诊断性检查

- 腕部X线片。
  - 诊断SNAC和SLAC并予分期(图5)。
  - 排除舟骨骨折或其他急性损伤。

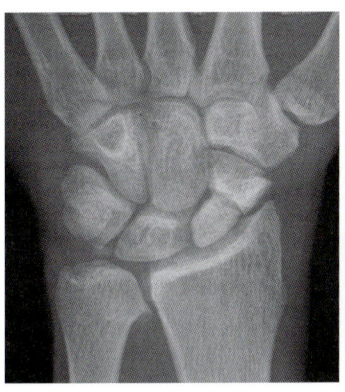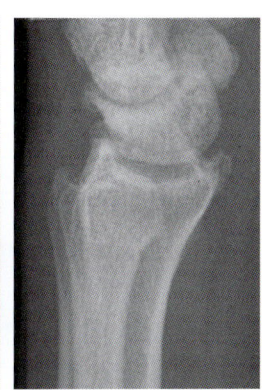

图5 舟骨不愈合时屈曲的远极与桡骨茎突撞击,导致关节炎改变。

- 腕部应力位X线片(握拳桡偏-尺偏时的前后位片)可以获得舟骨和桡骨茎突间动态撞击的信息。

鉴别诊断

- De Quervain狭窄性腱鞘炎:压痛位置常沿桡骨茎突的关节外部分走行,在第1伸肌间室表面向近端桡侧分布。Finkelstein试验阳性高度提示该诊断。
- 舟骨-大多角骨-小多角骨关节炎:局部压痛在拇长伸肌腱下方鼻烟窝的远端尺侧,沿第2掌骨长轴分布。
- 第1腕掌关节不稳或关节炎:压痛在鼻烟窝的远侧,症状因拇指的负重而加重(第1腕掌关节研磨试验)。
- 舟骨骨折:急性损伤后,可能需要特殊的检查(骨扫描或MRI)来排除新鲜的舟骨骨折。
- Preiser病。
- 炎性关节炎(如类风湿关节炎、痛风、假性痛风)。
- 桡神经感觉支神经炎或神经瘤。
- 桡侧腕长伸肌腱和腕短伸肌腱的腱鞘炎。
- 偶尔,桡骨茎突撞击会与其他疾病共存,特别是第1腕掌关节关节炎和De Quervain狭窄性腱鞘炎。

非手术治疗

- 慢性SLAC或SNAC腕关节炎患者常常表现为一次近期外伤后的急性疼痛。在获得前一次外伤的确切病史和放射学评估后,疾病的慢性性质常常就很明显了。
  - 在这种情况下,适合进行一个疗程的保守治疗,包括调整活动方式、使用非类固醇类抗炎药、前臂拇人字形石膏制动休息和桡骨茎突区域的选择性皮质激素注射等。
  - 如果关节炎性改变确实局限在舟骨和桡骨茎突之间的关节面区域,可以选择尽早地手术介入,理论上可以减缓或阻止关节病进展,减少或避免更广泛的重建手术。

手术治疗

- 单纯的桡骨茎突切除术是治疗早期进展性创伤后关节炎的局限性手术。
  - 并不能依靠这种手术阻止病变的发展。
- 对于要求低的患者及不适合或不愿进行更广泛的重建手术和术后康复过程的患者,桡骨茎突切除术可作为临时性的治疗方法。
  - 在这种情况下,要努力降低患者对术后功能改善和疼痛缓解的预期。
- 关节镜下桡骨茎突切除术理论上具有很多优点,包括创伤小、可以精确控制截骨平面、尽可能减少对掌侧桡腕韧带的损伤等。另外,关节镜下对桡腕关节和腕中关节的评估可以帮助诊断和治疗合并存在的关节内病变[22]。

术前计划

- 准确的放射学评估和患者选择对取得优良结果至关重要。必须认真检查所有的放射学结果及患者症状和体征的严重程度、特点和性质。
- 对于某些病例,只有通过诊断性腕关节镜的直视检查才能确定关节退变严重程度的最终分期(图6)。RSC韧带功能障碍(如类风湿关节炎、痛风、假性痛风)时,不适合进行桡骨茎突切除术,因为可能会引起腕关节尺侧移位。可以在关节镜检查时就实施单纯的桡骨茎突切除术或更广泛的重建手术,也可以在检查之后同患者沟通讨论了关节镜检查结果的意义后再行二期手术。

体位

- 患者取仰卧位,患肢置于搁手台中间,肩关节外展90°。将小型透视仪无菌铺巾,与搁手台垂直放置。
- 做关节镜手术时,手臂放在搁手台上用皮带固定做对抗牵引。
  - 肩关节外展90°,肘关节屈曲90°,指套牵引示指和中指。
  - 前臂用标准的腕关节牵引架悬吊,牵引重量为8~12磅(3.63~5.44 kg)。
  - 小型透视仪在无菌铺巾后,置于搁手台上方,与台面平行。

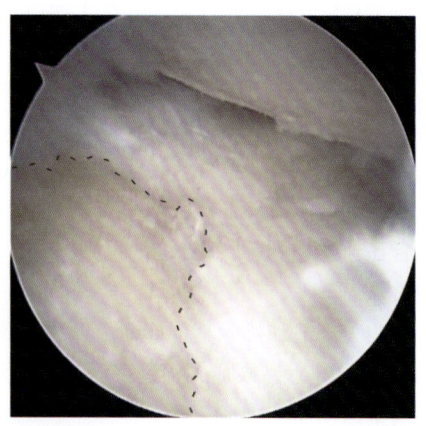

图6 关节镜下见舟骨表面(虚线所示)和近极全层软骨缺失。这些退行性改变在X线片中表现不明显。在这种情况下,单纯桡骨茎突切除不能缓解疼痛。

- 另一种方法是，使用非无菌的牵引架通过指套悬吊手部。这样的话，术中透视时就不会受到腕关节牵引塔的妨碍（图7）。

入路
- 桡骨茎突切除术可以和其他重建手术如近排腕骨切除、腕骨间融合或舟骨骨不连的植骨等联合施行。
  - 这种情况下，手术操作常需要通过腕部的标准背侧入路进行广泛的显露。
- 单纯的桡骨茎突切除通过局限的桡侧切口就可完成。
- 关节镜下茎突切除术可通过标准的关节镜入路实施。

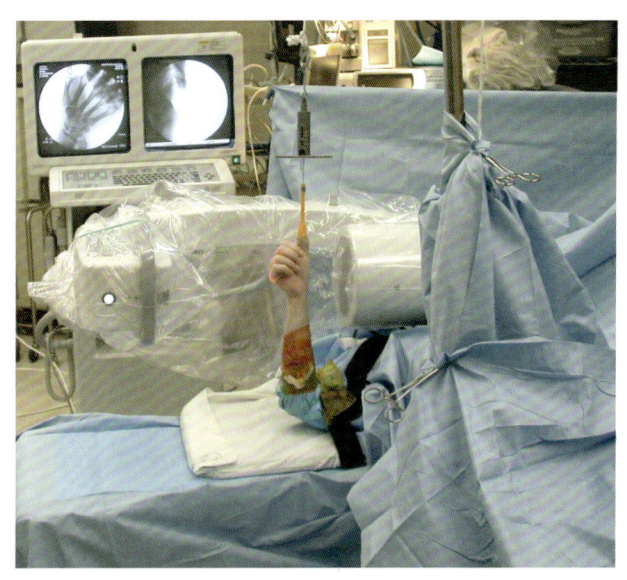

图7　另外一种非常实用的关节镜设备。在同侧手术台使用牵引吊杆（关节镜肩托）借助指套悬吊上肢，使用绷带反向牵引上肢。这样的话，术中透视时就不会受到腕关节牵引架的妨碍。

开放式桡骨茎突切除术

- 在腕部的桡掌侧扪及桡骨茎突的最远端。从这一点向近端做一条2 cm或3 cm长的切口，并沿第1、2伸肌间室之间斜行（技术图1A）。
  - 还可采用横行切口，瘢痕比较美观，但也可能限制显露范围。
- 这个部位的皮下组织内会有桡神经感觉支和前臂外侧皮神经的分支[2]。暴露第1、2伸肌间室时要做钝性分离并轻柔牵引。
  - 切口的远端可能会损伤桡动脉背侧支，要仔细辨认。
- 在1、2间隙切开伸肌支持带，骨膜下分离，显露桡骨茎突。也可通过第1伸肌间室的基底显露桡骨（技术图1B）。
- 通过锐性分离显露桡骨茎突（技术图1C）。
- 用锐利的骨刀截除桡骨茎突远端3～4 mm的骨质。截骨平面要与关节面垂直（技术图1D）。
  - 在这一步通过透视有助于检查截骨高度。
- 在桡腕关节内放置一个薄的可伸展牵引器，茎突截骨时可防止损伤舟骨（技术图1E）。
- 茎突切除后，在腕部桡偏和尺偏位透视检查有无撞击，明确截骨是否充分（技术图1F、G）。
- 用可吸收缝线疏松拉拢骨膜，使伸肌间室回到原来的解剖位置。关闭切口。厚敷料包扎，并用掌托制动。

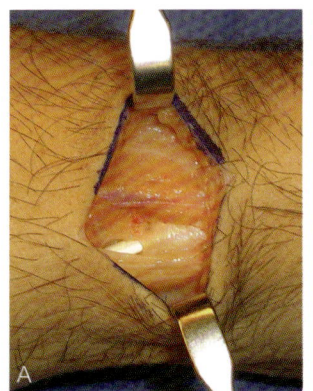 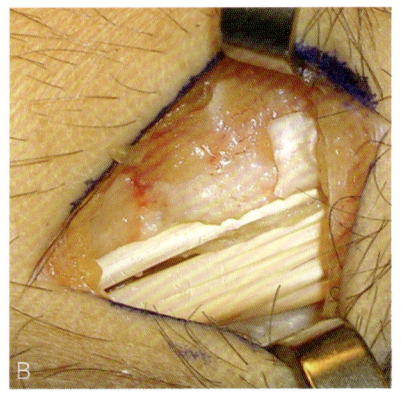

技术图1　开放式桡骨茎突切除术。A. 在第1、2伸肌间室之间做一条2～3 cm长的斜行皮肤切口。注意桡神经感觉支和前臂外侧皮神经的分支。B. 打开第1伸肌间室。

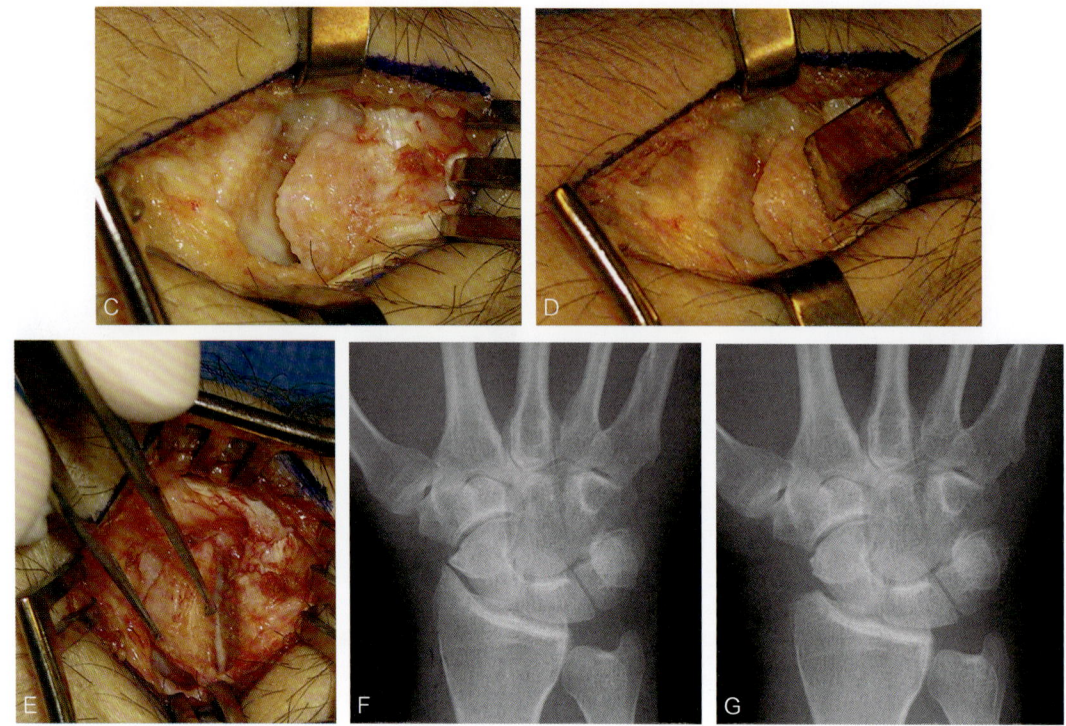

技术图1（续） C. 锐性分离，骨膜剥离后显露桡骨茎突。D. 在桡骨茎突远端3～4 mm处截骨。截骨平面与关节面垂直。E. 去除截下的桡骨茎突。F、G. 早期SNAC腕施行开放式桡骨茎突切除术的术前和术后后前位X线片（版权：Dr. John J. Fernandez）。

关节镜下桡骨茎突切除术

- 患者取前述体位，向关节内注入5～10 mL无菌盐水，建立3-4入路。在6U间隙置入18号针头放水。关节镜下全面评估桡腕关节。
- 建立桡侧和尺侧的腕中关节入路，镜下检查头月关节。
- 通过第1、2间室之间向茎突舟骨关节间隙置入定位针头。针头向近端偏转约24°，与桡骨尺偏角一致，可避免损伤舟骨关节面。
  - 通过3-4间隙，关节镜下观察确定这一入路有足够的操作空间。亦可交互应用掌桡入路与3-4入路以确保有足够的观察和操作空间[17]。
  - 锐性切开皮肤层，钝性分离皮下组织直至关节囊，建立入路。避免损伤桡神经感觉支、前臂外侧皮神经和桡动脉。切口最好位于桡骨茎突周围4 mm以内[17]。
  - 从1-2入路置入全半径刨刀清除桡骨茎突桡侧、背侧及掌侧的软组织，以利于确定需要切除的骨组织（技术图2A）。使用2.9 mm全半径刨刀、磨钻或两者兼用，切除桡骨茎突。从桡舟头韧带的桡侧缘开始，放射状切除。磨钻的直径可作为测量去除骨量的标尺。桡骨茎突软骨退行性改变也可作为确定尺侧切除边缘的参考。
- 术中透视对于评估截骨的高度很重要（技术图2B）。
- 完成茎突切除后，关节镜及透视下确认关节撞击已消除。取出关节镜器械，缝合入路通道。厚敷料包扎，掌托固定腕部和前臂。

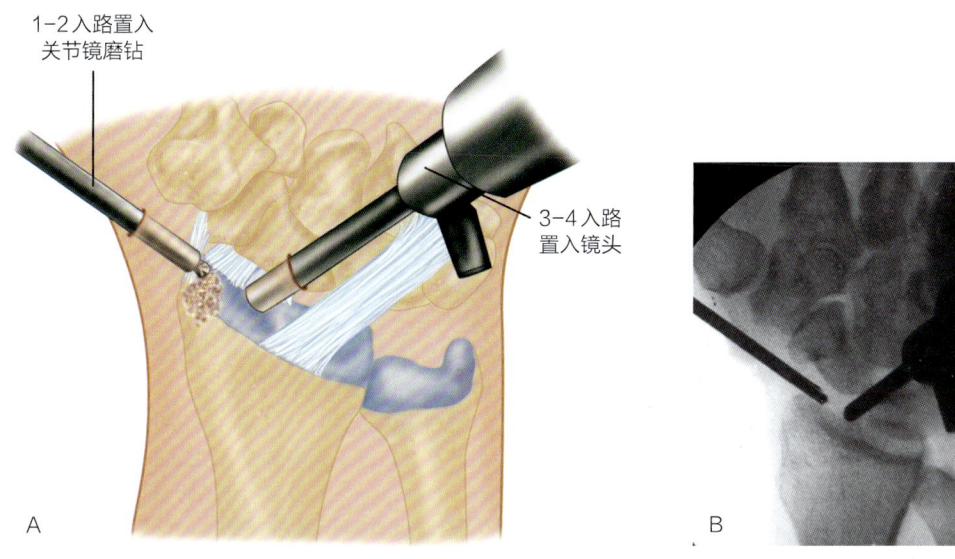

技术图2 关节镜下桡骨茎突切除术。A. 关节镜磨钻经1-2入路置入,关节镜头经3-4入路置入。B. 关节镜下桡骨茎突切除术中的透视影像,检查舟月稳定性和有无继发退变。注意近排腕骨的Gilula线有无中断。

要点与失误防范

适应证	• 根据详细病史及体格检查进行临床分期很有必要。可能需要根据关节镜下分期结果确定是否进行桡骨茎突切除术。
桡骨茎突切除不足或过多	• 关节镜下显露桡舟头韧带以避免严重损伤,并评估其功能。 • 参考磨钻直径确定切除范围。 • 术中透视评估。
关节镜下视野不佳	• 转为开放手术。

术后处理

- 如果桡骨茎突切除术和其他重建手术(近排腕骨切除、四角融合、舟骨植骨内固定)联合施行,康复方案要根据那些联合手术的需要来确定。
- 不论是开放式还是关节镜下的桡骨茎突切除术,都是在术后7~10日时拆除敷料和缝线。在手功能康复师的指导下早期即开始进行主动、主动辅助和被动的活动。通常早期阶段使用可拆卸的夹板,患者能感觉舒适。根据患者的症状,可以开始逐步的肌力训练和非限制的主动活动。

预后

- 1948年,Stubbins和Barnard[1]首先报道了采用桡骨茎突切除术治疗舟骨骨不连的14名患者。认为茎突切除术解除了撞击,增加了舟骨显露并为在同一术野中完成的手术提供了骨移植材料。从那以后,在英文文献上还没有单纯桡骨茎突切除术预后情况的系列报道。有几篇关于桡骨茎突切除联合舟骨切复内固定或舟骨-大多角骨-小多角骨融合的报道,证明可以很好地缓解疼痛,但关节活动度没有明显改善[14,21]。
- Ruch等[15]最早报道应用关节镜下桡骨茎突切除术治疗舟骨骨不连后近端缺血性坏死。2003年,Page等[13]在欧洲国家骨与创伤学会上介绍了22例关节镜下手术的经验。他们的短期随访结果显示优良率为75%。Levadoux和Cognet[11]分析了12位SLAC Ⅰ及SLAC Ⅱ期关节炎表现患者的结果,平均随访时间39个月。他们发现18%的患者握力提高,满意度高;80%的患者腕部疼痛完全缓解。Birman等[5]联合应用关节镜下桡骨茎突切除术、清理及选择性骨间神经切除术治疗8例进展性SLAC腕(Ⅱ、Ⅲ),以延缓或避免挽救性手术。术后平均随访28个月,所有患者保持较好的运动功能,满意率71%。然而,作者提醒将这种手术视为一种缓解疼痛保留功能的过渡性方案。

- 在创伤后关节炎的早期病变阶段，桡骨茎突切除术可作为一种局限性治疗方法。它虽可长期缓解疼痛，但不能阻止关节炎病变的进展。成功的桡骨茎突切除术可将对更广泛的重建手术的需要延后数年。

并发症

- 不完全的切除可导致持续性疼痛。
- 过度的切除导致外在韧带功能不全和尺偏时腕关节不稳定。
- 桡神经感觉支或前臂外侧皮神经终末分支的损伤。
- 关节纤维粘连。
- 感染。
- 复杂性局部疼痛综合征。

（贾亚超　译，贾亚超　审校）

参考文献

[1] Barnard L, Stubbins SG. Styloidectomy of the radius in the surgical treatment of nonunion of the carpal navicular: a preliminary report. J Bone Joint Surg Am 1948;30(1):98-102.

[2] Beldner S, Zlotolow DA, Melone CP Jr, et al. Anatomy of the lateral antebrachial cutaneous and superficial radial nerve in the forearm: a cadaver and clinical study. J Hand Surg Am 2005;30(6):1226-1230.

[3] Berger RA. The ligaments of the wrist. A current overview of anatomy with considerations of their potential functions. Hand Clin 1997;13:63-82.

[4] Berger RA, Landsmeer JM. The palmar radiocarpal ligaments: a study of adult and fetal human wrist joints. J Hand Surg Am 1990;15(6):847-854.

[5] Birman MV, Danoff JR, Rosenwasser MP. Arthroscopic wrist debridement and radial styloidectomy for late stage scapholunate advanced collapse wrist. Presented at the Arthroscopy Association of North America annual meeting, Orlando, FL, May 2012.

[6] Blankenhorn BD, Pfaeffl e HJ, Tang P, et al. Carpal kinematics after proximal row carpectomy. J Hand Surg Am 2007;32(1):37-46.

[7] Blevens AD, Light TR, Jablonsky WS, et al. Radiocarpal articular contact characteristics with scaphoid instability. J Hand Surg Am 1989;14(5):781-790.

[8] Burgess RC. The effect of rotatory subluxation of the scaphoid on radio-scaphoid contact. J Hand Surg Am 1987;12(5 pt 1):771-774.

[9] Inoue G, Sakuma M. The natural history of scaphoid non-union. Radiographical and clinical analysis in 102 cases. Arch Orthop Trauma Surg 1996;115:1-4.

[10] Kalainov DM, Cohen MS, Sweet S. Radial styloidectomy. In: Geissler WB, ed. Wrist Arthroscopy. New York: Springer-Verlag, 2005:134-138.

[11] Levadoux M, Cognet JM. Arthroscopic styloidectomy [in French]. Chir Main 2006;25(suppl 1):S197-S201.

[12] Nakamura T, Cooney WP III, Lui WH, et al. Radial styloidectomy: a biomechanical study on the stability of the wrist. J Hand Surg Am 2001;26(1):85-93.

[13] Page RS, Waseem M, Stanley JK. Clinical outcome of arthroscopic radial styloidectomy. J Bone Joint Surg Br 2004;86B:280.

[14] Rogers WD, Watson HK. Radial styloid impingement after triscaphe arthrodesis. J Hand Surg Am 1989;14(2 pt 1):297-301.

[15] Ruch DS, Chang DS, Poehling GG. The arthroscopic treatment of avascular necrosis of the proximal pole following scaphoid nonunion. Arthroscopy 1998;14:747-752.

[16] Siegel DB, Gelberman RH. Radial styloidectomy: an anatomical study with special reference to radiocarpal intracapsular ligamentous morphology. J Hand Surg Am 1991;16(1):40-44.

[17] Slutsky DJ. Wrist arthroscopy. In: Wolfe SW, Pederson WC, Hotchkiss RN, et al, eds. Green's Operative Hand Surgery. Philadelphia: Elsevier, 2011:709-741.

[18] Vender MI, Watson HK, Wiener BD, et al. Degenerative change in symptomatic scaphoid nonunion. J Hand Surg Am 1987;12(4):514-519.

[19] Viegas SF, Patterson RM, Ward K. Extrinsic wrist ligaments in the pathomechanics of ulnar translation instability. J Hand Surg Am 1995;20(2):312-318.

[20] Viegas SF, Yamaguchi S, Boyd NL, et al. The dorsal ligaments of the wrist: anatomy, mechanical properties, and function. J Hand Surg Am 1999;24(3):456-468.

[21] Watson HK, Ballet FL. The SLAC wrist: scapholunate advanced collapse pattern of degenerative arthritis. J Hand Surg Am 1984;9(3):358-365.

[22] Yao J, Osterman AL. Arthroscopic techniques for wrist arthritis (radial styloidectomy and proximal pole hamate excision). Hand Clin 2005;21:519-526.

第107章 近排腕骨切除术
Proximal Row Carpectomy

Kathryn A. Heim, Alex M. Meyers, Thomas B. Hughes and Mark E. Baratz

定义

- 近排腕骨切除术(PRC)是指将近端的一排腕骨包括舟骨、月骨和三角骨切除的手术。
- 近排腕骨切除术是许多病变的治疗手段：
  - 腕部舟骨不连进行性塌陷(SNAC)。
  - 腕部舟月进行性塌陷(SLAC)。
  - Kienböck病。
  - 慢性或漏诊的月骨周围脱位。
  - 舟骨骨坏死或Preiser病。
  - 腕部畸形或挛缩。

解剖

- 近排腕骨包括三块腕骨：舟骨、月骨和三角骨。
- 近排腕骨通过腕骨间韧带和骨性匹配而作为一个整体运动。
  - 近排腕骨在桡偏时屈曲，尺偏时背伸。
- 远排的头状骨与月骨组成关节。
  - 头状骨的近端关节面与桡骨的月骨窝相对匹配，但不完全匹配。

发病机制

- 有许多致病因素都可最终导致腕关节退变，而需要切除近排腕骨。患者表现有进行性加重的疼痛和活动受限时，常需以近排腕骨切除术来改善症状。
  - SNAC和SLAC。
    - Ⅰ期：桡舟关节桡侧伴有退行性改变。SNAC腕的典型退行性改变局限于舟骨远端骨折块和桡骨间的关节内。
    - Ⅱ期：退变侵及整个桡舟关节(图1)。在SNAC腕中，舟骨近端骨块和桡骨间的关节完好，而代之以舟头关节的退变。
    - Ⅲ期：头月关节发生退行性改变。桡月关节完好。
  - Kienböck病。
    - Ⅰ期：X线片正常，但有腕部疼痛和MRI的阳性改变。
    - Ⅱ期：月骨硬化但无塌陷。
    - Ⅲa期：月骨塌陷但无不稳定。
    - Ⅲb期：月骨塌陷伴腕部不稳定[近排腕骨背伸不稳定(DISI)：舟骨屈曲、月骨背伸]。
    - Ⅳ期：腕部不稳定且全腕关节退变性改变。
  - 漏诊的月骨周围脱位。
  - 舟骨骨坏死(Preiser病)。
- 严重的先天或痉挛性腕手部屈曲挛缩仅通过肌腱延长术可能无法矫正，而需行近排腕骨切除术才能矫正畸形。

病史和体格检查

- 找出腕部退变的原因非常重要。[6]
- 机械性的腕部疼痛会因关节活动而加重，休息时缓解。病史中有此特点的患者，实施治疗后才能取得良好的效果。
- 通过病史确定患者的症状、疼痛程度和进展过程，以及既往治疗情况。
- 不管原始病因如何，最终都可能表现为腕部活动受限、疼痛伴握力下降。
  - 正常活动范围：腕关节背伸70°，屈曲75°，桡偏20°，尺偏35°。个体差异较大。
  - 正常握力：男性平均握力优势侧为103～104磅(46.76～47.21 kg)，非优势侧为92～99磅(41.76～44.95 kg)。女性优势侧为62～63磅(28.15～28.60 kg)，非优势侧为53～55磅(24.06～24.97 kg)[6]。

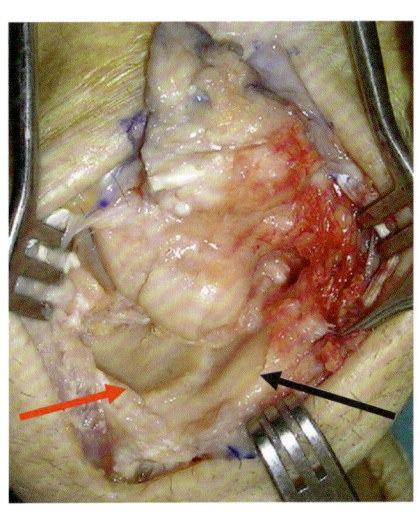

图1 术中照片显示，SLAC腕中舟骨窝背侧半磨损，如黑色箭头所示。月骨窝的软骨保持完整，如红色箭头所示。

- 桡舟关节处压痛提示桡舟关节炎。
- 腕部背侧和桡背侧肿胀可伴随桡腕关节和腕骨间关节关节炎。SLAC 和 SNAC 病例中，更常能看到和触及腕背肿胀。

影像学和其他诊断性检查

- X 线片可以帮助做出相应诊断（如 SNAC 腕、SLAC 腕、Kienböck 病）。
  - 要评估关节窝和关节面的情况，特别是头状骨的近端和桡骨的月骨窝。
  - 医生应评估有无其他原因导致腕关节活动受限、握力下降和疼痛（如第 1 腕掌关节关节炎、舟月不稳而不伴退行性改变、骨折等）。
- 除了可疑的 Kienböck 病和 Preiser 病之外，很少需要使用 MIZZ。

鉴别诊断

- TFCC（三角纤维软骨复合体）或桡尺远侧关节病变。
- 尺侧腕伸肌腱、尺侧腕屈肌腱、桡侧腕屈肌腱肌腱炎。
- De Quervain 腱鞘炎。
- 第 1 腕掌关节关节炎。
- 舟月或月三角不稳且不伴有退行性改变。

手术治疗

- 在考虑实施近排腕骨切除术时，不管原始病因为何，重要的是要保证头状骨近端和桡骨月骨窝的关节软骨完整且能相互匹配。这种判断往往在术中才能做出。
- 手术适应证。
  - SLAC 和 SNAC 腕部退变：Ⅰ期、Ⅱ期或Ⅲ期（仅限于头状骨近端退行性变为细小裂缝的情况）。
  - Kienböck 病（Ⅲb 期）。
  - 慢性或漏诊的月骨周围脱位。
  - 舟骨骨坏死（Preiser 病）。
  - 腕部畸形或挛缩。
- 手术禁忌证。
  - 活动期的炎症性关节炎（类风湿关节炎）。对于晚期（不伴有活动期的骨膜炎）的炎症性关节炎患者，可采用近排腕骨切除术。
  - 头骨近端或桡骨月骨窝关节面进行性退行性改变。
  - 腕部向尺侧偏移或桡腕关节半脱位。
- 相对禁忌证。
  - 重体力劳动者。
  - 年轻（低于 35 岁）的活动较多的患者[8]。

术前计划

- 复习腕部 X 线片。详细观察退行性改变的部位。
- 术者要与患者讨论可能的术式改变并取得患者知情同意（例如，可能发现头状骨头部退变严重，需行腕中关节融合）。
- 局部麻醉、全麻或两者联合（可做术后镇痛）都可选用。

体位

- 患者取仰卧位，患肢置于透 X 线的搁手台上。
- 非无菌止血带绑在上臂，预设 250 mmHg 的压力。
- 调整肩部、肘部和手部的摆放，使手部以旋前位置于搁手台的中央。

手术切口和术野暴露

- 在第 4 背伸间室背侧做一纵行皮肤切口，或在腕背 Lister 结节远端沿腕横纹做横行切口。
  - 纵切口更适用且能延长。
  - 横切口比较美观。
- 显露伸肌支持带。
  - 从伸肌支持带上掀起软组织时要保持全厚的组织瓣，尽量避免损伤桡神经、尺神经感觉支（技术图 1A）。
- 沿拇长伸肌腱切开伸肌支持带，将拇长伸肌腱向桡侧移至支持带背侧。
- 切开第 4 伸肌间室的桡侧隔膜，将第 4 伸肌间室内的肌腱牵向尺侧，拇长伸肌腱和桡侧腕伸肌腱牵向桡侧，暴露腕关节囊。
- 在切口近段第 4 伸肌间室下的桡骨背面寻找骨间背侧神经的远端部分。将其伴行血管电凝止血后，行骨间背侧神经切除术。
- 在腕关节囊上先沿桡腕关节（从桡侧向尺侧）做一横切口，再从两侧向远端切开，形成一个远端蒂的倒 U 形关节囊瓣（技术图 1B）。
  - 做 U 形关节囊瓣是为了在有轻度的腕中关节病时可以加行间置背侧关节囊的关节成形术。
  - 桡动脉背侧支在第 2 伸肌间室桡侧，所以在做关节囊的桡侧切口时需要注意。
- 检查头状骨近端和桡骨月骨窝的关节软骨有无退变。
  - 如果软骨状态良好，则行近排腕骨切除；否则，需考虑其他手术方法（技术图 1C）。

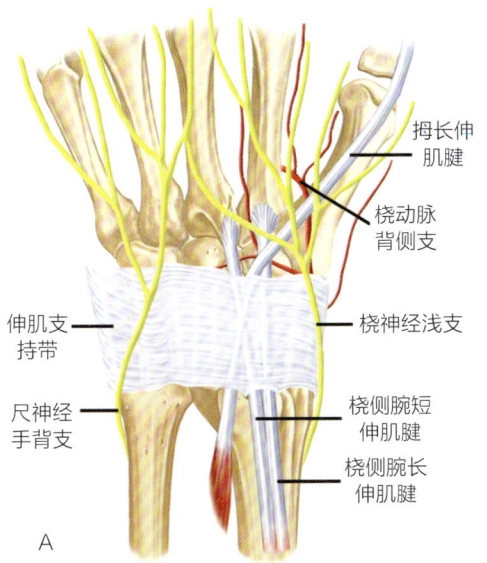
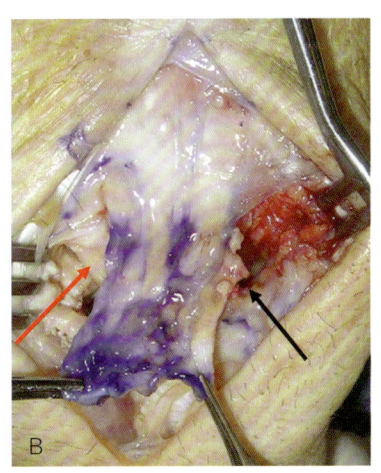
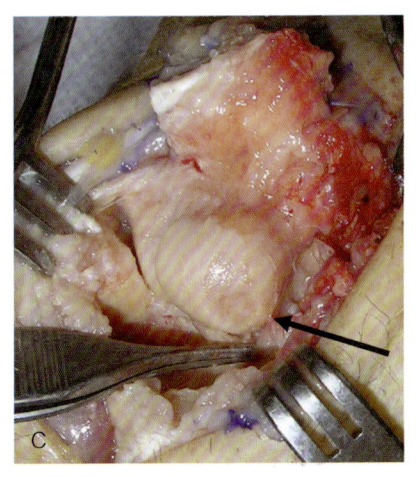

技术图1　A. 桡神经浅支和尺神经背侧皮支。腕关节囊切开时，分离深部会危及桡动脉背侧支。B. 术中照片显示远端蒂的U形关节囊瓣。以头状骨为中心。桡侧缘靠近桡侧腕短伸肌腱的尺侧。近端直接从桡骨背侧缘掀起（红色箭头所指为钩骨的远端关节面；三角骨已被切除。黑色箭头所指是舟骨窝的背侧缘）。尺侧边缘就在小指固有伸肌腱的桡侧。C. 本病例中头状骨头部的尺侧面可见软骨磨损（箭头所指为头状骨头部的软骨缺损）。头状骨非负重区的关节病不妨碍近排腕骨切除术的应用，但可以加用关节囊间置术。常用于年老、要求较低的患者。

腕骨切除术

- 如果舟月韧带完整,将其分开。
- 用直骨刀在舟骨腰部截骨以便于舟骨切除。
- 注意舟骨腰部桡舟头韧带的位置。
- 骨刀要与桡舟头韧带平行,以避免损伤之(技术图2A、B)。
  - 舟骨远极特别难以切除(尤其是SNAC腕部畸形)。
- 避免头状骨和桡骨月骨窝软骨面的医源性损伤。
- 可使用带螺纹克氏针(1.6 mm)或带螺纹的斯氏针(4 mm)作为操纵杆,控制骨块以便切除(技术图2C)。切开时要在近排腕骨之间保持一定的张力(联合使用15号刀片、Beaver刀片、骨剥、Freer或Carroll剥离器、小的直或弯刮匙;技术图2D)。
- 尽可能将腕骨整块切除而不是分块切除(技术图2E)。

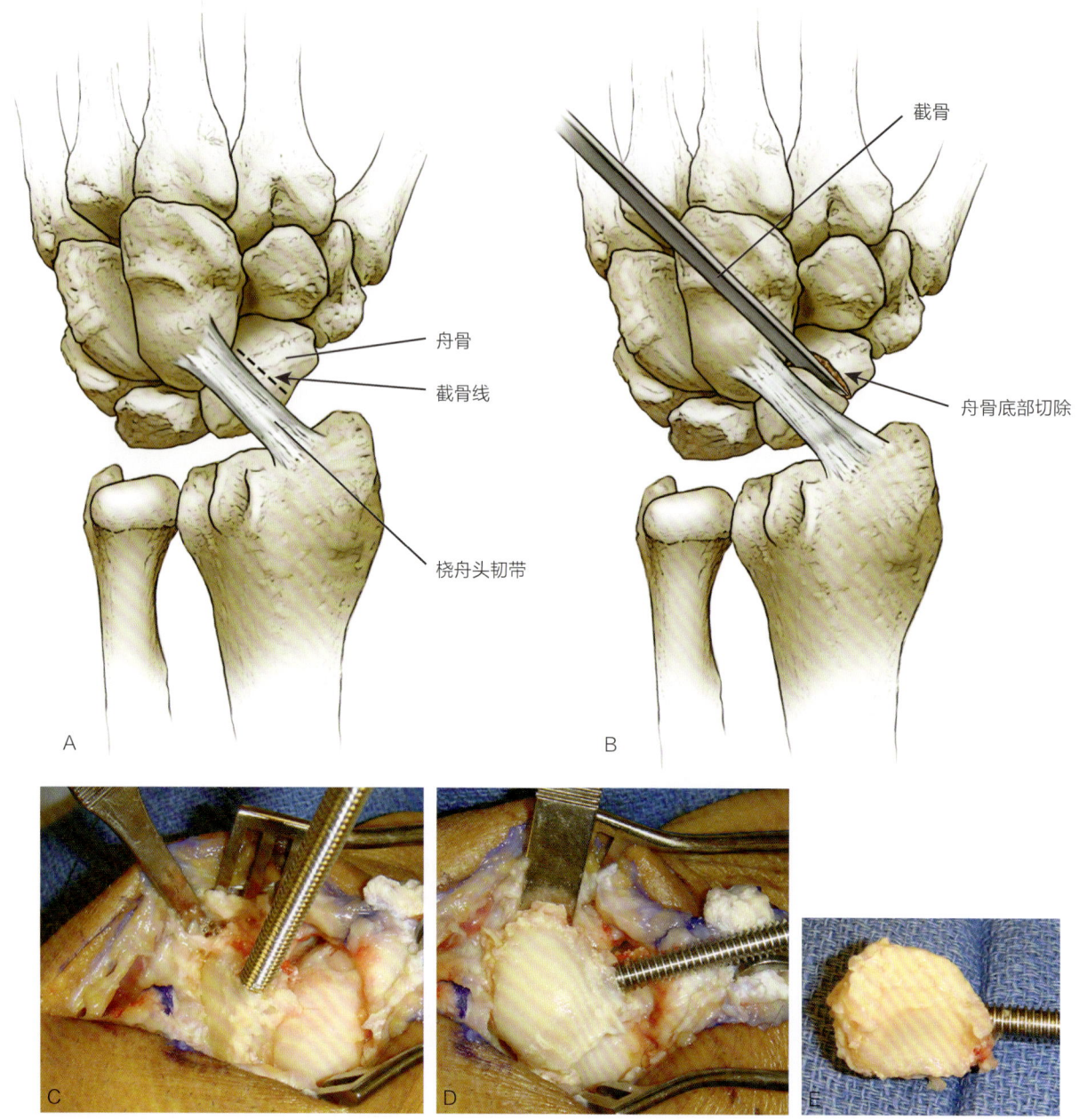

技术图2　A、B. 舟骨骨刀摆放的合适位置。C. 置入带螺纹的钢针可方便切除。D. 在月三角关节紧靠三角骨插入骨膜剥离器可帮助从月骨剥开掌侧关节囊。E. 切除的月骨。

评估短缩和撞击情况

- 近排腕骨切除后,确保头状骨位于月骨窝中,无尺侧移位。
- 如果月骨位置不稳定,检查桡舟头韧带是否完整。
- 在极度桡偏时检查大多角骨与桡骨茎突有无撞击。
  - 大多角骨位于桡骨茎突的掌侧,并不像以往认为的那样两者常常产生撞击。
  - 如果担心桡侧的撞击,可行桡骨茎突切除术。

桡骨茎突切除术

- 参见第106章。
- 在背侧切口内先后将第1和第2伸肌间室的肌腱牵离桡骨茎突。
  - 注意避免损伤第2伸肌间室桡侧的桡动脉背侧支。
- 可用一直骨刀从近端桡侧向远端尺侧切除茎突(切除不超过5～7 mm)(技术图3)。

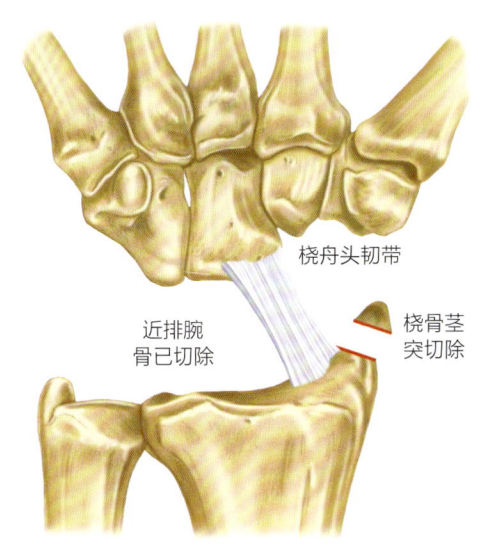

技术图3　桡骨茎突切除的骨量和骨刀的方向。桡舟头韧带的起点要注意保留。

闭合切口

- 用2-0非吸收缝线缝合关节囊。
- 要前后位和侧位的X线片或透视确保头状骨坐落在月骨窝内。
  - 虽不常见,但近排腕骨切除时,可能出现桡腕关节半脱位。
  - 保留掌侧韧带(特别是桡舟头韧带,在切除舟骨时极易损伤),尽量减少近排腕骨切除术后发生桡腕关节不稳定的风险。
- 3-0不可吸收缝线缝合伸肌支持带,拇长伸肌腱留在支持带浅面。
- 3-0可吸收缝线连续皮内缝合闭合皮肤切口。
- 使用纱布覆盖切口。
- 敷料包扎,掌侧外用夹板固定。
  - 手指掌指关节以远不固定。
  - 腕部保持中立或轻微背伸(10°)。

近排腕骨切除和间置成形术

- 如果发现头状骨头部有轻到中度软骨退变,仍可行近排腕骨切除术,同时在头骨和月骨窝间做间置关节成形术。
- 使用前述的远端蒂倒U形关节囊瓣做间置材料。
- 留置3道缝线(2-0 PDS)连接背侧关节囊瓣和掌侧关节囊。
- 将缝线穿过背侧关节囊(由深至浅)再穿入掌侧关节囊(由近至远),然后向掌侧关节囊上打结(技术图4A)。
- 背侧关节囊间置后,将其侧缘与近端其余的背侧关节囊疏松缝合(技术图4B)。
- 术后处理同上。

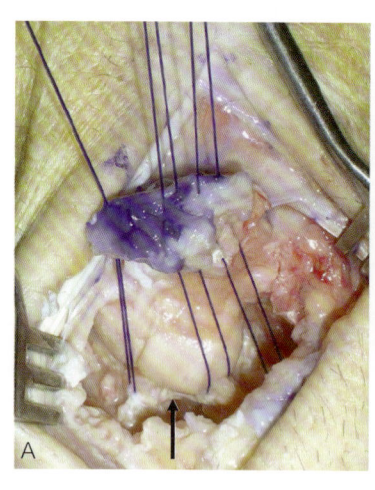 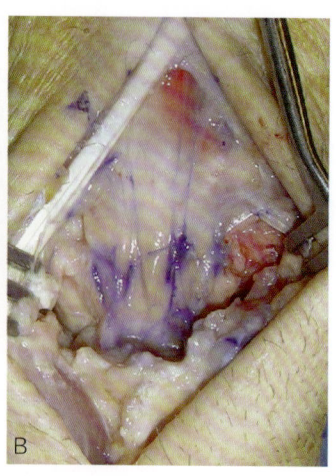

技术图4　A. 缝线以褥式穿过背侧关节囊、掌侧关节囊再到背侧关节囊，将背侧关节囊瓣间置于头状骨和月骨窝之间（箭头所指为头状骨头部）。B. PDS线打结后，背侧关节囊被间置于头状骨（上部）和桡骨（下部）之间。

要点与失误防范

术中要点	• 可使用带螺纹克氏针（1.6 mm）或带螺纹的斯氏针（4 mm）作为操纵杆，控制骨块以便切除。
桡骨茎突切除过多	• 切除桡骨茎突超过5～7 mm可能会影响桡舟头韧带功能，导致尺腕关节移位及桡腕关节不稳定。
交感反射性营养不良	• 一般认为早期功能锻炼（即刻手指活动）及避免包扎过紧可减少其发生。
桡侧或尺背侧感觉损伤	• 直接切开至伸肌支持带，将皮下组织整体从伸肌支持带牵开，可避免神经损伤。

术后处理

- 近排腕骨切除术多是门诊手术；对于术后疼痛或恶心者有必要可留观过夜。
- 在手术室内用短臂夹板固定腕关节于中立位，手指掌指关节以远不必固定。
- 术后即鼓励患者被动活动拇指和手指，并在开始的48小时抬高患肢并冰敷。
- 术后第1次复查（10～14日内），去除夹板，拍摄腕部前后位和侧位片，确定头状骨在月骨窝内。拆除缝线。
- 术后2周，可开始轻微的腕关节主动屈伸和桡偏、尺偏活动，在非锻炼时间使用可拆卸的腕部支具或定制的腕部矫形塑料夹板。
- 切口愈合后即可行瘢痕按摩。
- 用敷料加压对于控制水肿很有必要。
- 患者感觉舒适时即可去除支具（一般在3～4周）。
- 如果患者想努力恢复手指活动，术后10～14日可以进行康复治疗。必要时，术后6～8周可开始腕部运动功能锻炼。
- 术后3个月时，鼓励患者开始恢复全面的功能活动。

预后

- 文献报道的术后握力恢复的结果相差很大。
  - 可望获得健侧握力的60%～100%（比术前增加20%～30%）[1,4,8]。
  - 术后腕部活动可能下降，屈伸活动度减少20%，桡尺

- 偏减少10%[4]，屈伸活动范围72°～76°[3,7,8]。
- 疼痛缓解的满意度可达80%～100%[4,5]。
- 一项巴西前瞻性随机对照临床试验比较腕四角融合术与近排腕骨切除术的效果，两组患者术后疼痛均缓解，关节活动度及握力均无统计学差异[2]。
- 对于手工劳动者，近排腕骨切除术后能否恢复工作难以预测，一组报道恢复率为20%[4]，而另一组为85%[5]。
- 一项随访时间20年以上的研究报道近排腕骨切除术有效率为65%，平均失败（转关节融合术）时间为术后11年[9]。
- 报道显示低于35岁患者近排腕骨切除术后容易发生早期失败。

并发症

- 用钢针固定桡腕关节时会出现针道感染和退行性改变（因此，钢针固定现已不作为常规推荐）。
- 反射性交感神经营养不良。
- 茎突过度切除损伤桡舟头韧带。
  - 桡舟头韧带损伤会导致腕骨尺侧半脱位。
  - 另一方面，术中没能检查桡侧撞击情况会导致术后腕部桡侧疼痛。
- 损伤感觉神经（桡神经感觉支和尺神经背侧支）。
- 渐进性关节炎。

（贾亚超　译，贾亚超　审校）

参考文献

[1] Begley BW, Engber WD. Proximal row carpectomy in advanced Kienböck's disease. J Hand Surg Am 1994;19(6):1016-1018.

[2] Bisneto EN, Freitas MC, Paula EJ, et al. Comparison between proximal row carpectomy and four-corner fusion for treating osteoarthrosis following carpal trauma: a prospective randomized study. Clinics 2011;66:51-55.

[3] Calandruccio JH. Proximal row carpectomy. J Am Soc Surg Hand 2001;1:112-122.

[4] Culp RW, McGuigan FX, Turner MA, et al. Proximal row carpectomy: a multicenter study. J Hand Surg Am 1993;18:19-25.

[5] Imbriglia JE, Broudy AS, Hagberg WC, et al. Proximal row carpectomy: clinical evaluation. J Hand Surg Am 1990;15:426-430.

[6] Mathiowetz V, Kashman N, Volland G, et al. Grip and pinch strength: normative data for adults. Arch Phys Med Rehabil 1985;66:69-74.

[7] Richou J, Chuinard C, Moineau G, et al. Proximal row carpectomy: long-term results. Chir Main 2010;29:10-15.

[8] Stern PJ, Agabegi SS, Kiefhaber TR, et al. Proximal row carpectomy. J Bone Joint Surg Am 2005;87(suppl 1, pt 2):166-174.

[9] Wall LB, Didonna ML, Kiefhaber TR, et al. Proximal row carpectomy: minimum 20-year follow-up. J Hand Surg Am 2013;38:1498-1504.

第108章 腕关节部分融合术
Limited Wrist Arthrodesis

Michael N. Nakashian, Andrew W. Cross, and Mark E. Baratz

定义

- 腕关节部分融合术是腕关节创伤性关节炎、关节退变或者出现关节不稳的补救措施。
- 腕关节部分融合术的目的是通过选择性融合受累的关节减轻疼痛,从而减少活动范围,改善剩余关节的功能。

解剖

- 腕关节由4块近排腕骨(舟骨、月骨、三角骨、豌豆骨)和4块远排腕骨(大多角骨、小多角骨、头状骨、钩骨)组成。
- 舟骨和月骨通过掌背侧舟月骨间韧带紧密相连,该韧带在腕关节运动中起着极其重要的作用。
- 当腕关节在其5个运动平面(屈曲、伸展、桡偏、尺偏、环转)中活动时,其他多条的知名韧带起着稳定腕骨的作用。
- 大多数重建腕关节的手术需要做腕背侧切口。腕背侧伸腕肌腱和伸指肌腱被背侧伸肌支持带分成6个间室。最常用于暴露腕关节的间隙是位于拇长伸肌腱和指总伸肌腱之间的第3、4伸肌间室。

发病机制

- 当腕关节处于载荷状态时,过度牵拉关节或者扭转运动会导致腕关节韧带的损伤。
- 无论是创伤性还是炎症性腕关节炎引起的舟月骨间韧带断裂,都会导致舟骨掌曲、月骨背伸,进而引起近排腕骨背伸不稳定(DISI)[20,35]。这种情况下,腕骨负荷异常,从而导致退变性关节炎,特别是在桡舟关节,这种外力的异常分布容易导致该椭圆形关节的退行性病变[7]。该病变已经被命名为舟月骨进行性塌陷(SLAC)。
  - 舟骨骨不连进行性塌陷(SNAC)、月骨周围脱位、双水焦磷酸钙沉积、类风湿关节炎会导致该类型关节炎的发生。
- 其他腕骨间韧带损伤、Kienböck病、局限性关节炎可导致腕关节疼痛、不稳和畸形。

自然病程

- Mach等报道了有关舟骨骨不连的自然病程[23]。笔者已经了解到大多数舟骨骨不连和舟月骨进行性塌陷,腕关节会进展成骨性关节炎。
- 骨囊肿形成和骨吸收是腕关节炎的标志,通常在外伤后5~10年发生。
- 桡舟骨性关节炎可在舟骨骨不连1年内发生,大多数患者都会出现明显的症状[13,33]。

病史和体格检查

- 一般而言,患者会描述腕关节的外伤史,但没有明确的外伤,并不能排除创伤原因引起的情况。
- 常见的阳性体征是腕关节运动时疼痛及活动受限。
- 腕关节体检的方法如下:
  - 伸指试验[32]。检查者将患侧腕关节被动屈曲的同时对抗其主动伸指。若患者出现疼痛则为阳性,代表可能有舟骨周围炎症性改变、桡腕或腕中关节不稳定或者Kienböck病。阴性则基本上可以排除腕背综合征、Kienböck病、腕中关节不稳和舟月进行性塌陷引起的疼痛。
  - 解剖鼻烟窝触诊[32]。检查者用示指触诊解剖鼻烟窝位置,同时将患者腕关节从桡偏变为尺偏。如引起舟骨关节-非关节连接部的剧痛则为阳性。可能的原因是舟骨周围滑膜炎、舟骨不稳定和SLAC导致的桡骨茎突骨关节炎。
  - 舟骨-多角骨关节[舟骨-大多角骨-小多角骨(STT)]触诊[32]。检查者触诊第2掌骨近侧的凹陷部,即STT关节。触诊时疼痛提示舟骨远端或STT关节病变。

影像学和其他诊断性检查

- X线片,包括拍摄前后位、侧位、斜位、舟骨轴位片。
- 腕关节炎的病变分期,可以在X线片上反映出来,有助于决定治疗方案。Watson和Ballet[31]根据X线表现将腕关节炎分成Ⅰ~Ⅲ期。
  - 第Ⅳ期是后来描述的,表明腕关节内大多数的关节均发生了关节炎。幸运的是,桡月关节很少累及,可作为几个治疗措施的基础。
- 累及桡月关节腕关节炎，通常仅见于炎症性腕关节炎的患者。

鉴别诊断

- 舟骨骨不连进行性塌陷（SNAC）。
- 舟月进行性塌陷（SLAC）。
- 月骨周围脱位后关节炎。
- 痛风。
- 假痛风。
- 风湿性关节炎。
- 感染性关节炎。
- Kienböck病。

非手术治疗

- 非手术治疗措施包括休息、非类固醇类抗炎药物、支具固定、关节炎发作时管型石膏固定和可的松注射。

手术治疗

- 适应证。
  - 四角（头状骨-钩骨-月骨-三角骨）关节融合术。
    - SLAC腕关节炎的Ⅱ期或者Ⅲ期。
    - 慢性症状性掌侧插入部不稳定（VISI）畸形或腕中关节不稳定。
  - STT（舟骨-大多角骨-小多角骨）关节融合术。
    - 慢性静态或动态舟月不稳。
    - 舟骨-大多角骨-小多角骨关节炎。
    - Kienböck病。
    - 桡腕不稳定。
  - 月骨-三角骨关节融合术。
    - 月三角骨间韧带撕裂。
    - 创伤后不稳定。
  - 舟骨-月骨关节融合术。
    - 创伤后不稳定。
    - 舟月不稳定。
    - 近排腕骨背伸不稳定（DISI）畸形。
  - 舟骨-头状骨关节融合术。
    - 舟骨骨不连。
    - 慢性DISI畸形伴舟骨旋转性不稳定。
    - Kienböck病。
    - 月骨骨不连。
  - 桡骨-月骨关节融合术。
    - 主要累及桡月关节的风湿性关节炎。
    - 腕关节尺侧脱位（相对指征）。
  - 头状骨-月骨关节融合术。
  - 舟骨骨不连。
  - 舟月进行性塌陷（SLAC）腕关节炎。

术前计划

- 回顾病史及相关体格检查。
- 注意先前的手术瘢痕。
- 回顾所有的X线片，不漏掉任何相关的病理改变，以获得最佳手术效果。
- 术后止痛要和患者及麻醉师沟通，可以用局麻或者腋鞘内神经阻滞麻醉来延长术后镇痛的时间。

体位

- 患者仰卧位于手术台上，手臂置于可透X线的搁手台上。
- 应用止血带减少出血。

入路

- 经腕关节背侧第3和第4伸肌间室之间纵行切开。
  - 在第4和第5伸肌间室之间入路更适用于月骨-三角骨-头状骨-钩骨关节融合术。
- 将拇长伸肌腱鞘完全切开，将远近段全部游离。该肌腱可以完全游离到原有鞘管桡侧。
  - 虽然笔者通常将拇长伸肌腱暴露并转位，但是尽量做一个起自Lister结节以远的有限的皮肤切口，潜行分离远端可以避免过度暴露拇长伸肌腱。
- 所有的关节都充分暴露，轻轻剥除关节软骨，尽可能减少骨的出血。
- 几乎所有的病例，都可以从桡骨远端取骨植骨促进关节融合。
  - 也可以取髂骨植骨，但供区并发症更高。

克氏针固定四角（头状骨-钩骨-月骨-三角骨，CHLT）融合术

- 以Lister结节作为标志在第3和第4伸肌间室之间做一个标准的背侧纵向弧形切口（技术图1A）。
- 在第3伸肌间室表面切开伸肌支持带。
- 切开第4伸肌间室的桡侧壁，将肌腱向尺侧牵开。
- 按照Berger等人所描述的方法，做一个腕关节背侧韧带劈开的入路[4]。
  - 该切口可以进入腕关节，同时保留腕骨间背侧韧带和桡三角背侧韧带（见第70章）。
- 检查桡月关节的关节软骨面（技术图1B）。

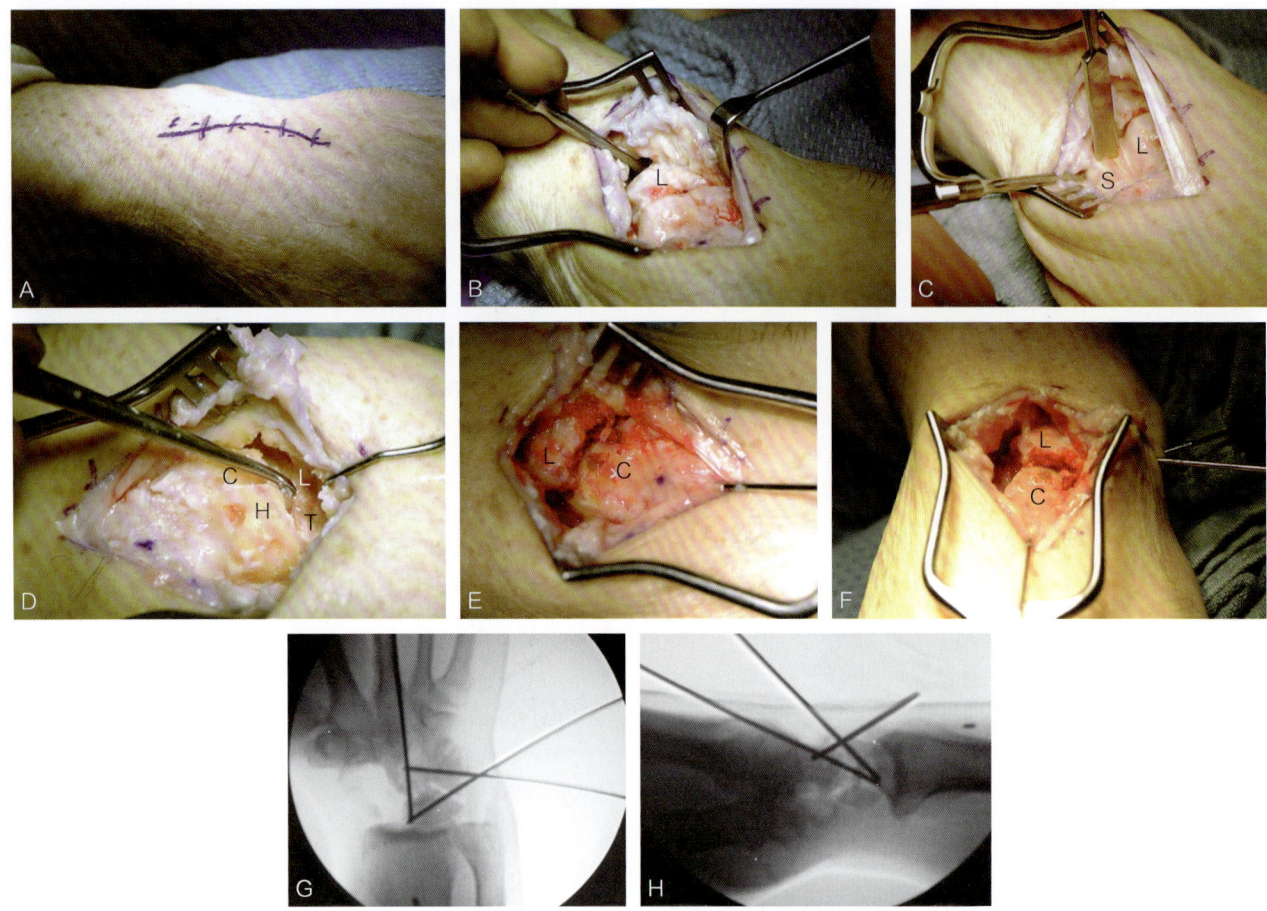

技术图 1 A. 皮肤切口位于Lister结节的尺侧（在所有术中照片手指朝右侧或朝下）。B. 需要检查关节炎是否累及桡月关节。如果月骨关节软骨不完整，那么需要做全腕关节融合。C. 用骨刀和咬骨钳切除舟骨，小心保护好掌侧韧带，防止腕关节医源性尺偏。D. 将月骨、三角骨、头状骨、钩骨的关节面去除。E. 将头状骨和月骨以1.6 mm克氏针逆行固定在一起。F. 将其余关节用克氏针以三角方式固定。G、H. 前后位和侧位X线片显示克氏针固定位置良好。S：舟骨；L：月骨；T：三角骨；C：头骨；H：钩骨。

- 辨认后用咬骨钳一点一点咬除或者骨刀锐性切除舟骨（技术图1C）。
  - 应用克氏针和自动拉钩可以帮助改善视野，便于切除舟骨远端。
  - 注意小心保护掌侧的桡舟头韧带。
- 将舟骨切除后，剥除月骨、三角骨、头状骨和钩骨之间的关节面（技术图1D）。
  - 沿着手指纵轴方向牵引有助于牵开关节间隙，便于切除关节软骨。
  - 通过去除头状骨和月骨之间掌侧1/3软骨面有助于纠正先前的DISI畸形，但是缩短了腕骨的高度。这可能会限制腕关节最终的活动范围。
- 将这些关节表面软骨去除后，从桡骨远端取骨移植到融合的腕骨间。
- 使用1根1.6 mm克氏针使月骨更加屈曲。由背侧向掌侧将头骨挤向月骨，并用1根或2根1.6 mm克氏针贯穿固定此关节（技术图1E）。
- 透视下确认已经纠正DISI畸形。
- 用2根1.6 mm克氏针固定月骨–三角骨关节和头状骨–钩骨关节（技术图1F）。
  - 术中X线片显示克氏针以一个稳定的三角形固定了头状骨–月骨–钩骨–三角骨4块腕骨（技术图1G、H）。
- 克氏针尾部可以剪短后留在皮下或者皮外，取决于手术医生的习惯。
- 冲洗切口后，用可吸收线缝合关节囊，修复伸肌支持带，将拇长伸肌腱置于皮下。
- 常规关闭切口。
- 大量敷料包扎，并且用双侧支具固定前臂和腕部。
- 上述手术技术来源于已发表的文献[2]。

环形钢板四角融合术

- 切口、舟骨切除、关节准备和上述的方法相同。
- 用1根1.6 mm克氏针穿过桡骨远端关节面。用另1根1.6 mm克氏针将月骨临时维持在中立位,然后将第1根克氏针从背侧向掌侧固定桡月关节。
  - 术中透视确认月骨无背侧倾斜。
- 确认头状骨掌倾(如上所述),并且完全纠正DISI畸形后,分别用2根克氏针将三角骨固定到钩骨,将月骨固定到头状骨。
  - 将克氏针尽可能靠掌侧穿入以避免干扰打磨骨质和放置钢板。
- 用动力磨钻磨这4块骨头的前后面和侧面,直至软骨下骨。
  - 理想的打磨位置并不一定和这4块腕骨的中心点相一致。
- 从桡骨远端或者髂嵴上取骨移植到这4块骨之间。
- 将钢板放在这4块骨的中央,嵌入到磨钻打好的骨孔内。
- 旋转钢板使螺钉能够最大限度地固定到4块骨头上。每块骨头上要打2枚螺钉。切口、舟骨切除、关节准备和上述的方法相同。
  - 所有的螺钉必须要单皮质固定。
- 将第1枚螺钉穿过钢板固定月骨。不要将螺钉拧紧,否则会导致环形钢板倾斜,不利于其余关节的固定。
- 将第2枚螺钉固定在第1枚螺钉的对侧,这样就可以固定钢板的位置。
- 术中行腕部侧位透视确认钢板是否安放合适,确保腕背伸时不发生碰撞。
- 在剩余的孔内打入螺钉。
  - 序贯在每个相对的位置依次拧入螺钉,然后逐个拧紧,有助于防止钢板位置改变。
- 最后透视检查螺钉的长度和位置、腕关节复位情况和稳定度(技术图2)。
- 如上所述关闭切口,然后应用敷料包扎后支具固定。
- 上述手术技术来源于已发表的文献[9,15,34]。

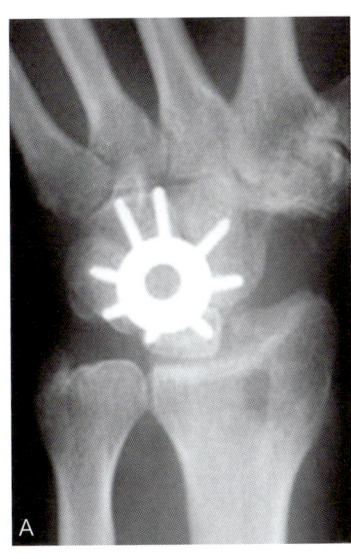 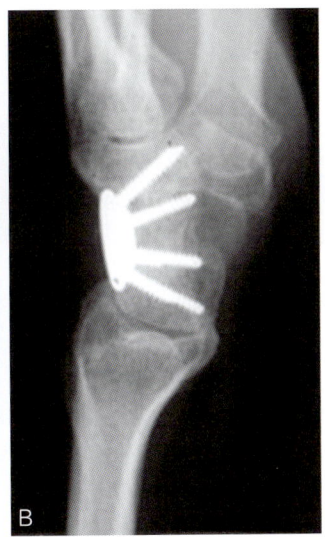

技术图2 A、B. 前后位和侧位X线片显示腕关节环形钢板融合后。侧位片上,钢板位置良好,没有发生背侧碰撞。

无头加压螺钉四角融合术

- 暴露、切除及去皮质参见上述克氏针固定技术。
- 从月骨近端尺侧角顺行置入头状骨月骨螺钉。
  - 从头状骨桡侧穿入1.2 mm克氏针至头部。
- 矫正DISI,逆行置入导针至月骨。
- 屈腕并从月骨近端尺侧角置入无头螺钉(直径2.5~3.0 mm)的导针。将导针进至头状骨。
- 测量钉子长度后进一步置入导针。
- 沿导针钻孔并打入螺钉,头部埋入关节面下3~4 mm。
- 经皮置入2枚钉子,1枚穿过月三角骨关节,1枚穿过三角骨钩状骨关节。
- 骨松质移植。
- 冲洗、切口关闭及固定同上。
- 4周后取出钉子。
- 上述手术技术来源于已发表的文献[24]。

舟骨-大多角骨-小多角骨(STT)融合术

- 以STT关节为中心做一个横行切口或者桡背侧切口。
- 保护桡神经浅支,电凝桡动脉背侧支发出的小穿支(技术图3A)。
- 将STT关节囊纵向切开,然后翻开关节囊暴露软骨面(技术图3B)。
- 透视检测舟骨的对位对线,理想的舟月角是41°~60°。
  - 如果对位对线差,将会导致持续性的疼痛。
  - 过度纠正,增大舟月角,会引起术后运动受限。
- 只切除这3块骨背侧70%的关节软骨。
  - 保留掌侧30%的关节面来维持腕骨的高度,但是要确保成功融合。
- 行桡骨茎突切除术。
  - 切除不超过3 mm或4 mm的桡骨茎突,避免对桡舟头韧带和长桡月韧带起点的医源性损伤。
- 用克氏针或者环形钢板固定。
- 分别用2根1.2 mm克氏针顺行穿入大多角骨和小多角骨(技术图3C)。用第3根克氏针从尺侧向桡侧从小多角骨穿入大多角骨。
  - 上述克氏针先预置在腕骨上不穿过关节,当关节间填充了移植骨后再将钢针穿过关节固定。
- 对于塌陷严重者,提倡切除月骨。
- 关节镜下手术时,经中腕入口进入。使用磨头分割月骨。碎骨块用脑垂体镊取出。
- 开放手术时,向尺侧延长横切口至月骨背侧。
- 从桡骨远端取骨松质植入STT关节间隙中。
- 复位关节后将上述的克氏针穿过关节。
- 克氏针可以剪短埋入皮下或者留置在皮外便于取出。
- 常规关闭切口,敷料包扎后用拇人字支具固定。
- 上述手术技术来源于已发表的文献[3,6,19]。

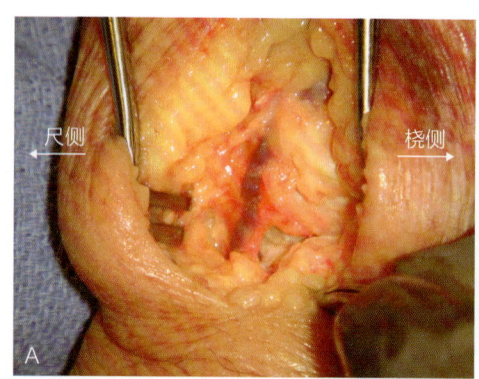
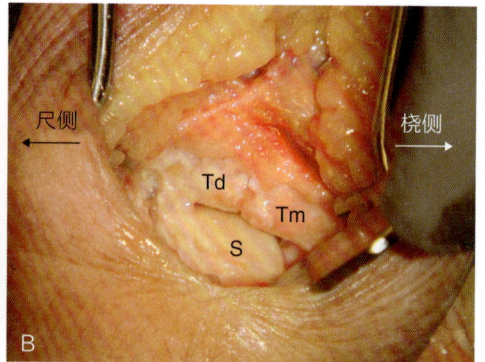
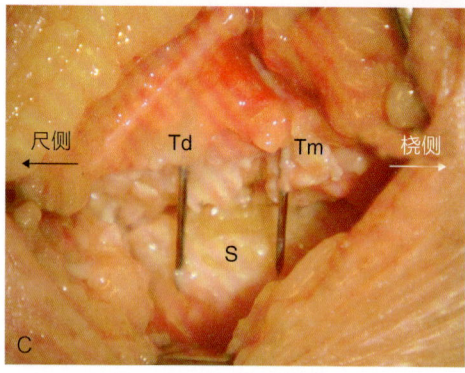

技术图3 A. 定位桡动脉背侧支,其穿过STT关节(所有图中指尖朝上)。B. 暴露STT关节。Td,小多角骨;Tm,大多角骨,S,舟骨。C. 克氏针穿过大多角骨和小多角骨但没有穿过舟骨。一根独立的克氏针横行穿过大、小多角骨关节确保稳定。

月三角融合术

- 在桡腕关节尺背侧做一个横行切口。
- 牵开伸肌腱,横向切开关节囊来暴露月骨-三角骨关节。
- 用一个小咬骨钳去除残留的月骨-三角骨韧带。
- 去除月骨-三角骨间关节面,留下掌侧25%的关节表面来维持腕中关节的高度(技术图4A)。
- 从桡骨远端取骨,填充到关节间隙中。
- 经三角骨置入2根空心钉导针,关节复位后,将导针经月骨-三角骨关节打入月骨。
  - 透视确认导针位置。
- 通过导针贯穿月骨-三角骨关节置入2枚半螺纹空心螺

钉(技术图4B)。
- 螺纹长度不要过长,能够在月三角关节之间起到加压作用。
- 也可选用无头螺钉、U形钉或者克氏针固定。
- 常规关闭切口,用一个腕部支具固定。
- 上述手术技术来源于已发表的文献[26]。

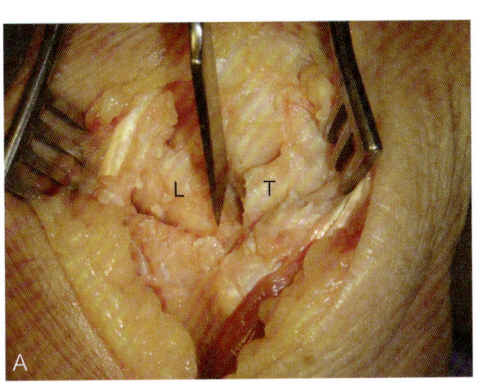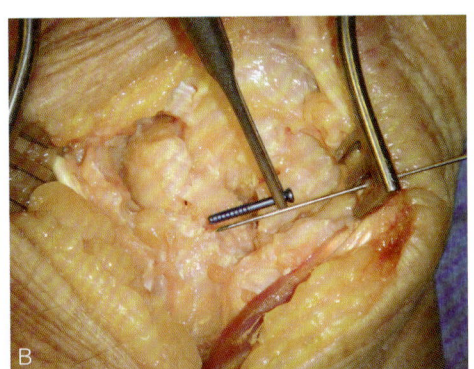

技术图4　A. 月骨-三角骨融合的关节面剥除过程(所有图形手指指尖朝上)。B. 用1枚半螺纹空心螺钉和1根导针进行月骨-三角骨融合的步骤。

舟月融合术

- 在Lister结节的尺侧做一个标准的背侧切口,纵向切开关节囊。
- 打入2根复位钢针,1根从掌屈的舟骨远端置入,朝向近端尺侧,另1根从背伸的月骨近端置入,朝向远端。
  - 当2根钢针向中间靠拢时关节复位。
- 剥除相对的关节面,从桡骨远端取骨移植。
- 用克氏针对舟骨和月骨进行复位,并用Kocher钳维持复位。
- 用X线透视确认舟骨-月骨复位。
- 用无头空心螺钉、多根1 mm或1.5 mm直径克氏针,或者U形钉稳定舟月关节。
- 常规关闭切口,敷料包扎,拇人字支具固定。
- 上述手术技术来源于已发表的文献[26]。

舟头融合术

- 在第3、4伸肌间室间做切口,然后在第2和第4伸肌间室之间纵向切开位于舟-头间隙上方的关节囊。
- 去除舟骨和头状骨之间的关节面至出血较活跃的骨松质。
- 用空心螺钉固定,需要在腕关节桡骨茎突表面做一个V形切口。从这个切口做桡骨茎突切除术后,会充分暴露舟骨的桡侧面。从舟骨向头状骨打入2根导针(从桡侧到尺侧)。
  - 桡骨茎突切除术可以方便克氏针的准确定位。
  - 加压螺钉(笔者的首选)、克氏针或者U形钉都可以用来固定。
- 切取桡骨远端骨松质移植到两块腕骨中间。
- 复位关节并打入导针固定,透视下确定导针的位置。
  - 维持舟月角在45°位左右。
- 将半螺纹加压螺钉穿过舟头间关节固定(技术图5)。
- 常规关闭切口,敷料包扎,支具固定。
- 上述手术技术来源于已发表的文献[1,3,4]。

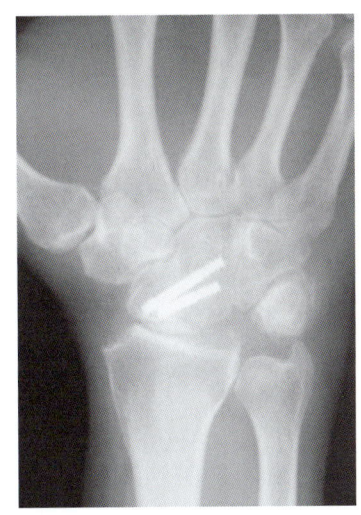

技术图5　用2枚无头空心加压螺钉行舟头融合术。术中还做了桡骨茎突切除术(指尖朝上)。

桡腕（桡月）关节融合术

- 取第3、4伸肌间室入路，然后如上所述切开韧带进入腕关节囊（技术图6）。
- 切除桡骨背侧高出月骨的唇缘便于显露。
- 维持总体骨的轮廓，用刮匙、咬骨钳或者弯骨刀切除桡骨-月骨对应的关节面。
- 透视下，纠正术前的VISI或者DISI畸形。
  - 用1根克氏针打入月骨背侧可以帮助复位。
- 复位后，用克氏针从桡骨穿到月骨以固定月骨在复位状态。
- 从桡骨远端或者髂嵴上取骨松质，紧密地填充到桡月关节掌侧面。
- 用克氏针、无头螺钉、U形钉或者小的接骨钢板将月骨固定于桡骨。
- 将剩余的骨移植物填充到桡月关节背侧。
- 常规关闭切口，支具固定。
- 上述手术技术来源于已发表的文献[14,27]。

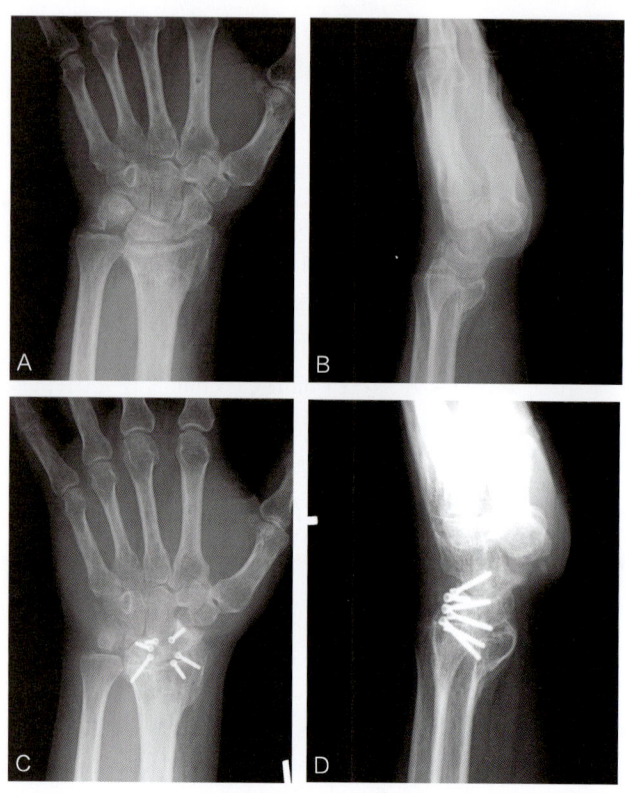

技术图6　A、B. 术前前后位和侧位X线片。C、D. 桡腕关节融合术后前后位和侧位X线片。

头月融合术

- 从第2掌骨基底至Lister结节做一背侧切口。
  - 按照前述使用第3、4伸肌间室入路
- 倒T字形切开关节囊暴露舟骨-月骨及头状骨-月关节。
- 切除部分桡骨茎突（～3 mm）及舟骨近极。
  - 使用克氏针固定舟骨远极与头状骨。
  - 另外，也可以切除全部舟骨。
- 剥除头状骨月骨关节面。
- 从桡骨远端或髂嵴取骨，植入上述关节间隙。
  - 三面皮质髂骨植骨能够维持腕部高度。
- 参照CHLT融合术，使用1根克氏针维持头状骨月骨位置。
- 参照CHLT融合术，从月骨近端尺侧角插入导针后将无头螺钉置入。
- 活动腕关节确保无碰撞。
- 常规关闭切口，支具固定。
- 上述手术技术来源于已发表的文献[12,15]。

要点与失误防范

要点

CHLT克氏针/无头螺钉融合术	• 为了更好地显露腕关节囊,切开伸肌支持带远端部分,从第3、4间室之间至Lister结节[2]。 • 切除舟状骨时注意保护掌侧桡舟头韧带,以避免医源性腕骨尺偏[2]。 • 切开关节囊时注意保留腕骨间背侧韧带及桡三角韧带[2]。
CHLT环形钢板	• 依次置入相互对应位置的螺钉并拧紧,以避免钢板位置异常[14]。
CHLT环形钢板及STT融合术	• 此处骨质较硬,可能需要高速磨钻适当去皮质[2]。
月骨-三角骨融合术	• 去皮质时保留掌侧25%的关节面以维持适当的腕骨间距离。
舟骨-月骨融合术	• 固定时,使用克氏针作为撬棍并用有齿血管钳固定克氏针以维持位置。
舟骨-头状骨融合术	• 腕骨间成角45°~60°。
桡月关节融合术	• 建议维持桡骨与月骨间正常关节间隙,以尽可能多地保留腕关节活动度。
头状骨-月骨关节融合术	• 髂骨植骨时,使用1.1 mm克氏针固定并检查屈伸活动,如果受限则调整植骨厚度[15]。

失误防范

CHLT克氏针/无头螺钉融合术	• 严重关节炎及老年患者术后预期疼痛改善及功能恢复相对较差[2]。 • 一个常见的错误是融合前没有完全矫正DISI畸形。这会导致术后腕关节活动受限。
CHLT环形钢板	• 背侧置入克氏针会影响锉骨及安装钢板[14]。 • 骨锉的最佳位置并非一定在4块骨头的中心。 • 钢板位置不佳会导致桡骨远端与钢板背侧间发生撞击[14]。
STT融合术	• 无头螺钉可能会导致腕中加压并改变关节运动学。 • 过度矫正舟月关节角度增大可能会降低术后关节活动度。
STT融合术及舟骨-头状骨融合术	• 组织分离及置入克氏针时可能会损伤及前臂外侧皮神经。
舟骨-月骨融合术	• 术后骨不连发生率极高,可能与骨头间活动度过大而接触面积较小有关。
桡月关节融合术	• 植骨块误入邻近关节会导致持续性疼痛。可以使用小号骨凿阻止植骨进入邻近关节。 • 防止克氏针穿入腕管。
头状骨-月骨融合术	• 避免过度加压,因为可能会引起髂骨移植物骨折,导致腕部高度降低[15]。

术后处理

- 术后用短臂石膏固定,10~14日切口拆线。
- 一般要制动8~12周,但是如果应用螺钉获得了稳定的固定就可以缩短制动时间。
- 第1次术后随访要拍摄X线片,以后每次复诊都要拍片,直到融合部位骨质愈合。
- 这时,钢针可以取出,改用腕关节功能性支具固定,但允许在康复治疗中在可控活动范围内进行腕部活动。
- 在手术后12~16周加强功能练习。

预后

- 骨不连发生率在4%~63%,取决于融合关节的种类和施加在融合关节上的压力[5,11,18,26]。
- 腕关节部分融合,大约要损失25%握力[5,11,18,26]。
- 大约50%的患者会出现慢性腕关节疼痛[5,11,18,26]。
- 对于Ⅰ期和Ⅱ期的SLAC关节炎,四角腕关节融合的临床效果和近排腕骨切除术相似(图1)[10,28,35]。
- Ⅲ期的SLAC关节炎可以用四角腕关节融合术或者近排腕骨切除术加腕背关节囊修补术治疗[28]。

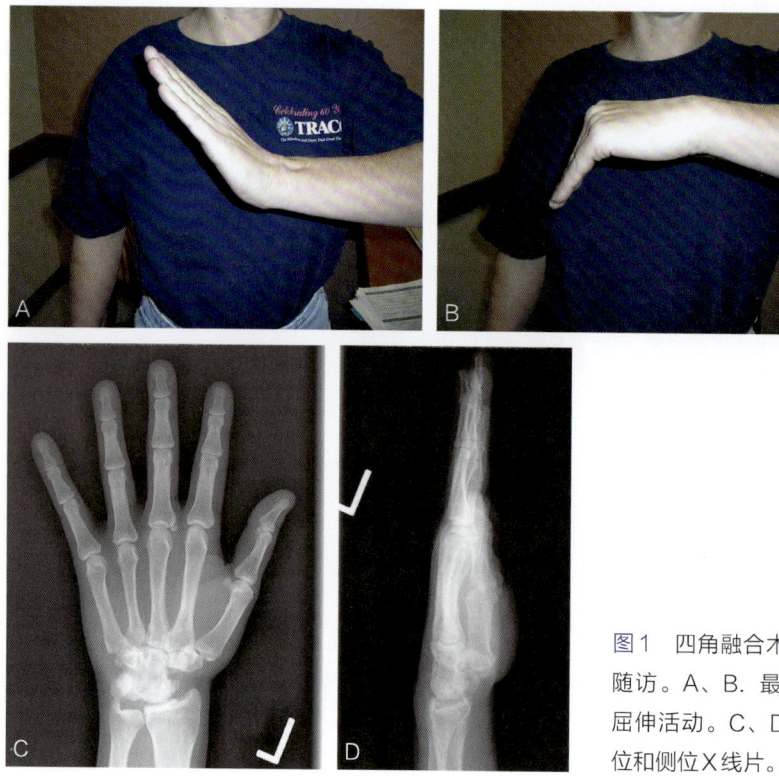

图1 四角融合术后9年随访。A、B. 最大的腕屈伸活动。C、D. 前后位和侧位X线片。

- 年龄在35岁以下的患者近排腕骨切除术后,主动和被动功能会随时间逐渐下降,最终需要行腕关节融合[28]。
- 用环形钢板做头骨-月骨-三角骨-钩骨关节融合是一个新的趋势。Weiss等[34]报道骨愈合率接近100%,并且患者满意程度高[14]。然而,几个随后的研究报道了此手术相对于传统固定方法的高骨不连率、高内固定失败率、高疼痛评分和总体的患者低满意率[8,16,25,29]。
- 近来,有研究者应用锁定透X线的聚醚醚酮(PEEK)环形钢板,术后融合率92%,关节活动度及握力分别为健侧的66%及70%,取得了良好的功能效果[21]。
- 生物力学分析显示,与克氏针及背侧环形钢板相比,使用背侧锁定环形钢板进行四角关节融合术能达到更加稳定的固定效果[17]。
- 采用月骨切除及STT融合术治疗Kienböck导致的月骨塌陷,平均随访67个月,尽管存在舟状骨向月骨窝移位的趋势,患者关节运动保留,疼痛缓解,提示月骨切除后存在发生进展性桡舟关节炎的风险[19]。
- 应用舟骨-头状骨融合术治疗体力劳动者慢性舟月不稳定,术后随访10年时,屈伸活动弧87°,桡尺偏41°,握力为正常的60%,疼痛缓解,90%重返工作。桡腕关节炎发生率30%[22]。
- 在一项小样本研究中,采用三面皮质髂骨植骨、舟骨近极切除、舟骨远极头状骨融合、桡骨茎突切除进行头状骨月骨关节融合术,术后随访4年,融合率100%,Mayo腕关节评分为正常的70%[15]。
- 一项随访10年的研究显示,头月融合术后活动度减少25°,力量损失6 kg,11例患者中有8例获得无痛功能性腕关节[12]。
- 使用无头螺钉进行四角关节融合术,融合率94%,屈伸活动弧71°,腕高正常,握力80%[24]。

并发症

- 针道感染。
- 骨髓炎。
- 月骨缺血性坏死。
- 桡月骨关节炎。
- 反射性交感神经营养不良。
- 肌腱断裂。
- 腕持续性疼痛。
- 骨不连。
- 融合部位骨折。
- 神经失用症。
- 内固定失败。
- 神经瘤。
- 假关节形成。

(贾亚超 译,贾亚超 审校)

参考文献

[1] Baratz ME, Rosenwasser MP, Adams BD, et al. Scaphocapitate fusion with lunate excision. In: Baratz ME, Rosenwasser MP, Adams BD, et al, eds. Wrist Surgery: Tricks of the Trade. New York: Thieme, 2006:167-169.

[2] Baratz ME, Rosenwasser MP, Adams BD, et al. Scaphoid excision with capitolunate triquetohamate arthrodesis. In: Baratz ME, Rosenwasser MP, Adams BD, et al, eds. Wrist Surgery: Tricks of the Trade. New York: Thieme, 2006:133-134.

[3] Baratz ME, Rosenwasser MP, Adams BD, et al. Scaphotrapeziotrapezoid joint fusion. In: Baratz ME, Rosenwasser MP, Adams BD, et al, eds. Wrist Surgery: Tricks of the Trade. New York: Thieme, 2006:138-140.

[4] Berger RA, Bishop AT, Bettinger PC. New dorsal capsulotomy for the surgical exposure of the wrist. Ann Plast Surg 1995;35:54-59.

[5] Brown RE, Erdmann D. Complications of 50 consecutive limited wrist fusions by a single surgeon. Ann Plast Surg 1995;35:46-53.

[6] Burge PD. Scaphotrapeziotrapezoid and scaphocapitate fusions. In: Berger RA, Weiss AP, eds. Hand Surgery. Philadelphia: Lippincott Williams & Wilkins, 2004:1299-1308.

[7] Burgess RC. The effect of a simulated scaphoid malunion on wrist motion. J Hand Surg Am 1987;12(5 pt 1):774-776.

[8] Chung KC, Watt AJ, Kotsis SV. A prospective outcomes study of four-corner wrist arthrodesis using a circular limited wrist fusion plate for stage II scapholunate advanced collapse wrist deformity. Plast Reconstr Surg 2006;118:433-442.

[9] Cohen MS. Four-corner fusions. In: Berger RA, Weiss AP, eds. Hand Surgery. Philadelphia: Lippincott Williams & Wilkins, 2004:1309-1318.

[10] Cohen MS, Kozin SH. Degenerative arthritis of the wrist: proximal row carpectomy versus scaphoid excision and four-corner arthrodesis. J Hand Surg Am 2001;26(1):94-104.

[11] Dacho A, Grudel J, Holle G, et al. Long-term results of midcarpal arthrodesis in the treatment of scaphoid nonunion advanced collapse (SNAC-wrist) and scapholunate advanced collapse (SLAC-wrist). Ann Plast Surg 2006;56:139-144.

[12] Delclaux S, Rongières M, Aprédoaei C, et al. Capitolunate arthrodesis: 12 patients followed-up an average of 10 years [in French]. Chir Main 2013;32(5):310-316.

[13] Düppe H, Johnell O, Lundborg G, et al. Long-term results of fracture of the scaphoid. A follow-up study of more than thirty years. J Bone Joint Surg Am 1994;76(2):249-252.

[14] Enna M, Hoepfner P, Weiss AP. Scaphoid excision with four-corner fusion. Hand Clin 2005;21:531-538.

[15] Giannikas D, Karageorgos A, Karabasi A, et al. Capitolunate arthrodesis maintaining carpal height for the treatment of SNAC wrist. J Hand Surg Eur Vol 2010;35:198-201.

[16] Kendall CB, Brown TR, Millon SJ, et al. Results of four-corner arthrodesis using dorsal circular plate fixation. J Hand Surg Am 2005;30(5):903-907.

[17] Kraisarin J, Dennison DG, Berglund LJ, et al. Biomechanical comparison of three fixation techniques used for four-corner arthrodesis. J Hand Surg Eur Vol 2011;36:560-567.

[18] Larsen CF, Jacoby RA, McCabe SJ. Nonunion rates of limited carpal arthrodesis: a meta-analysis of the literature. J Hand Surg Am 1997;22(1):66-73.

[19] Lee JS, Park MJ, Kang HJ. Scaphotrapeziotrapezoid arthrodesis and lunate excision for advanced Kienböck disease. J Hand Surg Am 2012;37(11):2226-2232.

[20] Linscheid RL, Dobyns JH, Beaubout JW, et al. Traumatic instability of the wrist. Diagnosis, classification, and pathomechanics. J Bone Joint Surg Am 1972;54(8):1612-1632.

[21] Luegmair M, Houvet P. Effectiveness of four-corner arthrodesis with use of a locked dorsal circular plate. Clin Orthop Relat Res 2012;470:2764-2770.

[22] Luegmair M, Saffar P. Scaphocapitate arthrodesis for treatment of scapholunate instability in manual workers. J Hand Surg Am 2013;38(5):878-886.

[23] Mack GR, Bosse MJ, Gelberman RH, et al. The natural history of scaphoid non-union. J Bone Joint Surg Am 1984;66(4):504-509.

[24] Ozyurekoglu T, Turker T. Results of a method of 4-corner arthrodesis using headless compression screws. J Hand Surg Am 2012;37(3):486-492.

[25] Shindle MK, Burton KJ, Weiland AJ, et al. Complications of circular plate fixation for four-corner arthrodesis. J Hand Surg Eur Vol 2007;32(1):50-53.

[26] Siegel JM, Ruby LK. A critical look at intercarpal arthrodesis: review of the literature. J Hand Surg Am 1996;21(4):717-723.

[27] Taliesnik J. Radiolunate arthrodesis. In: Blair WF, ed. Techniques in Hand Surgery. Baltimore: Williams & Wilkins, 1996:879-886.

[28] Tomaino MM, Miller RJ, Cole I, et al. Scapholunate advanced collapse wrist: proximal row carpectomy or limited wrist arthrodesis with scaphoid excision? J Hand Surg Am 1994;19(1):134-142.

[29] Vance MC, Hernandez JD, DiDonna ML, et al. Complications and outcome of four-corner arthrodesis: circular plate fixation versus traditional techniques. J Hand Surg Am 2005;30(6):1122-1127.

[30] Watson HK, Ashmeade D IV, Makhlouf MV. Examination of the scaphoid. J Hand Surg Am 1988;13(5):657-660.

[31] Watson HK, Ballet FL. The SLAC wrist: scapholunate advanced collapse pattern of degenerative arthritis. J Hand Surg Am 1984;9(3):358-365.

[32] Watson HK, Weinzweig J. Intercarpal arthrodesis. In: Green DP, Hotchkiss RN, Pederson WC, eds. Green's Operative Hand Surgery, ed 4. New York: Churchill Livingstone, 1999:108-130.

[33] Watson HK, Weinzweig J, Zeppieri J. The natural progression of scaphoid instability. Hand Clin 1997;13:17-34.

[34] Weiss AP. Principles of limited wrist arthrodesis. In: Berger RA, Weiss AP, eds. Hand Surgery. Philadelphia: Lippincott Williams & Wilkins, 2004:1289-1298.

[35] Wyrick JD. Proximal row carpectomy and intercarpal arthrodesis for the management of wrist arthritis. J Am Acad Orthop Surg 2003;11:277-281.

第109章 全腕关节融合术
Complete Wrist Arthrodesis

John C. Elfar and Andrew D. Markiewitz

定义

- 当腕关节的各组成关节丧失旋转功能时就会发生关节炎，从而损害正常的腕关节运动。
- 腕关节炎可以由很多种原因导致，包括骨性关节炎、退行性关节炎和炎性关节炎。
- 腕关节融合术是在牺牲腕关节活动为代价的基础上缓解疼痛的。

解剖

- 腕关节可能是全身最复杂的关节。
- 腕部的8块腕骨能协调在多个平面上运动，这是由连接它们的韧带复合体来控制完成的。
  - 单根韧带的断裂会导致不相邻的腕骨间发生退行性变化，有时这种退变也发生在其他部位。
  - 未经治疗的骨折可能导致畸形愈合或骨不连，进而破坏腕关节功能障碍。
- 广义上讲，腕骨可分为远、近两排。
  - 远排腕骨，包括大多角骨、小多角骨、头状骨和钩骨，与手掌紧密相连，与掌骨间的相对活动度较小。
  - 腕关节最重要的活动在近排腕骨，分别是舟骨、月骨和三角骨。近排腕骨允许腕关节屈曲、伸直、桡偏、尺偏和旋转。

发病机制

- 多种病理过程最终都会导致腕关节的破坏，因此很难对导致终末期关节炎的病理过程做一个简单描述，大多数终末期关节炎需行全腕关节融合治疗。

自然病程

- 腕关节退变的病因、常见发病模式、病情的进展将在其他章节内详述。

病史和体格检查

- 患者常主诉疼痛和关节僵硬，疼痛导致腕关节功能受限，腕部力量减弱。
  - 如果病变不是累及优势手的腕关节，大多数患者并不是很担心活动度的丧失。
  - 如果是累及优势手的腕关节，即使会在治疗后出现轻度的持续性疼痛，患者也更倾向于保留一定的活动度。在这种情况下，很少实施全腕关节融合术。
- 体检阳性体征包括压痛、软组织肿胀、活动度减小和运动时疼痛。与同龄人或健侧肢体对比，捏力和握力降低。

影像学和其他诊断性检查

- 腕关节炎诊断需拍摄标准的前后位和侧位X线片。
  - 这些X线片常常能够揭示腕关节退变的原因、病程和进展。
  - 要特别注意腕骨的排列和骨质的情况是否适合融合和固定。
- 如果腕关节炎没有累及腕中关节或者近排腕骨，CT检查有助于决定实施部分融合术或其他补救性手术。

鉴别诊断

- 局限性腕关节炎。
- 关节外挛缩（包括钙化性肌腱炎）。
- 炎性腕关节炎或滑膜炎（例如：风湿性关节炎、痛风、假痛风）。
- 感染。
- 创伤后改变。
- 结缔组织疾病。

非手术治疗

- 对绝大多数患者而言，腕关节炎的第一步治疗都是非手术治疗。
  - 非类固醇类抗炎药物治疗（NSAID）。
  - 针对病因的药物治疗（如果导致退行性病变过程的原因能够准确查明）。
  - 支具固定。
    - 定制的短拇人字形支具允许拇指指间关节活动，但是限制腕关节活动。
    - 带衬垫手套（类似举重或骑行手套）能够减少手指抓握时腕部运动与负荷。

- 应该避免使用麻醉类药品，因为可能发生成瘾或依赖。
- 腕部局部注射类固醇药物。
  - 注意无菌操作。如果关节破坏严重、治疗方法有限，可根据需要重复注射。

手术治疗

- 减少腕关节活动的手术方案，包括腕关节部分融合术和近排腕骨切除术，要在行全腕关节融合术之前考虑应用，特别是腕关节屈伸活动在60°以上且同时只有孤立关节退变的患者应用。
- 腕关节置换术目前尚不成熟，并且翻修率较高，内植物设计也经常发生改变。
  - 腕关节置换术可致骨量的丢失，因此置换术后失败再做关节融合会非常困难。
- 全腕关节融合术是多种原因导致的腕关节退变终末阶段的最终治疗措施，或者作为以上所述的其他局限性治疗措施失败后的补救措施。
  - 全腕关节融合术疗效可靠，可为腕关节稳定性要求较高的患者提供稳定的腕关节[1,2,13,15]。
  - 对做过下肢关节置换需要上肢支撑身体来离床活动的患者，腕关节融合术通常被认为是一种可靠的治疗措施。
- 腕关节融合中2个最常用术式分别是钢板融合术和钉棒融合术[2,8,15]。有研究提出应用锁定髓内钉以限制背侧钢板突出[10]。
- 在这两种方法中选择时首先要考虑融合的位置、骨的质量、软组织覆盖和将来发生感染的可能性。
  - 当腕关节融合在背伸20°～30°位时，可以获得最大的握力。提倡融合在该角度的术者喜欢应用该角度解剖钢板和螺丝钉固定腕关节于此位置[2,4,16]。腕关节直形融合钢板也可以应用，包括螺钉和钢板在内的所有装置的尺寸必须能和桡骨、掌骨相匹配。
  - 用钉棒进行腕关节中立位融合能更好地适应日常活动，包括会阴护理[2,3,5,13]。
  - 钉板固定的稳定性依赖于螺钉牢靠的固定和良好的软组织覆盖。如果没有高质量的骨头和有活力的软组织，例如患有严重类风湿关节炎的患者，钉棒固定可能更好。
  - 在那些同时服用缓解病情药物的患者，要考虑到迟发感染的可能。这些患者需要取出内固定，与钢板相比，钉棒更容易取出。

术前计划

- 评估患者是否合并其他腕部疾病，包括第1腕掌关节炎、腕管综合征。融合手术时如不同时处理腕管综合征可能会导致症状突然加重，需要急诊处理。
- 应用阿司匹林的患者不需停药，氯吡格雷（波立维）应该停药来避免出血和皮瓣相关的并发症。国际标准化比值（INR）保持在2～2.5时，可继续应用华法林（可密定）。控制病情药物的使用由手术医生慎重决定[12]。
- 做腕关节融合术前应回顾X线片。应特别注意骨质量及腕骨序列的情况。如果之前曾行桡骨手术，可能需要定制个性化的钢板。
- X线透视设备用于术中评估。关闭切口前应对准确的对线、对位和内植物的长度予以确认。

体位

- 患者仰卧，患手外展置于搁手台上。
- 在上臂垫棉垫后安放止血带。
- 麻醉之前，要估计一下患者肩部最舒适的体位。搁手台高度不能高于肩部。这一步骤对患有类风湿关节炎伴有关节活动受限的患者尤为重要。

入路

- 2种关节融合术都采用标准的腕关节背侧入路[11,14-16]。取Lister结节尺侧的纵向背侧正中切口。
- 从腱鞘内游离出拇长伸肌腱后向桡侧牵开[11,14]。
- 将第4伸肌间室从桡骨远端背侧骨膜下掀起后向尺侧牵开。
  - 可以将骨间后神经游离并切断以缓解疼痛。
- 背侧关节囊可以沿皮肤切口方向切开，然后抬高腕骨[14]。
- 该切口暴露充分，可以同时做一些相关手术，如尺骨远端切除术和背侧腱鞘切除术。

钢板和螺钉融合术

- 除了上述入路外,第3掌骨近端也要骨膜下剥离暴露。
- 暴露桡舟关节、桡月关节、舟头关节、头月关节和第3腕掌关节(技术图1A),清除所有残留的关节软骨和软组织,暴露软骨下骨质。
  - 维持腕骨的整体几何形态,使处理过的腕骨能有效地融合在一起。
  - 用15号刀片、小刮匙和咬骨钳通常足以去除关节面。用水冷式动力磨钻或者应用直径为1.2 mm光滑克氏针在关节表面反复穿洞有时很有效。
  - 月骨-三角骨、三角骨-钩骨、舟骨-大、小多角骨和头骨-钩骨关节如果没有关节炎,可以保留关节面。
  - 如果患者希望通过二次手术取出钢板,那么第2和第3腕掌关节可以完整保留。这就将融合局限于桡腕和腕中关节,而保留腕掌关节的活动度。
- 从桡骨远端以两种方式获得自体骨移植,一种是骨皮质骨松质移植,另一种是骨松质骨条。对于骨质疏松患者,可选用骨移植替代材料。
  - 小心避免弄断桡骨远端的桡侧皮质(否则会丧失稳定性),然后取出拟放入钢板位置的骨皮质。
  - 用1.2 mm克氏针钻出移植物的轮廓,然后用一个锋利的骨刀凿取骨质。
- 取下移植物后,从该部位切取骨松质然后紧密填塞到处理好的骨面。
  - 在腕关节严重畸形的病例,可以用克氏针临时固定腕关节来维持对位对线。
  - 植骨量较大时,应该从骨盆取骨。取合适长度和宽

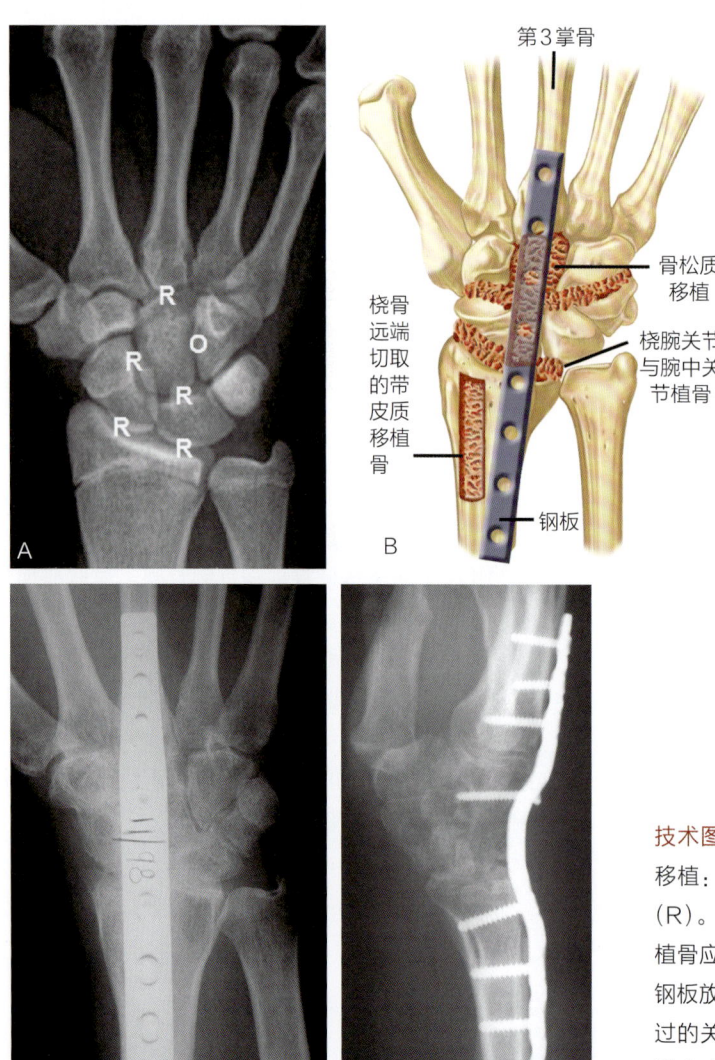

技术图1 A. 腕内关节面已经剥除并完成骨移植;可选择融合关节(O);必须融合关节(R)。B. 应用从桡骨远端切取的骨移植物,植骨应嵌入第3掌骨基底和桡骨远端之间,将钢板放在其表面。将骨松质移植物填塞到处理过的关节之间。C、D. 用背侧钢板行腕关节融合术的正位和侧位X线片(C、D的版权:P. J. Stern, MD)。

度的骨皮质、骨松质填充缺损部位。
- 将骨皮质、骨松质移植到第3掌骨基底和桡骨远端之间的间隙中。
  - 骨移植物应放置于钢板的正下方(技术图1B)。
- 选择合适的腕关节融合钢板,确保远端位于第3掌骨上并用合适的螺钉固定。
  - 钢板种类分为长弯、短弯和直形钢板(Synthes, West Chester, USA)。
  - 在有些病例,可能选用第2掌骨,而不是第3掌骨。
- 将腕骨对齐排列、处理过的关节复位及填充植骨后,用合适尺寸的螺钉将钢板以加压方式固定到桡骨远端。

然后打入其他的螺钉完成固定(技术图1C、D)。
- 将剩余的骨移植物填塞到处理过的关节间隙或者其周围。
- 用可吸收线缝合关节囊。如果需要,将伸肌支持带横行劈开,将一部分伸肌支持带缝合到肌腱下方,来覆盖钢板上方的突出部分。将另一部分缝合到肌腱的浅面来防止肌腱呈"弓弦样"畸形。将拇长伸肌腱置于皮下。常规关闭切口。
  - 强烈建议放置引流,特别是应用抗凝药物的患者。
- 消毒敷料包扎后,用不超过肘关节的前臂掌侧支具固定。

Steinmann棒腕关节融合术

- Steinmann棒腕关节融合和上面描述的方法相似,尤其适用于有进展性炎性关节炎的患者。
  - 由于存在大量骨量丢失和严重畸形,不可能精确地处理和复位关节,因此该手术的目的仅是融合关节而已。
  - 通常,从桡骨远端获得的自体骨松质移植物填充到处理的腕骨表面。
- 用一根髓内Steinmann棒插入第3掌骨头来完成固定(技术图2A~D)。
  - 作为替代方案,可以将2根棒插入第2、3和第3、4掌骨间隙(技术图2E、F)。这通常选用细针,与桡骨干形成交叉固定。
- 通过在第3掌骨头放置1枚髓内钉,需要再做背侧指蹼间隙矢状面的切口。
  - 最终可能需做掌指关节置换术。
- 选择适合置入掌骨的直径最大的髓内钉,将其逆行穿过复位的腕关节打入桡骨中。
  - 第2根较细的防旋钉可以经桡骨茎突穿入腕和掌骨,以防止旋转。
  - 或者,如图B所示采用8字钢丝环绕第3掌骨和桡骨来加压固定。
- 如果腕掌关节已做过置换术,那么用2根细Steinmann针通过第2和第3指蹼间隙固定。
- 同上所述关闭切口。

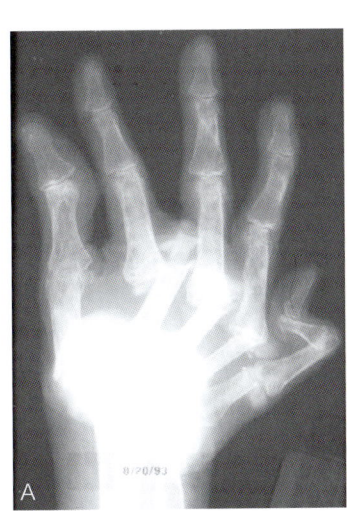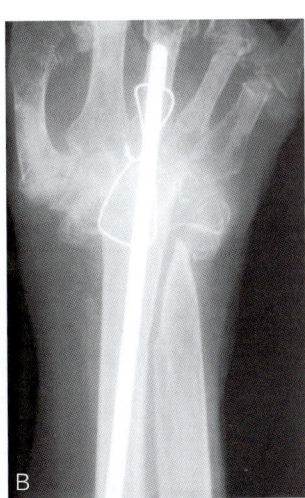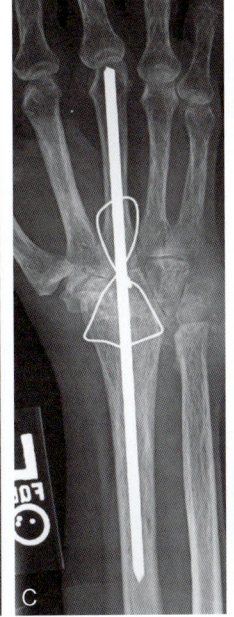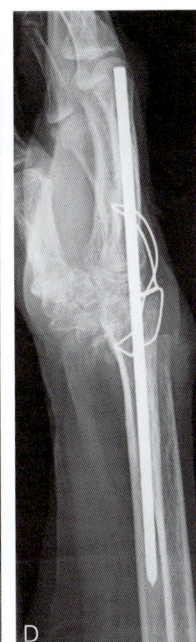

技术图2　A、B. 继发于类风湿关节炎的复杂关节破坏,用1根髓内钉和钢丝固定。在远侧桡尺关节出现尺骨撞击。C、D. 另一位腕关节病情较轻的患者行Darrach切除术和腕关节融合。

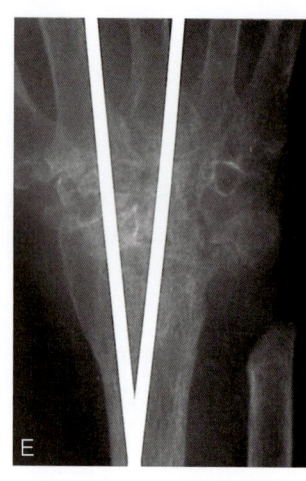
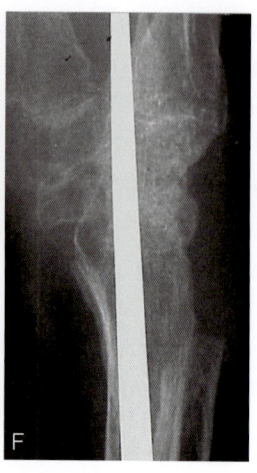

技术图2（续） E、F. 在一位类风湿关节炎患者分别用2根Steinmann棒通过第2、3和第3、4掌骨间隙固定后的正位和侧位X线片（A~D的版权：P. J. Stern, MD；E、F的版权：Thomas R. Hunt III, MD）。

要点与失误防范

- 第3掌骨应该与桡骨对齐。应用钢板时对齐是必需的。
- 患者倾向于轻度背伸，而无明显尺偏和桡偏。明显的屈曲或桡偏会导致力量减弱等问题。僵硬与中立位的患者倾向中立位。
- 一般不推荐双侧融合，但很少会影响功能[2]。
- 如果近排腕骨移位，切除近排腕骨后进行融合术能取得较好的效果[4]。
- 如果尺骨头存在关节炎，需要采用Darrach术、半切除术或置换术进行处理，否则可能导致术后疼痛。
- 如果因为患者骨质疏松而采用锁定钢板，桡骨及掌骨第1枚螺钉应使用非锁定螺钉，将钢板压向骨头。

术后处理

- 术后2周佩戴可拆卸的支具，进行主动的手指屈、伸、旋前、旋后功能练习。
- 骨质疏松患者建议短期使用拇指人字石膏，随后转为夹板固定。
- 患者由于背侧肿胀导致的伸指受限可以佩戴伸指支具进行动力训练，直到能够完全背伸手指。
- 直到X线片证实骨已经完全愈合才能做高强度的功能练习。愈合通常需要6~8周的时间，但是吸烟者要延长。合并其他疾病者也可能影响愈合率。刺激骨愈合的仪器（超声波）可能会促进骨愈合，特别是对于存在危险因素的患者。
- 如果患者的依从性差，在钢板固定融合术后佩戴支具固定患肢4周。
- 使用Steinmann棒融合时，支具保护4~6周，直至患腕无痛为止。
- 治疗要根据所做的其他手术进行适当调整。

并发症

- 感染。
- 骨不连、延迟愈合、畸形愈合。
- 腕背触痛。
- 肌腱粘连和断裂。
- 神经瘤形成，复杂局部疼痛综合征。
- 固定钉移位。
- 伤口裂开。

预后

- 腕关节融合术报道关节融合率高，患者满意率高，并发症发生率低[1,5,7-9,15]。因此，全腕关节融合适用于不能耐受二次手术的患者。
- 在类风湿关节炎的患者，钢板固定比髓内钉棒固定有更高的满意率（74% vs. 37%），但钢板固定可能需要做肌腱松解术或融合术后二次取出[1,13]。而且，满意率可能会受到患者基础疾病的影响。
- Housian和Schrøder[6]发现钢板取出（15%）通常是由于上述并发症的发生，取出钢板能很好地缓解症状。

（贾亚超 译，贾亚超 审校）

参考文献

[1] Barbier O, Saels P, Rombouts JJ, et al. Long-term functional results of wrist arthrodesis in rheumatoid arthritis. J Hand Surg Br 1999;24(1):27-31.

[2] Calundruccio JH. Osteoarthritis of the wrist. In: Trumble TE, ed. Hand Surgery Update 3. Rosemont, IL: American Academy of Orthopaedic Surgeons, 2003:528-529.

[3] Clendenin MP, Green DP. Arthrodesis of the wrist: complications and their management. J Hand Surg Am 1981;6:253-257.

[4] Hartigan BJ, Nagle DJ, Foley MJ. Wrist arthrodesis with excision of the proximal carpal bones using the AO/ASIF wrist fusion plate and local bone graft. J Hand Surg Br 2001;26(3):247-251.

[5] Hayden RJ, Jebson PJ. Wrist arthrodesis. Hand Clin 2005;21:631-640.

[6] Houshian S, Schrøder HA. Wrist arthrodesis with the AO titanium wrist fusion plate: a consecutive series of 42 cases. J Hand Surg Br 2001;26(4):355-359.

[7] Jebson PJ, Adams BD. Wrist arthrodesis: review of current techniques. J Am Acad Orthop Surg 2001;9:53-60.

[8] Krimmer H. Radiocarpal and total wrist arthrodesis. In: Berger RA, Weiss AP, eds. Hand Surgery. Philadelphia: Lippincott Williams & Wilkins, 2004:1319-1337.

[9] Mack GR, Bosse MJ, Gelberman RH, et al. The natural history of scaphoid non-union. J Bone Joint Surg Am 1984;66(4):504-509.

[10] Orbay JL, Feliciano E, Orbay C. Locked intramedullary total wrist arthrodesis. J Wrist Surg 2012;1(2):179-184.

[11] Ruby LK, Stinson J, Belsky MR. The natural history of scaphoid nonunion. A review of fifty-three cases. J Bone Joint Surg Am 1985;67(3):428-432.

[12] Thorsness RJ, Hammert WC. Perioperative management of rheumatoid medications. J Hand Surg Am 2012;37(9):1928-1931.

[13] Toma CD, Machacek P, Bitzan P, et al. Fusion of the wrist in rheumatoid arthritis: a clinical and functional evaluation of two surgical techniques. J Bone Joint Surg Br 2007;89(12):1620-1626.

[14] Weil C, Ruby LK. The dorsal approach to the wrist revisited. J Hand Surg Am 1986;11(6):911-912.

[15] Weiss AC, Wiedeman G Jr, Quenzer D, et al. Upper extremity function after wrist arthrodesis. J Hand Surg Am 1995;20(5):813-817.

[16] Weiss AP, Hastings H II. Wrist arthrodesis for traumatic conditions: a study of plate and local graft application. J Hand Surg Am 1995;20(1):50-56.

第110章 腕关节置换术
Wrist Implant Arthroplasty

Thomas Ebinger and Brian D. Adams

定义

- 腕关节是终末期关节退变的常见部位,特别是风湿病患者。骨性关节炎和继发于桡骨远端骨折、舟骨骨不连进行性塌陷(SNAC)、舟月进行性塌陷(SLAC)的创伤后关节炎是导致晚期关节炎的其他常见原因。
- 在以往,治疗终末期腕关节退变和疼痛的金标准是腕关节融合术。关节融合术能够有效减轻疼痛且效果可靠,但会导致严重的功能丧失,特别是对于双侧腕关节炎患者[1,9,13]。
- 相对全腕关节融合术而言,全腕关节置换术能够在缓解疼痛的同时保留腕关节的运动功能。术后保留能够满足日常生活的活动度及力量。
- 保留腕关节活动功能对于多关节受累患者及功能要求高的患者尤其重要[9]。
- 和其他关节置换术一样,早期的腕关节假体远期效果较差[2,3,7]。
- 自从40多年前带关节假体出现后,全腕关节置换术不断发展进步。设计上的进步包括:假体远端固定于腕骨而不是掌骨;腕骨间融合为假体提供更加充分和牢固的固定;腕骨间固定螺钉增强;有限的骨切除;保留腕关节囊;无骨水泥固定;活动范围更大的半限制性椭圆关节;保留下尺桡关节。
- 通过假体材料、设计及固定技术的改进,全腕关节置换术已经成为治疗终末期腕关节炎的一种有效方法。
- 腕关节置换术后,患者必须终身限制腕部活动才能获得持久的效果。
- 在美国当今最流行的3种腕关节假体是Re-Motion(Small Bone Innovations, Inc., Morrisville, PA)、Maestro(Biomet, Warsaw, IN)及最新的Freedom(Integra LifeSciences, Plainsboro, NJ)(图1)。Freedom腕关节假体是在Universal 2(Integra LifeSciences)的基础上发展而来的。
  - Re-Motion全腕关节假体的可活动式衬垫与腕骨固定在一起,理论上能够改善运动功能、转移负载,减少可能导致假体松动的应力。
  - Maestro人工腕关节允许切除近排腕骨,近端为聚乙烯凹面。也可单独使用远端假体进行半腕关节置换术。
  - Freedom腕关节假体为最新产品,具有解剖型关节结构,从而提供生理性腕关节活动,增加固定牢靠性。

解剖

- 腕关节包括桡骨远端关节面、尺骨远端、三角纤维软骨复合体、近排和远排共8块腕骨,以及5块掌骨的基底。
- 4个重要的关节依次是:桡腕关节、腕中关节、腕掌关节

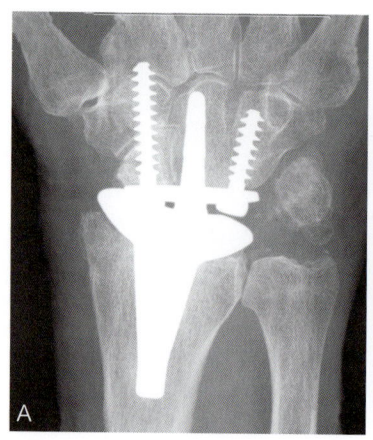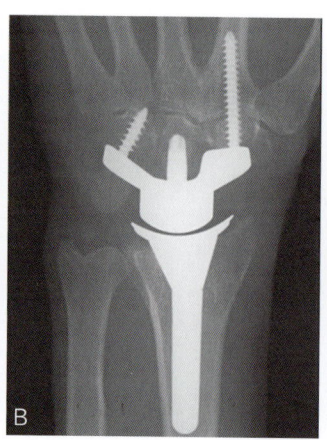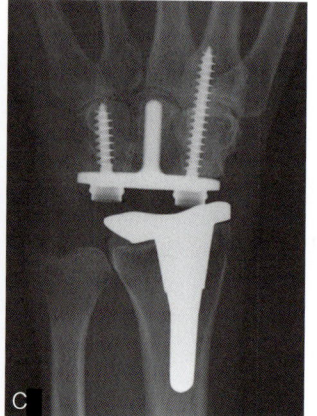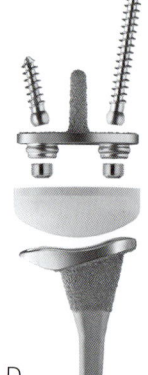

图1　A～D. 全腕关节置换术假体(自左至右):Re-Motion(Small Bone Innovations),Maestro(Biomet),Universal 2(Integra LifeSciences)及Freedom(Integra LifeSciences)。

和远侧桡尺关节。
- 除了腕关节囊,众多骨间、内源性及外源性韧带均能提供腕关节稳定性。内源性韧带多在腕骨间,位于关节内,而外源性韧带位于关节囊内。
- 在近端,腕关节运动的中心位于桡骨髓腔的尺侧。桡骨远端关节面的正常解剖参数是掌倾11°,尺偏22°。
- 尺骨变异取决于尺骨和桡骨的相对长度,正变异提示尺骨更长。人群中大约70%为中性。
- 桡骨远端的半月切迹为远侧桡尺关节提供了关节面。强大的桡尺掌背侧韧带为远侧桡尺关节提供了稳定性。目前的假体系统被设计来保留DRUJ的韧带及关节面。
- 腕关节的运动中心靠近头状骨的头部。

发病机制

- 严重腕关节炎通常由类风湿关节炎引起。
  - 类风湿关节炎的早期病变为滑膜对应部位如舟骨腰部及尺骨头凹处关节微小破坏。
  - 进展性类风湿关节炎会引起桡偏及腕部尺侧移位(图2A),进一步导致腕骨旋后及掌侧半脱位(图2B)。
  - 远侧桡尺关节畸形在类风湿关节炎患者很常见,会导致尺骨背侧半脱位,即尺骨头综合征。
  - 进展性类风湿疾病可能会引起韧带损害及骨质破坏,导致腕关节畸形及功能下降。
- 创伤后关节炎可能在桡骨远端关节内骨折及腕骨骨折脱位后数年发生。桡骨畸形愈合会进一步增加关节置换的难度,但通过合理的计划及熟练的技术仍旧可以获得满意的结果。
- 舟骨骨不连进行性塌陷腕及舟月骨进行性塌陷腕是导致非类风湿性腕关节炎最常见的原因,通常具有明确的退变规律及轻度畸形。

自然病程

- 无论何种原因导致的终末期腕关节破坏,其结果都是腕关节疼痛,运动和功能明显受限。
- 除了疼痛及功能丧失外,畸形还会带来美观问题。
- 炎症性关节炎可能会引起严重的畸形及骨缺损而无法进行关节置换术。

病史和体格检查

- 确认患者存在严重疼痛,需要关节置换术。
- 术前评估的主要因素包括年龄、活动需求、优势手、对侧腕关节炎、使用助行器及职业。
- 对于类风湿患者,置换术前应使用药物控制病情,以免降低关节假体使用寿命[12]。
- 下肢手术包括全髋或膝置换术应在腕关节置换术前进行,以免康复过程中腕关节假体负重。
- 对活动要求低,期望缓解疼痛的老年患者最适合进行腕关节置换术。这些患者能够接受中等的关节运动及力量,从而避免假体应力。
- 对于年轻患者,如果腕关节功能能够被代偿,特别是非

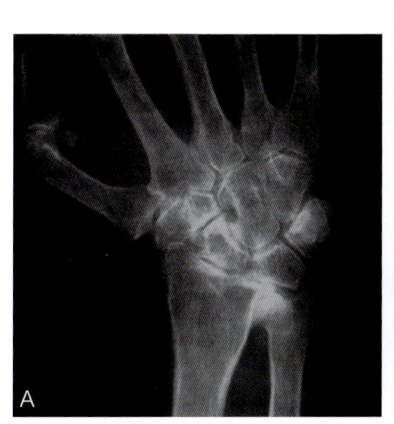
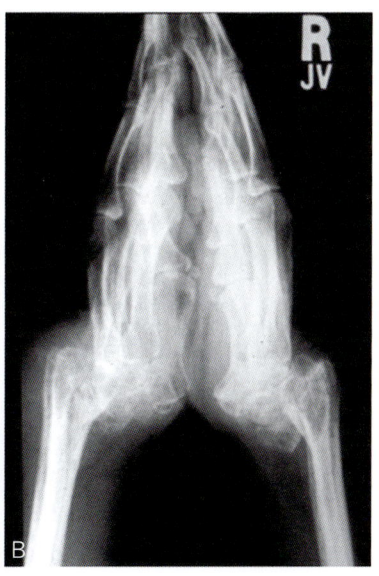

图2 A. 类风湿腕关节炎患者正位X线片显示尺腕关节移位及桡偏畸形。
B. 侧位片显示严重关节炎及腕骨掌侧半脱位。

优势腕受累,也可进行关节置换术。

影像学和其他诊断性检查

- 术前拍摄标准前后位、侧位及斜位 X 线片以评估疾病范围程度、对线情况及骨量。
- 对于类风湿关节炎患者,拍摄颈椎 X 线片以评估稳定性。

鉴别诊断

- 类风湿关节炎。
- 创伤后关节炎。
- 骨性关节炎,包括舟骨骨不连进行性塌陷腕及舟月骨进行性塌陷腕。
- 缺血性坏死(例如 Kienböck 病)。
- 其他炎症性关节炎(例如银屑病)。

非手术治疗

- 严重性腕关节炎的非手术治疗包括制动、支具固定、抗炎药物治疗和皮质类固醇注射。
- 保守治疗疼痛不能缓解或畸形加重应考虑腕关节置换术。

手术治疗

- 相对禁忌证包括骨量差、动力缺乏和严重肌腱韧带损害引起的关节不稳定。
- 腕关节置换绝对的禁忌证是局部或全身活动性感染。
- 关节置换前应使用药物控制病情。

术前计划

- 如果术前怀疑骨量丢失或侵蚀性损害,但影像学检查并未证实,术前谈话应包括其他手术方案,如关节融合术。准备充分的器械及设备。
- 术前 X 线片估算假体尺寸,最终尺寸通过术中试模确定。
- 术前评估远侧桡尺关节是否存在不稳定及关节炎。
  - 必要时部分或全部切除尺骨远端。
  - 如果远侧桡尺关节无病变,不用暴露。

体位

- 患者取仰卧位,患肢置于搁手台上。
- 上臂上止血带。
- 经静脉预防性应用抗生素。

TECHNIQUES

Freedom 全腕假体

- 本章仅介绍 Freedom 全腕置换的手术技术,其原理同样适用于其他腕关节假体系统。
- 推荐预防性使用抗生素。
- 置换手术可在全麻或局麻下进行。
- 外科手术薄膜覆盖手背、腕及前臂远端以保护皮肤。
- 本章介绍的手术入路保留远侧桡尺关节。
- 尽管可以采用骨水泥固定,但通常采用非骨水泥固定技术。

背侧入路

- 腕背侧做一纵切口,沿第 3 掌骨从掌骨中点延伸至腕关节近侧约 8 cm。
  - 分离皮肤皮下组织与伸肌支持带,注意保护桡神经浅支及尺神经背侧皮支。
  - 第 1 和第 2 伸肌间室间切开伸肌支持带并向桡侧牵开。
  - 必要时可行伸肌腱鞘切除术并牵开肌腱。
- 打开腕背侧关节囊并向远端牵开至头状骨中部水平。关节囊与桡骨远端 1 cm 骨膜延续从而获取更长的囊瓣以方便缝合(技术图 1)。
  - 关节囊瓣的桡侧缘位于第 2 伸肌间室底部,尺侧缘从桡骨延伸到三角骨,避开三角纤维软骨复合体及远侧桡尺关节。
  - 腕背第 1 伸肌间室内的肌腱从桡骨茎突远端 1 cm 处牵开。剩余腕关节囊从三角骨向尺侧牵开。
  - 腕关节充分屈曲,必要时行滑膜切除术。

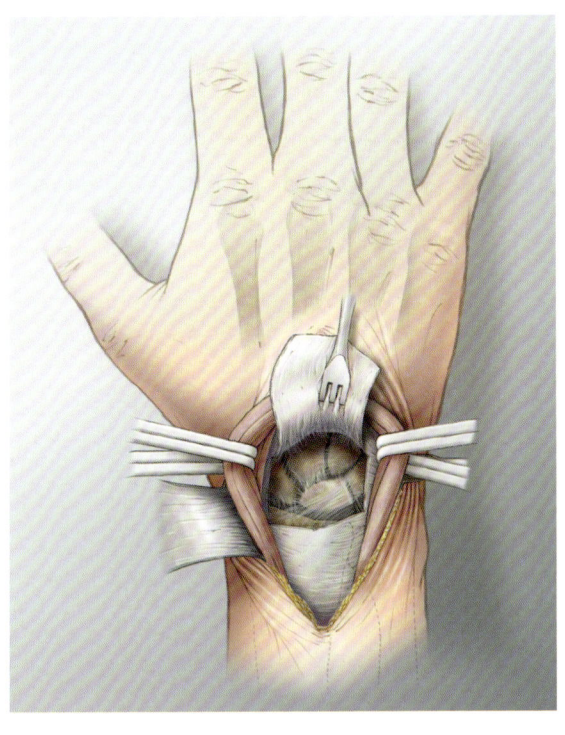

技术图1 为了显露腕关节，以桡侧为蒂掀起伸肌支持带瓣，以远端为蒂掀起关节囊瓣。

腕关节准备

- 临时穿针固定舟骨、三角骨与头状骨和钩骨，最大限度增加关节接触面，但是注意不能阻碍腕骨截骨及螺钉置入。
- 锐性分离并使用咬骨钳切除月骨。
- 通过钩骨近端1.5 mm、头状骨头部、舟骨腰部及三角骨中部水平行腕骨切除术。
- 使用腕骨测量器测量钩骨近极与头状骨头部的距离以确定假体的尺寸。假体尺寸有1、2、3三种型号。
- 组合式导向器的钻杆紧抵头状骨头部的中心，远端鞍状固定器固定第3掌骨干部（技术图2A）。
- 导针经头状骨头部钻入第3掌骨。
  - 透视确认导针通过头状骨中心。
- 导针引导下钻入3.5 mm空心钻头至合适深度。
- 腕骨导向杆插入头状骨，并安装带有钩骨探棒的腕骨

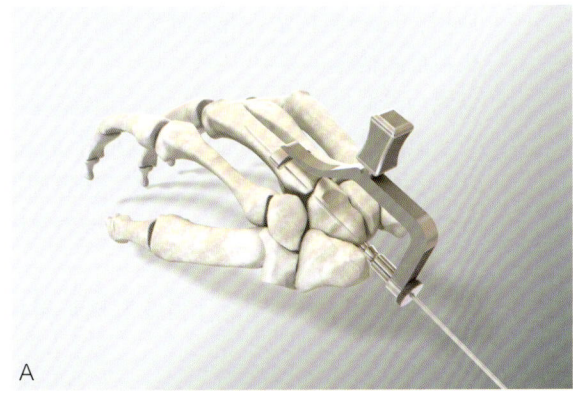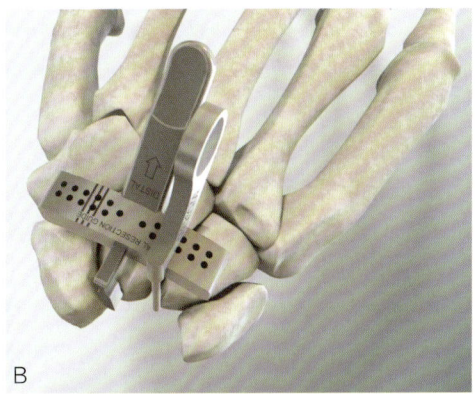

技术图2 A. 切除月骨以显露头状骨。安装组合式导向器，钻杆紧抵头状骨头部的中心，远端鞍状固定器固定第3掌骨干部。经头状骨中心钻入导针至第3掌骨。B. 腕骨导向杆插入头状骨，并安装带有钩骨探棒的腕骨切除导向器，钩骨探棒与钩骨近极接触。

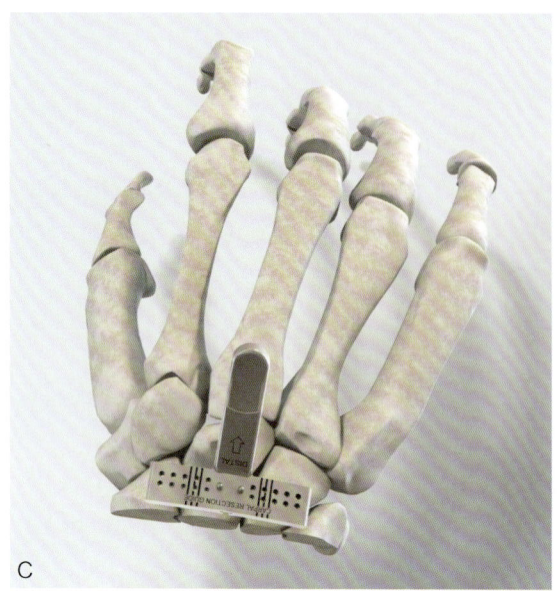 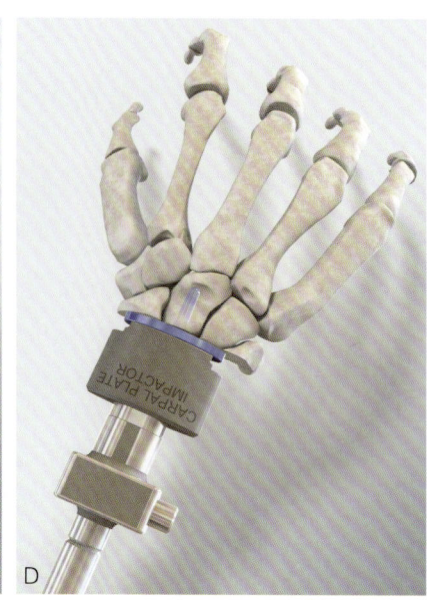

技术图 2（续） C. 确认切除导向器位置，能够切除钩骨近端、头状骨头部小部分及舟骨和三角骨的一半（避免切除过多腕骨）。D. 腕骨试模钢板插入头状骨，并确认其与截骨部位相匹配。

切除导向器。向远端调整腕骨切除导向器直至钩骨探棒与钩骨近极接触（技术图2B）。
- 使用最里面的2孔穿针固定切除导向器与腕骨。去除钩骨探棒及腕骨导向杆。
- 再次确认切除导向器位置，能够切除钩骨近端1.5 mm。
- 使用摆锯切除腕骨。保存切除的腕骨用于后面植骨（技术图2C）。
- 选择合适的扩髓器手动扩髓。
- 腕骨试模钢板插入头状骨，背侧缘与腕骨背侧边缘对齐（技术图2D）。

桡骨准备

- 桡骨模具与桡骨桡背侧缘对齐。使用模具上的刻度标记导针插入桡骨髓腔的位置。
- 安装组合式钻孔导向器，固定器位于桡骨背侧，钻杆位于标记部位。插入导针，透视确认导针位于桡骨髓腔中心（技术图3A）。
- 使用3.5 mm空心钻头沿导针钻至最后一圈标记线。
- 插入桡骨髓内导向棒，直至桡骨固定器碰到关节面。安装合适大小的桡骨切除导向器，调整位置，以切除骨背侧面（技术图3B）。克氏针固定导向器于桡骨。
- 桡骨切除导向器上安装桡骨刻痕导向器，用锯在桡骨尺侧切除部位留下1~2 mm深的刻痕，保留远侧桡尺关节（技术图3C）。
- 使用摆锯切除桡骨远端。咬骨钳去除掌侧骨刺及其他骨头突起（技术图3D）。
- 再次插入桡骨髓内导向棒，安装桡骨钻孔导向器。
- 使用4.0 mm阻挡钻头沿导向器桡侧孔钻孔，同样的钻头在尺侧钻孔。
- 沿髓内导向棒插入盒状截骨器直到和钻孔平行。使用锤子敲击直到完全进入，去除包含的骨块（技术图3E）。
- 从1号扩髓器开始，插入桡骨髓腔并注意调整位置。透视确认扩髓器位置。然后扩大桡骨髓腔至模板的尺寸（技术图3F）。
  - 如果使用骨水泥，桡骨髓腔应该扩至比假体大1个号。

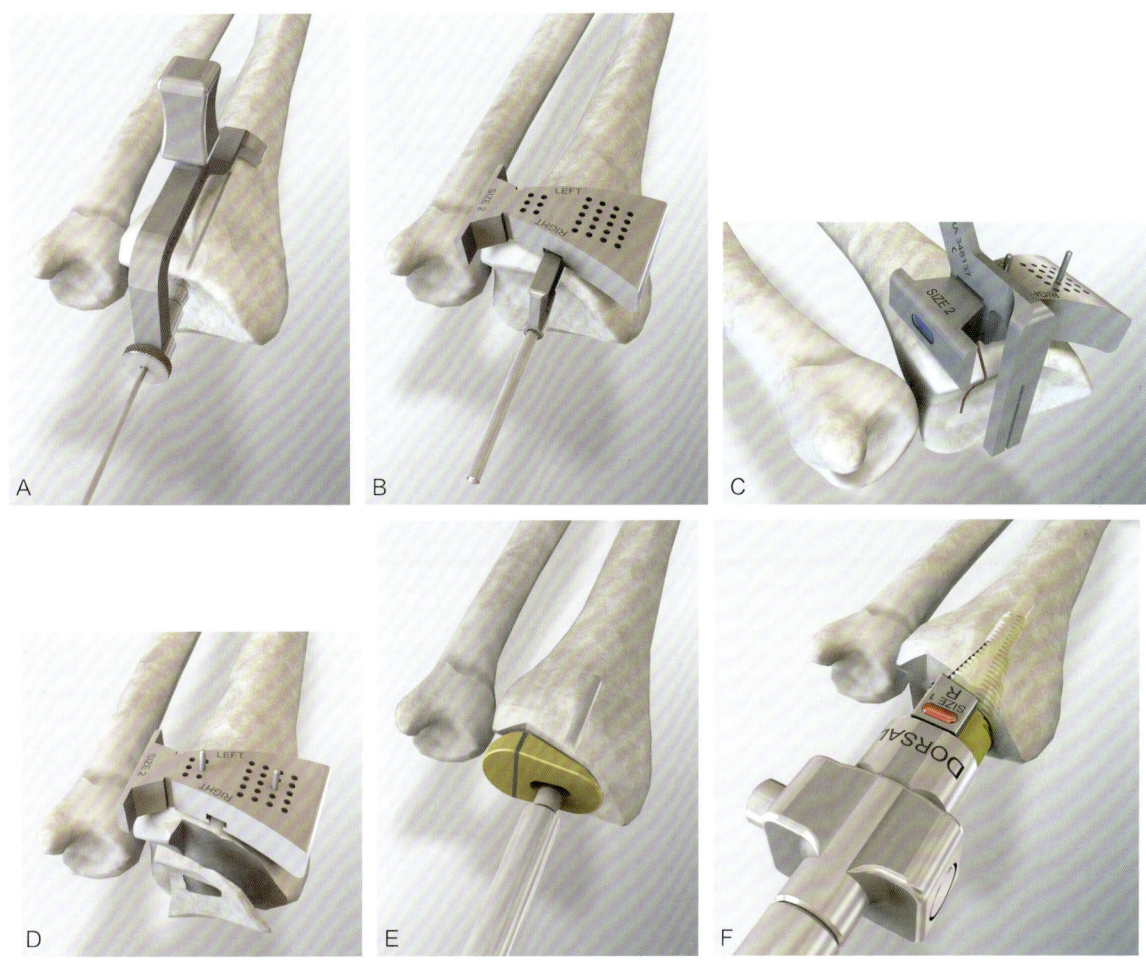

技术图3　A. 安装组合式钻孔导向器，通过桡骨关节面插入导针至桡骨髓腔中心（透视确认导针位置正确）。使用空心钻头沿导针钻孔以便插入导向棒。B. 安装桡骨切除导向器，调整位置，仅切除桡骨关节面（导向器臂上的激光标记点对应钻筒紧抵关节面的位置）。C. 使用桡骨刻痕导向器做初始垂直切割，标记水平切除桡骨尺侧的范围，以保护远侧桡尺关节。D. 切除桡骨远端关节面。E. 再次插入桡骨髓内导向棒，安装桡骨钻孔导向器，随后使用盒状截骨器去除桡骨远端硬的软骨下骨。F. 扩髓至合适的大小。

试模复位

- 插入桡骨组件（技术图4A）。
- 腕部钢板安装标准腕部关节假体模具，复位关节（技术图4B）。
- 评估活动度及稳定性，目标活动度为屈曲、伸展均35°。
- 如果掌侧关节囊太紧限制伸展，可以进一步切除部分桡骨。
- 如果掌侧不稳定，需要检查掌侧关节囊。如果关节囊被分离，将其与桡骨掌侧缘修复。如果关节囊完整，选用更大的关节试模可能会提高稳定性。

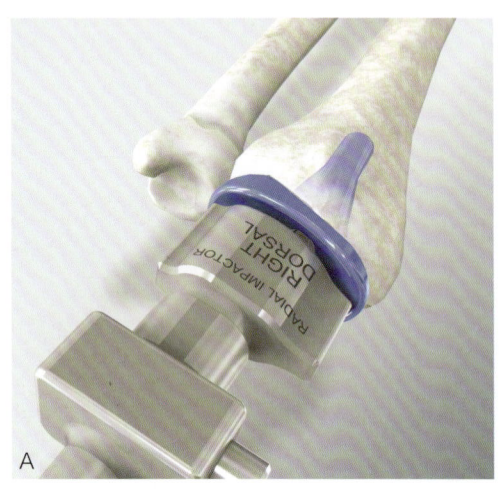
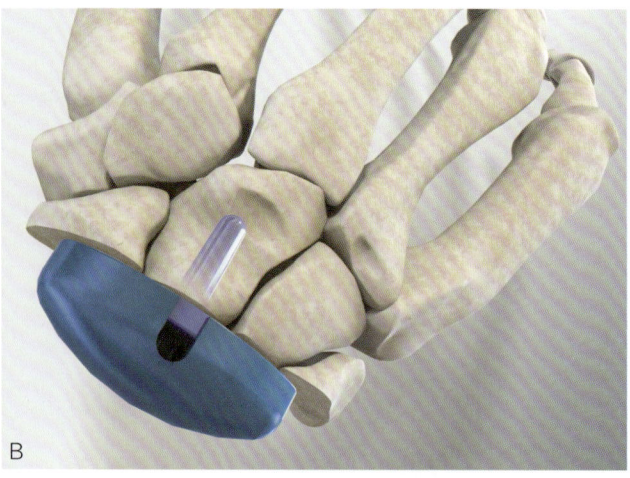

技术图4 A. 桡骨试模组件插入扩髓的桡骨。B. 插入腕骨试模组件并安装聚酯纤维关节面试模。

假体置入

- 桡骨背侧缘钻小孔,水平置入3-0涤纶缝合线用于后面关闭关节囊。
- 如果使用骨水泥固定,假体置入前在桡骨及头状骨内注入骨水泥。
- 插入桡骨假体部分并敲紧。插入腕骨钢板假体部分并敲紧。
- 组合式钻孔导向器的钻杆插入腕部假体组件的桡侧孔,鞍状固定器固定第2掌骨干部。导针插入第2掌骨的基底部。透视确认导针位置并测量深度。
- 空心钻沿导针钻至适当深度,置入4.5 mm螺钉。
- 同样的技术置入尺侧螺钉。组合式钻孔导向器的钻杆插入腕部假体组件的尺侧孔,鞍状固定器固定第4掌骨干部。插入导针,测量深度并钻孔。置入合适长度的螺钉。不要打开第4腕掌关节(技术图5A)。
- 2枚腕部螺钉头部安装锁定帽(技术图5B)。
- 使用腕部聚酯纤维关节面试模确定合适的关节面厚度。
- 置入聚酯纤维关节面假体至合适位置,确保无软组织嵌顿。
- 复位关节并在此确认平衡性及稳定性(技术图5C)。

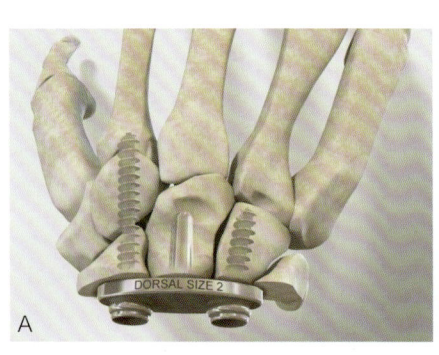
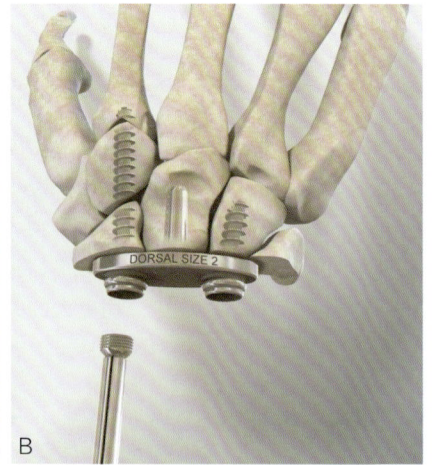
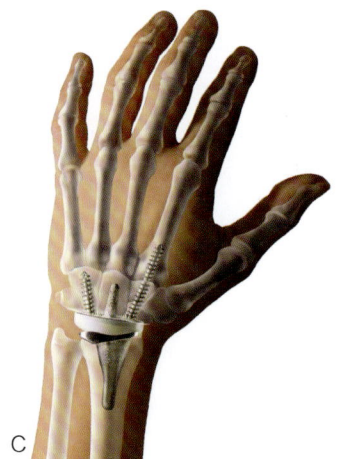

技术图5 A. 插入腕骨假体并置入固定螺钉。应用组合式钻孔导向器,插入导针,空心钻头钻孔后先置入桡侧螺钉。B. 桡侧及尺侧螺钉头部安装锁定帽。C. 插入假体桡骨部分,安装合适的聚酯纤维关节面,复位关节并评估关节的活动度及稳定性。

植骨和切口关闭

- 切除关节面，置入前面获取的骨松质条，行腕骨间融合术。
- 使用之前准备的缝线将背侧关节囊缝合至桡骨背缘。同时缝合关节囊内侧及外侧缘。
- 如果腕关节屈曲30°时关节囊无法缝合，可应用部分伸肌支持带修复。
- 放置引流，关闭切口，大量无菌敷料包扎，肘部以下石膏夹板固定。

要点与失误防范

适应证	• 各种关节炎导致的腕关节退变是该术式的适应证。然而，应该挑选年龄合适且活动需求较低的患者。 • 禁忌证包括严重骨量丢失及活动进展性炎症性关节炎。
手术技术	• 必须充分暴露以确保假体准确置入。 • 腕骨间融合时影响长期固定效果的关键因素。
远侧桡尺关节处理	• 保留远侧桡尺关节包括TFCC能够改善腕关节稳定性及整体功能结果。 • 治疗需要时，通过同样的皮肤切口暴露远侧桡尺关节，但应从不同的关节囊切口进入。

术后处理

- 严格抬高，鼓励早期主动活动手指。
- 术后2周拆线。X线片确认假体在位，开始适当锻炼腕关节，包括主动屈曲、伸直、桡偏、尺偏、旋前和旋后。佩戴可去除支具。
- 术后4周可拆除支具，并加强锻炼力度。
- 建议患者避免腕关节撞击及手部过度负重。

预后

- Ward等[12]报道了使用第一代Universal假体进行腕关节置换的长期效果。
  - 腕部假体松动是导致翻修的最常见原因。
  - 假体的5年和7年生存率分别为75%和60%。
  - 该系列中所有早期失败患者均存在高度活动性炎症性关节炎和严重的关节松弛，提示药物控制类风湿关节炎的重要性。
- Cooney等[2]回顾性研究了16例双轴关节置换假体与30例解剖型假体（Re-Motion和Universal 2）的效果。平均随访6年，结果发现50%的双轴假体失败，而30例新型假体中仅1例失败，提示腕关节假体设计有了很大的进步。
- 数项中期随访研究报道Universal 2假体置换能够获得较好的结果。
  - 三项分别来自Ferreres等[4]、Morapudi等[8]及Winterswijk等[11]的研究随访时间为3～5年。
  - 三项研究均显示术后患者满意度高，DASH评分（肩、臂、手的残疾评分）及PRWE评分（腕关节患者自行评估量表）明显提高。
  - 三项研究总计57例腕关节置换术中仅1例需要翻修手术。平均活动范围52°～68°，各项研究中术后关节活动范围均明显改善。

- Maestro腕关节置换的早期临床结果令人鼓舞。
  - Nydick等[10]回顾性研究23例全腕关节置换术,平均随访时间28个月,结果显示疼痛评分从8.0分降至2.2分。并发症发生率30%。仅1例因为感染而失败。
- Herzberg[5]报道了20例Re-Motion假体置换术的结果,平均随访时间32个月,其中16例获得优秀或良好的结果。
  - 上述结果是一项包含215例腕关节的多中心研究的一部分。平均随访时间4年,类风湿关节炎患者中假体存活率为96%,非类风湿关节炎患者中假体存活率为92%。平均活动范围60.5°,术后疼痛症状也明显改善[6]。
- Freedom全腕关节置换术的临床随访结果尚无报道。然而,Freedom系统是在Universal 2假体的基础上发展而来。假体设计改善旨在降低假体松动率,增加关节活动范围。

并发症

- 浅部和深部感染。
- 僵硬或挛缩。
- 关节不平衡或不稳定。
- 内植物松动。

(贾亚超 译,贾亚超 审校)

参考文献

[1] Adey L, Ring D, Jupiter JB. Health status after total wrist arthrodesis for posttraumatic arthritis. J Hand Surg Am 2005;30(5):932-936.

[2] Cooney W, Manuel J, Froelich J, et al. Total wrist replacement: a retrospective comparative study. J Wrist Surg 2012;1(2):165-172.

[3] Dennis DA, Ferlic DC, Clayton ML. Volz total wrist arthroplasty in rheumatoid arthritis: a long-term review. J Hand Surg Am 1986;11(4):483-490.

[4] Ferreres A, Lluch A, Del Valle M. Universal total wrist arthroplasty: midterm follow-up study. J Hand Surg Am 2011;36(6):967-973.

[5] Herzberg G. Prospective study of a new total wrist arthroplasty: short term results. Chir Main 2011;30(1):20-25.

[6] Herzberg G, Boeckstyns M, Sorensen AI, et al. "Remotion" total wrist arthroplasty: preliminary results of a prospective international multicenter study of 215 cases. J Wrist Surg 2012;1(1):17-22.

[7] Kistler U, Weiss AP, Simmen BR, et al. Long-term results of silicone wrist arthroplasty in patients with rheumatoid arthritis. J Hand Surg Am 2005;30(6):1282-1287.

[8] Morapudi SP, Marlow WJ, Withers D, et al. Total wrist arthroplasty using the universal 2 prosthesis. J Orthop Surg 2012;20(3):365-368.

[9] Murphy DM, Khoury JG, Imbriglia JE, et al. Comparison of arthroplasty and arthrodesis for the rheumatoid wrist. J Hand Surg Am 2003;28(4):570-576.

[10] Nydick JA, Greenberg SM, Stone JD, et al. Clinical outcomes of total wrist arthroplasty. J Hand Surg Am 2012;37(8):1580-1584.

[11] van Winterswijk PJ, Bakx PA. Promising clinical results of the universal total wrist prosthesis in rheumatoid arthritis. Open Orthop J 2010;4:67-70.

[12] Ward CM, Kuhl T, Adams BD. Five to ten-year outcomes of the universal total wrist arthroplasty in patients with rheumatoid arthritis. J Bone Joint Surg Am 2011;93(10):914-919.

[13] Weiss AC, Wiedeman G Jr, Quenzer D, et al. Upper extremity function after wrist arthrodesis. J Hand Surg Am 1995;20(5):813-817.

第111章 远侧桡尺关节切除成形术
Resection Arthroplasty of the Distal Radioulnar Joint

Jeffrey A. Greenberg

定义

- 尺骨远端切除术由Dr.William Darrach提出前曾被Severinus(1644)、Rognetta(1834)及Dupuytren(1839)先后报道[13]。Moore和Malgaine分别于1880年和1885年报道尺骨远端切除术[9]。Dr.William Darrach于1912年和1913年描述了运用尺骨远端切除术来治疗远侧桡尺关节创伤后的掌侧脱位。迄今,该术式在治疗各种远侧桡尺关节病变时仍占有一席之地。
- 为了保留尺骨远端的一些对维持稳定起关键作用的软组织结构,已有一些可供选择的治疗方法来取代尺骨远端全切术。
  - Bowers[2]报道了尺骨中段部分切除技术。此技术和Darrach术式不同的是切除了前臂的承重部分和承重杆,保留了三角纤维软骨的软组织部分。
  - Watson和Gabuzda[24],以及Watson等[25]提倡应用尺桡骨匹配的切除方法。
  - 根本要素是使尺骨远端切除的断面和桡骨的尺侧相匹配。

解剖

- 远侧桡尺关节是由乙状切迹和尺骨头形成的关节(图1A、B)。乙状切迹是桡骨远端尺侧关节软骨面,这个凹形关节面和远端尺骨对应的凸形关节面相匹配。乙状切迹的弧度在47°~80°,曲率半径平均为12~18 mm。
- 远侧桡尺关节活动范围很大,既能在前臂有150°的旋转活动,同时还能在矢状面和冠状面活动。尺骨远端覆盖的关节软骨帽可以分成两个功能区。尺骨底座是和桡骨乙状切迹相关节的凸面,弧的曲率范围是90°~135°,曲率半径平均8~13 mm。这个区域表面270°被关节软骨覆盖,在大多数日常活动中支撑着桡骨远端的压力性负荷,可以被认为是负荷支撑的轴点。
- 在三角纤维软骨下方的是尺骨远极,这个部位支撑着三角纤维软骨的中心,将腕尺侧传导来的压力负荷传递给前臂的骨性结构。尺骨的远端凸出形成尺骨茎突。尺骨茎突的基底包含有三角纤维软骨的深层结构,即Subcruentum韧带(图1C)。
  - 在这个结构以远的周围是三角纤维软骨附着部的浅层。三角纤维软骨的背侧和掌侧部分增厚,形成三角纤维软骨的边缘,即掌侧桡尺韧带和背侧桡尺韧带。这些韧带在稳定远侧桡尺关节中起了重要作用。

发病机制

- 能引起远侧桡尺关节退行性变或者改变远侧桡尺关节力学的情况会导致远侧桡尺关节疼痛和功能丧失。最常见的尺骨远端切除术是治疗炎症性腕关节病变,通常是类风湿关节炎。常常在治疗远侧桡尺关节同时做其他骨块或者软组织的重建。
- 继发于周围支撑性软组织的创伤或者磨损性改变导致

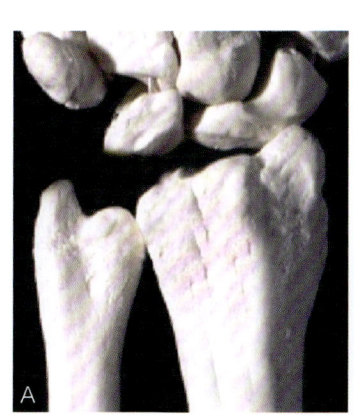
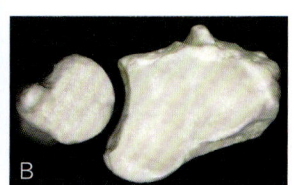

图1 A. 骨性结构图解。B. 桡骨和尺骨在远侧桡尺关节处的关系。C. 远侧桡尺关节的软组织结构,包括三角纤维软骨周围深部(Subcruentum韧带)和浅部附着部分。

的远侧桡尺关节不稳可以引起远侧桡尺关节的退行性变。
- 桡骨远端畸形愈合会对乙状切迹产生不良影响，通过改变其弧度和半径进而破坏远侧桡尺关节的生物力学。
- 引起远侧桡尺关节炎的较少见的原因是原发性骨关节炎，其会导致骨赘和游离体的产生。
- 发育畸形，诸如Madelung畸形，能改变远侧桡尺关节的生物力学，会引起前臂旋转痛、退行性病变和尺侧撞击。

病史和体格检查

- 远侧桡尺关节病变的患者表现为疼痛和前臂旋转受限。
  - 单纯远侧桡尺关节病患者的疼痛通常局限于远侧桡尺关节处。
  - 在同时伴有远侧桡尺关节周围软组织和稳定结构相关病变的患者，腕部尺侧疼痛范围更广。
- 疼痛发生于需要前臂旋转的动作，如转动门把手、用钥匙开锁、开车和开瓶。使手臂离开身体的提拉运动很难完成，因为远侧桡尺关节在这个位置时负荷很大。
- 前臂活动受限可能继发于远侧桡尺关节炎，然而也需要考虑其他情况（例如，关节囊挛缩）。
- 尺骨远端凸出和畸形在有炎症性改变以及桡骨远端骨折畸形愈合的患者中很常见。
- 单纯性远侧桡尺关节炎的患者视诊通常不明显。相反，远侧桡尺关节畸形和突出在类风湿关节炎患者中很常见[19]。这完全是因为滑液的大量产生所致，以及周围软组织的继发性劳损性改变，如伸肌腱断裂，可以导致手的姿势异常。
- 桡骨短缩、成角畸形愈合会导致明显的尺骨突出（图2）。
- 在远侧桡尺关节背侧施加压力经常会产生触痛。在伴有撞击或者三角纤维软骨病变的患者，触痛范围会更加广泛，旋转时经常出现可触及的弹响。旋转前臂时压迫尺骨远端进入乙状切迹引出疼痛性的弹响，提示有关节病变。
- 腕尺侧压力试验疼痛提示三角纤维软骨病变。
- 在尺骨茎突和尺侧腕屈肌腱之间的压痛提示三角纤维软骨或者腕关节囊韧带的病变（Foveal征）[22]。
- 琴键征：可以看到尺骨远端翼状突起或不稳。如果尺骨背侧突起，检查者可以手法复位将尺骨复位到乙状切迹，复位后松手，尺骨又会自动半脱位。翼状突起与远侧桡尺关节支持结构的丧失有关。
- 远侧桡尺关节压力负荷增加引起的疼痛常会产生继发性握力受限。

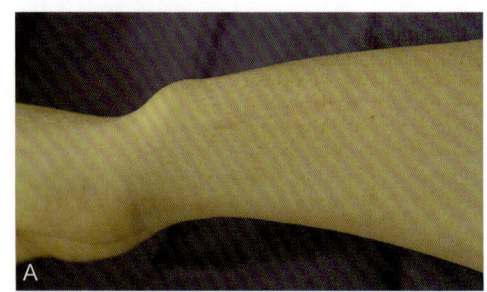
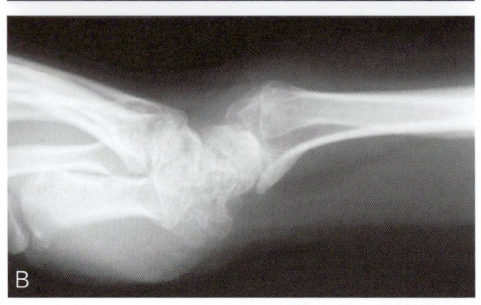

图2　失去了软组织的支持，伴有或者不伴有退行性改变、桡骨畸形愈合导致的乙状切迹不匹配，会引起尺骨相对于桡骨的背侧凸起。A. 在一个桡骨畸形愈合的患者可以看到尺骨相对于桡骨的背侧凸出。B. 一个患有类风湿关节炎患者的腕关节X线片显示腕部脱位和尺骨背侧突起后伴随的腕关节继发性改变。

影像学和其他诊断性检查

- X线片是体格检查的重要补充。必须拍摄一张前臂中立后前位片及侧位片（图3A）来准确评估尺骨的变异、尺骨茎突的形态、乙状切迹的弧度、尺骨茎突的位置。这些因素对尺骨远端病变选择合适的外科治疗方法很重要。

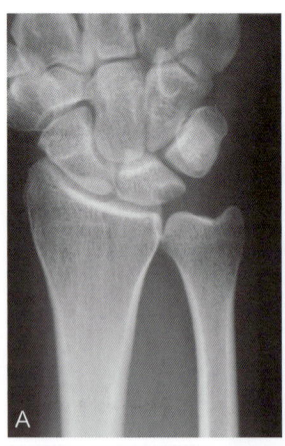
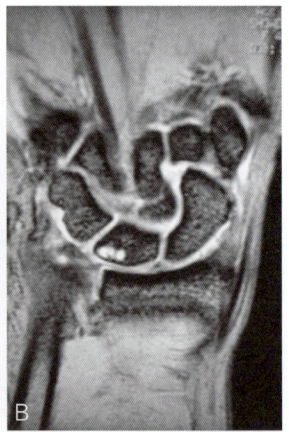

图3　A. 中立位（0°旋转位）是患者肩外展90°，肘关节屈曲90°，腕背朝上的后前位。尺骨茎突在这个位置可以看到全貌，该位置是用于测量尺骨变异的标准X线投照体位。B. MRI不是常规评估三角纤维软骨的影像学方法，但能够验证相关病变的诊断。这个尺骨正变异的患者的MRI提示在月骨的尺骨基底部出现月骨撞击引起的骨质变化。

- 薄层CT扫描可以对远侧桡尺关节的关节面和半脱位提供有用的额外信息。
- 一般很少在诊断远侧桡尺关节疾病时需要MRI，但MRI在需要获得桡尺韧带或者三角纤维软骨周围的骨间韧带的细节时很有帮助(图3B)。

鉴别诊断

- 远侧桡尺关节炎。
  - 炎症。
  - 骨关节炎。
  - 创伤。
  - 医源性损伤(如尺骨短缩术后关节生物力学发生改变)。
- 远侧桡尺关节不稳定。
- 三角纤维软骨撕裂。
- 尺骨撞击。
- 月骨-三角骨韧带撕裂或不稳定。
- 尺侧腕伸肌腱炎。
- 尺侧腕伸肌不稳定。
- 三角骨-豌豆骨病变。
- 神经卡压(腕尺管)。
- 神经损伤(例如：背尺侧感觉神经瘤)。
- Madelung畸形合并远侧桡尺关节功能障碍。

非手术治疗

- 症状轻、功能尚可的患者可以通过口服抗炎药物、关节内注射或者夹板固定治疗。
- 夹板固定一定要包括肘关节来消除前臂的旋转。

手术治疗

- 近来保留尺骨远端已经得到了共识，因为将尺骨远端切除会引起明显的术后并发症和功能障碍。术前、术中和术后的精心处理对治疗成功至关重要。

辅助治疗措施

- 完全或者部分切除远端尺骨后，桡骨和尺骨将集中到一起[14]。失去了尺骨底座的承重支点后，会引起握持或者上臂伸展、前臂中立位提拉重物时尺桡骨集中在一起(图4)。
- 辅助治疗措施包括肌腱转位或者植入材料来稳定切除的尺骨残端(图5)。旋前方肌、尺侧腕伸肌和尺侧腕屈肌可以单独使用或者联合应用。
- 除了肌腱转位，一些学者推荐将尺侧关节囊缝合到远端尺骨干来帮助稳定尺骨的残端[21]。Kleinman和

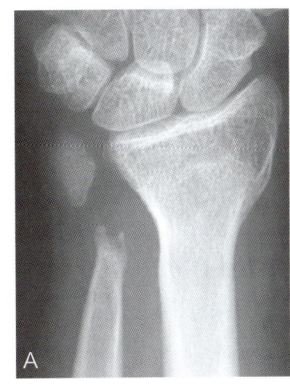
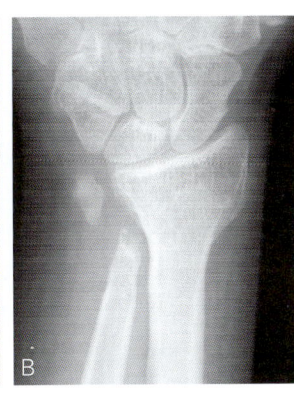

图4 尺骨远端切除术后，尺骨远端残端和桡骨内侧发生撞击很常见。即使是在尺骨远端切除术后无症状的患者也可以通过放射线来证实。A. 一例行Darrach切除术患者的X线显示没有外部负荷时尺骨和桡骨之间有较宽的间隙。B. 在施加重力负荷后尺桡骨汇聚而撞击。

- Greenberg[11]提倡用动力性旋前方肌骨间转移结合尺侧腕伸肌远端腱固定术来改善尺骨远端切除后的功能。近年来，提倡应用同种异体软组织插入移植[12]和远端尺骨植入性关节成形术[27]。
- 大多数辅助治疗措施是用来治疗有症状的Darrach手术失败后的患者，然而，这些措施可以和最初的手术治疗一起应用。症状性集中倾向于发生在相对年轻、要求高的患者。如果对这些患者必须采用尺骨远端切除术，建议应用一个辅助治疗措施。

术前计划

- Darrach切除术理想的适应证是要求相对低、不需要远侧桡尺关节负重的上肢。
- 在尺骨远端功能障碍的患者经常合并其他病变，特别是在有炎症性关节病的患者[19]。有必要评估是否合并腱鞘炎和肌腱断裂。

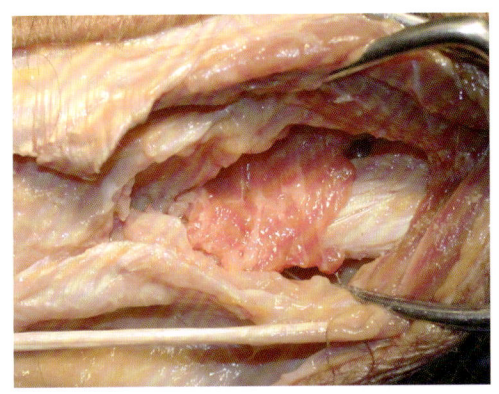

图5 尺骨远端切除后，将旋前方肌通过骨间转位到背侧，提供一个动力性植入材料，来减轻撞击和尺骨相对于桡骨的背侧移位。

- 桡腕关节的状况很重要。由于腱鞘炎丧失了桡侧腕骨支持的患者经常发生腕关节尺偏。在病情进展的患者，腕骨可能与尺骨远端撞击，禁忌单纯行Darrach术式，必须同时重建腕关节稳定性以避免尺偏加重。
- 如果考虑尺骨远端有限切除，必须评估尺骨的长度、变异和茎突的位置。如果茎突腕骨有撞击，在有限切除后仍会持续存在。因此，有限切除时需要考虑关节的水平或茎突切除。
  - 作为选择，可以做包括尺骨头、尺骨茎突的尺骨远端完全切除术，或者Sauvé-Kapandji远侧桡尺关节融合术。

体位

- 患者取仰卧位。患侧肩部外展90°，手臂伸直，置于标准上肢手术台上。
- 应用止血带。
- 手术前需要注意肘部和肩部的活动。被动活动受限会影响臂部体位。

入路

- 尺骨远端切除的切口取决于做单纯的切除还是合并其他治疗措施（图6）。

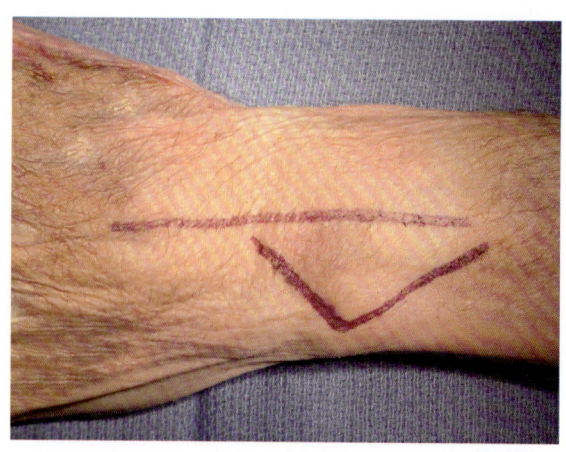

图6　远侧桡尺关节和三角纤维软骨手术入路的切口选择。纵行切口经常用于包括远侧桡尺关节和桡腕或者腕中关节的复杂重建的病例。这个切口也推荐用于需要远侧桡尺关节手术合并伸肌腱重建的病例。V形切口，远端切口和尺神经手背感觉支平行，推荐用于单纯远侧桡尺关节成形术。

- 推荐的尺骨远端切除的入路是背侧经第5伸肌间室入路。
- 不推荐尺侧腕伸肌和尺侧腕屈肌腱中间入路。该入路使复合体断裂的风险更大，结果会导致尺侧腕伸肌不稳的可能性增加。

TECHNIQUES

完全性尺骨远端切除：Darrach术式

切开和解剖

- Darrach切除术经常和其他的方法结合使用，特别是在炎症性关节病患者。这种情况下，手术通常选用背侧正中纵行切口，可以在一个切口内完成所有的腕部重建手术（腕关节融合术、成形术、腱鞘滑膜切除术、肌腱转位术等）。
- 如果只做Darrach切除术，就在第5背侧伸肌间室上方做一个单独的斜行或者V形切口（图6）。
- 在伸肌支持带剥离时，注意避免损伤尺神经的支持带横支和背侧感觉支，这两根神经从前臂近中线处发出，在尺骨茎突和豌豆骨之间穿过至手背（技术图1A）。
  - 做斜行切口或者远端肢体V形切口要和该神经平行以尽量减少该并发症。
- 通常在尺骨远端切除术后很有必要加强背侧关节囊，这对炎性腕关节病和多根伸肌腱断裂的患者尤为重要。
  - 当Darrach切除术合并其他手术时，需要掀起2个相对应的伸肌支持带瓣，以便用1个皮瓣加强背侧关节囊，关闭切口时可以保证尺侧腕伸肌的稳定性（技术图1B、C）。
- 单独做Darrach切除术时，需要在背侧第4伸肌间室的边缘掀起一个支持带瓣（技术图1D）。

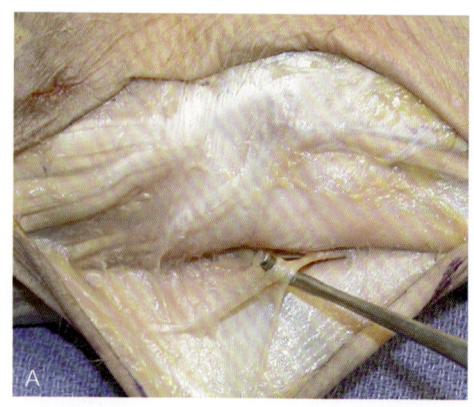

技术图1　A. 被拉钩拉开的尺神经背侧感觉支，从掌侧到背侧走向尺骨头的远端。远侧桡尺关节和三角纤维软骨在术中容易损伤，需要小心保护。

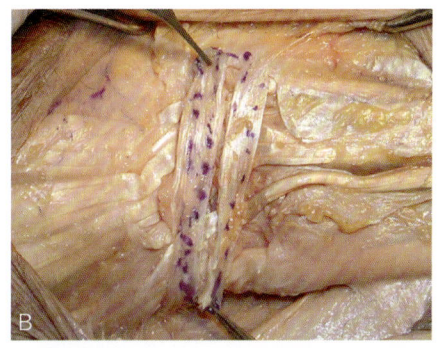
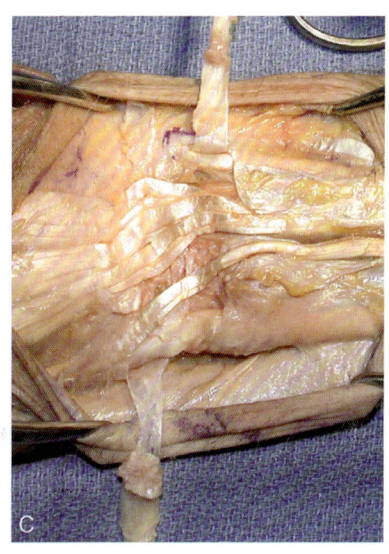
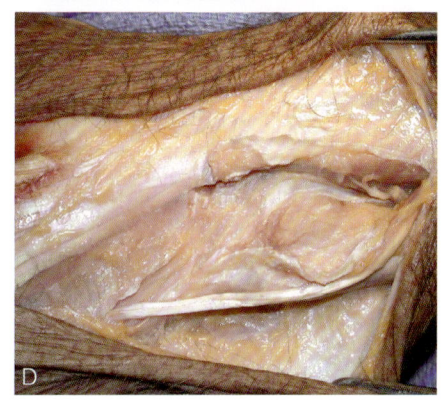

技术图1（续）　B、C. 向两侧掀起2个相对应的伸肌支持带瓣使之暴露广泛，并且可以打开所有的腱鞘。这个入路在合并伸肌腱功能障碍时很实用。一个支持带瓣术中用来加强伸肌腱下方的关节囊。D. 切开第5伸肌腱鞘，暴露小指固有伸肌腱。将其支持带瓣翻向尺侧，保留第4伸肌间室的侧壁以备修复。

关节囊切开术和截骨术

- 在背侧第5伸肌间室表面做一个纵行的关节囊切口（技术图2A）。这个关节囊切口从背侧桡尺韧带近端向近侧延伸。
  - 沿关节囊切开方向在桡月背侧韧带近端延长切口使之暴露充分。在深部骨膜剥离时，尽量减少剥离，尽可能多地保留周围的骨膜。
- 用动力摆锯在乙状切迹近端截断尺骨远端（技术图2B）。切除足够长的尺骨以确保对远侧桡尺关节彻底减压，尺骨切除的长度要在2 cm以内。
- 术中常常需要X线透视引导下对尺骨切除部位进行定位。
- 只要尺骨远端的主干和底座均被切除，保留尺骨茎突就没有任何意义，整个茎突需要和尺骨远端同时切除。

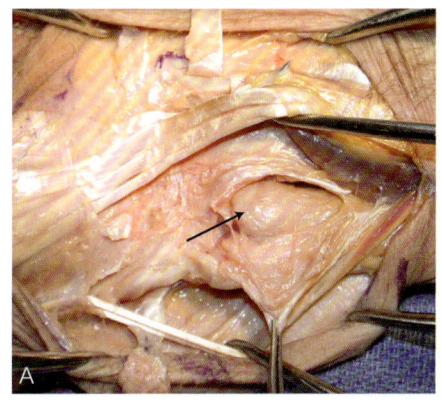
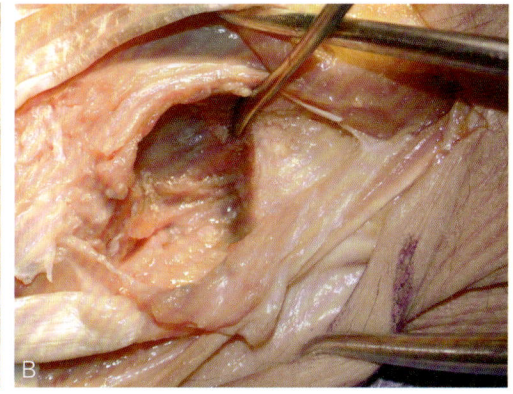

技术图2　A. 纵向切开关节囊暴露尺骨远端（如箭头所示），可以根据需要暴露至远侧干骺端。B. 尺骨远端在乙状切迹以近被切除，切除长度应在2 cm以内，同时需要清除乙状切迹内所有异常的骨性组织，后者可能会影响其旋转功能。

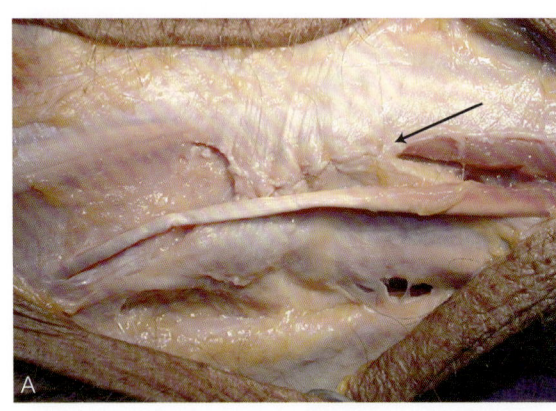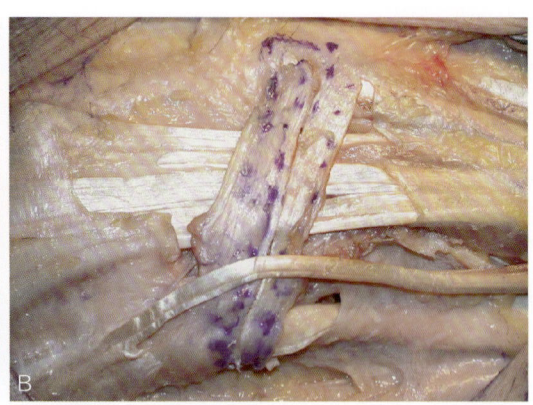

技术图3　A. 关闭伸肌腱鞘（如箭头所示），将小指固有伸肌腱置于伸肌支持带的浅面。B. 在另一个病例，2个伸肌支持带瓣均置于小指固有伸肌和其他伸肌腱的浅面。如果关节囊需要加强，远端的伸肌支持带瓣可以置于肌腱的深面。近侧以桡侧为蒂的伸肌支持带瓣的尺侧部分用来加强第6背侧伸肌间室。

关闭切口

- 必须注意仔细关闭切口。
- 确保多层牢固的缝合。用不可吸收线分别缝合骨膜和关节囊。
- 缝合伸肌支持带瓣来加强关节囊。
  - 将小指固有伸肌腱置于伸肌支持带表面，不会对功能产生任何影响（技术图3）。
- 然后常规关闭切口。

尺骨远端半切术（HIT）

- Bowlers首创的HIT术式的手术入路和Darrach切除术一致，两者的差别在于骨切除后对骨和软组织的处理。
- 不在乙状切迹的近端切除整个尺骨，只切除尺骨头的远极和底座（技术图4A、B）。整个主干和茎突完整保留。
- 切除后，最大范围旋转前臂。这是为了确认没有明显的突出的骨赘或骨块干扰前臂的旋转。
- 横切后的尺骨干应该是圆形的，远端切面应该是圆锥形，切面应位于三角纤维软骨深部附着点的外侧，这样就能保持三角纤维软骨的深部和浅部成分的完整性。如果三角纤维软骨功能不全，或者不能通过重建恢复功能，那么其相对尺骨远端完全切除的Darrach术式而言就没有任何优势了。

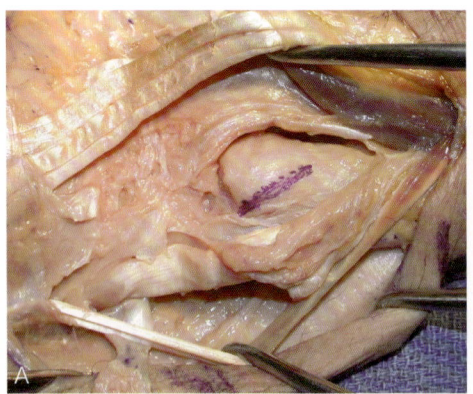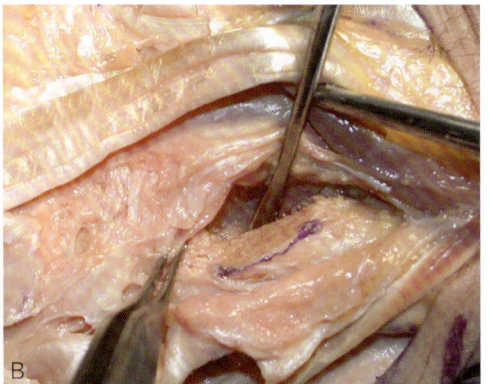

技术图4　A. 在截骨术前，标记的HIT术式的截骨平面。B. 截掉了整个尺骨头但是保留了三角纤维软骨附着点的完整性。

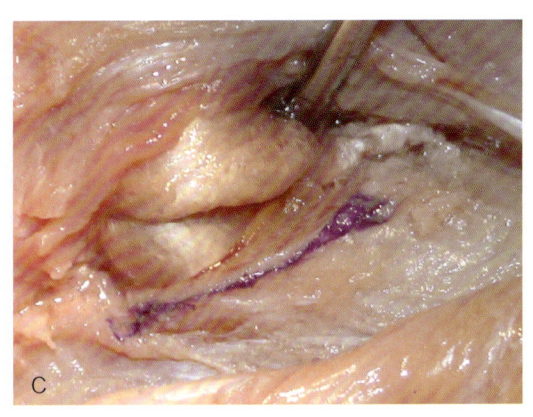

技术图4（续） C. 切掉尺骨头后，用一根游离肌腱移植到截骨后的腔隙内，用来减轻尺骨断端和桡骨内侧面的碰撞。

- 尺骨头切除后桡骨和尺骨会集中到一起。为减轻集中，以尺侧为蒂的关节囊瓣需要缝合到桡骨和尺骨断端之间。为增加间隙的容量可以移植一根游离肌腱（技术图4C）。

改良术

- 为避免截骨间隙内插入移植肌腱，Adams[1]对HIT术式进行改良。
- 在改良术式中，以尺侧为蒂的支持带瓣从尺侧腕伸肌腱鞘的桡侧边缘掀起。
- 只切除3~7 mm长的尺骨，尺骨远端切成锥形，小凹不被破坏，因此可以保留所有的三角纤维软骨附着点。
- 将支持带瓣填入并缝合到远侧桡尺关节囊的掌侧。和其他方法一样，注意避免发生茎突腕骨的撞击。

匹配的尺骨远端切除术

- 这个改良的术式是由Watson发明，将尺骨远端截骨后形成长斜坡形凸面和桡骨的凹面相匹配（技术图5）。
- 这个手术入路和前两者一致。虽然Watson建议在远侧桡尺关节近端做一个横行切口，但是笔者认为先前的纵向或者V形切口更实用。
- 尺骨整体弧度是270°。和HIT术式相似，骨切除后一定要注意前臂旋转是否充分。任何骨赘或者骨块如果妨碍了旋转，就一定要切除。
- 这个术式和HIT的区别在于其对尺骨进行更长段的重新塑形，在骨间不填充任何移植物。这个技术提倡保留尺骨的悬吊作用，因为切除后必然会牺牲三角纤维软骨的深部和浅部。尺骨残端所有的稳定性只是由软组织瘢痕产生。

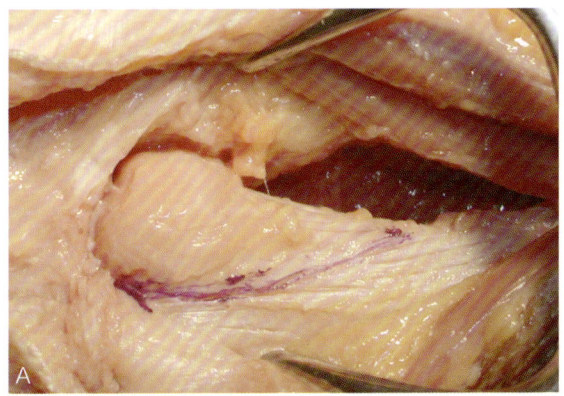 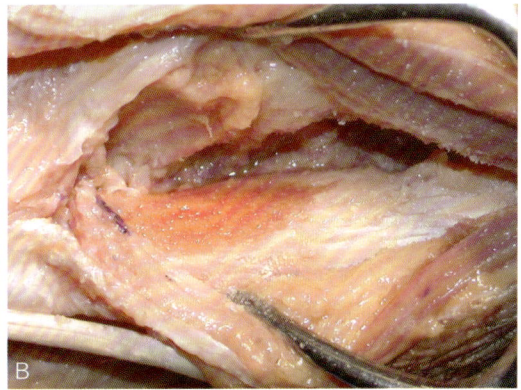

技术图5 A. 匹配的尺骨远端截骨术比Bowers截骨术更靠近端。B. 其将尺骨远端通过完全的270°弧线截成长斜坡形凸面，和桡骨远端凹面相适应。

要点与失误防范

适应证	• 桡骨远端切除术为挽救性手术。应考虑其他可以保留远侧桡尺关节负重支点的术式。高龄且活动需求低的患者可考虑尺骨远端切除术。
合并症	• 诊治相关骨与软组织病变，考虑手术对桡腕关节的影响。
入路	• 注意软组织处理，避免损伤皮神经。小心提起支持带和关节囊，避免破坏尺侧腕伸肌。如果尺侧腕伸肌腱鞘被破坏，使用支持带瓣进行修复以恢复其稳定性。
骨切除	• 行Darrach切除术时，乙状切迹彻底减压。行HIT术时，避免损伤TFC附着点。确保截骨后前臂旋转完全恢复。同样，尺远端部分切除时，去除骨刺，保证前臂旋转正常。如果碰撞持续存在，应调整切除长度。
撞击及不稳定	• 对于年轻、活动旺盛及功能需求更高的患者，应考虑其他可以增加稳定性或预防撞击的治疗操作。
术后护理	• 术后3周使用长臂或Munster型固定前臂于中立位。术后6周可以开始适当的旋转锻炼，术后3个月可以开始全范围关节活动锻炼。

术后处理

- 手术后，将上肢用长臂石膏固定在屈肘90°，前臂旋后3周。术后3周，白天功能练习，晚上用长臂夹板固定。维持到术后6~8周，然后就可以去掉夹板加强功能练习。

预后

- 一般说来，尺骨远端切除术能减轻疼痛、恢复功能。年老并且对上肢功能要求较低的患者效果较年轻、活动较多、要求较高的患者疗效好。
- 在类风湿关节炎患者疼痛减轻和功能恢复率在60%~95%[4]。早期临床报道了Darrach在超过80%的患者能够减轻疼痛，改善功能。然而，其他的人报道没有这么乐观的临床结果。两项综述报道了尺骨远端切除术后功能改善，但提出应该重视患者的选择以及术后可能出现的并发症[18,30]。
- Leslie等[13]在1990年，Melone和Taras[15]在1991年，分别报道了85%和86%的良好结果。Fraser等[6]1999年的研究支持了Darrach切除术的效果，他在23个类风湿关节炎患者的成功率是85%，而在27个创伤后关节炎的患者只有36%的满意率。
  - 在Grawe等[9]报道的一项长期（平均13年）随访研究中，尽管失访患者较多，Darrach切除术后治疗腕部创伤患者能够获取满意的功能性、主观性和客观性结果。有趣的是，半数患者出现动态桡尺集中。
  - Yoneda和Watanabe[28]应用Darrach尺骨远端切除术治疗尺桡骨远端骨折。该研究包含23例70岁以上患者。他们发现Darrach切除术是治疗尺桡骨远端骨折的有效方法。De Witte[5]等同样发现Darrach切除术能够缓解疼痛，改善前臂旋转功能，然而部分患者术后仍存在疼痛。
- George等[7]用Sauvé-Kapandji切除术对比，在21个患者身上证实了Darrach切除术的良好效果。他们认为该结果是可比较的，并且是不可预测的。尽管报道了并发症，但是作者还是推荐在类风湿关节炎患者应用Darrach切除术，强调在该措施中改良技术是关键因素[10,16]。
- 收集资料显示因各种原因而行HIT手术的患者有76%无疼痛，24%轻度疼痛[3,8,17,29]。
- Minami等[16]证实了在61个骨关节炎患者中，用HIT或者Sauvé-Kapandji手术比Darrach手术效果好。这项研究支持了Darrach手术适合要求较低、年纪较大的患者。Van Schoonhoven和Lanz[23]提倡用尺骨头部分切除术治疗关节病伴随的不稳或者桡骨畸形愈合。这些作者认为保留三角纤维软骨的完整性对生物力学有益处，可以防止切除带来的诸多问题。
- 关于匹配切除的两篇文章报道了32例创伤后或机械性远侧桡尺关节疾病[24]的患者中，24例获得了优良的结果，44例无痛或轻度疼痛[25]。Weinzweig和Watson[26]报道了该研究中超过21年的97例腕关节都获得了很好的效果。在Srikanth等的临床研究中，15个类风湿关节炎患者手术后14个疼痛缓解[20]。

并发症

- 持续性疼痛。
- 尺骨远端不稳（冠状面、矢状面）。
- 桡尺骨撞击。
- 前臂旋转功能丧失。
- 类风湿关节炎患者失去尺侧支撑发生尺偏。
- 伸肌腱断裂。

- 软组织激惹。
- 皮神经损伤。
- 茎突-腕骨撞击。
- 复合区域疼痛综合征。
- 尺侧腕伸肌腱炎或不稳。

（贾亚超 译，贾亚超 审校）

参考文献

[1] Adams BD. Distal radioulnar joint instability. In: Green DP, Hotchkiss RN, Pederson WC, et al, eds. Green's Operative Hand Surgery, ed 5. Philadelphia: Churchill Livingstone, 2005:605-644.

[2] Bowers WH. Distal radioulnar joint arthroplasty: the hemiresectioninterposition technique. J Hand Surg Am 1985;10(2):169-178.

[3] Bowers WH, Zelouf DS. Treatment of chronic disorders of the distal radioulnar joint. In: Lichtman DM, Alexander AH, eds. The Wrist and Its Disorders, ed 2. Philadelphia: WB Saunders, 1997: 429-441.

[4] De Smet L. The distal radioulnar joint in rheumatoid arthritis. Acta Orthop Belg 2006;72:381-386.

[5] De Witte PB, Wijffels M, Jupiter JB, et al. The Darrach procedure for post-traumatic reconstruction. Acta Orthop Belg 2009;75:316-322.

[6] Fraser KE, Diao E, Peimer CA, et al. Comparative results of resection of the distal ulna in rheumatoid arthritis and post-traumatic conditions. J Hand Surg Br 1999;24(6):667-670.

[7] George MS, Kiefhaber TR, Stern PJ. The Sauvé-Kapandji procedure and the Darrach procedure for distal radioulnar joint dysfunction after Colles' fracture. J Hand Surg Br 2004;29(6):608-613.

[8] Glowacki KA. Hemiresection arthroplasty of the distal radioulnar joint. Hand Clin 2005;21:591-601.

[9] Grawe B, Heincelman C, Stern P. Functional results of the Darrach Procedure: a long-term outcome study. J Hand Surg Am 2012;37(12):2475-2480.

[10] Greenberg JA. Resection of the distal ulna: the Darrach procedure. Hand Clin 2000;5:19-30.

[11] Greenberg JA, Kleinman WB. Salvage of the failed Darrach procedure. In: Gelberman RH, ed. Master Techniques in Orthopaedic Surgery: The Wrist, ed 2. Philadelphia: Lippincott Williams & Wilkins, 2002:331-337.

[12] Greenberg JA, Sotereanos D. Achilles allograft interposition for failed Darrach distal ulna resections. Tech Hand Upper Extrem Surg 2008;12:121-125.

[13] Leslie BM, Carlson G, Ruby LK. Results of extensor carpiulnaris tenodesis in the rheumatoid wrist undergoing a distal ulnar excision. J Hand Surg Am 1990;15(4):547-551.

[14] McKee MD, Richards RR. Dynamic radio-ulnar convergence after the Darrach procedure. J Bone Joint Surg Br 1996;78(3):413-418.

[15] Melone CP Jr, Taras JS. Distal ulna resection, extensor carpi ulnaris tenodesis, and dorsal synovectomy for the rheumatoid wrist. Hand Clin 1991;7:335-343.

[16] Minami A, Iwasaki N, Ishikawsa J, et al. Treatments of osteoarthritis of the distal radioulnar joint: long-term results of three procedures. Hand Surg 2005;10:243-248.

[17] Minami A, Kaneda K, Itoga H. Hemiresection-interposition arthroplasty of the distal radioulnar joint associated with repair of triangular fibrocartilage complex lesions. J Hand Surg Am 1991;16(6):1120-1125.

[18] Murray PM. Current concepts in the treatment of rheumatoid arthritis of the distal radioulnar joint. Hand Clin 2011;27:49-55.

[19] Papp SR, Athwal GS, Pichora DR. The rheumatoid wrist. J Am Acad Orthop Surg 2006;14:65-77.

[20] Srikanth KN, Shahane SA, Stilwell JH. Modified matched ulnar resection for arthrosis of distal radioulnar joint in rheumatoid arthritis. Hand Surg 2006;11:15-19.

[21] Syed AA, Lam WL, Agarwal M, et al. Stabilization of the ulna stump after Darrach's procedure at the wrist. Int Orthop 2003;27:235-239.

[22] Tay SC, Tomita K, Berger RA. The "ulna fovea sign" for defining ulna wrist pain: an analysis of sensitivity and specificity. J Hand Surg Am 2007;32(4):438-444.

[23] Van Schoonhoven J, Lanz U. Salvage operations and their differential indications for the distal radioulnar joint[in German]. Orthopade 2004;33:704-714.

[24] Watson HK, Gabuzda GM. Matched distal ulna resection for posttraumatic disorders of the distal radioulnar joint. J Hand Surg Am 1992;17(4):724-730.

[25] Watson HK, Ryu JY, Burgess RC. Matched distal ulnar resection. J Hand Surg Am 1986;11(6):812-817.

[26] Weinzweig J, Watson HK. Matched ulnar resection arthroplasty. In: Gelberman RH, ed. Master Techniques in Orthopaedic Surgery: The Wrist, ed 2. Philadelphia: Lippincott Williams & Wilkins, 2002:355-361.

[27] Willis AA, Berger RA, Cooney WP III. Arthroplasty of the distal radioulnar joint using a new ulnar head endoprosthesis: preliminary report. J Hand Surg Am 2007;32(2):177-189.

[28] Yoneda H, Watanabe K. Primary excision of the ulnar head for fractures of the distal ulna associated with fractures of the distal radius in severe osteoporotic patients. J Hand Surg Eur Vol 2014;39(3):293-299.

[29] Zelouf DS, Bowers WH, Osterman AL. Distal radioulnar joint reconstruction: hemiresection-interposition technique and Sauvé-Kapandji. In: Katzman B, Feldon P, eds. Rheumatoid Arthritis of the Wrist (Atlas of the Hand Clinics). Philadelphia: WB Saunders, 2005:319-325.

[30] Zimmerman RM, Kim JM, Jupiter JB. Arthritis of the distal radioulnar joint: from Darrach to total joint arthroplasty. J Am Acad Orthop Surg 2012;20:623-632.

第112章 Sauvé-Kapandji 手术治疗远侧桡尺关节炎

Sauvé-Kapandji Procedure for Distal Radioulnar Joint Arthritis

Robert M. Szabo

定义

- 远侧桡尺关节的功能障碍是患者手腕疼痛的一个重要原因。通常由以下因素单独或联合引起：不稳定、撞击和炎症性关节炎。
- 关节撞击综合征的病因包括桡骨远端的骨折移位和畸形愈合，这些因素会引起前臂旋前或旋后时的疼痛和三角纤维软骨复合体的撕裂，这些都会导致远侧桡尺关节的不稳、力学症状和疼痛。
- Madelung畸形[23]和类风湿关节炎都可出现远侧桡尺关节继发性不协调，导致前臂旋转功能的丧失和疼痛。通过切除桡骨头和桡骨短缩（Essex-Lopresti损伤）来治疗桡骨头骨折也会导致远侧桡尺关节的不协调和不稳定。
- 单独处理远侧桡尺关节的疼痛、不协调或不稳定是很困难的，但Sauvé-Kapandji手术是一种可以治疗这三种病症的手术方案[11,17,19,20]。

解剖

- 远侧桡尺关节是使前臂旋转的2个关节中位于远端者，允许一定程度的活动及旋前和旋后。桡骨的乙状切迹呈凹形，曲率半径为15 mm。
  - 尺骨头呈半圆柱形，曲率半径为10 mm，并有一个220°的关节凸。它被尺月韧带和尺三角韧带包围，这些韧带起自尺骨茎突附近的掌侧桡尺韧带。
  - 三角纤维软骨复合体是起始于尺骨茎突基底部的新月形凹窝和乙状切迹交叉点的纤维软骨盘。其核心部分是软骨，无血管，具有承重功能。
  - 外围边缘的背侧和掌侧桡尺韧带，是很厚的层状软骨，具有承受拉伸的功能。由尺动脉发出的骨间前动脉的掌侧和背侧支供血。
  - 尺骨茎突作为尺骨基底部的一个支柱，可以稳定手腕尺侧的软组织。尺侧腕伸肌腱鞘、尺腕韧带、附着在尺骨基底部的三角纤维软骨复合体一起被称为三角纤维软骨复合体系统。
  - 尺骨头和乙状切迹的曲率半径是不相等的。在极度旋前或旋后，只有不到10%的尺骨头和该切迹接触。旋前时尺骨头从中立位向背侧偏移了2.8 mm，旋后时尺骨头从中立位向掌侧偏移了5.4 mm。
  - 远侧桡尺关节的稳定来自关节面的形态、关节囊、背侧和掌侧桡尺韧带、骨间膜和跨越关节的肌腱，主要是尺侧腕伸肌和旋前方肌。旋前方肌通过旋前时将尺骨头和乙状切迹接合主动稳定该关节和旋后时的黏弹性力量被动稳定该关节。尺侧腕伸肌通过一个单独的骨纤维隧道保持在远端尺骨背侧深面，并和伸肌支持带分开，可以使尺桡骨的旋转不受限制[18]。

发病机制

- 手腕外伤可以导致远侧桡尺关节紊乱，这可能会导致关节的不稳定，并最终引起疼痛性退行性改变。
- 伴有背侧或掌侧脱位或半脱位的桡骨远端骨折的畸形愈合或远侧桡尺关节脱位都可导致远端桡尺韧带的破裂、拉长和功能受限。
- 远侧桡尺关节炎是Colles骨折的常见并发症，尤其是发生在乙状切迹的骨折。
- 像Madelung病这样的先天性疾病以及外伤性桡骨远端骨骺闭合，可以产生远侧桡尺关节背侧脱位及明显的尺偏。
- 在类风湿腕关节炎，随着远侧桡尺关节滑膜炎发展，通常会导致Backdahl[1]所描述的尺骨头综合征，其包括以下所述：
  - 旋前或旋后时手腕疼痛及无力。
  - 尺骨头向背侧突出。
  - 旋前或旋后受限。
  - 尺桡骨远端区域肿胀。
  - 伴有伸肌腱断裂和尺侧腕伸肌腱半脱位的继发性肌腱改变[1]。
  - 如果任其发展不对其进行干预，手腕将最终向尺掌侧倾斜，力量、活动度和功能都会受到影响[21]。
- 慢性无退行性改变的远侧桡尺关节的不稳定可以通过各种方式的软组织重建来治疗，具体方式取决于畸形情况和基础病变。
  - 总的来说，许多重建治疗未能恢复稳定性；即使恢复稳定性，前臂的活动仍然受到限制。

自然病程

- 远侧桡尺关节紊乱的自然病程是前臂旋转的限制，往往伴有其他的功能障碍。
  - 尺骨偏移超过几毫米时，手腕屈伸和桡偏、尺偏运动均会受到限制。

病史和体格检查

- 临床评估以一个详尽的准确的病史开始。
  - 骨折史涉及前臂或手腕显然是很重要的。患者可能会回忆起关于手腕和前臂所受到的轴向负荷的破坏力量的具体伤情。无外伤史时，可能需要考虑先天性情况。
  - 患者的职业或爱好可以帮助深入了解损伤的机制和患者目前的功能障碍。
  - 完整的病史是很重要的，包括炎症性关节炎或骨关节炎。
- 远侧桡尺关节病变最常引起手腕尺侧疼痛，握力减少，前臂旋前或旋后、手腕尺偏均受限。
  - 疼痛因活动而加剧，对前臂旋转的抵抗也会增加疼痛。
  - 存在较大的尺骨长度变异（明显的尺侧偏移），则可以导致屈伸活动受限。
- 在体格检查中，临床医生应确定前臂旋转功能的丧失是否单纯由远侧桡尺关节病变引起，或在近侧桡尺关节或骨间膜同时存在问题。必须排除其他原因引起的手腕疼痛和功能障碍。
  - 临床医生应检查不稳定或关节的慢性脱位，将患肢与健侧进行比较。
  - 需测量患者正常和受影响的手腕和前臂的活动范围，包括主动和被动活动范围。运动丧失伴终点僵硬者，表明骨骼的病变如骨折畸形愈合；而活动受限伴终点柔韧者，则表明软组织的挛缩。
  - 临床医生应仔细触诊、叩诊，按压远侧桡尺关节的周围并和对侧相比较。应检查并测量双侧的握力。关节凹处孤立触痛应考虑其他疾病，包括三角纤维软骨复合体撕裂或尺骨三角骨韧带撕裂。
  - 当评估类风湿关节炎患者时，临床医生应尽量通过仔细触诊、叩诊，并按压远侧桡尺关节周围区域来区分其与桡腕关节和腕骨间关节的疼痛和不稳定的症状的不同之处，比较前臂旋转与腕关节屈伸时引起症状的程度。
- 检查包括：
  - 琴键试验。该试验阳性表现为单纯的远侧桡尺关节病变的患者，可引起疼痛和(或)有捻发音。
  - 选择性麻醉注射。该试验阳性表现为精确的选择性的麻醉注射可消除疼痛和改善功能。注射有助于确认病理变化，可以用来区分关节内病变和关节外病变。
  - 尺腕关节按压试验。该试验阳性表现为尺腕关节的疼痛及摩擦感，由通过三角纤维软骨复合体的转换力量所致。这个试验也可以明确三角纤维软骨复合体的病理性改变。
  - 月三角骨剥离试验。该试验阳性表现为疼痛，有时伴有关节灵活性和摩擦的增加。这个测试可以检测和评估月三角骨关节的异常或病理变化。

影像学和其他诊断性检查

- 手腕的X线片应选择标准的旋转中立后前位、侧位及尺偏位片，并与健侧对比。临床医生应该寻找骨折、关节炎改变、骨骼病变的相关证据和远端尺骨相对于桡骨的位置。
- 如果是有肘关节或前臂外伤史（尤其是桡骨头骨折），需要拍摄前臂和肘关节的X线片。
- 如果怀疑尺腕关节的病变，应拍摄前臂旋前握拳位的X线片。这可增加尺骨的偏移并揭示潜在的尺骨撞击。
- CT是评估远侧桡尺关节半脱位和关节匹配性的最好方法[4,18]。为了评估远侧桡尺关节面，需要同时观察前臂末端在中立旋转、完全旋前、完全旋后时的位置。
- 单纯注射钆造影剂配合磁共振成像是一个评估三角纤维软骨复合体病变以及舟月骨间韧带完整性的很好方法。

鉴别诊断

- 尺侧腕伸肌肌腱炎或半脱位。
- 尺侧腕屈肌肌腱炎。
- 豌豆骨三角骨关节炎。
- 舟三角韧带撕裂。
- 三角纤维软骨复合体撕裂。
- 急性远侧桡尺关节脱位。
- 尺三角韧带撕裂。

非手术治疗

- 一系列的非手术治疗对一些远侧桡尺关节障碍的患者有效。
- 远侧桡尺关节囊的轻微拉伤或其他尺侧腕关节韧带的扭伤只需要休息、活动后冰敷、腕关节夹板或口服抗炎药。
- 容易复位的远侧桡尺关节脱位的患者可以用一个硬夹

板或石膏管型固定6周。
- 尺侧腕关节肌腱的炎症往往伴有远侧桡尺关节的问题。
  - 肌腱炎应先用拉伸运动和其他物理治疗方式治疗，有时在远侧桡尺关节手术之前采用注射类固醇治疗。

手术治疗

- Sauvé-Kapandji 手术尤其适用于类风湿关节炎的患者。尽管先进的影像学表现出桡腕关节炎或腕中关节炎，很多类风湿关节炎患者抱怨的腕关节疼痛仍可通过 Sauvé-Kapandji 手术处理远侧桡尺关节的病变来缓解。
  - 通常地，伴有尺侧腕关节疼痛的类风湿关节炎患者推荐使用 Darrach 手术，即尺骨远端切除术。然而，炎性改变和变形的力量会作用于类风湿关节炎患者的手和手腕，而造成腕关节向掌尺侧移位，导致活动度、力量和功能的减退。切除尺骨远端会使该问题加剧和加速。
  - 在 Sauvé-Kapandji 手术中，保留的远端尺骨为腕关节的尺骨角提供骨性支撑，有助于其与掌尺侧的腕骨相对稳定（图1）。此外，尺腕关节复合体的重要附着物也被保留[21]。
- Sauvé-Kapandji 手术也有利于治疗由创伤造成的远侧桡尺关节功能障碍[2]。
  - 伴有尺侧韧带损伤和功能丧失的腕关节创伤的病例，保留尺骨头，正如 Sauvé-Kapandji 重建手术那样，维持尺腕关节支撑和三角纤维软骨复合体以允许从手到前臂传递更多的负荷。
  - 在 Sauvé-Kapandji 手术中的尺骨截骨，应根据和桡骨水平相匹配的需要尽可能多地截骨，同时保留旋前和旋后。
- 其他的手术方案，包括半切除和关节间置术、匹配的尺骨远端部分切除术、Darrach 切除术和最近的人工假体置换术[2]。

术前计划

- 临床医生术前应复审 X 线片，仔细评估是否在截骨之前固定尺骨头，或者是否要在恢复合适的长度、匹配和乙状窝内尺骨头的位置之前行截骨术切除部分尺骨。

体位

- 患者取仰卧位，上肢放于手术台上。
- 上臂绑气囊止血带。
- 整个手术过程中需要备有 X 线透视仪并敷盖消毒铺巾。

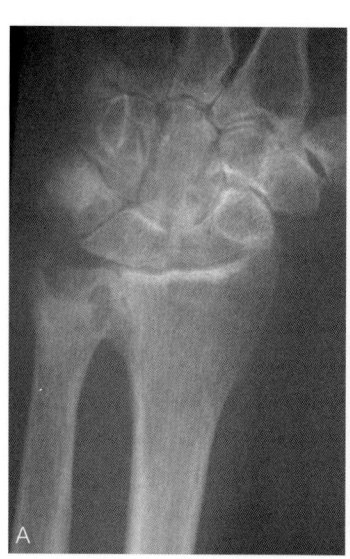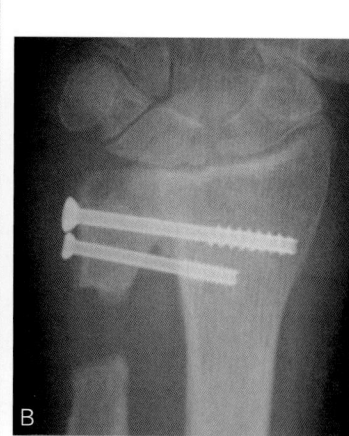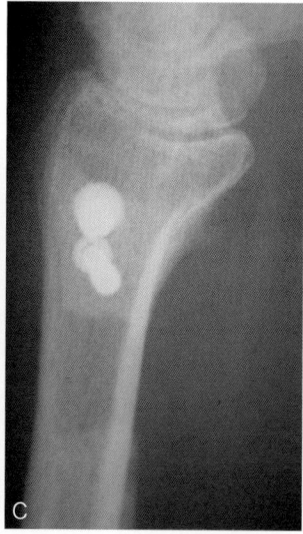

图1　类风湿关节炎患者在 Sauvé-Kapandji 手术前（A）和手术后（B、C）的X线片。

笔者首选的Sauvé-Kapandji手术技术

切口和解剖
- 沿着前臂远端尺侧缘做6~8 cm长纵行直切口。
  - 如果计划在相同的位置行额外的手术可能需要选择其他切口。例如，对于类风湿患者，Sauvé-Kapandji手术需要联合另外的软组织手术，例如背侧腕关节滑膜切除术、腱鞘切除术或者是肌腱转移治疗尺骨头综合征引起的伸肌腱断裂。如果是这样的情况，为了方便暴露以行额外的手术，应做更偏向背侧的切口，然后向近端斜行延伸以暴露远端尺骨。
- 确认尺神经背侧皮支，并在手术过程中注意保护（技术图1）。
- 在尺侧腕伸肌和尺侧腕屈肌之间暴露4~6 cm长的远端尺骨并剥离至骨外膜。

尺骨干截骨
- 选择一个适当的水平进行尺骨干截骨（技术图2A）。
- 紧贴尺骨头近侧缘截骨，使尺骨远端能足以容纳2枚固定螺钉即可。
- 透视确认计划的截骨部位是合适的。
- 在近端行第2个切口，与第1个平行（技术图2B），并截除10~14 mm长的尺骨（技术图2C）。在截骨间隙切除骨膜并彻底冲洗以去除碎骨片。
  - 如果存在尺骨正变异，需截除相对较长段的尺骨，在尺骨头矫正至零变异时，截骨间隙才能足够大。
- 保留截除的骨块以用于随后的远侧桡尺关节融合处的植骨（技术图2D）。

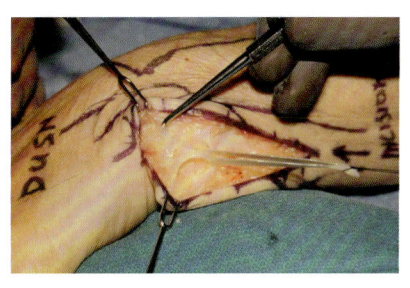

技术图1 识别并移动尺神经背侧感觉支，用橡皮条标记。注意探针下方的尺神经背侧支。

远侧桡尺关节的暴露和准备
- 背侧第5间室切开支持带，牵开伸小指肌腱。通过在尺侧腕伸肌桡侧行背尺侧关节囊切开术以暴露远侧桡尺关节。
- 剥除尺骨头和桡骨乙状切迹的所有剩下的软骨，使关节融合部位的骨松质的每一边都有齐平的表面，并塞入截除尺骨处收集的骨松质（技术图3）。
  - 对于伴有严重骨缺损的患者，在剥除远侧桡尺关节相应关节面后，将截除的尺骨塑形，使其作为皮质松质移植骨大小合适地置入尺骨头和乙状切迹之间的缝隙内。

固定
- 关节固定更倾向于使用3.0 mm或4.0 mm空心自攻螺钉而不是克氏针。
  - 克氏针在埋入时会刺激皮神经或在经皮置入时会引起伤口问题。
  - 在使用螺钉时通常不需要将其去除，而且安全的固

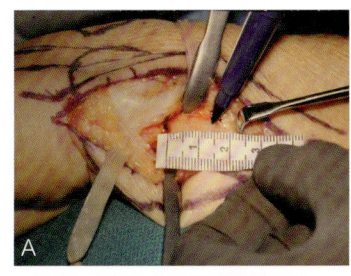
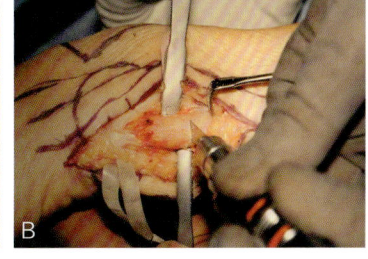
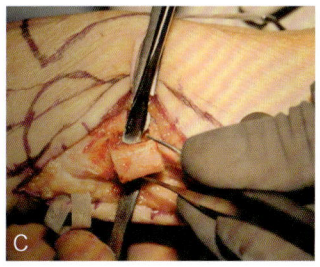
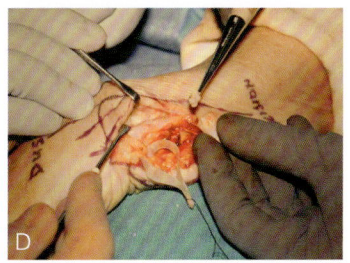

技术图2 A. 测量截骨长度。如图所示，考虑达到尺骨零变异时所需要的缩短量。B. 使用微型摆锯在近端和远端进行截骨。C. 移除截下的尺骨。保留旋前方肌，留下以备后用。D. 收集切除尺骨时的骨松质。

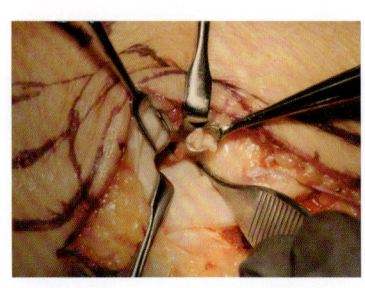

技术图3 用刮匙去除乙状切迹处任何剩余的软骨，然后将截除尺骨处收集的骨松质塞入其中。

- 定使康复锻炼很快就可以开始进行。
  - 空心螺钉通过导针可以准确地置入而且便于尺桡骨远端骨皮质的对线。
- 通过向近端或远端移动尺骨头使尺骨远端表面与桡骨远端表面平行，以达到尺骨零变异，通过透视确认位置正确。
  - 这样做所选的体位是使患者前臂处于中立位旋转，肘关节置于手术台上，前臂垂直于手术台。
  - 临时用一根克氏针将尺骨头固定于桡骨远端的乙状切迹，透视确保位置正确。
- 当保持前臂中立位旋转时，在2根导针穿过远侧桡尺关节将尺骨头固定在合适的位置。
  - 将一根导针放置在靠近尺骨远端软骨几毫米处，第2根导针尽量靠近端放置，使2枚螺钉的头部不会相互碰撞（技术图4A）。
  - 透视下确保导针的位置正确。
- 推进远端的导针进入桡骨的皮质层并测量螺钉的长度。
  - 近端螺钉可控制旋转，只需要三面皮质固定。它比远端螺钉短5 mm。

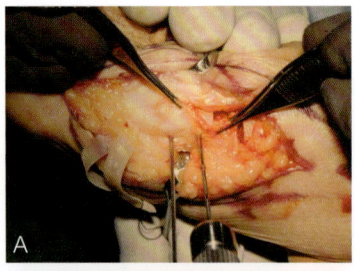
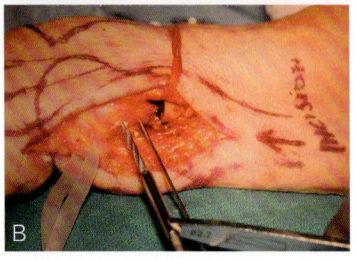

技术图4 A. 置入2根克氏针固定尺骨头。B. 钻入克氏针，测量长度并置入螺钉。

- 螺钉长度测量后，用锤子锤击2根导针使其穿透皮肤至前臂桡侧，并用钳子抓住一端防止其在钻孔和螺钉置入时脱落。
  - 使用锤子与动力钻头相比，大大降低了损伤桡神经感觉分支的可能性。
- 空心钻头沿着导针钻入（技术图4B）。
- 将从截除尺骨部分收集到的骨松质塞入远侧桡尺关节的空隙处。
- 手法按压尺骨头顶住桡骨时，顺着导针拧入选择好的螺钉。
- 首先拧紧远端的螺钉，避免因同时挤压桡骨和尺骨干而使尺骨头偏离原来的位置。
- 近端的螺钉不要使用拉力螺钉技术，避免尺骨头倾斜；必须保持与尺骨干的长轴平行。

尺侧腕伸肌腱稳定尺骨近端残端

- 在固定远侧桡尺关节后，在近端残端处尺骨干的尺背侧面向髓腔钻一3.5 mm的孔。
- 将尺侧腕伸肌腱在中间劈开，桡侧半在尺腕关节水平处分离出来。
- 将尺侧腕伸肌腱桡侧半向近端游离，直至腱腹移行处。
- 将长6～8 cm的以近端为基底的腱条通过钻孔穿入髓腔内，在尺骨远端残端处回抽，用适度的拉力将其拉向远端，然后将其交织缝回至尺侧腕伸肌腱上（技术图5）。

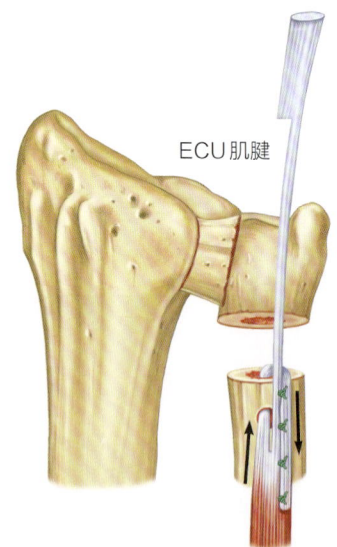

技术图5 Minami等人[14, 15]描述的伴有尺侧腕伸肌腱固定术的改良的Sauvé-Kapandji手术。Sauvé-Kapandji手术之后，从尺骨干的尺背侧面向髓腔钻一3.5 mm的孔。将尺侧腕伸肌腱在中间劈开，桡侧半在尺腕关节水平处被分离出来。将尺侧腕伸肌腱桡侧半向近端游离，直至腱腹移行处。将以近端为基底的腱条通过钻孔穿入髓腔内，在尺骨远端残端处回抽，然后将其交织缝回至尺侧腕伸肌腱上。

尺侧腕屈肌腱稳定尺骨近端残端

- 通过在掌侧做一8～10 cm的切口，分离一条以远端为基底的附着在豌豆骨上的尺侧腕屈肌腱条（宽度约为该肌腱的一半）。
- 在掌侧皮质靠近尺骨近端截骨面1 cm处钻一4～4.5 mm的孔。
  - 稍稍倾斜钻头会使钻头由背侧向掌侧穿过髓腔更容易。
- 将尺侧腕屈肌腱条经过远端尺骨残端置于尺侧腕屈肌深面，在将其绕回至尺侧腕屈肌腱上，用不吸收缝线将其缝合固定（技术图6）。
- 在适当的张力下缝合肌腱，保持前臂处于中立旋转位，腕关节处于中立屈伸位和桡尺关节零变异位。

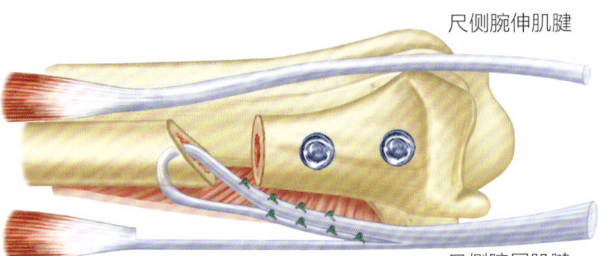

技术图6　如Lamey和Fernandez[12]描述的应用尺侧腕伸肌腱固定术（改良的Sauvé-Kapandji手术）。手腕的外侧面，展示了近端尺骨通过应用以远端为基底的尺侧腕屈肌腱条固定的稳定性。

- 将旋前方肌拉伸到尺骨间隙中并将其缝合至尺侧腕伸肌腱鞘的掌侧。
- 重新将第6背侧间室附着于尺骨头的凹槽处并闭合切口。

伤口关闭

- 确保尺骨近端和远端之间有10～12 mm的间隙。
- 将下方的旋前方肌的筋膜缝合至间室内，可防止假关节的再次骨化和稳定尺骨干的残端（技术图7A）。
- 修复支持带间室（技术图7B），常规方式缝合皮肤。

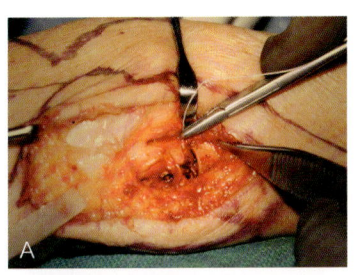
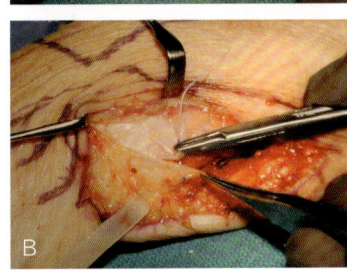

技术图7　A. 于缝隙处缝合旋前方肌。B. 修复支持带。

用于骨质较差病例的技术（Fujita技术）

- 以尺骨头为中心于腕关节背侧做一7 cm长的纵行切口（技术图8A）。
- 打开第4背侧间室。分离第4和第5间室之间的隔膜，向尺侧掀起伸肌支持带，制作一个支持带瓣。
- 向桡侧牵拉指总伸肌腱和小指固有伸肌腱并切除骨间背侧神经终末支。
- 切开远侧桡尺关节囊并将尺骨远端行骨膜下剥离。
- 用摆锯在距尺骨远端30 mm处进行斜行截骨并切除尺骨头（技术图8B）。
- 行远侧桡尺关节的滑膜切除术，并剥去截除尺骨部分的骨膜。
- 在截骨部位置入旋前方肌。
- 在桡骨乙状切迹处钻一直径为10 mm的孔，可通过TFC来观察桡骨远侧关节面，因为TFC常常是撕裂的。切记不要穿透软骨下骨（技术图8C）。
- 将切除掉的尺骨上的软组织全部去除掉，旋转90°后将截除的尺骨断端插入桡骨中，形成12～15 mm长的骨架。
- 将尺骨的移植骨压配到桡骨远端的软骨和骨松质下而不穿透桡骨皮质，用骨松质钉穿过钻孔固定（技术图8D）。螺钉不要拧得太紧。
- 用骨膜瓣覆盖与关节囊邻近的该移植骨块。
- 通过解剖第5和第6间室之间的隔膜以游离和重置尺侧腕伸肌腱。
- 如果前臂旋转过程中尺侧腕屈肌腱半脱位很明显，剥离尺侧腕伸肌腱下方的尺侧骨膜瓣远端使其作为一个吊带，将其与邻近的软组织缝合以将尺侧腕伸肌限制在移植骨上方背侧和桡侧的位置上。
- 使用前述的方式闭合切口。

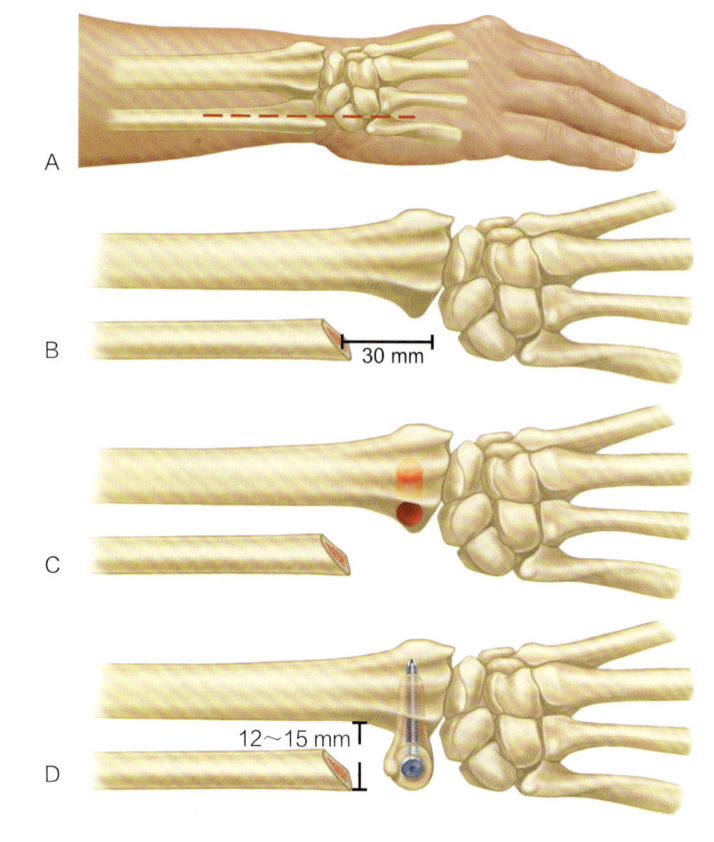

技术图8　Fujita 等[8,9]所描述的将尺骨远端作为骨楔的改良后的Sauvé-Kapandji手术。A. 以尺骨头为中心于腕关节背侧做一7 cm长的纵行切口。B. 用摆锯在距尺骨远端30 mm处进行斜行截骨并切除尺骨头。C. 在桡骨乙状切迹处钻一直径10 mm的孔,可通过TFC来观察桡骨远侧关节面的情况,因为TFC常常是撕裂的。不要穿透软骨下骨。D. 将切除掉的尺骨上的软组织全部去除掉,旋转90°后将截除的尺骨断端插入桡骨中,形成12～15 mm长的骨架。将尺骨的移植骨压配到桡骨远端的软骨和骨松质下而不穿透桡骨皮质,用骨松质钉穿过钻孔固定。

要点与失误防范

适应证	• 注意区别尺腕疼痛及远侧桡尺关节疼痛。该术式不适用于远侧桡尺关节稳定无痛者。 • 如果远侧桡尺关节不稳定或存在关节炎,强烈建议使用行FCU或ECU肌腱固定术。 • 对于类风湿患者,应该根据临床特征而不是影像学资料区别远侧桡尺关节症状与桡腕综合征。尽管影像学显示桡腕关节改变,许多患者能够通过Sauvé-Kapandji手术获得良好的结果。
技术细节	• 分离保护尺神经背侧感觉支,以避免神经瘤或牵拉伤。 • 尺骨截骨越远越好。为了避免残端不稳定,尺骨切除长度不应超过1 cm。

术后处理

- Sauvé-Kapandji术后康复应遵循Skirven提出的几个原则[16]。
  - 术后需要一个超肘关节的石膏托固定,维持前臂在中立位,持续7～10日。
  - 拆线后,患者可更换较轻的可活动的夹板固定腕关节。
  - 手部治疗在开始时强调轻柔地活动腕关节、手指和前臂的旋转练习。
  - 除了练习期间和洗澡外,始终要使用夹板固定。
  - 目标是通过支撑和保护关节融合部位受压而使其充分愈合,在不牺牲尺骨干或关节融合术稳定性的前提下逐渐恢复功能性活动。
- 关节融合部位4～6周内禁止持重。
  - 当关节融合部位在影像学上出现愈合时,通常是术后8周,开始轻度加强练习。术后3个月之内均要避免提重物和前臂扭转。
- 对术后尺骨干不稳定的保守治疗,Skirven[16]推荐了一种小的袖套式夹板支撑假关节部位,帮助稳固尺骨干。
  - 夹板是由热塑材料制成,从桡骨远端沿尺侧延伸几厘米到假关节部位。
  - 患者通过一个可调节的束带调整夹板的松紧度,以提供一个舒适的特定活动要求的固定物。

预后

- 这个手术应用于很多患者,国际上有很多报道。
- 奥地利的Zimmermann回顾了43例患者的临床结果并做了8年的Sauvé-Kapandji术后调查问卷(5～12年),所有患者的前臂旋转度均得到改善[24]。97%的患者尺腕关节疼痛减轻,9%的患者尺骨残端近端有轻度的疼痛。相比对侧,握力从术前的38%提高到了术后的55%。平均DASH评分是28分(0～53分)。所有病例关节均在8周内融合。
- 在澳大利亚,Millroy对71例患者的81侧手术,发现几乎所有的患者术后正常活动时疼痛消失,只有7侧因过度活动而感到不适[13]。
- 在比利时,De Smet做了一个关于84例创伤后远侧桡尺关节炎进行手术的患者调查[7]。根据Mayo评分,有20例是优秀,34例是良好,18例一般,12例较差,整体满意度在74%。
- 在丹麦,Jacobsen发现17例手术患者中的15例恢复了工作[10]。
- 在英国,Carter发现他的86%的患者会再次选择此手术[3]。
- 在德国,Daecke调查了56例手术患者的DASH得分和Mayo评分及临床结果[6]。虽然只有50%的患者在重体力劳动时症状消失,但95%均有较好的结果。术后DASH评分为(24.2±22.5)分,Mayo评分是(76.1±17.6)分。
- 在瑞士,Lamey报道了18例做过经尺骨残端尺侧腕屈肌腱稳定的改良Sauvé-Kapandji手术的患者[12]。Mayo评分表现为其中6例优秀,7例良好,4例一般,1例较差。其中8例术前可从事重体力劳动的患者现在可以不受限制地恢复全职工作。
- 许多其他研究也报道了类似结果,证实了该手术的有效性和巨大吸引力。

并发症

- Sauvé-Kapandji手术并发症的主要来源是尺骨远端的残端。
- 疼痛、尺骨撞击综合征和尺骨干不稳的感觉均已报道过,但这些症状往往是一过性的而且术后3个月会消失。
- Darrach手术后会出现较明显的尺骨干的不稳定并经常见诸报道,但其也会发生在术中切除过多骨质时[5]。
  - 为了防止不稳,术者应仔细用旋前方肌固定尺骨残端,并尽可能向远端截骨,但截骨不宜过多。
  - 术者也应避免过多地剥离骨间膜。软组织应围绕在假关节处以稳定尺骨的近端和远端残端。
  - 尽管有这些防范措施,尺骨残端远端的疼痛和不稳定仍会发生。在这个方案中,残端可以用尺侧腕伸肌或尺侧腕屈肌的肌腱条,并以远端附着处为基底进行固定。
- Sauvé-Kapandji手术的另一个并发症是假关节部位的骨化[5]。
  - 旋前方肌应当在截骨后置入尺骨间隙,而尺骨段应当在剥离至骨外膜后截除,以最低限度地减少该并发症的发生。
  - 如果骨化已经发生,当成熟时应当切除。患者应当立即进行前臂的旋转练习。
- 尺神经的背侧皮支受损是一个潜在的问题,可以通过仔细剥离而避免。
- Wada和Ishii报道过Sauvé-Kapandji手术后指伸肌腱闭合性断裂。他们推测这是由于尺骨干残端被置于伸肌支持带边缘的远端,引起卡在骨残端和支持带之间肌腱的磨损性断裂[22]。
  - 这可以通过将尺骨干边缘修整平滑并用置入的旋前方肌覆盖住残端而避免。
- 尺神经背侧感觉分支的痛性神经瘤也有报道。
  - Lamey和Fernandez指出在一个切口内分离以远端为基底的尺侧腕屈肌腱条时会更容易引起。他们推荐在第2个切口内进行该操作[12]。
- 一些患者出现了由可触及的螺钉头引起的疼痛。应去除这些引起疼痛的螺钉。

(贾亚超 译,贾亚超 审校)

参考文献

[1] Backdahl M. The caput ulnae syndrome in rheumatoid arthritis: a study of the morphology, abnormal anatomy and clinical picture. Acta Rheum Scand Suppl 1963;5:1-75.

[2] Bowers WH. Distal radioulnar joint arthroplasty: current concepts. Clin Orthop Relat Res 1992;(275):104-109.

[3] Carter PB, Stuart PR. The Sauvé-Kapandji procedure for post-traumatic disorders of the distal radio-ulnar joint. J Bone Joint Surg Br 2000;82(7):1013-1018.

[4] Cone RO, Szabo R, Resnick D, et al. Computed tomography of the normal radioulnar joints. Invest Radiol 1983;18:541-545.

[5] Daecke W, Martini AK, Schneider S, et al. Amount of ulnar resection is a predictive factor for ulnar instability problems after the Sauvé-Kapandji procedure: a retrospective study of 44 patients followed for 1-13 years. Acta Orthop 2006;77:290-297.

[6] Daecke W, Martini AK, Streich NA. Kapandji-Sauvé procedure for chronic disorders of the distal radioulnar joint with special regard to the long-term results [in German]. Handchir Mikrochir Plast Chir 2003;35:164-169.

[7] De Smet LA, Van Ransbeeck H. The Sauvé-Kapandji procedure for posttraumatic wrist disorders: further experience. Acta Orthop Belg 2000;66:251-254.

[8] Fujita S, Masada K, Takeuchi E, et al. Modified Sauvé-Kapandji procedure for disorders of the distal radioulnar joint in patients with rheumatoid arthritis. J Bone Joint Surg Am 2005;87(1):134-139.

[9] Fujita S, Masada K, Takeuchi E, et al. Modified Sauvé-Kapandji procedure for disorders of the distal radioulnar joint in patients with rheumatoid arthritis. Surgical technique. J Bone Joint Surg Am 2006;88(suppl 1, pt 1):24-28.

[10] Jacobsen TW, Leicht P. The Sauvé-Kapandji procedure for posttraumatic disorders of the distal radioulnar joint. Acta Orthop Belg 2004;70:226-230.

[11] Kapandji IA. The Kapandji-Sauvé operation. Its techniques and indications in nonrheumatoid diseases. Ann Chir Main 1986;5:181-193.

[12] Lamey DM, Fernandez DL. Results of the modified Sauvé-Kapandji procedure in the treatment of chronic posttraumatic derangement of the distal radioulnar joint. J Bone Joint Surg Am 1998;80(12):1758-1769.

[13] Millroy P, Coleman S, Ivers R. The Sauvé-Kapandji operation. Technique and results. J Hand Surg Br 1992;17(4):411-414.

[14] Minami A, Kato H, Iwasaki N. Modification of the Sauvé-Kapandji procedure with extensor carpi ulnaris tenodesis. J Hand Surg Am 2000;25(6):1080-1084.

[15] Minami A, Suzuki K, Suenaga N, et al. The Sauvé-Kapandji procedure for osteoarthritis of the distal radioulnar joint. J Hand Surg Am 1995;20(4):602-608.

[16] Skirven T. Rehabilitation following surgery for the distal radioulnar joint. Tech Hand Up Extrem Surg 1997;1:219-225.

[17] Slater RR Jr, Szabo RM. The Sauvé-Kapandji procedure. Tech Hand Up Extrem Surg 1998;2:148-157.

[18] Szabo RM. Distal radioulnar joint instability. J Bone Joint Surg Am 2006;88(4):884-894.

[19] Szabo RM, Anderson KA, Chen JL. Functional outcome of enbloc excision and osteoarticular allograft replacement with the Sauvé-Kapandji procedure for Campanacci grade 3 giant-cell tumor of the distal radius. J Hand Surg Am 2006;31(8):1340-1348.

[20] Taleisnik J. The Sauvé-Kapandji procedure. Clin Orthop Relat Res 1992;(275):110-123.

[21] Vincent KA, Szabo RM, Agee JM. The Sauvé-Kapandji procedure for reconstruction of the rheumatoid distal radioulnar joint. J Hand Surg Am 1993;18(6):978-983.

[22] Wada T, Ogino T, Ishii S. Closed rupture of a finger extensor following the Sauvé-Kapandji procedure: a case report. J Hand Surg Am 1997;22(4):705-707.

[23] White GM, Weiland AJ. Madelung's deformity: treatment by osteotomy of the radius and Lauenstein procedure. J Hand Surg Am 1987;12(2):202-204.

[24] Zimmermann R, Gschwentner M, Arora R, et al. Treatment of distal radioulnar joint disorders with a modified Sauvé-Kapandji procedure: long-term outcome with special attention to the DASH Questionnaire. Arch Orthop Trauma Surg 2003;123:293-298.

第113章 尺骨头置换术
Ulnar Head Implant Arthroplasty

Sam Fuller and Randy R. Bindra

定义

- 与任何滑膜关节一样，远侧桡尺关节可以因骨关节炎、炎症性关节炎、长期不稳定、感染和创伤等因素而退化[4]。
- 标准治疗方法如部分（"匹配切除"）或全部（Darrach手术）尺骨远端切除术有可能破坏前臂的轴向稳定性，并引起前臂旋转时的疼痛。
  - 尺桡骨之间正常的应力可以帮助稳定远侧桡尺关节[1]。
  - 当切除尺骨远端后，前臂旋转时，尺骨残端和桡骨之间会出现明显的摩擦，这种现象叫作尺骨撞击[6]。这可能会造成桡骨不同程度的疼痛，从轻微激惹到撞击痛不等。这些患者会出现上肢持重时疼痛、握力减弱、前臂旋转障碍、上举困难[2]。
- 尺骨头置换术通过维持远侧桡尺关节的稳定性而避免了尺骨撞击。植入后足够的软组织包裹修复也同样能增加远侧桡尺关节的稳定性。
  - 最早的假体是一个硅胶帽，设计为尺骨残端提供一个柔软的末端。但这些假体在负重下都会失败。
  - 新的假体设计旨在通过一个金属假体与桡骨的乙状切迹相关节，从而修补尺骨头。

解剖

- 参阅第26、63、64、65、111、112和115章。

发病机制

- 参阅第111和112章。

自然病程

- 参阅第111和112章。

病史和体格检查

- 那些行尺骨头切除术的患者经常抱怨前臂旋转时会疼痛，这与前臂轴向的不稳、力量减弱、撞击有关。
- 除了要记录远侧桡尺关节的活动度和相互之间的位移程度，检查者必须确定关节的稳定性和尺骨撞击对患者疼痛的影响。
- 尺桡骨的被动加压会产生尺桡骨的被动撞击。
  - 检查者应用手环握住患者前臂的远端并加压。
  - 患者反复出现疼痛是阳性的表现。
- 尺桡骨的主动撞击可由肌肉的主动收缩引起的，尤其是肱肌收缩时。
  - 当患者处于中立位上举2磅（0.91 kg）重的物体时会出现前臂的疼痛。
- 尺骨断端的不稳定是由断端远侧软组织的稳定性受损而引起的，随着前臂旋转，尺骨有进一步远离桡骨的趋势。
  - 当患者主动旋转前臂时，可见尺骨远端背侧和掌侧的半脱位。

影像学和其他诊断性检查

- 腕关节的标准正位、侧位和斜位X线片。
  - X线片可以看到桡骨干骺端和一些相关的尺骨残端远侧的尺侧皮质呈扇形分布。
- 应力位正位X线片。
  - 可以证明尺桡骨之间的撞击。
  - 患者站立时使前臂正对着X线球管，让患者提着2.2 kg重的圆柱状物，使腕关节负重并使肩关节内收，肘关节屈曲90°，前臂中立位。
  - 前臂放在X线暗盒上，X线由冠状面下拍摄，这样就是一个前臂中立位下的正位片。
  - 负重前后均进行X线摄片。
- CT扫描。
  - 对于患有远侧桡尺关节炎的患者，CT轴向扫描非常有必要，这是为了评价尺骨头退变的程度并且判断行尺骨头全部还是部分置换。
  - CT扫描对于评价尺骨头置换术后，出现疼痛的患者的桡骨乙状切迹的骨赘以及假体磨损情况也是很重要的。
  - 如果临床检查有可疑的话，前臂旋前、旋后的CT扫描对于检测尺桡骨不稳定也是有帮助的。

鉴别诊断

- 除了尺桡骨的撞击外，远侧桡尺关节疼痛的患者在切除尺骨头后仍有疼痛可能由于以下因素：
- 尺神经病变。
- 感觉神经损伤或瘢痕引起的手术瘢痕疼痛。
- 桡腕关节炎或腕骨间关节炎。

非手术治疗

- 通过限制活动尽量减少前臂的旋转运动将会减少疼痛。
- 一个Russe夹板对于伴有尺骨远侧断端不稳的患者有一定作用，但不能阻止尺桡撞击引起的疼痛。

手术治疗

- 尺骨头置换术最常见的适应证是先前行尺骨头切除术的患者，为了减轻其后撞击的症状。
- 其他不太常见的适应证包括：
  - 原发性远侧桡尺退行性关节炎的患者，经夹板和类固醇注射治疗无效。
  - 因肿瘤尺骨头切除后尺骨的重建。
  - 不可修复的尺骨头骨折一期或二期的重建。
  - 相对适应证：控制较好的炎症性关节炎且骨质保护得较好。
- 远侧桡尺关节置换的范围在不同情况下可能会有所不同。
  - 部分尺骨头置换。
  - 不受限制的整个远端尺骨的置换伴或不伴桡骨乙状切迹的覆盖。
  - 受限制的整个远侧桡尺关节置换，包括桡骨远端的乙状切迹。
- 部分尺骨头的置换保留了茎突和三角纤维软骨的附着部。
  - 这种手术适用于疾病的进展期，如关节炎时，且手术局限于尺骨远端关节面。
  - 禁忌证包括尺骨远端不稳定、尺骨过度偏移和乙状切迹的退变。
  - 有2种类型的假体可供选择：一是单件有柄的金属假体，另一个是两件式的假体，带有钛杆和取代尺骨头的热解炭的圆盘（图1）[5]。
  - 部分尺骨头置换的长期效果未知。带有关节的两件式的假体在理论上具有更少的桡骨侵蚀的优点。
- 不受限制的全尺骨头置换适用于远侧桡尺关节切除或置换术后尺骨远端不稳的尺骨撞击的重建。伴随轻微的不稳，软组织包裹的修复可恢复稳定性。在更明显的不稳定的情况下，尺骨头置换术需附加额外的软组织手术。
  - 尺骨头的假体通常是球形的，由金属或陶瓷制成。偏心圆的金属假体的设计更接近于正常尺骨头的形状。然而，生物力学研究已经证明了尺骨远端围绕桡骨运动正常的轨迹，使用球形的尺骨头，可最大限度地模拟正常的关节活动[8]。
  - 尺骨头假体可以与金属背面、聚乙烯表面覆盖的桡骨乙状切迹相关节，并且不受限制（图2）。
  - 足够的软组织覆盖在防止尺骨头完全置换后形成的半脱位是非常重要的。三角纤维软骨复合体已不再附着于尺骨远端，使假体有发生脱位的趋势。因此，手术技术中一个重要的部分是重建尺骨假体周围的韧带。
  - 其他的禁忌证包括先前的开放性骨折、关节内或关节周围感染、骨骼发育不成熟以及对植入材料过敏。
- 在明显不稳定的病例中，由于缺乏足够的软组织覆盖或创伤、肿瘤后切除远侧桡尺关节，应使用限制性的远侧桡尺关节置换术（图3）。

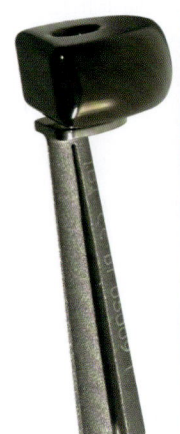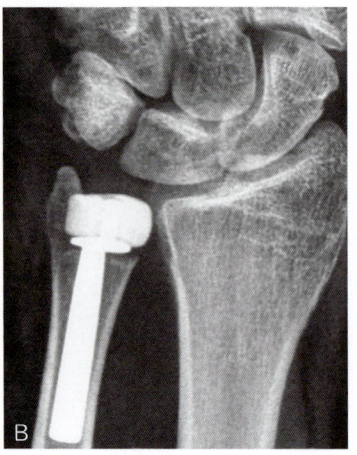

图1 Eclypse尺骨头部分置换系统（Tornier Surgical Implants, Tornier, Inc., Rodborough Road, FR）由一个可膨胀的钛柄和一个可移动的热解炭垫片组成（A）。当置入时，假体保留了尺骨茎突和三角纤维软骨复合体的附着部（B）。

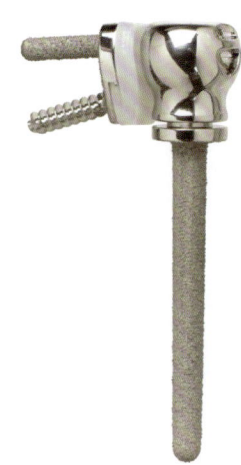

图2 Stability全尺骨头关节置换系统（Small BoneInnovations, Inc., Morrisville, PA）包括一个金属尺骨头组件，由聚乙烯覆盖的金属组件与乙状切迹相关节。尺骨头组件可单独用于半关节置换。

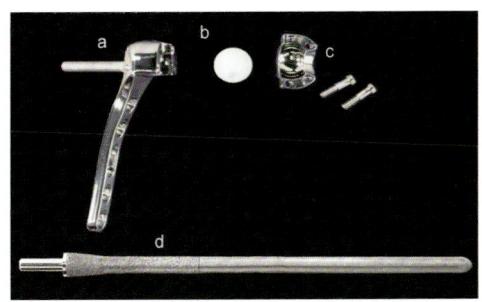

图3 Aptis系统用一个受限制的关节替换了整个远侧桡尺关节。其组件包括带有插槽的桡侧钢板（a）、聚乙烯球（b）、带有螺钉的另一半插槽（c）、带有钉状结构的尺骨柄（d）。

- 桡侧的组件包括一块带有聚乙烯衬垫的钢板，金属球通过它连接于桡骨的乙状切迹。
- 尺骨柄上有一个突出的钉状结构可以在聚乙烯内衬内旋转。尺骨柄限制了远近端和掌背侧的运动，模拟了正常远侧桡尺关节的生物力学。

术前计划

- 术前正侧位均行X线摄片以用于模板测量（图4）。
  - 尽可能地复制正常的解剖结构和尺骨的变异。
  - 选择合适大小的内植物。

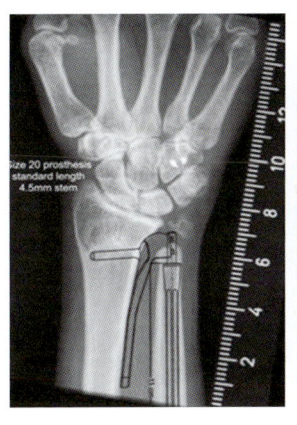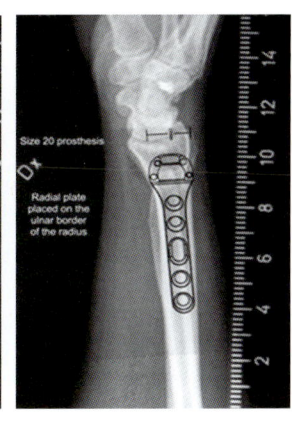

图4 术前摄正位和侧位X线片，用Aptis系统的模板进行比对，决定术中所用内植物的大小。

体位

- 取标准体位并应用止血带。

入路

- 切口经尺骨茎突沿尺骨干的尺侧缘延伸。在尺侧腕屈肌和尺侧腕伸肌之间形成的间隙进入，暴露尺骨。
- 背侧切口也可选，适用于部分尺骨头置换。通过第5伸肌间室到达尺骨头的关节面。

部分尺骨头置换术

- 评估术前X线片（技术图1A）。
- 第5、6间室间做一纵行切口（技术图1B）。
- 在第5间室切开伸肌支持带（技术图1C）。
- 牵开小指伸肌腱。
- 提起以尺侧为基底的长方形伸肌支持带-关节囊瓣，其远端靠近背侧桡尺韧带。
- 使尺侧腕伸肌腱和腱鞘保留原位。
- 小号Hohmann牵开器置于尺骨头下，使尺骨头与桡骨乙状切迹半脱位。
- 使用特制的摆锯切除尺骨头的关节部分（技术图1D、E）。

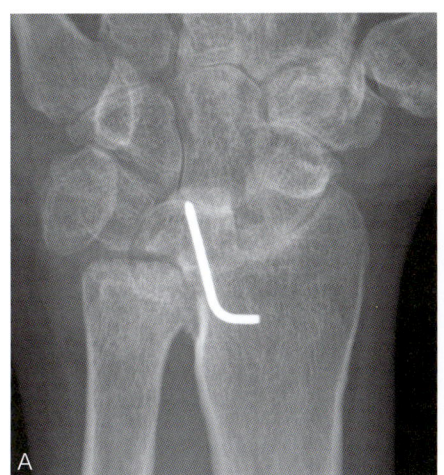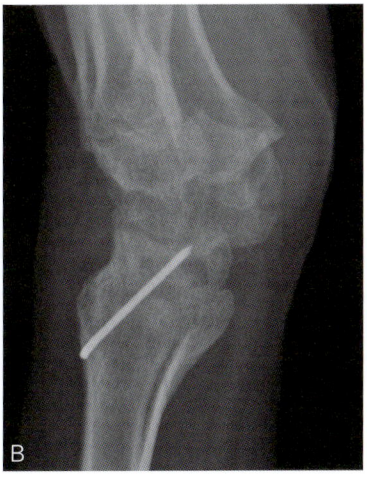

技术图1 A、B. 患者患有单侧的类风湿关节炎，行First Choice部分尺骨头置换，图为患者术前X线片（Integra LifeSciences, Plainsboro, NJ）。

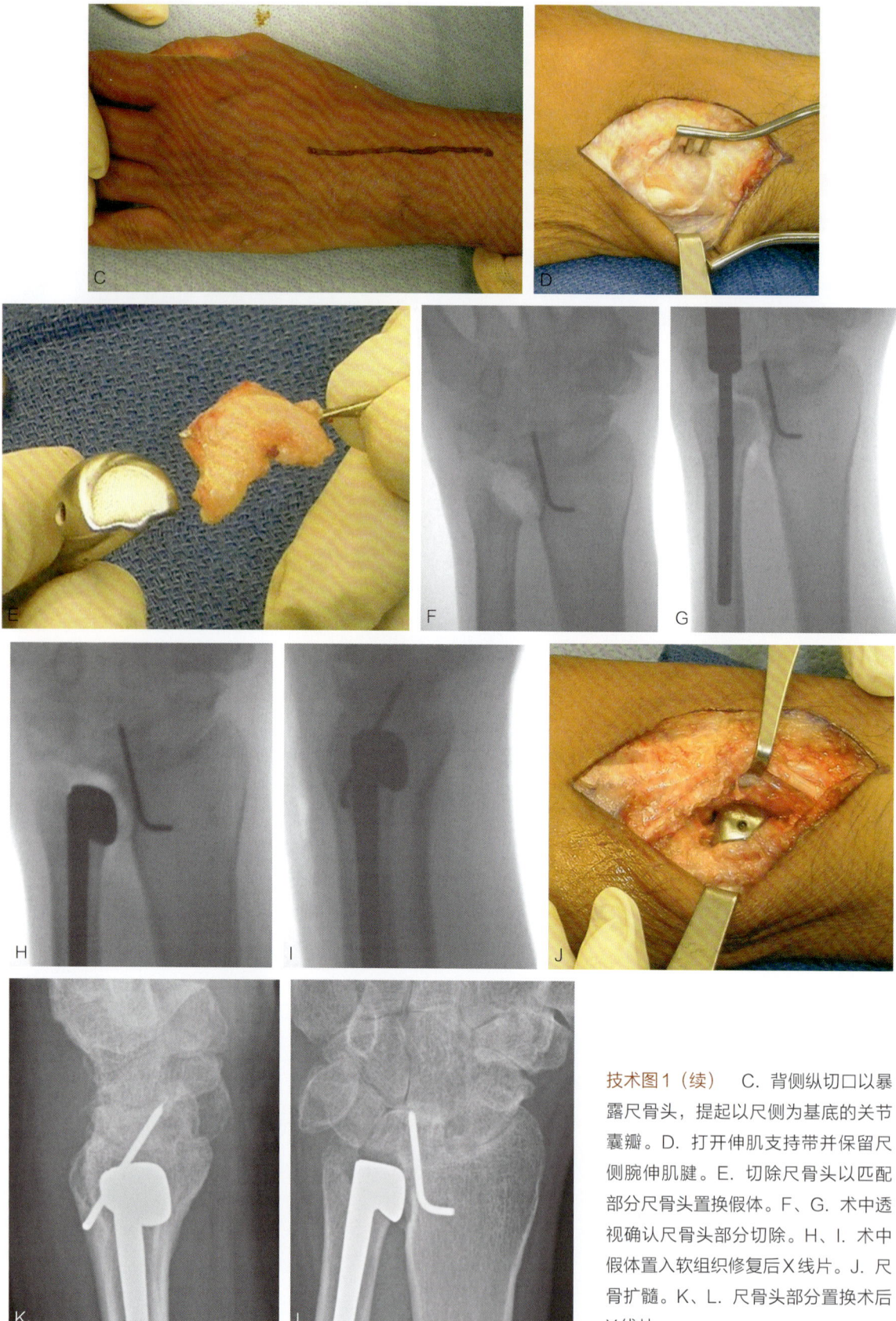

技术图1（续） C. 背侧纵切口以暴露尺骨头，提起以尺侧为基底的关节囊瓣。D. 打开伸肌支持带并保留尺侧腕伸肌腱。E. 切除尺骨头以匹配部分尺骨头置换假体。F、G. 术中透视确认尺骨头部分切除。H、I. 术中假体置入软组织修复后X线片。J. 尺骨扩髓。K、L. 尺骨头部分置换术后X线片。

- 扩大尺骨髓腔并放置一个适当大小的试模（技术图1F）。术中进行X线检查，以确认尺骨头大小和尺骨变异的程度。
- 确定活动的范围和稳定性并插入假体。为了假体的稳定性，如有必要，重叠缝合修复关节囊（技术图1G）。
- 术后X线确认假体的稳定性（技术图1H）。

尺骨头半置换术（不含乙状切迹的重建）

- 于前臂远端的尺侧边缘做一纵行切口（技术图2A）。
- 沿尺骨远端内侧缘的尺侧腕屈肌和尺侧腕伸肌之间切开伸肌支持带。
  - 识别并保护跨越切口远端的尺神经背侧皮支。
- 沿着三角纤维软骨复合体和尺侧副韧带远端提起尺侧腕屈肌腱鞘。
- 使用模板并用钢笔或骨凿标记以确定尺骨远端切除的平面（技术图2B）。
  - 目的是假体置入后尺骨处于零变异位。
  - 当尺骨远端已被切除时，用桡骨远端的乙状切迹作为标记以确定尺骨的截骨平面。
- 将软组织用拉钩牵开，用摆锯在尺骨远端处进行截骨（技术图2C）。
  - 注意确保截骨面与尺骨干长轴垂直。
- 移除并测量尺骨头的大小。
  - 为了让软组织修复易于识别，将在三角纤维软骨从尺骨剥离之前在中央凹处做一缝合标记。
- 检查桡骨远端的乙状切迹以防止不协调，切除骨赘。
- 用尖钻或锋利的髓内针确定尺骨远端髓腔的通畅。使用内径不断增加的髓腔钻慢慢地扩大髓腔至合适的大小（技术图2D）。
- 轻轻地将合适的试模柄置入远端尺骨干内（技术图2E）。围领应牢固地套在被切除后的尺骨远端的表面。
  - 对于之前过度切除尺骨的情况，可能需要应用带有加大围领的假体。
  - 为了确定需要加大围领，在置入尺骨头之前在尺骨颈部先放置一个间隔物。
- 将合适尺寸的尺骨头置入尺骨颈部并复位远侧桡尺

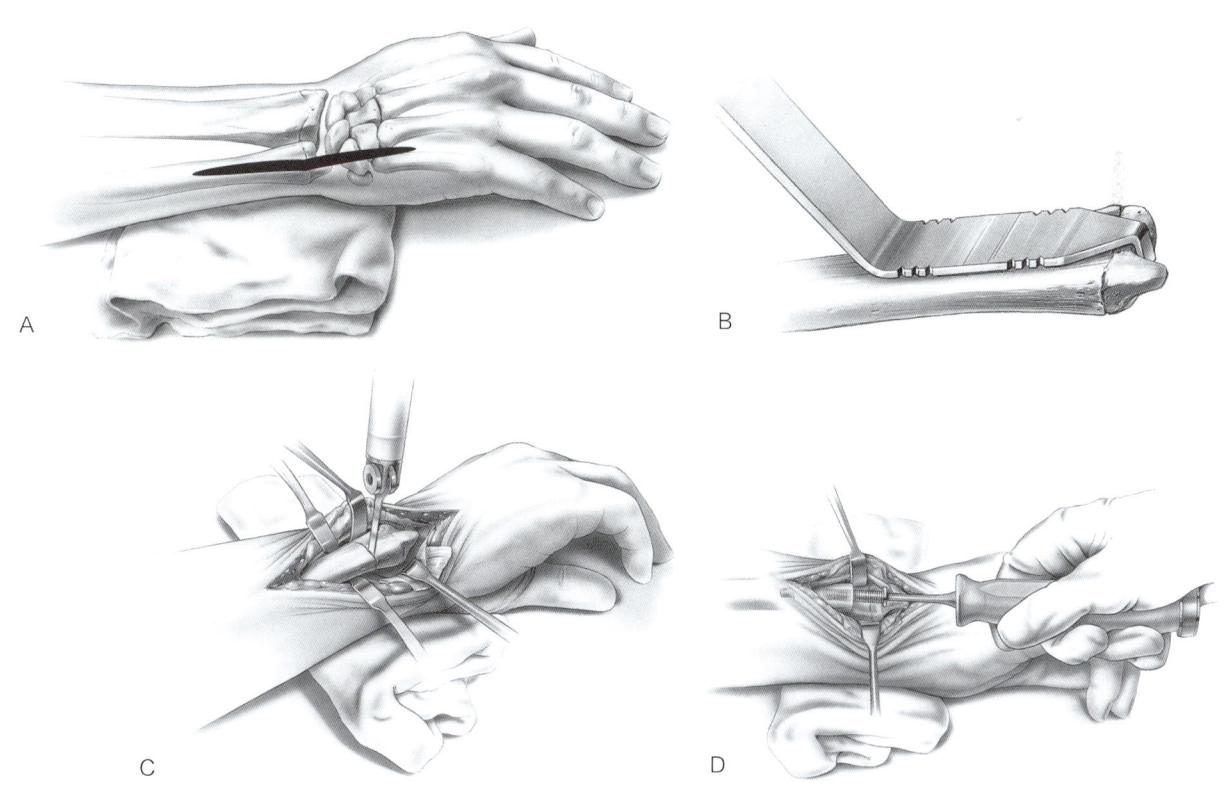

技术图2 A. 在前臂远端和腕关节的尺侧，于尺侧腕伸、屈肌腱之间行一纵行切口。B. 截骨导向器帮助决定尺骨头的切除平面。远端的刻痕相当于3个尺骨头的大小和标准柄，近端的刻痕用于尺骨远端切除术后或者有骨吸收的情况下使用的带围领的尺骨柄。C. 用摆锯切除尺骨头。D. 尺骨髓腔钻扩髓。

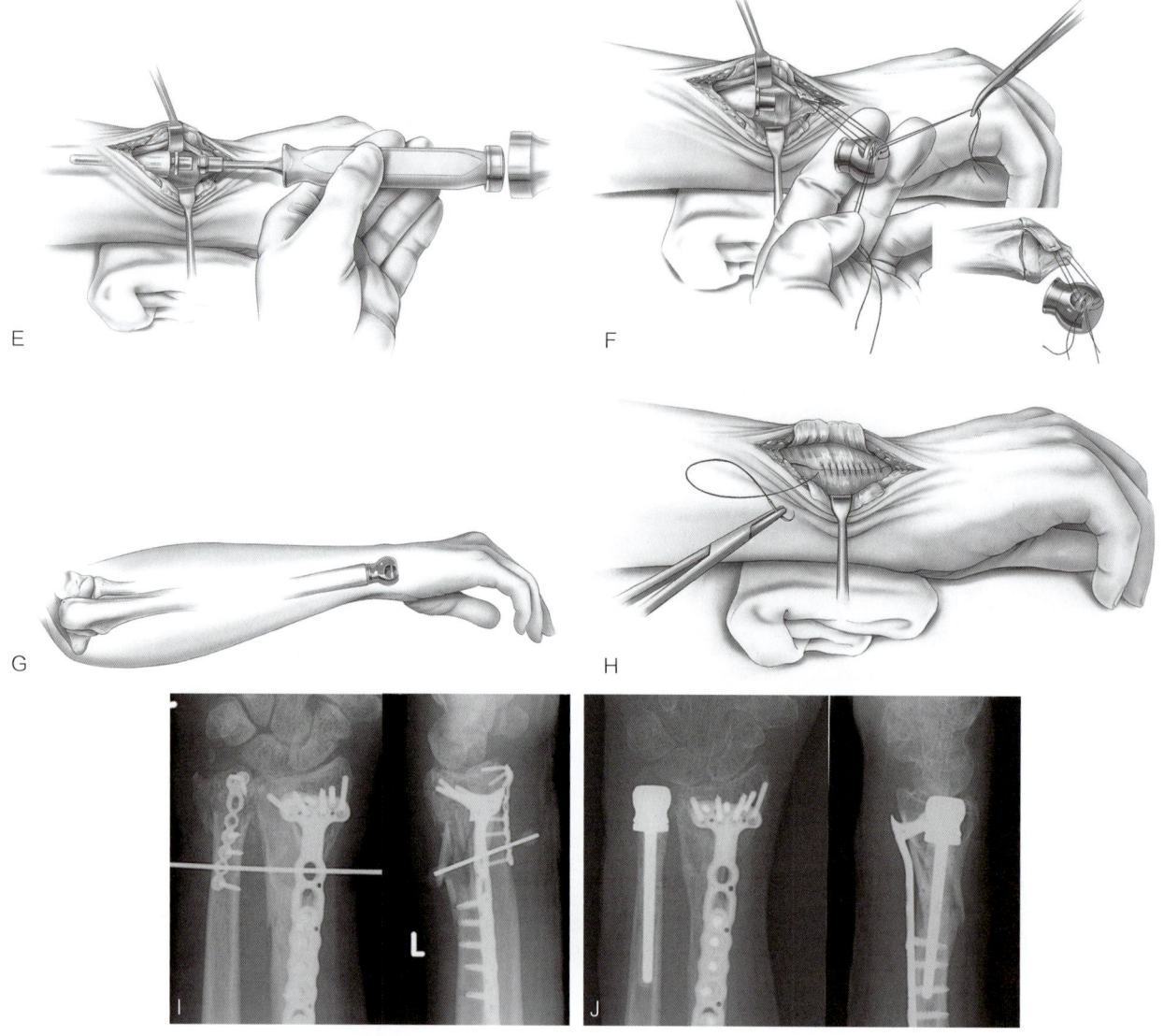

技术图 2（续） E. 用打击器将合适的假体柄插入尺骨干中。F. 在假体头置入之前，将软组织缝线穿过尺骨头假体上的小孔（插图）。通过远排深层孔，将 TFC 缝合至尺骨头中心凹止点；通过近排浅层孔，将缝针穿过尺侧腕伸肌腱鞘。保持缝线松开。G. 因为尺骨头在尺骨干上不能自由地旋转，所以在嵌入尺骨干之前保证尺骨头的力线匹配很重要。尺骨头的缝线孔沿着尺骨的皮下边缘排列。H. 收紧假体的缝线并打结。在前臂中立位，缝合伸肌支持带深面的软组织。I. 尺桡骨远端粉碎性骨折后术前的 X 线片显示尺骨头的不稳定和不协调。J. 尺骨头置换和软组织修复应做到远侧桡尺关节匹配、稳定。

关节。
- 旋后和旋前位应当完全顺滑，关节处于稳定。
- 术中进行 X 线摄片，以评估尺骨头的大小和尺骨变异。
  - 如果假体过长，有必要切除更多的远端尺骨。
- 通过在尺骨远端缓慢地施加压力将尺骨头试模从乙状切迹处移除。
- 如果试模装入牢固合适，压配置入假体。对于骨质疏松或以前做过腕关节融合的患者，使用骨水泥以确保尺骨干的稳固。
- 在假体柄完全被压紧之前准备好合适尺寸的尺骨头以用于软组织的固定。使用 2 根带弯针的 3-0 不可吸收缝线从假体头部的每个孔中穿过。将缝针从远排深层孔穿过三角纤维软骨复合体的中心凹止点，将缝针穿过近排浅层孔缝到尺侧腕伸肌腱鞘上，保留缝线松开（技术图 2F）。
- 应用打击器置入并压配假体柄（用或不用骨水泥）。
- 将假体的头部力线对好以便使两排缝线孔沿着尺骨的皮下边缘排列（技术图 2G）。然后将其放置在尺骨柄的锥形颈部并轻轻地嵌入其内。
- 将软组织推进覆盖假体的头部，使其复位到乙状切迹内。使前臂处于中立位，拉紧置于头部的缝线，关闭假体头部的尺侧腕伸肌腱鞘。
- 在尺侧腕伸肌和尺侧腕屈肌界面处（技术图2H），重叠缝合软组织，以覆盖尺骨远端。
- 检查假体旋后和旋前时的稳定性。
- 关闭关节囊及伸肌支持带。
- 最后拍摄X线片（技术图2I、J）。
- 放松止血带后进行止血。
- 术后首次随访再次拍摄X线片确认假体与乙状切迹的稳定性（技术图3A～C）。

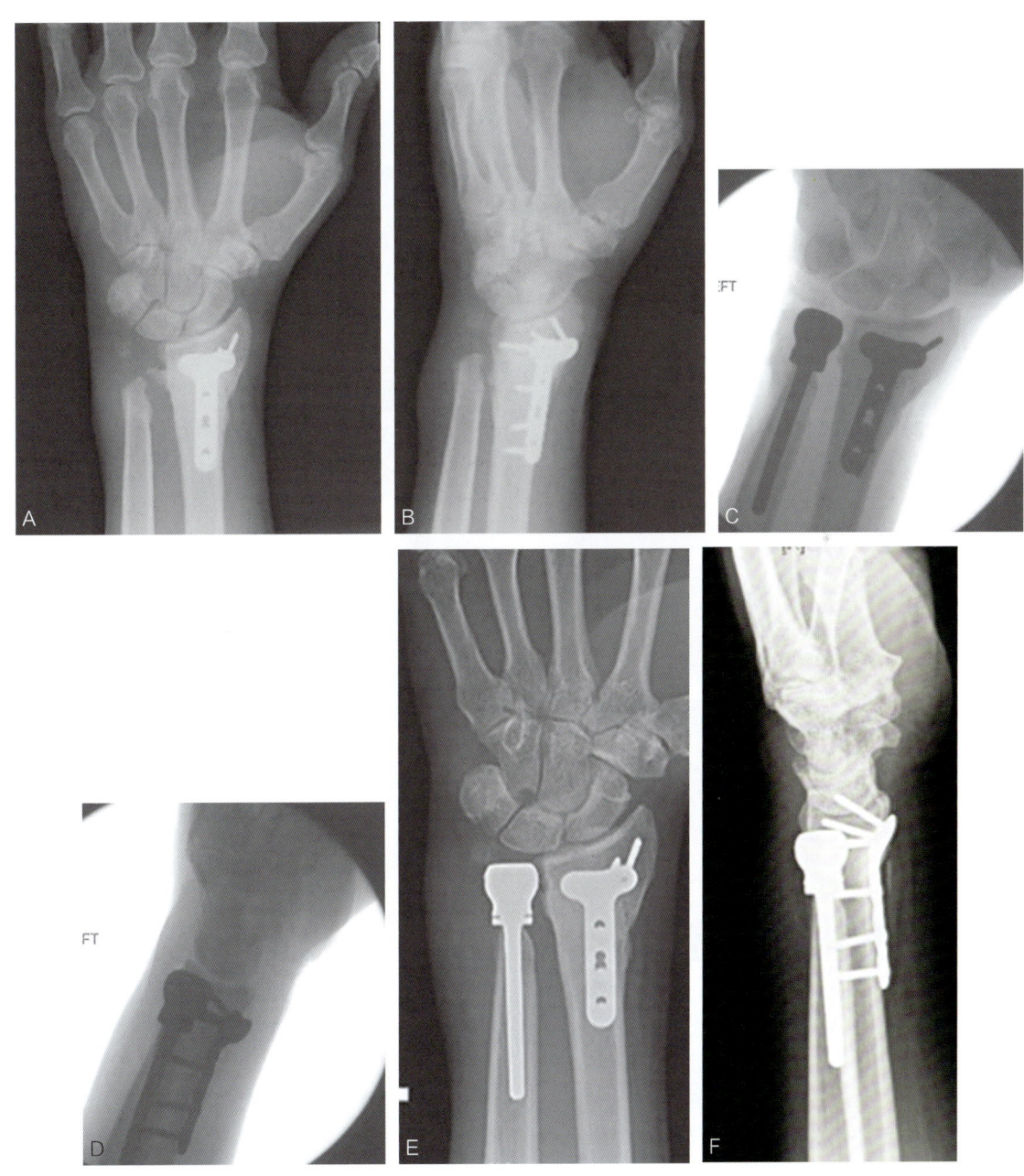

技术图3 A、B. 术前腕部正位及斜位X线片，显示Darrach切除术及1.5年前桡骨远端骨折钢板内固定术。C、D. 术中尺骨头假体插入后X线片。E、F. 术后6周X线片显示尺骨头假体位置稳定。

限制性远侧桡尺关节置换术

- 沿前臂远端的尺侧缘在第5和第6伸肌间室做一8 cm长的曲棍球棍形纵行切口（技术图4A）。
- 做一个尺侧为基底的矩形筋膜瓣（技术图4B）。关闭切口时，用筋膜瓣在假体和尺侧腕伸肌之间形成间置物。
  - 筋膜瓣的宽度应当覆盖内植物的头部并能够包括伸肌支持带的最近端。
- 在第5伸肌间室基底暴露尺骨远端，并向近端牵开小指固有伸肌腱约8 cm。
- 游离骨间后神经的感觉支，以免在伸肌腱与桡骨间放置拉钩时损伤之。
- 在第5掌骨基底部，切开尺侧腕伸肌腱鞘直至其第5掌骨基底止点。
  - 这是为了避免压迫内植物末端。
- 在软骨面下或远侧桡尺关节的水平切除残余的尺骨头。
- 保持三角纤维软骨的桡侧附着，以提供假体和腕骨之间的屏障。
- 向掌侧脱位尺骨干，并暴露桡骨和乙状切迹（技术图4C）。
- 自桡骨远端游离约8 cm的骨间膜。
- 在桡骨骨间嵴上放置桡骨试模钢板，其掌侧缘与桡骨

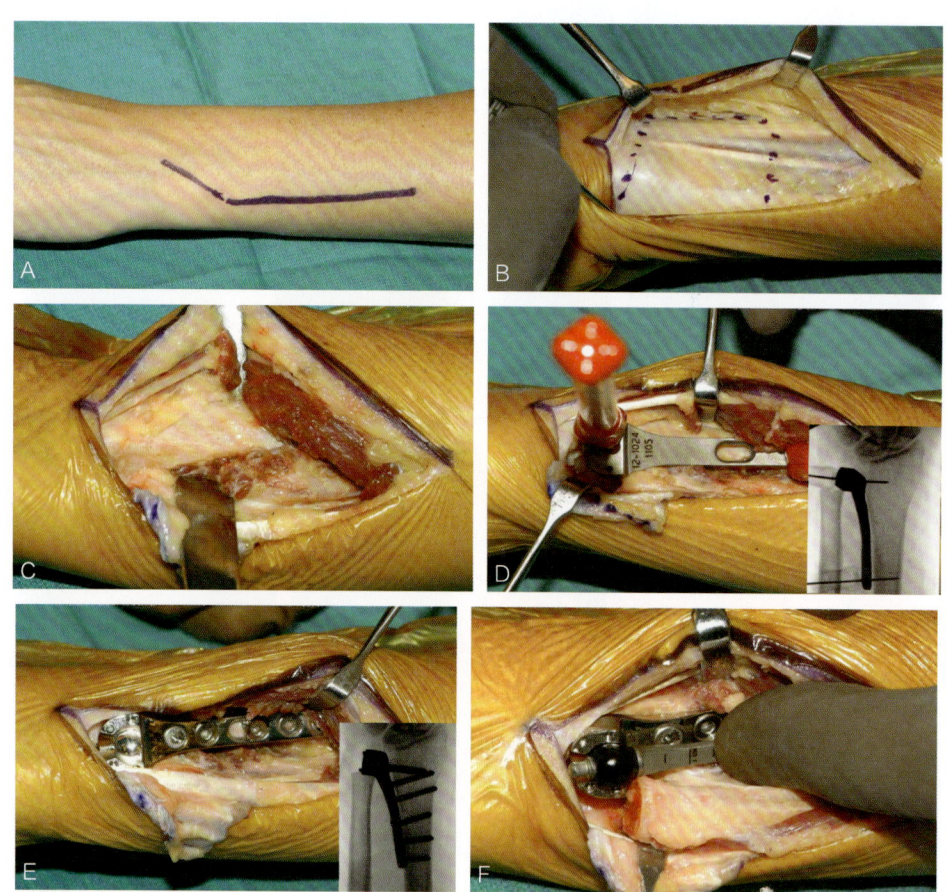

技术图4 A. 应用Aptis系统置换的术中照片。尺背侧的皮肤切口位于第5和第6伸肌间室。B. 游离一个较大的尺间侧为基底的支持带瓣，以在尺侧腕伸肌和内植物之间形成间置物。C. 用牵开器将尺骨向掌侧脱位，以暴露桡骨和乙状切迹之间的骨面。D. 桡骨钢板模板被放置并临时固定在桡骨上。钢板的位置通过透视确认（插图）。E. 术中X线示桡侧组件固定完成。X线片证实内植物在位和螺钉的长度合适。F. 一个附带圆球的测深器用于定位尺骨的截骨水平。这确保了带有聚乙烯圆球的尺骨内植物将会和桡侧乙状切迹凹槽相吻合。

第113章 尺骨头置换术　1033

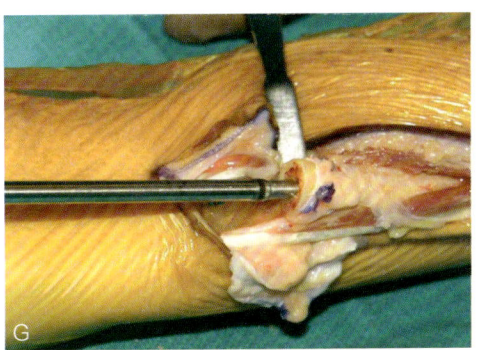

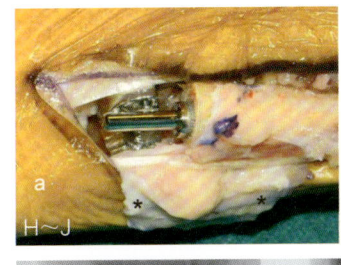
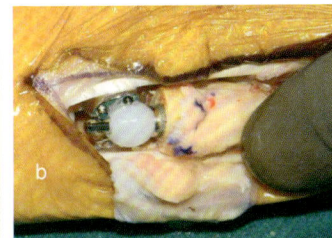
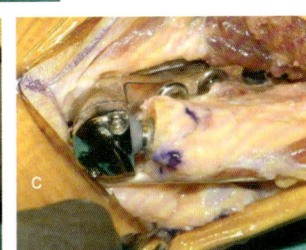

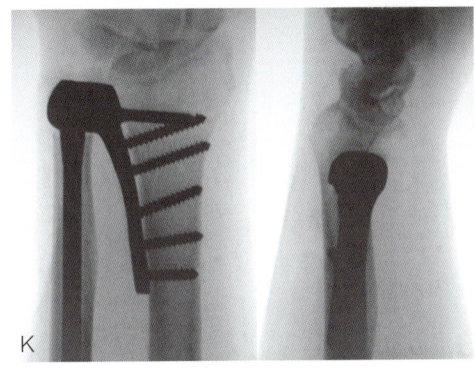
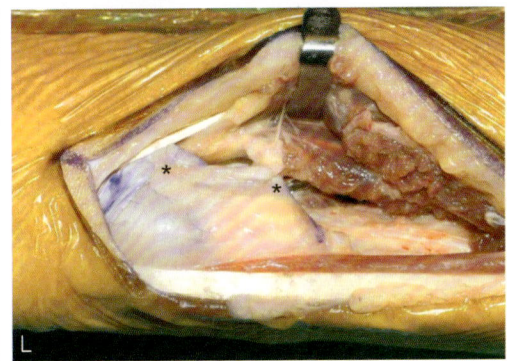

技术图4（续）　G. 扩髓器用于扩大尺骨远端的髓腔。H～J. 假体的最后装配步骤。尺骨柄置入后，聚乙烯球置于尺骨柄的钉榫上。然后使球对准桡骨凹槽，加上盖帽再用2枚螺钉固定。K. 最后X线片证实内植物在位。L. 之前游离的支持带瓣（星号）复位并覆盖假体，其位于尺侧腕伸肌腱下方。

掌侧平齐（技术图4D）。
- 钢板应该位于桡骨乙状切迹近端3 mm，以避免与腕骨撞击。
- 如有需要，用摆锯将桡骨远端塑形，以利于钢板放置。确定钢板的位置并用克氏针穿过钢板暂时固定。
- 术中透射检查钢板的位置。
- 钻孔后，移除试模钢板并将最终的桡骨钢板放在准确的位置。插入锁定螺钉固定钢板并拍摄X线片（技术图4E），去除克氏针。
- 使前臂充分旋前，将附有圆球的测深尺放在桡骨的乙状切迹半槽处，并与尺骨对线良好（技术图4F），从而确定尺骨的截骨水平。

- 切除尺骨远端后，将一根1.6 mm的导针插入髓腔并使用空心钻扩髓。
- 将一个大小合适的扩髓器插入髓腔以使远端尺骨倾斜以锉平骨端（技术图4G）。
- 冲洗髓腔并插入尺骨干组件（技术图4H）。将超高分子量聚乙烯球放置在远端钉榫上并将尺骨组件嵌在桡骨组件的半槽处（技术图4I）。
- 将半槽的盖帽覆盖在球的上方并用2枚小螺钉固定（技术图4J）。
- 透射以确定内植物位置满意（技术图4K）。
- 将筋膜和支持带皮瓣放置在内植物和尺侧腕伸肌腱之间，缝合至桡骨上并逐层缝合（技术图4L）。

要点与失误防范

瘢痕敏感或压痛	• 确认并保护尺神经背侧支。
术中尺骨远端骨折	• 小心扩髓。骨质较硬时,扩髓前使用电钻扩大髓腔。
尺骨变异错误	• 尺骨截骨前,根据影像学资料或乙状切迹远端确定远侧桡尺关节位置。
假体松动	• 排除排异、感染。 • 翻修操作包括:①取出假体。②使用跟腱移植物转为间隔关节成形术。③转为铰链式远侧桡尺关节远端关节成形术。④转为one-bone前臂。
假体不稳定	• 假体置入前处理软组织不足。 • 暴露尺骨远端时,掀起大而厚的皮瓣。必要时可用于稳定假体。尺侧腕屈肌可用于加强假体掌侧稳定性。 • 有时,软组织关闭后假体才稳定。

术后处理

- 前臂固定在中立位并靠一个长臂支具或Muenster型夹板或石膏固定3周。
- 手腕和前臂在3周后开始活动。
  - 开始锻炼后使用可拆卸夹板继续固定3周。
- 6周后在能够忍受的情况下加强功能锻炼,只能在手腕和前臂可以进行功能活动后才能加强。
- 对于一个风湿性关节炎的患者,软组织覆盖情况差,术中轻微不稳定,旋后位固定达6周必须慎重处理。
- 术后6周及6个月应行放射线检查,随后每年复查一次。

预后

- 结果因适应证和所用内植物的不同而异[3]。
- 对于以前做过关节成形术和恢复稳定性手术的患者,尺桡骨撞击产生的疼痛得到了缓解[9]。
- 假体置换后前臂的活动范围仍旧没有在很大程度上得到改善,因为它取决于以前存在的瘢痕。
- 握力的恢复取决于术前的病情。对于术前剧痛和握力弱的患者,最后握力恢复的平均值只达到对侧的60%。
- 长期效果未知。
- 一项研究报道假体6年生存率为83%[7]。
- 与假体失败有关的因素包括既往手术史、假体柄周围透亮区大于2 mm、假体顶部基座形成[7]。
- 部分小样本长期随访研究报道置换术后疼痛缓解,无假体失效或需要翻修手术[10,11]。

并发症

- 即时或短期的并发症。
  - 感染和伤口裂开,尤其是在软组织覆盖条件差的修复病例。
  - 尺神经背侧感觉支损伤,导致顽固的神经瘤。
  - 钻孔或置入假体时导致尺骨远端骨折。
  - 术后远侧桡尺关节上的假体脱位。
- 长期并发症。
  - 乙状切迹的进一步退变。
  - 内植物松动。
  - 尺侧腕伸肌腱鞘炎。
  - 桡骨乙状切迹吸收后疼痛。
  - 尺骨远端周围的异位骨化。
  - 尺骨远端的应力遮挡和再吸收。
  - 假体断裂。

致谢

笔者感谢得到Small Bone Innovations的允许,使用他们的插图来阐明手术技术。感谢Luis Scheker博士提供的Aptis系统的图片,Marc Garcia-Elias博士提供的Eclypse假体的图片。

(贾亚超 译,贾亚超 审校)

参考文献

[1] Berger RA. Implant arthroplasty for treatment of ulnar head resectionrelated instability. Hand Clin 2013;29:103-111.

[2] Berger RA, Cooney WP III. Use of an ulnar head endoprosthesis for treatment of an unstable distal ulnar resection: review of mechanics, indications, and surgical technique. Hand Clin 2005; 21:603-620.

[3] Bizimungu R, Dodds S. Objective outcomes following semiconstrained total distal radioulnar joint arthroplasty. J Wrist Surg 2013;2:319-323.

[4] Conaway DA, Kuhl TL, Adams BD. Comparison of the native ulnar head and a partial ulnar head resurfacing implant. J Hand Surg Am 2009;34(6):1056-1062.

[5] Garcia-Elias M. Eclypse: partial ulnar head replacement for isolated DRUJ arthrosis. Tech Hand Upper Extrem Surg 2007;11: 121-128.

[6] Gordon KD, Roth SE, Dunning CE, et al. An anthropometric study of the distal ulna: Implications for implant design. J Hand Surg Am 2002;27(1):57-60.

[7] Kakar S, Swann P, Perry KI, et al. Functional and radiographic outcomes following distal ulna implant arthroplasty. J Hand Surg Am 2012;37:1364-1371.

[8] Scheker LR, Babb BA, Killion PE. Distal ulnar prosthetic replacement. Orthop Clin North Am 2001;32:365-376.

[9] Van Schoonhoven J, Fernandez DL, Bowers WH, et al. Salvage of failed resection arthroplasties of the distal radioulnar joint using a new ulnar head prosthesis. J Hand Surg Am 2000;25(3): 438-446.

[10] Van Schoonhoven J, Muhldorfer-Fodor M, Fernandez DL, et al. Salvage of failed resection arthroplasties of the distal radioulnar joint using an ulnar head prosthesis: long-term results. J Hand Surg Am 2012;37:1372-1380.

[11] Yen SN, Dion GR, Bowers WH. Ulnar head implant arthroplasty: an intermediate term review of 1 surgeon's experience. Tech Hand Up Extrem Surg 2009;13:160-164.

第114章 关节镜下三角纤维软骨复合体清理术和尺骨短缩术

Arthroscopically Assisted Triangular Fibrocartilage Complex Débridement and Ulnar Shortening

Brandon P. Donnelly and Randall W. Culp

定义

- 三角纤维软骨复合体（TFCC）是位于腕关节尺侧的一个同质解剖结构，其功能包括维持远侧桡尺关节稳定性，将腕部应力从尺腕关节传导至尺骨远端[21]。
- 三角纤维软骨复合体损伤及随后产生的滑膜炎会引起腕关节尺侧疼痛、握力下降和远侧桡尺关节疼痛性咔嗒声，导致患者功能障碍。
- 尺腕邻界或尺骨撞击综合征表现为腕部尺侧疼痛，与三角纤维软骨复合体撕裂及伴随的尺骨头、月骨、三角骨关节面软化有关。退化改变多见于尺骨正或中性变异，且尺腕关节长期承受慢性压缩负荷的患者。
- 关节镜下三角纤维软骨复合体清理术可用于治疗中央病变，也可与尺骨短缩术联合用于治疗同时存在的尺腕邻界综合征。

解剖

- 三角纤维软骨复合体是由软骨及韧带组织构成的复合结构，跨越并稳定远侧桡尺关节及尺腕关节。起于乙状切迹远侧，止于尺骨茎突基底部及尺骨凹（图1）。
  - 尺腕复合体由尺月韧带、尺三角韧带、尺侧腕伸肌腱鞘深层组成，连接尺腕关节。
  - 掌、背侧桡尺韧带的浅层止于尺骨茎突基底部，深层止于尺骨凹[11]。
  - 中央关节盘为薄的纤维软骨结构，覆盖乙状切迹并于桡尺韧带延续。

发病机制

- 急性 Palmer Ⅰ型 TFCC 损伤常由腕关节尺偏、前臂旋转位置遭受轴向负荷引起。三角纤维软骨复合体受到尺骨与月骨的挤压和牵拉而产生撕裂。
  - 此类损伤常在手部旋前伸展或其他用力尺偏腕关节的活动时摔倒产生（如高尔夫或网球运动）。
- 桡骨远端关节内骨折多伴有三角纤维软骨的撕裂，为 50%～84%[6,13]。然而，许多撕裂没有症状，也不需要手术治疗[16]。
- 三角纤维软骨复合体慢性退行性撕裂与尺骨正变异及尺腕撞击综合征有关（图2）。
  - 尺骨长于桡骨时称为尺骨正变异。多见于桡骨远端畸形愈合、Essex-Lopresti 损伤、发育性尺骨正变异及桡骨骨骺早闭。
  - 腕部尺侧慢性负荷会导致三角纤维软骨复合体退行

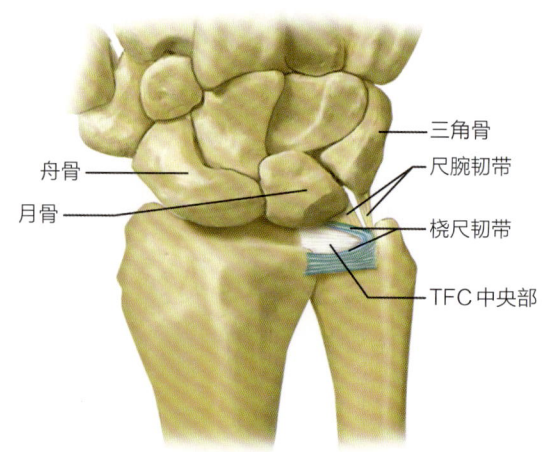

图1 三角纤维软骨复合体解剖。

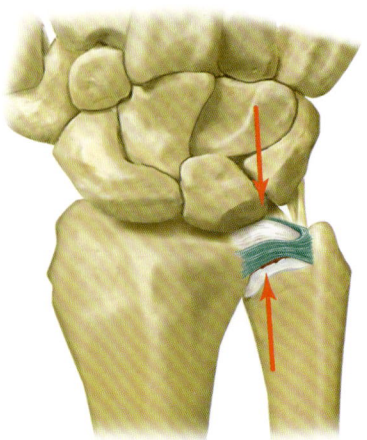

图2 尺骨撞击。三角纤维软骨复合体被挤于尺侧月骨和尺骨头之间。

性撕裂。尺骨中性时,尺腕关节吸收18%的轴向负荷。尺骨变异增加2.5 mm时,负荷增加至42%,减少2.5 mm时,负荷减少至4.3%[20]。

自然病程

- Palmer Ⅰ型TFCC撕裂的自然病程尚不清楚。许多无关节不稳的ⅠA型病变不需要手术治疗[22]。在一项长期随访研究中,Mrkonjic等[16]发现桡骨远端骨折后远侧桡尺关节稳定的TFCC撕裂会引起关节松弛并降低握力,但不需要常规手术治疗。
  - ⅠA型病变保守治疗失败后行手术清理术能够获得很好的结果[18]。然而,对于尺骨正变异患者,单纯行TFCC清理术失败率较高[15]。
  - ⅠB、ⅠC及ⅠD型撕裂会导致远侧桡尺关节不稳定,需要手术恢复关节稳定性。
- 退行性撕裂(Ⅱ型)无外伤史,半数患者大于50岁[3]。同时,对于50岁以上接受TFCC检查的人群,100%存在形态异常,但通常无症状[4]。
  - 有症状的退行性撕裂多包含尺腕关节面退行性改变,可能符合Palmer分型:TFCC磨损(ⅡA),尺骨或月骨软骨软化(ⅡB),TFCC穿孔(ⅡC),月三角韧带撕裂(ⅡD),月骨或三角骨关节炎改变(ⅡE)。
- 有可能在退行性TFCC的基础上发生Ⅰ型创伤性撕裂,破裂碎片会引起机械症状。此时,单纯行关节镜清理术可能无法改善症状,还需要尺腕关节减压。

病史和体格检查

- 患者通常主诉摔倒后腕部疼痛。也可能存在咔嗒声、无力、局部肿胀及关节不稳定。
- 体格检查常发现尺侧肿胀,TFCC及尺骨远端压痛。
  - 尺骨凹征:直接触诊尺骨头凹时疼痛,诊断TFCC损伤和(或)尺骨三角骨韧带损伤的敏感性为95.2%,特异性为86.5%[24]。
  - 尺腕关节触诊:尺腕关节出现疼痛表明滑膜炎或TFCC病变。
  - TFCC应力试验:尺偏位轴向加压引起疼痛性咔嗒声及前臂旋转。
  - 尺腕应力试验:腕关节尺偏,前臂旋前或旋后时触发疼痛。
  - 豌豆骨挤压试验:主动或被动尺偏,朝背侧方向挤压豌豆骨掌侧面时疼痛加重。
- 必须通过琴键试验评估远侧桡尺关节的稳定性。检查者一手握住桡骨远端,另一手向掌侧和背侧按压尺骨远端,在中立位、旋前位及旋后位分别检查。患侧腕关节与健侧腕关节相比。
  - 关节不稳定提示桡尺韧带损伤。

影像学和其他诊断性检查

- 尺骨撞击患者的影像学评估应包括腕关节的标准系列位和Palmer 90×90的中立位[19]及充分旋前握拳应力位[25]。
  - Palmer 90×90位是将前臂置于中立旋转,肘关节屈曲90°,肩关节外展90°。据此可计算静态尺骨变异(图3)。
  - 拍摄充分旋前握拳应力位时肩关节内收稍外旋,前臂旋前,拳头握紧。尺骨变异增加提示动态尺骨变异。
  - 尺骨零变异或正变异的患者怀疑存在尺骨撞击。月骨软骨下囊肿和关节硬化提示可能存在尺骨撞击(图4)。
- MRI检查有助于TFCC损伤诊断,特别是中央型撕裂。磁共振关节造影敏感性更高,但假阳性率也升高[12,23]。
  - 完整的TFCC在T2加权像上为均匀低信号。
  - X线检查存疑时,考虑行MRI检查尺骨撞击综合征。特征性早期表现包括月骨、三角骨和尺骨头充血,T1加权像上呈低信号,T2加权像上呈高信号(图5A、B)[9]。
  - CT关节造影诊断TFCC中央型撕裂的敏感性及特异性较高,MRI存在禁忌证时可选择CT关节造影[12,17,23]。

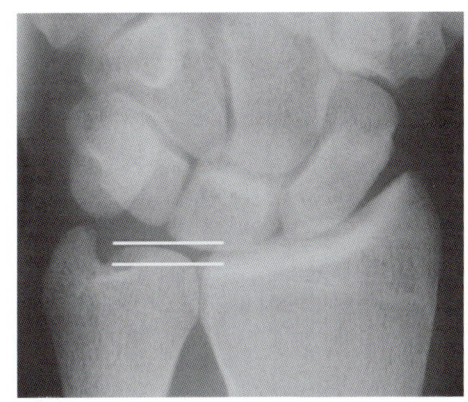

图3 在90×90的中立旋转位上显示的尺骨正变异。

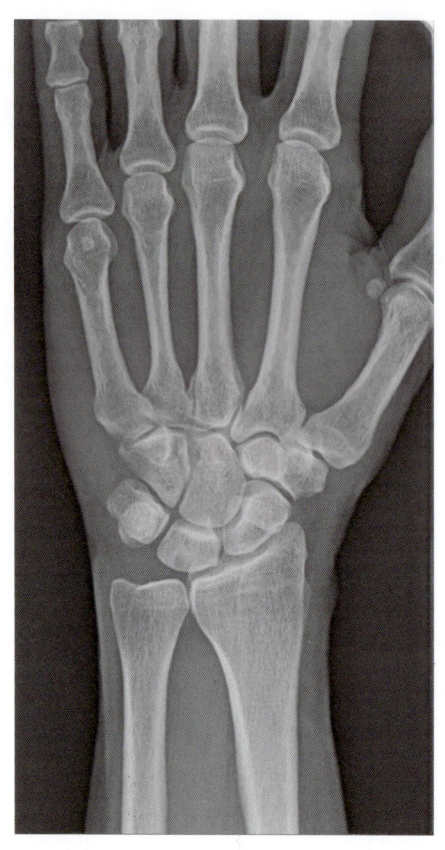

图4 尺骨撞击患者腕关节正位X线片显示尺骨正变异及月骨囊变。

鉴别诊断

- 三角纤维软骨复合体撕裂。
- 尺腕撞击症。
- 尺腕关节滑膜炎。
- 尺骨外韧带撕裂。
- 月骨-三角骨关节不稳。
- 远侧桡尺关节不稳。
- 远侧桡尺关节炎。
- 尺骨茎突骨不连。
- 豌豆骨-三角骨关节炎。
- Kienböck病。

非手术治疗

- 保守治疗适用于远侧桡尺关节稳定的TFCC损伤的初始治疗。
  - 用Sugar-tong或长臂夹板固定腕关节及前臂4周,联合应用非类固醇类抗炎药。
  - 关节内注射类固醇对于急性发作的患者是有效的。
  - 避免加剧疼痛的活动。
- 制动后治疗包括逐渐的关节活动及力量锻炼,但应避免扭转或用力握拳8周。
- 建议手术治疗前保守治疗4个月。

手术治疗

- 非手术治疗失败者需要手术治疗。
  - 通过腕关节镜评估TFCC、尺腕关节面及腕骨间韧带。
- 关节镜清理术治疗无尺骨正变异的ⅠA型撕裂效果很好。ⅠB～ⅠD型撕裂往往需要修复,将在本章其他部分讨论。
- 对于尺骨正性或中性变异的退行性TFCC撕裂患者(ⅡA～ⅡC型),需要联合应用关节镜下清理术和尺骨短缩术。对于ⅡD及ⅡE型撕裂患者,还需要月三角韧带清理术和尺骨干截骨短缩术。

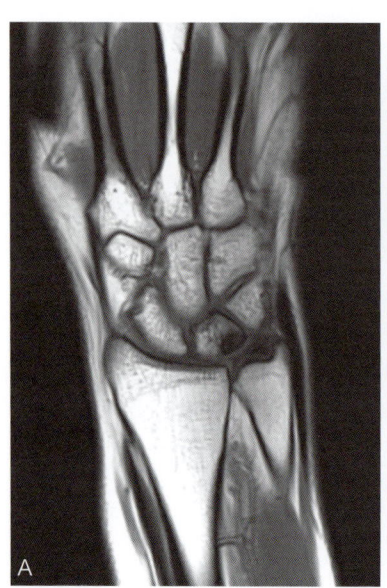 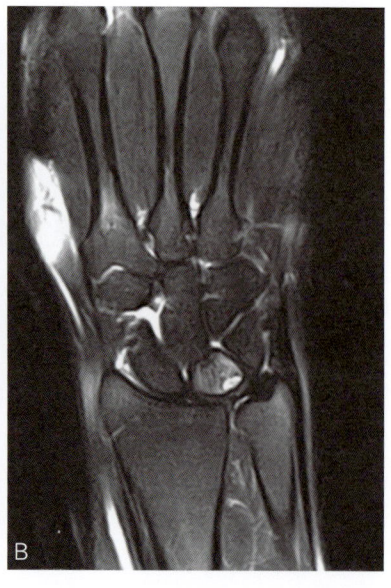

图5 A. 尺骨撞击在MRI T1加权像上显示月骨近端低信号。B. MRI T2加权像上TFCC及月骨近端信号增高,提示尺骨撞击。

- 使用2.5 mm或2.7 mm刨刀可以成功清理TFCC，但存在一定的挑战性，尤其是对于三角纤维软骨尺侧、背侧撕裂的清理。
- 射频设备在三角纤维软骨复合体清理术中越来越受欢迎，并可去除纤维软骨碎片[5]。
- 腕关节镜下尺骨缩短术适应于三角纤维软骨复合体撕裂后存在尺骨撞击综合征、尺骨正变异<4 mm，且非手术治疗无效的患者。
  - 手术的目的是为了达到尺骨2 mm的负变异。

术前计划

- 术前X线评估尺骨变异及尺骨撞击非常重要。
  - 患者必须被告知如果存在尺腕韧带的松弛、外周三角纤维软骨复合体撕裂或月三角韧带的松弛，关节镜下尺骨短缩术可能无法实施。
  - 术前应当计算好尺骨短缩的长度，关节镜下切除长度不能超过4 mm。
  - 手术医生应当确保手术室配备了C臂，术中确定尺骨切除的长度。

体位

- 患者取仰卧位，使用手外科操作台，手臂位置应方便术中透视。
- 充气止血带放于上臂近端。
- 患肢进行常规的消毒铺巾。
- 使用市售的腕关节牵引器进行牵引（10～12磅）。

三角纤维软骨复合体清理术

入路和关节镜检查

- 三角纤维软骨复合体清理术采用标准腕关节镜3-4、4-5、6R和腕中桡侧入路。切口仅切开皮肤，使用止血钳钝性分离关节囊进入关节，以减少神经或肌腱损伤的风险。
- 在进行三角纤维软骨复合体清理术之前，需在腕关节镜下完整系统地检查桡腕、尺腕和腕中关节，评估固有的或外在的韧带、关节面、滑膜病变及引起症状的原因，检查结果会影响治疗的方案。
- 行滑膜切除术以确保视野清楚。
- 评估TFCC损伤，检查所有关节面及月三角骨韧带以判断是否存在尺骨撞击（技术图1A、B）。
  - 检查TFCC外周附着部分的完整性。

三角纤维软骨复合体清理术

- 桡侧和掌侧以及部分背侧三角纤维软骨复合体撕裂的初步清理可以将镜头通过3-4入路置入，器械通过6R入路置入（技术图2）。
  - 操作入路可以在6R和4-5之间切换以便于处理撕裂。
  - 通过6或4-5入路置入镜头观察，3-4入路置入器械清理TFCC撕裂尺侧部分。

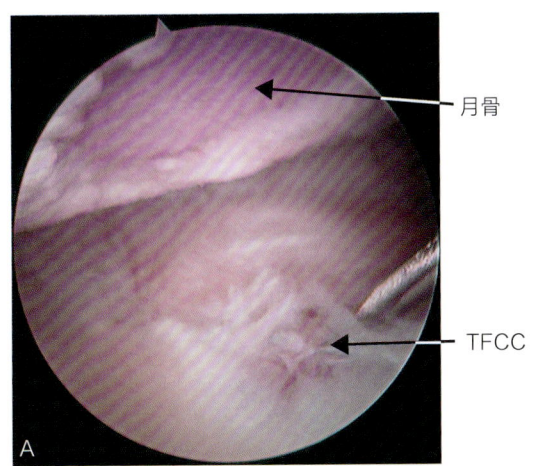 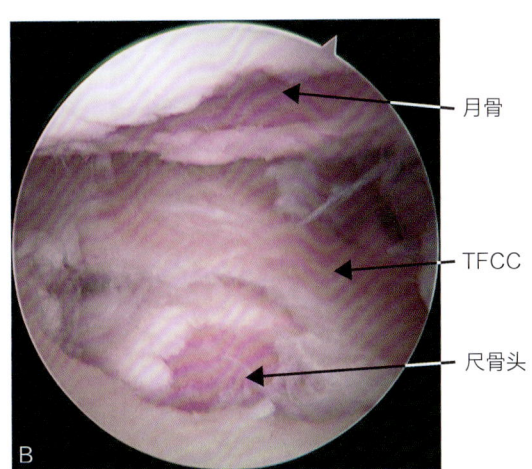

技术图1 A. 腕关节镜通过3-4入路评估尺腕撞击，显示月骨软化及退行性TFCC撕裂。B. 腕关节镜评估尺腕撞击，显示退行性TFCC撕裂及尺骨头外露软骨软化。

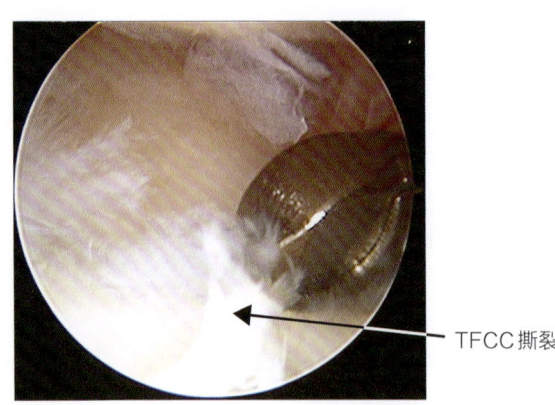

技术图2　三角纤维软骨复合体机械清理术。关节镜通过3-4入路观察尺骨，吸引凿通过6R入路清理三角纤维软骨复合体的掌侧面。

- 使用小关节凿（直线型和成角型）、抓握器或18 G针头清理三角纤维软骨复合体。吸引凿尤其有用。
- 注意不要损伤尺骨头、月骨、三角骨。
- 在清理三角纤维软骨复合体的尺侧时要记住三点：
  - 避免在尺骨茎突基底部插入工具时损伤三角纤维软骨复合体的附着处。
  - 避免损伤背侧和掌侧的桡尺韧带。如果三角纤维软骨复合体的尺侧附着处被切断，或者背侧和掌侧的桡尺韧带损伤，将会导致远侧桡尺关节不稳。
  - 避免在通过3-4入路置入切割和握紧工具时损伤桡腕关节和尺腕关节的关节面。
- 当使用篮钳和钩刀进行三角纤维软骨复合体清理完成，使用铣刀将清创后的三角纤维软骨复合体边缘修整光滑。如果操作得当，烧蚀组织会引起收缩，稳定TFCC外周部，避免不稳定复合体瓣形成[14]。
  - 2.0 mm或2.9 mm的切割刀可用于修整TFCC外周缘（技术图3A）。
- 三角纤维软骨复合体清理术的最后一步是通过三角纤维软骨复合体可见尺骨头并获得稳定、光滑的边界（技术图3B）。
  - 通常要制作直径至少1 cm的中心缺损。最多可以切除80%而不引起不稳定[1]。
- 在手术完成之前，从腕关节移除工具，释放牵引，将腕关节尺偏并加以轴向负荷，并不断地旋转腕关节。
  - 存在弹响和点击声是需要再次清理术的指征，或者是其他的病理变化导致的。
  - 这种清理术后弹响声的一种来源是靠近三角纤维软骨复合体的远侧桡尺关节处的滑膜增厚。
- 使用4-0尼龙线简单或褥式缝合切口，并用掌侧短臂夹板固定。

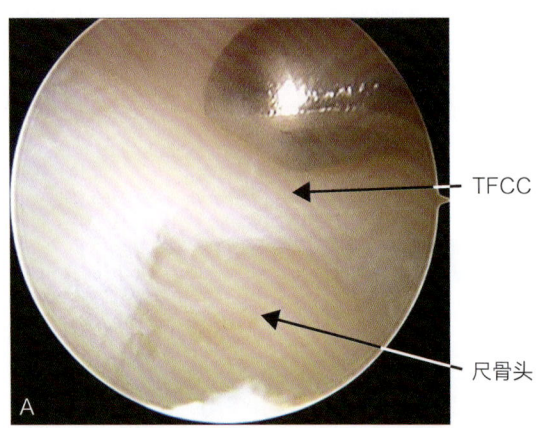 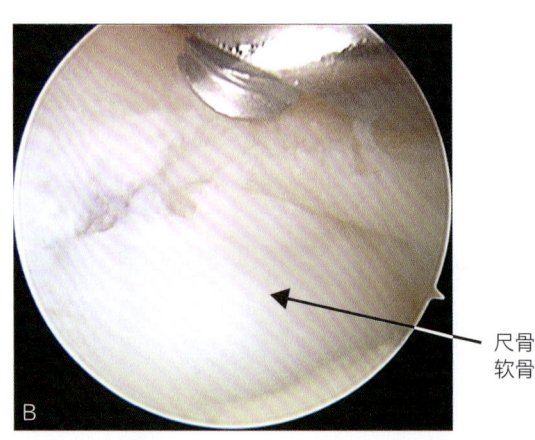

技术图3　A. 关节镜头在3-4入路，铣刀通过6R入口置入，将清理后的三角纤维软骨复合体的中心打磨光滑。B. 三角纤维软骨复合体清理术完成。尺骨头清晰可见以备尺骨短缩术。

激光辅助三角纤维软骨复合体清理术

- 激光辅助下清理三角纤维软骨复合体的手术类似于机械清理术，除了一点例外，关节镜放置于3-4入路，激光探头放置于4-5入路。
- 激光设置在1.4～1.6 J，频率为每秒15个脉冲。在一个侧面70°发射的激光探头帮助下，三角纤维软骨复合体很快被准确地清创。
  - 70°的激光探头不仅能消融三角纤维软骨的桡侧和掌侧部分，还能消融尺侧和背侧部分。
  - 没有必要将激光探头由3-4入路置入。
- 在清理术中，注意不要损伤尺骨头。可以通过沿着尺骨头切线位启动激光探头或者在三角纤维软骨下移动探头并在远端启动来避免损伤(技术图4)。
- 后者体现了对月骨和三角骨的微创操作,因为用于扩大关节腔的液体,当其出现于三角纤维软骨下面时,充当了散热器并吸收了激光的能量。

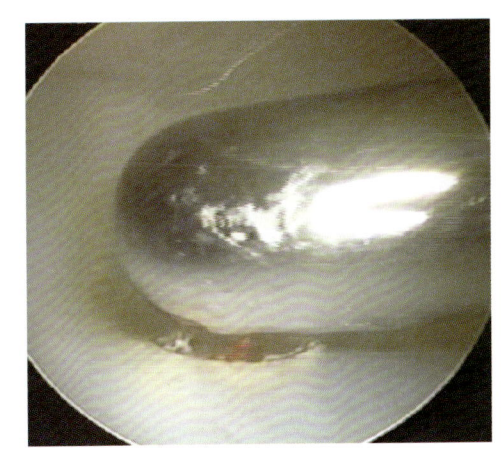

技术图4 激光辅助下三角纤维软骨复合体清理术。激光探头距离三角纤维软骨复合体1 mm。

关节镜下尺骨短缩术

- 手术的目的是制作尺骨2 mm的负向变异而不对尺骨远端留下任何损伤。
  - 小的损伤会随着时间的推移也趋于修复。
- 关节镜下缩短尺骨时将关节镜置于3-4入路,器械置于4-5入路。
  - 偶尔也可使用6R入路或远侧桡尺关节入路。
- 通过4-5入路置入一个小的研磨器(2.9 mm)(技术图5)。
  - 交替使用不同入路以处理整个尺骨头。
- 通过TFCC中央的缺损去除尺骨远端关节软骨。
- 切除尺骨远端3~4 mm,但是需要保留足够的尺骨头分担关节应力以避免关节炎的发生。
- 助手辅助充分旋后及旋前前臂以充分清理尺骨远端。
- 间断使用磨头,冲洗并去除碎骨块。
- 反复透视确认尺骨切除水平。
- 避免研磨尺骨凹以避免TFCC深面附着部位损伤。
- 切除完成后,尺骨变异为中性至2 mm负变异。
- 手术结束时去除牵引装置,将腕关节尺偏并给予轴向负荷,不断地旋后旋前腕关节以确保没有弹出音和点击音。否则需要进一步缩短尺骨或清理TFCC。
- 钬激光可用于尺骨短缩术。通过4-5入路置入钬激光,尺骨远端处的软骨和软骨下骨将被迅速消融(技术图6A、B)。激光设置在1.4~1.6 J,频率为每秒15个脉冲。
  - 一旦尺骨远端的骨小梁可见,激光的效果将会减弱(技术图6C)。如果那样的话,将使用一个2.9 mm的研磨器继续完成短缩术。
  - 反复透视以确认合适的尺骨切除水平。
  - 适当运用生理盐水冲洗避免热损伤。
- 使用4-0尼龙线简单或褥式缝合切口,并用掌侧短臂夹板固定。

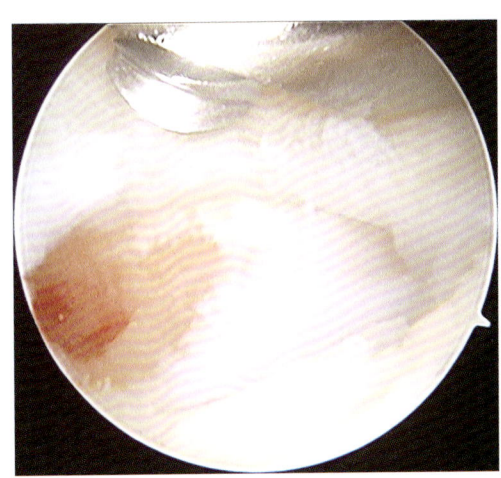

技术图5 关节镜下通过4-5入路清理尺骨头关节软骨及软骨下骨。

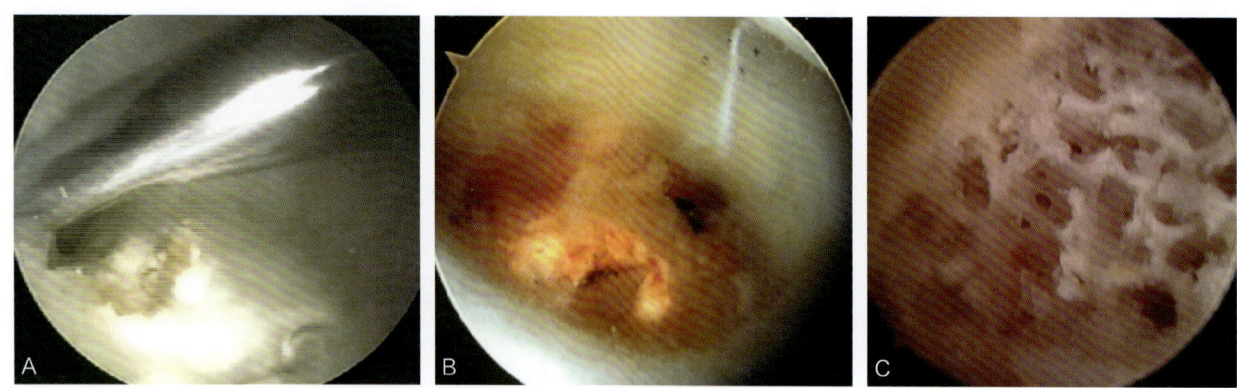

技术图6　A. 侧方70°激光探头很容易消融尺骨头部位的透明软骨和软骨下骨。B. 激光已经清理了尺骨头软骨和软骨下骨。C. 尺骨头的骨小梁间隔降低了激光的效能。尺骨头最终短缩的水平可通过研磨器清理完成。

要点与失误防范

TFCC清理术

适应证	• 有症状的Palmer ⅠA及ⅡA型患者,没有静态或动态尺骨撞击,且保守治疗无效。
要点	• 对于所有入口,仅切开皮肤,随后使用止血钳分离皮下组织,穿过腕关节囊。 • 仅清理TFCC中央不稳定部分,保留周围部分完整(至少2 mm)。 • 检查月骨、三角骨关节面及尺骨头是否存在软骨软化证据。 • 术后再次检查腕关节确认TFCC咔嗒声消失。
技术点	• 通过3-4入路进行观察,6R入路进行操作(必要时可调整)。 • 电极烧灼处理滑膜。 • 使用吸引管及2.0～3.0 mm刨刀清除不稳定TFCC瓣。
失误防范	• 损伤尺背侧感觉神经。 • 损伤TFCC外周附着部及掌侧背侧桡尺韧带。 • 没有识别远侧桡尺关节不稳定所致的可修复性TFCC撕裂。 • 创伤性中央型撕裂合并尺骨正变异可能需要尺骨短缩术。
康复	• 避免早期负重至少4周。

关节镜尺骨短缩术

适应证	• 伴有尺腕撞击的症状性TFCC撕裂(Palmer ⅡA～ⅡC型)。
要点	• 术前拍摄中立前后位及旋前握拳位X线片明确尺骨变异情况。 • 仅切除3～4 mm骨段。 • 腕骨间关节镜检查评估月三角骨关节稳定性。
技术点	• 切除尺骨远端时旋转腕关节确保完全切除。 • 保留TFCC外周附着部及桡尺韧带。 • 避免切除尺骨凹。 • 使用2.9 mm磨钻切除尺骨头(磨钻直径可作为确定切除骨量的参考)。 • 反复透视检查切除程度。
失误防范	• 损伤尺神经背侧支。 • 损伤TFCC外周附着部或桡尺韧带导致远侧桡尺关节不稳定。 • 尺骨头切除过多破坏经过乙状切迹的载荷。 • 没有发现月三角韧带穿孔(ⅡD及ⅡE),需要手术清理和(或)尺骨短缩截骨固定以加强尺腕韧带。

术后处理

三角纤维软骨复合体清理术

- 术后处理包括短臂夹板固定情况下手指活动。
  - 术后2周开始腕关节及前臂主动关节活动。
- 术后6周开始加强锻炼活动,避免腕关节反复旋转或负重。
  - 过早恢复活动可能会导致尺腕滑膜炎并引起疼痛。
- 术后3个月可以回归正常生活,提重物。

关节镜尺骨短缩术

- 术后康复与清理术相似。

预后

- 关节镜清理术治疗ⅠA型TFCC撕裂的效果较好,优良率80%~85%[8,15]。
- 然而,多项研究发现存在尺骨正变异或尺骨撞击时单纯TFCC清理术的效果较差[2,7,10]。
- 关节镜下TFCC清理术联合关节镜辅助下尺骨缩短术的优良率超过80%[18,26,27]。
- 该技术具有与尺骨截骨短缩术相似的效果,同时避免了内固定激惹及尺骨骨不连的风险(图6A、B)[2]。

并发症

- 三角纤维软骨复合体清理术。
  - 尺神经背侧支损伤。
  - 过度清理三角纤维软骨复合体(背侧和掌侧的桡尺韧带,尺骨小凹的附着组织)导致的腕关节不稳定。
  - 漏诊尺骨撞击导致术后症状得不到改善。
- 关节镜辅助下尺骨短缩术。
  - 截骨不充分会导致患者症状得不到改善。
  - 过度切除导致远侧桡尺关节功能障碍。
  - 三角纤维软骨复合体从尺骨凹中分离。
  - 前臂旋转障碍。

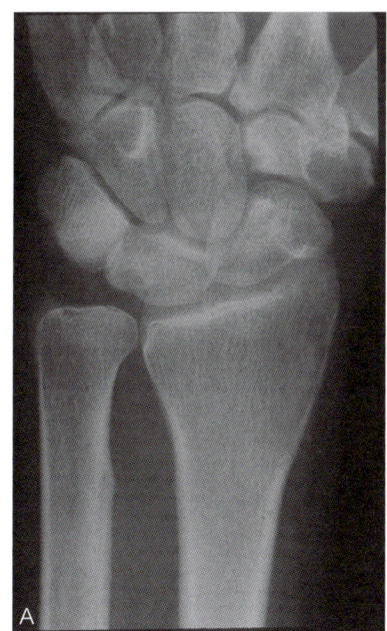
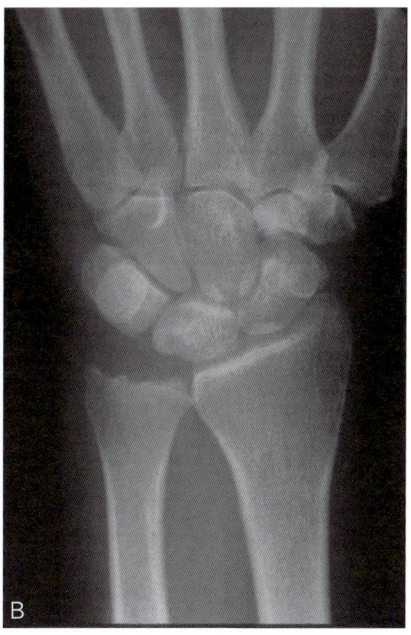

图6 A. 术前X线片显示尺骨撞击。B. 关节镜辅助下尺骨短缩术后X线片。

(贾亚超 译,贾亚超 审校)

参考文献

[1] Adams BD, Holley KA. Strains in the articular disk of the triangular fibrocartilage complex: a biomechanical study. J Hand Surg Am 1993;18(5):919-925. doi:10.1016/0363-5023(93)90066-C.

[2] Bernstein MA, Nagle DJ, Martinez A, et al. A comparison of combined arthroscopic triangular fibrocartilage complex debridement and arthroscopic wafer distal ulna resection versus arthroscopic triangular fibrocartilage complex debridement and ulnar shortening osteotomy for ulnocarpal abutment syndrome. Arthroscopy 2004;20(4):392-401. doi:10.1016/j.arthro.2004.01.013.

[3] Brown JA, Janzen DL, Adler BD, et al. Arthrography of the contralateral, asymptomatic wrist in patients with unilateral wrist pain. Can Assoc Radiol J 1994;45(4):292-296.

[4] Culp RW, Osterman AL, Kaufmann RA. Wrist arthroscopy. In: Green DP, Hotchkiss RN, Pederson WC, et al, eds. Green's Operative Hand Surgery, ed 5. Philadelphia: Elsevier, 2005:781-803.

[5] Darlis NA, Weiser RW, Sotereanos DG. Arthroscopic triangular fibrocartilage complex debridement using radiofrequency probes. J Hand Surg Br 2005;30(6):638-642. doi:10.1016/j.jhsb.2005.06.016.

[6] Geissler WB, Freeland AE, Savoie FH, et al. Intracarpal soft-tissue lesions associated with an intra-articular fracture of the distal end of the radius. J Bone Joint Surg Am 1996;78(3):357-365.

[7] Hulsizer D, Weiss AP, Akelman E. Ulna-shortening osteotomy after failed arthroscopic debridement of the triangular fibrocartilage complex. J Hand Surg Am 1997;22(4):694-698. doi:10.1016/S0363-5023 (97)80130-X.

[8] Husby T, Haugstvedt JR. Long-term results after arthroscopic resection of lesions of the triangular fibrocartilage complex. Scand J Plast Reconstr Hand Surg 2001;35(1):79-83.

[9] Imaeda T, Nakamura R, Shionoya K, et al. Ulnar impaction syndrome: MR imaging findings. Radiology 1996;201(2):495-500. doi:10.1148/ radiology.201.2.8888248.

[10] Kim BS, Song HS. A comparison of ulnar shortening osteotomy alone versus combined arthroscopic triangular fibrocartilage complex debridement and ulnar shortening osteotomy for ulnar impaction syndrome. Clin Orthop Surg 2011;3(3):184-190. doi:10.4055/ cios.2011.3.3.184.

[11] Kleinman WB. Stability of the distal radioulna joint: biomechanics, pathophysiology, physical diagnosis, and restoration of function what we have learned in 25 years. J Hand Surg Am 2007;32(7):1086-1106. doi:10.1016/j.jhsa.2007.06.014.

[12] Lee RK, Ng AW, Tong CS, et al. Intrinsic ligament and triangular fibrocartilage complex tears of the wrist: comparison of MDCT arthrography, conventional 3-T MRI, and MR arthrography. Skeletal Radiol 2013;42(9):1277-1285. doi:10.1007/s00256-013-1666-8.

[13] Lindau T, Adlercreutz C, Aspenberg P. Peripheral tears of the triangular fibrocartilage complex cause distal radioulnar joint instability after distal radial fractures. J Hand Surg Am 2000;25(3):464-468. doi:10.1053/jhsu.2000.6467.

[14] Medvecky MJ, Ong BC, Rokito AS, et al. Thermal capsular shrinkage: basic science and clinical applications. Arthroscopy 2001;17(6):624-635.

[15] Minami A, Ishikawa J, Suenaga N, et al. Clinical results of treatment of triangular fibrocartilage complex tears by arthroscopic debridement. J Hand Surg Am 1996;21(3):406-411.

[16] Mrkonjic A, Geijer M, Lindau T, et al. The natural course of traumatic triangular fibrocartilage complex tears in distal radial fractures: a 13-15 year follow-up of arthroscopically diagnosed but untreated injuries. J Hand Surg Am 2012;37(8):1555-1560. doi:10.1016/j.jhsa.2012 .05.032.

[17] Omlor G, Jung M, Grieser T, et al. Depiction of the triangular fibrocartilage in patients with ulnar-sided wrist pain: comparison of direct multi-slice CT arthrography and direct MR arthrography. Eur Radiol 2009;19(1):147-151. doi:10.1007/s00330-008-1118-3.

[18] Osterman AL. Arthroscopic debridement of triangular fibrocartilage complex tears. Arthroscopy 1990;6(2):120-124.

[19] Palmer AK, Glisson RR, Werner FW. Ulnar variance determination. J Hand Surg Am 1982;7(4):376-379.

[20] Palmer AK, Werner FW. Biomechanics of the distal radioulnar joint. Clin Orthop Relat Res 1984;(187):26-35.

[21] Palmer AK, Werner FW. The triangular fibrocartilage complex of the wrist—anatomy and function. J Hand Surg Am 1981;6(2): 153-162. doi:10.1016/S0363-5023(81)80170-0.

[22] Park MJ, Jagadish A, Yao J. The rate of triangular fibrocartilage injuries requiring surgical intervention. Orthopedics 2010;33(11): 806. doi:10.3928/01477447-20100924-03.

[23] Smith TO, Drew B, Toms AP, et al. Diagnostic accuracy of magnetic resonance imaging and magnetic resonance arthrography for triangular fibrocartilaginous complex injury: a systematic review and metaanalysis. J Bone Joint Surg Am 2012; 94(9):824-832. doi:10.2106/ JBJS.J.01775.

[24] Tay SC, Tomita K, Berger RA. The "ulnar fovea sign" for defining ulnar wrist pain: an analysis of sensitivity and specificity. J Hand Surg Am 2007;32(4):438-444. doi:10.1016/j.jhsa.2007.01.022.

[25] Tomaino MM. The importance of the pronated grip x-ray view in evaluating ulnar variance. J Hand Surg Am 2000;25(2):352-357. doi:10.1053/jhsu.2000.jhsu25a0352.

[26] Tomaino MM, Weiser RW. Combined arthroscopic TFCC debridement and wafer resection of the distal ulna in wrists with triangular fibrocartilage complex tears and positive ulnar variance. J Hand Surg Am 2001;26(6):1047-1052. doi:10.1053/jhsu.2001.28757.

[27] Wnorowski DC, Palmer AK, Werner FW, et al. Anatomic and biomechanical analysis of the arthroscopic wafer procedure. Arthroscopy 1992;8(2):204-212.

第115章 尺骨短缩截骨术
Ulnar Shortening Osteotomy

Lance G. Warhold and Nelson L. Jenkins

定义

- 在解剖上，由于静态的或动态的尺骨"正向变异"，将继发腕尺关节慢性的压力过大以及负荷过重，随之造成所谓的尺骨撞击综合征。
- 所谓尺骨变异，是指尺骨对于桡骨在长度上的差异关系。
- 尺骨正向变异，即尺骨对于桡骨的长度变长，常继发于某些先天性的异常、桡骨远端骨折后桡骨短缩、Essex-Lopresti损伤、盖氏骨折、桡骨远端骨骺损伤，以及一些正常的解剖变异。
- 尺骨短缩截骨术，旨在对腕尺关节进行减压，同时紧缩三角纤维软骨复合体（TFCC）中的腕尺韧带以及远侧桡尺韧带[16]。
  - 尺骨短缩截骨术是修复TFCC Palmer ⅠB型损伤的有效方法之一[20]。
  - 尺骨短缩截骨术能够有效改善单纯月三角骨韧带撕裂的症状，不受术前尺骨变异情况的影响[13]。

解剖

- 桡骨远端与腕骨的3个关节面形成关节，即舟骨窝、月骨窝、乙状切迹。
- 桡骨远端与尺骨头形成远侧桡尺关节，并经由乙状切迹，以尺骨头为中心进行旋转活动。乙状切迹在掌侧、背侧、腕关节远侧均有明显的边界，而在近侧边界不清。
- 远侧桡尺关节的稳定性是由很多韧带结构所维持的（图1A）。
- 骨间膜是一个复杂的结构，中部较致密。骨间膜完全横跨尺桡骨，形成前臂旋转的铰链。
- 尺骨骨干的远端部分是由骨间前后动脉的节段性分支供血的，这些血管以1～3 cm的间隔，顺着骨间膜进入尺骨，手术入路中必须予以保护[26]。

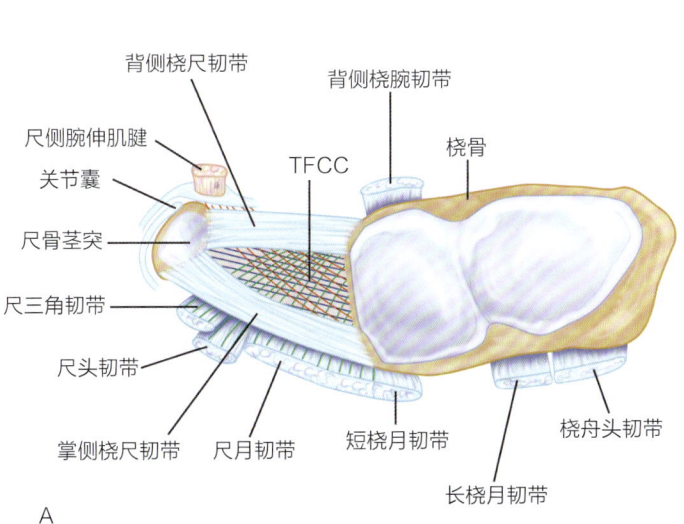

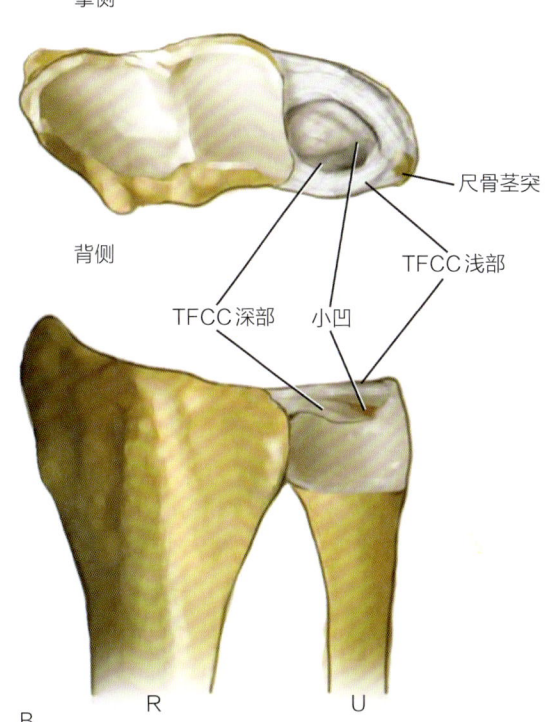

图1 A. 韧带软组织包绕着三角纤维软骨复合体（TFCC），从而稳定了尺-桡-腕这个力学单位。三角纤维软骨起自桡骨内侧，止于尺骨的茎突基底部。同时，起自尺侧腕伸肌的纤维在背侧与起自腕尺韧带掌侧的纤维共同交叉，并与三角纤维软骨混合。B. 远侧桡尺关节的韧带（TFCC的软骨盘成分已被去除以清楚显示远侧桡尺韧带的深部结构）。掌侧和背侧的桡尺韧带是稳定远侧桡尺关节的主要结构，均止于尺骨茎突的基底部。R，桡骨；U，尺骨。

- 远侧桡尺关节的背侧关节囊主要附有2条韧带：即近骺端的弓形韧带以及背侧桡尺韧带。而关节囊掌侧则仅仅附着了一条掌侧桡尺韧带[1]。
- TFCC围绕着整个远侧桡尺关节，连接着桡骨与尺骨的远端（图1B）。尺骨远端是被TFCC组织所包绕的，而它的作用就是将应力分散与传导到尺骨，以减轻部分腕关节的轴向压力，从而稳定远侧桡尺关节，为尺侧的腕骨提供支撑。
- TFCC中央有一块无血管的关节软骨盘，由Ⅰ型及Ⅱ型胶原组成。其厚度不均（平均2 mm左右），主要作用是在尺骨头和尺侧腕骨之间传导应力。
  - 关节软骨盘与掌侧副韧带及背侧桡尺韧带的边缘相连，后者起自桡骨远端的内侧缘，止于尺骨茎突的小凹基部。韧带含有线性的Ⅰ型胶原，对远侧桡尺关节的稳定性起到重要作用。
  - 尺月韧带和尺三角韧带起自尺骨头小凹，在掌侧移行并与掌侧桡尺韧带相连，越过TFCC的掌侧面，并止于相应的腕骨上。这些腕尺韧带稳定腕关节的尺侧部分，防止其过度背伸。
- TFCC的周边部分是由骨间掌、背侧动脉的分支和尺动脉供血。因此，由于TFCC的血供特点，其周边部的损伤往往容易愈合。相反，中央无血管部分常常不能像预期的那样愈合，需要手术清除。

发病机制

- 正常的尺骨变异范围从桡尺等长到尺骨较长或较短2 mm。假使桡尺等长，则通过TFCC传导到尺骨的腕关节轴向应力约为全部的20%。如果尺骨正向变异达到2.5 mm，则应力传导可达42.7%；若尺骨出现2.5 mm的负变异，则尺骨承受的应力减少到3.1%（表1）[19]。
- 原发性或继发性的尺骨正向变异（图2）将加重对TFCC及周围组织的磨损与退变。
- TFCC的损伤根据Palmer分型分为创伤型（Ⅰ型）、退变型（Ⅱ型）[18]，Ⅱ型常与腕尺撞击有关，并通过损伤的严重程度以及周边组织的累及程度分为以下亚型。Ⅱ型TFCC撕裂通常不适合直接修复。
  - ⅡA型：TFCC磨损型。
  - ⅡB型：TFCC磨损伴月骨或尺骨头软骨软化。
  - ⅡC型：TFCC破损伴月骨或尺骨头软骨软化。
  - ⅡD型：TFCC破损伴月骨或尺骨头软骨软化伴月三角韧带破损。
  - ⅡE型：TFCC破损伴月骨或尺骨头软骨软化伴月三角韧带破损伴腕尺关节炎。

表1 通过尺骨转移的力量百分比（9个肢体）

尺骨长度 (mm)	纤维三角软骨复合体关节盘的切除量			
	无	1/3	2/3[a]	全部[a]
中性	17.6%	16.1%	13.4%	8.0%
−2.5	3.1%	2.7%	2.4%	2.3%
+2.5	42.7%	41.9%	36.1%	26.3%

注：[a]在9例尺骨试验中，切除2/3或更多的三角纤维软骨复合体水平部分会显著降低经尺骨传递的力量［经允许引自 Palmer AK, Werner FW. The triangular fibrocartilage complex of the wrist—anatomy and function. J Hand Surg Am 1981;6(2):153-162］。

自然病程

- 确定腕尺关节撞击综合征的自然病程很具挑战性。
- 对于腕尺关节退变性改变，Palmer分型提供了准确的解剖学描述。但是这种分型没有提供治疗建议、预后评估以及病程进展判断。
- 无论是否存在尺骨正或负变异，腕尺关节退变是很常见的。大量的尸体解剖学结果发现，在70%的所谓"正常标本"中存在TFCC破损以及尺骨头、月骨、三角骨软骨的软化[12,19]。
- 尺骨正向变异，即尺骨正变异，或腕尺关节长期暴露在高应力的环境下，将加快病情的发展。
- 个人缓解腕关节应力的手段，改善个人的生活习惯，有可能减缓，甚至防止病变的恶化。

病史和体格检查

- 患者的病史必须仔细询问，应当包括：
  - 疾病治疗史。
  - 对于曾接受手术的完整回顾，不但是腕关节的，还有肘关节手术史。

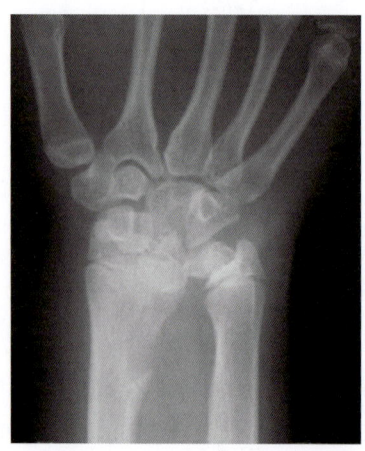

图2 Madelung畸形X线片显示先天性尺骨正变异。

- 分析腕关节的疼痛是由急性外伤引起的还是由于反复的腕关节活动所引发的。
  - 桡骨远端骨折可以引起腕尺关节撞击，同样的情况亦见于桡骨远端骨骺慢性损伤的患者（如体操运动员）。
- 疼痛的特点。
  - 描述疼痛的部位、持续时间、有无向远端放射，同时是否伴有肿胀、烧灼感、针刺麻木感、有无弹响（如"咔嗒"的声响）。
  - 使之加重或减轻的因素。
- 患者的体检必须由视诊开始。
  - 腕肘关节体检时必须观察有无外科手术留下的瘢痕。
  - 尺骨头无论是往掌侧还是背侧突出，都说明了有远侧桡尺关节的不稳定存在。腕掌侧的凹陷征或腕关节的过度背伸姿势都提示着可能是由类风湿关节炎引起的韧带-关节囊的不稳定。
  - 肿胀、瘀青、皮肤软组织破损或者明显的关节脱位都提示可能创伤是主要病因。
  - 骨间肌萎缩、爪形手提示尺神经病变。
  - 甲床下的点状出血及指腹欠饱满说明血供存在问题。
- 单个手指的触诊应该与整个手部的体检结合起来而不是作为孤立单一的解剖结构看待。检查时，患者的肘关节必须以休息状态平置在桌上，手心朝上，前臂处于中立位。
  - 任何手部解剖结构的触痛对临床诊断都有意义。
- 主动和被动活动（ROM）的范围内出现疼痛与激惹，说明关节存在病变。被动活动范围受限可能是由于肿胀或者关节内存在交锁引起的。检查者在被动活动患肢的过程中必须仔细听是否存在异常的病理性声响。
- 为进一步确定损伤结构，可以行进一步的诱发试验。
  - 琴键试验（piano key试验）：患侧腕关节与健侧腕关节相比，出现一种疼痛性的松弛，提示存在腕关节滑膜炎。
  - 尺骨挤压试验（ulnar compression试验）：如果出现了激惹性的疼痛，说明有关节炎或关节不稳定的情况存在。必须注意是否存在掌侧或背侧的半脱位。
  - 月三角骨浮球试验（lunotriquetral ballottement试验）：如果引出了松弛感伴有疼痛以及捻发音，提示了月三角骨之间的不稳定。
  - Reagan shuck试验：如果月三角关节出现疼痛与弹响，说明月三角韧带的破损或撕裂。

影像学和其他诊断性检查

- X线检查必须包括前臂中立位以及双侧腕关节的侧位片。此时患者应该处于端坐状态，肘关节屈曲90°，肩关节外展90°。
  - 拍摄对侧腕关节的X线片是作为患侧腕关节重建的模板。
  - 用X线片判断尺骨变异时，曾经较多拍摄前臂旋转中立位的X线片，以便在腕关节无负重的状态下测量尺骨长度。而这种拍片方法往往低估了尺骨的长度，因为在腕关节用力握持或旋前的状态下，桡骨远端可能发生向近端偏移。Tomaino等[25]发现在握拳旋前的状态下拍摄X线片时尺骨正向变异可能会平均增加2.5 mm，增加范围在1～4 mm（图3A）。
- 其他X线拍摄的位置应该根据体检的阳性结果来决定。
  - 腕管位片（图3B）能提供钩骨的钩部以及钩-三角关节的清楚影像。
  - 旋前位倾斜30°的投射（图3C）用以评估腕尺关节的背侧结构。
  - 旋后位倾斜30°的投射（图3D）可以通过钩-三角关节的轮廓对腕尺关节进行评估。
  - 尺偏（图3E）正位X线能发现月-三角关系的不稳定，或者显示尺骨撞击。如果怀疑存在有尺骨撞击综合征，则应该拍摄前臂旋前握拳状态的腕部X线片（图3A）。这种位置可以加大尺骨正变异。
- 透视检查有助于了解在活动状态下关节韧带是否稳定。检查腕关节活动时必须做到主动和被动状态下完全的ROM范围，同时可以进行一些诱发试验，以便发现患腕出现腕关节症状时的病理学改变。
- 关节造影术通过向关节内打入造影剂，观察有无造影剂自间室内向周边组织泄漏来判断是否存在骨内韧带损伤。
- MRI能帮助软组织和骨性损伤的诊断，包括骨间韧带和骨外侧的损伤、TFCC的缺损、肿瘤、缺血性坏死以及隐匿性骨折（图3F）。
  - 当MRI与关节造影相结合时，诊断的灵敏度又会上升。MRI能显示尺骨部分、月骨的骨髓水肿以及TFCC的病理改变，有助于诊断尺骨撞击综合征。
- 腕关节镜能通过找出腕关节内其他有诊断意义的病变从而确诊该疾病。
  - 腕关节镜是诊断软骨和韧带病变最敏感的检查手段。
  - 腕关节镜可以用于治疗尺骨撞击、TFCC损伤、骨间膜撕裂、游离体、滑膜炎以及退行性关节炎。
- 骨扫描、超声波、计算机断层扫描对尺骨撞击综合征的诊断价值有限。

鉴别诊断

- 尺侧腕伸肌（ECU）半脱位和肌腱滑膜炎。

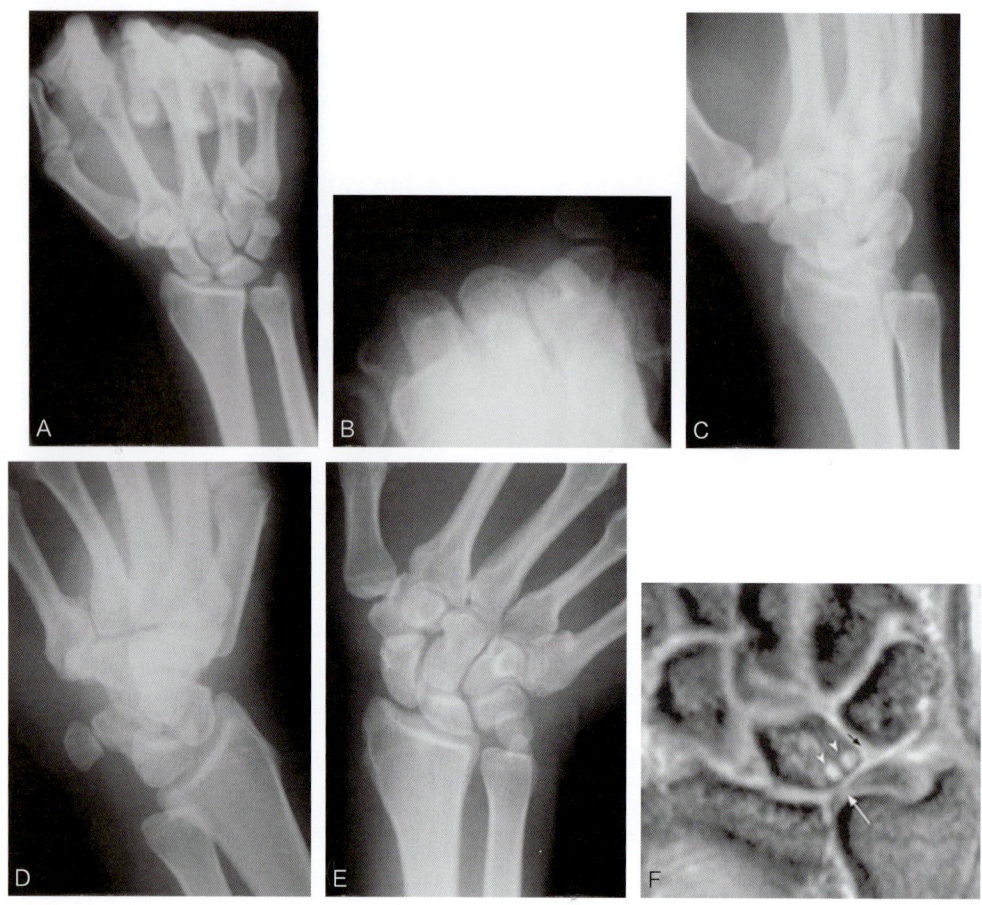

图3　A. 握拳位X线片。B. 腕管位。C. 旋前位倾斜30°。D. 旋后位倾斜30°。E. 尺偏位。F. 冠状面MRI梯度回波序列，显示出了三角纤维软骨中央部的破损（白色箭头），月骨关节软骨面下的囊变（箭头），月三角韧带撕裂（黑色箭头）。该患者为一名存在尺骨撞击症状的41岁男性，其尺骨存在正向变异伴有慢性腕尺关节疼痛（Palmer分型ⅡD型）。

- 远侧桡尺关节炎（退变或者炎症）、先天性变异、关节内病变、不稳定尺骨茎突骨不连。
- 单纯TFCC撕裂。
- 月骨或三角骨损伤：软骨软化症、骨内腱鞘囊肿（月骨、头状骨）、骨内瘤性病变（内生软骨瘤、骨样骨瘤）。
- Kienböck病。
- 月三角关节不稳定（外伤或撞击）。
- 腕骨间关节炎或软骨软化。
- 钩骨、三角骨、豌豆骨骨折。
- 尺侧腕屈肌腱炎。
- 豆三角骨关节炎。
- Guyon管内病变：腱鞘囊肿、神经卡压性病变、尺动脉血栓形成。
- 尺神经炎。

非手术治疗

- 休息、避免侵袭性的动作是保守治疗尺骨撞击综合征的主要方法。
  - 非手术治疗成功与否，很大程度上取决于患者是否有能力改变其不良生活或职业习惯。
- 冰敷、抬高患肢有助于消除关节劳损以及外伤导致的腕部肿胀。
- 非类固醇类抗炎药也能起到消肿、镇痛的作用。
- 中立位的支具固定有助于防止损伤性的腕关节活动。
- 在腕关节腔内注射激素类药物或麻醉类药物能暂时缓解疼痛，消除肿胀。
  - 关节内药物的注射还有助于鉴别关节内及关节外的病变。
- 各种手部理疗联合使用（超声波、离子渗透法）、积极的患者心理指导也可减轻患者的疼痛。

手术治疗

- 如果患者非手术治疗无效，或者无法避免损伤性的腕关节活动，可以手术治疗尺骨撞击综合征。
- 接受尺骨短缩截骨的患者必须要具备截骨位置易于愈合的优点。

- 否则，需要考虑如薄片切除截骨术等术式。
- 腕关节镜常被术者用来明确尺骨撞击综合征相关的一些征象，通常在行尺骨短缩截骨术前，还有是在之前所提到的非手术治疗之后无法确诊的情况。

尺骨短缩术的装备
- 市面上有各种辅助尺骨截骨的钢板和模具[15]。这些设备提供了薄钢板、锁定螺钉等，具备易于操作、手术时间短、截骨精确等优势。
- 术者需权衡以上装备的优势与额外开支之间的利弊[22]。

术前计划
- 双腕旋转中点后前位与侧位片提供了尺骨变异和远侧桡尺关节的形态，从而可确定短缩程度，同时不仅仅满足了关节负载减轻的要求，同时还依然能保持一个合适关节匹配。
- 原则上，尺骨短缩至正常值或者负变异程度。如果患肢的基线为负变异，则应该截去 2 mm[8]。
- 必须注意不要截取过多尺骨，这会导致远侧桡尺关节潜在的压力增高，使前臂旋转受限[12]。
- 短缩的绝对值可能会受到完整的 TFCC 附着韧带的影响。
  - 有报道，创伤后的尺骨撞击综合征需要截短 15 mm[7]。
- 远侧桡尺关节畸形和先天性疾患或者关节炎必须排除。
- 远侧桡尺关节不稳可以在麻醉情况下检查发现。

体位
- 术前30分钟于切口前静脉滴注抗生素，其抗菌谱要涵盖所有皮肤致病菌。
- 患者仰卧位，上肢安放于固定板上。
- 在臂上区域绑止血带，消毒铺巾至上臂中段。
  - 使用弹力绷带从远端手指至臂中部开始驱血，止血带压力升至 250 mmHg（高血压患者压力需适当增高）。
- 术中肘关节必须活动自如，这是精确评价旋前和旋后的关键。
- 术中透视有助于术者在截骨后确定矫正程度。

入路
- 尺骨干远端1/3，沿尺骨中轴做 8～10 cm 切口，直至尺骨远端干骺端。
- 在尺侧腕伸肌腱和尺侧腕屈肌腱间隙中暴露尺骨骨膜。
- 尺神经的背侧感觉支，未必术中可以看到，但是仍然需要注意并且保护。
  - 该支从距尺骨头近端 6.4 cm 处从尺神经发出，贴着尺侧缘皮下走行，直至豌豆骨近端 5 cm 处。
  - 该支在前臂旋后时通常沿着尺骨头内侧缘走行，旋前时位于更加掌侧的位置[2]。
- 在计划截骨位点 1 cm 以内的区域需要避免对骨膜的弧形切割，为了保护远端尺骨骨骺的节段性血供[26]。

作者首选尺骨截骨技术

暴露
- 沿尺骨缘切开 8～10 cm（技术图1A）。
- 从尺骨远端背侧拉开尺侧腕伸肌腱，使之有足够空间放置 6～7 孔钢板（Synthes LC-DCP, Synthes, Paoli, PA）（技术图1B）。
  - 避免损伤尺侧腕伸肌远端腱鞘。

截骨
- 钢板位置沿尺骨干远端放置，确保贴合，可以通过预弯使之与尺骨的弧度相匹配，同时起到对皮质加压的作用。
  - 3.5 mm 可以适用于大多数患者，有时对矮小患者使用 2.7 mm 钢板。
- 在钢板第3（6孔钢板）或者第4（7孔钢板）孔的位置下面确定截骨位点。
  - 截骨方向为斜行，从背侧至掌侧，然后截骨位点使用背侧钢板上滑动加压螺钉固定。
  - 斜行截骨角度为 45°～60°，通常距离尺骨茎突 5～6 cm（技术图2A）。
  - 截骨方向确定后（从远端背侧向近端掌侧，反之亦然），与钢板成锐角的骨块位于钢板一侧，便于钢板加压。这项加压技术可以避免截骨端的移位。
- 使用 Synthes 小型牵开-加压截骨装置沿尺骨最尺侧缘放置钢板，用 4 枚 2.5 mm 带螺纹克氏针固定（技术图2B）。
  - 将钢针临时固定在稍后钢板覆盖的位置，这样可以避免去除后的局部应力增加。

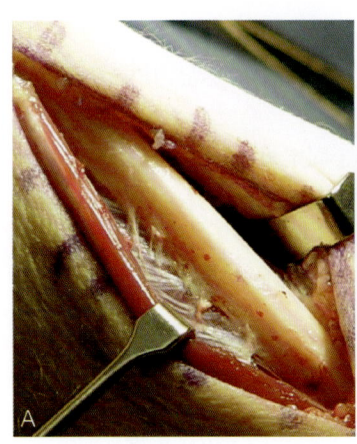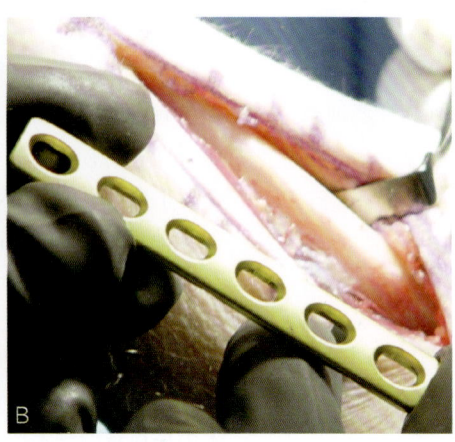

技术图1 A. 沿尺骨缘切开8～10 cm。B. 6孔AO动力加压钢板（DCP）（Synthes）。

- 避免钢针干扰截骨位置。
- 尽量将钢针朝掌侧放置，使钢板可以牢固地安放在尺骨的背侧面。

尺骨截骨
- 去掉钢板，使用摆锯完成第1次精确截骨（技术图3）。
  - 首先在远端完成切割，这样可以避免去掉过多的远端骨质，或造成钢板向远端移位或者固定不牢固。
  - 持续冲洗截骨端，避免截骨时对骨和骨膜产生的热坏死。
- 在计算第2次截骨量的同时，"截骨缝"（在截骨过程中被摆锯刀刃磨损掉的骨质）必须纳入考虑范围之内，这样能准确地估计去除的骨总量。
  - "截骨缝"损失的骨量与截骨时使用的摆锯刃厚有关，这些信息可以从制造商那里获取[7]。
- 使用徒手技术在第1次截骨部位的近端再行第2次平行截骨，去除中间的截骨层。
- 牵开截骨的断端，观察有无骨赘残留或者未完全截断的骨皮质边缘，这些都会影响截骨断端的对合。

其他可以选择的截骨方法
- 使用"双套叠式"的摆锯进行单次截骨[10]。这样理论上可以减少"人为"因素的干扰，使截骨更为精确，骨端对合更贴附。

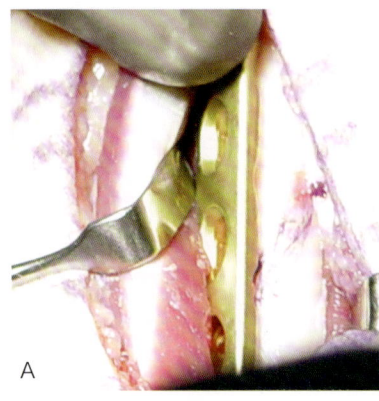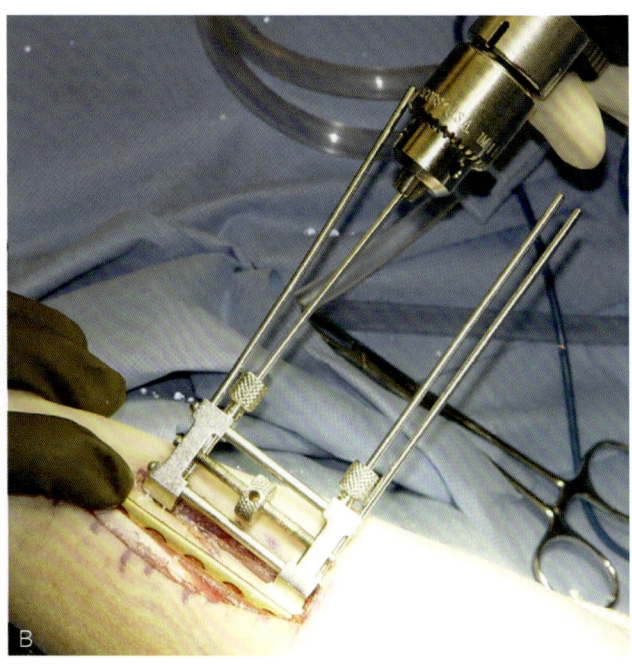

技术图2 A. 背侧放置加压钢板，确定截骨位点。斜行截骨角度为45°～60°，通常距离尺骨茎突5～6 cm。B. Synthes公司的小型切开装置沿尺骨最尺侧放置钢板，用4根2.5 mm带螺纹克氏针固定。

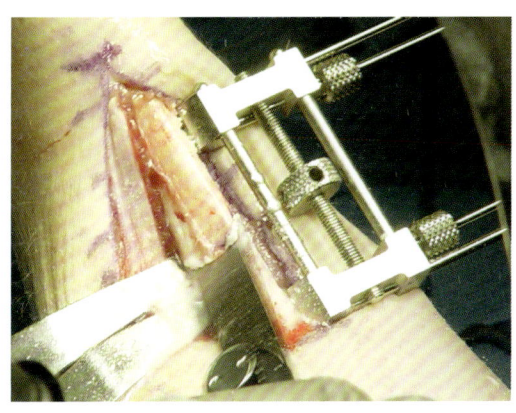

技术图3 斜行截骨。

- 有报道使用单次截骨技术可以达到短缩尺骨,准确纠正尺骨正向变异的目的,其误差在0.2 mm之内。
- 将尺骨截骨线调整到锐角60°,使用"双套叠式"的摆锯进行单次截骨,其"截骨缝"的骨损失量达到4.45 mm,可以实现单次截骨缩短尺骨9 mm。
- 截骨角度越小,"截骨缝"的骨损失量就越小,允许缩短的尺骨长度也越短[7]。

复位以及固定

- 调整安置在尺骨上的牵张器,对截骨处的骨断端进行对合以及加压(技术图4A)。
  - 在加压的过程中可以利用复位钳来维持复位,稳定断端。
- 通过术中透视检查截骨后尺桡骨的长度来判断尺骨的短缩是否足够,远侧桡尺关节是否匹配。
  - 如果有必要可以再一次进行尺骨截骨然后复位加压,这是比较容易完成的。
- 将Synthes非锁定LC-DCP重新放置于尺骨背侧,在中立或者加压套筒的引导下进行钻孔。
  - 除截骨断端间使用拉力钉以外,其余均2.5 mm钻头钻孔,并用3.5 mm丝攻攻丝(使用自攻螺钉除外)。
- 在与钢板成锐角的截骨端,首先使用静力螺钉在远离钢板处将其固定(本例为掌侧,使用背侧钢板)。
- 复位并稳定住截骨断端,在与钢板成锐角的截骨端,并且最靠近截骨端打入1枚加压螺钉。
  - 一般第1枚加压螺钉位置选择在距离截骨处的第2个钉孔。
  - 用加压或者是普通螺钉固定余下的截骨线近端的孔。

- 最后一步就是在截骨的骨块之间通过钢板上的钉孔用1枚拉力螺钉进行断端加压(技术图4B)。
  - 第1层皮质用3.5 mm钻头钻孔,第2层皮质用2.5 mm钻头钻孔,然后再攻丝,拧入3.5 mm螺钉。
  - 当远近端都固定牢靠之后,可以拔除克氏针,并打满余下的螺钉。

完成

- 通过术中透视再次检查钢板与骨面的贴附程度、截骨面的对位,检查螺钉的长度。用标准的正位片以及旋转中立的侧位片来最后评估远侧桡尺关系(技术图5)。
- 生理盐水冲洗伤口。3-0 Vicryl缝线闭合深层皮下组织,4-0尼龙线间断水平褥式缝合皮肤。
- 放松止血带,无菌敷料包扎,包含前臂的腕掌侧石膏夹板外固定。
- 患肢石膏或支具固定直至骨愈合。

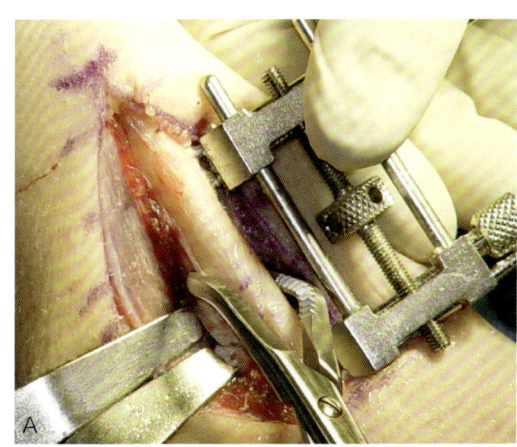

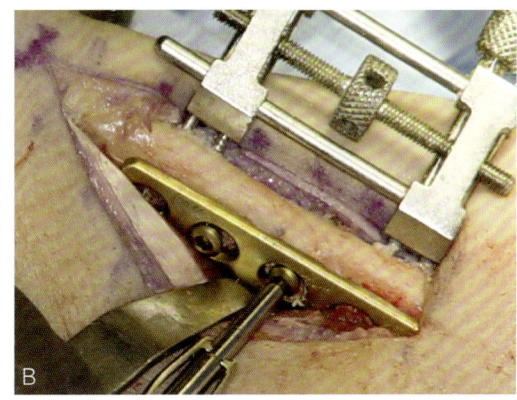

技术图4 A. 截骨处加压。B. 通过钢板上的钉孔用1枚拉力螺钉进行断端加压。

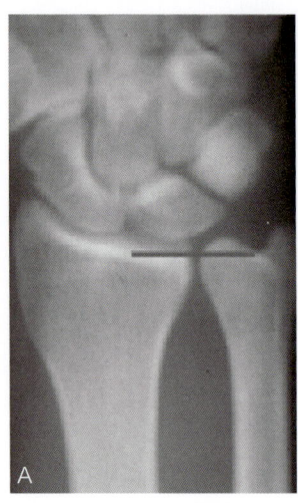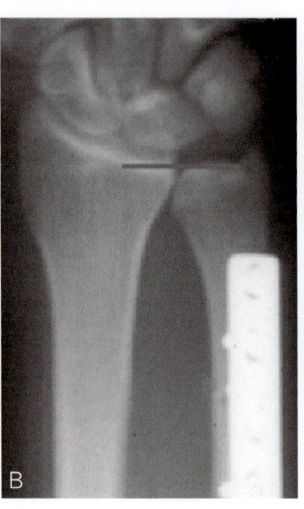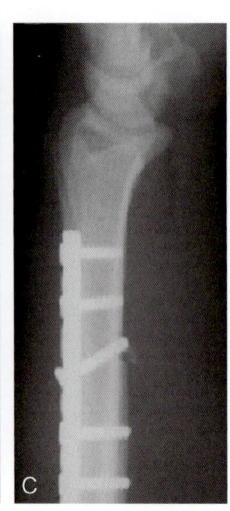

技术图5　A. 腕关节正位片显示尺骨正变异。B、C. 尺骨截骨术后标准的正位片以及旋转中立的侧位片显示骨块间的拉力螺钉对断端起到了加压作用。

用AO加压器械完成尺骨短缩截骨

- 用上述的方法暴露尺骨，在尺骨茎突近端5~6 cm处。
- 在尺骨远端放置1块5或6孔的3.5 mm LC-DCP钢板，以计划截骨处为中心，远端2~3孔，中间的孔跨过预定截骨处，近端2~3孔。
  - 尽管掌侧背侧均可安置钢板，但尽量可以将钢板安置在掌侧以免患者皮下触及内植物。
  - 按上述方法将钢板塑形。
- 钢板远端用2~3枚3.5 mm皮质骨螺钉行静力固定。
- 对于尺骨背侧的钢板而言，需要用记号笔预先画一条45°由远端背侧到近端掌侧的截骨线，如此截骨之后截骨近端就可以紧压在钢板下方（技术图6）。

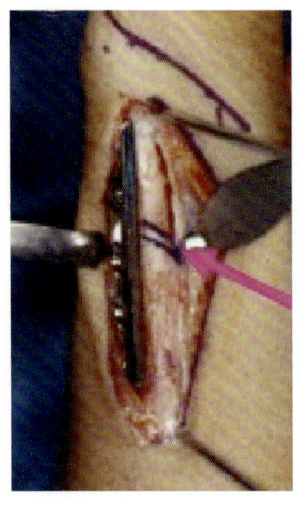

技术图6　在预定的尺骨截骨处做标记，如此在安装完动力加压钢板之后还可以通过拉力钉进行断端加压（版权：Thomas R. Hunt Ⅲ, MD）。

- 应用单皮质螺钉将AO加压器固定在尺骨近端，将活动手柄夹持在钢板最近端孔内[5]。
  - 截骨线近端的螺钉应该安置在离断面足够远的地方以保证足够的断端加压。这个距离因预定截骨量的不同而变化。
  - 一旦截骨完成加压装置移除后，要注意空的螺钉孔不能太靠近钢板近端的边缘以防应力增高。
- 移除加压装置和1枚远端的螺钉，轻轻拧松余下的远端螺钉，允许钢板自由旋转。
- 使用水冷型摆锯，根据划定的截骨线先进行远端截骨。
  - 截骨完成2/3时就要终止摆锯截骨。
  - 摆锯的刀片要留在原先的截骨处，作为第2次近端截骨的平行参照物。
- 换上新的刀片，在尺骨近端进行第2次截骨，截骨完成2/3时就要终止摆锯截骨。
- 完成远端截骨，再完成近端截骨，然后将圆柱形的截骨端完整地移除。
- 将原先去除的远端螺钉重新安置在钢板上，然后再将余下的远端螺钉拧紧。
- 重新安装加压装置。对断端进行加压。
- 在骨断端的近端用加压导向器在加压孔钻孔打入加压骨皮质螺钉。
- 安装骨块间加压螺钉时，先要用3.5 mm的钻头在第1层皮质钻出一个滑动孔。
- 然后通过导向器放入，用2.5 mm钻头钻透对侧皮质，测深，用3.5 mm的丝攻攻丝，最后拧入加压螺钉。
- 移除加压器，将余下的螺钉孔钻孔拧入静力螺钉。
- 冲洗关闭伤口，用前文所述的支具进行固定。

尺骨干骺端短缩截骨术

- 尺骨干骺端短缩截骨术,既往被Slade称为骨软骨短缩截骨术,由于具备促进骨愈合降低并发症的优点,近年来逐渐受到关注[9,23]。改良术式包括关节镜引导下截骨[27]及尺骨远端钩钢板[17],但是这些术式改良对手术效果的影响尚不明确。
- 腕关节镜可以用于任何阶段并治疗任何一种腕尺关节炎,也可以修复TFCC的撕裂与损伤。
- 行关节镜之后,在第5间室的背侧做一条纵行切口。
  - 注意辨认和保护尺神经手背支。
- 切开背侧第5间室,牵开小指伸肌腱,切开关节囊,暴露第5间室的底部。
  - 横行延长切口,L形切开关节囊,暴露邻近的背侧远侧桡尺韧带。注意保护远侧桡尺关节稳定性。
- 按照术前计划,在远侧桡尺关节靠近端用微型摆锯切除3~5mm薄层骨块。
  - 保留尺骨远端关节面、TFCC中央凹附着处的完整性(技术图7A~C)。
- 用止血钳对截骨面进行复位及压缩,用克氏针临时固定。
- 术中通过透视,确定截骨量是否足够以及复位是否良好。
- 如果需要可以去除更多的骨组织,最多可以去除到5mm的长度。
  - 切除过多的骨组织可能造成远侧桡尺关节不稳定以及撞击。
- 在手工加压的状态下,在原先打入克氏针的部位拧入空心拉力螺钉1枚(技术图7D、E)。
- 去除克氏针,创面冲洗。
- 用不可吸收线间断吻合,修复背侧关节囊。
- 修复关节囊后,将小指伸肌腱移出背侧第5伸肌间室。
- 不可吸收线间断缝合皮肤,然后用局麻药对所有伤口进行封闭注射。
- 大量纱布包扎伤口,掌侧支具固定。

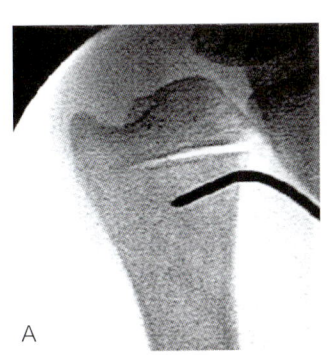
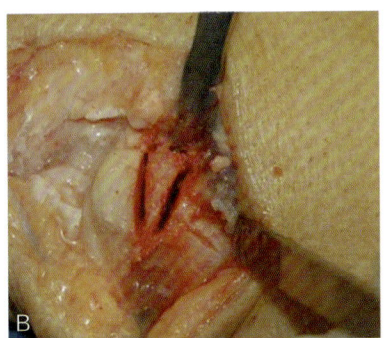
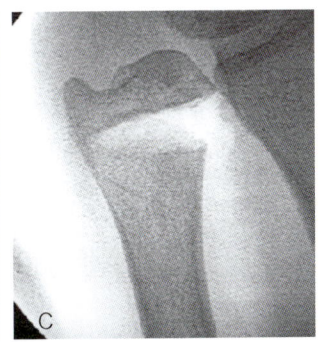
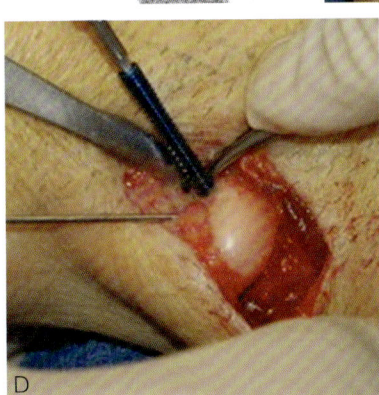
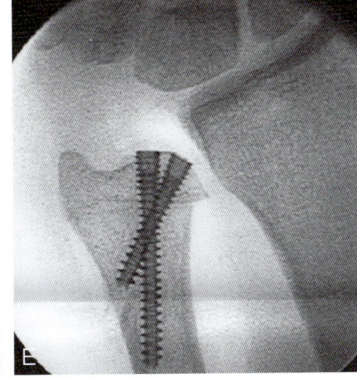

技术图7 A. 远端截骨后的透视图像,在乙状切迹的近端。B. 完成尺骨桡侧的楔形截骨。用骨刀行边缘切除。C. 桡侧截骨完成后的透视图像。D. 在克氏针的上方打入双头加压钉。E. 打入加压钉后的透视图像,显示截骨处被压缩(经允许引自Slade JF III, Gillon TJ. Osteochondral shortening osteotomy for the treatment of ulnar impaction syndrome: a new technique. Tech Hand Up Extrem Surg 2007;11:74-82)。

要点与失误防范

- 对于严重骨质疏松患者,应该考虑选用更长的或锁钉钢板以达到更好的固定效果(图4)。
- 抽烟、营养不良、血糖控制不佳及血管病变患者截骨术后骨不连的风险升高。对于此类患者,可以选用不要求截骨部位愈合的术式(Darrach或Wafer截骨术)。
- 对于远侧桡尺关节关节炎患者,应该避免尺骨短缩截骨术。可以考虑采用Sauvé-Kapandji或Darrach手术解除尺腕轴线的载荷。
- 手术暴露时应注意保护尺神经背侧感觉支。前臂旋后时上述分支走行于尺骨头内侧,旋前时更加靠近掌侧[2]。
- 手术医生应该避免暴露尺骨四周以避免节段性尺骨干血运受损,特别是骨间膜血管进入骨内的部位[26]。
- 术中避免损伤尺侧腕伸肌腱鞘。
- 对于瘦小患者,手术医生应考虑使用2.7 mm AO动力加压钢板。
- 使用Snythes牵引设备时,克氏针应距离截骨部位足够远以免干扰截骨。计划使用背侧钢板时,克氏针应偏向掌侧。4根钉子应置于钢板跨过区域,避免产生不受保护的应力集中点。避免将远侧钉子从尺骨置入桡骨,这会阻止尺骨短缩。
- 先截远端有助于避免钢板位置过于靠近尺骨远端。
- 截骨时持续冲洗以免骨与骨膜热损伤。
- 避免尺骨过度截骨,导致远侧桡尺关节不稳定、前臂旋转障碍及远侧桡尺关节间压力增加等[14]。截骨前如未考虑锯片厚度会导致过度短缩。
- 截骨完成后,应分开骨断端,检查骨赘及截骨边缘,这可能会影响远近骨段的对合。
- 尽管钢板可置于尺骨背侧或掌侧,作者推荐将钢板置于掌侧,可能会避免瘦小患者术后钢板突出。

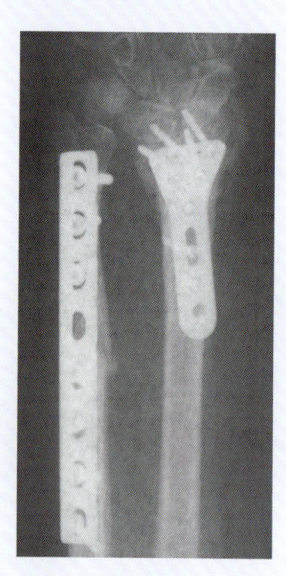

图4 73岁女性,桡骨远端骨折骨不连后关节面塌陷,随后出现尺骨撞击综合征。患者进行桡骨远端骨折切开复位内固定,然后进行尺骨短缩截骨以纠正尺骨正变异。合并严重的骨质疏松,普通钢板无法提供坚强的固定,因此需要更长的8孔DCP以达到稳定固定。

术后处理

- 术后立即予以短臂肘下支具保护。
- 通过冰敷以及悬吊上肢来减轻肿胀。
- 术后建议患者立即进行肘关节以及手指活动范围内的功能锻炼。
- 术后10~14日拆线。
- 术后6~8周在可拆卸的支具保护下进行适当范围的功能锻炼,这必须根据X线上骨愈合的情况来定。
- 如果需要,术后8~10周之后可以进行更大范围的关节功能锻炼。

预后

- Chun和Palmer[6]随访了27例患者共30腕,平均随访51个月。术前、术后的腕关节功能用Gartland和Werley腕部系统分级。截骨术后腕关节功能从差(28例)和一般(2例)改善到极好(24例)、佳(4例)、一般(1例)以及差(1例)。没有骨不连的患者,并发症也很少。
- Loh等[11]随访了23腕,平均随访33个月。随访通过VAS疼痛评分系统,77%的患者疼痛程度出现统计学显著性的改善;而术前、术后活动范围无显著性的改变;术后腕关节的功能,握持力也没有显著性的改变。68%的患者由于钢板突出皮下而出现局部激惹症状,32%最后取出钢板。
- 笔者不认为在尺骨短缩截骨中使用特殊的器械可以使截骨更准确或固定更稳定。
  - Sunil等[24]报道了对比Rayhack器械以及徒手截骨方法进行尺骨截骨在手术时间、疼痛的缓解、工作能力的恢复程度、术后并发症以及截骨骨不连的概率都没有显著的统计学差异。

- Braun[3]报道了对比Rayhack器械以及徒手截骨方法,前者的花费要多650美元。
- 笔者偏好简单的手术技术,不需要特殊器械(Synthes小型外固定器械及小型骨折固定系统),能有效控制远端的旋转,截骨处的加压,仅使用小号的钻头、丝攻以及螺钉。钢板在截骨处骨块间的那一孔不需要螺钉固定。

并发症

- 伤口感染,骨髓炎(罕见)。
- 钢板断裂(罕见于3.5 mm的钢板)。
- 骨质疏松者内固定失败。
- 吸烟者延迟愈合(吸烟者平均7.1个月愈合,不吸烟者平均4.1个月愈合)[4]。
- 疼痛、钢板突出于皮下:通常不需要取出内固定,然而在出现症状的患者之中,3.5 mm的钢板需要在6~9个月之后取出。如果在随访过程中通过一系列摄片发现截骨部位愈合,则发生再骨折的概率很低[21]。

(贾亚超 译,贾亚超 审校)

参考文献

[1] Berger RA. The ligaments of the wrist. A current overview of anatomy with considerations of their potential functions. Hand Clin 1997;13:63-82.

[2] Botte MJ, Cohen MS, Lavernia CJ, et al. The dorsal branch of the ulnar nerve: an anatomic study. J Hand Surg Am 1990;15(4):603-607.

[3] Braun RM. A comparative study of ulnar-shortening osteotomy by the freehand technique versus the Rayhack technique [letter to the editor]. J Hand Surg Am 2006;31(8):1411-1412.

[4] Chen F, Osterman AL, Mahony K. Smoking and bony union after ulna-shortening osteotomy. Am J Orthop 2001;30:486-489.

[5] Chen NC, Wolfe SW. Ulna shortening osteotomy using a compression device. J Hand Surg Am 2003;28(1):88-93.

[6] Chun S, Palmer AK. The ulnar impaction syndrome: follow-up of ulnar shortening osteotomy. J Hand Surg Am 1993;18(1):46-53.

[7] Fricker R, Pfeiffer KM, Troeger H. Ulnar shortening osteotomy in posttraumatic ulnar impaction syndrome. Arch Orthop Trauma Surg 1996;115:158-161.

[8] Friedman SL, Palmer AK. The ulnar impaction syndrome. Hand Clin 1991;7:295-310.

[9] Hammert WC, Williams RB, Greenberg JA. Distal metaphyseal ulnar-shortening osteotomy: surgical technique. J Hand Surg Am 2012;37(5):1071-1077.

[10] Labosky DA, Waggy CA. Oblique ulnar shortening osteotomy by a single saw cut. J Hand Surg Am 1996;21(1):48-59.

[11] Loh YC, Van Den Abbeele K, Stanley JK, et al. The results of ulnar shortening for ulnar impaction syndrome. J Hand Surg Br 1999;24(3):316-320.

[12] Mikic´ ZD. Age changes in the triangular fibrocartilage of the wrist joint. J Anat 1978;126:367-384.

[13] Mirza A, Mirza JB, Shin AY, et al. Isolated lunotriquetral ligament tears treated with ulnar shortening osteotomy. J Hand Surg Am 2013;38(8):1492-1497.

[14] Miura T, Firoozbakhsh K, Cheema T, et al. Dynamic effects of joint leveling procedure on pressure at the distal radioulnar joint. J Hand Surg Am 2005;30(4):711-718.

[15] Mizuseki T, Tsuge K, Ikuta Y. Precise ulna-shortening osteotomy with a new device. J Hand Surg Am 2001;26(5):931-939.

[16] Nishiwaki M, Nakamura T, Nakao Y, et al. Ulnar shortening effect on distal radioulnar joint stability: a biomechanical study. J Hand Surg Am 2005;30(4):719-726.

[17] Nunez FA Jr, Barnwell J, Li Z, et al. Metaphyseal ulnar shortening osteotomy for the treatment of ulnocarpal abutment syndrome using distal ulna hook plate: case series. J Hand Surg Am 2012;37(8):1574-1579.

[18] Palmer AK, Werner FW. The triangular fibrocartilage complex of the wrist—anatomy and function. J Hand Surg Am 1981;6(2):153-162.

[19] Palmer AK, Werner FW, Glisson RR, et al. Partial excision of the triangular fibrocartilage complex. J Hand Surg Am 1988;13(3):391-394.

[20] Papapetropoulos PA, Wartinbee DA, Richard MJ, et al. Management of peripheral triangular fibrocartilage complex tears in the ulnar positive patient: arthroscopic repair versus ulnar shortening osteotomy. J Hand Surg Am 2010;35(10):1607-1613.

[21] Pomerance J. Plate removal after ulnar-shortening osteotomy. J Hand Surg Am 2005;30(5):949-953.

[22] Rayhack JM. Ulnar shortening. Tech Hand Up Extrem Surg 2003;7:52-60.

[23] Slade JF III, Gillon TJ. Osteochondral shortening osteotomy for the treatment of ulnar impaction syndrome: a new technique. Tech Hand Up Extrem Surg 2007;11:74-82.

[24] Sunil TM, Wolff TW, Scheker LR, et al. A comparative study of ulnarshortening osteotomy by the freehand technique versus the Rayhack technique. J Hand Surg Am 2006;31(2):252-257.

[25] Tomaino MM. The importance of the pronated grip x-ray view in evaluating ulnar variance. J Hand Surg Am 2000;25(2):352-357.

[26] Wright TW, Glowczewskie F. Vascular anatomy of the ulna. J Hand Surg Am 1998;23(5):800-804.

[27] Yin HW, Qui YQ, Shen YD, et al. Arthroscopic distal metaphyseal ulnar shortening osteotomy: a different technique. J Hand Surg Am 2013;38(11):2257-2262.

第116章 拇指掌骨背伸截骨术
Thumb Metacarpal Extension Osteotomy

Matthew M. Tomaino

定义

- 当第1腕掌关节（CMC）的相关韧带受累发生松动时，在软骨磨损和关节炎形成之前的很长一段时间，握或捏动作可导致滑膜炎和关节不稳，从而引起疼痛。
- 因此病变处于所谓的Eaton一期时，可以通过在拇指掌骨基底扩大截骨，来替代韧带重建或者关节镜下滑膜切除及固定术[8,9]。

解剖

- 第1腕掌关节是具有最少骨性限制的双凹鞍状关节，因此韧带的支持是非常重要的，尤其做对捏动作的时候，轴向压力会传递到关节。Eaton和Littler提出了前斜喙状韧带的概念，其附着于第1掌骨基底掌侧的突起处，是第1腕掌关节的主要稳定结构。
- 在第1腕掌关节镜的辅助下，Bettinger等[1]进一步指出前斜韧带（AOL）可分为浅层韧带（sAOL）和深层韧带（dAOL）。深前斜韧带（dAOL）位于囊内，事实上就是喙状韧带。深前斜韧带（dAOL）在拇指的对掌运动中起主要作用。它作为一个支点，在拇指旋前、对掌和外展时会变紧张。深前斜韧带在屈拇时限制旋前，伸拇时限制旋前和旋后。
- 在对第1腕掌关节韧带解剖学的综合评估中，Bettinger等[1]对稳定大多角骨和第1腕掌关节的16组韧带进行了全面的描述。其中的7组韧带，包括浅层前斜韧带（sAOL）、dAOL喙状韧带、桡背侧韧带（DRL）、后斜韧带、尺侧韧带、掌骨间掌侧韧带、掌骨间背侧韧带，起到直接稳定第1腕掌关节的作用。
- DRL在关节稳定中的作用存有争议。但是Bettinger等[1]认为DRL韧带是非常重要的关节稳定结构。DRL韧带覆盖了第1腕掌关节背侧的大部分，是一个附着于大多角骨的宽厚韧带，止于掌骨基底背侧。除完全背伸位之外，该韧带在来自桡背侧和背侧水平方向的应力时会紧张；该韧带还会限制屈曲位时关节的旋前和旋后。

发病机制

- 关节基底部AOL的功能不全会导致其病理性松弛，以及大多角骨掌骨的异常平移，并且会在关节面间产生过多的剪切力，尤其是在做握和捏的动作时关节面的掌侧部分更为如此。组织学研究表明AOL在第1掌骨掌侧唇附着处的磨损改变早于软骨的退化[2]。

自然病程

- 鉴于AOL是维持第1腕掌关节（TM）的主要稳定结构，其损伤后可导致掌骨的背移，因此可通过重建AOL来恢复拇指的稳定性，这不仅仅适用于终末期骨关节炎，亦适用于病变早期。
- Pellegrini等[6]是首个评估作者截骨术的生物力学效能的作者。只要关节的病变进展没有向背侧超过大多角骨的中心，则可以通过将关节接触面背移来降低掌侧接触面的负荷。
- Shrivastava等[7]研究了通过使掌骨基底屈曲30°模拟腕掌关节截骨术的效果。若作者截骨术后把关节放在此位置，则可分担第1腕掌关节的负荷。
  - 模拟作者截骨术可在各个方向减少关节松弛：背掌侧（减少40%）、桡尺侧（减少23%）、轴向（减少15%）、旋前-旋后（减少29%）。
  - 因而推测第1腕掌关节作者截骨术临床效果较好的原因可能为：术后手DRL收紧，可减少关节背侧移位。

病史和体格检查

- 基底部关节炎可在大鱼际肌下第1腕掌关节的水平上出现轻微症状，尤其在抓、捏动作时。最终，在疾病晚期可发生严重功能损害——会限制抓握的幅度以及有力的侧捏活动，比如刷牙、转动钥匙、开罐子或者是捡起一本书的时候。
- 症状主要位于拇指基底部，并且疼痛经常会与运动感觉或者是关节内的"滑行感"有关。在大多角骨和掌骨内收作用下，掌骨会出现背侧半脱位，此时在第1掌骨基底部不可避免地会形成一个逐渐增大的突起或者称之为"肩形征（shoulder sign）"。
- 早期的症状可能只是在第1腕掌关节用力和鱼际皱褶下触诊时的疼痛；并无畸形、不稳定、半脱位或者爆裂声。
- 检查第1腕掌关节不稳(病变一期)的方法如下：
  - 大多角骨应力试验，可引起疼痛或者是轻微的移位或者半脱位。
  - 第1腕掌关节触诊试验，可引起疼痛。

影像学和其他诊断性检查

- X线片的评估包括后前位(PA)30°斜应力位、侧位和Robert位(旋前前后位)(图1)。
- 骨关节X线片可能局限在第1腕掌关节(TM)内，也可能涉及整个多角骨复合体。Eaton和Littler将其分为四期。
  - Ⅰ期：关节正常，可伴有滑膜炎导致的关节间隙增宽。
  - Ⅱ期：关节间隙狭窄，碎屑和骨赘＜2 mm。
  - Ⅲ期：关节间隙狭窄，碎屑和骨赘＞2 mm。
  - Ⅳ期：除第1腕掌关节间隙狭窄外，舟骨大多角骨关节间隙也受累。

鉴别诊断

- 第1腕掌关节(CMC)关节炎(Ⅱ～Ⅳ期)。
- De Quervain腱鞘炎。
- 桡侧腕屈肌肌腱炎。

非手术治疗

- 非手术治疗包括抗炎治疗、关节内类固醇注射、手或前臂的拇指人字绷带支具固定、鱼际肌等长收缩锻炼。
- 尽管没有一种措施能够永久或者长期缓解症状，但是上述措施确实起到了暂时缓解的作用。这给患者考虑是否手术、获得认可并接受手术的决策过程提供了时间。

手术治疗

- 目前，正如Eaton和Littler所描述的那样，手术方法主要是采用桡侧腕屈肌腱束转位来重建掌侧喙状韧带[3]。
- 第1掌骨背伸截骨术的基本原理主要是背侧负荷分担和侧捏动作时应力的转移。Pellegrini等[6]证明了当掌骨关节表面受累少于一半，最好只有1/3的时候，30°楔形闭合扩大截骨可有效地减少掌侧关节间隙的负荷。此时，截骨后可将应力转移到背侧完整的关节软骨面。
- 最近关于腕掌关节截骨术后生物力学的研究结果表明，侧捏时关节松弛可减轻，这是因为腕掌关节截骨后屈曲，从而可导致桡背侧韧带的紧缩[7]。

术前计划

- 影像学应表现为关节正常或滑膜炎导致的关节间隙增宽。大多角骨掌应力试验和鱼际肌下关节触诊可引起疼痛。当然要排除其他疾病引起的该处的病变。

体位

- 患肢置于手外科手术台上。

入路

- 可选择背侧入路和掌骨基底骨膜下暴露。
- 在距掌骨基底部以远1 cm处做一宽5 mm的截骨，故手术切口要延长至掌骨基底以远4 cm处。
  - 基底部楔形截骨位于背侧，宽5 mm，尖端朝向掌侧。

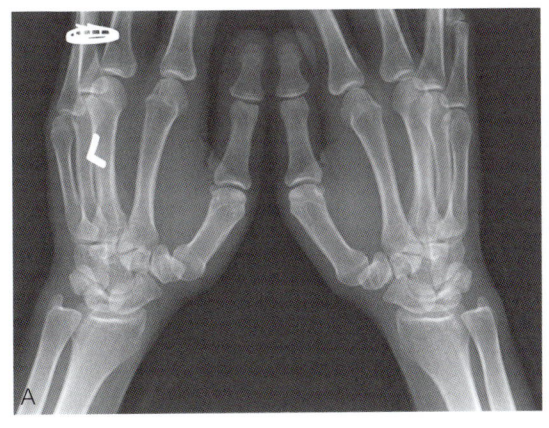
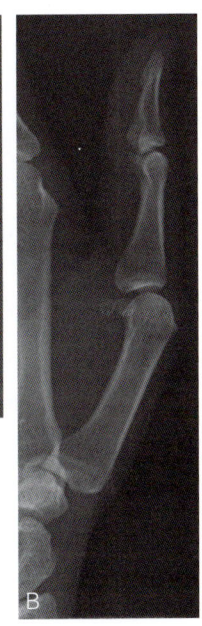

图1 拇指前后位及侧位X线片。A. 前后位。B. 侧位。

U形钉固定背伸截骨术

- 臂丛麻醉，绑非消毒止血带。
- 驱血成功后，止血带压力达250 mmHg，在第1腕掌关节基底部远端做一个约3 cm的背侧切口。
- 在皮下组织，要鉴别和保护桡神经浅支，注意保护拇长伸肌腱，行骨膜下暴露，并且用探针确认第1腕掌关节。
  - 在离第1腕掌关节面1 cm处，在预计截骨部位做掌骨骨膜下游离。
- 辨清掌骨掌侧结构，在背侧做30°楔形截骨（技术图1A）。
- 用微型线锯在远离基底部1 cm的掌骨处做截骨。但不要完全切断掌侧骨皮质。
  - 把一个新的锯片留在部分截骨的位置，并且用第2个锯片以30°的角度在远离第1切口约5 mm处截骨。这样这2个锯片就会在掌侧皮质处交叉。
- 移除楔形骨块，背伸掌骨远侧，并压缩近端碎片，然后用一个11 mm×8 mm的U形钉（Osstaple, BioMedical Enterprises, Inc., San Antonio, TX）固定。
  - 大多数时候，术者来维持掌骨复位的位置，由助手来钻孔和行U形钉固定（技术图1B、C）。
- 分层缝合骨膜和皮肤，并用拇指人字形支具固定。

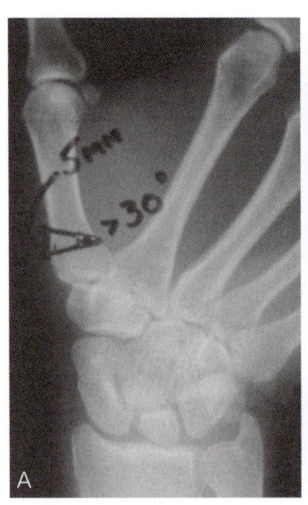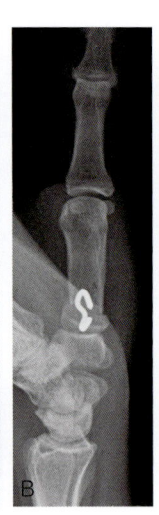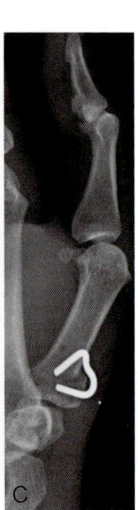

技术图1　A. X线片显示的截骨方案。B、C. 术后正侧位X线片。

克氏针张力带固定背伸截骨术

- 除了用克氏针固定外，方法和U形钉固定一样。
- 用微型摆锯在远离第1掌骨基底部1 cm的掌骨处做切口。但是不要完全切断掌骨皮质。
  - 把一个新的锯片留在部分截骨的位置，并且用第2个锯片以30°的角度在远离第1切口约5 mm处截骨。这样这2个锯片就会在掌侧皮质处交叉。
- 移除楔形骨块，在截骨两侧预钻横孔，用一根1.2 mm的克氏针固定。
  - 用一根22号钢丝从桡侧穿至尺侧，再从尺侧穿至桡侧。
  - 经过截骨处，逆行固定一根1.2 mm的克氏针，由拇指尺侧穿出，通过背伸掌骨远端达到截骨处加压。
  - 由助手维持加压，收紧，切断钢丝，并在鱼际肌下使其弯曲。然后使克氏针顺行前移。
- 切断并移除皮肤外的克氏针，用可吸收线修补鱼际肌处附着的骨膜。

要点与失误防范

关节内截骨	● 25号针头精确定位腕掌关节以确保截骨部位在基底部远端1 cm。
准确进行30°截骨	● 近端第一刀截骨与掌骨垂直,保证掌骨与操作台平行。 ● 第二刀以30°的角度在远离第1切口约5 mm处截骨,这样这2个锯片就会在掌侧皮质处交叉。

术后处理

- 拇指人字形支具固定10日。
- 拆线后,拇指人字形石膏固定4周,但不固定指间关节。
- 术后6周,拇指人字形矫形支具固定,并建议患者做第1腕掌关节的轻微活动。
- 除非骨延迟愈合,术后8周开始进行握捏锻炼。

预后

- 结合Pellegrini等的生物力学数据[6],笔者本人对病变处于一期的患者行Eaton韧带重建的疗效相对不满意,主要问题是延长了疾病的恢复时间(8~10个月),并可导致腕掌关节僵硬。作者前瞻性评估了在1995—1998年12人(12拇)30°背伸截骨术的修复疗效[9]。
  - 腕掌关节切开可以更准确地评估关节内的病变,并且每个病例均证实前斜韧带从掌骨边缘撕脱。
  - 平均随访2.1年(6~46个月不等)。
  - 所有的截骨患者平均在7周内治愈。11例对疗效非常满意。握力和捏力分别平均增加8.5 kg和3 kg。
- Koff等[4]研究表明,该截骨术可减轻第1腕掌关节的松弛,并且使关节接触面背移。自此研究发表以后,笔者对该术式的疗效更加深信不疑。手DRL参与其中起作用似乎看起来更符合逻辑,并且证实了DRL是第1腕掌关节的主要稳定结构。
- 2008年Parker等[5]报道了8例背伸截骨术患者的长期随访结果,其中Eaton Ⅰ期3人、Ⅱ期3人、Ⅲ期2人。在6~13年的随访中,患者捏力和握力分别增加129%、103%、108%。在平均9年的随访中,8名患者中有5名的Eaton分期没有增加,6名患者的功能结果很好。虽然该研究的病例数不多,但数据表明第1腕掌关节背伸截骨术是一种有效且疗效持久的术式,不影响后续可能需要进行的补救手术(如大多角骨切除或关节成形术),可以在Eaton早期或中期进行。
- 从本书的第一版出版以来,笔者本人一直使用第1腕掌关节背伸截骨术治疗第1腕掌关节疼痛且关节不稳的Eaton Ⅰ期患者。尽管笔者早期提倡使用U形钉固定技术,但现在更倾向于使用克氏针张力带固定技术,因为笔者觉得该技术更容易且更可靠。

并发症

- 骨不连。
- 持续疼痛,需行大多角骨切除关节成形术。
- 桡神经浅支损伤或感觉迟钝。

(朱昱 译,孙蕴初 审校)

参考文献

[1] Bettinger PC, Linscheid RL, Berger RA, et al. An anatomic study of the stabilizing ligaments of the trapezium and trapeziometacarpal joint. J Hand Surg Am 1999;24(4):786-798.

[2] Doerschuk SH, Hicks DG, Chinchilli VM, et al. Histopathology of the palmar beak ligament in trapeziometacarpal osteoarthritis. J Hand Surg Am 1999;24(3):496-504.

[3] Eaton RG, Lane LB, Littler JW, et al. Ligament reconstruction for the painful thumb carpometacarpal joint: a long-term assessment. J Hand Surg Am 1984;9(5):692-699.

[4] Koff MF, Shrivastava N, Gardner TR, et al. An in vitro analysis of ligament reconstruction or extension osteotomy on trapeziometacarpal joint stability and contact area. J Hand Surg Am 2006;31(3):429-439.

[5] Parker WL, Linscheid RL, Amadio PC. Long-term outcomes of first metacarpal extension osteotomy in the treatment of carpalmetacarpal osteoarthritis. J Hand Surg Am 2008;33(10):1737-1743.

[6] Pellegrini VD Jr, Parentis M, Judkins A, et al. Extension metacarpal osteotomy in the treatment of trapeziometacarpal osteoarthritis: a biomechanical study. J Hand Surg Am 1996;21(1):16-23.

[7] Shrivastava N, Koff MF, Abbot AE, et al. Simulated extension osteotomy of the thumb metacarpal reduces carpometacarpal joint laxity in lateral pinch. J Hand Surg Am 2003;28(5):733-738.

[8] Tomaino MM. Thumb by metacarpal extension osteotomy: rationale and efficacy for Eaton stage I disease. Hand Clin 2006;22:137-141.

[9] Tomaino MM. Treatment of Eaton stage I trapeziometacarpal disease with thumb metacarpal extension osteotomy. J Hand Surg Am 2000;25(6):1100-1106.

第117章 拇指腕掌关节融合术
Thumb Carpometacarpal Arthrodesis

K. J. Hippensteel and Ryan Calfee

定义

- 大多角骨掌骨间关节经常会被累及，发生率仅次于远侧指间关节，但却因为疼痛及抓握和捏持力量减弱而更易引起功能障碍。
- 对于有症状的腕掌关节病，手术方式的选择取决于患者的年龄、合并症、患者的功能需求以及放射学分期。
- 拇指腕掌关节融合术最早是由 Muller 在 1949 年提出的[13]。尽管该关节的关节置换手术开展得越来越多，但拇指腕掌关节融合术同样可以获得很好的功能结果。
- 对于中、重度拇指腕掌关节退变，对握力和捏力需求较高的年轻患者，关节融合术是理想的选择[9]。

解剖

- 拇指腕掌关节是双凹形关节（鞍状关节），能够在3个平面活动：屈曲-背伸、外展-内收和旋前-旋后。这些多平面运动可实现用力握、用力捏、对位和精细捏的动作。
- 关节的骨性限制很小，所以韧带结构对于拇指基底的稳定性极为重要。
- 拇指腕掌关节周围的韧带已有描述的达16条之多。
  - 其中7条是第1掌骨的基本稳定结构：
    - 浅层和深层前斜韧带。
    - 桡背侧韧带。
    - 后斜韧带。
    - 尺侧副韧带。
    - 掌侧掌骨间韧带。
    - 背侧掌骨间韧带。
- 其余韧带固定大多角骨，为拇指提供稳定基础。

发病机制

- 腕掌关节病变是多因素作用的结果，包括生物化学[16]、生物力学和遗传因素。
- 拇指腕掌关节在女性中的发病率比男性更高。
- 关节炎变性始于拇指掌骨和大多角骨的掌侧。这可能是捏物时该区域产生的挤压造成的。
- 背侧韧带复合体（桡背侧和后斜韧带）是最厚、最坚固也是稳定拇指腕掌关节最重要的韧带。它既可以防止第1掌骨掌状喙从大多角骨的掌骨凹处脱离，也可以防止在用力握或捏时掌骨基部向背侧的半脱位。尽管人们认为前（掌）斜韧带，或称喙状韧带是拇指最重要的稳定韧带，但多项研究表明，背侧韧带复合体才是最关键的稳定器[3,19,22]。掌侧喙状韧带则相对松弛，仅在"搭便车手"位时拉紧。
- 关节炎继发于用力捏和握时在大多角骨的掌骨凹近掌骨掌侧喙处产生的挤压和旋转剪力。几年后掌侧喙发生磨损并变得不稳定[7]。随着疾病的进展，骨赘逐渐形成，逐渐使整个关节表面发生骨质硬化。
- 骨关节病也可因关节软骨的破坏而引起。任何累及关节面的骨折（多见于第1掌骨基底骨折）都将导致或加速关节病的发展。关节软骨的破坏可能是外伤对软骨造成了直接损伤，也可能是由于关节不协调或关节表面不规则而继发形成的。
  - 关节面的解剖学复位可将关节病的进展尽量减慢，但并不能够完全避免。

自然病程

- 拇指腕掌关节病开始于掌骨的掌侧面，继发于用力捏和握时产生的挤压旋转剪力以及向背侧半脱位的力，在用力抓时在腕掌关节可以达到164 kg[4]。
- 第1掌骨的整个基底和大多角骨的远端软骨均会发生硬化，进而形成骨赘。
- 随着关节炎的进展，拇指掌骨向背侧或桡侧半脱位。掌骨的屈曲会导致掌指关节（MCP）代偿性背伸，形成过伸畸形。这种过度伸展可有效地将拇指指腹从手掌中移出，以便抓握。
- 重型关节炎中，大多角骨的全部关节面均被累及，并导致大多角骨近端和舟骨远端关节面的退变。
- 疾病进展可累及大多角骨所有关节，包括舟骨大多角骨关节[15,21]。

病史和体格检查

- 拇指腕掌关节病常常表现为掌骨基底部的疼痛。
  - 疼痛在第1掌骨基底承重的动作中会加重,比如转动门把、旋开瓶盖或者旋转钥匙。
  - 休息状态下可有或没有疼痛。
  - 这种典型的大鱼际基底部深部肌肉疼痛必须与Quervain肌腱炎、桡侧腕屈肌腱炎、舟骨桡侧变性和弹响拇区分开。
- 症状的严重程度和临床或放射学表现不一致。有些患者虽然已经出现临床上和放射学上的改变,但症状非常轻微。相反,有些患者症状非常显著,放射学改变却很轻微,休息状态下没有临床症状。
- 体检中可发现存在以下畸形:
  - 拇指向背侧半脱位,并在内收位固定,拇指基底部可触及突起,而且拇指的外展功能减退。
  - 为了代偿这些功能,掌指关节常常过伸,从而使拇指形成Z字形畸形。
  - 让患者以单指指出症状最重的部位,以帮助定位腕掌关节或其他部位的最明显压痛点。
  - 腕掌关节研磨试验:引出症状以确定腕掌关节疾病位置。
  - Finkelstein试验:如有明显的压痛则提示症状可能来源于De Quervain病(桡骨茎突狭窄性腱鞘炎)。
  - Phalen试验:如能引出症状则说明病因更可能为腕管综合征。
  - 腕管挤压试验:如能引出症状则说明病因更可能为腕管综合征。
  - 扳机试验:如产生疼痛、扳机征或拇指弹响,提示其病因可能为扳机拇。
  - Allen试验:同时压迫桡动脉和尺动脉,使手部供血阻断。放开尺动脉,判断手部血运。然后重复双侧压迫,放开桡动脉,再次判断尺动脉是否堵塞。手术操作当中常常会侵及鼻烟窝处的桡动脉。如果此处动脉损伤,而尺动脉又无法代偿,必须予以修复。

影像学和其他诊断性检查

- X线片可用作评估拇指腕掌关节病(图1)。
  - 包括前后位、旋前前后位(Robert位)、侧位和Bett位片。
- Eaton和Littler[6]所提出的放射学分期已被广泛采用。
  - Ⅰ期:X线片常或继发于滑囊炎的关节间隙增宽。
  - Ⅱ期:关节间隙变窄及<2 mm的骨赘形成。
  - Ⅲ期:关节间隙狭窄且骨赘>2 mm。
  - Ⅳ期:Ⅲ期合并舟骨大多角骨关节的间隙狭窄或骨

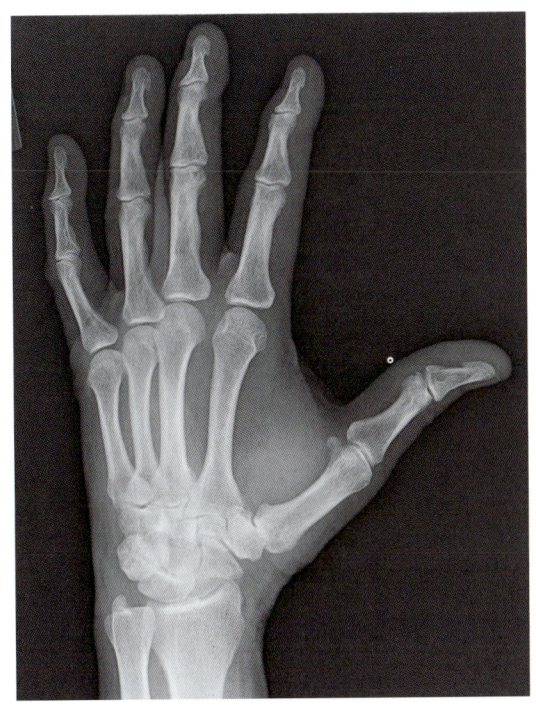

图1　拇指腕掌关节的前后位X线片。

赘形成。
- 舟骨大多角骨关节在这一分期系统中并未十分强调,而且也难以进行放射学评估。但在手术中必须检查评估,因为这可能是持续性疼痛的根源[21]。

鉴别诊断

- 拇指腕掌关节病。
- De Quervain病。
- 扳机拇或狭窄性腱鞘炎。
- 桡侧腕屈肌腱炎。
- 舟状骨病变(骨折、骨不连、无菌性缺血坏死)。
- 桡舟关节病。
- 舟骨-大、小多角骨(STT)关节病。
- 腕管综合征。
- 肌内(大鱼际)肿物,如血管性或肿瘤性。

非手术治疗

- 大多数有症状的拇指腕掌关节病患者通过保守治疗可以得到改善,治疗方法包括休息、口服抗炎药、关节内激素注射、鱼际肌等长训练和支具固定等[1]。
  - 不管影像学分期如何,40%的采用类固醇注射和夹板治疗3周的患者可有显著、持续的疼痛缓解。从Eaton分期来看,Ⅰ期有80%的患者可以持续缓解18个月以上,Ⅱ或Ⅲ期大约为33%,Ⅳ期则小于25%[5]。
- 尽管不能根除疾病或改变疾病进程,这些方法还是可以减轻症状,至少是短期减轻,让患者有机会等待手术治疗的最佳时机。在这段时间内患者可以安心,因为持续的活动不会改变疾病的进程,尽管影像学上会有进展,但关节炎的疼痛有时可能会随时间发生改善。

手术治疗

- 对伴有症状的拇指基底关节病施行手术治疗的指征包括疼痛、无力,并且保守治疗效果不佳。
- 治疗拇指腕掌关节关节炎的手术方式很多,没有哪种方式证明有绝对的优势。
- 拇指腕掌关节关节炎手术治疗的最佳指征是年轻的、活动度大需要恢复抓握和捏持力量、对拇指要求高的患者。典型的就是病程处于Ⅱ期或Ⅲ期的手工劳动者。另外,关节融合术也可以减轻老年Ⅱ期或Ⅲ期患者的症状。
- 还要特别注意拇指的掌指关节周围的病变,它们可能是腕掌关节融合术的禁忌证。
  ○ 大多角骨完全累及是腕掌关节融合术的禁忌证,因为存在不能完全缓解疼痛的风险[9]。
  ○ 如果拇指掌指关节过伸或有其他疾患,就不适合施行腕掌关节融合术,因为拇指腕掌关节和掌指关节均被融合会导致明显的功能障碍[9]。

术前计划

- 要告知患者术后关节活动度下降,手掌不能平放在桌面上(向患者指出将手掌变平时,掌指关节通常高出1~2 cm),可能难以将手放进限制性空间,可能无法将手伸入手套内[9]。
- 还需告知患者骨不连的风险、内植物的并发症以及可能导致相邻关节退变等并发症。

体位

- 手术在局麻或全麻并使用气囊止血带下施行。
- 患者取仰卧位,上肢外展于搁手台上。

入路

- 笔者倾向于使用背侧切口,沿第1背侧间室肌腱桡侧做纵行切口。
- 或者也可以采取掌背侧交界的Wagner手术切口或背侧切口。

拇指腕掌关节(大多角骨掌骨关节)融合术

切口与分离

- 沿第1背侧间室肌腱桡侧做纵行切口(技术图1A)。
- 辨认并保护桡神经感觉支及前臂外侧皮神经(技术图1B)。
- 找出第1背侧间室肌腱和拇长伸肌腱的间隙。
- 松解第1背侧间室。
- 找出桡动脉深支,该支位于拇长展肌腱和拇短伸肌腱深面,向尺背侧走行。仔细游离并在手术全程将其向背侧牵引保护(技术图1C)。桡动脉在STT关节的正上方走行。
- 辨认第1掌骨基底,将关节囊全长纵行切开,显露掌骨基底、大多角骨全貌和舟骨远侧面。
- 如有必要,可行X线透视以确认腕掌关节的位置。

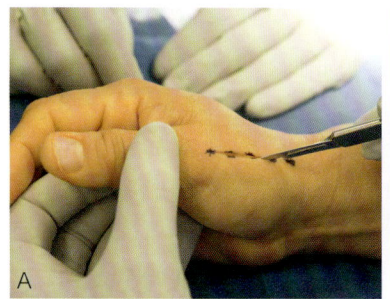 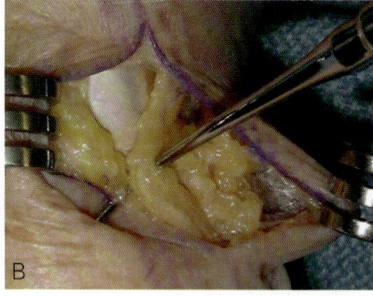 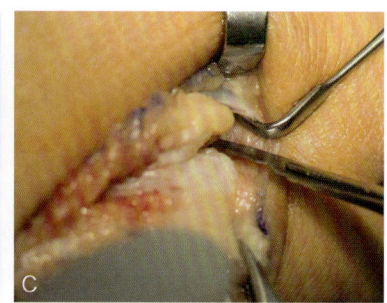

技术图1　A. 沿第1背侧间室做纵行切口。B. 手术切口及桡神经感觉支的辨认。C. 游离桡动脉背支,并向背侧牵引保护。

关节处理

- 检查舟骨-大多角骨-小多角骨关节。
  - 如果存在关节病表现,则要考虑更改手术方案,如大多角骨切除术及可能的韧带间置术。
- 然后检查腕掌关节(技术图2A)。
  - 将周围关节囊附着处剥离后,即可屈曲第1掌骨基底,以更好地显露关节。
- 使用咬骨钳去除骨赘(技术图2B)、所有的残留关节软骨及软骨下骨,直到显露出拇指掌骨基底部的健康骨松质。
  - 将第1掌骨基底修整为锥形来匹配大多角骨(技术图2C)。
- 同法处理大多角骨远侧关节面(技术图2D、E)。
  - 使用水冷打磨钻对大多角骨进行最后的塑形,形成梯形的凹面。
- 根据术者的喜好,关节面也可以用水冷摆锯处理为平行的平面。

桡骨远端移植物的获取

- 桡骨远端的自体骨可以植入关节融合部位。
- 延长Lister结节近端的背侧切口,钝性分离皮下组织,暴露伸肌支持带。
- 在Lister结节的桡侧缘上方切开支持带,在第2伸肌间室内暴露出结节表面。

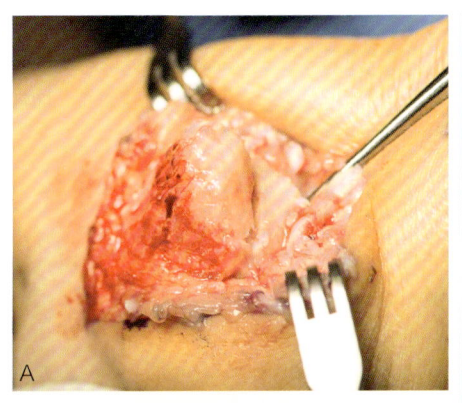
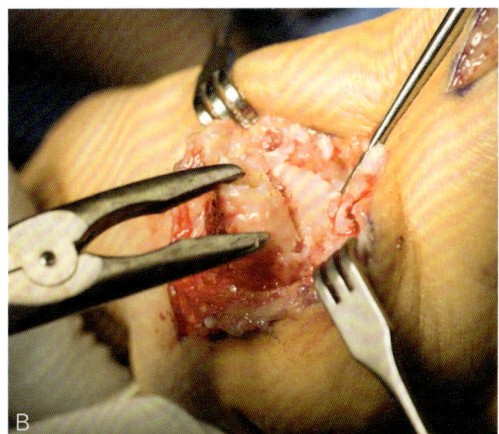
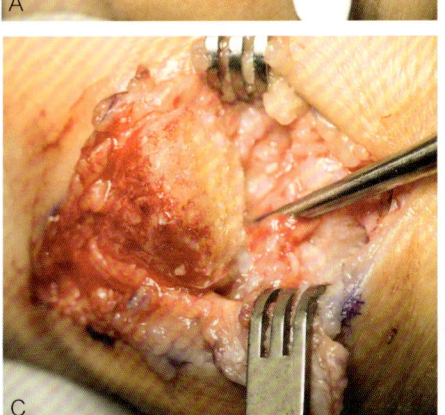
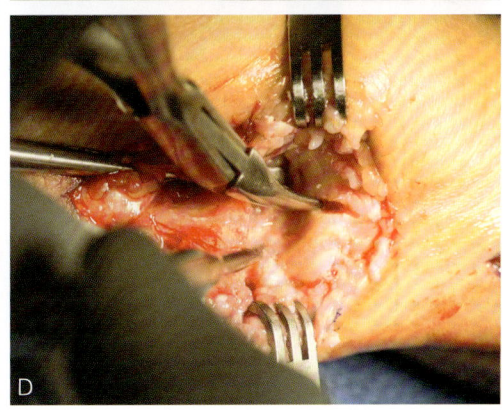
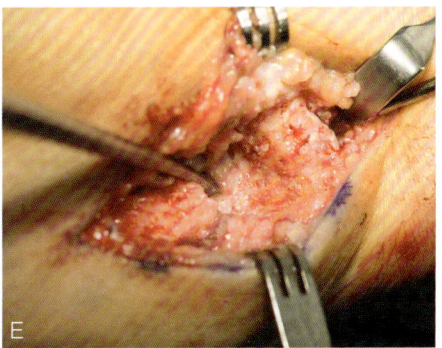

技术图2 A. 显露腕掌关节(探针在舟骨-大多角骨关节内)。B. 使用咬骨钳清理第1掌骨。C. 第1掌骨基底完全清理干净。D. CMC关节,使用咬骨钳清理大多角骨。E. 准备关节融合,大多角骨已清理干净。

- 使用刮匙作为手钻(用手施加压力旋转)进入Lister结节的桡侧缘。在这里可以通过较薄的皮质进入髓腔,进而获得骨松质移植物。

位置摆放和固定

- 关节融合的位置应能达到握拳位时拇指指尖可置于示指中节桡侧。
  - 符合此位置的确切角度仍有争议,但总的来说,应有30°~45°的掌侧外展和足够的旋前角度以满足该位置的摆放。
- 位置摆好后,用1根1.2 mm的克氏针临时固定腕掌关节。这就可以帮助评估摆放位置以及方便摄片。
- 将一块6~8孔(双排孔)的钢板置于腕掌关节上(技术图3A),然后在大多角骨上钻孔并置入2枚螺钉(技术图3B)。
  - 根据骨的把持力和钢板在大多角骨上的贴合程度选择使用皮质螺钉或锁定钉。
  - 注意确保螺钉在大多角骨上,避免穿入舟骨关节面、小多角骨或第2掌骨。
- 保持第1掌骨相对于大多角骨和钢板的复位状态,在剩下的4~6孔里钻孔并置入螺钉(技术图3C)。
- 然后将桡骨远端自体骨植入关节融合部位(技术图3D)。
- 进行最后的临床对线评估以及X线透视评估(位置、骨接触、内植物位置/螺钉长度)(图2A、B)。
- 生理盐水冲洗伤口。使用3-0 Ethibond不可吸收缝线缝合关节囊,再次冲洗,放松止血带以确认止血,因为手术区域内有桡动脉和小静脉。用4-0尼龙线水平褥式缝合伤口。
- 此时如果发现掌指关节存在轻微过伸,可用1根1.2 mm的克氏针固定掌指关节于20°屈曲位。根据笔者的经验,通过固定第1掌骨的屈曲和内收通常可以改善掌指关节在捏时的位置,因此很少需要对掌指关节进行手术干预。
- 充分垫衬后,以短臂指人字形夹板固定。

术式变化

- 尽管笔者倾向于使用钢板固定,但是单根或多根克氏针、张力带钢丝、环扎钢丝、骑缝钉、加压螺钉及其他类型的钢板螺钉等均有成功应用的报道[9]。
- 文献报道的有关克氏针固定和钢板螺钉等的刚性固定的骨融合率存在较大争议[8,11]。

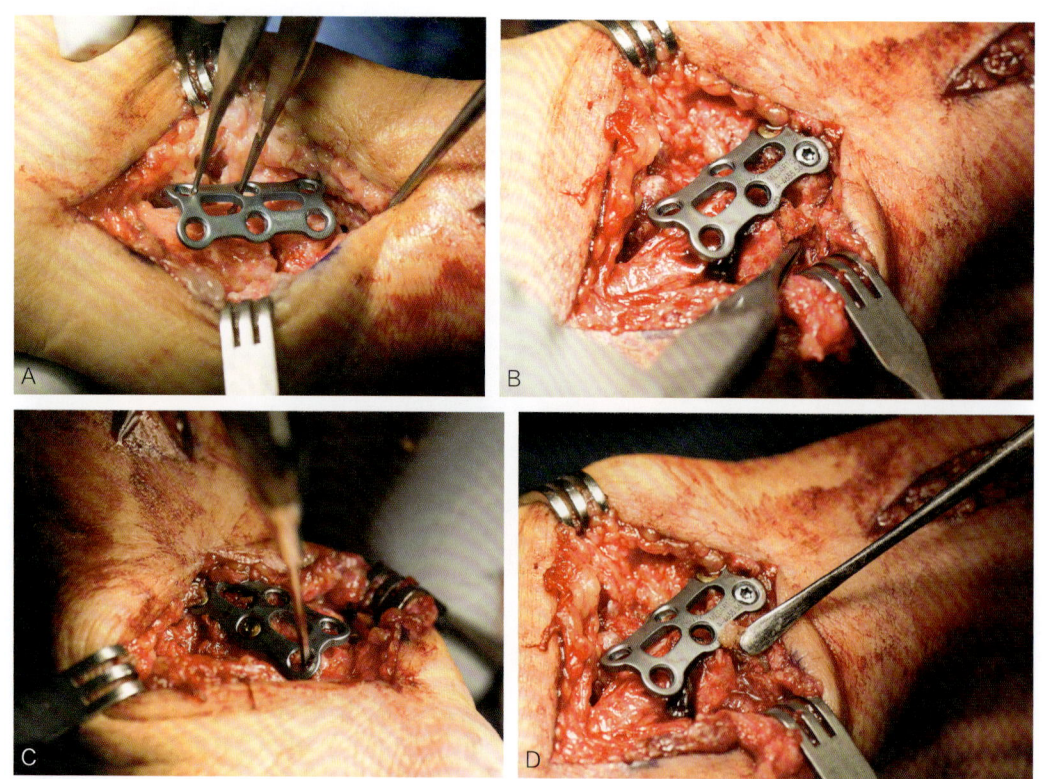

技术图3 A. 将一块6孔钢板置于腕掌关节上。B. 大多角骨上钻孔并置入2枚螺钉。C. 第1掌骨上置入螺钉。D. 桡骨远端自体骨植入腕掌关节。

要点与失误防范

入路	• 整个手术过程中要注意保护桡神经感觉支及前臂外侧皮神经。 • 保护STT关节的上方走行的桡动脉。
术中关节检查	• 仔细检查STT关节,因为关节炎会影响腕掌关节融合术的效果。
审慎使用植骨	• 关闭切口前要确保骨表面对位良好,桡骨远端自体植骨是填补空腔的理想材料。
桡神经损伤	• 如果意识到不小心损伤了桡神经,应进行精细的神经外膜缝合。
桡动脉损伤	• 如果不小心损伤了桡动脉,应使用临时血管钳将其暂时夹住。融合术完成、关节囊缝合后,将止血带放气。如果所有手指的灌注良好,则可以结扎动脉。若灌注不足,则必须进行血管修复。
不愈合及畸形愈合	• 关节面准备不足可能会导致骨不连。 • 第1掌骨在大多角骨上放置不当可能导致畸形愈合。

术后处理

- 对患者随访7~14日,检查切口愈合、克氏针位置并行X线摄片。如果内固定牢靠,可用塑形良好的短臂拇指人字形石膏夹板固定,鼓励患者进行持续的轻微活动,拇指指间关节可以自由活动。
- 术后第4~6周重新评估患者是否可以移除石膏,并进行X线摄片。给患者安装拇指夹板,固定2~4周。进行主动和主动辅助的拇指功能锻炼。
- 通常术后6~8周可以看到放射学上的融合征象(图2)。影像学融合后即可拆除支架,患者可进行力量训练并逐步过渡到自由活动。
- 患者术后2个月9日的手指活动照片见图3A~D。

预后

- 大多角骨掌骨关节融合术的预后一般较好,可以使疼痛明显缓解,患者满意度较高。
- Forseth和Stern[8]比较了克氏针($n=59$)和钢板螺钉固定($n=26$,微型髁钢板或T形钢板)术后平均随访40个月的并发症发生率。发现骨不愈合率相似(在其小样本研究中均<10%),但钢板螺钉固定组的再手术率高,患者满意度低。
- Hartigan等[11]对关节融合患者进行了回顾性调查,并与做了大多角骨切除、韧带重建的患者进行比较,平均术后随访69个月。两组患者在疼痛、功能、满意度及握力方面并无显著差异。关节融合组的侧捏力、三点指捏

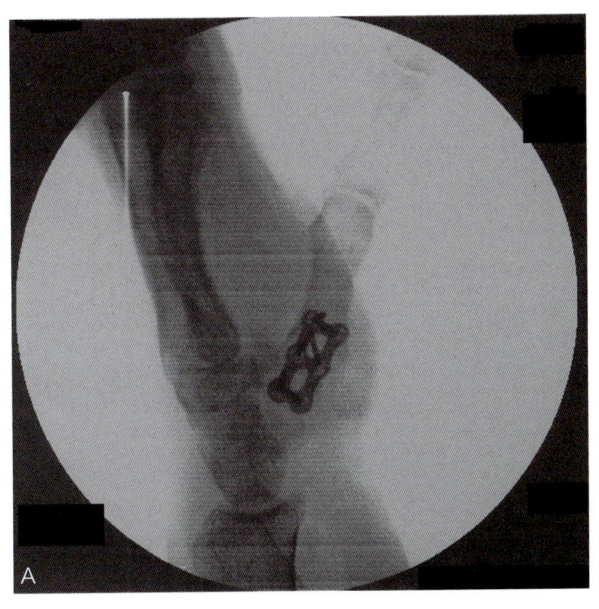
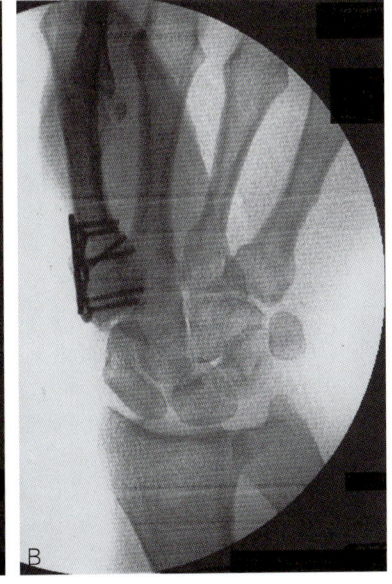

图2 前后位(A)和侧位(B)X线片,展示钢板螺钉在拇指腕掌关节的放置方法。

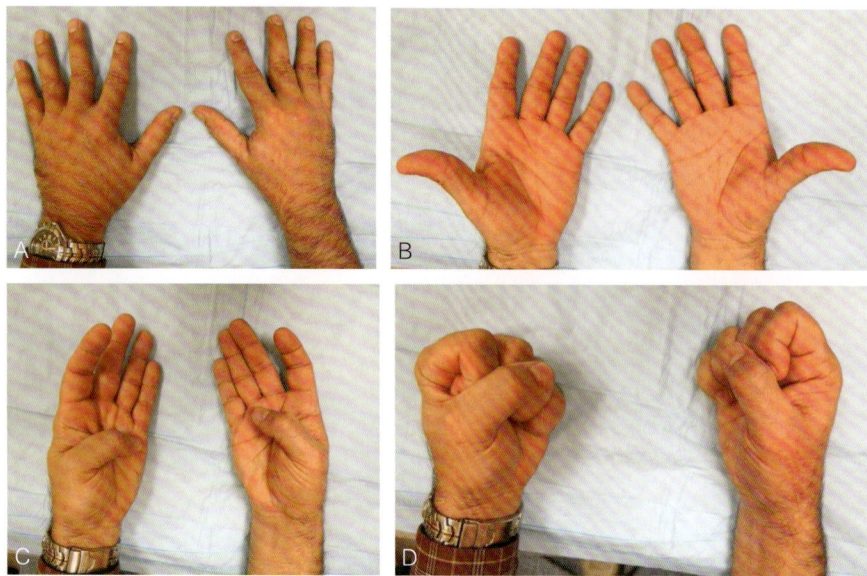

图3 A~D. 患者行钢板螺钉拇指腕掌关节融合术后2个月9日的手指活动照片。A. 休息位。B. 桡侧外展。C. 对掌。D. 握拳。

力更大，而对掌功能及将手放平的能力更差，且均有统计学意义。关节融合组的手术并发症发生率也高，多源于骨不愈合。使用克氏针或张力带固定的有16%的不愈合率，但使用迷你髁钢板后可以降到6%。有趣的是，所有不愈合的患者却都有疼痛减轻，可以继续以前的工作，并均对疗效满意。

- Mureau等[14]的研究与Hartigan等[11]报道的结果有较大差异，他们发现与关节成形术相比，关节融合组的主观症状改善相对较少，并且握捏力量也无差异。而且还发现关节融合组患者的并发症发生率更高。但是他们采用交叉克氏针固定，部分患者进行了髂骨植骨。在另一个研究中，当使用3~4孔AO微型钢板及骨皮质螺钉进行关节融合术时，与切除-间置关节成形组相比，关节融合术组的术后结果无差异，且并发症更少[18]。

- 因为文献数量较少，目前尚未统一拇指腕掌关节融合的最佳手术方式[10,11,17,18,20]。尽管并发症发生率和二次手术率较高，但尚无证据证明它们会影响总体的结果[11,20]。

- 两项系统评价发现所有拇指CMC关节手术方法在主观或客观结局指标上均没有明显差异，但同时也指出需要进行与其他手术方法比较的高水平随机对照试验才能全面评估该问题[12,23]。

并发症

- 拇指腕掌关节融合术的并发症一般都与骨不愈合或内植物问题相关，包括内固定位置不佳（螺钉进入大、小多角骨关节）、内固定突出及肌腱刺激和断裂等。
- 应告知患者有二次手术的可能。

（朱昱 译，孙蕴初 审校）

参考文献

[1] Berggren M, Joost-Davidsson A, Lindstrand J, et al. Reduction in the need for operation after conservative treatment of osteoarthritis of the first carpometacarpal joint: a seven year prospective study. Scand J Plast Reconstr Surg Hand Surg 2001; 35:415-417.

[2] Bettinger PC, Linscheid RL, Berger RA, et al. An anatomical study of the stabilizing ligaments of the trapezium and trapeziometacarpal joint. J Hand Surg Am 1999;24(4):786-798.

[3] Bettinger PC, Smutz WP, Linscheid RL, et al. Material properties of the trapezial and trapeziometacarpal ligaments. J Hand Surg Am 2000;25(6):1085-1095.

[4] Cooney WP III, Chao EY. Biomechanical analysis of static forces in the thumb during hand function. J Bone Joint Surg Am 1977;59(1):27-36.

[5] Day CS, Gelberman R, Patel AA, et al. Basal joint osteoarthritis of the thumb: a prospective trial of steroid injection and splinting. J Hand Surg Am 2004;29(2):247-251.

[6] Eaton RG, Littler JW. Ligament reconstruction for the painful thumb carpometacarpal joint. J Bone Joint Surg Am 1973;55(8):1655-1666.

[7] Edmunds JO. Current concepts of the anatomy of the thumb trapeziometacarpal joint. J Hand Surg Am 2011;36(1):170-182.

[8] Forseth MJ, Stern PJ. Complications of trapeziometacarpal arthrodesis using plate and screw fixation. J Hand Surg Am 2003;28(2):342-345.

[9] Goldfarb CA, Stern PJ. Indications and techniques for thumb carpometacarpal arthrodesis. Tech Hand Up Extrem Surg 2002;6(4):178-184.

[10] Hart R, Janecek M, Siska V, et al. Interposition suspension arthroplasty according to Epping versus arthrodesis for trapeziometacarpal osteoarthritis. Eur Surg 2006;38(6):433-438.

[11] Hartigan BJ, Stern PJ, Kiefhaber TR. Thumb carpometacarpal osteoarthritis: arthrodesis compared with ligament reconstruction and tendon interposition. J Bone Joint Surg Am 2001;83-A(10):1470-1478.

[12] Martou G, Veltri K, Thoma A. Surgical treatment of osteoarthritis of the carpometacarpal joint of the thumb: a systematic review. Plast Reconstr Surg 2004;114(2):421-432.

[13] Muller GM. Arthrodesis of the trapeziometacarpal joint for osteoarthritis. J Bone Joint Surg Br 1949;31B(4):540-542.

[14] Mureau MA, Rademaker RP, Verhaar JA, et al. Tendon interposition arthroplasty versus arthrodesis for the treatment of trapeziometacarpal arthritis: a prospective comparative follow-up study. J Hand Surg Am 2001;26(5):869-876.

[15] North ER, Eaton RG. Degenerative arthritis of the trapezium: a comparative roentgenologic and anatomic study. J Hand Surg Am 1983;8(2):160-166.

[16] Pellegrini VD Jr, Smith RL, Ku CW. Pathobiology of articular cartilage in trapeziometacarpal osteoarthritis. I. Regional biochemical analysis. J Hand Surg Am 1994;19(1):70-85.

[17] Raven E, Kerkhoffs G, Rutten S, et al. Long term results of surgical intervention for osteoarthritis of the trapeziometacarpal joint. Int Orthop 2007;31(4):547-554.

[18] Schröder J, Kerkhoffs GM, Voerman HJ, et al. Surgical treatment of basal joint disease of the thumb: comparison between resectioninterposition arthroplasty and trapezio-metacarpal arthrodesis. Arch Orthop Trauma Surg 2002;122(1):35-38.

[19] Strauch RJ, Behrman MJ, Rosenwasser MP. Acute dislocation of the carpometacarpal joint of the thumb: an anatomic and cadaver study. J Hand Surg Am 1992;19(1):93-98.

[20] Taylor EJ, Desari K, D'Arcy JC, et al. A comparison of fusion, trapeziectomy, and silastic replacement for the treatment of osteoarthritis of the trapeziometacarpal joint. J Hand Surg Br 2005;30(1):45-49.

[21] Tomaino MM, Vogt M, Weiser R. Scaphotrapezoid arthritis: prevalence in thumbs undergoing trapezium excision arthroplasty and efficacy of proximal trapezoid excision. J Hand Surg Am 1999;24(6):1220-1224.

[22] Van Brenk B, Richards RR, Mackay MB, et al. A biomechanical assessment of ligaments preventing dorsoradial subluxation of the trapeziometacarpal joint. J Hand Surg Am 1998;23(4):607-611.

[23] Vermeulen GM, Slijper H, Feitz R, et al. Surgical management of primary thumb carpometacarpal osteoarthritis: a systematic review. J Hand Surg Am 2011;36(1):157-169.

第118章 拇指腕掌关节切除成形术
Thumb Carpometacarpal Joint Resection Arthroplasty

Matthew M. Tomaino

定义

- 骨性关节炎，或更确切地说是骨性关节病，是手部常见疾病。大多角骨掌骨关节经常会被累及，发生率仅次于远侧指间关节，但却因为疼痛及抓握和捏持力量减弱而更易引起功能障碍。
- 对于有症状的腕掌关节病，手术方式的选择取决于解剖、放射学分期及患者要求，以及术中对疾病分期的确认。

解剖

- 拇指腕掌(CMC)关节是双凹形关节，能够在3个平面活动：屈曲-背伸、外展-内收和旋前-旋后。
- 关节的骨性限制很小，所以韧带结构对于拇指基底的稳定性极为重要。拇指腕掌关节周围的韧带已有描述的达16条之多。其中7条是第1掌骨的基本稳定结构。
- 浅层和深层前斜韧带、桡背侧韧带、后斜韧带、尺侧副韧带、掌侧掌骨间韧带及背侧掌骨间韧带可直接稳定第1掌骨。其余韧带固定大多角骨，为拇指提供稳定基础(图1)[1]。

发病机制

- 腕掌关节病是多因素作用的结果，包括生物化学和生物力学因素。关节的滑液中含有多种细胞因子，这些细胞因子在软骨退变和关节在日常生活中的承重能力减退方面常常发挥重要作用[9]。雌激素或其相关的复合物很可能发挥着保护性的作用，这样就可解释为什么绝经期妇女骨关节炎的发病率会升高[(10~15):1]，但其机制还未被详细阐明。
- 前斜(掌侧斜形)韧带(AOL)，或称喙状韧带，已被证实是拇指最重要的稳定韧带。这条韧带的退变或功能不全将导致关节松弛，从而引起第1掌骨在大多角骨上的异常滑动，导致关节面剪切力和非正常磨损增加。最终使关节软骨硬化，早期病变发生在关节的掌侧面[10]；随着病情进展，骨赘增多，骨硬化蔓延到全部关节面。
- 骨关节病也可因关节软骨的破坏而引起。任何累及关节面的骨折(多见于第1掌骨基底骨折)都将导致或加速关节病的发展。关节面的解剖学复位可将关节病的进展尽量减慢，但并不能够完全避免。矛盾的是，Bennett骨折似乎可使关节避免发生骨关节炎(假设没有出现半脱位)，原因是骨折导致掌侧关节面承重减小。

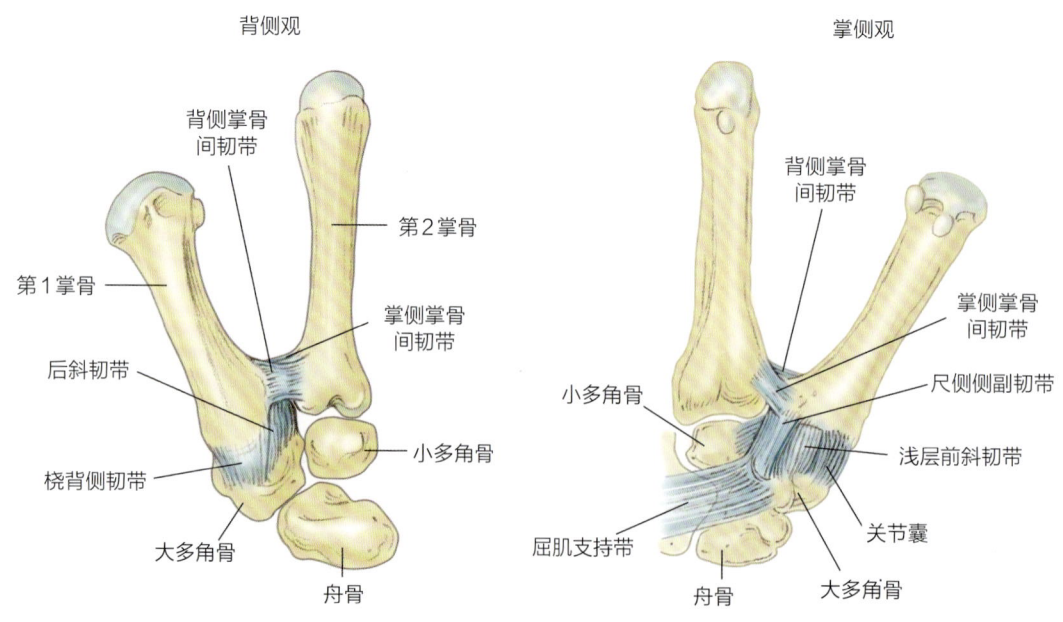

图1 拇指腕掌关节。

自然病程

- 拇指腕掌关节病开始于掌骨的掌侧面，继发于前斜韧带的松弛。随着疾病的进展，第1掌骨的整个基底和大多角骨的远端都会受累。
- 软骨初期会发生硬化，然后则会形成骨赘。第1掌骨处于内收位置，掌指关节（MCP）会代偿性背伸，形成不同程度的过伸畸形。
- 疾病进展可累及大多角骨所有关节，包括舟骨大多角骨关节[15]。

病史和体格检查

- 拇指腕掌关节病常常表现为掌骨基底部的疼痛。休息状态下可有或没有疼痛。疼痛在第1掌骨基底承重的动作中会加重，比如转动门把、旋开瓶盖或者旋转钥匙。
- 随着疾病进展，拇指向背侧半脱位，并固定于内收位。表现为拇指基底突起，拇指外展功能减退。为了代偿这些功能，掌指关节常常过伸，从而使拇指形成Z字形畸形。
- 症状的严重程度和临床或放射学表现不一致。有些患者虽然已经出现临床上和放射学上的改变，但症状非常轻微。相反，有些患者症状非常显著，放射学改变却很轻微，休息状态下没有临床症状。
- 其他可能导致拇指基底疼痛的疾病均需予以排除，比如De Quervain病、扳机拇、腕管综合征等。尽管可能存在多种病因，但通过物理检查，常常能够确定问题最重的部位。
- 体格检查包括以下内容：
  - 压痛点评估：第1掌骨内收，在大鱼际区深层触诊拇指腕掌关节。明确的压痛点可以证实相应放射学改变的临床意义。
  - 腕掌关节研磨试验诱发症状可以确认腕掌关节的病变。
  - 侧捏评估：对捏时如伴有动力性塌陷，则建议行掌指关节融合或关节囊固定（图2）。

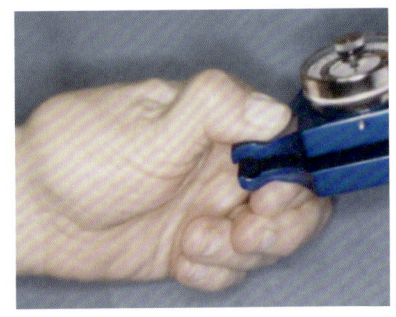

图2　在侧捏试验中拇指出现动力性塌陷。

影像学和其他诊断性检查

- X线片可用作评估拇指腕掌关节病变。包括旋前前后位片（Robert位）、侧位片和30°后前位应力片（图3）。
- Eaton和Littler所提出的放射学分期系统已被广泛采用。但Tomaino等[15]曾强调指出，应该常规地对舟骨大多角骨关节进行评估，包括放射学评估和术中评估，以排除舟骨大多角骨关节的关节炎（即其定义的"Ⅴ期病变"）。
  - Ⅰ期：X线片正常或继发于滑囊炎的关节间隙增宽。
  - Ⅱ期：关节间隙变窄及<2 mm的骨赘形成。
  - Ⅲ期：关节间隙狭窄且骨赘>2 mm。

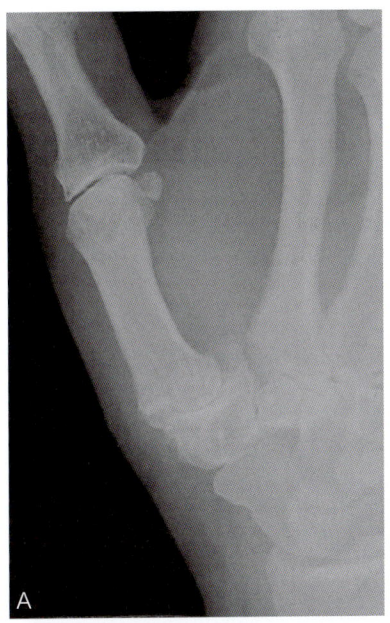

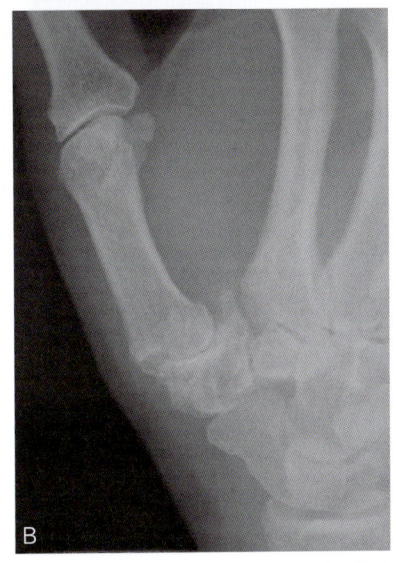

图3　右拇术前前后位应力位片和侧位片。

- Ⅳ期：Ⅲ期合并舟骨大多角骨关节的间隙狭窄或骨赘形成。
  - Ⅴ期：Ⅳ期合并舟骨大多角骨关节间隙变窄或骨赘形成。
- 舟骨大多角骨关节在这一分期系统中并未十分强调，而且也难以进行放射学评估。但在手术中必须检查评估，因为这可能是持续性疼痛的根源。

鉴别诊断

- De Quervain病。
- 扳机拇或狭窄性腱鞘炎。
- 腕管综合征。

非手术治疗

- 大多数有症状的拇指腕掌关节关节病患者通过保守治疗可以得到改善，治疗方法包括激素注射、鱼际肌等长训练和支具固定等。
  - 尽管不能根除疾病或改变疾病进程，这些方法还是可以减轻症状，至少是短期减轻，让患者有机会等待手术治疗的最佳时机。
- 诊断性激素注射还可以帮助判断患者的症状有多少是来自拇指的腕掌关节，多少来自其他部位（腕管或De Quervain病）。

手术治疗

- 对伴有症状的拇指基底关节病施行手术治疗的指征包括疼痛、无力。
- 治疗拇指腕掌关节炎的手术方式很多，各种术式的优点取决于关节炎累及的范围。
- 大多角骨完全累及是腕掌关节融合术的禁忌证，因为存在不能完全缓解疼痛的风险。
- 关节融合术更适用于年轻的、要求较高的患者，比如劳动工人。
- 关节切除成形术中可行韧带重建，也可不予重建（血肿牵张成形）[5,7]。
- 施行"悬吊成形术"时最常用的是桡侧腕屈肌腱和拇长展肌腱。

术前计划

- 要充分考虑患者的年龄和对拇指位置的要求。
- 侧捏时出现掌指关节动力性塌陷者必须予行掌指关节融合或关节囊固定术。
- 术中对舟骨-大多角骨-小多角骨关节的评估十分重要，关系到术后能否彻底解除疼痛。因此，一旦决定采取传统的关节切除成形术，大多角骨半切除术就很少施行。如果没有舟骨-大多角骨-小多角骨关节疾病，而选择保留大多角骨近段，就可以考虑Artelon表面置换或关节成形术。
- 建议在术中检查舟骨小多角骨关节，如果存在关节破坏，则将小多角骨近端切除2～3 mm[15]。注意不要损伤头状骨。
- 与单纯的大多角骨切除术相比，悬吊成形术更能保证第1掌骨在捏持和抓握时的稳定性，对抗力臂的屈曲应力，这些应力就可能导致半脱位和向近端偏移。
- 血肿牵张成形术的中期结果提示，如果患者选择得好，对握力要求不高，这种术式也可取得很好的止痛效果[5]。

体位

- 患者取仰卧位，患肢置于搁手台上。

入路

- 大多角骨切除、韧带重建和悬吊成形术均可采用Wagner（掌侧）入路或背侧入路。就笔者而言，只有做Eaton韧带重建时使用掌侧入路，其余术式则更喜欢采取背侧入路。在最初10年的临床手术中，笔者仅单一地采用韧带重建肌腱间置术。后来笔者对这一术式做了改良[12,14]。
- 在过去的5年中，笔者在做悬吊成形术时，使用的是以远端作蒂的拇长展肌腱腱束，这样就不再需要骨隧道了。这也是悬吊成形术的一种[8,11,16]。此外，在切除大多角骨以后，笔者也不再固定关节或在间隙中填塞组织。这样的手术操作更加快速，而且术后效果也与以往术式相当[13]。

使用桡侧腕屈肌腱的韧带重建肌腱间置关节成形术

切口和浅层解剖

- 在止血带充气前,于鼻烟窝附近扪及桡动脉搏动,画出三射线。此处即为舟骨大多角骨关节。
- 如果存在明显的"肩形"征(shoulder sign;大多角骨近端半脱位凸向背侧),定位第1腕掌关节就比较困难。对于这种患者,触诊舟骨结节会很有帮助,可以保证手术切口不会过于偏向远端或近端。
- 三射线状切口便于分离桡动脉和背侧关节囊;但如果准备松解第1伸肌间室,则最好采用纵行切口。
- 开始时必须找出桡神经感觉支及细小分支,不要将其损伤或切断,否则会导致术后桡神经感觉支的神经炎,甚至短暂性的反射性交感神经营养不良。
  - 用钝拉钩放在拇长伸肌腱下方向尺背侧牵拉,并将拇长展肌腱牵向桡掌侧。
  - 桡动脉在此间隙内走行,必须结扎并切断其进入背侧关节囊的深部穿支,之后才可将桡动脉牵向尺背侧。

关节囊切口和大多角骨切除

- 轻轻牵引拇指,纵行切开关节囊,骨膜下剥离显露大多角骨和第1掌骨基底(技术图1A)。向近端延长关节囊切口,可以找出舟骨大多角骨关节。
  - 牵开关节囊时,可以使用拉钩,也可使用3-0 Vicryl标记缝线。
- 在切除大多角骨之前,用微型摆锯在第1掌骨基底切掉薄层骨片,以便于显露大多角骨远端,并可进一步牵引拇指。
- 沿桡侧腕屈肌走行方向将大多角骨切为4份。在这步操作中,只要锯片没有完全透过大多角骨,一般不会损伤桡侧腕屈肌腱。
- 再垂直切开大多角骨,插入骨刀,扭转断开四部分骨块。锐性切开余下的关节囊,可以方便地用咬骨钳去除每块骨块,特别是掌侧和周围的游离体。避免无序地用咬骨钳撕拉,因为损伤到下面的关节囊将会加重术后不适,尤其注意此处与腕管毗邻。
- 去除第1、第2掌骨基底间的骨赘,术后捏时就不会伴有疼痛。在关节成形隙的基底找出桡侧腕屈肌腱,这时应该未曾损伤;要记住的是大多角骨的掌侧面可能会包绕桡侧腕屈肌腱。
- 在此步操作中,常规地让一名助手牵引示指和中指,以探查舟骨小多角骨关节。如果关节软骨磨损或硬化,就用电动磨钻或咬骨钳去除2~3 mm的近端小多角骨。这样,在第2、第3掌骨上轴向加压时,余下的小多角骨和舟骨就不会再有接触(技术图1B)。笔者不在间隙中置入软组织或桡侧腕屈肌腱。注意不要去除头状骨的骨质。

在第1掌骨基底建立骨隧道

- 在掌骨基底变为规则方形处以远1 cm处,沿指甲平面,用3 mm电动磨钻建立骨隧道,从基底掌侧穿出(技术图2)。
  - 隧道如此建立而不是从掌骨基底的正中穿出是因为这样更符合喙状韧带的起点附着位置。
- 用2把刮匙逐次扩大骨隧道,但并不需要大到桡侧腕屈肌腱头端的整个宽度。而是先修剪肌腱顶端以便于在Carroll导针引导下穿过隧道。这样的话,骨隧道只需扩大到能够容纳Carroll导针通过即可。

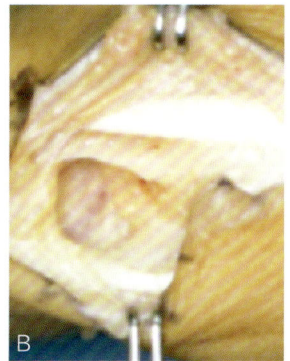

技术图1 切除第1掌骨基底(A),并切除大多角骨(B)。

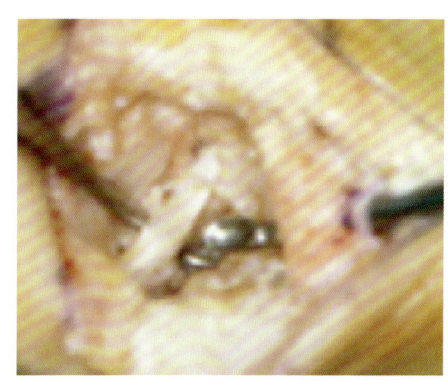

技术图2 在掌骨基底建立骨隧道。

切取桡侧腕屈肌腱

- 被动屈伸腕部,在腕关节水平摸到桡侧腕屈肌腱,此处的腱性结构明确易辨。再往近端,前臂的肌腱结构就不再容易分辨,特别是前臂近端的1/3～1/2。在腕部肌腱处做一1.5 cm的横行切口。
- 打开筋膜,最大限度屈曲腕关节,找出桡侧腕屈肌腱的腱腹交界处,用弯钳将该部位牵至切口处切断。用5-0尼龙线缝合切口。
- 牵开关节囊保护尺背侧的桡动脉。用一弯钩置于桡侧腕屈肌腱下方将其拉出。即把整条肌腱送入关节成形的间隙内。
- 从尖端抓住肌腱,游离至第2掌骨基底的止点处,但不要破坏止点处进入肌腱的营养血管。
  - 如果没有松解桡侧腕屈肌腱和掌侧关节囊之间的粘连,重建韧带的起点就会更靠近端,不符合喙状韧带的生物力学。这是韧带重建术后发生早期下沉的可能原因之一。
- 将肌腱头端2～3 cm修成锥形,易于在Carroll导针引导下穿过骨隧道。
  - 用细针和4-0 Vicryl缝线缝入掌侧关节囊,以备后期固定间置肌腱。
  - 如果掌侧关节囊还存在裂缝,也可用同样的缝合方法修补。但并不主张对很小的裂隙都予以修复,因为间置肌腱突入腕管或掌骨基底的可能性极小。

第1掌骨固定(可选)和桡侧腕屈肌腱张力调整

- 如果选择了克氏针固定,这将是整个操作过程中比较麻烦的步骤之一。要能足够熟练地穿入克氏针,避免进入骨隧道。一旦克氏针将掌骨隧道内的肌腱穿住,之后就无法将肌腱拉紧,导致无法调整重建韧带的张力。
  - 使用0.045 in(1.14 mm)或0.054 in(1.37 mm)的克氏针。从第1掌骨桡背侧斜行进入,穿至尺侧腕骨内。
- 将拇指放在握拳位,像做侧捏试验一样。在第2掌骨同水平悬吊固定第1掌骨。第1掌骨基底与舟骨关节面的对位要好,拇指指尖需贴于示指上,基底处不能过伸或过屈。
  - 理论上,这一位置的拇指内在肌处于Blix曲线的最佳状态,可以保证最大限度地恢复捏持力量。
  - 在皮肤外面折弯、剪断克氏针。
- 用探针或类似工具将掌骨基底处的桡侧腕屈肌腱拉向近端(技术图3)。
  - 克氏针已固定后,不可阻碍桡侧腕屈肌腱在骨隧道中的穿行。肌腱从第1掌骨背侧穿出后,拉紧并用3-0 Vicryl缝线与邻近骨膜和软组织缝合。
  - 如果没用克氏针固定,在这一步骤中,要使悬吊的第1掌骨与第2腕掌关节齐平。
- 拇短展肌腱缝向更靠近桡侧的部位,并将远段切断。这就完成了拇短展肌腱的肌腱固定,使之成为第1掌骨的外展肌,可以对抗可能出现的掌指关节过伸。
- 在肌腱固定缝合处稍近端的位置再次缝合,加强固定韧带重建。然后施行组织间置。

组织间置(可选)

- Burton最初的方法中,为了尽量减小间置物从隧道挤出的可能性,坚持再塑第1掌骨基底面。但其实这种情况不太可能出现。有研究指出,如果能够有效地悬吊第1掌骨,那么间置就不是手术的必需步骤[4]。更进一步说,即便是有掌骨向近端偏移,引起舟骨掌骨撞击,那好像也不会影响修复疗效[6]。

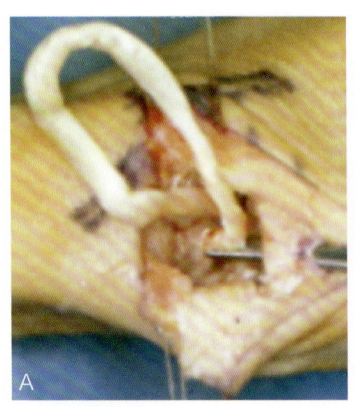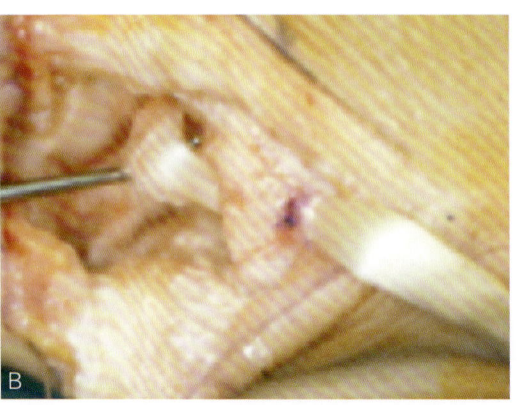

技术图3 A. 桡侧腕屈肌腱穿过骨隧道。B. 探针所示为桡侧腕屈肌腱悬吊成形。

- 但是，对于要求高的患者，可按如下步骤使用桡侧腕屈肌腱剩余部分做间置。将肌腱折叠填入关节成形间隙的掌侧，确保肌腱沉入最深处。再从这一处开始来回折叠肌腱4次，并穿在Keith缝针上，如同穿糖葫芦果一般。
- 肌腱球的每个折叠转角用4-0 Vicryl缝线缝合固定，然后再穿上一根Keith缝针，与前一根平行。2根缝针的针孔均在掌侧，针尖朝向背侧。然后，用之前缝在掌侧关节囊的缝线穿入2针的针孔，将肌腱球推入关节成形间隙。2根Vicryl缝线打结固定间置组织（技术图4）。

修补关节囊、关闭切口
- 以3-0 Vicryl缝线紧密缝合关节囊。如出现多余关节囊，可以做重叠缝合。
- 在关闭关节囊时，保护好桡动脉和邻近的桡神经分支，避免损伤。

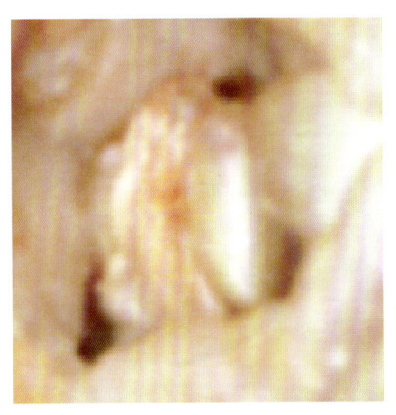

技术图4 用Vicryl缝线固定肌腱球。

- 用4-0尼龙线缝合切口，反复辨认皮下的桡神经感觉支，避免缝皮时出现意外损伤。否则可能导致术后的营养不良性疼痛。
- 覆盖大量的石膏垫，然后以掌侧拇人字形石膏托固定。
- 术后抬高患手3日或4日。

拇长展肌悬吊成形术

切口和深层解剖
- 从桡骨茎突近端两横指至第1掌骨基底远端1 cm做一6 cm长弧形切口（技术图5A）。显露并牵开桡动脉和桡神经感觉支的分支。
- 像治疗De Quervain病时一样，切开第1伸肌间室支持带，掌侧附着部位保留完整。
- 在拇长展肌腱腹交界处，松解最尺侧的腱束，游离至其在掌骨基底的止点处（技术图5B）。
- 显露拇长伸肌腱和拇长展肌腱，两者之间即为第1腕掌关节的关节囊。
- 切开关节囊暴露大多角骨（技术图5C），用电锯和骨刀切成4块后完全切除。
  - 第1掌骨基底不是规则的方形；不在基底截除薄层骨片，可有助于保留骨间韧带。

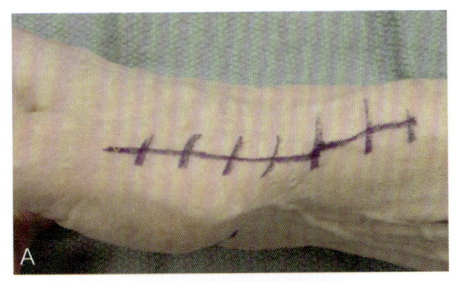
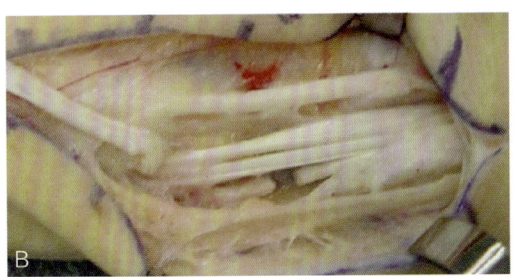
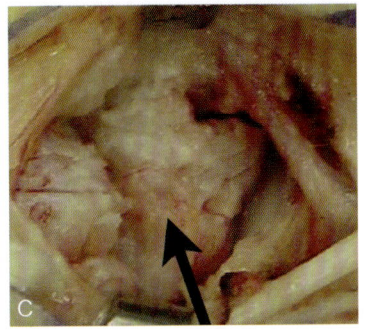

技术图5 拇长展肌悬吊成形术。A. 皮肤切口。B. 拇长展肌以远端为蒂的腱束。C. 大多角骨切除（箭头所示为大多角骨）。

- 关节成形间隙的底部可见桡侧腕屈肌腱。牵引示指、中指，检查舟骨小多角骨关节；如有关节炎改变，则切除小多角骨的近端。

施行拇长展肌腱悬吊成形术

- 将拇长展肌腱穿过关节囊进入关节成形间隙。用直角夹钳在桡侧腕屈肌腱上或在肌腱旁边开孔穿过肌腱，同时带上部分关节囊（技术图6）。

- 取握拳位置拇指于示指上，牵引拇指使第1掌骨基底与第2腕掌关节齐平。不用克氏针固定。
- 拉紧拇长展肌腱，在掌骨基底水平，用3-0缝线缝合拇长展肌腱、拇短伸肌腱（桡侧）和拇长伸肌腱深部的组织（尺侧）。

缝合关节囊和术后康复

- 缝合关节囊。拇人字形石膏固定14日。

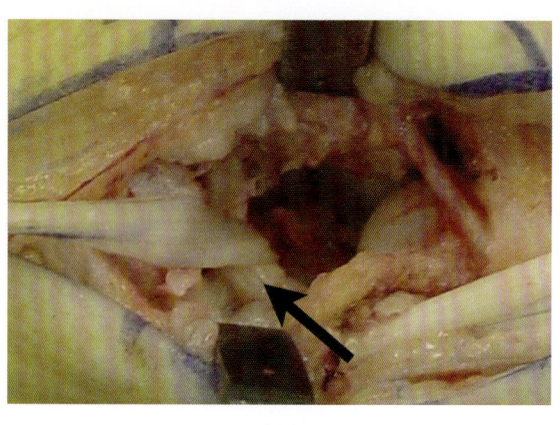

技术图6　拇长展肌腱从桡侧腕屈肌腱中间和旁边穿过。

要点与失误防范

处理MCP关节过伸	关节静态松弛已经不再是手术关节囊固定术或融合术的绝对适应证。对指时动态松弛是相对适应证。
处理舟-小多角骨病变	如果不切除近端小多角骨，该关节部位疼痛会持续存在。
穿针固定不是必需的；组织转位不是必需的	不需要穿针固定4周或组织转位。掌骨近端轻度移位不会影响最终的结果。然而，当存在潜在的舟骨掌骨撞击时需要考虑以上因素。
确保APL悬吊的稳定性	应该通过FCR或其周围置入APL并覆盖部分关节囊。该技术点能够防止APL及TM沿着FCR向近端滑移。
关节融合时机	必要时，应该在肌腱获取及转位后同时进行MCP关节融合。

术后处理

- 第1个月。
  - 术后2周，患者复诊拆线，检查切口情况，用玻璃纤维拇人字形石膏管型固定，除非做了掌指关节的融合，否则都可允许拇指指间关节的全范围活动。
  - 术后4周，患者再次复诊，拔除克氏针（如有使用），并由康复治疗师制作包括前臂的拇人字形矫形塑料夹板固定。
  - 开始轻柔的腕关节和拇指掌指关节活动范围训练，以及鱼际肌的等长收缩训练。后者是拇指固定在夹板内训练的。

- 第2个月。
  - 术后6周，如果患者没有不适，可以开始轻柔的捏持和抓握力量训练。
  - 术后8周，开始屈曲-内收和对掌训练。
- 第3个月。
  - 此时，患者一般都活动得很好，可以去除夹板。
  - 患者要着重按照家庭训练计划继续进行抓握和捏持功能训练。
  - 不要刻意尝试拇指与环、小指基底对捏的动作，因为这与功能活动没有相关性，而且，这些动作具有拉伸韧带的风险。此外，术后的操练计划中不包含被动的关节活动训练。

- 术后3~6个月,鼓励患者多用患肢,加强操练。尤其是要患者重返正常活动,包括高尔夫和网球运动。

预后

韧带重建肌腱间置关节成形术

- 抓握力量的改善明显超过侧捏力量的改善。1995年,Tomaino等[14]指出,侧捏力量恢复到术前水平至少需要6年时间。
- 在一份平均9年(8~11年)的随访报道中[14],报道了22例患者的24指,发现与术前功能相比,抓握力量平均增加93%,侧捏力量平均增加34%,指尖捏力平均增加65%。
- 与很多其他研究不同的是,应力位X线片显示第1掌骨基底的半脱位发生率只有11%,下沉发生率只有13%。影像学结果优于血肿牵张关节成形术[5,7]。
- 即使在掌骨基底向近端偏移平均>20%的病例中,关节成形间隙的高度保持与主观或客观临床结果均无明显相关(图4)[6]。

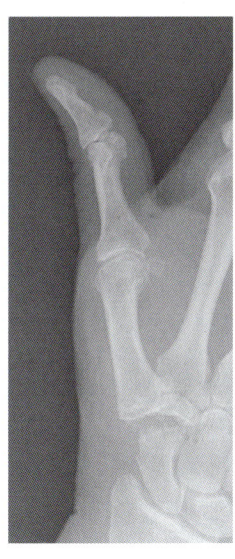

图4　术后1年侧位片,显示关节成形术后的关节间隙。

拇长展肌腱悬吊成形术

- 笔者对拇长展肌腱悬吊成形术后的结果评估发现,患者满意度和功能恢复与韧带重建肌腱间置术相当[13]。
- 对22例患者的23指术后1年以上的评估显示,抓握和侧捏力量分别达到健侧的82%和77%。掌骨向近端偏移平均为术前大多角骨高度的50%。临床经验和文献报道显示少量的近端偏移与临床结果无相关[6]。有趣的是,一项随机的、前瞻性的研究比较了拇长展肌腱悬吊成形术和韧带重建肌腱间置关节成形术的术后结果,研究者评估了术后8个月的主观和功能指标,发现无显著差异[3]。影像学显示两组均减少了约50%大多角骨空间高度。
- 总之,拇长展肌腱悬吊成形术是治疗第1腕掌关节关节炎的一种简单有效的方法。悬吊成形的技术也是基于目前对捏持抓握的作用力和正常韧带解剖的认识[2]。拇长展肌腱悬吊成形术至少在早期结果上似乎与韧带重建肌腱间置术相当。

并发症

- 腕掌关节成形术后效果不佳的原因之一就是对舟骨大多角骨或舟骨小多角骨病变的处理不够而导致的疼痛残留[15]。常规的大多角骨完整切除肯定可以解除舟骨大多角骨关节的疼痛。常规检查舟骨小多角骨关节,对关节病变者切除小多角骨近端,可以防止舟骨小多角骨关节疼痛[15]。
- 对掌指关节不稳定未做处理,也会影响韧带重建后的功能。侧捏时,掌指关节过伸会导致近端的畸形加重,迫使第1掌骨内收,重建韧带应力增加。因此,早期发现侧捏时过伸>30°,即需予以关节融合,以保护第1腕掌关节重建韧带的完整性。即便很好地重建了韧带且对掌指关节做了合适的固定,理论上还是可能因为第1腕掌关节韧带牵拉而使韧带变得松弛。

(朱昱　译,孙蕴初　审校)

参考文献

[1] Bettinger PC, Linscheid RL, Berger RA, et al. An anatomic study of the stabilizing ligaments of the trapezium and trapeziometacarpal joint. J Hand Surg Am 1999;24(4):786-798.

[2] Cooney WP III, Chao EY. Biomechanical analysis of static forces in the thumb during hand function. J Bone Joint Surg Am 1977;59(1):27-36.

[3] Esenwein P, Hoigne D, Zdravkovic V, et al. Resection, interposition and suspension arthroplasty for treatment of basal joint arthritis of the thumb: a randomized and prospective comparison of techniques using the abductor pollicis longus and the flexor carpi radialis tendon[in German]. Handchir Mikrochir Plast Chir 2011;43(5):289-294.

[4] Gerwin M, Griffith A, Weiland AJ, et al. Ligament reconstruction basal joint arthroplasty without tendon interposition. Clin Orthop Relat Res 1997;(342):42-45.

[5] Gray KV, Meals RA. Hematoma and distraction arthroplasty for thumb basal joint osteoarthritis: minimum 6.5-year follow-up evaluation. J Hand Surg Am 2007;32(1):23-29.

[6] Kriegs-Au G, Petje G, Fojtl E, et al. Ligament reconstruction with or without tendon interposition to treat primary thumb carpometacarpal osteoarthritis. A prospective randomized study. J Bone Joint Surg Am 2004;86-A(2):209-218.

[7] Kuhns CA, Emerson ET, Meals RA. Hematoma and distraction arthroplasty for thumb basal joint osteoarthritis: a prospective, single-surgeon study including outcomes measures. J Hand Surg Am 2003;28(3):381-389.

[8] Nylén S, Juhlin LJ, Lugnegard H. Weilby tendon interposition arthroplasty for osteoarthritis of the trapezial joints. J Hand Surg Br 1987;12(1):68-72.

[9] Pellegrini VD Jr. Pathomechanics of the thumb trapeziometacarpal joint. Hand Clin 2001;17:175-184.

[10] Pellegrini VD Jr, Olcott CW, Hollenberg G. Contact patterns in the trapeziometacarpal joint: the role of the palmar beak ligament. J Hand Surg Am 1993;18(2):238-244.

[11] Sigfusson R, Lundborg G. Abductor pollicis longus tendon arthroplasty for treatment of arthrosis in the first carpometacarpal joint. Scand J Plast Reconst Hand Surg 1991;25:73-77.

[12] Tomaino MM. Ligament reconstruction tendon interposition arthroplasty for basal joint arthritis. Rationale, current technique, and clinical outcome. Hand Clin 2001;17:207-221.

[13] Tomaino MM. Suspensionplasty for basal joint arthritis: why and how. Hand Clin 2006;22:171-175.

[14] Tomaino MM, Pellegrini VD Jr, Burton RI. Arthroplasty of the basal joint of the thumb. Long-term follow-up after ligament reconstruction with tendon interposition. J Bone Joint Surg Am 1995;77(3):346-355.

[15] Tomaino MM, Vogt M, Weiser R. Scaphotrapezoid arthritis: prevalence in thumbs undergoing trapezium excision arthroplasty and efficacy of proximal trapezoid excision. J Hand Surg Am 1999;24(6):1220-1224.

[16] Weilby A. Tendon interposition arthroplasty of the first carpometacarpal joint. J Hand Surg Br 1988;13(4):421-425.

第119章 拇指腕掌关节置换术和表面置换术
Thumb Carpometacarpal Joint Implant and Resurfacing Arthroplasty

Matthew J. Robon and Matthew M. Tomaino

定义

- 大多角骨掌骨关节（基底关节）关节炎多见于50～60岁的女性[21,22]。关节炎的分期能够指导治疗方法的选择[6,7,23]。
- 韧带重建肌腱间置关节成形、关节融合和该关节的非生物性重建等均是治疗该疾病的常用方法[11,12,24,25]。
- 本章将讨论关节表面置换和全关节置换术。

解剖

- 第1腕掌关节的解剖十分复杂，已研究得比较透彻[13,19]。深层前斜韧带（"喙状韧带"）是第1腕掌关节的主要稳定结构。最近有关固定第1腕掌关节的韧带已被描述就有16条之多。其中有7条，包括浅层前斜韧带、深层前斜韧带、桡背侧韧带、后斜韧带、尺侧侧副韧带、掌侧掌骨间韧带及背侧掌骨间韧带，是直接固定第1腕掌关节的结构。其余9条韧带通过直接固定大多角骨而间接稳定第1腕掌关节[3,18]。
- 第1腕掌关节是手部最复杂的关节[8]，是双凹鞍状关节，骨性限制极小，可以允许拇指序列的屈伸、收展和旋前/旋后运动。为了达到关节置换的最佳疗效，要尽可能恢复其正常的活动，包括6个角度的活动度。

发病机制

- 第1腕掌关节前斜韧带的退变与骨性关节炎的发展程度相关。
- 前斜韧带功能不全时，会出现第1腕掌关节的病理性松弛、第1掌骨在大多角骨上异常移动及关节内异常的高剪切力，尤其是在做捏持和抓握动作时，关节的掌侧面病变尤为严重。
- 前斜韧带分离时，第1掌骨基底会向背侧半脱位，这也是前斜韧带的重要性所在。随着骨性关节炎的加重，会发生内收屈曲畸形，导致进一步的功能障碍和关节负荷过重。

自然病程

- 关于治疗第1腕掌关节骨关节炎的手术已有大量的术式介绍，但手术医生对其最佳术式仍无统一意见。本章详细介绍表面置换和关节置换在治疗这一疾病中的作用。
- 过去曾有多种材料、方法和假体的应用。但第1腕掌关节的半关节置换和全关节置换术已面临困境，因为与软组织成形术相比，此类手术疗效一般[1,2,7,9,17,23]。不过，关节置换术还是有需求，因其具有恢复快、动力学更接近正常等优点。
- 很显然，这种治疗的风险主要在于耐用性、耐受性和并发症发生率等。使用Artelon假体（Small Bone Innovations, Inc., Morrisville, PA）进行关节表面置换，可以尽最大可能地实现生物性表面置换；可以避免使用半限制性假体，后者常会出现大多角骨组件的松动和失败。但是，长期随访结果显示并发症较高而满意度低。

病史和体格检查

- 第1腕掌关节关节炎常表现为捏持和抓握（第1腕掌关节应力较大的活动）时拇指基底部的疼痛。女性出现这种疾病的可能性比男性高出10～15倍。亚洲和高加索人种的出现率也更高。
- 常见的出现不适的活动包括刷牙、开启瓶盖、捡起书本或拧动钥匙。这些活动均加大了抓握或侧捏的力度。痛点多位于拇指基底处大鱼际的背侧或桡掌侧。患者常可感到关节向桡侧滑动或半脱位。
  - 疾病进展后会出现更明显的突起——"肩形"征，这是第1掌骨近端在大多角骨上向背侧半脱位并且掌骨内收的结果。
- 还要评估手部疼痛的其他原因（见鉴别诊断）。这一点非常重要，因为如果存在其他疾病，如扳机拇，将会妨碍术后的治疗方案，并对患者的最终疗效造成负面影响。
- 治疗师还要时刻注意腕管综合征的诊断，因为大约44%的第1腕掌关节关节炎患者会合并存在腕管综合征。而且，腕掌关节置换术后的肿胀会加重原本轻度的腕管综合征症状。
- 对施行第1腕掌关节置换术的所有患者都要检查Allen试验。因为桡动脉离术野较近或就在术野中，根据术中的具体操作可能需要游离。若有桡动脉损伤，必须立即修复。
- 拇指掌指关节的稳定性也很重要，因为韧带重建或悬吊成形术后，重建的喙状韧带承受应力，可维持掌指关节的稳定性。
  - 掌指关节过伸>20°者，要做掌指关节融合或掌板关节囊固定[15]。
- 检查第1腕掌关节的方法包括以下几种。
  - 腕掌关节研磨试验：阳性提示存在关节退变。
  - 腕掌关节不稳试验：关节退变早期常有松弛表现。但随着退变进展，关节常逐渐僵硬。
  - 掌指关节稳定性试验：掌指关节如有明显过伸，将会给重建的第1腕掌关节带来过大的应力，从而导致手术失败。这种容易过伸的掌指关节需要予以融合。
  - 掌骨基底挤压试验：Glickel[13]认为此处的压痛在腕掌关节疾病进展期要比在早期常见得多。
  - 牵引试验：一般认为这一检查结果阳性是因牵拉到了存在炎症的腕掌关节关节囊所致。

影像学和其他诊断性检查

- 第1腕掌关节的影像学检查包括标准前后位片（称为Robert位或旋前前后位）、侧位及后前向30°倾斜应力位（双拇指尖对压）。
- 最常用的分期系统是由Eaton和Littler[11,12]最早提出的：1期关节间隙轻度增宽，很可能因滑膜炎引起；2期关节间隙变小，骨赘<2 mm；3期骨赘>2 mm；4期第1腕掌关节间隙狭窄并累及舟骨大多角骨关节间隙。
- 本章第二作者曾提出"第5期"的概念，是指疾病已累及大多角骨的全部，包括第1腕掌关节、舟骨大多角骨关节及舟骨小多角骨关节的退变。舟骨小多角骨关节炎可能会成为持续疼痛的原因，而且术前的放射学检查对该关节关节炎的诊断仅有44%的敏感率和86%的特异率，所以对所有患者都要在术中仔细评估此关节[26]。

鉴别诊断

- 舟骨大多角骨关节炎。
- 舟骨小多角骨关节炎。
- 拇指籽骨关节炎。
- 腕管综合征。
- De Quervain腱鞘炎。
- 屈肌腱狭窄性腱鞘炎（扳机指）。

非手术治疗

- 对第1腕掌关节炎的初始治疗是非手术疗法，包括抗炎药物、鱼际肌等张肌力训练、包括手部或是前臂的拇人字形石膏制动、激素注射及生活方式转变。
- 这些措施可能无法减轻或解除患者的症状，但也足以帮助患者暂时缓解疼痛并为患者争取充足的时间来自我训练和慎重选择治疗方法。
- 非手术治疗还能为患者争取时间以利选择合适的时机安排手术。

手术治疗

- 治疗第1腕掌关节关节炎的手术方法有很多种。韧带重建肌腱间置术、悬吊成形术及腕掌关节融合术已在其他章节讨论。本章着重探讨表面置换和假体置换术。表面置换术在较年轻、活动多的患者中颇受青睐，这样也可避免大多角骨截骨而带来掌骨下沉的风险。而掌骨下沉容易导致疼痛复发和运动无力。
- Artelon（SBI）间隔体是一种生物可吸收性内植物（图1A），可以降解而被瘢痕组织取代，这些瘢痕组织能够保护第1掌骨基底和大多角骨远端。在捏握力量要求较高的年轻劳动力患者，这种假体十分理想。该治疗的一大好处就是既可能达到治愈，又不妨碍以后进一步施行关节切除成形术[20]。
- 使用"鞍状"假体的高温炭表面置换（Ascension Orthopaedics, Austin, TX；图1B），是除Artelon假体外的又一选择。其设计模拟掌骨关节面的形状，比起Artelon假体能够更接近第1腕掌关节的运动力学。但是，相关疗效的文献报道极少。2009年，Mayo诊所的研究人员报道了热解炭半关节置换术治疗腕掌关节炎的49例患者的情况[16]。该研究表明，尽管早期有较高的并发症发生率，许多病例都由于大多角骨的假体杯太浅而发生半脱位，但这种方法仍是一种可取的手术方式。
- 还有一种方法就是全关节置换术，比如Avanta腕掌关节假体（图1C）。这种设计对制动要求不高，可以让患者更早地恢复功能活动，而避免掌骨下沉，即刻获得稳定性[5]。2006年研究者报道一项25例患者进行了26例手术后的研究[2]，研究提示该手术方式对拇指骨关节炎有效且可行。事实上，一项2013年发表的关于植入物选择的综述报道目前已有多种金属全关节假体，并已有有利的短期结果报道[27]。但是文献中尽是各式各样的第1腕掌关节假体置换术后失败的报道，因此选择合适的患者是关键。

术前计划

- 手部的很多其他病理性改变会与第1腕掌关节炎并

存。必须在术前明确这些伴发疾病。
- 如果之前未检查过Allen试验,那么在术前必须检查。

体位
- 患者取仰卧位,患肢外展置于搁手台上。肘上绑止血带。
- 使用背侧入路时,最好将手置于旋转中立位,由一名助手固定并能不时牵引患手,也可直接固定拇指,甲板与地面保持平行。

入路
- 软组织关节成形术的入路很多,但对于表面置换或假体置换术,背侧入路为最佳入路,能够提供最好的术野暴露。

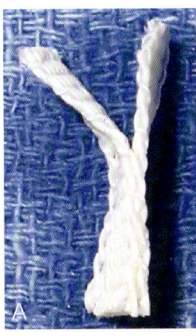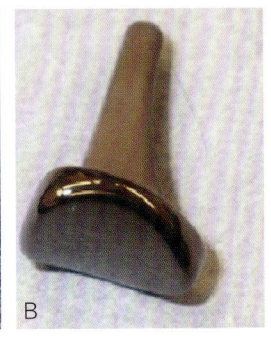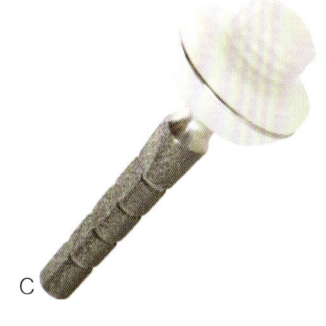

图1 A. Artelon假体呈T形,带有2条背侧侧翼。B. 高温炭鞍状假体。C. Avanta腕掌关节假体(C图经允许引自Small Bone Innovations, Morrisville, PA)。

Artelon关节表面置换术

暴露
- 需要采用背侧切口,在第1掌骨基底和大多角骨远端之间放置Artelon假体。
- 以腕掌关节为中心做一纵行切口,辨认并注意保护桡神经浅支、拇长伸肌腱和拇短伸肌腱。
- 游离并保护桡动脉,游离足够范围的拇长伸肌腱和拇短伸肌腱,以便于通过关节囊做纵行切口。牵开关节囊,完全显露关节(技术图1)。
- 显露舟骨大多角骨关节;如果发现退变明显,其关节面也要处理。

关节准备
- 使用高速电锯切除大多角骨远端关节面。注意勿损伤截骨处掌侧的桡侧腕屈肌腱和拇长屈肌腱。或者使用磨钻去除大多角骨表面部分而保留其原始外形。
- 使用高速磨钻轻轻磨除掌骨基底背侧部分以促进愈合。但不可过多,以免影响带线锚钉的固定(技术图2)。

假体安装
- 假体有2种尺寸。选择合适尺寸,充填于大多角骨与掌骨基底之间的间隙。尺寸过大时可予以修剪适形。
- Artelon假体形似T字,两条侧翼分别置于大多角骨和掌骨的背侧,其余部分置入大多角骨和掌骨基底的新

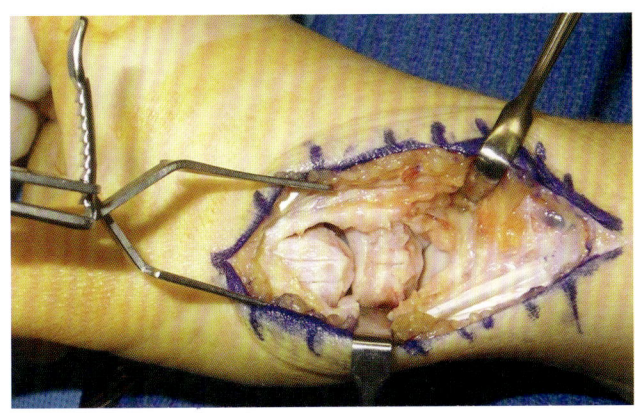

技术图1 拇指腕掌关节背侧入路关节囊牵开后。

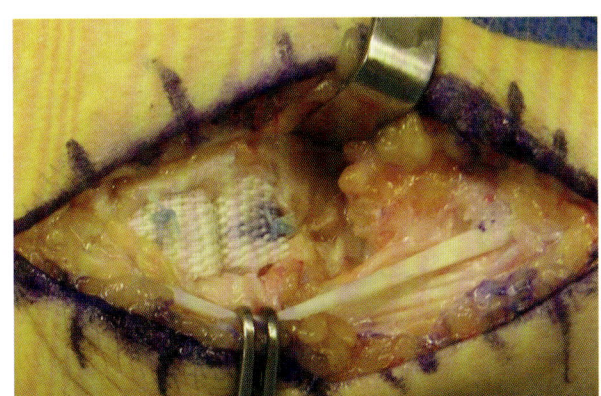

技术图2 大多角骨截骨、第1掌骨基底打磨并置入可吸收带线锚钉后的外观。

鲜骨面之间。
- 应用可吸收带线锚钉（带有2-0缝线）将侧翼固定于其下的骨质上（技术图3）。以往曾推荐使用骨皮质螺钉固定假体，但经验显示使用螺钉的并发症较多，而且可能会穿透假体，所以要避免使用螺钉。带线锚钉操作简单、快速，对假体的固定更好。
- 此后，用可吸收缝线缝合关节囊，用3-0尼龙线缝合皮肤。手术结束时，以拇人字形石膏固定，术后2周随访拆线，并换作拇人字形管型石膏继续固定4周。

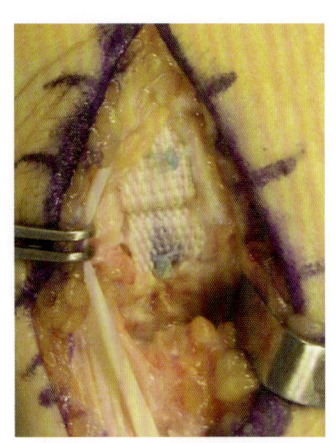

技术图3 用带线锚钉固定好Artelon表面置换假体后的情况。

热解炭假体表面置换术

显露
- 以第1腕掌关节为中心做背侧纵行切口。辨认并注意保护桡神经浅支、拇长伸肌腱和拇短伸肌腱。
- 游离并保护桡动脉，游离足够范围的拇长伸肌腱和拇短伸肌肌腱，以便通过关节囊做纵行切口。牵开关节囊，完全显露关节。骨膜下松解后，第1掌骨基底可向大多角骨背侧脱位。向掌侧放置Hohmann拉钩，维持术野暴露。

关节准备
- 首先，在关节表面放置一根带刻度导针，测出拟用假体的最佳尺寸。
- 插入髓内杆后组装截骨导向器，沿导向器做掌骨基底截骨，仅需截除关节面。
- 开始扩髓，在截骨面中央偏掌侧扩髓，确保假体安放不能偏向背侧（技术图4）。

假体安装
- 检查假体植入后的稳定性（技术图5A）。在关节囊关闭之前，轻微的掌屈应力不能引起脱位。
- 假体有4个方向上的尺寸大小。如果检查发现关节不稳定，则有必要换成更大尺寸的假体。
- 用可吸收缝线关闭关节囊。以4-0尼龙线缝合皮肤。
- 手术结束时，以拇人字形石膏固定，术后2周拆线，并换作拇人字形管型石膏继续固定4周。
- 随访时拍摄X线片确保假体在位（技术图5B）。

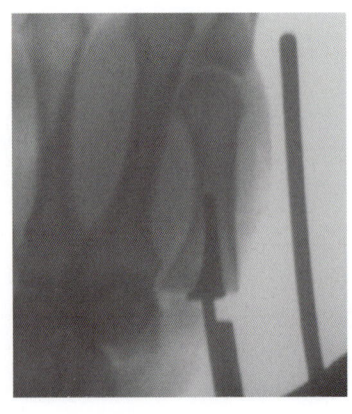

技术图4 利用髓外导向器试安装鞍状假体。

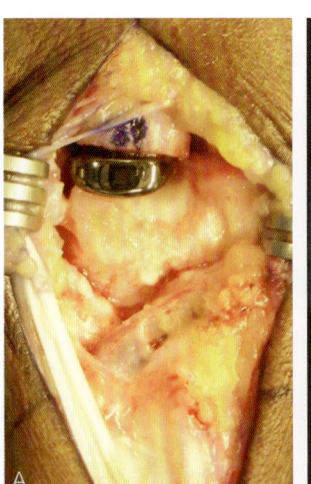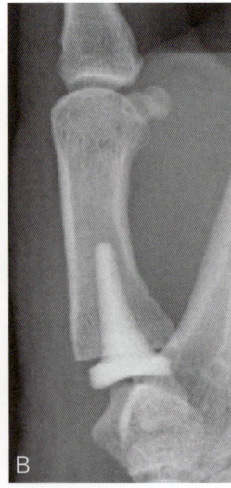

技术图5 A. 鞍状假体放置到位。B. 术后侧位X线片显示假体在位。

全关节置换

显露

- 笔者所采用的方法和手术入路，与Badia和Sambandam[2]所介绍的植入Braun-Cutter大多角骨掌骨关节假体（或Avanta腕掌关节假体，SBI；图1C）相似，并使用骨水泥固定。
- 在拇指基底背侧做一4 cm的纵行切口。识别并保护桡神经浅感觉支。于拇长伸肌腱和拇短伸肌腱之间进一步分离，游离并保护桡动脉的背侧支。
- 纵行打开大多角骨掌骨关节的背侧关节囊。向两侧牵开骨膜和背侧关节囊的组织瓣，以备修复（技术图6）。

关节准备

- 用摆锯切除第1掌骨基底大约8 mm的骨质。这对于充分暴露大多角骨很有必要（技术图7A、B）。
- 如需使掌骨外展，可松解拇收肌。此时要纵向牵引并屈曲拇指，以更好地显露大多角骨关节面。
- 使用咬骨钳咬除周边骨赘，修平大多角骨关节面。
- 辅助透视下用小磨钻确定大多角骨中心。扩大中心

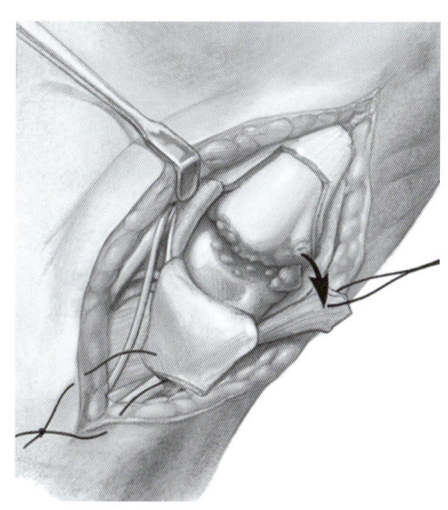

技术图6 从掌侧打开第1间室，暴露拇长展肌腱。止于第1掌骨基底的腱束从止点处切断、游离，并标记以备修复（经允许引自Small Bone Innovations, Morrisville, PA）。

孔，在大多角骨内打一个较深的孔，用于骨水泥固定安装聚乙烯杯体（技术图7C）。
- 用一导针打开第1掌骨髓腔，然后用磨钻扩髓，以备安装骨水泥柄（技术图7D）。

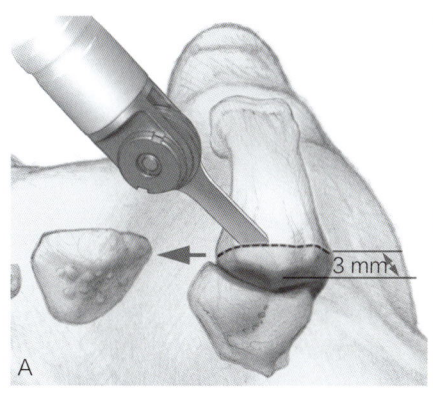 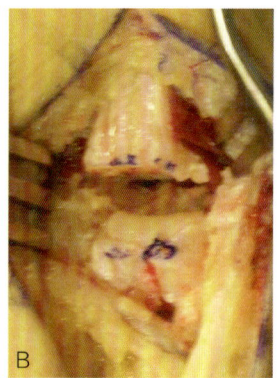 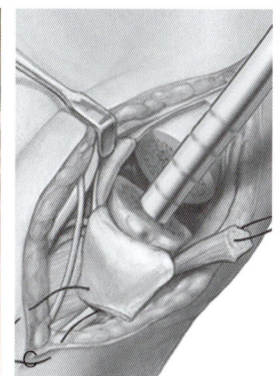 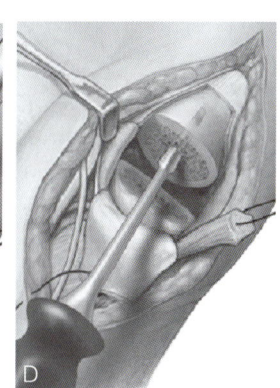

技术图7 切开大多角骨掌骨关节关节囊（A），暴露关节（B）。C. 掌骨假体的力线要与掌骨干平行，稍许掌倾。评估大多角骨关节面。如果关节面完整，切除掌侧、尺侧和桡侧的骨赘，磨出大多角骨组件的安放孔。D. 掌骨扩髓，以备插入假体（A、C、D图经允许引自Small Bone Innovations, Morrisville, PA）。

假体安装

- 安装试模，评估活动度和透视结果。如果在大多角骨残端周围还存在骨性撞击，就可在安装假体之前处理。
- 最终安装时，首先用骨水泥安装大多角骨杯体，注意皮质下骨深面的骨水泥要夯实。
  - 杯体一经放入，在骨水泥固化前，插入第1掌骨组件并用骨水泥填充（技术图8A）。
  - 两部分组件是连接在一起的，但因其柄部无把手，所以在骨水泥固化前维持足够的颈部长度非常重要（防止下沉）。也要确保假体柄颈部不会撞击大多角骨的边缘（技术图8B）。
  - 评估假体稳定性，并做圆周运动以确保假体上没有任何撞击。
- 以可吸收线缝合关闭关节囊-骨膜组织瓣。

- 插入假体后、关闭切口前,使用术中X线透视,检查假体的位置和力线是否得当(技术图8C)。
- 用可吸收线关闭皮下组织和皮肤。充分垫衬后以短臂拇人字形石膏固定。

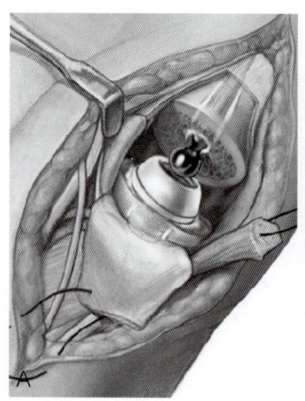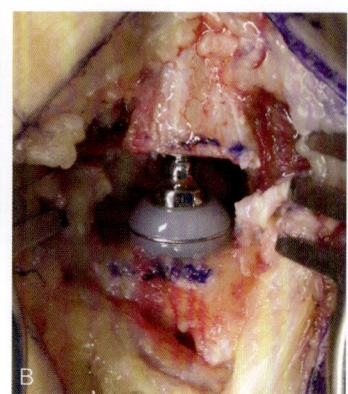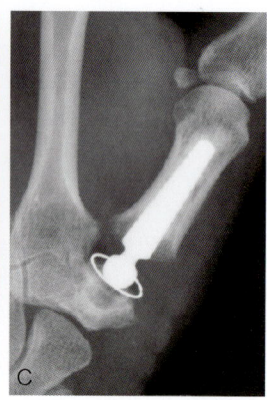

技术图8 A、B. 用骨水泥固定假体组件,先安装大多角骨假体,再安装掌骨假体。在骨水泥固化前要维持加压。C. 术后X线片显示假体在位(图A经允许引自Small Bone Innovations, Morrisville, PA)。

要点与失误防范

术前	• 术前必须检查Allen试验。 • 术前必须检查拇指掌指关节的主动不稳定性-过伸。
术中	• 游离桡动脉时要格外小心。通常双极电凝有助于游离,特别是对TM关节掌侧基底的深部穿支。 • 评估舟骨-小多角骨关节,因为术前X线片不能很好地预测病变。 • 锯或钻孔时要小心,以免损伤深部骨。 • 在大多角骨截骨并打磨近端掌骨后,钻孔并放置缝合锚钉,使其与处理好的骨块相距足够远,以免在新鲜的骨松质表面无意中脱落。 • 固定好内植物并修复关节囊后,请勿用拇指操作,因为这可能会给软组织修复带来额外的张力。 • 手术后,在污染无菌区域之前,松开止血带并观察其再灌注情况,确保没有意外动脉损伤。
术后	• 要求患者进行功能锻炼。

术后处理

- 手术结束时,用拇人字形石膏固定拇指于对掌位。术后2周拆线,换作拇人字形管型石膏继续固定2周。
- Artelon表面置换患者于术后6周时去除管型石膏,腕掌关节置换患者于术后2周去除。佩戴包括拇指的定制型人字形矫形塑料支具(Johnson & Johnson, New Brunswick, NJ),除洗澡或治疗外,其余时间均要佩戴保护。
- 全关节置换术后常不再需要正规治疗。对于表面置换患者,也只需在术后的4～6周重点训练关节活动度,第6～8周即改行鱼际肌等长训练。术后8周患者开始抓握和捏持肌力训练;此时支具可以拆除。

预后

- 软组织关节成形术的几个长期随访研究显示患者满意度和疼痛缓解程度超过90%。但Artelon假体置换的长期随访结果报道很少。2013年发表了一项38例接受Artelon内植物患者的回顾性研究[4],32例患者中有12例(37%)需要进行翻修手术,去除内植物并进行补救性关节成形术。当将20例植入Artelon假体的患者与10例接受13次韧带重建肌腱间置术的患者进行比较时,发现植入Artelon假体的患者比行韧带重建肌腱间置术的患者的疼痛明显减轻,但患者满意度也显著降低。正如该研究的结论所述[4],文章作者放弃使用Artelon假体治疗第1腕掌关节骨关节炎。

- 尽管文献支持使用热解炭半关节置换术[16]和全关节置换术[2]治疗第1腕掌关节关节炎,但患者的选择仍然非常重要,因为不采用关节置换也可以提供良好的疗效。

并发症

- 桡神经感觉支损伤。
- 使用电锯时导致屈肌腱损伤。
- 桡动脉损伤。
- 全关节置换术后假体脱位或下沉。
- 第1腕掌关节半脱位。
- 疼痛或不适感无改善。
- 未能查明腕、手部疼痛的其他病因。

(朱昱 译,孙蕴初 审校)

参考文献

[1] Athwal GS, Chenkin J, King GJ, et al. Early failures with a spheric interposition arthroplasty of the thumb basal joint. J Hand Surg Am 2004;29(6):1080-1084.

[2] Badia A, Sambandam SN. Total joint arthroplasty in the treatment of advanced stages of thumb carpometacarpal joint osteoarthritis. J Hand Surg Am 2006;31(10):1605-1614.

[3] Bettinger PC, Linscheid RL, Berger RA, et al. An anatomic study of the stabilizing ligaments of the trapezium and trapeziometacarpal joint. J Hand Surg Am 1999;24(4):786-798.

[4] Blount AL, Armstrong SD, Yuan F, et al. Porous polyurethaneurea (Artelon) joint spacer compared to trapezium resection and ligament reconstruction. J Hand Surg Am 2013;38(9):1741-1745.

[5] Bozentka DJ. Implant arthroplasty of the carpometacarpal joint of the thumb. Hand Clin 2010;26:327-337.

[6] Burton RI, Pellegrini VD Jr. Basal joint arthritis of thumb. J Hand Surg Am 1987;12(4):645.

[7] Burton RI, Pellegrini VD Jr. Surgical management of basal joint arthritis of the thumb. Part II. Ligament reconstruction with tendon interposition arthroplasty. J Hand Surg Am 1986;11(3):324-332.

[8] Cooney WP III, Chao EY. Biomechanical analysis of static forces in the thumb during hand function. J Bone Joint Surg Am 1977;59(1):27-36.

[9] De Smet L, Sioen W, Spaepen D, et al. Total joint arthroplasty for osteoarthritis of the thumb basal joint. Acta Orthop Belg 2004;70:19-24.

[10] Doerschuk SH, Hicks DG, Chinchilli VM, et al. Histopathology of the palmar beak ligament in trapeziometacarpal osteoarthritis. J Hand Surg Am 1999;24(3):496-504.

[11] Eaton RG, Littler JW. Ligament reconstruction for the painful thumb carpometacarpal joint. J Bone Joint Surg Am 1973;55(8):1655-1666.

[12] Eaton RG, Littler JW. A study of the basal joint of the thumb: treatment of its disabilities by fusion. J Bone Joint Surg Am 1969;51(4):661-668.

[13] Glickel SZ. Clinical assessment of the thumb trapeziometacarpal joint. Hand Clin 2001;17:185-195.

[14] Haines RW. The mechanism of rotation at the first carpometacarpal joint. J Anat 1944;78:44-46.

[15] Lourie GM. The role and implementation of metacarpophalangeal joint fusion and capsulodesis: indications and treatment alternatives. Hand Clin 2001;17:255-260.

[16] Martinez de Aragon JS, Moran SL, Rizzo M, et al. Early outcomes of pyrolytic carbon hemiarthroplasty for the treatment of trapezialmetacarpal arthritis. J Hand Surg Am 2009;34:205-212.

[17] Naidu SH, Kulkarni N, Saunders M. Titanium basal joint arthroplasty: a finite element analysis and clinical study. J Hand Surg Am 2006;31(5):760-765.

[18] Nanno M, Buford WL Jr, Patterson RM, et al. Three-dimensional analysis of the ligamentous attachments of the first carpometacarpal joint. J Hand Surg Am 2006;31(7):1160-1170.

[19] Napier JR. The form and function of the carpometacarpal joint of the thumb. J Anat 1955;89:362-369.

[20] Nilsson A, Liljensten E, Bergström C, et al. Results from a degradable TMC joint spacer (Artelon) compared with tendon arthroplasty. J Hand Surg Am 2005;30(2):380-389.

[21] Pellegrini VD Jr. Osteoarthritis of the trapeziometacarpal joint: the pathophysiology of articular cartilage degeneration. I. Anatomy and pathology of the aging joint. J Hand Surg Am 1991;16(6):967-974.

[22] Pellegrini VD Jr. Osteoarthritis of the trapeziometacarpal joint: the pathophysiology of articular cartilage degeneration. II. Articular wear patterns in the osteoarthritic joint. J Hand Surg Am 1991;16(6):975-982.

[23] Pellegrini VD Jr, Burton RI. Surgical management of basal joint arthritis of the thumb. Part I. Long-term results of silicone implant arthroplasty. J Hand Surg Am 1986;11(3):309-324.

[24] Tomaino MM. Suspensionplasty for basal joint arthritis: why and how. Hand Clin 2006;22:171-175.

[25] Tomaino MM, Pellegrini VD Jr, Burton RI. Arthroplasty of the basal joint of the thumb. Long-term follow-up after ligament reconstruction with tendon interposition. J Bone Joint Surg Am 1995;77(3):346-355.

[26] Tomaino MM, Vogt M, Weiser R. Scaphotrapezoid arthritis: prevalence in thumbs undergoing trapezium excision arthroplasty and efficacy of proximal trapezoid excision. J Hand Surg Am 1999;24:1220-1224.

[27] Vitale MA, Taylor F, Ross M, et al. Trapezium prosthetic arthroplasty (silicone, Artelon, metal, and pyrocarbon). Hand Clin 2013;29:37-55.

第120章 掌指关节滑膜切除术和伸肌腱置中术在炎性关节炎患者中的应用

Metacarpophalangeal Joint Synovectomy and Extensor Tendon Centralization in the Inflammatory Arthritis Patient

Andrew L. Terrono, Paul Feldon, and Hervey L. Kimbal III

定义

- 炎性关节病变常发生于掌指关节处。
- 掌指关节在早期容易出现炎症性病变，并且表现出伸肌腱尺侧半脱位，进而导致手指尺偏。
- 在系统性红斑狼疮(SLE)患者中，偶尔可见伸肌腱桡侧半脱位。

解剖

- 正常的掌指关节(MCP)是一种双髁状关节，它可以屈、伸、桡偏和尺偏以及做这些方向的复合运动。正常情况下MCP可以屈曲90°，虽然每个人可以有不同的过伸情况[1,2]。
- MCP关节的稳定性主要依靠桡侧和尺侧副韧带、侧副韧带的附件、掌板、背侧关节囊、伸肌腱(图1)。
- 掌骨头部直径在横断面和矢状面增加，从而产生一种凸轮效应，这就使掌指关节屈曲时侧副韧带紧张，而伸直位时松弛。这使得当MCP关节伸直时更容易产生桡偏和尺偏。
- MCP关节的侧副韧带是不对称的。
  - 尺侧副韧带与手指长轴大体平行。
  - 桡侧副韧带更加倾斜。
  - 这将导致MCP关节屈曲时，MCP关节发生旋后。
- 侧副韧带也对抗来自掌侧方向的应力。
- 掌板分为远端的纤维软骨和近端的膜部。它限制MCP的伸直。
- 掌骨间横韧带各自连接着掌板。
- 副侧副韧带连接侧副韧带和掌板，并且在运动时使掌板紧靠MCP关节的掌侧面。
- 屈肌腱鞘的A-1滑车与掌板附着。
- 伸指肌腱主要靠矢状束的横向纤维保持于MCP关节的中央，这些横向纤维向掌侧附着于掌板与掌骨间韧带，从而形成了一个吊索机制。尺侧矢状韧带比桡侧矢状韧带更加强大而致密。

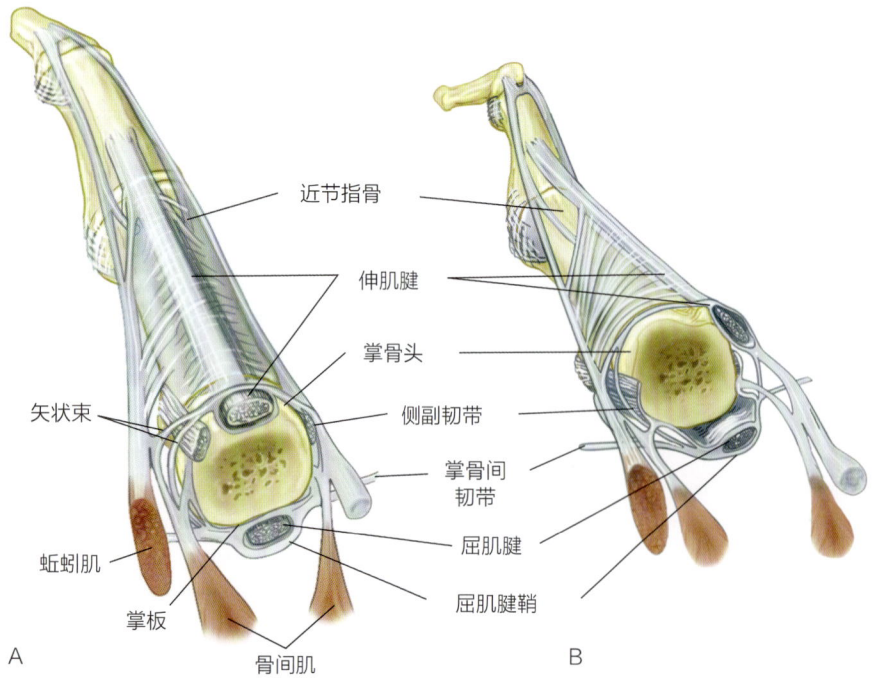

图1 A. 掌指关节的正常解剖。B. 炎性关节炎患者掌指关节解剖结构异常。伸肌腱向尺侧半脱位。

- 通常近节指骨没有伸指肌腱直接附着。近节指骨背伸是通过吊索机制完成的。
- 蚓状肌起自屈指深肌腱，居于骨间韧带掌侧，止于侧束。
- 手部有3块掌侧骨间肌（内收作用）和4块背侧骨间肌（外展作用），居于骨间横韧带背侧，它们以不同的方式止于近节指骨和伸指装置。
  - 第1背侧骨间肌几乎总是恒定地止于示指近节指骨桡侧。

发病机制

- 炎性关节炎的发病起于增生性滑膜炎[1,3]。
- 掌指关节静力性和动力性稳定结构发生炎性改变，导致力学平衡被打破。最常见的畸形变化是手指尺偏畸形（图2A）。
  - 掌指关节静力性或动力性稳定结构的早期变化尚不清楚，可能呈现多样性改变。
  - 关节囊、桡侧副韧带和桡侧侧束都由于滑膜炎而变得松弛，从而使掌指关节易发生尺偏。
  - 侧副韧带和掌板膜部变得松弛。
  - 关节囊变得菲薄，并可见背侧关节囊缺损。
  - 随着尺偏加重，尺侧内在肌开始挛缩变短。
  - 手内肌在畸形变化中起的作用尚不明确，其可能是原发或继发的变化。在掌指关节尺偏的过程中，伸指肌腱可能起到向尺侧牵拉的作用，甚至起到屈曲掌指关节的作用。
  - 掌板及侧副韧带的松弛导致了屈指肌腱作用更加明显，屈指力量增加，这进一步加重了畸形的程度。
- 掌骨髁正常状态下向尺侧和掌侧倾斜，关节囊、桡侧副韧带、桡侧侧束和掌板膜部的联合改变，放大了屈指肌腱的力学性能，进而导致近节指骨的尺偏和掌侧脱位（图2B）。
- 腕关节也在掌指关节畸形的发展中起到一定作用，在对掌指关节畸形矫正时也必须考虑这一因素。
  - 腕关节桡偏可代偿掌指关节尺偏，以达到手指与前臂力线一致。
  - 手指尺偏的患者往往合并腕关节桡偏。
- 在初始阶段畸形可被动矫正，但渐渐地关节活动度减少，畸形变得难以矫正。
- 关节软骨先是软化，后来被侵蚀，最终软骨和骨明显缺损。这些都加重了畸形的发展。
  - 一旦有了软骨和骨的明显变化，如果不行关节面重建，单纯伸肌腱重建是不够的。
- 就系统性红斑狼疮患者而言，掌指关节平衡的变化不

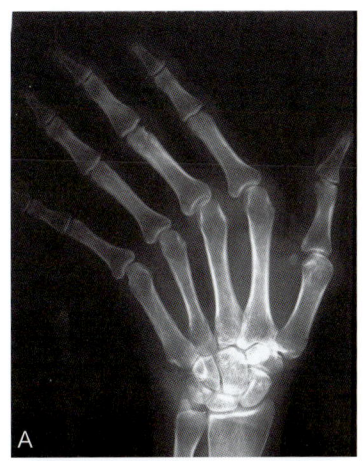

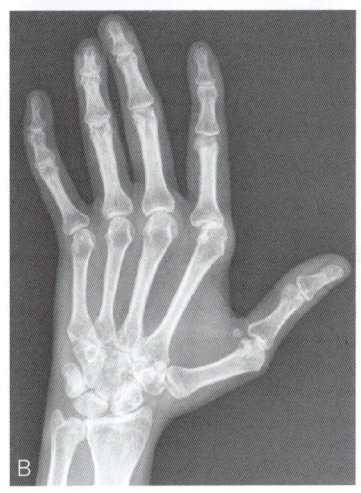

图2　A. 一患者X线影像，伸肌腱半脱位掌指关节尺偏。关节间隙仍存在，关节无半脱位。B. 一患者X线影像，伸肌腱半脱位掌指关节尺偏。受累的示指和中指掌指关节有可复性半脱位。

是缘于滑膜炎，而是缘于胶原的改变，这最终导致了畸形的发生。
  - SLE造成的手指畸形多为尺偏，但桡偏也不少见。
  - 在SLE患者，手指畸形很容易发生转变（比如术后可由尺偏转为桡偏畸形），这是因为关节稳定结构的广泛累及所致。
  - 尽管掌指关节畸形已经固定，但往往关节软骨尚存。

自然病程

- 炎性关节炎时，掌指关节畸形发展的自然病程尚不清楚。其可能呈现出多样性变化，并可受到新的内科治疗方法的影响。
- 轻度的手指尺偏畸形很常见，而且会加重掌指关节的屈曲畸形。
- 在炎性关节炎，比如类风湿关节炎中，畸形最初都可得到被动矫正。

- 在最初5年中，只有不到10%的类风湿关节炎患者发生轻微的手指尺偏畸形[3]。
- 据报道，类风湿关节炎的患者中有30%会发生尺偏畸形，同时20%伴有掌指关节半脱位[3]。
- 掌指关节半脱位的患者几乎总伴有手指尺偏畸形[3]。

病史和体格检查

- 对于考虑行掌指关节手术的炎性关节炎患者，要评估整个上肢的情况。如果患者的行动需要上肢协助，那么下肢的情况也要考虑在内。
  - 如果上肢需要辅助负重，将会明显影响术后矫形效果的稳定性。
  - 掌指关节矫形手术在不需上肢辅助负重的患者中，疗效较为理想。
- 在行掌指关节手术前，需要判断腕关节有无静态的畸形。如果腕关节有明显的桡偏畸形，将会对手术效果造成不良影响。
- 术前需要评估掌指关节处的皮肤，皮肤条件应良好。
- 评估掌指关节的运动功能，尤其应该保证尺偏和屈曲畸形可以非常容易地得到被动矫正。
- 近侧指间关节的活动和力线均需要仔细评估。
  - 如果存有明显的钮孔状畸形，在掌指关节术前必须予以矫正，因为近侧指间关节的屈曲畸形将会影响术后掌指关节屈曲功能的恢复程度。
  - 如果存有鹅颈畸形，可以在掌指关节手术中或术后予以矫正。僵硬的近侧指间关节在背伸状态下会通过掌指关节屈曲代偿，这有助于术后获得良好的掌指关节屈曲功能。
  - 在掌指关节手术前，任何近侧指间关节的桡偏或尺偏畸形，都必须予以矫正。
- 在行掌指关节手术前，屈指肌腱和伸指肌腱都必须保证完整无损。

影像学和其他诊断性检查

- 手术前必须对手和腕行X线片检查，以评估其力线、关节是否在位以及关节的完整性。

鉴别诊断

- 类风湿关节炎是引起掌指关节炎性关节炎的最常见病因。
- 系统性红斑狼疮更多发于黑种人妇女中，并且畸形多继发于由于胶原异常导致的韧带和肌腱失衡，关节软骨侵蚀在系统性红斑狼疮中比较少见。软组织重建可以在发病很长一段时间后进行。

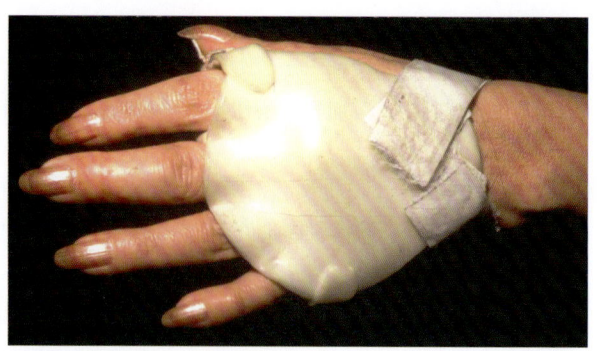

图3　支具用于治疗掌指关节尺偏，但一般情况下无法阻止疾病的进展。

- 银屑病关节炎在男性中更为常见，并且有特征性的皮疹。但患者可能在有明显的临床皮疹之前就出现了关节症状。银屑病关节炎患者常有不对称的畸形，并且关节更为僵直，软骨和骨也会受累。

非手术治疗

- 对炎性关节炎患者来说，综合治疗是非常重要的。
- 正确使用支具矫形（图3）以及注意保护关节，可以减缓畸形的发展。
- 上述措施可能会有帮助，但其远期疗效并不明确。笔者也没有观察到显著的远期疗效。

手术治疗

- 最复杂的手术就是掌指关节滑膜切除及其重建。
  - 该手术在发病早期，畸形较轻时疗效最佳。
  - 然而，在早期患者常表现为轻微的疼痛，并且只有轻度的功能丧失。
  - 随着缓解病情药物的使用，如果该处病变得以恢复，并且力学问题得以矫正，可以避免或明显延迟关节清理术的实施。
- 理想的手术患者应为患指畸形加重，并且通过药物治疗可很好地控制其滑膜炎的发展。
- 畸形应能被动矫正，并且MCP关节可进行良好的主动活动。
  - 理想状况下，掌指关节无掌侧半脱位，否则畸形的矫正及其维持就变得更加不可靠。
- 腕关节应对线良好，近侧指间关节应无畸形并功能完好。
  - 如果畸形能被动矫正而无法主动矫正，应考虑通过尺侧腕伸肌腱转位手术来矫正主动尺偏。
- X线片上关节间隙正常，且无掌侧半脱位。
- 如果达到了所有上述标准，关节仍不能被动矫正，或者掌指关节存在掌侧半脱位，则行手术治疗，即便其效果并不那么可靠[2]。

- 一个确切的诊断有助于预测手术矫正效果的维持时间。
  - 新型的缓解病情药物的效果未知。
  - 目前，软组织矫正术能够维持较长时间，因此可以考虑尽早并且更多地采用该术式。
  - 在理想情况下，早期手术将解决可矫正的力学问题，并且中断畸形的进一步发展。

体位

- 使用止血带。患手置于搁手台上。

入路

- 通过在掌指关节背侧做横切口，可同时暴露4个掌指关节（图4）[2-4]。
  - 如果只有1个手指需手术，则做纵切口。
- 如果不是所有的手指都需要矫形，在畸形边缘的手指（比如说，如果存在尺偏畸形，则畸形边缘手指为桡侧手指）必须先予手术，以减少畸形的复发。

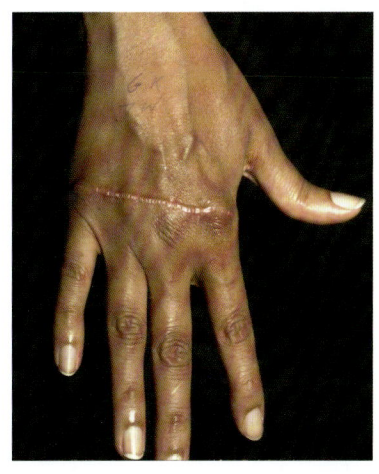

图4 进行伸肌腱置中术式时，使用横切口暴露各掌指关节。

暴露

- 暴露每个掌指关节的伸指装置（技术图1A）。
- 如有必要，则需松解腱联合（技术图1B）。
- 分离伸肌腱帽和关节囊之间的间隙。
- 尽力将伸肌腱重新拉回中线位置。
  - 有时，无须松解尺侧侧束即可完成。
- 如果伸肌腱可移位至中线，则可切开桡侧侧束暴露关节。
  - 术后应予缝合桡侧侧束。
- 如果伸肌腱无法移位至中线，则松解尺侧侧束从而暴露关节囊。
- 常可见到关节囊中央缺损，利用此缺损以远端为蒂打开关节囊（技术图1C）。

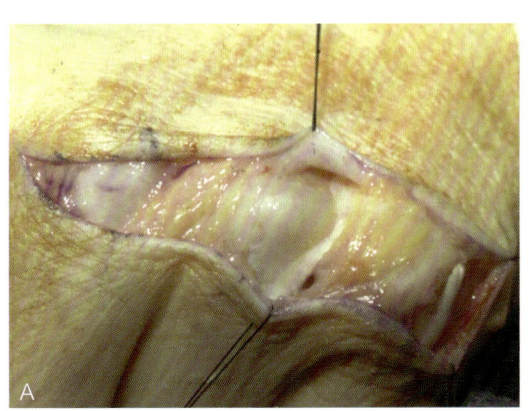
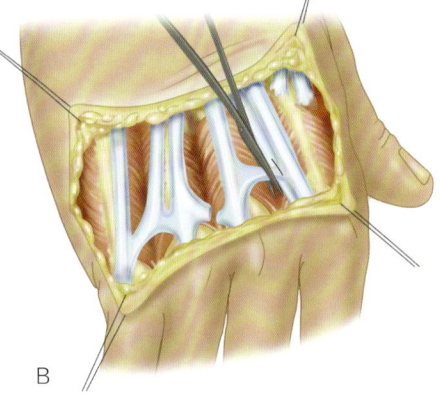
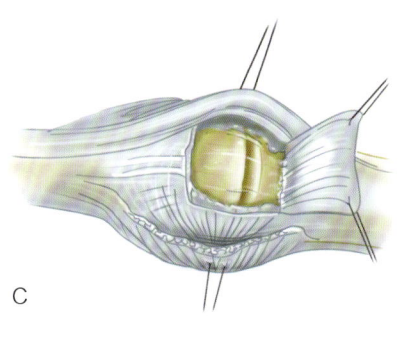

技术图1 A. 做一皮肤横切口显露伸肌腱并使肌腱尺侧半脱位。B. 如有必要，则需松解腱联合。C. 以远端为蒂打开关节囊。

滑膜切除以及肌腱重建

- 利用小型咬骨钳、刮匙和骨膜剥离器施行滑膜切除术（技术图2A）。
- 将伸肌腱移至中线以及将关节置于中立位后，评估内在肌的情况。测试内在肌紧张度，如果试验阳性，且内在肌紧张持续存在，则松解尺侧内在肌腱。
  - 切开侧束并暴露位于关节尺侧的内在肌腱。
    - 它位于侧副韧带和关节囊的浅层。
  - 于尺侧内在肌腱下穿一弯止血钳，将其插入外侧束（图1）并游离肌腱。
    - 斜行纤维部分可能需要切断。
  - 如果仍有内在肌紧张，可钳夹肌腱近端并切断之，松解其在近节指骨的止点（技术图2B）。
  - 对于SLE患者，"阶梯"切断延长尺侧内在肌腱有助于完成内在肌的完全松解，从而避免晚期出现桡偏畸形。
- 如果关节仍不能矫正，则需松解尺侧副韧带。
- 如果尺侧内在肌腱得到松解，则可行内在肌转位，通常将其附于桡侧副韧带处（技术图2C）。
  - 利用桡侧副韧带作为附着点的优点是其并不增加近侧指间关节背伸的力量，而背伸过大将导致鹅颈畸形的发生。
- 如果术后关节掌侧半脱位，则用克氏针将掌指关节固定在伸直位。
- 近节指骨复位后，如有必要，则紧缩或前置桡侧副韧带（技术图2D）。
- "锁边缝合"关闭关节囊，可使掌指关节保持在伸直位（技术图2E）。
- 伸肌腱重新拉回关节背侧中线上。
- 剥离近节指骨基底背侧骨膜，利用缝合锚钉在近节指骨中轴线行伸肌腱腱固定（技术图2F、G）。
  - 此外，也可在近节指骨上钻2个孔，将肌腱直接缝合到指骨上。
  - 使用2-0的PDS可吸收缝线缝合肌腱。对于皮肤菲薄的患者，不可吸收缝线缝合可能会因线结突出导致不适。
- 用4-0不可吸收的缝合线紧缩桡侧侧束纤维，以平衡和固定伸肌腱走行于关节上方。
- 修复腱联合。
- 中央腱束的收缩可引起MCP完全伸直。
- MCP关节屈曲不应该引起伸肌腱半脱位。
- 在手指间衬垫松软敷料，并用大量敷料包扎伤口。用掌侧支具维持MCP关节于背伸、略微矫枉过正的位置。

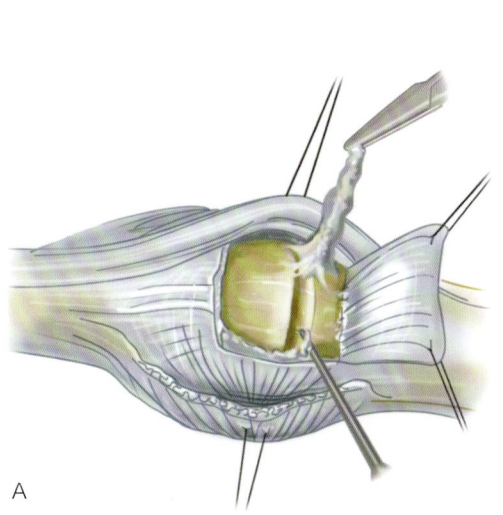
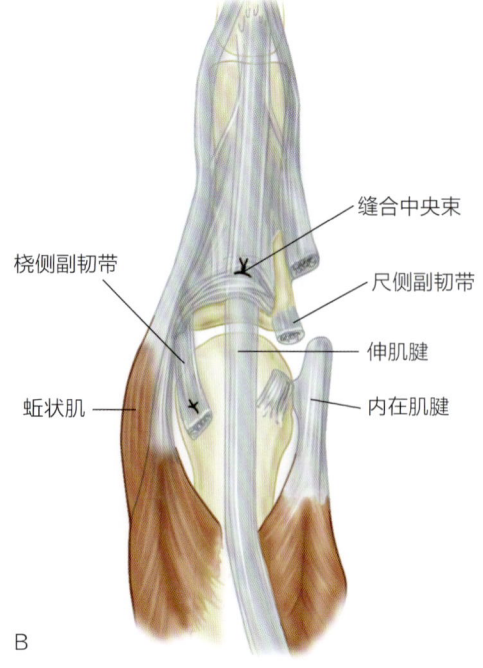

技术图2 A. 掌指关节滑膜切除术。B. 切断尺侧内在肌腱，松解尺侧副韧带，将伸肌腱置中并缝合于近节指骨上。

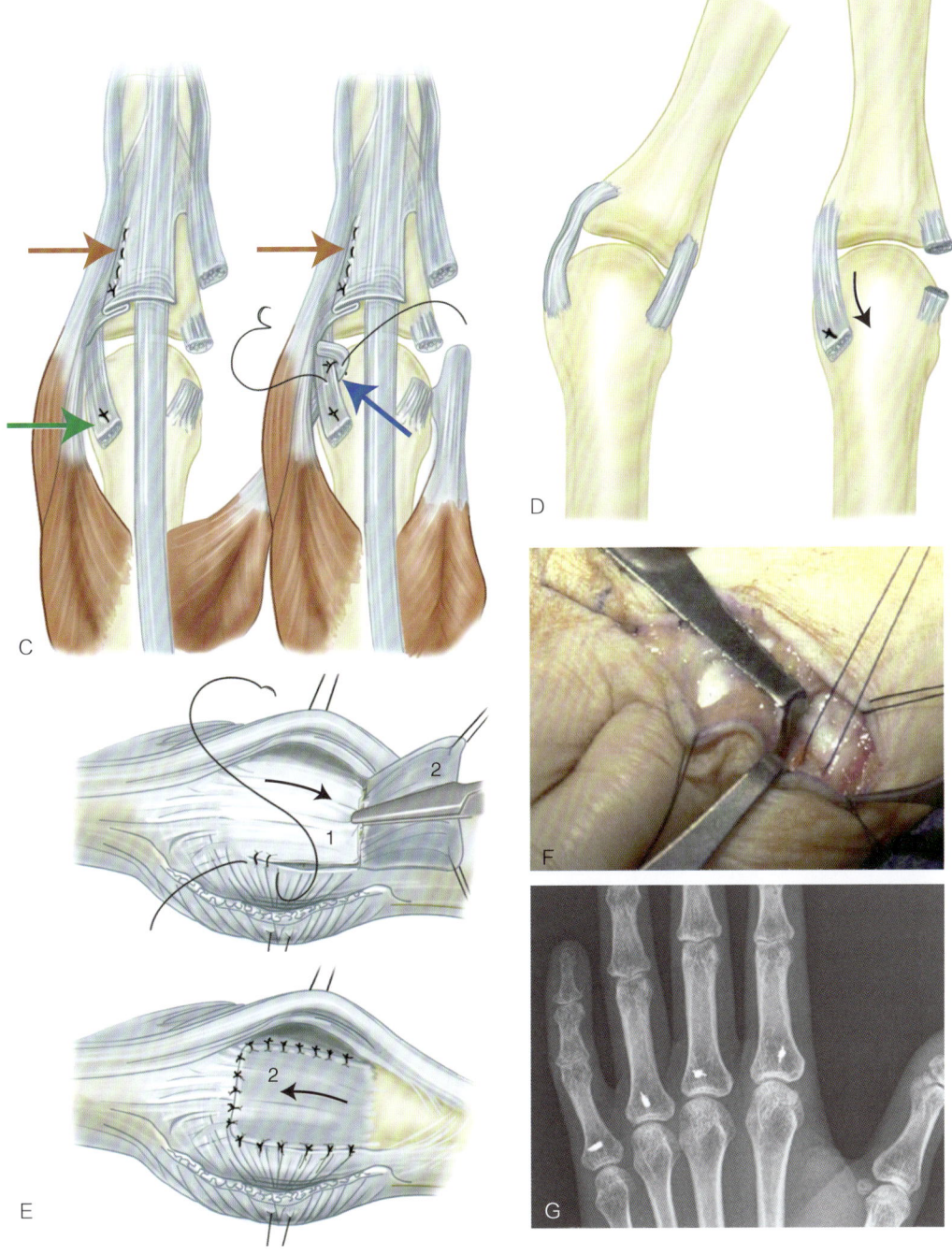

技术图2（续） C. 松解挛缩的尺侧侧束纤维，紧缩桡侧侧束纤维（红色箭头示）用以平衡和支撑在中线处的伸肌腱。桡侧副韧带前移（绿色箭头示），尺侧内在肌腱转位到桡侧副韧带上（蓝色箭头示）。D. 紧缩或前置桡侧副韧带（本例前置）。E. "锁边缝合"关闭关节囊，可使掌指关节保持在伸直位。F. 用可吸收线直接将伸肌腱缝合到近节指骨背侧基底。G. 患者术后X线片显示伸肌腱居中，锚钉在位。

要点与失误防范

- 患者的选择和控制疾病进程是最重要的因素。
- 僵直畸形和软骨丢失的关节最好用置换术治疗。
- 在进行MCP关节手术之前,必须先进行近端关节和远端关节的矫正。
- 内部转位不会改善此过程的长期结果。
- 内部加长仅用于SLE患者。

术后处理

- 术后10~14日去除敷料并拆线[2,4]。
- 术后4周内应用矫形塑料支具维持MCP关节于背伸、略微矫枉过正的位置,并可有轻微桡偏。
- 术后4周,如果有克氏针固定的话,应予以拆除。支具应继续固定2周。
- 术后6周,开始手法治疗,主要是MCP关节主动背伸活动。同时也开始MCP关节主动屈曲活动。训练间隙和晚上应用保护支具再固定2周。
- 增加术后MCP屈曲锻炼。PIP关节偶可用支具固定于伸直位,主要锻炼MCP关节的屈曲活动。
- 动力性支具在早期愈合阶段可用于维持背伸和手指力线,但通常是没有必要的。
- 术后8周白天去除支具,并鼓励逐渐恢复功能活动。
- 夜间背伸支具持续至术后3个月。

预后

- MCP关节背伸和尺偏在术后得到改善[4]。

- MCP屈曲活动通常是比术前略差。
- 肌力改善不明显。
- 矫正的维持一般较好,但术后尺偏略有增加,一般无半脱位复发。
- 畸形早期发现,受累关节能被动矫正,伸肌腱置中和滑膜切除术(如需要)往往是有利于改善患指功能的。
- 炎症性关节炎导致的关节畸形,手术本身并不能阻止疾病的发展。然而,新的缓解病情药物结合手术治疗,可使关节畸形得到长期矫正。

并发症

- 感染。
- 伤口愈合问题。
- 活动丧失。
- 尺偏复发伴肌腱半脱位。
- 伸肌腱桡侧半脱位(见于SLE)。
- 关节炎性破坏加重者,需行关节置换术。

(朱昱 译,孙蕴初 审校)

参考文献

[1] Abboud JA, Beredjiklian PK, Bozentka DJ. Metacarpophalangeal joint arthroplasty and rheumatoid arthritis. J Am Acad Orthop Surg 2003;11:184-191.

[2] Nalebuff EA. Surgery for systemic lupus erythematosus arthritis of the hand. Hand Clin 1996;12:591-602.

[3] Wilson RL, Carlblom ER. The rheumatoid metacarpophalangeal joint. Hand Clin 1989;5:223-237.

[4] Wood VE, Ichtertz DR, Yahiku H. Soft tissue metacarpophalangeal reconstruction for treatment of rheumatoid hand deformity. J Hand Surg Am 1989;14(2 pt 1):163-174.

第121章 近侧指间关节和掌指关节的硅胶假体置换术

Proximal Interphalangeal and Metacarpophalangeal Joint Silicone Implant Arthroplasty

Charles A. Goldfarb

定义

- 掌指关节（MCP）或近侧指间关节（PIP）的关节炎可以导致疼痛、畸形以及关节活动度下降。常见的病因有类风湿关节炎（RA）、骨性关节炎和创伤性关节炎等。
- 对于具有疼痛、功能受限或两者兼备的MCP和PIP关节炎患者，非手术治疗无效时，植入硅胶假体的关节成形术可以作为一种手术治疗的选择。
- 硅胶假体的主要功能是为关节提供可以活动的间隔装置，这样关节可以维持对线和满意的活动度。

解剖

掌指关节

- MCP属于球窝关节，可以有3个方向的活动：屈曲-背伸、内收-外展和旋转。
- 掌骨头的掌面较宽，使之在屈曲时能更加稳定。桡侧髁也较大些，故RA的患者手指尺偏多见。
- MCP的侧副韧带起自背侧至关节的旋转中心，结合掌骨头的形状，产生了一种凸轮效应，使侧副韧带在关节伸直时松弛，关节屈曲时紧张。
- MCP常可见过伸现象；但掌板的存在限制了其过伸活动。

近侧指间关节

- PIP属于滑车关节，平均具有0°～100°的屈伸活动度。
- PIP的骨性结构对其任何位置下的稳定性都具有决定性的作用。中节指骨基底部掌面较宽，防止其向背侧脱位。在各种位置下，PIP都比MCP要更稳定。
- PIP的固有侧副韧带起自近端指骨头的旋转中心，止于中节指骨底的掌侧面，为关节提供各种位置下的稳定性；而副侧副韧带止于掌板，在伸直时提供稳定性。PIP没有明显的凸轮效应。
- 掌板能防止关节过伸，并且是关节的主要支持结构。

发病机制

- 发生在MCP和PIP的关节炎可以是特发性的、创伤性的或炎症性的（RA）。
- 特发性关节炎最易累及远侧指间关节，但PIP亦可受累；MCP较少累及。
- PIP是最易受伤的手指关节，故发生创伤性关节炎的概率也最高。由于PIP关节炎的治疗效果不佳，所以在发生创伤后解剖复位、积极恢复关节的正常解剖关系是防止关节炎的主要措施。
- PIP骨性结构匹配程度高，使之难以耐受软骨的缺损；关节的畸形和活动度的下降都会加速关节炎的进展。
- RA最常见于MCP，但也可累及PIP。当发生RA时，增生性滑膜炎削弱了软组织对受累关节的支持作用，并可产生特征性的MCP关节畸形：屈曲位下向掌侧半脱位和尺偏。PIP掌侧支撑结构变得薄弱，使关节过伸，而累及伸肌腱中央束止点时又会导致关节屈曲挛缩畸形。
- 改善病情的抗风湿药物的应用极大地降低了关节成形术的必要性。

自然病程

- 骨关节炎或创伤性关节炎的自然病程是进行性的，伴有活动度下降和疼痛，部分患者可有关节畸形。MCP较少受累，而且由于其在各个方向上的活动度都较大，发生关节炎时的影响也较小。
- 对于使用控制病情的抗风湿药物无效的严重RA患者，关节的炎性反应可导致关节炎病情的加重。
- 关节炎对功能的影响取决于特定关节的受累程度以及相邻关节是否累及。

病史和体格检查

- 理解关节炎具体如何影响一个患者的关节功能，对于医生来说是极为重要的。这牵涉很多因素，比如，是否累及邻近关节、患者特定的活动要求以及疼痛的程度等。

体格检查

- 沿关节线触诊：
  - 确定疼痛的来源，对滑膜炎进行评估。

- 用量角器测量关节的主动和被动活动度。关节炎时活动度会有下降。记录活动时的疼痛程度。
- 用量角器记录关节在冠状面上的畸形（成角畸形）。进展期的关节炎会导致关节畸形。
- 桡尺应力试验：检查侧副韧带的方法。MCP需在屈曲位进行；PIP可在任意位置进行，但一般常用伸直位。RA或创伤后侧副韧带常有挛缩。
- 评估内在和外在肌腱的功能和力量的完整性：RA或早期创伤后常有异常。
  - 评估肌腱是否有变长（如开放损伤修补后）、短缩或粘连，这是创伤后最重要的检查。
  - Elsen试验：若计划行PIP关节成形术，中央束的完整性是很重要的。
- 因邻近关节之间关系密切，需同时检查这些关节（包括腕关节）的对位和功能。
  - 在炎症情况下，近端的关节，尤其是腕关节，一定要进行检查。在对远端的病变进行外科处理之前（如MCP成形术），如果没有纠正腕关节的畸形，则可能由于致畸应力的影响而产生很高的失败率。
- 评估手外伤后内在肌或外在肌的挛缩情况。
  - 内在肌张力试验（Bunnell试验）：如果内在肌紧张，可能需要手术干预。

影像学和其他诊断性检查

- X线片即可提供足够的诊断信息。正侧位片一般就可以满足要求，斜位片也能提供一定的信息（图1）。
- MRI和CT在评估MCP和PIP病变时的作用有限。

鉴别诊断

- 伴或不伴关节半脱位的急性骨折。
- 侧副韧带损伤。
- 关节感染。
- 伸指或屈指装置的损伤。

非手术治疗

- 抗炎镇痛药物。
- 局部注射激素。
- 支具固定。

手术治疗

- 非手术治疗无效时，可以考虑手术治疗。由于硅胶关节成形术存在后述的缺陷，是否进行手术要由患者决定。
- 当患者关节正常活动度得以保留、畸形程度和疼痛较轻时，预后较好。无痛的患者，如果存在关节畸形或活动度下降，则不是进行关节成形术的最佳指征，尤其在邻近关节功能尚良好的情况下。在长期随访中，关节成形术并不能可靠地增加患者的关节活动度。
- 对于RA的患者，手指的尺偏和掌侧半脱位以及MCP的屈曲挛缩畸形，可导致握力下降，以及不能抓握较大的物体，同时会影响外观。这些患者进行手术有望改善患手的外观及功能。

术前计划

- 回顾患者所有的影像学资料。
- 对邻近关节进行评估。
- 一次手术可以同时进行多个MCP或PIP的硅胶成形术，

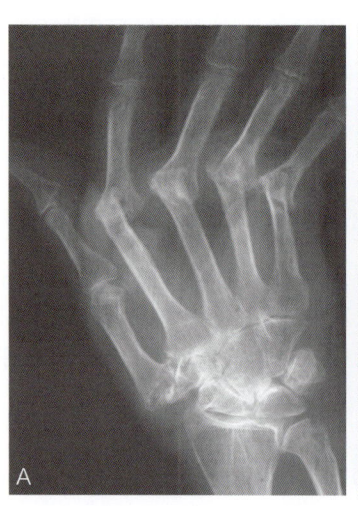 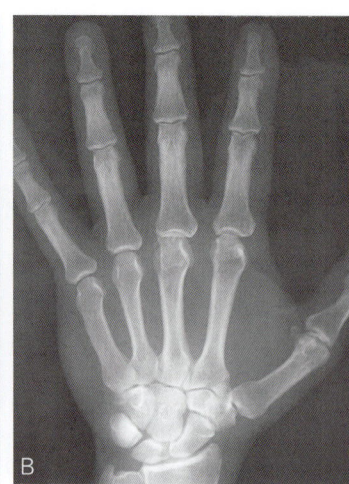 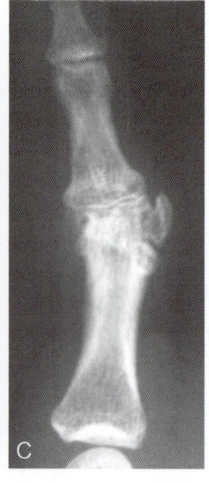

图1 A. 类风湿关节炎累及手部，MCP显著受累。腕关节也有累及。B. 中指MCP的单发骨性关节炎。C. 累及小指近侧指间关节的创伤性关节炎。

- 但不推荐在一根手指上同时进行MCP和PIP的成形术。
  - 若患者的MCP和PIP病变均有症状,一般对MCP进行硅胶假体关节成形术,而将PIP进行融合。
- 在麻醉后需对MCP和PIP的韧带稳定性进行检查。
- 在进行中指或示指的MCP或PIP关节成形术时需小心谨慎,如果侧副韧带在术中被拉长或损伤,关节的稳定性就会受到影响,导致术后捏力出现问题。
- 要先试模来确定假体的大小合适。

体位

- 患者仰卧,上肢置于搁手台上。
- 上臂绑非消毒止血带。
- 全麻或臂丛阻滞麻醉。

入路

- MCP背侧中央纵形切口。
- PIP可以选择背侧或掌侧入路。

掌指关节硅胶假体成形术

切开和暴露

- 如果是单个关节手术(骨关节炎或创伤性关节炎),在MCP做纵行切口。如果牵涉多个MCP,则在掌骨颈行横行切口[2](技术图1A)。
- 保护浅静脉(在RA的患者尤为重要)。
- 找到伸肌腱并加以保护。
- 对RA的患者,肌腱可能会尺偏。此时,可以分离尺侧的侧腱束,以便于在随后的步骤中行肌腱置中术。
  - 如果肌腱位于中央,可以通过肌腱间的间隙(于示指和小指而言,分别在示指固有伸肌腱或小指固有伸肌腱与伸指总肌腱之间)暴露关节(技术图1B)。
- RA患者,尺侧内在肌的肌腱一般成为致畸力。对于有明显尺偏的手指,可以将内在肌腱用钝的拉钩牵至手术野中并劈开。
- 纵向劈开关节囊并在后面的步骤中修补。
- 清理关节面(技术图1C)。

- 有时需要将侧副韧带的起点从掌骨头上切下。小心保护其位于近节指骨基底部的止点。
  - 对于骨关节炎或创伤性关节炎的患者,如果显露的范围足够则可不必切断侧副韧带。
- 如果关节向掌侧半脱位,则有屈曲挛缩可能,必须进行关节松解。
  - 将掌板从掌骨远端掌面游离,进行软组织松解;再辅以截骨术,可以将关节复位。
  - 一旦近节指骨可以移到掌骨头的背侧,即可认为松解程度已足够。

骨的准备

- 在贴近侧副韧带起点处以远,用摆锯截下掌骨头,注意在前后方向和侧方都要与骨干的长轴垂直。
  - 截骨的量与畸形和挛缩的程度有关(技术图2A)。
  - 在某些严重的病例,需要将侧副韧带从其起点上游离,以截下更多的掌骨。这种情况下,在最后缝合的时候要修补桡侧(或尺侧)侧副韧带。

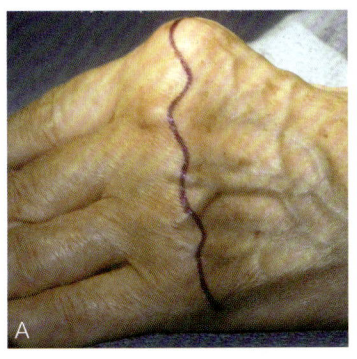 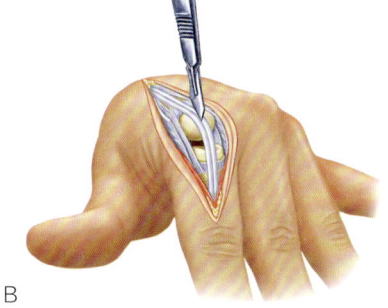 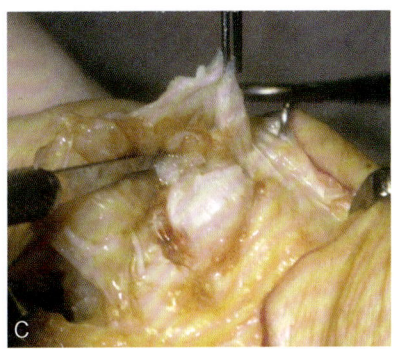

技术图1 A. 涉及4个手指掌指关节成形术的横行切口。切口可为直切口或波浪状。B. 在示指和小指,通过伸肌腱间的间隙进入关节,图示间隙位于指总伸肌腱与示指固有伸肌腱之间。C. 清理关节,对于类风湿关节炎患者要扩大清理范围。

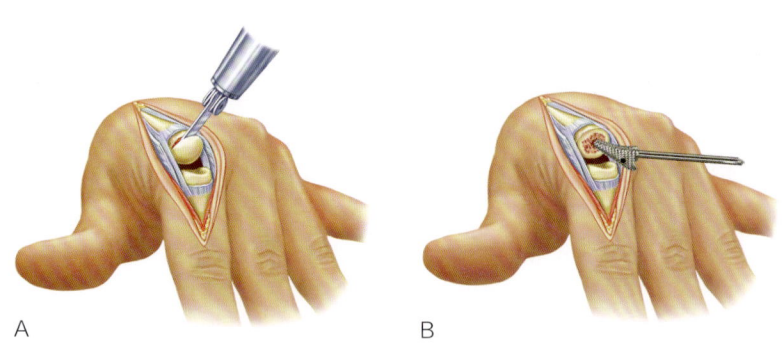
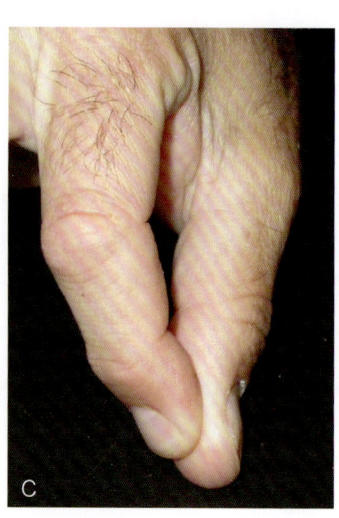

技术图2　A. 在靠近侧副韧带起点处以远，用摆锯截下掌骨头，注意在前后方向和侧方都要与骨干的长轴垂直。B. 如图所示，掌骨开口及扩髓。C. 图中拇指和示指相对，可以看出示指旋后的重要性。开口时轻度的旋后有助于手指发挥功能。

- 处理近节指骨基底，以骨凿或咬骨钳清除关节软骨。小心保护侧副韧带的止点。
- 首先用钻头确定掌骨的髓腔。
  - 由于掌骨在矢状位上呈弯曲状，故钻头一般会从掌骨横截面中心的偏背侧钻入。
- 使用手扩来处理髓腔。
  - 用骨锥逐渐推进，注意保持正确的对位和骨皮质的完整（技术图2B）。
  - 第4掌骨的髓腔较细，故需多次扩髓，配合使用磨钻，并且可能需要小号的假体。
- 掌骨准备完毕后，同样的方法处理近端指骨。
  - 在对近节指骨基底部扩髓时，可使其位于轻度的旋后位，这样有利于示指与拇指做出捏持的动作（技术图2C）。

假体植入并缝合

- 试模。在髓腔容许的前提下尽量植入最大的假体模型，保证关节能获得最大的活动度，并确保正确对位（技术图3A）。
  - 如果假体过大，更换小一些的假体，或者通过松解软组织或进一步的截骨来获得更多的空间。
  - 如果是由于假体的柄太长而导致假体过大，可以将假体柄修剪掉一部分。
- 如果侧副韧带起点部位受损，则在掌骨的桡背侧和尺背侧（骨性关节炎或创伤性关节炎时）钻孔，穿入2-0的不可吸收缝线以备后续步骤中修补之。
  - RA患者的桡侧侧副韧带常变得菲薄，尤其合并尺偏时。修补时可以重叠缝合以紧缩之（技术图3B）。
  - 如果桡侧侧副韧带严重变薄，可游离掌板远侧基底部的桡侧束来修复。
- 用"无接触"方法置入假体。
  - 为最大限度地减少硅胶假体和无菌手套之间的反应，避免直接用手操作假体，而是使用尖头镊进行操作。
  - 垫圈不作为常规使用。
- 先插入假体的近端部分，然后将假体弯曲，插入远端部分。
- 假体放置在稳定的位置后，根据需要修复或重建侧副韧带以恢复关节稳定性（特别是尺偏）。
- 如果关节囊足够牢固，可用3-0可吸收缝线间断缝合。
- 将伸指装置在中间位置用2-0不可吸收缝线缝合。被

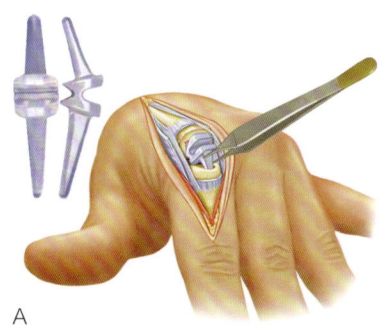
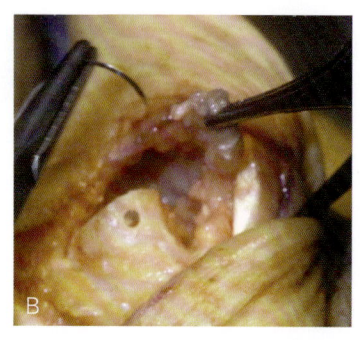

技术图3　A. 植入试模，检查活动度和匹配度。B. 最终假体放置完成后，通过掌骨上的钻孔修复侧副韧带。对于类风湿关节炎的患者这一点尤为重要。

动活动关节,确保修复后无肌腱半脱位。
- 如果桡侧侧腱束菲薄,可以重叠缝合或分离后与指伸肌腱重叠缝合。
- 可以进一步松解桡侧侧腱束使伸指装置向中央靠拢。
- 用C臂机或标准的影像学检查确定是否对位良好。
- 用4-0尼龙缝线缝合皮肤。切口关闭后,松开止血带。
  - 如果发现有出血过多的情况,可以使用烟卷式引流。引流条第2日去除。

近侧指间关节硅胶假体成形术

近侧指间关节成形术的掌侧入路

切口和暴露
- 以PIP为中心,做掌侧的Brunner切口[4,6](技术图4A)。
- 掀起全层皮瓣,注意仔细保护神经血管束。
- 将C1、A3和C3滑车在其一侧起点处离断、打开,显露屈指肌腱(技术图4B、C)。
  - 保护A2和A4滑车。
- 用橡胶管或皮片将肌腱牵向一侧。
- 在掌板近端将其分离,并离断侧副韧带在掌板上的附着点。掌板的远侧附着点予以保留(技术图4D)。
- 在止点处离断侧副韧带是为了获得更好的暴露手术野(可在最后缝合时将其缝回掌板)。
- 将关节做"滑膛枪"样脱位,暴露关节面。

骨的处理
- 用摆锯截掉近节指骨髁。注意在前后位和侧位上都要与骨干长轴垂直。
- 小心处理中节指骨基底,谨慎操作避免损伤伸肌腱中央束的止点以及固有侧副韧带的止点。用咬骨钳或骨凿去除剩余的关节软骨。将骨面修平,以利放置假体。
- 使用骨锥、开口器和手动扩髓钻处理近节和中节指骨髓腔。
  - 一般先处理近节指骨再处理中节指骨。
  - 利用开口器末端的方形基底,使开口的形状适合最终假体摆放的位置。

假体植入,关闭切口
- 试模需能获得满意的关节活动度,没有变形弯曲或脱位。
  - 试模与最终的假体都需与指骨的截骨面相平齐。
  - 对于试模过长而弯曲的假体可以根据需要进行修

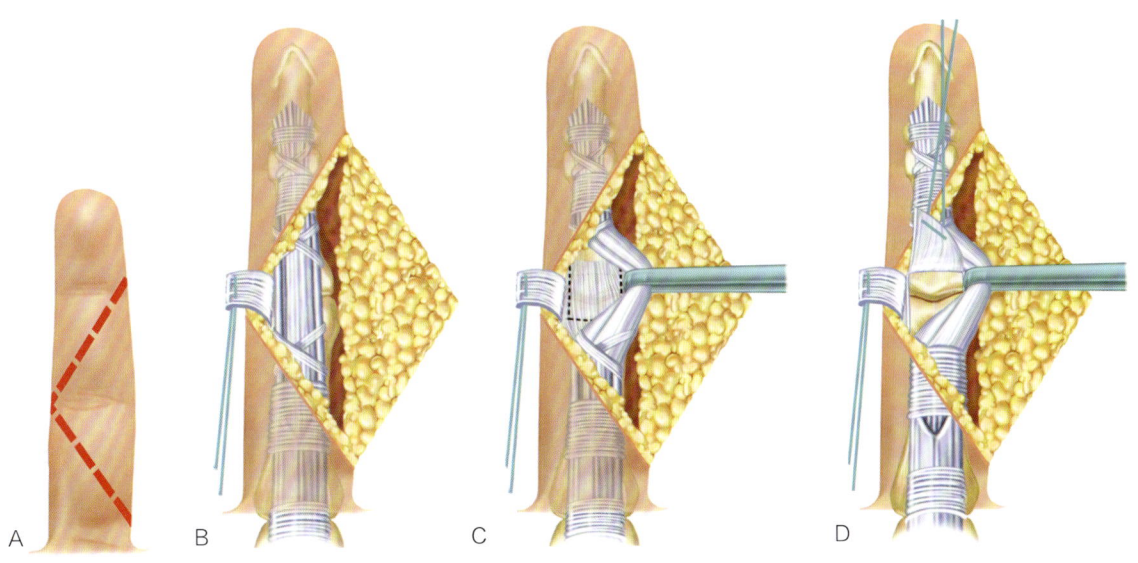

技术图4 A. 在近侧指间关节掌侧做Brunner切口。B、C. 在A2和A4滑车之间切开屈肌腱鞘,向一侧牵开肌腱。D. 将掌板向远端掀开,暴露关节。

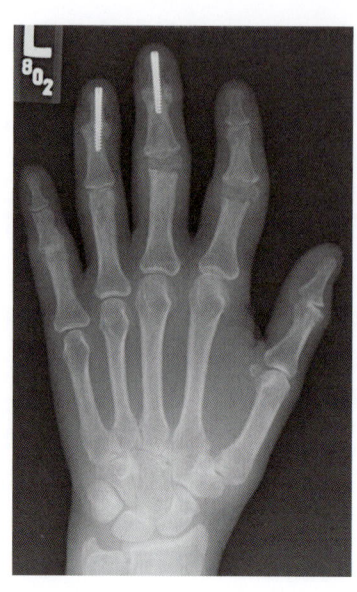

技术图5 多发性骨关节炎术后片。注意示指和中指近侧指间关节的关节假体。中指和环指远侧指间关节已融合。

剪、缩短。
- 在最终放置假体前,先在近节指骨远端基底部的桡侧和尺侧分别钻一个小洞,用以修复掌板。
- 在固有侧副韧带起点背侧钻孔,将其修复。
  - 如有需要,可以纵向劈开掌板,用以重建侧副韧带。
- 用C臂机或标准影像片检查对位情况(技术图5)。
- 伸肌腱鞘无须修复。
- 用4-0尼龙线缝合皮肤。

近侧指间关节成形术的背侧入路

- 以PIP背侧为中心做一纵向的直切口或略成弧形切口。
- 在伸指装置水平掀起全厚皮瓣。
- 纵向劈开中央束,分别向桡侧和尺侧牵开。注意不要损伤中央束止点,以免形成医源性钮孔状畸形。可供选择的方法有:
  - 纵向劈开中央束后,可以将其向一侧或两侧牵开,以保护其止点(技术图6A)。
  - 也可使用Chamay入路:在伸指装置上做一底向远端的三角形皮瓣,可以很好显露关节,可在后续操作中修复之(技术图6B)[1]。
- 将侧副韧带的起点从近节指骨头上剥离,留待后续修复。在最终放置假体之前,在侧副韧带起点旁钻洞,为修补韧带时穿针之用(技术图6C)。
- 后路手术可以保护掌板。
- 后面的操作与掌侧入路类似。

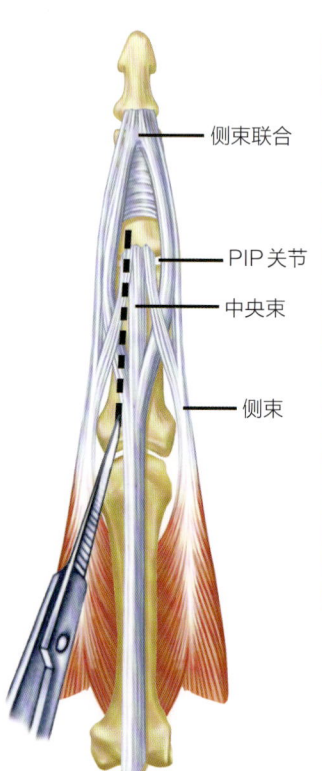
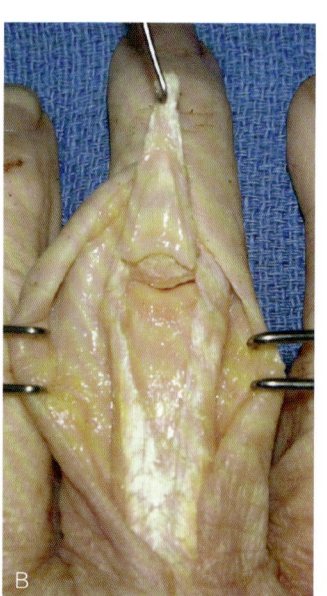
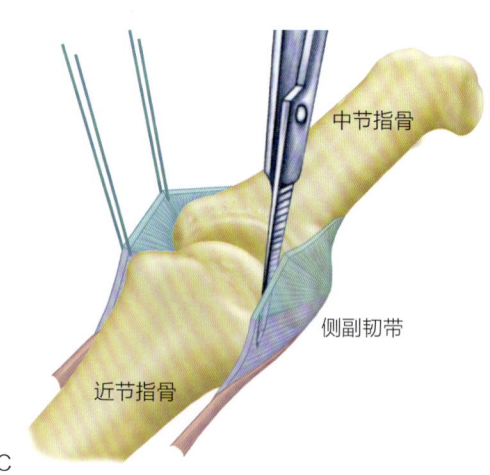

技术图6 A. 保留伸肌腱中央束对术后疗效是至关重要的。B. 可以选用Chamay入路显露PIP关节。C. 将侧副韧带从近节指骨头上剥离。

要点与失误防范

手术指征	• 无痛性运动功能受限不是理想的适应证,在长期评估中,该手术无法可靠地增加运动范围。 • PIP关节发生骨关节炎和创伤后关节炎比MCP关节更常见。 • 以前往往对RA进行MCP关节置换术,但现在由于RA患者能更好地控制疾病进展,手术频率降低了。 • PIP关节置换术有助于维持环指和小手指的运动(用于抓握);考虑到术后捏夹的稳定性,PIP融合术在示、中指中更可接受。 • 避免对同一根手指的MCP和PIP关节进行关节置换术。
手术技巧	• 凿骨时应非常小心,避免穿透皮质或内植物旋转。 • 修骨时可能会损伤副韧带的起止点,应进行仔细的修补。 • 背侧入路很直接,但需要仔细保护中央腱束的置入。 • 掌侧入路能将对中央腱束和伸肌装置的损伤风险降至最低。 • 仔细评估内植物的位置。内植物的扣紧需要对骨或软组织进行修整,为最终植入假体增加空间。
功能锻炼	• 仔细进行关节锻炼,直到完成关节囊修复。 • 可以使用活动夹板矫正置换术后的旋转或畸形。

术后处理

- 患者术后石膏支具保护3~5日。MCP和PIP伸直位制动。
  - 有些医生推荐MCP关节成形术后要制动3~4周,再进行康复训练。
- 关节囊的修复对于早期的关节活动很重要。
- 为获得满意的预后,提前预约手功能康复师至关重要。
  - 早期的康复着重在控制水肿和帮助患者克服支具固定的不舒适感。
  - 后期的康复治疗重点为恢复关节的活动度。
- MCP关节成形术,尤其是RA的患者,需要更为细致的康复指导。
  - 使用可动伸直位支具(白天)或固定伸直位支具(夜间),或者两者皆用。
  - 仔细检测手指的对位和活动。在关节囊修复和愈合过程中要经常对支具进行调整。
  - 循序渐进地增加主动活动和轻柔的被动活动。
- 经掌侧入路的PIP关节成形术后,无须对屈肌腱和伸指装置进行保护。主动活动和轻柔的被动活动可以早期进行,但侧副韧带修复者需用支具保护6周。
  - 在最初6周内可以用可活动伸直位支具保护。
- 如果在背侧入路的PIP关节成形术中没有伤及中央束,则可以早期进行主动活动,并逐渐进行轻柔的被动活动。
- 如果PIP关节成形术中对中央束进行了切断和修补,那么在术后的康复过程中,需对其进行小心保护。

预后

- MCP和PIP关节成形术对疼痛的改善效果比较肯定[2-7]。
- 大多数患者的关节功能在MCP的硅胶成形术后能够得到改善。RA、MCP明显屈曲及尺偏的患者改善程度最明显[2,3]。尽管在术后早期,关节的活动度可以有所改善,但在长期的随访中,活动度的增加并不显著;然而,关节活动的范围被调整到了一个更接近于伸直位和功能位的位置[2,3]。
- RA患者MCP关节的尺偏畸形纠正最为明显(尽管某些病例在一段时间后会复发)[2,3]。
- 骨关节炎患者的MCP关节成形术有望维持甚至提高MCP关节的活动度和力量,并能减轻疼痛。与RA患者相比,骨关节炎的患者治疗后MCP关节屈曲度可有增加[2,5]。
- PIP关节成形术可使其处于更加利于伸直和功能位的位置,但长期随访中并不能增加关节活动度。关节的整体活动度有赖于术前的活动度,但一般平均在45°左右。无论是何种病因,大部分患者的疼痛可以有效缓解[4,6,7]。
- 与创伤性和骨性关节炎相比,RA的PIP关节成形术预后要差一些。伴有钮孔状畸形或鹅颈畸形的患者最不容易改善,实际情况与其畸形程度有关[7]。
- PIP硅胶假体的生存率从2年的98%降至10年的80%以及16年的49%(混合人群分析)[7]。

并发症

- 感染。
- 假体折断(不一定需要关节翻修;如果关节外已形成包囊并且稳定,折断的假体可以不处理)。
- 旋转对位不良。
- 关节半脱位。
- 硅胶引起的滑膜炎。
- RA患者尺偏复发。

(朱昱 译,孙蕴初 审校)

参考文献

[1] Chamay A. A distally based dorsal and triangular tendinous flap for direct access to the proximal interphalangeal joint. Ann Chir Main 1988;7:179-183.

[2] Goldfarb CA, Stern PJ. Metacarpophalangeal joint arthroplasty in rheumatoid arthritis: a long-term assessment. J Bone Joint Surg Am 2003;85-A(10):1869-1878.

[3] Kirschenbaum D, Schneider LH, Adams DC, et al. Arthroplasty of the metacarpophalangeal joints with use of silicone-rubber implants in patients who have rheumatoid arthritis. Long-term results. J Bone Joint Surg Am 1993;75(1):3-12.

[4] Lin HH, Wyrick JD, Stern PJ. Proximal interphalangeal joint silicone replacement arthroplasty: clinical results using an anterior approach. J Hand Surg Am 1995;20(1):123-132.

[5] Rettig LA, Luca L, Murphy MS. Silicone implant arthroplasty in patients with idiopathic osteoarthritis of the metacarpophalangeal joint. J Hand Surg Am 2005;30(4):667-672.

[6] Schneider LH. Proximal interphalangeal joint arthroplasty: the volar approach. Semin Arthroplasty 1991;2:139-147.

[7] Takigawa S, Meletiou S, Sauerbier M, et al. Long-term assessment of Swanson implant arthroplasty in the proximal interphalangeal joint of the hand. J Hand Surg Am 2004;29:785-795.

第122章 近侧指间关节和掌指关节表面置换术

Proximal Interphalangeal and Metacarpophalangeal Joint Surface Replacement Arthroplasty

Christopher R. Goll and Peter M. Murray

定义

- 类风湿关节炎(RA)是一种可累及手部的疾病,能引起疲劳、肌肉疼痛、食欲下降、抑郁、体重减轻、失眠和免疫功能下降。手部受累时表现为腱鞘炎以及掌指关节(MCP)的滑膜内衬层的炎症(滑膜炎)[14,17]。
- RA较少累及近侧指间关节(PIP);PIP受累多见于退行性关节炎。后者可继发于创伤或感染,抑或特发性产生[1]。

解剖

- 伸肌腱装置的解剖如图1所示。

发病机制

- RA是多因素致病,现在对其还知之甚少。
  - RA是一种自身免疫性疾病,可继发于细菌或病毒感染。
  - 存在遗传因素。
  - B淋巴细胞、T淋巴细胞和巨噬细胞使滑膜细胞增生肥大,这些细胞释放的酶可以使骨质侵蚀、韧带松弛,甚至肌腱断裂[14]。
- RA患者可出现MCP关节畸形,包括尺偏和近节指骨相对于掌骨头的掌侧半脱位或脱位(图2)[4,15]。
  - 上述畸形的出现是由于在侧副韧带和掌骨头之间的凹陷内滑膜增生,并导致侧副韧带受损。
  - 掌骨桡倾和腕关节的破坏会使掌骨整体向尺侧平移,这种平移可以导致伸肌腱向尺、掌侧半脱位。伸指装置产生的尺偏力和屈肌腱产生的掌侧应力共同导致了手指的尺偏以及MCP的屈曲畸形或掌侧脱位。
- 累及PIP的退行性关节炎,关节软骨产生不可逆的磨损,机制尚不清楚。软骨下骨硬化,关节周围骨赘形成,可导致关节活动受限及疼痛[11]。
- 少数情况下,退行性关节炎也可累及MCP。常继发于创伤、感染或骨坏死[11]。

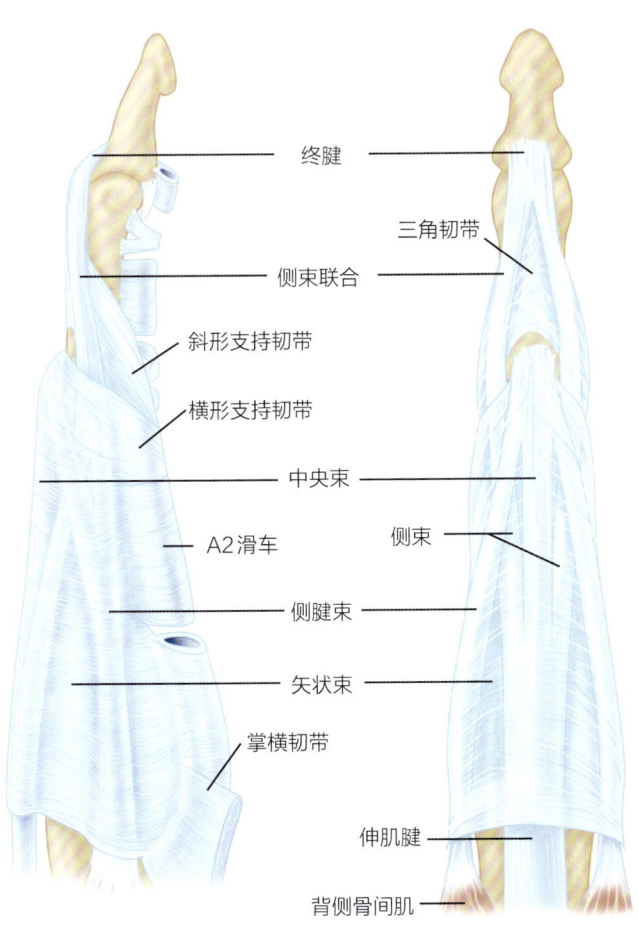

图1 手指伸肌腱装置的解剖。

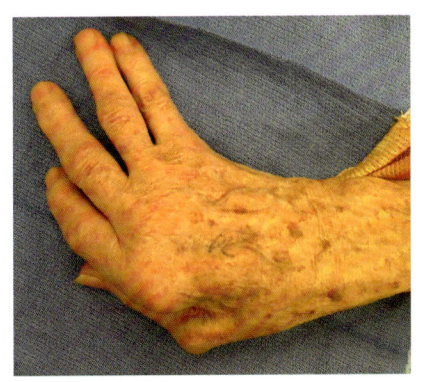

图2 手指的尺偏畸形。

自然病程

- RA 视病情严重程度和累及结构不同而有不同的预后。轻微的症状也许多年未被诊断，而在患者三四十岁时，病情亦可突然加重，导致关节的迅速破坏。
- RA 临床上可分为三期。
  - 早期，滑膜内衬层水肿，导致关节发红、肿胀、皮温升高、疼痛和僵硬。
  - 其后，滑膜细胞增生和肥大，导致滑膜增厚。
  - 最后，酶的释放导致骨和软骨破坏、韧带松弛甚至肌腱断裂。
- 药物控制和手术切除滑膜可以终止或延缓关节破坏的病情进展。

病史和体格检查

- 在植入假体之前，全面了解患者的病史和体格检查是十分重要的。
  - 医生需了解患者的职业、爱好以及治疗期望值。
  - 患者的病史有助于评估疾病的进展情况。
  - 关节表面置换术的首要目的是缓解疼痛；其次是矫正畸形和改善功能。某些轻度的畸形会有疼痛，某些严重的畸形反而是无痛的而且功能尚可。
- 体检应当包含整个上肢。尽管对于重建的次序尚有争议，但肩、腕和肘部的问题应该优于手部处理。
- 应特别注意导致桡腕关节不稳或腕关节尺偏的相关因素。有时在 MCP 关节成形术前有必要先行腕关节融合术[6]。
  - 如果不纠正腕骨的塌陷和掌骨的桡偏，会导致 MCP 术后尺偏畸形的复发。
- 要仔细检查手、腕的伸肌腱和屈肌腱。小指伸肌、拇长伸肌和拇长屈肌在 RA 时更容易断裂。
  - 在进行假体植入之前，要先修复伸肌腱或屈肌腱的断裂。
- PIP 的检查应包括关节活动度检查、掌板完整性检查、中央束完整性检查以及侧副韧带稳定性的检查。
  - PIP 的正常活动范围为 0°～110°。
  - 内翻和外翻稳定性要与对侧比较。
  - RA 时掌板受损可产生鹅颈样畸形，表现为 PIP 过伸、侧束向背侧半脱位以及远侧指间关节屈曲。鹅颈样畸形是 PIP 表面置换术的相对禁忌证（图 3A）。
  - 钮孔状畸形是由中央束受损引起，可发生于 RA 或创伤后（图 3B）。PIP 由于失去中央束的对抗作用而屈曲，同时侧束向掌侧半脱位，远端指间关节过伸。
- MCP 的正常活动范围为 0°～90°。
- 不稳定试验：医生抓住患者的手指，然后分别对 MCP 和 PIP 施以外翻和内翻应力，并与对侧相比较。若两侧的紧张程度有差异，则提示有韧带不稳。试探性地过伸 PIP 或 MCP，可以检查是否有掌板的不稳定以及手指是否有半脱位或脱位的倾向。韧带不稳定是表面置换术的禁忌证。
  - Ⅰ级：关节线与对侧无差异。
  - Ⅱ级：与对侧相比，关节线明显张开，但有明确的"终点"。
  - Ⅲ级：施以内翻或外翻应力时可见外侧或桡侧关节线完全张开。这一现象在 MCP 和 PIP 均可见到，而且无明确的"终点"。
- PIP 关节 Bunnell 手内肌紧张度试验：对比在 MCP 伸直和屈曲位时遇到的阻力。如果 MCP 在伸直位时阻力增加，则提示该手指存在手内肌的紧张。

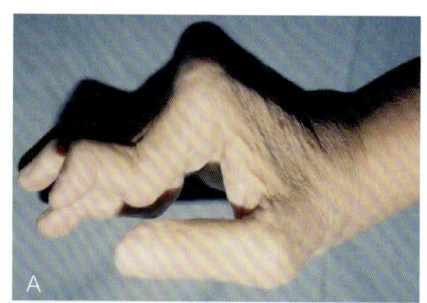

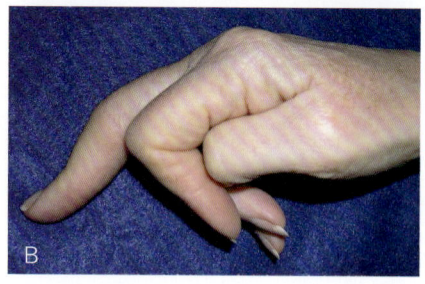

图 3　A. 手部类风湿关节炎表现为鹅颈畸形，以及掌指关节掌侧半脱位。B. 手指的钮孔状畸形。

- 区分手内肌和手外肌的紧张很重要。当指伸肌腱与周围的软组织或掌骨粘连时，可出现手外肌的紧张。表现为，当MCP位于被动屈曲位时，PIP屈曲受限。两种情况下的运动受限都要检查清楚，因其对MCP和PIP的假体成形术的预后非常重要。

影像学和其他诊断性检查

- 摄手部的前后位、侧位和斜位片足以显示MCP关节。Brewerton位片可以获得更多信息。
- 前后位片足够显示PIP关节。

鉴别诊断

- 银屑病关节炎。
- 慢性化脓性关节炎。
- 骨髓炎。
- 痛风。
- MCP和PIP关节畸形愈合。
- 硬皮病。

非手术治疗

- 非手术治疗在RA的快速进展期一般是无效的。
- 在RA的静止期，夜间腕、手以支具固定，并辅以药物治疗可以减轻疼痛症状。在某些病例中，以不同组合形式应用泼尼松、病情缓解药物（例如氨甲蝶呤、硫酸羟氯喹、柳氮磺吡啶、阿达木单抗、依那西普、英夫利昔单抗、米诺环素）和非类固醇类抗炎药物可以有效延缓病变的进展。
- 在RA的活动期，MCP关节内注射皮质激素可以缓解急性疼痛并可短期内改善关节功能。
- MCP和PIP退变性关节炎的症状对夜间使用腕、手支具以及非类固醇类抗炎药反应良好，症状可随治疗效果不同而变化不定。
- 关节内注射皮质激素对MCP和PIP关节的进展性退行性关节炎一般无长期疗效。

手术治疗

- MCP表面置换或高温石墨关节成形术的手术适应证与柔性假体置换类似，包括疼痛、畸形或功能受损。
  - 表面置换术的假体是为重建自体关节的解剖而设计的，能够提供优于柔性假体的稳定性。
  - 这种假体具有更优良的稳定性，尤其在示指和中指上可以得到最佳的体现，而若采用柔性假体则容易失败。
- MCP表面置换术的禁忌证包括：感染、骨量过少、桡侧或尺侧副韧带支持不足、软组织覆盖不足以及掌骨或近节指骨髓腔过小。
  - 该假体的使用有赖于软组织的完整，包括伸肌腱和屈肌腱的功能良好，并且桡侧及尺侧侧副韧带完整。
- PIP表面置换术的指征有：疼痛，功能受损，并且有关节进展性退变的影像学表现[1,8]。
- PIP表面置换术的禁忌证包括：近节或中节指骨骨质欠佳、尺侧或桡侧副韧带功能不完整、急/慢性感染、软组织覆盖不足、指伸肌功能不足，以及伸肌腱中央束在中节指骨的止点撕裂。
  - 相对禁忌证包括静止的鹅颈畸形或钮孔状畸形[10]。
- 重视术后的康复治疗。为保证假体愈合后关节稳定且功能正常，患者需佩戴数周至数月的固定或可动支具，同时要充分告知患者绝对不能提拉或抓持重物。

术前计划

- MCP和PIP关节假体系统中备有加大3%的假体试模，术者可以在术前根据试模决定需要多大的假体。

体位

- 行MCP或PIP关节表面置换术的患者，可采取仰卧位，手臂置于搁手台上。
- 在手臂无菌巾近端安装无菌止血带，可根据需要放置在前臂或上臂。部分术者更喜欢使用简单的手指止血带。
- 手部旋前以利背侧显露。

入路

- MCP表面置换术有两种不同的切口。
  - 手背部以MCP关节为中心做横切口，有利于显露多个关节。
  - 或者，每个MCP关节单独做纵行切口。
  - 如果只涉及一个关节，则用纵行切口。
- PIP表面置换术可以用正中纵行切口。
  - 其他入路包括侧方入路和掌侧入路。

掌指关节表面置换术

暴露

- 可根据术者喜好选择背侧纵行切口或横切口暴露伸肌腱。
  - 保护手背静脉。
- 在靠近伸肌腱尺侧的位置切开伸肌腱帽。
- 将伸肌腱帽和伸肌腱向桡侧牵开。
- RA 的患者伸肌腱向尺侧移位,伴有伸肌腱扩张部的破坏。如果可能的话,将扩张部从关节囊上剥离并加以保护,这样可以在手术结束时将伸肌腱复位,并将扩张部重叠缝合,从而将伸肌腱维持在中央位置。
- 将残余的 MCP 关节囊切开,用小 Hohmann 拉钩暴露掌骨头。
- 关节显露后,行滑膜切除术,注意保护侧副韧带。
- 如果无法复位关节,可能需将一侧或双侧副韧带的起点剥离。
  - 标记侧副韧带的断端,以备后面修复。

处理关节和试模插入

- 比照掌骨端假体模尺,确定合适的掌骨头截骨部位。
- 先在侧副韧带远端垂直于掌骨将掌骨头截掉,然后向近侧、掌侧倾斜 45° 截除剩余的掌骨头,注意保留侧副韧带的起点。
- 去除关节面,以及近节指骨基底部一小部分的骨质,注意保护侧副韧带(技术图 1A)。
  - 某些情况下,尺侧关节囊挛缩,需将尺侧副韧带剥离以获得手指的对线。
- 从掌骨髓腔的背面插入开口器(技术图 1B)。
- 掌骨上循序扩髓,直到大小合适为止。
  - 示指和中指开口时要稍微偏尺侧一点。这样可以为桡侧的手内肌和手外肌提供更大的力臂,以代偿手指的尺偏。
- 以同样的方式在近节指骨上开口。
- 用凹面打击器将掌骨试模的近端部件插入掌骨。
  - 避免暴力敲击,防止骨折。
- 用凸面打击器将远端部件插入指骨。
- 插入试模部件并将关节复位后,用图像增强器透视检查试模的匹配度和位置。然后检查关节的活动范围、活动轨迹和稳定性。
  - 为达到软组织平衡以及保证足够的活动范围,可能需要对截骨进行调整。
- 如果需要松解侧副韧带,则在残余掌骨头的桡背侧和尺背侧的结节处钻 2 个孔,作为韧带的附着处。穿入缝线修复侧副韧带(最好使用 4-0 不可吸收缝线)。

假体植入

- 用生理盐水和 0.5% 新霉素冲洗髓腔并拭干。
- 用连接了 10 mL 注射器的 14 号导尿管,将液态的聚甲基丙烯酸甲酯骨水泥注入掌骨和指骨中。

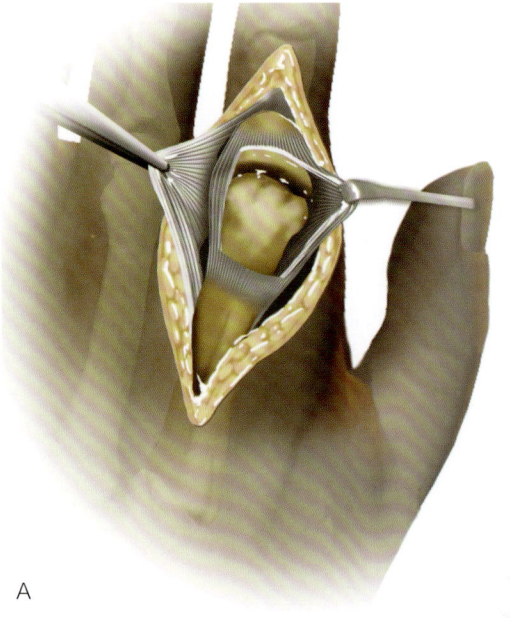
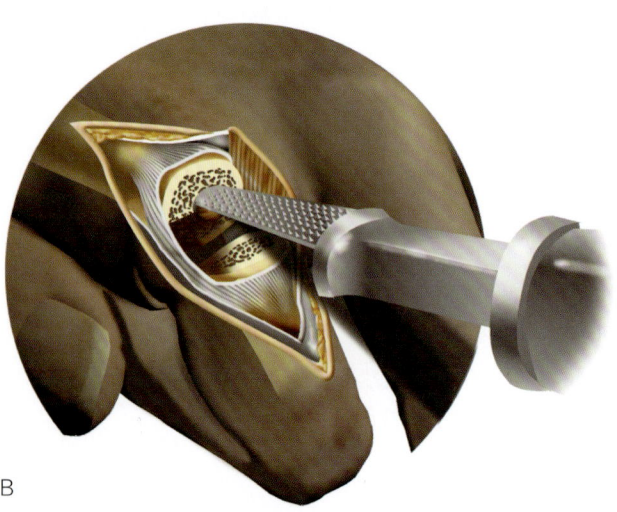

技术图 1 A. MCP 表面置换术中暴露 MCP,图示截骨位置。B. MCP 表面置换术中,在掌骨上开口(经允许引自 Small Bone Innovations, Morrisville, PA)。

- ○ 在某些情况下，需要用到"手指压塞"的技术填塞骨水泥。
- 先插入远端部件，可以借助凸面或凹面塑料打击器使之插入（技术图2）。
  - ○ 避免使用金属器具推压假体，因为可加速假体的磨损。
- 在骨水泥变硬之前，将关节伸直并用图像增强仪透视，这样可以在最后还有矫正假体对位的机会。
- 如果放置一个手指的假体时确定位置有困难，可以使用骨水泥固定。
  - ○ 如果是多个MCP假体置入，可以将所有的远侧部件作为一组先行置入，然后再放置近侧部件。
- 骨水泥硬化后，检查关节的被动活动范围，确保有足够的关节活动度且无撞击或假体交锁。
- 使用高温石墨假体进行MCP关节置换时，通常使用压配技术而非骨水泥。

缝合与软组织平衡

- 骨水泥变硬后，用不可吸收缝线将侧副韧带绷紧或缝合到掌骨头的结节上。
  - ○ 在缝线收紧之前确保桡侧和尺侧的稳定性以及旋转对线。
- 缝合伸肌腱帽之前，将关节囊全部缝合关闭。
- 对于RA的患者，将伸肌腱置于中央，并用不可吸收缝线将桡侧的扩张部重叠缝合。
  - ○ 中、重度的尺偏患者，可用重叠缝合扩张部，同时可辅以手内肌松解或手内肌交叉转移（技术图3）。
  - ○ 将手指置于轻度矫枉过正的位置，然后将扩张部的腱束重叠缝合在伸肌腱之上。
- 常规缝合皮肤，MCP轻度屈曲位支具固定。

术后处理

- 术后，MCP置于轻度屈曲位，PIP屈曲45°。若术前手指存在尺偏的情况，那么术后手指还应置于桡偏10°的位置。
- 术后2～4日去除敷料，白天锻炼时用可动支具保护；夜间或休息时用固定支具保护手指4～6周。

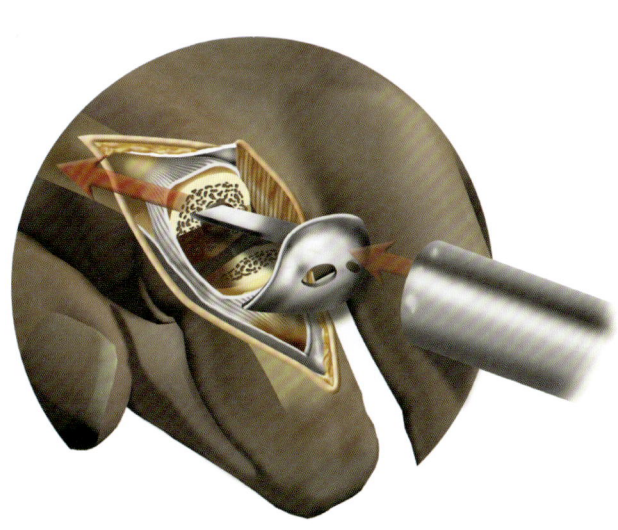

技术图2 MCP表面置换术中掌骨部件的置入（经允许引自Small Bone Innovations, Morrisville, PA）。

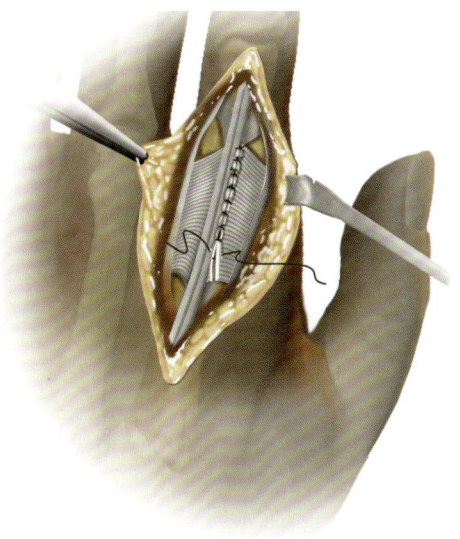

技术图3 MCP表面置换术后，"锁边缝合"法将桡侧的伸肌装置紧缩（经允许引自Small Bone Innovations, Morrisville, PA）。

近侧指间关节表面置换术

暴露

- 沿中线纵向切开，做一个以远侧为蒂的肌腱瓣，将伸肌腱向远端翻转。该法最先由Chamay[2]描述（技术图4A）。
- 辨别PIP的关节囊并在背侧切开。
- 显露中节指骨的关节面时，用小Hohmann拉钩保护桡尺侧副韧带。

关节准备和试模插入

- 与近节指骨长轴垂直将近节指骨头截下，截骨平面紧贴关节面（技术图4A）。

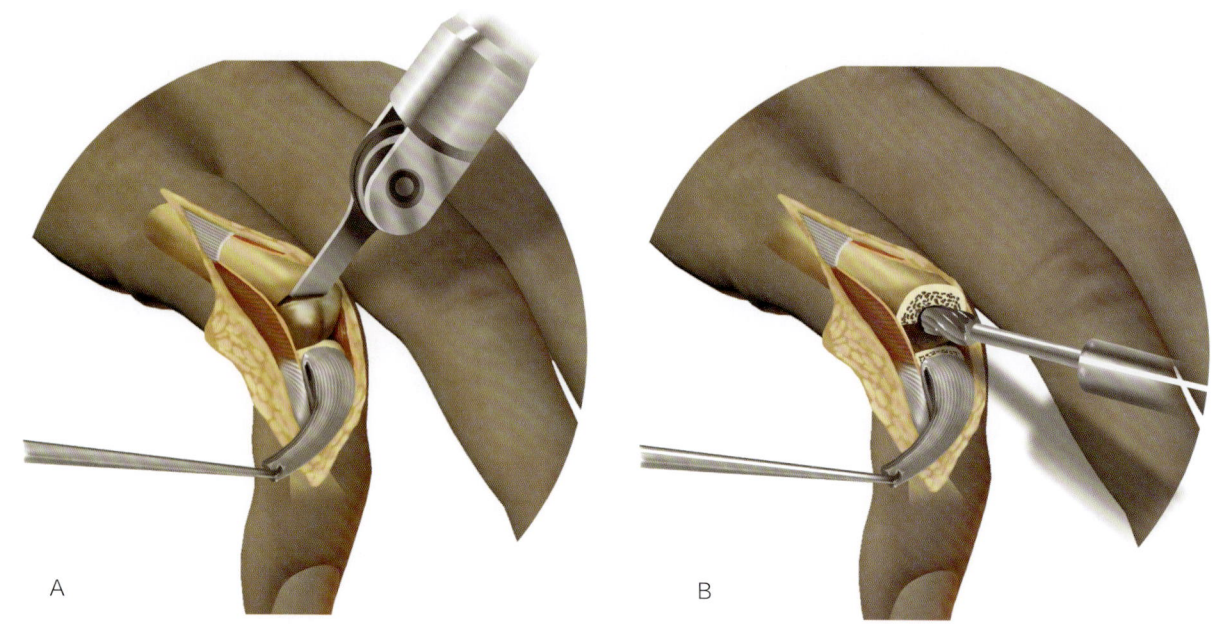

技术图4　A. 用Chamay入路显露近节指骨。用摆锯在近节指骨关节面截骨。B. 在近节指骨截骨面上开口。

- 在截骨时，注意保护桡侧和尺侧副韧带，可以用小的拉钩，也可以将关节过屈。
  - 为方便截骨以及植入假体，有可能需要将侧副韧带从近节指骨上游离一小部分下来。
  - Minamikawa[10]等发现，在侧副韧带去除50%之后，PIP仍能保持稳定。
- 在用小拉钩保护掌板时，可以用2 mm磨钻切出一个小的顶槽，以与近节指骨假体髁部后侧相适应。
  - 这一步也可以用摆锯完成，但有损伤掌板的风险。
- 用小咬骨钳在中节指骨基底部垂直截掉1~2 mm的骨质。
  - 用小拉钩或过屈手指来保护侧副韧带的止点。
- 用特制的器械在近节和中节指骨上开口。
  - 在近节和中节指骨上开口尽量大（技术图4B）。
  - 过小的部件会在手指屈曲时发生骨质的撞击，而限制关节的活动。
- 用特制的打击器将试模部件推入。
  - 该部件不是组合式的，一般也不能交叉使用。在某些情况下，比如翻修手术，植入尺寸不合适的假体也是可以的，但大、小都不能跨过1个尺码。
- 试模置入后，检查其位置、活动度以及稳定性，可做一些适当的调整。

假体植入和切口关闭

- 将假体"压配"植入，注意操作时使用"非直接接触"方法。
  - 骨水泥不主张使用。除非在某些患者，如髓腔过大、大量骨质缺损或关节破坏的患者，在这些情况下，可以将假体的柄和凸起部分用骨水泥涂布，而没有必要将髓腔内都塞满骨水泥。
  - 另一种方法是在髓腔内植入异体骨颗粒，这与全髋置换术后翻修所用到的Ling技术类似[5]。
- 用专门的打击器将假体推入（技术图5）。
- 用3-0的Surgilon线修复缝合伸肌腱结构。
- 缝合皮肤之前，放松止血带。
- 手指用无菌敷料包扎和支具固定关节于伸直位。

术后处理

- 正常的术后康复训练在术后第5日开始，使用能让手指主动屈曲的可动伸直位支具6周。夜间可以用包括前臂的手指固定伸直位支具。
  - 术后前2周，PIP屈曲不能超过30°。
  - 第4周开始可以屈曲至60°。
  - 第6周时可以去除伸直位支具，不再限制屈曲和伸直的范围。

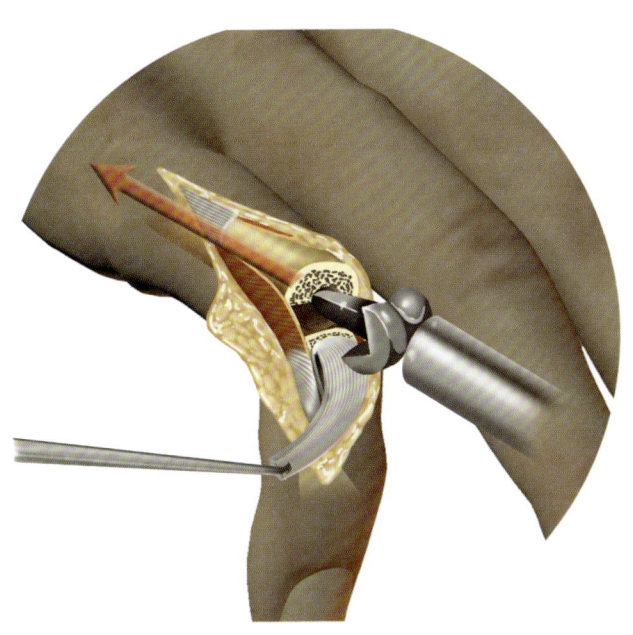

技术图5 近侧指间关节表面置换术中近节指骨部件的置入（经允许引自Small Bone Innovations, Morrisville, PA）。

- 夜间的固定支具还要再用6周，不可提或抓持重物。
- 在手部康复师的密切监护下注意加强康复训练。第1周的训练最好每日都在监护下进行。
- 随访时应检查手部和腕部所有关节的活动度。检查并记录静止状态下的畸形情况、握持力和捏东西的力量。
- 影像学随访包括手部的正、侧、斜位片。观测并记录手的静态畸形、抓握力以及捏力的改变。
- 对于PIP关节表面置换术的患者，需制订康复训练计划，防止中央束损伤。

要点与失误防范

近侧指间关节表面置换术	• 注意保护中央腱束。 • 近端指骨截骨术必须避开PIP关节副韧带的起点。 • 中节指骨仅可截掉少量的骨。 • 将近节指骨扩大至可容纳的最大尺寸。不使用适当大小的内植物可能会导致内植物下沉和指骨后部皮质撞击。
掌指关节表面置换术	• 尺侧关节囊挛缩可能需要分离尺侧副韧带。 • 扩开示指时应稍稍尺偏。 • 类风湿患者常需要伸肌腱置中，可以通过弯曲桡侧矢状带来实现。 • 弯曲桡侧矢状带应在手指的桡侧变异处进行。 • 为防止PIP关节延滞或挛缩，必须对伸肌机制进行"水密"关闭。

预后

- 一项研究报道了76例PIP表面置换术的初步结果[9]。
  - 平均随访4.5年，其中32例效果优良，19例一般，25例较差。
  - 背侧入路的预后优于掌侧入路。
  - 随访时活动度平均为61°～-14°。与术前相比，活动范围增加了12°。
- 近期同一机构报道了一项67例金属聚乙烯PIP假体置换的长期结果[12]。
  - 平均随访8.8年，结果表明该技术的关节疼痛很小，运动范围类似术前水平。
  - 14位患者发生22例并发症，导致4次指间融合，2次截肢。
- 一项研究报道了25位患者进行43例PIP表面置换术的随访结果[7]。
  - 随访时间平均为37个月（12~72个月）。
  - 值得注意的是，初次手术失败需要翻修的11例中有10例是因为缺乏骨水泥导致了假体松动。
- 在另一项回顾性研究中，同一位医生对17位指间关节骨关节炎患者进行了31例高温石墨PIP关节置换术[16]。
  - 平均随访55个月，术后运动范围从57°降至31°。
  - "并发症包括假体断裂（1个关节）、脱位（5个关节）、异响（11个）、松动（15个）和指间关节挛缩（20个）。6个关节需要再次手术（4个关节融合术，1个硅胶关节置换术，1个外生骨疣切除术）。7个近端指骨假体和3个远端指骨假体的内植物移位严重,其中1个假体破坏了指骨皮质。"

- MCP 表面置换术(Small Bone Innovations, Morrisville, PA)在欧洲已经开展了8年,在美国正处于临床试验中。对于这类假体还无相关的报道。尽管从理论的角度讲,MCP 表面置换术有其优势,但目前尚不能将其视为 MCP Swanson 硅胶假体的替代物。
- 以往的研究没有发现在 MCP 热解炭涂层假体成形术后会产生碎屑或炎性反应,同时可以发现假体与骨质愈合良好。
- 1999年报道了一项高温石墨 MCP 假体手术(Ascension Orthopedics, Austin, TX)的病例序列研究,8年内共进行手术151例,平均随访时间为11.7年,大部分为 RA 患者[3]。
  - MCP 活动范围平均改善了13°。
  - 10年后有81.4%的假体仍在使用。
  - 随访中发现,手指尺偏情况与术前差别不大。
  - 有18例因并发症需要翻修(12%)。

并发症

- PIP。
  - 可能出现中央束损伤的情况,导致伸肌腱松弛,更常见的是屈肌腱挛缩或钮孔状畸形。一项研究分析了 PIP 关节置换术后的再手术患者,发现在294个 PIP 关节中有76个需要再手术。伸肌功能障碍是二次手术最常见的原因,76例中有51例[13]。
  - 掌侧入路时,可损伤掌板导致鹅颈畸形。
  - 可发生肌腱粘连、关节不稳或半脱位。
  - 术后感染或假体松动较少见[9]。
- MCP。
  - 关节僵硬。
  - 假体松动。
  - 关节半脱位。
  - 增生性滑膜炎。
  - 高温石墨假体异响。

(朱昱 译,孙蕴初 审校)

参考文献

[1] Amadio PC, Murray PM, Linscheid RL. PIP arthroplasty. In: Morrey BF, ed. Joint Replacement Arthroplasty, ed 3. New York: Churchill Livingstone, 2003:163-174.

[2] Chamay A. A distally based dorsal and triangular tendinous flap for direct access to the proximal interphalangeal joint. Ann Chir Main 1988;7:179-183.

[3] Cook SD, Beckenbaugh RD, Redondo J, et al. Long-term follow-up of pyrolytic carbon metacarpophalangeal implants. J Bone Joint Surg Am 1999;81(5):635-648.

[4] Flatt AE. Some pathomechanics of ulnar drift. Plast Reconstr Surg 1966;37:295-303.

[5] Halliday BR, English HW, Timperley AJ, et al. Femoral impaction grafting with cement in revision total hip replacement. Evolution of the technique and results. J Bone Joint Surg Br 2003; 85(6):809-817.

[6] Ito J, Koshino T, Okamoto R, et al. Radiologic evaluation of the rheumatoid hand after synovectomy and extensor carpi radialis longus transfer to extensor carpi ulnaris. J Hand Surg Am 2003;28(4):585-590.

[7] Jennings CD, Livingstone DP. Surface replacement arthroplasty of the proximal interphalangeal joint using the PIP-SRA implant: results, complications, and revisions. J Hand Surg Am 2008;33(9):1565. e1-e11.

[8] Linscheid RL. Implant arthroplasty of the hand: retrospective and prospective considerations. J Hand Surg Am 2000;25(5):796-816.

[9] Linscheid RL, Murray PM, Vidal MA, et al. Development of a surface replacement arthroplasty for proximal interphalangeal joints. J Hand Surg Am 1997;22(2):286-298.

[10] Minamikawa Y, Horii E, Amadio PC, et al. Stability and constraint of the proximal interphalangeal joint. J Hand Surg Am 1993;18:198-204.

[11] Murray PM. New-generation implant arthroplasties of the finger joints. J Am Acad Orthop Surg 2003;11:295-301.

[12] Murray PM, Linscheid RL, Cooney WP III, et al. Long-term outcomes of proximal interphalangeal joint surface replacement arthroplasty. J Bone Joint Surg Am 2012;94(12):1120-1128.

[13] Pritsch T, Rizzo M. Reoperations following proximal interphalangeal joint nonconstrained arthroplasties. J Hand Surg Am 2011;36(9):1460-1466.

[14] Smith RJ, Kaplan EB. Rheumatoid deformities at the metacarpophalangeal joints of the fingers: a correlative study of anatomy and pathology. J Bone Joint Surg Am 1967;49A:31-47.

[15] Stack HG, Vaughan-Jackson OJ. The zigzag deformity in the rheumatoid hand. Hand 1971;3:62-67.

[16] Sweets TM, Stern PJ. Pyrolytic carbon resurfacing arthroplasty for osteoarthritis of the proximal interphalangeal joint of the finger. J Bone Joint Surg Am 2011;93(15):1417-1425.

[17] Wilson RL, Carlblom ER. The rheumatoid metacarpophalangeal joint. Hand Clin 1989;5:223-237.

第123章 指间关节及掌指关节融合术
Distal Interphalangeal, Proximal Interphalangeal, and Metacarpophalangeal Joint Arthrodesis

Charles Cassidy and Jennifer Green

定义

- 需要行指间关节融合术及掌指关节融合术的指征包括：严重的关节炎、不可修复的软组织损伤及神经病变。

解剖

- 近侧指间（PIP）关节及远侧指间（DIP）关节结构类似。
  - 关节髁部两侧凸起，并有轻微不对称。关节髁部在掌侧宽度约为背侧的2倍。
  - 与其对应的关节面为双凹状，有中间嵴。
- 掌板从指骨颈延伸到远节指骨基底，有防止关节过伸的作用。
- 桡侧及尺侧副韧带起到了重要的保持关节稳定的作用，该韧带附着于两侧指骨的骨性成分上，而副侧副韧带则自指骨头髁部延伸附着至掌板。
- 指间关节的旋转轴线和曲率半径相当恒定，因此，侧副韧带实际上是等长的。副侧副韧带在关节背伸时可对抗关节的侧方移位。
- 骨与韧带的共同作用使得近侧及远侧指间关节可以形成一个高度匹配的铰链关节。
- 指伸肌腱在远侧指间关节背侧交叉，止于远节指骨背侧基底以远。
  - 甲床根部与伸肌腱止点很近（平均1.3 mm）。
- 指深屈肌腱（FDP）广泛止于远节指骨掌侧，自中线向基底部延伸开来。
- 在PIP关节上方，伸指装置包括三部分，即伸指肌腱、骨间肌、蚓状肌组成的中央束，后者止于中节指骨基底背侧。其外侧束从两边跨过近侧指间关节与伸肌腱汇合形成终腱。
- 指浅屈肌腱（FDS）止于中节指骨近端的掌侧缘。
- 与指间关节不同，掌指关节（MCP）是多轴向的，可以提供多平面运动。
- 掌骨头呈不均匀的凸形结构。从指端看，掌骨头呈梨形，掌侧部分较宽；矢状面上，其曲率半径从背侧往掌侧逐渐增大。
- 掌指关节的侧副韧带止于关节旋转轴线的背侧。指骨和掌板的附着方式与指间关节类似。
- 由于掌骨头的形态及其韧带的特点，掌指关节在伸直时放松，屈曲时紧张。
- 第1掌骨头的形态多变，有些形态更近乎方形，可限制关节侧方活动和MCP过度屈曲。
- 在拇指，拇短伸肌腱（EPB）止于近节指骨基底背侧，其形态多变。
  - 在某些患者，拇长伸肌腱（EPL）在背伸拇指时起主要作用。
  - 在另一些患者中，近节指骨无明确的伸肌腱附着，背伸拇指的功能完全通过伸肌腱收缩时近节指骨侧方矢状纤维的悬吊作用，带动关节背伸。
- 掌指关节的屈曲活动是通过附着于掌骨侧方基底部的内在肌腱的收缩，结合内在肌发出的伸肌腱帽远侧纤维的间接收缩共同完成的。

发病机制

- 关节炎是关节融合术最典型的指征。
- 骨性关节炎（OA）最常发生在远侧指间关节。估计至少有超过60%的60岁以上人群患有远侧指间关节的骨性关节炎，其中大部分无临床症状。
- 在患病早期，患者主诉疼痛及肿胀，影像学无明显异常。随病情进一步发展，指间关节开始出现骨赘、黏液囊肿。影像学上可发现骨性突起（Heberden结节）及矢状位和冠状位上的成角畸形（球棒征）。在疾病晚期，远侧指间关节活动明显受限。
- 骨性关节炎也同样累及近侧指间关节及掌指关节，尤其是示指及中指。
- 炎性关节炎同样常侵犯小关节，大约70%的类风湿患者有指间关节及掌指关节受累。在关节发生明显炎性变化之前，滑囊炎导致相关支持结构（侧副韧带、伸肌腱）变薄，最终导致畸形发生。
  - 在远侧指间关节，伸肌腱止点受累，形成鹅颈畸形。
  - 在近侧指间关节，伸肌腱中央束受累，可造成钮孔状畸形。
  - 在掌指关节，侧副韧带受累可造成尺偏，长期滑膜炎导致软骨缺损。

- 系统性红斑狼疮(SLE)患者的指间关节及掌指关节损伤与风湿性关节炎相类似。在SLE患者,关节的支持结构大多受累,从而发生关节半脱位或脱位,而关节软骨形态相对正常。关节囊韧带复合体的病变常需要实施关节清理术。
- 银屑病关节炎与之不同,明显的骨量丢失是其典型特征,指间关节的"铅笔帽(pencil-in-cup)"样畸形是其典型临床表现。严重的骨吸收是受累关节的特征,这在银屑病关节炎患者尤为常见。关节融合术是治疗此病的有效方法。
- 典型的硬皮病可出现PIP屈曲、MCP伸直挛缩畸形。指血管的损害可导致PIP背侧溃疡形成、伸肌腱中央束变薄以及PIP屈曲畸形。
- 手部小关节的结晶性沉积性关节病变表现多种多样,有时是无痛的,比如像远侧指间关节的痛风石一样;有时会急性发作,表现为急剧疼痛、肿胀、关节不稳。这些病变控制不佳,最终会导致骨吸收性关节炎。
- 感染是另一个引起小关节炎的病因。
  - 人咬伤可直接导致掌指关节感染,不经治疗会迅速引起关节的破坏。
  - 邻近感染的播散,比如脓性指头炎或伤口等,往往会迅速累及邻近的小关节,对其造成破坏。
  - 血行传播的感染很少引起手部化脓性关节炎。
- 创伤也是引起手部小关节不可修复损伤的原因之一。
  - 关节内的骨折及关节脱位极易引起骨性关节炎,尤其是关节面解剖复位的情况下,近侧指间关节尤其无法耐受此类损伤。
  - 严重关节周围软组织损伤时,尽管未造成关节面的实质性损伤,但也会导致明显的关节僵硬。诸如伸肌腱中央束断裂等特殊软组织损伤也要引起重视。
- 中枢或周围神经损伤一样会引起手部关节活动障碍,关节融合术是一种简单可行的改善其功能的方法。

病史和体格检查

- 疼痛是关节融合术患者最为常见的症状。一般说来,疼痛的位置往往就是病变关节的部位。
- 在骨性关节炎的患者中,往往多个远侧指间关节受累,但并不是每一个关节都出现疼痛症状。
- 风湿性关节炎往往也累及多个关节,这时需要按其严重程度的不同做出排序。
- 需要记录患者的用手习惯、职业、业余活动等信息。
- 患指功能损害的情况应详细记录。
- 病变只累及单一关节的话,应该详细询问有无相关的外伤史。
- 对于出现急性疼痛、肿胀的患者,其外伤史、痛风史及近期有无感染都应该考虑。
- 体检应该包括关节表面的皮肤情况、关节主动及被动活动的范围、关节的稳定性、抓捏的力度及感觉情况。
- 同时,也应该评估邻近关节的情况。
  - 比如,慢性远侧指间关节的损伤引起远侧指间关节的屈曲畸形,可引起近侧指间关节的过伸畸形(即鹅颈畸形),这种情况往往比单纯累及远侧指间关节的病变更为严重。
- 多个远侧指间关节的结节性红斑(Heberden结节)也是骨性关节炎的典型特征之一。
- 黏液性囊肿可提示远侧指间关节炎性病变。
- 甲床剥脱及湿疹提示银屑病关节炎可能。
- 主动及被动活动受限有差异提示相关的肌腱损伤。
- 应力试验可提示侧方韧带受损。

影像学和其他诊断性检查

- 患指X线片(后前位、侧位、斜位)往往可以明确诊断。
- 一些怀疑炎性反应的骨关节炎需要借助一些辅助检查指标加以确诊,如类风湿因子、ANA、血常规、ESR、CRP。
- 尿酸水平会提示有无痛风可能。
- 血液学检查也并不能完全确诊急性指间关节感染。
- 除非肌腱异常合并关节僵硬,很少用MRI和超声来评估肌腱病变。

鉴别诊断

- 骨性关节炎。
- 炎性关节炎(类风湿、系统性红斑狼疮、银屑病关节炎)。
- 结晶沉积性关节炎。
- 创伤后关节炎。
- 感染性关节炎。

非手术治疗

- 非手术治疗不可修复的手部小关节病变的主要方法包括:口服药、支具固定及关节内激素注射。
- 对于骨性关节炎及创伤后关节炎口服抗炎性反应药物能有效减轻疼痛及改善关节僵硬。
  - 葡糖胺及硫酸软骨素能有效抑制手部关节炎的发展。
- 类风湿关节炎的患者应更好地控制其原发基础疾病。
- 限制性的支具固定可以有效减轻疼痛及炎性反应。
  - 对于远侧及近侧指间关节受累的患者,简单的直形铝板固定就可以起到很好的疗效。
  - 矫正型支具在其炎症期并不适用,如LMB可活动支具(DeRoyal)等。
- 在拇指的掌指关节,可塑形的热塑料支具托可以减少关节畸形及改善关节功能。
- 相邻手指的共同制动在治疗某些掌指关节病变中适用;可活动掌指关节支具在术后保护适用。
- 关节内激素注射可以暂时缓解疼痛及滑膜炎症状,但是关节间隙十分狭小,关节腔容量也很小,因此有一定操作难度。
  - 术者宜使用27号针头从关节背侧进入,注射倍他米松磷酸酯钠0.5 mL及0.1%利多卡因0.5 mL。

手术治疗

指间关节融合术及指间关节成形术

- 指间关节融合术是一种有效治疗远侧指间关节炎及关节不稳的方法。因为远侧指间关节活动度的丢失对其原有功能的影响并不大。
- 对于近侧指间关节,医生及患者要充分权衡关节稳定性、疼痛及活动度之间的利弊。以示指为例,其近侧指间关节的稳定往往比较重要;而对于小指而言,近侧指间关节的活动度往往对抓握功能更为重要。
  - 一个相对通用的原则是对于不可修复的近侧指间关节损伤,示指采用指间关节融合术;中指采用指间关节融合术或关节成形术;环指及小指采用指间关节成形术。
  - 例外的情况是若累及肌腱不可修复、软组织覆盖有问题的患者,指间关节融合术是优先考虑的方案。
- 邻近关节的情况同样也影响手术方案的选择。在类风湿关节病变患者中,往往掌指关节及近侧指间关节同时受累,适合行所有受累关节成形术。所谓的双排关节成形术可能使MCP和PIP关节的功能大打折扣。在这种情况下,往往在近侧指间关节行关节融合术,而在掌指关节行关节成形术。
- 对于拇指掌指关节炎和不可修复的韧带损伤,关节融合术是可靠的手术方法。关节融合术比关节成形术更具优势,前提是要确认其指间关节及腕掌关节有较好的活动度。
  - 对于因桡侧侧副韧带撕裂引起的拇指慢性尺侧半脱位的患者,融合术是较好的选择。
- 对于其他手指掌指关节的损伤不建议采用融合术,除非成形术失效、骨量不足、感染无法控制、示指掌指关节严重不稳及不可修复的伸指装置损伤。
- 关节融合术患者必须清楚术后关节活动度会有丧失,该术式的主要目的是减轻疼痛及提高其稳定性[20]。

关节融合的位置

- 融合的位置涉及手指及其关节之间的关系,往往要在功能及外表之间做出妥协。一个理想的位置是基于其手指的正常形态(图1)。
- 一般来说,远侧指间关节及拇指指间关节宜融合在屈曲0°~10°位[15]。
- 对于近侧指间关节,一些学者认为都应保持一个40°的屈曲位[6]。另一些学者认为示指应融合在40°屈曲位,此后的手指依次以5°递增,小指融合固定于55°屈曲位[18]。
  - 很多学者建议示指PIP关节应融合在稍微背伸位,以方便指间的对捏动作。
- 推荐的掌指关节的角度是示指屈曲25°,依次5°递增,小指于40°屈曲位固定[15]。
- 拇指掌指关节为10°~15°屈曲位融合固定,位于示指指骨中远节的桡侧缘[15]。

固定物的选择

- 固定物的选择受很多因素影响,如受累关节的条件、内植物可用性及其价格、受累关节的骨量、术者个人操作喜好等。总之只有一个目标:受累关节在一定时间范围内得到坚强可靠的融合。在此之前,对掌指骨的预处理是必要的。
  - 患者的骨质量情况对手术疗效的影响往往比内固定方式的影响更大。张力带的固定效果更牢靠些,但内固定相关问题也并不少见。
  - 生物力学因素及可能存在的软组织问题应权衡考虑。保留相邻关节的活动度也同样很重要。
- 99%的情况下采用克氏针固定。
  - 优点:
    - 操作简单易行。

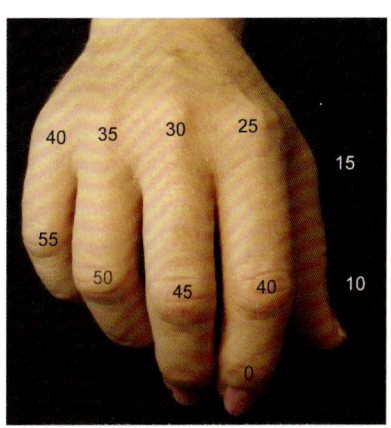

图1 推荐的指间关节融合术位置及角度。

- 费用较低。
  - 缺点:
    - 感染风险,包括表浅的进钉点感染、深部钉道感染、骨髓炎,克氏针移位,融合部位加压不够等。
    - 固定强度不够[10],往往需要辅助的外固定来保护,这可能导致邻近关节的活动受限,以致关节僵硬[9,16]。
- 骨间的钢丝环扎从生物力学角度来讲,牢固性优于克氏针[19]。特别适合于近侧指间关节及拇指间关节融合术。
  - 优点:
    - 生物力学上较克氏针更牢固[19]。
    - 价格低廉。
  - 缺点:
    - 软组织剥离较多。
    - 骨不连概率较大,可达9%[12]。
- 张力带固定依靠2根平行的克氏针以控制旋转,以及骨间钢丝起到加压固定作用[17]。特别适用于掌指关节、近侧指间关节及拇指间关节融合术。
  - 张力带在关节屈曲活动时将屈曲应力转化为融合骨端间的加压力。
  - 该技术简单易行,疗效可靠[1,17],特别适用于掌指关节及近侧指间关节融合术。
  - 术后制动仅仅只需在刚完成手术后的一段时期内,以确保伤口愈合[1,9]。
  - 优点:
    - 简单易行。
    - 感染率低[17]。
    - 融合成功率高,据报道可达97%~100%[1,17]。
    - 取用方便,价格低廉。
    - 生物力学稳定性好,允许早期功能锻炼[17]。应用于小关节融合时,张力带比单纯克氏针交叉固定及钢丝环扎固定的牢固性更好,特别是在抗前后弯曲和轴向扭力方面更具优势[10]。
  - 缺点:
    - 软组织损伤较大,容易形成肌腱瘢痕。
    - 内固定取出时较为困难。
- 采用钢板固定提供了坚强的生物力学稳定,尤其适用于近侧指间关节及掌指间关节[4,20]。
  - 优点:
    - 在6周时间内有很高的融合成功率,可达96%~100%[17]。
    - 能很好地矫正畸形。
    - 在骨缺损的情况下亦可以使用[4]。
  - 缺点:
    - 技术难度高。
    - 耗时长。
    - 伸肌腱粘连可能,往往需在拆除钢板时行肌腱粘连松解术[17];相邻关节活动受限、僵硬。
    - 内植物突出,可被触及。
- 加压螺钉同样也能提供牢靠的生物力学固定[21],常被用于近侧、远侧指间关节及拇指间关节融合术。
- 近期生物力学研究表明,一种新型髓内钉(Extremity Medical, Parsippany, NJ)用于PIP融合比目前使用的钢板或张力带强度更高,但同时也损失了大量的骨量[5]。
- 无头钉切迹低,固定时可避免内植物突出所带来的相关问题。
- 近侧指间关节采用同样技术,但在应用上稍有不同[2]。
  - 优点:
    - 融合成功率高,85%~98%[2,3,14]。
    - 埋入骨内,无突出。
  - 缺点:
    - 有一定感染率。
    - 背侧皮质碎裂以致固定松动可能[3],尤其在近侧指间关节融合术[21]。
    - 远侧指间关节融合时,可损伤甲根导致指甲畸形[3]。
  - 并发症:
    - 感染、内固定并发症、远节指骨螺钉固定贯穿背侧皮质可导致指甲畸形、背侧骨皮质骨折[3]。
    - 在近端打入螺钉的位置及关节融合位置加以注意、保护可有效避免并发症的发生。
    - 与指甲相关的并发症,更多发生于小指远侧指间关节融合术时,因其螺钉的直径相对于骨髓腔显得过大[21]。现在已有小直径的螺钉,可以避免该问题发生[8]。

术前计划
- 查看影像学资料,评估患指骨量、骨质质量及髓腔大小,以选择合适的内固定材料。
- 准备融合螺钉,可用模板来估计螺钉的长度和直径。

体位
- 仰卧位,患肢置于搁手台上。常规消毒、铺巾。
- 近侧指间及远侧指间关节融合术前,在局麻下进行,加或是不加镇静剂都是可行的。
  - 2%的甲哌卡因可快速起效并持续1小时左右。
  - 在行近侧指间关节融合时,可用指蹼处局部阻滞,包括背侧皮神经阻滞麻醉。
  - 远侧指间关节融合时,可行屈肌腱鞘内注射麻醉。
  - 掌指关节融合术时,局部阻滞或是全身麻醉均可行。

远侧指间关节融合术

暴露
- 指根部止血带止血。
- 背侧H形切口暴露远侧指间关节(技术图1A)。
- 切断伸肌腱止点(技术图1B)。
- 用15号尖刀片从中节指骨上平行于指骨离断侧副韧带(技术图1C)。

远侧指间关节的处理
- 过屈DIP关节,用小咬骨钳清理远侧指间关节的小骨赘。
- 咬骨钳咬除远侧指间关节的软骨面。
- 15号刀片清除远侧指骨基底部周围组织,注意对甲根和血管神经束的保护。
- 清除部分骨组织以调整力线,并注意尽可能保留指骨长度。
- 两侧均剥离直至有活性的骨性组织。
- 修剪中节指骨头,使其横截面呈圆柱形(技术图2A),修整远节指骨基底使其相互匹配。
  - 也可以制造一个扁平的垂直于骨干方向的接触面。
- 有时候,远侧指骨的基底部骨质硬化,可用0.9 mm的钢针多次钻孔成蜂窝状("pepperpot"技术),结合使用小咬骨钳咬除至有活性的骨性组织(技术图2B、C)。

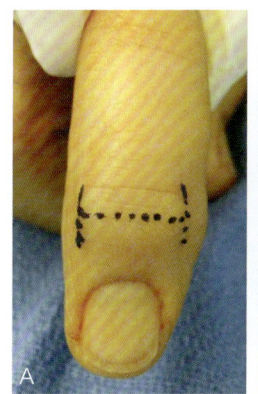 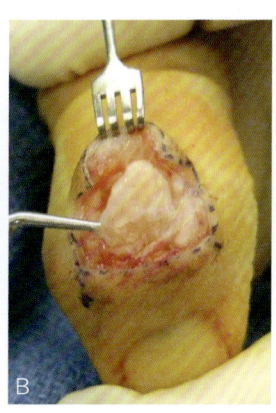 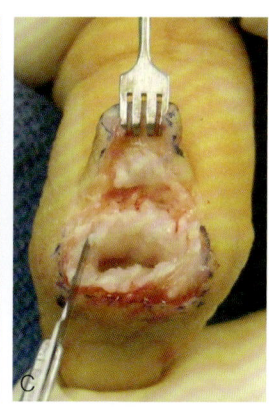

技术图1 A. 背侧"H"形切口暴露远侧指间关节。B. 离断伸肌腱止点。C. 15号刀片切断附着于中节指骨的侧副韧带。

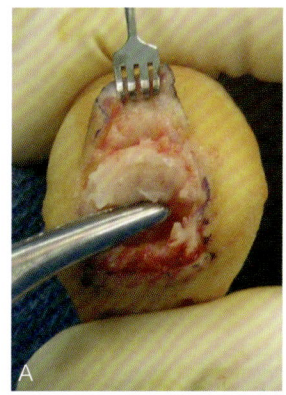 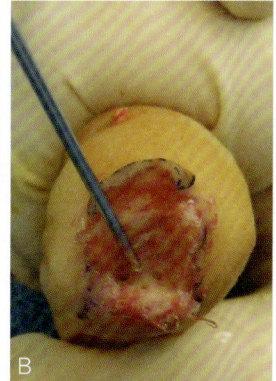 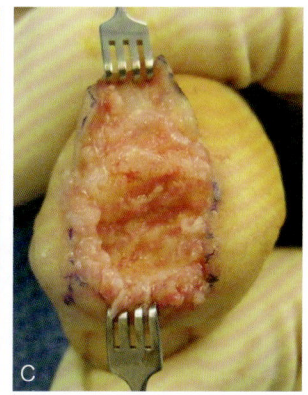

技术图2 A. 过屈暴露远侧指间关节,去除多余的骨赘及掌侧髁,用咬骨钳咬除软骨面并塑形。B. 用小钻头在远侧指骨基底的硬化骨上钻孔。C. 处理后的远侧指间关节。

复位及固定

- 固定物的选择取决于指骨的大小，Acutrak 融合螺钉（Acumed, Hillsboro, OR）或类似的无头空心加压螺钉适用于远节指骨及中节指骨的直径可充分容纳该螺钉的情况下使用。
  - 若使用空心钉系统，要确保有匹配的导针。
- 从远节指骨基底部向远端打入 1.6 mm 的克氏针，并从指甲掌侧穿出（技术图3A）。
  - 如果克氏针穿过甲床，就退针并更换一根克氏针重新贯穿，以减少污染可能。
- 再用 1.6 mm 的克氏针逆行向中节指骨中心打一导向孔后拔出克氏针（技术图3B）。
- 复位并在关节间加压，再逆行自指甲掌侧打入克氏针，使其穿过远侧指间关节并穿入中节指骨（技术图3C）。
- 透视下评估复位位置及克氏针的位置（技术图3D）。
- 用手维持关节位置，退出克氏针，相同位置打入钻头。
  - 钻头的大小取决于术前评估，术中透视的情况以一根 1.6 mm 直径的克氏针作为参照物而定。

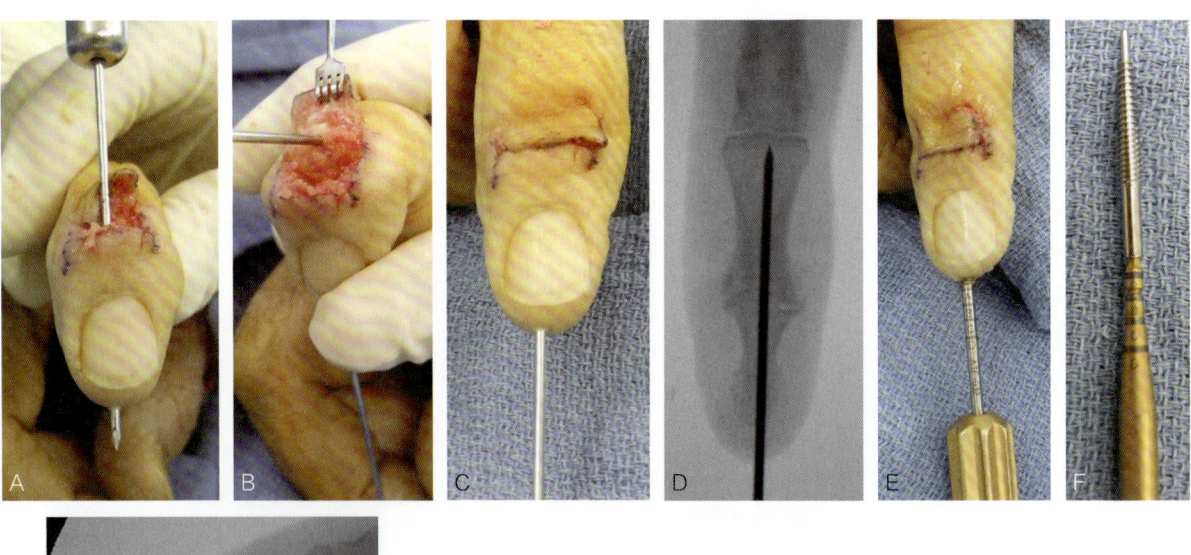

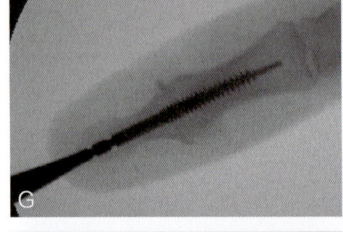

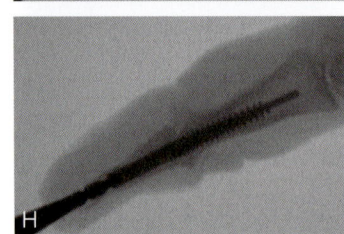

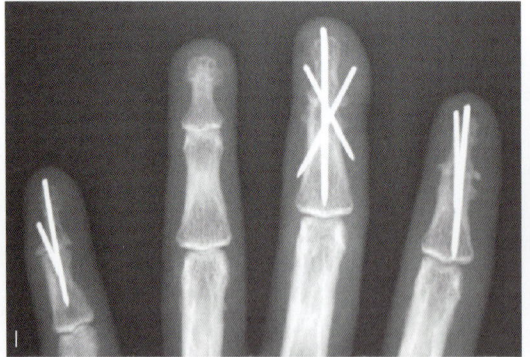

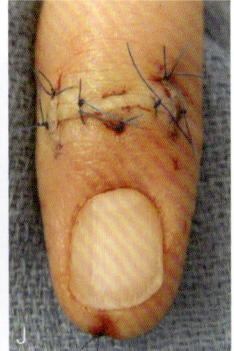

技术图3 A. 1.6 mm 克氏针通过远侧指骨的中心从近端向远端顺行打入。B. 1.6 mm 克氏针在中节指骨中心位置向近端打一导向孔。C. 复位后，将远端克氏针打入中节指骨。D. 透视下确认力线，侧位片上据髓内克氏针作为参照物，来判断所需螺钉直径。E. 移除克氏针，用手维持加压，在透视机辅助下打入钻头，在手指之外放置一根与之等长的钻头做比较，确定螺钉的长度。F. 选择合适大小的螺钉，固定于扳手上。扳手上的标记与前述钻头要一致。G、H. 前后位及侧位透视下拧入螺钉。I. 利用2根或3根克氏针固定。J. 固定、缝合后的手指外形。

- 对两端指骨加压,沿先前克氏针的针道继续打入钻头(技术图3E)。
- 通过透视及另外放置一根与之等长的钻头做比较,确定钻头的深度。
- 移开钻头,继续加压指间关节并拧入合适大小的融合螺钉(技术图3F)。
  - 再次在手指之外放置一根与之等长的钻头做比较,确定螺钉的长度。
  - 在拧紧螺钉时避免出现旋转。
- 再次透视以评估其稳定性(技术图3G、H)。
  - 在稳定性不佳的情况下可再打入一根0.9 mm的克氏针以加强其稳定性。
- 如果单用克氏针固定,在远节指骨顺行打入一根合适大小的克氏针,复位后,采用逆行进针法将其打入固定指间关节,并将针打到中节指骨近端基底部软骨下骨。
  - 1根或2根克氏针斜向逆行进针。
  - 透视最后确认,在皮下咬断克氏针(技术图3I)。

完成
- 移除止血带,双极电凝止血。
- 充分冲洗伤口。
- 5-0尼龙线缝合皮肤(技术图3J)。
  - 不必修补伸肌腱止点。
- 包扎,背侧铝板保护远侧指间关节,近侧指间关节无须固定。
- 指导患者行近侧指间关节功能锻炼。

近侧指间关节融合术

暴露
- 指背侧纵行切口。
  - 手术切口与拇指掌指关节融合术相似(见后)。
  - 有手术瘢痕的可从原切口入路。
- 纵行分开伸肌腱中央束,骨膜下剥离。
- 自背侧用15号剪刀片松解附着于中节指骨的侧副韧带,后者与指骨边缘平行。

近侧指间关节的处理
- 过屈近侧指间关节,参照远侧指间关节的处理方式处理关节。
- 在尽量不丢失长度的情况下,纠正关节力线。
- 与远侧指间关节一样,将近侧指骨关节面修成横向呈圆柱形,将中节指骨关节面修成与之相匹配的外形。
- 也可以采用摆锯在冠状位垂直于骨干截骨,再在矢状位上形成一定的屈曲角度。
  - 形成屈曲角度是在近节指骨上切割出来的,中节指骨的关节面在矢状位上要与骨干方向垂直。
  - 截骨时不允许有失误。因为截骨的结果决定了融合后的外形,细小的失误都会导致融合外形欠佳或是手指长度的丢失[7]。
- 与远侧指间关节类似,中节指骨软骨下骨可能会硬化变性,使用0.9 mm的克氏针,采用前述的"pepperpot"技术处理硬化骨。

克氏针内固定
- 患者为感染导致的关节炎,覆盖皮肤较薄无法放置有一定厚度的内固定时,可以选择0.9~1.2 mm的克氏针固定。
- 先向中节指骨打入粗细合适的克氏针。
- 复位加压两端指骨,再以上述克氏针打入近侧指骨。
- 如果皮肤很薄,无法将克氏针藏于皮下,则折弯后剪断克氏针将其留于皮外。

张力带内固定
- 张力带内固定融合常用于创伤后及骨性关节炎患者,特别适用于近侧指间关节融合(技术图4A)。
- 用0.9 mm克氏针在中节指骨距关节面8 mm处自背侧至中轴横向钻孔。
- 26号钢丝穿过此孔。
- 复位并加压两端指骨,打入2根平行的0.9~1.2 mm克氏针,穿过近侧指间关节,打入中节指骨远端的软骨下骨位置。
  - 从近节指骨背侧距融合位置近端10 mm处打入克氏针。
  - 克氏针需保持在中节指骨的髓腔内。
  - 也可以先将处理好的关节脱位,在距近节指骨远端

1 cm 处，从近节指骨的桡背侧和尺背侧皮质逆行打入克氏针。然后复位关节用前述方法向中节指骨顺行打入克氏针。
- 将此前穿过远端孔的 26 号钢丝 8 字环绕穿过近端克氏针，并仔细收紧。
  - 用持针器把持住克氏针后缓慢收紧，收紧过程中继续加压融合骨端。
- 紧贴骨面将钢丝旋转打结，减去过长部分钢丝。
- 略微抽出克氏针，紧贴近节指骨骨面折弯并咬断，使其正好卡住钢丝，再用持针器将其往远端推进以便更为牢靠。
- 透视确认其稳定性（技术图 4B）。
- 松开止血带，止血，冲洗伤口。
- 用 4-0 不可吸收缝线修补伸肌腱并用 5-0 尼龙线缝合伤口。
- 包扎伤口，背侧铝板保护，远侧指间关节不制动，指导锻炼远侧指间关节。

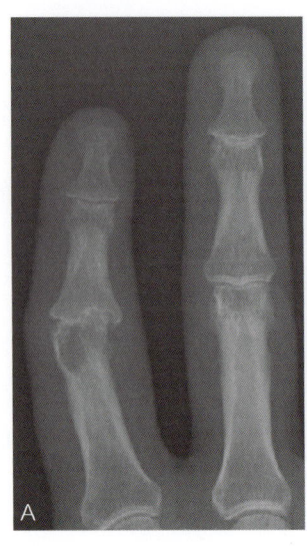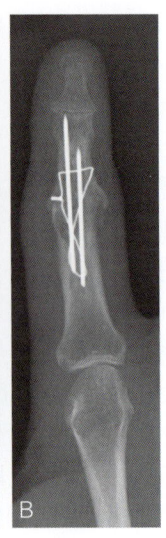

技术图 4　A. 术前前后位 X 线片示示指近侧指间关节骨性关节炎，成角畸形，关节间隙消失，巨大的软骨下囊性变。B. 术后片示近侧指间关节融合术，采用张力带固定。

拇指掌指关节融合术

暴露
- 拇指掌指关节背侧直切口进入（技术图 5A）。
- 纵行分离拇短伸肌腱及拇长伸肌腱（技术图 5B），暴露关节囊（技术图 5C）。
- 纵行切开关节囊，并在骨膜下分离近节指骨基底（技术图 5D）。
- 松解附着于掌骨头两侧的侧副韧带（技术图 5E），过屈掌指关节（技术图 5F）。

关节处理
- 清理表面软骨组织，并以咬骨钳咬去多余骨赘及掌骨头的掌侧髁部（技术图 6A）。
- 将其掌骨端及近节指骨端塑形，采用 Coughlin 磨钻（Howmedica, Rutherford, NJ）将其塑成圆形凹陷及凸起相匹配的形态[7,13]（技术图 6B、C）。
  - 这种方法可以在保证固定牢靠的情况下，尽可能地保留手指长度及调整关节位置。
  - 常选用磨钻的直径在 14～16 mm，以免过度切割。
  - 指骨端及掌骨端要选用相同直径的磨钻。
  - 先处理拇指近节指骨以避免对掌骨头产生医源性损伤。
- 操作时提起近节指骨，分离并保护掌侧的拇长伸肌腱。
- 用一根 1.6 mm 克氏针从近节指骨融合面的中心位置向远端顺行打入（技术图 6D），矢状位上轻度屈曲（技术图 6E）。
- 用磨钻继续打磨指骨融合面直至骨松质（技术图 6F）。
- 用 1.6 mm 的克氏针从掌骨头的中心位置向其近端稍偏背侧方向钻孔（技术图 6G、H）。
- 用相匹配的杯形磨钻打磨掌骨头（技术图 6I），使其显露出软骨下骨（技术图 6J）。最后去除磨钻及克氏针。

固定与复位
- 张力带可在第 1 掌指关节融合中起到很好的稳定作用，具体方法同 PIP 融合术。
  - 此外可单独应用克氏针、有头或无头螺钉及钢板固定。
  - 张力带可提供足够的固定强度，使其在支具保护下可以早期活动。
  - 钢板固定适用于骨量严重丢失，需要植骨的患者。
- 在近节指骨距融合端 1 cm 处，用 1.2 mm 克氏针横向

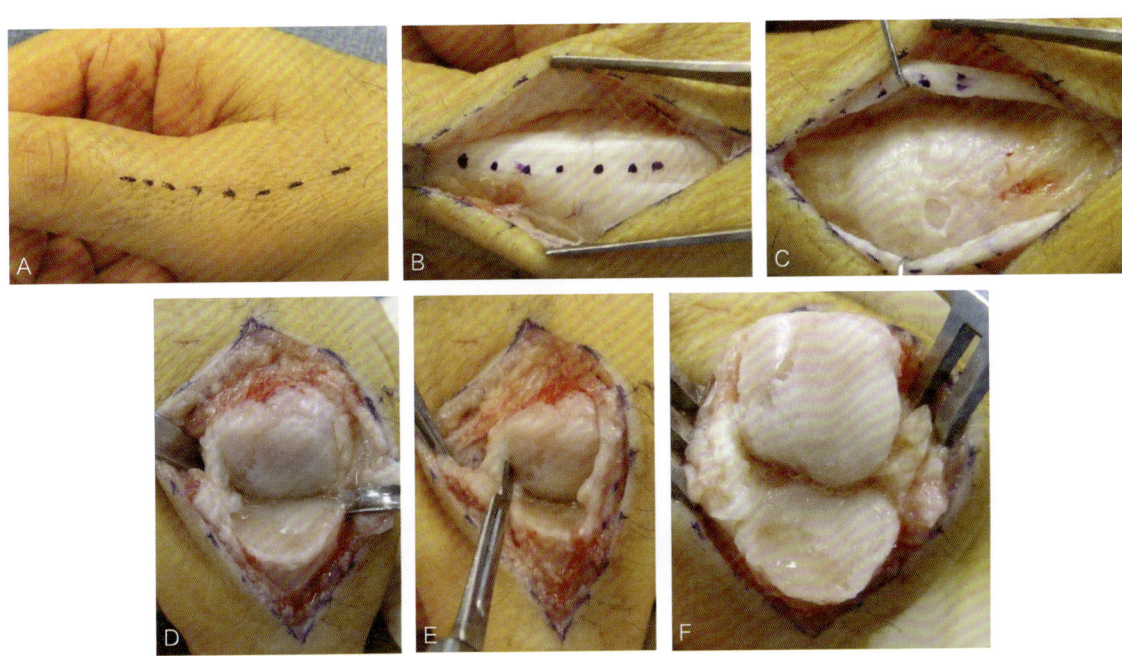

技术图5 A. 拇指掌指关节背侧直切口。B. 在拇长伸肌腱及拇短伸肌腱之间切开伸肌腱帽（虚线）。C. 切开伸肌腱帽，暴露背侧关节囊。D. 纵行切开关节囊，在近节指骨基底背侧做骨膜下游离，可见掌骨头及近节指骨尺侧软骨面部分缺失，并向掌尺侧半脱位。E. 松解附着于掌骨头的侧副韧带。F. 掌指关节过屈位暴露。

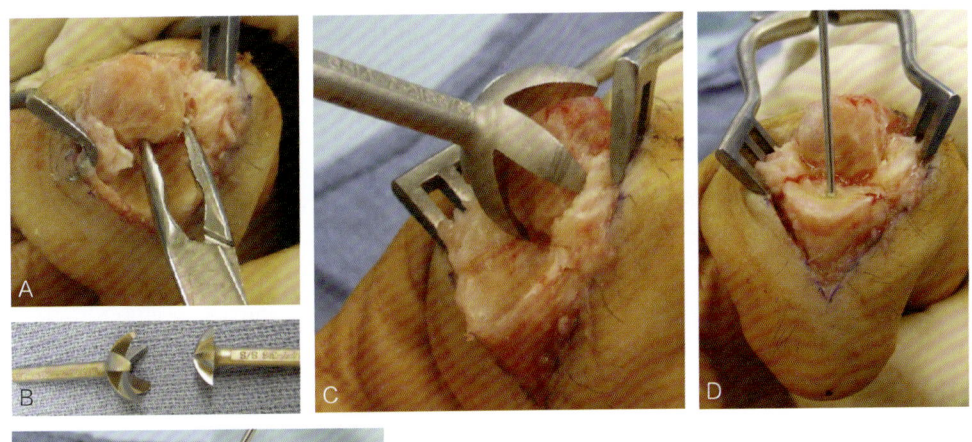

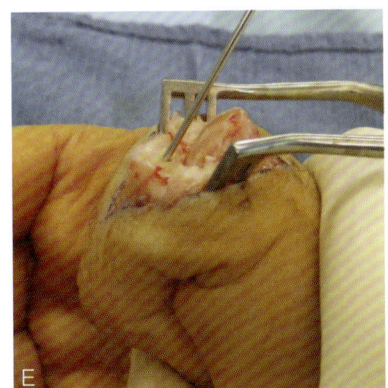

技术图6 A. 咬骨钳清除残留关节软骨、多余骨赘及掌骨髁掌侧部分。B. Coughlin磨钻将其塑成圆形凹陷及凸起相匹配的形态，注意指骨端及掌骨端要选用相同直径的磨钻。C. 参照掌骨头的大小来选择合适直径的磨钻。D、E. 用一根1.6 mm克氏针从近节指骨融合面的中心位置向远端顺行打入，克氏针的位置在冠状位居中（黑点示指间关节中心），矢状位上轻度屈曲。

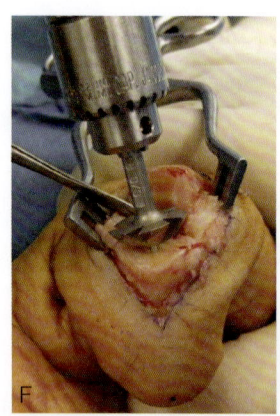
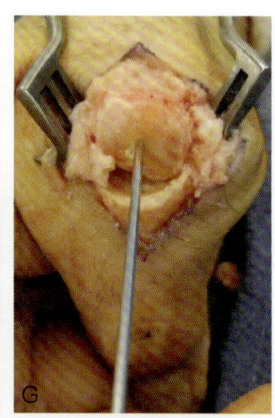
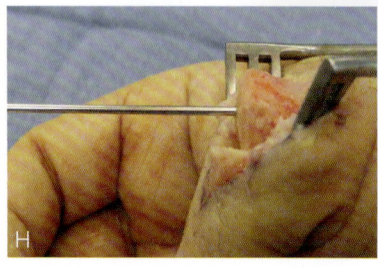
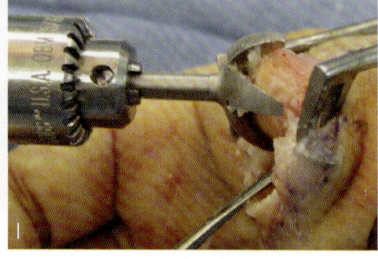
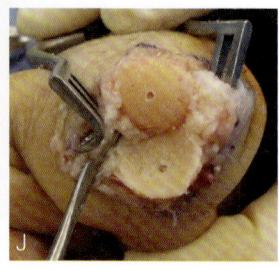

技术图6（续） F. 将杯形的磨钻套在克氏针上，打磨近节指骨关节面，暴露出软骨下骨并有渗血，其间不断用水冲洗。同时纠正因掌指关节半脱位所导致的关节面不相称。G、H. 用1.6 mm的克氏针逆行穿入掌骨头中心，克氏针处于轻度屈曲、尺偏的位置。I. 将杯形的磨钻打磨掌骨关节面，使其显露出软骨下骨并有渗血，其间不断用水冲洗。J. 处理后的关节外形。

钻孔。
- 24～26号钢丝穿过横向孔（技术图7A）。
- 将拇指置于预融合位置，向掌骨打入2根平行的1.4～1.6 mm克氏针，从掌骨背侧穿出（技术图7B）。
- 复位掌指关节，使其屈曲（<25°）、外展（5°）、内旋（5°）；向远端指骨顺行打入先前留于掌骨背侧的克氏针以固定。
  - 轻柔操作避免贯穿掌侧骨皮质，以至于伤及屈肌腱鞘。
- 钢丝绕克氏针8字绕圈并以持针器收紧。
- 剪去过长部分钢丝，绕结后紧贴骨面。

- 如同近侧指间关节融合术，折弯、剪断克氏针，并使其紧扣钢丝（技术图7C）。

完成
- 松开止血带，止血并冲洗伤口。
- 4-0可吸收缝线缝合关节囊，4-0不可吸收缝线间断缝合伸指装置（技术图8A）。
- 5-0尼龙线缝合伤口，无菌敷料包扎，桡侧铝板指托保护。
  - 指导患者早期活动锻炼指间关节。
- 拍片留底（技术图8B、C）。

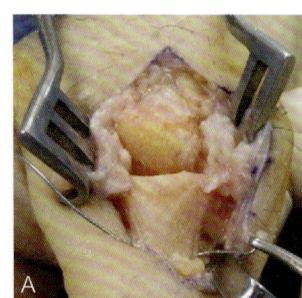
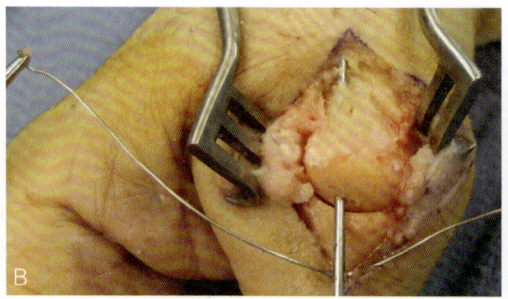
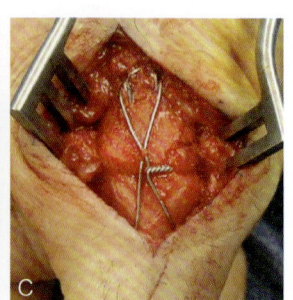

技术图7 A. 24～26号钢丝穿过近节指骨横向孔，位于指骨中线稍偏背侧，与关节面平行。B. 放在预融合位置，向掌骨打入2根平行的1.4～1.6 mm克氏针，从掌骨背侧穿出。C. 24号钢丝8字带绕圈并以持针器收紧，剪去过长部分钢丝，绕结后紧贴骨面，折弯、剪断克氏针，并使其紧扣钢丝。

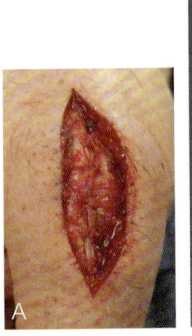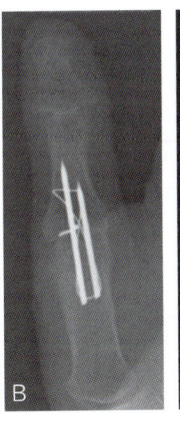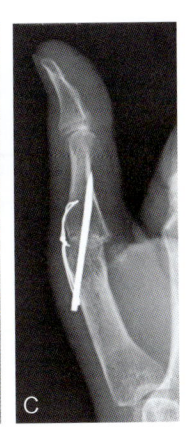

技术图8 A. 修补关节囊及伸肌腱帽。B、C. 正位片及侧位片确认掌指关节对位对线佳。

示、中、环、小指的掌指关节融合术

- 入路及掌指骨的处理同拇指掌指关节融合术。
- 可以单用克氏针内固定，也可采用张力带、螺钉及钢板固定(技术图9)。
  - 在选择内固定前，应对内固定所承受的形变力有预期的判断。
- 需要确保在指间关节活动时，保持融合端的加压力及稳定性，采用前臂短石膏托，远端不超过近侧指间关节，以保证指间关节的活动不受影响。

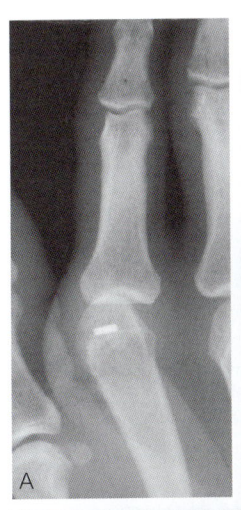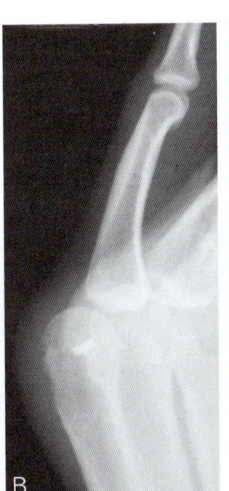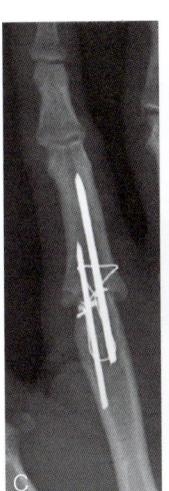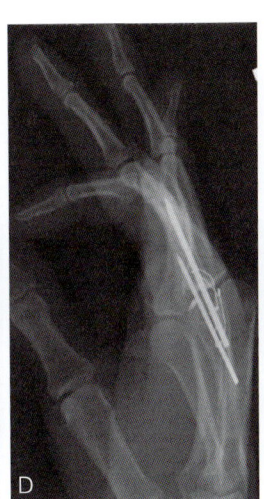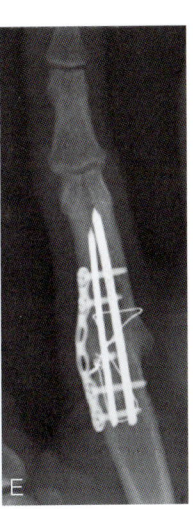

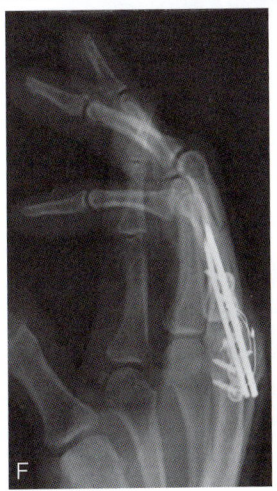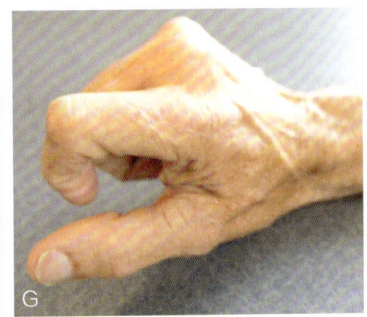

技术图9 A、B. 正位片和侧位片示右示指掌指关节慢性尺掌侧半脱位，曾经2次行桡侧侧副韧带重建术。C、D. 术后正位及侧位片见掌指关节融合张力带固定术后失败。E、F. 再次行示指掌指关节融合翻修术，采用张力带加2 mm钢板内固定，以控制垂直于张力带方向的旋转力。G. 术后关节形态照片。该患者为一专业摄影师，掌指关节融合在可控制相机快门的最佳位置上。

其他固定方式

- 手术入路、骨关节的处理及伤口闭合同前。
- 有以下几种固定方式也常被用及。

骨间钢丝环扎

- 用 0.9 mm 的克氏针距融合面 3~4 mm 平行钻出两孔。
- 在融合面的另一端骨面也同样平行钻出两孔。
- 2 根 26 号钢丝穿过所钻孔。
  - 1 根 20 号针头做引导,使得钢丝更容易穿过。
- 将一根钢丝从近端孔的背侧穿入,掌侧穿出,再通过融合端相应孔的掌侧穿入,背侧穿出,形成一个环。
- 通过冠状面钻孔穿入第 2 根 26 G 钢丝,制作第 2 个线圈。
- 钢丝安装好之后,循序拉紧钢丝尾端,剪短并折弯使其减小。
- 这种构型可以形成 2 个相互垂直的线圈,可以在固定关节融合面的同时进行加压。

钢板固定

- 适用于骨缺损需植骨的情况下(技术图 10A、B)。
- 应选择较薄的加压钢板。
  - 钢板厚度宜在 1.5~2.7 mm。
- 钢板预弯成融合的角度。
  - 预弯的钢板与骨面间略有空隙可以产生掌侧加压力(技术图 10C)。
- 通过钢板从近端打入双皮质螺钉拉住远端骨块。
  - 确认螺钉未穿出掌侧骨面而避免损伤屈肌腱。
- 采用 AO 加压技术,在近端钉孔打入螺钉。
  - 在近端偏心孔钻孔、拧钉,使骨端加压。
- 打入剩余螺钉(技术图 10D)。
  - 两边各打 4~6 层皮质是比较合适的[15]。

加压螺钉固定

- 与拇指掌指关节的克氏针张力带手术方法类似,逆行打入导针,在近端背侧置入螺钉位置要距离融合端至少 5 mm。
  - 避免背侧骨皮质医源性骨折。
- 复位并加压融合端。
- 可再打 1 根细克氏针(0.7~0.9 mm)以临时防旋。
- 向远端打入导针时要确保导针进入远端髓腔。

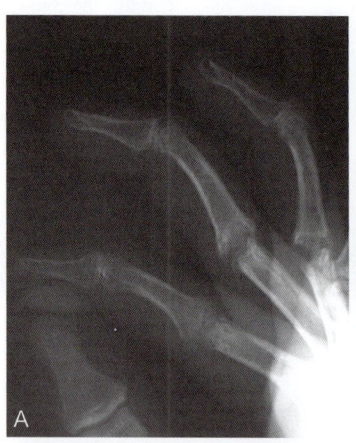
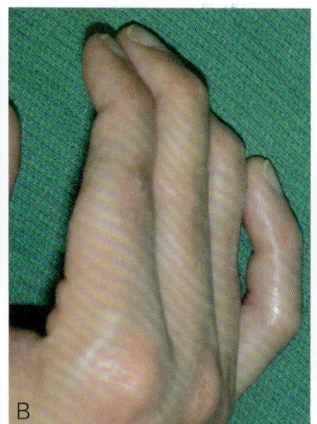
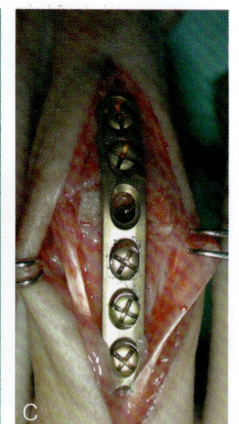
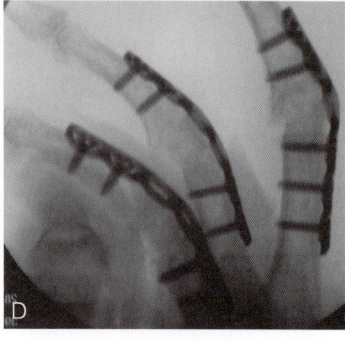

技术图 10 A、B. 硅胶假体植入关节成形术后,形成鹅颈样畸形,取出内植物后形成较大骨缺损,选用钢板对其进行融合固定术。C. 预弯的 2 mm 动力加压板贴附于中节及近节指骨背侧。D. 侧位片上关节融合加压钢板内固定术后,可看到植骨区域。注意螺钉长度,以免伤及屈肌腱(版权:Thomas R. Hunt III, MD)。

- 打入的深度应该过中节指骨的中段。
- 术中可以透视评估导针的位置(技术图11)。
- 测深,选择合适螺钉以确保远端螺纹正好咬住骨皮质,近端螺钉头埋入骨内。
  - 置入螺钉,透视确认位置。
- 退出防旋克氏针。

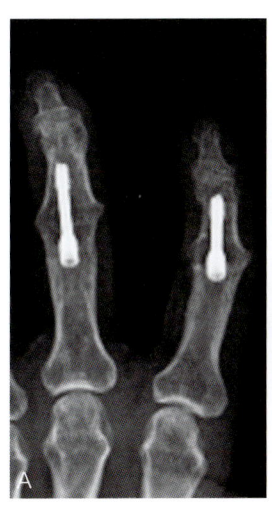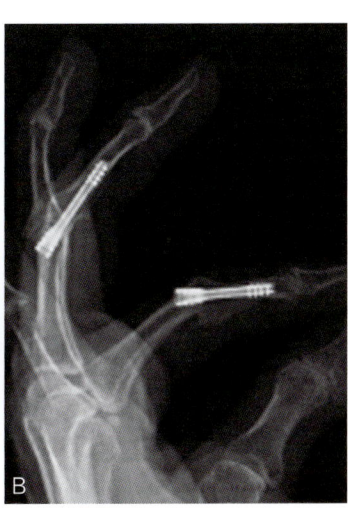

技术图11 正位(A)及侧位片(B)显示采用埋头加压螺钉行近侧指间关节融合术后(版权:Thomas R.Hunt III, MD)。

要点与失误防范

骨端准备	• 若要使用平的骨头对口,必须预先确定并为关节融合创建精确的屈曲角度。这种技术几乎没有错误的余地。不正确的切割会导致骨骼过度缩短。 • 杯-锥技术则容错率更高,可以在保持骨接触的同时进行角度和旋转调整。 • 确保融合接口没有旋转畸形。
手术入路	• 保留关节囊以备后用,以最大限度地减少伸肌腱的附着。
张力带固定	• 为了最大限度地减少固定物的问题,将克氏针放置在髓内管内并将其推进到软骨下板中。
加压螺钉固定	• 在PIP和MCP关节中,确保起点距近端骨端5 mm以防止背部皮质骨折。

术后处理

- 术后活动取决于受累关节及内固定的方式,过早地活动邻近关节会降低关节僵硬的发生。
- 远侧指间关节融合术后铝板保护就足够了,应鼓励指导近侧指间关节活动,若采用加压螺钉的话也可不需铝板保护。术后6周摄片复查,待融合成功后(至少术后8周)可取出埋头钉。
- 在近侧指间关节融合术后,采用张力带、螺钉及钢板的患者可不需铝板保护,鼓励早期活动远侧指间关节及掌指关节,但避免进行患指的侧方活动或大力抓握动作。采用克氏针固定的患者需铝板保护直至复查拍片显示融合端骨已愈合。
- 拇指掌指关节融合张力带固定术后需用可塑性支具保护6周左右,可早期行指间关节功能锻炼。
- 总之,其余掌指关节融合术后,不管采用何种方式固定,必须采用手或前臂支具予以保护。在进行近侧指间和远侧指间关节功能锻炼时,尽量避免过度屈曲及侧方活动。需要用支具固定近侧指间关节于伸直位一段时间,以防止伸肌腱松弛。

预后

- 多项研究资料对不同融合固定方式进行了生物力学比较，以求找到最佳的快速、全面关节融合的固定方法。
- 一项关于Herbert钉固定和张力带固定失效的比较研究表明，两者无统计学意义上的差别[2]。其作者认为该两种固定方法的生物力学强度相似。
- 多种融合固定技术比较的研究表明，螺钉比其他固定方式，如克氏针、张力带、钢板等融合效果更好[11]。
- 近侧指间关节融合采用张力带与克氏针固定的比较研究表明，张力带的固定效果更坚强[10]。
- 远侧指间关节融合时采用Herbert钉和张力带固定的生物力学测试结果表明，Herbert钉能更好地抗弯曲、抗轴向扭力，但在弯曲刚度方面两者无差异[21]。

并发症

- 钉道感染。
- 骨不连。
- 骨畸形愈合。
- 血供不足。
- 皮肤坏死。
- 不耐寒冷。
- 邻近关节僵硬。
- 内植物导致的疼痛不适。

（朱昱 译，孙蕴初 审校）

参考文献

[1] Allende B, Engelem JC. Tension-band arthrodesis in the finger joints. J Hand Surg Am 1980;5(3):269-271.

[2] Ayres JR, Goldstrohm GL, Miller GJ, et al. Proximal interphalangeal joint arthrodesis with the Herbert screw. J Hand Surg Am 1988;13(4):600-603.

[3] Brutus JP, Palmer AK, Mosher JF, et al. Use of a headless compressive screw for distal interphalangeal joint arthrodesis in digits: clinical outcome and review of complications. J Hand Surg Am 2006;31(1):85-89.

[4] Büchler U, Aiken MA. Arthrodesis of the proximal interphalangeal joint by solid bone grafting and plate fixation in extensive injuries to the dorsal aspect of the finger. J Hand Surg Am 1988;13(4):589-594.

[5] Capo JT, Melamed E, Shamian B, et al. Biomechanical evaluation of 5 fixation devices for proximal interphalangeal joint arthrodesis. J Hand Surg Am 2014;39(10):1971-1977. doi: 10.1016/j.jhsa.2014.07.

[6] Carroll RE, Dick HM. Arthrodesis of the wrist for rheumatoid arthritis. J Bone Joint Surg Am 1971;53(7):1365-1369.

[7] Carroll RE, Hill NA. Small joint arthrodesis in hand reconstruction. J Bone Joint Surg Am 1969;51(6):1219-1221.

[8] Cox C, Earp B, Floyd WE IV, et al. Arthrodesis of the thumb interphalangeal joint and finger distal interphalangeal joints with a headless compression screw. J Hand Surg Am 2014;39(1):24-28.

[9] Ijsselstein CB, van Egmond DB, Hovius SE, et al. Results of small-joint arthrodesis: comparison of Kirschner wire fixation with tension band wire technique. J Hand Surg Am 1992;17(5):952-956.

[10] Kovach JC, Werner FW, Palmer AK, et al. Biomechanical analysis of internal fixation techniques for proximal interphalangeal joint arthrodesis. J Hand Surg Am 1986;11(4):562-566.

[11] Leibovic SJ, Strickland JW. Arthrodesis of the proximal interphalangeal joint of the finger: comparison of the use of the Herbert screw with other fixation methods. J Hand Surg Am 1994;19(2):181-188.

[12] Lister G. Intraosseous wiring of the digital skeleton. J Hand Surg Am 1978;3(5):427-435.

[13] McGlynn JT, Smith RA, Bogumill GP. Arthrodesis of small joint of the hand: a rapid and effective technique. J Hand Surg Am 1988;13(4):595-599.

[14] Moberg E. Arthrodesis of finger joints. Surg Clin North Am 1960;40:465-470.

[15] Shin A, Amadio P. Stiff finger joints. In: Green DP, ed. Green's Operative Hand Surgery. Philadelphia: Elsevier, 2006:417-457.

[16] Stern PJ, Fulton DB. Distal interphalangeal joint arthrodesis: an analysis of complications. J Hand Surg Am 1992;17(6):1139-1145.

[17] Stern PJ, Gates NT, Jones TB. Tension band arthrodesis of small joints in the hand. J Hand Surg Am 1993;18(2):194-197.

[18] Tubiana R. Arthrodesis of the fingers. In: Tubiana R, ed. The Hand, vol 2. Philadelphia: WB Saunders, 1985:698-702.

[19] Vanik RK, Weber RC, Matloub HS, et al. The comparative strengths of internal fixation techniques. J Hand Surg Am 1984;9(2):216-221.

[20] Wright CS, McMurtry RY. AO arthrodesis in the hand. J Hand Surg Am 1983;8(6):932-935.

[21] Wyrsch B, Dawson J, Aufranc S, et al. Distal interphalangeal joint arthrodesis comparing tension-band wire and Herbert screw: a biomechanical and dimensional analysis. J Hand Surg 1996;21(3):438-443.

第124章 前臂、手部及手指筋膜室综合征的外科减压术

Surgical Decompression of the Forearm, Hand, and Digits for Compartment Syndrome

Marci D. Jones, Rodrigo Santamarina, and Lance G. Warhold

定义

- 急性筋膜室综合征是指在固定封闭的间室内组织压力不断升高从而影响血液循环的病理改变。由于组织间隙内压力不断升高，导致了软组织的血液供应障碍。如果不予治疗，不断增加的组织压力将最终导致肌肉、神经的不可逆性损害，最终发生纤维化及肌挛缩。

解剖

- 筋膜室综合征最常发生在前臂和手部，但也可发生在上臂及手指。
- 上臂分为2个间室，前臂包含3个间室，手部有10个间室，手指有2个间室。
- 通过内、外侧肌间室，将上臂的2个间室分为前侧间室及后侧间室(图1A)。
  - 前侧间室包括肱二头肌、肱肌和喙肱肌。
  - 后侧间室包括肱三头肌。
- 前臂包含3个间室，分别为掌侧间室、背侧间室以及1个由3块肌肉构成的可变间室(Mobile Wad，前臂后外侧间室)(图1B)。
  - 前臂掌侧间室包括前臂屈肌群。其又可细分为浅层及深层两部分。浅层肌肉有尺侧腕屈肌、掌长肌、旋前圆肌、桡侧腕屈肌。深层肌肉有指浅屈肌、指深屈肌、拇长屈肌。
  - 前臂背侧间室包括前臂伸肌群。浅部伸肌有指总伸肌、小指伸肌、尺侧腕伸肌。深部伸肌有旋后肌、拇长展肌、拇长伸肌、拇短伸肌、示指固有伸肌。
  - 可变间室是一个特殊的肌间室，包括肱桡肌、桡侧腕长伸肌、桡侧腕短伸肌。
- 腕关节有一个重要的闭合间隙即腕管。虽然在严格意义上腕管并不能算作间室，但腕管压力升高可损害正中神经。
- 手部包括10个间室(图1C)。
  - 7个间室内容骨间肌。其中包含4个背侧骨间肌、3个掌侧骨间肌，每一块骨间肌都是独立的间室。
  - 内收肌间室主要包含拇内收肌。
  - 大鱼际间室包含拇短展肌、拇对掌肌、拇短屈肌。
  - 小鱼际间室包含小指外展肌、小指短屈肌、小指对掌肌。
- 由于手指部存在许多皮系韧带导致手指皮肤顺应性减小，故筋膜室综合征有时也会发生在手指。

发病机制

- 间室不断增加的压力会使得软组织血供减少，导致组织缺血并最终坏死。间室内的血流量取决于以下几个因素：静脉压、动脉压及局部组织间隙压。肌肉缺血会导致毛细血管通透性增加，导致肌肉水肿，组织压力升高，进一步使组织血流量及供氧量降低，从而导致更严重的组织损害。正是这种恶性循环加重了筋膜室综合征的病理生理改变。
- 筋膜室综合征的发生有许多原因，综合起来主要分为两类[3]：
  - 间室容量减小，如石膏或敷料包扎过紧、烧伤焦痂包裹、肢体延长或牵引、长时间的肢体受压（自身或重物压住肢体）。
  - 间室内容物增加，如动脉或静脉损伤出血、抗凝、创伤、再灌注损伤、水肿、高渗输液、蛇咬伤、感染、高压注射。

自然病程

- 筋膜室综合征导致细胞缺氧性损害，并最终导致细胞死亡。肌肉缺血2~4小时后即可发生功能性改变。神经缺血30分钟内由于供氧不足出现感觉异常及感觉减退。神经的不可逆性损害直到缺血12小时甚至更长时间才发生。

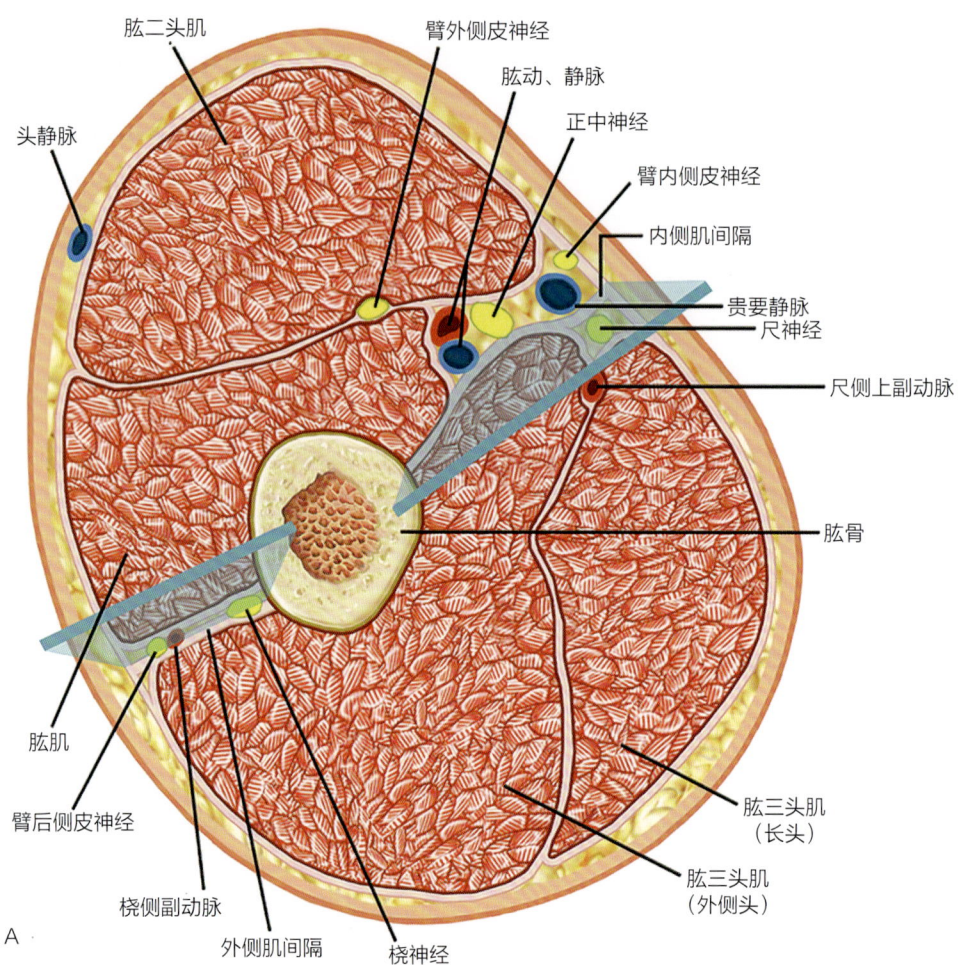
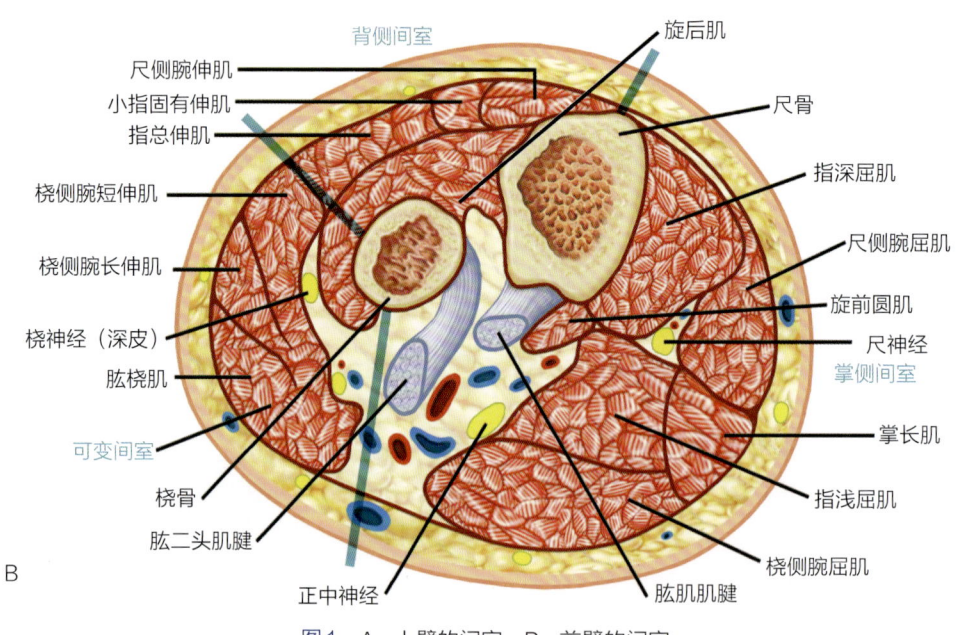

图1　A. 上臂的间室。B. 前臂的间室。

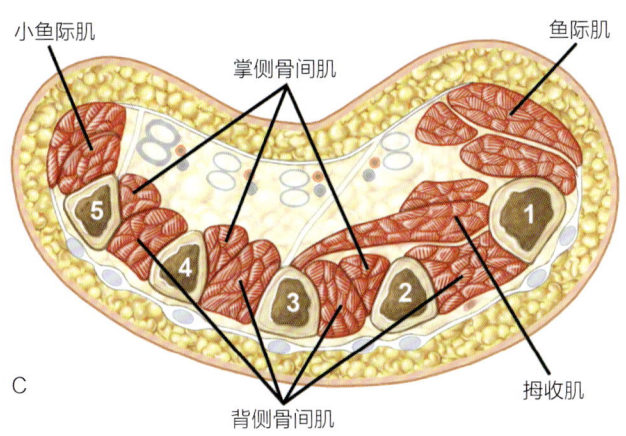

图1（续） C. 手部的间室。

- 筋膜室综合征如不经治疗将产生永久性的神经损害、肌肉坏死、生长停滞、Volkmann 肌挛缩甚至是湿性坏疽。

病史和体格检查

- 采集详细的病史并且评估筋膜室综合征发生的可能原因十分重要。
- 疼痛是体格检查最重要的发现。对于有异常疼痛的患者，不管其是否有夸大成分，一定要抱有高度的临床怀疑态度。
- 绝大部分患者有创伤或碾轧伤病史，但也不能忽视其他原因。
- 筋膜室综合征可涉及四肢的单个或多个间室。
- 体格检查包括：
  - 张力、肿胀和触痛（图2）。
  - 间室肌肉的被动牵拉痛。
  - 受压神经支配区的感觉异常或感觉障碍是早期体征，往往伴随运动障碍。运动麻痹是晚期体征。
  - 苍白和无脉是晚期体征。
- 异常疼痛，间室高张力以及被动牵拉疼痛足以确认筋膜室综合征的存在。不能在晚期体征出现时才做出最终诊断和治疗。
- 对于痛觉迟钝或者处于镇静的患者，间室的高张力及肿胀两项体征的出现即表明筋膜室综合征的存在，需测量间室内压力。

影像学和其他诊断性检查

- 临床检查是诊断的基石，对筋膜室综合征始终抱有高度怀疑的态度是重要的。
- 对诊断明确及已经出现筋膜室综合征的患者应立即行

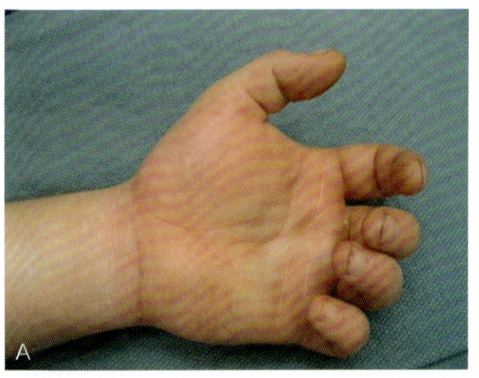
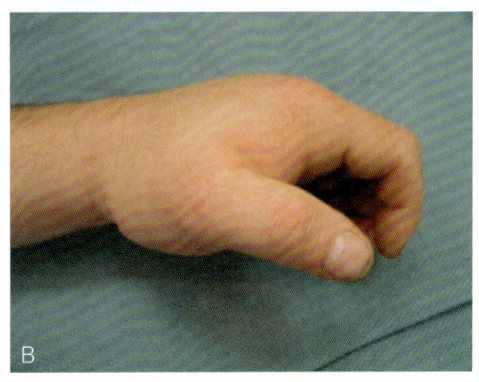

图2 手部弥散性高张力肿胀。A. 掌侧观见掌侧凹消失。B. 桡侧观。

筋膜切开减压术。对于症状及体格检查提示可能出现筋膜室综合征，特别是反应迟钝及使用过镇静类药物的患者均应行间室压力测量。

- 手指筋膜室综合征的诊断基于临床体征，而不是压力测量。
- 上臂间室压力测量应包括前侧和后侧间室。在前侧，压力的测量要通过肱二头肌，在后侧则要通过肱三头肌。
  - 在测量上臂间室压力时必须小心，不要损伤桡神经。桡神经走行于肱三头肌深面肱骨桡神经沟。距离肱骨外上髁 10 cm 处，桡神经穿过外侧肌间隔走向前侧间室。
- 在前臂，间室压力测量通过掌侧间室、背侧间室以及可变间室。
  - 正中神经和尺神经是掌侧间室压力测量中容易损伤的结构。尺神经走行于前臂尺侧腕屈肌深面，正中神经走行于指浅屈肌与指深屈肌之间。
  - 当测量可变间室压力时，要注意桡神经浅支走行于肱桡肌深面，在距离桡骨茎突近端约 8 cm 处在肱桡肌和桡侧腕长伸肌之间穿出。
    - 骨间背侧神经走行于桡骨近端桡骨颈处。测量可变间室及背侧间室时注意避免损伤。

- 在手部，压力测量应集中于受累间室。通常在计划切开减压处进行。
- 通常没有间室压力升高的绝对数值来决定行筋膜切开术。当间室压力达30~45 mmHg，或者低于舒张压30 mmHg，并且有相应的体格检查结果时，应行筋膜切开减压术[4]。而在手部，较低的压力（15~20 mmHg）可能就提示存在筋膜室综合征。
- 应该行放射线检查以确定任何潜在骨结构异常。骨折和脱位应尽可能达到解剖复位。
- 动脉损伤可导致缺血，并且可表现为筋膜室综合征。如果动脉损伤病史明确（骨折、撕脱伤、割伤），应行动脉造影术。

鉴别诊断

- 动脉损伤。
- 神经损伤。

非手术治疗

- 急性筋膜室综合征不能保守治疗。在急性筋膜室综合征的病例，对于不断升高的间室压力，需行筋膜切开减压术以减轻组织缺血。
- 对于早期出现症状及体征的患者，如间室压力并未持续升高的，可采取去除所有压迫因素诸如衣物、石膏，抬高患肢超过心脏水平。
  - 不断进行体格检查以及重复测量间室的压力是非常重要的。
- 对于已经出现晚期肌肉坏死的患者，可采取保守治疗。

手术治疗

术前计划

- 术者需仔细阅读X线片并评估手术治疗的必要性。

体位

- 患者仰卧位，上肢置于搁手台上。
- 在筋膜切开减压手术中，常规不使用止血带。
- 如果上臂也受累，术中需消毒至肩部及腋窝以备整个肢体的手术暴露。

入路

- 皮肤是有张力的，所以非常重要的是皮肤切口要足够长，以便充分减压。不考虑皮肤美容。
- 皮肤切口的设计要既能完全快速行间室减压，又保证能覆盖重要组织结构，同时还要避免由于皮肤瘢痕导致的关节挛缩。
- 判断肌肉活力取决于肌肉紧张度、色泽、收缩力和是否出血。
  - 如果肌肉活力不明，则暂予保留，待24~48小时再行检查。
- 皮肤切口敞开，创面需充分冲洗并用湿盐水纱布覆盖。偶尔也可使用真空负压吸引敷料以减少因频繁更换敷料导致的水肿和疼痛，促进恢复。
- 一旦创面稳定并且清洁，皮肤切口在无张力下可予闭合。如果仍然存在张力，可在皮肤缺损处予中厚皮片移植。

上臂切开减压术

- 上臂筋膜室综合征比较少见，减压时可行外侧切口、后侧切口和前内侧切口。
  - 切口的选择应基于骨折固定的需要[1,2]。
- 外侧切口始于三角肌，延长至肱骨外上髁。筋膜覆盖前方的肱二头肌和后方的肱三头肌。可顺此切口切开筋膜（技术图1A）。
- 前内侧切口可从内上髁起，延伸至腋窝。筋膜覆盖肱二头肌和肱三头肌。可顺次切口切开筋膜（技术图1B），此切口可继续延伸为前臂皮肤切口。
  - 此切口注意保护尺神经。

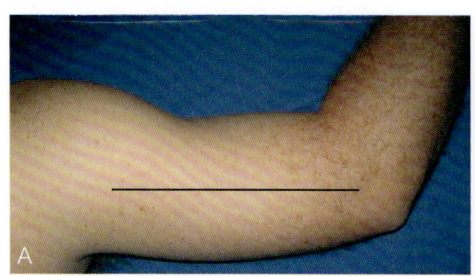 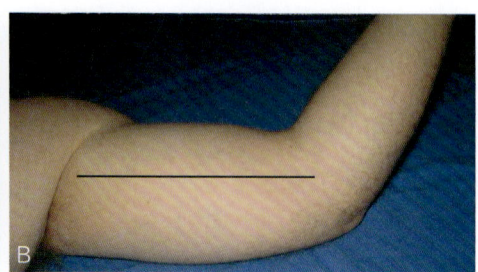

技术图1 A. 外侧切口。B. 前内侧切口。

- 对于单纯后侧间室，后侧切口可从肩峰下8 cm起始延至尺骨鹰嘴（技术图1C）。肱三头肌筋膜就暴露在皮肤切口下，可予切开[5]。
  - 桡神经走行于肱三头肌长头和内侧头之间，在行肌肉清创时注意防止损伤。

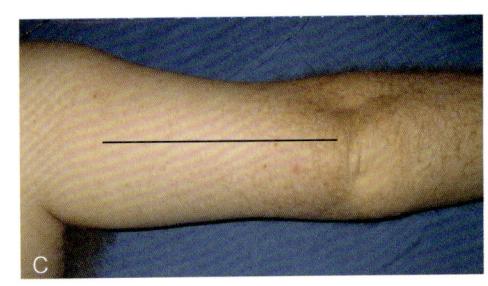

技术图1（续） C. 后侧切口。

前臂切开减压术

- 皮肤切口设计采用从腕管至肘窝的弧形切口。如果有正中神经压迫症状，需行腕管切开减压（技术图2）。
- 切口远端始于手掌大鱼际和小鱼际隆起间线，向近端延伸与环指桡侧界线重叠。切开皮肤、掌筋膜和腕横韧带。
- 继续向近端延伸至远端腕横纹处后，向尺侧走行至豌豆骨处并跨过豌豆骨后向前臂远端尺侧延长。
  - 此切口可防止暴露屈肌腱和正中神经，并保护正中神经掌皮支不受损伤。
- 继续向前臂中段桡侧行弧形切口，再转向肘部的肱骨内上髁前部。
  - 此切口形成的皮瓣可覆盖正中神经。
- 如有必要，在肘窝处，可轻微向前延长切口即可延续为上臂减压切口。
  - 此切口可避免跨肘部直切口并可覆盖肱动脉。
- 切开覆盖前臂筋膜间室的浅筋膜和深筋膜，包括可变间室。通过此切口，可松解肘部纤维束。对于间室减压不理想的，还可通过此切口松解每块肌肉筋膜。
- 松松地关闭腕管部切口，通常前臂切口敞开二期关闭。
  - 假如肿胀很轻，则不用缝合筋膜而直接关闭皮肤切口。或者采取减张缝合技术。
  - 如果伤口敞开，需用无菌敷料覆盖。或者也可选择真空负压吸引覆盖创面。
- 还可选择Henry切口。其界面位于肱桡肌和桡侧腕屈肌之间，远端连接腕管，近端从桡侧向尺侧跨过肘前。
  - 如果使用此切口，在腕部注意避免损伤正中神经掌皮支。

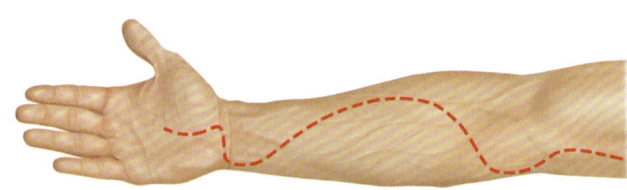

技术图2 前臂掌侧减压切口。注意手部切口可用来切开鱼际间室进行减压。

前臂背侧切开减压术

- 在前臂，掌间室和可变间室的减压可以减轻背侧间室的压力。一旦手掌筋膜也行切开减压术，要重新评估背侧间室是否有必要行筋膜切开。
- 行背侧纵行切口，远端在尺骨与桡骨Lister结节间，向近端延伸至外上髁。切开前臂背侧筋膜（技术图3）。
- 如有必要可松解每块肌肉筋膜。
- 如果怀疑累及骨间背侧神经，则分离尺侧腕伸肌和指伸肌肌腹，暴露并松解旋后肌表面筋膜。
- 切口处理同之前所述的前臂掌侧筋膜切开减压术。

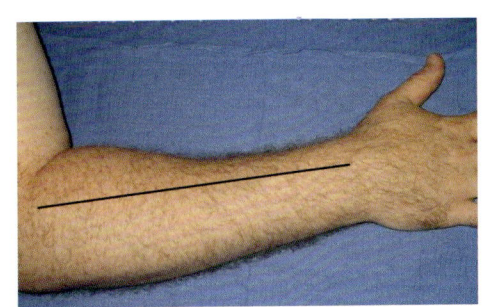

技术图3 前臂背侧切口。

手部间室切开减压术

- 手背部在第2和第4掌骨处行2个纵行切口以松解4个背侧和3个掌侧间室以及内收肌间室(技术图4A)。
- 切口顺伸肌腱水平,注意保护尺、桡神经的感觉支,保护手背静脉以减轻术后肿胀。
- 牵开掌骨背侧筋膜及伸肌腱,依次打开每个掌骨背侧间室(第1、2掌背间室位于第2掌骨两侧,第3、4掌背间室位于第4掌骨两侧)。继续钝性分离背侧骨间肌至掌侧以减压掌侧骨间肌间室。
- 可通过第2掌骨切口打开内收肌间室。
- 顺拇指第1掌骨桡侧界纵行切口可打开大鱼际间室,顺第5掌骨尺侧界纵行切口可打开小鱼际间室(技术图4B)。纵行劈开潜行筋膜。
- 手部切口敞开(技术图4C)并用支具固定在手内在肌伸展位(掌指关节屈曲70°,指间关节伸直位)。

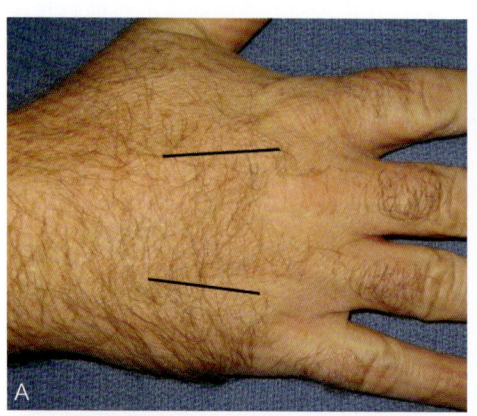
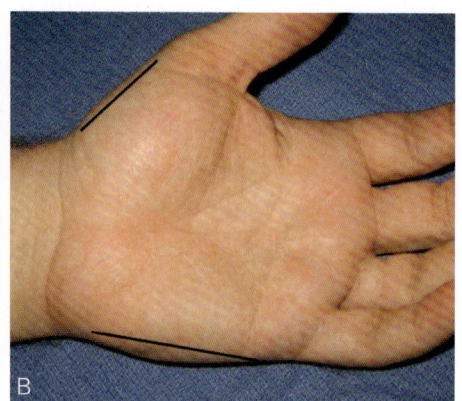
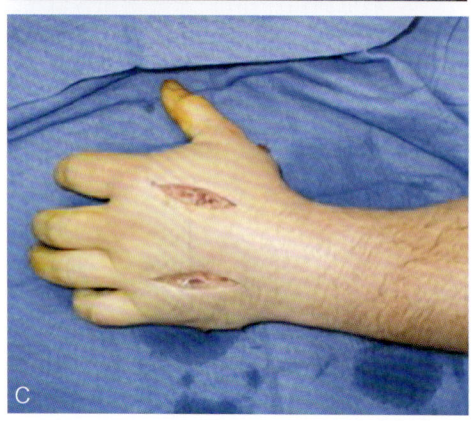

技术图4　手部间室切开减压切口。A. 背侧切口。B. 大鱼际与小鱼际切口。C. 背侧、大/小鱼际切口,应保持敞开。

手指切开减压术

- 做手指侧方中轴的纵行切口。切口可按手指关节屈曲线在手指背侧顶点的连线而成(技术图5A),关节线顶点在手指屈曲时可确定。
- 避免切口偏向掌侧以防止术后屈曲挛缩。
- 仔细分离横向支持韧带和Cleland韧带,游离尺侧和桡侧的血管神经束(技术图5B)。
- 如何可能的话,松松地关闭皮肤切口。

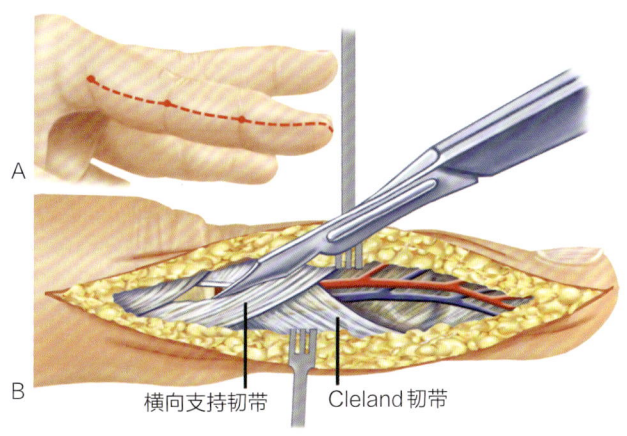

技术图5　A. 手指切口。图中红色点为每个关节屈曲线在手指背侧顶点。连接这些点即为手指侧方中轴切口。B. 仔细分离横向支持韧带和Cleland韧带。

要点与失误防范

手术指征	• 测量间室压力的阈值较低。临床检查模棱两可时要进行压力测量。
手术治疗	• 注意使皮肤和筋膜完全减压。 • 不要损伤浅神经。 • 清除任何失去活力的肌肉。 • 不要缝合筋膜。 • 松散地缝合皮肤或使其保持打开状态。
术后锻炼	• 如果存在可疑的肌肉,要回到手术室进行第二次检查。 • 根据皮肤的张力和活性来进行伤口缝合。适当延长一期闭合的时间,可选择厚皮移植或皮瓣。

术后处理

- 二次清创观察应在最初清创后48~72小时。
  - 需进一步清创清除失活组织。要进行一系列清创手术直至无失活组织。
  - 可能要延期关闭切口。通常可应用中厚皮片移植覆盖创面(图3)。如果软组织缺损伴有肌腱、神经或骨外露,需选用皮瓣覆盖创面。
- 要尽可能关闭切口以减小诸如感染、脱水、截肢等并发症的发生。
- 上肢悬吊并用支具固定于手内在肌伸展位。通常在闭合创面后的2~3日内,当肿胀一开始消退时就要轻柔、持续地活动手、腕及肘部。皮瓣或植皮区邻近关节可能限制活动,但未受限制关节要主动活动。

预后

- 间室减压的结果取决于最初受伤的严重程度和缺血时间的长短。
- 对于早期诊断且失活组织少的患者通常预后较好。
- 对于严重损伤、延迟诊断或有广泛软组织坏死的患者,上肢功能恢复不佳。

并发症

- 急性筋膜室综合征不予治疗最终将发展成Volkmann缺血性肌挛缩。
- 肌肉坏死和纤维化导致爪形手。此畸形是由于伴发内在肌功能障碍导致屈曲挛缩造成的。
- 神经功能障碍是由于最初的缺血损伤或者神经组织周围瘢痕卡压所致。
- 在轻症患者中深层间室压力可能很高,故指深屈肌常常受累。在重症患者中,所有的肌肉都会发生纤维化。

(朱昱　译,孙蕴初　审校)

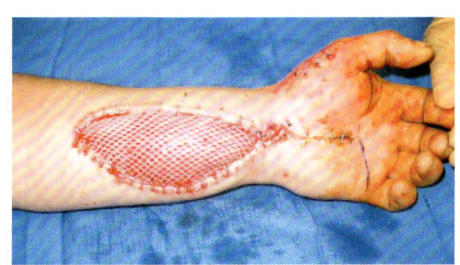

图3　伤口延期关闭,中厚皮片移植覆盖创面。

参考文献

[1] Antebi E, Herscovici D Jr. Acute compartment syndrome of the upper arm: a report of 2 cases. Am J Orthop 2005;34:498-500.

[2] Diminick M, Shapiro G, Cornell C. Acute compartment syndrome of the triceps and deltoid. J Orthop Trauma 1999;13:225-227.

[3] Gulgonen A. Compartment syndrome. In: Green DP, Pederson WC, Hotchkiss RN, et al, eds. Green's Operative Hand Surgery, ed 5. New York: Elsevier Churchill Livingstone, 2005:1985-2006.

[4] Whitesides E, Heckman MW. Acute compartment syndrome: update on diagnosis and treatment. J Am Acad Orthop Surg 1996;4:209-218.

[5] Yabuki S, Kikuchi S. Dorsal compartment syndrome of the upper arm: a case report. Clin Orthop Relat Res 1999;(366):107-109.

第125章 手部注射伤的手术治疗
Surgical Treatment of Injection Injuries in the Hand

Joshua Choo, Rimma Finkel, and Morton Kasdan

定义

- 高压喷射设备可能会产生2 000~12 000磅每平方英寸(psi)的压力[9],足以破坏皮肤[15]。
- 其注射物通常包括油脂、油漆、油漆稀释剂、柴油、油、水和水泥。其他还包括熔融金属[3]、干洗剂[11]和兽医疫苗[5]。
- 这种损伤的标志是看似较轻的浅表伤口,可大大掩盖损伤的严重程度(图1)。
- 影响疾病程度的3个最重要的因素是:①注射物质的类型。②损伤的解剖部位。③治疗的延迟程度。
- 注射损伤的治疗方法是迅速、彻底地清创。
- 高压注射损伤在年轻人中最常见,特别是体力劳动者。
- 以前认为这些伤害大多发生于工作时间少于6个月的人,但最近的研究表明,其平均工作时间是11年[12,32]。
- 典型的情形是患者手握压力管道,其密封件发生破裂或在无保护罩的情况下疏通高压喷射器的喷嘴(图2)。
- 随着在计算机断层扫描(CT)中使用造影剂强力注射的增多,造影剂外渗性损伤也可归为上肢喷射性损伤。但其所涉及的压力通常要低得多(100 psi)[33],损伤更靠近近端,自然病程通常较轻,几乎不需要手术。

解剖

- 基本情况。
  - 非优势手(58%~76%)[8,12]的受伤频率要比优势手多。
  - 示指、拇指、手掌和小指的受伤频率依次减小。
  - 注射部位是预测深部损伤和发病区域的重要决定因素。
- 高压喷射的实验模拟表明,外力进入的解剖位置是预测损伤分布的重要因素:
  - 偏心部位的注射伤往往绕过手掌组织并导致背侧受累。
  - 中指的纤维屈指腱鞘(环状带轮)较厚,且被覆坚韧而平滑的皮肤,因此该部位的注射伤会绕向浅表组织,因为屈指腱鞘不大会被穿透。
  - 若注射在皮肤折痕部位,即指间关节上方的屈肌腱鞘(交叉带轮)的较薄部位,则更可能穿透屈肌腱鞘并通过腱鞘间隙向近端扩散。
  - 穿透示指、中指和环指腱鞘间隙的损伤不会扩散到远端掌骨折痕处;这些手指的损伤更可能局限在手指本身,并引起局部炎症和缺血[15,16]。
  - 相反,拇指和小指的腱鞘通过桡侧和尺侧的滑囊延伸至近端手掌并可能与手掌的肌筋膜间隙相通(图3)[15]。因此,拇指和小指的注射伤倾向于向近端播散,并可能充满桡侧和尺侧的滑囊。
  - 在85%的情况下,桡侧和尺侧滑囊通过腕筋膜间隙

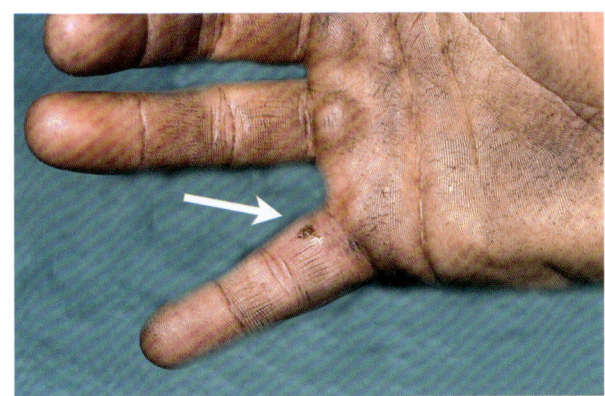

图1 右小指桡侧可见一不明显的穿刺点,可能是高压注射伤唯一可见的损伤点。

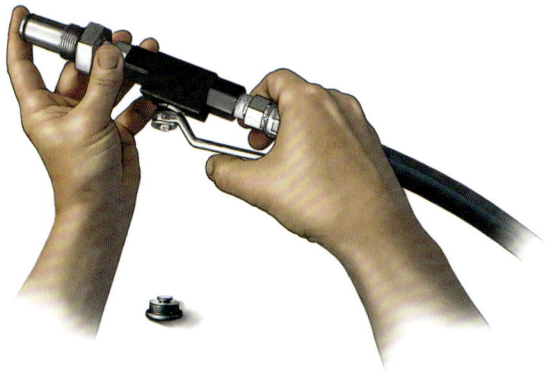

图2 损伤通常发生在试图清洗已堵塞的高压枪。注意图中保险已去除。

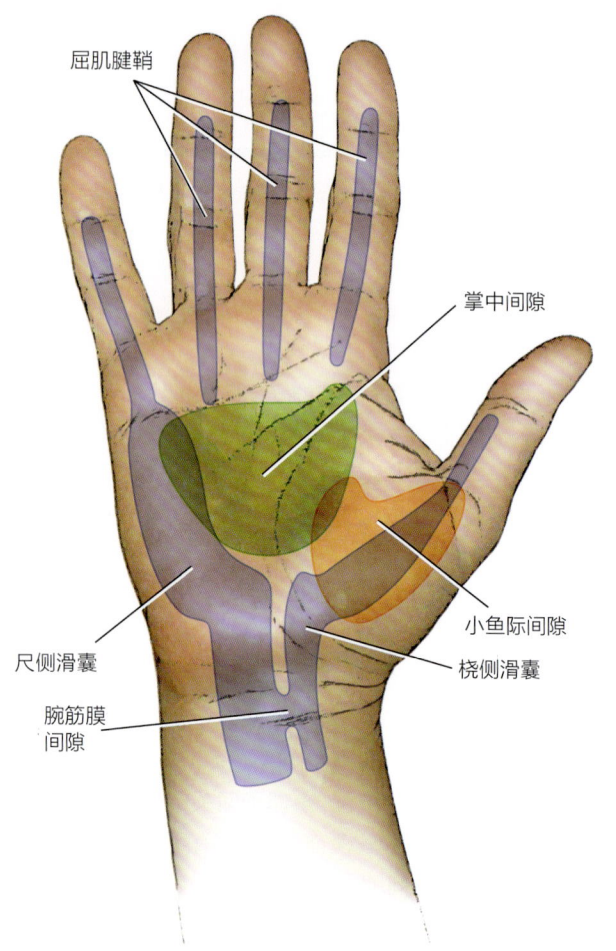

图3 手部的滑膜间隙（蓝色）和深筋膜间隙（绿色和橙色）。注意拇指和小指的滑膜鞘分别延伸至桡侧和尺侧的滑囊，而示指、中指和环指的滑膜间隙则局限于手指。还应注意手部潜在深部间隙、掌中间隙（绿色）和鱼际间隙（橙色）。小鱼际间隙未显示。如图所示，在85%的患者中，桡侧和尺侧的滑囊之间存在连接。

连接，可能导致桡侧和尺侧滑囊之间的播散[21]。
- 手掌也有较深的肌筋膜间隙，可使注射物散布在较大的空间（鱼际和掌中间隙，见图3）。因此拇指、手掌、大小鱼际处的注射伤可能需要更广泛的清创术，但其较少引起缺血性损伤和永久性损伤。
- 一般远端损伤比近端需要截肢的可能性更高，而2～5指受伤比拇指或手掌受伤的发病率和截肢率更高[14]。
- 目前许多解剖学研究使用的压力为750 psi，但更高压力的注射伤可能足以克服组织阻力，从而导致难以预测的损伤模式。

发病机制

- 高压损伤有2个关键的致病机制：①注射材料造成的直接机械损伤，其与黏度、速度和体积相关。②机体的炎症反应，其与注射物刺激性/化学性质相关。
- 机械损伤的程度与注射物的黏度成反比，与注射物的体积和喷射时的压力成反比[9,13,27]。黏度较低的注射物，像油漆稀释剂[10]，会造成更大的伤害范围和更高的发病率。
- 注射物引起的炎症反应类型也对损伤程度有重要影响。极少数情况下注水或注气会导致截肢。但有机溶剂（例如油漆）比其他材料（例如液压油或油脂）的截肢率增加了近10倍（58% vs. 6%）。机体对各种材料的炎症反应有很大差别[14]。
- 哪些因素在这些损伤中起主要作用仍存在争议。它们更可能具有协同作用，炎症反应使机械损伤加剧。
- 延迟治疗对预后有重大影响（参阅自然病程）。多数人认为应在受伤后6小时内进行手术以减少损伤程度[29]。

自然病程

- 高压注射伤病程分三期。
  - 急性期。
    - 损伤后即刻开始。
    - 损伤引起血管受压及痉挛，导致血流损害。主要表现为组织苍白、花斑，肢体麻木，剧烈疼痛，或者这些情况同时出现。
    - 任何最初的感觉异常源于指神经的局部受压及化学刺激。
    - 在这一阶段，损伤部位是关键，用以确定物质扩散范围。超高压能突破组织阻力。
    - 物质注入量决定组织肿胀和血流损害程度。
    - 在Gelberman等[9]、Schoo等[27]以及Hayes和Pan[13]的研究中，手部注射伤注入量较大，并且长时间没有得到减压时，会有更高的坏死率。
  - 中期。
    - 由于异物反应出现肉芽形成及纤维化。
    - 炎症取决于注入物质的量和种类。
    - 油漆溶剂由于黏度低，易于在组织中扩散，其腐蚀作用易导致严重的组织坏死[9]。
    - 油脂注射伤的患者更多会导致慢性炎症反应，出现持续的后遗症（异物肉芽肿）[13,28]。

- Schoo等[27]报道,不同注射物质损伤,截肢率不同,依次如下:油漆稀释剂80%、油漆(含大豆烷基)58%、汽油23%、液压油14%。
  - 晚期。
    - 晚期损伤主要为肉芽肿破裂、窦道渗出、皮肤破损[8,27]。
    - 慢性窦道形成可能会演变成恶性肿瘤(鳞状上皮癌)[8]。
    - 皮肤破损可导致由于金黄色葡萄球菌、表皮链球菌、假单胞菌或多种微生物菌群引起的继发感染[24,26]。

病史和体格检查

- 要点包括患者的优势手、职业、受伤后采取的措施、喷射器的类型和压力、注射物质的种类。
- 影响愈合和治疗后功能的相关合并症包括血管疾病、糖尿病、吸烟史等[19]。
- 如果可能的话,从患者所在公司获得注射物质的安全资料表,或查询http://www.msdsonline.com。
- 体格检查应该包括如下所列:
  - 确定损伤部位以及注射范围。由于受伤部位很小,因此很难找到受伤部位的情况并不少见。
  - 在患者尝试握拳时要注意观察手的活动度。
  - 对手指、手掌及前臂进行仔细触诊,以帮助确定需要清创的范围。

影像学和其他诊断性检查

- 手部及前臂X线检查有助于评估损伤的程度。
- 虽然不是所有的物质都是不透射线的,但如果手和前臂的X线上出现空气影则可帮助我们确定注射物质扩散的范围[23,24,31]。
- 获得上臂及胸部的X线片也是必要的。因为已经有报道,手部的注射伤物质扩散到上臂、胸壁以及纵隔[30]。
- 影像学检查亦可提示业已存在的病变。

鉴别诊断

- 蛇咬伤。
- 蜘蛛咬伤。
- 挤压伤。
- 化脓性腱鞘炎。
- 黑刺腱鞘炎。
- 结核分枝杆菌感染(慢性)。

非手术治疗

- 绝大多数需要手术清创,仅有少部分案例报道注射伤可采取非手术治疗。
- 少数非手术治疗的情况包括空气注入导致的皮下气肿,此损伤一般在数小时至数日内可好转[18]。偶尔还有水注入的情况,也可采取非手术治疗[17]。

手术治疗

- 早期和积极的减压清创是治疗的基本原则。
- 在高压注射损伤中,受伤至手术的时间是影响坏死率及预后的主要因素[29]。

术前计划

- 仔细阅读放射学检查。
  - 注意手及前臂中不透X线的范围。
  - 软组织中的空气。
  - 注意骨是否有骨折或者陈旧损伤。
- 静脉通路应该置于患者健侧肢体,受伤肢体应进行有效的固定,限制其活动。

体位

- 患者应仰卧,患肢外展。
- 上臂不应行驱血以防止注入物向近端扩散加重组织损害。
- 最好行局部麻醉,避免全麻。不应行区域神经阻滞麻醉。
  - 如果选择Ⅳ区阻滞麻醉,使用重力驱血(抬高肢体4分钟),而不是加压驱血。

入路

- 高压注射伤的手术入路必须能够充分暴露,满足所有清创要求。
- 切口遵循的大体原则是避免做跨越屈曲横纹的纵切口。
- 若神经血管束受累,清创时必须格外小心。为了保留重要的结构,一些特殊异物可以留下。
- 所有间室都应打开探查。

Bruner 切口

- 患手术前消毒并抬高驱血。
- 为了纵向切开暴露手指，避免切口横过关节线十分重要。通过 Bruner 锯齿状切口可以避免横过关节线（技术图 1a）。
- 仔细去除注射物，注意避开桡掌侧及尺掌侧神经血管束。
- 如需要，切口可向掌侧延长（技术图 1a、b）。掌部切口也可按 Bruner 锯齿状切口切开，以避免术后掌部横纹瘢痕挛缩（技术图 1a、d）。
- 如果切口必须进一步向腕横纹处延伸，则需做顶点向尺侧的成角切口以避免损伤正中神经掌皮支（技术图 1）。
- 如果前臂需减压，则切口可为纵行或 S 形向前臂延伸（技术图 1）。

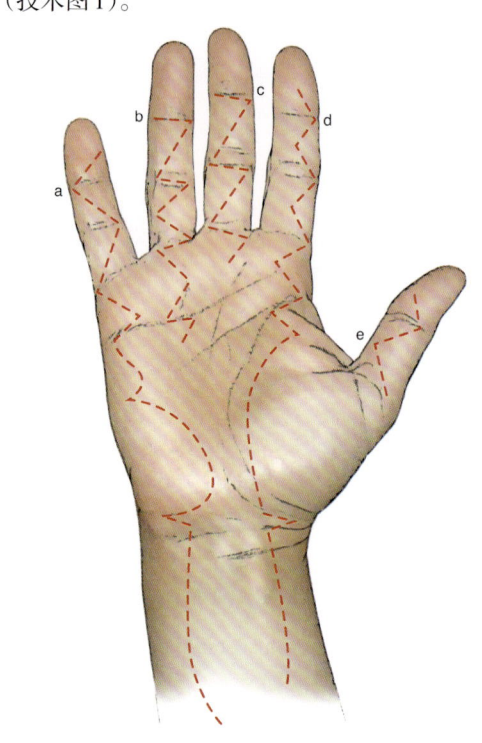

技术图 1　不同的清创切口。所有切口的原则是避免行跨越屈曲横纹的纵切口。(a) Bruner 切口，延伸连接尺侧滑囊和前臂滑囊。(b、c) 斜行-横行混合切口。(d) Littler 切口，延伸连接鱼际间隙和尺侧滑囊。(e) 拇指 Bruner 切口，若需要，可延伸至桡侧滑囊和前臂。

中轴切口

- 中轴切口即手指侧正中切口。
  - 此切口在指神经血管束背侧（技术图 2）。
  - 切口如要通过手掌则按 Bruner 切口方法[2]。

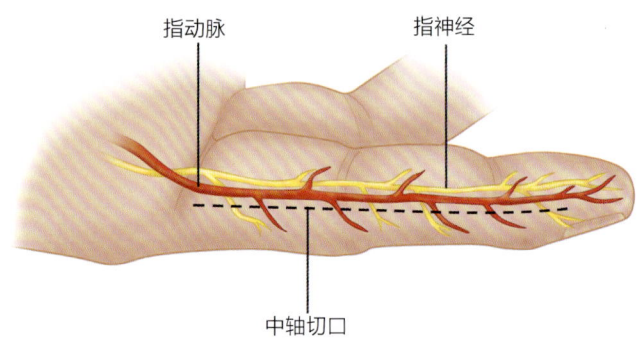

技术图 2　手指侧方正中切口。此切口将切断神经血管束背侧支，但指动脉神经在掌侧组织中得到保护不易伤及。

其他切口

- 也可以用其他的斜行切口，和 Bruner 切口类似，应避免做跨越屈曲横纹的纵切口。Littler 切口（图 1d）不能使整个手指暴露，但可以最小化地暴露腱鞘。
- 也可以行斜行-横行混合切口。可在手指关节屈曲横纹处顺横纹行横行切口，邻近指间关节切口仍做斜行 Bruner 切口（技术图 1c）。
- 可以沿手指长轴延至手掌。
- 本章作者使用了一种斜行-横行混合切口，与技术图 1b 类似。这种技术在横纹处无张力的缝合，同时可以在斜行切口处引流。

要点与失误防范

- 注意潜在的病理损伤通常比外部伤口更糟。
- 合并症的治疗对于注射伤患者很重要。
- 获取MSDS以了解所喷射材料的毒性作用。可以从制造商处获得,也可以从http://www.msdsonline.com在线获得。
- 探查应延伸到明显健康的组织。应避免"微创"治疗。
- 保持伤口处于开放状态或非常松散的闭合状态。

术后处理

- 切口应敞开包扎或松松闭合。手应用夹板固定在"安全"位置(图4A、B)。
- 再次清创应间隔48小时施行,必要的话,待伤口能够初步闭合或覆盖(图4C)。
  - 损伤较小,特别是重要组织有完整的覆盖情况下可获得二期愈合。
  - 有时候需用游离组织瓣来覆盖创面[4,6]。
- 虽然动物实验证明糖皮质激素可能有利于遭受有机溶剂注射伤的患者,但术后肠外应用糖皮质激素来减轻炎症反应尚未被证实有用。
  - 应用糖皮质激素增加感染率的可能性的确存在,但没有相关的动物实验及临床报道证明感染率会增加。
  - 目前还没有可信的临床数据表明糖皮质激素能有效抑制组织失活,所以应该谨慎应用糖皮质激素[14]。
- 早期活动度锻炼对于减少僵硬风险至关重要,应在伤口愈合前进行。

预后

- 高压注射伤的结果取决于喷射量、压力、物质黏度、组织阻力、注射位置、解剖结构、物质毒性和手术时机。
- 病情包括不耐严寒、感觉过敏、感觉异常、持续疼痛、日常生活能力受限、感染、肉芽肿形成(图5A)、鳞状变性[27]以及截肢。
- 根据已有文献报道,截肢率为14%~88%[13,22,27]。
  - 有机溶剂注射伤手指截肢率最高[14]。
  - 清创的时机对截肢率有重大影响。
    - 如手术在受伤6小时以内,截肢率为40%。

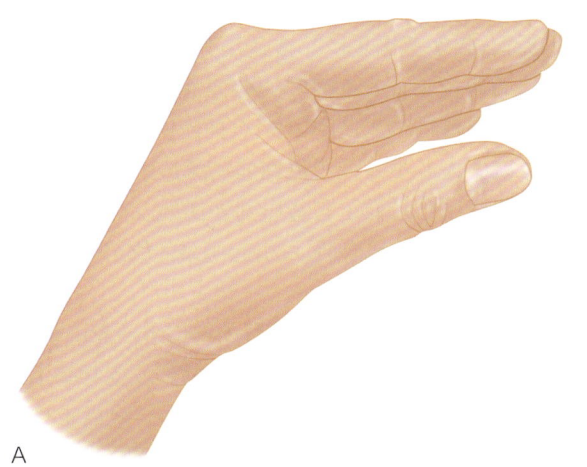

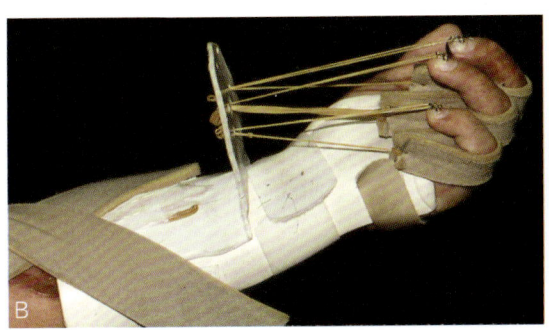

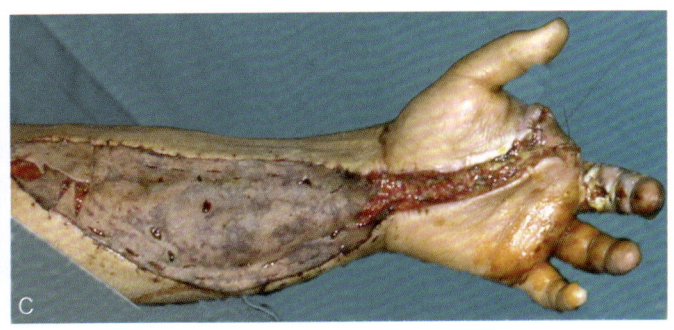

图4 A. 术后夹板固定于手"安全"位。手腕轻度背伸,掌指关节完全屈曲,手指完全伸直。B. 手部活动支具可允许早期活动。C. 最终清创后,应用断层皮片移植覆盖创面。

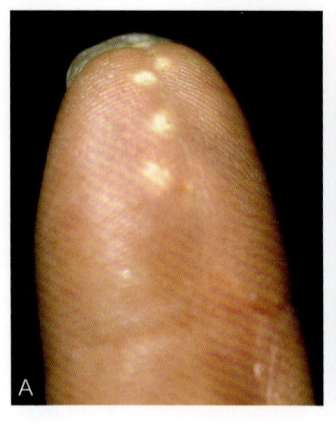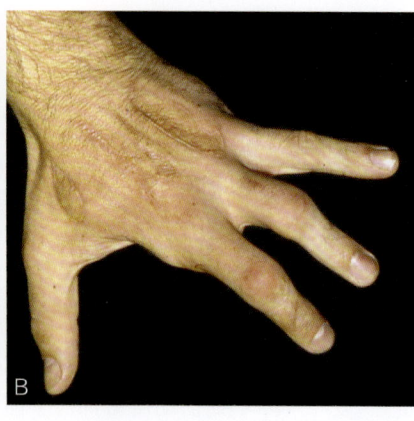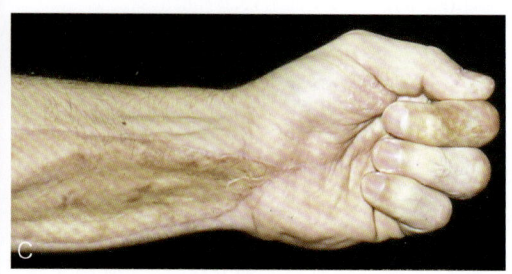

图5 A. 高压注射伤清创及闭合伤口后肉芽肿形成。掌侧愈合切口周围黄色病变，符合肉芽肿的表现。B、C. 手及前臂掌侧、背侧可见愈合良好的切口及断层皮片。示指截指后其余手指有良好的活动度。

- 如手术在受伤6小时以上，则截肢率增加到57%。
- 如果清创拖延至受伤1周左右，截肢率达88%[14]。
- 掌指关节活动度平均降低8.1%，近侧指间关节的活动度降低23.9%，远侧指间关节的活动度降低29.7%。
  - 最大握力减少12%，夹持力下降了35%。
  - 两点辨别觉增加49%[32]（图5B、C）。
- 致残损伤的原因中，喷枪占平均15%，气动软管<2%，液压流体为6%[31]。
- 治疗时间超过伤后6小时，永久性损害发生率约为17%；治疗在伤后6小时内，发生率仅为4%[31]。
- 因为各种损伤失去工作的时间也各有不同，从6周至26周，92%的患者最终重返以前的工作岗位[13]。

并发症

- 感染。
- 不耐严寒。
- 感觉过敏。
- 肉芽肿形成。
- 恶性变。
- 活动及功能受限。
- 感觉异常。
- 两点辨别觉降低。
- 截指。

造影剂溢出损伤

- 当今CT摄像的造影剂注入速率更高[20]。
- 有研究报道自动动力注射器可以每秒4～5 mL的速度注射造影剂，是常规CT检查的2～3倍。自动动力注射器产生的压力可以达到100 psi。因为扫描仪的图像采集能力不同，造影剂的用量有很大不同，从30 mL到50 mL不等[33]。
- 越来越多地使用自动电动注射器导致造影剂溢出损伤的发生率和严重性增加。在使用电动注射器之前，溢出损伤发生率的范围为0.03%～0.17%。而最近统计发病率已增加到0.25%～0.9%[33]。此外，来自自动压力注射器的造影剂溢出往往体积更大，约60%的造影剂溢出的体积大于50 mL[25]。
- 溢出损伤的发病机制有多个因素，如：①造影剂外渗的体积。②造影剂的渗透压浓度。③造影剂溶剂的细胞毒性。文献显示，溢出损伤的总体趋势是造影剂的体积更大，损伤范围更广。渗透压升高造成的严重组织损伤的阈值估计在1.025～1.420 mOsm/kg[1]。造影剂的渗透压越高，受伤组织中吸收的液体就越多，皮下水肿也就更大。尽管低渗透性非离子造影剂（如碘帕多300）的使用已降低了与造影剂外渗的发病率，但碘造影剂仍被认为是起泡剂，可引起明显的软组织损伤，表现为起泡、溃疡和坏死。
- 与造影剂溢出相关的手和前臂的解剖结构尚未获得明确的结果。类似地，可能由于并发症的发生频率不高，造影剂溢出的间室综合征的病理生理学也尚未建立。由于用于造影剂注射的肢体静脉为近端的浅表静脉，因此少见直接渗透肌肉间室或累及手部。笔者的经验是，大多数造影剂溢出损伤涉及的都是皮下组织，而不是肌肉腔。一些人认为，造影剂溢出间室综合征的机制是皮下水肿，导致手或前臂间室受到压迫[7]。患者若有胶原蛋白血管疾病和外周血管疾病等合并症，则会增加患病风险。
- 检查造影剂溢出的患者时，必须注意造影剂的类型、大概的溢出体积和静脉穿刺的部位。必须确定并记录患者是否有胶原血管疾病、周围血管疾病、糖尿病和其他合并症的存在。必须注意前臂和手是否有肿胀、起疱和红斑。如果考虑间室综合征，神经血管检查和间室压力测量十分重要。

- 文献报道绝大多数病例无须手术干预，通常只需要保守治疗，包括患肢抬高、冷敷和24小时内进行间室神经血管检查。但应警惕间室综合征的早期症状，并进行适当的手术减压。

（朱昱　译，孙蕴初　审校）

参考文献

[1] Bellin MF, Jakobsen JA, Tomassin I, et al. Contrast medium extravasation injury: guidelines for prevention and management. Eur Radiol 2002;12(11):2807-2812.

[2] Bruner JM. The zig-zag volar-digital incision for flexor-tendon surgery. Plast Reconstr Surg 1967;40(6):571-574.

[3] Caddick JF, Rickard RF. A molten metal, high-pressure injection injury of the hand. J Hand Surg Br 2004;29(1):87-89.

[4] Chan BK, Tham SK, Leung M. Free toe pulp transfer for digital reconstruction after high-pressure injection injury. J Hand Surg Br 1999;24(5):534-538.

[5] Couzens G, Burke FD. Veterinary high pressure injection injuries with inoculations for larger animals. J Hand Surg Br 1995;20(4):497-499.

[6] del Pinal F, Herrero F, Jado E, et al. Acute thumb ischemia secondary to high-pressure injection injury: salvage by emergency decompression, radical debridement, and free hallux hemipulp transfer. J Trauma 2001;50(3):571-574.

[7] Fallscheer P, Kammer E, Roeren T, et al. Injury to the upper extremity caused by extravasation of contrast medium: a true emergency. Scand J Plast Reconstr Surg Hand Surg 2007;41(1):26-32.

[8] Fialkov JA, Freiberg A. High pressure injection injuries: an overview. J Emerg Med 1991;9(5):367-371.

[9] Gelberman RH, Posch JL, Jurist JM. High-pressure injection injuries of the hand. J Bone Joint Surg Am 1975;57(7):935-937.

[10] Gonzalez R, Kasdan ML. High pressure injection injuries of the hand. Clin Occup Environ Med 2006;5(2):407-411, ix.

[11] Gutowski KA, Chu J, Choi M, et al. High-pressure hand injection injuries caused by dry cleaning solvents: case reports, review of the literature, and treatment guidelines. Plast Reconstr Surg 2003;111(1):174-177.

[12] Hart RG, Smith GD, Haq A. Prevention of high-pressure injection injuries to the hand. Am J Emerg Med 2006;24(1):73-76.

[13] Hayes CW, Pan HC. High-pressure injection injuries to the hand. South Med J 1982;75(12):1491-1498, 1516.

[14] Hogan CJ, Ruland RT. High-pressure injection injuries to the upper extremity: a review of the literature. J Orthop Trauma 2006;20(7):503-511.

[15] Kaufman HD. The anatomy of experimentally produced high-pressure injection injuries of the hand. Br J Surg 1968;55(5):340-344.

[16] Kaufman HD. The clinicopathological correlation of high-pressure injection injuries. Br J Surg 1968;55(3):214-218.

[17] Kon M, Sagi A. High-pressure water jet injury of the hand. J Hand Surg Am 1985;10(3):412-414.

[18] Lo SJ, Hughes J, Armstrong A. Non-infective subcutaneous emphysema of the hand secondary to a minor webspace injury. J Hand Surg Br 2005;30(5):482-483.

[19] Luber KT, Rehm JP, Freeland AE. High-pressure injection injuries of the hand. Orthopedics 2005;28(2):129-132.

[20] Macha DB, Nelson RC, Howle LE, et al. Central venous catheter integrity during mechanical power injection of iodinated contrast medium. Radiology 2009;253(3):870-878.

[21] Malenfant J, Walters A, Kralovic S, et al. Francesco Parona (1842-1908) and his contributions to our understanding of surgery through anatomy. Clin Anat 2013;26(5):547-550.

[22] Neal NC, Burke FD. High-pressure injection injuries. Injury 1991;22(6):467-470.

[23] O'Reilly RJ, Blatt G. Accidental high-pressure injection-gun injuries of the hand; the role of the emergency radiologic examination. J Trauma 1975;15(1):24-31.

[24] Pinto MR, Turkula-Pinto LD, Cooney WP, et al. High-pressure injection injuries of the hand: review of 25 patients managed by open wound technique. J Hand Surg Am 1993;18(1):125-130.

[25] Sbitany H, Koltz PF, Mays C, et al. CT contrast extravasation in the upper extremity: strategies for management. Int J Surg 2010;8(5):384-386.

[26] Schnall SB, Mirzayan R. High-pressure injection injuries to the hand. Hand Clin 1999;15(2):245-248, viii.

[27] Schoo MJ, Scott FA, Boswick JA Jr. High-pressure injection injuries of the hand. J Trauma 1980;20(3):229-238.

[28] Sirio CA, Smith JS Jr, Graham WP III. High-pressure injection injuries of the hand. A review. Am Surg 1989;55(12):714-718.

[29] Stark HH, Ashworth CR, Boyes JH. Paint-gun injuries of the hand. J Bone Joint Surg Am 1967;49(4):637-647.

[30] Temple CL, Richards RS, Dawson WB. Pneumomediastinum after injection injury to the hand. Ann Plast Surg 2000;45(1):64-66.

[31] Vasilevski D, Noorbergen M, Depierreux M, et al. High-pressure injection injuries to the hand. Am J Emerg Med 2000;18(7):820-824.

[32] Wieder A, Lapid O, Plakht Y, et al. Long-term follow-up of high-pressure injection injuries to the hand. Plast Reconstr Surg 2006;117(1):186-189.

[33] Wilson BG. Contrast media-induced compartment syndrome. Radiol Technol 2011;83(1):63-77.

第126章 断指再植
Revascularization and Replantation of the Digits

L. Scott Levin

定义

- 再植是将完全离断的肢体重新缝接。
- 血管重建是对循环的恢复,是对所有不完全离断、血供障碍肢体的修复。血管重建包括动脉的修复,使离断肢体血供恢复。
- 残端修整术是在离断部位进行的手术,使肢体残端获得软组织覆盖并处理手指的合并损伤。
- 如何决定选择再植、血管重建或是残端修整术,受到许多因素的影响。每种手术的相关适应证和禁忌证将在本章节进行讨论。

解剖

- 对于手指解剖的掌握是再植成功的基础。而拇指的解剖又不同于其余4根手指。
- 在手指活动时,掌侧和背侧的表浅韧带维持着血管神经束的位置。
  - Grayson韧带在血管神经束的掌侧,起自屈肌腱鞘,并且附着于皮肤。
  - Cleland韧带走行于血管神经束背侧,起自指骨,止于皮肤。
- 每个手指由尺侧和桡侧的指固有动脉供应。每个动脉都与各自的尺侧和桡侧指固有神经伴行。在手指水平,动脉走行于神经背侧。
- 通常拇指和示指的尺侧指动脉较粗,而小指的桡侧指动脉较粗。
  - 3个主要的掌侧动脉弓起自指动脉。近侧、中间和远侧动脉弓分别延续止于C1滑车、C3滑车和指深屈肌腱的远端。
  - 每个指动脉发出4个掌侧支和4个背侧支。
- 注射研究法已经表明手指静脉系统在掌侧和背侧表面组成了一系列网状拱形结构,其间连接横向和斜向静脉吻合[10]。指背侧静脉要比指掌侧静脉管径粗,并且没有动脉、神经伴行。
- 桡、尺侧的指固有神经与相应的指动脉伴行。指神经只是感觉神经,通常包含1~3束,在远侧指间关节水平分成多个分支。
- 每个手指屈肌腱鞘内包含2根屈肌腱。
  - 指深屈肌腱止于远节指骨的近端基底部。
  - 指浅屈肌腱分为两束分别止于中节指骨的中段。指浅屈肌腱的两束分支分别包绕指深屈肌腱两侧,在Camper交叉处,指浅屈肌腱相对于指深屈肌腱而言由掌侧转至背侧。这样的构造让更深部的指深屈肌腱止于更远的部位。
- 手指有5个环形和3个交叉滑车,间断加厚了骨纤维腱鞘。环形滑车在手指屈曲时防止屈肌腱弓弦畸形,而交叉滑车可折叠,可容许屈曲。
  - 奇数环形滑车位于指间关节处,偶数环形滑车位于近节和中节指骨。
  - A2和A4滑车在预防手指的屈曲弓弦畸形非常重要,如果可能的话要保留。
- 每根手指有来自指总伸肌的腱束。示指和小指还有第2根伸肌腱,分别为示指固有伸肌腱和小指固有伸肌腱,其均在指总伸肌腱的尺侧。

发病机制

- 损伤的机制对再植有很大的影响。
- 利器离断伤是理想的再植指征,因为其损伤范围小。
- 碾压和撕脱的损伤机制使组织损伤的程度大大增加,因此可能再植失败(图1)。
- 绝大多数手指离断为单一损伤。当手指离断发生于多发伤患者时,考虑到其他系统的损伤和坚持ATLS的原则(高级创伤生命支持),再植不予考虑。

自然病程

- 手指再植比残端修整需要更长的住院时间和更长的康复时间。然而再植患者的满意度要高于残端修整或假肢[8,11,12]。
- 从功能上看,再植肢体的预期活动度约是正常肢体的50%。
- 二期手术,诸如肌腱粘连松解术是常见的。
- 文献报道再次手术率为3%~93%。在一个1 000多例再植、血管重建的大样本报道中,35%的患者至少需一次二期手术[18]。再植的再次手术率要高于血管重建。

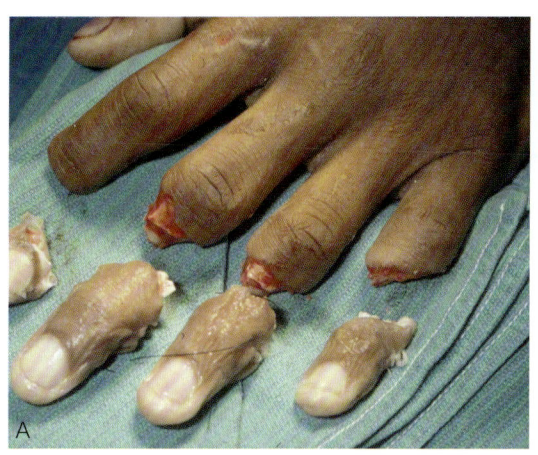
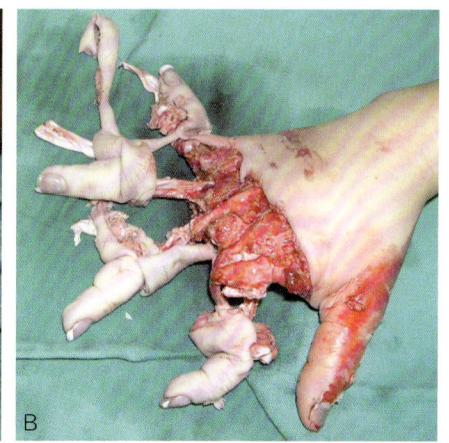

图1　A. 手指被电锯锐性锯断，由于损伤范围小，因此很适合再植。B. 手部遭受挤压伤，广泛的损伤无法再植。

- 再植手指的预期存活率达80%或更高，而血管重建有更高的生存率。

病史和体格检查

- 医生必须在患者到达急诊室后立即评估患者的病情，进行完整的病史采集和细致的体格检查。
- 病史应包括具体的细节如损伤机制和损伤时间。确定涉及的机械损伤可提供潜在污染和持续损伤机制等宝贵的信息。
- 心理不稳定的病史与最大程度的功能恢复有相关性，因为康复过程要求患者有非常好的依从性。而且，自残的患者再植后不太可能会与意外肢体离断的患者获得同样的功能结果。
- 应当彻底评估合并症的病史。诸如糖尿病、周围血管疾病、高凝状态及吸烟等条件虽不是再植的绝对禁忌证，但也必须考虑。
- 同样，医生还必须评估在较大肢体再植时，患者是否能承受血容量的变化。如果有离断肢体以前受过创伤或伴有关节炎的病史，残端修整也许是最好的选择。
- 缺血时间和保存运输的方法也要相应评估。手指热缺血时间最好<6小时，在离断肢体的近端包含更多的肌肉，故缺血时间更重要。
  - 离断肢体要低温保存以降低代谢性酸中毒，减少细菌生长和肌肉坏死。手指再植可容忍的冷缺血的时间可达12小时。已有报道热缺血时间42小时，冷缺血时间96小时的再植成功的病例[2,19]。
- 正确的运输离断肢体是非常重要的。不要将离断肢体直接置于冰上。离断肢体应用Ringer液或生理盐水浸湿的无菌纱布包裹。接着将纱布置入防漏塑料袋内并将塑料袋置入冰中（图2）。理想的温度是4℃。
  - 也可将离断肢体浸入有Ringer液或生理盐水的塑料袋中，再将塑料袋置入冰中。
- 医生检查离断肢体和受伤残端以评估是否适合再植。受损的手指的数量、损伤的水平和损伤的类型都要仔细评估。
- 特别地，医生还要评估损伤肢体的红线征和丝带征。
  - 红线征是指一条沿手指侧缘的红色条纹瘀斑，这是牵拉伤后指动脉分支撕脱出血的结果（图3）。

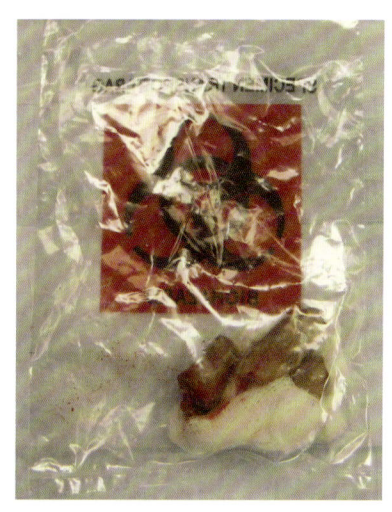

图2　离断肢体应该用Ringer液或生理盐水浸湿的无菌纱布包裹，然后将纱布置入防漏塑料袋，再置入冰中。离断肢体不可直接放在冰上。

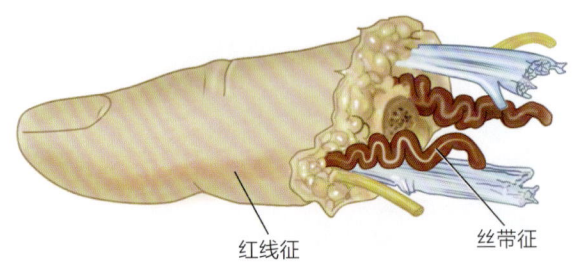

图3 红线征，表明牵拉损伤，是临床见到手指侧缘红色条状瘀斑。这是牵拉伤后指动脉分支撕脱出血的结果。丝带征，也表示牵拉损伤，是指动脉血管壁损伤导致螺旋形卷曲。当这些临床体征出现时，如果试图再植，损伤区域必须通过静脉移植进行修复。

- 丝带征也表示撕脱损伤（图3）。动脉血管壁由于牵拉损伤在损伤部位卷曲而成[17]。如果试图再植，则必须行静脉移植。

影像学和其他诊断性检查

- 当患者到达急诊室时，需行离断肢体和损伤肢体的标准X线片检查（图4）。
- 实验室检查包括全血常规、基础代谢、凝血、药物筛查以及血型和交叉配血。其他的术前检查视患者的年龄和合并症决定。

非手术治疗

- 此类损伤无非手术治疗指征。
- 一些医生推荐在局部麻醉下行残端修整术。一直以来据笔者的经验，这些最好在手术室中有适当的麻醉、止血、无菌条件以及照明和设备的帮助下进行。

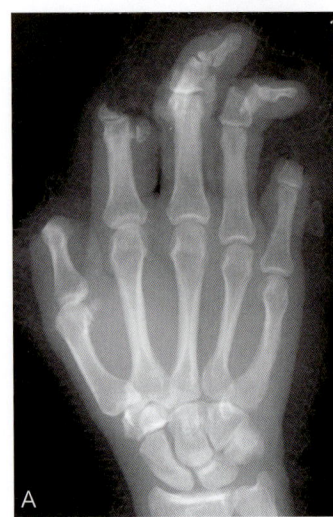
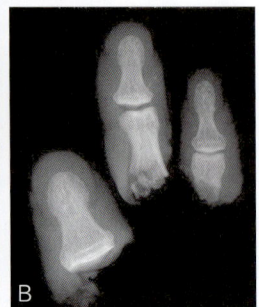

图4 A. 患手的标准正位片。B. 离断肢体也需行X线检查。

手术治疗

- 决定再植的前提条件是再植后的预期功能将优于残端修整术。做出这个决定是需要经过慎重考虑再植肢体的预期成活率、患者的病情和功能结果等因素的影响。
- 与离断肢体和患者状况的相关特殊因素包括：
  - 损伤机制（如锐性伤、挤压伤、撕脱伤）。
  - 离断水平。
  - 缺血时间（热缺血或冷缺血）。
  - 患者的健康状况。
  - 患者年龄。
  - 节段性的损伤。
  - 康复预期。
  - 职业和爱好。
- 再植与残端残修术的术前告知必须参照术后护理。
  - 接受残端修整术的患者住院时间更短并且康复时间也更短。
  - 接受再植手术的患者需住院5～7日，禁止吸烟和喝咖啡，还可能需接受输血，将经历长期的康复过程。此外，必须告知这些患者术后患肢将不耐寒的可能性。
- 离断肢体再植的技术，在随后的部分会详细叙述。下面介绍部分离断伤再植的技术和修复顺序。
  - 在部分离断伤中，不是所有的结构受损，所以仅部分组织结构需要修复。例如，背侧皮肤和静脉完好，则手术不需修复吻合静脉。
  - 每例患者应仔细检查，所有组织结构仔细评估是否损伤。

术前计划

- 在急诊室期间予预防性应用广谱抗生素和破伤风抗毒素。
- 患者、手和离断肢体均需仔细检查以确定再植的可能性。
- 应留置导尿管，为长期手术做准备。
- 首选区域麻醉。由于自主神经受阻滞，故周围血管扩张。最好是留置麻醉导管以持续术后镇痛和交感神经阻滞。儿童需选择全麻。
- 如果尝试再植的决定是适当的和迫切的，应将离断肢体尽快送至手术室。离断肢体的最初准备在麻醉小组评估患者时即可开始。
- 手术室和患者必须保暖以防止周围血管痉挛。
- 修复顺序如下：
  - 清创和辨认组织结构。
  - 短缩并固定骨骼。
  - 伸肌腱修复。
  - 屈肌腱修复。

- 动脉修复。
- 神经修复。
- 静脉修复。
- 皮肤关闭或覆盖。

体位

- 患者仰卧于标准手术床上，患手外展置于搁手板上。手术床旋转90°以便手术中显微镜放置和术中透视。

入路

- 做手指稍偏背侧的桡侧和尺侧侧方切口，此切口可快速辨认血管神经束和背侧静脉。可根据需要掀起背侧或掌侧皮瓣（图5）。

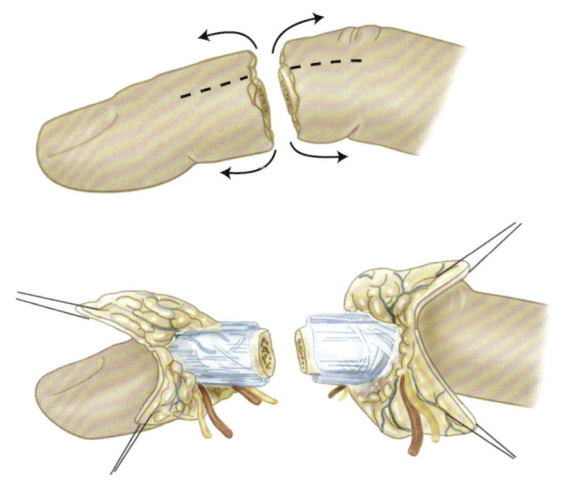

图5　两侧旁正中切口可轻易暴露神经血管束和背侧静脉。

离断肢体的准备

- 需两组医生。一组医生准备离断指体，另一组医生准备患肢残端。
- 离断指体在再植前需在低温下保存。无菌准备台和无菌装满冰的盆是必要条件（技术图1）。
  - 无菌金属盆装满冰，用无菌贴膜覆盖。
  - 湿无菌巾置于贴膜上作为工作平面。
  - 盆中的冰要装满高出盆沿，像小山丘一样。
- 将离断指体带入手术室中，在无菌准备台上用Hibiclens液和无菌Ringer液清洗干净。
- 尼龙缝线穿过离断指体指尖并用小止血钳固定于无菌巾上。
- 在放大镜下，清除污染皮肤边缘及皮下组织。
- 在指体桡侧和尺侧行稍向背侧的旁正中切口，暴露动脉、神经和静脉，用小血管夹标记以备用。血管夹应尽可能置于血管神经末端以防止损伤正常结构。
- 血管神经需暴露出1.5～2.0 cm长。静脉位于皮下，可

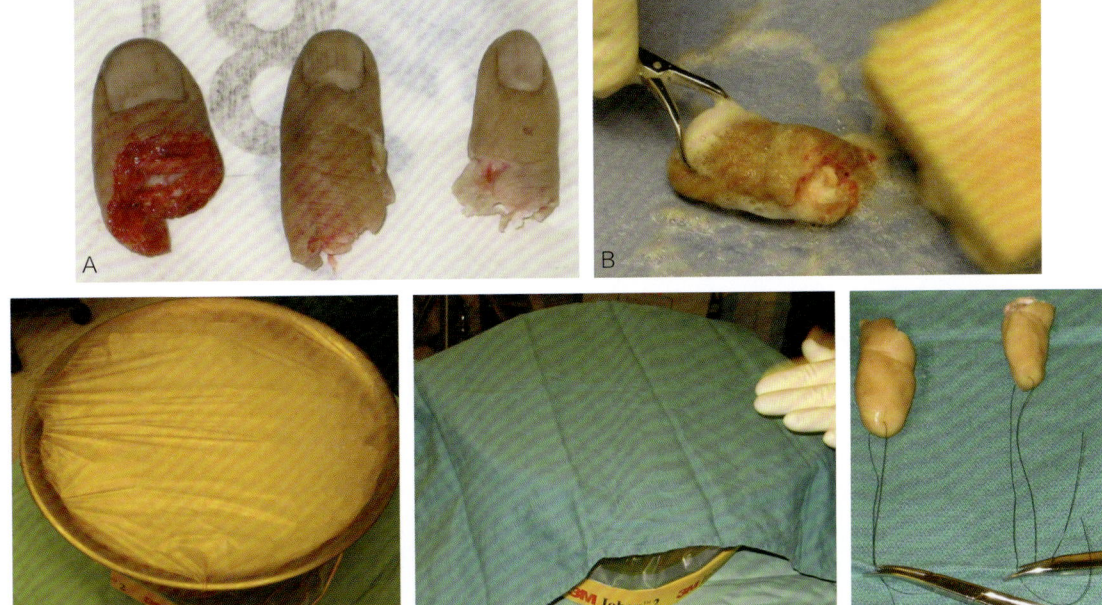

技术图1　A、B. 将离断指体从袋中取出，在独立的准备台上进行无菌术前准备。C. 无菌金属盆充满冰块，无菌贴膜覆盖。在不破坏无菌环境的情况下，用尽可能多的冰块，以使其最大限度接触离断指体。D. 无菌巾覆盖在无菌贴膜上作为工作平面。E. 用尼龙缝线将离断指体固定在无菌巾上，接着可以开始清创和术前准备了。

通过提起背侧皮瓣辨认。如果静脉很难辨认分离,术者可暂时不予辨认静脉,待吻合动脉后,静脉充血更加明显,易于辨认。
- 辨认屈肌腱,用4-0不可吸收编织缝线以Tajima式缝合。Tajima缝合时交叉处应距离肌腱残端1~1.2 cm。
- 适当短缩指骨。要考虑离断指体的几何形状和离断平面。有必要参考受区以使两端指体断端匹配。

- 通常指体短缩4~10 mm即可使血管神经清创至健康组织,并且在随后的手术中无张力修复。短缩也可使皮肤的覆盖更加容易。短缩多少取决于损伤机制。挤压伤要比锐性伤通常需要更多短缩。
- 2根1.2 mm克氏针纵向逆行穿过指骨长轴。从指尖指甲掌侧部位穿出。克氏针要穿出直至尾端位于离断骨端处,以便离断指体准备好立即吻接。
- 将离断指体继续用冰包裹直到再植。

残端的准备

- 另一组医生在离断指体准备时进行肢体残端的准备。
- 在止血带和放大镜的帮助下清创皮肤和皮下组织。
- 与离断指体准备相同的方法,通过偏背侧的旁正中切口辨认动脉、神经和静脉并标记。在指体残端,静脉是最难以辨认的结构。一旦静脉位置确定,则继续在同一平面寻找其他静脉。如果可能,每修复1根动脉,要修复2根静脉。

- 辨认屈肌腱,用Tajima法缝合(技术图2)。如肌腱向近端回缩,需要将其无损伤地取回,避免引起近端血管的痉挛和损伤。如有必要,行近端独立切口以安全取回肌腱。
- 确定所有组织结构后,评估移植的必要性。每次移植都首先修复所有结构。延迟的重建是非常困难的,将使修复的血管置于危险中,并且使患者遭受额外的手术和康复。
- 任何不能再植的离断部分不应该丢弃,因为这是非常好的供体移植的来源(皮肤、骨、神经、血管)。

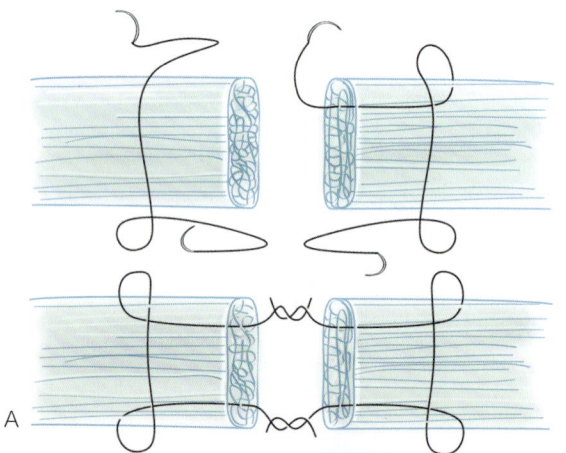
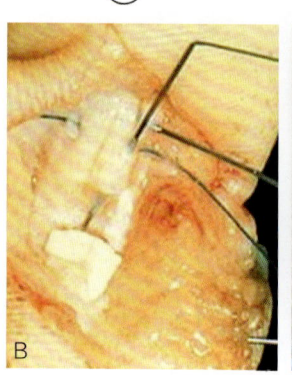
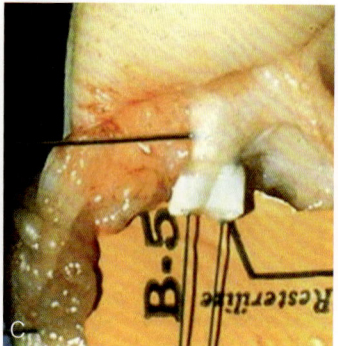
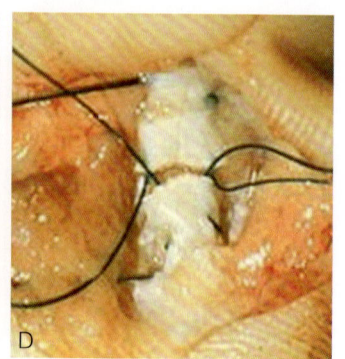

技术图2 A. Tajima法缝合修复屈肌腱,断端对合理想。B、C. 缝线固定近端和远端肌腱。D. 缝线打结。

骨骼的固定

- 骨骼的短缩已经在清创时完成。如果短缩因为近侧指间关节受阻,在血管吻合时可采用静脉移植。当处理拇指离断时,短缩尽可能在离断指体部分,因为假如再植失败,拇指的长度可以最大限度保留。
- 固定骨端有许多方法。包括纵行克氏针、交叉克氏针、钢丝环扎法、张力带、髓内螺钉、钢板和螺钉。
  - 平行纵穿克氏针简单快速,并且不愈合率和并发症发生率低[7]。如果可能,笔者首选此技术(技术图3A~D)。
  - 交叉穿克氏针也是相对快速容易的方法。交叉穿克氏针的缺点是神经血管束的直接或间接潜在损伤可能(技术图3E~H)。
  - 钢丝环扎法需花费更多的时间和更广泛暴露,但可允许早期活动。在骨端背侧至掌侧和桡侧至尺侧方向钻孔以容纳24号钢丝,双股24号钢丝垂直穿过钻孔并且按标准环扎方法收紧打结。
  - 张力带技术对于关节融合术来说是个不错的选择。因为医生可调整期望的屈曲角度。2根平行的1.2 mm克氏针穿过骨折端,手指背侧24号钢丝8字形环绕完成固定。
  - 髓内螺钉在拇指掌骨水平离断很有用,但其取出很困难。因此应避免用于感染风险高的重度污染伤口。
  - 拉力螺钉适合于长斜行骨折的固定。但是绝大多数离断伤不会导致此种类型的骨折,因此拉力螺钉技术很少用于再植手术。

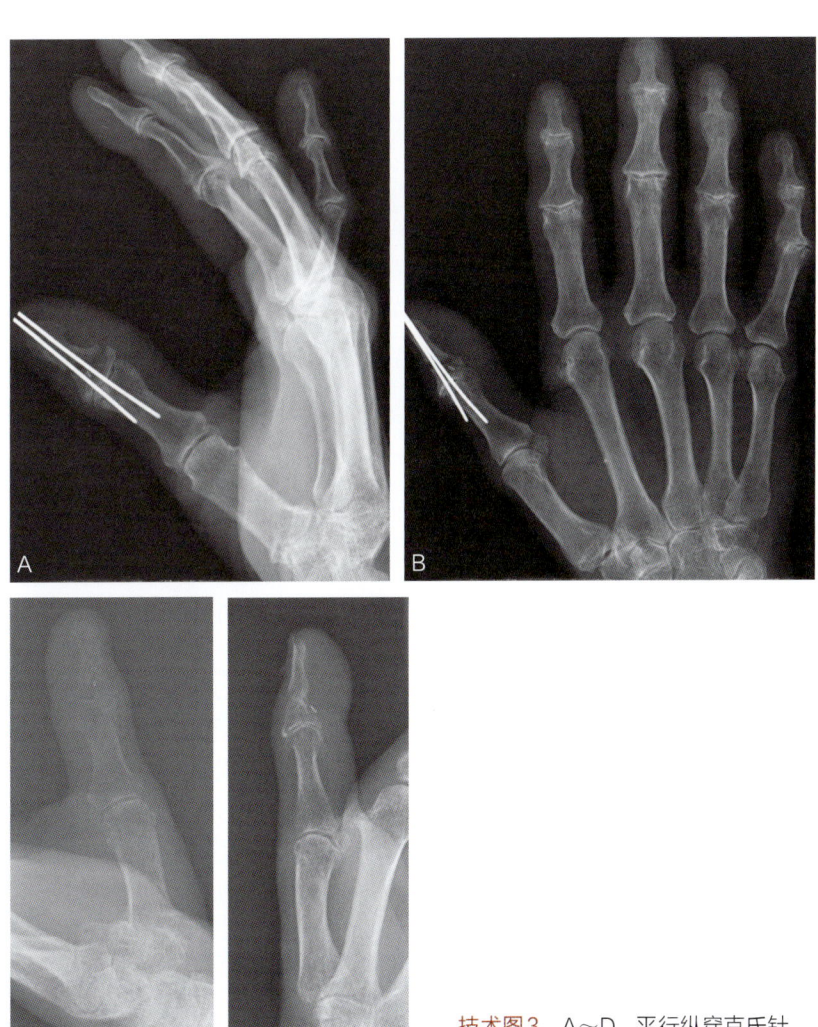

技术图3 A~D. 平行纵穿克氏针固定简单快速,并发症少。

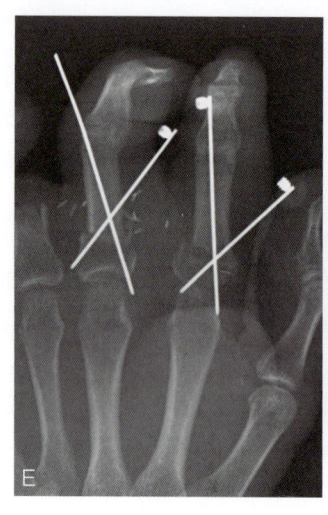 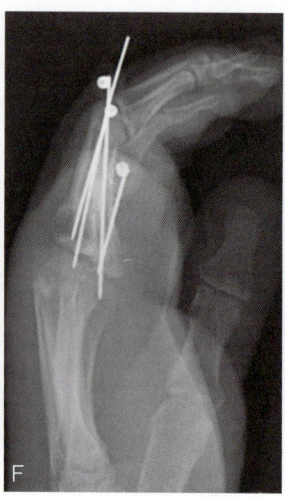 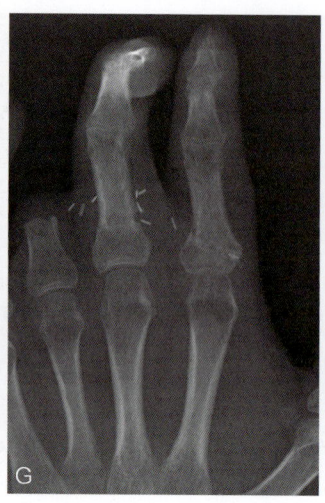 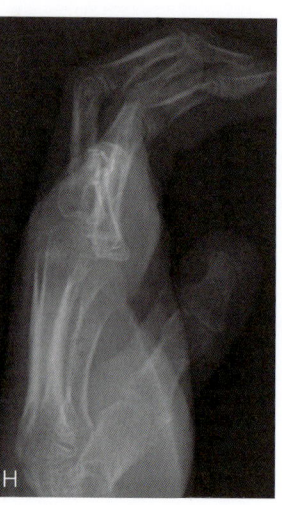

技术图3（续）　E~H. 在许多近端离断病例，纵穿克氏针不能固定，交叉穿克氏针则能完成固定。

- 因为骨不愈合很少见，所以钢板螺钉通常不必用于手指再植。虽然其可提供坚强的固定，但由于钢板螺钉体积较大，因此增加了肌腱粘连的发生，并且需要更长时间的暴露。
- 不管用何种方法固定，医生必须注意手指屈曲和伸直时的力线和旋转。手指尖屈曲时应朝向舟骨远极。

伸肌腱修复

- 在骨结构固定后，进行伸肌腱修复。
- 在手指，用4-0不可吸收缝线水平褥式缝合修复伸肌腱。
- 完整修复伸指装置非常重要。如果离断通过近节指骨水平，修复伸肌腱侧束将带来理想的功能恢复。

屈肌腱修复

- 因为Tajima法缝合已完成，可直接在断端打结即可。两端因同时打结可获得对称的修复。
- 在某些情况下，医生可能选择先行显微重建步骤，再打结缝线。特别在非常近端的水平离断，手指在轻度过伸的位置更利于血管神经修复。
- 如有可能，指深屈肌腱和指浅屈肌腱都应修复。如果离断在2区，肌腱创缘不整，则只修复指深屈肌腱。
- 如果离断水平在指浅屈肌腱止点以远、远侧指间关节近端，笔者一般不修复指深屈肌腱和伸肌腱。笔者喜欢选择用克氏针融合远侧指间关节，这样可直接早期主动和被动活动近侧指间关节而利于康复。

动脉修复

- 笔者发现，如果可能的话，两侧指动脉均应该修复，这样可提高成活率。
- 手术显微镜和显微器械必不可少。
- 影响成活最重要的因素是血管正常内膜对内膜的无张力吻合（技术图4A~C）。
- 在手术显微镜下清除受损动脉。医生必须仔细分离直至正常血管内膜。动脉缺损可采用静脉移植。
- 放松止血带观察来自近端的血流。
- 用成角Pott剪刀锐性修剪近端血管口，用Jeweler钳或泪管扩张器扩张管腔。

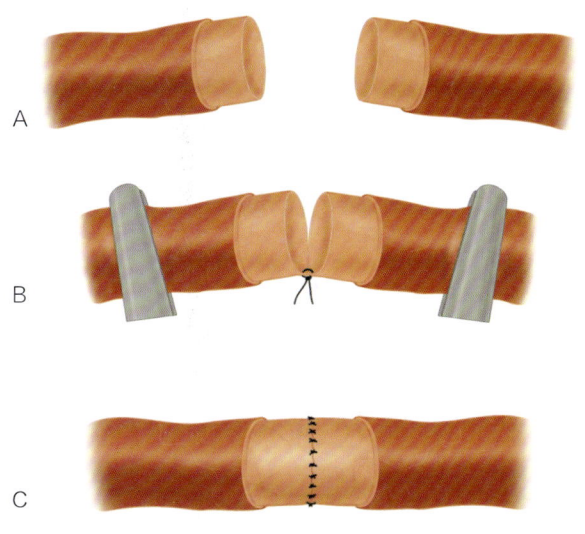
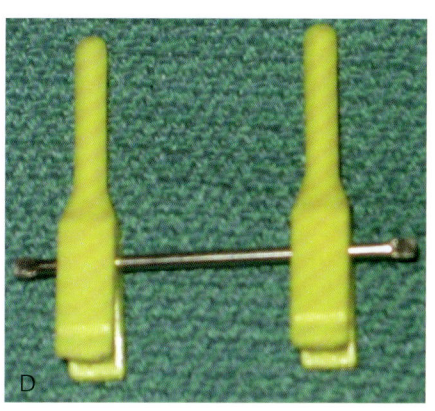

技术图4　A～C. 动脉修复应用手术显微镜，血管正常内膜对内膜的无张力吻合是再植成活的根本。D. 血管夹的闭合压力要<30 g，2个夹子夹于滑动杆上可保证血管端的无张力。

- 如果没有喷血，要评估所有可能导致血管痉挛的原因，包括低血压、血容量不足、酸中毒、疼痛或者寒冷。仔细检查止血带是否漏气。
- 评估近端血管的收缩能力。
- 用10 mL针筒、30号钝针头、温肝素化Ringer液彻底冲洗血管腔。
- 如果痉挛持续存在，可用罂粟碱液（用无菌生理盐水以1：20比例稀释）冲洗近端管腔。
- 在确保近端喷血后，将近端和远端血管置于血管吻合器内。多种吻合装置可应用于血管吻合。笔者喜欢应用带滑杆的血管夹。血管夹的闭合压力要<30 g，钳夹时间应该不超过30分钟，否则存在血管损伤的可能（技术图4D）。
- 调整显微镜视野至修复区域。
- 吻合血管前快速静脉注射3 000～5 000 U肝素，接着，通常以每小时1 000 U的速度持续滴注肝素。
- 再次检查近端和远端的血管内膜的完整性，保证吻合口无张力，无血管外膜卷入管腔。
- 应用单丝尼龙缝线（表1），初始缝合相隔180°。
- 每次进针边距应是血管壁厚度的1～2倍。
- 小心避免伤及血管内膜。
- 初次缝合的线尾要留长以便牵引调整。
- 依次在初始缝合的2针之间缝合动脉前壁。
- 在每针都打结后冲洗管腔，检查确定动脉后壁没有被缝入。
- 翻转血管夹暴露血管后壁，缝合。
- 去除血管夹，重复此过程吻合其他指动脉。

表1　针和缝线尺寸

修复部位	缝线尺寸	针尺寸（μm）
手掌	9-0	100
近端手指	10-0	75
远端手指	11-0	50

神经修复

- 显微镜下检查近端和远端神经断端。
- 神经断端用11号刀片垫在木质压舌板上锐性切断，直至神经纤维束膨出。
- 将断端神经纤维束对齐后用2～3针9-0或10-0缝线缝合神经外膜（技术图5）。
- 如果不能无张力修复，则选择神经移植。前臂正中皮神经由于直径与指神经接近是理想的选择，并且术中可从同侧肢体获得。同样，任何不能再植的离断肢体都可作为良好的移植供体。

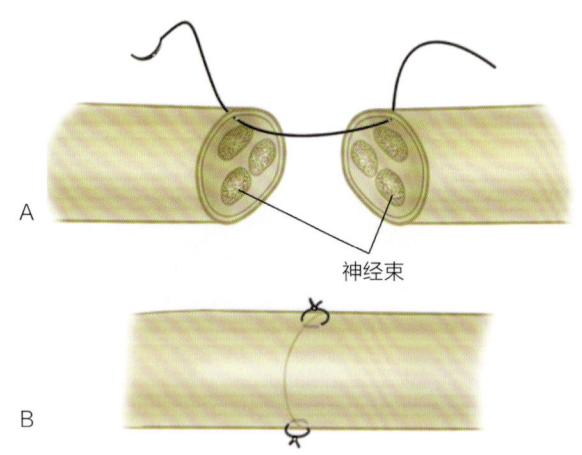

技术图5　A、B. 指神经神经外膜缝合2～3针。

静脉修复

- 理想状态下，每根动脉最少要修复2根静脉[1,7]。应修复最大的静脉。
- 吻合静脉时，每次进针边距应为静脉壁厚度的2～3倍。
- 不断地用肝素化Ringer液冲洗可使静脉管腔张开。
- 由于静脉压力低，静脉吻合的缝针数可比动脉少（技术图6）。

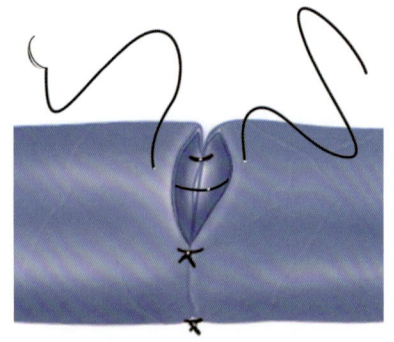

技术图6　由于静脉压力低，静脉缝合针数少于动脉。

- 在静脉无法定位的病例中要熟悉其他可选择的静脉做吻合。
  - 可通过拔除指甲并刮擦甲床基质达到静脉持续漏血。用棉签或肝素浸过的纱布每2小时刮擦一次。
  - 如果近端静脉存在而远端静脉缺失，可行动静脉瘘或皮下静脉瘘帮助流出以减轻瘀血。此方案在远端离断，特别是靠近指甲近端水平时非常常见。如果一根动脉已经成功修复并且从远端另一根动脉有血液流出，则可将此动脉与近端静脉吻合行动静脉瘘。也可选择静脉移植建立指腹皮肤至近端静脉的临时通路。
  - 如果静脉淤滞发生，可将医用水蛭置于充盈部位。每隔几小时需更换，至少要用7日以便侧支循环建立。虽然水蛭可能脱落，但其分泌的水蛭素是一种局部抗凝血剂，可维持手指8～12小时出血。当使用水蛭治疗时，应给予患者第三代头孢菌素治疗以预防水蛭消化道中存在的亲水性气单胞菌属，共生革兰阴性杆菌感染。

皮肤覆盖和切口关闭

- 在切口关闭前必须进行仔细止血。因为即使是小的术后血肿，也能压迫修复的血管，导致再植失败。
- 尼龙缝线间断缝合避免潜在结构收缩。旁正中切口可敞开且不用担心愈合困难。如果修复的背侧静脉缺乏局部覆盖，可采用断层或全层皮肤移植。
- 术后不允许环形包扎切口。小条状油纱可覆盖切口。使用厚敷料包扎，石膏固定至肘上。所有手指尖需暴露，用温度测定探头监测再植手指指腹皮温。
- 患肢抬高置于枕头上。

要点与失误防范

离断部分	• 准备好手术室后,应立即将离断部分带到手术室开始清创和结构辨别。
异位再植	• 优先考虑再植部位的功能目标。如果截断多个手指,但并非所有部位都适合再植,请将可抢救的手指放到最有功能的位置(例如,如果无法保存拇指,则将其他手指再植到拇指位置)。
静脉移植	• 如果担心内膜受损,灵活使用静脉移植物可以节省时间和手术挫败感。如果节段中有瓣膜,请务必反转静脉移植物。手腕的掌侧包含许多直径为1~2 mm的静脉。
零件手术	• 手术结束之前切勿丢弃任何离断部位。不适合再植的截肢部位是自体移植的理想来源。
血管吻合	• 切勿在有张力的情况下进行吻合。应当进行截骨或静脉移植。
多个手指再植	• 进行逐个结构的修复而不是逐个手指的修复以减少了手术的总时间(例如,在修复下一个手指之前在所有手指中修复相同的解剖结构)[3]。

术后处理

- 通常手部要抬高,抬高水平按照血运的状况而调整。如果动脉血流有问题,则手要放低。如果静脉淤滞出现,则手要抬高。
- 要监测再植肢体的颜色、温度、肿胀程度和毛细血管充盈情况。
- 患者病房要保持温暖,最好在22℃(72℉)以上。温度监测由护士完成。如果指端温度<30℃或者温度1小时下降2℃要立即通知医生。
- 术后最初的2~3日,患者要保持卧床休息。病房要保持黑暗以减小干扰。每次只能有2名探视者探视。
- 患者禁止接触含尼古丁和咖啡因的物品。
- 以每小时1 000 U持续静脉滴注肝素。滴速的调整以部分凝血酶原时间达到正常值的1.5倍为准。持续5日,接着以100 U每小时滴注,直至停用。
- 静脉推注50 mL右旋糖酐40,接着以每小时20 mL维持滴注直至出院。
- 口服肠溶阿司匹林(每日325 mg)和潘生丁(50 mg,每日3次),维持至术后6周。
- 氯丙嗪(25 mg口服,每8小时一次)不仅可镇静,还有末梢血管扩张的作用。笔者通常对在院患者常规使用。
- 适当地应用抗生素并维持7日。
- 笔者推荐7日更换手术敷料以避免造成痉挛。过量的出血形成血凝块会限制静脉回流,需早期更换敷料。
- 在支具的保护下,术后3日可开始轻微的主动活动。在支具去除后开始手部功能康复。

预后

- 再植的预期成活率高达80%。
- 拇指、手指近端和指浅屈肌腱止点以远的单个手指的再植功能结果最好(图6A~D)[5,6,13,16]。
- 感觉的恢复和功能是相关的。至于周围神经损伤,年龄是恢复最重要的因素,年轻患者的结果要好。平均两点辨别觉拇指再植为11 mm,其他手指为8 mm[4]。这些数值反映锐性离断伤的平均恢复水平。挤压伤和撕脱伤的两点辨别觉结果要差许多。
- 活动度与离断水平相关。在指浅屈肌腱止点近端水平离断再植的近侧指间关节主动活动平均35°,而指浅屈肌止点以远水平离断再植的近侧指间关节活动度可达82°(图6E~G)[7]。

并发症

早期并发症

- 早期并发症影响手指再植成活并且与血管损伤情况相关。
- 动脉供血不全可能由于远离吻合口的不确定的血管损伤,将导致血栓或痉挛。
  - 检查可能的原因首先要确定患者处于温暖舒适的环境中,处于平静的状态。
  - 检查敷料是否有机械性压迫。
  - 确定患者的血细胞容积是否正常,所有的药物治疗都可应用。
  - 手适当降低,增加血流,静脉注射肝素(3 000~5 000 U)。如果患者没有接受抗凝或者正规治疗,局部交感神

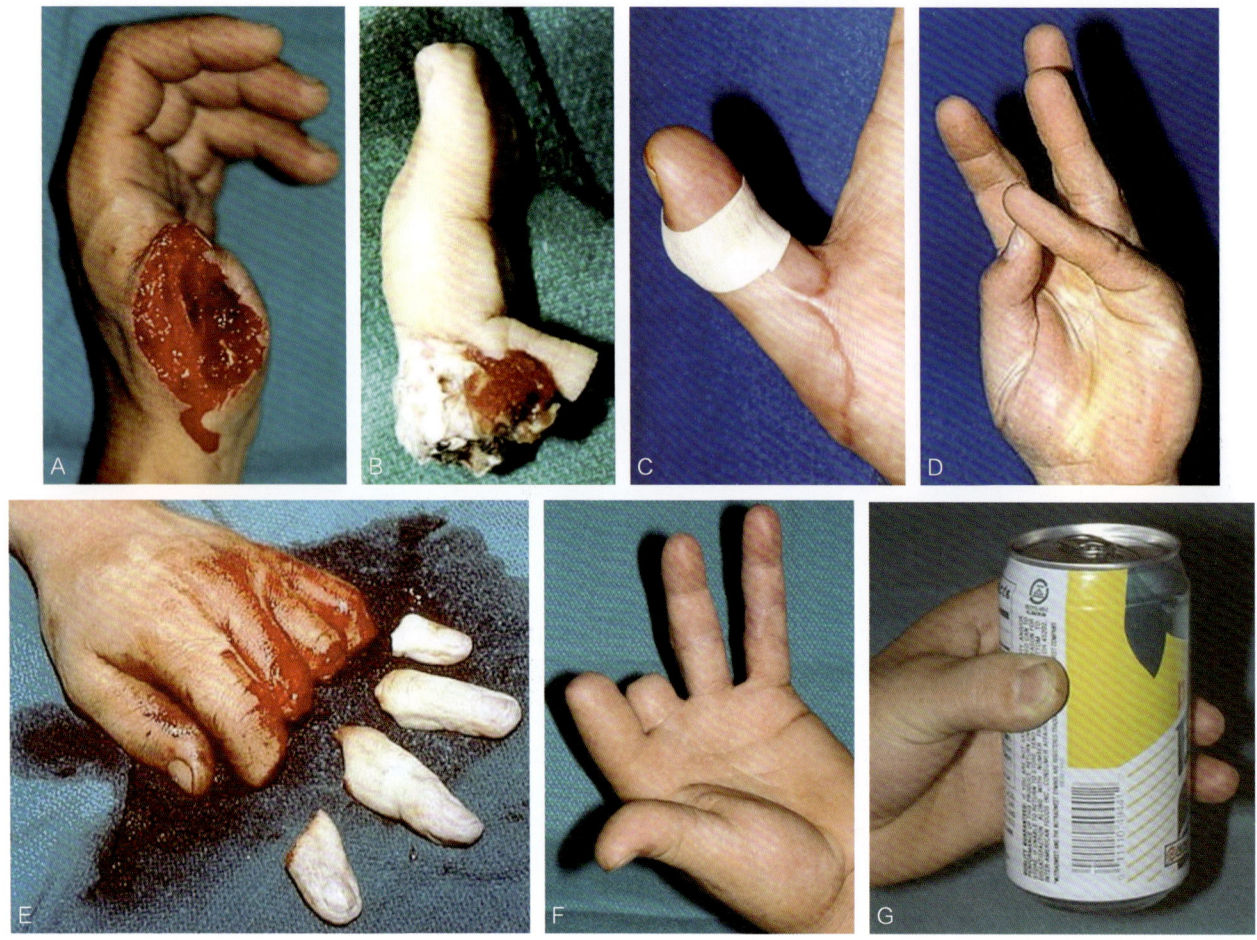

图6　A~D. 此患者拇指离断，再植成功后有良好的外形和功能。E~G. 环指和小指的成功再植，手功能良好能握持普通物品。

经阻滞将帮助周围血管扩张。
- 注意仔细检查肤色、皮温、肿胀程度和毛细血管充盈以决定是否立即返回手术室探查。血流灌注消失4~6小时后再行探查手术很少能够挽救手指。
- 如果术后发生静脉淤滞，抬高患手，去除压迫敷料（包括太紧的缝线）。
  - 考虑是否返回手术室，这基于手术中发现的静脉吻合需调整的可能性的大小。
  - 如果重新吻合静脉可能性不大，可采用水蛭或者拔甲法减轻静脉淤滞。这些方法要应用4~6日直到足够的回流建立。

远期并发症
- 远期并发症包括钉道感染、寒冷耐受差、僵硬、骨畸形愈合和骨不愈合。

- 钉道感染通常发生于术后4周以后，治疗只需拔除克氏针并且口服抗生素即可。
- 几乎所有患者都有怕冷的问题（残端修整术也是这样），怕冷的情况有望在术后2年得到改善，但是否会恢复正常仍有争议[2,14]。
- 因为屈、伸肌腱都修复，所以手指僵硬也是很常见的。肌腱粘连松解术应在再植术后至少3个月后才可进行，但松解术效果很好[9]。
- 骨折畸形愈合通常由于固定骨端时对位不良造成。术中旋转对位是最难评估的。畸形愈合最常见于近端离断伤，因为即使是轻微的对位不良，在手指尖也表现得很明显。
- 手指再植骨不愈合并不常见。已经报道的骨不愈合率<10%并且很少需要再次手术[15,16]。

（朱昱　译，孙蕴初　审校）

参考文献

[1] Allen DM, Levin LS. Digital replantation including postoperative care. Tech Hand Up Extrem Surg 2002;6:171-177.

[2] Backman C, Nyström A, Backman C, et al. Arterial spasticity and cold intolerance in relation to time after digital replantation. J Hand Surg Br 1993;18:551-555.

[3] Camacho FJ, Wood MB. Polydigit replantation. Hand Clin 1992;8:409-412.

[4] Glickman LT, MacKinnon SE. Sensory recovery following digital replantation. Microsurgery 1990;11:236-242.

[5] Goldner RD, Howson MP, Nunley JA, et al. One hundred eleven thumb amputations: replantation versus revision. Microsurgery 1990;11:243-250.

[6] Goldner RD, Stevanovic MV, Nunley JA, et al. Digital replantation at the level of the distal interphalangeal joint and the distal phalanx. J Hand Surg Am 1989;14:214-220.

[7] Goldner RD, Urbaniak JR. Replantation. In: Green D, Hotchkiss RN, Pederson WC, et al, eds. Green's Operative Hand Surgery, ed 5. Philadelphia: Elsevier Churchill Livingstone, 2005:1569.

[8] Hattori Y, Doi K, Ikeda K, et al. A retrospective study of functional outcomes after successful replantation versus amputation closure for single fingertip amputations. J Hand Surg Am 2006;31:811-818.

[9] Jupiter JB, Pess GM, Bour CJ. Results of flexor tendon tenolysis after replantation in the hand. J Hand Surg Am 1989;14:35-44.

[10] Lucas GL. The pattern of venous drainage of the digits. J Hand Surg Am 1984;9:448-450.

[11] Matsuzaki H, Yoshizu T, Maki Y, et al. Functional and cosmetic results of fingertip replantation: anastomosing only the digital artery. Ann Plast Surg 2004;53:353-359.

[12] Ozkan O, Ozgentas HE, Safak T, et al. Unique superiority of microsurgical repair technique with its functional and aesthetic outcomes in ring avulsion injuries. J Plast Reconstr Aesthet Surg 2006;59:451-459.

[13] Patradul A, Ngarmukos C, Parkpian V. Major limb replantation: a Thai experience. Ann Acad Med Singapore 1995;24(4 suppl):82-88.

[14] Povlsen B, Nylander G, Nylander E. Cold-induced vasospasm after digital replantation does not improve with time: a 12-year prospective study. J Hand Surg Br 1995;20:237-239.

[15] Urbaniak JR, Hayes MG, Bright DS. Management of bone in digital replantation: free vascularized and composite bone grafts. Clin Orthop Relat Res 1978;(133):184-194.

[16] Urbaniak JR, Roth JH, Nunley JA, et al. The results of replantation after amputation of a single finger. J Bone Joint Surg Am 1985;67(4):611-619.

[17] Van Beek AL, Kutz JE, Zook EG. Importance of the ribbon sign, indicating unsuitability of the vessel, in replanting a finger. Plast Reconstr Surg 1978;61:32-35.

[18] Waikakul S, Sakkarnkosol S, Vanadurongwan V, et al. Results of 1018 digital replantations in 552 patients. Injury 2000;31:33-40.

[19] Wei FC, Chang YL, Chen HC, et al. Three successful digital replantations in a patient after 84, 86 and 94 hours of cold ischemia. Plast Reconstr Surg 1988;82:346-350.

第127章 手部血管痉挛及血管闭塞性疾病的手术治疗

Surgical Treatment of Vasospastic and Vaso-occlusive Diseases of the Hand

Scott L. Hansen and Neil F. Jones

定义

- 手部血管痉挛和手部血管闭塞性疾病的范围很广，包括所有引起手指血流减少或供血不足而导致手指慢性溃疡甚至坏死的疾病。
- 血管痉挛性疾病由微循环系统收缩引起，最终导致血流量的减少。
  - 最常见的血管痉挛性疾病是雷诺（Raynaud）综合征。
    - 雷诺综合征可能也有血管阻塞性原因。
- 血管闭塞性疾病血流中断是由于血管腔横截面积减少引起的。

解剖

- 右侧颈总动脉和右锁骨下动脉来自头臂干，而左锁骨下动脉直接从主动脉分出。
- 锁骨下动脉在第1肋缘以远处移行为腋动脉，至大圆肌远端边缘处结束。
- 腋动脉自大圆肌边缘开始向下移行为肱动脉。
- 肱动脉在平肘窝高度分为尺动脉和桡动脉，供应手部血运。
- 桡动脉移行为手部掌深弓，尺动脉移行为掌浅弓（图1）。
- 掌浅弓主要供应手部尺侧部分血运，而掌深弓向手部桡侧部分手指供血。
  - 掌浅弓位于掌深弓的远端。
- 80%的患者掌深弓和掌浅弓存在吻合，故此结构又可描述为全掌弓[4]。
- 少部分患者存在固有正中动脉，可供应手部血供。
- 交感神经出脊髓后走行于第2、3胸神经根腹侧，通过臂丛进入前臂及手。
  - 交感神经纤维支配血管壁，控制血管平滑肌的张力。

发病机制

- 雷诺综合征是以血管内膜增生导致动脉管腔结构明显狭窄为特点的动脉痉挛性疾病。温度、振动刺激或是紧张的情绪可使交感张力增加而引起血管痉挛，从而导致进一步缺血及颜色变化的临床表现。
- 血管痉挛也可与嗜铬细胞瘤、类癌综合征和冷球蛋白血症有关。
- 血栓可来自心源性（如慢房颤）或来自动脉粥样硬化斑块或溃疡中的微血栓，自发性或医源性血管手术导管术时。
- 血栓的形成可由于动脉粥样硬化疾病自发产生，或者是由于血管受到反复钝性损伤，如小鱼际锤击综合征。
- 低血流量常见于脓毒血症、恶性肿瘤、高凝状态（如红细胞增多症、狼疮抗凝物抗体）和动脉内药物注射后。
  - 这些情况易导致末梢器官全面形成血栓。
- 局灶性的血管狭窄和节段性的血管闭塞可由继发于结缔组织病、动脉粥样硬化和肾血管疾病的血管内膜增生所致。
- 交感神经张力增加可导致血管痉挛性疾病。
- 血管闭塞性疾病会导致闭塞远端的部分缺血。

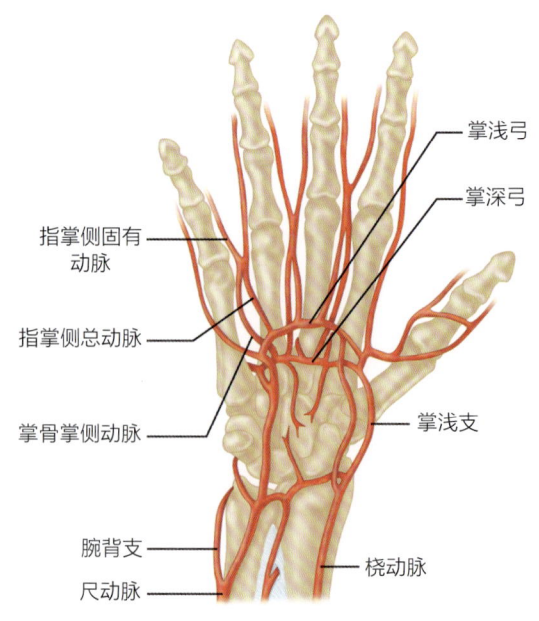

图1 手部血管解剖。

自然病程

- 血管痉挛性疾病的临床表现从偶发的手指血管痉挛和疼痛至严重的手和手指缺血,最终导致坏疽。
- 典型的雷诺综合征的三阶段表现为由于寒冷或情绪变化突然出现手指苍白,接着出现一段时间的发绀,随后伴随温度的恢复,手指颜色又开始变红色。其表现形成了典型的白—蓝—红顺序的颜色变化[1]。
  - 典型的雷诺综合征可持续15~45分钟。
- 血管闭塞性疾病通常是可预见的,因为他们通常是由固定的病变进展而来的。
- 手的不耐寒和血管舒缩导致的颜色改变是迫使患者来就诊的原因。

病史和体格检查

- 必须对每一位患者采集完整的病史和体格检查,特别注意结缔组织病和心血管疾病的证据。
  - 患者是否描述感觉异常、苍白、畏寒、疼痛、手指溃疡。
- 完整的上肢检查包括活动范围、皮肤颜色和肿胀、毛细血管充盈、桡尺动脉搏动、温度及是否存在溃疡。
- 每个手指尖和指甲也要仔细检查。
- 通过触诊检查桡尺动脉的搏动,必要时也可采用多普勒探查。
- 用多普勒探头评估掌弓以及每个手指尺桡侧指动脉。
- 做Allen试验。
  - 患者先握拳驱血,然后在腕关节水平压闭尺桡动脉。
  - 按顺序释放桡动脉和尺动脉,手部动脉血流重新恢复,以此评估毛细血管充盈。
  - 本试验评估动脉血流通过桡动脉和尺动脉至手部的通畅性。
  - 类似的也可以从近端向远端挤压手指的血液,检查手指血供。
- 任何搏动性肿块都应引起重视并评估。

影像学和其他诊断性检查

- 拍摄前臂及手的正位、侧位及斜位X线片以评估骨性结构和尺桡动脉、掌弓及指动脉的任何钙化灶的出现。
- 多普勒超声检查。
- 超声心动图检查以评估血栓的潜在来源。
- 数字光电容积描计可测量手指血流量随时间的变化,以此来鉴别血管痉挛性疾病和血管闭塞性疾病。
- 节段性动脉压力测量。
- Nielsen低温刺激测试[18]。
- 超声检查是否有血管瘤[10]。
- 血管造影:仍旧是评价手部血流的金标准。
- 磁共振血管造影术[5]。
- 实验室检查:全血细胞计数包括血小板计数、凝血功能检查、胶原血管疾病标记物。

鉴别诊断

- 雷诺综合征。
- 小鱼际锤击综合征。
- 恶性肿瘤。
- 创伤。
- Buerger疾病(血栓闭塞性脉管炎):一种四肢小血管和中血管的炎性闭塞性疾病。
- 动脉炎:一组以小动脉、中动脉和大动脉血管壁急性或慢性炎症为特点的疾病。患者常表现为同时有发热、不适、体重减轻、皮肤病变和关节疼痛。
- 糖尿病。
- 周围血管疾病、动脉粥样硬化。
- 胸廓出口综合征。
- 结缔组织病(如硬皮病、系统性红斑狼疮、类风湿关节炎)。
- 非法使用毒品。
- 血管肿瘤。
- 假性动脉瘤。
- 医源性损伤。

非手术治疗

- 药物治疗是手部血管痉挛疾病的主要措施。
- 避免吸烟和暴露在低温环境可控制血管痉挛的发作[9]。
- 生物反馈。
  - 对患者进行训练以控制某些身体的非自主变化。
  - 应用连接于皮肤的电极来检测患者的生理反应。
  - 生物反馈治疗师指导患者通过练习达到期望的病情变化。
- 密闭的敷料既可以帮助保护该部位遭受反复的创伤,又可以促进伤口愈合。
- 钙通道阻滞剂,如硝苯地平。
- 己酮可可碱能够降低血黏度,而且可以舒张血管平滑肌。
- 前列环素[26]。
- 硝酸盐。
- 局部麻醉阻滞。
- A型肉毒素[17,25]。
- 溶栓治疗。

手术治疗

- 应该系统性地针对血管痉挛性疾病和血管闭塞性疾病进行手术治疗。
- 手术治疗的指征是最佳的药物治疗后症状仍进行性加重(如雷诺综合征、溃疡、疼痛、不耐寒),而且已行血管造影确定有1处或2处存在动脉血流闭塞(如桡侧或尺侧)。
- 手指交感神经切除术的指征是症状进行性加重的雷诺综合征,或者虽然桡动脉或尺动脉无明显闭塞且3根指掌侧总动脉畅通但药物难以治愈的顽固性溃疡。
- 患有硬皮病和系统性红斑狼疮的患者因寒冷变化导致疼痛难忍,手术治疗要个体化分析。
- 应告知患者不同治疗方法的不同结果,并且要意识到每一种治疗方法的局限性。
- 脂肪移植等新技术可能会改善部分患者的症状[2]。

术前计划

- 仔细审阅术前病史及体格检查。
- 手术干预的部位主要取决于术前的影像学检查(如血管造影)。
- 如果要进行血管移植,应确定好供区血管,并行标记。

体位

- 患者取仰卧位,患肢置于有合适软垫的搁手台上。
- 应用上肢止血带,因为术野需要清晰无血。
- 如果需静脉移植,则对侧肢体(通常是小腿)需术前准备并在近端使用止血带。

入路

- 当治疗手部血管痉挛或血管闭塞性疾病时,手外科医生通常要检查近端动脉血流。
- 通过上臂内侧切口可暴露肱动脉。
- 通过肘窝前S切口暴露肱动脉远端和尺桡动脉近端。
  - 注意避免行跨肘窝的纵行切口。
- 前臂尺桡动脉的显露可通过前臂纵行切口。
- 可通过Bruner切口从手掌近端延伸至手指近端暴露掌弓,如果可能的话利用自然掌横纹,或者在手掌部行倒J形切口。
- 指动脉的暴露可通过手指掌侧的Brunner切口或手指的旁正中切口。

Flatt手指交感神经切除术

- Flatt手指交感神经切除术用于血管痉挛性疾病(如雷诺综合征)的患者[6]。
- 近端或颈部交感神经切除术由于复发率高已经不受欢迎。
- 自从学者Pick[21]确认了交感神经纤维支配从腕部至手指的动脉后,周围交感神经切除术已经得到普遍认可。
  - 交感神经切除术在指动脉水平进行。
- 做手掌远端的Brunner切口暴露指动脉。
- 破坏指神经和指动脉间的所有连接。
- 使用手术显微镜每间隔0.5~2.0 cm剥离动脉外膜(技术图1A、B)。
  - 此步骤需非常小心,避免损伤指动脉。
- 在更加广泛的血管痉挛病例中,需要采取更彻底的交感神经切除术,需剥离尺桡动脉的血管外膜、掌浅弓动脉和掌部指总动脉的外膜[11,12,19](技术图1C、D)。

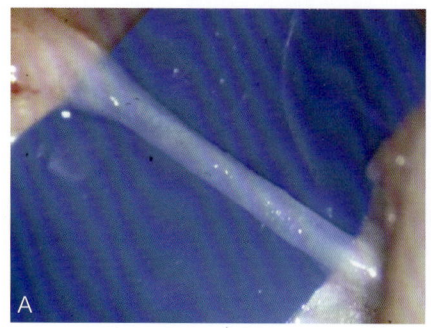 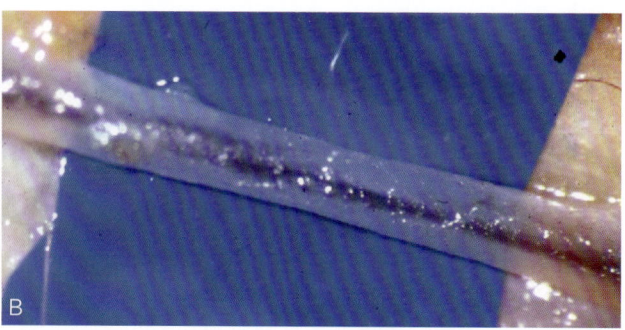

技术图1　A、B. 显示剥离指总动脉外膜前(A)和后(B)的手术显微镜下图像。

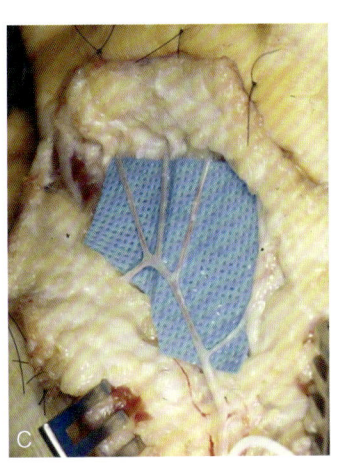
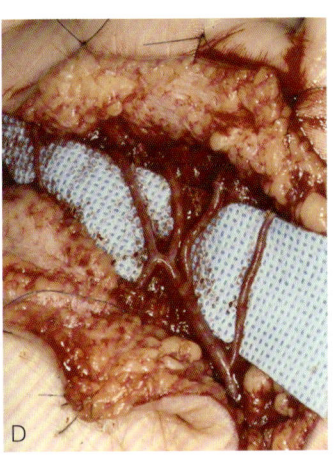

技术图1（续） C、D. 彻底或广泛的交感神经切除术中，剥离尺动脉远端、掌浅弓动脉、示-中指、中-环指、环-小指指蹼间指总动脉血管外膜前（C）和后（D）的图像。

Leriche交感神经切除术

- 如果有足够的侧支循环，可考虑切除血栓或闭塞的动脉段[15]。
- 切除交感神经可减少病变动脉的交感神经放电量，可避免更远端的血管痉挛。
- 偶尔也用于治疗小鱼际锤击综合征中尺动脉的栓塞或闭塞。

显微手术重建血管

- 如果出现如下情况，可考虑重建栓塞或闭塞的动脉：
  - 独立的动脉段能切除并且有侧支循环。
  - 充足的动脉血流，远端动脉开放并有充足的血流。
- 切除病变动脉段，测量缺损长度。
- 用标准方法行静脉反转移植（如头静脉、隐静脉）或者动脉移植（如腹壁下动脉、旋股外侧动脉、胸背动脉）。
- 在供区血管移植前划出其轴线。
  - 这样可避免在血管吻合时对供体血管的扭曲。
- 在显微镜下用9-0或10-0尼龙缝合线行标准的显微外科吻合术，可分别选择将桡动脉远端或尺动脉远端与掌浅弓或掌深弓相吻合，或直接与1个或多个指总动脉相吻合（技术图2）。

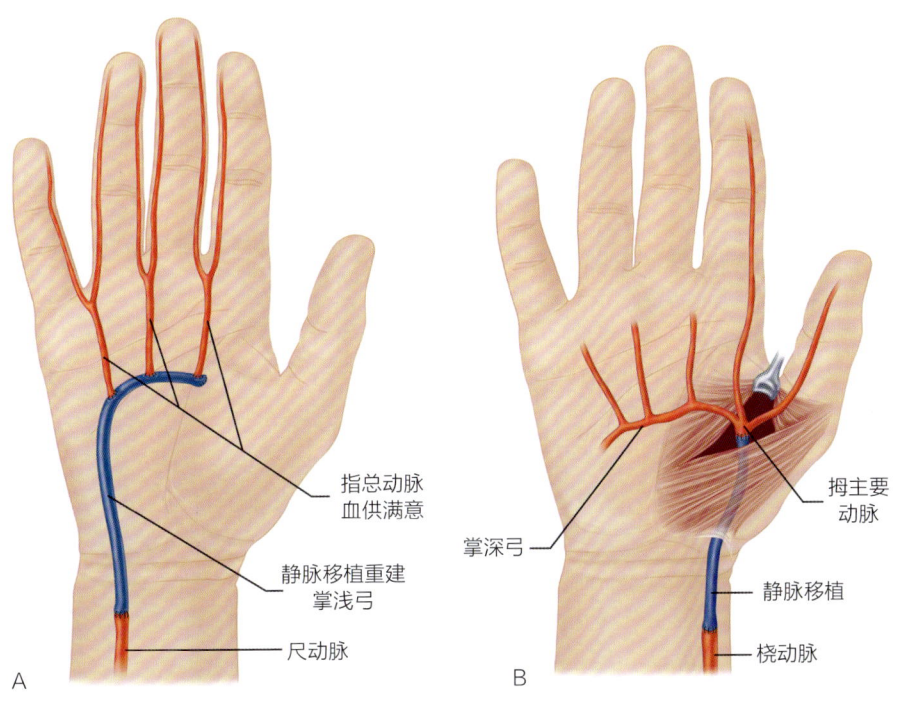

技术图2 A. 尺动脉远端和掌浅弓血栓或闭塞疾病的显微血管重建，使用静脉移植于尺动脉和指总动脉之间。B. 桡动脉远端和掌深弓血栓或闭塞疾病的显微血管重建，使用静脉移植于桡动脉和拇主要动脉。

- 供体血管与受体的端-侧吻合可最大限度地保留手的血液循环,但端-端吻合技术更容易。
- 远端吻合通常为端-端吻合至掌浅弓或掌深弓,或者端-侧吻合至指总动脉。
- 吻合结束后放松止血带,用手压住其他动脉血流几分钟以使血流最大通过吻合端。
- 动脉血流的恢复可通过笔形多普勒超声探头检查,或者在远端吻合以远处行 Acland "动脉外膜束勒试验"进行评估。

取栓术

- 急性血栓可立即用肝素治疗防止栓子向远端播散至手指。
- 可选择性应用小型 Fogarty 取栓导管在上臂、肘关节、前臂及腕关节水平行取栓术,但在手部和手指应用取栓导管很困难,并且会导致血管损伤。
- 确定血栓所在节段后,控制该栓塞动脉的近端和远端。
- 向近端行一纵行切口切开动脉至血管内腔。
  - 如果可能的话,可选一侧支切开。
- 置入 Fogarty 导管,顺管腔进入直至超过血管闭塞区域后,扩张球囊。
- 轻柔地退出导管,取出血栓。
  - 重复此过程,直至将管腔内血栓取净,表现为远端血管回流改善。
- 缝合动脉切口,释放动脉血流。
- 可通过笔形多普勒探头探查动脉远端或者在栓塞以远处行 Acland "动脉外膜束勒试验"评估手部动脉血流的恢复。

静脉动脉化

- 手背侧选择一条合适的静脉,此静脉在腕关节掌侧附近与桡动脉或尺动脉吻合后呈直线状[20]。
- 游离静脉,用小血管夹夹闭静脉分支,使静脉血流最大限度地流向手指。
- 行静脉瓣膜切除防止瓣膜阻塞血流。
- 结扎静脉近端,在腕关节处行静脉和桡动脉或尺动脉端-侧吻合。
- 吻合血管后,动脉血流顺静脉流入。
  - 由于静脉瓣所致的阻塞,应行静脉瓣膜切开术和瓣叶切除术以减轻阻塞,之后显微缝合该静脉。
- 术后应用笔形多普勒探头监测远端供应手指的已经动脉化的静脉。

要点与失误防范

手术指征	• 病史和体格检查应避免造成缺血的可能原因。 • 术前应明确病因。
交感神经切除术	• 在 0.5~2.0 cm 的距离内剥离动脉外膜。
显微外科重建	• 分散的血栓或阻塞的动脉有效。 • 足够的动脉血流和远端灌注至关重要。
血栓形成的栓子切除术	• 识别栓子后必须立即进行肝素处理以防止扩散。 • 在手和手指部位应当有选择地谨慎使用栓子切除导管。
静脉系统动脉化	• 通常用于不可修复的血管病变。 • 瓣膜切开术是为了在建立血流时防止血管阻塞。 • 结扎所有静脉侧支以使远端血流最大化。

术后处理

- 手要用轻质支具制动以保护手术部位,要小心避免吻合血管或脆弱的再通动脉受到任何压迫。
- 使用微型温度计探头观察手指的颜色、毛细血管充盈、皮温或用脉搏氧饱和度仪测量血氧饱和度。
- 采用血管移植的显微血管重建可使用笔形多普勒探头监测血供。
- 抗凝可采用持续注入右旋糖酐 40 或低剂量阿司匹林。

预后

- 已有结果表明钙通道阻滞剂可对雷诺综合征患者有轻度疗效,报道35%的患者症状有改善[23]。
- 交感神经切除术的疗效结果仍然不一,尽管外科医师已报道交感神经切除术在治疗疼痛、溃疡、耐寒和提高生活质量方面有改善[8,11,14,22,24]。
- 对于血管移植继发阻塞性疾病的远期通畅率已报道为53%～94%[3,11,13,16]。
- 结合交感神经切除术和动脉重建术可能要比单纯应用交感神经切除术疗效好[7]。

并发症

- 出血和血肿。
- 感染。
- 移植血管血栓形成。
- 潜在全身性疾病的加重。

(朱昱 译,孙蕴初 审校)

参考文献

[1] Allen E, Brown G. Raynaud's disease: a critical review of minimal requisites for diagnosis. Am J Med Sci 1932;83:187-200.

[2] Bank J, Fuller SM, Henry GI, et al. Fat grafting to the hand in patients with Raynaud phenomenon: a novel therapeutic modality. Plast Reconstr Surg 2014;133:1109-1118.

[3] Barral X, Favre JP, Gournier JP, et al. Late results of palmar arch bypass in the treatment of digital trophic disorders. Ann Vasc Surg 1992;6:418-424.

[4] Coleman SS, Anson BJ. Arterial patterns in the hand based upon a study of 650 specimens. Surg Gynecol Obstet 1961;113:409-424.

[5] Dalinka MK, Meyer S, Kricun ME, et al. Magnetic resonance imaging of the wrist. Hand Clin 1991;7:87-98.

[6] Flatt AE. Digital artery sympathectomy. J Hand Surg Am 1980;5:550-556.

[7] Given KS, Puckett CL, Klienert HE. Ulnar artery thrombosis. Plast Reconstr Surg 1978;61:405-411.

[8] Hartzell TL, Makhni EC, Sampson C. Long-term results of periarterial sympathectomy. J Hand Surg 2009;34:1454-1460.

[9] Herrick AL. Management of Raynaud's phenomenon and digital ischemia. Curr Rheumatol Rep 2013;15:303.

[10] Hutchinson DT. Color duplex imaging. Applications to upper extremity and microvascular surgery. Hand Clin 1993;9:47-51.

[11] Jones NF. Acute and chronic ischemia of the hand: pathophysiology, treatment, and prognosis. J Hand Surg Am 1991;16:1074-1083.

[12] Jones NF. Ischemia of the hand in systemic disease. The potential role of microsurgical revascularization and digital sympathectomy. Clin Plast Surg 1989;16:547-556.

[13] Koman LA, Ruch DS, Aldridge M, et al. Arterial reconstruction in the ischemic hand and wrist: effects on microvascular physiology and health-related quality of life. J Hand Surg Am 1998;23:773-782.

[14] Koman LA, Smith BP, Pollack FE Jr, et al. The microcirculatory effect of peripheral sympathectomy. J Hand Surg Am 1999;20:709-717.

[15] Leriche R, Fontaine R, Dupertius SM. Arterectomy with follow-up studies on 78 operations. Surg Gynecol Obstet 1937;64:149-155.

[16] McCarthy WJ, Flinn WR, Yao JS, et al. Result of bypass grafting for upper limb ischemia. J Vasc Surg 1986;3:741-746.

[17] Neumeister MW. Botulinum toxin type A in the treatment of Raynaud's phenomenon. J Hand Surg Am 2010;35:2085-2092.

[18] Nielsen SL, Lassen NA. Measurement of digital blood pressure after local cooling. J Appl Physiol Respir Environ Exerc Physiol 1977;43:907-910.

[19] O'Brien BM, Kumar PA, Mellow CG, et al. Radical microarteriolysis in the treatment of vasospastic disorders of the hand, especially scleroderma. J Hand Surg Br 1992;17:447-452.

[20] Pederson WC, Woodward C, Hermansdorfer J. Arterialization of the venous system for the treatment of end-stage ischemia of the upper extremity. J Reconstr Microsurg 1996;12:414-417.

[21] Pick J. The Autonomic Nervous System. Philadelphia: JB Lippincott, 1970.

[22] Ruch DS, Koman LA, Smith TL. Chronic vascular disorders of the upper extremity. J Am Soc Surg Hand 2001;1:73-80.

[23] Thompson AE, Shea B, Welch V, et al. Calcium channel blockers for Raynaud's phenomenon in systemic sclerosis. Arthritis Rheum 2001;44:1841-1847.

[24] Tomaino MM, Goitz RJ, Medsger TA. Surgery for ischemic pain and Raynaud's phenomenon in scleroderma: a description of treatment protocol and evaluation of results. Microsurgery 2001;21:75-79.

[25] Van Beek AL, Lim PK, Gear AJ, et al. Management of vasospastic disorders with botulinum toxin A. Plast Reconstr Surg 2007;119:217-226.

[26] Wigley FM, Wise RA, Seibold JR, et al. Intravenous iloprost infusion in patients with Raynaud phenomenon secondary to systemic sclerosis. A multicenter, placebo-controlled, double-blind study. Ann Intern Med 1994;120:199-206.

第128章 手部深部间隙感染的外科治疗
Surgical Treatment of Deep Space Infections of the Hand

Jennifer Etcheson and Jeffrey Yao

定义

- 手部深部间隙感染通常发生于手部3个潜在间隙之一。
  - 大鱼际间隙、掌中间隙和小鱼际间隙。
  - 指蹼间隙。
  - Parona间隙——潜在的前臂掌侧间隙。
- 大鱼际间隙感染是最常见的深部间隙感染,掌中间隙和小鱼际间隙感染则较少见。
- 深部间隙感染通常由直接刺伤引起,或者由附近感染蔓延引起,如表面脓肿或屈肌腱腱鞘炎(见于鱼际间隙和掌中间隙感染)。
- 最常见的单种致病菌是金黄色葡萄球菌,而通常是多种细菌混合感染。其他常见的致病菌包括链球菌和大肠埃希菌群[2]。

解剖

- 大鱼际间隙(图1)位于拇收肌筋膜掌侧、示指腱鞘和掌腱膜背侧。

  - 桡侧边界是拇收肌肌腱止点和拇指近节指骨表面筋膜。
  - 尺侧边界是掌中间隔(斜行),自第3掌骨延伸至掌腱膜。
- 掌中间隙(图1)桡侧边界是掌中间隔,尺侧边界是小鱼际间隔,自第5掌骨延伸至掌腱膜。
  - 掌中间隙的背侧边界是第2和第3掌侧骨间肌筋膜,掌侧边界是中指、环指和小指屈肌腱鞘和掌腱膜。
- 小鱼际间隙(图1)桡侧边界是小鱼际间隔,背侧边界是第5掌骨骨膜。小鱼际肌筋膜是尺侧和掌侧边界。
- 指间表面下网状间隙是在手掌远端的3个指间空间,其中包含疏松的皮下脂肪。其位于掌指关节附近,紧邻深横韧带。
- Parona间隙是位于前臂远侧旋前方肌表面和指深屈肌腱深面的潜在间隙,与掌中间隙相通。

发病机制

- 鱼际间隙感染通常由刺伤引起,或者由附近屈肌腱腱鞘炎或皮下脓肿局部蔓延引起。
- 如果没有早期及时处理,感染在破坏拇收肌筋膜后会蔓延到手背部,在横头和斜头之间游走。
- 掌中间隙感染通常由直接刺伤引起,也可由附近屈肌腱腱鞘炎或浅表脓肿蔓延引起。
- 小鱼际间隙感染通常由直接刺伤引起,也可由浅表脓肿蔓延引起。
- 指蹼间隙感染通常由刺伤引起,或者由附近的蚓状肌管感染或手掌的感染性水疱引起[1]。
- Parona间隙感染可能由直接刺伤引起,这种情况下感染可能局限于Parona间隙。
  - Parona间隙感染也可由邻近的桡侧滑囊或尺侧滑囊破裂蔓延引起(图2)。最终会累及掌中间隙,形成马蹄形脓肿(图3)。

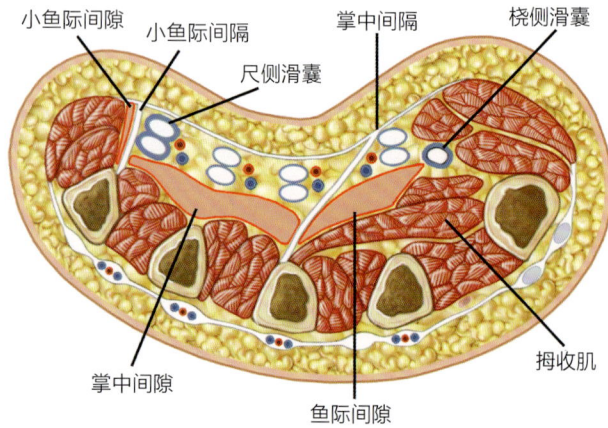

图1 手部横断面解剖显示深部间隙。

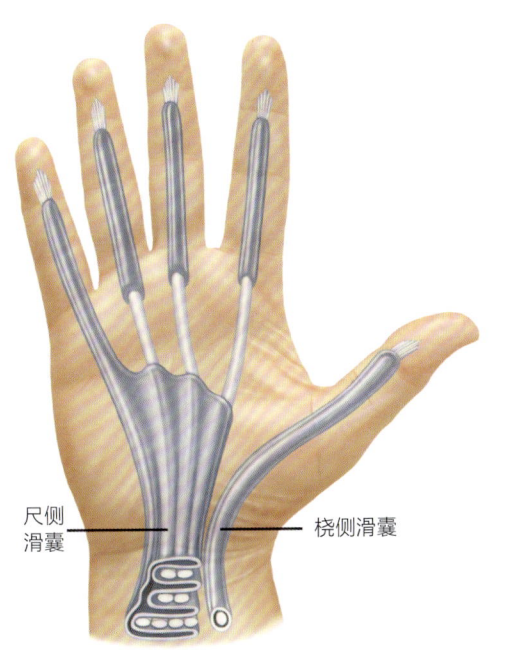

图2 桡侧滑囊和尺侧滑囊在前臂远端掌侧是相通的（Parona间隙）。

病史和体格检查

- 患者常有深部间隙感染附近区域的刺伤史。
- 鱼际间隙感染时，患者鱼际区域有肿胀和触痛。
  - 患者常将拇指置于外展位以减少压力，缓解疼痛。
  - 如果感染持续一段时间，将会向背侧蔓延，表现为第1指蹼间隙背侧肿胀和触痛。
- 掌中间隙感染时常可见手掌中部肿胀和触痛，但是由于掌腱膜坚韧，手背部肿胀常常比较明显。
  - 手指常维持在半屈曲姿势。
  - 这种情况下，手指被动活动时无疼痛，沿着手指屈肌腱腱鞘无直接压痛，可以与屈肌腱腱鞘炎相鉴别。

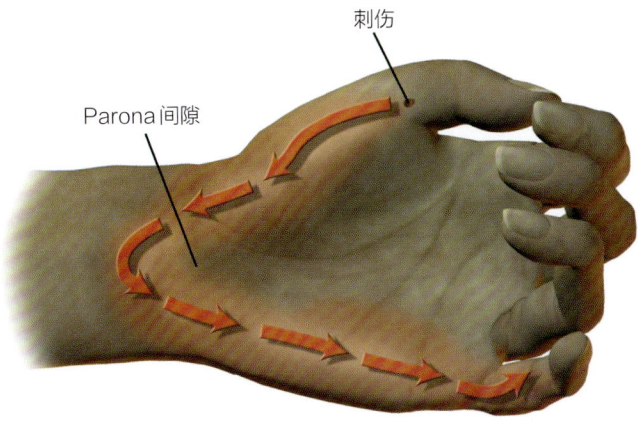

图3 图示表示马蹄形脓肿的临床表现。

- 指蹼间隙感染的患者手背会有肿胀和压痛，而指蹼间隙掌侧的压痛最明显。
  - 如果感染很严重，指蹼两侧的手指会向两边外展[1]。
- Parona间隙感染特点为前臂远端掌侧肿胀，手指屈曲时疼痛。
  - Parona间隙感染可能由邻近桡侧或尺侧滑囊破裂引起（图2）。

影像学和其他诊断性检查

- 常规摄片用来排除异物的存在。
- 在慢性感染时，X线片也可发现潜在的骨髓炎。
- 如果怀疑患者有全身系统性疾病时应该做适当的实验室检查。

鉴别诊断

- 大鱼际间隙感染。
- 掌中间隙感染。
- 小鱼际间隙感染。
- 屈肌腱腱鞘炎。
- 表面脓肿。
- 骨髓炎。

非手术治疗

- 深部间隙感染时非手术治疗根本无效。
- 在适当的细菌培养前应避免使用抗生素，除非患者有全身性疾病，在术前必须等待一段时间。

手术治疗

- 应在手术室全麻下行深部间隙感染的引流。
- 术中使用抗生素前应采集标本做需氧菌、厌氧菌、分枝杆菌和真菌的革兰染色和培养。
- 用6～9 L盐水进行充分的冲洗。
- 必须彻底清除所有的无活力组织。
- 如果在所有的感染组织被彻底清除后，应松松缝合伤口，留置引流。
  - 如果有顾虑，应开放伤口Ⅱ期处理，用湿-干敷料换药。
  - 严重感染情况下，48～72小时后可再次进行冲洗。

体位

- 患者仰卧位，患肢置于标准搁手台上，用不消毒止血带。

入路

- 大鱼际间隙感染引流可采用掌侧切口或背侧纵行切口（或者有时采用双切口）。
  - 掌侧切口有损伤正中神经运动返支、拇指和示指的指神经、拇主要动脉和示指固有动脉的风险。
  - 掌侧切口也可同时治疗拇指屈肌腱化脓性腱鞘炎。
  - 背侧纵行切口可避免掌侧切口引起的疼痛性瘢痕。
- 掌中间隙感染引流可在远侧掌纹处或平行于远侧掌纹的第3、4掌骨背侧做横行皮肤切口。
  - 也可以做纵向弧形切口。
- 小鱼际间隙感染时，切口在环指尺侧缘，自腕横纹远侧3 cm至掌中横纹近侧。
- 指间表面下间隙感染的引流可通过手掌切口进行，也可同时经手掌和背侧切口进行，紧贴网状间隙的近侧。
- 通过掌长肌尺侧缘做纵行切口可达到Parona间隙。
  - 也可采用经桡侧腕屈肌入路。

大鱼际间隙感染的切口和引流

- 掌侧入路时，近鱼际纹做平行该纹的切口，自指蹼近端1 cm向近侧延伸3～4 cm（技术图1A）。
- 钝性分离掌腱膜后，可看见拇指和示指的指神经、拇主要动脉、示指固有动脉和正中神经运动返支（技术图1B、C）。
- 脓肿位于拇收肌的表面。
- 然后在拇收肌远侧缘向背侧继续分离，为向背侧蔓延的脓肿减压。
- 大鱼际间隙感染也可选择背侧纵行切口（技术图1D）。
- 背侧切口可做直切口或轻微弧形，在第1和第2掌骨间隙之间分离。
  - 在第1背侧骨间肌和拇收肌之间进行分离，可找到脓肿。
- 彻底清除感染组织，用无菌盐水进行充分冲洗。
- 留置引流纱布垫条至开放伤口中，有利引流，适当包扎伤口。

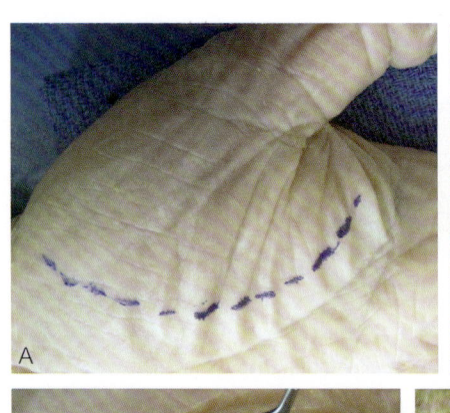
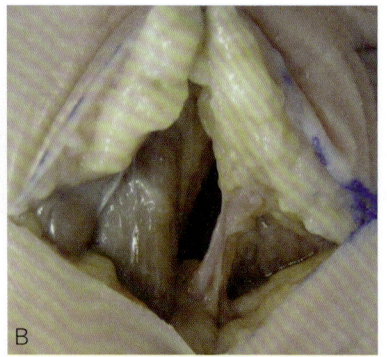
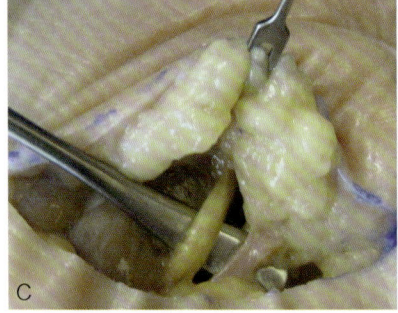
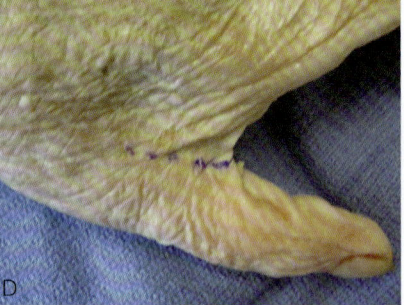

技术图1 A. 大鱼际切口。B、C. 神经血管束。D. 可选择背侧切口做大鱼际脓肿引流。

掌中间隙感染的切口和引流

- 平行于远侧掌纹或通过第3和第4掌骨在远侧掌纹处做横行切口（技术图2A）。
  - 也可选择做弧形纵行切口（技术图2B）。
- 在环指或中指屈肌腱两侧进行钝性分离，可找到脓液。
- 在肌腱两侧注意保护神经血管束（技术图2C）。
- 彻底清除感染组织，用无菌盐水进行充分冲洗。
- 留置引流纱布垫条至开放伤口中，有利引流，适当包扎伤口。

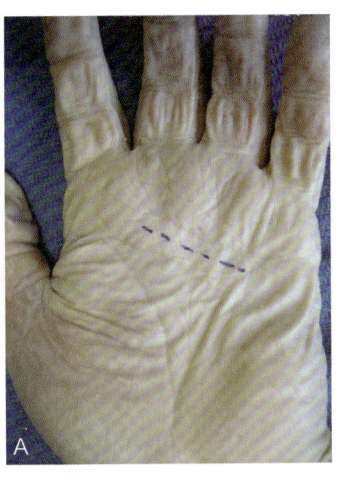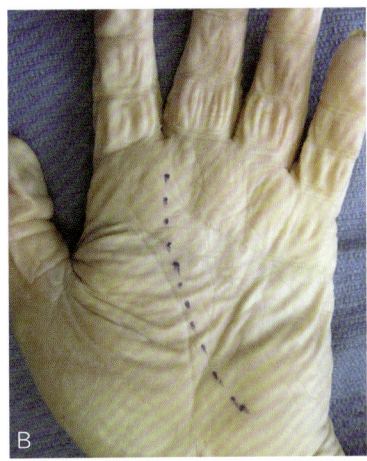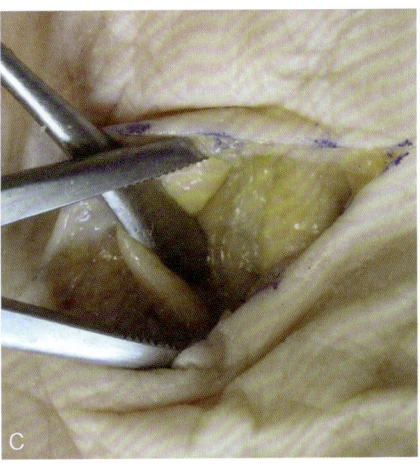

技术图2　A. 应用横切口引流掌中脓肿。B. 应用弧形纵行切口引流掌中脓肿。C. 引流掌中脓肿（保护神经血管束）。

小鱼际间隙感染的切口和引流

- 在环指尺侧缘，自腕横纹远侧3 cm至掌中横纹近侧做切口（技术图3A）。
- 切开皮肤后切开小鱼际筋膜，可找到脓肿（技术图3B）。
- 彻底清除感染组织，用无菌盐水进行充分冲洗。
- 留置引流纱布垫条至开放伤口中，有利引流，适当包扎伤口。

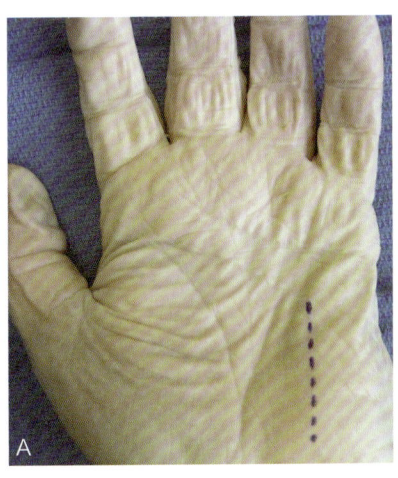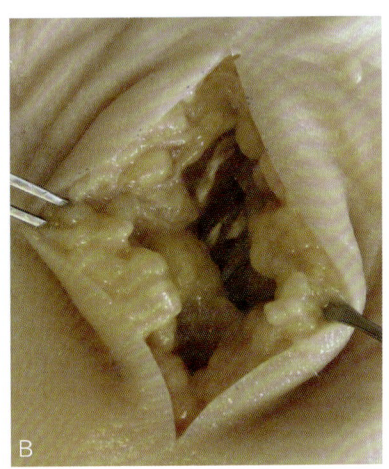

技术图3　A. 切口。B. 引流小鱼际脓肿。

指蹼间隙的切口和引流

- 掌侧切口进入指蹼间隙，切开指蹼间隙内的手掌筋膜以便更好地引流感染[1]。
- 也可同时使用掌侧和背侧切口。
- 用无菌盐水彻底冲指蹼间隙向背侧和掌侧延伸部位。
- 应避免做横向切口或将切口延伸到指蹼的横向部位，这样可能会导致指蹼挛缩[1]。

Parona间隙感染的切口和引流

- 在前臂远端掌长肌尺侧缘做纵行切口可达到Parona间隙。
- 如果感染局限于Parona间隙，切口不要超过腕横纹。
- 如果感染和掌中间隙脓肿相邻近，要采用Brunner切口跨过腕关节。

要点与失误防范

误诊	• 识别长期存在的潜在的骨髓炎。 • 识别可能阻碍感染消退的任何全身性疾病。
术前计划	• 拍摄X线照片以评估骨髓炎或异物。
手术技巧	• 接近鱼际空间时,保护拇指和示指、拇主动脉、指动脉和正中神经的运动分支。 • 在掌中间隙,保护掌浅弓和指神经及动脉。 • 在小鱼际间隙,保护尺神经及其分支以及尺动脉。 • 获得革兰染色和厌氧菌、需氧菌、分枝杆菌和真菌的培养物。 • 一旦获得培养物,应在术中静脉注射抗生素。 • 如果清创术足够,可以在Penrose引流管上缝合。 • 如果可能残留坏死组织,则应开放伤口二期缝合。
术后护理	• 通过调整干湿敷料,使开放性伤口愈合。 • 静脉或口服抗生素7~14日。 • 必要时进行感染科会诊。 • 保持患肢抬高。 • 使用可移动的夹板会使软组织得到休整并改善患者舒适度。 • 每日在温水中浸泡3次。 • 开始早期的手指活动度练习。 • 如果48小时后仍无临床改善,准备再次冲洗和清创。

术后处理

- 术中开始静脉应用抗生素,持续至术后。
- 如果对术中使用的抗生素敏感,细菌培养和药敏试验结果出来后,可改为口服抗生素。
- 如果伤口开放需Ⅱ期处理,用干-湿敷料换药和浸泡。
- 根据伤口和手术情况,术后24~48小时拔除引流。
- 早期功能锻炼,减轻手指关节僵硬。
- 重视对系统性疾病的治疗。

并发症

- 如果冲洗和清创不彻底或者伤口缝合太紧不利于引流,脓肿将持续形成。
- 如果不能及时进行正确治疗,感染会扩散至全身。

(朱昱 译,孙蕴初 审校)

参考文献

[1] Franko OI, Abrams RA. Hand infections. Orthop Clin North Am 2013;44(4):625-634.

[2] Hausman MR, Lisser SP. Hand infections. Orthop Clin North Am 1992;23:171-185.

推荐阅读

Burkhalter WE. Deep space infections. Hand Clin 1989;5:553-559.

Leddy JP. Infections of the upper extremity. J Hand Surg Am 1986;11:294-297.

Siegel DB, Gelberman RH. Infections of the hand. Orthop Clin North Am 1988;19:779-789.

第129章 急、慢性甲沟炎和指头炎的手术治疗
Surgical Treatment of Acute and Chronic Paronychia and Felons

Jennifer Etcheson and Jeffrey Yao

定义

- 急性甲沟炎是指甲周围的软组织感染。
  - 急性甲沟炎是手部最常见的软组织感染。
  - 最常见的病原微生物是金黄色葡萄球菌,尽管这些感染通常为混合感染。
- 慢性甲沟炎的特征是甲上皮的反复感染。
  - 甲上皮增厚变圆。
  - 通常发生在反复及长时间暴露于水中的情况下。
  - 最常见的病原菌为白念珠菌、革兰阳性球菌、革兰阴性杆菌、分枝杆菌。
- 疱疹性瘭疽是由于手指皮肤的单纯疱疹病毒暴发所致,易和急性甲沟炎、指头炎混淆。
  - 疱疹性瘭疽通常发生在小儿和接触有口腔分泌物的医务人员。
- 指头炎是手指远端指腹或拇指的多纤维间室的张力性脓肿(图1)。

解剖

- 指甲复合体包括甲床、甲板和甲周皮(图2)。
- 甲板位于近端甲襞的下方。
- 甲周皮是指甲周围一层宽阔的组织。
- 甲上皮是紧密贴附于甲板近端的组织,通常为甲根部的角质上皮。
- 甲襞由皮肤组成,在肉眼可见的边缘下延续以形成保护屏障。
- 指腹由纤维间隔分隔成多个间室。
  - 纤维间隔从指骨骨膜发出,垂直走行至皮肤,对指尖也起到结构性支撑作用。

发病机制

- 急性甲沟炎是由于细菌侵入近端或远端的甲襞和甲板之间的空隙所致。
  - 急性甲沟炎通常由甲根部肉刺、甲咬伤以及指甲过度修剪所引起。
- 慢性甲沟炎是由于细菌在甲板、甲上皮及甲皱襞之间的间隙内定植并感染所致。
  - 可能的原因是反复暴露于潮湿的环境。
  - 慢性感染和炎症反应导致甲上皮纤维化,如此反复导致甲襞背侧血流供应减少。
  - 血流供应的减少又易诱发反复的细菌感染,导致临床症状不断加重。
- 指头炎通常由于穿刺伤,或者细菌通过指腹汗腺播散感染所致。
  - 蜂窝织炎和局部感染导致局部缺血,由于四周被纤维筋膜所封闭,因而压力不断升高。
  - 不断升高的压力导致脂肪坏死和脓肿形成,如不断加重,则产生筋膜室综合征。

自然病程

- 如果急性甲沟炎不经治疗,早期感染将在甲襞处形成脓肿。
  - 脓肿可能扩散至指腹或者甲上皮,甚至到达指甲对侧。
  - 指甲基底部化脓可能导致生发基质缺血,缺血可导致暂时性或永久性指甲生长停滞。

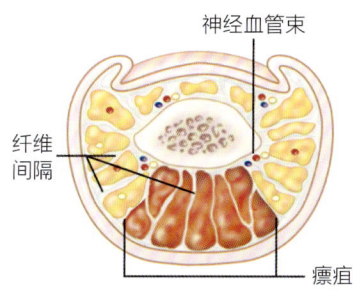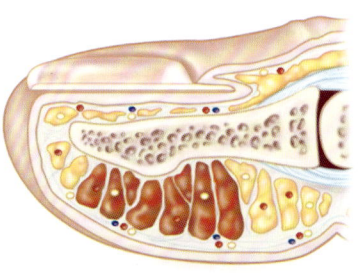

图1 脓性指头炎的冠状和矢状切面示意图。

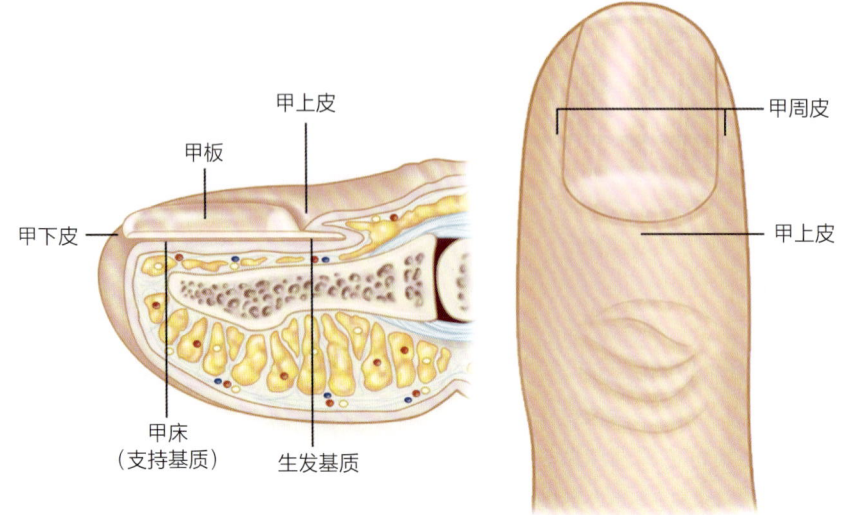

图2 指甲复合体的解剖。

- 疱疹性瘭疽如不经治疗，3周左右会自行好转。
  - 许多疱疹性瘭疽被误诊为急性甲沟炎或指头炎。
  - 随后的切开引流可能导致继发细菌感染。
- 慢性甲沟炎由于甲上皮不断肿胀及引流不畅而导致硬结产生。
- 指头炎如果不治疗，可能导致骨髓炎和化脓性屈肌腱鞘炎。

病史和体格检查

- 急性甲沟炎患者主诉指甲周围肿痛明显。
  - 如果脓肿已经形成，要行脓肿引流。
- 慢性甲沟炎患者因不断出现炎症引流而出现甲上皮变硬变圆。
- 疱疹性瘭疽特征是肿胀疼痛，且伴随着出现多个小水疱。
  - 典型的疼痛与查体并不成比例，并且指尖肿胀张力并不大（相对于指头炎）。
- 指头炎患者出现严重的跳痛、肿胀及指尖张力大。
  - 指头炎不会扩散至近端或远端指间关节，除非伴发了化脓性屈肌腱鞘炎。

影像学和其他诊断性检查

- 放射学检查主要需排除骨髓炎或者是否有异物。
- 疱疹性瘭疽的诊断主要依靠Tzanck涂片，其中能看见多核巨细胞。
- 怀疑有全身系统性疾病的患者应该做相关实验室检查。

鉴别诊断

- 急性甲沟炎。
- 慢性甲沟炎。
- 疱疹性脓性指头炎。
- 指头炎。
- 骨髓炎。
- 远端指间关节化脓性关节炎。

非手术治疗

- 急性甲沟炎早期如果没有明显脓肿及感染表现，可采取温水浸泡和口服抗生素。
- 疱疹性瘭疽需保持手部清洁防止细菌感染，损伤将自行愈合。
  - 推荐口服阿昔洛韦治疗，但多数临床试验表明口服阿昔洛韦没有任何明确的作用。
- 慢性甲沟炎的非手术治疗没有任何疗效，合并真菌感染的患者药物治疗有效。
- 鉴于指头炎的临床进程，应用抗生素的非手术治疗几乎没用，除了非常早期就使用抗生素。

手术治疗

- 如果脓肿表浅，有时脓肿引流术不需要麻醉。
- 如果感染广泛或者涉及指甲两侧，需在指神经麻醉下行引流手术。
  - 使用利多卡因或利多卡因和布比卡因混合，不能加用肾上腺素。
  - 在远端掌骨水平自背侧向掌侧注入麻醉药是安全的。
- 慢性甲沟炎的治疗采取甲上皮造袋术。
  - 慢性甲沟炎伴有潜在真菌感染的患者应在药物成功治愈真菌后行标准的外科治疗，就像治疗急性甲沟炎那样。

- 疱疹性瘭疽仅在伴有细菌感染时才采取切开引流手术。

体位
- 患者仰卧位，手置于标准搁手台，应用手指或前臂止血带。

入路
- 手术入路取决于感染的部位。
- 甲板下的感染需掀起部分指甲。
- 在甲上皮皱襞下的感染需掀起甲上皮。
- 指腹内的感染需切开直至指腹内纤维间隙。

急性甲沟炎的切开引流

单切口
- 用15号刀片切开甲上皮沟，注意保持刀片垂直甲床（技术图1A）。
- 如果脓肿扩散至甲板下，并且部分甲板自甲床游离，则在指甲上行纵行切口，用无创法去除该部分甲板（技术图1B、C）。
  - 如果脓液扩散至指腹，平行于甲沟并在其周缘切开甲周膜引流（技术图1D、E）。
- 如果脓液扩散至甲上皮，切口则尽可能向近端延伸，必要的话要去除部分指甲。
  - 切口应避免跨越甲床表皮，否则会导致甲襞畸形。

平行切口
- 如果脓肿波及甲上皮，且经过单个切口不能完全引流减压，则在对侧甲上皮沟处行平行切口切开引流。将甲上皮皱襞完全提起，切除近端1/3指甲（技术图2）。
- 冲洗后，纱布覆盖，防止引流切口过早的闭合。

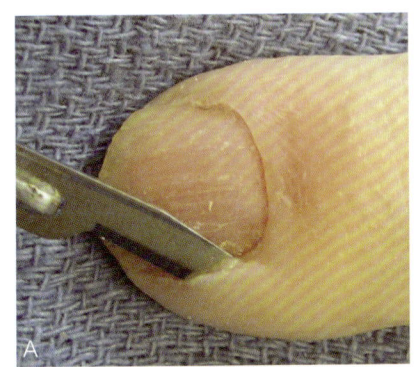
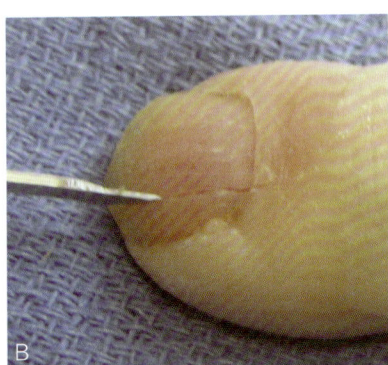
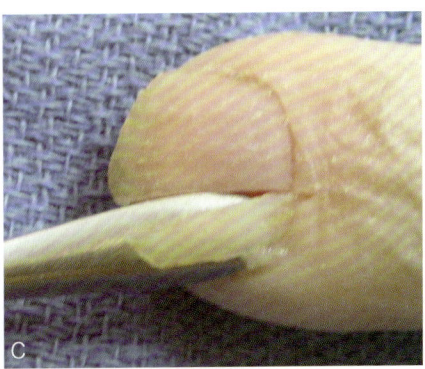
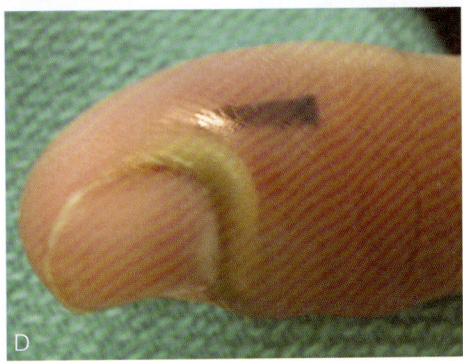
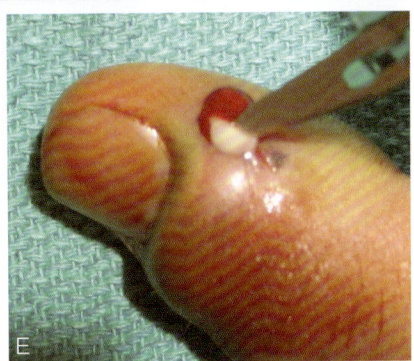

技术图1　A. 切开甲皱襞引流。B、C. 切开并且去除部分指甲。D、E. 可选择性切开引流。

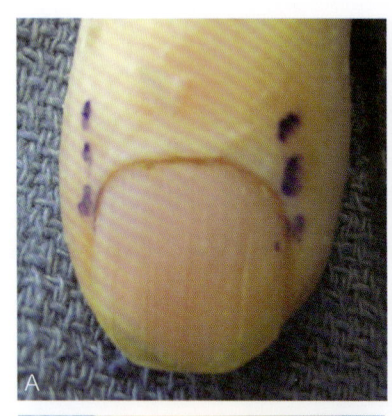
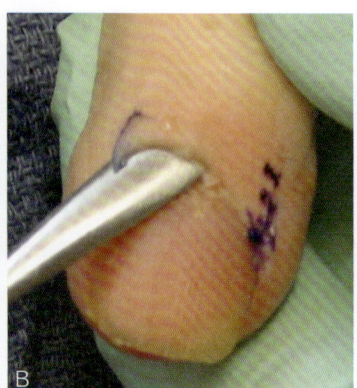
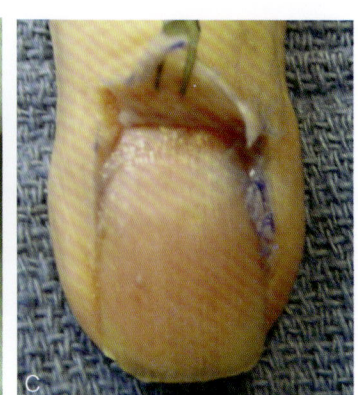
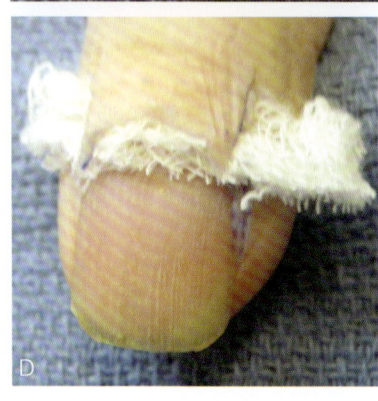

技术图2 切开（A）提起甲上皮皱襞（B、C），去除近端指甲引流近端脓液。D. 伤口用纱布覆盖防止切口过早的闭合。

慢性甲沟炎的甲上皮造袋术

- 在甲上皮皱襞近端1~3 mm处行新月形切口，两侧分别向近端延长3~5 mm至甲皱襞边缘（技术图3A、B）。
- 切除此新月形组织，注意不要损伤潜在生发基质（技术图3C）。
- 冲洗并适当覆盖伤口。
- 允许伤口Ⅱ期愈合。

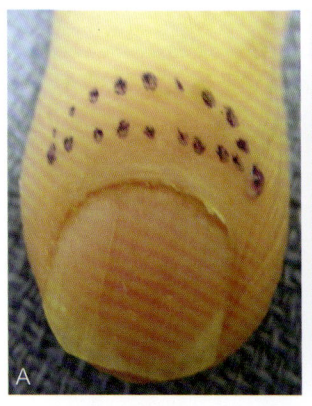
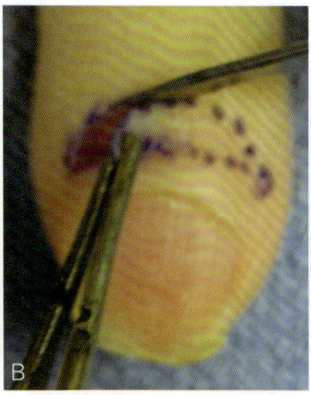
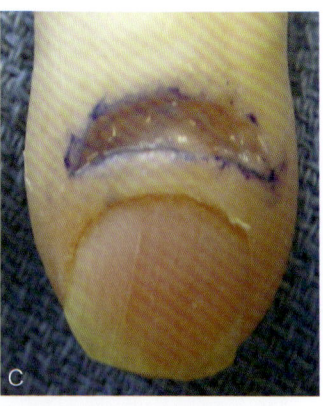

技术图3 A、B. 慢性甲沟炎造袋术切口。C. 去除组织后潜行生发基质暴露。

脓性指头炎的切开引流

- 切口基于肿胀最明显部位。要意识到指腹切口能导致触痛性瘢痕。
  - 对于掌侧脓肿,行纵行切口,切口在指间关节屈曲皱纹的中间线上(技术图4A、B)。
  - 当压痛最明显部分位于指腹侧方时,可于手指触觉面侧方距离指甲边缘不超过3 mm处行纵行切口。如切口过多偏向掌侧可能会损伤指神经分支(技术图4C)。
- 切口要足够深以切开所有涉及脓肿的纤维隔,或者用止血钳钝性分离(技术图4D、E)。
  - 不要向近端探查,避免感染向屈肌腱鞘扩散。
- 生理盐水冲洗伤口。
- 纱条塞入伤口引流,适当包扎。

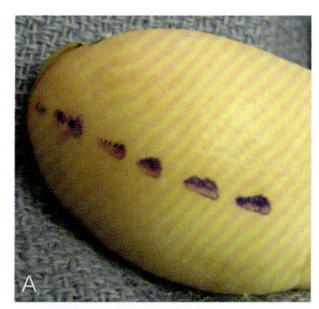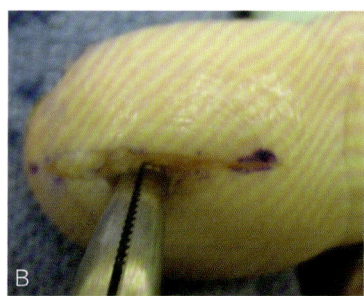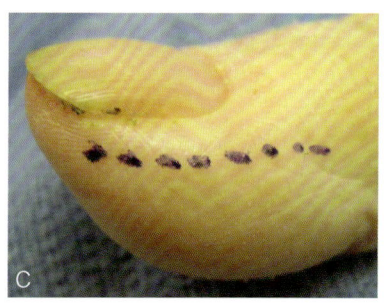
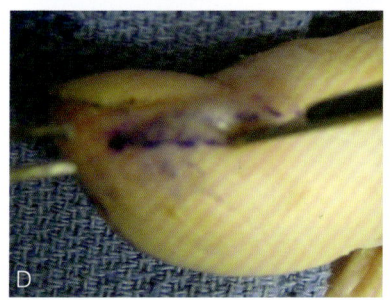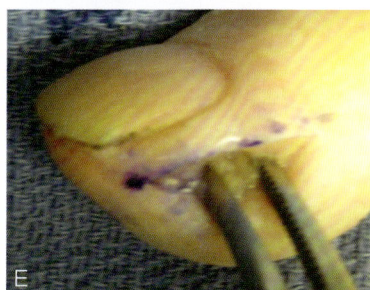

技术图4 A. 指头炎的掌侧中间切口。B. 止血钳钝性分离所有纤维间隔。C、D. 指头炎的侧方切口。E. 止血钳钝性分离所有纤维间隔。

要点与失误防范

误诊	• 避免将疱疹性瘭疽误诊为急性甲沟炎,同时过度治疗会导致继发性细菌感染,并且不能改善疱疹性瘭疽。 • 在长期感染病例中识别潜在的骨髓炎。 • 识别可能阻碍感染消退的任何全身性疾病。 • 慢性甲沟炎:避免遗漏囊肿、肿瘤或相关的真菌感染。
手术技术	• 急性甲沟炎:确定甲板下方是否存在流脓或延伸至骨髓。使刀片远离指甲床,避免切进无菌的基质。 • 慢性甲沟炎:切除基质浅层的组织。避免损坏基质。 • 脓性指头炎:将切口置于最大压痛的位置。进行侧面切口时,请保持在指甲侧面边缘3 mm以内,以免损坏指神经分支。进行掌侧切口时,不要越过DIP关节的皱褶,避免切开屈肌腱鞘。这样的切口可能会导致感染性腱鞘炎。
术后护理	• 急性甲沟炎和脓性指头炎:用10日的口服抗生素治疗。为了提高患者的舒适度,在康复初期使用可移动夹板很有价值。鼓励每日浸泡期间尽早进行手指运动范围锻炼。 • 慢性甲沟炎:未能改变环境因素和治疗系统性疾病可能导致复发。

术后处理

- 急性甲沟炎和指头炎。
  - 术后口服抗生素。
  - 术后2日开始患肢浸泡于稀释氯己定或聚维酮碘溶液中,直至伤口完全愈合。但浸泡时要去除包扎的敷料。
  - 早期开始关节活动度锻炼以防止手指僵硬。
- 慢性甲沟炎。
  - 不常规口服抗生素。
  - 术后2日开始患肢浸泡于稀释氯己定或聚维酮碘溶液中,直至伤口完全愈合。
  - 去除环境因素或者治疗全身性疾病是非常重要的。
  - 行早期的关节活动度锻炼以防止手指僵硬。

并发症

- 感染复发(感染扩散至全身)。
- 切口疼痛(指腹)。
- 指神经损伤。
  - 触觉减退。
  - 神经瘤。
- 骨髓炎。
- 指甲生长畸形。

(朱昱 译,孙蕴初 审校)

推荐阅读

Bednar MS, Lane LB. Eponychial marsupialization and nail removal for surgical treatment of chronic paronychia. J Hand Surg Am 1991;16:314-317.

Canales FL, Newmeyer WL III, Kilgore ES Jr. The treatment of felons and paronychias. Hand Clin 1989;5:515-523.

Franko OI, Abrams RA. Hand infections. Orthop Clin North Am 2013;44(4):625-634.

Gill MJ, Arlette J, Buchan K. Herpes simplex virus infection of the hand. A profile of 79 cases. Am J Med 1988;84:89-93.

Hausman MR, Lisser SP. Hand infections. Orthop Clin North Am 1992;23:171-185.

Jebson PJ. Infections of the fingertip. Paronychias and felons. Hand Clin 1998;14:547-555.

Kesson AM. Use of acyclovir in herpes simplex virus infections. J Paediatr Child Health 1998;34:9-13.

第130章 手和腕部化脓性关节炎的外科治疗
Surgical Treatment of Septic Arthritis in the Hand and Wrist

Asif M. Ilyas

定义

- 化脓性关节炎是指在封闭的关节腔内的感染。
- 化脓性关节炎通常表现为急性及化脓性,继发于细菌性感染。
- 化脓性关节炎会对关节软骨造成不可逆的损害,因此需要早期充分引流和合适抗生素应用联合治疗。
- 诊断及治疗上的延误会对感染的关节和患者的整体情况造成严重的影响[2]。

解剖

- 指间关节和掌指关节是屈戍关节(图1)。
- 当指间关节处于轻微屈曲位,掌指关节处于伸直位时,指间关节的关节间隙最大。
- 腕关节包括桡腕关节、腕骨间关节和远侧桡尺关节。化脓性关节炎可同时发生于以上所有的关节。如果骨间韧带没有破坏,感染也可单发于一个关节,多见于年轻患者(图1)。

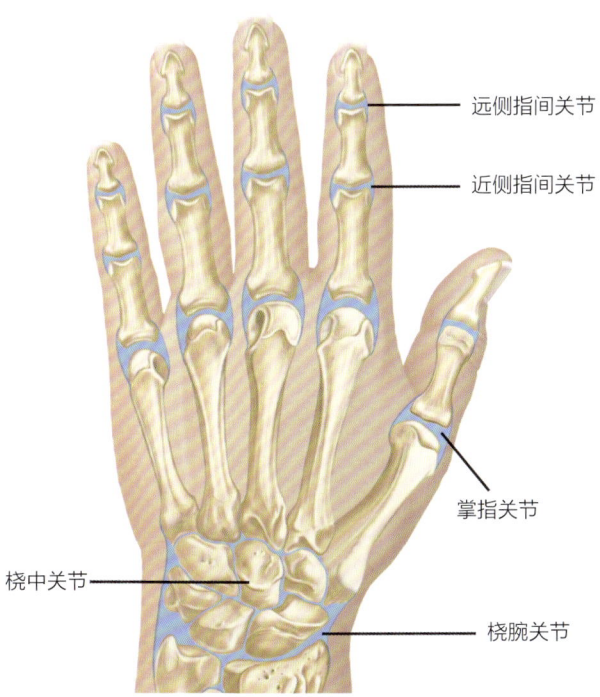

图1 指间关节、掌指关节和腕关节解剖。

发病机制

- 化脓性关节炎可侵犯手和腕部任何关节。
- 化脓性关节炎的发生没有性别和人种区别,但成人比儿童多见。
- 受累及的关节常由于穿透伤引起(如撕裂伤、刺伤、咬伤等)。其他原因包括血源性传播或邻近组织的蔓延[10]。
  - 在远侧指间关节,化脓性关节炎常由穿透伤引起,也见于邻近组织黏液囊肿、甲沟炎或屈肌腱化脓性腱鞘炎引起的感染。
  - 在近侧指间关节,化脓性关节炎常由邻近的屈肌腱化脓性腱鞘炎所引起。
  - 在掌指关节,化脓性关节炎常由手部直接外伤或咬伤引起。
- 血源性播散性化脓性关节炎可由身体其他部位同时发生或先前感染引起,包括口腔、上呼吸道、胃肠道和生殖泌尿道感染。
  - 滑膜处血管丰富,不含限制性基质膜,因此血液内物质容易到达[3]。
- 关节内细菌的存在会引起对关节不利的细胞免疫反应。细菌迅速繁殖并产生毒素。关节内细菌的存在会刺激引起免疫原应答,引起粒细胞聚集,分泌蛋白水解酶。细菌毒素和粒细胞酶通过降解蛋白聚糖并最终损害下层的软骨细胞来破坏关节面软骨。
- 引起患者化脓性关节炎有多种危险因素(表1)[6]。
  - 使患者免疫力降低的任何疾病都会诱发化脓性关节炎。

表1 容易引起化脓性关节炎的危险因素

局部因素	全身性疾病
• 穿透性关节创伤	• 类风湿关节炎
• 邻近的关节手术	• 糖尿病
• 关节内骨折切开复位	• 肝病,酒精中毒
• 骨性关节炎	• 慢性肾功能衰竭,血液透析
• 人工关节	• 恶性肿瘤
社会因素	• 艾滋病
• 新生儿	• 免疫抑制药物
• 老年人	• 静脉吸毒者
• 对动物的职业接触	
• 社会经济地位低	

表2　引起化脓性关节炎的常见微生物

革兰阳性需氧菌
- 金黄色葡萄球菌
- 化脓性链球菌
- 肺炎链球菌

革兰阴性需氧菌
- 嗜血杆菌流感
- 大肠埃希菌
- 多杀性巴氏杆菌
- 淋病奈瑟球菌

厌氧菌
- 艾肯菌
- 伯氏疏螺旋体
- 分枝杆菌

真菌
- 孢子菌
- 隐球菌
- 芽孢杆菌

- 类风湿关节炎是高危因素。它与多种危险因素有关，包括全身虚弱、免疫抑制药物的使用、肿瘤坏死因子阻断剂（如英利昔单抗或依那西普）和慢性关节损伤。
- 对于类风湿关节炎患者，化脓性关节炎的诊断可能会被延误，因为该患者可能会常被误认为是类风湿发作。当评估诊断类风湿关节炎患者的化脓性关节炎时，必须保持高度怀疑的态度[9]。
- 事实上任何细菌病原体都有能力引起化脓性关节炎（表2）。
  - 金黄色葡萄球菌和链球菌是最常见的致病菌。
  - 革兰阴性菌、厌氧菌和多种微生物混合感染也可能会引起化脓性关节炎，尤其见于静脉药物滥用者及免疫力低下的患者。
  - 特定情况下相关的特殊细菌病原体，如与人咬伤有关的侵蚀艾肯菌，与家畜咬伤有关的巴斯德菌，性活动活跃的年轻患者中的淋病奈瑟球菌，免疫力低下患者中的真菌和分枝杆菌。

自然病程

- 细菌不断接种繁殖及紧随而来的炎症应答共同导致了渗出物不断增加并引起了滑膜缺血、软骨的压力性坏死，同时造成细菌渗入软骨下骨及表面皮肤。
- 细菌穿透关节可引起继发性骨髓炎、屈肌腱化脓性腱鞘炎、皮肤破溃伴有渗出。

病史和体格检查

- 患者主诉疼痛和肿胀。
- 关节感染的全身症状包括发热、寒战、全身乏力、心悸。
- 应当询问患者是否有穿透伤史，是否有人、动物或昆虫咬伤史。近期有无关节穿刺史，有无其他部位感染史，有无免疫力降低情况。
- 体检时患者关节肿胀伴疼痛、局部红斑、发热。
- 最重要的体格检查是活动时有明显疼痛，可以与非感染性渗出或蜂窝织炎相区别。
  - 无经验的医生可能会用局部阻滞来缓解疼痛，这是禁忌的，因为会掩盖症状。
  - 尝试主动活动手指会引起明显的抵抗，被动伸屈活动会引起明显的触痛。
- 腕关节的体征没有手指那么明显。一般关节常处于中立位。
- 腕关节主动活动也会引起抵抗。
- 被动屈曲也会引起患者的疼痛和抵抗。
  - 被动旋后和旋前活动有助于评价远侧桡尺关节的累及情况。

影像学和其他诊断性检查

- 实验室检查包括白细胞计数、红细胞沉降率、C反应蛋白和血培养。
  - 白细胞计数一般不升高，但是红细胞沉降率和C反应蛋白通常都升高（除非患者免疫力低下）。
- 关节穿刺检验分析是诊断化脓性关节炎最好的方法。
  - 如果有感染，关节内液体会增加。
  - 关节穿刺液应被送检做细胞分类计数、革兰染色、晶体分析、葡萄糖检查和培养（需氧菌、厌氧菌、真菌和分枝杆菌；表3）。
  - 根据关节液白细胞计数>50 000（中性粒细胞百分比>75%或者有大量的分叶核中性白细胞），革兰染色证实有细菌，或细菌培养阳性，诊断最为可靠[5]。

表3　关节滑液检查的鉴别诊断

检测	普通	脓性	炎性
透明度	透明	混浊	没有价值
颜色	清澈	黄-绿	黄
黏度	高	可变	高
白细胞计数	<200	>50 000	2 000~10 000
PMN%	<25	>75	>50
细菌培养	阴性	常阳性	阴性
葡萄糖	与血浆相同	-25<血浆	-40<血浆

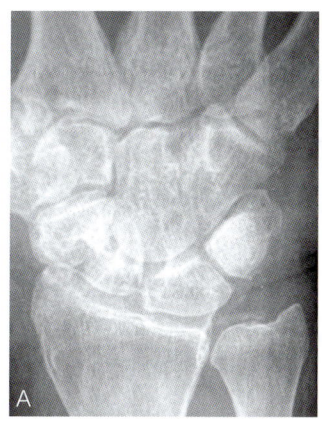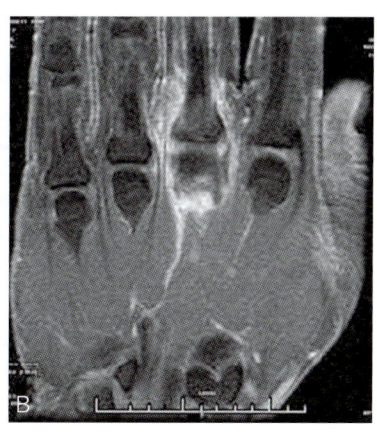

图2 A. X线片示慢性假性痛风患者，三角纤维软骨复合体钙质沉着症。B. T2加权冠状面MRI是掌指关节化脓性关节炎。注意骨组织信号正常，但是由于关节内液体和周围软组织炎症引起高信号。

- ○ 白细胞计数较低，但同时中性粒细胞百分比较高（＞90％），可能表示是早期化脓性关节炎感染[11]。
- ○ 与快速空腹血糖相比，关节液葡萄糖浓度＜40 mg/dL时，表示有化脓性炎症[7]。
- 有必要通过晶体检查来排除痛风或假性痛风，因为它们有类似的细胞穿刺检查表现，包括白细胞计数较高。
- 在化脓性关节炎早期，影像学检查作用有限。X线可显示关节肿胀、异物存在、骨髓炎、软组织中空气影和软骨钙化沉积，痛风和假性痛风都有这些特点（图2A）。晚期X线可发现关节破坏。
- MRI对于早期诊断化脓性关节炎，同时鉴别骨髓炎及腱鞘炎是有效的（图2B）。

鉴别诊断

- 类风湿关节炎。
- 晶体性关节病：痛风、假痛风。
- 血清反应阴性关节病、系统性红斑狼疮、银屑病关节炎、Reiter综合征、强直性脊柱炎、风湿热。
- 莱姆病。
- 蜂窝织炎。
- 骨髓炎。
- 屈肌腱化脓性腱鞘炎。

非手术治疗

- 化脓性关节炎主要的治疗方式是手术治疗。
  - ○ 如果能在非常早期检查出或者怀疑化脓性关节炎，根据医学文献报道单纯使用抗生素治疗能够清除感染[3]。
- 如果患者存在其他疾病有手术禁忌证，对患侧关节可进行关节穿刺抽吸减少细菌数量，为关节减压，有助于使用抗生素来治疗感染。
  - ○ 对于大关节，该技术没有切开引流有效。因此，对于小关节的效果也并不可靠[4]。

手术治疗

- 通常认为化脓性关节炎是一种外科疾病，需要及时治疗。
- 可以采用切开和关节镜技术来进行腕关节引流。建议使用关节镜技术，以最大限度地引流、观察、灌洗和清创，同时最大限度地降低手术并发症。

术前计划

- 术前应准备手术器械、灌洗液、引流、缝线，配备好助手。

体位

- 对于手部和腕关节，患者仰卧位，患肢外展置于搁手台上，术者和助手坐位。
- 搁手台应固定牢靠，有足够大的空间来放置患肢和术者的肘关节和前臂，这样可减少术者的疲劳感并增加其手术稳定性。
- 使用止血带来获得一个清晰无血的术野，并能够使术者清晰分辨解剖结构。
  - ○ 通常抬高患肢驱血后充气上止血带，避免细菌向近端扩散。
- 通常使用一种小的腕关节镜架子。它能便于放置体位和关节镜手术术中牵引，必要时也便于改为切开手术。另外，还需要其他小关节使用的关节镜设备，包括30° 2.7 mm镜头。

入路

- 对于关节可使用多种手术入路。手术入路以选择简单的径路为原则，同时为清创要能充分暴露关节并将邻近组织感染风险降到最低。
- 使用任何一种手和腕部的手术入路，应能充分了解表面解剖、外科手术解剖、神经界面以及外科手术技术。

指间和掌指关节穿刺引流术

- 用消毒液消毒皮肤,穿刺前不要局部注射麻醉,因为这样会难辨别关节间隙。
- 尽量用大号的针头,最好使用18号或20号。
- 注射器不超过3 mL或5 mL,因为太大的注射器真空抽吸过大,会引起关节腔局部闭塞影响抽吸。
- 在背侧伸肌桡侧或尺侧找到关节间隙。
  - 自背侧向掌侧,与中线呈30°~45°角入针。
  - 进入关节腔时感觉有突破感,抽吸关节。
  - 牵引关节有时可有利于进针。
  - 抽吸有阻力时,可保持注射器抽吸的同时调整针头位置。

指间和掌指关节的切开引流

- 对于掌指关节,做背侧纵行切口(技术图1A)。暴露伸指装置,纵行切开暴露关节囊。
  - 也可以切开尺侧支持带暴露关节囊。
- 在侧副韧带背侧切开关节囊暴露关节。
- 对于近侧指间关节,建议做侧面中间切口,避免损伤中央束,防止形成感染性钮孔状畸形(技术图1B)。
  - 辨明神经血管束向掌侧牵拉。背侧的神经感觉支较易被损伤,应和背侧皮瓣一起拉开。
  - 辨明伸指装置,包括侧束,向背侧牵开,从而从侧面暴露关节囊。切开副侧副韧带(固有侧副韧带的掌侧),进入关节腔。
- 对于远侧指间关节,采用侧面中间切口或背侧H形切口,将肌腱止点向侧面拉开,在侧副韧带背侧暴露关节囊。
  - 损伤伸肌腱止点可引起槌状指,晚期可能形成鹅颈畸形。
- 采集标本做培养,用膀胱镜管或球形注射器进行彻底冲洗和清创。
  - 手指轴向牵引有助于暴露关节间隙。
- 检查关节面损伤情况。
- 关节内留置小纱条防止关节囊过早闭合,间断缝合伸指装置。避免在感染创面深部用编织缝合。
- 在小纱条周围用4-0尼龙线稀疏缝合1针或2针。
- 患手置于掌托上以减少不适,患肢抬高。

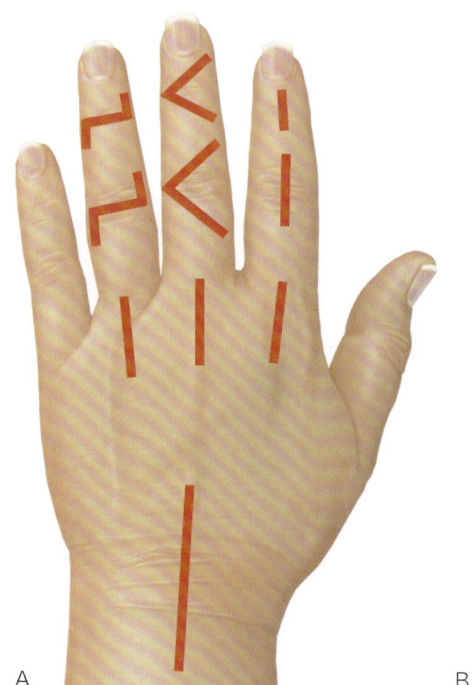
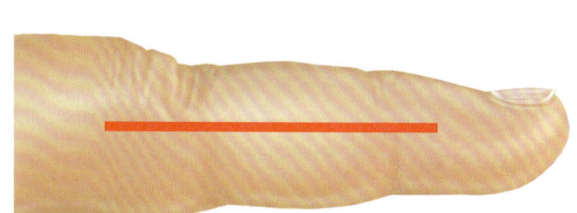

技术图1　A. 指间关节、掌指关节、桡腕关节背侧切开引流的切口示意图。B. 指间关节侧面中间切开引流的切口示意图。

腕关节穿刺引流术

- 用消毒液消毒皮肤,穿刺前不要局部注射麻醉,因为这样会难辨别关节间隙。
- 尽量用大号的针头,最好是18号。
- 应当使用不超过5 mL或10 mL的注射器。因为太大的注射器真空抽吸过大会引起关节腔局部塌陷闭塞,影响抽吸。
- 在腕背侧Lister结节远侧找到关节间隙。向掌侧约10°角度入针,以适应桡骨正常的掌倾角。
  - 也可通过背侧尺腕间隙方便地进入关节,即在三角纤维软骨复合体的远侧。
- 进入关节腔时感觉有突破感,抽吸关节。抽吸有阻力时,可保持注射器抽吸的同时调整针头位置。

关节镜下腕关节清创术

- 将手和腕部固定于一个无菌专用的关节镜支架上。应用5~10磅(4.53 kg)的牵引力。
- 识别并标注腕关节背侧体表标志。尤其是触及桡骨远端背侧表面、尺骨、远侧桡尺关节和Lister结节。这些标志可安全引导入口,最大地暴露术野(技术图2)。
- 3-4入口是主要的"观察"入口,为了观察桡腕关节应当首先被建立,它位于Lister结节远端。边界是第3和第4背侧间室。
  - 在Lister结节远侧用18号针头向掌侧约10°角度插入,以适应桡骨正常的掌倾角,关节内注入5~10 mL生理盐水。
    - 初步对关节腔进行抽吸。
    - 在关节腔注入5~10 mL生理盐水。
  - 用11号刀片做3 mL纵行皮肤切口作为入口。用弯血管钳钝性分离软组织至关节,避免不慎穿破关节囊。
  - 在Lister结节远侧,约10°角倾斜将钝头导管和套针插入。避免套管插入关节后不受控制,因为可能会造成医源性关节软骨损伤。
  - 拔出套针,用镜头取代。
- 通过套管可采集标本培养。
- 系统地探查桡舟关节、桡月关节和尺腕关节,以找到混浊液体。
  - 另外,检查舟月韧带和三角纤维软骨复合体是否有撕裂,这会导致感染向腕骨间关节和远侧桡尺关节扩散。
- 建立第2个"工作"入口。关节镜设备比如刨刀和探针将从该入口进入。在做皮肤切口之前,在关节镜直视下插入25号针头至预定位置。
  - 4-5入口正好位于第4间室的尺侧以及远侧桡尺关节的远端(技术图2)。
  - 另外可使用6R或6U入口,分别在背侧第6间室的桡侧和尺侧。插入钝头套管和套针前,用弯血管钳仔细钝性分离,避免损伤背尺侧感觉神经。
- 可通过在观察入口的镜头套管对关节进行观察和冲洗并且通过在工作入口的套管进行引流。可应用重力或负吸进行引流。
- 通过工作入口利用刨刀和负吸装置对关节进行进一步的清创。
  - 通过刨刀清除失活组织和滑膜碎屑。
- 关节镜下彻底完善的腕关节清创还包括观察和冲洗腕骨间关节。
  - 在3-4入口远侧1 cm处触及一个入路。
  - 首先插入25号针头,关节内注入5 mL生理盐水。
  - 在头状骨基底部的桡侧,插入钝头套管和套针至腕骨间关节。
- 再彻底仔细检查、冲洗和清创腕关节后,通过工作入路套管插入Hemovac引流片。
- 去除关节镜器械,用4-0线缝合各个入口。
- 将腕关节置于掌托上以减少不适,患肢抬高,鼓励手指主动活动。

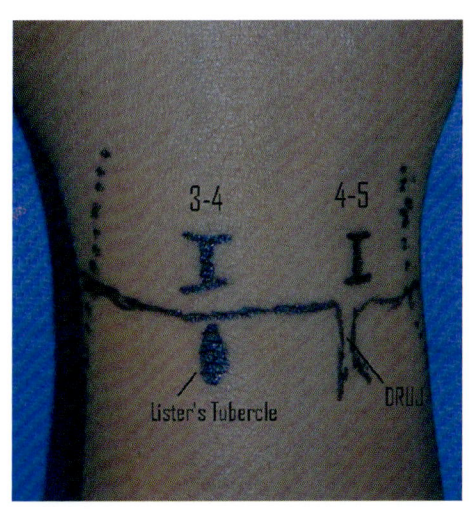

技术图2 腕部背侧表面解剖。标记3-4和4-5入口。虚线代表桡侧的桡神经感觉支和尺侧的尺神经感觉支的位置。

腕关节切开引流术

- 在背侧 Lister 结节尺侧做纵行切口（技术图 3A）。切口长约 4 cm，大约是结节远端 2/3。
  - 另外也可应用横切口。尽管该切口更美观，但并不能完全清楚地显露。
- 钝性分离暴露伸肌支持带，在第 3 背侧间室尺侧垂直切开远侧 1/3 纤维。
- 钝性分离第 3 和第 4 伸肌间室，暴露关节囊（技术图 3B）。
- 纵行切开关节囊，骨膜下剥离桡骨远端，呈倒 T 形切开（技术图 3C）。
- 采集标本做培养，切取滑膜组织做培养和病理检查。
- 关节内彻底清创，用膀胱镜管和冲洗球进行冲洗。
  - 避免使用脉冲冲洗，因为可能造成额外的软组织损伤。
  - 冲洗时应转动关节，使冲洗充分。
- 检查关节面损伤情况。
- 关节内留置小纱条或引流管，周围稀疏缝合。
  - Ⅰ 期关闭关节伤口有脓液再次积聚的危险。
  - 通常用 4-0 尼龙线稀疏缝合 2 针或 3 针。
- 腕关节置于掌托上以减少不适，鼓励患肢抬高。

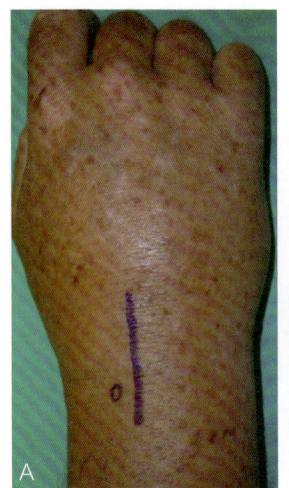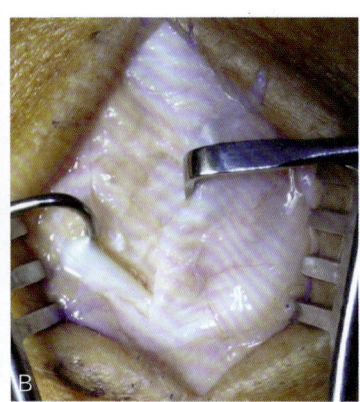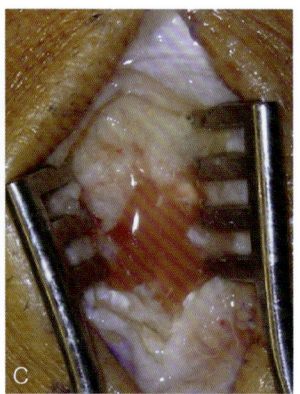

技术图 3　A. 腕关节切开引流的切口。B. 切开伸肌支持带远侧 1/3，分离第 3 和第 4 背侧间室间隙。C. 关节囊倒 T 形切开。

要点与失误防范

诊断	• 诊断最好通过关节穿刺化验来完成。
抗生素	• 开始使用抗生素之前，先获取培养物。 • 应根据损伤机制和患者因素，针对最可能的微生物经验性使用抗生素。
抽吸	• 避免使用较大的注射器，因为产生的真空会使关节塌陷，并且可能使抽吸无效。
关节镜引流	• 识别关节的表面标志，避免对背侧肌腱和皮肤神经造成意外伤害。 • 如果无法进行充分的暴露和清创术，请准备转为开放式手术。
开放引流	• 如果症状没有改善，请准备进行第二次开放性清创术。

术后处理

- 采集标本培养后立即采取经验性抗生素治疗,待实验室培养和药敏结果出来后调整用药。
- 连续应用抗生素2周,或者症状消失,继续口服抗生素[8]。
- 抗生素使用时间有争议。应该个体化治疗,需考虑手术情况、细菌毒力和对治疗的反应情况。
- 稀释聚维酮碘(碘伏)浸泡,开始早期功能锻炼,每日3次。保证关节内机械灌洗,防止伤口过早闭合。
- 术后1～2日拔除纱条或引流管。
- 如果症状消失,停止浸泡,让伤口愈合,开始逐步关节功能锻炼。
- 如果2日内症状无明显好转,可考虑再次切开引流。

预后

- 文献中关于化脓性关节炎的外科治疗效果记载不详,治疗过程中很难预测结果。
- 功能预后与治疗开始时症状的持续时间密切相关[10]。
- 关节僵硬和活动度减少有时不可避免,即使是早期应用外科引流治疗和康复的患者[1,10,12-14]。
- 通常治疗后会出现一定程度的关节间隙狭窄,在严重的或延迟治疗的病例中可见明显的关节病和关节强直。

并发症

- 关节僵硬、关节病、骨髓炎和继发性肌腱粘连。
- 化脓性关节炎后补救治疗方法有关节融合、关节置换或截肢。
- 关节置换术具有争议,一般不建议对既往有过感染的关节进行置换手术。

(朱昱 译,孙蕴初 审校)

参考文献

[1] Boustred AM, Singer M, Hudson DA, et al. Septic arthritis of the metacarpophalangeal and interphalangeal joints of the hand. Ann Plast Surg 1999;42:623-628.

[2] Glass KD. Factors related to the resolution of treated hand infections. J Hand Surg Am 1982;7:388-394.

[3] Goldenberg DL, Reed JI. Bacterial arthritis. N Engl J Med 1985; 312:764-771.

[4] Leslie BM, Harris JM III, Driscoll D. Septic arthritis of the shoulder in adults. J Bone Joint Surg Am 1989;71:1516-1522.

[5] Li SF, Cassidy C, Chang C, et al. Diagnostic utility of laboratory tests in septic arthritis. Emerg Med J 2007;24:75-77.

[6] Linscheid RL, Dobyns JH. Common and uncommon infections of the hand. Orthop Clin North Am 1975;6:1063-1104.

[7] Moran G, Talan D. Hand infections. Emerg Med Clin North Am 1993;11:601-619.

[8] Murray PM. Septic arthritis of the hand and wrist. Hand Clin 1998;14:579-587.

[9] O'Dell JR. Anticytokine therapy—a new era in the treatment of rheumatoid arthritis. N Engl J Med 1999;340:310-312.

[10] Rashkoff E, Burkhalter W, Mann R. Septic arthritis of the wrist. J Bone Joint Surg Am 1983;65:824-828.

[11] Shmerling RH, Delbanco TL, Tosteson AN, et al. Synovial fluid tests. What should be ordered? JAMA 1990;264:1009-1014.

[12] Sinha M, Jain S, Woods DA. Septic arthritis of the small joints of the hand. J Hand Surg Br 2006;31:665-672.

[13] Willems C. Treatment of purulent arthritis by wide arthrotomy followed by immediate active mobilization. Surg Gynecol Obstet 1919;28:546-554.

[14] Wittels N, Donley J, Burkhalter W. A functional treatment method for interphalangeal pyogenic arthritis. J Hand Surg Am 1984;9:894-898.

第131章 关节镜治疗肘关节活动功能丧失
Arthroscopic Treatment of Elbow Loss of Motion

Laith M. Al-Shihabi, Chris Mellano, Robert W. Wysocki, and Anthony A. Romeo

定义

- 肘关节活动功能丧失是肘关节创伤或非创伤自然病程的后遗症,将严重影响上肢的功能并阻碍了日常生活活动(activities of daily living, ADL)的进行。
  - 对于大多数ADL,肘关节屈伸功能范围是100°(30°～130°),前臂旋前旋后范围100°(各50°)[19]。
  - 周围的关节提供很少的功能代偿,使得肘关节僵硬的患者无法耐受功能的丢失。
- 关节僵硬可能源于内在因素(关节内)或外在因素(关节外),或者两者兼而有之[6,14]。
- 创伤后僵硬是最常见的,但骨关节炎、炎症反应、系统性损伤(头颅创伤)以及神经系统疾病均可能会导致肘关节挛缩。
- 伸直受限是最常见的。尽管屈曲功能丢失是更不易耐受的,因为这会使患者无法使手达到面部进而无法吃东西或洗漱打扮[18]。
- 治疗的关键是辨识、纠正恢复功能性及职业性损害;治疗方法的选择不能仅取决于肘关节的功能丢失[11]。
- 关节镜技术治疗肘关节僵硬目的在于恢复活动、功能以及如果有疼痛能缓解疼痛[23]。
- 关节镜技术治疗范围涵盖从单纯的关节囊松解到关节成形术,包括游离体摘除、清理骨赘、关节囊切除[22]。

表1 基于受累结构部位的肘关节僵硬分型

类型	部位	描述
内在型	位于肘关节内部	骨折后关节不匹配、关节退行性变、软骨丢失、关节内粘连、游离体、滑膜炎、感染
外在型	紧邻肘关节的组织	软组织和关节囊挛缩、肌肉纤维化(特别是肱肌)、侧副韧带僵硬、肘关节移位骨化、皮肤挛缩
外围型	其他与肘关节无明显解剖联系的因素	卒中、神经系统疾病、周围神经病变、头颅损伤、脑性瘫痪

注:经允许引自Jupiter JB, O'Driscoll SW, Cohen MS. The assessment and management of the stiff elbow. AAOS Instr Course Lect 2003;59:93-111.

解剖

- 从解剖上来看,肘关节容易发生僵硬,因为关节囊与周围的肌肉和韧带的关系比较近、密切。同时3个关节在1个滑囊腔内——肱尺关节(屈戌关节)、肱桡关节和桡尺近侧关节[11]。
- 肘关节囊附着在冠突窝的近端上面,远端延伸到冠状突内侧面和环状韧带的外侧面。后关节囊起自尺骨鹰嘴窝的近端上面,附着到滑车切迹的关节边缘和环状韧带(图1)。
- 前关节囊在肘关节伸直时拉紧、屈曲时松弛,这种牵张力量来源于其纤维的十字方向。
- 关节腔在关节80°屈曲时容积最大[9,24]。正常关节囊容积是25 mL,在挛缩状态下时可以减少到最少6 mL[9,24]。
- 肘关节囊由途经关节的主要神经分支和肌皮神经分支支配[16]。
- 肘管容纳尺神经,在关节屈曲时被挤压(由于尺骨鹰嘴与肱骨内上髁之间的支持带拉伸),在伸肘时松弛。
- 屈肘挛缩可能会加重对尺神经的压迫,导致尺神经病变(图2)。

发病机制

- O'Driscoll[23]描述了创伤后肘关节僵硬的4个阶段:
  - 出血期:伤后数分钟到数小时。
  - 水肿期:伤后数小时至数日。出血和水肿一起会导致关节和周围组织内肿胀,从生物力学方面来说,关节囊顺应性减小。在第一和第二阶段,早期肘关节全活动度的运动有助于防止肘关节僵硬。
  - 肉芽组织期:数日至数周。支具可以用于恢复肘关节的活动度。
  - 纤维化期:肉芽组织的进一步成熟将减少肘关节的活动范围。更加激进的支具锻炼是必需的,必要时可接受手术治疗。
- 创伤后肘关节囊对挛缩敏感,继发于无序的胶原纤维在细胞水平沉积增加,使关节囊增厚,致使关节屈伸活动及关节容积的丢失[9,16,23]。
- 导致关节囊性质改变的原因是多种多样的,而且很多

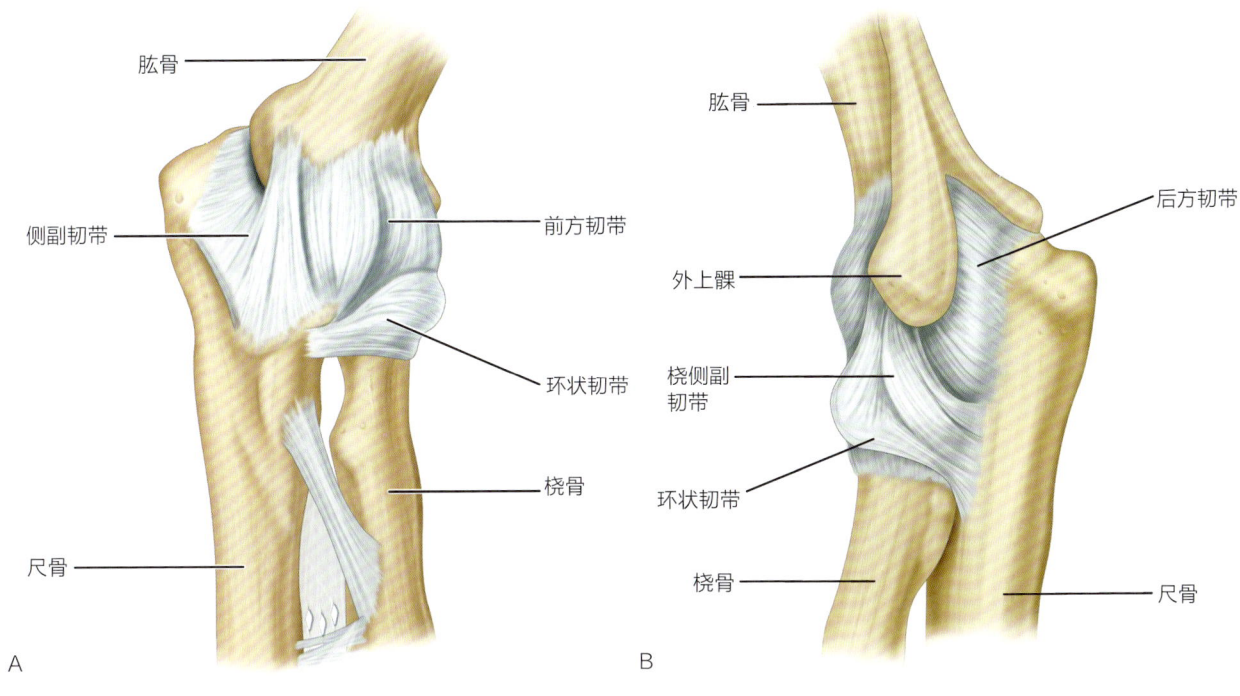
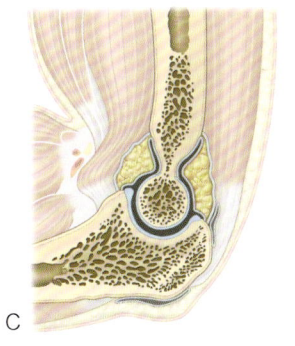

图1 肘关节囊解剖示意图。前方（A）和后方（B）关节囊区域如图所示。前方关节囊向远端向内延伸到冠状突、向外延伸到环状韧带。C. 肘关节侧位示意图显示关节囊尺寸和脂肪垫。

是未知的。
- 肌成纤维细胞增强了胶原的形成和组织收缩，并且在创伤后前关节囊处细胞数量增加[10]。
- 在挛缩的肘关节囊组织中胶原形成、交联、肥大等增加，同时水分及蛋白多糖成分减少[1]。
- 有文献报道在挛缩的关节囊组织中基质金属蛋白酶活性以及胶原降解增加[10]。
- 其中还可能有生长因子和其他细胞机制参与。在个体之间存在较大的差异[17]。

- 当关节囊增厚的同时还可能会发生异位骨化。异位骨化作为骨性阻挡会妨碍关节的活动。对于合并有头颅和肘关节损伤、烧伤以及有肘关节手术史的患者风险最高。这些情况会引起复杂的炎症反应链，从而导致肘关节挛缩和异位骨化[7]。

自然病程

- 肘关节僵硬的发生和发展与其诱因密切相关（表1）；大多数肘关节挛缩都由多种因素引起[14]。

- 肘关节创伤后挛缩是最常见的原因。在肘关节直接创伤后导致肘关节无法恢复正常活动，而不是肘关节逐渐丧失活动度。典型的创伤后挛缩的肘关节在很长时间内是稳定的，除非发生关节内退变，将会导致关节活动度的进一步丢失。
- 由关节退变或炎症性关节炎而导致的关节挛缩可能随着时间推移缓慢地发生。它由关节囊挛缩和骨赘或增生肥大的滑膜造成的撞击引起。这类病例常常伴有间歇性肿胀和僵硬的发作，并伴有稳定的基线进展。

- Morrey[17]也根据累及的组织范围将肘关节僵硬区分为静态或动态僵硬（表2）。

病史和体格检查

- 明确每名患者功能受损的程度和症状持续的时间是非常重要的。治疗决策应该基于患者主观的功能受损情况和需求，而不必拘于关节活动度丢失的程度[11]。
- 需确认合并的相关病损，如存在周围或中枢性神经性

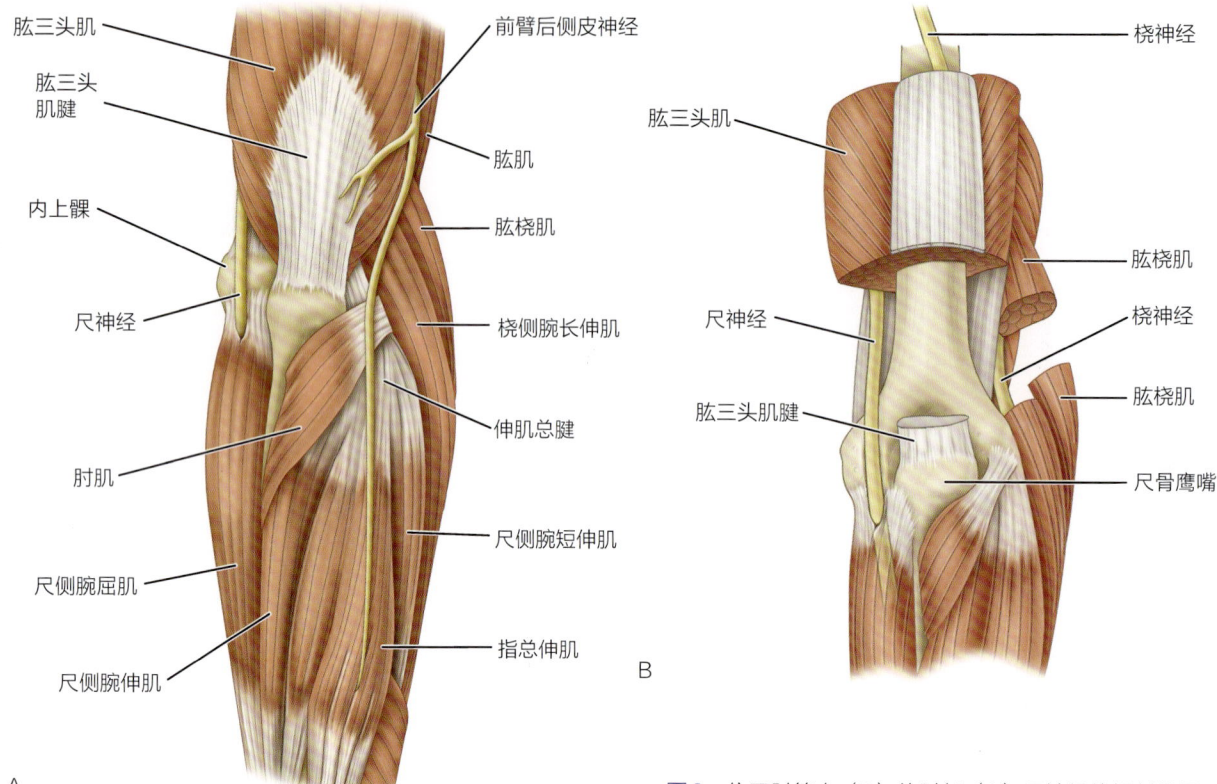

图2 位于肘管内（B）的肘部（A）尺神经的解剖位置。

病损会影响治疗方案的选择。
- 左利手还是右利手，患者的职业，以及之前的治疗都应记录在案。
- 应该对同侧整个肢体和对侧上肢的功能进行评估。
- 体格检查。
  - 检查颅神经和颈椎以评估神经系统病变情况。
  - 评估肩关节活动和力量。
  - 仔细评估尺神经。
    - 在邻近肘关节发生病理改变的情况下患者常常忽视了尺神经病变存在的可能，所以对尺神经检查是至关重要的。肘关节屈曲以及尺神经压迫试验对于发现肘关节水平的尺神经病变是最敏感的[21]。
    - 两点辨别觉：尽管两点辨别能力小于6 mm也被考虑为正常，但仔细的比较同侧正中神经和对侧的尺神经对于发现细微的神经损伤是必要的。
    - Froment征和手内在肌功能：拇收肌和骨间肌肌力降低可能表明尺神经病变。
    - 触诊肘管评估是否有触痛或Tinel征阳性。
  - 肘关节活动范围：将肩关节屈曲至90°时检查肘关节屈曲和伸直功能；将肘关节屈曲固定在身体旁时评估前臂的旋前和旋后功能。
    - 测量前臂近手腕处的平面，以肱骨轴线为对照。如果用手掌来测量肘关节旋后的话，测量结果可能是错误的，因为患者通常可以通过腕间旋后来进行代偿。
    - 对于无法将肢体完全内收的肥胖患者的测量可能会出现错误，因为如果测量是以躯干轴为对照，而不是外展的肱骨，测量结果可能显示一定的旋后功能丢失。因此应该使用肱骨而不是躯干作为测量的参照。

表2 基于受累组织范围的肘关节僵硬分型

分型	相对发生概率	部位	描述
静态	最常见	肘关节内和周围的组织	关节囊、韧带、移位骨化、关节和关节软骨组分
动态	相对少见	累及肘关节周围的肌肉	肌张力下降、神经损伤、横跨肘关节的肌肉活动差

注：经允许引自Moorey BF. The stiff elbow with articular involvement. In: Jupiter JB, ed. The Stiff Elbow. Rosement, IL: American Academy of Orthopaedic Surgeons, 2006:21-30。

- 肘关节不稳:术者应该检查肘关节韧带限制关节内翻和外翻的情况。因为在肘关节脱位或半脱位时可能会同时伴有肘关节不稳和僵硬。
  - 在患者活动范围许可的情况下,于肘关节0°位和屈曲30°位时进行内翻和外翻应力试验以评估韧带。

影像学和其他诊断性检查

- 一般X线片(前后位和侧位片)是足够的。
  - 前后位可以观察关节线和软骨下骨。
  - 如果肘关节挛缩超过45°,在前后位X线片上关节线是扭曲的[17]。
- 侧位片可以观察到鹰嘴、冠突或其对应的窝部位的骨赘(图3A、B)。
- 可以使用影像检查追踪异位骨化的成形过程。异位骨化的出现通常意味着肘关节挛缩的多种外在原因,这就排除了选择关节镜治疗的可能(图3C)。
- CT扫描对于更好地观察撞击的骨赘、游离体以及关节内不愈或畸形愈合非常有帮助。这些检查往往用于制订术前计划,而不是用于诊断。
- MRI在肘关节僵硬治疗的应用意义不大。但是它在剥脱性骨软骨炎和尺侧副韧带松弛的诊断和分期中有一定意义,因为这些情况在关节功能丢失中较常见。好在这些患者的年龄和病史具有特异性,这将有助于降低鉴别诊断的难度。

鉴别诊断

- 肘关节骨折脱位。
- 骨性关节炎、创伤性关节炎。
- 炎症性关节病。
- 剥脱性骨软骨炎。
- 尺侧副韧带松弛伴后内侧撞击。
- 异位骨化。
- 闭合颅脑损伤。
- 烧伤。
- 桡骨头发育不良(遗传性)。
- 神经肌肉病。
- 卒中。

非手术治疗

- 在挛缩发生后6个月内可以考虑非手术治疗[14]。
- 如果在关节活动过程中有软性终点,非手术治疗可能会有较好的疗效[14,23]。当关节活动中出现骨性阻挡,如异位骨化或骨赘,对于牵拉治疗方案可能无效。
- 非手术治疗的目的是在不引起关节囊额外损伤及其后的关节囊收缩(疼痛、炎症反应和肿胀的加剧将导致更严重的挛缩)的情况下逐渐恢复关节的活动度。
- 控制水肿非常重要,治疗应该关注这一点,不要做导致关节周围炎症的运动。
- 静态-渐进型支具是治疗关节囊挛缩的一线方法,应该在治疗间歇每日使用3次[11,18]。动态支具的治疗结果与静态支具相当,但是耐受性比较差,因为动态支具提供了长时间的持续张力而不允许软组织应力松弛[16,20]。需要特别注意不要过度牵拉肘关节,因为这会导致炎症反应进而加重关节囊挛缩。无论是选择静态还是动态支具,对于创伤后肘关节僵硬,这种支具可以提供长达1年的帮助[16]。
- 非手术治疗改善患者关节活动度的程度差异较大。

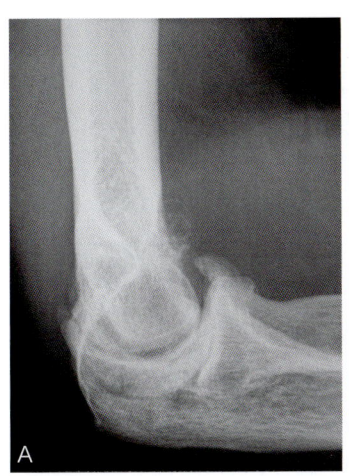
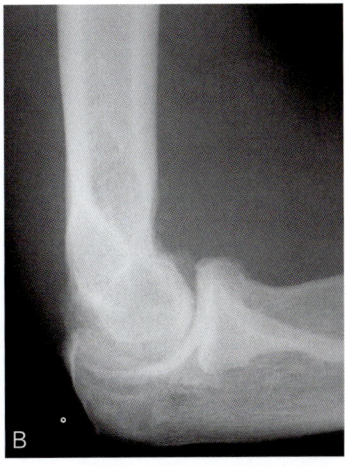
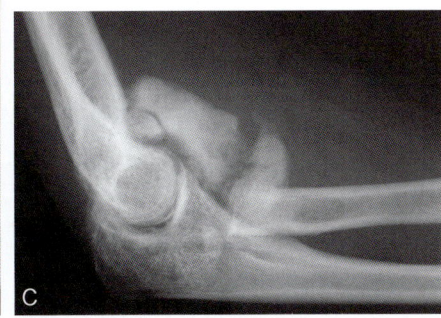

图3 A. 一例接受了关节镜下切除鹰嘴和冠突骨赘并伴有前关节囊挛缩的患者的术前X线侧位片。未见异位骨化。B. 术后X线片可见骨赘切除。C. 一例肘关节异位骨化病例的侧位X线片。对于这类患者不建议采用关节镜下切除。

Müller[20]发表的一项系统性回顾发现采用静态-渐进型支具可以使患者关节活动度平均改善40°。但有其他研究报道了10°～50°甚至更大幅度的改善[14,17,23]。

手术治疗

- 手术治疗的关键在于判断患者功能障碍——疼痛、活动度丢失或兼而有之,以及纠正什么是收益最大的。
- 适应证包括功能丢失使患者无法进行正常的日常生活活动和工作等。
- 只有阻挡结构可以在关节镜下被处理时才考虑使用关节镜治疗肘关节僵硬。关节囊挛缩和关节内骨赘是关节镜治疗的最佳适应证。而关节畸形愈合、异位骨化或皮肤、肌肉的挛缩是无法通过关节镜松解改善的。
- 与患者沟通时应该了解患者对关节活动度及功能恢复的期望值。患者是希望使他们的手能够到嘴部、能梳头、伸到背后还是有更广泛的需求?
- 使用关节镜松解的禁忌证:
  ○ 既往手术治疗史改变了血管神经的解剖状态,特别是改变了桡骨头区域附近桡神经的解剖状态。
  ○ 关节畸形可能会影响关节镜下的观察,例如严重的创伤后畸形愈合或炎症性关节炎。
  ○ 关节镜不适用于需要切开操作的情况,例如异位骨化或骨折畸形愈合需要截骨治疗[3,26,27]。

术前计划

- 麻醉下查体有助于鉴别静态或动态肘关节僵硬,以及进一步明确术前临床诊断。
- 对疾病的病理解剖全面深入的理解将使术者更好地计划手术操作顺序,以使手术效果最大化,并最大限度地保证患者的安全。
  ○ CT扫描联合冠状面和矢状面二维重建影像以及三维表面重建影像对于观察骨赘和游离体情况非常有帮助,可以为骨关节囊成形术提供清晰的解剖"地图"。
  ○ 如果关节后侧间室内外侧沟需要广泛的处理,从技术来讲,在软组织明显肿胀之前先处理这个是比较容易的。在已经出现软组织肿胀时如果要观察肘关节前间室,可能更适合用关节镜拉钩。
- 如果术前的体格检查记录了尺神经刺激症状或神经变性,或者如果患者有尺神经的半脱位[3],应该暴露并原位松解尺神经。
  ○ 笔者建议在进行液体灌注进行关节镜下软组织剥离前先松解尺神经。
  ○ 对于肘关节屈曲<100°的患者,为了防止术后屈曲功能恢复时肘关节受压,建议预防性地松解尺神经[17]。
  ○ 对于既往已经接受过尺神经转位的患者,在关节镜之前探查和辨识尺神经是必需的。对这类患者更适合采取切开松解。
  ○ 在神经松解后,在放置前内侧关节镜器械时必须保护神经防止医源性损伤。

体位

- 侧卧位或俯卧位都可以使用,患肢采用搁手架或单巾卷支撑(图4A、B)。
- 采用无菌止血带以减少关节内出血,优化视野。
- 其余的关节镜设置在后文中介绍。
- 术者需要使用手术记号笔清晰地标记尺神经路径、器械窗以及骨性标志点(图4C)。

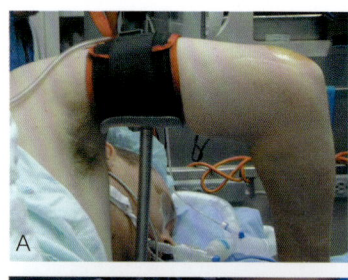
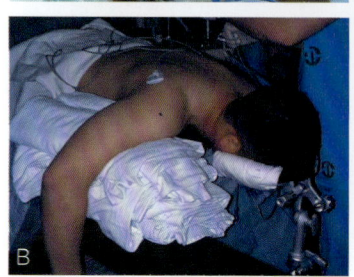
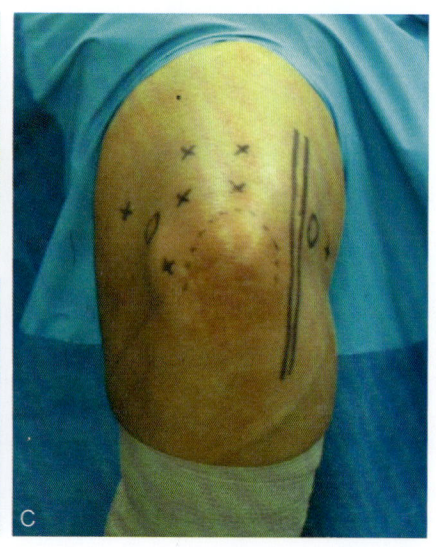

图4 A、B. 采用肘关节镜治疗时患者的体位放置侧卧(A)、仰卧(B)。C. 在俯卧位下,标记的肘关节手术切口以及风险结构,包括尺神经。

手术入路

- 关节镜下肘关节骨关节囊成形术需要逐步操作。
  - 建立一个进入关节内的视野并明确解剖方向。
  - 创造一个操作空间,用于滑膜切除及碎屑清理。
  - 骨牵开器用于牵开并维持软组织,避免触及关节镜刨刀或磨钻。
  - 关节囊切除:使用大的刨刀有利于灌注液流出,并在切除关节囊前发挥骨膜剥离器的作用,将软组织从骨上剥离下来。
- 关节囊挛缩和关节容积丢失使关节镜视野受限,但通过使用关节镜拉钩可以极大地辅助暴露。关节镜拉钩放置于标准的内侧和外侧窗上方1~2 cm近内侧和近外侧窗处[22,23]。
- 在入路过程中和关节囊治疗时避免神经损伤是至关重要的。
- 如果需要,在关节镜操作前给予尺神经减压,以避免灌注液流出时软组织扭曲(图5)。

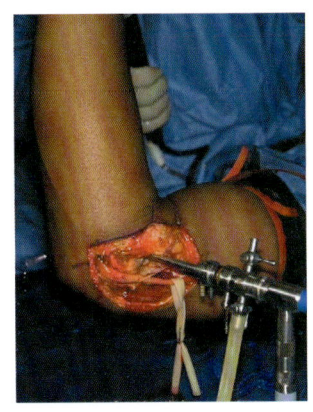

图5 如果考虑到可能涉及尺神经,则在开始关节镜操作之前松解神经,因为在关节镜操作过程中灌注液流出会导致软组织解剖关系改变。使用1根引流管标记尺神经。

尺神经松解及转位

- 对尺神经可以给予皮下转位或原位减压;这些技术在其他章节中有描述。
- 在进行关节镜松解前暴露尺神经,以便于灌注液从后内侧窗缓慢流出[23]。
  - 在这个区域进行关节镜下松解操作时,使用烟卷引流管轻柔地牵开神经将有助于保护神经,特别是在后内侧骨赘处。

挛缩肘关节的操作窗建立

- 通过"软点"入口灌注盐水使关节膨胀(挛缩的关节容积最多可达40 mL)。
- 建立入口。
  - 首先建立近端前内侧窗(位于肱骨内上髁近端2 cm及肌间隔前方1 cm处)。使用4.5 mm、30°关节镜形成视野(技术图1A、B)[2]。
  - 建立近端前外侧窗(肱骨外上髁近侧1.5~2 cm),放置拉钩改善灌注和视野。建立这个窗时可以使用钝尖Wissinger棒的由内向外的技术,或使用脊柱穿刺针直视下由外向内的技术(技术图1C)。
- 使用Wissinger棒这一更灵活的剥离器或特别设计的牵开器钝性撑开,将关节囊从关节和肱骨前方掀起,将有助于创造更大的操作空间。
- 避免过度灌注以及灌注压过高(>35 mmHg),将会导

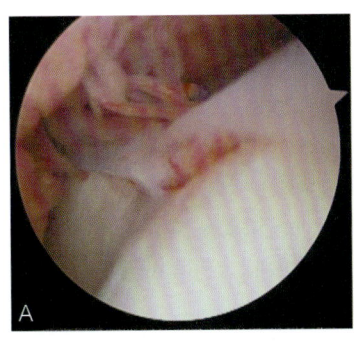 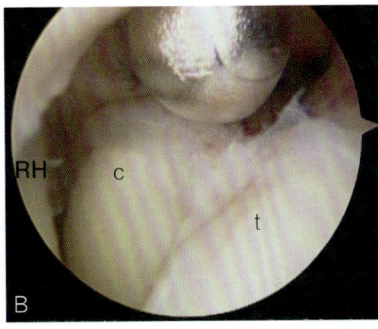 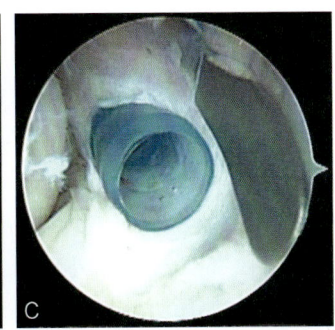

技术图1 A. 一例右侧肘关节的关节镜下视野。首先从近端前内侧窗置入关节镜向外侧投视,可见关节有滑膜炎。B. 在使用关节镜刨刀清理滑膜炎后,可见冠突和桡窝的骨增生。可见滑车和肱骨小头区域凹面结构消失。C. 从内侧窗看到的关节镜视野。采用关节内牵开器后增加了关节内视野。c,肱骨小头;RH,桡骨小头;t,滑车。

- 致液体流出增加，关节外软组织膨胀，影响手术视野。
- 使用 4.5 mm 刨刀（震荡功能）清理关节内滑膜炎或关节剥脱的软骨。
- 也可以使用一个高频器械烧灼关节内瘢痕组织。在使用这些产热器械时要增加灌注液体量以防止损伤软骨。
- 如果需要，使用磨钻或刨刀对冠突尖和冠突窝或滑车窝会引起撞击的骨赘切除。
  - 使用过程中要使磨钻远离前方关节囊以防止损伤前方的血管神经结构。
- 要把关节囊作为一个结构，清理其表面及所有的滑膜炎；当然直到关节内清理时才清除它们。为了限制液体流出，已经对骨组织和软组织进行了清理。

前关节囊松解

- 使用关节镜闭式铰刀或高频消融器切除前关节囊，沿着肱骨远端没有关节的表面从外向内切除。
  - 桡神经位于桡骨头水平的前关节囊处。为了防止桡神经受损，切除关节囊时应该尽量贴近肱骨。
  - 骨间后神经（posterior interosseous nerve，PIN）在桡骨颈水平贴近前外侧关节囊[26]。
  - 关节囊切除达到两侧的侧副韧带水平，但不切开侧副韧带。
- 暴露肱肌，从外侧工作窗分离出肱肌与关节囊之间的间隙（技术图 2A）。
- 肱肌保护了正中神经，所以术者应该避免穿透该肌肉。肱肌的纤维张力可以作为关节囊松解到合适深度的判断标志。
- 其后将关节镜移到前外侧窗，相同的步骤松解关节囊确保内侧部分得到充分松解（技术图 2B）。
- 在后方骨赘切除和单纯前方关节囊切除后检查被动伸肘功能。如果伸肘功能完全恢复，则不需要做全关节囊切除。
- 全关节囊切除包括从自肱骨上从内到外的关节囊切除，对于前方松解是足够了。应避免损伤血管神经结构，这是全关节囊切除的最大风险。

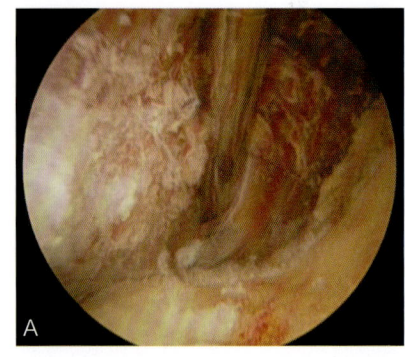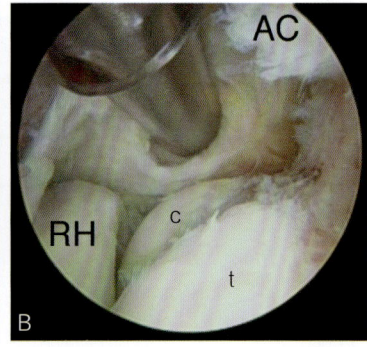

技术图 2　A. 关节囊切除和冠突窝、桡窝清理加深后的肘关节关节镜下观。于肱肌纤维下剥离，但是不损伤肱肌（被牵拉的结构）。B. 从外侧窗看到的部分松解后的情况。在关节囊切除前骨性阻挡已完全切除。冠突窝和滑车窝的凹面恢复，但前关节囊并没有被完全切除。AC，前关节囊；c，肱骨小头；RH，桡骨小头；t，滑车。

后关节囊松解

- 操作窗建立：
  - 首先建立后正中窗（位于鹰嘴尖近侧 3～4 cm，穿过肱三头肌）。这个窗必须尽量位于近端，以便能够清理鹰嘴尖和进入整个鹰嘴窝。
  - 使用由外向内的技术建立近端后外侧工作窗（位于鹰嘴尖近侧 2 cm，肱三头肌外侧）。
- 使用刨刀清理后侧脂肪垫并打开后侧操作空间，在获得完整视野前应避免对中线内侧区域以及沿着内侧沟进行清理。
- 使用钝性分离器或剥离器将关节囊从肱骨远端剥离下来。
- 使用中外侧（软点）工作窗有助于暴露和清理肱桡关节后侧。
  - 在后外侧窗监视下，使用脊柱穿刺针通过软点直接放置到肱桡关节后侧，直视下建立中外侧窗。
  - 关节镜刨刀通过该窗对后侧关节囊和纤维变性的软骨进行清理。在内侧沟或者沿着内侧沟应避免使用吸引器。
- 在切除关节囊以获得最佳视野前，清除游离体和撞击的骨赘。

- 使用关节镜磨钻或刨刀自鹰嘴窝、肱骨小头后侧和鹰嘴尖上切除骨赘。
- 必要时,仔细清理位于内侧沟的骨赘。使用磨钻或锯齿状的刨刀可能会损伤到尺神经。因此,建议使用刨刀刃。
- 最长14 mm的鹰嘴尖可以被切除,避免损伤肱三头肌肌腱[12]。
- 在取出体积大的游离体时可能需要小口径的关节切开。
• 使用闭式铰刀或关节镜剥离器从内侧和外侧松解后侧关节囊;特别小心避免松解至鹰嘴窝内侧,以防止损伤尺神经。
• 只有肘关节屈曲严重丢失时才切除后内侧关节囊(内侧副韧带的后束)。松解这一组织不会导致肘关节内侧不稳定[25]。
- 需要确切保护尺神经,因为它代表了肘管的底部。如果计划对后内侧进行松解,建议在进行关节镜治疗前有限切开对尺神经进行减压或完全转位。
- 沿着鹰嘴进行松解,而不是沿着肱骨,因为这部分关节囊离尺神经更远。
- 对内侧结构进行操作时应避免使用高频消融器或吸引器以保护神经。
• 对关节镜视野受限的病例,通过尺神经切口切开关节囊损伤率极低,将有助于通过后内侧关节囊进行松解并切除尺骨鹰嘴尖。
• 最终通过2个窗口探查明确松解完全(技术图3)。

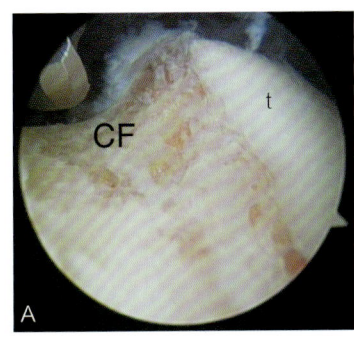 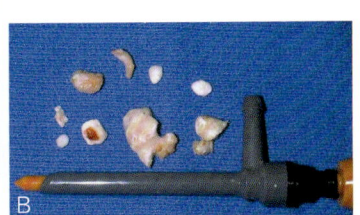

技术图3 A. 在对内侧松解后从外侧窗观察可见关节囊完全切除,位于冠突窝区域的骨赘清理完全。B. 在这个过程中,通过一个5 mm光滑套管移除了游离体。CF,冠突窝;t,滑车。

切口闭合及术中支具

• 通过近端前内侧窗放置一根引流管,因为残留的灌注液和术后的出血将限制关节的活动范围。
• 术后使用柔软宽松的绷带,结合Webril、Kerlix和Ace绷带从腕部缠绕到肩部。肘窝部位的绷带材料切除以有利于关节屈曲(技术图4)。术后当日在医生监护下即开始持续被动活动(CPM)。
- 或者,于前方放置一块石膏板以保持肘关节几乎完全伸直位,同时使用交替休息屈伸夹板。
• 留置导管、长效区域阻滞或降温治疗可用于辅助CPM(从完全屈曲到伸直)。

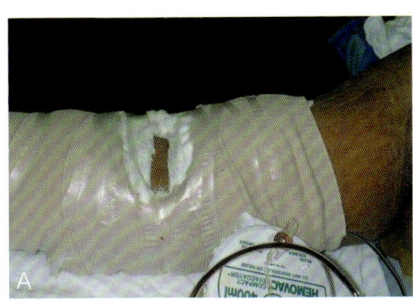 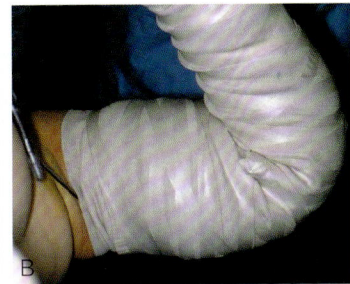 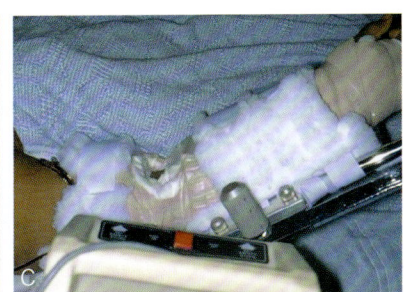

技术图4 A. 在手术室,术后绷带应用于接受了关节囊松解并留置了引流管的患者。B. 将肘窝处的夹板材料切除后关节屈曲活动恢复。C. 术后即刻开始CPM。

要点与失误防范

处理尺神经	• 如果屈曲挛缩严重或如果体格检查持续表现神经病变或神经炎症状,则在关节镜处理前预防性松解。
视野优化	• 在前后间室使用关节镜撑开器辅助暴露。
避免血管神经损伤	• 术者应避免使用动力磨钻。在高危区域避免在刨刀上使用吸引器。建议使用关节镜撑开器。
前方关节囊松解	• 使用间隔器或撑开器在关节囊和肱肌之间的平面分离,直到看到肱桡关节中部明确的脂肪条纹,这代表了桡神经。寻找靠近前外侧关节囊远侧的PIN。
后方关节囊松解	• 如果在内侧和外侧沟操作,则考虑首先进行后方关节囊松解。牵开尺神经并使用刨刀以避免医源性神经损伤。

术后处理

- CPM可以居家进行,最长可以持续4周。进行CPM时应该保证关节活动度达到完全的范围(0°～145°)。在肘关节后侧放置一个垫枕[26]。
- 术后即刻开始制订每日的物理治疗方案,同时使用居家静态(推荐)或动态-渐进型支具。
- 术者应该考虑使用吲哚美辛预防异位骨化。只有在最严重的异位骨化病例中才考虑使用单剂量放疗,对这类严重患者通常采用切开松解。

预后

- 患者通常恢复大约丢失活动的50%[11,23]。
- 大约80%的患者获得的活动功能弧度超过100°[11]。
- Kodde等[15]进行的一项系统性回顾发现,尽管有报道称使用关节镜进行肘关节松解的患者获得了达到80°的活动弧度[26],但平均获得的活动弧度为40°(从84°提升到124°)。
- Ball等[3]报道了术后较高的患者满意度和功能恢复情况,所有患者自述可能会再次接受手术治疗。
- 对于伸直终末受限(<35°)的高水平运动员在接受关节镜松解后,平均屈曲丢失从27°降低到6°,26位患者中有23位恢复到了以前的运动水平[4]。
- 很难比较关节镜和切开关节囊松解。因为关节镜手术往往用于症状较轻的患者,切开松解常常用于比较复杂的病例[15]。

并发症

- 关节镜松解手术的总并发症发生率较低,为5%(切开手术为23%)[15]。
- Blona等[5]报道了在超过500例肘关节僵硬的关节镜松解病例中没有发生永久性的神经损伤病例。对于没有经验的术者,发生神经损伤的可能性更大,需要评估学习曲线。
- 持续的僵硬需要二次手术松解是最常见的并发症[15]。
- 尺神经。
  - 尽管使用肘关节镜时尺神经损伤的总发生率较低(1%),但术前诊断肘关节挛缩以及进行关节囊切开操作是短暂性尺神经麻痹的危险因素[13]。
  - 在关节内侧,术者需要使用撑开器将关节囊向内侧移动,避免沿着肱骨切开关节囊,或者在后内侧沟进行任何操作之前通过小的切口辨认和保护尺神经。
- 尺神经炎。
  - 如果术前存在,或者术后在屈曲时明显加重,则需要对尺神经进行松解。
  - 术后可能发生短暂性的尺神经炎。如果在既往的手术中已经进行了转位,则发生率极低。
- 桡神经或骨间后神经。
  - 在肘关节镜中桡神经和骨间后神经麻痹的总发生率为1%[13]。
  - 在肱桡关节中线前方区域操作时尽量不要使用吸引器,以避免医源性损伤。
  - 使用软组织撑开器将改善视野和肿胀。
- 正中神经或骨间前神经。
  - 不要刺穿肱肌,以避免医源性损伤。
  - 术者在定位窗口时需小心,避免不必要地向前移动。
- 切除骨性结构过多导致的医源性骨折,或者过度切除桡骨头周围的软组织导致的侧副韧带损伤以及肘关节不稳。
  - 当在前外侧关节操作时,避免向后清理超过肱桡关节中线,因为这对应的是外侧副韧带的上缘[8]。

(朱昱 译,孙蕴初 审校)

参考文献

[1] Akai M, Shirasaki Y, Tateishi T. Viscoelastic properties of stiff joints: a new approach in analyzing joint contracture. Biomed Mater Eng 1993;3:67-73.

[2] An K, Morrey BF. Biomechanics of the elbow. In: Morrey BF, ed. The Elbow and Its Disorders. Philadelphia: WB Saunders, 2000: 43-74.

[3] Ball CM, Meunier M, Galatz LM, et al. Arthroscopic treatment of post-traumatic elbow contracture. J Should Elbow Surg 2002;11: 624-629.

[4] Blonna D, Lee G, O'Driscoll SW. Arthroscopic restoration of terminal elbow extension in high-level athletes. Am J Sports Med 2010;38:2509.

[5] Blonna D, Wolf JM, Fitzsimmons J, et al. Prevention of nerve injury during arthroscopic capsulectomy of the elbow utilizing a safety-driven strategy. J Bone and Joint Surg Am 2013;95:1373-1381.

[6] Bruno RJ, Lee ML, Strauch FJ, et al. Posttraumatic elbow stiffness: evaluation and management. J Am Acad Orthop Surg 2002; 10:106-116.

[7] Cohen MS. Heterotopic ossification of the elbow. In: Jupiter JB, ed. The Stiff Elbow. Rosemont, IL: American Academy of Orthopaedic Surgeons, 2006:31-40.

[8] Cohen MS, Romeo AA, Hennigan SP, et al. Lateral epicondylitis: anatomic relationships of the extensor tendon origins and implications for arthroscopic treatment. J Should Elbow Surg 2008;17: 954-960.

[9] Gallay S, Richards R, O'Driscoll SW. Intraarticular capacity and compliance of stiff and normal elbows. Arthroscopy 1993;9:9-13.

[10] Hildebrand K, Zhang M, van Snellenberg W, et al. Myofibroblast numbers are elevated in human elbow capsules after trauma. Clin Orthop Relat Res 2004;419:189-197.

[11] Jupiter JB, O'Driscoll SW, Cohen MS. The assessment and management of the stiff elbow. AAOS Instr Course Lect 2003;52:93-111.

[12] Keener JD, Chafik D, Kim HM, et al. Insertional anatomy of the triceps brachii tendon. J Should Elbow Surg 2010;19:399-405.

[13] Kelley ED, Morrey BF, O'Driscoll SW. Complications of elbow arthroscopy. J Bone Joint Surg Am 2001;83:25-34.

[14] King GJ, Faber KJ. Posttraumatic elbow stiffness. Orthop Clin North Am 2000;31:129-143.

[15] Kodde IF, van Rijn J, van den Bekerom MP, et al. Surgical treatment of post-traumatic elbow stiffness: systemic review. J Should Elbow Surg 2013;22:574-580.

[16] Lindenhovius AL, Doornberg JB, Brower KM, et al. A prospective randomized control trial of dynamic versus static progressive elbow splinting for posttraumatic elbow stiffness. J Bone Joint Surg Am 2012;94:694-700.

[17] Morrey BF. Anatomy of the elbow joint. In: Morrey BF, ed. The Elbow and Its Disorders. Philadelphia: WB Saunders, 2000:13-42.

[18] Morrey BF. The stiff elbow with articular involvement. In: Jupiter JB, ed. The Stiff Elbow. Rosemont, IL: American Academy of Orthopaedic Surgeons, 2006:21-30.

[19] Morrey BF, Askey LJ, Chao EY. A biomechanical study of normal functional elbow motion. J Bone Joint Surg Am 1981;63:872-877.

[20] Müller AM, Sadoghi P, Lucas R, et al. Effectiveness of bracing in the treatment of nonosseous restriction of elbow mobility: a systematic review. J Should Elbow Surg 2013;22:1146-1152.

[21] Novak CB, Lee GW, Mackinnon SE, et al. Provocative testing for cubital tunnel syndrome. J Hand Surg 1994;19:817-820.

[22] O'Driscoll SW. Arthroscopic osteocapsular arthroplasty. In: Yamaguchi K, King G, McKee M, et al, eds. Advanced Reconstruction Elbow, 1 ed. Rosemont, IL: American Academy of Orthopaedic Surgeons, 2007:59-68.

[23] O'Driscoll SW. Clinical assessment and open and arthroscopic treatment of the stiff elbow. In: Jupiter JB, ed. The Stiff Elbow. Rosemont, IL: American Academy of Orthopaedic Surgeons, 2006:9-19.

[24] O'Driscoll SW, Morrey BF, An K. Intra-articular pressure and capacity of the elbow. Arthroscopy 1990;6:100-103.

[25] Ruch DS, Shen J, Chioros GD, et al. Release of the medial collateral ligament to improve flexion in post-traumatic elbow stiffness. J Bone Joint Surg Br 2008;90:614-618.

[26] Savoie FH III, Field LD. Arthrofibrosis and complications in arthroscopy of the elbow. Clin Sports Med 2001;20(1):123-129.

[27] Tucker SA, Savoie FH, O'Brien MJ. Arthroscopic management of the post-traumatic stiff elbow. J Should Elbow Surg 2011;20:S83-S89.

第132章 肘关节囊外挛缩的外侧柱松解
Lateral Columnar Release for Extracapsular Elbow Contracture

Leonid I. Katolik and Mark S. Cohen

定义

- 肘关节囊外挛缩是指继发于肘关节囊及关节周围软组织的纤维化、增厚及骨化所导致的肘关节僵硬。
- 与肘关节囊内挛缩相反的是，关节面不受累或很少受累，不涉及内在的关节粘连及关节软骨破坏。
- 虽然引起肘关节囊内挛缩和囊外挛缩的病因是不同的，但这些因素常常混杂在一起。

解剖

- 肘关节是一个复合单轴滑膜关节，包含3个高度协调的关节。
- 肱尺关节是一个屈戍关节。肱桡关节及桡尺近侧关节是滑动关节。
- 这3个关节被包裹在同一关节囊中，并且由相互靠近的关节面、关节囊内韧带及囊外重叠的肌肉组织得到进一步加强。

发病机制

- 肘关节即使遭受轻微损伤也容易造成其僵硬。轻微的损伤能够导致关节囊结构和生化的改变，从而造成增厚、柔韧性降低和活动能力丧失。
- 肘关节囊外挛缩的病因包括关节囊挛缩，屈、伸肌腱止点的损害和纤维化，侧副韧带的瘢痕化，异位骨化及皮肤挛缩。
- 外伤后的长期制动可能是肘关节僵硬进展的一个独立危险因素。

自然病程

- 对关于关节囊挛缩的自然病程几乎没有达成共识。对于急性肘关节损伤正确的诊断和治疗、避免长期制动、早期的主动活动可能会有助于减轻创伤后囊外挛缩的严重程度。
- 因为邻近的其他关节不能提供足够的代偿运动，患者的典型症状表现为无法耐受肘关节的僵硬。
  - Morrey[10]指出，大部分日常活动需要肘关节30°~130°的屈伸活动范围。
  - Vasen和他的同事[11]已经证明那些没有肘关节损伤的志愿者能够以肘关节70°~120°的屈伸活动完成日常生活中的12件事。
  - 肘关节挛缩患者在伸肘受限超过40°和屈肘不超过120°时需要治疗。
  - 那些无法通过保守治疗改进肘关节活动度的患者往往需要手术松解治疗。
- 典型的肘关节僵硬是由软组织损伤、关节积血以及患者对疼痛的反应引起的。肘关节外伤可以引起关节周围软组织的撕裂及挫伤。典型表现是患者会将肘关节保持在屈曲位以减轻疼痛。纤维组织在血肿和损伤的肌肉组织中反应产生。这些纤维组织也可能会骨化。此外，过于激进的治疗反而会进一步加重这些损伤，使肘关节肿胀、反复周期性疼痛，限制肘关节活动最终导致肘关节挛缩。
- 侧副韧带损伤可能会导致肘关节挛缩。肘关节的损伤可能会导致侧副韧带纤维化。另外，长期制动以及瘢痕形成也可能会继发侧副韧带纤维化。
- 肘前侧关节囊及其表面的肱肌的损伤也可能会导致关节囊肥大和纤维反应增生，从而引起关节僵硬。这在肘关节骨折合并脱位的患者中尤其多见。

病史和体格检查

- 挛缩的原因通常可以根据病史来解释。应特别关注合并损伤，包括闭合性头颅损伤或者相应部位的烧伤。
- 要注意症状的持续时间及可能的进展。
- 关注挛缩对于患者上肢功能的影响以及对于患者日常生活的任何限制。
- 之前关于关节挛缩的任何治疗都应该说明清楚，包括以往所接受的物理疗法、夹板固定、关节内注射以及外科手术治疗的适应性、持续时间和结果。
- 对于之前接受过肘关节手术的患者，其肘关节内残留的任意内固定的种类和型号都应该说明。另外，任何肘关节感染的病史都应留意。
- 体格检查应该要包括一般体格检查及相关患肢的详细特殊检查。
  - 体格检查时必须仔细检查覆盖肘关节的皮肤和软组

织情况,用符号标记以往的切口、植皮、皮瓣及伤口破裂面积。
- 肘关节活动角度必须用量角器测量,同时比较主动活动度和被动活动度情况。
- 要注意前臂完全旋前位时肘关节的活动是否会有改善,这提示后外侧旋转不稳。
- 尺侧副韧带功能不全较少见,可通过体格检查发现。
- 需要评估患肢的肌力,因为如果关节松解术后缺乏足够的肌力,不太可能保持关节活动。
- 由于许多创伤后以及炎症性的肘关节挛缩通常伴有尺神经损伤的症状,因此需要进行仔细的神经功能检查。肘管Tinel试验以及屈肘试验阳性提示同时合并尺神经损伤的可能性增加。

影像学和其他诊断性检查
- 术前计划通常仅需前后位和侧位X线片(图1)。
- CT扫描对于关节面成像,尤其对于骨折后的表现很有帮助。
  - 建议对于中度到重度异位骨化病例术前计划时行CT检查。
- 典型的关节囊外挛缩在关节可活动角度内以及休息时是无痛的。如果疼痛是患者的显著症状,则需要进行感染相关血清学检测包括全血细胞计数、红细胞沉降率检测、C反应蛋白检测。

鉴别诊断
- 转化症。
- 感染。
- 炎性关节病。
- 关节囊内挛缩。

非手术治疗
- 改善肘关节僵硬可供选择的治疗方法包括通过保守疗法来减轻肘关节肿胀和炎症,以及舒展挛缩的软组织。对于治疗后迁延的肿胀,加压袖套、冰敷、抬高患肢、主动活动(包括前臂、腕部及手)、口服抗炎药物都是有用的。
- 短期口服泼尼松对于难治的病例相当有效。此外,还可考虑可的松关节内注射来减轻炎症及关节滑膜炎。
- 患者表现出自我保护和无意识的协同收缩是很少见的,这些生物反馈对患者的恢复是一种很好的辅助。
- 动态支具能够对软组织提供持续不变的压力,可能会起到一定的作用[5]。
  - 这些支具通过软组织蠕变改善了关节活动范围。但是佩戴支具会比较疼,还可能会造成意想不到的炎症反应。
- 患者可调的静态支具会更加有效。这些支具使用了软组织被动持续牵拉的原理,使得软组织的应力松弛。对于患者来说,这种方法治疗时间短而且更容易耐受。

手术治疗
- 为了改善肘关节的屈曲功能,必须松解任何可能束缚关节的后侧软组织。这些组织包括附着于肱骨的后侧关节囊(包括尺侧副韧带的后束)、肱三头肌及其肌腱[1,6,8,9]。
  - 关节前侧任何阻挡的骨和软组织结构必须切除,包括尺骨冠突上骨赘及冠突和桡骨窝上过度增生的骨及软组织。
  - 肱骨滑车上必须要有一个凹面,收纳内侧冠突及外侧桡骨头,以达到完全屈曲。
- 类似地,为了改善伸肘功能,在尺骨鹰嘴尖和鹰嘴窝间的后侧阻挡结构必须切除。
  - 在关节前侧,任何束缚的软组织必须松解,也就是前方关节囊和肱肌与肱骨间的所有粘连部分[4,7]。

术前计划
- 必须复习患者所有的影像学资料。
- 之前置入的任何内固定及其型号术前都要明确。
- 在麻醉和X线下检查关节活动范围及轴移试验。

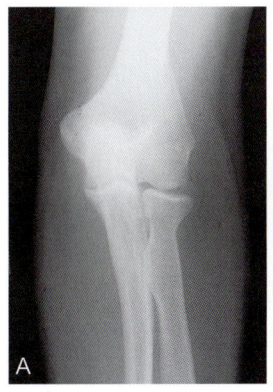 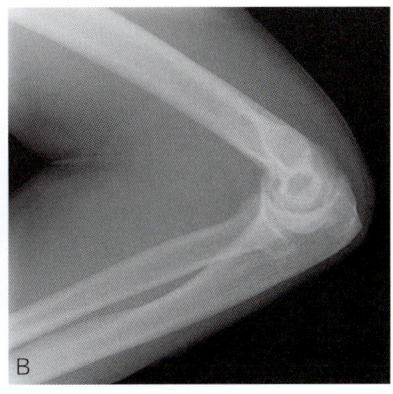

图1 所有病例术前常规正(A)、侧位(B)X线片都是必须准备的。挛缩也可能继发于细微的损伤。本例患者在保守治疗没有移位的桡骨颈骨折后发生肘关节僵硬。

体位

- 患者取仰卧位并把患肢置于搁手台上。
- 患者的躯干部应置于手术台的边缘,以确保术中能充分暴露肘关节进行X线透视。
- 可以将一块枕垫垫于肘关节内侧下方。

入路

- 使用肘关节后侧切口或外侧切口。
  - 不建议后侧直接入路,因为术后易导致血肿形成。
  - 采用可同时进入内、外侧的切口有一定的优势。
- 外侧入路的优势主要包括:简单,较少干扰伸肌和屈肌-旋前肌,可以暴露肱尺、肱桡、桡尺近侧3个关节。
  - 外侧入路的主要缺点是无法探查尺神经和尺侧副韧带的后束。
- 暴露前侧肘关节囊的深部间隙在桡侧腕长伸肌近端和桡侧腕短伸肌远端之间。后侧能够在肱三头肌和肱骨之间将其暴露。

手术入路

- 手术操作能在全麻或者长效的区域阻滞下进行。
- 对于后侧入路切口,要注意避免将切口直接做在尺骨鹰嘴突起之上。全厚皮瓣向外侧掀起可暴露伸肌肌群。
- 对于外侧入路,常使用一种延展的Kocher切口,切口自肱骨外侧髁上嵴开始,通过肘肌和尺侧腕伸肌之间到达远端。

后侧松解

- Kocher间隙位于肘肌和尺侧腕伸肌之间。
- 肘肌在后方持续性地和肱三头肌协同作用。这个切口可以暴露后侧及后外侧关节囊(技术图1A、B)。
- 用剥离器进行肱三头肌腱松解。松解位于肌肉和肱骨后侧的所有粘连部分。确认肱尺关节后侧,清除鹰嘴窝内任何限制关节伸直的纤维或瘢痕组织。如果尺骨鹰嘴尖有明确的过度增生或撞击症状,则需切除(技术图1C)。
- 通过肘关节外侧的软点(soft pot)在外侧副韧带和环状韧带复合体交界处的近侧切除肘关节囊后,可以检查肱桡关节的后侧。复合体的近侧缘沿着桡骨头的近端边缘。

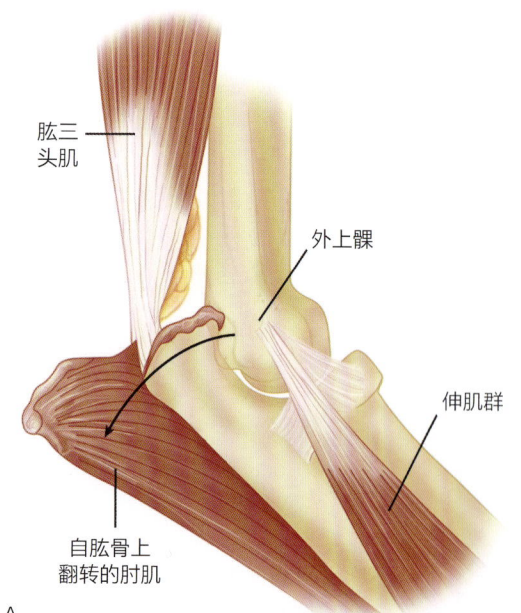
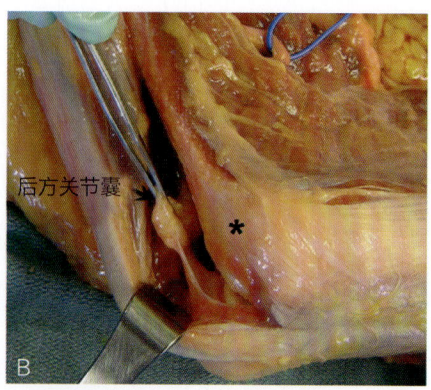

技术图1 A、B. 暴露肱尺关节外侧及后侧。肘肌和肱三头肌向后方翻开,暴露了后侧关节囊、尺骨鹰嘴尖、鹰嘴窝。星号表示肱骨外上髁。

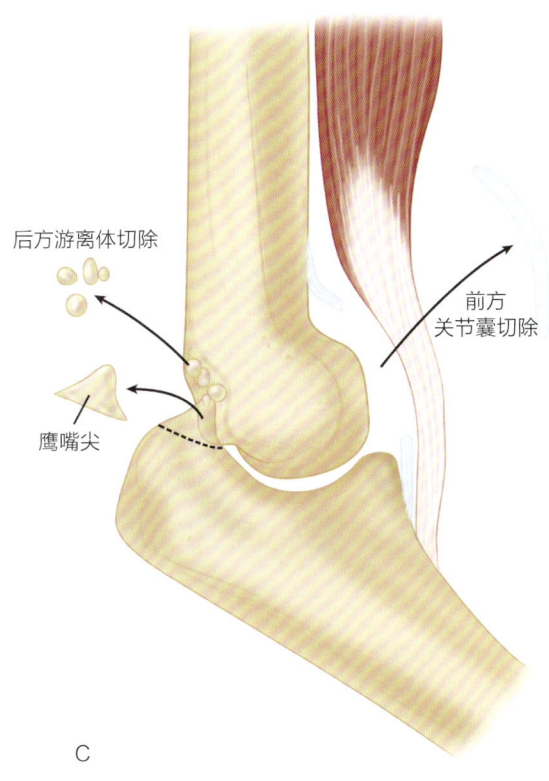

技术图1（续） C. 肘关节后间室的显露有利于关节后侧的清理，包括清除鹰嘴窝和尺骨鹰嘴尖引起撞击的骨赘。

前侧松解

- 一旦完成了后侧松解手术，则需进行前侧松解。前侧间室的近端位于外上髁柱、肱桡肌及桡侧腕长伸肌之间；远端位于桡侧腕长伸肌和指总伸肌之间（技术图2A）。
- 可以用一拉钩将肱肌拉离肱骨和前侧关节囊，以松解肌肉和肱骨前侧之间的所有粘连（技术图2B）。
- 将肱桡肌和桡侧腕长伸肌从肱骨外上髁缘上松解下来（技术图2C）。
- 继续向远端分离桡侧腕长伸肌和桡侧腕短伸肌，以暴露前侧关节囊。注意保留外侧副韧带和桡侧腕短伸肌、指总伸肌、小指伸肌、尺侧腕伸肌在肱骨外上髁的止点。
- 之后，在肘关节和肱肌之间、关节囊下继续分离。尽量向内侧切除关节囊。
- 如果纤维组织过度增生或是在屈曲位下有明显撞击，

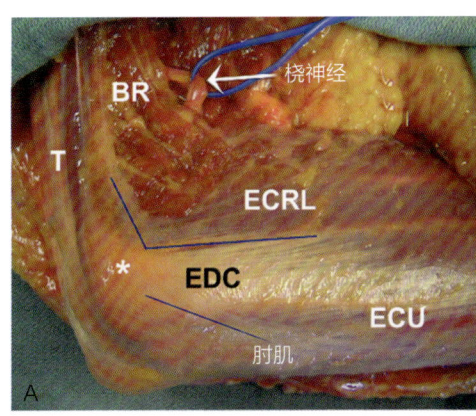

技术图2 A. 从侧方看切开的肘关节。蓝色线标记的是筋膜间隙，可以由此进入关节前方及后方。这个切口保护了尺侧腕伸肌（ECU）、指总伸肌（EDC）、桡侧腕长伸肌（ECRL）止点的完整，以及位于下方的外侧副韧带复合体。从肱骨外上髁嵴松解桡侧腕长伸肌后可以暴露前侧肘关节囊。远端可以在桡侧腕长伸肌（ECRL）及桡侧腕短伸肌（ECRB）间继续暴露。T，肱三头肌；BR，肱桡肌；星号，外侧髁。

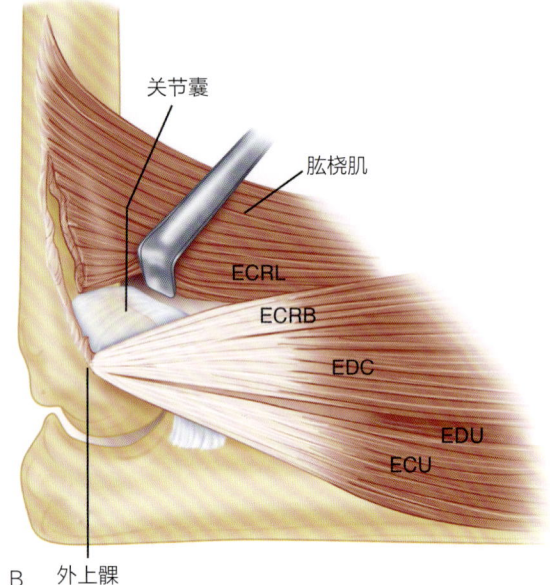

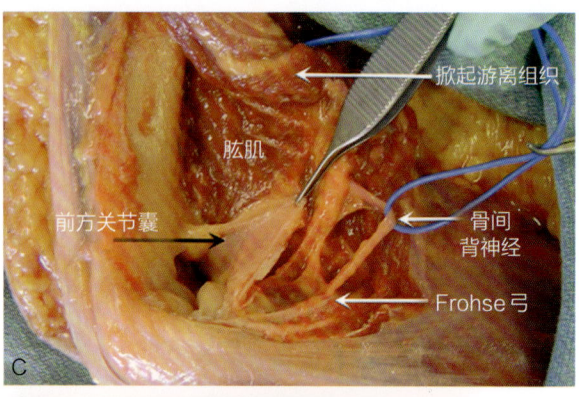

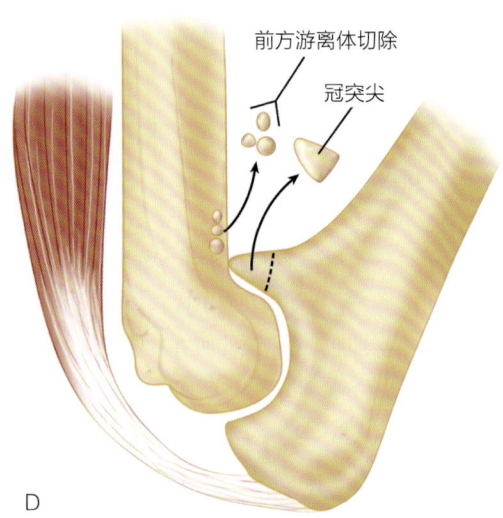

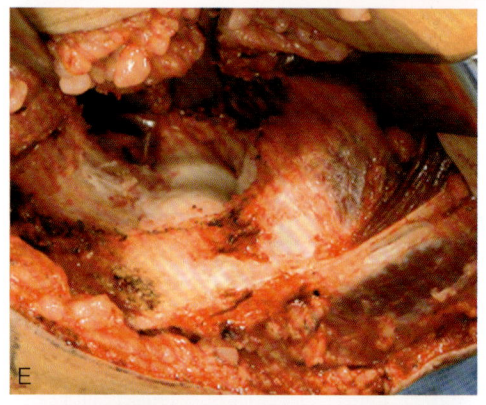

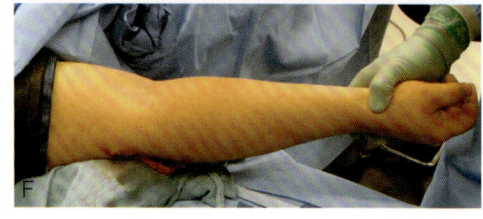

技术图2（续） B、C. 松解术的前方显露。分开桡侧腕长伸肌近端在肱骨上的止点，以及远端桡侧腕长伸肌和桡侧腕短伸肌间的肌间隙后，就能暴露前侧关节囊。从前侧关节囊松解下来肱肌。当所有肌肉向前翻起时，关节囊至内侧关节全程完全暴露。EDM，小指伸肌；PIN，骨间后神经。D、E. 前间室的清理，清除冠突尖、冠突窝和桡骨小头窝。F. 术中挛缩松解后伸直肘关节。

- 则把桡骨小头窝和冠突窝中所有的纤维组织清理干净，并切除冠突尖。清理游离体（技术图2D、E）。
- 在松解前侧关节囊之后，施加适当的压力通常能使肘关节接近完全伸直位。

- 对于长期挛缩的患者，肱肌是紧缩的，抑制了肘关节的完全伸直。这类肌短缩性挛缩在术中可通过拉伸几分钟后可以被拉开。这些在后期的物理治疗中要引起注意（技术图2F）。

要点与失误防范

手术指征	• 术后长期的康复治疗极为重要。主动和被动活动度训练、腕关节负重以牵拉肘关节的锻炼、规范的治疗,以及佩戴患者可调的肘关节支架在术后3~6个月是常规治疗方案。 • 对于那些术后没有接受正规康复训练及治疗的患者,手术疗效可能较差。
尺神经	• 术前有尺神经刺激症状的患者术中要进行尺神经松解及转位术。尽管没有严格的指征存在,术前肘关节屈曲不足100°的患者即使没有尺神经刺激的症状和体征,一般也要进行尺神经松解术。 • 从外侧入路对所有软组织进行松解以获得屈曲功能时,需要仔细观察。剩余的屈曲受限可能是由于尺侧副韧带后束挛缩所致。暴力操作可能会导致对尺神经的牵拉损伤。
正中神经和肱动脉	• 正中神经和肱动脉一般很好地被肱肌所保护。如果在肘关节囊和肱肌间进行切开,正中神经和肱动脉就更安全了。
桡神经损伤	• 当在肱桡关节远端关节囊外进行切开操作时可能会损伤到骨间后神经。在分离切开远端时必须加倍注意,在关节松解术之前必须要对神经解剖有完整充分的理解。除非肘关节前外侧存在明显的异位骨化,否则不需要在远端切开和分离桡神经。
医源性后外侧旋转不稳	• 此不稳定可能是由术中过度剥离肱骨外侧髁所引起的。应该注意在桡侧腕短伸肌起点的前方进行操作。

术后处理

- 虽然有多套康复治疗方案都是有效果的,但是笔者依然发现术后立刻在治疗室开始不间断地进行持续性的被动运动恢复治疗直到第2日早晨,对于术后恢复功能运动是有帮助的(图2A)。
- 正规治疗是从术后第1日开始的。
  - 去除包扎,可用防止术后肿胀的一些装置(如消肿套管、酒精辅料或冰块等)来消肿。
  - 主动和轻度的被动肘关节活动与周期性的持续性被动运动锻炼相结合。
  - 为了帮助恢复伸肘功能,将2磅(0.91 kg)的重量负于腕关节,在一软垫上行被动伸肘锻炼,每日数次,每次10~15分钟。
  - 由于侧副韧带在术中是不进行松解的,故康复治疗中不需要对肘关节的体位严格要求[3]。
- 术后早期治疗中患者应该佩戴静态递增性的肘关节支具。这个支具每日应佩戴2~3次,每次30分钟。根据患者手术前的肘关节功能缺陷及术后早期肘关节活动的进展轮流进行屈、伸运动恢复(图2B)。
  - 术前即要备好支具,以便确保术后运用起始时间。
- 通常在术后使用一种非甾体抗炎药物(吲哚美辛)数周来预防异位骨化。同时在康复期间也帮助预防关节及软组织的炎症。
- 患者一般在术后第1日出院回家。回家后每日都要进行康复治疗,包括主动及被动肘关节活动练习,持续性被动运动,负重伸展练习及佩戴可调节的肘关节支具。
  - 康复治疗过程应该由一名熟悉患者病程的康复医生

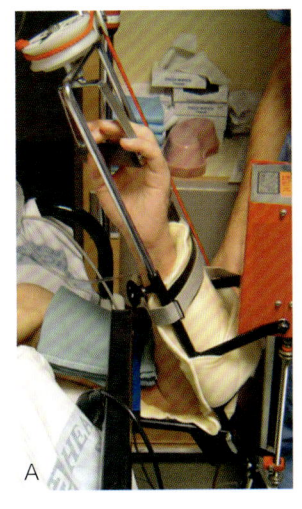
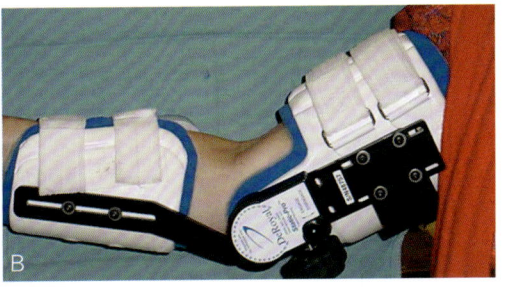

图2 A. 肘关节持续性被动运动装置。B. 患者可调节型静态肘关节支具。

监护。医生也必须亲自随访这些患者。
- 虽然大部分患者在术后6～8周就可以恢复完全肘关节活动,但是患者仍能从术后数月坚持屈伸康复锻炼中受益,尤其是屈肘运动。
- 持续性被动运动常常在3～4周停止,但是肘关节支具需要继续佩戴数月。直到患者每日能够完成1次全幅度的肘关节屈、伸运动(佩戴支具),如果随访一直坚持,就会有良好的预后。

预后

- 对于一般患者,挛缩肘关节松解的疗效是可靠且满意的,这是可以预见的。
- 笔者对22例创伤后肘关节僵硬的患者采用外侧入路进行软组织松解的结果进行评估。平均随访时间是29个月[2]。
  - 所有受试患者的肘关节总的活动度都有所改善。在随访中,伸肘范围从术前的平均39°±10°增加到了8°±6°。屈肘范围从术前的113°±18°增加到了137°±9°。因此,肱尺关节的活动度平均增加了55°($P<0.001$)。
  - 由视觉疼痛评分量表评估的肘关节疼痛在所有受访患者中都有所减轻。由标准化评分评估的肘关节功能在所有受访患者中同样也显著改善。
  - 影像学分析显示随访中没有患者再次出现切除骨赘的再生及游离体。

并发症

- 尺神经。
  - 肘关节松解术后最常见的并发症就是影响尺神经功能。这可能与术后改善了肘关节的屈曲功能有关,因为屈曲状态下尺神经所受的压力增加了。这可能导致临床症状不明显的神经症状。
  - 术前已经有尺神经刺激症状和体征的患者术中应当进行尺神经松解及转位术。
  - 尽管没有严格的指征,术前肘关节屈曲运动<100°的患者一般需要进行尺神经松解术,即使其术前没有任何症状和体征。
- 正中神经和肱动脉。
  - 虽然正中神经和肱动脉一般被肱肌所保护,在做前侧的分离解剖时仍有损伤危险。如果分离解剖在肘关节囊和肱肌之间的间隙进行,正中神经和肱动脉能被更好地保护。
  - 另外,松解术后会发生短暂的正中神经炎症。这有可能是伸展状态下肘关节强力收缩导致正中神经牵拉造成的。
- 桡神经损伤。
  - 当在肱桡关节远端关节囊外进行切开操作时可能会损伤到骨间后神经。
  - 除非肘关节前外侧存在明显的异位骨化,否则桡神经一般不需要分离标记。
- 永久性僵硬。
  - 术后长期的康复锻炼极为重要。主动和被动活动、腕关节负重以牵拉肘关节的锻炼、规范的治疗,以及佩戴患者可调的肘关节支架在术后3～6个月是常规治疗方案。

(王虹舒 译,朱昱 审校)

参考文献

[1] Cohen MS, Hastings H II. Operative release for elbow contracture: the lateral collateral ligament sparing technique. Orthop Clin North Am 1999;30:133-139.

[2] Cohen MS, Hastings H II. Post-traumatic contracture of the elbow. Operative release using a lateral collateral sparing approach. J Bone Joint Surg Br 1998;80(5):805-812.

[3] Cohen MS, Hastings H II. Rotatory instability of the elbow. The anatomy and role of the lateral stabilizers. J Bone Joint Surg Am 1997;79(2):225-233.

[4] Gates HS III, Sullivan FL, Urbaniak JR. Anterior capsulotomy and continuous passive motion in the treatment post-traumatic flexion contracture of the elbow. J Bone Joint Surg Am 1992;74(8):1229-1234.

[5] Green DP, McCoy H. Turnbuckle orthotic correction of elbow flexion contractures after acute injuries. J Bone Joint Surg Am 1979;61(7):1092-1095.

[6] Jupiter JB, O'Driscoll SW, Cohen MS. The assessment and management of the stiff elbow. Instr Course Lect 2003;52:93-111.

[7] Kasparyan NG, Hotchkiss RN. Dynamic skeletal fixation in the upper extremity. Hand Clin 1997;13:643-663.

[8] Mansat P, Morrey BF. The column procedure: a limited lateral approach for extrinsic contracture of the elbow. J Bone Joint Surg Am 1998;80(11):1603-1615.

[9] Modabber MR, Jupiter JB. Reconstruction for post-traumatic conditions of the elbow joint. J Bone Joint Surg Am 1995;77(9):1431-1446.

[10] Morrey BF. Post-traumatic contracture of the elbow. Operative treatment, including distraction arthroplasty. J Bone Joint Surg Am 1990;72(4):601-618.

[11] Vasen AP, Lacey SH, Keith MW, et al. Functional range of motion of the elbow. J Hand Surg Am 1995;20(2):288-292.

第133章 关节外挛缩松解：内侧过顶入路

Extrinsic Contracture Release: Medial Over-the-Top Approach

Pierre Mansat, Aymeric André, and Nicolas Bonnevialle

定义

- 目前已有多种技术方法用以行肘关节挛缩松解术。内侧入路的优点在于切开后可以直接观察到肱尺关节的前后部分，同时直接显露尺神经。
- 基于内侧入路的松解最初是由Wilner[24]提出，他的方法包括肱骨内上髁截骨和大范围的剥离。
  - 随后，Weiss和Sachar[23]描述了劈开屈肌-旋前肌复合体的方法，而不是完全地松解该肌群。
  - Mansat等[12]推广这种方法用来治疗肘关节囊外挛缩和松解尺神经。
  - Itoh等[10]和Wada等[22]都强调内侧副韧带的后斜束的重要性，如果存在广泛的挛缩，则应将其作为一个关键的结构并进行松解。

解剖

- 肘关节的内侧间室包含肱尺关节的内侧面、内侧副韧带、屈肌-旋前肌复合体、尺神经以及前臂内侧皮神经（图1A）。
- 肱尺关节内侧面由内侧柱、肱骨内上髁、尺骨近端内侧面及冠突组成。
- 内侧副韧带由前、后和横束3个部分组成（图1B）。
  - 前束是最分散的。后束则由后关节囊增厚而来，只有在屈曲约90°时才能辨识该束。
  - 横束对肘关节的稳定性几乎没有作用。
  - 内侧副韧带从肱骨内上髁宽阔的前下表面发出，而不是从滑车的位于关节旋转轴的下方的髁部分发出[18]。尺神经位于内上髁后方，但它本身与内侧副韧带前侧束的纤维并不密切相关。
- 屈肌-旋前肌复合体包括：旋前圆肌，位于屈肌-旋前肌复合体的最近端；桡侧腕屈肌，发出于旋前圆肌起点下方的内上髁前下部分；掌长肌，起源于肱骨内上髁和前臂深筋膜，同样也是桡侧腕屈肌和尺侧腕屈肌的起点；尺侧腕屈肌，位于屈肌总腱最后侧，起自内上髁、冠突内侧缘和尺骨近端内侧面；指浅屈肌，位于屈肌总腱最深部和指深屈肌的浅面。

影像学和其他诊断性检查

- 肘关节挛缩的诊断通常是由特征性的既往病史和体格检查来确诊的。
- X线片可证实关节是否受累。从肘关节正位片上能清楚地观察各关节线；而侧位片上，即使关节间隙仍然存在，也可以观察冠突和鹰嘴尖骨赘的存在。
- 在CT上则可以精确地显示关节受累的范围。
- 目前MRI还很少用于该疾病的诊断中。

非手术治疗

- 目前已有多种治疗肘关节挛缩的方法。
- 在挛缩发生的初期，交替使用屈伸支具[17]或动态活动支具[8]来活动肘关节，这种非手术治疗方法起到不错的效果。
- 也可以采用在麻醉下手法松解，但也有活动丢失和尺神经受损的报道[6]。
- 近期，有报道称使用肉毒毒素来松解肌肉挛缩，有助于肘关节康复训练和功能恢复[20]。
- 非手术治疗通常只对发生在6个月以内的关节外在僵硬有效，而且其疗效无法预测。当非手术治疗失败时，可以通过手术来进行松解。近期，有些研究报道了使用关节镜来松解关节囊的技术。但是切开松解仍然是安全、可重复性好的使肘关节功能恢复的方法。

手术治疗

适应证

- 挛缩松解。
- 肘关节僵硬。
- 退行性肘关节炎伴前侧、后内侧骨赘。
- 尺神经症状。

优点

- 可以暴露、保护和转位尺神经。
- 保留了内侧副韧带前束。
- 可以暴露冠突并避免损伤桡骨小头。

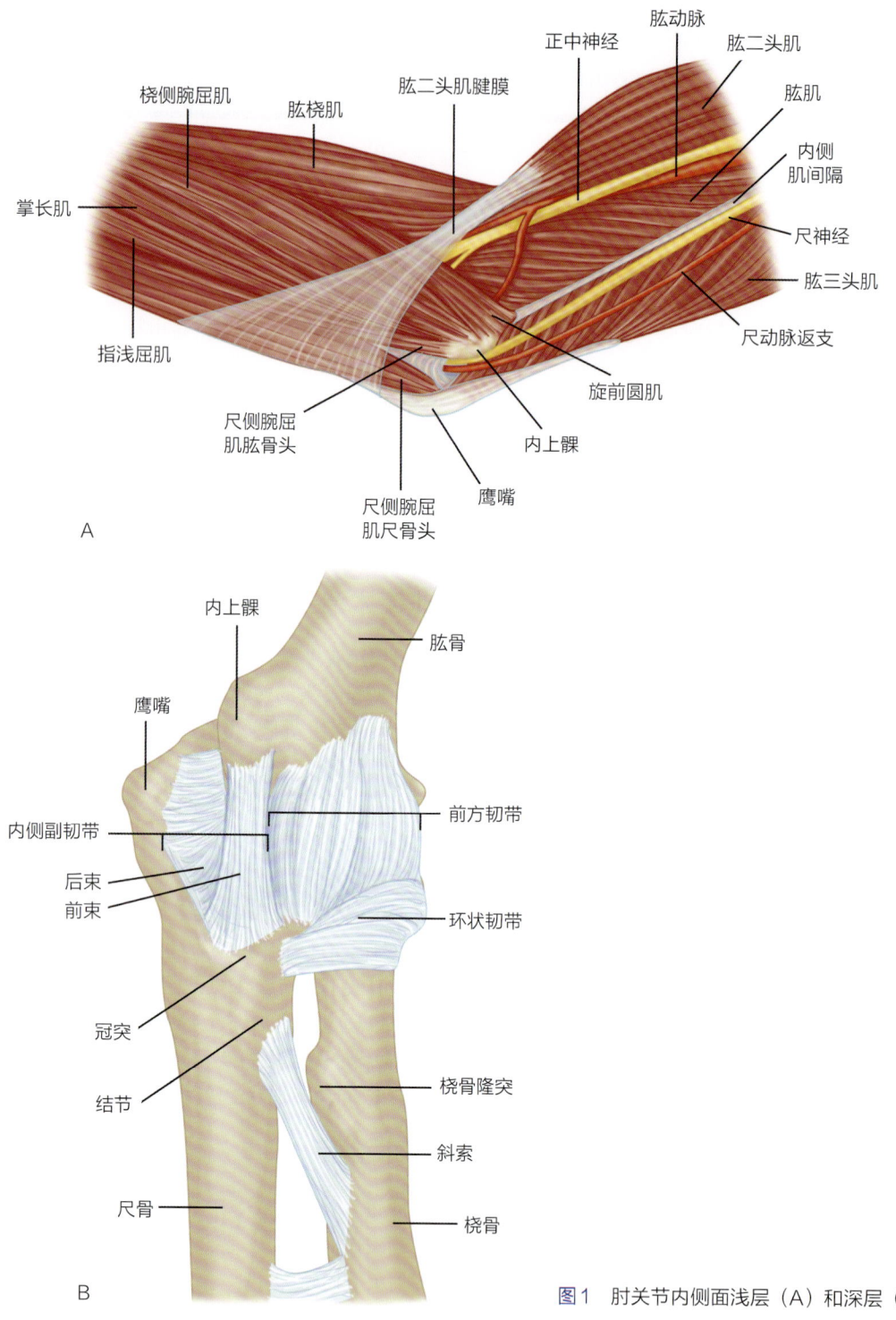

图1 肘关节内侧面浅层（A）和深层（B）解剖。

缺点

- 难以切除关节外侧的异位骨化。
- 无法暴露桡骨头。

术前计划

- 手术前必须决定是从外侧还是内侧切开。
  - 如果尺神经需要探查抑或有广泛的关节内侧或冠突关节病变，选择内侧入路。
  - 如果累及肱桡关节或只需简单的松解就能解决问题，那么可以通过外侧柱入路来完成。

体位

- 患者通常取仰卧位，将患肢置于搁肘台或搁手台上。
- 将2块折叠好的铺巾置于同侧肩胛骨下。

- 放置无菌止血带。
- 为暴露后侧关节面,患肢的肩关节应该可以自由外旋;否则,应将患肢放置在胸前。

手术入路
- 切口可以是中线偏后侧切口或内侧切口(图2)。
- 确认肱骨内侧髁上嵴是暴露的关键。
- 在这个层面上,术者可以找到内侧肌间隔、屈肌-旋前肌复合体的起点和尺神经。
- 这个部位同样可以作为从肘关节前后侧骨膜下囊外剥离的起点。

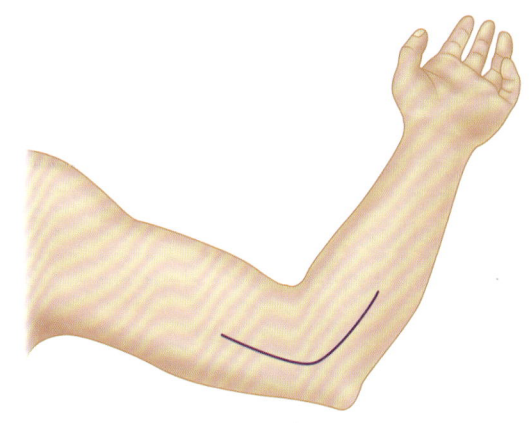

图2 皮肤切口。

尺神经与内侧筋膜的暴露

- 一旦找到内侧肌间隔后,可以识别前臂内侧皮神经,将其向远端分离并加以保护。
  - 但是,由于该神经分支变异较大,所以偶尔需要将该神经全程暴露并能充分移动尺神经,特别是在翻修手术时。
  - 如果有必要,则应将神经尽量向近端分离至皮肤切口处,以确保切口端位于皮下脂肪内(技术图1)。
- 如果以前做过尺神经前置转位术,则在进行松解前应确切地辨认出尺神经。
  - 必要时术者应向近端延长切口。
  - 在这种情况下,尺神经通常是贴着内侧屈肌-旋前肌复合体潜行,亦可能"半脱位"至后侧。
  - 这种剥离很需要术者的耐心,可能需要花相当长的时间来完成。并且应将尺神经剥离至足够远端,这样才能使神经前置,避免被肱骨内上髁卡住。
- 应将隔膜从髁上嵴的附着处切断至皮肤切口的近端,通常5～8 cm。
  - 在隔膜最远端部分有许多静脉和穿动脉,需要电凝切断。

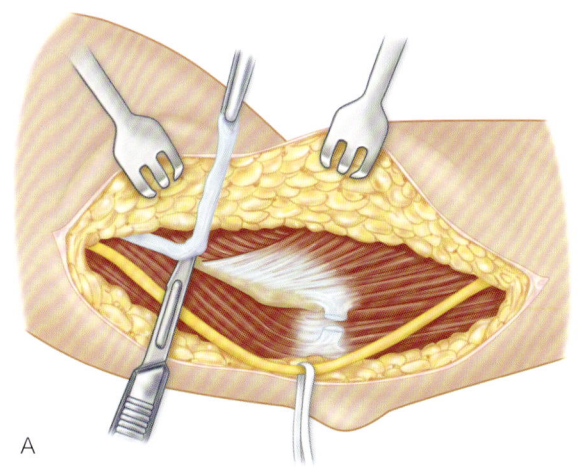 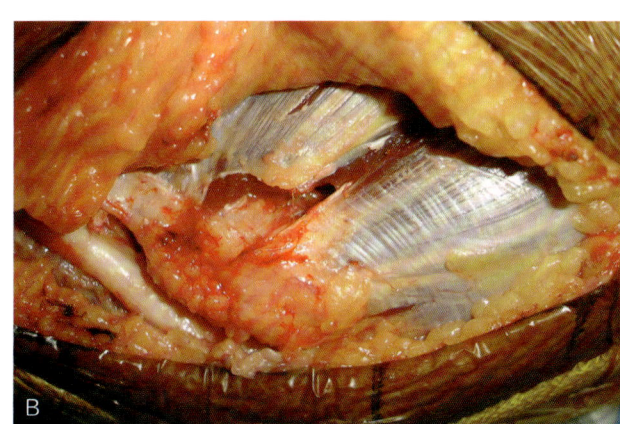

技术图1 暴露尺神经和内侧筋膜。

前关节囊的暴露、切开和切除

- 隔膜一旦被切断,沿肌纤维方向劈开屈肌-旋前肌复合体,同时预留大约1.5 cm宽度的尺侧腕屈肌腱,使其附着于内上髁(技术图2A、B)。
  - 接着回到髁上嵴处进行操作,并用Cobb剥离子开始剥离前方肌群。
- 用一把宽的Bennett拉钩在骨膜下提起肱骨远端靠近关节囊近侧的前方结构。握住把手仔细提起拉钩,将拉钩从内侧向外侧牵拉,保持拉钩边缘贴着骨面走行。
  - 当肱骨远端外侧有较大异位骨化时,若桡神经包埋在骨表面的瘢痕组织中,剥离过程中则会有损伤的危险。

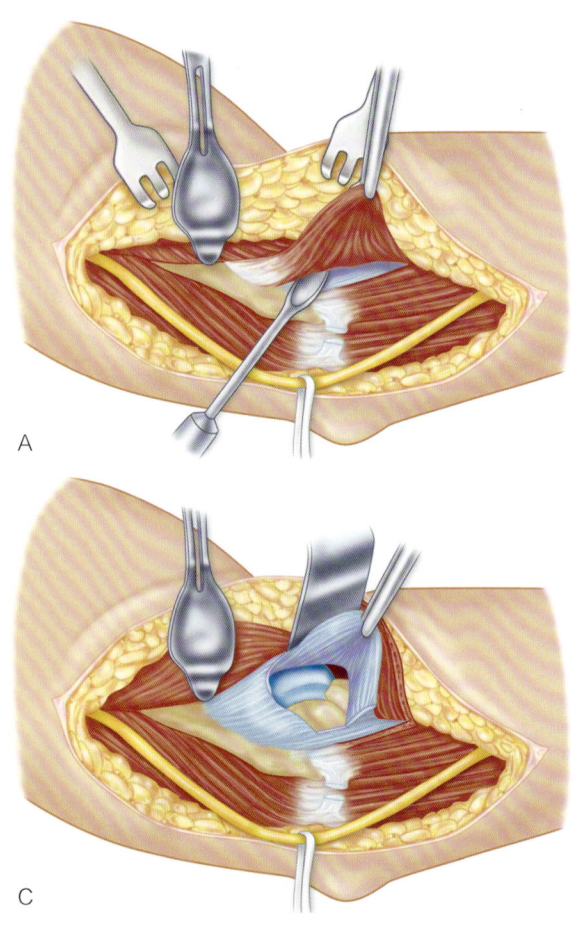
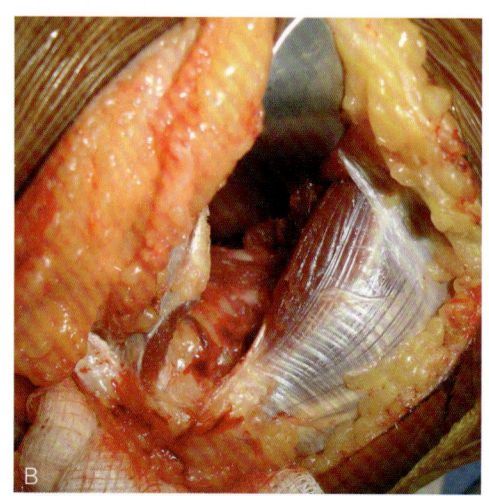
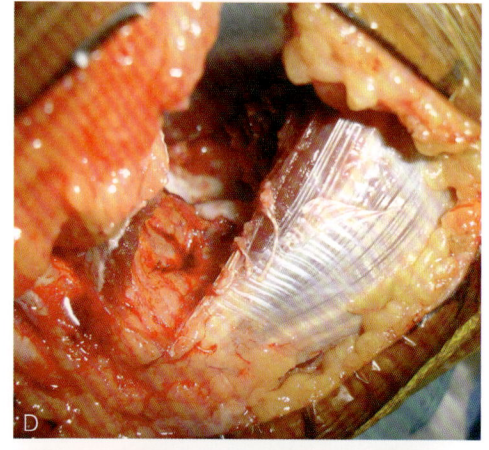
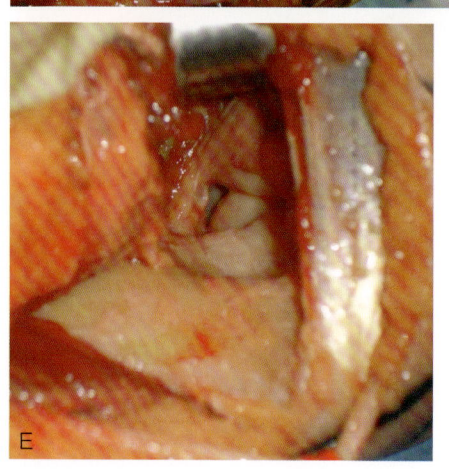

技术图2 A、B. 暴露前方关节囊。C~E. 在切开前方关节囊后,可以看到肱尺关节位于肱桡关节下方。

- 这种情况下需要在外侧再做一个切口。
- 正中神经、肱静脉和肱动脉位于肱肌的浅面。
  - 当掀起屈肌-旋前肌群时,保留其起点处的一小部分肌袖于肱骨髁上嵴处。这有利于关闭切口时将该肌群重新附着于起点。
  - 可能需要在腱膜近端上做一横行切口,可以使该肌群活动度增加。
- 当Bennett拉钩放到位,屈肌-旋前肌内侧部分已经被切开。应该小心地暴露肌肉和关节囊之间的平面。
  - 暴露该平面后,可以观察到底部的肱肌。保留该肌位于关节囊前方,并从前方关节囊和肱骨远端前方剥离向前牵开。
  - 需要通过仔细辨认来确定该平面。
  - 从肱肌的外侧和远端处起剥离关节囊。
- 当轻柔地屈伸肘关节时触诊冠突很有帮助。刚开始使用该入路时,会感觉冠突的位置又深又远。
  - 使用窄而深的拉钩有助于术者观察到冠突平面。
- 需要特别留意切口暴露的前内侧角尖处。
  - 在挛缩松解手术中,肘关节前内侧部分一般都需要松解。
  - 为观察此部分,需要用小的窄拉钩将尺侧副韧带拉向内、后侧牵开。
  - 这样方便显露内侧关节囊,同时可以保护前尺侧副韧带。
- 应该在可操作、安全的范围内切开前侧的关节囊(技术图2C~E)。
  - 首先在关节前方由内向外切开关节囊。
  - 当关节囊边缘被切开后,可以提起并尽可能安全地向远切除关节囊。当关节囊被切除后,就可以很好地显露桡骨头和肱骨小头。如果有需要,可以切除瘢痕组织。
- 在肘关节原发性骨关节炎的病例中,去除尺骨冠突部位的大块骨赘是至关重要的。
  - 使用Cobb剥离器,可将肱肌向前牵拉至距冠突2 cm。
  - 将Cobb剥离器插入两者之间撑起肱肌,用截骨刀去除大块骨赘。
  - 肱肌止点位于冠突尖的远端。

暴露和切除后关节囊及骨赘

- 暴露后关节囊,再次辨认肱骨内侧髁上嵴(技术图3)。
  - 使用Cobb剥离器,将肱三头肌抬离肱骨远端后侧面。
  - 向近端分离,分离范围需足够使用Bennett拉钩。
- 当使用骨膜剥离器自近端向远端剥离时,肘关节后关节囊可以从三头肌上分离下来。同时应辨认后内侧关节线,因为该部位通常有骨赘或异位骨形成。
- 做挛缩松解术时,应切除后关节囊和内侧副韧带后束。
- 暴露从内侧关节线到尺侧副韧带前束部分的关节囊并予以切除。该区域是肘管的基底部。
- 行肘关节挛缩松解术或治疗原发性骨关节炎病变时必须切除鹰嘴尖,以使肘关节能充分伸展。
  - 后内侧关节线很容易暴露,但必须仔细触摸后外侧部分,以确保清理充分。

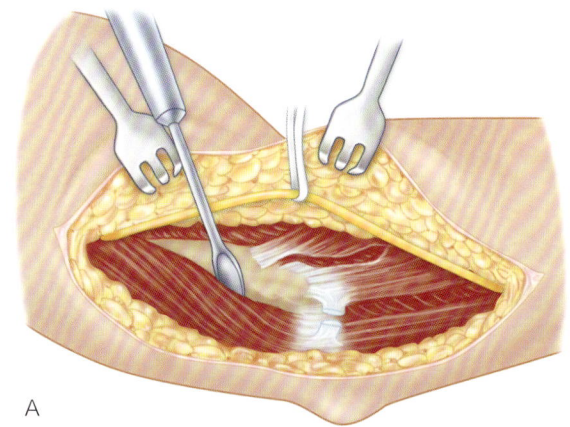
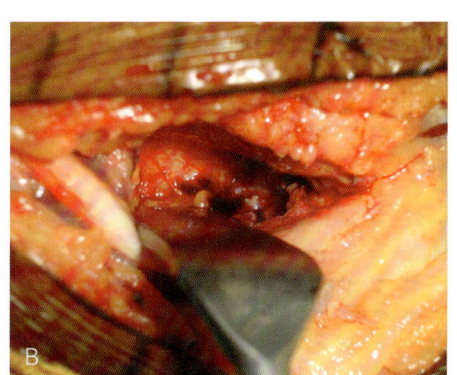

技术图3 A、B. 暴露肘关节后间室。

尺神经转位

- 应该将尺神经转位并用筋膜悬吊的方法固定，以防止其向后侧半脱位。
- 用于悬吊的筋膜可以由2个掀起的重叠的矩形筋膜瓣或由1个连到皮下组织的内侧组织瓣构成。
- 完成这一步骤后，尺神经绝对不能受到压迫或扭曲。
- 屈伸肘关节以确保尺神经可以自由移动。

关闭切口

- 用1-0号或0号不可吸收缝线将屈肌-旋前肌群重新缝合在肱骨内侧髁上嵴。
  - 如果内上髁上残留有足够的结缔组织，则不需要在肱骨上钻孔。
  - 否则，需要在内侧髁上嵴的边缘钻洞，使屈肌-旋前肌缚牢在上面（技术图4）。

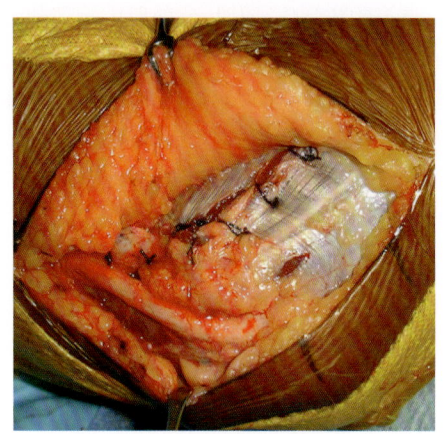

技术图4　关闭切口。

要点与失误防范

错误的切口	确认内侧髁上嵴。
前臂内侧皮神经损伤	确认前臂内侧神经。
尺神经损伤	确认、游离和保护尺神经。
屈肌-旋前肌复合体从内上髁处断裂	屈肌-旋前肌复合体沿肌纤维方向分离。
肘前侧血管和神经损伤	前侧肌群和关节囊之间放置一个Bennett拉钩。
内侧副韧带前束的断裂	用一个小而窄的拉钩将内侧副韧带向内侧和后方牵拉。

术后处理

- 如果在恢复室内神经系统检查结果是正常的，那么可以给予臂丛阻滞并使用持续的经皮导管泵来维持。
  - 尽可能地上举手臂，从术后当日就开始用器械持续被动锻炼，在疼痛耐受范围内或器械所允许的运动范围内调适，并尽可能地多运动。
  - 2日后停止神经阻滞，在第3日停止被动运动。
- 不推荐物理治疗，但应制订一份使用支具进行治疗的详细方案。
  - 视运动前后的功能状况调节支具。该支具包括一个过伸位或一个过屈位的支架，或两者兼而有之。
  - 提供一份关于何时进行热敷、冰敷或抗炎治疗的详细方案和一份支具疗法的可视化方案。
  - 在前3个月，患者应佩戴支具睡眠并根据需要将位置调整在极度屈曲或过伸位。然而无论如何都要保证每日6小时的睡眠时间。
  - 因为治疗的主要目的是为了恢复关节的活动且无

痛、无肿胀和炎症，所以常规使用抗炎药物是需要的。
- 使用支具治疗的3个月内，尽可能每2~4周随访一次。
- 4周后，取得约80°的运动弧度，之后应逐渐减少支具佩戴时间。
- 如果不使用支具会有发生屈曲挛缩的倾向，则夜间佩戴支具的时间持续到6个月。
- 同时告知患者完全矫正可能需要1年的时间。

预后

- 最近的报道显示，通过手术进行关节松解，至少可获得30°~60°屈伸功能[1,3-5,7,9-11,14-16,19,21]。
  - 有超过50%的患者恢复了30°~130°的屈伸功能，另有文献报道超过90%的患者在运动后功能得到了改善[1,3-5,7,9-11,14-16,19,21]。
  - 在欧洲，内外侧联合入路的方法已使用多年。屈曲活动度平均获得40°~72°的运动弧（约400例患者）[1,3,7,14]。如果准备做内侧和外侧暴露，有学者更偏好使用后侧延长入路。
  - 基于一项46例的研究中有44例（95%）的患者对手术入路表示满意，因此连续松解组织的重要性已被认识到[13]。术前的运动弧从45°提高到了99°。
    - 作者们强调当发生挛缩时需要切除外生骨疣和松解副韧带，特别要注意松解内侧副韧带后侧部分，当术前有尺神经症状时一定要行尺神经减压[13]。
- Wada等[22]使用内侧入路，使得患者的平均运动弧改善了64°。14例中有7例获得了30°~130°功能性屈伸运动弧。没有患者出现尺神经症状。根据这些作者报道，内侧的入路与前侧和外侧入路相比有以下几个优点：
  - 可以观察到内侧副韧带后斜束的病理变化，并可在直视下切除。
  - 通过一个内侧切口可同时暴露关节的前部和后部。如有必要，可通过该切口进行彻底的软组织松解和对部分鹰嘴及冠突的切除。只有当内侧入路暴露不够充分时，才需要从外侧暴露。
  - 在内侧入路中，常规需要将尺神经在直视下分离并加以保护，从而降低损伤风险。

并发症

- 在治疗肘关节僵硬时，必须考虑到尺神经的易损性。
- 导致治疗失败的最常见的原因是未对患者术前尺神经症状进行评估和诊断；或者患者的尺神经症状在术后加重而未得到充分的治疗，这是由于在手术操作过程突然增加肘关节屈伸动作牵拉引起的神经炎。
- 即使术前未出现神经系统症状，神经也可能受到了亚临床损害，术后由于肘关节活动度增加而出现神经临床症状。因此，对于所有肘部僵直的患者，必须对是否存在尺神经症状进行评估。
- Antuna等[2]建议对于术前屈曲活动受限在90°~100°而期望通过手术改善活动度30°~40°的患者，需要进行神经探查，并依据松解完成时尺神经的情况常常需要进行预防性的神经减压和转位。
  - 此外，所有术前有尺神经症状的患者，即使是轻度的，也要进行神经松解术。
  - 作者们指出，如果未进行预防性尺神经减压或转位，必须避免术后早期对肘关节的手法治疗。

（王虹舒 译，朱昱 审校）

参考文献

[1] Allieu Y. Raideurs et arthrolyses du coude. Rev Chir Orthop 1989; 75(suppl 1):156-166.

[2] Antuna SA, Morrey BF, Adams RA, et al. Ulnohumeral arthroplasty for primary degenerative arthritis of the elbow: long-term outcome and complications. J Bone Joint Surg Am 2002;84-A(12):2168-2173.

[3] Chantelot C, Fontaine C, Migaud H, et al. Etude retrospective de 23 arthrolyses du coude pour raideur post-traumatique: facteurs prédictifs du résultat. Rev Chir Orthop 1999;85:823-827.

[4] Cikes A, Jolles BM, Farron A. Open elbow arthrolysis for posttraumatic elbow stiffness. J Orthop Trauma 2006;20:405-409.

[5] Cohen MS, Hastings H II. Posttraumatic contracture of the elbow. Operative release using a lateral collateral ligament sparing approach. J Bone Joint Surg Br 1998;80(5):805-812.

[6] Duke JB, Tessler RH, Dell PC. Manipulation of the stiff elbow with patient under anesthesia. J Hand Surg Am 1991;16:19-24.

[7] Esteve P, Valentin P, Deburge A, et al. Raideurs et ankyloses post-traumatiques du coude. Rev Chir Orthop 1971;57(suppl 1):25-86.

[8] Gelinas JJ, Faber KJ, Patterson SD, et al. The effectiveness of turnbuckle splinting for elbow contractures. J Bone Joint Surg Br 2000;82:74-78.

[9] Husband JB, Hastings H II. The lateral approach for operative release of post-traumatic contracture of the elbow. J Bone Joint Surg Am 1990;72(9):1353-1358.

[10] Itoh Y, Saegusa K, Ishiguro T, et al. Operation for the stiff elbow. Int Orthop 1989;13:263-268.

[11] Mansat P, Morrey BF. The column procedure: a limited surgical approach for the treatment of stiff elbows. J Bone Joint Surg Am

1998;80(11):1603-1615.

[12] Mansat P, Morrey BF, Hotchkiss RN. Extrinsic contracture: the column procedure, lateral and medial capsular releases. In: Morrey BF, ed. The Elbow and Its Disorders, ed 3. Philadelphia: WB Saunders, 2000:447-456.

[13] Marti RH, Kerkhoffs GM, Maas M, et al. Progressive surgical release of a posttraumatic stiff elbow: technique and outcome after 2-18 years in 46 patients. Acta Orthop Scand 2002;73:144-150.

[14] Merle D'Aubigne R, Kerboul M. Les opérations mobilisatrices des raideurs et ankylose du coude. Rev Chir Orthop 1966;52:427-448.

[15] Morrey BF. Post-traumatic contracture of the elbow: operative treatment, including distraction arthroplasty. J Bone Joint Surg Am 1990;72(4):601-618.

[16] Morrey BF. The posttraumatic stiff elbow. Clin Orthop Relat Res 2005;431:26-35.

[17] Morrey BF. The use of splints for the stiff elbows. Perspect Orthop Surg 1990;1:141-144.

[18] O'Driscoll SW, Horii E, Morrey BF. Anatomy of the attachment of the medial ulnar collateral ligament. J Hand Surg Am 1992;17:164.

[19] Park MJ, Kim HG, Lee JY. Surgical treatment of post-traumatic stiffness of the elbow. J Bone Joint Surg Br 2004;86(8):1158-1162.

[20] Rosenwasser M. Sequelae of fractures of the elbow. Presented at 11th Trauma Course, AIOD, Strasbourg, 2005.

[21] Urbaniak JR, Hansen PE, Beissinger SF, et al. Correction of post-traumatic flexion contracture of the elbow by anterior capsulotomy. J Bone Joint Surg Am 1985;67(8):1160-1164.

[22] Wada T, Ishii S, Usui M, et al. The medial approach for operative release of post-traumatic contracture of the elbow. J Bone Joint Surg Br 2000;82:68-73.

[23] Weiss AP, Sachar K. Soft tissue contractures about the elbow. Hand Clin 1994;10:439-451.

[24] Willner P. Anterior capsulectomy for contractures of the elbow. J Int Coll Surg 1948;11:359-362.

第134章 创伤后掌指关节和近侧指间关节挛缩松解术

Release of Posttraumatic Metacarpophalangeal and Proximal Interphalangeal Joint Contractures

Christopher L. Forthman and Keith A. Segalman

定义

- 造成创伤后掌指关节（MCP）挛缩和近侧指间关节（PIP）挛缩的直接原因是关节以及周围组织损伤，间接原因是手部过度制动或不合理的夹板外固定。
- 以下结构是促成关节挛缩的主要因素：
  - 关节囊和侧副韧带挛缩。
  - 屈肌腱粘连。
  - 固有肌挛缩。
  - 伸肌腱粘连。
  - 皮肤和皮下组织瘢痕。
- 掌指关节通常在伸直位僵直。屈曲挛缩并不常见，即使发生，通常也不会构成明显残疾。
- 近侧指间关节挛缩通常为屈曲位挛缩，然而伸直挛缩和复合挛缩也并不罕见。
- 术前对病因的判断是成功松解僵直的掌指关节或近侧指间关节的关键所在。

解剖

- 掌指关节的解剖结构允许双轴运动，包括环转运动。掌骨头的关节面是非对称的，包括一个相对平整的中间外侧凸面弧（外展-内收）和一个大的前后凸面弧（屈曲-伸直），前后凸面向掌侧延伸得更多（图1A）。
- 整个掌指关节嵌在一圈软骨嵴里面，并被相对宽松的关节囊包绕。
- 正常的侧副韧带起于掌骨头背外侧嵴并止于指骨基底部掌外侧缘（图1B）。
- 掌指关节掌板是指骨关节面的延伸。与近侧指间关节掌板不同，掌指关节掌板可折叠，而且几乎很少形成Checkreins韧带。
  - 这是为什么掌指关节发生屈曲位挛缩要远少于近侧指间关节的一个原因。
- 掌指关节周围的屈肌和伸肌装置。
  - 在掌侧，屈肌腱鞘直接位于掌板正中且较厚，形成第1环形滑车。
  - 在背侧，伸肌腱产生矢状纤维腱膜环绕并嵌入掌板。蚓状肌肌腱和骨间肌腱加入伸肌腱中。背侧骨间肌的一束纤维止于指骨基底部的背外侧缘。
- 近侧指间关节是一个简单的屈戍关节，被周围如同箱式的结构所稳固，这些结构包括固有侧副韧带、附属副韧带、掌板和背侧关节囊（图1C、D）。
  - 关节在伸展时最稳定，而屈曲时的稳定是由掌板、固有侧副韧带、附属副韧带、屈肌腱维持的，背侧结构的提供的稳定性较少。
  - 附属副韧带提供了桡侧和尺侧的稳定性。它们在PIP关节的整个运动范围内保持张力。
  - 附属副韧带起源于近节指骨并附着于掌板，由于不附着于中节指骨，当PIP关节屈曲位固定时，附属副韧带会挛缩。
  - 掌板能够防止近侧指间关节过伸，背侧关节囊相对较弱。
  - 横向支持韧带连接起伸肌腱鞘和屈肌腱鞘。

发病机制

- 掌指关节外形不规则，其功能就像一个凸轮，将关节屈曲转化为侧副韧带的平移（或伸长）。屈曲时，掌指关节囊容积最小，关节紧张度最大。相反，伸直则使关节囊容积最大，关节明显松弛。
- 掌指关节的直接创伤会引起关节渗液和关节内血肿。非掌指关节的手外伤也会导致包括掌指关节在内的水肿。在这两种情况下，充满积液的掌指关节由于液压的作用而几乎处于完全伸直的位置。
- 背侧关节囊会慢慢增厚且变得僵硬，从而导致伸直挛缩。其表面的伸指装置可能与关节囊粘连。其深面的侧副韧带短缩并在掌骨头外侧形成瘢痕。掌侧隐窝处充满了掌板和指骨髁之间的粘连物。
- 过伸的掌指关节增加了屈肌张力，同时松弛了伸指装置，导致指间关节屈曲，也可能间接地造成近侧指间关节的屈曲挛缩。
  - 掌指关节过伸合并指间关节屈曲称为手内肌阴性征。
- 创伤、感染、过度制动以及不正确的夹板固定会直接导致近侧指间关节出现固定屈曲或是伸直挛缩。
  - 关节内积液或积血会导致关节僵硬，也会对关节面造成损伤。

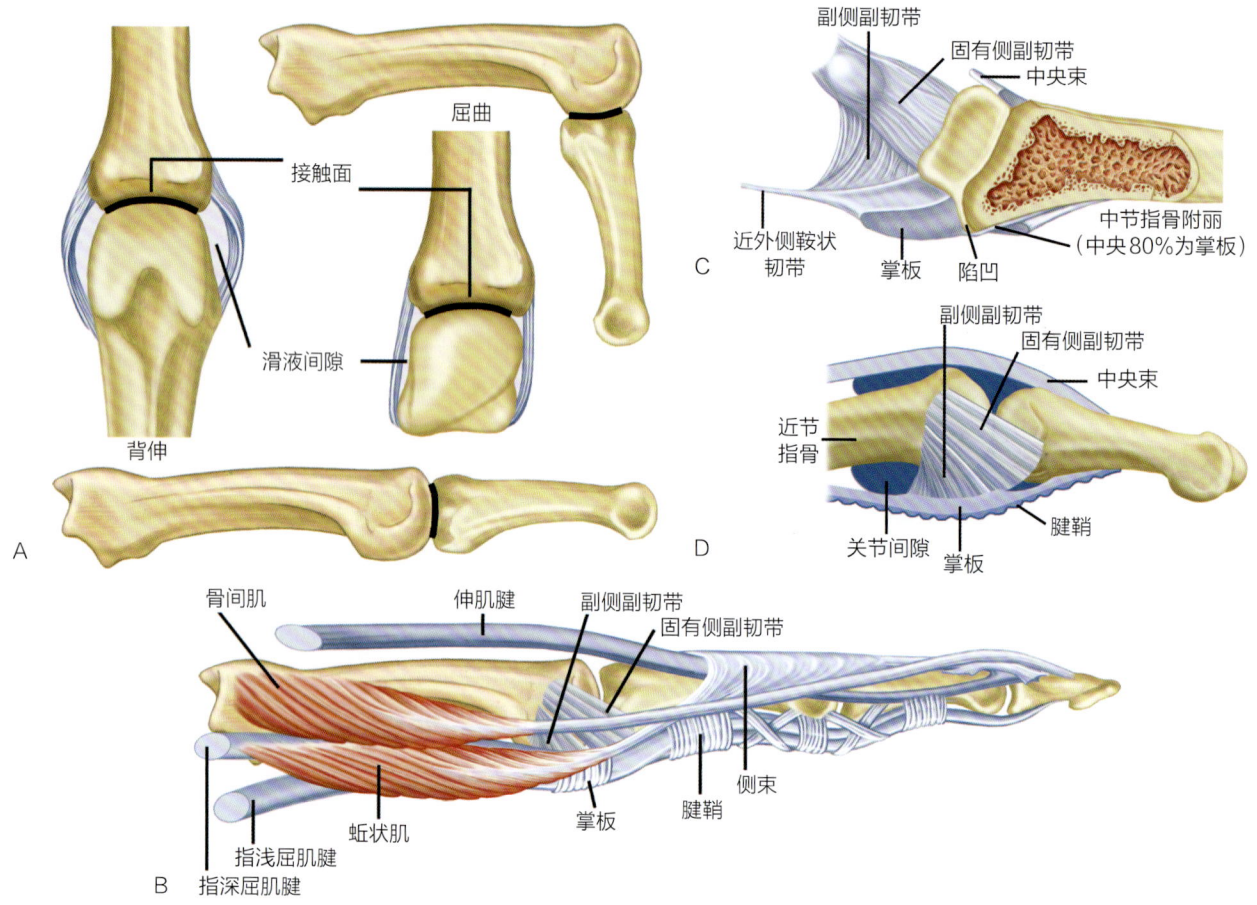

图1 A. 掌骨头关节面向掌侧突出，使关节囊（以及固有侧副韧带）屈曲紧张。B. 掌指关节的解剖结构可以看作是2个层次：紧贴关节面的关节囊和侧副韧带，以及包绕关节的屈指和伸指装置。C. 近侧指间关节的正常解剖结构显示侧副韧带和掌板的分布位置。D. 正常的近侧指间关节解剖显示固有和副侧副韧带。

- Curtis[3,4]认为近侧指间关节挛缩归因于：
  - 掌板或关节囊结构的挛缩。
  - 侧副韧带挛缩。
  - 跨关节的瘢痕挛缩。
  - 掌侧皮肤挛缩。
  - 屈肌腱鞘挛缩。
  - 伸肌腱挛缩或粘连。
  - 骨间肌挛缩或粘连。
  - 骨性阻挡或外生骨疣。
- 其他的与本章内容无关的原因包括筋膜挛缩，例如Dupuytren病。
- Watson等[11]报道近侧指间关节的屈曲挛缩归因于掌板近侧Checkrein韧带挛缩。

自然病程

- 掌指关节或近侧指间关节的长期瘢痕挛缩几乎无一例外出现伸指装置粘连。
- 残余关节动力学常因关节运动不协调而发生改变，比如出现旋转。
- 关节软骨因废用而逐渐萎缩、慢慢软化。关节表面会逐步变得不规整。

病史和体格检查

- 明确病史：
  - 关节挛缩的诱因。
  - 损伤时间。
  - 为了活动手指所采取的措施。
- 评估手部水肿情况以及正常皮肤皱纹的再现。
  - 必须等到渐进性肿胀和炎症得到控制后再手术（图2A）。
- 评估背侧软组织的活动度和顺应性。
  - 烧伤和挤压伤后做关节囊切开可能因为背侧软组织覆盖不足而失败。
  - 皮肤挛缩也是手指僵硬的诱因。
- 评估掌指关节和指间关节在主动和被动活动度上的差异。被动活动度通常大于主动活动度；然而，差异较大则表明有外源性肌腱粘连。
- Bunnell内在肌紧张度试验：如果需要活动近侧指间关节的伸直位挛缩，则需要做内在肌的松解。
- 检查手指的敏感度阈值，同时检查对叩击和冰冷刺激的敏感度。通过检查毛细血管充盈来检查血供。疼痛且无触觉的僵直手指更适合做截指术而不是关节囊切开术。血供差是关节囊切开术的相对禁忌证。
- 近侧指间关节屈曲合并远侧指间关节过伸是钮孔状畸形的标志（图2B），反之，近侧指间关节过伸是鹅颈畸形的标志（图2C）。

影像学和其他诊断性检查

- 手部X线片用来评估关节内源性和外源性僵直的原因。
  - 外源性。
    - 掌骨颈或掌骨干骨折：伸肌腱在骨折处粘连会阻碍掌指关节（被动和主动）的屈曲。
    - 掌骨骨折畸形愈合：掌骨缩短导致伸肌滞后（根据Strauch等[12]的研究，每缩短2 mm，平均7°）。掌骨背侧成角畸形愈合在相邻的MCP关节处产生相应的伸肌延迟。
    - 近节指骨骨折：骨折处屈、伸肌腱粘连会限制近侧指间关节（有时也累及掌指关节）的主动活动度；被动活动度则不受影响。
    - 近端指骨骨折畸形愈合：常见近节指骨掌侧成角畸形愈合，可导致MCP关节屈曲明显受限。
  - 内源性。
    - 关节内骨折：关节面不平整会对关节活动度产生骨性限制。
    - 关节炎性改变：软骨软化和侵蚀会在一定程度上表现为X线片上明显的关节炎性改变。
- 一张包括关节的"真正"侧位片可以用来诊断明确的关节炎改变或是任何的半脱位。
- 基本没有必要行手指的CT或MRI检查。

鉴别诊断

- 由于外在伸肌痉挛僵直或内在肌麻痹或失神经支配，造成掌指关节伸直挛缩。
- 近节指骨掌侧成角畸形愈合，造成掌指关节屈曲功能丧失。
- 由于肌腱不平衡，包括钮孔状畸形和鹅颈畸形造成的近侧指间关节挛缩。
- 皮肤挛缩。
- Dupuytren病。

非手术治疗

- 必须要采取提高关节活动度的保守治疗措施，直到活动度不再增加，软组织已经绝对稳定。
- 按照一般规律，炎症和水肿将逐渐消退，同时关节活动度会在手外伤或术后至少3～4个月内逐渐提高。
- 在这段时期，督促患者进行手部康复治疗计划很重要。
  - 掌指关节大多发生伸直位挛缩。除了规律性锻炼，动态弯曲夹板（白天）和静止型伸直夹板（夜间）能派上用场。
  - 近侧指间关节大多发生屈曲位挛缩。开始治疗时，要对近侧指间关节施加非弹性伸展力量并维持一段时间。可以采用手指系列位石膏或市售夹板如Joint Jack (Joint Jack Co., Wethersfield, CT)或钢丝泡沫夹板。一旦挛缩得到纠正，可以使用弹性夹板，如Joint Spring或时钟弹簧夹板。
- Prosser[10]是少数几个提出保守治疗的作者。每日佩戴Capener夹板8～12小时，持续8周，屈曲挛缩得到改善，从原来的平均39°提高至21°。夹板固定时间与最终伸展或僵直没有相关性。
- 近侧指间关节的保守治疗采用系列位静态石膏固定，例如关节夹板系统。

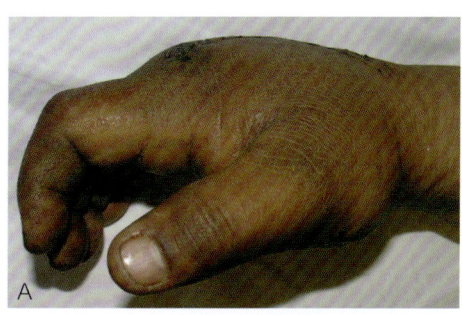
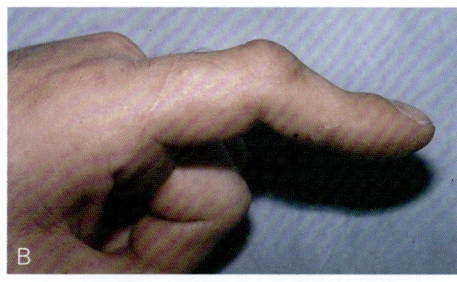
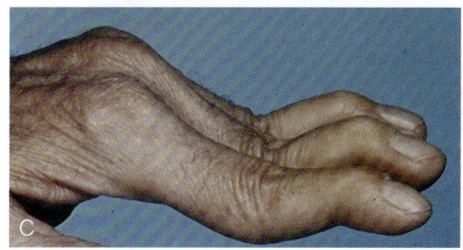

图2　A. 手部肿胀。B. 钮孔状畸形。C. 鹅颈样畸形。

- Curtis 称如果关节可以被动屈曲＞75°，则无须手术[3,4]。
- 文献中关于保守治疗结果的只有 Weeks 等人的研究[12]。随访 212 名患者共 415 例行保守治疗近侧指间关节僵直，87% 的效果良好。总主动活动度平均提高 36°。

手术治疗

- 关节囊切开术只适用于不伴有关节面不平整或持续半脱位的关节挛缩。
- 关节面不平整或半脱位造成的掌指关节或近侧指间关节僵直，最好当作骨性关节炎来治疗，采用挽救性手术，如人工关节置换术或关节融合术。
  - 特别是对于较年轻的患者，轻度到中度的关节磨损不是关节囊切开术的禁忌证。术中要清除关节面中不规则软骨以及背侧骨赘。
- 文献并没有给出明确的手术指征。笔者认为保守治疗 3 个月"活动度"仍没有达到满意程度则采取手术治疗。
- 掌指关节活动弧度没有绝对值。在指间关节无挛缩的情况下，笔者发现示、中、环和小指掌指关节分别能屈曲 30°、35°、40° 和 45°，这就基本可以接受。如果指间关节屈曲受限，掌指关节屈曲度愈大，功能代偿愈好。
- 同样，近侧指间关节活动度≥45° 就能令人满意。而＞45° 的屈曲挛缩是难以接受的，可以通过手术松解改善。
  - 极度的屈曲挛缩（＞60° 或＞70°）最好采用关节融合术来治疗。关节囊切开术效果通常不佳。
  - 伸直位挛缩更容易被接受，特别是屈曲至少能达到 75° 时。
- 如果患者已尝试所有可选择的非手术治疗方案，且关节僵直超过先前指南所述范围，则应考虑采用关节挛缩松解术。

术前计划

- 术前需要患者对手术治疗有信心。安排患者与手术医生之间的术前谈话，并计划术后第 1 次随访同时安装活动型屈曲夹板。
- 如有可能，手术在允许患者配合并能够主动活动的麻醉方式下进行。
  - 腕部神经阻滞麻醉结合镇静是最佳选择；然而，也可以应用 Bier 阻滞方法，交替放松止血带。
- 对于手部严重瘢痕者（如严重挤压伤或烧伤），手术者必须预计到背侧软组织不够和伸肌腱偏移。这是横行切口和肌腱切断术的适应证，同时要计划如何覆盖残留的软组织缺损，并需要与患者讨论。为维持关节屈曲，并保护背侧的软组织重建，需要用克氏针将掌指关节固定于屈曲位。

体位

- 患者取仰卧位，患肢置于搁手台上。如需取全厚皮片做植皮，可使用上臂止血带使前臂进入术野。

入路

- 掌指关节挛缩的手术入路取决于 3 个因素：
  - 受累及掌指关节的数量。
  - 近侧指间关节是否需要手术。
  - 背侧软组织情况。
- 单一的掌指关节可采用背侧纵向切口。如果指间关节存在伸直挛缩，则需要在近侧指间关节正中线上做切口。如果近侧指间关节存在屈曲挛缩，则切口需要沿中轴线向远端延伸（图 3A）。
- 多个掌指关节伸直挛缩需要采用相互独立的背侧纵向切口。
  - 切口可向远端延伸，方便处理伸肌腱粘连合并近侧指间关节挛缩（图 3B）。
- 如果 2 个相邻掌指关节同时需要做手术，可以在指蹼中间做纵向背侧切口。
  - 如果需要可以向指端延伸成 Y 形切口，完成肌腱松解术或近侧指间关节的手术。
- 多重掌指关节挛缩可以在掌骨头近端做一个横向切口。
  - 只有当背侧软组织纤维变性没有顺应性时才采用这

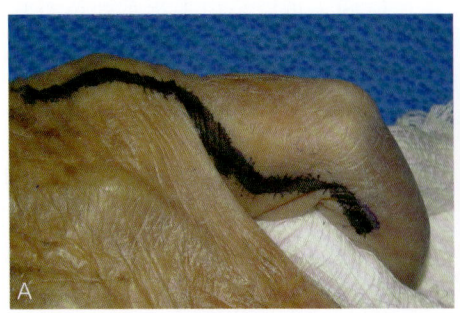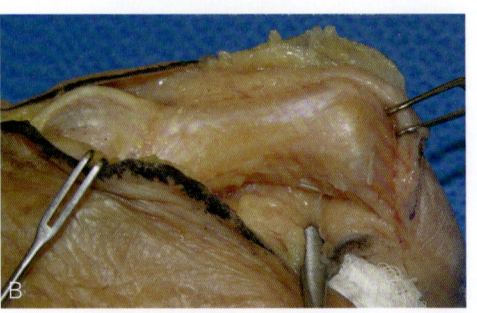

图 3　A. 示指的掌指关节伸直挛缩合并近侧指间关节屈曲挛缩，通过在背侧中轴线上向远端延长切口入路。B. 手指伸指装置得到最佳暴露，并可直视近侧指间关节的掌侧结构。

一入路。此情况下，术者需要计划如何通过植皮或皮瓣转移来覆盖预期的缺损。
- 单一近侧指间关节挛缩入路没有定式，视手术方案而定。
  - 用于屈曲挛缩的关节囊切开术宜采用外侧入路，Checkrein韧带松解术采用掌侧入路，经皮松解术采用外侧入路。
  - 背侧入路用于伸直挛缩时做关节囊切开术，先前已有背侧手术切口或需要取出内固定时。
  - 外部松解不需要切口。

掌指关节挛缩

背侧关节囊切开术

- 根据上述注意事项来确定皮肤切口（技术图1A）。
- 锐性切开直至伸指装置，保护背侧皮神经。
  - 如果掌指关节软组织严重瘢痕化，在伸指装置近端和远端之间小心分离软组织床。
- 沿伸指装置掀起全层软组织皮瓣（技术图1B）。
- 用Freer剥离子在伸指装置下方松解粘连，重点部位是在掌骨近侧（技术图1C）。
- 正如Curtis[3,4]以及之后Tsuge[13]描述的，在掌指关节表面锐性切开伸肌腱（技术图1D）；使矢状纤维束得以保护。不要横向切断伸肌纤维。
  - 在示指和小指处，于指总伸肌腱和固有伸肌腱之间分离。
- 拉钩拉开切口两侧伸肌腱及附着的矢状纤维，暴露关节囊。
- 有时分离伸指装置和关节囊之间的间隙是非常困难的，因此要锐性切开和钝性分离相结合。
- 关节囊通常相当肥厚，一般情况下需要切除而不是松解（技术图1E）。
- 试着被动屈曲手指；通常屈曲受限，必要时行侧副韧带松解或切除（技术图1F）。
  - 从背侧开始，从侧隐窝处或任意粘连处向掌骨头松解固有侧副韧带。笔者通常用Freer剥离子轻柔地将侧副韧带起点从掌骨头上剥离下来。
  - 可能需要在掌骨起点处切断并清除致密粘连和过厚的侧副韧带。

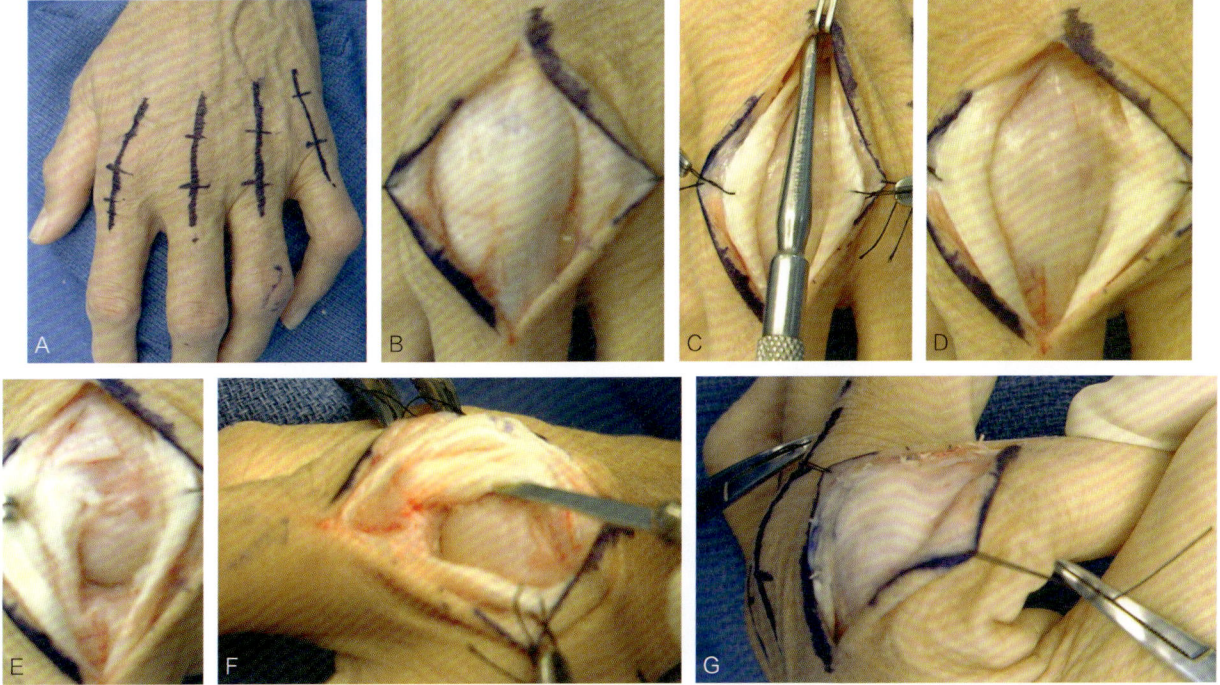

技术图1 A. 设计相互独立的背侧纵行切口，进行多个掌指关节挛缩松解手术。B. 在伸指装置水平掀起全层软组织瓣。C. 纵行劈开伸指装置。D. 将伸肌腱的每个粘连面都与周围软组织分离开来。E. 切除背侧关节囊。F. 从掌骨头上分离固有侧副韧带。G. 再次评估掌指关节屈曲活动度。

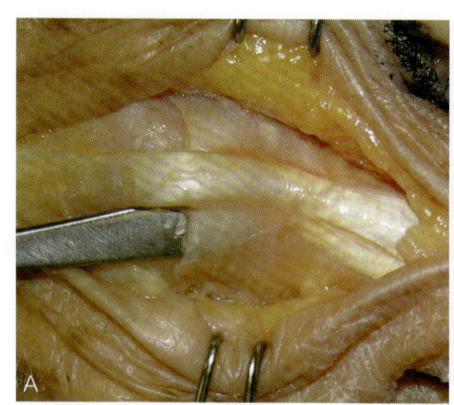
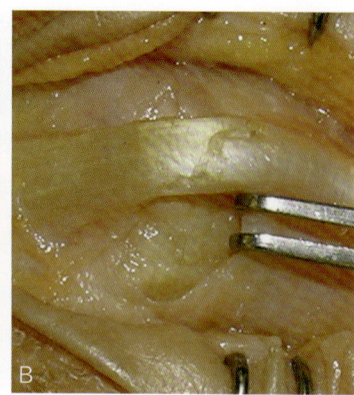
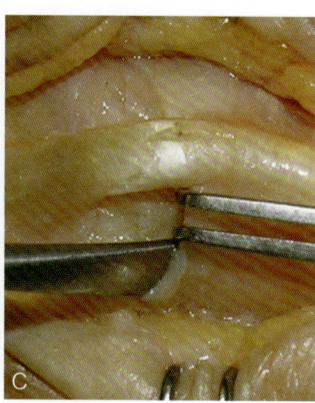

技术图2　A～C. 每张图都是腕部在左侧，手指在右侧。A. 找出矢状纤维束的前缘并把它从其下的背侧关节囊上游离出来。B. 向远端牵拉矢状纤维束并横向切开关节囊。C. 用Freer剥离子松解固有侧副韧带的起点。

- 再次评估掌指关节被动屈曲活动(技术图1G)。如果屈曲仍不充分或是在完全伸直时出现关节跳跃或弹响，则需要松解副韧带。
  - 目的是进一步松解侧副韧带，要保证足够关节活动度同时不影响稳定性，尤其是要保持桡侧(捏取物品侧)的稳定型。
- 检查掌侧隐窝并用Freer剥离子松解掌板和指骨髁之间所有的粘连。
  - 掌侧粘连松解失败将导致关节屈曲时，关节和背侧间隙形成铰链连接。
- 此时关节应拥有流畅的被动运动弧，既没有铰链样屈曲，也没有伸直时的弹响。屈曲一般可以达到90°。
- 如果患者采用腕部或Bier阻滞麻醉，可以检查主动屈曲活动。
  - 另一种办法，可以在前臂掌尺侧做一小切口，然后牵拉手外在屈肌腱。
- 如果主动屈曲受限，则考虑行屈肌腱松解术。
  - 尽管肌腱松解术可以二期进行，但笔者宁愿选择一期行肌腱松解，主要是强调术后关节的被动活动。
- 松开止血带，并用双极电凝止血。
- 保持掌指关节屈曲的同时，用4-0的不可吸收线反向间断编织缝合伸指装置，然后间断缝合皮肤。
- 如果瘢痕渗血过多，术后24小时内用小橡胶血管环或是直径0.25 in的Penrose引流管进行引流。
- 应用背侧夹板，保持掌指关节屈曲70°。

掌指关节背侧关节囊有限切开术

- 对于轻度挛缩，可能不需要做背侧关节囊切开术。Bode和Gottlieb[1]描述了有限的关节囊切开术。
- 按照先前所述方法暴露伸指装置(技术图1)。
- 用Freer剥离子松解伸指装置以及背侧关节囊上的矢状纤维束(技术图2A)。
- 向远端拉开背侧关节囊。
- 在掌骨头远端背侧横向切开关节囊(技术图2B)。
  - 切口从一边副隐窝向另一边副隐窝延伸。
- 用Beaver刀片或是Freer剥离子沿切开的关节囊边缘，逐步将侧副韧带从掌骨头上松解下来(技术图2C)。

掌指关节处伸肌腱切断术

- 对于具有致密瘢痕的长期挛缩的多个掌指关节，需要切断指总伸肌腱以获得屈曲活动(技术图3A)。
- 在矢状束远侧缘处行肌腱切断术。

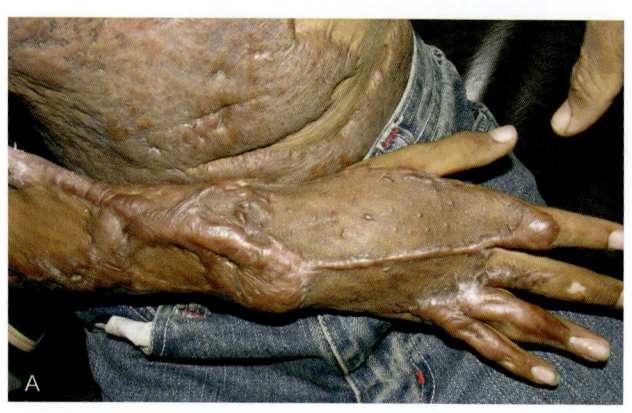

技术图3　A. 通过皮肤横向切口和伸肌腱切断术来完成严重烧伤后掌指关节挛缩的松解。

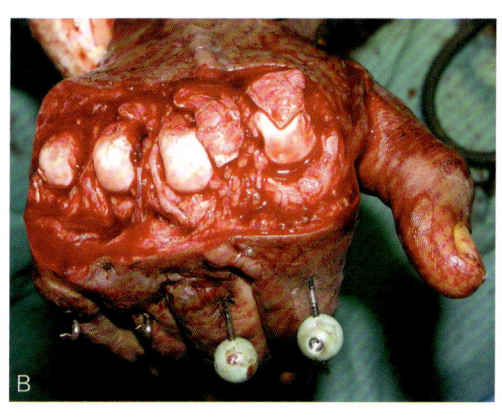
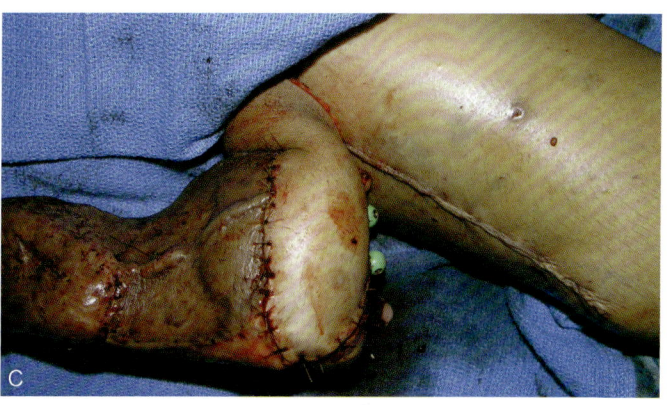

技术图3（续） B. 用克氏针将掌指关节固定在屈曲位。C. 用带蒂阔筋膜张肌皮瓣来覆盖背侧软组织缺损。

- 按照先前所述方法行关节囊切开术和侧副韧带松解术。
- 在关闭切口时将近端肌腱与矢状束缝合；在背侧中线处关闭伸肌腱帽。

- 由于是慢性挛缩，可用克氏针临时将掌指关节固定于屈曲位（技术图3B）。
  - 当背侧有软组织缺损时，克氏针固定对于保护植皮或皮瓣都非常有用（技术图3C）。

近侧指间关节挛缩

关节囊切开术治疗近侧指间关节屈曲挛缩

- 如果有足够的皮肤来覆盖，可采用手指正中切口（技术图4A）。
- 以近侧指间关节为中心做桡侧侧方切口，通常4 cm长。
- 向掌侧牵开神经血管结构并加以保护。小心操作保护指神经背侧支，它一般越过切口的近侧缘。
- 在A2滑车远端缘打开屈肌腱鞘。
  - 如果有挛缩，可切除部分滑车。
- 必要时行屈肌腱松解术。
  - 如果要做更广泛的肌腱松解术，可在屈肌腱鞘表面向掌侧延长切口。在指蹼间隙水平，小心操作以避免损伤越过术野的指神经和指动脉。

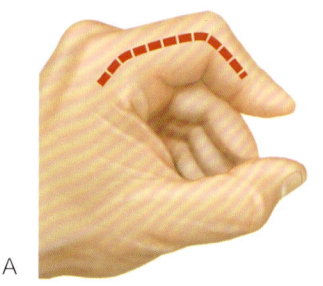
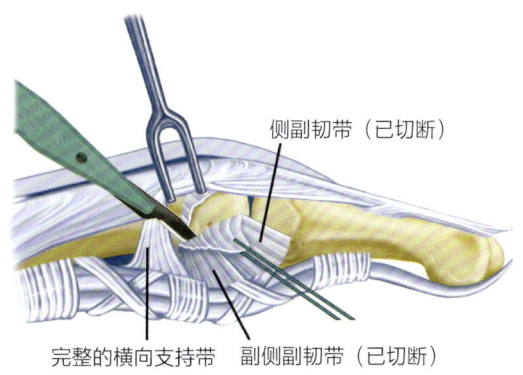
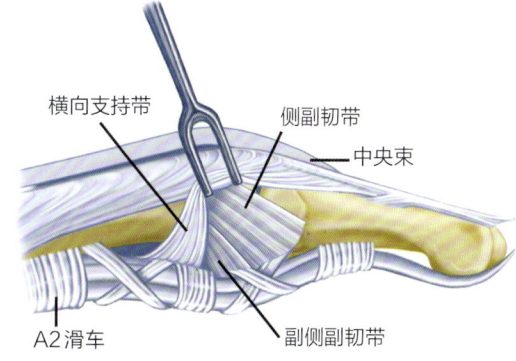

技术图4 A. 皮肤切口。B. 保护横向支持带并暴露侧副韧带以备切除。C. 切除侧副韧带。

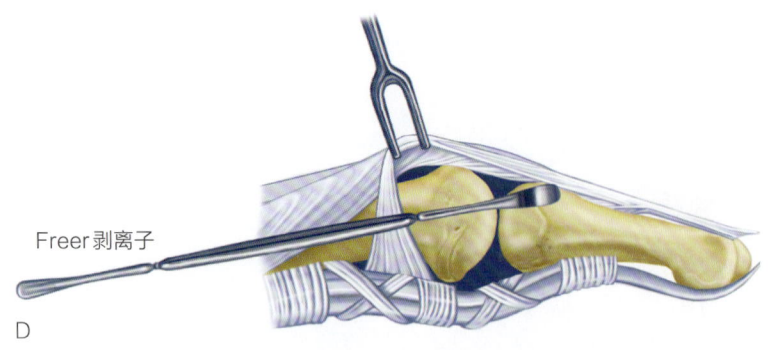

技术图 4（续） D. 如有需要，进行伸肌腱松解。

- 用69号Beaver刀片切除掌侧部分侧侧副韧带（包括其下的关节囊），同时小心保护横向支持带纤维（技术图4B）。必要时切除整个附属侧副韧带。
  - 垂直钝性分离韧带纤维，游离并保护横向支持带纤维（技术图4C）。
- 千万不要切除掌板（关节囊），但是可以用Freer剥离子从指骨上提起掌板以扩大掌凹。必要时延长骨间肌。
- 如果完成手指桡侧松解后仍有僵直，则需在手指尺侧再做一同样的切口。
- 尺侧切口通常仅3 cm长，同时解决屈肌腱和伸肌腱的问题。如果考虑到屈肌挛缩松解术后伸肌腱粘连可能限制主动伸直，则需拉起背侧皮肤行伸肌腱松解术。在伸肌腱松解过程中，要保护中央束止点（技术图4D）。
- 如果关节松解术后软组织覆盖不够，则需行植皮术或局部皮瓣转移术。
  - 如果掌侧皮肤不足或是不可靠，则需做邻指皮瓣转移。在做邻指皮瓣转移时，在近侧指间关节掌侧面做横切口并通过桡侧中轴线切口来延长。
- 虽然Curtis[3,4]最早提出用克氏针伸直位固定关节1周时间，但是大多数手术医生并不赞同此建议。
  - 一些作者支持切除指浅屈肌腱避免复发。笔者个人经验认为该方法无效。Favre和Kinnen[5]报道了他们在扳机指治疗中松解浅屈肌腱，但无文献支持将松解浅屈肌腱应用于常规情况。

Checkrein韧带松解治疗近侧指间关节屈曲挛缩

- 按照Watson等[14]所述，掌板不会屈曲，而是随着手指的屈曲和伸直向近端或远端滑动。近侧指间关节粘连，会造成掌板近侧包括Checkrein韧带发生挛缩。
  - 几乎不需要切除掌板或是分离侧副韧带来达到完全伸直。
- 从掌侧进入关节，通常采用V-Y形切口处理掌侧皮肤挛缩。
- 打开A2和A4滑车之间的鞘管并牵起指深屈肌腱（技术图5A）。
- 松解Checkrein韧带，保护其滋养血管（技术图5B）。
- 如果松解Checkrein韧带后仍有挛缩，则进一步松解侧副韧带背侧区或Landsmeer支持带的斜行部分。
- 这项技术在掌侧入路切除Dupuytren病变或屈肌腱重建术中很管用。

经皮侧副韧带松解术治疗近侧指间关节屈曲挛缩

- Stanley等[11]提出用经皮侧副韧带松解术来治疗顽固性近侧指间关节屈曲挛缩。

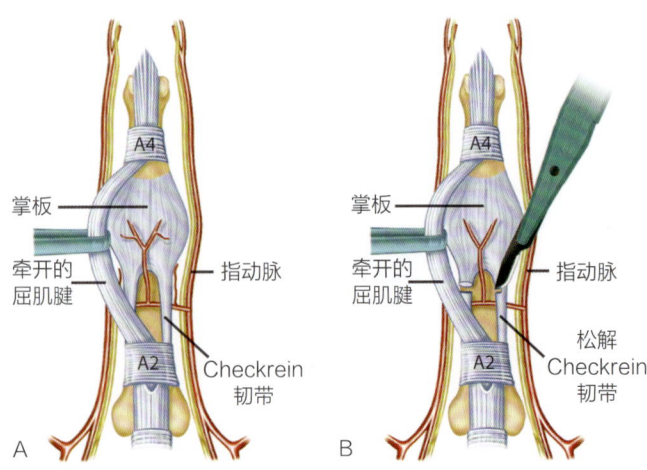

技术图5 A. 暴露屈肌腱鞘，同时在掌板近侧缘暴露Checkrein韧带。B. 松解Checkrein韧带来矫正近侧指间关节挛缩（Watson法）。

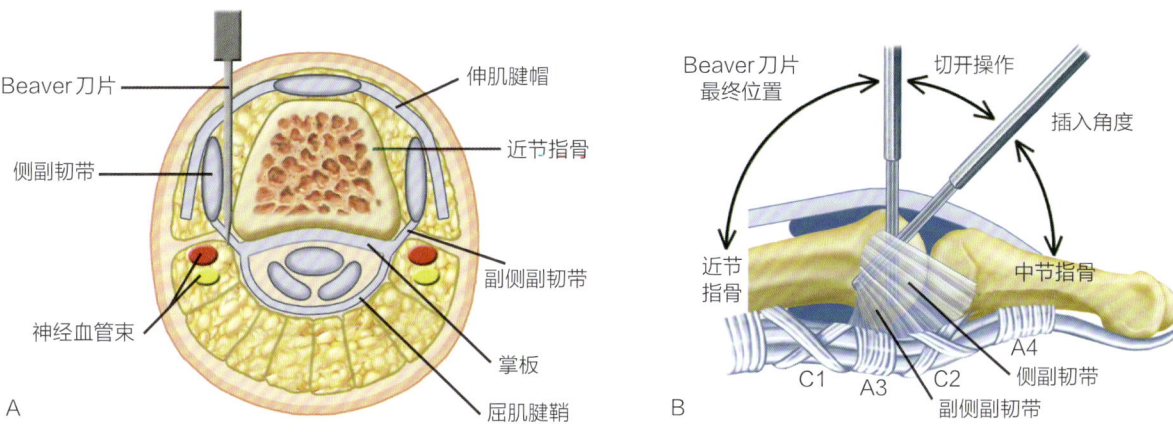

技术图6　A. 横断面显示把69号Beaver刀片平行放置于近节指骨并紧贴近侧指间关节侧副韧带起点。B. 矢状面显示"扫帚样大幅度清理技术"，Beaver刀片将侧副韧带从起点上剥离下来。

- 经皮将69号Beaver刀片插入至紧贴近端指骨头的位置（技术图6A）。
- 用像扫帚一样摆动清理的方式，分离剥脱固有侧副韧带（技术图6B）。
- 轻柔地将手指伸直。

外固定支架治疗近侧指间关节屈曲挛缩

- 有三种类型的牵引器可供使用。
  - Houshian等人[8]使用带有2 mm螺纹销钉的Pennig微型外固定架（Orthofix Ltd., Surrey, England）。
  - Kasabian等[7]提出可以采用下颌重建时的多维牵张器。
  - Digit Widget（Hand Biomechanics Lab, Inc. Sacramento, CA）牵开器逐渐受到欢迎（技术图7）。
- 应用外固定支架，不需要软组织松解术。
  - Houshian等[8]每天牵拉1/4转（0.25 mm），直到关节被拉开5 mm。
- 支架需要放置4~6周时间。Houshian的做法是，在牵拉结束后，外固定的位置保持1周。

关节囊切开术治疗近侧指间关节伸直挛缩

- 在背侧做弧形切口。
- 钝性分离以保护横向支持带，并如前所述用69号Beaver刀片切除固有侧副韧带（技术图8）。
- 行背侧关节囊切开术和伸肌腱松解术。如果有手内在肌的紧张，则做延长或松解术。

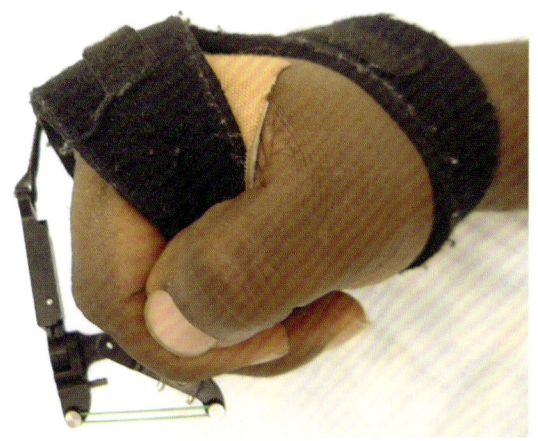

技术图7　应用Digit Widget来治疗近侧指间关节屈曲挛缩。

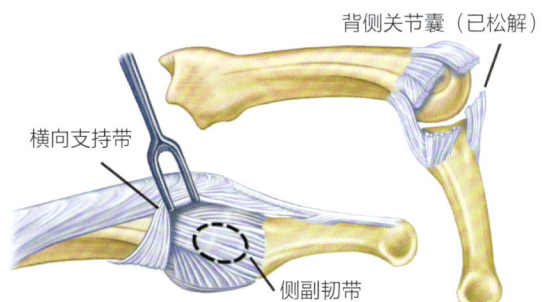

技术图8　通过背侧切口，保护横向支持带并切断侧副韧带。同时松解背侧关节囊。

要点与失误防范

掌指关节

指征	• 患者必须能够参加监督良好的康复过程,并承诺能够再进行8~12周的治疗。	
入路	• 皮肤横切口更容易限制屈曲,术后更容易出现皮肤破损;然而,当严重挤压伤或烧伤的手进行手术松解时,横向皮肤切口有助于多个掌指关节的软组织覆盖。	
关节囊切开以及侧副韧带松解	• 掌板与指骨髁之间的粘连可能导致固有侧副韧带松解后屈曲受限。 • 附属副韧带的松解可能是完全伸展的必要条件。	
相关病理	• 术中使患者尝试主动屈曲发现相当多的患者存在相关的屈肌腱粘连。 • 屈肌腱松解术可采用沿中轴线延长背侧切口,或采用单独的Brunner式掌侧入路。	

近侧指间关节

顽固性关节僵硬	• 未能识别内在肌挛缩,皮肤覆盖不足,屈肌腱鞘挛缩。 • 未识别反射性交感神经营养不良。
术后关节不稳定	• 未能保护横向支持带纤维,或过度松解软组织。
术前屈曲挛缩大于75°	• 考虑关节融合术而非软组织松解术。
适合做松解术的患者	• 年轻患者,非挤压伤,无反射性交感神经营养不良,无血管再生。 • 术前屈曲挛缩小于43°。

术后处理

- 在术后第1次随访前患者按要求严格抬高患肢。
- 术后48~72小时内对伤口进行评估,如果伤口情况稳定,要立即开始辅助下关节主动活动锻炼。
- 同时要采取伤口护理和控制水肿的措施。应用非黏性纱布直到伤口无渗出为止。用Coban敷料包裹和纱布指套来减少肿胀。一旦伤口愈合,可以用加压手套或弹力指套进一步减轻肿胀。
- 根据伸指装置所能承受的程度,进一步迅速增强包括主动活动和被动活动在内的理疗。
- 对于掌指关节伸直挛缩:
  ○ 用静止型夹板将患者的掌指关节全天固定于屈曲70°位置。术后1周,如果术后肿胀开始消退,则在白天用活动型屈曲夹板固定(图4)。
  ○ 如果行克氏针固定,则只有近侧指间关节可以在术后立即活动,而掌指关节治疗需推迟到术后7~10日拔除克氏针以后。
  ○ 术后2~3周对患者进行再次评估。如果存在明显的伸肌迟滞(可能是广泛伸肌腱松解术后),可以在白天交替使用活动型伸直夹板和活动型屈曲夹板。
  ○ 夜间休息时使用静止型夹板,至少连续使用6~8周。
  ○ 理疗通常要持续3个月。
- 近侧指间关节松解术后白天用活动型夹板和夜间用静止型夹板,越早开展越受益。

预后

- 最终的活动度一般都远低于术中所达到的活动度,但是已经对手功能产生了实质性改变。
  ○ 活动度在术后3~6个月达到平台期。

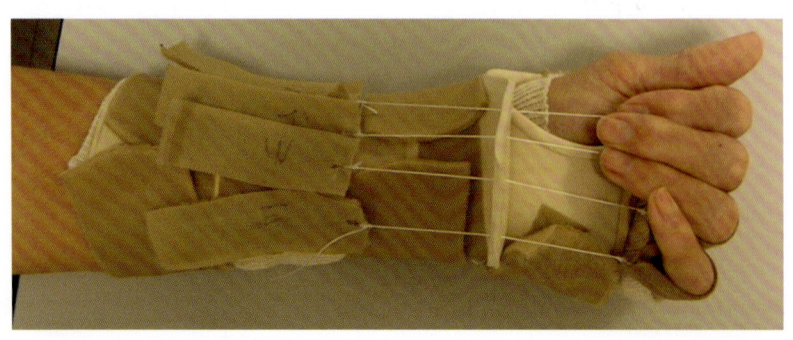

图4 术后采用动态屈曲夹板以矫正掌指关节伸直挛缩。

- 如果只用关节囊切开术就可以松解挛缩，那么术后结果无疑是最好的。因为每增加一项手术步骤，例如肌腱松解，都会加重术后肿胀和扩大瘢痕形成范围，降低远期效果[4]。
- 对于某些患者，掌指关节或近侧指间关节活动度提高30°~45°是合理的预期[2,16]。
- 按照Gould和Nicholson的报道[7]，掌指关节和近侧指间关节活动度的提高取决于挛缩的病因。一项105例掌指关节和112例近侧指间关节关节囊切开术的研究中，直接关节创伤（骨折或挤压伤）患者主动活动度平均增加20°，掌指关节略高于近侧指间关节稍低。间接原因造成关节挛缩（如神经损伤、卒中或皮肤烧伤）预后更好[7]。
- Ghidella等[6]报道68例近侧指间关节囊切开术的手术效果，总活动度平均提高仅7°，令人失望。预后最佳当属那些没有挤压伤、疼痛综合征或是血管重建病史的年轻患者。这组患者平均提高了17°，而在"复杂诊断"的患者群中提高了0°。
- Houshian等[8]报道了94例患者，平均改善67°。年龄小于40岁的患者结局更好。仅观察到12例浅表感染，为发生重大并发症，为报道使用Digit Widget的结果。不幸的是，作者无法重复Houshian的结果。

并发症

- 伤口开裂和感染。
- 顽固性或复发性挛缩。
- 伸肌腱断裂。
- 手指在掌指关节处尺偏。
- 术后半脱位或脱位。
- 指神经背侧支损伤。

（王虹舒　译，朱昱　审校）

参考文献

[1] Bode L, Gottlieb M. Dorsal capsulectomy of the metacarpophalangeal joint. In: Blair WF, ed. Techniques in Hand Surgery. Baltimore: Williams & Wilkins, 1996:923-929.

[2] Buch VI. Clinical and functional assessment of the hand after metacarpophalangeal capsulotomy. Plast Reconstr Surg 1974;53:452-457.

[3] Curtis R. Stiff finger joints. In: Grabb W, Smith J, eds. Plastic Surgery. Boston: Little, Brown, 1979:598-603.

[4] Curtis RM. Capsulectomy of the interphalangeal joints of the fingers. J Bone Joint Surg Am 1954;36-A(6):1219-1232.

[5] Favre Y, Kinnen L. Resection of the flexor digitorum superficialis for trigger finger with proximal interphalangeal joint positional contracture. J Hand Surg Am 2012;37:2269-2272.

[6] Ghidella SD, Segalman KA, Murphey MS. Long-term results of surgical management of proximal interphalangeal joint contracture. J Hand Surg Am 2002;27(5):799-805.

[7] Gould JS, Nicholson BG. Capsulectomy of the metacarpophalangeal and proximal interphalangeal joints. J Hand Surg Am 1979;4:482-486.

[8] Houshian S, Jing SS, Kazemian GH, et al. Distraction for proximal interphalangeal joint contractures: long-term results. J Hand Surg Am 2013;38:1951-1956.

[9] Kasabian A, McCarthy J, Karp N. Use of a multiplanar distracter for the correction of a proximal interphalangeal joint contracture. Ann Plast Surg 1998;40:378-381.

[10] Prosser R. Splinting in the management of proximal interphalangeal joint flexion contracture. J Hand Ther 1996;9:378-386.

[11] Stanley JK, Jones WA, Lynch MC. Percutaneous accessory collateral ligament release in the treatment of proximal interphalangeal joint flexion contracture. J Hand Surg Br 1986;11:360-363.

[12] Strauch RJ, Rosenwasser MP, Lunt JG. Metacarpal shaft fractures: the effect of shortening on the extensor tendon mechanism. J Hand Surg Am 1998;23:519-523.

[13] Tsuge K. Contractures. In: Tsuge K, ed. Comprehensive Atlas of Hand Surgery. Chicago: Year Book Medical Publishers, 1989:239-241.

[14] Watson HK, Light TR, Johnson TR. Checkrein resection for flexion contracture of the middle joint. J Hand Surg Am 1979;4:67-71.

[15] Weeks PM, Wray RC Jr, Kuxhaus M. The results of non-operative management of stiff joints in the hand. Plast Reconstr Surg 1978;61:58-63.

[16] Young VL, Wray RC Jr, Weeks PM. The surgical management of stiff joints in the hand. Plast Reconstr Surg 1978;62:835-841.

第 135 章 针式腱膜切开术及胶原蛋白酶注射治疗掌腱膜挛缩症（Dupuytren 病）

Needle Aponeurotomy and Collagenase Injection for Treatment of Dupuytren Disease

Frederick N. Meyer

定义

- 掌腱膜挛缩症（Dupuytren disease, DD）是一种良性的、通常无痛的、影响手掌筋膜的纤维增生性疾病，常导致手指进行性挛缩（图1）。
- 这些挛缩可严重到对手功能产生重大影响。
- 尽管大多数估计认为掌腱膜挛缩症在高加索人种的发病率为3%~6%，但一些研究报告报道发病率高达42%[46]，这意味着在美国和欧洲，可能有多达1350万~2700万人患病。

解剖

- 正常解剖和病理解剖学的详细描述，请参阅 Dr. Rayan 的第 136 章"掌腱膜挛缩症（Dupuytren 病）的手术治疗"。
- 特别需要注意的是当有螺旋状神经时指神经的位置。如果患者手掌远端屈曲折痕和手指近端屈曲折痕之间有一个柔软的脂肪团，就可以预测螺旋状神经的存在。在44次解剖中，如果患者有这个肿块，90%的情况下存在螺旋状神经[60]。
- 手指的神经血管束通常成一条直线。当掌腱膜挛缩累及前张力带、螺旋带和侧指板时，这些结构会收缩并变直，使神经血管束向中央和掌侧移位（图2）[44]。
- 当螺旋束收缩时，它会使神经血管束和纤维脂肪组织变得更表浅。这导致多余的皮肤和纤维脂肪组织在掌侧形成一个柔软的、直径约2 cm的肿块。
- 螺旋状神经最常见于近端指间关节挛缩30°的环指和小指[60]。

发病机制

- 掌腱膜挛缩症被认为是一种常染色体显性遗传，不完全显性。Hu 等[32]通过研究一个瑞典家庭，发现掌腱膜挛缩症的常染色体显性基因，位于16q染色体。
- 掌腱膜挛缩症的进展并不一致。条索可以是结节性的，也可以是非结节性的，这取决于索内细胞结节的数目。结节性条索是细胞增生性的，大多数为α平滑肌肌动蛋白(-SMA)阳性细胞。非结节性条索收缩最强。结节索中的细胞负责脊髓的收缩。应力屏蔽导致肌成纤维细胞凋亡，进而细胞减少[69]。
- 正常的手掌筋膜主要由Ⅰ型胶原组成。掌腱膜挛缩症的条索主要由Ⅲ型胶原蛋白构成[10]。
- 掌腱膜挛缩症的组织学分期[7,58]：
  - Ⅰ型（增生期）：所有病变均显示有丝分裂象。有丝分裂象稀少且形状规则。细胞核为圆形。
  - Ⅱ型（纤维细胞期）：含有大量细胞，但无有丝分裂象。细胞核被大量的波浪状胶原纤维拉长。银染色显示在细胞较多的区域存在致密网状结构。
  - Ⅲ型（纤维化期）：致密的纤维束，细胞稀少，细胞核延长。
- 组织学为Ⅰ型的患者复发率最高，为54%，术后8~9年，复发率上升至71%。
- 掌腱膜挛缩症发生收缩的主要成因是肌成纤维细胞。这种细胞能产生明显的收缩力，同时具有平滑肌和成纤维细胞的特征[5,23]。
- 前列腺素 $F_{2\alpha}$ 显著刺激肌成纤维细胞挛缩，而前列腺素 E_2 使肌成纤维细胞舒张[5,35]。
- 掌腱膜挛缩症组织中含有大量生长转化因子（$TGF-\beta_1$ 和 $TGF-\beta_2$），显著促进肌成纤维细胞增殖[6]。
- $TGF-\beta_1$ 是一种力传导细胞因子，在细胞附着和收缩早期引起肌成纤维细胞收缩力增强，在应力刺激下促进肌成纤维细胞收缩[9]。

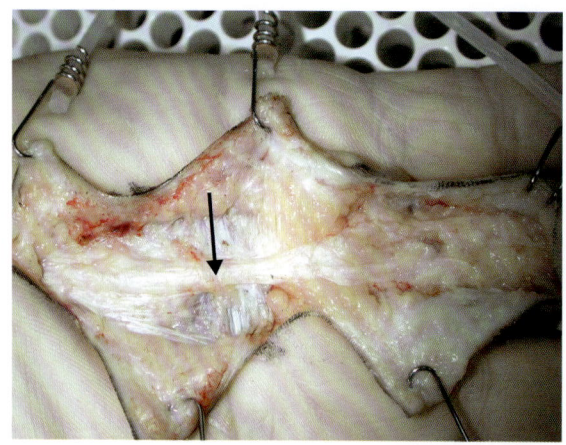

图1 外科解剖显示，掌腱膜挛缩条索（箭头）影响手掌和手指。

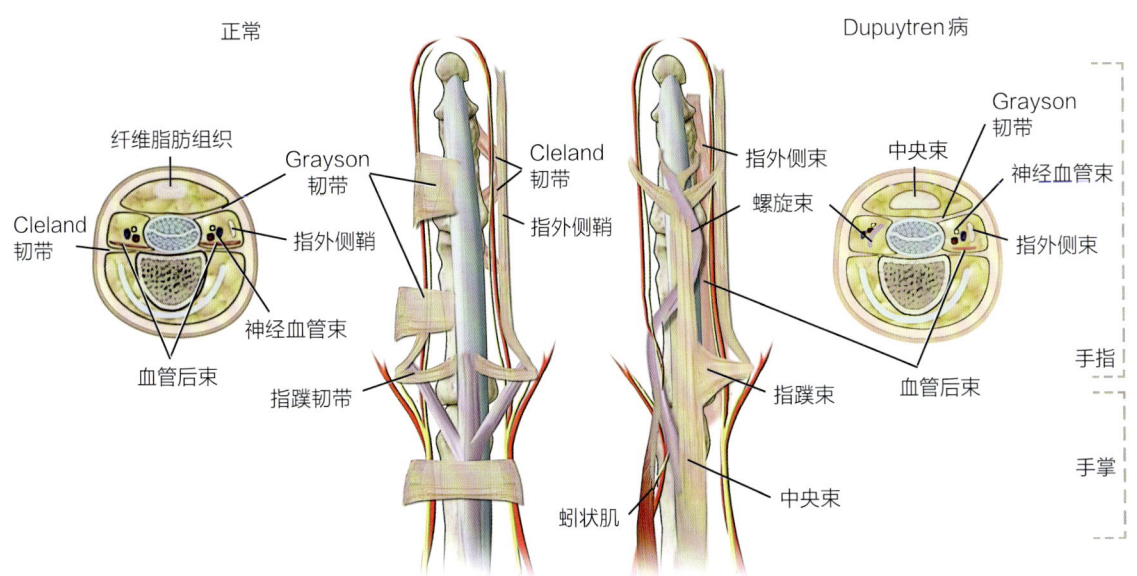

图2 螺旋条索的形成，显示出神经血管束的移位。

- 转录因子 $Z19$ 增强 TGF-$β_1$ 的效果。
- 另外，还有许多蛋白影响肌成纤维细胞的分化、生长和收缩力，包括血小板衍生生长因子（PDGF）、成纤维细胞生长因子（FGF）、表皮生长因子（EGF）、白细胞介素-1（IL-1）肌腱蛋白和肌周蛋白（表1和表2）[10,49]。

表1　掌腱膜挛缩症中上调的基因和蛋白

- 去整合素和金属蛋白酶结构域（ADAM）12
- α平滑肌肌动蛋白（α-SMA）
- β-1 整合素
- 钙黏蛋白11（CDH11）
- 胶原蛋白Ⅰ，Ⅴ，Ⅷ
- 接触蛋白1（CNTN1）
- 纤维连接蛋白
- 热休克蛋白47（HSP47）
- 层粘连蛋白
- 含富亮氨酸重复序列（LRR）结构域17
- V-maf肌腱膜纤维肉瘤原癌基因同源物B（MafB）
- 骨膜蛋白，成骨细胞特异性因子（POSTN）
- 突触后致密蛋白-95（PSD-95）
- 肌腱蛋白C（Tenascin C）
- 组织金属蛋白酶抑制物-1（TIMP-1）
- 生长转化因子-$β_2$（TGF-$β_2$）
- 紧密连接-1蛋白（ZO-1）

注：经允许引自 Black EM, Blazar PE. Dupuytren disease: an evolving understanding of an age-old disease. J Am Acad Orthop Surg 2011;19(12):746-757。

自然病程

- 掌腱膜挛缩症经历3个临床阶段[15,42]：
  - 阶段Ⅰ：增生期或结节期。在这一阶段，患者手掌筋膜内有结节。结节以细胞为主，由血管周围纺锤状增生性成纤维细胞组成，胞核不规则深染。结节呈血管性，周围有反应性组织。胶原蛋白沉积没有增加。增生性细胞破坏正常掌筋膜的连续性。
  - 阶段Ⅱ：转变期或活跃期。在这一阶段，掌筋膜结节增厚，并开始出现关节挛缩。成纤维细胞沿力线排列，变得更加成熟，大小变小且数量减少。最主要的细胞类型是肌成纤维细胞。可见由排列整齐的成熟的胶原纤维和少量散在的细胞构成的条索。
  - 阶段Ⅲ：残留期或晚期。在这一阶段，纤维束呈弥漫性，较厚，收缩更加严重。条索主要为胶原蛋白，细

表2　掌腱膜挛缩症中下调的基因和蛋白

- 几丁质酶3样蛋白2
- 胶原蛋白Ⅳ
- 角膜衍生转录物6（CDT6）
- 半胱氨酸双加氧酶1（CDO1）
- 基质金属蛋白酶27（MMP27）
- 基质金属蛋白酶3（MMP3）
- 超氧化物歧化酶（SOD）
- 超氧化物歧化酶2（SOD2）

注：经允许引自 Black EM, Blazar PE. Dupuytren disease: an evolving understanding of an age-old disease. J Am Acad Orthop Surg 2011;19(12):746-757。

胞稀少,细胞被胶原纤维拉长压缩。细胞类型包括成纤维细胞和肌成纤维细胞。
- 掌腱膜挛缩症发展难以预测。结节可能潜伏数年无进展,也可能数月内迅速进展[42]。Reilly等[57]报道了59例Dupuytren结节患者,30例结节发展为条索,平均用时8.7年(6~15年)。然而,仅8.7年,5例患者达到手术指征,7例患者自行缓解[57]。

病史和体格检查

- 掌腱膜挛缩症主要发病于北欧白种人男性。然而,在所有种族中都有报道。
- 男性50岁、女性60岁发病率最高。文献报道,男性比女性更易患病,比例在7.5:1~5.4:1[42]。也有报道男女患病比例在9.5:1~3:1,但这些报道主要针对欧洲和澳大利亚人群。最近的一项研究显示,Anthony等[1]观察美国人群的发病率,发现男女患病比例为1.7:1,随年龄增长,该比例趋向于1:1。
- 掌腱膜挛缩症影响工作和日常生活,包括梳头、洗脸、握手、把手揣进口袋、抓握工具,以及戴手套等。
- 掌腱膜挛缩症与很多临床疾病相关,包括糖尿病[3,13]、HIV[11]、冻结肩、高脂血症[29],以及癫痫[2]。
- 生活方式也是危险因素,包括吸烟、酗酒[12,24,25]、手工活[41]、手和腕的创伤[40]、使用震动工具[64]。
- 掌腱膜挛缩症通常以无痛结节起病。最常累及的手指是环指(60.7%),其次是小指(51%)、中指(22.5%)、拇指(7.0%),最后是示指(5.8%)。累及拇指指蹼造成虎口挛缩(图3A)[55]。
- 疾病早期,患者注意到皮肤变厚伴有小凹坑,可进展成为条索,最终导致掌指关节和近侧指间关节挛缩(图3B)。
- 掌腱膜挛缩症通常单指起病,逐渐累及其他手指(图3C)。
- 掌腱膜挛缩症可能出现在其他部位,形成异位病变,比如近侧指间关节的背侧(Garrod结节)、足(Lederhose病),以及阴茎上(Peyronie病)[30]。
- 已识别的掌腱膜挛缩症的易感素质有5项:50岁以前发病、双侧累及、异位病变、男性、家族史[30,33]。
- 存在易感素质的患者,掌腱膜挛缩症进展更快、更易复发。
- "筋膜固定术"手法可预测,经皮针式腱膜切断术(PNF)术后近侧指间关节至少能够获得的活动度。
  ○ 屈曲掌指关节90°。
  ○ 测量近侧指间关节伸直活动增加的度数[20]。
- Tubiana根据掌指关节、近侧指间关节和远侧指间关节的被动伸直活动度总减少度数(TPED)将掌腱膜挛缩症进行分类(表3)[65]。

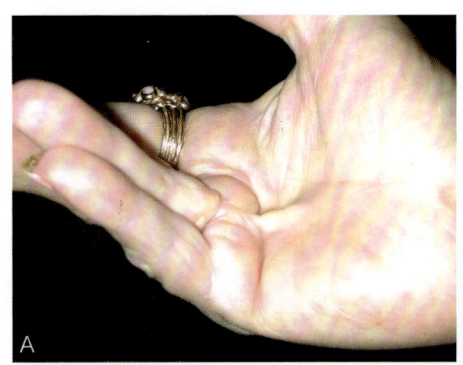

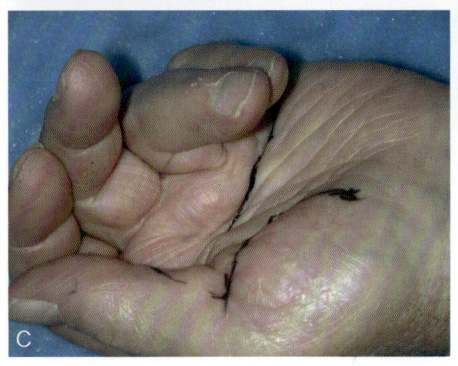

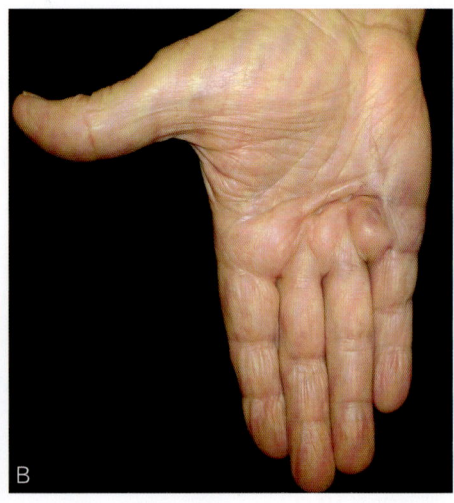

图3 A. 掌腱膜挛缩症累及环指。B. 与掌腱膜挛缩症相关的凹陷和小坑。C. 多发掌腱膜挛缩症累及拇指和四指。

表3　Tubiana根据TPED建立的掌腱膜挛缩症分类

Ⅰ级	0°～45°
Ⅱ级	45°～90°
Ⅲ级	90°～135°
Ⅳ级	≥135°

影像学和其他诊断性检查

- 大多数情况下,影像学检查并不是评估掌腱膜挛缩症的必要手段。唯一需要考虑影像学检查的是可能存在其他病理学问题,如严重的骨关节炎或肿瘤。如果怀疑有这些情况,选择相应的影像学检查。

鉴别诊断

- 见"掌腱膜挛缩症(Dupuytren病)的手术治疗"一章。

非手术治疗

- 过去有多种保守治疗方法,效果一般,包括物理治疗、夹板、注射二甲亚砜、局部应用维生素A和维生素E、注射干扰素γ、放射治疗,以及使用钙离子通道阻滞剂(如硝苯地平、维拉帕米)[56]。
- 1971年,Hueston[33]进行了他称之为"酶筋膜切开术"的手术,给患者注射胰蛋白酶、透明质酸酶和利多卡因的混合物,然后用手强迫伸展患指。注射后15分钟,手指伸直活动度得到了完全恢复[33]。
- 然而,McCarthy[43]研究长期结局发现,9例患者中7例在2～3年内复发。
- 曲安奈德直接注射到掌腱膜挛缩结节,97%患者病症缓解。评价注射次数为3.2次。然而有50%的患者在1～3年内复发[38]。

溶组织梭状芽孢杆菌胶原蛋白酶(XIAFLEX)

- 2009年,Hurst等[34]报道多中心胶原蛋白酶减轻掌腱膜挛缩症研究(CORD)Ⅰ研究。这是一项双盲、随机、安慰剂对照研究,在掌腱膜挛缩条索中注射0.58 mg溶组织梭状芽孢杆菌胶原蛋白酶(CCH, Xiaflex)[34]。
- Xiaflex是两种协同作用的胶原蛋白酶的混合物,能够快速溶解Ⅰ型和Ⅲ型胶原蛋白[61]。

治疗适应证

- 可触及条索,伴有≥20°的掌指关节或近侧指间关节挛缩。

禁忌证

- 不能忍耐疼痛者。
- 药物价格昂贵,有多个条索的患者可能需要数月的治疗,花费高昂。
- 溶组织梭状芽孢杆菌胶原蛋白酶(CCH)过敏史。
- 注射CCH 7日内有除低剂量阿司匹林外的抗凝药物服用史。
- 含有巨大结节的挛缩不是CCH治疗的良好适应证。

术前计划

- 给患者不良反应和治疗风险的告知书带回家阅读。
- 如果需要,一定要事先获得保险公司的授权。
- 确定治疗的主要条索。
- 确定后续第二和第三次治疗的关节。

注射[28]

- CCH通常是含有0.9 mg药物的冻干粉。治疗掌指关节挛缩时,用0.39 mL无菌稀释液进行稀释;治疗近侧指间关节挛缩时,用0.31 mL无菌稀释液进行稀释。
- 稀释后药物静置15分钟,如果不立即使用,可以冰箱保存,1小时之内使用。冰箱保存CCH最多4小时。
- 所有注射剂量均为0.58 mg。
- 不建议注射前进行局部麻醉。
- 使用1 mL针管以及0.5 in 27号针头。最好使用公司提供的注射器。
- 轻柔地伸直受累手指,使条索紧张,将条索推开,使其远离下方的屈肌腱(技术图1)。
- 选择条索弓弦最明显、最远离下方屈肌腱的位置进行注射。
- 经皮进针,刺入下方条索,手感坚韧。
- 被动活动近侧和远侧指间关节,确保针没有刺入屈肌腱。
- 在条索的3个不同位置分别注射,通过皮下移动或重新刺入针头进行移动,注射点之间间隔2～3 mm,每注射点注射总剂量的1/3(技术图2)。

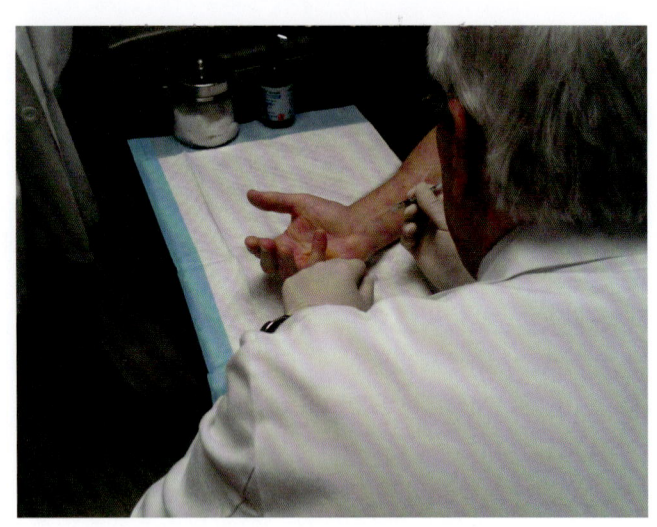

技术图1　CCH注射技术。

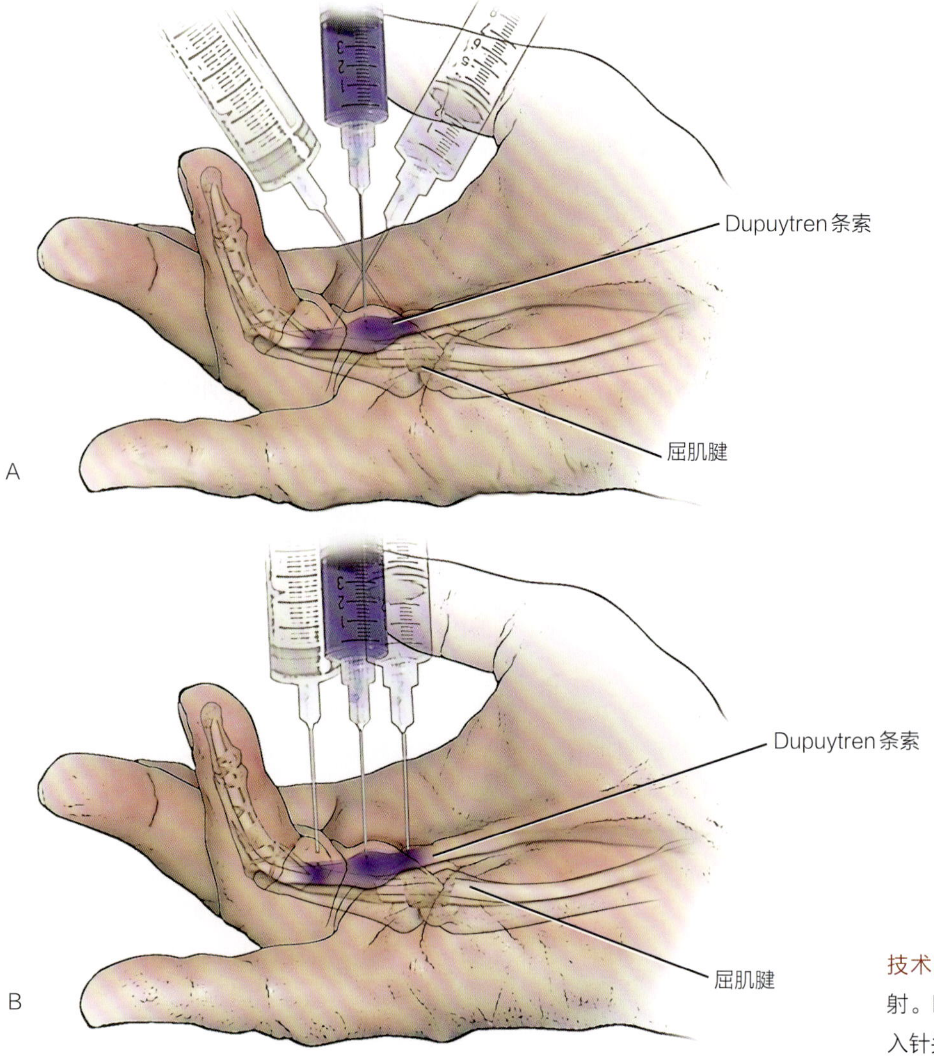

技术图2　A. 皮下移动针头注射。B. 更推荐的方法是重新刺入针头注射。

- 掌指关节条索注射 0.25 mL CCH。
- 近侧指间关节条索注射 0.20 mL CCH。
- 引起近侧指间关节挛缩的条索注射点位置不可超过近节手指褶皱远端 4 mm（技术图 3）。
- 针头刺入深度不超过 2～3 mm。
- 目前，生产商推荐一次只注射 1 个条索。
- Coleman 等[16]报道一次注射一只手上影响 2 个关节的条索。尽管不良反应发生率上升，但几乎无严重不良反应，结论是这种做法是安全的[16]。
- 每个条索最多可以注射 3 次，每次间隔 30 日。

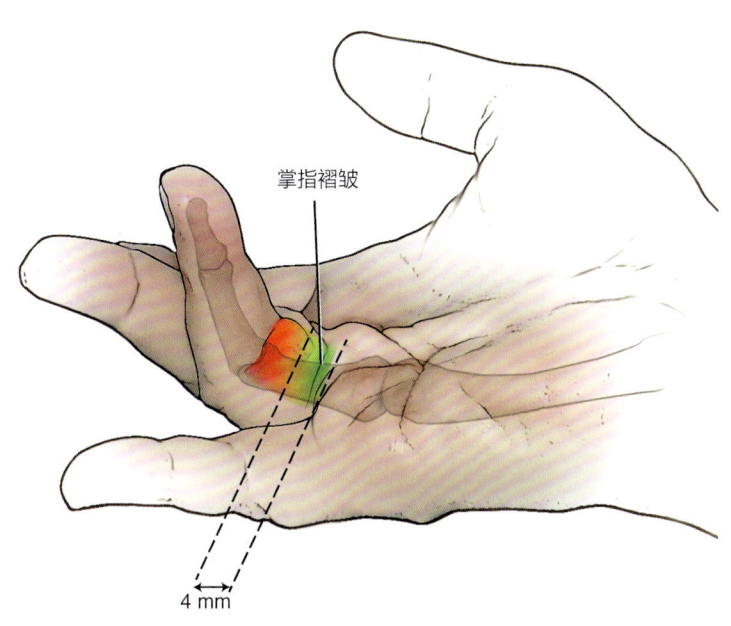

技术图 3　近侧指间关节挛缩的条索注射点位置不可超过近节手指褶皱远端 4 mm。

辅助活动

- 注射后第 2 日，患者回来做辅助活动治疗。在注射后 7 日内可以安全地做辅助活动治疗，而不会对结果产生负面影响（技术图 4）[28,37]。
- 辅助活动治疗前，用 1% 利多卡因进行腕部或指神经阻滞。
- 屈曲腕关节，中度被动伸直受累手指 10～20 秒。
- 如果辅助活动近侧指间关节，则屈曲掌指关节。
- 通常，可听到"破裂"或撕裂音，说明条索断裂。
- 有时条索会自发断裂。
- 每次治疗拉伸 3 次，每次可间隔 5～10 分钟。
- 如果 3 次尝试仍不成功，应该让患者 30 日后再接受 1 次注射。

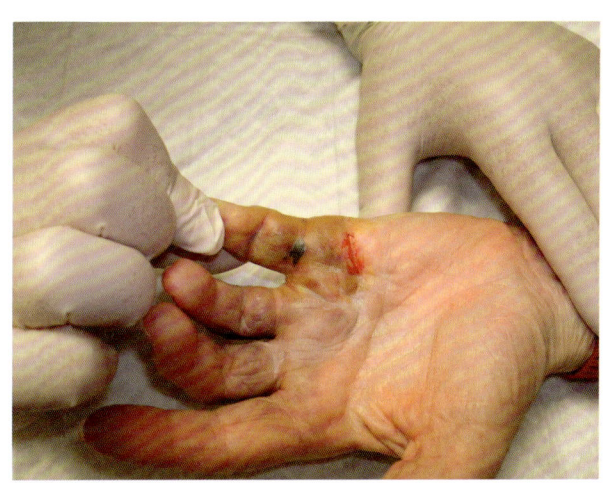

技术图 4　注射 CCH 后 2 日辅助活动手指。注意注射点局部反应。

要点与失误防范

- 当注射入条索时阻力明显,阻力突然消失可能意味着条索被穿透了。安全起见,应该将针头拔出,重新注射到另一位置,而非试图改变针头方向。
- 注射时,最后让患者或者助手抓住手指,这样可用双手操作避免针头穿透条索。
- 当注射螺旋条索、侧位条索,或者小指外展肌条索时,通常比较安全的做法是,从侧面刺入针头,针尖指向远离屈肌腱的方向。
- 如果一根手指既有桡侧也有尺侧条索,考虑把剂量均分给2个条索。有时笔者也使用一整瓶,但这是超说明书用药。
- 如果患者在注射中出现感觉异常,拔出针头,换一位置重新注射。
- 如果为Y形条索,在Y的成角处注射,能够解决2根受累手指的问题。
- 关节周围纤维化可导致关节挛缩对胶原酶注射无反应。注射后使用动态夹板可能会有帮助,但有2次,笔者不得不通过手术松解掌侧板来松解近端指间关节挛缩。
- 皮肤撕裂令人惧怕,一些作者报道了植皮修复皮肤缺损。然而,即使是剧烈的皮肤撕裂,一般只要通过简单换药处理即可在10日至3周内迅速愈合(图4A~C)。
- 第1指蹼挛缩造成的结果可能较为复杂,因为在辅助被动活动时,难以向其施加足够的压力。
- CCH在接受除低剂量阿司匹林(每日150 mg)之外的抗凝药物治疗的患者中的安全性尚未确定,因此在使用抗凝药物或有凝血障碍的患者中应谨慎使用。
- 虽然还没有关于CCH严重过敏反应的报道,但CCH确实含有外来蛋白,患者确实产生了抗AUX-Ⅰ和AUX-Ⅱ抗体。因此,医生应做好应对注射后的严重过敏反应的准备。

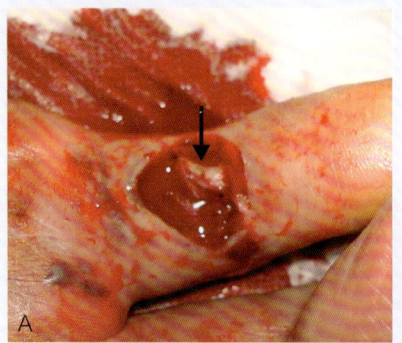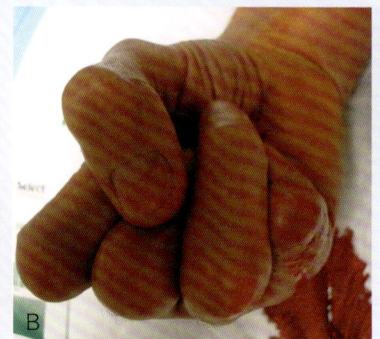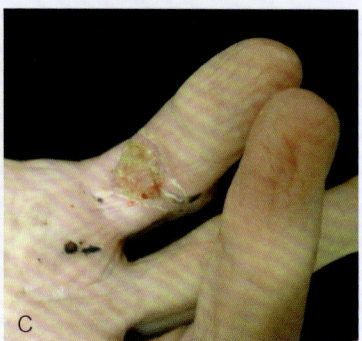

图4 A. 近侧指间关节条索注射和辅助活动后出现皮肤撕裂。伤口可见远端部分为掌腱膜挛缩条索(箭头)。B. 尽管撕裂很大,但患者获得完全的关节活动度。C. 皮肤撕裂2周后,经过换药处理,基本完全愈合。

术后处理

- CCH注射后,敷料轻微加压包扎。告知患者当晚或第2日移除包扎。
- 虽然有些作者不开止痛药,但笔者倾向于在头几日给患者开一些麻醉性止痛药。
- 建议患者1日之内不用患手提重物。
- 在辅助活动后,给患者一个家庭锻炼计划以及一个夜间夹板,以保持手指伸直。告知患者晚上戴夹板3~4个月。
- 对于严重近侧指间关节挛缩(≥40°)的患者,给予动态伸直夹板,并告知除洗澡和锻炼外,要一直戴3~4个月。
- 建议患者避免使用患手干重活,直到疼痛完全消失以后。

预后

- 在CORD Ⅰ研究中,作者报道,64%的手指完全伸展度在5°以内,平均注射1.7次,每次间隔1个月,结果显示:掌指关节76.7% vs.近侧指间关节40%,结果更好。轻度挛缩(掌指关节<50°=88.9%,近侧指间关节<40°=80.9%)vs.重度挛缩(掌指关节57.7%,近侧指间关节22.4%)见图5A~C[34]。
- 所有患者的运动度改善平均值为:
  - 43.9°~80.7°(评价改善36.7°)。
  - 掌指关节活动度提高42.6°~83.7°(平均改善40.6°)。
  - 近侧指间关节活动度提高46.6°~74.9°(平均改善29.0°)。
- 最近的基于学术和社区的利用CCH治疗的研究显示相似的结果。在这项研究中,患者平均注射1.08次[53]。

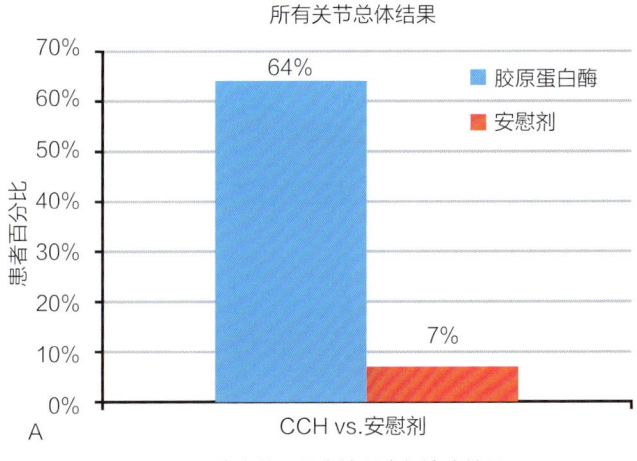
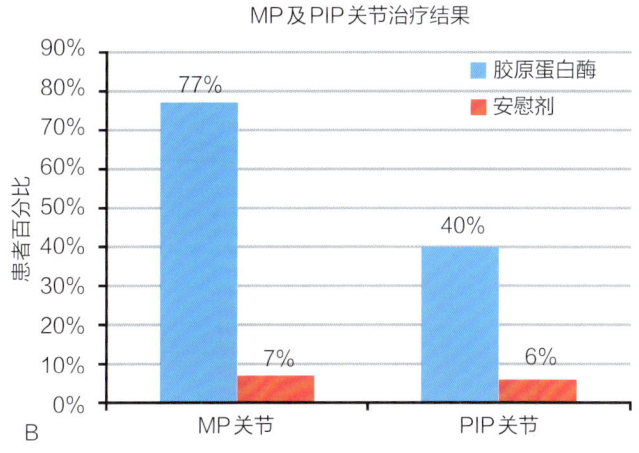
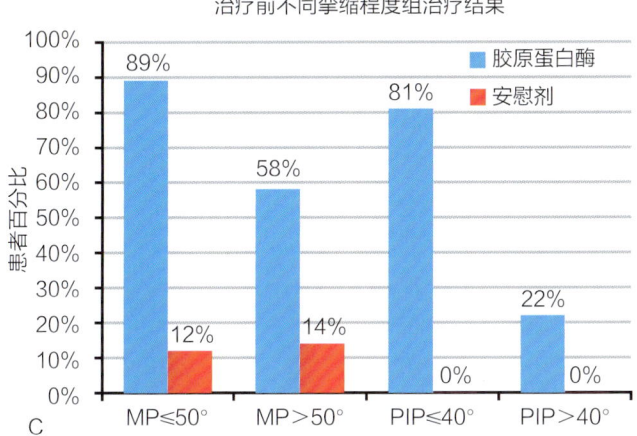

图5 A. CORD I 研究：平均接受1.7次CCH注射的患者的总体结果百分比。B. 不同关节受累CCH治疗结果的百分比。C. 根据掌指关节（严重≥50°）和近侧指间关节（严重≥40°）的严重程度比较治疗结果。

- 大部分患者在第一次注射之后的30日之内产生了AUX-Ⅰ抗体或AUX-Ⅱ抗体。所有患者在第3次注射的时候都产生了以上2种抗体。
- 但是没有出现全身过敏反应。
- 一些患者最后仍然需要筋膜切开术。不同于此前的有限筋膜切开，注射CCH并不扰乱正常的解剖结构，也不增加术中分离的难度(图6)[26]。
- 在掌指关节和近侧指间关节都存在挛缩的手指中，近侧指间关节经常随着掌指关节条索的治疗而康复[27]。
- 复发率很难评估，因为复发没有统一的定义。Peimer 等[50]报道了3年复发率，他将复发率定义为≥20°的挛缩伴有可触及的条索，或者需要进一步的手术或药物治疗。在1080个接受CCH治疗的关节中，35%的关节复发。MP关节复发率为27%，PIP关节复发率为56%。然而，只有7%的复发患者接受了进一步的治疗。

- 最近报道了4年的复发率。总体复发率是42.1%，掌指关节复发率是34.6%，近侧指间关节复发率是61.6%[31]。
- 一些作者建议使用30°，而非20°，作为复发的标准[67,68]。如果使用30°作为标准，总体复发率是27.9%。掌指关节的复发率是22.2%，近侧指间关节复发率是43%（图7）。

图6 一名曾接受CCH注射的患者最终进行手术治疗。箭头指向之前注射位置，之前治疗导致极小的瘢痕和结构改变。

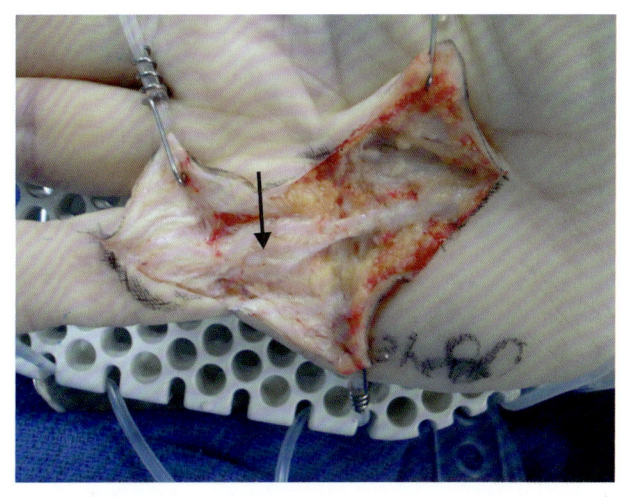

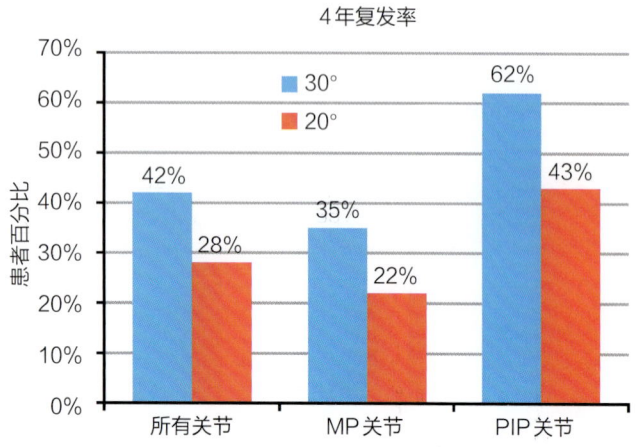

图7 美国手外科协会（ASSH）2013年年会上Hotchkiss等[31]发表的4年复发率。

- CCH治疗后87.2%的关节无须进一步治疗。然而，行筋膜切开术的患者再治疗率更低。

并发症[4,51,52]

- 最新数据报道了846名患者49 078次注射的1 732起不良反应。
- 不良反应主要是轻度注射点反应，后来快速消退。包括如下：
  ○ 皮肤撕裂(13.2%)。
  ○ 瘀斑(9.7%)(图8)。
  ○ 手部及手指水肿(9.5%)(图9)。
  ○ 药物无效(6.1%)。

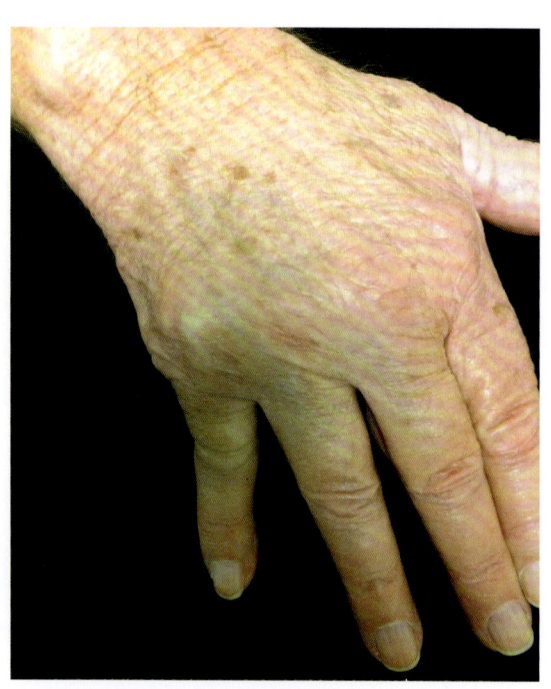

图8 CCH注射后2日手部瘀斑。

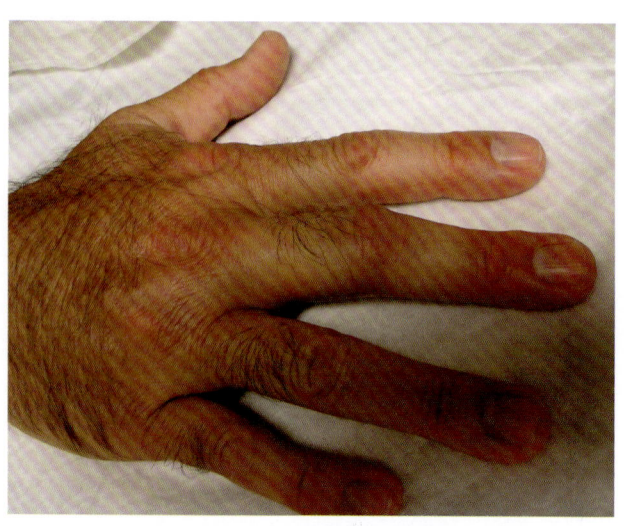

图9 注射治疗后2日，手部和手指肿胀、瘀斑。

○ 极度疼痛(4.6%)。
○ 淋巴结病变(肘/腋下)(3.1%)(图10A、B)。
○ 血肿(2.8%)。
○ 注射点疼痛(2.7%)。
○ 注射点血肿(2.8%)(图11A、B)。
○ 屈肌腱破裂(0.05%)。
  - 环指掌指关节(4例)。
  - 小指掌指关节(5例)。
  - 小指近侧指间关节(8例)。
○ 复杂区域疼痛综合征(CRPS)(2例)。
○ A2滑车损伤(1例)。
○ 牵拉神经失用症(1例)。
○ 屈肌腱滑车损伤(1例)。
○ 已存活植皮坏死(1例)[62]。
○ 瘙痒或局部皮疹。

手术治疗

- Astley Cooper爵士最初在1822年使用一种后来被称为"Cooper刀"的手术刀进行了经皮筋膜切开术。这种手术后来被称为"Cooper筋膜切开术"[18,36,66]。
- 1979年，2名法国的风湿学家，Lermusiaux和Debeyre[39]，使用25号针头进行PNF术，后来广为流传。

治疗适应证[18,20]

- 掌指关节挛缩大于等于30°。
- 近侧指间关节挛缩(无论挛缩度数多少)导致功能障碍。
- 潜行的、可触及的条索。
- 年老体弱的患者。
- 依从性高的患者。
- Tubiana分级Ⅰ级，掌指关节屈曲挛缩较轻。

第135章 针式腱膜切开术及胶原蛋白酶注射治疗掌腱膜挛缩症（Dupuytren病） 1217

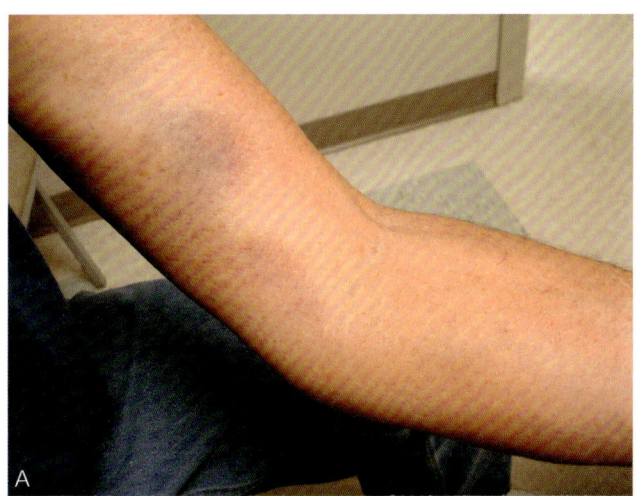

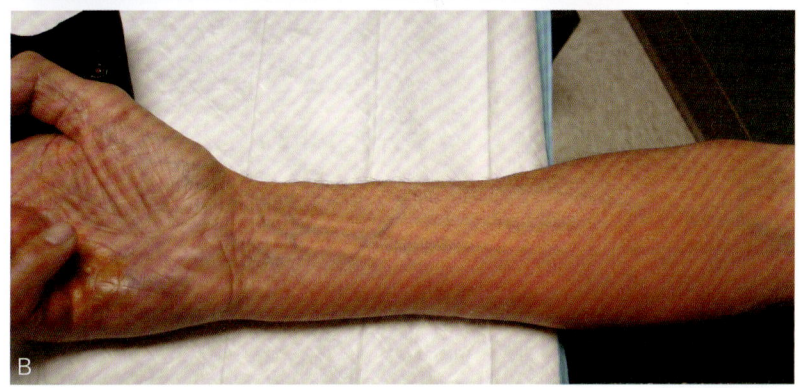

图10 A. 前臂肿胀伴有肱骨上髁淋巴结病变。B. CCH注射后前臂疼痛、肿胀。

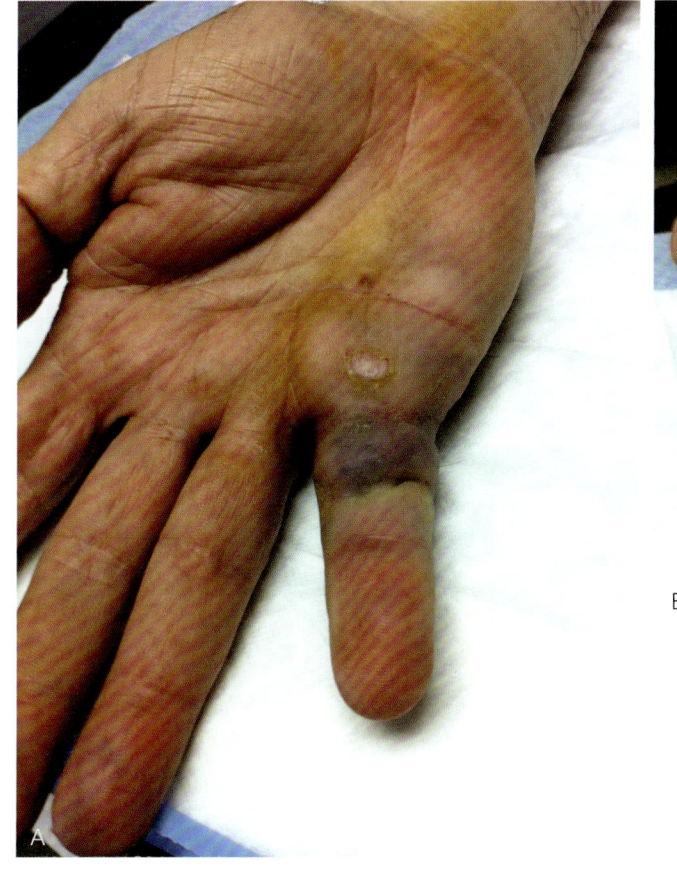

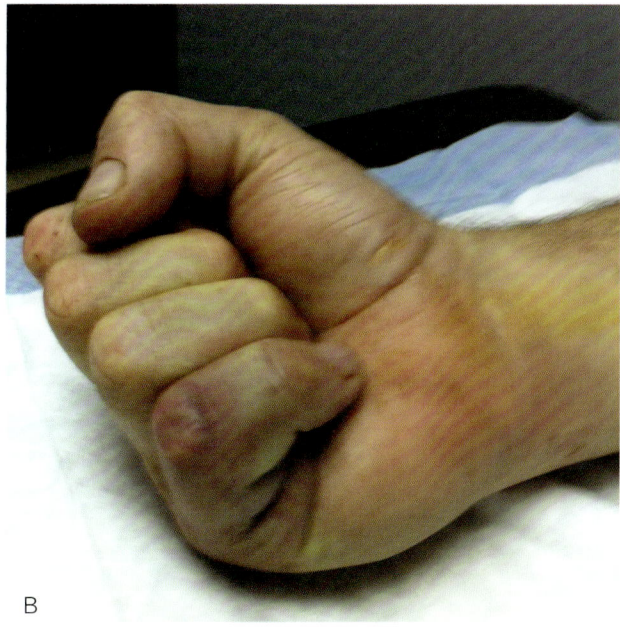

图11 A. 注射点血肿。通常快速消退。B. 尽管注射点有巨大血肿，但是患者能够在辅助活动后完全握拳。

- PNF可用于治疗复发的掌腱膜挛缩症[68]。

禁忌证[20]
- 巨大、臃肿，边界不清的条索（相对禁忌证）。
- 没有明显的可触及的条索[19]。
- 术后复发的条索（相对禁忌证）。
- 不能忍受局部手术的患者。
- 允许手指完全被动伸直的条索。
- 不能够配合或者有精神疾病的患者。
- 仅有结节没有条索。
- 长时间存在的近侧指间关节屈曲挛缩（相对禁忌证）。
- 深层的侧面条索。
- 可能导致皮肤覆盖不足或术后瘢痕的情况。

术前计划
- 详细询问病史，全面体格检查。
- 测量并记录屈曲挛缩的角度。
- 注意条索或结节的特征。
- 记录术前感觉和屈肌腱功能。
- 告知患者：术中如果手指出现电击样感觉，应立即告知术者。
- 告知患者潜在的并发症可能，包括皮肤撕裂、神经损伤、屈肌腱损伤以及复发。

体位
- 患者取仰卧位，将手置于搁手台。
- 在手部下方垫一个2 in厚的棉垫，方便术中伸直掌指关节[19]。
- 手部用无菌巾铺巾。

入路
- 手术可以在诊室或者门诊手术间完成。
- 可以使用止血带，但一般不必要。
- 在皮肤上标记条索最明显处（图12）。
- 进入点直接位于条索上方，间隔至少5 mm。
- 宽条索（宽度>5 mm）可以采用双侧并排进入点。
- 在皮肤皱褶的凸起侧规划进入点。
- 在可能的情况下，将进入点放置在弓弦拉紧到最大限度的位置（图13）。
- 选择进入点时，避开结节和皮肤褶皱处。
- 注意皮肤凹陷处。
- 多普勒检测可能有助于明确怀疑存在的螺旋条索的位置。
- 寻找施加张力时皮肤变白的位置。未出现皮肤变白提示条索的紧张度比皮肤高，是适合进入的位置。一旦条索松解，皮肤将会因为施加张力而变白（图14）。
- 1%小剂量利多卡因浸润麻醉覆盖的皮肤（0.1～0.2 mL）。

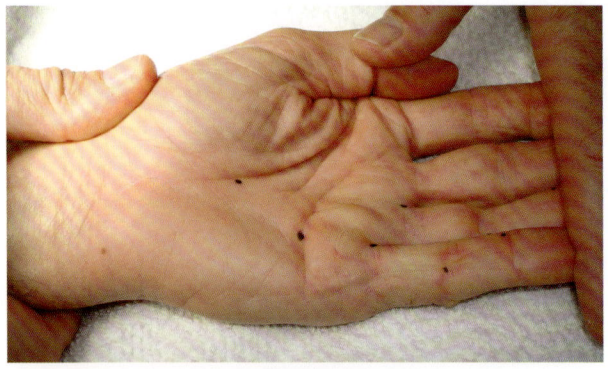

图12　在皮肤上标记条索。

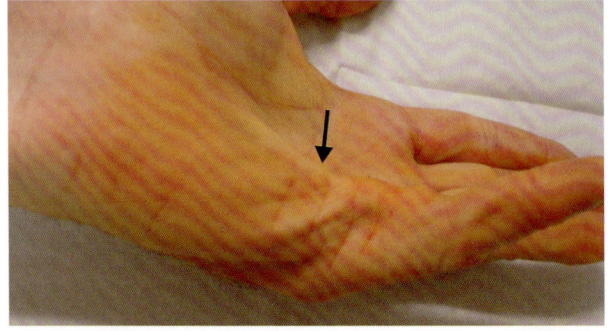

图13　图片显示了理想的适合PNF治疗的条索。箭头指向进入点的理想位置。

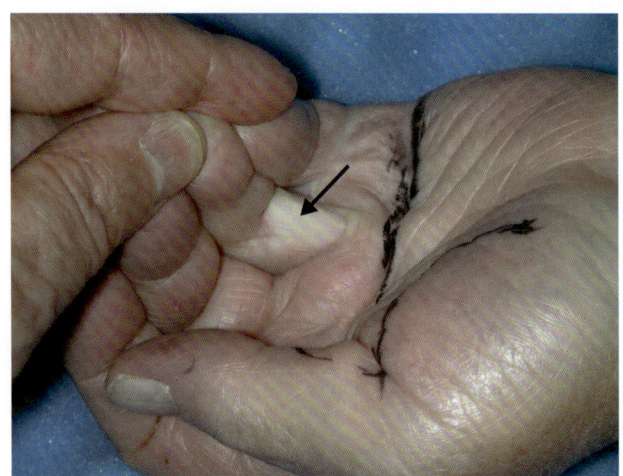

图14　手指在拉伸下皮肤变白（箭头），说明皮肤比下方条索紧。

注射胶原蛋白酶

- 牵拉手指到伸直位。使得条索可触及,使条索保持一定的张力(技术图5A)。
- 使用25号针头,在局麻的部位穿透条索(技术图5B)。
- 一些作者推荐使用19号针头[20]。
- 术中重复检查指尖的感觉。
- 在手术过程中,让患者屈伸远侧和近侧指间关节,确保未累及肌腱,针头不应该随着肌腱移动。
- 从远端开始穿孔,向条索近端操作约1cm。
- 首先,用针在皮肤和条索之间形成一个平面。
- 将针定位为探针,以确定条索的宽度。
- 穿孔不应该完全穿过条索。
- 或者,用针进行类似锯的运动。
- 无论使用哪种技术,都应该有摩擦感。如果没有感觉到摩擦感,则更换针头并移动到另一个进入点。
- 穿孔后,固定手部,坚定而轻柔地伸直手指。通常,当条索断裂时会听到"破裂"声(技术图5C)。
- 在辅助活动过程中,屈曲患者的腕关节,让患者主动伸直手指。
- 伸直手指,触诊残留的条索。
- 如有必要,重复上述步骤,直到手指能够完全伸直,以及无法触及残留条索,或者再进行手术就有可能伤及神经血管束。
- 如果辅助活动过于疼痛,可以腕部神经阻滞。
- 松解后在进入点和结节处注射曲安奈德(TA)可能有所帮助。McMillan和Bidhammer[45]报道了松解术后注射曲安奈德6个月显著改善畸形。

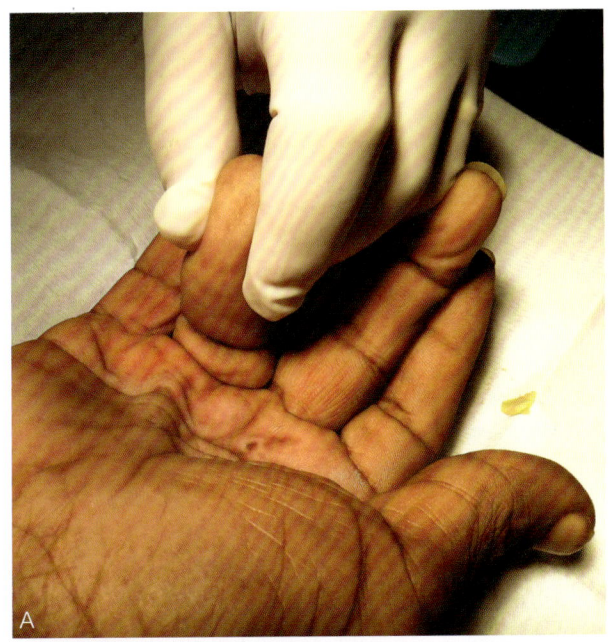

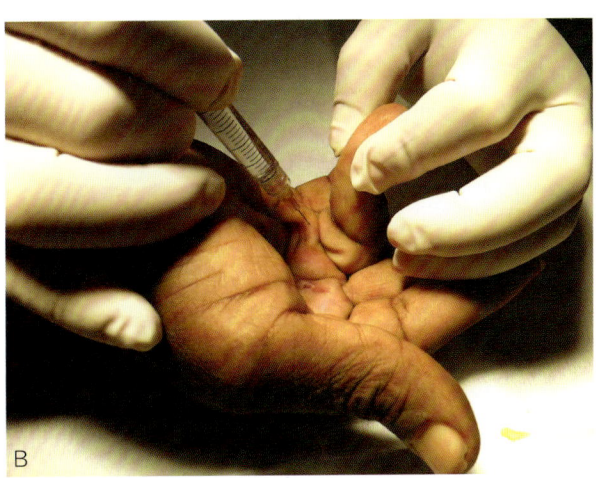

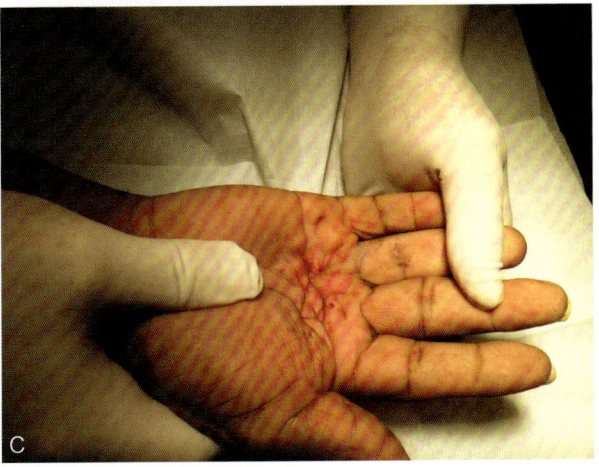

技术图5 A. 巨大掌腱膜挛缩条索导致掌指关节和近侧指间关节挛缩。B. 用25号注射器针头皮下注射0.1~0.2 mL 1%利多卡因,然后用针头按上述描述方法进行条索松解术。C. 轻柔地辅助活动环指伸直,松解掌指关节和近侧指间关节挛缩。

要点与失误防范

- 如果在手掌远端折痕和近端纤维折痕之间有一团柔软的皮肤下肿物,可以预测90%存在螺旋状神经[60]。
- 如果存在一团柔软的皮肤下肿物,仅在横向纤维水平上进行筋膜切开术[20]。
- 如果碰到神经,患者会说出现了强烈的触点感。
- 如果指尖因使用局麻药而麻木,则移至更靠近侧的进入点[19]。
- 牵拉皮肤或结节比牵拉指尖更安全。屈肌腱应保持放松状态。
- 在手术过程中反复检查神经或肌腱是否受累。
- 如果不再感到摩擦感,换一个新的针头和新进入点。

术后处理

- 用创可贴或轻薄敷料覆盖伤口24小时。
- 冰敷并抬高患肢48小时。
- 1周内避免用力抓握。
- 轻薄敷料以及局部伤口护理直至皮肤撕裂处完全愈合。
- 指导患者避免引起疼痛的活动。
- 通常不需要术后治疗。
- 需要佩戴1个月夜间支具[47]。

预后

- 有类风湿关节炎、糖尿病、抗凝治疗或既往复杂区域疼痛综合征病史的患者是不良预后因素。
- Foucher报道了随访时间为3.2年的结果[21,22]。
  - 掌指关节活动度提高79%。
  - 近侧指间关节活动度提高65%。
  - 58%的患者掌腱膜挛缩复发,24%需要进一步治疗。
- 将针式筋膜切开术与有限筋膜切开术相比较[66]。
  - 被动活动度总减少率在针式筋膜切开术中提高了63%,在有限筋膜切开术提高了79%。
  - 有限筋膜切开术康复需要21~58日,大多数针式筋膜切开术患者1周后可以使用患肢。
  - Tubiana分期Ⅲ~Ⅳ期的患者预后不良。
- Pess等[54]报道了针式筋膜切开术治疗后,初始矫正了99%的掌指关节挛缩和89%的近侧指间关节挛缩。最重随访至少3年,72%的掌指关节和31%的近侧指间关节保持了矫正后的状态[54]。
- 5年随访复发率,针式筋膜切开术84.9%,有限筋膜切开术20.9%[67]。
- 针式筋膜切开术与胶原蛋白酶注射的比较说明两者短期效果相仿[48]。
- 成本分析表明,针式筋膜切开术、有限筋膜切开术,以及CCH注射当中,有限筋膜切开术成本产出比最低。针式筋膜切开术如果能保证高成功率,则成本产出比最高。如果每次注射的成本大大低于目前在美国的定价,那么CCH成本产出比也很高[8,14,17,59]。

并发症

- 血管损伤。
- 神经损伤。
- 感染。
- 皮肤撕裂。
- 感觉异常。
- Ⅰ型复杂区域疼痛综合征。
- 增加术后疼痛和止痛药使用。
- 假性血管瘤[63]。
- 屈肌腱断裂(0.05%)[63]。

(王虹舒 译,朱昱 审校)

参考文献

[1] Anthony SG, Lozano-Calderon SA, Simmons BP, et al. Gender ratio of Dupuytren's disease in the modern U.S. population. Hand 2008;3(2):87-90.

[2] Arafa M, Noble J, Royle SG, et al. Dupuytren's and epilepsy revisited. J Hand Surg Br 1992;17(2):221-224.

[3] Arkkila PE, Koskinen PJ, Kantola IM, et al. Dupuytren's disease in type I diabetic subjects: investigation of biochemical markers of type III and I collagen. Clin Exp Rheumatol 2000;18(2):215-219.

[4] Badalamente MA, Hurst LC. Efficacy and safety of injectable mixed collagenase subtypes in the treatment of Dupuytren's contracture. J Hand Surg Am 2007;32(6):767-774.

[5] Badalamente MA, Hurst LC, Sampson SP. Prostaglandins influence myofibroblast contractility in Dupuytren's disease. J Hand Surg Am 1988;13(6):867-871.

[6] Badalamente MA, Sampson SP, Hurst LC, et al. The role of transforming growth factor beta in Dupuytren's disease. J Hand Surg Am 1996;21(2):210-215.

[7] Balaguer T, David S, Ihrai T, et al. Histological staging and Dupuytren's disease recurrence or extension after surgical

[8] Baltzer H, Binhammer PA. Cost-effectiveness in the management of Dupuytren's contracture. A Canadian cost-utility analysis of current and future management strategies. Bone Joint J 2013;95-B (8):1094-1100.

[9] Bisson MA, Beckett KS, McGrouther DA, et al. Transforming growth factor-beta1 stimulation enhances Dupuytren's fibroblast contraction in response to uniaxial mechanical load within a 3-dimensional collagen gel. J Hand Surg Am 2009;34(6):1102-1110.

[10] Black EM, Blazar PE. Dupuytren disease: an evolving understanding of an age-old disease. J Am Acad Orthop Surg 2011;19 (12):746-757.

[11] Bower M, Nelson M, Gazzard BG. Dupuytren's contractures in patients infected with HIV. BMJ 1990;300(6718):164-165.

[12] Burge P, Hoy G, Regan P, et al. Smoking, alcohol and the risk of Dupuytren's contracture. J Bone Joint Surg Br 1997;79(2):206-210.

[13] Cagliero E, Apruzzese W, Perlmutter GS, et al. Musculoskeletal disorders of the hand and shoulder in patients with diabetes mellitus. Am J Med 2002;112(6):487-490.

[14] Chen NC, Shauver MJ, Chung KC. Cost-effectiveness of open partial fasciectomy, needle aponeurotomy, and collagenase injection for dupuytren contracture. J Hand Surg Am 2011;36(11): 1826-1834.e1832.

[15] Chiu HF, McFarlane RM. Pathogenesis of Dupuytren's contracture: a correlative clinical-pathological study. J Hand Surg Am 1978;3 (1):1-10.

[16] Coleman S, Gilpin D, Kaplan FT, et al. Efficacy and safety of concurrent collagenase clostridium histolyticum injections for multiple Dupuytren contractures. J Hand Surg Am 2014;39(1):57-64.

[17] De Salas-Cansado M, Cuadros M, Del Cerro M, et al. Budget impact analysis in Spanish patients with Dupuytren's contracture: fasciectomy vs. collagenase Clostridium histolyticum. Chir Main 2013;32(2):68-73.

[18] Diaz R, Curtin C. Needle aponeurotomy for the treatment of Dupuytren's disease. Hand Clin 2014;30(1):33-38.

[19] Eaton C. Percutaneous fasciotomy for Dupuytren's contracture. J Hand Surg Am 2011;36(5):910-915.

[20] Foucher G, Medina J, Malizos K. Percutaneous needle fasciotomy in dupuytren disease. Tech Hand Up Extrem Surg 2001;5(3):161-164.

[21] Foucher G, Medina J, Navarro R. Percutaneous needle aponeurotomy. Complications and results [in French]. Chir Main 2001;20 (3):206-211.

[22] Foucher G, Medina J, Navarro R. Percutaneous needle aponeurotomy: complications and results. J Hand Surg Br 2003;28(5):427-431.

[23] Gabbiani G, Majino G. Dupuytren's contracture: fibroblast contraction? An ultrastructural study. Am J Pathol 1972;66:131-138.

[24] Godtfredsen NS, Lucht H, Prescott E, et al. A prospective study linked both alcohol and tobacco to Dupuytren's disease. J Clin Epidemiol 2004;57(8):858-863.

[25] Gudmundsson KG, Arngrimsson R, Jonsson T. Dupuytren's disease, alcohol consumption and alcoholism. Scand J Prim Health Care 2001;19(3):186-190.

[26] Hay DC, Louie DL, Earp BE, et al. Surgical findings in the treatment of Dupuytren's disease after initial treatment with clostridial collagenase (Xiaflex). J Hand Surg Eur Vol 2013;39(5): 463-465.

[27] Hayton MJ, Bayat A, Chapman DS, et al. Isolated and spontaneous correction of proximal interphalangeal joint contractures in Dupuytren's disease: an exploratory analysis of the efficacy and safety of collagenase collagenase Clostridium histolyticum. Clin Drug Investig 2013;33(12):905-912.

[28] Hentz VR. Collagenase injections for treatment of Dupuytren disease. Hand Clin 2014;30(1):25-32.

[29] Hindocha S, John S, Stanley JK, et al. The heritability of Dupuytren's disease: familial aggregation and its clinical significance. J Hand Surg Am 2006;31(2):204-210.

[30] Hindocha S, Stanley JK, Watson S, et al. Dupuytren's diathesis revisited: evaluation of prognostic indicators for risk of disease recurrence. J Hand Surg Am 2006;31(10):1626-1634.

[31] Hotchkiss RN, Peimer CA, Coleman SG, et al. Recurrence of Dupuytren contracture after nonsurgical treatment with collagenase Clostridium histolyticum: summary of 4-year CORDLESS data. Presented at the 68th Annual Meeting of the American Society for Surgery of the Hand, October 3-5, 2010, San Francisco, CA.

[32] Hu FZ, Nystrom A, Ahmed A, et al. Mapping of an autosomal dominant gene for Dupuytren's contracture to chromosome 16q in a Swedish family. Clin Genet 2005;68(5):424-429.

[33] Hueston JT. Enzymatic fasciotomy. Hand 1971;3(1):38-40.

[34] Hurst LC, Badalamente MA, Hentz VR, et al. Injectable collagenase clostridium histolyticum for Dupuytren's contracture. N Engl J Med 2009;361(10):968-979.

[35] Hurst LC, Badalamente MA, Makowski J. The pathobiology of Dupuytren's contracture: effects of prostaglandins on myofibroblasts. J Hand Surg Am 1986;11(1):18-23.

[36] Hutchison RL, Rayan GM. Astley Cooper: his life and surgical contributions. J Hand Surg Am 2011;36(2):316-320.

[37] Kaplan FT, Badalemente M, Hurst L, et al. Delayed manipulation following clostridial collagenase histolyticum injection for Dupuytren contracture. Presented at the 68th Annual Meeting of the American Society for Surgery of the Hand, October 3-5, 2013, San Francisco, CA.

[38] Ketchum LD, Donahue TK. The injection of nodules of Dupuytren's disease with triamcinolone acetonide. J Hand Surg Am 2000;25(6):1157-1162.

[39] Lermusiaux J, Debeyre N. Le traitement médical de la maladie de Dupuytren. In: De Seze S, Ryckewaert A, Kahn MF, et al, eds. L' Actualité Rhumatologique. Paris, France: Expansion Scientifique, 1979:338-343.

[40] Logan AJ, Mason G, Dias J, et al. Can rock climbing lead to Dupuytren's disease? Br J Sports Med 2005;39(9):639-644.

[41] Lucas G, Brichet A, Roquelaure Y, et al. Dupuytren's disease: personal factors and occupational exposure. Am J Ind Med 2008; 51(1):9-15.

[42] Luck JV. Dupuytren's contracture; a new concept of the pathogenesis correlated with surgical management. J Bone Joint Surg Am 1959;41-A(4):635-664.

[43] McCarthy DM. The long-term results of enzymic fasciotomy. J Hand Surg Br 1992;17(3):356.

[44] McFarlane RM. Patterns of the diseased fascia in the fingers in Dupuytren's contracture. Displacement of the neurovascular bundle. Plast Reconstr Surg 1974;54(1):31-44.

[45] McMillan C, Binhammer P. Steroid injection and needle aponeurotomy for Dupuytren contracture: a randomized, controlled study. J Hand Surg Am 2012;37(7):1307-1312.

[46] Medjoub K, Jawad A. The use of multiple needle fasciotomy in Dupuytren disease: retrospective observational study of outcome and patient satisfaction. Ann Plast Surg 2014;72(4):417-422.

[47] Meinel A. Long-term static overnight extension splinting following percutaneous needle fasciotomy[in German]. Handchir Mikrochir Plast Chir 2011;43(5):286-288.

[48] Nydick JA, Olliff BW, Garcia MJ, et al. A comparison of percutaneous needle fasciotomy and collagenase injection for dupuytren disease. J Hand Surg Am 2013;38(12):2377-2380.

[49] O'Gorman DB, Vi L, Gan BS. Molecular mechanisms and treatment strategies for Dupuytren's disease. Ther Clin Risk Manag 2010;6:383-390.

[50] Peimer CA, Blazar P, Coleman S, et al. Dupuytren contracture recurrence following treatment with collagenase clostridium histolyticum (CORDLESS study): 3-year data. J Hand Surg Am 2013;38(1):12-22.

[51] Peimer CA, McGoldrick CA, Fiore GJ. Nonsurgical treatment of Dupuytren's contracture: 1-year US post-marketing safety data for collagenase clostridium histolyticum. Hand 2012;7(2):143-146.

[52] Peimer CA, McGoldrick CA, Kaufman G. Nonsurgical treatment of dupuytren contracture: 3-year safety results using collagenase Clostridium histolyticum. Presented at the 68th Annual Meeting of the American Society for Surgery of the Hand, October 3-5, 2013, San Francisco, CA.

[53] Peimer CA, Skodny P, Mackowiak JI. Collagenase clostridium histolyticum for dupuytren contracture: patterns of use and effectiveness in clinical practice. J Hand Surg Am 2013;38(12): 2370-2376.

[54] Pess GM, Pess RM, Pess RA. Results of needle aponeurotomy for Dupuytren contracture in over 1,000 fingers. J Hand Surg Am 2012;37(4):651-656.

[55] Rayan GM. Clinical presentation and types of Dupuytren's disease. Hand Clin 1999;15(1):87-96, vii.

[56] Rayan GM, Parizi M, Tomasek JJ. Pharmacologic regulation of Dupuytren's fibroblast contraction in vitro. J Hand Surg Am 1996; 21(6):1065-1070.

[57] Reilly RM, Stern PJ, Goldfarb CA. A retrospective review of the management of Dupuytren's nodules. J Hand Surg Am 2005;30 (5):1014-1018.

[58] Rombouts JJ, Noel H, Legrain Y, et al. Prediction of recurrence in the treatment of Dupuytren's disease: evaluation of a histologic classification. J Hand Surg Am 1989;14(4):644-652.

[59] Sanjuan Cerveró R, Franco Ferrando N, Poquet Jornet J. Use of resources and costs associated with the treatment of Dupuytren's contracture at an orthopedics and traumatology surgery department in Denia (Spain): collagenase clostridium hystolyticum versus subtotal fasciectomy. BMC Musculoskelet Disord 2013;14:293.

[60] Short WH, Watson HK. Prediction of the spiral nerve in Dupuytren's contracture. J Hand Surg Am 1982;7(1):84-86.

[61] Starkweather KD, Lattuga S, Hurst LC, et al. Collagenase in the treatment of Dupuytren's disease: an in vitro study. J Hand Surg Am 1996;21(3):490-495.

[62] Swanson JW, Watt AJ, Vedder NB. Skin graft loss resulting from collagenase clostridium histolyticum treatment of Dupuytren contracture: case report and review of the literature. J Hand Surg Am 2013;38(3):548-551.

[63] Symes T, Stothard J. Two significant complications following percutaneous needle fasciotomy in a patient on anticoagulants. J Hand Surg Br 2006;31(6):606-607.

[64] Thomas PR, Clarke D. Vibration white finger and Dupuytren's contracture: are they related? Occup Med 1992;42(3):155-158.

[65] Tubiana R. Surgical management. In: Tubiana R, ed. The Hand. Philadelphia: WB Saunders Company, 1999:480.

[66] van Rijssen AL, Gerbrandy FS, Ter Linden H, et al. A comparison of the direct outcomes of percutaneous needle fasciotomy and limited fasciectomy for Dupuytren's disease: a 6-week follow-up study. J Hand Surg Am 2006;31(5):717-725.

[67] van Rijssen AL, ter Linden H, Werker PM. Five-year results of a randomized clinical trial on treatment in Dupuytren's disease: percutaneous needle fasciotomy versus limited fasciectomy. Plast Reconstr Surg 2012;129(2):469-477.

[68] van Rijssen AL, Werker PM. Percutaneous needle fasciotomy for recurrent Dupuytren disease. J Hand Surg Am 2012;37(9):1820-1823.

[69] Verjee LS, Midwood K, Davidson D, et al. Myofibroblast distribution in Dupuytren's cords: correlation with digital contracture. J Hand Surg Am 2009;34(10):1785-1794.

第 136 章 掌腱膜挛缩症（Dupuytren病）的手术治疗

Surgical Treatment of Dupuytren Disease

Ghazi Rayan

定义

- 掌腱膜挛缩症（Dupuytren病）是一种纤维异常增生性疾病，主要影响手掌筋膜复合体，偶尔也会继发性累及手以外的部位以及远处组织。
- 不仅人群研究和家族分析证明掌腱膜挛缩症具有很强的遗传性，而且全基因组关联研究也表明了相同的结果——染色体6、11和16可能包含该疾病的基因，而且在其病因学中可能涉及多个其他基因。
- 该病很独特，临床上和病理生理学上从未发现有其他相类似的疾病。
- 虽然从生理学上看，该疾病类似于正常创口的愈合过程，但不同之处在于胶原沉积异常导致组织挛缩的持续性和进行性增生。
- 曾有学者准备将掌腱膜挛缩症归类到像炎症性或肿瘤性疾病名下，但其性质决定它属于特别的一类。

解剖

- 掌腱膜复合体包括：桡侧、尺侧及中央腱膜，掌指腱膜，指腱膜[17]。
- 桡侧腱膜由四部分组成：
  - 鱼际腱膜，是中央腱膜的延续。
  - 拇指前腱束，很小且边界不清。
  - 远端、近端联合韧带。
- 尺侧腱膜由三部分组成：
  - 小鱼际肌腱膜，是中央筋膜的延续。
  - 小指前腱束，实质性的，性质均一。
  - 与小指外展肌汇合。
  - 豌豆骨韧带复合体。
- 中央腱膜是掌腱膜挛缩症病变的核心，呈三角形，尖角朝向近端（图1A）。
  - 它的纤维走行分为纵向、横向和垂直的。
  - 纵向的纤维束随着中间3根手指前腱束而呈扇形散开。每个前腱束都在远侧分叉，每个分叉点都有3个层面。表层延伸到真皮间，中间层随着纤维螺旋延续到手指，深层几乎垂直向背侧到达屈肌腱和指腱鞘。
  - 横向纤维组成了远端掌侧的指蹼韧带（NL）和掌腱膜横韧带（TLPA）。掌腱膜横韧带平行于指蹼韧带，比指蹼韧带靠近近侧（图1B），位于前腱束的深面。其远端和桡侧延伸部位是近端联合韧带。掌腱膜横韧带是Legueu和Juvara隔膜的起点，一方面起到保护血管神经的作用，另一方面给屈肌腱充当近端滑车。
  - 中央腱膜的垂直纤维是位于手掌筋膜深部的细小但坚韧的Grapow垂直束和Legueu和Juvara的隔膜（图1C、D）。8个隔膜形成7个骨纤维间隔[3]，可以分为两大类：4个包含屈肌腱的屈肌间隔和3个包含一般指总神经、指总动脉及蚓状肌的指蹼间隔。这些隔

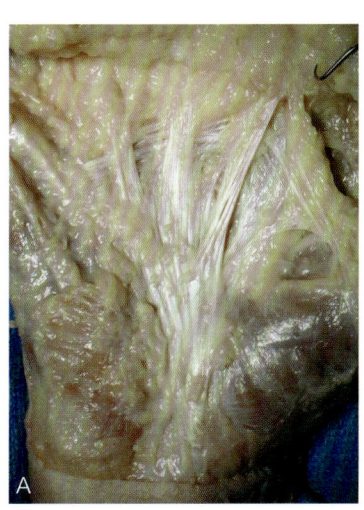
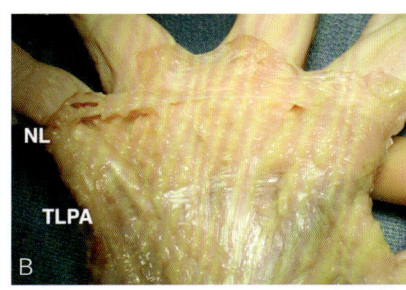
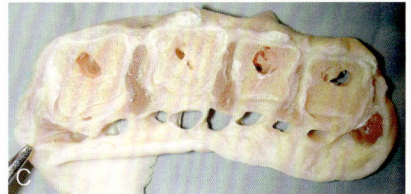

图1 A. 中央腱膜是掌腱膜挛缩综合征的病变中心，呈三角形，尖端指向近端。B. 横向纤维构成了位于掌侧远端的指蹼韧带（NL）和掌腱膜横韧带（TLPA）。C. 8个Legueu和Juvara隔膜形成7个骨纤维间隔，包括2种类型：4个含屈肌腱的屈肌间隔和3个包含一般指总神经、指总动脉及蚓状肌的指蹼间隔。

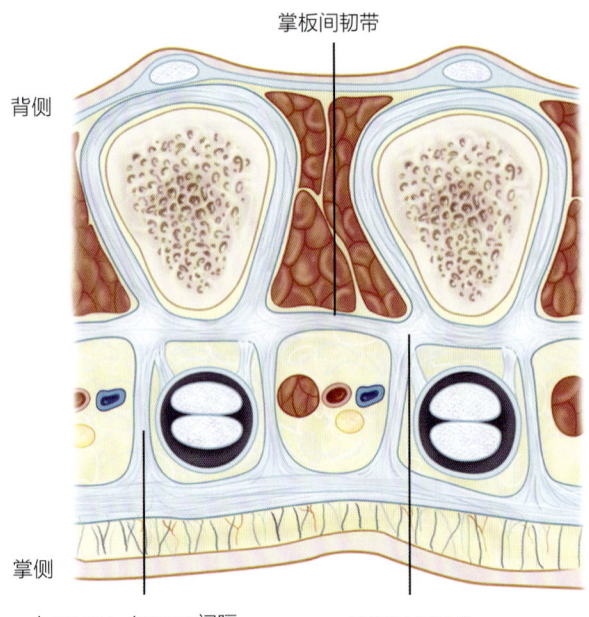
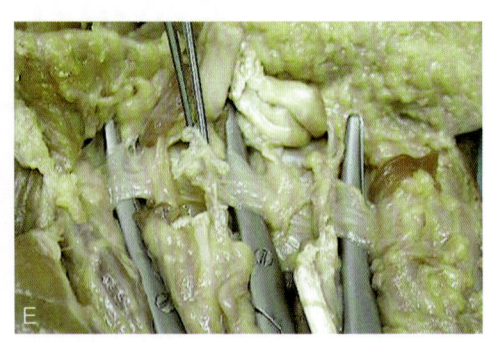

图1（续） D. 掌间板韧带以及Legueu-Juvara垂直间隔。E. 3个掌板韧带：桡侧（左边）、中央、尺侧（右边）。这些结构构成了指蹼通道的基底。

板穿插于软组织中,包含了5种结构：A1滑车、掌板、矢状束、掌间板韧带（IPPL）（图1D、E）以及Legueu-Juvara隔膜。
- 掌指腱膜由众多筋膜结构环绕而成,包括：腱前束的末端纤维、螺旋束、指外侧鞘的起始端及指蹼韧带。腱前束的中间层分叉成螺旋状90°,周边纤维垂直盘绕在掌指关节周围。它们继续向远端走行至神经血管束、指蹼韧带深面,并在韧带远端浮现,参与形成指外侧鞘。指蹼韧带的近端纤维呈横向走行,但远端纤维呈U形沿着手指两侧纵向延伸,形成指外侧鞘。因此指外侧鞘由来自螺旋束和指蹼韧带的深、浅两层构成。
- 手指腱膜包绕指神经血管束,其中包括Grayson韧带（掌侧）、Cleland韧带（背侧）、侧方的Gosset指侧鞘及可能来自Checkrein韧带内侧和背侧的纤维,而后者之前被描述为Thomaine血管后筋膜。

发病机制
- 掌腱膜挛缩患者的正常纤维变成病变的纤维条索[13],Dupuytren结节和纤维条索都是该病变的特征[14]。
- 通常先出现结节,随后出现纤维条索。
- 纤维条索形成于掌侧、掌指区或手指区,逐渐短缩,导致关节和软组织挛缩。
- Grapow垂直束演变成微小条索,导致皮肤增厚,这是掌腱膜挛缩早期的临床表现之一。
- 在腱前束的第1层面形成皮肤凹陷。
- 腱前索由腱前束演化而来,是掌腱膜挛缩中最常见的条索。它会导致掌指关节屈曲畸形并向远端延伸,形成手指处条索。腱前索在远端分叉,每一分支伸向不同的手指,形成交联的Y状条索（图2）。
- 垂直条索,或病变的Legueu和Juvara隔膜,都是短而厚的。它们与腱前索相连并向深面延伸,位于神经血管束与屈肌腱鞘之间。
- 广泛掌腱膜疾病的情况都很严重,影响掌侧大片面积,导致掌筋膜复合体各组分出现弥漫性增厚。
- 螺旋状条索有4个组成部分：腱前束、螺旋束、指外侧鞘及Grayson韧带。最常见于小指,也可见于环指。
  - 在掌侧,条索位于神经血管束的表层。在远端靠近掌指关节,它向深面走行至神经血管束,在指侧其走行于神经血管束的侧方并累及指外侧鞘,而后又走行于神经血管束的表层并累及Grayson韧带。
  - 最初,条索呈螺旋状包绕在神经血管束周围,但随之收缩,条索变直。神经血管束反而呈螺旋状围绕在条索周围。
  - 神经血管束偏离原先的位置,向内侧以及中央移动,

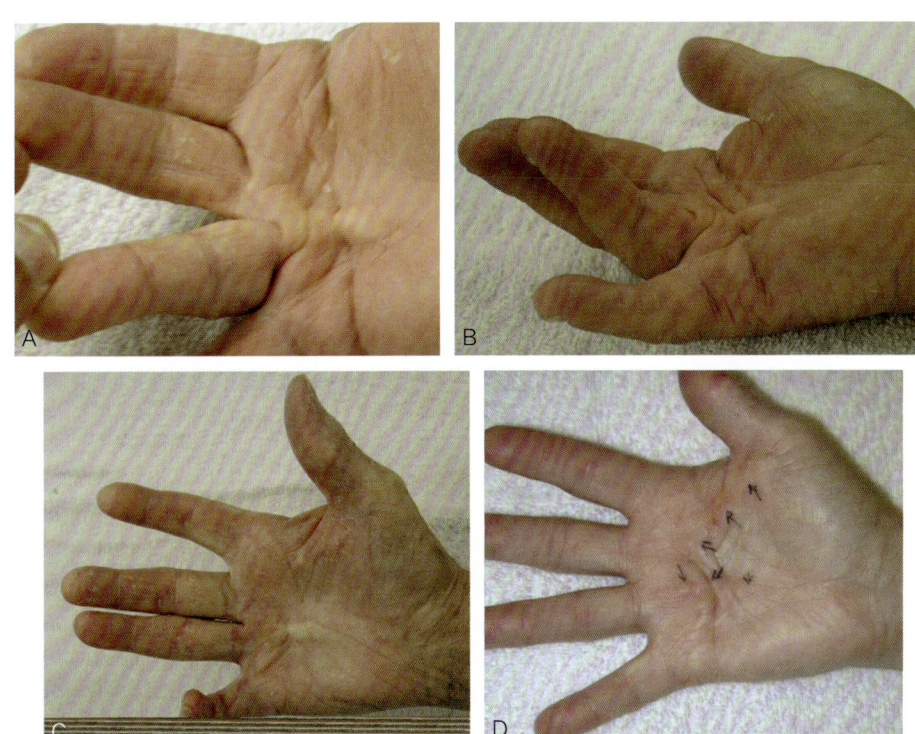

图2 A、B. 腱前索和手掌结节与环指共同引起掌指关节屈曲挛缩。C. 掌侧2个腱前索与小指和环指一道引起小指的掌指关节和近侧指间关节挛缩。同时可以见到虎口区近端有交联的小条索状物。D. 弥漫性掌腱膜挛缩综合征常伴有整个手掌部的结节状增厚。

解剖学结构改变增加了术中损伤的危险[23]。
- 指蹼索由指蹼韧带演变而来,U形的指蹼纤维变成为V形,导致第2～4指蹼挛缩。
  - 该条索沿着邻近手指的背侧面延伸,在手指被动外展,屈曲一根手指的掌指关节同时伸展另一手指的掌指关节时最容易触及该条索。
- 最常见的手指条索是侧方索,其后是中央索和螺旋索。这些都是造成近侧指间关节屈曲畸形的原因。
  - 中央索是手掌腱前索的延伸部分。
  - 侧方索起于手指外侧鞘,它与皮肤相连或Grayson韧带旁的屈肌腱鞘相连。侧方索不仅会导致近侧指间关节挛缩,极少情况下也会导致远侧指间关节挛缩。
- 小指展肌条索,也被称为"孤立性手指条索",起于小指外展肌腱,也可能起于近节指骨基底部邻近的肌腱膜。
  - 它走行于神经血管束浅层,很少将神经血管束拉向中间。
  - 它的止点在中节指骨基底部的尺侧,但它可能附着于桡侧或止于远节指骨基底部,导致远侧指间关节挛缩。
- 远端交联条索起于病变的远端联合韧带,这是指蹼韧带在桡侧的延伸。近端交联条索起于近端联合韧带,这是掌腱膜横韧带在桡侧的延伸。
  - 这两种条索都会导致虎口挛缩。
- 拇指腱前索起于拇指腱前束,它会导致拇指掌指关节屈曲畸形,但这并不常见。

自然病程

- 掌腱膜挛缩分为3个临床阶段:早期、中期和晚期[16]。
  - 早期特征是出现皮肤变化,皮肤失去正常结构和皮肤凹陷。
  - 中期出现结节和条索状物。
  - 晚期出现挛缩,最常累及掌指关节,其次是近侧指间关节。

病史和体格检查

- 典型的掌腱膜挛缩患者是有家族史的白种人。病情呈双侧进展型,可能会延伸到手指,导致其挛缩。
- 通常手掌先发病然后延伸到手指,但有些却是手指先发病并一直在手指。
  - 环指是最常累及的手指,发病依次顺序是:小指、中指、示指,最后才是拇指。

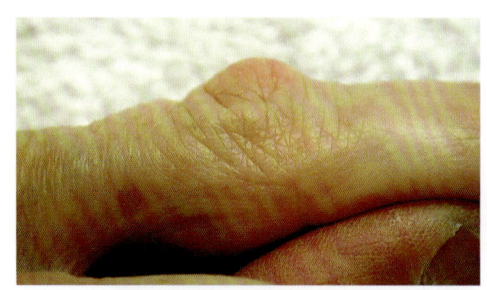

图3　一个Garrod结节出现在近侧指间关节的背侧。

- 掌腱膜挛缩症会影响到手掌以外的地方。
  - 异位病变也会影响到上肢或身体其他更远部位。
  - Garrod结节不同于关节胼胝,它主要发生在手的背侧,通常局限于手指(图3)。我们已经证明掌腱膜挛缩结节是此病的特征性表现,而关节胼胝在正常人群和掌腱膜挛缩患者人群的患病率相仿[18]。
  - 异位病变会累及足底筋膜和男性生殖器。
- 据患者阐述,具有掌腱膜挛缩症易感体质和遗传因素者,疾病发展更快、更严重。
  - 阳性家族史。
  - 发病年龄低。
  - 异位纤维瘤形成,如手指背侧区(Garrod结节)、足底筋膜(Leerhose病)、男性生殖器(Peyronie病)。

鉴别诊断

- 非掌腱膜挛缩症(non-Dupuytren disease, non-DD)[19]。
  - 发生于多个种族,单侧发病和非进展型,通常累及单个手指,常发生于创伤或手术后。
  - 这种疾病的患者很少需要手术治疗。和掌腱膜挛缩混淆会导致流行病学数据统计发生偏差。
- 上皮样肉瘤。
- 职业性皮肤增厚和胼胝形成,类似于掌腱膜挛缩结节。
- 手掌皮下软组织损伤,如局部色素沉着绒毛结节滑膜炎、掌侧腱鞘囊肿以及囊肿。
- 未发作的狭窄性腱鞘炎可以出现局部皮肤增厚,并和深面的屈肌腱鞘粘连。
- 比如在风湿性关节炎中可见因环形滑车弱化屈肌腱突起,容易和腱前索相混淆。

非手术治疗

- non-DD无须治疗。
- 挛缩程度轻微,且无功能损害的非进展型掌腱膜挛缩综合征适合保守观察。
  - 对于病情轻微或仅有点状凹陷者,手术治疗会导致疾病恶化,必须避免。
- 基础研究表明掌腱膜挛缩有局部给药治疗的可能性。尤其是疾病早期,可以用钙通道阻滞剂、硝苯地平、维拉帕米[20]。
- 结节内类固醇类注射剂用于抑制病情。

微创治疗方法

- 经皮筋膜切开术最初是由英国外科医生Astley Cooper爵士在19世纪早期使用的。这种手术的呼吁最近重新出现,以追求比传统开放手术治疗更小的损伤和更少的并发症。
- 针式腱膜切开术和胶原蛋白酶注射最近被广泛应用于掌腱膜挛缩的治疗[1,10],并因其"非侵入性"而受到患者的欢迎。然而,这些手术被错误地贴上了非手术治疗方法的标签。事实上,这些都是微创手术,会造成明显的深层软组织创伤,可能会造成神经血管结构的意外损伤或感染。
- 对于有其他合并症的老年患者,微创手术尤其是经皮筋膜切开术是一种实用的治疗方法。

手术方法

针式腱膜切开术

- 针式腱膜切开术[6]可以在门诊手术室或诊室完成。
- 手掌或手指经皮松解部位使用2%利多卡因浸润麻醉,避免用指神经阻滞麻醉。多个针头进入点定位在可触及条索上。刺穿和清扫动作的结合是由皮肤下25号短针的尖端完成的。通过反复检查指尖感觉和手指的主动运动,可以预防意外的神经和肌腱损伤。
- 被动辅助活动挛缩的手指,延长或撕裂条索,完成筋膜切开术。根据挛缩的严重程度,手指伸直活动度得到不同程度的恢复。
- 敷料包扎,如有必要可以用夹板将手固定1周以保持舒适。在这段时间里,患者每日3次脱掉夹板进行主动活动锻炼。如果不使用夹板,第1周患者可以用手进行轻微的活动,但应避免剧烈用力抓握。如果条索未被撕裂,就进行开放性手术。
- 并发症包括条索未撕裂、可能的神经血管损伤,以及疾病复发,且复发常见。
- 针式筋膜切开术可与有限的部分筋膜切除术结合(图4A~D)。这种联合手术特别适用于有延伸入手指的腱前索的患者,如手掌和小指的螺旋索。在这种情况下,针式筋膜切开术是在手掌上进行的,在手指上做一个有限的切口,在保护位置表浅的螺旋状神经血管束的同时切除手指条索。手指上行针式腱膜切开术或注射胶原蛋白酶可能损伤脆弱的神经血管结构。

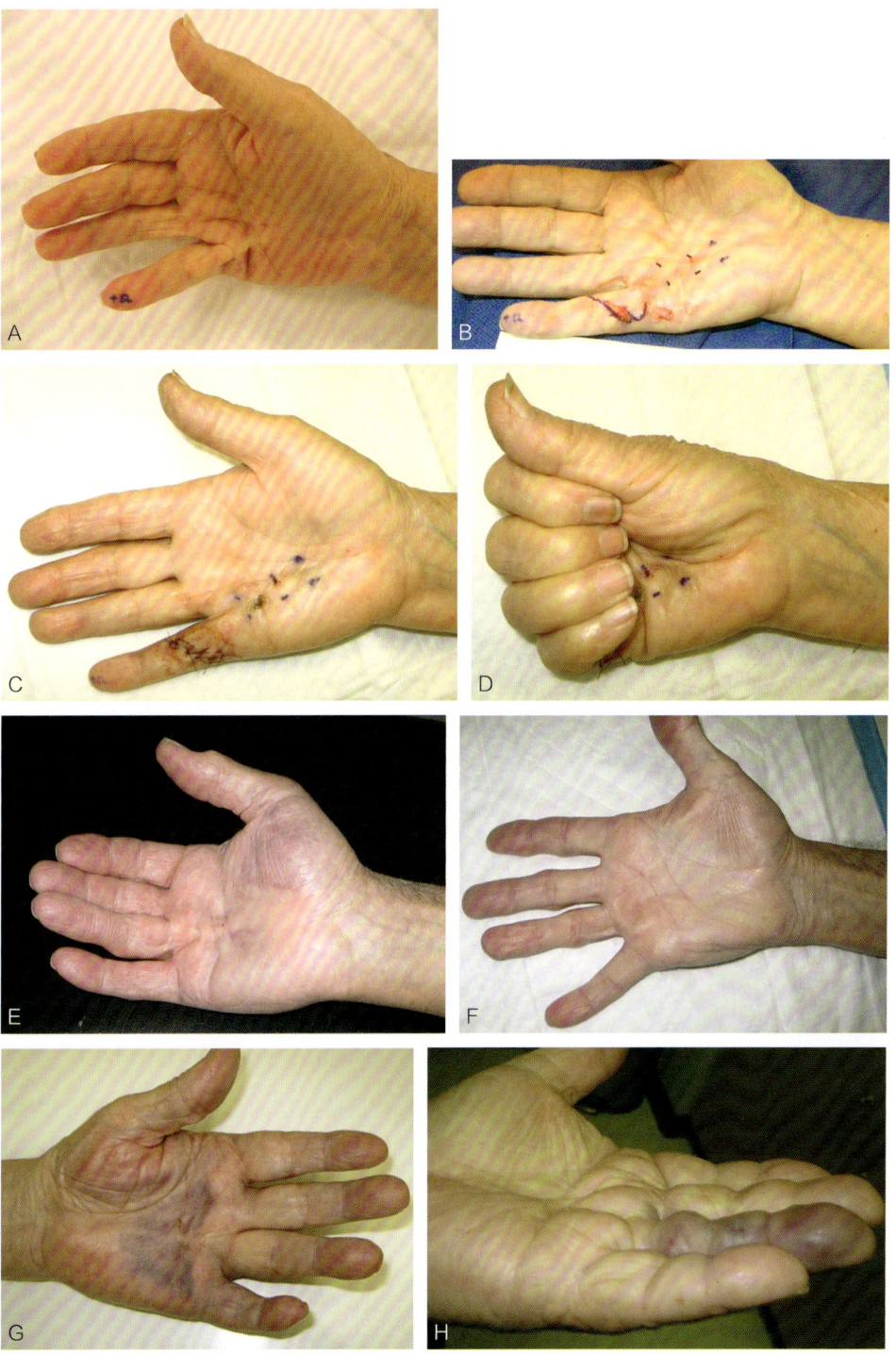

图4 A. 掌腱膜挛缩患者，小指出现早期螺旋条索束。B. 行手掌针式筋膜切开术和手指有限切开筋膜切除术。C. 术后2周，患者屈曲畸形矫正满意。D. 患者屈曲活动度基本完全恢复。E. 掌腱膜挛缩患者，早期条索累及环指，造成掌指关节中度挛缩，胶原蛋白酶注射术后即刻（完全符合胶原蛋白酶注射术的适应证）。F. 胶原蛋白酶注射术后6周，畸形完全矫正。G. 胶原蛋白酶注射术治疗早期条索，术后第2日，手掌出现瘀斑。H. 另一名环指胶原蛋白酶注射术后第2日出现瘀斑的患者。

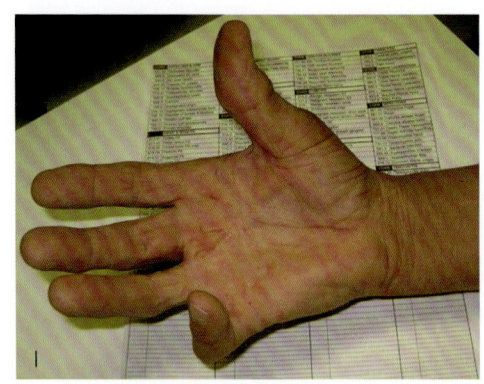

图4（续） I．一名严重的掌腱膜挛缩症体质的患者，这种体质的患者易于复发，如图所示为该患者在外院进行手术治疗并且行胶原蛋白酶注射术6周后复发的情况。

胶原蛋白酶注射

- 胶原蛋白酶注射需要2日时间，分2次进行，在诊室即可完成。
- 第一次门诊治疗，用胰岛素注射器在病变腱前索或手指条索中注射10 000单位（0.58 mg）溶组织梭状芽孢杆菌胶原蛋白酶（图4E）。特别注意不要使药物溢出到皮下或者到条索深部。指导患者避免使用患手，避免注射点受力。
- 第2日进行第二次门诊治疗，辅助活动患指：通过被动伸直患指撕裂条索，通常在局麻下进行。
- 患指夜间夹板固定4周（图4F）。如果条索未断裂，4周后重复上述治疗。如果第二次治疗失败，2～3个月后进行切开松解术。如果一只手上有多个挛缩条索，应该分多次治疗。
- 并发症包括：瘀斑（图4G、H）（常见但通常3周即可消退），条索未断裂，胶原蛋白酶溢出导致屈肌腱断裂[26]，可能造成神经血管损伤，以及疾病复发，尤其在易感体质人群中易于发生（图4I）。

手术治疗

- 手术仍是应用最广泛的治疗方法，尤其是针对原发性、严重、累及多手指的掌腱膜挛缩症，以及复发病例。
  - 门诊手术能大大降低治疗成本。对于身体其他方面健康，轻、中度影响手功能的患者，门诊手术也许是不二的选择。
  - 根据所选手术方案确定麻醉方式：局部麻醉、区域阻滞或全身麻醉。
- 掌指关节屈曲挛缩>30°，近侧指间关节屈曲挛缩>15°并伴有功能障碍，出现明显条索，都是手术治疗的适应证。
- 掌指关节挛缩的手术预后优于近侧指间关节挛缩手术。
  - 常规筋膜切开术后仍残存40°屈曲，是近侧指间关节Checkrein韧带松解的手术适应证。

手术方法

经皮腱膜切开术

- 经皮腱膜切开术仅适用于全身情况差的、掌侧有条索病变的老年患者。
  - 相对于其余手指，这种手术方法用于拇指时并发症风险较高。
- 对于严重病例，该术式只是彻底清除病变组织之前一种有效的初步治疗方法。
- 据报道，经皮腱膜切开术后的并发症包括，屈肌腱损伤、指神经损伤，以及慢性区域疼痛综合征。

开放掌筋膜切开术

- 这种方法起初用于掌腱膜挛缩症，筋膜切开后掌侧横切口保持敞开。
- 如果掌筋膜广泛病变，切口不能一期闭合，也不需植皮术的病例，应保持创面开放。
- 连续有文献报道这种方法效果满意，包括疼痛轻微、活动良好、并发症发生率低[8,12,25]。最主要缺点是术后伤口愈合时间长。

部分筋膜切除术

- 部分筋膜切除术，切除病变组织，保留外观正常的腱膜。
  - 此术式的其他名称包括：选择性、局部或有限筋膜切开术。
- 目前部分筋膜切除术仍是手外科医生治疗掌腱膜挛缩使用最广泛的方法。相比其他腱膜切开术，它具有复发率低的优点。

皮肤筋膜切除术

- 皮肤筋膜切除术包括切除皮肤和病变条索组织，同时做皮肤移植覆盖缺损[9]。
- 皮肤筋膜切除术适于那些复发或病情恶化的、伴有皮肤明显与皮下病变结节粘连的患者。据报道，这种手术相对其他手术具有更低的复发率[11]。

广泛筋膜切除术

- 广泛腱膜切除术是广泛切除大量病变组织，包括绝大部分的掌腱膜复合体。
  - 必要时，可与手指部分筋膜切除术联合应用。
  - 该术式适用于广泛累及掌腱膜复合体的病例。
  - 病情严重的掌腱膜挛缩症会累及指蹼韧带和掌腱膜横韧带，这种情况下需要采用广泛筋膜切除术。
  - 广泛腱膜切除术后，有时可以一期闭合皮肤切口。如有缺损，创面可以植皮或保持创面开放。
- 全部或扩大筋膜切除术必须切除整个病变腱膜和正常掌腱膜，表面皮肤可切除或保留。

○ 这种术式损伤大,因此扩大筋膜切除术的适应证非常严格,轻易不用。

体位

- 患者取仰卧位,患肢置于搁手台上,肩关节外展90°。
- 充气止血带下要有衬垫,置于尽可能靠近手臂近端处。前臂驱血,将止血带充气到250 mmHg。

入路

- 最常用的皮肤切口是Brunner Z形切口(图5A)。
- 中央纵向切口可用多重Z字成形术关闭(图5B)。
- 掌侧横向切口用于掌侧切开手术或广泛掌腱膜复合体的切除。
- 有时用局部旋转皮瓣覆盖暴露的屈肌腱或神经血管结构,剩下的继发性缺损可以通过全厚皮肤移植来覆盖。

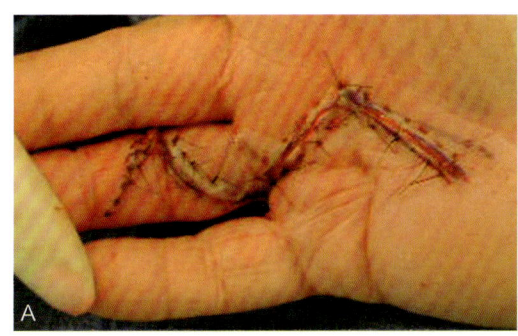 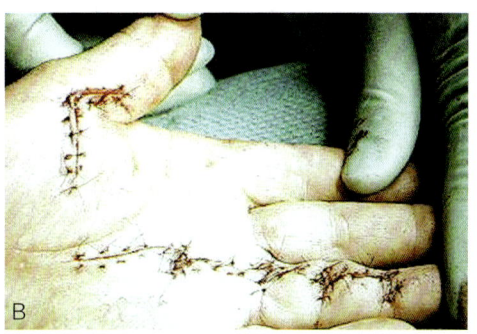

图5　A. 通过Brunner Z形切口做部分腱膜切除术。B. 通过多重Z字成形切口关闭纵向切口。

经皮筋膜切开术

- 局部麻醉。
- 不需要使用止血带。
- 在邻近条索的位置作为切开点。
- 使用11号刀片垂直切开(技术图1)。
- 用刀片将皮肤戳破,将刀片转为水平,在用手伸直患指的情况下,切断条索。
- 感觉到满意的折断声,手指应能伸直。

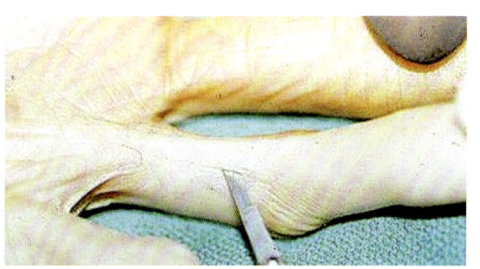

技术图1　用11号刀片切断中央条索以改善这位老年患者近侧指间关节挛缩。

开放掌筋膜切开术

- 在手掌中央做一横切口,必要时做Z形Brunner切口向手指延伸。
- 掀开皮瓣,辨认病变组织。
- 向近端分离,直到正常和病变组织之间的移行带。
- 从病变组织中分离神经血管组织并注意保护。
- 从近端开始松解病变组织,向远端分离,最后切除。
- 虽然横切口要保持敞开以便二期愈合,但必须一期缝合延长到手指的切口。
- 用非黏性纱布包扎伤口,手部用前臂夹板固定,将手指固定于伸直位。

部分筋膜切除术

- 作Z形Brunner切口,如果病变在手掌或手指时,可从掌侧近端向指端延伸切口。让切口避开皮肤凹坑,减少掀开皮瓣时出现孔洞的风险。
- 仔细将病变组织从相对正常的真皮处分离出来,掀开皮瓣。对于复发性病例这步很难。尽一切努力不要使皮瓣穿孔。
- 稳妥的办法是将病变组织留些许在皮瓣的真皮层上,而不要过分削薄皮瓣,以免出现皮瓣穿孔的风险。
- 辨认神经血管结构,将其从病变组织中分离出来,拉钩牵引,术中注意保护(技术图2A)。

- 向手掌近端开始逐步分离,直到辨认出相对正常组织和病变腱膜的移行带。
- 分离由近及远进行。
- 在腱前索近端将其横向切断,并沿着此纤维索带向远端追踪,将其与周围正常筋膜的所有连接全部切断。
- 如果存在的话,切除标本应包括来自病变Legueu和Juvara隔膜的垂直索带和来自病变指蹼韧带的条索(技术图2B)。
- 螺旋条索与周围指神经指血管相互交错盘绕,所以术中要特别小心,防止损伤手指正常的神经和血管(技术图2C)。
- 如果病变组织仅局限于手掌的腱前索,那么可发现条索的远端在掌指关节远端止于屈肌腱鞘。可以在此水平面切断条索。
- 如果病变组织延伸到手指,那么顺着条索追踪到手指。
  - 腱前索延伸到手指的方式有3种:侧方、中央及螺旋形。
  - 分离手指的条索时必须倍加谨慎,因为其邻近指神经血管束。
  - 找到并松解条索的远端止点。
- 放松止血带,用双极电凝对出血部位进行止血。
- 充分止血后,关闭创口,不放置引流管。
- 如果有皮肤缺损,可以行全厚皮片移植。
- 如果有暴露的神经血管束或屈肌腱,可用邻近的皮瓣来旋转覆盖这些结构,对于继发性的缺损可进行植皮(技术图2D、E)。
- 应用掌侧石膏夹板,把手指固定在伸直位1周或更短时间。

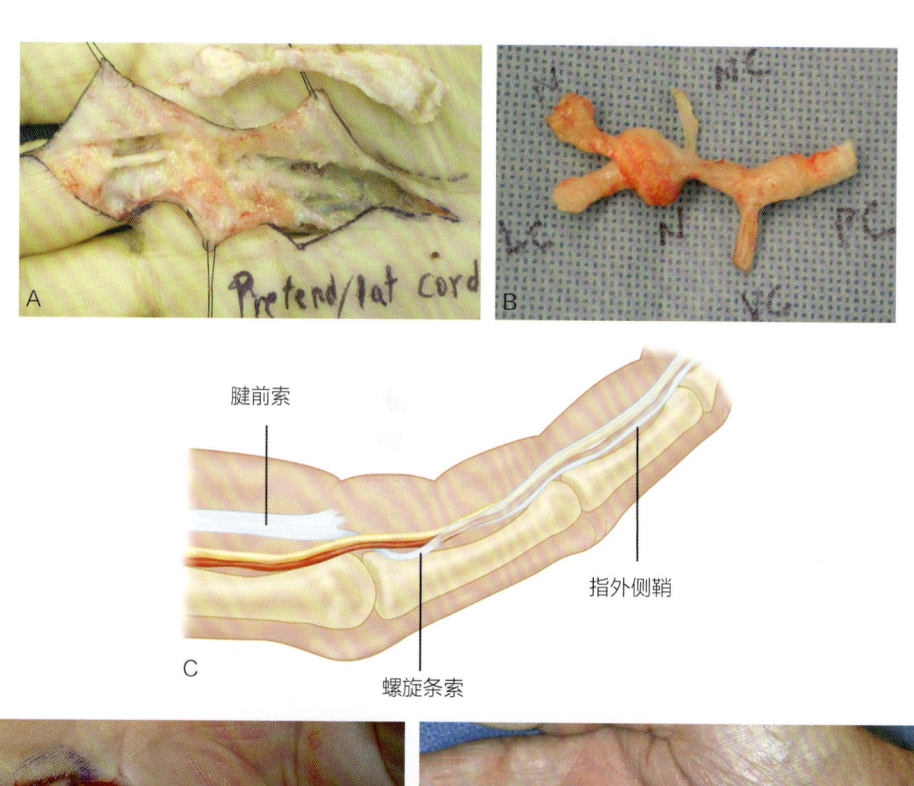

技术图2 A. 术中分离神经血管束并加以保护。B. 术中切除标本可见以下结构:腱前索、垂直索、指蹼韧带、小结节和侧方索。C. 神经血管与螺旋索带相互交错盘绕,术中要小心谨慎,防止损伤手指正常的神经和血管。D. 局部旋转皮瓣来覆盖暴露的神经血管结构。E. 小指皮肤缺损部位用腕部的全厚皮肤移植覆盖。

皮肤筋膜切除术

- 用记号笔在病变组织或皮肤区域做好切口标记。以Z形Brunner切口延伸皮肤筋膜岛切口,完成余下手术部位的暴露(技术图3)。
- 将病变腱膜和附着在其上的皮肤作为整体一并切除。
- 关闭Z形Brunner切口,从腕部掌侧取全厚皮片移植覆盖手部的皮肤缺损。

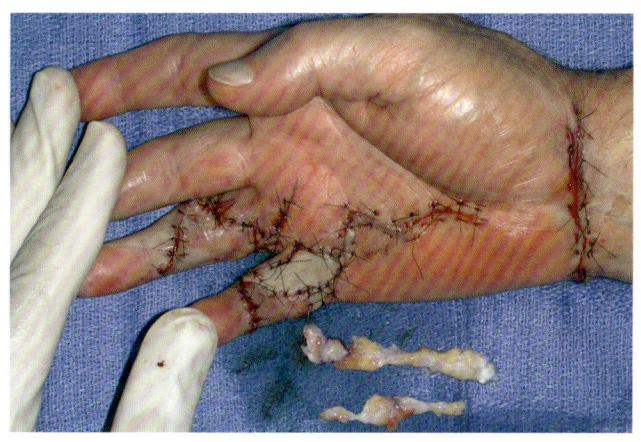

技术图3 对于复发性掌腱膜挛缩症患者,手掌中有2条腱前索,并与小指和环指呈一直线,造成小指掌指关节和近侧指间关节严重的屈曲挛缩。对小指实施皮肤筋膜切除术,对环指用Z形Brunner切口实施部分腱膜切除术。挛缩得到了矫正。小指的皮肤缺损通过腕部切取全厚皮片来移植覆盖。

广泛筋膜切除术

- 在手掌中间做横切口或在手掌的远端做U形切口(技术图4A)。
- 沿着手指尺桡侧两边向近端延伸到该切口,形成一个近端宽蒂皮瓣。如果有必要,用Z形Brunner切口延伸手指切口。
- 如果将皮肤从病变广泛的掌中腱膜复合体分离出来,会影响近端皮瓣和远端皮肤边缘。皮瓣向近端牵拉来暴露深层结构(技术图4B)。
- 向手掌近端和远端进行分离,暴露手掌腱膜主体。正常组织和病变腱膜之间的移行带可能不容易辨别。将看起来正常的腱膜组织留下,切除整个病变的腱前索和相邻增厚的结节组织(技术图4C)。
- 术中神经血管结构始终要在视线范围内,并全程保护好它们。
- TLPA常受累,形成一条从手掌尺侧至桡侧的横向纤维条索。
  - 应和病变组织、指蹼条索一并切除。
  - 切开所有Legueu和Juvara隔膜,切除大部分病变筋膜层。
  - 如果这些隔膜也发生病变,它们会形成垂直条索,应同病变组织一同切除。
- 放松止血带,充分止血。
- 如果条件允许一期关闭伤口(技术图4D),留置Penrose引流管,术后第2日拔除。
- 如果有皮肤缺损,则行全厚皮片移植。
- 掌腱膜切除术也可以开放敞开伤口。

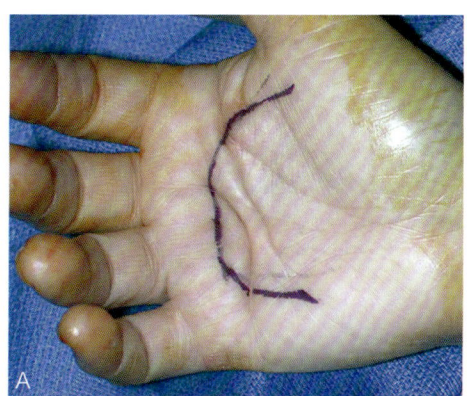 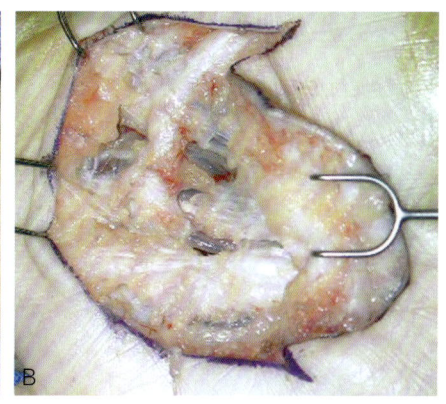

技术图4 A. 弥漫性掌腱膜挛缩症患者做U形切开,可见整个手掌都有增厚的结节状团块。B. 将近端蒂皮瓣翻转暴露整个病变腱膜组织。

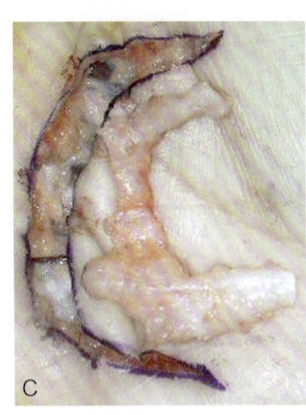
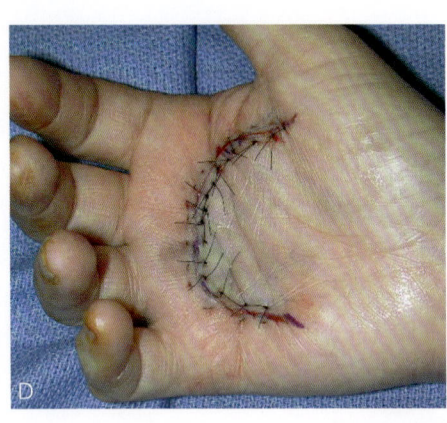

技术图4（续） C. 切除标本包括环指腱前索和病变的掌腱膜横韧带。D. 缝合关闭伤口。

要点与失误防范

- 指神经损伤在严重的MCP和PIP关节挛缩以及螺旋索改变神经解剖结构的病例中更为常见。这种并发症在以前做过手术形成大量瘢痕组织的病例中尤其常见。预防措施包括仔细解剖分离神经血管束、使用显微镜，以及丰富病理解剖学知识。这种剥离是由近端到远端进行的，有时在移除病变条索之前，还会合并远端到近端剥离。如果神经被切断，应进行一期修复。
- 矫正严重挛缩时可能出现血管损伤，可表现为动脉裂伤、动脉痉挛、内膜出血或血管破裂。导致血供受损的动脉裂伤需要立即修复或置入静脉移植。动脉痉挛和内膜出血的治疗方法首先是恢复手指到屈曲位，然后用温盐水冲洗，局部使用利多卡因，甚至静脉注射肝素，如果其他方法都失败，则血管重建。
- 将病变组织与附着的皮肤分离是困难的，特别是在复发病例中。为了减少出现孔洞的风险，使用一个15C号手术刀片的背面作为剥离器，可从正常皮肤中精确分离病变组织。此外，利用手术室的灯光从皮肤的表皮侧照射，可以看到皮瓣的厚度，使外科医生能够看到剥离过于表浅的情况。

术后处理

开放性掌筋膜切除术

- 用无菌非黏性纱布覆盖手术切口，每日换药，4周后无须覆盖敷料。
- 术后48～72小时，患者每隔2～3小时要进行主动活动，但是夜间休息时要用伸直位夹板固定。
- 如果发生意外或过度出血，术后早期可以采用涡旋浴治疗（whirlpool therapy）。
- 伤口将在术后6～8周愈合，这取决于切口情况。

部分筋膜切除术和皮肤筋膜切除术

- 术后1周鼓励患者取下夹板进行功能锻炼。对于简单病例，术后2周可拆线和去除夹板。
- 病变广泛者，特别是有残存屈曲畸形的患者，术后需要正规理疗。必须强调功能锻炼和伸直位夹板固定要交替进行。

预后

- 复发率的报道不尽相同，在2%～60%，平均为33%。这可以是真性复发（在手术部位复发），也可以是病变扩散（在前次手术区域外出现病变）。复发情况更常见于以下情况：病变累及近侧指间关节、小指、多个手指发病，术后恢复时间长，二次筋膜切除者。
- Werker等[24]在2012综述文献报道的复发率，筋膜/腱膜切除术的复发率为12%～73%，筋膜/腱膜切开术的复发率为33%～100%。
- Roush和Stern[21]报道对于复发性掌腱膜挛缩综合征术后活动度来讲，筋膜切除和皮瓣覆盖术的效果要比皮肤移植术或关节融合术的效果更好。
- 几百年来，搞基础研究的人员和临床医生都对掌腱膜挛缩综合征怀有浓厚兴趣。从古[7]至今[5,22]所发表的文献，都强调探索该疾病病理机制及改善治疗方法。

并发症

- 术后并发症包括术后僵硬、慢性区域疼痛综合征（CRPS）、复发、手指僵硬[4]。手术医生几乎不能预防这些并发症的发生。
- 术后早期并发症。
  - 关闭伤口前要放松止血带并充分止血，以预防血肿形成。在伤口闭合前松开止血带，评估皮肤血供情况已保证有良好微循环，这是防止皮肤坏死最好的方法。
  - 避免在张力下闭合伤口，如果一期闭合伤口太紧，应该考虑用移植或者开放手掌的方法。
- 皮瓣过分修薄和过紧闭合伤口都可能发生皮肤坏死,皮肤小范围坏死可以允许二期愈合,但是出现大范围坏死组织应该予以切除,然后进行植皮或者皮瓣覆盖。
- 在DD手术中同时释放腕管,是CRPS的诱发因素,尤其是女性患者。手术中轻柔处理神经和组织可降低这一并发症的风险。
- 术后晚期并发症。
- 由于真皮下有间隙残留,手术瘢痕旁边可能出现包裹囊肿。在伤口闭合时细心慎重处理皮肤可以防止囊肿的发生。慎重规划皮肤切口可降低增生性瘢痕形成的风险。

（王虹舒　译,朱昱　审校）

参考文献

[1] Badalamente M, Hurst L. Enzyme injection as nonsurgical treatment of Dupuytren disease. J Hand Surg Am 2000;25(4):629-636.

[2] Bilderback K, Rayan G. Dupuytren's cord involving the septa of Legueu and Juvara: a case report. J Hand Surg Am 2002;27(2):344-346.

[3] Bilderback K, Rayan G. The septa of Legueu and Juvara: an anatomic study. J Hand Surg Am 2004;29(3):494-499.

[4] Boyer M, Gelberman R. Complications of the operative treatment of Dupuytren's disease. Hand Clin 1999;15:161-166.

[5] Brenner P, Rayan G. Dupuytren's Disease: A Concept of Surgical Treatment. Vienna, Austria: Springer, 2002.

[6] Eaton C. Percutaneous fasciotomy for Dupuytren's contracture. J Hand Surg Am 2011;36(5):910-915.

[7] Elliot D. The early history of Dupuytren's disease. Hand Clin 1999;15:1-19.

[8] Gelberman R, Panagis J, Hergenroeder P, et al. Wound complications in the surgical management of Dupuytren's contracture: a comparison of operative incisions. Hand 1982;14:248-254.

[9] Heuston J. The control of recurrent Dupuytren's contracture by skin replacement. Br J Plast Surg 1969;22:152-156.

[10] Hurst LC, Badalamente MA, Hentz VR, et al. Injectable collagenase clostridium histolyticum for Dupuytren's contracture. N Engl J Med 2009;361(10):968-979.

[11] Ketchum L, Hixson FP. Dermofasciectomy and full-thickness grafts in the treatment of Dupuytren's contracture. J Hand Surg Am 1987;12(5 pt 1):659-664.

[12] Lubahn J. Open-palm technique and soft-tissue coverage in Dupuytren's disease. Hand Clin 1999;15:127-136.

[13] Luck JV. Dupuytren's contracture; a new concept of the pathogenesis correlated with surgical management. J Bone Joint Surg Am 1959;41-A(4):635-664.

[14] McFarlane RM. Patterns of the diseased fascia in the fingers of Dupuytren's contracture. Displacement of the neurovascular bundle. Plast Reconst Surg 1974;54:31-44.

[15] Ojwang JO, Adrianto I, Gray-McGuire C, et al. Genome-wide association scan of Dupuytren's disease. J Hand Surg Am 2010;35(12):2039-2045.

[16] Rayan G. Dupuytren disease: anatomy, pathology, presentation, and treatment. J Bone Joint Surg Am 2007;89(1):189-198.

[17] Rayan G. Palmar fascial complex anatomy and pathology in Dupuytren's disease. Hand Clin 1999;15:73-86.

[18] Rayan G, Ali M, Orozco J. Dorsal pads versus nodules in normal population and Dupuytren's disease patients. J Hand Surg Am 2010;35(10):1571-1579.

[19] Rayan G, Moore J. Non-Dupuytren's disease of the palmar fascia. J Hand Surg Br 2005;30(6):551-556.

[20] Rayan G, Parizi M, Tomasek J. Pharmacologic regulation of Dupuytren's fibroblast contraction in vitro. J Hand Surg Am 1996;21(6):1065-1070.

[21] Roush T, Stern P. Results following surgery for recurrent Dupuytren's disease. J Hand Surg Am 2000;25(2):291-296.

[22] Tubiana R, Leclercq C, Hurst L, et al. Dupuytren's Disease. London: Martin Dunitz, 2000.

[23] Ulmas M, Bischoff R, Gelberman R. Predictors of neurovascular displacement in hands with Dupuytren's contracture. J Hand Surg Br 1994;19(5):664-666.

[24] Werker P, Pess G, van Rijssen A, et al. Correction of contracture and recurrence rates of Dupuytren contracture following invasive treatment: the importance of clear definitions. J Hand Surg Am 2012;37(10):2095-2105.

[25] Zachariae L. Operation for Dupuytren's contracture by the method of McCash. Acta Orthop Scand 1970;41:433-438.

[26] Zhang AY, Curtin CM, Hentz VR. Flexor tendon rupture after collagenase injection for Dupuytren contracture: case report. J Hand Surg Am 2011;36(8):1323-1325.

第137章 上肢远端热损伤的外科处理
Surgical Treatment of Thermal Injuries of the Upper Extremity

Jennifer Waljee, Evan McGlinn, and Kevin C. Chung

定义

- 上肢的热损伤包括接触、热水、火焰、化学和电烧伤,并伴有急性和慢性损伤,可能需要手术治疗。
- 尽管急性期积极处理、使用夹板、积极治疗,但手部和腕部烧伤造成的长期畸形仍然很常见。
- 随热损伤而来的是瘢痕挛缩,瘢痕挛缩由损伤后皮肤失去正常的顺应性造成,十分常见,通常需要手术松解。

解剖

- 烧伤同时引起局部和全身反应。
- 局部来看,损伤可以分为3个区:
  - 凝固区,损伤最大,造成不可逆转的组织缺损。
  - 瘀血区,该部位表现为失去正常灌注,为可逆性损伤,如果护理得当,可以复苏该区域组织。
  - 充血区,处于创面最边缘,典型表现为,如果没有严重感染或低灌注。该区可以愈合(图1)。

发病机制

- 对全身系统的影响,占身体总表面积30%以上的烧伤导致炎症介质的释放,使全身发生广泛的生理变化。例如,毛细血管通透性增加和心肌收缩力减弱可引起心血管系统衰竭。
- 吸入性损伤可导致支气管痉挛和急性呼吸窘迫综合征。分解代谢状态是由于代谢增加超过基础代谢率的3倍引起的。最后,由于免疫反应的下调,患者可能会出现相对的免疫功能低下。

- 电休克是一种复杂的损伤模式,损伤的严重程度取决于当时电流强度和接触的持续时间。
  - 电流通过人体,产生"入口"和"出口",电流将破坏这两个点之间的任何组织。
  - 当电流在体内传导,热量沿其路径产生,导致热损伤。产生的热量(和组织损伤)与电流的电压和组织的电阻成比例。
  - 交流电会干扰心脏周期,可导致心律失常。
  - 电烧伤分为高压电损伤($\geq 1\,000$ V)和低压电损伤($< 1\,000$ V)。
  - 电损伤远超出可见的皮肤烧伤,涉及更深的结构。
  - 高电阻的组织,如皮肤和骨骼,会产生更多的热量,对自身和周围组织造成更大的伤害。因此,高电压电烧伤患者常伴有广泛的深部组织和肌肉损伤,易发展为急性骨筋膜室综合征。
- 即使使用夹板、锻炼保持活动度、加压、记忆保持患肢体位,80%的患者仍出现关节运动下降,高达10%的患者难以完成日常生活所需的活动。
- 烧伤后胶原纤维沉积增多、紊乱,导致瘢痕致密、缩短。瘢痕增生挛缩的数量和严重程度与烧伤深度和伤口愈合时间直接相关。

自然病程

- 浅烧伤(Ⅰ度烧伤)仅累及表皮。
- 非全层烧伤(Ⅱ度烧伤)累及表皮全层和不同深度的真皮及真皮附属器。
- 全层烧伤(Ⅲ度烧伤)累及表皮和真皮的全层,甚至累及更深层组织。
- 浅烧伤十分疼痛,只累及表皮,表现为压之变白的红斑。这种烧伤愈合后很少形成或不形成瘢痕,采取局部伤口护理即可。
- 非全层烧伤累及表皮全层和不同深度的真皮,可以被认为是浅烧伤或深烧伤,取决于真皮的损伤程度。浅Ⅱ度烧伤通常有感觉、湿润、水汪汪,患者感觉疼痛,清除表面表皮后,通常2周后愈合。深Ⅱ度烧伤累及网状真皮层,通常需要切痂和植皮,3~8周愈合(图2)。

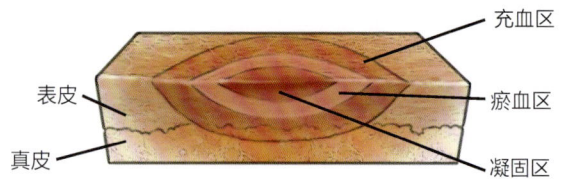

图1 烧伤分区。

- 全层烧伤累及皮肤全层,特征是烧焦的、无痛的、皮革样的皮肤,可见凝固的血管。

病史和体格检查

烧伤患者的评估

- 除了常规病史,还必须了解烧伤机制,以及评估其他合并症。
  - 高压电烧伤、封闭空间烧伤或爆炸烧伤需要创伤和ICU评估及治疗其他可能危及生命的创伤。
- 体格检查应该主要关注烧伤深度以及血管状况。
- 所有上肢应评估血管受损的征象,如脉搏减弱、毛细血管充盈不良、皮肤温度降低和充盈不良。
  - 血管功能不全在Ⅰ度和Ⅱ度烧伤中并不常见。挤压伤、全层烧伤、周围损伤以及与撕裂伤或其他创伤相关的患者可能存在血管功能不全的风险。

热损伤分级评估

- Ⅰ度烧伤仅累及表皮。Ⅱ度烧伤涉及表皮和部分真皮。Ⅲ度烧伤累及皮肤全层甚至更深层组织。
  - 浅烧伤十分疼痛,只累及表皮,表现为压之变白的红斑。这种烧伤愈合后很少形成或不形成瘢痕,采取局部伤口护理即可。
- 非全层烧伤(Ⅱ度烧伤)累及表皮全层和不同深度的真皮及真皮附属器。非全层烧伤累及表皮全层和不同深度的真皮,可以被认为是浅烧伤或深烧伤,取决于真皮的损伤程度。
  - 浅Ⅱ度烧伤通常有感觉、湿润、水汪汪,患者感觉疼痛,清除表面表皮后,通常2周后愈合。
  - 深Ⅱ度烧伤累及网状真皮层,通常需要切痂和植皮,3~8周愈合。
- 全层烧伤(Ⅲ度烧伤)累及表皮和真皮的全层,甚至累及更深层组织,特征是烧焦的、无痛的、皮革样的皮肤,可见凝固的血管。

急性骨筋膜室综合征

- 急性骨筋膜室综合征可由烧伤,尤其是电烧伤导致。
- 累及全周长或将近全周长的Ⅲ度烧伤可能危及远端血液灌注,需要切开焦痂,释放深部组织。
  - 在累及全周长的烧伤中,缺乏弹性的焦痂像止血带一样,影响静脉回流和毛细血管灌注,导致烧伤远端组织缺血。
- 骨筋膜室综合征的鉴别诊断包括神经损伤引起的感觉异常和其他原因(如创伤)引起的动脉或静脉功能不全。
- 骨筋膜室内压可以通过商业化的测量设备来测量,或者用一个18号或20号针头、充满生理盐水的注射器、一个压力传导器,以及一个三通接头来制作一个替代品。
- 临床怀疑前臂和手存在骨筋膜室综合征就应该治疗。及时的筋膜切开术可使功能损失最小化,促进恢复。正常患者骨筋膜室压力高于30 mmHg,或低血压患者20 mmHg,应行筋膜切开术。

影像学和其他诊断性检查

- 除了常规病史外,探究烧伤的机制和评估伴发的损伤。高压电烧伤、封闭空间烧伤、爆炸烧伤、吸入性损伤等需要进一步会诊。
- 如果计划进行手部瘢痕挛缩重建,需要评估异位骨化,以及其他可能需要额外治疗的关节改变(如关节囊切开术和韧带松解术),则应拍摄X线片。

鉴别诊断

- 过敏反应。
- 压力所致损伤。
- 骨筋膜室综合征。
- 造成皮肤脱色素和组织缺损的皮肤病(如中毒性大疱性表皮松解症、多形性红斑)。

非手术治疗

- 非关键功能区域的急性Ⅰ度或Ⅱ度烧伤预计在2~3周内愈合,可换药处理。典型的局部伤口护理方法详见表1。
  - 在烧伤愈合过程中,应用局部抗生素定期换药(如杆菌肽、磺胺嘧啶银、磺胺米隆、Mepilex Ag、爱银康)。
  - 经验性全身抗生素治疗不适用于烧伤。
  - 烧伤应每日用肥皂和水清洗,并用局部抗菌药物覆盖。
  - 对于损伤后6个月内未成熟的早期瘢痕,保守治疗可通过胶原重塑显著改善瘢痕外观。
    - 例如,压力服、硅胶/凝胶,以及物理疗法。这些都可以经过几个月的全天使用控制增生性瘢痕。

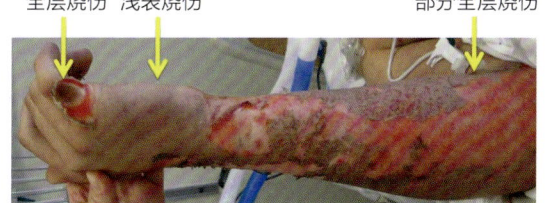

图2　上肢烧伤,展示Ⅰ度、Ⅱ度、Ⅲ度烧伤。

表1 治疗烧伤的局部药物和敷料

项目	描述	应用方式	优势	劣势
爱银康（Acticoat）	镀银聚乙烯网敷料	每3～7日换药	换药次数少、无痛、抗菌谱广	昂贵
Adaptic	浸渍网	每日换药1次	无痛、不粘连、保湿	没有抗菌效果、可能变得干燥
Aquacel Ag	银人造丝网敷料	每1～14日换药	无痛、抗菌谱广	患者难以维护
杆菌肽（bacitracin）	局部应用	每日1～4次换药	无痛、便宜、不易发生抗药性	抗生素抗药、长期应用导致皮炎
磺胺嘧啶银	局部应用	每日1～2次换药	无痛、降温；抗革兰阴性菌	组织穿透力差、每日需要换药、白细胞缺乏
Mepilex Ag	浸渍银泡沫敷料	隔几日换药1次	使用方便、患者易于耐受	需要感觉、无污染的创面床；对Ⅲ度烧伤无效
磺胺米隆（Sulfamylon）	局部应用	每日换药	抑菌效果	可能引起疼痛
Xeroform	浸渍网	每日换药	不粘连、抑菌效果	干燥

手术治疗

术前计划

- 评估烧伤的程度和血管状况，以判断血管损伤的迹象，如脉搏减弱、毛细血管回流不良、皮肤温度降低和充盈不良。
- 挤压伤、全层烧伤、累及全周的损伤以及与裂口相关的损伤最容易导致血管功能不全。
- "九分法"用于估计烧伤面积百分比非常实用（图3）。
  - 或者，面积可以用患者的手掌来估计，手掌面积大约占身体表面积的1%。
  - 液体复苏需要参考总体表面积、患者体重和排尿量，儿科患者需要进行调整。
- 由于烧伤可在受伤后48～72小时内继续进展，因此需要进行系列检查以充分确定烧伤深度。
- 感染、液体复苏不足、伤口护理不良和营养不良可导致

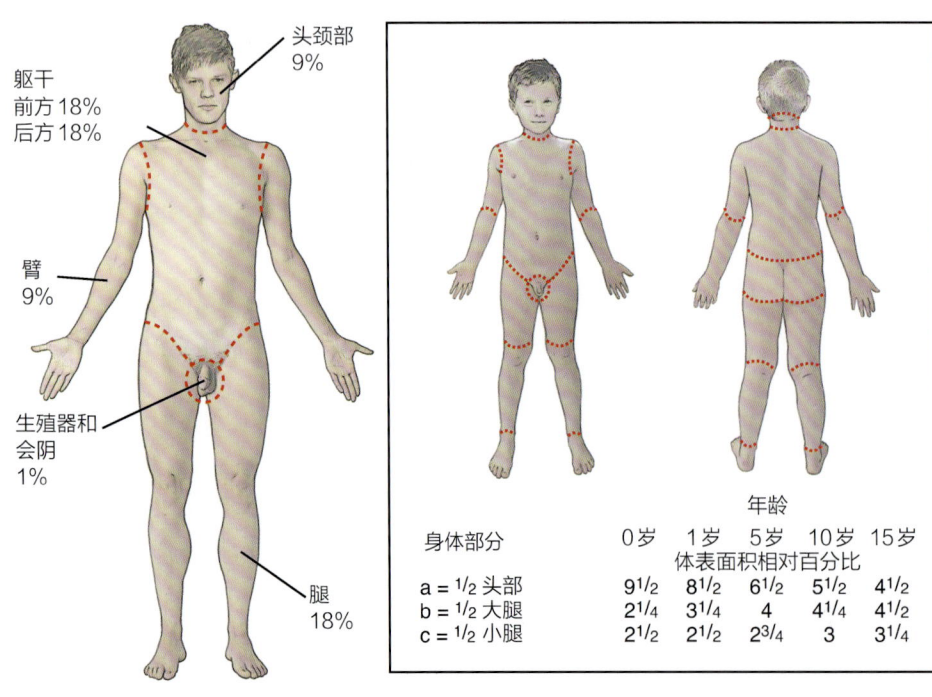

图3 Lund-Browder简图，用于估计烧伤面积。

烧伤由浅至深进展为深Ⅱ度甚至Ⅲ度烧伤，必须密切注意营养和液体复苏情况。
- 一般来说，预计不能在3周内愈合的烧伤，应在烧伤后的头几日内进行手术切除焦痂和植皮。
  - 受伤的头几日应该在手术室全身麻醉下进行早期沿切线切除焦痂。
- 瘢痕成熟过程持续约1年。
  - 罕见真瘢痕疙瘩形成；然而，增生性烧伤瘢痕是常见的，可以通过上述保守措施来处理。

体位
- 取仰卧位，患侧上肢外展置于手术台上，上止血带。
  - 选择合适的皮瓣供区，最常用的是同侧大腿。

入路
- 根据烧伤的大小和深度以及临床情况，烧伤创面可以用自体皮肤（网状或非网状）、尸体皮肤替代物或异种移植替代物（如Integra）进行清创并覆盖创面。
- 即使不切除瘢痕，手术松解烧伤瘢痕也常因组织缺损而导致大面积软组织缺损。

- 厚皮片或全层皮肤移植可用于修复软组织缺损，但如果挛缩松解或瘢痕切除导致关节结构、肌腱或神经血管束暴露，则需要皮瓣覆盖。
- 烧伤瘢痕挛缩可导致继发性关节挛缩和肌腱损伤，需要松解或重建。
- 手部瘢痕挛缩可导致腕关节和近侧指间关节（PIP）屈曲、远侧指间关节（DIP）和掌指关节（MCP）伸直，以及虎口挛缩（图4A～C）的"爪"形手畸形。这些挛缩应与其他原因的僵硬，如内源性关节疾病或掌腱膜挛缩症区分。
- 皮瓣包括局部带蒂皮瓣（如前臂桡侧或尺侧皮瓣）、带蒂皮瓣（腹股沟皮瓣）或游离皮瓣（如前臂外侧或大腿前外侧皮瓣）。
- 切除瘢痕的入路为环绕瘢痕组织，然后经过皮下脂肪层，分离瘢痕与下方结构。瘢痕常附着于皮下筋膜、肌腱和关节。
  - 拉钩有助于识别瘢痕和正常组织之间的结缔组织平面。拉起瘢痕全层，使其完全拉紧，钝性和锐性剥离下方的纤维带。
  - 在完全切除瘢痕后，伸直受累关节以评估是否需要进行关节囊切开术或韧带松解术。

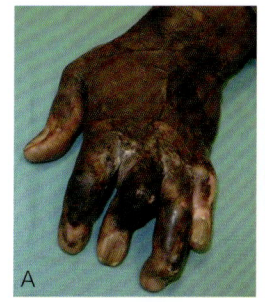 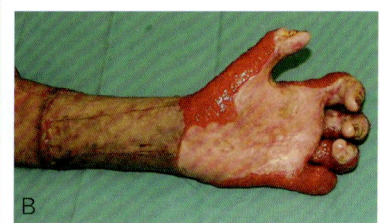 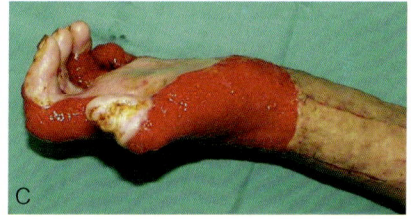

图4　A～C. 典型严重手部烧伤所致畸形，伴PIP关节屈曲、MCP和DIP关节伸直。

烧伤清创术
- 使用专门的能够设置切削深度的刀（如Goulian刀）进行锐性清创，切线方向切除烧伤组织。或者，使用压力刀，如取皮刀或使用水刀（如Versajet）。
- 逐层清创，目的是清除创面上坏死的、不可存活的碎片组织，直至出现点状出血。
  - 清创不足会导致植皮失败，增加感染风险。
- 如果烧伤创面局限于某一肢体，可以上止血带清创。植皮之前，释放止血带，以确认清创足够彻底。
- 局部应用肾上腺素浸泡敷料和使用凝血酶喷雾剂等辅助剂可达到止血的目的。维持血压正常和体温正常，以预防术中凝血障碍。
- 对于没有暴露重要组织的清洁、充分清创的烧伤创面，自体皮肤移植是理想的创面覆盖选择。暴露深部结构或神经血管束的大面积烧伤创面暂时以湿性敷料包扎，48～72小时内以局部皮瓣、远处皮瓣或游离组织瓣覆盖修复。
- 取自体皮可以使用取皮刀或厚度设定为0.012～0.018 in的Goulian刀。
  - 广泛烧伤患者首选薄皮片移植，因为可能需要在供区反复多次取皮。
  - 功能要求高以及美观要求高的部位首选全厚皮移植，但在严重受伤的患者中很难获得。

- 手部和关节首选非网状植皮,预防瘢痕挛缩(技术图1)。1:1.5～1:3网状植皮液体流通性好,防止血肿形成,可对非关节区域(如前臂)提供更大的覆盖面积。

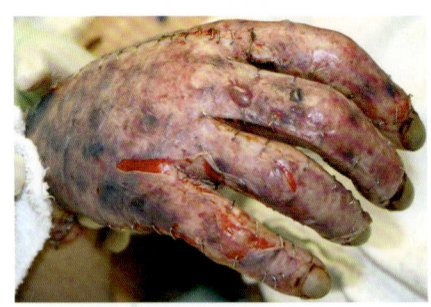

技术图1　刃厚皮自体移植治疗手背烧伤。

- 移植的皮片用可吸收缝线(4-0 chromic or Monocryl)或皮钉固定。可以使用纤维蛋白胶(如Artiss),减少剪切力造成的移植皮片部分坏死。
- 对于供区皮肤不足或血流动力学不稳定的患者,可以使用尸体皮肤替代物或真皮皮肤替代物来实现临时的伤口覆盖(如Integra)。自体皮移植可以以后在供区调节较好、移植效果较好的情况下进行。
- 移植物伤口用抗生素软膏和浸有抗生素的纱布轻微加压,以减少剪切力损伤。手用夹板固定在功能位置。敷料放置3～5日。
- 供区用封闭敷料或浸有抗生素的纱布包扎。这些创面通常在1～2周内再上皮化,可根据植皮需要再次取皮。
- 术后大约5日,检查植皮受区情况,以评估早期植皮存活情况,可以开始轻柔地进行主动和被动活动。然后用抗生素敷料包扎植皮处直到完全愈合(10～14日)。
- 对于不适合早期自体皮肤移植的烧伤创面,可以使用临时的皮肤替代物。尸体皮(同种移植皮)、猪异种移植皮或真皮皮肤替代物(如Integra)可贴附在伤口上,类似于自体刃厚皮植皮。在一个健康的伤口床上,尸体的皮肤会在2～3周的时间里提供暂时的保护,因为伤口可以在下面继续愈合。

焦痂切开术

- 可以在患者镇静状态下,用电刀完成床旁焦痂切开术。
- 在前臂桡侧做烧伤后全长的全层皮肤切开,切口连接肘横纹和桡骨茎突(技术图2)。
  - 切口深度应该以见到有活力的组织为准。切口长度应跨过整个烧伤区,从近端正常皮肤到远端正常皮肤。
- 桡侧松解后如果前臂和手部张力依然高,则沿着尺骨的掌面做第2个焦痂切口,跨过整个烧伤区。
- 为了完成手部焦痂切开术,必须从前臂桡侧切口向跨过大鱼际隆起的中轴线延伸。桡侧感觉神经沿着这条切口走行,必须予以保护。
- 如有需要,尺侧切口要延伸至小鱼际隆起。
- 累及手指全周长的烧伤应进行手指焦痂切开术。沿手指侧方中线,从掌指关节到指尖做侧正中切口,切口要深达皮下脂肪。
- 焦痂切开术后创面以湿性敷料包扎。

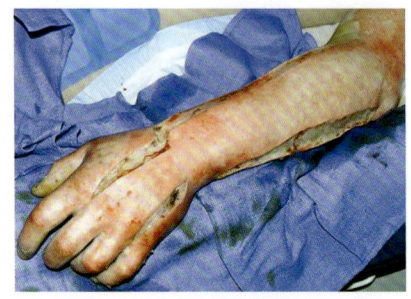

技术图2　焦痂切开松解。

手部和前臂筋膜切开术和腕管松解术

- 以第2和第4掌骨为中心做2个背侧切口,来松解骨间肌和拇收肌间室(技术图3A)。
  - 在示指和环指伸肌腱的桡侧和尺侧做切口。一直分离切开到背侧骨间肌的筋膜。筋膜要锐性切开。
  - 在第2掌骨尺侧和桡侧钝性剥离,打开第1掌侧骨间肌和拇收肌所在间室。
  - 沿着第4掌骨桡侧行深部钝性分离,打开第2掌侧骨间肌。
  - 通过第4掌骨切口,沿着第5掌骨桡侧做深部钝性分离,来松解第3掌侧骨间肌。
- 在第1掌骨桡侧缘,掌侧光滑与背侧皱褶皮肤移行处做切口松解大鱼际肌。向掌骨的掌面分离暴露大鱼际肌筋膜,并锐性切开(技术图3B)。
- 在第5掌骨尺侧缘做类似切口松解小鱼际肌(技术图3C)。

- 在第4掌骨延长线上以掌侧标准切口松解腕管。详见技术图3B。
- 笔者喜欢将前臂的3个间室同时切开减压，以免术后担心松解不足。
- 不复杂的筋膜切开术创面，一旦达到清创彻底，在7～14日内进行湿性换药，为一期关闭创面或植皮做准备。有暴露的深层结构或暴露的神经血管结构的大创面暂时用湿性敷料覆盖，48～72小时内进行局部皮瓣、远端皮瓣或游离皮瓣转移覆盖。
- 负压敷料，作为传统创面覆盖的替代物，可用于筋膜切开术后缺损；促进水肿消退，利于创面一期闭合。开放性缺损用0.012 in厚的刃厚皮植皮覆盖。

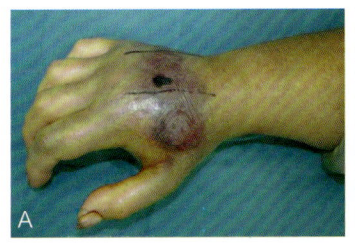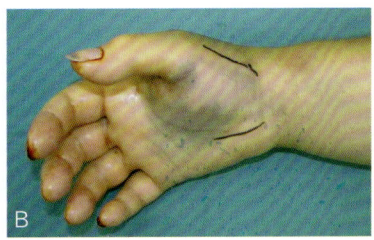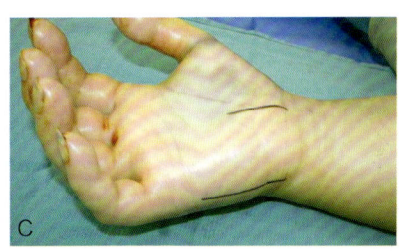

技术图3 A. 背侧焦痂切开松解。B. 大鱼际松解，腕管松解。C. 小鱼际松解。

局部组织重排术松解瘢痕挛缩

- 轻度线性瘢痕带可通过瘢痕松解和局部组织重排得到纠正。
- 基本的Z字成形术（技术图4A）可中断和延长瘢痕。
  - 沿着瘢痕轴线做Z字的中央线，Z字皮瓣的角度视情况而定，角度愈大，提供的松解效果愈大，笔者倾向于使用45°的皮瓣。
  - 理论上，增加的长度与Z字成形术的角度成正比（表2）。
- 1个或多个Z字成形术皮瓣用于松解轻度到中度的线性挛缩（技术图4B）。
  - 在真皮下掀起Z字皮瓣，皮瓣底面要保留薄的皮下脂肪层。
  - 下面的软组织常可见挛缩的纤维条带，需要用剪刀或刀片来松解。
  - 注意保护神经血管束。
  - 下面的组织得到松解，关节能够舒展后，将Z字皮瓣自然地进行转位。
  - 用可吸收缝线缝合皮瓣。
- 切口先涂一层抗生素软膏，外面用厚厚的柔软的纱布包扎，保持2日。
- 患者可以逐渐地轻轻活动患肢。术后2～3周鼓励拉伸和按摩瘢痕。
  - 夜间可以用外展或伸直夹板维持姿势。
- 可以根据具体情况改良Z字成形术。
  - 例如，含有5个皮瓣的"跳跃者"Z字成形术（结合了2个Z字成形术和一个V-Y推进皮瓣）用于松解指蹼挛缩，疗效很好。
  - 相较于基本款Z字成形术，额外的皮瓣时长度的增加最大化，而且V-Y推进皮瓣引入了无瘢痕的正常皮肤，给重建后的指蹼增加了顺应性（技术图4C）。

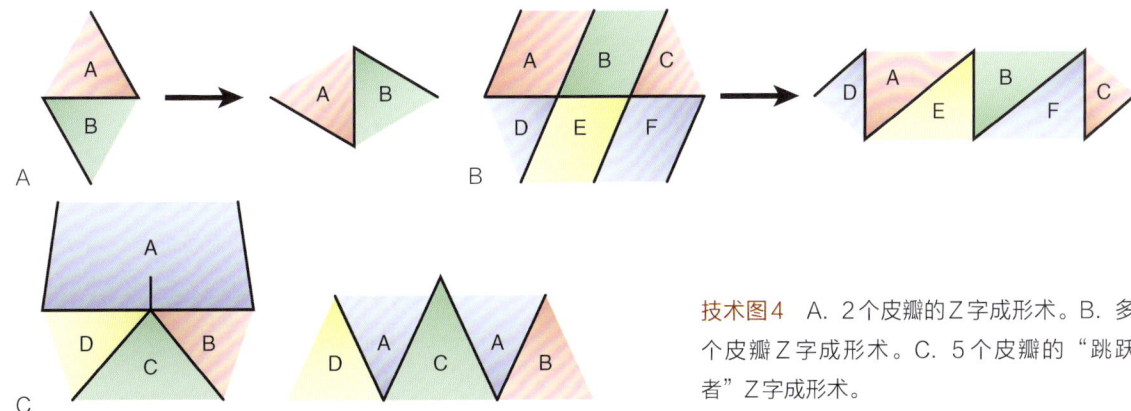

技术图4 A. 2个皮瓣的Z字成形术。B. 多个皮瓣Z字成形术。C. 5个皮瓣的"跳跃者"Z字成形术。

表2 Z字成形术的角度与烧伤瘢痕挛缩释放量

Z字成形术的角度(°)	理论长度增加量
30	25
45	50
60	75
75	100

烧伤瘢痕的激光治疗

- 近年来，针对瘢痕状况的激光治疗有了长足的发展，可以应用于烧伤瘢痕损伤，以改善瘢痕的顺应性、症状（疼痛、瘙痒）和外观。
  - 激光疗法通过微波热损伤，刺激瘢痕重构，导致急性炎症反应，发生金属蛋白酶介导的细胞外基质蛋白的改变，真皮和表皮细胞增生，干细胞和祖细胞招募，持续产生新真皮基质蛋白，包括Ⅰ型和Ⅲ型胶原蛋白以及弹性蛋白。
- 波长为585～595 nm的脉冲染料激光治疗，靶向血红蛋白，从而选择性损伤皮肤微血管。
  - 对瘙痒或疼痛的伴有毛细血管扩张的红斑瘢痕的治疗十分有效。
- 分级激光器，通过激光微束照射，产生一组薄而深的热损伤柱。
  - 可以通过改变穿透深度（射出能量）、穿透宽度（射出激光时长），以及治疗区域的激光密度，进行个性化定制治疗。
  - 常见的分级激光消融器包括：二氧化碳激光器、铒激光器、钇激光器、铥激光器等。
- 激光治疗的好处包括恢复快和方便门诊进行。然而，可能需要多次治疗才能完成瘢痕重建，并发症包括色素沉着改变、疼痛、水疱、瘀伤和肿胀。

腹股沟皮瓣治疗烧伤瘢痕挛缩

- 使用同侧的基于旋髂浅动脉的腹股沟皮瓣。
  - 做髂前上棘（ASIS）和耻骨结节连线，标记腹股沟韧带。在连线下方2～3 cm做平行线作为皮瓣的轴线，该线对应旋髂浅动脉的走行。
  - 用一个模板描绘缺损的形状，在髂前上棘下方沿先前标记的轴线设计皮瓣。如需要增加长度，该皮瓣可延伸到髂前上棘的外侧。
  - 皮瓣小于20 cm×10 cm时，供区可直接一期缝合，这对大多数手部和前臂的缺损修复绰绰有余。
  - 皮瓣应顺势覆盖，转移后使蒂部扭转最小化。
  - 在筋膜层下方切取皮瓣。
    - 在筋膜下分离皮瓣，注意识别阔筋膜和缝匠肌筋膜。分离到缝匠肌外侧筋膜后，从外向内，垂直掀起皮瓣。
    - 在缝匠肌外侧缘切开筋膜，从下层肌肉上掀起皮瓣，注意避免损伤股外侧皮神经。解剖分离到缝匠肌内侧缘。
    - 虽然通常不辨认血管蒂，但它从股三角穿出并经过缝匠肌筋膜内侧缘。
  - 如果可能的话，尽量让皮瓣近端围绕血管蒂形成皮管。
  - 一期闭合供区，包括修正外侧畸形皮肤形状，皮瓣基蒂附近可以保留一些敞开的创面。
  - 沿着边缘打薄皮瓣。然后将缺损处置于皮瓣部位，用不可吸收线缝合转置后的皮瓣。用几根粗的不可吸收缝线将前臂固定到腹部正常皮肤上。
  - 用厚厚的柔软的敷料包扎，外面用弹性绷带缠绕髋部，进一步固定患肢。
    - 复苏时应由手术团队成员监护，避免皮瓣意外扭转。
- 3～4周后进行皮瓣断蒂、修薄和重新固定手术。

术后处理

- 损伤后应尽快开始积极的运动治疗，以获得最优结果。鼓励患者用手进行日常生活活动。专门从事烧伤治疗的职业治疗师是很有帮助的。
- 使用夹板将手固定于"intrinsic-plus"位，即掌指关节屈曲70°～90°，近侧指间关节完全伸直，腕关节背伸10°，避免爪形手。爪形手畸形对近侧指间关节造成张力，导致中央束慢性滑移脱位，形成钮孔畸形。

并发症

- 急性烧伤治疗后的并发症包括：植皮失败或部分失败、烧伤创面进展、瘢痕挛缩限制活动功能。
- 局部软组织重排治疗挛缩的并发症包括：部分皮肤皮瓣坏死、伤口裂开、瘢痕复发，以及神经血管束损伤。

（王虹舒 译，朱昱 审校）

推荐阅读

Dente CJ, Feliciano DV, Rozycki GS, et al. A review of upper extremity fasciotomies in a level I trauma center. Am Surg 2004;70:1088-1093.

Esselman PC, Thombs BD, Magyar-Russell G, et al. Burn rehabilitation: state of the science. Am J Phys Med Rehabil 2006;85:383-413.

Graham TJ, Stern PJ, True MS. Classification and treatment of postburn metacarpophalangeal joint extension contractures in children. J Hand Surg Am 1990;15:450-456.

Hargens AR, Romine JS, Sipe JC, et al. Peripheral nerve-conduction block by high muscle-compartment pressure. J Bone Joint Surg Am 1979;61(2):192-200.

Larson DL, Abston S, Willis B, et al. Contracture and scar formation in the burn patient. Clin Plast Surg 1974;1:653-666.

Lee RC, Zhang D, Hannig J. Biophysical injury mechanism in electrical shock trauma. Annu Rev Biomed Eng 2000;2:477-509.

第138章 甲床的修复、重建和切除
Nail Matrix Repair, Reconstruction, and Ablation

Reuben A. Bueno, Jr. and Elvin G. Zook

定义

- 指甲损伤通常由外伤引起。由于位于手指的远端，甲周是手部最容易损伤的部位[9]。
  - 急诊尽快修复甲床是恢复正常指甲外观的最好方法。
  - 可采用重建再造技术获得接近于正常外观的指甲。
- 切除累及甲床的良性及恶性肿瘤后需要甲床修复技术，在创伤病例中也需要使用甲床重建技术。
- 最佳的治疗需要医生完全熟悉甲周的组成——皮肤、支持基质、生长基质、角质上皮褶和远节指骨，并且清楚它们之间的解剖关系。

解剖

- 指甲有多种功能：保护指尖、调节末梢循环、引起指尖感觉反馈[9,10]。
- 甲周组织包括甲板、甲床、甲下皮、甲上皮、甲襞及甲周皮（图1）。
- 甲床的近端部分是生发基质（约占1/4指甲长），远端3/4部分是支持基质。生发基质产生约90%的指甲，支持基质产生10%指甲，并产生使指甲黏附的甲下层细胞。
- 甲下皮是甲床远端的皮肤，甲周皮是指甲两侧的皮肤，甲上皮是甲襞上的皮肤。
- 甲床贴附于远节指骨骨膜表面。

发病机制

- 指甲畸形的主要原因是创伤和肿瘤。
- 中指是最容易受伤的手指[13]。
- 急性损伤时不正确的治疗常常会导致指甲畸形。
- 甲床损伤的患者中50%伴发远节指骨骨折。这种类型的损伤应视为是开放性骨折，需要冲洗清创，必要时需要复位骨折并固定，同时修复甲床（图2）[1,4]。
- 瘢痕形成可能导致指甲分裂畸形。
- 甲床基质缺失会引起指甲脱落。
- 缺少远节指骨支撑会引起钩状甲畸形。
- 良性肿瘤（血管球瘤、远侧指间关节腱鞘囊肿）和恶性肿瘤（鳞状细胞癌、黑色素瘤）可影响指甲外观。

自然病程

- 急性期修复是恢复正常指甲外观的最佳方法。
- 甲板生长速度为每日0.1 mm或每月2~3 mm。甲床修复时如果去除甲板，新的指甲生长速度将会延迟3~4周[9]。

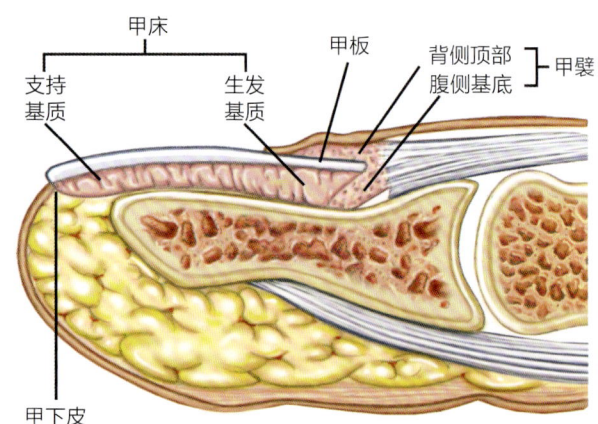

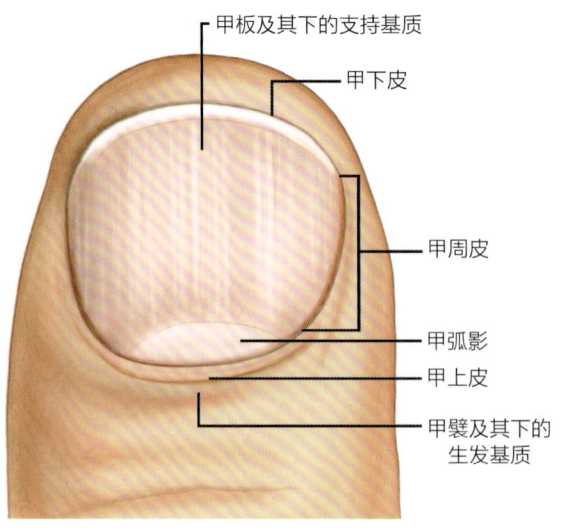

图1 甲周组织和相关结构。

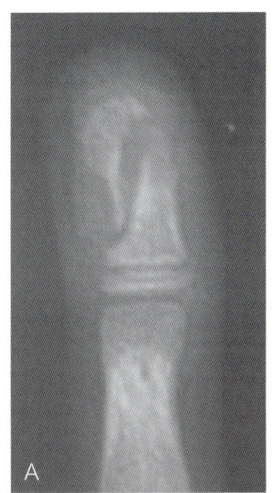

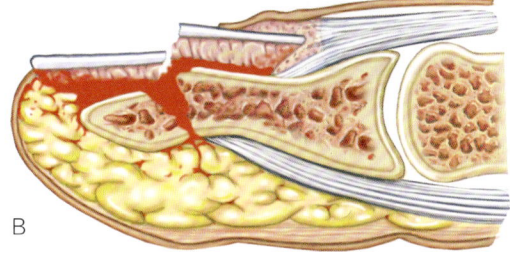

图2 A. X线示远节指骨骨折，伴发甲床挤压伤。B. 远节指骨骨折同时有甲床损伤。骨膜破裂，远节指骨和外界相通。如果治疗不恰当，有引起骨髓炎的危险。

- 如果修复甲床后将旧指甲放回，旧指甲仍将附着1~3个月，当新指甲长出后旧指甲会脱落[12]。
- 指甲修复后，将需12个月的时间恢复其最终外观。大约50日后可见损伤处近端指甲增厚（图3）[9,12,13]。

病史和体格检查

- 甲周组织损伤通常由挤压伤引起[1,4]。
- 急性期时需要检查整个指尖的全部情况，包括皮肤质量、甲下血肿情况、甲床情况、毛细血管充盈、感觉功能、远侧指间关节屈伸活动、是否并发远节指骨骨折。
- 急性甲床损伤的特点。

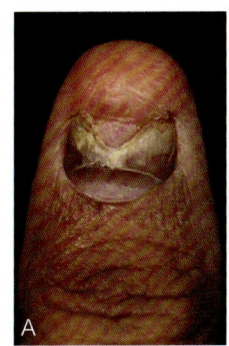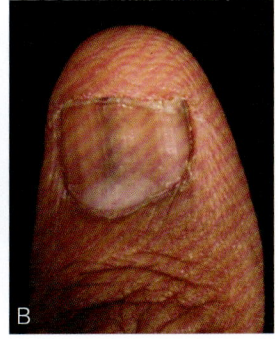

图3 A. 修复术后3个月的指甲外观。应注意指甲向远端生长形成增厚畸形。B. 修复术后1年的指甲外观。

- 甲下血肿（图4A、B）：甲床撕裂导致指甲下出血。
  - 甲板和甲床间压力增高引起继发性疼痛。
  - 可通过钻孔排出血肿来治疗。
- 甲床撕裂（图4C、D）。
  - 受伤机制通常是挤压伤。
  - 可同时并发指尖皮肤损伤或远节指骨骨折。
  - 甲床撕裂分为以下4种：单纯撕裂伤、星状撕裂伤、严重挤压伤和撕脱伤。
  - 修复甲床撕裂伤，如果骨折不稳定，可用克氏针固定远节指骨。
- 甲床撕脱伤（图4E）。
  - 根据甲床撕脱的情况和缺损大小来决定治疗方法。
  - 治疗方法包括原位回植缝合撕脱片，或从邻近甲床或拇趾移植甲床。
- 创伤后指甲畸形。
  - 指甲脱离甲床或指甲分裂（图4F）。
    - 通常是由于支持基质损伤引起，因为该层基质产生帮助指甲附着的细胞。
    - 切除瘢痕并闭合伤口或者通过拇趾甲床移植进行甲床重建。
  - 钩状甲畸形（图4G）。
    - 由甲床和甲下皮结合处压力过大以及缺少远节指骨支撑引起。
    - 可进行残端截指修整术，或通过甲床重建和骨移植重建远节指骨治疗。
  - 残甲（图4H）。
    - 由于早期修复或残端截指修整时生长基质没有完全切除有残留引起。
    - 可进行甲床完整切除或残端截指修整术。
  - 钳状甲畸形（图4I）：表现为指甲横行曲度过大，远节指尖逐步挤压断离，引起疼痛和指甲外观异常。
    - 可进行部分或全部指甲切除。
    - 通过皮肤或异种皮肤移植抬高侧面甲床进行甲床重建。

影像学和其他诊断性检查

- 建议拍摄远节指骨正侧位X线片以排除骨折。
  - 骨折根据受伤程度分为：远节指端粉碎性骨折、粉碎性骨折、骨干横行或斜行骨折。
  - 远侧指间关节关节内骨折很少伴发甲床损伤。

鉴别诊断

- 创伤。
- 良性肿瘤。

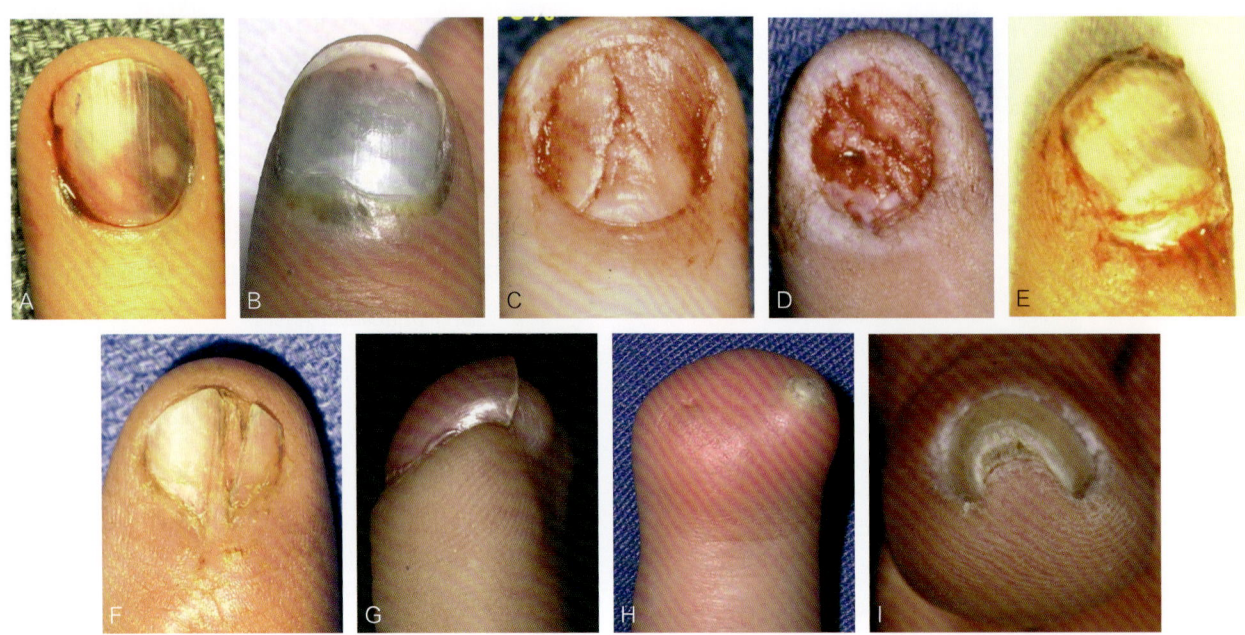

图4 指甲畸形。A、B. 甲下血肿。C、D. 甲床撕裂。E. 指甲从甲上皮处撕脱。F. 甲裂畸形。G. 钩状甲畸形。H. 残甲。I. 钳状甲畸形。

- ○ 血管球瘤。
- ○ 远侧指间关节腱鞘囊肿。
- 恶性肿瘤。
  - ○ 鳞状细胞癌。
  - ○ 黑色素瘤。

非手术治疗

- 如果甲床损伤不处理会引起指甲外观异常。

手术治疗

- 急性期修复会增加恢复指甲正常外观的机会。
- 医生和患者都应注意指甲生长的时期、愈合过程中不同时间点指甲生长的外观特点。
- 对于慢性损伤患者进行甲床重建时,期望要贴合实际。
- 对于肿瘤切除术后患者应根据切除的甲床大小和残留情况进行甲床重建[2,6-8]。

术前计划

- 对于累及甲床的恶性肿瘤,需要充分了解安全的截指平面(通常在更近端关节的位置),并需要进行淋巴结活检。

体位

- 为保证术野清晰无血,推荐在手指根部使用烟卷引流管钳夹作为止血带(图5)。
- 不建议使用部分外科手套作为止血带,因为术后包扎敷料时可能会遗忘手指根部的止血带。敷料可能会掩盖止血带,可能会引起血管损伤和手指坏死。

入路

- 常规消毒无菌区域,铺巾。
- 用1%利多卡因(最大剂量 7 mg/kg)进行指神经阻滞麻醉。
- 建议使用外科手术放大镜(2.5倍足够)达到最大程度精确修复。

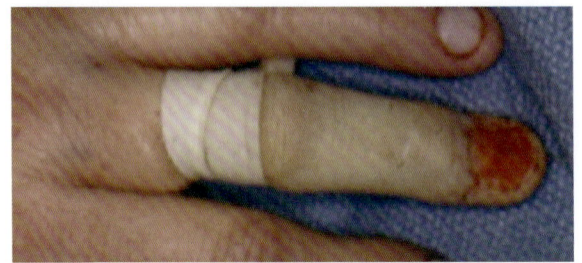

图5 手指根部使用烟卷引流管作为止血带。

- 使用Kleinert-Kutz钳将甲板从甲床上分离。
- 甲床修复时将甲板清洗后浸泡于聚维酮碘液中。如果没有可使用的甲板，修复甲床后用硅酮敷料或不会引起粘连的纱布覆盖保护角质上皮。
- 避免对损伤甲床基质组织过多地清除，保留尽可能多的甲床。
- 必要时可以做垂直于甲上皮的切口，充分暴露生发基质（图6）。

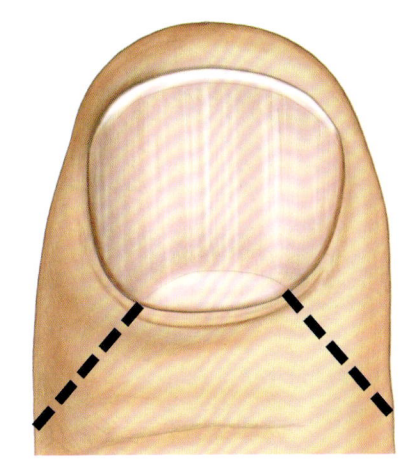

图6 垂直甲上皮弧线做切口暴露生长基质。

甲下血肿引流术

- 完成标准外科手术无菌准备防止细菌进入甲下间隙。
- 通过使用加热的回形针、针头或手持式电烧灼器进行指甲开孔环钻术（技术图1）。
- 如果指甲被甲下血肿抬起超过50%或指甲边缘不完整，推荐使用拔甲甲修术。

技术图1 用加热的回形针（A）或手持式电烧灼器（B）进行指甲开孔引流甲下血肿。

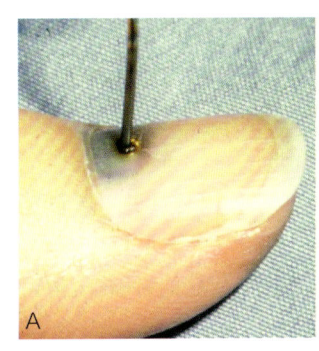 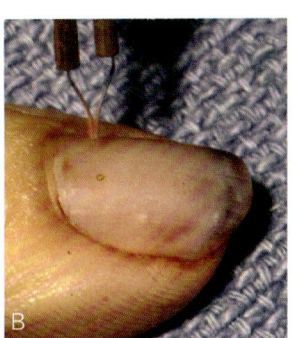

甲床撕裂修复术

- 采用指根神经阻滞麻醉，常规术前无菌准备，手指根部使用烟卷引流管作为止血带。
- 使用Kleinert-Kutz钳将甲板从甲床上分离（技术图2A）。
- 在手术放大镜下用7-0线简单缝合修复撕裂处（技术图2B）。
  - 避免对损伤甲床过度清创切除。
- 将甲板清洗，用聚维酮碘浸泡，然后用生理盐水冲洗后将甲板放回近侧甲襞处，维持间隙，甲板起到夹板固定远节指骨骨折的作用（技术图2C）。
- 必要时用5-0尼龙线8字缝合或简单缝合，将指甲缝合

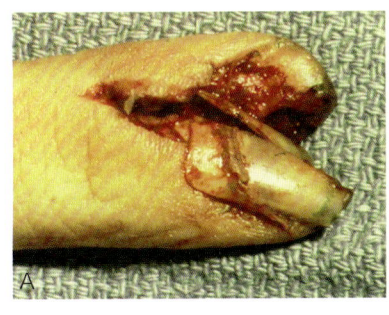 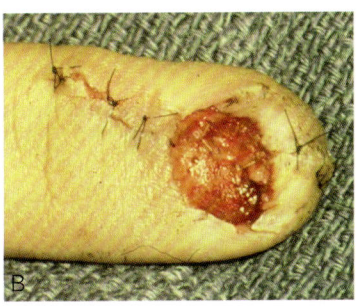

技术图2 甲床撕裂伤修复。A. 甲床撕裂合并甲板损伤。清洗甲板，后期作为支具维持甲上皮位置。B. 清创后修复甲床和周围皮肤。

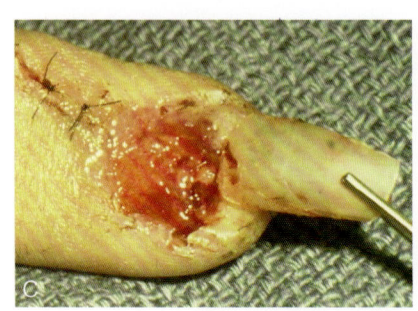 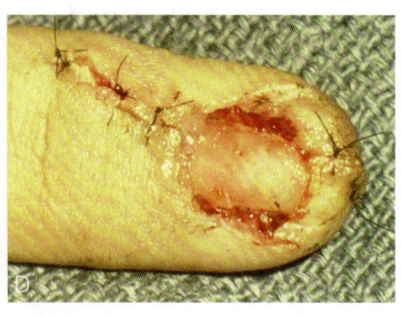

技术图2（续） C. 甲板放回甲襞处。D. 完全修复甲床撕裂伤。

于甲下皮上，以此来维持指甲位置（技术图2D）。
- 如果无可用甲板，以硅胶敷料覆盖。

- 修复甲床撕脱伤以及由此造成的近端生发基质裂伤，需要垂直于甲上皮弯曲部分做切口进行显露。

甲床缺损的治疗

- 切除先前甲床损伤引起的瘢痕（会引起指甲分离或甲裂畸形），遗留的缺损区需要重建（技术图3A）。
  - 小面积（<2 mm）缺损可自行愈合，二期愈合途径。但是可能会导致瘢痕复发和指甲畸形。
  - >2 mm 的缺损，可使用邻近未损伤的甲床，取非全厚的甲床做移植，或从其他手指或脚趾做甲床移植（技术图3B）[2,6,9,13]。
- 标准外科术前准备，将受区和供区皮肤消毒铺巾，指神经阻滞麻醉。
- 将手指驱血，手指根部使用烟卷引流管作为止血带。

- 暴露甲床，测量缺损大小。
- 用15号刀片从供区手指的支持基质非全厚甲床作为移植物（技术图3C、D）。
  - 为了减少供区指甲畸形的风险，不使用生发基质作为移植物修复支持基质的缺损。
  - 刀片平行于甲床，小心尽可能薄地切取移植物，这样透过移植的甲床可以看见刀片。
- 用7-0铬线缝合移植的甲床，操作同修复甲床撕裂伤（技术图3E）。
- 重建生发基质使受区指甲生长，需要从足趾切取全厚的生发基质作为移植物（最好第2足趾）（技术图3F）[11]。

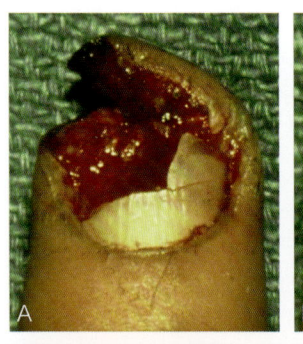 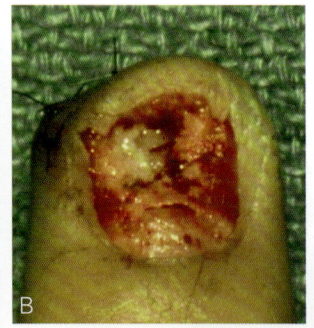 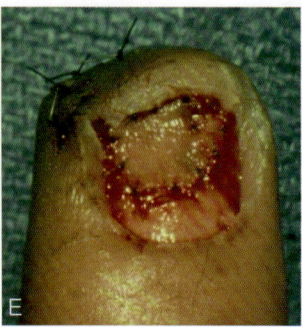 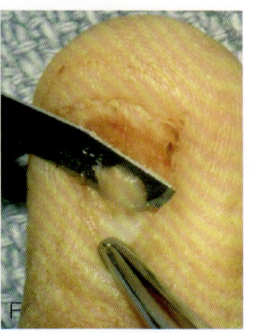

技术图3 非全厚甲床移植治疗甲床缺损。A. 甲床挤压损伤情况。B. 初期修复组织后可见明显的甲床缺损。缺损深部可见骨外露。C. 从脚趾切取非全厚支持基质。D. 切取的支持基质移植物。E. 将移植物覆盖骨外露创面。F. 从足趾切取生发基质。

甲床切除术

- 之前指甲切除部位可能有残甲生长（技术图4A）。可能向着背侧生长，刮到衣服，经常需要修剪。残甲还可能引起持续性疼痛、刺激或感染。
  - 残端截指修整术后残甲可能形成囊肿，并形成皮下脓肿（技术图4B）。
  - 治疗目标是完全切除残留的生发基质。
  - 必须告知患者，指尖将不会有指甲生长。
- 从原切口进入，保留足够皮肤以便I期闭合伤口。
- 分离至远节指骨近端生发基质部位。
  - 可将远侧指间关节作为切除生发基质平面的标志。区分创伤后形成的瘢痕和残留的生发基质可能比较困难。
- 用刀片、刮匙或咬骨钳（或者同时使用）去除残留的甲床生发基质（技术图4C、D）。
- 完全切除指甲后为保留长度，可使用全厚皮肤移植覆盖远节指骨。
- 远节指骨是皮肤移植在无骨膜的骨组织上能存活的唯一区域。

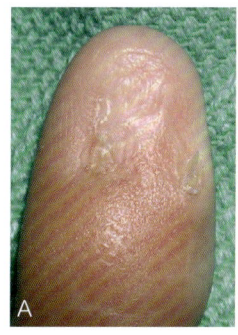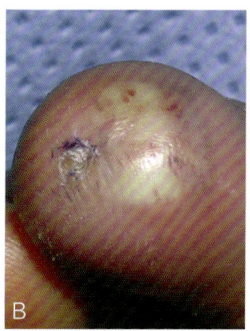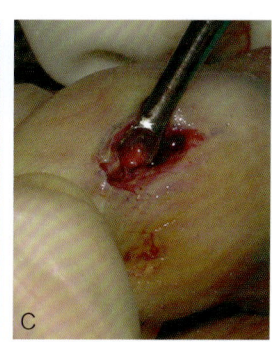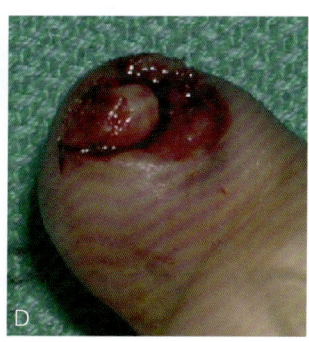

技术图4 A. 指尖创伤引起右小指甲床撕脱伤，甲床切除术后。直接在远节指骨上行全厚皮肤移植，保留手指长度，避免残端截指修整。皮肤移植外观良好，但指尖尺侧近端有残甲生长，引起疼痛。B. 残端截指修整后残甲形成皮下脓肿。C. 切除图A所示的引起症状的残甲。做椭圆形切口，用刀片完全切除残余的生发基质。用刮匙刮远节指骨。D. 切除后可见指甲脓肿，引流图B所示的脓肿。在脓肿中可见残甲。去除脓肿和残甲后症状好转。

钩状甲畸形的治疗

- 钩状甲畸形常由于远节指骨过度清创后导致缺乏支撑或指尖部缝合张力过大所引起，造成指甲偏心弯曲状外观[5]。
  - 如果生发基质依然存在，指甲将继续生长，缺乏足够骨支撑时会向下生长形成钩状甲畸形。
- 有3种治疗方法选择：不做任何处理，用或不用骨移植重建一个外观更平整的指甲，残端再次截指修整术。
- 可能需要在掌侧添加软组织块支撑重建的指甲。
  - 可以取大鱼际皮瓣重建指尖。
- 可用骨移植支撑，但是发生骨吸收的概率较大。
- 很难达到完美的美观效果。

钳状甲畸形的治疗

- 治疗目标是使过度弯曲的指甲变平，矫正指甲"钳样"外观（技术图5A）[3]。
- 去除甲板后，用Kleinert-Kutz剥离器把甲床侧缘从远节指骨分离（技术图5B）。
  - 抬起甲床时避免损伤甲周皮。
- 在指尖的尺侧及桡侧做针刺切口。
- 通过这些针刺切口，使用剥离器做出通向桡侧和尺侧甲上皮的皮下隧道。用相同方法在近端从皮下隧道穿出（技术图5C）。
- 切取适当长度移植用皮肤或异体移植皮肤，分别穿过2个隧道。
- 在缝线的帮助下自远端向近端将移植物拉过隧道。将其固定于适当位置（技术图5D）。
- 平整甲床后，用6-0尼龙线缝合针刺切口，放回指甲（技术图5E、F）。

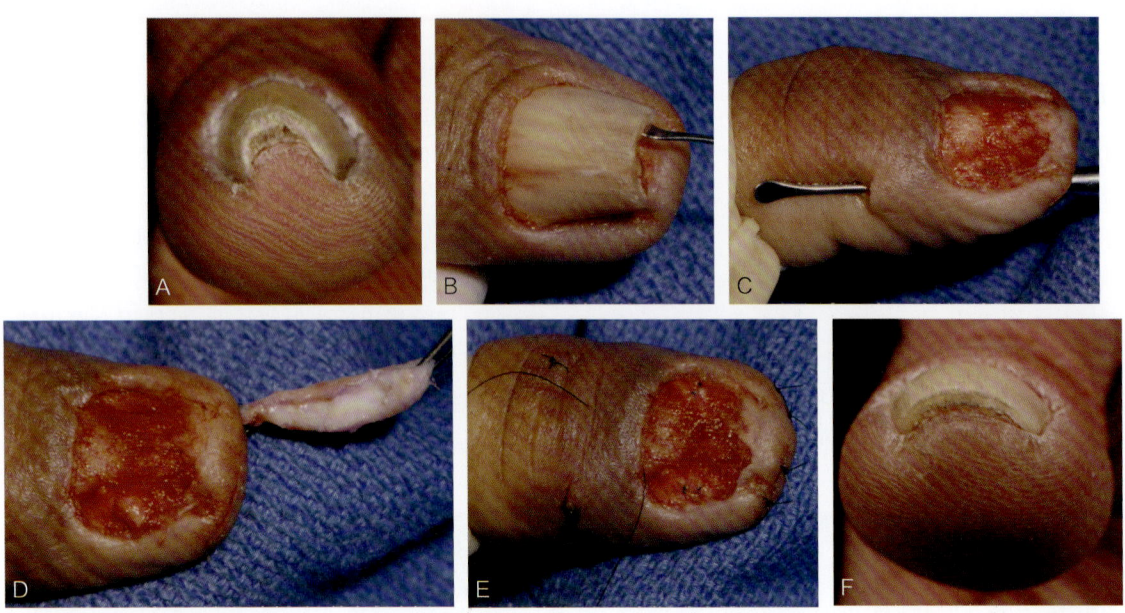

技术图5　钳状甲畸形的治疗。A. 钳状甲畸形，典型的"钳样"外观。B. 采用无创方法，用Kleinert-Kutz剥离器将指甲两侧缘从远节指骨上掀起。C. 在桡侧和尺侧通过针刺切口造成皮下隧道。D. 将异体移植皮肤或自体移植皮肤置入皮下隧道。自远端向近端将移植物拉出隧道，辅助缝合。E. 关闭伤口，缝线在近端指甲皱襞下固定指甲。F. 术后外观。

要点与失误防范

创伤	• 及时治疗甲床损伤，可以避免亚急性和慢性问题，也可以避免更复杂的重建。 • 如果不能将甲床裂伤和伴随的远端指骨骨折作为开放性骨折进行治疗，可能会导致骨髓炎。 • 甲床修复处张力过大或远节指骨支撑不足，可导致钩形钉畸形。
指甲生长	• 指甲基质的精确修复使指甲板生长出光滑的外观和指甲形状。 • 生发基质产生大约90%的指甲。 • 支持基质产生的细胞负责将指甲黏附在甲床上。 • 指甲每天长0.1 mm。 • 新指甲生长需6~9个月。
甲床重建	• 重建的目标是恢复因创伤、瘢痕或切除造成的甲床缺损，使其能够正常生长。 • 支持基质的重建可通过移植邻近的甲床、相邻的手指或脚趾上分离的甲床移植物来完成。 • 生发和支持基质的重建可以用来自第2趾的生发和支持基质移植物来完成，但会造成供区指甲的缺损。

术后处理

- 术后敷料包扎5~7日，拆除时可能需要双氧水和水混合液浸泡。检查修复后指甲是否有感染、积液及血肿征象。
- 去除保护角质上皮的非黏性纱布。术后5~7日拆除维持指甲或硅胶敷料位置的缝线。
- 术后10~14日拆除缝合甲下皮或甲周皮的缝线。
- 受伤后的3~5周，用不包裹近侧指间关节的指尖支具固定，保护修复的甲床并固定远节指骨骨折（如果存在骨折）。
  - 鼓励早期活动近侧指间关节。指尖支具保护指尖，允许受伤的手指早期活动。
- 受伤后1~3个月指尖可能过度敏感，有必要多使用患指进行脱敏功能锻炼。

预后

- 急性期适当的修复为恢复指甲的正常外观提供了最佳时机(图7)。受伤部位瘢痕形成可能引起指甲畸形,急诊修复时应告诉患者这些可能性[11,13,14]。

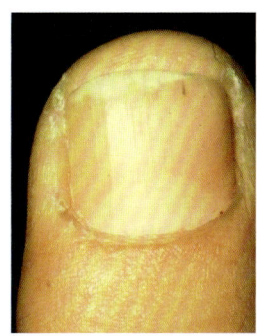

图7　技术图3中用劈开甲床移植行指甲基质重建1年后的外观。

- 指尖撕脱伤或挤压伤、远节指骨骨折、三处及以上部位损伤、需要使用硅胶敷料代替指甲等因素是影响甲床修复效果的负面因素[1,4,13]。
- 后期甲床修复重建的效果常常不能令医生或患者满意[9]。
- 针对甲床损伤患者制订个体化治疗方案,期望值应该符合实际。

并发症

- 急性或亚急性期并发症包括软组织感染、远节指骨骨髓炎、远节指骨骨不连、创伤后僵硬及远侧指间关节活动受限。
- 慢性期并发症或不良结果包括支持基质瘢痕形成导致甲裂或指甲分离;甲上皮瘢痕形成可影响甲板生长;指甲切除不成功术后导致持续指甲生长。

（王虹舒　译,朱昱　审校）

参考文献

[1] Brown RE. Acute nail bed injuries. Hand Clin 2002;18:561-575.

[2] Brown RE, Zook EG, Russell RC. Reconstruction of fingertips with combination of local flaps and nail bed grafts. J Hand Surg Am 1999;24(2):345-351.

[3] Brown RE, Zook EG, Williams J. Correction of pincer-nail deformities using dermal grafting. Plast Reconstr Surg 2000;105:1658-1661.

[4] Guy RJ. The etiologies and mechanisms of the nail bed injuries. Hand Clin 1990;6:9-19.

[5] Kumar VP, Satku K. Treatment and prevention of "hook nail" deformity with anatomic correlation. J Hand Surg Am 1993;18(4):617-620.

[6] Shepard GH. Nail grafts for reconstruction. Hand Clin 1990;6:79-102.

[7] Shepard GH. Perionychial grafts in trauma and reconstruction. Hand Clin 2002;18:595-614.

[8] Shepard GH. Treatment of nail bed avulsions with split thickness nail bed grafts. J Hand Surg Am 1983;8:49-54.

[9] Van Beek AL, Kassan MA, Adson MH, et al. Management of acute fingernail injuries. Hand Clin 1990;6:23-35.

[10] Zook EG. The perionychium: anatomy, physiology, and care of injuries. Clin Plast Surg 1981;8:21-31.

[11] Zook EG. Reconstruction of a functional and aesthetic nail. Hand Clin 2002;18:577-594.

[12] Zook EG, Brown RE. The perionychium. In: Green DP, ed. Operative Hand Surgery, ed 3. New York: Churchill Livingstone, 1993:1283-1287.

[13] Zook EG, Guy RJ, Russell RC. A study of nail bed injuries: causes, treatment, and prognosis. J Hand Surg Am 1984;9(2):247-252.

[14] Zook EG, Van Beek AL, Russell RC, et al. Anatomy and physiology of the perionychium: a review of the literature and anatomic study. J Hand Surg Am 1980;5:528-536.

第139章 指尖离断伤的软组织覆盖
Soft Tissue Coverage of Fingertip Amputations

Jennifer Etcheson and Jeffrey Yao

定义

- 指尖损伤或离断伤是指手指远侧指间关节（DIP）横纹以远部位的损伤。
- 指尖是手部最敏感的部位。
- 指尖损伤较常见，其发生率占急诊手外伤的45%。

解剖

- 图1示指尖解剖。
- 甲上皮：甲襞处覆盖甲根部的角质层或薄膜。
- 甲周皮：指甲侧缘的皮肤。
- 甲下皮：甲板远侧深面的皮肤，含有大量角蛋白和高浓度的淋巴细胞及多核细胞，是防御感染的屏障。
- 甲根：是位于甲上皮皱褶近侧的甲板部分。
- 甲半月：近甲根处弧线形白色不透明淡色区，是甲生长基质远侧可见部分。
- 生发基质：生发90%的甲板部分。
- 支持基质：其功能是使甲板附着于甲床。
- 甲板：由平整的无核角质化上皮层组成。
- 甲床：是甲板的基石，包括甲近侧的生发基质和远侧支持基质。
- 远节指骨：位于甲床下。
- 指腹：含有纤维隔。

指尖离断伤分型（Tamai）

- 区域Ⅰ：远端到甲半月。
- 区域Ⅱ：DIP关节到甲半月。

发病机制

- 多种创伤机制。
  - 撕脱伤。
  - 碾压伤。
  - 挤压伤。
  - 锐器伤。
  - 钝器伤。

自然病程

- 无骨外露的指尖损伤最终会达到二期愈合。
- <1 cm²伤口，可以通过每日换药达到二期愈合，有助于增进感觉的恢复。
- 对于较大的损伤，需要更长的换药时间以达到二期愈合，有感染和形成较大瘢痕的风险。

病史和体格检查

- 完整的病史和体格检查。
  - 受伤机制。
  - 年龄。
  - 用手习惯。
  - 职业。
  - 受教育程度。
- 损伤评估。
  - 受累手指：拇指或其他手指。
  - 伤口走行是横断、背侧或掌侧斜行，或尺侧到桡侧。
  - 指甲还是甲床损伤。
  - 是否有骨外露。
  - 静态及动态两点辨别觉：两点辨别觉距离增大表示神经分布减少。
  - 末节屈伸活动度：如有肌腱损伤则需要较厚的皮瓣覆盖。
  - 血供：毛细血管充盈延迟表示动脉损伤。

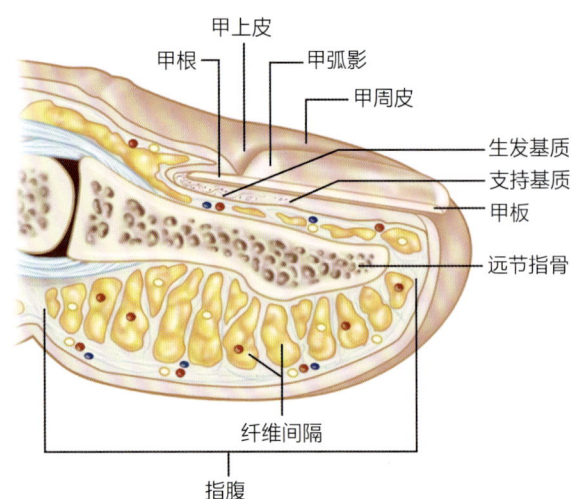

图1 指尖的横断面解剖结构。

影像学和其他诊断性检查

- 两个垂直平面的摄片(正位和侧位)。

非手术治疗

- 通过消毒处理,手掌局部阻滞麻醉,应用指根止血带和手术放大镜,大多数指尖离断伤可在床旁得到处理。
- 应该放宽手术治疗的适应证。
- 如没有骨外露,可通过二期愈合、一期闭合或皮肤移植达到愈合。
- <1 cm² 的伤口通过每日换药达到二期愈合,可以达到感觉功能最好的恢复效果。
- 一期伤口闭合只适用于少量皮肤缺损的情况。
  - 闭合伤口应避免较大张力。否则可能会引起关节挛缩进而降低功能,或者引起因骨性突起部位软组织覆盖薄弱引发的指尖触痛。
  - 将掌侧皮肤与远端指甲缝合过紧可能会引起"钩状甲",影响美观。
- 如果怀疑有甲床撕裂伤,用Freer剥离器去除甲板,用6-0或7-0可吸收缝线(铬制肠线)间断缝合。手术中,小型的放大镜会很有帮助。
- 用仔细清洗并修剪过的甲板或其他材料(如缝合补片)支撑扩张甲上皮皱褶,防止日后指甲生长异常。
- 对于横贯生发基质的离断伤,残留的不可修复的甲床基质组织需要去除,防止日后形成痛性残甲。

手术治疗

- 根据缺损大小、是否有骨外露、离断角度、患者的换药意愿和医生经验决定是否到手术室进行指尖损伤修复。
- 治疗目标是挽救功能和感觉,尽早恢复活动。

- 就功能效果而言,直径<1 cm的缺损,二期愈合的效果更好。
- 全厚皮肤移植比刃厚皮肤移植更可取。
  - 刃厚皮肤移植仅用于示指、中指和环指的尺侧缘缺损。
  - 供区可包括腕部掌侧皮肤(因为伤口和自杀切割的很相似,所以应尽量避免在该部位取皮)、肘前皮肤、上臂内侧皮肤和小鱼际皮肤。
- 供区可一期闭合。
- 如有可能,也可将离断废弃指体的皮肤经去脂后,作为移植物或生物活性敷料使用。
- 如有骨外露,可做短缩截骨一期闭合、短缩截骨二期愈合或者指尖皮瓣修复。

术前计划

- 一期清洗、清创和探查。
- 使用抗生素。
- 患者合并疾病。
  - 患者是否患有糖尿病、吸烟、吸毒。
  - 近期是否注射过破伤风疫苗或抗体。
- 麻醉评估。

体位

- 仰卧位,患肢置于标准搁手台。可采用上臂、前臂或指根止血带。将患肢置于搁手台中央以便于术者和助手共同操作。

入路

- 一旦决定做皮瓣修复,应根据离断伤角度、患者年龄和性别决定做推进皮瓣还是局部转移皮瓣。

植皮术

- 仔细测量缺损区大小,做一个模板。
  - 用模板在供区画出相应取皮区(技术图1A)。
- 用15号刀片切取全厚皮肤,仔细去除脂肪组织至真皮层(技术图1B、C)。
- 用可吸收线将皮片缝合至受区(技术图1D)。
  - 在移植区4个角缝线要留得长些,以便在荷包上打结拉紧。
- 用三溴苯酚铋(Xeroform)敷料和矿物油浸的无菌棉球覆盖移植的皮肤。
- 将4根长的缝线在棉球上拉紧打结,在移植的皮肤上制成荷包,保持适度的压力,以减少剪切。

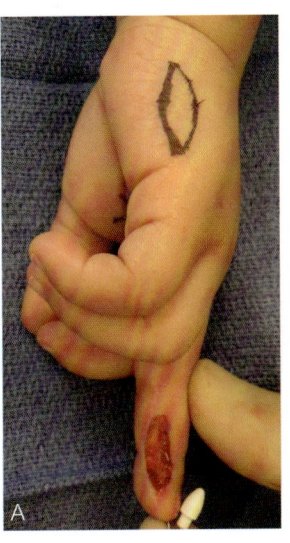

技术图1 A. 中指末节尺侧皮肤缺损,在小鱼际画出相应大小皮肤供区。

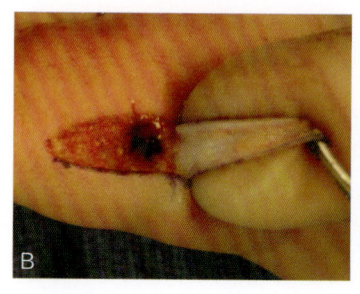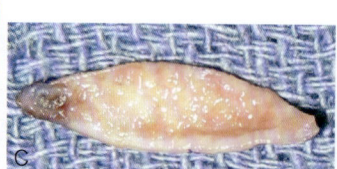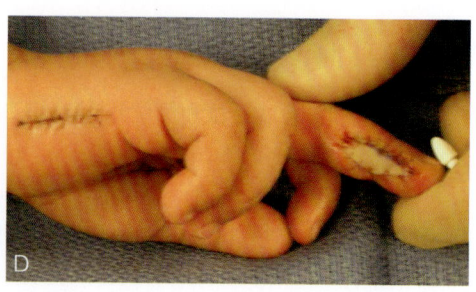

技术图1（续） B. 切取小鱼际全厚皮肤，仔细去除脂肪，仅留下真皮和表皮层。C. 小鱼际全厚移植皮肤移植前，要去除脂肪。D. 用可吸收线缝合移植物。将凡士林浸泡的无菌棉球置于移植皮肤上，将4根缝线在棉球上拉紧打结，制成荷包（未拍出）。应用干敷料包扎。荷包保留5～7日。

- 纱布包扎手指，并用不固定近侧指间关节的手指支具保护5～7日。
- 5～7日后，小心拆除支具和敷料，检查植皮情况，每日更换Xeroform敷料直至植皮完全愈合。

Moberg推进皮瓣

- 适应证：拇指远端离断长度<1.5 cm，保留了感觉和长度（技术图2A、B）。
- 不适用与其余四指指尖离断。
- 在掌指关节屈曲折痕处，在神经血管束背侧做纵向切口（技术图2C）。
- 从屈肌腱腱鞘上掀起皮瓣（技术图2D）。
- 如果皮瓣推进困难，可考虑（技术图2E）：
  - 屈曲指间关节。
  - 向手掌延伸侧方切口，切开基底皮肤形成岛状皮瓣；缺损区植皮覆盖。
- 在皮瓣双侧基底各切除一块三角形皮肤（如Burow三角）。
- 仔细保护血管。
- 常规闭合伤口，保持最小的张力（技术图2F）。

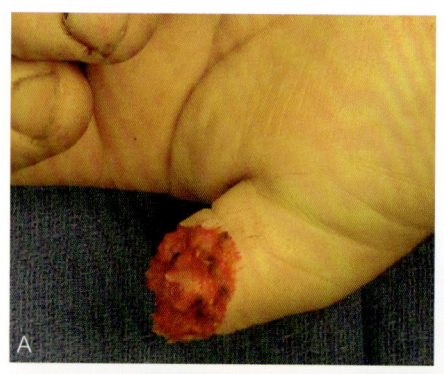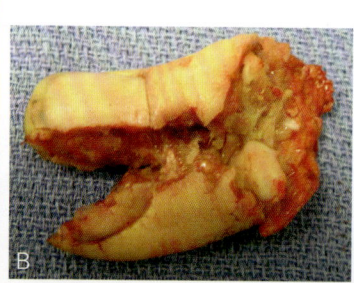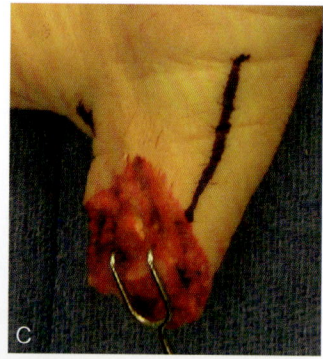
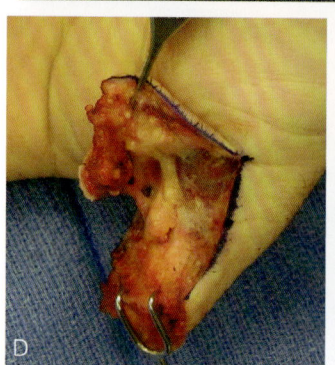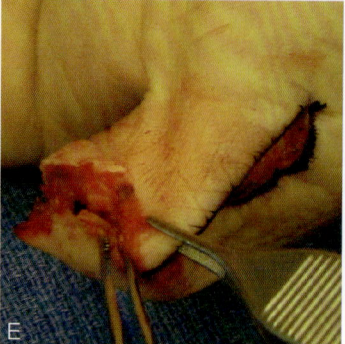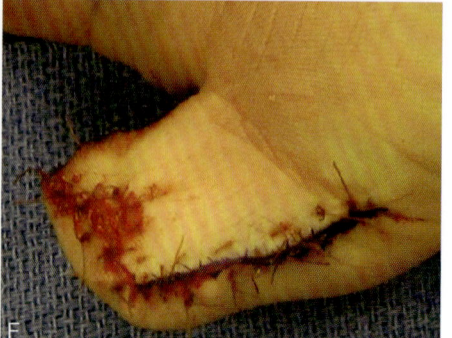

技术图2 A. 拇指远端缺损，近节指骨外露。B. 远节手指无法再植。C. 术中照片示设计Moberg皮瓣，在两侧血管神经束靠近背侧做双纵行切口，切口近侧达掌指关节屈曲横纹。D. 将Moberg皮瓣从屈肌腱腱鞘上掀起。E. 可推进Moberg皮瓣，不需要做切口近侧的岛状皮瓣或Burow三角。F. Moberg皮瓣推进后闭合缺损区（版权：James Chang, MD）。

侧方V-Y推进皮瓣（Kutler）

- 适应证：指尖横行离断伤、骨外露。
- V字的顶点位于远侧屈指横纹的侧面（技术图3A~D）。
- 充分地游离皮瓣：只需保证神经和血管的完整。
- 推进双侧三角形皮瓣，在甲床以远缝合。

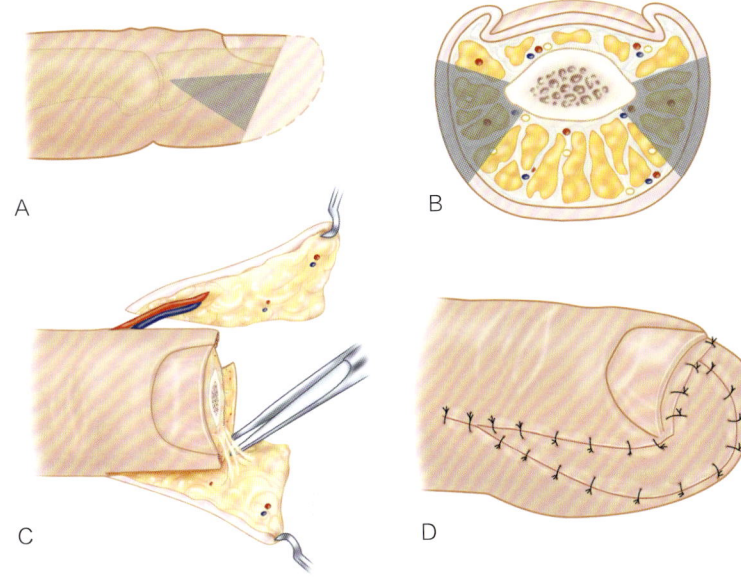

技术图3　A. 手指侧面观，三角形皮瓣沿指侧面中线掀起。B. 皮瓣靠桡侧和尺侧的血管神经束营养。C. 游离隔膜，将皮瓣向远端推进覆盖缺损。D. 将皮瓣缝合到一起覆盖缺损，供区一期闭合，形成指侧方的V-Y形状。

掌侧V-Y推进皮瓣（Atasoy-Kleinert）

- 指征：指尖背侧斜行离断伤（即指尖背侧皮肤缺损比掌侧更多），骨外露。
- V字的顶点位于远侧屈指横纹的掌侧中点（技术图4A~C）。
- 皮瓣三角区基底宽度应和甲床一样宽。
- 充分游离皮瓣。

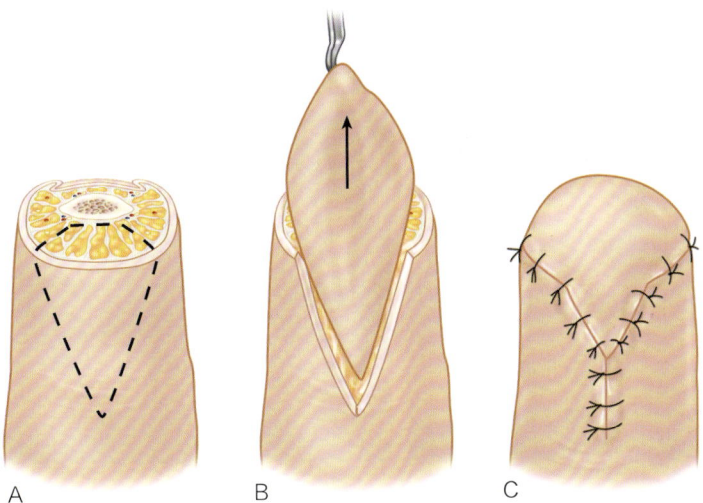

技术图4　A. V形切开掌侧皮肤。B. 向远端推进掌侧皮瓣覆盖远端缺损。C. 皮瓣远端缝合，供区一期闭合，形成指掌侧V-Y形状。

交指皮瓣

- 适应证:指尖掌侧缺损面积达到1.5 cm×2.5 cm,邻近手指未受伤(技术图5A～C)。
- 供区是邻指中节背侧皮肤。
  - 如果示指指尖离断,选用中指作为其供区。其他手指损伤则选择其桡侧手指作为供区。
- 在供区远侧指间关节和近侧指间关节背侧屈指横纹处做2个横行切口。在偏离伤指的一侧,沿供指侧方中轴线做一个纵行切口连接这2个横行切口。
- 从伸肌腱腱旁疏松间隙组织层次分离皮瓣。
- 绝对不要损伤腱旁组织。
- 背侧皮肤神经可以用作感觉交指皮瓣。
- 将皮瓣移位至伤指侧中轴线附近(技术图5D)。
- 继发缺损区用全厚皮片移植。
  - 全厚皮片应首先与伤指原发缺损区铰链部位边缘缝合。
- 皮瓣和全厚皮片均翻转180°,用皮瓣覆盖伤指原发缺损区,而全厚皮片则覆盖继发缺损区(技术图5E)。如果采用神经支配的交指皮瓣,来自供体手指的背侧皮神经(在皮瓣中)与来自受体手指掌侧固有指神经的髓支相连(技术图5F、G)。
- 术后2～3周根据情况断蒂(技术图5H、I)。

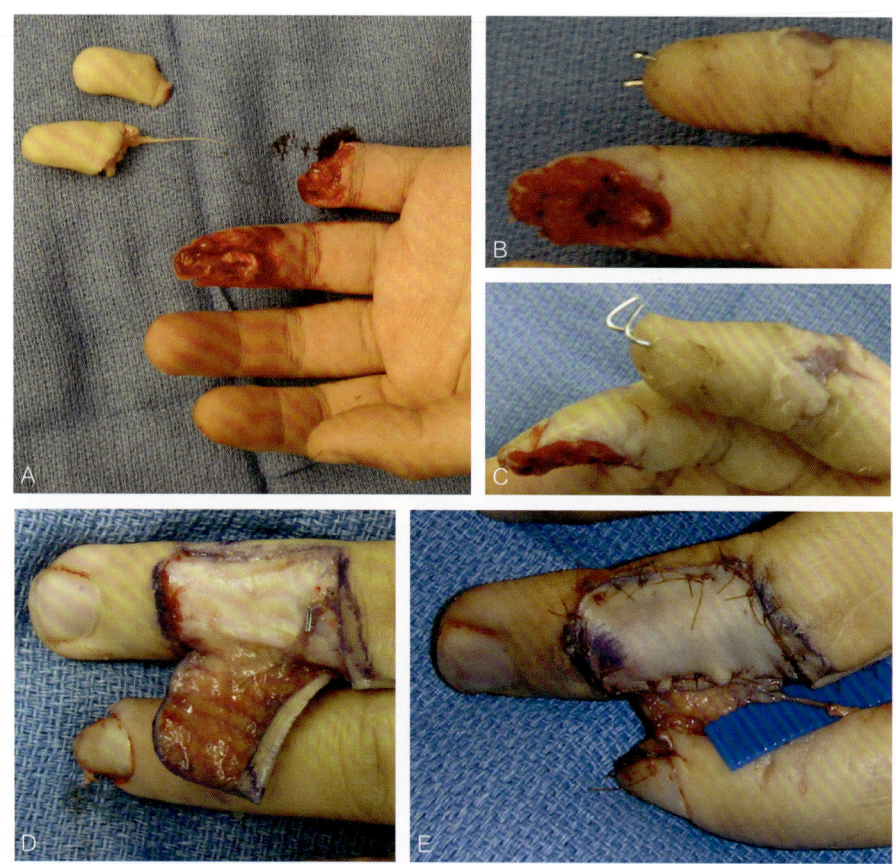

技术图5 A.术中照片示环指指尖掌侧撕脱伤,屈肌腱外露。小指于中节指骨平面离断。B、C.小指成功再植术后2周,环指伤口经每日换药后仍有缺损。D.术中照片示从邻指中节指骨背侧掀起交指皮瓣。E.术中照片示从中指转移交指皮瓣覆盖环指指尖掌侧缺损区。供区用全厚皮片覆盖。蓝色背景突出显示感觉支保留。

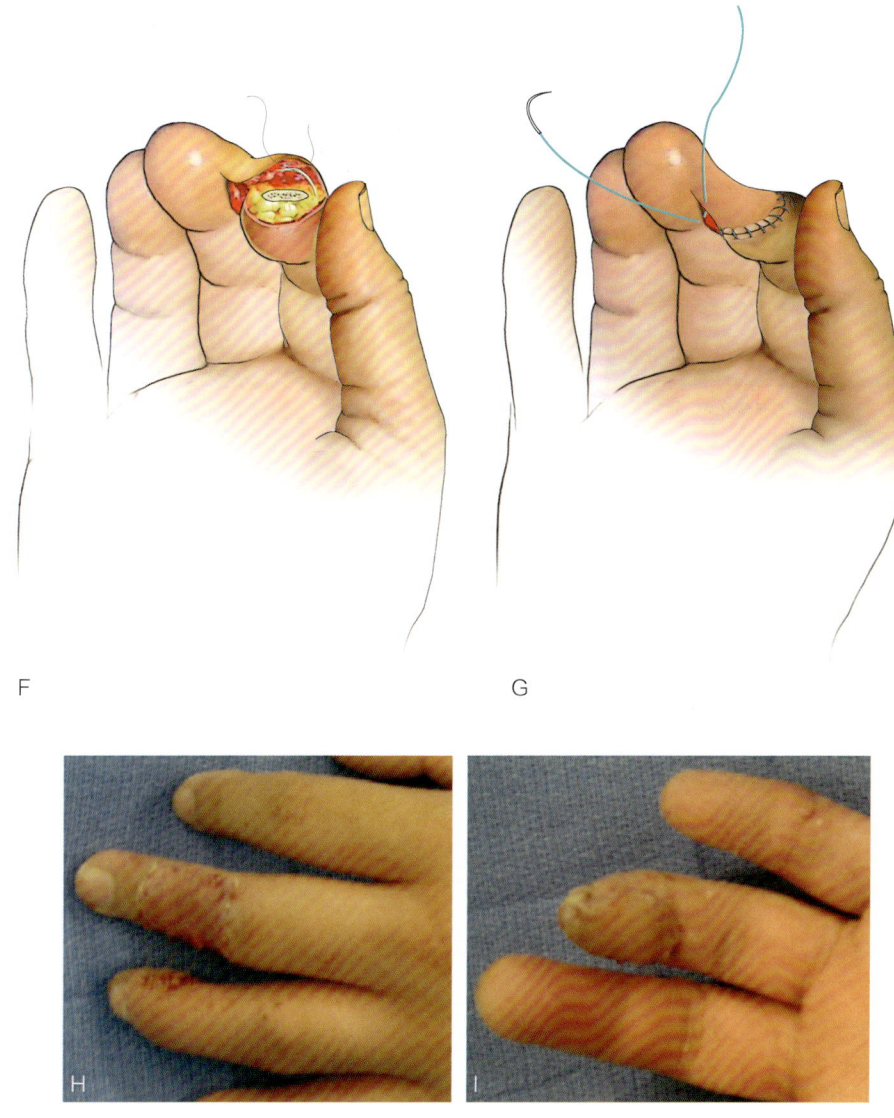

技术图5（续） F、G. 手术方法示意图。H、I. 术中照片示术后3周断蒂。

逆行交指组织瓣

- 适应证：指尖背侧损伤。
- 于邻指中节指骨背侧切取去上皮层的全厚皮瓣（技术图6A、B）。
- 掀起皮瓣，在其下方分离皮下筋膜组织（技术图6C、D）。
- 原皮肤缺损区用掀起的深部筋膜瓣覆盖，然后用全厚皮片植皮覆盖（技术图6E）。
- 继发缺损区用原来全厚皮瓣覆盖（技术图6F）。
- 术后2~3周断蒂（技术图6G）。

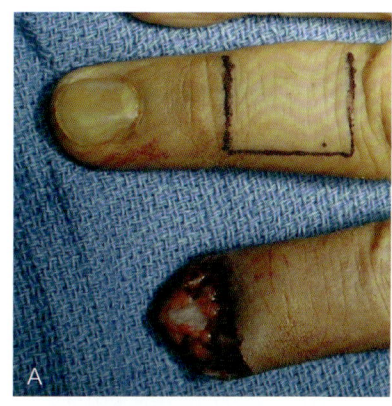

技术图6 A. 右手示指背侧缺损，于相邻的中指上画出皮瓣外形。

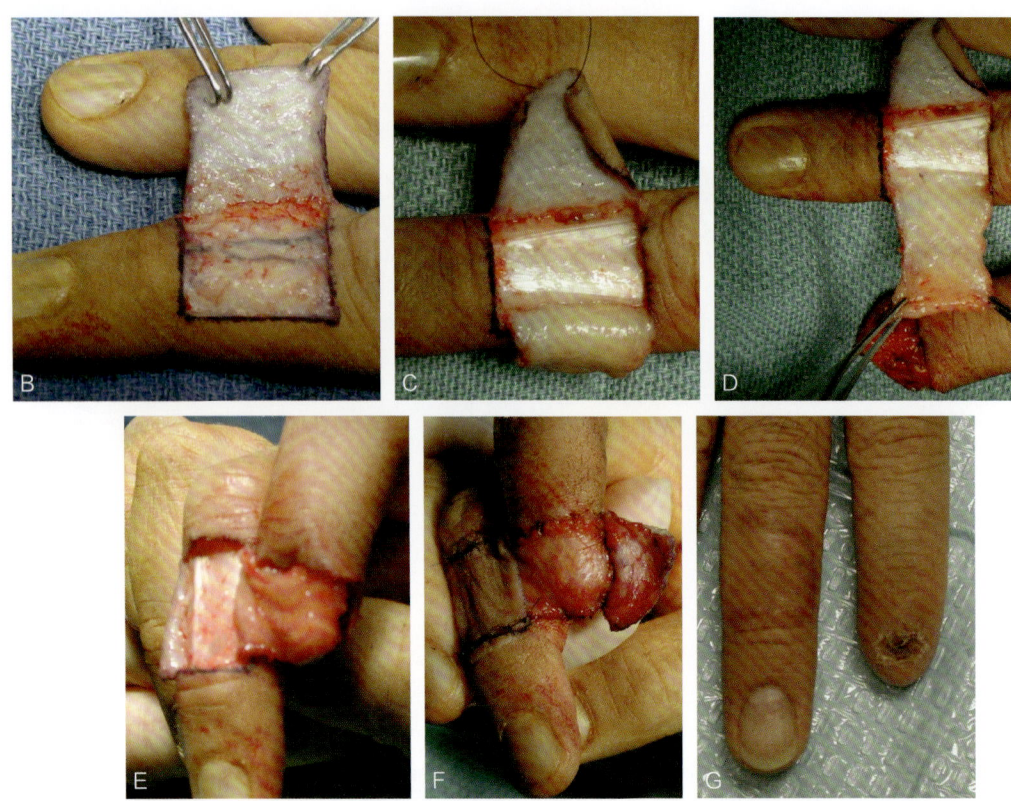

技术图6（续） B. 中指上掀起皮瓣，其基底位于尺侧缘。C、D. 于中指腱旁膜上分离皮下深部组织。E. 组织瓣覆盖示指缺损区。F. 刃厚皮肤覆盖其上。用前述尺侧缘基底的皮瓣重新覆盖中指。G. 术后3个月（版权：Phani Dantuluri, MD）。

大鱼际皮瓣

- 适应证：示指或中指指尖伴有骨外露的损伤。掌侧缺损比背侧多（缺损大小约1 cm×1.5 cm）。年龄＜35岁，因为不容易发生近侧指间关节挛缩。
  - 女性比男性更适合此皮瓣。
- 将指尖断端按向鱼际突起部，使伤指处于近侧指间关节屈曲最小的体位（技术图7A）。
- 根据断面按压产生的血印确定H形皮瓣的位置（技术图7B）。
- 鱼际H形皮瓣宽度应比指尖缺损区宽50%以上，以便能充分覆盖指腹半圆形缺损。
- 在鱼际肌表面掀起皮瓣，尽可能多带上皮下组织（技术图7C）。
  - 小心避免损伤拇指指神经。
- H形皮瓣可呈管状包绕缺损区，或者利用一个皮瓣覆盖原发缺损区，推进另一个皮瓣覆盖前者形成的继发缺损区（技术图7D）。
- 于3周后断蒂。
- 1个或2个H形皮瓣可以一期闭合供区创面。

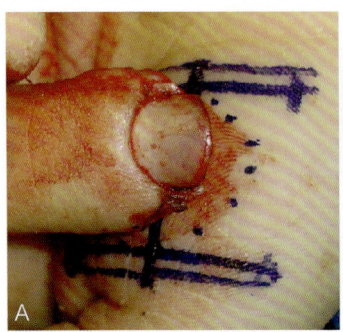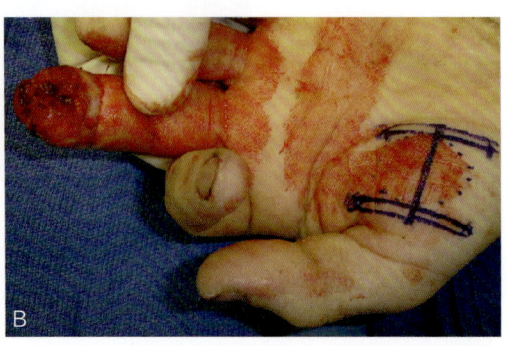

技术图7 A. 被动屈曲中指，指向鱼际隆起部，标记鱼际H形皮瓣外形。B. 画笔标记出的外缘示皮瓣应宽于血印以满足指腹的轮廓。可见中指指尖掌侧斜行创面。

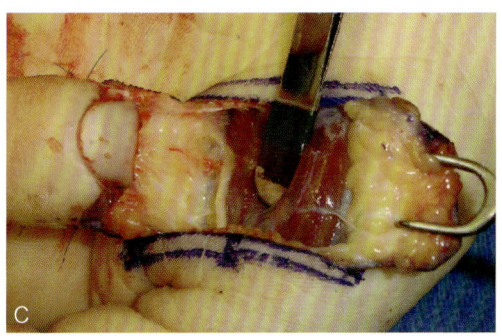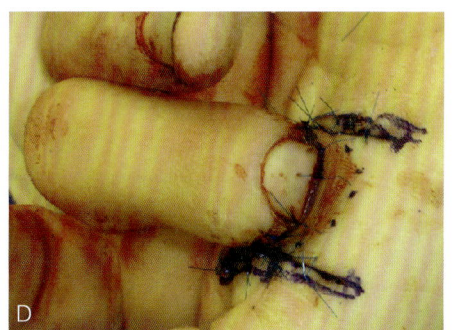

技术图7（续） C. 在鱼际肌表面分离皮瓣。注意操作视野中可见指神经。D. 皮瓣缝合到位（版权：Thomas R. Hunt III, MD）。

带神经血管蒂岛状皮瓣（Littler）

- 适应证：拇指远端掌侧缺损，示指桡掌侧缺损或小指尺掌侧缺损，可能会造成指腹瘢痕化以及指尖无感觉（技术图8A、B）。
- 用多普勒超声确定环指尺侧指动脉和中指桡侧指动脉存在且血流正常。
- 根据缺损区在供指尺侧缘设计皮瓣。
- 在中指尺侧远端部分远侧指间关节横纹处做小V形切口。
  - 皮瓣可向后侧超过中轴线。
- 在屈肌支持带以远做Brunner切口。
  - 自手掌部开始分离以保证解剖正常。

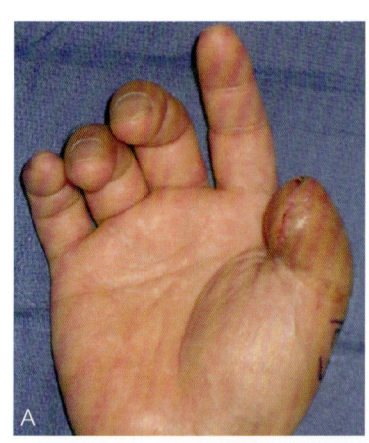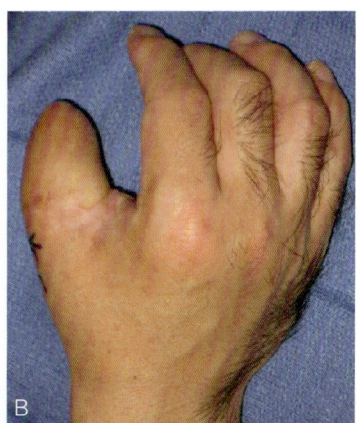
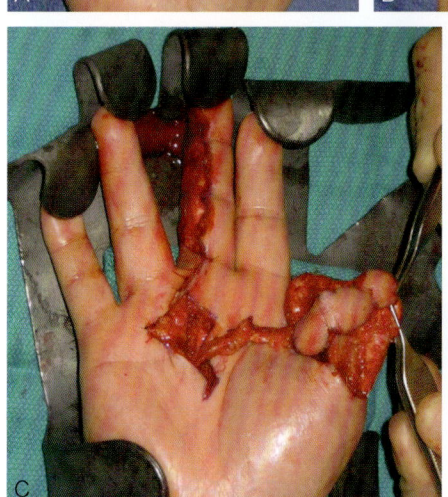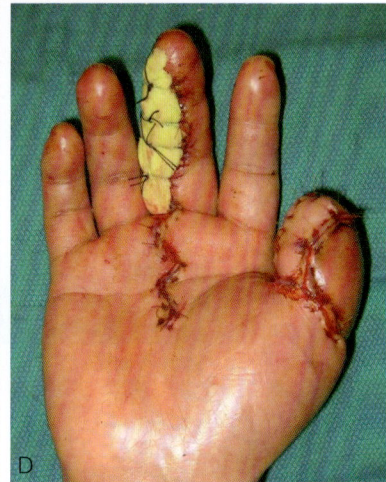

技术图8 A、B. 游离皮瓣覆盖离断面后拇指远端掌侧无感觉。C. 术中照片示从中指尺侧缘切取带血管神经岛状皮瓣（Littler）。D. 术中照片示带血管神经蒂岛状皮瓣（Littler）通过皮下隧道输送至拇指远端掌侧，缝合伤口，供区用全厚皮片覆盖，用荷包敷料加压包扎（版权：James Chang, MD）。

- 分离并结扎环指桡侧指动脉。
- 游离血管至掌浅弓水平，保证血管蒂足够长（技术图8C）。
- 如果有血管蒂有张力，可将其从指神经下方穿过。
- 用钝性剪刀分离形成至拇指的皮下隧道。
- 松开止血带，评估皮瓣血供。
- 将皮瓣置于烟卷引流内，用4-0尼龙缝线将其缝合于皮瓣顶端。
  - 在皮瓣通过皮下隧道转移至受区过程中，用烟卷引流辅助可避免血管蒂部扭转和迂曲。
- 在保持最小张力的条件下将皮瓣缝合于预定位置。供区用全厚皮片一期覆盖（技术图8D）。

远端指尖再植

- 适应证：离断平面位于伸肌腱和屈肌腱在末节指骨的止点以远，存在保留完好的可供吻合的静脉。
- 如果Tamai分区Ⅰ区的残指太小，助手握不住，那么手术医生拿着残指（技术图9A）。
- 掀起掌侧和背侧的斜行全厚皮瓣，在显微镜下缝回去，避免伤及掌侧静脉。
- 固定远端残指，用1根克氏针进行内固定。
- 如果Tamai分区Ⅱ区离断，且DIP关节损毁，一期行关节融合术，1根克氏针内固定4～6周。
- 如果是撕脱造成的离断伤，把甲板重新插入甲襞，然后进行水平褥式缝合。不要修复屈肌腱，而应该把近端插入DIP关节的掌板，利于恢复捏力。
- 显微镜下，轻柔地挤压软组织露出神经和血管断端。
  - 这些结构可以同时显露。
- 显露后，移除动静脉的皮下脂肪，为血管夹预留空间。
- 在用止血带的情况下，操作近端动脉断端。
- 用4～5根10-0尼龙缝线修复大型中央动脉。
  - 使用肝素的生理盐水溶液冲洗血管腔，有助于清晰地看到缝线，而且有助于缝合。
- 在Ⅰ区，动脉修复后，暂时释放血管夹，以辨认皮下掌侧静脉。
- 从背侧到掌侧闭合皮肤，然后吻合皮下掌侧静脉。
- 用1-V双夹完成掌侧静脉吻合，如果没有这样的血管夹，用缝线分别穿过静脉的两端，助手拉着缝线将两断端牵引到一起（技术图9B）。
  - 使用11-0缝线、50 μm缝针。
- 10-0尼龙线缝合神经。
- 修复后移除动静脉的血管夹，皮瓣覆盖血管吻合口。
- 断臂石膏固定2周。观察手指的颜色变化。蓝紫色、毛细血管充盈过快，说明静脉瘀血；苍白、毛细血管充盈不佳说明动脉供血不足。连续脉搏血氧测量法也可用于监测手指的氧合情况。
- 患者持续静脉输注注射抗生素，连续5日输注500 mL右旋糖酐40和5 000单位肝素，然后使用3周75 mg阿司匹林。

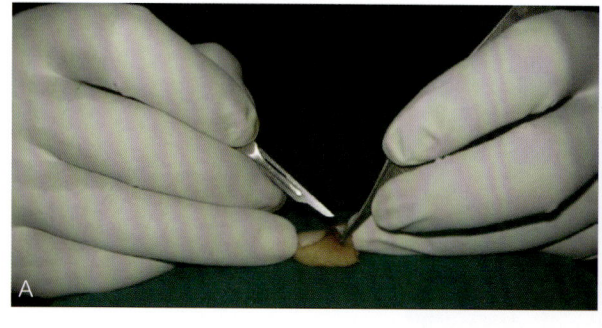
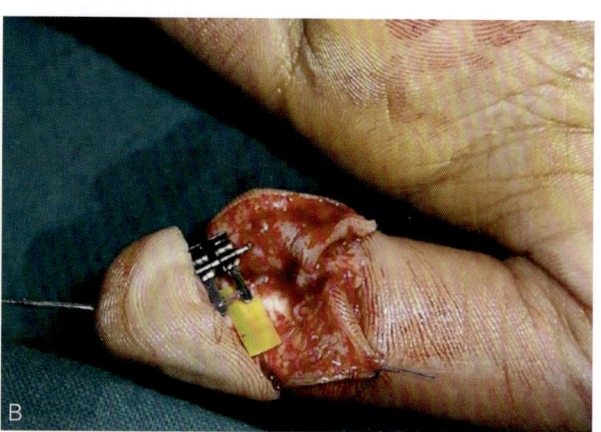

技术图9 A. 术者用双手环指固定残指。B. 修复掌侧静脉。

要点与失误防范

- 小于 1 cm² 的指尖损伤通常可以通过换药来治疗,其效果与皮瓣相同甚至更好。
- 应用 Moberg 皮瓣时应仔细保存桥接血管,以防止皮肤坏死。
- V-Y 推进皮瓣可能导致指尖瘢痕和感觉过敏。
- 在做鱼际皮瓣时,应注意保护桡侧指神经。
- 交指皮瓣(有汗毛的皮肤)可能导致指尖毛发生长和指腹不饱满。
- 鱼际皮瓣(无毛皮肤)敏感性好,但可能出现 PIP 关节挛缩,尤其是在老年男性患者中。
- 神经血管岛状皮瓣可能出现感觉不良,可以通过使用尽量靠远端的供区皮肤、尽可能多地保留蒂部的皮下组织、避免蒂部的紧张和扭结,最大限度减少这一不良结局的发生。

术后处理

- 有可能的话,患者术前就应该于手部康复治疗师处就诊。
- 主动和被动活动关节。
- 感觉功能再训练。
- 瘢痕按摩。
- Moberg 推进皮瓣:拇指人字夹板固定 10 日至 2 周,之后行功能锻炼。
- 侧方 V-Y 推进皮瓣和掌侧 V-Y 推进皮瓣:指托仅固定受累关节 10 日至 2 周,之后行功能锻炼。
- 交指皮瓣和逆行交指组织瓣:植皮区用非粘连荷包敷料,并用支具保护。术后 2 周可轻轻活动供区近侧指间关节和远侧指间关节,小心避免皮瓣存在张力。术后 3 周断蒂后开始功能锻炼,伸直近侧指间关节。严重的关节挛缩者可应用静态渐进性支具固定。
- 鱼际皮瓣:术后应用支具。术后 2 周轻柔地活动未累及的手指,小心避免皮瓣出现张力。术后 3 周断蒂后开始完全功能锻炼。严重的关节挛缩者可应用静态渐进性支具。
- 带神经血管蒂岛状皮瓣:术后 10 日拆线时更换支具,开始小范围主动活动,术后 3 周开始完全功能锻炼。有必要进行感觉功能恢复训练以助于拇指和中指感觉区分。
- 远端指尖再植:4 周拔除克氏针,再加 2 周的手指夹板,以便托举手指以及在睡眠时使用。之后行功能锻炼。

预后

- Moberg 皮瓣总是能恢复正常的两点辨别觉或者达到对侧指 2 mm 的辨别能力。还可能会限制指间关节过伸,且没有功能性损害。
- V-Y 推进皮瓣可恢复到对侧指 2.75 mm 内的两点辨别能力。但有可能引起感觉异常、超敏以及不耐受寒冷(50%)。
- 交指皮瓣可恢复保护性感觉(8 mm 的两点辨别觉),大多见于年轻患者。但与正常指腹相比感觉功能较差。
- 血肿或皮下积液可明显损害感觉功能的恢复。
- 与交指皮瓣相比,鱼际皮瓣感觉恢复较好,但是仍低于正常。
- 带神经血管蒂岛状皮瓣可引起感觉过敏(23%)和不耐受寒冷(32%)。适当注意手术细节和技术可降低其发生率。

并发症

- Moberg 皮瓣:指间关节屈曲挛缩和皮肤坏死。
- 侧方 V-Y 推进皮瓣(Kutler):指尖无感觉或痛性瘢痕。
- 掌侧 V-Y 推进皮瓣(Arasoy-Kleinert):钩状甲或感觉过敏。
- 交指皮瓣:指腹不饱满,指尖有毛发生长。
- 大鱼际皮瓣:受区手指近侧指间关节屈曲挛缩。
- 血肿。
- 皮下积液。
- 感染。
- 皮肤坏死。
- 感觉迟钝或感觉改变。
- 屈曲挛缩。
- 皮瓣坏死。
- 表皮性囊肿。
- 指甲畸形。
- 症状性神经瘤。

(王虹舒 译,朱昱 审校)

推荐阅读

Atasoy E. Reversed cross-finger subcutaneous flap. J Hand Surg Am 1982;7(5):481-483.

Barbato BD, Guelmi K, Romano SJ, et al. Thenar flap rehabilitation: a review of 20 cases. Ann Plast Surg 1996;37:135-139.

Blair WF, ed. Techniques in Hand Surgery. Baltimore: Williams & Wilkins, 1996.

Baumeister S, Menke H, Wittemann M, et al. Functional outcome after Moberg advancement flaps in the thumb. J Hand Surg Am 2002;27(1):105-114.

Fitoussi F, Ghobani A, Jehanno P, et al. Thenar flap for severe fingertip injuries in children. J Hand Surg Br 2004;29(2):108-112.

Foucher G, Delaere O, Citron N, et al. Long-term outcome of neurovascular palmar advancement flaps for distal thumb injuries. Br J Plast Surg 1999;52:64-68.

Goitz RJ, Westkaemper JG, Tomaino MM, et al. Soft tissue defects of the digits. Coverage considerations. Hand Clin 1997;13:189-205.

Green DP, Hotchkiss RN, Pederson WC, eds. Green's Operative Hand Surgery, vol 2, ed 5. Philadelphia: Churchill Livingstone, 1999:1798-1816.

Henderson HP, Reid DA. Long-term follow-up of neurovascular island flaps. Hand 1980;12:113-122.

Kappel DA, Burech JG. The cross-finger flap: an established reconstruction procedure. Hand Clin 1985;1:677-683.

Koch H, Kielnhofer A, Hubmer M, et al. Donor site morbidity in cross-finger flaps. Br J Plast Surg 2005;58:1131-1135.

Lau C, Knutson GH, Brown WA. Thenar and palmar-flap repair in finger-tip amputations. Can J Surg 1969;12:294-301.

Lee NH, Pae WS, Roh SG, et al. Innervated cross-finger pulp flap for reconstruction of the fingertip. Arch Plast Surg 2012;39:637-642.

Melone CP Jr, Beasley RW, Carstens JH Jr. The thenar flap: an analysis of its use in 150 cases. J Hand Surg Am 1982;7(3):291-297.

Nicolai JP, Hentennar G. Sensation in cross-finger flaps. Hand 1981;13:12-16.

Nishikawa H, Smith PJ. The recovery of sensation and function after cross-finger flaps for fingertip injury. J Hand Surg Br 1992;17(1):102-107.

Nomura S, Kurakata M, Sekiya S, et al. The modified thenar flap and its usefulness. J Jpn Soc Hand Surg 2000;16:707.

Okazaki M, Hasegawa H, Kano M, et al. A different method of fingertip reconstruction with the thenar flap. Plast Reconstr Surg 2005;115:885-888.

Shepard GH. The use of lateral V-Y advancement flaps for fingertip reconstruction. J Hand Surg Am 1983;8(3):254-259.

Tamai S. Twenty years' experience of limb replantation—review of 293 upper extremity replants. J Hand Surg Am 1982;7:549-556.

Trumble TE. Principles of Hand Surgery and Therapy. Philadelphia: WB Saunders, 2000:192-200.

第140章 上肢远端皮肤移植和皮肤移植替代物
Skin Grafts and Skin Graft Substitutes in the Distal Upper Extremity

James N. Long, Luis O. Vásconez, and Jorge I. de la Torre

定义

- 与其他部位一样,上肢皮肤伤口必要时需要植皮。无论伤口在何位置,某些情况下伤口必须要皮肤移植,且要遵循植皮的原则。

术语

- 自体移植:是指移植的皮肤材料取自同一个体的其他部位。
- 同基因移植:是指移植的皮肤材料取自受者的同卵双胞胎。同基因皮肤移植效果类似于自体移植。
- 异体移植:是指移植的皮肤取自同一物种的其他个体。由于组织相容性不匹配,移植的皮肤最终会与伤口排异并脱落,除非使用免疫抑制,所以一般只用于临时性伤口覆盖。
- 异种移植:是指移植的皮肤来自另外一个物种。由于组织相容性不匹配,除了免疫抑制的患者,移植的皮肤最终会从伤口脱落,所以它也只是提供临时性覆盖。异种移植与伤口感染率升高呈正相关。
- 刃厚皮肤移植:包括表皮和真皮层,真皮层的厚度不定,但要比全厚的真皮层薄。
- 全厚皮肤移植:包括全部的表皮层和真皮层。
- 供区:是指取皮处。供区处理根据移植皮肤的厚度而异。取刃厚皮片后一般敷料包扎供区,全厚取后直接关闭供区伤口。
- 皮肤替代物:为半合成或全合成的人工制品,用来替代缺损皮肤。理想情况下,它们将作为缺损组织长期耐受的替代品而融入机体。1984年,Pruitt和Levine[2]描述了理想的生物敷料和皮肤替代品的特性。他们列出的理想皮肤替代品的特性直到20多年后仍然适用:
  - 抗原性极小或无。
  - 组织相容性好。
  - 无毒。
  - 和正常皮肤一样,可透汗透气。
  - 微生物不可透入。
  - 能快速并长期附着于创面床。
  - 可以长入来自创面床的纤维血管组织。
  - 可延展,替代品可根据伤口形状而延展。
  - 具有弹性,不会阻碍关节活动。
  - 组织结构稳定,能抗剪切力。
  - 表面光洁,不利于细菌繁殖。
  - 拉伸强度好,能抗撕裂,不易破碎。
  - 生物可降解性。
  - 低成本。
  - 易储存。
  - 保质期长久。

创面床

- 在决定植皮或者应用皮肤替代品之前,要事先了解创面床的情况是否适于移植,这点很重要。
  - 待移植的创面要良好清创,清除坏死组织,尽可能使其干净,把感染导致植皮失败的风险降到最低。
  - 移植创面必须有良好的基床,这样移植皮肤才会获得血供。上肢创面中受区不能有裸露的肌腱和骨组织,因为这些裸区不能营养移植的皮肤(即移植皮肤的再血管化)。
  - 一旦清创完成,进一步需要做的是减少创面细菌量,脉冲式灌洗系统一般效果较好。1989年Perry等[1]研究显示,减少细菌数量可提高植皮成活率。
- 负压封闭引流技术(VAC; KCI, Inc., San Antonio, TX)是一种加速创面适于植皮的有效工具。它能起到创面显微清创的作用,并促进肉芽组织健康生长,为植皮组织提供理想的基床。此外,VAC可置于创面植皮区上,通过它的负压吸引,能减少皮下液体积聚,同时通过界面间均匀加压确保创口和移植皮肤之间保持紧密贴合。
- 创面适于植皮的几个关键因素:
  - 清除所有失活组织。

- 创面的细菌载量降到最低。
- 确保受区有良好的创面床，利于移植皮肤贴附。
- 运用各种适当的敷料，如湿度在潮湿到湿润之间的生理盐水纱布、VAC等，达到显微清创目的，使得受区基床条件成熟。

解剖

- 到底选取刃厚皮片还是全厚皮片，要综合考虑宏观和微观两方面因素。
- 全厚皮片不会继发性收缩，适用于关节或关节周围皮肤缺损的移植。由于它不会继发性收缩，植皮成活后关节挛缩的风险就会减小。
- 对于宽阔平整的表面，如前臂掌侧或背侧，选用刃厚皮片移植。
- 涉及手部无汗毛处的创面，最理想的是取创面旁相近的皮肤进行移植。
  - 可以考虑用足底的或对侧未受伤手部的无汗毛皮肤作为移植物。
  - 有时创面太大，供区切取足够大的皮肤作为移植物之后，不可能同时完成供区的一期闭合。遇到这种情况，从足弓处可以取到足够的全厚皮片来覆盖原始伤口；但是供区本身也需要植皮。足底供区可以用有汗毛的、网状刃厚皮片来移植覆盖，由于足弓不承重，所以从足弓取皮可以把对供区的伤害降到最低。

显微解剖

- 如前述，外科医生必须考虑到创面的显微解剖情况。
  - 良好的血管基床是确保移植皮片成活的必要条件。活力正常的脂肪、肌肉、腱旁组织或者骨膜都是保证创面植皮成功的因素。
  - 另外，要彻底清除创面的坏死组织，减少细菌污染。

供区

- 无汗毛皮肤。
  - 足底的足弓处，起自足弓内侧无汗毛与有汗毛的皮肤交界处。
  - 手部尺侧，起自手掌尺侧面无汗毛与有汗毛的皮肤交界处。
- 全厚皮片。
- 皮肤相对富余的、可供切取全厚皮片且容易一期关闭的区域包括下腹部，具体是从一侧髂前上棘向前弧形绕到对侧髂前上棘的区域。
  - 这个部位切取的皮肤可能带有体毛。根据受区的需要，全厚皮的移植范围从外侧相对无毛区到中间相对多毛区。
- 可从上臂内侧取到较小面积的全厚皮片。它位于肱二头肌内侧与肱三头肌群交界处，此处皮肤薄且无毛。
- 刃厚皮肤移植。
  - 传统常用供区如大腿前侧，因为此处易于取皮，便于术后护理。
  - 其他供皮质量好且容易愈合的部位，如头皮。
  - 从头皮切取刃厚皮片需要头皮备皮，然后注射肾上腺素溶液，如Pitkin溶液或者Klein溶液，将其注入帽状腱膜下有助于减少取皮时的出血。
  - 头皮有丰富的血供，这个部位切取的皮片相当强韧。
  - 如果取皮区处于有毛发的头皮范围内，一旦头发长出来，供区几乎看不到损伤。此外，由于皮肤附属器的密度高，再上皮化速度比其他部位要快得多。快速再上皮化有助于减少供区畸形的发生（如瘢痕形成或色素沉着）。

取皮

- 供区事先做好准备可使取皮更容易。
- 首先，根据受区创面先测量好大小，最简单的办法是用龙胆紫和无菌手套纸做个模板。
- 必须减少供区出血，可先在皮下注射含肾上腺素的局麻药。
- 如果用长效局麻药如丁哌卡因，与肾上腺素同用，患者术后的麻醉效果得以延长。
  - 由于供区切取刃厚皮片通常很痛，所以使用该方法会让患者术后感觉要好得多。
- 如果取皮的面积较大，必须考虑到局麻药的最大用量。可考虑稀释局麻药，这样不会超过总的剂量范围且同样可以达到效果。

发病机制

- 导致上肢创面需要植皮的情况很多，最常见的就是创伤原因，如皮肤撕脱伤。其他原因包括烧伤或者肿瘤切除后的皮肤缺损。

- 上述任何原因都可致广泛性损伤,从简单的皮肤到深层结构损伤,包括腱周组织或者骨膜。

自然病程

- 皮肤移植因身体不同部位而异,而每个部位又因人而异。
- 年轻人的皮肤较厚且活力更好,然而步入不惑之年后,皮肤开始变薄。
- 不同部位的皮肤厚度不同,但总体上真皮与表皮比例相对保持恒定:约95%真皮 vs.5%表皮。
- 血管通过真皮乳头层后,形成分支进入真皮层。

移植皮肤是如何成活的

- 创面适当处理之后,刃厚和全厚皮片都需要经历一个过程才能"成活"。
- 移植皮贴附于创面床的过程是复杂的,起初植皮内高代谢状态,胞质膨胀支持这一过程。胞质膨胀是通过吸收和毛细血管作用把营养和氧气吸入皮片的过程。在这期间,移植皮片通过一层薄纤维组织膜与创面基床附着。
- 移植支持这一早期阶段过后,发生连接,毛细血管生长进入皮片。在连接发生前的一段时间内,移植物内缺血缺氧,并伴有相应的组织学表现。
- 一旦微血管长入并与皮片内固有的微血管网产生联系,皮片就重新建立了血供。皮片会呈粉红色。理论上讲,该过程需要皮片内固有血管网和新生血管增殖两者共同参与。
- 通过纤维血管长入完成皮片的二期附着。皮片和创面之间有新生血管和纤维连接,附着更为牢固。

移植皮肤的特点

- 植皮能提供创面临时性或者永久性覆盖,为创面提供保护和防止感染的屏障。
- 刃厚皮片更容易附着于创面,能在全厚植皮不易成活的创面成活。这一特性使得刃厚皮片在治疗难治创面时有明显优势;但是它也有缺点,成活后刃厚皮片会不受控制地继发性收缩,导致病理性挛缩。
  - 挛缩,是指皮片继发性挛缩导致的关节活动功能障碍。
  - 相对于全厚皮,刃厚皮片的缺点还包括肤色改变、弹性下降和耐磨性差。
- 全厚皮包括真皮的全层和表皮。初期,全厚皮一般"成活"困难,这点和刃厚皮肤的情况有所不同。为确保全厚皮移植成功,一般只适用血管床良好的受区。
  - 一旦建立血供,全厚皮肤优势明显;特别是,它很少引起后期挛缩的问题。与刃厚皮片相比,它们更厚,更能抵御外来创伤,较少发生色素沉着,且具有更好的弹性。正因为如此,全厚皮肤常用在关节和关节周围的缺损修复。

挛缩

- 先前提到的刃厚皮片会继发性收缩,最终可能导致病理性挛缩。其实就在取皮的时候,全厚皮片和刃厚皮片就表现出不同的收缩性质。
  - 原发性收缩现象是指从供区取皮的时候就表现出皱缩,皮片变小。全厚皮肤原发性收缩比刃厚皮片更常发生。全厚皮含有全层真皮,因而含有更多的弹性蛋白。
  - 切记全厚皮片初期和后期弹性都要比刃厚皮片好。正因为全厚皮片弹性好,所以在关节周围应用更为理想。
  - 植皮成活后,继发性收缩更常见于刃厚皮片。
  - 全厚皮肤更易保持原来大小,实际使用中几乎没有继发性挛缩。全厚皮片随肢体的生长可以增大,但刃厚皮片却会因为挛缩而减少面积或者保持不变。

神经再支配

- 移植皮肤的感觉恢复是通过周围的神经长入或者直接由创面长入皮片内。
- 影响皮肤神经恢复的因素包括受区的部位和质量,还有皮片的选择,全厚抑或刃厚。
- 恢复的时间不恒定,一般在移植后4~6周有某些感觉恢复。恢复到正常感觉需要12~24个月。
- 神经恢复的速度取决于皮片中的神经鞘和创面的神经纤维之间建立沟通的状况。神经鞘在全厚皮片中要比刃厚皮片更易获得,因此全厚皮片的感觉恢复更快、更彻底。

色素沉着异常
- 皮片切取过程破坏了其原来正常的微循环,引起黑色素母细胞丢失。这一减少导致皮片内产色素细胞的数量显著下降。
- 移植皮肤血管再生后,最初的缺氧状态得以纠正,黑色素细胞数量逐渐恢复到正常水平。

皮肤替代品
- 如果可供移植的全厚皮片面积比创面小,而且出于美观或者功能的要求不适合选用刃厚皮片时,可考虑使用皮肤替代品覆盖上肢远端创面。
- 皮肤替代品有多种分类方法,包括合成类、生物合成类和生物类。生物类可进一步细分为培养自体移植物、同种异体移植物和异种移植物。
- 市售的皮肤替代品有数种,与临床最相关的是AlloDerm(LifeCell Corp., Branchburg, NJ)和Integra Dermal Regeneration Template(Integra LifeSciences Corp., Plainsboro, NJ)。AlloDerm是去抗原化的、人尸体来源的去细胞皮肤基质。Integra由牛胶原皮肤基质组成,外表面包裹硅胶膜,形成双层结构。

预后
- 正确处理创面,选择合适的皮肤移植物,就可获得较高的成功率和满意的功能效果。
- 应该牢牢记住整个过程中移植皮肤和创面始终要相互匹配,这样才能获得良好的最终结果。如果创面处理不当,血管化不充分,移植皮肤将不会成活。
- 伤口内细菌菌落过多也会造成移植失败。
- 移植皮肤放置创面上后要进行固定,这是黏附成功的关键步骤。
  - 其他影响成功黏附的因素包括:移植物下血肿或血清积聚,移植物-创面界面之间存在剪切力。
  - 固定策略是避免产生剪切力,适当加压,减少移植物和创面之间积液形成。
- 通过清创、冲洗、根据培养结果局部和全身应用抗生素等方法,尽量减少感染的发生。
- 严格遵循这些原则将获得较高的成功率。

病史和体格检查
- 对于准备做皮肤移植的患者,需要完整采集病史和详尽的体格检查,重点是检查创面情况。
- 术者应明确受区创面内组织的活力情况,并且通过清创和敏感的抗生素治疗以控制细菌生长。移植的皮肤不能黏附于裸露的肌腱或骨组织上。
- 其他妨碍移植皮肤存活的因素也是影响伤口愈合的因素。最常见如吸烟、糖尿病和营养不良。术前计划时应了解有无这方面的情况。

影像学和其他诊断性检查
- 伤口内细菌超过10^5集落形成单位(CFU)将明显降低移植物存活率。皮肤移植前应做定量培养来评价成活可能性。
  - 在血管化的创面上钳取活组织进行检查,样本送到实验室,经处理后铺板。培养板上做CFU计数,参考最初的样本重量。样本浓度超过10^5CFU/g是移植物黏附失败的预示。
  - 活检取材部位应有活力的组织,而不是取失活组织,因为失活组织CFU计数很高,并不能代表做移植的创面。

鉴别诊断
- 浅表或非全层的皮肤缺损。
- 全层皮肤缺损。
- 全层皮肤缺损,伴有深部组织损伤。
- 腱旁组织或骨膜缺损。
- 跨关节或邻近关节的创面。
- 宽阔平整的创面,并不累及关节。

非手术治疗
- 表浅擦伤,或宽阔表面烧伤且真皮层和皮下结构有活力时,可通过局部伤口换药来治疗,不需要皮肤移植。富含皮肤附属器官(皮脂腺、汗腺、毛囊)的区域可为表浅创面再上皮化提供内在组织来源。
  - 保守治疗的理想条件需要有湿润的伤口愈合环境,能限制细菌生长,但不抑制新生上皮形成过程,比如含抗生素的凡士林软膏,如Neosporin(Johnson & Johnson, New Brunswick, NJ)和Xeroform纱布(Covidien, Mansfield, MA)。
  - 进行保守治疗时,应定期观察伤口,确认新生上皮正在形成,不会被局部感染形成或其他意外因素所阻碍。
- 如果在伤后14日时已完成再上皮化过程,那么受伤部位的瘢痕形成较少。
- 对于某些小而深的、穿透皮肤达皮下组织的伤口也可保守治疗。
  - 可以从湿润敷料,然后过渡到潮湿敷料的方法,进行局部创面换药治疗;也可以应用VAC装置,加速伤口二期愈合。
- 较大面积的皮肤缺损也能达到二期愈合,但是会延迟愈合。另外二期愈合会引起限制活动功能的挛缩。
- 较大的表浅真皮损伤创面如Ⅱ度烧伤,可应用人工合成膜敷料如Biobrane(Smith & Nephew, Hull, UK;图1)或TransCyte(Smith & Nephew)进行保守治疗。清除失活皮肤后即刻应用这些敷料。
  - 这种类型的敷料适用于表浅的仅穿透入真皮中间层的创面。依靠尚存的皮肤附属器官(即毛囊、皮脂腺和汗腺),可完成再上皮化。
- 较深的、全真皮层损伤的皮肤创面需要深层清创,然后进行皮肤移植或皮肤替代品覆盖。

手术治疗

术前计划
- 正确清创后可视为创面干净,创面床血管化满意,术者可行皮肤移植。
- 进手术室之前,术者应和患者沟通确定取皮的供区,并且决定是取全厚抑或刃厚皮片移植。

体位
- 取仰卧位,患肢置于搁手台上,这样可方便地检查上肢远端的掌侧和背侧部分。
- 有时患者肩关节或肘关节活动受限,可取俯卧位,利于操作。
- 在手术开始前要决定好体位的摆放。

入路
- 计划植皮或放皮肤替代物的伤口都较表浅,可以直接到达。
- 合理的术前计划决定手术入路。

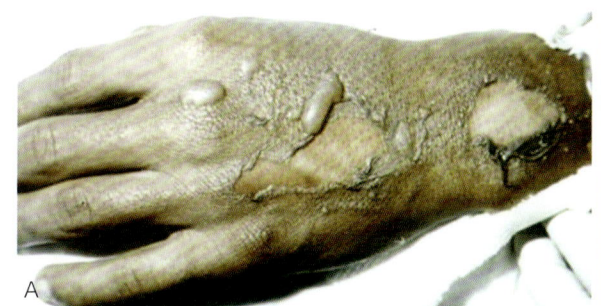
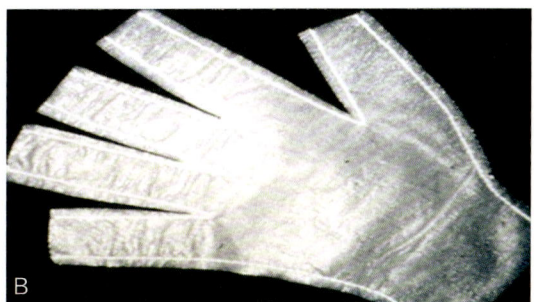
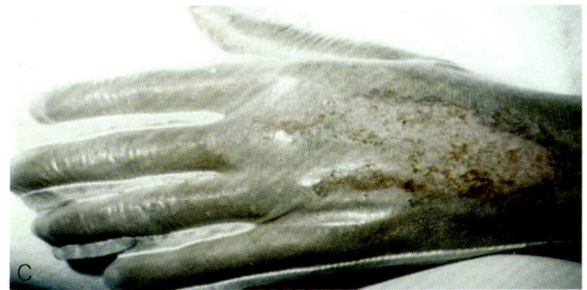

图1 A. 手背部浅Ⅱ度烧伤。B. 设计覆盖手部浅Ⅱ度烧伤的Biobrane手套。C. 应用Biobrane手套覆盖。

刃厚皮肤移植术

测量创面大小并做模板
- 开始时先用无菌尺测量需要植皮区域的大小。
- 一种简单有效的测量创面形状大小的方法是用一张无菌手套纸放于创面上。创面留于纸上的印记与创面大致相似(对于轮廓及其不规则的创面，该方法并不准确)。
- 手套纸贴于伤口后形成印迹，用剪刀将其修整成伤口形状的模板。然后将模板放置于计划取皮的部位。
- 在拟取皮的部位，用龙胆紫标记笔画虚线勾勒出模板的外形。

取皮
- 目前大部分取皮刀设计取出的皮肤都是四边形的。
- 为确保切取的皮片能覆盖创面，取皮时的范围应大于龙胆紫标记的边缘。不仅为了补偿原发性收缩，而且用取皮机取的皮片是四边形的，很难切取不规则形状。
- 原发性收缩程度和切取的真皮深度有关。非常薄的刃厚皮片实际上无收缩性。
- 用氮驱动或电动取皮机切取皮片时，可调整切取的深度和宽度(技术图1)。
- 对于上肢远端创面，通常切取的深度一般是0.012～0.014 in(0.30～0.36 mm)。

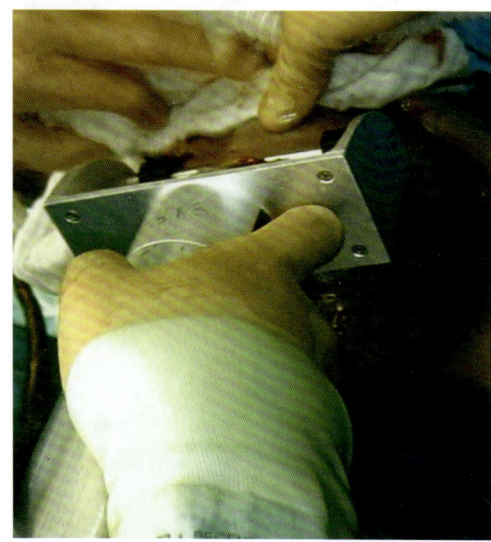

技术图1 刃厚皮片的切取技术。

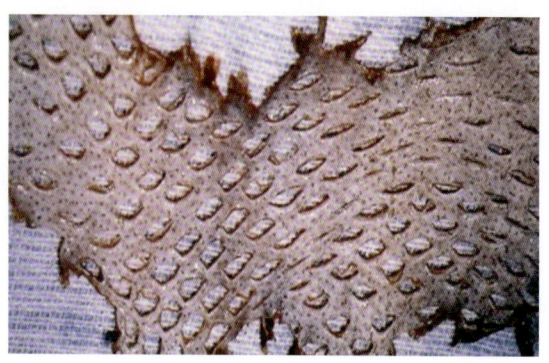

技术图2 网状皮片。网状刃厚皮片形状，真皮层向上。

非网状和网状植皮
- 切取适当大小移植皮肤后，必须决定做整张移植(非网状移植)或扩大移植(网状移植)(技术图2)。
- 由于连续性无中断，整张皮肤移植更容易形成移植物下血清积聚或血肿。
  - 该并发症会导致移植失败，因此可考虑应用网状皮片移植。
- 理想情况下，网状移植皮片应处于非拉伸扩张的状态。
  - 为了做到这一点，可用合适的器械简单打孔成网状，将移植皮片置于伤口后再缝合已形成的网孔。
  - 这种方法可使最终愈合的外观和整张皮肤移植的非常接近，并且不会产生移植物下液体积聚导致移植失败的并发症。

植皮过程
- 将移植皮片真皮面朝向创面放置后，用钉皮机或缝线固定四周。
- 随后4周会产生些多余的皮肤，这是因为取出的皮片是四边形的，而伤口形状不规则。
  - 将移植皮肤固定在位，用锋利的薄剪刀在伤口周围修剪皮肤。
- 修剪完多余皮肤后，四周缘固定移植皮片。如果有引起移植皮肤和创面不接触的不规则表面，可以悬吊缝合。
  - 这些缝线穿过皮片表面和不规则创面的深部，然后再回穿到移植皮片表面。
  - 打结后缝线会将移植皮片贴紧创面。
  - 用4-0镀铬肠线作为缝合线较合适。
- 在移植皮片表面应放置非黏性敷料，如 Xeroform (Kendall, Mansfield, MA)或者 Aquaphor (Beiersdorf AG, Hamburg, Germany)纱布。避免移植皮片和用于固定移植物的软垫相粘连。
  - 如果用Aquaphor纱布，而且患者对杆菌肽软膏不过敏，那么涂有三层抗生素软膏的Aquaphor纱布将避免去除软垫时造成移植物损伤。
- 上肢创面也可用敷料在四周轻轻加压，这和软垫的效果一样。
- 一般不需要在软垫上打结，但需要时也可打结。用薄纱布将Reston泡沫(3M, St. Paul, MN)或含盐水或矿物油棉絮固定，自手指尖至移植区部位近端数厘米处用弹性绷带包裹。
- 应用糖钳式夹板能避免前臂旋前和旋后，或腕关节和手指屈曲和伸直时在创面和移植皮肤间产生的剪切力。
- 抬高患肢，减轻植皮区水肿。

术后处理
- 术后第5日，去除敷料检查移植皮片。此时移植皮片通常呈现粉红色，而大部分网孔区尚未完全上皮化。这可确定移植的皮片存活并在生长。如果不是这样，应检查创面，分析移植皮肤未存活原因。
- 对于网状皮肤移植，一般不会形成血肿或血清积聚造成移植失败。刃厚皮片最常见的移植失败原因是创面感染。
  - 术前做定量培养有助于医生术前、术中和术后正确使用抗生素治疗。
- 一旦移植皮肤已早期存活，就很少会发生伤口感染。使用低过敏原性软乳膏能使移植皮片软化，同时湿化皮肤促进角质层和痂皮脱落。

全厚皮肤移植术

供区
- 如果伤口位于跨关节或邻近关节处，应选择全厚皮片移植。同样方法，用无菌手套纸制作模板，然后将纸模板置于欲取全厚皮的部位。
- 因为能切取全厚皮片的供区表面积有一定限制，所以在选择该方法移植时应考虑受区的表面积。
- 常用的供区部位包括下腹部和上臂的内侧。

取皮
- 将模板移至供区，用含肾上腺素的1%利多卡因在取皮局部做皮下注射，这样便于切取皮片。
  - 肾上腺素大约7分钟起效，可减少取皮时局部出血。
- 用15号刀片沿计划好的周缘切开皮肤，在全层皮肤下面切开掀起，即在皮下脂肪上面和真皮乳头层下面。皮片下方附着的脂肪组织应被剔除。
  - 大多数情况下，掀开后仍有一些脂肪附着于真皮下。
    - 将全厚皮肤在手指上展开，用弯剪刀在其内侧面直接剔除这些脂肪。
    - 去除多余的脂肪可增大深部真皮层与创面直接接触的面积，促进移植皮肤与创面床连接，促进移植皮肤的再血管化进程。
- 全厚皮片原发性收缩程度比刃厚皮片的更严重些，因此刚切下的皮片看起来会比取下之前小。四周缝合固定后，移植皮片又会恢复至模板的实际大小。
- 由于移植皮片会恢复至模板大小甚至可延展得更大，所以切取时不需要远超模板周缘，这一点与网状刃厚皮片类似。

植皮前的准备工作
- 为减少移植物下血肿或血清积聚，应当充分准备好移植创面床。
- 术者可用11号刀片在全厚皮片上随机打孔，也称作"扎孔"技术，有助于预防移植物下液体聚集。
  - 这些孔可排出移植物下积聚的液体，这和网状刃厚皮的作用是一样的。

植皮过程
- 为提高移植皮肤真皮缘和伤口接触的准确度，缝线固定比皮钉固定效果更好。另外最好采用4-0镀铬羊肠线。
- 移植全厚皮片的表面敷料和刃厚皮片的相同：用Aquaphor或Xeroform纱布敷料，将软垫或Reston泡沫或棉絮固定于纱布，并弹性包裹，然后适当固定。
- VAC不适用于非网状移植皮片或"扎孔"全厚移植皮片，这种更适合打荷包（技术图3）。

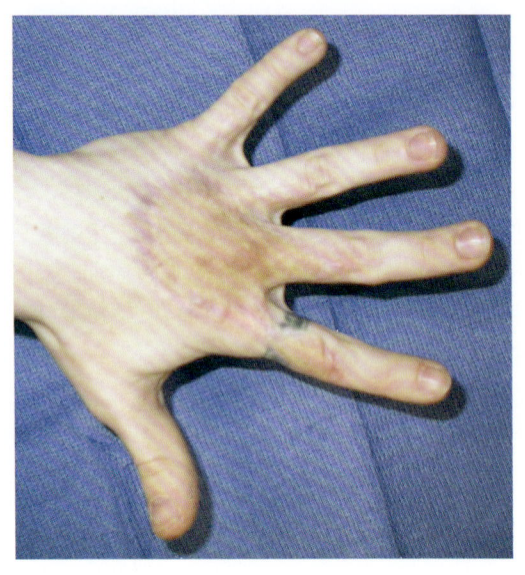

技术图3　手背侧全厚皮片移植。可见跨关节的全厚皮片全部存活。

皮肤移植替代物

- 皮肤移植替代物的目标是用生物合成的皮肤结构覆盖伤口并具有全厚皮片移植的优点，且又不需要在患者身上切取大片全厚皮片。
- 这些皮肤替代物的植皮方式与全厚皮相同，并和创面基床形成纤维血管连接，形成人造的新生皮肤。条件成熟后在这些无上皮化的结构表面移植刃厚皮肤[0.008~0.010 in(0.02~0.03 cm)]来闭合创面。
- AlloDerm和Integra的应用方法和全厚皮片移植相同。
  - 通常用4-0镀铬羊肠线或皮钉固定AlloDerm和Integra四周缘（技术图4A）。
- 刃厚皮片移植于AlloDerm或Integra处理过的创面时，处理方法和刃厚皮片移植于其他伤口时一样，术后处理原则也一样（技术图4B）。

AlloDerm材料

- 用AlloDerm材料时，表面要放裹着软垫敷料的非黏性凡士林纱布，每周2次定期观察皮肤结构。
- 通常在术后2~3周可见AlloDerm皮肤结构孔中长出肉芽组织。
- 出现上述现象即可准备进行刃厚皮片移植。

Integra材料

- 刚放上去的Integra材料呈白色，移植后2~3周由于血管化而转为粉红色。这时可剥离Integra的硅胶层，进行刃厚皮片移植。
- 如有需要，可以用一种特制的打网机在Integra上按1:1打网孔，而不损伤其结构（如Brennen医用皮肤移植物打网机，Brennen Medical, LLC, St. Paul, MN）。
  - 打网使得材料与创面更为帖服，并减少移植物下液

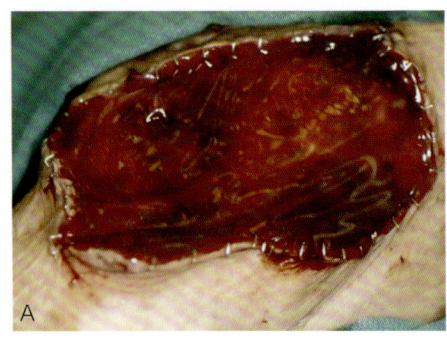 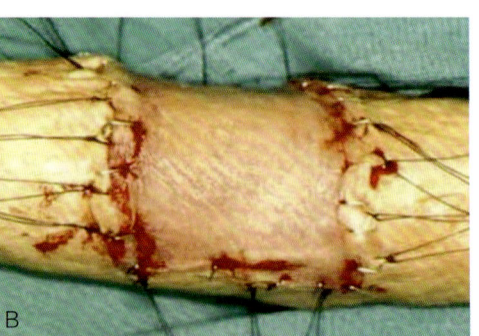

技术图4　A. 开放性前臂创面应用Integra成熟后的外观。B. 极薄的刃厚皮置于Integra上，现已经和成熟的Integra床黏附。

体积聚。
- 因为将材料打网目的是代替皮肤缺损区,所以不需要进行拉伸覆盖创面。拉伸会使Integra结构变薄,削弱其效果。
- 在Integra上打孔只是为了方便排出积液。Integra上有一层硅胶膜,类似于外面的保护屏障。
- 有了Integra这层硅胶膜就不要再使用凡士林敷料。它本身是透明的,所以可直接观察下方皮肤结构成熟的进程。

Biobrane材料

- Biobrane材料仅适合用于还有一些残存真皮的创面。正因如此,与其说它是皮肤移植替代物,不如说它是促进伤口愈合的敷料。对于全厚皮肤缺损创面,Biobrane并不适合。必须要有表皮附件存在,因为它是再上皮化时的细胞来源。
- Biobrane材料只是作为保护性屏障和伤口愈合的支架。它可显著减轻疼痛,保持伤口湿润,改善愈合环境,起到防止感染的屏障作用,促进创面更快愈合。
- 临床上用于烧伤疗效最佳,也可以用于取刃厚皮片的供区,可减少供区并发症。
- 应用Biobrane材料的步骤包括先削痂,切除失活组织或初步清创,用含抗生素溶液的海绵浸泡,干燥后将Biobrane材料敷于伤口表面。
  - 四周用皮钉固定。
  - 然后用非黏性纱布敷料,并放置吸水敷料如无菌的吸水纱布垫,弹性绷带固定。
- 局部制动24小时,然后拆除敷料,原位保留Biobrane。
  - 这时Biobrane应黏附于创面。
- 定期观察Biobrane,小心将其从创面上揭去。
- 如果硅胶层下有小脓肿形成,可以简单切开引流。修剪硅胶层松脱的边缘。

要点与失误防范

原发性挛缩	• 全厚皮片在取皮后迅速收缩。原发性收缩很容易矫正,因为全厚皮具有弹性,可以用缝线在将其四周缝合到创面时,拉回到原来的大小。
继发性挛缩	• 刃厚皮比全厚皮更容易发生收缩。这个问题在网状皮片上更为严重,继发性收缩可能导致关节活动受限。
网状皮	• 网状刃厚皮上的小孔,允许植皮下方积液排出,有助于保持移植物的真皮表面与伤口床相贴合,从而增加连接,并最终完成再血管化。
创面床准备	• 创面床准备需要通过清创清除无活力的组织和细菌。定量培养可以帮助外科医生确定创面内菌落的种类和数量。如每克样本中细菌量超过 10^5 CFU,继发性感染的移植物坏死的可能性大大增加。
促进植皮与创面的黏附	• 适当的固定,防止在植皮和创面床之间产生剪切力,是至关重要的。
VAC	• VAC装置可作为有孔移植皮肤的支撑。其负压作用可有效地固定创面上的移植物,并从创面中吸出渗出液,防止渗出液累积于移植的皮肤下方。

术后处理

- 麻醉过后要转入监护病房。抬高患肢,并保持相对固定,直至去除敷料检查植皮情况。
- 虽然最早术后3日可检查植皮情况,但是此时移植的皮片对外界非常敏感。
- 如果术后5~6日拆除敷料,移植皮片会有更长的成熟时间,减少干扰移植皮片成活的风险。
- 如果发现移植皮片正在成熟,可继续使用非黏性敷料,如Xeroform或Aquaphor纱布。用吸湿性纱布轻轻加压,用纱布敷料弹性包裹并支具固定。
- 术后2~3周移植皮片更加成熟,所有小间隙完全上皮化,就不需要用非黏性敷料了。这时最好换用低过敏原的软膏,如Eucerin(Beiersdorf North America Inc., Wilton, CT),有助于移植物继续成熟并保持湿化。此时没必要持续加压和支具固定。
- 咨询职业康复医师,制订适当支具固定和功能锻炼计划,使患者达到最大的功能活动范围。

预后

- 由于伤口情况各异,患者的生理状况也明显不同,所以不可能制订统一的标准来衡量皮肤移植的结果。

- 该章节所述一般原则是想帮助医生使所有患者预后最优化，并有助于减少并发症，使功能最大限度地恢复。
- 瘢痕增生或瘢痕疙瘩形成。
- 挛缩。
- 功能活动度丧失。
- 肌腱与移植皮肤粘连。
- 耐磨性差。
- 大量色素沉着。

并发症

- 创面或移植物感染、失败。
- 移植物下血清积聚或血肿。

（王虹舒　译，朱昱　审校）

参考文献

[1] Perry AW, Sutkin HS, Gottlieb LJ, et al. Skin graft survival—the bacterial answer. Ann Plast Surg 1989;22:479-483.

[2] Pruitt BA Jr, Levine NS. Characteristics and uses of biologic dressings and skin substitutes. Arch Surg 1984;119:312-322.

推荐阅读

Birch J, Branemark PI. The vascularization of a free full-thickness skin graft. I. A vital microscopic study. Scand J Plast Reconstr Surg 1969;3:1-10.

Brown D, Garner W, Young VL. Skin grafting: dermal components in inhibition of wound contraction. South Med J 1990;83:789-795.

Burleson R, Eiseman B. Nature of the bond between partial-thickness skin and wound granulations. Surgery 1972;72(2):315-322.

Caldwell RK, Giles WC, Davis PT. Use of foam bolsters for securing facial skin grafts. Ear Nose Throat J 1998;77:490-492.

Conway H, Sedar J. Report of the loss of pigment in full thickness autoplastic skin grafts in the mouse. Plast Reconstr Surg 1956;18:30-36.

Davison PM, Batchelor AG, Lewis-Smith PA. The properties and uses of non-expanded machine-meshed skin grafts. Br J Plast Surg 1986;39:462-468.

Hauben DJ, Baruchin A, Mahler D. On the history of the free skin graft. Ann Plast Surg 1982;9:242-245.

Jeschke MG, Rose C, Angele P, et al. Development of new reconstructive techniques: use of Integra in combination with fibrin glue and negative-pressure therapy for reconstruction of acute and chronic wounds. Plast Reconstr Surg 2004;113:525-530.

Molnar JA, DeFranzo AJ, Hadaegh A, et al. Acceleration of Integra incorporation in complex tissue defects with subatmospheric pressure. Plast Reconstr Surg 2004;113:1339-1346.

Ratner D. Skin grafting. From here to there. Dermatol Clin 1998;16:75-90.

Rehim SA, Singhal M, Chung KC. Dermal skin substitutes for upper limb reconstruction: current status, indications, and contraindications. Hand Clin 2014;30(2):239-252.

Robson MC, Krizek TJ. Predicting skin graft survival. J Trauma 1973;13:213-217.

Rudolph R, Klein L. Healing processes in skin grafts. Surg Gynecol Obstet 1973;136:641-654.

Saltz R, Bowles BJ. Reston. An alternate method of skin graft fixation. Plast Reconstr Surg 1997;99:601-602.

Schneider AM, Morykwas MJ, Argenta LC. A new and reliable method of securing skin grafts to the difficult recipient bed. Plast Reconstr Surg 1998;102:1195-1198.

Smahel J. The healing of skin grafts. Clin Plast Surg 1977;4:409-424.

Smoot EC. A rapid method for splinting skin grafts and securing wound dressings. Plast Reconstr Surg 1997;100:1622.

Waris T, Astrand K, Hämäläinen H, et al. Regeneration of cold, warmth and heat-pain sensibility in human skin grafts. Br J Plast Surg 1989;42:576-580.

Wolter TP, Noah EM, Pallua N. The use of Integra in an upper extremity avulsion injury. Br J Plast Surgeons 2005;58:416-418.

第 141 章　旋转皮瓣和带蒂皮瓣覆盖上肢远端缺损

Rotational and Pedicle Flaps for Coverage of Distal Upper Extremity Injuries

L. Scott Levin

定义

- 皮瓣，是把一块组织（如皮肤、筋膜、肌肉、骨骼或它们的组合）从原来的位置移动到身体内或身体上的另一个位置[5]。
- 根据血供来源，可以把皮瓣划分成以下几种类型。
  - 随意皮瓣（如Z字成形术、交指皮瓣）：存活取决于足够的皮下血管丛和真皮血管丛的保存。其实不存在"随意皮瓣"，随着皮肤血管系统研究深入，对穿支血管和血管体的了解加深，这个说法现在很少使用了（图1A）。
  - 轴型皮瓣：皮瓣血供来自单一恒定的（通常是有名字的）血管。例如，前臂桡侧皮瓣和掌背动脉皮瓣（图1B）。

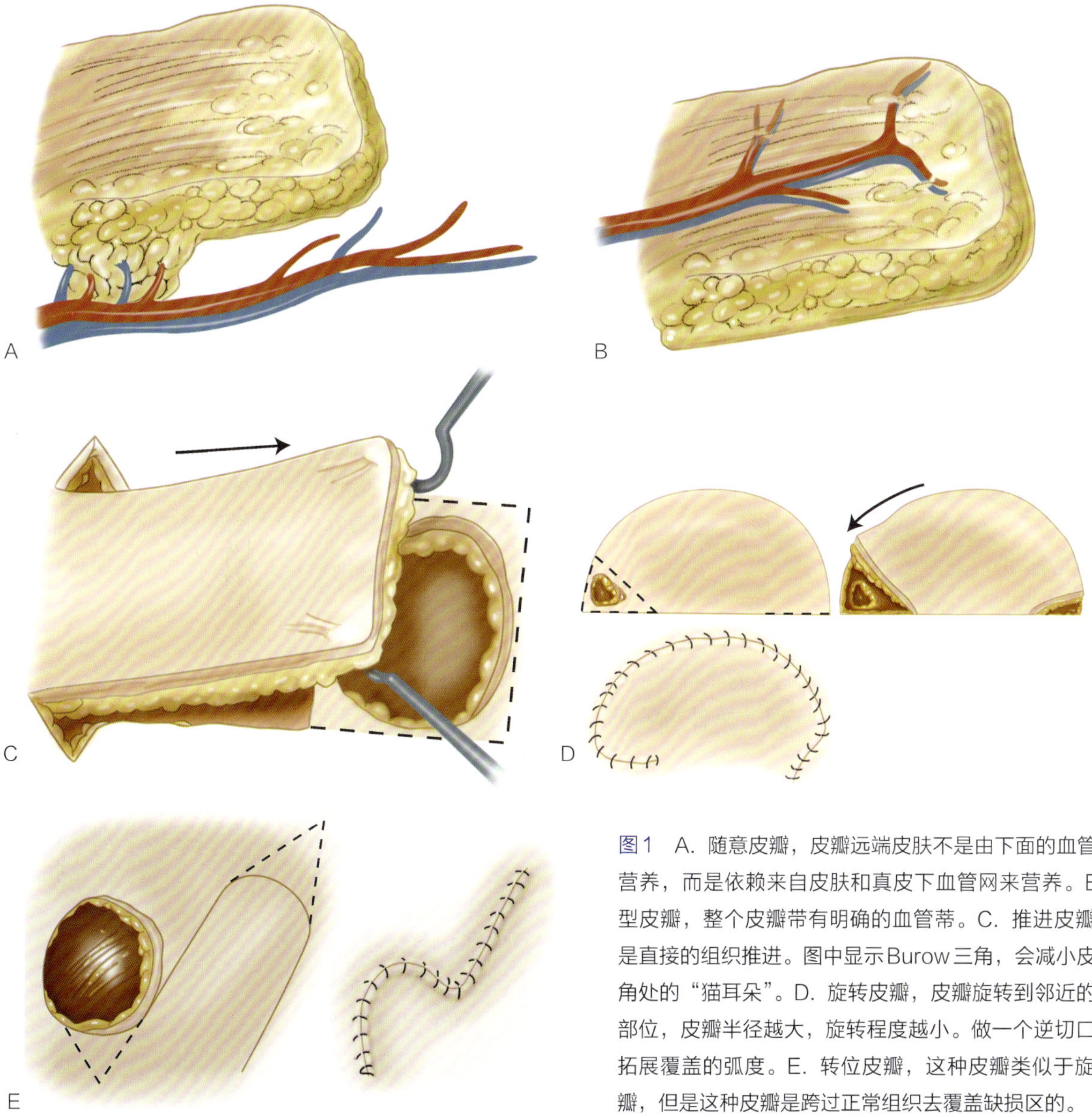

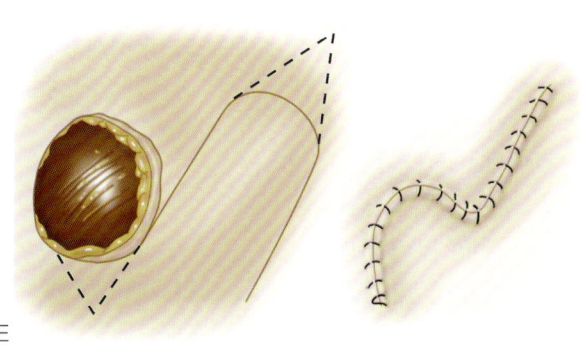

图1　A. 随意皮瓣，皮瓣远端皮肤不是由下面的血管直接营养，而是依赖来自皮肤和真皮下血管网来营养。B. 轴型皮瓣，整个皮瓣带有明确的血管蒂。C. 推进皮瓣，这是直接的组织推进。图中显示Burow三角，会减小皮肤拐角处的"猫耳朵"。D. 旋转皮瓣，皮瓣旋转到邻近的缺损部位，皮瓣半径越大，旋转程度越小。做一个逆切口用来拓展覆盖的弧度。E. 转位皮瓣，这种皮瓣类似于旋转皮瓣，但是这种皮瓣是跨过正常组织去覆盖缺损区的。

- 游离皮瓣：在身体的另一部位，通过显微镜下吻合皮瓣与受区的动静脉，重建皮瓣血运。
- 皮瓣也可根据组织如何移动来划分。
  - 推进皮瓣：由蒂基底部顺行掀起并向前推进的皮瓣（图1C）。
  - 旋转皮瓣：是从缺损的邻近部位掀起皮瓣，重新固定到相同的组织床[10]（图1D）。
  - 转位皮瓣：是指皮瓣掀起后跨过正常组织，转移到新的缺损部位（图1E）。
  - 岛状皮瓣：是指从血管蒂部位掀起皮瓣后转移到缺损部位，其移动性取决于血管蒂的长度。
- 植皮不同于皮瓣，所植皮肤本身没有血液供应。移植皮肤在血管长入之前，主要通过组织渗透来存活。这个过程仅仅用于相当薄的组织移植[3,4]。

解剖

- 充分掌握损伤区域和皮瓣供区的解剖结构是安全切取和转移这些皮瓣的必要条件。
- 虽然对前臂和手部解剖的完整描述已超出了本章范畴，但是相关解剖的重点将会在各个段落中描述。
- 前臂和手部不同部位的皮肤软组织差异很大，在覆盖转移时必须考虑这种差异。
- 手掌面有很厚的真皮层和角化层，在构造上它们通过众多的垂直筋膜间隔连接固定到深层组织。
  - 如果有可能，手掌面的无汗毛皮肤应该用于覆盖掌面的缺损。
- 手背有薄的真皮和皮下脂肪覆盖着伸肌腱。
  - 此部位的修复应该尽量薄，以匹配缺损的软组织。
- 做指尖部位缺损覆盖时，应充分考虑指尖部位的触觉和耐磨性。
- 前臂皮肤组织薄而软。
  - 前臂近端肌肉丰富，该部位通常以植皮覆盖为主。
  - 前臂远端掌、背侧都有肌腱通过。这个部位的软组织缺损，常伴有腱旁组织损伤，导致肌腱外露，需要用皮瓣进行覆盖。

发病机制

- 损伤机制对皮瓣覆盖影响重大。
  - 锐器伤通常能一期闭合，不需要做皮瓣覆盖。
  - 擦伤通常见于机动车祸。这些损伤常累及手的一面，损伤程度相对明显。然而，污染程度却很高，所以必须对污染和失活组织进行彻底清创。
  - 挤压伤能引起皮肤、肌腱、骨和肌肉组织的坏死。损伤区域通常很大，初诊时往往被低估。
- 身体其他部位的损伤可能会延迟肢体损伤的治疗。然而，对骨筋膜间室综合征和严重污染的处理不得有丝毫拖延。

自然病程

- 创面的自然病程很大程度上取决于损伤的类型。原发伤的程度是决定手部功能预后的主要因素。
- 累及骨、肌腱或关节的大型创面对手以后的功能会造成很大的负面影响。
- 早期覆盖能减轻受伤部位的炎症反应并能减少创伤对功能恢复的有害效应。
- 很多创面不进行覆盖也能够二期愈合。某些部位的二期愈合能达到可接受的结果，但是在其他部位预后则很差。所以决定覆盖类型时必须考虑到这些因素。
  - 指尖的小创口（<1 cm），没有骨、肌腱暴露，很可能会自行良好愈合。这种二期愈合常带来最坚固的、带有很好感觉的软组织覆盖。这也是该类型大多数创口的首选处理方法。
  - 如果手背部创口二期愈合或在肉芽组织生长于肌腱上，肌腱会与瘢痕粘连，将限制肌腱滑动和影响手指活动。
  - 暴露骨、肌腱、神经或血管组织的创面应当以皮瓣覆盖。二期愈合或植皮会产生更多的瘢痕或导致创面覆盖后易破溃。
  - 对于没有肌腱、神经或血管暴露的创面，植皮是最佳选择。在极端情况下，植皮能够为多数有活力组织提供临时性覆盖。但是，骨膜和腱旁组织无活力情况下，骨与肌腱上的植皮将不能存活。
  - 一个精心切取移植的皮瓣将为任何有活力的创面提供稳定、持续的覆盖。这也有利于早期康复治疗和功能锻炼。

病史和体格检查

- 创伤之后，需进行完整的病史采集和体格检查。
- 损伤机制很是重要。污染或挤压伤常需要不止一次的大量冲洗和充分清创。
- 既往糖尿病史、吸烟史、心脏病史、周围血管疾病史或高凝状态都会影响任何皮瓣的愈合，但是这些都不是绝对禁忌证。
- 创面和肢体的检查应当全面。
  - 血管情况的评估。
  - 骨折的影像学检查。
  - 感觉运动检查来评估神经、肌腱或肌肉损伤。
  - 严重损伤应检查有无骨筋膜室综合征。

影像学和其他诊断学检查

- 应当拍摄手部 X 线片以评估骨关节损伤。
- 虽然进一步的影像检查（如 CT、MRI）可能有助于骨折类型的描述，但很少需要用这些检查方法来评估皮瓣覆盖的指征。
- 可能存在问题的血供或肢体灌注需要深入评估，如血管造影术。
  - 在考虑用皮瓣覆盖之前必须先恢复肢体足够的血供。

皮瓣的类型

前臂桡侧皮瓣

- 是覆盖上肢创面的主要皮瓣。这种皮瓣可以是带蒂或游离皮瓣，能提供又薄又好的软组织覆盖[9]。
- 皮瓣供区是主要的损伤区域。
  - 前臂掌侧供区相对明显。
  - 供区如果需要植皮覆盖，用非网状刃厚皮外观上不美观，慎用植皮术。
- 在皮瓣转移时，要分离桡动脉。因此，尺动脉通畅性至关重要，必须做 Allen 试验证实，或者在手法压迫桡动脉使其闭塞的情况下对手部进行多普勒超声检查。
- 皮瓣可以在前臂近端（顺行）或远端（逆行）蒂部被掀起。
- 顺行皮瓣用于覆盖肘部，可以是带蒂皮瓣抑或游离皮瓣。
- 前臂逆行桡侧皮瓣能够覆盖靠近指尖的掌侧和背侧缺损。
- 前臂逆行桡侧皮瓣通过尺动脉、掌动脉弓回流到桡动脉来获得动脉血供，静脉回流被静脉内的静脉瓣阻碍；但是可以通过伴行静脉的交通支来绕过静脉瓣。
- 优点：
  - 组织薄而柔软。
  - 解剖结构恒定。
  - 外观颜色接近。
  - 能在止血带下操作。
- 缺点：
  - 可能牺牲供区美观。
  - 尺动脉必须畅通。
  - 逆行皮瓣常有肿胀和轻微瘀血（皮瓣坏死少见）。
- 相关解剖：
  - 肱动脉在前臂近端移行分成桡动脉和尺动脉。在大多数人，尺动脉是手部的优势供血动脉。
  - 桡动脉向远端行于肱桡肌（BR）与桡侧腕屈肌（FCP）之间。在前臂近端，桡动脉与桡神经浅支相邻。
  - 桡动脉有一对伴行静脉，一旦切取皮瓣，伴行静脉对于皮瓣的静脉回流举足轻重。

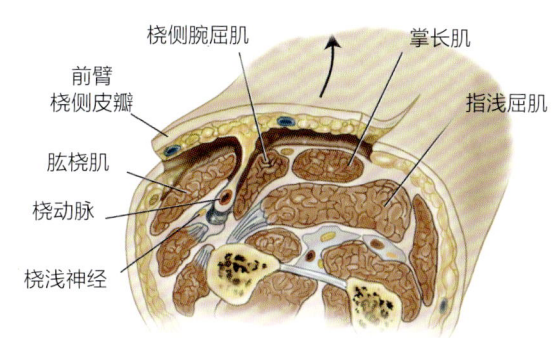

图 2　断层示意图显示前臂桡侧皮瓣的相关解剖结构。隔膜位于肱桡及桡侧腕屈肌之间。皮肤、皮下组织以及筋膜在前臂肌群掌面作为一个带有桡动脉和穿支血管隔膜的整体被掀起。

- 在肱桡肌和桡侧腕屈肌之间有一层疏松的间隔。在此间隔中，含有通向皮肤并给予相应皮肤血供的桡动脉穿支。这些穿支血管为皮瓣供血，所以要小心保留（图 2）。

腹股沟皮瓣

- 腹股沟皮瓣是另一重要的用于覆盖手部较大软组织撕脱伤的皮瓣。
- 此筋膜皮瓣基于旋髂浅动脉（SCIA），位于大腿前侧、腹股沟韧带的下方[8]。
- 这个皮瓣也能用作游离皮瓣，但是更常用作带蒂皮瓣且需要分两期手术。
  - 在一期手术中，皮瓣从侧方掀起，转移至损伤区域。该皮瓣仍依靠内侧的蒂部接受股血管供养。
  - 在二期手术（2~3 周后），断开蒂部，将前臂从腹股沟连接处解脱出来。
- 优点：
  - 皮瓣薄。
  - 皮瓣几乎无毛，这是不是一个优点取决于受区情况。
  - 非常安全可靠。
  - 皮瓣切取相对简便。
  - 供区最大 10 cm 的宽度都能一期缝合关闭。
- 缺点：
  - 必须分二期手术。
  - 伤手要固定在患者腹股沟区 2~3 周，等待血管长入。
  - 皮肤颜色匹配欠佳。
  - 术后常见股外侧皮神经支配区感觉减退。
- 相关解剖：
  - 旋髂浅动脉来源于腹股沟韧带下方 3 cm 处的股动脉，它位于大腿深筋膜的深面（图 3）。
  - 旋髂浅动脉在深筋膜下方，向外上方走行。

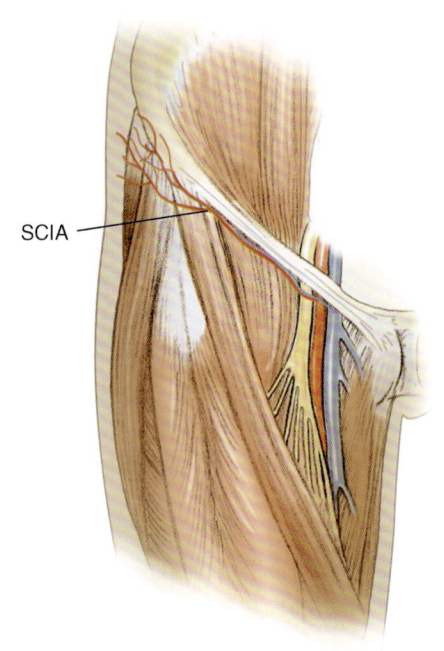

图3 腹股沟皮瓣的相关解剖结构。旋髂浅动脉（SCIA）起自腹股沟韧带下方3 cm处的股动脉。然后向大腿肌群的前外侧，在腹股沟韧带下方与之平行走行。

- 当旋髂浅动脉穿过缝匠肌，它发出分支营养该肌肉。
- 约离股动脉6 cm处，旋髂浅动脉穿Scarpa筋膜到达浅层。

风筝皮瓣

- 风筝皮瓣，也称作第1掌背动脉皮瓣，是一个来自示指近节背侧的可靠的皮瓣。
- 该皮瓣最常用于拇指掌侧的缺损。如果桡神经背侧支随皮瓣一起转移，则能同时提供软组织覆盖和感觉重建[1]。
- 它也能用于虎口重建或覆盖指背或腕背的小缺损。
- 该皮瓣能有2~4 cm大小。
- 相关解剖。
  - 桡动脉先通过解剖鼻烟窝，然后走向拇指的背侧，穿向深部前行于第1骨间背侧肌的两头之间。该动脉发出3个主要分支：
    - 腕背动脉弓。
    - 走向拇指的拇主要动脉。
    - 第1掌背动脉。
- 第1掌背动脉沿着第1骨间背侧肌的表面向示指背侧走行（图4）。
- 皮瓣的静脉回流来自手指的背侧静脉网。
- 桡神经支配手背桡侧和手指远端的感觉。如有需要，可将这些小的神经皮支保留并带入皮瓣。

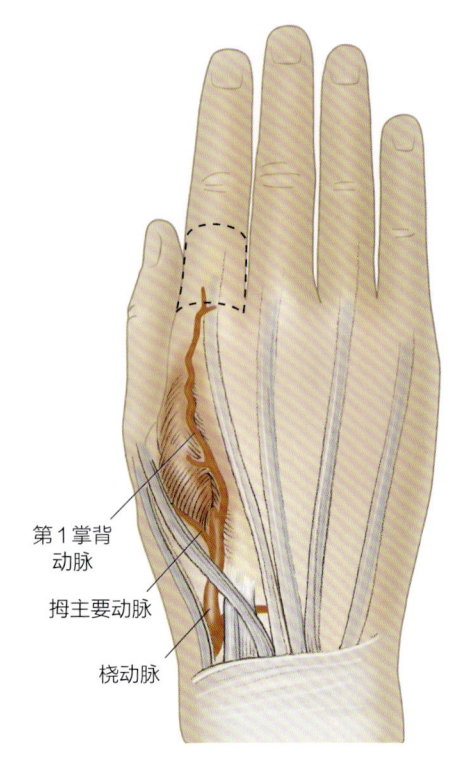

图4 掌背动脉的解剖。

骨间后皮瓣

- 骨间后皮瓣属于筋膜皮瓣，是一种不太常用的前臂背侧皮瓣[11]。以近端为蒂的皮瓣能覆盖肘部缺损，以远端为蒂的皮瓣能覆盖手背缺损，也可作为游离皮瓣。
- 逆行皮瓣用于覆盖手部或腕部，主要靠逆行动静脉营养。成对伴行静脉间的交通支可以绕过回流静脉的瓣膜。
- 前臂背侧的供区要比前臂桡侧的皮瓣更明显，满意度也更差。
- 皮瓣是靠骨间背侧动脉的穿支来营养。
  - 骨间背动脉走行于骨间膜的背侧，一般起自骨间总动脉或尺动脉。
- 肌间隔皮支穿支血管，在小指伸肌（EDQ）和尺侧腕伸肌（ECU）之间走行，并穿向皮肤。
- 骨间后动脉在靠近下尺桡关节（DRUJ）处与骨间前动脉相交通，也能通过腕背弓获得逆向血供。所以此处就是皮瓣远端的旋转轴心。
- 在近端，骨间后动脉在前臂中上1/3处进入后侧筋膜间室（图5）。
- 优点：
  - 皮瓣又薄又柔软，与手背组织相匹配。
  - 能同时保留前臂尺动脉和桡动脉。
  - 如果皮瓣宽度<5 cm，能直接缝合关闭供区。

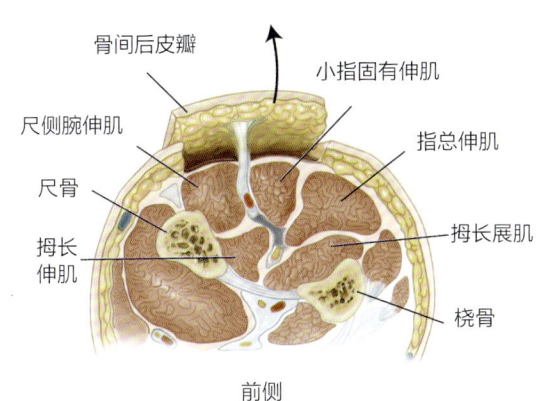

图5 骨间后皮瓣切取后，骨间后动脉就开始逆行供养皮瓣。穿支动脉位于小指伸肌和尺侧腕伸肌之间的肌间隔中。皮肤、皮下组织、筋膜和肌间室膜要和动脉一起掀起。

- 缺点：
  - 因为前臂近端有骨间后神经，所以分离技术难度大。
  - 由于局部解剖的关系，可能做不到皮瓣的安全切取。术者应术前考虑好备选皮瓣。
  - 应用该皮瓣的禁忌证是腕部有损伤，因为腕背血管弓可能遭到破坏。

Z字成形术

- 尽管Z字成形术不常用于急诊修复，但是它是瘢痕挛缩二期修复很有用的方法。
- 这种方法是通过转位2个三角形皮瓣，将正常组织带入瘢痕区域，以延长或更改瘢痕形状。
- 前提条件是被延长区域的两侧都是正常组织，因为这些组织要介入并取代原先的瘢痕。

非手术治疗

- 与所有的修复重建术相比后，如有可能，应当首选保守治疗。
- 小创口常会自行二期愈合，预后良好。
  - 没有暴露骨或肌腱的指尖损伤功能和感觉愈合良好。这些伤口应当清创并保持清洁，然后适当包扎，待2～3周后自愈。
- 前臂远端和手部的创面常有肌腱、骨、神经或血管的暴露。除非在极少情况下，这些创面都应使用良好的组织进行覆盖。
  - 虽然一期能闭合伤口是最理想的情形，但是伴有组织缺损常不能做到一期闭合。
  - 虽然植皮能为肌肉或手部清洁创口提供良好的覆盖，但是对于手的功能而言，这未必是最佳的覆盖方法。
    - 如果骨膜和腱旁膜是完整的，植皮能在骨或肌腱上愈合，但是这可能是产生菲薄的、不牢固的伤口。在肌腱上植皮将会产生瘢痕，降低肌腱活动性。
    - 虽然在神经植皮会愈合，但是会产生感觉过敏，血管上植皮也会愈合，但菲薄的覆盖物会增加出血可能性。
- 多数情况下，早期皮瓣关闭伤口能为肌腱滑动带来良好的滑动面，有利于肌腱运动，这要比延迟愈合带来大量瘢痕组织的情况好得多。

手术治疗

- 在皮瓣覆盖之前，创面应清创到看见有活力的组织。
- 如果创口污染严重，应当进行分期清创来获得一个清洁的创面。
- 必须考虑到创面的深度和面积。

术前计划

- 如果损伤部位涉及肌腱或骨组织，选择修复方法时应考虑到这些因素。
- 患者进入手术室要做皮瓣覆盖时，受区应有良好的灌注。
- 对于一般情况差的患者，几乎不做急诊皮瓣手术。
- 应在稳定性良好的骨骼上完成皮瓣覆盖，失活或污染组织不能做皮瓣覆盖。

体位

- 上肢常以外展90°放在搁手台上。手术台的位置要方便主刀医生操作，助手坐在对侧。
- 这个体位对于前臂掌侧、背侧、上臂和手部都可以提供良好的手术入路。
- 如果考虑植皮，要分别准备好同侧腹股沟或大腿以备全厚或刃厚皮片移植。
- 小块全厚皮片能够从肘窝、前臂尺侧或掌侧获取（厚的无汗毛皮肤）。

入路

- 在整个手术过程中，上臂使用带衬垫的止血带。在清创和皮瓣切取过程中，止血带要充气。
  - 皮瓣切取完毕，要放松止血带，并用双极电凝止血。
  - 止血带充气后，可见血管要用血管钳夹闭或缝线结扎。
- 创面要彻底清创直到显露健康组织，要去除所有异物，并用生理盐水冲洗。严重污染的创面要用脉冲灌洗。
- 处理组织时务必小心谨慎。对于皮瓣边缘切忌钳夹，因为皮瓣边缘特别容易损伤。尽可能使用牵引线和皮肤拉钩。

前臂桡侧皮瓣

- 根据缺损形状做一模板(技术图1A)[2]。
- 用多普勒超声确定桡动脉的位置,并在前臂上做标记(技术图1B)。
- 将模板置于前臂掌侧桡动脉上,并在此位置做标记。
  - 如果要做手部覆盖应使用逆行皮瓣,通常从前臂近端切取皮瓣。
  - 如果使用顺行皮瓣,将从前臂远端切取。
  - 基于近端的皮瓣能够在尺桡动脉分叉处作为旋转点。基于远端的皮瓣在桡骨茎突水平为旋转点。
- 在皮瓣远端做切口,寻找桡动脉。
- 然后从尺侧开始,先切开皮肤再切开前臂筋膜。
- 从前臂筋膜深面切取皮瓣。
- 注意在邻近桡动脉时,不要跨越和分离肱桡肌和桡侧腕屈肌之间的隔膜(图2)。
  - 滋养皮瓣的穿支血管存在于这隔膜中。
- 在尺侧沿着皮瓣走行一旦分离到桡动脉,就以相同方式掀起皮瓣的桡侧。
- 向两侧牵拉打开肱桡肌和桡侧腕屈肌间隙暴露桡动脉时,可以用带限制装置的自动拉钩来完成。
- 在前臂近端(或远端)分离桡动脉,然后掀起皮瓣(技术图1C)。
- 在分离和掀起桡动脉过程中,伴行静脉必须保留在皮瓣中。因为它们提供皮瓣的静脉回流。
- 在桡侧腕屈肌腱和掌长肌腱上掀起皮瓣时必须保留腱旁组织,因为它将为覆盖供区的植皮提供血管基床。
- 一旦完成切取,将皮瓣转移至受区,供区以植皮覆盖(技术图1D)。

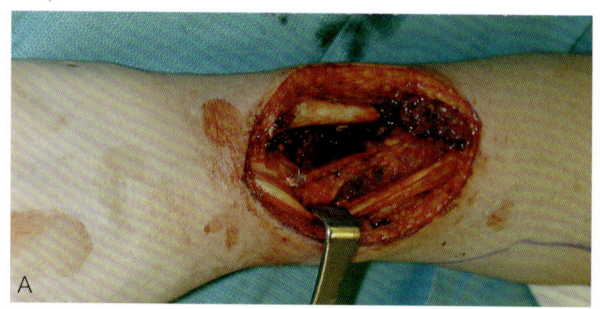
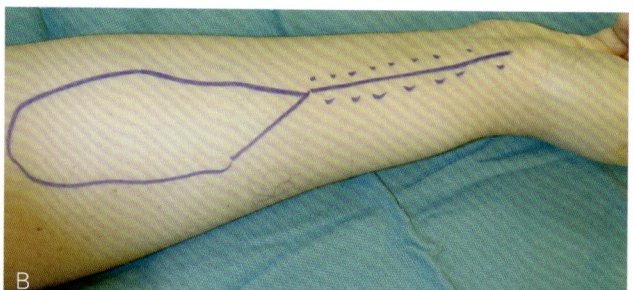
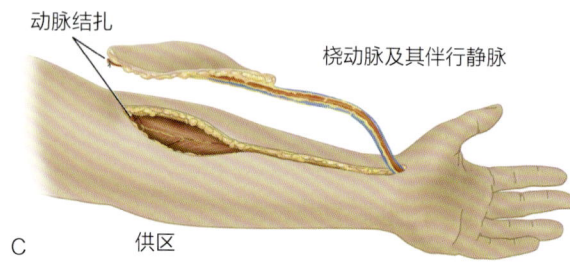
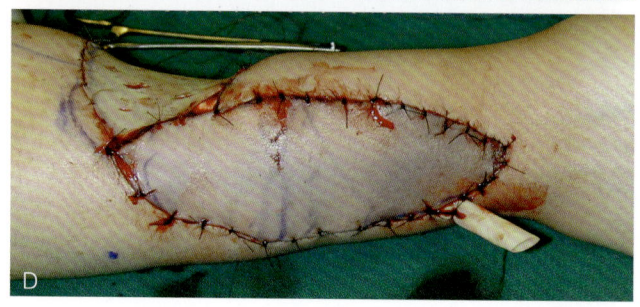

技术图1 A. 复发性肉瘤切除后,该患者前臂背侧有较大缺损,骨与肌腱暴露在外。B. 在前臂近端桡动脉上设计前臂桡侧皮瓣。在皮瓣远端,沿着桡动脉走行做切口延伸至蒂部。C. 在前臂近端掀起皮瓣,一旦从组织床游离,就完成皮瓣腕部蒂的分离。D. 掀开皮瓣后,转移至切除的伤口上,供区缺损处以刃厚皮覆盖。

腹股沟皮瓣

- 根据缺损形状做一模板(技术图2A)。
- 从髂前上棘到耻骨结节标记出腹股沟韧带(图3)。
- 旋髂浅动脉由股动脉发出,位于腹股沟韧带下方3 cm处。
- 在标记线下方3 cm处做一条平行线,表示旋髂浅动脉。
- 按下列原则,皮瓣可以根据所需要大小来设计,否则切取更大的皮瓣,其供区将不能直接关闭。皮瓣边缘的标记如下[6]:
  - 上边界:腹股沟韧带上方2~3 cm。
  - 下边界:腹股沟韧带下方7~8 cm。
  - 外侧边界:髂前上棘外侧8~10 cm。
- 皮瓣由外向内掀起(技术图2B)。
- 从外侧切开皮肤,在浅筋膜(Scarpa筋膜)下方水平掀起皮瓣。
- 遇到缝匠肌外侧缘时,应在深筋膜下面分离,紧贴肌膜的表面。
- 进入缝匠肌的穿支血管要分离和结扎。
- 到缝匠肌内侧缘时,要停止分离(此处为皮瓣蒂部)。
- 然后供区直接缝合、放置引流。靠近蒂部关闭时,注意不要勒紧皮瓣。
- 皮瓣的近端部分尽可能缝成皮管,但皮管不能有任何张力。
- 皮瓣缝合到手部,通常放置一个烟卷引流(技术图2C)。
- 皮瓣在2～3周后断蒂(技术图2D、E)。在断蒂之前夹管阻断蒂部来检测并评估皮瓣血供情况。

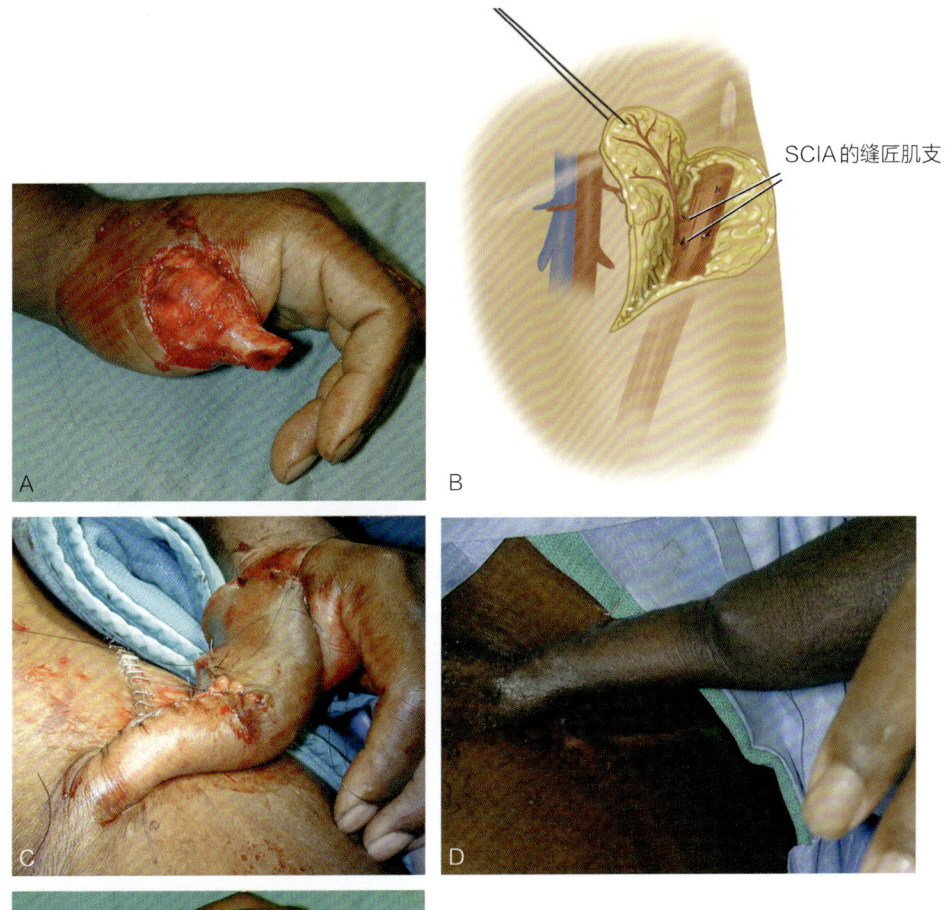

技术图2 A. 患者拇指创伤性离断,只留下一定长度的指骨,却无软组织覆盖。B. 由外向内掀起腹股沟皮瓣。在缝匠肌外侧,连同皮瓣一起掀起浅筋膜。在缝匠肌的外侧边界掀起深筋膜,结扎各穿支血管。在缝匠肌的内侧边界停止分离。C. 切取并转移皮瓣,拇指得到良好的覆盖。D. 术后3周,在手术室断蒂。E. 断蒂后3个月皮瓣成活良好,保留长度的拇指可以很好地对掌。皮瓣多余的部分可以在今后的手术修整。

风筝皮瓣：第1掌背动脉皮瓣

- 根据缺损形状做一模板（技术图3A）。
- 模板转移到示指背侧，位于近节指骨的桡侧。
- 标记好皮瓣边界，以锯齿形或曲线形标记近端切口，并向第1掌背动脉的起始处延伸（技术图3B）。
- 沿皮瓣边缘切开，远端达到伸指装置水平。注意保护好伸肌腱腱旁组织。
- 连同第1掌背动脉表面的皮下组织一起掀开。动脉表面的皮肤留在原位。
- 在皮瓣近端做皮肤切口。围绕皮瓣近端边缘的切口一定要浅，在真皮下水平，静脉回流是通过皮下组织的小静脉来实现的。
- 在动脉的桡侧和尺侧掀起皮瓣的近端皮肤。真皮下平面剥离脂肪组织，掀起皮瓣。
- 蒂部以约1 cm的宽度，与皮瓣一同掀起。蒂的尺侧缘是掌骨的中线。蒂的桡侧缘距离动脉桡侧5～10 mm（技术图3C）。
- 供养动脉位于第1骨间背侧肌的筋膜表面。为保护好动脉和皮下组织，肌筋膜应同蒂部一起切取[1,7,11]。
- 因为动脉向掌侧走行到掌深弓，当蒂部的分离达到桡动脉，即可结束分离。
- 蒂部应留有足够长度，多数情况用于覆盖拇指掌侧缺损，有时用于覆盖手背缺损（技术图3D～G）。

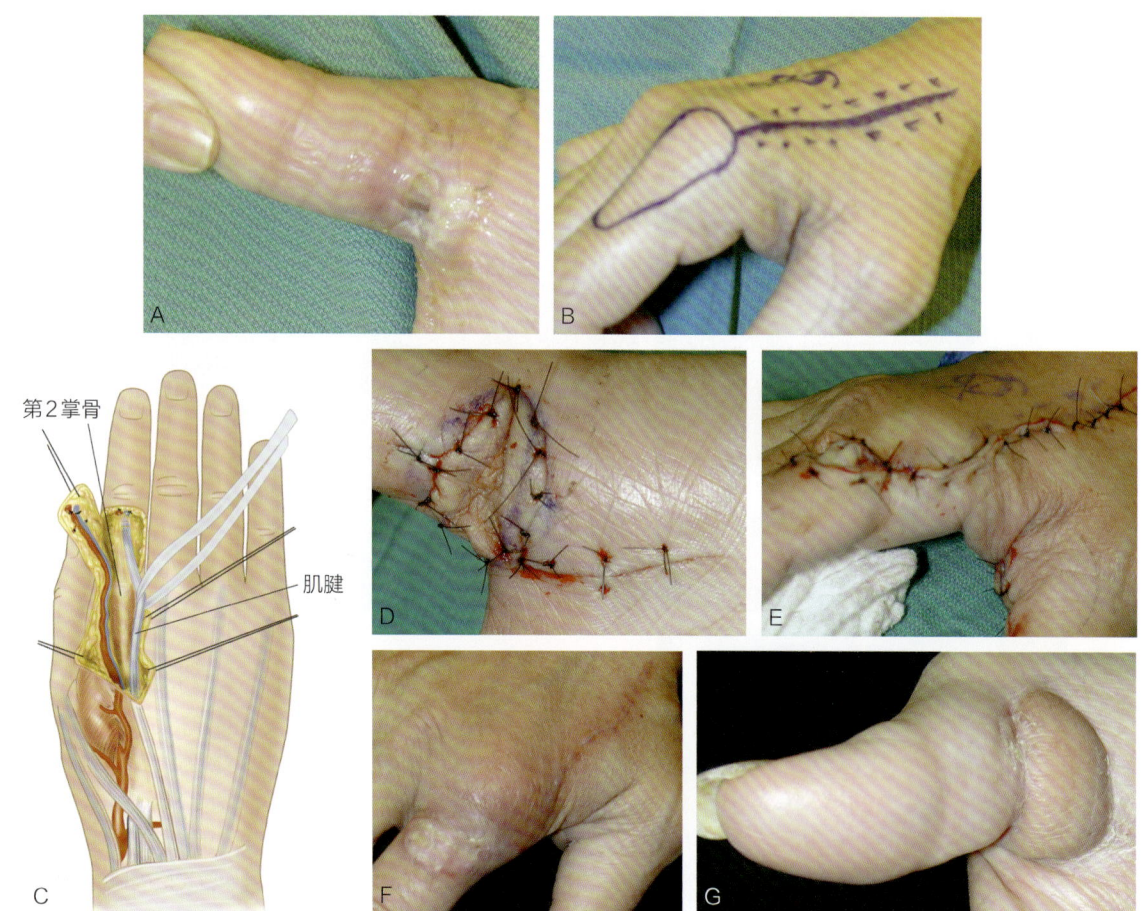

技术图3 A. 拇指掌侧创面，肌腱外露，不移植带血管的皮瓣将不会自行愈合。B. 在示指的桡背侧设计皮瓣。近端切口用于血管蒂的分离。C. 第1掌背动脉皮瓣是一个来自示指近节指背的带血管皮瓣。该皮瓣适用于拇指掌侧的小缺损。D. 皮瓣转移至伤口上。E. 关闭缺损处。需要小块植皮辅助关闭伤口。F. 术后3周，供区植皮愈合。G. 术后6个月，皮瓣成活良好，肌腱可以自由滑动。

骨间后侧皮瓣

- 手术在止血带控制下进行,为了让小血管清晰可辨,不要用驱血带驱血。
- 清创和冲洗创面,然后做一个模板(技术图4A)。
- 从肱骨外上髁到下尺桡关节做一条直线。这条线大致就是骨间后动脉的位置(技术图4B、C)。
- 把模板放在线上,并标记蒂部。模板最近可放置在距肱骨外上髁6 cm处。
- 在皮瓣旋转中心的近端,沿着皮瓣的轮廓做切口。在小指伸肌和尺侧腕伸肌之间分离,找出骨间后动脉(图4)。
- 如果在这个位置找到动脉,那么解剖结构令人满意。如果找不到动脉,手术即告流产。
- 一旦认为该动脉可以使用,则做桡侧切口。在肌筋膜的深面掀起皮瓣。将指伸肌、示指固有伸肌和小指伸肌向桡侧牵开,以利于暴露骨间膜。
- 小心分离骨间后动脉的肌支,沿着骨间膜暴露骨间后动脉。
- 一旦找到满意的穿支血管,向近端分离骨间后动脉到该分支位置。不建议做进一步分离以获得更多的穿支血管,因为该血管靠近骨间后神经,这样做可能损伤该神经。
- 定位好主要穿支血管,并向近端分离骨间后动脉之后,做围绕皮瓣的尺侧切口。这一侧同样在筋膜下掀起皮瓣。
- 然后将皮瓣从近端向远端掀起,尺侧腕伸肌向尺侧牵开以便于分离。切取时骨间后动脉的周围要留有一圈组织作为伴行静脉的保护袖。
- 在掀开过程中要注意保护浅静脉,可在远端行静脉吻合,以利于静脉回流(技术图4D、E)。

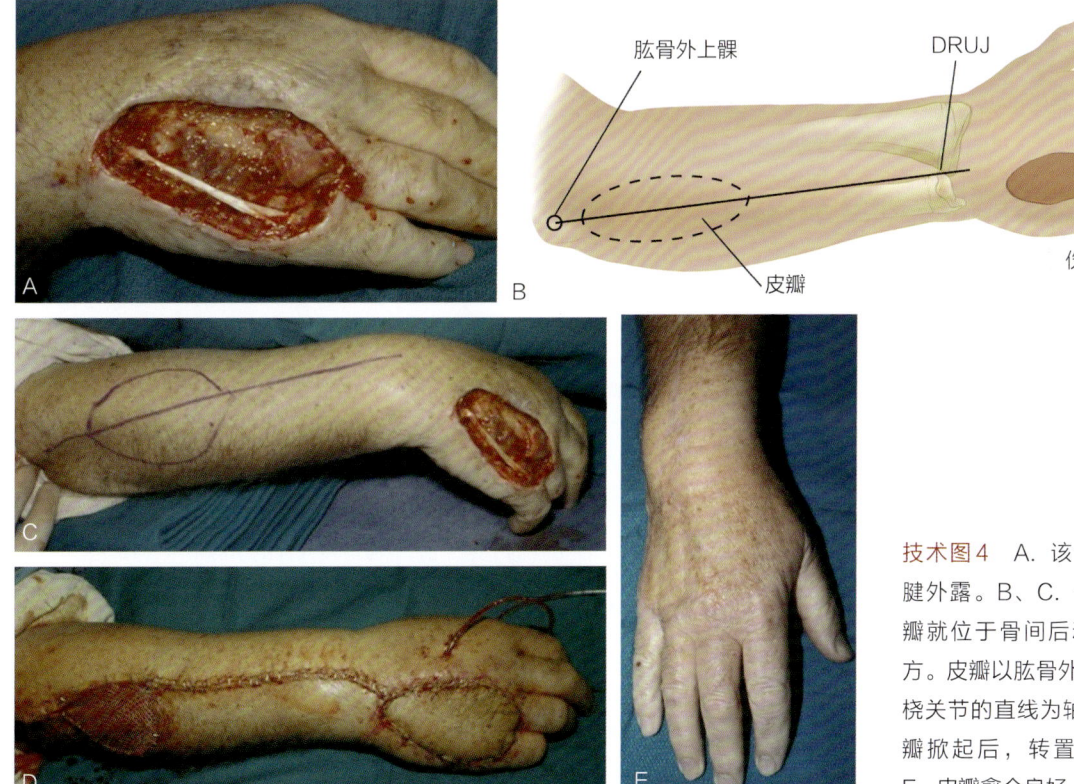

技术图4 A. 该创面有伸肌腱外露。B、C. 骨间后侧皮瓣就位于骨间后动脉近端上方。皮瓣以肱骨外上髁到下尺桡关节的直线为轴心。D. 皮瓣掀起后,转置于创面上。E. 皮瓣愈合良好。

Z字成形术

- Z字成形术中皮瓣的角度最常为60°（技术图5A），但为了邻近组织的需要，角度是可以改变的。理论上，60°的皮瓣可以提供75%皮瓣的长度。
- 沿着挛缩瘢痕做中央切口。在做切口的过程中，常需要切除瘢痕（技术图5B）。
- 在瘢痕两头设计两条相反方向的切口，切口与中央切口成60°角（技术图5C）。
- 设计好皮瓣后，在皮下水平将皮瓣掀起。然后将2个三角皮瓣换位缝合。
- 一旦掀起皮瓣，通常"落进"正确的位置，很容易在位缝合。
- 皮瓣转置后，延长的效果立竿见影，显而易见（技术图5D）。

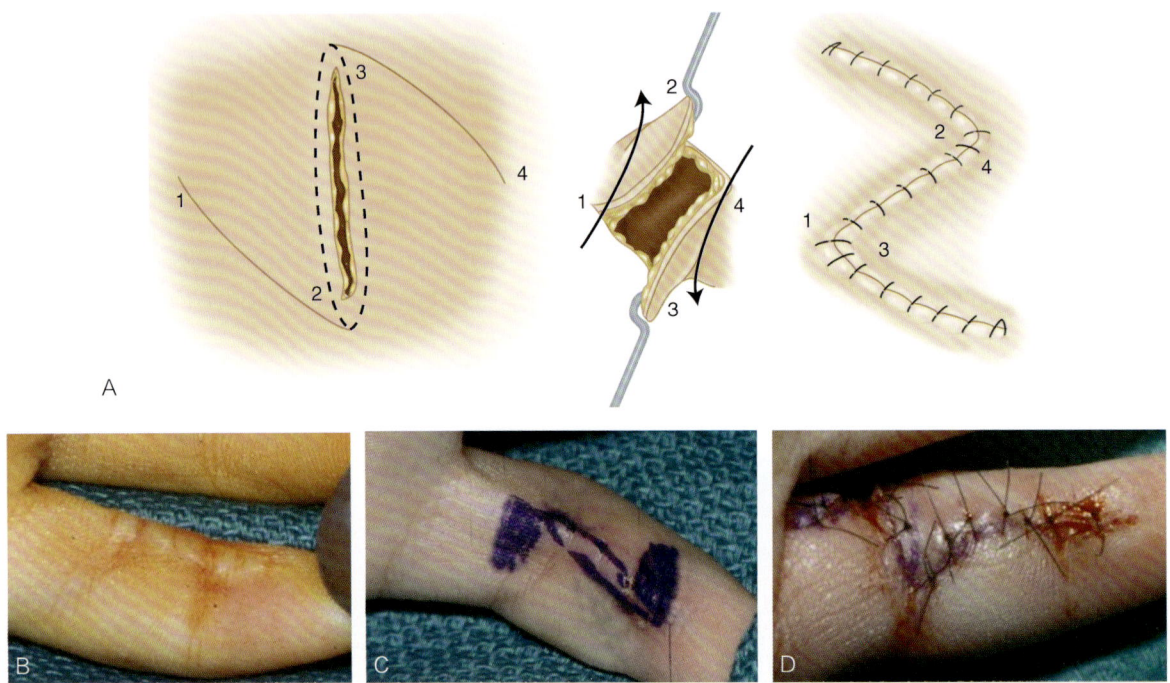

技术图5 A. Z字成形术时，要掀起和转位2个三角形皮瓣，将正常组织插入挛缩瘢痕的位置。皮瓣的角度通常为60°。B. 小指桡掌侧边缘有一个挛缩瘢痕。由于跨过指间关节，瘢痕使得手指不能完全伸直。C. 设计Z字成形术。D. 皮瓣掀开转位后，瘢痕被延长，手指能够完全伸直。

要点与失误防范

适应证	• 在重建之前，必须进行全面的体格检查。 • 重建阶梯指导重建方式的选择。在进行侵入性更强的手术之前，应考虑侵入性更小的手术，但最终，手术类型的预期结果将指导选择。 • 在覆盖任何伤口之前，伤口必须清洁，无异物或坏死组织。为了达到上述标准，推迟几日进行重建是值得的。
皮瓣掀起	• 皮瓣的掀起必须小心和准确，注意保护供血血管。灌注皮瓣的小血管对皮瓣的存活至关重要。 • 使用多普勒超声通常有助于识别血管。
前臂桡侧皮瓣	• 从尺侧分离在筋膜层面掀起皮瓣最安全。肌间隔膜起源于肱桡肌下斜行。 • 保存成对的伴行静脉和间隔穿支对皮瓣的存活至关重要。 • 逆行皮瓣需要掌侧血管弓。
腹股沟皮瓣	• 必须告知患者手缝合在腹股沟后，需要二次手术。 • 此皮瓣和前臂桡侧皮瓣是修复手部大面积软组织缺损的主力军。
第1掌背动脉皮瓣	• 是拇指掌侧、手背小型缺损的可靠选择。 • 与桡神经浅支一同转移可以保留皮瓣的感觉。 • 由于血管管径小，皮瓣的解剖分离比较复杂。

骨间后皮瓣	• 此皮瓣通常不作为首选。 • 当掌血管弓缺如(这种情况是前臂桡侧动脉的禁忌证)或腹股沟皮瓣不能使用时,可以选用此皮瓣。

术后处理

- 术后注意事项取决于所采用的皮瓣。
- 在所有这些皮瓣手术中,有一些相同的原则如下:
  - 术后应用抗生素,因为创面曾开放了一段时间,已经受到过污染或同开放骨折相关。应个体化选择每位患者的抗生素。
  - 手术部位常以支具固定以避免运动,利于皮瓣愈合。如果没有骨损伤,通常固定7~10日,但时间长短可以调整。
  - 上肢尽可能抬高至高于心脏水平。这样既可以减轻皮瓣水肿也能减轻不适感觉。
- 前臂桡侧皮瓣应当留院观察2~3日。
  - 当皮瓣蒂部在肢体远端,皮瓣比较容易出现静脉瘀血。
    - 术中应当精心保护好伴行静脉。
    - 如果头静脉保留在皮瓣内,可以同皮瓣内的一根静脉吻合,但是在逆行皮瓣中没有必要这样做。
    - 注意不要让支具或敷料固定过紧。
- 如果在术中植皮,纱布垫应在5~7日后去除,植皮供区处每日用凡士林纱布或无黏性纱布换药,直到完全愈合。
- 皮瓣周围的缝线在术后10~14日拆除。
- 鼓励手指早期主动运动以促进肌腱滑动和减轻水肿,除非皮瓣覆盖后禁忌活动。
- 大多数患者在术后1~2周开始手部理疗。

并发症

- 近期并发症包括与皮瓣存活和创面愈合相关的并发症。
- 远期并发症来自原始损伤和关闭方法造成不满意的瘢痕。
- 皮瓣缺血造成皮瓣完全坏死很少见。较常见的是,皮瓣边缘有一小块区域没有同原始皮肤边缘相愈合,主要是因为皮肤边缘没有彻底清创或皮瓣的皮肤处理不够精细。
- 一旦皮瓣愈合,手的功能决定于继发的瘢痕,如有瘢痕形成则导致肌腱滑动欠佳。持续的肌腱瘢痕需要后期做肌腱松解术。术后3个月由于疏忽造成蒂部分离而致皮瓣坏死则很罕见,但是晚期皮瓣坏死也有报道。
- 如果皮瓣边缘产生跨过关节挛缩的瘢痕,则需要做Z字成形术。
- 总之,用皮瓣关闭伤口的并发症要少于伤口二期愈合的并发症。皮瓣覆盖的长期结果要好于二期愈合,因为二期愈合产生大量瘢痕,严重损害手部功能。

(王虹舒　译,朱昱　审校)

参考文献

[1] Foucher G, Baun JB. A new island flap transfer from the dorsum of the index to the thumb. Plast Reconstr Surg 1979;63:344-349.

[2] Foucher G, van Genechten N, Merle M, et al. A compound radial artery flap in hand surgery: an original modification of the Chinese forearm flap. Br J Plast Surg 1984;37:139-148.

[3] Mathes SJ, Nahai F. Introduction: a systematic approach. In: Mathes SJ, Nahai F, eds. Reconstructive Surgery: Principles, Anatomy, and Technique. New York: Churchill Livingstone, 1997:3-15.

[4] Pederson WC, Lister GD. Skin flaps. In: Green DP, Hotchkiss RN, Pederson WC, et al, eds. Green's Operative Hand Surgery, ed 5. Philadelphia: Elsevier Churchill Livingstone, 2005:1648-1703.

[5] Place MJ, Herber SC, Hardesty RA. Basic techniques and principles in plastic surgery. In: Aston SJ, Beasley RW, Thorne CH, eds. Grabb and Smith's Textbook of Plastic Surgery. Philadelphia: Lippincott Williams & Wilkins, 1997:13-16.

[6] Serafin D. The groin flap. In: Serafin D, ed. Atlas of Microsurgical Composite Tissue Transplantation. Philadelphia: WB Saunders, 1996:57-65.

[7] Sherif MM. First dorsal metacarpal artery flap in hand reconstruction: I. Anatomical study. J Hand Surg Am 1994;19:26-31.

[8] Smith PJ, Foley B, Mcgreggor IA, et al. The anatomic basis of the groin flap. Plast Reconstr Surg 1972;49:41-47.

[9] Song R, Gao Y, Song Y, et al. The forearm flap. Clin Plast Surg 1982;9:21-26.

[10] Spector JA, Levine JP. Cutaneous defects: flaps, grafts, and expansion. In: McCarthy JG, Galiano RD, Boutros SG, eds. Current Therapy in Plastic Surgery. Philadelphia: WB Saunders, 2006:11-21.

[11] Zancoli EA, Angrigiani C. Posterior interosseous island flap. J Hand Surg Br 1988;13:130-135.

第142章 带血管游离腓骨移植治疗节段性骨缺损

The Use of Free Vascularized Fibular Grafts for Reconstruction of Segmental Bone Defects

Arik Zaretski, Ravit Yanko-Arzi, Yehuda Kollender, Eyal Gur, and Jacob Bickels

背景

- 长管骨肿瘤广泛切除导致大段骨缺损,往往需要手术重建。传统上通过假体、同种异体移植物以及同种异体移植物-假体联合植入来重建骨缺损,这些重建手术往往有很高的概率导致并发症和重建失败[5]。
- 牵张成骨可以为小到中等范围的骨缺损提供生物性重建,它需要一个漫长的过程,2个月可延长1 cm,而且往往存在较多的问题,如并发症较多、患者依从性很关键,以及无法同时处理大面积的软组织缺损[8,12]。相关肿瘤学上安全性及有效性的文献报道有限。
- 自从20世纪70年代初报道利用自体带血管游离腓骨移植治疗肿瘤切除术后长管骨缺损以来,利用游离腓骨瓣重建肿瘤切除术后或切除-关节融合术变得可行[3,4,6,9-11,13,15]。它固有的一个优势是基于利用自身生物性骨折愈合的能力,而不是像对于非带血管移植来说非常重要的爬行替代。
- 由于在解剖学上的可获取性,腓骨是理想的带血管移植来源,切取其中一部分而保留近端以及外踝对于膝关节和踝关节的稳定性没有产生影响,同样不会对下肢的负重和整体功能产生影响。由于存在独立的血液供应,它可以重建大段骨缺损,甚至在因为有原先手术或放疗导致周围软组织条件不佳的情况下,移植物与受体骨也可以愈合。
- 此外,吻合血管的移植腓骨在持续应力负荷下能够增生变得肥大,因此,带血管腓骨呈现出很好的长期耐用特征[2,9,16]。腓骨头也可以用来进行切除骨肿瘤后的关节重建[7]。
- 总之,游离腓骨移植可以提供长久的生物性重建,具有适应和新生潜能,而且少有近期和远期并发症[16]。这需要一个训练有素、高度合作的团队以及有良好依从性的患者的共同努力,并必须经历一个非常漫长、复杂且困难重重的恢复期。

腓骨瓣的应用解剖

- 腓骨形态长且窄,可以为长骨骨缺损的重建提供坚强皮质支撑。其横切面在上半部分为正方形,下半部分为三角形。成人的腓骨,宽1.5~2 cm,长35 cm,其中25~30 cm可用来移植。它的形状和长度可与上肢部分相匹配(肱骨、桡骨、尺骨),或者是下肢骨的髓腔(股骨、胫骨)。因此,它可用来重建这些部位的骨缺损。
- 腓骨的外侧、前内侧、后侧被肌肉包围,后侧为腿部4个肌间隔的起始。腓骨血供及静脉回流均由腓血管提供。腓动脉及伴行2条腓静脉与腓骨平行走行,位于拇长屈肌及胫后肌之间(图1)。腓骨具有骨内膜和骨外膜的双重血供。
- 腓骨骨内膜血供来源于滋养动脉,它起自腓动脉分支6~14 cm处,通过滋养孔进入中1/3骨干,而后分出1支升支和1支降支。骨外膜血供起源于8~9支骨外膜分支,大部分都在中1/3骨干。腓动脉发出4~6支筋膜血管,通过后侧肌间隔至腓骨外侧皮肤,同样分出很多肌支。尤其是发出许多小分支至前肌间隔肌肉以及一些大分支至小腿后肌间隔内的比目鱼肌。
- 腓骨独特的形态特征和血液供应使得腓骨瓣可以用来重建骨、软组织以及生长板的缺损,并可转移至各个部位来满足不同个体的需要。腓骨瓣可以带不同的组织,形成不同的构型,以适应个性化需要:
  - 在垂直使用时,它可用来重建直径较小的骨缺损(图2),纵行截骨术可增加骨瓣的表面积以提高部分皮质缺损的愈合进程。基于穿支筋膜皮瓣在蒂部中远1/3部分的分支,腓骨瓣可以同时带一块20 cm×10 cm的皮瓣转移,以覆盖大面积的软组织缺损,并利于观察血管蒂吻合部分的情况。部分比目鱼肌或者拇长屈肌也可包括在内,来重建软组织缺损以及覆盖骨外露。

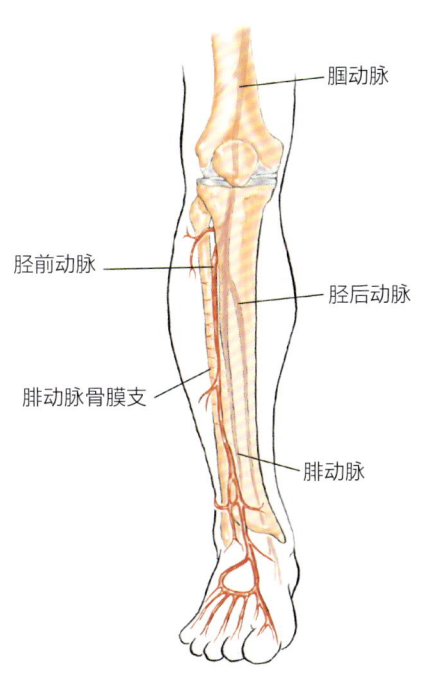

图1 腓骨的血液供应和回流是通过平行于腓骨的腓动脉和2条腓静脉完成的。腓骨具有骨内膜及骨外膜双重血供。前者由腓动脉分支处发出的6~14 cm的滋养动脉供血,后者由顺沿腓骨干的数条骨膜分支组成。

- 通过中间骨干横向截骨产生2个或更多的共用1个血管蒂的骨皮质干(双管或三管)来重建大直径骨骨缺损。当骨内膜血管离断后,骨依靠骨膜供血系统存活。
- 可以通过将近端骨骺包括进皮瓣内,来重建关节及在关节内肿瘤切除术后骨缺损(小儿患者),从而保留纵向生长潜能(图3)。这类骨瓣是依赖于胫前血管或膝降动脉,最多用于肱骨近端和桡骨远端切除术后的重建。

适应证

- 由于下列原因导致的大于5 cm的节段性骨缺损:
  - 肿瘤。
  - 放射治疗引起的骨坏死。
  - 骨髓炎。
- 在高分化骨肉瘤患者中,笔者一般在肿瘤切除后立即使用骨水泥重建,而非采用带血管游离腓骨移植。在肿瘤切除术后2年无肿瘤复发及肺转移的情况下才进行带血管游离腓骨重建。

禁忌证

- 各系统和全身一般情况。
  - 心血管疾病、手术创伤及可能影响外周血液循环的血液病等。
  - 依从性差,或者患者生理或心理状态无法经历一段

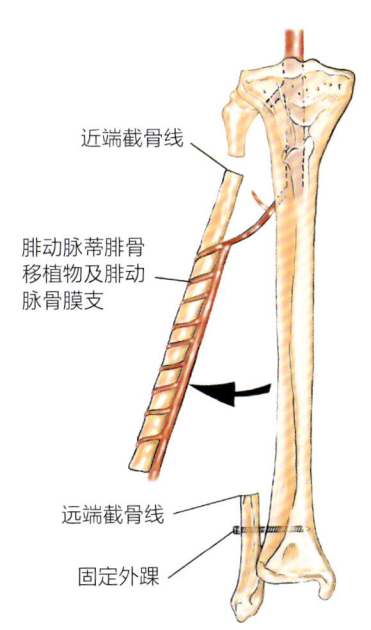

图2 腓骨干移植重建骨缺损,如果需要行大段移植且靠近踝关节,建议螺钉将腓骨固定于胫骨以防外翻畸形和踝关节不稳。

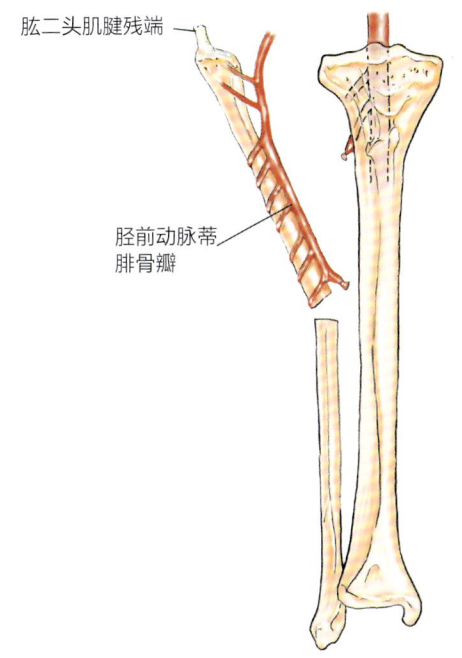

图3 基于胫前血管蒂,包含骺板的近端腓骨移植物,可以用于关节内骨肿瘤切除术后的关节重建以及保留儿童患者的骨纵向生长能力。

长时间的下肢无法负重和康复期。
- 全身情况欠佳。
- 供区方面考虑。
  - 先前下肢创伤导致腓骨畸形。
  - 创伤造成血管损伤或血管功能不全。
  - 下肢或足底弓血管异常(如足单一血管,或足血供以腓动脉为主)。
- 受区方面考虑。
  - 受区周围存在感染。
  - 怀疑存在肿瘤复发。

影像学和其他诊断性检查

- 术前必须仔细评估受区和供区的情况。受区影像学资料提供肿瘤切除术后骨与软组织缺损的范围(长度和直径),以利于选择类型和大小都合适的腓骨瓣。
- 供区的影像学资料应包括下肢全长帮助排除腓骨畸形并确定皮瓣的最大长度。
- 手术医生必须确认胫后动脉和足背动脉的搏动均正常。通过足底 Allen 试验评价掌深弓和掌浅弓的通畅情况,并以超声多普勒来检查确认。如上述试验无法得出结论,行 CT 血管造影术(CTA)或 MRI 检查。

受区
- X 线片(图 4A、B)。
- 血管解剖不明时,行 CTA 检查(图 4C)。
- MRI 检查。

供区
- X 线片。
- CTA。
- 超声多普勒(术中检测皮岛穿支时使用)。

手术治疗

- 为了减少手术时间,如果手术台能够满足患者体位的摆放要求,取腓骨瓣和受区准备应该同时进行,受区准备包括切除的原发性骨肿瘤或移除之前的手术为了重建所用的骨水泥。

截取中段腓骨

- 一般来讲,因为上肢骨的横截面比较小,所以直接用带血管蒂的腓骨,以简单的垂直的构型用于受区的重建即可。
- 因为下肢是承重结构,所以下肢骨缺损的重建需要更大直径的移植物。双管腓骨瓣最大可用于 13 cm 的股骨和胫骨缺损的重建。更长的缺损可能同时需要使用同种异体骨,为骨愈合、移植物融合,以及随后的腓骨增生肥大,提供了必要的初始稳定性。
- 此外,万一血管吻合失败,游离腓骨瓣与同种异体骨的结合体,仍可与多个皮质同种异体骨相媲美,仍有相对良好的成功机会,特别是在固定足够坚强的情况下。Capanna 及其同事[1,2]所描述的同种异体骨和带血管蒂腓骨瓣联合重建技术,能够提供足够的稳定性,是作者修复下肢长段骨缺损的首选方法。

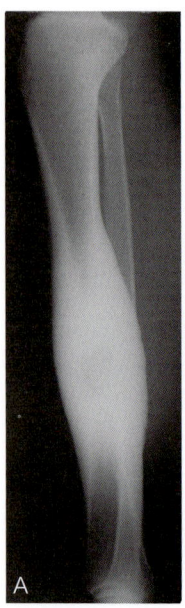
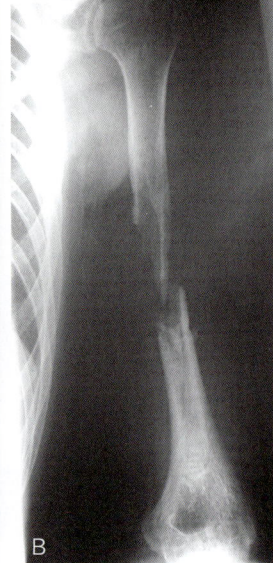
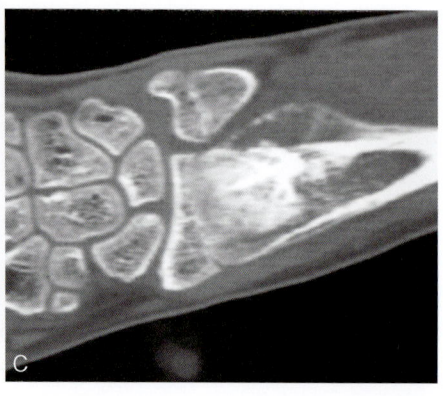

图 4 A. X 线片显示胫骨一巨大骨干低级别骨肉瘤。B. 上肢 X 线片示肱骨骨干急性骨髓炎导致的病理性骨折所造成的巨大骨缺损。C. 前臂远端冠状面 CT 重建显示桡骨远端骨肉瘤。

体位及入路

- 治疗下肢骨缺损时，患者平卧于手术台，大腿分开。供区一侧的髋关节和膝关节屈曲（技术图1）。第一组（图中的蓝色组），负责肿瘤切除，站在受区一侧肢体的内侧或外侧。
- 如果肿瘤切除是在肢体内侧进行的，一名外科医生站在这一侧。另一个小组（图中红色组），负责从供区肢体获取腓骨瓣，站在外侧。

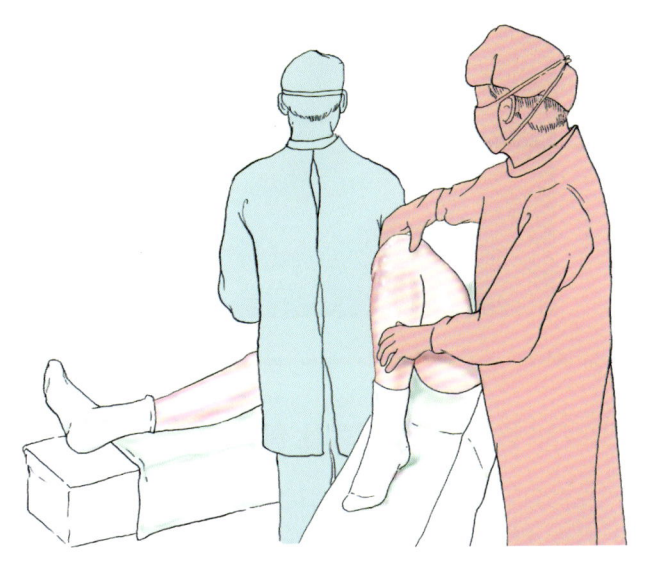

技术图1　患者平卧于手术台，大腿分开，供区一侧的髋关节和膝关节屈曲。图中的蓝色组负责肿瘤切除，站在受区一侧肢体的内侧或外侧，图中红色组负责从供区肢体获取腓骨瓣，站在供区下肢的外侧。

切除骨肿瘤

- 根据标准技术切除骨肿瘤，测量骨缺损的长度和直径（技术图2～技术图4）。

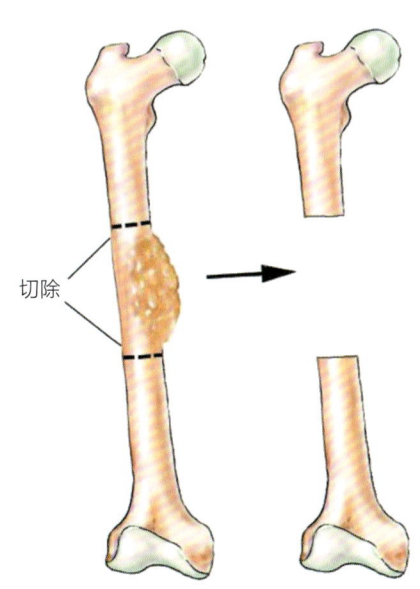

技术图2　骨干肿瘤扩大切除后留下长段骨缺损。

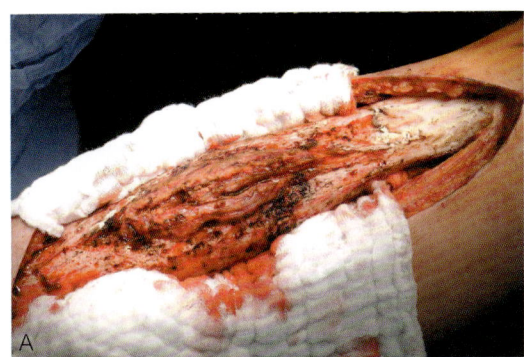

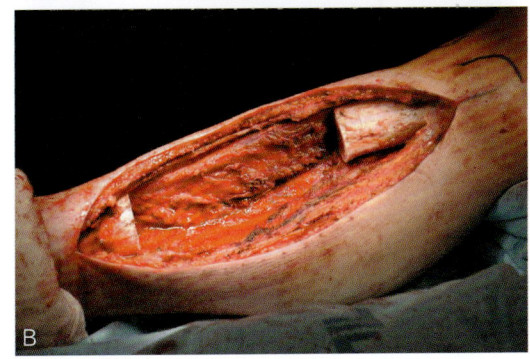

技术图3　A. 胫骨骨干巨大低级别骨肉瘤术中照见图4A。B. 肿瘤广泛切除后巨大骨缺损。

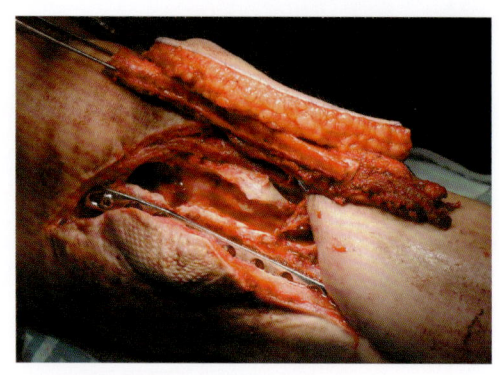

技术图4　图4B所示的急性肱骨骨干骨髓炎患者，进行了组织取样和培养以及静脉注射抗生素，急性感染症状控制之后，切除了感染的骨组织，留下巨大骨缺损。

获取腓骨瓣和同种异体骨

- 在对侧下肢做前外侧切口，切取比骨缺损长6 cm的腓骨瓣，包括其营养血管和骨膜袖（技术图5）。

- 如果肿瘤切除后存在大面积皮肤缺损，应切取同一腓动脉的腓骨瓣上方的皮岛，从而可以无张力覆盖皮肤缺损并可监视皮瓣的存活；动脉或静脉不通畅可立即表现为皮岛的缺血或充血（技术图6）。

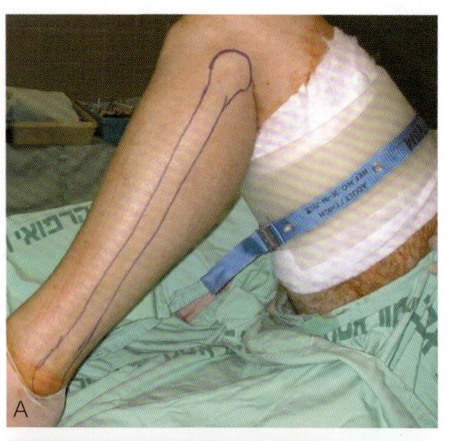
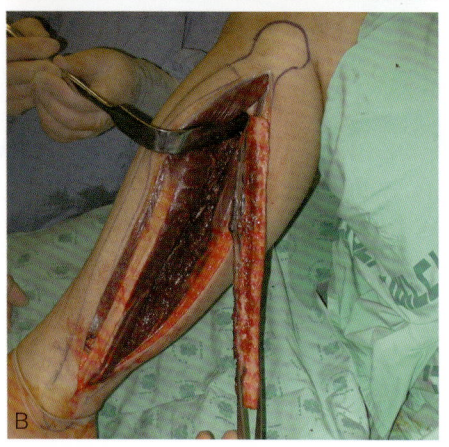

技术图5　A. 小腿前外侧切口用于获取腓骨瓣。B. 带有骨膜袖的比骨缺损长度长6 cm的腓骨瓣。

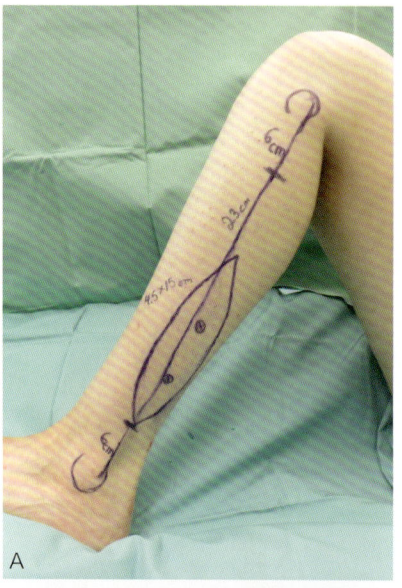
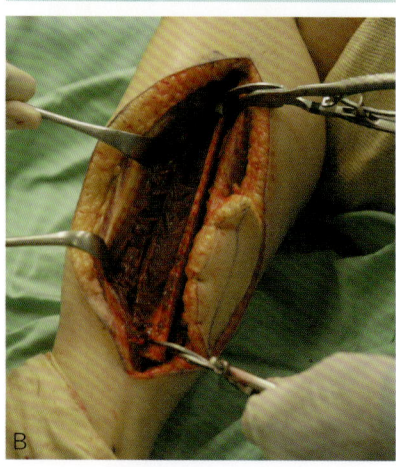

技术图6　A～F. 如果预计肿瘤切除部位会出现大面积皮肤缺损，则切除腓骨瓣时带有覆盖在其上的皮岛，用于覆盖该缺损并监测皮瓣的活性。

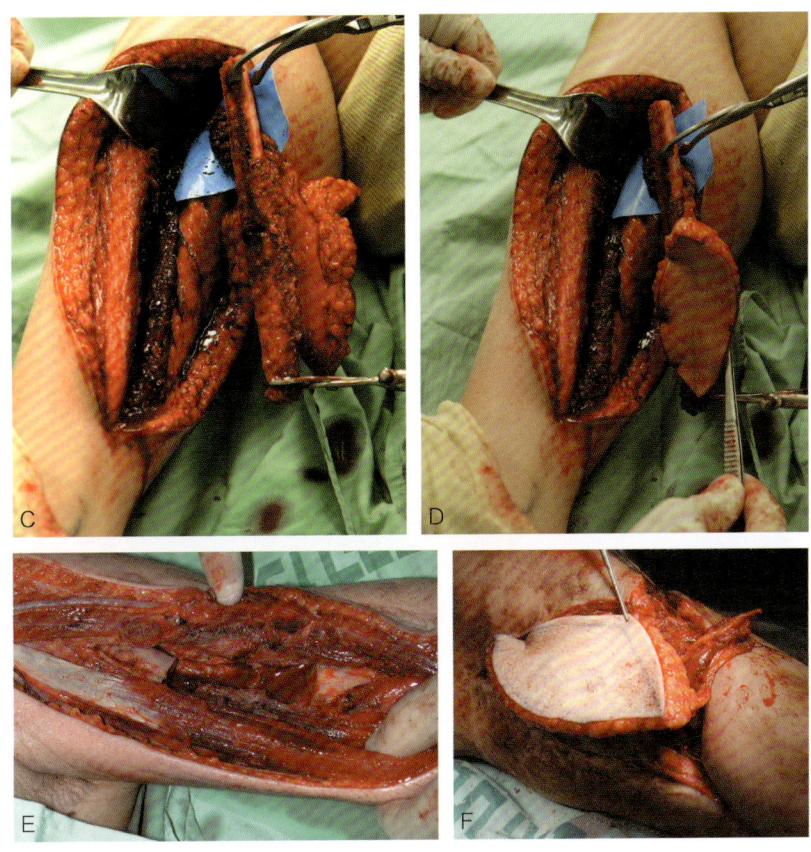

技术图6（续）。

- 转移皮岛时不带有下方筋膜组织，保留筋膜组织可以保持腱周组织的活性，有利于接下来植皮成活（技术图7）。
- 如果需要较长骨段且截骨靠近外踝，建议将腓骨固定于胫骨以防外翻畸形和踝关节不稳定（图2）。通常从供区侧大腿取皮，行植皮术覆盖取皮瓣部位的缺损。
- 切取和骨缺损长度一样的同种异体移植物，纵行开窗去除皮质和骨松质以利于插入腓骨瓣。

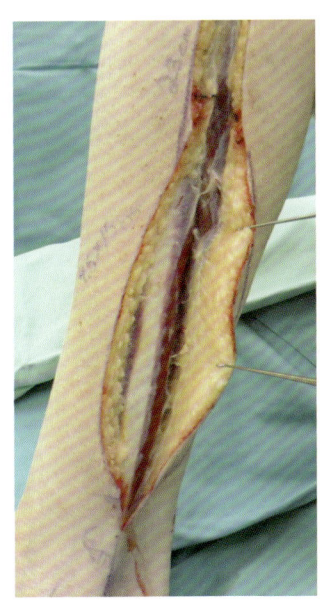

技术图7　取皮，保持下方筋膜组织完整，以保护腱周组织。

受区的重建

- 同种异体骨插入骨缺损区域,用钢板螺钉固定其近端和远端(技术图8)。如果同种异体骨的骨髓腔直径足够同时容纳髓内钉和腓骨瓣,可使用髓内钉进行固定。
- 使用高速钻头,在同种异体骨皮质的适当平面开窗,以便腓骨瓣的血管蒂血管吻合无张力吻合于受区的血管束。
- 将腓骨瓣插入骨髓腔(距两端2~3 cm)并用螺钉固定(技术图9)。小心避免螺钉损伤腓骨的营养血管。腓骨可置于髓腔内,位于同种异体骨内或者与之平行。无论怎样放置,腓骨截骨处应靠近骨缺损的边缘。
- 血管吻合后,取腓骨瓣残留骨质或取髂骨,行自体骨移植,加强腓骨和受体骨之间的界面。

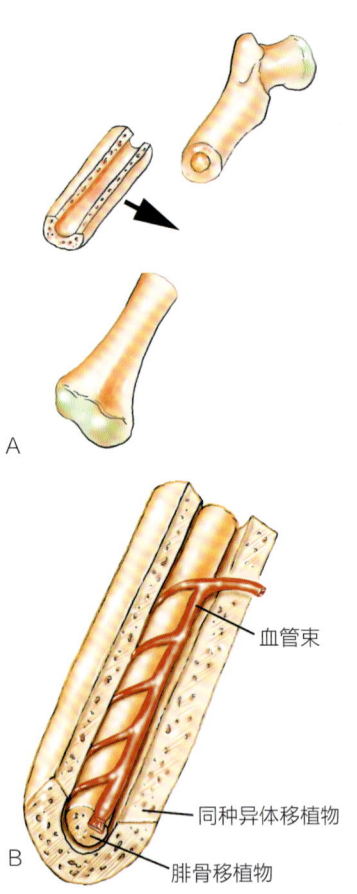
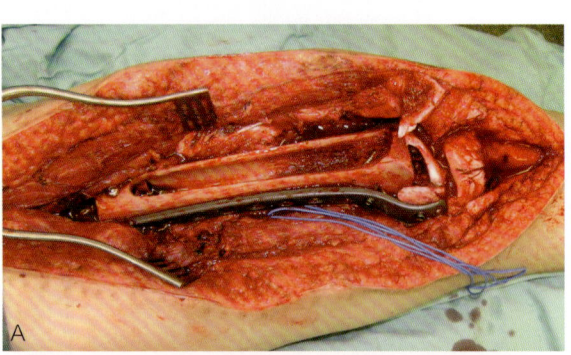
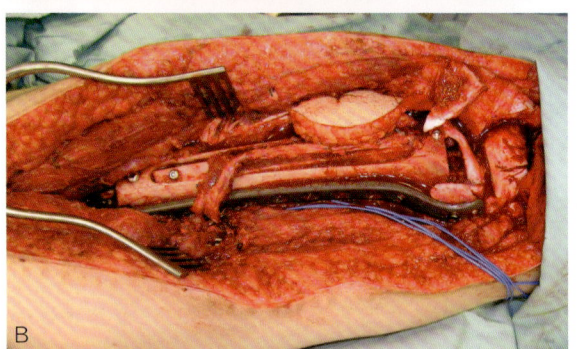
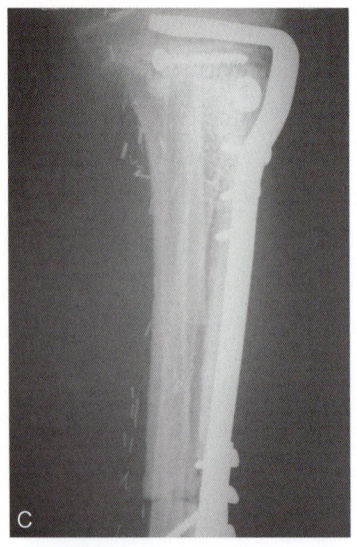

技术图8 A. 将同种异体骨切成与骨缺损相同的长度,纵向切除同种异体骨的部分骨皮质和骨松质以容纳腓骨瓣,将同种异体骨插入骨缺损区域,用侧钢板螺钉固定其近端和远端。B. 在同种异体骨皮质的适当平面开窗,以便腓骨瓣的血管蒂血管从此穿出。

技术图9 A. 远端股骨的骨缺损用独木舟状同种异体骨填充。B. 将带血管蒂的游离腓骨插入移植物的髓管。腓骨瓣包括一个小的皮岛,以监测皮瓣的灌注。C. 另一位患者的X线片显示腓骨移植物插入同种异体骨的髓管并用螺钉固定。

关节内骨切除

- 对于包含一端关节面的骨缺损，用以胫前血管或膝降动脉为血管蒂的腓骨近端骨骺加上任意长度的骨干进行重建。
- 获取腓骨瓣后，用金属钉将外侧副韧带固定于外侧胫骨干骺端，加强膝关节外侧的稳定性（技术图10）。
- 腓骨瓣的近端用侧钢板和螺钉固定于桡骨或肱骨骨干，二头肌腱附着于对侧关节面，形成软组织包裹（技术图11和技术图12）。

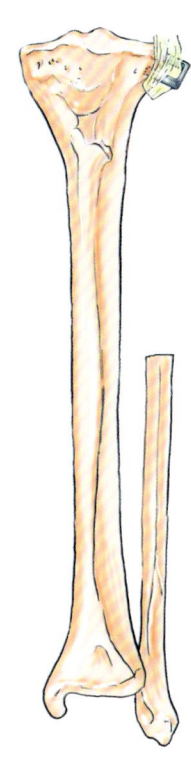

技术图10　在切除腓骨近端移植物后，将外侧副韧带残端固定于胫骨外侧干骺端，以恢复外侧膝关节的稳定性。

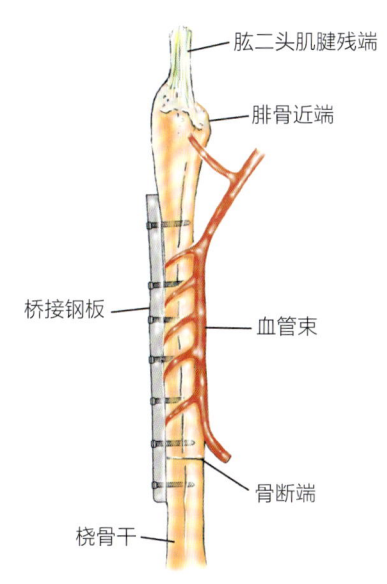

技术图11　腓骨近端移植物重建桡骨骨干。

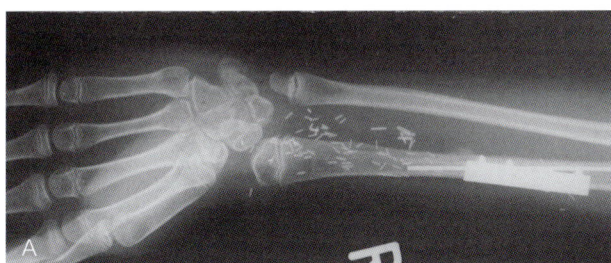
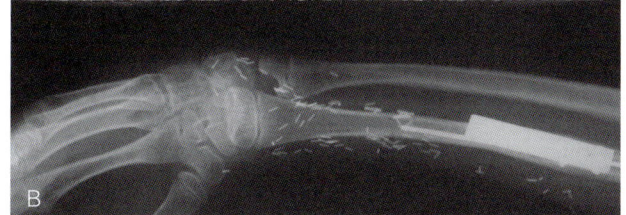

技术图12　图4C中桡骨远端骨肉瘤患者的X线正位片（A）和侧位片（B）显示近端腓骨瓣重建骨缺损。

要点与失误防范

腓骨瓣监测
- 带有皮岛的腓骨瓣可以使用体外的铅笔式多普勒超声仪器来监测组织瓣的血液循环。如果腓骨瓣被埋在创面里面，可用植入式Cook-Swartz多普勒超声仪器来监测。植入式多普勒也可用于术中检测伤口闭合中静脉流出功能是否有损伤[14]（图5）。

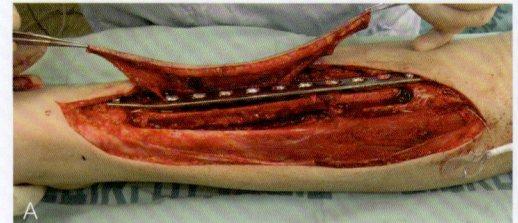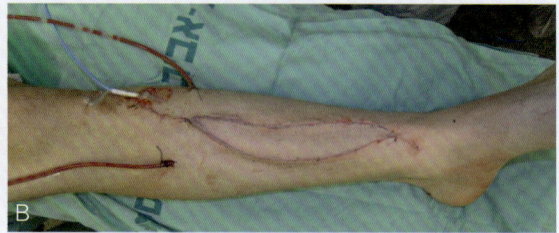

图5　A. 采用植入式Cook-Swartz多普勒超声监测腓骨瓣血流灌注。B. 关闭创面后，用植入式多普勒超声监测腓骨瓣灌注情况及上方皮岛的存活情况。

术后处理及康复锻炼

- 所有患者都应按照严格持续的计划进行治疗和监护，术后5日内在ICU监测生命体征和皮瓣活力。注射较大剂量乳酸林格液（1.2倍维持量）确保血管吻合口的高流量及预防血栓形成。大量补液总共5日。
- 低分子肝素预防深静脉血栓，每日2次抽血监测血容量和电解质，保持血红蛋白9～10 g/mL以减少血液黏度和降低血栓形成的可能性。
- 受体侧肢体术后制动3个月（上肢使用支具，下肢使用石膏），随后逐渐增加被动活动的幅度。
- 通过一系列摄片来评估骨愈合，上肢一般在术后4～5个月达到骨愈合，而下肢则需5～7个月。影像学显示骨愈合征象时开始部分负重，此后负重逐渐增加直至能够完全负重。

预后

- 大多数患者通过腓骨增粗，达到完全负重、机械力负荷能力，获得了坚强骨愈合。腓骨增粗需要数年时间，主要是应力刺激、微骨折和骨痂形成的作用。

- 如同其他重建手术，小到中等活动范围减少较为常见，主要原因是骨及软组织切除范围而不是重建方式。
- 深部感染较少见，内固定失败需要翻修手术。

并发症

- 受区。
  - 血栓形成和腓骨瓣坏死。
  - 部分皮岛坏死。
  - 骨不连。
  - 感染。
  - 内固定失效和断裂。
- 供区。
  - 踝关节外翻畸形。
  - 踝关节不稳定。
  - 腓总神经一过性或永久性麻痹。
  - 一过性或永久性腓总神经支配区的感觉缺失。
  - 植皮失败肌腱外露。
  - 一过性或永久性屈踇功能损伤。

（王虹舒　译，朱昱　审校）

参考文献

[1] Capanna R, Bufalini C, Campanacci M. A new technique for reconstructions of large metadiaphyseal bone defects. Orthop Traumatol 1993;3:159-177.

[2] Capanna R, Campanacci DA, Belot N, et al. A new reconstructive technique for intercalary defects of long bones: the association of massive allografts with vascularized fibular autograft. Long-term results and comparison with alternative techniques. Orthop Clin North Am 2007;38:51-60.

[3] Chang DW, Weber KL. Use of a vascularized fibula bone flap and intercalary allograft for diaphyseal reconstruction after resection of primary extremity bone sarcomas. Plast Reconstr Surg 2005;116:1918-1925.

[4] Gebert C, Hillmann A, Schwappach A, et al. Free vascularized fibular grafting for reconstruction after tumor resection in the upper extremity. J Surg Oncol 2006;94:114-127.

[5] Getty PJ, Peabody TD. Complications and functional outcomes of reconstruction with an osteoarticular allograft after intra-articular resection of the proximal part of the humerus. J Bone Joint Surg 1999;81(8):1138-1146.

[6] Innocenti M, Delcroix L, Manfrini M, et al. Vascularized proximal fibular epiphyseal transfer for distal radial reconstruction. J Bone Joint Surg Am 2004;86:1504-1511.

[7] Innocenti M, Delcroix L, Manfrini M, et al. Vascularized proximal fibular epiphyseal transfer for distal radial reconstruction. J Bone Joint Surg Am 2005;87:237-246.

[8] Kocaoglu M, Eralp L, Rashid H, et al. Reconstruction of segmental bone defects due to chronic osteomyelitis with use of an external fixator and an intramedullary nail. J Bone Joint Surg Am 2006;88:2137-2145.

[9] Malizos KN, Zalavras CG, Soucacos PN, et al. Free vascularized fibular grafts for reconstruction of skeletal defects. J Am Acad Orthop Surg 2004;12:360-369.

[10] McKee DM. Microvascular bone transplantation. Clin Plast Surg 1978;5:283-292.

[11] O'Brien BM, Morrison WA, Ishida H, et al. Free flap transfers with microvascular anastomoses. Br J Plast Surg 1974;27:220-230.

[12] Paley D. Problems, obstacles, and complications of limb lengthening by the Ilizarov technique. Clin Orthop Relat Res 1990;250:81-104.

[13] Rose PS, Shin AY, Bishop AT, et al. Vascularized free fibula transfer for oncologic reconstruction of the humerus. Clin Orthop Relat Res 2005;438:80-84.

[14] Schmulder A, Gur E, Zaretski A. Eight-year experience of the Cook-Swartz Doppler in free-flap operations in microsurgical and reexploration results with regard to a wide spectrum of surgeries. Microsurgery 2011;31(1):1-6.

[15] Taylor GI, Miller GD, Ham FJ. The free vascularized bone graft. A clinical extension of microvascular techniques. Plast Reconstr Surg 1975;55:533-544.

[16] Zaretski A, Amir A, Meller I, et al. Free fibula long bone reconstruction in orthopedic oncology: a surgical algorithm for reconstructive options. Plast Reconstr Surg 2004;113:1989-2000.

第143章 手部血管瘤的手术治疗
Surgical Treatment of Vascular Tumors of the Hand

Joshua Choo, Dean Louis, and Morton Kasdan

定义

- 血管肿瘤种类繁多,命名混乱。肿瘤一词的模糊性是造成混淆的部分原因,它的字面意思是"生长"或"肿胀",但通常意味着增殖过程。血管肿瘤通常是根据临床描述来命名的(如草莓状血管瘤),而不是根据组织病理学来命名的。因此,血管肿瘤一词已被用于非增生性和增生性病变[9]。同样,血管瘤这个术语也被用来描述各种具有不同生物学行为的血管病变[14]。
- 自1996年以来,国际血管异常研究学会(ISSVA)采用了一种标准化的命名法来规范血管肿瘤的分类、诊断和治疗[14]。
- "血管异常"是目前广泛接受的术语,指良性先天性血管病变,包括血管肿瘤和血管畸形。
    - 手部大部分(90%)的血管增生属于这一类(良性先天性病变)。
    - 血管肿瘤,或血管瘤,是一种以内皮细胞增殖为特征的真正的肿瘤。最常见的血管瘤是婴儿血管瘤。
    - 血管畸形是形态学发育异常导致的非增生性病变,包括毛细血管畸形、静脉畸形、先天性动静脉瘘(AVFs)。许多畸形曾被错误地归类于血管瘤(表1)。
- 其余10%的血管病变不属于前述类型,这10%当中包括非先天性血管肿瘤,可能是良性的(如血管球瘤),也可能是恶性的(如血管内皮瘤、血管肉瘤、血管球肉瘤、恶性血管周细胞瘤),以及创伤性或医源性损伤,如动静脉瘘和假性动脉瘤。
- 一般人群中先天性血管瘤和畸形的发生率为2%～6%[20]。
    - 大部分人出生时即可发现,但其中一些可能要到成年时期才显现出来。
    - 15%～26%的血管异常出现于四肢[24,37],最常见于手和前臂[20]。
    - 血管异常的发生率是上肢肿瘤的第四名,前三名分别是腱鞘囊肿、巨细胞瘤和包涵囊肿。

解剖

- 手部的动脉止于毛细血管床或是血管球体。血管球是一种神经动脉肌层的刺激感受器,即特殊的动静脉分流通路。它主要位于皮肤的网状层,尤其是在甲下区和末端指垫处。血管球体就像一个温度调节器,它调节手指外周血流量,还有可能会调节外周血压。它有围绕在Sucquet-Hoyer通道旁的球形细胞,而该通道就是小血管(小动静脉)吻合通道。

发病机制

- 血管瘤的发病机制存在多种学说。一些提示内皮细胞来源于破损的胎盘组织嵌入到胎儿软组织中;还有人认为血管瘤的形成与血液循环中的造血干细胞异常有关[27]。关于血管畸形的发病机制存在着各种各样的理论,但一般认为是由于胚胎中常见的血管通道的分化或退化异常引起的[24]。
- 获得性血管瘤多是创伤导致的假性动脉瘤或是动静脉瘘。

自然病程

血管肿瘤

婴儿血管瘤

- 也称为"草莓血管瘤"或"毛细血管瘤",是婴儿最常见的良性血管瘤,报道的白种人婴儿的发生率为1%～4%[37]。
- 虽然有30%的血管瘤会在出生时就表现出来,但是新生儿长到4周龄时就会有70%～90%的血管瘤显现出来。
- 血管瘤是典型的略带红色的病变,在生长阶段隆起(图1)。

表1 血管异常的曾用术语

肿瘤	1) 婴儿血管瘤(草莓血管瘤) 2) 小叶毛细血管瘤(化脓性肉芽肿) 3) Kaposi样血管内皮瘤
血管异常 畸形	1) 动静脉畸形(动静脉瘘) 2) 静脉畸形(海绵状血管瘤) 3) 毛细血管畸形(葡萄酒色痣、毛细血管瘤) 4) 淋巴管畸形(淋巴管瘤)

注:血管异常分为肿瘤和畸形。注意括号中的曾用术语,很多情况下都是误称。

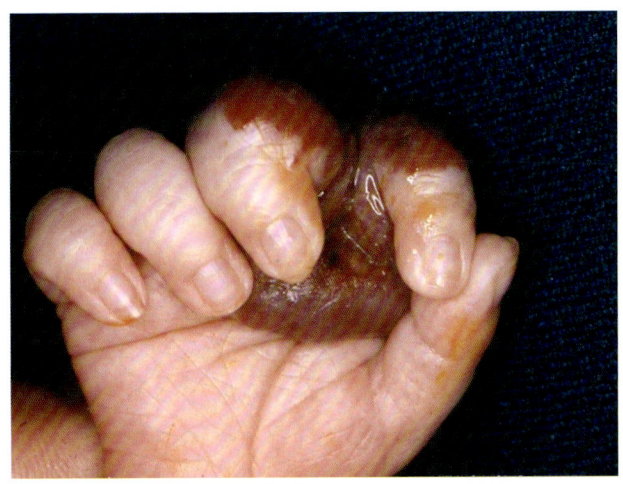

图1　右手第2指蹼婴儿血管瘤。典型红色隆起外观。在增生期，这些病变可能形成溃疡。

- 这些病灶会经过一个以发展迅速为标志的增生期，然后是一个以纤维脂肪组织逐渐替代为标志的退化期，最终消退[34,36]。通常来讲，退化速度大概是每年10%；所以，50%的血管瘤会在小孩长到5岁的时候消退，70%的血管瘤会在7岁时消退[37]。不过也有例外，婴儿血管瘤的一个亚群（快速退化型先天性血管瘤，或RICH）的特征是缺乏增殖期并在12～18个月时完全消退，而另一个亚群的血管瘤（不退化型先天性血管瘤，或NICH）不会自发消退。因为这些血管瘤常在出生时已完全形成，所以通常将它们单独归类于先天性血管瘤，以便与婴儿血管瘤区分开来[27]。
- 组织学上，血管瘤以内皮细胞增生为特征，由隆起的高周转率内皮细胞组成[20]。可根据其他组织学特征和部位（浅表、皮下或肌内）[24]进一步分类。30%的上肢血管瘤会溃烂，并发展成急性或慢性甲沟炎，尤其在吸吮手指的儿童中[33]。其他并发症包括出血、感染、疼痛和退化后的永久性皮肤变化[37]。
- 如果血管瘤同时伴发血小板减少症和消耗性凝血障碍，则称为Kasabach-Merritt综合征，它与血管瘤的大小无关，有30%～40%的死亡率[13]。存在多种治疗方式，包括手术摘除、消融和（或）压迫，但没有一种是确保有效的。
- 硬化性血管瘤中，血管周围的淋巴细胞增厚。这些病变是纤维性的，而非血源性的，占所有血管瘤的10%[24]。
- 虽然婴儿血管瘤通常需要先观察治疗，但有时，如发生溃疡、消退缓慢、功能损害或心理社会因素等并发症，需要及时干预。常见的药物治疗包括病灶内注射肾上腺皮质激素和长春新碱。普萘洛尔是一种非选择性β受体激动剂，近年来已被证明可以有效安全地治疗血管瘤。尽管目前对于上肢血管瘤还没有明确的方案，但普萘洛尔是一个不错的治疗选择，它改变了血管瘤治疗的范式，可以考虑作为有问题的病变备选治疗方案[17]。

Kaposi样血管内皮瘤

- Kaposi样血管内皮瘤曾被称为"毛细血管瘤"[14]。虽然毛细血管瘤，也就是婴儿血管瘤占皮下血管瘤的57%，但真正属于Kaposi样血管内皮瘤的发病率就低得多了[19]。
- 组织学上，这些病变与婴儿血管瘤的区别在于，它们的特征是真皮内"炮弹状巢状"密集的内皮细胞，成片的梭形细胞，与Kaposi肉瘤非常相似[19]。
- 临床上，这些病变不会自发消退，最可靠的治疗方式是单独使用长春新碱或手术切除[37]。

小叶毛细血管瘤

- 小叶毛细血管瘤，或称为化脓性肉芽肿，占手部血管瘤的20%，可能是毛细血管瘤的一个变异型，看上去是一个界限清晰的病灶。
- 小叶毛细血管瘤发展迅速，有蒂向外生长、易碎，轻微创伤即出血。在儿童中，这些病变更常见于手掌和手指的无毛部分，以及口腔、嘴唇和面部周围。在成年人中，它们更常见于手指和脚趾上。
- 可能是先天的，但更常见的是，穿刺伤后肉芽组织过度生长形成小叶毛细血管瘤（图2）[7,24,31,36]。

血管平滑肌瘤

- 血管平滑肌瘤是非常罕见的手部肿瘤。50%的病例起源于静脉中膜的平滑肌，通常包膜完整、小、圆、坚实、无色，而且可治愈（图3）[15]。

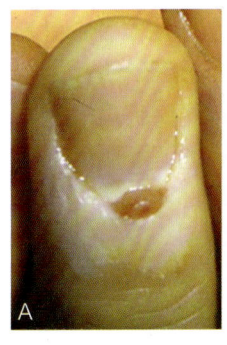 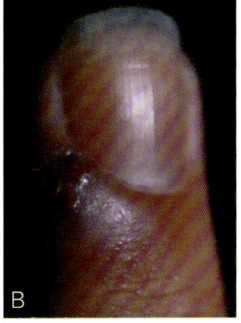

图2　A. 左环指化脓性肉芽肿。患者出现角质层开放性病灶，进行性肿大，甲床随之出现水疱。B. 左示指化脓性肉芽肿。病灶外观呈颗粒状隆起。

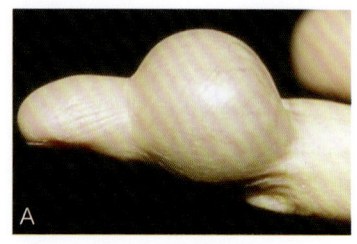
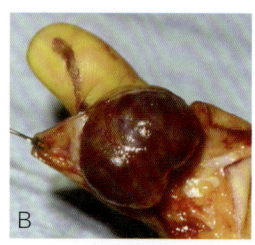

图3　A. 右示指血管性平滑肌瘤。患者在7个月前工作时右中指受伤。她自诉伤后3个月开始出现瘤体，并且体积不断增大。B. 术中所见上述血管性平滑肌瘤。病灶边界清楚，肉眼很难与动脉瘤区分，仅能依靠病理学才能分辨清楚。

血管畸形

- 所有血管畸形在出生时都已存在，但可能要到儿童、青少年或成年时才能看到。大多数出现在2~5岁[36]。除非受到创伤、激素、感染或手术的刺激，否则它们与儿童成比例增大[4]。这些病变具有均等的性别分布。畸形通常有扁平的、缓慢分裂的内皮细胞。
- 血管畸形通常表现为肿块或者皮肤脱色素，这取决于病灶的深度。病灶在出生后不久即随着儿童的长大而长大[31]。
- 鉴别血管畸形和血管瘤非常重要。因为血管畸形不会消退，其生长是因为逐渐的血管扩大。切除后复发或再生长是因为血流动力学的改变以及之前静止状态的畸形血管现在有血流流通（图4）。
- 血管畸形的患者会抱怨病灶肿块带来的不适，运动时增大，或血栓引起疼痛。抬高患肢可以减轻症状。病灶可能引起前臂或者腕部或手指的神经压迫，也可能造成局部血栓[31,33]。
- 血管畸形包括静脉畸形、毛细血管畸形、动脉畸形和淋巴畸形。因为多达70%的血管畸形是混合型的，所以分类并不总是那么简单。在Hamburg分类中，四肢的血管畸形是根据主要的血管缺陷，以及根据累及主要轴血管[3]，按照主干或主干外的形态来分类。
- 血管畸形也可以根据影像学表现和临床特征分为低流量和高流量型。在MRI和多普勒超声还没有成为常规检查时，血管造影是估计流速和容量的检查方法。基于检查，高流量病灶与低流量病灶的区别在于管径以及造影剂在血管中的流入和流出速率。随着多普勒超声、核扫描和MRI的发展，血管造影术的应用得到了增强，并逐渐被取代。多普勒超声、核扫描和MRI可以更精确地测量血流速度、分流量和软组织解剖[18]。
  - 低流量畸形的管径大，不影响软组织实质，常有静脉石形成。比高流量病变更常见，占血管畸形的90%。它们主要由静脉、毛细血管和淋巴管畸形组成[32]。
  - 高流量畸形通常有动脉和动静脉分流组成。常伴有动脉显著增大，以及动脉、小血管和静脉数目增多[5]。
  - 高流量畸形早期表现为无痛性肿块。其发病呈双峰模式：40%于出生时发病，另有34%在10岁之后发病[31]。抬高患肢时不缩小。到了童年后期，病灶可能变得疼痛，并导致远端缺血，如果病灶巨大且未治疗，甚至可为高输出型心力衰竭。分为三型：
    - A型病变：有一个或多个AVF、血管瘤或动脉侧扩张。局限于某一特定解剖结构[32,36]。
    - B型病变：单一肢体、手或手指发生伴有微型或大型血管瘘的动静脉畸形。血管动力特征稳定，通常不引起或引起很轻微的远端症状。像A型一样，局限于某一特定解剖结构[32,36]。
    - C型病变：缓慢增大。弥漫性，伴有微型和大型血管瘘，累及所有肢体组织。随着体积增大，出现"盗血现象"。可导致远端缺血性疼痛、心动过速，以及充血性心力衰竭。骨筋膜室综合征、压迫性神经病变，以及继发于缺血或手术的溃疡。其结果是持续不断的疼痛，最终导致截肢[31,32]。这种病变很难治疗[32]。

静脉畸形

- 曾称为"海绵状血管瘤"（表1），静脉畸形代表了绝大多数的血管畸形，是所有血管异常中最常见的[31]。
- 静脉畸形的组织学特征是薄壁血管以及异常排列的平滑肌细胞，这些异常导致血管随着时间变得膨大，所以也叫作海绵状血管瘤。
- 临床上，静脉畸形表现为蓝紫色的可压扁的结节。缓慢而匀称的生长、可压扁、静脉石，是该病的特征（图5）[20]。

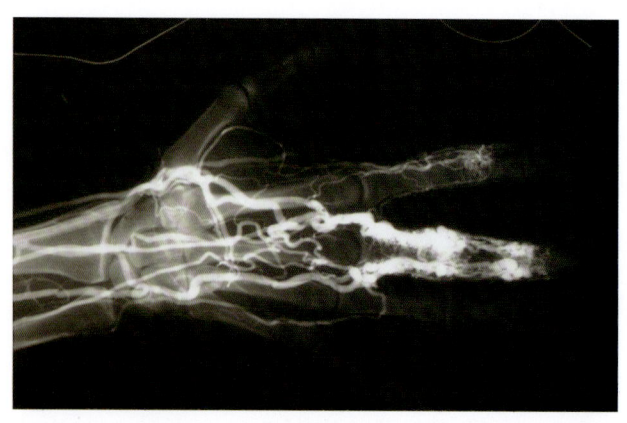

图4　手部血管畸形。注意扩张的血管。这些病变的生长是由于血管的进行性扩张，而切除后再生长是由于血流动力学改变，导致血流改道进入原本未体现的异常血管。

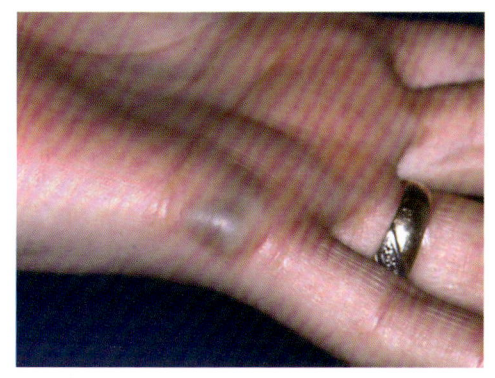

图5 左手尺侧静脉畸形。注意蓝色轻微隆起的外观。

- 该病可能单发,有可能伴有各种综合征,包括蓝色橡皮泡痣综合征或 Klippel-Trenaunay 综合征(见"手和上肢血管畸形相关综合征"相关内容)[37]。
- 可能与肢体或者手指的肥大有关[31]。

毛细血管畸形

- 毛细血管畸形,也称为"葡萄酒色痣",是常见的先天性血管畸形[37],为深红色到紫色,可能存在相关的其他血管病变。随着时间的推移,病灶变得颜色更深,呈现鹅卵石外观。
- 组织学上,这些病变的特点是,上层真皮中,毛细血管和毛细血管后小静脉扩张而数量正常。
- 这些病变的治疗一般采用非手术治疗,包括脉冲染色激光。其他模式包括强脉冲光、光动力疗法、医院血管生成抑制剂,如局部使用咪喹莫特和雷帕霉素[37]。

动静脉畸形

- 动静脉畸形形成直接的动静脉分流而不经过毛细血管网,正如静脉畸形,可能与一系列的综合征相关,包括 Parkes-Weber 综合征和 Klippel-Trenaunay 综合征。这种病变更可能是高流量型的,可能并发可疑和高输出型心力衰竭,可能导致截肢(图6)。
- 与静脉畸形一样,动静脉畸形可能与肢体或手指肥大有关[31]。

淋巴管以及混合畸形

- 淋巴畸形的膨大继发于积液、蜂窝织炎或淋巴道引流不畅[20]。会限制手的活动,感染也很常见[31],还可能导致骨肥大(图7)。
- 混合畸形的特点是其各个组分畸形的特点的结合体。

手和上肢血管畸形相关综合征

- Klippel-Trenaunay 综合征的特点是红酒样斑点结合低流量血管畸形(毛细血管、淋巴管、静脉),以及软组织和骨骼肥大导致的肢体变大[37]。也可能出现内脏

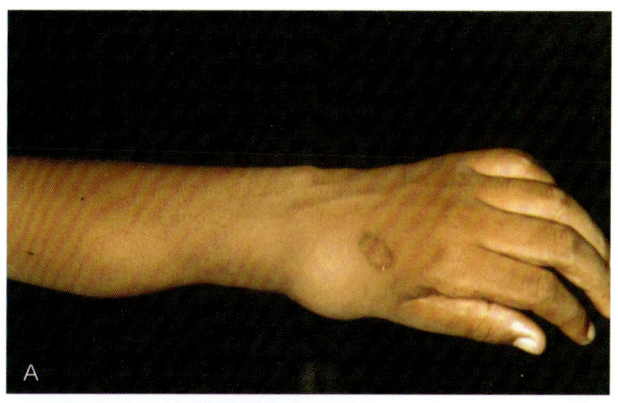

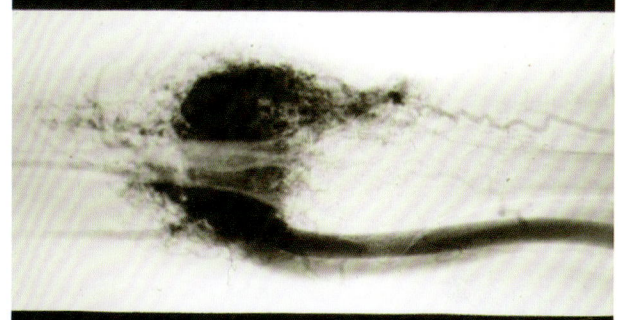

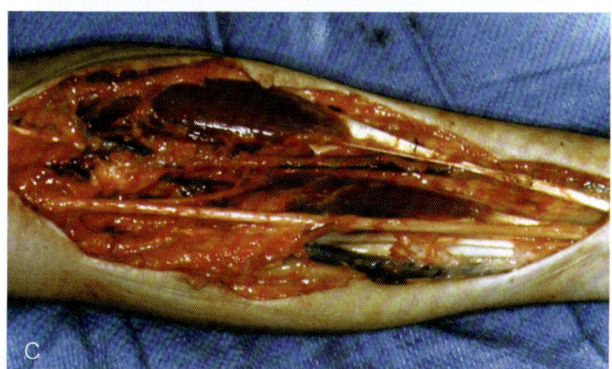

图6 A. 动静脉畸形累及一个少年男孩的全上肢。B. 血管造影显示肘部血管高密度病灶。注意膨大的供血和流出血管。C. 前臂术中解剖。患者最终由于高输出型心力衰竭进行了经肩关节截肢。

畸形。

- Parkes-Weber 综合征,类似于 Klippel-Trenaunay 综合征,结合了血管畸形和受累肢体的特征。骨骼肥大,特征性的表现是高流量的病灶以及复杂的多个 AVF[18]。
- 这些综合征可能具有严重的临床结局,包括充血性心力衰竭、肺栓塞、静脉血栓、出血,以及蜂窝织炎。
- Proteus 综合征是一个渐进发展的疾病,特征是遍布的皮肤和皮下的痣、脂肪瘤,以及混合性静脉畸形[18]。

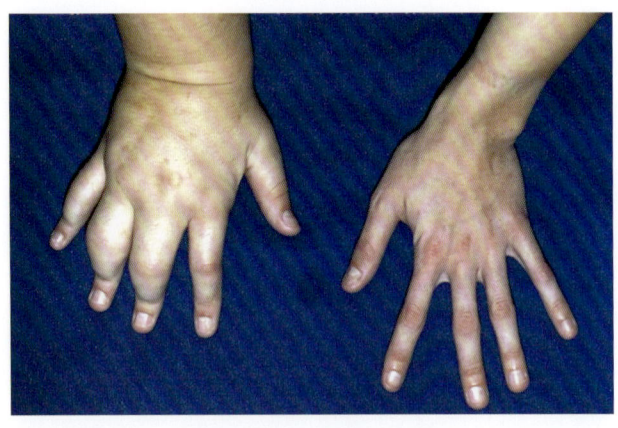

图7　右手淋巴管畸形。

- Maffucci综合征特征是多发内生软骨瘤、外生骨疣，以及静脉畸形[18]。
- 蓝色橡皮泡痣综合征特征是多发皮肤静脉畸形。特征性表现是胃肠道畸形，可能导致消化道出血[18]。

获得性病变

- 后天性血管病变包括真性和假性血管瘤、血管球瘤、化脓性肉芽肿、动静脉瘘、血管性平滑肌瘤。
  - 真性动脉瘤具有血管壁完整的3层结构：血管内膜、中间层、血管外膜。而假性动脉瘤则没有完整的以上3层血管结构。

真性动脉瘤

- 真性动脉瘤占手部肿瘤的6%[24]。
- 真性动脉瘤，最显著的小鱼际锤击综合征，通常继发于局部血管的钝挫伤。这可能是单次损伤造成的也可能是反复损伤造成的。血管壁中层损伤致管腔扩张，最后形成梭形的血管膨大。
- 真性动脉瘤也可继发于动脉硬化、代谢紊乱、川崎病、血栓闭塞性脉管炎、血友病、迟发性成骨不全、肉芽肿性动脉炎和囊性动脉外膜病[20]（图8）。

假性动脉瘤

- 假性动脉瘤通常发生在手掌浅层皮肤，占手部血管瘤的绝大多数（83%）。
- 假性动脉瘤可继发于刺穿伤（如小刀或铅笔头致伤）或者血管壁完全断裂，但是周围组织的包裹作用使得血管壁的连续性依旧存在[20,24]。典型的表现是明显的软组织肿胀（图9）。
- 假性动脉瘤发展缓慢，且通常在损伤后数周至数月才会显现出来。
- 听诊时可闻及血管杂音。同真性动脉瘤一样，假性动脉瘤也最常见于尺动脉。

获得性动静脉瘘

- 获得性动静脉瘘（AVF）常继发于创伤或是手术。动静脉瘘含有动脉和静脉之间直接交通支，这种短路避开

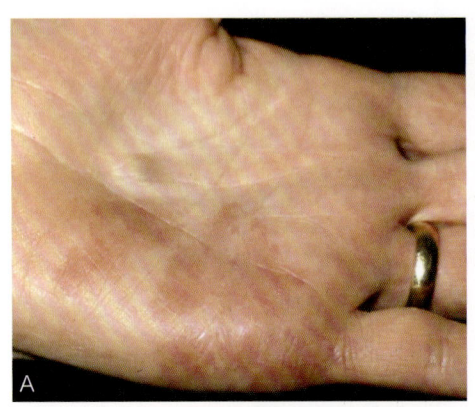
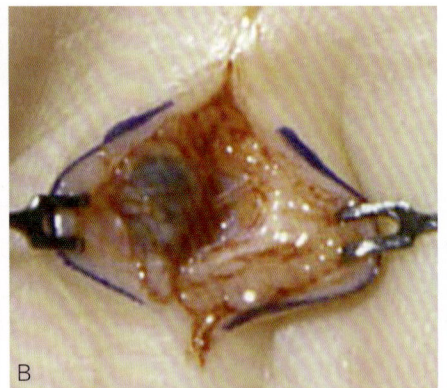
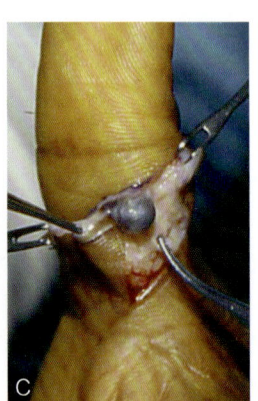
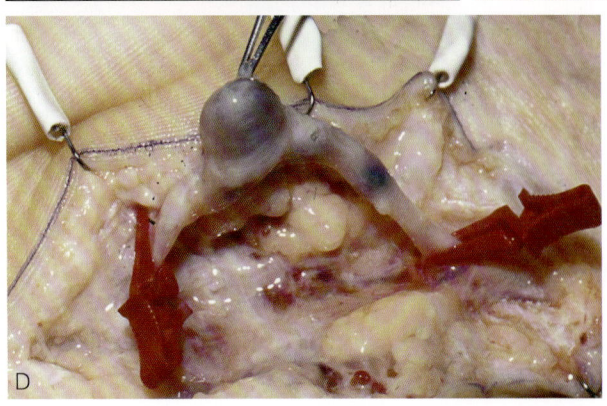

图8　A. 手掌静脉瘤。同样地，病灶明显呈蓝色。B. 静脉瘤的术中外观。静脉扩张。C. 尺侧指动脉假性动脉瘤。患者在工作中受到创伤，然后6周后发现受伤的部位变大。D. 小鱼际锤击综合征。患者在用手掌根部打开机器上的机械门闩时突然感到尖锐的疼痛。患者出现患肢冰冷以及牵涉痛。

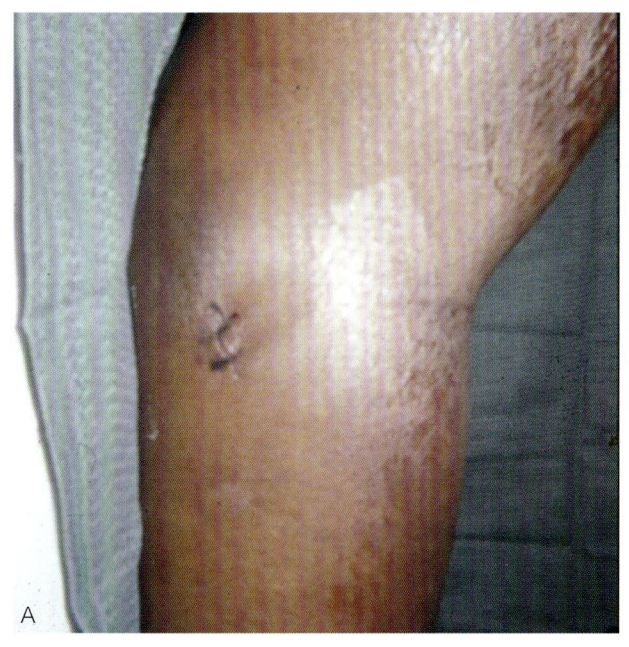

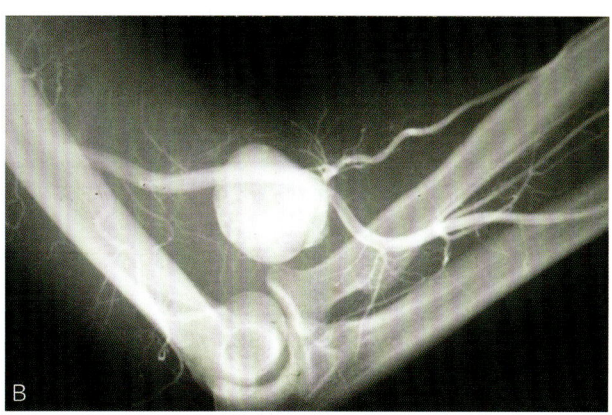

图9 A. 创伤导致桡动脉假性动脉瘤，出现明显的软组织肿胀。B. 血管造影显示近端桡动脉的血液外溢被周围包裹的软组织局限起来。

了高阻力的毛细血管系统。
- 创伤性动静脉瘘发生于动脉及邻近静脉同时贯穿伤，局部血肿形成，造成动静脉短路。既可以继发于锐器外伤如小刀、铅笔的扎伤，也可因为静脉穿刺、动脉插管、导管介入术等操作过程引起。医源性损伤导致的动静脉瘘往往发展较为缓慢，而外伤所致动静脉瘘一般发展迅速。这是因为两者的瘘孔大小不一样，医源性损伤的瘘口一般比外伤性的要小[33]。如果患者有内源性凝血障碍就更容易发生AVF。
- 外科动静脉瘘是为肾衰竭患者进行血透而做的，会产生类似的症状，如盗血（继发于血液分流的动静脉瘘远端缺血）、静脉动脉化及手部水肿等。

血管球瘤
- 血管球瘤占手部血管肿瘤的8%，在手部所有肿瘤中占1%~4.5%[24,34]。其起源于神经动脉肌层，最早由Wood在1812年提及，1924年Masson再次加以描述。虽然病变可见于胃、气管、视网膜等部位，但最常见的部位还是手指。血管球瘤更像是一个错构瘤而非真正肿瘤[20]。

65%的血管球瘤见于30~50岁的女性患者。
- 26%~90%的孤立性血管球瘤发生在指甲下区域[20]。这些病灶通常体积很小，一般为5 mm，通常<1 cm大小。单发的一般都有包被，里面包含很多小腔隙。多发的一般没有包被，很少发生在指甲下，且有较大的血管腔隙。
- 多发性血管球瘤往往没有症状且较早显现，而孤立性的血管球瘤往往由于病灶较小、不易触诊，故而经常发生漏诊和误诊（图10）[21]。
- 血管球瘤经典三联征——疼痛、压痛、对冷敏感。刺痛感是最常见的症状[28]。

恶性肿瘤
- 在所有前臂和手部血管肿瘤中，恶性肿瘤不到1%[24]。有以下几种恶性血管瘤：血管内皮瘤、血管球肉瘤（恶性血管球瘤）、血管肉瘤、Kaposi肉瘤、淋巴管肉瘤和血管周细胞瘤。
- 血管内皮瘤多发生于静脉邻近或静脉内。沿血管呈离心性蔓延，肿瘤生长缓慢。组织学上每高倍镜视野下

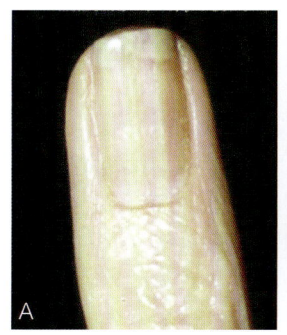 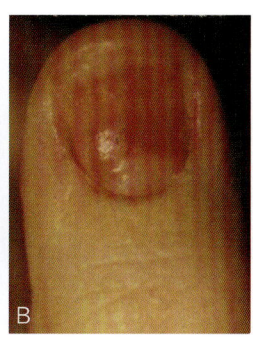 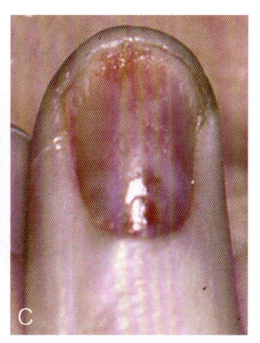

图10 A. 左环指甲下血管球瘤。临床表现为小块褪色，对冷热很敏感。B. 左拇指血管球瘤。患者指甲下有一片和血管球瘤范围大小一致的褪色区域。C. 左环指血管球瘤（去除指甲后）。尽管有指甲在时仅表现为小块褪色区域，但去除指甲后可见明显大片淡蓝色区域。

- 有1个以上有丝分裂的瘤体更容易发生转移。既可局部转移到淋巴结，也可向远处转移至肺、肝脏、骨骼等处[36]。
- 血管球肉瘤极为罕见，1972年由Lumley和Stansfield首度报道。该肿瘤表现为低级别和局部侵犯的特性，发生于20～89岁的成年人。血管球肉瘤分为以下三类：局部浸润性血管球瘤（LIGT），和孤立性血管球瘤一样，但是有浸润生长和切除后复发的特性；起源于良性血管球瘤的血管球肉瘤（GABG）；原发性血管球肉瘤（GADN），有圆形细胞和良性血管球瘤的特征的肉瘤[16,25,26]。
- 血管肉瘤较为少见，早期发生侵袭和转移。常发生在放疗后或是长期暴露在聚氯乙烯环境的患者中。组织学上有时易被误诊为血管内皮瘤。该肿瘤预后极差，平均预期寿命2.5年[20,24,36]。
- Kaposi肉瘤最早在1872年由Kaposi本人报道，它呈小的紫色斑疹，发生在犹太人和地中海沿岸的老年人群中。病理上是网状内皮系统的恶性退化。病灶一开始发生在手部及下肢，逐步蔓延到躯干，慢慢融合成大块丘疹。在这个患者群体中，病程缓慢，可通过手术和放射治疗。
  - Kaposi肉瘤与艾滋病有很强的相关性，在伴有艾滋病的患者群体中，此病变得更具侵袭性且病灶数量更多。这些患者的Kaposi肉瘤与人疱疹状病毒8密切相关[20,24,36]。
- 淋巴管肉瘤是一个罕见的癌症，继发于长时间的淋巴管水肿，鉴于乳腺切除术后患者。此病转移迅速。
- 血管周细胞瘤为毛细血管的弥漫性增生，外周被结缔组织包裹，被周细胞包绕。不含神经组织，所以一般是无痛性的。正是因为无痛，所以很多患者就延误了治疗。它表现为无色性出血痣、突出的毛细血管扩张形成溃疡，或深蓝色出血性肿胀。
  - 组织学上，病灶有成片的梭形细胞包绕毛细血管，规则的、没有退化迹象的卵圆形细胞核、胞质边界不清，银染可见细胞周围网状蛋白鞘[15,35]。
  - 根据上述条件，病理学家将其分成以下3种组织学程度：良性、交界性和恶性。它的生物学行为不可预测，且在切除术后数年依旧可发生转移，因此有必要进行长期随访（5～10年）（图11）。

病史和体格检查

- 必须了解患者及家族完整的病史，并配合详尽的体格检查。
  - 要明确病变出现的时间，是出生时还是新生儿期，抑或青春期、成年期。
  - 需要明确病变的生长程度，有利于鉴别幼儿的血管瘤和动静脉畸形。
- 血管瘤。
  - 血管瘤病灶呈红色并会逐渐隆起。位于腋窝或指蹼的病灶会慢慢浸润。指尖血管瘤会出现一些类似急、慢性甲沟炎的症状，尤见于那些经常喜欢吮吸手指的儿童[32]。
- 血管畸形。
  - 低流速血管畸形通常以肿块或皮肤褪色的形式呈现。如果其中含有毛细血管畸形，皮肤会有红色斑点。医生需要弄清病变是否会引起压迫症状，如肿块压迫效应、肿胀或活动时疼痛，而后者预示是静脉畸形。
    - 溃疡在这些病变中不常见。
    - 如果其中含有淋巴管畸形，患者会因为淋巴管破裂和大范围浸润而出现病灶内继发性感染。
    - 在某些综合征中也会发现上述类似情况，例如Parkes-Weber综合征、Klippel-Trenaunay综合征、Proteus综合征以及Mafucci综合征（见"手和上肢血管畸形血管综合征"相关内容）[31,32]。当存在多处病变时，应该考虑综合征的可能性。
- 虽然高流速血管畸形早期无疼痛，但随着儿童成长会发展为高皮温的痛性包块，可触及震颤，闻及杂音。
  - 抬高患肢时疼痛减轻，活动时疼痛加剧以及病灶皮温升高，这些都有助于与低流速血管畸形相鉴别。

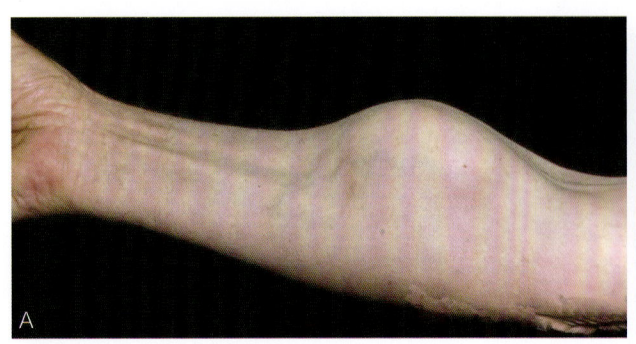
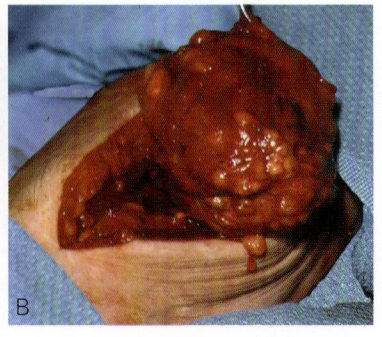

图11 A. 右前臂血管周细胞瘤。患者右前臂出现巨大肿物已经46年。B. 血管周细胞瘤术中所见。病灶为9 cm×6.6 cm×5 cm，重168 g。

- 询问有关充血性心力衰竭症状也很重要，因为它是未经治疗的高流速血管畸形造成的恶果[31]。
- 怀疑有动静脉畸形的患者在诊室检查时要同时考虑可能有其他的病变情况、Nicoladoni征（堵塞瘘管后脉率下降）以及远端缺血的证据[20]。
- 动脉瘤和化脓性肉芽肿。
  - 考虑动脉瘤和化脓性肉芽肿时，关键是要了解病变部位的受伤史、病灶出现了多久、是否存在搏动性肿块以及是否有出血征象。
- 血管球瘤。
  - 可作为鉴别诊断的典型三联征：阵发性疼痛、针尖样触痛、对冷不耐受。
  - 体检时可见蓝紫色改变（28%的患者）、红髓结节或指甲畸形（33%的患者）[21]。
  - 患者出现症状的时间长短有助于同其他上肢肿瘤进行鉴别，因为多数患者有症状超过10年。
  - 多发性血管球瘤的症状通常较轻。
- 必须进行Allen试验[1]。
- 检测手部血管病变的方法：
  - 检查者应该观察患者手部是否存在蓝点、指甲隆起、局部发红、隆起性病灶、搏动性肿块或者创伤性损伤，这些都有助于鉴别血管畸形、动脉瘤、化脓性肉芽肿以及血管球瘤。
  - 将听诊器轻放在病变部位是否可听到血管杂音及震颤。对于快流速动静脉畸形，可能听到在其他血管病变中不能闻及的血管杂音及震颤。
  - 若触诊发现搏动性肿块，检查者要明确肿块是否可以压缩，是否有伴随的疼痛。
  - Love pin试验：用针尖或回形针轻压在触痛区域定位痛点，这能定位血管球瘤。对于甲下病灶，别针应触及甲板的不同部位以便查找肿瘤[21]。
  - Hildreth试验：手指驱血时在手指根部放一止血带或手部驱血时举起手并握紧拳。再次触及Love pin试验中的触痛点：若通过该方法患者的疼痛减轻或消失，则认为血管球瘤阳性[11]。

影像学和其他诊断性检查

- 手指和手部X线片：
  - 可发现静脉石（6%的患者）和骨质肥大[20,24]。
  - 6%的血管瘤患者可见软组织肿块或者溶骨、骨皮质破坏[24]。
- 多普勒血流超声是无创性检查，而且不需要造影剂。
  - 它用于明确高流量病灶，能鉴别血管瘤和血管畸形[31]。多普勒超声成像以平均0.22 kHz的低速率单相成像[30]。
- 应用造影剂做增强CT，可显示肿瘤侵犯骨质的情况，尤其是A型高流量血管畸形患者[32]。
- MRI/MRA（磁共振血管成像）用于评估病灶部位、大小、流速、病变特点以及累及邻近结构的情况[32]。
  - 它可用来确定该血管畸形是低流量抑或高流量，也能区别是致密的实质性病灶还是含有粗大血管的畸形[14]。
  - 还用来评估血管球瘤，在T2加权自旋回波或注射钆剂后出现高信号[21]。
  - MRI诊断血管球瘤的敏感性为90%，特异性为50%，因此它不能作为血管球瘤的单一诊断手段，尤其是那些<2~3 mm的血管球瘤[2]。
  - MRI上血管瘤是边界清楚的肿块，可被钆剂增强。若肿瘤边缘浸润，脂肪组织生长过度则会产生T1像高信号，同时T2像可见极高的、混合信号。肿块内部的蜿蜒景象也可以在MRI上看到[36]。
- 若患者有肾脏问题或对造影剂过敏而不能耐受血管造影时，可以在MRI检查的同时做MRA来评估病变。此法可明确病灶的解剖学范围以及其与周围组织的关系。在不使用造影剂增强的情况下评估动、静脉肿瘤[8]。
- 对于高灌注血管瘤，锝^{99}标记红细胞灌注及血池闪烁照相会在血池早期和晚期图像中显示活动度增强，这对诊断很有帮助[36]。
- 血管造影是确诊包括血管畸形在内的这些肿瘤的金标准。不常规用于诊断，用于手术前和血管栓塞评估[32]。可能存在动脉分支与静脉干之间异常的一团交通支，以引流该区域的血液[22]。
- 封闭静脉造影需要在静脉系统远端注射造影剂，并在上臂动脉近侧绑止血带。先进行肢体驱血，然后在肿瘤远端静脉注射造影剂进行摄片，可得到血管瘤充盈的整个过程，获得精准解剖学评估[20]。动脉血管造影是通过股动脉向患肢置管注射造影剂，然后评估动脉相和静脉相。这样可以明确肿瘤的大小，定位滋养血管，并可在术前对滋养血管进行栓塞处理[20]（图12）。

鉴别诊断

- 异物。
- 杆菌性血管瘤病。
- 化脓性肉芽肿。
- 血管球瘤。
- 血管瘤。
- 动静脉或淋巴管畸形。

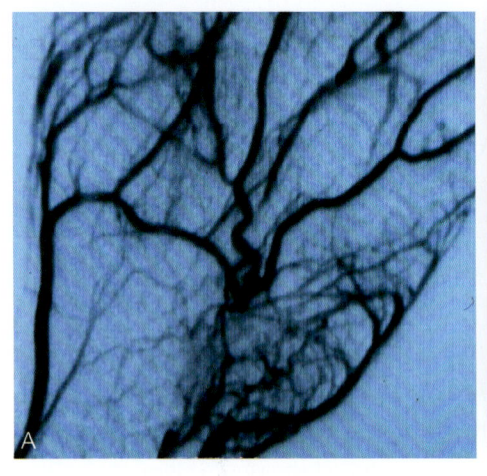
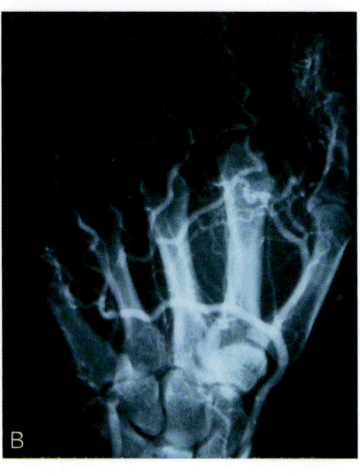

图12 A. 小鱼际锤击综合征的血管造影。尺动脉血流消失，侧支循环形成供应掌弓的血供。此患者在受伤前几乎没有症状。B. 另一位小鱼际锤击综合征患者的血管造影。此患者无侧支循环形成，表现为尺动脉供血的手指冰冷。

- 动静脉瘘（外伤性、先天性、医源性）。
- 外伤性动脉瘤（真性、假性）。
- 真菌性动脉瘤（血源性、外源性）。
- 动脉硬化性动脉瘤。
- 先天性动脉瘤。
- 代谢性动脉瘤（例如成骨不全症、肉芽肿性动脉炎、血栓闭塞性脉管炎）。
- 血管平滑肌瘤。
- 血管球肉瘤。
- 血管肉瘤。
- 血管内皮瘤。
- 血管周细胞瘤。
- Kaposi肉瘤。
- 淋巴管肉瘤。

非手术治疗

- 对血管瘤患者来说，随访观察是很重要的。到9岁的时候，多达90%的病灶会自行消失[37]。
- 对于巨大静脉畸形或毛细血管畸形，应观察是否有肢体发育障碍以及潜在的高流速病灶。
- 肢体加压带可以用于无法手术的巨型先天性动静脉瘘的加压，治疗巨大的静脉畸形、淋巴管畸形或者手臂上大片血管瘤的患者[24,31]。夜间使用压力泵能减轻大片淋巴病变患者的水肿情况[31]。
- 反复发生感染的淋巴管畸形患者可预防性应用抗生素。这些感染的常见致病菌为青霉素敏感的β溶血性链球菌[31]。
- 如果静脉畸形或毛细血管－静脉－淋巴混合畸形的患者反复发生病灶内血栓形成，则在穿戴加压带的同时配合使用低剂量阿司匹林以达到有效治疗[31]。
- 在消退过程中，若甲周或巨大病灶的中心部位发生破溃，则需对局部创面进行清理和包扎[31]。

- 脉冲-染料激光或氩激光器可以在不伤害皮肤、汗腺及毛囊的情况下有效治疗某些血管瘤引起的色素病灶。波长585 nm的激光对治疗血管性病灶效果显著，比如富含血红蛋白的血管瘤。激光能加热血红蛋白，使表皮层的血管凝固。随后瘢痕形成，取代原来病变的血管组织[24]。
- 部分静脉瘤可以用硬化疗法，表浅的微小病灶可采用1%的十四烷基硫酸钠，大而深的囊性病灶则用无水乙醇。
  - 较大的病灶应用硬化疗法可能会产生皮肤破溃、坏死、炎性改变或挛缩，所以治疗前应告知患者可能会发生这些后遗症[31]。
- 介入治疗动静脉畸形可以用聚乙烯醇泡沫或组织黏合剂进行选择性导管栓塞。此方法可以单独使用，也可以结合手术治疗。如果病灶较小，则可以完全阻断病变区域的血流供应，从而消灭病灶，免于手术治疗。因此，有时栓塞术对完全消除小病灶是非常必要的[20]。如果病灶较大或者复杂，栓塞后24～48小时进行手术切除。
- 栓塞治疗的并发症包括组织坏死、神经受损、畸形处膨大（由病灶过大以及手术切除不及时造成）[12,22]。
- 局部或全身使用类固醇激素对血管瘤都有一定的治疗作用，对于危重期患者需要6周的治疗时间。干扰素α-2a或α-2b也有相当的疗效。然而这些药物对动静脉畸形都没有效果，而且在使用干扰素之前必须考虑其副作用，比如中性粒细胞减少、肝酶升高及膀胱痉挛性多尿等[31,36]。
- 过去曾用放射疗法治疗血管瘤导致的硬化病，但是这会带来皮肤和皮下组织萎缩、骨骼生长迟滞等问题[24]。

手术治疗

- 手术治疗的适应证有：疼痛、病灶内血栓形成、多次发作出血或溃疡、反复感染或因肢体大小和重量变化而出现的功能障碍。预估术后肢体的功能情况非常重要，对于很多患者来说，截肢可能是最好的选择[31]。
- 淋巴管畸形会增加β溶血链球菌感染、皮肤浸渍、局部疱疹等风险。这些都会使手术切除变得更为复杂。出现并发症的概率大约为25%。手术医生还应关注非肿瘤组织，比如皮肤移植或皮瓣，因为这些都用于伤口覆盖[31]。

术前计划
- 对于较大的或复杂的病灶，制订手术计划时要仔细阅读影像学结果。
- 术前要做Allen试验来评估掌浅弓的通畅性，观察尺动脉单独供血是否充分。
  - 若Allen试验阳性，桡动脉切除术后需做重建术。

体位
- 患者取仰卧位，患侧手臂外展。上臂近端扎止血带，但不要用Esmarch绷带驱血，以避免肿瘤组织向近端播散或压迫肿瘤。另外使用驱血绷带会导致血管瘤或血管畸形组织边界不清。
- 避免在瘤体组织周围注射以减少局部扩散及压迫肿块的风险，否则可能会导致手术切除不完全。

入路
- 手术技术的选择取决于病灶位置以及切除必经途径。

结扎营养血管
- 对那些血管分支较少的小病灶，直接分离并结扎营养血管能使病灶消退而不伤害周围重要组织。
- 若出现组织缺损，则切除病灶后要么直接缝合，要么皮肤移植或皮瓣重建。

分阶段切除
- 分阶段切除适用于静脉畸形、淋巴管畸形、混合型畸形，以及A型、B型的高流速血管畸形[32]。

- 对于大型病灶，采用介入学方法使营养血管得到栓塞。这样可以在第1阶段中减少或限定手术切开的范围。
- 使用这种方法，肢体末端不要完全驱血，以便更容易地辨别血管。
- 上肢血管畸形的治疗必须遵守几个关键原则：①使用止血带严格止血。②在明确的解剖区域内分阶段进行组织分离。③仔细识别保护所有解剖结构。④完全切除局限良好的病灶。⑤推迟到功能恢复和瘢痕组织软化后进行下一阶段的切除[32]。
- 当切除这些病变时，所有的供血和流出血管必须分别结扎到肿瘤的近端和远端。这些血管的结扎可能引起远端缺血。作者的经验是暂时用血管钳夹闭供血和流出血管，并评估远端灌注。如果观察到远端缺血，外科医生应准备用自体静脉移植物搭桥重建解剖缺损。另一种选择是，有选择地保留有问题的血管，但要考虑到可能需要进行多阶段的手术，而且可能会出现肿瘤的再扩张。
- 如果肿瘤附着在皮肤上，那部分组织也会被切除，并用植皮或皮瓣覆盖[24]。

截肢
- 高侵袭性恶性肿瘤比如血管肉瘤、淋巴管肉瘤、侵袭性血管内皮瘤及广泛动脉畸形导致肢体功能丧失的，可考虑截肢治疗。
- 近端必须扎止血带以利术中止血。
- 若病灶太靠肢体近端无法使用止血带，则可以在营养血管或主干血管腔内行球囊阻断术。
- 合并感染时考虑开放性截肢，否则应该在截肢时一期缝合切口。
- 手指或手部截肢术后最常见的问题是无法获得充分的、无张力的软组织覆盖创面。
- 局部广泛切除术适用于低侵袭性血管内皮瘤、血管外皮瘤、血管畸形以及未退化的血管瘤。

经甲切除术
- 经甲切除术是一种治疗甲下病灶（诸如血管球瘤）的手术方法。
- 在桡侧和尺侧甲缘与皮肤皱襞交界处各做一小切口（技术图1A、B）。
- 然后将一半指甲掀起并返折，显露甲床（技术图1C）。
  - 有时为了充分暴露甲下肿瘤组织，有必要用剥离子将指甲完全去除（技术图1D）。
- 用15号刀片纵行切开甲床，直达肿瘤组织浸润的深度和范围，将病变周围组织也进行清除直至指骨层面（技术图1E、F）。
- 需用刮匙将侵犯指骨的肿瘤组织剔除干净后，再用6-0普通羊肠线缝合甲床。
- 将甲板重新放回甲缘和皮肤的移行处，作为对甲床的覆盖和保护，然后缝合关闭两侧切口（技术图1G）[21,29]。

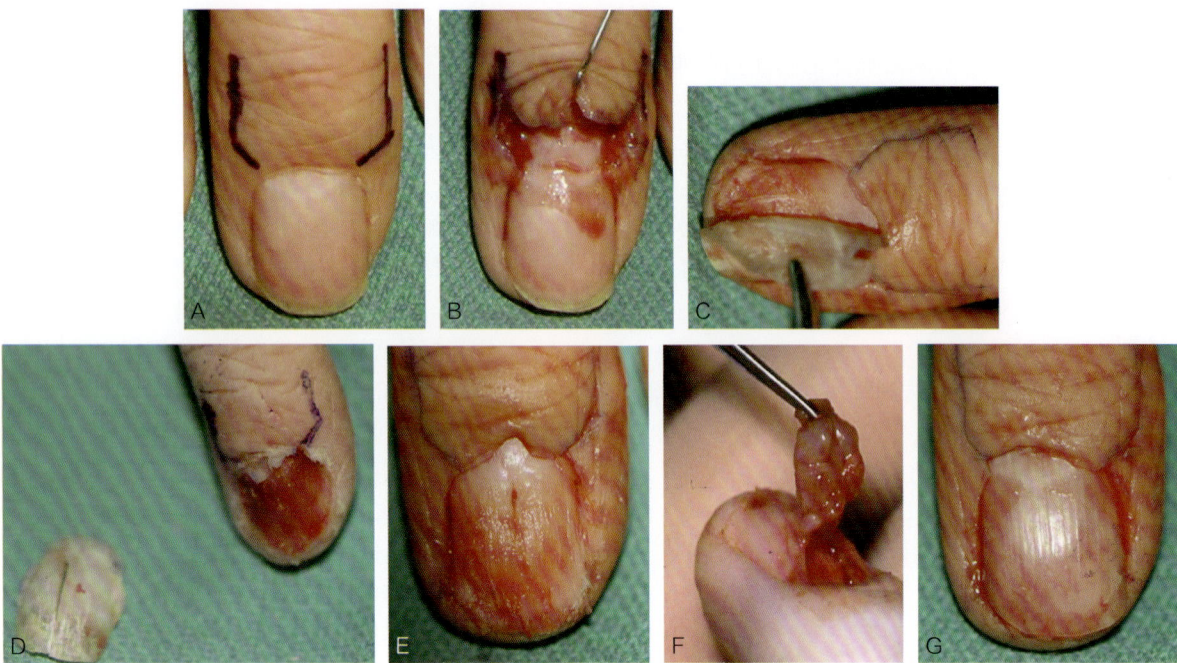

技术图1　A. 标记桡侧和（或）尺侧甲缘切口。如果病灶在甲床近端，需要做单侧或两侧切口到达病灶。B. 切口应与指甲皮肤皱襞处成一定的倾斜角度，以避免使该区域组织发生挛缩。C、D. 用剥离子将甲板从甲床上掀起。先掀起一半甲板（C），但是若为了更充分暴露病灶，可以将指甲完全拔除（D）。如有必要，为了使病灶更容易显露，可以进一步延伸切口。E、F. 甲床上做纵行切口易于切除病灶。需要进一步搔刮指骨以尽量去除肿瘤组织，然后用6-0或7-0普通羊肠线缝合甲床。G. 随后将甲板放回原处作为甲床覆盖物，再用5-0或6-0尼龙线或铬线缝合关闭切口。

侧方切开术

- 相对经甲切除术来说，这种方法可以在不伤及甲床的情况下暴露末端指骨。但由于手术视野较狭窄，笔者一般不推荐这种入路[21]。
- 采用侧切术时首先要沿侧面正中线稍偏背侧做纵行切口，这样可以避开血管神经束（技术图2A）。
  - 根据病灶所处位置，可以在手指尺侧或桡侧做切口。
- 锐性分离暴露末端指骨，避免损伤周围软组织。
- 用小型锐性剥离子掀起背侧骨膜下组织瓣（技术图2B）。
- 用小刮匙或剥离子清除病灶。
- 而后将组织瓣复位，切口用尼龙线间断或连续缝合[29,34]。

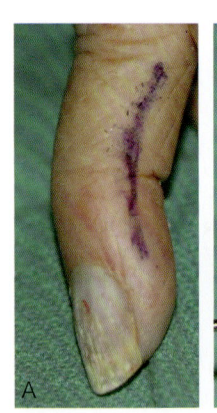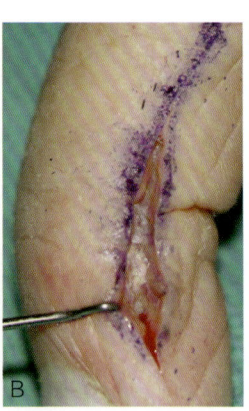

技术图2　A. 沿侧正中线稍背侧处标记手术切口，锐性切开直达指骨，使血管神经束位于切口掌侧，再做进一步分离。B. 接着用小剥离子掀起一骨膜下组织瓣以清除病灶[2, 4-8, 10-12, 14-16, 20-26, 29-36]。

骨骺融合术

- 骨骺融合术是通过刮削和钻磨来破坏骺板,使得那些手指已达到成人大小的患指不要过度生长。
- 手指侧中线锐性切开,分离直至暴露指骨。
- 将神经血管束牵至掌侧部分,避免损伤(技术图3A)。
- 如有必要,可以将背侧神经分支切断以暴露背侧指骨。
- 用电钻破坏指骨骺板(技术图3B)。
- 用5-0或6-0尼龙线缝合切口。

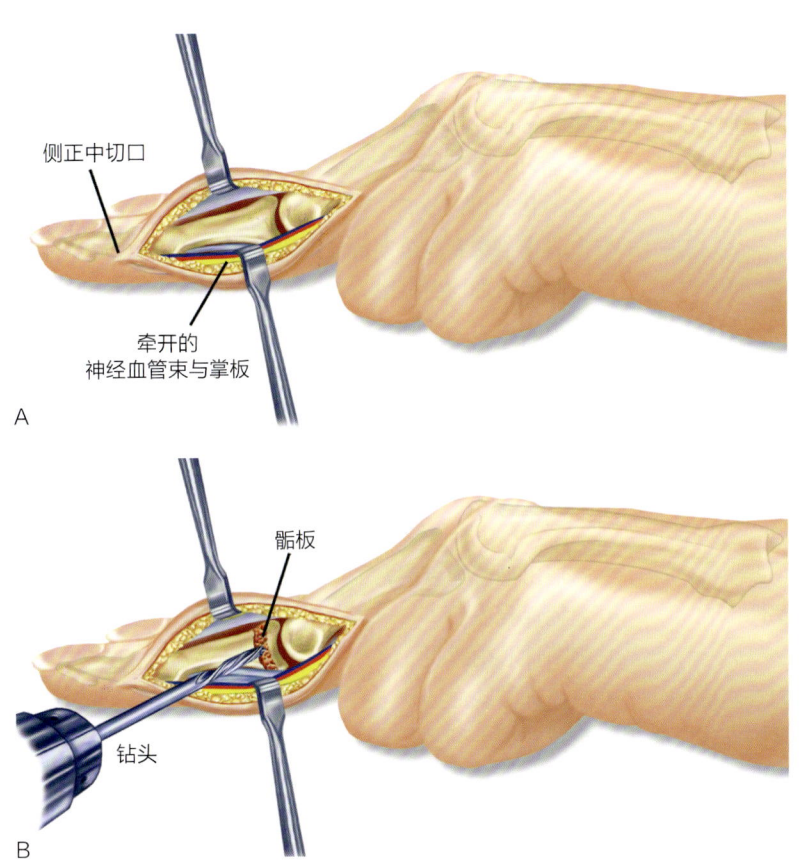

技术图3 A. 取侧方正中切口,锐性切开直达指骨。将血管神经束牵向掌侧皮瓣,以免分离过程中受到损伤。背侧分支可结扎,若不影响手术视野,则可保留。B. 用钻头破坏指骨的骺板以阻滞其生长,最后用5-0或6-0尼龙线缝合切口。

要点与失误防范

动静脉畸形手术开始前打好止血带	避免过于激进的病灶切除。
确保家属了解动静脉畸形完全切除术的预后,可能发生过度生长以及复发等情况	动静脉畸形术前驱血可能导致切除不完全。
必须使用多种高清晰度检查方法评估病灶	对于小病灶,影像学检查可能显示的病灶不完全。
检查患者是否存在相关的综合征	

术后处理

- 病灶切除后需宽松包扎切口。大多数患者会在术后1~6周内恢复正常生活,取决于病灶的大小和位置。
  - 动静脉畸形做部分切除的患者,敷料去除后要继续穿戴加压带。
- 若患者需要做植皮或皮瓣,敷料和夹板要到切口愈合后再拆除,以防移植皮肤或皮瓣受到剪切或牵拽。
  - 植皮后的衬垫或夹板至少要保留4~7日,以利于组织良好黏附。
- 需要截肢的患者可依据截肢水平安装义肢。做肘部以下或肘上截肢的患者容易获得市售假肢,但做肩胛带离断术的患者需要定制假肢。

预后

- 血管瘤的预后与人种、性别、肿瘤大小以及是否出生时即发病无关[16]。
- 动静脉畸形切除术可能会导致一些严重的并发症。
  - 大约有22%的低流速病灶患者和28%的高流速病灶患者术后出现并发症。早期并发症有切口裂开、血清肿和血肿。晚期并发症有部分皮肤坏死,切口部位感染。
  - 对于高流速血管畸形患者来说,术后阵发性出血和切口裂开更为常见[23]。
  - 静脉畸形和淋巴管畸形切除术后常见顽固性水肿和肢体持续性肿胀。C型动静脉畸形患者常因并发症需要多次手术治疗(见"血管畸形"相关内容)。
  - 术后DIC也曾有过报道,所以任何治疗前要检查患者的凝血功能。
  - Mendel和Louis的研究表明[22],17个病灶中有13处术后持续进展或复发,10处出现扩散。因此,貌似局限的病灶中2/5会发生扩散,且需要多次手术才能完全切除。
  - 考虑到术后复发率如此之高,所以只有在特定情况下才去做病灶切除术。虽然局部切除术可以缓解症状,但是在广泛切除和保留功能两者之间要权衡利弊[22]。
- 静脉畸形广泛切除术后复发率为2%[20]。
  - 一般认为,所有成人静脉畸形和随访1年后病灶仍没有消退迹象的患儿需要做一期病灶切除术。
- 血管球瘤的复发率为15%~24%,术后平均复发时间为2.9年。
  - 最新研究称复发是原切除部位附近出现了新生病灶。接受次全切的患者在术后短短几周内就可见肿瘤复发。
  - 行除甲切除术的患者,术后26%出现指甲变形。
- 血管内皮瘤的预后与肿瘤分级有关。低度恶性的患者术后长期生存率较高,侵袭性的患者术后生存率一般不超过2年。
- 患Kaposi肉瘤的老年非HIV患者,通过广泛切除术有可能获得痊愈。而目前公认的治疗方法是放化疗和干扰素α化疗。这类患者5年生存率只有19%。虽然80%患Kaposi肉瘤的HIV携带者或艾滋病患者会在2年内病亡,但高活性抗逆转录病毒治疗(HAART)的出现使这一状况得以改善[24]。
- 血管肉瘤患者应早期行根治性截肢。也可考虑姑息性放疗。因为平均生存率为2.5年,5年生存率<20%。1/3血管肉瘤患者有出血或凝血障碍,45%有淋巴结转移[24]。
- 血管球肉瘤被认为是低度恶性肿瘤,然而所报道的患者超过25%发生转移[16]。治疗一般选择广泛的局部切除,术后需长期密切随访。

并发症

- 高输出型心力衰竭。
- 消耗性凝血病。
- 细菌性心内膜炎。
- 肢体远端缺血。
- 组织缺损。
- 局部感染。
- 骨筋膜室综合征。
- 动脉盗血现象。
- 血肿。
- 血清肿。
- 切口局部哆裂。
- 切口部位蜂窝织炎。
- 瘢痕过度增生。
- 关节挛缩。
- 神经瘤。
- 交感反射性营养不良。
- 疼痛。
- 肢体坏疽。
- 水疱形成。
- 复发。

(王虹舒 译,朱昱 审校)

参考文献

[1] Allen EV. Thromboangiitis obliterans (methods of diagnosis of chronic occlusive arterial lesions distal to the wrist with illustrative cases). Am J Med Sci 1929;178:237-244.

[2] Al-Qattan MM, Al-Namla A, Al-Thunayan A, et al. Magnetic resonance imaging in the diagnosis of glomus tumours of the hand. J Hand Surg Br 2005;30(5):535-540.

[3] Belov S. Anatomopathological classification of congenital vascular defects. Semin Vasc Surg 1993;6(4):219-224.

[4] Boyd JB, Mulliken JB, Kaban LB, et al. Skeletal changes associated with vascular malformations. Plast Reconstr Surg 1984;74(6):789-797.

[5] Burrows PE, Mulliken JB, Fellows KE, et al. Childhood hemangiomas and vascular malformations: angiographic differentiation. AJR Am J Roentgenol 1983;141(3):483-488.

[6] Coleman SS, Anson BJ. Arterial patterns in the hand based upon a study of 650 specimens. Surg Gynecol Obstet 1961;113:409-424.

[7] DiFazio F, Mogan J. Intravenous pyogenic granuloma of the hand. J Hand Surg Am 1989;14(2 pt 1):310-312.

[8] Disa JJ, Chung KC, Gellad FE, et al. Efficacy of magnetic resonance angiography in the evaluation of vascular malformations of the hand. Plast Reconstr Surg 1997;99(1):136-144; discussion 145-147.

[9] Enjolras O, Mulliken JB. The current management of vascular birthmarks. Pediatr Dermatol 1993;10(4):311-313.

[10] Frappaz D, Rigal D, Valla JS, et al. Multiple vascular thromboses in severe acute autoimmune hemolytic anemia with Mycoplasma pneumoniae serology treated by plasma exchange and immunosuppressive agents[in French]. Pediatrie 1983;38(6):411-419.

[11] Giele H. Hildreth's test is a reliable clinical sign for the diagnosis of glomus tumours. J Hand Surg Br 2002;27(2):157-158.

[12] Griffin JM, Vasconez LO, Schatten WE. Congenital arteriovenous malformations of the upper extremity. Plast Reconstr Surg 1978;62(1):49-58.

[13] Hall GW. Kasabach-Merritt syndrome: pathogenesis and management. Br J Haematol 2001;112(4):851-862.

[14] Hassanein AH, Mulliken JB, Fishman SJ, et al. Evaluation of terminology for vascular anomalies in current literature. Plast Reconstr Surg 2011;127(1):347-351.

[15] Hauswald KR, Kasdan ML, Weiss DL. Vascular leiomyoma of the hand. Case report. Plast Reconstr Surg 1975;55(1):89-91.

[16] Khoury T, Balos L, McGrath B, et al. Malignant glomus tumor: a case report and review of literature, focusing on its clinicopathologic features and immunohistochemical profile. Am J Dermatopathol 2005;27(5):428-431.

[17] Léauté-Labrèze C, Dumas de la Roque E, Hubiche T, et al. Propranolol for severe hemangiomas of infancy. N Engl J Med 2008;358(24):2649-2651.

[18] Legiehn GM, Heran MK. Classification, diagnosis, and interventional radiologic management of vascular malformations. Orthop Clin North Am 2006;37(3):435-474, vii-viii.

[19] Mac-Moune Lai F, To KF, Choi PC, et al. Kaposiform hemangioendothelioma: five patients with cutaneous lesion and long follow-up. Mod Pathol 2001;14(11):1087-1092.

[20] McClinton MA. Tumors and aneurysms of the upper extremity. Hand Clin 1993;9(1):151-169.

[21] McDermott EM, Weiss AP. Glomus tumors. J Hand Surg Am 2006;31(8):1397-1400.

[22] Mendel T, Louis DS. Major vascular malformations of the upper extremity: long-term observation. J Hand Surg Am 1997;22(2):302-306.

[23] Palmieri TJ. Subcutaneous hemangiomas of the hand. J Hand Surg Am 1983;8(2):201-204.

[24] Palmieri TJ. Vascular tumors of the hand and forearm. Hand Clin 1987;3(2):225-240.

[25] Park JH, Oh SH, Yang MH, et al. Glomangiosarcoma of the hand: a case report and review of the literature. J Dermatol 2003;30(11):827-833.

[26] Pérez de la Fuente T, Vega C, Gutierrez Palacios A, et al. Glomangiosarcoma of the hypothenar eminence: a case report. Chir Main 2005;24(3-4):199-202.

[27] Richter GT, Friedman AB. Hemangiomas and vascular malformations: current theory and management. Int J Pediatr 2012;2012:645-678.

[28] Sun BG, Yun-tao W, Jia-zhen L. Glomus tumours of the hand and foot. Int Orthop 1996;20(6):339-341.

[29] Takata H, Ikuta Y, Ishida O, et al. Treatment of subungual glomus tumour. Hand Surg 2001;6(1):25-27.

[30] Trop I, Dubois J, Guibaud L, et al. Soft-tissue venous malformations in pediatric and young adult patients: diagnosis with Doppler US. Radiology 1999;212(3):841-845.

[31] Upton J, Coombs C. Vascular tumors in children. Hand Clin 1995;11(2):307-337.

[32] Upton J, Coombs CJ, Mulliken JB, et al. Vascular malformations of the upper limb: a review of 270 patients. J Hand Surg Am 1999;24(5):1019-1035.

[33] Upton J, Sampson C, Havlik R, et al. Acquired arteriovenous fistulas in children. J Hand Surg Am 1994;19(4):656-658.

[34] Vasisht B, Watson HK, Joseph E, et al. Digital glomus tumors: a 29-year experience with a lateral subperiosteal approach. Plast Reconstr Surg 2004;114(6):1486-1489.

[35] Vathana P. Primary hemangiopericytoma of bone in the hand: a case report. J Hand Surg Am 1984;9(5):761-764.

[36] Walsh JJ IV, Eady JL. Vascular tumors. Hand Clin 2004;20(3):261-268, v-vi.

[37] Willard KJ, Cappel MA, Kozin SH, et al. Congenital and infantile skin lesions affecting the hand and upper extremity, part 1: vascular neoplasms and malformations. J Hand Surg Am 2013;38(11):2271-2283.

第144章 手部鳞状细胞癌和黑色素瘤
Squamous Cell Carcinoma and Melanoma of the Hand

Patrick Cole, Yoav Kaufman, and Jason Petrungaro

定义

- 鳞状细胞癌(SCC)和黑色素瘤是皮肤或非皮肤区域上皮细胞的恶性病变。
- 鳞状细胞癌和黑色素瘤都有局部蔓延、区域淋巴结浸润和远处转移的能力。鳞状细胞癌易于沿着神经鞘膜蔓延。
- 手部鳞状细胞癌和黑色素瘤治疗的关键是早期诊断、正确的病理组织评估、详细的分期、适当的内外科治疗以及积极的随访。

解剖

- 完整的皮肤是由表皮层和真皮层组成的,在组织学上对感染和恶性肿瘤起到生理屏障作用。鳞状细胞癌和黑色素瘤起源于表皮层的不同层次。
  - 鳞状细胞癌起源于表皮的角质细胞层。
  - 黑色素瘤起源于表皮中的树突(神经嵴)细胞。典型的黑色素瘤往往有色素沉着,然而并非所有黑色素瘤都是黑色,黑色素瘤当中有5%是无黑色素的黑色素瘤。

发病机制

- 典型的鳞状细胞癌损害表现为质硬、鳞状丘疹或小结节,可发展为中央部溃疡、周边炎症并有硬化隆起的边界的病灶(图1)。
- 危险因素如下:
  - 皮肤反复受到阳光、高温和气流的损害。
  - 重度烧伤和慢性溃疡。
  - 年龄增长。
- 免疫力低下(器官移植或艾滋病)。
- 黑色素瘤主要发病危险因素包括:
  - 有黑色素瘤的个人史或家族史。
  - 过度阳光暴晒。
  - 免疫力低下。
  - 皮肤癌病史。
  - 煤焦油、沥青、镭暴露史。

自然病程

- 鳞状细胞癌是发病率第二高的癌症,第一名是基底细胞癌(BCC)。
- 美国癌症协会估计每年有超过100万患者被新诊断为基底细胞癌和鳞状细胞癌。但是,因基底细胞癌和鳞状细胞癌死亡的患者所占比例不足所有癌症死亡患者的0.1%。
- 美国癌症协会估计有60 000例新发黑色素瘤患者,其中8 110例会死亡。
- 在人的一生中,黑色素瘤发生率男性为2.04%(1/49),女性为1.38%(1/73)。
- 指甲基质的鳞状细胞癌或黑色素瘤所占比例不足皮肤所有恶性肿瘤的1%。表皮层和真皮层的组织学特性有生理屏障作用,而在指甲复合体中缺乏该屏障。在指甲复合体中,基质直接附着在深面的指骨上。

病史和体格检查

- 患者常因新出现的皮肤病灶或原有的皮肤病变近期发生改变来就诊。
- 如果出现病灶大小、形状、颜色的变化,卫星病灶,或病变部位出现溃疡,应迅速进行全面的评估以及活检进行组织学分析(图2)。
- 黑色素瘤和鳞状细胞癌细胞都会发生转移。所有疑似上肢皮肤癌的患者均应定期检查区域淋巴结床(腋窝)。

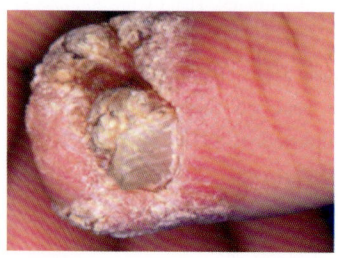

图1 典型的鳞状细胞癌损害表现为质硬、鳞状丘疹或小结节,可发展为中央部溃疡、周边炎症并有硬化隆起的边界的病灶。

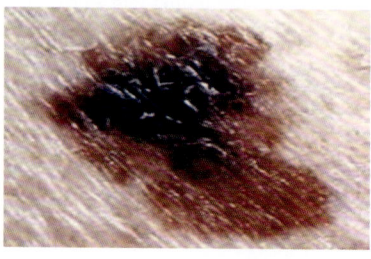

图2 如果出现大小和形状的改变、边界不规则、颜色改变、卫星病变或溃疡,应尽快进行彻底的评估和活检。

- Hutchinson征是棕黑色素由甲床、指甲基质、甲板向邻近角质层、近端或侧方的指甲褶皱上方扩展，它的出现意味着甲下黑色素瘤（图3）。当甲床出现新的色素条纹或者色素条纹增宽超过3 mm时，应当怀疑甲下黑色素瘤（图4）。
- 尽管有关于甲床无色素的黑色素瘤的报道，但无文献记载确切发生率。

影像学和其他诊断性检查

- X线片可显示骨是否受累（图5）。
- 对于鳞状细胞癌和黑色素瘤的病例，需行胸片、全血细胞计数、肝功能的检查。如果这些实验室检查发现异常，应立即由内科医生或肿瘤学家进行评估。
- 如有指征，要做更详细的影像学检查（CT、MRI和PET）来评估特定的器官系统（中枢神经系统、呼吸系统、消化系统以及其他系统）。
- 病理学诊断需要病灶完整厚度的样本（由表皮至深层组织）。
  - 疑似色素沉着的病灶的样本千万不能刮除、电灼和汽化，以免失去准确评估病灶深度的机会。
- 鳞状细胞癌根据不典型细胞的频率、分化细胞的比例，可分为1~4级。
- 黑色素瘤亚型有：
  - 浅表弥散型：最常见，占70%。
  - 结节型：15%~30%，更具侵袭性。
  - 恶性雀斑样痣：在亚洲人和非洲裔美国人中是最常见的亚型。
  - 肢端雀斑样痣：掌、跖和甲下。
  - 混杂罕见类型：
    - 黏膜雀斑样痣黑色素瘤（口腔和生殖器上）。
    - 促结缔组织增生的黑色素瘤。
    - 疣状黑色素瘤。
- 在组织病理学上，恶性黑色素瘤有根据皮肤病灶的垂直深度（mm）的Breslow分型或根据侵犯组织的解剖层次的Clark分型。有溃疡的情况下，Breslow深度分型能更准确地预测病灶深度>1.5 mm的恶性黑色素瘤的生物学行为。预后评价应根据性别、解剖部位、临床与组织学的诊断做相应调整。
- Clark分型从Ⅰ级（表皮原位病灶）至Ⅴ级（浸润已突破网状真皮到达皮下组织）。
  - 微转移的诊断是通过选择性前哨淋巴结切除确立的。
  - 大体转移的定义为，通过治疗性淋巴结切除证实临床上有淋巴结转移，或任何淋巴结转移表现为大量囊外扩散。
- 恶性黑色素瘤的临床分期包括原发灶的镜下分期、潜在转移灶的临床或（和）影像学评估。除了临床分期中0期和ⅠA期患者（患者有较低淋巴结浸润风险但没有必要做淋巴结病理切片评估），病理学分期包括黑色素瘤原发灶的微转移情况和前哨淋巴结活检（完整淋巴结切除术）后取得相关局部淋巴结的病理信息。

鳞状细胞癌和黑色素瘤的鉴别诊断

- 脂溢性角化病。
- 色素沉着的光化性角化病。
- 血管瘤。
- 皮肤纤维瘤。
- 蓝痣。
- 基底细胞癌。
- 皮肤T细胞淋巴瘤（例如蕈样真菌病）。
- Kaposi肉瘤。
- 乳房外Paget病。
- 皮肤汗腺癌。
- 来自其他恶性肿瘤原发灶的皮肤转移。
- 甲下黑色素瘤的鉴别诊断包括慢性甲沟炎和甲癣、甲下血肿、化脓性肉芽肿和血管球瘤。

非手术治疗

鳞状细胞癌

- 局部应用氟尿嘧啶（5-FU）对某些尚未侵袭的原位癌

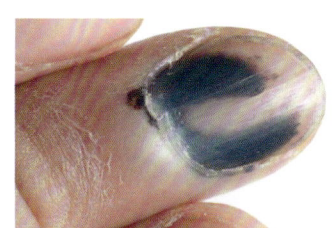

图3 Hutchinson征：棕黑色素由甲床、指甲基质、甲板向邻近角质层、近端或侧方的指甲褶皱上方扩展，它的出现意味着甲下黑色素瘤。

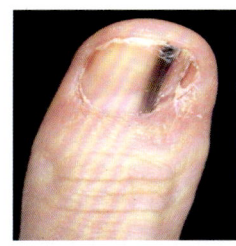

图4 当甲床出现新的色素条纹或者色素条纹增宽超过3 mm时，应当怀疑甲下黑色素瘤。

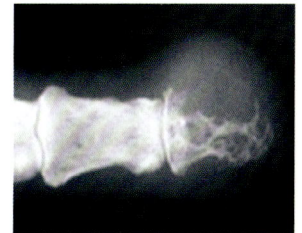

图5 X线片对手部进行影像学评估有助于发现骨累及。

（Bowen 病）有效。
- 局部使用 5-FU 无法到达深部病灶。在此情况下，即使看起来治疗已经彻底，但是肿瘤会复发和扩增，故必须密切随访、全面评估。
- 对于身体状况不能行切除术的患者来说，电干燥法刮除术和冷冻手术也许对边界清楚的 <2 cm 的小型原位癌是有效的。
- 治疗所达深度可能与肿瘤的浸润深度不匹配，想必这种治疗效果不彻底。
- 冷冻手术和电干燥法刮除术不可用于深度超过真皮层的病变。
- 二氧化碳（CO_2）激光对一部分内科用药受限的、小鳞状细胞原位癌患者有效。
- 因为 CO_2 激光有凝血作用，故此方法对有出血体质的患者很有用。
- 放疗是相对合适的选择，尤其适用于有内科疾病的但原发性病灶又需要难度较高的或广泛手术的患者。
- 放疗也能用于原先手术切除后又复发的病灶。
- 放疗的禁忌证包括：此前进行过放疗的病灶、着色性干皮病、疣状表皮发育不良、基底细胞痣综合征。

手术治疗

- 肿瘤治疗最根本的原则是把彻底切除肿瘤放在首位，把组织重建放在其次。彻底切除肿瘤永远优于组织重建和创面覆盖。
- 对于黑色素瘤，建议扩大局部切除＋/－淋巴结标本。
- 原位黑色素瘤需要切缘 5 mm 阴性。深度小于 1 mm 的黑色素瘤要求切缘 1 cm 阴性。深度在 1～4 mm 的要求切缘 2 cm 阴性。深度大于 4 mm 的要求切缘 3 cm 阴性。
- 前哨淋巴结活检显示淋巴结受累或存在淋巴床蔓延的证据应进行淋巴结清扫。

皮肤鳞状细胞癌

- 鳞状细胞癌有两种主要治疗方法：手术切除做冰冻切片或石蜡病理切片；Mohs 显微描记手术（图6）。
- 进行手部的鳞状细胞癌切除手术时，应至少保留 3 mm 的无病变切缘。
- 手部鳞状细胞癌 Mohs 显微描记手术的治愈率最高（98%），同时最大限度地保留了正常组织。

指甲基质鳞状细胞癌

- 对于不累及骨的指甲基质鳞状细胞癌，切除术应有 3 mm 的无病变切缘，深度达到无病变和皮下脂肪。Mohs 切除术证实有效（图7）。

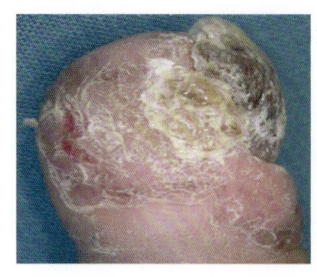

图6 鳞状细胞癌的切除可以通过：手术切除活检；Mohs 显微描记手术。

- 对于累及骨的指甲基质鳞状细胞癌，应该经远侧指间关节平面行截指术。

黑色素瘤

- 恶性黑色素瘤可能自发消退，但是自发消退的比例不足 1%。
- 如果没有下列情况：累及指甲基质、侵犯骨皮质、侵犯神经包膜，那么扩大局部清除应以 Breslow 深度为准。
- 厚度 <1.5 mm 的手部黑色素瘤淋巴结转移的风险低，扩大切除原发灶及其周围 1～2 cm 的组织即可有效治疗。
- 更厚的黑色素瘤有 50% 以上存在局部或全身扩散。无转移的患者需扩大切除原发灶及其周围 2 cm，同时行前哨淋巴结活检，若为阳性，立即行淋巴结切除术（图 8A、B）。
- 指甲复合体的黑色素瘤是与众不同的病变，因为那里缺少皮肤的生理屏障且紧贴近下方的指骨和肌腱。这些特征使得 Breslow 深度和 Clark 分期在此无用武之地。
- 全手指截肢或指列切除术会导致明显功能障碍，且不增加生存概率。
- 手指截肢选取病变近端第一个关节平面。如果是甲基质黑色素瘤，截肢平面选取远端指间关节稍近端一点。
- 对于更靠近手指近端，伴骨骼和神经侵犯的黑色素瘤，应行彻底的截指（指列切除）手术。
- 推荐个性化治疗。必须考虑到的其他影响因素有：原发肿瘤的解剖部位、肿瘤特定表现、机体愈合能力和医疗风险。手术目标是，在最小化致残率和死亡率的前提下，减小肿瘤原位和局部区域的复发与转移率。

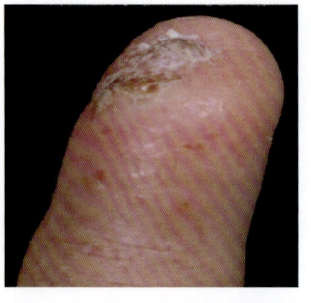

图7 对于不累及骨的指甲基质鳞状细胞癌，切除术应有 3 mm 的无病变切缘，深度达到无病变和皮下脂肪。

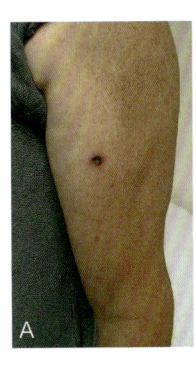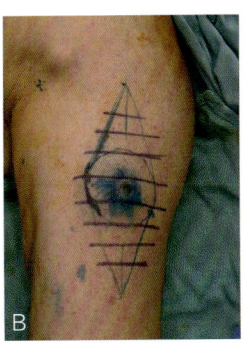

图8　A. 侵袭性黑色素瘤，首次治疗为激光消融。B. 术中所见侵袭性黑色素瘤病灶，其边缘已被异硫蓝标记。注意腋窝前上部分可见淋巴结病变。

覆盖与重建

- 扩大局部切除后，大多数切口可一期无张力关闭，尽量不破坏边界并逐层缝合。
- 如果需要较长时间才能得到最终的组织病理结果，可临时应用创面负压封闭系统。
- 覆盖创面的选择包括：二期闭合、一期闭合、植皮手术、局部皮瓣转移术、带蒂皮瓣术、游离皮瓣。
- 暴露的神经、血管、肌腱、骨骼需要尽快以皮瓣或以异体移植物覆盖。
- 植皮可选择刃厚皮片或全厚皮片，取决于创面血管情况、解剖部位和美观要求。通常来讲，刃厚皮片适用于手背部缺损，全厚皮片适用于手掌侧缺损。
- 手指的V-Y皮瓣、邻指皮瓣、小鱼际皮瓣、"旗型"皮瓣、背侧掌动脉皮瓣和前臂桡侧皮瓣是常用的皮瓣。

术前计划

- 针对原发灶、区域淋巴结和转移性病灶治疗，必须对患者的鳞状细胞癌和黑色素瘤进行分期。原发肿瘤的病理结果取决于准确的组织病理诊断。
- Mohs显微描记手术要有经验的内科或外科医生的辅助，如皮肤科医生。
- 在肿瘤切除术之前，必须计划好创面覆盖方法。

体位

- 体位要方便对肿瘤原发灶和局部淋巴结入路操作。
- 使用无菌止血带。如需对腋窝淋巴结进行清扫，则去除止血带。

入路

- 扩大局部切除前，先标记原发灶，再用卡尺或直尺测量病灶周围的边界。
- 扩大局部切除术要求完整地将带有周围正常皮肤和皮下组织的整个肿瘤或者活检部位一同切除。切除范围不包括深面的肌筋膜。
- 为一期关闭切口，要在局部标出符合扩大切除范围的椭圆形边界。
- 切除长度与病变直径比至少是3∶1。
- 至于截肢，需标出截肢水平关节面，以及掌侧和背侧鱼口状皮瓣。
- 对于选择性淋巴结活检，在腋窝处画网格，并标出放射性最高点的位置。

Mohs显微描记手术

- Mohs显微描记手术应由经过Mohs训练的外科医生进行（通常为皮肤科医生），可以一边切除病灶，一边进行快速组织病理学染色并分析结果。
- 切除包括肿瘤及其边缘2~3 mm的一层薄层组织。
- 用彩色编码绘制三维方向的组织图像。
- 把周围边缘和深部边缘的组织样本放在同一张切片上做冰冻切片分析，这样在理论上可以了解100%的切缘的情况。
- 组织冰冻切片结果出来后，可以明确任何残余肿瘤的精确解剖定位，并重新切除残余肿瘤直至边界的三维方向上无肿瘤细胞。
- 为了确保组织边缘阴性，可以多次切除，每次切除后立即染色和评估。

要点与失误防范

皮肤或甲床慢性难愈创面	取组织进行组织病理学活检以及培养（细菌、真菌、结核）。
已取得组织病理学报告的患者前来寻求治疗	治疗开始前，获取并重新检查患者的原始组织病理学切片。
无色素的慢性或难愈性皮肤或甲床创面	牢记无色素型黑色素瘤。取组织进行组织病理学活检以及培养（细菌、真菌、结核）。

术后处理

- 术后最先要把精力集中在疼痛控制和手术部位创面护理两方面。
- 根据治疗方案进行作业疗法，这主要取决于手术中覆盖的情况。
- 患者必须接受密切观察。
- 鳞状细胞癌和黑色素瘤均有转移可能。患者术后，头几年每3个月复查一次，此后3年每6个月复查一次，以后每年不定期复查。评估内容包括肿瘤局部复发、淋巴结受累、肿瘤转移、新出现非黑色素瘤的皮肤癌和黑色素瘤等相关情况。
- 对于黑色素瘤，已手术切除病灶患者的随访计划取决于原发灶厚度和淋巴结受累情况。原发性黑色素瘤较薄且无淋巴结受累的患者需在术后2~3年中每6个月随访一次（进行临床检查），然后2~3年中每年随访一次。中等或较厚黑色素瘤且无淋巴结受累的患者需在术后2~3年中每3~6个月随访一次，此后2~3年中每6~12个月随访一次。接受局部病灶切除的患者术后头2年内每3~4个月随访一次，然后每6个月随访一次到第5年，然后每年随访一次。
- 所有鳞状细胞癌和黑色素瘤患者必须接受终身皮肤病变筛查。患过鳞状细胞癌和黑色素瘤的患者再次患皮肤癌的风险高于平均水平。

预后

- 鳞状细胞癌是第2位常见类型的皮肤恶性肿瘤，第1位是基底细胞癌。尽管基底细胞癌和鳞状细胞癌是皮肤恶性肿瘤中最常见的，但它们造成的死亡所占比例不足所有癌症死亡患者的0.1%。
- 鳞状细胞癌的总体治愈率与肿瘤分期和治疗方式直接相关。
- 黑色素瘤的5年生存率与肿瘤分期相关，范围从Ⅳ期的18%至ⅠA期的99%。

并发症

- 前哨淋巴结活检最常见的并发症是血肿和血清肿。前哨淋巴结活检后淋巴水肿的概率为0.7%~1.7%。与之相比，腋窝淋巴结清扫术后淋巴水肿的概率为4.6%，腹股沟处为31.5%。
- 病理提示鳞状细胞癌切除边界不充分时，必须再次手术切除。

（王虹舒 译，朱昱 审校）

推荐阅读

Abide JM, Nahai F, Bennett RG. The meaning of surgical margins. Plast Reconstr Surg 1984;73:492-497.

Balch CM, Urist MM, Karakousis CP, et al. Efficacy of 2-cm surgical margins for intermediate-thickness melanomas (1 to 4 mm): results of a multi-institutional randomized surgical trial. Ann Surg 1993;218:262-269.

Cottel WI. Perineural invasion by squamous-cell carcinoma. J Dermatol Surg Oncol 1982;8:589-600.

Essner R, Conforti A, Kelley MC, et al. Efficacy of lymphatic mapping, sentinel lymphadenectomy, and selective complete lymph node dissection as a therapeutic procedure for early-stage melanoma. Ann Surg Oncol 1999;6:442-449.

Gershenwald JE, Thompson W, Mansfield PF, et al. Multi-institutional melanoma lymphatic mapping experience: the prognostic value of sentinel lymph node status in 612 stage I or II melanoma patients. J Clin Oncol 1999;17:976-983.

Hochwald SN, Coit DG. Role of elective lymph node dissection in melanoma. Semin Surg Oncol 1998;14:276-282.

Lee ML, Tomsu K, Von Eschen KB. Duration of survival for disseminated malignant melanoma: results of a meta-analysis. Melanoma Res 2000;10:81-92.

Leo F, Cagini L, Rocmans P, et al. Lung metastases from melanoma: when is surgical treatment warranted? Br J Cancer 2000;83:569-572.

Morton DL, Cochran AJ, Thompson JF, et al. Sentinel node biopsy for early-stage melanoma: accuracy and morbidity in MSLT-I, an international multicenter trial. Ann Surg 2005;242:302-313.

Mraz-Gernhard S, Sagebiel RW, Kashani-Sabet M, et al. Prediction of sentinel lymph node micrometastasis by histological features in primary cutaneous malignant melanoma. Arch Dermatol 1998;134:983-987.

Ollila DW, Hsueh EC, Stern SL, et al. Metastasectomy for recurrent stage IV melanoma. J Surg Oncol 1999;71:209-213.

Preston DS, Stern RS. Nonmelanoma cancers of the skin. N Engl J Med 1992;327:1649-1662.

Thomas JM, Newton-Bishop J, A'Hern R, et al. Excision margins in high-risk malignant melanoma. N Engl J Med 2004;350:757-766.

Thomas RM, Amonette RA. Mohs micrographic surgery. Am Fam Physician 1988;37:135-142.

Veronesi U, Cascinelli N. Narrow excision (1-cm margin): a safe procedure for thin cutaneous melanoma. Arch Surg 1991;126:438-441.

Veronesi U, Cascinelli N, Adamus J, et al. Thin stage I primary cutaneous malignant melanoma: comparison of excision with margins of 1 or 3 cm. N Engl J Med 1988;318:1159-1162.

Wagner JD, Gordon MS, Chuang TY, et al. Current therapy of cutaneous melanoma. Plast Reconstr Surg 2000;105:1774-1801.

第145章

腱鞘囊肿及相关肿瘤的开放手术和关节镜下切除术
Open and Arthroscopic Excision of Ganglion Cysts and Related Tumors

Mitchell E. Nahra and John S. Bucchieri

定义

腱鞘囊肿
- 腱鞘囊肿虽然算不上真正的囊肿，但它是最常见的手、腕部的肿块。
- 这些充满液体的囊肿是引起手部和腕部疼痛的常见原因。
- 腱鞘囊肿通常源自某个关节或者肌腱的腱鞘。
- 大多数腱鞘囊肿发生在腕部。腕背侧腱鞘囊肿占所有腱鞘囊肿的60%~70%，掌侧腕关节腱鞘囊肿占所有腱鞘囊肿的18%~20%[1]。
- 腱鞘囊肿可能起源于肌腱鞘管（掌侧支持带囊肿），或伴发于关节炎（退行性黏液囊肿）。

巨细胞瘤
- 腱鞘巨细胞瘤，也被称为局部结节性滑膜炎[11]，或者被称为纤维黄色素瘤，或者被称为色素沉着绒毛结节性滑膜炎，是一种良性的、生长缓慢的软组织肿瘤。
- 继腱鞘囊肿，腱鞘巨细胞瘤是手部第二大常见肿瘤[6]。

表皮包涵囊肿
- 表皮包涵囊肿是良性的、生长缓慢的软组织肿瘤。
- 它是第三大手部最常见肿瘤。

解剖

腱鞘囊肿
- 腱鞘囊肿通常有一囊腔通过蒂部与潜在的关节或者腱鞘相通（图1）。
- 囊腔可为单腔或有多个分叶的囊腔。
- 腱鞘囊肿虽然不是真正的囊肿，也缺乏被覆的上皮组织，但是通常充满清亮黏性的果冻状液体，黏液是由氨基葡萄糖液、白蛋白、球蛋白、高浓度的透明质酸组成[17]。

巨细胞瘤
- 肿瘤通常是多间隔、边界清楚、0.5~7 cm大小不等的肿块[6]。
- 颜色从黄色到深褐色不等，这主要取决于含铁血黄素、组织细胞和胶原在病灶中的含量。
- 这些病灶有一层薄薄的假包膜。侵袭性病灶可以侵犯到邻近的软组织、肌腱、关节囊结构，并且可以包裹神经血管束。一项大型研究显示，所有巨细胞瘤病例中有1/5的患者有关节受累[7]。长期病变可能会侵蚀骨皮质，但不会侵犯软骨和骨髓腔。可能出现卫星病灶。
- 组织学上，巨细胞瘤含有产生胶原蛋白的多形细胞、散在的多核巨细胞以及铁血黄素沉积[6]。

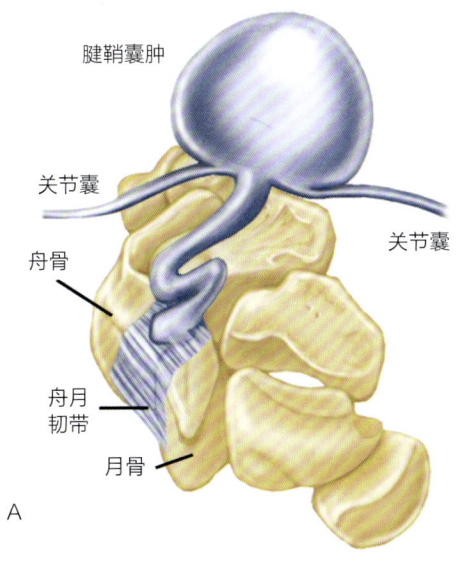

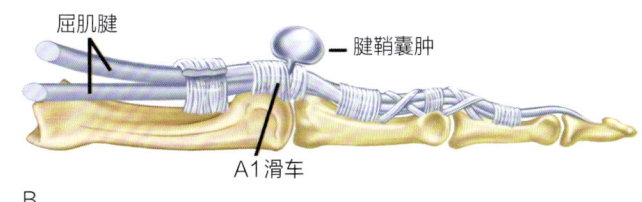

图1 A. 从背侧舟月韧带产生的腱鞘囊肿。B. 屈肌腱鞘产生的腱鞘囊肿。

表皮包涵囊肿
- 表皮包涵囊肿是一种界限清楚的、质地坚实的、稍能推动的病灶。
- 表皮包涵囊肿通常位置表浅，并与覆盖在其表面的皮肤相粘连。
- 它们可以呈肉色、黄色或白色。
- 它们包含一种稠厚的白色角质成分。
- 指尖囊肿可能侵蚀远节指骨，造成溶骨性病变。
- 组织学上，囊腔内充满角质成分和囊壁内衬为上皮细胞。

发病机制

腱鞘囊肿
- 虽然理论上众说纷纭，但是腱鞘囊肿的真正成因仍不甚明了。
- 早期一些学者认为腱鞘囊肿发生是因为滑膜疝，而另一些人则认为腱鞘囊肿是由黏液变性引起的。
- 最新理论提出，腱鞘囊肿的产生是由于滑膜囊相通的部位压力增加。这种压力能伸缩关节囊和韧带结构，将会刺激滑膜、细胞间质、成纤维细胞生成黏蛋白，因为这些成分都能生成透明质酸。黏蛋白将囊壁和韧带组织从中间分隔开，形成囊肿主体。液体可以通过囊韧带接口进入囊肿，这个接口机制上类似于单向阀门，液体进入囊肿后水分会被吸收，最终形成可波动的囊肿[1]。

巨细胞瘤
- 巨细胞瘤的病因至今不明确。但是巨细胞瘤与风湿性关节炎有很大的相关性。至今没有临床证据表明巨细胞瘤与创伤有任何关联[6]。
- 虽然这些肿瘤在组织学上与好发于下肢大关节的色素沉着绒毛结节性滑膜炎相类似，但在临床上普遍认为它们是两种截然不同的疾患。

表皮包涵囊肿
- 表皮包涵囊肿继发于创伤。当创伤造成上皮细胞进入皮下组织或骨组织内就会引起表皮包涵囊肿。这些表皮细胞慢慢生成一个囊肿，囊壁被覆上皮细胞，角质填充囊内。

自然病程

腱鞘囊肿
- 腱鞘囊肿通常是自发产生的，最常见于20~40岁人群，也见于儿童及老年人[19]。
- 腱鞘囊肿的尺寸会因为不同时间所含囊液量的多少而变化。患者经常会感觉活动后囊肿体积增大，而制动后会缩小。
- 腱鞘囊肿是一种自限性疾病，它不会持续增大。
- 如果不予治疗，腱鞘囊肿可以持续数年。囊肿可能会自行吸收消失或者自发破裂。人们还无法预测囊肿出现后可能会持续多久，或者在什么时间它会自行吸收消失。
- 囊肿自行吸收消失现象在儿童中最普遍。

巨细胞瘤
- 病灶开始时是单个结节，随着扩大会变成多结节状。
- 迄今为止，还没有报道显示手部腱鞘巨细胞瘤会发生恶变[6]。

表皮包涵囊肿
- 表皮包涵囊肿可以发生于创伤后的数月或数年内。囊肿生长缓慢，通常形成一个无痛性的肿块，好发于指尖部。
- 迄今为止，还没有报道显示手部表皮包涵囊肿会发生恶变[12]。

病史和体格检查

腱鞘囊肿
- 患者通常是因为持续存在数周至数年的无症状肿块前来就诊。
- 通常没有明确外伤史。
- 如果有疼痛的话，通常是钝痛。夜间痛少见，手部活动越多，疼痛越常见。
- 感觉异常的症状罕见，但如果腱鞘囊肿压迫到局部神经后，也可以有感觉异常表现。
- 患者经常描述囊肿大小会变化，这是腱鞘囊肿的特征，其他的软组织肿块不会出现这样的特征性症状。
- 对于发生在腕部的特别是发生于腕背侧的腱鞘囊肿，患者会经常主诉抓握无力。
- 腕背侧腱鞘囊肿的患者最常注意的是腕背部长出肿块，典型肿块是在腕背侧舟月骨区域。相反，发生腕掌侧腱鞘囊肿的患者常会注意到在腕掌侧桡侧腕屈肌和第1伸肌间室之间有肿块。
- 手指掌侧腱鞘囊肿或支持带囊肿通常表现为掌侧第1、第2环状滑车之间的肿块。囊肿通常有波动感，但可能更像是一个质地坚实的结节。囊肿通常能轻微移动，但一般不会随屈肌腱活动而滑行。
  - 这种类型的囊肿通常在休息时无症状，而当患者在做一些包括用力的抓握动作在内的活动时就会有疼痛感。
- 退行性黏液囊肿起源于远侧指间关节腱鞘囊肿，通常与骨关节炎相关[4]。患者会注意到关节背面的无痛性软组织肿块，可以在桡侧也可以在尺侧，一般不会在中

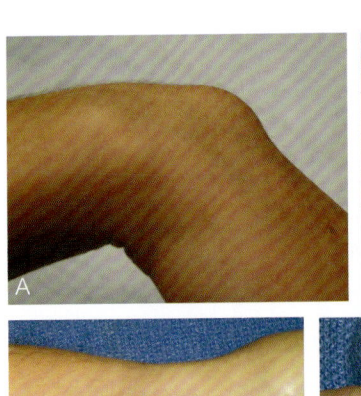
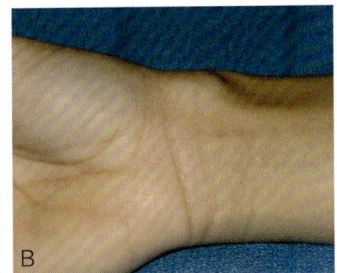
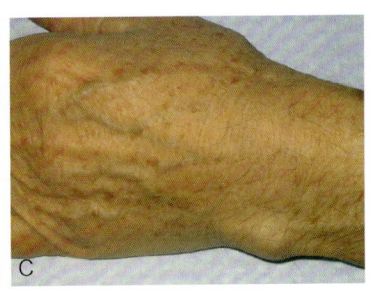
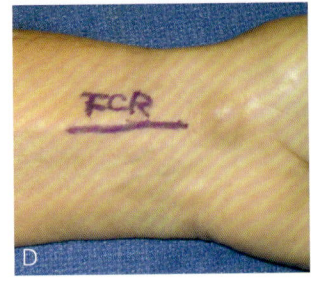
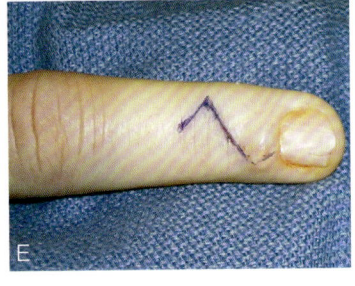

图2 A. 腕背侧腱鞘囊肿。B. 腕掌侧腱鞘囊肿。C. 起源于尺侧腕关节的腱鞘囊肿。D. 起源于桡侧腕屈肌腱的腱鞘囊肿。E. 退行性黏液囊肿。

  间,肿块通常会延伸到指甲皱襞。
  - 通常情况下囊肿表面覆盖一层薄薄的真皮,会引发皮肤破溃,患者常主诉有液体自此流出。
- 体格检查首先是视诊(图2)。
  - 腱鞘囊肿充满液体时通常有透光性,而其他实质性软组织肿块则没有。
  - 腱鞘囊肿通常发生在手部或腕部的表浅部位。在这些部位有肿胀或者包块都是诊断腱鞘囊肿的线索。
- 检查者应对包块进行触诊,包括波动感、活动度及有无触痛。
  - 腱鞘囊肿通常有波动感而且有轻微活动度。囊肿内的液体越积越多,体积就会变大,囊壁变得紧张,质地就会更为坚实,波动感也会不明显。质地坚硬、活动度差通常提示也许是其他类型的软组织病变。
  - 发源于腱鞘的囊肿通常不会随着肌腱的运动而滑动,但是一小部分腱鞘囊肿,例如发生在第4指深屈肌腱的腱鞘囊肿,通常与肌腱粘连,就会随着肌腱的运动而滑动。
- 检查者应当评估关节的活动范围。腕背侧的腱鞘囊肿可以因为继发撞击而导致腕部背伸功能的降低,除此以外如有腕关节活动度下降,则通常提示有潜在的关节异常。

巨细胞瘤

- 巨细胞瘤好发于40~60岁的人群中,女性好发。
- 患者最典型的主诉是发现一个存在数月至数年的、生长缓慢的、质地坚硬的、多囊的无痛性肿块。
- 病灶好发于手部桡侧3个手指的掌面。病灶位于背侧,特别是在远端指间关节周围并不少见[7]。

- 这种病灶质地一般比腱鞘囊肿更坚硬,而且不透光。
- 巨大病灶会影响关节的活动范围,或者因压迫指神经而引起神经症状。
- 直接触诊通常会摸到一个质地结实的、多结节的无痛性肿块。
- 指间关节附近发生巨大病灶,会导致关节活动的丧失。
- 患者可能会因为继发的指神经压迫而有感觉丧失,这种情况可以通过两点辨别试验来评估。

表皮包涵囊肿

- 对于表皮包涵囊肿,男性比女性好发,好发于30~40岁人群[2]。
- 通常表现为裂伤、刺伤或手指创伤性截指后出现的一种无痛、生长缓慢的肿块[2]。
- 体力劳动者手掌出现无痛性肿块应怀疑这种病变[12]。
- 红斑和痛性病灶均有过报道。某项研究报道了2例由于掌侧软组织囊肿破裂造成的类似一个领扣样的脓肿[20]。
- 这些病灶通常比腱鞘囊肿质地更坚硬,且不透光。
- 直接触诊就会发现质地结实的、无触痛的、表浅的、可以移动的病灶。
- 巨大病灶发生在指间关节附近时,会导致关节运动范围的丧失。
- 指神经受到压迫会出现继发性感觉丧失,可以通过两点辨别试验来评估。

影像学和其他诊断性检查

腱鞘囊肿

- 临床上体格检查怀疑有骨异常的时候,例如有关节的摩擦音、关节肿胀、腕部不稳或者有创伤病史等,这些

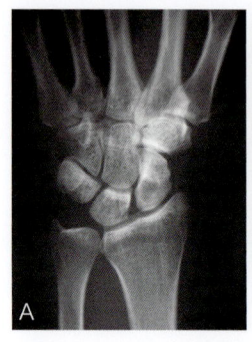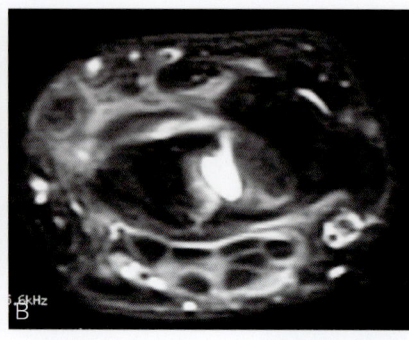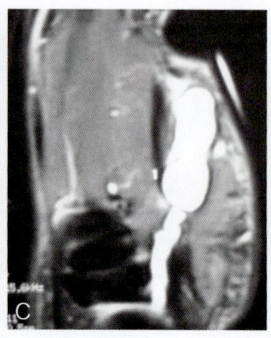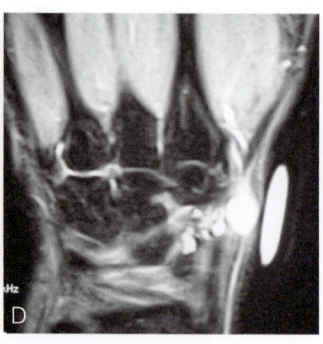

图3　A. 摄片显示舟骨骨内腱鞘囊肿。B. MRI显示腕背侧腱鞘囊肿，病灶一直延伸到舟月关节内。C. MRI显示起源于舟骨－大多角骨关节的腱鞘囊肿，一直延伸到大鱼际。D. MRI显示起源于背侧舟月韧带的鼻烟窝腱鞘囊肿。

时候就需要协助放射学检查。
- 对于有不明原因腕关节疼痛的患者，放射学检查可以明确是否有骨内囊肿（图3A）。
- 对于那些远端指间关节退行性关节炎导致的手指或足趾退行性黏液囊肿患者，也需要做放射学检查以协助诊断。
- 若临床上怀疑一些隐性的腱鞘囊肿，或者某些有症状的骨内腱鞘囊肿，可以做MRI，这是一种很好的确诊手段（图3B）。
  - 对于那些发生在不典型部位的腱鞘囊肿，MRI可以很好地明确其来源，而这是术前准备的重要一环（图3C、D）。
- 超声也可以用于腱鞘囊肿的诊断，但是超声对于检查者的主观依赖比MRI大，而敏感性和特异性又不如MRI。
- CT扫描一般只用于骨内腱鞘囊肿的术前准备，可以更好地定位囊肿，评估骨内病灶的结构。

巨细胞肿瘤
- X线片显示软组织肿块。皮质旁病灶可以显示骨质受侵蚀。
- MRI显示出有囊壁包裹的良性肿块，T1和T2加权像上信号降低。

表皮包涵囊肿
- X线片显示软组织肿块影。
- 如果病变侵蚀到远节指骨，X线片中可见溶骨性病灶。

鉴别诊断

腱鞘囊肿
- 表皮包涵囊肿。
- 腱鞘巨细胞瘤。
- 脂肪瘤。
- 滑膜囊肿。

巨细胞瘤
- 腱鞘纤维瘤、滑膜软骨瘤病、滑膜血管瘤、痛风结节、异物性肉芽肿、骨膜软骨瘤。

表皮包涵囊肿
- 痛风结节、异物性肉芽肿、骨巨细胞瘤、腱鞘囊肿、皮脂腺囊肿。
- 可能会有类似恶性肿瘤或者感染导致的骨质破坏[11]。某些患者在病理诊断明确之前已经被一期截肢[6]。

非手术治疗

- 上文提到的3种肿瘤，只有腱鞘囊肿可以不用手术治疗。
- 腱鞘囊肿是良性的囊肿，可能会自行吸收消失。治疗往往取决于患者的症状。许多患者寻医问药，因为他们对软组织肿块和肿块恶变存在忧虑[21]。一旦确诊腱鞘囊肿，根据其性质给患者提出一些合理的建议，许多患者通过观察随访会获得比较满意的效果。
- 对于有症状的患者，经典的保守治疗包括休息和制动，口服非类固醇类抗炎药和对乙酰氨基酚等止痛药，可以同时行囊肿内抽吸术，囊内药物注射[3,13,14,21]。
- 对于腕部腱鞘囊肿，抽吸术的治愈率各家文献报道不同，治愈率为15%～89%[12]。抽吸后可向囊内注射相关药物，包括透明质酸酶和甲泼尼龙[15]。
  - 平均而言，囊肿抽吸后注射药物似乎并不增加治愈率，笔者现在仅仅施行囊肿抽吸治疗。笔者一般会告知患者，囊肿抽吸有50%的治愈率。不建议使用硬化剂，因为这些药物可能引起关节损伤[10]。
- 创伤性击破囊肿历史悠久。它是一种传统方法，用物件比如一本大书直接敲打囊肿(因此有古语称之为"圣经囊肿")。
- 腱鞘囊肿(掌侧支持带囊肿)有症状时经常需要做囊肿抽吸或者囊内注射药物治疗，没有合并狭窄性腱鞘炎时几乎不需要手术治疗。当腱鞘囊肿合并狭窄性腱鞘炎时[扳机指，桡骨茎突狭窄性腱鞘炎(De Quervain tendinitis)]，腱鞘囊肿一般会随腱鞘炎的成功治疗而好转。
  - 虽然笔者一般不抽吸起源于腱鞘的囊肿，但向其注射局部麻醉剂和少量皮质类固醇(1.5～2 mL的1%利多卡因和10 mg甲泼尼龙)可以获得良好疗效。笔者用25号针头刺入腱鞘囊肿致其膨胀破裂，然后将注射器内的液体打入腱鞘。如果囊肿没有因为压力增高而破裂，必要时会在囊肿上轻柔加压促其破裂。

手术治疗

手术指征

腱鞘囊肿
- 手术治疗一般适应于有症状的患者，或者保守治疗无效，或者不愿意保守治疗的患者。
- 对于已确诊的腕部腱鞘囊肿有症状者，笔者一般会告知患者疾病的性质及治疗方案，让患者自己抉择最适合的治疗方案。一部分会选择继续观察，一部分患者会选择囊肿抽吸术，其余一部分会选择手术切除。
- 对那些有症状的、来源于腱鞘的囊肿患者，其中大部分都可以通过注射类固醇类药物达到比较满意的效果，而对于经常复发的可通过手术切除。
- 出现自发引流的或者曾有过引流史的退行性黏液囊肿需要手术切除，因为这些囊肿有感染风险，而且可能扩散到远侧指间关节导致化脓性关节炎。如果没有出现引流现象，这些囊肿可以选择保守或手术治疗，这取决于患者的症状和对治疗方案的选择。
- 对于那些有症状的骨内腱鞘囊肿，伴有病理性骨折或者可能导致病理性骨折的，通常都需要进行手术治疗。

巨细胞肿瘤
- 手术指征包括外观、神经症状或功能丧失。
- 认真、细致地做病灶边缘性切除是治疗要点。
- 术中必须注意保护神经血管结构。
- 必须仔细辨别卫星病灶，并仔细清除以减低复发的机会。

表皮包涵囊肿
- 手术指征包括外观、诊断、疼痛和功能丧失。
- 病灶边缘性切除是治疗要点。

术前计划

腱鞘囊肿
- 当切除不典型部位的腱鞘囊肿时，MRI可以帮助确定囊肿的起源，并协助制订合适的手术暴露方案。
- MRI和CT扫描并结合X线片，对于制订合适的手术入路以及骨内腱鞘囊肿的刮除及植骨都很有意义。
- 切除退行性黏液囊肿前拍摄X线片，可以帮助确定骨赘的延伸范围以及是否要做相应处理。

巨细胞瘤
- 骨巨细胞瘤的诊断主要依据病史和临床检查，影像学检查则用于排除其他疾病。
- 患者应被告知，即使手术仔细切除，复发率仍高达5%～50%。局部复发的危险因素包括邻近远侧指间关节、退行性骨关节病以及骨侵蚀[16]。
- 切除这些肿瘤后可能会引发暂时性指神经失用症。

表皮包涵囊肿
- 虽然表皮包涵囊肿的诊断主要靠病史和临床检查，但也要做影像学检查以排除其他疾病。
- 如果末节指骨有溶骨性病灶，切除前应当行活检。
- 边缘性切除后的复发率较低。

体位

- 进行手部或腕部手术时，患者取平卧位，患肢置于搁手台上。这种体位允许手部或腕部360°下任何一个部位做切口。
- 需要区域阻滞麻醉，上臂绑止血带；手指手术时需要指根麻醉和止血带。
- 关节镜手术需要牵引架或者手指纵向牵引装置(图4)。

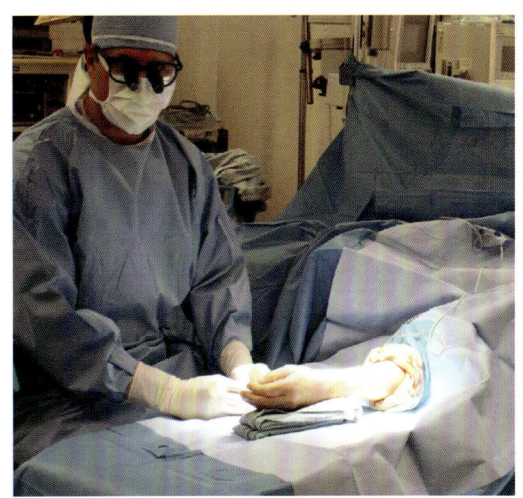

图4 患者取仰卧位，患肢置于搁手台上，常规消毒铺巾。术者一般坐在患者腋窝侧，能够在患者手部和腕部任何位置做切口。

入路

腱鞘囊肿

- 根据囊肿的位置，手部或腕部腱鞘囊肿一般选择标准手术入路。
- 熟悉局部解剖并了解囊肿的来源，制订周密的手术方案，防止手术切开和囊肿切除过程中损伤到周围血管神经组织都很重要。
- 治疗非典型部位的腱鞘囊肿时，术前准备有助于决定最佳手术入路，因为囊肿起源部位可能远离囊肿（图3D）。
- 掌侧巨细胞瘤和表皮包涵囊肿通常选用Brunner锯齿形切口（图5A）。
- 指背巨细胞瘤一般采用背侧正中线或背侧弧形切口，而指背表皮包涵囊肿一般选择直接在病灶上做纵行小切口（图5B）。
- 切口设计一定要满足延伸探查的需要，这样才能将病灶完整切除。

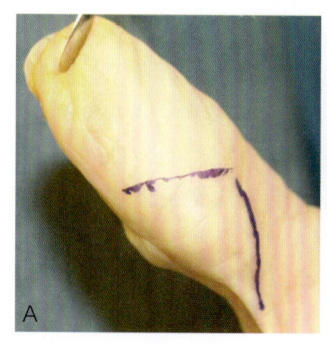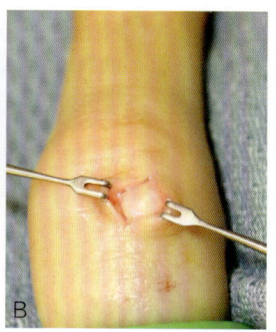

图5 A. 在掌侧分叶肿块上做Brunner切口。B. 病灶表面纵行小切口来显露背侧表皮包涵囊肿。

腕背腱鞘囊肿的开放手术切除

- 囊肿一般好发于舟月韧带的背侧，手术切口需要暴露该韧带。在第3、第4伸肌间室Lister结节远端可以找到舟月韧带（技术图1A）。
- 一般以舟月韧带和囊肿为中心做横行皮肤切口。该切口愈合后外观最佳（技术图1B）。
- 钝性分离皮下组织，同时注意保护桡神经背侧支和尺

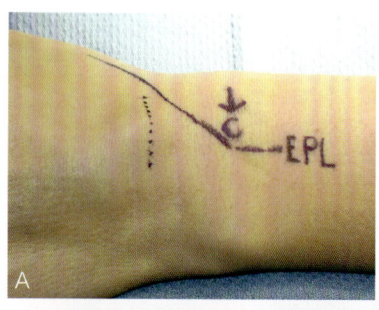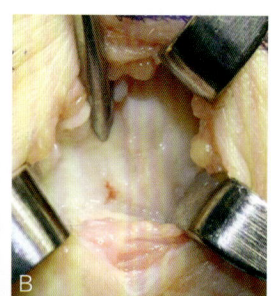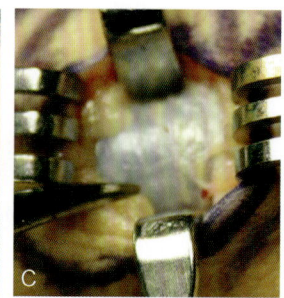

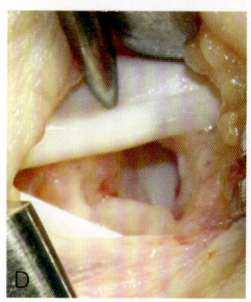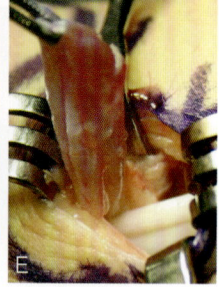

技术图1 A. Lister结节远端找到舟月背侧韧带。B. 腕背腱鞘囊肿常起源于舟月背侧韧带。C. 横向切开伸肌支持带。D. 牵开伸肌腱以暴露囊肿。E. 囊肿蒂部源于舟月背侧韧带。

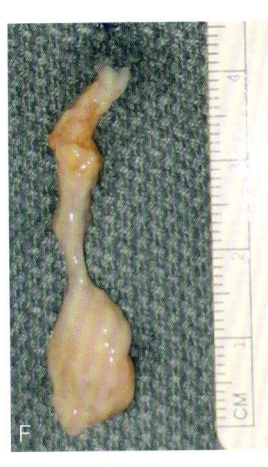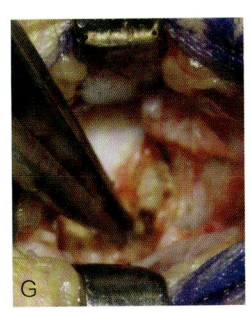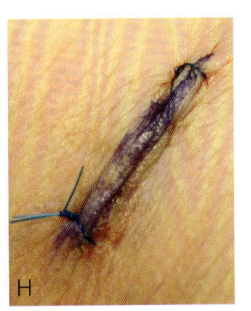

技术图1（续） F. 切除囊肿及蒂部。G. 电灼囊肿蒂部，注意保护相关韧带和骨间膜。H. 连续皮内缝合关闭切口。

- 神经感觉支。术中最好用显微放大镜来辅助手术。
- 这里的伸肌支持带一般发育不良，容易在分离囊肿时被横行切开（技术图1C）。
- 囊肿通常发生在第3、第4伸肌间室之间。将第2、第3伸肌间室向桡侧牵开，第4伸肌间室向尺侧牵开（技术图1D）。
- 横行切开腕背关节囊，并向蒂部追踪，因为囊肿通常起源于舟月背侧韧带近端的舟月背侧骨间膜（技术图1E）。
- 紧靠蒂部切除囊肿，然后做病理学检查（技术图1F）。
- 虽然过去推荐在病灶表面开小窗口切除囊肿，但是笔者注意到过分热衷于切除可能会损伤舟月韧带复合体。笔者建议用双极电凝精确烧灼囊肿的蒂部（技术图1G）。
- 囊肿切除后，需要检查关节是否有异常。
- 使得关节囊和肌腱回到它们原来的解剖位置。不要缝合关节囊，因为这样做可能导致关节僵硬。
- 皮肤切口关闭一般用连续皮内不可吸收单丝线缝合（技术图1H）。
- 笔者喜欢用抗生素软膏或油纱布覆盖伤口，局部厚敷料包扎，最后用掌侧石膏夹板将手腕固定于中立位。
  - 术后1周左右拆除敷料及缝线，用Steri-Strips创可贴覆盖伤口。

掌侧腱鞘囊肿开放手术切除

- 腕部掌侧腱鞘囊肿最常起源于掌侧桡腕韧带。它们也可能起源于舟骨-大多角骨关节[8]，有时也会起源于桡侧腕屈肌腱鞘。囊肿通常位于桡侧腕屈肌腱鞘和第1伸肌间室之间，在掌侧腕横纹的近端。
- 要用止血带，笔者喜欢用锯齿形切口，起于腕横纹，从囊肿近端跨过直到桡侧腕屈肌和第1伸肌间室。此切口能够横向和纵向扩大。单一纵切口会导致瘢痕挛缩，而单一横切口在纵向方面不能做充分暴露（技术图2A）。
- 显微放大镜辅助下仔细分离皮下组织，需要小心保护

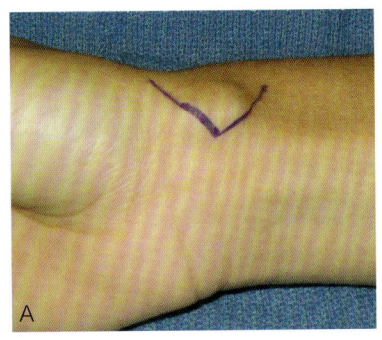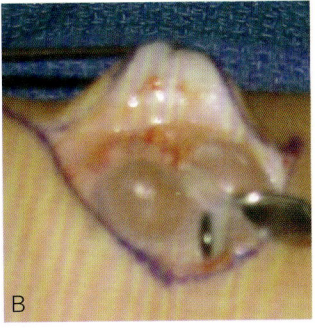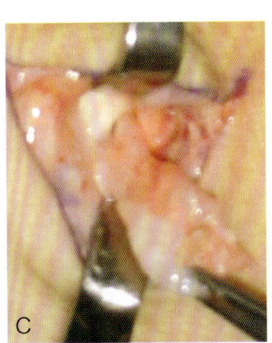

技术图2 A. Brunner锯齿形切口可以使手术暴露更为充分，也能避免纵切口引起的瘢痕挛缩。B. 掌侧腱鞘囊肿与桡动脉及伴行静脉紧密粘连。C. 腕掌侧腱鞘囊肿的蒂部起源于掌侧桡腕韧带。

- 前臂外侧皮神经和桡神经背侧感觉支。如果需要分离到桡侧腕屈肌的尺侧，必须辨别和保护正中神经的掌皮支。
- 此处腱鞘囊肿通常与桡动脉及伴行静脉紧密粘连（技术图2B）。注意不要伤及动脉。若不能从动脉上完全游离囊肿，与动脉紧密相连的小片囊壁可以旷置，这样不会明显增加囊肿的复发率[9]。
- 追踪囊肿蒂部，它最常起源于掌侧桡腕韧带（技术图2C）。紧靠蒂部切除囊肿，常规将切下的囊肿送病理学检查。
- 像背侧腱鞘囊肿一样，笔者一般用双极电凝烧灼囊肿蒂部。
- 囊肿切除后松开止血带，检查确定桡动脉未受损伤，然后彻底止血。
- 通常用连续皮内缝合关闭创口，术后7～10日拆除缝线。
- 笔者喜欢用抗生素油膏和油纱布覆盖伤口，然后局部厚敷料包扎，最后用掌侧石膏夹板将手腕固定于中立位。
  - 术后1周左右拆除敷料及缝线，用Steri-Strips创可贴覆盖伤口。

切开刮除术结合植骨术治疗骨内腱鞘囊肿

- 患者取仰卧位，将患肢放在搁手台上。
- 有症状的骨内腱鞘囊肿通常会侵犯腕骨。根据术前MRI和CT检查，制订手术方案，选择最佳手术开窗位置，同时避免损伤软骨面。
- 止血带下在腕关节水平选择合适的切口进行手术分离。探查过程中最好使用显微放大镜。进入腕关节囊后要保护重要的韧带。
- 囊肿部位的骨皮质一般很薄，手持刮匙很容易破坏皮质。如果皮质不是很薄，可以用0.045 in（1.14 mm）的克氏针钻几个小孔后进行骨皮质开窗。
- 用刮匙刮除囊肿腔内的黏液样物质，并清理囊壁层。
- 囊腔内植骨或骨替代物。
- 常规缝合关闭伤口。
- 根据囊肿大小和骨的完整性，笔者通常用石膏夹板固定1周，然后用管型石膏固定3～5周。
- 术后定期拍片，监测和确保移植骨融合。

退行性黏液囊肿切除术

- 切除退行性黏液囊肿可以在指根麻醉下进行。
- 手部标准消毒铺巾。
- 术中应用指根止血带。
- 笔者通常采用Brunner锯齿形切口或者囊肿根部的横行小切口。这种切口可以暴露囊肿的蒂部，蒂部一般起源于伸肌腱止点和侧副韧带之间的远侧指间关节囊（技术图3A）。
- 分离囊肿过程中，注意不要伤及甲床的生发基质（技术图3B）。
- 将囊肿从蒂部及与之相连的部分关节囊一并切除（技术图3C）。

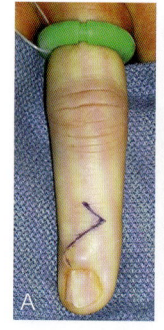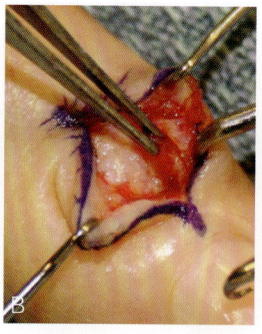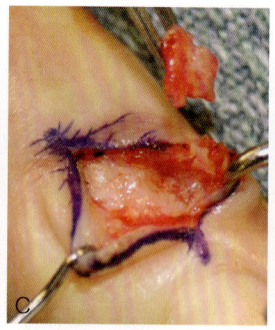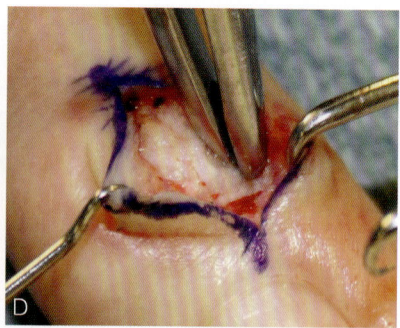

技术图3 A. 甲床部位的退行性黏液囊肿，引起甲板变形。B. 避免向远侧做过多分离以保护指甲生发基质。向囊肿近端追踪，起始部一般位于远侧指间关节。C. 在中央束和侧副韧带止点之间，将囊肿及与之相连的部分关节囊一并切除。D. 用咬骨钳咬除深面骨赘。

- 切除增生的骨赘和肥厚的滑膜组织是防止囊肿复发的关键(技术图3D)。
- 冲洗伤口,松开止血带,用双极电凝充分止血。
- 用不可吸收的丝线缝合关闭切口。
- 用抗生素油膏和油纱布覆盖伤口,纱布包扎。
- 告知患者术后3~5日去除敷料,然后用抗菌皂和灭菌水每日清洗伤口。
- 术后7~10日拆除缝线。

起源腱鞘的囊肿切除术(掌侧支持带囊肿)

- 患者仰卧于手术台,并将患臂放于搁手台上。
- 一般选用局部麻醉。
- 应用止血带(值得庆幸的是大部分患者清醒状态下能良好耐受止血带10~15分钟),在怀疑腱鞘囊肿处做皮肤切口。
- 显微放大镜有助于减小手术创口,辨认重要解剖结构。牵开软组织和指神经血管束。
- 腱鞘囊肿一般发生在第1或第2环形滑车部位。
- 将腱鞘囊肿同周围软组织分离开,并从蒂部予以切除。笔者一般用双极电凝烧灼囊肿蒂部,这样能减少复发率。
- 松开止血带,充分止血,缝合关闭伤口。
- 手部疏松包扎7~10日。

关节镜下切除腕背侧腱鞘囊肿

- 患者取仰卧位,并将需要手术的上肢固定在关节镜牵引塔架上(技术图4)。
- 辨认标准腕关节镜定位点和相关解剖标志。
- 通常选用3-4、4-5、6R和6U这几个关节镜入口。
- 上止血带,在3-4或者4-5通道插入一个2.7 mm的小号关节镜,探查腕关节并辨认囊肿蒂部。典型腕背腱鞘囊肿的蒂部起源于舟月骨间膜的远端背侧,就位于舟月骨间背侧韧带的近端。蒂部一般很难辨认或者直视定位[17]。
- 将2.9 mm的刨削刀头插入关节,切除蒂部(当蒂部可见)同时切除1 cm左右的背侧腕关节囊和腱鞘囊肿。
- 切除腱鞘囊肿的蒂部和关节囊时要倍加小心,防止伤及舟月韧带和骨间膜,也要防止损伤表层的桡侧腕短伸肌和指总伸肌腱。
- 如果有指征的话,虽然可以做腕中关节镜,但是对于腕背腱鞘囊肿来说没有必要将其作为常规操作。
- 关节镜入口一般用不可吸收丝线常规缝合。
- 术后手部疏松包扎5~7日,石膏掌侧夹板固定。

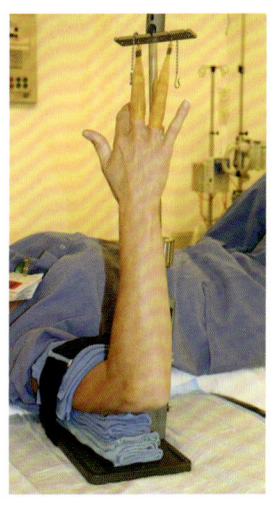

技术图4 使用标准关节镜牵引塔架装置。牵引塔架可以消毒,上肢常规消毒铺巾后置于搁手台上。

腱鞘巨细胞瘤切除术

- 标准治疗方法是手术彻底切除。
- 显微放大镜下仔细分离肿瘤组织(技术图5A)。
- 通过初步显露,分离出病灶远近端神经血管束(技术图5B)。
- 一旦确定假包膜,可以钝性方式分离或者用剥离子将其与深层组织分离开,当心不要将其种植到周围组织[6]。另一种方法是可以切除一小部分连带肿瘤蒂部的腱鞘,并用双极电凝烧灼该处[12](技术图5C、D)。
- 仔细检查局部组织中有无卫星病灶,有些卫星灶可能

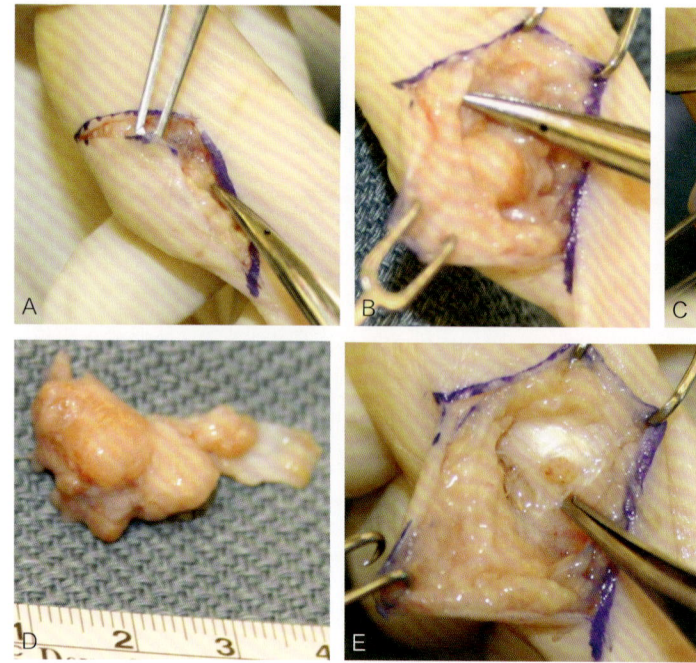

技术图5 A. 通过Brunner切口小心分离皮下组织。B. 在病灶远端找到指神经，并在手术全程保护之。C. 从周围软组织中小心切除肿瘤。D. 切除物证实为一坚实的多结节病灶。E. 应仔细识别卫星灶并予切除。

- 只有几毫米大小。这些卫星灶也需要彻底切除（技术图5E）。
- 如果伸肌腱受累，需要切除部分肌腱。极少有病例需要肌腱重建。病变侵犯骨质需要行局部刮除术。
- 如果肿瘤可能起源于关节，那么切开关节囊进行探查并清除所有着色组织至关重要[11]。
- 某些病灶彻底清除后，可能需要做远侧指间关节融合术。

表皮包涵囊肿的边缘性切除

- 在显微放大镜下仔细分离。
- 通过初步暴露，解剖分离出病灶部位的神经血管束。
- 一旦找到囊肿，锐性切开囊肿表面皮肤，钝性分离深层软组织（技术图6）。
- 小心切除整个囊肿。
- 若病变侵犯到骨质，需要做局部刮除和植骨。
- 对于极少数晚期骨破坏病例，可以选择截指。

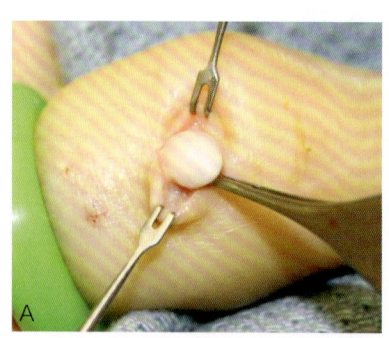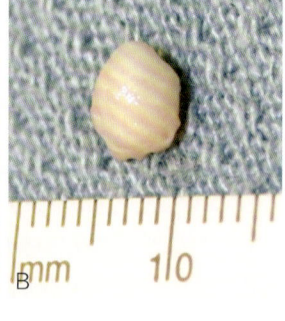

技术图6 A. 在病灶表面做纵行小切口，钝性分离周围软组织，并切除囊肿。B. 切下的病灶显示是有包被的白色坚实肿块。

要点与失误防范

背侧腱鞘囊肿	• 舟月韧带就在Lister结节的远端。腕背腱鞘囊肿常起源于背侧舟月骨间膜远端、背侧舟月韧带近端。 • 在囊肿的起始部,囊肿蒂的根部切除。 • 囊肿的起始部使用双极电凝灼烧,以减少复发概率。 • 术中小心避免损伤背侧舟月韧带。 • 如果囊肿在术前缩小,可以解剖确认舟月韧带,这通常会显示出囊肿。
腕掌侧腱鞘囊肿	• 在切除囊肿时需移植确认桡动脉浅支及深支的位置。静脉常与动脉伴行。 • 在分离囊肿时注意不要损伤前臂外侧皮神经及桡神经手背支。
退行性黏液囊肿	• 在囊肿的起始部切除一小部分关节囊并清除潜在的骨赘及增生滑膜,以减少复发。 • 仔细避免损伤伸肌起点和甲床的生发基质。 • 即使囊肿使表面真皮变薄但仍应保留皮肤以供缝合。在少数情况下,需要进行植皮。若囊肿的起点和骨赘很好清除,则与皮肤相连的囊壁可以保留。
巨细胞瘤	• 患者应被告知切除术后有较高的复发率。 • 血管神经结构应仔细地分离。 • 卫星灶应完全去除。 • 若怀疑关节受累,则应进行关节切开。
表皮包涵囊肿	• 对于存在溶骨性病变的病例为排除肿瘤或感染,应考虑活检。 • 血管神经结构应仔细保护。 • 溶骨性病变可能需要刮除和植骨。

术后处理

腕部腱鞘囊肿

- 术后1周拆除缝线和夹板,用Steri-Strips创可贴覆盖伤口。
- 术后1周开始手部功能锻炼和轻体力活动,然后循序渐进,在可以耐受范围内逐渐增加主动活动。
- 术后2周建议瘢痕部位做按摩。

腱鞘来源的囊肿和退行性黏液囊肿

- 术后4~5日教患者自行去除表面敷料。笔者建议患者每日至少2次用抗菌皂和灭菌水清洗伤口。伤口用轻薄纱布或黏性绷带覆盖包扎。
- 术后1周拆线,用Steri-Strips创可贴覆盖伤口。
- 开始手部功能锻炼和轻体力活动,然后循序渐进,在可以耐受范围内逐渐增加主动活动。
- 术后2周建议瘢痕部位做按摩。

骨内腱鞘囊肿

- 术后1周拆线和包扎敷料,用Steri-Strips创可贴覆盖伤口。
- 笔者一般用短臂石膏固定3~5周。拆除石膏后开始关节功能锻炼和手部轻体力活动。
- 植骨的患者需要定期拍片监测愈合情况。若骨内腱鞘囊肿造成骨质变薄,管型石膏拆除后需要使用保护性夹板直到移植骨愈合。

巨细胞瘤和表皮包涵囊肿

- 要告知患者巨细胞瘤有很高的复发率。
- 术后尽早开始功能锻炼和消肿治疗。
- 术后8~10日拆线。

预后

腱鞘囊肿

- 大多数腱鞘囊肿切除后症状都会消失。
- 文献报道腱鞘囊肿术后复发率为4%~40%[18]。然而,严格遵循前述治疗原则,笔者观察到的复发率<5%。
- 腱鞘囊肿切除后并发症罕见。
- 巨细胞瘤的术后复发率为5%~50%。高复发率是因为病灶切除不彻底或者残留卫星病灶[6]。
- 复发性肿瘤切除后的复发率会更高[16]。
- 相反,表皮包涵囊肿切除后的复发率很低,甚至有骨质累及的术后复发率也很低。

并发症

- 伤口并发症包括(如疼痛或不雅瘢痕)感染、手指感觉缺失或病灶复发。
- 腱鞘囊肿切除术可能会损伤神经血管。术者如果掌握良好的手术技巧并熟悉局部解剖,这种神经血管损伤的并发症是很少见的。腕掌侧腱鞘囊肿会与桡动脉紧密相连,术中很难将囊肿与动脉完全分离。根据实际情况,与动脉相连的那一部分囊壁可不予切除。如果

- 伤及动脉,需要立即进行血管修补。
- 关节僵硬是腱鞘囊肿切除后的并发症。避免直接缝合关节囊可以减少这种并发症的发生。
- 退行性黏液囊肿切除术后并发症主要有:伸直受限、关节僵硬、感染、指甲变形、远侧指间关节畸形[5]。

(孙一 译,王虹舒 审校)

参考文献

[1] Angelides AC. Ganglions of the hand and wrist. In: Green DP, Hotchkiss RN, Pederson WC, eds. Operative Hand Surgery, vol 2, ed 4. New York: Churchill Livingstone, 1999:2171-2183.

[2] Athanasian EA. Bone and soft tissue tumors. In: Green DP, Hotchkiss RN, Pederson WC, et al, eds. Operative Hand Surgery, vol 2, ed 5. New York: Churchill Livingstone, 2005:2211-2264.

[3] Burge P. Aspiration of ganglia. J Hand Surg Br 1993;18(3):409-410.

[4] Dodge LD, Brown RL, Niebauer JJ, et al. The treatment of mucous cysts: long-term follow-up in sixty-two cases. J Hand Surg Am 1984;9(6):901-904.

[5] Fritz GR, Stern PJ, Dickey M. Complications following mucous cyst excision. J Hand Surg Br 1997;22(2):222-225.

[6] Glowacki KA. Giant cell tumors of the tendon sheath. J Am Soc Surg Hand 2003;3:100-107.

[7] Glowacki KA, Weiss AP. Giant cell tumor of the tendon sheath. Hand Clin 1995;11(2):245-253.

[8] Greendyke SD, Wilson M, Shepler TR. Anterior wrist ganglia from the scaphotrapezial joint. J Hand Surg Am 1992;17(3):487-490.

[9] Lister GD, Smith RR. Protection of the radial artery in the resection of adherent ganglions of the wrist. Plast Reconstr Surg 1978;61:127-129.

[10] Mackie IG, Howard CB, Wilkins P. The dangers of sclerotherapy in the treatment of ganglia. J Hand Surg Br 1984;9(2):181-184.

[11] Moore JR, Weiland AJ, Curtis RM. Localized nodular tenosynovitis: experience with 115 cases. J Hand Surg Am 1982;9(3):412-417.

[12] Nahra ME, Bucchieri JS. Ganglion cysts and other tumor related conditions of the hand and wrist. Hand Clin 2004;20:249-260.

[13] Nield DV, Evans DM. Aspiration of ganglia. J Hand Surg Br 1986;11(2):264.

[14] Oni JA. Treatment of ganglia by aspiration alone. J Hand Surg Br 1992;17(6):660.

[15] Paul AS, Sochart DH. Improving the results of ganglion aspiration by the use of hyaluronidase. J Hand Surg Br 1997;22(2):219-221.

[16] Reilly KE, Stern PJ, Dale A. Recurrent giant cell tumors of the tendon sheath. J Hand Surg Am 1999;24(6):1298-1302.

[17] Rizzo M, Berger RA, Steinman SP, et al. Arthroscopic resection in the management of dorsal wrist ganglions: results with a minimum 2-year follow-up period. J Hand Surg Am 2004;29(1):59-62.

[18] Thornburg LE. Ganglions of the hand and wrist. J Am Acad Orthop Surg 1999;7:231-238.

[19] Wang AA, Hutchinson DT. Longitudinal observation of pediatric hand and wrist ganglia. J Hand Surg Am 2001;26(4):599-602.

[20] Ward WA, Labosky DA. Ruptured epidermal inclusion cyst in the palm presenting as a collar-button abscess. J Hand Surg Am 1985;10(6 pt 1):899-901.

[21] Zubowicz VN, Ishii CH. Management of ganglion cysts of the hand by simple aspiration. J Hand Surg Am 1987;12(4):618-620.

推荐阅读

Soren A. Pathogenesis and treatment of ganglion. Clin Orthop Relat Res 1996;48:173-179.

Westbrook AP, Stephen AB, Oni J, et al. Ganglia: the patient's perception. J Hand Surg Br 2000;25(6):566-567.

第146章 上肢远端神经肿瘤的手术治疗
Surgical Treatment of Nerve Tumors in the Distal Upper Extremity

Christopher L. Forthman, Susanne Roberts, and Philip E. Blazar

定义

- 神经肿瘤在所有手部和腕部肿瘤中占的比例<5%[13]。
- 大部分神经肿瘤是良性的,生长同时不会引起神经功能障碍。所以神源的肿块往往不可预料后果,术后可能会出现意料之外的功能丧失。
- 关键在于在任何肿块切除术前要做好准备,告知患者神经肿瘤术后可能产生的不良结果,告知患者及其家属很有可能患的是神经肿瘤,还要熟悉保留神经的手术技巧,或者需要的时候重建受损的神经。

解剖

- 内含轴突的周围神经被神经鞘管包绕(图1)。
- 神经外膜是一层含有营养血管的薄层结缔组织。
- 神经周围细胞形成牢固的细胞层,即神经束膜,包绕轴突的每个分支(束)。
- 起保护作用的神经膜细胞(Schwann细胞)位于神经内膜层,包绕每根单独的轴突。

发病机制

- 周围神经肿瘤起源于诸如神经鞘的成分。
- 大多数神经肿瘤产生于Schwann细胞,也叫作"Schwann细胞瘤"或"神经鞘瘤",Schwann细胞瘤围绕着神经[11]。
- 神经纤维瘤也起源于Schwann细胞,但位于神经的基底部并且很难从神经束中挖出[11]。
- 其他良性周围神经鞘瘤(BPNST)包括颗粒细胞瘤、神经鞘黏液瘤、神经束膜瘤。在某些情况下有必要使用电子显微镜和免疫组化方法来确定肿瘤的类型和起源[3]。
- 恶性周围神经鞘瘤(MPNST)是原发或者是从BPNST(通常是神经纤维瘤)恶变而来的。
  - 有大约一半的恶性周围神经鞘瘤发生在神经纤维瘤病的Ⅰ型(多发性神经纤维瘤病,von Recklinghausen病)。
  - 神经纤维瘤病Ⅰ型患者发生恶变的概率为2%[8](一般人群的发病率为0.001%[4]),但是其生命危险可达13%[2]。

自然病程

- 上肢的良性周围神经鞘瘤通常为单发,大多数发生在中年人[5,7]。
  - 小儿神经肿瘤罕见[1]。
- 良性周围神经鞘瘤通常为无痛性、生长缓慢的肿瘤,极少发生恶变。大多数肿瘤相对较小(直径<2.5 cm),但是可能由于相邻轴突之间冲突引发神经功能障碍。
- 神经纤维瘤病Ⅰ型患者经常患有多个神经鞘瘤,神经纤维瘤累及双上肢主要神经。在神经纤维瘤病Ⅰ型患者中常见粗大迂曲的"丛"样神经纤维瘤,它有很高的风险转变为恶性肿瘤。

病史和体格检查

- 病史应当记录病程、生长特点和局部肿块造成的影响。轻度不适在神经瘤患者中常见但是感觉异常较少见。因此,单靠主诉或体格检查可以提示神经肿瘤,但是不能作为确诊依据。
- 上肢远端软组织肿块的全面检查非常重要,同样在鉴别诊断时应考虑其他非神经来源的可能。
  - 腱鞘囊肿:起源于关节和腱鞘的特定位置。典型肿块呈可以透光、从中吸出高黏性类黏蛋白样物而被确诊。腱鞘囊肿可能由于压迫邻近神经而产生类似神经瘤的症状(例如,Guyon管的腱鞘囊肿可能引起尺神经病变)(图2)。

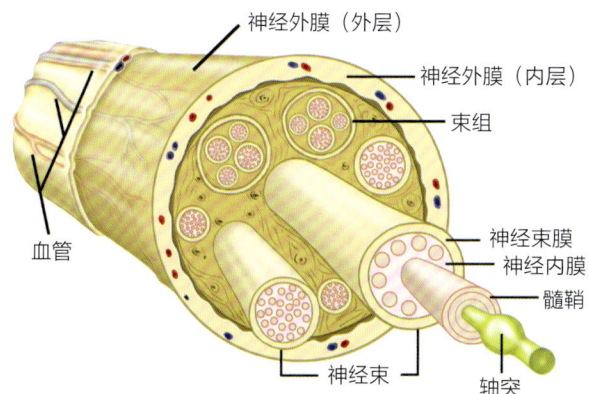

图1 外周神经的解剖结构。每一轴突外包绕着神经鞘膜。神经鞘细胞(而非轴突)形成神经瘤。

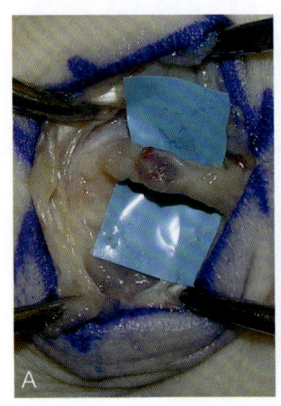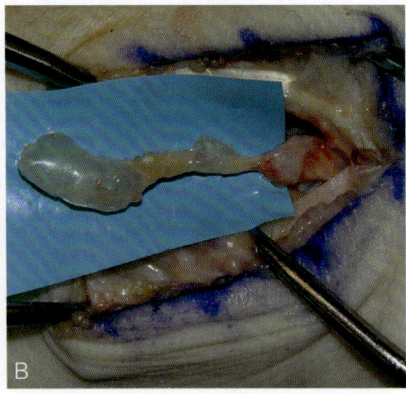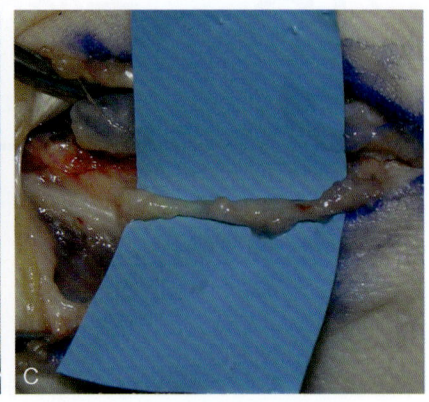

图2 A. 正中神经掌皮支附近肿瘤造成的大鱼际感觉减退。B. 仔细分离发现是来自桡舟关节的腱鞘囊肿。C. 分离后正中神经掌皮支不再受肿块压迫。

- 腱鞘巨细胞瘤：手掌和手指的反应性滑膜病变，与神经瘤的部位类似。与边缘光滑的神经瘤相比，腱鞘巨细胞瘤往往可触及结节状肿块。
- 脂肪瘤：与神经瘤相比，脂肪瘤一般位置更表浅并且移动度更好。罕见情况下，脂肪瘤生长在腕管造成正中神经卡压。
- 表皮包涵囊肿：体检发现之前如果有刺伤史者应予怀疑。与神经瘤不同，这些囊肿不会引起神经症状，也不会出现Tinel征。
- 结节性筋膜炎：质地坚硬、属于反应性的软组织增生，可能在前臂或手的掌面迅速生长。部位可能提示像神经瘤，而浸润性生长速度如同恶性肉瘤。大多数神经瘤可以横向移动，而触诊结节性筋膜炎时感觉其与皮下组织的粘连致密。
- 神经纤维瘤病Ⅰ型患者可能有多个神经瘤，以特征性咖啡牛奶斑、腋下或腹股沟斑点、视神经肿瘤、虹膜错构瘤及骨发育不良为特点。神经纤维瘤病Ⅰ型的患者如果伴有快速增长的神经纤维瘤、疼痛剧烈和新出现的神经功能丧失即预示恶变趋势。
- 检查方法如下：
  - 触诊：检查者横向和纵向移动肿块。神经瘤可横向移动但纵向移动受限。
  - 使用Semmes-Weinstein单丝进行感觉检查。早期神经受压会产生感觉阈值升高，而两点辨别觉仍正常。在繁忙的临床工作中，轻触诊可作为可靠的方法（Stauch）[12]。
  - 检查者评估受累神经所支配的运动单位有明显萎缩和无力情况。肌力测试一般正常。
  - 对肿块近端的神经直接按压。有时神经在肿块压迫下会对触摸敏感，在操作过程中会出现感觉异常。
  - 直接叩击与肿块邻近的神经。阳性结果是神经支配的皮肤呈感觉异常。Tinel征阳性只在受损神经再生时才出现。多数神经肿瘤没有阳性Tinel征。

影像学和其他诊断性检查

- X线片可以发现病灶内钙化现象或相邻骨质受到侵犯。
  - 病灶内钙化现象在良性周围神经鞘瘤中罕见，如果有则提示医生考虑脂肪瘤、血管瘤、腱鞘巨细胞瘤、滑膜软骨瘤病、钙化性肌炎、骨化性肌炎及滑膜肉瘤等可能。
  - 恶性神经瘤可能侵犯邻近的骨组织。
- 超声是另一个有效的手段，可以提供关于质地、大小以及相关的起源神经。超声很难鉴别Schwann细胞瘤、神经纤维瘤和MPBST。
- MRI检查可以用来评估肿瘤特点、厘清周围解剖关系、制订手术方案。
  - 邻近神经主干的肿瘤往往提示周围神经瘤（图3A）。
  - 有时MRI也能显示出受远端神经支配的肌肉轻度萎缩。肿瘤边缘光滑，病灶内信号轻度不均匀。
  - 有脂肪组织混杂情况下，神经瘤在T1加权像呈中等信号强度（图3B）。
  - 良性周围神经鞘瘤在T2加权像呈高信号[14]。这与其他软组织肿瘤的MRI特点相似，不具有诊断意义[9]。
  - 丛状神经纤维瘤或恶变肿瘤的边界可能不规则。
  - 恶性肿瘤的其他特点包括直径>5 cm，侵犯邻近组织及肿瘤坏死。
- 对于罕见的有重要临床意义的术前神经功能障碍，电生理检查最有意义。肿瘤部位的神经传导速度出现减慢，表现为远端运动和感觉潜伏期延长，肌电图将检测到轻度的肌肉失神经支配。

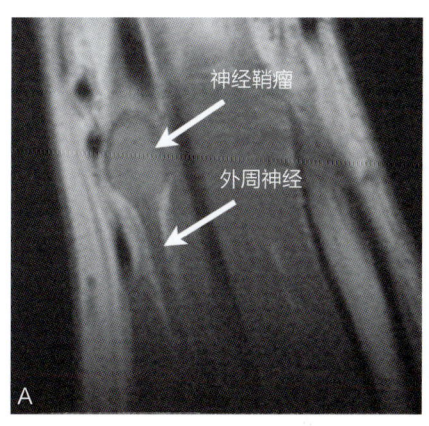
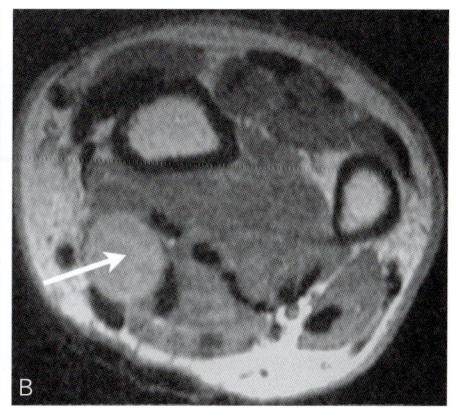

图3 A. 良性外周神经鞘瘤的横断面成像,提示近端肿块与正常轴突相连。B. 良性神经鞘瘤的MRI(箭头)显示脂肪含量高,在T1加权像上最明显。

鉴别诊断

- 神经瘤。
- 脂肪纤维错构瘤(脂肪纤维浸润)。
- 神经鞘囊肿。
- 非神经起源的神经内肿瘤。
  - 神经内脂肪瘤。
  - 神经内血管瘤。

非手术治疗

- 如果病灶没有快速增长、疼痛和神经功能障碍的状况,有理由密切观察上肢远端肿块。MRI可以识别良性周围神经鞘瘤的特征并且排除恶性肿瘤(见上文)。
- 神经纤维瘤病Ⅰ型的患者一般有数个神经纤维瘤,包括表皮型和丛状类型。
  - 表皮神经纤维瘤生长时通过真皮和皮下组织,形成斑块样肿胀。虽然有时看上去外观欠佳,但是常规检查就能发现这些肿瘤,同时要明白手术造成的功能障碍不只是美观问题。
  - 对于丛状神经纤维瘤,临床上可以见到沿周围神经纵向行径分布的结节性肿块。这些肿瘤需要密切随访,因为它们容易恶变成恶性周围神经鞘瘤(神经纤维肉瘤)。
  - 疼痛是恶变最有提示意义的症状。如果没有恶变的危险,一般不需要手术切除,因为术后常常遗留神经损伤。
- 儿童和青少年的纤维脂肪肿块可能浸润主要神经及其分支,尤其正中神经。
  - 这些纤维脂肪错构瘤会引起缓慢的、渐进的结节性肿胀,并且有些时候远端软组织会过度生长[巨指(趾)症]。
- 无症状时非手术治疗为首选,尤其是MRI能确诊病变的性质时[15]。
- 腕管症状者可采取有限的手术治疗方式,包括切开、松解腕管,并做神经小皮支活检来确诊。

手术治疗

- 孤立的上肢远端肿块应行手术以明确诊断、控制症状或排除恶性肿瘤可能。

术前计划

- 重复阅读MRI确定有无良性周围神经鞘瘤的特征,并制订手术方法。
- 必须与患者谈及有关神经重建的问题。
- 笔者认为可吸收的合成神经导管最多能用于长达2 cm的神经缺损,尤其是在手掌部。
  - 避免导管受到任何挤压的可能(例如在指关节)或者将其置于浅表部位,后种情况可能因为异物反应而与肿瘤复发相混淆。
  - 前臂内侧皮神经适合移植于指掌侧总神经和手指固有神经。
  - 腓肠神经束适合移植于周围神经主干缺失。
- 如果术前出现明显的神经功能障碍(或者预计术后会出现),术中应考虑同时做肌腱转位,这一点对成年患者尤显重要。

体位

- 患者取仰卧位,患肢置于搁手台上。上臂近端使用止血带,必要时可在肘内侧取用前臂内侧皮神经。
- 如果术中要取腓肠神经,笔者在对侧大腿近端放置止血带并消毒铺巾,这样的话第2组手术医生的操作不会受影响。

入路

- 不同部位的肿瘤有各自的手术入路。
  - 指神经病灶采取侧中入路可获得最佳的肿瘤视野,能保护邻近的指动脉,而且相邻屈肌腱鞘有正常软组织的覆盖。
  - 手掌部病灶可采用Brunner锯齿形皮肤切口,这样可以提供极佳的手术视野,并最大限度地减少术后限制性纵向瘢痕的形成。
  - 腕管切开适用于正中神经附近的肿瘤,并可减轻压迫神经的术后肿胀。
- 任何怀疑是恶性肿瘤的病灶需要按照本文肿瘤章节的原则进行处理:活检切口必须适用于稍后实施的最终切除术。例如,对于可能是桡神经感觉支的神经纤维肉瘤的活检,反对采用熟知的Henry入路,应当采取经前臂外侧间隔(mobile wad,包含肱桡肌、桡侧腕短、长伸肌)入路。

摘除术

- 大多数孤立性良性周围神经鞘瘤是神经鞘瘤,并在神经鞘管内偏心生长(技术图1A)。这些肿瘤有囊壁包裹,可以在不破坏神经束的情况下将肿瘤安全摘除。
- 暴露神经后,可见神经束支被覆于肿块,有时肿块呈带蒂或多叶状。为完整摘除肿块应360°探查神经,从已扩张的束间隙进入(技术图1B)。
- 纵行切开神经鞘,以保护与神经外膜伴行的滋养血管。仔细完整剥离束支,开大束支窗口,最终将肿瘤剥离出神经(技术图1C)。
- 切除标本应没有神经纤维组织(技术图1D)。

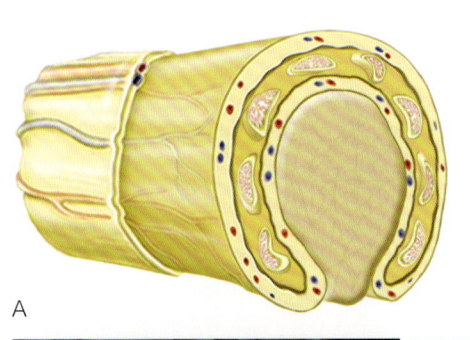
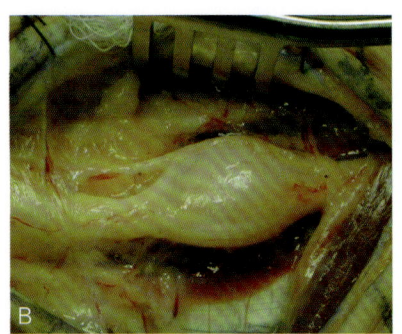
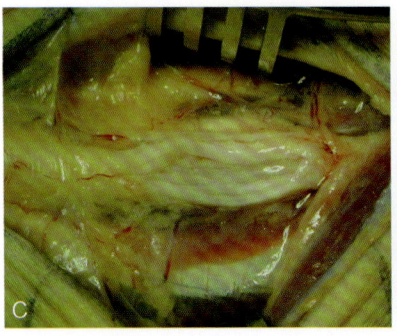
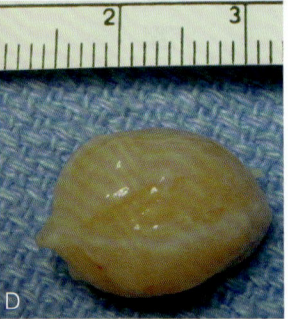

技术图1　A. 原本神经束支和束群位置被神经鞘瘤所取代。B. 从裂开的束支中"取出"肿瘤。C. 肿瘤移除后束支恢复完整性。D. 肿瘤标本。

神经修复、移植、导管重建术

- 神经肿瘤手术探查可能发现位于中央的扩张性病灶,特点是神经纤维瘤肿块已与神经束发生融合(技术图2A)。虽然位于神经内的肿块几乎没有囊壁,但是它也不会与周围软组织相粘连。病灶完整切除可能会切掉相关的神经节段。
- 与显露神经鞘瘤的手术过程相似,暴露神经纤维瘤。在这种情况下,辨别出梭形膨胀的骨间背侧神经。发现神经束支从病灶的近端穿入从远端穿出,可以确诊是神经纤维瘤(技术图2B)。
- 显微放大镜可以辨别出一个突起的束状肿块是否能从邻近正常束支上显微分离。如果无法确定突起的束支(团),那么肿瘤切除术需要在肿块的末端切断每个正常的神经束支。
  - 直接端-端重新吻合神经是最理想的,但是要轻度屈曲关节减少张力。如果需明显屈曲关节或者修补张力很高,直接修复的效果往往不佳。
  - 如需自体神经移植,可以选择前臂内侧皮神经(技术图2C)。该神经在前臂中远端1/3处从深筋膜浅出,与贵要静脉相毗邻。
- 如果手术牺牲了主要的外周神经,那么可以切取该神经段用作神经干移植。
- 可以在离肱骨内上髁远端前方1 in(2.54 cm)处切取前臂内侧皮神经的前侧小分支。该分支尺寸刚好与指神经相匹配,在该例神经肿瘤切除造成医源性缺损时正好派上用场(技术图2D)。
  - 另外,神经导管是用于搭建神经缺损的桥梁(技术图2E)。
- 手术切除指神经纤维瘤,缺损处用神经导管桥接(技术图2F)。研究表明,神经导管最适合用于2 cm以内的缺损。

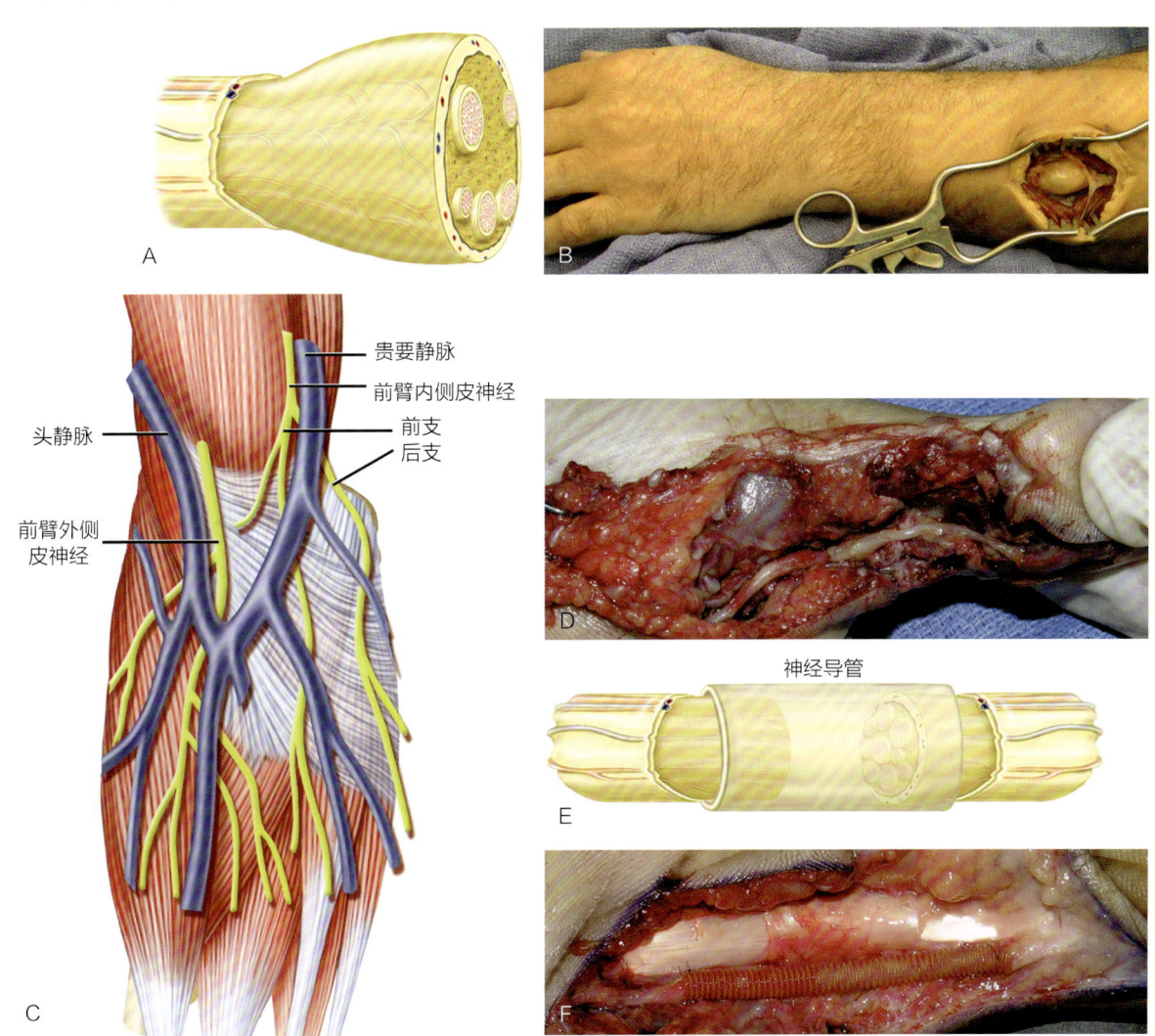

技术图2 A. 神经束支与神经纤维瘤的瘤细胞交织在一起;肿瘤切除往往需要切去相应的神经节段。B. 骨间后神经的神经纤维瘤。肿瘤无法与正常神经束支分离,切除会造成永久性的伸指功能丧失。C. 前臂内侧皮神经与贵要静脉并行。其前支与指神经匹配较好,可在靠近肘部切取。D. 该患者指神经瘤切除后有医源性缺损,用前臂内侧皮神经移植修复拇指尺侧指神经。E. 神经导管能提供神经再生的环境,在很多情况下被证实效果与神经移植一样好甚至更优。F. 切除指神经纤维瘤,并放置导管桥接缺损。由于掌指关节处导管来回活动,软组织愈合缓慢。新近推出的刚性低的胶原神经导管可能更适用于指关节周围的重建;不过尚无人体试验依据。

显微切除术

- 有时需要做指神经鞘瘤的显微切除,以保护轴突。
- 在显微放大镜下分离神经。
- 手术显微镜有助于识别近端正常的神经纤维。这些轴突向远端走行,需要小心地从肿块上分离出来。
- 少数情况下,对于长在重要周围神经上的神经纤维瘤,显微切除可以帮助手术医生辨认和保护其中的正常神经束[13]。

脂肪纤维错构瘤：有限切除和腓肠神经移植术

- 正中神经的脂肪纤维错构瘤最常见于腕横韧带的近端和远端(技术图3A)。腕管的狭窄空间限制了错构瘤向外膨胀，继而引起附近神经束卡压。切开松解腕管可改善疼痛和神经功能障碍。但是肿块仍会持续生长，并产生疼痛和神经功能障碍，所以需要手术切除。此时应当考虑神经移植，对于年幼患者来说特别如此[6]。而对于成年患者的处理尚存争议。
- 矢状面MRI图像可以显示病灶的范围和程度(技术图3B)。
- 手术区暴露首先要切开松解腕管，辨认正常和非正常神经之间的移行带。以Brunner锯齿型切口向远端延长以找到病灶的远端(技术图3C)。
- 沿外观正常的神经束边缘，完整切除错构瘤(技术图3D)。
- 切取腓肠神经并进行神经干移植(技术图3E)。

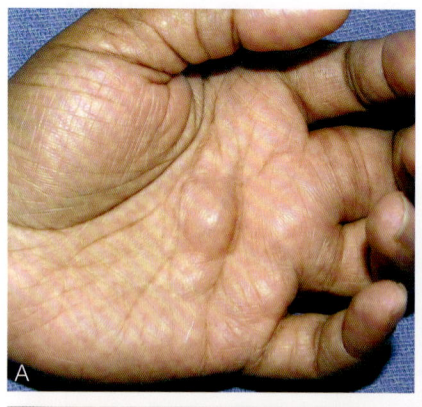
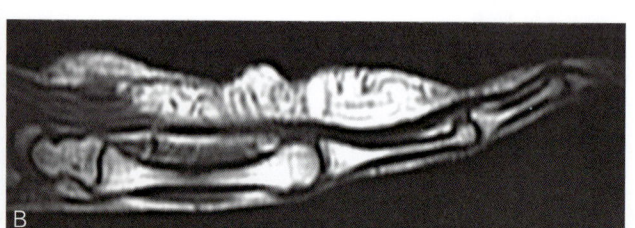
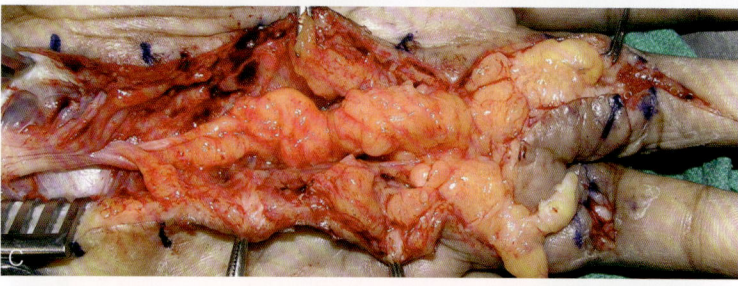
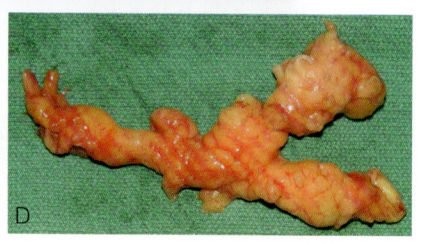
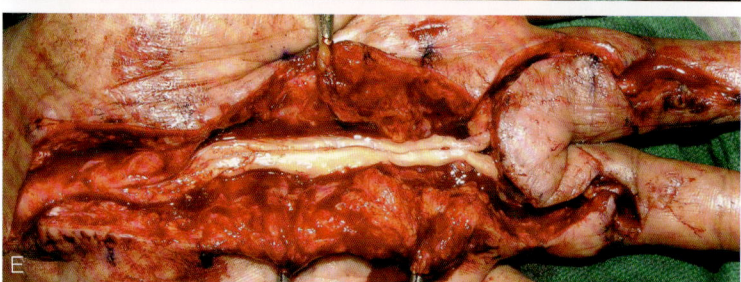

技术图3 A. 逐渐增大的痛性软组织肿块沿指总神经蔓延到第3指蹼间隙。中指和环指的患侧面逐渐丧失感觉。B. MRI检查显示肿块起源于正中神经，并延伸到近侧指间关节。低信号的正常神经束穿过高信号的脂肪肿块。C. 术中无法区分正常神经束和增殖的脂肪纤维组织。D. 术中标本。E. 将腓肠神经移植到中指和环指的指固有神经。

要点与失误防范

诊断	<ul><li>神经肿瘤应是上肢远端肿物的鉴别诊断之一。</li><li>事先考虑到神经肿瘤的诊断可以进行适当的术前计划及患者沟通。</li></ul>
非手术治疗	<ul><li>注意关注恶性的征象，包括进行性神经功能失常、肿物快速生长及疼痛。</li><li>NF1型丛状神经纤维瘤有着较高的恶性概率。</li></ul>

手术入路	• 肿物应通过延展性切口切除；避免横向切口。 • 当肿物浸润到周围组织时很可能是恶性，在关闭切口之前应进行边缘活检。
肿物切除	• 显微镜和显微器械更便于肿物摘除（神经鞘瘤）。 • 显微切除应佩戴显微镜，或进行神经切除及重建（神经纤维瘤）。

术后处理

- 尽早开始小范围的关节运动可减少皮肤瘢痕和深处神经之间的粘连。
- 如果有必要，制动最长达1个月，以保护神经修复或重建。
- 若轴突损伤，手部理疗师可以协助减少痛觉过敏或安排感觉恢复的再训练。
- 沿受损神经的行径观察Tinel征，随访神经再生情况。
- 后期出现神经功能变化或肿胀预示复发的可能。

预后

- 暂时性感觉异常、麻木或无力在神经鞘瘤剥除术后常见（75%）；然而，术后长期神经功能通常能恢复至术前水平或有所改善，总体恢复率为95%[10]。肿瘤复发少见。
- 神经纤维瘤整体切除术会引起永久性神经功能丧失，所以限制了该术式的手术指征。显微切除能保留神经功能，但是增加了复发的风险[13]。
- 切除正中神经的脂肪纤维错构瘤（包括部分切除和束间清扫）常造成永久性神经功能丧失。采用神经移植的方法目前缺乏长期随访结果。

并发症

- 肿瘤切除后神经功能丧失。尽管神经功能丧失在神经纤维瘤切除术后更常见，同样可能见于神经鞘瘤剥除术后（18%）。可能发生神经缺损及严重神经性疼痛的风险及因此需要再次探查甚至神经移植的事实需要在术前跟患者详细讨论[10]。
- 长时间制动引起运动功能减退。
- 在神经供区出现神经瘤（例如前臂内侧皮神经瘤）。
- 神经导管处切口开裂，尤其在手指部。

（孙一　译，王虹舒　审校）

参考文献

［1］ Colon F, Upton J. Pediatric hand tumors. A review of 349 cases. Hand Clin 1995;11:223-243.

［2］ Evans DG, Baser ME, McGaughran J, et al. Malignant peripheral nerve sheath tumours in neurofibromatosis 1. J Med Genet 2002; 39:311-314.

［3］ Forthman CL, Blazar PE. Nerve tumors of the hand and upper extremity. Hand Clin 2004;20:233-242.

［4］ Hajdu SI. Peripheral nerve sheath tumors. Histogenesis, classification, and prognosis. Cancer 1993;72:3549-3552.

［5］ Holdsworth BJ. Nerve tumours in the upper limb. A clinical review. J Hand Surg Br 1985;10(2):236-238.

［6］ Houpt P, Storm van Leeuwen JB, van den Bergen HA. Intraneural lipofibroma of the median nerve. J Hand Surg Am 1989;14(4): 706-709.

［7］ Kehoe NJ, Reid RP, Semple JC. Solitary benign peripheral-nerve tumours. Review of 32 years' experience. J Bone Joint Surg Br 1995;77(3):497-500.

［8］ King AA, Debaun MR, Riccardi VM, et al. Malignant peripheral nerve sheath tumors in neurofibromatosis 1. Am J Med Genet 2000;93:388-392.

［9］ Kransdorf MJ, Jelinek JS, Moser RP Jr. Imaging of soft tissue tumors. Radiol Clin North Am 1993;31:359-372.

［10］ Park MJ, Seo KN, Kang HJ. Neurological deficit after surgical enucleation of schwannomas of the upper limb. J Bone Joint Surg Br 2009;91(11):1482-1486.

［11］ Rinaldi E. Neurilemomas and neurofibromas of the upper limb. J Hand Surg Am 1983;8(5 pt 1):590-593.

［12］ Strauch B, Lang A, Ferder M, et al. The ten test. Plast Reconstr Surg 1997;99:1074-1078.

［13］ Strickland JW, Steichen JB. Nerve tumors of the hand and forearm. J Hand Surg Am 1977;2(4):285-291.

［14］ Stull MA, Moser RP Jr, Kransdorf MJ, et al. Magnetic resonance appearance of peripheral nerve sheath tumors. Skeletal Radiol 1991;20:9-14.

［15］ Toms AP, Anastakis D, Bleakney RR, et al. Lipofibromatous hamartoma of the upper extremity: a review of the radiologic findings for 15 patients. AJR Am J Roentgenol 2006;186:805-811.

第147章 上肢远端内生软骨瘤、骨囊肿及巨细胞瘤的治疗

Treatment of Enchondroma, Bone Cyst, and Giant Cell Tumor of the Distal Upper Extremity

Edward A. Athanasian

定义

- 内生软骨瘤是一种良性软骨性肿瘤,常见于指骨及掌骨的髓腔,较少见于尺桡骨。它是起源在手部的最常见骨肿瘤。
- 单房性骨囊肿是起源于长骨的干骺端良性骨肿瘤,囊腔被覆内皮细胞,里面充满液体,偶见于桡骨远端,极少见于手部。
- 骨巨细胞瘤是较少见的具有侵蚀性和转移性的良性骨肿瘤。虽然病理提示为良性病变,但其生物学行为更像是低度恶性的肿瘤。

解剖

- 手部的内生软骨瘤大部分发生在近节指骨及掌骨(图1A),一般局限于骨的干骺端和骨骺区。它会使骨质膨胀,甚至产生病理性骨折。
- 手部极少见到单房性骨囊肿。位于桡骨的单房性骨囊肿多在干骺端且与远端骨骺相连(图1B)。病灶呈现典型的骨内生长并可造成病理性骨折。
- 骨巨细胞瘤最常见于骨骺,而青少年则多发生在干骺端。桡骨远端是位列第3的高发区(图1C),仅次于股骨远端及胫骨近端。手部骨巨细胞瘤占所有骨巨细胞瘤的2%。

发病机制

- 目前内生软骨瘤、单房性骨囊肿及骨巨细胞瘤的发病机制尚不清楚。内生软骨瘤和单房性骨囊肿可能与骨的生长发育有关。
- 内生软骨瘤、单房性骨囊肿及骨巨细胞瘤能侵蚀骨皮质,使患者发生病理性骨折的风险增加。

自然病程

- 内生软骨瘤经常是在毫不相干的检查时被意外发现,或者在出现病理性骨折后被发现,偶尔因为骨质膨胀引起患者疼痛后才被发现。
  - 内生软骨瘤会在X线检查中被意外发现,一般不引起骨强度明显减弱。
  - 内生软骨瘤会引起大量骨质破坏,造成病理性骨折的需要手术治疗,其复发率低[7]。
  - 极少数内生软骨瘤会转变为软骨肉瘤。
- 单房性骨囊肿常见于青少年和儿童。多在出现病理性骨折后被发现。可以见到肱骨近端的病灶。
  - 单房性骨囊肿出现骨折的概率较小,只有在剧烈的体育运动中才会发生病理性骨折。
  - 单房性骨囊肿会引起大量骨质破坏或骨折,可通过手术或药物注射治疗。
  - 手部的单房性骨囊肿极少见,如有怀疑可先做组织活检以确诊。
- 骨巨细胞瘤有局部侵犯能力。出现病理性骨折后患者会感觉局部疼痛和肿胀。
  - 骨巨细胞瘤发生转移的总概率为2%~10%,桡骨远端和手部病灶的转移更为常见[1,2,4-6],局部病灶复发

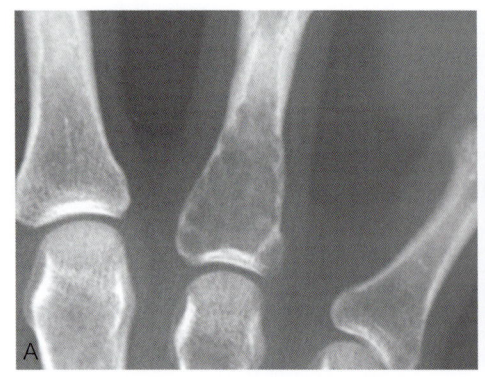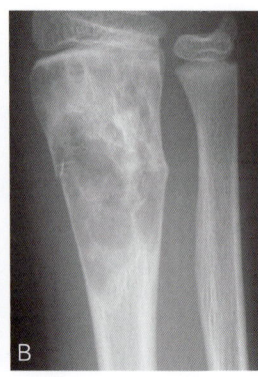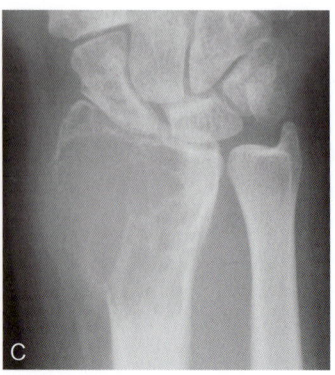

图1 A. 近节指骨的内生软骨瘤。B. 桡骨远端的单房性骨囊肿。C. 桡骨远端的骨巨细胞瘤。

时或复发后最容易发生转移。
- 由于骨巨细胞瘤有远期复发风险,因此需要对患者进行系统分期、治疗及长时间的随访监测。

病史和体格检查

- 内生软骨瘤多数在不经意之间发现,一般没有临床症状。病理性骨折后会出现疼痛及畸形。触诊时偶尔发觉骨质膨胀和触痛。
- 单房性骨囊肿多在病理性骨折后被确诊。触诊有时能发现触痛和骨质膨胀。
- 骨巨细胞瘤主要症状为疼痛、肿胀、压痛及局部无力感。关节周围的病变常有活动受限,有时可见到病理性骨折。

影像学和其他诊断性检查

- 对于原发性骨肿瘤的初步评估,X线片必不可少(图2A)。
- 遇到侵袭性病灶或怀疑软组织有侵犯时,MRI检查能派上用场。它能较好地判别局部病灶的发展程度,有助于制订手术方案(图2B)。
  - 可采用Campanacci等[3]和Kang等[4]的分级系统:
    - 1级病变局限于髓腔内,无膨胀或扭曲的骨皮质。
    - 2级病变出现骨皮质扭曲,但还没有侵犯周围的软组织。
    - 3级病变破坏骨皮质并发展到周围的软组织。
- 全身骨扫描和肺部CT检查是骨巨细胞瘤分期的必要条件。
- 遇到X线检查及MRI都无法确诊时,可进行切开或穿刺活检以明确诊断。

鉴别诊断

- 内生软骨瘤。
- 软骨黏液样纤维瘤。
- 软骨肉瘤。
- 单房性骨囊肿。
- 感染。
- 动脉瘤样骨囊肿。
- 骨巨细胞瘤。
- 原发性恶性骨肿瘤。
- 肢体转移性肿瘤。

非手术治疗

- 考虑到影像学检查有诊断意义,或者说鉴别诊断只限于良性非侵袭性无痛肿块的话,就可以判断是内生软骨瘤和单房性骨囊肿了。病理性骨折的风险评估至关重要。根据患者的活动情况,如果风险很大时则应选择手术治疗。
- 在确定治疗方案及告知家属时应考虑内生软骨瘤的罕见的恶变风险。
- 怀疑骨巨细胞瘤需要活检检查。很少单用放疗来治疗;然而它只是一种选择治疗,不能作为一线治疗方法。对于高度恶性巨细胞瘤来说,放疗很可能有让其发生真正恶变的风险。

手术治疗

- 对于疑似骨巨细胞瘤以及有很大病理性骨折风险的内生软骨瘤、单房性骨囊肿,最好采取手术治疗。

术前计划

- 影像学检查评估疾病的程度。
- 根据具体病变部位确定相应的手术入路。
- 应考虑植骨的来源(自体或同种异体骨移植)。
- 必须考虑到并注意防止供区受到交叉污染。
- 手术医生在行术中冰冻前必须决定冰冻检查位置和同病理医生讨论与阅读影像检查。
- 术前应准备好术中可能用到的所有的移植材料、器械、内植物或者辅助用品(如液氮)。
- 手术医生必须准备好术中摄片。X线片检查比荧光透

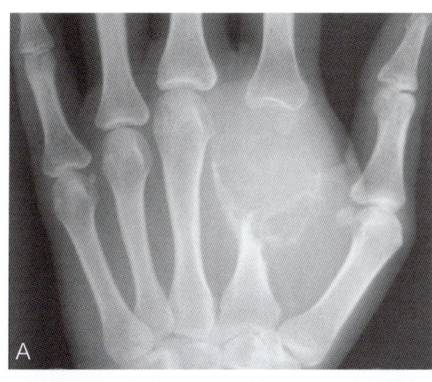
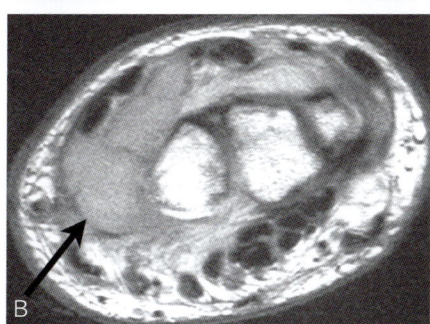

图2 A. X线片显示掌骨骨巨细胞瘤。B. MRI轴位图像显示桡骨远端巨细胞瘤3级(箭头示)。

视更有价值。

体位
- 手术采用仰卧位，上肢外展，并固定在可透过X线的托板上。
- 肱骨近端的手术采用改良的沙滩椅位。

入路
- 指骨病灶切口应位于背面或者侧方。
- 大多数情况下，掌骨病灶最好选择背侧入路。
- 腕骨病灶的切口通常选在背侧。
- 桡骨远端的病灶可通过Lister结节或旋前方肌与第1背侧伸肌间室之间入路，后者的间隙恰位于桡骨茎突的近端。
- 尺骨病灶切口通常位于背侧或尺侧。
- 肱骨近端病灶的最佳入路位于三角肌胸大肌间隙的外侧。
- 若怀疑为恶性肿瘤，必须行活检以明确诊断。活检手术时必须注意不要影响今后做保肢手术的需要。

近节指骨内生软骨瘤搔刮切除术
- 只要可行的话，应优先选择尺侧正中切口（技术图1A）。
- 止血带下，切开之后找出伸肌腱侧束并向背侧牵开。
- 然后掀开骨膜，用刮匙、咬骨钳或电钻开窗（技术图1B）。
- 完整地刮除病灶，使用软纤维光源可以获得较好的视野。
- 用相关骨移植材料填充缺损的腔隙。
- 术中拍摄X线以确保病灶被完整切除以及植骨充分。

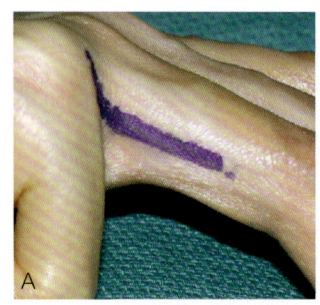 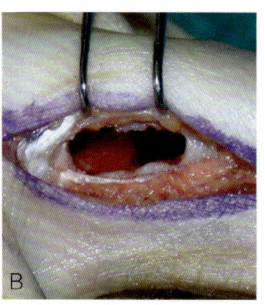

技术图1　A. 指骨近端内生软骨瘤的侧正中切口。B. 牵开侧束，搔刮病灶前开骨窗。

掌骨内生软骨瘤搔刮切除术
- 在掌骨病灶的背侧做一个纵行切口。
- 掀开骨膜，用刮匙、咬骨钳或电钻骨面开窗。
- 完整刮除病灶。开一个长骨槽，确保视野宽阔。
- 用相应骨移植材料填补缺损的腔隙。
- 术中拍摄X线片以确保病灶被完整切除以及植骨充分。

桡骨远端骨巨细胞瘤的刮除、冷冻及骨水泥填充术
- 术前器械准备包括：液氮、适当的冷冻容器、冷冻手术的全部器械以及受过特殊训练的手术人员。
- 对于1级、2级或3级病灶且有单面掌侧骨皮质穿破的骨巨细胞瘤，可通过桡掌侧切口进入，该切口位于第1伸肌间室和桡动脉之间（技术图2A、B）。
  - 术中可能会遇到桡神经浅支，应予牵开并小心保护之。要暴露旋前方肌的桡侧半。

- 当有掌面软组织穿通时,旋前方肌起到限制包绕肿瘤的作用。破损处的旋前方肌应当连同骨破损处完整切除,这样通过掌侧骨窗能有效地将3级病灶转化成2级病灶。
- 骨窗应该有切除区域截面积的2/3,以确保手术视野充分。
- 彻底刮除病灶,使用纤维光源有助于观察累及桡骨茎突的程度。
- 如果骨皮质较厚,磨钻磨除瘤腔内侧面,冲洗并干燥瘤腔。
- 使用氩气刀能在瘤腔内更好地止血,并对周围的表面残余组织有杀伤作用。
- 冷冻术要进行3个冻融周期,可直接将液氮倾倒入瘤腔或用喷雾枪注入(技术图2C)。
- 用聚甲基丙烯酸甲酯骨水泥填充瘤腔,并用Rush针加强固定(技术图2D)。
- 用厚敷料加压包扎,并掌侧支具固定。

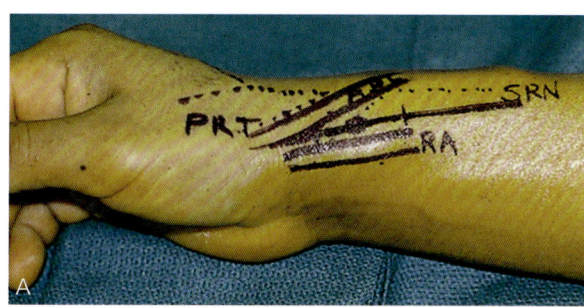
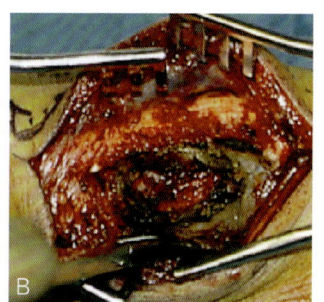
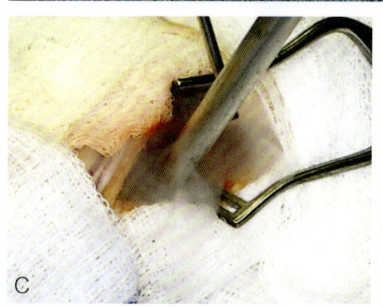
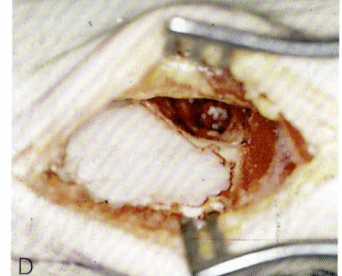

技术图2 A. 在第1伸肌间室和桡动脉之间桡掌侧面显露右侧桡骨。B. 暴露旋前方肌桡侧缘,在骨面上开窗到达病灶。C. 冷冻时广泛牵开和保护好周围软组织。D. 缺损部位用骨水泥填充。

桡骨远端关节外的广泛整体切除术

- 桡骨远端关节外的广泛整体切除术适用于骨巨细胞瘤(3级)伴有大范围的骨皮质侵犯、复发病灶或者累及桡腕关节的病理性骨折。
- 采用背部切口可以充分暴露手术视野,也方便之后的节段性关节融合术。
- 从支持带上游离所有指伸肌腱、腕伸肌,拇长伸肌及拇展肌则需要切除。
- 在病灶近端切断桡骨,远侧桡尺关节的近端切断尺骨,将受累骨段游离出来(技术图3A)。
- 切断骨间膜后,将桡骨病灶段和尺骨向切口外"翻转"(技术图3B)。从病灶处游离出拇长屈肌及桡动脉。
- 从肿瘤位置牵开屈肌腱、正中神经以及尺神经。
- 经背侧切口先解脱腕中关节,然后环绕一圈做完整切除(技术图3C)。
- 另一种方式是使用摆锯经远排腕骨由背侧向掌侧将腕中关节连同肿瘤节段完整切除。
- 可通过带血管或不带血管的腓骨干移植进行重建(技术图3D)。
- 使用3.5 mm的动力加压钢板桥接以求坚强内固定,减少骨不连风险。

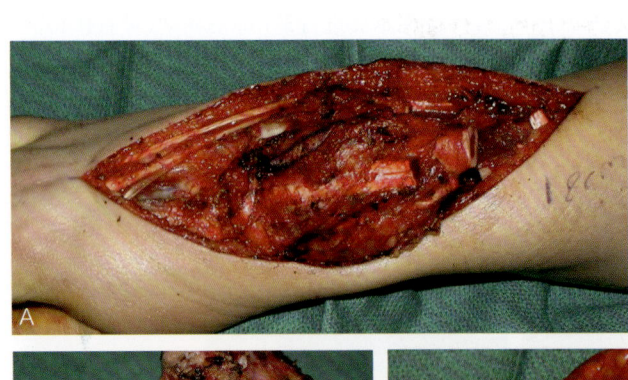
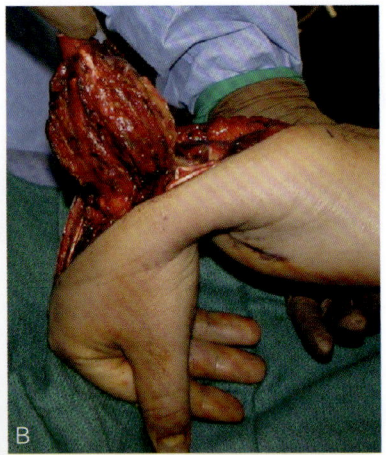
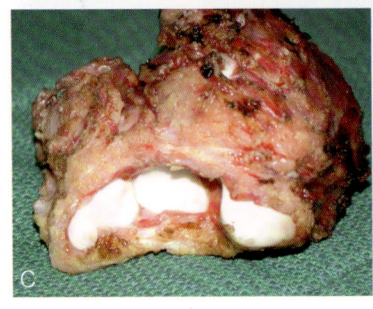
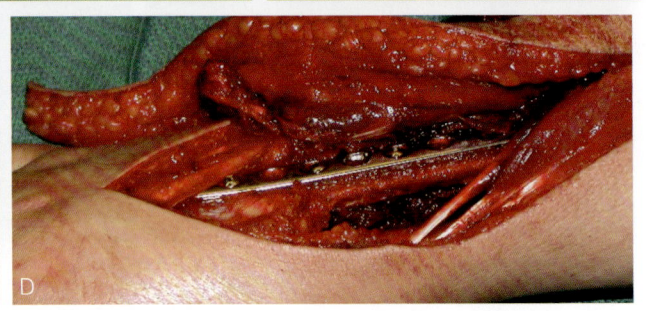

技术图3 A. 尺桡骨远端背侧切口,在病灶近端切断桡尺骨。B. 将桡骨和尺骨从背侧切口内向外翻转,方便掌侧暴露和掌侧软组织的切除。C. 切除的标本,可见到近排腕骨的腕中关节面。D. 用带血管的皮肤肌肉腓骨复合组织移植进行节段性关节融合重建。使用3.5 mm加压钢板作为桥接内固定物。

要点与失误防范

"开窗"	• 骨窗应该有切除区域截面积的2/3,以确保手术视野充分。
病理会诊	• 提前请病理科医师会诊。冰冻切片分析软骨损害是很困难的。
入路	• 指骨病灶的外侧入路术后可以更快地恢复正常活动,且外观更好。对于桡骨远端的1级和2级巨细胞瘤实验掌侧入路可以提供极佳的视野并减少局部污染的风险。 • 对于3级巨大桡骨远端巨细胞瘤,背侧入路是最佳选项,此时大范围切除、重建和关节融合。
随访监测	• 随访和监测是强制性的,尤其是对于骨巨细胞瘤,可以减少复发和恶化的概率。

术后处理

- 掌指骨内生软骨瘤。
  - 术后用大量厚敷料保护覆盖伤口,通常在术后8～10日进行第1次换药,同时开始关节活动锻炼。
  - 术后保护支具持续固定6周。骨折高风险者要制动12～16周。
  - 术后定期随访3～5年。
- 桡骨远端骨巨细胞瘤的刮除术、冷冻术和骨水泥充填。
  - 手术后10日换药并予以拆线,用可活动的支具固定患肢。
  - 开始行主动活动训练。术后6周增加辅助下的主动活动和被动活动训练。
  - 逐步增加主动活动量。术后2年内应严格限制高风险的主动活动,因为冷冻术会引起组织坏死。
- 桡骨远端关节外的广泛整体切除术。
  - 术后用厚敷料加压包扎,常使用掌侧支具固定。
  - 术后48小时内抬高患肢,鼓励患者尽早开始活动手指关节。
  - 通常在术后8～10日第1次换药,并开始正规的监督性治疗措施。
    - 这时拆除绷带和缝线。
- 通常,先开始被动和辅助下的主动功能锻炼。不锻炼时,告知患者要用保护性支具再多固定1个月。在骨与软组织愈合良好条件下,逐渐增加功能锻炼程度。
- 应在术后10日内就开始关节功能锻炼。
- 持续支具固定至少6周,直至证实融合术后手术部位的骨质发生愈合。
- 术后12～18周内不得进行体育活动。更长时间内避免高强度活动。
- 关于局部复发,良性肿瘤术后随访5年,骨巨细胞瘤术后要随访10年。

预后

- 局部复发。
  - 内生软骨瘤刮除植骨后局部复发率约5%,局部复发后应考虑恶变可能[7]。
  - 桡骨远端骨巨细胞瘤刮除植骨术后局部复发率约为50%,使用液氮辅助治疗后复发率降至20%,对于没有软组织侵犯的骨巨细胞瘤(1、2级)优先考虑病灶内切除术(刮除术)[4-6]。
  - 桡骨远端骨巨细胞瘤广泛切除术的局部复发率<10%;然而异体骨关节移植或节段性关节融合重建,常出现功能低下、活动受限、力量减弱及剧烈疼痛等一系列问题[4-6,9]。
  - 手部骨巨细胞瘤刮除加植骨术的复发率为80%左右,因此一般不宜行没有辅助治疗的单纯刮除术。目前已有数例手部骨巨细胞瘤行刮除冷冻骨水泥填塞术取得成功。建议在相关肿瘤中心进行此类手术[1,2]。
  - 指骨及掌骨的骨巨细胞瘤提倡采用广泛切除或截指术。虽然仍有可能局部复发,但复发率一般<10%[1,2]。
  - 手部内生软骨瘤刮除术后局部复发率为5%[7]。
  - 手部骨巨细胞瘤广泛切除或截肢术后,局部复发率<10%。
  - 桡骨远端骨巨细胞瘤刮除、冷冻、骨水泥充填术后复发率为20%～25%,这与软组织受侵犯的程度相关[4,6]。
  - 桡骨远端骨巨细胞瘤广泛切除术后,局部复发率在10%以下[8]。
- 转移。
  - 大宗病例分析,良性骨巨细胞瘤转移率为2%～8%[1,2,5]。
- 运动及肌肉力量。
  - 内生软骨瘤刮除术后手指活动情况恢复良好。
  - 桡骨远端内生软骨瘤刮除术后,腕关节的活动度轻微受限。
  - 桡骨远端骨巨细胞瘤广泛切除并节段性关节融合术后,抓握力量约减至原来的60%,而前臂的旋转功能基本能得以保留。

并发症

- 上肢远端内生软骨瘤、骨巨细胞瘤术后可能会出现感染、血肿、神经损伤、术中及术后骨折、骨不愈合、活动受限、肌腱粘连等问题。
- 晚期并发症有骨不愈合、内固定取出后发生骨折和伸肌腱断裂,后者主要是残留突起的尺骨造成的。

(孙一 译,王虹舒 审校)

参考文献

[1] Athanasian EA, Wold LE, Amadio PC. Giant cell tumors of the bones of the hand. J Hand Surg Am 1997;22(1):91-98.

[2] Averill RA, Smith RJ, Campbell CJ. Giant-cell tumors of the bones of the hand. J Hand Surg Am 1980;5(1):39-50.

[3] Campanacci M, Laus M, Boriani S. Resection of the distal end of the radius. Ital J Orthop Traumatol 1979;5:145-152.

[4] Kang L, Manoso MW, Boland PJ, et al. Features of grade 3 giant cell tumors of the distal radius associated with successful intralesional treatment. J Hand Surg Am 2010;35(11):1850-1857.

[5] O'Donnell RJ, Springfield DS, Motwani HK, et al. Recurrence of giant-cell tumors of the long bones after curettage and packing with cement. J Bone Joint Surg Am 1994;76(12):1827-1833.

[6] Sheth DS, Healey JH, Sobel M, et al. Giant cell tumor of the distal radius. J Hand Surg Am 1995;20(3):432-440.

[7] Takigawa K. Chondroma of the bones of the hand. A review of 110 cases. J Bone Joint Surg Am 1971;53(8):1591-1600.

[8] Vander Griend RA, Funderburk CH. The treatment of giantcell tumors of the distal part of the radius. J Bone Joint Surg Am 1993;75(6):899-908.

[9] Weiland AJ, Kleinert HE, Kutz JE, et al. Free vascularized bone grafts in surgery of the upper extremity. J Hand Surg Am 1979;4(2):129-144.

第148章 肘上截肢术和肘下截肢术
Above-Elbow and Below-Elbow Amputations

Jacob Bickels, Yair Gortzak, Yehuda Kollender, and Martin M. Malawer

背景

- 上肢肿瘤可能造成广泛的骨和软组织破坏，并侵袭主要的神经血管束。在一些非常严重的病例，保肢手术可能无法进行，需要行截肢术来实现长距离的切缘和肿瘤局部控制。
- 肘关节以上截肢适用于前臂以及肘关节周围晚期的骨和软组织肉瘤（图1A）。肘关节以下截肢适用于前臂和手部的类似肿瘤（图1B）。
- 肘关节以上和以下截肢术很少应用，因为上臂、肘关节和前臂很少发生肌-骨骼系统的肿瘤，若上述部位发生肿瘤，则会被相对较早地发现，且大多数病例的肿瘤都可切除。术前化疗的应用和肢体隔离灌注治疗使得大多数巨大肿瘤可以得到有效控制。
- 尽管如此，肘关节上下截肢术在治疗上肢骨和软组织肿瘤中仍占有一席之地。

解剖

- 肘关节以上截肢平面可以位于干骺端（高位）、骨干或是髁上（图1）。
- 高位的肘关节以上截肢平面在三角肌粗隆近端。在三角肌和胸大肌止点近端的截肢患者与较远端截肢的患者相比，前者在调整适应假肢方面要困难得多。
- 肘关节以下截肢要尽可能地保留桡骨和尺骨的长度。尽管手部肿瘤的治疗是通过前臂远端1/3处行标准的肘关节以下截肢，然而前臂远端的肿瘤则需更高平面的截肢术，并需要考虑一些特殊因素。从桡骨粗隆开始测量，至少保留2.5～3 cm的骨残端以保证功能，当骨残端很短时，可以通过离断肱二头肌肌腱来获得额外的骨长度；骨残端充分的屈曲仍可以由肱肌来提供。

适应证

- 骨和软组织肿瘤广泛且扩散，无法进行重建手术，也无法在切除术后获得合理的功能（图2～图4）。
- 原位复发过去曾被认为是截肢术的主要适应证，然而现在认为单纯的肉瘤复发不再是截肢术的适应证。是否能在不影响肢体功能的情况下切除复发性肿瘤才是决定截肢术的根本因素（图5）。

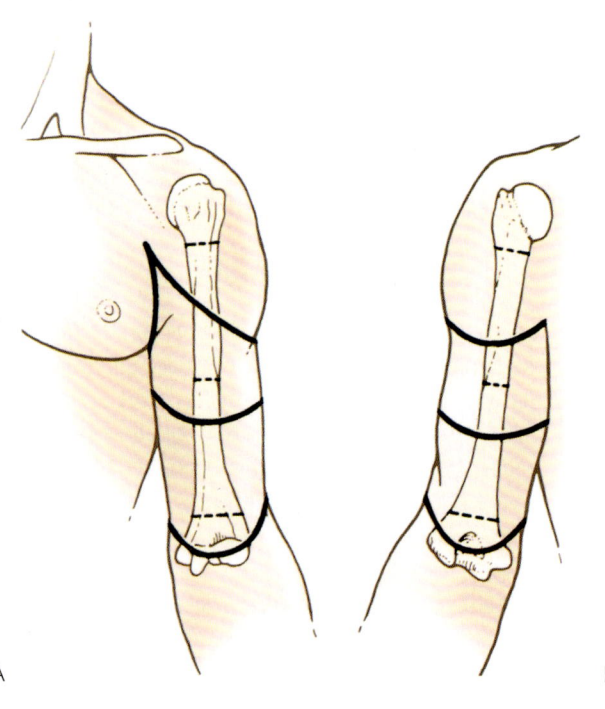

图1 A. 前臂晚期骨和软组织肉瘤的肘上截肢。图示干骺端（高位）、骨干以及肱骨髁上不同水平肘上截肢的皮肤切口和截骨位置。B. 前臂和手部晚期骨与软组织肉瘤的肘下截肢。图示肘下截肢的皮肤切口和截骨位置。

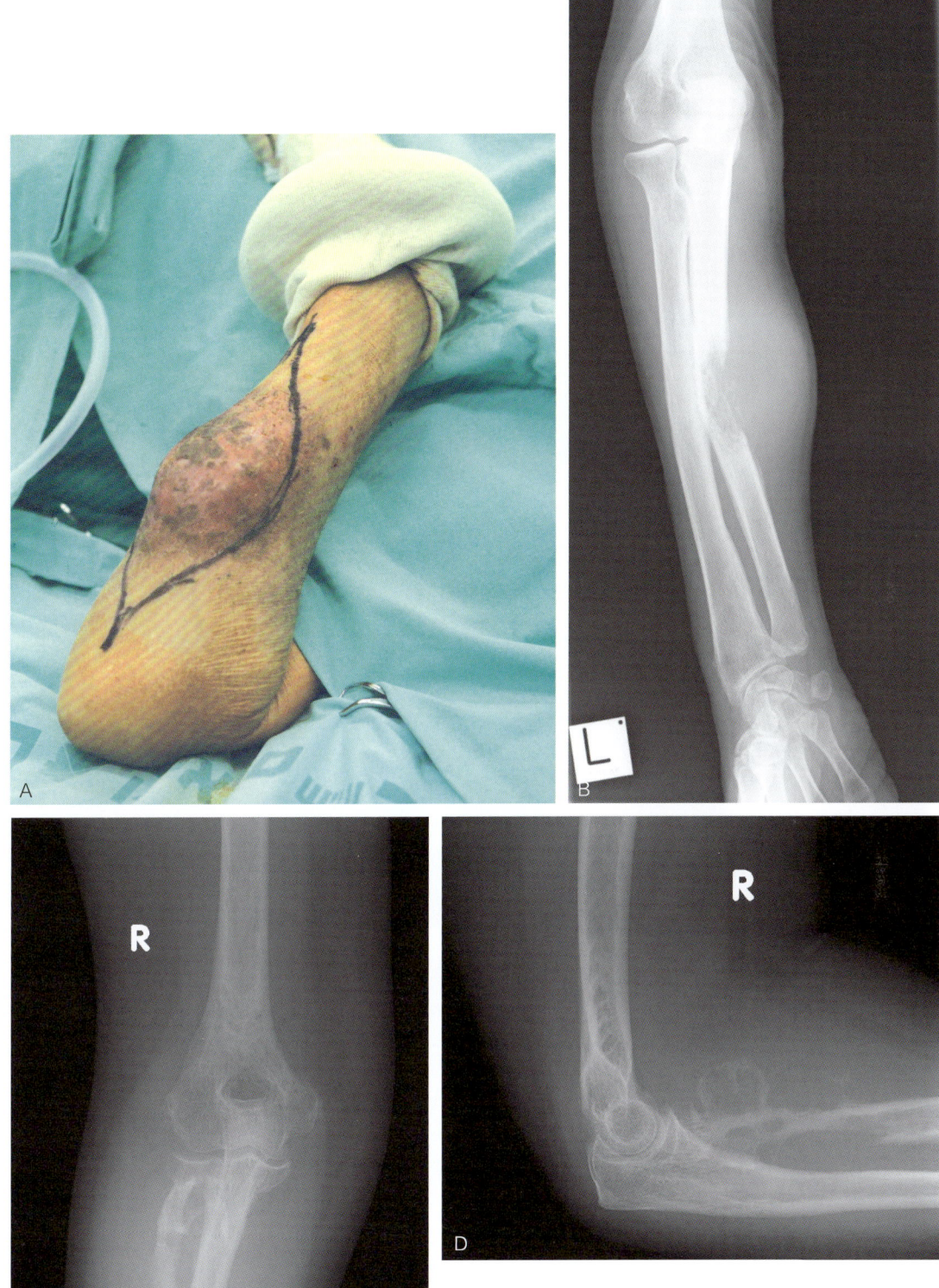

图2 临床照片（A）和X线片（B）显示肺癌转移到尺骨中段，伴有广泛的骨质破坏和软组织侵犯，需要行肘上截肢以达到肿瘤局部控制和缓解疼痛的目的。C、D. X线片显示近端桡骨高级别肉瘤伴广泛软组织扩张，这些肿瘤需要肘部以上截肢以达到局部肿瘤控制和减轻疼痛。

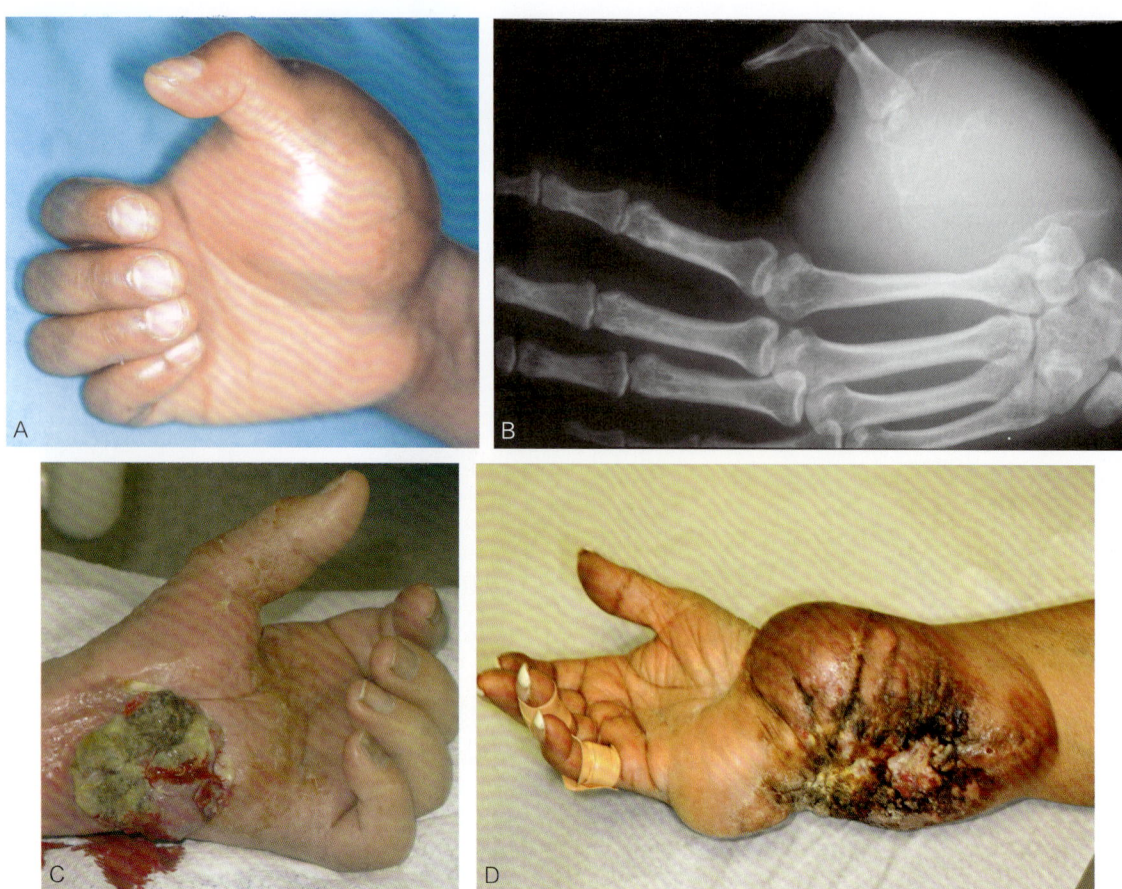

图3 临床照片（A）和X线片（B）显示第1掌骨高度恶性肉瘤。C. 手部真菌性软组织肉瘤。D. 广泛的坏死和真菌肉瘤的手腕。为了控制局部肿瘤，肘下截肢是必要的。

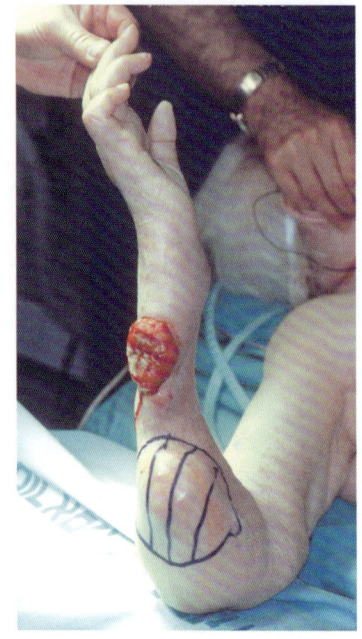

图4 前臂广泛的鳞状细胞癌，做肘上截肢术。

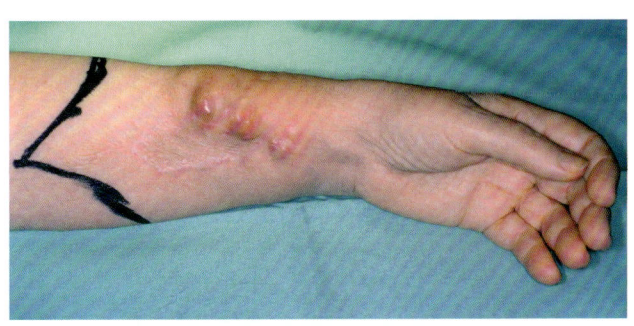

图5 前臂远端高度恶性肉瘤复发。复发病灶范围弥漫，广泛切除会导致部分神经血管结构和所有屈肌腱缺失，最终造成术前放疗的手术区域内广泛软组织缺损。因此，根据先前计划的切口（轮廓）行肘下截肢术。

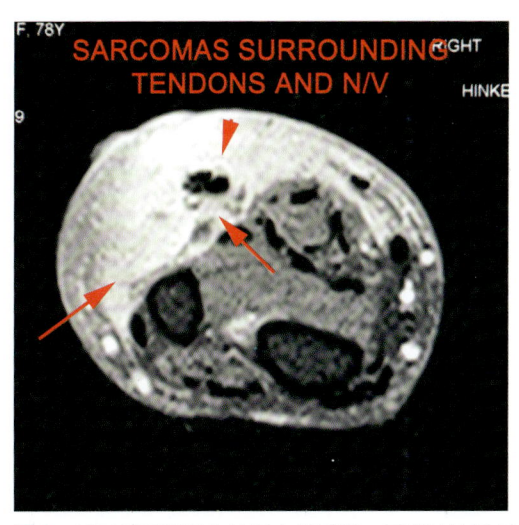

图6 MRI显示肌腱和神经血管受累，是截肢的指征。

- 主要血管累及：上臂的神经血管束紧密地交织，被包裹在一个密闭的解剖间隙中。当肱静脉或腋静脉不得不被结扎离断时，头静脉可以提供足够的侧支回流，尽管肿瘤偶尔可以从肱动脉上小心地剥离下来，但在大多数血管被累及的患者中，肱动脉被肿瘤广泛包绕只能选择截肢（图6）。当巨大的肿瘤侵犯前臂远端掌侧时，腕部密集的血供使桡动脉和尺动脉均可能受到肿瘤组织累及。在这种情况下，其发病率以及肿瘤切除后采用上述血管移植重建的失败率都非常高。
- 主要神经累及：通常来说，单独一根上臂神经是可以被切除的，两根神经缺失也是可以接受的。如三根主要神经都失去，保留一条无功能的手臂，结果仅稍好于截肢。用神经移植的技术做节段性替代正中神经、桡神经或者尺神经缺损，其效果尚未达到功能恢复满意的程度。

影像学和其他诊断性检查

- 需要行肘关节上、下截肢术的骨或软组织肉瘤的患者需要在术前完善各项检查，以使手术医生能够明确截肢水平和需要切除的软组织范围。
  - 完善的检查可用来判断肿瘤的整体范围，进而决定皮肤切口的位置、皮瓣的形状以及截骨的位置。
- X线片、CT和MRI的综合应用是必要的，可用于确定肿瘤在骨内和周围软组织的累及范围。通常，骨和软组织两个近端累及的平面中，更常近侧的作为截肢的平面。

手术治疗

体位

- 患者取仰卧位，患侧肩关节轻度抬高。

肘部截肢

- 通常采用标准的前后"鱼嘴状"皮瓣。根据肿瘤的具体解剖特点，有时也需要做内外侧"鱼嘴状"皮瓣。由于上肢血供十分丰富，不论皮瓣的外形如何，切口愈合几乎没有问题。垂直于皮肤表面切开皮肤和浅筋膜（技术图1）。
- 大血管连续结扎再缝扎。神经的操作要小心，将神经从肌床中拉出约2 cm，用不可吸收的单纤维丝线双道结扎，然后用快刀切断。
- 根据皮瓣设计来切断肌肉，根据术前影像学检查来决定肱骨或尺桡骨恰当的截骨位置（技术图2）。尺桡骨截骨长度应一致。
- 为了获得残肢最佳的功能和活动度，肌群紧密而牢固地覆盖截骨断端是很重要的（技术图3）。
- 用涤纶线将肌肉缝合到截骨端的钻孔上以加强肌肉固定。
- 缝合浅筋膜和肌肉，内置封闭的负压引流管（技术图4）。

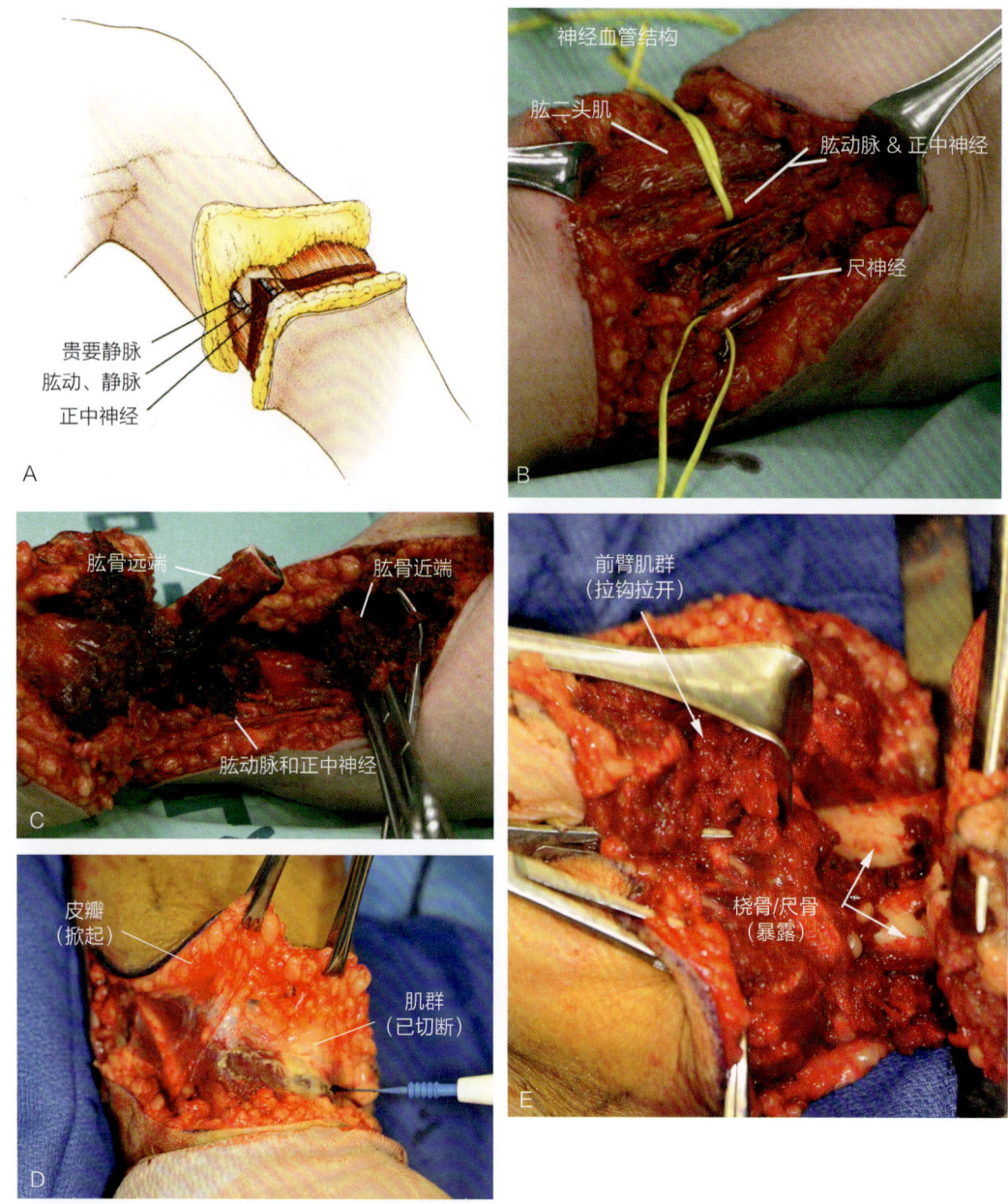

技术图1 A. 应用前后侧"鱼嘴状"皮瓣。垂直于皮肤表面切开皮肤和浅筋膜。B. 皮肤和浅筋膜垂直于皮肤表面分开。C~E. 术中显示截骨前软组织和神经血管的显影及暴露的照片。

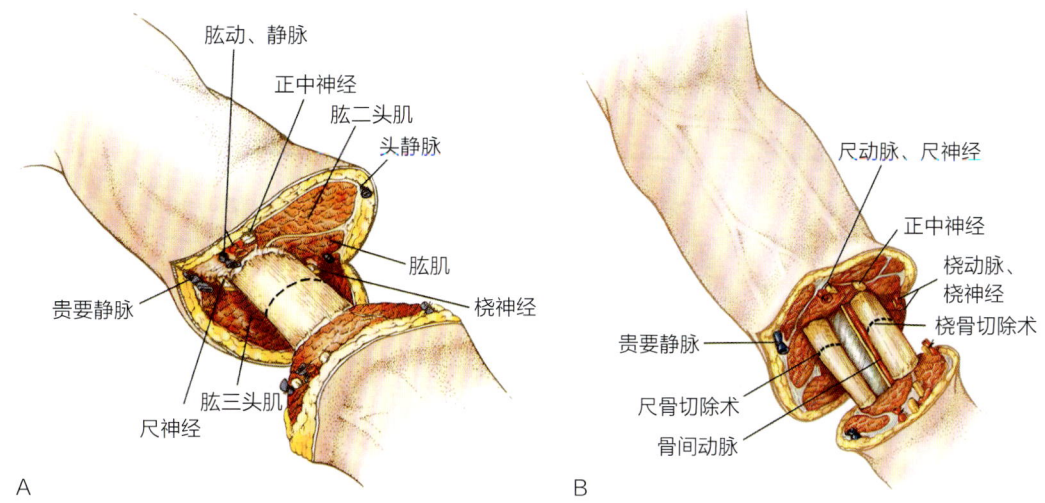

技术图2 根据术前影像学检查，在适当的位置截骨。A. 肘关节以上截肢。B. 肘关节以下截肢。尺桡骨截骨长度一致。

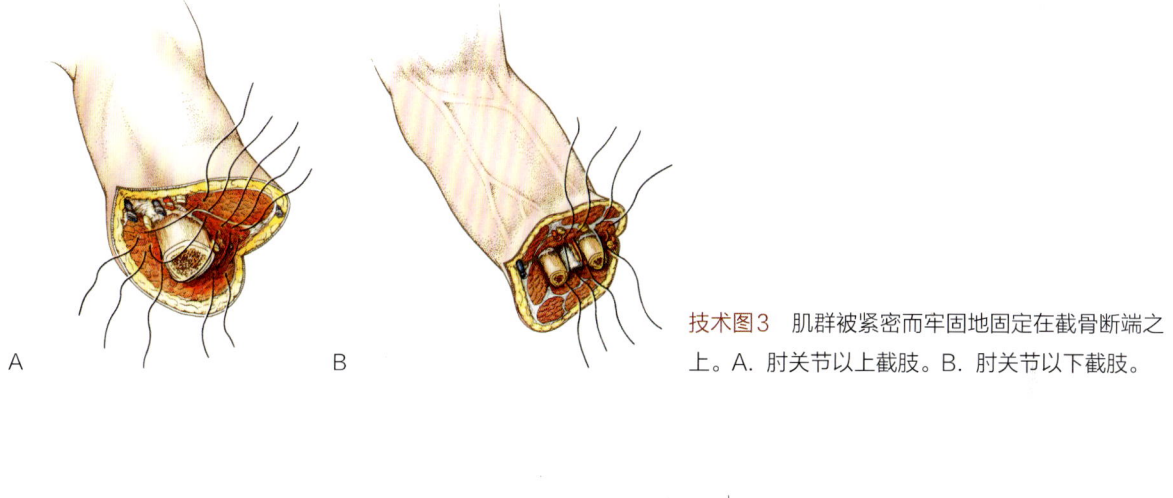

技术图3 肌群被紧密而牢固地固定在截骨断端之上。A. 肘关节以上截肢。B. 肘关节以下截肢。

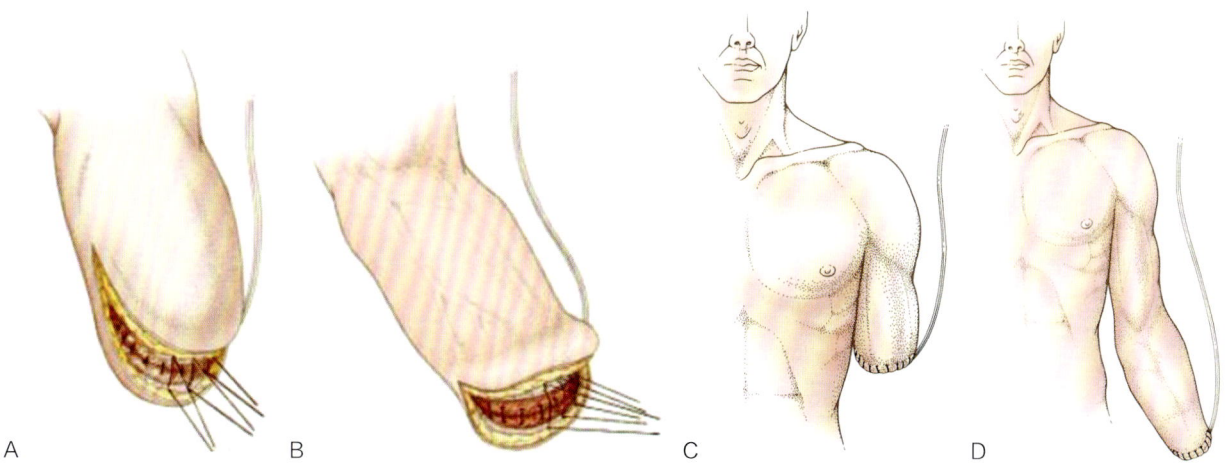

技术图4 缝合关闭浅筋膜和皮肤，内置闭合负压引流管。A. 肘部以上截肢。B. 肘部以下截肢。C. 肘关节以上截肢切口关闭后。D. 肘关节以下截肢留置闭合负压引流管。

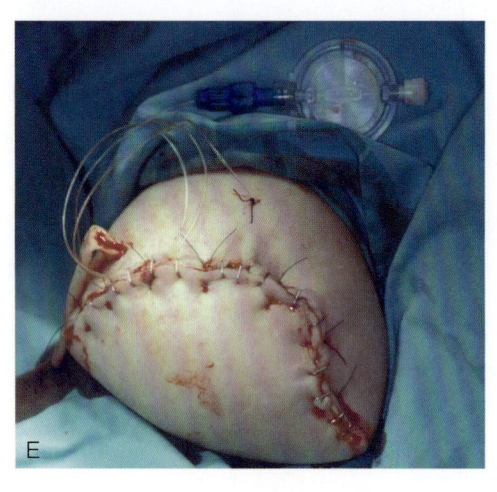

技术图4（续） E. 闭合伤口。硬膜外导管插入神经鞘内，通过持续注入局麻药来控制术后疼痛。

要点与失误防范

术前	• 术前详细的影像学检查以评估肿瘤范围。
术中	• 覆盖截骨断端的紧密的肌肉固定，有利于残肢的功能康复。
术后	• 坚实的加压包扎和早期活动度锻炼。

术后处理

- 术后立即坚实地加压包扎以减轻疼痛和水肿，有利于残端愈合（图7）。必须注意保护直接覆盖在骨表面的皮肤。
- 在上肢，残端水肿几乎不成为明显的问题，术后尽早开始假肢功能锻炼。
- 持续负压吸引要3～5日，围手术期应用静脉内抗生素直到引流管被取出。
- 根据自我耐受程度，逐渐进行肩关节和手关节（如果存在的话）的主动和被动的活动度锻炼。

并发症

- 伤口裂开。
- 深部感染。
- 丧失肘关节活动（当行肘关节以上截肢时）。
- 幻肢痛。

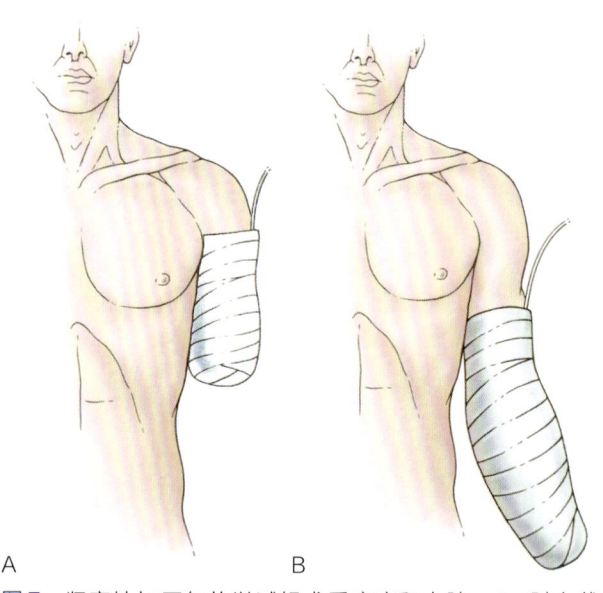

图7 坚实地加压包扎以减轻术后疼痛和水肿。A. 肘上截肢。B. 肘下截肢。

（孙一 译，王虹舒 审校）

第149章 前臂截骨治疗遗传性多发外生骨疣
Forearm Osteotomy for Multiple Hereditary Exostoses

Carley Vuillermin, Carla Baldrighi, and Scott N. Oishi

定义

- 遗传性多发外生骨疣（multiple hereditary exostoses，MHE）是一种家族遗传性常染色体显性疾病，由Boyer[3]在1814年首先描述，表现出高度的持久性和多样的表现形式[12]。
- 也称为多发性骨软骨瘤、多发性软骨骨疣、骨干续连症或干骺续连症[5,23]。

解剖

- 了解未成熟个体前臂的正常解剖及生物力学，有助于更好地了解前臂畸形的发病机制，从而制订合理的治疗计划。
- 尺骨和桡骨的位置随着前臂旋前-旋后而发生改变。这个旋转动作需要尺骨和桡骨精确排列，同时需要近段和桡尺远侧关节周围韧带及骨间韧带保持完整。最小的轴向或旋转畸形、非对称性骨缩短，或韧带不稳定都会影响功能。
- 尺骨就像一个旋转铰链，桡骨围绕着它旋转。前臂的旋转轴是倾斜的。

发病机制

- 最常见的遗传突变是在 *EXT-1* 和 *EXT-2* 基因[6]。
- 大约有10%的具有多发性骨疣表现的个体没有MHE家族史[22]。
- 普通人群中MHE的患病率估计至少为1/50 000，其中首次诊断的中位年龄为2~3岁（在2岁之前很少出现MHE）[22]。在第一次诊治时一般发现5~6个涉及上、下肢的MHE[9]。
  - 12岁时MHE的存在变得十分明显。
- 骨软骨瘤尚未发育成熟的骨骼的许多部位发育，它们可能会影响除颅骨以外的任何骨骼。它们最常影响长骨的末端和扁骨（包括肩胛骨和骨盆）。
- 骨软骨瘤由被软骨帽覆盖的基部或茎部组成。它们来自经过软骨内骨化的骨骼生长板的外围[14]。
  - 它们的形成是由于软骨细胞的异常增殖和随后的长骨干骺端异常重塑所致。这使得其存在两种特点：骨骼干骺端骨疣和长骨纵向生长延迟。
  - 它们可以通过纵向生长离开骨骺[14]。
- 在MHE中，骨疣的数目、位置、大小和结构相差很大。与单独的骨软骨瘤相比，它们的形状更加不规则、更奇怪。
  - 病变一直与其原发处的髓腔相通。
  - 当骨骼发育成熟后，病变也随之停止[22]。在骨骼成熟后仍继续增大的病灶应进一步排除恶性可能。

自然病程

- 在患有MHE的人群中，30%~60%可表现为前臂畸形[22]。前臂的畸形可为进展性并导致不同程度的无力、疼痛[4]、功能障碍和美观缺陷。
  - 前臂的畸形主要表现为前臂的尺桡骨不等长。前臂尺桡骨的非同步增长导致解剖畸变。尺骨的大多数纵向生长发生在远端骨骺[15]，因此远端骨骺也最常受累（30%~85%的病例）[22,23]。
  - 受累的尺骨的典型表现是相对较短、稍弯曲，而这通常导致桡骨极度变形。当尺骨短缩时，尺侧的软组织的牵拉导致桡骨的弯曲变形。此外，外生骨疣的存在本身也会通过抑制半骺生长导致桡骨弯曲[15]。
- MHE最大的风险在于可能从骨疣恶变为软骨肉瘤。恶性变全年龄段都可能发生，但在儿童时期极为少见[22]。
- MHE的患者大多数预期寿命正常，除非发生恶变和转移[9]。MHE成人恶变的概率报道为0.57%~5%[12,22,31]。
- MHE对于患者的生活质量影响很大，严重影响了患者的体育活动、职业和日常活动[8]。

病史和体格检查

- 诊断通常容易，90%的患者都有明确的家族史，因此初始病史的采集应关注存在的症状和功能障碍。

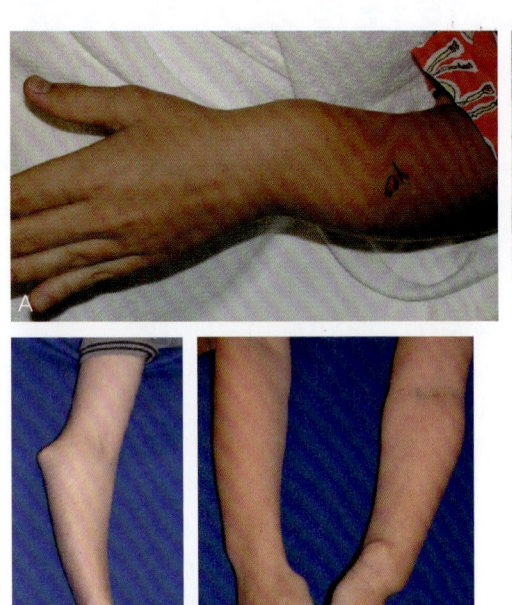
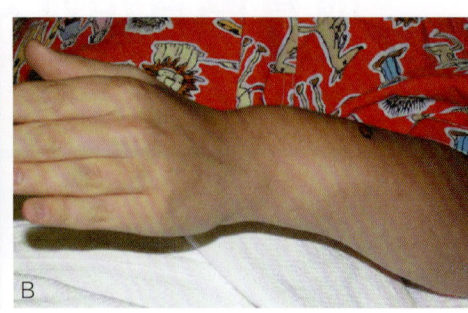
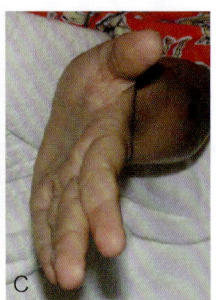

图1 A. 腕关节明显尺偏，这类患者中常出现。B、C. 患者旋前-旋后受限。D. 桡骨头明显脱位。E. 左前臂严重畸形。

- 上肢的检查应评估疾病处受累程度及常见的伴随症状。
  - 常见的体征为不对称性畸形。一侧的肢体可能严重受累，而另一侧可能是正常的。
- 可发现前臂的短缩，尤其是尺骨的相对短缩，以及渐进性的桡侧弯曲，可能存在桡骨头脱位。
- 肘关节常出现轻度的屈曲畸形。
- 在腕关节水平，可发生桡骨干骺端尺偏、手腕尺偏，以及手腕进展性尺侧位移。这些畸形最终都会导致手腕桡偏降低以及前臂旋前、旋后屈伸功能丧失（图1）。
- 前臂的旋前旋后丧失可以在早期出现，并在儿童期即可进展至较为严重的水平[26]。旋前旋后首先可能是由于力学排列改变、骨软骨瘤阻挡或者是桡骨头脱位所致。骨软骨瘤数目越多，尺骨越短缩，运动的受限越大[10,32]。
- 报道发现患侧前臂的桡骨头脱位的发生率为22%[23]。症状可表现为疼痛、肘关节外侧肿块、提携角改变、肘关节活动范围减少以及前臂旋前旋后障碍、肘关节交锁。
- 神经症状很可能出现，可能由于骨软骨瘤的直接压迫，或者是畸形所致，如桡骨头脱位。

影像学和其他诊断性检查

- X线片已足够能明确诊断并了解骨疣的数目、位置及外形（图2）。

- 和单发的骨软骨瘤一样，骨疣可能为无蒂或有蒂；骨疣的尖端几乎都会指向远离骺板的方向，但在手部可能并非如此。在MHE中，骨疣的破坏性更大、外形更加奇怪（图2）。
- 至少需要2个不同角度的X线片（包含肘关节和腕关节在内的真正前后位片和侧位片）来评估尺骨的改变、桡骨关节面角（RAA）、腕骨滑移及桡骨弯曲度。这些影像学检查有助于制订手术计划（图3）[2]。

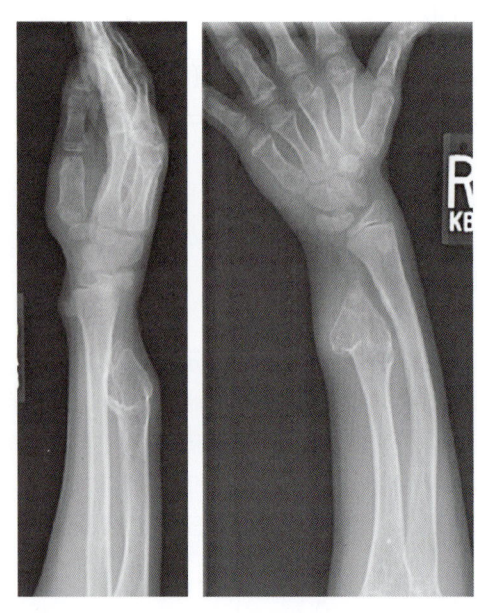

图2 X线片示尺骨远端巨大骨软骨瘤，影响骨骺并导致明显桡骨牵拉。特征是尺骨远端变窄，形成尖端。

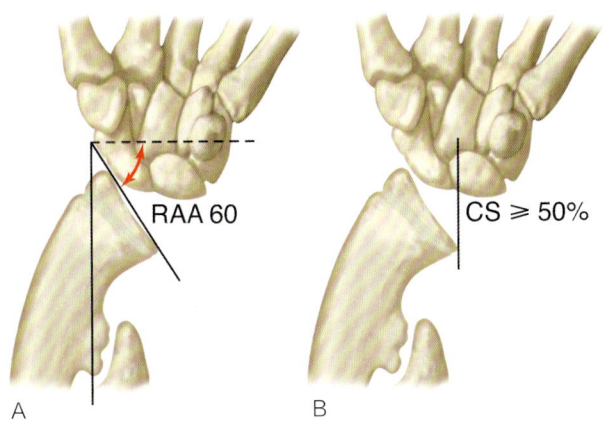

图3 桡骨关节面角（RAA）与腕骨滑移（CS）。A. RAA是指经桡骨关节面的直线，与经桡骨头中点和桡骨远端骨骺（成熟个体中为桡骨茎突）桡侧缘连线所做垂直线之间的夹角。正常范围在15°～30°。B. CS用来测量与桡骨接触的月骨的百分率。首先，从鹰嘴中心至桡骨骨骺（成熟个体为桡骨关节面）尺侧缘做一直线[1]。所做直线在正常情况下将平分月骨。异常CS指的是月骨尺偏＞50%（经允许引自Akita S, Mursae T, Yonenobu K, et al. Long term results of surgery for forearm deformities in patients with multiple cartilaginous exostoses. J Bone Joint Surg Am 2007; 89A:1993-1999)。

- 对影像学上的桡骨头的改变必须进行评估。它们常从肥大、扁平变为桡骨头完全脱位。
- Masada形态学分型将MHE前臂受累分为三型(图4)[15]。这个分型也用于制订治疗计划。
- CT、MRI和MRA常用来检查特殊及有症状的病变。它

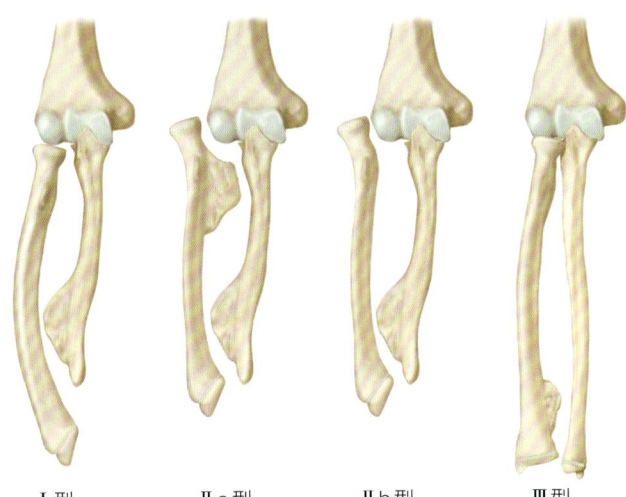

Ⅰ型　　Ⅱa型　　Ⅱb型　　Ⅲ型

图4 遗传性多发外生骨疣前臂畸形的Masada分型（经允许引自Masada K, Tsuyuguchi Y, Kawai H, et al. Operations for forearm deformity caused by multiple osteochondromas. J Bone Joint Surg Br 1989;71B:24-29）。

们对于明确相对于软组织的解剖部位，或怀疑恶变特别有帮助[27]。
- 在年长儿童和青少年中，软骨帽的钙化区域可表现为不规则。钙化区域的扩大伴随着软骨帽形状、厚度的改变，或者是病变进展迅速，超过了儿童正常生长规律时，应考虑到软骨肉瘤变的可能。

鉴别诊断

- Langer-Giedion综合征。
- Madelung畸形。
- 软骨肉瘤。

非手术治疗

- MHE可以通过保守治疗得到良好的预后。
  - 骨疣本身一般可以被良好耐受，最终对功能的影响也较小[26]。有报道称MHE未治疗的成人，患者主观感受其前臂的功能比客观测量的功能要好[17]。
  - 当病变数量巨大，但是没有临床症状时，要谨慎考虑是否需要手术。
  - 对于无症状的桡骨小头脱位，不应处理。
    - 研究证明，对于脱位桡骨头复位的处理很难有效[2,19]。

手术治疗

- 手术治疗MHE患者的前臂畸形仍有争议。许多手术方式被提出[5,10,15,20,24]。
- 主要的手术指征：
  - 改善前臂功能（旋前-旋后）[2]。
  - 减轻由外伤或是周围软组织刺激引起的疼痛[4]。
  - 改善外观[10]。
  - 当病变快速增大时，去除恶变因素[18]。
- 当评估患者的手术指征时，区分功能缺陷和外观表现非常重要。
  - 手术后的前臂外观与功能被证实预后没有相关性[17]。
- 尽管有些患者前臂功能良好且不用治疗[2,17]，但还是有一部分患者因为手臂变短、成角或者畸形影响了美观而闷闷不乐。如果手术只是为了改善美观而不是功能，笔者希望患者及家属能够慎重考虑。
  - 尽管肿块和畸形可能去除，但会留下瘢痕。
  - 如果主要是为了改善功能，那么手术目的就是保持及改善功能直到骨骼成熟，而不是防止畸形[2,11]。
- 有些学者[5,15,18]基于前臂畸形等同于功能损坏，尤其是发生桡骨头脱位时功能受损更重的理论，提出了一个大胆的手术方式[2,26]。这种手术方式包括骨疣切除及

尺骨延长，同时进行桡骨半骨骺阻滞或截骨。他们认为这是上肢阻止畸形发展的唯一方法。
- X线可明确手术指征，包括尺骨相对短缩（伴或不伴弯曲）大于1.5 cm，RAA＞30°，腕骨滑移大于60%，桡骨或尺骨（或尺桡骨）弯曲[5]。
- 预防桡骨头脱位依然是MHE前臂管理中最困难的方面。
  - 最常与桡骨头脱位伴发的是孤立的尺骨骨软骨瘤[7]。
- 但是，笔者和另外一些学者认为，单纯前臂畸形与功能破坏之间并不存在关联[2,17,26]，因此笔者不推荐手术矫正畸形来防止可能出现而非一定出现的将来的功能破坏。
- 有症状的桡骨头脱位表现为影响关节的活动或导致明显疼痛。

手术步骤

- 单纯骨疣切除的指征是病变引起症状或是限制前臂旋前-旋后。
  - 单纯的这种手术不能纠正前臂畸形。
  - 切除尺骨远端的骨软骨瘤可能需要重建尺骨[11]。
- 尺侧束带松解的指征是严重的继发于尺骨短缩的腕部畸形。
  - 当尺骨远端骺板已经失去生长潜能并很可能进一步导致桡骨弯曲发生，我们推荐扩大尺侧松解，以改善腕关节位置并减少桡骨头扁平化、脱位的风险。延长可以暂时性的纠正关节平面，但由于骺板失去生长特性，畸形复发十分常见。
  - 可能需要联合骨软骨瘤切除以及桡骨截骨。
  - 若患者有较大的生长潜能存在，单独的尺侧松解可

以纠正桡骨畸形。
- 如果前臂畸形严重，切除骨疣的同时进行尺侧松解，伴或不伴桡骨截骨。
- 尺骨延长伴或不伴桡骨截骨仍然是最常规的术式。
  - 即时[10,30]以及逐渐延长[1,13,16,20,28]都有应用。
  - 尺骨延长矫正了关节水平，并减少了尺侧软组织张力。
  - 解剖结构、排列以及未来DRUJ重构的可能性均应在尺骨延长前充分考虑。
  - 延长不会恢复尺骨远端的生长能力，尺骨遗留的生长潜能和畸形复发概率应充分考虑。
  - 尺骨延长也伴随风险。应全面地考虑手术的风险和获益。骨愈合和矿化的时间一般是2～3个月。
- 桡骨截骨仅在骨发育成熟或基本成熟的患者身上开展。
  - 在年长者行桡骨的大型重塑手术很少开展。
  - 桡骨截骨可以立即纠正桡骨畸形。
  - 桡骨截骨术常与骨赘切除、尺骨延长同时开展。
  - 若桡骨与尺骨手术的水平接近，应进行分期手术矫正，以尽可能减少骨桥产生和矫正效果不良。
- 过去常应用桡骨远端半骨骺切除伴骨钉阻滞术[15,25]，但现在已很少使用。
- 有症状桡骨小头脱位的治疗方法通常局限于挽救性手术。
  - 外科切除仅在患者骨成熟后才可实施。骨成熟前进行切除，可能造成不稳定、生长受损并可能进一步扩大腕和肘部的畸形。
- 单-骨前臂成形术已经在骨未成熟和骨成熟病例中成功开展[19,21,29]。
- 在少数病例中，外生骨疣切除术与截骨术、尺骨延长术联合可以使桡骨头有效复位[16]。

骨软骨瘤切除及尺侧束带松解

- 前臂远端的手术切口因骨软骨瘤生长位置的不同而不同。术前计划很重要，此外有必要评估远端尺骨来了解骨软骨瘤在远端尺骨或是桡骨。
  - 如果患者只是尺骨受累，切口位于尺骨皮下的尺侧伸腕肌与尺侧屈腕肌之间，注意辨认及保留尺神经背侧支。
  - 如果骨软骨瘤同时侵犯尺骨和桡骨，切口需要改良以能同时暴露尺骨和桡骨，特别是尺骨远端。
- 使用大小合适的止血带。
- 一旦切开，在基底部仔细清除软组织，仔细暴露及切除

骨软骨瘤，注意保证不要切开软骨帽。
  - 如果病变在骨骺附近，应在靠近骨骺的一侧开始切除并逐渐远离骨骺（技术图1）。应注意保留足够的骨皮质以维持稳定。
  - 在骨软骨瘤切除的基底部应用骨蜡以尽可能减少出血和骨疣复发。
- 接着，暴露尺骨远端并松解尺侧束带。
  - 通常通过骨骺截断远端尺骨，保留附着于远端骨片上的三角纤维软骨复合体。
  - 需要松解尺侧腕伸肌腱鞘以保证最大限度的矫形。
  - 使用桡腕克氏针以保证桡腕关节排列，或者术后早期使用长臂石膏固定。

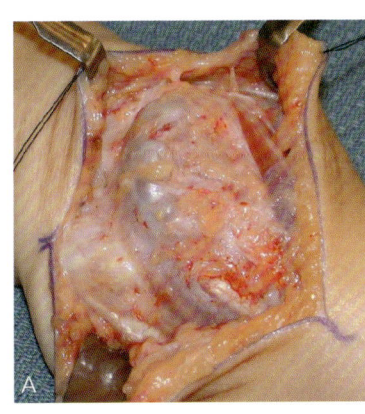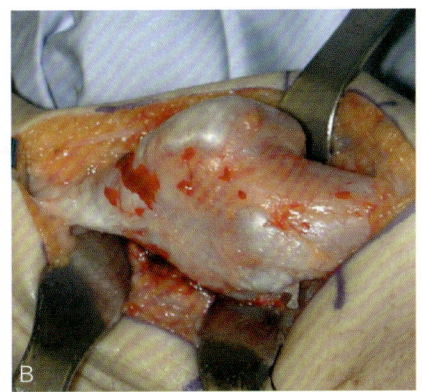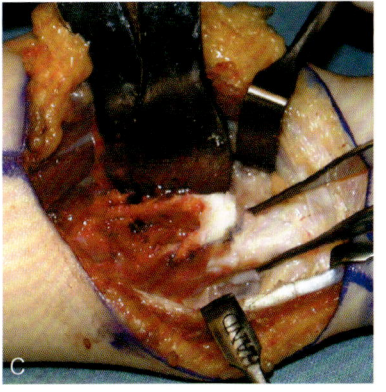

技术图1　A. 暴露尺骨远端巨大骨软骨瘤。B. 分离并暴露骨软骨瘤。远端可见明显束带。C. 切除骨软骨瘤且尺侧束带松解后。

桡骨远端截骨术

- 若患者骨骼已发育成熟，如存在前臂严重弯曲及畸形，可以实施桡骨截骨术（技术图2A）。
- 术前X线片用作截骨术前计划。以决定矫形的部位、幅度以及拟矫正的目标RAA。
- 行掌侧的桡侧腕屈肌入路（除非在骨疣切除时用了其他合适的入路）。
- 切断旋前方肌，在桡侧边缘遗留小部分组织以便后续缝合。
- 常使用闭口楔形截骨。闭口楔形截骨可以减少桡骨长度，当尺骨短缩存在时，减少的长度也更匹配。
  - 当尺骨未明显短缩时，可采用圆顶切除术（dome osteotomy）。
  - 截骨后通常采用克氏针固定（使用2根大号粗克氏针或多个小号克氏针）。
    - 可在截骨完成前在桡骨茎突预置克氏针，经过桡骨茎突的克氏针经皮穿入。
  - 当截骨并复位后，克氏针交叉以获得双侧皮质固定。
- 使用透视检查矫形的满意度及最终的骨骼排列位置（技术图2B、C）。
- 旋前方肌使用可吸收线间断式缝合。

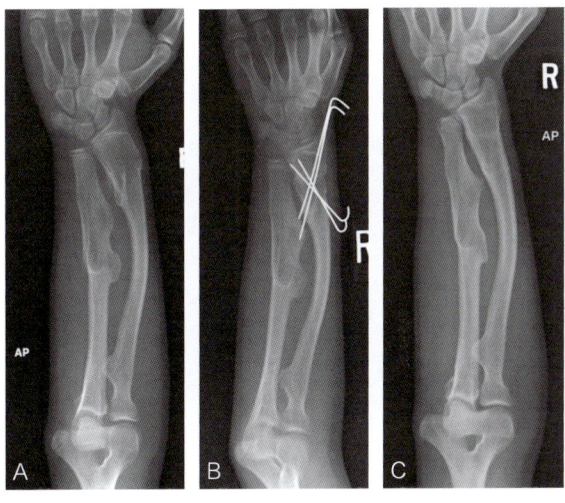

技术图2　A. 桡骨远端截骨术前。B. 术后早期X线片。C. 骨骼发育成熟后随访结果。

桡骨头切除术

- 于突出的桡骨头上做切口，将前臂旋前以保护骨间后神经。
- 沿着肘肌与尺侧伸腕肌之间进行分离。
- 暴露并切除桡骨头（技术图3）。
- 逐层关闭切口，肢体制动2周，然后进行活动训练。

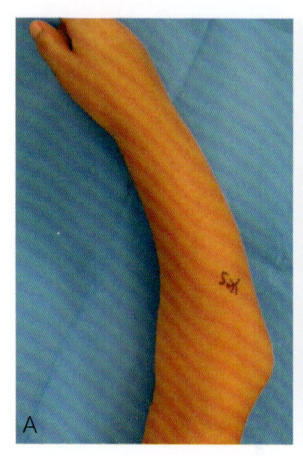 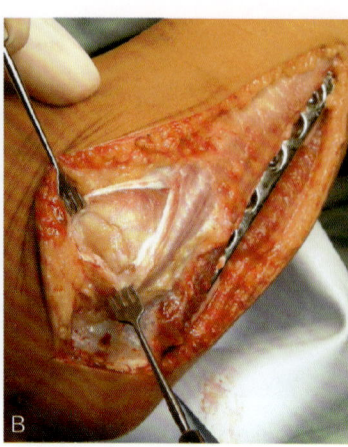 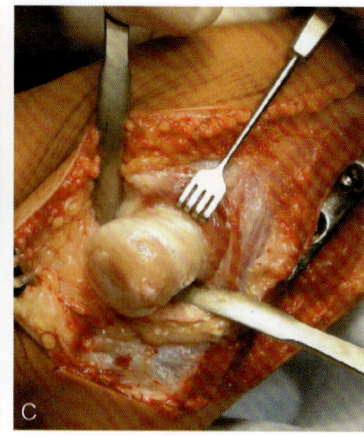 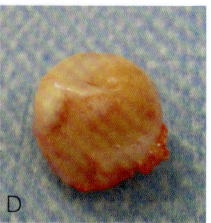

技术图3 A. 患者出现疼痛性桡骨头脱位。B. 暴露桡骨头，前臂旋前。C. 切除前暴露桡骨头。D. 切下的桡骨头，显示明显变性。

要点与失误防范

手术入路	• 应注意有造成骨桥的风险。若前臂的桡侧和尺侧都需要进行手术，则采用不同的入路或分期手术。
骨软骨瘤切除	• 当切除带蒂的骨软骨瘤时，应注意蒂部周围的软组织需仔细分离，尤其是在桡骨近端处，此处桡神经经常被包裹。在手腕有症状的区域也常有皮神经在表面走行。 • 在切除骨软骨瘤时应注意保护骨骺，避免造成额外的损害。
尺侧软组织系带松解	• 确保尺侧腕伸肌滑膜完全松解，以期可以最大限度地矫形。
桡骨截骨	• 截骨后，几乎平行于桡骨皮质打入克氏针，以正确对线。 • 若使用顶状截骨以矫正渐进性桡偏，将圆顶的弧度与关节适配以避免搭配不良。 • 若已经开展过前臂截骨，则可降低局限性筋膜切开术的门槛。
桡骨头切除	• 畸形意味着桡神经/骨间膜后神经可能在一个术者意想不到的位置。 • 避免后侧切除及进一步切除尺侧副韧带。尽可能地重建周围软组织，以尽量减少术后不稳定的发生。

术后处理

- 无论采用哪种手术技术，术后鼓励锻炼以维持手指的活动。
- 对于骨软骨瘤切除及尺侧束带松解的患者，术后使用石膏4周，然后进行活动范围训练和夹板固定。
- 如果采用截骨，石膏一直使用至出现影像学愈合证据。

预后

- 很多MHE患者不需要手术。对于需要手术的患者，笔者发现尺侧束带松解，伴或不伴骨疣切除，伴或不伴桡骨截骨，能得到较可靠的结果且并发症较少（图5）。对于有些患者，这能极大地改善功能且能改善肢体的美观。
- 对于有指征的患者，仍可进行尺骨延长。
- 对于有症状的桡骨头脱位，桡骨头切除术能够获得稳定一致的结果；单骨前臂有一定的优势，特别是对于骨骼发育成熟的患者。

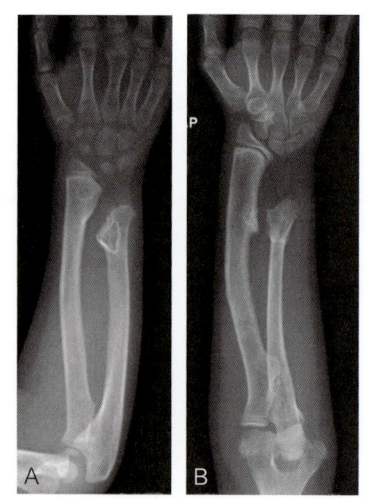

图5 A. 一例5岁患者尺骨栓系松解术前的X线片，可见桡骨弧度增加，远端尺骨干受累严重。B. 尺骨栓系松解术后7年X线片。

（孙一 译，王虹舒 审校）

参考文献

[1] Abe M, Shirai H, Okamoto M, et al. Lengthening of the forearm by callus distraction. J Hand Surg Br 1996;21:151-163.

[2] Akita S, Murase T, Yonenobu K, et al. Long-term results of surgery for forearm deformities in patients with multiple cartilaginous exostoses. J Bone Joint Surg Am 2007;89:1993-1999.

[3] Boyer A. Traite des Maladies Chirurgicales et des Operations qui Leur Conviennent. Paris: Chez l'Auteur, 1814.

[4] Darilek S, Wicklund C, Novy D, et al. Hereditary multiple exostoses and pain. J Pediatr Orthop 2005;25:369-376.

[5] Fogel GR, McElfresh EC, Peterson HA, et al. Management of deformities of the forearm in multiple hereditary osteochondromas. J Bone Joint Surg Am 1984;66:670-680.

[6] Francannet C, Cohen-Tanugi A, LeMerrer M, et al. Genotype-phenotype correlation in hereditary multiple exostoses. J Med Genet 2001;38:430-434.

[7] Gottschalk HP, Kanauchi Y, Bednar MS, et al. Effect of osteochondroma location on forearm deformity in patients with multiple hereditary osteochondromatosis. J Hand Surg Am 2012; 37:2286-2293.

[8] Goud AL, de Lange J, Scholtes VA, et al. Pain, physical and social functioning, and quality of life in individuals with multiple hereditary exostoses in The Netherlands: a national cohort study. J Bone Joint Surg 2012;94:1013-1020.

[9] Herring JA. Tachdjian's Pediatric Orthopaedics. ed 4. Philadelphia: WB Saunders, 2007.

[10] Ip D, Li YH, Chow W, et al. Reconstruction of the forearm deformities in multiple cartilaginous exostoses. J Pediatr Orthop B 2003;12:17-21.

[11] Ishikawa J, Kato H, Fujioka F, et al. Tumor location affects the results of simple excision for multiple osteochondromas in the forearm. J Bone Joint Surg Am 2007;89:1238-1247.

[12] Legeai-Mallet L, Munnich A, Maroteaux P, et al. Incomplete penetrance and expressivity skewing in hereditary multiple exostoses. Clin Genet 1997;52:12-16.

[13] Mader K, Gausepohl T, Pennig D. Shortening and deformity of radius and ulna in children: correction of axis and length by callus distraction. J Pediatr Orthop B 2003;12:183-191.

[14] Mansoor A, Beals RK. Multiple exostosis: a short study of abnormalities near the growth plate. J Pediatr Orthop B 2007;16: 363-365.

[15] Masada K, Tsuyuguchi Y, Kawai H, et al. Operations for forearm deformity caused by multiple osteochondromas. J Bone Joint Surg Br 1989;71:24-29.

[16] Matsubara H, Tsuchiya H, Sakurakichi K, et al. Correction and lengthening for deformities of the forearm in multiple cartilaginous exostoses. J Orthop Sci 2006;11:459-466.

[17] Noonan KJ, Levenda A, Snead J, et al. Evaluation of the forearm in untreated adult subjects with multiple hereditary osteochondromatosis. J Bone Joint Surg Am 2002;84:397-403.

[18] Peterson HA. Deformities and problems of the forearm in children with multiple hereditary osteochondromata. J Pediatr Orthop 1994;14:92-100.

[19] Peterson HA. The ulnius: a one-bone forearm in children. J Pediatr Orthop B 2008;17:95-101.

[20] Pritchett JW. Lengthening the ulna in patients with hereditary multiple exostoses. J Bone Joint Surg Br 1986;68:561-565.

[21] Rodgers WB, Hall JE. One-bone forearm as a salvage procedure for recalcitrant forearm deformity in hereditary multiple exostoses. J Pediatr Orthop 1993;13:587-591.

[22] Schmale GA, Conrad EU III, Raskind WH. The natural history of hereditary multiple exostoses. J Bone Joint Surg Am 1994;76: 986-992.

[23] Shapiro F, Simon G, Glimcher MJ. Hereditary multiple exostoses. Anthropometric, roentgenographic, and clinical aspect. J Bone Joint Surg Am 1979;61:815-824.

[24] Shin EK, Jones NF, Lawrence JF. Treatment of multiple hereditary osteochondromas of the forearm in children: a study of surgical procedures. J Bone Joint Surg Br 2006;88:255-260.

[25] Siffert RS, Levy RN. Correction of the wrist deformity in diaphyseal aclasis by stapling. Report of a case. J Bone Joint Surg Am 1965;47:1378-1380.

[26] Stanton RP, Hansen MO. Function of the upper extremities in hereditary multiple exostoses. J Bone Joint Surg Am 1996;78: 568-573.

[27] Vanhoenacker FM, Van Hul W, Wuyts W, et al. Hereditary multiple exostoses: from genetics to clinical syndrome and complications. Eur J Radiol 2001;40:208-217.

[28] Vogt B, Tretow HL, Daniilidis K, et al. Reconstruction of forearm deformity by distraction osteogenesis in children with relative shortening of the ulna due to multiple cartilaginous exostosis. J Pediatr Orthop 2011;31:393-401.

[29] Waters PM. Forearm rebalancing in osteochondromatosis by radioulnar fusion. Tech Hand Up Extrem Surg 2007;11:236-240.

[30] Waters PM, Van Heest AE, Emans J. Acute forearm lengthenings. J Pediatr Orthop 1997;17:444-449.

[31] Watts AC, Ballantyne JA, Fraser M, et al. The association between the ulnar length and the forearm movement in patients with multiple osteochondromas. J Hand Surg Am 2007;32(5):667-673.

[32] Wicklund CL, Pauli RM, Johnston D, et al. Natural history study of hereditary multiple exostoses. Am J Med Genet 1995;55:43-46.

第150章 桡骨发育不良的重建
Radial Dysplasia Reconstruction

Carley Vuillermin, Marybeth Ezaki, and Scott N. Oishi

定义
- 桡骨发育不良表现为桡骨纵向生长缺损。
- 桡骨发育不良基于桡骨缺损程度的不同可轻可重。

解剖
- 由于多种类型的桡骨缺失,腕关节的桡侧解剖关系会发生改变。
  - 桡骨发育不良的程度越高,与正常解剖的差别也就越大。在进行外科干预时这一点极为重要。
  - 一种上肢肌一致但高度异常的头臂肌肉常常发生在血小板减少–桡骨缺失(TAR)综合征[14]。这种肌肉横跨三角肌以远以及腕桡侧,并且类似腱膜一样止于腕骨、关节囊和腕桡侧肌腱。
- 许多病例还伴发拇指发育不良[10]。
- Bayne 和 Klug[2]基于影像学特征提出了桡骨发育不良的分型(表1)。
  - 许多作者对此分型提出了改进,以更好地描述分型。James 等加入了 N 型和 O 型。N 型代表患者桡骨和腕骨发育正常但拇指发育不良,O 型代表腕骨畸形但桡骨长度正常[12]。Goldfarb 等提出了 V 型以代表发生在更近端的畸形[9]。

表1 Bayne和Klug桡骨发育不良分级

类型	X 线片	描述
I		桡骨远端短小;远端骨骺存在但发育迟缓;轻度桡偏
II		桡骨远端及近端均发育不全;桡骨短小
III		桡骨局部缺如;腕关节不稳
IV		桡骨完全缺如

注:经允许引自 Bayne CG, Klug MS. Long-term review of the surgical treatment of radial deficiencies. J Hand Surg Am 1987;12(2):169-179。

发病机制

- 桡骨发育不良发生在胚胎时期。在胚胎时期,其他器官系统也处于发育阶段,且有可能受累,具体的内容将在本章后面讨论。

自然病程

- 桡骨发育不良患者的病史主要取决于发育不良的类型及伴随情况。
  - 单纯Ⅰ型或者Ⅱ型发育不良不需要手术。
  - 严重的发育不良通常可得益于手术治疗。
- 很多时候桡骨发育不良只是某些综合征的部分表现,而这些疾病本身对患者的影响更加严重。最常见的相关疾病有Holt-Oram综合征、血小板减少–桡骨缺失综合征、Fanconi贫血和VACTERL(脊柱畸形、肛门闭锁、心血管畸形、气管食管瘘管、食管闭锁、肾畸形及四肢畸形)(四肢中轴线前面或上面)[10,11]。
- 严重的颅面部综合征也很常见[8]。
- 无论采取什么措施来治疗桡骨发育不良,当患者长大后复发率都很高[2,4,17]。

病史和体格检查

- 最重要的体征是腕关节桡偏(图1)。
- 如果患者年龄偏大,还会出现患侧前臂短缩。
- 评估邻近关节的情况是必要的。一般来说,患者常伴有拇指发育不良或缺如,而且在严重病例中(尤其是Holt-Oram综合征)还可能存在其他的指关节僵硬。肘关节的活动范围很重要,需要测量当患者腕关节处于正确位置时手是否可以触及嘴唇。有时在儿童尤其是伴随Holt-Oram综合征者,还会出现桡尺骨桥。
- 由于常常伴有全身症状,所有患者需要接受进行心脏、肾、血液及脊柱系统的全面检查。

影像学和其他诊断性检查

- 需要拍摄双侧前臂X线片来评估桡骨发育不良的程度(表1)。
- 除此之外,所有患者都要进行Holt-Oram综合征、血小板减少–桡骨缺失综合征、Fanconi贫血和VACTERL疾病及相关症状的检查。
  - 需要超声心动图、肾脏B超、血液学检查(全血细胞计数CBC和红细胞脆性)以及脊柱检查。
  - 每次查体都应该考虑这些可能伴发的情况而不是假定这些检查已经检测,尤其是准备进行外科手术的患者更应详细检查。

非手术治疗

- 所有患者在手术治疗之前先进行牵引和夹板疗法。
  - 用于外固定的夹板应足够大,以保证效果,并且可避免误食、窒息风险。

手术治疗

- Ⅰ型或Ⅱ型发育不良患者不需要手术治疗。
- 手术治疗方法通常从单纯软组织平衡术到腕关节中心重排术伴或不伴外固定。
  - 在制订手术方案之前,外科医生必须认真考虑手术的可行性,以确保患者在手术后能够利用腕部的活动将手指放到自己的嘴里。
  - 严重的桡骨发育不良伴随肘关节功能较差或手指发育不良是外科干预的指征之一。患者需要依赖桡偏来触及嘴或者通过桡腕关节屈曲替代夹持功能。
- 许多外科术式都有报道(图2)。
  - 之前软组织的处理都是与骨组织矫形一期进行。局部带蒂螺旋桨皮瓣使得腕关节尺侧的软组织矫形并覆盖。Evan最早在1995年首先报道了双叶皮瓣[7]。

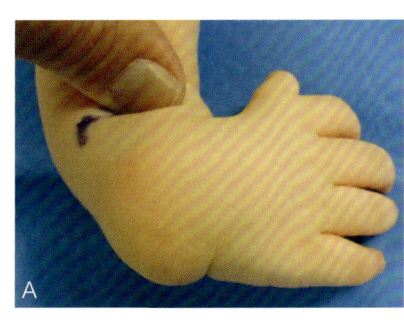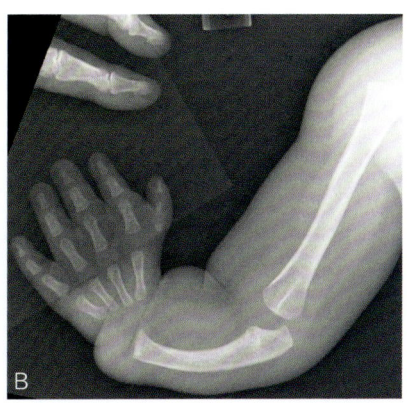

图1　A. 手术前照片显示腕关节桡偏。B. 同样的患者腕关节正位X线片显示桡骨Ⅳ型缺如。

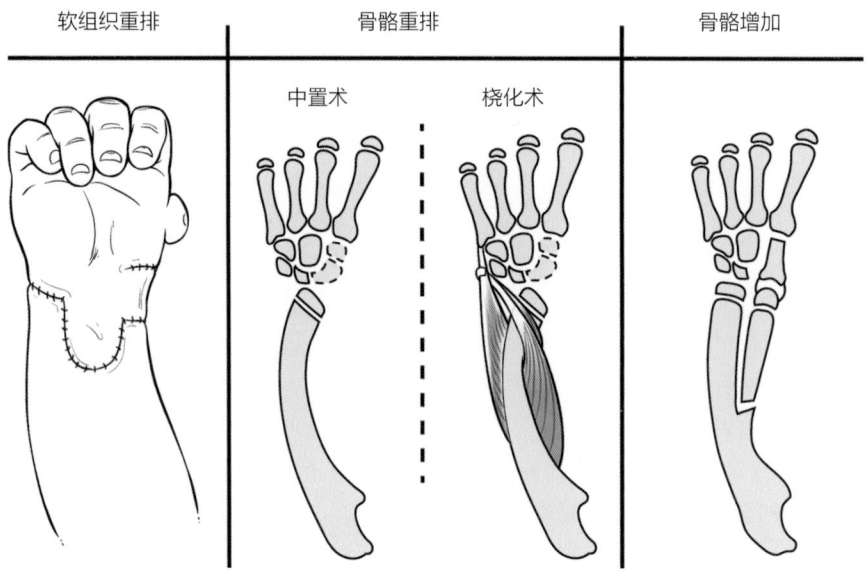

图2　矫正桡骨发育不良的手术方案。

- Manske 等学者之前描述的方法是单纯切除尺侧的赘余组织但不在桡侧再移植组织[13]。
- 中置术是采用最广泛的术式,在1893年由 Sayre 首先提出[15]。这些术式将腕骨处理到尺骨远端水平,并做一切迹将腕骨榫卯结合。Buck-Gramcko[3]描述了桡化术,将腕骨穿过尺骨的尺侧缘,然后将桡侧腕屈肌(ECR)和桡侧腕伸肌(FCR)转位。这是为了增强平衡性,并减少在中置术常见的复发现象。
  - 在进行中置术的患者中,越来越多表现出尺骨生长受损[16]。
- 非带血管蒂骨移植的应用在带或不带有骨骺搬运的病例中都有探索[1,18],而在之后由于移植骨缺乏持续的生长特性因而会导致畸形复发,这种术式之后应用较少。
- 一些特殊病例中,可以采用带血供的骨移植来提供桡侧腕关节的稳定性[19]。De Jong[5]和 Vilkki[20]描述的带血管的第2跖趾关节移植或近端腓骨移植,可以为腕关节桡侧提供结构支撑,还可以随着患儿发育而继续生长。这些方法可能在限制复发的同时保持腕关节的活动性。
- 任何手术的长期问题是复发率。
- 干预的主要目的应该是减少由于生长所致的畸形以及保留患者的活动。手指和腕关节能尽可能大的活动范围,对于腕关节的活动十分重要[6]。选择任何术式都应该将保留活动范围作为目标。
- 笔者对于处理桡骨发育不良的多种术式都很有经验,包括中置术、游离第2跖趾关节移植稳定腕关节桡侧以及单纯软组织松解。笔者一般较少采用之前的中置术,因为发现中置术的术后复发率与单纯的松解处理相近。此外,中置术还会损害尺骨骨骺,进而导致前臂短缩。还需一提的是,中置术经常导致活动范围降低。
- 在笔者的患者中,软组织松解伴双叶皮瓣重建是最行之有效的手术方式。不仅可以保持活动范围、改善位置,还可以尽可能减少对尺骨骨骺的损伤。且此术式不会妨碍带蒂游离关节移植或其他二期矫形。

术前计划

- 手术时机。年幼的患者可以从软组织松解伴双叶皮瓣重建的手术中获益更多。笔者更倾向于在12个月到2岁的患者之间开展,当然年长的患者也会从中获益。
  - 可以联合其他有指征的术式,如指浅屈肌对掌成形术。
  - 笔者对于伴发ⅢB～Ⅴ型拇指发育不良者,更倾向于做拇化或拇指重建术。
  - 其他病例可行中置术联合双叶皮瓣。
- 放射学检查可以对应并确认临床发现(图1B)。
- 处理伴发的其他畸形——正确会诊并着重排除有无心脏和血液系统异常等会严重影响麻醉安全和手术并发症的情况。
- 手术前,患者必须已经进行了充分的软组织拉伸治疗。
  - 在最初的几个月内,主要是采用夹板治疗。严重病例需要采用系列石膏。
  - 年龄超过6个月的小孩,父母通过夜间采用夹板开始主动拉伸。
- 外固定联合软组织牵张可以用作治疗极严重的病例，笔者的经验是，在进行双叶皮瓣手术前很少应用；这种技术可能对年长儿童有利。

体位
- 患者采用标准仰卧位，所有患者采用全身麻醉。
- 笔者不使用标准止血带，因为不适合幼儿。实际上，笔者在上臂使用Esmarch弹力绑带作为止血带。

入路
- 双叶皮瓣的设计应尽可能地利用到尺侧的多余软组织。
- 掌侧和背侧的手术入路以及皮瓣设计均可，笔者的经验表明掌侧入路更直接，方便松解手腕掌侧、桡侧的紧密组织结构，而且瘢痕更隐蔽、更美观。

掌侧双叶皮瓣
- 全麻后，前臂常规准备及铺巾，暴露手臂全长。
- 用标记笔仔细勾画出设计好的双叶皮瓣(技术图1)。
  - 关键点是皮瓣的设计：
    - 在桡侧设计皮瓣的关键点是在覆盖凹陷最明显处。这一点也是腕关节尺偏时张力最大处。
    - 在腕关节掌侧标记皮瓣的第一叶，尖端指向近端（在内侧皮瓣起始），皮瓣的整体与前臂方向垂直。
    - 皮瓣的第二叶与第一叶形状相同并与之方向垂直，位于腕关节尺侧。这一皮瓣的桨叶使用手腕尺侧多余的皮肤。
    - 最后，根据皮瓣浆液的高度标定皮瓣插入点的位置。
  - 使用Esmarch弹力绷带驱血；之后在上臂处缠绕3圈，以此作为止血带。

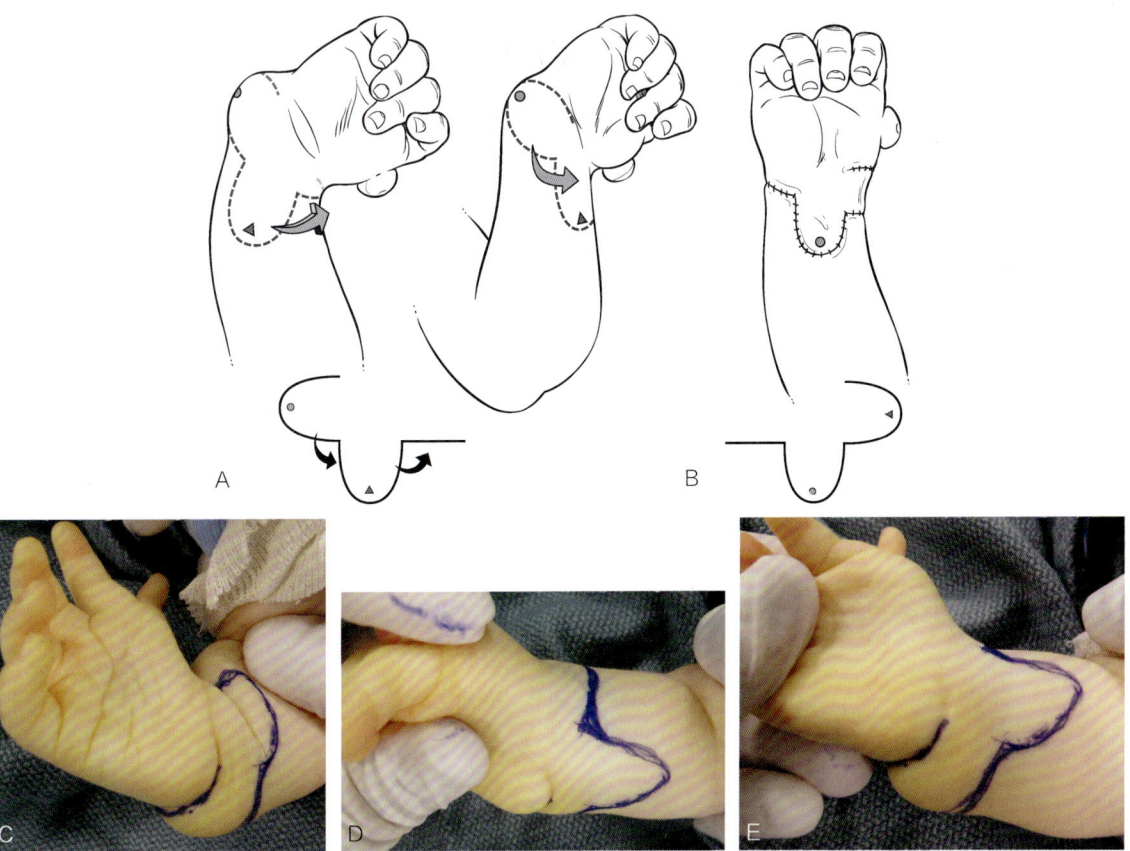

技术图1　A. 皮瓣设计。B. 皮瓣旋转及最终效果。C~E. 标记双叶皮瓣。

腕部桡偏畸形的松解

- 仔细切开并掀开皮瓣后，仔细辨认并保护手指、屈肌腱、正中神经及桡神经浅支。使用血管套将其保护（技术图2A）。
- 松解其余所有桡腕侧组织，包括使腕关节桡偏的筋膜束带和肌腱。
  - 重新平衡桡侧腕屈肌和尺侧腕伸肌肌力。
  - 应注意避免在尺骨骨骺附近过度地剥离，以免损伤此处的血供。
- 松解完成后，将腕关节摆放在中立位，然后打入一根0.062 in克氏针。
  - 克氏针只是临时穿过腕关节，2个穿入方向都可以（进针点和出针点的位置没有特别要求）。我们推荐的路径是要避开尺骨骨骺。
- 旋转皮瓣并将其缝合（技术图2B～E）。
- 去除止血带以确认手指循环恢复，并使用长臂石膏。

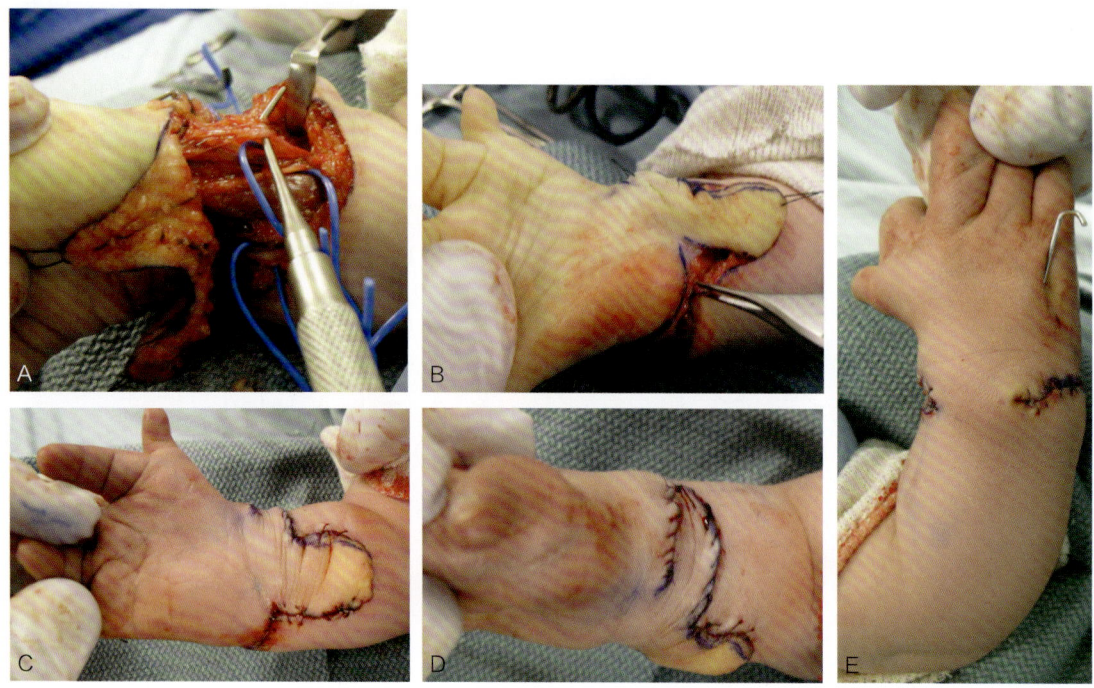

技术图2　A. 松解桡侧束带样组织后，保护指伸肌、指屈肌和血管神经结构。B. 旋转皮瓣。C、D. 缝合皮肤。E. 背侧观显示制动的克氏针。

要点与失误防范

术前充分拉伸软组织	• 若不充分地拉伸，可能会导致术后结果欠佳。
术中应仔细辨认正中神经、肌腱，因其可能在非正常的位置	• 若不如此，在术中软组织松解的过程中有损伤神经和肌腱的可能。
尺骨远端周围剥离应小心	• 若剥离过于激进，则可能会损伤尺骨骨骺，进而影响尺骨后续的发育。
松解后尺侧腕关节穿针	• 若不制动，会因关节活动造成皮瓣部分坏死。

术后处理

- 保留长臂石膏3~4周。
- 之后移除克氏针，并改用可移除夹板。

预后

- 双叶皮瓣是治疗桡骨发育不良的一种有效手段(图3)。
- 畸形可能复发，其复发率与其余治疗桡骨发育不良的治疗方法相近。

并发症

- 这种手术的并发症很少。
- 术后可能发生皮瓣部分坏死，合理设计皮瓣、克氏针固定及术后制动能够将皮瓣坏死风险最小化。

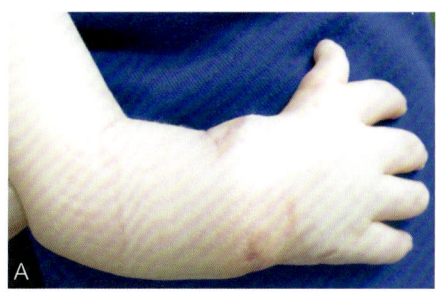
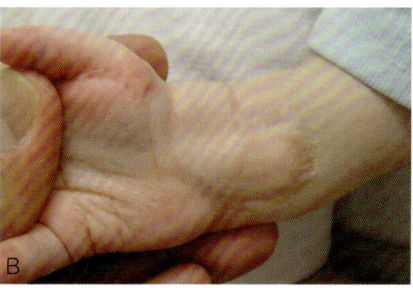
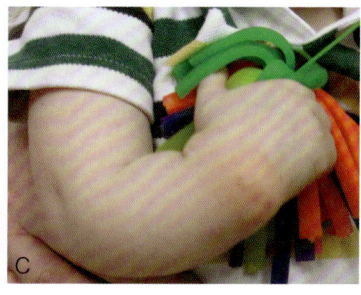

图3 术后结果。A. 术后愈合早期腕关节休息位外观。B. 掌侧双叶皮瓣，二期拇化术。C. 拇化后功能位。

（孙一 译，王虹舒 审校）

参考文献

[1] Albee FH. Formation of radius congenitally absent: condition seven years after implantation of bone graft. Ann Surg 1928;87(1):105-110.

[2] Bayne LG, Klug MS. Long-term review of the surgical treatment of radial deficiency. J Hand Surg Am 1987;12(2):169-179.

[3] Buck-Gramcko D. Radialization as a new treatment for radial club hand. J Hand Surg Am 1985;10(6 pt 2):964-968.

[4] Damore E, Kozin SH, Thoder JJ, et al. The recurrence of deformity after surgical centralization for radial clubhand. J Hand Surg Am 2000;25(4):745-751.

[5] De Jong JP, Moran SL, Vilkki SK. Changing paradigms in the treatment of radial club hand: microvascular joint transfer for correction of radial deviation and preservation of long-term growth. Clin Orthop Surg 2012;4(1):36-44.

[6] Ekblom AG, Dahlin LB, Rosberg HE, et al. Hand function in children with radial longitudinal deficiency. BMC Musculoskelet Disord 2013;14:116.

[7] Evans DM, Gateley DR, Lewis JS. The use of a bilobed flap in the correction of radial club hand. J Hand Surg Br 1995;20(3):333-337.

[8] Goldberg MJ, Bartoshesky LE. Congenital hand anomaly: etiology and associated malformations. Hand Clin 1985;1(3):405-415.

[9] Goldfarb CA, Manske PR, Busa R, et al. Upper-extremity phocomelia reexamined: a longitudinal dysplasia. J Bone Joint Surg Am 2005;87(12):2639-2648.

[10] Goldfarb CA, Wall L, Manske PR. Radial longitudinal deficiency: the incidence of associated medical and musculoskeletal conditions. J Hand Surg Am 2006;31(7):1176-1182.

[11] James MA, Green HD, McCarroll HR, et al. The association of radial deficiency with thumb hypoplasia. J Bone Joint Surg Am 2004;86-A(10):2196-2205.

[12] James MA, McCarroll HR Jr, Manske PR. The spectrum of radial longitudinal deficiency: a modified classification. J Hand Surg Am 1999;24(6):1145-1155.

[13] Manske PR, McCarroll HR Jr, Swanson K. Centralization of the radial club hand: an ulnar surgical approach. J Hand Surg Am 1981;6(5):423-433.

[14] Oishi SN, Carter P, Bidwell T, et al. Thrombocytopenia absent radius syndrome: presence of brachiocarpalis muscle and its importance. J Hand Surg Am 2009;34(9):1696-1699.

[15] Sayre RH. A contribution to the study of club-hand. Trans Am Orthop Assn 1893;6:208-216.

[16] Sestero AM, Van Heest A, Agel J. Ulnar growth patterns in radial longitudinal deficiency. J Hand Surg Am 2006;31(6):960-967.

[17] Shariatzadeh H, Jafari D, Taheri H, et al. Recurrence rate after radial club hand surgery in long term follow up. J Res Med Sci 2009;14(3):179-186.

[18] Starr DE. Congenital absence of the radius: a method of surgical correction. J Bone Joint Surg Am 1945;27(4):572-577.

[19] Vilkki SK. Distraction and microvascular epiphysis transfer for radial club hand. J Hand Surg Br 1998;23(4):445-452.

[20] Vilkki SK. Vascularized metatarsophalangeal joint transfer for radial hypoplasia. Semin Plast Surg 2008;22(3):195-212.

第151章 轴前与轴后多指畸形
Preaxial and Postaxial Polydactyly

Robert Carrigan

定义

- 多指（polydactyly）是指手指数目多于正常。
- 轴前多指（preaxial polydactyly）是指拇指重复或分叉。
- 中央多指（central polydactyly）是中间指（示指、中指、环指）的重复。
- 轴后多指（postaxial polydactyly）是小指的重复。

解剖

- 在多指的病例中，可能为手指的部分或全部（骨、指甲、关节、肌腱）出现重复。重复的手指可能发育良好并且外观接近正常，或是发育不良，外形较差。
- Wassel 在 Adrian Flatt, MD 工作的基础上提出了一种拇指多指的分类（表1）。
- 轴后多指分类。
  - A型：小指多指发育良好，有骨骼或肌腱相连接（图1）。
  - B型：小指带蒂瘤样增生。

表1 复拇的 Wassel 分型

类型	描述
I	远节指骨分叉
II	远节指骨重复
III	近节指骨分叉
IV	近节指骨重复
V	第1掌骨分叉
VI	第1掌骨重复
VII	三节指骨

注：经允许引自 Wassel HD. The results of surgery for polydactyly of the thumb. Clin Orthop Relat Res 1969;64:175-193。

发病机制

- 多指发生在胚胎发育早期。
- 手臂的型有3个轴定位：远近轴［由顶端外胚层嵴（AER）调控］，前后轴［由极性活性区（ZPA）调控］以及背腹轴［由成边1型蛋白（EN1）调控］。
- 异常或异位的音猬因子蛋白（sonic hedgehog protein）导致了轴前多指。
- 轴后多指的家族性病例证实存在 GLI3 基因的缺失。

病史和体格检查

- 多指的诊断很直接，临床体征与影像学作为诊断的依据已经足够。

影像学和其他诊断性检查

- 常规3张手部和患指X线片（正位、侧位和斜位）对于评估受累范围已经足够（图2）。
- 更进一步的检查（比如 MRI 和 CT）很少用到。

鉴别诊断

- 应筛查是否伴发综合征，包括21三体综合征、Rubinstein-Taybi综合征、Apert综合征及Russell-Silver综合征。

非手术治疗

- 若多出的手指未影响手部功能，则可以考虑观察。

手术治疗

术前计划

- 手术的时机有很多选择。
- B型轴后多指，手术可以在日间病房局麻下开展，在患儿几周龄的时候就可以进行。

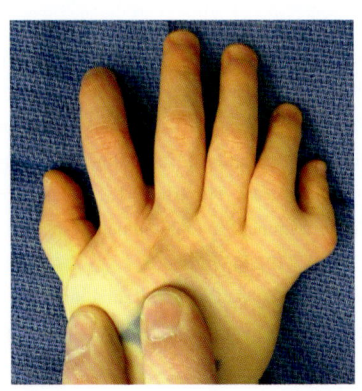

图1 A型轴后多指。

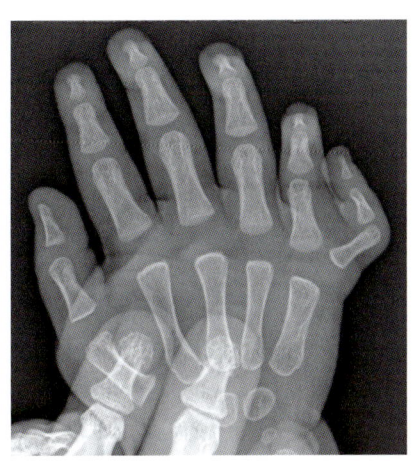

图2　图1中A型轴后多指的患者术前X线检查，第5掌骨头有2个关节面。

- 轴前多指以及A型轴后多指重建为择期手术，可以在患儿1岁后学龄前进行。

体位
- 患者取仰卧位，身体向患侧靠近。
- 患肢外展置于可透视的搁手台，并上止血带。

入路
- 多指的切除和重建并非单纯的截指术。术者应该有意识去保护重要结构，诸如侧副韧带以及肌腱的止点，以便保留指重建。
- 轴前与轴后多指有着几个可供选择的入路。
- 皮肤切口需要考虑到保护甲襞。

A型轴后多指

- 在拟切除手指周围做一球拍状切口。推荐皮瓣。
- 辨认出小指收肌（ADQ）并在其止点处松解并标记。
- 掌指关节（MCP）的尺侧副韧带（UCL）在近节指骨处松解，套有部分骨膜并标记。
- 辨认指动脉、指神经并结扎。
- 截除多余指（技术图1）。
- ADQ及UCL使用4-0不可吸收线（Ethibond线）缝合。
- 可吸收线（5-0快速可吸收Cr肠线）关闭伤口。
- 伤口敷料覆盖，手指露出手部石膏固定2周。

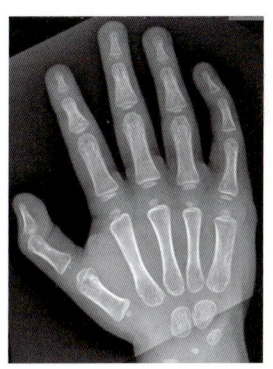

技术图1　图1、图2中患者的术后复查X线片，显示掌指关节对线良好。

B型轴后多指

- 这些手指上多余的组织可以通过简单捆绑去除。
- 可以通过2-0丝线或hema夹捆绑。
  - 应用捆绑法时应绑得足够紧并压闭指动脉。捆绑得不够紧时，压闭了静脉从而造成充血，这不仅对于幼儿非常疼痛，并且还延长了多余指缺血和脱落的时间。捆绑处过于远离蒂部时会残留部分多余指并常常造成痛性神经瘤的发生。
- 手术切除可以在门诊局麻下进行。
- 患儿放在背带中。手指应用指神经阻滞麻醉，患者术前消毒准备。
- 术者的拇指和示指夹住多余指的基底部，并用眼科剪在蒂部剪除，找到血管并结扎。
- 随后基底部使用5-0快速可吸收肠线间断缝合。
- 使用柔软敷料覆盖，并告知患儿父母观察的注意事项。
- 3日后去除敷料，随后才可以洗手。
- 通常不需要随访。

Wassel Ⅰ型或Ⅱ型轴前多指

- 累及远节指骨的复拇重建可选择如下2种方法中的任何1种。

Bilhaut-Cloquet术式

- Bilhaut-Cloquet术式历史上被认为是治疗Wassel Ⅰ型或Ⅱ型轴前多指的推荐方法。
- 这种术式通常在复拇的中央做楔形截除，并重新将桡侧和尺侧的结构吻合(技术图2和技术图3)。
- 由于修复后的指甲形状不规则,这种术式渐渐被淘汰。

截除复拇
- 复拇一般都是不对称生长,两者其中通常有1根拇指较大。因此截除较小的拇指是可行的。
- 在准备截除的拇指做一球拍状切口。应注意保留合适的指甲部分。
- 做合适的皮瓣,辨认分离伸肌腱和屈肌腱。止于截除指的肌腱切断并标记以便之后吻合。
- 连同骨膜一起剥离指间(IP)关节的侧副韧带。
- 截除多余拇指。若近节指骨头有2个关节面,使用15号刀片软骨成形(指骨头重塑)。
- 重新吻合侧副韧带,检查关节的稳定性。
- 重新平衡屈肌及伸肌腱。
- 用5-0快速可吸收肠线关闭伤口。
- 无菌敷料覆盖,长臂拇指8字石膏托。
- 2周后随访去除石膏。

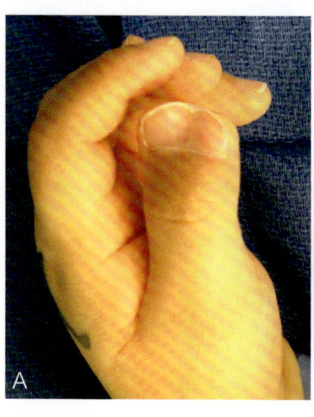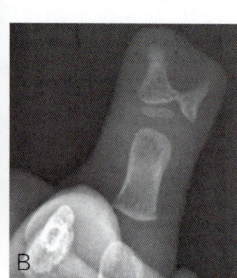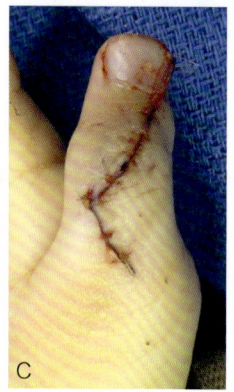

技术图2 A. 术前照片显示Wassel Ⅰ型复拇及指甲联合的外观。B. 术前X线。C. 术后外观显示正常的指间关节排列,截除掉重复拇指后正常的甲床。

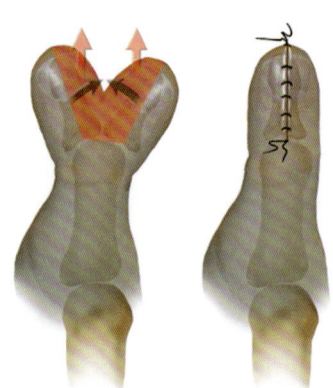

技术图3 Bilhaut-Cloquet术式的示意图(经允许引自Waters PM, Bae DS. Preaxial polydactyly. In: Pediatric Hand and Upper Limb Surgery: A Practical Guide. Philadelphia: Lippincott Williams & Wilkins, 2012:32–42)。

Wassel Ⅲ型或Ⅳ型轴前多指

- 复拇一般都是不对称的生长,两者其中通常有一个拇指较大。因此截除较小的拇指是可行的(技术图4)。
- 在大多数病例中,桡侧拇指一般是两者中较小的,并且截除桡侧拇指的好处是可以保留尺侧副韧带,这一结构对于捏这一动作十分重要(技术图5A、B)。
- 在准备截除的拇指做一球拍状切口。
- 做合适的皮瓣,辨认分离伸肌腱和屈肌腱。
- 止于截除指的肌腱切断并标记以便之后吻合。

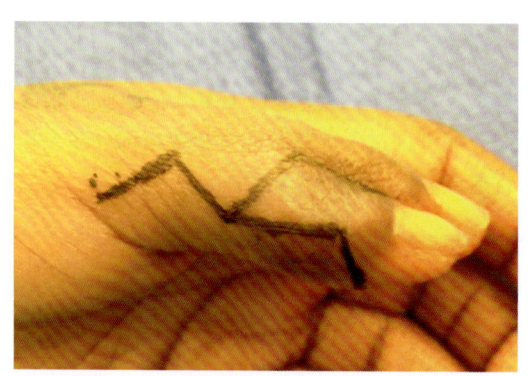

技术图4 Wassel Ⅲ型多拇截除的皮肤切口。

- 在止点处切断手内肌并标记。
- 分离掌指关节(MCP)的侧副韧带并带有骨膜。
- 截除多余拇指。若近节指骨头有2个关节面,使用15号刀片软骨成形(指骨头重塑)。
- 如果掌指关节有成角畸形,则于掌骨颈闭合截骨矫形矫正拇指的对线。可以用小咬骨钳去除桡侧的掌骨,保留尺侧皮质,闭合截骨并使用克氏针固定。
- 重新吻合侧副韧带,检查关节的稳定性。
- 重新吻合手内肌(技术图5C)。
- 重新平衡屈肌及伸肌腱。
- 5-0快速可吸收肠线关闭伤口(技术图5D)。
- 无菌敷料覆盖,长臂拇指8字石膏托。

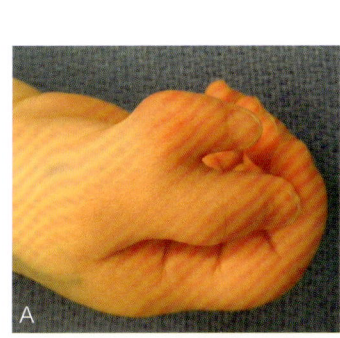
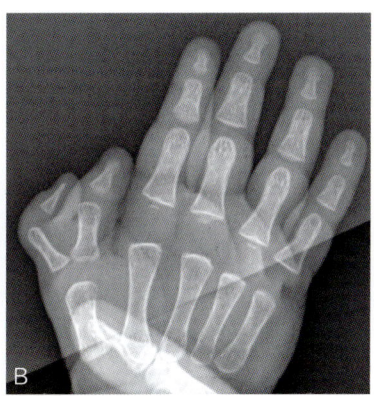
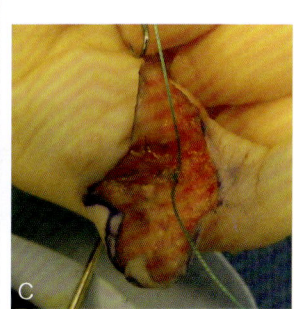
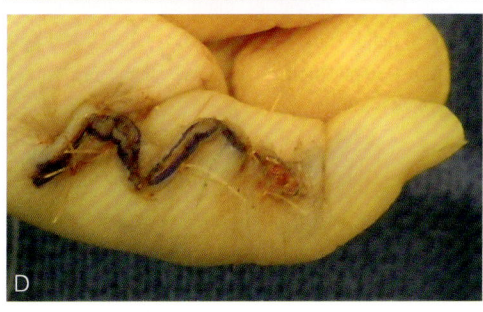

技术图5 A、B. Wassel Ⅳ型多拇术前的外观和X线。C. 术中照片,显示截除桡侧复拇后重建手内肌。D. 术后截除桡侧复拇后的伤口外观。

要点与失误防范

持续的关节成角	未能充分识别畸形的原因,如错位的肌腱和残留的骨畸形。
持续的关节不稳	侧副韧带应该充分重建。
痛性神经瘤(图3)	指神经应充分识别,并切短,远离皮肤表面。

术后处理

- 术后2周首次复查,若截骨则需4周。
- 去除石膏托并检查手指。
- 对于截骨者影像学检查以评估愈合情况。
- 愈合良好可拔出克氏针。
- 父母宣教伤口护理和瘢痕按摩。
- 除非继发关节僵硬,否则无须康复治疗。

预后

- 多指的预后一般良好,多数患者可以获得良好的功能和外观。

并发症

- 拇指重建术后常见指甲形状不规则及指间关节成角。
- 轴后多指捆绑术后有时可继发神经瘤(图3)。
- 侧副韧带和手内肌重建失败可能导致关节无功能或无力。

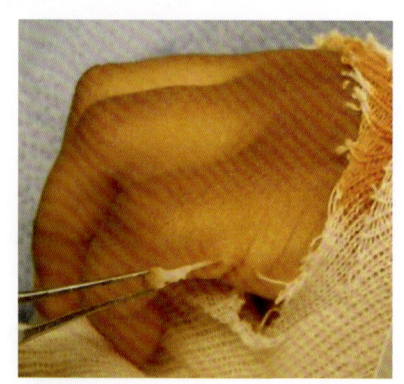

图3 轴后多指畸形结扎后痛性神经瘤形成。

(孙一 译,王虹舒 审校)

推荐阅读

Al-Qattan MM, Kozin SH. Update on embryology of the upper limb. J Hand Surg Am 2013;38:1835-1844.

Dobyns JH, Lipscomb PR, Cooney WP. Management of thumb duplication. Clin Orthop Relat Res 1985:(195):26-44.

Ezaki M. Radial polydactyly. Hand Clin 1990;6:577-588.

Ganley TJ, Lubahn JD. Radial polydactyly: an outcome study. Ann Plast Surg 1995;35:86-89.

Goldfarb CA, Patterson JM, Maender A, et al. Thumb size and appearance following reconstruction of radial polydactyly. J Hand Surg Am 2008;33:1348-1353.

Manske PR. Treatment of duplicated thumb using a ligamentous/periosteal flap. J Hand Surg Am 1989;14:728-733.

Mih AD. Complications of duplicate thumb reconstruction. Hand Clin 1998;14:143-149.

第152章 脑瘫患者掌心拇指畸形的矫正
Correction of Thumb-in-Palm Deformity in Cerebral Palsy

Thanapong Waitayawinyu, Carley Vuillermin, and Scott N. Oishi

定义

- 痉挛性脑瘫患者的患肢呈固定的屈曲内收位，称为拇指掌心位畸形。不仅影响手部功能，还影响个人卫生。

解剖

- 拇指的屈曲内收肌处于痉挛状态，而拇伸肌无力，导致力量失衡而出现拇指掌心位畸形（图1A）。
- 拇内收肌（AP）是致畸最主要的肌肉，但是与拇短展肌（APB）通常无关[17]。
- 痉挛的拇内收肌、背侧第1骨间肌，或两者，使拇指及示指掌骨内收，导致虎口挛缩。
- 如果拇短屈肌（FPB）处于痉挛状态，可致拇指掌指关节屈曲畸形。
- 拇内收肌和拇短屈肌同时受累时，可致拇指处于屈曲内收位而横躺于掌心。
- 拇长屈肌（FPL）痉挛可使拇指指间关节更加屈曲（图1B）。
- 拇指伸肌以及拇长展肌无力亦在畸形形成中起一定作用。
- 有功能的拇长伸肌和拇短伸肌可使拇指掌指关节过度伸展。

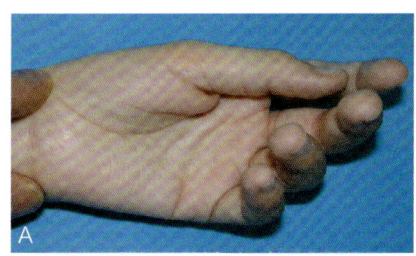
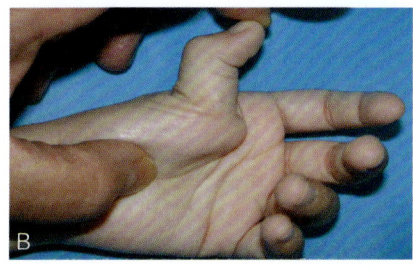

图1 拇指掌心位畸形（A）提示掌指关节松弛及过伸（B）。

发病机制

- 脑瘫是运动和姿势发育的永久性障碍，引起活动限制，归因于发育中的胎儿或婴儿大脑中发生的非渐进性神经紊乱。脑瘫紊乱往往伴有感觉、感知和认知的干扰[11]。
- 先天性脑梗死、核黄疸、脑室内出血、头部创伤以及缺氧等病因所致的上运动神经元病变，可使肌肉-肌腱单位短缩并继发挛缩。
  - 当痉挛性肌肉遇到对抗肌肉瘫痪时可导致畸形更加严重。最终的畸形取决于上述的不平衡。

自然病程

- 新生儿出生后1年内拇指弯曲位于掌心是正常的。但拇指紧贴掌心超过1年则是异常的，需要评估[3]。
- 起先这种畸形是可纠正的，随着肌肉静止性挛缩而使畸形变得僵硬。
- 受累肢体进行性及不同程度的变形，可导致拇指短小[1]。
- 伸拇和外展受限可影响手的握力、功能、外观以及个人卫生。

病史和体格检查

- 需仔细全面地采集脑瘫患儿的完整病史和体格检查。
- 其他专业人士如神经科专家和职业治疗师的加入通常很有帮助。
- 要评估其他伴随的上肢痉挛性畸形如腕和指关节屈曲、前臂旋前、肘关节屈曲和肩关节内收内旋。手术治疗拇指掌心位畸形可能只是对患肢外科治疗的一部分。
- 制订治疗计划前需评估累及的拇指肌肉及其运动功能和稳定性。
  - 通过观察拇指位置及触诊痉挛或挛缩的肌肉来评价受累的肌肉（表1）。因为脑瘫痉挛的张力是速度相关的，缓慢逐渐牵张能够克服痉挛力量，这与肌腱、关节固定短缩引起的挛缩并不相同。
  - 通过被动和主动地拇指收-展、屈-伸和外展-对掌活动范围来评估其活动度和稳定性。

表1　拇指掌心位畸形分级

畸形程度	外观	分型		描述
		House分型(1981)	Tonkin分型(2001)	
简单畸形		Ⅰ型		拇收肌或(和)第1骨间背侧肌痉挛或挛缩
手内肌畸形		Ⅱ型	1型	拇收肌或(和)第1骨间背侧肌痉挛或挛缩 拇短屈肌痉挛或挛缩
		Ⅲ型		拇收肌或(和)第1骨间背侧肌痉挛或挛缩 拇长伸肌和拇短伸肌由于掌指关节不稳代偿性收缩 无FPL痉挛
手外肌畸形			2型	拇长屈肌痉挛或挛缩 拇长伸肌轻瘫
更严重；手内肌畸形合并手外肌畸形		Ⅳ型	3型	拇收肌或(和)第1骨间背侧肌痉挛或挛缩 拇短屈肌及拇长屈肌痉挛或挛缩

- 自主地抓握及放开较大物体和处理较小物体的能力可通过观察患儿功能性活动决定。
- 感觉缺失影响功能。感觉的评估应包括实体觉。
- 对于患儿的各种活动应多次观察或录像以帮助准确评估。这对于发现肌张力障碍尤其有用。
- 较差的肢体功能以及需要手术干预都应该考虑并合理安排。

影像学和其他诊断性检查

- 电生理试验及选择性神经阻滞可帮助定位受累肌肉，辨认可用于转位的肌腱。
- 选择性神经阻滞有助于区分肌肉的痉挛、薄弱和纤维化。
- 动态肌电图分析可为肌腱转位术的制订提供重要信息[5]。
- 摄片可发现拇指关节的不稳定或发育障碍。

鉴别诊断

- 扣指畸形。
- 末梢关节挛缩。
- 拇指伸肌缺失(假性伸肌发育不良)。

治疗原则

- 治疗的目标应明确。
- 外周的干预很难彻底解决中枢神经损伤导致的症状。

- 对于大多数患者,治疗的目标是改善拇指的位置和功能。然而,对于受累严重的患者,单单改善卫生状况这一项就是治疗目标。

非手术治疗

- 非手术治疗可对拇收肌使用减张药物(诸如肉毒杆菌毒素)来减轻畸形的程度,改善关节的活动度[4]。
- 畸形程度较轻、非僵硬的患者,可采用矫形支具来维持拇指外展、提高拇指功能[13],但是过硬的夹板可致拇指活动度受限。

手术治疗

- 拇指掌心位畸形手术治疗原则如下[2]:
  - 肌肉痉挛或挛缩松解。
  - 增强麻痹肌肉的肌力。
  - 稳定拇指关节。
- 松解挛缩伴或不伴增强肌力的目的是重建拇指肌肉平衡,其取决于拇指运动功能障碍的类型及患者的自主控制程度。
- 挛缩肌肉或肌静止性挛缩的松解可通过松解内在肌如拇收肌、拇短屈肌、拇短展肌和第1背侧骨间肌来完成。
  - 外在肌如拇长屈肌受累,亦可考虑松解。
  - 第1指蹼处的继发性皮肤和筋膜挛缩需行四瓣法或双瓣对合Z字成形术。
- 可通过组合肌腱固定术及肌腱转位术来加强麻痹拇指外展和伸直功能,具体根据是否存在特殊缺损,可根据肌肉的情况或自主控制肌肉的范围决定。
- 关节不稳定时,可使用关节融合术或籽骨关节囊固定术来稳定拇指掌指关节[2]。
  - 这些稳定关节手术亦可增强肌腱转位术后的伸直外展活动。
- 当肌腱转位术未能纠正畸形或籽骨关节囊固定术未能控制拇指掌指关节过伸时,可考虑使用拇指掌指关节融合术[1]。
- 当不能控制掌骨内收时,可施行拇指腕掌关节稳定术。拇指腕掌关节稳定术比僵硬的掌骨间融合更好,可保护舟大多角骨间的运动[2]。
- 拇指指间关节融合术通常不是必需的,但可用于严重拇指指间关节屈曲挛缩或罕见的拇长屈肌延长术后断裂时[2]。
- 对于手失去主动活动、被动活动也受限的紧握拳畸形,神经切断术可以作为一种额外的术式;然而,这种手术的效果一般较差。
- 表2所列为拇指掌心位畸形手术选项[14]。

表2 拇指掌心位畸形手术选择

松解
拇收肌手掌处松解
拇收肌切断术
第1骨间背侧肌松解
拇短屈肌松解
拇长屈肌滑移

虎口皮肤和筋膜松解

拇长收肌、拇长伸肌、拇短伸肌增强术,使用:
肱桡肌
指浅屈肌
掌长肌
拇长伸肌代拇短伸肌
桡侧腕屈肌或尺侧腕屈肌
桡侧腕长伸肌

拇长收肌肌腱固定术
从桡骨到肱桡肌、桡侧腕长伸肌、桡侧腕屈肌到第1背侧肌间隔

关节稳定术
腕掌关节融合术
掌指关节籽骨关节囊固定术
掌指关节融合术
指间关节融合术

注:经允许引自 Tonkin MA. Thumb deformity in the spastic hand: classification and surgical techniques. Tech Hand Up Extrem Surg 2003;7:18–25。

术前计划

- 手术大体计划包括多专业综合性评价。
- 在患儿中枢神经系统发育成熟,且能很好地配合术后治疗时才能进行手术。一般5~6岁[6]。
- 术前应积极处理相关异常情况,如癫痫发作、心理问题等。
- 术前应取得患者的理解,进行情绪准备,同时要取得家庭和社会的支持。
- 麻醉下体格检查非常重要,能辨别是否为静力型挛缩,且能准确地评估拇指关节的稳定性。

体位

- 患者取仰卧位,全身麻醉,止血带控制出血。

入路

- 拇指掌心位畸形的手术入路取决于所需进行手术的具体肌肉或肌腱等。
- 为时甚久的内在肌挛缩通常可在掌褶痕线处做弧形切口,松解拇收肌起点,包括或不包括拇短屈肌起点[8]。
- 单个的内在肌挛缩松解可通过虎口来松解拇收肌和第1骨间背侧肌,可结合四瓣法或双反Z字成形术松解第2指蹼挛缩[2]。

- 如需要的话，可在前臂远端掌侧做小切口来松解拇长屈肌肌腱。
- 拇指背侧入路和腕桡背侧入路常被用在加强拇伸肌肌力，同时桡掌侧入路被用在加强拇外展肌肌力。

挛缩松解

静力性内在肌挛缩松解

- 掌褶痕线旁做弧形切口，向远端延伸至腕管区域（技术图1A）。
- 辨认并保护掌浅弓及正中神经，包括其进入鱼际肌、远端进入腕横韧带的运动支。必须仔细分离，因为运动支经常穿过腕横韧带而不是位于其远端（技术图1B）。
- 辨认指浅屈肌及指深屈肌并将其与血管神经束一起牵向尺侧。
- 辨认拇收肌横头，并从第3掌骨其起点处将其分离（技术图1C、D）。
- 辨认并保护尺神经运动支及掌深弓。
- 从第2、3掌骨基、头状骨及小多角骨上松解拇收肌斜头起点。
- 拇短屈肌起自腕横韧带及大多角骨，如果其限制拇指外展及伸直时可将其松解。
- 如果需要获得拇指合适的被动外展及伸直，于第1掌骨尺侧、第1骨间背侧肌肌肉远端将其松解。

单纯内在肌挛缩松解

- 于挛缩的虎口处设计四叶Z形皮瓣（技术图2A、B）。
- 切开皮肤后，保护神经血管束并切开背侧筋膜。
- 于第1掌骨第1背侧肌起点处将其松解。
- 通过斜行切断拇收肌肌腱对其进行延长；术者应留部分内收功能（技术图2C）。
- 重新排列四叶皮瓣来增加虎口面积（技术图2D）。

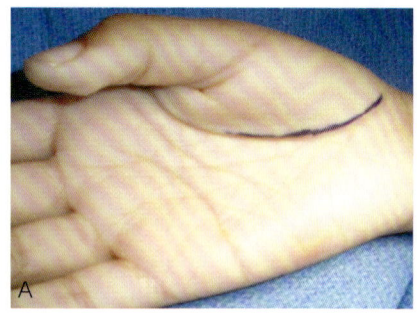
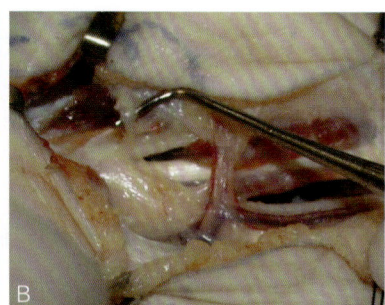
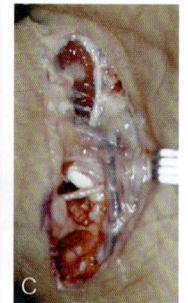
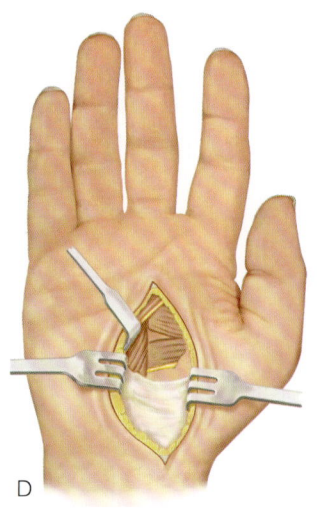

技术图1 内在肌松解。A. 掌褶痕线旁做弧形切口。B. 鱼际松解显示运动支。C、D. 松解拇指内在肌。

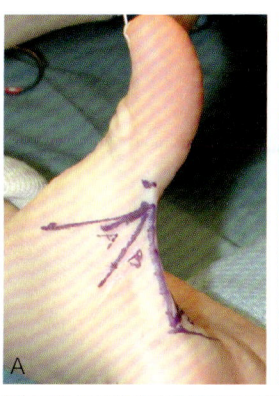
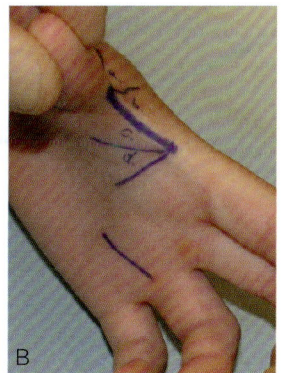
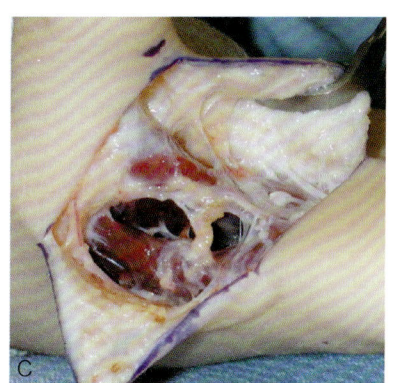
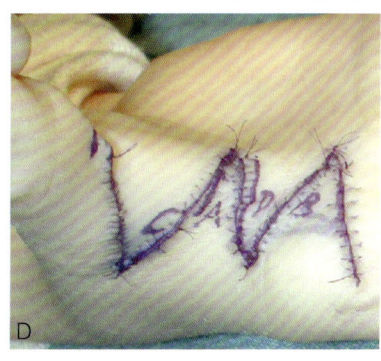

技术图2　虎口处四叶Z型皮瓣。A、B. 皮肤标记。C. 掀开皮瓣并暴露内收肌。D. 旋转皮瓣之后。

外在肌挛缩松解

- 做前臂远端掌侧纵行小切口。
- 暴露拇长屈肌腱，并于肌肉肌腱部分将其切断。
- 拇指指间关节，直至确认拇长屈肌腱向远端滑移1 cm。
- 可Z字延长拇长屈肌腱，每度延长0.5 mm[1]。

肌力加强

拇长展肌肌力加强

- 于掌腕纹及第1伸肌间室处做2个横行小切口，目的是各自暴露掌长肌或桡侧屈腕肌和拇长收肌。
- 辨认及保护桡神经浅支。
- 打开第1伸肌间室，辨认拇长收肌。每束拇长收肌都要拉动至合适张力处，以明确掌指关节外展时的最佳拇长收肌滑动位置。
- 在掌侧切口位置，辨认正中神经掌支。之后分离掌长肌。
- 将选择的拇长收肌肌腱转位至掌侧直至达到可以接受的拇指掌指关节外展程度。
- 掌长肌通过皮下隧道到达掌桡侧切口。
- 将掌长肌端-边缝合于转位的拇长展肌上，缝合时保持足够张力以获得合适的拇指外展（技术图3A）。
- 此外，也可以将拇长收肌腱切断，远端部分常规位于掌侧与掌长肌端-端缝合或与桡侧屈腕肌端-边缝合。拇长展肌腱近端可与拇短伸肌端-边缝合来加强拇指掌指关节伸直（技术图3B）。

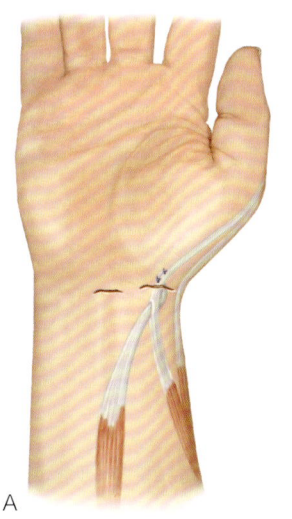
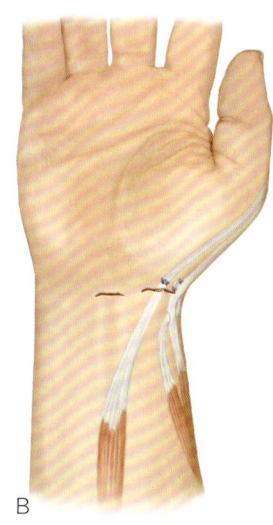

技术图3　A. 掌长肌与转位的拇长展肌端-边缝合。B. 拇长展肌腱加强可通过其远端部分与掌长肌端-端缝合或与桡侧屈腕肌端-边缝合来实现。拇指掌指关节伸直的加强可通过拇长展肌腱近端与拇短伸肌端-边缝合来实现。

拇长伸肌走行重建

- 此方法采用一个跨越拇指掌指关节及指间关节的背侧皮肤切口和另一个位于Lister结节尺侧的纵行小切口[7]。
- 辨认拇长伸肌腱,并于掌指关节远端处10 mm将其切断。之后将肌腱牵至第2切口处(技术图4A)。
- 改变拇长伸肌腱走行至Lister结节桡侧,并于拇长收肌与拇短伸肌周围穿过皮下隧道(技术图4B)。
- 之后将肌腱穿过掌指关节关节囊(技术图4C)。
- 将拇指放置于合适的外展位及指间关节伸直位。改变走行的拇长伸肌腱缝合回伸肌装置远端10 mm缺损处。
- 可通过掌长肌、桡侧腕屈肌或肱桡肌来加强改变走行的拇长伸肌。
- 于Lister结节近端分离拇长伸肌,使肌腱附着于止点处。之后可以从远端至近端改变走行(技术图4D)[10]。
- 拇长伸肌的走行可以通过伸肌支持带中新的滑车得到改变(技术图4E、F)[1]。

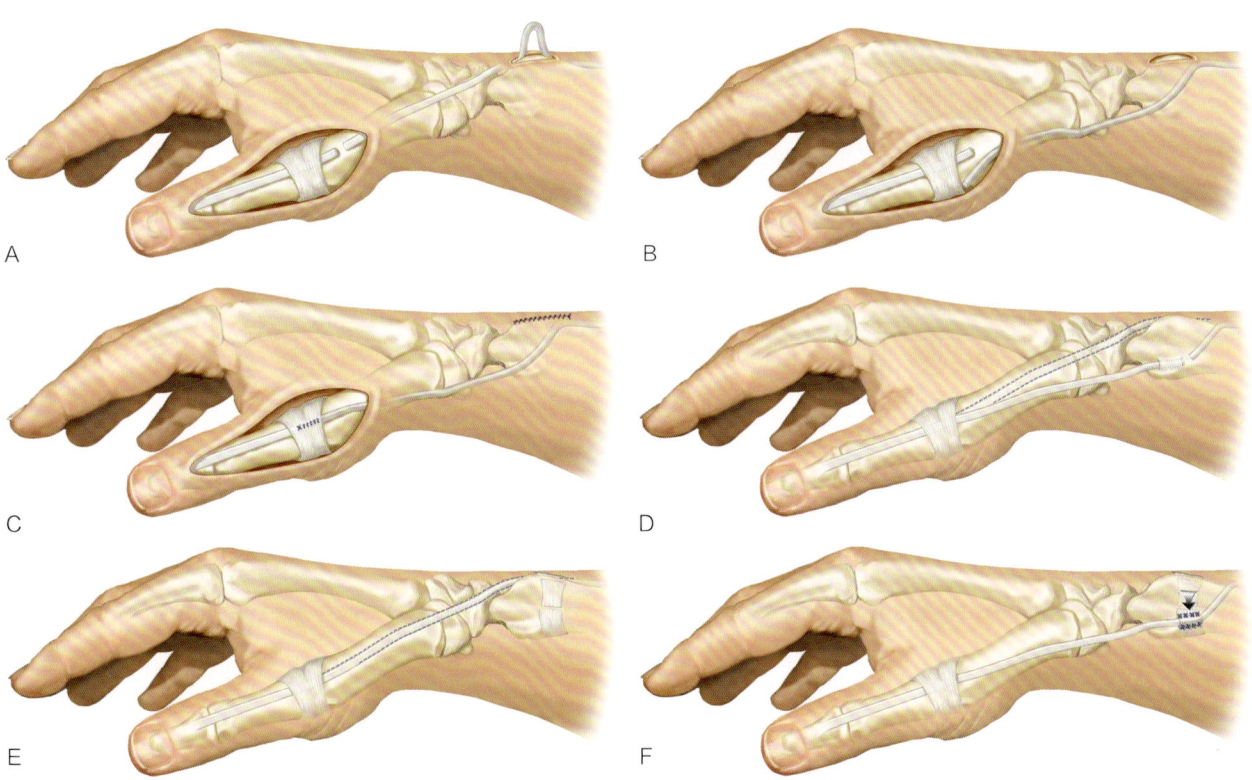

技术图4 拇长伸肌走行重建。A. 于远端切断拇长伸肌并将其拉动。B. 改变拇长伸肌腱走行至Lister结节桡侧,并于拇长收肌与拇短伸肌周围穿过皮下隧道。C. 改变走行的拇长伸肌腱缝合回伸肌装置。D. 改良拇长伸肌走行重建技术。于Lister结节近端切断拇长伸肌,改变走行至第1伸肌间室后,重新缝合回近端断端。E、F. 于支持带中改变拇长伸肌走行。E. 于第3伸肌间室内松解拇长伸肌,并将其牵向桡侧。F. 伸肌支持带中重建拇长伸肌滑车。

拇指掌指关节稳定术

拇指掌指关节融合术

- 做跨越拇指掌指关节的背尺侧切口。
- 纵向劈开伸肌装置,从掌骨头处剥离尺侧副韧带,暴露关节(技术图5A)。
- 使用刀片去除掌骨头关节软骨,并刮除近节指骨骨骺,直至暴露次级骨化中心(技术图5B)。这允许骨骺融合并保留骺板。
- 将关节放置于屈曲10°,外展10°,轻度旋前位,一根小(直径1 mm)平滑克氏针穿过关节中心以减少骨骺损伤(技术图5C)。

籽骨关节囊固定术

- 做跨越拇指掌指关节的背桡侧弧形切口[15]。
- 于掌板处切断侧副韧带止点。

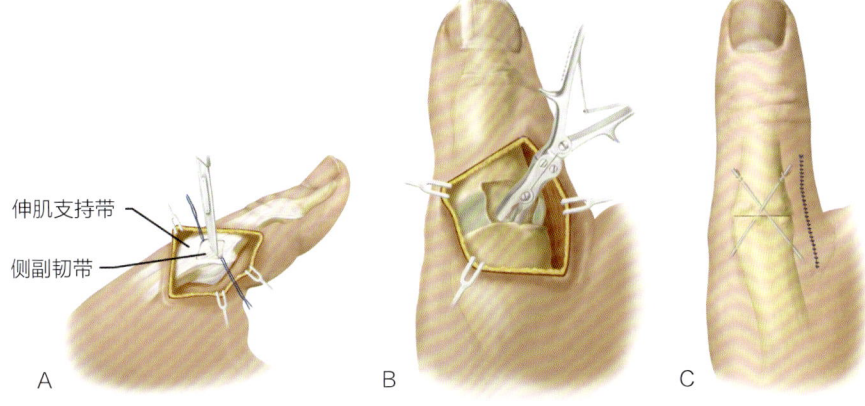

技术图5 拇指掌指关节融合术。A. 纵向劈开跨越掌指关节的伸肌装置后,从掌骨头处剥离尺侧副韧带。B. 去除掌骨头关节软骨,保留近节指骨骺板。C. 关节放置完成后,使用平滑克氏针保持关节位置。

- 移动掌板暴露桡侧籽骨。
- 裸露籽骨关节软骨。造成掌骨头-颈交界处皮质缺损。
- 克氏针钻孔后,将带缝线的直针穿过籽骨-掌板及掌骨缺损处(技术图6A)。

- 将掌指关节放置于屈曲30°位置。于掌骨背侧、伸肌腱下打紧骨间缝线,使籽骨缝于掌骨颈处。
- 一根克氏针穿过关节以维持关节位置6周(技术图6B)。

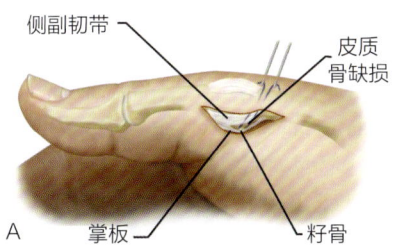
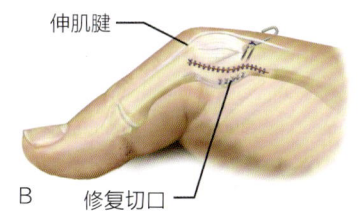

技术图6 籽骨关节囊固定术。移动掌板暴露桡侧籽骨。裸露籽骨关节软骨,与其对应的是造成掌骨头-颈交界处皮质缺损。A. 将缝线穿过籽骨-掌板及掌骨缺损处。B. 于掌骨背侧、伸肌腱下打紧骨间缝线。一根克氏针穿过关节以维持关节位置。

要点与失误防范

常规注意事项	• 详细的病史问询及体格检查,包括与其他专家交流意见,有助于获得最适合的诊断及治疗方案。
指征	• 对于拟选用的肌肉有良好的自主活动,这常常意味着术后手部有着更好的活动能力,是外科手术的重要指征。
术式选择	• 术式选择应个性化,因每名患者的畸形都是不同的。
松解麻痹或挛缩的肌肉	• 对牵扯拇指的异常力量选择性地、分期地松解,以期最终获得一个合适的、有功能的拇指位置。 • 应仔细保护周围的血管神经结构。
轻瘫肌肉增强	• 转位肌肉的选择取决于自主活动的存在及程度。 • 在延长术之前应评估其相关掌指关节的稳定性。
关节稳定术	• 关节稳定术是最终成功纠正拇指畸形的关键。 • 近节指骨的骺板应仔细保护。

术后处理

- 挛缩松解术后应使用短臂拇指人字形石膏维持拇指在桡侧充分外展及掌外展20°的位置，一般需固定4周。
- 可拆卸夹板再固定4～6周。
- 如行肌腱转移，固定需延长至6周，再使用可拆卸夹板固定6周。建议使用活动夹板。
- 拇指掌指关节融合术后应使用人字形石膏固定，直到影像学提示愈合后才能去除固定。

预后

- 拇指掌心位畸形的功能预后应在术前和术后由内科医生、手术医生、家长和患者共同评价。
- House等[2]报道了56例行该手术患者术后功能等级都得到提升。
- Tonkin等[16]对32例拇指掌心位畸形患者施行矫正手术均取得良好效果。平均随访时间32个月（10～88个月）。
  - 32例患者中有29例（30/33根拇指）其拇指固定维持于掌外。
  - 33根拇指中有26根可侧捏。
  - 许多患者的功能得到改善，但没有从非自主功能改善为自主功能。

并发症

- 收缩的或纤维变性的肌肉如松解不充分，可导致拇指从掌心位松解不充分。
- 肌腱转移术后粘连可导致术后活动范围减小。
- 不正确的手术技术如过度延长或不正确的力线转位可导致拇外展和伸展活动受限。
- 一个未治疗或治疗不充分的不稳定的掌指关节会导致肌腱转移失败。
- 避免神经血管损伤至关重要，整个手术过程中仔细辨别并保护神经血管束。
- 不正确的康复计划和社会支持会导致治疗失败。

（孙一 译，王虹舒 审校）

参考文献

[1] Goldner JL, Koman LA, Gelberman R, et al. Arthrodesis of the metacarpophalangeal joint of the thumb in children and adults. Adjunctive treatment of thumb-in-palm deformity in cerebral palsy. Clin Orthop Relat Res 1990;(253):75-89.

[2] House JH, Gwathmey FW, Fidler MO. A dynamic approach to the thumb-in-palm deformity in cerebral palsy. J Bone Joint Surg Am 1981;63(2):216-225.

[3] Jaffe M, Tal Y, Dabbah H, et al. Infants with a thumb-in-fist posture. Pediatrics 2000;105(3):E41.

[4] Koman LA, Mooney JF III, Smith B, et al. Management of cerebral palsy with botulinum A toxin: preliminary investigation. J Pediatr Orthop 1993;13:489-495.

[5] Kozin SH, Keenan MA. Using dynamic electromyography to guide surgical treatment of the spastic upper extremity in the brain-injured patient. Clin Orthop Relat Res 1993;(288):109-117.

[6] Lawson RD, Tonkin MA. Surgical management of the thumb in cerebral palsy. Hand Clin 2003;19:667-677.

[7] Manske PR. Redirection of extensor pollicis longus in the treatment of spastic thumb-in-palm deformity. J Hand Surg Am 1985;10(4):553-560.

[8] Matev IB. Surgical treatment of flexion-adduction contracture of the thumb in cerebral palsy. Acta Orthop Scand 1970;41:439-445.

[9] Pappas N, Baldwin K, Keenan MA. Efficacy of median nerve recurrent branch neurectomy as an adjunct to ulnar motor nerve neurectomy and wrist arthrodesis at the time of superficialis to profundus transfer in prevention of intrinsic spastic thumb-in-palm deformity. J Hand Surg Am 2010;35(8):1310-1316.

[10] Rayan GM, Saccone PG. Treatment of spastic thumb-in-palm deformity: a modified extensor pollicis longus tendon rerouting. J Hand Surg Am 1996;21(5):834-839.

[11] Rosenbaum P, Paneth N, Leviton A, et al. A report: the definition and classification of cerebral palsy April 2006. Dev Med Child Neurol Suppl 2007;109:8-14.

[12] Swanson AB. Surgery of the hand in cerebral palsy. In: Flynn JE, ed. Hand Surgery. Baltimore: Williams & Wilkins, 1982:476-488.

[13] Ten Berge SR, Boonstra AM, Dijkstra PU, et al. A systematic evaluation of the effect of thumb opponens splints on hand function in children with unilateral spastic cerebral palsy. Clin Rehabil 2012;26(4):362-371.

[14] Tonkin MA. Thumb deformity in the spastic hand: classification and surgical techniques. Tech Hand Up Extrem Surg 2003;7:18-25.

[15] Tonkin MA, Beard AJ, Kemp SJ, et al. Sesamoid arthrodesis for hyperextension of the thumb metacarpophalangeal joint. J Hand Surg Am 1995;20(2):334-338.

[16] Tonkin MA, Hatrick NC, Eckersley JR, et al. Surgery for cerebral palsy part 3: classification and operative procedures for thumb deformity. J Hand Surg Br 2001;26(5):465-470.

[17] Zancolli EA, Zancolli E Jr. Surgical rehabilitation of the spastic upper limb in cerebral palsy. In: Lamb DW, ed. The Paralyzed Hand. Edinburgh: Churchill Livingstone, 1987:153-168.

第153章 单纯并指畸形的松解
Release of Simple Syndactyly

Donald S. Bae

定义

- 并指是指相邻手指未能分开,又称"蹼状指"。
- 先天性并指畸形可根据并指的指蹼高度和共用组织的特征来分类。
  - 完全并指延伸至指尖(图1A),而不完全并指止于指尖近端(图1B)。
  - 单纯并指畸形是指手指之间仅有皮肤和软组织连接。复杂并指畸形存在相邻两指的指骨融合。
  - 复杂并指间可存在附属指骨或异常骨。

解剖

- 了解正常的指蹼解剖可指导手术重建。
- 通常示指长、环指短的并指畸形是U形的,而环指长的指蹼则呈V形。
- 非光洁面皮肤处的正常指蹼有约呈45°的斜坡,从近端背侧到远端掌侧,延伸至近节指骨中点附近。
- 蹼间韧带(或掌浅横韧带)帮助形成指蹼外形并且连接相邻侧方手指。
- 通常情况下手指由指总动脉分出的桡侧及尺侧指动脉供血。
- 单纯并指毗连的手指间相连的皮肤和软组织的量千差万别。
  - 甲板可融合,也可不融合。
  - 通常受累手指的关节、韧带及肌腱都正常。
- 并指畸形患者指动脉及神经的分支在远端常有异常,这在手术时极其关键。

发病机制

- 并指畸形是指手指未能分开,国际手外科联合会常采用胚胎的先天异常来分类。
- 胚胎学上,手指在上肢形成过程中,由中胚层发育形成。
- 妊娠5~6周时,从指尖处由远及近开始细胞凋亡或程序性细胞死亡,逐渐形成指间裂口。
- 顶端外胚层嵴联合成纤维细胞生长因子、骨形态发生蛋白、转化生长因子、homeobox基因产物以及sonic hedgehog蛋白共同调节这个胚胎发育的过程。
- 这个高度精确的过程被阻断就会产生并指畸形。

自然病程

- 此病无自愈可能。
- 目前除少数例外,一般手术松解是简单完全并指畸形的推荐治疗方案,可恢复独立的手指功能。
- 当长短不一的手指桥接在一起时,并指可导致畸形和生长受限,较长的手指会屈曲挛缩,并向较短的手指处偏移。
- 年轻患者能忍受环指间隙较长的简单完全并指畸形,且对生长和功能无明显危害。
- 单纯不完全并指畸形仅影响美观,几乎不影响功能。这种情况下可考虑观察。

病史和体格检查

- 并指畸形的诊断通常不难,手指受累的程度也是显而

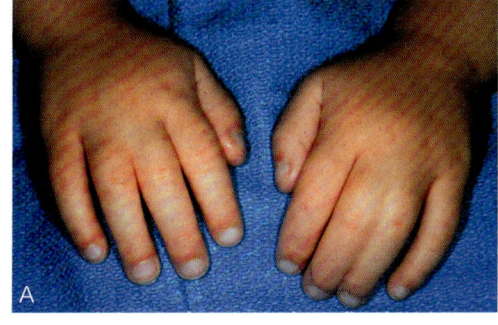 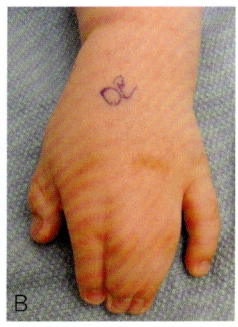

图1 A. 双侧第3指蹼的单纯不完全性并指,左手影响更重。B. 另一患者的第2、3指蹼的单纯完全性并指。可观察到相连的指甲(中指环指并甲)(版权:2006 Children's Orthopaedic Surgery Foundation)。

易见的。
- 并指畸形是最常见的先天性手畸形,其发生率为1/2 500~1/2 000。
  - 并指畸形的确切发生率尚不清楚,部分原因是程度较轻的简单并指畸形和正常指蹼的区分较为困难。
- 第3指蹼最常受累(50%),其后依次为第4指蹼(30%)、第2指蹼(15%)、第1指蹼(5%)。
- 男性比女性、白种人较黑种人和亚洲人更容易发生。
- 为常染色体显性遗传,但外显率不完全,表达变异。
- 受累手指缺乏差速运动可提示为复杂并指畸形。
- 因为关节和肌腱多正常,故患者在指骨间关节处可有屈曲和伸展的皱褶,手指亦有主动运动。
- 并指畸形可单独存在,亦可伴随其他疾病,如Poland综合征、Apert综合征和缩窄带综合征。因此,术前应仔细评估患者的患侧上肢、对侧上肢、胸壁及双足。

影像学和其他诊断性检查

- 受累手指或手应常规行X线片检查,可精确地对并指畸形进行分类,且可了解是否存在共用骨性结构或附骨(图2)。
- MRI、血管造影术及其他一些诊断方法不常用,因其对手术决策或治疗没有帮助。

非手术治疗

- 非手术治疗常用于较轻的、单纯的不完全并指畸形。
- 非手术治疗也常运用在复合多指并指畸形,如"超级手指"或手术松解后恢复功能困难的病例。
- 然而,独立的手指运动非常重要,特别在键盘驱动的数字时代,非手术治疗不推荐用于简单完全并指畸形。

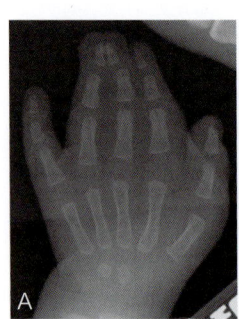 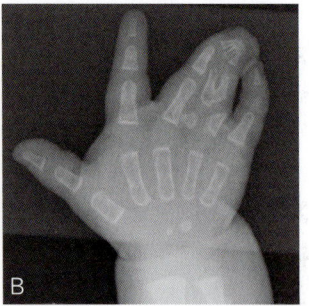

图2 A. 图1B患者的前后位摄片。可观察到示、中指间简单完全并指和中、环指复杂完全并指。B. 另一位多发复杂并指病例的前后位摄片。

手术治疗

- 总的手术原则包括以下几点。
  - 不同长度的并指畸形应尽早分离,可防止手指变形和生长受限。
  - 一次手术只可松解单个手指的一侧,防止血运障碍。
  - 局部皮瓣需重建缝合,避免瘢痕挛缩和"指蹼爬移"。
  - 应使用锯齿形外侧皮瓣预防长轴瘢痕挛缩。
  - 适当地切除皮瓣下脂肪便于关闭皮肤,降低皮瓣张力,使重建手指更美观。
  - 全厚皮瓣通常用于覆盖并指畸形松解后的裸露区域(简单完全并指畸形的患者,分离后手指总的圆周长度较分离之前长22%)[7,8]。

术前计划

- 术前准备时必须考虑手术时机。
- 松解手术的手术时机目前尚存在较大分歧。
  - Flatt写道:"患者不应问手术最早何时能施行,而应关注手部功能要求最多能延迟手术多长时间。"[8]
  - 一般而言,松解手术通常在6~24个月施行。
- 如前所述,不同长度的手指(如拇指示指并指)应尽早松解,以免继发畸形。
- 一些证据表明,18个月后施行松解术可获得更好的长期效果,且指蹼爬移的发生率较低[9,10]。

体位

- 患者取仰卧位,患肢置于搁手台上。
- 消毒或有菌止血带应尽可能靠近肘窝,有时需在此处行全层皮瓣移植。
- 如从腹股沟区移植皮瓣,需提前准备同侧腹股沟区皮肤,铺巾时亦需为取皮瓣做准备。
- 铺巾前,屈髋后用手术笔标记腹股沟区皮肤皱褶。沿此线取皮瓣可使皮肤切口更美观。
- 在股动脉旁取皮瓣时应特别注意,勿移植长毛皮肤。

入路

- 简单完全并指畸形的分离原则已被广泛接受。但是该手术的切口和皮瓣设计仍存在巨大差异。
- 一般都使用局部组织来重建指间连接,都使用指间侧方锯齿状皮瓣。由于背侧皮瓣的柔顺性更适合于重建正常近背侧到远掌侧的接合处。

- 当背侧皮肤被用来重建连接处时,背侧皮瓣的长度应该达到近节指骨长度的2/3,从而重建合适的接合处。近端延长的掌侧切口将成为新的掌指间皱褶(图3A)。
- 此外,皮瓣的设计应该适合指间伤口的关闭。为获得此效果,掌侧三角形皮瓣的基底部应该与背侧皮瓣的顶部相适应。这些皮瓣通常横行经过并指的中线。
- 图3B显示的是单纯完全并指畸形松解术的皮肤切口[17]。

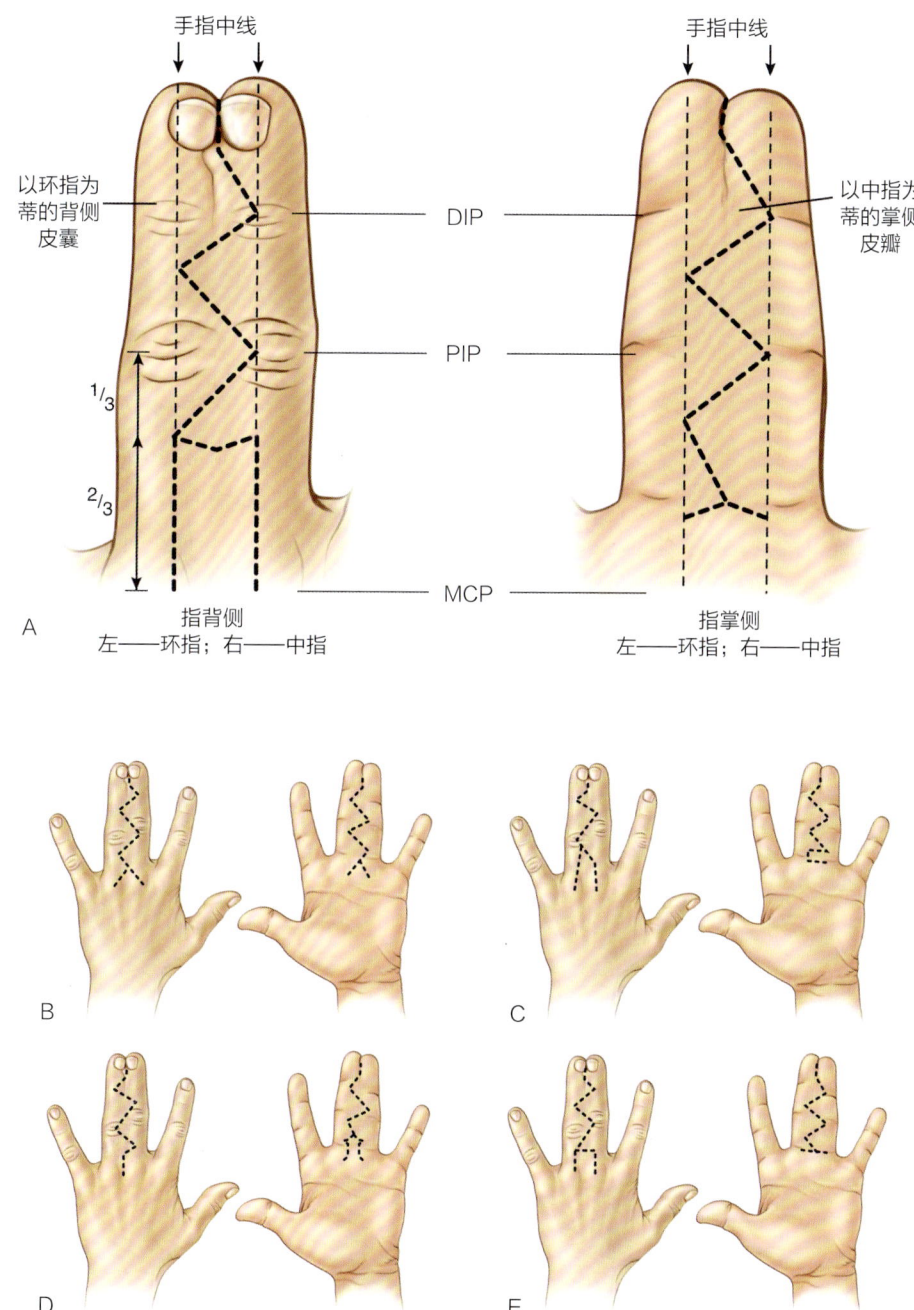

图3 A. 皮肤切口设计。背侧皮瓣测量应相当于2/3近节指骨长度,Z形切口应在2个并指手指的中线处。B~I.松解简单完全并指的皮肤切口。B的版权:Cronin, 1943; C的版权:Flatt, 1962; D的版权:Blauth, 1970; E的版权:Hentz, 1977。

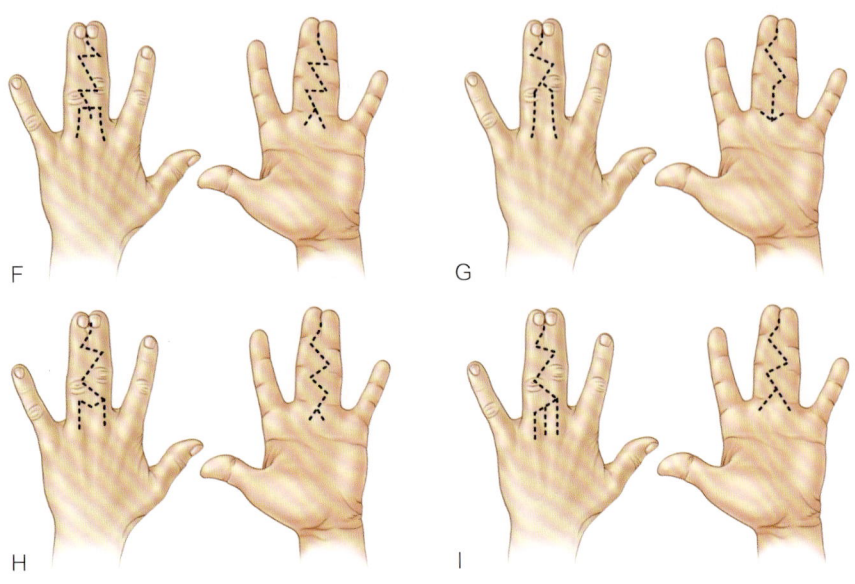

图3（续） F 的版权：Upton, 1984; G 的版权：Gilbert, 1986; H 的版权：Wood, 1998; I 的版权：James, 2005。

单纯并指畸形的松解

使用全厚皮肤移植松解单纯并指畸形

- 止血带充气后做皮肤切口，使用双极电凝止血（技术图1A、B）。
- 首先提起背侧皮瓣，保护伸肌腱旁组织。
- 然后提起掌侧皮瓣，辨别神经血管束。
- 将手指从远及近仔细分离，松解并指间的指间筋膜（技术图1C）。不分离横向掌骨韧带。
- 首先辨别指总动脉和神经的分叉处，如果存在阻碍，利用背侧皮瓣重塑连接处的远端分叉，就可能考虑分开指总神经的筋膜或者结扎一侧指固有动脉。
  - 对于单一的并指畸形松解，需切除更小管径或非显性动脉。

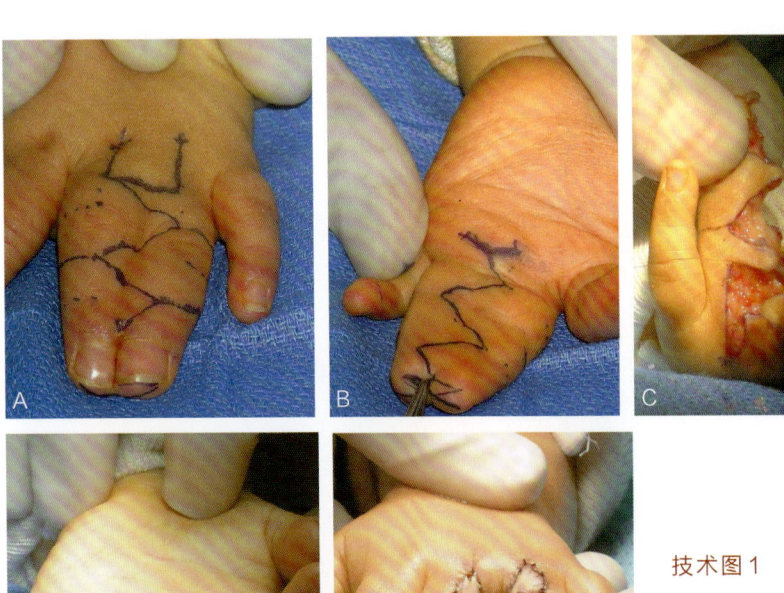

技术图1 背侧（A）及掌侧（B）切口计划进行中环指简单完全并指松解。C. 手指被分开。D. 背侧皮瓣缝合重建指间连接。E. 全厚皮瓣移植完成松解术（版权：2006 Children's Orthopaedic Surgery Foundation）。

- 如手指的另一侧亦需行并指畸形松解,则同侧指动脉需妥善保留。
- 为了便于皮瓣嵌插,需将皮瓣去脂肪。
- 接着将背侧皮瓣用5-0的可吸收缝线固定到掌指侧皱褶(例如,Chromic或Polyglactin缝线;技术图1D)。
- 指间皮瓣同样用5-0可吸收线间断缝合。
- 皮肤缺损可从小鱼际隆起、肘窝或腹股沟区取全厚皮移植(技术图1E)。
- 松开止血带,确认手指和皮瓣的血运。
- 重建的指璞间放置非粘连、湿润的棉纱垫,用来对植皮部位加压。
  - 为防止愈合过程中再出现并指的情况,在连接处放置敷料需小心。
- 在肘关节屈曲90°位进行超肘支具固定,并保护手术敷料。

重建甲周表皮

- 在单纯完全并指畸形中,受累手指的指甲板相互连接,这个现象称为并甲。
- 尽管在指甲板中部切开很简单,但重建甲褶时仍需小心。
  - 理想的做法是从指垫处取局部组织[2]。
  - 侧方基底的皮瓣通过合并的切口取自指尖部共享的甲床(技术图2)。

- 皮瓣长度和指甲板一致。
- 一旦皮瓣成功掀起且手指分离后,该类皮瓣很容易旋转并靠近邻近的新甲板,从而再形成甲沟皱褶。
- 其他解决的方法,包括皮肤移植、大鱼际或小鱼际皮瓣,或游离足趾组合移植,大都牵涉较多且提供较差的美学结果。

"无移植"技术并指松解

- 单纯完全并指畸形松解无须全厚皮瓣亦可施行[1,5,11,12]。
- 总的来说,并指畸形松解术的原则是尽早手术治疗。
- 在"无移植"技术中,背侧皮肤在手背部掀起后进一步重建指间连接。所导致的缺损一般由V-Y推进皮瓣覆盖(技术图3)。
- 因为近端皮肤常用于重建指璞,皮瓣常需去脂肪使得切口能顺利关闭,尽量避免皮肤移植。
- 并指松解手术前通常建议扩张组织,可避免皮肤移植。因其结果的不确定性,故目前未被广泛认同。

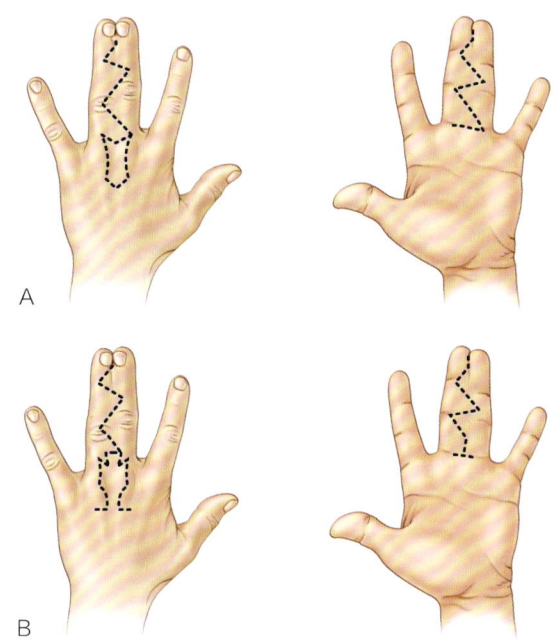

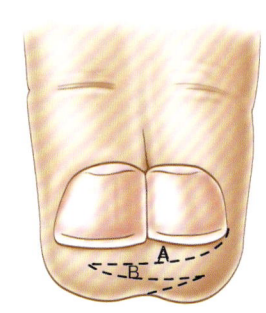

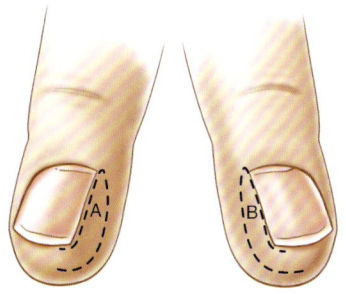

技术图2 并甲松解手术的切口,运用局部组织重建皱襞。

技术图3 "无移植"并指松解手术的切口(A的版权:Sherif MM. V-Y dorsal metacarpal flap: a new technique for the correction of syndactyly without skin graft. Plast Reconstr Surg 1998;101:1861-1866; B的版权:Niranjan NS, DeCarpentier J. A new technique for the division of syndactyly. Eur J Plast Surg 1990;13:101-104; Ekerot L. Syndactyly correction without skin-grafting. J Hand Surg Br 1996;21:330-337)。

TECHNIQUES

局部皮瓣治疗单纯不完全并指畸形

- 在单纯不完全性并指病例中,指蹼不会延伸超过近侧指间关节(例如:并指长度不超过需要重建的指间连接部的深度),松解时可能只需要使用局部皮瓣而非需要全厚皮肤移植。
- 有多种皮瓣设计方式,总的来说都是双向Z字成形术的演化(技术图4)[13,15]。
- 在这些情况下,推荐术后短暂石膏制动直到皮瓣愈合。

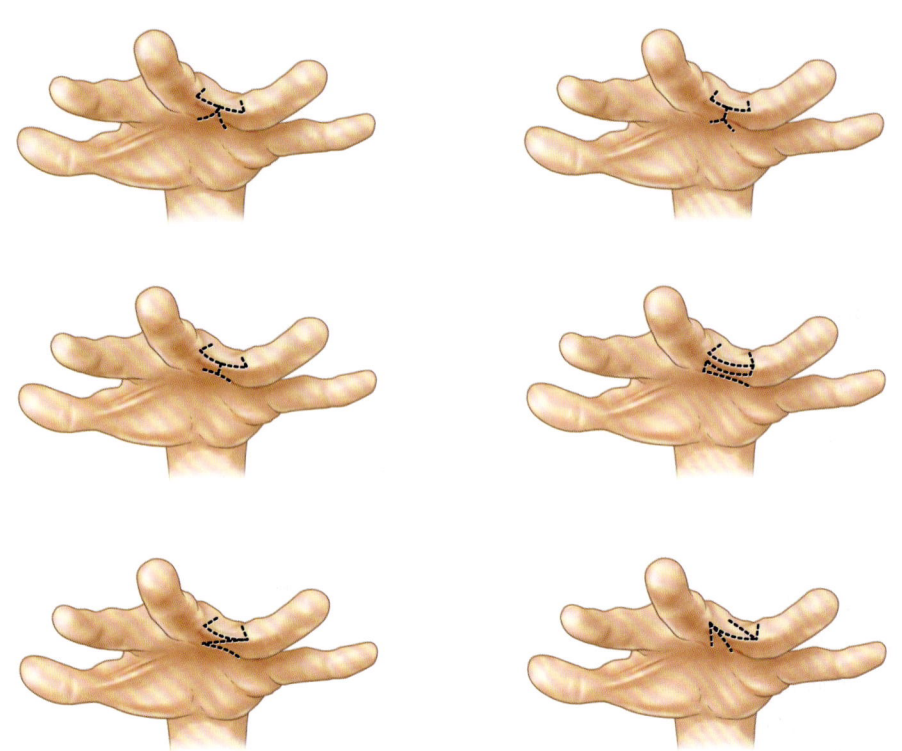

技术图4　松解单纯不完全性并指的切口示意图。

要点与失误防范

患者选择	• 严格把握手术的指征,因为超级手指或并指的松解术后的功能情况不一,也可能术后继发二次畸形。
手术入路	• 掌侧切口的近端切缘应在掌指皱褶的近端,以减少术后发生指蹼爬移的可能。
手指结合处重建	• Z字成形术相比于横向切口,可以避免瘢痕挛缩及继发的指蹼狭窄。
指间皮瓣	• 对于三角皮瓣适当的修薄既可以达到无张力缝合,又可以减少植皮的面积。
取皮	• 若在腹股沟区取皮,则应注意不应取到带毛的皮肤。这对于年龄较小的儿童可能不好把握。一个方法是在股动脉的外侧取皮。
术后护理	• 术后敷料和制动的作用不应被夸大。在植皮处和重建的结合处放置无接触性纱布及合适的支具可以最大限度地有利于植皮存活,也可以减少愈合过程中再并指的可能。

术后处理

- 支具固定2~4周。
- 结痂干燥脱落前保持伤口干燥。
- 为了减少肥大瘢痕的形成,可使用硅胶片、弹性体或者瘢痕塑形器。
- 无须常规的运动以及力量训练,因为大多数患儿在日常生活中就会使用双手。

预后

- 关于并指畸形松解术长期预后的报道较少。
- 此外,现有的文献翻译很难给出关于临床表现、手术技巧、评估方式等资料。
- 一般而言,根据本章所述原则施行的并指畸形松解术通常能获得极好的独立手指运动功能以及可接受的美容效果。
- Colville[3]报道了对57例单纯并指畸形松解术后10年(最短随访时间为2年)的随诊治疗。
  - 2例患者因早期皮瓣移植失败而需再手术,3例因瘢痕挛缩致轻度成角畸形,但无须再次手术。
- D'Arcangelo等[4]报道了50位患者的122例松解术后最短随访时间8年的随访。
  - 大多数患者对功能和美容效果满意,但有指蹼爬移8例,瘢痕挛缩3例。
- DeSmet等[6]报道了24位患者的50例并指畸形松解术。
  - 正常或接近正常的指蹼占74%,美容满意率为64%。
- Percival和Sykes[14]回顾了100位患者的218例松解术,其中42位患者因指蹼爬移(22%)和挛缩(26%)需二次手术。
- Toledo和Ger[16]报道了对61位患者施行了176次松解术,平均时间为14年的随访结果。
  - 30%简单并指畸形的患者施行了二次手术。
  - 年龄<18个月、使用全厚皮瓣移植及复杂并指畸形常需二次手术。

并发症

- 严格遵守本章所述原则以及手术操作精细,可将并发症降至最低;但仍有最多1/3的简单完全并指畸形松解术患者需二次手术。
- 手指坏死是并指畸形松解术最严重的并发症。术中应仔细辨别保护指动脉,此外手术时应避免对单个手指的尺、桡侧同时松解——这对避免血运障碍和手指坏死非常重要。
- 在愈合过程中,如在移植皮下形成血肿或移植处加压过大可导致皮肤移植失败。
  - 在那些术后制动困难及很难保持合适移植张力的年轻患者中风险相对较大。
  - 如伤口二次愈合或继发肥厚性瘢痕,可导致外观不良和功能不佳。
- 虽然因血运不良而导致的皮瓣移植失败较少见,但亦可导致瘢痕形成及继发性挛缩。
  - 三角形皮瓣设计时指间角度应>45°以防指尖坏死。
  - 皮瓣仔细去除脂肪,关闭切口时无过度张力;此外,当松开止血带时应评估皮瓣生存力,可进一步帮助预防皮瓣相关并发症。
- 手指松解术后可因桡侧或尺侧的线性瘢痕而导致挛缩或成角畸形。
  - 使用锯齿状切口和指状突皮瓣设计可减少该并发症的发生率。
- 甲板畸形常发生于表现为并甲的简单完全并指畸形松解术后。
  - 尽管使用远端的牙髓组织重建甲褶可取得良好外观,但需提前与患者及其家属协商。
- 指蹼爬移是指间接合处重建远端的持续生长导致的,是并指畸形松解术后较常见的并发症,其发生率为7%~60%。
  - 一些证据表明在患儿18个月前施行松解术可减少指蹼爬移的发生率。
  - 其他可导致指蹼爬移的因素有:接合处重建时不恰当的皮瓣设计、使用非全厚皮瓣、皮肤植片缺失和再造指蹼间隙处存在横向线性瘢痕。
  - 如指蹼爬移较严重,则需二次手术松解。

(孙一 译,王虹舒 审校)

参考文献

[1] Aydin A, Ozden BC. Dorsal metacarpal island flap in syndactyly treatment. Ann Plast Surg 2004;52:43-48.

[2] Buck-Gramcko D. Congenital malformations: syndactyly and related deformities. In: Nigst H, Buck-Gramcko D, Millesi H, et al, eds. Hand Surgery. New York: Thieme Medical Publishers, 1988:12.

[3] Colville J. Syndactyly correction. Br J Plast Surg 1989;42:12-16.

[4] D'Arcangelo M, Gilbert A, Pirrello R. Correction of syndactyly using a dorsal omega flap and two lateral and volar flaps. A long-term review. J Hand Surg Br 1996;21:320-324.

[5] D'Arcangelo M, Maffulli N. Tissue expanders in syndactyly: a brief review. Acta Chir Plast 1996;38:11-13.

[6] DeSmet L, Van Ransbeeck H, Deneef G. Syndactyly release: results of the Flatt technique. Acta Orthop Belg 1998;64:301-305.

[7] Eaton CJ, Lister GD. Syndactyly. Hand Clin 1990;6:555-575.

[8] Flatt AE. The Care of Congenital Hand Anomalies, ed 2. St Louis: Quality Medical Publishing, 1994:228-275.

[9] Keret D, Ger E. Evaluation of a uniform operative technique to treat syndactyly. J Hand Surg Am 1987;12:727-729.

[10] Kettelkamp DB, Flatt AE. An evaluation of syndactylia repair. Surg Gynecol Obstet 1961;113:471-478.

[11] Niranjan NS, Azad SM, Fleming AN, et al. Long-term results of primary syndactyly correction by the trilobed flap technique. Br J Plast Surg 2005;58:14-21.

[12] Niranjan NS, DeCarpentier J. A new technique for the division of syndactyly. Eur J Plast Surg 1990;13:101-104.

[13] Ostrowski DM, Feagin CA, Gould JS. A three-flap web-plasty for release of short congenital syndactyly and dorsal adduction contracture. J Hand Surg Am 1991;16:634-641.

[14] Percival NJ, Sykes PJ. Syndactyly: a review of the factors which influence surgical treatment. J Hand Surg Br 1989;14:196-200.

[15] Shaw DT, Li CS, Richey DG, et al. Interdigital butterfly flap in the hand (the double-opposing Z-plasty). J Bone Joint Surg Am 1973;55(8):1677-1679.

[16] Toledo LC, Ger E. Evaluation of the operative treatment of syndactyly. J Hand Surg Am 1979;4(6):556-564.

[17] Upton J. Congenital anomalies of the hand and forearm. In: McCarthy JG, May JW, Littler JW, eds. Plastic Surgery. Philadelphia: WB Saunders, 1990:5279-5309.

第154章 羊膜束带综合征
Amniotic Band Syndrome

Joshua M. Abzug and Scott H. Kozin

定义

- 羊膜束带综合征是一种先天性非遗传性疾病。胎儿部分或全部肢体被羊膜粘连，导致部分或整个肢体被束缚，出现畸形，甚至肢体缺损。
- 羊膜束带综合征还有很多名称，包括狭窄环综合征、Streeter发育异常等（表1）。
- 上肢羊膜束带综合征的临床表现差异较大，轻者仅影响外观，严重者可导致畸形和功能障碍。最严重者出现肢体部分或全部缺失（图1）。患者病情因人而异，需要制订个性化治疗方案。

解剖

- 束带粘连软组织，对部分或全部组织（皮肤、皮下组织、肌肉肌腱、神经和骨）形成完全或不完全环形束缚。
- 束带束缚可能发生在上肢和下肢的任何部分。近端束缚可导致整个上肢或下肢的缺失。肢体远端病变更为常见，其临床表现与束缚的严重程度相关。
- 并指畸形（手指远端相连）近侧存在指间裂隙是羊膜束带综合征的特征性表现。近端的缝隙为正常发育形成，并指畸形则由束带引起的瘢痕形成（图2）。

发病机制

- 羊膜束带综合征的潜在致病理论有多种。最常见的理论为部分羊膜破裂形成纤维束或纤维鞘（游离漂浮羊膜束带）环绕束缚受累肢体[5]。此外，羊膜破裂还可导致羊水过少，压迫发育中的肢体。

表1 描述羊膜束带综合征的术语

收缩束带综合征
Streeter发育不良
羊膜破裂序列征
收缩环综合征
肢-体壁畸形复合体
环形带综合征
羊膜畸形、黏附和突变复合体
Simonart束带
早破序列征
宫内或胎儿截肢

- 胎儿身体突出的部分更容易被束带压迫。
  - 手指最常见（56%），其次是手/腕（24%），随后是足/踝（10%）[3]。
  - 中间的手指较两侧手指长，最易受累，其中中指为28%、环指为27%、示指为23%。

自然病程

- 羊膜束带综合征是非进展性的。
- 肢体的异常既可以通过B超在宫内发现，也会出生后显露。
- B超还会显示远离束带的手指进行性生长膨大。
- 外周神经麻痹、远端感觉缺失、血供不足、静脉瘀滞或淋巴水肿等都可能由于束带压迫血管神经结构出现[8,10]。

病史和体格检查

- 婴儿出生时的体征可证实束带的位置和严重程度。
- 手指压缩程度决定了后续临床治疗的方案。
  - 轻中度的损伤促发了胚胎期修复过程，并导致数目不定的环状束带，伴或不伴继发的远端淋巴水肿。
  - 炎症反应可能导致邻近手指蹼迹远端融合。
  - 可能发生大的手指融合，这使得辨认手指的具体位置变得困难。
- 严重的束带综合征可能导致截指（肢）。

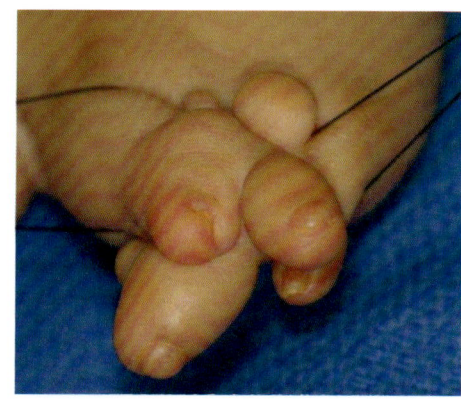

图1 一例严重的羊膜束带综合征患者外观，束带导致大量的畸形和功能障碍（版权：Shriners Hospital for Children, Philadelphia, PA）。

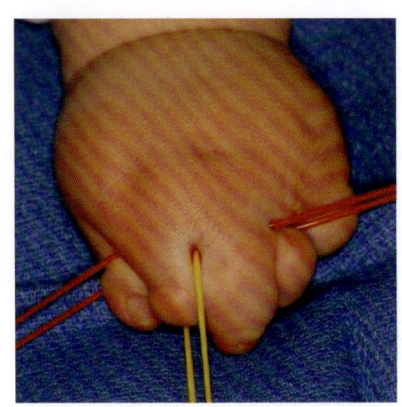

图2　由于羊膜束带综合征导致的短－并指（趾）畸形的背侧观。劈裂近端线环穿过的地方就是羊膜束带综合征诊断的证据（版权：Shriners Hospital for Children, Philadelphia, PA）。

- 在束带的基部或指背的坚硬凸起处可发生溃疡[2]。

影像学和其他诊断性检查

- 对于单一束带或束带位置接近的无须影像学检查。
- X线片对于评价多指融合的情况已经足够。
  - 通常，仅需正位片（图3）。

鉴别诊断

- 短－并指（趾）畸形。
- 横向缺乏。
- Apert综合征。
- 新生儿血管皮肤坏死(新生儿坏疽、新生儿Volkman挛缩)。

非手术治疗

- 羊膜束带综合征的非手术治疗为观察。

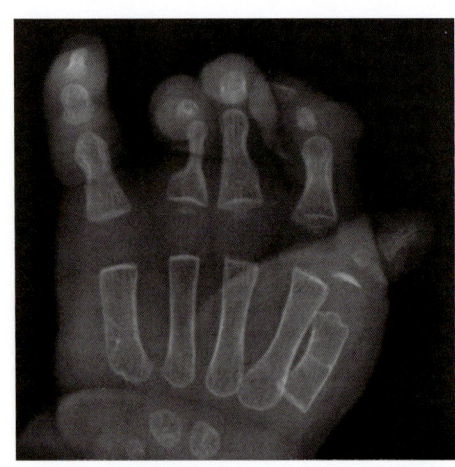

图3　羊膜束带综合征导致的多重并指畸形的患者手的正位片。注意环指、中指由于束带导致的近端指骨的压痕（版权：Shriners Hospital for Children, Philadelphia, PA）。

- 如所有的先天性疾病，功能是优先于外观的。换句话说，功能为主。因此在特定的情况下，如果这些手指融合在一起的功能比分开更好，那么可以观察。

手术治疗

- 羊膜束带综合征的主要治疗手段是手术，以最大限度恢复功能及外观。再一次强调，手术的计划是为了最大化功能，甚至是截除1个或1个以上的手指(图4)。
- 手术的策略是最大限度重建拇指及拇示指间隙，并且手指都有合适的分离、运动和长度。
  - 若存在一系列束带，则分期松解，从最远端的束带开始松解[3,11]。
- 束带的解除需要完全切除内陷的束带和皮下组织。
  - 手指间隙使用Z字成形术，通过周围组织包绕[11]。
  - 传统的治疗方案是一次解除半个环绕的束带。然而，若术者有信心保护好动脉和静脉，则也可以完全解除[7,11,12]。
- 手术时机与束带的深度有关。
  - 轻中度的束带可选择地治疗。然而，当束带造成邻近手指绞窄时，应遵循传统并指松解的原则尽早松解(图5)。
  - 若束带卡压较深并影响肢体存活，若肢体仍可抢救，则需要立即松解。
  - 宫内松解已经成功开展，但需要注意的是有导致自发性流产的风险[9]。

术前计划

- 术前与患者家属沟通时应提到需要阶段性重建的可能以及需要植皮的情况。
  - 对于存在并指的情况，一次只能松一侧。

体位

- 患者取仰卧位。
  - 对于年长患儿，可准备搁手台。
- 上肢使用止血带。

入路

- 没有常规的手术入路。因束带为环状，则切口也需环状。
  - 对于此区域的解剖应十分熟悉，避免损伤可能受累的血管神经结构。
- 存在并指时，松解的方式与传统并指松解的方式相似，为Z字皮瓣和皮瓣再造接合处。
- 并甲的松解需要运用皮瓣如Buck-Gramcko皮瓣重建甲皱。

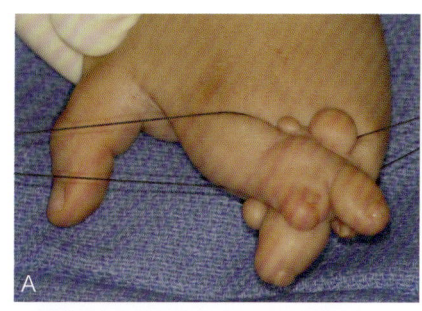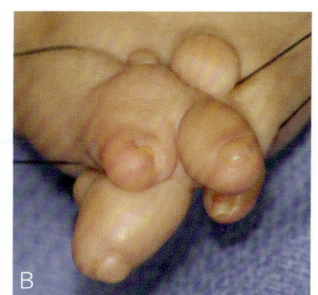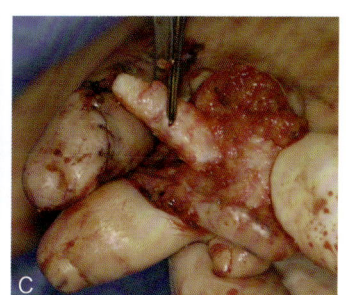
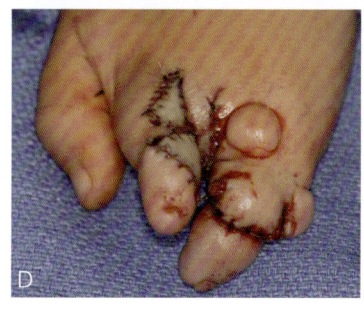

图4 3岁，男孩，左手多重束带卡压需要中指截指及指蹼重建。A. 术前背侧观。B. 手指的特写。C. 中指截指。D. 邻近皮瓣及植皮重建指蹼（版权：Shriners Hospital for Children, Philadelphia, PA）。

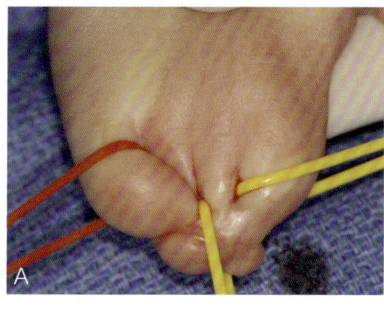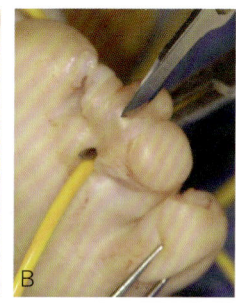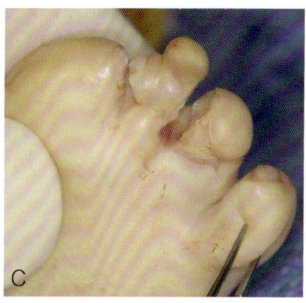

图5 3月龄男孩，左手需要早期松解以防止绞窄。A. 术前背侧观。B. 手术刀分离相连的指尖。C. 手指解放并可互不阻碍地生长（版权：Shriners Hospital for Children, Philadelphia, PA）。

单纯束带环松解

- 做一环状切口以切除束带，包括皮肤和皮下脂肪组织（技术图1A、B）。
  - 可用马克笔标记束带的侧壁，并使得远端及近端的皮肤边缘恰好可以关闭。标记的区域就是适合的需要切除的部分[11]。
  - 若未能成功地切除整个束带部分，包括异常的皮下组织，则可能导致瘢痕挛缩及"复发"。
- 移动周围皮肤和皮下脂肪组织（技术图1C）。
  - 保留深层皮下静脉和血管神经束以防发生术后静脉危象。
- 重新评估肌肉及筋膜表面的脂肪组织。
- 束带处Z字成形关闭伤口（技术图1D）。

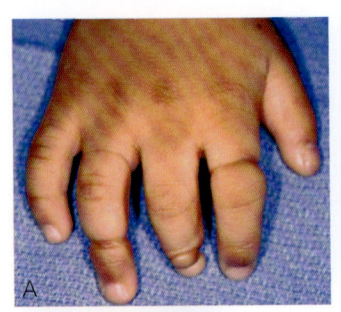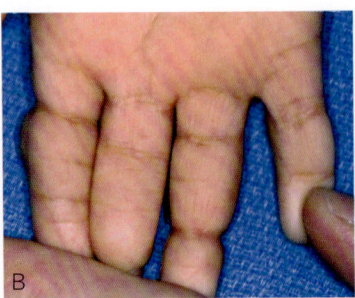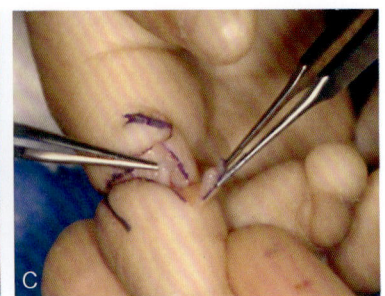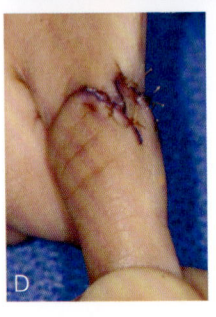

技术图1 多个手指存在单纯压缩环。A. 背侧观。B. 掌侧观。C. 束带松解后评估皮瓣覆盖。注意使用包括皮下脂肪的全厚皮瓣。D. Z字伤口关闭（版权：Shriners Hospital for Children, Philadelphia, PA）。

指端联合松解

- 规划皮瓣设计。
  - 重新设计背部皮肤的边缘，从掌指骨关节到指间关节近端大约2/3处结束（技术图2A）。
  - Z形切口以尽量减少需要的植皮面积。Z形切口的要点是在另一边底部的对侧。
  - 在掌侧，做出三边的盖形以使指缝的皮瓣可以接入（技术图2B）。
  - 若存在并甲，则运用Buck-Gramcko皮瓣重建甲皱。
- 上肢驱血后止血带充气。
- 从背侧切口处开始分离皮瓣。
  - 开始分离时远端分离较薄（全厚真皮）并逐渐分离得

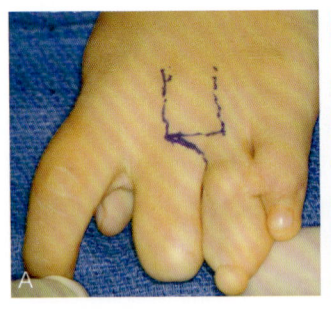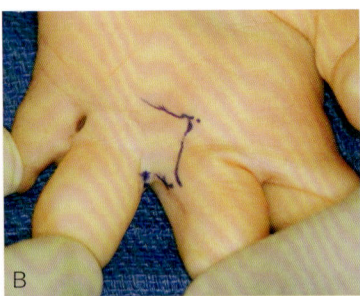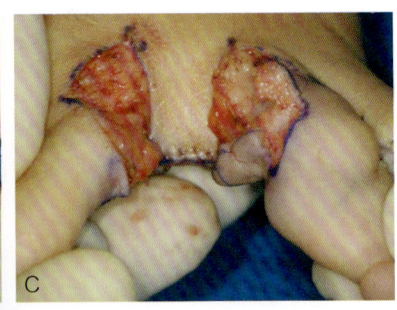
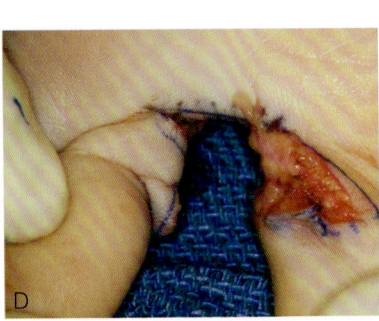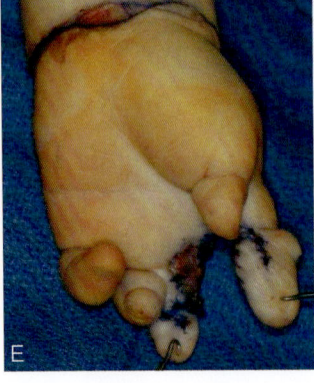

技术图2 A. 使用背侧皮肤进行指蹼重建的皮瓣设计。B. 掌侧的皮瓣设计以做接合。注意盖形的设计包住环指。C、D. 接合处皮瓣的背侧和掌侧观。E. 用手腕屈侧获取植皮。注意此处获取植皮遗留的伤口较为隐蔽（版权：Shriners Hospital for Children, Philadelphia, PA）。

更厚(全厚包括皮下脂肪组织)。
- 背部Z字切口全厚皮分离。
  - 尽可能减少这片皮肤上的脂肪组织。
- 在掀起皮瓣后,横向分离并准备分离手指。
- 在背侧,确认血管神经束的位置。
- 掀起掌侧皮瓣,尽可能减少皮下脂肪。
  - 确保在远端切割时不损伤Buck-Gramcko皮瓣。
- 掀起Buck-Gramcko皮瓣。
- 分离骨、滑膜。
- 首先嵌入接合皮瓣并关闭(技术图2C、D)。
  - 用5-0线关闭皮瓣。
- 取得全厚植皮关闭其他区域。
  - 在腕关节屈侧褶皱做椭圆。
  - 仅切开皮肤并掀起皮瓣。
  - 用刀平行地去除皮下组织。
  - 逐层缝合供区伤口(技术图2E)。
- 松开止血带,确保指端毛细血管回流良好。
  - 若回流不畅,除去部分缝线。
- 大量敷料覆盖并应用石膏。
- 技术图3显示了完全末端并指松解。

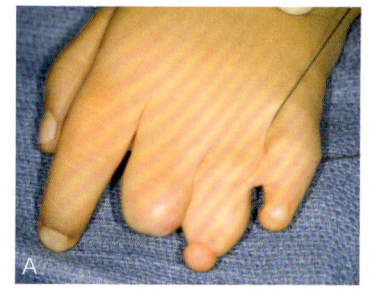 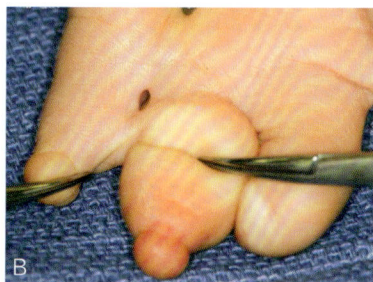 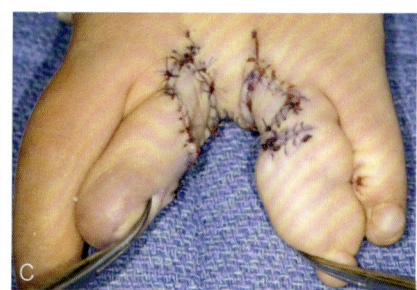
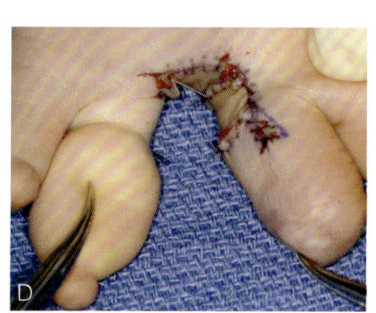 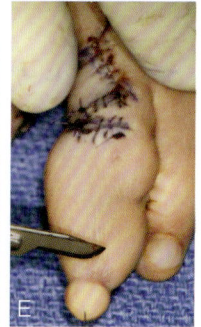 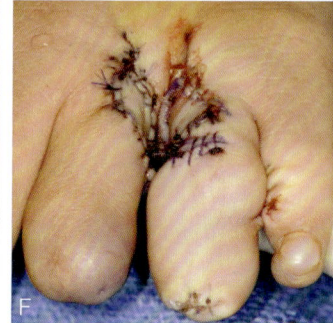 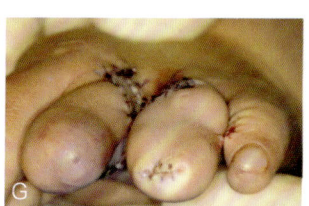

技术图3 男性,5岁,左手羊膜束带综合征受累。A. 背侧观。B. 掌侧观。C. 并指松解和植皮后的背侧观。D. 并指松解和植皮后的掌侧观。E. 环指远端无功能部分。F. 切除环指远端无功能部分改善外观。G. 切除环指远端无功能部分后的指端外观 (版权:Shriners Hospital for Children, Philadelphia, PA)。

不带蒂趾骨移植

- 肢体驱血,上止血带。
- 背侧Z形切口设计在患指伸肌结构水平以下。
- 纵向切开伸肌腱结构。
- 纵向轻柔地分离形成软组织套,以容纳要移植的趾骨。
- 随后准备足部趾骨采取,在第2趾近端做"V"形或纵行切口(技术图4A)。
  - 若有需要,则第3趾、第4趾也可采取。
- 足趾伸肌结构纵向打开。
- 在足趾远端分离侧副韧带。
- 由远及近骨膜外逐渐分离。

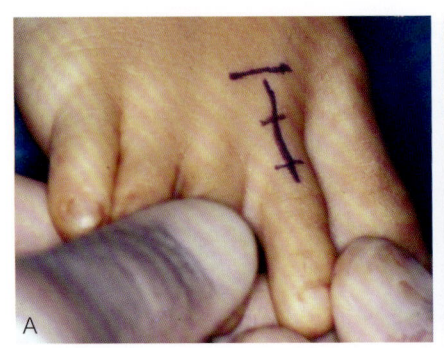 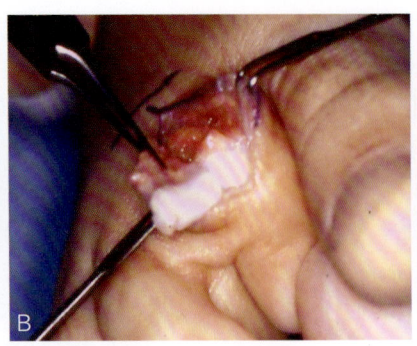 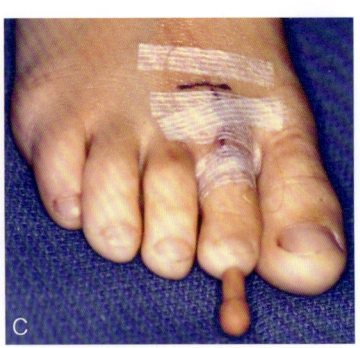

技术图4　A. 不带蒂第2趾游离移植的切口。B. 近端趾骨骨膜外分离切除。C. 第2趾切除近侧趾骨并克氏针固定后的外观（版权：Shriners Hospital for Children, Philadelphia, PA）。

- 松解跖底掌板。
  - 注意保护及保留足趾屈肌腱和血管神经束。
- 分离趾骨并保留近端侧副韧带和掌板，以用作后期连接到掌骨（技术图4B）。
- 趾伸肌腱缝到屈肌腱上以关闭缺损并保留足趾的长度和对线[1]。
- 光滑克氏针纵向插入到切除足趾处（技术图4C）。
- 将足趾放入手部的软组织套中，并使克氏针从软组织结节顶点处穿出。
- 将克氏针逆向打入掌骨头中。
- 将侧副韧带和掌板缝合到掌指关节关节囊，指伸肌结构连接到移植趾骨上。
- 伤口单纯间断缝合。
- 长臂石膏固定，内垫大量敷料。

要点与失误防范

手术时机	• 若相连的手指长度不等，则尽早进行分离以减少绞窄及限制性生长。
植皮	• 在腕关节屈侧褶皱处取皮，既可以隐藏瘢痕，又不会带有毛发。
皮瓣设计	• 如果可能，三边的盖状皮瓣从掌侧到环指，使得环指上不会有痛性瘢痕（技术图2B和技术图3C、D）。
术后护理	• 2周时环绕取下伤口敷料。

术后处理

- 患儿可以给予24小时的疼痛管理，并需要观察常规的血管神经检查以确保手指存活。
- 患肢抬高48小时以帮助静脉回流。
- 对于束带切除或并指松解，术后2～3周去除敷料和石膏。
- 对于不带蒂趾骨移植，术后4～6周拔出克氏针并拆除石膏。

预后

- 通过束带切除和Z字成形，成功松解束带就是预期的目标。对于束带切除和并指松解的结果，一般直接与当时受累的程度有关。相关发表的结果较少。
- 在年幼患儿（12月龄到18月龄以前）上开展不带蒂趾骨移植一般都表现出较好的预后，可进一步纵向原位生长[1,5]。
- 不带蒂趾骨移植治疗羊膜束带综合征，对于有经验的医生可以达到95%甚至更高的成功率[4,6]。
- 然而，不带蒂趾骨移植是一项技术要求很高的术式，需要术者充分的经验。

并发症

- 皮瓣/植皮坏死。
- 血肿形成。
- 静脉危象。
- 感染。
- 指蹼爬移。

- 血供受损。
- 关节僵硬。
- 瘢痕增生、瘢痕疼痛。

（孙一　译，王虹舒　审校）

参考文献

[1] Buck-Gramcko D. The role of nonvascularized toe phalanx transplantation. Hand Clin 1990;6:643-659.

[2] Emmett AJ. The ring constriction syndrome. Handchir Mikrochir Plast Chir 1992;24:3-15.

[3] Flatt AE. Constriction ring syndrome. In: The Care of Congenital Hand Anomalies. St. Louis: CV Mosby, 1977:214.

[4] Foucher G, Medina J, Navarro R, et al. Toe transfer in congenital hand malformations. J Reconstr Microsurg 2001;17:1-7.

[5] Goldberg NH, Watson HK. Composite toe (phalanx and epiphysis) transfers in the reconstruction of the aphalangic hand. J Hand Surg Am 1982;7:454-459.

[6] Jones NF, Hansen SL, Bates SJ. Toe-to-hand transfers for congenital anomalies of the hand. Hand Clin 2007;23:129-136.

[7] Miura T. Congenital constriction band syndrome. J Hand Surg Am 1984;9A(1):82-88.

[8] Moran SL, Jensen M, Bravo C. Amniotic band syndrome of the upper extremity: diagnosis and management. J Am Acad Orthop Surg 2007;15:397-407.

[9] Soldado F, Aguirre M, Peiró JL, et al. Fetoscopic release of extremity amniotic bands with risk of amputation. J Pediatr Orthop 2009;29:290-293.

[10] Uchida Y, Sugioka Y. Peripheral nerve palsy associated with congenital constriction band syndrome. J Hand Surg Br 1991;16:109-112.

[11] Upton J, Tan C. Correction of constriction rings. J Hand Surg 1991;(1695):947-953.

[12] Wiedrich TA. Congenital constriction band syndrome. Hand Clin 1998;14:29-38.

第155章 斜指畸形
Clinodactyly

Robert Carrigan

定义

- 斜指畸形是指手指存在尺桡侧成角畸形（>15°）。
- 小指侧曲畸形最常见。
- 常表现为双侧性。

解剖

- 手指由3节指骨（近节、中节及远节）组成。
- 正常指骨的骨骺位于指骨的近端。

发病机制

- 成角畸形由其中1节指骨（通常为中节指骨）[2]发育异常导致。
- 指骨发育异常可能由不规则骨骺引起（纵向括弧型骨骺），也可被称为"delta指骨"。
- 手指桡侧纵向括弧型骨骺的牵拉效应会导致指骨呈三角形或梯形。
- 病变手指可能会出现额外的骨头。

自然病程

- 斜指畸形的自然病程差异大，临床报道较少，可能与大多数患者无临床症状而不需要治疗有关。
- 成角畸形可保持稳定或随着生长发育逐渐加重，主要与是否累及骨骺及有无额外指骨有关。

病史和体格检查

- 斜指畸形可能为先天性或随着生长逐渐表现出来（图1）。
- 常累及双侧小指。
- 斜指畸形为常染色体显性遗传并伴有不同程度的外显率。
- 拇指累及少见，通常合并各种综合征。

影像学和其他诊断性检查

- 拍摄手部及患指标准X线片（前后位、侧位及斜位）即可明确病变范围。
- 拍摄对侧X线片有助于对比。
- 很少需要拍摄CT。拍摄MRI有助于了解括弧型骨骺的形态。

鉴别诊断

- 斜指畸形易于诊断，结合临床检查与X线片足以做出诊断。
- 注意筛查伴随的综合征，包括Down综合征、Rubinstein-Taybi综合征、Apert综合征及Russell-Silver综合征。

非手术治疗

- 对于不影响功能的斜指畸形可随访观察。石膏固定无效。
- 大多数患者可以采用保守治疗。仅当成角畸形影响手部功能时采取手术治疗。

手术治疗

术前计划

- 手术时机因人而异，主要取决于畸形的严重程度及患者的发育情况。
- 如果成角较小且患者即将发育完成，可能发育结束后手术。
- 如果成角较大且存在继续加重的可能则考虑早期干预。

体位

- 患者取仰卧位，身体靠近患侧。

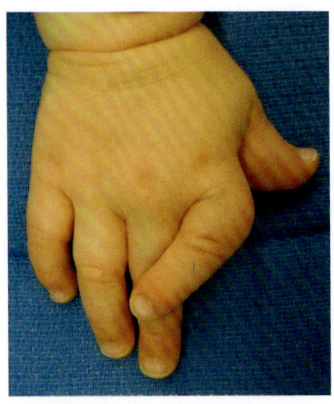

图1 一例因骨软骨瘤导致示指斜指畸形的患儿，同时伴有遗传性多发外生骨疣。

- 上肢置于透光搁手台上，并使用止血带。
- 常规消毒铺巾。

入路
- 手术入路有多种，但其原则一致。
- 手术切口必须同时考虑到凸侧皮肤过多及凹侧皮肤不足。
- 推荐采用可延长的切口。
- 通过截骨、括弧型骨骺剥除术、多余指骨切除术或联合应用上述3种方法矫正骨性畸形。

括弧型骨骺剥除术

- 该技术适用于具有充足生长潜能的年幼患者。
- 在手指桡侧切开皮肤。
- 分离皮瓣，找到屈肌腱及伸肌腱并保护。
- 透视确定骨骺位置。
- 在括弧型骨骺与远、近骨骺连接处横行切断，使用刮匙去除中间骨骺。局部可填充脂肪组织，但并非必需的。
- 关闭切口，石膏固定。

指骨切除术

- 建议沿着成角的凸侧做椭圆形切口。上述切口能够去除多余的皮肤组织，有助于达到术后美观效果（技术图1）。
- 保护伸肌腱并确定额外的指骨。
- 切除多余的指骨并注意保护侧副韧带。
- 检查关节并复位。
- 间断缝合收紧侧副韧带，使用单根克氏针沿手指长轴固定指骨。
- 可吸收线缝合切口，石膏固定。

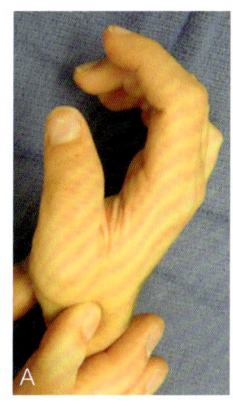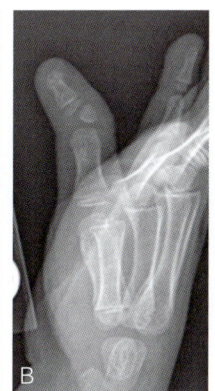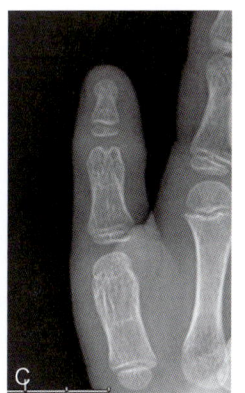

技术图1 拇指侧曲畸形。A. 术前外观。B. X线片显示三角形指骨。C. 切除三角形植骨并使用克氏针固定，术后X线片。

截骨术

- 对于成角畸形严重且骨骼发育成熟或接近成熟的患者，优先考虑闭合楔形截骨、开放楔形截骨或反向楔形截骨（技术图2）。
- 闭合楔形截骨时沿着畸形凸侧（手指尺侧）做切口，开放楔形截骨时沿着畸形凹侧（手指桡侧）切开。
- 向切口两侧分离形成皮瓣。
- 保护血管神经束及伸肌腱。
- 剥离指骨骨膜并标记截骨部位。
- 使用窄而薄的咬骨钳或摆锯进行闭合楔形截骨。
  - 对于指骨细小的低龄儿童推荐使用咬骨钳。
  - 采用这种方法，对侧骨皮质保留在原位，以对侧骨皮质为铰链矫正病变指骨恢复正常对线。
  - 截骨后使用1根或2根克氏针固定。

- 开放楔形截骨的方法与闭合截骨类似。不同之处在于沿着手指桡侧做切口，同时无楔形骨块截除。
  - 从指骨桡侧进行截骨，保留尺侧皮质完整。
  - 撑开截骨部位后使用1根或2根克氏针固定。
  - 对于年幼患儿通常无须植骨。
- 成角畸形严重时可采用反向楔形截骨。该方法能够在矫正畸形的同时保存指骨的长度。
  - 使用摆锯截骨。
  - 从截骨部位取出楔形骨块后置入对侧。
  - 截骨部位使用1根或2根克氏针固定。

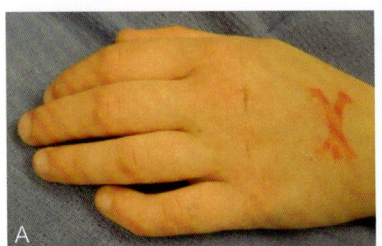 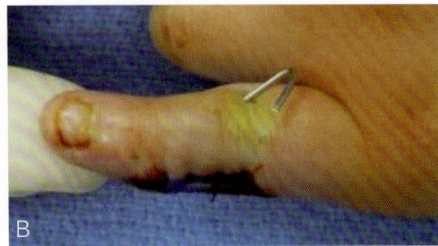 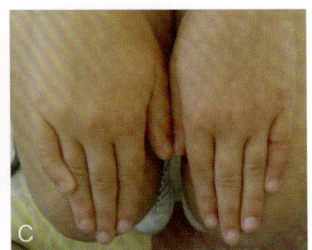

技术图2 小指侧曲畸形。A. 术前外观。B. 术中截骨矫正固定后外观。C. 术后双手外观显示左侧小指畸形已矫正而右侧未矫正。

要点与失误防范

畸形矫正不足或过度	• 使用标准的X线片测量畸形，制订精确的术前技术。
指骨切除后皮肤过多导致皮肤凸凹不平	• 采用凸侧椭圆形切口。
手指活动度丢失	• 指骨周围过度剥离导致肌腱粘连。避免软组织过度分离。

术后处理

- 术后第一次随访后即开始作业疗法。父母帮助清洗手部，并逐渐开始主动及被动关节活动度练习。
- 对于截骨的患者，石膏固定直至截骨部位愈合（通常4周）。此时，拔出克氏针并开始康复训练。
- 术后随访至关节活动度恢复正常，通常为6~8周。

预后

- 矫正指侧曲畸形一般能获得较好的效果。
- 患者满意度与术前成角度数及矫正度数相关。

并发症

- 术后可能出现残留成角畸形，通常由矫正不彻底或异常骨骺继续生长引起。一般无须处理，特别是当残留成角较小或者大部分畸形已得到矫正时。
- 术后可能发生手指僵硬，多由肌腱粘连引起。康复治疗及父母教育有助于解决手指活动度丢失的问题。

（孙一 译，王虹舒 审校）

推荐阅读

Ali M, Jackson T, Rayan GM. Closing wedge osteotomy of abnormal middle phalanx for clinodactyly. J Hand Surg Am 2009;34:914-918.
Al-Qattan MM. Congenital sporadic clinodactyly of the index finger. Ann Plast Surg 2007;59:682-687.
Bednar MS, Bindra RR, Light TR. Epiphyseal bar resection and fat interposition for clinodactyly. J Hand Surg Am 2010;35:834-837.
Strauss NL, Goldfarb CA. Surgical correction of clinodactyly: two straightforward techniques. Tech Hand Up Extrem Surg 2010;14:54-57.
Ty JM, James MA. Failure of differentiation: part II (arthrogryposis, camptodactyly, clinodactyly, Madelung deformity, trigger finger, and trigger thumb). Hand Clin 2009;25:195-213.

手腕肘外科体格检查表
Exam Table for Hand, Wrist, and Elbow Surgery

检查	方法	图示	分级和意义
手和腕			
拇短展肌试验	拇指外展对抗阻力同时触诊大鱼际肌肉	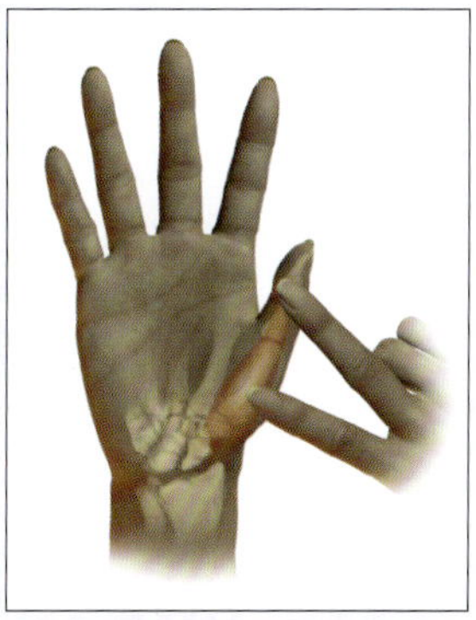	肌力分级(MRC),如果肌力减弱,考虑正中神经病变
Tinel征	由远至近沿神经行程叩击	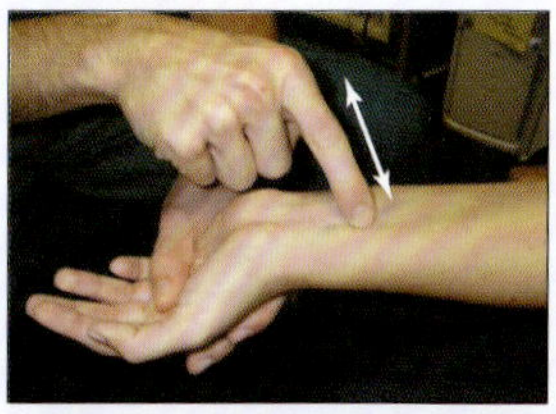	叩击过程中患者出现神经支配区刺痛。检测再生的(无髓鞘)轴突。动态检查损伤远端Tinel征变化可用于监测神经损伤或修复情况
Allen试验	嘱患者反复用力握拳和张开手指至手掌变白。握紧拳头,术者用双手同时按压桡动脉和尺动脉。松开一侧动脉,观察手掌灌注情况。同理重复并松开另一侧动脉	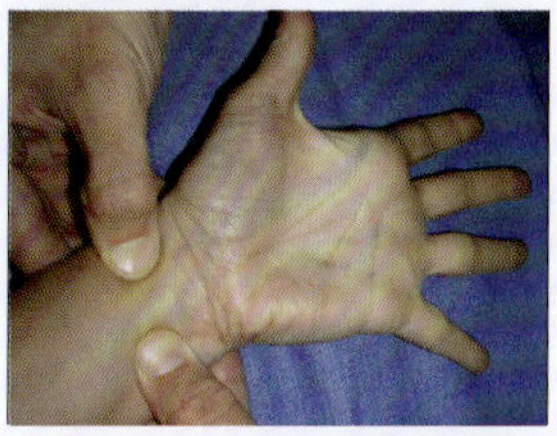	血流灌注在数秒内恢复。否则,提示相应血管血流供应障碍。例如,如果桡动脉供血为主(例如尺动脉供血障碍),术中损伤桡动脉可能导致手部缺血
鼻烟窝触诊	触诊位于第1、3伸肌间室间的鼻烟窝,同时由桡侧向尺侧偏转手腕	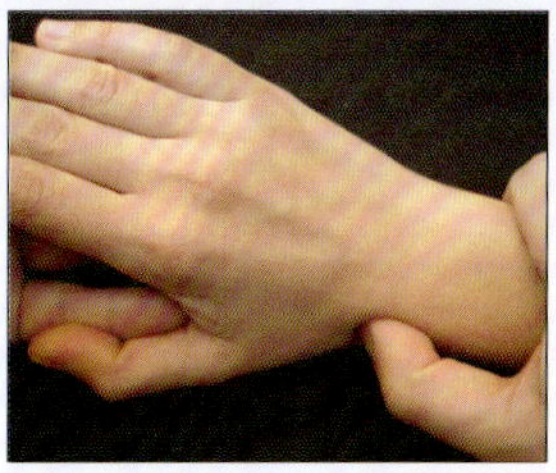	舟骨关节——非关节连接部位疼痛提示舟骨滑膜炎、舟骨不稳定、桡骨茎突关节病、舟骨骨折或骨不连
Boyes斜支持韧带紧张度试验	检查者被动过伸近端指间关节(PIP)评估远端指间关节(DIP)活动。PIP最大背伸位检测DIP主动及被动屈曲程度评估斜支持韧带紧张度	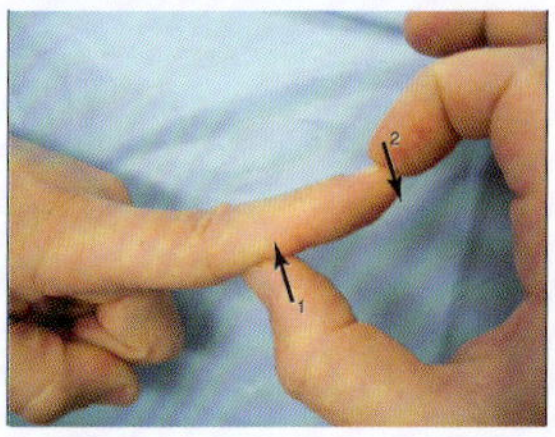	阳性时,被动过伸PIP会引起DIP背伸。PIP背伸时DIP主动及被动屈曲阻力增加提示斜支持韧带相对紧张,可能存在亚急性或慢性中央束损伤。斜支持韧带短缩持续存在会导致纽扣畸形

续表

检查	方法	图示	分级和意义
Bunnell 内源紧张性试验	掌指关节（MCP）背伸位检测 PIP 被动屈曲阻力。在 MCP 屈曲位重复检测	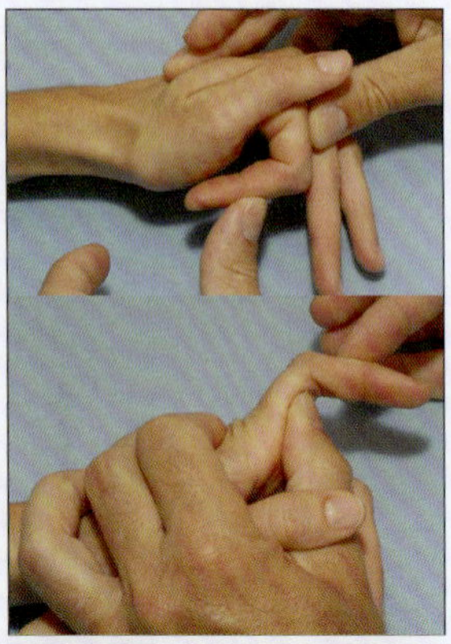	内源性紧张性增加导致 MCP 伸直时 PIP 被动屈曲受限。外源性紧张性增加导致 MCP 屈曲时 PIP 被动屈曲受限
腕关节旋后复位试验	检查者向背侧按压旋后尺侧腕骨的掌侧	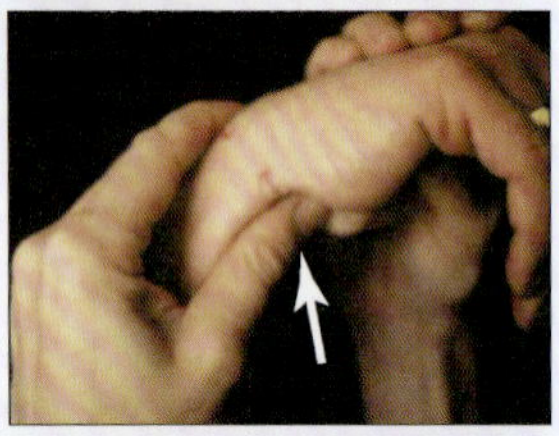	尺侧腕骨旋后尺骨远端突出，提示尺侧外在韧带损伤。施加力量后可以看到复位
腕管挤压试验	检查者直接挤压腕管水平正中神经 60 秒或者出现症状	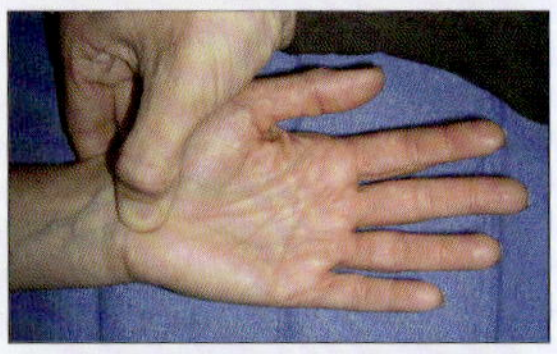	正中神经支配区出现症状提示腕管综合征
拇指腕掌关节（CMC）牵拉试验	检查者牵拉拇指并触诊 CMC	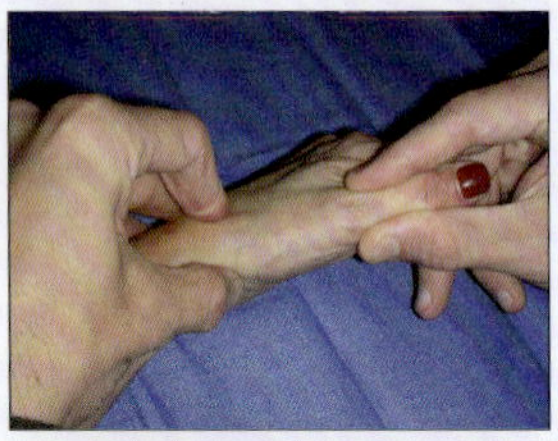	出现疼痛证实腕掌关节存在病变或炎症
CMC 研磨试验	检查者轴向挤压拇指并屈伸、环转、旋转	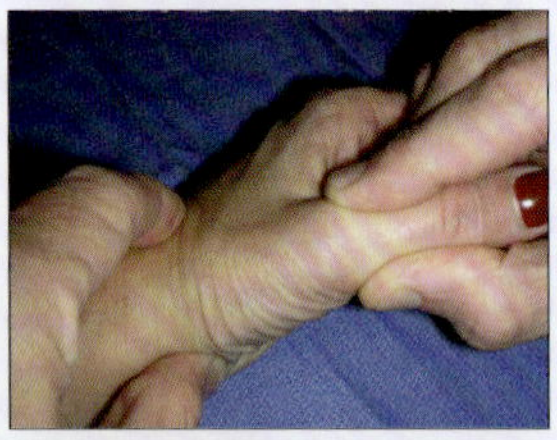	Ⅱ期以上病变可听到摩擦音，Ⅲ期或Ⅳ期时更为常见。阳性提示 CMC 退行性病变
交指试验	嘱患者交叉示指与中指	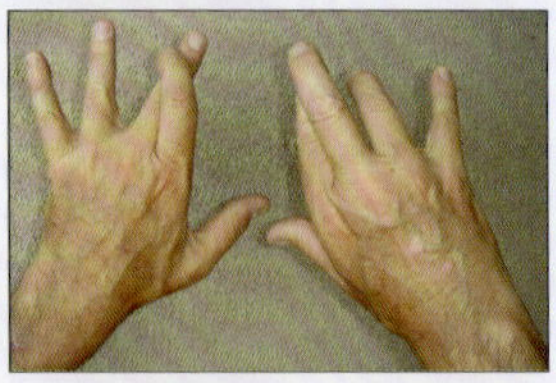	不能交叉为阳性。阳性提示背侧及掌侧骨间肌无力
肘管 Tinel 征	肘部叩击尺神经	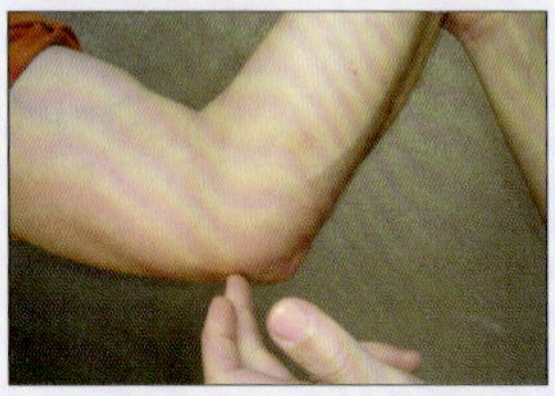	阳性表现为尺神经支配区放射性感觉异常。该检查可能不是尺神经病变的特征性表现

续表

检查	方法	图示	分级和意义
远侧桡尺关节（DRUJ）加压试验	检查者挤压尺骨头至乙状切迹，同时被动旋转前臂中部	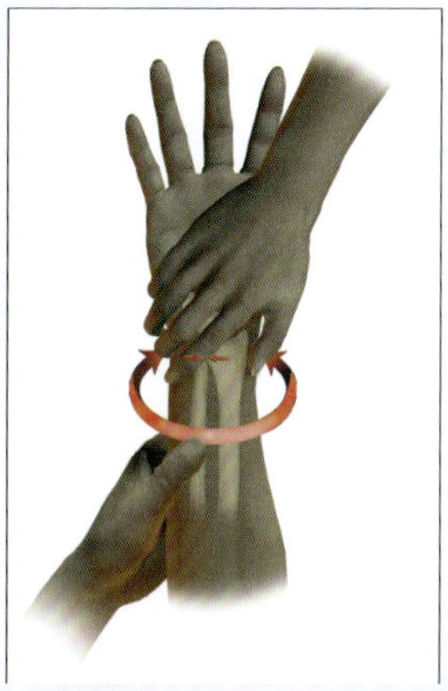	阳性或阴性。阳性表现为疼痛加重，提示关节炎或不稳定。可能出现掌侧或背侧半脱位
DRUJ按压试验	双腕旋前，使用患侧手腕支撑从椅子站起或者向下按压桌面	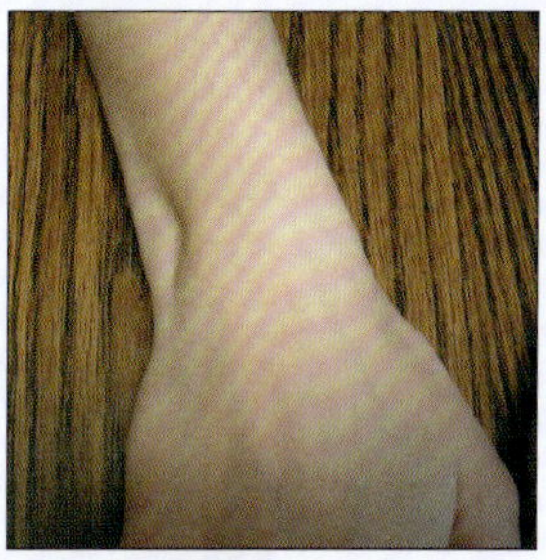	病变侧尺骨头下陷增加导致"酒窝征"，提示存在不稳定。出现疼痛而无尺骨头下陷增加提示三角纤维软骨复合体损伤
DRUJ稳定性试验	肘部屈曲90°，检查者一手抓住桡骨远端1/3，另一手拇指示指握住尺骨头。检查者在中立位旋前旋后位分别向掌侧及背侧挤压尺骨。两侧对比	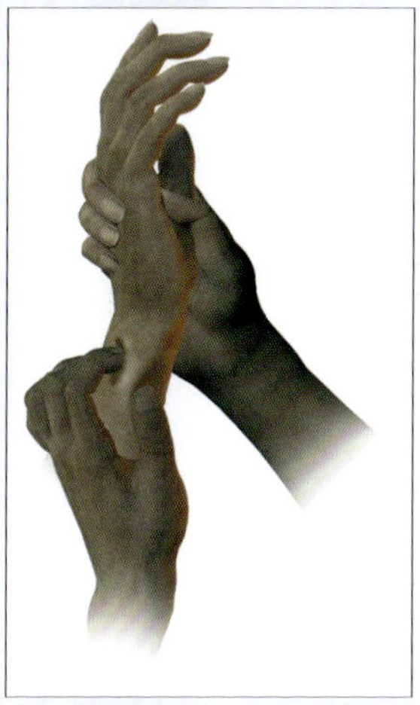	稳定性显著下降或旋转位疼痛提示三角纤维软骨复合体损伤或韧带源性不稳定。远侧桡尺关节触诊摩擦感提示关节退变。不稳定评分：0，正常；中立位移动1 cm，旋转位无移动。Ⅰ，最多移动0.5 cm。终点稳定。Ⅱ，最多移动0.5 cm。终点不稳定但无脱位。Ⅲ，施加应力前关节在位，施加应力后脱位。Ⅳ，关节脱位。应力作用下有松动感
尺侧腕伸肌（ECU）半脱位试验	要求患者腕关节尺偏位主动旋前旋后。患者腕关节旋后轻度屈曲及尺偏位，检查者在尺神经沟及近端触诊ECU。双侧对比	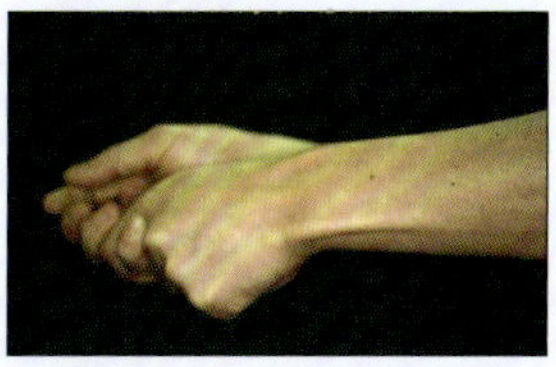	被动或主动半脱位。有咔哒声或无。疼痛伴半脱位或半脱位无明显疼痛。如果被动外旋掌屈尺偏时肌腱脱位，提示ECU不稳定。如果同时需要ECU收缩才出现脱位，说明存在一定的稳定性。考虑手术时，疼痛伴半脱位是重要的发现

续表

检查	方法	图示	分级和意义
肘关节屈曲试验	肘关节充分屈曲前臂旋后60秒或直至出现症状	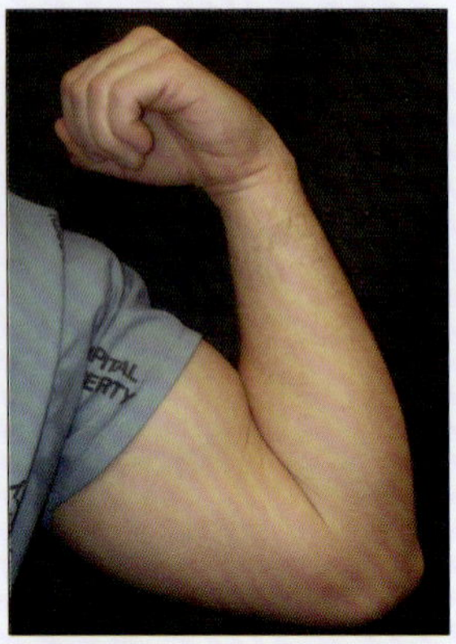	尺神经支配区出现症状为阳性,提示肘管综合征
Elsen试验	患者PIP在桌子边缘屈曲90°。嘱患者主动背伸PIP对抗阻力。检查者触诊中间指骨及DIP主动背伸的阻力	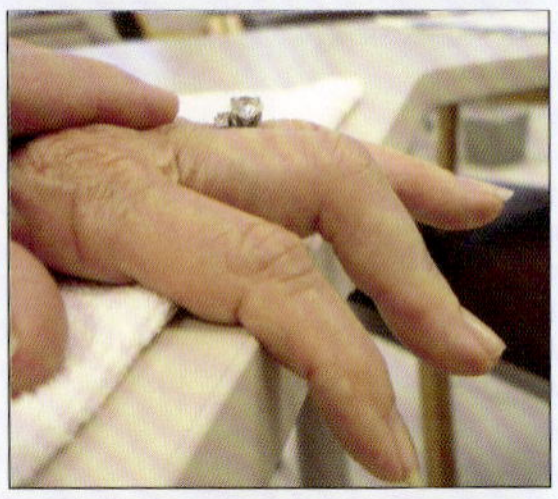	阳性试验与完全性中央束损伤一致。中间指骨感受不到背伸,但是由于侧束的作用可以感受到DIP背伸。该试验不一定能检测出中央束部分损伤
伸肌装置检查	检查者观察并触诊MCP及PIP处伸肌腱及侧束	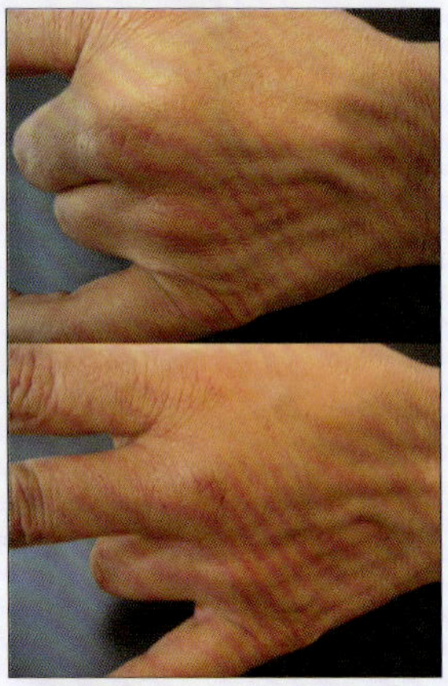	检查者应留意:①MCP附近触痛。②MCP部位肌腱半脱位。③天鹅颈畸形。应排除伸肌装置畸形,可能导致重叠征或出现症状
指深屈肌(FDP)检查	保持PIP伸直,嘱患者屈曲DIP	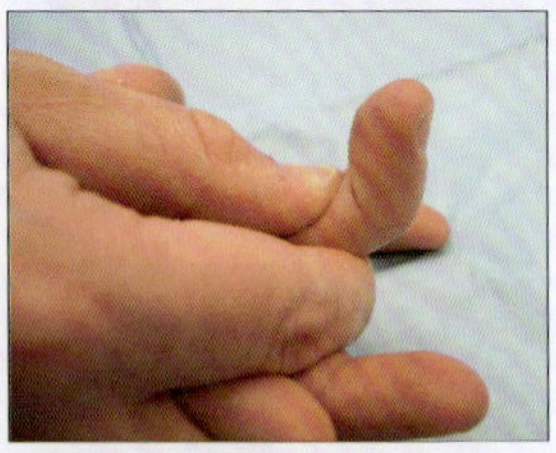	FDP功能存在或消失。DIP无法主动屈曲提示FDP功能缺失或障碍
指浅屈肌(FDS)检测	保持邻近手指伸直,嘱患者屈曲手指	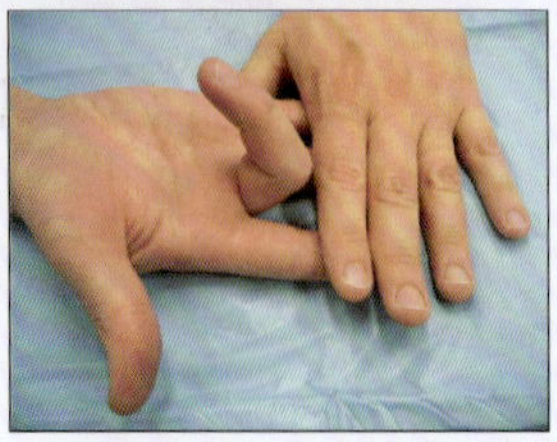	FDS功能存在或消失。PIP无法主动屈曲提示FDS功能缺失或障碍

续表

检查	方法	图示	分级和意义
手指阶梯	检查者观察休息位手指位置	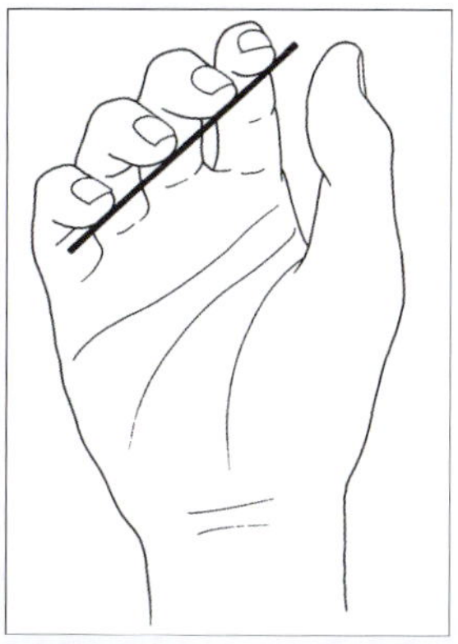	正常手指阶梯缺失提示屈肌腱功能障碍或丧失
Finkelstein试验	拇指屈曲手腕尺偏,沿第1背侧间室进行触诊	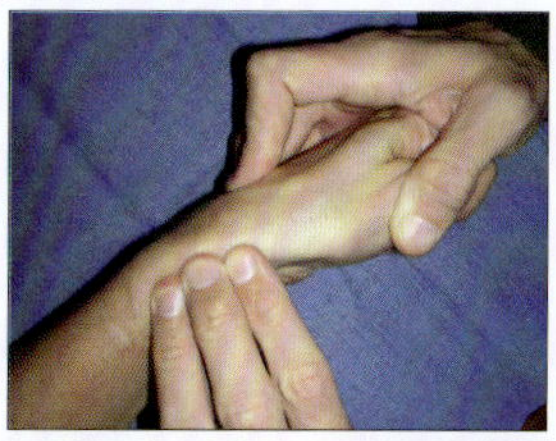	疼痛提示DeQuervain腱鞘炎
屈肌腱挛缩	手腕及腕掌关节背伸,检查者评估指间关节背伸功能	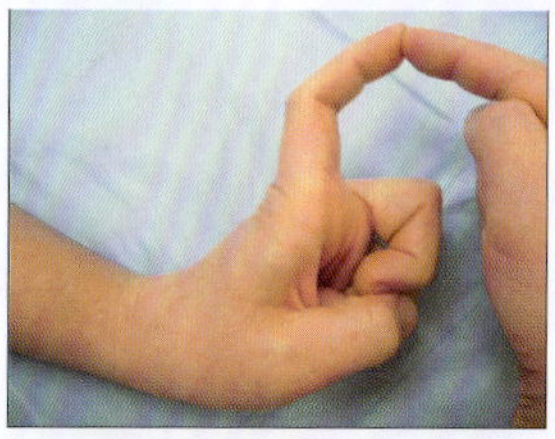	屈肌腱挛缩时,指间关节背伸受限
尺骨头凹征	检查者在尺骨茎突和尺侧腕屈肌肌腱间触诊尺腕关节	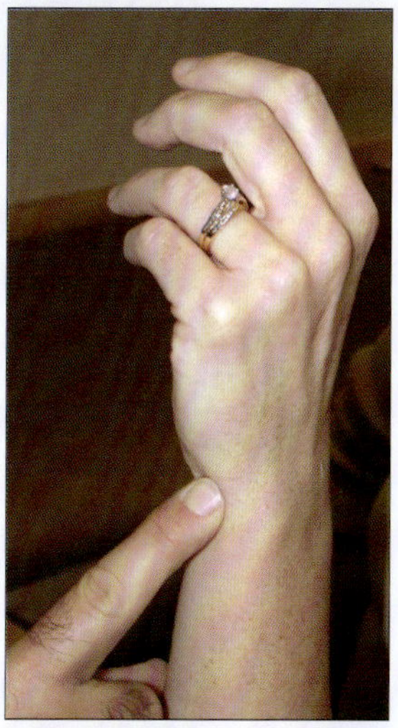	疼痛提示三角纤维软骨复合体损伤
Froment征	嘱患者使用拇指和示指夹持纸片。检查者用力拉纸。同时检测双手	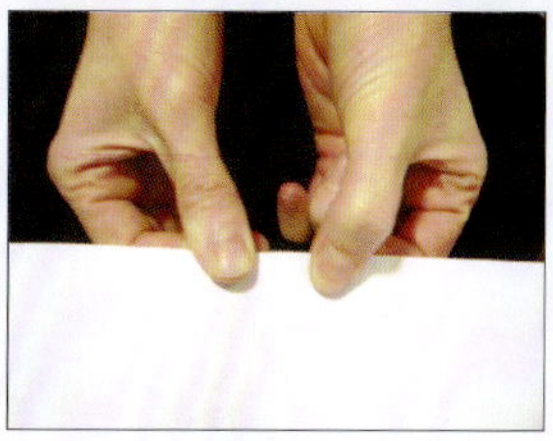	拇指指间关节屈曲才能对抗抽纸时为阳性。这是由于拇收肌麻痹拇长屈肌参与引起的,常提示尺神经病变

续表

检查	方法	图示	分级和意义
握力	可以使用Jamar测试仪客观测量握力。患者肘部屈曲90°，前臂和手腕保持中立。取3次最大测试值的平均值。测试仪设置在第三档	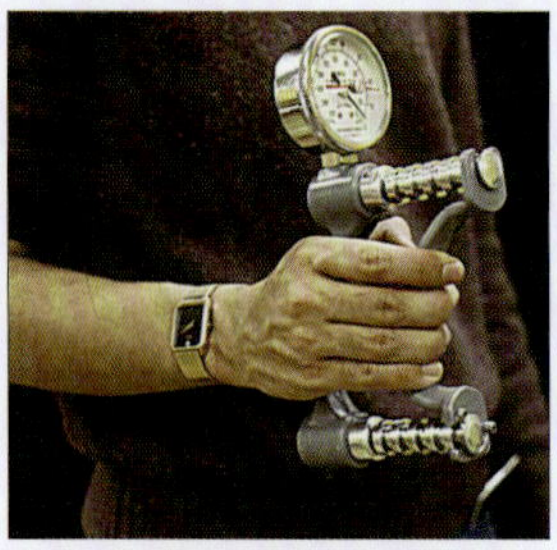	测试结果与对侧对比。握力下降及相关体检结果可提示腕部病变。用力时腕部中央疼痛可能与舟月韧带障碍有关。男性优势手平均握力103～104，非优势手平均握力92～99。女性优势手平均握力62～63，非优势手平均握力53～55
Lichtman腕骨间移动试验	检查者将患者的手部旋前固定前臂手腕尺偏15°。握紧患者手部，用力按压头状骨远端。检查者同时施加轴向及尺偏压力。桡偏位置重复上述检测	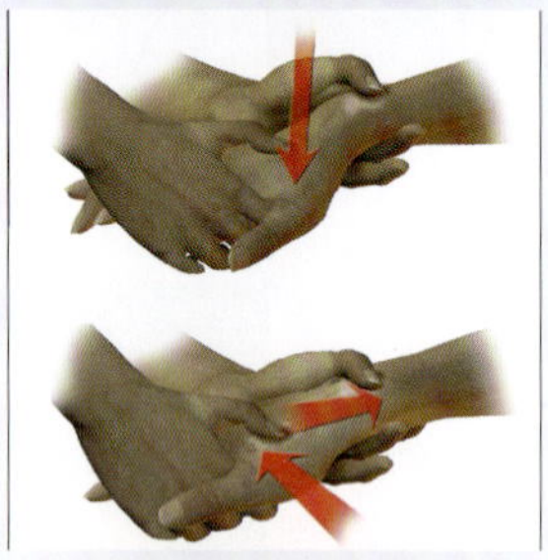	无症状撞击至伴有疼痛的严重撞击。腕关节间不稳定
针刺试验	使用针或回形针尖端轻压触痛区域以定位疼痛位置	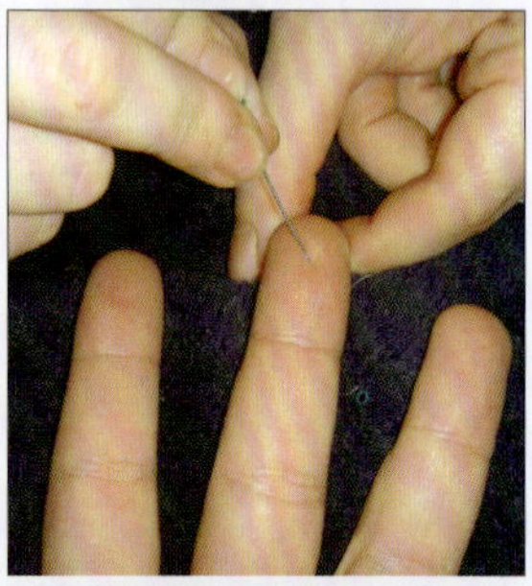	定位血管瘤。对于甲下肿瘤，用针检测甲板不同位置以定位肿瘤位置
月三角骨（LT）加压试验	按压尺侧鼻烟窝，对LT关节施加应力	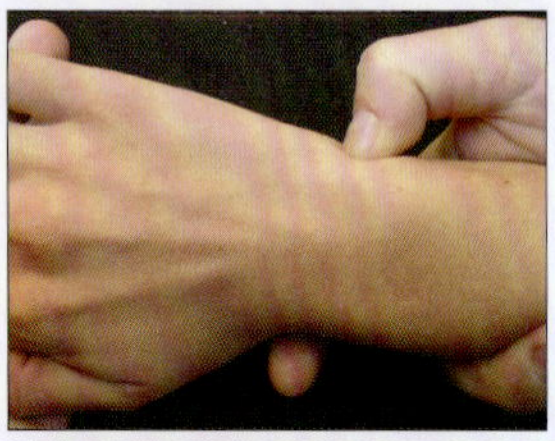	疼痛提示LT或三角骨钩骨关节病变
蚓状肌挛缩	可通过手指尺偏或桡偏检测内源性紧张度。也可以通过检测DIP及PIP屈曲情况进行评估	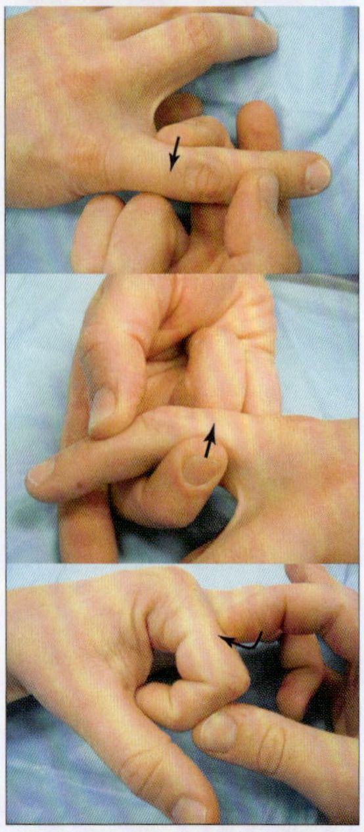	蚓状肌挛缩时PIP被动屈曲受限伴手指偏移或与内源性测试相比时DIP屈曲。出现上述情况，提示存在蚓状肌挛缩

续表

检查	方法	图示	分级和意义
LT 冲击触诊(Reagan)试验	检查者一手按压拇指和示指间的月骨，另一手反向按压豌豆三角骨。在 LT 关节间形成前后应力	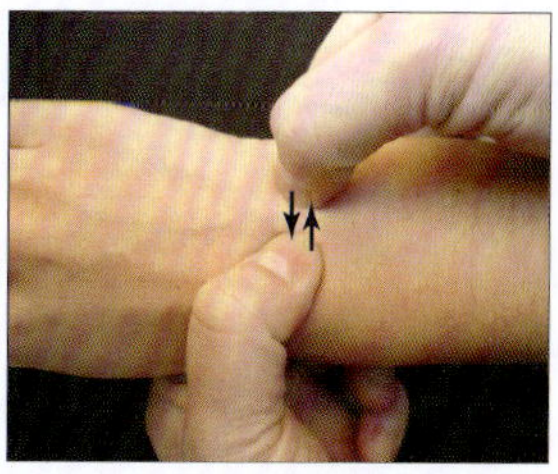	前后方向活动度增大伴有疼痛为阳性。疼痛及不稳定提示月三角骨韧带撕裂或关节病变
LT 剪切（Kleinman）试验	前臂处于旋转中立位，肘部置于检查桌上。检查者用对侧拇指于月骨背侧。同时，使用同侧拇指按压豌豆三角骨掌侧，在 LT 关节间形成剪切应力	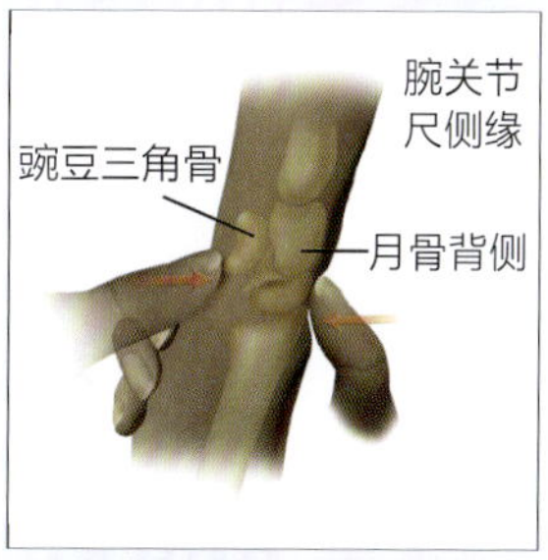	出现疼痛、捻发音、异常活动为阳性
LT Shuck 试验	检查者固定豌豆三角骨关节，同时被动尺偏或桡偏腕关节。检查结果与对侧比较	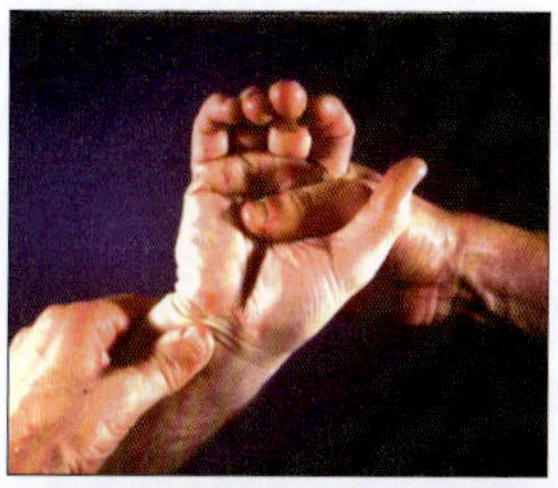	阳性表现为伴有疼痛的咔哒声，同时月骨及三角骨异常活动。阳性提示 LT 韧带损伤
MCP 及 PIP 稳定性试验	分别在关节屈曲或背伸时对患者手指施加内翻或外翻应力，检查 MCP 或 PIP 的稳定性。检查结果与对侧相比。两侧存在差异提示韧带源性不稳定	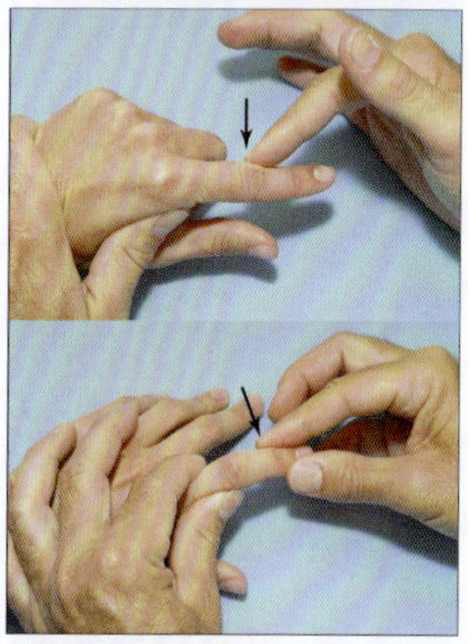	1级：两侧关节开口线无差异；2级：关节开口线与对侧明显不同，但仍然稳定；3级：内翻或外翻应力下关节明显分开，无明显终点，过伸 PIP 或 MCP 可鉴别掌板不稳定及手指脱位、半脱位倾向
研磨试验	肘关节屈曲，前臂稍旋前，腕稍背伸，患者主动对抗阻力旋后	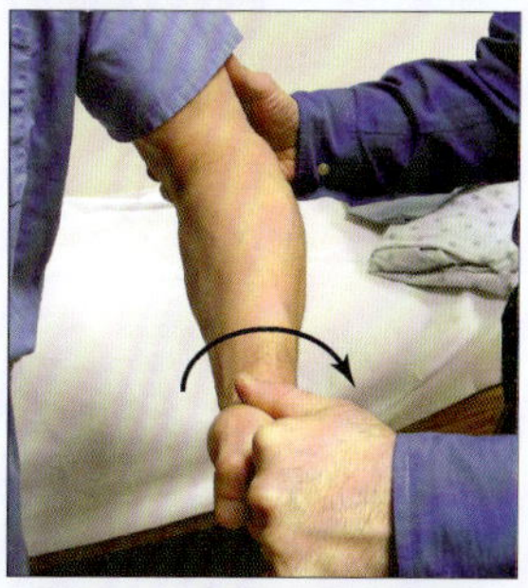	肱骨上髁疼痛或沿桡侧腕短伸肌向远端放射为阳性。肌腱炎症或退行性变时应力增加会引起疼痛
LT 间隙触诊	关节镜4-5入口稍远端背侧深部触诊 LT 关节	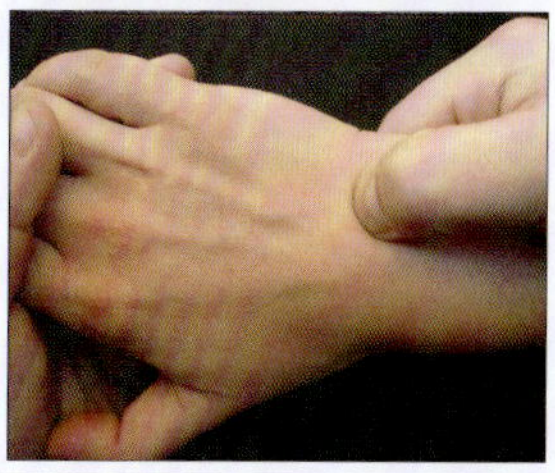	触痛提示 LT 骨间韧带损伤或三角纤维软骨复合体病变

续表

检查	方法	图示	分级和意义
触诊舟月(SL)间隙	Lister结节远端1.5 cm(关节镜3-4入口)背侧深部触诊SL关节。或者,检查者可先触诊第3掌骨移向近端直至凹陷。近端即为SL关节,可在第2、4背侧伸肌间室间触及	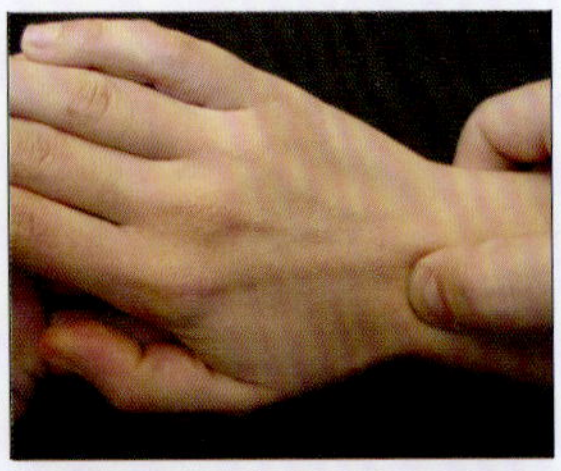	触痛提示SL骨间韧带损伤、舟骨损伤、腱鞘囊肿或Kienböck病
Phalen试验	患者腕部最大限度屈曲肘关节伸直,持续60秒或至出现症状	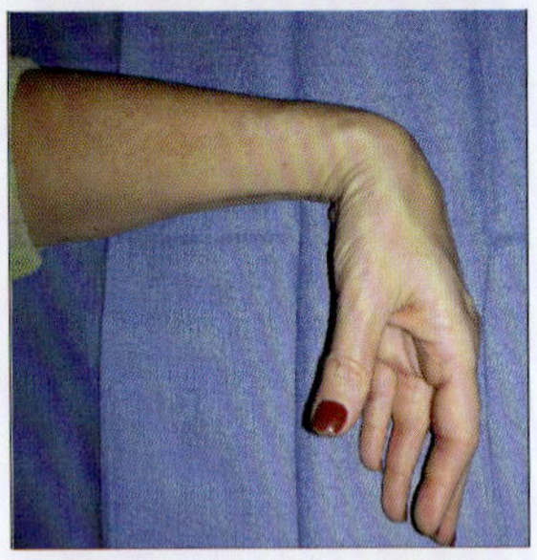	正中神经支配区出现症状提示腕管综合征
琴键征	一手固定桡骨,另一手被动向掌侧及背侧移动尺骨。中立及旋前旋后位分别检测并与对侧比较	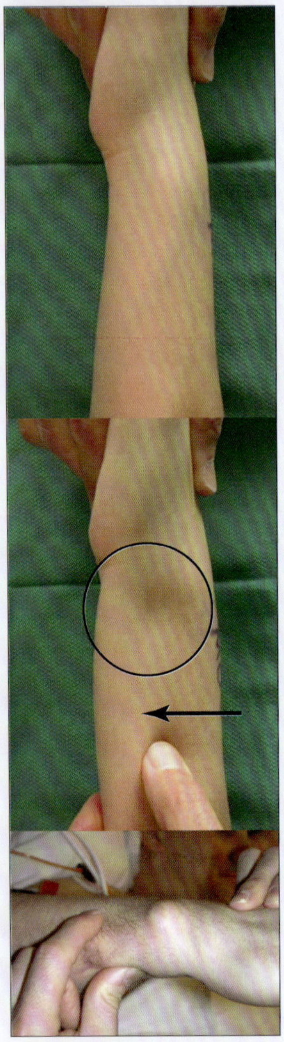	与对侧相比,尺骨松弛伴疼痛为阳性,提示DRUJ不稳定所致的滑膜炎。鸟翼状不稳定与DRUJ支撑结构缺失有关,提示三角纤维软骨复合体完全性周围撕裂。尺骨脱出弹回为阳性发现

续表

检查	方法	图示	分级和意义
豌豆-三角骨剪切试验	检查者拇指置于豌豆骨,向背侧施加压力并研磨	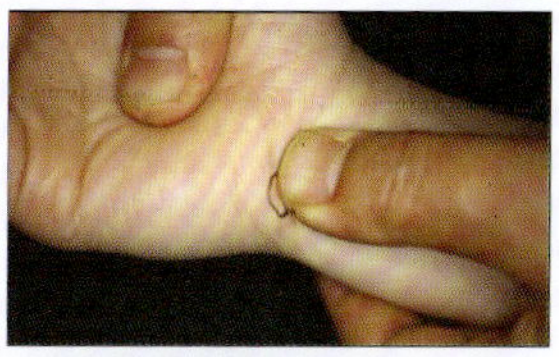	豌豆-三角骨关节捻发音伴疼痛。豌豆-三角骨关节炎
舟状骨冲击触诊试验	一手固定舟骨,一手固定月骨。前后方向移动舟状骨。与对侧比较前后位移	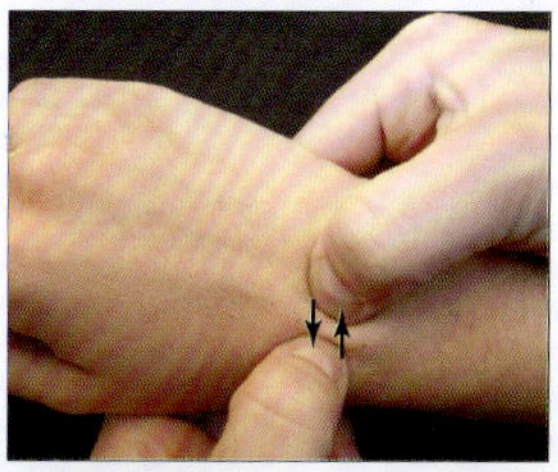	疼痛伴前后方向松弛高度提示SL不稳定
舟状骨移动试验	检查者同侧手从掌侧按压舟状骨结节(远极),对手被动移动患者腕部至桡偏。舟状骨远极与腕关节固定于尺偏,然后检查者被动桡偏腕关节。接着撤去远极的压力,感受舟状骨复位至桡骨远端舟状骨关节面。与对侧比较	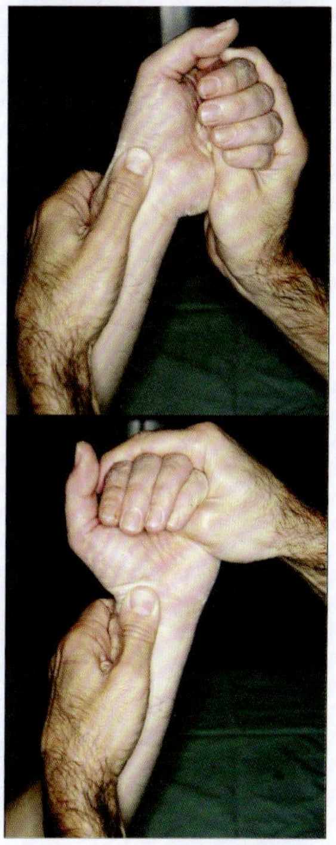	腕部从尺侧向桡侧偏移时舟状骨屈曲。检查者使用拇指阻止舟状骨屈曲,舟月关节脱位时,舟状骨近极向掌侧半脱位,引起疼痛。撤去拇指后,可以触到或听到舟状骨复位声音。这种复位声音可见于11%的无症状腕关节。疼痛伴复位声用以诊断舟月韧带障碍。如果仅有疼痛而无复位声,可见于舟月韧带扭伤或部分撕裂。该检查特异性不高,也可见于关节松弛、滑膜炎、腱鞘囊肿、桡舟关节撞击或关节炎
旋后试验(Ouellette)	前臂中毒旋前,检查者使用对侧手固定远端尺骨,同侧手固定豌豆三角骨,对尺腕关节施压并旋后。仔细感受咔哒声及撞击声	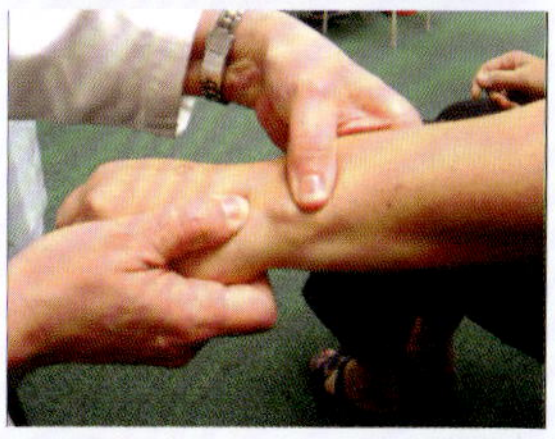	出现疼痛、不稳定、弹响声或撞击声,应与对侧比较。从稳定到不稳定。应该注意双侧均出现咔哒声或撞击声。腕关节异常旋后
Thompson试验	肘关节伸直,腕关节轻度背伸,手指握拳,患者主动对抗阻力伸腕	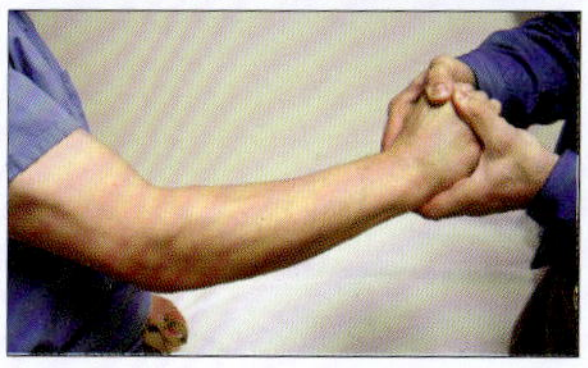	肱骨上髁疼痛或沿桡侧腕短伸肌向远端放射提示肌腱炎症或退行性变

续表

检查	方法	图示	分级和意义
拇指 MCP 关节侧副韧带稳定性试验	检查者一手拇指示指固定患者第1掌骨，另一手拇指示指固定患者近侧指骨。指间关节屈曲30°~35°或伸直位施加尺侧或桡侧方应力。与健侧比较。有时，手指阻滞有助于获得准确的结果	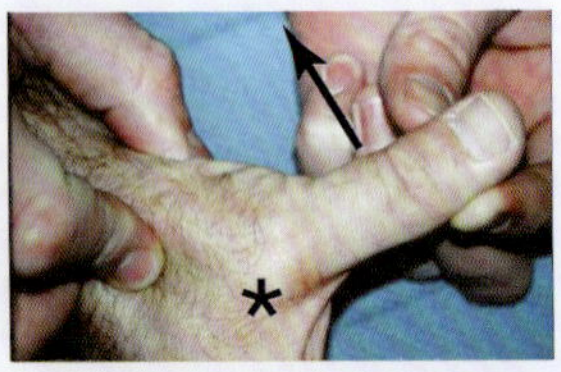	0级：无明显不稳定；1级：轻度，开口小于25°；2级：中度，小于30°；3级：严重，明显不稳定，屈伸时均无明显终点。侧副韧带完全损伤。严重侧副韧带损伤伴掌板不稳定不常见，一旦发生，必须及时诊治
扳机指评估	手指置于患者拇指或其余手指掌侧，嘱患者主动屈伸手指	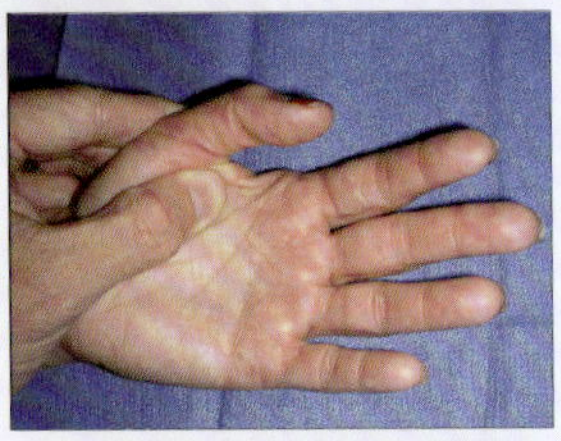	疼痛、弹响或绞锁提示可能存在扳机指
尺腕（三角纤维软骨复合体）加压试验	检查者尺偏、旋前、轴向加压腕关节。可增加被动旋前或旋后	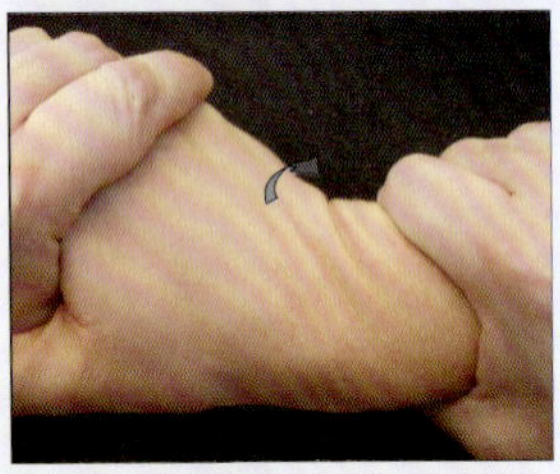	出现咔哒声伴疼痛和其他症状为阳性表现，提示三角纤维软骨复合体、LT 或腕骨间病变。尺骨撞击时也会出现疼痛
掌板稳定性	检查者一手拇指示指固定患者第1掌骨，另一手拇指示指固定患者近侧指骨。施加过伸应力	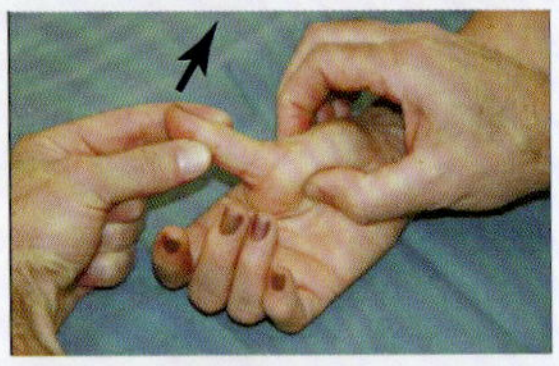	0 = 无过伸；1 = 轻度，有明确终点；2 = 中度，不稳定终点；3 = 严重，明显不稳定。必须发现掌侧不稳定并治疗以获得最佳结果
Wartenberg 征	嘱患者背伸手指	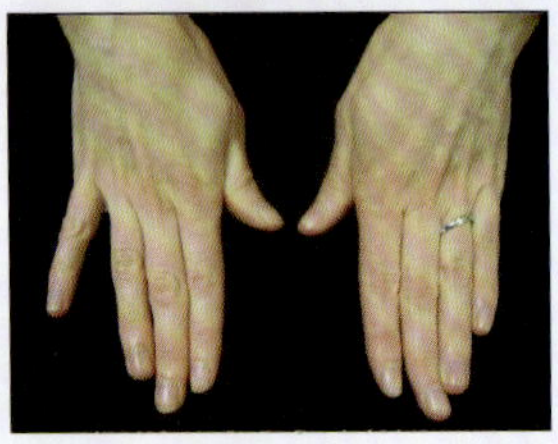	如果小指外展伸直，则考虑为阳性。这是由于掌侧骨间肌无力，导致第5指伸肌尺侧牵拉不平衡

续表

检查	方法	图示	分级和意义
肘部			
肘关节活动度（ROM）	主动及被动ROM（肘关节屈伸、前臂旋转），与健侧对比。注意摩擦感及摩擦音	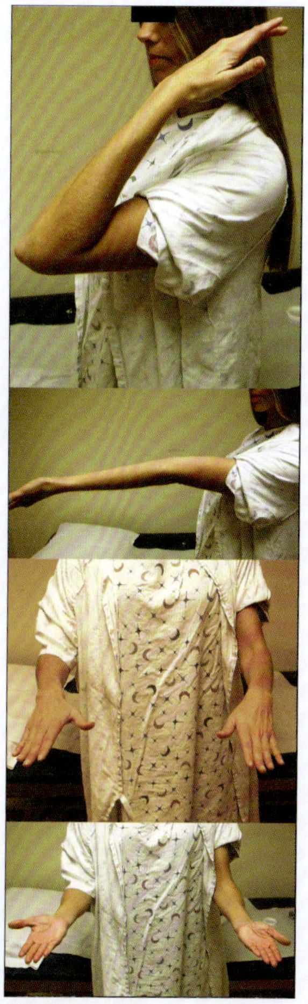	正常值：屈伸0°～145°，旋后85°，旋前80°。应从侧面检查。肘关节交锁提示游离体。关节僵硬可能提示内源性关节囊挛缩
关节积液	检查者触诊肘后三角［桡骨小头（RH），外侧髁（L），鹰嘴尖（O）］及外侧沟，注意外侧髁突出、外侧沟积液或皮质激素注射导致的皮下组织萎缩	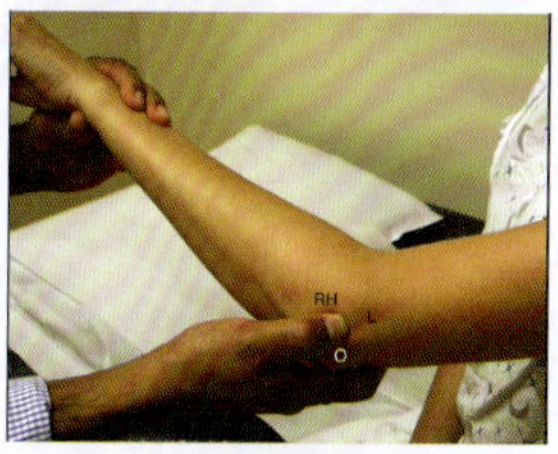	很难估计积液的量，但积液存在，可能与关节骨折、桡骨小头磨损、韧带损伤有关。急性损伤积液常见；慢性损伤可能没有积液
肱骨小头压痛	检查者屈伸患者肘关节的同时向前推挤桡骨头	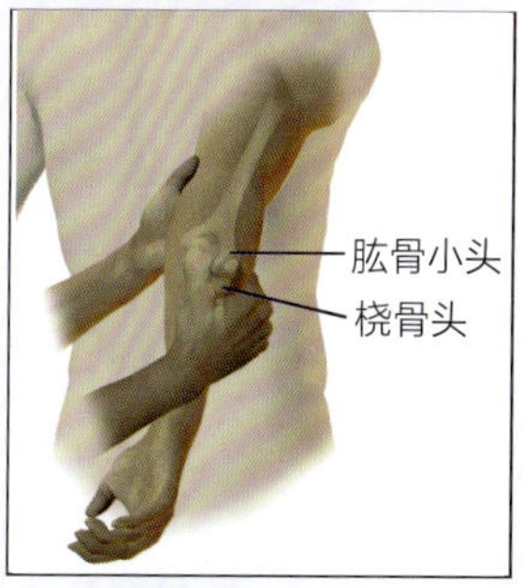 肱骨小头 桡骨头	大多数临床医生将此分级为无、轻度、中毒或严重疼痛。触痛见于剥脱性骨软骨炎

续表

检查	方法	图示	分级和意义
主动肱桡关节挤压试验	肘关节充分伸直位前臂旋前旋后	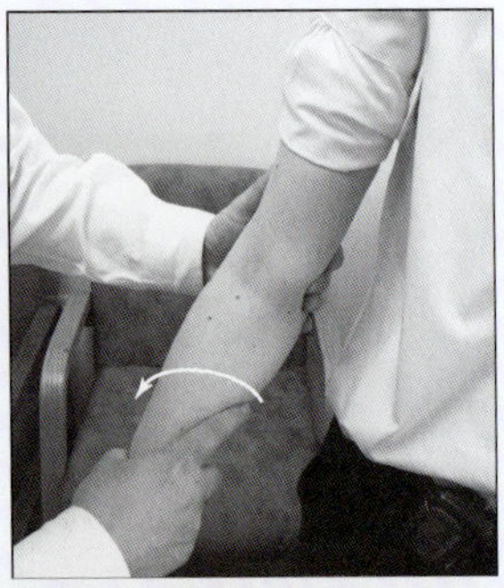	大多数临床医生将此分级为无、轻度、中度或严重疼痛。该试验在旋前位对肱桡关节施加压力。旋前时疼痛、旋后位疼痛减轻见于剥脱性骨软骨炎
仰卧外侧支点-移位试验	患者仰卧，上肢伸直过头顶并旋后。检查者一手固定肱骨，另一手屈伸肘关节时施加外翻应力	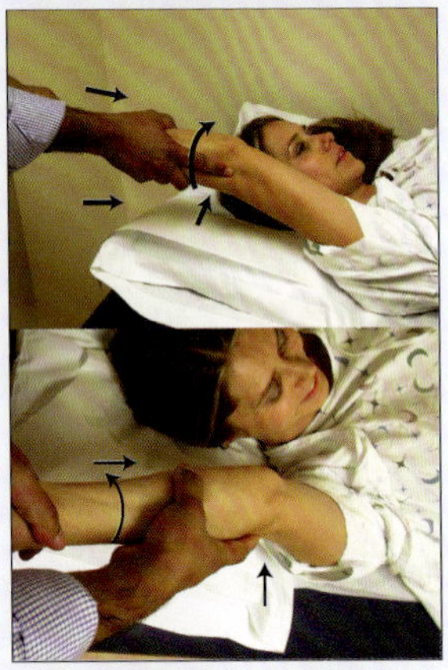	肘关节轻度屈曲时可触及桡骨小头半脱位或明显脱位；肘关节屈曲超过40°复位并伴有可触及的声响。对于清醒患者，该试验难以进行。患者常因恐惧而拒绝。可能需要麻醉下进行
俯卧支点-移位试验	患者俯卧，上肢从检查台垂下。一手固定肱骨，另一手触诊桡骨头	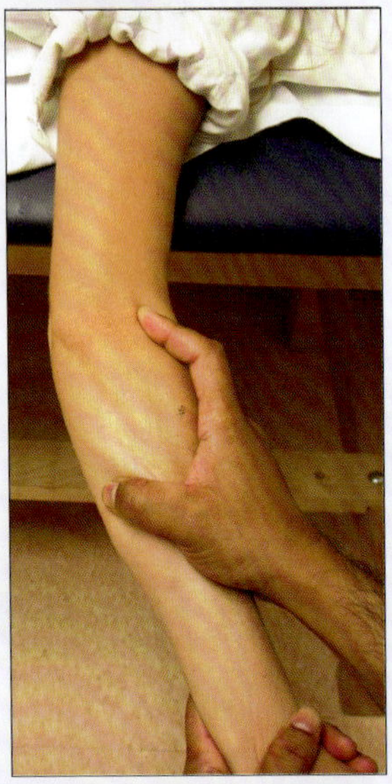	桡骨头或肱尺关节半脱位为阳性。意义同仰卧外侧支点-移位试验
肘关节抽提试验	患者俯卧，一手固定肱骨，一手牵拉前臂使肱尺关节半脱位	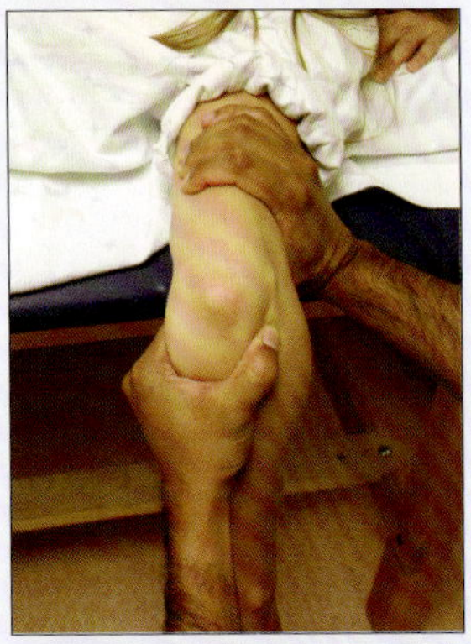	肱尺关节半脱位为阳性

续表

检查	方法	图示	分级和意义
撑起试验	患者双手撑扶手站起。出现疼痛或恐惧提示外侧韧带功能不全	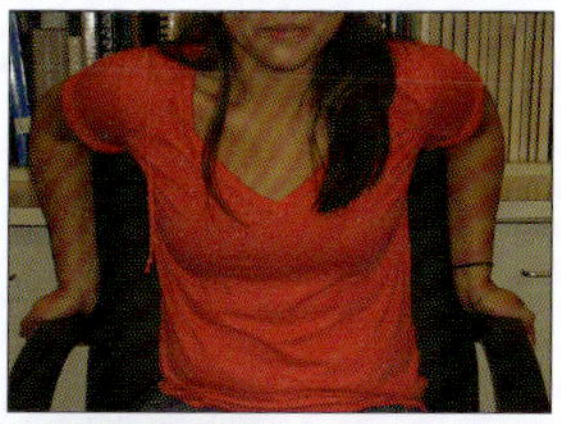	阳性表现为旋后位而非旋前位出现恐惧症状。阳性时无法完成撑起。阳性提示后外侧旋转功能不全
桌面复位试验	患者手/臂置于桌面外侧边缘。肘关节向外侧支撑于桌面。检查者拇指固定桡骨头重复检测。拿开拇指后重新检测	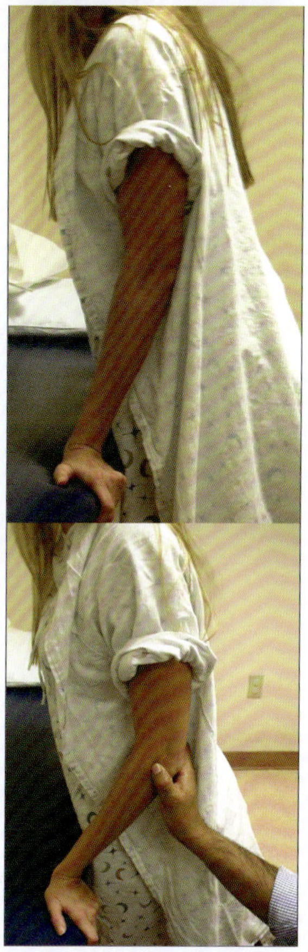	阳性表现为肘关节达到40°时出现疼痛或恐惧
内翻应力试验	检查者固定肱骨,肘关节轻度屈曲旋后同时施加内翻应力	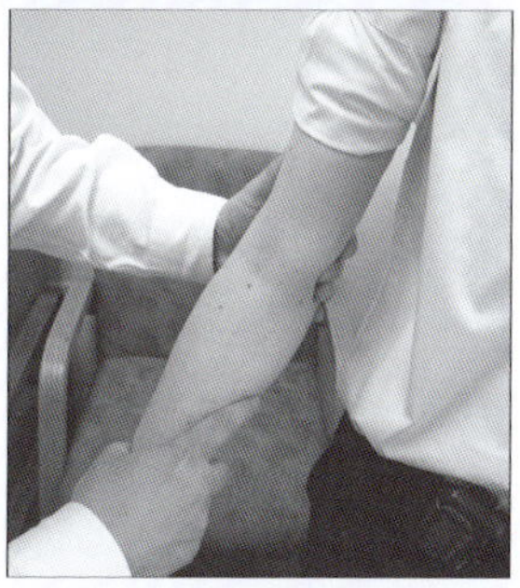	试验阳性提示内侧副韧带前束损伤
外翻应力试验	检查者固定肱骨,肘关节轻度屈曲同时施加外翻应力	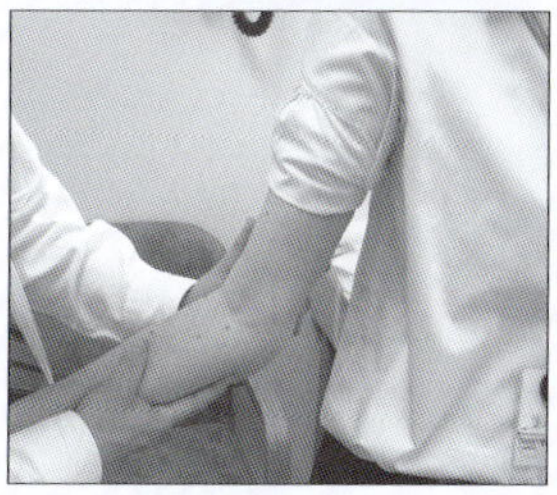	试验阳性提示外侧尺侧副韧带损伤

续表

检查	方法	图示	分级和意义
内侧副韧带剪切试验	患者健侧上肢经过患肢肘下握住患侧拇指。肘关节最大限度屈曲,伸展同时施加外翻应力	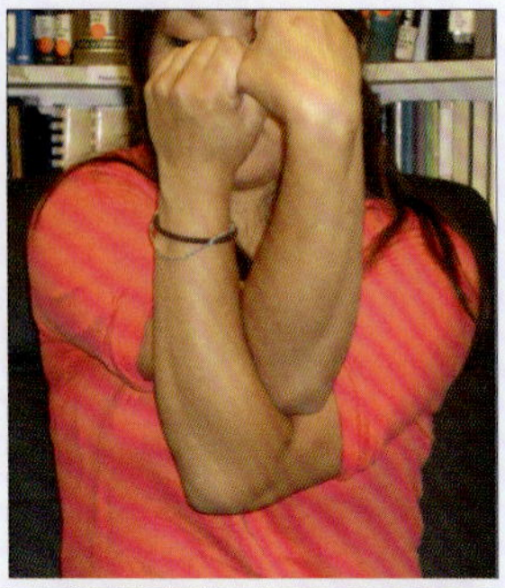	阳性表现为肘关节内侧疼痛,提示尺侧副韧带功能不全
挤奶试验	前臂充分旋后,肘关节屈曲超过90°。检查者用力拉患者拇指	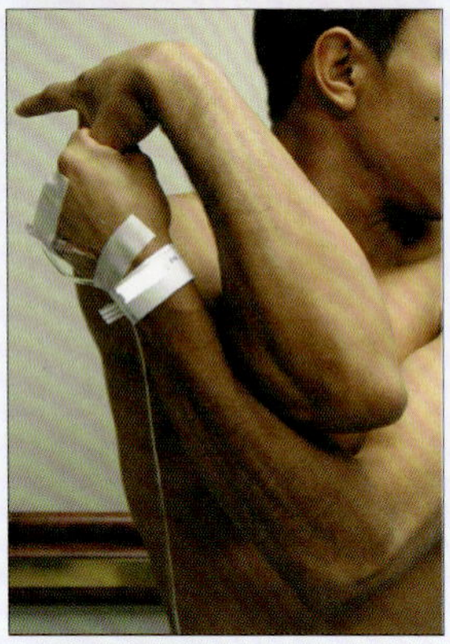	出现疼痛、恐惧或不稳定提示尺侧副韧带(UCL)功能不全

索引（按首字汉语拼音排序）
Index

首字非汉字

"Jersey 指" / 541
"拳击手" 骨折 / 455
8 字重建法 Jobe 技术 / 568
A1 滑车 / 800
Bennett 骨折 / 407
Berger 关节囊固定术 / 650
Blatt 关节囊固定 / 647
Bryan-Morrey 入路 / 949
Buck-Gramcko 皮瓣 / 1380
Camper 交叉 / 743
Checkrein 韧带 / 515
delta 指骨 / 1384
Eaton-Littler 分期 / 399
Elson 试验 / 516
EndoButton / 695
Flatt 手指交感神经切除术 / 1150
Guyon 管 / 849
Herbert 技术 / 649
Hui-Linscheid 重建 / 606
Kaplan 基线 / 6
Kienböck 病 / 380, 391
Leriche 交感神经切除术 / 1151
Mayo X 线分类系统 / 917
Moberg 推进皮瓣 / 1252
Mohs 显微描记手术 / 1308
Pilon 骨折 / 505
Pulvertaft 编织 / 895
Rolando 骨折 / 407
Sauvé-Kapandji 手术 / 1016
Schwann 细胞瘤 / 1324
Seymour 骨折 / 472
SLIL 修复联合背侧关节囊固定 / 641
SLIL 直接修复 / 639
Stener 损伤 / 430
Streeter 发育异常 / 1377
Suture-Button 重建术 / 576
Szabo 技术 / 650
TAR 综合征 / 1350
Topaz 高频微创清理 / 692
TST 技术 / 696
U 形钉固定背伸截骨术 / 1058
Viegas 技术 / 651
von Recklinghausen 病 / 1323
V 形征 / 517
Wallerian 变性 / 825, 834
Yoke 手术 / 559

B

扳机指 / 800
瘢痕松解 / 1239
半钩骨移植重建 / 518
半钩骨自体移植重建术 / 532
半脱位 / 716
保留肱三头肌手术入路 / 15
背侧关节镜辅助复位固定 / 334
背侧阻挡钉 / 498
闭合楔形截骨矫形术 / 551
表皮包涵囊肿 / 1311
表皮包涵囊肿的边缘性切除 / 1320
并指畸形 / 1369
剥脱性骨软骨炎 / 122
不带蒂趾骨移植 / 1381
不稳定掌侧缘骨折 / 532
残端修整术 / 1136

C

侧方 V-Y 推进皮瓣 / 1253
侧方切开术 / 1302
侧副韧带 / 1182
陈旧性孟氏病变 / 92
尺侧副韧带 / 430, 437
尺侧副韧带复合体 / 122
尺侧副韧带重建 / 566

尺侧腕伸肌腱 / 716
尺骨变异 / 380
尺骨短缩术 / 1036
尺骨近端骨折 / 185
尺骨茎突骨折 / 262
尺骨头置换术 / 1025
尺骨远端骨折 / 231
尺骨远端切除术 / 1007
尺神经 / 841, 849, 855
尺神经减压术 / 849
尺神经麻痹 / 855
尺神经深支 / 447
尺腕关节不稳 / 606
创伤后关节炎 / 438, 940
创伤性关节炎 / 407, 515
槌状指 / 756

D

大弓损伤 / 589
大鱼际肌 / 878
大鱼际皮瓣 / 1256
带蒂皮瓣 / 1271
带血管蒂的骨瓣 / 391
带血管蒂骨块移植 / 355
单纯并指畸形 / 1369
单房性骨囊肿 / 1330
单髁或双髁关节内骨折 / 486
弹性髓内钉 / 106
第1骨间背侧肌收缩试验 / 448
第1腕掌关节 / 1056
第5伸肌间室动脉 / 391
端侧缝合 / 766
断指再植 / 1136
对掌功能 / 878
多发性骨软骨瘤 / 1343
多发性软骨骨疣 / 1343
多指畸形 / 1356

E

鹅颈畸形 / 808
恶性周围神经鞘瘤 / 1323
二期重建 / 743

F

腓肠神经 / 837
腓骨瓣 / 1286
风筝皮瓣 / 1274
缝合锚钉固定 / 697
复合多指并指畸形 / 1370
复杂并指畸形 / 1369
副侧副韧带 / 437, 515
腹股沟皮瓣 / 1273

G

改良 Herbert 重建 / 606
改良 Paneva-Holevich 技术 / 747
盖氏骨折 / 207, 242
干骺续连症 / 1343
高尔夫球肘 / 689
高频切割术：Topaz / 687
弓弦畸形 / 734, 749
肱尺关节成形术 / 910
肱二头肌远端肌腱断裂 / 694
肱骨髁间骨折 / 133
肱骨髁上骨折 / 133, 45, 53
肱骨内上髁骨折 / 57
肱骨内上髁炎 / 689
肱骨外髁骨折 / 62
肱骨外上髁炎 / 683
肱骨小头骨折 / 142
肱骨小头－滑车剪切型骨折 / 142
肱三头肌 / 893
肱三头肌翻转入路 / 12
肱三头肌肌腱撕裂 / 700
肱三头肌劈开入路 / 11
宫内或胎儿截肢 / 1377
钩状甲畸形 / 1247
骨干续连症 / 1343
骨骺融合术 / 1303
骨间后神经 / 963
骨间前神经 / 862, 963
骨间前综合征 / 862
骨筋膜室综合征 / 1235
骨囊肿 / 1330
骨性狩猎者拇指 / 430
固有侧副韧带 / 515
固有桡侧和尺侧副韧带 / 437

关节镜 / 262, 623, 628, 901, 1036
关节镜松解 / 1176
关节镜下背侧关节囊舟月骨间韧带修复 / 633
关节镜下切除术 / 1311
关节镜下桡骨茎突切除 / 634
关节镜下外侧髁上筋膜切除和部分截骨术 / 685
关节镜下治疗UCL撕脱骨折 / 433
关节囊固定术 / 644
关节囊切开术 / 1203
关节内骨折 / 407
关节外挛缩 / 1189
关节外重建 / 606
硅胶假体置换术 / 1091

H

黑色素瘤 / 1306
后外侧旋转不稳定 / 557
滑车松解术 / 800
滑车系统 / 738
滑膜切除术 / 901
化脓性关节炎 / 1165

J

肌腱断裂 / 785
肌腱固定术 / 653, 1363
肌腱加强修补 / 708
肌腱松解术 / 747
肌腱移植 / 818
肌腱移植术 / 762
肌腱粘连 / 750
肌腱粘连松解术 / 730
肌腱转位 / 785, 879
肌腱转位术 / 762, 861, 894, 1363
畸形重建 / 816
急、慢性背侧骨折-脱位 / 526
急性甲沟炎 / 1159
急性筋膜室综合征 / 1121
急性舟骨折 / 332
甲床缺损 / 1246
甲床撕裂修复术 / 1245
甲上皮造袋术 / 1162
假凹重建 / 721
间置式关节成形 / 941
腱表先缝法 / 727

腱鞘滑膜切除术 / 779
腱鞘滑膜炎 / 779
腱鞘囊肿 / 1311
交指皮瓣 / 1254
胶原蛋白酶注射治疗掌腱膜挛缩症 / 1208
焦痂切开术 / 1238
阶梯样截骨 / 959
节段性骨缺损 / 1282
截骨矫形术 / 217
界面螺钉固定 / 697
筋膜切开减压术 / 1123
筋膜切开术 / 1238
近侧指间（PIP）关节 / 526
近侧指间（PIP）关节的持续损伤 / 498
近侧指间（PIP）关节骨折-脱位 / 515, 532
近侧指间关节挛缩 / 1197
近侧指间关节 / 1091
近侧指间关节表面置换术 / 1099
近侧指间关节骨折-脱位 / 505
近节指骨髁骨折 / 486
近节指骨头单髁骨折 / 516
近排腕骨切除术 / 975
经甲切除术 / 1301
经皮侧副韧带松解术 / 1204
经皮肌腱切割术：Tenex / 686
痉挛性脑瘫 / 1361
巨细胞瘤 / 1311, 1330

K

开放外上髁筋膜切除和部分截骨术 / 684
抗旋前螺旋形肌腱固定术 / 661
髁部提升截骨术 / 554
克氏针 / 756
克氏针张力带固定背伸截骨术 / 1058

L

雷诺综合征 / 1150
类风湿关节炎 / 785, 808, 917
良性周围神经鞘瘤 / 1323
鳞状细胞癌 / 1306
挛缩松解 / 1364

M

马蹄形脓肿 / 1154

慢性甲沟炎 / 1159
慢性掌侧不稳定 / 418
孟氏骨折 / 207
孟氏骨折脱位 / 92
拇化术 / 1355
拇长展肌腱 / 407
拇长展肌悬吊成形术 / 1073
拇指腕掌关节表面置换术 / 1077
拇指腕掌关节的不稳定 / 399
拇指腕掌关节切除成形术 / 1068
拇指腕掌关节融合术 / 1060
拇指腕掌关节置换术 / 1077
拇指掌骨背伸截骨术 / 1056
拇指掌指关节脱位 / 418
拇指掌指关节旋转畸形 / 437

N

囊内挛缩 / 1182
囊外挛缩 / 1182
内上髁截骨术 / 845
内上髁筋膜切除术和部分截骨术 / 690
内生软骨瘤 / 1330
钮孔状畸形 / 792, 808

P

皮肤筋膜切除术 / 1228
皮肤移植替代物 / 1261
蹼状指 / 1369

Q

前臂骨干骨折 / 104, 205
前臂骨间韧带重建 / 573
前臂畸形 / 1343
前臂桡侧皮瓣 / 1273
前斜韧带 / 1068
钳状甲畸形 / 1247
桥接钢板固定 / 315
屈肌腱 / 779, 800
屈曲或静止级联反应 / 499
去神经支配术 / 963
全厚皮肤移植术 / 1267
全腕关节融合术 / 992
全肘关节置换术 / 918, 934

R

桡背侧韧带 / 399
桡侧副韧带 / 430, 437
桡侧副韧带复合体 / 122
桡骨发育不良 / 1350
桡骨和尺骨干骨折不愈合 / 224
桡骨和尺骨干畸形愈合 / 217
桡骨茎突切除术 / 967
桡骨颈骨折 / 79, 163
桡骨头骨折 / 163, 174
桡骨头置换 / 174
桡骨远端背侧关节外截骨 / 325
桡骨远端骨折 / 252, 262, 274, 293, 302, 315
桡骨远端关节内截骨 / 329
桡骨远端畸形愈合 / 322
桡骨远端掌侧关节外截骨 / 328
桡管综合征 / 887
桡化术 / 1352
桡神经麻痹 / 893
桡腕背侧韧带 / 623
桡腕关节骨折脱位 / 579
刃厚皮肤移植术 / 1266
韧带重建 / 399
褥式缝合 / 830

S

三角纤维软骨复合体 / 231, 242, 597, 606, 616, 1045
三角纤维软骨复合体清理术 / 1036
三韧带肌腱固定术 / 659
上肢远端热损伤 / 1234
上肢肿瘤 / 1336
伸肌腱 / 779
伸肌腱断裂 / 751
伸肌腱复合体 / 515
伸肌腱置中术 / 770, 1084
伸肌支持带 / 716
伸指肌腱止点撕脱 / 541
深屈肌腱重建术 / 860
神经导管 / 829
神经减压术 / 889
神经卡压 / 841, 849
神经松解 / 837
神经外膜吻合 / 827
神经纤维瘤 / 1323

神经原位松解 / 844
神经肿瘤 / 1323
神经转位 / 831
十字交叉四股缝合 / 727
矢状束 / 770
手部深部间隙感染 / 1154
手部血管闭塞性疾病 / 1148
手部血管痉挛 / 1148
手部血管瘤 / 1292
手术入路 / 1
束间修复 / 838
双侧螺钉固定重建术 / 575
双叶皮瓣 / 1352
四角融合术 / 990

T
特殊骨块 / 274
头状骨短缩术 / 391

W
外侧尺副韧带 / 114
外固定 / 252
完全UCL断裂切开修复术 / 433
腕骨骨折 / 368
腕关节不稳 / 638
腕关节部分融合术 / 982
腕关节镜 / 23
腕关节融合术 / 998
腕关节置换术 / 998
腕管松解术 / 868
腕管综合征 / 868
腕掌关节 / 455
腕掌关节骨折脱位 / 447
网球肘 / 683

X
下尺桡关节 / 231, 242
下尺桡脱位 / 242
小弓损伤 / 589
斜指畸形 / 1384
需要行指间关节融合术 / 1107
旋前圆肌综合征 / 862
旋转畸形 / 472
旋转皮瓣 / 1271

Y
炎性关节炎 / 1084
羊膜束带综合征 / 1377
医源性桡神经背侧感觉支损伤 / 436
遗传性多发外生骨疣 / 1343
异体跟腱移植 / 711
鹰嘴截骨术 / 15
游离腓骨移植 / 1282
原发性肘关节骨性关节炎 / 933
远侧桡尺关节切除成形术 / 1007
远侧指间（DIP）关节 / 526
远侧指间（DIP）关节损伤 / 541
远侧指间关节脱位 / 541
远端桡尺关节不稳 / 616
远端指尖再植 / 1258
月骨缺血坏死 / 380
月三角韧带 / 670
月三角韧带损伤 / 628

Z
掌板 / 418
掌板成形术 / 526
掌板推进及籽骨融合术 / 423
掌侧钢板固定 / 302
掌侧喙突韧带 / 399
掌侧经皮固定 / 336
掌侧楔形植骨 / 348
掌侧支持带囊肿 / 1319
掌骨骨折 / 455
掌骨深横韧带 / 455
掌腱膜挛缩症 / 1223
掌心拇指畸形 / 1361
掌指骨畸形愈合 / 549
掌指关节挛缩 / 1197
掌指关节 / 455, 1091
掌指关节半脱位 / 770
掌指关节表面置换术 / 1099
掌指关节滑膜切除术 / 1084
掌指关节融合术 / 1107
爪形手 / 842, 857
针式腱膜切开术 / 1208, 1226
正中神经 / 862
正中神经卡压 / 868
正中神经麻痹 / 878

支持带悬吊重建 / 720
脂肪纤维错构瘤 / 1328
止点直接缝合修补术 / 706
指背支具 / 754
指骨关节外骨折 / 471
指骨髁骨折 / 486
指甲损伤 / 1242
指尖离断伤 / 1250
指屈肌腱 / 730, 743
指屈肌腱断裂 / 724
指深屈肌腱止点撕脱 / 541
指头炎 / 1159
中节指骨背侧脱位 / 498
中节指骨基底的压缩性骨折 / 505
中置术 / 1352
舟骨 Dyna-desis 固定术 / 660
舟骨部分切除术 / 361
舟骨骨不连 / 348, 355, 361
舟骨骨不连进行性 / 361
舟骨骨折 / 339
舟月不稳 / 638, 644, 653, 663
舟月复位内固定术 / 663

舟月骨间韧带损伤 / 663
舟月韧带复合体断裂 / 653
周围神经卡压 / 826
周围神经完全离断 / 824
肘部创伤后遗症 / 940, 947
肘关节不稳 / 195, 947
肘关节骨关节炎 / 910
肘关节骨折脱位 / 195
肘关节滑膜炎 / 901
肘关节僵硬 / 203
肘关节镜 / 35
肘关节挛缩 / 1189
肘关节松解术 / 1189
肘关节囊外挛缩 / 1182
肘关节融合术 / 958
肘关节脱位 / 114
肘关节外侧副韧带 / 557
肘关节置换 / 150, 947
肘管综合征 / 841
肘肌瓣修复 / 710
肘上截肢术 / 1336
肘下截肢术 / 1336